Die Chronik der Medizin

Heinz Schott

Die Chronik der Medizin

unter Mitarbeit von
Ingo Wilhelm Müller, Volker Roelcke, Barbara Wolf-Braun
sowie Hans Schadewaldt

Übersichtsartikel und fachliche Beratung:
Johanna Bleker, Urs Boschung, Wolfgang U. Eckart, Dietrich von Engelhardt,
Friedrun R. Hau, Stefan M. Maul, Ingo Wilhelm Müller, Wolf-Dieter Müller-Jahncke,
Charlotte Schubert, Michael Schultz, Eduard Seidler,
Wolfhart Westendorf, Rolf Winau

Chronik Verlag

Abbildungen auf dem Schutzumschlag

Vorderseite (oben links beginnend)
»Die Anatomie des Dr. Tulp« von Rembrandt (Gemälde, 1632; Mauritshuis, Den Haag)
Achill verbindet Patroklos (Trinkschale, 5. Jh. v. Chr.)
Sigmund Freud, Vater der Psychoanalyse
Herzoperation an einem Neugeborenen
Zentrales und vegetatives Nervensystem nach Jacques d'Agoty (18. Jh.)
Der Fingerhut als Heilpflanze
Aderlaßmann (kolorierter Holzschnitt, um 1500)
Lymphgefäßmann, Wachspräparat von Paolo Mascagni (18. Jh.)
Computergrafik der DNS-Doppelhelix
Künstliches Herz
Syphilis-Flugblatt von Albrecht Dürer (1496)
Erster Weltkrieg, Morgenvisite im Lazarett
Kernspintomographie

Buchrücken (oben beginnend)
Kernspintomogramm eines Patienten mit Tumor
Asklepios mit Schlangenstab und seinem Helfer Telesphoros
Mittelalterliche Apotheke aus dem »Hausbuch der Cerruti« (16. Jh.)

Rückseite (oben links beginnend)
Gewinnung des Diphtherieserums aus Pferdeblut (1906)
Dreifache Trepanation am Schädel eines keltischen Kriegers (ca. 350 v. Chr.)
Etruskische Goldbandbrücke (ca. 700 v. Chr.)
Der Neubrunnen in Karlsbad (19. Jh.)
Mittelalterlicher Krankensaal im »Hôtel-Dieu«, Paris (1482/83)
Tierversuch mit einem Affen
»Pasteur in seinem Laboratorium« (Gemälde von A. Edelfelt, 1885; Museum, Versailles)
Menschenversuch zur Wirkung des Unterdrucks im KZ Dachau
Afrikanischer Medizinmann
»Wissenschaft und Nächstenliebe« von Pablo Picasso (Gemälde, 1897; Museo Picasso, Barcelona)
Augenuntersuchung mit Infra-Rot-Sensoren
Neugeborenes nach einer Operation
Japanische Darstellung einer Wundbehandlung (14. Jh.)

Lektorat: Ursula Klee-Bender, Ingrid Reuter, Brigitte Siegmund
Bildredaktion: Christiane Blaß,
Sabine Durdel-Hoffmann; Dr. Matthias Herkt (Grafik)
Herstellung: Barbara Reppold-Hinz
Satz: Systemsatz, Dortmund
Gesamtherstellung: Brepols, Turnhout (Belgien)

ISBN 3-611-00273-9

»Chronik«-Ausgaben erscheinen in folgenden Verlagen:

Belgien
Chronique Diffusion S. A.
Route du Condroz 159, B-4031 Lüttich

Deutschland
Chronik Verlag Harenberg
Westfalendamm 67, D-44141 Dortmund

Finnland
Gummerus Kustannus Oy
P. O. Box 2, SF-00131 Helsinki

Frankreich
Jacques Legrand S. A., International Publishing
107, rue du Point du Jour, F-92100 Boulogne

Griechenland
Publications Four Epsilon
84 Akademias Street, GR-10678 Athen

Großbritannien
Chronicle Communications Ltd.
16 Invincible Road, Farnborough, GB-Hampshire GU14 7QU

Italien
Arnoldo Mondadori Editore
Casella Postale 1772, I-20100 Mailand

Niederlande
Agon Uitgeversmaatschappij
Singel 262, NL-1016 AC Amsterdam

Norwegen
J. W. Cappelens Forlag A/S
Kirkegaten 15, N-Oslo 1

Österreich
Chronik Verlag Harenberg
Heizwerkstraße 10, A-1232 Wien

Polen
Wydawnictwo Kronika
Nowoursynowska 139, PL-02-770 Warschau

Schweden
Bonnier Fakta Bokförlag AB
Sveavägen 56, S-10363 Stockholm

Schweiz
Chronik Verlag Harenberg
Postfach 552, CH-4601 Olten 1

Slowakische Republik
Fortuna Print GmbH
Viktorinova 1, SR-82108 Bratislava

Spanien
Plaza & Janés Editores
Enrique Granados, 86–88, E-08008 Barcelona

Ungarn
Officina Nova
Kiscelli utca 102, H-1037 Budapest

Tchechische Republik
Fortuna Print GmbH
Sazečska 8, CR-10825 Praha 10

USA
Ecam Publikations Inc.
105 South Bedford Road, USA-Mount Kisco N.Y. 10549

Kanada
Chronicle Publications
206 St. Paul Street West, C-Montreal, Quebec H2Y 1Z9

Japan
Kodansha Ltd.
12–21, Otowa 2-Chome, Bunkyo-ku, J-Tokio 112

Südkorea
Dong-Joo Yang, Center for North Pacific Affairs
509 Pine Hill Road, USA-Leonia, N. J. 07

Taiwan
Chin Show Cultural Enterprise
2/F No. 16, Lane 130, Min Chuan Road, Hsin Tien, Taipei 23120

Australien
Chronicle Australasia Pty Ltd.
487 Maroondah Highway, Ringwood, AUS-Victoria 3134

Inhalt

Vorwort

Sigmund Freud sagte einmal im Kontext seiner Neurosenlehre: »Jedesmal, wenn ein Mensch über Vergangenes berichtet, und sei er auch ein Geschichtsschreiber, haben wir in Betracht zu ziehen, was er unabsichtlich aus der Gegenwart oder aus dazwischenliegenden Zeiten in die Vergangenheit zurückversetzt, so daß er das Bild derselben fälscht.« Diese Warnung hat nichts von ihrer Aktualität eingebüßt. Auch die Frage, inwieweit uns Vergangenes – im Guten wie im Bösen – noch in den Knochen steckt und uns – oft unerkannt – umtreibt, ist keineswegs veraltet. Blicken wir mit dieser Fragestellung zurück, so können wir Überraschendes erfahren.

Grundzüge der Medizingeschichte

Der Mensch in Ur- und Frühgeschichte wurde von zahlreichen Krankheiten gepeinigt, die auch uns heute noch zu schaffen machen – von der Arthrose bis hin zur Karies. Nie hat es von Natur aus ein Gesundheitsparadies gegeben. Zu allen Zeiten war der Mensch von Leiden, Krankheit und Tod bedroht, die er mit all seinen Kräften und Hilfsmitteln abzuwehren versuchte.

In den frühen Hochkulturen Mesopotamiens und Ägyptens gingen religiöse, magische und empirische Heilkunde – kaum voneinander abgrenzbar – jahrtausendelang Hand in Hand. Die ältesten uns verständlichen Texte zur Medizin in babylonischer Keilschrift offenbaren eine dämonologische Krankheitslehre. Die Besessenheit der Kranken durch Dämonen und deren professionelle Austreibung durch Heilrituale bilden ein ursprüngliches Heilkonzept, dessen Spuren in säkularisierter Form – z.B. in Behandlungsmethoden der Psychotherapie – bis heute weiterleben. Beschwörungen, Weissagungen und Zaubermittel, wie u. a. das Amulett, ergänzten die praktischen Ratschläge für Diagnose und Therapie, wie sie von pharaonischen Schriftgelehrten in den betreffenden Papyri niedergeschrieben wurden.

Die Begründung der europäischen Medizin im antiken Griechenland durch die Hippokratischen Schriften basiert wesentlich auf dem Begriff der Heilkraft der Natur (physis), den die Naturheilkunde gerne für sich in Anspruch nimmt. Ähnliches gilt vom naturphilosophischen Menschen- und Weltbild (Mikrokosmos–Makrokosmos), der Säftelehre (Humoralpathologie) sowie der Lehre von der gesunden Lebensführung (Diätetik). Erstaunlicherweise löste die »Geburt« der wissenschaftlichen Medizin in der klassischen Antike, auch in ihrer systematischen Ausformung durch Galen, keineswegs die religiöse Heilkunde ab, im Gegenteil: Der Kult um die Heilgötter – in erster Linie Asklepios – blühte zusammen mit jener Medizin auf. Beide Systeme ergänzten sich.

Das Mittelalter konfrontiert uns mit einer ungleichzeitigen Entwicklung. Die Tradition der antiken Medizin wurde im Orient gepflegt und weiterentwickelt, wobei in erster Linie die arabische Medizin – neben der byzantinischen – zu nennen ist. Sie entfaltete sich mit dem Islam in den wissenschaftlichen Zentren und Medizinschulen des Morgenlandes (u. a. in Bagdad und Gondishapur) und manifestierte ihr Können in einer Reihe von Krankenhäusern. Dagegen macht die sog. Klostermedizin im lateinischen Okzident einen vergleichsweise schlichten Eindruck. Ihre Kräutermedizin und Hospital-Fürsorge kann kaum mit dem wissenschaftlichen Standard der arabischen Medizinkultur, mit Autoren wie Rhazes, Avicenna und Abulcasis, verglichen werden. Erst die Übersetzungen des antiken und arabischen Schrifttums ins Lateinische im hohen Mittelalter durch jüdische, christliche und muslimische Gelehrte gaben den Anstoß für die Gründung der ersten Universitäten des Abendlandes in Frankreich sowie Italien und damit für die Etablierung der scholastischen Medizin.

Verheerende Pestzüge (Schwarzer Tod) verursachten ab 1347 eine der nachhaltigsten Erschütterungen der Menschheitsgeschichte, die in die Renaissance einmündete. Dieser Umbruch der europäischen Kultur- und Wissenschaftsgeschichte ist auch auf dem Gebiet der Heilkunde durch die Gleichzeitigkeit heterogener Lehren und Fertigkeiten gekennzeichnet. Hexenverfolgung und Buchdruckerkunst, Astrologie und Magie, Okkultismus und Alchemie bestimmten in jener Epoche vielfach den Alltag von Ärzten und Apothekern, Chirurgen, Barbieren und Hebammen. Gerade die Alchemie erwies sich in der frühen Neuzeit als Beginn der chemischen Begründung von Medizin und Pharmazie (Iatrochemie). Anatomie und Physiologie wurden im Sinne der unmittelbaren Naturforschung (Lesen in der Bibel der Natur) neu begründet. Schon bald entstanden mathematische und mechanische Modelle des Organismus, der Körpermaschine im Sinne Descartes (Iatrophysik), deren markantestes Beispiel die Entdekkung des Blutkreislaufes durch William Harvey 1628 darstellt.

Im 18. Jahrhundert, dem Zeitalter der Aufklärung, wurden die ersten tragfähigen Fundamente der modernen Medizin gelegt. Neurophysiologie, Embryologie, ärztliche Ausbildung am Krankenbett, Aufbau eines staatlichen Medizinalwesens und letztendlich die Einführung der Pockenschutzimpfung (Vakzination) signalisieren nicht nur den wissenschaftlichen Fortschritt, sondern auch die »Medikalisierung« immer größerer Bereiche der Gesellschaft, was sich besonders deutlich bei der Irrenheilkunde (Psychiatrie) als neuem Fachgebiet der Medizin zeigt. Die eigentümliche Dialektik der Aufklärung wurde freilich schon von den Romantikern im frühen 19. Jahrhundert kritisiert: Die Austreibung der Unvernunft im Namen der Philanthropie drohte in ihr Gegenteil umzuschlagen. Die Medizin im Zeichen der romantischen Naturphilosophie wollte auch die »Nachtseite« der Natur in Traum und Wahn, Krankheit und Tod wissenschaftlich erforschen. Ihre naturphilosophischen Spekulationen, welche die moderne medizinische Psychologie anbahnten, förderten durchaus auch die experimentelle Medizin. Sie beflügelten damit die Entstehung der sog. naturwissenschaftlichen Medizin ab der Mitte des 19. Jahrhunderts, deren erste Säule Rudolf Virchows Zellularpathologie darstellt.

Die Wissenschaftsgeschichte erschien im Zeitalter des Darwinismus als eine stetige Höherentwicklung des wissenschaftlichen Fortschritts: Vom Animismus und Dämonenglauben der Primitiven, über Religion und Magie in Antike und Mittelalter bis hin zur endgültigen Emanzipation der neuzeitlichen (Natur-)Wissenschaften von theologischen bzw. philosophischen Fesseln. In dieser Sicht schien auch die Heilkunde gegen Ende des 19. Jahrhunderts in Gestalt der naturwissenschaftlichen Medizin siegreich voranzuschreiten. Der Triumphzug der Bakteriologie, angeführt von Louis Pasteur und Robert Koch, kennzeichnet diese Geschichtsauffassung. Die Sorge galt jenen Bedrohungen, die dem Prozeß der Zivilisation zugeschrieben wurden und die den Fortschritt der Medizin, ja, der menschlichen Kultur schlechthin, offenbar in Frage stellten, wie Mißstände der Sozialhygiene, biologische Degeneration und Untergang (»Entartung«) der Rasse.

Zwischen Fortschritt und Krise – ethische Herausforderungen

Vor gut 100 Jahren gewannen Medizin und Gesundheitswesen schließlich jene Form, deren Umrisse heute noch erkennbar sind: Grundlagenforschung im Labor, bakteriologisch begründete Hygiene in der klinischen Praxis, Aufbau des Sozialversicherungswesens mit Krankenkassen und Kassenärzten, Einrichtung von Krankenhäusern, Heilstätten und Fürsorgestellen. Die Spezialisierung schritt voran. Doch die soziale Krise in den nationalistisch ausgerichteten Industrieländern machte, verstärkt durch den Ersten Weltkrieg, auch die Krise der Medizin sichtbar. Ihre großartigen naturwissenschaftlichen Methoden – es sei hier nur auf Röntgenstrahlen, Serumprophylaxe (Schutzimpfung) und Chemotherapie verwiesen – schienen den vermeintlichen biologischen Verfall durch die erbschädigende Zivilisation kaum aufhalten zu können.

Sozialkritische Ansätze in der Medizin, wie sie die junge Psychoanalyse mit philosophischem Eifer vorbrachte, oder sozialreformerische Initiativen, wie sie ärztliche Sexualwissenschaftler ergriffen, konnten gegen den

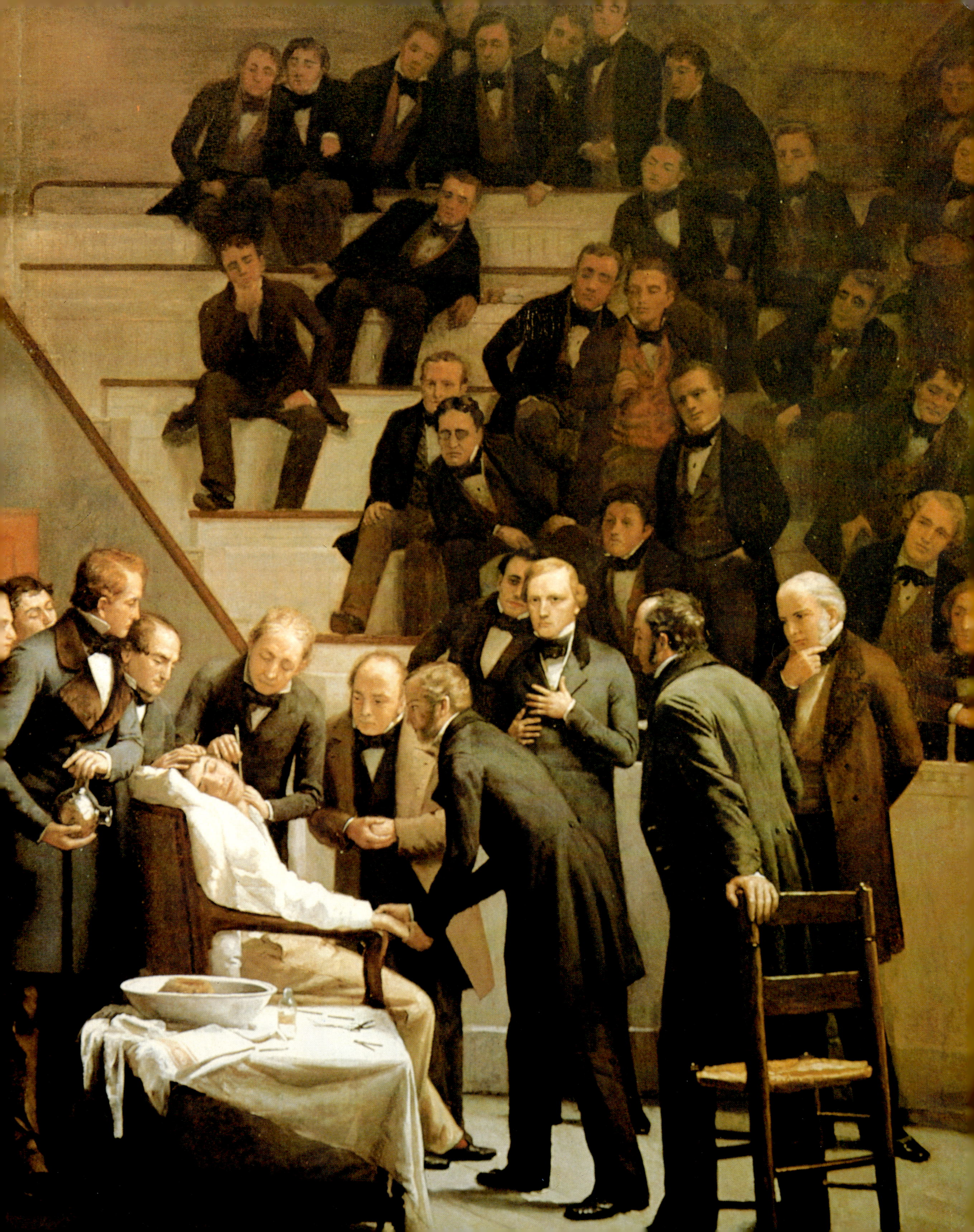

Zeitgeist wenig ausrichten. Die sozialhygienischen Anstrengungen in der Weimarer Republik, etwa bei der sog. Krüppelfürsorge, Seuchenprophylaxe und der Gesundheitserziehung, änderten an der bestehenden Notlage wenig.
Die Nationalsozialisten setzten erb- und rassenbiologische Zielvorstellungen, die Jahre und Jahrzehnte vor der sog. Machtergreifung von der Eugenik (Rassenhygiene) – auch in Großbritannien und Frankreich – vorgegeben worden waren, mit Hilfe von Ärzten in die Tat um. Zugleich führten auch die ökonomisch motivierte Idee von der »Vernichtung lebensunwerten Lebens« und der am »Volksganzen« orientierte Leistungsfanatismus zu Verbrechen. Die medizinische Ethik nach dem Zweiten Weltkrieg wird – vor allem in Deutschland – bis heute von der Diskussion über diese »Medizin ohne Menschlichkeit« geprägt.
Die einstige Fortschrittseuphorie ist weitgehend dem Zweifel gewichen. Gefahren der Medizin werden jetzt dort bewußt, wo Grenzüberschreitungen als ethische Prüfsteine zu Kritik und Kontroverse herausfordern. So haben Hirntoddiagnostik, Organtransplantation, Reproduktionsmedizin und Gentechnologie, um nur einige solcher Prüfsteine zu nennen, zwar alte Probleme gelöst, zugleich aber ganz neue geschaffen. Die seit etwa zwei Jahrzehnten existierenden Ethikkommissionen konnten verbreitete Sorgen und Ängste zwar reflektieren, keineswegs jedoch gegenstandslos machen. Die »Chronik der Medizin« gibt hier keine Antworten. Sie kann aber Probleme relativieren, d. h. sie zu historischen Tatbeständen in Beziehung setzen. So erscheinen angesichts der Katastrophen in beiden Weltkriegen die Hilfsmöglichkeiten der Medizin eher kärglich, und angesichts des Elends in der dritten Welt verlieren auch gentechnologische Spitzenleistungen etwas von ihrem Glanz. Immer weniger werden wir in Zukunft bei Medizin und Gesundheitswesen vom globalen Rahmen abstrahieren können.

Therapeutische Alternativen – historische Ergänzungen

Die letzten Jahrzehnte haben eine Flut neuer Erkenntnisse und Fertigkeiten mit sich gebracht, die u. a. Medizintechnik, Intensivmedizin, Molekularbiologie und Humangenetik betreffen. Das Unbehagen in und an der sog. Schulmedizin, der die einseitige Ausrichtung auf naturwissenschaftlich-technologische Methoden vorgehalten wird (»Apparatemedizin«), bleibt ein Dauerthema der öffentlichen Debatte.
So wird die Suche nach der passenden »Alternativmedizin«, nach unkonventionellen Heilmethoden, wie sie z. B. Homöopathie und Anthroposophie anbieten, verständlich. Sehen wir einmal von der Stichhaltigkeit der gängigen Kritik an der »Schulmedizin« ab, so machen sich bei der Sehnsucht nach therapeutischen Alternativen sicherlich auch virulente Überbleibsel von Traditionen der Religion und Magie (Naturphilosophie) bemerkbar. Sie wurden (in Europa) im Laufe der Neuzeit in den Hintergrund gedrängt. Dort führen sie, von der Wissenschaft kaum bemerkt, ihr Eigenleben.
Die »Chronik der Medizin« schildert solche traditionellen Konzepte, die ihre Anziehungskraft offensichtlich bewahrt haben. Wir werden gewahr, daß sie irgendwann einmal selbst ein Stück »Schulmedizin« darstellten und somit durchaus »konventionell« eingesetzt wurden. Die traditionelle chinesische und indische Medizin (Āyurveda) lebt sogar offiziell bis auf den heutigen Tag weiter. Vielleicht regen solche Einblicke zur künftigen Erforschung religiöser, naturphilosophischer und ethnomedizinischer Heilverfahren an.
Während der Arbeit stellte ich mit Verwunderung fest, wie zahlreich die blinden Flecken unserer Geschichtsschreibung sind und wie sehr diese bisweilen mit den Problemen der Gesundheits- und Sozialpolitik korrespondieren. So mangelt es immer noch an einer umfassenden Analyse der globalen Verbreitung der westlichen Medizin, die zunächst als Kolonialmedizin in der sog. dritten Welt praktiziert wurde. Ebenso ausgespart erscheint die immer wieder anvisierte Medizingeschichte »von unten«, die aus der Perspektive des Patienten beschreiben will. Außerdem fehlt eine transkulturelle Ethnomedizin, welche die verschiedenen Medizinsysteme und ihre Traditionen systematisch miteinander vergleichen und kritisch einander annähern könnte. (Gerade die traditionelle chinesische und indische Medizin wurde im Westen kaum hinreichend rezipiert.) Besonders kraß machte sich bei der plötzlichen deutsch-deutschen Vereinigung die Ausblendung des früheren DDR-Gesundheitswesens aus dem westdeutschen Blickwinkel bemerkbar.

Geschichtsschreibung mit persönlicher Note

Der Medizinhistoriker Henry E. Sigerist schrieb in der Einleitung zu seinem großartigen Werk »Anfänge der Medizin« vor drei Jahrzehnten: »Wie jede künstlerische Schöpfung hat auch ein Geschichtsbuch eine starke persönliche Note. Der Geschichtsschreiber kann nicht frei schaffen wie der Dichter. Der Gegenstand seiner Darstellung ist ihm gegeben, und die Methoden der Geschichtsforschung legen seiner Phantasie straffe Zügel an. Nichtsdestoweniger ist es *meine* Erfahrung, die ich weitergebe, *meine* Auslegung der Geschichte, was *ich* auf Grund *meiner* Arbeiten als Wahrheit betrachte.«
Diese Einsicht gilt auch für die vorliegende »Chronik der Medizin«. Die kalendarische Sammlung von Geschehnissen, der Abriß wichtiger Themen in Einzelartikeln, die Beigabe passender Bilddokumente sowie die chronologische Vernetzung von Epochen und Episoden haben ihre objektive Grundlage in den Quellen bzw. den einschlägigen Darstellungen, die uns die ursprünglichen Sachverhalte plausibel machen können. Zugleich aber sind Auswahl, Interpretation und Anordnung der Materialien auch abhängig von unseren persönlichen Einstellungen und Einfällen.
Die »Chronik der Medizin« ist das Ergebnis einer engmaschigen Kooperation. Fachkolleginnen und -kollegen haben nicht nur Übersichtsartikel geschrieben, sondern mir darüber hinaus bei der Abfassung schwieriger Sachverhalte beigestanden. Zahlreiche Experten, die auf der Titelseite namentlich nicht erwähnt werden, unterstützten das Buchprojekt mit Rat und Tat. Allen Gesprächspartnern möchte ich von ganzem Herzen danken. Ebenso danke ich meiner Frau und meinen Kindern, die mir Rückhalt gegeben haben. Möge dem Leser die Beschäftigung mit diesem Buch zu einem spannenden Erlebnis werden.
Bonn, im Juni 1993 *Heinz Schott*

◁ *Die erste öffentliche Demonstration einer Operation unter Äthernarkose am 16. Oktober 1846 im Massachusetts General Hospital (Boston) markiert die Geburtsstunde der modernen Anästhesie. Der Zahnarzt William Morton hält die Glaskugel mit dem Schwefeläther, während der Chirurg John Collins Warren am Hals des betäubten Patienten eine Geschwulst entfernt (Gemälde von Robert Hinckley, 1882).*

Krankheit und Heilkunde in den Urgesellschaften

Von den Anfängen bis 3000 v. Chr.

Wissen über Krankheit und Tod bei den Menschen vor- und frühgeschichtlicher Populationen basiert fast ausschließlich auf archäologischen Funden. Da aus dieser Zeit kein Nachweis einer geregelten schriftlichen Überlieferung vorliegt, kann nur eine sorgfältige Untersuchung des primären Fundmaterials Auskunft über das Leben der frühen Völker geben. Für die Medizingeschichte, insbesondere aber für die Paläopathologie, die sich mit der Erforschung der Krankheiten unserer Vorfahren beschäftigt, sind menschliche Skelettfunde die wichtigsten Quellen. Diese geben uns Hinweise auf Art, Ursache und Häufigkeit bestimmter Erkrankungen sowie auf die Möglichkeiten der damaligen Heilkunde.

Über die Heilmethoden und die Heilmittel des frühen Menschen sind wir nur äußerst unzureichend informiert. Dies liegt vor allem daran, daß nur in wenigen Kulturen der Jungstein- und Frühbronzezeit eine Schrift verbreitet war. Medizinhistorisch relevante Berichte aus dieser Zeit sind bisher nicht bekannt geworden. Aus diesen Gründen liegen zum Thema Heilmethoden nur Hypothesen vor, die sich in wenigen Fällen an Skelettfunden belegen lassen (z.B. Trepanation).

Häufig sind Skelettfunde aufgrund postmortaler Zerstörung (z.B. Bodenerosion) schlecht erhalten. In diesen Fällen kann nur eine eingeschränkte Untersuchung erfolgen, so daß verläßliche Aussagen über den Gesundheitsstatus eines vor- bzw. frühgeschichtlichen Menschen zum Zeitpunkt seines Todes nur bedingt möglich sind.

Die Ergebnisse derartiger Einzeluntersuchungen sind zwar sehr interessant, sagen aber wenig über die Lebensbedingungen bzw. die Krankheitsbelastung einer größeren Population aus. Die Untersuchung einer vollständigen Nekropole (Gräberfeld) mit relativ gut erhaltenen Skeletten läßt hingegen zuverlässige Schlüsse über Krankheitsursachen und Krankheitshäufigkeiten in der betreffenden Bevölkerung zu. Erst diese demographische Auswertung erlaubt die Rekonstruktion des Gesundheitszustandes einer Bevölkerung.

Karies und Arthrose plagten schon den Neandertaler

Bekanntlich haben sich aus der Frühzeit des Menschen (z.B. aus der Zeit des Homo erectus vor etwa 500 000 Jahren) nur sehr wenige Skelettfunde erhalten. Da sie in der Regel äußerst fragmentarisch vorliegen, sind sie für demographische Untersuchungen nicht geeignet. Dennoch ermöglichen sie – in Verbindung mit Fundstücken der materiellen Kultur – gewisse begrenzte Rückschlüsse auf die herrschenden Lebensbedingungen der frühgeschichtlichen Bevölkerung.

Von den Paläoanthropologen sind im Laufe der letzten 100 Jahre viele fossile Menschenknochen gefunden worden, die deutliche Krankheitsspuren erkennen lassen. Beispielsweise finden sich am Schädel des Neandertalers von Gibraltar kariöse Zähne. Ähnliches ist auch am sogenannten Rhodesia-Schädel zu beobachten. Dieser Schädel eines frühen Menschen wurde in Broken Hill im heutigen Sambia gefunden und besitzt sowohl Merkmale des Homo erectus als auch des Homo sapiens neanderthalensis. Am Schädel dieses Mannes ist es aufgrund kariöser Zähne zu einer ausgeprägten Abszedierung (Ausbildung von Abszessen) des Oberkiefers gekommen. Der Neandertaler von Chapelle-aux-Saints, der etwa 40 000 v. Chr. lebte, litt unter ausgedehntem Zahnausfall, der auf Erkrankungen der Zähne und Kiefer zurückgeführt werden kann. Alle diese in das Paläolithikum (Altsteinzeit) datierten Befunde sind insofern von Interesse, da Karies häufig als Zivilisationskrankheit angesehen wird. Wie die letztgenannten Fälle zeigen, trat Karies aber schon in der Frühzeit des Menschen auf und ist heute – wie Untersuchungen des Primatologen Adolph H. Schultz gezeigt haben – auch bei wildlebenden Menschenaffen gar nicht so selten. Deshalb sollte die Zahnkaries nicht uneingeschränkt als Zivilisationskrankheit bezeichnet werden.

Auch Knochenbrüche und Gelenkverschleiß lassen sich vergleichsweise häufig bei den Menschen der Altsteinzeit nachweisen. So besaß z.B. der Neandertaler von Chapelle-aux-Saints eine ausgeprägte Arthrose der Halswirbelsäule. Ganz entsprechende Befunde konnten aus Skeletten des sogenannten Cro-Magnon-Menschen (Homo sapiens sapiens) beobachtet werden, der vor etwa 30 000 Jahren im heutigen Südwest-Frankreich lebte. Bei keinem dieser Knochenbrüche kann der Nachweis einer Schienung bzw. Wundbehandlung erbracht werden.

In den Kulturbereich des frühen Homo sapiens datieren auch einige der sogenannten Venus-Statuetten, die in der Regel Frauen mit ausgeprägter Adipositas (Fettleibigkeit) darstellen. Diese Figuren müssen sicherlich in Zusammenhang mit bestimmten religiösen Vorstellungen gesehen werden. Eine derartige Fettleibigkeit – wie beispielsweise bei der sogenannten Venus von Willendorf (Österreich) – ist als krankhaft einzustufen.

Seßhaftigkeit erhöhte Ansteckungsgefahr

Aus dem Neolithikum (Jungsteinzeit, in Mitteleuropa etwa 5500–2200 v. Chr.) liegen sehr viel zahlreichere und vor allem auch vollständigere Skelettfunde vor als aus dem Paläo- und Mesolithikum. Aus diesen Gründen verfügen wir auch über bessere Kenntnisse über die Erkrankungen der Menschen des Neolithikums und die Möglichkeiten der damals praktizierten Heilmethoden. Nun erfolgte im Neolithikum die Umstellung von einer Jäger- und Sammlerbevölkerung zu einer Ackerbau- und Viehzuchtbevölkerung. Dieser Wechsel der Wirtschaftsstruktur, der zwangsläufig mit der Seßhaftwerdung des damaligen Menschen verbunden war, wurde von dem bekannten englischen Archäologen V. Gordon Childe in den 30er Jahren unseres Jahrhunderts als »Neolithische Revolution« bezeichnet. Heute wissen wir zwar, daß es sich nicht um eine »Revolution« gehandelt hat. Unbestritten ist jedoch, daß es zu diesem Zeitpunkt zu einer kulturellen Veränderung größeren Ausmaßes gekommen ist, die sich auch auf die Ursachen, die Verbreitung und die Häufigkeit von Krankheiten auswirkte. So brachte die Lebensweise der seßhaften, ackerbaubetreibenden Menschen der Bandkeramik im 6. Jahrtausend v. Chr. – im Vergleich zu einer Jäger- und Sammlerbevölkerung – sicherlich ein erhöhtes Infektionsrisiko für bestimmte Erkrankungen mit sich. So traten beispielsweise chronische Stirnhöhlenentzündungen – bedingt durch den Rauch offener Feuerstellen innerhalb der Häuser – relativ häufig auf. Das Zusammenleben einer größeren Gruppe von Menschen auf vergleichsweise engstem Raum – besonders in den Wintermonaten – brachte eine Erhöhung der Ansteckungsgefahr mit sich, die durch unzureichende sanitäre Anlagen noch entsprechend gefördert wurde.

Die Untersuchung von Mangelkrankheiten, die sich an prähistorischen Skeletten ablesen lassen, ermöglicht differenzierte Rückschlüsse auf die unzureichende bzw. fehlerhafte Ernährung. Zu den am weitesten verbreiteten Mangelkrankheiten, die sich rekonstruieren lassen, gehören Anämie (Blutarmut), Skorbut (chronischer Vitamin-C-Mangel) und Rachitis (chronischer Vitamin-D-Mangel).

Skelette geben Aufschluß über Gelenk- und Zahnerkrankungen

Arthrose wird in der Regel als Verschleißerkrankung der Gelenke angesehen. Als wichtigste Ursache wird eine einseitige physische Dauerbelastung oder ein Gelenktrauma (Gelenkverletzung) angenommen. Der aufgrund von Überbelastung entstandene Gelenkverschleiß läßt sich vielfach mit einem bestimmten Aktivitätsmuster des Erkrankten in Verbindung bringen. Ähnlich wie bei frühmittelalterlichen Bevölkerungen werden auch bei neolithischen Populationen Männer und Frauen unterschiedliche Tätigkeiten im Sinne einer Arbeitsteilung ausgeübt haben, so daß durch die Ergebnisse einer paläopathologischen Untersuchung Rückschlüsse auf die ausgeübten Tätigkeiten möglich sind. Bisher konnten nur wenige Populationen auf ihren Gelenkverschleiß untersucht werden, so daß zur Zeit noch wenige Daten vorliegen.

Im Äneolithikum der Ukraine (etwa 3. vorchristliches Jahrtausend) lebte nahe der heutigen Ortschaft Baštečki eine Gruppe von Ackerbauern, deren Skelette paläopathologisch untersucht werden konnten. Das Leben zu dieser Zeit muß wohl relativ rauh gewesen sein, da von den 32 Erwachsenen dieser Nekropole fünf Männer gut verheilte Knochenbrüche aufweisen. Die Art der Heilung schließt in zwei Fällen – einem Ellen- und einem Wadenbeinbruch – eine Schienung der gebrochenen Gliedmaßen nicht aus. Als weitere Zeichen äußerer Gewalteinwirkung konnte der Nachweis über den Gebrauch steinerner Streitäxte erbracht werden: Einem etwa 40–50jährigen Mann war mit einer derartigen Waffe das Mittelgesicht und der Hirnschädel zerschmettert worden. Bei dieser streitbaren Population wurden auch die Gelenke der Erwachsenen auf Arthrose untersucht. Im Vergleich zu anderen prähistorischen Populationen konnten allerdings nur geringgradige Verschleißerscheinungen beobachtet werden.
Es ist interessant, daß erwartungsgemäß die Männer in der Regel einen stärkeren Gelenkverschleiß als die Frauen aufweisen. Bei den Männern war das Kniegelenk am häufigsten betroffen. Es folgen in der Häufigkeit das Ellenbogen- und das Schultergelenk. In der Krankheitsintensität zeigten Knie-, Schulter-, Ellenbogen- und körpernahes Handgelenk in etwa den gleichen Krankheitswert, der bei den Frauen in dieser Höhe nur für das Schultergelenk erreicht wurde. Bei den Frauen waren das körpernahe Handgelenk und das Schultergelenk am häufigsten erkrankt. Es ist auffällig, daß bei dieser äneolithischen Population das Hüftgelenk kaum einen Krankheitswert erkennen ließ, während bei uns heutigen Mitteleuropäern Hüft- und Kniegelenk am häufigsten und am intensivsten von Gelenkverschleiß betroffen sind.
Die Untersuchung der Zähne und Kiefer dieser äneolithischen Population aus der heutigen Ukraine zeigt, daß nur etwa 11% der Erwachsenen an Karies litt, während etwa 76% der Erwachsenen entzündliche Zahnfleischerkrankungen aufwiesen. Ursache dieser relativ hohen Parodontopathie-Rate war sehr wahrscheinlich eine unzureichende Mundhygiene. Diese Annahme findet durch den Zahnsteinbefund ihre Bestätigung: Etwa 88% der Erwachsenengebisse ließ Zahnsteinbefall erkennen. Die sehr geringe Kieshäufigkeit spricht dafür, daß diese Menschen eine wenig kariogene (= Karies hervorrufende) Nahrung zu sich nahmen. Auch diese Annahme konnte durch Art und Intensität der Zahnabrasion bestätigt werden. Die Gebisse der Bestatteten aus der Nekropole der bandkeramischen Siedlung bei Aiterhofen im heutigen Niederbayern ergab eine etwas höhere Krankheitshäufigkeit: Etwa 37% der Dauergebisse wiesen kariöse Läsionen (Schädigungen) auf. Zusammenfassend kann gesagt werden, daß die Karieshäufigkeit zur Zeit des Neolithikums sicherlich nicht so groß war wie in der späteren Eiszeit oder gar im europäischen Mittelalter.
Zahnbehandlungen sind aus dieser Zeit – mit einer Ausnahme – nicht nachgewiesen worden. Pia Bennike gelang es 1985 mit ihrer Untersuchung von neolithischen Zähnen aus Dänemark, Spuren von Bohrungen an Zahnaußenflächen nachzuweisen, von denen sie vermutet, daß sie am lebenden Menschen vorgenommen wurden.

Tumorerkrankungen und Infektionskrankheiten

Nicht selten kann an vor- und frühgeschichtlichen Skelettfunden auch der Nachweis für Tumorerkrankungen erbracht werden. Ein Beispiel aus der mitteleuropäischen Bandkeramik ist das Gräberfeld vom Viessenhäuser Hof bei Stuttgart. Erste Untersuchungen haben ergeben, daß eine Tumorhäufigkeit von etwas über 10% vorliegt. Diese weit überdurchschnittliche Krankheitshäufigkeit kann zur Zeit noch nicht sicher geklärt werden. Vielleicht handelt es sich um einen Bestattungsplatz, auf dem vor allem Menschen mit auffälligen Krankheiten bestattet wurden (vgl. mittelalterliche Seuchenfriedhöfe). Fundstücke aus den verschiedensten Teilen der Alten und der Neuen Welt belegen, daß Tumorerkrankungen schon vor Tausenden von Jahren auftraten.
Viel häufiger als Tumorerkrankungen sind in der Regel Spuren von Entzündungskrankheiten zu finden. So konnten an fast 2% der Schädel der erwachsenen Bandkeramiker aus Aiterhofen eine Schädeldachosteomyelitis (Knochenmarkentzündung) nachgewiesen werden. Bei Kindern trat diese Erkrankung mit etwa 4 bis 5% sehr viel häufiger auf (z. B. Ikiztepe, Franzhausen, Gemeinlebarn).
Noch viel häufiger können die Spuren entzündlicher Reaktionen der Hirnhäute beobachtet werden. Diese entzündlichen, nicht selten mit Blutfluß einhergehenden Erkrankungen gehen oft von einer eitrigen Mittelohrentzündung aus. Sie stehen häufig im Zusammenhang mit Entzündungen der Nasennebenhöhlen. Die wichtigsten Merkmale der entzündlichen Hirnhauterkrankung am archäologischen Schädelfund sind feine schuppenförmige Auflagerungen und Zeichen eines gesteigerten Hirndruckes. Diese Veränderungen sind an prähistorischen Kinderschädeln relativ häufig zu finden: Am Ikiztepe mit über 9%, in Gemeinlebarn mit 10%, in Hainburg mit über 17% und in Franzhausen mit über 22%.
Eine der häufigsten Ursachen für das Auftreten von Infektionskrankheiten dürften mangelhafte hygienische und sanitäre Einrichtungen gewesen sein. Es ist anzunehmen, daß bei Populationen, die eine intensive Haustierhaltung betrieben haben, die Infektionsgefahr besonders hoch gewesen ist, da einige Haustier-Erkrankungen auch für den Menschen gefährlich werden können (z.B. Milzbrand oder die sog. Hasenpest). Ein erhöhtes Infektionsrisiko ist vor allem gegeben, wenn zahlreiche Menschen und ihre Haustiere unter einem Dach leben (vgl. die großen Langhäuser zur Zeit der Bandkeramik). Da diese Krankheiten keine Spuren am Skelett hinterlassen, ist ein sicherer Nachweis nicht möglich.
Hingegen lassen sich andere Krankheiten innerer Organe sehr gut am archäologischen Knochenfund diagnostizieren: Zum Beispiel wird eine Rippenfellentzündung oder ein Pleura-Abszeß an den Rippeninnenflächen charakteristische Spuren hinterlassen. Eine chronische Herz-Kreislauf-Lungenerkrankung kann an den Röhren der Langknochen der unteren Gliedmaßen typische baumrindenähnliche Auflagerungen hervorrufen. Letztgenannte Veränderungen konnten an einigen Skeletten aus der bandkeramischen Nekropole von Aiterhofen (Niederbayern) und an einem jungneolithischen Skelett der Badener Kultur in Leobersdorf (Niederösterreich) nachgewiesen werden.
Über Verletzungen wurde weiter oben schon kurz berichtet. Kürzlich wurden aus dem bandkeramischen Massengrab von Talheim (Württemberg) mehrere Skelette geborgen, die mehrere nicht überlebte Schädeldachverletzungen zeigen. Zwischen Schädeldachverletzung und Trepanation (operative Öffnung des Schädels) besteht ein sehr enger Zusammenhang. Neuere Untersuchungen haben ergeben, daß schon in der Jungsteinzeit Trepanationen in vielen Fällen nach einem Schädeldachtrauma durchgeführt wurden. Auf diese Weise wurden zum einen Knochensplitter entfernt, so daß die Wunde besser ausheilen konnte, und zum anderen verhindert, daß sich aufgrund einer Blutung oder eines Ödems ein lebensbedrohender Hirndruck aufbauen konnte. Da der vor- und frühgeschichtliche Mensch sicherlich über bessere körpereigene Abwehrkräfte verfügte als wir heutzutage, konnte er in der Regel einen derartigen Eingriff vergleichsweise gut überstehen. Es gibt prähistorische Schädel, die mehrere gut verheilte Trepanationswunden erkennen lassen, die alle zu verschiedenen Zeitpunkten angelegt wurden. Die älteste Technik zur Eröffnung des Schädeldaches eines Lebenden ist auch zugleich die schonendste gewesen: Mit einem Feuersteinschaber wurde – nach Umklappen der Kopfschwarte – das knöcherne Schädeldach in einem umschriebenen Bezirk eröffnet (sog. Schabemethode). Die Überlebenschance für einen derartigen Eingriff betrug im Neolithikum etwa 73%. Für die von den Griechen und Römern praktizierte modernere Methode, die mit einem Kronentrepan durchgeführt wurde, betrug die Überlebenschance hingegen nur durchschnittlich 50%.

Michael Schultz

Ur- und Frühgeschichte

bis etwa 3000 v. Chr.

70 000 000. Gegen Ende des Mesozoikums (Kreidezeit) treten die ersten Primaten (Ordnung der »Herrentiere« innerhalb der Klasse der Säugetiere) in Erscheinung.

6 000 000–3 700 000. In Kenia finden sich Überreste des Urmenschentypus Australopithecus.

900 000–720 000. Erste Spuren von Mitgliedern der Gattung Homo sind in Europas Steppen nachzuweisen. Als erster bekannter Europäer überhaupt gilt der »Homo erectus Heidelbergensis« (Mensch von Heidelberg). Weitere europäische Formen des Homo erectus sind vermutlich um 500 000 (vielleicht auch erst später) in Griechenland (in der Nähe von Tessaloniki) beheimatet. Bei diesen Menschenartigen handelt es sich möglicherweise um die ersten Feuermacher Europas.

Um 200 000. In West- und Südeuropa sowie im Vorderen Orient leben Neandertaler. Ein ähnlicher Formenkreis von Hominiden (Familie der Menschenartigen) ist in Südafrika (sog. tropische Neandertaler) zu Hause.

Um 70 000–30 000. Werkzeuge der Neandertaler, die in den Höhlen und Nischen in Le Moustier/Dordogne zu finden sind, belegen den Einsatz von Steingeräten (Abschlagwerkzeugen). Kennzeichen dieser sog. Moustierén-Kultur sind außerdem die Nutzung des Feuers und das Vorkommen von Bestattungsbräuchen.

Um 40 000. Der Jetztzeitmensch (Homo sapiens sapiens) tritt auf. Seine Kultur ist entwickelter als die des Neandertalers: Er kennt kleine Steinwerkzeuge (Klingen und Sicheln), Geräte aus Knochen und Schmuck.

Um 30 000. Mit der einsetzenden Wärmeperiode am Ende der letzten Eiszeit stirbt der Neandertaler vermutlich aus. Es wird angenommen, daß den Neandertalern u.a. mit dem Verschwinden vieler, auf das neue Klima nicht eingestellter Tiere, wie z.B. des Mammut, die Nahrungsgrundlage entzogen wurde.

25 000. Frühformen des Schamanismus werden für Westeuropa greifbar: Ein altsteinzeitliches Felsbild aus der Höhle von Lascaux (Südfrankreich) stellt nach Ansicht mancher Fachleute einen schamanistischen Jagdzauber dar. → S. 12

20 000–11 000. Ausgehend vom afrikanischen Raum besiedelt der Homo sapiens Eurasien, Nordostasien, Japan, Nordamerika und Grönland, Mittel- und Südamerika. Von diesen Einwanderern leiten sich u.a. die Eskimos und alle amerikanischen Indianer ab.

Um 15 000. In der Altsteinzeit gibt es erste (bis heute erhaltene) Darstellungen von Mensch und Tier in Höhlenzeichnungen, Reliefs und Statuetten. Themen sind neben dem Jagdzauber vor allem Schwangerschaft und Fruchtbarkeit dargestellt mit voluminösen Frauengestalten (»Venus«). → S. 13

15 000–10 000. An Skeletten aus der Altsteinzeit lassen sich die Abkauung der Zähne, Geschwülste, Arthropathien (»Höhlengicht«), Knochenbrüche und Spuren von Infektionskrankheiten nachweisen. → S. 15

10 000–7000. Mit dem Beginn der Jungsteinzeit verändert sich die Lebensweise des Menschen. Jäger und Sammler werden seßhaft und erzeugen ihre Nahrung als Ackerbauern und Viehzüchter selbst. Zeugnisse für einen bereits existierenden Kult der Steinzeitmenschen sind heute noch bestehende Grabbauten, die aus z. T. bearbeiteten Steinblöcken und -platten errichtet werden.

Um 10 000–9000. Eine Gravur auf einem Knochenstück, die der altsteinzeitlichen Kulturstufe des Magdalénien zugerechnet wird, stellt einen Zaubervorgang dar: Acht Menschen mit Speeren treten einem Bison entgegen.

Um 10 000. Mit der Domestizierung des Rentieres im nördlichen Eurasien beginnt die systematische Haustierhaltung durch den Menschen. Das Ren dient als Zugtier und als Fleischlieferant.

Um 7000. Die Ziege und das Schaf werden im Nahen Osten als Haustier gehalten. Sie sind nicht nur Schlachttiere, sondern versorgen die Menschen auch mit Wolle und Milch.

Um 6000. In Nordafrika werden Schädel trepaniert, d.h. beim lebenden Menschen operativ geöffnet. Die trepanierten Schädel von Taforalt (Marokko) aus der frühen Neusteinzeit gehören zu den ältesten Fundstücken. Die Schädeltrepanation wird in nahezu allen frühen Kulturen durchgeführt. → S. 14

Um 4000. In der Jungsteinzeit werden u.a. im Gebiet des heutigen Norddeutschland und Dänemarks Schädel trepaniert. Der Grund für diese operative Eröffnung des Schädels beim lebenden Menschen ist bis heute nicht eindeutig geklärt. Es ist allerdings feststellbar, daß Trepanationen häufig nach Schädelverletzungen vorgenommen werden (→ um 6000/S. 14).

Ab 3500. Im südlichen Mesopotamien entsteht die sumerische Hochkultur mit dem städtischen Zentrum Uruk. Die Priestermedizin der Sumerer dürfte der medizinischen Praxis der späteren Assyrer und Babylonier ähnlich gewesen sein.

Um 3200. Die älteste Schrift entsteht in Uruk. Bild- und Zahlzeichen werden auf Tontafeln geritzt, um die komplexen wirtschaftlichen Vorgänge der Tempelverwaltung dokumentieren zu können. Auf der medizinischen Tafel von Nippur sind Rezepte für die Herstellung von Arzneimitteln erhalten. Es handelt sich um einen der frühesten medizinischen Texte überhaupt (→ um 2100–2000/S. 23).

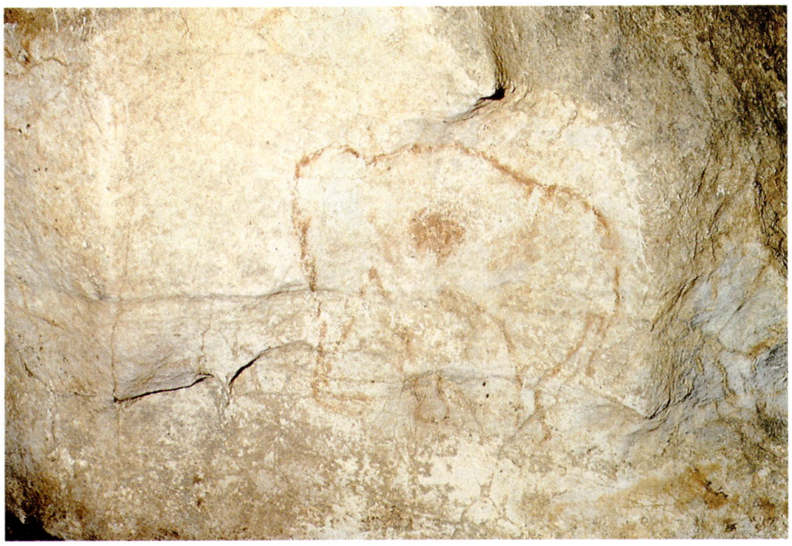

Altsteinzeitliche Zeichnung eines Mammuts mit einem Fleck in der Brustgegend, der als Herz gedeutet wird (Höhle von El Pindal, Spanien).

Im Bund mit den Geistern

25 000 v. Chr. In Westeuropa finden sich erste Zeugnisse des frühen Schamanismus. Felsenbilder zeigen den Schamanen mit Vogel-Attributen oder geweihartigem Kopfschmuck. Der Schamane ist in der Gemeinschaft der Jäger und Sammler ein »Erwählter«, der mit der Geisterwelt in direkter Verbindung steht. Ihm fällt u.a. die Aufgabe zu, Krankheiten, die zumeist als Werk böser Geister angesehen werden, mit Heilritualen zu bekämpfen.
Als Naturkundiger kann der Schamane auch Arzneimittel nach Geheimrezepten zubereiten, als Prophet (Wahrsager) Gefahren für Leib und Leben seiner Mitmenschen vorhersehen.
Eindeutige Aussagen über die Riten dieser archaischen Heilkunde lassen sich aber weder von den Felsenbildern, wie sie z. B. in der Höhle von Lascaux zu finden sind, noch von der Praxis der »Medizinmänner« bzw. »Schamanen«, die bis in die Gegenwart hinein bei den Naturvölkern Sibiriens und bei den Indianerstämmen Nordamerikas Heilrituale ausüben, ableiten.

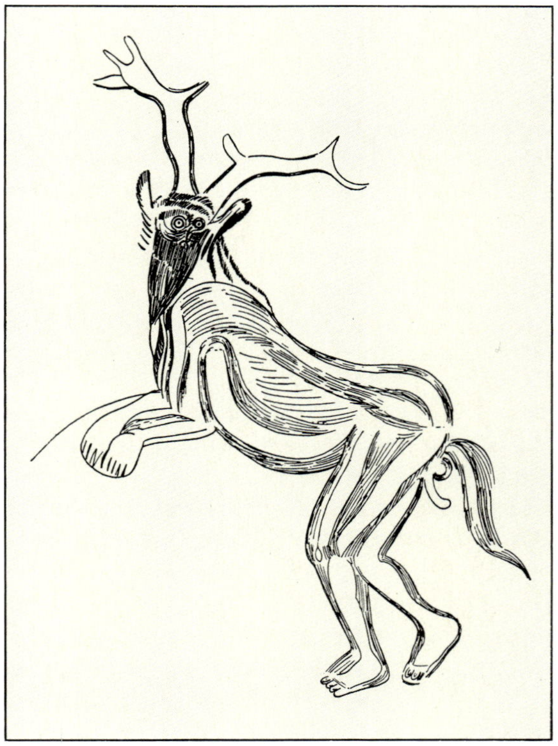

Nachzeichnung einer Wandmalerei aus der Höhle von Lascaux (Frankreich): Die Darstellung zeigt vermutlich einen Schamanen beim Jagdzauber. Die »Krönung« des Zauberers mit einem Tiergeweih läßt sich auch durch andere frühzeitliche Funde nachweisen. Da sich der Schamanismus ursprünglich auf die Jagd bezog, nahmen nur Männer an den Ritualen teil; erst im Neolithikum sind auch weibliche Schamanen nachweisbar. Die weisen Zauberer verfügten u. a. über medizinische Kenntnisse.

Symbole der Fruchtbarkeit

Um 15 000 v. Chr. Von Sibirien bis Südwesteuropa werden in der Altsteinzeit Frauenfigürchen hergestellt, sog. Venus-Statuetten. Möglicherweise symbolisieren diese Kleinplastiken, bei denen die Zonen des Ernährens und Gebärens – Brüste und Bauch – besonders betont sind, Fruchtbarkeit und Schwangerschaft.

Bei der bekanntesten Figur dieser Art, der »Venus von Willendorf« (Niederösterreich), wölben sich Brüste, Bauch, Gesäß und Oberschenkel kugelig-hängend vor. Während die Frisur sorgfältig ausgearbeitet ist, bleibt das Gesicht völlig konturenlos. Arme und Unterschenkel sind nur angedeutet.

Neben diesem Typus der stehenden Venus gibt es Figürchen in hockender Stellung, die als Gebärhaltung verstanden werden kann. Häufig finden sich auch Darstellungen von Körperteilen, die das weibliche Geschlecht charakterisieren: Andeutungen von Vulven und Brustpaaren, die z. T. als Kettenanhänger (vermutlich als Glücksbringer) getragen werden. Die Forschung deutet diese Plastiken und Venus-Figürchen als magische Mittel zur Förderung der Fruchtbarkeit bzw. als Darstellungen von Muttergottheiten.

Venus-Statuetten finden sich auch in anderen Zeitaltern und auf anderen Erdteilen, wie eine altmexikanische Plastik aus dem 2. Jahrtausend v. Chr. belegt. Bei den Naturvölkern Nordamerikas und Nordostasiens spielt noch heute die Idee von höheren weiblichen Wesen eine Rolle: Als weibliche Gottheit der Unterwelt, Stammutter und Herrin der Tiere, als Herrscherin der Lüfte und Winde usw. Vor diesem Hintergrund erscheint es naheliegend, daß sich mit den Venus-Statuetten aus der Steinzeit magische Vorstellungen verbinden: Möglicherweise verkörpern sie u.a. den Schutzgeist der Jäger, die Herrin der Naturgewalten, die Urmutter der Lebewesen und die Beschützerin der Wohnungen.

Doch alle Deutungen bleiben spekulativ, insbesondere die moderne feministische Vermutung, hier handele es sich um ein Zeugnis für das ursprüngliche Matriarchat. Eine Verwendung als Spielzeug oder als ästhetisches Abbild realer Personen wird heute für unwahrscheinlich gehalten. So ist es sicherlich eine Fehldeutung anzunehmen, es handele sich um die Darstellung einer mehr oder weniger krankhaften Fettsucht oder die Repräsentation eines Schönheitsideals, vergleichbar jener Auffassung bestimmter Völker, die Fettleibigkeit als Ausdruck weiblicher Attraktivität ansehen.

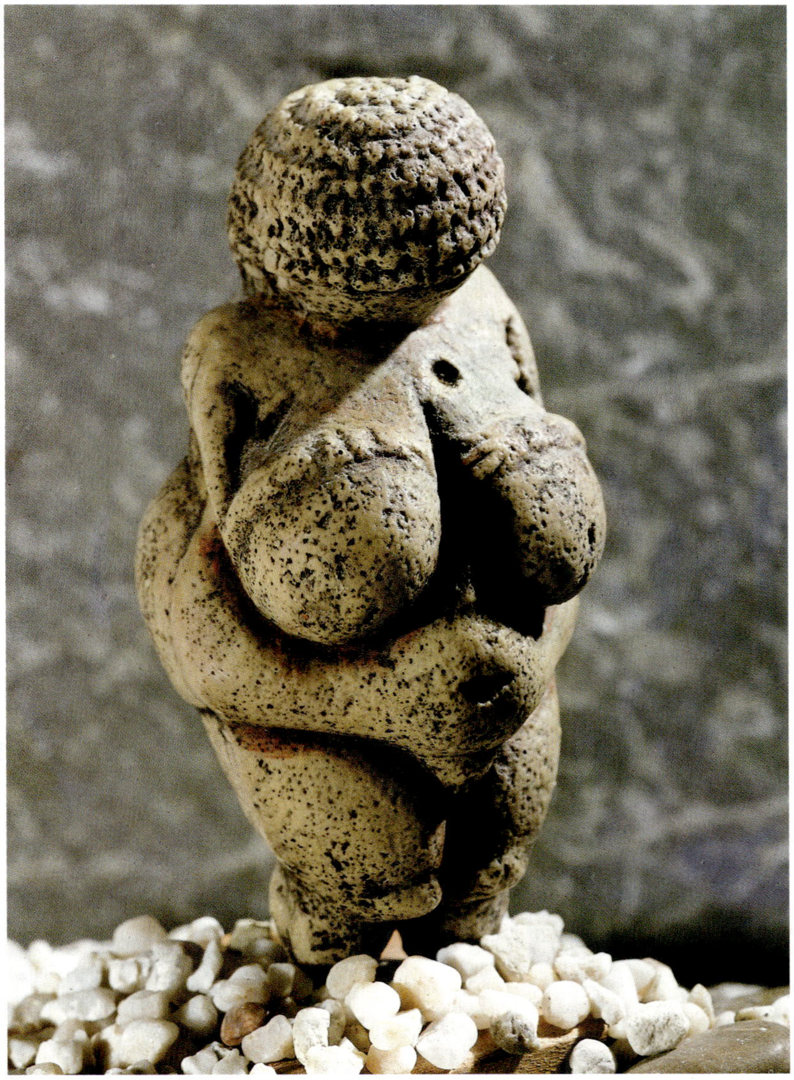

Altsteinzeitliches Sinnbild der Fruchtbarkeit: Die »Venus von Willendorf« – Ihre Beckenbreite entspricht etwa der Hälfte der Körperhöhe (110 mm).

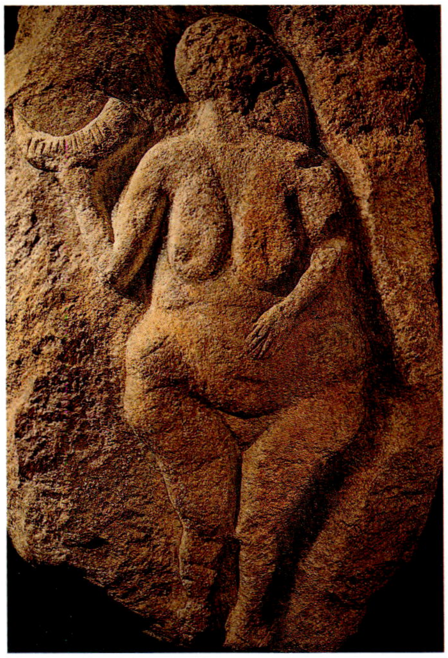

Die »Frau von Laussel« (Dordogne, Frankreich) trägt ein Mondhorn als Symbol des sich stets erneuernden Lebens.

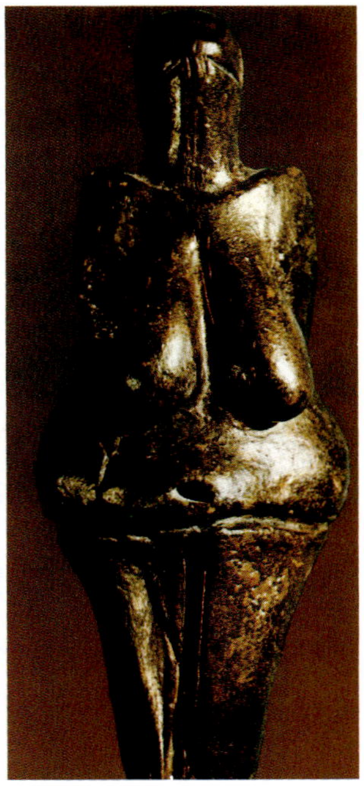

»Venus von Unter-Wisternitz« (Dolní Věstonice, ČSFR), Plastik aus gebranntem Ton

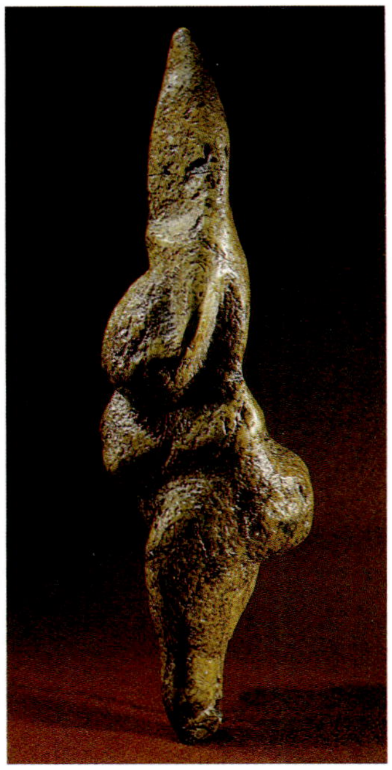

»Venus von Savignano« (Italien), eine gesichtslose Frauenfigur mit spitz zulaufendem Kopf

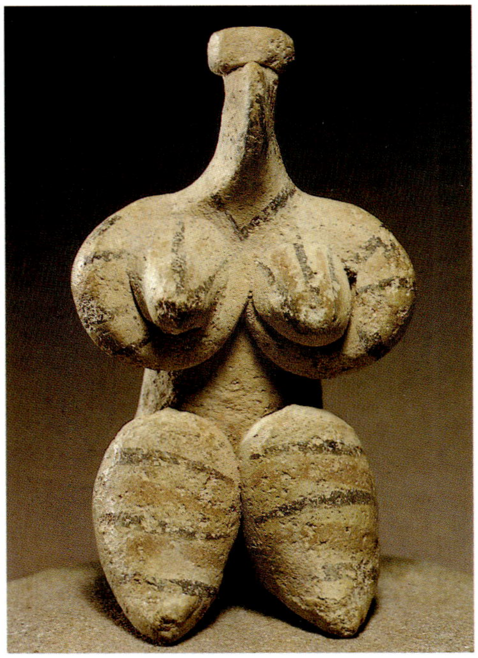

Sitzendes weibliches Idol aus Mesopotamien (5. Jh. v. Chr.). Die Körperformen der Tonfigur sind stark betont, der Kopf ist nur angedeutet.

Schaben und Bohren: Steinzeitmenschen öffnen Schädel

Um 6000 v. Chr. Eingriffe am Schädel sind in der Neusteinzeit keine Seltenheit, das belegen zahlreiche Funde in Nord- und Südamerika, Nordafrika und Europa.

Neben unvollständigen, die Schädelhöhle nicht eröffnenden Eingriffen führt der Steinzeitmensch Operationen durch, bei denen das Schädeldach durchbrochen wird. Diese sog. Trepanationen (von griech. trypanon, lat. trepanum = Bohrer), die vermutlich sowohl medizinisch motiviert als auch magisch inspiriert sind, nimmt der Mensch der Frühzeit nicht nur am Toten, sondern auch am Lebenden vor. Die Vernarbung (Kallusbildung) der Trepanationsstelle bei zahlreichen Schädelfunden belegt außerdem, daß viele der steinzeitlichen Patienten den gefährlichen Eingriff gut überstehen.

Die Eröffnung des Schädels wird zumeist am Schläfenbein, manchmal auch am Stirn- und Hinterhauptbein durchgeführt. Die Aussparung des Scheitelbeins deutet darauf hin, daß die besondere Blutungsgefahr an dieser Stelle (aufgrund zahlreicher Blutgefäße) bereits bekannt ist.

Anhand der Knochenfunde sind vier verschiedene Operationsmethoden zur Öffnung der Schädelhöhle erkennbar: Die Trepanation durch Aufbohren, durch allmähliches Aufschaben des Knochens, durch vier gerade Schnitte, mit denen eine viereckige Platte aus der Schädeldecke gelöst wird (Inzision) oder durch einen kreisförmigen Einschnitt, der allmählich vertieft wird. Als Instrument genügt eine einfache Steinklinge.

Eine eindeutige Antwort auf die Frage nach den Gründen der Trepanationen ist nicht möglich. Das Öffnen des Schädels bei chronischem Kopfschmerz (oder schweren Hirndrucksymptomen), wie es Naturvölker noch heute praktizieren, kann z. B. nicht erklären, daß in den Anfängen der Menschheit auch die Schädel von Verstorbenen trepaniert wurden.

Bereits im 19. Jahrhundert hat der französische Hirnforscher Paul Broca Thesen über die Motive des Trepanierens aufgestellt. So deutet er sie zunächst als eine Art Weiheritus, vergleichbar mit der Tonsur der Priester. Später glaubt er, daß Besessene (Epileptiker) von bösen Geistern im Kopf befreit werden sollten. Solche und ähnliche Vermutungen werden z. T. noch heute vertreten. Da sie jedoch historisch nicht belegbar sind, besitzen sie keine Beweiskraft. Eine gesicherte Erkenntnis über die Motive der ur- und frühgeschichtlichen Schädeltrepanation existiert nicht.

Aufbewahrt über den Tod hinaus

Mit Bestimmtheit läßt sich bereits in der Urzeit ein Kult um den menschlichen Schädel nachweisen. Ein Beleg dafür sind u.a. steinzeitliche Gräber, die ausschließlich Schädelknochen enthalten, und rituelle Niederlegungen einzelner Schädel. Bemerkenswert sind auch die Funde zahlreicher bei Trepanationen herausgetrennter Knochenstücke. Diese »rondelles« sind mit Löchern versehen und wurden von den Steinzeitmenschen wahrscheinlich als Amulette getragen.

Ein ähnlicher Schädelkult läßt sich noch heute bei bestimmten Naturvölkern mit wildbeuterischer Kultur beobachten. Diese Völker versuchen das Andenken der Verstorbenen wachzuhalten, indem sie u. a. deren Schädel aufbewahren und mit sich tragen.

Die großen Schädelsammlungen der »Phrenologen« (von griech. phren = Zwerchfell [als Sitz der Seele] = Geist, Verstand), den Anhängern der Gallschen Schädellehre, belegen, daß selbst im beginnenden 19. Jahrhundert noch eine kultische Verehrung des Schädels – wenn auch mit explizit »wissenschaftlicher« Begründung – existiert (→ 24. 12. 1801/S. 252).

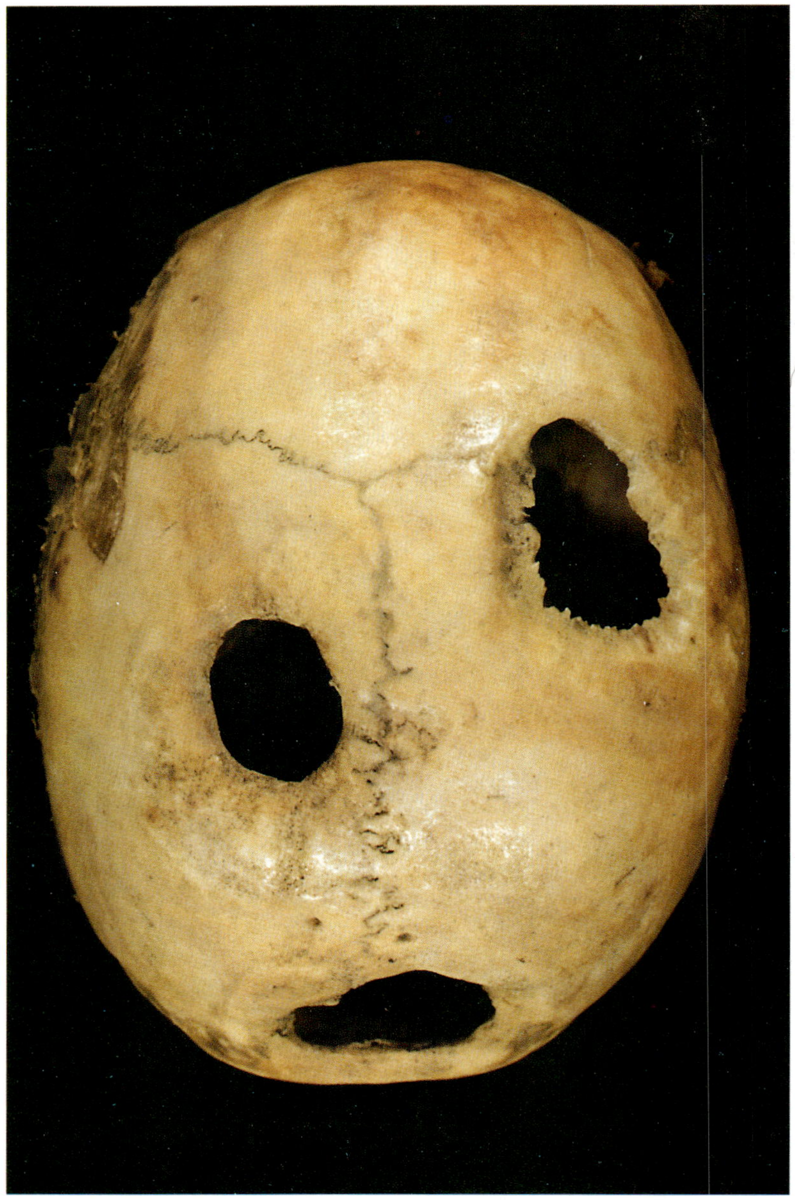

Dreifach trepanierter Schädel eines Mannes aus Cuzco, der Hauptstadt der Inkas; die Eingriffe, die sowohl nach der Schabe- als auch nach der Zirkumzisionsmethode (Rundschnitt) durchgeführt wurden, hat der Mann überlebt.

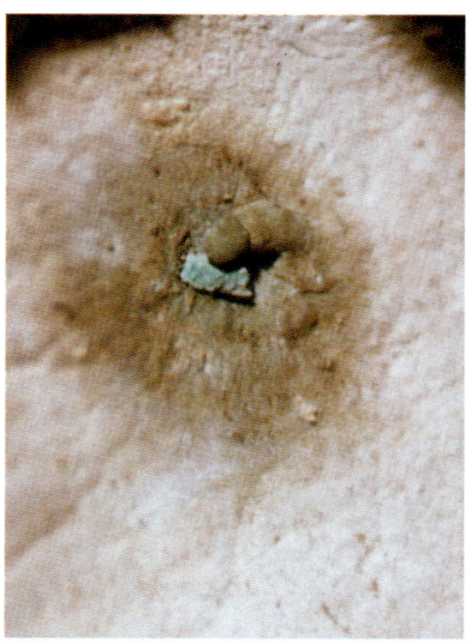

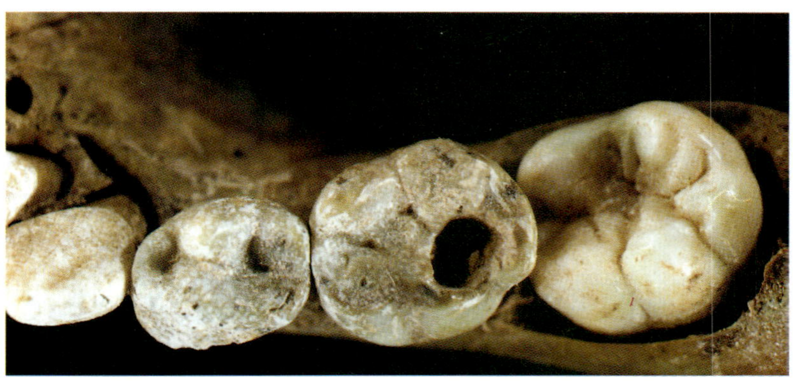

Karies bei einem etwa 5- bis 7jährigen Kind aus dem frühbronzezeitlichen Gräberfeld von Franzhausen in Niederösterreich (2200–1800 v. Chr.)

◁ Schädeldach eines Skythen mit dem Rest einer eingewachsenen Pfeilspitze aus Bronze (Innenansicht, etwa 4. Jh. v. Chr.)

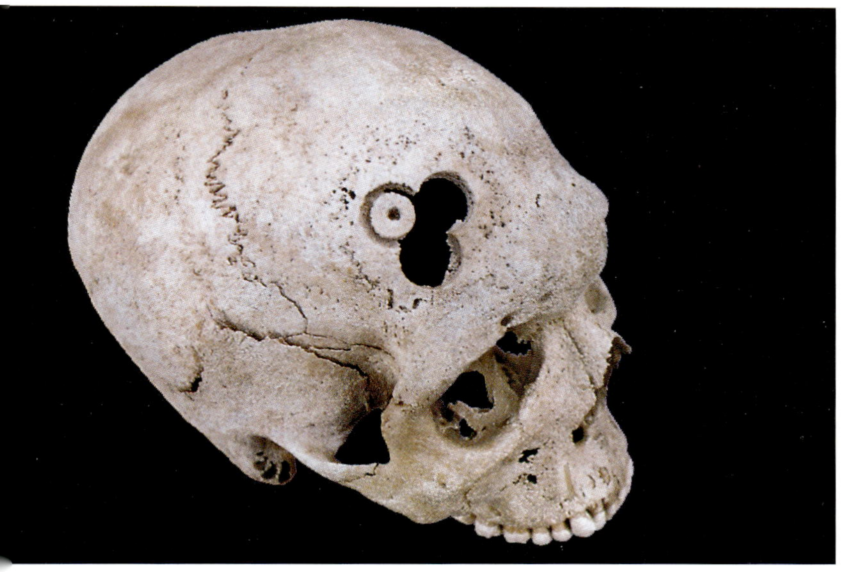

Schädel eines keltischen Kriegers aus Katzelsdorf in Niederösterreich (um 350 v. Chr.); Dreifachtrepanation nach vorangegangener Schädeldachverletzung mit nachfolgender Eiterung; drei Löcher werden im Bereich der Entzündung gebohrt. Die dritte Bohrung ist nicht vollendet. Es liegt der Schluß nahe, daß der Patient noch während der Operation gestorben ist.

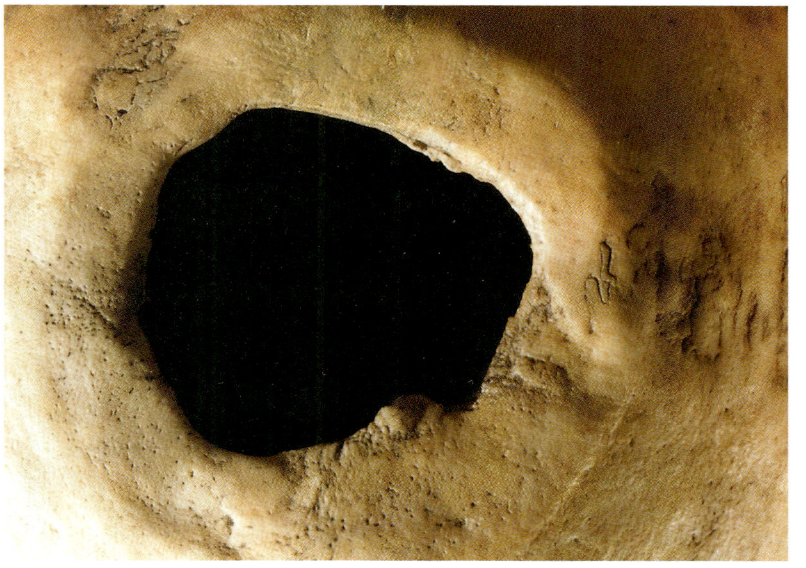

Gut verheilte Trepanationsöffnung am Hinterhaupt eines erwachsenen Mannes aus der Inkahauptstadt Cuzco (ca. 12.–15. Jh. n. Chr.); die Öffnung wurde von den Operateuren zuerst nach der Schabemethode angelegt und nach der Rundschnittmethode vervollständigt. Eine Schädeldachverletzung war höchstwahrscheinlich der Grund für diesen schweren operativen Eingriff.

Paläopathologie – frühen Krankheiten auf der Spur

Chronik Stichwort

An welchen Krankheiten hat der Mensch im Verlauf seiner rund 500 000jährigen Geschichte gelitten? Mit dieser medizinhistorischen Frage beschäftigt sich die im 19. Jahrhundert entstandene wissenschaftliche Disziplin der Paläopathologie.
Mit Hilfe moderner Untersuchungsmethoden, die u. a. von der modernen Pathologie und der Gerichtsmedizin übernommen werden, analysiert die Paläopathologie ihr archäologisches Quellenmaterial. Dieses umfaßt sowohl Skelette und Skelettfragmente als auch – in weitaus geringerer Zahl – Mumien. Weiterhin gibt es Moorleichen, die größtenteils aus der Eisenzeit stammen; seltener sind Eis- oder Salzkonservierungen verunglückter Menschen.
Künstlich hergestellte Mumien sind aus verschiedenen frühen Hochkulturen bekannt. Die meisten erhaltenen Mumien (etwa 36 000 Exemplare) stammen aus Ägypten (→ um 3000 v. Chr./S. 18). Die Technik des Einbalsamierens wurde von ägyptischen Christen übernommen und bis in das 4. Jahrhundert n. Chr. praktiziert.
Um mehr Informationen über Krankheit, Heilung, Ernährung, Arbeits- und Wohnverhältnisse der frühzeitlichen Menschen zu erhalten, vermessen die Paläopathologen die Funde. Verlorengegangene Stücke werden rekonstruiert und mikroskopische Untersuchungen des Knochengewebes vorgenommen. Verfahren wie die Radiokarbonmethode oder die sog. Eiweißuhr ermöglichen die Datierung menschlicher Überreste. Mit chemischen Analysen können z. B. Blutspuren serologisch untersucht werden.
Röntgenbilder geben Aufschluß über strukturelle Veränderungen des Knochens. Auf diese Weise können u. a. an Skelettresten Folgeerscheinungen bestimmter Entzündungen (u. a. Osteomyelitis und Periostitis) sowie Wucherungen (Exostosen) des Knochens abgelesen werden. Auch abgeheilte Frakturen, Knochentumore und -tuberkulose (insbesondere die Wirbelsäulentuberkulose) sind bekannt. Zudem gibt es Hinweise auf spinale Kinderlähmung und Rachitis. Besonders auffällig sind Deformationen des Schädels (z. B. der »Wasserkopf«) oder Schädeloperationen.
Mehr noch als die vereinzelten Skelettfunde ermöglichen Sammelgräber sowie Gräberfelder Rückschlüsse auf den allgemeinen Gesundheitszustand und die Lebensverhältnisse historischer Populationen. So gibt z. B. eine vergleichende Analyse des Zustandes der Zähne bzw. der Kiefer Aufschluß über die Ernährung.
Erkrankungen an den Weichteilen des Körpers hinterlassen am knöchernen Skelett typische Spuren, z. B. Rippenfell-, Hirnhaut- und Mittelohrentzündungen oder Tumore. Krankheitszeichen wie Pockennarben, Gallen-, Nieren- und Blasensteine lassen sich an Mumien feststellen. Am einfachsten sind Verletzungen und Erkrankungen der Knochen nachvollziehbar.
Doch trotz hochentwickelter Forschungsmethoden besteht die Gefahr, daß postmortale Veränderungen eines Skeletts, wie z. B. Pilz- oder Termitenbefall, als Krankheitsbild gedeutet werden. Da außerdem gesicherte Erkenntnisse über das subjektive Krankheitsbefinden frühzeitlicher Menschen fehlen, bleiben viele Forschungsergebnisse der Paläopathologie hypothetisch.

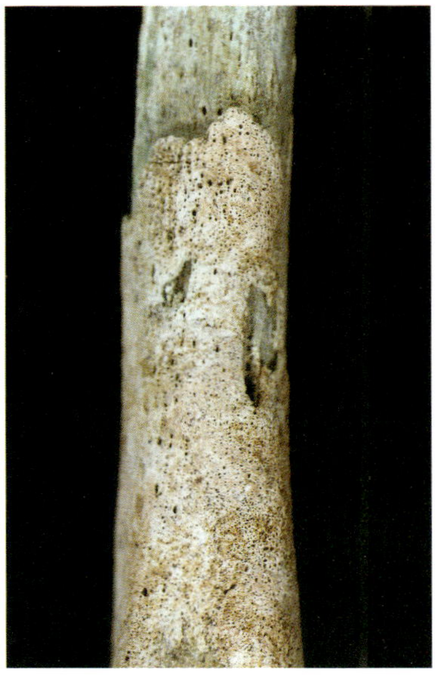

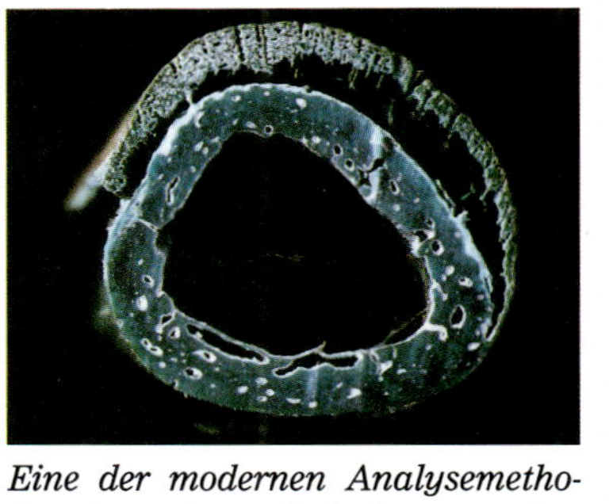

Eine der modernen Analysemethoden der Paläopathologie: Vergrößerter Knochendünnschliff eines rund 4000 Jahre alten kindlichen Oberarmknochens (Querschnitt)

◁ Rechte Elle eines Kindes mit heller Knochenauflagerung (mögliche Folge eines hochgradigen Vitamin-C-Mangels (2200–1800 v. Chr.)

Erste Medizinkonzepte zwischen Magie und Vernunft

3000–500 v. Chr.

Mit der Erfindung der Schrift am Ende des 4. Jahrtausends v. Chr. beginnt die Frühgeschichte der Menschheit. Die frühen Hochkulturen in Ägypten und Mesopotamien lassen erstmals die Heilkunde, über die wir bis zu diesem Zeitpunkt nur Vermutungen anstellen können, in ihren konkreten Formen deutlich hervortreten. Sie liefern die ältesten datierbaren Zeugnisse einer Heilkunde. Über die Anfänge der chinesischen, indischen oder präkolumbischen Medizin wissen wir nur aus wesentlich späteren Quellen, die z. T. erst im 1. Jahrtausend n. Chr. verfaßt worden sind. Erst die Aufzeichnungen dieser frühen Hochkulturen, die durch reichhaltige archäologische Funde bestätigt und ergänzt werden, machen eine chronologische Strukturierung der Heilkunde möglich.

Babylon: Der Arzt im Bund mit Sehern und Beschwörern

Die Nachricht Herodots, daß die Babylonier keine Ärzte gekannt und ihre Kranken auf den Marktplatz getragen hätten, damit die Vorbeigehenden ihren Rat erteilen konnten, war lange Zeit das einzige, was über die Medizin des alten Mesopotamien bekannt war. Inzwischen wissen wir, daß der Bericht Herodots keinesfalls ein zu verallgemeinerndes Zeugnis über die babylonische Medizin darstellt.

Schon unter den ältesten verständlichen literarischen Texten aus dem 3. vorchristlichen Jahrtausend (um 2700) finden sich Beschwörungen gegen Skorpionstich, Schlangenbiß sowie gegen Krankheiten von Mensch und Tier. Ärzte sind bereits in Texten aus der Mitte des 3. Jahrtausends v. Chr. erwähnt. Die ältesten therapeutischen Anweisungen für die Bereitung von Breiumschlägen sowie für innerlich und äußerlich anzuwendende Arzneien stammen aber erst aus der Zeit der 3. Dynastie von Ur (um 2100–2000 v. Chr.). Diese von jeglichen magischen Ritualen freien Rezepte muten sehr rational an. Dennoch dürfte der häufig unternommene Versuch, die empirisch-rationalen Methoden babylonischer Heilkunde von den Heilverfahren mit eher magisch-religiösem Charakter zu trennen, oder gar in Opposition zueinander zu sehen, eher modernen Vorstellungen als dem Geiste babylonischer Kultur gerecht werden. Erst kürzlich bekannt gewordene Briefe aus altbabylonischer Zeit (um 1800 v. Chr.) aus Mari am mittleren Euphrat zeigen, daß die Behandlung eines Kranken gemeinsam von Arzt (asûm) und Beschwörer (wāšipum) durchgeführt wurde. Dem Seher (bārûm) kam die Aufgabe zu, mittels Leberschau oder anderer divinatorischer Verfahren den Grund der Erkrankung zu ermitteln. Obwohl die in Babylonien praktizierte Opferschau zu einer höchst detaillierten anatomischen Kenntnis der inneren Organe vor allem des Schafes geführt hat, blieben die Vorstellungen der inneren Organe des Menschen nur verschwommen.

Dämonen und Totengeister bedrohen die Gesundheit

Krankheit wurde oft als Besessenheit von Dämonen und Totengeistern verstanden, die den Menschen packen und fesseln. So wurde beispielsweise Epilepsie als das Wirken des »bösen utukku-Dämons« und die Kindersterblichkeit sowie das Kindbettfieber als Hinterlisten der Dämonin Lamaschtu gedeutet. Als Ursachen von Krankheiten sah man Zauberei, aber auch den Unmut von Göttern an, die über ein kultisches Vergehen oder die Überschreitung eines Tabus verärgert waren. Zahlreiche Krankheiten tragen daher den Namen »Berührung des Gottes N. N.« oder »Hand des Gottes N. N.«. Die in einem Dämonen faßbar gemachte Krankheit konnte angesprochen und dann vertrieben oder gebannt werden. Zahlreiche Beschwörungen und exorzistische Rituale sind aus allen Epochen der Keilschriftkultur bekannt. Der Beschwörer konnte eine Krankheit von dem Menschen auf ein Tier übertragen, das entweder getötet oder in der Steppe ausgesetzt wurde. Durch die göttliche Autorität, die dem Beschwörer als »Ebenbild des Asalluḫi«, des Sohnes des Gottes der Beschwörungskunst Ea, zukommt, zwingt er den Dämonen – sei es durch Erschrecken oder einfaches Befehlen – aus dem Körper des gepeinigten Menschen. Diesem sind oft verschiedene Waschungen, die ihn von dem Bösen reinigen sollen, vorgeschrieben. Die erzürnten Gottheiten muß er durch Gebete und Opfergaben besänftigen. Seine Heilung wird in den Ritualen oft durch die Zerstörung einer Figur des ihn bedrängenden Dämons und durch das anschließende Anlegen von strahlend weißen Kleidern vorweggenommen. Die psychologische Wirkung solcher Rituale sollte keinesfalls unterschätzt werden.

Tontafeln dokumentieren hochentwickelte Arzneimittelkunde

Neben solchen magisch-dämonistischen Heilmethoden verfügten die Babylonier über zahlreiche medikamentöse Therapieformen, die vor allem durch Texte aus dem 1. vorchristlichen Jahrtausend bekannt sind. Der größte Teil der uns bekannten Quellen für die eher somatischen Therapieformen stammt aus den Archiven der assyrischen Hauptstadt Assur sowie aus der Bibliothek des Königs Assurbanipal (669–627 v. Chr.) in Ninive. Tausende von Rezepturen wurden dort in »Handbüchern« auf Tontafeln niedergeschrieben. Viele dieser Rezepturen dürften bereits im 2. Jahrtausend v. Chr. entstanden sein. Die meisten Rezepte nennen Krankheitssymptome und den Namen der Krankheit sowie die Heilanzeige, schildern die Verfahren zur Herstellung der Arznei und die Art der Anwendung. Sowohl innerlich als auch äußerlich zu verabreichende Medikamente werden genannt. Eine gewaltige Anzahl von Pflanzen und Pflanzenprodukten (Samen, Blätter, Wurzeln, Früchte), aber auch von Mineralien und tierischen Produkten mischten die Babylonier Tränken aus Bier, Wein, Milch, Öl oder Wasser bei.

Drogen wurden aber auch dem Essen beigefügt, auch Pillen waren bereits bekannt. Zu den äußerlich anzuwendenden Heilmitteln gehören Pflaster und Verbände, die über aufgetragene Salben gelegt wurden. Solche Salben wurden auf Fettgrundlage (Talg, Butter, Öl) mit beigefügten zerstoßenen Drogen hergestellt. Tampons und Zäpfchen, Klistiere, Räucherungen, Dampfbäder und Gurgelmittel waren dem babylonischen Arzt geläufig. In übersichtlich aufgebauten, sehr umfangreichen Nachschlagewerken konnte er sich über Aussehen und Heilwirkung von Pflanzen und Mineralien informieren.

Altes Ägypten – »Jeder ist ein Arzt«

Daß Pharaos Ärzte ein hohes Maß an Wissen und Können besaßen, war schon bekannt, ehe vor 170 Jahren die Hieroglyphen entziffert wurden, denn Homer berichtet von den Ägyptern, »daß jeder ein Arzt sei, erfahrener als alle anderen Menschen«. Seit wir jedoch die Hieroglyphen lesen und die medizinischen Texte würdigen können, teilen wir die Hochschätzung der ägyptischen Medizin durch die antiken Autoren. Unsere heutige Kenntnis beruht in erster Linie auf den Ergebnissen der Philologie, der Auswertung der schriftlichen Quellen (insgesamt 13 medizinische Papyri), die uns Auskunft über alle Bereiche ärztlichen Wissens und Handelns geben; hinzu kommen mehrere Ostraka (beschriebene Topf- oder Kalksteinscherben) mit Rezepten als Extrakten aus umfangreichen Lehrtexten. Die ältesten dieser Papyri stammen aus dem Mittleren Reich (um 2000 v. Chr.), die jüngsten wurden am Ende der Pharaonenzeit (letzte Jahrhunderte v. Chr.) geschrieben. Ausgehend von einer sprachlichen Analyse, lassen sich eine Reihe von Texten hinsichtlich ihrer Abfassungszeit sogar bis in die Pyramidenzeit des Alten Reiches (um 2500 v. Chr.) zurückdatieren, so u. a. auch der Papyrus Smith. Weitere Quellen bietet die Archäologie: Mumienuntersuchungen geben Auskunft über Krankheiten und Versuche, sie zu heilen. Einige, zum Teil in ihrer Interpretation umstrittene Darstellungen ärztlicher Praxis und medizinischer Geräte könnten die textlichen Ergebnisse ergänzen, wären sie nur eindeutiger. Auf Grabwänden oder als Plastiken überlieferte Kranke (mit Mißbildungen oder sonstigen Krankheitserscheinungen behaftete Menschen) erwecken auch heutzutage noch Gefühle des Mitleidens. Es ist bezeichnend für die Ethik der Ägypter, daß diese Kranken nach den geltenden Lebensregeln nicht dem Spott ausgesetzt, sondern der Nächstenliebe empfohlen werden. Nach Clemens von Alexandria (um 200 n. Chr.) besaßen die Ägypter an medizinischer Fachliteratur noch weitere »Bücher«, die wir aber (bisher) nicht aufgefunden haben. Das zeigt uns eindrücklich, wie lückenhaft trotz der Vielzahl der erhaltenen Texte unser Wissen immer noch ist.

Papyri als Ratgeber bei Diagnose und Behandlung

Hauptquellen für die pharaonische Medizin sind der Papyrus Ebers (die schönste und mit 108 Kolumnen längste ägyptische Handschrift) und der Papyrus Smith. Der erstgenannte ist eine »Sammelhandschrift«, eine Zusammenstellung unterschiedlicher Fachgebiete: Den größten Raum nehmen die inneren Krankheiten ein, vornehmlich Erkrankungen des Magens, verschiedenartige Verdauungsstörungen und deren Auswirkungen auf den ganzen Körper. Auch für Kinder gibt es spezielle Mittel (darunter ein Betäubungsmittel gegen allzu großes Geschrei). Prognosen machen Aussagen darüber, ob eine Schwangerschaft vorliegt, welches Geschlecht das Kind haben und ob es lebensfähig sein wird. – Als ein Spezialbuch ist schließlich noch der sogenannte Veterinär-Papyrus zu nennen, der Tiere, Rinder, Fische als »Patienten« bezeichnet, möglicherweise eine Art Kompendium für den Opferpriester, der kranke Tiere aussondern muß. Gegenüber den Sammelhandschriften mit unterschiedlichen Sachgruppen und Textgattungen ist der Papyrus Smith ein »Fachbuch der Wundbehandlung«, übersichtlich aufgebaut und nach klaren Prinzipien gegliedert. Beginnend mit dem Kopf (Schädelbrüche), werden Wunden durch Brüche oder andersartige Verletzungen in einer Art Lehrbuch behandelt, jeder Fall streng nach demselben Schema: Nach der Überschrift (Splitterbruch am Schädel) beginnt es mit der Untersuchung (wenn du findest), der Diagnose (dann sollst du dazu sagen) und dem Verdikt (heilbar, unsicher oder nicht heilbar). Es folgt die Therapie (dann sollst du ihn folgendermaßen behandeln).

Dieser Papyrus Smith ist es vornehmlich, der uns das hohe Ansehen der ägyptischen Medizin in der Alten Welt bestätigt, denn abgesehen von der soeben geschilderten wissenschaftlichen Methode, läßt dieser Text erkennen, mit welcher Mischung aus Erfahrung und Theorie vorgegangen wurde. Die gewonnene Erfahrung äußert sich in gezielten Fragen bzw. bestimmten Aufforderungen an den Patienten, aus dessen Reaktion exakte und eindeutige Diagnosen gefolgert werden (Wenn . . . und der Patient folgendermaßen reagiert, dann . . .). Hingegen ist die zugrundeliegende Theorie über den Bau des Körpers und das Funktionieren seiner Einzelteile noch nicht auf einem derart hohen Stand: Das Herz, das auch der Sitz des Denkens und Fühlens sein soll, wird als Zentrum angesehen, von dem Hohlgefäße zu allen Körperteilen führen; diese enthalten insbesondere Wasser und Luft zur Versorgung des Körpers. Blut ist noch nicht in seiner lebenserhaltenden Funktion erkannt, da es in der Regel als negative Begleiterscheinung bei Wunden, Geschwüren und sonstigen unreinen Körperausscheidungen (Menstruation) auftritt. Hauptaufgabe der Gefäße war es, die vom Mund und der Nase aufgenommenen »Lebensmittel« in den Magen (die »Mündung des Herzens«) zu leiten und über den After wieder auszuscheiden. Bei Verdauungsstörungen im Magen-Darm-Trakt bilden sich (so die Theorie) Schleim-, Eiter- und Schmerzstoffe, die über die Gefäße im Körper verteilt werden und Krankheitserscheinungen hervorrufen. Als Behandlung derartiger Erkrankungen des Leibesinnern werden vor allem Abführmittel verordnet, die eingenommen oder als Einguß oder Zäpfchen zur Wirkung gebracht werden. Dieser Methode ist eine gewisse Logik nicht abzusprechen: Störungen des normalen Durchlaufs der lebenswichtigen Stoffe vom Kopf zum After werden behoben, indem solche »Stauungen« beseitigt werden. Ebenso folgerichtig erscheint, wenn Hitze gekühlt, Versteifungen erweicht, weiße Haare geschwärzt werden (auch Alterserscheinungen finden sich unter den Krankheiten!).

Fließende Grenzen zwischen Naturwissenschaft und Religion

Doch nicht immer liegen die Ursachen von Krankheiten so deutlich vor den Augen des Arztes. In vielen Fällen (vornehmlich bei fieberhaften Erkrankungen, Erkältungen, Kopfschmerzen und Geisteskrankheiten) hilft dann die Theorie, daß dämonische Einwirkungen vorliegen (sei es eine Bestrafung durch Götter nach Verstößen gegen die von ihnen gesetzte Ordnung, sei es eine Verhexung durch einen übelwollenden Mitmenschen). In solchen Fällen wird die Hilfe im Gebet oder im »Gegenzauber« gesucht, d.h. die Medizin überschreitet die ohnehin stets fließend gebliebene Grenze zwischen Naturwissenschaft und Religion (denn auch die Magie ist ein Teil der Religion). So (fast) frei von jeglicher Magie der Papyrus Smith uns begegnet und als ein Beispiel früher exakter Naturwissenschaft erscheint, so deutlich wird gerade an diesem Fall, daß der Mensch offenbar bald an die Grenzen seiner Möglichkeiten hinsichtlich seiner Einwirkung auf die Natur und die Schöpfung gekommen und zu der Einsicht gelangt ist, daß die göttlichen (und dämonischen) Mächte über ihm stärker sind als alle seine Erkenntnisse und Erfahrungen. In einer Glosse am Anfang des Papyrus Smith (also gewiß jünger als die ursprüngliche Abfassung des Textes) werden der Arzt, der Zauberer und der Priester als die medizinisch Tätigen aufgeführt. Der Mediziner ist nach vorübergehendem Höhenflug als »Naturwissenschaftler« also zum Status des »Medizinmannes« zurückgekehrt, der am Anfang der pharaonischen Geschichte die Religion, den Zauber und die Heiltätigkeit vereinigte.

Ähnlich logisch wie die oben aufgezählten Fälle der medizinischen Behandlung sind auch die Zauberpraktiken: Götter werden durch Gebet und Versprechungen um Hilfe angefleht; Dämonen werden durch Drohungen zum Verlassen des Patienten aufgefordert, oder durch ihnen widerliche Stoffe zur Flucht gezwungen; auf »Sündenböcke« werden die Krankheiten abgewälzt (der Nestling einer Schwalbe soll anstelle des Neugeborenen leiden); von Amuletten erhoffen sich die Ägypter mannigfaltigen Schutz; Türen und Fenster schützen sie nachts gegen Incubus-Dämonen. – Magisch mag es auch mit der Auswahl der Heilmittel begonnen haben. Wir sprechen von Sympathie- und Antipathiemitteln (Auge eines Fisches gegen eine Augenkrankheit; Blut verschiedener Tiere gegen eine Art Bluterguß; andererseits Katzenfett gegen Mäuse – denn auch Hausmittel aller Art finden sich unter den medizinischen Rezepten).

Betrachtet man die Stellung und die Qualität der pharaonischen Medizin im Verlauf der 3000jährigen Geschichte, so beginnt es in einem steilen Höhenflug im Alten Reich (Papyrus Smith) mit einer fast rein naturwissenschaftlichen Anschauung der Phänomene, bis dann der Rückgriff auf die Magie einsetzt, zunächst als gleichwertiges Nebeneinander von Naturwissenschaft und Magie bzw. Religion (Papyrus Ebers, Neues Reich, um 1550 v. Chr.), bis dann im späten Neuen Reich und in der Spätzeit (letztes Jahrtausend v. Chr.) das Zauberwesen die Überhand gewinnt und die Zeugnisse für rein medizinisches Handeln spärlicher werden. Dieser Prozeß sollte nicht nur als ein Rückfall in vorgeschichtliche Zeiten abgewertet werden, denn in dieser Haltung spiegelt sich auch der Zwiespalt der Geisteshaltung der Menschen der Spätzeit wider: Einerseits die Einsicht des Ägypters in seine Ohnmacht gegenüber den Mächten der Religion, andererseits die Hinwendung zu den alten Praktiken, um Einfluß auf diese Mächte zu gewinnen: Hatte er früher seine Götter durch Kult und Ritual zu Handlungen zu seinen Gunsten gedrängt, so nimmt er jetzt verstärkt Zuflucht zu den Ritualpraktiken des Zaubers. Hat er aber eingesehen, daß gegenüber den Göttern menschliches Tun nichts vermag, so begibt er sich nunmehr schicksals- und gottergeben in deren Hände.

Stefan M. Maul (Babylonische Medizin)
Wolfhart Westendorf (Ägyptische Medizin)

3000

3000–2001 v. Chr.

Um 3000. In Ägypten wird der Kalender eingeführt. Er orientiert sich an dem Naturjahr der Ägypter, das von der alle zwölf Monate wiederkehrenden Nilüberschwemmung bestimmt wird. Ein Jahr umfaßt danach 365 Tage mit zwölf Monaten zu je 30 Tagen und 5 Zusatztagen am Ende. Je vier Monate bilden eine der drei Jahreszeiten »Überschwemmung«, »Winter« und »Sommer«.

Die Ägypter entwickeln die Hieroglyphenschrift. Es handelt sich um eine Bilderschrift, deren einzelne Elemente aber auch den Wert von Lautzeichen besitzen können.

In Ägypten werden Leichen mumifiziert. Die Mumienhersteller wenden zunächst eine einfache Technik an: Der Körper des Toten wird mit Binden fest eingewickelt, auf die eine Stuckschicht aufgetragen wird. Die »klassische« Form der Mumifizierung ist erst nach 3000 v. Chr. nachweisbar. → S. 18

Ab 3000. Die Anrufung von Heilgottheiten ist ein wichtiger Bestandteil der ärztlichen Vorgehensweise bei der Behandlung und Vorbeugung von Krankheiten in Ägypten. → S. 20

3000–2800. Die in Uruk (Mesopotamien) um 3200 v. Chr. entstandene Bilderschrift entwickelt sich zu der sumerischen Keilschrift. Diese kombinierte Wort- und Silbenschrift ermöglicht die Wiedergabe zusammenhängender Texte und damit auch die schriftliche Fixierung von medizinischen Rezepten (→ um 2100–2000/S. 23).

Norddeutschen Gräbern der Spätsteinzeit werden Flaschen beigegeben. Wahrscheinlich legen die Hinterbliebenen ihren verstorbenen Angehörigen auch Heilmittel für ihren Aufenthalt im Jenseits mit ins Grab.

Um 2900. Der ägyptische König Athotis verfaßt nach Berichten des Geschichtsschreibers Manetho (3. Jh. v. Chr./Anfang der Ptolemäerzeit) als Arzt bedeutende anatomische Werke. Athotis gehört als einer der ersten Könige der 1. Dynastie zu den von den Ägyptern verehrten »Kultheroen«, die alle wesentlichen Elemente der ägyptischen Hochkultur geschaffen haben sollen. Der Bericht des Manetho deutet darauf hin, daß die Medizin zu diesen Elementen gezählt wird.

Um 2700. In der antiken südmesopotamischen Stadt Schuruppak (Fara) entstehen die ältesten, nur z. T. verständlichen literarischen Texte. Darunter befinden sich Beschwörungen gegen Skorpionstich und Schlangenbiß sowie gegen zahlreiche Krankheiten von Mensch und Tier.

Um 2600. Der Ägypter Hesire ist das Oberhaupt der Zahnbehandler und Ärzte unter dem König Djoser (3. Dynastie). Er gilt als einer der ersten Ärzte, deren Existenz durch schriftliche Quellen bezeugt ist. → S. 21

Am Hof des ägyptischen Königs Djoser (3. Dynastie) lebt der Oberste Architekt Imhotep, der als Inhaber wichtiger Hofämter großen Einfluß hat. Bereits im Neuen Reich (ab 1500 v. Chr.) wird der Architekt, der die Stufenpyramide von Saqqara erbaut hat, als Patron der Schreiber halbgöttlich verehrt. Zum (Heil-) Gott steigt Imhotep in der 26. Dynastie (ab 600 v. Chr.) auf (→ ab 3000/ S. 20).

In mesopotamischen Wirtschaftstexten werden erstmals Ärzte erwähnt.

2670–2140. Bereits während des Alten Reichs (3.–8. Dynastie) verwenden die Ägypter bei Knochenbrüchen Schienen. → S. 21

Ab 2550. Die Pyramiden von Gizeh entstehen. Der Kiefer eines Menschen, der vermutlich diese Pyramiden miterbaut hat, zeigt die Einschmelzung der Zahnhöhlenränder als Folge von Vereiterungen.

Die Zähne einer Mumie aus den Pyramiden von Gizeh sind mit Golddraht befestigt. Der Draht ist jedoch nicht der Überrest einer Zahnbehandlung, sondern das Werk von Mumienpräparatoren. Sie haben mit dem Draht bereits ausgefallene Zähne nachträglich befestigt, damit der Tote das Jenseits »vollständig« erreicht.

Um 2450. Ni-Sachmet-anch (=»zugehörig zur [Göttin] Sachmet ist das Leben«) ist Arzt beim König Sahure. Dieser schwört, daß er sich um das Jenseitsleben des Arztes kümmern werde.

Die erste archäologisch nachweisbare Kanalisation der Ägypter entsteht. Im Totentempel des Sahure befinden sich mehrere mit einer dünnen Metallschicht ausgekleidete Steinwannen, deren Abflußrohre in ein Rohrsystem unter dem Fußboden einmünden.

Um 2300–2150. Ein ägyptisches Relief (6. Dynastie) aus dem Gräberfeld von Saqqara zeigt die Beschneidung eines Jünglings. Erste Belege für die Technik der Zirkumzision finden sich bereits in der Vorgeschichte (vor 3000 v. Chr.). → S. 21

Etwa 2300–1750. Die vor-indogermanischen Induskulturen verfügen auf dem Höhepunkt ihrer zivilisatorischen Entwicklung über eindrucksvolle sanitäre Anlagen. Die öffentliche Hygiene erreicht einen Stand, der erst wieder bei den Römern anzutreffen ist. → S. 23

2200–1800. Die »Schnurkeramiker« von Alburg-Straubing (Bayern) legen ein Gräberfeld an. Hier wird u. a. am Schädeldach eines etwa fünfjährigen Jungen ein knöcherner Auswuchs (Hyperostose) gefunden, der vermutlich als Folge einer Eisenmangelanämie zu deuten ist.

Um 2100–2000. Auf sumerischen Tontäfelchen finden sich die ersten überlieferten Rezepte. → S. 23

Mumifiziert ins Jenseits

Um 3000 v. Chr. Die Ägypter schützen die Körper von Verstorbenen mit einer besonderen Einbalsamierungstechnik vor dem Verwesen. Diese Mumien (von pers. mum = Wachs) sollen ein Hort für die Seele des Toten sein, die nach dem Tod des Menschen zunächst zum Himmel auffliegt und dann periodisch wieder in den Körper zurückkehrt. Das Spezialverfahren der Einbalsamierung wird im Laufe der Jahrhunderte immer aufwendiger, ihr Grundprinzip bleibt jedoch gleich. Zunächst begnügen sich die Mumienhersteller damit, die Körperbedeckung des Toten durch eine Schicht festgewickelter Binden zu ersetzen, die manchmal noch durch eine Stuckschicht verstärkt wird. Nach 3000 v. Chr. entsteht die »klassische« Mumifizierung mit ihrer hochentwickelten Technik. Je nach dem Rang des Toten ist sie mehr oder weniger aufwendig und kompliziert. Zuerst werden die Organe aus dem Körper entfernt und wie dieser 70 Tage lang in Natron aufbewahrt. Dann bestreut der Mumienhersteller sie mit Sägemehl, hüllt sie fest in Leinen ein und läßt sie vollständig trocknen. Ihre ursprüngliche Form soll möglichst erhalten bleiben. Die Eingeweide werden entweder in besonderen Krügen (Kanopen) aufbewahrt oder wieder in die Körperhöhlen zurückgelegt. Schließlich umwikkelt der Mumienhersteller den gesamten Körper mit Bandagen. Die Identität des Toten wird durch die auf die Mumien oder ihren Sarg aufgezeichneten Namen und Titel festgehalten. Die Maske der Mumie, die aus Leinwand, Kartonage oder Stuck (Gold oder Silber bei Pharaonen) hergestellt wird, ist kein Porträt, wie es bei den Mumifizierungsriten der Griechen und Römer zu beobachten ist.

Der griechische Geschichtsschreiber Herodot berichtet im 5. Jahrhundert v. Chr. über die Praxis des Einbalsamierens der Ägypter: »Zuerst ziehen sie das Gehirn mit einem eisernen Haken heraus . . . Dann machen sie mit einem scharfen Messer aus äthiopischem Stein einen Schnitt entlang der Weiche und entfernen alle Eingeweide, worauf sie die Höhlung reinigen, indem sie sie gründlich mit Palmwein und abwechselnd mit wohlriechenden Essenzen ausspülen. Sodann füllen sie die Bauchhöhle mit reinen gemahlenen Myrrhen, Zimt und allen Arten anderer Gewürze, ausgenommen Weihrauch, und nähen sie wieder zu. Wenn dies geschehen ist, balsamieren sie den Körper ein, indem sie ihn siebzig Tage in Natron legen.«

Die ägyptischen Mumien sind für den Medizinhistoriker der Neuzeit wertvolle Studienobjekte. Die Organe der Leichen sind zumeist vollständig erhalten, weil die an der Mumifizierung beteiligten Ärzte nicht nach der Todesursache forschten und deshalb die Organe auch nicht zerschnitten, um genauere Untersuchungen anzustellen. Die Mumien sind meist so gut konserviert, daß mikrobiologische Untersuchungen möglich sind, die bis hin zur Darstellung von roten Blutkörperchen reichen.

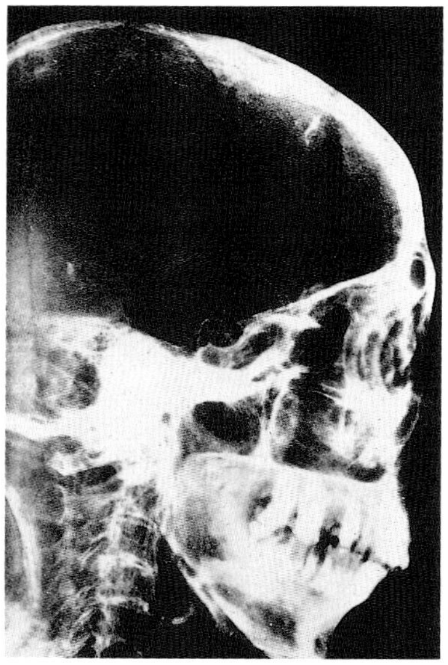

Röntgenbild einer Mumie mit krankhaft zerstörtem Gebiß

Röntgenbilder von Pharaonen

Seit den 1920er Jahren setzen Wissenschaftler die Röntgentechnik zur Untersuchung von Mumien ein. Diese paläopathologische Methode (→ S. 15) ermöglicht eine detaillierte Darstellung des Mumien-Skelettes, ohne daß der einbalsamierte Körper ausgewickelt werden muß. Krankhafte Befunde wie z. B. die Knochentuberkulose sind auf diese Weise ebenso feststellbar wie familientypische Merkmale am Schädel. Zusätzlich kann direkt entnommenes Knochengewebe unter dem Mikroskop genau diagnostiziert werden.

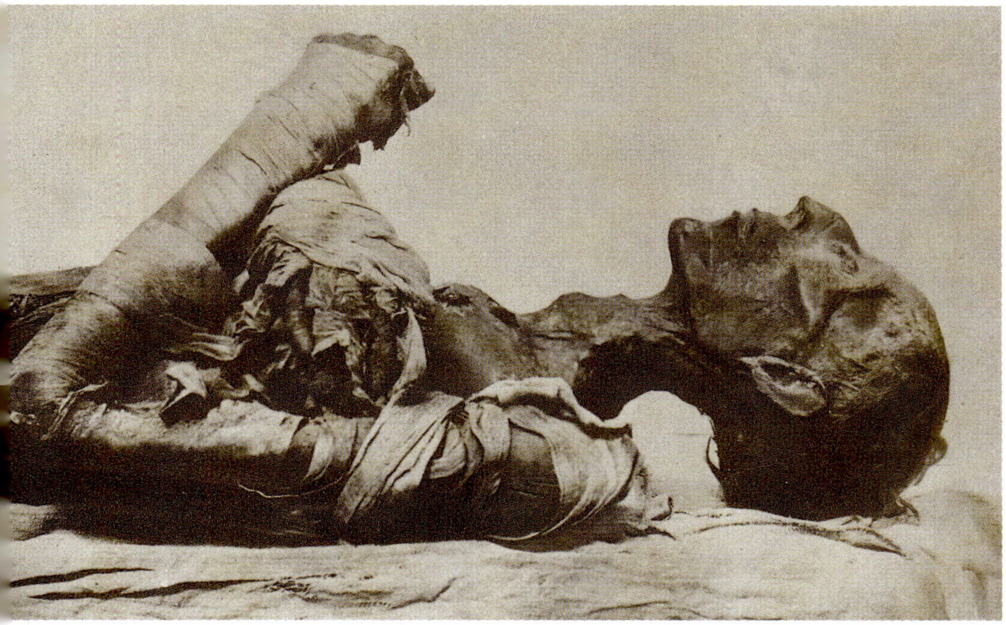

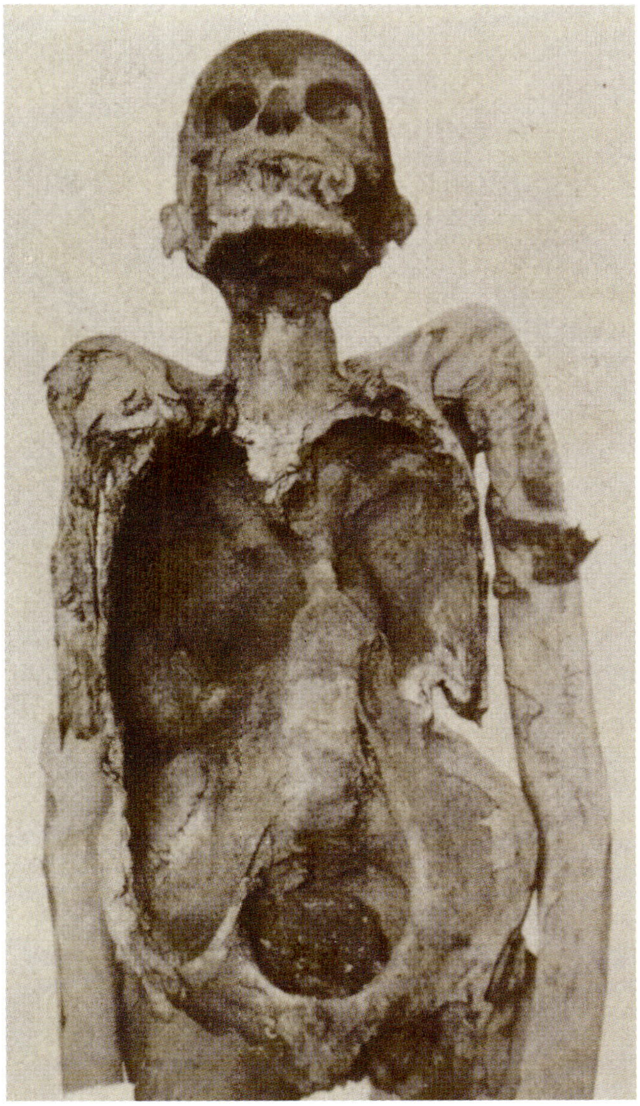

Mumie eines Amon-Priesters mit tuberkulös zerstörter Wirbelsäule und Lendenmuskelabszeß (um 1000 v. Chr.)

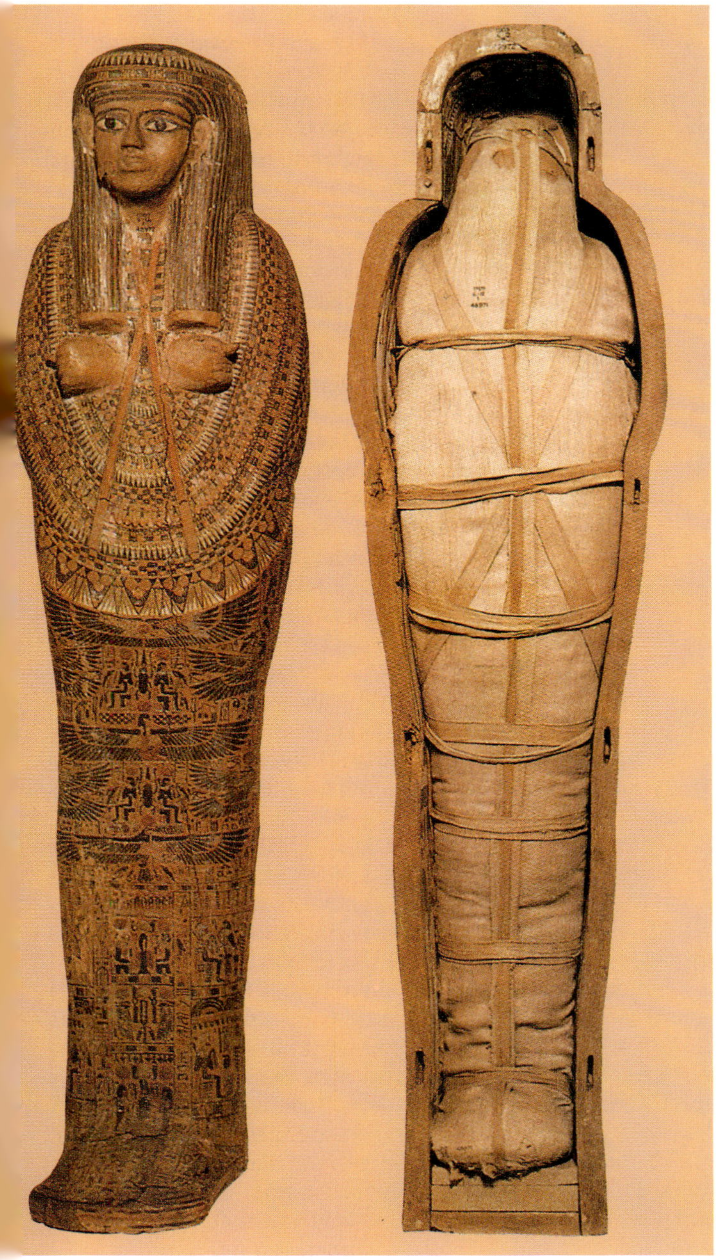

△ Mumie des Pharao Ramses II., der an Pocken gestorben ist. Die aufwendige Mumifizierung hat die Körper der Verstorbenen über Jahrtausende erhalten. Mit den Mitteln der heutigen Medizin lassen sich an den Mumien viele Krankheiten feststellen. Zugleich hat die Mumifizierung vor allem für die abendländisch, christlich geprägten Kulturen beängstigende Züge. Die Konservierung von Leichen kollidiert nämlich mit dem Grundsatz »Asche zu Asche, Staub zu Staub«.

◁ Priesterin des Amon (21. Dyn.) mit Kanope (Sarg). Um viele Mumien ranken sich im Zusammenhang mit ihrer Entdeckung Legenden; die bekannteste ist der »Fluch des Tutanchamun«. In zeitgenössischen Berichten wird die Zahl der Todesfälle nach der Öffnung des Grabes 1922 durch den Archäologen Howard Carter mit bis zu 25 angegeben. Sachliche Erklärungen für Todesfälle im Zusammenhang mit Ausgrabungen sind u. a. das Vorhandensein von mikrobischen Pilzen, die in Grabkammern gedeihen. Atmet ein Mensch sie ein, so können diese Pilze gesundheitliche Schäden verursachen.

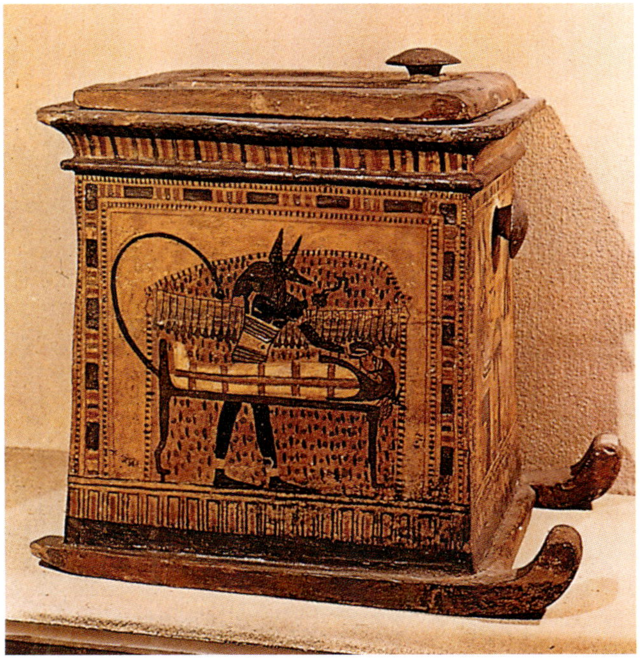

Mumifizierungsszene auf einer Holztruhe; der Totengott Anubis beendet die Einbalsamierung (1200–1000 v. Chr.)

Götter entscheiden über Leben und Tod

Ab 3000 v. Chr. Religiöse Vorstellungen prägen das Handeln der ägyptischen Ärzte. Die Mediziner glauben, daß die Gesundheit des Menschen vom Wohlwollen der Götter abhängt. Die Götter werden deshalb für Epidemien verantwortlich gemacht, aber auch zum Schutz der Gesundheit und zur Heilung von Kranken angerufen.
Universalgottheiten wie Thot und Isis oder der zum Gott aufgestiegene Priesterarzt Imhotep übernehmen Heilfunktionen. Die Himmelsgöttin Sachmet wird dagegen als Seuchenbringerin gefürchtet.
Der Patron der Schreiber und Ärzte, Thot, heilte entsprechend der Mythologie die Verletzungen der streitenden Brüder Horus (→ ab 1300 v. Chr./S. 29) und Seth. Als Erfinder der Schrift, Verfasser von Zauberformeln und »Herr der Gesetze« verehren ihn die Schreiber und Ärzte. So heißt es am Anfang des Papyrus Ebers, der umfangreichsten medizinischen Handschrift Altägyptens (→ um 1500 v. Chr./S. 28): »Er gibt den Gelehrten, den Ärzten, die ihn begleiten, Fähigkeit zu heilen.« Der Heilgott Thot kann als Ibis oder auch als Pavian erscheinen. Im Papyrus Ebers wird ein magischer Zauber geschildert, der die Gebärmutter wieder an ihren Platz treten lassen soll: »Ein Ibis aus Wachs wird auf Holzkohlen gelegt, dann laß seinen Rauch in das Innere ihrer [der Frau] Vulva eindringen.«
Die Göttin Isis kam in der Mythologie ihrem durch Krankheiten gefährdeten Sohn Horus zu Hilfe. Sie verursachte die Fluten des Nil durch ihre Tränen, als sie um ihren Gatten Osiris weinte, und wird deshalb vor allem bei Verbrennungen, aber auch gegen Ersticken angerufen. Eine Beschwörung der Isis aus dem Papyrus Ebers: »Dein Sohn Horus hat sich in der Wüste verbrannt. Ist Wasser da? Es ist kein Wasser dort. Es gibt Wasser in meinem Mund, und es ist ein Nil zwischen meinen Schenkeln; ich komme, das Feuer zu löschen. Wird gesprochen über die Milch einer Frau, die einen Knaben geboren hat . . .; dies wird dann über die Brandwunde gelegt.«
Imhotep, der hohe Priester ohne Arzttitel und Baumeister der Stufenpyramide des Königs Djoser in Saqqara, avanciert erst 2000 Jahre nach seinem Tod (nach 2600 v. Chr.) zum Heilgott. Abgebildet wird er mit einer Schriftrolle in den Händen, denn der Halbgott ist zugleich ein Patron der Schreiber. Über die medizinischen Leistungen des Imhotep ist nichts bekannt. Vermutlich bewirkt sein Ruf als weiser Arzt, daß er zum Heilgott aufsteigt. Kranke Frauen suchen seine Tempel zum Heilschlaf auf.

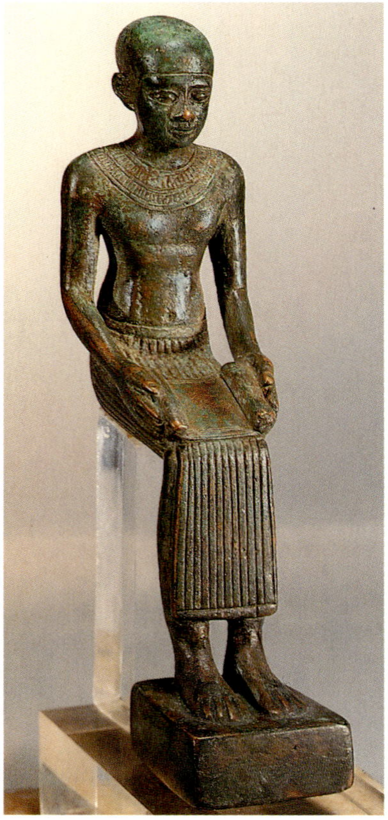

Bronze-Statuette des Heilgottes Imhotep: Als gebildeter Priesterarzt hält er auf dem Schoß eine Schriftrolle.

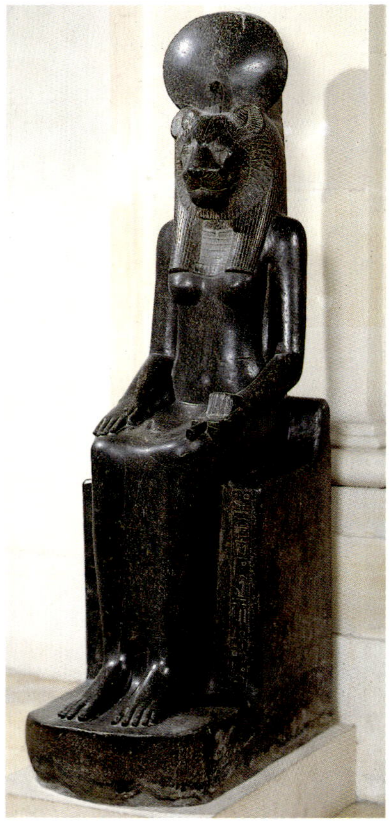

Die Himmelsgöttin Sachmet in der für sie typischen Löwengestalt (Granitstatue aus Karnak, um 1375)

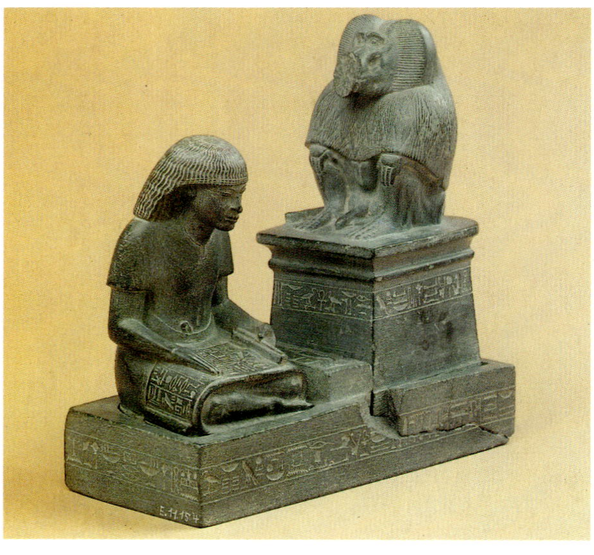

Ein Schreiber vor dem pavianköpfig dargestellten Thot, dem Schutzgott der Schreiber und Ärzte (6. Jh. v. Chr.); als Schöpfer der heiligen Schriften kennt Thot auch alle zur Heilung Kranker notwendigen Zauberformeln. Zentrum der Thot-Kultes ist Hermopolis (heute: Al Aschmunain).

Die Himmelsgöttin Sachmet gilt als Mutter der Sonne und der Gestirne, die sie in einem bestimmten Rhythmus immer wieder gebiert und wieder einverleibt, Herrin über Leben und Tod. Sie rafft die Menschen durch Krieg und Seuchen dahin. Doch wer töten kann, hat in den Augen der Ägypter auch die Macht zu heilen, deshalb gelten ihre Priester als Heilkundige.

Die Dynastien im alten Ägypten

Chronik Zeittafel

Die altägyptische Zeit wird in der Geschichtsschreibung in 31 Dynastien unterteilt. Diese sind wiederum in größeren Zeitabschnitten wie z. B. Altes Reich, Erste Zwischenzeit zusammengefaßt.
Eine wissenschaftlich genaue Datierung der Herrscher-Dynastien ist bis in die Gegenwart hinein noch nicht gelungen. Astronomisch gesicherte Daten gibt es erst seit der 11. Dynastie. Für den davor liegenden Zeitraum kommen die einzelnen Historiker aufgrund der Regierungsjahre (und eigener Vorstellungen) zu verschiedenen Ergebnissen:
Um 5000. Vorgeschichte: Jung- und Kupfersteinzeit
Ab 3000. Reichseinigungszeit: Ober- und Unterägypten (Nildelta) werden zusammengefaßt.
3000–2670. Frühzeit oder Thinitenzeit (nach der Stadt Thinis, 1. und 2. Dynastie)
2670–2140. Altes Reich (3.–8. Dynastie): In der 3. Dynastie sind die ersten ägyptischen Ärzte nachweisbar.
2140–2060. Erste Zwischenzeit (9.–11. Dynastie): Reichseinigung in der 11. Dynastie
2060–1650. Mittleres Reich (11. bis 14. Dynastie)
1650–1550. Zweite Zwischenzeit (15.–17. Dynastie)
1550–1070. Neues Reich (18. bis 20. Dynastie): Niederschrift der wichtigsten Medizin-Papyri während der 18. Dynastie (→ um 2000–1200 v. Chr./S. 28)
1070–715. Dritte Zwischenzeit (21.–24. Dynastie)
715–332. Spätzeit (Kuschitenzeit, 25.–31. Dynastie)
332–30. Griechische Epoche in Ägypten: Medizinische Schule von Alexandria (→ um 280 v. Chr./S. 43)
30 v. Chr.–395 n. Chr. Römische Epoche in Ägypten
400–1200. In der koptischen Zeit entsteht aus der pharaonischen Medizin und der griechisch-ägyptischen Schule die »koptische Medizin«, in die nach 641 auch arabische Elemente einfließen (→ S. 42).

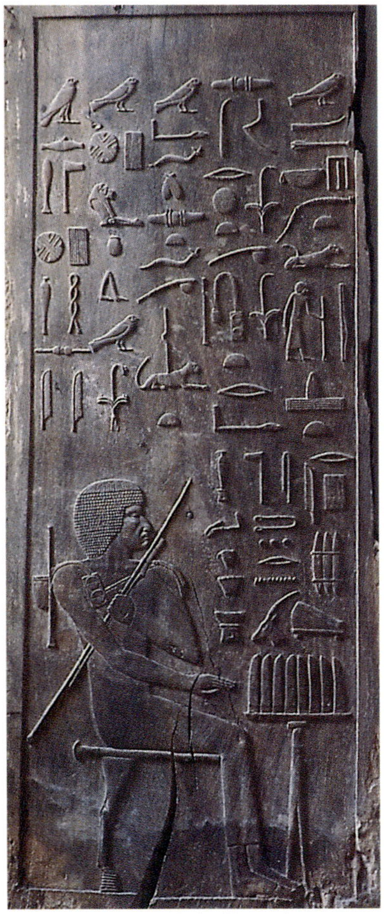

Grabrelief des Arztes Hesire (Saqqara)

Ärzte tauchen aus Anonymität auf

Um 2600 v. Chr. *Der Ägypter Hesire ist der erste namentlich bekannte Arzt. Auf seinem Grabrelief ist das Oberhaupt der Zahnbehandler und Ärzte mit Schreibwerkzeug und Würdestab abgebildet. Die Zeichen auf dem Relief sind Hieroglyphen und nicht – wie häufig gedeutet – Instrumente.*

Beschneidung: Der Priester als Operateur

Um 2300–2150 v. Chr. Ein ägyptisches Relief stellt eine Beschneidung dar. Die in Saqqara gefundene Abbildung belegt, daß die Ägypter diese auch als Zirkumzision bezeichnete Operationspraxis kennen.

Bei der Zirkumzision wird dem männlichen Säugling oder Jüngling ein Teil der Vorhaut entfernt. Da die Beschneidung in einem Tempel stattfindet, führt ein Priester den Eingriff durch. Operationswerkzeug ist ein Steinmesser. Welche Motive bei der Zirkumzision eine maßgebliche Rolle spielen ist nicht völlig geklärt. Im Gegensatz zur Aussage des antiken Reiseschriftstellers Herodot: »Sie [die Ägypter] führen die Beschneidung aus Gründen der Reinlichkeit durch; denn sie stellen die Reinlichkeit über die Schicklichkeit«, werden im allgemeinen religiöse Beweggründe für die Beschneidung angenommen. Einige Forscher vermuten, daß es sich um einen Initiationsritus (Aufnahmeritual) handelt, der insbesondere mit dem Kult um den ägyptischen Gott Re in Zusammenhang steht.

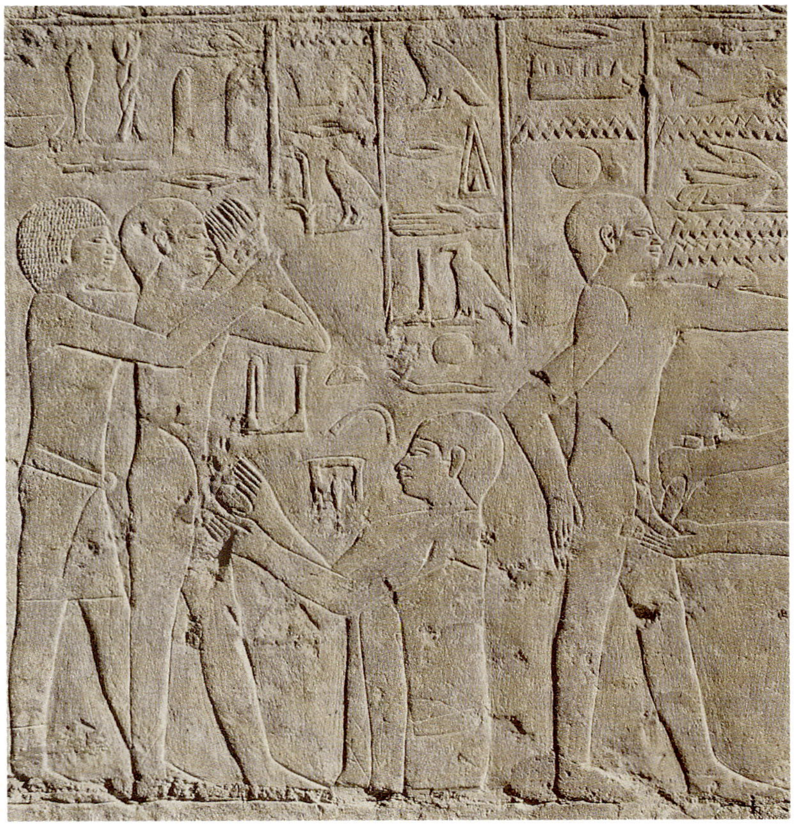

Altägyptische Operationsmethoden: Die verschiedenen Phasen der Beschneidung (Relief aus Saqqara, um 2300–2150 v. Chr.)

Die Verbreitung der Beschneidung im alten Ägypten läßt sich sowohl anhand von archäologischen und literarischen Quellen belegen als auch an einzelnen Mumien nachweisen. Sie ist jedoch keineswegs so allgemein üblich wie später im Judentum oder im Islam.

In der Zeit der römischen Herrschaft über Ägypten (30 v. Chr. bis 395 n. Chr.) können nur beschnittene Männer das Priesteramt ausüben. Als die Römer versuchen, den Ritus der Beschneidung abzuschaffen, scheitern sie am Widerstand der Ägypter, die den Vorstoß als massiven Angriff auf ihre Kultur betrachten.

Der griechische Geograph Strabo, der Ägypten 25 v. Chr. besucht, berichtet, daß die Ägypter »die männlichen Personen beschneiden und die weiblichen ausschneiden«, wobei offenbar die »Ausschneidung« der Klitoris und der kleinen Schamlippen gemeint ist. Letzteres wird bis in die Gegenwart hinein bei den Unterschichten Ägyptens und des Sudans vorgenommen.

Schienen und Leimverbände für gebrochene Knochen

2670–2140 v. Chr. Schon die Ägypter der 3.–8. Dynastie (Altes Reich) setzen zur Ruhigstellung von Knochenbrüchen Schienen ein, um das Zusammenwachsen der Bruchenden zu fördern. Die hölzernen Schienen werden dabei fest mit Stoff umwickelt.

Eine weitere Technik zur Behandlung von Frakturen beschreibt der Papyrus Hearst (→ S. 28). Er empfiehlt nach dem Einrichten des Bruches das Anlegen eines steifen Verbandes. Dieser besteht u. a. aus Mehl und Honig, die – ähnlich wie ein Gipsverband – zu einer festen Hülle eintrocknen.

Zwar beschreibt auch der Papyrus Edwin Smith (→ um 1550 v. Chr./S. 28) Verletzungen, Wunden, Brüche und Verrenkungen. Ausführlichere Angaben zu Operationen und zur Knochenbruchbehandlung fehlen jedoch in allen ägyptischen Schriftzeugnissen. Bei der Rekonstruktion dieser Methoden ist die Forschung auf Skelette und Mumien mit Frakturen angewiesen.

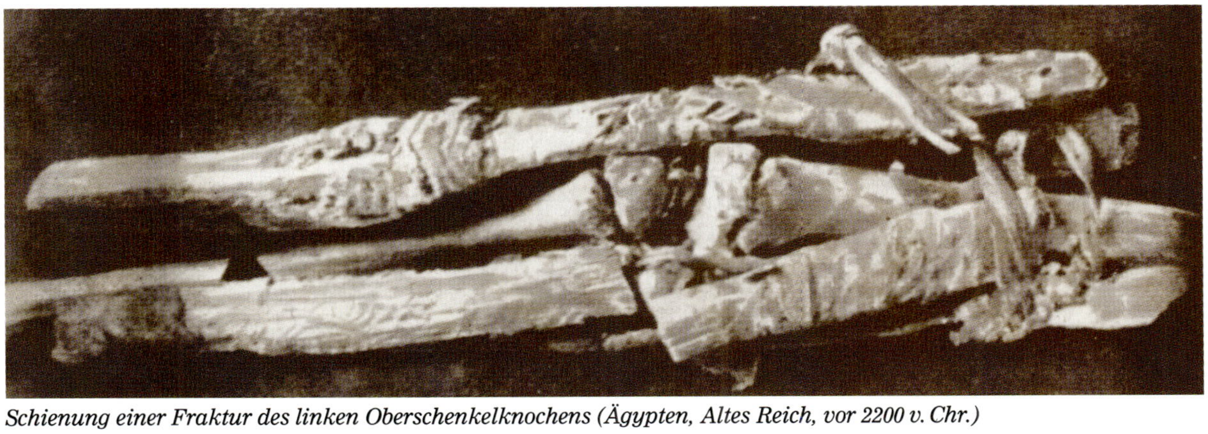

Schienung einer Fraktur des linken Oberschenkelknochens (Ägypten, Altes Reich, vor 2200 v. Chr.)

Angesehene Spezialisten: Die Heilkundigen der Ägypter

Chronik Hintergrund

Wenn die Hausmittel bei der Behandlung eines Kranken versagen, gibt es im alten Ägypten die Möglichkeit, sich an einen »Fachmann« in Sachen Heilung zu wenden. Dieser kann sowohl den Titel Arzt als auch die Bezeichnung Priester oder Zauberer tragen.

Die Funktionen der drei »Fachleute« sind nicht klar voneinander abgegrenzt. So ist bei allen drei Berufsgruppen das Pulsfühlen als Diagnose-Methode belegt, und ein und derselbe Mann kann zwei oder alle drei Titel tragen. Die Bezeichnung Priester ist vermutlich eine Abkürzung für »Priester der Sachmet«. Die Diener dieser für Krieg, Seuche und Krankheit zuständigen Göttin (→ ab 3000 v. Chr./S. 20) stehen im alten Ägypten in dem Ruf, besonders heilkundig zu sein.

Ausbildung und Bedeutung

Die Ausbildung der Ärzte findet im sog. Lebenshaus statt. Dabei handelt es sich um eine Mischung aus Akademie, Hochschule und Zentralbibliothek. Die Institution wird von den großen Tempeln unterhalten, und da der ägyptische Pharao als König zugleich das Amt des Obersten Priesters innehat, handelt es sich um eine quasi staatliche Einrichtung. Folglich gelten die Ärzte auch als eine Art Staatsbeamte und stehen, wie alle Schriftkundigen Ägyptens, in hohem Ansehen. Sie werden häufig ins Ausland gerufen bzw. entsandt und beeinflussen die mesopotamische, persische, jüdische und griechische Medizin.

»Palastärzte« als Großverdiener

Innerhalb des Ärzte-Standes existiert eine strenge Rangordnung, an deren Spitze der »Größte Arzt von Unter- und Oberägypten« steht. Besonders privilegiert sind auch die am Königshof praktizierenden Ärzte, die den Titel eines »Palastarztes« tragen können und gut entlohnt werden. Ihr Honorar besteht aus Naturalien, Kost und Wohnung und Geschenken zu besonderen Anlässen. Sie sind hohe Beamte und werden prunkvoll mit entsprechenden Denkmälern bestattet. Die in der Provinz tätigen Ärzte, die Betreuer von Unfallverletzten auf den Großbaustellen oder die Militärärzte sind demgegenüber vermutlich weniger wohlhabend, aber dennoch relativ hoch angesehen. Schließlich gibt es noch Lehrlinge, die bei einem Arzt in der Ausbildung stehen, ihm helfen und häufig seine Nachfolge antreten.

Fachleute für Augen und After

»Jeder Arzt (in Ägypten) behandelt nur eine Krankheit und nicht mehrere, und das ganze Land ist voll von Ärzten; denn es gibt Ärzte für die Augen, andere für den Kopf, andere für die Zähne, andere für den Leib, wieder andere für unbekannte Krankheiten.« Dieser Bericht stammt von dem griechischen Geschichtsschreiber Herodot (484–420 v. Chr.). Er belegt, daß sich die ägyptischen Ärzte auf bestimmte Fachgebiete, d. h. Organbereiche, spezialisieren. So gibt es z. B. den »Hirt des Afters«, dessen Aufgabe es ist, mit Hilfe von Klistieren und Abführmitteln für eine gute Verdauung zu sorgen.

Untersuchung des Kranken

Die Diagnose und die Therapie durch den Arzt wird in den Lehrtexten der Papyri schematisch für die einzelnen Krankheitsfälle dargestellt (→ um 2000–1200 v. Chr./S. 28). Kennzeichnend ist die genaue Körperbeobachtung. Wichtig ist auch die Betastung des Kranken, wie folgendes Beispiel zeigt: »Wenn du einen Kranken untersuchst, der an Beschwerden des Magens leidet, und du findest, daß es sich unter deinen Fingern darin bewegt wie Öl im Innern eines Schlauches . . .« In einzelnen Anweisungen wird auch das Abhören und das Abklopfen, das an moderne Untersuchungstechniken (Auskultation und Perkussion; → 1819/S. 261 u. 1761/S. 225) erinnert, empfohlen: »Das Ohr hört darunter«, »Lege deine Hand auf den Kranken und klopfe . . .« Auch die Technik des Pulsfühlens wird erörtert und mit der Herzleistung in Beziehung gesetzt: »Das Herz spricht aus den Gefäßen jedes Gliedes.« Auch das Riechen dient der Diagnostik. Die Chirurgen kennen eine Reihe von Funktionsprüfungen: So untersuchen sie den Patienten auf Nackensteifigkeit (Symptom für Hirnhautentzündung) und können eine Zerrung von einer Verlagerung der Halswirbel unterscheiden.

Heilkraft der Zaubersprüche

Durch Dämonen bewirkte Krankheiten werden durch Zauberei bekämpft, Verwundungen und Verletzungen durch äußere Maßnahmen wie Verbände und Massagen. Bei inneren Krankheiten setzt der Arzt neben Arzneimitteln, Umschlägen und Klistieren auch Zaubersprüche ein. Vermutlich kombiniert der Heilkundige alle medizinischen Maßnahmen mit Zauberpraktiken, auch wenn dies nicht ausdrücklich im jeweiligen Rezept bzw. Lehrtext vermerkt ist. Viele Heilverfahren basieren auf dem Prinzip des Entsprechungszaubers, wie er in reiner Form (ohne ärztliche Maßnahme) in der ägyptischen Volksmedizin praktiziert wird: Dieser Zauber geht von Analogien aus, z. B. davon, daß zwischen einem Neugeborenen (»Nestling«) und einer frisch geschlüpften Schwalbe eine Ähnlichkeit besteht. So kann durch die Formel »Diese Krankheit gehört jetzt der Schwalbe« eine Übertragung des Leidens vom Menschen auf das Tier bewirkt werden.

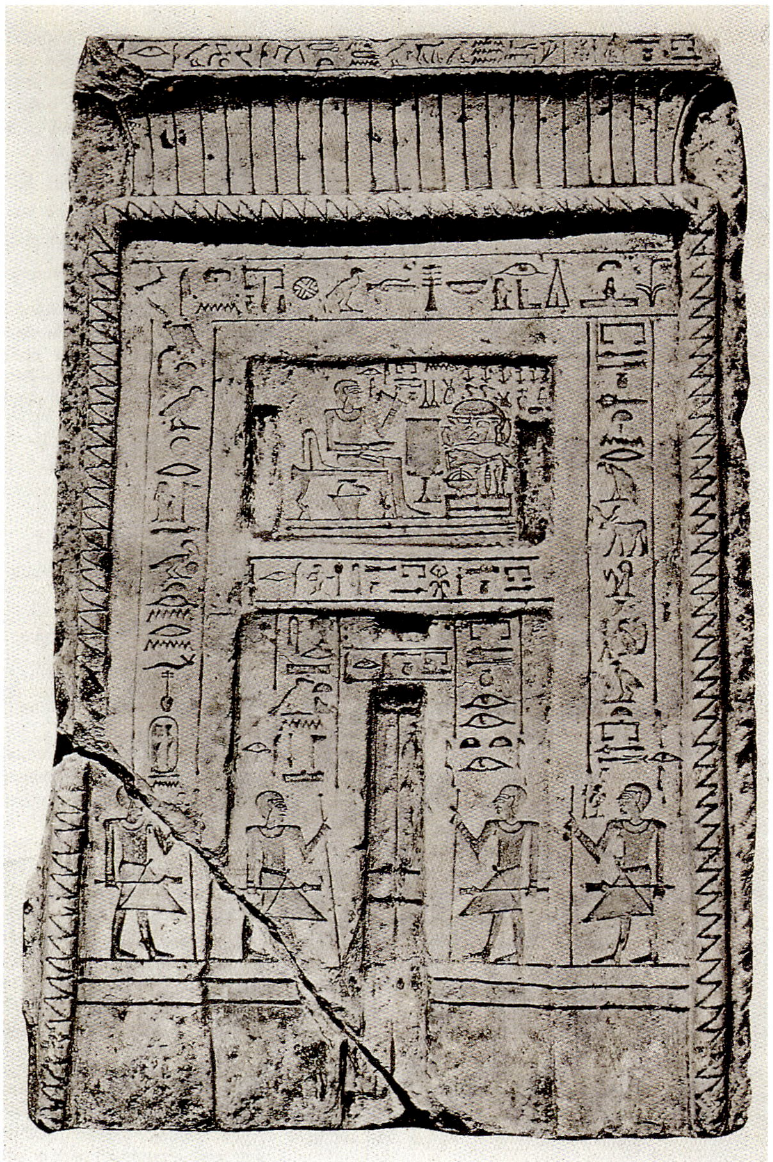

Auf seiner Grabstele in Gise ist der Hofarzt Irj (2200–2100 v. Chr.) fünfmal dargestellt. Die Inschrift gibt Auskunft über seine Ämter: »Palast-Augenarzt«, »Palastarzt des Leibes« und »Wächter des Afters«.

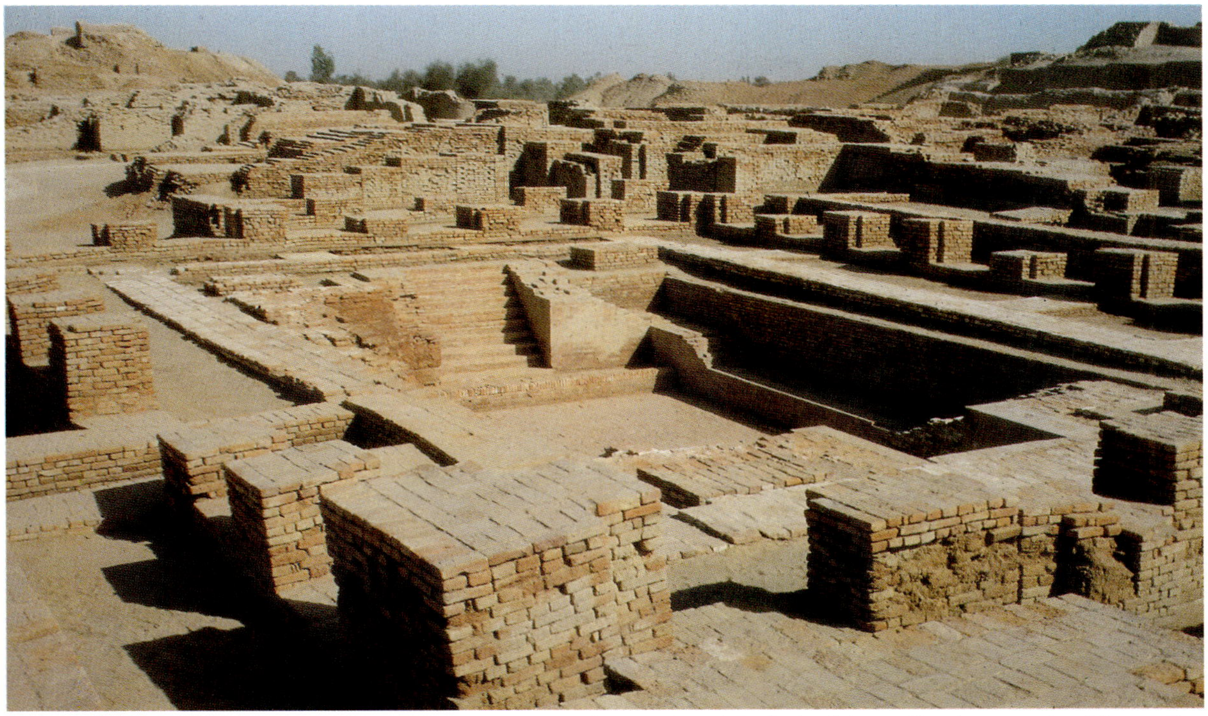

Das große Bad der Zitadelle von Mohendscho Daro; an der Nord- und Südseite führen Ziegeltreppen ins Wasser. Das Erdpech zur Abdichtung des Beckens stammt vermutlich aus Belutschistan (Iran).

Am Indus wohnt man mit Bad und WC

Etwa 2300–1750 v. Chr. Fast alle Häuser der im Industal gelegenen Stadt Mohendscho Daro sind mit Bädern ausgestattet. Vereinzelt finden sich auch Latrinen (Wasserklosetts), die ähnlich wie die Baderäume an ein Abwassersystem angeschlossen sind. Mit diesen hygienischen Anlagen ist die Stadt, die der vor-indogermanischen Induskultur zugerechnet wird, allen Städten des alten Orients überlegen.

Das Aussehen dieser ältesten Metropole, die nach einem umfassenden Plan errichtet ist, prägen zweistöckige Backsteingebäude. Die Bäder in den Häusern dienen vermutlich nicht nur hygienischen, sondern auch rituellen Zwecken. Sie haben einen schrägen Boden, damit das Wasser durch eine Öffnung in der Ecke abfließen und durch eine Röhre in Abwasserkanäle abgeleitet werden kann. Das Kloakensystem besteht aus gedeckten Abzugsgräben und Kanälen, die unter den Straßen verlaufen und in den Fluß münden.

Neben den Badezimmern der einzelnen Haushalte gibt es auch ein öffentliches Badehaus. Es ist etwa 54 m lang und 32 m breit. Im Zentrum des Gebäudes befindet sich ein großes Bassin mit einer Maximaltiefe von 2,5 m. Die Frage, ob dieses Badehaus rituellen oder hygienischen Zwecken gedient hat, ist bisher nicht geklärt.

Die Überreste der vor-indogermanischen Induskultur wurden erst im 20. Jahrhundert entdeckt. Funde von Amuletten indischer Herkunft in Mesopotamien führten zu der Auffassung, daß die Kultur zur selben Zeit wie das Alte Reich der Ägypter und die sumerische Hochkultur existiert hat.

Über die Heilkunst der Induskultur, deren Herrschaftsgebiet vermutlich doppelt so groß ist wie das des ägyptischen Reiches, ist bisher wenig bekannt. Längere Texte sind nicht erhalten, die Bilderschrift der kurzen Inschriften ist bis heute nicht entziffert. Amulettsiegel, auf denen je ein (heiliges) Tier abgebildet ist (z. B. ein Elefant), lassen jedoch den Schluß zu, daß sie als magische Heil- bzw. Schutzmittel verwendet werden.

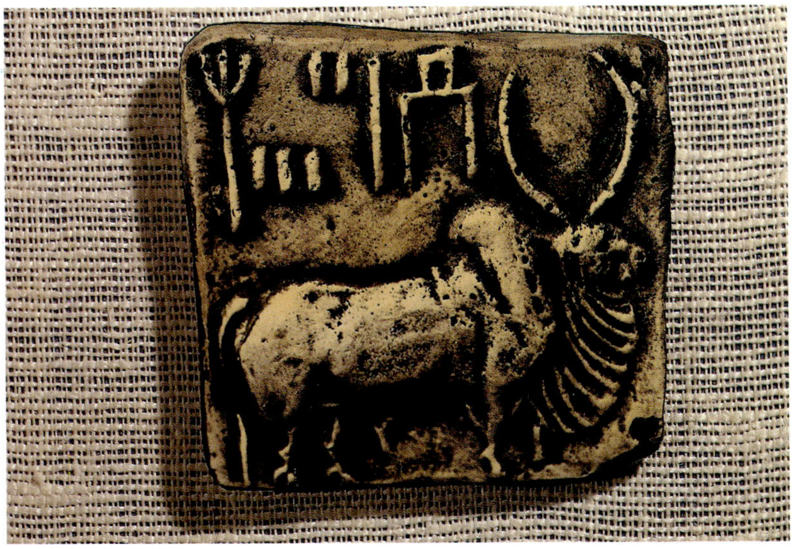

Abdruck eines Siegels aus der frühesten indischen Stadtmetropole Mohendscho Daro im Industal (heute Pakistan, um 2500 v. Chr., Nationalmuseum Delhi). Das Siegel zeigt einen mächtigen Buckelrind-Stier, die Schriftzeichen im Siegel-Kopf konnten noch nicht entziffert werden.

Älteste Rezepte auf Tontäfelchen

Um 2100–2000 v. Chr. »Nachdem du Schildkrötenpanzer gebrannt und zerstoßen und die Öffnung (der Wunde) mit Öl abgetupft hast, reibst du den Mann ein. Du trägst Bier von guter Qualität auf und wäscht (die Stelle wieder) mit Wasser ab. Tannenholz, welches du zerstoßen hast, deckst du darüber.«

Diese ärztliche Anweisung findet sich auf einem sumerischen Tontäfelchen. Es gehört mit einer Sammlung ähnlicher Texte zu den ältesten überlieferten Rezepten.

Anders als in medizinischen Keilschrifttexten späterer Zeit, in denen medizinische und magische Verfahren miteinander verknüpft werden, ist der Tenor der sumerischen Rezepte rational. Da z. T. genaue Beschreibungen der zu behandelnden Krankheiten fehlen und die Bezeichnung der Heilmittel oft nicht übersetzt werden konnte, ist eine wissenschaftliche Auswertung schwierig.

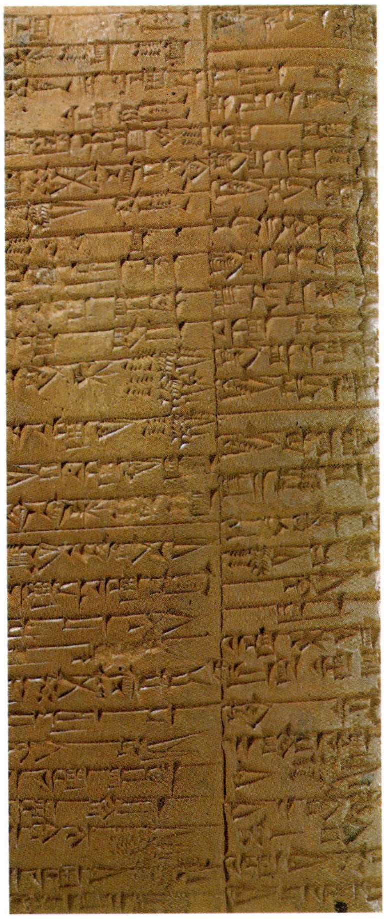

Das älteste bekannte »Arzneibuch« der Welt ist in sumerischer Keilschrift verfaßt und enthält 15 Rezepte (Tontafel, um 2100–2000 v. Chr.).

2000

2000–1001 v. Chr.

2. Jahrtausend. Die Arier dringen in das Industal ein. Ihre Heilkunde ist hauptsächlich von dämonologischen Vorstellungen bestimmt und beruht auf Zauber, Anrufung, Beschwörung und Gebet, wie die später (um 800 v. Chr.) niedergeschriebenen »Veden« (früheste Sanskrit-Dokumente Rigveda und Atharveda) offenbaren. → S. 29

Um 2000–1200. Die Ägypter halten ihr medizinisches Wissen auf Papyrus-Rollen fest. → S. 28

Ab 1900. Die Wahrsagekunst (Mantik) steht in Babylonien in Blüte. Vor allem die Leberschau geopferter Tiere soll Aufschlüsse über zukünftige Ereignisse geben. Die hierfür zuständigen, als »Seher« bezeichneten babylonischen Priester verfügen über sehr genaue Kenntnisse der Anatomie der Leber, Lunge, Luftröhre und anderer Organe des Schafes. → S. 26

Zahlreiche Beschwörungen in sumerischer und akkadischer Sprache werden aufgezeichnet. Mit Hilfe dieser Beschwörungen sollen verschiedene Dämonen gebannt werden, die für das Auftreten von Krankheit verantwortlich gemacht werden. Nur vereinzelt finden sich Anweisungen, Verbände anzulegen und Arzneimittel zu verabreichen.

Um 1900. Der Papyrus von Kahun, der in Fragmenten erhalten ist, beschäftigt sich mit Frauenleiden, die durch Störungen im Genitalbereich ausgelöst werden. Neben diagnostischen Hinweisen gibt er Geburtsprognosen und Empfängnisverhütungsmittel an. → S. 28

1800–1600. Am mittleren Lauf des Gelben Flusses Huang-Ho (in der heutigen Provinz Honan) entsteht das Reich der Shang, deren wichtigste Form des Krankseins die »Verfluchung durch Ahnen« darstellt. Die sog. Ahnenmedizin ist das früheste Konzept der traditionellen chinesischen Heilkunde.

Um 1760. Der babylonische König Hammurapi reglementiert in seinem Gesetzeskodex (»Kodex Hammurapi«) u. a. die Arbeit von Ärzten. Sein Erlaß enthält z. B. Vorschriften über die Höhe des Arzthonorars und die Bestrafung von Kunstfehlern. → S. 24

Um 1600. Auf Kreta wird die Skulptur der »Schlangengöttin« verehrt. Ein Abbild dieser Erdgottheit befindet sich in der unterirdischen Schatzkammer des Zentralheiligtums im Palast von Knossos. Sie gehört vermutlich wie die »Mohngöttin« zum Kult der Großen Muttergöttin im alten Kreta. → S. 27

Um 1550. Zu Beginn des neuen ägyptischen Reiches (18. Dynastie) wird der Papyrus Edwin Smith niedergeschrieben. Er gibt Auskunft über die Wundversorgung und zeigt u. a. die Behandlung einer Kiefersperre. → S. 28

Der Papyrus Ebers, der berühmteste unter den erhaltenen ägyptischen Papyri, entsteht. Seine insgesamt 108 Kolumnen enthalten ungefähr 900 Rezepte und Vorschriften. → S. 28

1500–1000. Die Befunde an den Zähnen von Skeletten aus altägyptischer Zeit (Neues Reich) weisen z. T. starken Kariesbefall auf. Diese Beobachtung läßt auf eine zuckerhaltige Ernährung der Ägypter schließen. Zahnstein, Zahnkaries und Alveolarabszesse (Eiterung der Zahnhöhlen) gehören im alten Ägypten zu den Krankheiten mit der größten Verbreitung.

1400–1300. In Mitteleuropa ist der Mohn als Arzneidroge bzw. Genußmittel bekannt. Das belegen die hier gefundenen Gewandnadeln, deren Köpfe die Form einer Mohnkapsel haben (→ 13. Jh. v. Chr./S. 27).

1400. Der Papyrus Hearst, eine Sammlung von 260 Rezepten, wird in Ägypten niedergeschrieben. Inhaltlich ähnelt er dem Papyrus Ebers, der etwa 100 Jahre früher entstand (→ um 2000–1200 v. Chr./ S. 28).

1320. Die erste Andeutung eines Seuchenzuges findet sich in der Bibel: Nach Auszug des jüdischen Volkes werden die Ägypter von der »Plage« (so die Übersetzung von Martin Luther) befallen. Derartige Seuchen treten im Zusammenhang mit der Nilüberschwemmung auf und kehren alljährlich wieder. Auf der Rückseite des Papyrus Edwin Smith (→ um 1550 v. Chr./S. 28) finden sich Zaubersprüche gegen diese Epidemien.

Ab 1300. Das »Auge des Horus« wird bildlich dargestellt. Es symbolisiert als »Lichtauge« u.a. auch die Heilkraft. → S. 29

Um 1300. In der hethitischen Hauptstadt Hattuscha werden medizinische Texte in sumerischer und akkadischer Sprache niedergeschrieben, die wahrscheinlich auf um Jahrhunderte ältere Vorlagen aus Mesopotamien zurückgehen. Diese Texte enthalten Rezeptsammlungen und diagnostische Hinweise für Ärzte.

Während der Shang-Zeit werden in China beschriftete Knochen und Schildkrötenschalen zur Orakelbefragung (Mantik) benutzt, die sich auch auf die Prognose von Gesundheit und Krankheit bezieht.

13. Jh. Die Skulptur der Mohngöttin von Gazi (Kreta) wird geschaffen. Sie wird in einem Heiligtum bei Knossos aufgestellt und belegt, wie verbreitet Opium als Arzneimittel im Mittelmeerraum ist. → S. 27

Ab 1220. Beginn der altjüdischen Medizin, deren Epoche mit der Zerstörung des Tempels in Jerusalem (70 n.Chr.) endet (→ etwa ab 900 v. Chr./S. 30)

1060. Nach Berichten der Bibel bricht unter den Philistern eine Seuche (»Pest«) aus. Sie hatten zuvor die Lade Gottes, das Heiligtum der Israeliten, geraubt. → S. 29

Arzthonorare geregelt

Um 1760 v. Chr. König Hammurapi von Babylon (1728–1686 v. Chr.) erläßt in seinem Gesetzestext (»Kodex Hammurapi«) u. a. auch Rechtsvorschriften für Ärzte. Neun der insgesamt 282 Paragraphen, die Hammurapi in Babylon auf eine steinerne Säule meißeln läßt, behandeln medizinische Themen. So werden in dem Kodex, der zu den ältesten Gesetzessammlungen der Welt zählt, Arzthonorare und Strafen für Kunstfehler festgelegt. Die Honorare richten sich dabei nach dem Ansehen des Patienten.

Da die Vorschriften ausschließlich auf operative Eingriffe eingehen, betreffen sie nicht die magischen Rituale der Beschwörungspriester (wasipum). Ob unvorsichtige Chirurgen tatsächlich die schweren physischen Strafen für Kunstfehler erleiden müssen, ist nicht überliefert. Neben diesen Vorschriften finden sich im Kodex auch Hinweise auf bereits bekannte Krankheiten. So sieht der Paragraph 278 des Gesetzestextes die Rückgabe eines Sklaven (mit Rückerstattung des Kaufpreises) vor, »den vor Ablauf eines Monats die ›bennu-Krankheit‹ befällt«. Wahrscheinlich ist damit die Fallsucht (Epilepsie) gemeint, die den Sklaven für seinen Dienstherrn wertlos macht.

Chirurgen riskieren ihre Hände

Der »Kodex Hammurapi« droht unfähigen Ärzten mit schweren Sanktionen, welche den altorientalischen Rechtsvorstellungen (»Auge um Auge, Zahn um Zahn«) entsprechend bis hin zum Abhacken der Hände reichen können. Medizinische Erfolge werden dagegen – je nach Status des Patienten – in Silberwerten entlohnt. So zeugen die Paragraphen 215 bis 217 vom ärztlichen Berufsrisiko:

»Wenn ein Arzt einem Bürger eine schwere Wunde mit einem Operationsmesser beibringt und den Bürger heilt, oder wenn er die Schläfe eines Bürgers mit dem Operationsmesser öffnet und das Auge des Bürgers erhält, so soll er 10 Scheqel Silber erhalten. Wenn es sich um einen Palastangehörigen handelt, so erhält er 5 Scheqel Silber. Wenn es sich um den Sklaven eines Bürgers handelt, so soll der Eigentümer des Sklaven dem Arzt 2 Scheqel Silber geben. Wenn ein Arzt einem Bürger eine schwere Wunde mit einem Operationsmesser beibringt und den Tod des Bürgers verursacht oder wenn er die Schläfe eines Bürgers mit dem Operationsmesser öffnet und das Auge des Bürgers zerstört, soll man ihm eine Hand abhacken.«

Diagnosehandbuch babylonischer Ärzte

Chronik Stichwort

Ein aus 40 Tontafeln bestehendes Nachschlagewerk mit mehreren tausend Einträgen stand im 1. Jahrtausend v. Chr. den Ärzten und Beschwörern Mesopotamiens zur Krankheitsdiagnose zur Verfügung. Im ausgehenden 2. Jahrtausend v. Chr. war es von einem babylonischen Gelehrten aus älteren Quellen, als deren Autoren die Götter der Weisheit, Ea und Asalluḫi, galten, zusammengestellt worden. In dem ersten Teil des Werkes sind Krankheitssymptome in einer der Anatomie des Menschen folgenden Anordnung von Kopf bis Fuß aufgelistet. Den Symptomen werden der Name der Krankheit und die Heilungschancen des Patienten zugeordnet.

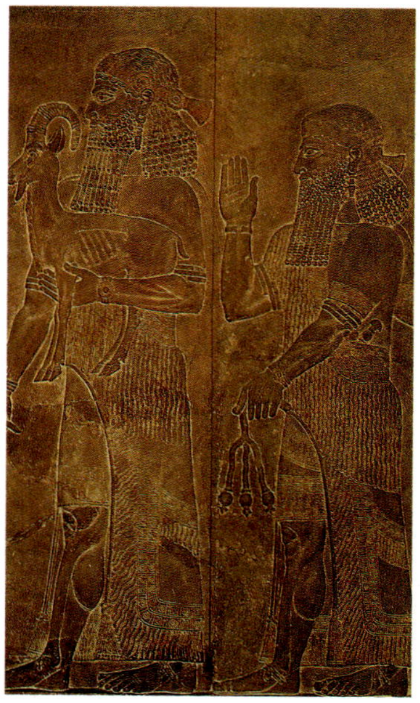

Darstellung von Priestern auf einem assyrischen Wandrelief aus Alabaster (8. Jh. v. Chr.). Ein Priester trägt eine Gazelle als Opfer für die Götter, der zweite Mohnkapseln.

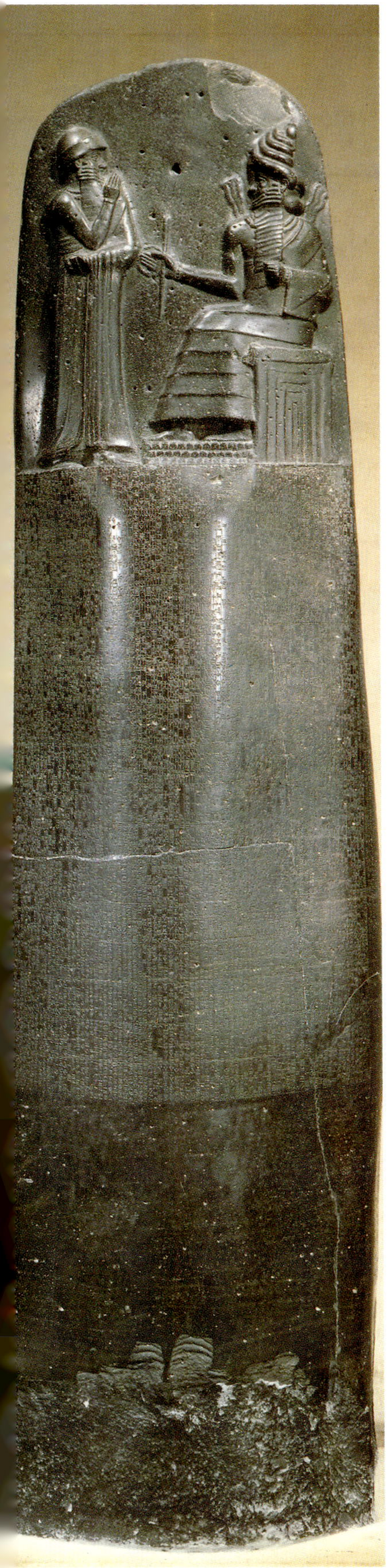

Der obere Teil der 2,25 m hohen Stele, in die der »Kodex Hammurapi« eingemeißelt ist, zeigt den babylonischen König Hammurapi (l.) vor dem Sonnengott Schamasch, den Gott des Rechtes und der Gerechtigkeit.

Konzepte der Medizin:

Böse Geister bringen Krankheit und Tod

Zu den ältesten Versuchen, ein Erklärungsmodell für Ursachen und Symptomatik von Krankheiten aufzustellen, gehört das medizinische Konzept der Dämonologie. Dieses Modell wird nicht nur von den Mesopotamiern systematisch entwickelt und praktiziert. Es ist zu allen Zeiten aktuell und noch heute in der Volksmedizin weltweit zu beobachten.

Das Konzept der Dämonologie führt alle krankhaften Veränderungen des Körpers, die keine äußerlich erkennbare Ursache haben, auf den Eingriff übernatürlicher Wesen, Dämonen und Geister zurück. Vorbeugen kann der Mensch nur, indem er sich an die religiösen Gesetze und gesellschaftlichen Regeln hält.

Ist der Mensch einmal von einem Dämonen besessen, so gilt er als unrein und ansteckend. Der Zorn der Götter hat ihn in Form einer Krankheit getroffen. Sein »Schutzgeist« hat ihn verlassen, und nur eine Austreibung (Exorzismus) des bösen Geistes, der jetzt von ihm Besitz ergriffen hat, kann ihn wieder heilen.

Die Mesopotamier kannten verschiedene Verfahren, sich dem Zugriff der Dämonen und bösen Geister zu entziehen. Sie entwickelten große Rituale, um die Dämonen aus dem Hause zu vertreiben oder sie vom Eindringen in ein Haus abzuhalten. In Gebeten erflehte man die Hilfe der Götter gegen die Dämonen. Oft fertigten die Beschwörer Figürchen der Dämonen an und stellten ihnen Gaben und Speisen hin, damit sie davon äßen und sich – nachdem ihr Hunger gestillt war – nicht mehr an den Menschen vergriffen. In anderen Ritualen wurden die Figürchen der Dämonen in einem magischen Gerichtsprozeß, der einer weltlichen Gerichtssitzung genau entsprach, vom Sonnen- und Richtergott Schamasch verurteilt und dann vernichtet und begraben. Mit Amuletten, die um den Hals getragen oder im Hause aufgehängt wurden, suchte man sich vor dem Zugriff der Geister zu schützen.

Nicht nur in der Macht der Dämonen sehen die Mesopotamier eine Gefahr für die eigene Gesundheit, auch von dem bösen Zauber oder der »Schwarzen Magie« (Hexerei) fühlen sie sich bedroht. Gefürchtet sind u. a. der »böse Blick«, der »böse Mund« oder »böse Finger«. So lautet eine Beschwörung: »O Hexe, wer auch immer du seist, deren Herz mein Unglück plant, deren Zunge Zaubersprüche gegen mich ausstößt, . . . ich banne deinen Mund, ich banne deine Zunge, ich banne deine glitzernden Augen.«

Eine ganze Reihe von Dämonen ist für bestimmte Krankheiten zuständig. So ist z. B. Asakku der Dämon des Fiebers sowie der Auszehrung und Ahhazu (der »Fänger« oder »Greifer«) der Verursacher von Leberleiden und Gelbsucht. Von der löwenköpfigen Dämonin Lamaschtu glaubt man, daß sie kleinen Kindern das Blut aussaugt und dadurch Kindersterblichkeit und Kindbettfieber bewirkt. Diese bösen Geister werden oft als eine Mischung aus Tier und Mensch oder als Fabelwesen dargestellt.

Da der Besessene als ansteckend gilt, droht jedem, der ihn berührt, ebenfalls die Heimsuchung. Diese Vorstellung ist der Grund dafür, daß die eigentlich spirituell begründeten Sühne- und Reinigungsriten in ihrem Bestreben, die Ansteckung zu verhindern, modern anmutende hygienische Züge tragen.

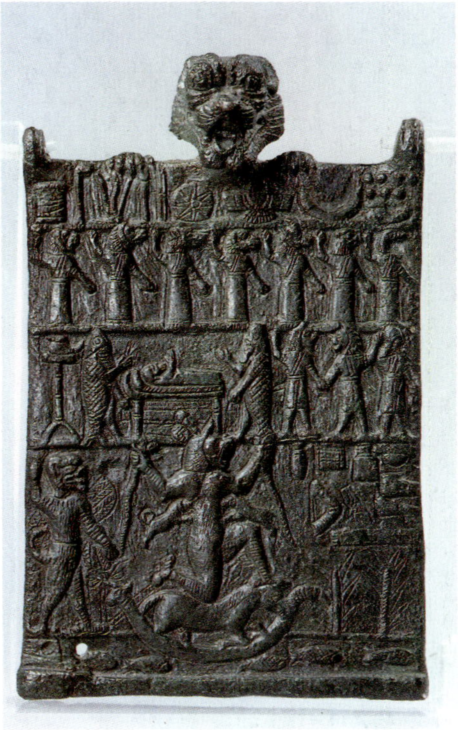

Babylonisches Amulett, das von der Dämonin Lamaschtu schützen soll (um 1900 v. Chr.); die Babylonier glaubten, daß die Götter sie schufen, damit sie eine Überbevölkerung verhindert. Die ersten beiden Register (Reihen) des Amuletts zeigen Göttersymbole und Böses abwehrende Geister. Das dritte Register stellt einen im Fieber liegenden Kranken auf seinem Lager dar. Zwei in Fischhäute gehüllte Beschwörer rezitieren magische Texte an seinem Bett, während zu seinen Füßen löwenköpfige Geister hocken, die Schutz vor Bösem gewähren. Das untere Register zeigt die bereits gebannte und am rechten Fuß festgebundene Dämonin Lamaschtu.

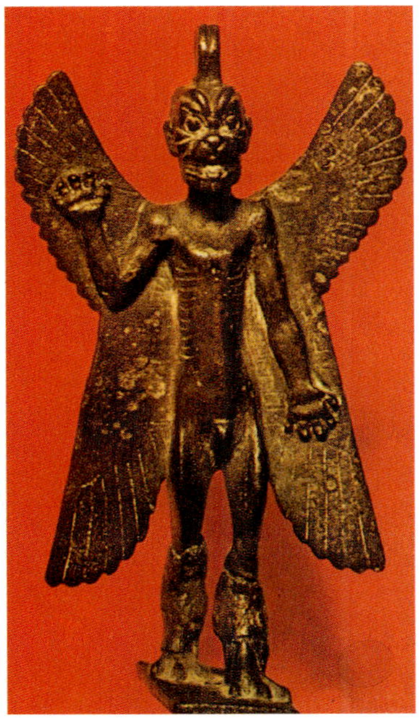

Assyrische Bronzestatuette des Fieberdämons Pazuzu; die Figur besitzt sowohl menschliche als auch tierische Merkmale (Flügel und Raubtiergesicht).

Weissager helfen gegen Unglücke und Krankheiten

Ab 1900 v. Chr. Die Weissagung (Mantik) gilt in Mesopotamien als Wissenschaft. Die Priester, die sich mit der Deutung der Vorzeichen (lat. omina) beschäftigen, haben eine spezielle Ausbildung. Ihre Tätigkeit umfaßt u. a. die Astrologie, die Deutung von Träumen und die Eingeweideschau.
Da mit Hilfe der Mantik sowohl das Wirken eines Dämons aufgedeckt als auch der Wille der Götter offenbart werden kann, hat sie auch für die Medizin der Mesopotamier diagnostischen und prognostischen Wert. Die Babylonier und die Assyrer glauben, in alltäglichen und außergewöhnlichen Vorkommnissen Hinweise auf günstige und ungünstige Geschehnisse, die in der Zukunft liegen, erkennen zu können. Interpretiert werden Verhaltensweisen von Tieren und Menschen, auffällige Erscheinungen an Pflanzen, die Bewegungen von Sternen, Planeten, Mond und Sonne sowie Wetterphänomene aller Art. In zahlreichen Werken schreiben Gelehrte Hunderte solcher Vorzeichen auf und ordnen jedem eine bestimmte Deutung zu. Ein anderes Mittel der Mantik sind künstliche Vorzeichen. So gießen Weissager z. B. einen Tropfen Öl auf Wasser und beobachten, wie sich die Form des Öltropfens verändert. Auch die Eingeweideschau bei Opfertieren dient der Interpretation. So werden Lage und Gestalt einzelner Organe wie Leber, Lunge, Niere und Luftröhre gedeutet.
Die mantischen Verfahren werden auch bei der Behandlung von Kranken angewendet. Heilungschancen sollen in Erfahrung gebracht und Krankheiten vor dem Ausbruch erkannt werden, um frühzeitig geeignete prophylaktische Maßnahmen ergreifen zu können. Die Könige Assyriens haben eine große Zahl von Weissagern, Beschwörern und Ärzten um sich versammelt, die sie vor Unheil und Krankheit bewahren sollen. Wie sehr man von der Wirksamkeit der Kunst der Weissagung überzeugt ist, zeigt folgende Begebenheit: Als der assyrische König Sanherib (704 bis 681 v. Chr.) ohne Vorwarnung der Zeichendeuter krank wird, und ihn »der alû-Dämon gepackt« hat, schreibt er voller Empörung an seine Gelehrten: »Ein Vorzeichen, das ungut über mir ist, hat sich ereignet, jedoch ihr habt es mir nicht gesagt.«
Besondere Bedeutung hat die Seite, auf der sich eine Begebenheit (z. B. Vogelflug) ereignet. Die rechte Seite bringt Glück, die linke Unglück. Diese Seitensymbolik hat sich im gesamten Mittelmeerraum während der Antike erhalten, ebenso wie die Leberschau, die sich ungeachtet prominenter Kritiker wie Platon, Aristoteles und Cicero bis zum Niedergang Roms behaupten kann.

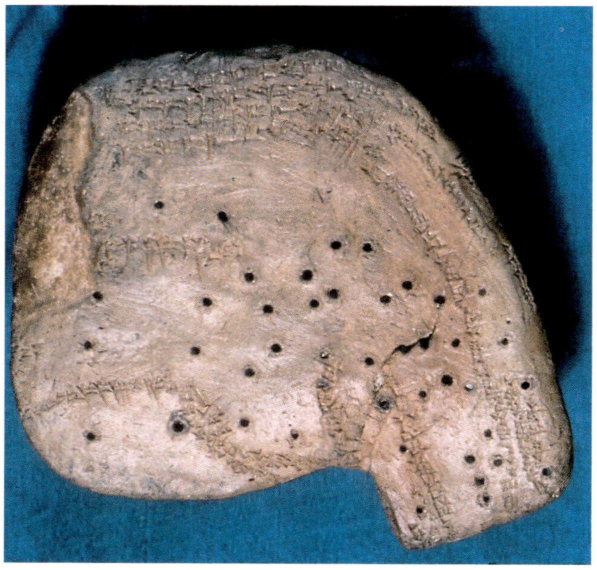

Anhand dieses Tonmodells einer Schafsleber lernten babylonische Weissager im 19./18. Jh. v. Chr. die Kunst der Leberschau. Anatomische Strukturen wie die beiden Leberlappen, der pyramidenartige Processus caudatus, die langgezogene Gallenblase, der Gallenblasenhals und der Ductus cysticus sind deutlich zu erkennen.

Medizinische Praxis:

Mesopotamier vertrauen den Ergebnissen der Leberschau

Um den Verlauf einer Krankheit vorhersagen zu können, bedienen sich die Weissager Mesopotamiens u. a. der Leberschau. Die Leber gilt als zentrales Organ und Sitz des Gemütes. Man glaubt, daß die Götter die Leber wie eine Tontafel beschrieben. In der Leberschau wird die Leber eines geopferten Schafes untersucht und jede Besonderheit der Leberform als Vorzeichen interpretiert. Überwiegt die Zahl der positiv gewerteten Befunde, wird auch der Kranke genesen, ist die Mehrzahl negativ, ist das Schicksal des Kranken ungünstig. Die Ärzte bedienen sich ferner der Leberschau, wenn sie eine Medizin gemischt haben und dem König verabreichen wollen. Sie fragen dann: »Sollte N. N. diese Medizin trinken, und wenn er sie trinkt, wird er dann heil und gesund werden?«
In einem aus fast 100 Tontafeln bestehenden »Handbuch«, aber auch in Lebermodellen, die zu Schulzwecken verwendet werden, ist niedergelegt, welche Abnormitäten wie gedeutet werden müssen. Ein Beispiel: »Wenn der Processus pyramidalis [Lebervorsprung] normal ist, wird derjenige, der das Opfer darbringt, sich guter Gesundheit erfreuen und lange leben.« Trotz zahlreicher kritischer Stimmen kann sich die Kunst der Leberschau von Mesopotamien über den Mittleren Osten bis nach Griechenland, Etrurien und Rom ausbreiten. Insbesondere bei den Griechen spielt diese Wahrsageform eine wichtige Rolle. So heißt es in der Tragödie »Elektra« von Euripides (um 413 v. Chr.): »Da nahm Aegisth zur Hand das Opfer forschend, an der Leber war kein Kopf [Processus pyramidalis], die Pfort- und Gallenröhre nebendran verrieten bösen Überfall dem Schauenden.«

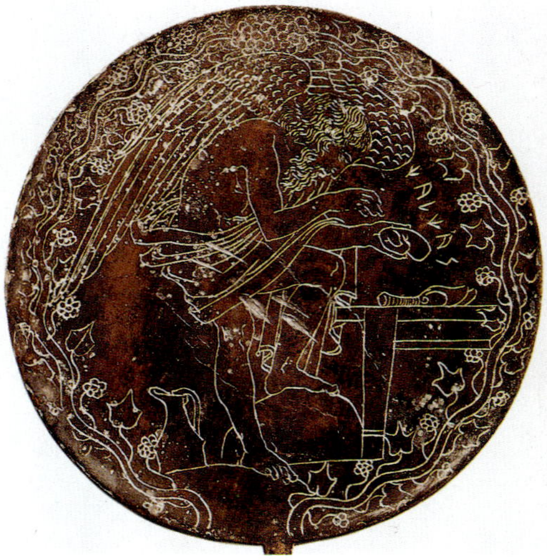

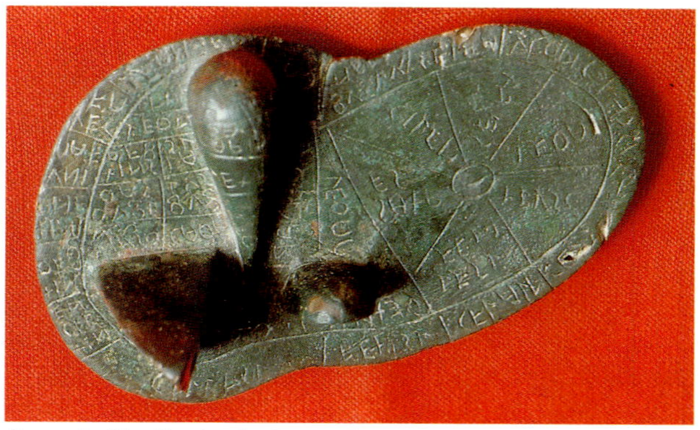

Zeugnis für die Ausbreitung der Leberschau im Mittelmeerraum: Etruskisches Lebermodell aus Bronze

◁ Ein weissagender Schutzgeist (Genius) bei der Leberschau (Gravierter etruskischer Bronzespiegel)

Schlangengöttin als Heilerin verehrt

Um 1600 v. Chr. Die Bewohner der Insel Kreta verehren eine »Schlangengöttin«. Sie verfügt – ähnlich wie die »Mohngöttin« (s. u.) – über heilende Kräfte. Abgeleitet wird diese Eigenschaft von der »Großen Muttergöttin«. Diese Gestalt der Unterwelt besitzt in der kretischen Mythologie als Gottheit des Erdbodens die Heilkraft der »Mutter Erde«.
Eine Skulptur der Schlangengöttin wurde bei der Ausgrabung des Palastes von Knossos (Kreta) im frühen 20. Jahrhundert gefunden. Der von Sir Arthur Evans freigelegte Gebäudekomplex offenbart eine hochentwickelte Kultur auf Kreta, die sich parallel zu Mesopotamien und Ägypten entfaltet hat. Baderäume und Kanalisation weisen auf einen hohen hygienischen Standard hin. Diese »minoische« Kultur, benannt nach dem legendären König Minos, steht höchstwahrscheinlich unter ägyptischem Einfluß. Auch der Schlangenzauber der Kreter, den wahrscheinlich Priester ausüben, ist vermutlich von den Ägyptern übernommen, in deren Mythologie Schlangen mehrfach auftauchen. So besitzt z. B. die Göttin Hathor eine Schlange (Uräusschlange), und die Göttin Wazet kann sich in eine Schlange verwandeln. Spuren dieser Tradition der Schlangenverehrung sind in den ländlichen Gegenden Jugoslawiens bis in das 20. Jahrhundert erhalten. Schlangen, die sich wegen der Wärme im Haus aufhalten, werden als gute Wesen geschätzt, gefüttert und sogar als »domachitsa« (Hausmutter) bezeichnet.

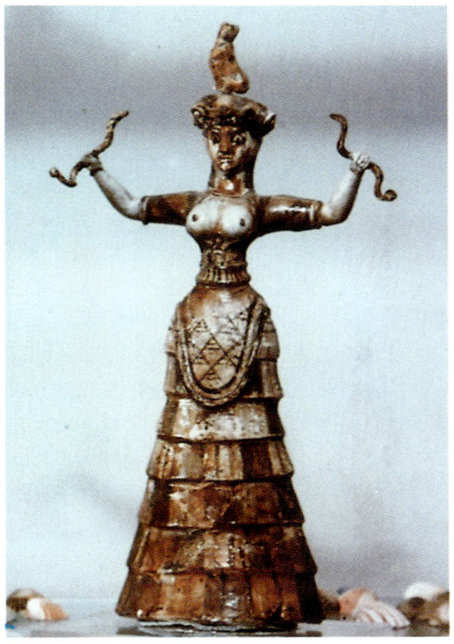

Die kretische Schlangengöttin (Skulptur aus dem Heiligtum des Palastes von Knossos, um 1600 v. Chr.)

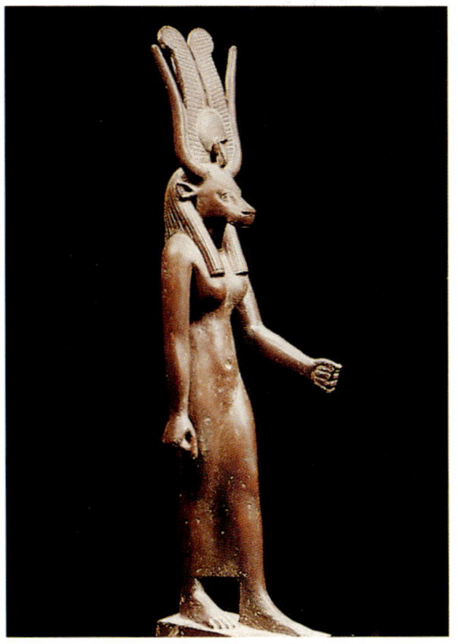

Statuette der Göttin Hathor (600–500 v. Chr., Kairo). Die Ägypter glauben, daß sie Schlangen besitzt.

Symbol für Tod und ewiges Leben

Chronik Stichwort

Die **Schlange** ist in den Mythen zahlreicher Völker einerseits wegen ihres Giftes gefürchtet, andererseits gilt sie als Sinnbild des Lebens, weil sie sich bei ihrer jährlichen Häutung regenerieren kann.
Heilgottheiten treten aus diesem Grund, aber auch wegen der engen Verbindung des Reptils mit der heilkräftigen »Mutter Erde«, als Schlange auf. So erscheint in Mesopotamien der Sohn der heilenden Gottheit Ninazu als Schlange. Um den Stab des griechischen Heilgottes Asklepios wickelt sich als Sinnbild des Lebens – eine Schlange. Dieser sog. Äskulapstab gilt bis heute als Symbol für den Ärztestand.
Auch dem Fleisch der Schlange wird Heilkraft zugeschrieben. So ist es wichtiger Bestandteil des Allheilmittels »Theriak« (→ um 60/S. 49).

Opium: »Göttliches« Medikament gegen den Schmerz

13. Jahrhundert v. Chr. Die Darstellung einer »Mohngöttin« auf Kreta belegt die frühe Verbreitung des Opiums im Mittelmeerraum.
Die Schlafmohnkapseln, die auf der Krone der Gottheit mit Hilfe von beweglichen Stiften befestigt sind, weisen die typischen Einschnitte auf, wie sie zur Opiumgewinnung angebracht werden. Nach Meinung einiger Wissenschaftler spiegelt sich außerdem im Gesichtsausdruck der Göttin, die ähnlich wie die Schlangengottheit (s. o.) eine Erscheinungsform der heilkräftigen »Mutter Erde« ist, die »Ekstase« eines Opiumrausches wider.
Die Verehrung einer Mohngöttin auf Kreta weist darauf hin, daß der Mohn als Gottesgeschenk gilt. Dies wird u. a. auf seine einschläfernde und schmerzstillende Wirkung zurückgeführt. Erst um die Zeitenwende definiert der in Rom lebende Hofarzt und Gelehrte Scribonius Largus das Heilmittel Opium genauer. Die römischen Ärzte verordnen das Medikament bereits in Form von Pillen, Zäpfchen, Klistieren und Umschlägen. In den Werken aller bekannten antiken Autoren findet es Beachtung. So wird es z. B. von dem bekannten griechischen Arzt und Anatom Galen (→ S. 54) als das stärkste Mittel bezeichnet, das betäuben und einschläfern kann. Nach Galen soll Opium eine Abkühlung des Körpers bewirken, die auch bis zum Tod führen kann. Deshalb schreibt er vor, Opium bei der Arzneimittelzubereitung mit »heißen« Zutaten zu kombinieren.
Bereits um 1400 v. Chr. läßt sich der Anbau von Schlafmohn in Ägypten nachweisen. Spätestens seit dem 13. Jahrhundert v. Chr. kann der Mensch aus den unreifen Kapseln des Schlafmohns Opium gewinnen. Opiumspuren in ägyptischen Tonkrügen, deren äußere Form Mohnkapseln ähnelt, weisen darauf hin, daß bereits den Ägyptern das Opium bekannt ist. Die berühmteste Opiumsorte der Antike (»Opium thebaicum«), die durch den Handel im Mittelmeerraum verbreitet ist, stammt aus der oberägyptischen Stadt Theben.

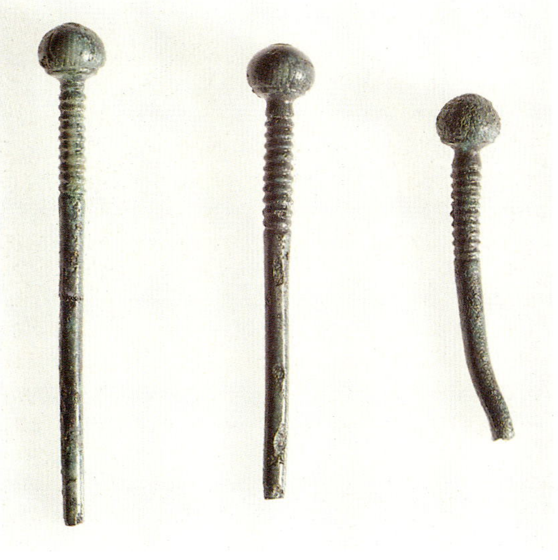

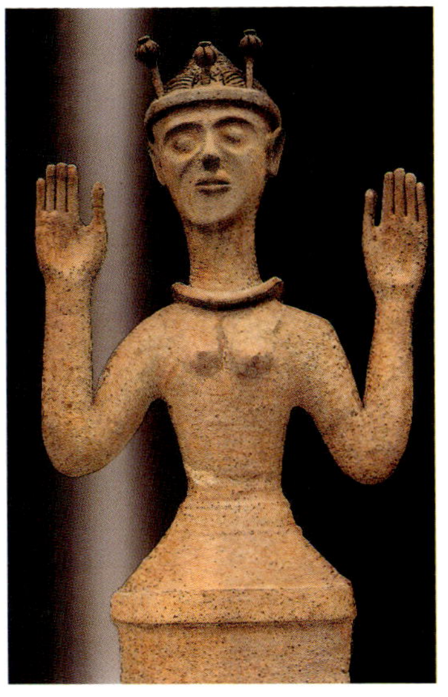

◁◁ Mohnkopfnadeln aus der Urnenfelderzeit (13.–8. Jh. v. Chr., Innsbruck). Die ersten sicheren Erkenntnisse über die Gewinnung von Opium stammen aus dem 7. Jahrhundert v. Chr.

◁ Statue der Mohngöttin aus Kreta mit einer Krone aus Schlafmohnkapseln (13. Jh. v. Chr., Iraklion). Mohn wird auf der Mittelmeerinsel angebaut, wo die berauschende Wirkung des Opium bekannt ist. Bei rituellen Festen kauen die Teilnehmer die Droge, um sich in Trance zu versetzen.

Papyri bringen System in Diagnose und Therapie

Um 2000–1200 v. Chr. Die Ägypter verfassen medizinische Papyri. Diese Hieroglyphen-Texte dienen der Überlieferung von ärztlichem Wissen und geben einen Überblick über den Stand der Medizin.

Zentrales Thema der Schriftrollen, die aus den zusammengeklebten Blättern der Papyruspflanze bestehen und von rechts nach links in Kolumnen (Textseiten) beschrieben sind, ist die Diagnose, Beschreibung und Therapie von Krankheiten. Die einzelnen Textbeispiele sind entweder entsprechend den Symptomen oder den befallenen Körperteilen zu Themenkomplexen zusammengefaßt.

Die Darstellung der einzelnen Krankheiten und ihrer Therapie in den Papyri erfolgt in vielen Fällen nach einem einheitlichen Schema. Im ersten Teil der Krankheitsbeschreibung werden mit Hilfe einer Untersuchung die Symptome festgestellt. Dann erfolgt die Diagnose mit der genauen Bezeichnung der Krankheit. Die Prognose beurteilt die Heilungsaussichten (»Ein Fall, den ich behandeln werde«, »Ein Fall den man nicht behandeln kann«). Die Therapie umfaßt sowohl Heilmittel und Verhaltensmaßregeln als auch Nachbehandlung.

Ein Beispiel für eine derartige ärztliche Anleitung aus dem Papyrus Ebers: »Heilkunde für ein Magenleiden: Wenn du einen Mann untersuchst mit einer Verstopfung seines Magens; sein Herz ist in Angst; schwierig ist das Eindringen [von Speisen] in seinen Magen, sobald er etwas gegessen hat; eng ist das Durchgehen durch seinen Magen; . . . Wenn du ihn untersuchst und du findest seinen Magen verstopft wie bei einer Frau, die von einem Embryo bedrängt ist; seine [des Bauches] Oberfläche ist schrumpelig, dann sollst du dazu sagen: Das ist eine Verstopfung von Schleimstoffen. Unternimm etwas dagegen, gehe der Krankheit nicht aus dem Wege! Dann sollst du ihm Mittel machen, die geheimzuhalten sind vor der Umgebung des Arztes außer vor deinem eigenen Erben, [bestehend aus:] frische Gerste, ohne sie zu dörren, sie werde in Wasser gekocht, ohne sie aufkochen zu lassen; sobald sie vom Feuer kommt, soll sie mit Kernen von Datteln gemischt werden; [das Gemisch] werde gepreßt, es werde getrunken an vier Tagen, so daß er sofort gesund wird.«

Anleitungen für den Arzt

- ▷ (Veterinärmedizinischer) Papyrus von Kahun (um 1900 v. Chr.): Bruchstück über Tierkrankheiten
- ▷ (Gynäkologischer) Papyrus von Kahun (um 1900 v. Chr.): Bruchstück über Frauenkrankheiten
- ▷ Papyrus Edwin Smith (um 1550 v. Chr.): Chirurgisches Buch »von den Wunden«
- ▷ Papyrus Ebers (um 1550 v. Chr.): Hauptquelle für die Erforschung der altägyptischen Medizin
- ▷ Papyrus Hearst (1600–1500 v. Chr.): Sammlung von 260 Rezepten
- ▷ Papyrus Berlin 3027 (»kleiner« Berlinpapyrus; 1600–1500 v. Chr.): Kinderheilkundliche Schrift
- ▷ Papyrus Berlin 3038 (»großer« Berlinpapyrus oder Papyrus Brugsch; um 1300 v. Chr.): Sammlung von 204 Rezepten und Schwangerschaftstests
- ▷ Papyrus Chester Beatty (um 1300 v. Chr.): Bruchstück über Verdauungskrankheiten
- ▷ Londoner medizinischer Papyrus (um 1350 v. Chr.): 61 zumeist magische Rezepte.

Grundsätzlich lassen sich diese z. T. in sehr unterschiedlicher Länge und Qualität erhaltenen Papyri in zwei Gruppen einteilen: Die Monographien beschränken sich auf ein Thema, wie z. B. Kinderkrankheiten. Die Sammelhandschriften dagegen enthalten viele kleinere Texte, die aus den verschiedensten Quellen stammen können.

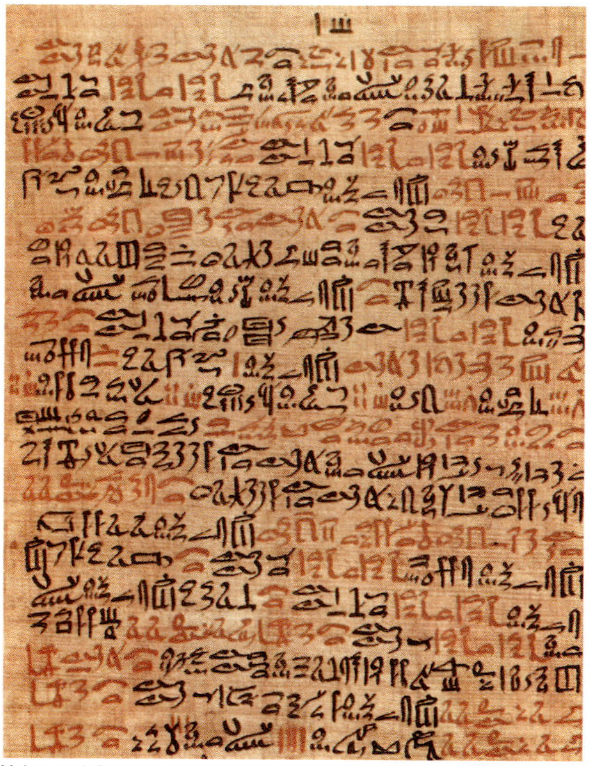

Meisterwerk ägyptischer Kalligraphie: Papyrus Ebers (Kolumne 61)

Eine 20 Meter lange Rezeptliste

Um 1550 v. Chr. *20 m lang und 30 cm hoch ist die umfangreichste medizinische Handschrift, die aus Altägypten erhalten ist. Der Papyrus – benannt nach dem Leipziger Ägyptologen Georg Ebers (1837–1898) – gilt mit seinen 108 Kolumnen, die jeweils 20 bis 22 Zeilen umfassen, als Hauptquelle der altägyptischen Medizin.*

Der Text ist mit seinen fast 900 Rezepten eine Art Kompendium für den Hausarzt. Er behandelt vor allem innere Krankheiten (u.a. Augen-, Haut- und Frauenkrankheiten). Die Beschreibungen von Krankheiten und ihrer Therapie beinhalten zahlreiche vorgeschriebene Beschwörungen – ein typisches Merkmal der ägyptischen Medizin.

1872 erwarb Georg Ebers den Papyrus für die Universität Leipzig. Veröffentlicht wurde das vermutlich aus einer Raub-Ausgrabung stammende Dokument drei Jahre später. Die erste bedeutende Übersetzung erschien 1937 in englischer Sprache in Kopenhagen.

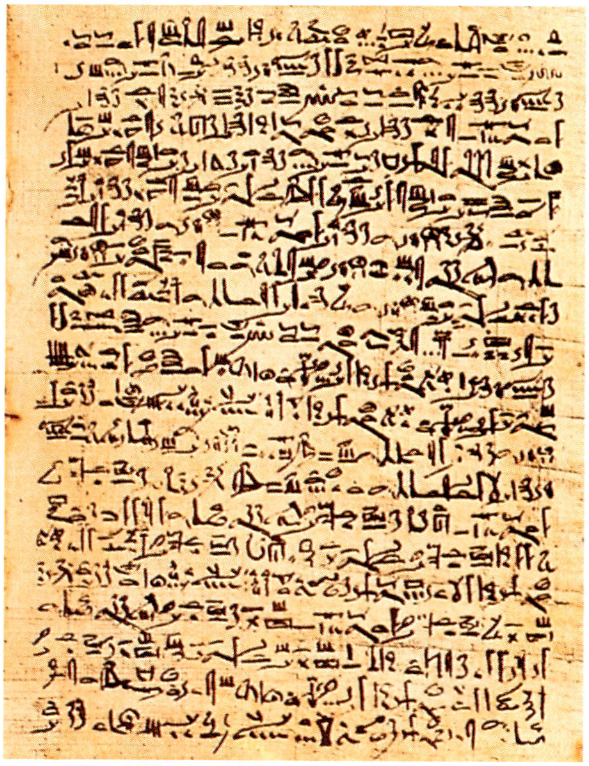

Fragment des auf Chirurgie spezialisierten Papyrus Edwin Smith

Von Kopf bis Fuß verarztet

Um 1550 v. Chr. *Ein Fachbuch der altägyptischen Wundbehandlung ist der Papyrus Edwin Smith. In dem nur fragmentarisch überlieferten Dokument – 48 Texte sind erhalten – werden Verletzungen des Menschen systematisch von Kopf bis Fuß beschrieben.*

Inhaltlich reichen die Aufzeichnungen weit bis in das Alte Reich (etwa 2670–2140 v. Chr.) zurück. Die Aufzeichnungen konzentrieren sich vor allem auf den empirischen Tatbestand der Verwundung. Die sonst häufig angewandten magischen bzw. religiösen Beschwörungen fehlen fast ganz. Durchschnittlich ist die Schriftrolle 32 cm hoch und auf der Vorderseite mit 17 Kolumnen beschrieben.

Seinen Namen hat der Papyrus von dem US-amerikanischen Ägyptologen Edwin Smith, der das 4,7 m lange Dokument 1862 im ägyptischen Luxor (Theben) erwarb. 1930 wurde der Papyrus von dem US-Amerikaner James Henry Breasted herausgegeben und übersetzt.

Veden: Ursprung der indischen Medizin

2. Jahrtausend v. Chr. Der indogermanische Stamm der Arier besiedelt das Industal. Das Volk verfügt vermutlich bereits über Sammlungen von heiligen Gesängen, Gebeten und Zaubersprüchen. Diese sog. Veden (von sanskrit veda = Wissen, heilige Kunde), die auch eine Kräuterkunde umfassen, werden von den Hindus als Ursprung ihrer klassischen indischen Medizin, des Âyurveda, angesehen und gehören noch heute zum lebendigen Kanon des Hinduismus.
Nach jahrhundertelanger Überlieferung werden die Gesänge etwa um 800 niedergeschrieben. Vor allem die Schrift Atharveda behandelt Fragen der Gesundheit und Krankheit. Analog zu den anderen frühen Kulturen erscheinen die Krankheiten von strafenden Göttern gesandt oder von bösen Dämonen verursacht. Versöhnende Gebete, Austreibung der Dämonen, magische Schutzrituale und Amulette sollen Abhilfe schaffen.
So schickt Takman, ein Feuerdämon, das Fieber. In folgendem Zauberspruch wird er ausgetrieben und auf ein Tier übertragen: »Huldigung sei dem fiebrig heißen, dem bebenden, dem erregenden, dem ungestümen Takman dargebracht! ... Möge er, der am Morgen zurückkehrt, ... der gottlose, in diesen Frosch übergehen.«

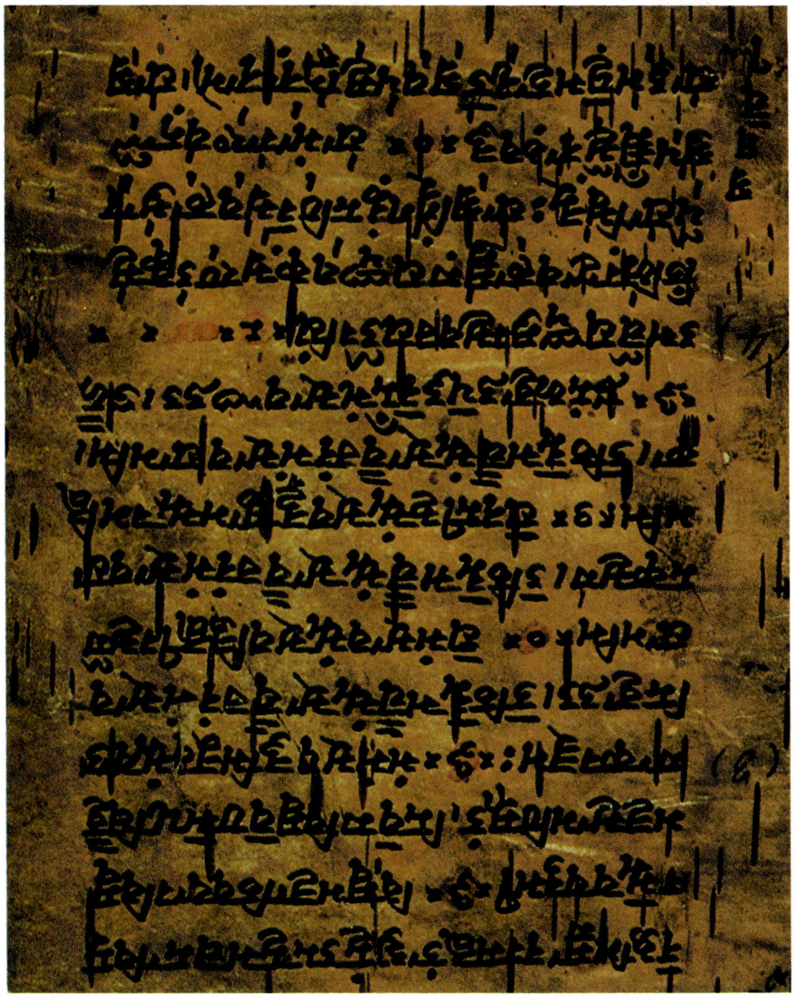

Manuskriptseite der Schrift Atharveda, der frühesten Niederschrift medizinischer Kenntnisse aus Indien (um 800 v. Chr., Tübingen)

Bibel bezeugt Pest als Gottesstrafe

1060 v. Chr. Eine verheerende Seuche fordert unter den Philistern in Palästina zahlreiche Opfer.
Diese sog. Pest der Philister, so die Bibel (1. Sam 4, 8), ist die Strafe Gottes für den Raub des israelitischen Heiligtums, der Bundeslade: »Und die Hand des Herrn legte sich schwer auf die Leute von Asdod und er vernichtete sie und schlug Asdod und seine Täler mit Beulen [òphâlîm], ... und sie hatten Beulen an den verborgensten Teilen ihres Körpers. Als die Leute von Gath die Lade nahmen, wurden sie mit dem gleichen Leiden gestraft. Wer nicht starb, wurde von Beulen heimgesucht.« Die Philister geben die Bundeslade zurück und zahlen fünf goldene Beulen und fünf goldene Mäuse.
Das geschilderte Krankheitsbild wird u. a. als Dysenterie, Cholera, Syphilis, ja sogar als Hämorrhoiden gedeutet. Es handelt sich jedoch vermutlich um die Beulenpest. Die Philister werden offenbar von der Lungenpest dahingerafft. Beulen an verborgenen Körperteilen weisen auf Pestbeulen in Leistenbeugen und Achselhöhlen hin. Das Weihegeschenk der goldenen Mäuse könnte ein Indiz für das (später bekannte) große Sterben von Ratten vor Ausbruch einer Beulenpest sein.

»Vertreibe den Feind aus den Augen des Patienten«

Ab 1300 v. Chr. Mit der Beschwörungsformel »Willkommen, du prächtiges Horusauge ..., das gebracht ist, um zu vertreiben die Unbill des Gottes ..., den Feind, die Feindin, die sich eingeschlichen haben in diese Augen des Patienten unter meinen Fingern« versuchen ägyptische Ärzte einem Heilmittel für Augenleiden Kraft zu verleihen.
Das so angerufene »Auge des Horus« gilt im alten Ägypten u. a. als Symbol der Heilkraft. Diese Verehrung leitet sich aus der ägyptischen Mythologie ab: Dem falkenköpfigen Sonnengott Horus, einem Sohn der Isis und des Osiris, wird von seinem Bruder Seth ein Auge geraubt. Damit erlöschen die Himmelslichter. Es wird Nacht. Doch Isis kommt ihrem Sohn zu Hilfe, gibt ihm sein Augenlicht zurück, und es wird wieder Tag. Verletzung und Heilung des Horusauges wiederholt sich täglich und ist die mythologische Begründung für den Wechsel zwischen Tag und Nacht. Das Horusauge wird damit zum Symbol für den Triumph des Lebens über Untergang und Tod. Als Amulett schützt es vor Krankheit.

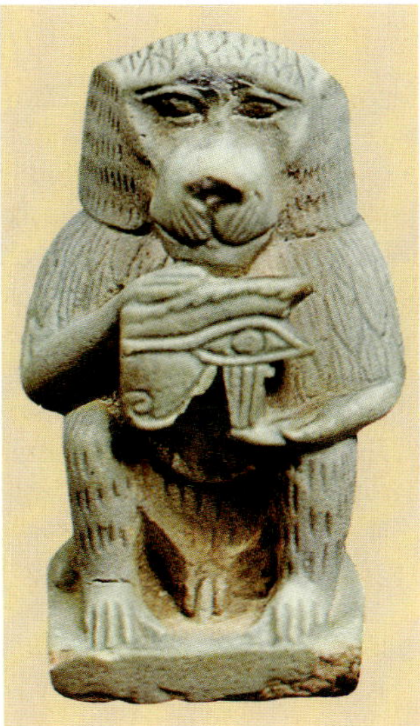

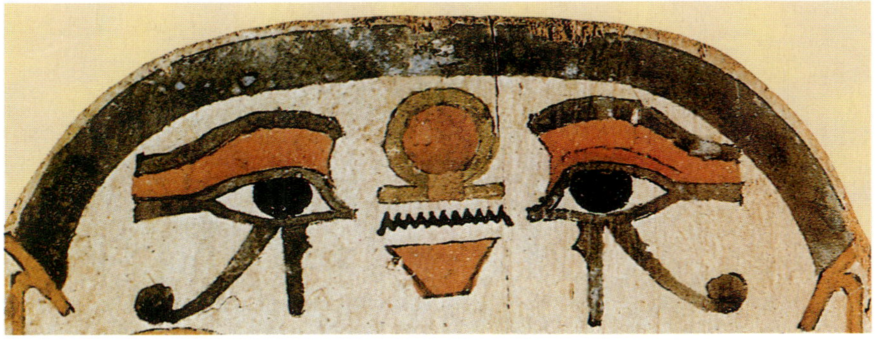

Die Horusaugen unter dem Himmelsbogen (Stele aus der 21. Dynastie, um 1070 v. Chr.) symbolisieren den Auf- und Untergang der Sonne sowie Geburt und Tod. Im Form eines Amuletts sollen sie dem Träger Schutz vor Gefahren und Krankheiten bieten.

◁ Der Umriß des Horusauges, das hier vom Gott Thot gehalten wird, ähnelt dem Buchstaben R. Vermutlich leitet sich hiervon das lateinische Schriftzeichen R (für lat. »recipe« = nimm!) ab, das die Ärzte seit dem Mittelalter ihren Rezepten voranstellen.

1000

1000–501 v. Chr.

Um 1000. Bereits im alten Ägypten treten Fälle von Tuberkulose auf. Dies belegt die Mumie eines Priesters des Amun (21. Dynastie, 1070 bis 725 v. Chr.), dessen Wirbelsäule tuberkulös zerstört ist.

Die Sammlung der vedischen (von sanskrit veda = Wissen, heilige Kunde) Hymnen, die z. T. bis in das zweite vorchristliche Jahrtausend zurückgehen, ist abgeschlossen. Die Hymnen, die mündlich überliefert werden, dokumentieren u. a. die theurgische Medizin des alten Indien (→ 2. Jahrtausend v. Chr./S. 29).

Mit der Einwanderung arischer Stämme nach Persien beginnt die altpersische Medizin. Sie weist Ähnlichkeiten mit der altjüdischen Medizin auf, insbesondere auf dem Gebiet der Hygiene und bei den Reinigungsriten.

Ab 1000. In den altindischen Städten Taxila und Benares lehren Brahmanen-Priester die Āyurveda-Medizin (von sanskrit āyurveda = Wissen über das lange Leben). Grundlegend für diese Heilkunde ist eine Gleichgewichtsphysiologie der drei Säfte Wind, Galle, Schleim und eine makrobiotische Lebenskonzeption (→ 3. Jahrhundert/S. 59).

Etwa ab 900. Mit der Niederschrift des Alten Testaments dokumentieren hebräische Schriftgelehrte die medizinischen Kenntnisse des frühen Judentums. → S. 30

8. Jahrhundert. In Griechenland entstehen die Epen »Ilias« und »Odyssee«, die dem Dichter Homer zugeschrieben werden. In ihnen finden sich auch die ersten Andeutungen einer europäischen Medizin. → S. 33

800–600. Körperertüchtigung und Hygiene spielen in dem militaristisch organisierten Staat der Spartaner eine maßgebliche Rolle. Jungen und Mädchen werden körperlich gestählt, damit sie gute Soldaten bzw. Soldatenmütter werden.

Vor 700. Die hochentwickelte Goldschmiedetechnik der Etrusker umfaßt u. a. auch komplizierte Zahnersatzarbeiten. Die Medizin des in Nord- und Mittelitalien lebenden Volkes ist mit der Heilkunde anderer früher Hochkulturen vergleichbar. Ähnlich wie in Mesopotamien dient die Leberschau den Etruskern zur Zukunftsdeutung. → S. 32

700–600. Die Mesopotamier beschwören den »Zahnwurm« als Ursache für Zahnschmerzen. Die Idee, daß ein lebendiges Tier den Zahn von innen aushöhlt und bestimmte Zahnkrankheiten bewirkt, bleibt in der gesamten Kulturgeschichte bis hin zur gegenwärtigen Ethnomedizin lebendig. → S. 32

700–400. Mit der Eisenzeit (»Hallstattkultur«) setzt eine sprunghafte kulturelle Weiterentwicklung in Nordeuropa ein. Mit Eisen, das im Vergleich zur bisher genutzten Bronze härter ist, können bessere medizinische Instrumente gebaut werden.

Ab 700. In den assyrischen Hauptstädten Assur und Ninive wird das wohl zu großen Teilen bereits aus altbabylonischer Zeit (2000–1600 v. Chr.) stammende medizinische Wissen in »Handbüchern« zusammengefaßt. Unter den Büchern befindet sich auch ein aus 40 Tontafeln bestehendes Diagnosebuch, in dem die Krankheitssymptome des Menschen von Kopf bis Fuß aufgelistet sind.

680–630. In der sog. Bibliothek des Assurbanipal in Ninive wird das Staatsarchiv mit der Korrespondenz des Assurbanipal und seines Vaters Asarhaddon aufbewahrt. Zahlreiche Briefe geben Aufschluß über die Ärzte am assyrischen Königshof.

Um 600. Der ionische Philosoph Thales von Milet (639–544) begründet eine der ersten naturphilosophischen Elementenlehren. Seiner Meinung nach ist Wasser die Ursubstanz aller Dinge, da alles, was lebt, feucht sei, wie z. B. der lebenerzeugende menschliche Samen.

Der sabinische König von Rom, Numa Pompilius, verbietet den Römern, tote Schwangere zu beerdigen, ohne den Leichen vorher den Fötus entnommen zu haben. Dem Land sollen auf diese Weise so viele Bürger wie möglich erhalten werden. Mit dieser sog. Lex regia wird der Kaiserschnitt nach dem Tod der Mutter erlaubt.

600–300. Am Schwarzen Meer siedeln die Skythen, deren Ärzte bereits Zahnbehandlungen vornehmen. → S. 32

590. Tarquinius Priscus, ein römischer König, läßt angeblich eine umfassende Kanalisation (Cloaca maxima) in Rom anlegen. Mit dem neuen System sollen die Abwässer entsorgt und der hygienische Standard der Stadt gehoben werden.

Um 550. Anaximenes von Milet stellt die Theorie auf, daß Luft den alles durchdringenden Urstoff darstellt, der durch die Atmung das Leben erhält. Atem und Luft erfüllen, so Anaximenes, den gesamten Kosmos.

Um 530. Der Philosoph Pythagoras von Samos (580–489) gründet in Kroton (Süditalien) eine sektenartige Gemeinschaft (Pythagoreische Schule), die ein asketisches Leben anstrebt. Pythagoras sieht vermutlich als einer der ersten das Gehirn als Zentralorgan der höheren Seelentätigkeiten an.

Um 525. Der griechische Arzt Demokedes erhält als einer der ersten vom Staat angestellten Mediziner in Athen ein festes Jahreseinkommen. Der Wanderarzt von Kroton gerät nach 522 v. Chr. in persische Gefangenschaft und wird Leibarzt des Königs Darius I., aus dessen Gewalt er sich nach Jahren befreien kann.

»Ich bin der Herr, dein Arzt«

Etwa ab 900 v. Chr. Die Hebräer beginnen mit der Niederschrift der Bibeltexte. Das Alte Testament, insbesondere der »Pentateuch« (Fünf Bücher Mose), behandelt indirekt auch medizinische Probleme.

Eine weitere wichtige Quelle altjüdischer Überlieferung ist der Talmud. Diese Gesetzestexte, die in den ersten Jahrhunderten n. Chr. entstehen, beschäftigen sich weniger mit medizinischen als vielmehr mit juristischen, religiösen und (sozial-)hygienischen Fragen.

Die soziale Hygiene liegt in der Hand jüdischer Priester. Die Ärzte (rôphê), Chirurgen (ummân), Hebammen und Tierärzte haben in der altjüdischen Zeit ein relativ geringes Ansehen und werden eher als Gehilfen betrachtet.

Wesentlich für die jüdische Medizin ist die Auffassung, daß Krankheit und Tod durch die Sünde der Menschen in die Welt gekommen sind. Ärztliches Handeln steht unter dem Vorzeichen des Wortes: »Wirst du der Stimme des Herrn gehorchen, so werde ich dir keine Krankheiten auferlegen, die ich den Ägyptern auferlegt habe, ich bin der Herr, dein Arzt« (Ex 15, 26). Gebete sind zur Heilung ebenso unerläßlich wie Fasten.

Ein Drittel der biblischen Gebote und Verbote betreffen die Gesundheitsregeln und ihre rituelle Befolgung. Die hygienischen Vorschriften stehen in der jüdischen Medizin im Vordergrund. Sie haben präventiven Charakter und sollen vor »Unreinheit« schützen. So zielen die Speisegesetze darauf ab, daß nur »reine« (koschere) Tiere verzehrt werden, die Schlachtung mit dem schartenlosen Schneidwerkzeug ist rituell vorgeschrieben.

»Unreine« (ansteckende) Krankheiten erfordern Isolation und Desinfektion des Kranken und seiner Kleidung. Hautleiden sind meldepflichtig. Der Kranke muß sich beim Priester (cohen) vorstellen. Insbesondere wird die Sexualhygiene betont. So gilt die jüdische Frau während der Menstruation als »unrein« und muß nach deren Ende in das rituelle Bad (»Frauenbad«), ehe sie das eheliche Geschlechtsleben wieder aufnehmen kann.

Die Beschneidung der Jungen (milâh) wird durch die Bibel vorgeschrieben: »Beschneiden sollt ihr das Fleisch eurer Vorhaut, und das sei zum Zeichen des Bundes zwischen mir und euch. Und zwar acht Tage alt soll beschnitten werden bei euch jegliches Männliche« (Gen 17, 11–14).

Zitate aus dem Alten Testament

In den Quellentexten zur frühen jüdischen Geschichte finden sich verstreut Darstellungen von Krankheiten und Behandlungsmaßnahmen sowie hygienische Vorschriften (Auszüge):

Seuche, von Gott gesandt: »Also ließ der Herr Pestilenz in Israel kommen, vom Morgen an bis zur bestimmten Zeit, daß das Volk starb von Dan bis gen Bersaba, 70 000 Mann« (2 Sam 24, 15).

Wahnsinn, Geisteskrankheit: »Von Stund an ward das Wort vollbracht über Nebucadnezar, und er ward von den Leuten verstoßen, und aß Gras wie die Ochsen, bis daß sieben Zeiten um waren, sein Leib lag unter dem Tau des Himmels, und ward naß, bis sein Haar wuchs so groß wie Adlersfedern, und seine Nägel wie Vogelsklauen wurden. Nach dieser Zeit kam er wieder zur Vernunft, auch zu seinen Königlichen Ehren, zu seiner Herrlichkeit und zu seiner Gestalt« (Dan 4, 30).

Erwärmung, Stärkung durch »Beischlaf« (sog. Gerokomik): »Und da der König David alt war, und wohlbetagt, konnte er nicht warm werden, ob man ihn gleich mit Kleidern bedeckte. Da sprachen seine Knechte zu ihm: ›Lasset meinem Herrn König eine Dirne, eine Jungfrau suchen, die vor dem König stehe, und seiner pflege, und schlafe in seinen Armen, und wärme meinen Herrn‹« (1 Kön 1, 1–4).

Die Beschneidung soll der Vater (in der Patriarchenzeit das Stammesoberhaupt, etwa Abraham) durchführen. Zumeist beauftragt man jedoch einen rituellen Beschneider (einen Laienspezialisten: mâhôla, neuhebr. mohel) oder einen Arzt, seltener einen Barbier bzw. Chirurgen. Die Beschneidung hat wahrscheinlich einen religiösen Ursprung. Die Vermutung, sie sei eine bewußte Maßregel der Krankheitsprophylaxe, z. B. zur Verminderung der Ansteckungsgefahr bei Geschlechtskrankheiten, ist nicht eindeutig nachweisbar.

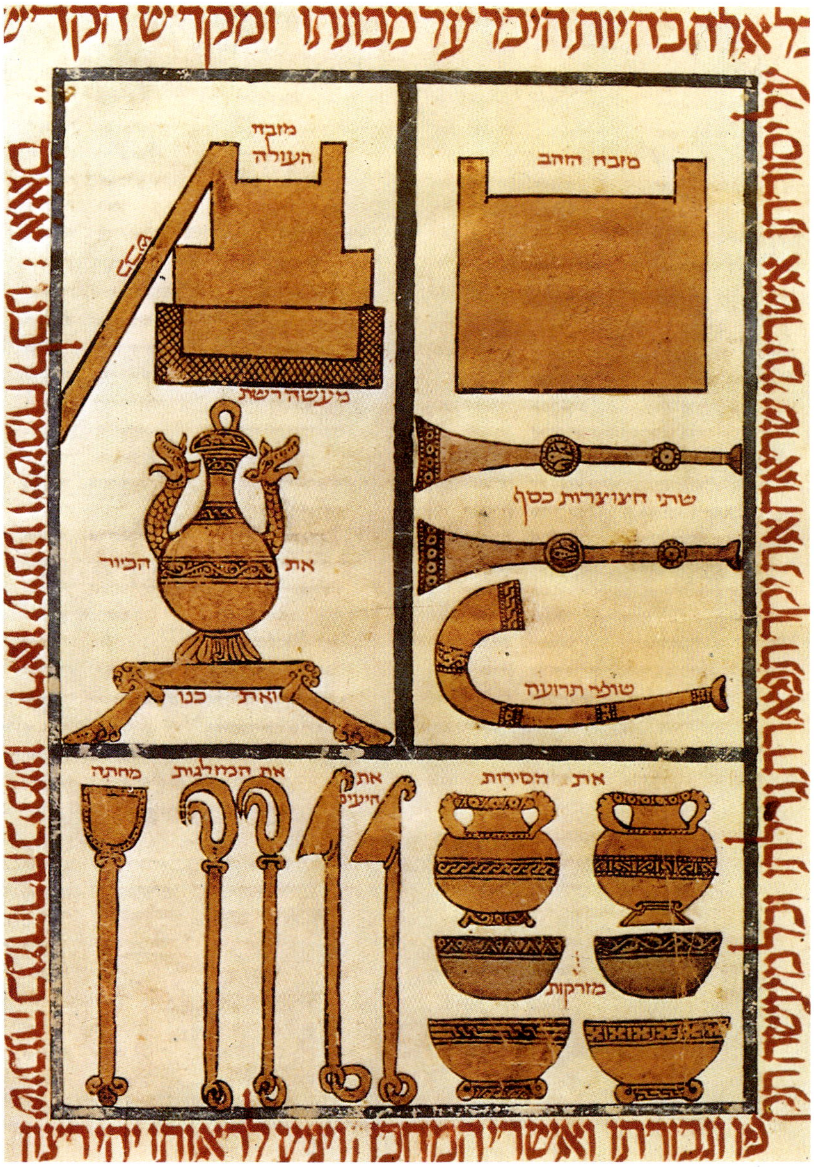

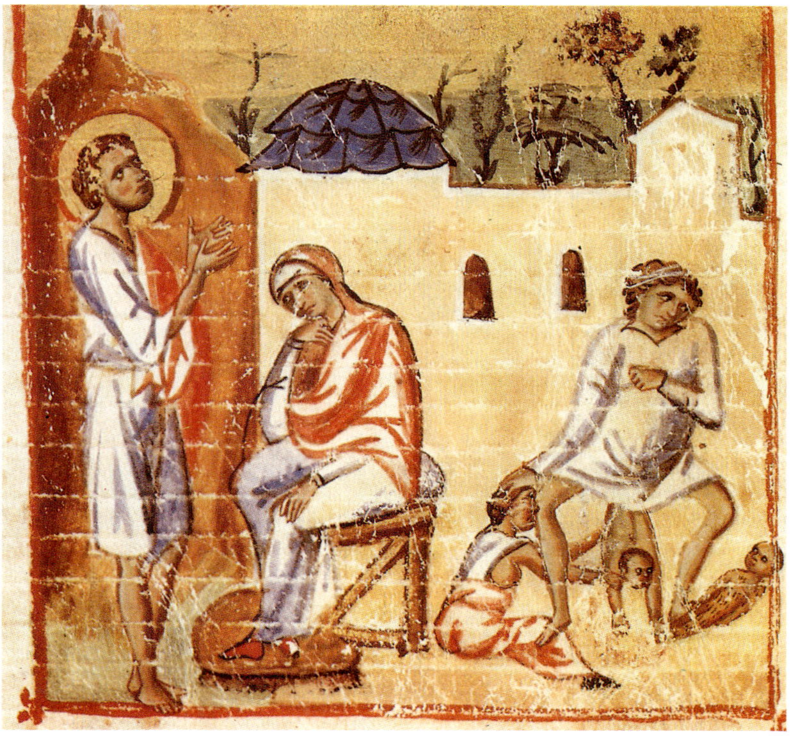

Mittelalterliche Bibelillustration zu Jakobs Geburt (Gen 25, 25–26): »Der erste der herauskam, war rötlich, ganz rauh wie ein Fell; und sie nannten ihn Esau. Darnach kam heraus sein Bruder, der hielt mit seiner Hand die Ferse des Esau, und sie hießen ihn Jakob.« Links: Isaak und die schwangere Rebekka; rechts: Rebekka gebärt hockend. Ihr erstes Kind Esau liegt bereits auf dem Boden, während die Hebamme Rebekka hilft, Jakob zur Welt zu bringen. Die Abbildung zeigt die sog. Hockgeburt, eine Gebärhaltung, die in neuester Zeit wieder Beachtung findet.

◁ *Rituelle Gebrauchsgegenstände der Juden, wie sie in einer hebräischen Bibel aus dem Jahr 1299 n. Chr. gemäß Exodus (2. Buch Mose) dargestellt sind: »Und er machte allerlei Geräte zu dem Altar: Aschentöpfe, Schaufeln, Becken, Galben, Kohlenpfannen, alles von Erz.« Unten rechts sind Opfergefäße zu sehen, unten links Schürhaken und Feuerschaufeln – also nicht, wie oft fälschlicherweise angenommen, Messer für die Beschneidung.*

Die Juden überliefern das Wissen früher Kulturen

Chronik Zeittafel

Die Anfänge der altjüdischen Geschichte sind nur begrenzt rekonstruierbar. Wichtigste Quelle ist die Bibel, die in z. T. mythischer Form die historische Realität widerspiegelt.

Um 1850 v. Chr. Die Hebräer, ursprünglich ein Nomadenstamm in Mesopotamien, ziehen unter ihrem Oberhaupt Abraham nach Kanaan, dem späteren Palästina (Altes Testament, Genesis).

Um 1600 v. Chr. Etwa 400 Jahre lang leben die Hebräer in Ägypten, wo sie als Schafhirten und Tagelöhner dienende Aufgaben zu übernehmen haben.

1300–1200 v. Chr. Moses führt die Hebräer von Ägypten nach Kanaan, in das »Gelobte Land«.

587 v. Chr. Mit der ersten Tempelzerstörung in Jerusalem durch die Babylonier beginnt die ca. 50jährige Babylonische Gefangenschaft der »Kinder Israels«.

539 v. Chr. Der Perserkönig Kyros der Große siegt über die Babylonier. Die Juden dürfen aus dem Exil in Babylon zurückkehren. Judäa wird persische Provinz.

Nach 445 v. Chr. Judäa löst sich von der persischen Provinz Samaria. Die Juden grenzen sich stark von Andersgläubigen (Gojim) ab.

330 v. Chr. Alexander der Große verleibt seinem Weltreich die Provinz Judäa ein. In der folgenden Zeit gewinnt der Hellenismus in Palästina immer größeren Einfluß.

Etwa 200 v. Chr.–700 n. Chr. Neben der schriftlichen Lehre der Bibel entwickelt sich die mündliche Überlieferung.

Ab etwa 150 v. Chr. Die jüdische Sekte der Essener mit eigenen Ordensregeln entsteht. Die auf dem Gebiet der Krankenbehandlung und der religiösen Heilmethoden aktive Glaubensgemeinschaft wird möglicherweise für die frühen Christen zum Vorbild.

70 n. Chr. Nach der zweiten Tempelzerstörung in Jerusalem durch Titus erfolgt die schriftliche Fixierung der mündlichen Überlieferung. Zwei Schriftensammlungen bilden den Talmud. Dieser enthält neben religiösen auch hygienische und diätetische Vorschriften. Die Bibel- und Talmuderklärer sind nur in Ausnahmen gelehrte Ärzte (im Sinne der griechischen Medizin). Eine jüdische Medizin mit eigenständigem Lehrgebäude, vergleichbar mit der Heilkunde in Ägypten, existiert nicht. Die jüdischen Ärzte studieren in Talmud-Schulen in Palästina und Babylon, in vorislamischer Zeit auch an nestorianischen Schulen (Antiochien, Edessa, Ninive).

600–700. Assaph Ha-Yedoudi verfaßt die erste medizinische Abhandlung auf Hebräisch. Die große Bedeutung der jüdischen Ärzte für das Mittelalter liegt in ihrer Vermittlung zwischen Erkenntnissen aus Orient und Okzident.

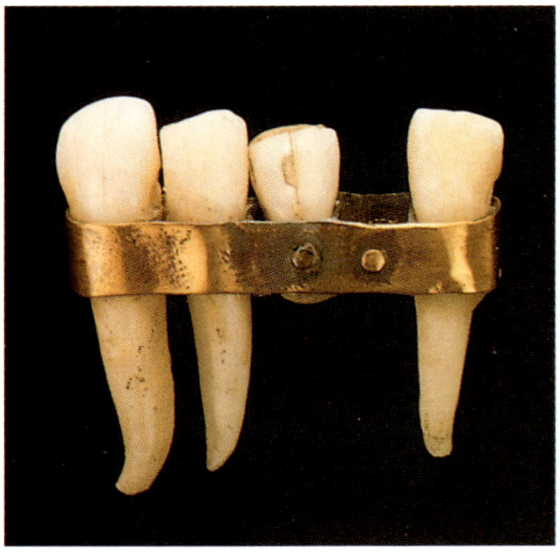

Eine etruskische Goldbandbrücke mit eingefügtem Ochsenzahn (3. v. l.)

Statussymbol Zahnersatz

Vor 700 v. Chr. *Bereits die Etrusker können mit einer hervorragenden Zahntechnik kostbare Zahnprothesen herstellen. Zum Ersatz von Zähnen fertigen Goldschmiede bis zu 5 mm breite und 1 mm dicke Goldbänder an. An diesen kunstvollen Apparaten werden dann die Ersatzzähne mit einem Goldstift fixiert. Die »dritten Zähne« stammen zumeist von Tieren und sind auf die benötigte Größe zurechtgeschliffen. Mit den Goldbändern können auch gelockerte Zähne wieder befestigt werden.*

Vermutlich soll der Zahnersatz der in Nord- und Mittelitalien lebenden Etrusker weniger den Kauvorgang verbessern als vielmehr kosmetischen und repräsentativen Zwecken dienen. Dies läßt sich von der Tatsache ableiten, daß die Prothesen fast ausschließlich für die äußerlich sichtbaren Teile des Gebisses angefertigt werden. In den meisten Fällen beschränkt sich der Einsatz der komplizierten Konstruktionen aus reinem Gold auf die Schneidezähne und ist Prothese und Schmuckstück zugleich.

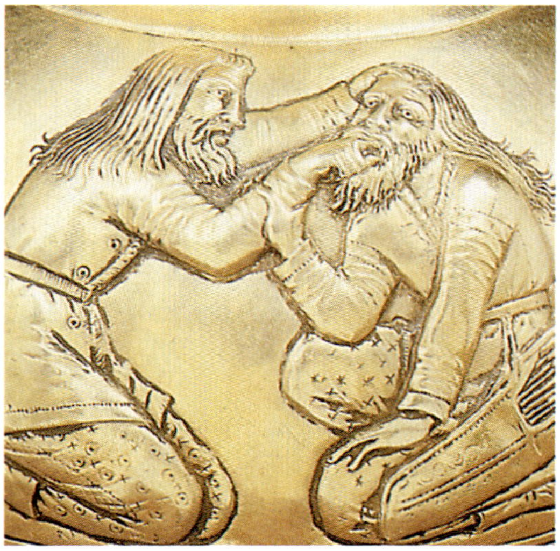

Mundbehandlung bei einem Krieger (Skythische Vase, 4. Jh. v. Chr.)

Selbsthilfe bei den Skythen

600–300 v. Chr. *Unter dem Einfluß der Griechen entwickelt sich die Kultur der Skythen, deren Völkerschaften an der Küste des Schwarzen Meeres seßhaft sind. Auf welche Weise bei den Skythen eine Mundbehandlung vorgenommen wird, zeigt eine 15 cm hohe Vase aus einer natürlichen Gold-Silber-Legierung (Elektron), die 1830 in einem skythischen Grab auf der Halbinsel Krim gefunden wurde. Ein kniender Mann führt Daumen und Zeigefinger in den Mund seines Gegenübers ein. Offenbar handelt es sich um einen schmerzhaften Eingriff, wie sich aus dem Gesichtsausdruck und den abwehrenden Armbewegungen des Patienten ablesen läßt.*

Das Gefäß ist wahrscheinlich von einem ionischen Kolonisten hergestellt worden und gehört somit zum griechischen Kulturkreis. Die Behandlungsszene wird gerne als älteste Darstellung dieser Art ausgegeben. Sicherlich handelt es sich um eine der ältesten Darstellungen einer Mundbehandlung, jede weitergehende Deutung jedoch ist Spekulation.

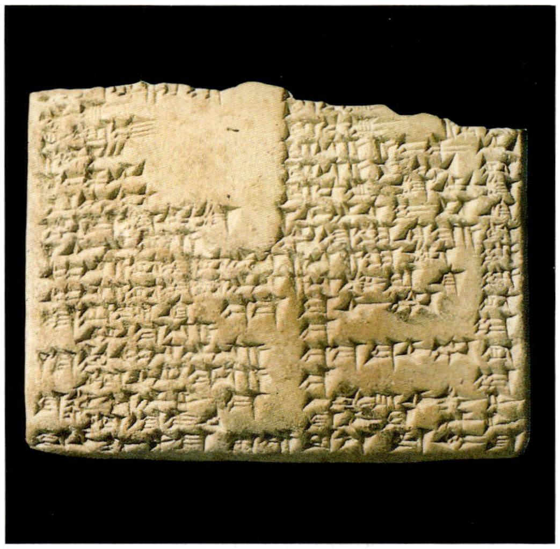

Beschwörung des Zahnwurms (Babylonische Keilschrift; 2000 v. Chr.)

Tontafeln als Rezeptbücher

7. Jahrhundert v. Chr. *In der Tontafel-Bibliothek des Assyrerkönigs Assurbanipal (Regierungszeit 668–627 v. Chr.) in Ninive werden Tafeln mit Rezepten gegen den Zahnwurm aufgenommen.*

Der bedeutendste Text, dieser bis auf das Jahr 1800 v. Chr. zurückdatierbaren Schriften babylonisch-assyrischer Zahnheilkunde, ist die Abhandlung »Wenn ein Mensch Zahnschmerz hat«, die auf zwei fragmentarisch erhaltenen Tontafeln zu finden ist. Sie enthält neben therapeutischen Anweisungen auch Beschwörungen und Vorschriften für magische Rituale. Dazu gehört auch eine Formel gegen den Zahnwurm, der als einer der wesentlichen Auslöser von Zahnschmerzen gilt: »Wenn ein Zahn eines Menschen vom Wurm befallen ist, zerpulverst du [Wasser]Melde in Feinöl . . . Wenn sein Zahn auf der rechten Seite erkrankt ist, so gießt du es auf den Zahn in der linken Seite, und er wird gesund werden. Wenn sein Zahn auf der linken Seite erkrankt ist, so gießt du es auf [die] rechte Seite . . .«

Krankheitsbild:

Phantom Zahnwurm: Jahrtausende gefürchtet und gebannt

Die Vorstellung, daß ein Wurm die kariöse Zerstörung des Zahnes und Zahnschmerzen verursacht oder bewirkt, findet zahlreiche Entsprechungen in der Geschichte der Medizin. Seit es Krankheiten gibt, taucht immer wieder die Vorstellung von Würmern als Verursacher der verschiedensten Leiden auf. Die Idee vom Zahnwurm ist eine der frühesten und wirkt am nachhaltigsten.

Zum ersten Mal ist der Zahnwurm in der mesopotamischen Heilkunde belegt. Vermutlich um 1800 v. Chr. schildert eine Beschwörungsformel, die vom »Dämonen« Zahnwurm befreien soll, die mesopotamische Idee von der Entstehung dieses »Plagegeistes«: »Als Anu den Himmel erschaffen, der Himmel die Erde erschaffen, . . . der Sumpf den Wurm erschaffen, da ging der Wurm weinend zu Schamasch [dem Sonnengott] . . . Hebe mich auf und laß mich zwischen Zähnen und Zahnfleisch wohnen! Der Zähne Blut will ich trinken, des Zahnfleisches Wurzeln will ich fressen!« Es folgt die Bannung des Wurms: »Weil du dieses sagtest, Wurm, möge dich [der Gott] Ea schlagen mit seiner starken Hand!« Dieser Text wird dreimal gesprochen, dann wird ein schmerzlinderndes Gemisch aus verschiedenen Arzneien auf bzw. in den Zahn gelegt.

Auch im alten Ägypten wird der Zahnwurm erwähnt. Im Papyrus Anastasi (Neues Reich, 1550–1070 v. Chr.) heißt es: »Ein . . . Schreiber ist bei mir, . . . der fnṯ-Wurm beißt seinen Zahn.«

Die Heilkunde des alten Indiens, des präkolumbischen Amerikas und der europäischen Antike kennt verschiedene Mittel gegen den Zahnwurm. So versuchen die Heilkundigen dem Wurm durch Zahneinlagen, durch Ausbrennen mit einer Sonde und Ausräucherung zu Leibe zu rücken.

Der römische Arzt Scribonius Largus, Leibarzt des Kaisers Claudius, empfiehlt im 1. Jahrhundert n. Chr., den Zahnwurm durch Räuchern mit dem (narkotisch wirkenden) Bilsenkraut abzutöten: »Manchmal wird dabei etwas, was wie kleine Würmer aussieht, herausbefördert.« Ähnliche Räuchermethoden sind aus dem Mittelalter überliefert, z. B. bei Hildegard von Bingen (→ um 1150/S. 92), den arabischen Ärzten ar-Rāzī (→ 898/S. 74) und Ibn-Sīnā (Avicenna; → um 1030/S. 82) und dem Utrechter Arzneibuch (14. Jh.), das Waschungen mit Rosenwasser empfiehlt.

Erst im 18. Jahrhundert werden die Zahnwürmer endgültig als »eingebildete Würmer« entlarvt. Aber noch im frühen 19. Jahrhundert schreiben Ärzte Rezepte zur Vertreibung des Zahnwurmes.

Gottgewollte Leiden für Griechenlands Krieger

8. Jahrhundert v. Chr. Die Homerischen Epen »Ilias« und »Odyssee« werden niedergeschrieben. Sie sind als frühe Schriftzeugnisse der abendländischen Kultur auch ein Dokument der frühen europäischen Medizin. Dem Griechenland Homers ist eine systematische Krankheitslehre fremd. Krankheit und Tod können die Götter dem Menschen schicken. Sie können ihm andererseits aber auch Heilung und Rettung gewähren.

So schießen in der griechischen Mythologie Apollon und Artemis mit Pfeilen auf die Sterblichen und senden ihnen damit Krankheit und Tod. Zu Beginn der »Ilias« wird beschrieben, wie der erzürnte Apollon von den Höhen des Olymp herunterkommt und seine Pfeile zuerst auf Maultiere und Hunde, dann auf Menschen abschießt, um so das Heer der Achäer zu vernichten. Nach einem Sühneopfer ist Apollon versöhnt, die Seuche erlischt. Als Symbol für Krankheit (insbesondere für die Pest) und plötzlichen Tod erscheint der Pfeil noch in der frühen Neuzeit.

Gesunde Lebensführung und körperliche Ertüchtigung gelten unter den homerischen Helden als bester Schutz vor Krankheiten. Auch die Körperhygiene zählt zu diesen Vorsichtsmaßnahmen.

Im Falle einer Verletzung behandeln die Krieger ihre Wunden selbst oder leisten sich gegenseitig Hilfe. Homer hebt Machaon und Podaleiros, die Söhne des »unvergleichlichen Arztes« Asklepios (→ 500 v. Chr.–400 n. Chr./S. 38) als kämpfende Helden und geschickte Ärzte hervor. Machaon erscheint als Chirurg, »um die Pfeile aus dem Fleisch zu ziehen und alle Wunden zu heilen«, wie der Dichter Arktinos später schreibt.

Medizinische Probleme finden in den Epen fast nur bei Verwundungen durch Jagd und Kampf Beachtung. In der »Ilias« werden insgesamt 141 Wunden beschrieben. Dabei sind fast alle Körperregionen erwähnt: Schädel (6 Fälle), Stirn (7), Schläfen (3), Ohrengegend (8) usw. bis hin zu Waden (1 Fall) Fußknöchel (1) und Fußwurzel (1).

Zu den therapeutischen Maßnahmen zählt u. a. der magische Ritus der Wundbesprechung. Als Odysseus auf der Jagd von einem Eber verwundet wird, können seine Gefährten die Blutung durch einen Zauberspruch stillen. Darüber hinaus sind bestimmte »pharmaka« (pflanzliche Substanzen mit magischen Kräften) bekannt, die heilsam wirken und z. T. in Pulverform aufgetragen werden. Magische Bedeutung haben auch Amulette, Talismane und die Weissagung (Mantik; → S. 26).

Eine Besonderheit ist die Andeutung von »Hypnose«, einem Begriff des 19. Jahrhunderts n. Chr. (→ 1872/S. 307; 1884/S. 326), als Einschläferungstechnik in der »Ilias«. So bittet Aphrodite den »Schlaf [hypnos]«: »Schläfre die leuchtenden Augen des Zeus ihm unter den Brauen / Schleunigst ein, sobald ich zur Liebe mich neben ihn lege.«

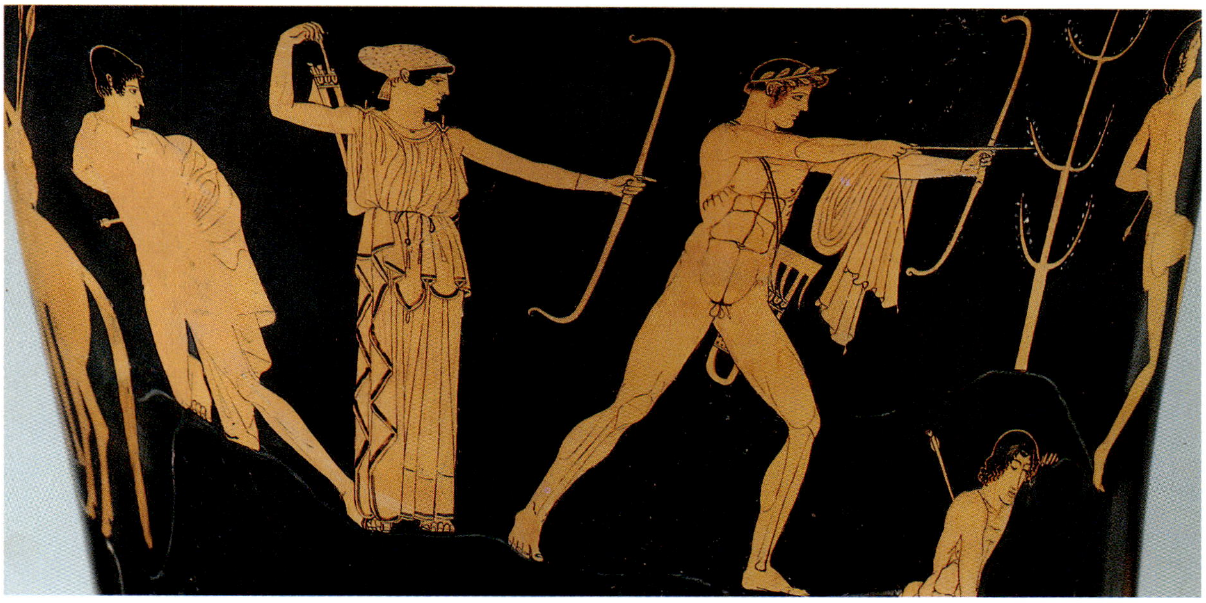

Die Götter Artemis und Apollon sühnen den Hochmut der Niobe und erschießen ihre Kinder (griech. Vase).

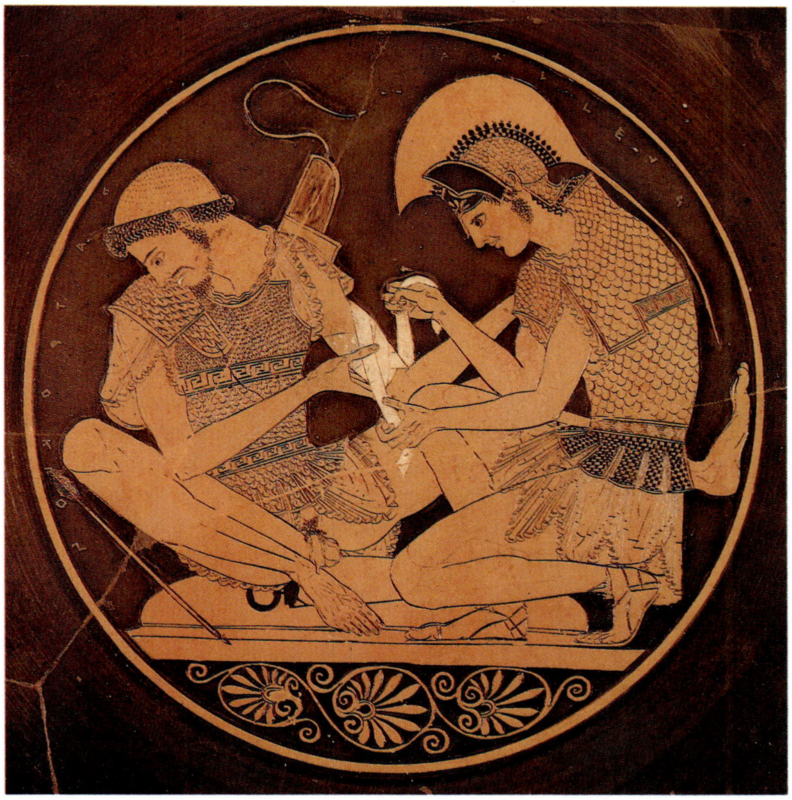

Die Krieger im Trojanischen Krieg helfen einander auf dem Schlachtfeld: Achill verbindet Patroklos (griech. Schale, um 500 v. Chr.)

»Schneid' aus der Lende den Pfeil«

Chronik Zitat

In der »Ilias« beschreibt Homer anschaulich die Verwundung und Behandlung der Krieger:

Tödliche Verwundung: »Idomeneus aber stieß den Erymas in den Mund mit dem erbarmungslosen Erz, und gerade hindurch fuhr hinten heraus der eherne Speer, unterhalb des Gehirns, und spaltete die weißen Knochen . . . und es füllten sich ihm mit Blut die beiden Augen und aus dem Mund . . . sprühte er es und ihn umhüllte des Todes schwarze Wolke« (Ilias XVI, 345 ff.).

Der verwundete Eurypylos bittet Patroklos um Hilfe: »Aber errette du mich, zum dunkelen Schiffe mich führend; schneid' aus der Lende den Pfeil, und rein mit laulichem Wasser wasche das schwärtzliche Blut; auch lege mit lindernde Salb' auf, heilsame, welche du selbst von Achilleus, sagt man, gelernet.«

Patroklos behandelt die Wunde: »Dann streut' er die bittere Wurzel drauf, mit den Händen zermalmt, die lindernde, welche die Schmerzen alle bezwang; und es stockte das Blut in erharrschender Wunde« (Ilias XI, 806 ff.).

Griechenland und die europäische Medizin

500 v. Chr.–400 n. Chr.

Die Entwicklung der griechischen Medizin ist vor allem als eine theoretische Leistung zu sehen. Neben der chirurgisch-handwerklichen Seite der Medizin, deren Anfänge sich bereits in den homerischen Epen niederschlagen, liegt diese Leistung vor allem in der Entwicklung konzeptioneller Vorstellungen wie derjenigen vom Verhältnis Krankheit–Gesundheit zu einer allmächtigen Natur. Von der hippokratischen Medizin über die alexandrinische Schule hin zur Rezeption dieser Theorien in Rom und Byzanz, später auch im christlichen sowie im arabischen Mittelalter und der frühen Neuzeit sind die in Griechenland entstandenen Modelle beherrschend geblieben.

Griechen vertrauen Heilkräften der allmächtigen Natur

Für die griechische Naturphilosophie wie für die meisten Formen der Welterklärung gilt, daß ihre Entstehung in die Gesamtheit der Lebenssituationen eingebunden war. Der Mensch definierte sein Verhältnis zur Umwelt mit Hilfe von Modellen aus der belebten und unbelebten Natur, des menschlichen Körpers und dem Bereich des menschlichen Handelns. Sein Ziel war u.a., Anfang und Ursache des Kosmos, der Gesamt-Natur zu ergründen. Als Hilfsmittel für diese Vorgehensweise diente der Analogieschluß, bei dem von der Ähnlichkeit zweier Dinge auf die Ähnlichkeit zweier anderer geschlossen wurde.

Biologische Prozesse wie Zeugung, Geburt, Altern und Tod dienten als Erklärungsmodelle fundamentaler Phänomene. So wurde z. B. die Entstehung der Welt nicht mehr von einem Streit der Götter abgeleitet, sondern analog zu Geburt und Tod als ein Werden und Vergehen betrachtet. In der weiteren Entwicklung erfolgte auch die Abstraktion von künstlerisch-handwerklichen Tätigkeiten aus der Alltagswelt und deren Umwandlung in allgemeingültige Prinzipien. Zu diesen Prinzipien gehörten z. B. das Trennen/Absondern und das Zusammenfügen/Mischen. So entstand eine komplexe Interpretation von der Ordnung des Universums. Anfang und Ursache aller Phänomene wurden durch diese folgendermaßen erklärt: Aus dem Antagonismus gegensätzlicher Prinzipien wie Feuer und Wasser oder warm und kalt gehen die Materie und die sie in Bewegung setzende Kraft hervor. Ein ständiger Prozeß der Absonderung und Mischung von Stoffen bewirkt so die Entstehung des Lebens.

Das gesamte Erklärungsmodell war rein hypothetisch und spekulativ. Allem zugrunde lag die Vorstellung, daß der Mikrokosmos des Menschenlebens in Beziehung zum Makrokosmos des Himmels bzw. des Universums gesetzt werden kann. Insofern ist in der Entwicklung der griechischen Philosophie zwischen mythischem und eigentlich philosophischem Denken keine allzu scharfe Grenze zu ziehen. Beide Arten des Denkens basieren auf dem Analogieschluß. Die spezielle Leistung der griechischen Philosophie des 6. und 5. Jahrhunderts v. Chr. liegt in der auf diesen Voraussetzungen aufbauenden, durchgehenden Rationalisierung des Naturbegriffes. Alle Phänomene lassen sich auf dieser Basis in rational nachvollziehbarer Weise erklären. Vor allem für die Medizin wurde dabei jene Richtung dieser Philosophie wichtig, die von der Vorstellung der allumfassenden Natur (Physis) ausging. Höchstes Ziel war das Studium der Naturgesetze und soweit möglich auch deren Nachahmung im Verhalten.

Wissenschaftliche Methodik für die ärztliche Diagnose

Aus der Beobachtung der Natur ergab sich ein auf alle Bereiche übertragbares Modell der Gesetzmäßigkeiten. Für die Medizin in der Zeit des Hippokrates (5.–4. Jh. v. Chr.), aber auch der sich noch später hieran orientierenden Ärzte, hieß dies, daß im Grunde die Natur alle entscheidenden Heilungsvorgänge selbst bewirkte oder dem Arzt die Informationen vorgab. Die Natur war gerecht, und die Aufgabe des Arztes bestand darin, den vorgegebenen Zustand wiederherzustellen bzw. die Gerechtigkeit der Natur nachzuahmen. Die für die Medizin bedeutungsvollste Konzeption ist in diesem Zusammenhang das sog. Techne-Modell. Über die Grundbedeutung von »Handwerk« hinausgehend gewann Techne im 5. Jahrhundert v. Chr. vor dem Hintergrund dieser frühen Naturphilosophie den Aspekt der rationalen Wissenschaftlichkeit. Die medizinische Techne basierte auf der Theorie von der allmächtigen »Physis«: Mit Hilfe der Techne war dem Arzt die richtige Methode gegeben, seine Erkenntnisse aus der Naturbeobachtung abzuleiten und in die Praxis umzusetzen. D. h., er sollte alle Äußerungen der Natur bzw. der Umwelt und die genaue Untersuchung des Patienten in seine Behandlung miteinbeziehen. So wurden Angaben über den zeitlichen Verlauf (Prognose) sowie die Diagnose einzelner Krankheiten möglich. Über den mit der Techne-Konzeption verknüpften Anspruch der wissenschaftlichen Methodik gelang den Ärzten in dieser Zeit auch ein sozialer Aufstieg vom einfachen Handwerker zum »intellektuellen Spezialisten«. Die gleichzeitig in Griechenland entstehende theurgische Medizin, die im Rahmen des Asklepios-Kultes praktiziert wurde, hat sich durch ihren religiösen Bezug getrennt von diesen Konzepten entwickelt. Sie stand jedoch keineswegs in Konkurrenz zu der theoretischen Medizin, da diesen Richtungen mit ganz unterschiedlichen Erwartungen begegnet wurde.

Symmetrie der Körpersäfte garantiert stabile Gesundheit

Besonderes Kennzeichen der antiken Medizin seit dem 5. Jahrhundert v. Chr. ist die Vorstellung, daß sich alle den Menschen betreffenden, physischen Probleme mit Hilfe der sog. Humoralphysiologie, der Lehre von den Säften des menschlichen Körpers, erklären lassen. Voll entwickelt findet sich diese Lehre in der gegen Ende des 5. Jahrhunderts v. Chr. entstandenen Schrift »De natura hominis« (Über die Natur des Menschen). Ihr Verfasser war der Arzt Polybos, der Schwiegersohn des Hippokrates. Dieser ging grundsätzlich davon aus, daß alles in der Natur ebenso wie im Menschen aus mehreren wirkenden Faktoren zusammengesetzt sein muß. Charakterisiert sind diese Faktoren durch das Verhältnis der einzelnen Qualitäten (warm-kalt, trocken-feucht). Für den Menschen bedeutete dies, daß sein Körper die vier Säfte Blut, Schleim, gelbe und schwarze Galle in sich trug. Ihr Mischungsverhältnis bestimmte Krankheit und Gesundheit. Die perfekte Gesundheit war dann gegeben, wenn ein »symmetrisches Verhältnis« der beteiligten Faktoren vorhanden war. Das bedeutete, daß so Unterschiedliches wie die Qualitäten sowie die Menge und Kraft der Säfte ein gemeinsames Maßverhältnis haben mußten. Bei aller Verschiedenheit in den Grundannahmen (Bezeichnung der Säfte, Anzahl der zugrunde gelegten Säfte, Charakterisierung der einzelnen Säfte durch Qualitäten) war den Konzepten eines gemeinsam: Über das Maß, das symmetrisch sein mußte, um den Zustand völliger Gesundheit zu erreichen, entschied die subjektive Empfindung. Nur ein gewisser Rahmen wurde von der Natur vorgegeben. Dies wird am Beispiel der Jahreszeiten von Polybos erläutert: Mit einem Brechmittel werde ein Mensch im Winter schleimig, im Frühjahr ganz feucht, im Sommer ganz gallig und im Herbst schwarz erbrechen.

Ein regelmäßiger Tagesablauf als ideale Prophylaxe

Unter Diätetik wurde in der Antike die Regelung der Lebensweise verstanden. Sie umfaßte alle Bereiche von Körper (Soma) und Seele (Psyche). Auch wenn die Grundannahmen der antiken Mediziner zum Teil stark differierten, so basierten ihre Vorstellungen von Therapie doch alle auf der beschriebenen Ansicht von der Dynamik der an den Prozessen im menschlichen Körper beteiligten Faktoren. Als effizient vorbeugende und heilende Maßnahme galt die Anpassung der Lebensgewohnheiten auf die individuellen Bedürfnisse. Dazu gehörte die Differenzierung der Nahrungsaufnahme, die Gestaltung des Tagesablaufs sowie der hygienischen und sportlichen Gewohnheiten.

In der um 400 v. Chr. entstandenen Schrift »De victu« (Über die Lebensweise) werden diese Gedanken sehr detailliert in konkrete Anleitungen umgesetzt. Der namentlich nicht bekannte Autor dieser Schrift widmet sich besonders der Wirkung einzelner Speisen und Getränke. Dabei unterscheidet er natürliche und durch bestimmte Zubereitungsarten künstlich geschaffene Wirkungen einzelner Nahrungsmittel: Hafer hat für ihn eine feuchte und kalte Wirkung auf die Säfte des Körpers, reiner Honig dagegen eine wärmende und trocknende. Honig mit Wasser gemischt wirkt seiner Meinung nach feucht und nicht abführend bei Menschen mit galliger Konstitution (in deren Körper der Saft Galle generell eine dominante Rolle spielt), bei Menschen mit schleimiger Konstitution verstopfe er dagegen.

Strenge Verhaltensregeln gegen schlechten Leumund der Mediziner

Der Ruf der Ärzte muß in der Antike zeitweise bedenklich schlecht gewesen sein. Distanzierungen von schlecht ausgebildeten, leichtsinnigen Praktikern, wild spekulierenden Theoretikern, aber auch von habgierigen Schwindlern finden sich in den hippokratischen Schriften, die zwischen 400 v. Chr. und 100 n. Chr. Geburt entstanden. Neben der Neigung zur kräftigen Polemik hat dies auch einen realen Hintergrund, denn ärztliche Tätigkeit unterlag in der Antike keinerlei Aufsicht oder gesetzlichen Regelungen wie z. B. Schadenersatzverpflichtungen. Die einzige Konsequenz eines Fehlverhaltens war der schlechte Ruf, um den sich aber gerade die Verursacher nicht besonders kümmerten. Eine klar geregelte Ausbildungsordnung ebenso wie ein Verhaltenskodex wurden in der Antike offensichtlich von den Ärzten selbst zur Abhilfe vorgeschlagen.
Entsprechende Texte sind im Rahmen des Corpus Hippocraticum erhalten. Ausbildung und Unterweisung der Mediziner sollten nach diesen Vorschlägen schon in der Kindheit beginnen, wenn eine natürliche Begabung zu erkennen war. Fleiß und Zeit würden das Übrige tun, so daß eine tiefe Kenntnis der Medizin erreicht sei, bevor der Arzt mit den Reisen von Stadt zu Stadt beginne.
Für das äußere Auftreten des Arztes werden detaillierte Verhaltensvorschriften gegeben: Er soll sich einstudierter und übertriebener Gesten enthalten. Die ideale Bekleidung des Arztes ist einfach und praktisch. Sie eignet sich sowohl zur Kontemplation als auch zur Reflektion und für Spaziergänge. In Diskussionen soll der Arzt ernst, einfach, aber auch scharf fragen und antworten, darf aber die Beherrschung nicht verlieren. Mit einer ärztlichen Ethik, wie sie im sog. hippokratischen Eid zu finden ist, können diese Verhaltensvorschriften kaum verglichen werden. Die Normen, an denen sich der Eid ausrichtet, waren die Normen einer verschwindend geringen Minderheit von Ärzten. Mit Hippokrates und der an theoretischen ebenso wie philosophischen Konzepten ausgerichteten Medizin seiner Zeit ist der Eid nicht in Verbindung zu bringen. Der Kernsatz des Eides, der dem Schwörenden auferlegt, sein Leben und seine Kunst »rein und heilig« zu bewahren, zeigt, daß es sich in diesem religiös orientierten Gelöbnis nur um das Zeugnis einer kleinen Sekte gehandelt haben kann. Unter dem späteren Einfluß des Christentums hat dann gerade dieser Aspekt dazu geführt, daß dem Eid zunehmend mehr Bedeutung zukam.

Ärzteschulen der Antike liefern medizinische Erklärungsmodelle

Parallel zu der wissenschaftlich-philosophischen Entwicklung der Antike entwickelten sich auch verschiedene Schulsysteme in der Medizin. Zu den wichtigsten Ärztegruppierungen der Antike zählen die sog. Schule von Alexandria, die Empiriker, die Methodiker und die Pneumatiker.
Im 3. Jahrhundert v. Chr. führte zunächst das neue Zentrum der hellenistischen Wissenschaft, die ägyptische Küstenstadt Alexandria, die Medizin zu bedeutenden Fortschritten. Vor allem zwei Vertretern der sog. Schule von Alexandria ist diese Blütezeit antiker Medizin zu verdanken. Herophilos von Chalkedon (um 300 v. Chr.) hat wahrscheinlich die ersten Pulsmessungen und Pulsanalysen durchgeführt. Außerdem unterschied er in der Nervenphysiologie zwischen sensiblen und motorischen Lähmungen. Der zweite bedeutende Vertreter der Schule von Alexandria, Erasistratos von Keos (um 250 v. Chr.), baute auf den Erkenntnissen des Herophilos auf und kann als Begründer der experimentellen Physiologie bezeichnet werden. Ebenso wie Herophilos war er Anhänger der Pneumalehre. Diese Lehre vertrat die Ansicht, daß in den Gefäßen eine luftartige Substanz, das Pneuma, transportiert würde. Das Herz war für Erasistratos Ausgangspunkt aller Flüssigkeits- und Pneumabewegung im menschlichen Körper. Möglicherweise kannte er bereits die Pumpenfunktion des Herzens. Im Bereich der Stoffwechselphysiologie hat er sich mit dem Problem von Nahrungszufuhr und Nahrungsverbrauch befaßt.
Die zweite große Schule, die sich in Alexandria gegen Ende des 3. Jahrhunderts v. Chr. bildete, war die der sog. Empiriker. Sie folgten der Philosophie der Skeptiker und leiteten von dieser ihre Theoriefeindlichkeit her: Experimente und die Erforschung der Krankheitsursachen lehnten sie ab. Daher konzentrierten sie sich auf die Entwicklung der Therapie und besonders der Arzneimitteltherapie. In ihrer radikalen Skepsis wurden die Empiriker schließlich zu dogmatischen Außenseitern.
Eine außerordentlich eklektisch orientierte Schule war die der Methodiker, die sich seit dem 1. Jahrhundert v. Chr. nicht nur in Griechenland, sondern nun auch in Rom nachweisen läßt. Sie gründete sich vor allem auf eine bestimmte Vorstellung von der Bewegung bzw. Umlagerung der Atome. Dieser Idee folgend hat ein Vertreter der Methodiker, Asklepiades von Bithynien (1. Jh. v. Chr.), Krankheit als Störung des organischen Atomismus nach Größe, Form und Beweglichkeit der Atome definiert. Auf dieser Theorie bauten die Methodiker später ein Krankheitskonzept auf, das drei Spannungszustände in den Wänden der Körperporen differenziert: Status laxus, status strictus und status mixtus. Alle Krankheiten ließen sich auf einen dieser drei Zustände zurückführen, so daß die Ärzte dieser Schule wenig an weiteren Kenntnissen zu benötigen glaubten. In der Therapie beschränkten sie sich vor allem auf Laxantien (Abführmittel) und Adstringentien (austrocknende bzw. blutstillende Mittel).
Im 1. Jahrhundert v. Chr. entstand schließlich auch die vierte große Ärzteschule der Antike: Die Schule der Pneumatiker. Diese orientierte sich in ihrer philosophischen Ausrichtung an der Stoa, einer 300 v. Chr. von Zenon von Kition gegründeten Philosophenschule. Grundlage des Konzeptes der Pneumatiker war die Vorstellung vom Pneuma. Dieses lebensspendende stoffliche Prinzip wird ihrer Ansicht nach vom Menschen durch die Lungen mit der Luft aufgenommen, um die vom Herzen produzierte Hitze abzukühlen. Zusammen mit dem in der Leber gebildeten Blut erhalte es in allen Teilen und Organen des Körpers dessen Funktionen. Neben dieser Pneumalehre entwickelte die Schule der Pneumatiker eine Vielzahl anderer Theorien, daneben entstanden auch einige z. T. gute klinische Beschreibungen.

Über die Antike hinaus gültig: Die Physiologie des Galen

Den Abschluß und Höhepunkt der antiken Medizin bildet das Werk des griechischen Arztes Galen, der im zweiten nachchristlichen Jahrhundert lange in Rom weilte. Es ist ein bewußter Rückgriff auf Hippokrates bzw. die Schriften des Corpus Hippocraticum, die entweder von Hippokrates selbst oder aber auch nur unter seinem Namen überliefert sind, und gründet auf der Qualitäten- und Säftelehre. Galens daraus abgeleitete Blutbewegungsphysiologie basierte auf der Annahme, daß die Leber der Ort einer ständigen Blutproduktion sei. Die Physiologie Galens beeinflußte die Medizin der folgenden Jahrhunderte und behielt bis zum Beginn der Neuzeit fast absolute Autorität.

Charlotte Schubert

500

500–1 v. Chr.

Um 500 v. Chr.–400 n. Chr. Asklepios, der Sohn des Gottes Apollon, wird von den Völkern der Mittelmeerländer bei Krankheit als Heilgott angerufen. → S. 38

Um 500. Die älteste griechische Ärzteschule entsteht in Kroton (heute: Crotone; Süditalien). Zu ihren berühmtesten Vertretern zählen Alkmaion (→ S. 41), Schöpfer der Isonomie-Lehre (Gesundheit als gleichmäßige Mischung von Qualitäten wie warm, kalt usw.), und der Wanderarzt Demokedes.

Um 480. Der Philosoph Anaxagoras läßt sich in Athen nieder und entwickelt seine Theorie der absoluten Macht der Natur (Physis). Sie beeinflußt die traditionelle Idee einer »Heilkraft der Natur«.

Um 460. Auf der griechischen Insel Kos wird Hippokrates geboren. Der Begründer der rational-empirischen Medizin (Ärzteschule von Kos) gilt als »Vater« der europäischen Heilkunde. → S. 36

Um 450. Mediziner der Ärzteschule von Knidos entwickeln die Vorstellung, daß Krankheiten ihren Sitz in den festen Teilen des Körpers haben. Sie schlagen deshalb eine örtliche Behandlung vor.

Das römische Zwölftafelgesetz verbietet die Bestattung von Toten mit Goldbeigaben. Ausnahmen werden jedoch gemacht, wenn Golddrähte zur Befestigung lockerer oder falscher Zähne verwendet wurden.

Um 430. Empedokles von Agrigent begründet die Vier-Elementen-Lehre. Seiner Meinung nach gibt es nur vier Weltgrundstoffe, nämlich Feuer, Wasser, Luft und Erde. Diesen vier Elementen ordnet er vier Qualitäten (heiß, feucht, trocken und kalt) zu. Damit schafft er die Grundlage für die Vier-Säfte-Lehre der Humoralpathologie (→ S. 55).

430–425. Während des Peloponnesischen Krieges stirbt in Athen ein Großteil der Bevölkerung an einer Epidemie. Es handelt sich vermutlich nicht um die Pest, sondern um eine Kombination verschiedener Infektionskrankheiten. → S. 42

430. Der griechische Geschichtsschreiber Herodot berichtet in seinem neunbändigen Geschichtswerk u.a. über das Verfahren der Einbalsamierung der Toten bei den Ägyptern (→ um 3000/S. 18), die »nach den Lybiern die gesündesten aller Menschen« seien.

Um 400. Unter der Leitung des griechischen Arztes Hippokrates (→ um 460/S. 36) und seines Schwiegersohns Polybos existiert auf der Insel Kos eine Ärzteschule. → S. 37

Auf der griechischen Insel Kos beginnt der Bau an einem Heiligtum für den Gott Asklepios. Der Tempel, dessen Terrassenanlage erst im 2. Jahrhundert fertiggestellt wird, entwickelt sich zu einem der berühmtesten Zentren des Asklepios-Kultes der Antike. → S. 39

332. Die Eroberung Ägyptens durch den makedonischen König Alexander den Großen fördert die Bereicherung der griechischen Medizin durch die ägyptische Heilkunde. → S. 42

Um 330. Der griechische Gelehrte Aristoteles begründet in Athen seine Philosophenschule. Diese entwickelt und praktiziert erstmals die systematische Erforschung der Natur. → S. 40

Nach 330. Der »hippokratische Eid« wird von einer Gruppe griechischer Ärzte als ethischer Code abgefaßt (→ um 400/S. 37).

Um 320. Die Ptolemäer, eine hellenistische Herrscherdynastie in Ägypten, schaffen in Alexandria, der Hauptstadt ihres Reiches, ein besonderes Zentrum für Naturforscher und Ärzte, das sog. Mouseion.

Um 300. Auftreten und Aussehen des »idealen« Arztes werden in einer Schrift der griechischen Medizin fixiert. → S. 41

Zur Behandlung von Verrenkungen und Knochenbrüchen wenden die griechischen Knochenchirurgen bereits verschiedene Therapiemethoden an. → S. 42

Um 280. Die Ärzteschule von Alexandria als Zentrum der antiken Naturwissenschaft entsteht. Hier erforschen u.a. Herophilos von Chalkedon und Erasistratos von Julis auf Keos die Anatomie. → S. 43

2. Jahrhundert. Konservative Römer, unter ihnen auch der Politiker Marcus Porcius Cato, wenden sich gegen den griechischen Einfluß auf die römische Volksmedizin. → S. 43

Das chinesische Medizin-Werk »Huang-ti nei-ching« wird niedergeschrieben. → S. 44

Akupunktur und Moxibustion zählen zu den wichtigsten Diagnose- und Therapiemethoden der Medizin in China. → S. 45

1. Jahrhundert. Mithridates VI. Eupator (132–63 v. Chr.), König von Pontus, unternimmt Experimente mit Giften und Gegengiften am eigenen Leib und entwickelt das »Antidotum Mithridaticum«, das aus 40 bis 50 Stoffen besteht, darunter auch Opium (→ um 60/S. 49).

91. Der griechische Arzt Asklepiades kommt nach Rom und entwickelt hier ein mechanistisch-atomistisches Krankheitskonzept: Der Körper besteht demnach aus einem Gewebe von Atomen, in deren Poren sich andere Atome frei bewegen. Störungen dieser Bewegung rufen Krankheiten hervor.

Um 80. Mit den leges Corneliae erläßt der römische Feldherr und spätere Diktator Lucius Sulla (138–78) u.a. das erste Verbot gegen das Vergiften (→ S. 49).

Um 50. Apollonius von Kition verfaßt einen Kommentar zur hippokratischen Schrift »Über die Gelenke« (→ um 300/S. 42).

Leitbild Hippokrates

Um 460 v. Chr. Hippokrates, der Begründer der rational-empirischen Medizin, wird vermutlich auf der griechischen Insel Kos geboren. Über das Leben und Werk dieses wohl berühmtesten Arztes der Antike ist wenig Genaues bekannt. Sicher ist nur, daß er nicht der Autor des sog. hippokratischen Eides (400–300 v. Chr.) ist und auch nur einen relativ kleinen Teil der etwa 60 Schriften umfassenden Textsammlung des »Corpus Hippocraticum« (um 500 v. Chr.–100 n. Chr.) selbst verfaßt hat. Bereits als Kind soll Hippokrates, dessen Familie (die sog. Asklepiaden) den Heilgott »Asklepios« als Vorfahren beansprucht, von seinem Vater Herakleidas entsprechend der Familientradition in den Ärzteberuf eingeführt worden sein. Es folgen Reisen durch Kleinasien und Griechenland. Danach kehrt der bereits zu Lebzeiten berühmte Arzt nach Kos zurück, um hier zu schreiben, zu praktizieren und zu lehren. Im Alter lebt er vermutlich in Larissa, wo ein Grabstein an der Straße nach Gortyn an seinen Tod um 380/70 v. Chr. erinnert.

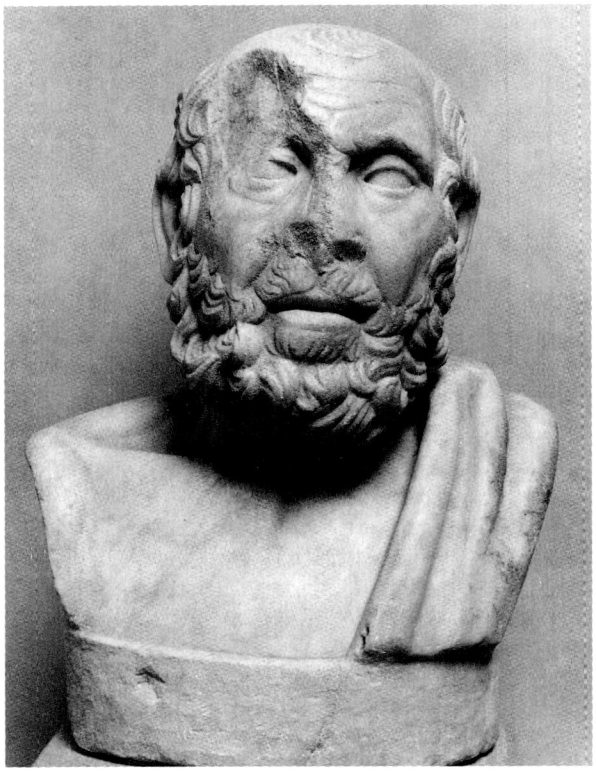

Büste des Hippokrates (2. Jh. v. Chr.); seine Biographen erklären den griechischen Arzt zum »Vater der Heilkunde«.

Das Medizinkonzept des Hippokrates wird von dem griechischen Philosophen Platon (428/27–347 v. Chr.) als naturphilosophisch beschrieben. Dem entspricht die bei Platon erwähnte Forderung des Hippokrates, daß der Arzt das »Ganze der Natur kennen« muß, bevor dieser den Patienten behandeln kann. Der Arzt soll über eine Konzeption verfügen, mit deren Hilfe er beurteilen kann, wie sich die Gesamtheit von Kosmos und Natur zum Menschen verhält. Genauer gesagt, wie sich die Einzelelemente, aus denen sich alles zusammensetzt, zueinander und zum menschlichen Körper verhalten. Damit gehört Hippokrates zum Umkreis jener Ärzte, für die das Verhältnis von Mensch und Natur (d.h. Umwelt) vor allem von den äußeren Einflüssen abhängt. Geographische, klimatologische und meteorologische Beobachtungen sind Hilfsmittel, um Krankheiten je nach Jahreszeiten und Konstitutionstypen (Phlegmatiker, Choleriker, Sauguiniker, Melancholiker) zu klassifizieren.

Mit dieser besonderen Wertschätzung der systematischen Beobachtung für die Diagnose und Prognose des Arztes bricht Hippokrates mit der Tradition der an die Religion gebundenen Medizin (theurgisches Medizinkonzept). Der Verlauf der Krankheit ist nicht mehr vom Eingreifen der Götter abhängig, sondern vom rational-empirischen Handeln des Arztes.

Die beiden Söhne des Hippokrates, Drakon und Thessalos, sowie sein Schwiegersohn Polybos führen die ärztliche Familientradition fort. Auf der Insel Kos wird Hippokrates später als Heros (Halbgott) kultisch verehrt. Koische Bronzemünzen der frühen Kaiserzeit tragen sein Bildnis. Das bedeutendste Porträt entsteht im 2. vorchristlichen Jahrhundert.

Medizinisches Wissen für die Nachwelt festgehalten

Um 400 v. Chr. Zur Dokumentation medizinischen Wissens und Belehrung des Nachwuchses beginnen Ärzte auf der Insel Kos und in der griechischen Stadt Knidos (heute: Ruinenstätte auf der türkischen Halbinsel Resadiye) mit der Aufzeichnung ärztlicher Erfahrungen.

Die ersten Schriften dieses Corpus Hippocraticum, von dem heute rund 60 Werke erhalten sind, entstehen zu Lebzeiten des Hippokrates (um 460–380/70 v. Chr.), eventuell sogar früher, die letzten vermutlich im 2. Jahrhundert n. Chr. Die sprachlichen und sachlichen Unterschiede innerhalb der Sammlung sind groß, einzelne Schulzusammenhänge jedoch feststellbar.

Zu der ältesten Gruppe des Corpus gehören die Abhandlungen der Ärzteschule von Knidos aus dem 5. Jahrhundert v. Chr. Unter den »knidischen« Schriften befinden sich viele frauenheilkundliche Werke der frühen Zeit.

Mit einem besonders programmatischen Anspruch tritt eine andere Gruppe von Werken auf, die ebenfalls aus dieser Zeit stammt. Zu ihr zählen u. a. die Schriften »Über die Umwelt« (De aeribus), »Über die heilige Krankheit« (De morbo sacro; → S. 40), »Über die Lebensweise« (De victu) und »Über die Natur des Menschen« (De natura hominis). In diesen Abhandlungen versuchen die Autoren von unterschiedlichen, z. T. konträren Standpunkten aus zu ergründen, wie die Gesetze zu finden seien, die für die menschliche Natur im allgemeinen gelten. Die Argumentationen sind deutlich von der Naturphilosophie geprägt. Die Medizin übernimmt die Aufgabe, Maßstäbe zu setzen, mit deren Hilfe nicht nur die allgemeine Krankheitssymptomatik erfaßt werden kann, sondern mit denen dem Arzt auch objektive, allgemeingültige Kriterien für seine Arbeit an die Hand gegeben werden.

Grundlegend für die Krankheitslehre des Corpus Hippocraticum ist die Humoralpathologie (→ S. 55), die als Ursache für Krankheiten eine fehlerhafte Mischung der Körpersäfte annimmt. Entscheidend für das Gleich- oder Ungleichgewicht der Säfte, d. h. für das Gesund- oder Krankwerden, ist die »physis«, die Heilkraft der Natur. Daraus folgt, daß der Arzt ausschließlich die Naturheilkraft zu beachten und nach allen Regeln der Kunst zu unterstützen hat.

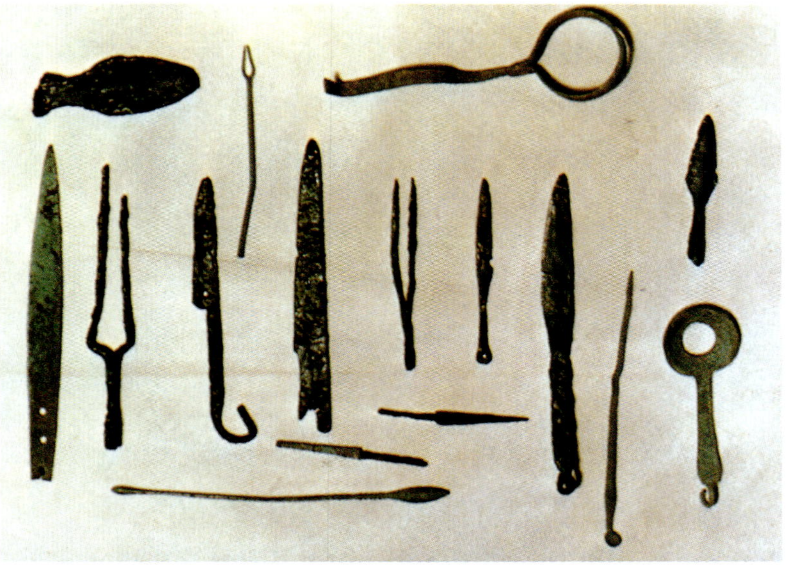

Chirurgische Instrumente aus hippokratischer Zeit (Archälogisches Museum, Epidauros); die griechische Chirurgie wird systematisch gelehrt.

Die sechs Bücher über die Epidemien, die Aphorismen und das Prognosebuch (5. Jh./Anfang 4. Jh. v. Chr.) stehen in der Tradition der Schule von Kos, verweisen aber gleichzeitig auf früheres medizinisches Schrifttum. Zu den jüngeren Schriften gehören anatomische sowie deontologische (standeskundliche) Werke, wie z. B. der sog. hippokratische Eid oder die Schrift mit dem Titel »Gesetz«. Zu den jüngsten Werken werden die pseudobiographischen Schriften über Hippokrates gerechnet, die z. T. aus dem 1. Jahrhundert n. Chr. stammen.

Im letzten Viertel des 3. Jahrhunderts v. Chr. beginnt in den großen Bibliothekszentren von Alexandria und Seleukia die Edition der Schriftensammlung. Artemidor von Kapitonn ordnet sie im 2. Jahrhundert neu. Über Byzanz wird sie zusammen mit den Glossaren und Kommentaren in das lateinische Mittelalter tradiert. Neben vereinzelten Papyrusfunden sind die Texte heute nur noch in byzantinischen Handschriften (in griechischer Sprache) erhalten, einige davon in arabischer oder lateinischer Übersetzung.

Der Eid des Hippokrates legt ärztliche Pflichten fest

Chronik Dokument

Der sog. Eid des Hippokrates gilt noch heute als Fundament der ärztlichen Ethik. Doch stammt dieses wohl bekannteste Schriftstück des Corpus Hippocraticum vermutlich nicht von Hippokrates selbst. Sowohl das Verbot der Abtreibung und der Beihilfe zum Selbstmord, die beide für die hippokratischen Ärzte legitime Maßnahmen darstellen, deuten darauf hin, daß es sich um ein posthippokratisches Dokument handelt. Wissenschaftler vermuten, daß insbesondere das Operations-Verbot ein Beleg dafür ist, daß die Urheber des Eides von der Sekte der Pythagoräer (500–350 v. Chr.) beeinflußt sind, die das Schneiden als Therapiemethode ablehnt.

»1. Ich schwöre und rufe Apollon den Arzt und Asklepios und Hygieia und Panakeia und alle Götter und Göttinnen zu Zeugen an, daß ich diesen Eid und diesen Vertrag nach meiner Fähigkeit und nach meiner Einsicht erfüllen werde.

Ich werde den, der mich diese Kunst gelehrt hat, gleich meinen Eltern achten, ihn an meinem Unterhalt teilnehmen lassen, ihm, wenn er in Not gerät, von dem Meinigen abgeben, seine Nachkommen gleich meinen Brüdern halten und sie diese Kunst lehren, wenn sie sie zu lernen verlangen, ohne Entgelt und Vertrag. Und ich werde an Vorschriften, Vorlesungen und aller übrigen Unterweisung meine Söhne und die meines Lehrers und die vertraglich verpflichteten und nach der ärztlichen Sitte vereidigten Schüler teilnehmen lassen, sonst aber niemanden.

2. Ärztliche Verordnungen werde ich treffen zum Nutzen der Kranken nach meiner Fähigkeit und meinem Urteil, hüten aber werde ich mich davor, sie zum Schaden und in unrechter Weise anzuwenden.

3. Auch werde ich niemandem ein tödliches Mittel geben, auch nicht, wenn ich darum gebeten werde, und werde auch niemanden dabei beraten; auch werde ich keiner Frau ein Abtreibungsmittel geben.

4. Rein und fromm werde ich mein Leben und meine Kunst bewahren.

5. Ich werde nicht schneiden, sogar Steinleidende nicht, sondern werde das den Männern überlassen, die dieses Handwerk ausüben.

6. In alle Häuser, in die ich komme, werde ich zum Nutzen der Kranken hineingehen, frei von jedem bewußten Unrecht und jeder Übeltat, besonders von jedem geschlechtlichen Mißbrauch an Frauen und Männern, Freien und Sklaven.

7. Was ich bei der Behandlung oder auch außerhalb meiner Praxis im Umgang mit Menschen sehe und höre, das man nicht weiterreden darf, werde ich verschweigen und als Geheimnis bewahren.

8. Wenn ich diesen Eid erfülle und nicht breche, so sei mir beschieden, in meinem Leben und in meiner Kunst voranzukommen, indem ich Ansehen bei allen Menschen für alle Zeit gewinne; wenn ich ihn aber übertrete und breche, so geschehe mir das Gegenteil.«

Kranke bitten den göttlichen Arzt Asklepios um Hilfe

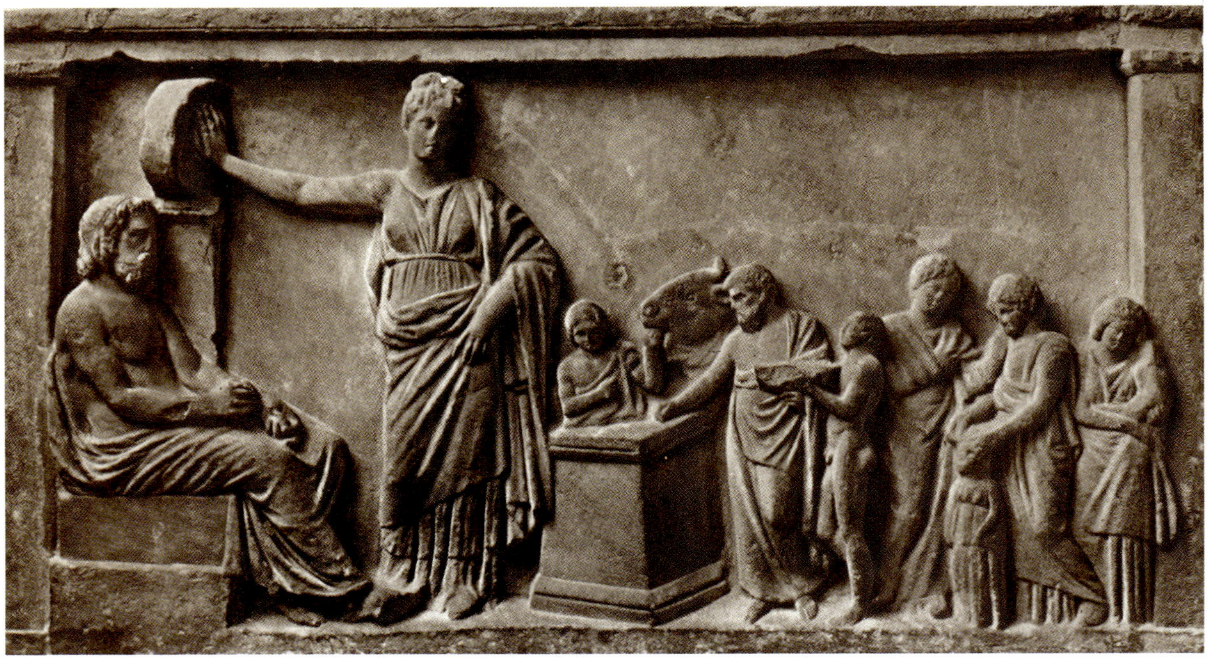

Asklepios (l.) und Hygieia (2. v. l.) erhalten von einer Familie ein Stieropfer (griech. Relief).

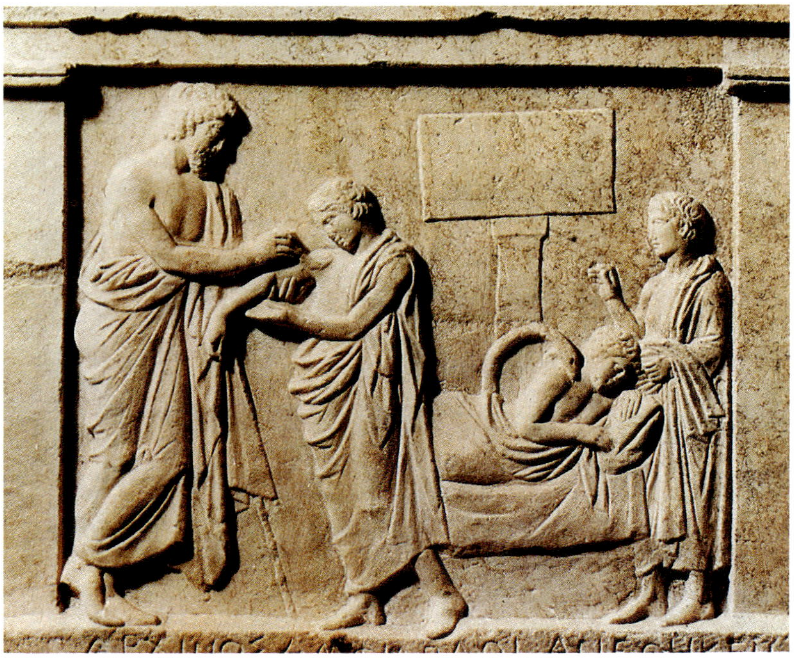

Der Heilgott Amphiaraos heilt die Schulter des Archinos; er erscheint ihm im Traum (l.); die Schlange leckt die schmerzende Körperstelle, während der Kranke im Heilschlaf (»Inkubation«) liegt (Weihrelief, 5. Jh. v. Chr.).

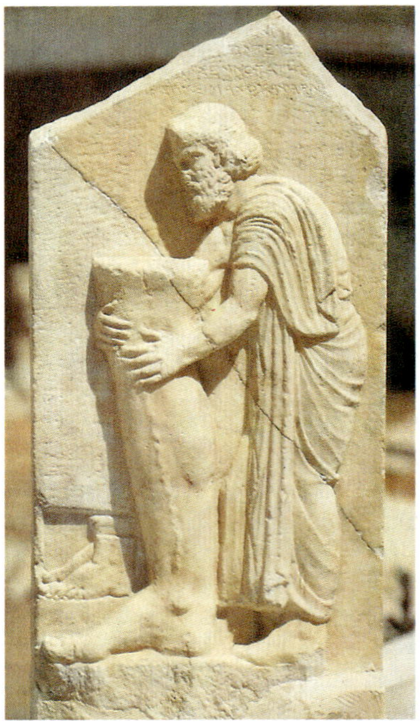

Der Patient Amynos dankt für sein von Krampfadern geheiltes Bein (Weihrelief, 4. Jh. v. Chr.).

Um 500 v. Chr.–400 n. Chr. In fast allen Mittelmeerländern rufen die Menschen im Falle einer Krankheit den Heilgott Asklepios, den Sohn des Apollon, an. Dieser Kult als typische Ausprägung eines theurgischen Medizinkonzeptes wurzelt in der vermutlich im 8. Jahrhundert v. Chr. entstandenen Asklepios-Legende. Bereits in der Ilias berichtet Homer von einem König Asklepios aus dem thessalischen Trikka (heute: Trikala). Dieser Heros wird als hervorragender Arzt geschildert, der sein heilkundliches Wissen bei dem Zentauren Chiron erworben hat. Zusammen mit seinen Söhnen Podaleirios und Machaon, die auch als bedeutende Ärzte gelten, soll Asklepios an den Kämpfen um Troja teilgenommen haben. Als er es jedoch wagt, Tote zum Leben zu erwecken, tötet ihn Zeus durch einen Blitzstrahl.

In Epidauros, dem späteren Zentrum des Asklepioskultes südöstlich von Korinth, wird dieser Mythos eines neuen Heilgottes von Priestern umgeformt und vom 6./5. Jahrhundert v. Chr. an verbreitet.

Der modifizierten Legende folgend, bringt Koronis, die Geliebte des Gottes Apollon, das gemeinsame Kind, Asklepios, in Epidauros zur Welt. Sie setzt es in den Bergen aus, wo der Junge von einer Ziege ernährt und einem Hund bewacht wird. Da göttlicher Glanz von ihm ausgeht, wird er von Hirten gefunden. Seine Heilkraft macht Asklepios im ganzen Land berühmt.

Die Legende vom göttlichen Kind, die in den neugeschaffenen Asklepioskult aufgenommen wird, ist ein häufig verwandtes Element für göttliche Mythen, so vollbringt z.B. auch Apollon als Kind Wundertaten. Apollon und Asklepios gelten beide als »Übelabwehrer«. Häufig werden sie in den Asklepiosheiligtümern gemeinsam verehrt, wobei der Sohn allgemein den Vater an Bedeutung überragt.

Für den Heilkult erweitern die Priester von Epidauros außerdem die Familie des Asklepios. Der Heilgott hat nun eine Gattin, Epione (die »Milde«), und mehrere Töchter: Hygieia, die »Gesundheit« (daher stammt der Begriff »Hygiene«), und Akeso, Iaso und Panakeia, die »Allheilende« (daher stammt der Begriff »Panazee«, das Allheilmittel). Diese Töchter sind jedoch bloße Verkörperungen der väterlichen Heilkraft. Die beiden Söhne Podaleirios und Machaon treten ganz hinter den Vater zurück.

Auf den bildlichen Darstellungen werden dem Gott vor allem die Attribute Schlange und Hund beigegeben. Wie andere Götter (Zeus, Apollon) erscheint auch Asklepios als Schlange. Diese gilt als gutartiges Tier und soll bei den Heilungen durch Lecken und Berühren mitwirken. Ebenso wie die Schlange, die als Inkarnation chthonischer (erdgebundener) Gottheiten uralte Tradition hat (→ S. 27), tritt auch der Hund oft in Begleitung altorientalischer Heilgötter auf. Beide Tiere weisen so auf die Verbindung des jungen Heilheros Asklepios mit alten Überlieferungen hin.

Dagegen handelt es sich bei dem Stab des Asklepios, um den sich die Schlange windet, ursprünglich nur um einen schlanken Stock, der als Stütze dient. Diese Darstellung des schlangenumrankten Stabes, später zum Knotenstock ausgestaltet, wird jedoch immer weiter überliefert. Im Laufe der Zeit wird er zu einem charakteristischen Attribut des Heilgottes. Erst im Mittelalter entwickelt sich der Schlangenstab zu dem Symbol für Heilkunst und Ärztestand, das noch heute überall in Gebrauch ist.

Im Tempel des Heilgottes ist Schlaf die beste Therapie

Um 400 v. Chr. Eines der berühmtesten Zentren des Asklepios-Kultes, der sich seit dem 6./5. Jahrhundert v. Chr. von Epidauros aus über die griechischsprachige Welt (und später auch im römischen Raum) verbreitet, entsteht auf der griechischen Insel Kos.

Das Asklepios-Heiligtum (Asklepieion, Plural: Asklepieien), dessen Bau mehrere Generationen lang dauert, wird von Kranken aufgesucht, die oftmals eine lange Anreise hinter sich haben. Die Pilger hoffen, daß sie hier der Heilgott im Schlaf heilen und ihnen in Traumorakeln Ratschläge erteilen wird. Eine riesige Freitreppe führt den Besucher auf die unterste der drei Terrassen. Dort befinden sich zahlreiche Brunnen, an denen die rituellen Waschungen vorgenommen werden. Über eine weitere Freitreppe gelangt man auf die mittlere Terrasse, die Ebene, auf der die Besucher dem Gott opfern. Hier liegt auch der Thesauros, das Schatzhaus des Heiligtums. Von jedem, der die Hilfe des Gottes in Anspruch nimmt, wird eine »Geldspende«, ein Honorar, erwartet. Die dritte Freitreppe führt auf die höchste Terrasse, die von drei Seiten mit Säulenhallen umgeben ist. In diesem »Abaton« findet der sog. Heilschlaf, die »Inkubation«, statt. Priester geleiten die Patienten in den Liegeraum, in dem während des Schlafs die Heilung erfolgen soll.

Aus dem frühen 4. Jahrhundert v. Chr. ist eine Schilderung erhalten, welche die nächtlichen Vorgänge während des Heilschlafs beschreibt. Allerdings stammt sie aus einer Komödie des attischen Dichters Aristophanes und ist einem ungebildeten Sklaven in den Mund gelegt: Gegen Abend legen sich die Kranken in den hierfür vorgesehenen Räumen auf die Liegen (griech. »kline«; daher stammt der Begriff »Klinik«) nieder. Die Tempeldiener (griech. »therapeutes«) löschen das Licht und ermahnen alle zur Ruhe. Nach dem Augenzeugenbericht des Sklaven geht dann ein Priester herum, um die Opferkuchen von den Altären einzusammeln. Danach tritt der Gott auf, begleitet von zwei Töchtern und einem Sklaven. Er geht von Bett zu Bett, untersucht die Kranken, mischt Salben und Säfte. In der Schilderung aus der Komödie des Aristophanes geht es um die Heilung eines Blinden, die der Gott mit Hilfe seiner Schlangen vollbringt. Sie sollen dem Blinden die Lider geleckt und dadurch die Sehkraft wiedergegeben haben.

Neben dieser mythischen Darstellung belegen allerdings Inschriften und Votivtafeln in allen Asklepieien eindeutig die zahlreichen Heilerfolge der Tempelmedizin. Eine solche Heilungsgeschichte wird auf Votivtafel aus Epidauros geschildert: »Demosthenes von X, gelähmt an den Beinen. Dieser kam in das Heiligtum auf einer Bahre und ging auf Stöcke gestützt herum. Als er sich im Heilraum zum Schlaf gelegt, sah er ein Gesicht: Er träumte, der Gott verordne ihm, vier Monate im Heiligtum zu bleiben, weil er in dieser Zeit gesund werden würde. Hierauf kam er innerhalb der vier Monate, als er an den letzten Tagen mit zwei Stöcken in den Heilraum hineingegangen war, gesund heraus.«

Aus heutiger Sicht haben die psychosomatischen Ursachen vieler Krankheiten, die Bereitschaft und der Glaube der Hilfesuchenden sowie die Ausstrahlung des Ortes sicher zu der Wechselwirkung beigetragen, die den Erfolg der Tempelmedizin im Zeichen des Asklepios gewährleistet hat.

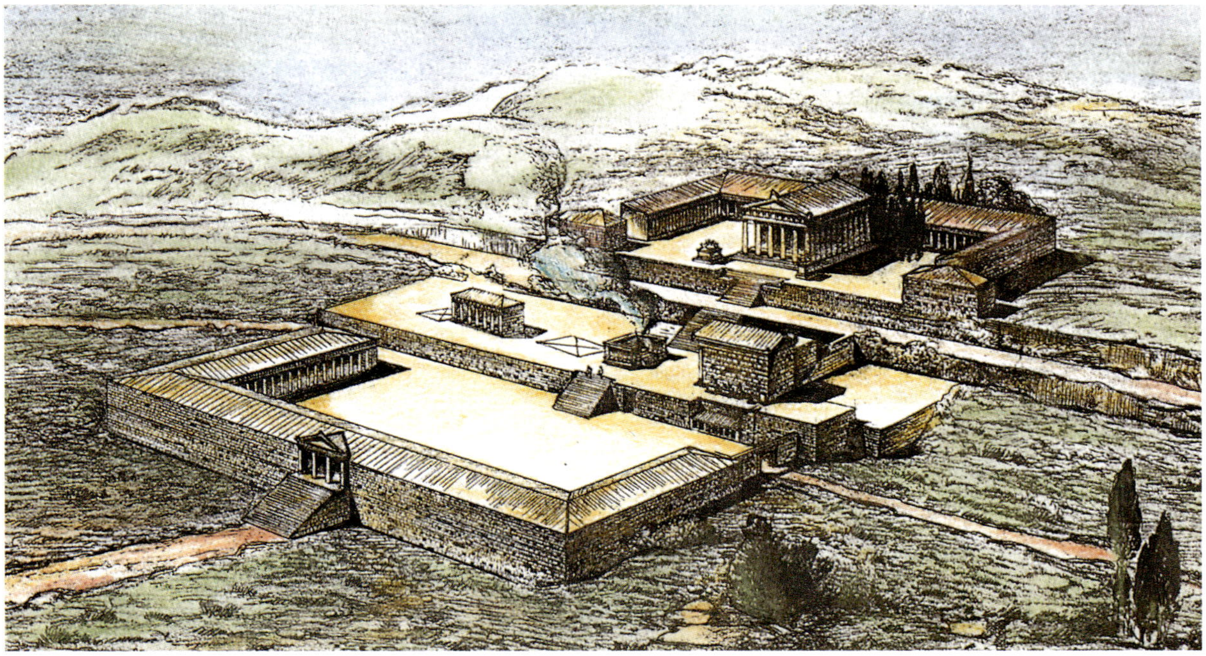

Rekonstruktionszeichnung des Asklepios-Heiligtums von Kos mit der dreifachen Terrassenanlage (mod. Kolorierung)

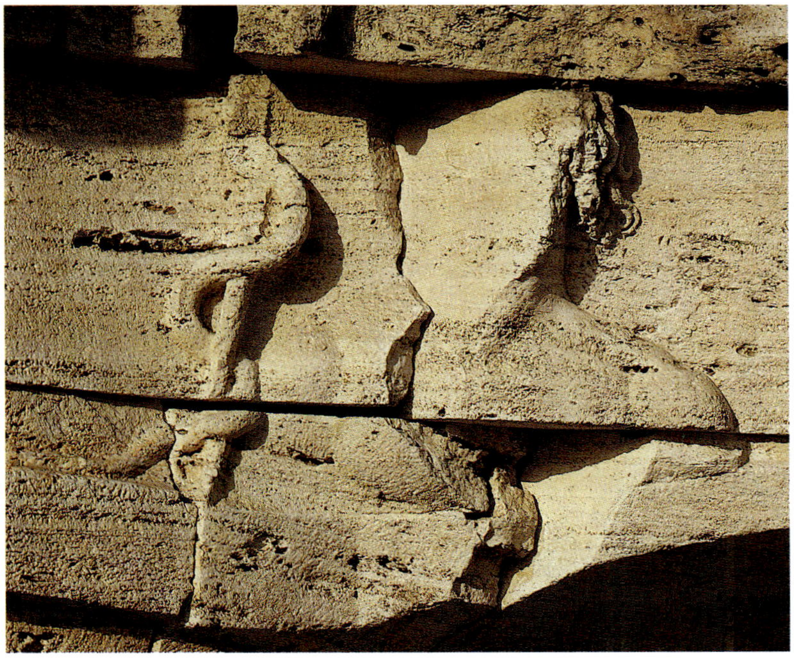

Darstellung der heilenden Schlange am »Heiligen Schiff« des Asklepios an der Spitze der Tiberinsel, das um 291 v. Chr. errichtet wurde. Der Kult um den Heilgott wird in dieser Zeit von Epidauros nach Rom übertragen.

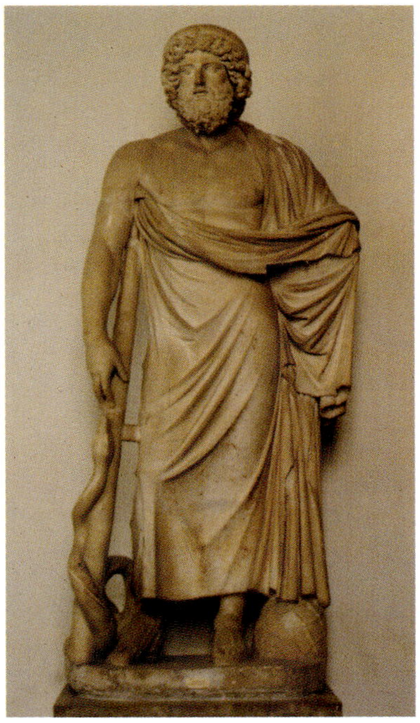

Der griechische Heilgott Asklepios mit seinem Schlangenstab (Museo Nazionale, Neapel)

Krankheitsbild:

Epilepsie gibt den Ärzten Rätsel auf

In der hippokratischen Schrift »Über die heilige Krankheit« (De morbo sacro) wird der Begriff Epilepsie erstmals in Verbindung mit der spezifischen Symptomatik dieses Anfallsleidens gebraucht:

»Die Hände aber werden kraftlos und verkrampfen sich . . . die Augen verdrehen sich . . . Schaum, der aus dem Mund austritt, kommt von der Lunge.«

Der heute unbekannte Autor der Schrift setzt sich kritisch mit dämonologischen Krankheitserklärungen der Epilepsie (von griech. epilambanein = heftig ergreifen, zupacken) auseinander und verurteilt magische Zauberpraktiken seiner Zeitgenossen als Maßnahme gegen diese Krankheit: »Diese Menschen nahmen die göttliche Macht als Deckmantel ihrer Ratlosigkeit, weil sie nicht wußten, wie sie den Kranken helfen sollten.«

Für den von der hippokratischen Medizin beeinflußten Arzt hat die Epilepsie eine natürliche Ursache und ist auf rationale Weise zu behandeln. »Schuld an diesem Leiden ist das Gehirn, wie auch an den wichtigsten Krankheiten sonst.«

Grand mal und Petit mal

Das Wort Epilepsie wird bereits vor der hippokratischen Zeit (5. Jh. v. Chr.) allgemein zur Bezeichnung von jenen Krankheiten gebraucht, die durch ein akutes Befallenwerden (z. B. Fieberanfall, Schmerzanfall) charakterisiert sind. Der heutige Begriff der Epilepsie umfaßt Anfallsleiden verschiedener Ursachen, etwa als Folge von Hirnveränderungen, Stoffwechselstörungen oder erblicher Belastung.

Die »genuine Epilepsie« kann ursächlich nicht erklärt werden. Das Krankheitsbild ist gekennzeichnet durch generalisierte, länger andauernde Krämpfe, Bewußtseinsverlust, Hinfallen, spontanen Abgang von Urin und Stuhl (Grand mal) bzw. kurzzeitigen Bewußtseinsverlust (Absence), kurzdauernde Krämpfe oder besondere Empfindungen bzw. Schmerzanfälle in bestimmten Körperteilen (Petit mal).

Leiden mit vielen Namen

Im Lauf der Geschichte hat die Epilepsie unzählige Krankheitsnamen erhalten, wie etwa »orbus insputatus, scelestis, lunaticus, daemoniacus« oder »böse Staupe, Gichter, Fraislein, Fallsucht«. Im Mittelalter gilt sie als Ausdruck der Besessenheit von bösen Geistern, als »schedelnde (schüttelnde) Gottesstraf«. Zahlreiche, regional unterschiedliche Heilige werden gegen die Epilepsie angerufen. Dementsprechend wird sie auch als »St.-Veltins-Weh«, »St.-Johannes-Übel«, »St.-Cornelius-Siechtum«, »St.-Paul's disease« (Irland) bezeichnet.

»Ein unmenschlicher Schrei«

Als geheimnisvolle, wenn nicht gar bedrohliche Erscheinung ist der epileptische Anfall immer ein vielbeachtetes Phänomen im Sozialleben gewesen und eingehend von Künstlern und Schriftstellern verarbeitet worden.

Auch im Werk des russischen Schriftstellers Fjodor Michailowitsch Dostojewski (1821–1881), der selbst an dieser Krankheit litt, sind einige Romanfiguren Epileptiker. Aus dem Jahr 1867 ist die Beschreibung eines epileptischen Anfalls des Dichters von dessen Frau überliefert: »Fjodor Michailowitsch war ungewöhnlich lebhaft und erzählte meiner Schwester irgend etwas Interessantes. Plötzlich brach er mitten im Wort ab, wurde bleich, erhob sich halb vom Diwan und neigte sich langsam zu mir herüber. Erstaunt sah ich in sein verzerrtes Gesicht. Mit einem Male ertönte ein schrecklicher, unmenschlicher Schrei, fast ein Geheul, und Fjodor Michailowitsch fiel langsam nach vorn . . .«

Eine ansteckende Krankheit?

Im 19. Jahrhundert setzt sich die Medizin mit der Epilepsie als eigenem Krankheitsbild auseinander. Die Epileptiker werden von den Irren getrennt, weil sie diese möglicherweise mit ihrer Krankheit »anstecken« könnten. Die Nervenärzte und Hirnforscher können schließlich die Epilepsie (teilweise) als Folge einer lokalen Hirnschädigung begreifen. Hier sind insbesondere der britische Neurologe John Hughlings Jackson (1835–1911) zu nennen sowie die deutschen Hirnforscher Gustav Frisch und Eduard Hitzig, die 1870 durch die elektrische Reizung im Tierexperiment (motorische Zentren im Hundehirn) epileptische Anfälle auslösen können (→ 1870/S. 305). Durch spezielle Arzneimittel (»Antiepileptika«) und chirurgische Eingriffe am Gehirn kann die Epilepsie heute behandelt werden.

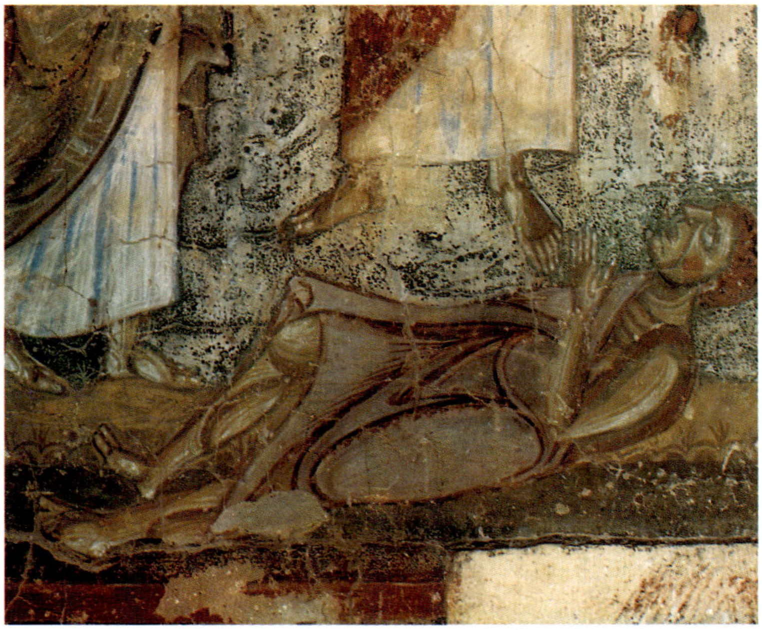

Darstellung eines »Fallsüchtigen« in einem Fresko der Klosterkirche Lambach in Bayern (11. Jh.) Griechische Ärzte wenden sich vehement gegen die Auffassung, Epileptiker seien von bösen Geistern besessen.

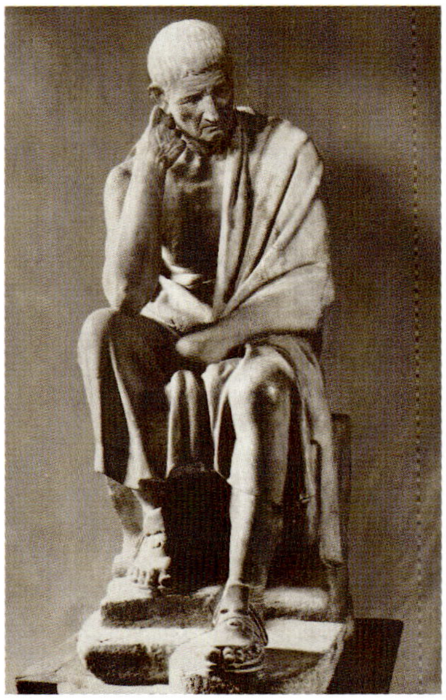

Der Naturforscher und Philosoph Aristoteles war Sohn eines Arztes.

Aristoteles vollbringt Pionierleistungen

Um 330 v. Chr. Aristoteles (384/3 bis 323 v. Chr.), neben Platon der größte griechische Philosoph, begründet in Athen eine eigene Philosophenschule (Peripatos), die u.a. auch für die Medizin wichtige wissenschaftliche Grundlagen erarbeitet.

Zur Erforschung der Natur legt Aristoteles eine umfassende Sammlung von Beschreibungen seltener Pflanzen und Tiere an. Insbesondere seine anatomischen Schilderungen des (tierischen) Organismus sind für die medizinische Naturforschung von großer Bedeutung. Das Herz ist für den Philosophen das Zentralorgan des menschlichen Körpers und damit Sitz der Seele. Die aristotelische Physiologie baut auf der Polarität von Herz (warmes, rotes Blut) und Gehirn (kalter, heller Schleim) auf, die sich wechselweise beeinflussen.

Die Naturerscheinungen werden hierarchisch geordnet, wobei die Pflanzenseele auf der unteren, die Tierseele auf der mittleren und die schöpferische Menschenseele auf der oberen Stufe steht. Aus dieser Dreiteilung entwickeln sich in der zunehmend empirisch orientierten Wissenschaft Botanik, Zoologie und die Lehre vom Menschen.

Dieses Lehrgebäude des »Aristotelismus« bildet bis zur Scholastik des Mittelalters und den ersten Universitätsgründungen die maßgebliche theoretische und methodische Basis der Medizin.

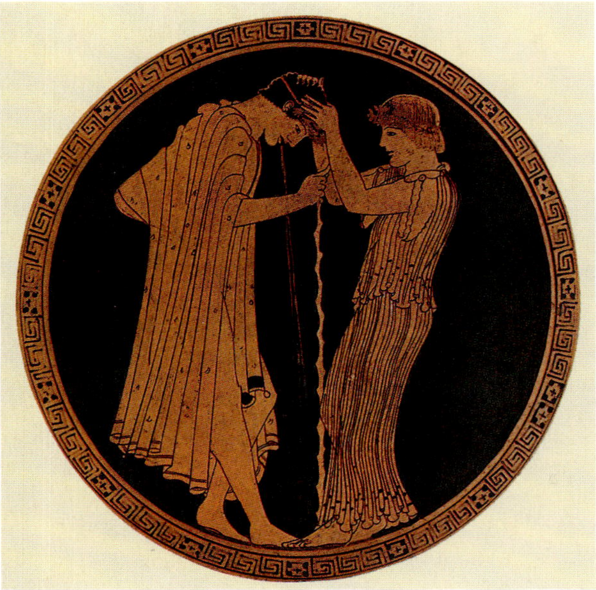

Erbrechen ist in der Antike als ableitende Methode bekannt (Innenmedaillon einer griech. Tasse; um 490–480 v. Chr.).

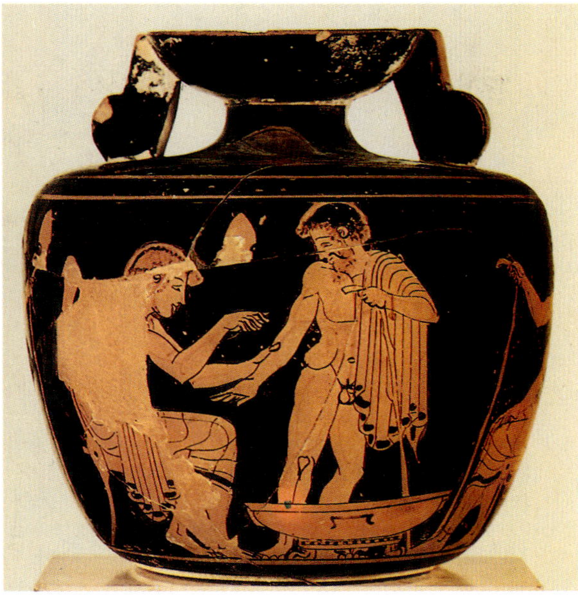

Der Arzt zückt das Messer zum Aderlaß. In einem Becken wird das Blut aufgefangen (5. Jh. v. Chr.).

Schlichtes und maßvolles Auftreten

Um 300 v. Chr. Die hippokratische Schrift »Der Arzt« gibt griechischen Medizinern Richtlinien für die Ausübung ihres Berufes.
Erscheinungsbild und Verhalten des Arztes werden bis ins Detail festgelegt. Der ideale Vertreter dieses Berufes soll eine »gute Farbe und einen guten Fleischansatz« vorweisen. In der Kleidung muß er auf Reinlichkeit achten, ein anständiges Gewand tragen und wohlriechende Salben mit unaufdringlichem Duft verwenden. Sein Auftreten soll maßvoll sein. Beim Reden wird ihm ebenso wie in der Lebensführung Zurückhaltung auferlegt. Dieses Ideal-Bild eines Arztes soll den in der Antike häufig geäußerten Klagen über ungepflegtes Aussehen sowie unfreundliches Verhalten entgegenwirken.
Über die Praxis des griechischen Arztes der Antike geben nicht nur schriftliche Zeugnisse Auskunft, auch archäologische Funde von Instrumenten lassen Rückschlüsse auf das Arbeitsumfeld zu. Die Behandlung der Kranken findet entweder in deren Haus oder in einer öffentlichen Praxis, einer Art Ladengeschäft, statt. Weil Schränke in Griechenland unüblich sind, werden die Instrumente und Gefäße mit Haken an der Wand befestigt oder in offenen Regalen aufgestellt. Da ebenfalls feste Einbauten fehlen, unterscheidet sich das Ladengeschäft des Arztes, das luftig und hell, aber nicht zugig und grell beleuchtet sein soll, nur durch seine Nutzung von anderen Häusern. Während der Behandlung sitzen Arzt und Patient auf gleich hohen Stühlen. Der Arzt hat Tafel und Schreibgriffel zur Hand, um sich Notizen zu machen. Ein Gehilfe reicht Instrumente, assistiert bei Operationen und der Herstellung von Medikamenten.
Die Tätigkeit als Gehilfe ist Teil der ärztlichen Ausbildung. Ihre Dauer und Bezahlung ist vertraglich geregelt. Eine Prüfung über die berufliche Qualifikation gibt es in der Antike nicht. Der Arzt wird nach seinem Erfolg beurteilt. Die Vertiefung des Wissens in der Anatomie, der Physiologie, der Ernährung und der Therapie führt zu einer gewissen Spezialisierung der griechischen Ärzte. Die damit einhergehende fachliche Spezialisierung, z. B. auf bestimmte Organe (Augen-, Ohren- oder Zahnarzt), vollzieht sich erst in römischer Zeit.

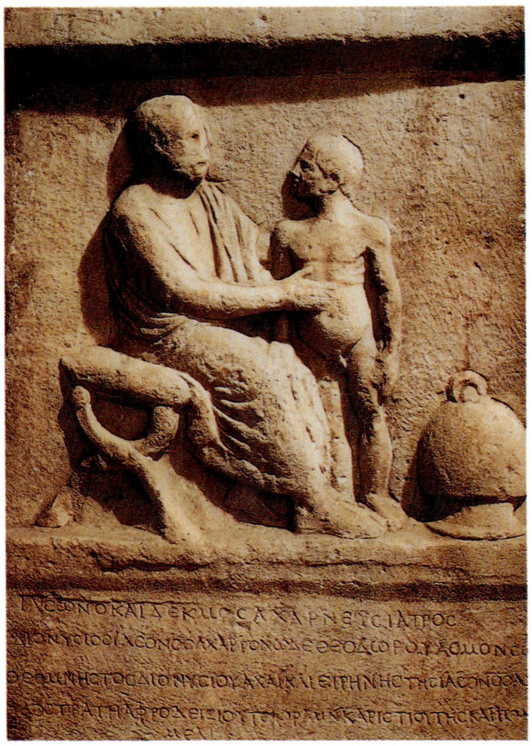

Der Arzt Jason aus Athen betastet den Oberbauch eines Patienten in der Gegend der Leber bzw. des rechten Rippenbogens. Rechts ein übergroßer Schröpfkopf, der auf die Bedeutung des Schröpfens in der Antike hinweist; der stehende Patient ist deutlich kleiner dargestellt als der sitzende Arzt. Die unterschiedlichen Größen der Personen sollen ihre unterschiedliche Wichtigkeit und soziale Stellung widerspiegeln (Stele; 2. Jh. v. Chr.). Die Betastung des Körpers (Palpation) gehört bis in die Gegenwart zu den klassischen physikalischen Untersuchungsmethoden des Arztes.

Große Namen der antiken Medizin

Chronik Übersicht

Aus der großen Zahl von Ärzten der griechischen Antike lassen sich einige besonders wichtige Mediziner-Persönlichkeiten hervorheben. Zu den herausragenden Erscheinungen der griechischen Heilkunde zählen:

Alkmaion von Kroton (um 500 v. Chr.), Entdecker der Nervenverbindung zwischen Auge und Gehirn

Empedokles von Agrigent (Sizilien; um 495–435 v. Chr.), Begründer der Vier-Elementen-Lehre (→ S. 55), die Feuer, Wasser, Luft und Erde als Grundstoffe der Welt definiert

Diogenes von Apollonia (Kreta; um 450 v. Chr.), Schöpfer der These, daß die Luft das Prinzip sei, aus dem alle Naturdinge entstehen

Chrysippos (Knidos; um 450 v. Chr.), Gegner des Aderlasses und der Abführmittel zur inneren Reinigung, umwickelt statt dessen seine Patienten mit Binden

Hippokrates (um 460–380/70 v. Chr.), berühmtester Arzt der Antike und Leitfigur der »hippokratischen Medizin« (→ um 460/S. 36)

Polybos (um 350 v. Chr.), Schwiegersohn des Hippokrates und Begründer der Viersäftelehre (→ S. 55), die Blut, Schleim, gelbe und schwarze Galle als Grundstoffe des Organismus begreift

Diokles von Karystos (um 300 v. Chr.), Schüler des Aristoteles, Förderer der Hygiene und Diätetik und Entdecker des Harnleiters und der Eierstöcke

Praxagoras (um 300 v. Chr.), Oberhaupt der Schule auf Kos und Begründer der Pulslehre

Theophrastos von Eresos auf Lesbos (373–288/7 v. Chr.), Begründer der wissenschaftlichen Botanik

Herophilos von Chalkedon (um 300 v. Chr.), Schüler des Praxagoras, Arzt in Alexandria, Vertreter der Humoralpathologie und hervorragender Anatom

Erasistratos von Keos (um 250 v. Chr.), Arzt in Alexandria, der physiologische Experimente zur Erforschung der Organe durchführt.

»Pest des Thukydides«

430–425 v. Chr. »Nicht nur die Medizin, auch jede andere menschliche Kunst versagt«, so beschreibt der griechische Historiker Thukydides (um 460–nach 400 v. Chr.) die Lage in Athen während einer Seuche. Der Überlieferung zufolge stirbt ein großer Teil der Stadtbewohner infolge der Epidemie.

Über die Ursache der Epidemie, die später auch als die »Pest des Thukydides« bezeichnet wird, macht der Geschichtsschreiber in seinem Werk keine genauen Angaben.

Die Seuche bricht aus, als die Stadt Athen während des Peloponnesischen Krieges von den Spartanern belagert wird und von Menschen überlaufen ist. Sie beginnt, so Thukydides, mit starker Hitze im Kopf, Rötung und Entzündung der Augen. Niesen, Heiserkeit und starker Husten folgen, danach Erbrechen und heftige Krämpfe. Die Haut ist gerötet, blutunterlaufen und bedeckt von einem dichten Ausschlag kleiner Blasen und Geschwüre. Entweder sterben die Betroffenen am siebten bzw. neunten Tag, oder die Beschwerden wandern tiefer in die Bauchhöhle, begleitet von starken Krämpfen und wässrigem Durchfall. Der Tod tritt dann infolge von Erschöpfung ein.

Aus moderner epidemiologischer Sicht hat Thukydides in dieser Beschreibung mehrere und z. T. erstmals in Athen auftretende Infektionskrankheiten zusammengefaßt. Zu Beginn, im Jahr 430 v. Chr., brechen wahrscheinlich zum ersten Mal die Pocken aus, die zusammen mit Lagerseuchen wie Fleckfieber und Ruhr eine große Zahl von Opfern fordern. Um die (Beulen- bzw. Lungen-)Pest hat es sich mit Sicherheit nicht gehandelt. Diese Seuche tritt wahrscheinlich erstmals 531 n. Chr. im Abendland auf.

Ägyptisches Erbe lebt fort

332 v. Chr. Mit der Befreiung Ägyptens von den Persern durch Alexander den Großen verstärkt sich die gegenseitige Durchdringung der griechischen und ägyptischen Kultur.

Insbesondere in der vom Makedonenkönig gegründeten ägyptischen Stadt Alexandria wird das medizinische Wissen der Ägypter schriftlich festgehalten (→ um 280/S. 43). So lebt die Medizin der Pharaonen auch unter der Herrschaft der Ptolemäer (330–23 v. Chr.) und der Römer in Ägypten weiter.

Im 3. bis 12. Jahrhundert n. Chr. bewahren die Kopten, die christlichen Nachfahren der Ägypter, die ärztlichen Praktiken der Pharaonen. Unter den medizinischen Schriftstücken, die in koptischer Sprache abgefaßt werden, finden sich auch Rezeptsammlungen, die zwischen dem 5./6. und dem 11./12. Jahrhundert entstehen und auf den Wissensschatz der Pharaonenärzte (→ S. 22) zurückgreifen. Etwa die Hälfte der Anweisungen betreffen Augenkrankheiten, der traditionell wichtigsten Krankheitsgruppe in Ägypten.

Ein Rezept gegen Ohrenschmerzen z. B. lautet: »Opium, Kalbs-Fett, Milch, ... erwärme sie und gib sie ins Ohr.« Die Arzneimittel werden als Puder, Salbe, Pflaster, Bad, Augentropfen, Tabletten oder in geräucherter Form angewandt.

Der erste Hinweis auf die Medizin der Kopten stammt aus der Zeit des Klosterbaus von Pachom (4. Jh. n. Chr.). Zu dieser Zeit verfügen die Kopten vermutlich über Klosterhospitäler, denn in Pachom wird ein Lazarett eingerichtet und die Krankenpflege geregelt. So ist z. B. vorgesehen, daß »kein Mensch ... einen Kranken baden oder ihn salben [darf], wenn man es ihm nicht befohlen hat«.

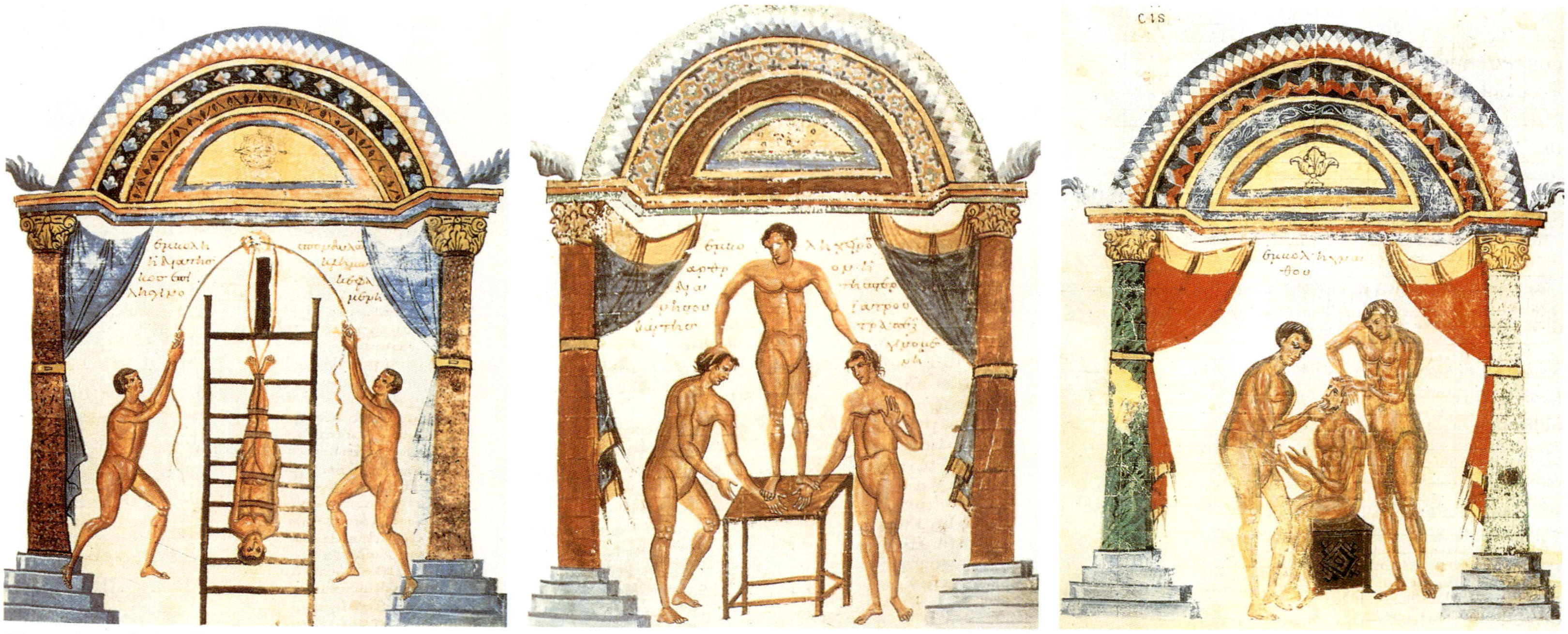

Therapie nach Apollonius (v. l.): Strecken bei Wirbelsäulen-Luxation, Richten der Wirbelsäule und Einrenken des Kiefers (Miniaturen, 9./10. Jh.).

»Peri arthron«: Anleitung zum Einrenken der Gelenke

Um 300 v. Chr. Griechische Chirurgen können bereits Verrenkungen von Gelenken einrichten und Knochenbrüche fixieren.

Eine Schrift »Über die Gelenke« (Peri arthron), die diese Techniken beschreibt, ist Teil des von den Alexandrinern (→ 280/S. 43) zusammengestellten »Corpus Hippocraticum« (→ um 400/S. 37). Um 50 v. Chr. greift der Arzt Apollonius von Kition diese Erkenntnisse auf und kommentiert sie.

Behandelt werden insbesondere Luxationen (Verrenkungen) des Schulter-, Ellenbogen-, Hand-, Finger- und Hüftgelenkes sowie deren Einrichtung. Außerdem finden sich Beschreibungen von Verletzungen an Kiefer, Nase, Ohr, Wirbelsäule und Rippen sowie eine gute Darstellung des Klumpfußes.

Als Autor dieser Schrift und einer Abhandlung über Knochenbrüche vermutet Apollonius, der als bekanntester Chirurg der Medizinschule von Alexandria gilt, Hippokrates (→ um 460/S. 36).

Der bis heute in Kopien erhaltene Kommentar des Apollonius ist für die Forschung besonders wertvoll, denn er enthält die ersten griechischen Buchillustrationen. Vielfach kopiert, ist er in einer reich illustrierten byzantinischen Handschrift aus dem 9./10. Jahrhundert überliefert, die in der Bibliotheca Laurentiana (Florenz) aufbewahrt wird. Die Abbildungen zeigen vor allem die Kunst des Einrenkens.

Griechische Heilkunde stößt in Rom auf Widerstand

2. Jahrhundert v. Chr. In Rom formiert sich eine starke Opposition gegen die Ausbreitung der griechischen Medizinschulen.
Die Gegner der theoretisch fundierten Medizin Griechenlands sind zumeist Anhänger der traditionellen altitalischen Laien- und Volksmedizin, die insbesondere religiös-magische Praktiken und alte Hausmittel einsetzt. Oftmals sind die Kritiker sehr gebildet und Kenner der griechischen Literatur einschließlich der medizinischen Texte. Dennoch halten diese Römer eine spezielle Arzt-Ausbildung nach griechischem Vorbild für überflüssig, weil sie von der Annahme ausgehen, daß ein intelligenter und allgemein gebildeter römischer Aristokrat einem griechischen Theoretiker überlegen ist. Daher erscheinen ihnen die griechischen Theorien in der Heilkunde eher schädlich als nützlich.
Diese Meinung wird auch von dem bekannten Politiker und Verehrer des altrömischen Bauerntums Marcus Porcius Cato (234–149 v. Chr.) vertreten. In seinem Werk »De agri cultura« (Über die Landwirtschaft; um 160 v. Chr.) beschreibt er die medizinische Versorgung auf einem römischen Landgut. Das Familienoberhaupt (»pater familias«) behandelt nach alter Tradition Familienmitglieder und Hauspersonal selbst. Gegen Würmer verordnet er z. B. Granatäpfel; Kohl setzt er als Allheilmittel ein. Der »pater familias« verfügt über beachtliche chirurgische Kenntnisse und glaubt an die magische Kraft von Beschwörungsformeln, etwa bei Verrenkungen oder Frakturen.
Auch der gelehrte römische Schriftsteller Marcus Terentius Varro (2./1. Jh. v. Chr.) äußert sich skeptisch über die griechischen Ärzte. Die Tätigkeit dieser Mediziner betrachtet er als reines Handwerk, deshalb hält er ihre Arbeit im Vergleich zu der seiner Meinung nach staatstragenden Funktion eines Aristokraten für minderwertig. Aus diesem Grunde überlassen die Römer die Heilkunde häufig den spezialisierten Medizinsklaven (»servi medici«), die nur den privilegierten Bürgern zu Diensten stehen. Es kann zwar sinnvoll sein, einen ausgebildeten Arzt in seinem Haushalt zu haben, doch gilt im allgemeinen, daß z. B. auf einem Landgut ein intelligenter Hirte die Heilkunde auch ausüben kann. Der Familienvater führt dann ein Verzeichnis der am häufigsten vorkommenden Krankheiten und Rezepturen im Haushalt.

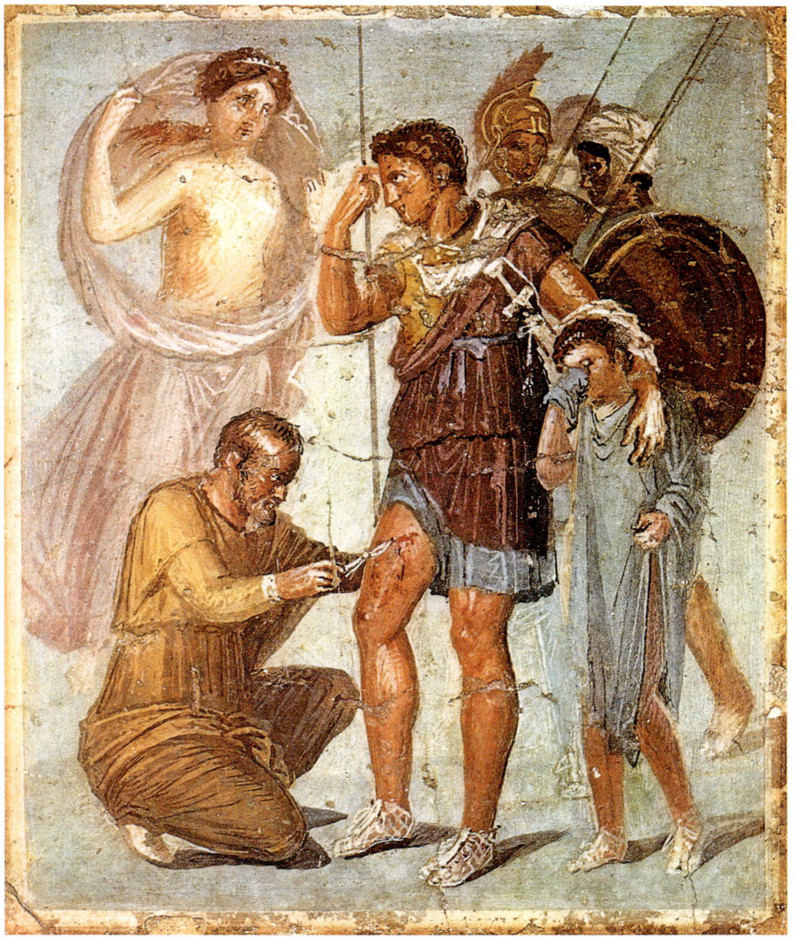

Behandlung des Aeneas; der sagenhafte Begründer Roms soll auch die griechische Medizin nach Latium gebracht haben (Pompeji, 1. Jh. n. Chr.).

Alexandria als neues Zentrum der antiken Medizin

Um 280 v. Chr. Zum Sammelpunkt griechischer Heilkunde entwickelt sich das »Mouseion« in Alexandria. Die Wirkungsstätte für Wissenschaftler aus Oberägypten, Griechenland, Indien und dem Vorderen Orient gründete der ägyptische König Ptolemaios (322–283 v. Chr.).
Die Medizinschule von Alexandria erzielt vor allem auf dem Gebiet der Anatomie große Fortschritte. Die hier arbeitenden Forscher finden sehr gute Arbeitsbedingungen vor, denn in der oberägyptischen Küstenstadt entsteht eine große Bibliothek, die fast alle wichtigen medizinischen Texte besitzt. Botanische Gärten und zoologische Sammlungen ermöglichen ein intensives Studium der Pflanzen und umfangreiche Tiersektionen.
Ein hervorragender Vertreter der Schule von Alexandria ist Herophilos von Chalkedon (Anfang 3. Jh. v. Chr.). Von ihm sind Bruchstücke von Schriften über die Anatomie, die Augen und ein »Hebammenbuch« überliefert.
Die für die Antike neue Unterscheidung zwischen Sehnen und Nerven geht auf ihn zurück. Wahrnehmen und Empfinden bezieht er auf die Verbindung der Nerven mit Gehirn und Rückenmark.
Herophilos führt zahlreiche Sektionen und Vivisektionen (von lat. vivere = leben und secare = schneiden) an Tieren und Menschen durch. Der Erkenntniswert solcher Sektionen wird außerhalb Alexandrias in der Antike generell in Frage gestellt. So behauptet der römische Arzt Celsus im 1. Jahrhundert n. Chr., es sei ausreichend, Verwundete auf dem Schlachtfeld bzw. in der Arena zu studieren.
Viele Vivisektionen führt auch der alexandrinische Arzt Erasistratos von Julis auf Keos (um 250 v. Chr.) an zum Tode verurteilten Verbrechern durch. Ähnlich wie Herophilos gewinnt Erasistratos genauere Kenntnisse über Bau und Funktion des Gehirns. So unterteilt er z. B. das Gehirn in Groß- und Kleinhirn. Er erkennt wahrscheinlich den Mechanismus der Herzklappen und versteht somit zum ersten Mal die Funktion des Herzens. Er nimmt an, daß das Blut, welches seiner Meinung nach unter Mitwirkung der Leber aus verdauten Speisen entsteht, vom Magen aus in die rechte Herzkammer gepreßt wird. Durch die Kontraktion des Herzens fließt das Blut in die Lunge, aus der es wegen der Semilunarklappe (»Taschenklappe«) nicht zurückfließen kann. Bei Erschlaffung des Herzens öffnen sich die Tricuspidalklappen (zwischen rechtem Vorhof und Kammer) und lassen das Blut von der unteren Hohlvene wieder in die rechte Herzkammer gelangen.

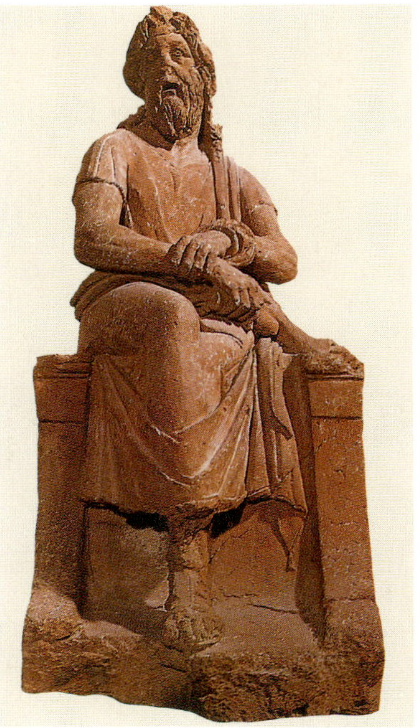

Naturforscher und Arzt in Alexandria: Herophilos von Chalkedon

Chinesen erstreben Ausgewogenheit von yin und yang

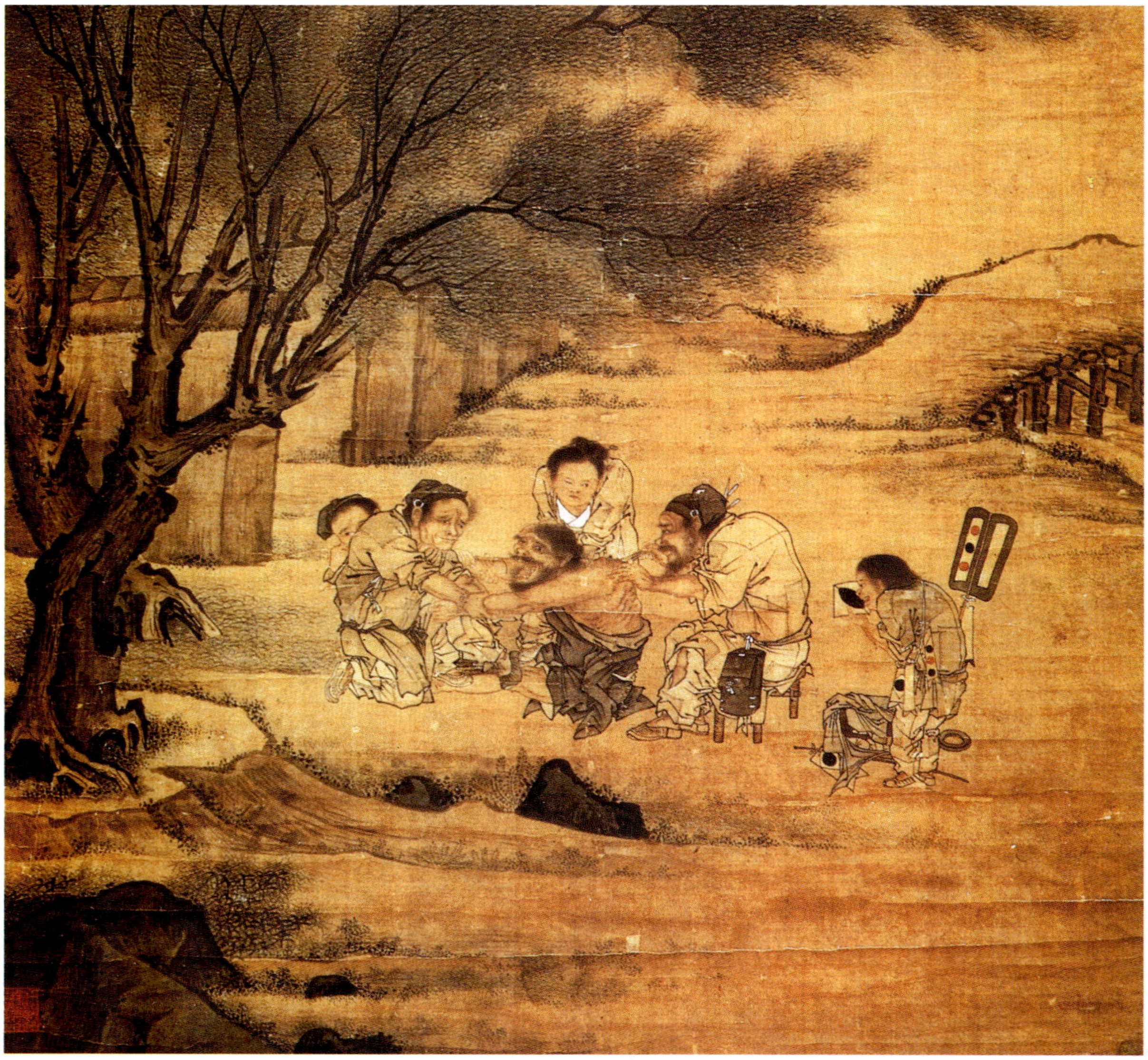

Ein chinesischer Landarzt wendet die Moxibustion an. Ein Kegel mit pulverisiertem Beifußkraut wird auf dem Arm des Patienten verbrannt (Gemälde des Landschaftsmalers Li Tang, National Palace Museum, Taipeh).

2. Jahrhundert v. Chr. Das erste große Lehrwerk der chinesischen Medizin, der »Huang-ti nei-ching« (Des Gelben Kaisers Klassiker des Inneren), entsteht. Es behandelt sowohl die anatomischen, physiologischen und pathologischen Vorstellungen der Zeit als auch deren Diagnose- und Therapiemethoden.

Das Werk beschreibt die Grundlagen der »Entsprechungsmedizin«, bei der die Funktionsbereiche des menschlichen Organismus in Analogie zu den Erscheinungen der Natur und des Soziallebens gesehen werden.

Grundlegend für die klassische Medizin des »nei-ching«, der z. T. auf die älteren Traditionen des Ahnenkultes, der Dämonenmedizin und magischen Heilkunde zurückgeht, sind drei Konzepte der Naturphilosophie: Die These der gegensätzlichen Prinzipien yin und yang, der Glaube an das »ch'i«, den alles durchdringenden Lebenshauch, und die Fünfelementenlehre.

Das Entsprechungssystem von yin und yang leitet sich von den gesellschaftspolitischen Ordnungsvorstellungen des Philosophen Konfuzius (551–479 v. Chr.) ab, der alle Naturphänomene als Ausdruck zweier entgegengesetzter und doch komplementärer Aspekte allen Seins, nämlich yin und yang, definierte. Yin bedeutet ursprünglich »Schattenseite«, yang »Sonnenseite« (eines Hügels). Grundsätzlich ist yin Sinnbild der körperlichen Materie, yang Sinnbild der funktionellen Aktivität. Alle Naturkörper und -erscheinungen werden entweder dem yin (z. B. die Erde, das Weibliche, das Passive) oder dem yang (z.B. der Himmel, das Männliche, das Aktive) zugeordnet. Das harmonische Verhältnis der beiden Pole bedeutet Gesundheit. Der Überfluß (chin. shih) oder Mangel (chin. hsü) einer Seite führt zu Krankheit. Auch die Körperregionen und -organe mit ihren möglichen Krankheiten sind yin oder yang zugeordnet.

Das Yin-yang-System wird in der klassischen Medizin der Chinesen durch die These vom »ch'i«, dem »Lebenshauch«, ergänzt. Diese geht davon aus, daß belebte und unbelebte Natur von einer alles umfassenden Kraft erfüllt ist. Dieses »ch'i«, mit dem Begriffe wie »Atem«, »Wind« oder »Wolke« assoziiert werden können, zirkuliert im menschlichen Körper durch ein System von Leitbahnen.

Störungen aufgrund fehlerhafter Lebensführung bewirken ein Ungleichgewicht von yin und yang. Sie können durch die Anwendung von Akupunktur und Moxibustion (Einbrennen von Heilkraut in die Haut) behoben werden.

Neben der dualen Ausprägung der Entsprechungsmedizin, der Yin-yang-Lehre, entwickelt sich im 3. Jahrhundert v. Chr. eine Wandlungslehre, die alle Naturvorgänge in ein Analogiesystem von fünf Elementen (Holz, Feuer, Erde, Metall und Wasser) einordnet. Im Mittelpunkt dieser »Fünf Wandlungsphasen« steht die Verwandlung der verschiedenen Elemente bzw. ihre gegenseitige Hervorbringung (Holz erzeugt Feuer, Feuer erzeugt Asche usw.) oder Überwindung (Wasser löscht Feuer).

Die fünf Wandlungsphasen der chinesischen Entsprechungsmedizin

	Holz	Feuer	Erde	Metall	Wasser	
Jahreszeiten	Frühling	Sommer	Spätsommer	Herbst	Winter	Makrokosmos
Himmelsrichtungen	Osten	Süden	Mitte	Westen	Norden	
Witterungseinflüsse	Wind	Hitze	Feuchtigkeit	Trockenheit	Kälte	
Farben	grün/blau	rot	gelb	weiß	schwarz	
Geschmäcker	sauer	bitter	süß	scharf	salzig	
Zyklus der Entstehung						
„Yin"-Organe	Leber	Herz	Milz	Lunge	Niere	Mikrokosmos
„Yang"-Organe	Gallenblase	Dünndarm	Magen	Dickdarm	Blase	
Emotionen	Wut/Ärger	Freude	Grübeln	Trauer	Angst	
Körperöffnungen	Augen	Zunge	Mund	Nase	Ohren	
Körperstrukturen	Sehnen	Blutgefäße	Muskeln	Haut/Haare	Knochen	

Auch die Unterteilung der inneren Organe folgt Analogieschlüssen. Gemäß den Einrichtungen des Staatswesens gibt es fünf »Speicherorgane« (Leber, Herz, Milz, Lunge und Niere) und sechs »Palastorgane« (Gallenblase, Dünndarm, Magen, Dickdarm, Blase und Herzbeutel), die durch Kanäle und Meridiane verbunden sind. Die Aufgabe der Heilkunst ist es, den Überfluß in einem Organ abzuleiten und Blockaden aufzuheben.

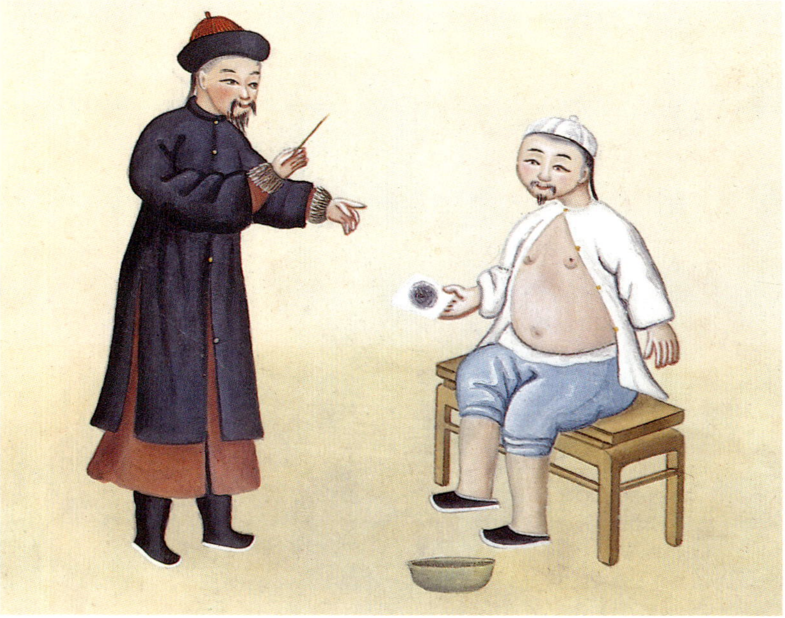

Die chinesischen Ärzte verwenden bei der klassischen Akupunktur feine Gold- oder Silbernadeln (Chinesisches Aquarell, 1785).

Brennen und Stechen

2. Jahrhundert v. Chr. Chinesische Mediziner wenden Akupunktur und Moxibustion als Heilmethoden an. Mit Hilfe dieser Techniken versucht der Arzt, die Lebenskraft des Patienten, die als »ch'i« den Körper in zwölf Hauptleitbahnen (Meridiane) durchfließt, zu vermindern oder zu vermehren.

Dazu werden bestimmte Körperpunkte (Foramina) mit Nadeln (bei der Akupunktur) oder mit brennenden Kegeln aus Beifußkraut (bei der Moxibustion) gereizt.

Die zerstreuende oder ergänzende Wirkung der Technik, die eine Störung im Leitsystem im Sinne des Entsprechungssystems von yin und yang (→ S. 44) beheben soll, hängt von vielen Faktoren ab: Bei der Akupunktur sind u. a. die zu behandelnden Körperregionen, das Metall der Nadeln (Gold oder Silber), die Drehung der Nadel nach links oder rechts, in oder gegen die Flußrichtung der »ch'i«-Leitbahn entscheidend. Die einzelnen Abschnitte der Leitbahnen korrelieren mit fünf Funktionsbereichen des menschlichen Körpers (Leber, Herz, Milz, Lunge, Niere) entsprechend der Lage von yin (innen) und yang (außen).

In dem Lehrbuch »Huang-ti nei-ching« sind Akupunktur (von lat. acus = Nadel und pungere = stechen) und Moxibustion (von japan. mogusa = Brennkranz) noch unter dem Namen »zhenjiu« (von chin. zhen = Nadeln und jiu = brennen) als eine »Acu-Moxi-Therapie« zusammengefaßt. Die Akupunktur-Technik selbst ist vermutlich bereits zur Zeit der Dämonenmedizin (1. Jtd. v. Chr.) in China bekannt. Mit dem Einstich der Nadel sollte wahrscheinlich der Dämon aus dem Körper des kranken Patienten vertrieben werden. Zusammen mit der Arzneimittellehre bilden Moxibustion und Akupunktur später die beiden Säulen der klassischen chinesischen Medizin.

Der Begriff Akupunktur wird von den europäischen Chinareisenden des 17. Jahrhunderts geprägt.

Die Akupunkturpunkte, die sich für eine Behandlung besonderer Krankheiten eignen, werden im Laufe vieler Jahrhunderte genauer bestimmt. Im 17. Jahrhundert kommt es zu einer heute noch gültigen Festlegung von 361 Punkten. Die anatomische, physiologische und biochemische Aufklärung des Systems der »ch'i«-Leitbahnen und ihre Beziehung zu den Organen ist bisher nicht gelungen.

Die Ohr-Akupunktur und die Akupunktur als Narkose-Ersatz bei Operationen, wie sie heute gerade auch in China praktiziert werden, sind wahrscheinlich europäischen oder arabischen Ursprungs. Sie haben keinen historischen Bezug zur chinesischen Tradition, die diese Anwendungen in ihrer klassischen Medizin nicht kennt.

Heilkunde mit Tradition

Chronik Zeittafel

Im Verlauf ihrer Geschichte entwickeln die Chinesen eine Vielzahl von Heilsystemen, die z. T. nebeneinander praktiziert werden und bis in die Gegenwart überliefert sind.

1500–1050 v. Chr. Die Ahnenmedizin bestimmt die chinesische Heilkunde. Krankheiten gelten als von den Ahnen gesandte Strafen oder als Verzauberung durch böse Menschen.

Etwa 1300–1200 v. Chr. Die frühesten überlieferten Zeugnisse chinesischer Medizingeschichte entstehen. Es handelt sich dabei um Orakeltexte auf Knochen und Schildkrötenschalen, die Krankheiten auf das Einwirken von verstorbenen Ahnen zurückführen.

200 v. Chr.–800 n. Chr. Der »Huang-ti nei-ching«, der klassische Text der konfuzianischen Heilkunde, entsteht. Ausgehend von dem gesellschaftspolitischen Ordnungskonzept des Philosophen Konfuzius setzen sich auch in der medizinischen Lehre die naturgesetzlichen Anschauungen der Paarigkeit und des Komplementären (Entsprechungsmedizin) durch.

25–220. In der zweiten Han-Dynastie erlangen religiöse Heilkulte, die z. T. miteinander konkurrieren, Bedeutung für die Medizin. So etabliert ein rebellischer General namens Chang Hsiu in einer Region von Szuchuan die Auffassung, daß Kranke eingekerkert werden müssen, da ihr Leiden eine gerechte Strafe für das Mißverhalten gegenüber bestimmten Gottheiten sei. Massenrituale und Missionierung sind als typische Merkmale solcher Heilkulte zu erkennen.

Etwa ab 200. Erste Schriften zur Drogenkunde (sog. Pen-ts'ao-Literatur; → 1593/S. 160) erscheinen. Die chinesische Drogenmedizin steht in der Tradition der philosophisch bestimmten Volksreligion des Taoismus, deren Anhänger auf der Suche nach dem »Kraut der Unsterblichkeit« zahlreiche neue Arzneimittel entdecken.

Etwa ab 300. Der Gelehrte Wang Shu-Ho (265–317) beschreibt zum ersten Mal ausführlich die Pulslehre, das wichtigste diagnostische Verfahren der Chinesen (→ etwa ab 300/S. 60).

600–700. Erstmals dokumentieren rein medizinische Texte das Konzept von den krankheitsverursachenden Dämonen. Diese Dämonenmedizin (→ S. 25), die ihren Ursprung vermutlich im 8. Jahrhundert v. Chr. hat, versteht die Erhaltung der Gesundheit als permanenten »Krieg« zwischen körpereigenen Schutzgeistern und »feindlichen« Dämonen.

1000–1100. Die Pockenüberimpfung wird in China üblich. Im Unterschied zu der im 18. Jahrhundert erfundenen Vakzination (Pockenschutzimpfung; → 14. 5. 1796/S. 244) erfolgt die Impfung nicht mit Kuhpockenlymphe, sondern mit dem Serum pockenkranker Patienten.

1200–1400. Die von Gelehrtenmedizinern neubegründete chinyüan-Medizin integriert Merkmale der konfuzianisch orientierten Entsprechungsmedizin und der taoistisch ausgerichteten Arzneimittellehre.

1600–1700. Jesuitische Missionare (Nicht-Ärzte) versuchen vergeblich, die westliche Medizin in China zu verbreiten.

Ab 1648–1912. Die Vielfalt der medizinischen Schulen, die in China miteinander konkurrieren, entspricht dem großen Angebot philosophischer Konzepte zur Lösung der zahlreichen Krisen des chinesischen Staates.

1800–1900. Mit dem Eindringen der westlichen Medizin in China, insbesondere durch die Tätigkeit protestantischer Ärzte und Missionare, verfällt die traditionelle Heilkunde.

Ab 1912. China wird zur Republik. Die neuen Machthaber bekämpfen nicht nur die alte Gesellschaftsform, sondern auch das alte Heilsystem und ihre verschiedenen Praktiken.

Ab 1949. Die Volksrepublik China entsteht. Die Kommunisten unter Mao Tse-tung propagieren aus ideologischen Gründen wieder die traditionelle chinesische Medizin neben der westlichen Heilkunde.

1

1–99

1. Jahrhundert. Der römische Arzt Dioskurides beschreibt in seinem fünfbändigen Klassiker der Arzneimittellehre Hunderte von Pflanzen, Tieren und Mineralien sowie ihre mögliche Heilwirkung. → S. 48

Plinius der Ältere berichtet in seinem Werk »naturalis historia« vom Pflanzenritual der keltischen Druiden. Die Heilkunde der Kelten und Germanen der Frühzeit läßt sich nur aufgrund von römischen Berichten rekonstruieren. Erst im Mittelalter finden sich z.B. bei den Wikingern erste schriftliche Quellen dieser Völker. → S. 51

Antiochis, wahrscheinlich die Tochter des von Dioskurides erwähnten Arztes Diodotos, wird von Galen als Erfinderin eines Heilmittels gegen Milzschmerzen, Ischias und Rheumatismus genannt. Neben Antiochis sind eine ganze Reihe von ausgebildeten Ärztinnen der klassischen Antike namentlich überliefert. Es gibt also zu dieser Zeit nicht nur »weise Frauen« und Geburtshelferinnen, sondern auch Ärztinnen.

Vor 14. In Aliso bei Haltern (Westfalen) entsteht eines der ersten römischen Krankenhäuser (Valetudinarien; von lat. valetudo = Gesundheitszustand, Krankheit) für Soldaten. → S. 50

Um 20–30. Nach der Überlieferung des Neuen Testaments vollbringt Jesus von Nazareth Wunderheilungen. Als »Heiland« ist der »Christus medicus« bis heute Quelle und Vorbild für die christliche Heilkunde. → S. 46

25–35. In seinem Werk »De re medica« beschreibt der römische Enzyklopädist Aulus Cornelius Celsus zum ersten Mal eine Star-Operation. → S. 51

Um 43. In seiner Arzneimittellehre »De compositione medicamentorum liber« bietet der römische Arzt Scribonius Largus einen Überblick über medizinische und pharmazeutische Praxis der römischen Kaiserzeit. In dem Vorwort zu seinem Werk betont er die Bedeutung des Medikaments für die Therapie.

Um 50. Beim Ziehen von Zähnen nehmen die Römer wahrscheinlich eiserne Zangen zu Hilfe, eine Technik, die aber umstritten ist. → S. 51

Um 60. Die Rezeptur des »Mithridat«, ein beliebtes Allheilmittel und Gegengift der Antike, wird vom Leibarzt des römischen Kaisers Nero, Andromachus, weiterentwickelt. → S. 49

Ende 1./Anfang 2. Jahrhundert. In Rom sammeln sich um den Arzt Athenaios von Attaleia die »Pneumatiker«. → S. 50

Der Heiland als ärztliches Vorbild

Um 20–30. Jesus von Nazareth heilt dem Neuen Testament zufolge zahlreiche Kranke. Die vier Apostel Matthäus, Markus, Johannes und Lukas berichten in ihren Evangelien, wie Christus u. a. Gelähmte und Blinde durch seine Anwesenheit oder durch Berührung von ihren Leiden befreit.

So wird dem »Heiland« z. B. im Markus-Evangelium (MK 1, 40–42) die wundersame Heilung eines Aussätzigen zugeschrieben: »Und es kam zu ihm ein Aussätziger, der bat ihn, kniete vor ihm und sprach: ›Willst du, so kannst du mich wohl reinigen.‹ Und es jammerte Jesum, und er reckte die Hand aus, rührte ihn an und sprach: ›Ich will's tun; sei gereinigt!‹ Und als er so sprach, ging der Aussatz alsbald von ihm, und er ward rein.«

Einen Gichtbrüchigen kuriert Jesus ohne Handauflegen: »Auf daß ihr aber wisset, daß des Menschen Sohn Macht hat, zu vergeben die Sünden auf Erden [sprach Jesus zu dem Gichtbrüchigen]: ›Ich sage dir, stehe auf, nimm dein Bett und gehe heim!‹ Und alsbald stand er auf, nahm sein Bett und ging hinaus vor allen . . .« (MK 2, 10–12).

Exorzismus-Rituale wendet Christus bei denjenigen an, deren Erkrankung er als Besessenheit begreift: »›Fahre aus, du unsauberer Geist, von dem Menschen!‹ . . . Und es war daselbst an den Bergen eine große Herde von Säuen auf der Weide. Und die Teufel baten ihn alle und sprachen: ›Laß uns in die Säue fahren!‹ Und alsbald erlaubte es ihnen Jesus. Da fuhren die unsauberen Geister aus und fuhren in die Säue; und die Herde stürzte sich von dem Abhang ins Meer . . .« (MK 5, 8 u. 11–13).

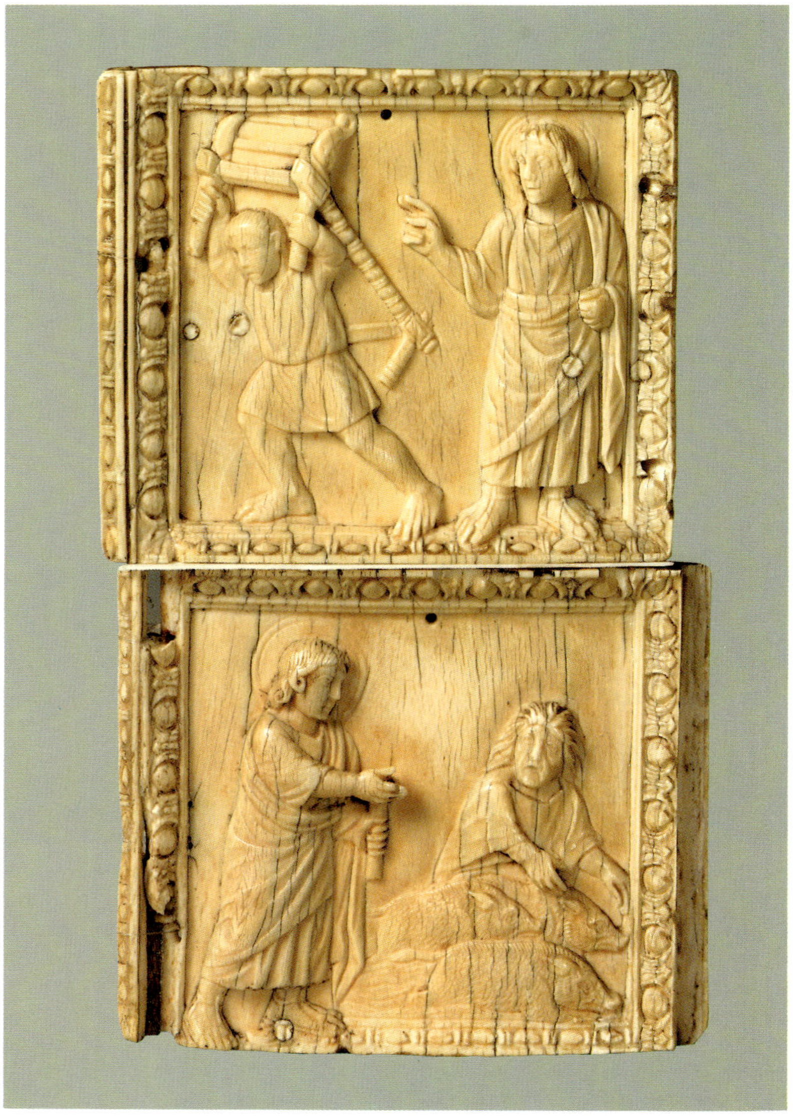

Jesus der Wunderheiler: »Nimm dein Bett und gehe heim« (oben) und die Heilung eines Besessenen (unten; italienische Elfenbeinplatten, spätes 5. Jh.)

Entscheidend für die Tradition der christlichen Heilkunde ist aber nicht nur das ärztliche Wirken des »Heiland«, sondern auch die Aufgabe, die er seinen Jüngern gibt: »Macht die Kranken gesund, reinigt die Aussätzigen, weckt die Toten auf, treibt die Teufel aus. Umsonst habt ihr's empfangen, umsonst gebt es auch.« (MT 10, 8). Heilen wird zu einem christlichen Missionsauftrag, zum Handeln in der Nachfolge Christi. Diese »Imitatio Christi« steht in der religiösen Heilkunde des Abendlandes im Mittelpunkt.

Für die Figur des »Christus medicus« gibt es bereits im Altertum Vorbilder. Die Verehrung von Heilgöttern und die Organisation der entsprechenden Heilkulte durch Priesterärzte hat sich besonders eindrucksvoll in Ägypten (Imhotep; → ab 3000/S. 20) und Griechenland (Apollon/Asklepios; um 500 v. Chr.–400 n. Chr./S. 38) entwickelt. Der »göttliche Arzt« kann direkt eingreifen und unmittelbar heilen (»theurgische Medizin«).

Jesus Christus als »Heiland der Welt«, der als »großer Arzt« (Wunder-)Heilungen vollbringt, wird im christlichen Abendland zur Leitfigur der Iatrotheologie. Insbesondere die mittelalterliche Klostermedizin (→ S. 71), in der Mönche und Nonnen ärztliche Funktionen mit ihrem geistlichen Amt verquicken, sieht in »Christus medicus« die Leitfigur ihrer religiösen Heilkunde: »Alles haben wir in Christus. Willst du eine Wunde heilen? Er ist Arzt. Glühst du im Fieber; Er ist Quell« heißt es bei dem Kirchenvater Ambrosius von Mailand (340 bis 397). Gebete sollen die Hilfe Christi erbitten. Die christlichen Heiligen, denen z.T. schon zu Lebzeiten zahlreiche Wunderheilungen zugeschrieben werden, spielen im religiösen Kult die Rolle der Mittler und werden als Fürsprecher und Werkzeuge Gottes angerufen.

Mit der endgültigen Trennung von Religion und (wissenschaftlicher) Medizin in der Neuzeit tritt die Figur des »Christus medicus« in den Hintergrund. Im Bereich spiritueller Heilmethoden spielt sie aber bis in die Gegenwart eine wichtige Rolle.

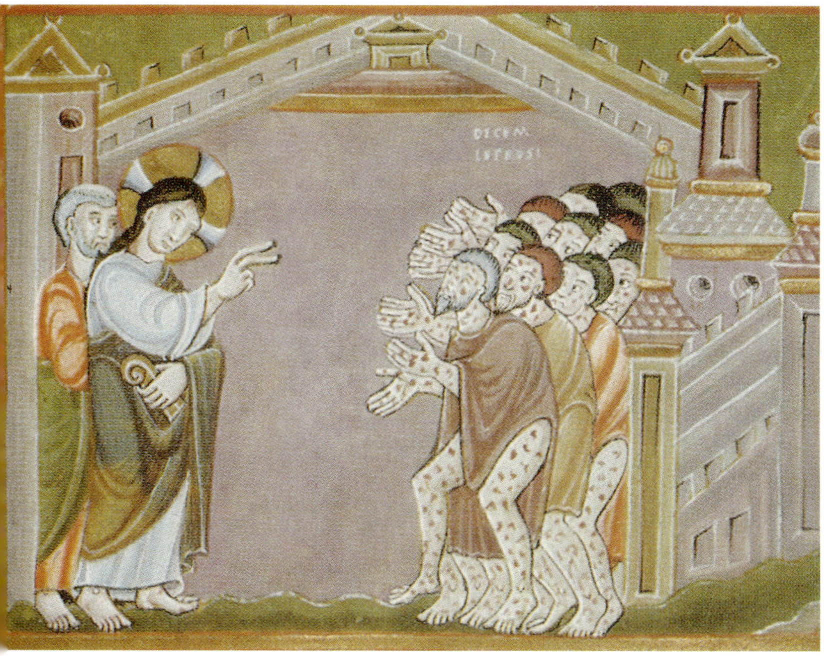

Mittelalterliche Darstellung des »Christus medicus« aus dem Echternacher Evangelienbuch; der »Heiland« kuriert Aussätzige.

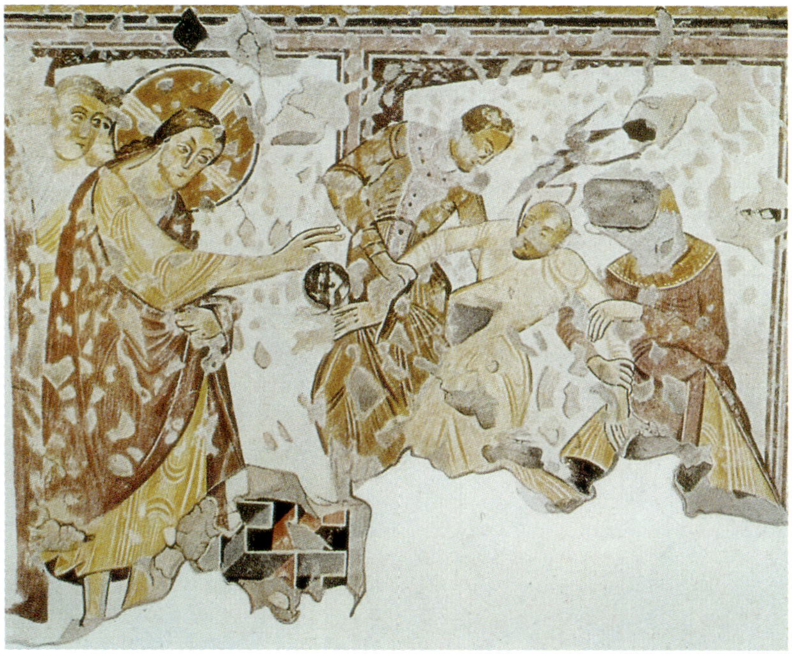

Christus heilt einen Fallsüchtigen, aus dessen Mund ein fledermausartiger Teufel flieht (karolingische Wandmalerei in der Kapelle Goldbach/Überlingen).

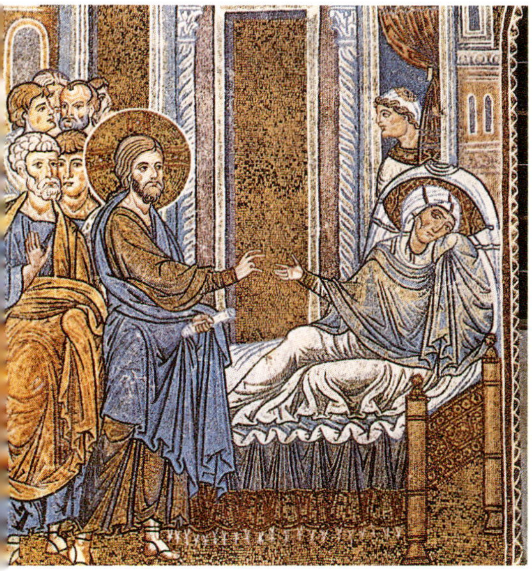

Christus heilt die Schwiegermutter von Petrus (Mosaik, Kathedrale von Monreale, Sizilien).

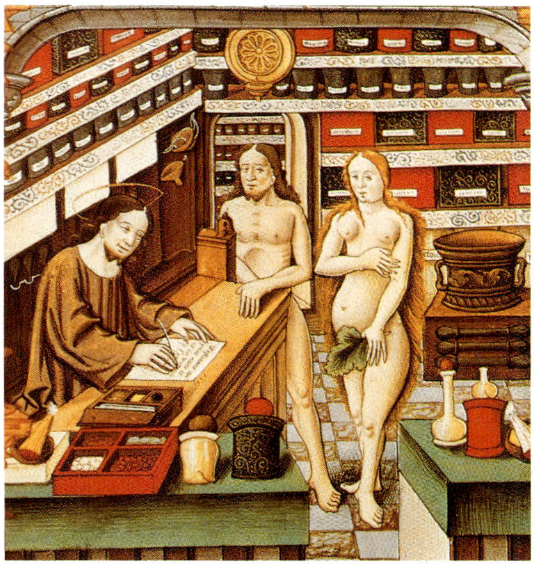

Stellvertretend für die Menschen erhalten Adam und Eva von Christus ein Rezept (Miniatur aus Rouen).

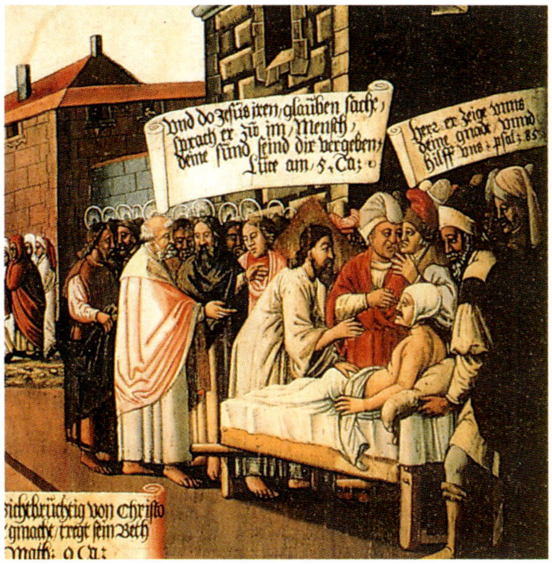

»Der Gichtbrüchtig von Christo gsundt gmacht« (Darstellung auf dem Mittelteil eines Epitaphs; 16. Jh.).

Konzepte der Medizin:

Krankheit und Heilung als Zeichen der Allmacht Gottes

Die Iatrotheologie (von griech. iatros = Arzt, theología = Lehre von Gott) ist ein medizinisches Erklärungsmodell, das Krankheit als Ausdruck göttlichen Willens deutet und Heilung auf die Heilkraft der Götter zurückführt.

Diese Grundidee, die mehr oder weniger in allen Kulturkreisen und Epochen lebendig ist, findet sich u. a. in Überlieferungen der Babylonier und Ägypter, Juden und Christen. So bringt Gott im Alten Testament Krankheit und Plagen über das hebräische Volk, um es für die Übertretung der Gebote zu bestrafen.

Der Gott des frühen Christentums gilt demgegenüber nicht mehr als direkter Urheber von Krankheiten. Hier ist es der Teufel, der die Sünder quält. Anders als in der antiken Welt sind im Christentum nicht Gesundheit und Wohlstand der höchste Wert, sondern das Seelenheil des sündigen Menschen. Ein Leiden führt dem Sünder seine Schuld vor Augen und verweist auf die Allmacht Gottes. Somit kann es zu einem Gnadenerweis Gottes werden: Krankheit gibt dem Betroffenen die Möglichkeit zur Buße.

Die Vorstellungswelt der Neuzeit greift auf iatrotheologisches Gedankengut zurück, von der Idee der »Magia naturalis« (= natürliche Magie, »weiße Magie«) bis hin zur romantischen Naturphilosophie. Verdeckte Spuren der Iatrotheologie finden sich heute noch in der Psychoanalyse und Psychosomatik, die Krankheit als Sinn- und Schuldproblem thematisieren. Psychologische Modelle verdecken freilich die religiösen Wurzeln des »Schuldgefühls« und »Strafbedürfnisses«.

Antike Pflanzenheilkunde

1. Jahrhundert. Dioskurides verfaßt in Rom die wichtigste Arzneimittellehre der Antike. Der aus Kleinasien stammende Mediziner, der auch Pedanios Dioskurides genannt wird, erhielt seine medizinische Ausbildung in Alexandria.

Als Militärarzt bereist Dioskurides auf römischen Kriegsschiffen zahlreiche Mittelmeerländer. Dabei eignet er sich ein umfassendes Wissen über die Tier- und Pflanzenwelt an. Seine Kenntnisse verarbeitet er in der fünf Bücher umfassenden Arzneimittellehre »De materia medica«, die rund 16 Jahrhunderte lang für die Pharmazie maßgebend bleibt. Das Werk handelt mehr als 600 Pflanzen, 35 tierische Erzeugnisse und 90 Mineralien und ihre mögliche Heilwirkung ab. Der Schwerpunkt der »materia medica« liegt auf der Pflanzenkunde (Botanik). Dioskurides beschreibt Standort und Gestalt jeder einzelnen Heilpflanze. Zudem erläutert er ihre Wirkung sowie die Zubereitung, Anwendung und Dosierung des Arzneimittels. Die Heilwirkung bezieht er gemäß der Säftelehre (→ S. 55) auf die vier Qualitäten kalt, warm, feucht und trocken.

Zur Kamille schreibt er: »Die Wurzeln, Blüten und das Kraut haben erwärmende und verdünnende Kraft; im Trank und Sitzbade befördern sie die Menstruation, treiben den Embryo aus wie den Stein und den Urin. Sie werden ferner gegen Darmverschlingung getrunken, vertreiben die Gelbsucht und heilen Leberleiden. Weiter wird ihre Abkochung gegen Blasenentzündung genommen.«

Für die Anwendung von Biberhoden gibt Dioskurides die Anleitung: »In der Menge von 2 Drachmen [ca. 0,6 g] mit stinkendem Polei [d. h. Minze, Flöhkraut] genommen, befördert er die Menstruation, treibt den Fötus und die Nachgeburt aus. Mit Essig wirkt er gegen Blähungen, Krämpfe, Schlucken, tödliche Gifte. Innerlich und äußerlich angewandt ist er ein geeignetes Mittel bei Zittern, Krämpfen und bei jedem nervösen Zustand, überhaupt hat er erwärmende Kraft.«

Der Herstellung und Lagerung der Präparate widmet Dioskurides ausführliche Abschnitte. So schildert er verschiedene Methoden zum Auspressen von Säften und Eindicken durch Sonnenbestrahlung. Zum Aufbewahren von Arzneien empfiehlt er u. a. dickwandige Silber-, Glas- und Horngefäße.

Der Arzneimittelschatz des Dioskurides wird im Mittelalter ins Lateinische übersetzt (→ 1350/ S. 112) und findet weite Verbreitung. Besonders eindrucksvoll ist die illustrierte Prachtausgabe des sog. Wiener Dioskurides, die 512 in Byzanz angefertigt und die seit 1569 in Wien aufbewahrt wird. Das erste gedruckte Exemplar der griechischen Schrift erscheint 1499 in Venedig, die erste lateinische Übersetzung wird bereits 1478 veröffentlicht. Der Buchdruck macht die »materia medica« in der Renaissance und frühen Neuzeit populär.

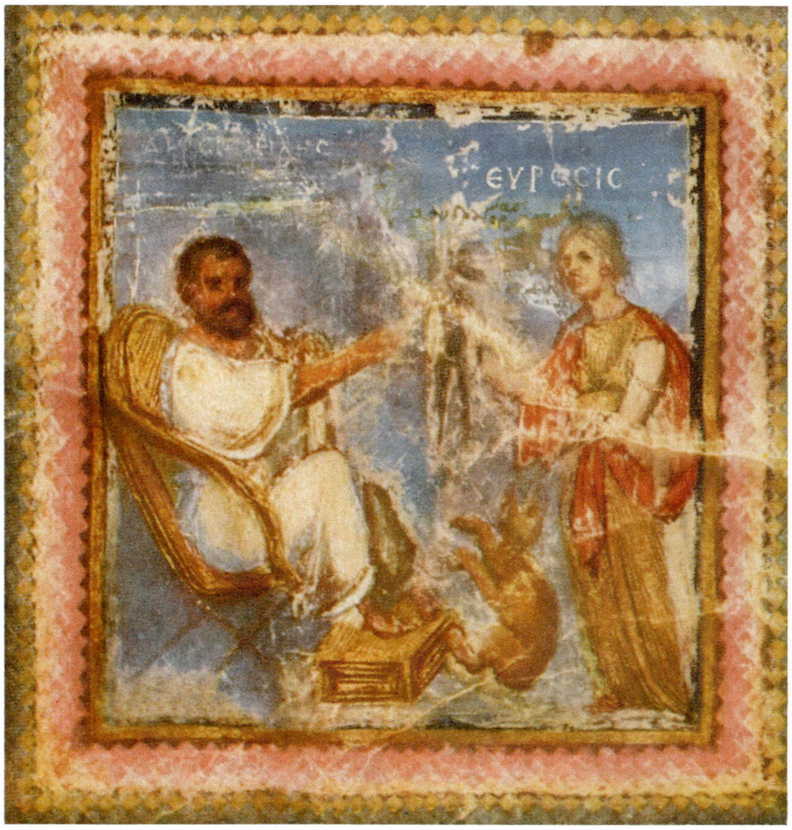

△ Der römische Arzt Dioskurides beschreibt die Mandragora-Pflanze, die ihm die Göttin der Erfindung, Euresis, entgegenhält (Dioskurides-Manuskript, 5. Jh.).

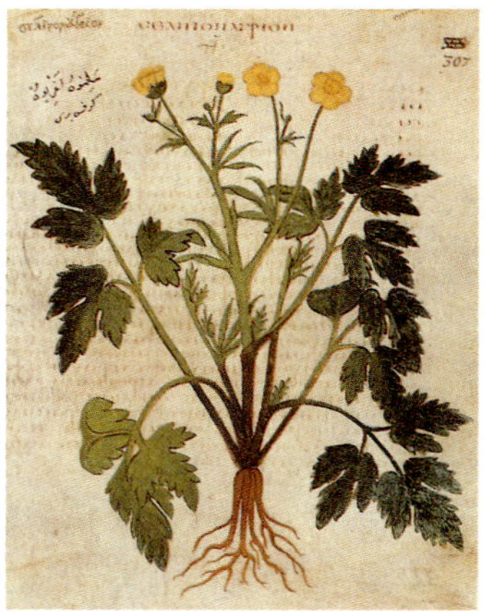

◁ Farbtafel aus dem »Wiener Dioskurides« (512 in Byzanz angefertigt): Der Hahnenfuß ist an seiner dreiteiligen Blattform erkennbar, die an die Hahnenfußspur erinnert. Es gibt in der Antike Rezepte, die Blätter und Stengel gegen Warzen empfehlen. Die Wurzel soll – als Amulett getragen – Zahnschmerzen vertreiben. Pulverisierte Hahnenfußwurzel wurde mancherorts auch als Schnupftabak verwendet.

Drogen sind grundlegender Bestandteil der Pharmazie

Chronik Hintergrund

Drogen sind Erzeugnisse aus dem Pflanzen-, Tier- und Mineralreich, die u.a. als Arzneimittel verwandt werden. Als Drogenmedizin werden Arzneimittellehren bezeichnet, wie sie etwa im griechisch-römischen oder arabischen Kulturkreis entwickelt worden sind.

Diese haben der Entfaltung der abendländischen Pharmazie starke Impulse gegeben.

Die negative Bedeutung des Begriffs Droge (Droge als Rauschgift oder Suchtmittel) hat sich erst seit der 2. Hälfte des 19. Jahrhunderts herausgebildet. Die Abgrenzung der Arzneimittellehre von der Medizin beginnt im 1. Jahrhundert n. Chr. Der wichtigste Bereich der Drogenmedizin ist die Pflanzenheilkunde. Es gibt kaum eine Pflanze, die nicht als Heilpflanze ausprobiert wird.

Spezielle Techniken dienen der Zubereitung der Drogen, die in den verschiedensten Formen verabreicht werden: Als Aufguß, Mixtur, Sirup, Pille, Latwerg (Brei) zum Einnehmen, als Salbe, Pflaster, Streupulver zum Auftragen, als Dampf, Räucherung oder Klistier zur äußeren Anwendung bzw. zum Einlauf.

Arzneimittel mit tierischen Substanzen lassen sich z. T. auf frühe Riten des Opferkultes, auf die Dämonologie oder die Ernährung zurückführen. Die Anwendung einiger dieser Zubereitungsformen stoßen bereits in der Antike als Attribute des »Aberglaubens« auf Ablehnung. In vielen Fällen werden sie jedoch von den Autoritäten ausdrücklich empfohlen. So verabscheut der römische Schriftsteller Plinius zwar das Trinken von Gladiatoren-Blut als Mittel gegen die Fallsucht, empfiehlt aber zugleich Eidechsenhaut gegen diese Krankheit.

Die Drogenmedizin hat in der medizinischen Praxis die Jahrtausende vor allem in der Volksmedizin weitgehend ungebrochen überlebt. Der internationale Drogenhandel über Seewege und Karawanenstraßen spielt bereits in der Antike, besonders aber im Mittelalter und der frühen Neuzeit eine bedeutende Rolle. Er ist eng verknüpft mit dem Gewürzhandel (»Drogisten«).

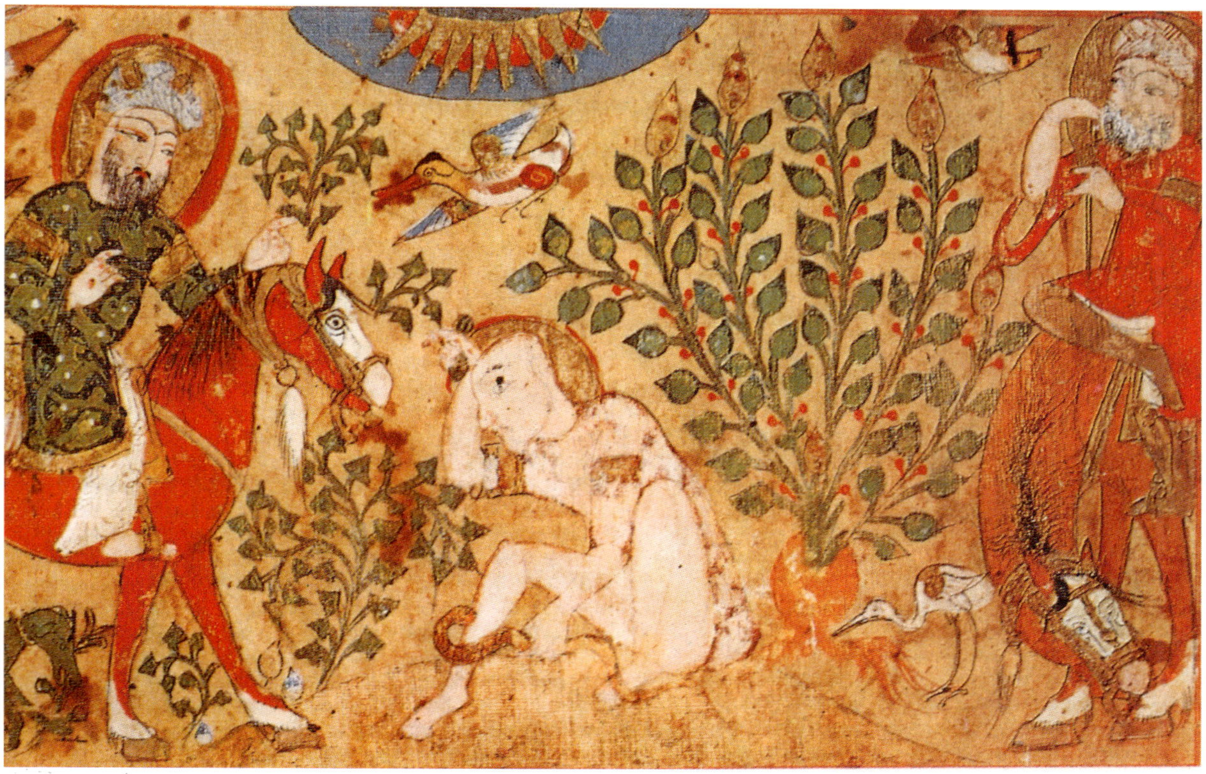

Der Arzt Andromachus (l.) rettet mit seinem Gegengift den von einer Schlange Gebissenen (M.). Das Reptil, dessen Fleisch im Antidot (Gegenmittel) enthalten ist, gilt in der Antike als heil- und als todbringend (arab. Miniatur, 12. Jh.).

Allheilmittel aus Entenblut und Opium

Um 60. Andromachus, der Leibarzt des römischen Kaisers Nero, verändert die Rezeptur des »Mithridats« (auch: Mithridatium, Mithridatikum). Dieser im 1. Jahrhundert v. Chr. von dem pontischen König Mithridates VI. Eupator entwickelte Trank zählt in der Antike zu den gebräuchlichsten Allheilmitteln und Gegengiften.

Das neue Rezept enthält 64 Zutaten, u. a. pflanzliche Drogen, Schlan genfleisch (Viper), Entenblut, eine große Menge von Gewürzen sowie Wein und Honig.

Dem traditionellen »Mithridat« fügt Andromachus, von dessen Titel »Archiater« das Wort »Arzt« abstammen soll, Opium, mineralische Substanzen und große Mengen von Meerzwiebeln zu. Anstelle der Eidechse enthält das Allheilmittel (Theriak; von griech. theríon = wildes Tier) Vipernfleisch.

Der Theriak des Andromachus soll gegen tierische und pflanzliche Gifte, gegen faulige Luft und die Pest wirken. Er gilt allgemein als gesundheitsfördernd und wird nahezu gegen jede Krankheit eingenommen, wie z. B. gegen Kopfschmerz, Hör- und Sehschwäche, Epilepsie, Kurzatmigkeit, Blutspucken und Verdauungsbeschwerden. Für die Therapie der einzelnen Krankheiten gibt es genaue Dosierungsvorschriften. In abgeänderter Form findet sich der Theriak des Andromachus auch noch im 19. Jahrhundert in vielen Arzneibüchern.

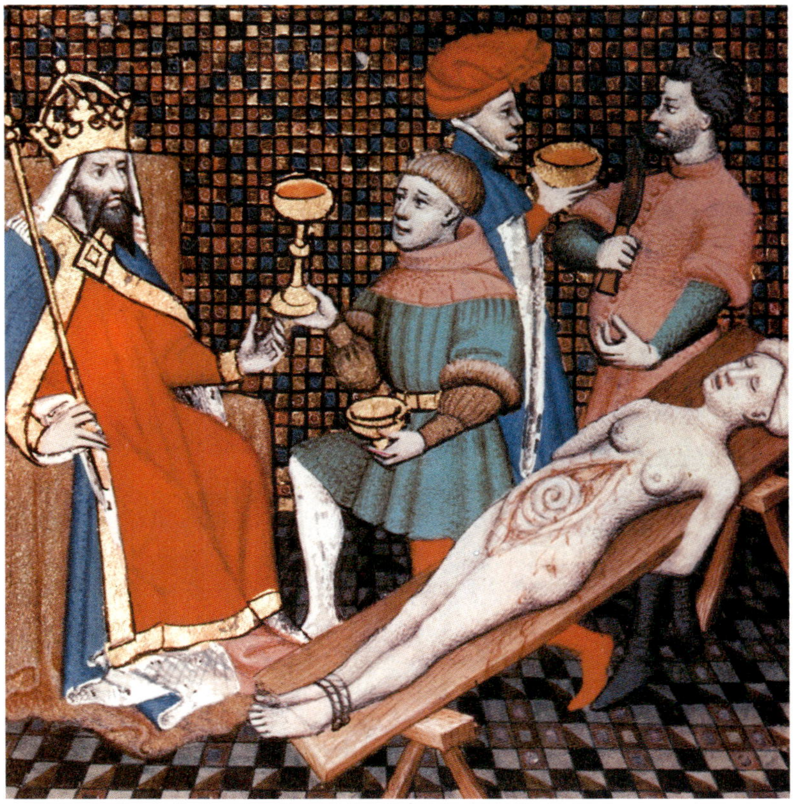

Der römische Kaiser Nero läßt der Sage nach seine Mutter Agrippina sezieren; sie hatte mehrere ihrer Feinde vergiften lassen (Miniatur um 1410).

Zwischen Heilkunde und Verbrechen

Chronik Hintergrund

Vergiften und Vergiftetwerden ist von der Antike bis heute ein illustres Kapitel der Kulturgeschichte: Von Nero, dem berühmtesten Giftmörder der Antike, über die »Hexensalben« und »Brunnenvergifter« der frühen Neuzeit bis hin zu den Arsenmördern und den vermeintlichen Cholera-Vergiftern des 19. Jahrhunderts.

Gift ist im Altertum etwas Alltägliches: Jeder versucht, sich davor zu schützen. Wie intensiv hier geforscht, experimentiert und angewendet wird, zeigt ein Zitat des Dioskurides: »Die Vorbeugung gegen Gifte ist schwierig, weil die, welche heimlich Gift geben, es so anstellen, daß auch die Erfahrensten getäuscht werden. Die Bitterkeit nehmen sie den Giften dadurch, daß sie Süßes hinzufügen, und den schlechten Geruch überdecken sie durch Duftmittel. Sie mischen Giften auch Arzneimittel zu, die, wie sie wissen, zu Gesundungszwecken gegeben werden . . . Sie tun sie in Getränke, in Wein, Suppen, in Honigwasser, in Linsengerichte und anderes, was eßbar ist.«

Die Giftmischerei liegt auf der Grenze von Naturforschung, Heilkunde und Verbrechen. Insbesondere von Ärzten werden wirksame Gegengifte (Antidote) entwickelt, die auch bei unbeabsichtigter Vergiftung (z. B. Schlangenbiß) lebensrettend eingesetzt werden können. Mithridates VI. Eupator (121–64 v. Chr.), König von Pontus, gilt als der bekannteste Giftspezialist des Altertums. Aus Angst, von seinen Feinden vergiftet zu werden, ließ er Versuche mit Giftstoffen an Sklaven und Verbrechern anstellen und probierte die entsprechenden Gegenmittel auch an sich selbst. Als der gefangene König sich der Sage nach mit Gift das Leben nehmen wollte, erwies er sich als immun. Von seinem Sohn gesandte Mörder töteten ihn schließlich mit dem Schwert.

Krankenhäuser für römische Legionäre

Vor 14. Zur gesundheitlichen Versorgung ihrer Legionäre bauen die Römer in Aliso bei Haltern eines der ersten Krankenhäuser (Valetudinarium; von lat. valetudo = Gesundheitszustand, Krankheit). Pflege-Einrichtungen dieser Art – die Praxisräume (»Iatreion«) der Ärzte und die Schlafsäle bzw. Behandlungsräume der Asklepios-Heiligtümer (→ um 400/S. 39; nach 140/S. 52) ausgenommen – sind erst seit der Regierungszeit des römischen Kaisers Augustus (30 v. Chr.–14 n. Chr.) für die Antike nachweisbar.
Neben den militärischen Valetudinarien, die zumeist in den großen Legionslagern am Niederrhein, im Donauraum, in Schottland und Nordafrika zu finden sind, gibt es auch zivile Sklavenvaletudinarien. Vor allem Großgrundbesitzer in Italien lassen solche Einrichtungen bauen, um die Arbeitskraft ihrer teuer bezahlten Sklaven zu erhalten. Vermutlich gibt es auch für die Dienerschaft des römischen Kaiserhofes zwei Valetudinarien, die für die privaten Behandlungsräume einiger reicher Familien als Vorbild dienen.
Neben dem Militärlazarett in Aliso entstehen in Westdeutschland auch in Vetera bei Xanten (Vetera I vor 54; Vetera II vor 70), in Novaesium bei Neuss (um 50) und in Bonn (Bonna, um 180) Krankenhäuser für Legionäre.
Das Valetudinarium in Vetera ist typisch für die Bauform eines römischen Krankenhauses: Man betritt die Anlage durch eine Vorhalle, die zu einem querliegenden Saal führt. Im Zentrum befindet sich ein quadratischer Innenhof, der von Säulenhallen und Gebäuden umgeben ist, in denen sich längs einer Mitteldiele die Krankenräume befinden. Die sanitären Anlagen in Vetera sind außergewöhnlich komfortabel: Die Badeabteilung besitzt drei Räume für heißes, lauwarmes und kaltes Wasser. Die Aborte sind mit Wasserspülung ausgestattet. Die in der westdeutschen Region gelegenen Valetudinarien weisen alle rund 60 Krankenzimmer mit je zwei bis drei Betten auf.
Zum Personal der Militärlazarette zählen neben den Lagerärzten Arzneikundige, Schreiber und Inspektoren. In den zivilen Valetudinarien der reichen Römer arbeiten Sklavenärzte (»servi medici«).

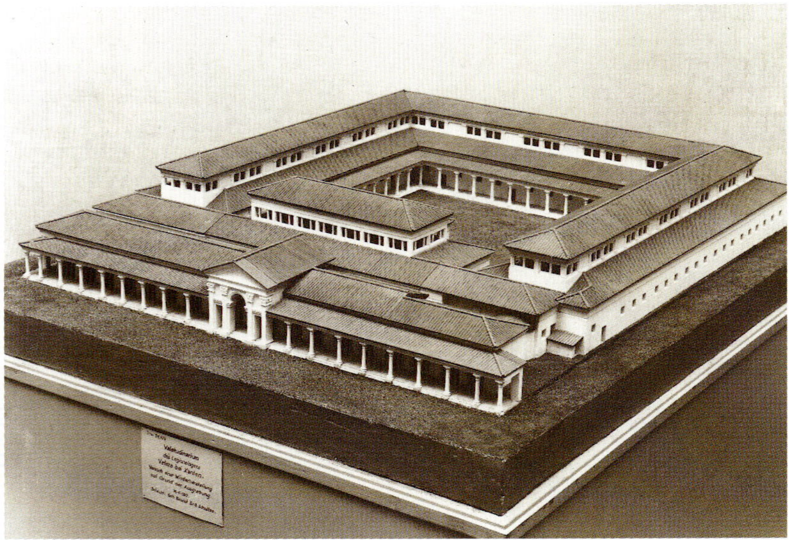

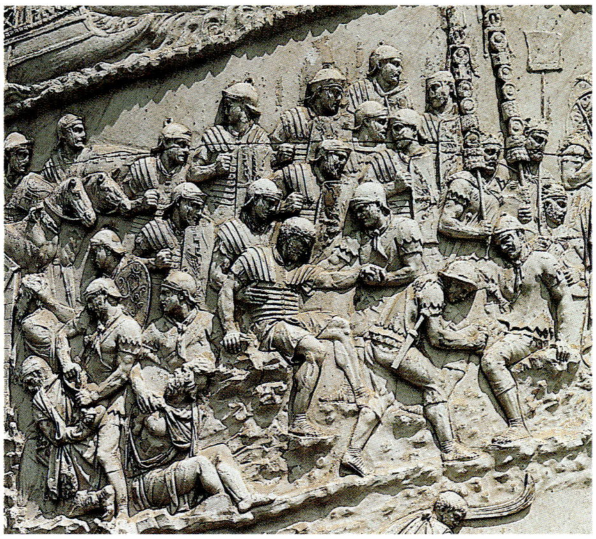

△ Modell des Valetudinariums von Vetera bei Xanten; l. Eingang mit Vorhalle und zentralem Hauptraum; dahinter die Häuser für Kranke mit angegliederten Räumen für das Pflegepersonal

◁ Verwundete auf einem römischen Militärverbandplatz (Trajanssäule/Rom, 113 n. Chr.)

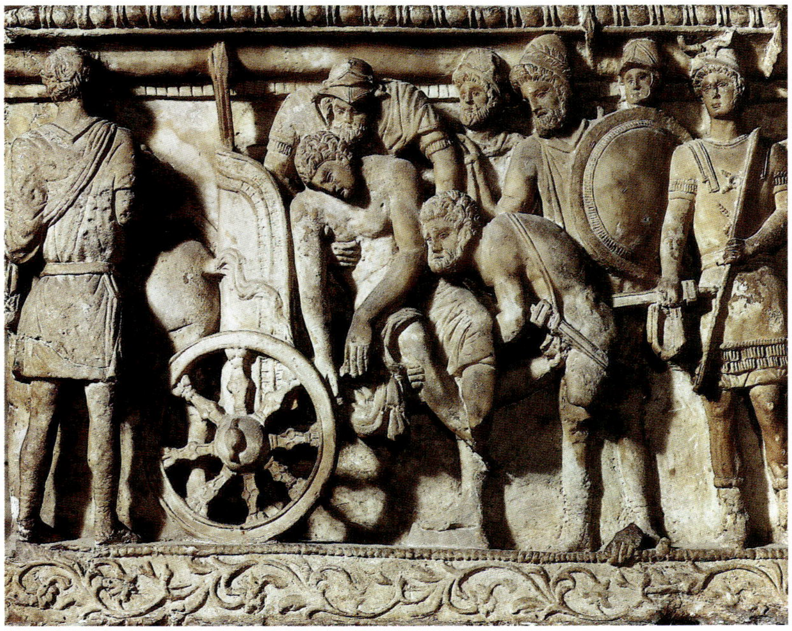

Ein verwundeter römischer Legionär wird zum Abtransport vom Schlachtfeld auf einen Streitwagen gehoben (Archäologisches Museum, Florenz).

Die Ärzteschule der »Pneumatiker«

Ende 1./Anfang 2. Jahrhundert. Athenaios aus Attaleia (Kleinasien) begründet in Rom die medizinische Lehre der »Pneumatiker« und versammelt einen großen Schülerkreis um sich.
Der Begriff des Pneuma (griech. = Lebenshauch, Luft) geht auf die Naturphilosophie der Stoiker zurück, deren Schule um 300 v. Chr. von Zenon von Kition auf Zypern begründet wurde. Seit dem 2. Jahrhundert v. Chr. gewinnt die stoische Philosophie in Rom an Einfluß. Nach der Lehre der Stoa sind alle Teile des Kosmos durch das Pneuma miteinander verbunden, einem mit der Luft gegebenen Lebensprinzip. Dabei handelt es sich um eine alles durchdringende Kraft, die aus einer äußerst feinen Materie besteht und die göttliche »Weltseele« oder »Weltvernunft« ausmacht. Das Pneuma wird mit der Atmung aufgenommen, seine Störung bewirkt eine Krankheit.
Diese Lehre beeinflußt Wissenschaft und Medizin. Hier entsteht die Modellvorstellung, wonach das Pneuma zusammen mit dem Blut in den Blutgefäßen durch den Körper transportiert wird; die Arterien enthalten mehr Pneuma als die Venen. Die feinste Form des Pneumas ist das Substrat des Seelenlebens.
Wichtige Vertreter der »Pneumatischen Schule« sind neben Athenaios die beiden griechischen Chirurgen Archigenes (um 100) und Antyllos (um 100), die eine Reihe von wichtigen Operationsmethoden lehren und insbesondere Methoden der Amputation und der Blutstillung (mit Ligatur und Glüheisen) beschreiben. Der griechische Arzt Aretaios von Kappadokien (um 150), der wie die vorgenannten in Rom wirkt und vermutlich in Alexandria studiert hat, tritt besonders durch seine Beschreibung klassischer Krankheitsbilder hervor, wie z. B. Lungenschwindsucht, Diphtherie und Epilepsie. Im Gegensatz zur herrschenden Meinung, daß Epidemien durch ein »Miasma« hervorgerufen werden, glaubt er, daß die Ansteckung mit Lepra und Pest durch die Atmung erfolgt. Nach seiner Vorstellung ist der Diabetes eine kalte und feuchte Krankheit, bei der Fleisch und Glieder zu Urin »eingeschmolzen« werden.

Keltische Druiden: Priester, Lehrer, Heilkundige

1. Jahrhundert. Der römische Schriftsteller Plinius der Ältere (23–79) berichtet in seiner 37bändigen Naturgeschichte »Naturalis historia« u. a. von den Ritualen der keltischen Druiden.
Besondere Aufmerksamkeit widmet er dem Pflanzenritual der Mistel: »Sie nennen die Mistel in ihrer Sprache die ›Allesheilende‹. Wenn sie nach ihrem Brauch Opfer und Mahl gerichtet haben, . . . besteigt ein mit weißem Gewand bekleideter Priester den Baum und schneidet mit einer goldenen Sichel die Mistelpflanze ab . . . Sie sind überzeugt, daß unfruchtbare Tiere durch den Genuß des Saftes der Mistelbeere fruchtbar werden und daß der Saft ein Heilmittel gegen alle Gifte sei.«
Die Druiden spielen eine zentrale Rolle im gesamten Bereich der keltischen Gesellschaft. Sie üben nicht nur die Funktion von Priestern aus, sondern sie sind auch Ratgeber und Rechtsprecher des Volkes, Weise und Weissagende sowie Natur- und Heilkundige. Die Bezeichnung »Druide« geht wahrscheinlich auf das altkeltische »druwides« (von dru = voll und wid = sehen, wissen bzw. gallisch vidu = Baum) zurück, was etwa »der viel Wissende« bedeutet, der eine besondere Beziehung zu den Pflanzen des Waldes hat.
Ihre Rituale und Beschwörungen zelebrieren die Druiden an einem heiligen Ort (nemeton). »Ihre Götter beten sie in Wäldern an, ohne dafür Tempel zu benutzen«, beschreibt der römische Dichter Marcus Annaeus Lucanus (39–65) die keltischen Kulthandlungen.
Die Lehre der Druiden wird mündlich als eine Art Geheimlehre weitergegeben, die nicht schriftlich überliefert worden ist.

Runenzauber und Pflanzenamulette

Chronik Hintergrund

Die Medizin der Kelten weist zahlreiche Parallelen zur Heilkunde der Germanen auf. In beiden Kulturen spielen Priesterärzte eine führende Rolle. Doch kennen sie auch heilkundige Frauen, die ärztlich tätig sind.
Zu den wichtigsten Quellen für die germanische und keltische Kultur, die etwa von 2000 v. Chr. bis 1000 n. Chr. in Nord-, Mittel- und Westeuropa vorherrscht, zählen Berichte römischer Autoren wie Plinius, Julius Caesar und Tacitus.
Da die Medizin der Kelten und Germanen maßgeblich von Dämonenglauben, Magie und Religion beeinflußt ist, setzen sie magische Praktiken bei der Anwendung ihrer natürlichen Heilmittel (z.B. Wacholder, Kamille, Arnika) ein. So wird bei der Behandlung häufig Wasser von Quellen eingesetzt, die den Göttern geweiht sind. Einige Heilpflanzen werden an bestimmten Körperteilen als Amulette gegen Dämonen getragen. Daran erinnern noch heute Pflanzennamen wie »Beifuß« oder »Lendenwurz«.
Neben diesem Kräuterzauber wenden die Kelten und Germanen auch den Wort- und Runenzauber an. Beim Runenzauber beschwört der Heilkundige die Krankheitsdämonen, indem er magische Formeln murmelt und sie als Schriftzeichen in Holz oder Knochen einritzt. Ähnliche Maßnahmen sind auch bei der Dämonenmedizin (→ S. 25) anderer früher Kulturen zu beobachten.

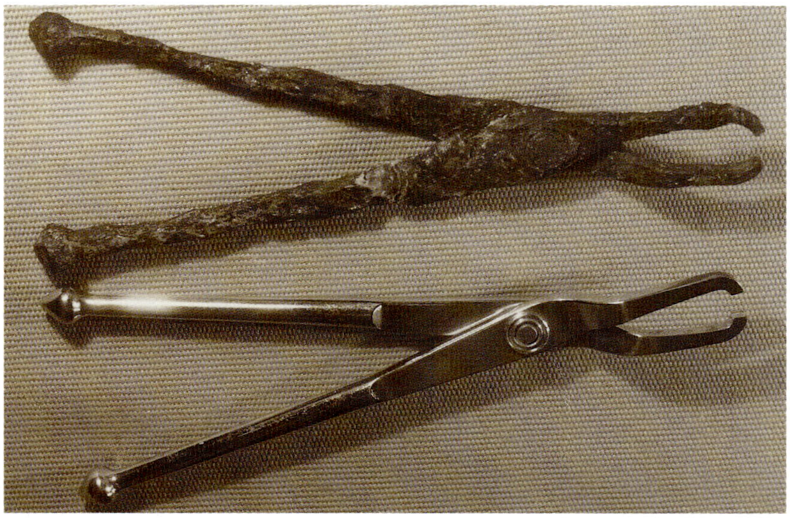

Original (o.) und Rekonstruktion (u.) einer eisernen Zange, die im Römerkastell Saalburg wahrscheinlich zum Zähneziehen benutzt wurde

Zahnextraktion per Zange

Um 50. Die Römer benutzen beim Zahnziehen eiserne Zangen, wie ein Fund aus dem römischen Kastell Saalburg (Taunus) nahelegt.
Bereits Aristoteles (→ um 330/S. 40) hat in seiner »Mechanik« eine Zahnzange (griech. odontágra) aus Eisen empfohlen. Unter Zuhilfenahme der Hebelwirkung sei der Zahn leichter in Bewegung zu bringen als nur mit den Fingern.
Der Römer Aulus Cornelius Celsus befürwortet um 25–30 die Anwendung einer Wurzelzange »so oft nach dem Ausziehen des Zahnes [mit den Fingern] eine Wurzel zurückgeblieben ist«. Galen (129–199) dagegen rät von der Zahnzange ab, da der Zahn brechen kann; besser sei das Ausziehen mit dem Finger, nachdem der Zahn mit Arzneimitteln gelockert worden sei.

Star mit Nadel operiert

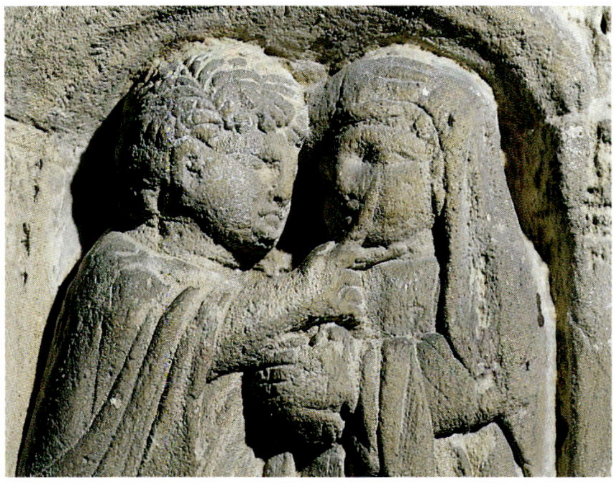

Älteste Darstellung einer Augenoperation (Relief auf röm.-gallischem Grabstein; 2.–3. Jh.)

25–35. Der römische Schriftsteller Aulus Cornelius Celsus beschreibt in seinem Werk »De re medica« (Über die Heilkunde) als erster die operative Entfernung der getrübten Augenlinse. Diese Operationsmethode (später als »Starstich« bezeichnet; → S. 158) soll Patienten, die am grauen Star (Katarakt) erkrankt sind, ihr Sehvermögen wiedergeben. Celsus führt den grauen Star in Anlehnung an die antike Viersäftelehre (→ S. 55) auf den Niederschlag einer Flüssigkeit zurück, die sich nach einer Krankheit oder im Schlaf in der sonst leeren Pupille ansammelt.
Der Operateur muß versuchen, diese Masse von der Pupille wegzuschieben. Dazu benutzt er eine Nadel, mit der er oberhalb der Pupille einsticht. Dann, erläutert Celsus, »muß man [die Nadel] an den Star heranbringen, sie dort ein wenig drehen und nun den Star bis unter die Pupille herunterschieben«.
Diese Methode der Linsenversenkung scheint auch den Indern in der Antike bekannt gewesen zu sein. Im Mittelalter wird sie im arabischen Raum angewendet. Grundsätzlich bleibt die von Celsus beschriebene Technik bis ins 18. Jahrhundert gleich. Erst 1745 entwickelt der französische Wundarzt Jacques Daviel eine Methode mit geringerem Risiko, die Extraktion der Linse (→ 8. 4. 1745/S. 218).

100

100–199

2. Jahrhundert. Als Ärztinnen, Hebammen und Arzneimittel-Herstellerinnen sind auch Frauen im Römischen Reich für die gesundheitliche Versorgung der Bevölkerung zuständig. → S. 53

Der weitgereiste Traumdeuter Artemidor von Daldis verfaßt sein »Traumbuch« (Oneirokritika). Die Traumdeutung als Teil der Wahrsagekunst (Mantik) dient z.T. auch Ärzten zur Prognose von Gesundheit und Krankheit. → S. 53

Um 100. Der griechische Arzt Rufos von Ephesos schreibt eine Reihe bedeutender medizinischer Texte, darunter sein wichtigstes heute noch im Urtext erhaltenes Werk über Nieren- und Blasenleiden. Seine Abhandlung über die Melancholie gehört zu den frühesten Darstellungen dieser Krankheit.

Eine im Talmud überlieferte Erzählung (Bek., 45a) berichtet, daß sich die Schüler des Rabbi Ismael die Leiche einer Prostituierten ausbitten, um die im Talmud enthaltene Angabe, der menschliche Körper habe 248 Knochen, nachzuprüfen. Sie finden 252 Knochen.

Nach 100. Der Buddhismus wird von zentralasiatischen und später auch von indischen Mönchen über die Handelswege nach China gebracht. Damit gelangt die indisch-buddhistische Heilkunde nach China und wird dort rezipiert.

Unter den römischen Ärzten breitet sich immer stärker das Spezialistentum aus. Neben Medizinern, die sich ausschließlich einem Fach wie der Augenheilkunde, Pädiatrie oder Geriatrie widmen, beschränken sich einige auch auf eine einzige Behandlungsmethode, so z.B. die Wasser- oder Weinärzte.

117. Ein Erlaß des römischen Kaisers Hadrian gibt den Ärzten zahlreiche Vorrechte. Sie brauchen jetzt u.a. keine Kommunalabgaben mehr zu leisten und sind von der Heeresspflicht befreit.

Vor 138. Soranos von Ephesos schreibt ein grundlegendes Werk zur Frauenheilkunde und Geburtshilfe, in dem er auch auf die Arbeit der Hebammen eingeht. → S. 56

Nach 140. Der griechische Redner Aelius Aristeides reist nach Pergamon. Wie viele seiner Zeitgenossen sucht er Heilung in einem der Asklepios-Heiligtümer. → S. 52

Nach 169. Der griechische Arzt Galen nimmt die Stelle eines Leibarztes des römischen Kaisers Mark Aurel an. → S. 54.

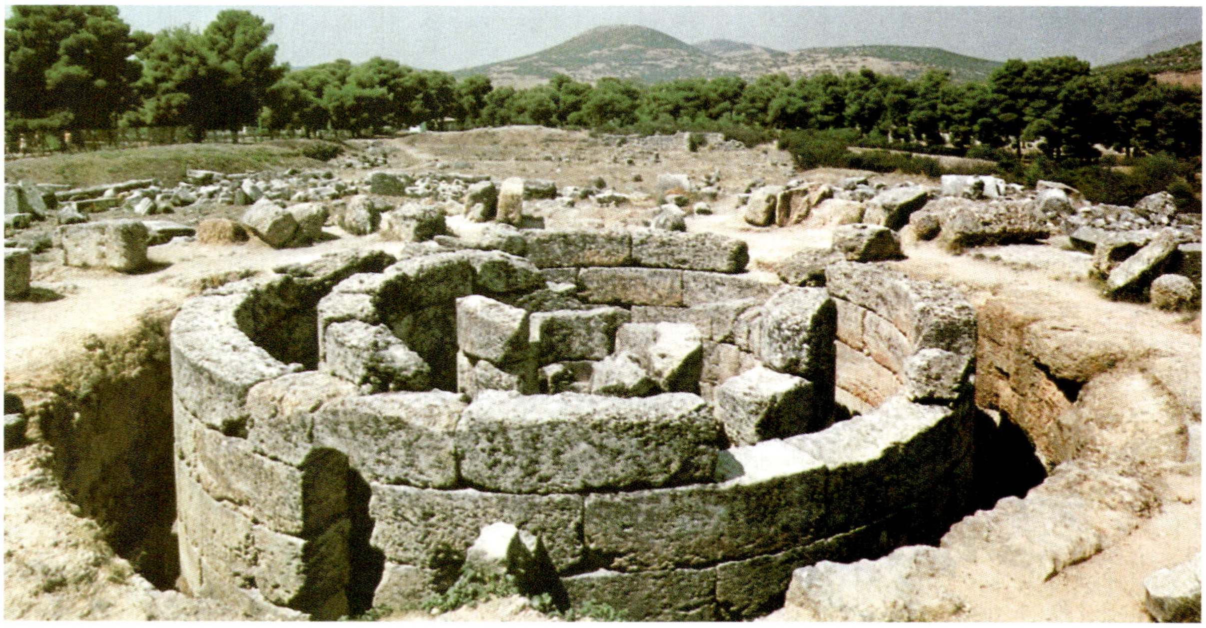

Anlagen des Asklepios-Heiligtums in Epidauros, das in griechischer Zeit Tausende von Kranken anzieht

Zweite Blütezeit des Asklepios-Kultes

Nach 140. In der Hoffnung auf Heilung reist der griechische Redner Aelius Aristeides (117–187) zum Asklepios-Tempel nach Pergamon. Die Eindrücke vom Leben im Asklepieion schreibt der hypochondrisch veranlagte Grieche rund 20 Jahre später in einem sechsbändigen Werk über seine Krankheiten nieder. Ausführlich legt er dar, wie er die Hilfe des Heilgottes Asklepios sucht und wie er im Traum Anweisungen erhält, nach denen er bis zu seinem Tod lebt.

Die Niederschriften des Aristeides belegen, daß die Asklepios-Heiligtümer im 2. Jahrhundert n. Chr. eine weitere Blütezeit erleben. Scharen von Heilungssuchenden strömen in die Tempel von Pergamon, Epidauros und Kos. Die meisten dieser Tempelstätten gleichen eher Wallfahrts- als Kurorten. Im Mittelpunkt des Aufenthaltes steht das gläubige Vertrauen auf Asklepios, der die Kranken heilen soll, während sie im Tempel schlafen (→ um 400/S. 39).

Zum Tagesablauf in einem Asklepieion gehören Bäder und körperliche Bewegung. Außerdem muß der Patient eine Diät einhalten. Eine Behandlung mit Arzneien bleibt eher die Ausnahme. Die Existenz eines Theaters, einer Konzerthalle und eines Hippodroms in Epidauros weist darauf hin, daß auch für das kulturelle und gesellschaftliche Leben der Gäste während ihrer Kuraufenthalte gesorgt ist.

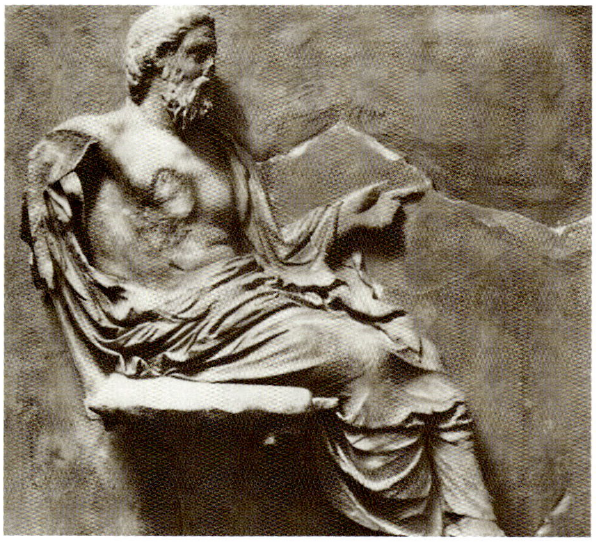

Darstellung des Heilgottes Asklepios aus dem Tempel in Epidauros (4. Jh.). Der Gott, so glauben die Griechen, gibt ihnen Anweisungen für ihre Genesung, wenn sie im Tempel schlafen. Der Aufenthalt der Kranken gleicht einer Kur mit langen Ruhephasen, Heilbädern und gymnastischen Übungen.

Wundersame Heilungen in Epidauros

Chronik Zitat

Der Reisende Pausanias, der das Asklepios-Heiligtum in Epidauros besucht, entdeckt Berichte von Wunderheilungen, die auf Marmortafeln aus dem 4. Jahrhundert v. Chr. eingemeißelt sind. Einige dieser sog. Iamata sind überliefert:

Stummheit: »Ein Mädchen, stumm. Als diese im Heiligtum herumlief, sah sie eine Schlange von einem Baume herabkriechen. Voller Furcht schreit sie nach Mutter und Vater. Sie ging gesund weg.«

Unfruchtbarkeit: »Andromache aus Epirus wegen Kindersegens. Sie schlief im Heilraum und hatte einen Traum. Sie träumte, ein schöner Knabe decke sie auf und der Gott berühre sie mit der Hand. Darauf bekam Andromache einen Sohn von Arybbas.«

Eiterbeule: »Eratokles von Troizen, vereitert. Als er in Troizen sich von den Ärzten brennen lassen wollte, erschien der Gott ihm im Schlaf und befahl ihm, das Brennen nicht durchführen zu lassen, sondern im Heiligtum von Epidauros zu schlafen. Als die Zeit, die ihm verordnet, vergangen war, brach die Eiterbeule auf, und er ging gesund weg.«

»Traumbuch« hilft bei der Prognose

2. Jahrhundert. Der professionelle Traumdeuter Artemidor von Daldis (2. Jh.) versucht mit seinem fünfbändigen »Traumbuch« (griech. Oneirokritika) zu belegen, daß symbolisch verkleidete (»allegorische«) Träume analog zu Visionen und Orakeln als Mittel ärztlicher Prognose genutzt werden können. So schildert der Autor, der vom Heilgott Apollon beauftragt zu sein glaubt, die Vorzeichen der Schwangerschaft: »Träumt man, auf dem Herd oder im Backofen Feuer anzuzünden, so ... bedeutet es die Geburt von Kindern; denn der Herd und der Backofen gleichen einer Frau, weil sie das zum Leben Notwendige aufnehmen.« Ebenso wie die Griechen nutzen auch die Ägypter und Juden die Traumdeutung zur Prognose.

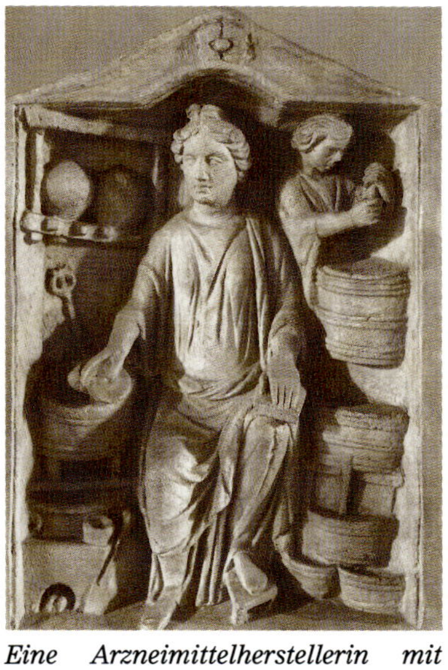

Eine Arzneimittelherstellerin mit Holzofen (l.) und Mörsern (r.) (röm. Relief, Epinal/Frankreich; 2. Jh.)

Spezialistinnen für Medikamente

2. Jahrhundert. Im Römischen Reich üben Frauen Heilberufe aus. So bescheinigt der Frauenarzt Soranos von Ephesos (→ vor 138/S. 56) Hebammen ein umfassendes medizinisches Wissen auf dem Gebiet der Arzneimittellehre. Auch Galen, Leibarzt der römischen Kaiser (→ nach 169/S. 54), berichtet über eine arzneikundige Frau, Origeneia, die u. a. Mittel gegen Husten und Bluthusten sowie Pillen gegen Magenstörungen herstellt.

Griechische Ärzte wirken erfolgreich in Rom

Chronik Übersicht

Fast alle Ärzte, die im Römischen Reich während der Republik (470–27 v. Chr.) und der Kaiserzeit (27 v. Chr.–476 n. Chr.) praktizieren, stammen aus Griechenland oder Kleinasien. Dies liegt vor allem daran, daß der typische Römer für die gesellschaftlich wenig angesehene ärztliche Tätigkeit als ungeeignet gilt. Wichtigste Aufgabe der römischen Mediziner ist das Sammeln und Ordnen des verfügbaren Heilwissens; wissenschaftliche Entdeckung und empirische Forschung treten in den Hintergrund. Erst mit dem Ende der Republik verbessert sich die gesellschaftliche und wirtschaftliche Stellung des Arztes. Ein Erlaß des Kaisers Hadrian aus dem Jahr 117 befreit die »medici« u. a. von Kommunalabgaben und Heerespflicht. Der Schriftsteller Gaius Plinius Secundus, der Ältere, beschreibt im 1. Jahrhundert, daß einige Ärzte es zu großem Wohlstand gebracht haben. Seinen Angaben zufolge verfügen manche Ärzte über ein Vermögen von mehreren Millionen Sesterzen.

Zu den berühmtesten Ärzten und Medizinschriftstellern, die in Rom wirken, gehören:

Gaius Plinius Secundus, der Ältere (23–79), Offizier, vielseitiger Schriftsteller und großer Kenner der Naturkunde; seine Naturgeschichte (»Naturalis historia«) enthält u. a. auch Einzelheiten zur (magischen) Volksmedizin und Pflanzenheilkunde.

Aulus Cornelius Celsus (1. Jh.) faßt den medizinischen Wissensstand seiner Zeit in acht Büchern (»De medicina libri octo«) enzyklopädisch zusammen.

Pedanios Dioskurides von Anazarba (1. Jh.), weitgereister Militärarzt, wichtigster und einflußreichster Arzneimittelkenner des Altertums (→ S. 48)

Scribonius Largus (1. Jh.), Arzt in Rom, verfaßt eine Rezeptsammlung, darunter auch eine Beschreibung, wie man aus Mohnkapseln Opium gewinnen kann.

Antyllos (um 100 n. Chr.), griechischer Chirurg in Rom, machen seine chirurgischen Methoden berühmt, u. a. beschreibt er den Luftröhrenschnitt, die Staroperation, die Kehlkopfintubation und die Blutstillung mit dem Glüheisen und durch Unterbindung.

Athenaios aus Attaleia (um 100 n. Chr.), griechischer Arzt in Rom und Begründer der »Pneumatischen Schule« (→ S. 50)

Rufos von Ephesos (um 100 n. Chr.), griechischer Arzt, der zunächst in Alexandrien praktiziert hat, bevor er nach Rom kommt. Er tritt besonders durch seine anatomischen Studien hervor, die jedoch aufgrund seiner Rückschlüsse von der Anatomie des Affen auf die des Menschen fehlerhaft sind.

Soranos von Ephesos (98–138), griechischer Frauenarzt und Geburtshelfer in Rom, wird durch seine grundlegende Darstellung der Gynäkologie »De arte obstetrica morbisque mulierum« in der Antike bekannt (→ S. 56).

Galen, Claudius Galenos von Pergamon (129–199), bedeutendster römischer Arzt, ist der Verfasser eines umfangreichen Werkes, das die gesamte Medizin der Antike widerspiegelt (→ S. 54).

Aretaios von Kappadokien (um 150 n. Chr.), griechischer Arzt in Rom, Vertreter der »Pneumatischen Schule«, liefert äußerst zuverlässige Krankheitsbeschreibungen (→ S. 50).

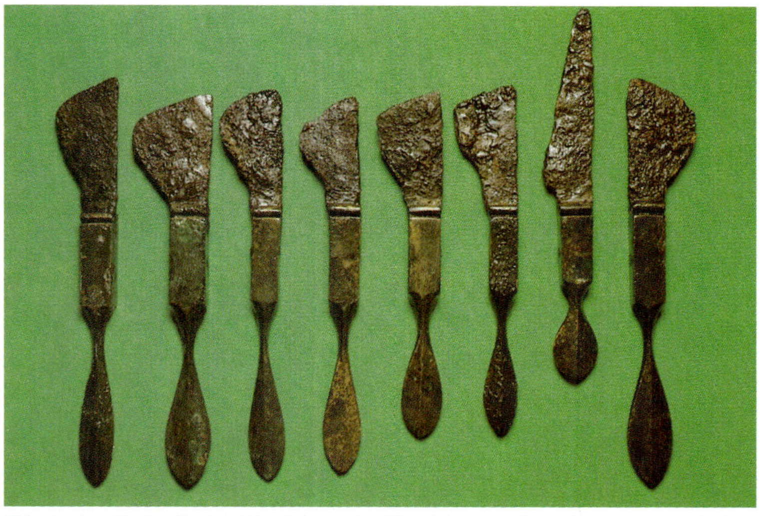

Römische Skalpelle (2. Jh., Bingen). Die chirurgischen Instrumente haben auswechselbare Eisenklingen und Griffe aus Bronze, die in einem Spatel enden. Unter den römischen Ärzten gibt es nur wenige Praktiker, Ansehen genießen vor allem die Verfasser medizinischer Schriften.

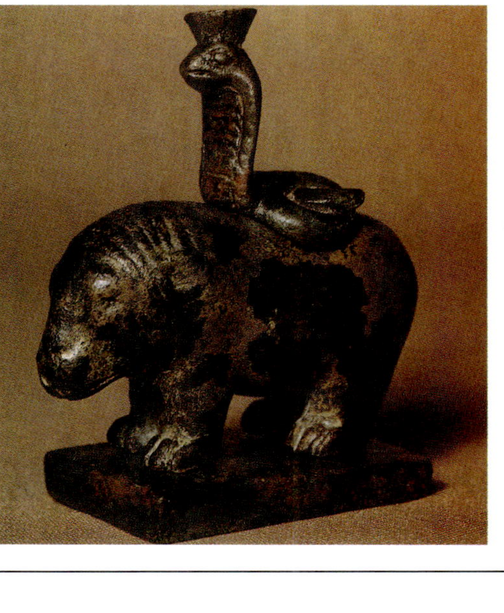

Römische Bronzeskulptur eines Nilpferdes, auf dem eine Uräusschlange thront (2. Jh., Bingen). Das hoch aufgerichtete Reptil trägt eine Krone, sein Hals ist stark gebläht. Schlangen galten schon in früheren Kulturen als Sinnbild des Lebens, weil sie über die Fähigkeit verfügen, sich alljährlich zu häuten. In Ägypten ist die gekrönte Uräusschlange, eine afrikanische Kobraart, ein königliches Symbol.

Selbstbewußter Architekt der europäischen Medizin

Nach 169. Der römische Kaiser Mark Aurel beruft den erfolgreichen Mediziner Galen (129–199) zu seinem Leibarzt.

Der aus Pergamon (Kleinasien) stammende Arzt ist im Begriff, ein umfassendes Kompendium des medizinischen Wissens zu schaffen. Dieses Werk, von dem mehr als 300 Schriften aus fast allen Bereichen der Heilkunde überliefert sind, macht Galen neben Hippokrates (→ um 460/S. 36) zur bedeutendsten Arztpersönlichkeit der Antike.

Entsprechend einem seiner Leitsätze »Ein vorzüglicher Arzt muß auch ein Philosoph sein«, versucht Galen in seinem monumentalen Œuvre, alle zeitgenössischen Strömungen der Philosophie und Medizin zu einem detaillierten und systematisierten Gesamtkonzept zu vereinen. Auf diese Weise schafft der bei Zeitgenossen als fleißig, aber auch ehrgeizig und prahlsüchtig bekannte Arzt ein Lehrgebäude, dessen wissenschaftliches System fast 2000 Jahre die Grundlage ärztlichen Handelns bildet.

Mit seiner Krankheitslehre, der Humoralpathologie (→ S. 55), verfolgt Galen das Ziel, die Vielfalt der Krankheiten zu ordnen. Die Therapie, deren Maßnahmen bisher fast ausschließlich auf der Erfahrung des Arztes am Krankenbett beruhten, stellt er auf eine rationale Basis, indem er die vorbeugende, ursächlich heilende und symptomatische Behandlung voneinander abgrenzt und die individuelle Dosierung der Medikamente zumindest theoretisch berechenbar macht.

Gleichzeitig betreibt der von vielen Ärzten wegen mangelnder Kollegialität angefeindete Galen eine sorgfältige Einzelforschung. So verhilft er auch wichtigen Erkenntnissen früherer Forscher, die bis dahin noch nicht allgemein anerkannt sind, durch überzeugende experimentelle Beweise in der Fachwelt zum Durchbruch.

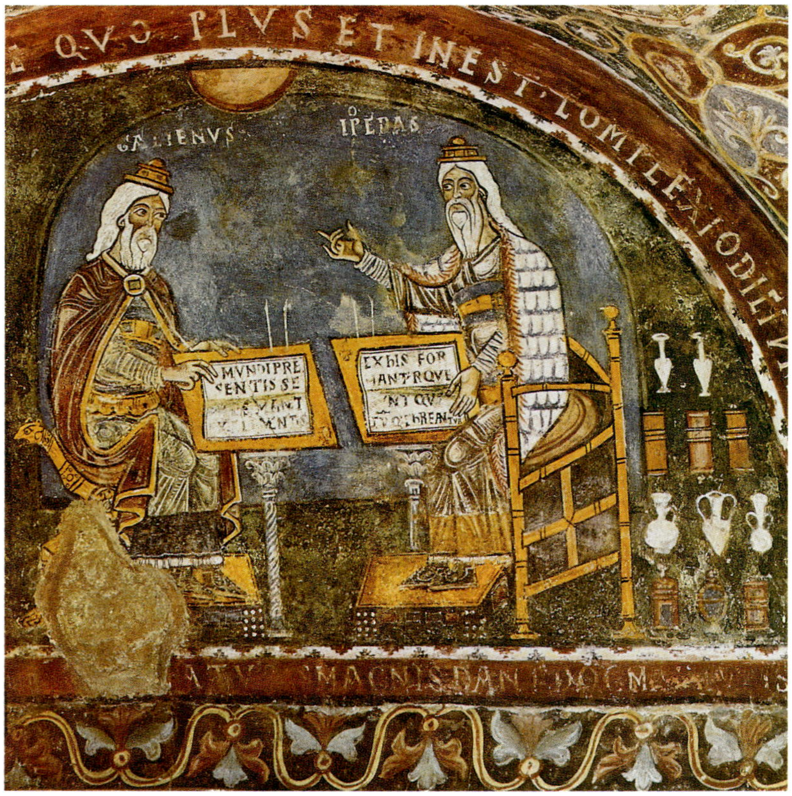

Galen und Hippokrates, die bedeutendsten Mediziner der Antike, auf einem Fresko in der Krypta der Kathedrale von Anagni, das um 1255 entstand.

Grundlegend für das methodische Vorgehen Galens ist die teleologische (von griech. telòs = Ziel, Zweck) Denkweise des Aristoteles, die davon ausgeht, daß die Natur den Organismus in allen seinen Teilen auf die zweckmäßigste Weise eingerichtet hat. So behandelt Galen die Anatomie z. B. in seiner Schrift »Vom Nutzen der Körperteile« vor allem unter dem funktionellen Aspekt. Von der genauen Struktur der Organe glaubt er auch ihre Funktion im Körper ablesen zu können.

Zu diesem Zweck führt der Forscher zahlreiche Sektionen an lebenden Tieren, vor allem an Berberaffen und Schweinen, durch. Sektionen an Menschen sind zu dieser Zeit verpönt, deshalb überträgt Galen die Erkenntnisse, die er anhand der Tierkörper gewonnen hat, auf den Menschen, was zu einigen Irrtümern führt, z. B. zu der Vorstellung von einem siebenkammerigen Uterus. Andererseits gelingt ihm die Klärung von zentralen Streitfragen. Durch schrittweises Sezieren legt er den Funktionsbereich jedes größeren Nervenstranges fest. Er entdeckt auch, daß in allen Adern Blut und nicht, wie die Forscher vor ihm annahmen, Luft fließt und daß es sich dabei um venöses und arterielles Blut handelt. Die Blutbewegung erfolgt seiner Meinung nach vom Zentrum zur Peripherie.

Die Verdauung, bei der die Nahrung durch die »angeborene Wärme« (calor innatus) zerlegt und über das Blut in die Körperteile weitergeleitet wird, unterteilt Galen in drei Phasen (Digestionen, von lat. digestio = Verteilung, Verdauung). Die erste Digestion spielt sich hauptsächlich im Magen ab und produziert den Kot als Ausscheidung. Die zweite Digestion findet in der Leber statt, wo das Blut gebildet und als Überschuß der Harn entsteht, der über die Nieren ausgeschieden wird. Ein Teil des Blutes fließt durch die Venen direkt in die Körperperipherie (Organe), die größere Menge strömt zum Herzen. Dort wird das Blut in der rechten Hälfte gereinigt und fließt teilweise durch die Lungenarterie ab; der Rest tritt durch die von Galen angenommenen Poren der Herzscheidewand in die linke Herzhälfte. Diese ist der Sitz der angeborenen Wärme. Hier vermischt sich das Blut mit dem Pneuma, dem »spiritus vitalis« (lat., lebendiger Geist), das die Kräfte, die von der Seele ausgehen, transportiert und umgekehrt auch der Vermittler von körperlichen Kräften auf die Seele ist.

Mit Galen endet die schöpferische Periode der antiken Heilkunst. Sein Werk stellt eine Synopse der gesamten wissenschaftlichen Medizin des griechisch-römischen Altertums dar. In den folgenden Jahrhunderten wird es immer wieder abgeschrieben und tradiert. Die Scholastiker des Mittelalters (→ S. 89) messen Galens Ausführungen eine fast bibelartige Autorität zu. Neben seinen Schriften können vor deren Augen keine anderen Werke von Medizinern bestehen. Erst in der frühen Neuzeit verliert Galens Lehrgebäude unter dem Druck der neuartigen Naturforschung an Bedeutung.

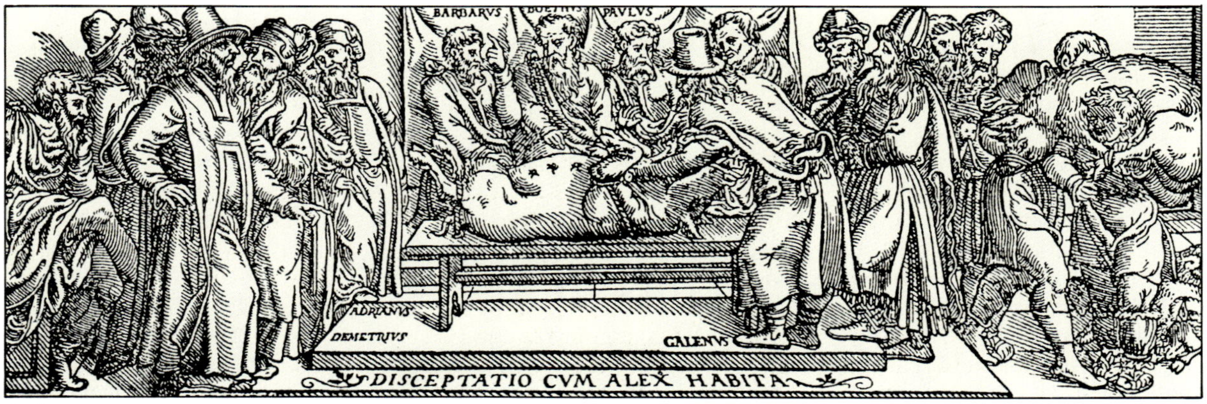

Galen seziert ein Schwein; der Holzschnitt, der aus einem 1562 in Basel gedruckten Werk Galens stammt, stellt eine anatomische Lehrsektion der Renaissance dar, bei der jedoch meist menschliche Leichen untersucht werden.

Physiologische Vorstellung des Galen

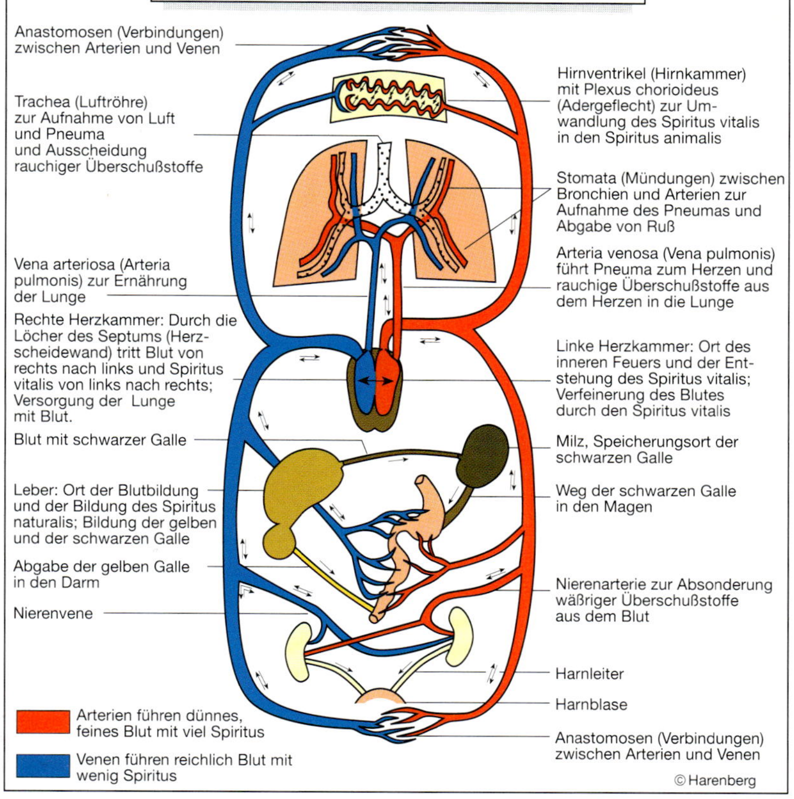

Die Viersäftelehre

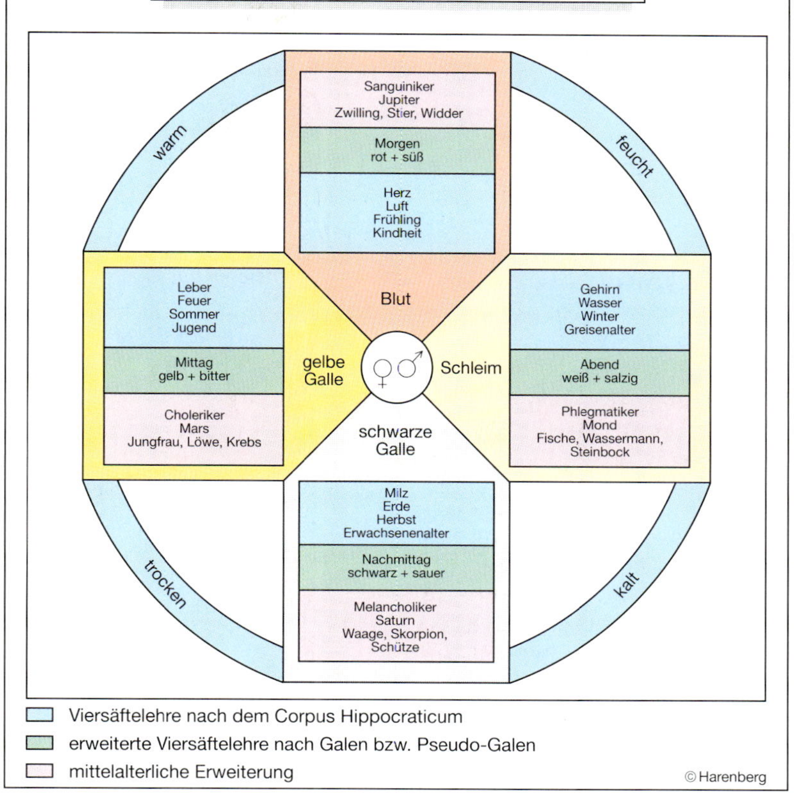

Konzepte der Medizin:

Galens Entwurf der Humoralpathologie setzt Maßstäbe

In dem Bestreben, der medizinischen Diagnose und Therapie eine schematisch geordnete, erlernbare Grundlage zu geben, entwickelt Galen in bewußtem Rückgriff auf die hippokratische Qualitäten-, Elementen- und Säftelehre eine detaillierte und streng systematisierte Krankheitslehre. Galens Entwurf der Humoralpathologie (von lat. humores = Säfte) gilt bis ins 19. Jahrhundert als das wichtigste Konzept der europäischen Medizingeschichte.

»Dyskrasie« macht krank

Der Humoralpathologie folgend ist ein Ungleichgewicht der Körpersäfte (Dyskrasie) für alle Krankheitszustände verantwortlich. Unterschieden werden vier Kardinalsäfte: Blut (Sitz im Herzen), Schleim (Sitz im Gehirn), gelbe Galle (Sitz in der Leber) und schwarze Galle (Sitz in der Milz bzw. in den Hoden). Diesen Säften sind die Primärqualitäten Hitze, Feuchtigkeit, Trockenheit und Kälte paarweise zugeordnet. Blut ist feucht und warm, der Schleim kalt und feucht, die gelbe Galle warm und trocken und die schwarze Galle trocken und kalt. Dieser Vorstellung entsprechend erklärt Galen z. B. die Gelbfärbung der Haut bei Gelbsucht als Folge des Überfließens der gelben Galle. Bei Katarrhen (von griech. kata = herab und rheo = fließen) läuft überflüssiger Schleim z.B. in Form von Schnupfen aus dem Gehirn ab. Auch für die Qualitäten gibt es empirische Anhaltspunkte: So ist ein Patient mit Lungenentzündung und hohem Fieber heiß, hat großen Durst und wenig Harn – er ist trocken. Zur Diagnose einer schlechten Säftemischung im menschlichen Körper bevorzugt Galen die Begutachtung des Pulses und des Urins.

Therapeutik mit System

Die Humoralpathologie bietet dem Arzt drei verschiedene Ansatzpunkte bei der Therapie: Die Regelung der Lebensweise, die medikamentöse Behandlung und die Ableitung schädlicher Säfte (→ S. 133). Da Galen falsche Ernährung und Lebensweise als eine wichtige Ursachen für Krankheiten ansieht, vertraut er besonders auf die heilende bzw. prophylaktische Wirkung der Diätetik (→ S. 67).

Die Behandlungsmethoden unterscheiden sich danach, ob sie eine Krankheit verhüten, sich gegen das Leiden selbst richten oder nur die Symptome lindern sollen. Grundsätzlich gilt das Anwendungsprinzip »contraria contrariis« (Gegensätzliches ist mit Gegensätzlichem zu behandeln). Dementsprechend rät Galen, der gemäß seinem Ideal der Mathematisierung der Medizin sowohl die Säftestörung als auch die Wirksamkeit von Medikamenten fiktiv in Grade einteilt: »Wenn der Körper zehn Nummern wärmer als das Mittelmaß ist und sieben Nummern trockener, dann muß das heilende Mittel um zehn Nummern kälter und sieben Nummern feuchter sein.« Opium soll z.B. im vierten Grad kalt und Pfeffer im zweiten Grad heiß sein. Durch eine Kombination verschiedener Drogen, deren Qualitäten sich gegenseitig verstärken bzw. abmildern, läßt sich zumindest theoretisch die Rezeptur detailliert auf die Bedürfnisse des Patienten abstimmen.

2000 Jahre Wirkungsgeschichte

Die Humoralpathologie, deren Wurzeln in der griechischen Antike liegen, prägt die Medizin in Theorie und Praxis über 2000 Jahre hinweg. Erst in der Renaissance wird sie, insbesondere durch Paracelsus und die neue empirische Naturforschung (Iatrochemie, → S. 139; Iatrophysik, → S. 177) in Frage gestellt. Die Anhänger der Humoralpathologie wenden sich in der Neuzeit von der kosmologisch angelegten Qualitätenlehre ab. Sie stellen nun das Blut als Träger der krankmachenden Materie (»Schärfen«) in den Mittelpunkt ihrer Lehre. Erst Mitte des 19. Jahrhunderts verschwindet die Humoralpathologie endgültig als ein Konzept der wissenschaftlichen Medizin. In der Naturheilkunde (→ S. 259), der Alternativ- und Ethnomedizin bleibt sie jedoch bis heute von praktischer Bedeutung.

Frauenarzt empfiehlt Gebärstuhl und Spekulum

Vor 138. Der griechische Frauenarzt Soranos von Ephesos (98–138) schreibt sein für Jahrhunderte grundlegendes Werk »De arte obstetrica morbisque mulierum«. Das Buch gilt als eine der besten antiken Darstellungen der praktischen Gynäkologie.

Es beschäftigt sich insbesondere mit der Geburtshilfe und der Versorgung des Neugeborenen. Soranos, der in Alexandria Medizin studiert hat, behandelt aber auch Frauenkrankheiten, u.a. Menstruationsstörungen, die als Krankheit der Gebärmutter angesehene Hysterie (von griech. hysteron = Gebärmutter) und Geschwülste der Geschlechtsorgane. Seine anatomische Beschreibung der weiblichen Genitalien bleibt zwar unbefriedigend, weil Soranos wie die meisten seiner Zeitgenossen von der Tieranatomie ausgeht. Seine Anweisungen für die Geburtshilfe haben jedoch einen um so größeren praktischen Wert.

Zur Erleichterung der Geburt empfiehlt Soranos einen Gebärstuhl, einen bequemen Sessel mit Rükken- und Seitenlehne, dessen Sitz halbkreisförmig ausgeschnitten ist. Zur Vaginaluntersuchung benutzt er ein mehrteiliges »Spekulum« (Spiegel).

Komplikationen bei der Geburt führt der Frauenarzt auf verschiedene Ursachen zurück, wie den Allgemeinzustand der Mutter, Abnormitäten der Geschlechtsteile (z. B. verengtes Becken) sowie abnorme Kindslagen. Im Falle ungünstiger Kindslagen empfiehlt er, das Kind durch Anwendung innerer und äußerer Handgriffe im Mutterleib auf die Füße zu wenden. Falls dies nicht gelingt, rät er zu einer Zerstückelung des Embryos.

Er gibt eine Beschreibung der Krankheitszeichen (Symptomatologie) und der Differentialdiagnose. Es handelt sich bei seinem gynäkologischen Werk um die Arbeit eines »Methodikers«. Die im 1. Jahrhundert v. Chr. entstandene Medizinschule der Methodiker begreift die Krankheit als Störung im organischen Atomismus, als zu starke oder zu schwache Spannung. Sind die Wände der Körperporen zwischen den Atomen gespannt, wird die Ausscheidung von Körperflüssigkeiten vermindert, sind sie schlaff, wird sie vermehrt.

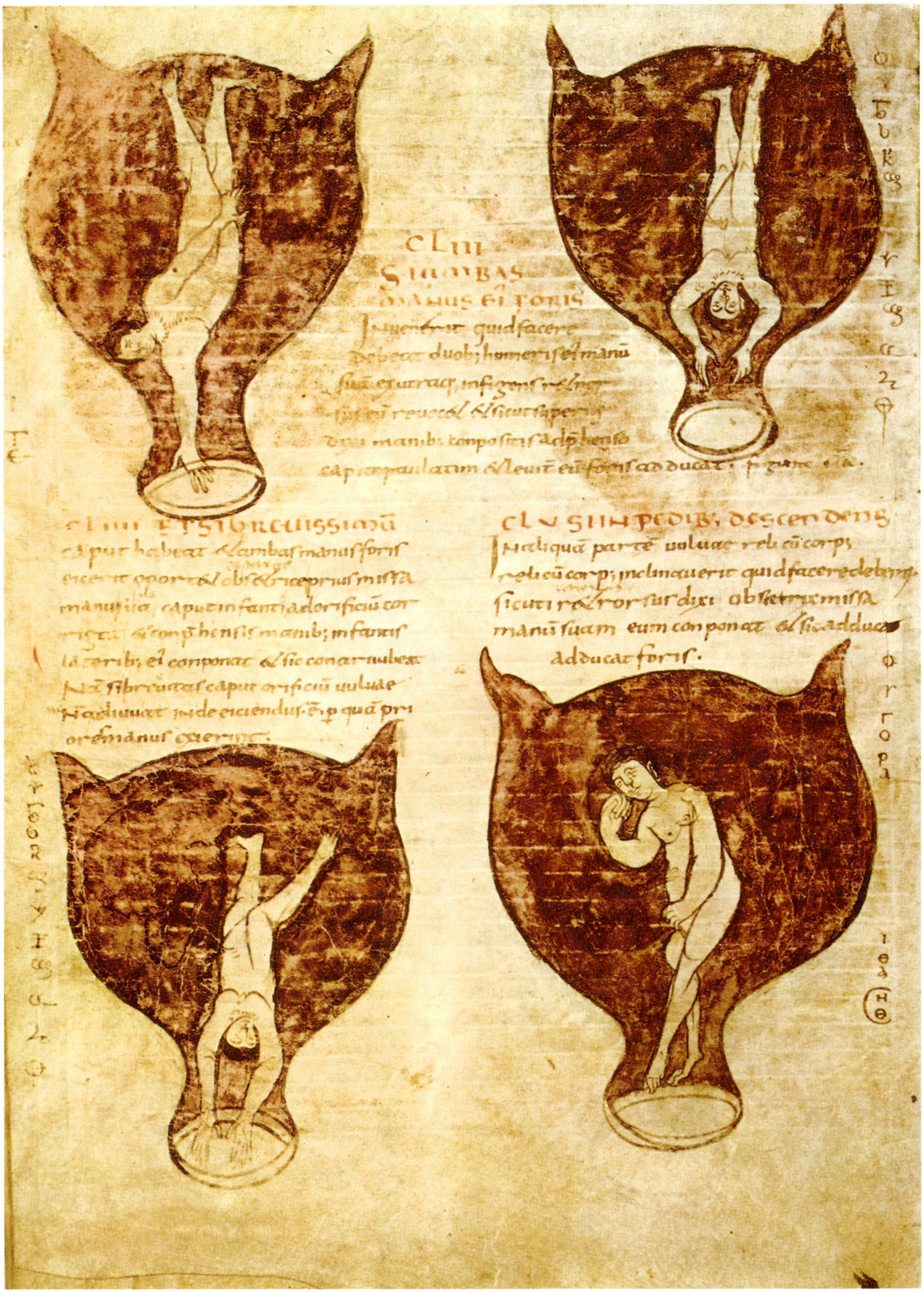

Schematische Abbildungen von Kindslagen im Uterus; Illustrationen aus einer Brüsseler Handschrift (9. Jh.), die auf eine von Moschion übersetzte Kurzfassung der Gynäkologie des Soranos zurückgeht; es handelt sich um eine Art didaktische Merkbilder für die Ausbildung von Ärzten, die jedoch nicht die anatomische Realität wiedergeben. Die Form der hier zweihörnig dargestellten Gebärmutter variiert in den verschiedenen Kopien der Handschrift; je nach Entwicklungsstand der Anatomie nimmt diese u. a. die Gestalt eines Schröpfkopfes an.

200

200–299

3. Jahrhundert. In der ältesten indischen Handschrift, dem »Quizil-Fragment«, ist zum ersten Mal das physiologische System der »Tridoṣa-Lehre« (sanskrit: tri = drei; doṣa = Fehler, Schaden) nachweisbar. → S. 59

Das erste wichtige Werk der altindischen Āyurveda-Medizin (→ S. 59), das sog. Caraka-Samhita, entsteht. Sein Verfasser Caraka soll es als Bearbeitung einiger älterer Schriften niedergelegt haben. Buddhistischen Quellen zufolge ist Caraka zu dieser Zeit Hofarzt des indoskythischen Königs Kaniska.

Mit der »Suśruta-Samhita« wird das zweite Hauptwerk der Āyurveda-Medizin geschaffen. Die Handschrift befaßt sich hauptsächlich mit der Chirurgie und Wundbehandlung, u.a. wird die plastische Wiederherstellung der Nase (Rhinoplastik) beschrieben. → S. 59

Um 200. Der chinesische Arzt Chang Chung-ching entwickelt eine Krankheitslehre, bei der er die durch »Geschlechtsverkehr, Waffen, Insekten und Tiere hervorgerufenen Schädigungen«, also Infektionen, als eine eigene Krankheitskategorie herausstellt. Er empfiehlt als einer der ersten Ärzte Chinas Abführmittel zur Darmentleerung.

207. Der chinesische Chirurg Hua T'o (auch Yüan Hua) stirbt. Er soll große Operationen ausgeführt und ausgiebig Betäubungsmittel angewandt haben. Außerdem wird ihm die Erfindung von Entspannungstechniken zur Prophylaxe von Krankheiten zugeschrieben.

216. Die größten Thermalbadeanlagen des Römischen Reiches werden in Rom von Kaiser Caracalla eröffnet. → S. 57

249. Nach Berichten des Historikers Eusebius stirbt die Christin Apollonia in Alexandria als Märtyrerin. Weil ihr vor dem Tod vom aufgebrachten Pöbel alle Zähne ausgeschlagen werden, wird sie seit dem Mittelalter als Heilige der Zahnkranken verehrt. → S. 58

Nach 251. Eine angeblich aus Äthiopien kommende pestartige Seuche durchwandert in mehreren Zügen fast das gesamte Römische Reich bis zur westlichen Grenze. Der hl. Cyprian, Bischof von Karthago, beschreibt die Seuche, wie sie sich in Neu-Caesarea im Jahre 256 darbietet. Sie gleicht hier einem Flecktyphus mit den Symptomen Durchfall, Erbrechen, Hals- und Augenentzündung.

Um 260. In Armenien entstehen erste Asyle für Aussätzige.

Römer nutzen Heilkraft des Wassers

216. Kaiser Caracalla (eigtl. Marcus Aurelius Antonius) eröffnet in Rom die größte Thermalbadeanlage des Römischen Reiches.

Gegen ein geringes Eintrittsgeld darf jeder römische Bürger die verschiedenen Bäder und Freizeiteinrichtungen der Caracalla-Thermen nutzen, zu denen auch Bibliotheken, Park- und Sportanlagen gehören. In dem symmetrisch angelegten Bauwerk, das mit Hilfe eines Röhrensystems von einem Hauptofen (Hypokaustum) aus geheizt wird, können rund 1500 Menschen gleichzeitig baden.

Der Badevorgang beginnt zumeist mit einem Aufenthalt im lauwarmen Luftbad (Tipidarium), von dort aus geht es in das Caldarium, den Heißluftraum. In dem mit Wasserdampf überheizten Laconicum wird kräftig geschwitzt. Dann nimmt der Römer ein Kaltbad (Frigidarium), oder er nutzt das große Schwimmbecken der Therme. Schließlich wird der Körper mit Öl oder mit einer Salbe eingerieben.

Die rund 15 Thermen und 856 öffentlichen (Kaltwasser-)Bäder, die es in Rom im 3. Jahrhundert gibt, dienen nicht nur hygienischen und sozialen Zwecken. Entsprechend der Viersäftelehre (→ S. 55) werden sie auch zu prophylaktischen und therapeutischen Zwecken eingesetzt. Dies entspricht uralten religiösen, medizinischen und gesellschaftlichen Bräuchen. Bereits die hippokratische Medizin (→ um 460/ S. 36) erkannte den diätetischen Nutzen des Waschens und Badens. Kalte und warme Quellen, von denen man sich eine heilende Wirkung versprach, wurden kultisch verehrt und spielen in der Antike eine bedeutende Rolle.

Vitruv, ein bedeutender Architekt unter Caesar und Augustus, beschreibt im 1. Jahrhundert v. Chr. die heilsame Wirkung von Warmwasserquellen: »Schwefelhaltige Quellen ... stellen die Funktion der Nerven dadurch wieder her, daß sie die gesundheitsschädigende Feuchtigkeit erhitzen und durch die Hitze aus dem Körper herausbrennen.«

Im 3. Jahrhundert ziehen die Römer die Kaltwasserkur dem Bad in der Thermalquelle als therapeutische Maßnahme vor; dazu zählen das Baden im Meer (Thalassotherapie) oder in Flüssen, das Trinken von Meer- bzw. Mineralwasser und Umschläge mit kaltem Wasser.

Die in der Antike bekannten Heilquellen werden z. T. bis in die Gegenwart hinein genutzt und bilden das mehr oder weniger verschüttete Zentrum vieler moderner Thermal-Kurbäder. Dies gilt auch für deutsche Badeorte, wie z.B. Badenweiler, Aachen, Wiesbaden und Baden-Baden.

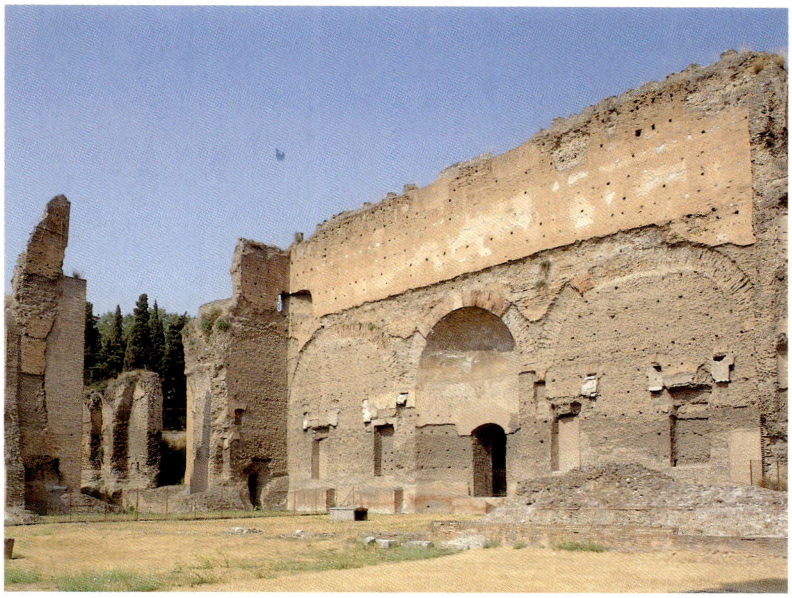

Caracalla-Thermen, die größte öffentliche Badeanlage Roms, 216 erbaut; die Architektur zeigt die hochdifferenzierte Badekultur der Römer.

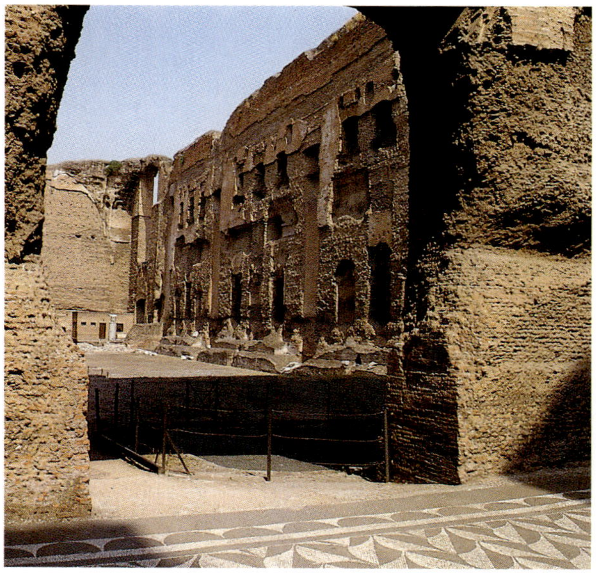

Baderaum der Caracalla-Thermen. Neben Bädern verfügt die Anlage über großzügige Freizeiteinrichtungen.

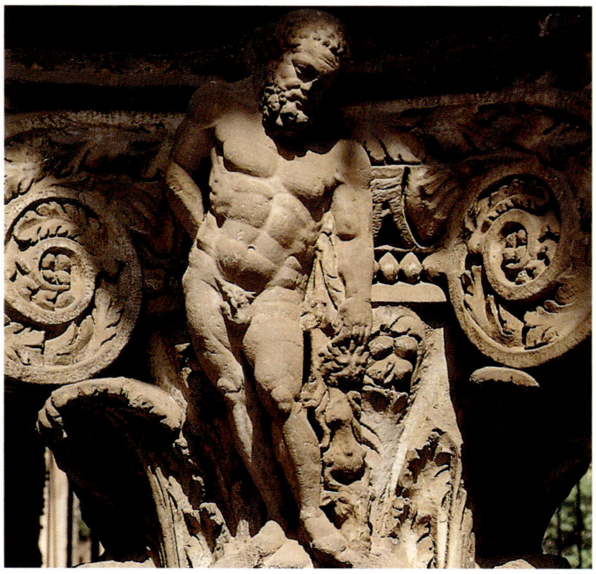

Säulenkapitell in den Caracalla-Thermen, die als architektonische und künstlerische Meisterleistung gelten

Patronin der Zahnkranken stirbt den Märtyrertod

Um 249. Während einer Christenverfolgung in Alexandria tötet der Legende nach der aufgebrachte Pöbel auch Apollonia, die Tochter eines prominenten Stadtverordneten: »[Sie] ergriffen sie und brachen ihr durch Schläge auf die Kinnbacken alle Zähne heraus. Hierauf errichteten ihre Verfolger vor der Stadt einen Scheiterhaufen und drohten ihr, sie lebendig zu verbrennen, wenn sie nicht mit ihnen die gottlosen Worte aussprechen würde. Sie aber sprang . . . von selbst eiligst in das Feuer und verbrannte.«

Dieses Martyrium, zitiert nach dem Bericht des altchristlichen Geschichtsschreibers Eusebius aus Caesarea (um 260–340), macht die »an Jahren vorgerückte Jungfrau Apollonia« zur Patronin der Zahnkranken und Zahnmediziner. Ihre Verehrung bleibt zunächst auf Alexandria und Rom begrenzt. Erst im 13. Jahrhundert breitet sich der Apollonia-Kult über ganz Europa aus. 1634 erfolgt ihre offizielle Heiligsprechung durch den Papst.

Seit dem frühen Mittelalter werden im christlichen Abendland zahlreiche Heilige als »Nothelfer« bei bestimmten Krankheiten verehrt (→ S. 65). Insbesondere der Kult um die Schutzheiligen der Zahnkranken findet weite Verbreitung. Apollonia zur Seite stehen noch etwa 20 weitere für Zahnleiden zuständige Heilige, so z. B. der hl. Laurentius, der bei brennenden Schmerzen im Zahnfleisch angerufen wird, oder die hl. Lucia beim Durchbruch von Weisheitszähnen.

In fast jeder größeren Kirche Europas, insbesondere in der Bretagne, findet sich eine Abbildung Apollonias. Entgegen der Legende, in der sie als ältere Frau geschildert wird, ist sie zumeist als junges, schönes Mädchen dargestellt. Die ersten Bilder und Skulpturen zeigen sie mit einer großen Zange, mit der sie gefoltert wurde. Später wandeln die Künstler das Marterinstrument in eine kleinere Zahnzange um, mit der Apollonia einen Zahn hält.

Bis heute ist der Apollonia-Kult lebendig. Ein volkstümliches Gebet aus Bayern lautet: »Heilige Apollonia, ein armer Sünder steh' ich da, mich schmerzen meine Zähne, laß dich bald versöhnen, und schenk mir Ruh in mein Gebein, daß ich vergeß der Zahnweh Pein!«

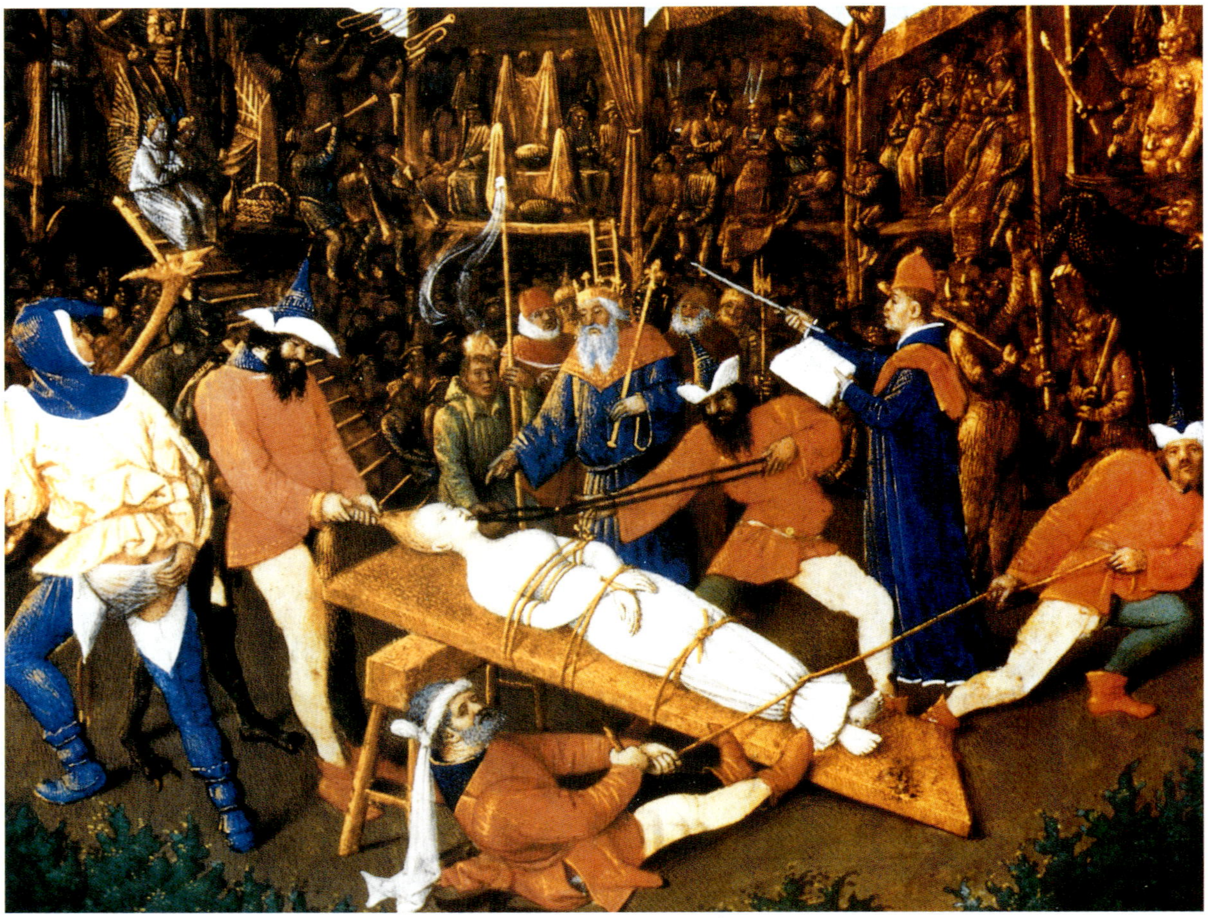

Das Martyrium der hl. Apollonia, dargestellt in dem Stundenbuch des Étienne Chevalier (1455). Die Miniatur des Malers Jean Fouquet zeigt die volksnahe Umsetzung der Apollonia-Verehrung in Form eines Mysterienspiels.

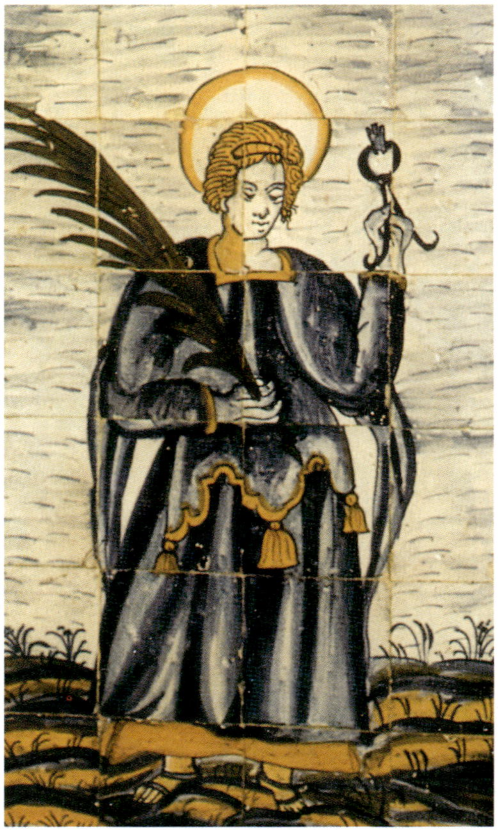

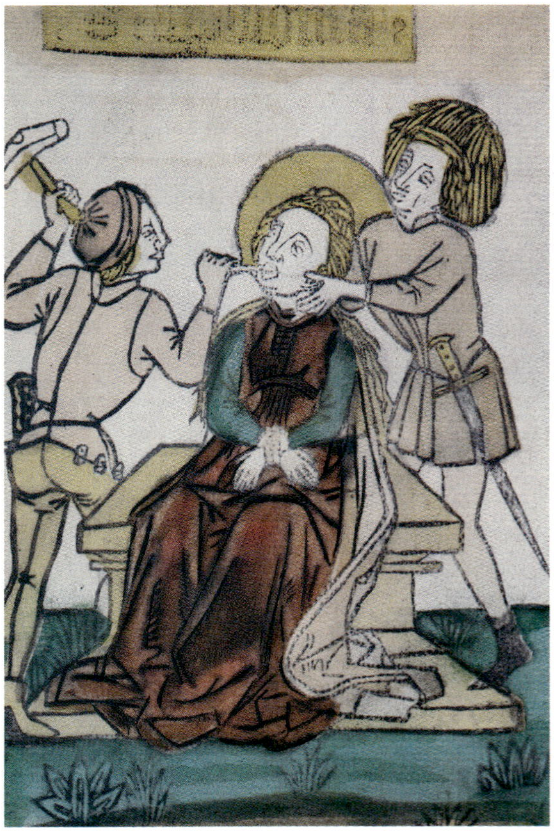

◁◁ Die hl. Apollonia; die Zahnzange dokumentiert die Entwicklung des Zahnwerkzeugs (Ausschnitt aus einer Kachelwand; Pfarrkirche von Ribeira Branca; Portugal, 17. Jh.).

◁ Der hl. Apollonia werden von Folterknechten die Zähne ausgebrochen (kol. Holzstich; Augsburg/ 1470).

Der Körper als ein Kosmos im Kleinen

3. Jahrhundert. Die Tridoṣa-Lehre, die Grundlage der indischen Krankheitsvorstellung, wird zum ersten Mal in der ältesten Handschrift Indiens, dem »Quizil-Fragment«, schriftlich fixiert.
Dieses physiologische System geht von drei Doṣas (Tridoṣa; tri = drei, doṣa = Fehler, Schaden) oder Säften aus, deren Ausgewogenheit vor Krankheiten schützt. Es leitet sich von der Vorstellung ab, daß der Körper als Mikrokosmos eine kleine Form des Kosmos ist und wie dieser von Harmonie beherrscht sein muß, um ungestört funktionieren zu können.
Die Säfte »Wind« (vaya), »Galle« (pitta) und »Schleim« (kapha), stehen dementsprechend auch mit drei Elementen der Hinduphysik in einer Wechselbeziehung. Der Wind ist trocken und leicht und korreliert mit dem Element Luft, die heiße Galle wird mit dem Element Feuer in Beziehung gesetzt, der kalte und feuchte Schleim mit dem Element Wasser. Da die Galle sich z. B. vom Element Feuer ableitet, kann ihre Unausgewogenheit im Körper Fieber auslösen; ist die Störung nur örtlich fixiert, treten Schmerz, Rötungen oder Ausschlag an der betroffenen Körperstelle auf. Entsprechend werden die Diät und die Arzneimittel bestimmt. Dabei spielen die Geschmacksqualitäten eine besondere Rolle: So erzeugt ein scharfer, bitterer und herber Geschmack den Wind, süßer, saurer und salziger beruhigt ihn.
Manche Medizintexte führen das Blut als vierte Doṣa auf. Insgesamt spielt dieser Saft in der indischen Physiologie jedoch nur eine untergeordnete Rolle. Die Zuordnung der Säfte zu verschiedenen Elementen ist eine der Parallelen, welche die Tridoṣa-Lehre mit ihrem griechischen Analogon, der Viersäftelehre (→ S. 55) verbinden. Einige Indizien weisen auf eine Beeinflussung durch die Humoralpathologie hin. Wie diese begründet die Tridoṣa-Lehre eine Charakterkunde, die vom Überwiegen eines Saftes ausgeht: Der »Wind«-Typ erscheint als aktiv und unstet, der »Galle«-Typ als stolz und ordnungsliebend und der »Schleim«-Typ als sensibel und sexuell potent.

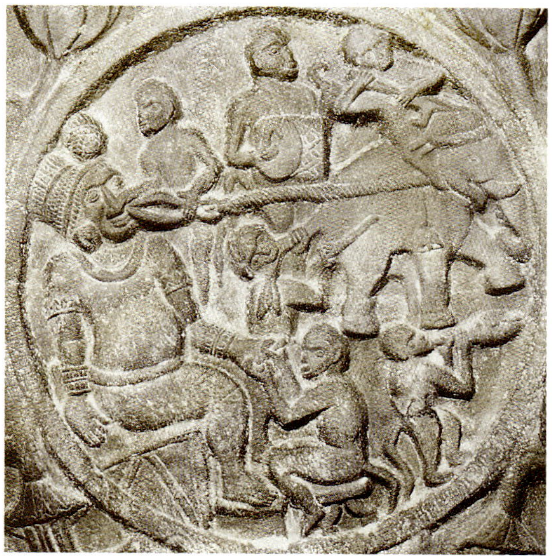

Eine in Stein gemeißelte Karikatur aus dem Tempel von Bharhut (Dorf im nördlichen Madhya Pradesh, Indien) zeigt die Prozedur einer Zahnextraktion. Ein Riese muß ein »Affentheater« über sich ergehen lassen: Einer der Affen beißt einen Elefanten in den Schwanz, damit dieser an dem Seil zieht, an dem der Zahn des Riesen befestigt ist (Relief, 2. Jahrhundert v. Chr., Indian Museum, Kalkutta).

Hautlappen aus der Wange ersetzen Nase

3. Jahrhundert. Die Beschreibung der operativen Wiederherstellung der Nase (Rhinoplastik) in dem Werk des Inders Suśruta belegt, daß die indischen Ärzte über Erfahrungen mit plastischer Chirurgie verfügen. Für die Rhinoplastik besteht in Indien ein außergewöhnlicher Bedarf. Viele Menschen, denen nach altem Brauch als Strafe für Untreue Ohren, Oberlippe oder Nase abgeschnitten worden sind, wollen diesen unehrenhaften Makel beseitigen lassen. Dabei geht der Arzt folgendermaßen vor: Ein gestielter (blattförmiger) Lappen wird aus der Wange geschnitten und auf der verstümmelten Nase angenäht. Zwei Röhrchen ermöglichen die Atmung. Ist der Lappen angewachsen, kann der Stiel durchtrennt bzw. entfernt werden.
Für diese und andere Techniken benötigt die hochentwickelte indische Chirurgie zahlreiche Instrumente. Suśruta zählt in seiner Handschrift 20 scharfe Werkzeuge zum Schneiden, Brennen und Schröpfen auf. Diese und weitere 101 stumpfe Instrumente bestehen zumeist aus gehärtetem Stahl. Daneben gibt es verschiedene Sonden, u. a. die Dehnsonde (Bougie) zur Behandlung der Harnröhrenverengung. Zur Entfernung von Fremdkörpern aus Eisen dienen Magnete.
Bekannt ist auch schon die Wundnaht und deren besondere Variante, die »Ameisennaht«. Suśruta empfiehlt sie für die operative Behandlung des Darmverschlusses. Nachdem Bauch und geblähter Darm geöffnet worden sind, läßt man zur Naht des Darmes rote Ameisen mit ihren Zangen die Wundränder anklammern, dann entfernt der Arzt die Tierkörper. Die Zangen der zurückbleibenden Ameisenköpfe sollen dann dauerhaft die Wunde zusammenheften.

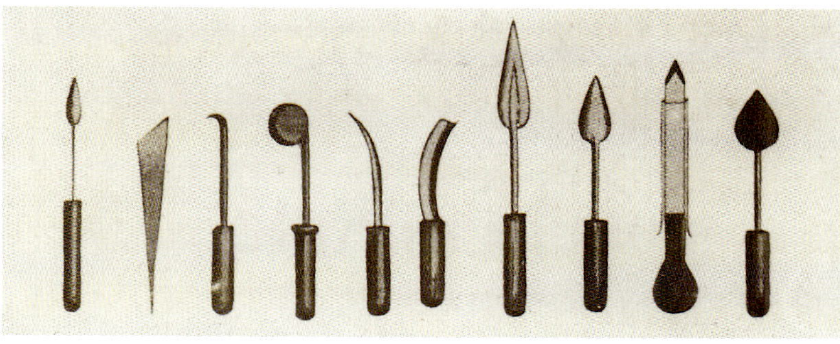

Chirurgische Instrumente aus Indien, die der Arzt Suśruta im 3. Jh. beschreibt. Die indischen Ärzte verfügen über große Kenntnisse in der plastischen Chirurgie.

Entwicklung der indischen Medizin

Chronik Zeittafel

Die indische Medizin hat eine lange Tradition, die bis zu den Anfängen der frühen Hochkulturen zurückreicht.
Etwa um 2500 v. Chr. Die vorindogermanische Kultur im Industal verfügt über hervorragende hygienische Einrichtungen (→ etwa 2300–1750/ S. 23). Über ihre Heilkunst ist nur wenig bekannt. Amulettfunde lassen darauf schließen, daß magische Heil- und Schutzmittel üblich sind.
Um 2000–1001 v. Chr. Mit der Besiedlung Indiens durch den indogermanischen Stamm der Arier entsteht eine neue medizinische Tradition. In den heiligen Schriften (Veden; → 2. Jahrtausend/S. 29) der Arier ist eine rudimentäre Heilkunde auf magisch-religiöser Grundlage (Dämonologie) dokumentiert.
Etwa 600 v. Chr.–900 n. Chr. Während sich Buddhismus (ab dem 5. Jh. v. Chr.) und Hinduismus (ab dem letzten Jh. v. Chr.) ausbreiten, entsteht die klassische Medizin. Dieses Heilsystem (sanskrit Āyurveda = das Wissen vom langen Leben) wird zunächst nur von Priestern (Brahmanen) beherrscht. Später sind es Medizingelehrte (vaidya), die ihre Patienten entsprechend der Vorstellung von der Harmonie der drei Säfte (Tridoṣa-Lehre) behandeln. Arzneimittellehre und Chirurgie sind hochentwickelt.
Ab 1100. Nach mehreren kurzzeitigen Vorstößen gerät Nordindien 1192 dauerhaft unter islamische Herrschaft. Mit dem Islam verbreitet sich auch die Yunani-Medizin (d.h. »ionisch« = griechische Medizin), die Elemente der hippokratischen (→ S. 37) und galenischen (→ S. 55) Medizinkonzepte enthält.
Nach 1500. Im Zeitalter des Kolonialismus wird der Einfluß des Westens – zunächst durch die Portugiesen – in Indien spürbar. Die westliche Medizin hat jedoch bis heute die traditionelle indische Heilkunde nicht verdrängen können.

300

300–399

Um 300. Die von dem Medizin-Schriftsteller Wang Shu-ho (210–285) initiierte Pulsdiagnostik breitet sich in China aus. → S. 60

Nach 300. Der Taoist und Naturphilosoph Ko Hung (281–341) gibt u. a. eine Rezeptsammlung heraus, in welcher vermutlich bereits die Pocken beschrieben werden. Er sieht den Körper von drei Wesen bewohnt: Von Seelen, Dämonen und Geistern.

303. Die Brüder Kosmas und Damian, die späteren Schutzheiligen der Barbiere und Chirurgen, werden im Zuge einer Christenverfolgung enthauptet. Die beiden Ärzte sollen ihre Patienten unentgeltlich behandelt haben (→ 5. Jh./S. 65).

305. Pantaleon, der Leibarzt des Kaisers Maximian, wird geköpft. Im Osten und besonders in Rußland gilt er als Beschützer der Ärzte. Bis heute erinnert z. B. die Reichsabtei St. Pantaleon in Köln an diesen Märtyrer.

325. Das erste ökumenische Konzil von Nizäa verpflichtet jeden Bischof dazu, in seiner Diözese ein »Xenodochion« (=Herberge für Fremde, Arme und Kranke) zu errichten; diese Forderung wird 398 im 4. Konzil von Karthago wiederholt.

326. Der römische Kaiser Konstantin der Große verlegt die Hauptstadt des Imperium Romanum von Rom nach Byzanz, das er in Konstantinopel umbenennt. Die Verlagerung des politischen und kulturellen Zentrums führt u. a. zu einer neuen Blüte der Medizin. → S. 61

Nach 350. Der griechische Arzt Oreibasios (um 325–400) faßt das medizinische Wissen seiner Zeit in 70 Büchern (»Synopsis«) zusammen. Der wohl bedeutendste Kompilator (Sammler) des antiken medizinischen Wissens in Konstantinopel läßt sich in seinen Werken nicht von den magischen Praktiken beeinflussen, die zu dieser Zeit großen Anklang finden.

370. Der Einsiedler Basilius der Große (um 330–379) gründet in der Nähe der Stadt Caesarea in Kappadokien (heute: Kayseri, Ostanatolien) eine Krankenanstalt. → S. 62

380. Mit der offiziellen Anerkennung des christlichen Glaubens als Staatsreligion durch den römischen Kaiser Theodosius den Großen (347–395) setzt verstärkt der Verfall der heidnischen Kultstätten ein (→ S. 65).

Ende 4. Jh. Entlang der Pilgerrouten entstehen »Fremdenherbergen« (Xenodochien), wie z. B. in Rom oder Ostia. Auch Kranke und in Not Geratene finden hier Schutz.

Diagnose mit viel Fingerspitzengefühl

Um 300. In China wird die von Wang Shu-ho (210–285) in seinem Werk »Mojing« beschriebene Pulslehre zu einer beliebten Methode der diagnostischen Praxis.

Der Puls des menschlichen Organismus wird von den Chinesen mit den Schwingungen eines Saiteninstrumentes verglichen. Seine Ertastung gibt dem chinesischen Arzt Auskunft über Harmonien und Disharmonien des Körpers. Mit Zeige-, Mittel- und Ringfinger erfühlt der Arzt den Puls. Drei der wichtigsten Taststellen liegen nebeneinander an den beiden Handgelenken oberhalb des Daumenballens (Radialispuls). Diesen sechs Stellen entsprechen verschiedene Organsysteme, wobei in erster Linie die fünf Speicherorgane (Herz, Leber, Nieren, Lunge und Milz) gemeint sind. So entspricht die äußere (dem Daumen nächste) Taststelle (chin. ts'un) den Organen oberhalb des Zwerchfells. Die mittlere Taststelle verweist auf die Organe des Oberbauchs, die untere auf die Organe des Unterbauchs.

Länge, Breite und Tiefe gelten als die drei Grundqualitäten des Pulses. Im einzelnen unterscheidet die klassische chinesische Medizin 28 verschiedene Pulsbilder. Mit einem »gespannten Puls« verbindet der Arzt z. B. das Bild eines gespannten Seiles. Der Befund gilt als ein Zeichen für »Kälte«, die wiederum auf Verstopfung hinweist.

Die Pulslehre ist nur eine Methode der diagnostischen Praxis der Chinesen. Sie zählt zu der Untersuchungsform der Betastung (lat. palpatio; chin. ch'u-chen, an-chen), die u. a. auch das Befühlen des Bauches (Bauchdiagnose) umfaßt. Neben der Palpatio gibt es noch drei weitere diagnostische Ansätze: Die äußerliche Betrachtung des Patienten (lat. inspectio; chin. wang-chen), bei der die Zungendiagnose eine herausragende Rolle spielt, die Diagnose durch Gehör und Geruch (lat. auscultatio et olfactio; chin. wén-chen), die insbesondere die Atmung und den Mundgeruch untersucht, und schließlich die diagnostische Befragung (lat. interrogatio; chin. wèn-chen).

Die klassische Pulsdiagnostik wird noch heute in vereinfachter Form in China gelehrt. Sie setzt eine intensive Schulung und ständige Praxis voraus.

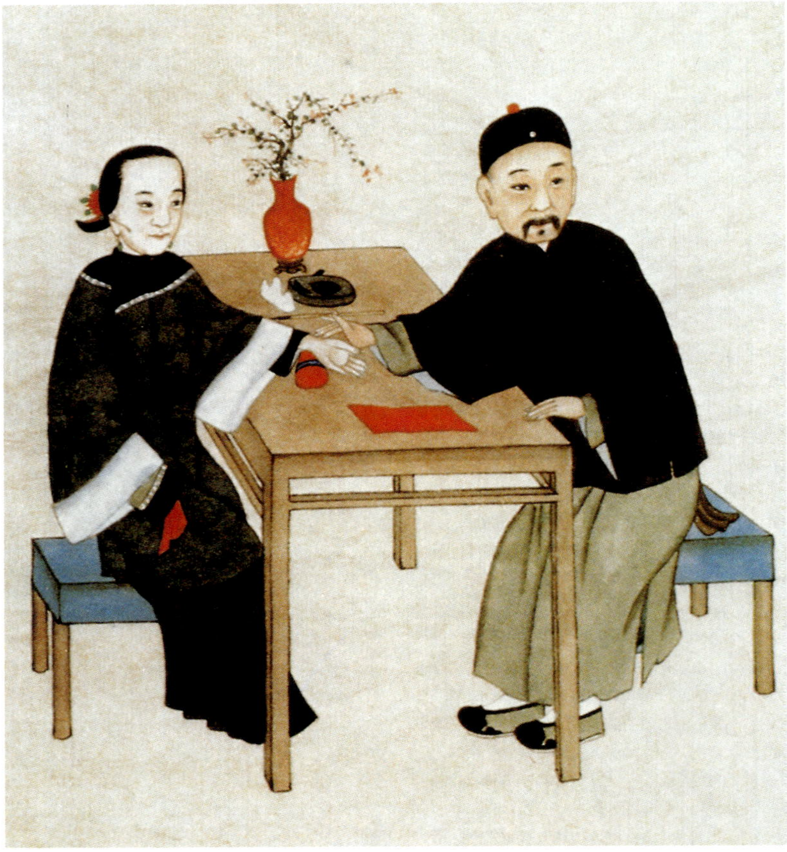

△ Ein chinesischer Arzt tastet den Puls einer Patientin. Dabei wird die klassische Untersuchungsmethode angewandt: Zeige-, Mittel- und Ringfinger werden auf das Handgelenk gelegt. Der Unterarm liegt entspannt auf einem Kissen.

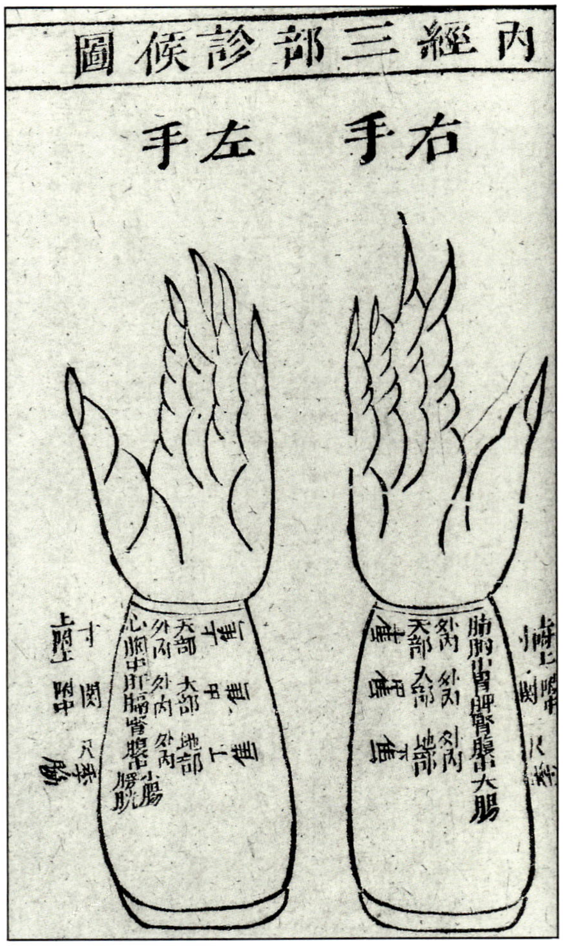

◁ Pulstabelle aus einer Ausgabe der »Geheimnisse des Pulses« (1693); die Arbeit beschreibt zahlreiche Pulsformen. Sie sind von einer Reihe äußerer Umstände abhängig, z.B. von Alter und Konstitution des Patienten, von Jahreszeit und Stand der Gestirne. Ist z. B. der Puls an beiden Händen tief und verhalten, befindet sich zuviel Schleim im Brustraum.

Byzanz übernimmt das Erbe der Antike

326. Der römische Kaiser Konstantin der Große erklärt Byzanz – das von nun an Konstantinopel heißt – zur neuen Hauptstadt des Imperium Romanum.

Nach der Wiedervereinigung des in Ost- und Westteil gespaltenen Reiches im Jahr 324 glaubt er, den Balkan und die östlichen Reichsprovinzen von hier aus wirksamer verwalten zu können. Im byzantinischen Reich Konstantins entwikkelt sich die christliche Kultur auf der Basis der griechisch-hellenistischen Tradition. Mit Alexandria als Zentrum erlebt die Medizin eine neue Blütezeit. Die Kenntnis der griechischen Sprache ermöglicht den byzantinischen Wissenschaftlern die Rezeption und Sammlung bedeutender antiker Medizinschriften. Die wichtigsten dieser »Kompilatoren« sind:

Oreibasios von Pergamon (um 325 bis 400), der mehrere Schriften verfaßt, darunter eine umfangreiche »Medizinische Sammlung« (Iatrikai synagogei), die hauptsächlich die Werke Galens kompiliert. Er hält sich fern von magischen bzw. volksmedizinischen Praktiken, die unter seinen Zeitgenossen z. T. sehr beliebt und verbreitet sind.

Aetios von Amida (um 500–570), in Alexandria ausgebildet und Leibarzt des Kaisers Justinian, faßt in seinem 16 Bücher umfassenden Werk »Tetrábibloi« die galenischen Schriften zusammen. Erstmals gibt er in Byzanz eine christliche Beschwörungsformel an; dieser »Blasiussegen« soll vor Halskrankheiten und Fremdkörpern in der Speiseröhre schützen.

Alexander von Tralleis (um 525 bis 605) wirkt lange Zeit als Arzt in Rom. Sein Hauptwerk »Therapeutiká« steht in der hippokratisch-galenistischen Tradition, wobei er auch auf bekannte Zaubermittel zurückgreift.

Paulos von Ägina (um 600–650), ein in Alexandria tätiger Arzt, verfaßt eine »Erinnerungsschrift« (7 Bücher); er wird als »Vater der Chirurgie« (6. Buch) bezeichnet.

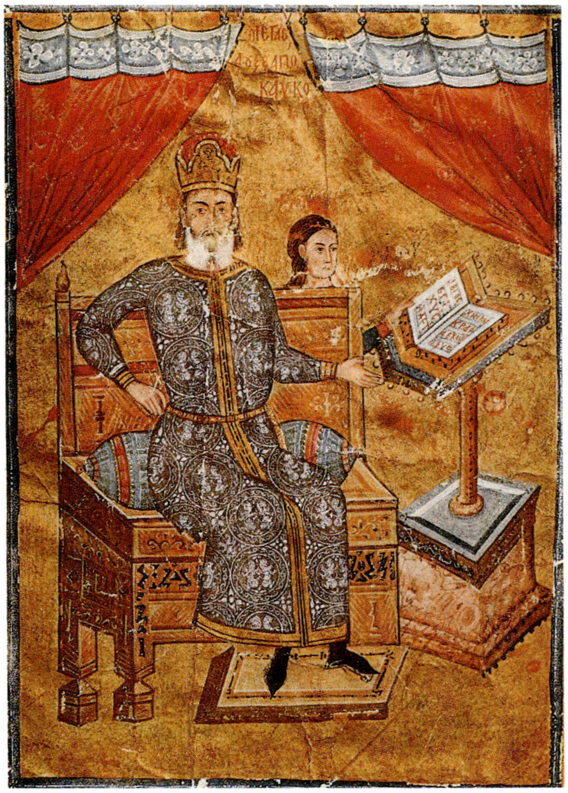

Der Arzt Apokavkos, ein Mitschüler des spätbyzantinischen Mediziners Johannes Aktuarios; Apokavkos geht Ende des 13. Jh. als Botschafter der Byzantiner zu der südrussischen Völkerschaft der Skythen (→ 600–300/S. 32) und übergibt ihnen eine methodische Abhandlung zur Therapeutik, die Aktuarios aufgrund eigener Erfahrungen verfaßt hat. Neben Nikolaus Myrepsos ist Aktuarios der letzte herausragende Vertreter der medizinischen Wissenschaft in der byzantinischen Zeit. Mit der Eroberung Konstantinopels im 15. Jh. geht diese Epoche zu Ende.

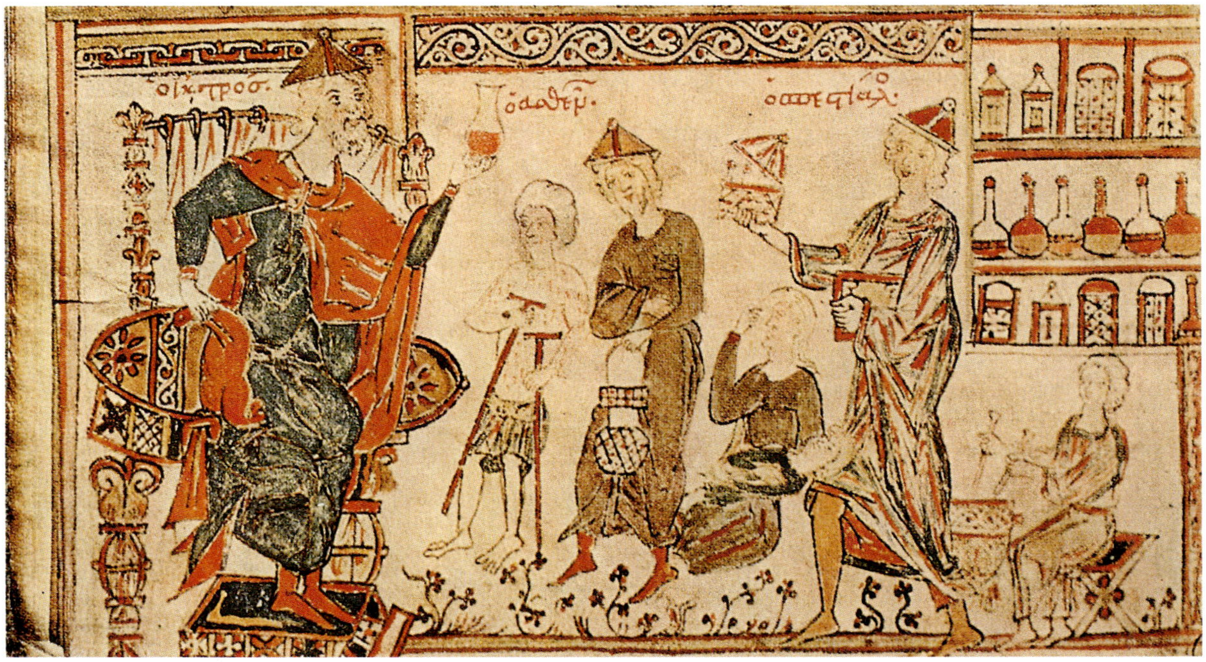

Nikolaus Myrepsos (l.), ein byzantinischer Arzt des 13. Jh., empfängt Patienten. Den Beinamen Myrepsos (d. h. Salbenbereiter) erhielt der Mediziner aufgrund seiner rund 2600 Vorschriften umfassenden Rezeptsammlung.

Über 1000 Jahre Medizin-Tradition

Chronik Zeittafel

In Byzanz bewahren Ärzte und Wissenschaftler das Erbe der antiken Medizin vom Zerfall des Römischen Reiches bis hin zum ausgehenden Mittelalter.

330. Konstantin der Große, der 313 die Christenverfolgung beendet hat und seit 324 Alleinherrscher des Römischen Reiches ist, macht Byzanz unter dem Namen Konstantinopel zur Hauptstadt seines Imperiums. Hier vermischen sich römische, hellenistische und christliche Kultur.

17. 1. 395. Nach dem Tod des letzten gesamtrömischen Herrschers, Theodosius I., wird das Imperium Romanum unter seinen Söhnen aufgeteilt.

5.–7. Jh. Alexandria ist altes und neues Zentrum der Medizin. Hier wird das antike medizinische Wissen kompiliert. Die Schriften und Textsammlungen, die in Konstantinopel entstehen, beeinflussen die Forschung und Praxis im gesamten Mittelmeerraum.

Ab Mitte 5. Jh. Die von der Kirche ausgeschlossenen Anhänger des Nestorius, des Patriarchen von Konstantinopel, wandern entlang der Handelswege nach Syrien und Persien aus (»Nestorianer«) und betätigen sich als Übersetzer und Ärzte wie am Krankenhaus in Gondishapur.

642. Die Araber erobern Alexandria, das bedeutendste Zentrum der hellenistischen Medizin. Damit ist die Voraussetzung für die Rezeption des antiken Wissens durch die Araber (→ um 800/S. 75) geschaffen.

Nach 700. Konstantinopel entwickelt sich zum Mittelpunkt der byzantinischen Medizin. Frühe Formen von Krankenanstalten entstehen. Die Medizin übernimmt Wissen aus dem arabischen, persischen und indischen Raum.

1453. Die Osmanen erobern Konstantinopel, das zur neuen Hauptstadt ihres Reiches wird. Die byzantinische Heilkunde geht damit nach über einem Jahrtausend zu Ende.

Sicherer Zufluchtsort für Reisende, Arme und Kranke

370. Mit der Gründung »einer großen Krankenanstalt« durch Basilius den Großen (um 330–379) in der Nähe von Caesarea (heute: Kayseri, Ostanatolien) beginnt die Hospitalgeschichte im christlichen Abendland.

Das legendäre »Ur-Hospital« besteht aus einer Reihe kleinerer Häuser, die nach dem Vorbild der ägyptischen »Mönchsdörfer« – den Vorläufern der mittelalterlichen Klöster – um eine Kirche herum gruppiert sind. Hier finden Arme, Alte und Kranke entsprechend dem christlichen Gebot der Barmherzigkeit und Nächstenliebe Unterkunft und Pflege.

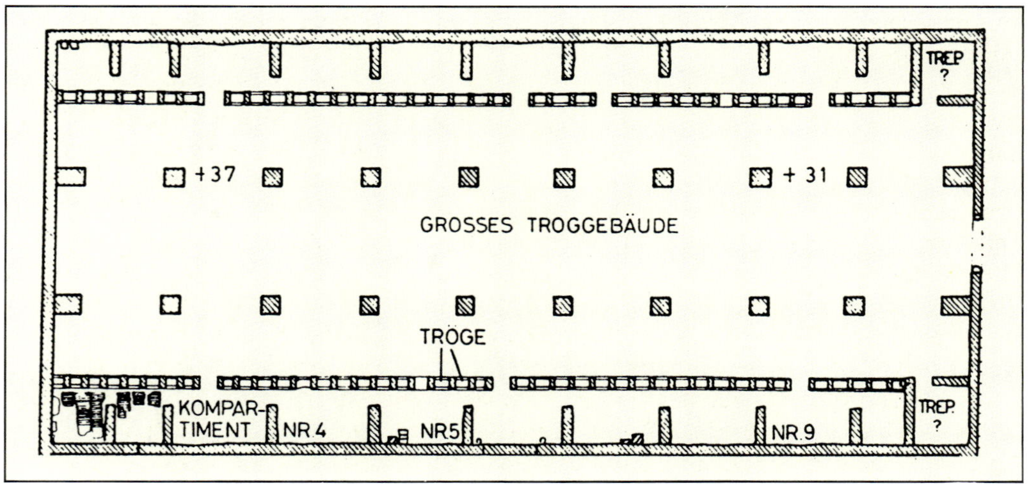

Grundriß der um 500 errichteten Herberge an der Pilgerstraße in Tebessa (Tunesien); entlang der Mittelhalle sind Tröge für die Reittiere der Reisenden angebracht. Seitlich darüber befinden sich die zellenartigen Kammern, in denen die Gäste untergebracht sind.

Ursprünglich handelt es sich bei solchen Einrichtungen nicht um spezielle Häuser für Kranke, sondern um »Xenodochien« (griech. xenos = Fremder, dochion = Aufnahme). Die Errichtung solcher »Fremdenheime« befiehlt z. B. Kaiser Julian Apostata (d. h. der »Abtrünnige«; 331–363), der sich ab 361 zu einem christlich geläuterten Heidentum bekennt, in allen Städten des Byzantinischen Reiches: »Nicht bloß für die Fremden von unserem Glauben, sondern für alle armen Reisenden«. So entstehen Hospitäler in Edessa (375), Antiochia (vor 398) und in Ephesos (451). Die aus dem Byzantinischen Reich ausgewanderte christliche Sekte der Nestorianer gründet Herbergen für Fremde in Gondishapur (um 540) im heutigen Iran eine Dreitagereise südöstlich von Bagdad und vermutlich entlang der Seidenstraße bis ins Innere Asiens.

Zahlreiche Hospize entstehen speziell für Pilger. Sie werden entweder von den Pilgern selbst oder von Mönchen entlang der Handelswege (Frankreich, Italien) und an den Zielorten der Pilger im östlichen Mittelmeerraum und in Nordafrika erbaut. So z. B. in dem syrischen Wallfahrtsort Qalat Siman (um 479), in Jerusalem (Hospital des Kaisers Justinian, vor 565), Alexandria und Tunesien (Tebessa, Herberge an der Pilgerkirche; um 500).

Im Byzantinischen Reich gibt es zahlreiche Hospitäler, die zwar namentlich bekannt, jedoch archäologisch bislang nicht nachweisbar sind. Eine Ausnahme ist das Pantokrator-Kloster in Byzanz (heute Istanbul), das Kaiser Johannes II. Komnenos (1118–1143) als Grabstätte seines Herrscherhauses (→ 1136/S. 71) errichten läßt. Eine markante Dreigliederung zeigt, wie stark der Hospitalgedanke religiös motiviert ist: Neben der Kirche mit den kaiserlichen Gräbern sollen ein Kloster und ein Hospital die Fürbitte für die Toten verstärken.

Erst mit der Gründung des Benediktinerordens und der von ihm praktizierten »Mönchs- bzw. Klostermedizin« kommt es zu einer Trennung von Herberge (Hospitale Pauperum bzw. Hospitium) und Krankenraum, der zunächst kranken Mönchen vorbehalten ist (»Infirmarium« → 724/S. 71).

In der zweiten Hälfte des 18. Jahrhunderts endet mit dem Verfall der kirchlichen Macht die jahrhundertealte Tradition des christlich motivierten Hospitals, in dem alle Armen, Hilfsbedürftigen, Waisen, Krüppel und Kranken gemeinsam im Namen Gottes gepflegt und versorgt werden.

Aus Herbergen für Pilger werden Krankenhäuser

Chronik Hintergrund

Das Hospital ist ursprünglich – im Unterschied zum modernen Krankenhaus – ein Schutzraum für verschiedene Gruppen von schwachen, bedürftigen und obdachlosen Menschen, in dem vor allem arme Kranke Zuflucht finden.

Das Wort Hospital (von lat. hospes = Gast, Gastfreund oder Fremder) verweist auf das »Hospitium« (lat. Herberge), von dem sich die französischen Bezeichnungen »Hôpital« (Hospital, Krankenhaus) und »Hôtel« (Gasthaus) ableiten. Das »Hôtel-Dieu« bezieht sich, wie etwa in Paris, auf ein Hospital des Bischofs an Kathedralen. Im Englischen bedeutet »hospital« heute Krankenhaus bzw. Klinik.

Heiltempel und Valetudinarien

Weder bei den Ägyptern noch bei den Griechen und Römern gibt es Hospitäler für Arme und Kranke (eine Ausnahme bilden die römischen Valetudinarien; → vor 14/S. 50). Allerdings stehen in der Antike Heiligtümer zur Verehrung bestimmter Heilgötter zur Verfügung, zu denen Hilfesuchende strömen (→ um 400 v. Chr./S. 39). Diese werden in Herbergen untergebracht, wie sich z. B. beim Asklepios-Tempel in Troizen in der Nähe von Athen nachweisen läßt.

Fremden- und Pilgerherbergen

Die christliche Krankenpflege steht unter dem Gebot der Barmherzigkeit und der Nächstenliebe (lat. caritas). Der Dienst am hilfsbedürftigen Nächsten ist mit dem Dienst an Gott gleichzusetzen und wird zum Leitmotiv der Hospitalgeschichte. Vor diesem Hintergrund entstehen zwischen dem 4. und 6. Jahrhundert entlang der Pilgerstraßen und Handelswege Häuser für durchreisende Pilger, Fremde und Kranke, ebenso an den Pilgerzielen wie z. B. in Tebessa (Tunesien).

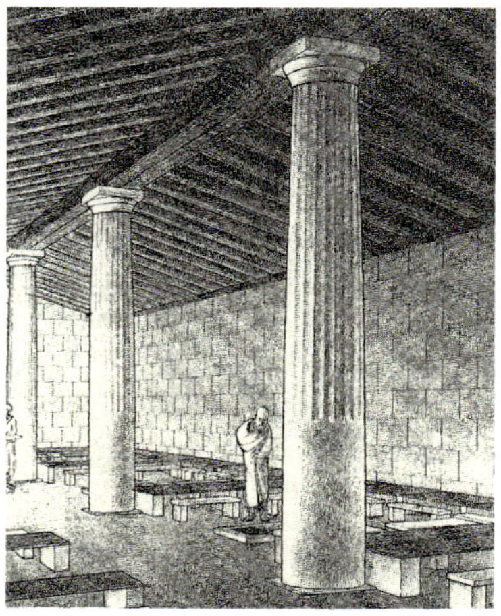

Herberge am Tempel in Troizen (um 400 v. Chr.; Rekonstruktion)

Hospitäler in Palästina

Im Islam entstehen – im Unterschied zum Hospital – Krankenhäuser (arab. Bîmâristân), so etwa in Damaskus (707) und Bagdad (→ um 800/S. 75), an dem auch Rhazes (→ 898/S. 74) gewirkt hat. Ein sog. Mâristân nimmt im Gegensatz dazu meist keine Kranken auf, sondern dient eher dem Schutz der Reisenden.

Jüdische Gemeinden errichten vor allem im Mittelalter in der Nähe der Synagoge Krankensäle, so in Jerusalem (um 100), Stobi (um 500) und Palermo (um 600).

Christliche Tradition und arabische Medizin

400–1450

Der Medizinhistoriker unterscheidet für den Zeitraum zwischen Antike und Neuzeit die Entwicklung der westlichen und der östlichen Heilkunde. Dabei nimmt er für die westliche Medizin die chronologische Unterteilung in Kloster- (400–1130) und scholastische Medizin (1130–um 1500) vor; für die östliche Medizin grenzt er die byzantinische (300–1300), arabische (700 bis 1400) und die Heilkunst anderer Länder voneinander ab.

Christliche Tradition

Im Abendland wurde Krankheit als Strafe für eine begangene Sünde angesehen, gegen die Christus (»Christus medicus salvator«) »Heilung« bringt, sofern der Kranke Reue empfindet und betet. Die Krankenpflege wurde von kräuterkundigen Frauen und später auch von den Klöstern wahrgenommen: Den Benediktinerorden gründete 529 Benedikt von Nursia in Monte Cassino (bis 1944). Er ist bekannt durch den Leitspruch: »Bete und arbeite!« (lat. Ora et labora). Nur in der Regel 36 erwähnt der hl. Benedikt die Sorge um den kranken Mitbruder. Für das Kloster in St. Gallen sind um 820 gemäß einem Grundriß ein Arztraum, ein Aderlaßhaus und ein Kräutergarten mit 16 Kräutern bezeugt. Das »Lorscher Arzneibuch« von 795 ist das erste schriftliche Zeugnis der Klostermedizin und sogar auf deutsch; in ihm werden schon orientalische Gewürze, wie z. B. Ingwer und Safran, genannt. Doch diese exotischen Gewürze waren sehr teuer und nur für Adelige bezahlbar.
Bedeutend für die Buchmalerei und Kopistentätigkeit im 10. Jahrhundert waren die Kathedralschulen in Chartres und Tours. Die »Sieben Freien Künste« (lat. Artes liberales) bestimmten den Lehrkanon der Kathedral- und Domschulen in der Tradition der karolingischen Bildungsreform, aber die Medizin fehlte als Lehrfach.
Den Höhepunkt der Klostermedizin im 12. Jahrhundert personifiziert die Äbtissin Hildegard von Bingen. In ihren Schriften, die sie – des Schreibens unkundig – einem Mönch diktiert hatte, versuchte sie neben der christlichen Krankheitsvorstellung auch naturalistische Ideen einzubringen. Obwohl sie glaubte, daß allein Gott heilt, empfahl sie zur Stärkung des Leibes im Krankheitsfalle die Einnahme von Heilmitteln.
Die zweite Periode christlicher Heilkunde beginnt um 1130. Voraussetzung für diese »scholastische« (lat. schola = Schule) Epoche der Medizin war die Übersetzung philosophischer und naturwissenschaftlicher Schriften aus dem Arabischen ins Lateinische in Salerno und Toledo. Die Medizinschule von Salerno wurde europaweit berühmt Ende des 11. Jahrhunderts durch Übersetzungen von arabischen Lehrbüchern und Enzyklopädien durch Constantinus Africanus (1018–1087). In Toledo leitete Gerhard von Cremona (1135–1187) an der dortigen Übersetzerschule die zweite arabische Rezeptionswelle ein.

Die arabische Medizin

Die arabische Medizin ist im Kern griechische »Viersäftelehre« nach Galen (2. Jh.). Das antike medizinische Wissen gelangte von Alexandria über Antiochia, Edessa, Nisibis und Gondishapur bis nach Bagdad. Hier gründete der Kalif Màmûn um 830 das »Haus der Weisheit«, eine reine Übersetzerakademie. Für die Leitung holte er den nestorianischen Arzt Yuḥannā ibn Māsawaih aus Gondishapur. Schlüsselfigur war dessen Schüler Johannitius, der mit seinem Sohn und einem Neffen 129 Schriften des Galen ins Arabische bzw. Syrisch-Aramäische übersetzt hatte. Um 900 besaßen die Araber das komplette System einer theoretisch fundierten Medizin, das sie vollkommen rezipierten. Johannitius erwähnt die »Summaria Alexandrinorum«. Dabei handelt es sich um eine Synopse von 16 Galen- und vier hippokratischen Schriften, die in Alexandria und den medizinischen Zentren in Bagdad (10. Jh.), Damaskus (12. Jh.) und Kairo (13. Jh.) sowie den Krankenhäusern der Großstädte gelesen wurden. Beim Marktaufseher der Städte, einem Juristen, mußten die Ärzte den hippokratischen Eid ablegen, ehe sie auf dem Markt in der Straße der Zahn-, der Augenärzte und der Internisten ihre Praxis eröffnen durften. Die Blütezeit der wissenschaftlichen arabischen Medizin (9.–13. Jh.) endete mit dem Anwachsen der »Prophetenmedizin« nach 1100. Diese stützte sich ausschließlich auf den Koran sowie Aussprüche des Propheten und lehnte nichtislamische Quellen – wie die von den griechischen Ärzten – als »fremde Medizin« strikt ab.
Das Verdienst der arabischsprachigen Arztphilosophen wie Johannitius († 873), Rhazes († 925), Isaac Judaeus († 955), Ibn al-Ǧazzâr († 979), Haly Abbas († 994), Avicenna († 1037), Averroes († 1198) und Maimonides († 1204) liegt darin begründet, daß sie den von Galen in 250 Einzelschriften dargelegten medizinischen Wissensschatz kompendienartig strukturiert und in Lehrbüchern und Enzyklopädien zusammengefaßt haben. Damit schufen sie einen Lehrstoffplan für den medizintheoretischen Unterricht. Sie kannten Galens Schriften auf Arabisch auswendig und setzten diese in seinem Sinn fort. So hat der persische Arzt Rhazes nicht nur 33 Krankengeschichten abgefaßt, sondern zwei Krankheiten erstmals minutiös beschrieben: Die »Pocken und Masern«.
Bereichert haben die arabischen Ärzte auch die Augenheilkunde. Zu den bedeutendsten Augenärzten zählen um 1000 Jesus Haly mit seinem »Lehrbuch der Augenheilkunde«, dem mit 130 Augenkrankheiten bedeutendsten des gesamten Mittelalters, und Åmmâr ibn Ålî von Mosul, der mit einer selbsterfundenen metallischen Hohlnadel den dünnen Star ausgesaugt hat. Von praktischem Nutzen war außerdem Åmmârs Prüfung der Lichtreaktion der Pupillen zur Diagnose des operablen Stars.
In der Diätetik ist Ibn Butlâns (11. Jh.) »Almanach der Gesundheit«, der den Stoff zu Fragen der Lebensweise und Hygiene erstmals in Tabellenform übersichtlich gliedert, das bedeutendste Werk.
In der Pharmazie wurden einfache (lat. Simplicia) und zusammengesetzte Heilmittel (lat. Composita) unterschieden. Das Standardwerk der »Simplicia« ist die »Materia medica« des Dioskurides (1. Jh.), die von den Stoffen aus den drei Naturbereichen – Pflanzen, Tieren und Mineralien – handelt. Johannitius erweitert sie um arabische, syrische und indische Pflanzennamen. Bekannt war das Buch des Ibn al-Ǧazzâr mit 280 Drogen, weil es sowohl von Constantinus um 1080 als »Buch über die Wirkungs-Grade« als auch 1233 durch Stephan von Saragossa als »Buch der Zuversicht« übersetzt wurde.
Die Composita wurden in Apothekenbüchern, den »Antidotarien« oder »Dispensatorien«, nach Arzneiformen oder erstmals alphabetisch aufgelistet. Schon um 869 hat der Christ Sâbûr ibn Sahl in Gondishapur das erste offizielle Dispensatorium abgefaßt: Es war für alle Krankenhäuser des östlichen muslimischen Reiches verbindlich. Rhazes nennt um 915 in seinem »Großen Aqrâbâdîn« neue Arzneiformen, wie mit Silber oder Gold überzogene Pillen, Roob, Julep und Looch. Durch Gerhard von Cremonas Übersetzung kamen die neuen Arzneiformen ins Abendland. Überhaupt verdanken wir den Arabern den Zucker, mit dessen Hilfe endlich Arzneimittel haltbar gemacht und gelagert werden konnten, und Verfahren wie Evaporieren, Filtrieren und Destillieren.

Medizinschulen, Universitäten

Für die Ausbildung der Mediziner spielten im Mittelalter die Medizinschulen und später die Universitäten eine bedeutende Rolle. Alexandria war seit 331 v. Chr. das späthellenistische Ausbildungszentrum für die Ärzte schlechthin. Hier wurden die Schriften des Hippokrates und Galen oft in Auszügen studiert, wie es z. B. 642 der Byzantiner Paulos von Ägina tat. Gondishapur bei Bagdad gilt als zweitwichtigste medizinische Ausbildungsstätte des Mittelalters. Seit 555 lasen an der medizinischen Fakultät der Akademie die Ärzte vom Krankenhaus der Stadt die Schriften des Galen auf Syrisch-Aramäisch. Sergius von Resch Ainâ († 536 in Byzanz) hatte sie in Alexandria auf Griechisch studiert und später in seine

Muttersprache, das Syrisch-Aramäische, übersetzt. Die Medizinschule in Gondishapur, die medizinischen Unterricht in Theorie und Praxis vereinte, kann daher als älteste Universität bezeichnet werden.
Im Abendland existierte seit etwa 900 in Salerno eine Laienschule. Ihre Blütezeit fällt ins 12. Jahrhundert. Alfan, seit 1058 Abt in Monte Cassino, hatte schon eine medizinische Terminologie auf Lateinisch geschaffen. Er drängte Constantinus Africanus, der Mönch geworden war, zur Übersetzung der aus Nordafrika mitgebrachten arabischen Lehrbücher und Enzyklopädien, wie die »Fieberschrift«, »Urinschrift« und »Diätetik« des Isaac Judaeus (Kairuan/Tunesien), die medizinische Enzyklopädie des Haly Abbas (Bagdad) und die spezielle Pathologie von Kopf bis Fuß des Ibn al-Ğazzâr (Kairuan).
Im 12. Jahrhundert übertrugen jüdische, christliche und muslimische Gelehrte an der Übersetzerschule von Toledo vor allem die Schriften des Aristoteles nach arabischer und griechischer Überlieferung ins Lateinische und schufen damit die geistigen Grundlagen für die Entstehung von Universitäten, deren Gründung vom Papst veranlaßt wurde. Gerhard von Cremona übersetzte außerdem den »medizinischen Kanon« des Avicenna, das medizinische Lehrbuch (»Liber ad Almansorem«) des Rhazes und Abulcasis' medizinische Enzyklopädie sowie wichtige Schriften Galens.
Aus einer alten Ärzteschule in Montpellier bildete sich 1187 eine Mediziner-Universität. In Bologna entstand 1111 eine Juristen-Universität und in Paris um 1200 eine Theologen- und Artisten-Universität. In Neapel gründete 1224 Kaiser Friedrich II. die erste Staatsuniversität. An allen Universitäten wurden zuerst die »Artes liberales« (Grammatik, Rhetorik, Dialektik; Geometrie, Arithmetik, Astronomie und Musik) studiert. Zum medizinischen Curriculum gehörten in Montpellier, Parma und Bologna um 1250 Anatomie, Pathologie, Therapie und Hygiene. Seit 1302 wurden in Bologna Lehrsektionen an der menschlichen Leiche durchgeführt. Der »medizinische Kanon« des Avicenna wurde das scholastische Standardwerk bis nach 1500. Avicennas philosophische Schriften beeinflußten Thomas von Aquin (13. Jh.), den größten Scholastiker und Lehrer in Paris, Rom und Neapel. Bedeutende Theologen wie Albertus Magnus und Thomas von Cantimpré (13. Jh.) verfaßten auch eine Geschichte der Natur.
Die Chirurgen waren seit dem Konzil von Tours 1163, das den Ärzten chirurgische Eingriffe verbot, Handwerker und gehörten einer Zunft an. Diese Trennung der Chirurgie von der universitären Medizin sollte 700 Jahre dauern, außer in Montpellier, Neapel, Parma mit Roger Frugardi und Guido d'Arezzo sowie in Bologna mit Roland und Hugo von Lucca. Ein heftiger Disput entbrannte um die Vorstellung der »Kochung« und des »lobenswerten Eiters« bei Wunden. Leider folgte die Tradition ihrem Befürworter Guy de Chauliac und nicht dem Gegner Henri de Mondeville, die beide Leibarzt bei Philipp dem Schönen waren.
Im Verlauf des Mittelalters wurden die Berufsorganisationen gesetzlich geregelt, der Ausbildungsgang in Statuten festgelegt und die Doktorpromotion eingeführt. Der römisch-deutsche Kaiser Friedrich II. erließ 1231 für sein Königreich Sizilien die erste »Medizinalordnung«: Ein Medizinstudent mußte, bevor er ein fünfjähriges Medizinstudium (einschließlich Chirurgie) beginnen konnte, erst drei Jahre Logik studieren und sich danach einer theoretischen Prüfung in Salerno unterziehen. Aber eine eigene Praxis durfte er unter Strafandrohung erst nach einem praktischen Jahr mit anschließender praktischer Prüfung eröffnen. Außerdem verfügte Friedrich II. die Trennung von Arzt- und Apothekerberuf und eine Taxenordnung für Arztleistungen und Medikamente.

Hospitäler und Krankenhäuser

Hospitäler (lat. hospes = Gast) waren im Abendland auf das engste mit Klöstern oder bischöflichen Kathedralen verbunden und bestanden aus einem sakralen Altarraum und dem profanen Krankensaal. Die Johanniter erbauten in Jerusalem während der Kreuzzüge 1181 eine Herberge mit einem Hospital; ihre europäischen Niederlassungen nahmen nur Mönche auf. Vom Hospital in unserem Sinne kann noch keine Rede sein. Erst im 13. Jahrhundert ging die Verwaltung der Hospitäler aus den Händen der Orden an die Stadtverwaltungen über. In Byzanz ließ um 1136 Johannes II. Komnenos im Pantokrator ein Prunkkloster mit einer Grabstätte und einem Hospital (21 Ärzte) nebst einer Ambulanz bauen.
Im Orient pflegte der Bîmâristân von Gondishapur die Verbindung der medizinischen Fakultät (seit etwa 555) mit dem ortsansässigen Krankenhaus. Ihre Blütezeit fällt um 800 in die Regierungszeit Hârûn ar-Raschîds. In islamischer Ära (seit 622 n. Chr.) gab es drei bedeutende Ausbildungszentren für Ärzte: Das Âdudî-Krankenhaus (gegründet 982) in Bagdad, der Metropole der Abbasidenkalifen (750–1258), das Nûrî-Krankenhaus (gegründet 1154) in Damaskus und das Mansûrî-Krankenhaus (gegründet 1284) in Kairo. Im Âdudî-Krankenhaus waren 24 Ärzte (Internisten, Chirurgen, Augenärzte) fest angestellt, fünf von ihnen erteilten zusätzlich medizinischen Unterricht. Es gab eine Apotheke, eine öffentliche Bibliothek und vor allem fließendes Wasser. Im Unterricht las man die »Summaria Alexandrinorum«, die medizinischen Werke von Rhazes, Haly Abbas und Avicenna.
Seit 1150 entstanden die Seldschuken-Krankenhäuser, die dem Gesundheitsminister unterstanden: 1206 entstand der sog. Zwillingsbau (Krankenhaus und Medizinschule) in Kayseri mit einem Chefarzt und einem Verwaltungsdirektor; 1217 in Sivas, 1228 in Devriği und 1308 in Amasya, wo Scherefeddin Sabonucuoğlu unterrichtete, der 1465 Abulcasis' Traktat »Über die Chirurgie« frei ins Osmanische übertrug.

Seuchen und öffentliche Gesundheitspflege

Mangelnde Hygiene führte besonders in den Städten zu Seuchen. Die erste Pest-Epidemie in Europa ereignete sich unter Kaiser Justinian in den Jahren 531–566; die zweite große Pestwelle kam 1347 aus Asien über den Orient nach Mitteleuropa. Sie ist als »Schwarzer Tod« bekannt. Es gab die Beulenpest mit Geschwülsten in Ei- bis Apfelgröße in Achselhöhle und Leistengegend und die Lungenpest mit bräunlichen Flecken in allen Körperregionen. Die meisten Kranken starben innerhalb von drei Tagen. Ein »ansteckender Dunst« (griech. Miasma) wurde als Ursache angenommen, zumal eine eigens vom Papst angeordnete Obduktion im Jahre 1349 nichts erbrachte. Viele ergriffen die Flucht und verschleppten die Seuche aufs Land. Zwischen 1347 und 1352 starben ca. 25 Mio. Menschen, d. h. 25 bis 30% der Gesamtbevölkerung. Die »Totentänze« sind ein beredtes Zeugnis für die Panik in der Bevölkerung. Massenbegräbnisse fanden außerhalb der Städte statt. Prophylaktisch wurde der Personen- und Güterverkehr aus Pestgegenden unterbunden. Am wirksamsten erwies sich die 40tägige Isolierung (Quarantäne) – ein bedeutender Beitrag des Mittelalters zur öffentlichen Gesundheitspflege.
Die Lepra, in der Bibel als Aussatz bezeichnet, verbreitete sich nach 600 stark, erreichte um 1250 einen Höhepunkt und verschwand kurz darauf ganz aus Europa. Auf dem Konzil von Lyon wurden 583 Regelungen zur Kontrolle der Lepra getroffen, wie z. B. die Isolierung der Kranken in Leprahäusern (Leprosorien). Später führte in den Städten eine Kommission die »Lepraschau« durch. Bei positivem Befund wurden die Betroffenen in ein Leprosorium gebracht. Zum Schutz vor Ansteckung mußten die Leprösen auf der Straße einen weiten Mantel und eine Klapper tragen.
Das »Antoniusfeuer« (»Ergotismus« = Mutterkornvergiftung) trat im Mittelalter erstmals als große Epidemie auf. Es wird durch verdorbenen Roggen (schwarze Körner) verursacht. Brennende Schmerzen, Schwarzwerden und sogar Abfallen der Glieder waren die Folge.
Die Nahrungsmittelkontrollen auf den Märkten, die man in Deutschland im 12., in England im 13. und in Frankreich im 14. Jahrhundert einführte, sind als gesundheitspolitische Maßnahme bedeutsam.

Friedrun R. Hau

400

400–499

5. Jahrhundert. Der Heilkult um die Zwillingsbrüder Kosmas und Damian breitet sich aus. Die beiden Ärzte, die der diokletianischen Christenverfolgung zum Opfer fielen, werden als Schutzpatrone der Apotheker und Ärzte verehrt. → S. 65

Um 400. Das »Bower-Manuskript« (1890 in Ostturkestan gefunden und benannt nach seinem Käufer, dem damaligen britischen Leutnant Bower) wird auf Birkenbast niedergeschrieben. Es gehört zu den ältesten und wichtigsten Handschriften der altindischen (brahmanischen) Medizin.

Um 410. Der Staatsmann Marcellus Empiricus von Bordeaux verfaßt eine Rezeptsammlung, die Elemente der gallokeltischen Volksmedizin enthält. Bei dieser Niederschrift handelt es sich um einen Kodex, eine Buchform, die in der Spätantike an die Stelle der Buchrolle tritt.

414. Der koreanische König von Silla entsendet einen chinesischen Arzt namens Kimmu nach Japan, um den erkrankten Ingyo-Tenno zu behandeln. Auf Initiative des japanischen Hofes werden weitere chinesische Ärzte aus dem Gebiet des heutigen Korea nach Japan eingeladen, um ihre hochentwickelten Heilmethoden zu demonstrieren. Die chinesische Medizin faßt in Japan rasch Fuß: Die frühesten medizinischen Schriften orientieren sich an chinesischen Vorbildern.

Nach 430. Die Nestorianer werden nach dem Konzil von Ephesos (431) aus dem Byzantinischen Reich vertrieben. Sie wandern nach Osten und bringen die griechische Heilkunde bis nach China. U. a. übersetzen sie Schriften von Hippokrates und Galen ins Syrische, Persische und Arabische und spielen eine bedeutende Rolle für den Transfer griechischer Philosophie und Medizin in den Orient (→ S. 69).

458. Einer japanischen Quelle (»Nihon-shōki«) zufolge findet in Japan die vermutlich erste gerichtsmedizinische Sektion statt: Kaiser Yuraku ordnet die Autopsie der Prinzessin Takuhata an. Die Prinzessin hatte Selbstmord verübt, nachdem sie wegen ihrer angeblichen Schwangerschaft verurteilt worden war.

496. Im Frankenreich lebt unter König Chlodwig I. der Glaube wieder auf, daß die Berührung des Königsgewandes Kranke gesundmachen soll. Dieses Heilritual findet im hohen Mittelalter bei den französischen und englischen Königen seine Fortsetzung.

Kosmas und Damian schützen die Ärzte

5. Jahrhundert. Der Heilkult um die Ärzte Kosmas und Damian breitet sich von Byzanz her aus. Die aus Kilikien (Landschaft in Südanatolien) stammenden Brüder starben um 303 als Märtyrer unter der Herrschaft des römischen Kaisers Diokletian.

Der Legende nach haben sie kostenlos Patienten behandelt und viele Kranke zum christlichen Glauben bekehrt, was ihnen den Beinamen »Anágyroi« (griech., die Geldlosen) einbrachte.

Von allen Heilberufen, Ärzten wie Apothekern, Hebammen wie Badern, werden Kosmas und Damian nach ihrem Tod als große Schutzheilige verehrt. Bei fast jeder Krankheit hoffen die Menschen des Mittelalters auf ihre Hilfe.

Unter den zahlreichen Wunderheilungen, die den Brüdern zugeschrieben werden, ist die Legende vom verpflanzten Mohrenbein die bekannteste. Die beiden Heiligen amputieren bei einem Schlafenden ein krankes Bein und ersetzen es durch das Bein eines kürzlich verstorbenen Mohren. Der Kranke erwacht und kann wieder ohne Schmerzen gehen. Diese Geschichte ist u. a. in der Legendensammlung »Legenda aurea« des Jacobus von Voragine aus dem 13. Jahrhundert überliefert. Sie findet in den folgenden Jahrhunderten weite Verbreitung. Die Legende zeigt deutliche Parallelen zum Schema der antiken Wunderheilung (Asklepioskult; → S. 39): Das schwere Leiden, die (angedeutete) Inkubation, die Heilbehandlung, der wunderbare Heilerfolg und seine öffentliche Bewunderung. Der von Kosmas und Damian vorgenommene Eingriff ist kaum mit der heutigen Transplantationschirurgie zu vergleichen. Tatsächlich wurde hier eine Technik des Gartenbaus, das Pfropfen bzw. Veredeln von Obstbäumen, als Vorbild gewählt.

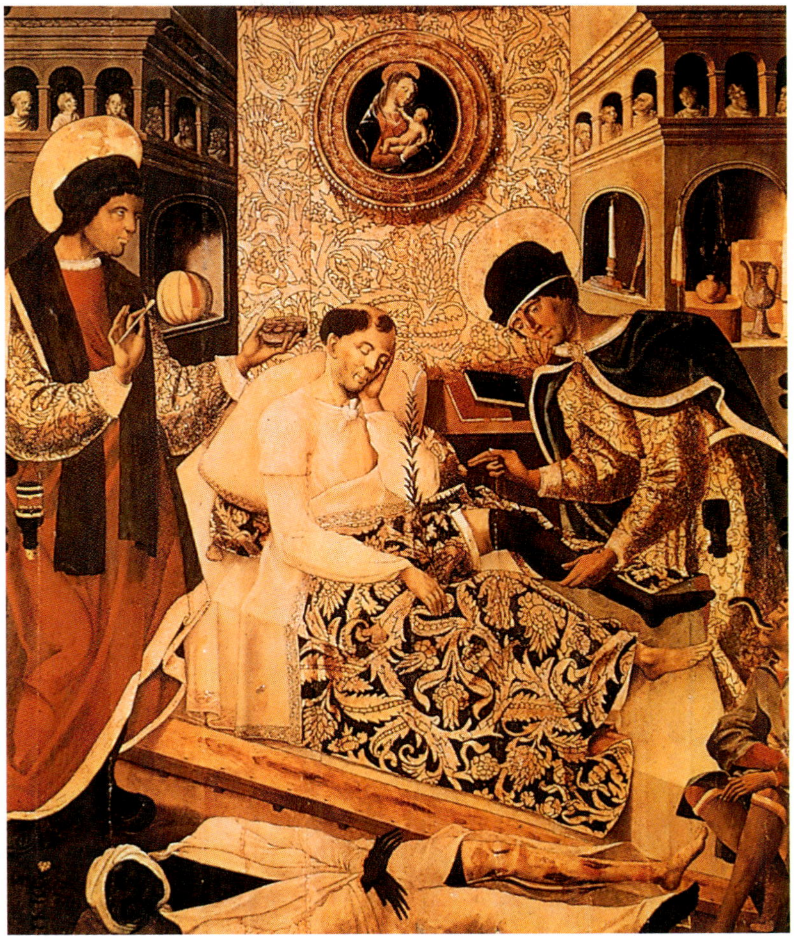

Kosmas und Damian vollbringen ihre berühmte Wunderheilung: Sie verpflanzen ein Mohrenbein (Gemälde vermutlich von Fernando del Rincòn; 16. Jh.).

Die Legende vom verpflanzten Mohrenbein hat viele bildliche Darstellungen erfahren. Die beiden Heiligen werden häufig mit den Instrumenten und Apparaturen der Ärzte und Apotheker gezeigt. Kosmas hält zumeist ein Salbengefäß, Damian ein Uringlas in der Hand.

Heiligenkult um wundertätige Märtyrer

Chronik Stichwort

Bereits im 2. Jahrhundert beginnen die frühen Christen, ihre Märtyrer als Heilige zu verehren. Legenden von Wunderheilungen entstehen, und Kranke unternehmen Pilgerreisen zu den Wirkungsstätten der Heiligen.

Nach Einführung des Christentums als Staatsreligion (391) im Römischen Reich finden Bilder der Heiligen durch die Buch- und Ikonenmalerei Verbreitung. Reliquien, die ab dem 8. Jahrhundert durch einen ausgedehnten Spezialhandel in Umlauf gebracht werden, erlangen eine ungeheure Bedeutung. Sie bestehen entweder direkt aus den sterblichen Überresten der Heiligen (z. B. Haare, Knochen, Nägel) oder indirekt aus Gegenständen, die diese berührt haben (Kleiderfetzen, Grabtücher, Gebrauchsgegenstände). Die spirituelle Kraft der Heiligen wird als unsterblich in den Reliquien angebetet.

Die Menschen des Hochmittelalters wenden sich schutzsuchend an die Heiligen. Diverse volkstümliche Formen der Verehrung, wie z. B. Wallfahrten, Andachtsbilder, Flurkapellen, Votivgaben und Mirakelbücher, entstehen. Populäre Legendensammlungen geben Auskunft, gegen welche Krankheiten und Unglücksfälle welche Heilige helfen sollen. In der Praxis werden mehr Heilige verehrt als jene ca. 600, die offiziell heiliggesprochen wurden.

500

500–599

Um 500. In Tebessa (Tunesien) wird eine Herberge an der Pilgerstraße errichtet. Es ist ein Beispiel dafür, daß Hospize im Byzantinischen Reich ursprünglich nur Herbergen für Pilger sind (→ 370/S. 62).

Das erste Hospital im Reich der Merowinger entsteht in Arles. → S. 68

529. Benedikt von Nursia versammelt auf dem Monte Cassino bei Neapel eine Mönchsgemeinschaft: Die Keimzelle des Benediktinerordens. Die in diesem Kloster betriebene Krankenpflege wird zum Vorbild für die mittelalterliche »Klostermedizin«. → S. 66

531–580. Die »Justinianische Pest« breitet sich in ganz Europa aus. → S. 68

Vor 536. Der in Alexandria ausgebildete Arzt Sergius von Resch Ainâ (heute: Theodosiopolis) übersetzt 24 Schriften des Galen ins Syrisch-Aramäische, der Muttersprache der Nestorianer. 13 dieser Werke stammen aus der »Summaria Alexandrinorum«, einer Synopse von 16 Schriften des Mediziners Galen (→ nach 169/S. 54).

Um 540. Der aus Mesopotamien stammende Aetios von Amida verfaßt in Konstantinopel eine medizinische Enzyklopädie in 16 Büchern (»Tetrábibloi«) (→ 330/S. 61).

Um 550. Der römische Gelehrte und Staatsmann Cassiodor stiftet auf seinen Ländereien am Golf von Squillace das Kloster in Vivarium, das er zu einer Akademie ausbaut, an der geistliche und weltliche Wissenschaften gepflegt werden und auch Medizin gelehrt wird. Mönche übersetzen Werke von Dioskurides, Hippokrates, Galen und Oreibasios ins Lateinische (→ 529/S. 66).

Der in Konstantinopel lebende griechische Arzt Anthimos schreibt in schlechtem Latein eine Diätetik (»De observatione ciborum«) in Briefform (→ S. 67).

556. Der sassanidische König Chosrau I. Anuschirwân gründet in Gondishapur in der Nähe von Bagdad eine philosophisch-theologische und medizinische Fakultät, an der nestorianische Ärzte Vorlesungen halten.

562. Werke der chinesischen Medizin werden erstmals in Japan importiert (→ 1556/S. 151).

583. Auf dem Konzil in Lyon wird die Isolierung Leprakranker in »Lepra-Häusern« beschlossen. → S. 68

Nach 589. Der Bischof Masona (571–606) gründet in Spanien, in der alten Römerstadt Mérida, ein Xenodochion.

Benediktiner begründen Klostermedizin

529. Auf dem Monte Cassino (Kampanien) gründet der Asket Benedikt von Nursia (um 480–560) eine Mönchsgemeinschaft, deren Lebensweise und Organisation zum Vorbild für das abendländische Mönchstum im Mittelalter wird.

Entsprechend der von Benedikt erlassenen Hausordnung (»Regula Benedicti« bzw. Benediktinerregel) bestimmen Gebet und Arbeit (»Ora et labora«) den Klosteralltag. Die Benediktinerregel verfügt außerdem, daß das Kloster für alle Kranken in seinem unmittelbaren Einflußbereich verantwortlich ist.

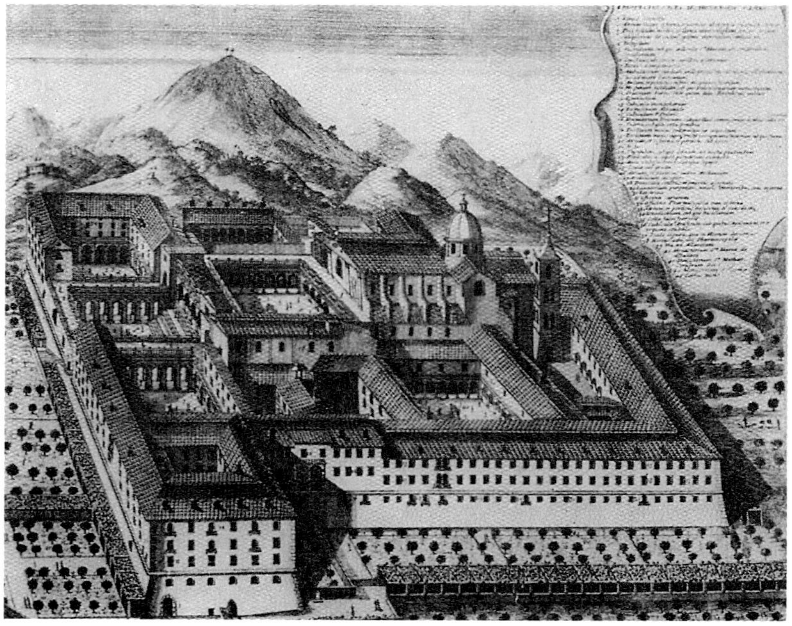

Das Kloster Monte Cassino bei Neapel; im Flügel links oben: Die Fremdenherberge (Xenodochion) und das Hospital (Kupferstich, 18. Jh.)

Krankenhilfe wird dem Dienst an Christus gleichgesetzt. »Was ihr also einem an der Erde Darniederliegenden gewährt, ist dem geschenkt, der im Himmel thront«, schreibt der römische Staatsmann und Gelehrte Cassiodor (490–583) in seinem Hauptwerk »Institutiones divinarum et saecularium lectionum«. Cassiodor, der sich in seinem Kloster in Vivarium (Süditalien) der wissenschaftlichen Ausbildung der Mönche widmet, nimmt die Medizin als nützlichste Wissenschaft in den von ihm entworfenen Lehrplan auf.

Benediktinerabteien wie Reichenau (→ 724/S. 71) und St. Gallen (→ um 820/S. 72) führen die Klostermedizin Monte Cassinos zu hoher Blüte, bis 1130 das vom Konzil von Clermont erlassene Praxisverbot für Mönche und Kanoniker der monastischen Medizin ein Ende setzt. Als 1944 ein Bombenangriff der Alliierten Monte Cassino völlig zerstört, werden die Gebeine des heiligen Benedikt aufgefunden. 1950 bis 1957 erfolgt der Wiederaufbau des Klosters nach barocken Plänen.

Ein Bad und gute Kost für den Kranken

Chronik Stichwort

Die Benediktinerregel gilt als wichtigste Richtschnur für das abendländische Klosterleben. Sie geht auf die »regula« des Benedikt von Nursia zurück und fordert von dem Mönch neben der Abkehr vom weltlichen Leben und dem Streben nach Sittlichkeit die Sorge um Leib und Seele von Gesunden und Kranken.

Im 36. Kapitel der »regula« heißt es: »Für die Kranken muß man vor allem und über alles besorgt sein. Man soll ihnen dienen wie Christus selbst, dem man ja wirklich in ihnen dient. Denn Er hat gesagt: ›Ich war krank und ihr habt Mich besucht, und: Was ihr einem von diesen Geringsten getan habt, das habt ihr Mir getan.‹« Der Nächste – zu allererst der Mitbruder – ist »tamquam Christus«, wie Christus. Die Krankenpflege ist deshalb die wertvollste praktische Tätigkeit, die vorstellbar ist. Die Pflege der kranken Brüder wird unter der Aufsicht des Abtes, der für die Mönche Vater, Lehrer, Seelsorger und Heilkundiger sein soll, mit großem Ernst vorgenommen: »Es sei des Abtes höchste Sorge, daß sie unter keinerlei Vernachlässigung leiden. Diesen kranken Brüdern bestimme man eine abgetrennte Zelle beiseite und einen gottesfürchtigen, umsichtigen und sorgsamen Wärter. Der Gebrauch von Bädern sei ihnen, wann immer förderlich, vergönnt; den Gesunden aber und besonders den Jungen erlaube man ihn nicht so leicht. Aber auch Fleischernährung gestatte man den Kranken und überhaupt den Schwachen zur Wiederherstellung. Sobald es ihnen aber infolge des Fleischgenusses besser geht, sollen sie sich dessen, wie gewöhnlich, enthalten.« Die Benediktinerregel enthält praktische Vorschriften, die den Infirmarius (Arzt) und den Servitor (Krankenwärter) betreffen. Die monastische Heilkunde steht unter dem Vorzeichen der Heilslehre: Ziel ist der Weg zum ewigen Leben.

Die »regula« des Benedikt von Nursia schreibt den Mönchen tagtägliche Übungen (conversatio morum) und Stundengebete vor. Diese Form der geistlichen Lebensordnung ist seit der Karolingerzeit vielfach kommentiert worden. Hildegard von Bingen (→ um 1150/S. 92) hat den Tagesablauf im Klosterleben unter diätetischen Gesichtspunkten betrachtet. Ein ausgeglichener Lebensrhythmus, der sich aus Arbeiten, Ruhen, Essen, Fasten, Reden, Schweigen und Schlafen zusammensetzt, ist für sie ein Beispiel dafür, wie durch die Lehre (doctrina) des inneren Menschen der äußere aufgebaut werden kann.

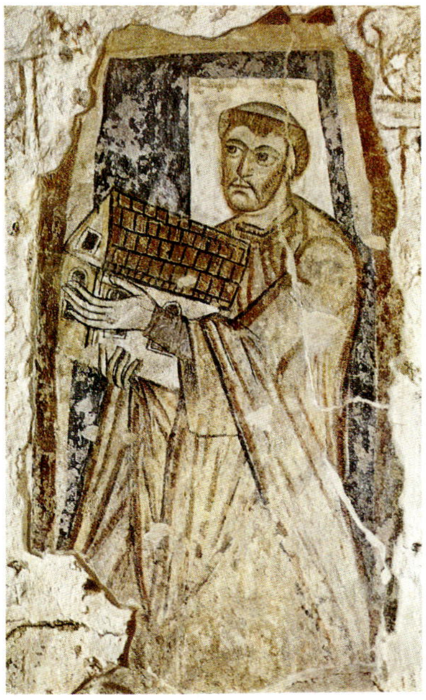

Der Klostergründer Benedikt von Nursia (Fresko, 9. Jh.)

Der Mönchsvater des Abendlandes

Über Leben und Persönlichkeit des Benedikt von Nursia gibt es nur legendäre Nachrichten. Der Begründer des Benediktinerordens und Vater des abendländischen Mönchtums wurde um 480 in Nursia (heute: Norcia bei Spoleto, Umbrien) als Sohn wohlhabender Eltern geboren. Eine juristische Ausbildung in Rom brach er ab, um sich in Afide (heute: Affile) einer Asketengemeinschaft anzuschließen. Nach mehreren fehlgeschlagenen Versuchen, Mönchskolonien aufzubauen, gründet er 529 auf dem Berg Cassinum (zwischen Rom und Neapel) das erste Monasterium, das Mutterkloster des Benediktinerordens. Seine persönliche Ausstrahlung und die Gefährdung der Bevölkung in den Tälern durch umherziehende Barbarenhorden bringen der Gemeinschaft großen Zulauf.
Um die Bruderschaft zusammenzuhalten, entwirft Benedikt eine Hausregel (»regula«). Dabei nutzt er ältere Vorbilder und seine eigene Erfahrung. Aus den Vorschriften, die u. a. Eigentumsverzicht, Enthaltsamkeit und Gehorsam umfassen, lassen sich einige Persönlichkeitsmerkmale des 560 in Monte Cassino gestorbenen Benedikt ablesen: Streben nach Ordnung, Gottes- und Nächstenliebe. Seine Regeln werden von anderen Ordensgemeinschaften wie den Zisterziensern später übernommen.

Konzepte der Medizin:

Die Kunst der gesunden Lebensführung

Die Diätetik (von griech. díaita = Lebensweise, Lebensunterhalt) umfaßt wesentlich mehr als nur die Ernährungslehre; sie betrifft die gesamte Lebensführung des Menschen. Ihr Prinzip ist die Ausgewogenheit, die Harmonie der menschlichen Tätigkeiten und Verhaltensweisen im Alltagsleben, die »nicht natürlichen Dinge« (lat. »res non naturales«). Das Hauptziel ist die Verhütung von Krankheit und die Stärkung der Lebenskräfte. Im Laufe der Geschichte wandelte sich der Maßnahmenkatalog der Diätetik jeweils nach der vorherrschenden medizinischen Lehre.

Die klassische Diätetik

Bereits bei den alten Hochkulturen bildet die Diätetik zusammen mit der Chirurgie und der medikamentösen Behandlung die Trias der Eingriffsmöglichkeiten des Arztes. Die hippokratischen Schriften (→ um 400/S. 37) führen die Verhütung von Krankheiten durch eine gesunde Lebensführung als oberste Maxime an. Hippokrates empfiehlt zur Erhaltung der Gesundheit das Maßhalten beim Essen, beim Schlaf sowie Beischlaf und preist Bäder und Massagen. Ein solchermaßen geführtes Leben entspricht dem Idealbild der griechischen Naturphilosophie vom optimalen Leben eines gebildeten Menschen.
Diokles von Karystos entwirft bereits Ende des 4. Jahrhunderts das Schema eines idealen Tagesablaufes: »Die Pflege der Gesundheit beginnt bereits mit dem Aufwachen. Man soll früh erwachen, aber nicht eher aufstehen, als bis sich die Schwere und Benommenheit der Nacht verflüchtigt haben. Wer jung und rüstig ist, sollte möglichst vor Sonnenaufgang einen Spaziergang machen. Nach dem Aufstehen massiere man Nacken und Kopf und reibe den ganzen Körper mit Öl ein. Zur gründlichen Morgentoilette gehören neben der Entleerung des Darmes auch das Waschen des Gesichtes mit kaltem, reinen Wasser . . .«
Auf Hippokrates aufbauend, entwirft Galen (→ nach 169/S. 54) in seinem Buch »De sanitate tuenda« (Über den Gesundheitsschutz) die klassischen Regeln der Diätetik.

Klosterregel und Lehrgedicht

Die Ärzte des Mittelalters führen die diätetische Tradition der Antike fort. Der spanische Bischof und Schriftsteller Isidor von Sevilla (→ um 620/S. 70) leitet sogar das Wort »Medizin« von Maß (lat. modus) und Mitte ab. Der Tagesablauf in den mittelalterlichen Klöstern ist, insbesonders bei den Benediktinern, ebenso von der Diätetik beeinflußt wie die Klostermedizin. Das Lehrgedicht »Regimen sanitatis Salernitanum« (→ 12. Jh./S. 90), eine Sammlung diätetischer Ratschläge und hygienischer Vorschriften, bewirkt schließlich im 12. Jahrhundert, daß die Idee der Gesundheitsvorsorge auch in der Bevölkerung große Popularität erreicht.

Die Basis der Naturheilkunde

Das »Regiment der Gesundheit« (Paracelsus; → S. 137) wird in Barock und Aufklärung in aller Breite in der »Hausväterliteratur« behandelt. Die gesunde Lebensführung gehört zu den praktischen Belangen der Haushaltsführung, die in der Verantwortung des Hausvaters liegen. Die »Lebenskunst« wird noch in der Romantik als »Makrobiotik« (die Kunst, lange zu leben), »Orthobiotik« (die Kunst, richtig zu leben), »Kalobiotik« (die Kunst, schön zu leben) oder »Eubiotik« (die Kunst, gut zu leben) literarisch dargestellt.
Unter dem Einfluß der Aufklärung erhält die Diätetik im Gewand einer »Volksgesundheitslehre« neue Aktualität. Christoph Wilhelm Hufelands »Makrobiotik, oder die Kunst, das Leben zu verlängern« (→ S. 243) wird zum Ausgangspunkt der Naturheilbewegung im 19. Jahrhundert, deren diätetische Maximen bis zur ökologischen Bewegung unserer Tage weiterwirken. Die Lehren einer ausgewogenen Lebensführung gewinnen im 20. Jahrhundert mit der Zunahme von Wohlstandskrankheiten eine wachsende Zahl von Anhängern.

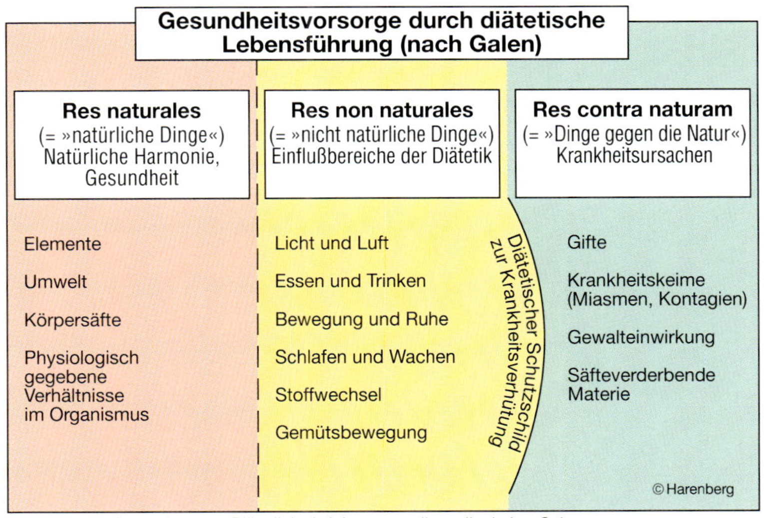

Schematische Darstellung der Diätetik in Anlehnung an die antike Lehre Galens

Das traditionelle Schema der Diätetik

Galen ordnet die Diätetik (Lehre von der gesunden Lebensordnung) systematisch zwischen dem Bereich des Gesunden und dem des Kranken ein. Die sechs »nicht natürlichen Dinge« (res non naturales) dienen der Gesundheitspflege und der Krankheitsverhütung. Diese griechische Lehre wird für die arabische Medizin ebenso bedeutend wie für die monastische und scholastische Medizin des Mittelalters. Sie erlebt in der Aufklärung und in der Naturheilbewegung des 19. Jahrhunderts eine erstaunliche Renaissance und ist auch für die Präventivmedizin aktuell.

Aussätzige im Leprosorium von der Umwelt isoliert

583. Auf dem Konzil von Lyon beschließt die Bischofsversammlung die Einrichtung von »Lepra-Häusern« (Leprosorien; von griech. lepra = Aussatz). Relativ isoliert von der übrigen Gesellschaft sollen hier die Aussätzigen außerhalb der Kloster- und Stadtmauern ihr Leben fristen.

Die Lepra, wahrscheinlich schon im alten Ägypten rund 2000 Jahre v. Chr. als Krankheitsbild bekannt, ist nach Ansicht des frühmittelalterlichen Menschen eine Strafe Gottes und somit das äußere Zeichen für einen unchristlichen Lebenswandel. Die wissenschaftliche Medizin des Mittelalters vermutet als Krankheitsursache verdorbenes Essen oder verdorbene Luft.

In erster Linie trägt die Kirche die Verantwortung für die Versorgung der Leprakranken. So hatte bereits das Konzil von Orléans im Jahr 549 die kirchlichen Würdenträger damit beauftragt, sich um Nahrung und Kleidung für die Aussätzigen zu kümmern.

Die Leprosensiedlungen – später in Deutschland auch »Siechenhäuser« genannt – bestehen ursprünglich aus Holzhütten, die um eine Kapelle verstreut liegen. Sie befinden sich ab dem hohen Mittelalter zumeist an größeren Durchgangsstraßen und Pilgerwegen.

Zur Aufbesserung ihres Lebensunterhaltes haben die Kranken unter Einhaltung bestimmter Auflagen das Recht zu betteln. Sie müssen eine kennzeichnende Kleidung und häufig auch Hörner, Schellen und Klappern tragen, um eine weitere Ansteckungsgefahr zu vermeiden.

Einige Textzeugnisse deuten darauf hin, daß es im merowingischen und karolingischen Reich (481–751 bzw. 751–987) frühe Leprosorien gegeben hat. Um 550 gründet der Bischof Agricola in Châlon-sur-Saône ein Haus für Aussätzige (»exinodochium leprosorum«). Zu den ältesten Leprosorien in Mitteleuropa gehören die im 7. Jahrhundert entstandenen Einrichtungen in Metz, Verdun und Maastricht.

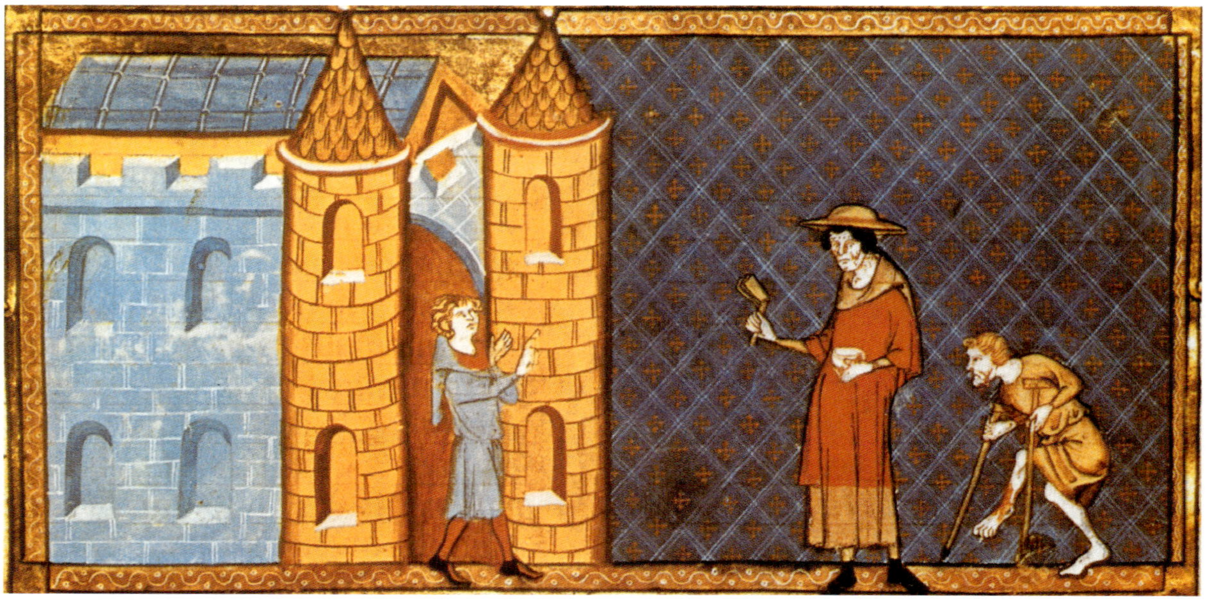

Zwei Aussätzige vor einem Leprosorium: Der eine mit Krücken, der andere mit Eßnapf und Klapper, mit der die Kranken ihr Kommen anzukündigen haben (Miniatur aus einer Handschrift des Vinzenz von Beauvais, 14. Jh.)

Merowinger bauen Krankenhäuser

Um 500. In Arles entsteht unter Bischof Caesarius das älteste merowingische Hospital für Arme und Kranke. Hier können die Kranken, wie ein Chronist berichtet, vom Bett aus dem Gottesdienst folgen.

Während der Merowingerherrschaft (481–751) kommt es im Frankenreich – insbesondere in Mittel- und Südfrankreich – zu zahlreichen Hospitalgründungen. Dieser Aufschwung der Krankenpflege wird u. a. durch die noch lebendige römische Tradition und den Kultur- und Warenaustausch mit dem Orient (über den Hafen von Marseille) und Byzanz gefördert.

So initiiert auch Radegunde (525 bis 587), die Frau des Merowingerkönigs Chlothar I., nach dem Vorbild von Arles in Poitiers ein Klosterhospital. Persönlich besucht sie die Kranken, badet und pflegt sie.

Neben diesen urkundlich überlieferten Klostergründungen gibt es nur wenige Zeugnisse für die Medizin der merowingischen Zeit. Einige archäologische Funde, wie z. B. eiserne Bruchbänder, lassen Rückschlüsse auf die ärztlichen Methoden zu. An Skeletten aus der Merowingerzeit können paläopathologisch (→ S. 15) u. a. Knochentuberkulose oder auch krankheitsbedingte Verzögerungen des Wachstums nachgewiesen werden.

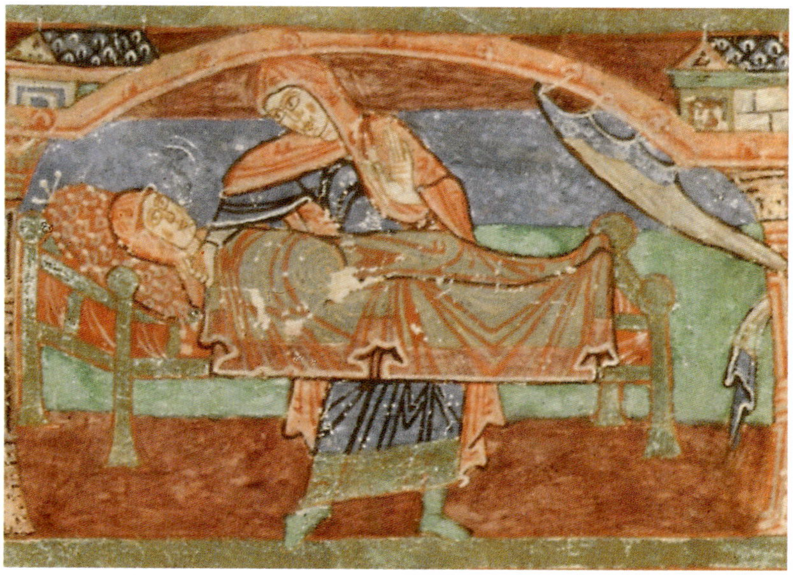

Königin Radegunde gründet in Poitiers eine Klostergemeinschaft; ihr persönlicher Einsatz für die Kranken ist so vorbildlich, daß sie später als Heilige verehrt wird (Miniatur; Bibliothèque Municipale de Poitiers)

Erste Pestwelle wütet in Europa

531–580. Die erste große Pestwelle erschüttert Europa. Die Epidemie, die nach dem byzantinischen Kaiser Justinian (527–565) auch »Justinianische Pest« genannt wird, soll in Ägypten begonnen haben und tötet wahrscheinlich die Hälfte aller Einwohner Europas.

Der byzantinische Geschichtsschreiber Prokop (um 500–560) berichtet über das Wüten der Beulenpest in Konstantinopel, das hier etwa drei Monate dauert und zu einem ungeheuren Massensterben führt: »Als alle vorher gemachten Gräber und Grabkeller voll von Leichen waren, begrub man auf allen umliegenden Äckern, wo man konnte, und wo dies nicht ausreichte, stieg man auf die Türme der Sycäischen Mauern, deckte deren Dächer ab und warf die Leichen hinein. Als die Türme fast alle mit Leichen gefüllt waren, setzte man die Dächer wieder auf ... der Gestank wurde den Einwohnern von Tag zu Tag lästiger.«

600

600–699

7. Jahrhundert. Das erste Amalgamrezept zur Zahnfüllung findet sich in China.

Vagbhata, das dritte große Werk der indischen Āyurveda-Literatur, gibt eine Gesamtdarstellung über die »acht Disziplinen« der altindischen Medizin. Beschrieben werden die kleine und große Chirurgie (kleine Chirurgie = Zahnextraktion, Aderlaß usw.; große Chirurgie = Amputationen, Schädel-, Bauchoperationen), Behandlung der (inneren) Körperkrankheiten (wie z. B. Fieber), Dämonologie, Kinderheilkunde, Toxikologie, Elixiere und Aphrodisiaka (→ 3. Jh./S. 59).

Um 600. Alexander von Tralleis verfaßt zwölf Bücher über die Pathologie und Therapie der einzelnen Organe bzw. Körperregionen (»Therapeutiká«). Er stellt wie andere Zeitgenossen die Krankheiten »von Kopf bis Fuß« (a capite ad calcem) dar.

608. Die japanische Kaiserin Suiko entsendet eine Gruppe einheimischer Ärzte nach China, damit diese dort praktische Erfahrungen sammeln (→ 1556/ S. 151).

Um 620. Der Bischof Isidor von Sevilla geht in seinen enzyklopädischen Schriften auf die Medizin ein. So schildert er das Krankheitsbild der Pest und erörtert gerichtsmedizinische Themen wie z. B. Gift- und Zaubermord. → S. 70

622. Mit der Emigration (arab. Hidschra) des Propheten Muḥammad von Mekka nach Medina beginnt die muslimische Zeitrechnung. Muḥammad, der in Medina eine Anhängerschaft um sich versammelt, um den Islam in Arabien zu verbreiten, propagiert eine vorbildliche Hygiene und empfiehlt u. a. kleine Hölzchen zur Zahnreinigung.

Um 640. Der byzantinische Arzt Paulos von Ägina verfaßt eine »Erinnerungsschrift« in sieben Büchern. Das sechste Buch behandelt die Chirurgie, weswegen er auch als »Vater der Chirurgie« bezeichnet wird.

653. Kalif Ūṯmān, weltliches und religiöses Oberhaupt des islamischen Reiches, läßt den Koran erstmals kodifizieren. Nicht im Koran selbst, aber in den Prophetenüberlieferungen gibt es zahlreiche Aussagen zur Medizin. → S. 69

Ab 670. Theodor, der aus Griechenland stammende Erzbischof von Canterbury, gründet zusammen mit seinem Vertrauten, dem Mönch Hadrian, Schulen für die klassische Bildung der Geistlichkeit in England und Irland. In den Bibliotheken dieser neuen Lehranstalten werden auch medizinische Werke aufbewahrt.

Gott schickt Krankheit und Heilung

653. Ūṯmān (um 574–656), der dritte Kalif nach dem Propheten Muḥammad, läßt in Bagdad eine einheitliche Ausgabe des Koran in arabischer Sprache zusammenstellen. Diese Textsammlung – in 114 Abschnitte, sog. Suren, eingeteilt – gilt bis heute als verbindliche heilige Schrift des Islam. Sie enthält die Offenbarungen Gottes an Muḥammad sowie Prophetenerzählungen, Weissagungen und gesetzliche Bestimmungen.
Medizin im eigentlichen Sinne spielt im Koran selbst keine Rolle, gleichwohl enthält er hygienische Vorschriften (Waschvorschriften), die mit der religiösen Reinigung verbunden sind. In der »Hadith-Literatur« (später gesammelte Prophetensprüche) dagegen finden sich zahlreiche Anspielungen auf die Medizin. So habe Muḥammad (nach Buchārī, 9. Jh.) drei Heilmittel genannt: Honigtrank, Aderlaß und Kauterisieren (Brennen mit dem Glüheisen) – letzteres sei Muslimen verboten. Helfen soll das »schwarze Korn«, womit vermutlich Schwarzkümmel gemeint ist, denn »es heilt alles außer den Tod«. Nach islamischer Auffassung heilt nicht die Natur (griech. physis) wie bei Hippokrates, sondern der allmächtige Gott, der erste und einzige Beweger. Denn Gott schicke keine Krankheit ohne Möglichkeit der Heilung. Muḥammad habe, der Prophetenüberlieferung zufolge, gelehrt, die Ärzte und Heilmittel in Ehren zu halten, ohne das Vertrauen auf Gottes Vorsehung zu verlieren: »Gott schuf keine Leiden, ohne daß er nicht gleichzeitig ein Mittel dagegen geschaffen hätte. Wenn du das richtige Mittel findest, wird jede Krankheit mit Gottes Erlaubnis geheilt.«
Der Dienst am Kranken wird – analog zur christlichen Caritas – zum Dienst an Gott. Entsprechend lautet der Auftrag an die Gläubigen: »Ihr, die ihr Gott dienet, heilt!«
Koran und Prophetenüberlieferung haben alle Bereiche des Lebens in der islamischen Gesellschaft und Kultur tief geprägt. Ihre gesetzlichen Vorschriften bilden die Grundlage des islamischen Rechts scharia). Im Gegensatz zum Christentum gibt es keine Trennung von sakralem und profanem Bereich. Petrus Venerabilis, Abt von Cluny, gibt 1143 die erste lateinische Koranübersetzung in Auftrag (Erstdruck Rom 1593).

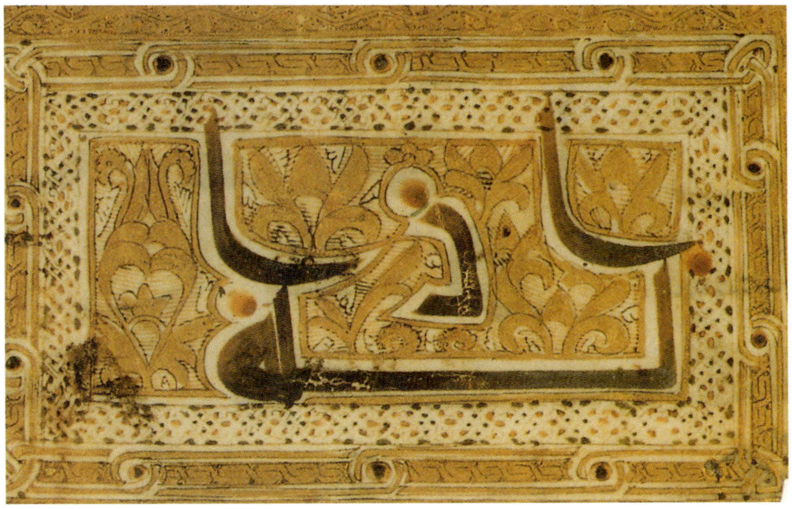

In Sure 9 über »Die Buße« wird mehrfach betont, daß Gott denjenigen verzeiht, die Reue zeigen und mit Gebeten oder Almosen Buße tun.

Antike Lehre prägt die arabische Medizin

Chronik Hintergrund

Mit dem Islam expandieren ab dem 7. Jahrhundert auch die arabische Wissenschaft und Medizin. Deren Ursprung geht im wesentlichen auf Impulse aus dem byzantinischen Kulturkreis zurück: Die Anhänger des 436 verbannten Bischofs von Konstantinopel, Nestorius, wanderten nach Osten aus und gründeten in Syrien und Persien u. a. medizinische Bildungsstätten (z. B. Gondishapur, Nisibis) und Xenodochien nach byzantinischem Muster. Mit der Übersetzung medizinischer Texte der Antike ins Arabische und Syrisch-Aramäische schufen sie die Grundlage für die arabische Rezeption der antiken Medizin. Gleichzeitig vollzog sich ein Wissenstransfer mit Indien und China entlang der großen Handelsstraßen.
Übersetzungszentren entstehen u. a. in Damaskus, Kairo und vor allem in Bagdad. Dort errichtet der Kalif Màmûn, das religiöse und politische Oberhaupt der Muslime, 830 das »Haus der Weisheit«, an dem philosophische und medizinische Werke aus dem Griechischen ins Arabische übertragen werden. Besondere Beachtung verdient der christliche Arzt Hunain ibn Ishâq (lat. Johannitius; 809–873), der hier im 9. Jahrhundert die gesamte antike Medizin (129 Schriften des Galen; auch die sog. Summaria Alexandrinorum) ins Arabische übersetzt. Auf der Grundlage der antiken »Viersäftelehre« entwickelt sich eine wissenschaftliche arabische Medizin außerhalb der islamischen Theologie. Ihre Blütezeit zwischen dem 10. und 12. Jahrhundert ist vor allem mit den Namen Rhazes (→ S. 74), Avicenna (→ S. 82) und Abulcasis (→ S. 78) verknüpft.
Doch bereits im 11. Jahrhundert gewinnen die orthodoxen Theologen an Einfluß. Im 12. Jahrhundert entsteht in Anlehnung an die »Hadith-Literatur« (= Sammlungen überlieferter Aussprüche Muḥammads) die sog. Prophetenmedizin. Dabei handelt es sich um eine religiös geweihte Heilkunst mit magischen und abergläubischen Heilpraktiken. Die Prophetenmedizin verdrängt im 14. Jahrhundert die wissenschaftliche Heilkunde.

Medizin als Krönung der Wissenschaft

Um 620. Der Bischof Isidor von Sevilla faßt in seinen »Etymologien« (»Origines sive etymologiae«) das im Vergleich zur Antike lückenhafte Wissen des frühen Mittelalters zusammen.

Im vierten Buch seines enzyklopädischen Werkes (»De medicina«) behandelt er die Heilkunde. Den Begriff »Medizin« leitet der spanische Kirchenführer fälschlich von »Maß« (lat. modus) ab (»Medicina, id est a modo« = »Medizin kommt von Maß«). Das richtige Maß in der Lebensführung erhält nach Isidor die Gesundheit. Maßlosigkeit (immoderatio) störe das Gleichgewicht der Säfte (temperamentum) und mache krank.

Von dieser Überzeugung ausgehend formuliert der Bischof die klassische Trias der Heilmaßnahmen, die der Mediziner entsprechend der von Isidor vorgegebenen Hierarchie einsetzen muß:

- ▷ Die »Diaeta«, die gesunde Lebensführung (→ S. 67), bei der die Lebensgesetze und die Sitte zu beachten sind (»observatio legis et vitae«),
- ▷ die »Pharmacia«, die Lehre von den Arzneimitteln (»medicamentorum curatio«),
- ▷ die »Chirurgia«, der operative Eingriff mit Instrumenten (»ferramentorum incisio«).

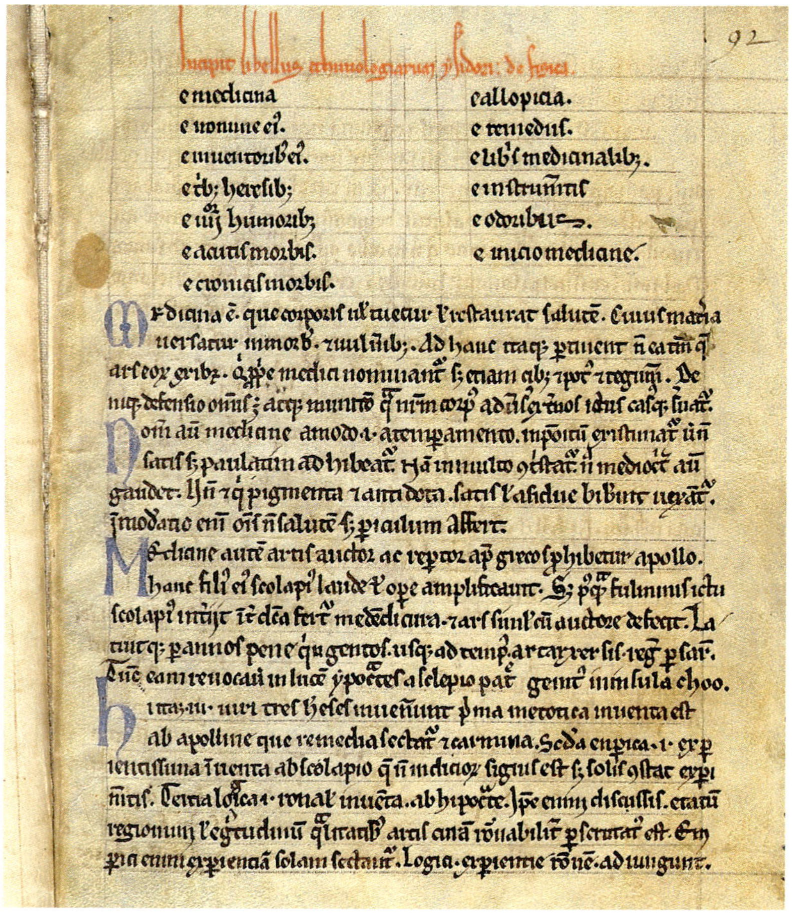

Im vierten Buch seines Werkes »Origines sive etymologiae« behandelt Isidor von Sevilla die Medizin (Handschrift des 13. Jh., Sammlung Eshmole).

Isidor hebt zwei Aufgabenbereiche der Medizin hervor: Die Prophylaxe (»tuitio«) und die Therapie (»restauratio«), die sich in innere Medizin und Chirurgie aufteilt. Der Arzt hat drei Aufgaben zu erfüllen: Die Anamnestik, d. h. die Vergangenheit zu erkennen (»praeterita agnoscere«); die Diagnostik, d. h. die Gegenwart zu wissen (»praesentia scire«) und die Prognostik, d. h. die Zukunft vorherzusagen (»futura praevidere«).

Für den Bischof von Sevilla ist die Medizin die vornehmste aller Wissenschaften, die das Studium der Sieben Freien Künste (»Artes liberales«) Grammatik, Dialektik, Rhethorik, Arithmetik, Geometrie, Astronomie und Musik voraussetzt. Denn der Arzt muß die Grammatik beherrschen, um richtig lesen, auslegen und verordnen zu können. Er soll die Rhetorik üben, um Rede und Antwort stehen zu können, in der Dialektik geschult sein, um die Widersprüche bei der Krankheitserforschung aufdecken und die wahren Ursachen erkennen zu können. Um die Krankheitszyklen, wie z. B. den Fieberrhythmus, richtig berechnen zu können, ist die Beherrschung der Arithmetik grundlegend. Die Geometrie soll es dem Arzt ermöglichen, den Einfluß der Witterungsverhältnisse zu bestimmen. Die Astronomie gibt Aufschluß darüber, wie der Makrokosmos auf Gesundheit und Krankheit einwirkt. Auch die Musik ist für Isidor grundlegend für die Medizin, dies zeige die Geschichte von David, der durch eine Melodie den Saul von seiner Raserei erlöst habe.

Aus dieser Vielseitigkeit der medizinischen Wissenschaft zieht Isidor den Schluß, daß die Heilkunde neben der alles Seiende umfassenden »Metaphysik«, der »ersten Philosophie«, als »zweite Philosophie« zu bezeichnen sei: »Diese beiden [Philosophien] umfassen den Menschen voll und ganz, denn während die eine sich seiner Seele annimmt, beschäftigt sich die andere mit dem Körper.«

Ebenso wie die Musik spielt nach Isidor auch die Zahlensymbolik für die Medizin eine große Rolle, die mit der Symbolik des Christentums verknüpft wird. So ist die Zahl sieben für alles entscheidend. Sie betrifft die Ganzheit des Menschen, der aus vier Elementen und drei Seelenvermögen besteht, der sieben Körperteile hat und sieben Lebensalter durchschreitet. Sie betrifft ebenso den Makrokosmos mit sieben Mondwechseln und sieben Weltaltern. Analog verhält es sich mit den sieben Wissenschaften und den sieben Tönen der Gregorianischen Kirchenmusik.

Dieses Wissen, das Isidor von Sevilla in seinem Werk vermittelt, entstammt zumeist Schriften der Antike oder des frühen Christentums. Isidor ist kein Neuerer oder Entdecker; sein Verdienst besteht darin, dieses »klassische« Wissen der Nachwelt erhalten zu haben. Allein von seiner Realenzyklopädie sind noch heute fast 1000 Handschriften aus den Jahrhunderten vor dem Buchdruck erhalten.

Isidor von Sevilla bewahrt das Wissen

Chronik Zur Person

Isidor von Sevilla, 560 als Sohn einer Adelsfamilie in Cartagena geboren, erhielt seine Ausbildung in Klosterschulen und von seinem Bruder Leander.

Bereits mit 30 Jahren Abt einer Klostergemeinschaft, folgte er 599 seinem Bruder im Amt des Bischofs von Sevilla nach. In dieser Position trägt er wesentlich dazu bei, den christlichen Glauben unter den Juden zu verbreiten, die in Spanien einen bedeutenden Teil der Bevölkerung ausmachen.

Außerdem widmet er sich der Verbesserung der kirchlichen Disziplin und fördert die Einrichtung von Klosterschulen. Diese Aktivitäten und seine umfassende schriftstellerische Tätigkeit bringen ihm nach seinem Tod – Isidor stirbt am 4. April 636 in Sevilla – den Ehrentitel »letzter abendländischer Kirchenvater« ein.

Nach dem Vorbild der römischen Enzyklopädisten (→ S. 53) verfaßt der Bischof von Sevilla eine Reihe von Sammelwerken, die er aus griechischen und lateinischen Schriften zusammenstellt. Neben der Bibel bezieht er sich u. a. auf Ambrosius, Augustinus, Boethius, Cassiodor, Dioskurides (→ 1. Jh./S. 48), Galen (→ nach 169/S. 54), Seneca und Vergil.

In seinem 20bändigen Hauptwerk, den »Etymologien«, faßt er das Wissen seiner Zeit zusammen. Dabei stellt er insbesondere die Naturwissenschaften dar. Neben der Medizin, die er im vierten und elften Buch der »Etymologien« behandelt, befaßt er sich z. B. mit der Mathematik, Astronomie, Geographie und der Meteorologie.

Isidor unternimmt keine eigenen Experimente und kommt zu keinen neuen Entdeckungen. Doch da seine Schriften als Lehrbücher große Verbreitung finden und rund 1000 Jahre lang immer wieder abgeschrieben werden, beeinflußt er bis in die Neuzeit wie kaum ein anderer die Bildung der Gelehrten.

700

700–799

Um 700. Der Bischof von Mailand, Benedictus Crispus, verfaßt ein praktisches Arzneibuch in Form eines Lehrgedichts, in dem er Pflanzen gegen 26 Krankheiten preist.

Im englischen Kloster Wearmouth beschreibt der Benediktinermönch Beda Venerabilis in seiner Kirchengeschichte »Historia ecclesiastica gentis Anglorum« Seuchen und Sprachstörungen.

705. Der Umaijaden-Kalif Yazîd II. läßt wahrscheinlich eine Irrenanstalt in Damaskus errichten, der Hauptstadt der Umaijaden-Dynastie (661–750). Der Islam verpflichtet die Gläubigen zur Fürsorge für alle Kranken und zur Irrenpflege. Die entsprechenden Einrichtungen – oft in unmittelbarer Nähe zur Moschee – haben lange vor den abendländischen Einrichtungen einen hohen medizinischen Standard.

711. Nach der Niederlage der Westgoten in der Schlacht von Guadalete (Südspanien) gerät fast die gesamte Iberische Halbinsel unter die Herrschaft der Araber. Die arabische Kultur, die antikes Wissen bewahrt hat, erreicht damit das lateinische Abendland.

724. Auf der Insel Reichenau (Bodensee) entsteht ein Benediktinerkloster. Es handelt sich um die wichtigste Klostergründung unter den Karolingern. → S. 71

736. Das Ärztezentrum von Gondishapur wird unzerstört von den Muslimen eingenommen.

756. Wie der Kleriker Theophanes berichtet, wird ein gefangener christlicher Ketzer an die Ärzte zur Sektion ausgeliefert, die den noch Lebenden vom Schambein bis zur Brust aufschneiden, um den Körperbau zu studieren.

765. Der nestorianische Arzt und Direktor des Krankenhauses von Gondishapur, Ǧurǧis ibn Bachtîschû, wird vom Kalifen Mansûr zur Behandlung eines Magenleidens nach Bagdad geholt.

795. Das Lorscher Arzneibuch wird von einem anonymen Autor geschrieben. Es ist beispielhaft für die Planzenheilkunde der Klostermedizin.

Ende 8. Jahrhundert. Der angelsächsische Theologe Alkuin (um 730–804) ist Mittelpunkt eines gelehrten Kreises um Karl den Großen (sog. Karolingische Renaissance). Als Abt von St. Martin in Tours gründet er dort eine einflußreiche Klosterschule mit einer Bibliothek, an der das Kopieren von Handschriften eine hohe Blüte erreicht.

Heilkräuter gedeihen im Kloster

724. Der fränkische Bischof Pirmin gründet im Auftrag des Karolingers Karl Martell ein Benediktinerkloster auf der Bodenseeinsel Reichenau. Die Abtei, die in der Folgezeit die anderen Reichsabteien wie Fulda und St. Gallen an Besitz, Macht und Ansehen übertrifft, gilt als beispielhaft für die mittelalterliche Klostermedizin.

Reichenau erwirbt eine Reihe bedeutender Reliquien, die heute noch vorhanden sind. Im 9. Jahrhundert besitzt das Kloster einen Garten mit Heilpflanzen und Küchenkräutern, der durch ein Buch über den Gartenbau des Mönches Walahfrid Strabo (»Hortulus«; → um 842/S. 73) berühmt wird. Ein Hospital wie bei den anderen Grabklöstern der Karolinger (St. Denis bei Paris oder Aachen) ist jedoch nicht eindeutig nachweisbar.

Der Begriff »Hospital« taucht erstmals um die Mitte des 8. Jahrhunderts auf. In dieser Zeit werden einige Xenodochien (Fremdenherbergen), die Papst Stephan II. (752 bis 757) renovieren läßt, »Hospitalia«, »Hospitalarii« oder auch »Infirmarii« genannt. In den Klosterspitälern arbeiten Mönche und Nonnen als Heilkundige und Krankenpfleger. Sie gehen dazu über, den hilfesuchenden Kranken nicht nur Kost und Unterkunft zu bieten, sondern ihnen auch Drogen zu verabreichen, die sie aus den Heilpflanzen in ihren Klostergärten gewinnen. Kräuterbücher geben Auskunft über die Anwendungsmöglichkeiten der Heilpflanzen.

Das »Lorscher Arzneibuch« von 795 ist das erste schriftliche Zeugnis der Klostermedizin mit einer Rechtfertigung der Medizin und den »Kosmas- und Damian-Versen« als medizintheoretischem Kern.

Im Verlauf des Mittelalters entstehen weitere Klöster wie z. B. St. Emmeram in Regensburg, St. Kilian in Würzburg und St. Rupert in Salzburg. Sie besitzen z. T. wertvolle medizinische Handschriften.

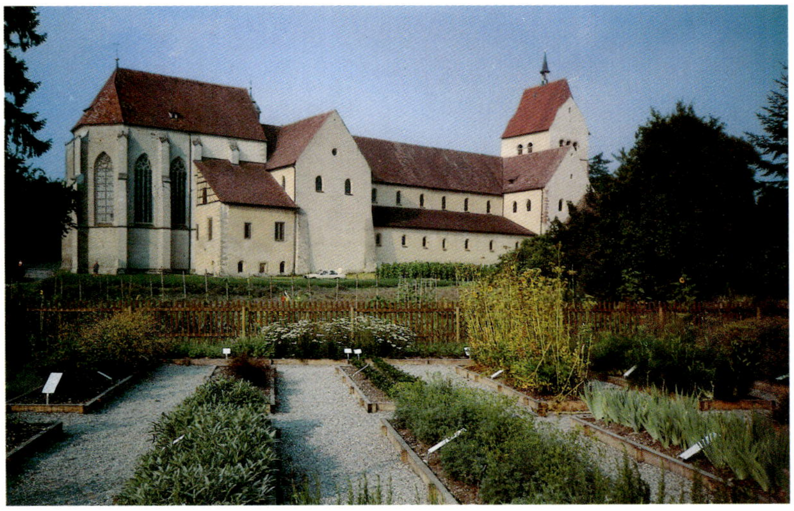

Das Kloster auf der Insel Reichenau besitzt auch heute noch einen Garten, in dem zahlreiche Heilkräuter angebaut werden.

Krankenpflege mit Kräutern und Gebeten

Chronik Hintergrund

Die Klostermedizin, die auch als »monastische« oder »Mönchsmedizin« bezeichnet wird, breitet sich nach dem Zusammenbruch des römischen Weltreiches vom 6. bis zum 12. Jahrhundert im lateinischen Abendland aus. Sie ist grundsätzlich abzugrenzen von der arabischen und der byzantinischen Medizin, die – im Unterschied zur Klostermedizin – die wissenschaftliche Tradition der Antike systematisch aufnehmen und weiterführen.

Die Mönchsmedizin beginnt mit der Klostergründung auf dem Monte Cassino durch Benedikt von Nursia (→ 529/S. 66). Die Benediktinerregel macht die Krankenpflege für die Mönche zur christlichen Pflicht. Zur Unterbringung der Armen, Kranken und Fremden gibt es in den Klöstern verschiedene Formen der (Kranken-)Herbergen: Das Haus für Arme und Pilger (Hospitale pauperum), das Gästehaus für reiche Pilger (Hospitium) und das Krankenhaus für Mönche (Infirmarium). Klosterhospitäler ähneln z. T. Gotteshäusern (Kirchenschiff mit Altar); die Krankenpflege folgt hier eher der Idee eines Gottesdienstes als einem medizinisch begründeten Hilfsprogramm. Die Mönchsärzte sind zudem auch Kenner der Heilkräuter, die z.T. im Klostergarten angepflanzt werden. Darüber hinaus gibt es in manchen Klöstern spezielle Badeeinrichtungen und Räumlichkeiten für den Aderlaß und andere Eingriffe.

Im allgemeinen ist die klösterliche Heilkunde am Konzept der Lebensordnung (Diätetik; → S. 67) orientiert, grundsätzlich ist sie jedoch auf das jenseitige Heil ausgerichtet. Die christliche Nächstenliebe wird zum Motiv des ärztlichen Handelns (→ S. 47), die Hilfe für Arme und Kranke wird zu einem Gebot. Die Mönchsärzte sind als Geistliche primär theologisch motiviert, obwohl sie auch gewisse Traditionen, wie die humoralpathologisch begründete Arzneimittellehre, aufgreifen und mit volksmedizinischen Praktiken, wie z. B. magischen Heilkuren verbinden. Dies wird im natur- und heilkundlichen Werk der Hildegard von Bingen (→ um 1150/S. 92), einem der bedeutendsten Zeugnisse der Klostermedizin, besonders deutlich.

Die Ära der Klostermedizin geht im 12. Jahrhundert zu Ende. Das Konzil von Clermont spricht 1130 ein Praxisverbot für Geistliche aus, das Konzil von Tours (1163) und das IV. Laterankonzil (1215) verbieten die ärztliche Betätigung von Geistlichen und Mönchen, insbesondere die Ausübung der Chirurgie.

800

800–899

9. Jahrhundert. Im Zuge der »Karolingischen Renaissance« erlebt die Klosterkultur im Frankenreich einen Aufschwung. → S. 73

Um 800. Hârûn ar-Raschîd, der Kalif von Bagdad, läßt eines der ersten Krankenhäuser in Bagdad einrichten. Der Arzt und Gelehrte Yûḥannâ ibn Mâsawaih (lat. Mesüe) aus Gondishapur wird zum Leiter des Krankenhauses ernannt. → S. 75.

Karl der Große (Aachen) tauscht Gesandtschaften mit dem Abbasidenkalifen Hârûn ar-Raschîd in Bagdad aus.

817. Das zweite Konzil von Aachen legt die Heilkunde und die Krankenpflege fast ausschließlich in die Hände der Mönche und Nonnen.

Um 820. Der Plan von St. Gallen entsteht als Projekt für ein Reformkloster des Benediktinerordens unter den Karolingern. Vorgesehen sind besondere Räumlichkeiten für die Krankenpflege. → S. 72

820. Qustâ ibn Lûqâ, ein melchitischer Christ griechischer Abstammung, wird in Baalbek (Syrien) geboren. Der Philosoph und Mathematiker verfaßt Mitte des 9. Jahrhunderts einige medizinische Schriften, in denen er vor allem physiologische und psychologische Fragen erörtert, wie z. B. eine Abhandlung über Säftemischungen: Schleim, Blut, gelbe und schwarze Galle. Er übersetzt Schriften des Aristoteles, Hippokrates und Galen ins Arabische und Syrisch-Aramäische.

Um 830. Der Kalif Mâmûn beauftragt Yûḥannâ ibn Mâsawaih mit der Leitung und Organisation einer Übersetzerschule, dem »Haus der Weisheit« in Bagdad. Ein Lehrbetrieb findet jedoch nicht statt. Gut ausgebildete Männer der Wissenschaften und Künste, die verschiedene Sprachen beherrschen, übersetzen hier vornehmlich Schriften, darunter auch medizinische Abhandlungen, aus dem Griechischen und Syrisch-Aramäischen ins Arabische.

834. Der Sabier Ṯâbit ibn Qurra wird in Harran (Syrien) geboren. Der Philosoph und Mathematiker macht sich einen Namen durch zahlreiche Übersetzungen von medizinischen Schriften aus dem Griechischen ins Arabische.

834–847. Fukuoshi Omura verfaßt die erste japanische Schrift zur Chirurgie: Das Chi- so-ki (→ 1556/ S. 151).

Um 842. Der schwäbische Abt Walahfrid Strabo vom Kloster Reichenau dichtet den »Hortulus«, ein Lehrgedicht mit 444 Hexametern, in dem er die 24 Heilkräuter des Klostergartens schildert. → S. 73

842. Der Benediktinermönch Hrabanus Maurus (780–856) legt sein Amt als Abt des Kosters von Fulda nieder und verfaßt sein großes naturkundliches Werk »De universo«. Er betont darin die Bedeutung der Pflanzenheilkunde und erörtert anatomische und physiologische Fragen. Außerdem übersetzt Hrabanus anatomische Begriffe ins Althochdeutsche (»stomachus id est mago«) und gilt daher als »Urvater« der medizinischen Terminologie.

2. Hälfte 9. Jahrhundert. Ishâq ibn Alî ar-Ruhâwi aus Edessa verfaßt den ersten Ärztespiegel, die »Bildung des Arztes« in 20 Kapiteln.

857. Yûḥannâ ibn Mâsawaih (lat. Mesuë) aus Gondishapur stirbt. Der Leibarzt bei Mâmûn und den folgenden Kalifen verfaßte ein umfangreiches Werk über Pathologie und für seinen Schüler Hunain ibn Ishâq eine kleine Schrift mit 132 Aphorismen.

869. Der nestorianische Arzt Sâbûr ibn Sahl verfaßt in Gondishapur eine Pharmakopöe, die im Osten des muslimischen Reiches für alle Krankenhäuser und Apotheken verbindlich erklärt wird, das erste offizielle Arzneibuch.

870. Der vielseitige Gelehrte Yaqub ibn Ishâq al-Kindî, der in 24 Schriften über Medizin interessante Fragestellungen verfolgt und medizinphilosophische Themen erörtert, stirbt. In der Schrift »Kenntnis der Kräfte über zusammengesetzte Heilmittel« legt er die vier Wirkungsgrade nach genau berechneten geometrischen Proportionen fest und erzielt damit eine exakte Rezeptierkunst. Es ist ungeklärt, ob nicht Beziehungen zur Lehre von den Mengenverhältnissen und damit zum Corpus Gabirianum bestehen.

872. In Fustat bei Kairo wird von Ahmad ibn Tûlûn das erste öffentliche Krankenhaus in Ägypten errichtet (→ um 800/S. 75).

873. Der Arzt und Übersetzer Johannitius (Hunain ibn Ishâq) stirbt. Er überträgt mit großer sprachlicher Prägnanz zahlreiche griechische und lateinische Schriften ins Arabische bzw. Syrisch-Aramäische; darunter die »Materia medica« des Dioskurides (→ 1. Jh./S. 48). Die Übersetzung wird zum amtlichen Arzneimittelbuch der Araber (→ um 800/ S. 75).

898. Der Perser Rhazes unternimmt seine erste Reise von Raj bei Teheran nach Bagdad, wo er die Leitung des dortigen Krankenhauses übernimmt. Er ist ein herausragender Alchemist, Philosoph, Literat und Kliniker. In seinem Lehrbuch der Medizin (lat. Liber ad Almansorem) gibt er auf arabisch die erste Beschreibung von Pocken und Masern und beschreibt erstmals die Pupillenreaktion auf Lichteinfall. Er verordnet Ätzmittel zur Zahnlockerung, empfiehlt das Füllen kariöser Zähne und macht den Nervenreiz für die Zahnschmerzen verantwortlich. Die lateinische Übersetzung seines Werkes wird im späteren Mittelalter besonders geschätzt und später in der Renaissance von Andreas Vesal bearbeitet. → S. 74

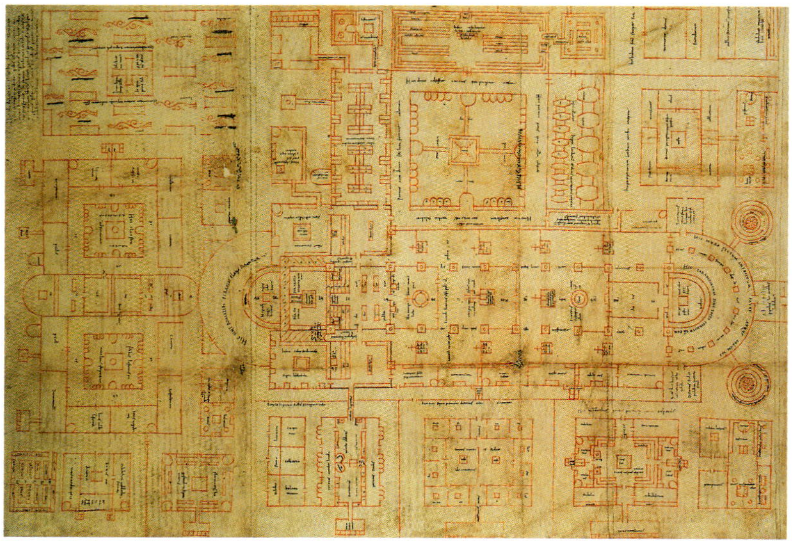

Ausschnitt des um 820 entworfenen Original-Bauplanes für das Kloster St. Gallen, der in dieser Form jedoch nicht verwirklicht wurde.

Musterbeispiel St. Gallen

Um 820. Der Abt des Klosters Reichenau, Haito, zeichnet einen Grundriß für den Neubau des Klosters St. Gallen in der Schweiz. Die Konstruktionszeichnung, die in dieser Form nicht realisiert wird, stellt ein idealtypisches karolingisches Reichskloster dar, das neben seiner Funktion als religiöses, politisches und kulturelles Zentrum auch soziale Aufgaben übernimmt. Gemäß der Benediktinerregel »Alle Gäste, die kommen, sollen wie Christus aufgenommen werden« sind besondere Einrichtungen zur Betreuung der Armen, Kranken und Pilger vorgesehen. So gibt es ein vornehmes Gästehaus (Domus hospitum), eine einfachere Pilgerherberge (Hospitale pauperum) und eine Unterkunft für fremde Ordensbrüder. Die eigentliche Spitalanlage, das Infirmarium, ist für kranke, gebrechliche und alte Mönche bestimmt. Nebenan liegen Ärztehaus und eine Art Apotheke. Hinzu kommen das Haus für Aderlaß und Abführkuren, ein eigenständiges Küchen- und Badehaus sowie weitere Bade- und Waschhäuser. Der angrenzende Heilkräutergarten (herbularius) sieht in 16 getrennten Beeten 16 Pflanzen mit besonderer Heilwirkung vor.

Das Kloster St. Gallen wurde im 7. Jahrhundert am Ort der Einsiedelei des hl. Gallus (um 555–645) gegründet. Am Grab des irischen Wandermönches sollen sich der Legende nach Wunderheilungen ereignet haben. Die Klosterschule entwickelt sich zum Mittelpunkt des fränkischen Mönchstums und zieht im 9. und 10. Jahrhundert Studenten aus ganz Europa an. Nach einer rund 1200 Jahre alten Tradition wird das Kloster St. Gallen 1805 säkularisiert.

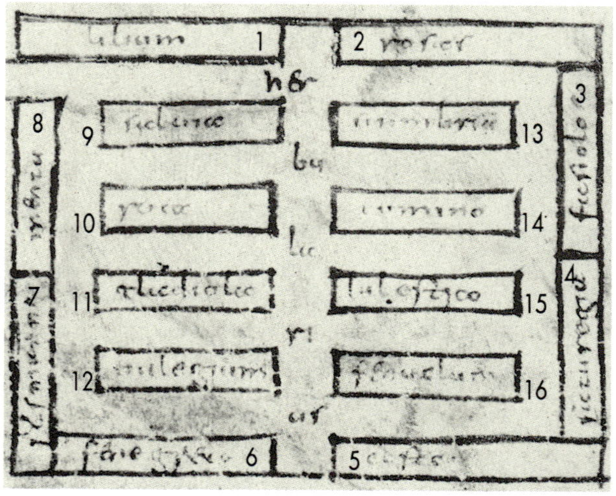

Der Heilkräutergarten (St. Gallen): 1 Lilie, 2 Rose, 3 Stangenbohne, 4 Bohnenkraut, 5 Frauenminze, 6 Bockshornklee, 7 Rosmarin, 8 Pfefferminze, 9 Salbei, 10 Raute, 11 Schwertlilie, 12 Polei, 13 Krauseminze, 14 Kreuzkümmel, 15 Liebstöckel und 16 Fenchel

»Hortulus« preist Heilkraft der Pflanzen

Um 842. Walahfrid Strabo (809 bis 849), der Abt des Benediktinerklosters Reichenau (→ 724/S. 71) beschreibt in seinem 444 lateinische Hexameter-Verse umfassenden »Liber de cultura hortorum« (Buch über den Gartenbau) die Freuden und den Nutzen des Gartens.

In 23 Versen des »Hortulus«, wie das Gedicht ab dem 16. Jahrhundert genannt wird, besingt Walahfrid die 24 Pflanzen seines Klostergartens auf der Reichenau. Er beschreibt ihre Funktion als Blumen und Küchenkräuter, aber auch ihre Wirkung als Heilpflanzen. Dabei verknüpft Walahfrid die pflanzlichen Arzneimittel mit der Symbolik des Heils, die Lilie ist z. B. das Sinnbild für Christus:

▷ Die Melone kühlt die Eingeweide
▷ Der Fenchel nützt den Augen, lockert Blähungen, fördert die Verdauung, vertreibt Keuchhusten
▷ Die Schwertlilie vertreibt Blasenschmerz
▷ Der Gartenkerbel stillt Blut
▷ Die Lilie rettet bei Schlangengift, lindert Quetschungen und Verrenkungen
▷ Der Mohn heilt bitteres Aufstoßen
▷ Der Pfefferminz beseitigt Heiserkeit, hilft vielseitig
▷ Der Sellerie lindert Blasenschmerz, fördert die Verdauung, befreit von Brechreiz
▷ Der Rainfarn entzieht Blut, pflanzt Säfte
▷ Der Rettich heilt Husten.

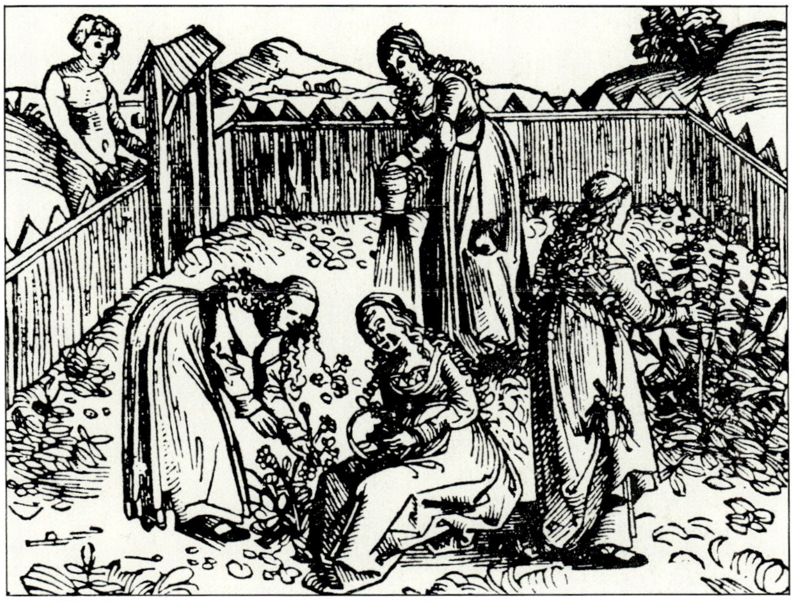

Frauen bei der Arbeit im Kräutergarten; Titelbild des im 9. Jahrhundert von Walahfrid Strabo verfaßten »Hortulus« (Kloster Reichenau)

Der Pflanzenliebhaber Walahfrid, dessen Beiname Strabo auf einen Sehfehler hindeutet (lat. strabare = schielen), faßt im »Hortulus« sein Wissen über die Kräuterlehren von Dioskurides (→ um 60/S. 48) und Plinius dem Älteren (→ 1. Jh./S. 51) zusammen. Seine umfassende Ausbildung hat er auf der Reichenau und in Fulda erhalten, wo er Schüler des Gelehrten Hrabanus Maurus war. Walahfrid, der einige Jahre der Hofmeister Karls des Kahlen war, wurde 838 zum Abt des Klosters Reichenau berufen und kehrte 842 dorthin zurück, nach einer zweijährigen Verbannung aufgrund eines Kirchenstreites.

»Raute bekämpft verborgene Gifte«

Chronik Zitat

Im »Liber de cultura hortorum« (Buch über den Gartenbau) beschreibt Walahfrid Strabo u. a. das Aussehen und die Wirkung der einzelnen Heilpflanzen des Klostergartens auf der Reichenau:

Zur Raute: »Diesen schattigen Hain ziert dunkelfarbige Raute / Grünes Gebüsch. Ihre Blätter sind klein, und so streut sie wie Schirmchen / Kurz ihre Schatten nur hin, läßt dringen das Wehen des Windes / Und die Strahlen Apollos bis hinab zu den untersten Stengeln. / Rührt man leicht sie nur an, so verbreitet sie starke Gerüche. / Kräftig vermag sie zu wirken, mit vielfacher Heilkraft versehen, / So, wie man sagt, bekämpft sie besonders verborgene Gifte, / Reinigt den Körper von Säften, die ihn verderblich befallen.«

Zum Salbei: »Leuchtend blühet Salbei, ganz vorn am Eingang des Gartens, / süß von Geruch, voll wirkender Kräfte und heilsam zu trinken. / Manche Gebresten der Menschen zu heilen, erwies sie sich als nützlich. / Ewig in Grüne der Jugend zu stehen, hat sie dadurch verdienet.«

Bescheidende Blüte der Medizin unter den Karolingern

9. Jahrhundert. Auf den beiden Reformsynoden zu Aachen (816/817) setzt der Mönch Benedikt von Aniane (um 750–821) eine strenge Revision der Benediktinerregel durch. Der kirchliche Berater des Karolinger-Königs Ludwig der Fromme verbessert die Organisation des Klosterlebens, in dem nun auch die Krankenpflege ihren festen Platz erhält.

Unter den Karolingern erfährt die Heilkunde im Frankenreich neue Beachtung. Der Freund und Lehrer Karls des Großen, Alkuin (um 730 bis 804), nimmt die Medizin in den Lehrstoff auf, den er an der berühmten Klosterschule von Tours vermittelt. Hier werden zahlreiche Schriften der Antike gelesen und kopiert. Das Wissen des Altertums erreicht nun wieder die Gelehrten nördlich der Alpen und wird von ihnen umgesetzt, wie Alkuins Lieblingsschüler Hrabanus Maurus (780–856) mit seiner Enzyklopädie »De natura rerum« beweist.

Neben naturkundlichen Enzyklopädien werden spezielle Schriften zur Pflanzen(heil)kunde verfaßt, wie z. B. der »Hortulus« des Walahfrid Strabo. Allerdings gibt es in den Kräutergärten der Benediktinerklöster nur verhältnismäßig wenige Pflanzengattungen. Die Listen frühmittelalterlicher Verordnungen von Heilkräutern sind eher dürftig gemessen am Arzneimittelschatz der Antike. Im Vergleich zu der byzantinischen und arabischen Medizin führt die Pflanzenheilkunde ein Schattendasein.

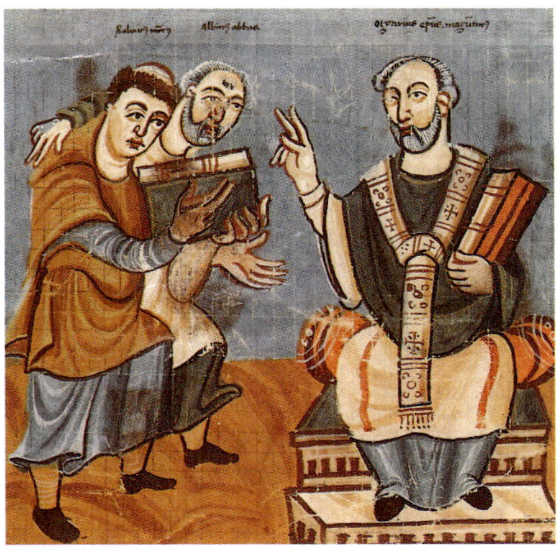

Otgarius, Bischof von Mainz, segnet Hrabanus Maurus, der ihm von Alkuin vorgestellt wird (Miniatur aus dem 10. Jh., Nationalbibliothek Wien). Die Darstellung dokumentiert die enge Beziehung zwischen Gelehrtenwelt und kirchlichen und politischen Machthabern. Hrabanus Maurus wird 822 Abt des Klosters Fulda, dessen Klosterschule sich unter seiner Leitung zu einer der führenden in Deutschland entwickelt.

Da ausgebildete Ärzte weithin fehlen, sind Aberglaube und damit verbundene magische Heilmethoden noch verbreitet. Karl der Große versucht, diese einzudämmen und gleichzeitig die Volkshygiene zu fördern. Die sog. Spittelmeister auf den großen Gütern mit eigenen Spitaleinrichtungen sollen »jeden Kranken mindestens zweimal am Tage mit Seife und Wurzelbürste von Kopf bis Fuß reinigen«. Vor den Aachener Reformsynoden hatte Karl der Große den Kirchen »Zehntabgaben« für ihre Armenpflege zugewiesen, die später von den klösterlichen Ordensgemeinschaften übernommen wurde.

Rhazes aus Persien – der »arabische Hippokrates«

898. Der Arztphilosoph Rhazes (865–925) reist von seiner Heimatstadt Raj (Persien) nach Bagdad, um die Leitung des dortigen Krankenhauses zu übernehmen.
Rhazes gilt als einer der größten arabischen Ärzte des Mittelalters. Er hat nicht nur in einem riesigen Werk das überlieferte Wissen der Medizin sorgfältig mit Quellenangaben zusammengefaßt, sondern zugleich kritische Distanz zu den Autoritäten gewahrt und eigenständige klinische Beobachtungen und Krankheitsbilder beschrieben. Darüber hinaus nimmt er auch zu Fragen der ärztlichen Ethik Stellung. Seine Werke umfassen neben den heilkundlichen auch philosophische, alchemistische, astronomische und theologische Schriften.
In dem Sammelwerk »Liber continens«, das nach seinem Tode von seinen Schülern zusammengestellt wird, vermittelt Rhazes das Wissen der griechischen Ärzte der Antike und der zeitgenössischen arabischen sowie indischen Mediziner. Sein zweites medizinisches Hauptwerk »Liber ad Almansorem«, ein Kompendium der gesamten Heilkunde in zehn Büchern, bleibt bis in die Neuzeit hinein eines der gebräuchlichsten Lehrbücher für Ärzte und Studenten.
In der Schrift »Über die Pocken und Masern« gibt Rhazes die erste Darstellung dieser Krankheit in der Medizingeschichte. Sie zeichnet sich durch exakte und detaillierte Beschreibungen und ihren literarischen Stil aus: »Sobald man die Zeichen der Pocken sieht, besonders wenn sie stark und zahlreich sind und reichlich Wasser enthalten, kümmere man sich sofort um die Gelenke! Man streiche sie mit Sandel, armenischem Ton, Rosen, Kampfer, Essig und Rosenwasser . . . Wenn aber ein großer Ausschlag herauskommt, so spalte man sofort und lasse heraus, was darinnen ist; man zögere damit ja nicht lange Zeit; das würde gefährlich sein. Nächst dem sorge man für die Nasen und die Ohren, damit dort nicht etwa viele Pusteln herauskommen.«
Obwohl Rhazes in seinem Werk auf Schriften des berühmten Arztes Galen (→ nach 169/S. 54) zurückgreift, steht er dem theoretischen Forschungsansatz des sog. Galenismus kritisch gegenüber, denn in der Praxis geht Rhazes – ähnlich wie Hippokrates (→ um 460 v. Chr./S. 36) – von eigenen Erfahrungen aus. So stellt er fest, daß Galens Beschreibung des Fieberverlaufes nur auf einen Teil seiner Patienten zutrifft. Er hebt selbstbewußt hervor, daß er bei einigen Krankheiten mehr Erfahrung besitze als Galen. Er widerspricht auch Galens Regel, wonach ein erwärmender oder kühlender Gegenstand immer wärmer oder kühler zu sein habe als der Körperteil, auf den er einwirkt. Bei bestimmten Krankheiten könne auch schon eine mäßig warme Bettflasche eine größere Hitze auslösen. Bei der Sehtheorie geht er wie Aristoteles davon aus, daß die Luft die Bilder überträgt und diese durch den hohlen Sehnerv die Hirnkammern erreichen, in denen der Lebensgeist sitzt. Er betrachtet die Seele als eine Substanz und das Gehirn als das physische Instrument der Seele.

Scharfer Kritiker des Dogmatismus

Chronik Zur Person

Abu Bakr Muhammad ibn Zakariyâ' ar-Râzî, im lateinischen Westen zumeist als Rhazes oder Rasis bezeichnet, wird 865 in Raj bei Teheran (Persien) geboren. Als junger Gelehrter befaßt er sich mit Philosophie, Chemie, Literatur und Musik. Nach seiner medizinischen Ausbildung in Bagdad übernimmt er ein Spital in seiner Vaterstadt. Zwei Jahre leitet er auch das Krankenhaus in Bagdad. Verarmt und erblindet stirbt Rhazes 925 in Raj.
Der Gelehrte, dessen Bedeutung als Arzt und Alchemist gleich groß ist, stellt die Forderung auf, dem angehenden Arzt im Studium theoretisches Wissen zu vermitteln, bevor dieser praktische Erfahrungen sammeln darf.
Rhazes ist von einer prinzipiellen Gleichheit der Menschen überzeugt und glaubt an die Idee des wissenschaftlichen Fortschritts. Seine Kritik gilt dem religiösen und wissenschaftlichen Dogmatismus.

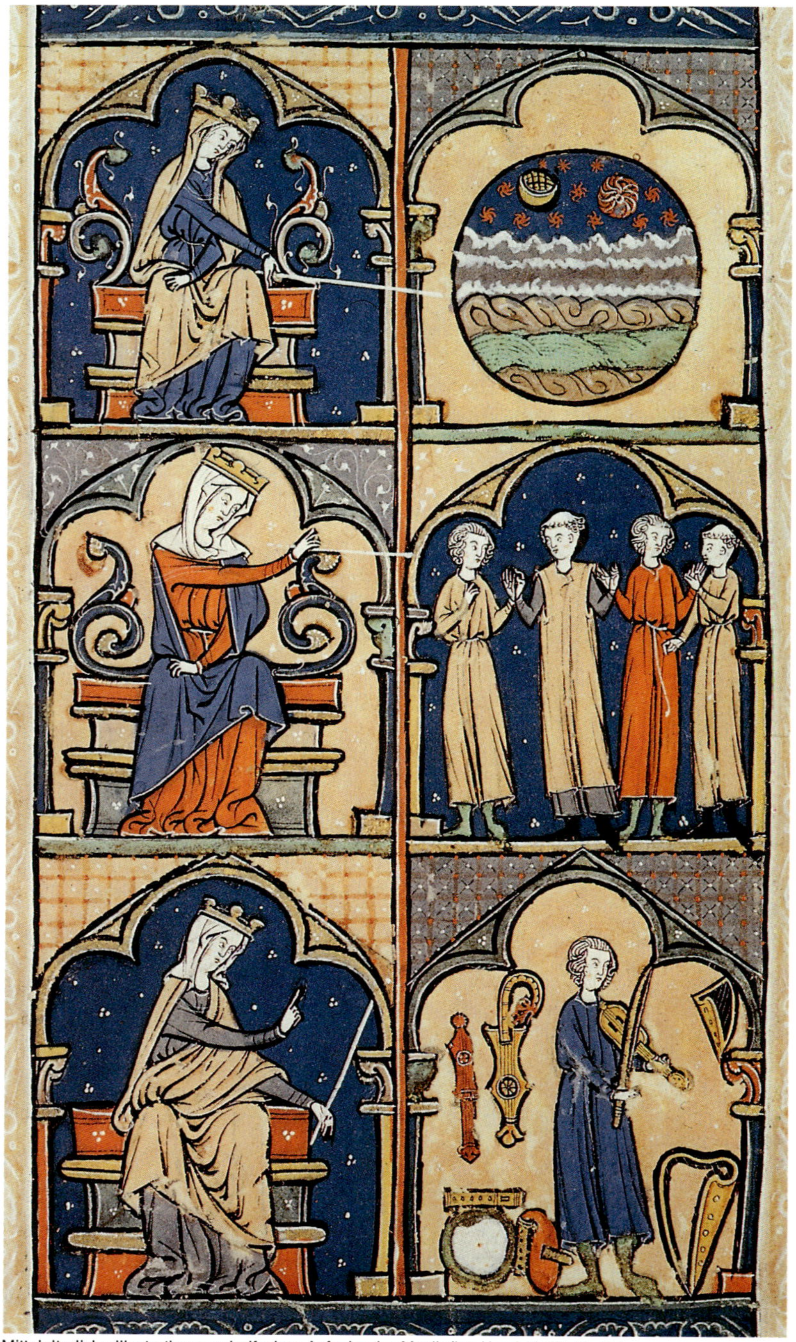

Mittelalterliche Illustration zur dreifachen Aufgabe der Musik (lat. Handschrift, 13. Jh.)

Von der heilsamen Wirkung der Musik

In seinen Schriften empfiehlt Rhazes, der ein hervorragender Zitherspieler und Sänger ist, schwangeren Frauen, sich »mit Gesängen, Scherzen und allem, was Freude bringt, zu beschäftigen«. Melancholikern rät er, »Gesänge zu hören, sich zu freuen, kostbare Dinge vor sich zu haben und viel zu schlafen«. Ähnlich wie Rhazes betonen die Gelehrten des christlichen Abendlandes, wie Isidor von Sevilla (→ um 620/S. 70), den diätetischen Wert der Musik – eine Auffassung, die auch der neuzeitlichen »Musiktherapie« zugrunde liegt.
Im frühen Mittelalter wird der Musik eine dreifache Aufgabe zugesprochen: Als Sphärenmusik stellt sie die Harmonie in der großen Welt (Makrokosmos) her (»musica mundana«), als Musik für den Menschen (Mikrokosmos) ordnet sie insbesondere dessen Gemütsleben (»musica humana«) und als Instrumentalmusik gliedert sie sich in die einzelnen Kunstfertigkeiten (»musica instrumentalis«).

Islamische Krankenhäuser fördern Ausbildung der Ärzte

Um 800. Der Kalif Hârûn ar-Raschîd (um 763–809) läßt in Bagdad eines der ersten islamischen Krankenhäuser errichten.

Die Gründung von Krankenpflegeanstalten ist bei den Muslimen religiös begründet; Fürsorge für die Armen und Bedürftigen ist eine Pflicht. Das gesetzliche Almosen (arab. Zakat) ist die dritte der »Fünf Säulen des Islams«. So ist die Stiftung z. B. eines Krankenhauses oder die kostenlose Behandlung armer Patienten für den reichen Gläubigen ein religiöses Gebot und durchaus mit den christlichen »sieben Werken der Barmherzigkeit« zu vergleichen. Die zahlreichen Schenkungen führen zu einer Blüte der arabischen Krankenpflege.

In Ägypten gründet 872 Ahmad ibn Tûlûn das erste öffentliche Krankenhaus in Fustat bei Kairo. Es gibt kostenlose Behandlung, für beide Geschlechter getrennte Bäder und eine spezielle Kleidung.

In Bagdad stiftet der Buyidenfürst Âdudaddaula 982 das »Âdudî-Krankenhaus«, das mit einer Apotheke, einer Bibliothek und fließendem Wasser vom Tigris ausgestattet ist. 24 Ärzte (Internisten, Chirurgen, Augenärzte und Apotheker) sind fest angestellt. Fünf von ihnen geben zusätzlich medizinischen Unterricht. Erstmals in der Medizingeschichte findet hier die ärztliche Ausbildung in der Theorie (im Arztzimmer) und in der Praxis (am Krankenbett) statt.

Im 12. und 13. Jahrhundert kommt es zu weiteren Krankenhausgründungen im islamischen Herrschaftsbereich. Diese Pflegeanstalten sind oftmals mit Ausbildungszentren verbunden. So weiht der Zengide (Herrscherhaus in Syrien) Nûraddîn 1154 den bis heute erhaltenen Nûrî-Bîmâristân in Damaskus ein, der viele Ärzte aus Bagdad anlockt. Der Nûrî-Bîmâristân besitzt vier Krankensäle in Kreuzform, eine Apotheke und eine große Bibliothek. Jeden Tag findet hier im Anschluß an die Krankenvisite der dreistündige theoretische Unterricht für Studenten, praktizierende Ärzte und das Krankenhauspersonal statt.

Das bekannteste islamische Hospital ist das Mansûrî-Krankenhaus, das der Mameluckensultan Mansûr al Qalâ'un 1284 »für meinesgleichen und Geringere, den Soldaten und den Emir, Männer und Frauen« einweiht. Das Krankenhaus umfaßt u. a. vier Säle (für Infektiöse, Augenleiden, chirurgische Fälle und an Durchfall Leidende); in jedem dieser Räume befindet sich ein Springbrunnen als Klimaanlage. Über die einzelnen Patienten, ihre Krankheiten und deren Verlauf sowie die ärztlichen Verordnungen und Diäten werden ausführliche Berichte angefertigt.

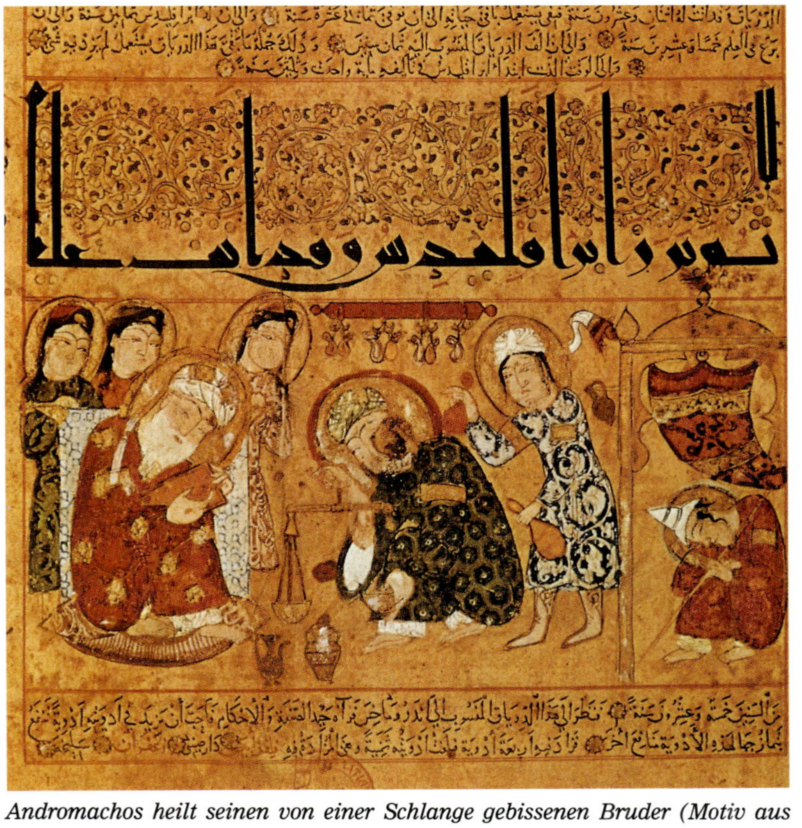

Andromachos heilt seinen von einer Schlange gebissenen Bruder (Motiv aus Galens »Buch über den Theriak«; pers. Handschrift, vermutlich 13. Jh.).

Johannitius übersetzt Lehrtexte

Einen wesentlichen Beitrag zum hohen Niveau der arabischen Ärzteausbildung leistet der Mediziner Johannitius (Hunain ibn Ishâq, 809–873). Er übersetzt zahlreiche philosophische und medizinische Schriften aus dem Griechischen ins Arabische bzw. Syrisch-Aramäische, je nach dem, welche Sprache sein Auftraggeber spricht. Johannitius, ein nestorianischer Christ, studiert und wirkt u. a. in Basra und Bagdad, wo er Leibarzt mehrerer Kalifen ist. Insgesamt übersetzt er 129 Schriften des Galen (→ nach 169/S. 54), darunter den medizinischen Lehrplan von Alexandria (»Summaria Alexandrinorum«), eine Synopse von wohl 16 Galen- und vier hippokratischen Schriften.

Der Gelehrte schafft nicht nur eine medizinische Terminologie, sondern überträgt auch die griechische Begrifflichkeit auf die arabische Sprache. Außerdem verfaßt er eine »Einleitungsschrift in die Galenische Viersäftelehre« (lat. »Isagoge Johannitii«). Dieser Text steht später in der »Articella«, dem spätscholastischen Lehrbuch für den medizinischen Unterricht, an erster Stelle und die in ihr vorgenommene Aufgliederung der Medizin in die beiden Teilgebiete Theorie und Praxis bleibt bis ins 17. Jahrhundert hinein gültig.

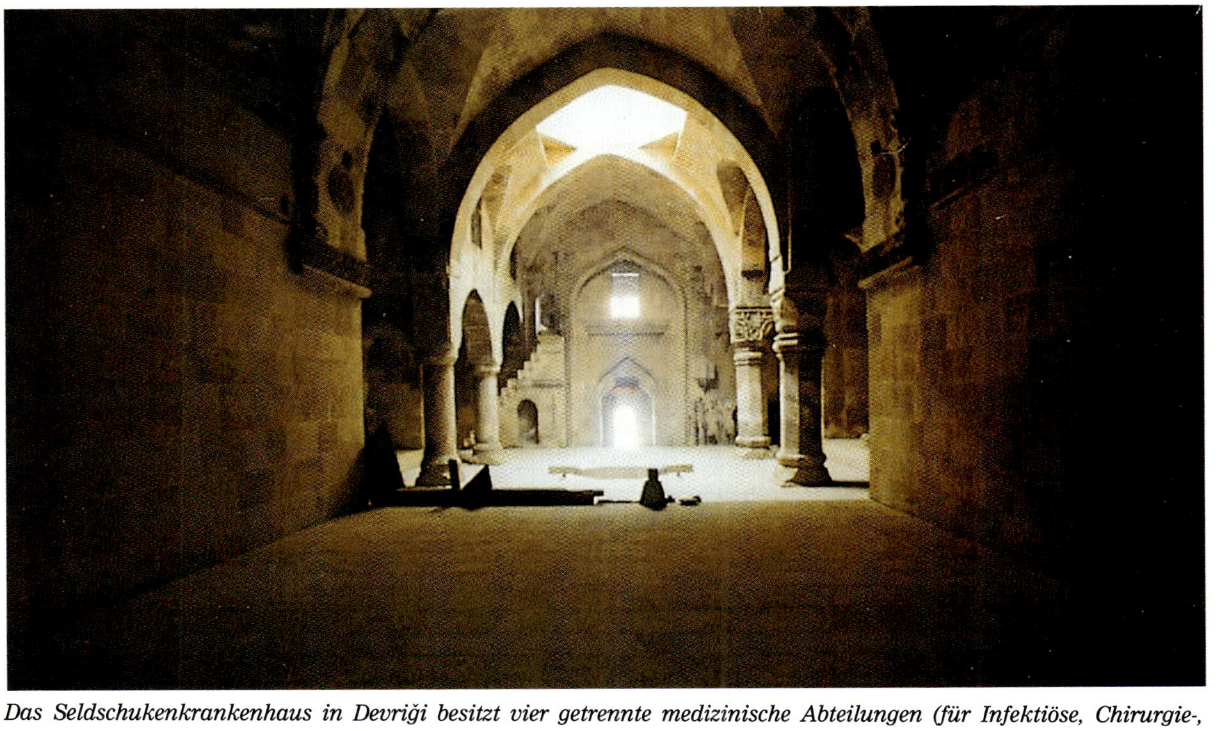

Das Seldschukenkrankenhaus in Devriği besitzt vier getrennte medizinische Abteilungen (für Infektiöse, Chirurgie-, Augen- und allgemeine Abteilung); es ist direkt dem Wesir für Gesundheit unterstellt.

900

900–999

10. Jahrhundert. Die Medizinschule der süditalienischen Stadt Salerno bewahrt in ihrem Unterricht das Wissen der hippokratischen Heilkunde. Die Korporation der salernitatischen Ärzte, aus deren Kreis die Lehranstalt hervorgegangen ist, trägt deshalb den Ehrentitel »civitas hippocratica« (→ 1150–1180/ S. 88).

Um 905. Der Begründer der Medizinschule von Kairuan (Nordafrika), Ishâq ibn Imrân, der in Bagdad Philosophie und Medizin studiert und dort gewirkt hat, stirbt in Kairuan. Der muslimische Arzt wurde vor allem wegen seines Melancholie-Traktates berühmt. Es ist nach der Abhandlung des Rufos von Ephesos das wichtigste antike Werk über die Melancholie.

910. In Frankreich, Nordspanien und England entstehen Hospitäler des Cluniazenserordens. Der nach dem Mutterhaus im französischen Cluny benannte Orden strebt eine Befreiung der Klöster von laikaler und bischöflicher Bevormundung an.

Um 920. Der Arzt und Philosoph Ishâq ibn Sulaimân al-Isrâ'îlî (Isaac Judaeus) tritt als Leibarzt des Aġlabidenfürsten in Kairuan (Tunesien) die Nachfolge seines Lehrers Ishâq ibn Imrân an. → S. 77

925. Der arabische Arztphilosoph Rhazes stirbt (→ 898/S. 74). Er verfaßte 33 Krankengeschichten, u. a. über Blinddarmentzündung (IX), galligen Durchfall (II) und Krampfanfälle in der Schwangerschaft (XVI). Er hinterläßt eine riesige Exzerptensammlung von griechischen, indischen und älteren arabischen Werken, den »Kitâb al-Hâwî« bzw. das »Liber continens«. Darin enthalten ist auch eine Liste der einfachen Heilmittel mit 829 Stichwörtern. Der Zucker ermöglicht nun die Lagerung von Sirupen, Konfekten, Latwergen usw.

931. Sinân ibn Thâbit, der Leibarzt des Kalifen Qâhir, setzt eine Kommission zur Prüfung der ca. 860 Ärzte in und um Bagdad ein und erteilt die Lizenz für die ärztliche Tätigkeit.

Mitte 10. Jahrhundert. Córdoba gilt als Zentrum arabischer Wissenschaft. Die 711 von den Arabern eroberte Stadt besitzt über 300 öffentliche Bäder. → S. 81

2. Hälfte 10. Jahrhundert. Der arabische Arzt Abû l-Qâsim (lat. Abulcasis) verfaßt in Córdoba eine umfassende medizinische Enzyklopädie. Herausragend ist von 30 Abhandlungen die letzte über die Chirurgie, in der zum ersten Mal chirurgische Instrumente abgebildet sind. → S. 78

Der historisch umstrittene Autor Gâbir ibn Haiyân as-Sûfî vollendet sein Werk zur Alchemie (sog. Corpus des »Geber«). → S. 76

951. In Córdoba wird eine prachtvolle Abschrift der »Materia medica« des Dioskurides (→ 1. Jh./S. 48) ins Arabische übersetzt. Der griechische Kodex ist ein Geschenk des byzantinischen Kaisers an den Kalifen von Córdoba, der ihn ins Arabische übersetzen läßt.

Um 970. Der Perser Abu Mansur Muwaffak verfaßt mit dem »Buch über einfache Heilmittel« (584 Kapitel) die erste Arzneimittellehre in neupersischer Sprache. Der Autor empfiehlt u. a. Frakturen und Verletzungen der Knochen mit Gips zu bestreichen.

979. In Kairuan stirbt der muslimische Gelehrte und Arzt Ibn al-Ǧazzâr, der vor allem aufgrund seiner »speziellen Pathologie« in sieben Büchern (»viaticum peregrinantis«) berühmt wurde. Sehr bekannt ist auch seine Arzneimittellehre, die um 1080 von Constantinus Africanus als »Liber de gradibus« und 1233 als »Liber Fiduciae« von Stephan von Saragossa ins Lateinische übersetzt wird.

982. In Bagdad, am Westufer des Tigris, eröffnet der Kalif das Âdudî-Krankenhaus, an dem 24 Ärzte angestellt sind. Fünf dieser Ärzte erteilen theoretischen Unterricht (→ um 800/S. 75).

984. Yasuyon Tamba verfaßt die älteste japanische Abhandlung über Akupunktur, »I shinhô«, und benutzt dabei chinesische Quellen.

987. Der Buchhändler und Gelehrte Ibn an-Nadîm verfaßt einen Bücherkatalog (Fihrist), der wegen der zahlreichen historischen und biographischen Nachrichten zu den wichtigsten Quellen der islamischen Wissenschaftsgeschichte gehört.

In Córdoba verfaßt der Gelehrte und Arzt Ibn Ǧulǧul die »Klassen der Ärzte und Weisen«. Seine knappen Angaben weichen oft vom Bekannten ab und machen daher diese Schrift zu einem unverzichtbaren Quellenwerk. Ibn Ǧulǧul wirkte auch bei der Übersetzung des Prachtkodex des Dioskurides aus dem Griechischen ins Arabische 951 mit.

994. In Bagdad stirbt der Leibarzt des Kalifen, Âlî ibn al-Âbbâs al-Magûsi (Haly Abbas) aus Ahwâz. Er ist der Verfasser einer medizinischen Enzyklopädie, die zehn theoretische und zehn praktische Bücher umfaßt. Haly Abbas unterscheidet in seinem Werk u. a. epidemische Krankheiten von den endemischen (örtlich begrenzt auftretenden) und führt als ansteckende Krankheiten Lepra, Krätze, Schwindsucht, Rippenfellentzündung und Pocken auf.

Ende 10. Jahrhundert. Ein im Benediktinerkloster von Monte Cassino ausgestelltes Rezept schreibt die Herstellung von »Schlafmittelschwämmen« (spongia somnifera) vor, die zur Betäubung des Patienten bei Operationen angewendet werden. → S. 80

Geheimnisvoller Gelehrter

2. Hälfte 10. Jahrhundert. Das alchemistische Werk des Gâbir ibn Haiyân as-Sûfî (lat. Geber) liegt in arabischer Sprache wahrscheinlich erstmals vollständig vor.

Dieses »Corpus Gabirianum« umfaßt etwa 3000 Nummern, außer den alchemistischen Schriften den gesamten Block der antiken Wissenschaften (Philosophie, Medizin, Astrologie, Mathematik, Magie etc.). Offenbar beginnen die Übersetzungen schon im späten 7. Jahrhundert. Nur wenige Schriften scheinen echt zu sein, ähnlich wie im »Corpus Hippocraticum«. Das junge »Buch der Gifte« enthält im Kapitel »Die Medizin« die ältesten uns bisher bekannten arabischen Passagen über die theoretische Medizin, d. h. die Viersäftelehre Galens, Anatomie und Augenheilkunde; bei der Zweiteilung der Medizin in Theorie und Praxis wird für die Theorie schon dasselbe Wort wie bei Hunain ibn Ishâq (= Johannitius; 809–873) verwendet, während im älteren »Buch vom Übergang aus der Potenz in die Aktion« ein anderes Wort verwendet wird. Im letzteren wird dagegen die Medizin an die Spitze der Aufzählung der Wissenschaften, also vor die Alchemie, gestellt – im noch älteren »Buch der Definitionen (der Wissenschaften)« rangiert die Alchemie an oberster Stelle.

Die Historizität des Gâbir ist bis heute umstritten. Bereits im 10. Jahrhundert vertreten einige bedeutende Gelehrte die Meinung, Gâbir habe überhaupt nicht gelebt, sondern andere Personen hätten unter seinem Namen Schriften verfaßt. Sprachforscher entdecken 1930, daß die religiösen Gedanken im »Corpus Gabirianum« ismailitischer Art (einer schiitischen Glaubensrichtung) sind und daher nicht vor 900 verfaßt sein können. Außerdem werden griechische Autoren wie Aristoteles, Alexander von Aphrodisias, Galen etc. zitiert, die den Arabern erst seit etwa 800 durch Übersetzungen bekannt wurden. Es gab um 800 noch keinerlei vergleichbare wissenschaftliche Terminologie und Diktion abstrakter Gedankenführung im Arabischen, die erst nach 830 von Johannitius geschaffen wurde.

Wahrscheinlich um 1250 entsteht unter dem Namen von Geber ein grundlegendes Werk der Alchemie in lateinischer Sprache: Die »Summa perfectionis magisterii«. Der Autor wird als »Pseudo-Geber« bezeichnet. Diese Schrift hat für die europäische Alchemie lange Zeit große Bedeutung. Bis heute bestehen allerdings gewisse Zweifel über die Abhängigkeit der lateinischen Geber-Schriften vom arabischen »Corpus Gabirianum«.

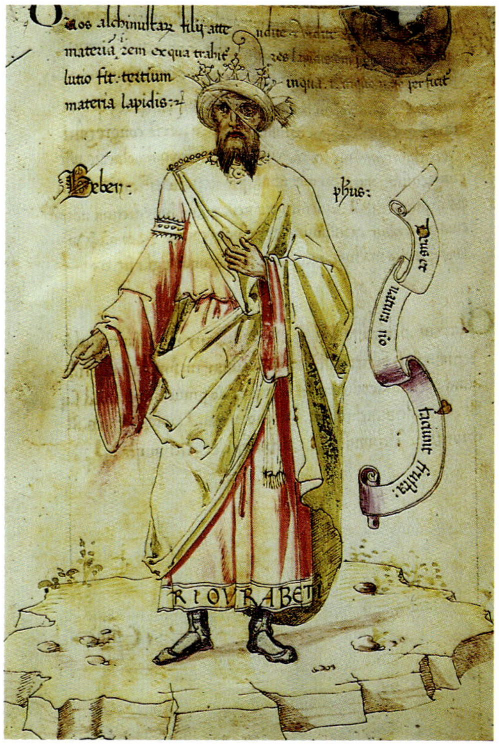

Idealbild des arabischen Philosophen Geber, aus einem lateinischen Kodex der Biblioteca Medicea Laurenziana in Florenz (Ende des 15. Jh.). Das Spruchband trägt die Inschrift: »Deus et natura non faciunt frustra« (Gott und Natur bringen nichts vergebens hervor), ein alchemistischer Wahlspruch. Der Kodex gehört zu der Schriftensammlung des »Pseudo-Geber«, dessen älteste Teile im 13. Jh. verfaßt worden sind. Im Mittelpunkt steht die Metallveredelung, vor allem die »Calcination«, bei der die verunreinigenden »Schwefelsubstanzen« durch das Feuer zerstört werden sollten. Es gibt sieben Läuterungsprozesse wie auch in der islamischen Mystik.

Konzepte der Medizin:

Alchemisten wollen die Natur verbessern

Alchemie ist die Kunst, Stoffe voneinander zu scheiden, miteinander zu verbinden, zu veredeln und reinste Wirkstoffe zu isolieren. Der Begriff Alchemie, der im 8./9. Jahrhundert von den Arabern geprägt wurde, leitet sich von dem griechischen Wort »chymeia« ([Metall-]Gießkunst) her und wurde zu al-kîmiyâ' arabisiert. Kennzeichnend für das Konzept der Geheimwissenschaft Alchemie ist die Kombination von Naturkunde (z. B. Botanik), Empirie (z. B. Heilwirkung der Pflanzen), Handwerkskunst (z. B. Metallverarbeitung, Gnosis) und einer auf Aristoteles aufbauenden Naturphilosophie.

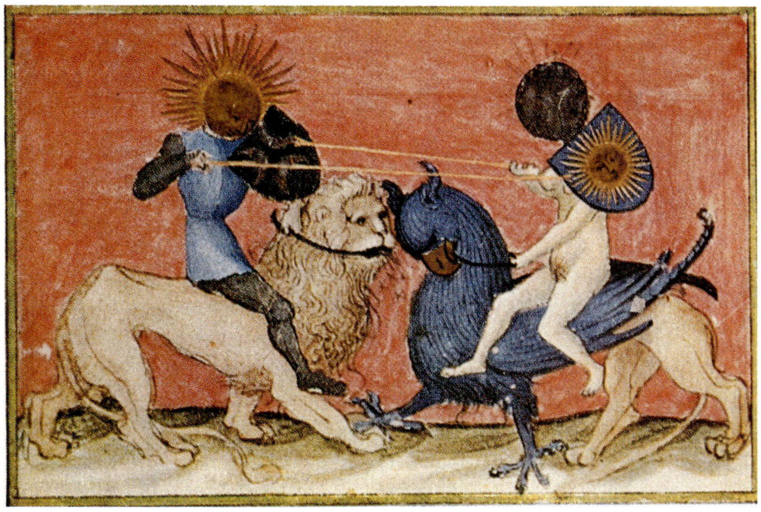

Mittelalterliche Allegorie auf einen alchemistischen Prozeß: Das Turnier stellt die Vereinigung von Gold (Sonne, l.) und Silber (Mond, r.) zusammen mit der Konjugation von weiblichem und männlichem Prinzip dar.

»Richtige« Mischung gesucht

Das aristotelische Weltbild basiert auf der Vorstellung, daß alle Stoffe aus den vier Elementen Erde, Wasser, Feuer und Luft bestehen, die je nach Mischung kalte, feuchte, heiße und trockene Dünste entstehen lassen, die wiederum u. a. Mineralien hervorbringen. Als Vorstufen dieser Mineralien gelten Quecksilber und Schwefel, deren ideale Vermischung Gold ergibt. Andere Metalle und Mineralien sind – durch nicht so optimale Mischungsverhältnisse oder durch Verunreinigungen – unvollkommen. Aufgrund dieser Thesen glaubt der Alchemist, experimentell den Naturvorgang und die Reinigung zu beschleunigen. Analog zu dieser »Heilung« der »Erkrankung« von Stoffen durch Tinkturen und Elixiere (von arab. al-iksir nach griech. cherion = Pulver) hoffen auch zahlreiche arabische Mediziner seit dem 9. Jahrhundert die Mischung der Körpersäfte (→ Humoralpathologie/S. 55) beeinflussen zu können. In ihren Laboratorien wird nach einem Allheilmittel oder einem (Lebens-)Elixier gesucht, daraus entwickelt sich die Herstellung chemischer Arzneimittel über die vorhandenen Naturstoffe hinaus.

Unsterblich durch Pflanzensaft

Die historischen Wurzeln der Alchemie sind sowohl in der griechischen Antike als auch in Indien und China zu finden. Im China des 2. vorchristlichen Jahrhunderts suchten die Alchemisten u. a. nach dem Kraut der Unsterblichkeit, das den asketischen Einsiedlern gegen alle Krankheiten helfen sollte. Die Alchemisten glaubten, daß die Seele der Pflanze in ihrem Saft enthalten sei, der durch besondere technische Prozeduren auf andere Gegenstände übertragen werden könne und diese zu Heilmitteln mache. Die Gelehrten des lateinischen Abendlandes, wie z. B. Albertus Magnus (→ 2. Hälfte 13. Jh./S. 102), wenden sich im 13. Jahrhundert der Alchemie zu. Denn wie beim kirchlichen Sakrament das innere Geschehen in einer äußeren Wandlung vollzogen wird, sind die Vorgänge im Labor des Alchemisten in geheimnisvoller, logisch nicht faßbarer Weise mit metaphysischen Elementen verknüpft.

Die »Alchemistenküche«

Wesentliches Merkmal der Alchemie ist ihr zielgerichteter Arbeitsprozeß, dessen Apparaturen und technische Einzelverfahren kunstvoll aufeinander abgestimmt werden, um das gewünschte Produkt in höchster Reinheit und Wirksamkeit zu erzeugen. Alchemie wird häufig als ein Analogon der Kochkunst gekennzeichnet. Wichtige Apparaturen sind vor allem Öfen in verschiedenster Gestalt sowie spezielle Gefäße, insbesondere aus Glas (Phiolen, Ampullen usw.). Die Hauptverfahren sind die Sublimation (lat., Niederschlag) und die Destillation (lat., Herabtropfen), weitere Prozesse sind das Eindampfen von Lösungen (lat. coagulatio), das Schmelzen (lat. fusio) und das Glühen (lat. calcinatio). Der Weg bis zum Endprodukt, etwa einem Arzneimittel, ist kompliziert und langwierig und erfordert neben Kunstfertigkeit und Wissen eine gewisse religiöse Einstellung gegenüber der Natur. Ziel der Arbeit ist die Herstellung von Quintessenzen aus pflanzlichen, tierischen, mineralischen oder metallischen Produkten bzw. eines »Elixieres« als lebensspendenden oder gesundmachenden Saft.

Von der Alchemie zur Chemie

Bei den Arabern ist neben der historisch umstrittenen Person des Geber der Arztphilosoph Rhazes (→ 898/S. 74) für die alchemistische Wissenschaft von Bedeutung. Rhazes beschrieb die Alchemie, ihre Substanzen, Apparaturen und Arbeitsverfahren erstmals nach einer wissenschaftlichen Systematik.

Die Alchemie erscheint in der Wissenschaftsgeschichte als naturphilosophisch geprägte Vorstufe der neuzeitlichen Chemie, insbesondere der pharmazeutischen Chemie und der »Iatrochemie« (→ S. 139).

Isaac Judaeus als Berater der Ärzte

Um 920. Der jüdisch-arabische Arztphilosoph Isaac Judaeus (Ishâq ibn Sulaimân al-Isrâ'îlî; um 855–955) wird als Leibarzt des Aġlabidenfürsten nach Kairuan (Tunesien) gerufen.

Hier verfaßt der Gelehrte, der aus Kairo kommt und dort studiert hat, zahlreiche Schriften, darunter eine »Fieberschrift« (Liber de febribus), eine »Urinschrift« (Liber de urinis) und eine Schrift über Diätetik (Liber diaetarum universalium et particularium). Seine berufsständische Schrift »Die Führung der Ärzte« (Mûsar ha-rôfe'îm) umfaßt 50 Aphorismen. In Artikel 30 hält Judaeus seine Berufskollegen zu mildtätigem Handeln an: »Laß dir den Besuch und die Heilung armer und bedürftiger Kranker besonders angelegen sein, da du ein verdienstlicheres Werk kaum stiften kannst.« In Artikel 38 sorgt er sich mehr um das materielle Wohl des Arztes: »Dein Honorar von dem Kranken bestimme, wenn seine Krankheit im Zunehmen begriffen und am heftigsten ist, denn sobald er geheilt ist, vergißt er, was du an ihm geleistet hast.«

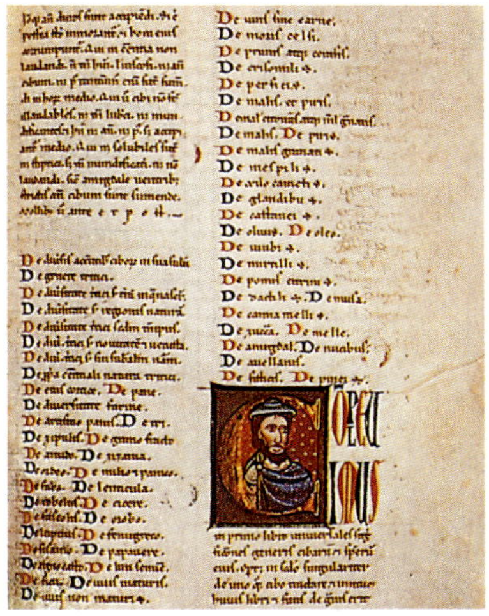

Seite aus einem Werk des Isaac Judaeus über die Diät und den Urin (Handschrift, 14. Jh.)

Seine Fieberschrift ist das bedeutendste Werk der arabischen Medizin zu diesem Thema. Da Constantinus Africanus (→ 1067–1087/S. 85) seine Schriften zuerst ins Lateinische übersetzt, haben sie auf die Medizin des lateinischen Abendlandes großen Einfluß. Die lateinische Erstausgabe der Gesamtwerke wird 1515 in Lyon gedruckt.

Ein Klassiker der Chirurgie

2. Hälfte 10. Jahrhundert. »Der Grund aber, weshalb in dieser unserer Zeit kein geschulter Chirurg zu finden ist, liegt darin, daß die ärztliche Kunst lang ist. Wer sie ausüben will, muß sich daher zunächst mit der Anatomie vertraut machen . . .«

So beklagt der arabische Arzt Abû l-Qâsim (lat. Abulcasis) in seiner medizinischen Enzyklopädie »At-Tasrîf« (Die Verordnung) das niedrige Niveau und das geringe Ansehen der Chirurgie in Andalusien, welches u.a. auch in der Furcht der Ärzte vor blutigen und riskanten Eingriffen begründet ist.

Im letzten Abschnitt seines 30 Bücher umfassenden Werkes, das er auf der Grundlage der Schriften des Paulos von Ägina und des Oreibasios von Pergamon (→ 326/S. 61) verfaßt hat, behandelt Abulcasis systematisch die Chirurgie. Illustriert werden seine Ausführungen – ein Novum für die Medizin – mit Abbildungen des chirurgischen Instrumentariums.

Neben der Chirurgie behandelt Abulcasis in den ersten Abschnitten seines Buches u. a. die auf der Viersäftelehre (→ S. 55) aufbauende Physiologie seiner Zeit. Im zweiten Buch widmet er sich der Lehre von den Krankheiten (Nosologie) und den Krankheitszeichen (Symptomatologie). Auch Themen wie die Kosmetik (19. Buch) werden behandelt. Öligen Pflanzenextrakten und einfachen Arzneimitteln widmet Abulcasis jeweils ein Buch.

Am bekanntesten wird jedoch das letzte Buch mit dem Titel »Über die Chirurgie«, das dieses Gebiet der Heilkunde in ihrem theoretischen und praktischen Bestandteil abhandelt. Im ersten dieses drei Abschnitte umfassenden Buches beschreibt Abulcasis zunächst die Zerstörung von Gewebe durch Ausbrennen mit dem Glüheisen oder Verätzen mit Drogen (Kauterisation). Entsprechend dem antiken Grundsatz »contraria contrariis curantur« (mit der Krankheit entgegengesetzten Mitteln heilen) wird das heiße, trockene Feuer des Ausbrennens bei »kalten« und »feuchten« Krankheiten eingesetzt, um die zu feuchte Säftemischung »auszutrocknen«. So kommt die Kauterisation, die an bestimmten Brennstellen ansetzt, z. B. bei Krebs, Fisteln, Hämorrhoiden, Epilepsie, Melancholie, Durchfall und Wassersucht, zum Einsatz.

Im zweiten Abschnitt stellt Abulcasis das operative Schneiden dar. Er geht u. a. auf das Öffnen von Geschwülsten, die Zahnbehandlung, Amputationen, den Aderlaß und das Schröpfen ein. Im dritten Kapitel werden die Knochenbruchbehandlung und die Methoden zur Einrenkung von Gliedmaßen beschrieben. Abulcasis schildert die Operationsmethoden ausführlich und mit großer Sachkenntnis. Die Schmerzbekämpfung mit Kälte oder Schlafmittelschwämmen (→ Ende 10. Jh./S. 80) findet bei ihm ebenso Berücksichtigung wie die Naht- und Verbandstechnik.

Abulcasis prägt Chirurgen in Europa

Chronik Zur Person

Abulcasis (arab. Abû l-Qâsim Chalaf ibn al-Åbbâs az-Zahrâwî) lebt in der zweiten Hälfte des 10. Jahrhunderts im maurischen Spanien. Er wirkt als Leibarzt der Kalifen Åbdarrahmân III. und Hakam II. in Córdoba. Über sein Leben ist außer seinem Todesdatum (kurz nach 1009) kaum etwas überliefert.

Seine medizinische Enzyklopädie »At-Tasrîf« wird in mehrere Sprachen übersetzt und wirkt nachhaltig auf die Chirurgie des Abendlandes. Bereits im 12. Jahrhundert übersetzt Gerhard von Cremona an der Schule von Toledo (→ ab etwa 1135/S. 89) die Schrift unter dem Titel »Tesrif« ins Lateinische und verschafft Abulcasis damit großen Einfluß auf die und französischen Chirurgenschulen des 13. und 14. Jahrhunderts.

Unter dem Namen des Franzosen Guy de Chauliac (→ 1364/S. 114) wird die »Chirurgia«, das letzte Buch des Werkes, 1497 in Venedig gedruckt, andere Teile bereits 1471 als »Liber Servitoris«. Vollständig erscheint es 1541 in Basel, und noch 1778 gibt der Gelehrte John Channing die Werke des Abulcasis in Oxford heraus.

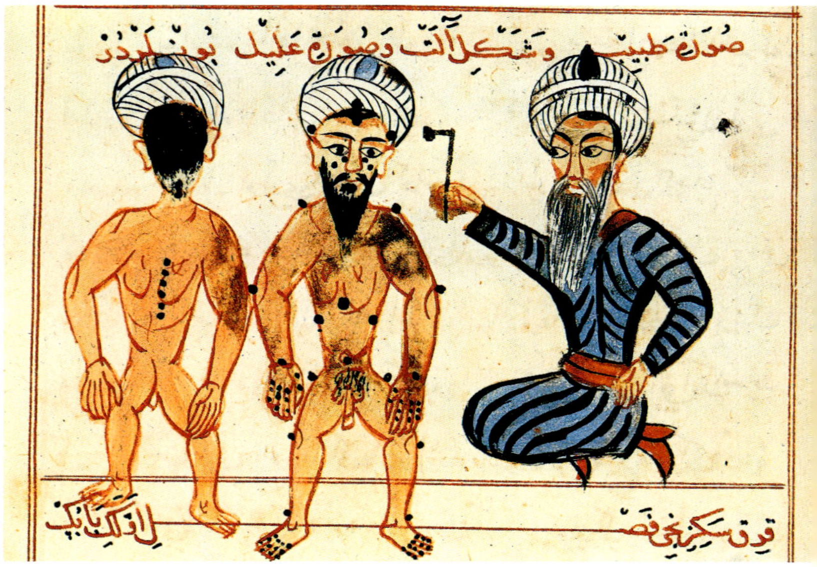

Behandlung mit dem Brenneisen, die bei »kalten« und »feuchten« Krankheiten angewandt wird (osmanische Handschrift nach Abulcasis, 15. Jh.).

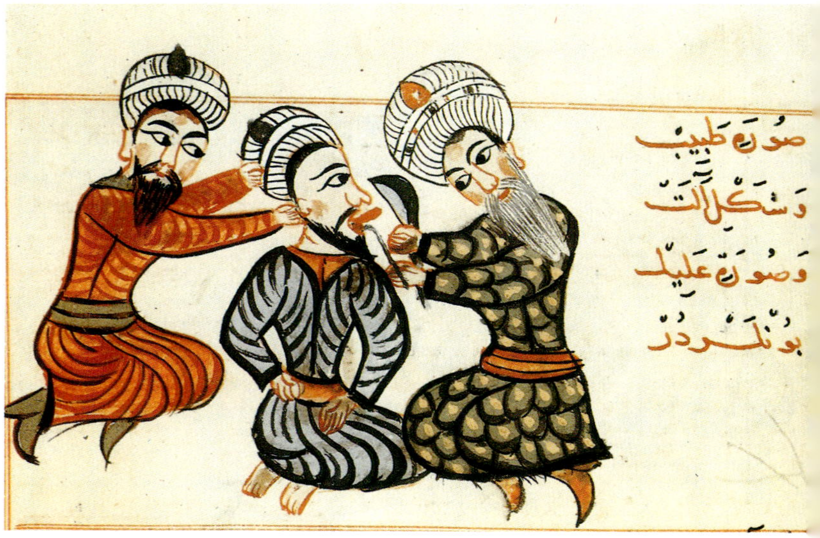

Ein Helfer assistiert einem Arzt beim Herausschneiden einer Geschwulst unter der Zunge (osmanische Handschrift nach Abulcasis, 15. Jh.).

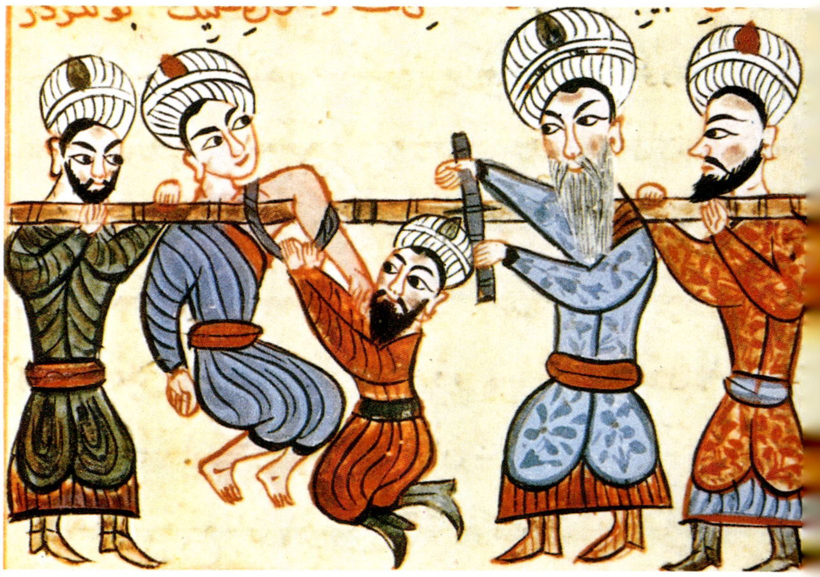

Ein Patient mit einer luxierten (verrenkten) Schulter wird behandelt (osmanische Handschrift nach Abulcasis, 15. Jh.).

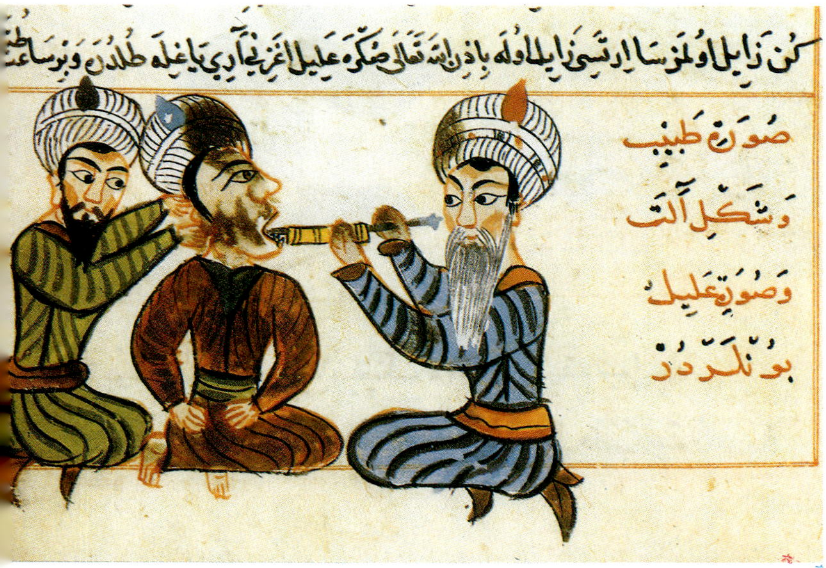

Eine Darstellung aus dem 15. Jh. zeigt die Methode zur Kauterisation von Zahnschmerzen mit einem erhitzten Rohr aus Bronze oder Eisen.

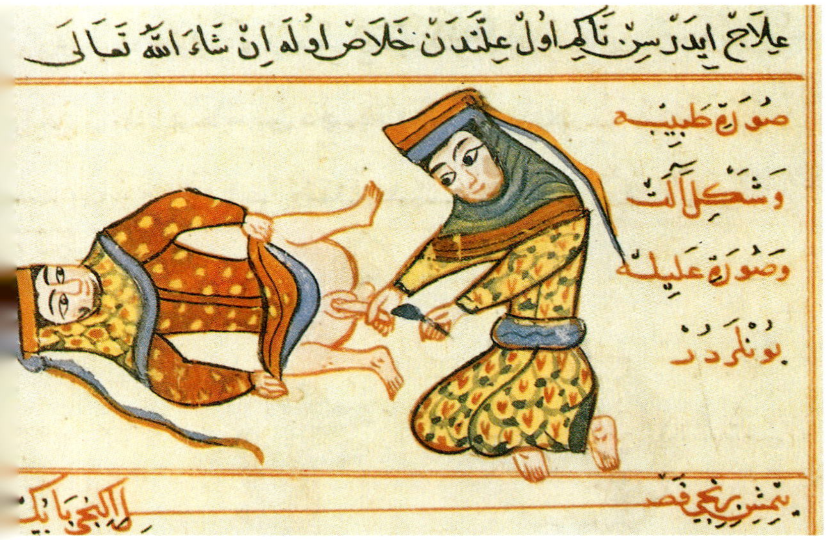

Eine Frau bei der Operation eines Hermaphroditen (osmanische Übersetzung einer persischen Chirurgie-Schrift; 15. Jh.)

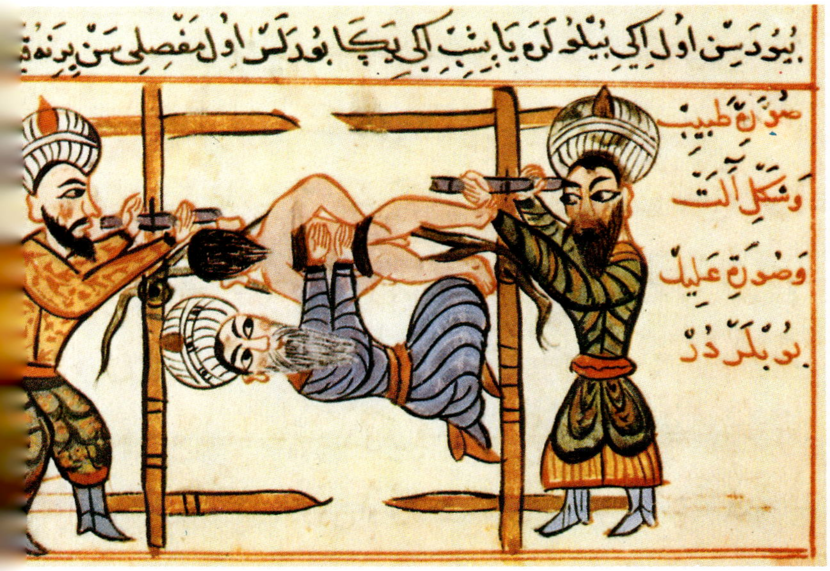

Einrenkung der Wirbelsäule nach der Methode von Abulcasis (osmanische Übersetzung einer persischen Chirurgie-Schrift; 15. Jh.)

Krankheitsbild:

Liebe kann krank machen

Die arabische Medizin bezeichnet Verliebtheit, die über das normale Maß hinaus geht, als »Liebeskrankheit«, die vom Arzt behandelt werden muß.

Im Arabischen gibt es zwei Wortwurzeln für den Begriff »lieben«: Zum einen »hubb« oder »mahabba«, was so viel heißt wie »Liebe«, und zum anderen »^{c}ischq«, was »leidenschaftliche Liebe« bedeutet. »^{c}Ischq« bezeichnet in den arabischen Lehrbüchern und Enzyklopädien der Medizin auch die »Liebeskrankheit«.

So führt der in der Gegend des heutigen Teheran beheimatete Arztphilosoph Rhazes (→ S. 74) in seinem »Buch über die Einteilung der Krankheiten« das Kapitel Liebeskrankheit zwischen den Abschnitten über die Melancholie und die Apoplexie (Schlaganfall) auf. Der Kairuaner Arzt Ibn al-Ǧazzâr (gest. 979) nennt die Liebeskrankheit in seinem Lehrbuch der Pathologie (»Proviant des Reisenden und Nahrung des Seßhaften«) bei den Kopfkrankheiten zwischen »starker Trunkenheit« und »Niesen«.

Über die Behandlung der Liebeskrankheit berichtet der letzte Teil des persischen Buches »Die vier Abhandlungen« des Arztes ^{c}Arûzî aus dem 12. Jahrhundert. Hier heilt der berühmte Arzt Ibn Sînâ (Avicenna; → 1030/S. 82) einen Liebeskranken. An der Pulsbeschleunigung des Patienten bei der Nennung des Namens der Geliebten erkennt er die Ursache der Krankheit und ordnet die Heirat an. Der liebeskranke Prinz ist geheilt.

Alternative Therapiemethoden nennt der Bagdader Arzt Âlî ibn al-Âbbâs al-Magûsi (Haly Abbas; gest. 994) in seinem »Königlichen Buch«, in dem er die Liebeskrankheit zwischen Alptraum und Lähmung aufführt. Gegen das Leiden empfiehlt er »feuchtmachende« Maßnahmen, u. a. das Baden in Süßwasser, Reiten und viel Sport. Auch Einreiben mit Veilchenöl, Weintrinken, Betrachten von Gärten und Feldern, das Anhören schöner Melodien, das Lautenspiel und schließlich das Psalmensingen helfen seiner Meinung nach. Der Liebeskranke muß beschäftigt werden, damit seine Gedanken von dem geliebten Wesen abgelenkt sind. Er soll viel disputieren, wenn er dies lange genug tut, wird er das von ihm leidenschaftlich geliebte Wesen vergessen. Ferner kann der Koitus mit einer anderen als der geliebten Person seine leidenschaftliche Liebe mindern und in immer größere Entfernung rücken.

Auch im lateinischen Westen wird die Liebeskrankheit im Mittelalter ernsthaft diskutiert. Liebestrank und Liebeszauber erscheinen dabei häufig als mögliche Krankheitsursachen.

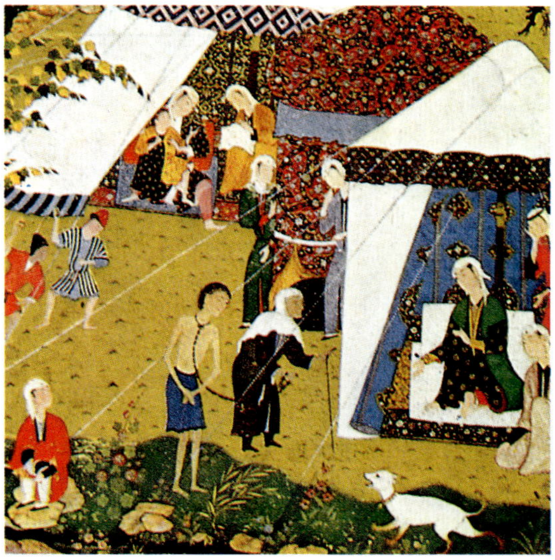

Illustration zu einem berühmten persischen Liebesepos des persischen Dichters Nizâmî (um 1141–1209): Der zum Maǧnûn (arab. Besessener, Narr) gewordene, liebeskranke Beduinendichter Qais al-Amiri wird von einer Bettlerin in Ketten zu der geliebten Lailâ (im Zelt) geführt (Handschrift im Täbris-Stil; Persien 1539–43).

Schlafmittelschwämme zur Betäubung des Patienten

Ende 10. Jahrhundert. Eines der ersten Rezepte zur Herstellung von »Schlafmittelschwämmen« (lat. Spongia somnifera) findet sich im Benediktinerkloster von Monte Cassino (→ 529/S. 66): »Man nehme 1/2 Unzen Opiumsamen, 8 Unzen Mandragora-Blätterextrakt [Alraune] und 3 Unzen Schierlingsblätterextrakt, die man in genügend Wasser auflösen soll.« In diese Flüssigkeit wird ein Schwamm getaucht, getrocknet und nach Bedarf wieder befeuchtet, um damit den Kranken zu betäuben.

Der muslimische Augenarzt Jesus Haly (gest. um 1010) stellt seine Patienten vor einer Staroperation mit Mohnsirup ruhig. Zur Betäubung empfiehlt er das Einatmen der Düfte von zerstoßenen Mohnsamen und Mandragoraschalen.

Im 13. Jahrhundert rät Ugo Teodorico dei Borgognoni (gest. vor 1258), ein Stadtwundarzt in Bologna, zur Allgemeinnarkose mit Schwämmen. Diese werden mit betäubenden Säften (u. a. Opium, Mandragora, Schierling und Lattich) getränkt. Vor dem Eingriff wird der Schwamm dem Kranken vor das Gesicht gebunden, damit die Dämpfe den Patienten einschläfern.

Der katalanische Arzt Arnaldus von Villanova (→ 2. Hälfte 13. Jh./S. 102) verabreicht vor einem schweren Eingriff Opium, Mandragorawurzel und Bilsenkraut: »Man zerstoße diese Bestandteile und mische das Ganze mit Wasser. Bei einer Amputation tränke man ein Tuch mit dieser Flüssigkeit und lege es zum Einschlafen dem Patienten auf Stirn und Nase. Zum Aufwecken tränke man ein Tuch mit sehr starkem Essig und halte es vor die Nase.«

Paracelsus (→ Frühjahr 1527/S. 137) preist Opium als sein »wirksamstes Mittel« und nennt es »Laudanum« (lat. lobenswert). Seine Rezepturen stützen sich stark auf Alkaloide der Nachtschattengewächse, wie sie in der Alraune, dem Bilsenkraut und der Tollkirsche enthalten sind. Die Giftstoffe, die auf das Nervensystem wirken, werden im Mittelalter und der frühen Neuzeit auch außerhalb der Medizin angewandt. In unterschiedlicher Zusammensetzung sind sie in Hexentränken enthalten oder werden als Narkotika bei Folterungen und Hinrichtungen verabreicht.

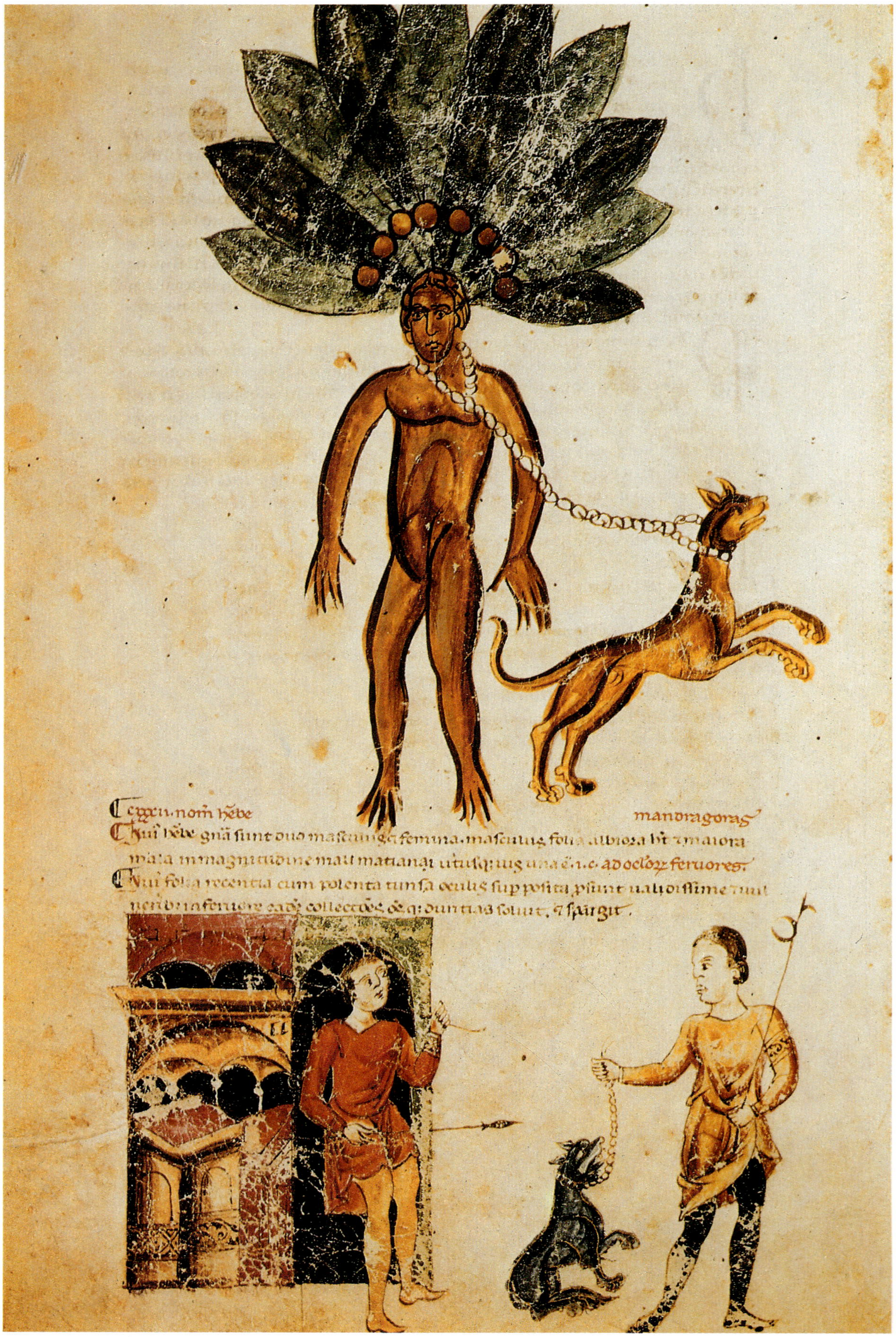

Ein Hund flieht vor dem Schrei, den die Mandragora-Wurzel der Legende nach beim Herausziehen aus der Erde ausstößt.

Hohe Blüte der arabischen Wissenschaft in Spanien

Mitte 10. Jahrhundert. Córdoba (damals: Qûrtûba), die Hauptstadt Andalusiens, ist wissenschaftliches und wirtschaftliches Zentrum des maurischen Spaniens. Der Sitz des westlichen Kalifats verfügt mit 300 öffentlichen Bädern über einen hohen hygienischen Standard.

Der Aufstieg der Stadt begann 749/50 mit der Flucht eines Prinzen aus dem Herrschergeschlecht der Umaiyaden, der ersten muslimischen Kalifendynastie (661–750), aus Damaskus. Abdarrahmân I. brachte sich in Córdoba vor den Abbasiden in Sicherheit, die seine Familie getötet und Bagdad als neuen Sitz ihres Kalifats gewählt hatten.

Seit 756 förderte Åbdarrahmân I. (731–788), der Emir von Córdoba, Kultur und Wissenschaft, u. a. ließ er die berühmte Umaiyaden-Moschee (»La Mezquitá«) erbauen. Åbdarrahmân III. (889–961) proklamierte Andalusien 929 als Gegenkalifat zu Bagdad. Unter ihm erreicht Córdoba eine kulturelle Blüte und politische Stabilität.

Hakam II. (Regierungszeit 961–976) läßt aus seiner Privatschule 27 Elementarschulen für arme Kinder errichten. Er schickt Kopisten nach Kairo, Damaskus und ins ferne Bagdad, um die Werke der bedeutenden arabischen Gelehrten zu erwerben. Nach Berichten von Chronisten werden in der Bibliothek Córdobas rund eine halbe Million Bücher aufbewahrt.

Hakams Leibarzt ist der für seine medizinische Enzyklopädie berühmte Abulcasis (→ 2. Hälfte 10. Jh./S. 78). Abul-Âlâ'Avenzoar (gest. 1131), ein bedeutender muslimischer Arzt, korrespondiert mit dem Dichter Harîrî, dessen »Maqâmen« Weltruhm erlangen.

Arabiens Einfluß auf die mittelalterliche Medizin

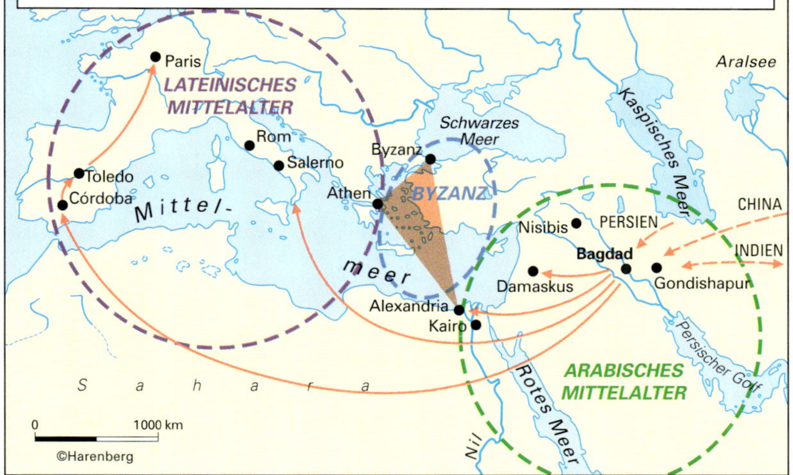

Vom griechisch-byzantinischen Kulturdreieck Athen-Byzanz-Alexandria übernehmen die Araber medizinisches Wissen und bringen es mit ihren Eroberungen nach Europa:

um 555	Gondishapur	erste medizinische Fakultät in Zusammenarbeit mit einem Krankenhaus
um 785	Córdoba	erste Hochschule für Theologie und Philosophie
um 800	Bagdad	erstes Krankenhaus
872	Kairo	erstes öffentliches und unentgeltliches Krankenhaus
etwa 900	Salerno	medizinische Laienschule
982	Bagdad	großes Adudî-Krankenhaus mit 24 festangestellten Ärzten
11. Jh.	Salerno	erste arabische Rezeptionswelle (Constantinus Africanus)
12. Jh.	Toledo	zweite arabische Rezeptionswelle (Gerhard von Cremona)
1154	Damaskus	großes Nûrî-Krankenhaus
1284	Kairo	Mansûrî-Krankenhaus: bedeutendste Ausbildungsstätte

In Córdoba lebt und forscht auch die Gelehrtenfamilie Avenzoar (arab. Ibn Zuhr). Der Enkel Ibn Zuhrs, Åbdalmalik (gest. 1162), behandelt im »at-Taisîr« ausführlich die Pathologie (lat. Particularia) mit Therapie und Diätetik. Der Gelehrte Averroes (arab. Ibn Ruschd; 1126–1198) gilt als der wichtigste Aristoteles-Interpret des islamischen Mittelalters. In seinem Hauptwerk »Colliget« (arab. »Kullîyât«) erörtert er die Grundlagen (»Universalia«) der Medizin in sieben Büchern. Während er in der Anatomie seinen Vorgängern folgt, vertritt er in der Physiologie, z. B. im Atmungskapitel, einen eigenen Standpunkt. Als Anhänger des Aristoteles kritisiert er die Lehre Galens (→ nach 169/S. 54) und erschüttert dessen Autorität.

Als für Córdoba im 11. Jahrhundert der Niedergang beginnt, entwickelt sich das nördlich gelegene Toledo zum neuen wissenschaftlichen Zentrum Spaniens (→ ab etwa 1135/S. 89). 1085 befreit der christliche König von Léon und Kastilien, Alfons VI., Toledo von den Arabern. Die Stadt wird zum Anziehungspunkt für Gelehrte aus ganz Europa. Von hier aus findet das von den Arabern bewahrte Wissen der Antike Eingang in das mittelalterliche Abendland.

Zauberformeln gegen Blutungen und Wurmbefall

10. Jahrhundert. Die Niederschrift der »Merseburger Zaubersprüche« auf dem Vorsatzblatt eines lateinischen Sakramentars bezeugt die Anwendung von magischen Formeln bei Verletzungen im mittelalterlichen Europa.

Die beiden Merseburger Sprüche, ein »Lösesegen« zur Befreiung eines Gefangenen und ein »Pferdesegen« zur Heilung eines verletzten Beines, beziehen ihre Wirkung aus dem Glauben des mittelalterlichen Menschen an die »Wortmagie«. Bei Bedarf wird der althochdeutsche Text vermutlich laut vor dem Betroffenen deklamiert oder in beschwörender Weise gesungen.

Neben der Merseburger Zauberformel, die wahrscheinlich schon im 8. Jahrhundert angewandt wurde, sind auch andere »Pferdesegen« aus dem Mittelalter überliefert (Wien 9./10. Jh.; Trier 10. Jh.). Sie sollen gegen das »Lahmen« der Tiere (ahd. spurihalz) wirken. Sehr verbreitet sind die »Wurmsegen«, da Würmer als Verursacher vieler Krankheiten von Leib und Seele gelten. Daneben gibt es auch die »Blut-« bzw. »Wundsegen« zur Stillung des Blutes aus Wunden, der Nase oder bei der Menstruation.

»ben zi bena, bluot zu bluoda, lid zi geliden, sose gelimida sin!«

Chronik Zitat

Zaubersprüche werden gegen verschiedenste Krankheiten angewendet. Da die medizinischen Kenntnisse in Mitteleuropa im Frühmittelalter nicht sehr verbreitet sind, vertrauen die Menschen vielfach auf Zauber und Gebete:

Der Merseburger »Pferdesegen«
Althochdeutsch: »Phol ende Uuodan / uuorun zu holza. / du uuart demo Balderes uolon / sin uuoz birenkit. / thu biguol en Sinthgunt, / Sunna era suister, thu biguol en Friia, / Uolla era suister, / thu biguol en Uuodan, / so he uuola conda: / sose benrenki, / sose bluotrenki, / sose lidirenki, / ben zi bena, / bluot zu bluoda. / lid zi geliden, / sose gelimida sin!«
Neuhochdeutsch: »Phol und Wodan ritten in den Wald. Da verrenkte sich Balders Fohlen einen Fuß. Da besprach ihn Sindgund (und) Sunna, ihre Schwester, da besprach ihn Frija (und) Volla, ihre Schwester, da besprach ihn Wodan, so gut wie (nur) er es konnte: wie die Verrenkung des Knochens, so die des Blutes, so die des ganzen Gliedes! Knochen zu Knochen, Blut zu Blut, Glied an Glied, als ob sie zusammengeleimt wären!«

Der Trierer Blutsegen
Althochdeutsch: »Crist uuarth giuund: / tho uuarth he hel gi ok gisund, / that bluod forstuond: / so duo thu bluod. / Amen ter. / Pater noster ter.«
Neuhochdeutsch: »Christus wurde verwundet, da wurde er heil und auch gesund. Das Blut blieb stehen: so (auch) du, Blut! Amen, dreimal. Vaterunser, dreimal.«

Der Tegernseer Wurmsegen
Althochdeutsch: »Gang uz, Nesso, / mit niun nessinchilinon.«
Neuhochdeutsch: »Wurm, kriech heraus, mit neun Würmchen.«

1000

1000–1099

Um 1000. Âmmâr ibn Âlî al-Mausilî (d. h. von der Stadt Mosul) verfaßt ein Buch mit einer Auswahl von 48 Augenkrankheiten, eines der beeindruckendsten Werke arabischer Heilkunde. Er schildert erstmals die Radikaloperation des weichen Stars mit einer metallenen Hohlnadel.

Als kirchliche Ausbildungszentren werden in Reims und Chartres Schulen gegründet, die an die Kathedralen angeschlossen sind. Hier studieren die Schüler die »Sieben Freien Künste«. → S. 85

In China wird die alte Medizin weiter rationalisiert. Arztschulen gibt es nur jeweils in der Hauptstadt und einigen größeren Städten.

1003. In Rom stirbt der Mathematiker und Theologe Gerbert d'Aurillac (d. i. Papst Silvester II.). Er reorganisierte die Kathedralschule von Reims (→ um 1000/S. 85). Ihm wird eine Handschrift (»De astrolatia«) zugeschrieben, die bereits deutlich unter arabischem Einfluß steht.

1008. Wie die Quedlinburger Annalen und die Magdeburger Schöppenchronik berichten, herrscht eine seit mehreren Jahren in Europa verbreitete große Seuche (»Pest«) noch intensiv in Deutschland. Die Chronisten bezeugen ein »unaussprechlich großes Sterben«.

Nach 1009. Der arabische Arzt Abulcasis stirbt in Córdoba. Seine medizinische Enzyklopädie »At-Tasrif« enthält u. a. systematische Ausführungen zur Chirurgie (→ 2. Hälfte 10. Jh./S. 78).

1010. In Bagdad stirbt der arabische Augenarzt Alî ibn Isâ (Jesus Haly). Seine »Erinnerungsschrift für Augenärzte« stellt eines der wichtigsten Lehrbücher auf diesem Gebiet dar. Sein Werk beschreibt rund 130 Augenkrankheiten, u. a. die Bindehautentzündung und den Star.

1021. Im Bernburgischen herrscht die sog. Tanzsucht oder Tanzwut, eine Art psychische Epidemie, die im Mittelalter in Zeiten großer sozialer Umwälzungen, insbesondere im Gefolge von Seuchen, auftritt (→ Juli 1374/S. 114).

Um 1030. Der »Kanon der Medizin«, das medizinische Hauptwerk des arabischen Universalgelehrten und Arztphilosophen Ibn Sînâ (Avicenna) entsteht. → S. 82

1048. Der vielseitige persische Gelehrte Bêrûnî stirbt. Seine »Medizinische Drogenkunde« (as-Saidana) in arabischer Sprache behandelt 850 Stichwörter.

1049/1050. Der arabische Arzt Ibn Butlân aus Bagdad führt in Kairo mit seinem Kollegen Ibn Ridwân eine Kontroverse über naturkundliche und medizinische Fragen, z. B. ob ein »Vogeljunges« wärmer sei als ein Küken.

Um 1050. In Tarragona läßt der Bischof das Kathedral-Spital Santa Tecla errichten, das sich allerdings nicht, wie die meisten Domspitäler, westlich, sondern südlich des Kirchenchores befindet.

Eine Gruppe von Kaufleuten aus Amalfi errichtet in Jerusalem ein Pilgerspital, den Ausgangspunkt des später gegründeten Johanniterordens, der die karitative Aufgabe der Krankenpflege in den Vordergrund stellt (→ 1530/S. 141).

2. Hälfte 11. Jahrhundert. In ganz Europa übernehmen immer mehr Laien die Krankenpflege. Es entwickeln sich Pflegegemeinschaften und weltliche Orden. → S. 86

Um 1060. In seinem »Almanach der Gesundheit« beschreibt der arabische Arzt Ibn Butlân u. a. die Heilwirkung von Nahrungsmitteln in Tabellenform. → S. 84

1067–1087. Constantinus Africanus, ein aus Karthago stammender Gelehrter, überträgt auf dem Monte Cassino als erster arabische Schriften der Medizinschule von Kairuan und die »Pantechne« des Haly Abbas ins Lateinische. → S. 85

1072. Der christliche Arzt Sâid ibn al-Hasan verfaßt einen Ärztespiegel: »Das Wecken des Verlangens nach der Medizin« in 13 Kapiteln. Im 8. Kapitel behandelt er die »Prüfung der Ärzte« mit umfangreichem Fragekatalog; so z. B. die Frage, wie man eine Leberentzündung von einer Darmentzündung in den Symptomen unterscheiden kann. Im 5. Kapitel behandelt Hasan auch das standesgemäße Verhalten der Ärzte in Häusern, Krankenhäusern und auf Marktplätzen.

Letztes Viertel 11. Jahrhundert. Das botanische Lehrgedicht über die Heilkraft der Kräuter »Macer floridus« entsteht an der Loire zwischen Tours und Orléans. In 2269 lateinischen Hexametern werden 77 Kräuter und Wurzeln behandelt. Es werden bereits Constantinus Africanus und die Araber als Pharmakotherapeuten erwähnt. Als Verfasser gilt Otto von Meudon aus Meung (Odo von Meung) an der Loire, unweit von Orléans.

Um 1084. In Harbledown, bei Canterbury (England), wird die Leproserie St. Nicholas errichtet.

1087. Der Benediktinermönch Constantinus Africanus stirbt auf dem Monte Cassino. Er leitete durch seine Übersetzungen die Wiederbelebung der antiken Medizin ein (→ 1067–1087/S. 85).

1096. Der erste Kreuzzug beginnt: Französischer Lehnsadel und süditalienische Normannen ziehen ins Heilige Land, um dort die islamisch-arabische Herrschaft zu beenden. Durch die neu gegründeten Ritterorden erlebt das Hospitalwesen in der Folgezeit einen enormen Aufschwung.

Ende 11. Jahrhundert. Die Verehrung des hl. Jakobus läßt Tausende von Pilgern an sein Grab in Santiago de Compostela (Nordwestspanien) reisen. → S. 85

Universalgenie Avicenna

Um 1030. Der persische Leibarzt der Kalifen von Bagdad Abû Âli ibn Sînâ (lat. Avicenna) verfaßt mit dem »Kanon der Medizin« ein Standardwerk, das für Jahrhunderte zur Grundlage der wissenschaftlichen Heilkunde wird.

Der fünf Bücher umfassende »Kanon der Medizin« besticht durch seine mustergültige Ordnung in allgemeine theoretische Medizin, Arzneistoffe, Krankheitslehre von Kopf bis Fuß (lat. a capite ad calcem), Chirurgie und Fieberlehre sowie Arzneimittellehre.

Beeinflußt von Hippokrates, Aristoteles und Galen erhebt Avicenna den Anspruch, das heilkundliche Wissen der alten Welt endgültig abgeschlossen zu haben.

Der italienische Gelehrte Gerhard von Cremona übersetzt den Kanon im 12. Jahrhundert ins Lateinische. Zwischen 1400 und 1600 wird das an den Universitäten vielgelesene Werk 36mal gedruckt und wirkt bis 1800 in ganz Europa.

Für die Studenten der Medizin komprimiert Avicenna, der von den Kalifen von Bagdad zu Lebzeiten mit dem Titel eines Scheichs ausgezeichnet wird, sein Werk zu einem Gedicht in 1326 Knittelversen.

Erwähnenswert ist auch die persisch abgefaßte »Pulsschrift« Avicennas. Darin folgt der Gelehrte den Pulsschriften seines berühmten Berufskollegen Galen. Ausdrücklich lehnt er den Zusammenhang zwischen Zusammenziehung des Herzens und Pulsschlag ab. Die von Avicenna vertretene These, daß das Herz als Quelle des Arteriensystems eine eigene Kraft besitzt, benutzt später der englische Physiologie William Harvey als Ausgangspunkt für seine Untersuchungen über den großen Blutkreislauf, den er 1628 als erster (→ S. 172) beschreibt.

Die philosophischen Schriften des Avicenna bedeuten einen Meilenstein in der Geschichte der Philosophie. Sie beeinflussen u. a. den scholastischen Denker Thomas von Aquin maßgeblich.

Avicenna, der 980 in Afschana nahe Buchara geboren wurde, berichtet in seiner Autobiographie, daß er mit zehn Jahren den Koran auswendig und einen großen Teil der Belletristik kannte. Bereits mit 16 Jahren, so erzählt er weiter, beherrschte er alle Wissenschaften, später habe er sie nur vertieft.

Als Erbe eines großen Vermögens führt Avicenna ein Wanderleben an persischen Höfen, wo er als Staatsmann, Arzt, Astronom und Schriftsteller wirkt. Sein ausschweifender Lebenswandel führt 1037 zu seinem frühen Tod.

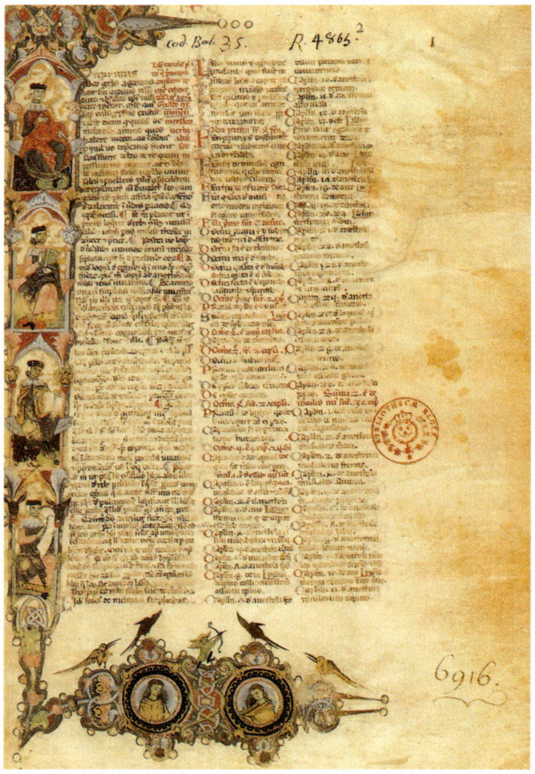

Kunstvoll verzierte Pergamentseite aus der lateinischen Übersetzung von Avicennas »Kanon der Medizin« aus dem frühen 14. Jh.; allein die Kommentare zu diesem Hauptwerk des »Fürsten der Ärzte« bilden einen eigenen Literaturzweig. Die fünf Bücher dieses Klassikers der Medizin gliedern sich in Abschnitte, die aus Unterweisungen oder Doktrinen bestehen. Eine Doktrin zerfällt in Summen, diese wiederum in Kapitel, und dieses bildet schließlich das Grundelement des beeindruckenden Gesamtwerkes. Die Übersetzung stammt von Gerhard von Cremona, der an der Schule von Toledo wirkte.

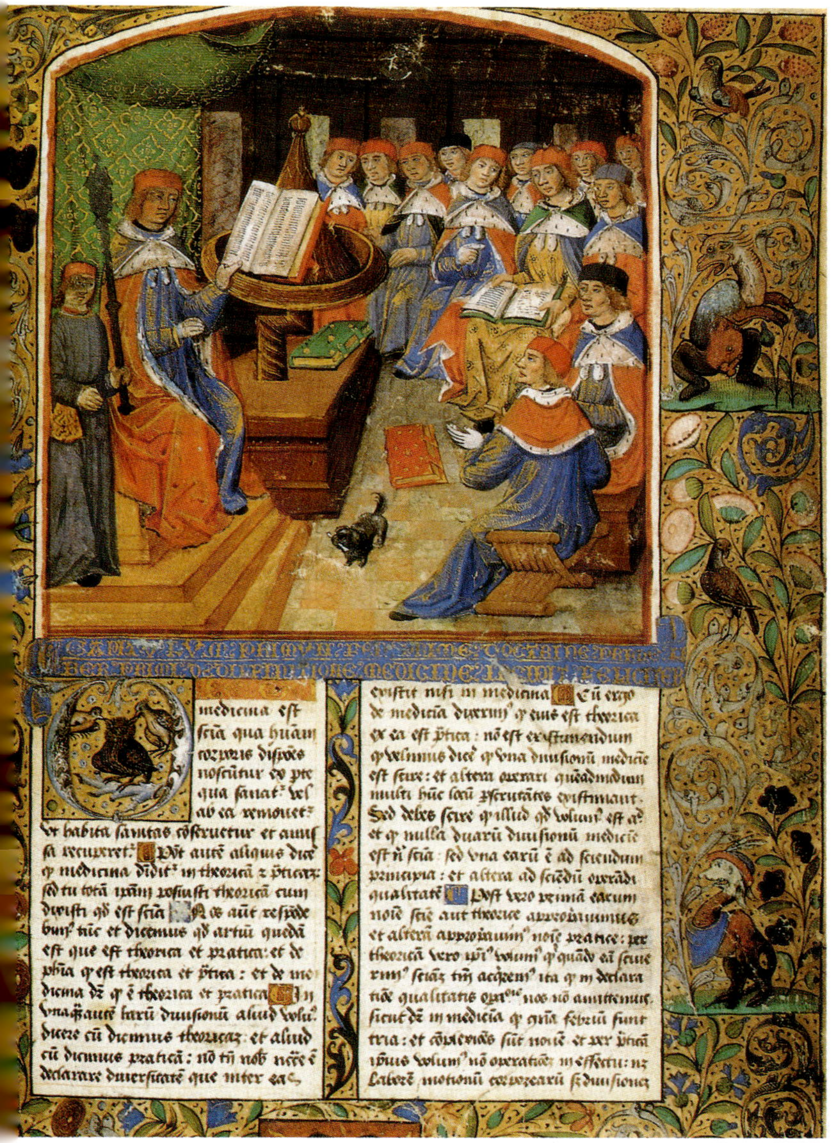

Avicenna (l.) gibt Unterricht; eine mittelalterliche Miniatur aus der lateinischen Übersetzung des »Kanon« von Gerhard von Cremona (1135–1187)

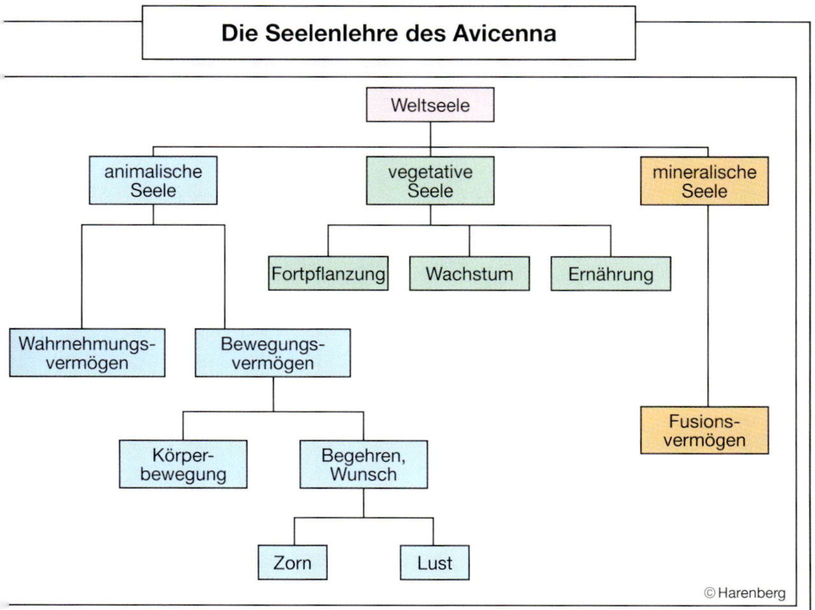

sgehend von der Seelenlehre des Aristoteles differenziert Avicenna die drei Seelen-mögen weiter aus und ordnet sie der Weltseele unter. Avicennas Seelenlehre beein-3t besonders den berühmten Scholastiker Thomas von Aquin (13. Jh.).

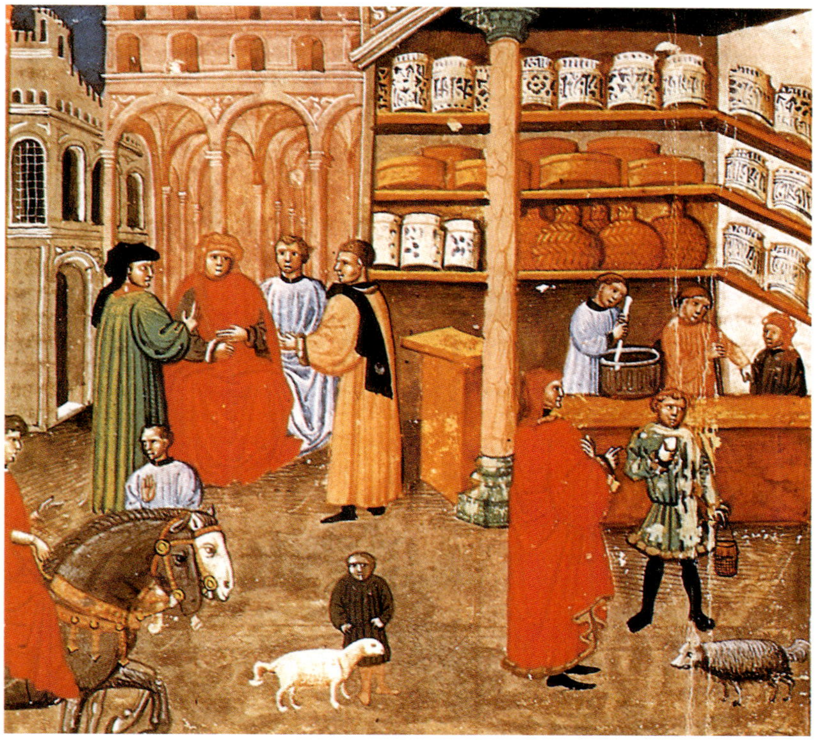

Illustration aus Avicennas »Kanon der Medizin« in hebräischer Sprache (15. Jh.): Eine Apotheke mit zahlreichen Arzneimittelgefäßen in offenen Regalen

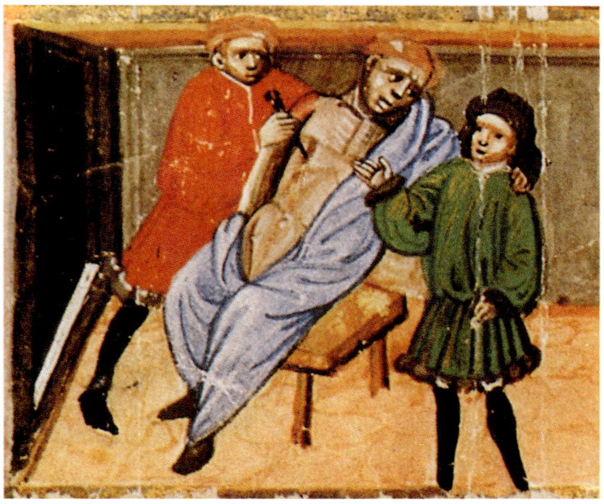

◁ Krankenbehandlung; Darstellung aus einer hebräischen Übersetzung des »Kanon«: Bei der Übernahme der arabischen Medizin ins lateinische Abendland spielen jüdische Übersetzer eine wichtige Rolle.

▽ Ein Patient wird zur Ader gelassen. Szene aus einem mittelalterlichen »Kanon«-Manuskript

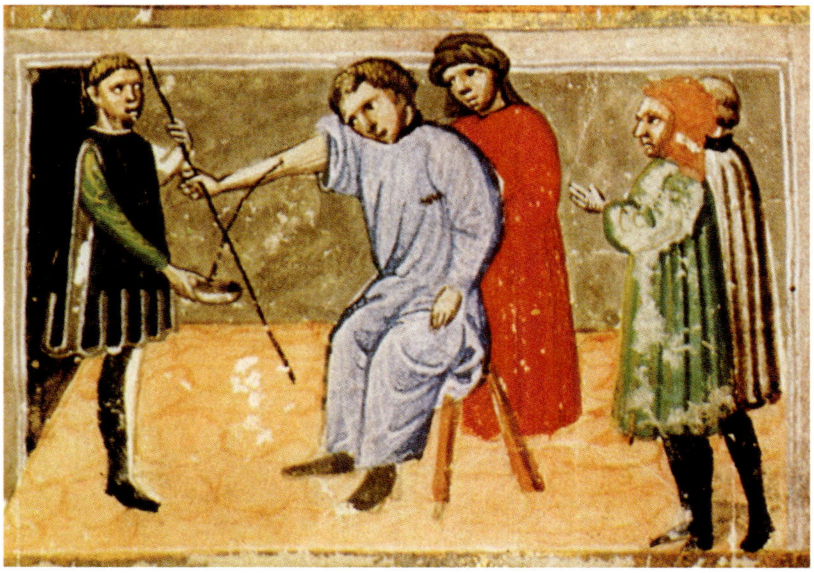

Gezielte Vorbeugung mit Kräutern und Früchten

Um 1060. In seinem »Almanach der Gesundheit« (lat. Tacuinum sanitatis) beschreibt der arabisch-christliche Arzt Ibn Butlân (gest. um 1061) die Wirkung von Kräutern und Früchten auf die Gesundheit. Nahrungsmittel zählen in der arabischen Medizin – ähnlich wie bei dem römischen Arzt Galen (→ nach 169/S. 54) – zu den »einfachen« Heilmitteln (lat. Simplicia bzw. Materia medica). Ihre gezielte Anwendung spielt bei der Vorbeugung und Behandlung von Krankheiten eine große Rolle. Ausgehend von der antiken Humoralpathologie (→ S. 55) ordnen die Araber den Lebens- und Arzneimitteln die »Primärqualitäten« kalt, warm, feucht und trocken zu. Von diesen Qualitäten, deren Intensität in vier Grade eingeteilt wird, ist die Wirkung der Nahrungsmittel auf den Körper abhängig.

So charakterisiert Ibn Butlân in seinem »Almanach« die Feigen: »Die Feigen sind heiß und feucht im 1. Grad. Man nehme die weißen, schäle sie und reinige das Faule. Nutzen: Sie reinigen den Sand aus den Nieren und bewahren vor Gift. Schaden: Sie blähen. Wie man Schaden abwendet: Mit Salzwasser und saurem Sirup. Im gemäßigten Klima, im Herbst. Für alte Leute mit kalter Natur sind sie eine löbliche Nahrung.«

Zur Wirkung und empfohlenen Verwendung von Essig heißt es: »Der Essig: Kalt im 1. Grad, trokken im 2. Grad. Am besten ist Essig aus Wein. Schaden: Für die Adern. Nutzen: Bei Cholera und Zahnfleisch(bluten). Wie man den Schaden abwendet: Mit Wasser und Zucker. In heißer Region, im Sommer. Geeignet für junge Leute mit cholerischem Temperament.«

Die Heilwirkung des Schlafmohns wurde um 970 von dem Kairuaner Arzt Ibn al-Ǧazzâr in einem Arzneimittelbuch ausführlich beschrieben: »Er ist kalt im 4. Grad und trocken in der Mitte, d.h. zwischen 2. und 3. Grad. Man darf nicht zu viel essen; er lindert das Fieber, verringert die Feuchtigkeit im Gehirn. Wenn man zuviel trinkt, kann es zur Paralyse führen, mitunter bis zum Tode, da er die natürliche Wärme abkühlt. Der schwarze Mohnsamen wird mit Wein gegen Bauchfluß und alten Gebärmutterfluß verabreicht.«

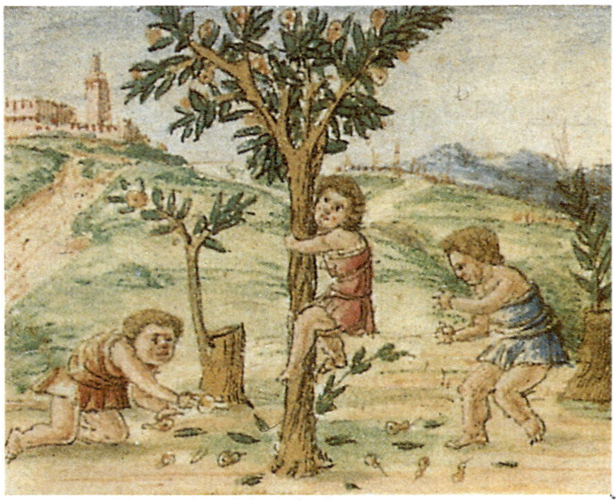
Birnen sind kalt im 1. und feucht im 2. Grad.

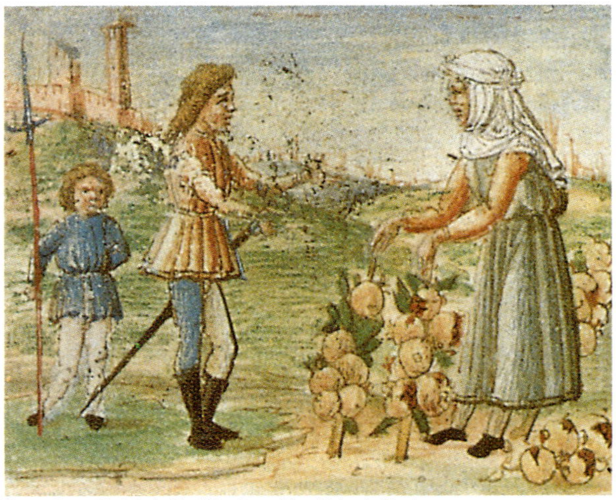
Saure Granatäpfel sind kalt im 2. und feucht im 1. Grad.

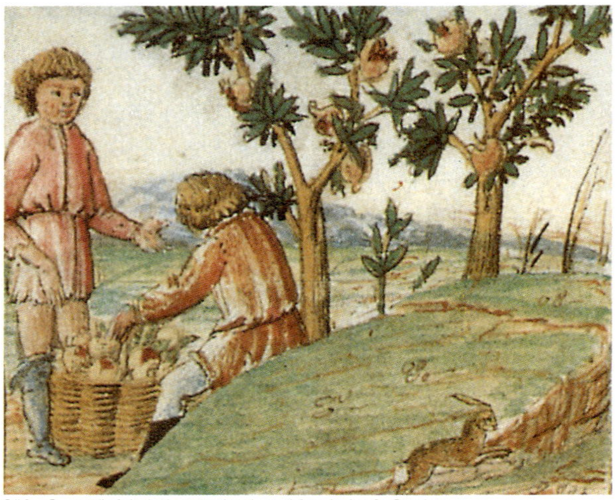
Süße Granatäpfel sind warm im 1. und feucht im 2. Grad.

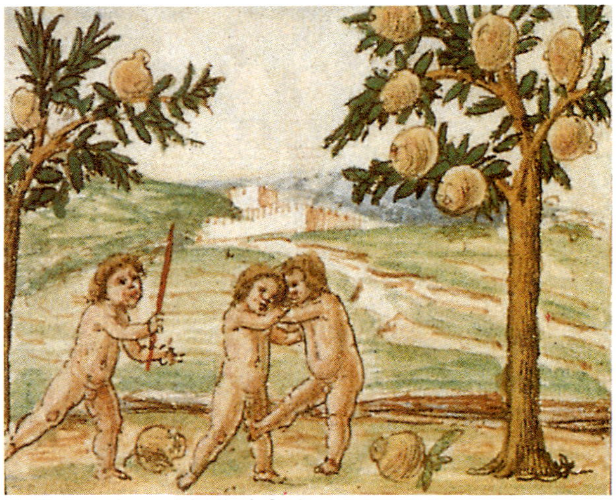
Quitten sind kalt und trocken im 2. Grad.

Der »Gesundheitsalmanach« (lat. Tacuinum sanitatis) des Ibn Butlân entsteht in der 2. Hälfte des 11. Jahrhunderts.

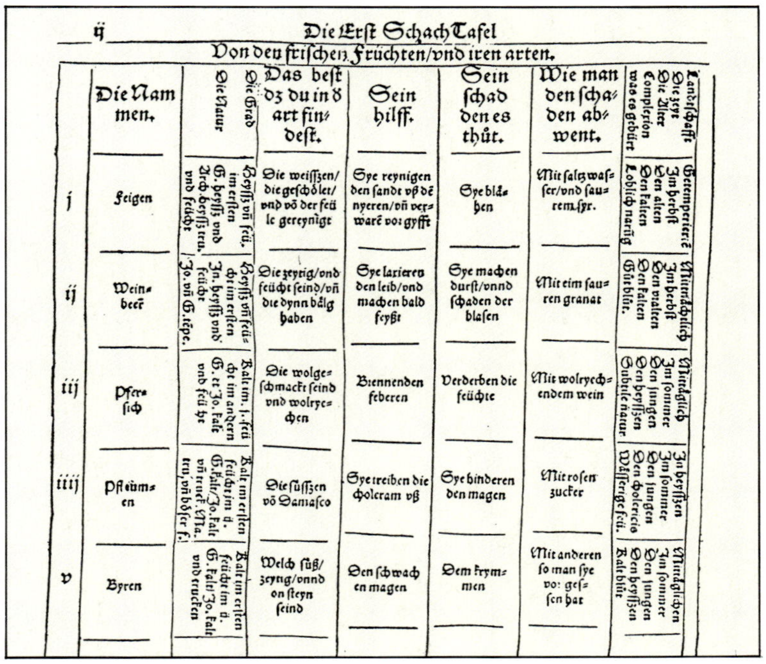
ij

Die Erst SchachTafel

Von den frischen Früchten/vnd iren arten.

	Die Nammen.	Die Natur / Die Grad	Das best dz du in d art findest.	Sein hilff.	Sein schad den es thůt.	Wie man den schaden abwent.	Landtschafft / Die zeyt / Die Alter / Complexion was es gebürt
j	Feigen	Heyssz vñ feü. im ersten G. heyssz vnd Arch. heyssz treu. vnd feücht	Die weisszen/ die geschölet/ vnd vō der feülle gereynigt	Sye reynigen den sandt vsz dē nyeren/vñ verwarē vor gyfft	Sye blähen	Mit saltzwasser/vnd saurem syr.	Getemperierte / Im herbst / Den alten / Den kalten / Loblich narūg
ij	Weinbeer	Heyssz vñ feücht im ersten In. heyssz vnd feücht Jo. vñ G. tēpe.	Die zeytig/vnd feücht seind/vñ die dynn bälg haben	Sye larieren den leib/vnd machen bald feyszt	Sye machen durst/vnnd schaden der blasen	Mit eim sauren granat	Mittnächtlich / Im herbst / Den vralten / Den kalten / Gütblüt.
iij	Pfersich	Kalt im. j. feücht im andern G. et Jo. kalt vnd feü ht	Die wolgeschmackt seind vnd wolryechen	Brennenden feberen	Verderben die feüchte	Mit wolryechendem wein	Mittäglich / Im sommer / Den jungen / Den heyssen / Subtile natur
iiij	Pfleümen	Kalt im ersten feücht im a. G. kalt/ Jo. kalt vñ truck. Ma. tru, vñ böser f.	Die süsszen vō Damasco	Sye treiben die Colerام vsz	Sye hinderen den magen	Mit rosen zucker	In heyssen / Im sommer / Den jungen / Den Colericis / Wässerige feü.
v	Byren	Kalt im ersten feücht im a. G. kalt/ Jo. kalt vnd trucken	Welch süsz/ zeytig/vnnd on steyn seind	Den schwachen magen	Dem krymmen	Mit anderen so man sye vor gessen hat	Mittäglichen / Im sommer / Den jungen / Den heyssen / Kalt blüt

Jeder Frucht ist eine bestimmte therapeutische Wirkung zugeordnet.

Die »Schachtafeln«

Chronik Stichwort

Der in seiner Vaterstadt Bagdad praktizierende Arzt Abû l-Hasan al-Muchtâr Ibn Butlân behandelt in seinem »Tacuinum sanitatis« (»Almanach der Gesundheit«) Fragen der Diätetik und Hygiene in Tabellenform (arab. taqwîm, latinisiert tacuinum) bzw. in sog. Schachtafeln. Wie auf einem Schachbrett ordnet er in der Vertikalen die einzelnen Nahrungs- und Arzneimittel an und kombiniert sie in der Horizontalen mit ihrer therapeutischen Wirkung.

Die »Schachtafeln« erscheinen in der deutschen Erstausgabe in Straßburg 1533, von Michael Herr übersetzt, rot gedruckt und am unteren Rand teilweise mit Holzschnitten versehen.

Kathedralschulen lehren die Heilkunst

Um 1000. In Chartres und Reims entstehen Kathedralschulen, an denen die »Sieben Freien Künste« (Artes liberales) gelehrt werden. Diese bestehen aus drei Formalwissenschaften (Trivium), Grammatik, Dialektik und Rhetorik, und aus vier Realwissenschaften (Quadruvium), Geometrie, Arithmetik, Musik und Astronomie. Neben diesen Fächern finden auch medizinische Themen im Unterricht Berücksichtigung.

An den frühen Klosterschulen der Benediktiner sind die Artes liberales ebenfalls Bestandteil des Lehrplans. In den Kloster- und Stiftsschulen der später gegründeten Orden (Zisterzienser, Dominikaner, Franziskaner, Karmeliten) finden sie dagegen weniger Beachtung, hier stehen theologische Disziplinen im Vordergrund.

Die Nachbarschaft der drei Institutionen Kirche, Hospital und Schule ist typisch für die Zeit vor Gründung der Universitäten. Gottesdienst, Pflege der Armen und Kranken sowie die Vermittlung des Wissens im kirchlichen Raum gehören zusammen. Die Universitäten gehen nicht aus den Kloster- und Kathedralschulen hervor, sondern sie entwickeln sich zumeist aus den Stadtschulen oder den neu gegründeten »Generalstudien« (studium generale).

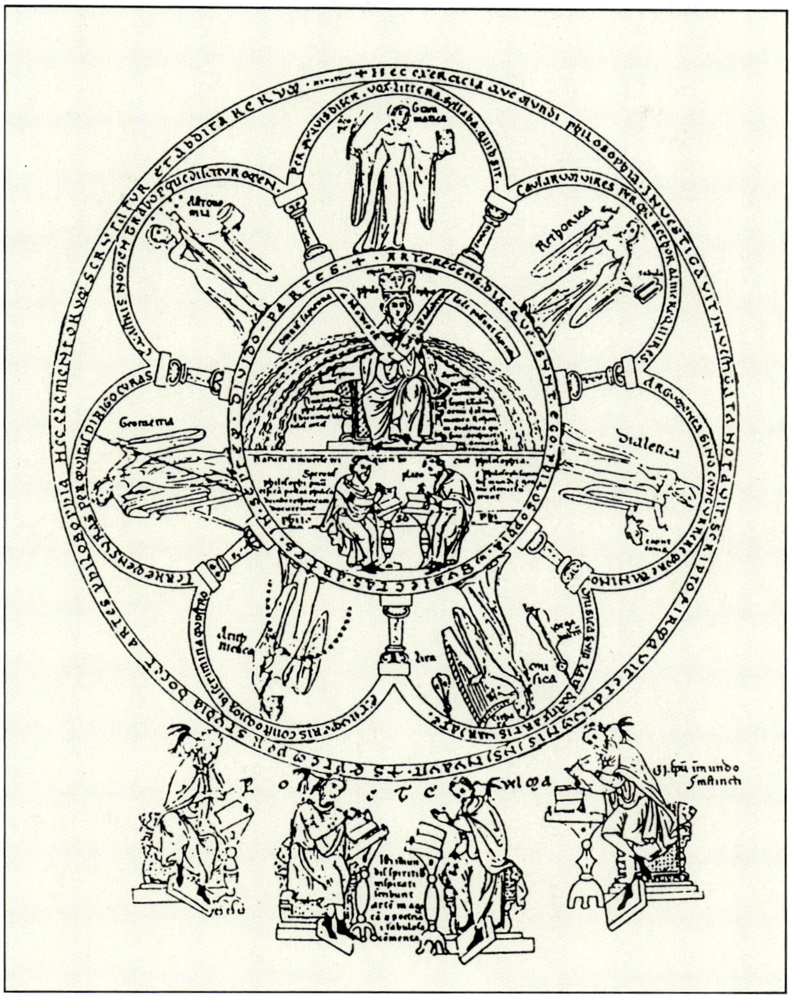

Darstellung der »Sieben Freien Künste« aus dem »Hortus deliciarum« (lat. Lustgarten) der Äbtissin Herrad von Landsberg (um 1125–1195)

Mönch vermittelt arabische Kultur

1067–1087. Im Kloster Monte Cassino (Italien) überträgt der Benediktinermönch Constantinus Africanus (1018–1087) arabische Medizintexte in die lateinische Sprache.

Mit dieser Arbeit trägt der zum Christentum konvertierte, ehemalige Muslim dazu bei, daß die Medizin der Antike, die in den Werken der arabischen Gelehrten überliefert ist, in Westeuropa wiederbelebt wird. Insbesondere die Ärzte und Chirurgen der Medizinschule von Salerno (→ 1150–1180/S. 88) übernehmen dieses Wissen und setzen es in die Praxis um.

Der aus Karthago stammende hochgebildete Constantinus, der als Arzneimittelhändler auf seinen Reisen Griechisch und Latein gelernt hat, tritt 1067 in das Kloster von Monte Cassino ein. Hier übersetzt er insgesamt 20 medizinische Werke, die z. T. einige Lücken aufweisen, da der Gelehrte ihm unverständliche Textstellen ausläßt.

Zu seinen wichtigsten Übersetzungen zählt neben Schriften des Isaac Judaeus die medizinische Enzyklopädie des Haly Abbas (Âlî ibn al-Âbbâs al-Magûsi) mit dem Titel »Pantechne«. Dabei verschweigt Constantinus den arabischen Autor der Handschrift, um die Aufnahme des Werkes im christlichen Abendland zu erleichtern.

Beschützer und Helfer der Schwachen und Kranken

Ende 11. Jahrhundert. Mit den Pilgerzügen an das Grab des hl. Jakobus in Santiago de Compostela (Nordwestspanien) erlebt die Heiligenverehrung einen Höhepunkt.

Im hohen Mittelalter werden Hunderte von Heiligen bei Krankheiten als Schützer und Helfer angerufen, gegen Pest und Aussatz ebenso wie gegen Stottern und Bettnässen.

Die Gründe, warum ein Heiliger als Schutzpatron gegen eine Krankheit ausgewählt wird, sind vielfältig. Am Beispiel der Heiligen für Augenkrankheiten wird dies deutlich: Die Märtyrerin Lucia (gest. 303) gilt aufgrund ihres Namens, der übersetzt »die Lichtvolle« bedeutet, als Schutzpatronin der Augenkranken. Die Äbtissin Odilia (gest. um 720) ließ eine Heilquelle für Augenkrankheiten sprudeln. Der hl. Restitutus war selbst blind und wurde von Jesus geheilt. Die hl. Genoveva (gest. 502) soll Blinde von ihrem Leiden erlöst haben. Weil Öl, das aus ihrem Grab austrat, Blinde heilte, wird die Äbtissin Franca von Piacenza (gest. 1218) angerufen. Auch geblendete Märtyrer, wie Porcianus, Abt von Lérins (8. Jh.), gelten als Helfer.

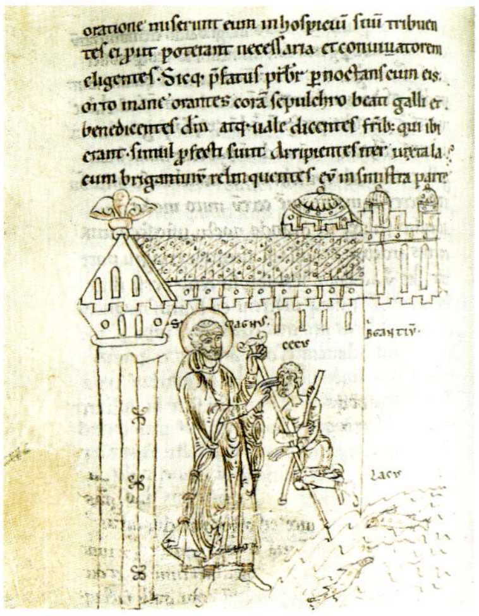

Der hl. Magnus kuriert einen Blinden (Stiftsbibliothek St. Gallen, 12. Jh.).

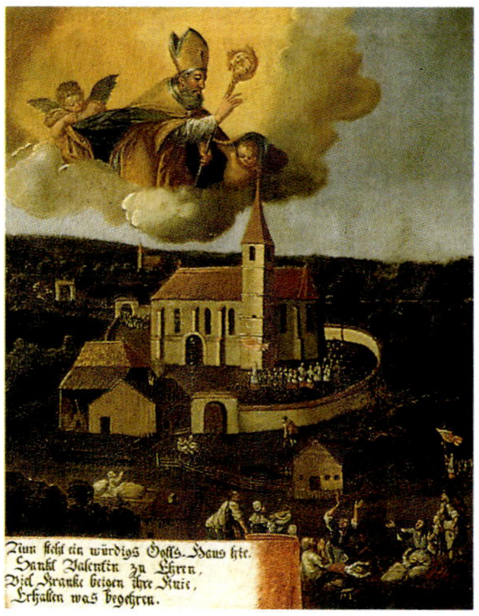

Der hl. Valentin (»Fall net hin!«) bewahrt vor Fallsucht (Passau).

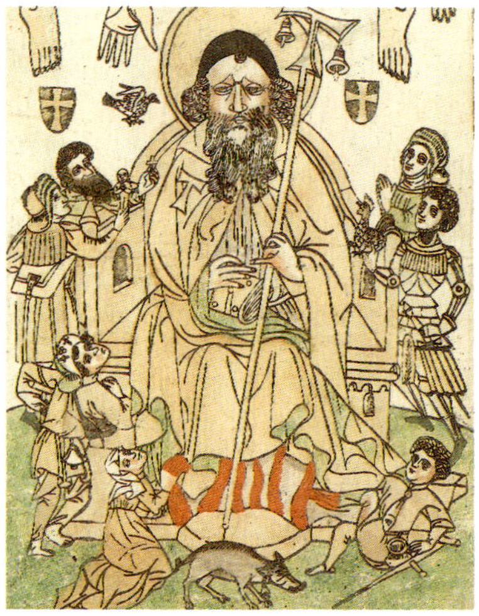

Der hl. Antonius schützt vor dem »Antoniusfeuer« (Schwaben, um 1450).

Laien übernehmen die Krankenpflege

2. Hälfte 11. Jahrhundert. In der Nähe des südfranzösischen Klosters von Cluny finden sich Männer und Frauen zusammen, die um ihres Seelenheils willen Kranke und Sieche pflegen wollen.
Diese auch in anderen Teilen Europas zu beobachtende Zunahme der Laienpflege hat ihren Ursprung in der klösterlichen Reformbewegung des 10. Jahrhunderts. Ausgehend vom Kloster Cluny sollten durch strengere Klosterregeln und die direkte Unterstellung des Klosters unter die Herrschaft des Papstes die Ideale des frühen Mönchstums (→ Benediktinerorden; 529/S. 66) erneuert werden. Daraus folgte, daß die Pflege von Kranken innerhalb der Klostermauern als Störung des Klosterfriedens angesehen wurde.
Zahlreiche europäische Klöster überlassen deshalb ihre Spitäler Laienhelfern. Aus dieser Initiative entwickeln sich an vielen Orten Pflegegemeinschaften, aus denen wiederum weltliche Orden hervorgehen, deren Mitglieder sich aus allen Ständen rekrutieren.
Ein Beispiel für einen derartigen Orden ist die Laienbruderschaft der Antoniter, die im letzten Jahrzehnt des 11. Jahrhundert im französischen La-Motte-aux-Bois entsteht. Aufgabe der Bruderschaft ist die Betreuung der Pilger, vor allem aber der am sog. Antoniusfeuer (lat. ignis sacer = »heiliges Feuer«) Erkrankten. Diese meist auf verunreinigten Roggen zurückzuführende Mutterkornvergiftung (Ergotismus) führt im Mittelalter insbesondere in Frankreich zu Epidemien.
Einen Auftrieb erhalten die Pflegegemeinschaften durch die Begründung der Bettelorden, wie die der Franziskaner, Dominikaner und Augustiner im 13. Jahrhundert, die in den Städten von den Almosen des Volkes leben. Richtunggebend für die Krankenpflege werden vor allem die »Terziaren«. Dieser von dem hl. Franz von Assisi gegründete »Dritte Orden« seiner Gemeinschaft ist ursprünglich eine Vereinigung von Weltleuten beiderlei Geschlechts, aus der sich eine abgeschlossene Gemeinschaft entwickelt, die sich in erster Linie der Kranken annimmt. Die Spitalschwestern dieser Vereinigung in Nordfrankreich erhalten im ausgehenden Mittelalter den volkstümlichen Namen »Graue Schwestern«.
Die Kreuzzugsbewegung, die 1071 durch die Eroberung des Heiligen Landes durch die Seldschuken ausgelöst wird, bringt eine spezielle Selbsthilfeorganisation der Kreuzfahrer hervor: Die geistlichen Ritter- und Spitalorden. Sie kümmern sich in der Fremde um die kranken und verletzten Kämpfer. Als älteste dieser Gemeinschaften entsteht im Heiligen Land der Johanniterorden. In ihren Statuten legen die Johanniter vorbildliche Regeln fest: Für den Krankendienst sollen vier geprüfte Ärzte, darunter zwei Chirurgen, zur Verfügung stehen. Für jeden Krankensaal sind neun Wärter vorgesehen.
Auch der Ende des 12. Jahrhunderts in Jerusalem gegründete Deutsche Orden, dessen erste drei Gelübde »den Kranken zu dienen, die Kirche zu schützen und gehorsam zu sein« lauten, folgt in seinem Krankenpflegewesen den Vorschriften der Johanniter. Da die Deutschritter jedoch hauptsächlich politische Ziele verfolgen, nehmen sie für die Krankenpflege männliche und weibliche Laien in Dienst. Nach der Vertreibung aus dem Heiligen Land beginnt der Deutsche Orden im 13. Jahrhundert mit der Christianisierung Preußens. Hier unterhalten die Deutschritter, die sich nach dem Vorbild der Johanniter besonders auch der Findelkinder und Waisen annehmen, mindestens 1000 Hospitäler. Die Spitäler der Ordensgemeinschaften in den Städten bereiten den Weg zur Verbürgerlichung der Krankenpflege und ihren Übergang in städtische Regie (→ 1286/S. 103).

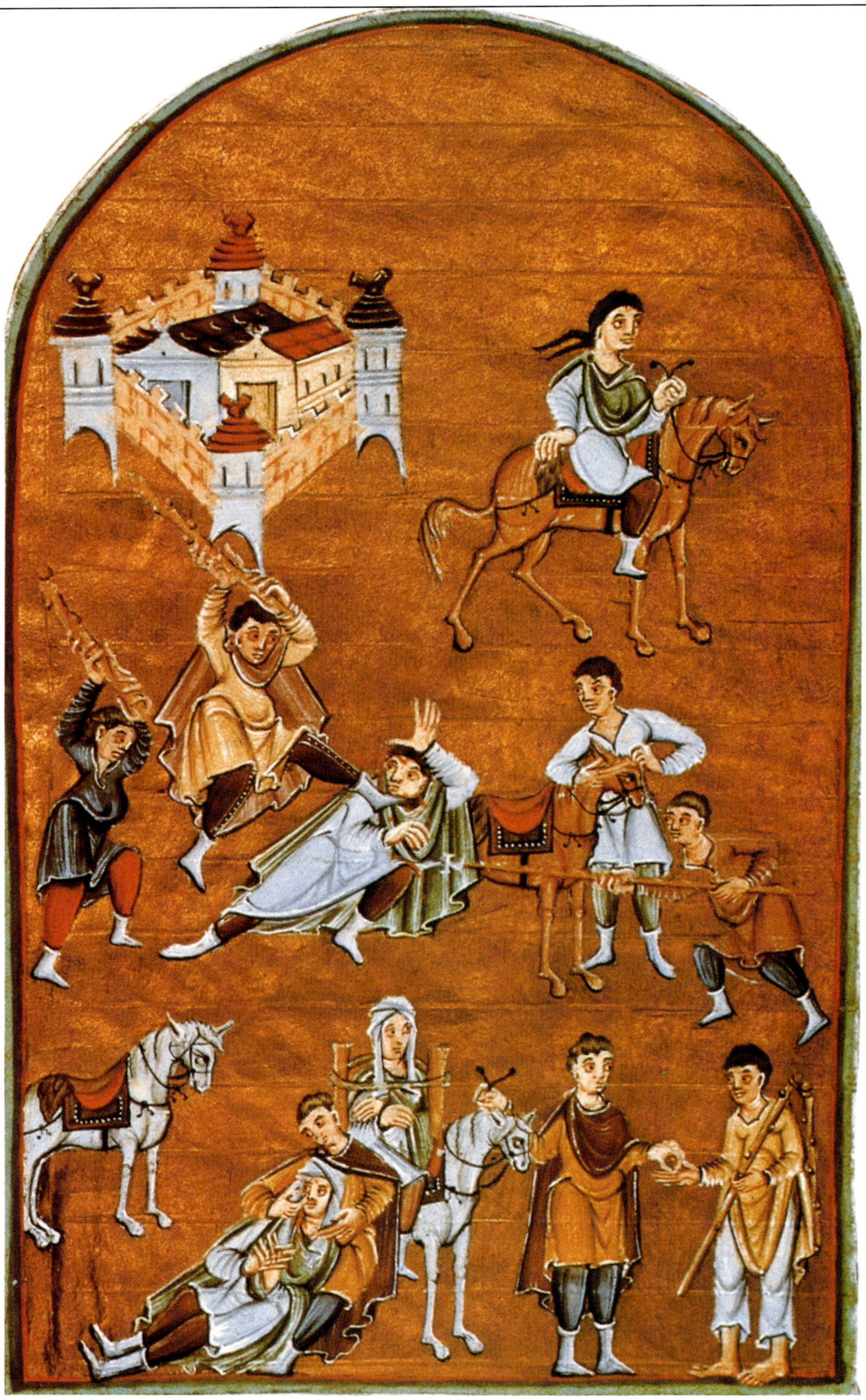

Szenische Darstellung des Gleichnisses vom Barmherzigen Samariter (Evangeliar Kaiser Ottos III., spätes 10. Jh.). Der Samariter hilft einem Mann, der von Räubern ausgeplündert und zusammengeschlagen worden ist: »Er trat hinzu, verband seine Wunden und goß Öl und Wein darauf. Dann setzte er den Kranken auf sein Lasttier, brachte ihn in eine Herberge und trug Sorge für ihn. Am nächsten Morgen zog er zwei Denare heraus, gab sie dem Wirt und sprach: ›Trage Sorge für ihn, und was du noch darüber aufwenden wirst, will ich dir erstatten, sobald ich zurückkomme.‹« Kein anderer Text der Bibel hat im Mittelalter und darüber hinaus die Barmherzigkeit (lat. misericordia) als Beweggrund des Helfens und Heilens in der Nachfolge Christi stärker propagiert. Auch im arabischen Mittelalter macht der Koran die Barmherzigkeit und damit die Krankenpflege zur Pflicht für alle praktizierenden Gläubigen.

1100

1100–1199

12. Jahrhundert. Schüler und Lehrer begründen in den europäischen Bildungszentren wie Bologna (1113), Montpellier (1187) und Paris (um 1200) die ersten Universitäten. → S. 87

In Italien entsteht das später nach der Medizinschule von Salerno (→ 1150–1180/S. 88) benannte Lehrgedicht »Regimen sanitatis Salernitanum«, das Ratschläge für eine gesunde Lebensführung gibt. → S. 90

An den europäischen Universitäten findet der Anatomie-Unterricht ohne Sektionen statt. → S. 91

Der Bezoarstein wird in Europa als Allheil- und Wundermittel populär. → S. 91

1121. Der in Córdoba lebende Arzt Avenzoar (Âbdalmalik ibn Zuhr) verfaßt sein berühmtes Buch über Medizin und Diätetik »at-Taisîr« (lat. Teisir). Der Mediziner beschreibt erstmals die Krätzmilbe, die im Abendland erst im 19. Jahrhundert als Krankheitsbild beschrieben wird.

1130. Das Konzil von Clermont untersagt den Mönchen jede ärztliche Tätigkeit. Sie sollen sich wieder den rein kirchlichen Aufgaben zuwenden. Die Epoche der Klostermedizin (→ S. 71) geht zu Ende, das Zeitalter der scholastischen Medizin (→ S. 89) bricht an.

1132. Das Hospital für kranke und alte Mönche (Infirmarium) des Klosters Cluny wird erweitert. Mit 80 Betten, vier Feuerstellen, Abwasserkanälen und Rauchabzug zählt es zu den ersten Großkrankenhäusern Europas.

Ab etwa 1135. Die Übersetzerschule von Toledo vermittelt dem lateinischen Abendland wichtige arabische Werke aus Philosophie, Naturwissenschaft und Medizin. → S. 89

Um 1136. In Byzanz entsteht das »Pantokrator«-Kloster, dem ein Hospital mit etwa 50 Betten angeschlossen ist. → S. 91

1136. Der persische Gelehrte Ibrâhîm al-Gurganî stirbt in Merw. Er hat das erste systematische medizinische Werk in persischer Sprache geschrieben: Den »Schatz des Königs von Chwârizm«.

Um 1150. Die Äbtissin Hildegard von Bingen verfaßt ein naturkundliches und medizinisches Buch im Kloster Rupertsberg bei Bingen. → S. 92

1150–1180. Die süditalienische Stadt Salerno zieht als erstes medizinisches Zentrum des westeuropäischen Mittelalters Studenten und Gelehrte an. → S. 88

1154. Nûraddîn, der Herrscher Syriens und des Nordiraks, eröffnet in Damaskus den »Nûrî-Bîmâristân«. Das Krankenhaus entwickelt sich zu einer berühmten Ausbildungsstätte (→ um 800/S. 75) und bleibt bis 1899 in Betrieb.

1160–1185. Gerhard von Cremona überträgt als Leiter der Übersetzerschule von Toledo (→ ab etwa 1135/S. 89) Texte der arabischen Naturwissenschaften ins Lateinische, u. a. Werke von Rhazes (→ 898/S. 74), Avicenna (→ um 1030/S. 82) und Abulcasis (→ 2. Hälfte 10. Jh./S. 78).

1163. Das Konzil von Tours verbietet Klerikern die Ausübung der Chirurgie nach dem Motto »Ecclesia abhorret a sanguine« (Die Kirche erschreckt vor allem Blut). Chirurgische Eingriffe nehmen in Europa – mit Ausnahme von Südfrankreich und Italien – von nun an Bader, Barbiere, Kastrierer und Quacksalber vor.

Ab 1165. In London müssen sich die Prostituierten einer medizinischen Untersuchung unterziehen. Diese Kontrolle dient der Seuchenbekämpfung.

1175–1180. Der englische König Heinrich II. Plantagenet (1133–1189), aufgrund verwandtschaftlicher Beziehungen Herrscher eines Drittels von Frankreich, stiftet in Angers das »Hôpital St. Jean«, ein Hallenhospital, dessen dreischiffiger Raum zu den größten mittelalterlichen Hospitalsälen gehört.

1187. In Toledo stirbt der italienische Arzt und Gelehrte Gerhard von Cremona. Er gilt als bedeutender Übersetzer zahlreicher Texte sowohl der antiken als auch der arabischen Medizin ins Lateinische (→ ab etwa 1135/S. 89).

1190. Die Deutsche Spitalbrüderschaft, die ab 1198 unter dem Namen Deutscher Orden bekannt wird, widmet sich der Krankenpflege deutscher Pilger in Jerusalem.

1194. Der arabische Gelehrte Qalânisî verfaßt den »Aqrâbâdîn« in 49 Kapiteln, die umfassendste Pharmakopöe. Neue Arzneiformen werden angegeben, wie Roob (eingedämpfte Pflanzensäfte in Pillenform), Julep (Sirup), kandierte Früchte, mit Zukker (statt Honig) gesüßte Säfte und Latwerge (brei- bzw. teigförmig zubereitetes Arzneimittel).

1195. An die Pariser Kathedrale Nôtre-Dame wird ein vom Bischof gestiftetes Hospital (»Hôtel-Dieu«) angebaut.

1198. Der jüdische Arzt, Theologe und Philosoph Maimonides (Mûsâ ibn Maimûn) verfaßt eine arabische Schrift über Gifte und Gegengifte. Es handelt sich um eine Art Erste-Hilfe-Anleitung für Vergiftungen. Mit dem Lehrgedicht »Regimen Sanitatis« für den ältesten Sohn des Sultans Saladin in Kairo schafft Maimonides außerdem das bedeutendste Werk über Seelenhygiene (= gesunde Lebensführung) in der islamischen Ära.

Der arabische Philosoph und Arzt Averroes (Ibn Ruschd) stirbt in Córdoba. Der Leibarzt des Sultans in Sevilla und Marrakesch gilt als herausragender Kommentator und Interpret des griechischen Philosophen Aristoteles und als Kritiker Galens.

Die ersten Universitäten

12. Jahrhundert. An europäischen Kloster-, Kathedral- und Privatschulen bilden sich Gemeinschaften von Lehrern und Lernenden. Diese ersten Universitäten (»universitas magistrorum et scholarium«) wahren die Interessen ihrer oftmals von weither zugereisten Mitglieder am Studium.

Die neuartige Institution hat eine eigene Verwaltung und Gerichtsbarkeit. An der Universität von Bologna gliedern sich seit 1113 die Studenten in Landsmannschaften (lat. »nationes«). Prokuratoren wählen den Rektor der Universität. Die Statuten Bolognas dienen als Vorbild für weitere Universitätsgründungen. 1224 stiftet Friedrich II. in Neapel die erste Staatsuniversität und erläßt die erste »Medizinalordnung« zur Studienregelung (→ 1231/S. 96).

An den Universitäten wird vor allem das von den Übersetzerschulen Salerno (→ 1150–1180/S. 88) und Toledo aufbereitete arabische und antike Wissen rezipiert. Etwa ab 1250 gibt es eine Gliederung in einzelne Fachdisziplinen, »Fakultäten«: Artisten (Studium der »Sieben Freien Künste«), Juristen, Mediziner, Theologen. Die Fakultäten wählen jährlich ihren Vorsteher (Dekan). Sie haben das Prüfungs- und Promotionsrecht und verleihen den Doktorgrad und damit die Lehrbefugnis. In die Kompetenz der Universität fallen auch die Amtsbezeichnungen, d. h. die Ernennung von Ordinarien, Lektoren und Pedelle, die Auswahl der Amtstracht (Talare und Barette) und die Einschreibung (lat. Immatrikulation). Mittellose Studenten genießen Gebührenfreiheit, wie z. B. in Köln von 1470 bis 1480 etwa ein Fünftel aller Studenten.

Im Orient gibt es bereits seit 556 in Gondishapur eine Akademie, im muslimischen Córdoba (868) sowie in Kairo (973) die heute noch existierende Azhar-Universität.

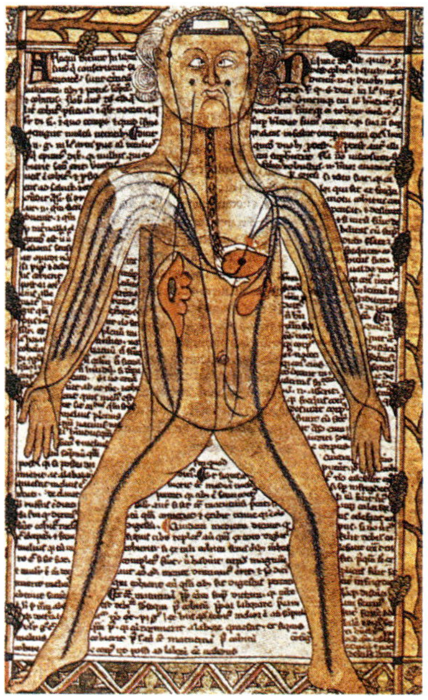

Darstellung von Muskeln und Gefäßen (Miniatur, 12. Jh.)

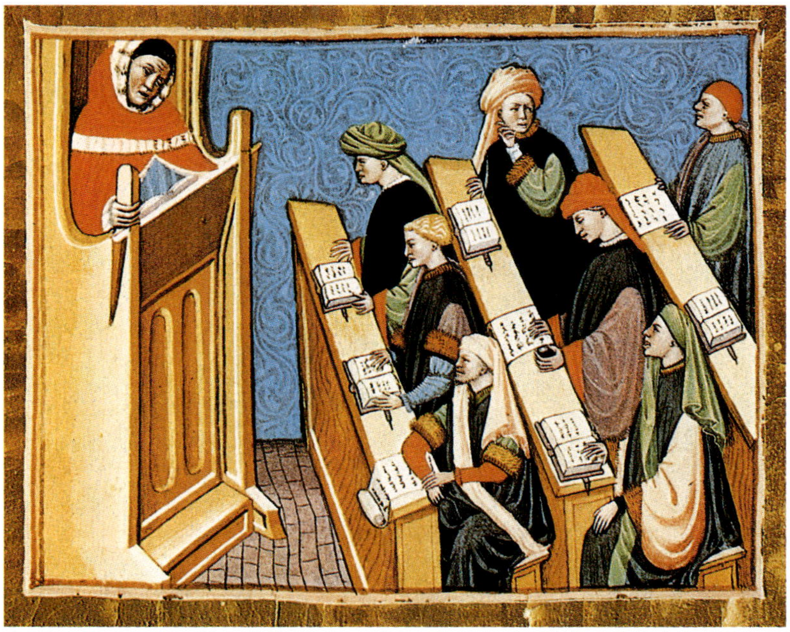

Lehrsituation an der Universität von Bologna: Der Meister Antonio da Budrio unterrichtet seine Schüler von der Kanzel aus (frühes 15. Jh.).

Salerno vereinigt das Wissen von Orient und Okzident

1150–1180. Die Medizinschule von Salerno erlebt ihre Blütezeit. Hier werden die Grundlagen der weltlichen Schulmedizin im lateinischen Mittelalter (Westeuropa) gelegt. Erstmals können Laien, vermutlich auch Frauen, in einem nichtarabischen Land eine Heilkunde studieren, die auch das Wissen der Antike mit einbezieht.

Die wohl älteste Medizinschule im mittelalterlichen Europa ist wahrscheinlich um 850 aus einer Korporation von salernitanischen Ärzten hervorgegangen, die den Ehrentitel »civitas hippocratica« trug, weil sie insbesondere die hippokratische Überlieferung pflegte.

Europaweit bekannt wird Salerno durch die Übersetzungen zahlreicher arabischer Lehrbücher. Insbesondere die Auswertung und praktische Umsetzung der von Constantinus Africanus (→ 1067–1087/S. 85) ins Lateinische übertragenen Werke der arabischen Medizin führt in Salerno zu einem Aufschwung der Anatomie und Chirurgie. So werden z. B. in der anatomischen Forschung wieder (Tier-)Sektionen gefördert. An die Stelle der durch die Volksmedizin bestimmten einheimischen Heilkunde treten Gliederungen der Pathologie.

Um 1200 entsteht in Salerno das »Antidotarium Nicolai« mit 142 Rezeptvorschriften, das aus 1000 Rezepturen die wichtigsten enthält, übersichtlich ist und sich über die Jahrhunderte zu einem in ganz Europa benutzten Apothekerhandbuch entwickelt. Der Name Salernos ist außerdem verknüpft mit der Sammlung zahlreicher Gesundheitsregeln, die als diätetisches Lehrgedicht große Popularität erlangen (→ 12. Jh./S. 90).

Ausgehend von der Tatsache, daß Lehrer der Medizinschule den Titel »magistri« tragen, wird Salerno auch als erste europäische Universität bezeichnet. Als beispielhafte medizinische Bildungsstätte soll Salerno sogar den normannischen König von Sizilien, Roger II., beeinflußt haben, der 1140 eine erste einfache Prüfungs- bzw. Approbationsordnung für Ärzte erläßt.

Bereits im 13. Jahrhundert verblaßt der Ruhm Salernos gegenüber den Universitäten von Montpellier und Padua. 1811 erfolgt die Auflösung der Medizinschule durch ein Edikt Napoleons I.

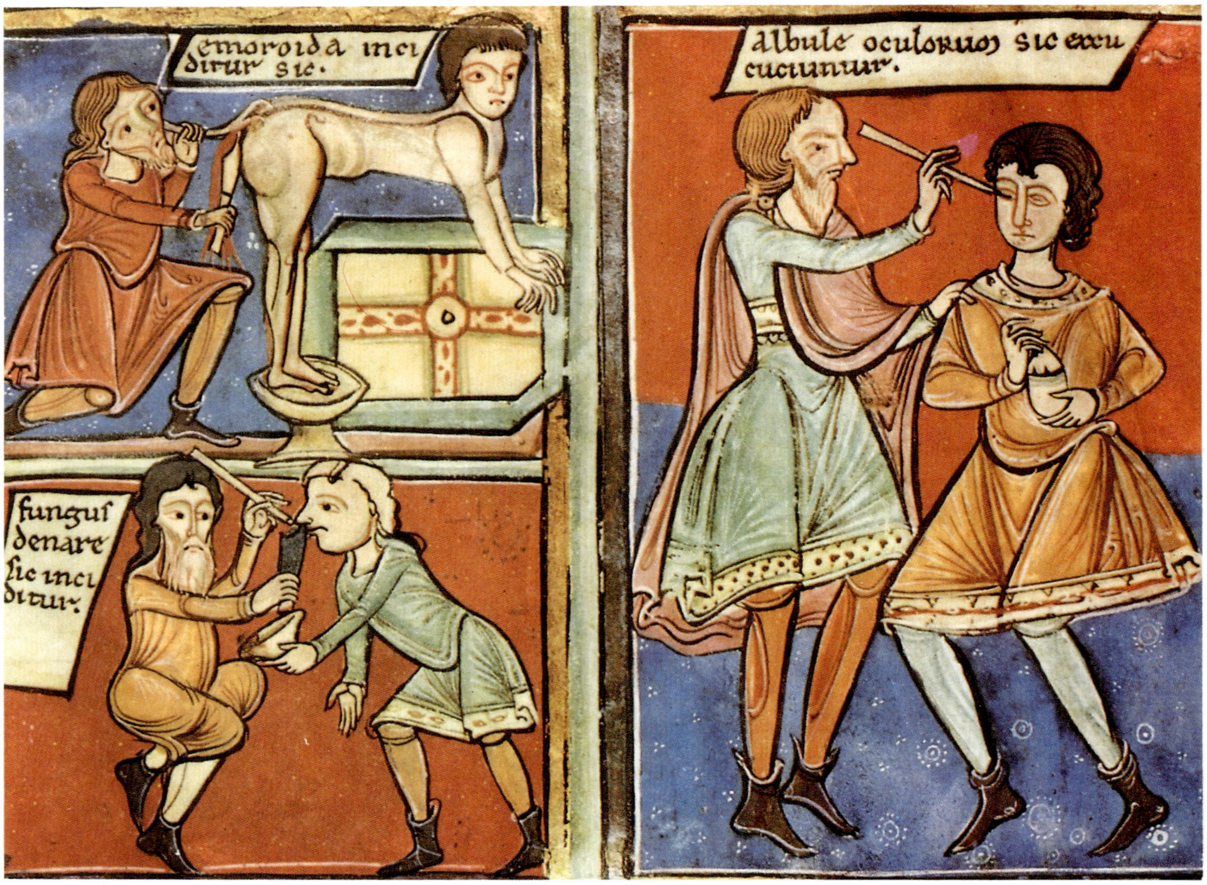
emoroida inci ditur sic.
albule oculorum sic excu ciciuntur.
fungus denare sic inci ditur.

△ *Chirurgische Eingriffe, wie sie an der Medizinschule von Salerno vorgenommen werden: Ausbrennen von Hämorrhoiden (o. l.), die Entfernung von Nasenpolypen (u. l.) und der Starstich (r.). Zum Auffangen des Blutes bei der Operation dienen Becken, wie links unten auf der Abbildung zu sehen ist. Der Starstich-Patient (r.) hält eine Salbenbüchse in der Hand. Neben den hier dargestellten, häufig praktizierten Operationsmethoden leistet die Schule von Salerno auf dem Gebiet der Geburtshilfe Grundlegendes. In dem Werk »De mulierum passionibus« wird z. B. zum ersten Mal die Dammnaht bei einem kompletten Dammriß beschrieben (Miniatur aus einem Manuskript von Salerno, Codex latinus Sloane; 12. Jh.).*

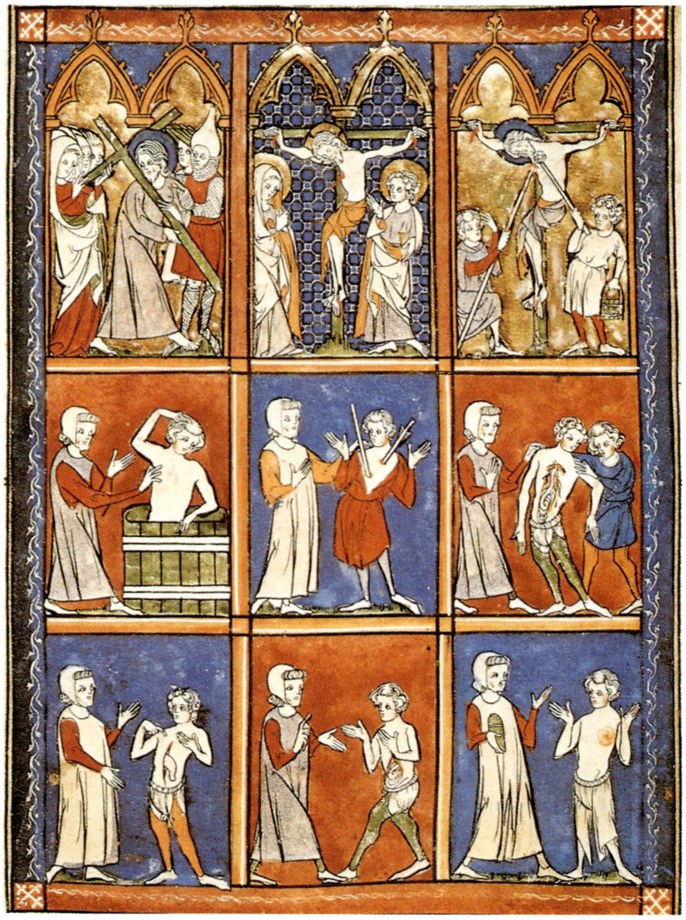

◁ *Manuskriptseite aus einer französischen Übersetzung der »Chirurgia Rolandina«, die die Behandlungsmethoden des wohl wichtigsten Chirurgen von Salerno, Roger (um 1170), darstellt. Die obere Bildleiste der aus dem 13. Jh. stammenden Miniaturenmalerei zeigt Szenen aus dem Leben Jesu; die beiden unteren Leisten sind Teil eines chirurgischen Bilderatlas, der insgesamt 94 Szenen enthält. Die 17 Illustrationsseiten umfassende Handschrift entsteht aufgrund der Lehrvorträge des Roger von Salerno und wird nachträglich von Rolando di Parma (um 1240), einem Chirurgen aus Bologna, zusammengestellt. Als Lehrbuch ist es im Mittelalter weit verbreitet. Die Illustration des Werkes gilt als kunstvolles Beispiel für die gotische Miniaturmalerei der französischen Schule.*

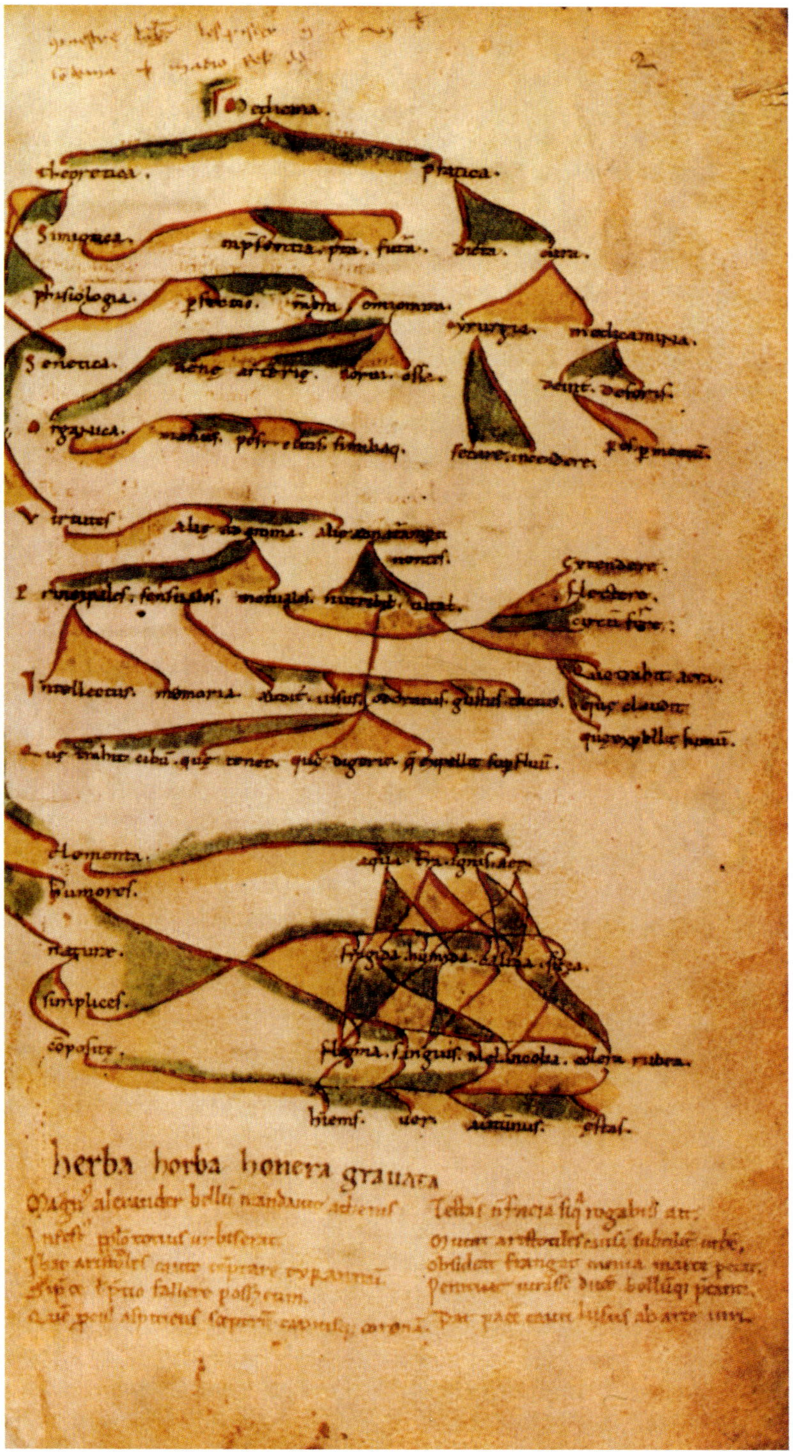

Fachgebiete der Medizin aus Galens »De partibus artis medicinae« (lat. Übersetzung, 12. Jh.)

Übersetzer erschließen medizinische Texte

Ab etwa 1135. *Die Übersetzerschule von Toledo macht die spanische Handelsstadt zum kulturellen Zentrum des christlichen Abendlandes. Die Gelehrten dieser Institution übersetzen die Schriften antiker Autoren, insbesondere Werke des griechischen Gelehrten Aristoteles, und arabische Texte (u. a. von Rhazes, Avicenna, Abulcasis, Hippokrates und Galen) ins Lateinische.*

Raymond (1125–1151), der Erzbischof von Toledo, hat die Schule ins Leben gerufen, um die arabischen Schriften, die nach der christlichen Rückeroberung Toledos von den Sarazenen 1085 in der Stadt zurückgelassen wurden, auszuwerten und den Gelehrten im christlichen Abendland zugänglich zu machen.

Der bedeutendste Übersetzer medizinischer Texte ist der aus Italien stammende Gerhard von Cremona (1135–1187). Seine lateinische Ausgabe des »at-Tasrif« von Abulcasis übt nachhaltigen Einfluß auf die Chirurgenschulen des ausgehenden Mittelalters in Frankreich und Italien aus.

Im Griff der Scholastik

Chronik Hintergrund

In den wissenschaftlichen Zentren des Mittelalters bilden sich im 12. Jahrhundert sowohl erste Korporationen von Schülern (Scholaren) und Lehrern (Magister) als auch ein festes Schema für den Lehrbetrieb heraus.

Dieses System wird heute mit dem Begriff »Scholastik« umrissen. Im 13. Jahrhundert erlebt es an den europäischen Universitäten, die sich seit dem Ende des 12. Jahrhunderts aus den Gilden der Schüler und Lehrer (»universitas magistrorum et scholarium«; → 12. Jh./S. 87) entwickeln, seine Blütezeit. Zu den herausragenden Vertretern der Scholastik zählen der Universalgelehrte Albertus Magnus (eigtl. Albert von Bollstädt; um 1200–1280), Thomas von Aquin (1225–1274) und Roger Bacon (um 1219–um 1292).

Die Lehrmethode der Scholastik soll u. a. dazu dienen, das über die arabische Literatur rezipierte Wissen zu verarbeiten und die Thesen der antiken Autoren, die durch die Araber vermittelt werden, mit dem christlichen Glauben in Einklang zu bringen.

Der Professor liest von der Kanzel (ex cathetra) aus den überlieferten Schriften der antiken und arabischen Autoritäten (in lateinischer Übersetzung) vor, während die Scholaren mitschreiben und den Stoff nach scholastischem Schema diskutieren: Aus einer positiven Behauptung (These) und dem dazugehörigen Widerspruch (Antithese) wird im Verfahren des sog. Syllogismus vom Allgemeinen auf das Besondere geschlossen. Damit kann ein möglicher Widerspruch ausgeschlossen werden.

Eine Folge dieser Form der Wissensvermittlung, die keine Kritik zuläßt, ist die Autoritätshörigkeit nicht nur der Medizin, sondern der gesamten mittelalterlichen Wissenschaft. Insbesondere der antike Philosoph Aristoteles gilt als unangreifbar (Aristotelismus). Auf dem Gebiet der Medizin tritt anstelle der fortschrittlichen Ansätze, die noch in den frühen Schulen von Montpellier und Salerno im 12. Jahrhundert vorhanden sind, der dogmatische »Galenismus«. Die scholastische Anatomie und Pathologie folgen bedingungslos den Schriften Galens (→ nach 169/S. 54). Bestimmendes Krankheitskonzept des hohen und späten Mittelalters wird folgerichtig die galenische Humoralpathologie (→ S. 55).

Der theorielastige Dogmatismus der Scholastiker, der insbesondere an den Universitäten von Paris, Padua und Bologna gelehrt wird, verhindert schließlich auch Fortschritte der experimentellen Naturforschung. Sektionen sind zwar nicht untersagt und werden im Verlauf des 13. Jahrhunderts sogar häufiger durchgeführt; sie dienen jedoch nur dazu, das bereits Bekannte zu bestätigen.

Die Volks- und Praxisnähe, die noch ein Charakteristikum der Klostermedizin ist, fehlt der scholastischen Medizin. Das Studium an der Universität ist langwierig und teuer. Die wenigen Privilegierten, die den Doktortitel erwerben, bleiben an der Universität und verarzten nur einen Bruchteil der Bevölkerung; lediglich reiche Adelige und wohlhabende Bürger können sich eine Behandlung dieser Art leisten. Diese Mediziner verfügen zwar über eine enorme Literaturkenntnis, aber weniger über handwerkliches Können. Damit setzt eine Trennung von medizinischer Theorie und ärztlicher Praxis ein, deren Vertreter als Handwerker gelten.

Vor diesem Hintergrund läßt sich die gesamte Entwicklung der neuzeitlichen Medizin als eine Bewegung der Emanzipation von den wissenschaftlichen Autoritäten der Scholastiker verstehen. Ein wichtiger Wendepunkt, der die Abwendung von der Scholastik einleitet, ist sicherlich der Kampf der Paracelsisten gegen Galenismus und Arabismus in der frühen Neuzeit (→ S. 145). Freilich lebt die alte Scholastik weiter und scheint erst mit dem Siegeszug der naturwissenschaftlichen Medizin im 19. Jahrhundert endgültig überwunden.

Gedicht lehrt die Kunst der gesunden Lebensführung

12. Jahrhundert. In der Blütezeit der Schule von Salerno (→ 1150 bis 1180/S. 88) entsteht das Lehrgedicht »Regimen sanitatis Salernitanum«. Die Verssammlung umfaßt diätetische Ratschläge und hygienische Vorschriften, deren Tradition auf die Antike zurückgehen und die von arabisch-islamischen Vorbildern beeinflußt werden.

Die Lebensregeln sind u. a. für die Kreuzritter gedacht, die nach einer Verwundung in Salerno ärztlich versorgt werden. Dem Wunsch der Ritter, eine allgemein verständliche Anleitung für ein gesundes Leben mit nach Hause zu nehmen, entspricht das Lehrgedicht.

Heilkunst (lat. ars medica) und Lebenskunst (lat. ars vivendi) sind im Mittelalter noch nicht getrennt, sondern bilden eine Einheit. Zur Lebenskunst gehört naturgemäß auch die Sterbekunst (lat. ars moriendi). Die Lebensordnung (lat. ordo vivendi) entspricht dem Wunsch nach einer optimalen Lebensführung. Die Lebensregeln gehen von den seit der Antike bekannten »sechs natürlichen Dingen« aus: Luft (lat. aer, d. h. Atmung), Essen und Trinken (lat. cibus et potus), Bewegung und Ruhe (lat. motus et quies), Schlaf und Wachsein (lat. somnus et vigilia), Ausscheidungen und Abscheidungen (lat. excreta et secreta) sowie die Seelen- und Gemütszustände (lat. affectus animi); ferner Beischlaf, Kleidung und Wohnung.

Zum volkstümlichen Leitfaden für Laien und Ärzte wird das immer wieder erweiterte »Regimen sanitatis Salernitanum« durch die Fassung, die der katalanische Arzt Arnaldus von Villanova (→ 2. Hälfte 13. Jh./S. 102) dem Lehrgedicht mit seinen Kommentaren um 1300 gibt. In gefällige Versform gefaßt, wird es zum Vorbild für unzählige gleiche Regimina und Gesundheitskatechismen. So entstehen Ratgeber für Greise, Frauen, Kinder und Schwangere, wie z. B. → 1513 (S. 134) die Hebammenschrift des Eucharius Roeßlin »Der schwangeren Frauen Rosengarten«.

Noch in der »Hausväterliteratur« (→ 1682/S. 197) erlebt die im »Regimen« gepriesene Lebenskunst eine Blüte und bis heute haben sich Sprichwörter erhalten, wie »Nach dem Essen sollst du ruhn/oder tausend Schritte tun«.

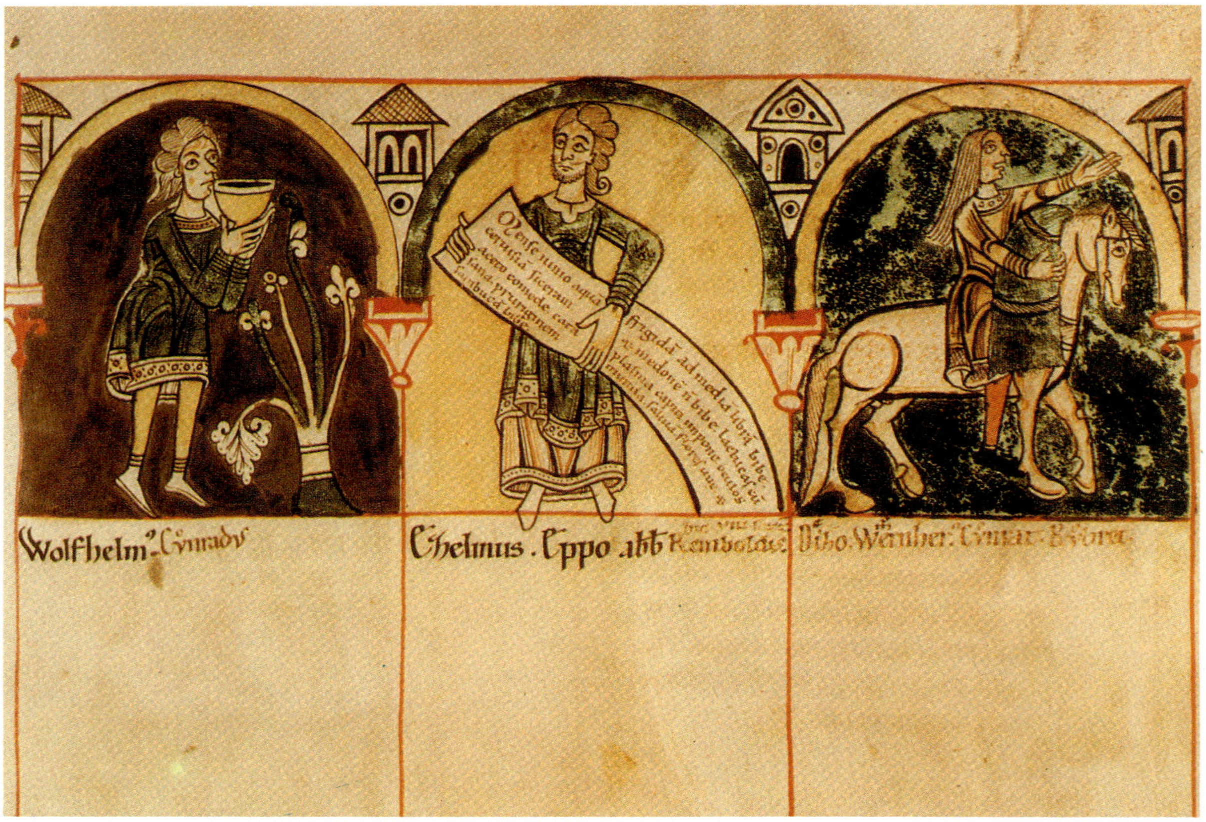

Beispiel für diätetische Ratschläge im 12. Jh.: Im Monat Juni soll man frisches Wasser trinken, kein Bier und keinen Most zu sich nehmen. Salbei, Reben- und Holunderblüten schützen vor Augenentzündungen (franz. Kodex, um 1154).

Regimen Salernitanum: Gesundheitsregeln

Chronik Zitat

Die Lebens- und Gesundheitsregeln von Salerno finden, in zahlreiche Sprachen übersetzt, große Verbreitung. Nicht ohne Humor geben die Verse Ratschläge für fast alle Lebensbereiche:

Von den Eigenschaften, so ein guter Wein hat (Kapitel 10):

Prüfe am Weine die Farbe zart,
des Geschmacks, des Geruchs, des Gefunkels Art:
Wünschest du guten und echten Wein,
so müssen die Fünfe erfüllet sein:
Forschheit, funkelnde Farbe, sind zwei,
Frische, Fülle von Duft, Feinperlen, die Drei.

Von dem Biere (Kapitel 17):

Sauer darf er nicht sein, lauter das Bier sei und rein.
Brau es aus bestem Malz,
lag're es tüchtig, so halt's.
Welcherweis das Bier zu trinken sei:
Trinken mit mäßigem Schluck
härtet den Magen vor Druck.
Von den Gelbgalligen, so man Choleriker nennet:
Solche, so gelb sind von Galle,
sind heftig und Draufgänger alle,
Selbige Sorte sind Menschen, erpicht,
die andern zu überstrahlen an Licht:
Lernen tun sie fast mühelos,
sie essen gar viel und wachsen gern groß.
Solcherweis sind sie huldvolle Geber,
gnädige Herren, rastlose Streber,
borstig, voll Ränken und Zorneswut,
verschwend'risch, verschmitzt und von kühnem Mut,
trocken und saftlos, von leichtem Gewicht,
hager und mager, ein Safrangesicht.

Von den Pfirsichen, den Rosinen und Trauben (Kapitel 18):

Pfirsich' zum Moste, sie geben
Maß euch und Ordnung ins Leben.
Brauch ist von alters her, daß man Trauben zu Nüssen bescher'.
Tun die Rosinen der Milz auch schlecht, so sind sie für Husten und Nieren doch recht.

Von des Aderlasses Hindernissen (Kapitel 93):

Kalte Naturen, das Kind wie den Greis,
bei rasendem Schmerz, bei Klima wie Eis,
Jene, so unlängst im Bade geschwitzet,
oder bei Liebeswonnen erhitzet.
Jene, so liegen schon länger krank,
oder so voll sind von Speise und Trank.
Wann zu empfindlich ihr Magen,
und schwächlich und nichts kann vertragen, Wann es sie grauet und ekelt baß,
Solche verschone vom Aderlaß.

Anatomie-Unterricht ohne Leichenzergliederung

12. Jahrhundert. Der Anatomie-Unterricht an den neu entstehenden Universitäten Europas (→ 12. Jh./S. 87) verzichtet auf »Leichzergliederung« zu Forschungszwecken. Er richtet sich damit nach einem Gebot der Kirche, die den menschlichen Leichnam für unverletzlich erklärt.

Die Anatomen beschränken sich auf die Wiedergabe der Werke antiker und arabischer Autoren, insbesondere Galens. Vermutlich basieren aber auch die klassischen Arbeiten nur auf Tiersektionen. Dies gilt höchstwahrscheinlich auch für die Araber, obwohl der Islam niemals ein offizielles Verbot der Leichenzergliederung ausgesprochen hat und der Koran keine diesbezügliche Aussage macht.

Die Anatomie des Mittelalters kann aufgrund dieser mangelnden Praxisnähe nur ein grobes Bild des menschlichen Körpers bieten. So stellt der arabische Arztphilosoph Avicenna (→ um 1030/S. 82) z. B. fest: »Wer nicht Medizin und Anatomie kennt, der ist unfähig.«

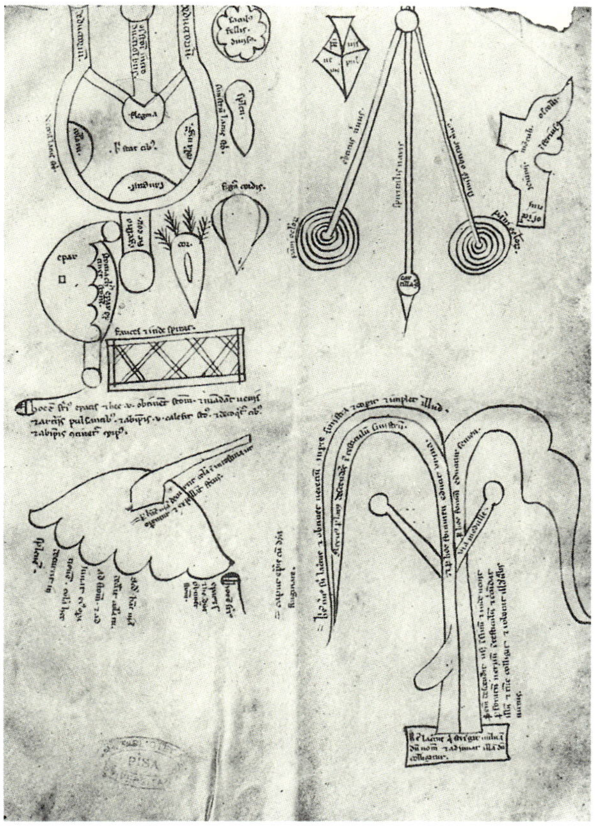

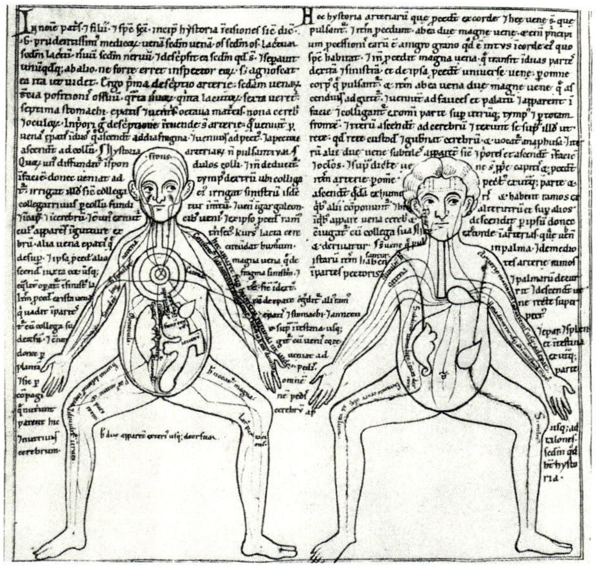

Die beiden für das Mittelalter typischen Ganzkörperansichten (sog. Hockbilder) stellen zwei verschiedene Organsysteme dar: Die Venen (l.) und die Arterien (r.). (Handschrift aus dem Kloster Prüfening bei Regensburg, 1158).

◁ Eine stark schematisierte Darstellung aus dem frühen 13. Jh. zeigt die einzelnen Organe Magen, Gallenblase, Herz, Lunge, Leber, Darm, Augen, Nase, Gebärmutter (Codex Roncioni, Universitätsbibliothek Pisa).

Krankenhaus, Kloster und Kaisergrab

Um 1136. Der byzantinische Kaiser Johannes II. Komnenos (1088–1143) läßt in Konstantinopel das Pantokrator-Kloster erbauen. Das Hospital dieses sog. Pantokrators übertrifft alle abendländischen Krankenpflegeanstalten seiner Zeit an Ausstattung und Organisation.

Johannes II. vereinigt in dem von ihm gestifteten Gebäude Kloster, Grabstätte des Kaiserhauses und Hospital zu einer Einheit. Zu festgesetzten Tagen müssen die Hospitalbewohner zusammen mit den Mönchen dem Gottesdienst beiwohnen. Damit erreicht der Kaiser, daß nicht nur die Mönche für das Seelenheil des Klostergründers beten, sondern auch die Kranken. Diese Verstärkung der Fürbitte ist vermutlich als Motiv für die Gründung des Pantokrator-Klosters ebenso wichtig wie die christliche Absicht, Gutes zu tun.

Das Pantokrator-Hospital bietet etwa 50 Kranken in fünf getrennten Abteilungen Platz. Unterteilt wird nach chirurgischen und akuten Krankheiten jeweils für Männer und Frauen sowie nach gynäkologischen Erkrankungen.

Das Personal besteht aus Ärzten, Chirurgen, Pflegern und Dienern, die verschiedenen Chefärzten unterstellt sind. An zusätzlichen Einrichtungen bietet der Pantokrator eine eigene Apotheke und Bäder.

Ein mit dem Pantokrator vergleichbares Hospital gibt es schon 982 in Bagdad. Im Abendland entstehen die meisten Krankenpflegeanstalten zu dieser Zeit nicht als Stiftungen von Herrschern, sondern als Gründungen von Mönchen, Pilgern und Kreuzrittern (→ 2. Hälfte 11. Jh./S. 86). Zu den wenigen Hospitälern, die von einem Kaiser oder König gegründet werden, zählt neben dem Pantokrator das Hôpital St. Jean im französischen Angers, das der englische König Heinrich II. Plantagenet, ein Lehnsmann des Königs von Frankreich, zwischen 1175 und 1180 erbauen läßt. Das Hallenhospital gilt als Sühnezeichen für die 1170 von Heinrich II. veranlaßte Ermordung Thomas Beckets, des Erzbischofs von Canterbury.

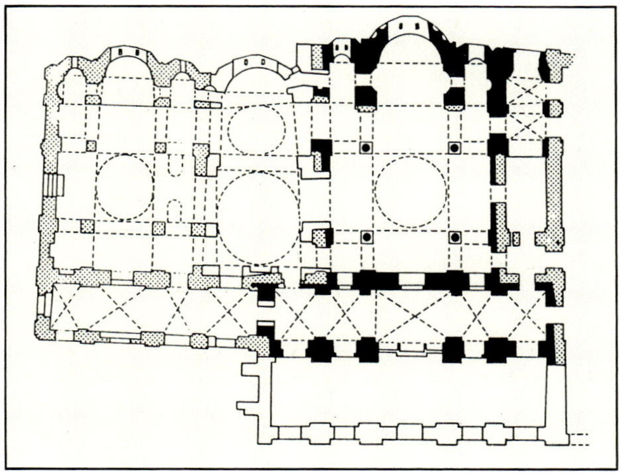

Grundriß des Pantokrator-Klosters: Kern des Klosters bildet ein Komplex mit drei Kapellen, der heute als Moschee genutzt wird. Von den Gebäuden des Hospitals, das auch eine Mühle und eine Bäckerei umfaßt, ist nichts erhalten geblieben.

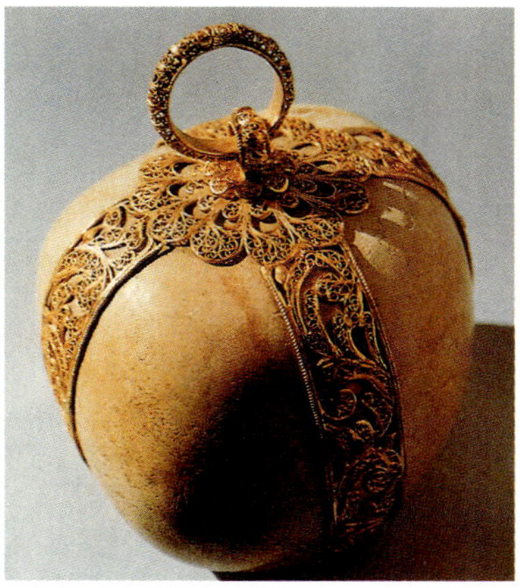

Amulett und Schmuckstück: Ein kunstvoll verzierter Bezoarstein

Wundermittel aus Kalk und Phosphat

12. Jahrhundert. Arabische Ärzte und Kaufleute machen den Bezoarstein (von pers. pâzahr = Gegengift) in Europa als Allheil- und Wundermittel bekannt. Der Stein entsteht durch Kalkablagerungen im Magen wiederkäuender Tiere und enthält Phosphat. Gegen Vergiftungen wird der Bezoar pulverisiert in Wein eingenommen. Sein Besitz soll vor Unheil schützen, kleine Steine dienen als Amulett.

Hildegard von Bingen vermittelt göttlichen Heilsplan

Um 1150. Hildegard von Bingen (1098–1179), Äbtissin des Benediktinerinnenklosters auf dem Rupertsberg bei Bingen, beginnt mit der Abfassung ihrer natur- und heilkundlichen Schriften »Physica« und »Causae et curae«.

Diese Werke, die auf Beobachtung, Erfahrungen der Volksmedizin, antiker Überlieferung und benediktinischer Tradition (→ 529/S. 66) basieren, bedeuten im Zeitalter des aufkommenden Arabismus (→ Mitte 10. Jh./S. 81) noch einmal einen Höhepunkt der Klostermedizin. In ihren Schriften ordnet die hochgebildete Nonne die Heilkräfte der Natur in den Heilsplan Gottes ein. Der Mensch stellt für Hildegard als Mikrokosmos die gesamte Schöpfung (Makrokosmos) im kleinen dar. In ihrem Werk »Causae et curae« (Vom Grund und der Heilung der Krankheiten) entwickelt sie eine Art Physiologie und Pathologie des Menschen, die auf die Humoralpathologie Galens (→ S. 55) zurückgreift. Die Gesamtheit der an der Entstehung und dem Verlauf einer Krankheit beteiligten Faktoren (Pathogenese) erklärt sie als Folge des Sündenfalls. Körperliche und geistige Leiden sind für sie die Konsequenz aus der Übertretung göttlicher Gebote.

Das Krankheitsgeschehen basiert für Hildegard auf dem physisch-psychischen Wechselspiel des Organismus. Körperliche Leiden können Geisteskrankheiten auslösen, psychische Defekte vermögen umgekehrt auch organische Schäden zu verursachen: »Auch verfällt der Mensch oftmals durch den Zorn in schwere Krankheiten, weil, wenn die einander entgegengesetzt wirkenden Säfte der Galle und der Schwarzgalle wiederholt im Menschen in Aufruhr geraten, sie diesen bisweilen krank machen.«

In dem naturkundlich-medizinischen Werk »Physica« beschreibt Hildegard von Bingen Arzneimittel, ihre Indikation, Zubereitung und Wirkungsweise. Neben heilsam wirkenden Medikamenten aus Mineralien und Tieren nehmen die pflanzlichen Mittel mit 300 Arten den breitesten Raum ein.

Bemerkenswert ist ihre Metall- und (Edel-)Steintherapie. Der Diamant wirkt »gegen Spinnenweben und Schlangengift, gegen Fallsucht und Mondsüchtigkeit, bewahrt das Haus vor Dieben und schenkt seinem Träger Tüchtigkeit, Verstand und Weisheit in der Rede«.

Die Anwendung dieser Heilmittel ist für die Äbtissin jedoch nicht ausschlaggebend für die Gesundung eines Menschen. Seine Wiederherstellung verlangt ihrer Meinung nach die Mitwirkung der ganzen Person. Ziel ist die Wiederherstellung einer geordneten, maßvollen Lebensführung (→ Diätetik; S. 67), die von den Arzneimitteln allein nicht bewirkt werden kann. Letztendlich bleibt die Heilung jedoch abhängig von Gottes Willen: »Nun aber werden die für die bisher besprochenen Leiden aufgeschriebenen und von Gott gewiesenen Arzneien dem Menschen entweder helfen, oder er wird sterben, oder Gott will nicht, daß er von seiner Krankheit befreit werde.«

Prägend für Hildegard sind die zahlreichen Visionen, die sie von Kindheit an hat. Mit ihnen erfährt die Nonne eine »unio mystica«, eine geistige Vermählung mit Gott, die ihr in den Augen ihrer Zeitgenossen bereits die besonderen Kräfte einer Heiligen einbringt. So praktiziert sie verschiedene Methoden der religiösen und magischen Heilkunde: Handauflegen und Beten, Übersendung heilkräftiger Objekte, wie geweihtes Wasser und Amulette, sowie die Teufelsaustreibung (Exorzismus).

Im Zusammenhang mit der Naturheil- und Alternativbewegung erleben die Ideen Hildegards im 20. Jahrhundert eine Renaissance. Diese z. T. unkritisch propagierte »Hildegardmedizin« versucht, von den Rezepturen der Äbtissin ausgehend, eine Alternative zur modernen Medizin zu bieten. Auch die Visionärin Hildegard hat in manchen parapsychologischen »Medien« der »Geistheilung« Nachahmer(innen) gefunden.

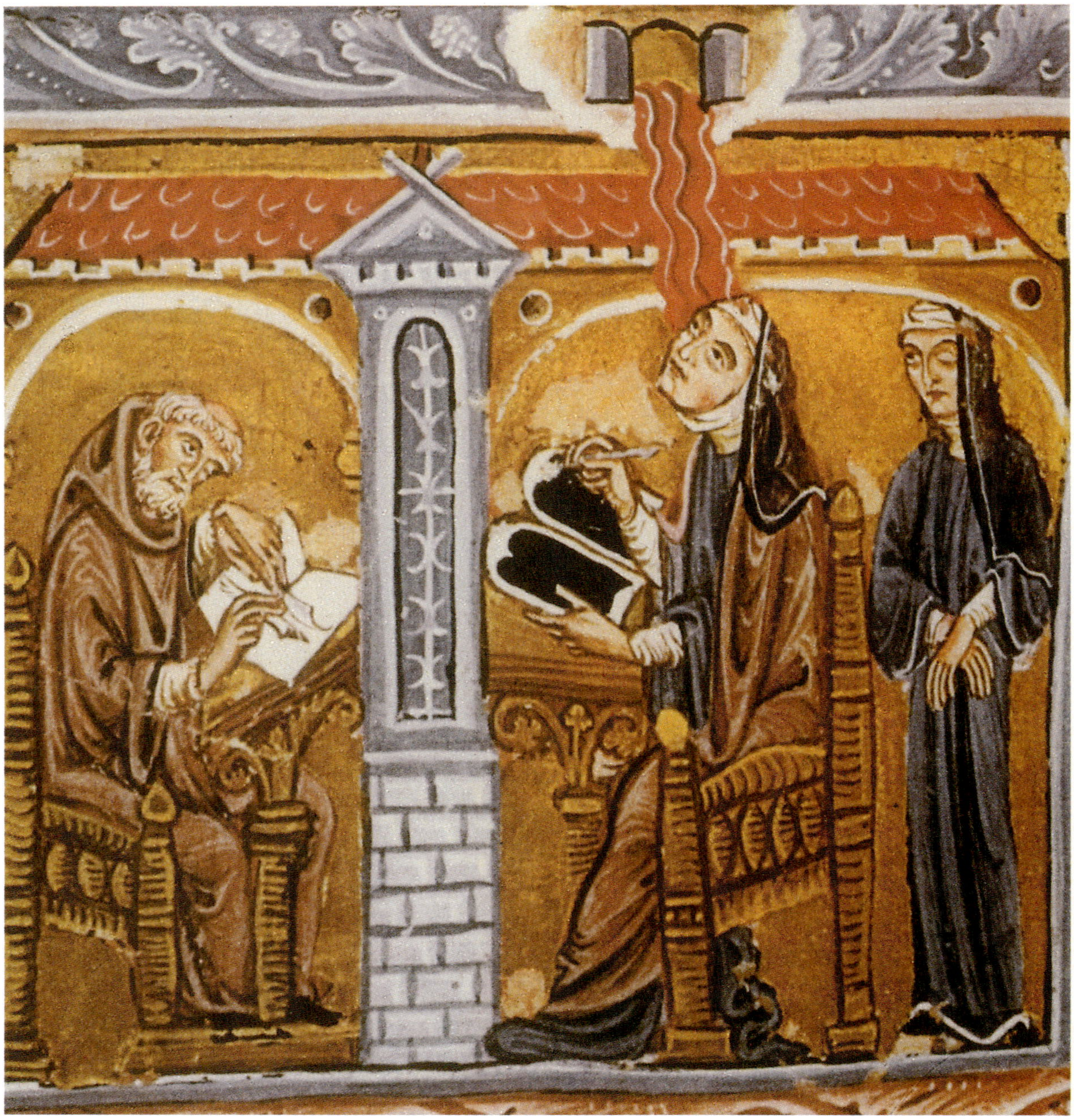

Eine Vision der Hildegard von Bingen: Der Heilige Geist ergreift sie in Form eines Feuerstroms. Hildegard ist umgeben von zwei ihrer Mitarbeiter, dem Mönch Volmar (l.) und der Schwester Richardis (r.).

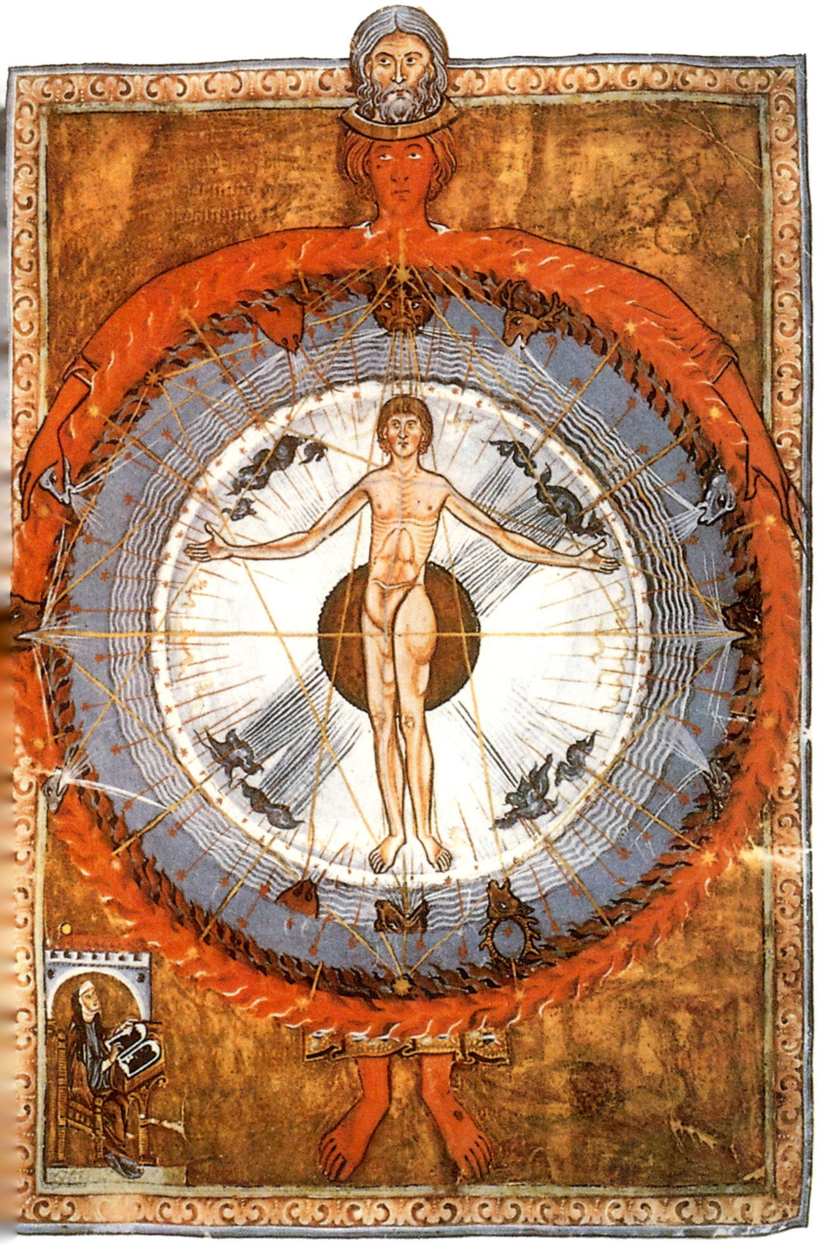

Krankheitsbild:

Krank durch böse Geister

»›Weiche, Satan, aus dem Leibeszelt dieser Frau und gib dem Heiligen Geiste darin Raum!‹ Da fuhr der unreine Geist auf abscheuliche Weise mit der Ausscheidung durch die Schamteile der Frau aus. Sie war nun befreit.« Dieser Bericht von einem Exorzismus-Ritual, das Hildegard von Bingen in hohem Alter durchgeführt haben soll, belegt die religiöse Behandlungsmethode, mit der die Menschen des Mittelalters Besessene zu heilen versuchen.

Eine Miniatur aus dem sog. Evangeliar Kaiser Ottos III. (Ende 10. Jh.) zeigt oben Jesus und seine Jünger bei der Überquerung des See Genezareths, unten die in der Bibel beschriebene Heilung eines Besessenen: Der Heiland spricht: »›Fahre aus, du unsauberer Geist, von dem Menschen!‹ Die bösen Geister bitten, in eine Schweineherde fahren zu dürfen. Diese stürzen sich ins Meer und ertrinken. Der Besessene ist geheilt.« Die Geister sind als rote Teufel dargestellt, die aus dem Mund des Besessenen entweichen, eine bis weit in die Neuzeit übliche und oft verwendete Visualisierung des Bösen.

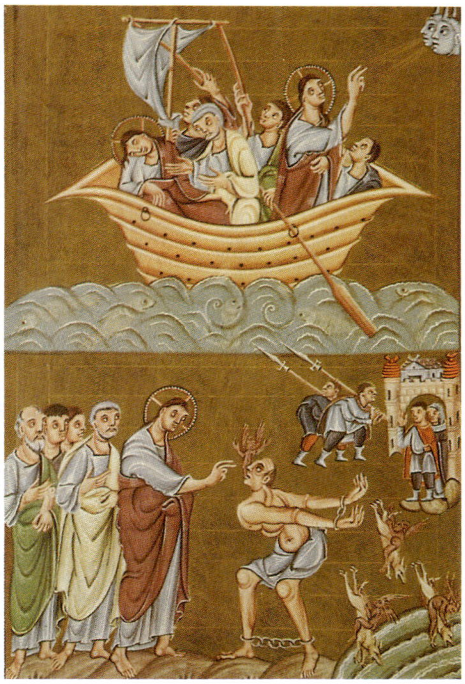

Bereits seit Jahrtausenden gelten Krankheiten in vielen Kulturen als Ausdruck einer Besessenheit, die grundsätzlich die unterschiedlichsten Symptome und Leiden zur Folge haben kann. In der Regel wird Besessenheit als Erregungszustand beschrieben, der auf die Einwirkung böser Geister (Dämonologie; → S. 25) oder des Teufels bzw. seiner Abkömmlinge (lat. diaboli) zurückgeht. Diese haben vom Menschen bzw. seiner Seele und seinem Körper Besitz ergriffen.

Häufig wird geschildert, daß der Besessene obszöne Flüche und Gotteslästerungen ausstößt, wie ein wildes Tier heult, Riesenkräfte zu entwickeln vermag und übersinnliche Fähigkeiten besitzt. Die Bibel deutet vor allem Anfalls- und Krampfleiden (Epilepsie; → S. 40), Tobsucht (Manie), Lähmungen, Gedächtnisverlust sowie Kopfschmerzen als Teufelsbesessenheit. Die biblischen Berichte von Besessenen (z. B. im Alten Testament: 1. Sam 16, 14 bis 23) haben die europäische Volksmedizin bzw. religiöse Heilkunde stark beeinflußt.

In Mittelalter und Neuzeit gelten die Besessenen – im Gegensatz zu den Hexen – als unschuldige Kranke, die auf religiösem Wege durch den Exorzismus (→ 1614/ S. 170) zu heilen sind.

Die wissenschaftliche Medizin hat Besessenheit schon in der Antike als Körperstörung aufgrund natürlicher Ursachen angesehen. So wird z.B. eine unausgewogene Säftemischung (Humoralpathologie; → S. 55), die auf das Gehirn wirkt, dafür verantwortlich gemacht. Seit der Neuzeit beginnen die Mediziner Besessenheit psychologisch als Ergebnis einer fehlgeleiteten Einbildung (»imaginatio«) zu erklären. Heute wird Besessenheit als Ausdruck einer seelischen Spaltung bei einer »multiplen Persönlichkeit« gedeutet.

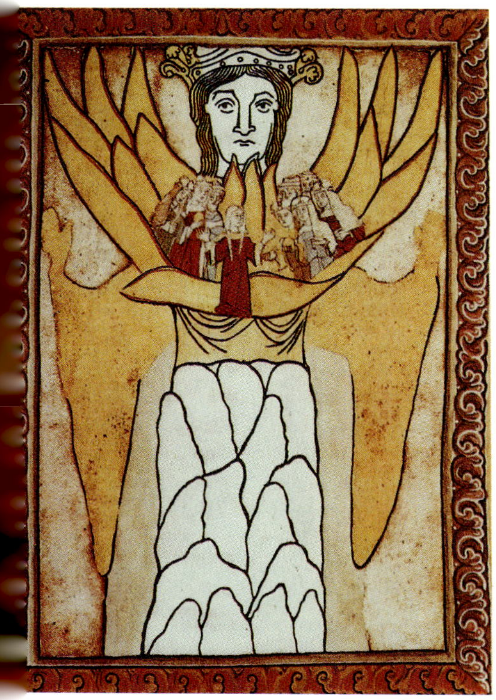

△ Der Mensch als Mikrokosmos in dem ihn umgebenden Makrokosmos der Welt, die hier als vom Meer umspülte Scheibe dargestellt wird; alles umfaßt schließlich Christus und Gott in einer Person. Hildegard ist links unten bei der Niederschrift der Vision dargestellt (Miniatur, 13. Jh.).

◁ Eine Vision der Hildegard von Bingen stellt ihre mystische Vereinigung mit Gott (»unio mystica«) dar, ein zentrales Erlebnis aller Mystiker(innen) des Mittelalters, das u. a. durch Kontemplation, Gebet und Askese angestrebt wird. In der Einheit mit Gott schaut die Äbtissin Bilder, die sie in ihren Werken religiös deutet (Abbildung aus einer »Scivias«-Handschrift, 12. Jh).

1200

1200–1249

Um 1200. In der Versnovelle »Der arme Heinrich« erzählt Hartmann von Aue das Schicksal eines aussätzigen (leprakranken) Ritters. Um ihn zu heilen, will ein junges Mädchen ihr Leben opfern. → S. 96

1206. In Kayseri (asiatische Türkei) wird von den Seldschuken der »Zwillingsbau« (Krankenhaus und Medizinschule) errichtet (→ 13. Jh./S. 97).

1217. Das Seldschuken-Krankenhaus in Sivas (Türkei) wird gegründet (→ 13. Jh./S. 97).

Um 1220. Im Zisterzienserkloster Eberbach (Rheingau) entsteht ein Infirmarium für kranke Mönche (heutige Weinkellerei).

1222. Die Universität von Padua wird gegründet.

1224. Der römisch-deutsche Stauferkaiser Friedrich II. gründet die erste staatliche Universität Europas in Neapel (→ 1231/S. 96).

Um 1225. In Frankreich lassen sich mehr als 2000 Häuser für Aussätzige (Leprosorien) nachweisen. Der »Aussatz« (Lepra) greift im Gefolge der Kreuzzüge (11.–13. Jh.) wie eine Volksseuche um sich. → S. 94

Um 1226. In Paris wird das »Hospice des Quince-Vingts« (d. h. 15 mal 20), ein Hospital für 300 Kreuzzugsritter errichtet, die in islamischer Gefangenschaft geblendet worden waren. Das »Hospice« ist noch heute als Forschungsstätte für Augenheilkunde berühmt.

1228. Das Seldschuken-Krankenhaus in Devriği wird gegründet (→ 13. Jh./S. 97).

1229. Die Landgräfin Elisabeth von Thüringen gründet in Marburg ein Hospital (»Elisabethspital«). Wegen ihres aufopfernden Dienstes an Armen und Kranken wird sie von Papst Gregor IX. 1235 heiliggesprochen. → S. 97

Ab 1230. Der englische Franziskaner Bartholomaeus Anglicus behandelt in seinen 19 Büchern »De proprietatibus rerum« ausführlich Geburtshilfe, Frauenkrankheiten und Säuglingspflege. → S. 98

1231. Der römisch-deutsche Kaiser Friedrich II. ergänzt seine 1224 erlassene Medizinalordnung, die erste im Abendland. Die einzelnen Bestimmungen regeln die Ausbildung von Ärzten und Chirurgen und trennen den Beruf des Arztes von dem des Apothekers. → S. 96

1248. Der arabische Arzt und Pharmakologe Ibn al-Baitâr aus Malaga stirbt in Damaskus. Er ist der Verfasser des bekanntesten Werkes der arabischen Arzneipflanzenkunde und Diätetik, des »Dschâmi«.

Erst Gottesstrafe, dann heilige Krankheit

Um 1225. In Frankreich gibt es mehr als 2000 Häuser für Aussätzige (Leprosorien). Im Zeitalter der Kreuzzüge (11. bis 13. Jahrhundert) scheint sich der »Aussatz« wie eine Volksseuche im mittelalterlichen Europa zu verbreiten.

Doch ein Großteil der mit »Aussatz« heimgekehrten Kreuzritter leidet vermutlich nicht unter Lepra, sondern unter dem »heilbaren Aussatz«, der Syphilis. Die Zahl der tatsächlich an Lepra Erkrankten ist daher nicht ganz so groß, wie es die vielen Leprosorien, die z. T. kaum mehr als ein Dutzend Insassen beherbergen, vermuten lassen.

Isolierung der Kranken

Die Bezeichnung »Aussatz« umfaßt im Mittelalter nicht nur die Lepra, sondern ist eine Sammelbezeichnung für alle möglichen Infektionskrankheiten, die sich vor allem durch Hautveränderungen auszeichnen. Der abstoßende Anblick dieser Kranken führt zu ihrer »Aussetzung«, d. h. zu ihrer Ausgliederung aus der Gemeinschaft.

Eindeutig nachweisbar sind die Symptome der Lepra, die im Mittelalter auch »Miselsucht«, »Mezel«, »Mêsel« oder »Misel« (von lat. misellus = arm, elend) genannt wird, erst seit dem 12./13. Jahrhundert.

Strafe für unchristliches Leben

Neben dem rational anmutenden Erklärungsversuch, Lepra sei auf den Genuß von verdorbenem Wein oder schlechtem Schweinefleisch zurückzuführen, überwiegt vor allem im frühen und hohen Mittelalter die religiös motivierte Vorstellung, daß die Krankheit eine Bestrafung für eine Sünde sei. Der Kranke gilt deshalb als unrein und gefährlich und wird aus der Gemeinschaft ausgeschlossen.

Als Ausgestoßener verliert der Lepröse seine angestammten Rechte und z. T. auch den Schutz der Gemeinschaft. Die üblichen sozialen Kontakte werden weitgehend unterbunden. Alleinstehende Lepröse dürfen nicht heiraten, und verheiratete Lepröse müssen ihre Familien verlassen. Sogar die Totenmesse wird für sie gelesen, denn sie gelten gesellschaftlich als tot, obwohl sie noch leben.

Eine Reihe von »Lepra-Vorschriften« legt die rituelle Form dieser Ausgliederung fest. So müssen sich Lepröse z. B. durch eine besondere Kleidung zu erkennen geben und Handschuhe tragen, um körperliche Berührungen zu vermeiden.

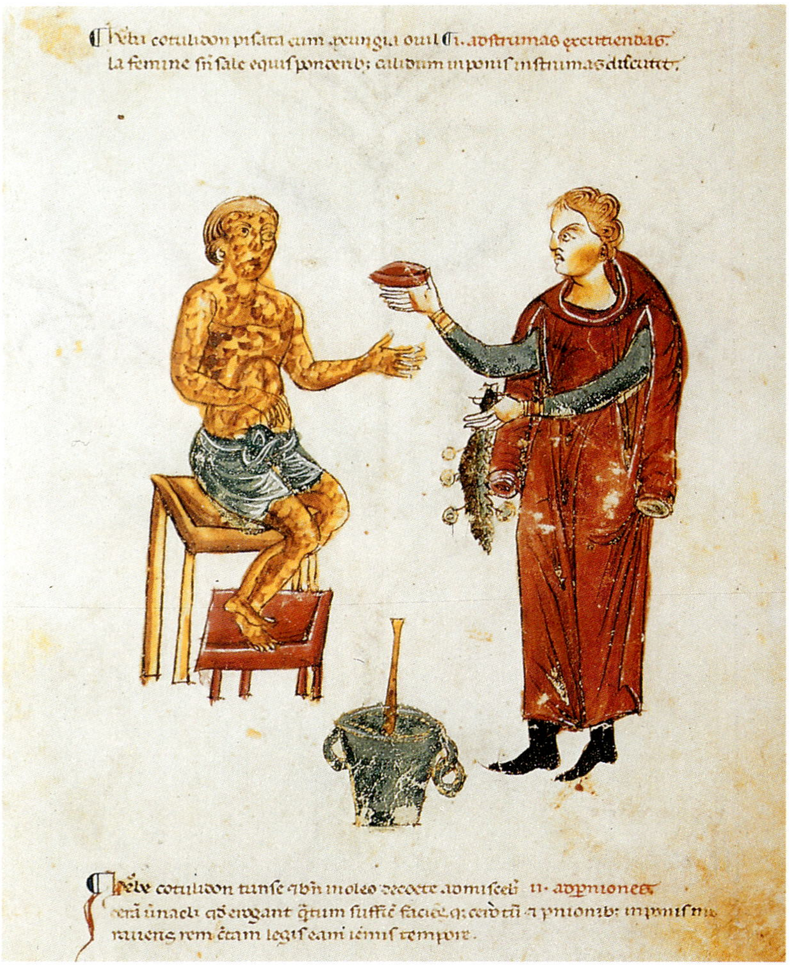

Arzt überreicht Aussätzigem einen Heiltrank (Abb. aus dem Wiener Kodex 93 des 13. Jh., das am meisten verbreitete Arzneibuch des Mittelalters).

Im hohen Mittelalter werden besondere Häuser (Siechenhäuser, Leprosorien; → 583/S. 68) für die Aussätzigen gebaut. Hier bilden sie eine Brüderschaft, deren Mitglieder Gütergemeinschaft geloben und aus ihrer Mitte einen Leprosenmeister wählen. Ihre Leprosenordnung schreibt Gleichheit von Verpflegung und Kleidung vor.

Lepra wird »heilige Krankheit«

Als auch Kreuzfahrer an Aussatz erkranken, wird die Lepra weniger als Folge der Sünde, denn als eine »heilige Krankheit« aufgefaßt. Den Kranken soll nun in christlicher Nächstenliebe geholfen werden. Die Totenmesse für die Leprösen wird abgeschafft, und das 3. Laterankonzil beschließt 1179, daß Lepra kein Scheidungsgrund mehr ist. Der um 1120 in Jerusalem gegründete St.-Lazarus-Orden befaßt sich speziell mit der Pflege von Aussätzigen in »Lazaretten«.

Ärzte begutachten »Verdächtige«

Das Auftreten der Lepra ist im Mittelalter meldepflichtig. Zuständig ist zumeist der Pfarrer, dem bei der Unterlassung der Meldung binnen einer festgesetzten Frist (sechs Wochen) die Exkommunikation droht. Seit dem 13. Jahrhundert werden Kranke vor der Aufnahme in ein Leprosorium von einer Kommission von Ärzten und Chirurgen »besehen«, die in der Regel offiziell von den jeweiligen Stadträten eingesetzt ist. Diese Lepraschau gleicht einem Gerichtsprozeß. Der Beschuldigte wird vorgeladen, untersucht und be- bzw. verurteilt. Wird er für krank befunden, so wird er in ein Siechenhaus eingewiesen; ist er »rein« oder »unschuldig«, so wird er freigesprochen. In Zweifelsfällen erfolgt eine erneute Vorladung. Das Urteil wird in einer Urkunde niedergelegt, die beim Eintritt ins Leprahaus vorzulegen ist. Insbesondere im späten Mittelalter soll dieses Dokument ver-

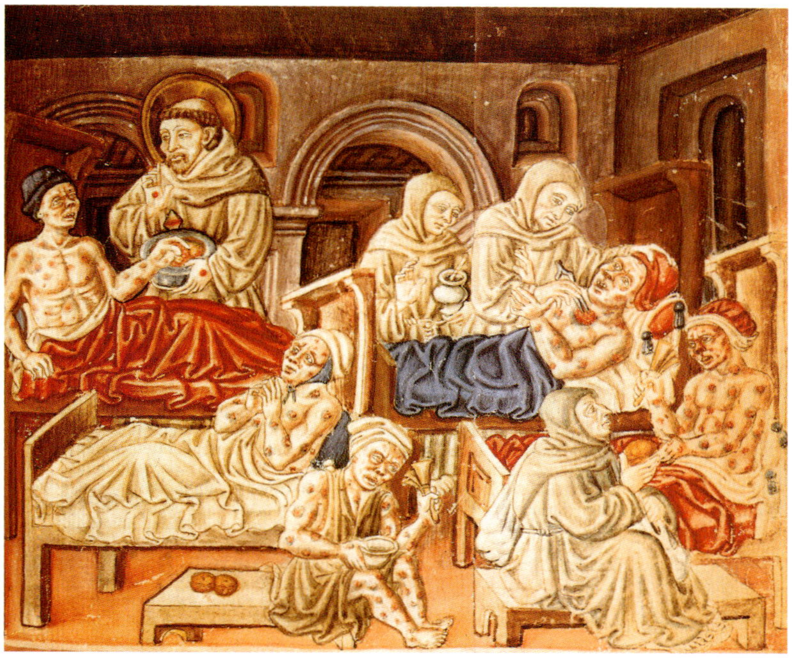

Franz von Assisi (2. v. l.) in einem Leprosorium (15. Jh.); neben den Lazarenern widmen sich insbesondere die Franziskaner der Aussätzigen-Pflege.

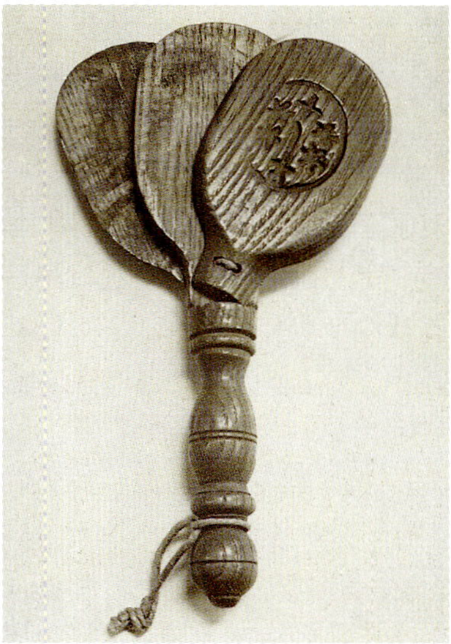

Aussätzigen-Klapper aus den Niederlanden, mit der Lepröse ihr Kommen ankündigen müssen

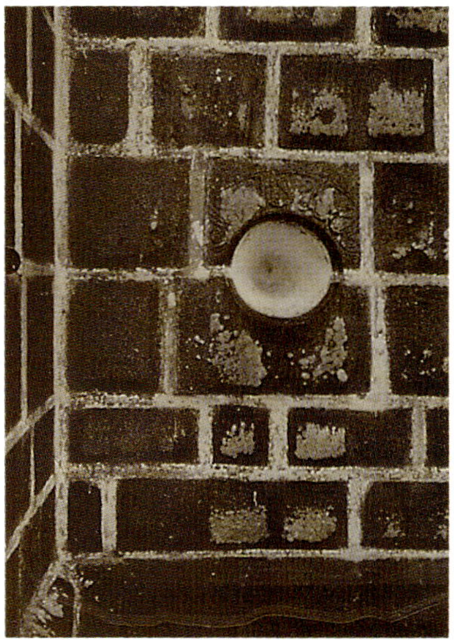

Durch Gucklöcher wie dieses in einer dänischen Kirche können Lepröse die Gottesdienste verfolgen.

hindern, daß vagabundierende Arme in den Leprahäusern Unterschlupf und Verpflegung finden.
Die Krankheitszeichen, die bei der Lepraschau beachtet werden müssen, sind in Katalogen aufgezählt. Es handelt sich vor allem um folgende 16 Symptome: 1. harte und gehöckerte Muskeln; 2. ausgetrocknete Haut; 3. Haarausfall; 4. Muskelschwund; 5. Unempfindlichkeit und Krämpfe; 6. Hautausschläge (Krätze, Schuppen, Geschwüre); 7. körnige Anschwellungen (unter der Zunge, an den Augenlidern, hinter den Ohren); 8. Brennen an der Haut; 9. Gänsehaut bei Luftzug; 10. Schweißbildung; 11. Fieber; 12. betrügerisches und zorniges Wesen; 13. Alpträume; 14. schwacher Puls; 15. schwarzes und körniges Blut; 16. weißer Urin.
Im 14. Jahrhundert geht der Aussatz in Europa allmählich zurück. Ursache ist vermutlich die Pest, die auch die Leprösen dahinrafft (→ Oktober 1347/S. 106). Die Maßnahmen der sozialen Ausgliederung der Leprösen und ihre Stigmatisierung als »Unreine« bleiben jedoch bis in die Neuzeit hinein erhalten.
Die Lepra ist heute noch in zahlreichen Entwicklungsländern, vor allem in Zentralafrika und Indien, ein Massenproblem und taucht vereinzelt auch in Mitteleuropa auf.

Krankheitsbild:

Lepra – abstoßendes Leiden

Lepra (von griech. lepra = Aussatz, Krätze, Räude) wird durch das Mykobakterium leprae hervorgerufen und durch Tröpfchen- oder Schmutzinfektion übertragen. Das chronische Leiden beginnt erst nach einer langen Inkubationszeit (2–15 Jahre) und kommt vor allem in den Tropen und Subtropen vor.
Befallen werden die Mundschleimhaut, Augen, Baucheingeweide, Knochen, Hoden und insbesondere Haut und Nerven (periphere sensible Fasern u. a.). Zu den ersten Symptomen zählen uncharakteristische Schmerzen und Empfindungsstörungen (Hyp- und Anästhesie) der Haut.

Veränderung der Nerven

Zu Beginn der Krankheit kommt es fast immer zu einem Pigmentfleck (»Primäraffekt«), der zunächst rötlich, dann weißlich aussieht und dessen Schmerzempfindlichkeit herabgesetzt ist (»Lepraschanker«). Im weiteren Verlauf führt die zunehmende Unempfindlichkeit des Körpers, die durch Nervenveränderungen verursacht wird, zu Verstümmelungen der Gliedmaßen und des Gesichtes (»facies leontina« = Löwengesicht).
Zwei Haupttypen der in großer Formenvielfalt auftretenden Lepra werden unterschieden: Der erste Typ, die sog. lepromatöse Lepra (Lepra lepromatose tuberosa, Knoten-Lepra), beginnt mit knotigen Veränderungen der Schleimhäute und der Haut.
Später werden Leber, Darm und Nieren befallen. Der zweite Typ, die sog. tuberkuloide Lepra (Lepra tuberculoides, Nerven-Lepra), deren Knötchen an die Tuberkulose-Knötchen (Tuberkel) erinnern, hat eine relativ günstige Prognose, d. h. ohne Befall innerer Organe und schwerer Verstümmelung. Sie beginnt mit schmerzlosen, geröteten Hautflecken. Später kommt es zu knotenartigen Verdickungen der Nervenstränge mit Störungen der Sensibilität und Bewegung.

Jahrtausendealte Plage

Der historische Ursprung der Lepra ist nicht eindeutig datierbar. Ägyptische Quellen lassen darauf schließen, daß die Krankheit bereits im 3. und 2. Jahrtausend v. Chr. aufgetreten ist. In biblischer Zeit (ab etwa 1850 v. Chr., → S. 31) soll die Lepra im östlichen Mittelmeerraum bekannt gewesen sein. Seit Beginn unserer Zeitrechnung berichteten römische Quellen über das Vorkommen der Krankheit. Im 2. Jahrhundert soll sie im gesamten Römischen Weltreich verbreitet gewesen sein. Im 4. Jahrhundert wurden im Mittelmeerraum erste Spezialanstalten für Lepra-Kranke (Leprosorien) gegründet, im 6. Jahrhundert fanden sich diese Institutionen überall in Europa (→ 583/S. 68). Bis zum 13. Jahrhundert nahm die Lepra weiter zu. Dann verschwindet die Krankheit aus Europa und spielt hier auch in der Neuzeit keine bedeutende Rolle mehr. Allerdings ist sie in den tropischen und subtropischen Ländern der dritten Welt (Afrika, Indien, Lateinamerika) im 20. Jahrhundert noch weit verbreitet. Um 1990 schätzt man die Zahl der Leprakranken auf 10 bis 15 Mio. Menschen.

Späte Entschlüsselung

Grundlegend für die Erkenntnis, daß Lepra eine Infektionskrankheit ist, ist die Entdeckung des Lepra-Virus → 1873 (S. 310) durch den norwegischen Forscher Armauer Hansen. Nachdem der deutsche Bakteriologe Albert Neisser den Bazillus in leprösem Gewebe nachgewiesen hat, beginnt die konsequente Bekämpfung der Lepra als Infektionskrankheit. Doch erst im 20. Jahrhundert gibt es wirksame Medikamente gegen die Krankheit, so z.B. die Sulfonamide ab Mitte der 30er Jahre. Inzwischen haben sich jedoch resistente Krankheitskeime gebildet, was zu einem erneuten Anstieg der Lepra während der letzten 20 Jahre geführt hat. Sie bleibt weiterhin eine Krankheit, die besonders die Armen in den unterentwickelten Gesellschaften trifft. Die in Mitteleuropa vereinzelt auftretenden Leprafälle werden wegen ihrer Seltenheit von den behandelnden Ärzten leicht verkannt.

Die Tugend heilt den »armen Heinrich« vom Aussatz

Um 1200. Der mittelhochdeutsche Autor Hartmann von Aue schildert in seinem Versepos »Der arme Heinrich« das Schicksal eines an Aussatz erkrankten Ritters.
Der Aussätzige, der wegen seiner abstoßenden Krankheit aus der Gesellschaft ausgeschlossen ist, versucht mit Hilfe der Ärzte, Gesundheit und Ansehen (»êre«) wiederzuerlangen. Er reist zu den Hochburgen der Medizin seiner Zeit: Montpellier und Salerno.
Doch nur ein Mediziner in Salerno kann ihm Hoffnung machen: Wenn »Gott wollte der Arzt sein«, dann könne Heinrich das Blut aus dem Herzen einer Jungfrau retten. Die Frau müsse im heiratsfähigen Alter sein und sich freiwillig opfern.
Schließlich ist eine Bauerntochter dazu bereit, sich für ihn töten zu lassen. Zusammen reisen sie nach Salerno. Doch als Heinrich sie nackt und gefesselt auf dem Tisch des Arztes liegen sieht, ist der Ritter von der Schönheit der Bauerntochter so beeindruckt, daß er ihr Opfer zurückweist und sein Leiden akzeptiert. Daraufhin macht Gott ihn gesund, der Ritter und das Mädchen heiraten.
Die Schilderung des tugendhaften Verhaltens des »armen Heinrichs« und des Bauernmädchens soll dem Adel ein Vorbild geben.

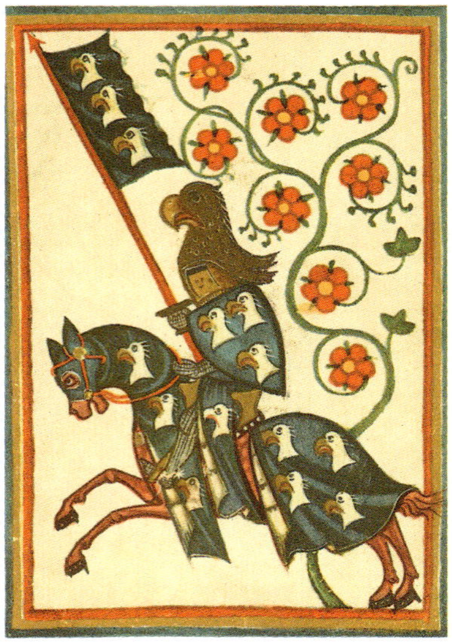

◁ *Hartmann von Aue (Miniatur aus der Manessischen Liederhandschrift)*

»Züchtigung Gottes an seinem Körper«

Der Auszug aus dem um 1200 entstandenen Werk »Der arme Heinrich« von Hartmann von Aue schildert die Suche des Ritters nach Heilung. Einige Ausdrücke des mittelhochdeutschen Originals sind in der Übertragung in Klammern beigefügt:

»Der Aussatz ergriff ihn (in ergreif diu miselsuht) / Als man diese schwere Züchtigung Gottes / an seinem Körper (sînem lîbe) sah, / wurde er den Leuten zuwider. / . . . Er dachte sich, daß er / wohl heilbar (genisbaere) sei, / und er reiste sofort / nach Montpellier (Munpasiliere), wo er / von den Ärzten (arzâte) Hilfe erhoffte. / Doch dort erhielt er / nur die entmutigende Auskunft, / daß er nie mehr gesund werde (dazb er niemer würde erlôst). / Das hörte er nicht gerne, / und er zog weiter nach Salerno / und nahm auch hier, weil er geheilt werden wollte, / das Können erfahrener Ärzte (der wîsen arzâte list) in Anspruch. / Der beste Meister, den er dort fand, / der gab ihm sogleich / eine seltsame Auskunft: / daß er heilbar (genislîch) wäre / und doch immer ungeheilt (ungenesen) bleiben würde.«

Die Magie der heilsamen Übertragung

Chronik Hintergrund

Ein Arzt aus Salerno empfiehlt in der Verserzählung »Der arme Heinrich« von Hartmann von Aue das frische Herzblut einer Jungfrau als Heilmittel gegen Aussatz. Mit dieser magischen Heilbehandlung soll die Lebenskraft von einem besonders vitalen Lebewesen auf eine kranke Person übertragen werden.
Bereits in der Antike galt frisches Menschenblut als Heilmittel. So empfahl der römische Schriftsteller Plinius d. Ä. (23/24–79) das Blut Verletzter, insbesondere das Blut von Gladiatoren, als Mittel gegen die Fallsucht (→ S. 40).
Auch von Bädern in Kinderblut versprachen sich die Menschen der Antike therapeutischen Nutzen. Eine aus dem 4. Jahrhundert überlieferte Legende über den Papst Silvester I. (reg. 314–335) berichtet, daß der an Aussatz erkrankte römische Kaiser mit einem derartigen »Blutbad« geheilt werden sollte. Der Herrscher lehnte jedoch die dafür nötige Opferung von Kindern ab und wurde schließlich nach seiner christlichen Taufe durch den Papst Silvester wieder gesund.
Auch in der Neuzeit wird das Blut Hingerichteter gegen die Epilepsie eingesetzt, und in der Volksmedizin gilt Tierblut heute noch als heilkräftig.
Eine weitere magische Heilmethode ist das »Herausziehen« einer Krankheit aus dem Körper und ihre (symbolische) Übertragung auf einen Gegenstand oder ein anderes Lebewesen; dabei kann es sich um eine Pflanze, ein Tier oder einen Menschen handeln. Auch diese Therapieform hat in der Antike ihren Ursprung. Eng an diese Methode angelehnt ist die symbolische Vernichtung von Krankheit, z. B. durch das Vergraben der Ausscheidungen des Kranken.

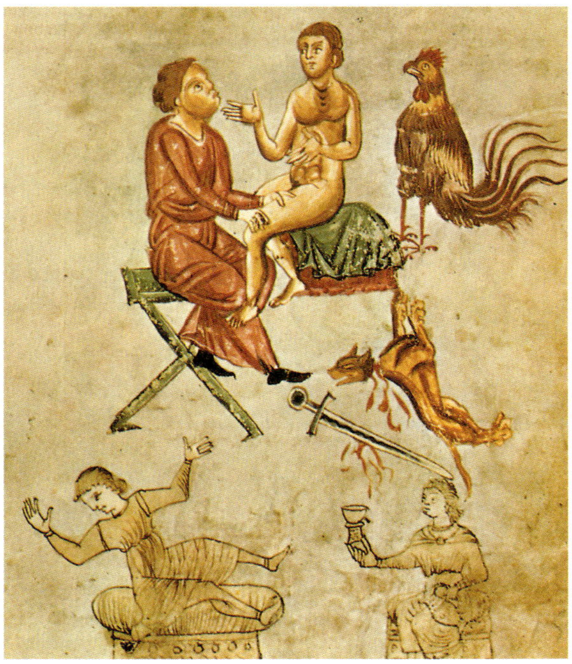

Magische Übertragung und Vernichtung der Krankheit: Ein Patient (M.), der von einem tollwütigen Hund gebissen wurde, hält eine Pflanze auf die Wunde. Dann wirft der Arzt einem Hahn Samenkörner hin. Wenn das Tier sie frißt, ist das ein gutes Zeichen für die Genesung des Kranken (italienische Buchillustration; 13. Jh.).

Feste Regelungen für den Arztberuf

1231. Der römisch-deutsche Kaiser Friedrich II. von Hohenstaufen erläßt für sein Königreich Sizilien die erste umfangreichere Medizinalordnung des Abendlandes, eine Erweiterung seines Reglements von 1224. Er präzisiert damit die von dem Normannenkönig Roger II. von Sizilien 1140 erlassenen einfachen Regelungen zur Prüfung und Approbation der Ärzte. Ähnliche Bestimmungen werden in der Folgezeit auch in den anderen europäischen Ländern erlassen.
Erst nach einem Studium von insgesamt acht Jahren und einem weiteren Jahr praktischer Tätigkeit »unter Anleitung eines erfahrenen Arztes« wird in Sizilien die Approbation erteilt. Bei den Arabern gibt es bereits seit dem 11. Jahrhundert eine Art staatlicher Approbation für Ärzte.

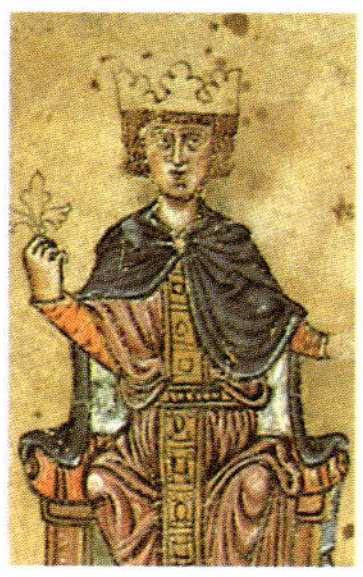

Friedrich II. (1194–1250) wurde 1198 König von Sizilien und übernahm 1220 die römisch-deutsche Kaiserwürde. Der Monarch, der am sizilianischen Hof mit seiner arabisch-jüdisch-byzantinisch-normannischen Mischkultur aufwuchs, zeichnet sich durch vielfältige kulturelle Interessen aus (Abb. aus dem »Falkenbuch« von Friedrich II.).

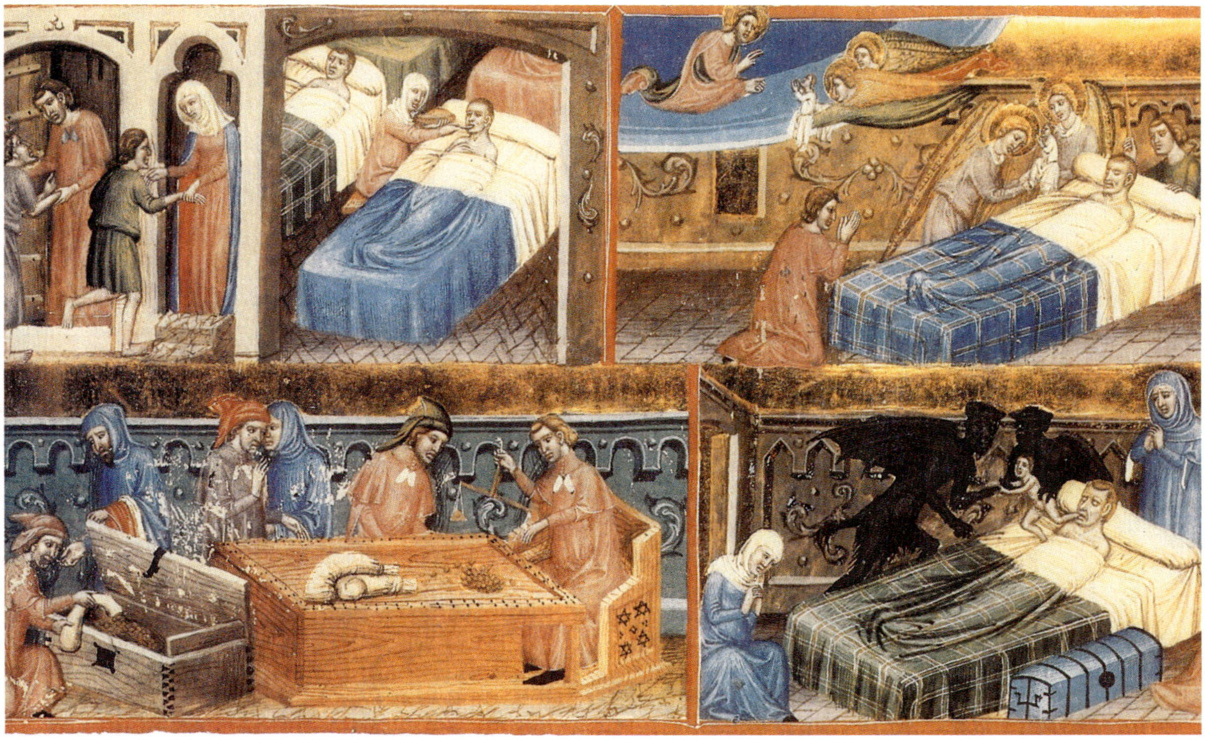

Klosterhospital im Abendland; o. Aufnahme und Pflege, u. r. die Seele des Verstorbenen wird von Teufeln geholt.

Landgräfin dient Armen und Kranken

1229. Elisabeth, die Landgräfin von Thüringen (1207–1231), gründet mit ihrem Besitz und ihren Einkünften in Marburg ein Hospital, um Armen und Kranken in christlicher Nächstenliebe beizustehen.
Die Tochter des Königs Andreas II. von Ungarn wurde bereits einjährig mit dem späteren Landgrafen Ludwig IV. von Thüringen verlobt. Mit 14 Jahren heiratete sie ihn und brachte drei Kinder zur Welt.
Unter dem Einfluß der ersten Franziskaner in Deutschland sowie der Begeisterung für die Kreuzzüge wandte sich Elisabeth der Armenfürsorge zu. Nachdem ihr Gatte als Kreuzfahrer 1227 den Tod fand, verließ sie die Wartburg bei Eisenach und ging nach Marburg.
Sie will sich fortan ganz der Armen- und Krankenpflege hingeben, wenn auch nicht als Klosterfrau,

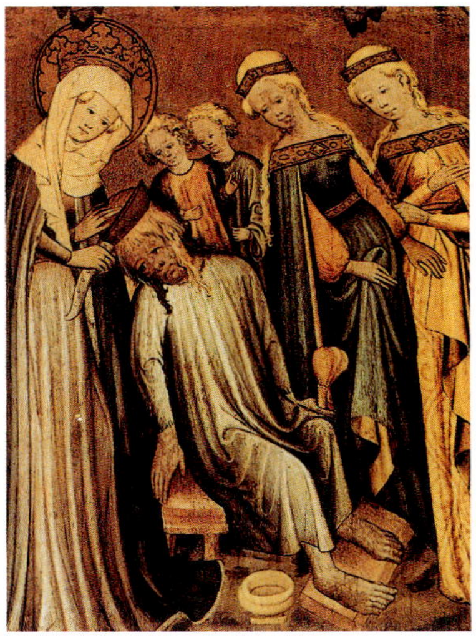

Die heilige Elisabeth kämmt einen Aussätzigen (Tafel 16 des Lübecker Elisabethzyklus; um 1420).

so doch gebunden durch das Gelübde der Ehelosigkeit. Elisabeth trennt sich von ihrem Hofstaat und verrichtet zusammen mit nichtadligen Frauen im Gewand der Beginen den Spitaldienst.
Schon 1235, vier Jahre nach ihrem Tod, wird Elisabeth heiliggesprochen. Mehrere Frauenorden für Krankenpflege (»Elisabethinerinnen«), die z. T. noch heute bestehen, berufen sich auf die Heilige.
Die Landgräfin von Thüringen wird häufig mit Kanne und Brot als Symbolen der Mildtätigkeit dargestellt; zumeist trägt sie eine Krone und einen Witwenschleier.

Orient: Arztausbildung im Krankenhaus

13. Jahrhundert. Die Seldschuken, ein islamisches Herrschergeschlecht, das mit seinem Volk ab dem 11. Jahrhundert weite Gebiete Zentral- und Vorderasiens beherrscht, errichten in Kleinasien etwa 15 Krankenhäuser, die dem Gesundheitsminister (Wesir) unterstellt sind.
Die Einrichtungen knüpfen direkt an das Pantokrator-Hospital in Byzanz an, das nicht einer klösterlichen Leitung untersteht, wie es im Abendland üblich ist, sondern von der Stadtverwaltung finanziert wird (→ um 1136/S. 91). Offenbar gibt es in Byzanz jedoch keinen Unterricht für Studenten.
Berühmt ist der »Zwillingsbau«, den die Herrscherin Gevher Nesibe 1206 in Kayseri (altes Caesarea) errichten läßt. Sie stirbt im Alter von 26 oder 27 Jahren an Schwindsucht. Ihr Bruder, der Seldschukenherrscher Giyaseddin Keyhusrev, läßt den Bau vollenden. Er besteht aus einem Krankenhaus und einer Medizinschule mit dem gleichen Grundriß, die durch eine Pforte an der Längsseite miteinander verbunden sind und bis 1889 betrieben werden. Durch den »Zwillingsbau« werden theoretischer und praktischer medizinischer Unterricht vereint. (In den 1950er Jahren wird der Bau restauriert mit – wie ehemals – Räumen für einen Chefarzt, zwei Ärzte, einen Chirurgen, einen Augenarzt, einen Apotheker und einen Verwaltungschef.)
Wahrscheinlich hat Gondishapur als Modell gedient, wo bereits 555 eine medizinische Fakultät mit dem Krankenhaus am Ort kooperierte. Auch das 982 gestiftete ʿAdudî-Krankenhaus könnte Vorbild für den »Zwillingsbau« sein.
Weitere Krankenhäuser werden 1217 in Sivas und 1228 in Devriği (mit vier Sälen in Kreuzform) errichtet. Amasya (gegründet 1308) wird später dadurch bekannt, weil der dortige Lehrer Scherefeddin Sabonucuoğlu 1465 die 30. Abhandlung »Über die Chirurgie« des Abulcasis (10. Jh.) ins Osmanisch-Türkische überträgt und mit Krankenszenen bebildert.
Im Vergleich zum Abendland, wo das »Hospital« aus religiösen Motiven, weitgehend getrennt von der Medizin, betrieben wird, kommt es im Orient relativ früh zu einem (medizinischen) »Krankenhaus«.

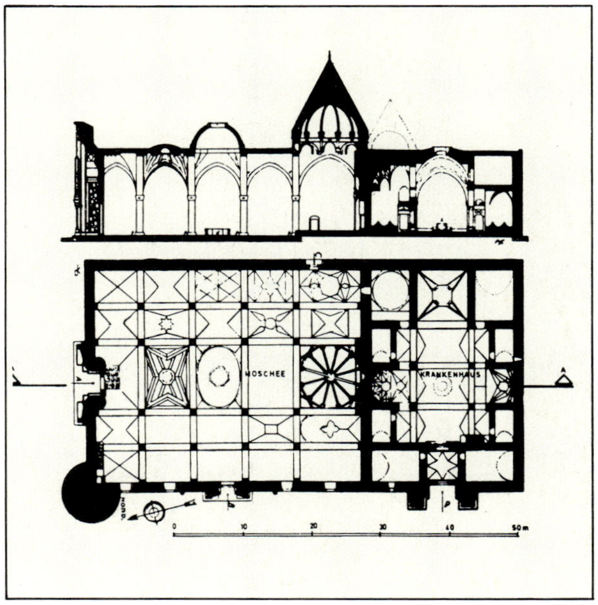

Mittelalterliches Krankenhaus im islamischen Orient: Grundriß des 1228 von den Seldschuken gegründeten Krankenhauses in Devriği, das an eine Moschee angeschlossen ist. Ähnliche Einrichtungen finden sich im gesamten muslimischen Kulturbereich, insbesondere auch in Persien und Indien, dort beispielsweise in Hyderabad.

Populäres Sachbuch über Naturwunder

Ab 1230. Bartholomaeus, der Engländer (lat. Bartholomaeus Anglicus; um 1220–1250), beschreibt in seiner Enzyklopädie »De proprietatibus rerum« (Über die Eigenschaften der Dinge) in 19 Büchern u. a. auch medizinische Probleme.

Bartholomaeus Anglicus erhielt vermutlich in Oxford seine Ausbildung und wurde Professor der Theologie an der Universität von Paris. 1224 oder 1225 trat er dem Minoritenorden der Franziskaner bei. Im Jahr 1231 wird er als Lehrer der Theologie auf Bitte des sächsischen Minoritenordens nach Magdeburg berufen.

In seiner Enzyklopädie bezieht sich Bartholomaeus auf 150 Autoren, in erster Linie auf Aristoteles. Insbesondere geht er auf die Geburtshilfe, die Frauenkrankheiten, die Säuglingspflege und den Hebammenstand ein. Dabei betont er die Prophylaxe, da es »weitaus besser ist und auch leichter zu bewerkstelligen, die gegenwärtige Gesundheit zu behüten als die verlorene mühsam wiederherzustellen«. Er stellt eine Reihe von Krankheiten und ihre mögliche Therapie in leicht verständlicher Form dar. Intensiv beschäftigt sich der Franziskaner mit dem Irresein, das er als Folge einer Entzündung in der dritten Hirnkammer ansieht. Melancholie könne durch Kummer und Sorgen entstehen. Auch der Biß eines tollwütigen Hundes oder eines giftigen Tieres könne zur Geisteskrankheit führen, ebenso wie verdorbene Körpersäfte. Als Therapie empfiehlt Bartholomaeus, den Tobsüchtigen festzubinden und den Melancholischen aus der Umgebung zu entfernen, die ihm Kummer bereitet hat. Er fordert eine sorgsame Pflege der Kranken, betont die Heilkraft der Musik und den Wert der körperlichen Tätigkeit für den Geisteskranken.

Das Werk des Bartholomaeus Anglicus macht erstmals die Ansichten griechischer, jüdischer und arabischer Autoren über medizinische und wissenschaftliche Gegenstände populär. Zahlreiche Abschriften in europäischen Bibliotheken und die intensive Nutzung seines Werkes an der Pariser Universität belegen seinen großen Einfluß. Die Enzyklopädie wird zuerst 1470 in Basel gedruckt.

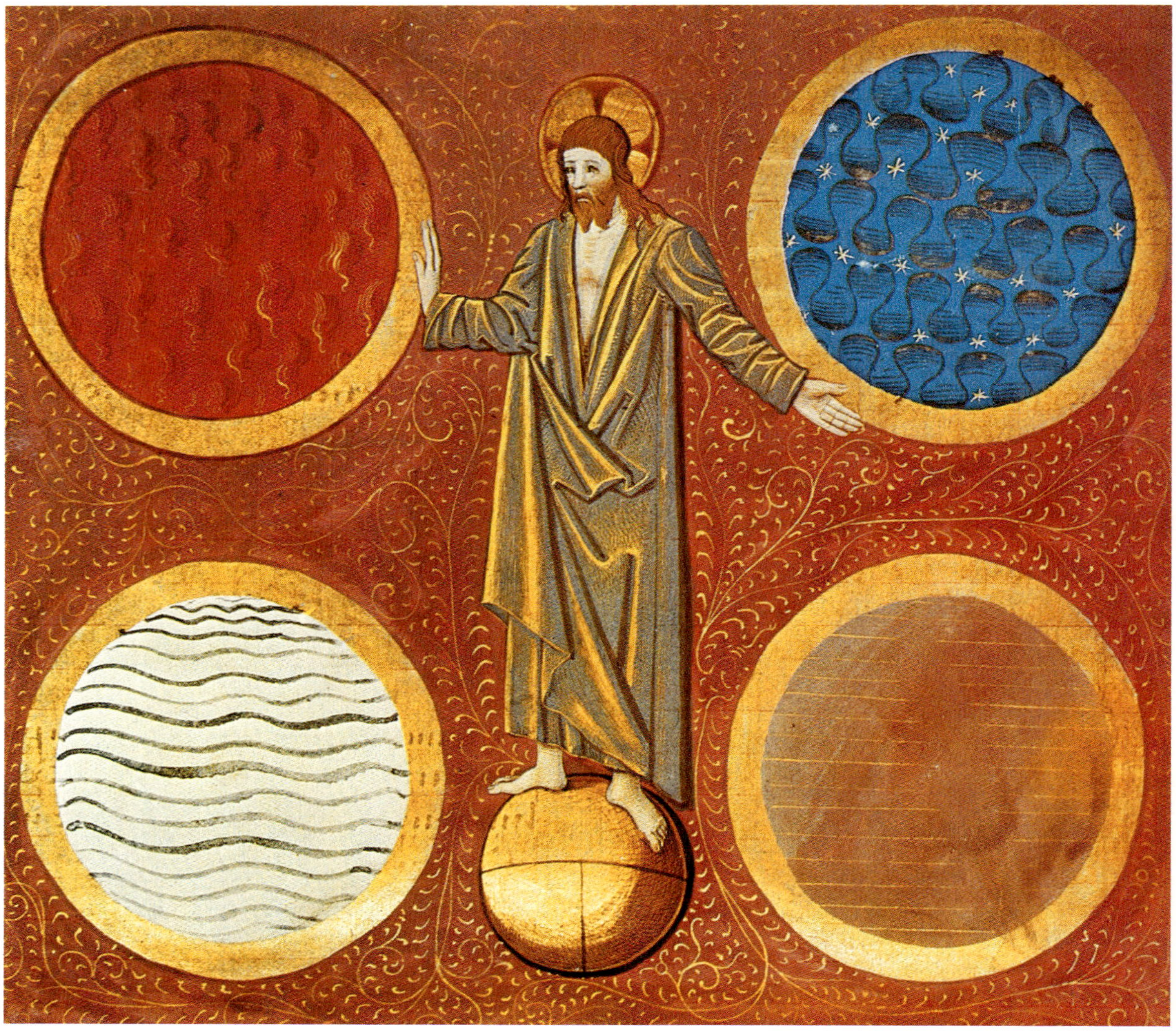

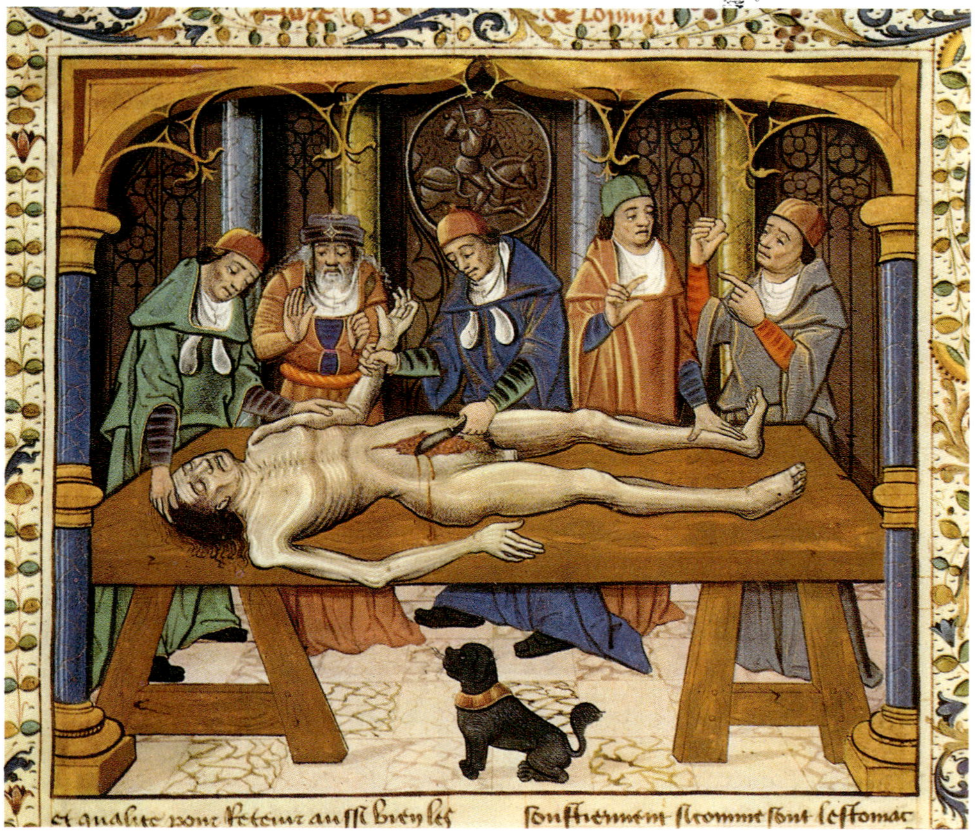

△ Darstellung der vier Elemente nach dem Buch »Über die Eigenschaften der Dinge« von Bartholomaeus Anglicus; analog ist auch die traditionelle antike Viersäftelehre aufgebaut, die Bartholomaeus in seinem Werk vertritt (französische Handschrift; 15. Jh.)

◁ Mittelalterliche Sektion aus »Über die Eigenschaften der Dinge« (franz. Handschrift; 15. Jh.); offenbar handelt es sich hier um fünf Akademiker, die sich der Anatomie widmen. Der 1. v. r. hält den abgeschnittenen Penis hoch, Gegenstand der fachlichen Diskussion.

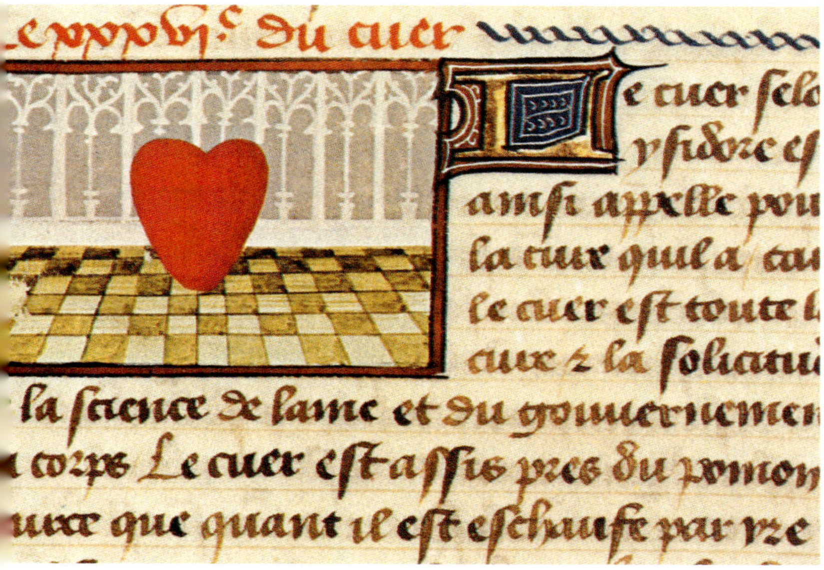

Darstellung des Herzens aus dem Werk des englischen Theologieprofessors Bartholomaeus (franz. Handschrift; 15. Jh.)

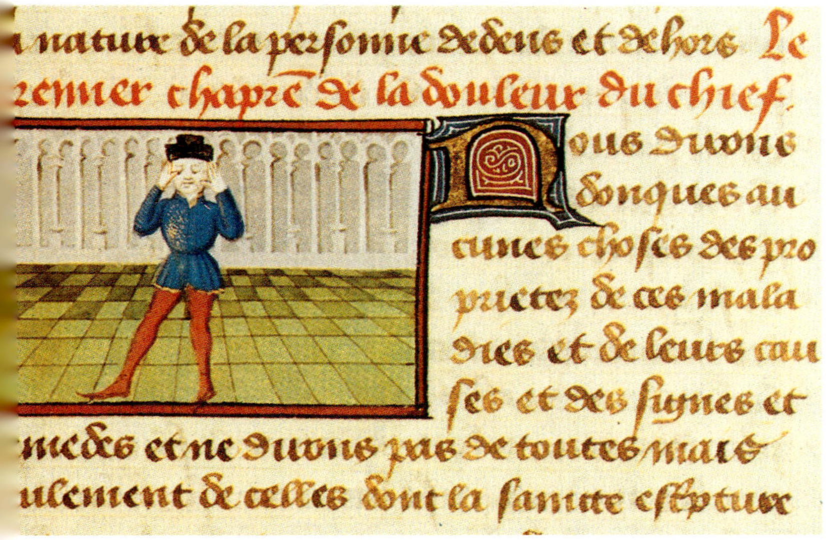

Der Kopfschmerz (Miniatur aus einem französischen Manuskript der Enzyklopädie von Bartholomaeus Anglicus; 15. Jh.)

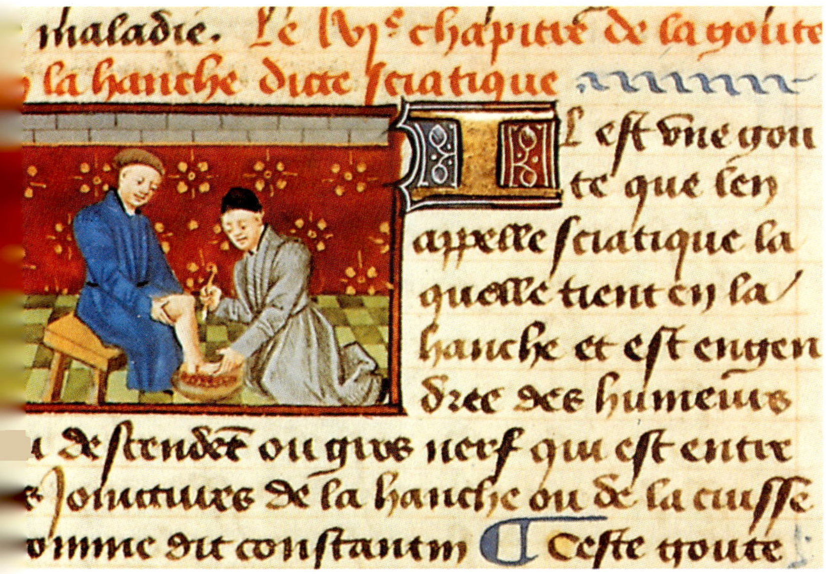

Über die Gicht in der Hüfte, den Ischias und ihre Behandlung (Miniatur aus einer französischen Handschrift von »De proprietatibus rerum«; 15. Jh.)

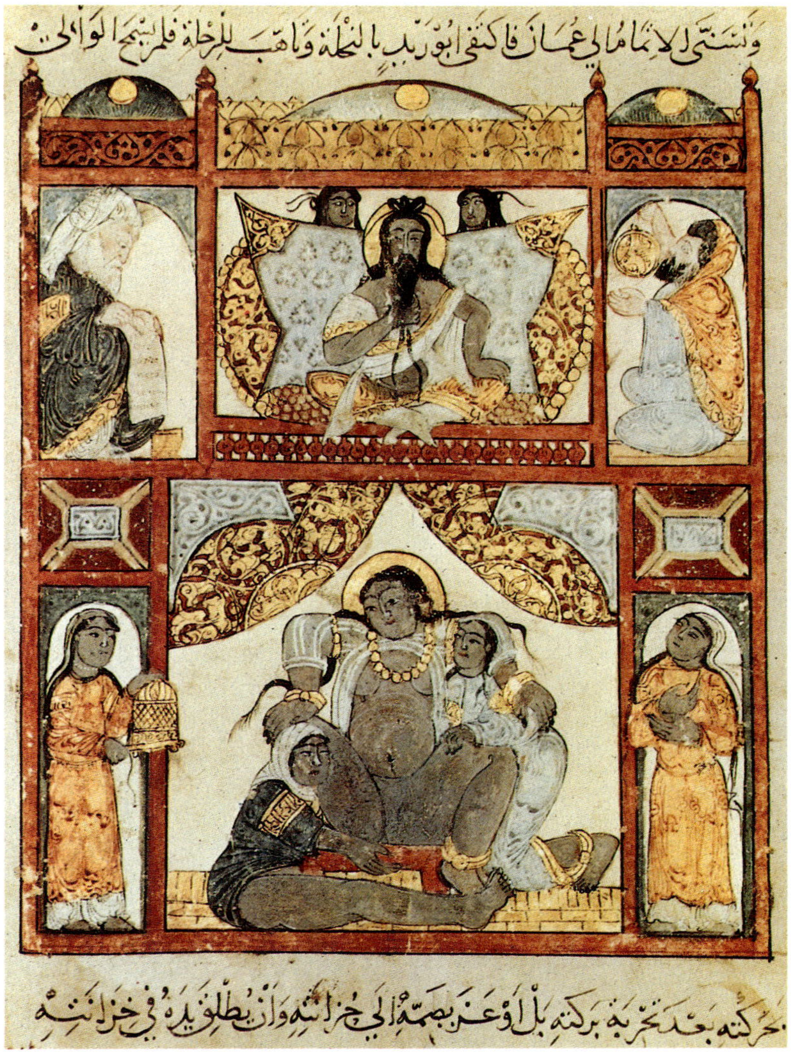

Frauen helfen einer Schwangeren bei der Geburt (Kopie einer arabischen Buchillustration von 1237/38; Bibliothèque Nationale, Paris).

Arabische Medizinschriften

13. Jahrhundert. In Bagdad entsteht eine eigene Schule der arabischen Buchmalerei. Der Mongolensturm – Bagdad fällt 1258 – führt zu einer zunehmenden Verwendung fernöstlicher Elemente.

Zu den frühesten erhaltenen illustrierten Manuskripten gehört um 1225 das Pflanzenbuch (lat. Materia medica) des Dioskurides (→ 1. Jh./ S. 48), das Pflanzen, tierische Produkte und Mineralien umfaßt. Im Gegensatz zu den schematisierenden Holzschnitten in den Kräuterbüchern des 16. Jahrhunderts werden die Pflanzen nahezu naturgetreu dargestellt.

Neben wissenschaftlichen Schriften existieren reich illustrierte literarische Werke. Am verbreitetsten sind die »Gedichtsammlung des Hariri« mit den ca. 100 Abbildungen aus der ersten Hälfte des 13. Jahrhunderts und das aus dem Indischen übertragene Fabelwerk »Kalifa und Dimna«.

Die »arabische Malerei« arbeitet mit einem begrenzten Repertoire bildlicher Elemente, wie Kompositionsschemen und Figurentypen.

Die ersten arabischen Buchmalereien entstanden mit den Übersetzungen vor allem griechischer und syrischer Texte ins Arabische. Man übernahm dabei von der Vorlage die Bilder oder Zeichnungen zur Erläuterung des Textes.

Die »persische Malerei« unterscheidet sich von der »arabischen« wesentlich. Die Menschen sind kleiner und schlanker proportioniert, Landschaften und Seelenzustände vor dem Hintergrund des Paradieses sind reich differenziert. Trotz der Abgrenzung bilden die Darstellungen einer Seite eine Einheit, wie die frühen Illustrationen von Tierbüchern um 1300 zeigen.

1250

1250–1299

Mitte 13. Jahrhundert. In Europa gibt es (nach heutiger Schätzung) etwa 20 000 Lepra-Häuser (Leprosorien; → um 1225/S. 94).

Um 1250. Der englische Theologe und Naturphilosoph Roger Bacon empfiehlt in der von ihm kommentierten pseudo-aristotelischen Schrift »Secretum secretorum«, bei Magenschmerzen »ein warmes und hübsches Mädchen zu umarmen«, woraus er die Theorie vom »Fumus iuventutis« entwickelt, der kräftigenden Ausdünstung jugendlicher Menschen.

Nach 1250. Volkstümliche Ärzte, die vom Buddhismus inspiriert sind und vorwiegend als Mönche leben, arbeiten im Sinne einer öffentlichen Mildtätigkeit in Japan. Sie versorgen die Bevölkerung auch medizinisch. So gründet der Mönch Ninshō im Norden von Nara (Japan) ein Krankenhaus, das verschiedene Funktionen übernimmt: Es umfaßt eine Pflegestation, eine Apotheke, ein Leprosorium, ein Armenhaus sowie eine Einrichtung zur Versorgung kranker Pferde. Das Leprosorium ist das älteste erhaltene in Japan.

1254. Das Handauflegen der französischen Könige in einem regelmäßig zelebrierten Heilritual vor einer Menschenmenge beginnt mit der Rückkehr des französischen Königs Ludwig IX., des Heiligen, vom 6. Kreuzzug (1248–1254). → S. 100

Februar 1255. In Paris schließen sich Chirurgen zu einer »Confrérie de Saint-Côme et Saint-Damien« zusammen, aus der später das »Collège de St. Côme« hervorgeht. 1258 werden erste Prüfungen zur Aufnahme in die Zunft der Chirurgen abgenommen. → S. 102

Ab 1260. Der italienische Arzt Taddeo Alderotti (Taddaeus Florentinus), ein früher Vertreter der scholastischen Medizin, beschreibt die Heilwirkung des Alkohols in seiner Schrift »De virtutibus aquae vitae«. Seit dieser Zeit werden alkoholische Destillate bei der Zubereitung von Arzneimitteln benutzt.

1267. Der englische Franziskaner und Naturforscher Roger Bacon beschreibt in einer Abhandlung über die Optik das Prinzip der konvexen Linse, so daß ihm (nicht nachweisbar) die Erfindung der Brille zugeschrieben wird. → S. 102

13. 10. 1269. Wahrscheinlich am St. Edward's Day zu Ehren von Eduard dem Bekenner (11. Jh.) beginnen die englischen Könige mit ihrem Heilritual des Handauflegens gegen die Skrofulose (→ 1254/S. 100).

1270. Der arabische Augenarzt Ibn abī Usaibiā aus Damaskus, »Chefarzt der Augenärzte« in Kairo, verfaßt das Standardwerk der arabischen Ärztebiographien. Es nennt 380 Ärzte, darunter auch griechische.

1271. Der Basler Apothekereid stellt die erste deutschsprachige Apothekerordnung dar. → S. 101

1275. Der italienische Stadtarzt und Chirurg aus Verona, Guglielmo de Saliceto, beendet nach fünfjähriger Arbeit sein großes chirurgisches Werk. Er will gegenüber der rohen Empirie ungebildeter Wundärzte einerseits und der dogmatisch-scholastischen Medizin andererseits der Chirurgie eine wissenschaftliche Grundlage geben und sie in eine enge Beziehung zur inneren Medizin bringen. Er begründet eine wichtige Schule, aus der u. a. der berühmte in Paris wirkende Chirurg Guido Lanfranco da Milano hervorgeht.

8. 9. 1276. Johannes XXI. (Petrus Hispanus) wird Papst. Er ist bislang der einzige Arzt, der Oberhaupt der katholischen Kirche wird. Er gibt einen ersten Gebetshinweis auf die hl. Apollonia, die Schutzheilige der Zahnkranken. → S. 102

Vor 1280. Der deutsche Naturforscher, Philosoph und Theologe Albert Graf Bollstädt aus Lauingen in Schwaben, genannt Albertus Magnus, ein Dominikaner, verfaßt sein Pflanzenbuch »De vegetabilibus«, ein bedeutendes Werk, bei dem er auf die antike Tradition zurückgreift (→ 2. Hälfte 13. Jh./S. 102).

1284. Der Mameluckensultan Mansūr al-Qalā'un weiht in Kairo das »Mansūrī-Krankenhaus« ein, wo auch Arme und Sklaven behandelt werden. Ein Raum ist für den Oberarzt und den theoretischen Unterricht vorgesehen (→ 13. Jh./S. 97).

1286. Die erste bekannte mittelalterliche Sektion an einer menschlichen Leiche findet in der norditalienischen Stadt Cremona statt (→ 1302/S. 105).

Der Rat der Hansestadt Lübeck gründet ein Bürgerspital, das Heilig-Geist-Hospital. → S. 103

Um 1289–1299. Der Spanier Arnaldus von Villanova ist Alchemist, Arzt, Botaniker, gefeierter Universitätslehrer und nebenbei diplomatisch tätig. Er verfaßt während seines Wirkens in Montpellier einige seiner wichtigsten ärztlichen Schriften, die »Parabeln der Heilkunst« (→ 2. Hälfte 13. Jh./S. 102).

1295. Der Mailänder Guido Lanfranco (Lanfrancus), einer der größten Chirurgen des Mittelalters, wird in die Pariser Chirurgenvereinigung, die »Confrérie de Saint-Côme«, aufgenommen. Im darauffolgenden Jahr erscheint sein großes Werk der Chirurgie (»Chirurgia magna«), mit dem er die Einheit von Theorie und Praxis herausstellt.

1296. Erst sechs Ärzte besitzen in Paris den medizinischen Doktortitel. → S. 102

1299. Papst Bonifatius VIII. erläßt die Bulle »De sepulturis«, die gegen die Sitte gerichtet ist, menschliche Leichen zum Zweck des Transports in die Heimat abzukochen. Dies veranlaßt auch die Anatomen, beim Präparieren auf das Abkochen einzelner Knochen und anderer Teile zu verzichten.

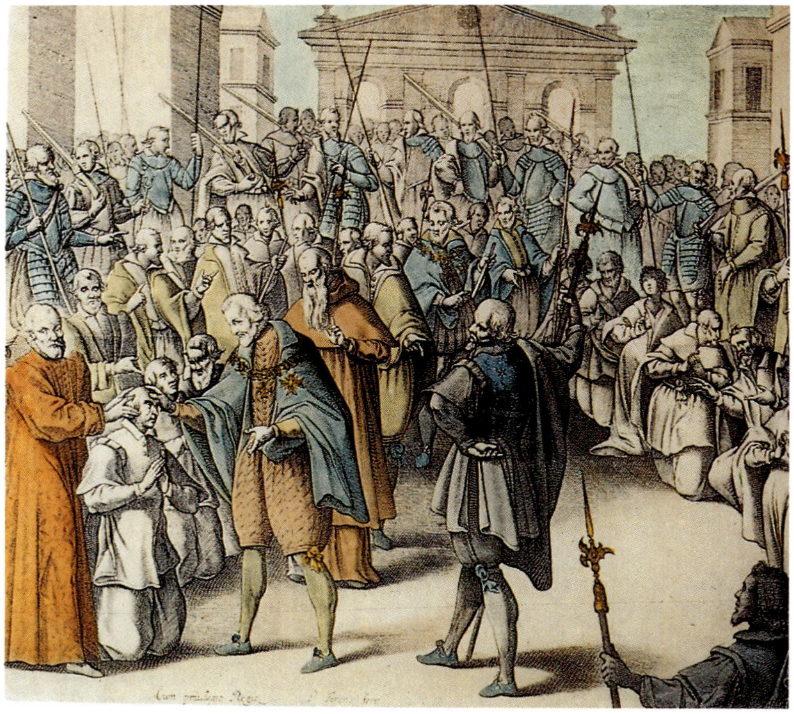

Der französische König Heinrich IV. beim Handauflegen; ein populäres Heilritual an den Jahrestagen der Krönung (Kupferstich von P. Firens, 1609)

Königsheil gegen Skrofeln

1254. Nach der Rückkehr des französischen Königs Ludwig IX., des Heiligen (1215–1270), vom 6. Kreuzzug beginnt in Frankreich die Sitte des rituellen Handauflegens der Monarchen gegen die Skrofeln (»Königskrankheit«) an den Jahrestagen ihrer Krönung. Der englische König Eduard I. schließt sich wohl 1269 diesem Brauch (»King's touch«) an. Er soll an drei aufeinanderfolgenden Jahrestagen 983, 1219 bzw. 1736 mit Skrofeln Behaftete berührt haben.

Bereits einige der Vorfahren dieser Herrscher sollen besondere Heilkräfte besessen haben, insbesondere Eduard der Bekenner (um 1003 bis 1066) von England, der als Heiliger verehrt wurde, und König Robert II., der Fromme (um 970–1031), von Frankreich.

Die »Königskrankheit« war in früherer Zeit Gelbsucht oder auch Aussatz. Die Skrofeln werden erst mit dem königlichen Heilritual zur (einzigen) »Königskrankheit«. Hierbei handelt es sich um ein verbreitetes Leiden mit weithin sichtbaren Schwellungen im Hals- und Nackenbereich, die zu nässenden, eitrigen und offenen Hautstellen führen können infolge einer Tuberkulose der Lymphknoten.

Die medizinischen Autoritäten in England und Frankreich erkennen das Heilritual der Könige als rechtmäßig an und empfehlen es oft vor dem Gang zum Chirurgen bzw. anstelle eines operativen Eingriffs. Erst im 18. Jahrhundert überwiegt der Skeptizismus gegenüber dem Glauben an die Heilkraft der Könige. Königin Anna (1665–1714) ist die letzte königliche Heilerin in England. In Frankreich überdauert der Brauch länger. Ludwig XV. legt bei mehr als 2000 Skrofulösen bei seiner Krönung 1723 die Hand auf. Zum letzten Mal wird das Ritual vom Bourbonenherrscher Karl X. bei der Krönung 1825 praktiziert.

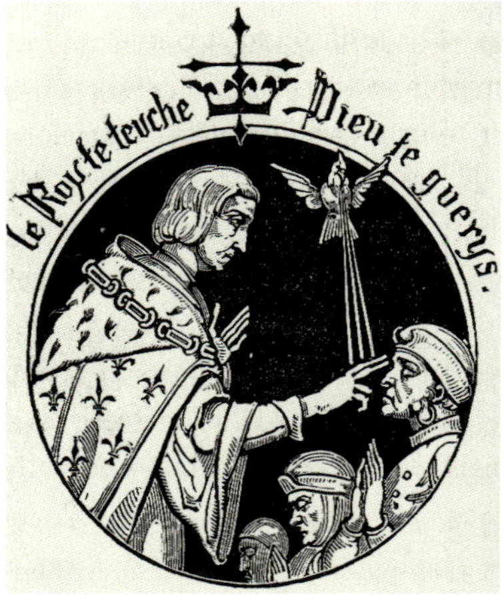

Der französische Monarch Ludwig IX., der Heilige, beim Handauflegen (Holzschnitt des 19. Jh.)

Basler Apotheker geloben Ehrfurcht vor den Ärzten

1271. Im sog. Basler Eid, der ältesten deutschen Apothekerordnung, werden vom Apotheker u.a. christliche Konfession sowie Ehrerbietung vor den ärztlichen Lehrern verlangt und die Abgabe von Arzneimittel ohne Rezept sowie von Abtreibungsmitteln verboten.
Bereits die Medizinalordnung des römisch-deutschen Kaisers Friedrich II. von → 1231 (S. 96), die zum Vorbild für entsprechende Bestimmungen im übrigen Europa wurde, trennte Pharmazie und Medizin voneinander. Mitglieder des Ärztestandes haben die Apotheken zu überwachen, eine geschäftliche Gemeinschaft zwischen Arzt und Apotheker ist verboten. Das Betreiben einer Apotheke muß staatlich genehmigt werden, außerdem muß ein Arzneibuch geführt sowie eine Taxe entrichtet werden.
Die ersten räumlich abgesonderten Apotheken waren klösterliche Hospital-Apotheken, die zunächst von Ärzten betrieben wurden, etwa auf dem Monte Cassino oder in St. Gallen. Solche Apotheken entstanden im 12. Jahrhundert an verschiedenen Orten. So ist in Trier die erste Apotheke klösterlichen Ursprungs. Der »cellerarius«, der Küchen- und Kellermeister am Domstift, hat neben den Gewürzen und Aquae vitae (Schnäpsen) wirkliche Heilmittel, die er auch den Laien außerhalb der klösterlichen Gemeinschaft überläßt.
Im 13. Jahrhundert bilden sich die ersten Apotheken im modernen Sinn heraus. Der Apotheker als Arzneibereiter hebt sich durch seine Bildung und die Benutzung der lateinischen Gelehrtensprache von den unterschiedlich spezialisierten Händlern (wie z. B. »speciarii«, »herbarii«, »cerarii«) ab. Die erste öffentliche Apotheke wird 1360 in Prag eingerichtet. Zur selben Zeit entsteht auch die erste Stadtapotheke in Hamburg. Als erster besoldeter Stadtapotheker wird Magister Rychardius 1363 erwähnt.

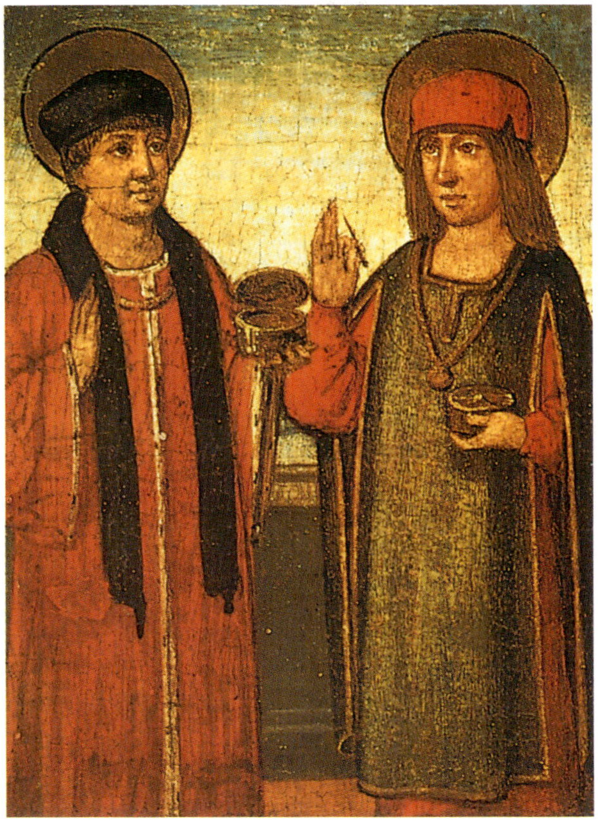

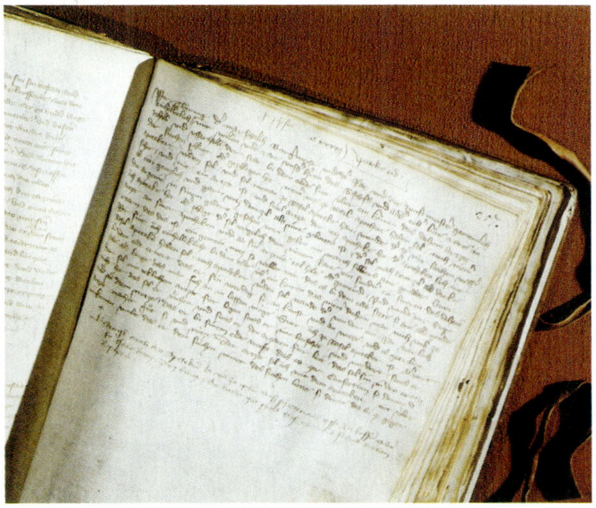

Basler Apothekereid von 1271; darin ist u. a. festgelegt, daß der Apotheker niemandem Gift verkaufen darf, es sei denn, er habe zwei Bürgen, die bezeugen können, daß niemand zu Schaden kommt: »Bedengk ouch den apothekern in eyd ze geben, dasz sy nyemand gifft ze koffen geben, er habe denn zween bürgen, die davor gut syend, dasz nyemand schade davon beschee« (Basler Staatsarchiv).

◁ Kosmas und Damian, die Schutzheiligen der Ärzte und Apotheker; der hl. Kosmas hält als Apotheker ein Salbengefäß (Gemälde des spanischen Meisters Valleja).

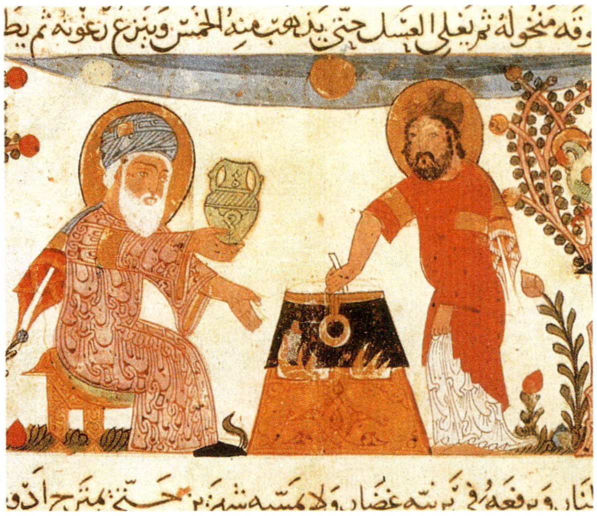

Zubereitung des Theriak nach Galen (arabische Handschrift; um 1230)

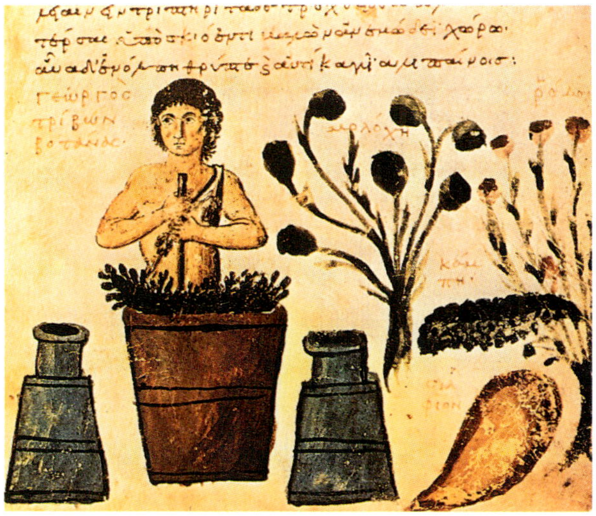

Theriakherstellung (griechische Handschrift; 9. Jh.)

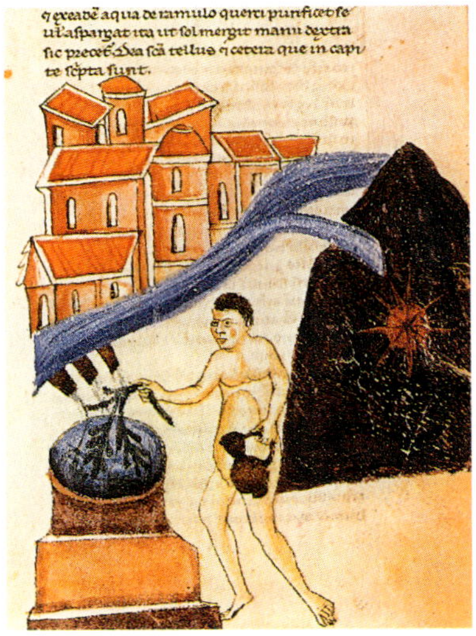

Aus einem lat. Pflanzenbuch (1. Hälfte 13. Jh.)

Der Theriak – eine Mixtur aus Opium und Schlangenfleisch soll alle Krankheiten heilen

Der Theriak (von griech. theriakos = das giftige Tier betreffend) ist das berühmteste Arzneimittel der Antike, das u. a. gegen Pest und alle Arten von Vergiftungen wirksam sein soll (→ um 60/S. 49). Es enthält gemäß den speziellen Rezepten (von Galen, Andromachus d. Ä. und anderen antiken Ärzten) 50 bis 100 Substanzen, darunter insbesondere Opium und getrocknetes Schlangenfleisch (Trochisci de Vipera). Die Theriakherstellung gelangt im Mittelalter durch die Araber nach Europa und findet Eingang in die Arzneibücher und Apotheken der Christenheit. Vor allem in dem reichen Stadtstaat Venedig entwickelt sich im 16. Jahrhundert ein reger Spezialhandel mit Theriak. Bis ins 19. Jahrhundert hinein ist Theriak ein beliebtes und offiziell anerkanntes Allheilmittel (»Panazee«). Manche Wirkungen sind wegen des Opiumgehaltes einsichtig, das Problem der Opiumsucht ist in jener Zeit noch kein Thema.

Medizin wird zum Hochschulfach

1296. In Paris besitzen erst sechs Personen den medizinischen Doktortitel, obwohl die Medizinische Fakultät als eigenständige und gleichrangige Korporation neben den anderen erstmals bereits 1213 erwähnt wird.
Zuvor wurde Medizin von einzelnen Lehrern ohne Reglement gelehrt. 1270 wurde der Studiengang hierarchisch gegliedert. Die Studienzeit beträgt seitdem bis zum Baccalaureat 32 Monate und insgesamt fünfeinhalb Jahre bis zur Lizenzvergabe. Illegal vorgenommene Heilbehandlungen werden mit schweren Strafen belegt.
An der Pariser Universität ist Ende des 13. Jahrhunderts die Medizin die dritte der übergeordneten Fakultäten. Sie kommt in der Rangfolge nach der Theologie und der Jurisprudenz und rangiert vor der Artistenfakultät (von lat. artes liberales = freie Künste). So finden die Mediziner bei der Messe auf der rechten Seite des Chores hinter den Theologen Platz, während die Artisten auf der linken Seite hinter den Juristen sitzen.

Chirurgen gründen Berufsverband

Februar 1255. Eine Gruppe von (Laien-)Chirurgen schließt sich in Paris zu einer Korporation zusammen. Unter Berufung auf ihre Schutzpatrone Kosmas und Damian gründen sie die »Confrérie de Saint-Côme et Saint-Damien«. Später nennt sich die Vereinigung »Collège des St. Côme«.
Sie unterhält eine Schule für angehende Chirurgen, die sich nach einem zweijährigen Studium einer eingehenden Prüfung zu unterziehen haben, um die Lizenz für die Berufsausübung zu erhalten.
Das Collège erteilt auch Zertifikate für besondere Operationsmethoden, wie Bruch- und Steinschnitt und den Starstich. Damit schaffen sich die Chirurgen einen Zusammenschluß, der einer universitären Korporation ähnelt.
In der Folgezeit kommt es in Paris zu zahlreichen Streitigkeiten mit wechselnden Bündnissen zwischen den Chirurgen (Collège de St. Côme), den Barbieren und der Medizinischen Fakultät zur Durchsetzung der jeweiligen berufsspezifischen Interessen.

Bacon beschreibt Vergrößerungsgläser

1267. Der englische Theologe und Naturphilosoph Roger Bacon (um 1219–um 1292) beschreibt in seiner Schrift »Opus Maius«, die er an Papst Klemens IV. (reg. 1265–1268) schickt, erstmals Augengläser.
Nach seinem Studium in Oxford und Paris trat Bacon dem Franziskanerorden bei. Er ist ein großer Kenner der alten Sprachen sowie der Naturwissenschaften. Die Augengläser beschreibt er so: »Nimmt man ein Kugelsegment von Kristall oder Glas und ist die Höhe des Segments kleiner als der Radius, so sieht man Buchstaben und kleine Gegenstände größer, wenn man die konvexe Seite dem Auge zukehrt . . . Deshalb gibt dies ein vorzügliches Instrument für alte Leute und solche, die schwache Augen haben.«
Ob Bacon die Brille – wie vielfach behauptet – erfunden hat, kann nicht nachgewiesen werden. Seine Schrift wird nach dem Tod von Papst Klemens IV. als »Teufelswerk« unter Verschluß genommen. Bacon wird mehrmals wegen seiner als ketzerisch verdächtigen Lehren inhaftiert (→ 1300/1301/S. 104).

Ein Arzt besteigt den Stuhl Petri

8. September 1276. Petrus Juliani, seit 1273 Kardinal von Lissabon, wird als Johannes XXI. zum Papst gewählt – der einzige Arzt, der auf den Päpstlichen Stuhl gelangt. Er ist (wahrscheinlich) identisch mit Petrus Hispanus, der als bedeutender Gelehrter neben einem philosophischen und psychologischen Kompendium auch medizinische Schriften verfaßte. Durch den Einsturz einer Zimmerdecke im Palast von Viterbo kommt Johannes XXI. 1277 ums Leben (geb. zwischen 1210 und 1220).
Petrus Hispanus, Sohn eines Apothekers aus Lissabon, verfaßte den »Thesaurus Pauperum«, das populärste Handbuch über die Therapie in seiner Zeit, das im 15. und 16. Jahrhundert häufig gedruckt wird. Erstmals im Mittelalter gab Petrus Hispanus eine systematische Beschreibung der Geisteskrankheiten. Diese faßt er als organische Störungen des Gehirns auf, die durch das Überwiegen bestimmter Körpersäfte hervorgerufen werden, wie etwa die Melancholie durch die »schwarze Galle«.

Heilkunde naturphilosophisch begründet

2. Hälfte 13. Jahrhundert. Albertus Magnus und Arnaldus von Villanova sind beispielhaft für die gelehrte Naturforschung im hohen Mittelalter, die insbesondere auch alchemistische Traditionen aufgreift.
Albertus Magnus (Albert Graf Bollstädt aus Lauingen in Schwaben; um 1200–1280) verfaßt vor 1280 sein Pflanzenbuch »De vegetabilibus«. Der Dominikaner, dessen Naturforschung sich vor allem an Aristoteles ausrichtet, macht sich um die Verbreitung und Auswertung der Schriften dieses griechischen Philosophen und der Werke arabischer und jüdischer Autoren verdient. Zwar wendet er sich gegen eine Reihe von mythischen Vorstellungen, bei seinen chemischen Experimenten bleibt er jedoch magischen Praktiken verhaftet.
Der berühmte spanische Naturforscher und Arzt Arnaldus von Villanova (1225–1311) verfaßt während seines Aufenthaltes an der Universität von Montpellier (um 1289 bis 1299) die »Parabeln der Heilkunst«. Darin behandelt Arnaldus in lehrbuchmäßigen Merksätzen die Prinzipien der praktischen Heilkunde. Gegenüber der ungeprüften Übernahme von anerkannten Lehrmeinungen betont Arnaldus die Bedeutung der eigenen Beobachtung: »Nur wer die Natur der Körper, die Arten der Krankheiten, die Verschiedenheit ihrer Ursachen und die Kräfte seiner Heilmittel kennt, wird mit Überlegung handeln und kann Kranken mit seiner Kunst helfen.« Bei Arnaldus spielen wie bei Albertus Magnus Naturbeobachtung und (alchemistische) Magie ein wichtige Rolle.

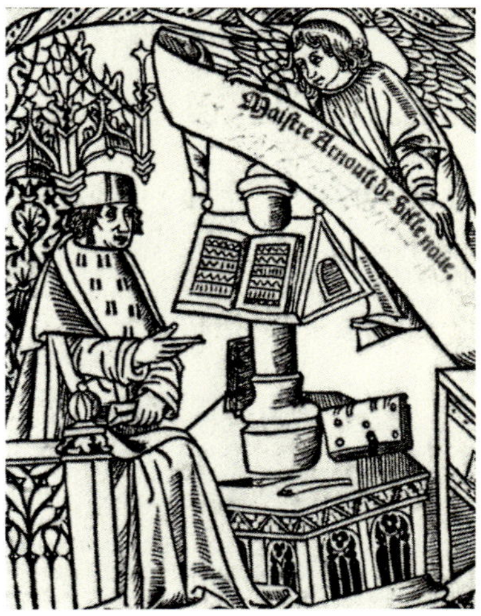

Arnaldus von Villanova; Titelbild aus »Schatz der Armen« von Arnaldus von Villanova u.a. (16. Jh.)

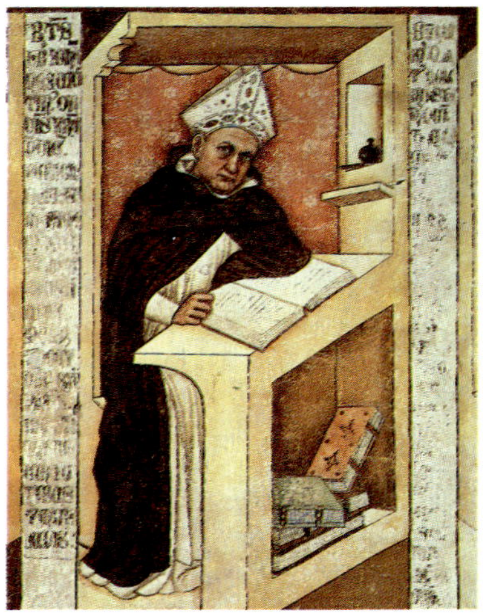

Albertus Magnus (Wandgemälde von Tommaso da Modena, Dominikanerkloster in Treviso, 1352)

Mondstand kann Aderlaß begünstigen

Chronik Zitat

In den »Parabeln der Heilkunst« beschreibt der in Montpellier lehrende Arzt Arnaldus von Villanova den Aderlaß:

»Grundsätze über die zweckmäßigste Auswahl der Mondphase für den Aderlaß: . . . Da der Mond vermöge seiner speziellen Kraft wäßrige Substanzen ausdehnt und zur Vermehrung disponiert, wird ein krankhafter Fluß um so reichlicher werden, je stärker der Mond strahlt. Da der Mond als wirksames Prinzip von kaltem und feuchtem Temperament ist, kann er in keiner Phase seines Wechsels der spezifischen Wirkung nach heiß und trocken genannt werden . . .« Im dritten Viertel der Mondphase (medizinisch: dritte Woche ist kalt und feucht) soll zur Ader gelassen werden, da »die rheumatischen Flüssigkeiten weniger vermehrt oder in Fluß gebracht werden«.

Bürger gründen ein eigenes Hospital

1286. Die Bürger der Hansestadt Lübeck bauen das (bis heute erhaltene) Heilig-Geist-Hospital.
Die Fassade mit den drei Giebeln ist nach Westen ausgerichtet. Hier befindet sich die Kapelle – im Gegensatz zu anderen Hospitälern, wo der Altarraum im Osten untergebracht ist. Die lange einschiffige Halle für die Kranken ist – ebenfalls ungewöhnlich für die damalige Zeit – durch eine Mauer von der Kapelle getrennt. Die im allgemeinen übliche räumliche und akustische Verbindung zwischen dem Kranken und dem Allerheiligsten ist damit unterbrochen.
Der Bau des Heilig-Geist-Hospitals geht auf die Bürger (bzw. den Stadtrat) zurück, die bereits vor 1228 unabhängig vom Lübecker Bischof und der Kirche durch eigene Stiftungen an anderen Orten (1228 Pferdemarkt, ab 1276 am Kohlmarkt) ein städtisches Hospital gegründet haben.
Die Krankenpflege wird auch in den Bürger-Hospitälern in einer klösterlichen Lebensgemeinschaft verrichtet. Gleichwohl kommt es zu Auseinandersetzungen mit dem Klerus, der die Krankenpflege beansprucht. Die weitere Entwicklung des Hospitals wird jedoch dadurch nicht behindert.
In der Reformation wird das Hospital zu einer säkularisierten Bleibe für die Alten der Stadt. Gelegentlich werden auch Schwerkranke im Heilig-Geist-Hospital aufgenommen. Da das Hospital als Zufluchtsstätte beliebt ist, wird die Bettenhalle in der Blütezeit von Lübeck (15. Jh.) nach Osten hin verlängert.

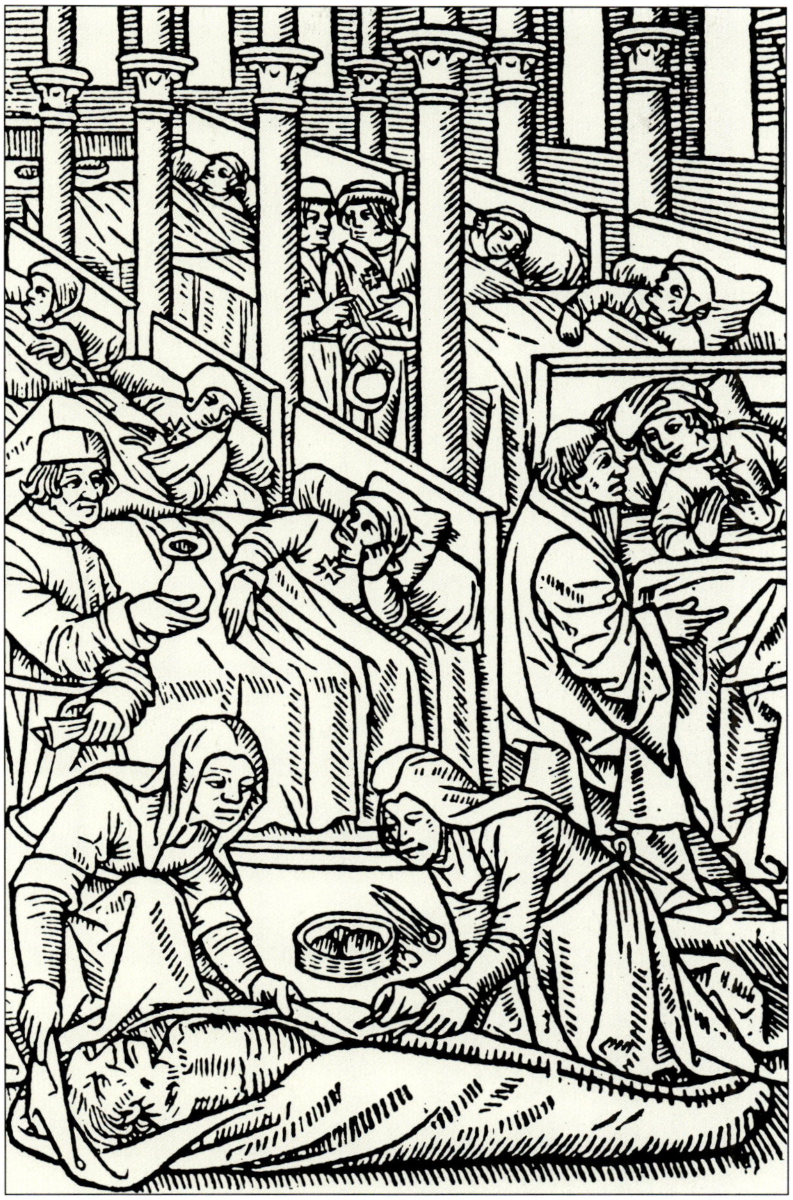

Alltag in einem mittelalterlichen Hospital; l. Harnschau des Arztes, unten wird ein Verstorbener eingenäht (französischer Holzschnitt; um 1500).

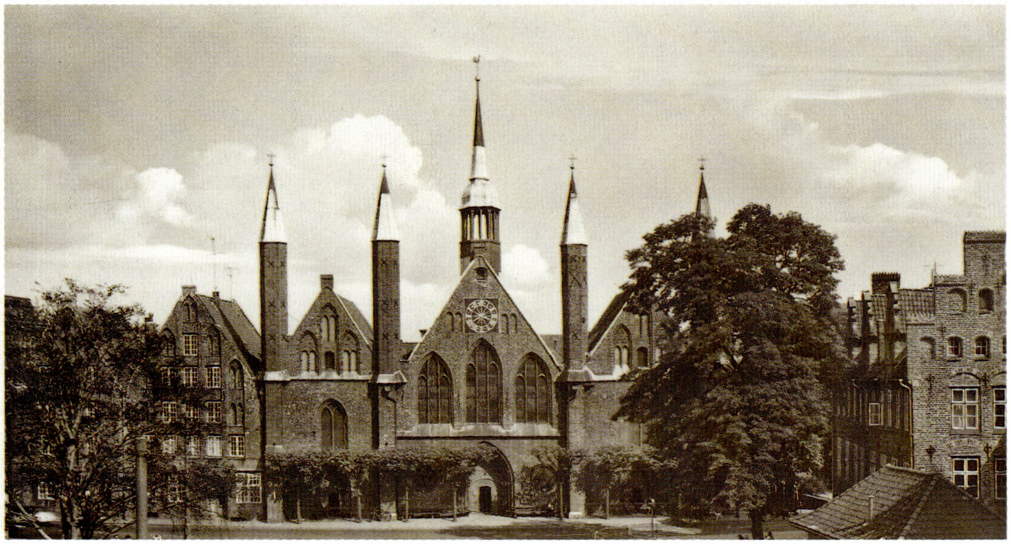

Das Heilig-Geist-Hospital in Lübeck; Blick auf die drei Giebel der Westkapelle vom Koberg aus. Neben dem »Bürger-Spital« in Salzburg (14. Jh.) ist Lübeck das bekannteste Beispiel einer nichtkirchlichen Hospitalgründung. In der Namengebung wird jedoch die enge Bindung an die Religion deutlich.

Schule von Salerno für Frauen geöffnet

Ende 13. Jahrhundert. In Paris sind eine Reihe von Ärztinnen namentlich bekannt, die offensichtlich unbehelligt praktizieren können. Im frühen 14. Jahrhundert freilich werden aufgrund der Vorschriften der Pariser Medizinischen Fakultät mehrere Wundärztinnen (franz. »miresses«) wegen unrechtmäßiger Ausübung der Medizin verfolgt und vom geistlichen Richter exkommuniziert.
An der Medizinschule von Salerno (→ 1150–1180/S. 88) werden auch Frauen ausgebildet, u.a. von Medizinerinnen (»mulieres salernitanae«). Die bekannteste von ihnen ist Trotta (oder Trotula, Mitte 11. Jh.), die hauptsächlich eine geburtshilfliche Praxis betrieben hat. Das ihrer Person zugeschriebene Werk »Über die Leiden der Frau vor, während und nach der Entbindung« ist als einziges erhalten. Sie beschreibt hierin die Naht eines Dammrisses, gibt Hinweise zur Behandlung von Kinderkrankheiten und kosmetische Ratschläge. Die Existenz Trottas wird allerdings immer wieder in Frage gestellt.

Frauen: kränklich und triebhaft

Das mittelalterliche Frauenbild der Medizin wird von der antiken Auffassung geprägt, wonach der Frauenkörper schwächer und für Krankheiten anfälliger sei als der des Mannes. Dessen Temperament erscheint heiß und trocken (analog zur Sonne, zum Tag), während die Frau in ihrer Konstitution kühl und feucht (Mond, Nacht) sei. Deshalb könne die Frau Nahrung nur unvollständig verdauen, die Überreste müßten mit dem Menstrualblut ausgeschieden werden. Damit erhalten Menstruation, Gebärmutter und die weibliche Sexualität schlechthin ein pathologisches Vorzeichen. Die Bedeutung des Geschlechtsverkehrs für Gesundheit und Krankheit wird breit diskutiert. Da man auch eine weibliche Ejakulation beim Koitus annimmt, könne permanente Enthaltsamkeit durch zurückgehaltenes weibliches Sperma viele Krankheiten (z.B. Hysterie) auslösen. Zudem sei die Frau der Triebhaftigkeit (Sünde) eher ausgeliefert als der Mann.

1300

1300–1349

14. Jahrhundert. Das Badewesen hat sich in Mitteleuropa weitgehend etabliert. An Mineralquellen entstehen Badeorte; in den Städten werden öffentliche Badestuben betrieben, in denen auch medizinische Dienstleistungen angeboten werden. → S. 109

1. Hälfte 14. Jahrhundert. Der chinesische Gelehrte und Drogenkundige Chu Chen-heng erkennt jeder einzelnen Droge mehrere Primärqualitäten zu. Indem eine einzelne Substanz z. B. gleichzeitig als scharf, süß und sauer identifiziert wird, kann die Wirkung an der Kombination dieser Qualitäten leicht abgelesen werden. Eine ähnliche Auffassung findet sich bereits in der europäischen Medizin der Antike, insbesondere bei Galen.

1300/1301. Lesebrillen kommen in Gebrauch. Der Hohe Rat von Venedig verbietet den Angehörigen der Glasmachergilde mit mehreren Erlassen, minderwertiges Glas zur Herstellung von Brillen oder Lesesteinen zu verwenden. → S. 104

1302. In Bologna findet die erste (nachweisbare) gerichtsärztliche Sektion statt, um bei einer Vergiftung die genauere Todesursache festzustellen. Als Sachverständiger fungiert u. a. der Arzt Bartolomeo de Varignana. → S. 105

1303. Der japanische Mönchsarzt Kajiwara Shōzon (1266–1337) verfaßt ein medizinisches Sammelwerk Ton-i-shō (»Rasche Einführung in die Medizin«). 1315 schreibt er das Man-anpō (»Sicher wirksame Rezepte«). Damit stellt er das gesamte Gebiet der inneren Medizin in chinesischer Perspektive dar, einschließlich der Augen- und Ohrenkrankheiten.

Ab 1306. Der Medizinprofessor Mondino dei Liucci führt in Bologna anatomische Lehr- und Forschungssektionen durch. Insbesondere demonstriert er die klassischen Schriften der Anatomie an der Leiche. Um nicht gegen ein entsprechendes kirchliches Verbot zu verstoßen, verzichtet er auf das Auskochen von Leichenteilen (→ 1316/S. 105).

1308. In Amasya (asiatische Türkei) wird von den Seldschuken ein Krankenhaus gegründet. Hier lehrt später 14 Jahre lang Scherefeddin Sabonucuoğlu, der 1465 Abulcasis' 30. Abhandlung »Über die Chirurgie« ins Osmanische übersetzt. Das Werk ist das erste chirurgische Buch in osmanischer Sprache.

1308–1350. Niccolò da Reggio (d. i. Nicolaus de Deoprepio), ausgebildet in Salerno, ist in Neapel als Leibarzt und Übersetzer am Hof der Könige von Sizilien tätig. Er bearbeitet und übersetzt eine Reihe galenischer Schriften aus dem Griechischen ins Lateinische.

1316. Das erste große Lehrbuch der Anatomie erscheint, die von dem Bologneser Mediziner Mondino dei Liucci verfaßte »Anatomia Mundini«. Es bleibt bis zu den epochemachenden Arbeiten von Andreas Vesal (→ 1543/S. 145) das meistverbreitete Lehrbuch der Anatomie. Mondino dei Liucci gibt sein Werk heraus, nachdem er zuvor zwei weibliche Leichen genau seziert hat. → S. 105

1318/1319. In Bologna findet ein Prozeß gegen vier Magister statt, die angeklagt sind, die Leiche eines Gehenkten nachts wieder ausgegraben und für anatomische Zwecke mißbraucht zu haben. Nur in vorher genehmigten Einzelfällen ist die Sektion erlaubt.

Um 1320. Henri de Mondeville, französischer Arzt und Chirurg, stirbt. Er war Lehrer an den Medizinischen Fakultäten von Montpellier sowie Paris und betonte den Wert der Anatomie für die Chirurgie. Er beschrieb u. a. zwölf sichere Zeichen des Aussatzes. → S. 105

Peter de London wird als erster Zahnzieher (»touzdrawere«) in London urkundlich erwähnt.

1325. Die Azteken gründen Tenochtitlán, ihre Hauptstadt im Salzsee von Mexiko. → S. 110

Um 1330. In Paris werden Teile des »Canon de medicina« von Avicenna in die »Articella« aufgenommen, das bekannte scholastische Lehrbuch der Medizin.

1330. Das Schießpulver wird in die Waffentechnik eingeführt und fortan bei Kriegen eingesetzt. Damit eröffnet sich den Kriegschirurgen (Feldschern) ein zusätzliches Gebiet, nämlich die Versorgung von Schußwunden.

1333. In Venedig wird ein öffentlicher medizinisch-botanischer Garten eingerichtet, in dem Heilpflanzen angebaut werden.

1345. Die erste Apotheke im Sinne einer Verkaufsstelle für Arzneimittel wird in London eröffnet.

1347. Die ärztliche Kontrolle der Prostituierten in Neapel wird – noch vor Ausbruch der Pest – eingeführt.

Oktober 1347. Im Hafen von Messina (Sizilien) legt ein Schiff mit Pestkranken aus Genua an. Der »Schwarze Tod«, die erste große Pestepidemie (Pandemie) in Europa, die von Zentralasien ihren Ausgang nimmt, fällt in Europa ein. → S. 106

1348. Gentile da Foligno stirbt. Er ist bekannt geworden durch seine Konsilien-Literatur (gesammelte Ratschläge für einzelne Krankheiten).

Oktober 1348. Die Pariser Fakultät läßt ein Pestgutachten anfertigen. → S. 108

1349. Während der großen Pestepidemie ordnet Papst Klemens VI. in Avignon auf der Suche nach der Ursache der Seuche eine Sektion an. Man vermutet ein »Miasma« (eine Art krankmachenden Dunst), ohne einen Beweis dafür zu finden (→ S. 108).

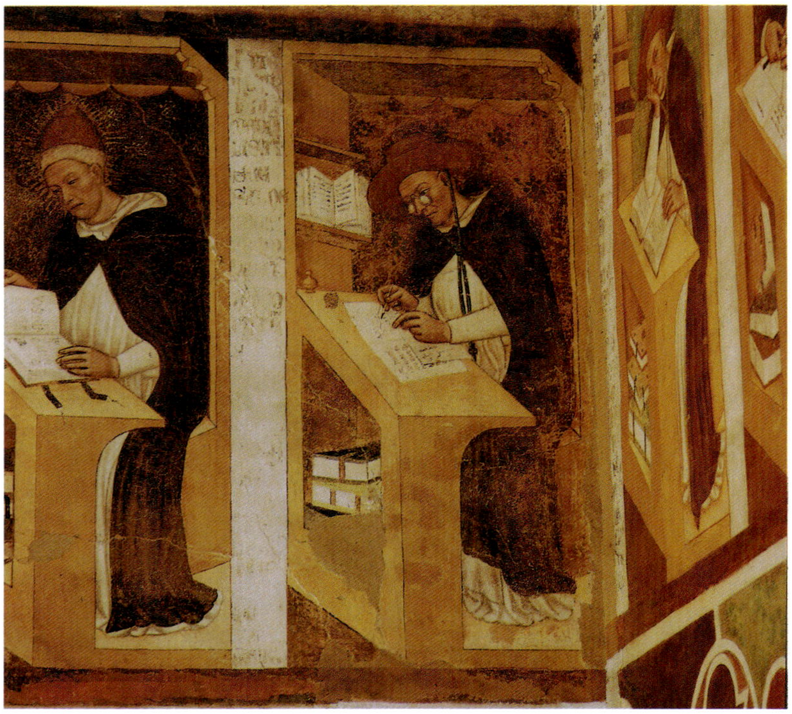

Älteste Darstellung einer aus zwei Gläsern bestehenden Brille; Kardinal Hugo de Provence mit Nietbrille (Fresko von Tommaso da Modena; Treviso, 1352)

Sehgläser erleichtern Lesen

1300/1301. Der Hohe Rat von Venedig legt in Dekreten fest, daß die Glasmachergilde kein minderwertiges Glas zur Herstellung von Brillen oder Lesesteinen verwenden darf. Damit ist belegt, daß in dieser Zeit nicht nur Lesesteine, vor allem Bergkristall, sondern auch bereits geschliffene Gläser als Sehhilfen benutzt werden. Lesesteine werden unmittelbar auf die zu entziffernden Dokumente gelegt, während die Brillen zunächst als Leselupen (Eingläser) gefaßt sind.

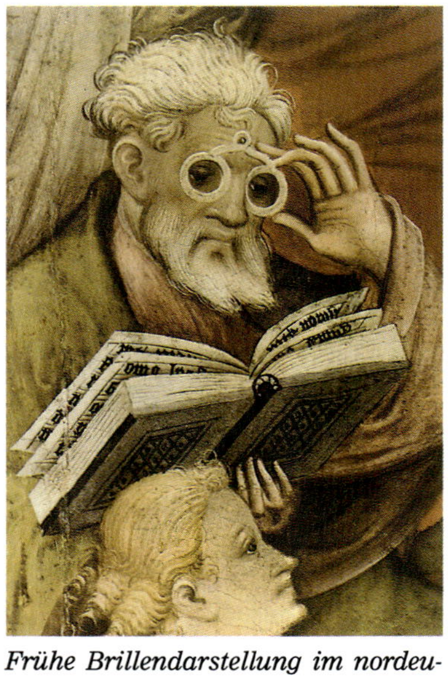

Frühe Brillendarstellung im nordeuropäischen Raum (Ausschnitt aus dem rechten Flügel des Wildunger Passionsaltars des Meisters Konrad von Soest; Bad Wildungen, 1403)

Gegen Ende des 13. Jahrhunderts soll die Brille mit geschliffenen Sehgläsern von dem englischen Philosophen und Naturforscher Roger Bacon (um 1219 – um 1292), dem »Doctor mirabilis«, erfunden worden sein, was sich jedoch historisch nicht nachweisen läßt (→ 1267/S. 102). Es ist wahrscheinlicher, daß die Brille erstmals in Italien angewendet wurde. In einer Florentiner Handschrift von 1299 heißt es: »Ich finde mich so von den Jahren beschwert, daß ich keine Kraft habe zu lesen und zu schreiben, ohne die Gläser, die man Augengläser nennt, die kürzlich erfunden sind zur Bequemlichkeit der armen Greise, wenn sie schwach werden im Sehen.«

Der lateinische Name für Brille ist »speculum«, was der ältesten deutschen Bezeichnung »Spiegel« bzw. »Augenspiegel« (lat. specula oculorum) entspricht. Das Wort Brille stammt von dem lateinischen »berillus« ab, das einen durchsichtigen Edelstein bezeichnet.

Besonders nach der Erfindung des Buchdruckes gegen Ende des 15. Jahrhunderts nimmt die Verbreitung der Brillen zu, in Nürnberg arbeitet 1478 ein »Parillenmacher«.

Mondino – ein Meister der Anatomie

1316. Mondino dei Liucci (um 1270 bis 1326), ein Anatom aus Bologna, verfaßt das erste große Lehrbuch der Anatomie: »Anatomia Mundini« oder »Anatome omnium humani corporis interiorum membrorum« (Anatomie aller inneren Körperteile des Menschen). Mondinos Darstellung der Anatomie ist bis zu der Arbeit von Andreas Vesal (→ 1543/S. 145) das gebräuchlichste Lehrbuch der Anatomie und prägt den Unterricht nachhaltig. In Padua ist es sogar den Satzungen gemäß das einzig zugelassene Unterrichtswerk.

Seit 1306 hält Mondino Lehrvorträge an Leichen ab, wobei er auf die überlieferte Anatomie der Alten, insbesondere Galen, fixiert ist. Er doziert den überkommenen Wissensstand vom Katheder aus und läßt ihn an der Leiche aufzeigen.

In Bologna ist zu dieser Zeit die Zahl der Teilnehmer an einer anatomischen Sektion (»anatomia«) bei einer männlichen Leiche auf 20 und bei einer weiblichen auf 30 begrenzt. Die Zergliederung dauert vier Tage. Sie wird nach einem bestimmten Schema durchgeführt: Am ersten Tag wird die Bauchhöhle mit den Eingeweiden dargestellt, am zweiten die Brusthöhle mit ihren Organen, am dritten werden Schädel und Gehirn untersucht und am letzten Tag die Gliedmaßen und die Wirbelsäule mit den dazugehörigen Muskeln, Gefäßen, Nerven und Knochen. Die Demonstration umfaßt auch die Erläuterung der Körpervorgänge.

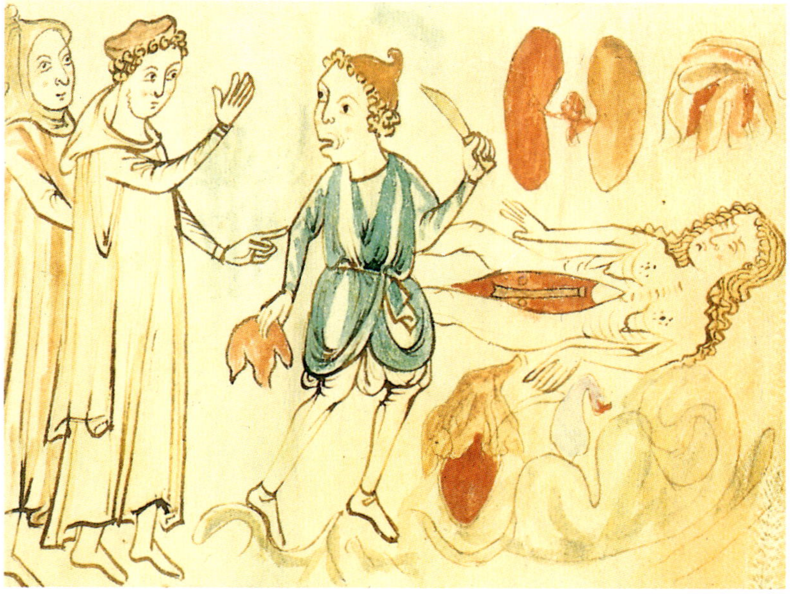

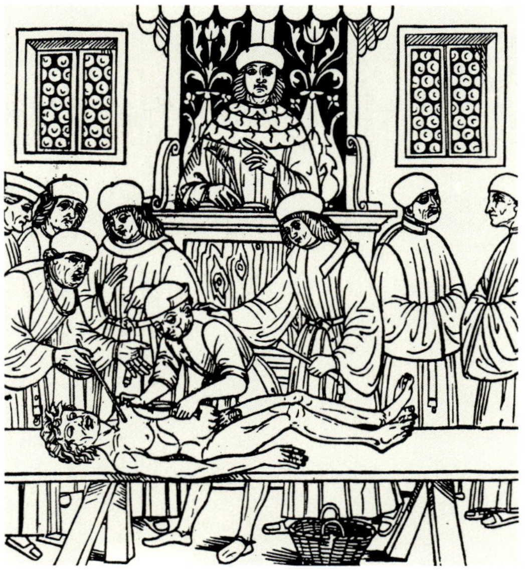

△ Ein Chirurg öffnet die Leiche einer Frau. Er hält die dreilappige Leber in der Hand, während ein Mann (ihr ehemaliger Arzt ?) und ein Begleiter (Mönch?) der Obduktion beiwohnen (Handschrift aus Oxford; 2. Hälfte 13. Jh.).

◁ Mondino dei Liucci lehrt Anatomie; er doziert frei vom Katheder, ein Sekant (Bader oder Chirurg) setzt zum Schnitt an, daneben ein Demonstrator mit Stock (Holzschnitt, 14. Jh.; Musée Condé, Chantilly).

Leichenöffnung zu Forschungszwecken

1302. In Bologna wird die erste gerichtsärztliche Sektion durchgeführt, die nachweisbar ist. Der Anatom Bartolomeo de Varignana ordnet sie auf Veranlassung des Staatsanwaltes an, um bei einer fraglichen Vergiftung die Todesursache festzustellen.

Gegen Ende des 13. Jahrhunderts entsteht ein allgemeines Interesse an der Sektion menschlicher Leichen. Die damals seit langem übliche Einbalsamierung und (allerdings 1299 vom Papst verbotene) Abkochung von Leichen, um die Überreste von im Süden verstorbenen Reisenden nach Hause (insbesondere Deutschland) überführen zu können, fördert auch die anatomische Sektion zu Lehr- und Forschungszwecken. Konservierung und Sektion erscheinen als analoge Vorgänge, beide werden vom Chirurgen vorgenommen.

Die ersten Sektionen im mittelalterlichen Abendland finden Ende 13. Jahrhunderts in Italien statt. Die anatomischen Lehrsektionen an den Universitäten beginnen in Bologna um 1300. Andere Hochschulen folgen, so etwa Padua (1348), Perugia (1348), Montpellier (1376) und Florenz (1388).

Die Versorgung der Hochschulen mit Leichen von Hingerichteten kann die Bedürfnisse der Anatomie nicht befriedigen, es kommt häufig zu Leichenraub, heimlichen illegalen Sektionen und einer Art Komplizenschaft der Anatomen mit den Henkern.

Henri de Mondeville – ein Wegbereiter der Chirurgie

Um 1320. Der französische Arzt und Anatom Henri de Mondeville (geb. um 1260), ein bedeutender Lehrer an den Medizinischen Fakultäten von Montpellier und Paris, stirbt in Paris.

Der Leibchirurg des französischen Königs begann 1306 mit der Abfassung seiner »Chirurgia«. Aufgrund seiner Erfahrungen als Feldchirurg wies Mondeville darin als einer der ersten auf die Vorteile der eiterlosen Wundbehandlung hin und gab neue Methoden der Fremdkörperentfernung aus Wunden und der Blutstillung an. Sein bedeutendster Schüler ist Guy de Chauliac (→ 1364/S. 114).

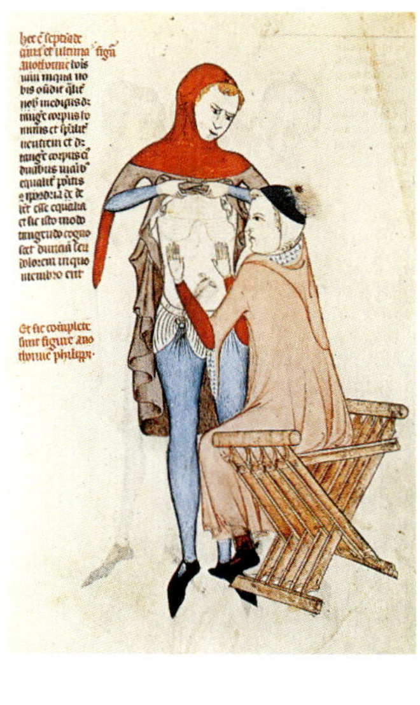

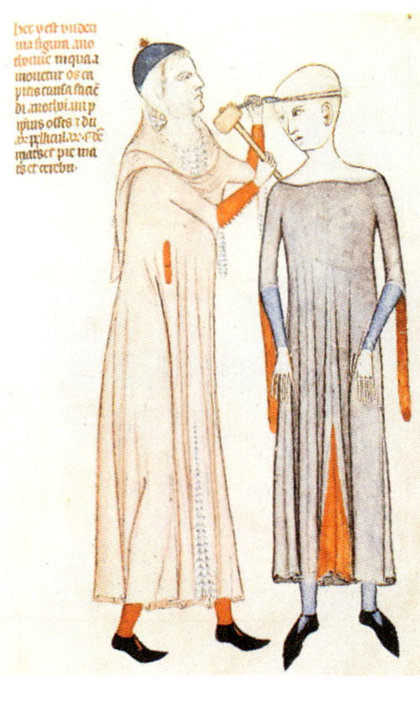

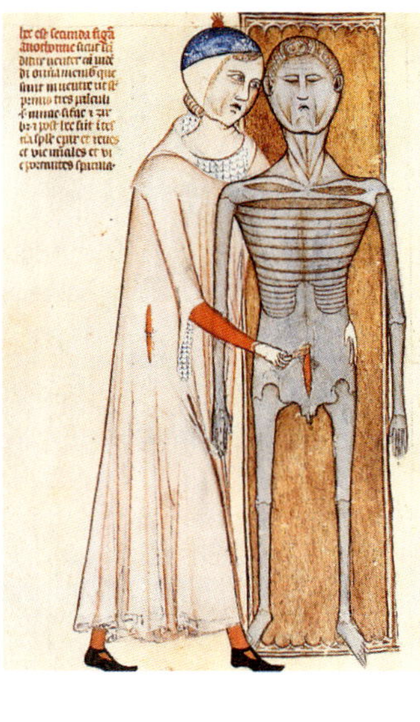

Miniaturen aus einem Unterrichtswerk von Guido da Vigevano (um 1345): Ärztliche Untersuchung, Eröffnung des Schädels, Öffnung der Bauchhöhle (v. l.). Aus Mangel an Leichen müssen viele Anatomen ihren Unterricht mit Hilfe von Schautafeln durchführen.

Millionen fallen dem »Schwarzen Tod« zum Opfer

Oktober 1347. »Sie trugen in ihren Gebeinen eingeschlossen eine solche Krankheit, daß, wer nur mit ihnen sprach, von einem tödlichen Leiden ergriffen und dem Tode auf keine Weise entfliehen konnte.« So beschreibt der Franziskaner Michele da Piazza in seiner »Historia Sicula« die Ankunft des »Schwarzen Todes« in Europa.

Mit dem Einlaufen von zwölf pestverseuchten genuesischen Galeeren im Hafen von Messina (Sizilien), deren Besatzungen sich in der Stadt Kaffa (heute: Feodosija, südwestliche Krim) mit der Krankheit infiziert haben, beginnt die erste große europäische Pestwelle. Etwa ein Drittel der Bevölkerung Europas (25 Mio. Menschen) stirbt bis 1352 am »großen Tod«, der hier mehr als 300 Jahre lang immer wieder aufflammen wird. Die erste Pestepidemie (Justinianische Pest) erschütterte Europa zwischen 531 und 580. Allein in Konstantinopel (Istanbul) sollen 542 täglich 1000 Menschen an der Seuche gestorben sein. 1665 tritt die letzte große westeuropäische Pestepidemie in London auf (→ S. 189).

Ratten bringen die Pest an Land

Die Seuche geht in Messina mit den Ratten, die den Pesterreger in sich tragen, an Land. Innerhalb weniger Tage erkranken die Einwohner der Stadt und ihrer Umgebung an der Pest. Nach etwa sechs Monaten ist die Hälfte der Bevölkerung entweder gestorben oder vor der Seuche geflohen. Dieses Szenarium wiederholt sich tausendfach in Europa. Das schlimmste Massensterben in der europäischen Geschichte nimmt seinen Lauf.

Die Pandemie hatte vermutlich 1333 in China während einer Hungersnot begonnen. Über Indien erreichte sie 1347 die Küsten des Schwarzen Meeres, wütet 1347 in Süditalien ebenso wie in Byzanz und erfaßt dann innerhalb von zwei bis drei Jahren entlang der mittelalterlichen Handels- und Schiffahrtswege ganz Europa, den Orient und Nordafrika.

Krankheit mit vielen Namen

Die dem Wüten der Seuche hilflos ausgesetzte Bevölkerung belegt die Plage mit zahlreichen Namen: »Großer Tod«, »großes Sterben« oder »gemeines leutsterben«. Größtenteils handelt es sich um die Beulenpest, deren typische Kennzeichen die Schwellung und Eiterung der Lymphdrüsen (Eiterbeulen, lat. bubones) unter der Achsel und in der Leistengegend sind. Gleichzeitig tritt eine besonders rasant verlaufende »Lungenpest« auf, bei der es zu massiven inneren Blutungen kommt. Innerhalb weniger Tage stirbt der Kranke. Die spätere Bezeichnung »Schwarzer Tod« bezieht sich auf die schwarzen und braunen Flecken, die bei dieser Krankheit als Folge von Blutungen unter der Haut auftreten.

Die Ärzte bleiben machtlos

Die Medizin des Mittelalters versagt bei der Bekämpfung der Pest. Wie z. B. in Montpellier sterben die meisten Ärzte selbst an der Seuche. Doch finden sich in den zahllosen Spezialschriften, die über die Pest veröffentlicht werden, auch brauchbare Ansätze zur Bekämpfung der Seuche. Die Erfahrung mit der Pest löst eine intensive Diskussion über die Verbreitung von Krankheiten aus. Gegenüber der

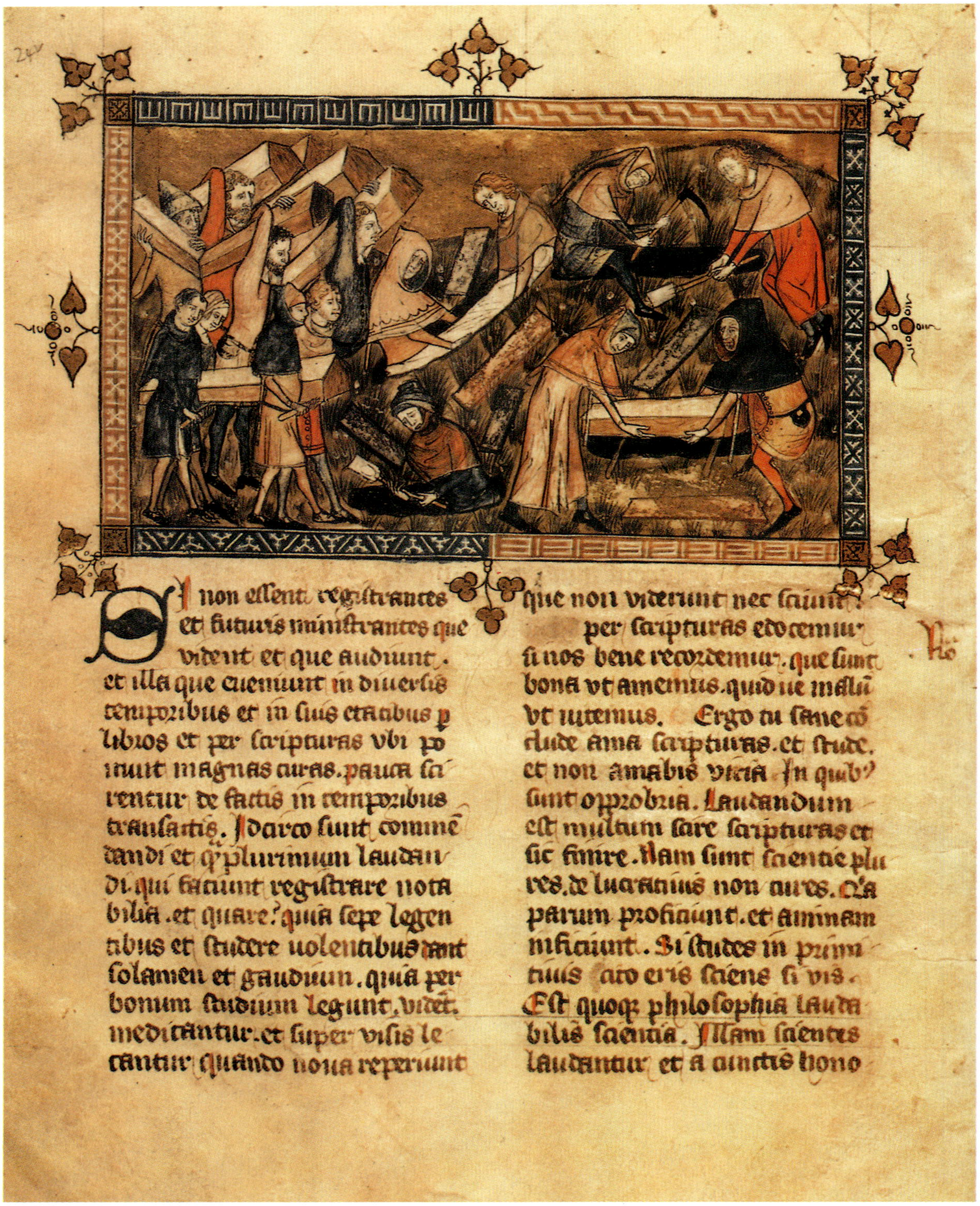

Die Pesttoten werden auf speziellen Friedhöfen beigesetzt. Während die ersten Opfer der Seuche in Einzelgräbern bestattet werden, müssen im Verlauf der Epidemie Massengräber angelegt werden (Illustration zur Epidemie in Tournai 1349).

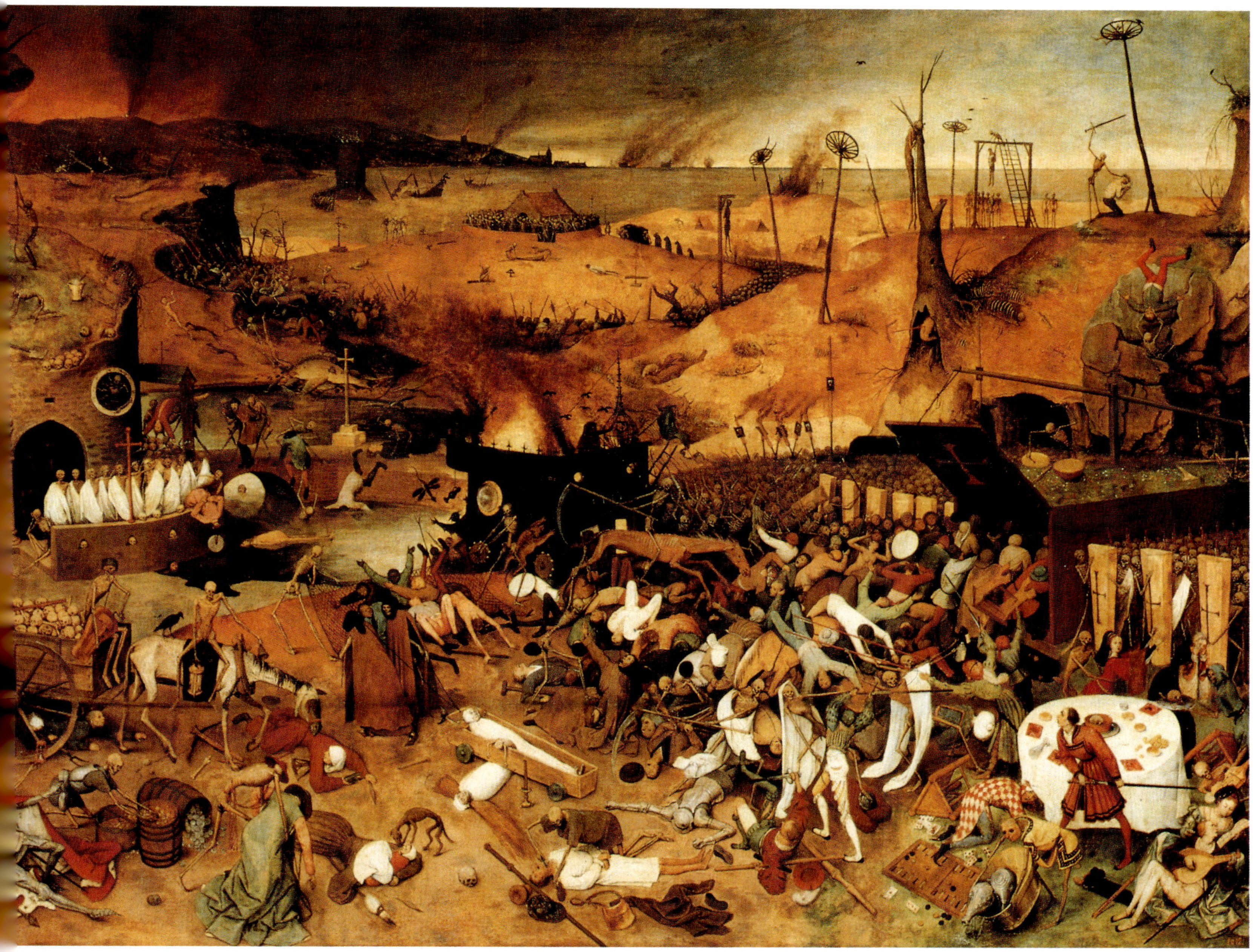

»Der Triumph des Todes« des flämischen Malers Pieter Bruegel d. Ä. (1525/30–1569) ist eine Allegorie auf die Geißeln der Menschheit. Krieg, Pest und Laster vernichten ohne Ansehen der gesellschaftlichen Stellung alle Lebenden (Öl auf Holz, 1561/62; Prado, Madrid).

bisher vorherrschenden Theorie, daß die Pest sich über faulige Stoffe (Miasmen) in der Luft und der Materie verbreitet, findet die These von der Übertragung durch spezielle Krankheitserreger (Kontagien) immer mehr Anhänger.

Vorbeugende und therapeutische Maßnahmen, wie z. B. Feuer, Räucherung, Aderlaß oder Diäten, sind wirkungslos. Die Städte versuchen, ihre Bürger durch gesundheitspolizeiliche Maßnahmen, wie z. B. die in Ragusa angewandte See-Quarantäne (→ 1377/S. 114) oder die in Venedig gegründete Sanitätsbehörde, zu schützen. Doch da diese ersten Ansätze einer modernen Stadthygiene selten angewandt werden, bleiben sie wirkungslos.

Buße und Isolation als Schutz

Die Christen interpretieren die Seuche als Strafe Gottes. Mit religiösen Bußprozessionen und Stiftungen an Kirchen und Klöster erbitten sie Gottes Gnade. Pestheilige, wie St. Sebastian und St. Rochus, werden um Hilfe angefleht.

Viele versuchen, die Pest durch eine Umstellung ihrer Lebensführung abzuwehren. Wer es sich leisten kann, verläßt die Pestorte oder wartet in völliger Isolation das Ende der Seuche ab. Der italienische Schriftsteller Giovanni Boccaccio beschreibt in seinem Hauptwerk »Il Decamerone« (1349–53) die Reaktion der Bürger von Florenz: »Einige waren nun der Meinung, durch ein mäßiges Leben und durch Enthaltsamkeit von allem Überflusse vermöge man besonders, diesem Übel zu widerstehen. Diese bildeten eine Gesellschaft und lebten, getrennt von den Übrigen, verschlossen in Häusern, in welchen kein Kranker sich befand, beisammen. Hier genossen sie die feinsten Speisen und ausgewähltesten Weine mit großer Mäßigkeit und ergötzten sich, jede Ausschweifung vermeidend, mit Musik und anderen Vergnügungen.«

Gewalttätigkeit und Fanatismus

Das apokalyptische Hereinbrechen der Pest erschüttert die Moral der Bevölkerung. Dies zeigt sich besonders in drei Massenbewegungen: Dem Geißlertum (Flagellantismus), der Tanzwut (→ Juli 1374/S. 114) und der Judenverfolgung. Die Flagellanten ziehen durchs Land und geißeln sich, um für die Sünden der Welt zu büßen. Der ekstatische Massenwahn der Tanzwut, in dem sich Angst und Verzweiflung der geplagten Bevölkerung ausdrücken, reißt Tausende mit sich. Vielerorts müssen soziale und ethnische Randgruppen als Urheber der Krankheit herhalten. Insbesondere den Juden wird vorgeworfen, die Brunnen vergiftet und damit die Pest hervorgerufen zu haben. Den unter der Folter erzwungenen Geständnissen einzelner folgt der Massenmord. Allein in Deutschland erschlägt und verbrennt das aufgebrachte Volk Zehntausende von Juden.

Krankheitsbild:

Pest – Geißel der Menschen nicht nur im Mittelalter

Die Beulenpest (latinisiert »Bubonenpest«) beginnt mit Fieber; es bilden sich große Geschwüre (Karbunkel) und Lymphknotenschwellungen, die geschwürig zerfallen. Sie hat in der Regel ihren Ursprung in einer Rattenepidemie, die durch Flöhe auf den Menschen übertragen wird. Die Lungenpest ist wesentlich ansteckender und gefährlicher. Sie wird durch Einatmen der Erreger von Mensch zu Mensch übertragen (»Tröpfcheninfektion«) und führt durch eine akute Lungenentzündung rasch zum Tod. Bei einer weiteren Verlaufsform, der Pestseptikämie (»Blutvergiftung«), dringen die Pesterreger in die Blutbahn ein und erzeugen verschiedenartige Blutungen, insbesondere Bluterbrechen und diffuse Haut- und Schleimhautblutungen (schwarze oder blaue Flecken, »Schwarzer Tod«).

Pestzüge in der Geschichte

In den historischen Berichten werden oft Seuchenzüge als »Pest« oder »Pestilenz« bezeichnet, die andere große Infektionskrankheiten oder Mischformen verschiedener Infektionskrankheiten darstellen. Unzählige Pestepidemien lassen sich von der Antike bis ins 20. Jahrhundert feststellen. Drei große Pestwellen sind besonders markant: Die Pest der Athener im 6. Jahrhundert vor Chr., der »Schwarze Tod« im 14. Jahrhundert und die großen Pandemien in China, Indien und Südostasien im 19. Jahrhundert. Die Pest tritt auch in den ersten Jahrzehnten des 20. Jahrhunderts auf, so in der Mandschurei, Mongolei und in Indochina. Heute ist sie endemisch (Einzelfälle in einem begrenzten Gebiet) im Westen der USA, in Südasien und in Zentralafrika.

Überlieferte Ursachen der Pest

Die Seuche als Rache oder Strafe der Götter bzw. Gottes für begangene Sünden ist eine frühe Erklärung von Epidemien.

Die Pest als Folge mangelnden Gottvertrauens oder einer fehlgeleiteten Einbildungskraft ist eine seit der Renaissance übliche psychologische Erklärung der Krankheitsentstehung.

Astrologisch-kosmologisch wird das Auftreten der Seuche mit dem Einfluß der Himmelskörper auf das irdische Leben, insbesondere auf die Atmosphäre, das Klima und die Vegetation, erklärt.

»Miasma« und »Kontagion«

In der Tradition des Hippokrates wird als Ursache der Pest ein sog. Miasma angenommen, eine krankmachende Materie, die vor allem durch faulige Prozesse in Luft und Wasser entsteht. Die Krankheit entspringt demnach diffus aus der Umwelt durch giftige Dämpfe (»pestilenzialischer Gestank«). Demgegenüber behaupten die Ansteckungstheoretiker (»Kontagionisten« von lat. contagium = Ansteckungsstoff), daß spezifische Krankheitserreger die Menschen befallen. Sie werden 1659 als »kleine Tierchen« (lat. animalcules) von Athanasius Kircher (1602–1680) erstmals (vermeintlich) unterm Mikroskop entdeckt. Endgültig kann erst der schweizerische Bakteriologe Alexandre Yersin am 23. Juni 1894 den Pesterreger in toten Ratten identifizieren: Die Yersinia (oder »Pasteurella«) pestis.

Abwehr- und Heilmaßnahmen

Die Annahme eines »Kontagions«, das die Pest übertragen soll, begründet alle spezifischen Abwehrmaßnahmen: Isolation, Quarantäne, Verbrennen von Gegenständen, Räucherungen von Kleidern, Atemschutz durch Masken usw. Religiöse Stärkung (z. B. durch Gebet und Prozession), diätetische Vorschriften, Einnahme von Arzneimitteln und physikalische Maßnahmen (Dampfbäder, Räucherungen usw.) sind Versuche, das »große Sterben« einzudämmen. Im 20. Jahrhundert werden sowohl Schutzimpfungen als auch wirksame Arzneimittel (zunächst Sulfonamide, Antibiotika) gegen die Pest entwickelt. Dennoch ist es denkbar, daß in Zukunft durch eine unvorhersehbare Steigerung der Virulenz des Pesterregers wiederum größere Pestepidemien ausbrechen.

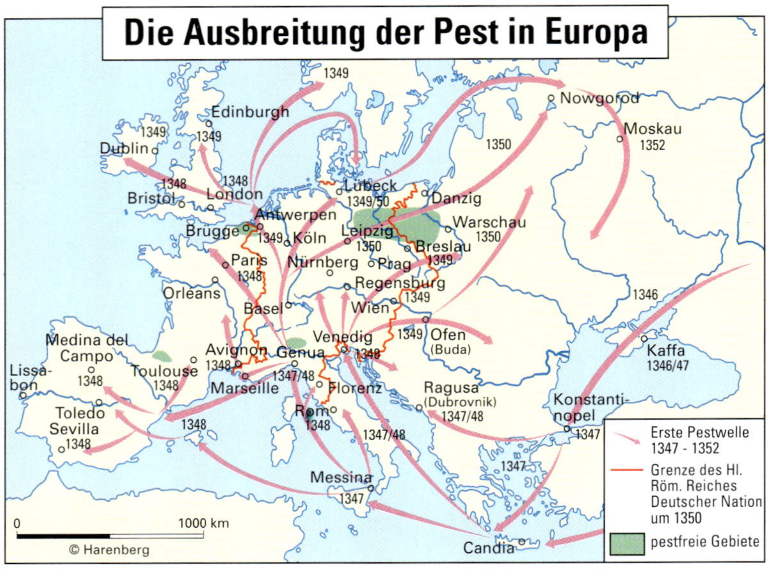

Professoren: Olivenöl und der Umgang mit Weibern sind tödlich

Oktober 1348. Auf Befehl des französischen Königs Philipp VI. (1293–1350) verfaßt die Pariser Medizinische Fakultät die erste »wissenschaftliche« Beurteilung der Seuche:

»Wir, die Mitglieder des Medizinalkollegiums zu Paris, geben hier nach reiflicher Überlegung und gründlicher Durchsprechung des herrschenden Sterbens und Ablebens und nach Erforschung der Meinung unserer alten Meister eine klare Darstellung der Ursachen dieser Pest gemäß den Regeln und Schlüssen der Astrologie und Naturwissenschaft . . . Wenn in einer Gegend Wasser durch verendete Fische verdorben ist, so kann es durch die Sonnenwärme nicht aufgelöst und nicht in heilsames Wasser oder Hagel oder Schnee oder Reif verwandelt werden, sondern die Dünste verbreiten sich in der Luft und hüllen manche Gegenden in Wolken ein . . . Das wird in allen Gegenden geschehen, über welche die verpestete Luft des indischen Meeres kommen wird, und zwar solange, als die Sonne im Zeichen des Löwen steht. Falls die Einwohner die folgenden Vorschriften oder ähnliche nicht beachten wollen, künden wir ihnen unausbleiblichen Tod an . . .

Sobald Donner und Hagel es ankündigt, muß jeder auf den Regen gefaßt sein und sich vor der äußeren Luft während des Unwetters und nachher hüten. Man soll dann große Feuer aus Weinreben, aus Lorbeerzweigen oder anderem grünen Holz anzünden; ferner soll man große Massen Weihrauch und Kamillen auf den öffentlichen Plätzen und an stark bevölkerten Orten und im Innern der Häuser verbrennen . . .

Kalte, feuchte und wäßrige Speisen sind größtenteils schädlich. Gefährlich ist das Ausgehen zur Nachtzeit bis um drei Uhr morgens wegen des Taues. Fisch soll man nicht essen; zuviel Bewegung kann schaden; man kleide sich warm und schütze sich vor Kälte, Feuchtigkeit und Regen, man koche nichts mit Regenwasser. Zu den Mahlzeiten nehme man etwas Theriak [ein Allheilmittel; → S. 101]; Olivenöl zur Speise ist tödlich. Fette Leute sollen sich der Sonne aussetzen. Eine große Enthaltsamkeit, Gemütserregungen, Zorn und Trunkenheit sind gefährlich. Durchfälle sind bedenklich, Bäder gefährlich. Man halte den Leib mit Klistieren offen. Umgang mit Weibern ist tödlich; man soll sie weder begatten, noch in einem Bette mit ihnen schlafen.

Diese Vorschriften gelten besonders für alle, die an den Gestaden des Meeres oder auf Inseln wohnen, wohin der verderbliche Wind gedrungen ist.«

Badestube – Treffpunkt und medizinische Praxis

14. Jahrhundert. In Mitteleuropa blühen zahlreiche Orte mit Mineralbädern auf: So sind z. B. die Thermen in Aachen in Gebrauch, Karlsbad wird aufgebaut, die Bäder von Siena werden bei Giovanni Boccaccio 1353 empfohlen, der Erzbischof von Köln belehnt den Grafen von Nassau mit Ems und seinem Warmbad, Pyrmont findet 1370 Erwähnung, und Pfeffers wird 1382 von der Abtei an Vögte verpachtet. In vielen Städten werden Schwitzbäder (»stubae«, Badestuben) errichtet, so z. B. in Baden-Baden (1330), Bremen (1333), Freiburg im Breisgau (1341) und Hannover (1352). »Durch ganz Teutschland ist nichts bekandtres, nichts geübteres, als diese Leib Ringerung durch den Schweiss – das Schweiss- vnd Dampfbaden«, schreibt ein Arzt.
In den Badestuben verrichten die Barbiere und Bader, die verschiedenen Zünften angehören, ihr Werk. Der Bader betreibt die Badestube, setzt Schröpfköpfe und behandelt alte Körperschäden, ebenso Knochenbrüche und Verrenkungen. Die Knechte der Badewirte (»Scherknechte«) übernehmen das Haar- und Bartschneiden, sie bilden die Zunft der Rasores, Scherer oder Barbiere. Die Versorgung frischer Wunden und der Aderlaß sind oft ebenfalls den Barbieren bzw. Chirurgen vorbehalten.
Im aufblühenden Badewesen des hohen Mittelalters vermischen sich verschiedene Traditionen:

▷ Das rituelle Baden, um die geistige Reinheit zu erlangen (z. B. das Baden vor der Hochzeit, vor Festtagen oder vor dem Ritterschlag)
▷ Die römische Tradition der Hygiene und Körperpflege
▷ Das Baden und Schwimmen der Germanen in Flußwasser
▷ Die Kunde von der arabischen Badekultur, die sich nach den Kreuzzügen in Mitteleuropa ausbreitet.

Charakteristisch für die Badestube ist die Geselligkeit während des gemeinsamen Badens. Es wird gegessen und getrunken, musiziert und diskutiert. Außerdem ist das Baden mit medizinischen Maßnahmen verbunden, die durch Bader, Barbier und Chirurgen vorgenommen werden. Feste Badesitten (z. B. das Baden am Samstag) bürgern sich ein (→ 16. Jh./S. 155).

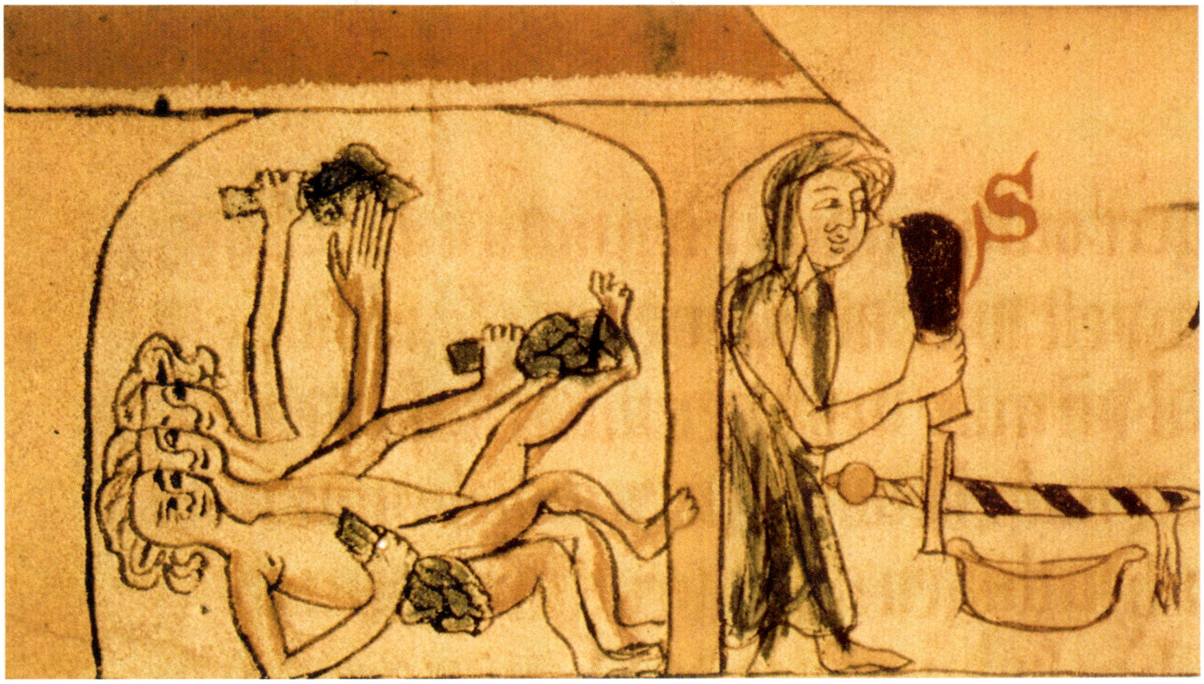

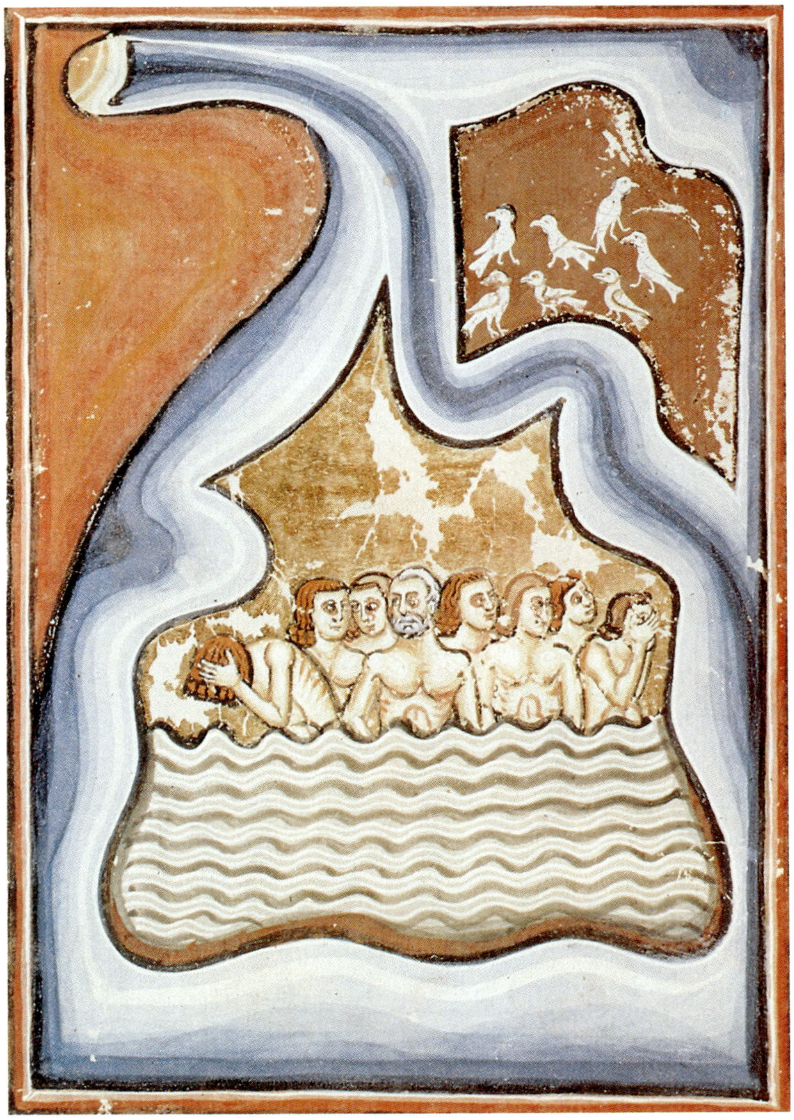

△ Die Badenden in der Stube massieren sich beim Schwitzbad mit Ruten. Es handelt sich um Laubbüschel (Badequasten oder »Wadel«), mit denen die Haut durch Peitschen und Streichen angeregt wird. Der Dampf für das feuchte Schwitzbad wird durch das Übergießen heißer Steine mit Wasser erzeugt. Der Bader bzw. Barbier (r. im Bild) bereitet den Aderlaß vor; das Aderlaßbecken (zugleich Zunftwappen der Barbiere) ist gut erkennbar (Miniatur aus dem »Sachsenspiegel«, der Gesetzessammlung des Eike von Repgow, 13. Jh.; Universitätsbibliothek Heidelberg).

◁ Das Heilbad (Miniatur aus »De Balneis Puteolanis« von Pietro da Eboli, 14. Jh.; Biblioteca Angelica Rom); die Mineralquellen von Puteoli (Campania) sind seit der Antike berühmt. Das Trinken von Mineralwasser steht bei Galen noch im Vordergrund des medizinischen Interesses, im Mittelalter tritt es in seiner Bedeutung gegenüber dem Wasserbad zurück. Gerade die Trinkkur hat jedoch in Puteoli eine große Tradition. Sie wird von verschiedenen Autoren der Antike und des Mittelalters erwähnt. Noch im 12. Jahrhundert ist die Balneologie in Südeuropa (Italien, Spanien) weitgehend in den Händen der Araber. Die Entwicklung des Badewesens an Orten mit Heilquellen führt zur Niederlassung von Ärzten, die insbesondere für die adligen Badegäste zuständig sind.

Gesundheitspflege der Azteken ist hoch entwickelt

1325. Die Azteken gründen ihre Hauptstadt Tenochtitlán (heute: Mexiko) im Salzsee von Mexiko, in der später bis zu 300 000 Einwohner leben. Die altmexikanische Hochkultur bringt eine umfassende Heilkunde hervor.

Zahlreiche Gottheiten werden für Erkrankung und Gesundung verantwortlich gemacht. So ist Tzapotlatena die Göttin der Pharmazie, ebenso die Erdgöttin Tonantzin, die für die Heilpflanzen zuständig ist. Xipe (oder Xipetótec) ist der Patron der Ärzte und schützt zugleich vor Hautkrankheiten.

Die Azteken besitzen zahlreiche Einrichtungen für die öffentliche Gesundheitspflege. Es gibt Hospitäler für Kriegsveteranen und vermutlich für die arme Bevölkerung, an denen Chirurgen wirken. Hier erhalten die Notleidenden Nahrung, insbesondere Mais. Mißgebildete werden am Leben erhalten und staatlich versorgt. König Moctezuma II. (1467–1520) richtet eine effektive Seuchenabwehr ein mit quarantäneartigen Maßnahmen und Isolierstationen für Infektiöse. Damit ersetzt er die frühere Praxis, wonach die Ärzte Unheilbare oder mit ansteckenden Krankheiten Behaftete an die Priester zu übergeben haben, die sie den Göttern opfern. Räucherungen, insbesondere mit Pinienharz, dienen zu rituellen Zwecken, aber auch zum Schutz vor ansteckenden Krankheiten. Es gibt große botanische und zoologische Gärten, in denen die Ärzte Erfahrungen mit der Herstellung von Arzneimitteln gewinnen.

Über ein kilometerlanges Aquädukt wird Tenochtitlán mit frischem Wasser versorgt. Die Leitung wird peinlich sauber gehalten, es gibt überall öffentliche Latrinen. Die Körperhygiene ist für die Azteken von größter Bedeutung: Tägliches Baden und Waschen, häufige Dampfbäder (»temazcal«) und die Anwendung von Seifen und Parfüm sind üblich.

Es gibt zwei Arten von Heilkundigen: Der traditionelle Schamane oder Zauberer (»ticitl«) verwendet in erster Linie magische Praktiken; der empirisch arbeitende Arzt (»tepati«) setzt – z. T. als Priesterarzt – vor allem Arzneimittel ein und behandelt als Spezialist Kranke auf dem Gebiet der Chirurgie, inneren Medizin oder Psychiatrie.

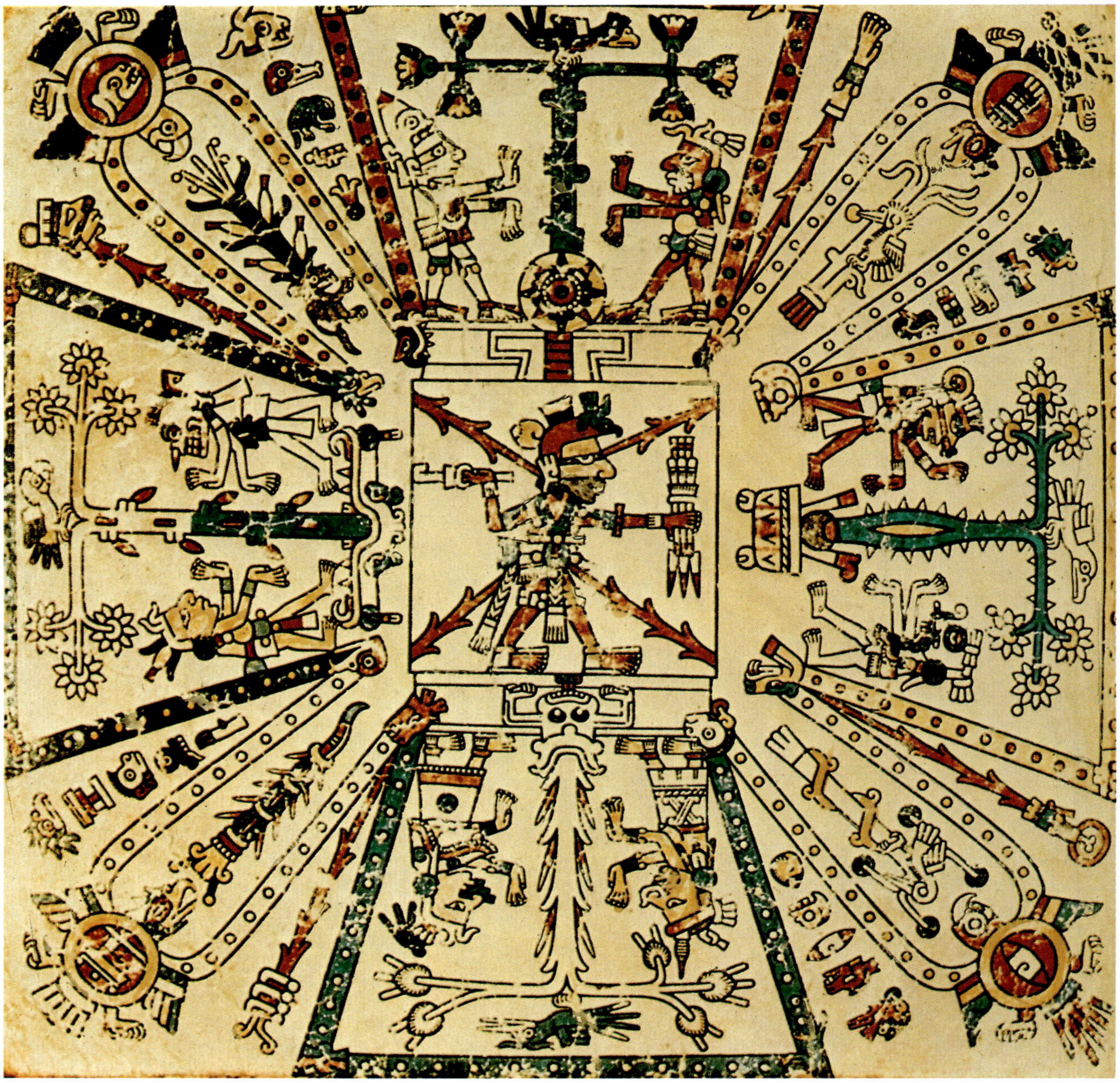

Der Mensch umgeben von Heildämonen mit Heilpflanzen – mixtekische Darstellung des Universums (um 1200)

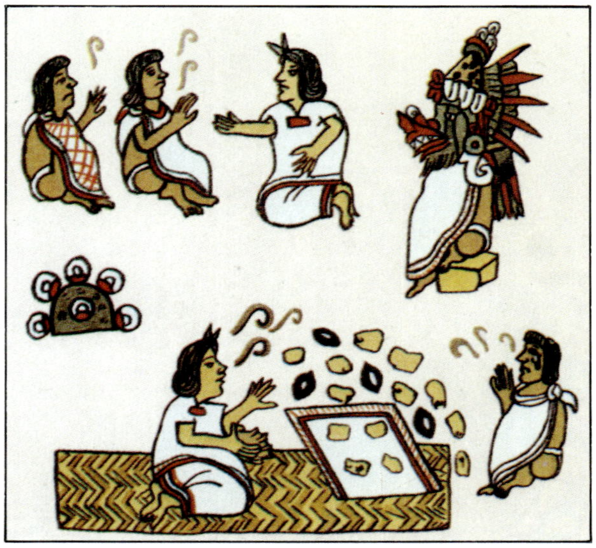

Wahrsagekunst bei den Azteken: Eine Frau wirft Maiskörner vor den Windgott (Codex Magliabecchi; um 1565).

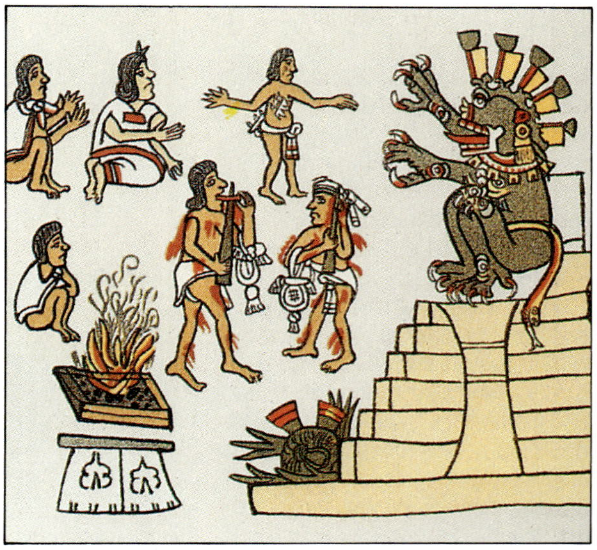

Kultische Blutentziehung an Ohren, Zunge, Armen und Beinen vor dem Totengott (Codex Magliabecchi; um 1565)

Mayas – Aderlaß als ein Akt der Sühne

14. Jahrhundert. Die Kultur der Mayas auf der Halbinsel Yucatán erlebt nach einer ersten Blüte im 4. bis 10. Jahrhundert noch einmal einen Aufschwung. Die Heilkunde ist weit entwickelt.

Die Ärzte gehören zur Priesterkaste und vollziehen die kultisch-religiösen Formen der Anrufung der Heilgötter. Aus den hieroglyphischen Texten der Priester (»Chilam Balam«) lassen sich Namen für Götter, Krankheiten und Körperteile entnehmen.

Hebammen sagen die Geburtsstunde voraus, führen das Geburtsritual durch und massieren Uterus und Bauchorgane der Mutter nach der Geburt. Chirurgische Operationen werden mit metallenen Instrumenten durchgeführt, es gibt spezielle Ärzte für Knochenbrüche, die Holzschienen zur Ruhigstellung anlegen. Schwitz- und Dampfbäder dienen hygienischen und therapeutischen Zwecken. Außerdem sind Hunderte von Rezepten mit Heilpflanzen bekannt, die an die europäische Tradition erinnern.

Die therapeutischen Heilrituale umfassen das Schuldbekenntnis des Kranken gegenüber den Göttern und die Anrufung der Götter durch die Ärzte bzw. Arztpriester. Der Aderlaß wird als ein Akt der Sühne praktiziert.

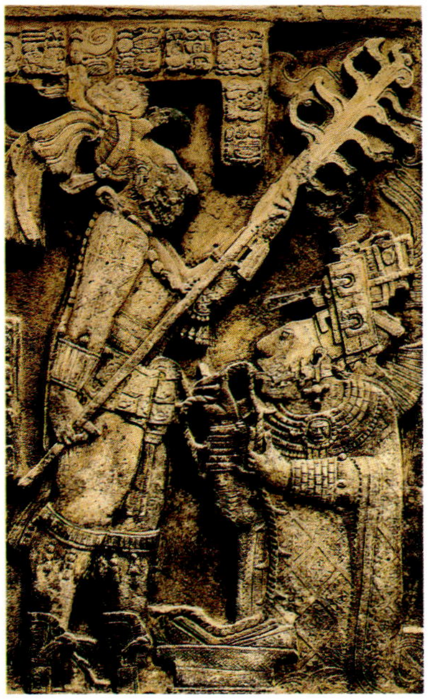

Blutopferszene der Mayas (Detail von einem Türsturz aus Yaxchilán, 726; British Museum London)

Hochkulturen in Mittel- und Südamerika

Chronik Zeittafel

Um 20 000 v. Chr. Funde in Südamerika weisen auf eine menschliche Besiedlung hin. Die ersten Bewohner Amerikas wandern von Nordasien über Alaska ein und besiedeln es von Norden her. Sie erreichen etwa 6000 v. Chr. Feuerland an der Südspitze des amerikanischen Kontinents.

Ab 3000 v. Chr. In Mittelamerika und ab 2500 v. Chr. auch im zentralen Andengebiet bilden sich dörfliche Siedlungen.

Ab 1000 v. Chr. In Mittel- und Südamerika entwickeln sich eine Reihe von Stammeskulturen (u.a. »olmekische Kultur« und Maya-Kultur in Mittelamerika; Chavinkultur in Peru).

Um 800 v. Chr. Fortschritte des Ackerbaus ermöglichen größere Ansiedlungen in Mexiko und den küstennahen Andentälern.

300–800. Tiahuanaco im heutigen Bolivien ist Kultzentrum der Tiahuanaco- und der Huarikultur.

300–900. Erste Blütezeit der Maya-Kultur in Mittelamerika: Tempelstädte mit Stufenpyramiden bilden die politischen und religiösen Zentren.

Um 500. Blütezeit der frühen Hochkultur von Teotihuacán auf dem mexikanischen Hochland: Es bestehen Handelsbeziehungen mit den blühenden Städten der Maya in Guatemala und Yucatán.

12. Jahrhundert. Die Chimú gründen das erste bedeutende Reich in Südamerika auf dem Gebiet des heutigen Peru mit der Hauptstadt Chanchan.

Ende 12. Jahrhundert. Cuzco, die Hauptstadt der Inkas, wird im heutigen Peru gegründet. Nach der Eroberung der Chimúhauptstadt Chanchan 1460 ist Cuzco die bedeutendste Stadt Südamerikas.

1200–1300. In Mittelamerika, auf der Halbinsel Yucatán (heute Mexiko), erlebt die Maya-Kultur ihre zweite Blütezeit.

1256. Die Azteken, eine Nomadengruppe, die aus dem Nordwesten in das Hochbecken von Mexiko eingewandert ist, sind bei Chapultepec nachweisbar.

1325. Die Aztekenstadt Tenochtitlán (heute Mexiko-City) im Salzsee von Mexiko wird gegründet.

1375. Acampichtli wird zum ersten König der Azteken gewählt.

1428–1440. Unter dem Herrscher Itzcoatl werden die Azteken unabhängig und dehnen ihre Militärmacht auf die umliegenden Gebiete aus.

12. Oktober 1492. Christoph Kolumbus »entdeckt« Amerika.

1493–1527. Das Inkareich in Südamerika erreicht unter Huaina Cápac seine größte Ausdehnung. Es reicht vom heutigen Nordecuador bis Mittelchile.

13. August 1521. Mit der Gefangennahme des Herrschers Cuauhtémoc und der Eroberung der Hauptstadt Tenochtitlán durch den spanischen Konquistadoren Hernán Cortés (1485–1547) wird das mittelamerikanische Aztekenreich zerstört.

1532–1533. Der Spanier Francisco Pizarro (um 1475–1541) erobert das Inkareich.

1539. Die Spanier besiegen die Mayas in Mittelamerika.

Die ursprünglichen Zeugnisse der präkolumbischen Medizin sind spärlich, insbesondere gibt es keine schriftliche Überlieferung. Deshalb sind die frühen Berichte aus der Feder von spanischen Missionaren oder die Beschreibungen indianischer Gelehrter äußerst bedeutsam. Sie werden allerdings erst Jahre nach dem radikalen Umbruch der Eroberung niedergeschrieben.

Um 1565. Der Franziskanermönch Bernardino de Sahagún (um 1499–1590) verfaßt eine »Allgemeine Geschichte der Dinge in Neu-Spanien«, in der er sich auch mit Medizin beschäftigt. Die Schrift gilt als die bedeutendste Quelle der aztekischen Kultur.

1568. Nach heutigen Schätzungen leben von den ursprünglich etwa 25 Mio. Einwohnern Mexikos zum Zeitpunkt der Eroberung durch die Spanier (1521) nur noch etwa ein Zehntel. Zu Beginn des 17. Jahrhunderts sind es – auch außerhalb Mexikos – nur noch höchstens ein Zwanzigstel. Mehr noch als der bewußte Völkermord der Eroberer dezimieren große Seuchenzüge die Urbevölkerung aufgrund mangelnder Immunität gegen von den Europäern eingeschleppte Krankheiten wie Pocken, Masern, Typhus und Gelbfieber.

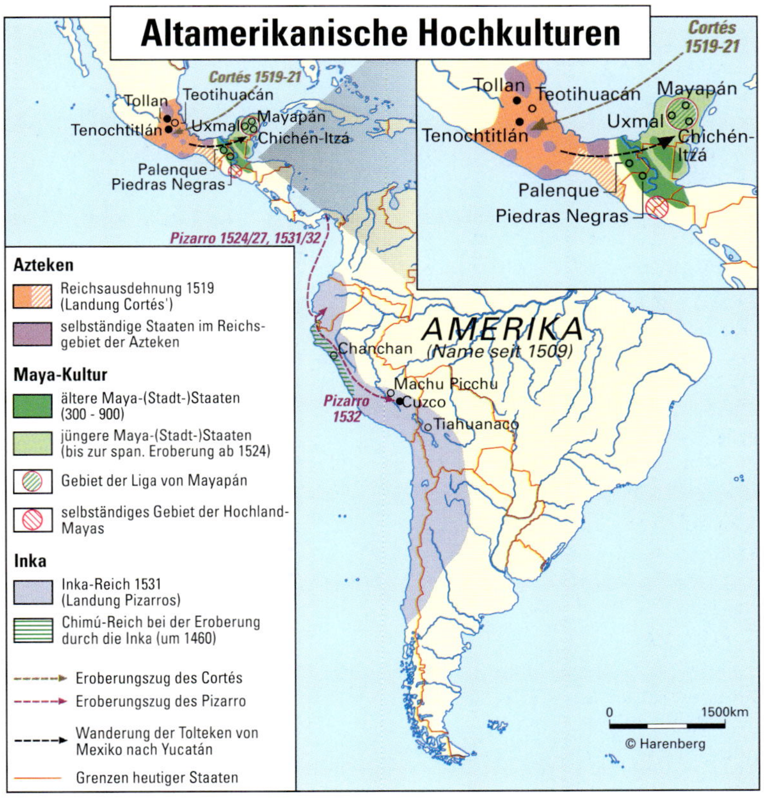

1350

1350–1399

2. Hälfte 14. Jahrhundert. Sadaqa asch-Schâdilî verfaßt eines der umfangreichsten Bücher der Augenheilkunde. In einem Kapitel behandelt er vergleichend die Anatomie und Physiologie des Auges bei Menschen und Tieren.

Um 1350. Der italienische Dichter Giovanni Boccaccio schildert in der Einleitung zu seiner Novellensammlung »Decamerone« die Pest und ihre Folgen (→ Oktober 1347/S. 106).

Im Johannes-Kloster bei Petra (Jordanien) entsteht eine farbige Abschrift des »Wiener Codex« der Arzneimittellehre von Dioskurides. → S. 112

Der in Neapel lebende Arzt Niccolò da Reggio stirbt. Er hat zahlreiche Galen-Schriften aus dem Griechischen ins Lateinische übersetzt.

Benevenutus Grapheus (Benevenuto Graffeo), der berühmteste Augenarzt und Starstecher des Mittelalters, wirkt in Süditalien. Er wird mehrfach im Lehrbuch des Guy de Chauliac erwähnt (→ 1364/S. 114).

1351. Der Regensburger Prälat Konrad von Megenberg vollendet als volkstümlicher Schriftsteller sein »Buch der Natur«, die erste Naturgeschichte in deutscher Sprache. In dem Werk stellt der Geistliche auch das »Einhorn«, ein traditionelles Fabelwesen, dar. → S. 114

1355. Der Erzbischof von Köln belehnt den Grafen von Nassau mit dem Dorfe Ems und seinem Warmbad (Bad Ems).

Sommer 1362. Die Pest wütet in Straßburg, wie an vielen anderen Orten in Europa. Auch in Mainz bricht sie aus und tötet bis April 1363 ca. 6000 Einwohner.

1364. Guy de Chauliac, französischer Anatom und Chirurg, Leibarzt des Papstes in Avignon, vollendet dort sein chirurgisches Lehrbuch (»Chirurgia magna«), in dem er den arabischen Arzt Abulcasis etwa 200mal erwähnt. Chauliac empfiehlt u. a. Konvexbrillen gegen Sehschwäche und das Aufbinden von Bleiplatten gegen Unterschenkelgeschwüre. → S. 114

1367. Erstmals taucht das württembergische Wildbad urkundlich auf. 1370 erwähnt ein Dominikaner (Bad) Pyrmont erstmals. Im 14. Jahrhundert sind eine Reihe von später bekannten Badeorten schon in Betrieb (→ 14. Jh./S. 109).

1368. Der chinesische Arzt Ch'en Tsung-ching (Ch'en Wai-lang) geht nach dem Sturz der Yüan-Dynastie nach Japan und nimmt seine ärztliche Praxis in Hakata auf. In der Folgezeit sind seine Nachkommen als Mediziner in Japan tätig, sie arbeiten aber z. T. auch im Dienste der japanischen Diplomatie (Handelsmissionen) in China. Die chinesischen Ärzte genießen in dieser Zeit hohes Ansehen in Japan.

1369–1378. Der japanische Heilkundige Takeda Masayoshi hält sich in China auf, um sich medizinisch auszubilden. Vor allem soll er bei dem chinesischen Taoisten Chin-weng gelernt haben, dessen Tochter er heiratet.

Um 1370. Der englische (Feld-)Chirurg John Arderne, der seine Ausbildung wahrscheinlich in Montpellier erhielt und als Feldchirurg des englischen Heeres an der Schlacht bei Crécy 1346 teilnahm, verfaßt eine Reihe chirurgischer Schriften (»Practica«). Eines seiner Spezialgebiete ist die Therapie von Fisteln, insbesondere der Mastdarmfisteln.

1371. Die Medizinische Fakultät der Universität von Bologna zählt sieben Professoren, was in dieser Zeit eine hervorragende Personalausstattung bedeutet und den wissenschaftlichen Rang von Bologna unterstreicht.

Juli 1374. Beim Ausbruch des »Schwarzen Todes« in Aachen bricht die »Tanzwut« aus, die sich dann in den Niederlanden, Frankreich und Deutschland ausbreitet. Es handelt sich um eine Epidemie, die massenpsychologisch zu verstehen ist. Wenngleich die »Tanzplage« von Kranken (insbesondere Krampfleidenden) ausgegangen sein mag, die sich wie jedes Jahr im Hochsommer zu ihrem rituellen »St. Johanistanz« am Johannisfest bzw. »St. Veitstanz« (am 15. Juni) versammeln, erfaßt sie als Epidemie ebenso die Gesunden. Der »Veitstanz« (Chorea major) ist nicht mit der modernen Diagnose der »Chorea minor« identisch, die auf eine bestimmte hirnorganische Ursache zurückgeführt wird. → S. 114

1376. Herzog Ludwig von Anjou erteilt der südfranzösischen Universität Montpellier das Privileg zur Durchführung von Autopsien.

1377. Die erste (See-)Quarantäne gegen die Pest wird in Ragusa (heute: Dubrovnik) durchgeführt: Sie gilt zunächst für 30 Tage (»Trentina«) und wird 1383 in Marseille dann auf 40 Tage (»Quarantina«) verlängert. Im frühen 14. Jahrhundert war Reggio nell'Emilia (Norditalien) die erste Stadt, die wegen einer Seuche völlig isoliert wurde. → S. 114

1394. Auf Ansuchen der Anatomen wird es in Padua mit einem Statut ermöglicht, die Vollstreckungsart der Todesstrafe beliebig zu variieren, wenn die Medizinische Fakultät einen besonderen Fall des Todeseintrittes untersuchen will.

Ende 14. Jahrhundert. Im Zuge der 1347 ausgebrochenen Pest sind detaillierte Vorschriften für Arztbesuche entstanden. Das Uringlas z. B. ist bei der Harnschau in ein Leinentuch einzuwickeln, damit der Dunst des Urins (»Miasma«) nicht entweichen und den Arzt anstecken kann (→ S. 108).

6. 5. 1399. Die ersten Akten der Wiener Medizinischen Fakultät werden niedergeschrieben: »Acta Facultatis Medicae Viennensis«.

Kodex zur Pflanzenkunde

Um 1350. Der Mönch Neophytos vom Johannes-Kloster in Petra (Jordanien) fertigt eine farbige griechische Kopie des »Wiener Kodex« der »De materia medica« des Dioskurides (→ 1. Jh./S. 48).

Der sog. Wiener Kodex mit ganzseitigen frühbyzantinischen profanen Bildern wurde vor 512 für die byzantinische Prinzessin Anicia Juliana zum Dank für die Stiftung einer Kirche geschrieben. Danach war die prachtvolle Handschrift als pharmakologisches Handbuch in Gebrauch. Als Konstantinopel (heute: Istanbul) 1204 beim 4. Kreuzzug an die »Lateiner« fiel, ergänzte man die griechischen Namen für Heilpflanzen, Schlangengifte (Theriake), Speisegifte (Alexipharmaka), Fische und Vögel mit lateinischen Bezeichnungen.

Berühmt wurde auch der arabische Dioskurides von 1228 aus der Bagdader Schule, eine illuminierte Handschrift mit Pflanzenabbildungen, deren Titelbild Dioskurides mit der Mandragora-Pflanze (Alraunwurzel) in der Hand zusammen mit einem Schüler zeigt. Während Dioskurides die ca. 600 Pflanzen, die 30 tierischen und 90 mineralischen Mittel in fünf Büchern aufgliederte, sind sie hier im »Herbar« alphabetisch geordnet und mit Synonymenlisten versehen.

Während man sich in den Klostergärten des Abendlands zunächst auf wenige Kräuter beschränkte (der St. Gallener Plan von 820 weist 16 Kräuter auf), gelangte mit der Verbreitung der »De materia medica« des Dioskurides durch die Araber die Kenntnis weiterer Pflanzen nach Europa. So wurden neben indischen Drogen wie Quitten und Nardenähre auch Gewürzpflanzen, Früchte und Zucker als Konservierungsmittel genannt. In Salerno erschienen in den Arzneimittelbüchern des 12. und 13. Jahrhunderts verballhornte arabische und persische Namen wie Penidium für Feinzucker (pers. penîd).

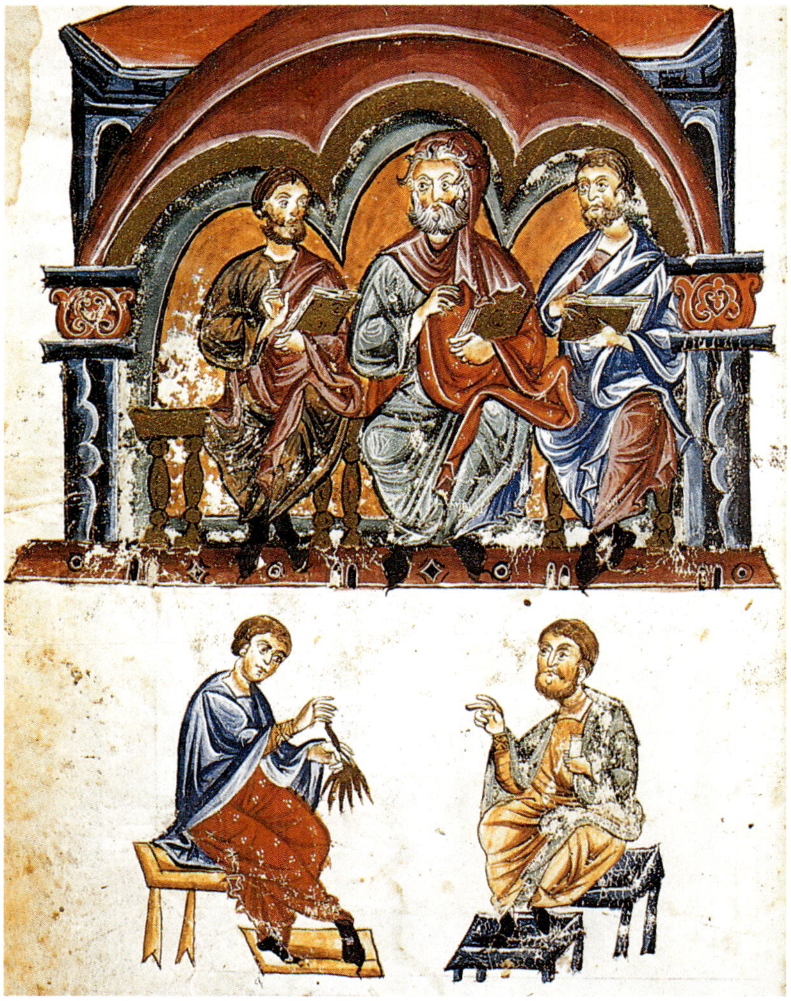

Darstellung aus einer Abschrift des »Wiener Kodex 93« (1. Hälfte 13. Jh.)

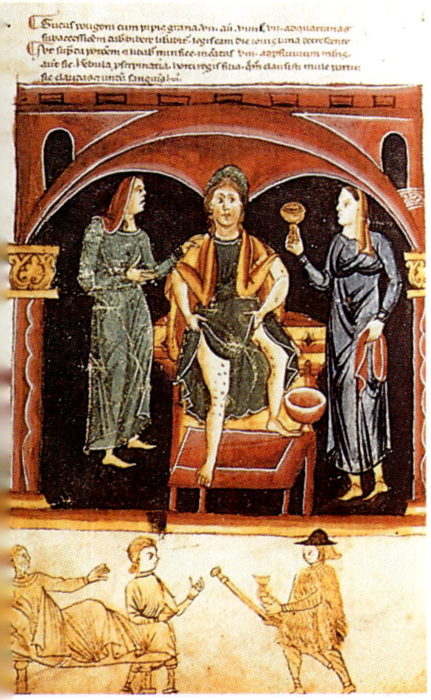

Blutflüssige Frau (o.); ein Patient erhält einen Zaubertrank (u.).

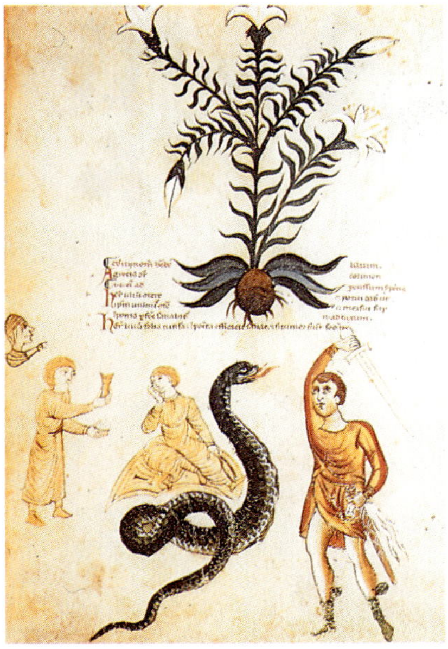

Gegen Augenschmerzen verabreicht der Arzt einen Lilienblättertrunk.

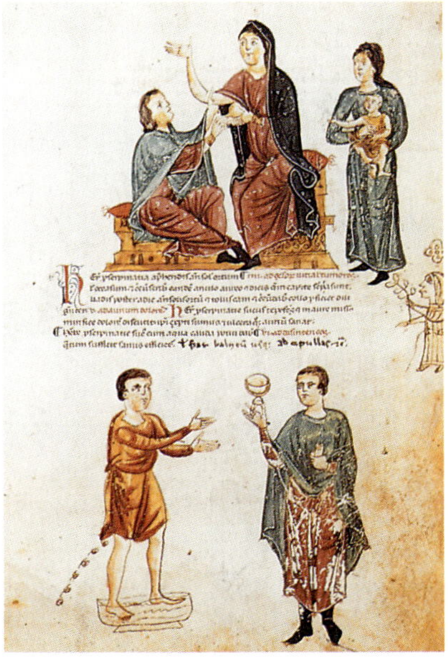

Proserpinatiasaft hilft einer Stillenden und einem Durchfallkranken.

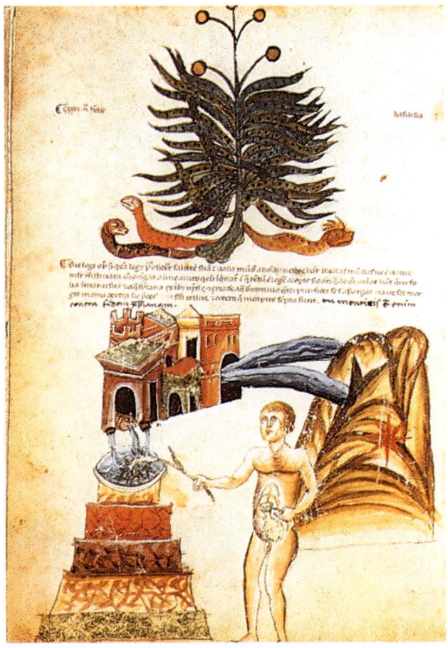

Das Heilkraut Basilisca wird vor dem Pflücken mit Quellwasser benetzt.

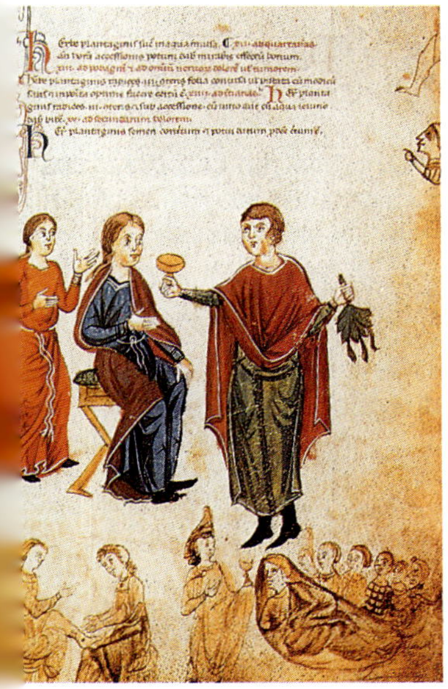

Plantago soll bei Podagra und gegen Nervenschmerzen helfen.

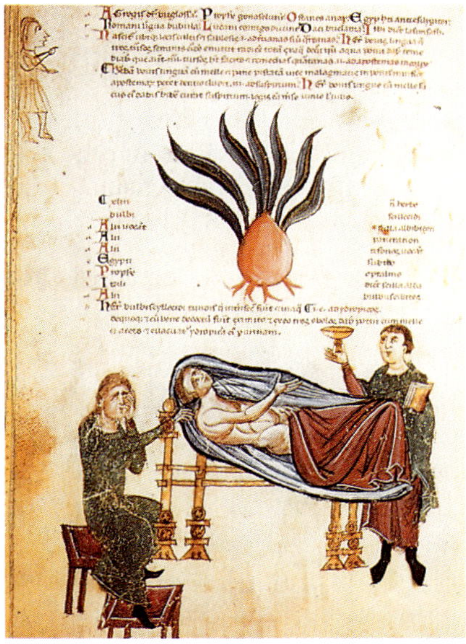

Ein Wassersüchtiger erhält Bulbus scilledicus mit Honig und Essig.

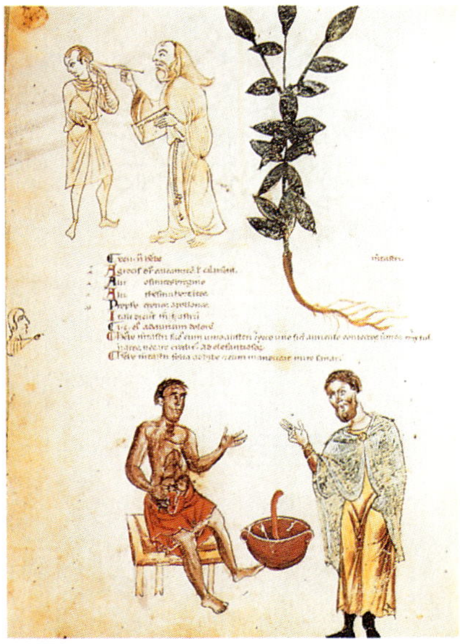

Gegen Ohrenschmerzen und Elephantiasis empfiehlt der Arzt Herba mentastri.

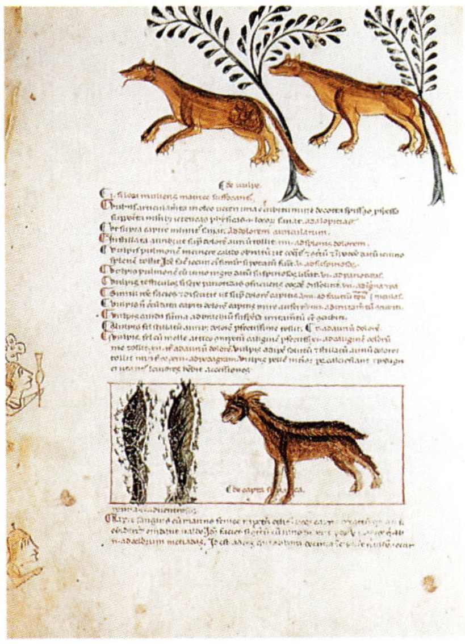

Wolfsfett hilft gegen Ohrenschmerzen und Bergziegenherz bei Blutfluß.

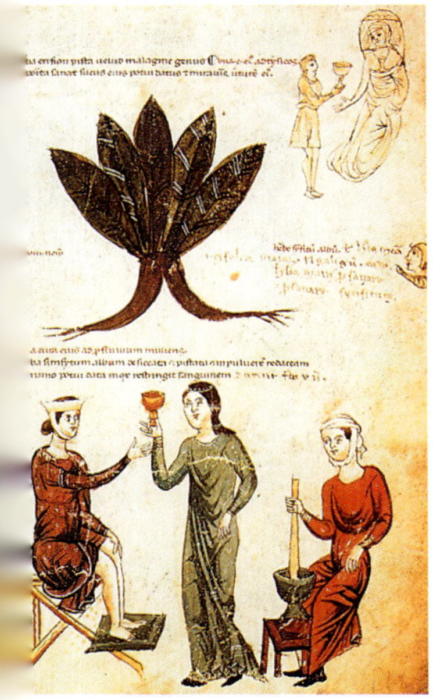

Simfytum album als Mittel gegen Blutfluß der Frau

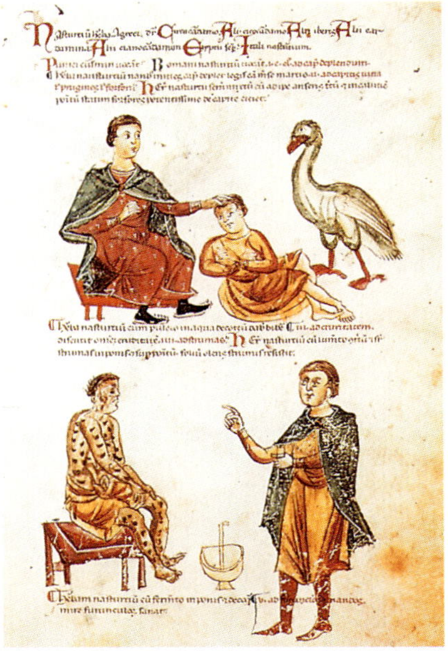

Patienten mit Kopfschmerzen oder Furunkeln erhalten Punici mit Gänsefett.

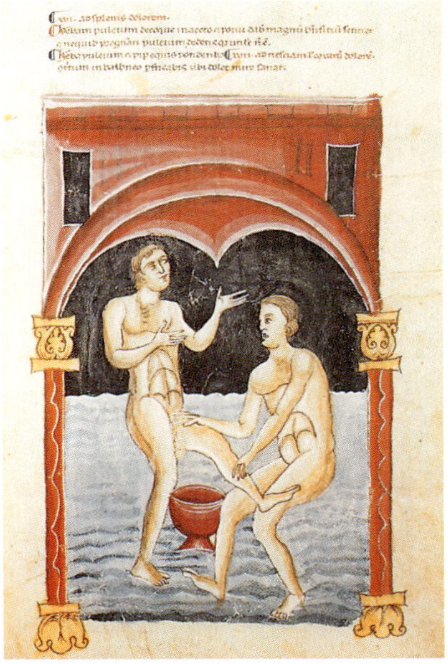

Bei Beschwerden an Hüfte oder Gelenken soll ein Bad die Schmerzen lindern.

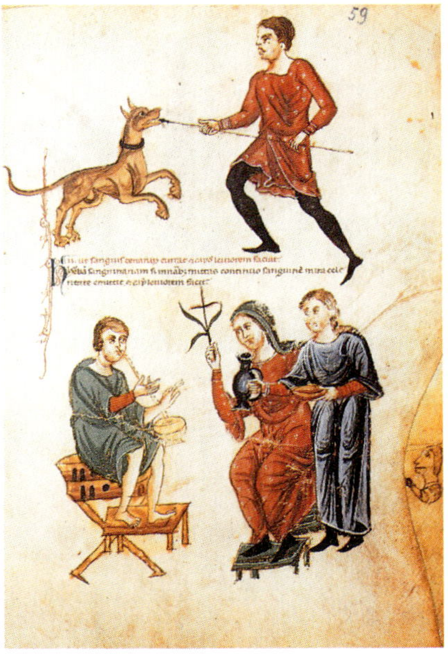

Hundebiß (o.) und Nasenbluten (u.) werden mit Sanguinaria kuriert.

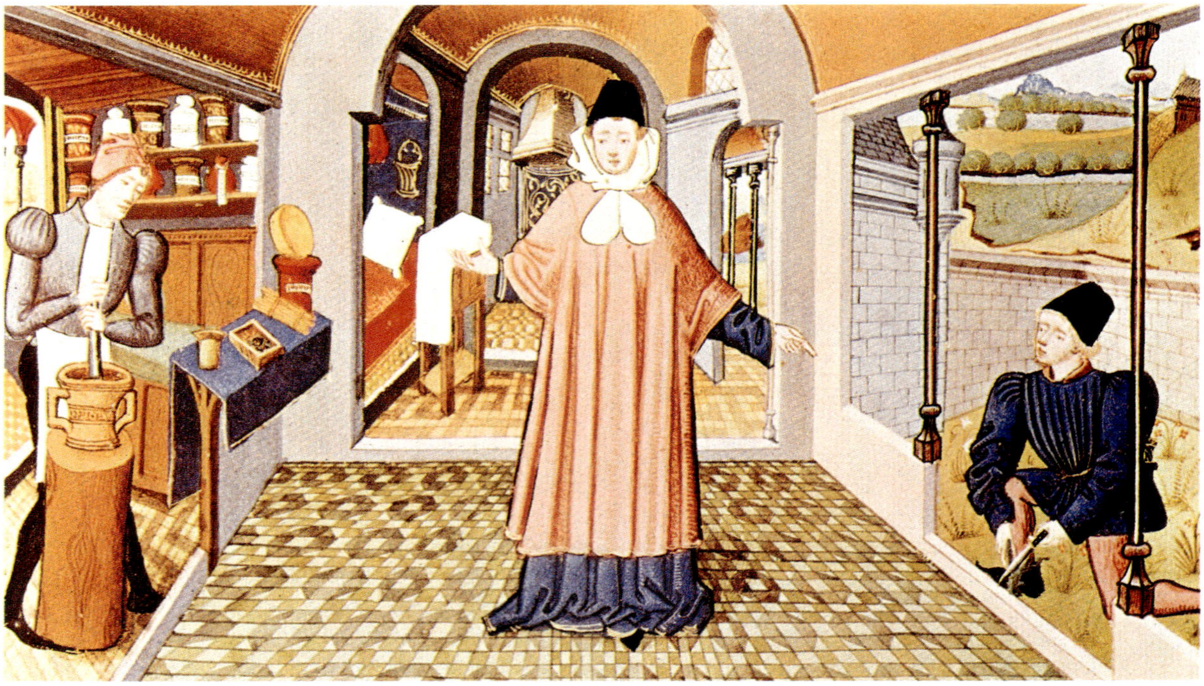

Arzneimittelzubereitung im Haus eines Chirurgen: Ein Gehilfe schneidet Kräuter im Garten, ein anderer zerstößt sie nach ärztlicher Anweisung im Mörser (aus der »Chirurgie« des Guy de Chauliac; Manuskript, 14. Jh.).

Chauliac – ein Lehrmeister der Chirurgie

1364. Guy de Chauliac (Ende 13. Jh.–1367/70), päpstlicher Leibarzt zu Avignon, vollendet sein Hauptwerk über Chirurgie, das später unter dem Titel »Chirurgia magna« als Lehrbuch mehr als 200 Jahre lang weit verbreitet ist.
Der aus der Auvergne stammende Guy de Chauliac war Schüler des Anatomen Henri de Mondeville (um 1260–um 1320) in Montpellier. In seinem Werk bringt er mehr als 3000 Zitate von etwa 100 Autoren, wobei er insbesondere die arabische Chirurgie des Abulcasis berücksichtigt. Chauliac gibt u. a. Hinweise für die Behandlung von Schußwunden – Folge des neuartigen Schießpulvers. Die Wunde wird zuerst vom vermeintlichen »Gift« gereinigt, dann werden Eiterungen mit Reizmitteln künstlich angeregt, da Chauliac den Eiter als reinigend auffaßt. Außerdem beschreibt er zahlreiche Operationsmethoden, so z. B. die Amputation durch Abschnüren des Gliedes.

Jagd aufs Einhorn mit einer Jungfrau

1351. Der Regensburger Prälat Konrad (Kunrat) von Megenberg (um 1309–1374) handelt in seinem »Buch der Natur«, das er 1351 fertigstellt, auch das »Einhorn« als ein traditionelles Wundertier ab.
Der Geistliche meint: »Es ist wild und bösartig. Man fängt es aber ... mit Hülfe einer keuschen Jungfrau. Läßt man eine solche sich im Walde niedersetzen, so vergißt das Einhorn, wenn es herankommt, seinen ganzen Grimm und ehrt die Reinheit des keuschen, jungfräulichen Leibes dadurch, daß es sein Haupt in ihren Schoß legt.«
Das Einhorn symbolisiert sowohl unbändige Kraft und Wollust als auch Keuschheit und Demut. Sein Horn gilt als Allheilmittel, Gegengift und Liebeszauber. Das Wundertier findet seit der Antike immer wieder Beachtung.

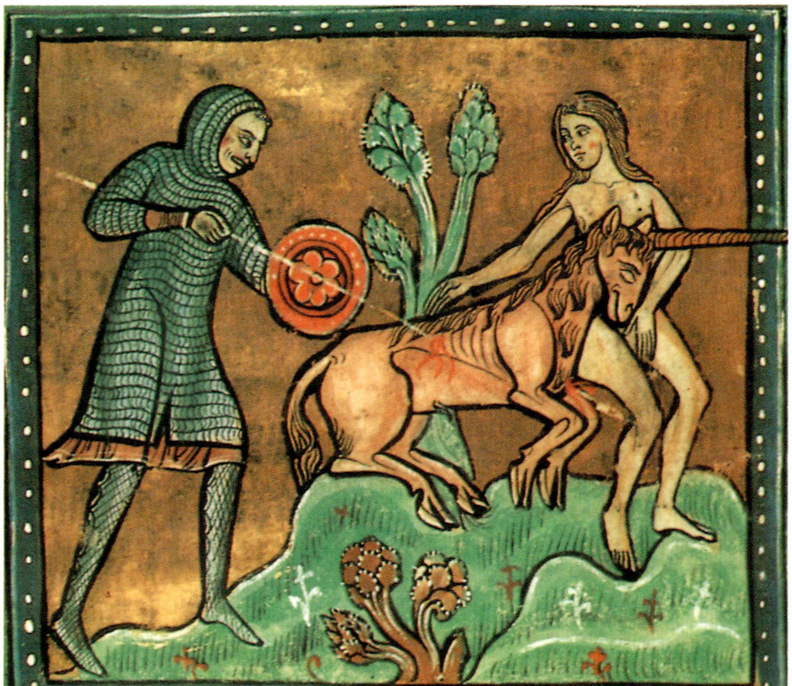

Die Tötung des Einhorns (Miniatur aus einer lat. Handschrift des Tierbuchs von Konrad von Megenberg, aus dem »Buch der Natur«; frühes 14. Jh.)

See-Quarantäne gegen die Pest

1377. In Ragusa (heute Dubrovnik) wird erstmals eine See-Quarantäne durchgeführt. Sie ist eine Abwehrmaßnahme gegen das Einschleppen der Pest auf dem Wasserweg und besteht aus einer zeitlich befristeten Beobachtung von Schiffen, die an bestimmten hierfür vorgesehenen Quarantäneplätzen ankern.
Nach der Verfügung des Ragusaner Rates beträgt die Dauer 30 Tage (»Trentina«). In anderen Häfen wird sie später um weitere zehn Tage (»Quarantina«, von ital. quaranta giorni) verlängert, wie z.B. in Marseille 1383. Man ist der Ansicht, daß akute Krankheiten höchstens 40 Tage lang dauern. Im Gegensatz zur totalen Isolierung einer Stadt, wie sie z. B. in Reggio nell'Emilia (Italien) durchgeführt wurde, bietet die Quarantäne den ökonomischen Vorteil, daß der Warenverkehr nicht gänzlich unterbrochen, sondern nur verzögert wird. Nach Ablauf der Beobachtungszeit (»Kontumaz«) können die jeweiligen Schiffe ihre Waren löschen und die Passagiere an Land gehen.
Bereits am 20. März 1348, bei Ausbruch des »Schwarzen Todes« in Venedig, soll die Lagunenstadt eine quarantäneartige Maßnahme angeordnet und ihren Hafen 40 Tage lang geschlossen haben.

Tanzwut – Flucht vor dem Entsetzen

Juli 1374. Im Zusammenhang mit den Greueln des »Schwarzen Todes« bricht in Aachen die psychische Epidemie der »Tanzwut« aus. Die Menschen tanzen in Scharen halbnackt, bekränzt und singend durch die Straßen. Sie schreien, verrenken sich und brechen nach stundenlangem Tanzen zusammen. Die »Tanzwütigen« ziehen weiter nach Lüttich und Maastricht; die psychische Epidemie breitet sich in Westeuropa aus.
Die »Tanzplage« wird nach dem Schutzheiligen der Tanzsüchtigen »St. Veitstanz« genannt oder auch »St. Johannistanz«. Dieser ist ursprünglich ein kultischer »Heiltanz« der Krampfleidenden beim Johannisfest (Sonnenwendfeier).
Bis ins 17. Jahrhundert hinein erfaßt die »Tanzwut« in Zeiten der Not die Massen.

1400

1400–1449

15. Jahrhundert. Im ausgehenden Mittelalter kommt die »Mumie« in der Volksmedizin als ein Arzneimittel in Gebrauch. Die »frische Mumie« wird aus getöteten oder erhängten Menschen (möglichst rothaarig) hergestellt, die »mumia vera« aus ägyptischen Mumien bleibt weiterhin im Handel. → S. 120

Um 1400. In einem Kodex sind 20 verschieden gefärbte Harngläser mit dazugehörigen Erklärungen dargestellt. Die Farbe des Harns gibt angeblich Aufschluß über das Verhältnis der vier Kardinalsäfte im Körper. → S. 116

1403. Eine kleine Abteilung für Geisteskranke am Kloster St. Mary of Bethlehem wird zum Ausgangspunkt des späteren berühmten Irrenhauses »Bethlem Hospital« in London. → S. 118

1404. In Wien findet die erste öffentliche anatomische Sektion durch den Paduaner Magister Galeatus de St. Sophia statt.

7. 10. 1407. Der Dekan der Medizinischen Fakultät von Paris, Johannes Leporis (Jean le Lièvre), führt beim Bischof von Arras zusammen mit anderen Ärzten die erste bekannte Sektion in Paris durch.

1408. Der französische Theologe Jean de Gerson (eigtl. Jean Charlier de Gerson) gibt mit seinem Text »De arte moriendi« (Über die Kunst des Sterbens) den Anstoß für eine der populärsten Literaturgattungen im ausgehenden Mittelalter. → S. 115

1409. In Valencia (Spanien) wird das erste Irrenhaus der Welt durch den Pater Gilabert Jofré vom Mercedarierorden gegründet (→ 1403/S. 118).

2. 12. 1409. Im Refektorium der Thomaskirche in Leipzig kommt es zur feierlichen Einweihung der Universität. Die Lehre der Artistenfakultät (Artes liberales) ist bereits im Oktober dieses Jahres aufgenommen worden. Die höheren Fakultäten nehmen erst später ihren Lehrbetrieb auf. 1415 konstituiert sich ein Collegium medicum aus neun Magistern. Erst 1438 stiften Kurfürst Friedrich II. und Herzog Wilhelm gemeinsam mit Bischof Johannes von Merseburg die beiden ersten medizinischen Professuren für Therapie und für Pathologie.

1412. In Straßburg kommt es zu einer Tanzplage (»Tanzwut«, St. Veitstanz), wie an zahlreichen Orten Mittel- und Westeuropas in den Jahrzehnten nach dem ersten Ausbruch des »Schwarzen Todes« (→ Juli 1374/S. 114).

1414. Beim Konzil zu Konstanz bricht die Pest aus. Die Bischöfe beschließen, die Stadt zu verlassen. Auf Anraten eines jungen Mannes hält man Bittprozessionen ab, um Hilfe vom hl. Rochus zu erflehen. Rasch verschwindet die Pest aus Konstanz, und die Mitglieder des Konzils verbreiten überall die Verehrung des Heiligen. Er wird in der Folgezeit, neben dem hl. Sebastian, zum wichtigsten Nothelfer gegen die Pest. Der hl. Rochus (1295–1327), Sohn reicher Eltern aus Montpellier, erkrankte in Italien als Helfer und Heiler von Pestkranken selber an der Seuche, zog sich der Legende nach in eine Waldhütte zurück und wurde gesund.

In Newgate (England) herrscht das »jail fever« (Kerkerfieber), dem 64 Menschen zum Opfer fallen. Auch in Frankreich taucht diese Epidemie im selben Jahr auf, die durch Heiserkeit und Katarrh gekennzeichnet ist. Um was für eine Krankheit es sich handelt, läßt sich nicht mehr nachweisen.

1427. Der Arzt Giovanni d'Arcoli (Johannes Arculanus) erhält einen Lehrstuhl an der Universität Padua. Er beschreibt u. a. erstmals die Goldfüllung der Zähne. → S. 120

9. 1. 1427. Die Medizinische Fakultät von Siena bemüht sich um die Leiche eines Gehenkten, um eine Sektion durchzuführen.

1428. Im Rheinland kommt es zu Pestausbrüchen. In der Stadtchronik von Köln heißt es, die Pest sei »in dem lande ind in Coelne ind umb Aiche, also dat de lantlude mit iren hilgen zu Collen quamen ind sochten de hilge dri coninge ind sent Anthonis ind sente Sebastianus, ind it was ein nas sommer, ind dat wasser was zomail grois dat Jair us« (... in der Gegend von Köln und Aachen, so daß die Landleute zu ihren Heiligen nach Köln kamen und ersuchten die Heiligen drei Könige und riefen Antonius und Sebastianus an; es war ein nasser Sommer und das ganze Jahr über gab es viel Wasser.)

1429–1431. Die Krankheitserscheinungen der Syphilis werden in italienischen und schweizerischen Urkunden erwähnt, ca. 100 Jahre bevor Girolamo Fracastoro den Begriff »Syphilis« prägt (→ 1521/S. 140).

Vor 1440. Giovanni Michele Savonarola, Medizinprofessor in Padua (der Großvater des 1498 als Ketzer verbrannten Theologen Girolamo Savonarola), empfiehlt in seinem Kompendium der praktischen Medizin (»Practica«), Bindenverbände gegen Krampfadern von der Peripherie zur Körpermitte anzulegen. Er gilt als der Begründer der konservativen Krampfadertherapie.

1440. Der deutsche Philosoph und Theologe Nikolaus von Kues (Nicolaus Cusanus) setzt sich in seiner philosophischen Abhandlung »De docta ignorantia« mit erkenntnistheoretischen Problemen auseinander. Hierbei geht es auch um mathematische Methoden des Messens. Er schlägt u. a. vor, den Puls zu zählen.

Das Johanniter-Hospital auf Rhodos wird gegründet.

1443–1451. Das Hôtel-Dieu in Beaune (Burgund) entsteht unter dem burgundischen Kanzler Nicholas Rolin. → S. 120

»Die Kunst des Sterbens«

1408. Jean de Gerson (1363–1429), Reformpriester, Professor und Kanzler der Pariser Sorbonne (seit 1395), stellt im dritten Teil seines katechetischen Werkes (»Opus tripartium«) die »Kunst des (heilsamen) Sterbens« (lat. ars moriendi) dar. Er formuliert vier Stufen des geistlichen Sterbeprozesses:

▷ 1. Ermahnungen (lat. exhortationes), sich Gottes allmächtigem Ratschluß zu unterwerfen und das von ihm gesandte Leiden geduldig zu ertragen

▷ 2. Fragen (lat. interrogationes), ob der Kranke seine Sünden bereue und Gott um ihre Vergebung bitte

▷ 3. Gebete (lat. orationes), die um den helfenden Beistand Gottes, der Heiligen Jungfrau Maria, der Schutzengel und Schutzheiligen, insbesondere der Sterbepatrone St. Christophorus und St. Barbara flehen

▷ 4. Vorschriften für den Sterbehelfer (lat. observationes), welche vor allem die Beichte und die Letzte Ölung betreffen.

Dieses Werk verbreitet sich rasch in Frankreich, dient als Unterrichtsstoff für Priester sowie Laien und wird innerhalb weniger Jahre mehrfach ins Deutsche übersetzt. Hieraus entstehen »Sterbebüchlein« und »Stundenbücher«, die zur Erbauung für alle Lesekundigen bestimmt sind und größte Volkstümlichkeit erlangen.

Das berühmteste Sterbebüchlein des 15. Jahrhunderts ist die »Ars moriendi der fünf Anfechtungen«, die sog. Bilder-Ars. Sie wird zwischen 1450 und 1460 gedruckt und umfaßt insgesamt elf Holzschnitte sowie 13 Seiten Text.

Im Gegensatz zu Gerson werden hier alle Empfehlungen auf die Todesstunde zugespitzt, insbesondere die Abwehrmaßnahmen gegen die fünf Anfechtungen des Teufels (Glaubensversuchung, Ungeduld Verzweiflung, Hochmut, Geiz).

Das einflußreichste Sterbebüchlein, das »Speculum artis bene moriendi« (Spiegel der Kunst des guten Sterbens), basiert auf den genannten Vorbildern und geht auf den Magister und Rektor der Wiener Universität, Nikolaus von Dinkelsbühl (um 1360–1433), zurück. Der große Ruf dieses Gelehrten führt zu zahlreichen Übertragungen des Werkes ins Deutsche, wie die verschiedenen Handschriften belegen, in denen der Text teilweise auch neu bearbeitet ist.

Mit dem Auftreten der Pest, verstärkt durch die Krise der Reformationszeit im 16. Jahrhundert, tritt der Gedanke an Tod und Sterben immer stärker in der Vordergrund.

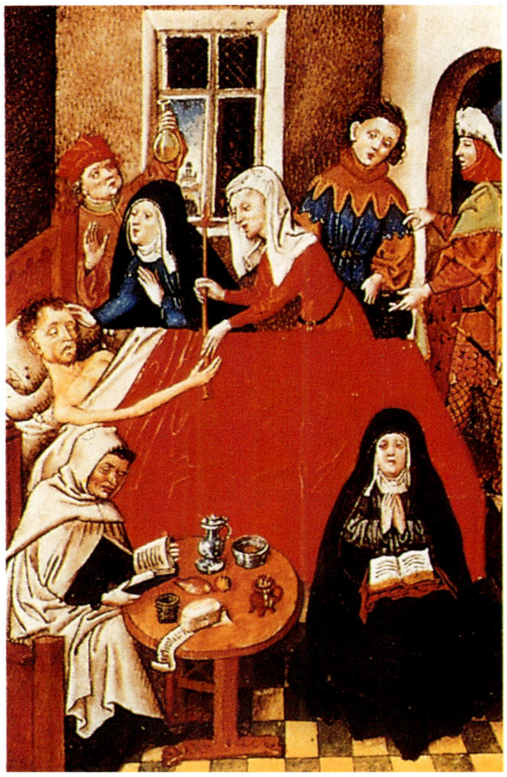

Beistand in der Sterbestunde, wie er in der Literatur der »Ars moriendi«, der Kunst des heilsamen Sterbens, volkstümlich vorgeschrieben wird: Der Arzt ist in den Hintergrund getreten und schaut auf das Harnglas. Eine Frau reicht dem Sterbenden die Kerze, eine andere legt ihm die Hand an die Stirn. Ein Mönch und eine Nonne lesen Sterbegebete zur Vorbereitung der Letzten Ölung; im Hintergrund (r.) stehen offenbar Freunde des Todkranken (Darstellung einer Sterbeszene aus dem »Stundenbuch der Katharina von Kleve«, 15. Jh.; Pierpont Morgan Library, New York). Die »Ars moriendi« soll durch Gottesfurcht den Weg ins bessere Jenseits bahnen.

Harnschau wird diagnostisches Hilfsmittel des Arztes

Um 1400. Die ersten Harnglasscheiben tauchen als Miniaturen in Handschriften auf. Die Farbe des Urins gilt als wichtiges Zeichen für eine Differentialdiagnose der zugrundeliegenden Krankheit. Entsprechende Harnschautafeln werden seit Ende des 15. Jahrhunderts in Lehrbüchern abgedruckt.

Die Harnschau breitet sich im hohen Mittelalter von den medizinischen Zentren wie Byzanz, Salerno und Montpellier aus. Im deutschen Sprachraum sind zahlreiche Bezeichnungen bekannt: Harnkiker, Wassergucker, Pißpropheten, Brunnenschau, Seichgucker, Brunzdoktore, Wasser-Doktorei.

Die Vorgehensweise

Die Harnschau ist die wichtigste und charakteristischste Tätigkeit des Arztes im Mittelalter und der frühen Neuzeit. Die Selbstsicherheit des Arztes, seine Gestik, mit der er den Urin im Gegenlicht inspiziert, an ihm riecht und ihn möglicherweise auch schmeckt, sollen den jeweiligen Patienten von der großen Erfahrung des Mediziners überzeugen.

Der gewichtige Gesichtsausdruck des Harnbeschauers, sein nach oben ausgestreckter Arm, das einfallende Gegenlicht, die erwartungsvollen Gesichter der Kranken ergeben eine Szenerie, die in der bildenden Kunst über die Jahrhunderte hinweg häufig dargestellt wird. Die Harnschau ist die am häufigsten und in verschiedensten Zusammenhängen dargestellte Geste ärztlichen Handelns.

Wahrsagerei – die »Uromantie«

Rationale Diagnostik basierend auf Erfahrungen und intuitives Wahrsagen aufgrund naturphilosophischer Spekulationen lassen sich bei der Harnschau kaum voneinander trennen. In einem Kräuterbuch aus der Renaissance wird z. B. die Säftelehre für die Diagnose bemüht: »Ist der Harn rot und dünn, so ist der Mensch hitzig und dürre und Cholericus; in dem sündigt die Galle und wird leichtlich in Zorn bewegt und in die Gelbsucht. So der Harn weiß und dick ist, so bedeutet es eine kalte Natur und er ist Phlegmaticus, als daß in ihm sündiget viel wassericht Geblüte und er gern allein ist«.

In der alchemistischen Tradition wird gleichzeitig eine Analogie zwischen Körper und Harnglas hergestellt, in dem sich wie in einem Zauberspiegel der Ort der Erkrankung festmachen läßt. So gießt der Arzt und Alchemist Leonhard Thurneysser zum Thurn (1531 bis 1596) den Harn des Patienten in einen Glaskolben in Form eines Glasmännchens, destilliert den Harn und schließt aus den Niederschlägen im Kolben (Dämpfe, Wölkchen, Tröpfchen) auf die Orte der Krankheit im Körper: »dann wo sich tünxt / Nubes [Nebel] / feces [stuhlartiger Niederschlag] / Reüch [Rauch] / Bradem / schweiß und dergleichen . . . ans glaß ansetzen / doselbsten wirdt etwas der Natur widerwertigs in Menschlichem Cörper gezaigt / aus welchem . . . der Krankheit eigenschafft Judicirt [angezeigt] werden mag«.

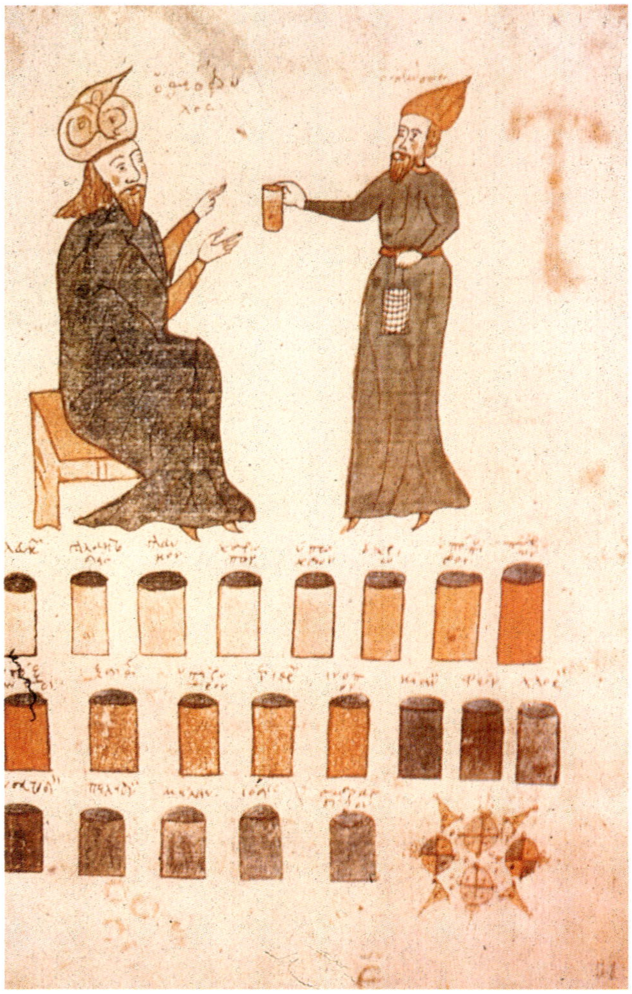

Der Byzantiner Theophilos (7. Jh.) erhält eine Urinprobe; die Farbmuster sollen bei der Diagnose helfen (Handschrift, 15. Jh.).

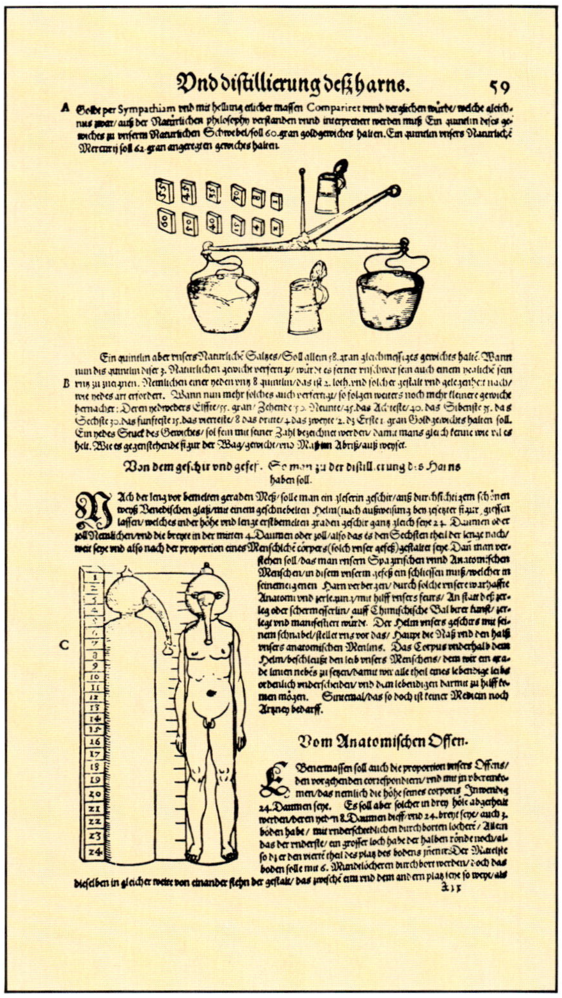

Alchemistisches Glasmännchen zur Harndestillation und Diagnose nach Leonhard Thurneysser (16. Jh.)

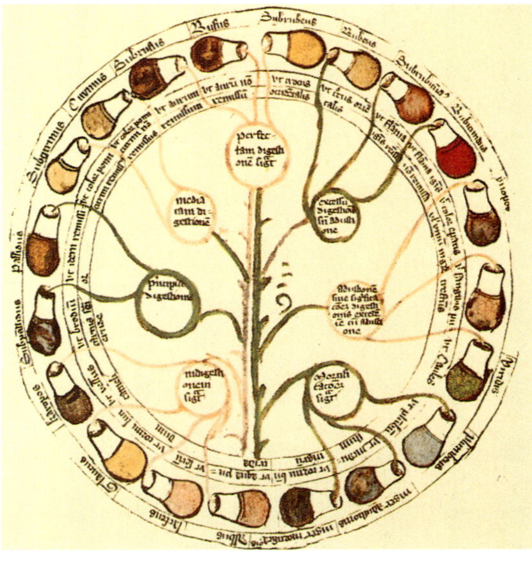

Älteste bekannte Harnglasscheibe mit 20 Farbnuancen aus dem »Fasciculus medicinae« von Johannes de Ketham; die unterschiedlichen Farben des Harns sollen auf bestimmte Krankheiten hinweisen (um 1400). Der Buchdruck trägt zur Verbreitung der Harnschau bei. Zahlreiche Gesundheitsbücher (z. B. »Ortus sanitatis . . . ein gart der gesuntheit«, Mainz 1485) mit »Urinfibeln« zirkulieren während der Renaissance.

Der Harn in der Volksmedizin

Parallel zur diagnostischen Harnschau dient der Harn in der Volksmedizin als Arzneimittel gegen alle denkbaren Krankheiten und Gebrechen. So wird in Texten des 16. Jahrhunderts die Anwendung des Harns z. B. gegen Nasenbluten empfohlen: »So iemand von des Esels harn in die nasen treyfft stillet den selbigen Blutfluß«. Gegen das sog. Viertagefieber empfiehlt dieselbe Schrift: »So iemand von des Löwen fleysch isset unnd vonn seinem wasser trinckt drey tag lang, so würdt er erlediget vonn dem Feber quartam«.

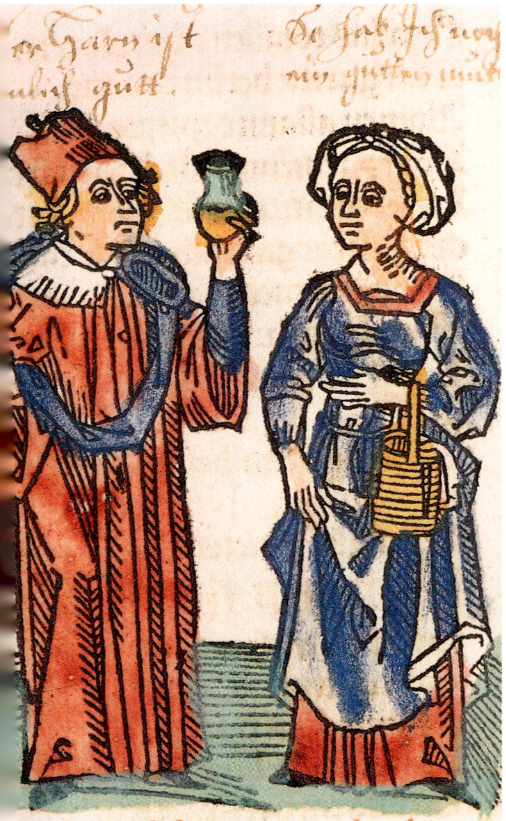

»Harnschauer« (kol. Holzschnitt aus dem »Hortus sanitatis«, Augsburg 1496; Thurgauische Kantonsbibliothek in Frauenfeld)

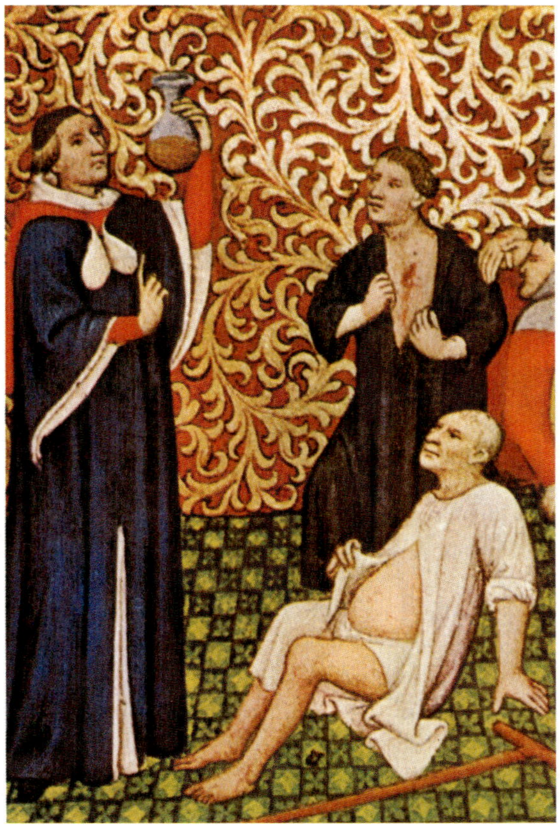

Harnbeschauender Arzt mit Patienten (Miniatur aus einem französischen Manuskript von »De propietatibus rerum« von Bartholomaeus Anglicus, 15. Jh.)

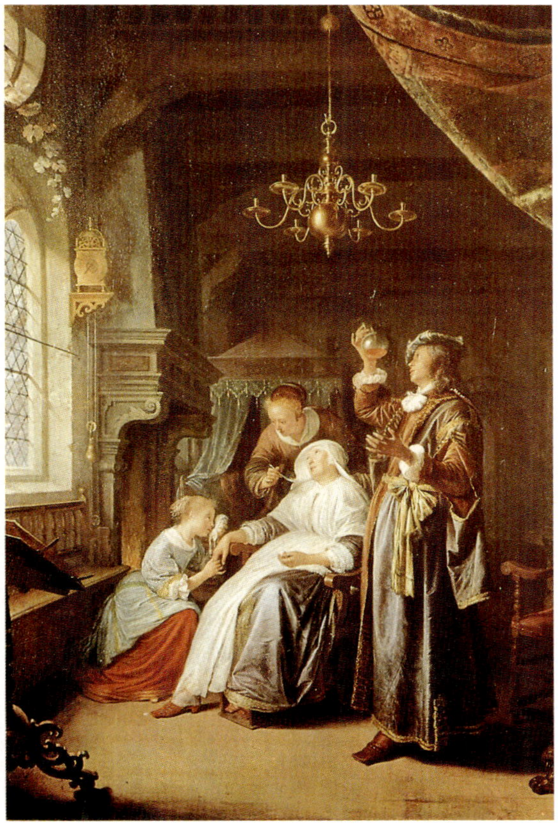

Die Harnuntersuchung ist eines der grundlegenden Hilfsmittel bei der medizinischen Diagnose (Gemälde von Gérard Dou, 1663; Louvre Paris).

Medizinische Praxis:

Die Uroskopie zwischen Wissenschaft und Wahrsagerei

Die Harnschau ist die wichtigste diagnostische Methode des Arztes im Mittelalter. Das Uringlas (lat. matula) ist sein Erkennungszeichen und Statussymbol. Auch die Versuche einer systematischen Differentialdiagnose anhand von kolorierten »Harnglasscheiben« zeigen die praktische Bedeutung der Harnschau. Man glaubt, daß der Harn den Gesundheitszustand des ganzen Körpers widerspiegelt.

Harn: Ausdruck der Säfte

Nach der hippokratischen Lehre ist der Harn das Produkt einer »Kochung« (griech. pepsis). Die schlechte Mischung der Körpersäfte läßt die Krankheitsmaterie (lat. materia peccans) entstehen, welche die Natur (physis) mit Hilfe der Körperwärme kocht, um sie ausscheiden zu können. Im Anschluß an diese Grundvorstellung meint Galen, daß das Überflüssige, das sich in den Blutgefäßen sammelt, von den Nieren in die Harnblase ausgeschieden wird. Im einzelnen geht dies folgendermaßen vor sich: Der dickflüssige Speisesaft geht vom Magen durch die Venen in die Leber, dort wird er mit wäßriger Flüssigkeit verdünnt. Aus dieser Mischung entsteht das Blut. Die wäßrige Beimischung wird dann als »jenes dünne und wäßrige Exkrement, das wir Urin nennen«, in die Hohlvene abgesondert und schließlich von den Nieren »angezogen« und »ausgetrieben«. Die Nieren scheiden somit überflüssige und schädliche Substanzen aus dem ganzen Körper aus. Die Qualität des Harns hängt nicht von den Nieren ab, sondern vom Zustand des Blutes, der Säftemischung, den Speisen und der Leberfunktion.

Befunde und Beurteilungen

Die entscheidenden Kriterien sind die Konsistenz (Dichte), die Farbe und die Teilchen (lat. contenta) bzw. das Sediment (Bodensatz) des Urins, die eine große Anzahl von möglichen Kombinationen zulassen. So kann der Urin dünn, mittelmäßig oder dickflüssig sein, er kann Teilchen wie Bläschen, Fetttröpfchen und verschiedengestaltige und verschiedenfarbige Niederschläge aufweisen.

Die räumliche Lage der Contenta im Harnglas ist bei einigen Autoren sehr bedeutsam, je nach dem, ob sie sich in der unteren Region des Harnglases (»Hypostasin« = Niederschlag), in der mittleren (»Sublimia«) oder der oberen Region (»Nubes« = Wölkchen) ansammeln. »Wir sehen«, so schreibt der byzantinische Arzt Johannes Actuarius um 1300 in seiner Harnschrift, »daß jene Teile in der Breite des Harns, zu denen die Contenta hinneigen, jene Teile in der Breite des Körpers bezeichnen, in denen die fehlerhafte Tätigkeit liegt.« Hier wird die Harnschau zu einer Methode der Weissagekunst. Im allgemeinen werden über 20 Farben unterschieden, von Kristallklar, Kamelhaarweiß (»ut vellus cameli« = wie das Fell des Kamels), über Himbeerrot, Fahlgrün, bis hin zu Schwarz (»ut cornu« = wie Horn). In der oben zitierten Harnschrift wird darauf hingewiesen, daß »nicht alle schwarzen Urine schlecht sein müssen«, daß sie »auch heilsam sein können bei bestimmten . . . Leiden, die ihren Ausgang vom schwarzen Saft (d. h. schwarze Galle) nahmen. Sowohl die Melancholie als auch das ausklingende Quartanfieber sind nach Auftreten des schwarzen Urins sehr rasch beendet.«

Bis ins 19. Jahrhundert aktuell

Die Harnschau wird von den Iatrochemikern der frühen Neuzeit (→ S. 139) alchemistisch bzw. chemisch in naturwissenschaftlicher Absicht neu bearbeitet. Noch im 19. Jahrhundert, als die chemische Urinanalyse entwickelt wird, empfiehlt der deutsche Arzt Christoph Wilhelm von Hufeland (1762–1836): »Urin ist das wichtigste Zeichen der Diagnostik zur Erkenntniß der Beschaffenheit des Bluts und des chemischen Processes im Organismus.«

»Narrensteine« gelten als Ursache des Wahnsinns

1403. Am Kloster St. Mary of Bethlehem in London befindet sich eine Irrenabteilung, aus der später das große Irrenhaus »Bethlem Hospital« (oder »Bedlam«) entsteht. Sechs Wahnsinnige leben dort mit anderen Kranken zusammen. Erst ab 1546 ist das »Bedlam« allein Geisteskranken vorbehalten.

Sechs Jahre später wird in der spanischen Stadt Valencia das erste (eigenständige) Irrenhaus (span. manicomio) des Abendlands durch Gilabert Jofré, einem Pater des Mercedarierordens, gegründet. Im muslimischen Bereich gibt es bereits seit 800 Spezialeinrichtungen für Irre, und im christlichen Abendland existieren eigene Irrenabteilungen an Hospitälern, Klöstern oder Kirchen.

Während die Araber die Geisteskrankheit als göttliche Gnade ansehen und den Kranken Asyle bauen, erscheinen im mittelalterlichen Abendland die Irren als von Gott gestrafte Sünder. Sie werden in Armenherbergen, Gefängnissen oder Leprosorien untergebracht, oder führen das Leben von Landstreichern oder »Waldmenschen« in Verstecken. Häufig werden sie als Besessene mißhandelt oder als Hexen verbrannt.

Im Mittelalter und der frühen Neuzeit werden die Geisteskranken in unterschiedlichen Rollen dargestellt. Sie erscheinen oft als wilde Bestien, die blutrünstig Menschen anfallen oder als Narren, die unter ihren Narrenkappen Wahrheit offenbaren. So ist der Topos des »Narrenschiffes« eine Allegorie auf die Verrücktheit der Welt, ein Spiegelbild der normalen Gesellschaft. Dann wieder sind die Irren notleidende Patienten, die zwangsweise am Kopf operiert werden müssen, um den »Narrenstein« aus dem Schädel zu entfernen. Vielfach sind die Geisteskranken Schauobjekte, die man in Käfige sperrt und gegen Entgelt auf Jahrmärkten vorzeigt.

Erst im 17. und 18. Jahrhundert werden Einrichtungen geschaffen, welche der systematischen Ausgrenzung der Irren – zusammen mit Kranken, Armen, Landstreichern und Kriminellen – in Zucht-, Korrektions- oder Arbeitshäusern dienen (→ S. 207). Die »Psychiatrie«, d.h. medizinische Betreuung der Irren im modernen Sinn, entsteht erst im 19. Jahrhundert.

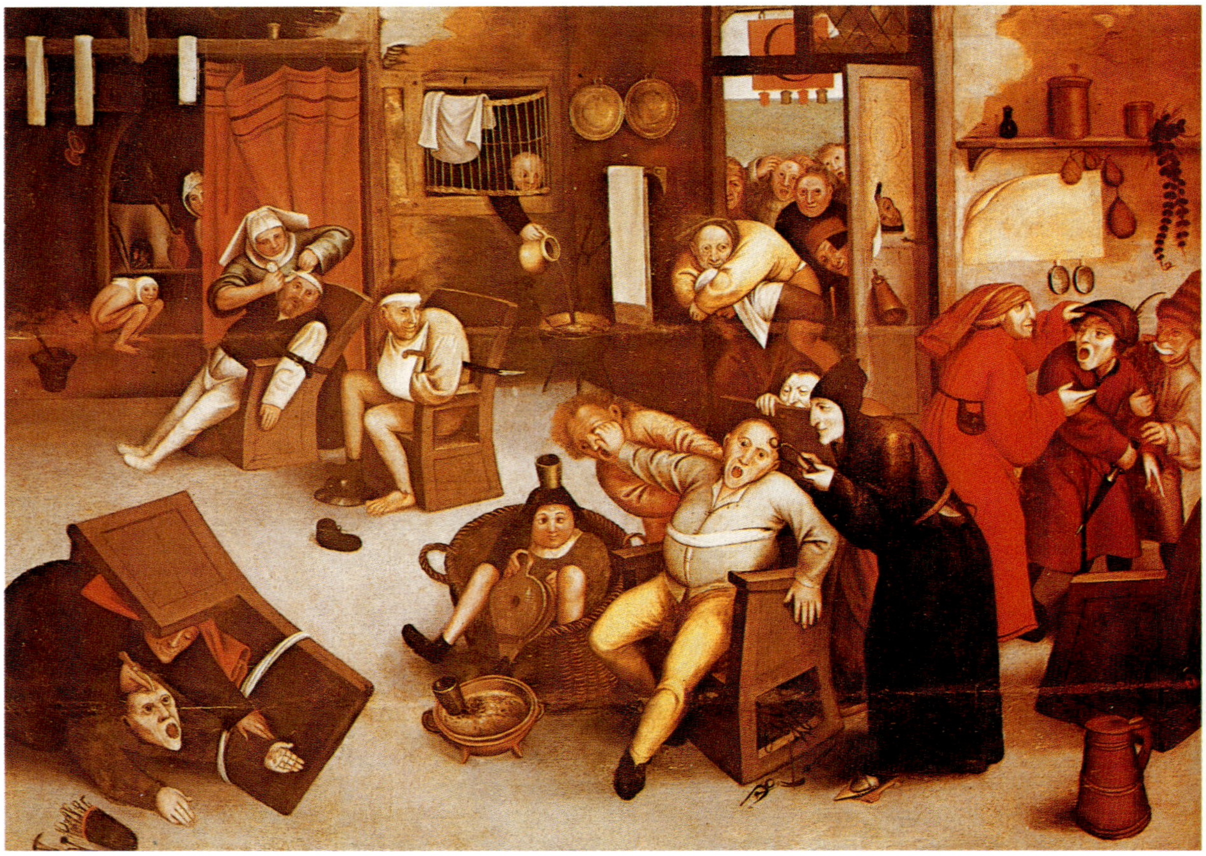

Das Herausschneiden des »Narrensteins« (Gemälde von Pieter Bruegel d. Ä., 16. Jh.; Saint-Omer, Hotel Sandelin)

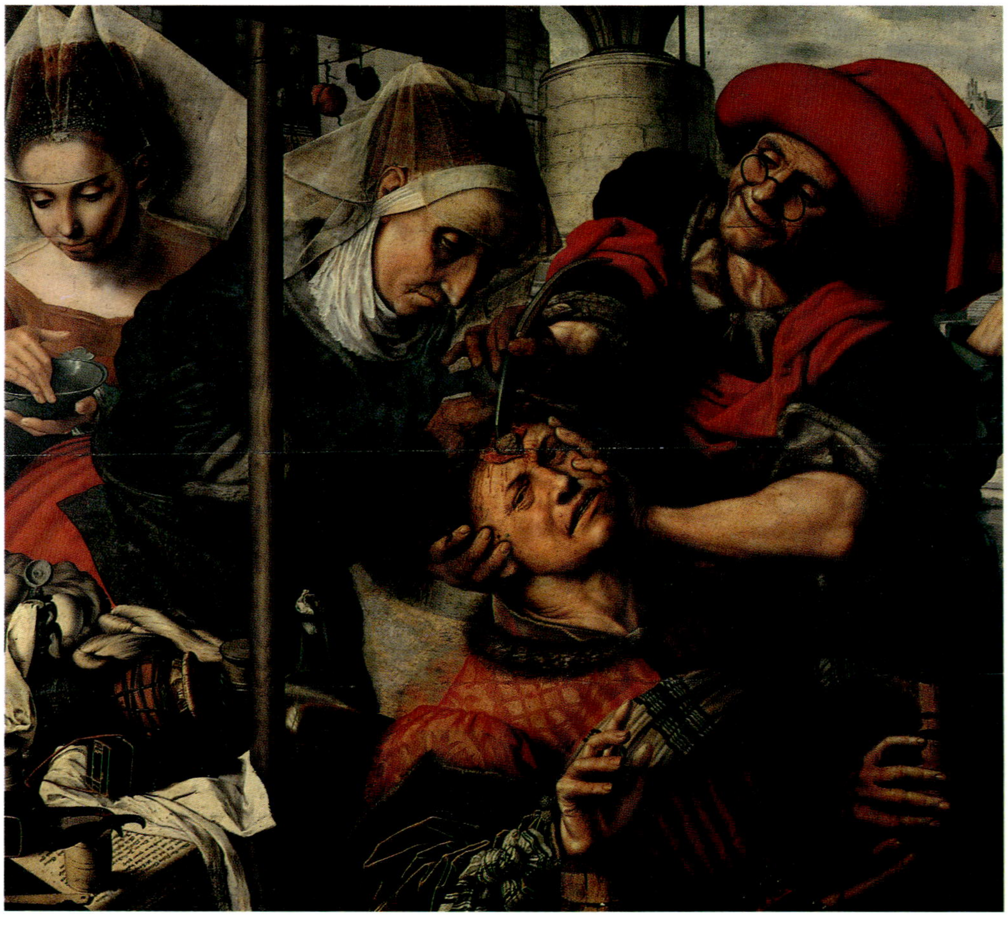

◁ Kopfoperation gegen den Wahnsinn; die Verrücktheit wird auf Steine im Gehirn zurückgeführt. Der Chirurg täuscht den Schnitt häufig nur vor und zeigt ein Steingebilde vor, das er angeblich aus dem Kopf entfernt hat (Gemälde von Jan Sanders van Hemessen, 16. Jh.; Prado Madrid).

▷ »Das Narrenschiff« (Gemälde von Hieronymus Bosch, 16. Jh.; Louvre Paris); in diesem Werk zeigt der berühmte niederländische Maler (um 1450–1516) eine Allegorie auf die Verrücktheit der Welt.

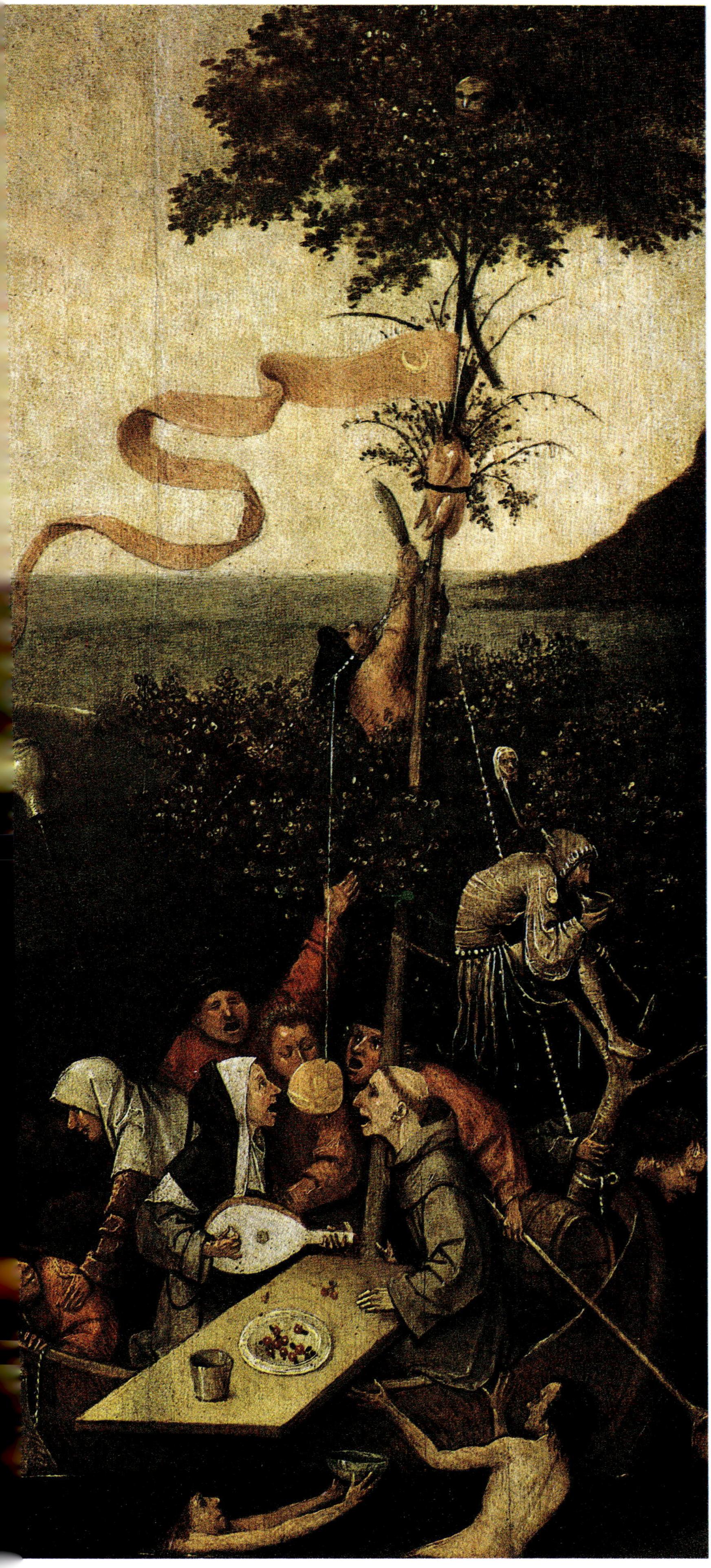

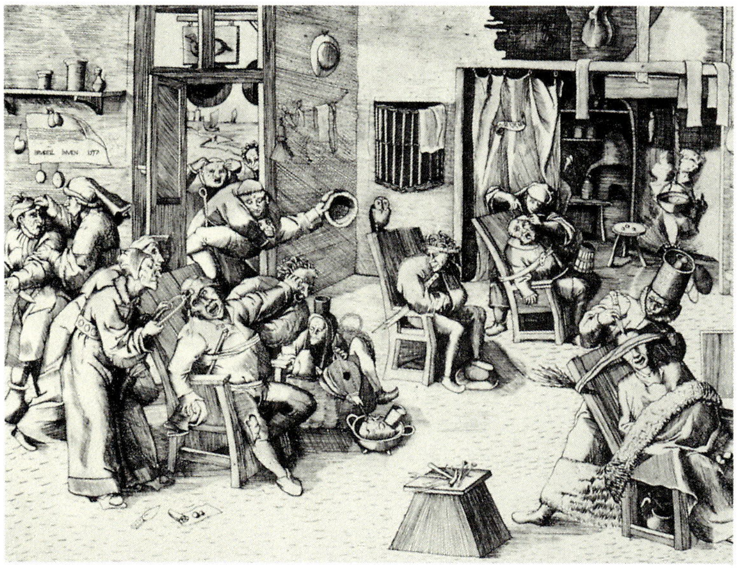

»Das Herausschneiden des Narrensteins« (Stich von Pieter Bruegel; 1556 bis 1557), Karikatur auf die mittelalterliche Scharlatanerie

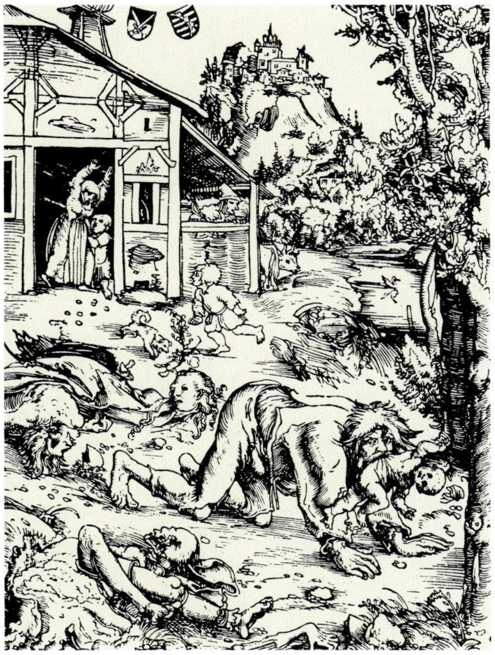

◁ Der »Waldmensch«: Ein Irrer überfällt Menschen auf einem Bauernhof; er hat bereits ein Kind und zwei Erwachsene zerstückelt und schleppt ein Kleinkind weg. Der Geisteskranke erscheint hier als Bestie (Holzschnitt von Lucas Cranach d. Ä., um 1520; Kupferstichkabinett Berlin).

▽ Narrenkäfig (deutscher Holzschnitt, um 1550): »Narren« in spezieller Kleidung werden eingesperrt und – wie auch mißgebildete Menschen – zur Schau gestellt.

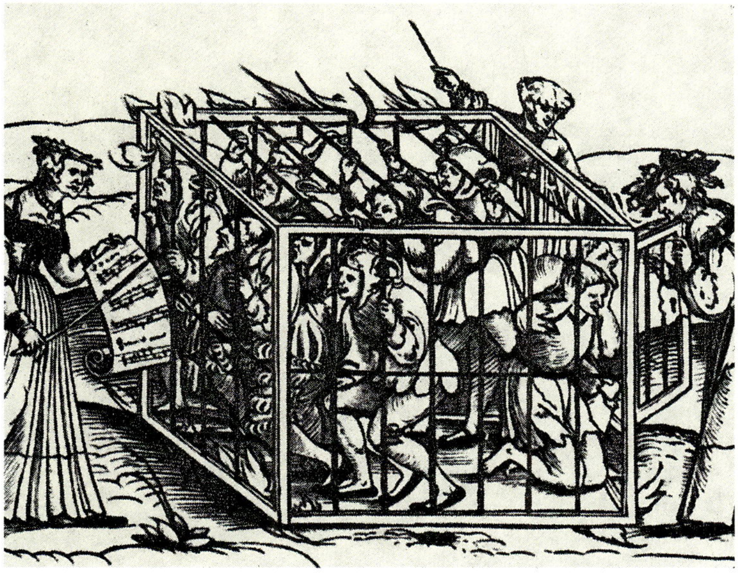

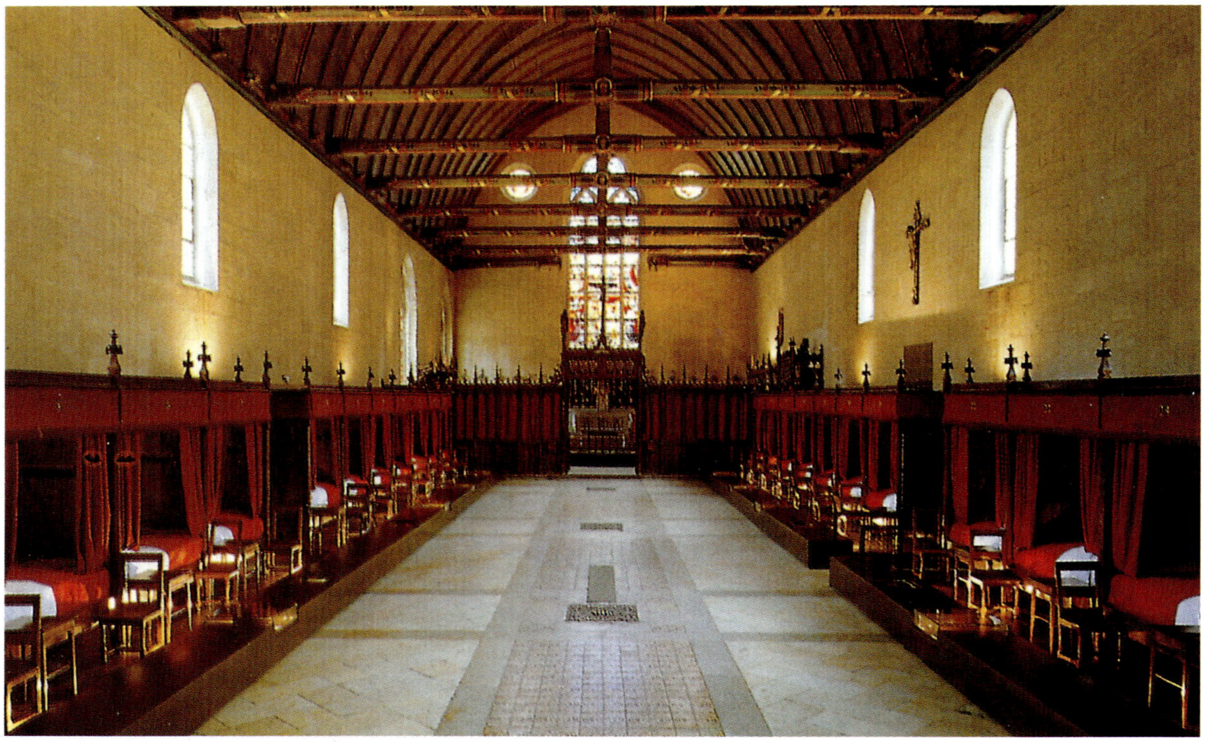

Krankensaal im Hôtel-Dieu in Beaune (Burgund): Blick auf den Altar und das Maßwerkfenster darüber; errichtet 1443 bis 1451 als Bürgerhospital

Rolin: Hospitalgründung in Beaune zur Rettung des Seelenheils

1443–1451. *In Beaune (Burgund) entsteht ein großes Hospital, das Hôtel-Dieu. Gründer ist Nicholas Rolin (1376–1462), der Kanzler der Herzöge von Burgund. In der Stiftungsurkunde schreibt er: »Ich, Nicholas Rolin, . . . denke nur an das Heil meiner Seele. In dem Bestreben, die . . . irdischen Güter gegen himmlische Schätze zu vertauschen . . ., gründe, errichte und erbaue ich . . . ein Hospital.« Bei Eröffnung der Krankenanstalt (1451) sind sechs Pflegerinnen tätig. In den darauffolgenden Jahren werden eine Hausordnung und Statuten erlassen. Eine große Halle mit einem Holzgewölbe und seitlichen Wandöffnungen, in denen sich die Betten befinden, bildet den Krankensaal, der zugleich ein Sakralraum ist. Am Ende der Halle befindet sich nämlich der Altar, auf dessen Innenseite »Das Jüngste Gericht« des flämischen Künstlers Rogier van der Weyden (1399 oder 1400–1464) gemalt ist. Das Werk wird 1451/52 vollendet. Die Krankenbetten sind so an den beiden Längsseiten der Halle aufgereiht, daß die bis zu 30 Kranken auf den Altar blicken können. Das Hôtel-Dieu von Beaune, das heute als Museum besichtigt werden kann, ist beispielhaft für Bürgerhospitäler, wie sie in Deutschland an vielen Orten errichtet werden.*

Zahnbohrer und Goldfüllung empfohlen

1427. Der italienische Arzt und Schriftsteller Giovanni d'Arcoli (Johannes Arculanus, gest. um 1458) erhält einen Lehrstuhl für Medizin in Padua. Er empfiehlt als erster die Anwendung der Goldfolie zur Zahnerhaltung.

Zunächst soll der auf Wärme mit Schmerz reagierende Zahn mit kühlenden Mitteln und der kälteempfindliche Zahn mit erwärmenden Mitteln gefüllt werden. Wenn der Zahn nicht übermäßig schmerzt, soll er schließlich mit Gold gefüllt werden. Beim Kautern (Behandlung mit Brenneisen) gegen den Zahnschmerz empfiehlt d'Arcoli auch den Bohrer: »Und wenn es nötig ist, soll es geschehen, daß der Zahn mit einem kleinen Bohrer durchbohrt wird, damit die kauternde [brennende] Kraft an die kranke Stelle dringt.«

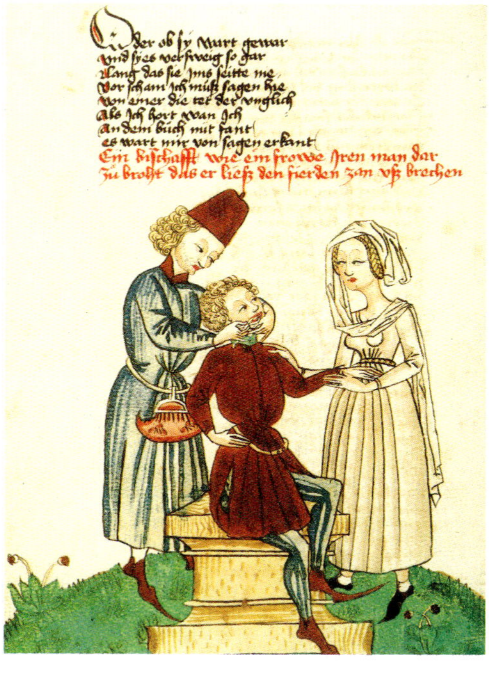

Eine Frau bringt ihren Mann zum Zahnbrecher. Die letzten drei Zeilen des Textes lauten: »es wart mir von sagen erkant / Ein Bischafft wie ein frowe iren man dar / zuo broht das er ließ den fierden zan uß brechen« (»es wurde mir durch mündliche Rede bekannt / Ein Lehrstück wie eine Frau ihren Mann / dazu brachte, daß er sich den vierten Zahn herausbrechen ließ« (Federzeichnung aus einem Schachzabelbuch, 1467; Landesbibliothek Stuttgart). Die Zahnbrecher sind eine besondere Gruppe der Handwerkschirurgen, die – wie Okulisten, Stein- und Bruchschneider – vor allem als Wanderärzte arbeiten.

Besondere Heilkraft der »Mumie«

15. Jahrhundert. Die »Mumie« kommt in der Volksmedizin verstärkt in Gebrauch. Die »frische Mumie« wird von Getöteten (Hingerichteten) hergestellt, daneben gibt es Präparate aus ägyptischer Mumie im Drogenhandel.

Die »persische Mumie«

Sie besteht aus einem paraffinhaltigen Erdöl (Asphalt, Bitumen, »Erdpech«), das im Altertum ursprünglich in Persien und Mesopotamien gewonnen wurde. Es diente als Heilmittel, u.a. gegen Besessenheit, und als Abwehrmittel gegen Dämonen. Hauptsächlich wurde es am Toten Meer (»Judenpech«) gefördert und ab ca. 1500 v. Chr. nach Ägypten zum Einbalsamieren der Mumien verkauft.

Die »ägpytische Mumie«

Seit etwa 1000 n. Chr. nennen die Araber dieses Erdölprodukt für Leichenfüllungen, das sog. Totenpech, »mûm« (lat. mumia). Die so behandelten ägyptischen Leichen werden insgesamt als Mumien bezeichnet. Das »Totenpech« soll eine Heilwirkung besitzen, insbesondere wenn es Leichenteile (Knochen) enthält. So werden ägyptische Mumien (»mumia vera Aegyptica«) als begehrte Arzneimittel von den Arabern exportiert.

Die »frische Mumie«

Schließlich stellt man im ausgehenden Mittelalter und der frühen Neuzeit heilkräftige »Mumie« aus frischen Leichen ohne »Totenpech« her. Vor allem die Leichen hingerichteter Menschen werden zu »Mumie« verarbeitet (z. B. Pulver vom Schädel eines Geköpften zur Herstellung einer »Waffensalbe«). Auch aus Fehlgeburten stammende Kinderleichen werden getrocknet und in Apotheken als »Mumie« verkauft ebenso wie Körpersäfte und Exkremente.

Der Arzt und Naturphilosoph Paracelsus (1493–1541) bezweifelt die Wirksamkeit der Leichen-»Mumie«. Er empfiehlt statt dessen eine »magnetisch« wirkende »Mumie« aus Menschenblut, die in einem Ei ausgebrütet wird (das »sympathische Ei«) und die Krankheitsstoffe (wie ein Magnet) aus dem Körper ziehen soll. Wichtiger ist allerdings sein Begriff der »inneren« Mumie, des »inneren« Balsams, der soviel wie Lebens- und Heilkraft im Menschen bedeutet (→ S. 137).

Umbruch der Medizin zwischen Magie und Wissen

1450–1600

Ob in der Medizin der Renaissance wirklich der entscheidende Durchbruch zum modernen wissenschaftlichen Denken erfolgte oder nur eine Erneuerung der Tradition, die bis zum 19. Jahrhundert fortdauerte, ist zweifelhaft. Unbestreitbar aber ist, daß sich die Ärzte dieser Epoche tiefgreifender Umwälzungen bewußt waren. Ein spätmittelalterlicher Skeptizismus und ein Anwachsen von empirischen Kenntnissen bereiteten den Boden; eine neue Sichtweise und ein verändertes Selbstverständnis des Menschen, das sich aus anderen Gebieten des geistig-kulturellen Lebens speiste, gaben Anstöße zu einem Neubeginn auch der Medizin. Ein neues Suchen nach der Wahrheit setzte ein, die Forschung lebte auf. Der Mensch und der Nutzen des Wissens für die tägliche Praxis des Arztes rückten in den Mittelpunkt des Interesses.

Beschäftigung mit den Originaltexten antiker Mediziner

Diese Renaissance (Wiedergeburt) erfolgte in zwei sich überschneidenden Phasen. In der ersten, dem medizinischen Humanismus, überwog die lernende Haltung des Mittelalters. Aber die Auflösung von Widersprüchen in den medizinischen Texten durch die spitzfindige und wirklichkeitsfremde Argumentation scholastischer Gelehrter befriedigte die Forscher nicht mehr. Man entdeckte, daß viele Probleme in den Schriften nur durch Überlieferungsfehler und krasse Fehlinterpretationen der Araber und ihrer Anhänger, durch deren Vermittlung antike Autoren im Abendland bekannt geworden waren, entstanden waren. Das führte zu einer Beschäftigung der Ärzte mit den klassischen Originaltexten. Ein Handschriftenfieber erfaßte sie, und sie bemühten sich, mit philologischen Methoden die antiken Texte zu rekonstruieren. Die alten Ärzte, deren Wissen umfangreicher war als das der Mediziner des Mittelalters, erschienen als unübertrefflich und unfehlbar, ihre Schriften erlangten den Charakter von Offenbarungen. Kurz, die alten Buchautoritäten wurden umgewertet: Galen und Hippokrates wurden weit über Rhazes und Avicenna gestellt, und man begann, gegen diejenigen Gelehrten zu polemisieren, die in der Tradition beharrten.

Höhepunkt des Kampfes zwischen den sog. Arabisten und den letztlich siegreichen Anhängern Galens war der Brissotsche Aderlaßstreit, der sich an der Frage entzündete, in welcher Weise die ableitende Blutentziehung durchzuführen sei, ob nach antiker Methode oder nach arabischer. Hierin spiegelt sich auch ein entscheidender Schritt innerhalb des Humanismus. Standen anfangs Philologie und reine Textinterpretation ganz im Vordergrund und blieben die Begriffe zunächst wichtiger als die Dinge selbst, so wurde nun die eigene Erfahrung zu Rate gezogen. Man suchte in der Praxis nach einer Bestätigung der antiken Theorien. Der größere Erfolg in der ärztlichen Therapie wurde als Waffe gegen die arabischen Lehren benutzt. Auch Leichen wurden seziert und pathologische Veränderungen untersucht, der Unterricht am Krankenbett kam auf.

Zwar eigneten sich die Ärzte ihr Wissen stärker als zuvor durch die praktische Erfahrung an, aber immer noch bestimmte die Theorie die sinnliche Wahrnehmung und verengte häufig das Blickfeld, wie etwa die anatomischen Zeichnungen von Leonardo da Vinci (1452–1519) oder die frühen Skizzen von Andreas Vesal (1514/15–1564) demonstrieren, die in bewundernswertem Realismus nicht vorhandene Strukturen zeigen.

Widersprüche zwischen antiker Theorie und alltäglicher Erfahrung

Die wachsende eigene Erfahrung sprengte jedoch bald die Grenzen des antiken Wissens. Neue Krankheiten wie die Syphilis, neue Medikamente und Entdeckungen führten zu unübersehbaren Widersprüchen zwischen Buchautorität und Realität. Die Auseinandersetzung um jene Widersprüche markiert die zweite Phase der medizinischen Renaissance.

Drei unterschiedliche Reaktionen auf das Problem sind festzustellen:

1. Für den zunehmend erstarrenden, konservativen Galenismus wurde das antike Wissen zur unüberwindlichen Barriere. Er zeigte wohl eine gewisse Toleranz gegenüber Erfahrungen, die sich völlig widerspruchsfrei in den Rahmen des alten Systems einordnen ließen. Seine Anhänger aber waren überzeugt, daß Galen alles Wissenswerte gewußt habe, daß er unfehlbar sei. Widersprüche wurden nicht zur Kenntnis genommen, und wenn sich einmal die Realität nicht verleugnen ließ, so führte man als Ursache der Diskrepanzen die verfälschte Überlieferung der überkommenen Handschriften ins Feld oder nahm gar eine Degeneration des sündigen Menschen an, um anatomische Abweichungen zu erklären.

2. Die gegenteilige Reaktion verkörpert Paracelsus (1493–1541). Er lehnte die gesamte galenistische Tradition aufs heftigste ab, verurteilte die Bücher als Hindernis für den Fortschritt und wollte eine neue Medizin aufbauen, die sich auf Naturbeobachtung und Erfahrung stützt. Aber so wertvoll und zukunftsweisend auch manche seiner Erkenntnisse und Vorstellungen gewesen sein mögen, Paracelsus blieb doch ein Anachronismus und war eher nach rückwärts gewandt: Er setzte Intuition gegen den Rationalismus, verworrenes neuplatonistisches Denken und mystisches Erkennen gegen logische Deduktion. Im Vergleich zu jener von Paracelsus propagierten mysteriösen Mischung aus Astrologie, Alchemie, Magie und Okkultismus war selbst der konservative Galenismus ungleich »wissenschaftlicher« (im Sinne des Rationalismus).

3. Der sog. schöpferische Galenismus ging einen Mittelweg zwischen den Extremen. Er macht die eigentliche Renaissance der Medizin aus, die Wiedergeburt nicht des antiken Wissens, sondern der antiken Wissenschaft. Am deutlichsten markiert Vesals »Fabrica« von 1543 diesen Wendepunkt. Das ganze Werk ist ein Ringen mit der Autorität Galens. Zahlreiche Fehler werden darin erbarmungslos aufgezeigt, und doch erfolgt kein totaler Bruch mit der Tradition. Der Arzt der Renaissance erkannte, daß die Alten zwar nicht alles gewußt haben, aber die Grundlagen des Wissens gelegt und die Methoden erarbeitet haben, mit deren Hilfe man neues Wissen erwirbt. Und auf diese Weise wollte man – des eigenen Wertes bewußt – fortschreiten, in den Wettstreit mit den Alten treten und über sie hinausgelangen. Das gesamte Wissen mußte auf seine Richtigkeit überprüft werden. Fehlerhaftes wurde korrigiert, Unvollständiges vielfältig ergänzt. Beurteilungsmaßstäbe waren nun die Wahrnehmungsgegenstände selbst, der eigene Augenschein und die eigenen Überlegungen.

Renaissance des Forschungsgeists gegen den Aberglauben

Gerade indem man die medizinische Forschung wiederbelebte, indem man beobachtete und experimentierte, mit neu gesammelten Fakten die Grenzen des Wissens erweiterte, blieb man der antiken Tradition treu. Freilich erfolgte die neue Forschung nicht vorurteilsfrei. Zu tief war das Denken und Sehen von den galenistischen Lehren geprägt. Aber dieses medizinische System erwies sich als erstaunlich flexibel und vermochte zahlreiche Beobachtungen und ergänzende Theorien zu integrieren, Schwachstellen zu verschleiern. Es vertrug sich mit allen Korrekturen Vesals und den zahlreichen Entdeckungen der Anatomie in den folgenden Jahrzehnten. Es wurde gestärkt durch die Neubegründung der Physiologie und Pathologie von Jean Fernel (1497/1506–1558), der in seinem epochemachenden Werk wegweisende Akzente setzte, ebenso wie durch Girolamo Fracastoros (um 1478–1553) Theorie von den übertragbaren Krankheiten. Der »schöpferische Galenismus« nahm sowohl die neuen paracelsistischen Medikamente ohne schwerwiegende Probleme in seinen Arzneischatz auf als auch die Erneuerungen in der chirurgischen Therapie durch Ambroise Paré (um 1510–1590); er wurde nicht durch neu isolierte Krankheiten erschüttert. Er zeigte zudem selbstkritische und aufklärerische Tendenzen: Auswüchse wie die übertriebene Bewertung der Harnschau wurden bekämpft, die Astrologie in Frage gestellt, Aberglauben und Schwindeldrogen wie Einhorn und Mumie verurteilt, Wunder verstandesmäßig gedeutet und Hexerei als Geisteskrankheit erklärt.

Pflanzen blieben die wichtigsten Heilmittel

Vor allem aber bewährte sich das System in der ärztlichen Praxis, wie die zahlreichen Fallberichte beweisen, die uns aus dieser Zeit überliefert sind und ihre Krönung in den mehr als 2000 Krankengeschichten des Pieter van Foreest (1521–1597) finden. Diese noch zwei Jahrhunderte später hoch geschätzten Kasuistiken bestechen durch ihre Ausführlichkeit und die scharfe Beobachtung aller wichtigen Krankheitsbefunde. Sie umfassen beispielhaft alle Bereiche der praktischen Medizin anhand von typischen Fällen, die einer sorgfältigen theoretischen Analyse unterzogen werden. Neben der grandiosen Leistung des großen niederländischen Klinikers Foreest verblaßten galenistische Werke der Folgezeit. Erstarrung und Niedergang des Galenismus setzten ein, und diese medizinische Strömung verlor im Laufe des 17. Jahrhunderts an innovativer Kraft. Die Bezeichnung »Galenist« wurde in Medizinerkreisen zum Schimpfwort. Aber die praktischen Erfahrungen wurden in die neu aufkommenden Systeme der Medizin übernommen oder erlebten unter dem unverdächtigeren Namen des Hippokrates immer neue Auferstehungen.

Alchemie und Pharmazie des Spätmittelalters und der frühen Neuzeit

Die Alchemie des Spätmittelalters und der frühen Neuzeit bemühte sich, der Natur der Materie und der Metalle auf die Spur zu kommen. Der ernsthaft suchende Alchemiker gab sich nicht mit jener »Goldmacherei« ab, die immer wieder als teuflische Magie verboten wurde. Bereits der im südfranzösischen Avignon residierende Papst Johannes XXII. (1244–1334) hatte das Dekret »Spondent quas non exhibent divitias, pauperes alchymistae« gegen die Alchimisten und Goldmacher erlassen. Es beginnt mit den Worten: »Sie versprechen Reichtümer, die sie nicht vorweisen können, die armseligen Alchemisten, und sie, die sich weise dünken, fallen in die Grube, die sie sich selbst gegraben haben.«

In der frühen Neuzeit entstanden in zunehmendem Maß auch landessprachliche alchemische Texte, so eine Adaption des Bildgedichtes »Sol und Luna«, das ein dem aus Spanien stammenden Arnaldus von Villanova (1225–1311) zugeschriebenes »Rosarium« zum Vorbild nahm. Dieses »Rosarium philosophorum« verstand sich als ein Florilegium, dem der praktisch wie theoretisch arbeitende Alchemiker die überlieferten Texte entnehmen konnte. Die erste Druckausgabe erschien 1550 und erfreute sich, wie manche spätere Ausgaben belegen, einer gewissen Beliebtheit in Alchemikerkreisen. An der spätmittelalterlichen Christologie hingegen orientiert sich das »Buch der Heiligen Dreifaltigkeit«, das der Überlieferung zufolge dem Markgrafen Friedrich von Brandenburg auf dem Konzil zu Konstanz ausgehändigt wurde und wohl zwischen 1412 und 1416 entstanden war. Mehr als die Schriften zur »Alchemia practica« führt das »Buch der Heiligen Dreifaltigkeit« zu jener Richtung der Alchemie, die in der Wandelbarkeit der Materie ein Gleichnis zum Entstehen und Vergehen in der Natur in der von Gott vorgegebenen Ordnung unter Einbeziehung des Erlösungsgedankens erblicken wollte.

Seit dem 15. Jahrhundert kam die von den Arabern übernommene Kunst der Destillation im Abendland in Mode. Bereits das Werk »De consideratione quintae essentiae« des Johann von Rupescissa (oder Jean de Roquetaillade; gest. um 1300), das auch ins Deutsche übersetzt wurde, stellte einen Meilenstein in der Destillationskunst dar. Im Jahr 1500 erschien das Werk »De arte distillandi« des Wundarztes Hieronymus Brunswig (auch: Brunschwig; um 1450–1512/13) in Straßburg, 1512 gefolgt von einer weiteren Ausgabe unter dem Titel »Liber de arte distillandi de compositis«.

Neben medizinisch-pharmazeutischen Fachkreisen schätzten auch manche Bergleute die praktische Alchemie. Vannoccio Biringuccio (1480–um 1540) verfaßte eine »Pirotechnia«, in der er die Hütten- und hüttenverarbeitende Technik unter Berücksichtigung alchemischer Kenntnisse beschrieb. Der deutsche Bergbautheoretiker, Mediziner und Humanist Georgius Agricola (Georg Bauer; 1494–1555) befaßte sich mit mineralischen Heilmitteln und schuf die Grundlage für eine wissenschaftliche Mineralogie. Er schätzte die Alchemie zwar nicht besonders, trug aber dennoch dazu bei, daß sich späterhin alchemische mit metallurgischen Kenntnissen verwoben. Sein Dialog »Bermanus, sive de re metallica« erschien im Jahr 1530 in Basel, gefolgt von dem montanistischen Standardwerk »De re metallica«, das 1546 veröffentlicht wurde.

Arzneikunde und Apothekerkunst der frühen Neuzeit blieben hingegen zunächst dem traditionellen galenisch-arabistischen Arzneischatz verbunden, der seine »remedia« vorwiegend aus dem Pflanzenbereich bezog. Dementsprechend birgt das erste amtliche Arzneibuch, das Nürnberger »Dispensatorium« des Humanistenarztes Valerius Cordus aus dem Jahr 1546 noch spätmittelalterliche Rezepte, die sich im wesentlichen auf Vorschriften des 14. und 15. Jahrhunderts berufen. Alchemisches Gedankengut gelangte erst nach der Verbreitung paracelsischer Texte in die Arzneibücher des 17. Jahrhunderts, und auch magisch-sympathetische Vorschriften finden sich in der Renaissance – sieht man von der sog. Signaturenlehre ab – nur selten in diesen Schriften.

Stärkere Aufmerksamkeit erregte die sich nach der Erfindung des Buchdrucks bald verbreitende »Kräuterbuch-Literatur«. Bereits im Spätmittelalter waren Handschriften mit Pflanzenabbildungen entstanden, die eng mit der »Circa-instans«-Tradition verbunden waren, einer aus der Schule von Salerno hervorgegangenen Heilpflanzenliste, die bisweilen auch als »Tractatus de herbis« bezeichnet wurde. Im Lauf des 15. Jahrhunderts verloren die Pflanzenillustrationen ihren symbolischen Charakter und näherten sich den natürlichen Gegebenheiten an. Unter diesen illustrierten Handschriften ragt das »Erbario Carrarese« hervor, das 1404 für Francesco II. Novello Carrara, zu dieser Zeit Herrscher von Padua, ausgemalt wurde. Auch spätere Handschriften wie der vor 1449 verfaßte und illustrierte »Codex Roccabonella«, benannt nach seinem Besitzer, der den Arztberuf in Norditalien ausübte, zeigen bereits naturgetreue Pflanzendarstellungen. Auf den Handelswegen gelangte die Kenntnis dieser Abbildungen auch in den Norden, und schon 1475 ließ der Mainzer Stiftsherr Bernhard von Breidenbach einen mit Pflanzen ausgemalten »Codex Berleburg« zusammenstellen. Auch beauftragte er den Arzt Johann Wonnecke von Kaub (um 1430–1503/04), einen Text zu verfassen, der, mit Pflanzenillustrationen verschiedenster Herkunft geschmückt, 1485 bei Peter Schöffer in Mainz als »Gart der Gesuntheit« erschien. Dieses erste deutschsprachige Kräuterbuch erlebte eine Reihe von Auflagen, wurde nachgedruckt und regte manche Autoren des 16. Jahrhunderts dazu an, gleichfalls Kräuterbücher zu verfassen. Unter diesen Werken ragt das deutschsprachige »Contrafayt Kreüterbuch« des Lehrers an der Straßburger Lateinschule und ehemaligen Kartäusermönchs Otto Brunfels (um 1488–1534) hervor, das ab 1532 erschien. Dieses Kräuterbuch war von dem Maler Hans Weiditz (vor 1500–um 1536) prächtig illustriert worden, wobei Weiditz auf eine naturgetreue Abbildung der Pflanzen Wert legte. In philologischer Art den antiken Texten verhaftet war hingegen der Tübinger Medizinprofessor Leonhart Fuchs (1501–1566), der 1543 in Basel das »New Kreuterbuch« herausgab. Fuchs hatte wie Brunfels namhafte Maler verpflichtet, um die Abbildungen anzufertigen, korrigierte jedoch bisweilen zugunsten der antiken Texte die Natur. Mit den Werken der »Väter der Botanik« beginnt der Reigen der Kräuterbücher, die meist von gelehrten Ärzten verfaßt wurden und dem lesekundigen städtischen Familienvorstand, dem Patriziertum und dem Adel deutschsprachige medizinische Texte darboten. Nach diesen Rezepten konnte man Krankheiten auch ohne Arzt heilen, zumal die Abbildungen der Pflanzen im Laufe des 16. Jahrhunderts dermaßen an Naturtreue gewonnen hatten, daß es beispielsweise beim Einsammeln der Pflanzen nicht mehr zu Verwechslungen kommen konnte.

Ingo Müller (Medizin)
Wolf-Dieter Müller-Jahncke (Pharmazie)

1450

1450–1499

1451. Nikolaus von Kues, Bischof von Brixen, stiftet seinem Heimatort (Bernkastel-)Kues das St.- Nikolaus-Hospital. Als Naturforscher weist er auf den diagnostischen Nutzen der Bestimmung des spezifischen Gewichts von Blut und Harn hin und betont die Bedeutung der exakten Beobachtung von Puls und Atmung.

Um 1455. Die erste selbständige Geschichte der Medizin erscheint in Briefform, verfaßt von Giovanni Tortelli.

Ende 1456. Mit den Typen der 36zeiligen Bibel in Mainz wird das erste Druckwerk mit medizinischem Inhalt hergestellt, ein Aderlaß- und Laxierkalender für die Monate des Jahres 1457. → S. 123

Die »Naturgeschichte« von Plinius d. Ä. wird als erstes wissenschaftliches Buch gedruckt, bis 1550 folgen etwa 40 Ausgaben.

1460. Der deutsche Wundarzt Heinrich von Pfolspeundt (oder Pfalzpeint) beschreibt in seinem chirurgischen Werk »Bündth-Ertzney« erstmals die Behandlung von durch Pulver und Blei hervorgerufenen Schußverletzungen und schildert die plastische Wiederherstellung der Nase (Rhinoplastik).

1465. Scherefeddin Sabonucuoğlu übersetzt die 30. Abhandlung (»Über die Chirurgie«) des Abulcasis ins Osmanische. Damit entsteht die erste osmanische Schrift über Chirurgie.

1472. In Mantua erscheint der »Conciliator differentiarum« des Peter von Abano im Druck, der in manchen Druckexemplaren ein handgemaltes Bild des Verfassers enthält (→ S. 125).

Eines der ältesten Lehrbücher der Kinderheilkunde wird von dem italienischen Arzt Paolo Bagellardo aus Fiume veröffentlicht.

Die Schriften des italienischen Arztes Bartolomeo Montagnana erscheinen im Rahmen der sog. Konsilien-Literatur. → S. 124

1478. Der erste Brillenmacher (»Parillenmacher«) ist in Nürnberg nachweisbar – ab 1535 gibt es in dieser Stadt eine Brillenmacherzunft (→ 1300, 1301/S. 104).

1480. Die berühmten Gesundheitsregeln aus Salerno (»Regimen Salernitatis«) erscheinen erstmals gedruckt (→ 12. Jh./S. 90).

Die älteste deutsche Badeschrift von Hans Folz, dem Nürnberger Meistersinger, Barbier und Chirurgen, erscheint.

1482. Durch ein Breve des Papstes Sixtus IV. dürfen Leichenzergliederungen nur noch mit Erlaubnis der Obrigkeit und der kirchlichen Behörden vorgenommen werden. Zuvor wurden sie stillschweigend geduldet.

1484. Das Kräuterbuch »Herbarius« oder »Aggregator practicus de simplicibus« erscheint als Inkunabel bei Peter Schöffer in Mainz. Der Verfasser ist unbekannt. 150 Pflanzen werden im Holzschnitt mit lateinischen und deutschen Namen abgebildet.

Um 1485. Die Universität Tübingen erhält durch ein päpstliches Dekret die Genehmigung zu Sektionen. Diese finden alle drei bis vier Jahre statt und dauern mehrere Tage. Die Teilnehmer verpflichten sich, an der Beerdigung der Leiche teilzunehmen.

1485. Der »Gart der Gesunthéit« erscheint in deutscher Sprache bei Peter Schöffer in Mainz. Das von Johann Wonnecke von Kaub kompilierte Buch enthält zum Teil naturgetreue Holzschnitte von einheimischen Kräutern.

1487. Die Dominikaner Jakob Sprenger und Heinrich Institoris verfassen als Inquisitoren den »Hexenhammer« (Malleus maleficarum), das bekannteste Buch der Hexenverfolgung. → S. 126

1489. In Mailand wird das sog. Große Lazarett für Pestkranke errichtet. → S. 127

1491. Bei Jakob Meydenbach in Mainz erscheint ein größeres Kräuterbuch in lateinischer Sprache: »Ortus [auch: Hortus] Sanitatis« (Der Große Garten der Gesundheit; »gart der gesuntheit«), das später auch ins Deutsche übersetzt wird. Der Verfasser ist unbekannt.

In Venedig wird eine handschriftliche Zusammenstellung von anatomischen Zeichnungen des deutschen Arztes Johannes de Ketham gedruckt, der »Fasciculus medicinae«. Seit der Antike wird angenommen, daß der Blick menstruierender Frauen den Spiegel trübe. Johannes de Ketham erklärt diese vermeintliche Tatsache damit, daß giftige Menstruationsdämpfe der Frau in den Kopf stiegen und dort durch die Augen ihren Ausgang suchten. → S. 128

Die erste kritische Bearbeitung der Werke von Plinius d. Ä. wird von Ermolao Barbaro, einem Dichter und Literaturhistoriker aus Venedig, veröffentlicht. Er versucht, den Text des Plinius von Fehlern zu reinigen.

Niccolò Leoniceno, Medizinprofessor in Ferrara und Padua, gehört zu den bedeutendsten Reformatoren der Medizin zu Beginn des 16. Jahrhunderts. In seiner Kritik des Plinius versucht er, dessen botanische Irrtümer aufzudecken.

1493. Die vom Nürnberger Stadtarzt Hartmann Schedel verfaßte »Weltchronik« enthält die älteste gedruckte Darstellung einer Brille (→ 1300, 1301/S. 104).

1495–1500. Die Syphilis breitet sich in Europa aus und wird als ansteckende Volkskrankheit erkannt (→ S. 140).

1497. Der Straßburger Wundarzt Hieronymus Brunschwig veröffentlicht sein Buch über die Chirurgie. → S. 127

Fachbücher nun gedruckt

Ende 1456. In Mainz wird ein Aderlaß- und Laxierkalender mit den Typen der 36zeiligen Gutenberg-Bibel für die Monate des Jahres 1457 gedruckt. Er ist das erste medizinische Druckwerk. Solche, zumeist einblättrigen Kalender finden in der Folgezeit große Verbreitung.

Die frühen Drucke (insbesondere vor 1500) sind »Inkunabeln« (von lat. incunabula = Wiege), d. h. Wiegendrucke, die großenteils Handschriften wiedergeben und deren Vorbild widerspiegeln.

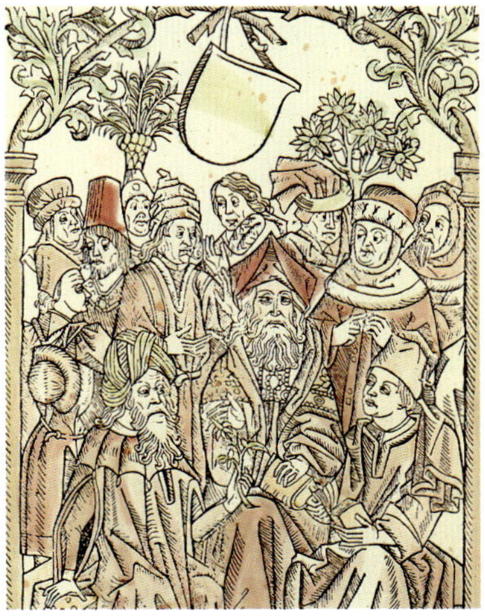

Titelholzschnitt aus dem »Gart der Gesuntheit« von Wonnecke von Kaub (Baseler Ausgabe)

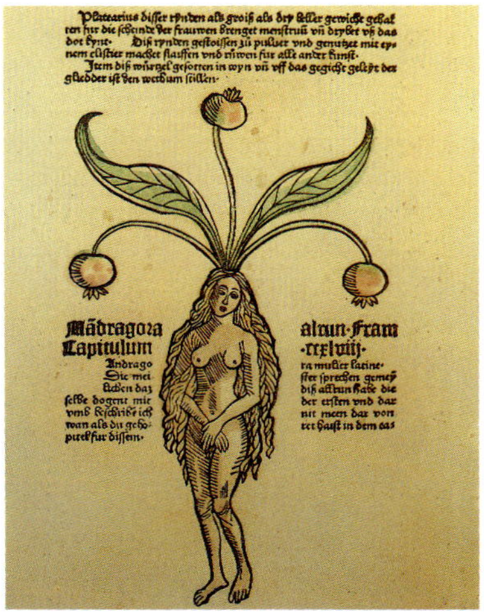

»Mandragora-Alaun-Frau« aus »Herbarius« (1484); die Pflanze gilt als Arznei bei Frauenkrankheiten.

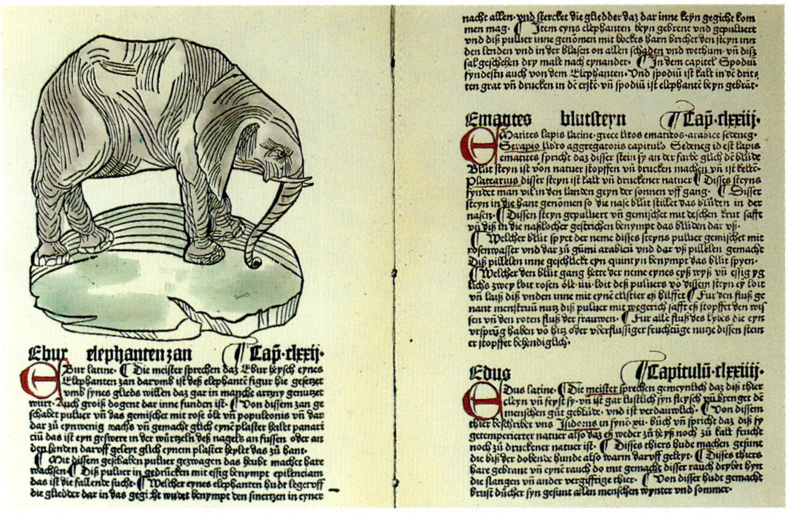

»Ebur-Elephantenzahn«; Elfenbein wird in pulverisierter Form als Heilmittel gegen verschiedene Krankheiten gebraucht (kolorierter Holzschnitt aus dem bei Peter Schöffer in Mainz 1484 gedruckten »Herbarius«).

Zu Inkunabeln mit medizinischem Inhalt zählen folgende:

- ▷ Medizinische Lehrbücher (z. B. Hieronymus Brunschwigs Chirurgiebuch; Straßburg 1497)
- ▷ Ärztliche Volksbücher (z. B. die verschiedenen Ausgaben des »Regimen sanitatis Salernitatis«, u. a. in lateinischen und deutschen Versen; Leipzig 1493)
- ▷ Naturkundliche Bücher (z. B. Konrad von Megenbergs »Buch der Natur«; Augsburg 1475, Johann Wonnecke von Kaubs »Gart der Gesuntheit«; Mainz 1485)
- ▷ Über Diätetik und Bäder (z. B. das Büchlein von der Küchenmeisterei; Nürnberg 1482, oder das Bäderbüchlein des Clemens von Graz; Brünn 1495)
- ▷ Syphilisschriften, volkstümlich-religiöse Pestblätter, geistliche und ärztliche Traktate, wie z. B. die Pestschrift des Ambrosius Jung; Augsburg 1494).

Für die europäische Medizingeschichte entscheidend ist die Drucklegung der klassischen Werke, wie die von Aristoteles (erstmals 1472), Galen (1473), Hippokrates (1475) und Dioskurides (1478). Die Schriften Galens z. B. erleben bis 1600 rund 700 Auflagen.

Konsilien – die weisen Ratschläge der gelehrten Ärzte

1472. Die sog. Konsilien des Paduaner Arztes Bartolomeo Montagnana (gest. um 1460) werden veröffentlicht. Das Anwachsen der Konsilien-Literatur, die z.T. Sammlungen von Krankengeschichten umfaßt, bedeutet eine stärkere Hinwendung zu den praktischen Erfahrungen der Ärzte zuungunsten der antiken Bücherweisheit.

Bei diesen Konsilien handelt es sich um Ratschläge oder Vorschriften eines Arztes für die individuelle Behandlung eines Patienten. Der Konsiliarius ist in der Regel eine Koryphäe seiner Wissenschaft, der Patient entweder eine bedeutende Persönlichkeit, die sich einen solchen Ratschlag leisten kann, oder ein anderer behandelnder Arzt, der für einen wichtigen Patienten Rat sucht. Die Anfrage erfolgt in der Regel brieflich oder mündlich durch einen Boten, der Patient ist also nicht anwesend. Der Konsiliarius ist bei der Diagnose auf die mitgeteilten Angaben angewiesen und muß sich mit Informationen aus zweiter Hand begnügen.

Allwissenheit des Arztes

Nur im Idealfall beschreibt der Ratsuchende die Krankheit ausführlich mit Diagnose, Symptomen und bisherigem Verlauf, die mitgeteilten Befunde stützen sich ohnehin nur auf eine oberflächliche Untersuchung des Kranken. Oftmals ist dem Ratgeber kaum mehr als dessen Temperament bekannt.

Trotzdem trifft der Konsiliarius von dieser schmalen Basis aus einen Beschluß über die Behandlung. Damit der auswärtige Bote rechtzeitig zurückkehrt, muß der Arzt sich sofort entscheiden und kann keine zusätzlichen Informationen einholen. In unerschütterlichem Vertrauen auf seine Gelehrsamkeit analysiert der Gefragte den Säftestatus des Kranken, stellt Diagnosen, scheut auch vor Prognosen nicht zurück. Die Therapie steht allerdings im Vordergrund: Der Arzt gibt minuziöse Direktiven und schreibt präzise Rezepte. Vor allem gibt er sehr detaillierte Hinweise zur Gestaltung des täglichen Lebens und bemüht sich, die Vorschläge zur Diätetik für den Patienten verständlich zu machen.

Manchmal wird das Konsilium auch zu einer kontroversen Abhandlung in der Art einer scholastischen »Quaestio« ausgedehnt, wenn an eine spätere Publikation gedacht ist, oder wenn es aus Ermangelung wirksamer Behandlungsmethoden dem ratgebenden Mediziner nicht geboten erscheint, sich bei einem bestimmten Fall bis ins einzelne festzulegen. In anderen Fällen verzichtet der gefragte Mediziner auf längere Erörterungen und beschränkt sich auf die Mitteilung eines Rezeptes.

Konsilien werden häufig veröffentlicht, weil sie für den Autor einen Nachweis von Gelehrsamkeit sowie Ansehen bedeuten und für den Leser eine nachahmenswerte Demonstration ärztlicher Kunst.

Entwicklung der Konsilien

Wichtige Formen der medizinischen Literatur der Renaissance sind Weiterentwicklungen spätmittelalterlicher Gattungen. Insbesondere die Kommentare zu den Werken der anerkannten medizinischen Autoriäten finden ihre Fortsetzung. Ebenso erfreuen sich die »Quaestiones« (rhetorische Kunst der Fragestellung) weiterhin großer Beliebtheit. In ihnen spiegelt sich die scholastische Disputierkunst wider: Umstrittene Themen werden nach bestimmten Regeln – oft mit einem fiktiven Gegner – diskutiert. Dabei hat das logische Argument eindeutig mehr Gewicht als die sinnliche Erfahrung. In der

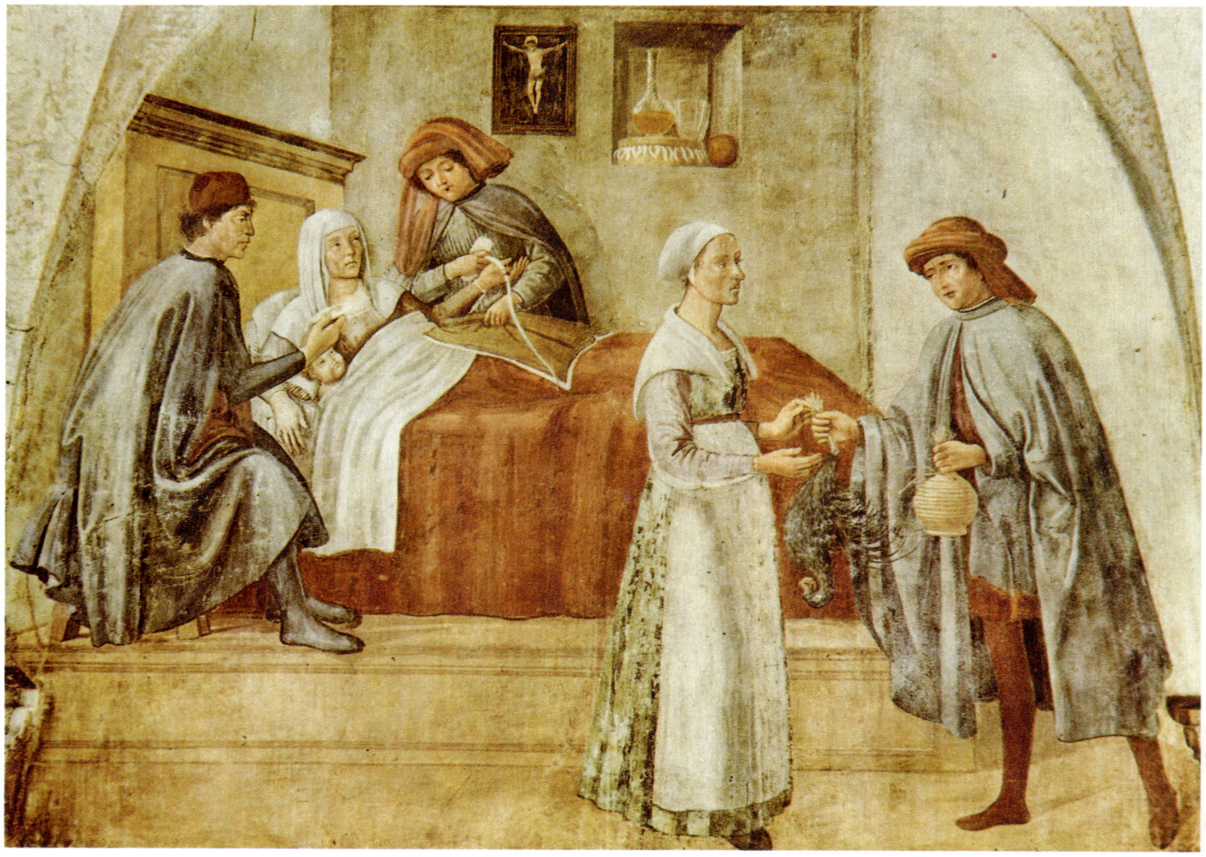

△ Krankenbesuch zur Zeit der Renaissance in Italien: Der Arzt sitzt direkt am Krankenbett bei Mutter und Kind. Bei einem Konsilium dagegen gibt es keinen persönlichen Kontakt zwischen Arzt und Patient. Der Mediziner gibt seine Ratschläge aus der Ferne aufgrund von schriftlichen Informationen (Wandgemälde eines unbekannten Meisters, 15. Jh.; S. Martino, Florenz).

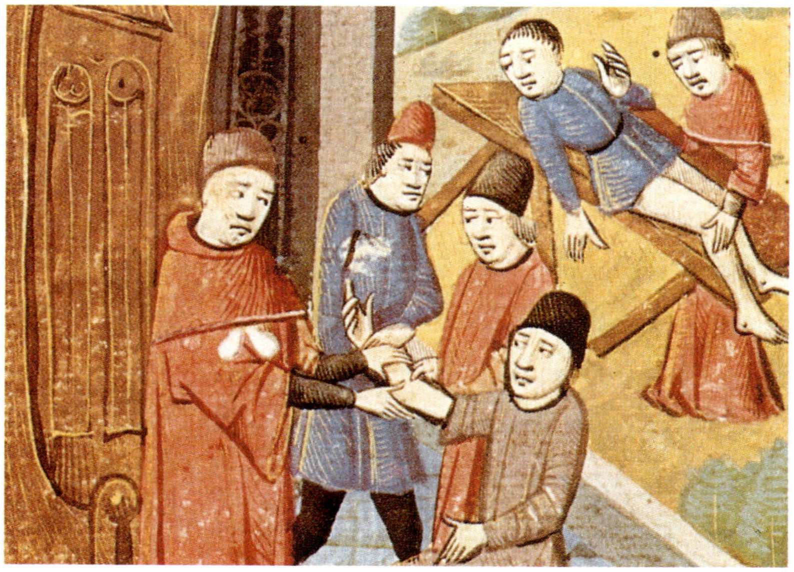

◁ Darstellung einer ärztlichen Untersuchung: Der Arzt begutachtet den Arm eines erkrankten Patienten. Im Hintergrund ist ein anderer Kranker auf einer Trage zu sehen (Ausschnitt aus einer Miniatur aus dem bis um 1600 beliebtesten Lehrbuch zur Chirurgie von Guy de Chauliac, 15. Jh.).

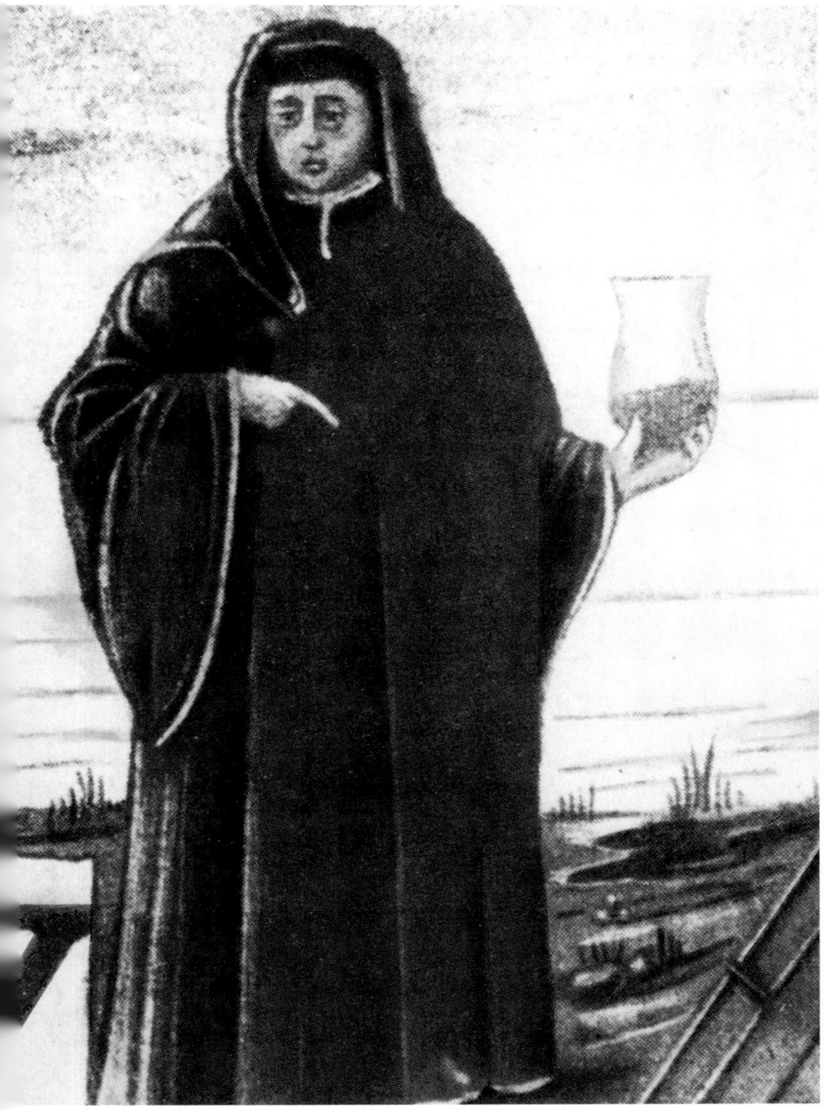

Ein Arzt mit dem Harnglas als wichtigem Hilfsmittel für die Diagnose (Selbstbildnis des Arztes Peter von Abano aus dessen Lehrbuch »Conciliator differentiarum«); trotz des Titels gehört das Werk nicht zur Konsilien-Literatur.

Regel geht es nicht um einen Erkenntnisgewinn, sondern um den Versuch, die eigene Meinung zu beweisen. Die Übertragung von rhetorischen Techniken auf naturwissenschaftliche Fragestellungen mutet uns heute manchmal absurd an. Es scheint kaum um die konkrete Sache zu gehen, sondern um die Freude am Disput gegensätzlicher Meinungen.

Anders als solche Literaturgattungen, die sich ganz überwiegend im theoretischen Bereich bewegen, wirken die Konsilien praxisorientiert. Zwar enthalten sie keine wegweisenden medizinischen Entdeckungen oder Weiterentwicklungen, aber sie spiegeln die alltägliche Tätigkeit der Mediziner wider. Sie zeigen die Methoden und Daten, auf denen ihre Entscheidungen in der Praxis beruhen.

Die ersten Konsilien stammen aus dem 14. Jahrhundert von Taddeo Alderotti (gest. 1303). Vor allem im 15. Jahrhundert folgt eine Reihe von bedeutenden Sammlungen medizinischer Ratschläge. Sie gehören zu den ersten gedruckten medizinischen Werken. Neben Bartolomeo Montagnana sind Gentile da Foligno (gest. 1348), Antonio Cermisone (gest. 1441), Ugo Benzi (gest. 1439), Giovanni Matteo de Ferrariis de Gradi (gest. 1472) und Baverius de Baveriis (gest. 1480) zu nennen. Zu den bekanntesten Autoren aus dem 16. Jahrhundert gehören Jean Fernel (s. r.), Vettore Trincavella (1496–1568), Rodericus a Fonseca (um 1550–1622), Guillaume de Baillou (→ 1576/S. 153), Johannes Crato von Crafftheim (1519–1585), Felix Platter (1536 bis 1614) und Giovanni Argenterio (1513–1572). Bis ins 17. Jahrhundert hinein werden Konsilien verfaßt.

Trockne Lebensweise gegen Lungenschleim

Chronik Zitat

Der in Paris tätige Professor Jean Fernel (1497 o. 1506–1558) schildert in diesem Konsilium die Behandlung einer Lungenkrankheit, wobei er auf die Säftelehre zurückgreift. Dieses Konsilium, das vermutlich von 1550 stammt, wird 1582 in Paris erstmals veröffentlicht (Auszüge):

»Für Herrn Sigismund, der an einer Orthopnoe [Luftnot] leidet. Weil ich aus Deinem Brief, berühmter Herr Sigismund, sehe, daß Du von dem höchsten Wunsch beseelt bist, die Gesundheit wiederzuerlangen und Du nicht wenig Hoffnung auf mich gesetzt hast, fühle ich mich heftig verlockt, mit geeigneten Mitteln zu helfen. Ich habe also eine sehr leichte Heilweise für Dich ausfindig gemacht und einige wenige Heilmittel, die mit Gottes Hilfe Dich von dieser schweren Knechtschaft befreien können, und dies, wie Du es forderst, zart und sanft.

Das vorgestellte Leiden ist eine Orthopnoe, die zu bestimmten Zeiten wiederkehrt, deren Abstände ich gern gewußt hätte. Bei diesem Leiden scheinen die Luftwege der Lungen bereits bis zu einem gewissen Grade von einem dicken und zähen Schleim verlegt zu sein, von dem auch die Lungensubstanz selbst etwas vollgestopft ist. Sooft aber ein neuer Katarrh vom Kopfe sich dorthin niederlegt, verschlimmert er die Verstopfung, unterbricht die Luftzufuhr und erzeugt Atemnot, die solange andauert, bis der eben eingefallene Fluß zerstreut oder nach Kochung ausgehustet worden ist.

Es bestehen also zwei Hauptziele der Behandlung, 1. daß der Katarrh von den Lungen ferngehalten wird und 2. daß die schon lange vollgestopften Lungen wieder befreit werden.

Damit wir das erste erreichen, muß vor allem die Materie des Katarrhs vermindert werden. Dies geschieht aber, wenn eine sparsame und austrocknende Lebensweise eingehalten und zweimal am Tage Speise genossen wird, nicht mit Suppen, Brühen und sonstigen Flüssigkeiten, sondern fast immer mit gebratenem Fleisch. Von Früchten muß man Abstand nehmen, außer von Rosinen, Feigen, Pflaumen und Mandeln. Niemals soll bis zur Sättigung gegessen; möglichst oft soll gedurstet werden, damit jeder überflüssige Saft im Körper verbraucht wird und der Kopf, die Quelle des Übels, ausgetrocknet wird. An diese Regeln sollte eine allmähliche Gewöhnung erfolgen. Sehr heilsam wäre es, sie das ganze Leben lang sorgfältigst zu beachten ...

Da aber allein die Lebensweise nicht alle Unreinheiten aus dem schon lange leidenden Körper entfernen kann, muß manchmal auch purgiert werden. Der Kopf muß morgens jeden Tag getrocknet und mit rauhem Leinen gerieben werden. Danach wird Schleim aus der Nase gelockt, und manchmal wird Niesen erregt, damit das, was in die Lungen einzufließen pflegt, in die Nase abgeleitet wird. Mittagsschlaf sollte vermieden werden, der Nachtschlaf sei kurz, niemals auf dem Rücken, damit sich nicht die Ausscheidungen des Gehirns in die Luftröhre niederlegen, sondern zur Nase ablaufen. Feuchtes und kaltes Wetter soll vermieden, der Kopf im Winter geschützt werden.

Nun aber ist die eigentliche Behandlung zu beginnen, die mit Hilfe von Medikamenten die fehlerhafte Konstitution des Körpers beseitigt. Dazu wird ein Zeitraum zwischen zwei Anfällen gewählt, wenn der vorige Anfall überwunden ist und Du noch nicht bereit bist, in einen weiteren zurückzufallen. Und die Zeitdauer dieser Kur beträgt ungefähr 30 Tage.«

Das Konsilium führt die Kur im einzelnen aus. Sie beginnt mit einer Ausleerung und Reinigung des Körpers durch Klistiere und Abführmittel, wofür eine Reihe von Rezepten angegeben wird. Es folgen Reibungen des Kopfes sowie schweißtreibende Mittel, Schnupf- und Niesmittel, um auch den Kopf auszuleeren, sowie Pflaster verschiedener Zusammensetzung, welche die Säfteflüsse zum Stillstand bringen sollen. Es schließt sich die medikamentöse Behandlung der Lungen mit Kräuterabkochungen und Sirupen an. Eine »gute Lebensweise« soll dann die restlichen Beschwerden beseitigen.

»Der Hexenhammer« – ein Handbuch für die Hexenjäger

1487. In der Straßburger Buchdruckerwerkstatt von Johann Prüß erscheint der »Hexenhammer« unter dem lateinischen Titel »Malleus maleficarum«.

Die Verfasser Jakob Sprenger und Heinrich Institoris sind Dominikaner und verfolgen als Inquisitoren im Auftrag der katholischen Kirche Hexen. Ihr Werk hat den Charakter eines Handbuches, das alle bisherigen Erkenntnisse zum Hexenwesen zusammenfaßt und systematisch ordnet.

Aufgrund ihrer physiologischen Minderwertigkeit lassen sich – nach Sprenger und Institoris – fast ausschließlich Frauen mit dem Teufel ein. »Man sage Ketzerei der Hexen und niemals der Hexenmeister«, betonen deshalb die Verfasser. Schon die Ablehnung des Hexenglaubens erscheint den Autoren als Ketzerei, so eindeutig ist für sie die Mitwirkung des Teufels bei allem unheilvollen Zauberwerk.

Bei der Auflistung der Untaten der Hexen wird »die Art, wie sie die Zeugungskraft zu hemmen« und »die männlichen Glieder wegzuhexen pflegen« besonders hervorgehoben. Dämonische Besessenheit werde ebenfalls durch die Hexenkünste bewirkt. Für die Verbreitung des Hexenwahns entscheidend ist jedoch die Behauptung der Verfasser, daß Hexen »jede Art von Krankheiten anhexen können«.

Der »Hexenhammer« enthält außerdem einen Leitfaden für den »Prozeß«, den der Inquisitor auf seiner Hexenjagd zu inszenieren hat. Die verschiedenen Foltermethoden und »Hexenproben« zeugen davon, wie Geständnisse erzwungen werden sollen.

Der »Hexenhammer« erscheint mit dem Segen von Papst Innozenz VII. und markiert den Beginn der Hochzeit der Hexenverfolgung, die zu Beginn der Neuzeit die Form einer psychischen Epidemie annimmt, die erst im Zeitalter der Aufklärung (18. Jh.) allmählich erlischt (Verbrennung der letzten Hexen in Mitteleuropa).

Verschiedene Theorien versuchen heute, den Hexenwahn zu erklären. Die These, wonach die Kirche die »weisen Frauen« wegen der von ihnen praktizierten Empfängnisverhütung und Abtreibung ausschalten wollte, ist als alleinige Erklärung unzureichend.

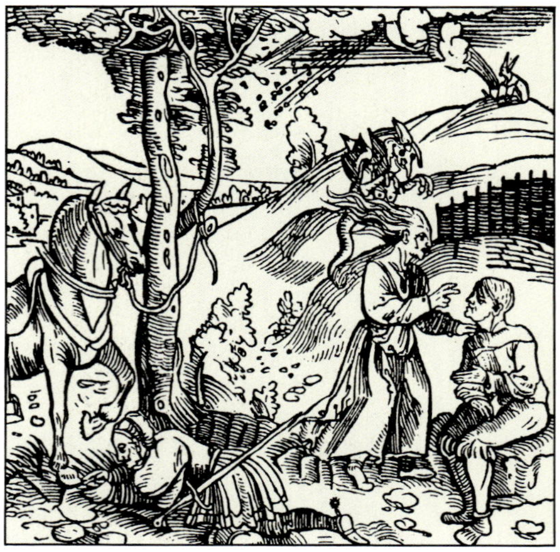

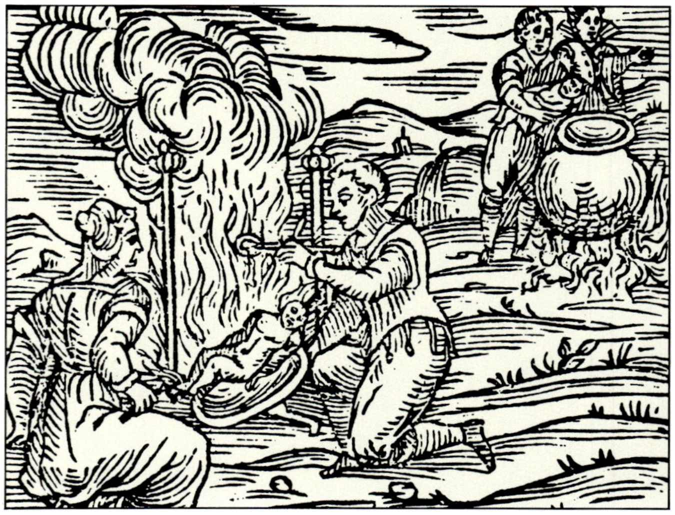

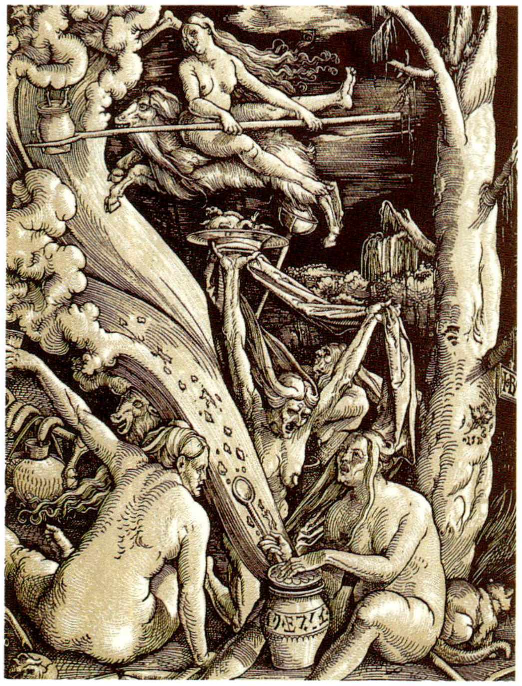

◁△ Eine Zauberin – typisch ist das offene, flatternde Haar – versucht zwei Männer (Holzschnitt aus einer Ausgabe des Werks von Cicero, »De officiis«; Augsburg, 1531): Der Teufel mit gekrümmten Krallen über dem Kopf der Frau zeigt die Quelle ihrer Zauberkunst: Ihre Buhlschaft mit dem Teufel. Der vor ihr sitzende Mann ist bereits von ihr verhext (die Bewegung ihrer rechten Hand vor seinen Augen erinnert an die Fixationsmethode zur Einleitung einer Hypnose). Der Mann links wird als nächster verzaubert werden. Hinter dem Zaun rechts auf der Bergkuppe ist die dämonische Welt angedeutet, eine Hexe zaubert Hagel aus dem Topf.

△ Hexen stellen eine Salbe aus Kinderleichen her (Holzschnitt aus Guazzos »Compendium Maleficarum«, 1626): Kindstötung und Herstellung von »Hexensalben« aus dem Fett ungetaufter Kinder tauchen als Anklagepunkte bei fast allen Hexenprozessen auf.

◁ Hexensabbat (Einblattholzschnitt von Hans Baldung, gen. Grien, 1510): Totengerippe, Schädel und entweihte Sakralgegenstände gehören ebenso zum Hexensabbat wie Ziegenbock, Würste und Krüge, die als Sexualsymbole zu verstehen sind. Typisch ist auch der magische Kochtopf, der an alchemistische Prozeduren erinnert. Das im Winde flatternde Haar der Hexen kennzeichnet ihre Lösung von Zucht und Ordnung und ihre Verbindung mit den teuflischen Dämonen, die sich dort niederlassen.

Inquisitoren schildern den Geschlechtsverkehr mit einem Dämonen

Chronik Zitat

Jakob Sprenger und Heinrich Institoris beschreiben im »Hexenhammer« u. a. die Verhexung eines Mannes durch einen weiblichen Dämon:

»In der Stadt Coblenz ist ein armer Mann in der Weise behext, daß er in Gegenwart seiner Frau den ganzen Liebesakt, wie ihn Männer und Frauen auszuführen pflegen, sogar zu wiederholten Malen für sich allein ausübt und davon auch auf das Drängen und Gejammere seiner Frau nicht abgebracht werden kann, daß er nach Vollendung eines oder dreier Akte die Worte ausstößt: ›wir wollen von vorn anfangen!‹ . . . Fragt man ihn, nachdem er wieder einige Kraft bekommen hat, auf welche Weise und wieso ihm derlei zustoße und ob er eine Person als Succubus [weiblicher Dämon als Geschlechtspartner] gehabt habe, pflegt er zu antworten, er sehe nichts, sei aber so der Besinnung beraubt, daß er durchaus nicht imstande sei, sich zu enthalten; und zwar gilt wegen dieser Behexung eine gewisse Frau für höchst verdächtig, daß sie es ihm angetan habe, weil sie jenem Armen unter schmähenden Worten gedroht hat, daß sie ihm schon helfen wollte, weil er ihr nicht zu Willen gewesen war.« Der Mann erscheint typischerweise als Opfer einer (weiblichen) Hexe, die sich freiwillig einem Incubus (männlicher Dämon) unterwirft, während »man bezüglich der Succubi bei Männern eine freiwillige Ausführung nicht in dem Maße findet, da sie infolge der natürlichen Kraft der Vernunft, um welche die Männer die Frauen überragen, vor derartigem zurückschaudern«.

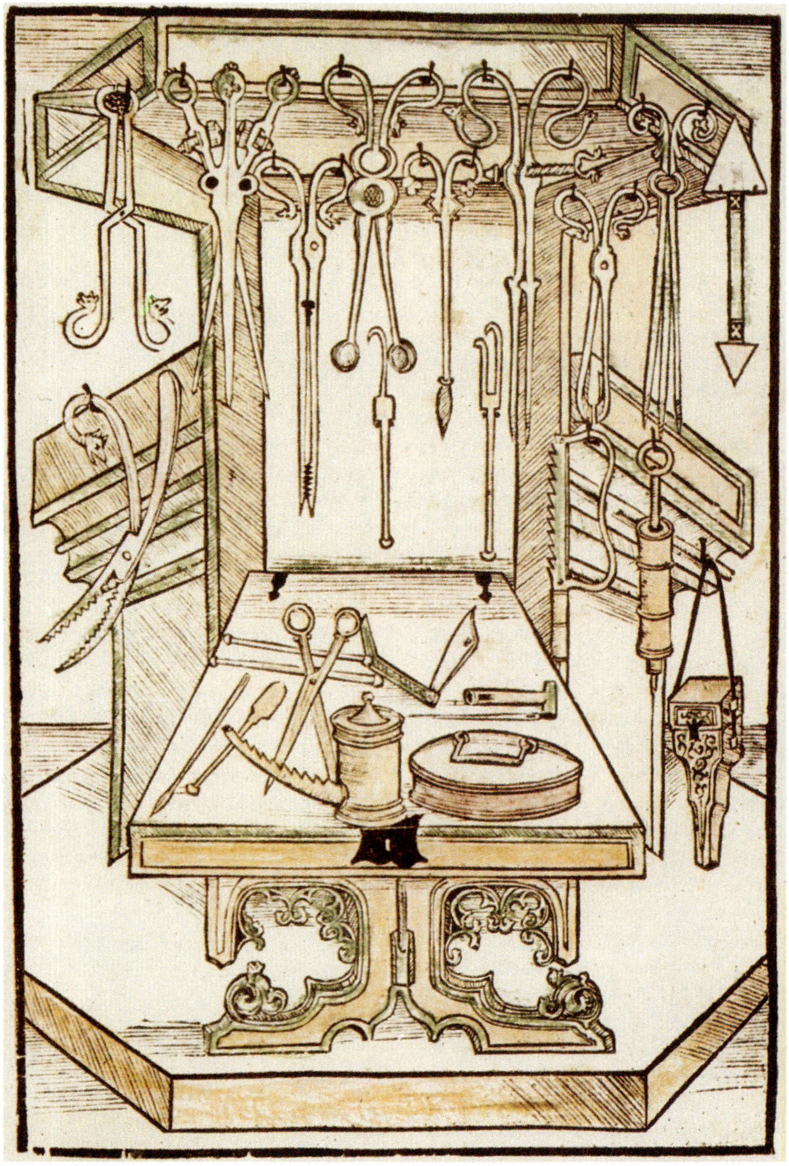

Chirurgische Instrumente (»was gezügs der Cirurgicus haben soll«) aus Hieronymus Brunschwigs »Buch der Cirurgia« (Straßburg, 1497)

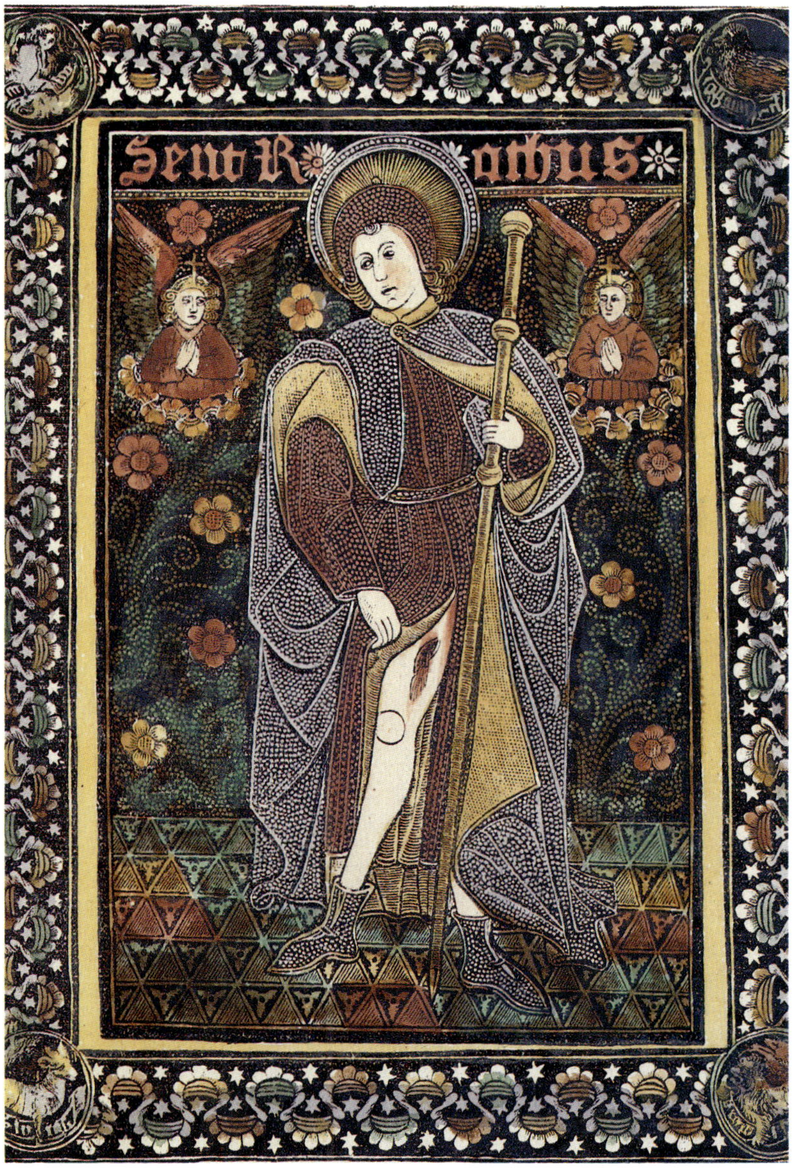

Rochus als pestkranker Pilger (Holzschnitt aus einem »Pestblatt«); die Pestbeule des Heiligen ist als Schnittwunde im Oberschenkel stilisiert.

Chirurgiebuch auf deutsch

1497. Der aus Straßburg stammende Wundarzt Hieronymus Brunschwig (um 1450–1512/13) verfaßt als einer der ersten Chirurgen eine umfassende Schrift in deutscher Sprache, das »Buch der Cirurgia«, das später auch unter dem Titel »Das buch der wund Artzney« erscheint. Der Autor beschränkt sich auf Verletzungen und ihre Behandlung sowie die Schädeltrepanation und die Amputation.

Im einzelnen geht Brunschwig auf die für den Chirurgen notwendigen Instrumente (»gezügs«) ein. An erster Stelle nennt er das »schermesser« zum Abrasieren der Haare und zum Schneiden, sodann einen großen Badeschwamm, um das Blut abzuwischen und die Wunde zu reinigen. Verschiedene Scheren, Spieße, Röhrchen, Schlingen und Spatel werden ausführlich beschrieben. Der »Storchenschnabel« z.B. ist eine kleine gebogene Zange, mit der Fremdkörper ausgezogen werden können. Auch eine Messingbüchse für Pflastersalben wird erwähnt, welche der Wundarzt selber herzustellen hat.

Neben den körperlichen Maßnahmen zur Blutstillung, wie z.B. direkt mit dem Glüheisen oder indirekt durch das Setzen von Schröpfköpfen auf entgegengesetzte Körperteile, empfiehlt der Wundarzt die psychologische Beeinflussung: Man solle dem Patienten die Augen schließen und ihm einreden, die Blutung sei gestillt.

Pestheilige sollen helfen

1489. Die Maßnahmen zur Isolierung von Pestkranken nehmen neue Formen an: Die Handelsmetropole Mailand beginnt mit dem Bau eines »Großen Lazaretto für Verpestete«, das wie eine militärische Festung mit Wall und Wassergraben umgeben wird.

Zur selben Zeit erhalten die Pestheiligen im Kontext der volkstümlichen Heiligenverehrung eine herausragende Bedeutung. Die wichtigsten Nothelfer gegen die Seuche sind Sebastian und Rochus.

Der Legende nach sollte Sebastian als römischer Offizier um 300 wegen seines christlichen Glaubens mit Pfeilen hingerichtet werden, überlebte jedoch die Verletzungen und wurde später auf kaiserlichen Befehl erschlagen. Der Körper des Märtyrers wird in der bildenden Kunst von Pfeilen durchbohrt dargestellt, die traditionell Symbole der ansteckenden Seuche sind. Im 15. Jahrhundert wird der Pestheilige Sebastian auch zum Patron der Schützen und ihrer Vereine.

Rochus war ein südfranzösischer Edelmann (geb. um 1350). Der Legende nach pilgerte er nach Rom, pflegte Pestkranke und erkrankte selber an der Seuche. Schließlich wurde er – betreut von seinem Hund – durch den Balsam eines Engels geheilt. Seine Kennzeichen sind die stilisierte Pestbeule am Oberschenkel, Pilgergewand und Stab, sowie ein Hund. Ab 1450 wird er kultisch verehrt.

Illustrationen zu Anatomie, Aderlaß und Astrologie

1491. Der »Fasciculus medicinae«, eine Zusammenstellung von anatomischen bzw. chirurgischen Zeichnungen, erscheint in gedruckter Form in Venedig. Der »Fasciculus« enthält die ersten Fachillustrationen in einem gedruckten medizinischen Werk. Die handschriftlichen Vorlagen sind z. T. bereits im 13. Jahrhundert nachzuweisen.

Verfasser ist Johannes de Ketham (vermutlich von Kirchheim), ein Arzt aus dem süddeutschen Raum, der Mitte des 15. Jahrhunderts gelebt hat und dessen Identität nicht eindeutig geklärt ist.

Im einzelnen enthält das Buch eine Harnglasscheibe, die in abgewandelter Form – z. T. bereits früher – in zahlreichen Handschriften enthalten ist und die Bedeutung der Harnschau für die ärztliche Praxis belegt (→ um 1400/S. 116). Weiterhin enthält der »Fasciculus« das Lehrbild einer Schwangeren, die erste naturgetreue Darstellung eines Embryo im Uterus sowie einen »Wunden«- und einen »Krankheitsmann«, die auf mittelalterliche Vorbilder zurückgehen.

Die Zeichnungen eines »Aderlaß«- und »Tierkreismannes« sollen dem Mediziner bei der Bestimmung der richtigen Körperstelle und des günstigen Zeitpunkts für den Aderlaß helfen. Auch für die zweite Maßnahme der Ableitung von Körpersäften, nämlich das Abführen (Laxieren, Purgieren) sollen diese Schautafeln dem Arzt Hinweise geben (→ S. 133).

Die Zuordnung der zwölf Sternbilder zu den verschiedenen Körperregionen und ihre Bedeutung für die medizinische Praxis gehen auf die alte Tradition der astrologischen Medizin mit ihrer Mikrokosmos-Makrokosmoslehre zurück. Widder, Stier und Zwillinge sind dem Kopf bzw. den Armen zugeordnet. Krebs, Löwe und Jungfrau betreffen den Oberbauch, Waage, Skorpion und Schütze den Unterleib. Steinbock, Wassermann und Fische gelten für Beine bzw. Füße. Der »Fasciculus« wird in mehreren Auflagen gedruckt und bleibt bis ins 16. Jahrhundert hinein ein verbreitetes Hilfsmittel für die ärztliche Ausbildung und Praxis.

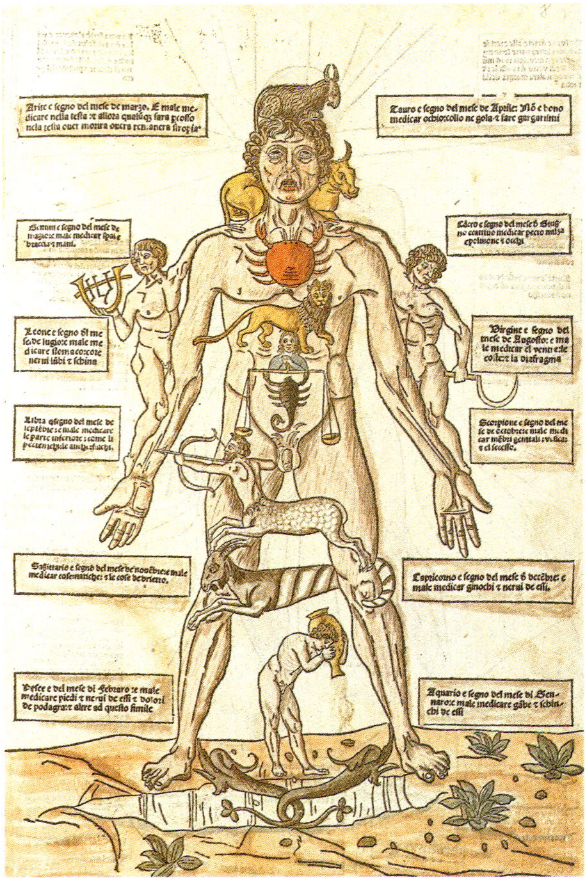

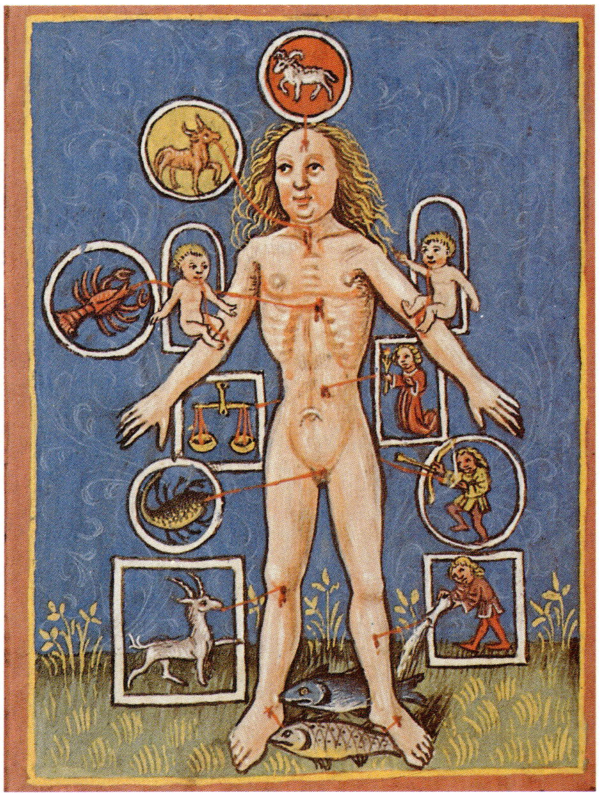

Tierkreismann aus einer Nürnberger Handschrift (1472)

◁ Tierkreismann nach Johannes de Ketham (1491)

Konzepte der Medizin:

Iatroastrologie – die Sterne beeinflussen den Menschen

Grundlegend für die Iatroastrologie (d. h. astrologische Medizin) ist die Annahme einer Wechselwirkung zwischen den Himmelskörpern (Makrokosmos) und dem Organismus des einzelnen Menschen (Mikrokosmos). Eine solche Korrespondenz wird durch stoffliche Analogien bzw. allumfassende Kräfte denkbar, durch die Sterne (Tierkreiszeichen) und Planeten den Menschen beeinflussen.

Die Entstehung einer Krankheit kann somit auf den Einfluß (influxus) der Gestirne zurückgeführt werden. Die astrologische Deutungskunst des Arztes wird dann entscheidend für die Aufdeckung der Krankheitsursachen, die therapeutischen Maßnahmen samt der Arzneimittelgewinnung, die Heilungsaussichten sowie die Art der Krankheitsverhütung.

Ursprung liegt in der Frühzeit

Der Glaube an die Macht der Gestirne reicht wahrscheinlich bis in die Anfänge der Menschheitsgeschichte zurück. Er erhielt in der Antike (Mesopotamien, Ägypten, Griechenland) eine gewisse wissenschaftliche Grundlage. In den alchemistischen Geheimwissenschaften des Mittelalters – insbesondere bei den Arabern – gewann die Astrologie große Bedeutung für die Heilkunde. In der Renaissance und frühen Neuzeit erlebt die astrologische Medizin durch das neuplatonische Weltbild (mit der Idee einer allesdurchdringenden »Weltseele«) ihre Blütezeit. Ab der Mitte des 17. Jahrhunderts verliert die Iatroastrologie an Bedeutung angesichts der Fortschritte der exakten Naturwissenschaften (Chemie, Physik). Im Bereich »okkulter« bzw. esoterischer Heilpraktiken lebt sie jedoch bis heute fort.

Wirkung der Himmelskräfte

Der Florentiner Arzt und Naturphilosoph Marsilio Ficino (1433 bis 1499) verknüpft systematisch die Astrologie mit der Qualitätenlehre der Humoralpathologie (→ S. 55). So regiert der Planet Mars (heiß und trocken) Gallenblase sowie Sexualorgane und begünstigt Pest, Fieber und Phrenitis (Hirnentzündung, Wahnsinn).

Der in Köln geborene Arzt, Theologe und Naturphilosoph Agrippa von Nettesheim (1486–1535) versucht, die verborgenen Kräfte des Kosmos, die über die Sternbilder und Planeten die irdischen Körper beeinflussen, auch medizinisch zu nutzen (→ 1533/S. 142). Vor allem aber greift Paracelsus (1493–1541) diesen Ansatz auf (»Astronomia« als eine »Säule der Medizin«; → Frühjahr 1527/S. 137).

1500

1500–1519

1500. Der italienische Künstler Leonardo da Vinci treibt anatomische Studien. → S. 131

Hieronymus Brunschwig veröffentlicht ein Destillierbuch, worin er die Öfen und Gefäße, die destillierbaren Kräuter und die Anwendungsbereiche der Destillate beschreibt. → S. 129

1503. Der Freiburger Theologe und Naturphilosoph Gregor Reisch gibt mit seiner »Margarita philosophica«, einem Kompendium der Grammatik, Naturwissenschaft und Philosophie, die erste nennenswerte moderne Enzyklopädie heraus. Hierin vertritt er u.a. die traditionelle Dreikammerlehre des Gehirns. → S. 130

1507. Das berühmte Werk des Florentiner Arztes und Anatomen Antonio Benivieni »De abditis morborum causis« (Über die »verborgenen Ursachen der Krankheiten«) erscheint fünf Jahre nach dessen Tod. Es beruht auf 20 Sektionen und begründet die Tradition der neuzeitlichen pathologischen Anatomie. → S. 130

Der Bologneser Medizinprofessor Giacomo Berengario da Carpi soll als erster eine vaginale Hysterektomie vorgenommen haben. → S. 134

1513. Das erste gedruckte Hebammenbuch erscheint, »Der swangeren Frauwen und hebammen Rosegarten«. Das Werk des Apothekers und Arztes Eucharius Roeßlin (zu dieser Zeit Stadtarzt von Worms) wird zu einem der auflagenstärksten Bücher des 16. Jahrhunderts. → S. 134

1514. Im »Aderlaßstreit« vertritt der französische Arzt Pierre Brissot gegen den Arabismus die Meinung, es müsse in der Nähe des Krankheitsherdes zur Ader gelassen werden und nicht an einem entfernten Ort Blut abgenommen werden. → S. 132

1516–1519. Niklaus Manuel vollendet im Dominikanerkloster den sog. Berner Totentanz. Dabei ist u.a. der Tod eines Arztes bei der Uroskopie dargestellt. → S. 136

1517. Hans von Gersdorff aus Straßburg empfiehlt in seinem »Feldtbuch der wundartzney« u.a. Schienen und Schrauben zur Streckung von Ellbogen- und Kniekontrakturen sowie die diagnostische Methode der »Besehung der Aussätzigen« (Lepraschau). → S. 133

1519–1521. Die spanischen Konquistadoren erobern das Aztekenreich in Zentralamerika. Während die spanischen Eroberer immun bleiben, sterben bei einer Pockenepidemie rund 30% der indianischen Bevölkerung. → S. 130

Pflanzenwasser als Arzneien destilliert

1500. Der Straßburger Wundarzt Hieronymus Brunschwig (um 1450–1512/13) veröffentlicht sein erstes (sog. kleines) Buch über die Destillierkunst, »Das buch der rechten kunst zu distilieren die eintzigen ding« (Liber de arte distillandi de simplicibus). Es handelt sich um einen populären Ratgeber, der sich eher an das Laienpublikum als an Brunschwigs Berufskollegen wendet.

Im ersten Teil des Buches werden die Apparaturen und Techniken des Destillierens dargestellt. Brunschwig geht es nicht um alchemistische Experimente, sondern um die Gewinnung von Arzneimitteln. Er bildet Öfen, Instrumente sowie Gefäße ab und schildert die Arbeitsmethoden der Destillierkunst im einzelnen: Die Destillation an der Sonne, im Backofen, in Brot, im Ameisenhaufen, Wasserbad, in Asche, Sand usw. Auch mit Hilfe von Roßmist wird destilliert: »stellet das Glaß also verwahret in einen warmen Roßmist/ in einem verschlossenen Kasten oder Stall/ macht die Thür hart zu/ lest das Glaß vier Wochen oder länger darinnen stehen . . .«

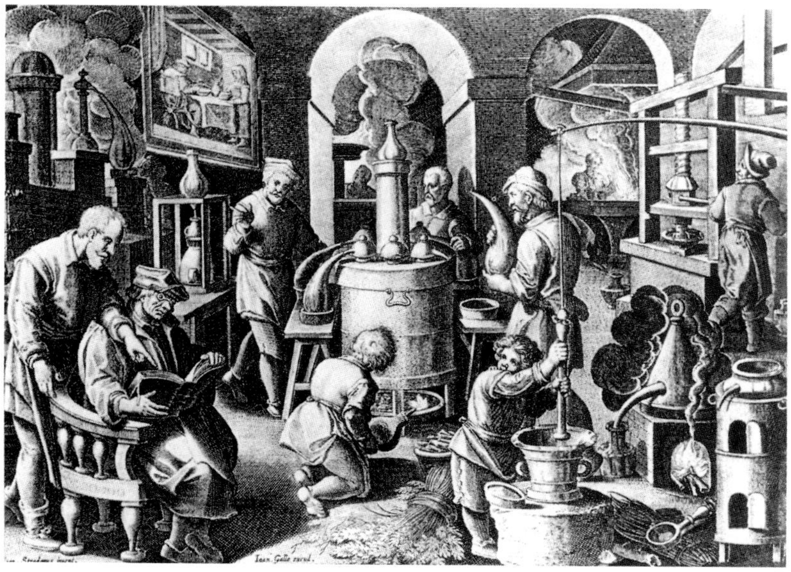

△ *»Die Destillation« (Kupferstich von Johann Stradan, 16. Jh.): Öfen und Destillationsgefäße entsprechen dem Rüstzeug der Alchemie. Die Destillation von pflanzlichen Wässern ist ein wichtiges Verfahren der Arzneimittelgewinnung im späten Mittelalter und in der Renaissance.*

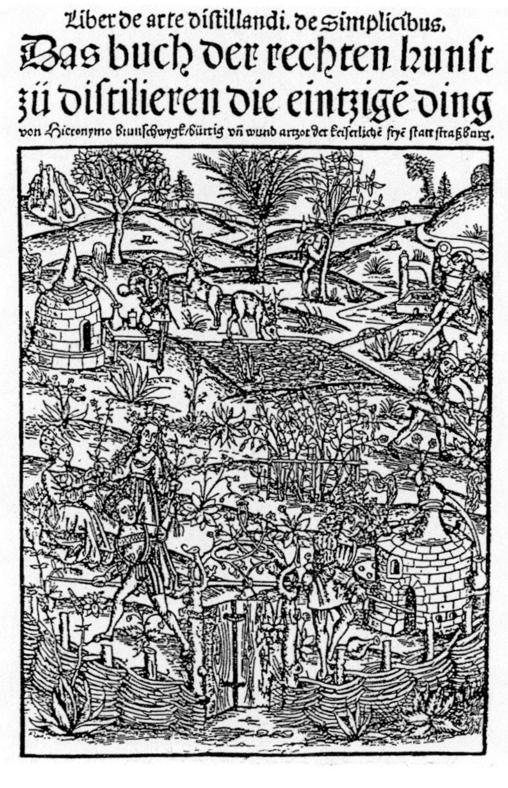

◁ *Titelblatt des sog. kleinen Destillierbuches von Hieronymus Brunschwig (gedruckt in Straßburg, 1500), der ersten Ausgabe einer Reihe von populären Handbüchern zur Herstellung und Anwendung von heilsamen Destillaten aus pflanzlichen Wässern. Das Blatt zeigt das Einsammeln der Kräuter in einem mittelalterlichen Garten.*

Beispiele für heilsame Destillate

Destilliertes Mistelwasser, von den weißen Beeren der »wilden Affoltermistel« gebrannt, soll morgens, mittags und nachts »auff ein Loht getruncken« werden. Es stärkt die Lunge, wenn sie »blödt oder vol Feuchtigkeit« ist und lindert den Husten, der von der Lunge kommt.

Erdbeerkrautwasser soll »mitten im Meyen« destilliert werden. Es hilft – morgens und abends »auff vier loht« getrunken – gegen die Gelbsucht. Zudem erleichtere es die Brust, reinige die Lungen, helfe gegen rote Augen und Aussatz.

Im zweiten Teil des Buches werden die Pflanzen, die zu Arzneimitteln destilliert werden können, in alphabetischer Reihenfolge aufgeführt und schematisch abgebildet. Im dritten Teil schließlich werden die Krankheiten aufgezählt und jene Wässer angegeben, die dagegen wirksam sind. Brunschwig hält dabei die traditionelle Reihenfolge von Kopf bis Fuß (»a capite ad calcem«) ein und gibt auch spezielle Wässer an, welche die Gedächtnisleistung stärken, den Frohsinn fördern und ermutigen, gegen Alpträume, Trunkenheit und nächtliche Ängste helfen.

1512 erscheint Brunschwigs »großes« Destillierbuch (»Das buch der waren kunst zu destillieren die Composita«). Es lehnt sich stärker an ältere Vorbilder an und ist spekulativer als das erste Destillierbuch von 1500. Brunschwig vergleicht die Fraktionen, d. h. Rückstände, beim Destillieren mit den vier Elementen Feuer, Wasser, Luft und Erde sowie dem Äther als fünftem Element (lat. quinta essentia = Quintessenz). Die Quintessenz ist die »Seele, Kraft, Tugend«, welche durch das Destillieren aus den Stoffen ausgezogen wird.

Brunschwigs Destillierbücher erleben im 16. Jahrhundert mehrere Auflagen. Erwähnenswert ist der »Thesaurus pauperum«, der ein medizinischer Ratgeber für das mittellose Volk sein will, eine »Haußapothek zu yeden leibs gebresten für den gemainen man und das arm landtvolk«.

Sitz der Seele in drei Gehirnkammern

1503. Gregor Reisch (um 1470–1525), Prior der Kartause in Freiburg im Breisgau, Beichtvater des römisch-deutschen Kaisers Maximilian I., veröffentlicht sein Hauptwerk »Margarita philosophica«, eine Art Enzyklopädie. Hierin sind auch anatomische Abbildungen und Beschreibungen enthalten, die der mittelalterlichen Scholastik folgen. Besonders markant ist seine Dreikammerlehre, nach der er geistig-seelische Eigenschaften verschiedenen Gehirnkammern zuordnet.
Gregor Reisch geht dabei von drei Kammern (lat. cellulae) aus:

- ▷ 1. Kammer: »sensus communis, fantasia, imaginativa« (Gemeinsinn, Phantasie, Einbildungskraft)
- ▷ 2. Kammer: »cogitativa, estimativa« (Denken und Urteilen)
- ▷ 3. Kammer: »memorativa« (Erinnerung).

Die Sinnesorgane (Geschmack, Geruch, Gesicht, Gehör) sind nach Reisch mit der ersten Kammer, wo im »Gemeinsinn« die Wahrnehmung stattfindet, durch Nerven (gedacht als Kanäle) verbunden. Zwischen erster und zweiter Kammer befindet sich eine Art Schwelle oder Schleuse (»vermis« = Wurm), die den Durchgang zwischen beiden Kammern kontrolliert. Im Falle seiner Blockade kommt es zum Stillstand des Denkens. Die Hirnkammern sind von Hirnwindungen umgeben.
Bereits in der Antike erschien das Gehirn als der Sitz der Seele. Doch erst die Kirchenväter der Spätantike, Nemesios von Emesa (Phönikien) und Augustinus (354–430) formulierten erstmals die Kammerlehre. Das ursprünglich statische Modell wurde ab dem 10. Jahrhundert zunehmend zugunsten einer dynamischen Auffassung, wonach es im Gehirn zu einer Abfolge von mehreren Vorgängen kommt, aufgegeben: Die Sinneseindrücke werden durch den »Gemeinsinn« in der ersten Kammer wahrgenommen, werden weiter bearbeitet in der zweiten Kammer, in der das Denken und Urteilsvermögen sitzen, und in der Erinnerung in der dritten Kammer abgespeichert.
Erst um 1800 wird die Kammertheorie aufgegeben; die seelischen Funktionen scheinen von nun an auf der Oberfläche des Gehirns gebunden (→ 24. 12. 1801/S. 252).

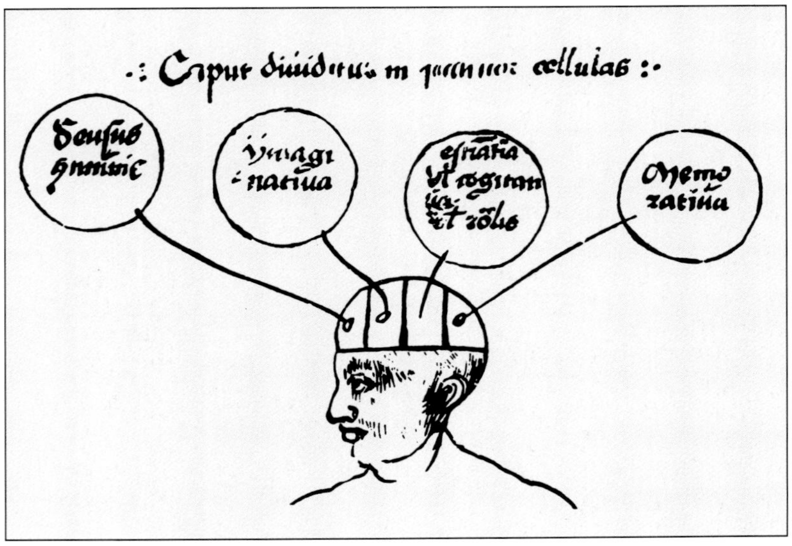

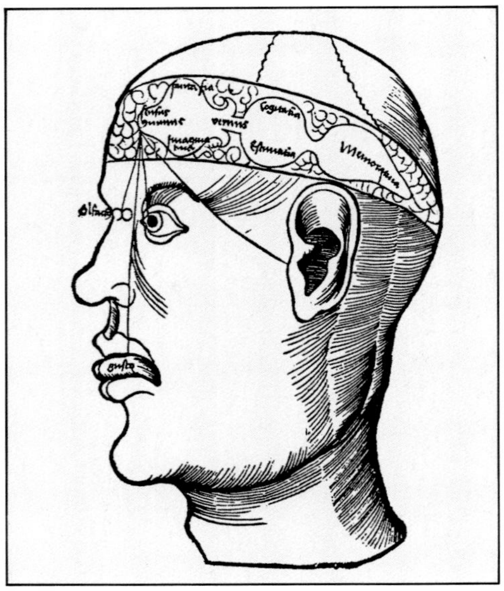

△ *»Krankheitsmann« (um 1500): Die Seelenvermögen werden in vier Abteilungen des Kopfs vermutet: »sensus communis« (Gemeinsinn), »imaginativa« (Einbildung), »estimativa vel cogitativa vel rationalis« (Denken) und »memorativa« (Gedächtnis, Erinnerung).*

◁ *Dreikammertheorie nach Gregor Reisch; die Sinnesorgane sind mit der ersten Kammer, dem »Gemeinsinn« und der »Phantasie« verbunden (1503). Gregor Reischs Lehre wird bis ins 18. Jahrhundert hinein verbreitet.*

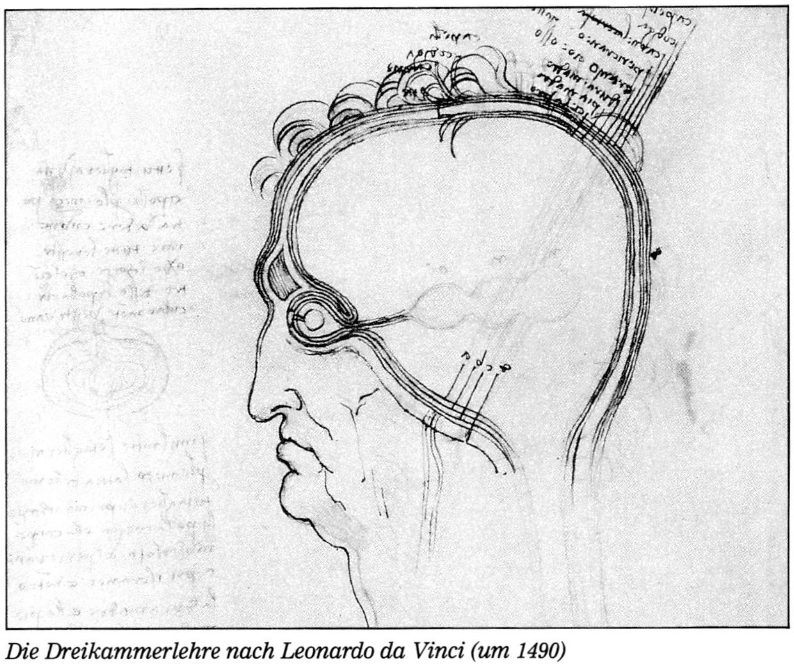

Die Dreikammerlehre nach Leonardo da Vinci (um 1490)

Anatom erforscht Krankheitsursachen

1507. »Einige verborgene und wundersame Ursachen von Krankheiten und Heilungen«, eine Schrift des Florentiner Anatomen Antonio Benivieni (1443–1502), wird postum in Florenz gedruckt. Sie enthält u. a. Protokolle von Leichenöffnungen, die Benivieni selbst vorgenommen bzw. beaufsichtigt hat.
Gallensteine, schwielige Darmverengungen bei einem Dickdarmkrebs, Verlegung des Magenausgangs bei Magenkrebs, Gerinnsel in den Herzkammern, Darmperforationen, Gehirnabnormalitäten bei hingerichteten Verbrechern sowie Knochenzerstörungen, vielleicht von Tuberkulose, werden vorgestellt. Allerdings fehlen dem Autor ausreichende Kenntnisse des Normalen, um das Kranke eindeutig abgrenzen zu können.
Mit diesen Berichten Benivienis, die mehr als 200 Jahre lang immer wieder zitiert und neu gedruckt werden, beginnt die pathologische Anatomie, die freilich erst mit Giovanni Battista Morgagni ihren Aufschwung nimmt (→ 1761/S. 224).

Indios sterben an Seuchen aus Europa

1519–1521. Während der Eroberung und Zerstörung des Aztekenreiches durch die Spanier unter der Leitung von Hernán Cortés (1485 bis 1547) wütet eine Pockenepidemie unter den Indios. Etwa ein Drittel der Gesamtbevölkerung in Mexiko stirbt an der Seuche, während die Eroberer gegen die Krankheit weitgehend immun sind.
Von Mexiko aus greift die Epidemie auf das übrige Mittelamerika über und erfaßt damit die am dichtesten besiedelten Gebiete des amerikanischen Kontinents.
Die Spanier bringen eine Reihe von Infektionskrankheiten nach Amerika, die dort bislang unbekannt sind. Bis zum Ende des 16. Jahrhunderts kommt es zu zahlreichen eingeschleppten Epidemien: Neben den Pocken, die zu Beginn der spanischen Eroberung im Vordergrund stehen, treten Typhus, Grippe (Influenza), Gelbfieber, Mumps, Masern und Cholera massenweise auf. Diese Krankheiten rotten rund 90% der Urbevölkerung Lateinamerikas aus.

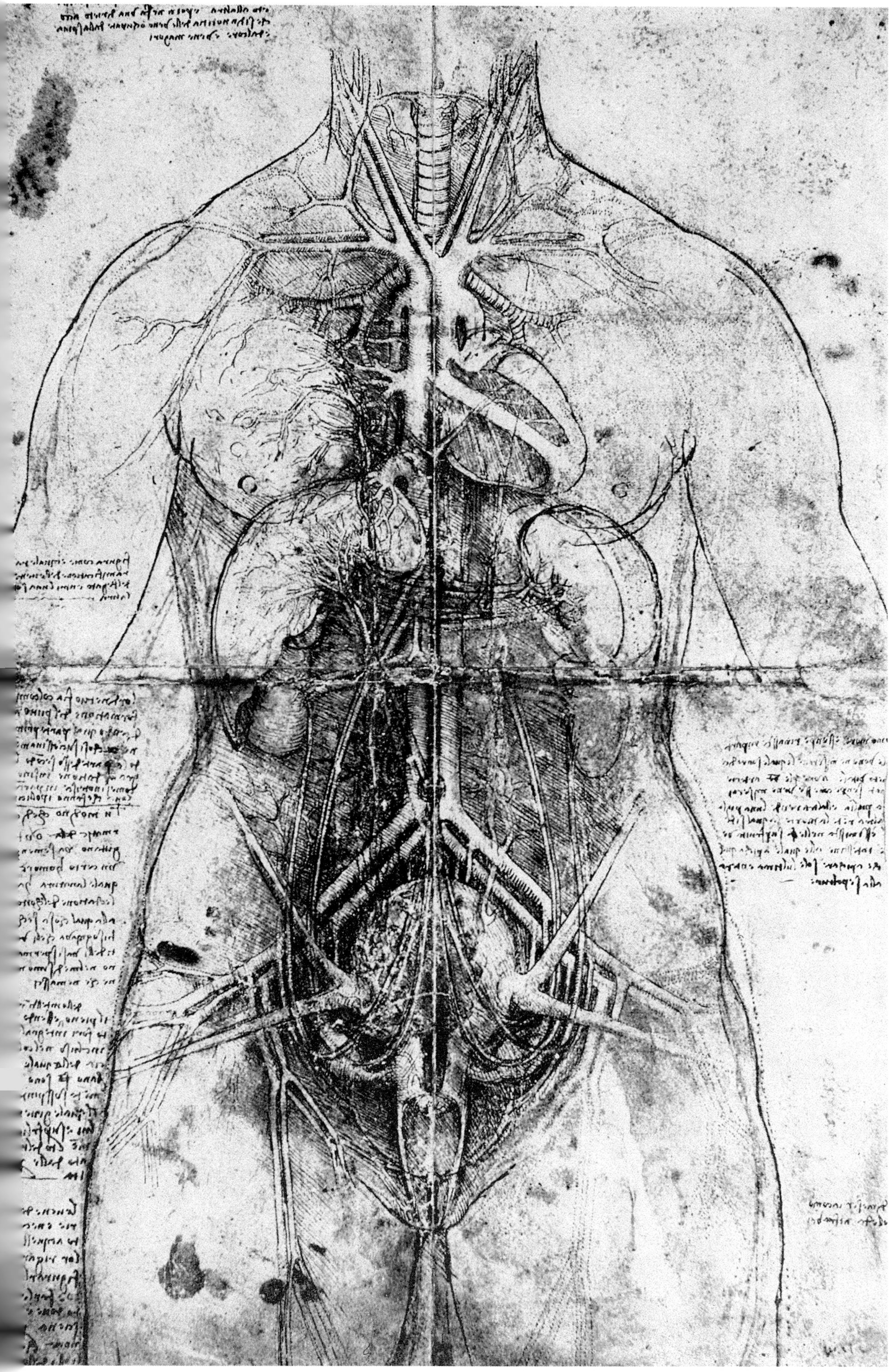

Leonardo da Vinci erforscht Anatomie

1500. Der italienische Maler, Architekt, Naturforscher und Techniker Leonardo da Vinci (1452–1519) treibt am Hospital Santa Maria Nuova in Florenz anatomische Studien am Herzen und hält die Ergebnisse in Zeichnungen fest.

Bereits seit 1489 setzt er sich mit der Anatomie auseinander und plant die Herausgabe eines Lehrbuchs aus eigener Anschauung. In seinen Skizzenbüchern hält Leonardo über 20 Jahre hinweg, bis um 1510, seine anatomischen Befunde fest und entwickelt dabei verschiedene Möglichkeiten zur präzisen Illustration, die auch von heutigen Anatomen als vorbildlich angesehen werden. So empfiehlt er z. B., einen Körperteil von innen nach außen darzustellen, also bei den Gliedmaßen zuerst die Knochen, dann die Bänder, Muskeln, Sehnen und dann Nerven, Blutgefäße und schließlich die Haut.

Leonardo da Vinci ist wohl auch der erste Anatom, der die Idee vom »gläsernen Menschen« ins Bild setzt. So erscheint in seinen Zeichnungen der Rumpf durchsichtig, und die inneren Organe werden sichtbar, oder die Gefäße werden in der Tiefe erkennbar, indem die Muskeln zum »Verschwinden« gebracht sind. Durch die Zeichnung verschiedener Schnittebenen z. B. des Schädels, kann er den Bauplan des Körpers räumlich veranschaulichen. Bei Leonardo erscheint der Leichnam erstmals als lebendig, mit Gesichtsausdruck, Körperhaltung und Bewegung. Dieses Darstellungsprinzip ist auch für die späteren Anatomen des 16. Jahrhunderts typisch, die, wie etwa Andreas Vesal, ihre präparierten Knochen- und Muskelmänner zusätzlich vor einem Landschaftspanorama posieren lassen (→ 1543/S. 145).

Leonardos Zeichnungen sind mehr als 200 Jahre lang, von 1570 bis 1778, verschollen. Es ist bis heute umstritten, inwieweit Leonardo die Anatomie die Renaissance tatsächlich beeinflußt hat. Es gibt jedoch Hinweise, daß seine Zeitgenossen durchaus Notiz von seinen anatomischen Studien genommen haben, wie z. B. Albrecht Dürer, der mindestens ein Blatt kopiert hat.

◁ *Anatomische Zeichnung von Leonardo da Vinci (um 1505)*

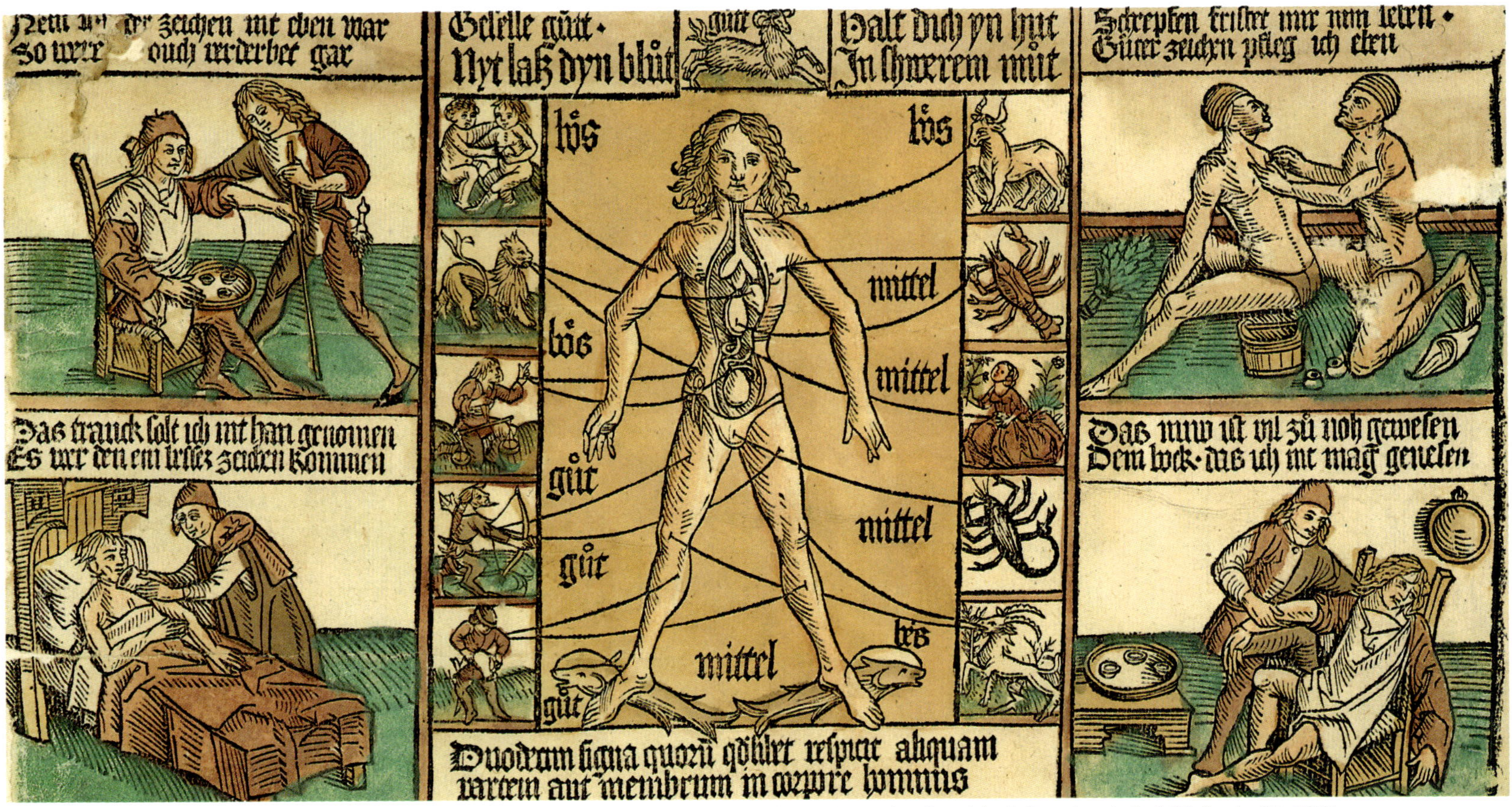

An einem Aderlaßmann (M.) wird illustriert, unter welchem Sternzeichen die jeweiligen Venen für den Aderlaß geeignet sind (Holzschnitt, 1500).

»Aderlaßstreit« erschüttert die medizinische Welt

1514. Der französische Arzt Pierre Brissot (1478–1522) löst mit seiner Kritik an der vorherrschenden Praxis des Aderlasses eine heftige wissenschaftliche Kontroverse aus.

Der Professor an der Medizinischen Fakultät von Paris wendet sich gegen die traditionelle Technik der ableitenden Blutentziehung, wie sie nach dem Vorbild der islamischen Autoritäten des Mittelalters üblich ist. Bei dieser Methode wird zur Ableitung der dem Körper schadenden Materie eine Vene geöffnet, die möglichst weit vom Krankheitsherd entfernt liegt.

Demgegenüber setzt sich Brissot als Hippokrates-Anhänger dafür ein, den Kranken entsprechend der antiken Überlieferung in der Nähe der kranken Körperstelle zur Ader zu lassen. Ganz im Sinne des medizinischen Humanismus der Renaissance beschränkt er sich bei der Begründung dieses Vorschlags nicht mehr auf eine rein theoretische Ableitung der These aus antiken Texten, sondern führt auch die Erfahrung am Krankenbett an.

Die Kontroverse, die Brissot mit dieser Kritik an einem Dogma der mittelalterlichen Medizin auslöst, bewegt ein Jahrhundert lang die gesamte medizinische Welt und weitet sich auch auf die Überbetonung von Pulsdiagnostik und Uroskopie (Harnschau) aus. In diesem erbitterten Streit Stellung zu beziehen, heißt ein wissenschaftliches Glaubensbekenntnis abzulegen.

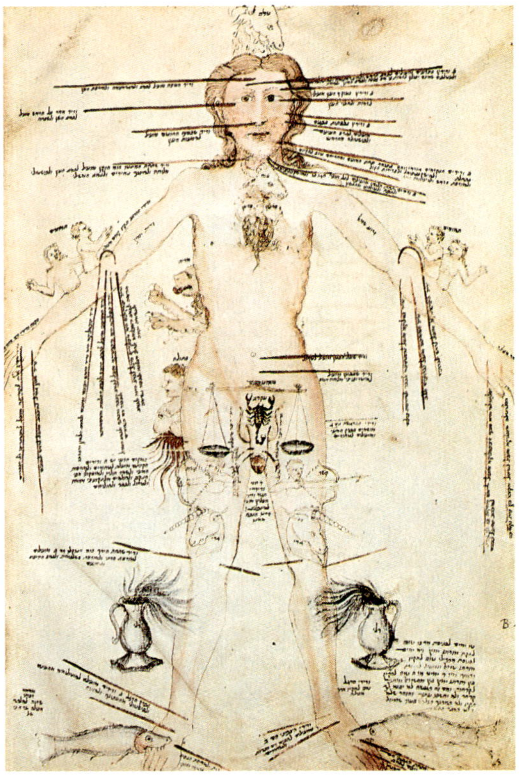

Eine mittelalterliche Lehrzeichnung zum Aderlaß aus einem therapeutischen Handbuch des 14. Jh.; an den Aderlaßstellen sind sowohl die Sternzeichen astrologisch günstiger Konstellationen eingezeichnet als auch kurze hebräische Kommentare angebracht. Typisch ist die Darstellung des Sternbildes Widder als Symbol des Frühlings auf dem Kopf des Mannes. Gemalte und gedruckte Aderlaßtafeln gehören in die praktische Gesundheitspflege vor allem des 14.–16. Jh. Sie werden meist von den für die niedere Chirurgie zuständigen Badern benutzt, die den vom Arzt angeordneten Aderlaß vornehmen.

Wer die islamische Methode verteidigt, gibt sich als unverbesserlicher Traditionalist zu erkennen, wer sich Brissots Argumentation anschließt, bekennt sich zur Wiedergeburt antiker Wissenschaft.

Brissot gerät mit seiner These in den Verdacht der Ketzerei. Seine Doktrin wird von der katholischen Welt mit der Häresie der Lutheraner gleichgesetzt. Als ein weiterer Aufenthalt in Paris für ihn zu gefährlich wird, geht Brissot nach Portugal. Doch auch hier entbrennt der Streit um seine Praxis. Die Feinde Brissots schalten die Fakultät von Salamanca ein. Nach seinem frühen Tod 1522 setzt seine postum veröffentlichte Streitschrift »Apologetica disceptatio de vena secanda in pleuritide« (1525) die Kontroverse fort. Schließlich bitten die Gegner Brissots den römisch-deutschen Kaiser Karl V. 1529, die neue Aderlaß-Technik zu untersagen. Da jedoch kurz zuvor ein Verwandter des Kaisers an den Folgen eines auf traditionelle Weise durchgeführten Aderlasses gestorben ist, unterbleibt ein Verbot. Die Technik Brissots findet mit der Zeit immer mehr Anhänger.

Medizinische Praxis:

Ableitung der Körpersäfte

Die Ableitung als therapeutischer Ansatz umfaßt alle Methoden, die versuchen, krankmachende Körpersäfte abzuführen bzw. eine krankmachende Substanz (»materia peccans«) aus den Körpersäften zu entfernen. Theoretische Grundlage der Ableitung ist die antike Säftelehre oder Humoralpathologie (→ S. 55), derzufolge die gestörte Mischung der Körpersäfte (Dyskrasie) bzw. die Verunreinigung der einzelnen Säfte Krankheiten verursacht. Die Reinigung des Körpers von verdorbenen oder überschüssigen Säften ist deshalb das Ziel ableitender Maßnahmen.

Die Heilkraft der Natur

Grundlegend für die Entwicklung der ableitenden Therapie war die Beobachtung, daß die Natur selbstheilende Kräfte besitzt. So glaubten bereits die Ägypter, daß Schweißausbrüche, spontane Blutungen oder die Bildung von Geschwüren unwillkürliche Mechanismen der Natur seien, um das Gleichgewicht der Säfte wiederherzustellen. Dies führt dazu, daß die Ärzte noch im 19. Jahrhundert Hämorrhoidalblutungen – analog der Menstruation – als eine heilsame Reinigung des kranken Körpers ansehen.

Der Maßnahmenkatalog

▷ Diätkuren, die mit anderen Vorkehrungen für eine gesunde Lebensführung kombiniert sein können, sollen die Säfte reinigen und der Erkrankung vorbeugen

▷ Abführmittel und Klistiere (Einläufe) dienen der Reinigung »nach unten«

▷ Brechmittel bewirken die Reinigung »nach oben«

▷ Harn- und schweißtreibende Mittel entfernen Krankheitsstoffe, die sich bereits im Körper festgesetzt haben

▷ Aderlaß gilt als die traditionelle Methode der Ableitung. Durch die Eröffnung einer oberflächlichen Vene (lat. venae sectio), die sich an einer für den Aderlaß besonders geeigneten Körperstelle befindet, wird Blut von der erkrankten Stelle abgezogen

▷ Schröpfen ist eine Maßnahme zur Regulierung bzw. Verteilung der Blutmenge. In einem Schröpfkopf (z. B. einem Glaskolben) wird durch eine Flamme die Luft erwärmt. Beim Aufsetzen auf die Haut entsteht ein Unterdruck, der das Blut aus den Kapillaren heraussaugt. Beim »trockenen Schröpfen« verteilt sich das Blut unter der intakten Haut, beim »feuchten Schröpfen« wird die Haut zuvor angeritzt (skarifiziert), so daß Blut bzw. Flüssigkeit austritt

▷ Blutegel dienen wie der Aderlaß oder das Schröpfen der Blutentziehung. Die Anwendung von Blutegeln war schon in der Antike bekannt.

Die drastischen Methoden

Verschiedene Techniken, die eine künstliche Eiterung hervorrufen, zählen zu den heute unbekannteren Maßnahmen zur Regulierung der Körpersäfte. Das »Haarseil«, eine Schnur aus Haaren oder Baumwolle, wird in einen Kanal eingelegt, der unter einer Hautfalte im Nacken gebohrt wird. Die eitrige Flüssigkeit, die wochen- oder monatelang ausfließt, soll die Krankheitsstoffe vom Kopf abziehen. Eine ähnliche Wirkung versucht der Arzt mit den sog. Fontanellen (von lat. fons = Quelle), d. h. (eiternden) Brandgeschwüren zu erzielen. Dabei werden dem Körper mit dem Glüheisen Wunden beigebracht. Ätzende Substanzen halten die vermeintlich heilsame Eiterung in Gang.

Die modernen Variationen

Die Ableitung als therapeutischer Ansatz hat im Laufe der Geschichte verschiedene (technische) Modifikationen erfahren. Um 1800 sollen Metallstäbe angeblich die krankmachende Anhäufung von Elektrizität ableiten (Perkinismus; → S. 234). Um 1850 entwickelt der Bonner Mechaniker Karl Baunscheidt seinen »Lebenswecker«, mit dem er die Haut an bestimmten Stellen anritzt (→ 1851/S. 292). Bis in die Gegenwart spielen ableitende Maßnahmen in der Naturheilkunde eine zentrale Rolle.

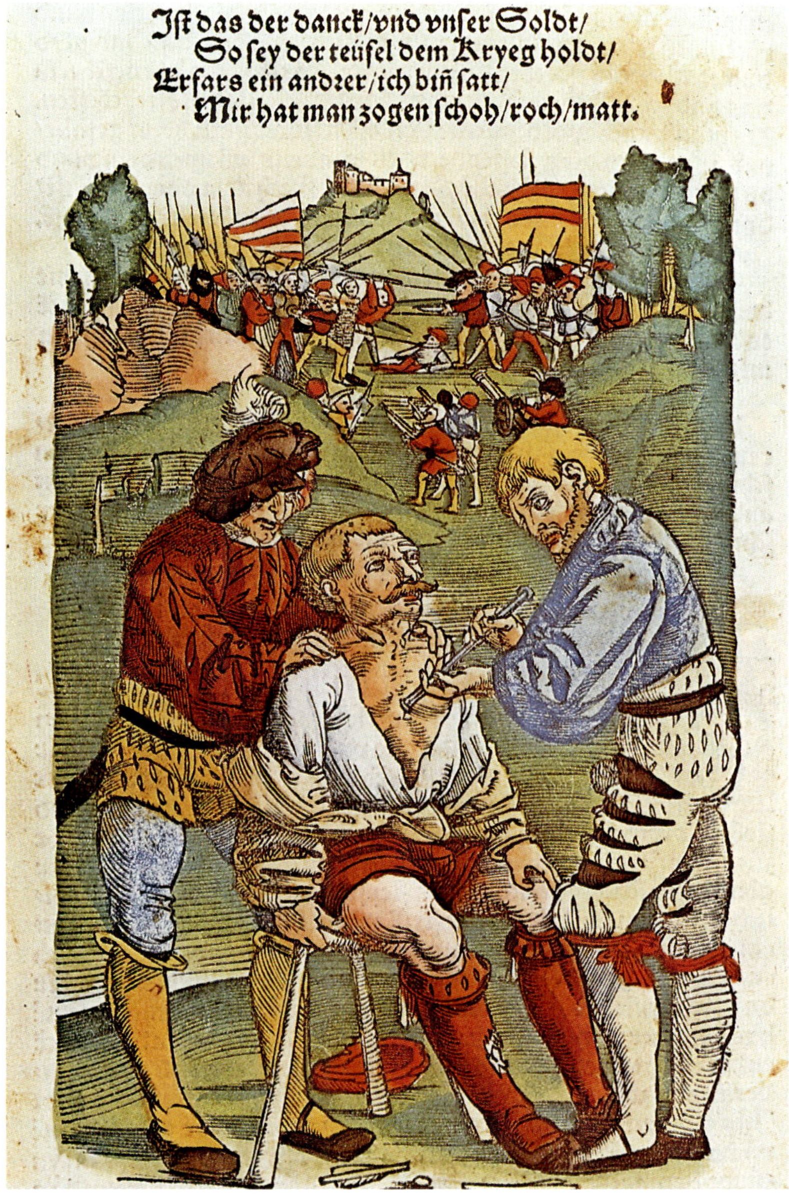
Jst das der danck/vnd vnser Soldt/
So sey der teüfel dem Kryeg holdt/
Erfars ein andrer/ich biñ satt/
Mir hat man zogen schoh/roch/matt.

Ein Feldchirurg entfernt während einer Schlacht bei einem Verwundeten einen Pfeil (Abb. aus Gersdorffs »Feldtbuch der wundtartzney«; Straßburg 1540).

Mit Säge und Beißzange

1517. In seinem »Feldtbuch der wundtartzney« faßt der Straßburger Wundarzt Hans von Gersdorff (genannt Schylhans = Schielhans; 1450/60–1529) seine Erfahrungen als Chirurg zusammen.

Dabei beschreibt Gersdorff, der 1476/77 die Schlachten der Schweizer Eidgenossen gegen Burgund miterlebt hat, insbesondere die Kriegschirurgie. Sein »Feldtbuch« dokumentiert die neuartigen Verletzungen, mit denen die Feldchirurgen um 1500 durch den zunehmenden Gebrauch von Schußwaffen konfrontiert werden.

Gerade die von den leicht deformierbaren Bleikugeln verursachten Zerreißungen, Quetschungen und Verunreinigungen der Wunden führen immer häufiger zu Amputationen von Gliedmaßen. Dem Arzt, der einen Patienten mit einem abgeschossenen Arm oder Bein behandeln muß, rät Gersdorff: »So soltu [sollst du] vor allen dingen lugen [schauen] ob spreuszel [Splitter] do seind, oder beyn [Knochen], die soltu abnehmen mit einer sägen oder beisszangen . . .« Außerdem empfiehlt er, bei Amputationen die Wunden mit Haut abzudecken und zuzunähen. Obwohl er über »Schlaftränke« informiert ist, verzichtet Gersdorff bei diesem Eingriff, den er allein in Straßburg 102mal durchführt, auf eine Betäubung.

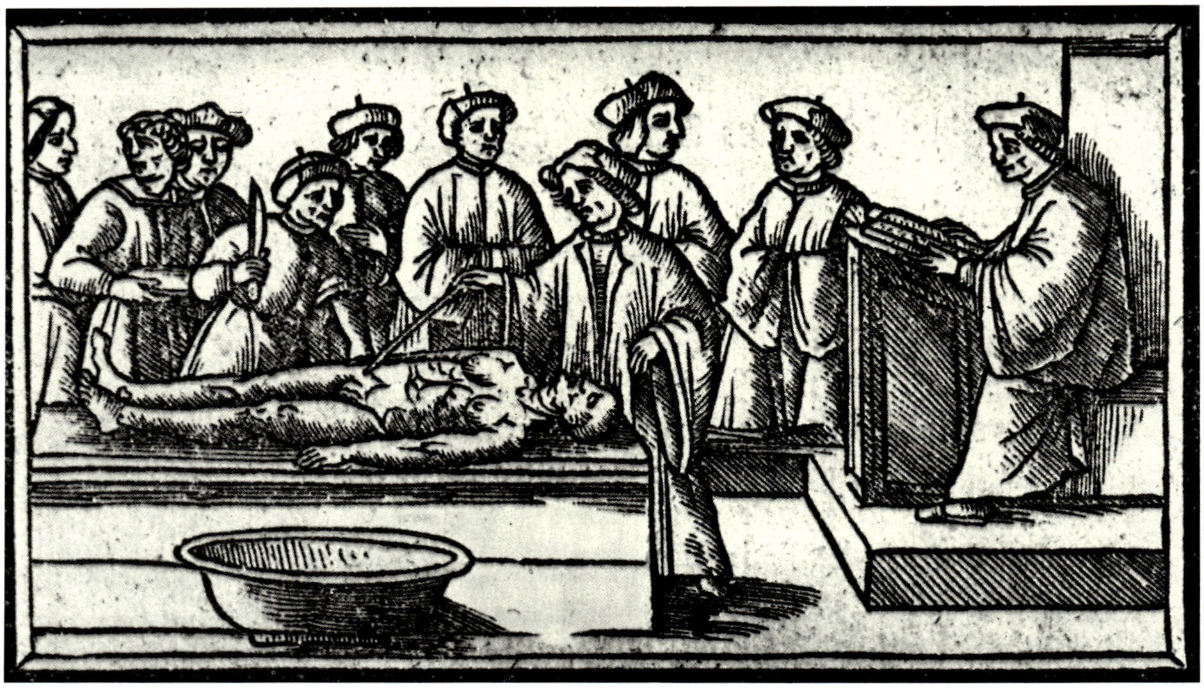

Anatomievorlesung des Berengario da Carpi mit einer Demonstration an der Leiche (Holzschnitt, 1535)

Anatomie löst sich von den Traditionen

1507. Giacomo (oder Iacopo) Berengario da Carpi (um 1470–1550), Professor der Chirurgie in Bologna, entfernt (wohl als erster Chirurg) bei einer Frau die Gebärmutter durch die Scheide. Er gilt als einer der erfahrensten Chirurgen seiner Zeit. In einer Abhandlung über Schädelbrüche zeigt er die Beziehungen zwischen dem Ort der Schädigung und den nachfolgenden nervlichen Störungen auf. Die Schrift ist die bisher originellste Darstellung der Neurochirurgie.

Berengario ist vor allem als Anatom einflußreich und rühmt sich als erster, daß er sich auf die Beobachtungen von Hunderten von eigenen Sektionen stützen kann. In seinen umfangreichen Kommentaren zur Anatomie des Mondino dei Liucci (→ 1316/S. 105) zeigt er eine kritische Einstellung zur Tradition und bricht vereinzelt sogar mit der Lehre Galens. Er ergänzt die unvollständigen Schilderungen der Alten durch exaktere Beschreibungen. So leugnet er die Existenz des Rete mirabile (d.h. arterielles Wundernetz), in welchem angeblich die Nervenspiritus (Flüssigkeiten, die durch Nervenröhren laufen) an der Hirnbasis gebildet werden sollen, weil er es bei seinen Sektionen nicht finden kann. Ebenso verneint Giacomo Berengario da Carpi das Vorhandensein eines Filters oder Siebs in den Nieren, den siebenkammrigen Uterus sowie auch die Durchgängigkeit des Siebbeins für die Hirnflüssigkeiten.

Er gibt klarere Schilderungen oder auch Erstbeschreibungen von verschiedenen Hirnstrukturen wie z. B. Hirnkammern, Hirnanhangdrüse und Zirbeldrüse, vom Trommelfell und zwei Gehörknöchelchen, von den Geißbeckenknorpeln des Kehlkopfes, von Thymusdrüse, Wurmfortsatz, Nierenpapillen und Herzklappen. Er beschreibt die Mündung des Gallengangs in den Zwölffingerdarm, die drei rechten und zwei linken Lungenlappen sowie die Unterschiede zwischen dem männlichen und weiblichen Brustkorb und Becken.

Wegweisend für die Anatomie ist Berengarios Erkenntnis von der Bedeutung präziser Abbildungen. Er stattet seinen Kommentar zu Mondino dei Liucci mit 21 Holzschnitten aus, die nicht mehr nur rein dekorativen Zwecken dienen. Dieser wird damit zum ersten illustrierten Textbuch der Anatomie.

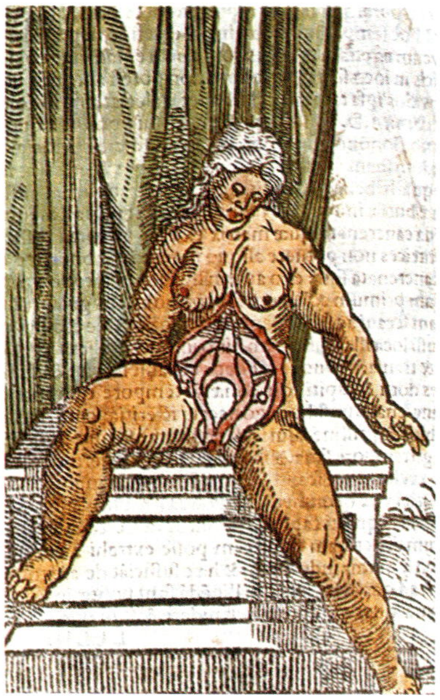

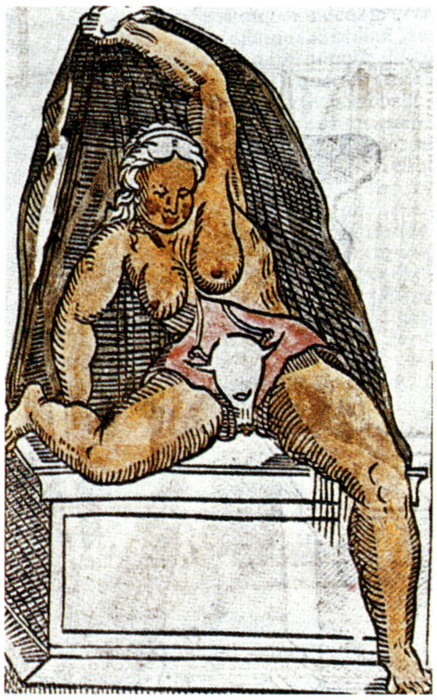

Illustration der weiblichen Geschlechtsorgane aus dem Kommentar des Berengario da Carpi zur Anatomie von Mondino dei Liucci (Holzschnitt, 1521)

Ein Handbuch der Geburtshilfe

1513. »Der Swangeren Frauwen und hebammen Rosegarten« von Eucharius Roeßlin, Stadtarzt zu Worms, erscheint in deutscher Sprache. Es handelt sich um das erste gedruckte Lehrbuch für Hebammen, in deren Händen die Geburtshilfe weitgehend liegt. Zunehmend jedoch werden die »weisen Frauen« durch Ärzte verdrängt.

Der Verfasser des »Rosengartens« schöpft nicht aus eigener Erfahrung, sondern greift auf die antiken und mittelalterlichen Autoritäten zurück. Vor allem lehnt er sich an das Werk des Soranos von Ephesos (→ vor 138/S. 56) bzw. dessen lateinische Bearbeitung durch Muscio (um 500 n. Chr.) an.

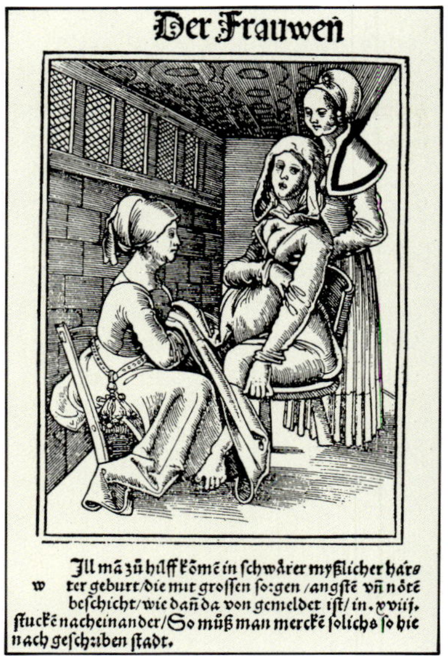
Der Frauwen
Jll mā zů hilff kōmē in schwärer myßlicher har-
w ter geburt/die mit grossen sorgen /angstē vñ nötē
beschicht/wie dañ da von gemeldet ist/ in. xviij.
stuckē nacheinander/So můß man merckē solichs so hie
nach geschriben stadt.

Schwangere auf einem Gebärstuhl (Illustration aus dem «Rosengarten« von Eucharius Roeßlin; 1513)

Systematisch handelt Roeßlin die einzelnen Bereiche der Geburtshilfe ab. So beschreibt er die »Wendung auf die Füße« bei einer Querlage des Kindes im Uterus. Die Hebamme soll es »schicken, richten und wysen ubersich, wie es vorhin in můterleib gesessen ist und im darnach zů bequemlichem ußgang helfen«. Außerdem beschreibt der Wundarzt u. a. den Gebärstuhl, Instrumente zum Herausziehen eines toten Kindes, schmerzstillende Mittel, Kaiserschnitt (an der toten Mutter) und das Stillen (evtl. durch eine »Säugamme«).

Der »Rosengarten« wird sehr populär: Insgesamt sind 100 Ausgaben in fünf Sprachen nachgewiesen.

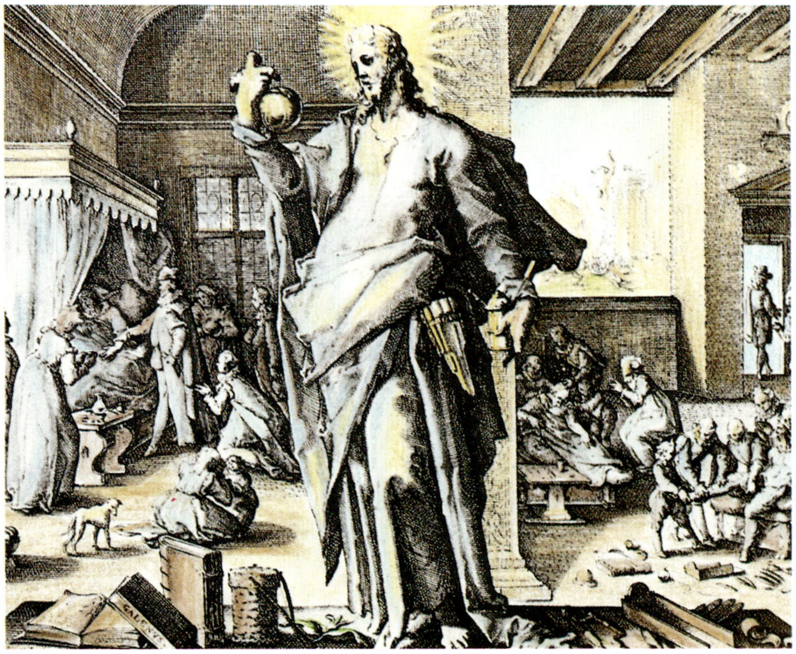

Der Arzt als Gott (Christus medicus) mit Harnglas und Salbengefäß (moderne Kolorierung)

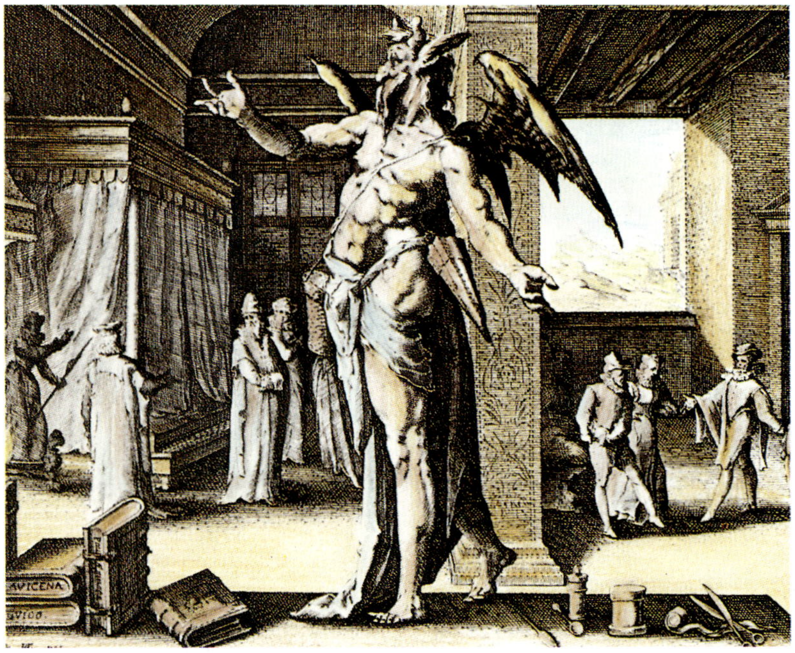

Der Arzt als Teufel, die hilfesuchenden Kranken werden nicht behandelt.

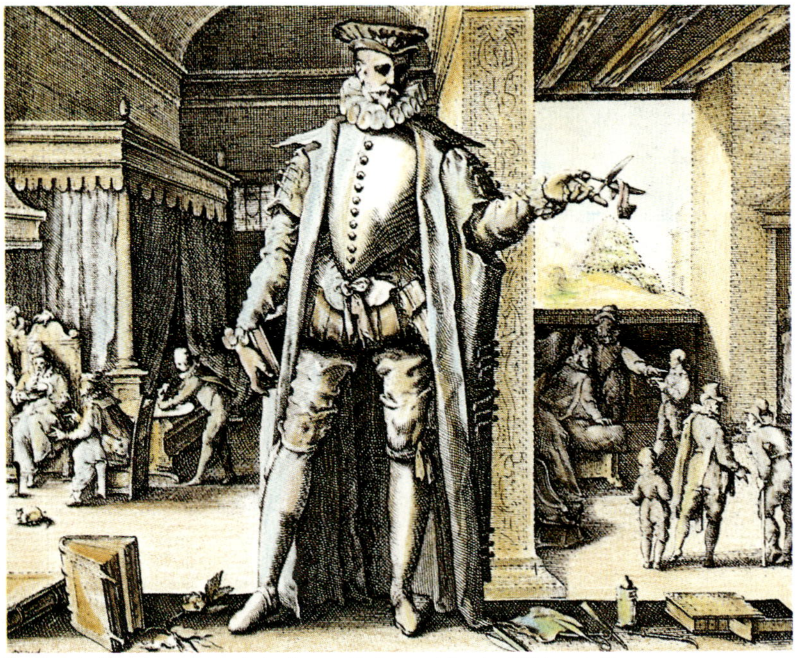

Der Arzt als Mensch versucht, mit den ihm zur Verfügung stehenden Mitteln zu heilen.

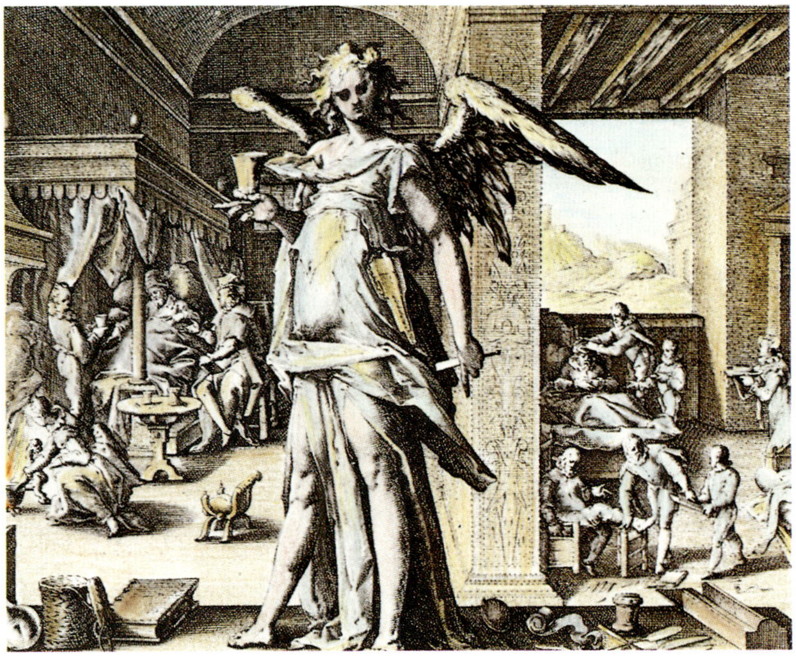

Der Arzt in der Gestalt eines Engels bringt den Kranken Linderung.

Petrarca spottet über die Ärzte: »Selbst unser Hinscheiden bringt ihnen noch Erfahrung«

Die Verteufelung des Arztes, insbesondere wenn es um die Bezahlung einer zweifelhaften Leistung geht, und die Verspottung seiner Kunst als Narretei und Scharlatanerie werden im ausgehenden Mittelalter und der frühen Neuzeit zu einem beliebten Genre der bildenden Kunst und Literatur.

So äußerte sich bereits der italienische Humanist und Dichter Francesco Petrarca (1304–1374) in einem Brief an Papst Klemens VI. in Avignon 1352 kritisch über die zeitgenössischen Mediziner: »Ich weiß, daß Euer Bett belagert ist von Ärzten: Das versetzt mich in die allergrößte Angst. Sie sind immer alle verschiedner Ansicht, und der, der nichts Neues zu sagen weiß, hat die Schande, hinter den anderen herzuhinken ... Sie lernen ihre Kunst auf unsere Kosten, und unser Hinscheiden bringt ihnen noch Erfahrung: Der Arzt allein hat das Recht, in aller Straflosigkeit zu töten.«

Im »Narrenschiff« (1494) verspottete der deutsche Dichter Sebastian Brant (1457/58–1521) die »narrechte Artzney«: »Der geht wohl heim mit andern Narr'n,/ Wer einem todtkranken bsicht den harn / Und spricht, wart, bis ich dir verkünd',/ Was ich in meinen Büchern find'.«

Mit dem Aufblühen des satirischen Schrifttums zur Zeit der Reformation häufen sich die Karikaturen von Ärzten und die Kritik an der »Narretei« der »Pfaffenärzte«. So spottet der elsässische Volksprediger, Humanist und Dichter Thomas Murner (1475–1537) über den »Kälberarzt«: »Zetzt mein Herr der Kälberartzet / Wenn ein armer kranker farztet / So sagt der Avicenna sprech / Das lung und leber zusammenbrech.« Paracelsus verspottet die »Humoristen«, die Vertreter der Humoralpathologie (→ S. 55) u. a. als »Säue«, die ohne Wissen und »Erfahrenheit« praktizieren, und verteufelt damit seine Gegner.

Auch die abgebildeten satirischen Kupferstiche von Hendrik Goltzius (1558 bis 1617) zeigen die wechselhafte Wertschätzung des Arztes. Die Bilderserie, die in der Folgezeit mehrfach nachgeahmt wird, ist nach demselben Schema komponiert. Die zentrale Figur des Arztes teilt das Bild in zwei Räume: Links sehen wir einen innerlich Kranken im Bett liegen, rechts wird ein äußerlich Verletzter chirurgisch versorgt. Diese szenische Zweiteilung der Kupferstiche entspricht den beiden Hauptgebieten der Heilkunde, der »Leibarznei« und der »Wundarznei«. Das dazugehörige Handwerkszeug wird im Vordergrund dargestellt: Die traditionellen Bücher des Leibarztes auf der einen und die chirurgischen Instrumente des Wundarztes auf der anderen Seite.

Der tanzende Tod entführt die Menschen

1516–1519. Der Berner Maler und Dichter Niklaus Manuel (um 1484 bis 1530) nimmt in einem Wandbild des Dominikanerklosters in Bern das Motiv des Totentanzes auf.

Manuel zeigt in einer Szene die Machtlosigkeit des Arztes gegenüber dem Tod. Dieser zerschlägt mit einem Knochen das von dem Arzt hochgehaltene Uringlas und fordert den Arzt zum Mitgehen auf, indem er ihm seine Knochenhand auf die Schulter legt. Der Maler hat hierzu die Verse verfaßt: »Artzet wiewohl man eüch soll ehren,/ wil sich doch der todt nit daran kehren:/ ir hand nie gesehen, geschriben oder geläsen,/daß jemand vor dem todt möcht genäsen.« Zwar ist das Wandgemälde selbst bald verfallen, eine Kopie von Albrecht Kauw (1621–1681) bleibt aber erhalten.

Während in älteren Totentanzdarstellungen die ungleichen Tanzpaare (Tod und Mensch) im Ketten- oder Ringelreigen tanzen, treten nun die Paare z. T. auch einzeln zu einer Art Tanzpolonaise an, die damals Mode in Deutschland wird (wie z. B. bei den Basler Totentänzen Mitte 15. Jh.). Der Volksüberlieferung zufolge wird der sog. Großbasler Volkstanz (entstanden nach 1439) zur Erinnerung an die große Pestepidemie im Jahr 1439 getanzt.

Einen Höhepunkt der Totentanzdarstellung bilden die Holzschnitte von Hans Holbein d. J. (1497/98 bis 1543). Am bekanntesten sind »Die Bilder des Todes« von 1526.

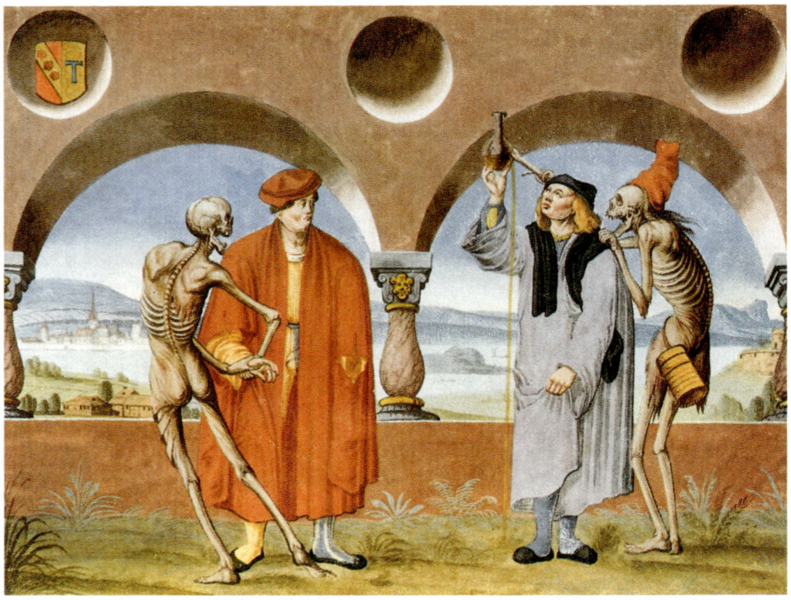

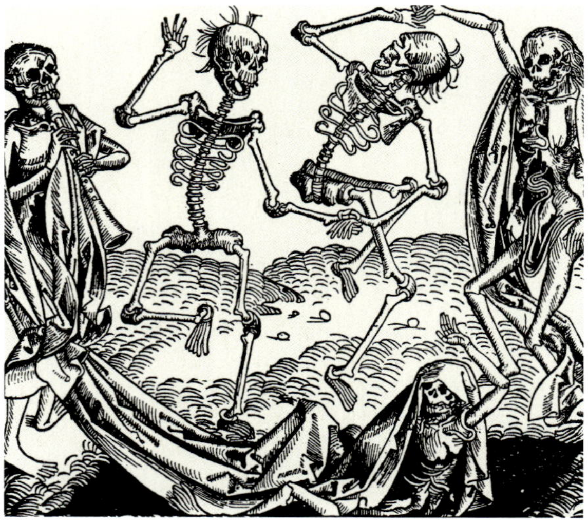

△ Der Tod überrascht den Arzt bei der Harnschau (r.); Ausschnitt aus dem Berner Totentanz. Die Einzelpaare (Mensch – Tod) sind durch Arkadenbogen voneinander getrennt (Kopie von Kauw).

◁ Nächtlicher Totentanz (Holzschnitt von Wohlgemuth aus Schedels »Weltchronik«; Nürnberg 1493)

Totentanz macht Menschen gleich

Chronik Stichwort

In der Mitte des 14. Jahrhunderts taucht in der bildenden Kunst erstmals das Motiv des **Totentanzes** auf: Mumien, Kadaver oder skelettähnliche Gestalten tanzen zu einer Musik, die andere Skelette auf ihren Instrumenten erzeugen.

Neben dem Volksaberglauben von dem nächtlichen Gespenstertreiben der Toten auf den Friedhöfen und der schrecklichen Erfahrung des Massensterbens durch den »Schwarzen Tod« gibt es auch künstlerische und literarische Wurzeln des Totentanzmotives im Mittelalter: So z. B. die Gattung der Vergänglichkeitsgedichte sowie die »Conflictus-Literatur«, in der es zum Streitgespräch zwischen Mensch und Tod kommt.

Mit der Kunst des Holzschnittes und des Buchdruckes erfährt die Totentanzdarstellung um 1500 eine sehr starke Verbreitung. Zugleich ändert der Totentanz seine Form: Aus dem Reigentanz von Vertretern der Berufsstände, bei dem der Tod die Menschen relativ freundschaftlich hinwegführt, wird zunehmend die Konfrontation des einzelnen Menschen mit dem feindlichen Tod.

Buchzeichen für die Bibliotheken der Mediziner

1509. Lucas Cranach d. Ä. (1472 bis 1553) entwirft für den Arzt Dietrich Block in Wittenberg eines der ersten Buchzeichen oder Exlibris mit einem Wappen für Ärzte.

Nach der Erfindung des Buchdrukkes treten an die Stelle von handgemalten Wappen als Besitzzeichen auf der ersten Seite oder dem Einbanddeckel (»Supralibris«) von Büchern andere Holzschnitte oder Kupferdrucke als besitzanzeigende Embleme. Sie werden auf die Innenseite des Buchdeckels geklebt (lat. ex libris = aus den Büchern). Bei den Gebildeten, vor allem auch den Ärzten, kommt es in Mode, Bibliotheken aufzubauen und die Druckwerke durch ein individuelles Exlibris zu kennzeichnen.

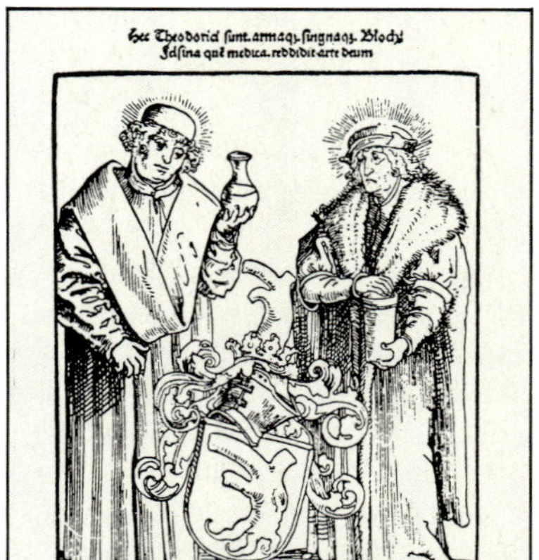

Exlibris mit Kosmas und Damian; das Wappen verweist auf den Besitzer (Lucas Cranach d. Ä., 1509).

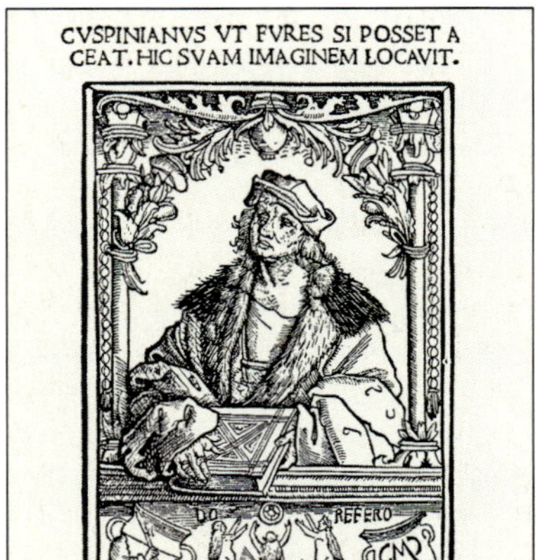
CVSPINIANVS VT FVRES SI POSSET A
CEAT. HIC SVAM IMAGINEM LOCAVIT.
Hinc compesce manum, ne fur dicaris, ab illa
Quæ ueri faciem pagina reddit Heri.

Exlibris des Dr. Johann Spießheimer (lat. Cuspinianus) von 1515; die Unterschrift warnt mögliche Diebe.

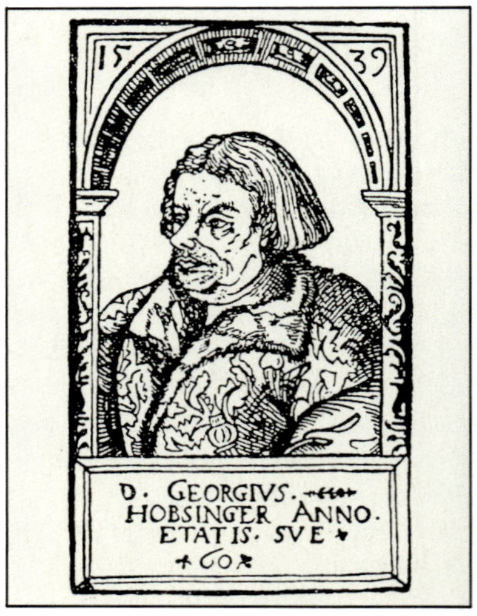
15 39
D. GEORGIVS.
HOBSINGER ANNO.
ETATIS. SVE
60

Buchzeichen mit Porträt des Dr. Georg Hobsinger von 1539, Leibarzt des römisch-deutschen Kaisers Karl V.

1520

1520–1539

1521. Der italienische Arzt Girolamo Fracastoro verfaßt ein Gedicht über die Syphilis in etwa 1300 lateinischen Hexametern. → S. 140

1525/1526. Die »Archidoxen«, die chemisch-pharmazeutische Hauptschrift von Paracelsus, entstehen. → S. 138

Frühjahr 1527. Der Arzt, Naturforscher und Philosoph Paracelsus wird Stadtarzt in Basel und Professor an der dortigen Universität. → S. 137

1529. Bernardino de Sahagún, ein spanischer Franziskanerpater, der in Salamanca studiert hat, betritt als Missionar mexikanischen Boden. Er verfaßt das bedeutendste Quellenwerk für die aztekische Kultur vor der spanischen Eroberung.

1530. Der Ritterorden der Johanniter erhält – nach Verlust der Insel Rhodos an das Osmanische Reich – vom römisch-deutschen Kaiser Karl V. die Souveränität über die Insel Malta (»Malteser«). → S. 141

Georgius Agricola (Georg Bauer), Arzt in Joachimstal und (ab 1530) Stadtphysikus in Chemnitz, veröffentlicht in Basel sein Werk über die Metalle (»Bermanus, sive de re metallica«). Dadurch wird er zum Begründer der Mineralogie. 1546 publiziert Agricola das Standardwerk »De re metallica«.

1532–1537. Der deutsche Arzt Otto Brunfels, Stadtarzt in Straßburg und (ab 1533) in Bern, verfaßt als erster in Deutschland ein umfassendes Werk über Botanik (»Herbarum vivae eicones« bzw. »Contrafayt Kreuterbuch«). → S. 143

1533. Der deutsche Naturphilosoph und Okkultist Agrippa von Nettesheim veröffentlicht mit seinem Werk »De occulta philosophia sive de magia« ein Kompendium antiker und mittelalterlicher Magie, die auch die Medizin einschließt. → S. 142

1536. Die »Große Wundarznei« (»Grosse wundartzney von allen wunden, stich, schüß, bränd . . .«) des Paracelsus erscheint (→ Frühjahr 1527/S. 137).

1537. Der spanische Mediziner und Theologe Michel Servet (Miguel Serveto) bekämpft in seiner Schrift (»De syrupe ratione«) heftig den Arabismus. Er kritisiert den Gebrauch der Syrupe sowie die Lehre von der »Kochung« der Kardinalsäfte.

1539. Der Botaniker Hieronymus Bock erforscht auf ausgedehnten Wanderungen die Flora Süddeutschlands. Sein »New Kreütter Buch« wird zu einem der meistgedruckten botanischen Werke des 16. und 17. Jahrhunderts. Es erscheint 1546 mit Abbildungen. → S. 143

Paracelsus an der Schwelle zur Neuzeit

Frühjahr 1527. Der Rat der Stadt Basel beruft Philippus Aureolus Theophrastus Paracelsus zum Stadtarzt und – gegen den Willen der Medizinischen Fakultät – zum Professor der Medizin.

Paracelsus spiegelt in seinem Werk, das sich der Heilkunde, Theologie und Alchemie gleichermaßen widmet, die Welt zwischen Mittelalter und Neuzeit wider. Die Renaissance in Italien, der Humanismus und die Reformation führen neben den Entdeckungen und Erkenntnissen, die mit den Namen Johannes Gutenberg, Nikolaus Kopernikus und Christoph Kolumbus verknüpft sind, auch zu einem Umbruch in der Medizin, welche sich der astrologischen Spekulation, den magischen Heilpraktiken, der alchemistischen Arzneimittelzubereitung und der empirischen Naturforschung öffnet.

Den Kern seiner Lehre faßt Paracelsus in seinem um 1529/30 entstandenen Werk »Paragranum« zusammen: »Vier Säulen« sollen seine neue Heilkunde stützen: Die »Philosophie« (Naturkunde), die »Astronomie« (Einfluß der Gestirne im menschlichen Leib), die »Alchemie« (Zubereitung von Arzneien) und die »Tugend« als heilende Kraft des Arztes.

Das Weltbild des Paracelsus ist durch das neuplatonische und gnostische Denken seiner Zeit geprägt und der natürlichen Magie (Magia naturalis) und dem Okkultismus verpflichtet. »Im Lichte der Natur« (Paracelsus) soll aus den Gestalten der sichtbaren Welt auf die unsichtbaren, verborgenen Kräfte geschlossen werden. Paracelsus folgt der sog. Signaturenlehre, die z. B. aus der Konstellation der Gestirne auf die Zustände im menschlichen Organismus schließen will.

Ein wichtiges Anliegen des Paracelsus ist es, Leib- und Wundarznei (innere Medizin und Chirurgie) miteinander zu verbinden. Indem jede Krankheit für ihn durch einen spezifischen »Krankheitssamen« verursacht wird, bekämpft er entschieden die Gleichgewichtslehre der Humoralpathologie (→ S. 55). Dieser »ontologische Krankheitsbegriff« des Paracelsus weist in die Neuzeit, da er mit Krankheitsursachen aus der Umwelt und lokalen anatomischen Veränderungen im Körper rechnet (→ 1525/26/S. 138).

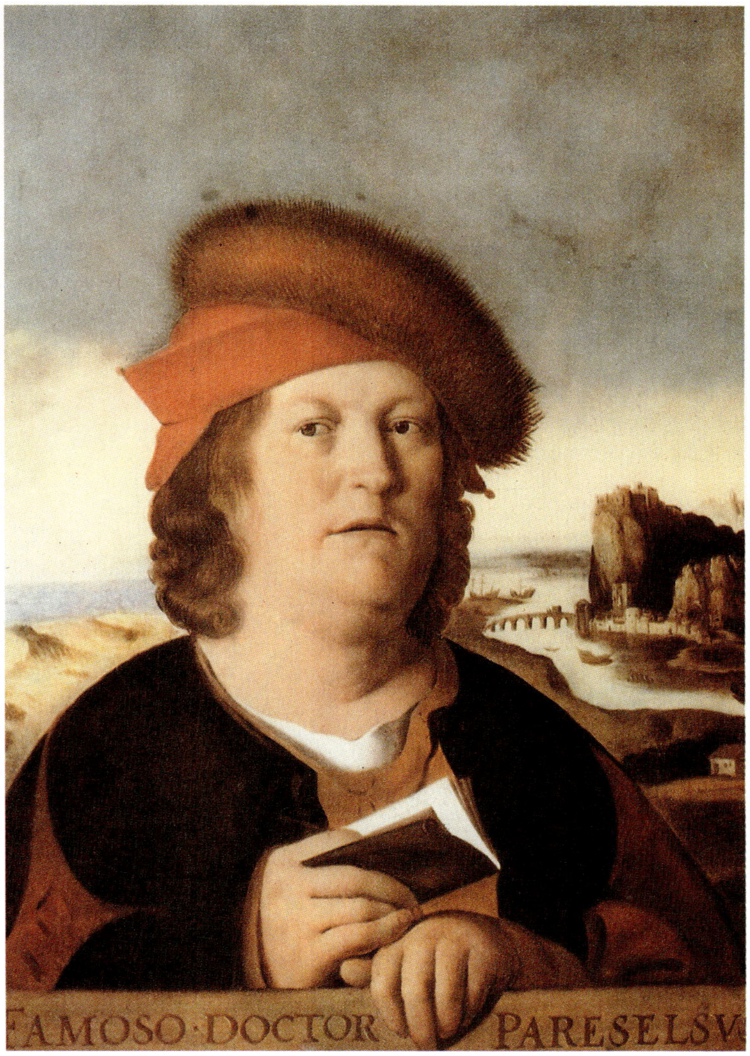

Ungesichertes Porträt von Paracelsus (Gemälde von Quentin Metsys; Louvre Paris)

Ein unruhiger Geist auf Wanderschaft

Chronik Zur Person

Theophrastus Bombastus von Hohenheim, genannt Philippus Aureolus Theophrastus Paracelsus, wurde wahrscheinlich im Spätherbst 1493 in Einsiedeln (Schweiz) geboren. Sein Vater, der Arzt Wilhelm Bombast von Hohenheim, war ein unehelicher Sproß eines schwäbischen Adelsgeschlechtes, seine Mutter vermutlich eine Hörige des Klosters Einsiedeln, über die wenig bekannt ist. Sie starb, als Paracelsus noch ein Knabe war.

Paracelsus studierte an mehreren Universitäten, u. a. in Bologna und Ferrara, wo er um 1515 zum Doktor der Medizin promoviert wurde. In den darauffolgenden Jahren reiste er kreuz und quer durch das gesamte Europa. 1524 versuchte Paracelsus in Salzburg erstmals seßhaft zu werden. Nachdem er in Verdacht geriet, mit den Bauernunruhen in Verbindung zu stehen, verließ er die Stadt. U. a. auf Betreiben des Erasmus von Rotterdam wird Paracelsus im Frühjahr 1527 nach Basel als Stadtarzt und Professor an der Universität berufen. Die Medizinische Fakultät legt ihr Veto gegen den Ratsbeschluß ein. Ende Januar 1528 flieht Paracelsus daraufhin nach Colmar, durchstreift dann Süddeutschland und die angrenzenden Länder im Osten. In den folgenden Jahren arbeitet er als Wanderarzt und Laienprediger. Am 24. September 1541 stirbt er verarmt in Salzburg.

Heilung durch den »inwendigen Arzt«

1525/1526. In den »Archidoxen« (Erz- oder Grundlehren) entwickelt Paracelsus seine pharmazeutisch-chemischen Vorstellungen.

Die Tätigkeit des Alchemisten ist für Paracelsus vorbildlich für den Arzt und Apotheker. Wie die Alchemie die Naturprozesse nachahmt und zur letzten Vollendung bringt, was vor allem bei der Veredelung der Metalle bis hin zum Gold zum Ausdruck kommt, so hat auch der Apotheker-Arzt die verborgenen Heilkräfte natürlicher Substanzen freizusetzen.

Die alchemistische Zubereitung eines Arzneimittels zielt auf die Befreiung von den Ballaststoffen ab; es geht darum, »die Schlacke von der Arznei zu tun«. Die Feinheit und Unsichtbarkeit der Heilkraft der Natur mache ihren himmlischen Charakter aus. Ziel der alchemistischen Prozesse sei es, die »Arcana«, die reinen (»himmlischen«) Wirkkräfte, herzustellen.

Die Metapher vom »inneren« oder »inwendigen Arzt« spielt bei Paracelsus eine zentrale Rolle. Er greift damit die alte Idee einer Heilkraft der Natur (→ um 400 v. Chr./S. 36) auf. Auf diese hat der (äußere, d.h. reale) Arzt zu achten, mit ihr soll er ein Bündnis eingehen. Im »Labyrinthus medicorum errantium« (Labyrinth der irrenden Ärzte) schreibt Paracelsus: »Darum wisset, daß ein Arzt vor allem wissen soll, wo die Natur hinaus will. Denn sie ist der erste Arzt, der Mensch ist der zweite. Wo nun die Natur anfängt, da soll der Arzt helfen, daß sie an diesem Orte hinausgehe. Die Natur ist ein besserer Arzt als der Mensch . . . Der Mensch ist zum Umfallen geboren. Nun hat er zween [zwei] im Licht der Natur, die ihn aufheben: Der inwendige Arzt mit der inwendigen Arznei, die werden mit ihm in der Empfängnis geboren und gegeben . . . Aber der Arzt, der auswendig ist, fängt erst an, wenn der angeborene erliegt, abgezappelt, ermüdet ist, dann befiehlt er sein Amt dem äußeren.«

Die Heilkraft der natürlichen Dinge wird bei Paracelsus auch »Tugend« (lat. virtus) genannt. Für jede besondere Krankheit gebe es nach dem »Willen Gottes« auch ein besonderes Heilmittel, und es existieren so viele Arcana wie Gebrechen.

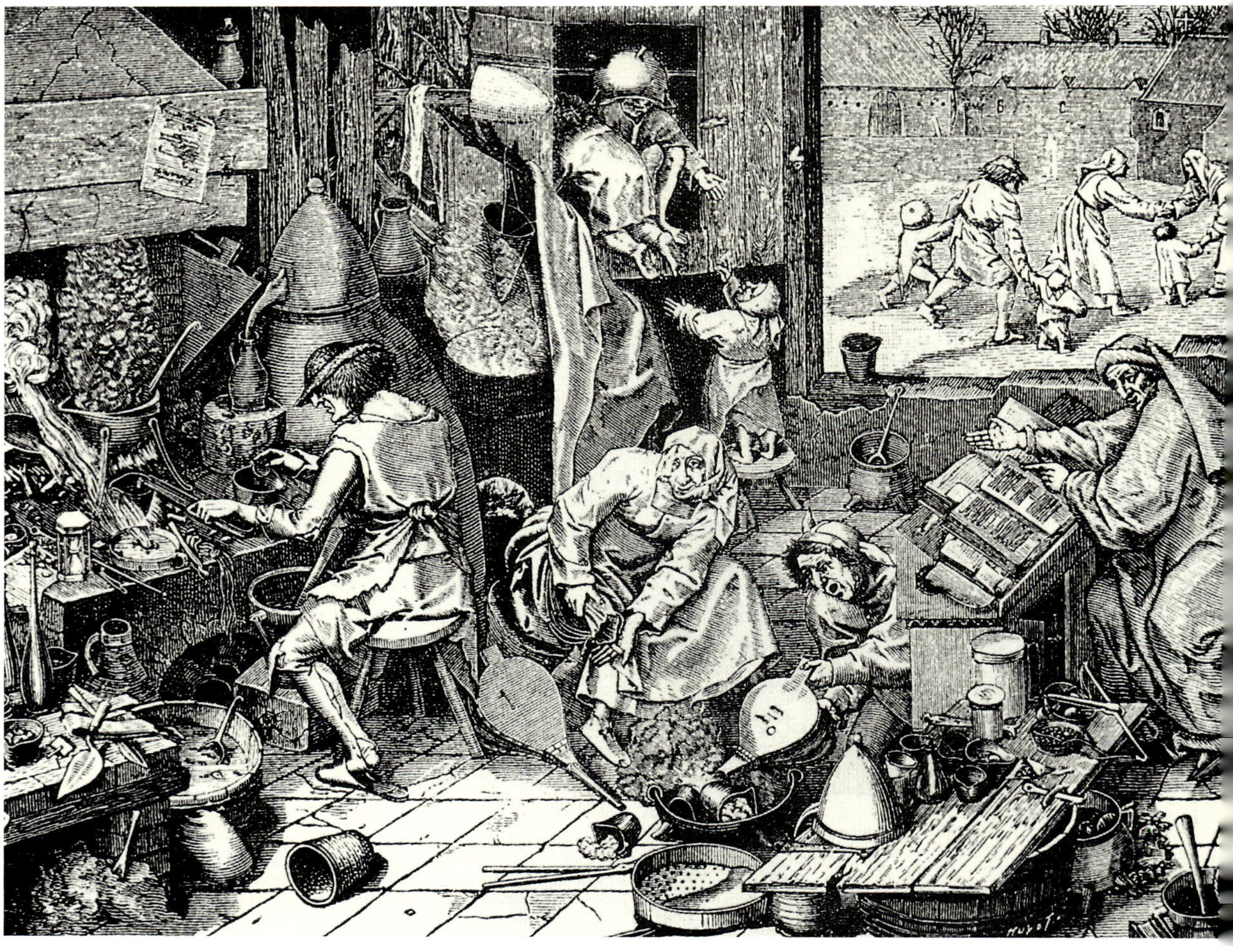

Die Werkstatt eines Alchemisten und seiner Helfer (Kupferstich nach einem Entwurf von Pieter Bruegel d. Ä., 1558)

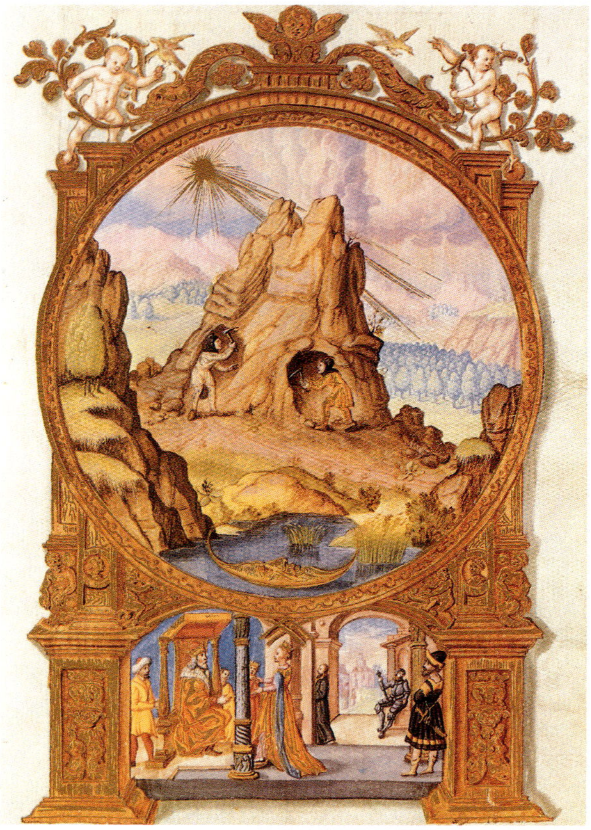

Bergbau und Metallurgie sind die wichtigsten Grundlagen der Alchemie zur Zeit des Paracelsus (Abb. aus der Lehrschrift »Splendor solis oder Sonnen-Glantz«; 16. Jh.)

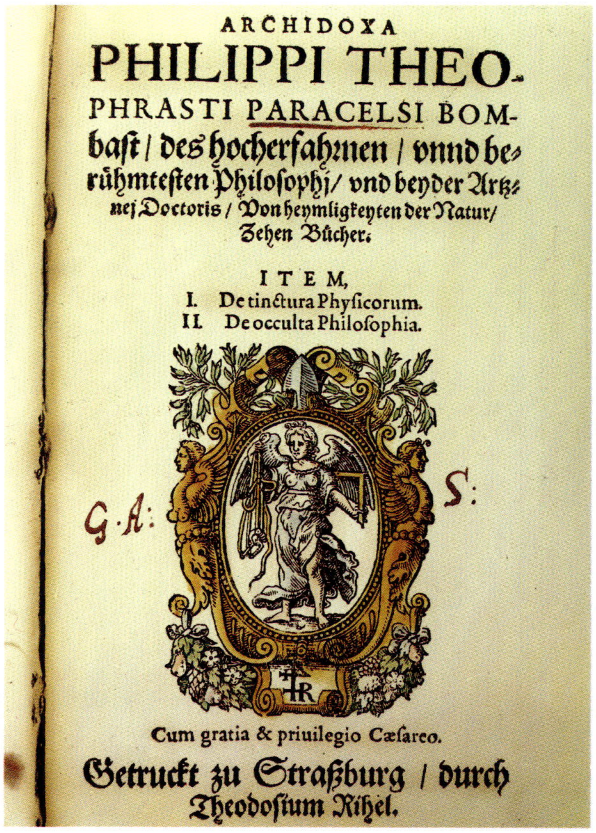

ARCHIDOXA
PHILIPPI THEO-
PHRASTI PARACELSI BOM-
bast / des hocherfahrnen / vnnd be-
rühmtesten Philosophi / vnd beyder Artz-
ney Doctoris / Von heymligkeyten der Natur /
Zehen Bücher.
ITEM,
I. De tinctura Physicorum.
II. De occulta Philosophia.
Cum gratia & priuilegio Cæsareo.
Getruckt zu Straßburg / durch
Theodosium Rihel.

Titelblatt der »Archidoxa . . . von den Heymlichkeiten der Natur«, um 1570, wahrscheinlich von einem Pseudo-Paracelsus genannten Schüler des Paracelsus

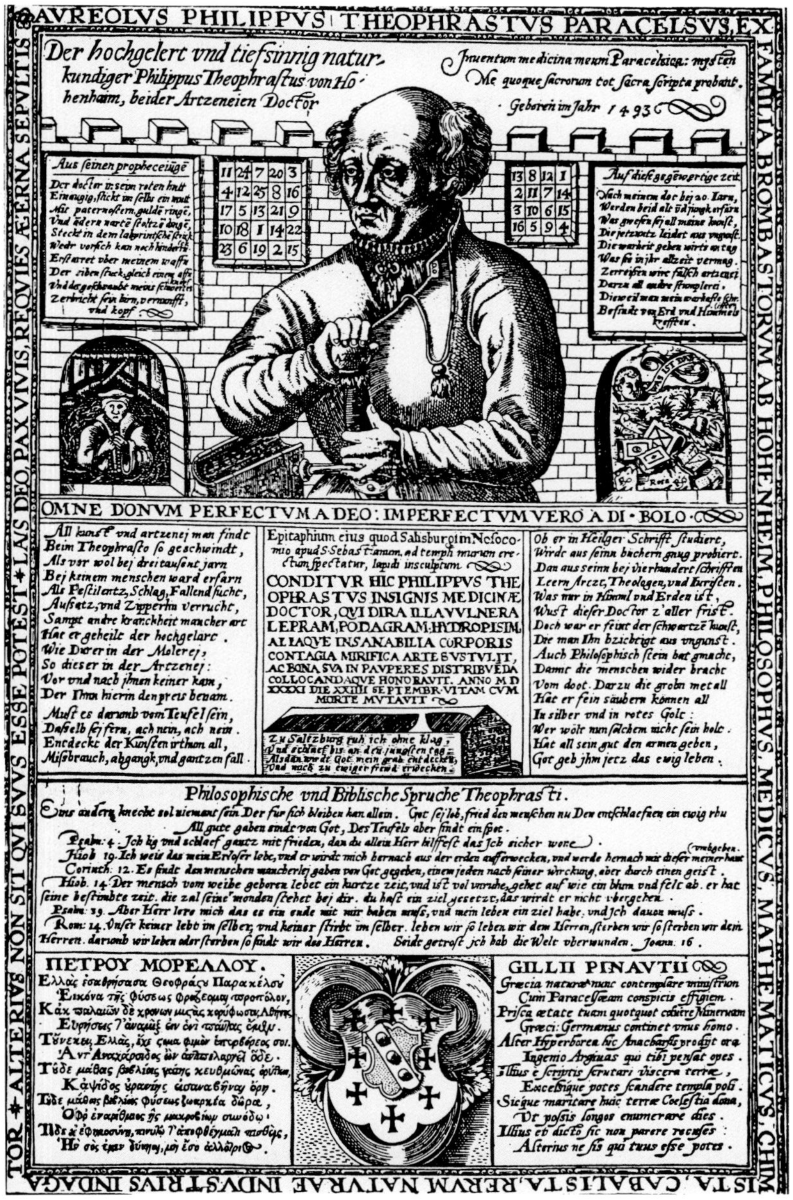
AVREOLVS PHILIPPVS THEOPHRASTVS PARACELSVS
Der hochgelert vnd tiefsinnig natur-kundiger Philippus Theophrastus von Hohenheim, beider Arczeneien Doctor
OMNE DONVM PERFECTVM A DEO: IMPERFECTVM VERO A DIABOLO
CONDITVR HIC PHILIPPVS THEOPHRASTVS INSIGNIS MEDICINÆ DOCTOR
Philosophische vnd Biblische Spruche Theophrasti.
ΠΕΤΡΟΥ ΜΟΡΕΛΛΟΥ.
GILLII PINAVTII
ALTERIVS NON SIT QVI SVVS ESSE POTEST

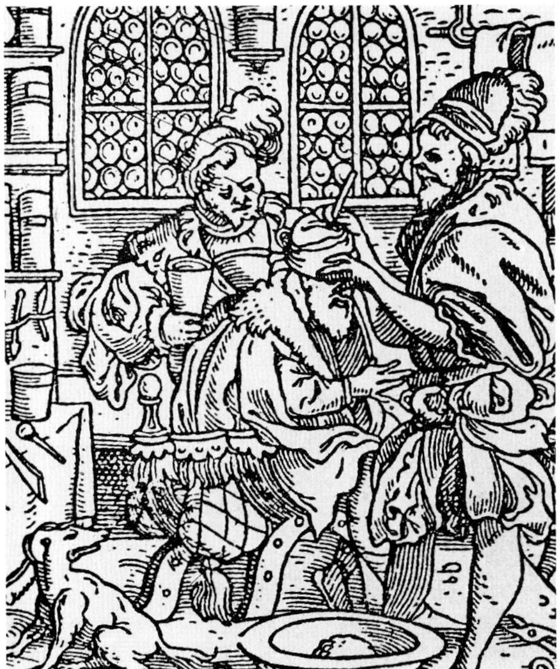

△ *Flugblatt zu Ehren des toten Paracelsus mit einem Porträt des schwäbischen Naturforschers: »Hat all sein gut den armen geben, Got geb jhm jetz das ewig leben« (Kupferstich; 16. Jh.)*

◁ *Ausschnitt aus dem Titelbild des ersten Teils der »Großen Wundarznei« von Paracelsus, die im Jahr 1536 erstmals veröffentlicht wird: Der Wundarzt nimmt am sitzenden Patienten eine Operation am Kopf vor (Ausgabe des Handbuchs aus Frankfurt am Main, 1562).*

Konzepte der Medizin:

Chemische Heilkunde

Die Iatrochemie (von griech. iatros = Arzt) geht von der Idee des Stoffwechsels im menschlichen Organismus aus. Ihre historischen Wurzeln reichen in die Antike zurück (Metallurgie, Naturphilosophie, Alchemie). Erst Paracelsus begründet das Konzept im Kontext der Naturforschung im deutlichen Widerspruch zur Humoralpathologie. Sämtliche Körpervorgänge werden nach Paracelsus von einem Kraftzentrum, dem Archeus, gesteuert, von dem alle Lebenskräfte ausgehen. Er ist ein geistiges Prinzip und übernimmt als »innerer Alchemist« die Aufgabe des »Schmiedes und Koches«, um die Nahrungsstoffe in Körpersubstanzen zu verwandeln.

Sulphur, Mercurius, Sal

Paracelsus gründet seine iatrochemische Lehre auf drei Prinzipien (tria prima), die in allen natürlichen Dingen, Pflanzen, Tieren, Mineralien, Metallen und auch im menschlichen Körper vorhanden sind. »Sulphur« ist alles, was brennt und selbst brennbar ist. »Sal« bedeutet das Feste, das Salz, was als Asche oder Bodensatz nach der Verbrennung oder Erhitzung im Destillierofen zurückbleibt. Was nicht brennt und nicht am Boden zurückbleibt heißt »Mercurius«, das quecksilbrige Prinzip (nicht das Element Quecksilber), das im Rauch aufsteigt und an kalten Wänden sublimiert. Diese Prinzipien sind nicht mit den jeweiligen handgreiflichen Stoffen zu verwechseln, sie stecken auch in den Elementen.

Paracelsus' Krankheitslehre

Die ungünstige Mischung der drei Prinzipien führt zur Krankheit. Dabei werden – ähnlich wie bei der Humoralpathologie – Analogien angenommen. So ist der übermäßige Gehalt an Sulphur (Schwefel ist brennbar und gelb) Quelle von hitzigen Krankheiten wie Fieber und Pest, ebenso verursacht er die Gelbsucht. Ein zu hoher Anteil Sal (Salz zieht Wasser und verhindert die Fäulnis) ist ein Zeichen für Wassersucht und feuchte Rippenfellentzündung. Salz kann aber auch koagulieren und sich im Körper analog dem Weinstein als »Tartarus« ablagern. So bilden sich Nieren- und Blasensteine. Sal verursacht innerlich Verstopfungen und Verhärtungen, äußerlich Hautgeschwüre, Lepra, Warzen. Mercurius sublimiert im Aufsteigen: Insbesondere schlägt er sich im Gehirn nieder und verursacht Melancholie oder Manie, Phrenitis (Fieberdelirien) oder Schlaganfall. Als entscheidende Krankheitsursache erscheint der »Samen«, der eine spezifische Krankheit hervorbringt.

Iatrochemische Therapie

Chemische Präparate werden seit der Antike in der Wundarznei äußerlich angewandt. Paracelsus verwendet als erster chemische Substanzen in großem Umfang zur inneren Behandlung, u. a. neben Antimonchlorid, Kupfervitriol, Arsen- und Wismutverbindungen auch Goldchlorid und Bleipräparate. Die spezifisch wirksamen Arzneimittel werden durch mehr oder weniger komplizierte chemiatrische Techniken hergestellt, welche die reinen »Arcana«, die feinen (geistigen) Kräfte freisetzen, welche die ursächlichen Krankheitssamen vertreiben sollen.

Nachparacelsische Iatrochemie

Das iatrochemische Konzept des Paracelsus hat große Auswirkungen in der frühen Neuzeit. Unter den Paracelsisten finden sich seriöse Ärzte wie Scharlatane. Ein hervorragender Paracelsist ist Oswald Croll (um 1550 bis 1608). Einen spiritualistisch-religiösen Ansatz der Iatrochemie begründet der flämische Arzt und Naturforscher Johan Baptist van Helmont (1579–1644), der im »Archeus« (Lebensgeist) mit Sitz im Magen das Organisationszentrum des Leibes erblickt. Krankheitsursachen sind »Ideae« (Bilder), welche den Lebensgeist verwirren. Wichtige Vertreter der Iatrochemie sind außerdem der Niederländer Franciscus Sylvius (1614–1672) und der Brite Thomas Willis (1621–1675). Mit den Fortschritten der Chemie im 18. Jahrhundert erscheint die Iatrochemie zunehmend überflüssig.

Gedicht über den mythischen Ursprung der Syphilis

1521. Der italienische Arzt, Humanist und Dichter Girolamo Fracastoro (um 1478–1553) verfaßt sein Lehrgedicht über die »Syphilis oder die Franzosenkrankheit« (Syphilidis sive morbi gallici libri tres), in dem er den Krankheitsnamen Syphilis prägt. Es erscheint gedruckt erstmals im Jahr 1530.

Fracastoro zeigt auf, daß die Seuche in mehreren Ländern zugleich entstanden ist und erklärt ihren Ursprung astrologisch durch den Einfluß der Gestirne. Er vermischt die »Entdeckung« Amerikas durch die europäischen Seefahrer mit dem griechischen Mythos vom beleidigten Sonnengott Apollo. Der Hirte Syphilus, erzürnt über die Sonnenglut, fällt vom Opferdienst des Sonnengottes ab und verkündet statt dessen die göttliche Verehrung seines Königs Alcithous. Das Volk schließt sich Syphilus an. Zur Strafe sendet der Sonnengott die Seuche, die Syphilus, den König und das ganze Volk befällt. Reuevoll wird die Nymphe Ammerice um Hilfe angefleht. Sie verweist auf den »Baum Guajak« als Heilmittel. Als die Entdecker der Neuen Welt erfahren, daß die Seuche auch in der Alten Welt ausgebrochen sei, bringen sie das Guajakholz als Arznei nach Europa.

Wie bei anderen Infektionskrankheiten ändert sich auch bei der Syphilis im Lauf der Zeitepochen das Krankheitsbild. Im Vordergrund der Krankheitszeichen steht in der Frühzeit der Syphilis der schreckliche Ausschlag. Außerdem werden die Kranken von Knochenschmerzen erfaßt. Während Fracastoro die Quecksilbertherapie ablehnt, lobt er das Guajakholz als Heilmittel, das bis in die Gegenwart verwandt wird.

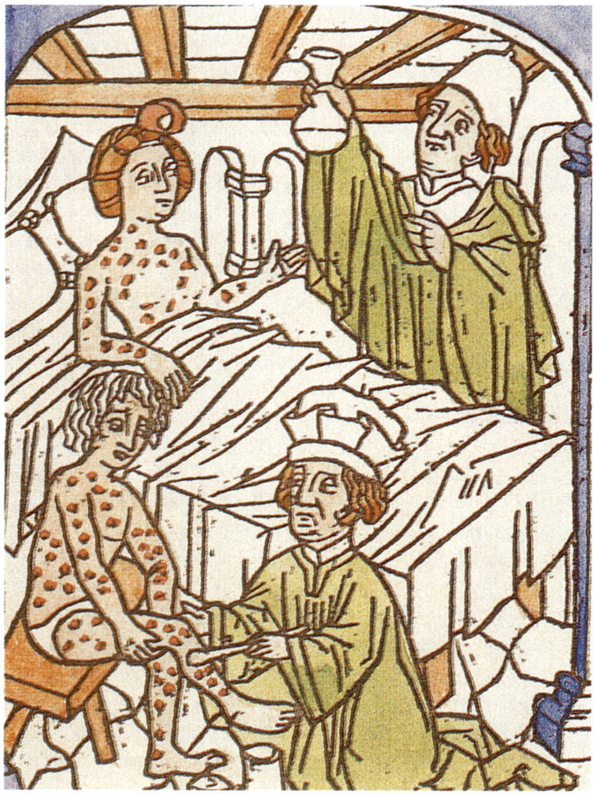

Ärztliche Behandlung der Syphilis (kolorierter Holzschnitt; Titelblatt eines Heilkundebuchs aus dem 15. Jh.): Typisch sind die Hautausschläge, die in der dritten Woche nach der Infektion beginnen. Sie überziehen den ganzen Körper, insbesondere die Genitalregion. Später schwellen die Lymphknoten an, Schädigungen innerer Organe können u. a. auftreten. Nach einer Phase der Ruhe kommt es zur Spätsyphilis.

Nach einem Helden benannt

»Singen will ich heut und sagen,/ wie einst durch des Schicksals Mächte/ Jener Same ward gesäet/ Einer Krankheit, die – gar seltsam – Ferne Zeiten nie gesehen,/ Aber heute ganz Europa,/ Asien, das ferne Libyen/ Hat durchwütet; wie die Seuche
Ihren Namen hat empfangen/ Durch die Gallier, die damals –/ Schreckenvollen Krieges Folge –/ Latium damit beglückten . . .
. . . Syphilus packt sie als ersten. Schlimm wird ihm der Leib zerfressen/ Von gar garstigen Geschwüren,/ Schmerzend reißt es in den Gliedern,/ Seine Nächte flieht der Schlaf.
Und nach ihm benennt die Menschheit/ Heute noch die gleiche Seuche,/ Es empfängt von ihm die Krankheit/ Nun den Namen: Syphilis!«

Krankheitsbild:

Syphilis: Die »Königin« der Geschlechtskrankheiten

Syphilis oder Lues (= Seuche) ist eine chronische Infektionskrankheit. Der bakterielle Erreger ist eine Spirochaete (Treponema pallidum), der fast immer durch den Geschlechtsakt übertragen wird. Er ist aber auch durch Bluttransfusion, Verletzungen sowie über die Plazenta (Mutterkuchen) nach dem vierten Schwangerschaftsmonat auf den Fetus übertragbar (angeborene Syphilis).

Krankheitsverlauf

Aus heutiger Sicht verläuft die nach der Geburt erworbene Syphilis ohne wirksame (antibiotische) Behandlung in vier Stadien. Im *Primärstadium* entsteht am Infektionsort d. h. der Eintrittsstelle des Erregers der sog. Primäraffekt, ein rotes, rundes, schmerzloses Geschwür. Nach etwa fünf Wochen werden die nächstgelegenen Lymphknoten befallen, sie schwellen schmerzlos an und bilden den typischen Knoten (Bubo) in der Leistengegend. Bis zur achten Woche verteilt sich der Erreger auf dem Blut- und Lymphweg im ganzen Körper, und es kommt zu starken Nerven-, Muskel-, Gelenk- und Knochenschmerzen.

Im *Sekundärstadium* bildet sich ein juckender Hautausschlag, der aus Flecken, Schuppen, Knötchen (Papeln) und Bläschen bestehen kann. Insbesondere die Hautfalten sind mit nässenden, hochinfektiösen Papeln befallen. Zusätzlich können auch innere Organe entzündet sein. Nach vier bis sechs Wochen verschwinden die Haut- und Schleimhauterscheinungen (sog. Syphilide) ohne Narbenbildung. Es folgt in der Regel ein symptomfreies Stadium, das Monate bis Jahre, sogar Jahrzehnte dauern kann (Lues latens).

Nach drei bis fünf Jahren kommt es bei den unbehandelten Syphilitikern zum *Tertiärstadium*: Große Knoten und Geschwüre befallen Haut und Schleimhäute, die nur unter Narbenbildung abheilen. Zusätzlich bilden sich Knoten unter der Haut, die erweichen und als Geschwüre mit scharfem Rand aufbrechen (»Gummen«). Besonders markant sind sie an Stirn, Oberlippe und Nase. Auch innere Organe, das Zentralnervensystem und die Knochen werden befallen.

Nach bis zu 30 Jahren nach der Erstinfektion kommt es zum *Quartärstadium*: Die Krankheitsbilder der progressiven Paralyse (mit Größenwahn und Persönlichkeitsveränderungen), des Tabes dorsalis (»Rückenmarkschwindsucht«) mit zahlreichen schweren neurologischen Ausfällen sowie die Neurosyphilis (Befall der Hirngefäße mit Lähmungen) kennzeichnen die »Spätsyphilis«.

Entstehungstheorien

Die Entstehung der Syphilis ist bis heute ungeklärt. Ihr epidemischer Ausbruch um 1500 und ihre massive Ausbreitung in den folgenden Jahrhunderten werden einerseits auf die Einschleppung der Krankheit aus der Neuen Welt zurückgeführt, andererseits aber auf die sozialen, hygienischen und ökonomischen Mißstände der Zeit, die eine bereits früher existierende Seuche zum Aufflakkern gebracht hätten.

Erst gegen Ende des 19. Jahrhunderts werden die Spätschäden der Syphilis statistisch mit der (Früh-)Syphilis in Zusammenhang gebracht. Im Jahr → 1906 (S. 360) wird der Erreger entdeckt und am → 3. März 1910 (S. 374) ein wirksames Medikament veröffentlicht.

Glaubenskampf und Krankenpflege

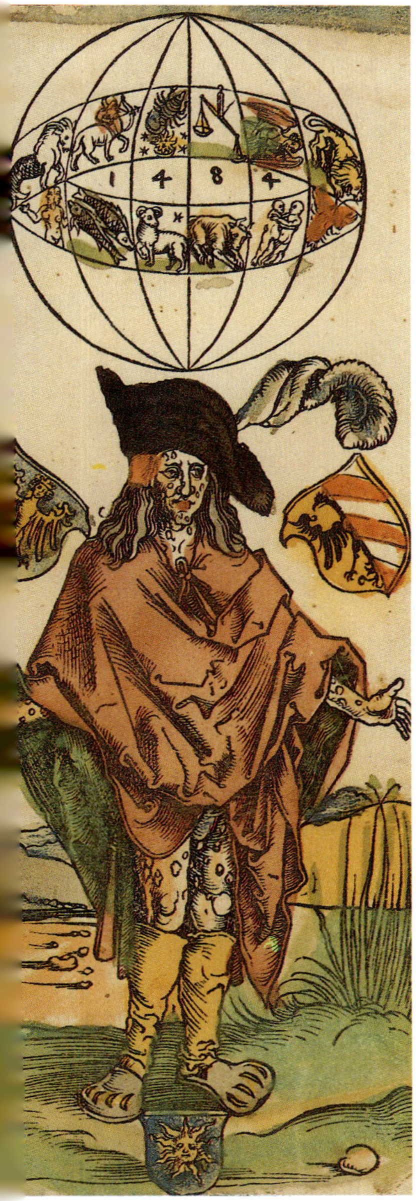

Holzschnitt von Albrecht Dürer, der den Einfluß der Gestirne bei der Syphilis darstellt (1496)

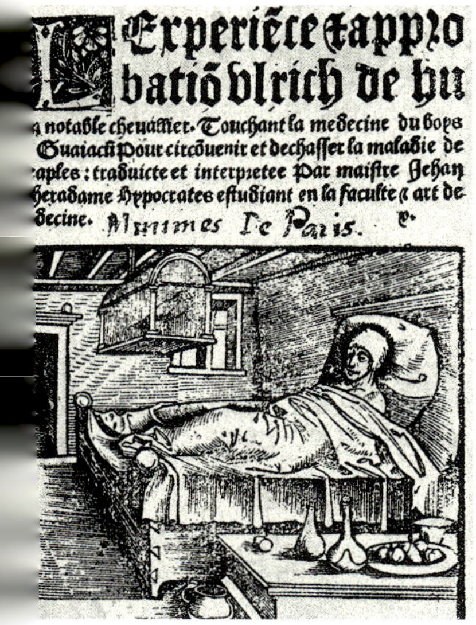

Der an Syphilis erkrankte Reichsritter Ulrich von Hutten stirbt 1523.

1530. Der Johanniterorden nimmt seinen Sitz auf der Mittelmeerinsel Malta, nachdem er aufgrund seiner Niederlage gegen das Osmanische Reich 1522 seinen Hauptstützpunkt Rhodos aufgeben mußte.
Der Orden der Johanniter ist der älteste geistliche Ritterorden. Er ist aus einem Spital hervorgegangen, das um 1050 in Jerusalem von Kaufleuten aus Amalfi gestiftet worden ist. Nach der Eroberung Jerusalems durch die Kreuzfahrer 1099 wurde der Orden gegründet und gab sich um 1155 eine erste Ordensregel. Neben den karitativen Aufgaben der Krankenpflege trat bald der Kriegsdienst gegen die Muslime in den Vordergrund. Der Wahlspruch der Ordensritter lautet: »Verteidigung des Glaubens und Dienst an den Armen.«
Die in den Statuten festgelegten Aufgaben der Krankenpflege wurden auch für andere Pflegeorden vorbildlich: Für den Krankendienst werden für jede Niederlassung vier geprüfte Ärzte, darunter zwei Chirurgen, gefordert. Pro Krankensaal sollen neun Wärter Dienst tun; kranke Frauen sollen durch Frauen versorgt werden. Die Kranken gelten als die »herren«, die bevorzugt zu behandeln sind. Innerhalb des Ordens sind die dienenden Brüder, die dritte Klasse neben Adelsrittern und Priestern, für die Krankenpflege zuständig.
Im Laufe ihrer Geschichte verlegen die Johanniter mehrfach ihren Stammsitz im östlichen Mittelmeerraum. Nach der Eroberung von Rhodos 1309 begründete der Orden einen souveränen Ritterstaat auf der Insel, die er jedoch 1522 nach einer entscheidenden Niederlage räumen muß. 1530 erhält der Orden schließlich als Ersatz von Kaiser Karl V. die Souveränität über Malta und trägt seitdem auch den Namen »Malteser«.
Das Johanniterspital in La Valetta auf Malta, das 1574 errichtet wird, besteht zunächst nur aus zwei Hallen, die an eine gemeinsame Kapelle angrenzen. Durch Ansetzen eines dritten Flügels entsteht ein T-förmiger Grundriß, wie er auch bei manchen Heilig-Geist-Spitälern zu finden ist. Das Hospital kann 700 bis 800 Kranke aufnehmen. Die Wärter sind verpflichtet, für Reinlichkeit in den Räumen zu sorgen sowie die Krankenbetten sauber zu halten und jeden Abend für die Nacht herzurichten. Die Bettlaken werden, falls notwendig, täglich gewechselt. Jeweils kleinere Gruppen von Krankenlagern werden mit weißen Vorhängen aus Leinen voneinander abgeschirmt.
Nach dem Verlust der Insel Malta 1798 beschränkt sich der Orden auf seine karitativen Aufgaben. In Deutschland entstehen im 19. Jahrhundert der evangelische Johanniterorden und der katholische Malteserorden. Beide Organisationen unterhalten zahlreiche Einrichtungen im Gesundheitswesen, darunter Krankenhäuser, Altenheime und Unfallhilfsdienste.

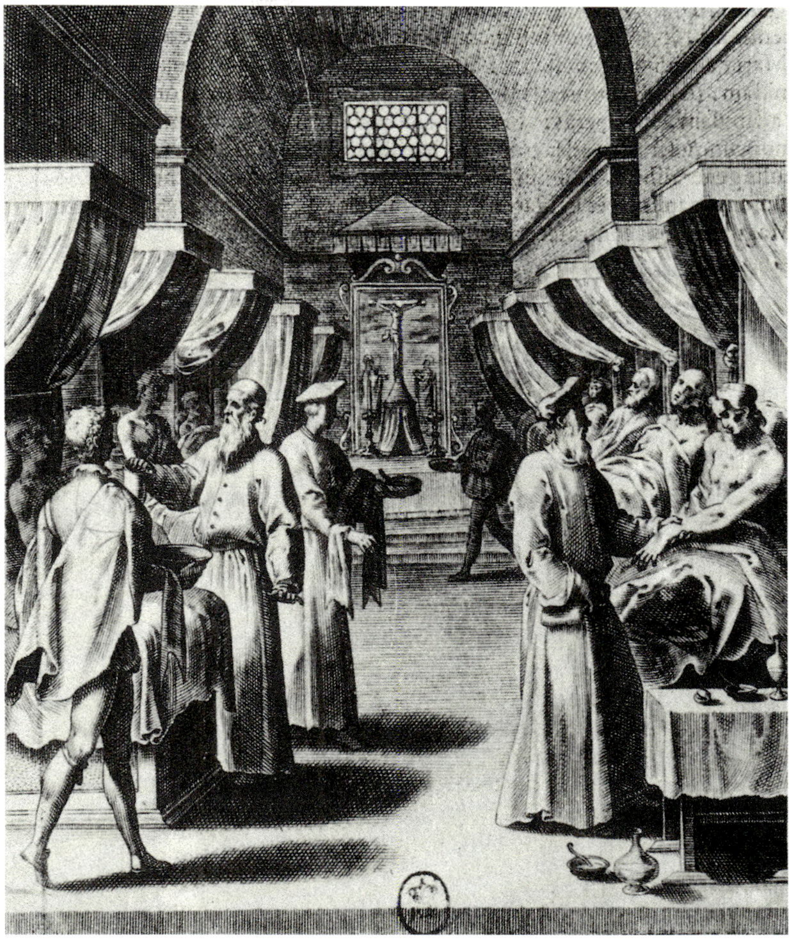

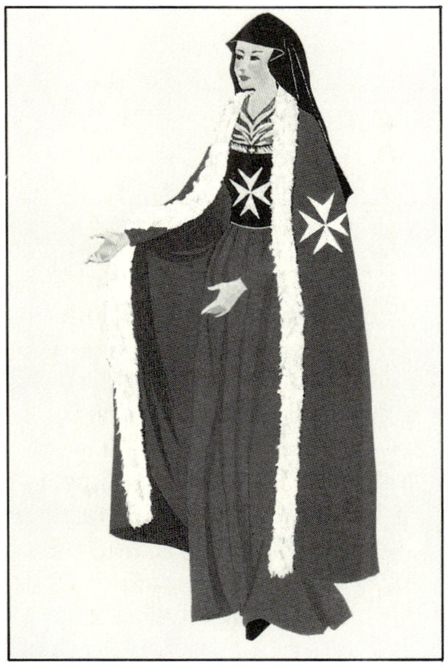

△ Krankenpflege durch die Malteser (1588; Bibliothèque Nationale, Paris): Nach der Vertreibung von Rhodos errichtet der Johanniter- oder Malteserorden 1574 ein Hospital in La Valetta (Malta). Zuvor bestand von 1440 bis 1489 ein Johanniter-Krankenhaus auf der Mittelmeerinsel Rhodos.

◁ Johanniterin in der ersten nachweisbaren Schwesterntracht zur Zeit der Kreuzzüge während der Besetzung Jerusalems; das achtspitzige Johanniter- oder Malteserkreuz – als Symbol für die acht Seligpreisungen der Bergpredigt – ist heute noch Bestandteil des maltesischen Staatswappens. Im 13. Jahrhundert gab es mehr als 4000 Niederlassungen des späteren Malteserordens.

Der »Okkultismus« des Agrippa von Nettesheim

1533. Das Werk »De occulta philosophia sive de magia« von dem aus Köln stammenden Arzt und kabbalistischen Alchemisten Agrippa von Nettesheim (1486–1535) wird in Antwerpen gedruckt. Im Zentrum steht die Wechselwirkung von Mikrokosmos und Makrokosmos, die durch Kräfte der Sympathie oder der Antipathie bestimmt wird. Aus dieser Beziehung leitet Agrippa Methoden zur Behandlung von Krankheiten ab.

Alle Naturdinge sind – nach Agrippa – durch die ihnen zugehörigen »rationes seminales« (Ideen) über die Weltseele miteinander verbunden. Diese verborgenen (okkulten) Eigenschaften der Dinge entspringen dem Archetypus Gott: »Sie ergießen sich vom Weltleben und vom Weltgeiste aus durch die Strahlen der Sterne«. Durch den Einfluß der Gestirne fließen die Emanationen (Ausgießung von lat. emano = herausfließen, sich ausbreiten) der Weltseele in die natürlichen, aber auch künstlichen Dinge (wie z. B. Siegel, Ringe, Spiegel, Zahlen, Worte) ein und bilden ihre »virtutes« (Kräfte).

Innerlich verwandte Substanzen ziehen einander an. »So neigt sich das Feuer zum Feuer, das Wasser zum Wasser, der Kühne zur Kühnheit. Den Ärzten ist es bekannt, daß das Gehirn dem Gehirn, die Lunge der Lunge Heilung bringt«. Dieses (gleichsam homöopathische) Ähnlichkeitsprinzip wird zu einer Grundlage der »sympathetischen Heilkunde«, wie sie gerade in der frühen Neuzeit aufblüht.

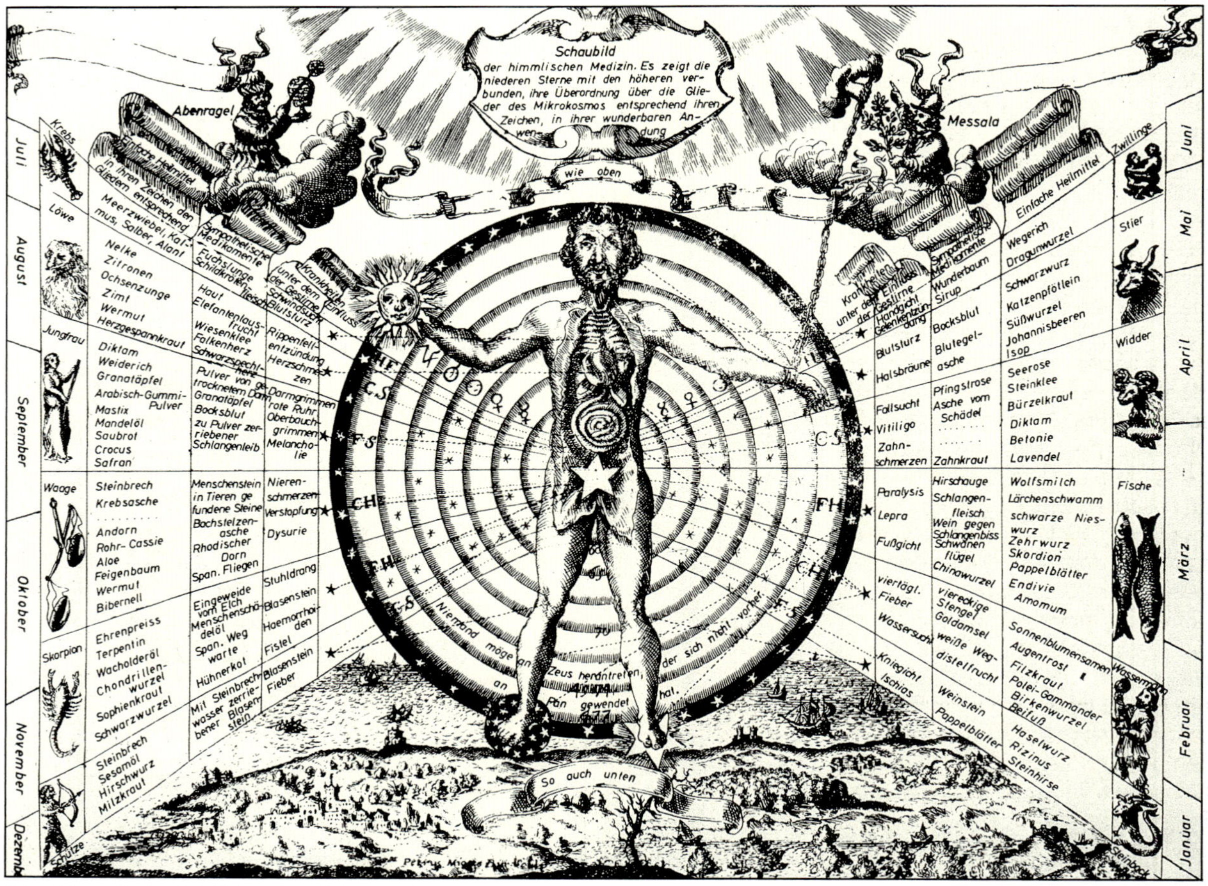

Die »himmlische Medizin« (medicina coelestis) nach Agrippa von Nettesheim (1533); Text in deutscher Übersetzung

Es gibt aber auch verborgene Kräfte in den Naturdingen, die sich gegenseitig abstoßen (Antipathie): ». . . so vertreibt Theriak das Gift, der Jaspis die Blutflüsse, die Koralle die Magenschmerzen, die Spinnen fliehen vor Majoran«.

Eine magische Behandlung empfiehlt Agrippa v. a. bei Erkrankungen von Organen, die einem Tierkreiszeichen oder Planeten zugeordnet werden, z. B. Fallsucht (Gehirn), Steinleiden (Niere/Blase) und Augenentzündungen.

Konzepte der Medizin:

Iatromagie – Praktiken zur Heilung von Krankheiten

Iatromagie (von griech. iatros = der Arzt) ist ein Sammelbegriff für die verschiedenen Formen von magischem Denken und Handeln, die auf Heilung von Krankheiten, Erhaltung der Gesundheit und Stärkung der Lebenskraft ausgerichtet sind. Das Konzept der Iatromagie nimmt in bestimmten Epochen unterschiedliche Formen an. So wird sie in Spätantike und Renaissance mit bestimmten wissenschaftlichen Konzepten logisch verknüpft, wobei in erster Linie die Astrologie zu nennen ist (→ S. 128). Daneben gibt es eine bis in die Frühzeit zurückreichende Tradition von medizinischen Praktiken, die bis heute in der sog. Volksmedizin eine Rolle spielen. Hierbei kommt es zu Verbindungen mit der Iatrodämonologie (→ S. 25) und der Iatrotheologie (→ S. 47). Wenngleich die theoretischen Begründungen und Systeme z. T. stark voneinander abweichen, weisen die Heilpraktiken grundsätzlich übereinstimmende Grundmuster auf:

▷ Die Heilwirkung scheint unsichtbar, d. h. ohne materielle Zwischenglieder, durch eine geistige Kraft übertragen zu werden
▷ Die Heilkraft kann auch über die Entfernung hinweg wirken, so tritt die Heilwirkung eines Krautes oft erst nach seiner Verwesung in der Erde hervor
▷ Analogien, welche u. a. die Signaturenlehre (→ 1586/S. 159) begründen, sind auch für die Iatromagie entscheidend. So soll z. B. die rote Koralle das Ausströmen des roten Blutes stillen können
▷ Typisch für die magische Heilkunde sind Riten, wie sie vor allem in der sog. Volksmedizin gepflegt werden. Sie müssen zu bestimmten Zeiten (z. B. Vollmond, Mitternacht) oder an besonderen Orten (Friedhof, unter Bäumen) durchgeführt werden.

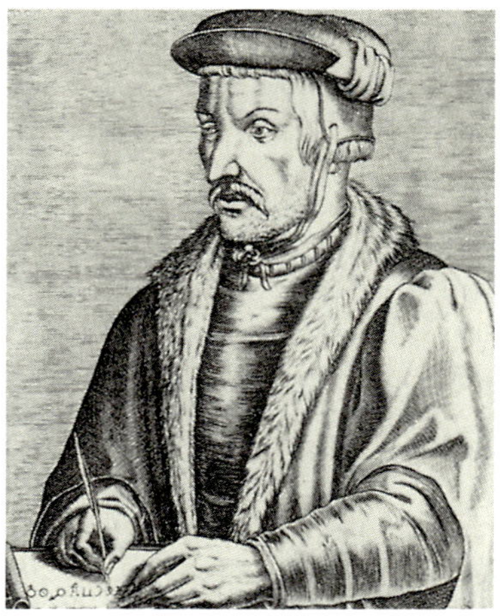

Agrippa von Nettesheim, Hauptvertreter der Iatromagie (Kupferstich)

Englischer Schweiß erfaßt Europa

Mai 1529. In England bricht erneut der »Englische Schweiß« aus, eine Seuche, deren Ursachen bis heute unbekannt sind.
Während die mörderische Krankheit bislang auf die Britischen Inseln beschränkt blieb, breitet sie sich nun mit rasender Geschwindigkeit in ganz Nordeuropa aus.
Sie zeigt überall das gleiche charakteristische Erscheinungsbild: Betroffen sind überwiegend junge Männer, während Kinder und Greise weitgehend verschont bleiben. Plötzlich stellt sich zur Nachtzeit Frösteln mit nachfolgender Fieberhitze ein. Kopfschmerzen, Herzklopfen, Übelkeit und Atemnot sind die weiteren Symptome. Ein gewaltiger Schweißausbruch erfaßt den ganzen Körper, von einem fleckigen oder bläschenförmigen Hautausschlag begleitet. In leichten Fällen lassen die Krankheitserscheinungen bereits nach 24 Stunden wieder nach, in schwereren Fällen treten Delirien, Krämpfe, Schlafsucht und Lähmungen auf. Der Tod ist dann unausweichlich, jede Therapie erscheint vergeblich. Nach spätestens zwei Wochen ist die Seuche jeweils aus dem betroffenen Landstrich verschwunden.
1486 trat diese bis dahin völlig unbekannte Krankheit erstmals in England auf, 1551 kommt es dort zum letzten Seuchenzug. Seitdem ist sie verschwunden.

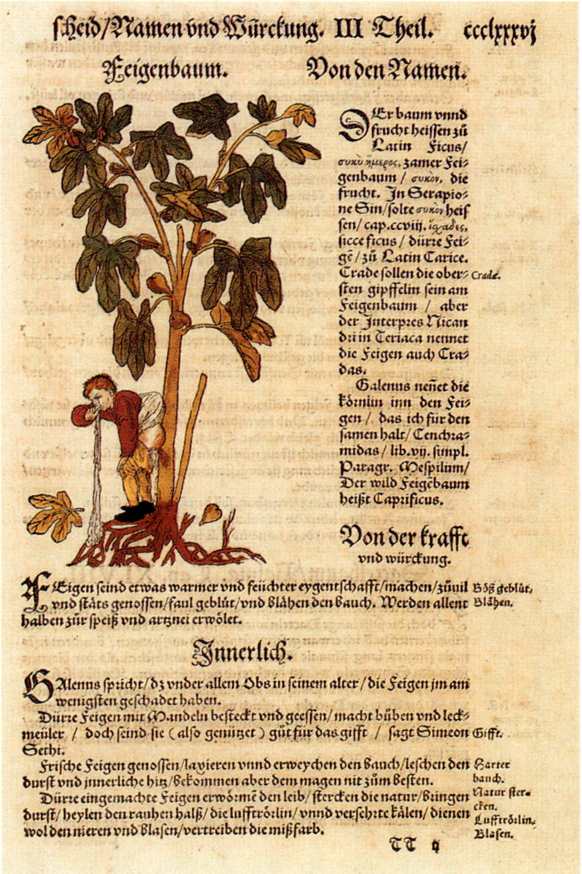
scheid/Namen vnd Würckung. III Theil. ccclxxxvj

Feigenbaum. Von den Namen.

DEr baum vnnd frucht heissen zů Latin Ficus/ συκῆ ἥμερος, zamer Feigenbaum / σῦκον, die frucht. In Serapione Sin/solte σῦκον heissen/ cap.ccviij. ἰσχάδες, sicce ficus / dürre Feigē / zů Latin Carice. Crade sollen die oberſten gipffelin sein am Feigenbaum / aber der Interpres Nicandri in Teriaca nennet die Feigen auch Cradas. Crade.

Galenus neñet die körnlin inn den Feigen / das ich für den samen halt/ Cenchramidas / lib.vij. simpl. Paragr. Mespilum/ Der wild Feigēbaum heißt Caprificus.

Von der krafft vnd würckung.

FEigen seind etwas warmer vnd feüchter eygentschafft/machen/zůuil vnd stäts genossen/faul geblůt/vnd blähen den bauch. Werden allenthalben zůr speiß vnd artznei erwölet. Böß geblůt. Blähen.

Innerlich.

GAlenus spricht/ dz vnder allem Obs in seinem alter / die Feigen jm am wenigsten geschadet haben.

Dürre Feigen mit Mandeln besteckt vnd geessen/ macht bůben vnd leckmeüler / doch seind sie (also genützet) gůt für das gifft / sagt Simeon Sethi. Gifft.

Frische Feigen genossen/laxieren vnnd erweychen den bauch/leschen den durst vnd jnnerliche hitz/bekommen aber dem magen nit zům besten. Harter bauch.

Dürre eingemachte Feigen erwörmē den leib/ stercken die natur/bringen durst/ heylen den rauhen halß/ die lufftrörlin/ vnnd verſehrte kälen/ dienen wol den nieren vnd blasen/vertreiben die mißfarb. Natur stercken. Lufftrörlin. Blasen.

TT q

Aus dem »Kreütterbuch« von Hieronymus Bock (Ausgabe von 1565)

Bock beschreibt süddeutsche Flora

1539. *Der Pfälzer Lehrer Hieronymus Bock (1498–1554) richtet sein besonderes Augenmerk auf die Pflanzen seiner Heimat. Sein in Straßburg erscheinendes »New Kreütterbuch« läßt bei der Beschreibung einzelner Pflanzen die gute Beobachtungsgabe des Autors erkennen, wobei Bock die antiken Autoritäten nicht mehr in dem Maße berücksichtigt wie z. B. vor ihm Brunfels (s. r.). Bocks »Kreütterbuch« ist bis Ende des 17. Jahrhunderts weit verbreitet.*

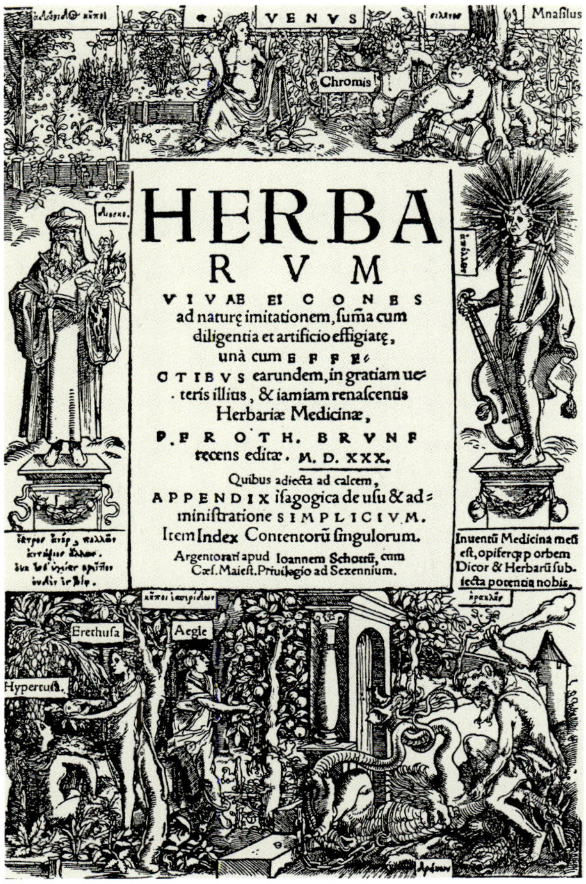
HERBARVM VIVAE EICONES ad naturę imitationem, sum̄a cum diligentia et artificio effigiatę, unà cum EFFECTIBVS earundem, in gratiam ueteris illius, & iamiam renascentis Herbariæ Medicinæ, P. OTH. BRVNF recens editæ. M. D. XXX.

Quibus adiecta ad calcem, APPENDIX isagogica de usu & administratione SIMPLICIVM. Item Index Contentorū singulorum.

Argentorati apud Ioannem Schottū, cum Cæs. Maiest. Priuilegio ad Sexennium.

Titelholzschnitt von Weiditz zu Otto Brunfels' Kräuterbuch

Kräuterbuch mit präzisen Bildern

1532–1537. *Der deutsche Lehrer und Arzt Otto Brunfels (um 1488–1534) verfaßt das »Contrafayt Kreuterbuch«, ein Meilenstein in der Geschichte der frühneuzeitlichen Naturkunde. Dieses Werk, eine Überarbeitung des lateinischen »Herbarum vivae eicones«, zeichnet sich vor allem durch die naturalistischen Pflanzendarstellungen des Hans Weiditz (vor 1500–nach 1536) aus, die Brunfels mit den antiken Texten in Übereinstimmung zu bringen sucht.*

Der Traum von der Verjüngungskur – der Jungbrunnen

16. Jahrhundert. Die Idee einer Verjüngungskur durch Baden in einem besonderen Brunnen, die einem alten Menschheitstraum von der ewigen Jugend entspricht, wird verstärkt bildlich dargestellt. Der »Jungbrunnen« taucht vielfach bereits in der Literatur des Mittelalters auf, so z. B. im 1276/78 begonnenen »Trojanischen Krieg« des Konrad von Würzburg. Eines der bedeutendsten Gemälde einer Verjüngungskur geht auf Lucas Cranach d. Ä. (1472–1553) zurück. Das Motiv des Jungbrunnens spiegelt sich auch in Märchen, Sagen und Schwänken wider. Analog dem Jungbrunnen sollen auch Lebenselixier, Lebenskraut und der geheimnisvolle Stein der Weisen zur Verjüngung verhelfen.

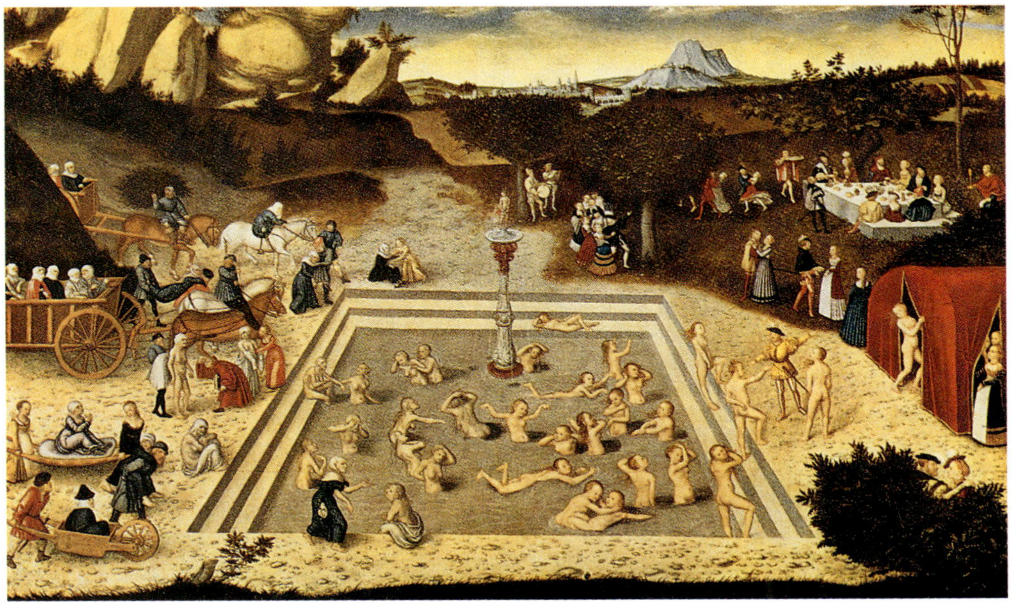

»Jungbrunnen« (Gemälde von Lucas Cranach d. Ä., 1546; Berlin); hier wird ein Traum der Menschheit wahr: Alte, Kranke und Sieche nähern sich von links dem »Jungbrunnen« und verlassen nach der Badekur das Wasserbecken rechts verjüngt, gesund und kräftig. Sie können nun wieder das Leben genießen.

1540

1540–1559

Um 1540. Der italienische Arzt Giovanni Battista da Monte, ein Freund von Andreas Vesal, ist der erste, der im Hospital San Francesco zu Padua als Medizinprofessor klinischen Unterricht erteilt. Er zieht junge Ärzte aus ganz Europa an die Universität von Padua.

1540. Der Mediziner Thomas Vicary erhält vom englischen König Heinrich VIII. die Vollmacht, in London die »United Company of Barbers and Surgeons« zu gründen. → S. 149

1540–1541. In Württemberg kommen nach einem vorzüglichen Weinjahr vom Herbst 1540 bis zum Fasten 1541 mehr als 400 Menschen beim Zechen ums Leben. Es entwickelt sich in dieser Zeit ein genau ausgearbeitetes »Zech- und Saufrecht«.

März 1541. Der schweizerische Arzt Conrad Gesner richtet in Zürich eine Praxis ein. Er arbeitet als Universalgelehrter auf zahlreichen Gebieten der Naturforschung. Besonders hervorzuheben ist sein »Thesaurus Evonymi« (1552), in dem er die von Paracelsus empfohlenen Arzneimittel im Sinne der Iatrochemie und Pharmazie seiner Zeit zusammenstellt. → S. 144

1542. Der französische Philosoph und Arzt Jean Fernel publiziert die Schrift »Der natürliche Teil der Medizin« und begründet damit die Physiologie als selbständiges Fach. → S. 144

1543. »De humani corporis fabrica«, das grundlegende anatomische Werk von Andreas Vesal erscheint in Basel. → S. 145

Der deutsche Arzt und Botaniker Leonhart Fuchs gibt sein großes botanisches Werk in deutscher Sprache unter dem Titel »New Kreuterbuch« heraus. → S. 148

Der portugiesische Arzt und Forschungsreisende Garcia de Orta bereist Indien und sendet einheimische Kulturpflanzen nach Portugal. Während er sich in Goa aufhält, bricht dort die Cholera aus. Orta liefert die erste genaue Beschreibung der Cholera asiatica, auch indische Cholera genannt.

1545. Der Arzt, Apotheker und Schriftsteller Walter Hermann Ryff aus Straßburg zieht die Melancholie als Ursache der Krebskrankheit in Betracht. → S. 148

Johannes Hoppe, Professor für Chirurgie und Anatomie in Leipzig, lädt zur ersten öffentlichen Sektion (»Anatomia publica«) auf Plakaten wie zu einer Theaterveranstaltung ein, nachdem ihm am Tage zuvor der Leichnam eines Enthaupteten zur Verfügung gestellt wurde.

Der französische Wundarzt Ambroise Paré erkennt, daß Schußwunden nicht vergiftet sind. Er erregt gewaltiges Aufsehen, als er aufgrund seiner Erfahrungen als Wundarzt in verschiedenen Feldzügen das übliche Ausbrennen der Schußwunden (Ausgießen mit siedendem Öl) für unnütz und schädlich erklärt (→ 1552/S. 147).

1546. Der italienische Arzt und Humanist Girolamo Fracastoro veröffentlicht seine Schrift über das »Kon tagium«. Er behauptet, alle Seuchen würden durch lebendige Krankheitskeime (»Seminaria morbi«) übertragen. Er verlangt deshalb eine Isolierung der Kranken und das Räuchern der verseuchten Gegenstände, wie z.B. der Kleider (→ 1521/S. 140).

In Nürnberg erscheint das von dem Arzt und Botaniker Valerius Cordus zusammengestellte »Dispensatorium [Pharmacorum]« als erstes »amtliches« Arzneibuch für die Apotheker. → S. 148

Der Anatom Gianbattista Canano aus Ferrara demonstriert erstmals bei der Sektion (Leichenzergliederung) die Venenklappen, ohne ihre Funktion zu erkennen (→ 1591/ S. 161).

Um 1550. Der »Pelikan«, eine spezielle Zahnzange, wird in Frankreich oder Deutschland erfunden. → S. 148

1552. Der französische Hofchirurg Ambroise Paré führt das Abbinden der Gefäße (Ligatur) in die chirurgische Versorgung ein. Bei der Belagerung von Damvillers nimmt er bei einem Soldaten die Amputation eines von einer Kanonenkugel zerschmetterten Unterschenkels vor. Dabei unterbindet Paré die Arterien, anstatt wie bisher das Glüheisen zur Blutstillung zu gebrauchen. → S. 147

1553. Der spanische Theologe und Mediziner Miguel Serveto (oder Michel Servet) beschreibt an einer Stelle seines theologischen Werkes »Christianismi restitutio« erstmals den kleinen Kreislauf des Blutes durch die Lungen, was jedoch lange Zeit unbeachtet bleibt.

In San Domingo wird ein Paar von siamesischen Zwillingen seziert: Man will feststellen, ob die beiden Körper, die vom Nabel abwärts zusammengewachsen sind, auch zwei Seelen enthalten. Dies wird bestätigt, da alle Organanlagen doppelt aufgefunden werden.

1556. In Funai (Japan) wird ein Hospital für Arme, Alte und Aussätzige gegründet. Es steht unter der Leitung des portugiesischen Arztes Luis d'Almeida. → S. 151

31. 7. 1556. Ignatius von Loyola, der Begründer des Jesuitenordens (Societas Jesu, S. J.) stirbt. Sein Leichnam wird seziert. Ignatius ist durch seinen Exorzismus und seine Exerzitien (geistig-religiöse Übungen) für die Vorgeschichte der Psychotherapie von Interesse.

1559. Der italienische Anatom Realdo Colombo schildert – sechs Jahre nach Michel Servet und unabhängig von diesem – den kleinen Blutkreislauf (Lungenkreislauf). Er macht seine Entdeckung bei der Vivisektion am freigelegten Tierherzen.

Fernel erneuert Physiologie

1542. Der französische Arzt Jean Fernel (1497/1506–1558) veröffentlicht seine Schrift »Der natürliche Teil der Medizin«. Er wird damit zum Neubegründer der Physiologie. Fernel geht von den Elementen warm, kalt, feucht und trocken aus und beschreibt die »Temperamente« als Mischungen dieser Elemente. Als Werkzeuge der Seele fungieren wie die »eingeborene Wärme« die »Spiritus«, feine ätherische

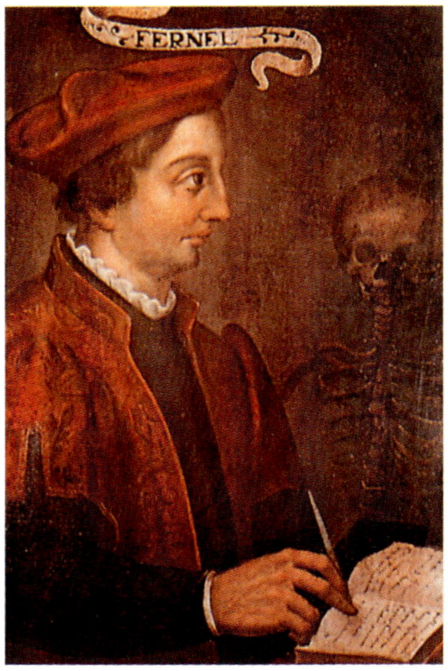

Jean Fernel, der Neubegründer der Physiologie und Zeitgenosse des Paracelsus (anonymes zeitgenössisches Gemälde; Sammlung der Alten Medizinischen Fakultät in Paris)

Substanzen, die über Venen, Arterien und Nerven verteilt werden. Fernel beschreibt eingehend die verschiedenen Seelenvermögen: Das in der Leber residierende sog. natürliche Vermögen, das für die Ernährungsprozesse verantwortlich ist, das vitale Vermögen, das im Herzen sitzt und den Körper belebt, und schließlich das animalische Vermögen, das im Gehirn seinen Sitz hat und für die Willkürbewegungen, die Empfindungen und die Sinneswahrnehmungen zuständig ist. Ebenso werden die vier Säfte Blut, Schleim, gelbe und schwarze Galle und ihre jeweiligen Aufgaben im Körper dargelegt.

Mit diesem Konzept erscheint die Physiologie als ein abgeschlossenes und weitgehend widerspruchsfreies Gedankengebäude. Fernel gebraucht den Begriff Physiologie bereits im modernen Sinn, und zwar als Lehre von den normalen Funktionen des Körpers.

Jean Fernel spielt eine zentrale Rolle bei der Entwicklung der schöpferischen Phase des Galenismus in der Renaissance. In eigenständiger Weise faßt er das gesamte medinische Wissen seiner Zeit zusammen, bearbeitet es systematisch und gießt es in eine leicht begreifliche und überzeugende Form. Damit bringt er den medizinischen Lehrstoff für mehr als 100 Jahre in ein feststehendes Schema.

Gesners Pflanzenbuch

März 1541. Conrad Gesner (1516 bis 1565) läßt sich in Zürich als Mediziner nieder. Er verfaßt als Universalgelehrter in der Folgezeit zahlreiche Schriften im Bereich der Naturforschung, in denen er seine auf mehreren Reisen gewonnenen Beobachtungen darlegt.

Unübertroffen sind seine naturgetreuen Pflanzenabbildungen, die er – z. T. mit Hilfe von beauftragten Malern – in seiner »Historia plantarum« zusammenträgt. Die Schrift bleibt jedoch unvollendet und wird erst nach seinem Tod in Teilen publiziert. Insgesamt handelt es sich um 1500 Abbildungen, die jedoch nicht alle erhalten sind.

In seiner Heimatstadt Zürich gründet Gesner einen botanischen Garten und legt außerdem ein umfangreiches Naturalienkabinett an.

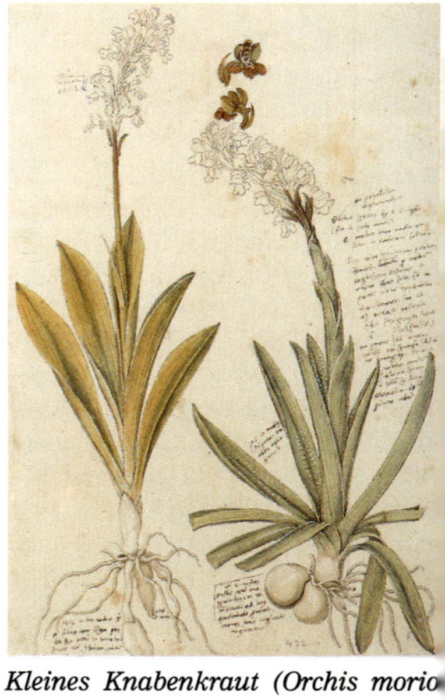

Kleines Knabenkraut (Orchis morio L.) aus Gesners Pflanzenbuch (16. Jh.)

Andreas Vesal will Galen korrigieren

1543. In Basel erscheint »De humani corporis fabrica«, das grundlegende anatomische Werk von Andreas Vesal (1514/15–1564), der an der Universität in Padua unterrichtet. Es enthält eine Fülle von hervorragenden Abbildungen und sehr ausführlichen und anschaulichen Beschreibungen der Strukturen des menschlichen Körpers.

Im Einklang mit der fortschrittlichen Geisteshaltung seiner Zeit rückt Vesal den Menschen in den Mittelpunkt seines Interesses und plädiert für eine naturgetreue Darstellung des Wahrnehmbaren.

Indem er seine Sektionstechnik detailliert schildert, macht Vesal seine Beobachtungen in einem bis dahin nicht gekannten Ausmaß für jeden nachprüfbar.

Mit scharfen Worten deckt der flämische Anatom und Chirurg mehr als 200 Fehler der alten Anatomie auf. So bestreitet er z. B., daß der Gallengang im Magen endet, daß sich die Gelenkhöcker des Hinterhauptbeines bei seitlichen Kopfbewegungen aus den Pfannen des ersten Halswirbels entfernen, daß es beim Menschen ein »Rete mirabile« (Wundernetz von kleinen Arterien an der Basis des Gehirns) gibt, daß die Leber fünflappig und der Uterus gehörnt ist und sieben Kammern aufweist.

Trotzdem folgt Vesal jedoch den Vorgaben Galens. Er stellt ihn niemals grundsätzlich in Frage, sondern beabsichtigt nur eine Korrektur und Ergänzung. So sind Vesals Beobachtungen weitgehend von jenen Erwartungen bestimmt, welche die galenische Physiologie weckt. So kann Vesal z. B. nicht die durchgängigen Poren zwischen den Herzkammern finden, von deren Existenz Galen überzeugt war, trotzdem bleibt er bei der Vorstellung, daß Blut durch die Herzscheidewand direkt von der rechten in die linke Kammer hindurchschwitzt. Oder er stellt Behauptungen über den Faserverlauf in den Gefäßen auf, die einzig und allein den überkommenen theoretischen Vorstellungen entspringen. Insofern erweist sich Andreas Vesal eher als Vollender, denn als Überwinder der galenischen Wissenschaft und ihren Theorien.

Spektakuläre Entdeckungen enthält das monumentale Werk Vesals nicht. Allerdings sind die Zeichnungen, bei denen Vesal den Künstler Jan Steven van Kalkar (1499–zw. 1546 u. 1550) beschäftigt, so beeindruckend, daß sie rasch zahlreiche Nachahmer finden. Ca. 25 Ausgaben von Vesals Werk erfolgen, unzählig sind die Plagiate.

Andreas Vesal wurde in der Silvesternacht 1514/15 in Brüssel geboren, studierte ab 1533 Medizin in Paris und wurde in Padua promoviert, wo er bereits als 23jähriger Anatomie unterrichtete. Nach der Drucklegung seines Werkes »De humani corporis fabrica« nimmt Vesal eine Stelle als Hofarzt bei dem römisch-deutschen Kaiser Karl V. an, begleitet den Monarchen auf zahlreichen Reisen und Heereszügen und widmet sich besonders der Chirurgie. Später folgt er Karls Sohn Philipp II. von Spanien als Leibarzt nach Madrid. Während einer Pilgerreise ins Heilige Land stirbt Vesal im Oktober 1564 auf der Insel Sakinthos.

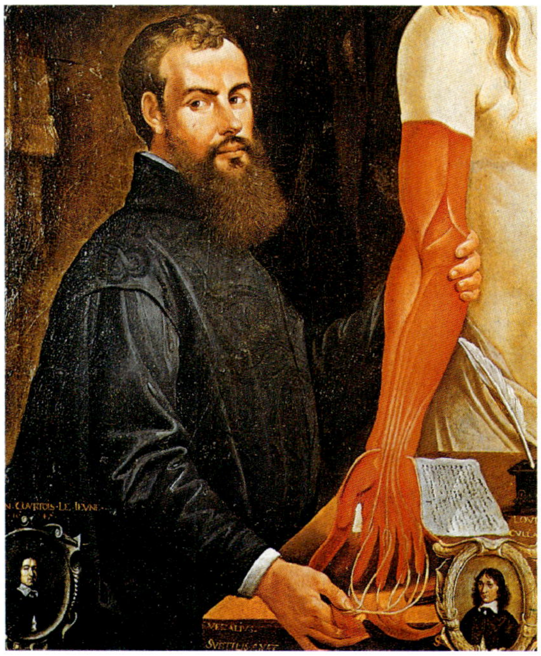

Andreas Vesal von Poncet nach dem in der »Fabrica« enthaltenen Bild (17. Jh.): Es handelt sich um das einzige gesicherte Porträt Vesals. Autorenbildnisse in medizinischen Büchern sind in dieser Zeit häufiger anzutreffen. Der auf dem Tisch liegende Text ist verschlüsselt und Gegenstand vergeblicher Deutungsversuche durch Medizinhistoriker. Die »stehende« Leiche, deren Unterarm Vesal demonstriert, taucht bereits in mittelalterlichen Anatomiedarstellungen auf.

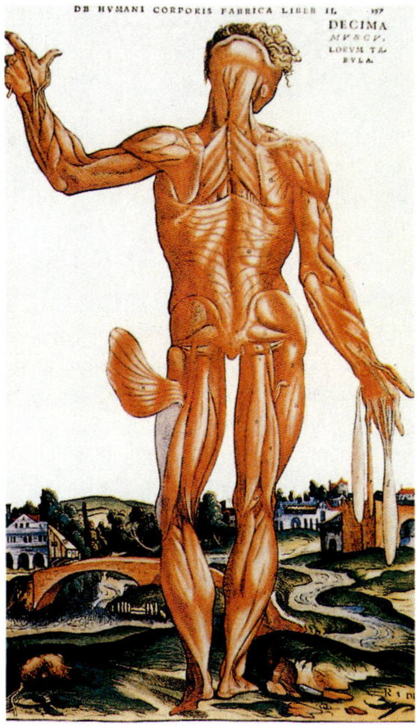

Abbildung eines »Muskelmannes« aus einem kolorierten Exemplar von Andreas Vesals »Fabrica« (1543)

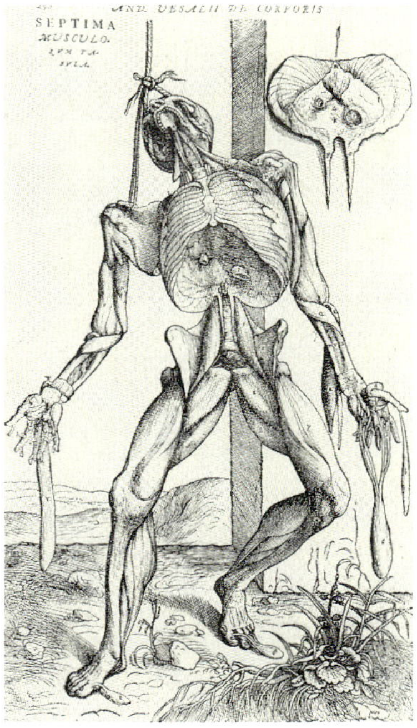

Ein aufgehängter, anatomisch präparierter Mensch (Abbildung aus Andreas Vesals »Fabrica«; Basel 1543)

Der Streit um die rechte Anatomie

Chronik Hintergrund

Der in Padua lehrende Andreas Vesal greift die galenische Tieranatomie an, welche ihre Funde unkritisch auf den Menschen überträgt. Damit löst der flämische Mediziner bei einigen berühmten Anatomen heftige Kritik aus. Dieser Konflikt spiegelt den allgemeinen Kampf zwischen Traditionalisten und Neuerern.

Vesals Lehrer Jacobus Sylvius (1478–1555) etwa – obwohl ursprünglich kein sklavischer Anhänger Galens – glaubt sich persönlich angegriffen. Verärgert wirft er Vesal Unverschämtheit und Pietätlosigkeit vor. In seiner Verbitterung besteht Jacobus Sylvius trotzig auf der Unfehlbarkeit des göttlichen Galen, dessen Lehren er viele Jahre lang verkündet hat. Um die eigene Autorität zu wahren, verficht er eine Degenerationstheorie: Eher habe sich der Bau des menschlichen Körpers seit der Antike verändert, als daß Galen geirrt haben könne.

Er beschimpft Vesal als Verrückten und versteigt sich zu der Forderung an Karl V., der römisch-deutsche Kaiser möge Vesal bestrafen. Dieses Monster, dieses schlimmste Beispiel von Ignoranz, Undankbarkeit, Anmaßung und Respektlosigkeit, möge er zum Schweigen bringen, damit sein pestilenzialischer Atem nicht das übrige Europa vergifte.

Aber Vesal muß sich auch gegen gerechtfertigte Kritik seiner Zeitgenossen zur Wehr setzen, die bemängeln, daß seine Beschreibungen z. T. ebenso falsch sind wie Galens Behauptungen. Vesals Schüler Gabriele Fallopio (1523–1562) etwa hält ihm entgegen, daß das Brustbein nicht aus sieben Teilen bestehe und daß er den Lidhebemuskel übersehen habe. Vesal reagiert wie Sylvius: Er beruft sich ohne Überprüfung an der Leiche auf Autorität und Erfahrung und stützt seine Behauptungen sogar im Rückgriff auf Galen.

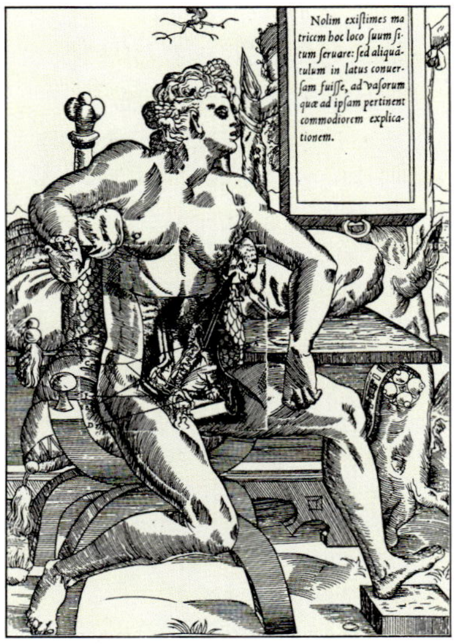
Nolim existimes matricem hoc loco suum situm seruare: sed aliquātulum in latus conuersam fuisse, ad vasorum quæ ad ipsam pertinent commodiorem explicationem.

Die weiblichen Fortpflanzungsorgane nach Charles Estienne (1545)

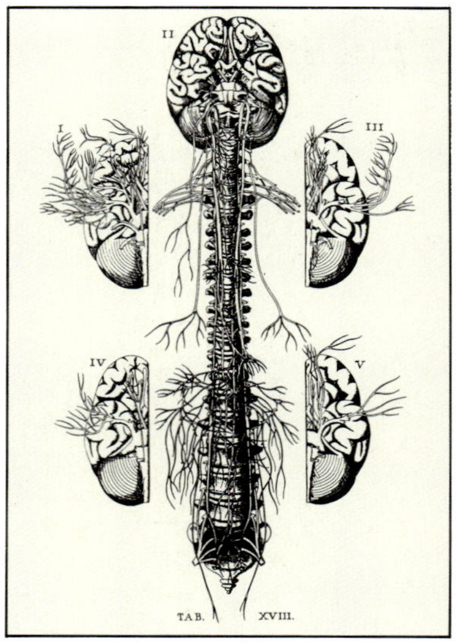

Hirnbasis mit Hirn- und Rückenmarknerven (Tafel von Eustachi; um 1552)

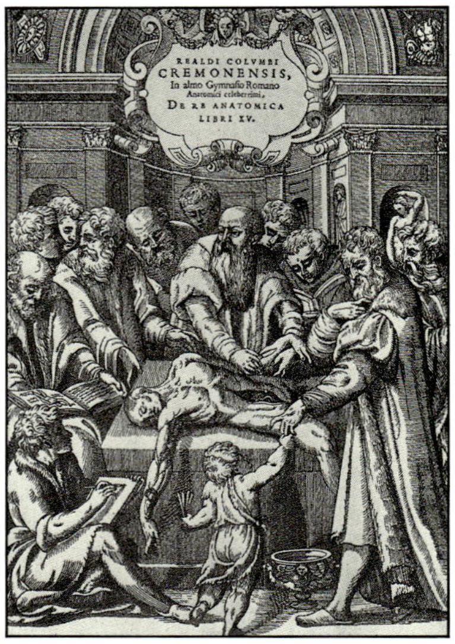

Realdo Colombo bei einer Lehrsektion (Titelkupfer seines Werkes; 1559)

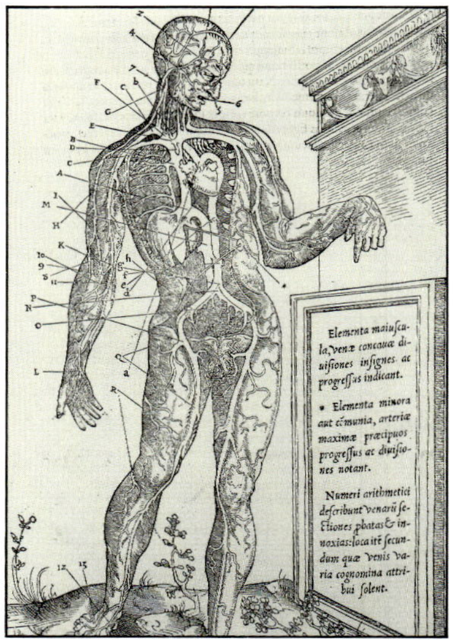

Darstellung der Gefäße nach Charles Estienne (Ausgabe 1591)

Anatomen beginnen präzise Erforschung des Körpers

Unter den Naturforschern des 16. Jahrhunderts ragen besonders die Anatomen hervor, die zu den Bahnbrechern der neuzeitlichen Medizin gehören. Ihre Entdeckungen haben z. T. bis heute ihre Gültigkeit behalten. In der Arbeit der Anatomen spiegelt sich das Interesse der Renaissance am menschlichen Körper besonders deutlich wider. Die zeitliche Priorität der zahlreichen anatomischen Entdeckungen ist in dieser Zeit oft ungeklärt, da die Anatomen ihre Beobachtungen manchmal nicht oder nur mit beachtlicher zeitlicher Verzögerung veröffentlicht haben. Manche Beschreibungen anatomischer Gebilde sind außerdem mangels präziser Bezeichnung oder Abbildung nicht eindeutig zu identifizieren.

Bevor die große Zeit von Entdeckungen und Erstbeschreibungen in der Anatomie einsetzt, müssen die Anatomen erst einmal die antiken Kenntnisse wiedergewinnen. Hierin liegt die Bedeutung von Übersetzern klassischer Werke wie z. B. Thomas Linacre (1460?–1524) und Johannes Guenther von Andernach (1487–1574), einem Lehrer von Andreas Vesal (1514/15–1564).
Niccolò Massa (1485–1569) und Andrés de Laguna (1499–1560) gehören in den 30er Jahren des 16. Jahrhunderts zu den Wegbereitern einer kritischen Haltung gegenüber den antiken Autoritäten. So erklärt Massa z.B. entgegen Galen, daß die Herzscheidewand massiv sei und keine Poren habe.

Die anatomische Illustration

Gianbattista Canano (1515–1579) und Charles Estienne (1505–1564) erweitern die Möglichkeiten der Illustration. Canano, der bereits die Venenklappen beobachtet, gibt ein Buch heraus, in welchem jeder Muskel des Armes eine eigene Abbildung erhält und in korrekter Beziehung zum Knochen dargestellt ist. Estienne liefert die ersten präzisen Schilderungen der Drüsen für die Gelenkschmiere, des Rückenmarkskanals sowie der Leberkapsel und verfolgt die Blutgefäße bis in die Knochen hinein.
Auch Jacobus Sylvius (eigentl. Jaques Dubois; 1478–1555) bereichert die Anatomie. Er beschreibt genau das Keilbein sowie die Wirbelsäule und führt die Injektionstechnik in die wissenschaftliche Anatomie ein, wodurch die Blutgefäße besser als je zuvor an den anatomischen Präparaten in Erscheinung treten.

Anatomie wird immer präziser

Mit Vesals »Fabrica« von → 1543 (S. 145) beginnt die von den Vorstellungen der antiken Mediziner weitgehend unabhängige Untersuchung des menschlichen Körpers. Viele Ärzte suchen nach immer feineren Details des Organismus und liefern immer sorgfältigere Schilderungen. So ergänzt 1546 Giovanni Filippo Ingrassia (1510–1580) die bis dahin bekannten Gehörknöchelchen um die Kenntnis des Steigbügels. Auch Bartolomeo Eustachi (1520–1574) widmet sich der Anatomie des Ohres und beschreibt eine Fülle von Einzelheiten: Neben den Gehörknöchelchen die nach ihm benannte Eustachische Röhre (Tuba auditiva oder »Ohrtrompete«, die Verbindung zwischen Mittelohr und Nasenrachenraum), das Innenohr, ferner den Stimmapparat, das sympathische Nervensystem, die Nebennieren, den Brustlymphgang und vieles andere mehr (→ 1563/S. 152). Sein überragendes Werk, die »Tabulae anatomicae« (1552 vollendet), wird erst im Jahr 1714 veröffentlicht.

Der kleine Blutkreislauf

Die raschen Fortschritte der Anatomie zeigen sich auch in dem Werk »De re anatomica«, das Matteo Realdo Colombo (1516–1559) 1559 veröffentlicht. Bei der Bestimmung der Position der Augenlinse, in der Beschreibung von Mediastinum (Mittelfellraum), Lungenfell (Pleura) und Bauchfell (Peritoneum) ist Colombo genauer als Vesal. 50 Fehler wirft er seinem Lehrer vor, die oft ihren Ursprung in der Tieranatomie haben. Am wichtigsten sind Colombos Untersuchungen an Herz und Gefäßen. Er findet, daß die Zusammenziehung des Herzens synchron mit der Arterienausdehnung erfolgt und erkennt die Bedeutung der Herzklappen, die nur den Blutstrom in jeweils eine Richtung zulassen. Das Blut kann deswegen nicht aus den Kammern in die Hohlvene oder in die Lunge zurückfließen. Die Lungenarterie ist zu dick, als daß alles Blut in ihr nur zu ihrer Ernährung dienen kann. Die Lungenvene ist nicht mit »Rauch«, sondern stets mit Blut gefüllt. Der Schluß ist für Colombo zwingend: Das Blut wird aus der rechten Herzkammer in die Lungen geleitet, dort verdünnt und mit Luft vermischt, worauf es in die linke Herzkammer fließt, von wo es fast unverändert weiterverteilt wird. Damit ist der kleine Blutkreislauf (oder »Lungenkreislauf«) entdeckt.

Embryologische Studien

Gabriele Fallopio (1523–1562) ist ebenfalls Vesals Schüler. 1561 beschreibt er Eileiter (Tubae uterinae Fallopiie), Eierstöcke und Samenblasen, das Innenohr mit Cochlea und Labyrinth, klärt die Beziehungen zwischen Trommelfell und Gehörknöchelchen, prägt die moderne Bedeutung der Begriffe Vagina, Plazenta, harter und weicher Gaumen und Gaumensegel, beschreibt die Wurzel des Nervus trochlearis sowie die Hals- und Lendenschwellung des Rückenmarks.
Giulio Cesare Aranzi (1530–1589) beschreibt erstmals angemessen die Gebärmutter bei der Schwangerschaft und liefert die beste Schilderung des Fetus.
Hieronymus Fabricius ab Aquapendente (1537–1619; Girolamo Fabrizzi), ein Schüler von Gabriele Fallopio, veröffentlicht Kupferstiche mit den bis dahin besten Abbildungen von schwangerem Uterus und Plazenta, treibt bemerkenswerte embryologische Studien und widmet erstmals den Venenklappen eine eigene Schrift (→ 1591/S. 161).

Künstliche Arme und Beine von Paré

1552. Der französische Chirurg Ambroise Paré (um 1510–1590) führt die Unterbindung der Blutgefäße (Ligatur) bei Amputationen ein und löst damit die alleinige Anwendung des Glüheisens bei der Blutstillung ab.

Neben zahlreichen Neuerungen in der Chirurgie, insbesondere Kriegschirurgie, beschreibt Paré erstmals in zwei Schriften (1561 und 1575) ausführlich Prothesen und orthopädische Apparate. Neben künstlichen Augen empfiehlt er die künstliche Nase aus Metall in Gestalt und Farbe der verlorengegangenen bzw. den falschen Schnurrbart zur Kaschierung des Gesichtsdefektes. Der Chirurg spricht sich gegen die in Italien praktizierte Nasenplastik (→ 1597/ S. 157) aus, da sie niemals die Gestalt und Eigenschaft der ursprünglichen Nase erreiche.

Paré beschreibt künstliche Vorderzähne aus Knochen, Elfenbein oder Haifischzähnen, die – wie bereits von Hippokrates gelehrt – mit Gold- oder Silberdraht an den Nachbarzähnen befestigt werden. Gaumendefekte als eine Folge von Schußverletzungen werden mit Gold- oder Silberplatten (Obturatoren) verschlossen. Bei Gesichtsentstellungen, z. B. bei abgehauener Lippe, bei Defekten nach einem Pestgeschwür oder nach Verbrennungen mit Schießpulver, empfiehlt Paré deckende Masken.

Gegen Rückgratverkrümmungen (Skoliosen) setzt Paré Panzer (Korsett) aus dünnem Eisen ein. Um Männern, die ihren Penis bis zur Wurzel verloren haben, das Urinieren im Stehen zu ermöglichen, wird eine künstliche Harnröhre aus Eisenblech oder Holz angelegt. Den Klumpfuß bei Kindern korrigiert der französische Chirurg durch speziell angefertige Stiefelchen (→ 1674/S. 195).

Besonders bekannt sind Parés Abbildungen und Beschreibungen von künstlichen Händen, Armen und Beinen, die er von einem in Paris lebenden Schlosser, genannt »der kleine Lothringer«, fertigen läßt. Paré veröffentlicht die Darstellungen, damit Schlosser und Uhrmacher solche Apparate nachbauen können. So zeigt er eine künstliche Hand, die eine Schreibfeder halten kann, sowie ein künstliches Bein für Wohlhabende und einen Stelzfuß für Arme – wesentliche Neuerungen gegenüber den herkömmlichen Holzkrücken.

Parés Werk gibt einen umfassenden Einblick in die »Wundarznei« seiner Zeit, in der sich Überliefertes mit Neuem vermischt. Auch bei ihm gehören die traditionellen Maßnahmen der Blutentziehung zum Repertoire: Der Aderlaß, die Schröpfköpfe und die Blutegel an den Körperstellen, wo Schröpfköpfe nicht aufgesetzt werden können (z. B. After, Scheideneingang, Zahnfleisch, Lippe und Nase).

Ambroise Paré – ursprünglich Barbier – nimmt als Feldscher an zahlreichen Kriegszügen teil und wird 1552 zum »Chirurgien du Roi« ernannt. Größtes Aufsehen erregte er 1545 mit seinem Rat, Schußwunden nicht mehr mit siedendem Öl auszugießen. Sein Ansehen als Wundarzt ist so groß, daß er – gegen den Widerstand der Pariser Medizinischen Fakultät, die den »einfachen Barbier« ablehnt – 1554 in das Chirurgen-Kollegium (Collège de St. Côme) aufgenommen wird. Paré verfaßt seine Schriften in der französischen Muttersprache, da er gemäß seiner Ausbildung als Barbier des Lateinischen unkundig ist.

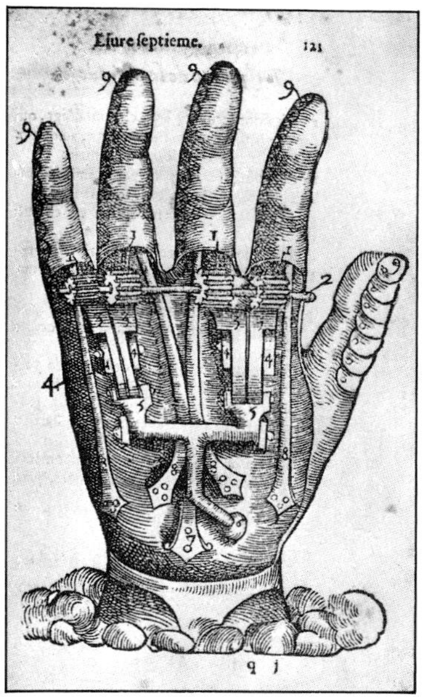

Handprothese nach Paré (aus »Dix livres de la Chirurgie«, 1564)

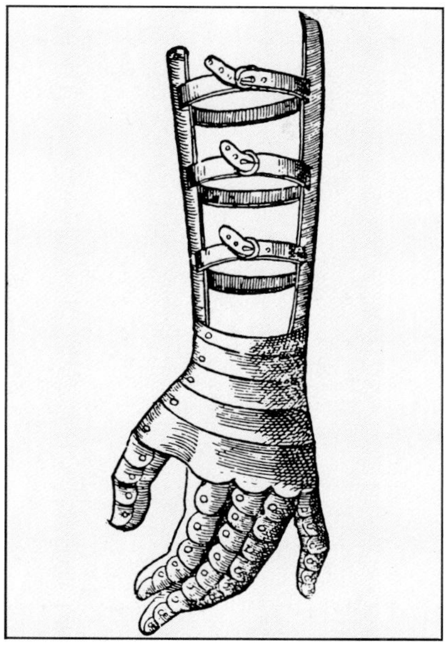

Handprothese; der Mechanismus wurde von einem Schlosser entwickelt.

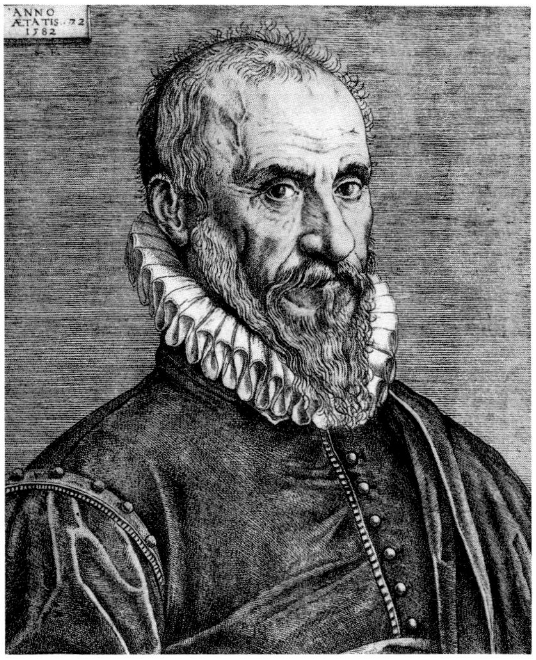

Ambroise Paré, um 1510 in Bourg-Hersent bei Laval geboren, im Alter von 72 Jahren; zu dieser Zeit gibt er eine Schrift über die Mumie und das Einhorn heraus, in der er die von vielen angenommene Heilkraft dieser ominösen Substanzen in Abrede stellt. Bis ins hohe Alter hinein praktiziert Paré als Arzt (Stich von Etienne Delaulne). Insgesamt schreibt er mehr als 20 Bücher, zu den bedeutendsten gehören »Dix livres de la Chirurgie« (Paris 1564). Paré stirbt am 20. Dezember 1590 in Paris.

Das Brenneisen als Allheilmittel

Chronik Stichwort

Das **Brennen** bestimmter Körperstellen mit glühenden Eisen wird besonders in der islamischen Medizin praktiziert. Abulcasis (→ 2. Hälfte 10. Jh./ S. 78) beschreibt 30 verschiedene Instrumente zum Brennen (»Kautern«). Diese Behandlungsmethode ist im ausgehenden Mittelalter und in der Renaissance ebenso beliebt wie der Aderlaß.

In der Chirurgie wird das Glüheisen u. a. bei Bruch- und Hodenoperationen, zur Entfernung von Geschwülsten, zur Blutstillung, zur Behandlung der Krampfadern und der Hämorrhoiden eingesetzt.

Es wird aber auch gegen Krankheiten innerer Organe angewendet, so z. B. bei Verhärtungen des Magens, der Leber und der Milz. Wenn die Arzneimittel versagen, sollen die Hautstellen, die mit dem Grundleiden korrespondieren, gebrannt werden. Es gibt – analog zu den »Aderlaßmännern« – Körperdarstellungen, auf welchen die Brennstellen markiert sind. Die Reizung äußerer Körperstellen, um innere Störungen zu korrigieren, erinnert an die Moxibustion in der chinesischen Medizin (→ 2. Jh. v. Chr./S. 45) und die Reflexzonentherapie des 19. Jahrhunderts (z. B. des Baunscheidtismus; → 1851/S. 292).

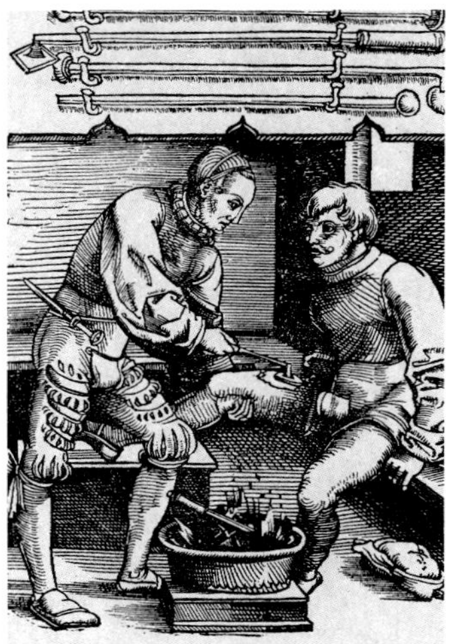

Anwendung des Brenneisens (Illustration von 1532 zu Abulcasis)

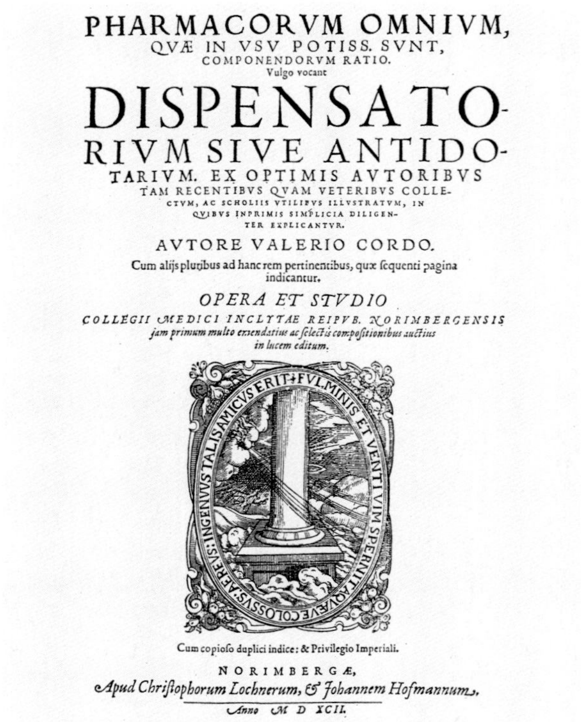
PHARMACORVM OMNIVM,
QVÆ IN VSV POTISS. SVNT,
COMPONENDORVM RATIO.
Vulgo vocant
DISPENSATO-
RIVM SIVE ANTIDO-
TARIVM. EX OPTIMIS AVTORIBVS
TAM RECENTIBVS QVAM VETERIBVS COLLE-
CTVM, AC SCHOLIIS VTILIBVS ILLVSTRATVM, IN
QVIBVS INPRIMIS SIMPLICIA DILIGEN-
TER EXPLICANTVR.
AVTORE VALERIO CORDO.
Cum alijs pluribus ad hanc rem pertinentibus, quæ sequenti pagina indicantur.
OPERA ET STVDIO
COLLEGII MEDICI INCLYTAE REIPVB. NORIMBERGENSIS
iam primum multo emendatius ac selectis compositionibus auctius in lucem editum.
Cum copioso duplici indice: & Privilegio Imperiali.
NORIMBERGÆ,
Apud Christophorum Lochnerum, & Johannem Hofmannum.
Anno M D XCII.

Titelblatt des »Dispensatorium« von Valerius Cordus (Ausgabe Nürnberg 1592)

Das erste amtliche Arzneibuch

1546. *In Nürnberg erscheint die Schrift »Pharmacorum condiciendorum ratio. Vulgo vocant Dispensatorium«, eine Zusammenstellung von Arzneimittelrezepten. Das »Dispensatorium« von Valerius Cordus (1515–1544) wird 1547 als erstes amtliches deutsches Arzneibuch den Apothekern der Freien Reichsstadt vorgeschrieben.*

Valerius Cordus, der Sohn des berühmten Marburger neulateinischen Epigrammatikers Euricius Cordus (um 1485 bis 1535), studierte in Leipzig Medizin und kam in der Apotheke seines Onkels mit der Pharmazie in Berührung. Während seine eigentliche Leistung auf dem Gebiet der Forschung liegt, sichert ihm das Arzneibuch Nachruhm.

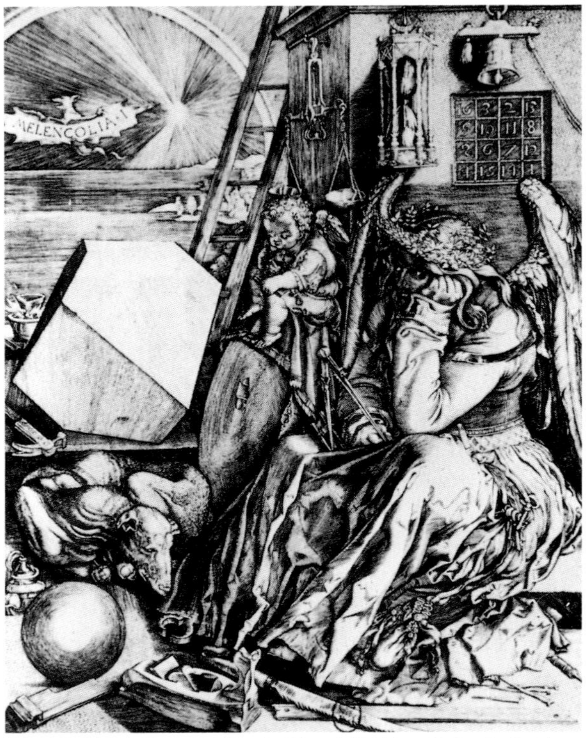

»Die Melancholie« (Stich von Albrecht Dürer; Bibliothèque Nationale, Paris)

»Melancholie« erzeugt Krebs

1545. *Der aus Straßburg stammende Arzt und Schriftsteller Walter Hermann Ryff (um 1500–1562) sieht in der »Melancholie« die Ursache für die Krebsgeschwulst. Die »melancholische Feuchte«, d. h. die sog. schwarze Galle, erzeuge »verhärtete Knoten« und »Scirrhi« (Geschwülste). Als auslösendes Moment beschreibt Ryff die »unterdrückten Monatsblutungen« (lat. suppresio mensium) der Frau, Hämorrhoiden und Erkältungen.*

Als Therapie gegen den Krebs empfiehlt er dem Kranken, sich von Depressionen fernzuhalten und das Essen von Knoblauch und Zwiebeln zu vermeiden. Die psychische Krebsursache wird somit humoralpathologisch begründet.

Der »Pelikan« zum Zähneziehen

Um 1550. Der »Pelikan«, ein Instrument zur Entfernung von Zähnen, wird in Deutschland oder Frankreich erstmals hergestellt.

Solche Instrumente tragen diesen Namen, »weil sie innwendig wie der Schnabel eines Pelicans formiret sind und sich mit einer Basis oder Grund an andere Zähne an-

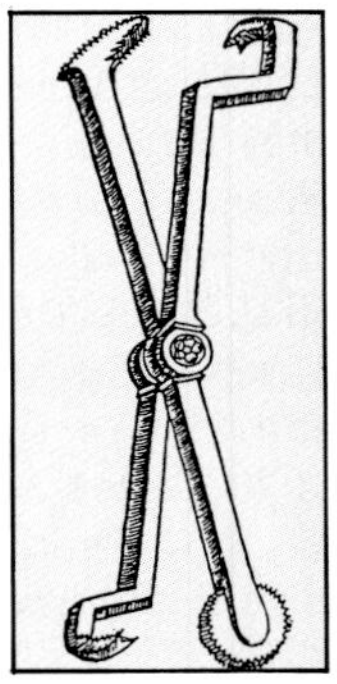

Darstellung eines sog. Pelikans zum Ausziehen von Zähnen; beschrieben von dem französischen Wundarzt Ambroise Paré im Jahr 1564; mit dem schnabelartigen Haken des Instruments wird der geschädigte Zahn ausgehebelt. Die Zahnheilkunde bleibt bis ins 18. Jahrhundert hinein ein Teilgebiet der Chirurgie.

halten«, erklärt der italienische Anatom Hieronymus Fabricius ab Aquapendente (1537–1619).

Der französische Wundarzt Ambroise Paré (um 1510–1590) hat verschiedene Formen des Pelikan (»polican«) beschrieben, der neben dem Stoßeisen (»Geißfuß«) und der Zahnzange eingesetzt wird. Nach dem Eingriff soll ein Aderlaß durchgeführt, die Zahnhöhle mit den Fingern zusammengedrückt und der Mund mit Essigwasser gespült werden.

Kräuterbücher und Rezepte: Hilfe für den Apotheker

1543. Das »New Kreuterbuch« des deutschen Botanikers und Arztes Leonhart Fuchs erscheint.

Die Kräuterbücher der frühen Neuzeit zeichnen sich dadurch aus, daß sie neben einem medizinisch-arzneikundlichen Text auch Pflanzenabbildungen enthalten. Diese Kombination ist zwar bereits in der Antike und im Mittelalter bekannt, erfährt aber erst durch den Buchdruck weiteste Verbreitung.

Als erstes gedrucktes Kräuterbuch erschien 1484 der lateinische »Herbarius Moguntinus« bei Peter Schöffer in Mainz. Die Nachdrucke in Speyer, Passau und den Niederlanden zeigen das Bedürfnis des lesekundigen Laien nach solchen medizinischen Ratgebern.

Ebenfalls bei Peter Schöffer in Mainz wurde 1485 der vom »Herbarius« textlich wie bildlich unabhängige deutschsprachige »Gart der Gesuntheit« gedruckt.

Verfasser des Werks, dessen Druck von dem Mainzer Stiftsherren Bernhard von Breidenbach angeregt wurde, ist der am Mainzer Hof wirkende Johann Wonnecke von Kaub (um 1430–1503/04). Auch der »Gart der Gesuntheit« erlebt eine Reihe von Raub- und Nachdrukken, weitergehenden Bearbeitungen und Übersetzungen.

Von den Kräuterbüchern des frühen 16. Jahrhunderts muß man die gleichzeitigen Arzneibücher und Pharmakopöen unterscheiden, die keine Pflanzenbeschreibungen darbieten, sondern Rezeptsammlungen für Arzt und Apotheker zum Inhalt haben. Diese Arzneibücher werden durch die Texte der islami-

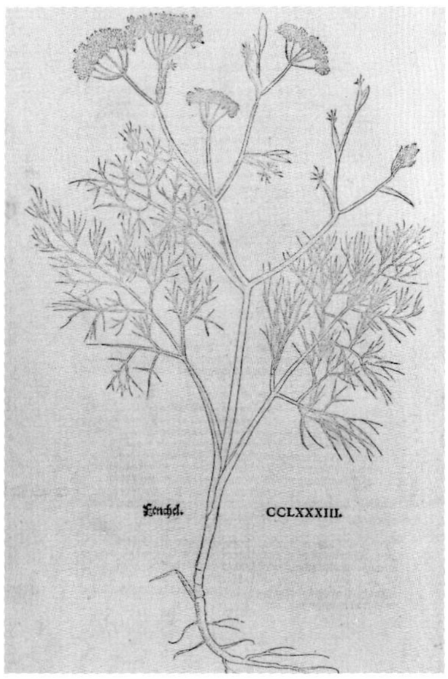

Fenchel – Illustration aus dem »New Kreuterbuch« von Leonhart Fuchs 1543

schen Medizin und deren Übertragung ins Lateinische um viele Arzneistoffe und -formen bereichert. So findet sich in den frühneuzeitlichen Arzneibüchern, die, wenn sie offiziell vom Rat einer Stadt verabschiedet werden, Pharmakopöen (d. h. Vorschriften zur Zusammenstellung von Arzneimitteln) genannt werden, noch eine Vielzahl von »arabistischen« Vorschriften, d. h. alchemistischen Regeln der Zubereitung. Solche spätmittelalterlichen Rezepttexte kennzeichnen auch das »Dispensatorium« des Valerius Cordus (s. o.), das 1547 vom Nürnberger Stadtrat als amtliche Pharmakopöe allen Apotheken vorgeschrieben wird. Nach Nürnberg erlassen auch Augsburg (1564) und Köln (1565) erste Pharmakopöen als offizielle Arzneibücher.

Barbiere und Chirurgen – medizinische Handwerker

1540. Die Londoner Gilden der Chirurgen (engl. surgeons) und der Barbiere (engl. barbers) vereinigen sich in einer gemeinsamen Körperschaft, der »United Company of Barbers and Surgeons«.
Gemäß einem Parlamentsbeschluß wird der Vereinigung gestattet, für ihren anatomischen Unterricht und die chirurgischen Übungen jährlich vier Leichname von hingerichteten Verbrechern zu benutzen, die vom Londoner Bürgermeister zur Verfügung gestellt werden. Wöchentlich werden Vorlesungen über Chirurgie gehalten, welche die Mitglieder zu besuchen haben. Auch in anderen Städten in England, Schottland und Irland vereinigen sich Chirurgen und Barbiere zu einer gemeinsamen Genossenschaft, so z. B. 1505 in Edinburgh und 1576 in Dublin.
Der erste »Master« der 1540 in London zusammengeschlossenen Barbiere und Chirurgen wird Thomas Vicary, der 1548 zum Leitenden Chirurgen (Chief-Surgeon) des Londoner St. Bartholomew's Hospital ernannt wird. Im selben Jahr publiziert er das erste englischsprachige Werk über die Anatomie, das sich noch weitgehend an die galenische Tradition anlehnt.
Die Chirurgengilde in London hatte sich bereits 1435 in einer gesetzlich definierten und eigenständigen Körperschaft zusammengeschlossen. Im Jahr 1450 wurde auch der Barbiergilde die Ausübung der Chirurgie gestattet, zwölf Jahre später wurde diese Gilde der Barbier-Chirurgen ebenfalls zu einer eigenen Körperschaft erhoben.
Mehrere königliche Erlasse knüpfen die Ausübung der Chirurgie an bestimmte Voraussetzungen. So verbietet ein Dekret des Königs Heinrich VIII. von 1511/12, daß unqualifizierte Personen als Ärzte oder Chirurgen praktizieren dürfen. Hierzu zählen Handwerker, Schmiede, Weber und Frauen. Ebenso sollen Zauberei und Hexerei ausgeschlossen werden. Die Kandidaten müssen durch vier dazu berufene Personen geprüft und vom Bischof von London oder vom Dekan der St. Paulskirche zugelassen werden.
In der Nürnberger Medizinalordnung von 1592 werden die Zulassung zu den medizinischen Berufen und die jeweiligen Kompetenzen ebenfalls recht genau geregelt. Ausgeschlossen von der praktischen Ausübung der Heilkunde sind die »Theriakkrämer, Zahnbrecher, Alchymisten, Destillatoren, verdorbenen Handwerker, Juden, Schwarzkünstler und alten Weiber«. Die Barbiere, Bader und Wundärzte dürfen nicht mit innerlichen Arzneimitteln behandeln. Sie sind verpflichtet, »bei Tag und Nacht mit Verbinden, Aderlassen und allem, was ihrem Amt anhängig, zu unterstützen, bei gefährlichen Verwundungen aber einen verpflichteten Arzt und Geschworenen ihres Handwerks beizuziehen ...«, heißt es in der Medizinalordnung. »Die Steinscheider, Oculisten [Augenbehandler] u. dgl., so in dem Bürgerrecht allhier sind, ... sollen allein bei ihrer Profession bleiben und sich die Urinas [den Harn] zu besehen, die Leute zu curieren, die Verwundungen und Schäden zu heilen bei Straf von zehn Gulden enthalten«.
Zu den Hauptaufgaben der Barbiere gehört der Aderlaß, der nach bestimmten Vorschriften durchzuführen ist. So regelt die Würzburger Medizinalordnung von 1549, daß nur noch die Aderlaßtafeln, »welche zu Würzburg und in der Nähe herum gemacht worden sind«, maßgebend sein sollen.

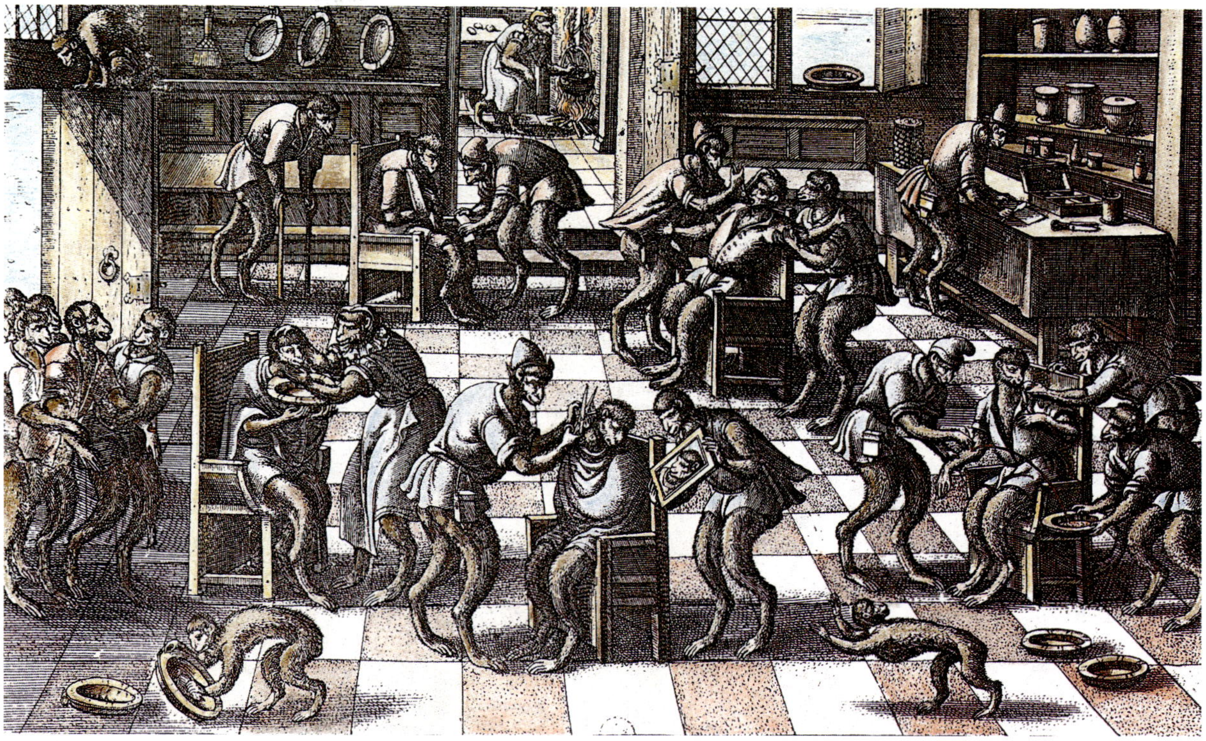

Barbiere in einer Karikatur des 16. Jh.: Wundbehandlung, Aderlaß, Zahnextraktion und Haarschnitt (mod. Kolorierung)

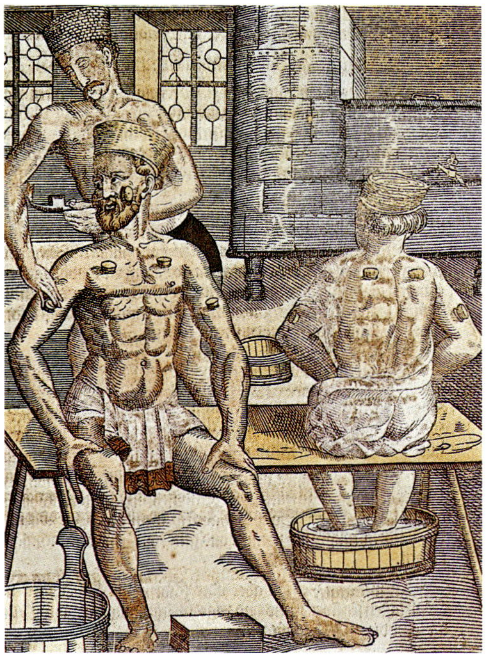

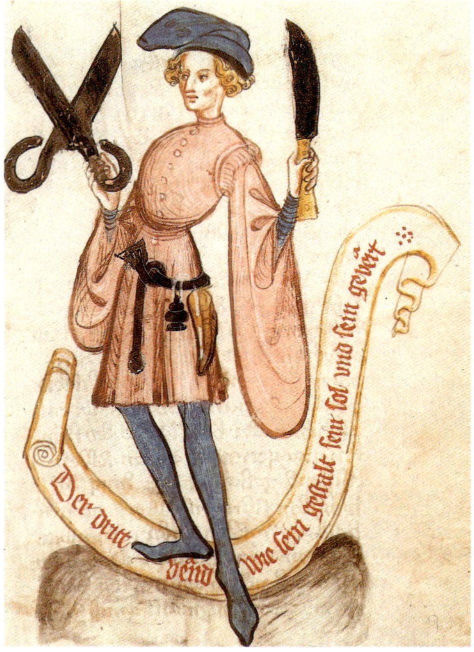

◁◁ Die Behandlung mit Schröpfköpfen in einer frühneuzeitlichen Badestube, die als eine Domäne der Bader und Barbiere erscheint (Holzschnitt aus dem »Augendienst« des Georg Bartisch, 1583)

◁ Ein Barbierchirurg präsentiert in dieser Darstellung sein Handwerkszeug – Messer und Schere – die Erkennungszeichen seiner Zunft (Miniatur aus einer Handschrift von Jacobus de Cessolis, um 1408).

Neue Instrumente und Apparaturen für Chirurgen

1556. Der aus der Provence stammende Chirurg Pierre Franco (1500–1561), der in Lausanne und später in Orange (Südfrankreich) praktiziert, beschreibt als Bruch- und Steinschneider neue Operationsmethoden und Instrumente, so etwa eine Steinzange und eine Steinsonde zur Entfernung des Blasensteines. Franco ist neben Ambroise Paré (→ 1552/S. 147) einer der bedeutendsten französischen Chirurgen seiner Zeit.

Mit der Verfeinerung der Operationsmethoden aufgrund der umfassenderen Kenntnis des menschlichen Körpers kommt es im Laufe des 16. und 17. Jahrhunderts zur Entwicklung einer Reihe von chirurgischen Spezialinstrumenten sowie orthopädischen und pflegerischen Hilfsapparaturen.

▷ **Chirurgische Instrumente**

Es gibt ein Messer zur Entfernung des Augapfels (1), ein Brenninstrument aus Silber (Cauterium actuale) zur Blutstillung in der Augenhöhle (2), eine Augenzange zum Fassen einer Geschwulst (3). Außerdem gibt es Ohrenspiegel (5), Knopfsonde (6) und Ohrlöffel (7). Ein gebogenes Metallrohr dient zum Ausziehen von Fischgräten aus der Speiseröhre (10). Für das Anlegen eines »Haarseils« unter die Nackenhaut, um eine langandauernde Eiterung mit vermeintlichem Heileffekt zu erzeugen, wird eine spezielle Haarseil-Zange (11) zum Festhalten einer Längsfalte der Nackenhaut benutzt. Die Haut wird mit einem Messer (12a) durchstoßen, an einer Sonde ist das Haarseil, das unter der Haut durchgezogen wird, befestigt (12b).

Apparate für die Ausscheidung

Eine Klistierspritze zum Selbstklistieren (13) besteht aus einer Rindsblase mit zwei Verschlußhähnen für die Flüssigkeit, die durch einen Trichter eingegeben wird. Über das Klistierrohr (B) gelangt der Einlauf in den Mastdarm. Ein »Steckbecken« (lat. pelvis, Bettpfanne) fängt beim bettlägerigen Patienten die Exkremente auf (70). Daneben gibt es eine Art Urinflasche (»Recipient«) für liegende männliche Patienten (35), sowie Harnbehälter, welche von Männern im Alltagsleben getragen werden können (36, 37).

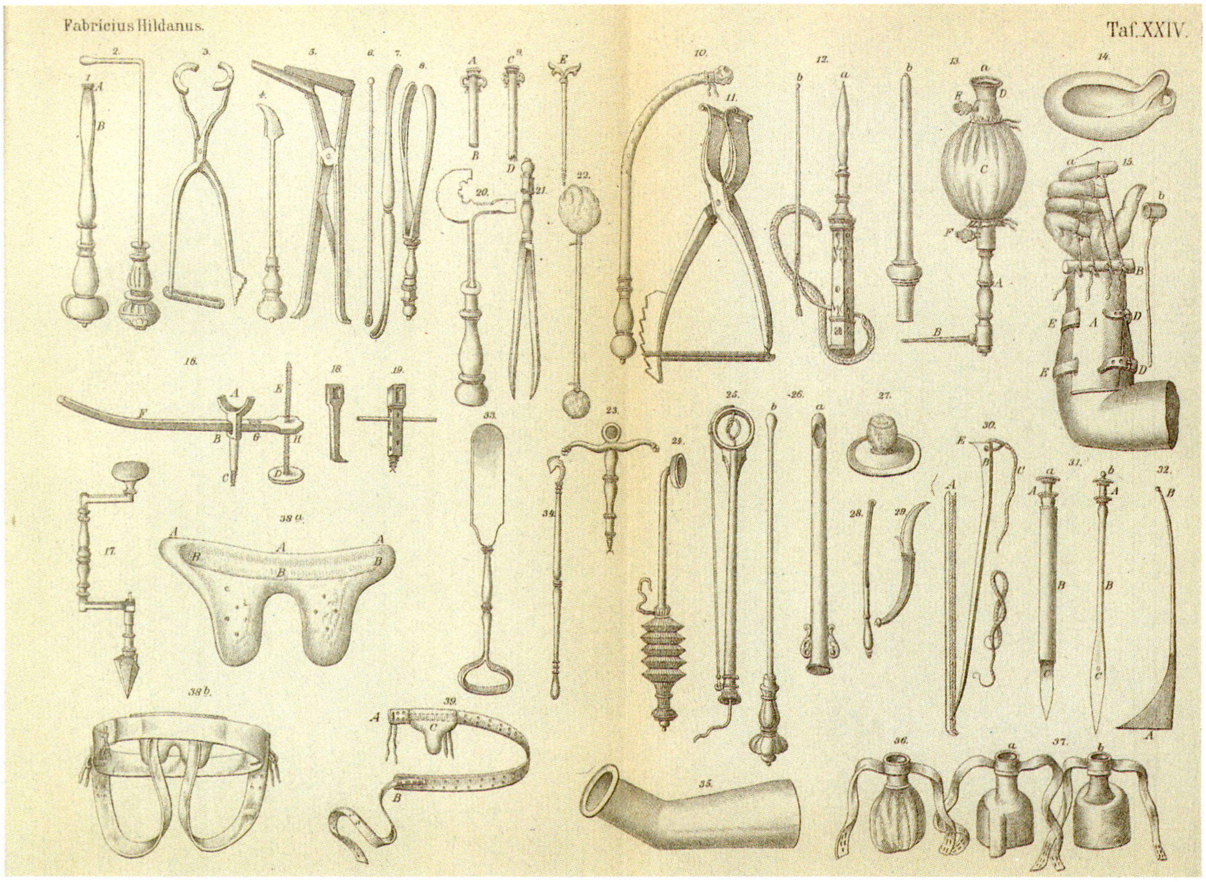

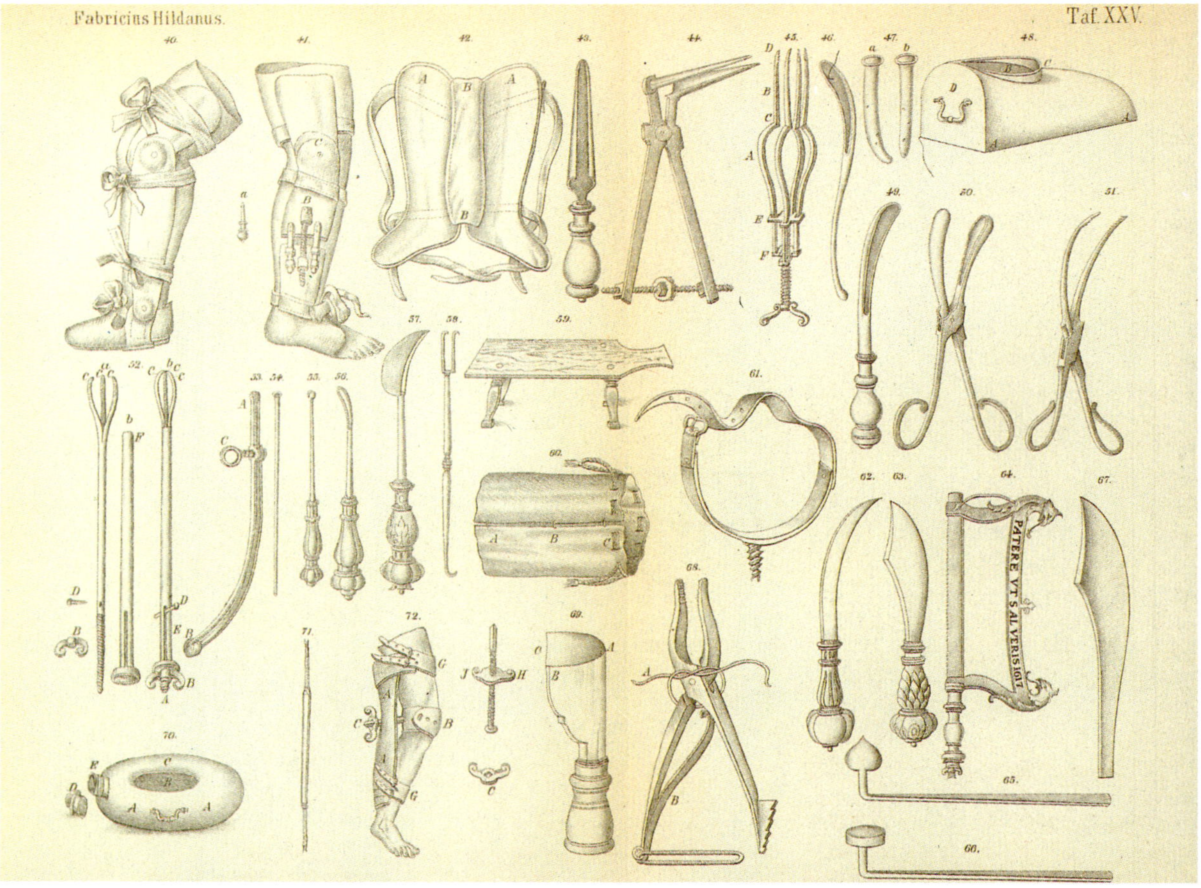

Tafeln mit medizinischen Instrumenten und Apparaturen nach Wilhelm Fabricius Hildanus (1560–1634)

Portugiesische Missionsärzte in Japan

1556. In der japanischen Stadt Funai (heute Oita) wird unter Leitung des portugiesischen Missionsarztes Luis d'Almeida (um 1524–1583) ein Krankenhaus für Arme, Alte und Aussätzige gegründet.

Almeida ist der erste namentlich bekannte europäische Arzt in Japan. Er war zunächst Wundarzt in Lissabon und dann acht Jahre lang Kaufmann, bevor er nach Ostasien reiste. Er schloß sich während der Reise 1555 dem Jesuitenorden an und gründete noch im selben Jahr in Japan in Funai ein Waisenhaus.

In seinem Hospital lehrt Almeida selbst Chirurgie und unterweist seine Schüler in der Anwendung äußerlicher Heilmittel, der Kauterisation (Brennen) sowie der Behandlung von Fisteln und Schußverletzungen. Über die inneren Krankheiten lehren seine japanischen Assistenten. Nachdem der Jesuitenorden in Rom die Einstellung der ärztlichen Tätigkeit von Missionaren anordnet, verläßt Almeida 1561 sein Hospital und missioniert an anderen Orten. Das Hospital jedoch hat nachweislich bis 1567 Bestand.

1593 kommen die Franziskaner nach Japan. Sie widmen sich vor allem der Krankenpflege und sorgen für die Armen. Sie gründen zwei Hospitäler in Kyoto, mehrere Leprosorien und zahlreiche Pflegeeinrichtungen.

Die westliche Medizin wird im allgemeinen günstig von den Japanern aufgenommen, was wohl insbesondere durch die Fürsorge für Aussätzige und Hilfsbedürftige aller Art bedingt ist. Die Heilkunst der ersten Missionsärzte ist allerdings nicht sehr weit entwickelt. Sie ruft aber eine eigene japanische Schule der Wundarznei hervor, die »Chirurgie der südlichen Barbaren« (Nanbanryu geka). Offenbar wird durch diese Schule auch Galens Humoralpathologie (→ S. 55) in Japan bekannt. Später wird diese Schule vor allem von dem portugiesischen Jesuitenpater Christovão Ferreira (1580–1650) inspiriert, der als Missionsarzt 1611 nach Japan kommt.

Diese von den Portugiesen initiierte Heilkunde in Japan wird schließlich im 17. Jahrhundert von den Niederländern, die den Handel zwischen Japan und Europa dominieren, stark beeinflußt.

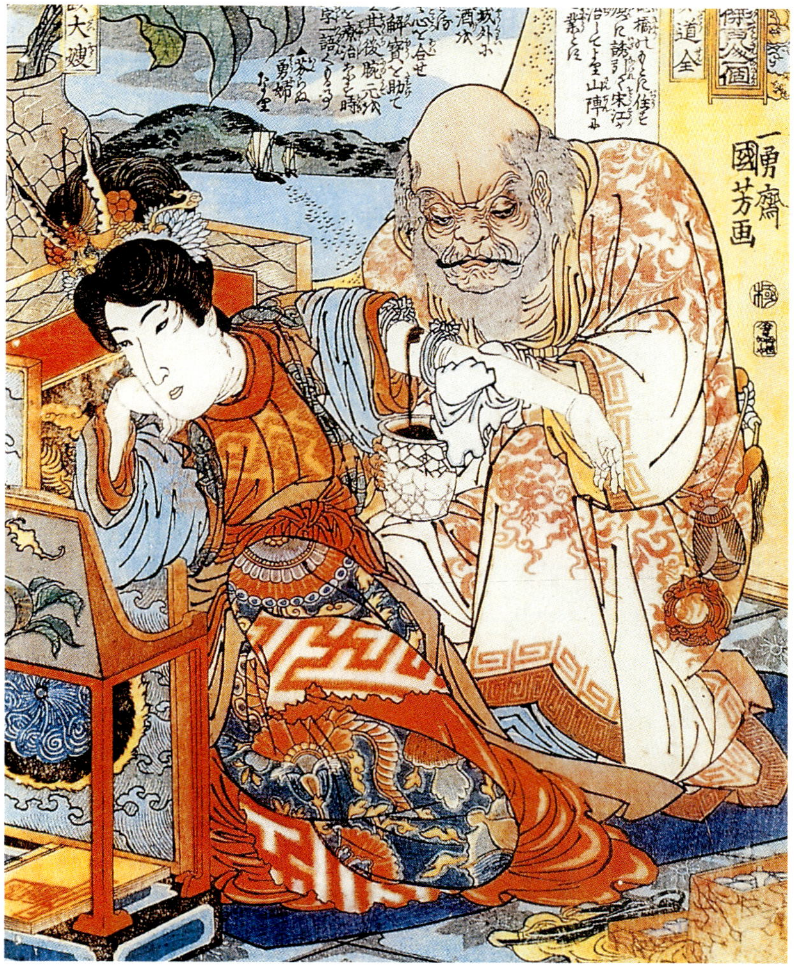

Ein japanischer Arzt behandelt eine Pfeilwunde (Druck von Kuniyoshi; Sammlungen der Biomedical Library der Universität von Kalifornien in Los Angeles)

China und Europa prägen die Medizin

Chronik Zeittafel

Die japanische Heilkunde wird im Mittelalter von der chinesischen, in der Neuzeit vor allem von der niederländischen und deutschen Medizin beeinflußt.

5. Jh. Die chinesische Medizin (→ S. 45) gelangt über Korea nach Japan.

8. Jh. Die buddhistische Heilkunde dringt von China aus in Japan ein. Entsprechende karitative Einrichtungen, wie Apotheke, Hospital und Armenasyl, werden gegründet.

14.–16. Jh. Relativ eigenständige japanische Medizinschulen gehen neue Wege in der Therapie, so z.B. in der Augenheilkunde, Wundarzneikunst und der Geburtshilfe.

1556. Die missionsärztliche Tätigkeit beginnt mit dem Portugiesen Luis d'Almeida.

17.–19. Jh. Die Niederländer verbreiten die westliche Medizin in Japan.

Ende 19. Jh. Der Einfluß der deutschen Medizin, die zu diesem Zeitpunkt weltweit führend ist, ist stark. Die Japaner übernehmen u. a. auch das deutsche Ausbildungssystem.

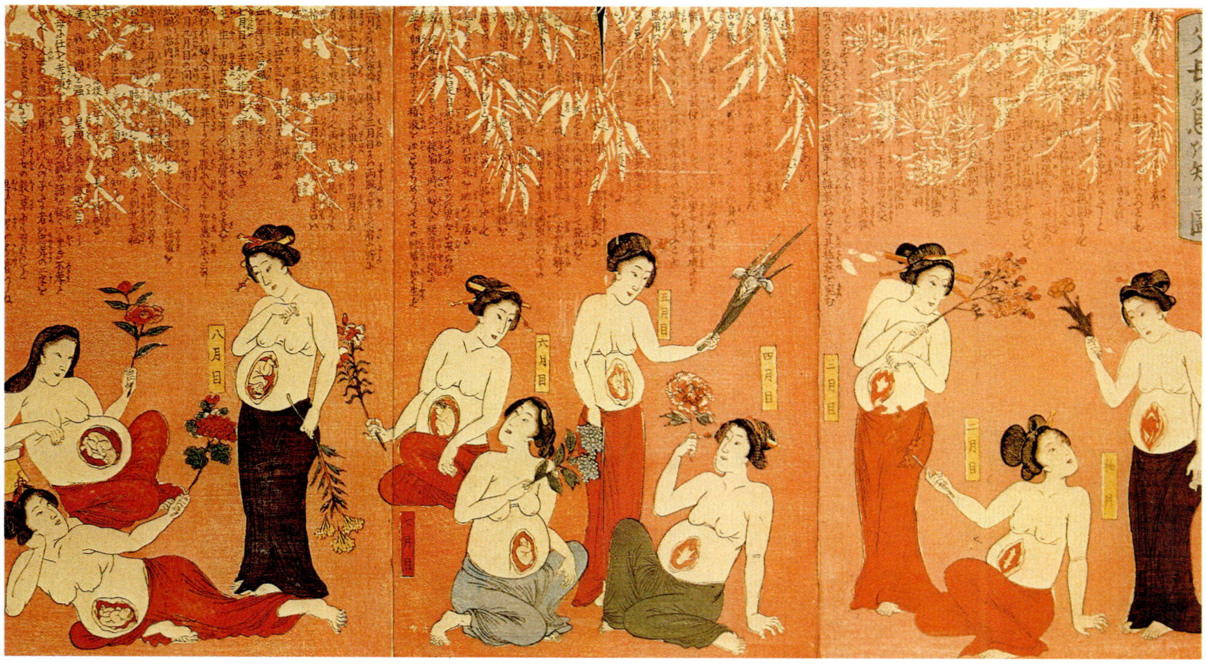

Die Entwicklung des Fetus wird von rechts nach links dargestellt, sie entspricht dem Verlauf der Jahreszeiten. Die Medizin in Japan wird in der Neuzeit einerseits von der traditionellen chinesischen Medizin bestimmt, andererseits orientiert sie sich bereits auch früh schon an der europäischen Entwicklung, wobei gegen Ende des 19. Jahrhunderts die deutsche Universitätsausbildung (gesetzlich vorgeschrieben) kopiert wird (japanischer Holzschnitt; 2. Hälfte 19. Jh.).

1560

1560–1579

Um 1560. Der Pariser Professor Houllier (Hollerius) verordnet erstmals kurzsichtigen Patienten konkave Brillen, nachdem bereits 200 Jahre früher konvexe Brillen (für Weitsichtige) in Gebrauch waren (→ 1300,1301/S. 104).

1560. Der aus Südfrankreich stammende Chirurg Pierre Franco erfindet den hohen Steinschnitt (zur Blasensteinentfernung), den »Apparatus altus«. Hier wird vom Unterbauch her die Blase eröffnet und der Stein mit einer Spezialzange herausgezogen. Normalerweise wird der (tiefe) Steinschnitt vom Damm her ausgeführt.

1561. Das anatomische Werk von Gabriele Fallopio, die »Observationes anatomicae«, erscheint. Der Schüler von Andreas Vesal bestätigt die »Bläschen« im »weiblichen Hoden« (Eierstock) und entdeckt den Eileiter (Tuba Fallopia).

1563. Johannes Weyer, der aus den Niederlanden stammende Schüler des Agrippa von Nettesheim, verfaßt als Leibarzt des Herzogs Wilhelm V. von Jülich-Kleve-Berg auf Schloß Hambach (bei Jülich) sein Hauptwerk gegen den Hexenwahn (»De praestigiis daemonum«). → S. 152

Der italienische Mediziner Bartolomeo Eustachi gibt in seinem in Venedig erscheinenden »Libellus de dentibus« die erste zahnanatomische Studie und schildert die erste und zweite Zahnung (Dentition). Er beschreibt außerdem als erster den Zahnzement. → S. 152

Der schweizerische Wundarzt Felix Wuertz faßt seine Erfahrungen in seiner Schrift »Practica der Wundartzney« zusammen. Er verweist auf die Bedeutung der ärztlichen Erfahrung und verwirft den Autoritätsglauben.

1564. »Opuscula anatomica«, das bedeutendste anatomische Werk des römischen Professors Bartolomeo Eustachi, erscheint (→ 1563/ S. 152).

Der italienische Anatom Giulio Cesare Aranzi beschreibt – vor dem italienischen Anatomen und Wundarzt Leonardo Botallo (1660) – den Ductus arteriosus (»Botalli«), den physiologischen Kurzschluß zur Umgehung der noch nicht funktionsfähigen Lungen beim ungeborenen Kind. Er entdeckt, daß während der Schwangerschaft mütterliches und kindliches Blut voneinander getrennt laufen.

1566. Die Medizinische Fakultät in Paris sorgt für ein Verbot von Antimon. Der »Antimonstreit« behandelt die Vor- und Nachteile des Einsatzes von Antimonverbindungen als Arzneimittel. → S. 152

1569. Der italienische Arzt Hieronymus Mercurialis veröffentlicht »De arte gymnastica«, ein Werk über die Kunst der Leibesübung in der Antike. → S. 153

1571. Der italienische Philosoph, Botaniker und Mediziner Andrea Cesalpino beschreibt wichtige Elemente des Blutkreislaufes (Herz- und Venenklappen, Herz als Zentrum des Blutumlaufes), ohne jedoch den großen Kreislauf zu entdecken (→ 1628/S. 172).

1572. Hieronymus Mercurialis verfaßt die erste systematische Beschreibung von Hautkrankheiten: »De morbis cutaneis« erscheint in Venedig. → S. 155

1573. Der Frankfurter Stadtphysikus Adam Lonitzer (Lonicerius) veröffentlicht seine Schrift »Reformation, oder Ordnung für die Hebamme«. Dieser juristische Leitfaden für die Praxis der Hebammen wird von der Stadt Frankfurt am Main im selben Jahr gesetzlich eingeführt.

1574. Der Johanniterorden errichtet in La Valetta auf Malta, seinem Stammsitz seit 1530, ein Hospital (→ 1530/S. 141).

1575. Der aus Groningen stammende Volcher Coiter, nach gründlicher Ausbildung in Italien und Montpellier (Südfrankreich) ab 1569 als Arzt in Deutschland tätig, veröffentlicht in Nürnberg sein grundlegendes Werk zur vergleichenden Anatomie: »Diversorum animalium sceletorum explicationes« (Erläuterungen über verschiedene tierische Skelette). Im Kontext seiner Knochenlehre (Osteologie) geht Coiter insbesondere auf die Schädelform des Menschen, der Affen und anderer Tiere ein. Coiter war Schüler der bedeutendsten Anatomen seiner Zeit, so u.a. von Gabriele Fallopio in Pisa und Bartolomeo Eustachi in Rom.

1575–1577. Die Pest wütet in Venedig. Die Seuchenabwehr durch die Gesundheitsbehörde wird zum Vorbild für andere europäische Staaten. → S. 154

1576. Der Pariser Arzt Guillaume de Baillou (Ballonius) beschäftigt sich mit den zu bestimmten Jahreszeiten auftretenden Fiebern (Ephemeriden) sowie den Epidemien seiner Zeit. Er gibt eine erste Beschreibung der Diphtherie und identifiziert die dabei auftretenden diphtherischen Beläge (Pseudomembranen). Außerdem beschreibt Baillou 1578 als erster den Keuchhusten (»tussis quintana«). Besondere Bedeutung erlangt er zudem durch die Abgrenzung des Rheumatismus von der Gicht. → S. 153

1576–1580. Fürstbischof Julius Echter von Mespelbrunn gründet in Würzburg das Juliusspital als sichtbares Zeichen der Gegenreformation.

1579. Der seinerzeit berühmte britische Militärarzt und Chirurg William Clowes veröffentlicht das erste englischsprachige Werk über die Syphilis: »A short and profitable treatise touching the cure of the morbus gallicus by unctions« (Kurze und nützliche Abhandlung über die Heilung der Franzosenkrankheit mit Salben).

Ärzte im Streit um das Antimon

1566. Die Medizinische Fakultät in Paris erwirkt vom Pariser Parlament ein Dekret, das Antimon als Arzneimittel verbietet. Erst 1666 erlaubt der Pariser Gerichtshof schließlich die ärztliche Verordnung des Antimons.

Der »Antimonstreit« erschüttert ein Jahrhundert lang die medizinische Welt. Die Galenisten, die an der berühmten Pariser Medizinischen Fakultät tonangebend sind, vertreten die traditionelle Humoralpathologie (→ S. 55). Die Anhänger der »chemischen Medizin« (Iatrochemie; → S. 139) in der Nachfolge des Paracelsus lehnen dagegen den Galenismus mit seiner exzessiven Praxis des Aderlasses ab. Sie wenden (al-)chemisch zubereitete Arzneimittel vor allem innerlich an. Eine ihrer wichtigsten Substanzen ist das Antimon (Sb), ein arsenähnliches halbmetallisches Element, das in verschiedenen chemischen Verbindungen wirksam ist: z. B. als »Antimonbutter« (Ätzmittel) oder als »Mercurius Vitae« (starkes Brechmittel).

Während die Paracelsisten in der Tradition der Alchemie glauben, das Antimon würde den Körper ebenso reinigen wie das Gold, wird es von den Galenisten als Gift verurteilt, das sich nicht mehr aus dem Körper entfernen lasse.

Hexenwesen nur eine Einbildung

1563. Johannes Weyer (Wierus; 1515–1588), Leibarzt des Herzogs Wilhelm V. von Jülich-Kleve-Berg, gibt eine Aufklärungsschrift gegen den Hexenwahn heraus: »De praestigiis daemonum« (Über die Blendwerke der Dämonen). Er will die Teufelserscheinungen medizinisch (bzw. psychologisch) als Symptome bestimmter Störungen erklären.

So meint er, »daß die Hexen, auch durch den bösesten Willen, durch die gräßlichste Beschwörung niemandem schaden können, daß sie vielmehr in ihrer durch die Dämonen ... erhitzten Phantasie und wie von Melancholie geplagt sich nur einbilden, allerlei Übel erregt zu haben«. Die besondere Pathologie der Frau (Ausbleiben der Menstruation z. B.) mache sie anfällig für teuflische Phantasien, »deshalb verstört der Satan ihre Seelen durch allerlei Gaukeleien und verblendet sie so, daß sie meinen, allerlei für sie ganz Unmögliches getan zu haben«. Die Hexen leiden also an ihrer Einbildung und sind insofern unschuldig, d. h. krank.

Weyers Argumentation gewinnt Ende des 16. und im 17. Jahrhundert Anhänger unter Ärzten und Geistlichen, insbesondere ist hier der Kölner Jesuit Friedrich Spee von Langenfeld mit der Schrift »Cautio Criminalis« zu nennen.

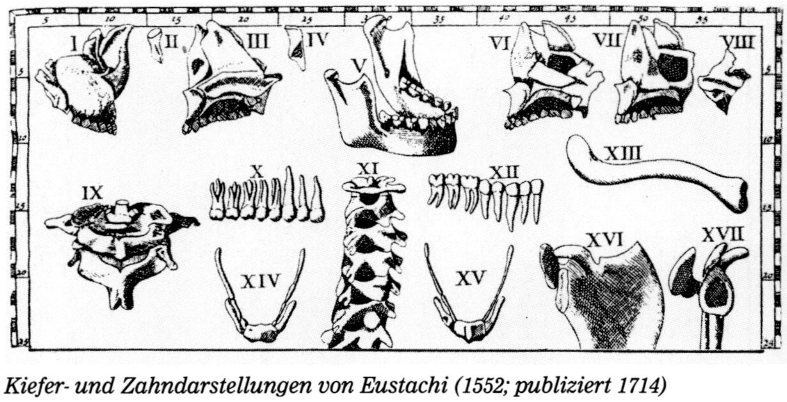

Kiefer- und Zahndarstellungen von Eustachi (1552; publiziert 1714)

Zähne sind keine Knochen

1563. Der italienische Anatom Bartolomeo Eustachi (1520–1574), Stadtarzt von Rom, verfaßt die erste selbständige Abhandlung auf dem Gebiet der Zahnmedizin: »Libellus de dentibus«. Obwohl er die klassischen Autoren verehrt, kommt er zu eigenständigen Erkenntnissen. So stellt er im Gegensatz zu Galen fest, daß die Zähne keine Knochen, sondern eigene Organe sind. Außerdem kann er zeigen, daß Milch- und Dauerzähne keine gemeinsame Wurzel haben, wie noch 200 Jahre nach Eustachi (irrtümlich) angenommen wird.

Eine Art »Seekrankheit der Gefäße«

1576. Guillaume de Baillou (1538 bis 1616), Mitglied der Pariser Medizinischen Fakultät, befaßt sich mit der Erforschung von Fieberkrankheiten und Epidemien. Er beschreibt als erster die Diphtherie und den Keuchhusten (1578). Eine besondere Bedeutung erlangt Baillou durch die Einführung des Begriffs Rheumatismus. Sein Neffe veröffentlicht die betreffenden Aufzeichnungen Baillous von 1591 nach dem Tod des Arztes 1642 in dem Buch »Liber de rheumatismo et pleuritide dorsali«.

Baillou ist der erste, der den Begriff Rheumatismus in Abgrenzung zur Gicht prägt und im modernen Sinn als entzündliche Polyarthritis definiert, wobei er an der alten Säftelehre festhält. Der Rheumakranke leide an einem »latenten Fieber«: »Es verrät sich dabei der fiebrige Zustand nicht so sehr durch den Puls als vielmehr durch den Hitzegrad der im ganzen Körper strömenden Wärme«. Die Säfte (insbesondere das Blut), die im ganzen Körper hin- und herfluten, verursachen durch ihre »Schärfen« (d.h. Krankheitsstoffe) Schmerzen. »Unser Zustand nun, den man fälschlich Katarrh nennt – der Ausdruck ›Katarrh‹ nämlich bezeichnet seinem Wesen nach den Herabfluß (von Schleim) vom Kopfe her – wird ... besser als ›rheumatismós‹ [gr. = das Fließen] bezeichnet, wie es scheint«. Der Rheumatismus sei eine Art »Seekrankheit der Gefäße«, eine »fließende Sucht«, weil der krankmachende Saft vom Körperinneren in die Außenteile, insbesondere in Glieder und Gelenke, abfließe. »Was Gicht an irgend einem Gliede ist, genau das ist Rheumatismus im Gesamtkörper«. Baillou empfiehlt, »reichlich und oft zur Ader lassen«, um das »völlig verderbte Blut« abzuleiten, daneben seien auch Klistiere nützlich.

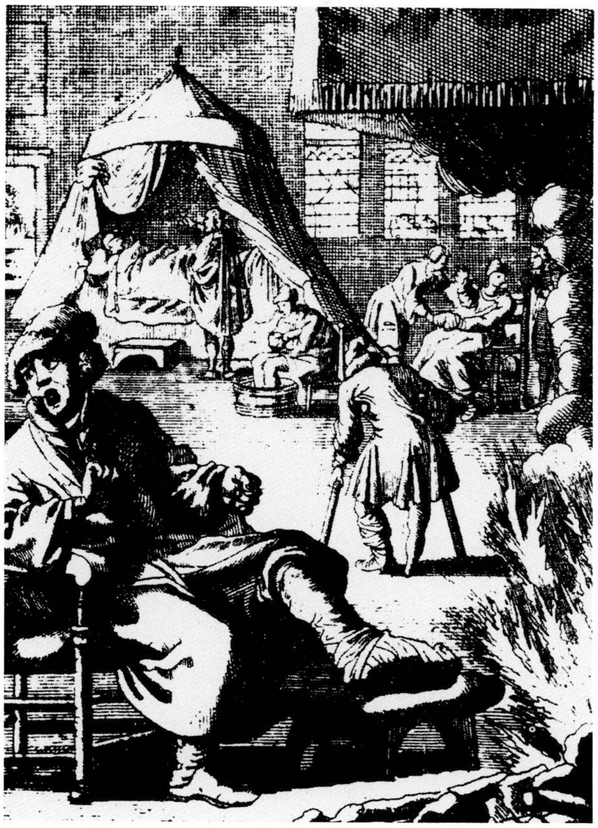

Gichtkranke in einem Krankenzimmer (Titelkupfer der deutschen Übersetzung der Schrift von Nicolas Heinsius; Leipzig 1701). Die Gicht ist aus heutiger Sicht eine Stoffwechselstörung, die zu einem Anstieg der Harnsäure im Blut führt und zu pathologischen Ablagerungen in den Gelenken und Nieren. Typische Symptome sind sehr schmerzhafte Gichtanfälle in Hand- und Fußgelenken, insbesondere im großen Zeh (»Zipperlein«).

Krankheitsbild:

Rheumatismus – Reaktion auf Giftstoffe

Rheuma, die Kurzbezeichnung für Rheumatismus, ist ein Sammelbegriff, der schmerzhafte Zustände in Gelenken und Weichteilen bezeichnet, wobei es zur Funktionseinschränkung des Bewegungsapparates kommt und auch andere Organsysteme (z.B. das Herz) mit betroffen sein können. Der Rheumatismus wird heute in erster Linie als immunologische Reaktion auf bestimmte infektionsbedingte Giftstoffe (Toxine) verstanden.

Gicht ist dagegen typischerweise auf ein Gelenk beschränkt mit einem akuten Schmerzanfall, verursacht durch Harnsäureüberschuß (erblich und/oder ernährungsbedingt). Rheuma betrifft ganze Organsysteme und ist ein immunologisches Geschehen.

In der hippokratischen Schriftensammlung findet sich die erste Darstellung der rheumatischen Symptomatik: »Bei Arthritis stellen sich Fieber und heftige Schmerzen in den Gelenken ein ... Die Krankheit entsteht durch die Galle und den Schleim, wenn diese, in Bewegung geratend, sich in den Gelenken festsetzen.«

»Arthritis« wird bis in die Neuzeit hinein immer wieder mit der »Gicht« identifiziert und im Einklang mit der klassischen Humoralpathologie auf den »Katarrh«, den vom Gehirn herabfließenden Schleim, zurückgeführt.

Erst Ende des 16. Jahrhunderts führt der französische Arzt Guillaume de Baillou (s. o.) den Begriff »Rheumatismus« ein und erklärt ihn als eine »fließende Sucht« (von griech. rhéein = fließen). Der Londoner Arzt Thomas Sydenham (1624–1689) schließlich beschreibt die klassische Symptomatik des rheumatischen Fiebers mit der typischen Gelenkentzündung im Kontrast zur Gicht (→ 1683/S. 196).

Traditionell werden als Therapie neben der Diätetik, opiumhaltigen Arzneien und Abführen vor allem der exzessive Aderlaß empfohlen. Eine effektive Behandlung dieser verbreiteten Volkskrankheit wird erst im 20. Jahrhundert möglich (→ 1927/S. 415).

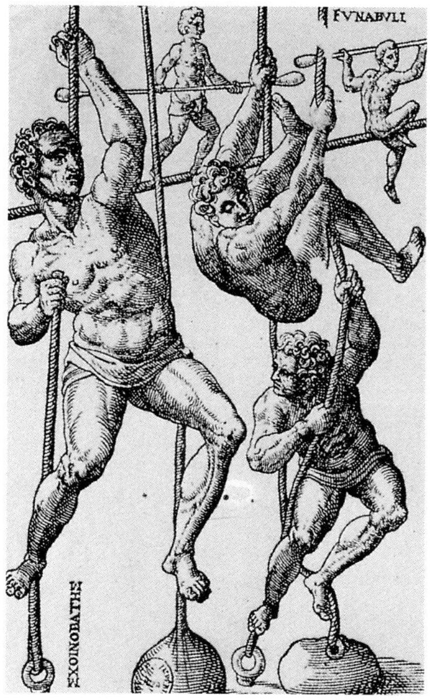

Körperübungen aus »De arte gymnastica« (Ausgabe von 1573)

Gymnastik gegen Pest und Syphilis

1569. Unter dem Titel »De arte gymnastica libri VI« bringt in Venedig der italienische Arzt Hieronymus Mercurialis (1530–1609) das Standardwerk der Renaissance über die Gymnastik heraus. Die Schrift, die mehrmals neu aufgelegt wird, macht den Verfasser berühmt. Mercurialis wird daraufhin als Professor der Medizin an die Universität Padua berufen.

Die Idee von der gesundheitsfördernden Leibesübung hat sich vor allem in der griechisch-römischen Antike entfaltet. Die Wiederentdeckung der antiken Kunst und Literatur führt auch zu einer neuen Hochschätzung der Gymnastik. In Italien wird das Interesse am lebendigen Körper in seiner natürlichen Gestalt durch das Aufblühen der Anatomie stark gefördert. Mercurialis' Buch geht von der antiken Literatur über Leibesübungen aus. Es stellt den ersten Versuch dar, die »wahre« Gymnastik, die er von der militärischen und athletischen abgrenzt, in den Dienst der Heilkunde zu stellen. Die Übungen sollen den gesunden Körper vor drohenden Krankheiten schützen sowie den von einer Krankheit genesenden Körper kräftigen. Nach Meinung der italienischen Ärzte jener Zeit können Leibesübungen gegen alle möglichen Krankheiten helfen, von der Syphilis bis zur Pest.

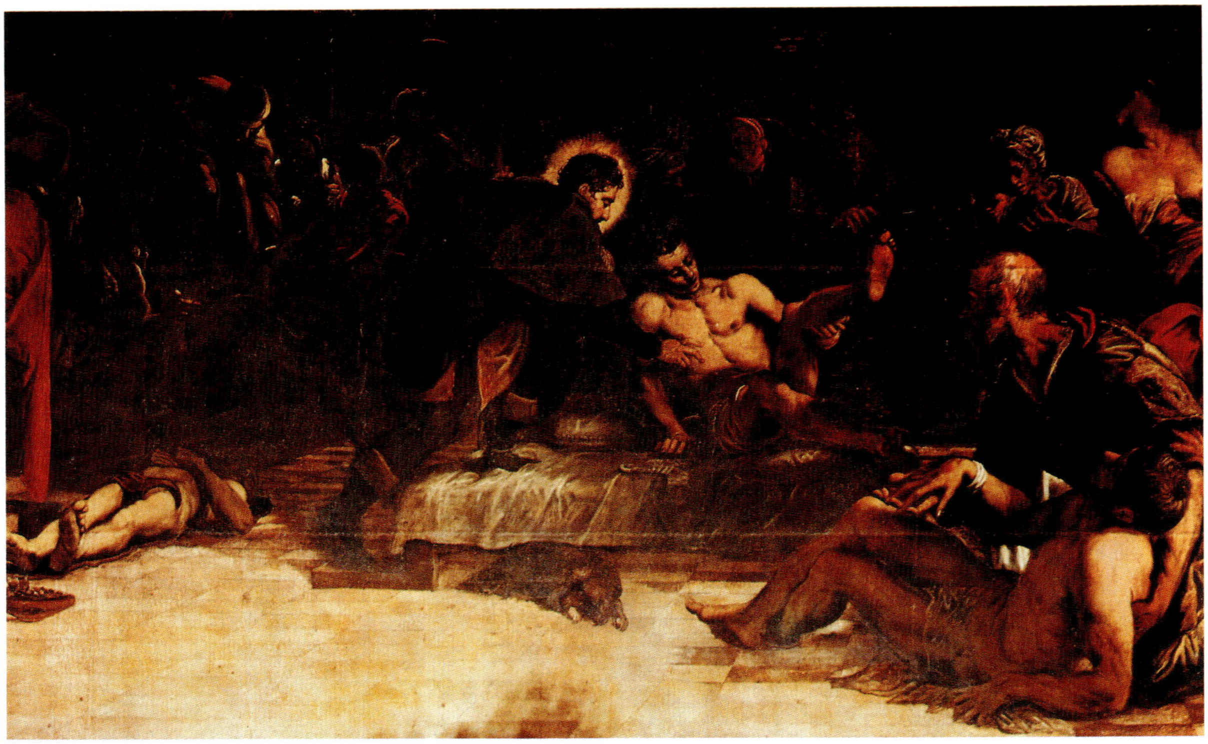

Der hl. Rochus, der seit alters als Pestheiliger verehrt wird, besucht die Pestkranken (Ausschnitt aus dem Gemälde von Jacopo Tintoretto, in Venedig Ende 1549 gemalt; Kirche San Rocco, Venedig).

Venedig organisiert Kampf gegen Pest

1575–1577. Venedig wird vom folgenschwersten Pestausbruch seit dem »Schwarzen Tod« von 1348 heimgesucht. Zur Pestbekämpfung stehen zwei Insel-Hospitäler zur Verfügung: Das »Lazaretto vecchio« und das »Lazaretto nuovo« (vor 1500 noch als »Nazaretho« bezeichnet). In ersteres werden die Pestkranken und »kontagiöse« (ansteckende) Güter verbracht, in letzteres die Pestverdächtigen und verdächtige Gegenstände.

Die staatliche Gesundheitsbehörde des blühenden Handelszentrums, der »Magistrato della Sanità« (1486 gegründet), spielt bei der Bekämpfung der Epidemie eine in organisatorischer Hinsicht modern anmutende Rolle; jahrhundertelang gilt sie in Europa als Vorbild. Besondere Beamte überwachen die behördlichen Anordnungen und zeichnen alle Vorkommnisse detailliert auf. So werden u. a. Sonderlisten über die Pesttoten, die zu den Lazaretten überführten Kranken bzw. Verdächtigen, die abgesperrten (sequestrierten) Häuser von Pestkranken und über die Erkrankungen im jüdischen Ghetto geführt. (Der Kleiderhandel der Juden soll angeblich das »Kontagion« verbreiten.)

Zwei Professoren aus Padua, Girolamo Capivaccio (gest. 1589) und Hieronymus Mercurialis (Geronimo Mercuriali; 1530–1609), beschreiben in ihrem Gutachten »Die Übel Venedigs«: »Fieber mit Karbunkeln, Tumoren, schwarzen und roten Petechien [Hautblutungen], Drüsenschwellungen, trübem Urin, Würmern, Ausflüssen, Meteorismus [Blähungen] . . .« Während die Paduaner Professoren die Pest traditionell (nach Galen) aus der verdorbenen Luft herleiten (»Miasma«), geht der »Magistrato della Sanità« strikt gegen das »Kontagion« vor: Die Kranken und Verdächtigen werden isoliert, ihre Häuser abgesperrt. Nach der behördlichen Erfassung erliegen von 1575 bis 1577 insgesamt 46 721 Personen der Seuche.

Pestärzte tragen Schutzkleidung

Die Chirurgen (Wundärzte, Barbiere) öffnen und brennen die Pestbeulen, lassen zur Ader, schröpfen und purgieren. Die gelehrten Ärzte (Physici, Doctores) dagegen beraten, verordnen Arzneimittel und verfassen Gutachten. Vielfach fliehen sie vor der Pest – zusammen mit ihren vermögenden und mächtigen Klienten –, während die Wundärzte das zurückbleibende ärmere Volk behandeln. Die Annahme, daß das »Kontagion« durch die Luft übertragen wird und durch die Schweißlöcher in den Körper eindringt, führt zur Entwicklung einer Schutzkleidung für Ärzte mit Handschuhen, Brille und schnabelartiger Maske, die mit Kräutern gefüllt ist. Lange Instrumente sollen den direkten Kontakt mit dem Kranken verhindern (Abb.: Pestarzt während der Epidemie in Marseille, 1790).

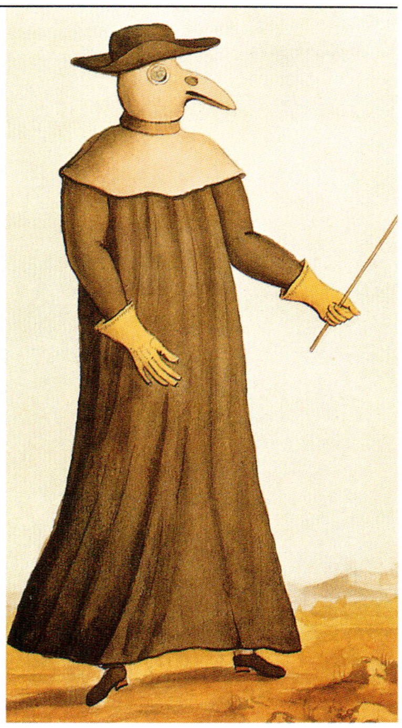

Statistik und Gesundheitswesen

Chronik **Stichwort**

Erstmals bei der Pest in Venedig 1575 bis 1577 werden exakte Listen über die Erkrankungs- und die Todesfälle von der Gesundheitsbehörde der Stadt angefertigt – ein früher Versuch, den Verlauf und die Schwere einer Seuche statistisch zu erfassen.

Der Senat von Venedig veranstaltete schon im 15. Jahrhundert Volkszählungen und legte eine Handelsstatistik vor. Im 16. Jahrhundert erlangt die Statistik in Italien als eine Art von Staatsbeschreibung und als Hilfsmittel zum Aufbau einer effektiven Verwaltung eine große Bedeutung.

Medizinische Statistiken im engeren Sinne entstehen ab dem 17. Jahrhundert. So untersucht der englische Einzelhändler John Graunt (1620 bis 1674) die Sterbefälle in London und legt seine Ergebnisse 1661 der Royal Society vor. Er vergleicht die Anzahl der Beerdigungen mit denen der Taufen und schließt daraus auf die Bevölkerungsentwicklung der Stadt. In London werden in dieser Zeit wöchentlich »Bills of Mortality« (Sterbestatistiken) veröffentlicht. Graunt definiert die »Pestjahre« als solche, in denen mehr als 200 Einwohner an der Seuche sterben.

Ab der Mitte des 19. Jahrhunderts kommt es mit der Entwicklung der Hygiene und des Krankenkassen- sowie Lebensversicherungswesens zu einem Aufblühen der modernen medizinischen Statistik. Dabei geht es v. a. um die Häufigkeit und Verteilung bestimmter Krankheiten bezogen auf die Gesamtbevölkerung.

John Graunts Lebenstafel*

Alter	*Überlebende*	*Alter*	*Überlebende*
0	100	46	10
6	64	56	6
16	40	66	3
26	25	76	1
36	16		

** Rechnerisch ermittelte idealtypische Aufstellung der Sterbewahrscheinlichkeit*

Badekultur: Gesundheit und Vergnügen

16. Jahrhundert. Die Badekultur in Deutschland verbreitet sich trotz der Angst vor Seuchen, nachdem der Nürnberger Meistersinger und Barbier Hans Folz bereits um 1480 eine gedruckte allgemeine Bäderkunde in Versform verfaßt hat: »Dises puchlin [Büchlein] saget uns alle paden [Bäder] die von natur heiß sein.«
Vor allem in Italien, Deutschland und Frankreich wird gemeinsam in einem großen Becken gebadet, zumeist ohne Beachtung von ärztlichen Vorschriften. Allerdings gewinnen bestimmte Regeln allmählich an Boden. Vor der Kur wird der Leib durch Abführen (Klistier) und Schröpfen gereinigt, und von Zeit zu Zeit begibt man sich in ein Schwitzbad. Zusätzlich führt man Trinkkuren und gesellige Gelage durch. In größeren Anlagen sondern sich die Stände in besonderen Badebecken ab; den Armen, insbesondere den armen Kranken, überläßt man die großen Becken unter freiem Himmel. Mit der Verbreitung der Syphilis verkümmert das Badewesen im Laufe des 16. Jahrhunderts allmählich.
Für warme Bäder werden Holzwannen benutzt, in die warmes Wasser nach Bedarf nachgefüllt werden kann. Diese stehen zumeist in einer Reihe nebeneinander, um den Badenden während der langen Badezeit Geselligkeit zu gewähren. »Wildbäder« bedeuten zumeist Thermalbäder zum Baden, während die »Sauerbrunnen« Wasser für die Trinkkur spenden.

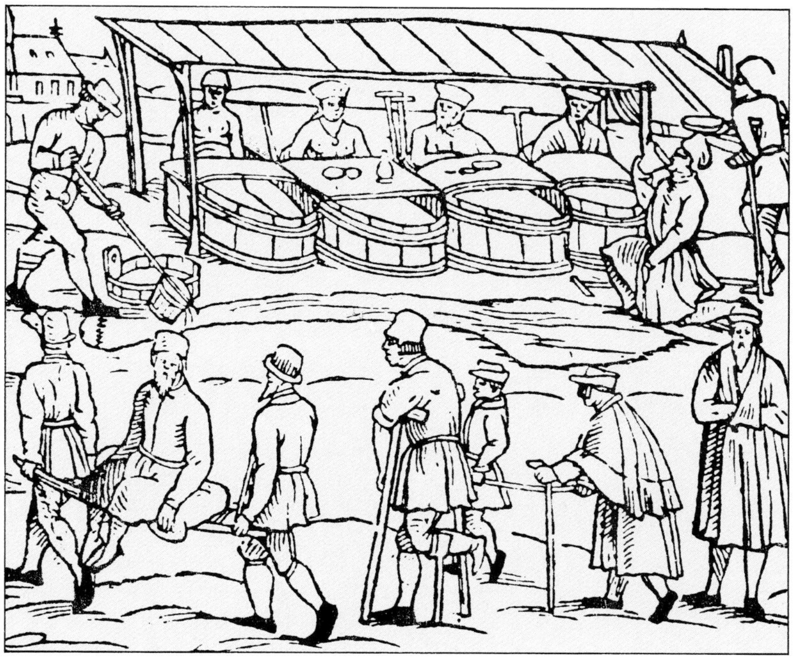

Titelholzschnitt des ersten Berichts über die Badeanlagen in Pyrmont (1556), wirksam bei »Paralysis, Podagra, Gelsucht...«, von Borchard Metobius

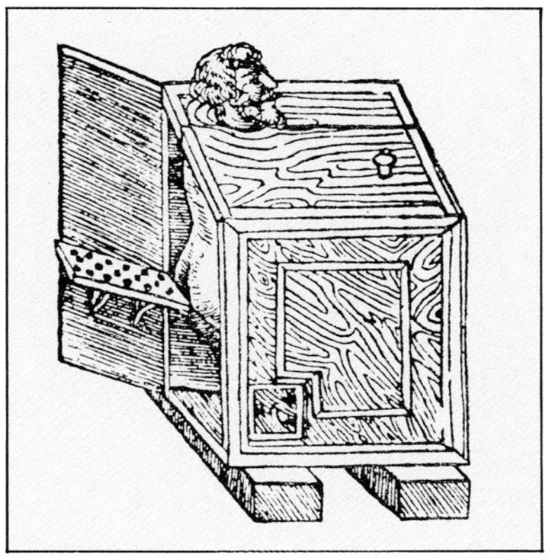

Schwitzkasten nach Dryander (1539); Dämpfe aus dem Doppelboden

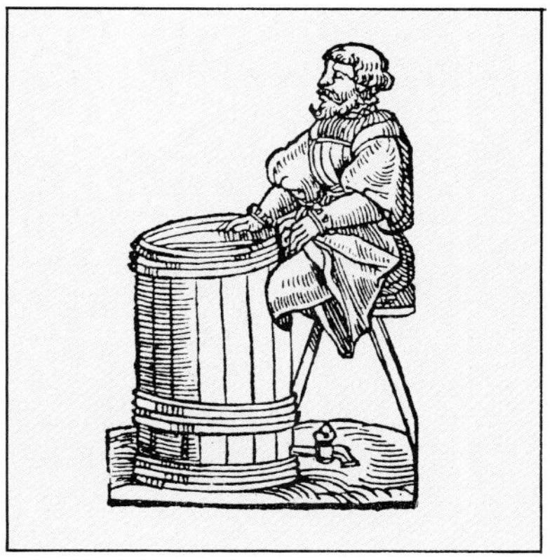

Bottich für Fußbäder nach einer Darstellung von Johannes Dryander (1539)

Medizinische Praxis:

Mit dem Klistier gegen alle Krankheiten

Das Klistier oder Klysma (von griech. klyzein = ausspülen) ist ein Darmeinlauf, der den Darm entleeren (Reinigungsklysma), Arzneimittel in ihn einführen (medikamentöses Klysma) oder Nährstoffe einbringen soll (Nährklysma). Beim Klistier im engeren Sinn wird die Flüssigkeit mit einer Spritze bzw. einer Blase mit Ansatzstück durch den After in den Darm gedrückt, während beim »Einlauf« die Flüssigkeit aus einem höher gelegenen Behälter eingeleitet wird.
Das Klistier ist seit der Antike bekannt, wie insbesondere altindische Instrumente aus dem 5. Jahrhundert belegen. Bei den Naturvölkern ist es bis heute tradiert. Besondere Beachtung findet es im 16. und 17. Jahrhundert. So hat der französische Wundarzt Ambroise Paré (um 1510–1590) beispielsweise eine Selbstklistierspritze erfunden.
Neben dem Aderlaß wird das »Purgieren« (Reinigen) mit dem Klistier eine Art Allheilmittel für die Galen-Anhänger. So meint der Pariser Arzt Guy Patin (1652): »Man kann alle Krankheiten mit der Klistierspritze, der Aderlaßlanzette und Cassia, Senna und Sirup von hellen Rosen und Pfirsichblüten heilen.« Die Paracelsisten jedoch verwerfen die allgemeine Anwendung des Klistiers.
Im 18. Jahrhundert tritt die Bedeutung des Reinigungsklistiers zurück; es kommt zur Entwicklung verwandter Methoden der Diagnostik und Therapie, wie z. B. Darmspiegelung und rektale Gabe von Arzneimitteln.

Spektrum der Hautkrankheiten

1572. Hieronymus Mercurialis (Geronimo Mercuriali; 1530–1609), der im Laufe seines Lebens in Padua, Bologna und Pisa gelehrt hat, veröffentlicht seine Abhandlung »Über die Hautkrankheiten und alle Ausscheidungen des menschlichen Körpers« (lat. De morbis cutaneis et omnibus corporis humani excrementis). Als gelehrter Schriftsteller, der u. a. die Schriften des Hippokrates vollständig ins Lateinische übersetzt hat, greift er auf zahlreiche Autoritäten zurück und vertritt insbesondere die antike Säftelehre sowie die Materia medica des Dioskurides (→ 1. Jh./S. 48).
Mercuriali geht im ersten Teil seines Buches auf die Hautkrankheiten des Kopfes ein, wie z. B. Haarausfall und Glatze; im zweiten Teil behandelt er die Hautkrankheiten des Körpers, darunter die Krätze (Scabies), Juckreiz (Pruritus) und Lepra. Die Therapie hält sich ganz an die galenische Tradition.
Die Häufigkeit der verschiedenen Hautkrankheiten verändert sich in der frühen Neuzeit. Die Lepra (= Aussatz) ist um 1600 praktisch aus Europa verschwunden, und die Leprosorien (»Siechenhäuser«, »Gutleuthöfe« etc.) sind zumeist mit anderweitigen Kranken und Hilfsbedürftigen belegt, wobei der Begriff »Aussatz« auch weiterhin für eine Reihe von anderen Hauterkrankungen verwendet wird, die nichts mit der Lepra im engeren Sinne zu tun haben. Die Syphilis, die u. a. auch als »böse Blattern« und »französisches Übel« bezeichnet wird, tritt ab 1500 immer mehr in den Vordergrund des öffentlichen und medizinischen Interesses. Paracelsus charakterisiert das »Franzosengift« als ein »fixes Übel«, das den ganzen Leib mit Blattern, offenen Schäden, Löchern, Narben, Lähmen verderbt«. Wie zuvor bei der Lepra und der Pest werden die Kranken isoliert und in »Franzosen-, Blattern- oder Wartzenhäuser« eingewiesen, z. T. leerstehende Leprosen- und Pesthäuser. Gerade unter dem Eindruck der weit verbreiteten »Lustseuche« verkümmert allmählich das ausgedehnte Badewesen mit seinen öffentlichen Badestuben, nachdem die Ansteckungsgefahr durch Schröpfköpfe und anderweitigen Körperkontakt erkannt wurde.

Mißgeburten und Fabelwesen als üble Vorzeichen

16. Jahrhundert. In der Renaissance blüht noch einmal die (vorchristliche) Angst vor den Monstren als böse Vorzeichen auf. Die Ungeheuer erscheinen als Ausdruck des göttlichen Zorns.

So bestellte der römisch-deutsche Kaiser Maximilian I. (1459–1519) eine Sammlung von Wunderzeichen und Wundergeburten; Martin Luther verfaßte mit Philipp Melanchthon eine Abhandlung über Ungeheuer als von Gott gesandte Zeichen, die den Untergang des Papsttums ankündigen. Der Buchdruck ermöglicht die Verbreitung von populären Flugschriften über Mißgeburten und Wundergestalten, die mit politisch-religiösen Ereignissen und Himmelserscheinungen in Verbindung gebracht werden.

Die angeborene Mißgestalt des Menschen, seine Erscheinung als Tier oder Fabelwesen, hat von Anfang an die Menschen fasziniert. Die Babylonier sahen monströse Geburten als Vorzeichen, als Warnungen der Götter an, denen mit rituellen Maßnahmen zu begegnen sei. In der griechischen Mythologie wurden mannigfaltige Fabelwesen erschaffen, wie z. B. Zentauren, Sirenen, Satyrn usw. Im antiken Rom wurden Monstren vor allem als böse Vorzeichen gedeutet; der Vater eines mißgebildeten Kindes durfte es nach römischem Recht (Zwölftafelgesetz, 5. Jh. v. Chr.) töten. Später, zur Zeit des römischen Kaiserreichs, galten Zwerge und Hermaphroditen jedoch als eine »Spielerei der Natur«, die zur Unterhaltung diente.

In der christlichen Kirche werden die Monstren nicht als Schöpfungsfehler, sondern als Ausdruck von Gottes Willen angesehen. Im Mittelalter wurden Mißbildungen und sog. Monstren in den Enzyklopädien und Naturgeschichten mit entsprechenden Illustrationen dargestellt. Alle namhaften Autoren beschäftigten sich mit Monstren, etwa Isidor von Sevilla, Konrad von Megenberg oder Albertus Magnus.

Erst die Naturforschung des 18. Jahrhunderts kann die angeborenen Mißbildungen, wie sie in der Realität vorkommen, von den spekulativen Fabelwesen unterscheiden und wissenschaftlich erfassen. Gleichwohl werden Mißgebildete noch im 19. Jahrhundert öffentlich zur Schau gestellt.

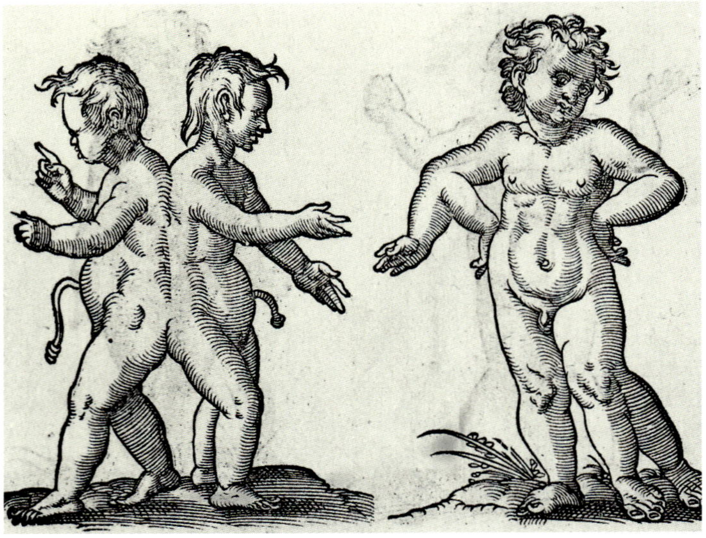

Darstellung siamesischer Zwillinge (l.) und eines an den Extremitäten mißgebildeten Kindes; solche »Monstren« gelten häufig als Zeichen des göttlichen Zorns über die jeweiligen Eltern (Stich von 1580).

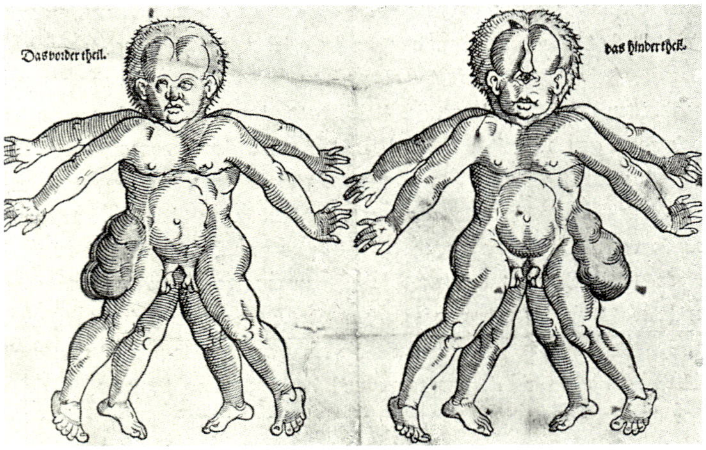

»Ein erschreckliche Mißgeburt welche eine Weibsperson ... in die Welt geboren hat«; diese Mißbildung wird auf die List des Satans zurückgeführt (Darstellung auf einem Nürnberger Flugblatt, 1578).

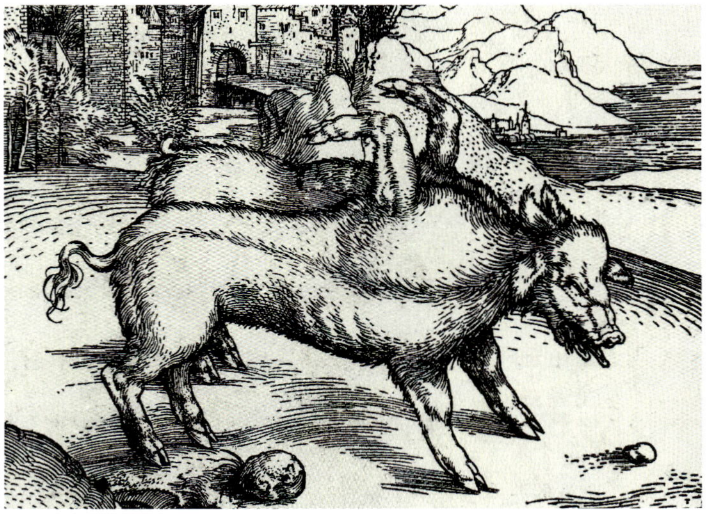

Mißbildung eines Wildschweins, das nur einen Kopf, aber zwei Hinterteile besitzt – solche Erscheinungen wurden häufig mit mythischem Schauder beobachtet (Stich von Albrecht Dürer).

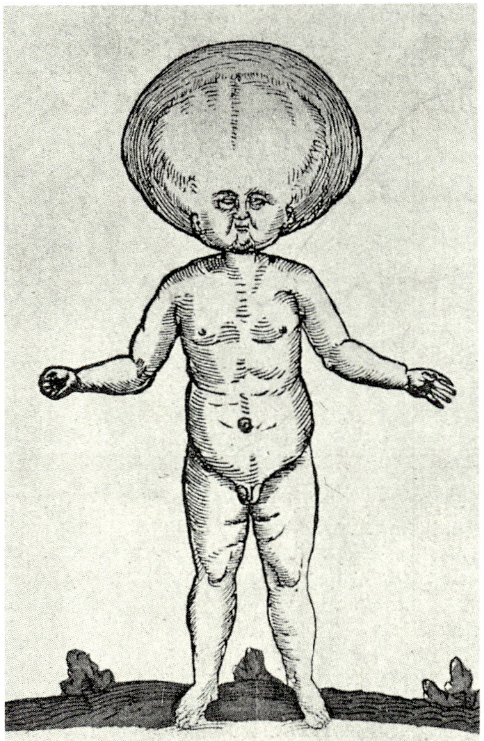

Ein Säugling mit Wasserkopf; im Text hierzu steht: »... Von leib ist es sonst ein schön geraten kindt ... « (Nürnberger Flugblatt, 1556).

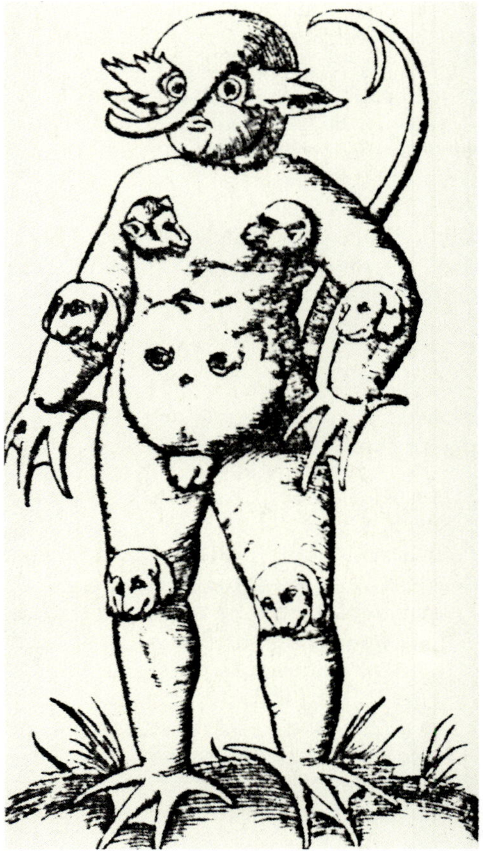

Ein monströses Fabelwesen (Chimäre); es ist aus verschiedenen tierischen Teilen zusammengesetzt (Conrad Lycosthenes; 1557).

1580

1580–1599

1583. Die ersten römisch-katholischen Missionare erreichen China, darunter auch der italienische Naturwissenschaftler und Jesuit Matteo Ricci. Er wird von den Chinesen Li Ma-tou genannt. Er steht in Kontakt mit chinesischen Ärzten, darunter der in Kanton praktizierende gelehrte Arzt Wang K'en T'ang.

Georg Bartisch aus Dresden, ein »Oculist, Wund- und Schnittarzt«, verfaßt das erste Lehrbuch der Augenheilkunde, den »Augendienst«. Darin beschreibt er als erster die operative Entfernung des Augapfels (Exenteratio orbitae). Der sog. Starstich gehört zu seinem täglichen Handwerk. → S. 158

1584. Der italienische Mediziner Hieronymus Mercurialis gibt ein erstes klinisches Handbuch über Ohrenkrankheiten heraus.

1586. Marcello Donato behandelt in »Sechs Bücher über Wundermedizin« die Wunderwirkungen der Einbildungskraft (»imaginatio«). Er ist Anhänger der Sektion und schildert den ersten faßbaren Fall von Magengeschwüren. → S. 159

Der neapolitanische Naturforscher Giambattista Della Porta wird vom Inquisitionstribunal in Rom der (Schwarzen) Magie bezichtigt, aber freigesprochen. Er verfaßt ein Werk über Physiognomik (»De humana physiognomonia«) sowie ein Werk zur Pflanzensignatur. → S. 159

1588. Der Basler Arzt und Anatom Felix Platter richtet in Basel einen botanischen Garten und ein anatomisches Theater ein. Er ist der früheste Vertreter der von Andreas Vesal eingeschlagenen Richtung der Anatomie im deutschsprachigen Raum und hat hier als erster (1557) eine Leiche seziert. → S. 160

Der erste Teil des umfassenden botanischen Werkes »Neuw . . . Kreuterbuch« aus der Feder des Arztes Jacob Theodor aus Bergzabern (Tabernaemontanus) erscheint.

1589–1591. Der schlesische Arzt Johann Huser gibt eine erste Sammlung der Schriften des Paracelsus heraus und verschafft so der »Chemiatrie« Eingang in die Medizin (→ 1566/S. 139).

1590. Der Jesuitenpater José de Acosta gibt die erste Beschreibung über die Einwirkung des Hochgebirgsklimas auf den Menschen. Er begleitet eine spanische Armee in die südamerikanischen Kordilleren und beobachtet beim Aufstieg auf den Mont Pariacacae eine Reihe von schmerzhaften Symptomen (Höhenkrankheit).

1591. Der italienische Anatom Hieronymus Fabricius ab Aquapendente beginnt mit der Arbeit an seiner – unveröffentlicht bleibenden – vergleichenden Anatomie. Er beschreibt u.a. die Venenklappen. → S. 161

Auf Anregung der Portugiesen gründet der japanische General und Staatsmann Tojotomi Hidejoschi das Hospital von Kyoto, das von Yakuin Zenshu geleitet wird (→ 1556/S. 151).

Guillaume de Baillou, ein prominentes Mitglied der Pariser Medizinischen Fakultät, hält eine Vorlesung über den »Rheumatismus«, die sein Neffe aufzeichnet und postum 1642 publiziert. Damit wird der Begriff Rheumatismus in die Medizin eingeführt (→ 1576/S. 153).

1592. Der »Herzpolyp« (Polypus cordis) wird (fälschlicherweise) von den Anatomen als Organteil beschrieben. So stellt ihn Gaspard Bauhin aus Basel in seinem »Theatrum Anatomicum« bildlich dar. Tatsächlich handelt es sich um einen Artefakt durch die Blutgerinnung in den Herzkammern nach Eintritt des Todes. → S. 157

1593. Der deutsche Wundarzt Wilhelm Fabricius Hildanus empfiehlt die Amputation von gangränösen und brandigen Gliedmaßen im Gesunden.

Der niederländische Arzt Pieter van Foreest (Petrus Forestus) veröffentlicht sein klassisches Werk der »Observationes« (Fallgeschichten) in 32 Büchern. → S. 161

Die berühmte chinesische Pharmakopöe »Pen-ts'ao kang mu« erscheint. → S. 160

1594. Hieronymus Fabricius ab Aquapendente errichtet in Padua ein anatomisches Theater, das heute noch besteht. Es hat an anderen Orten Vorläufer, ist also nicht das erste seiner Art, wie vielfach behauptet wird (→ 1588/S. 160).

1597. Im niederländischen Leiden werden das anatomische Theater sowie der botanische Garten auf Anregung des Botanikers und Anatomen Pieter Pauw (Pavius) erbaut (→ 1588/S. 160).

In dem Werk »De curtorum chirurgia per insitionem«, das in Vernedig erscheint, schildert der italienische Arzt und Anatom Gaspar Tagliacozzi die von ihm geübte Methode der plastischen Wiederherstellung der Nase (Rhinoplastik) sowie der Ohren und Lippen. → S. 157

Der deutsche Arzt und Chemiker Andreas Libavius veröffentlicht das Werk »Alchimia« als ersten Gesamtüberblick zur Chemie.

Der italienische Arzt Battista Codronchi schreibt ein erstes Werk ausschließlich über die Krankheiten des Kehlkopfes (Laryngologie).

1599–1600. Die »Disquisitionum magicarum libri sex« des Jesuiten Martin del Rio erscheinen und entfachen erneut die Verfolgung der Hexen.

1599–1604. Der deutsche Chemiker und Physiker Johann Thölde aus Frankenhausen gibt das einem anonymen Mönch zugeschriebene »Basilius-Valentinus-Korpus« heraus, das u.a. die arzneiliche Verwendung von Antimonverbindungen empfiehlt (→ 1566/S. 152).

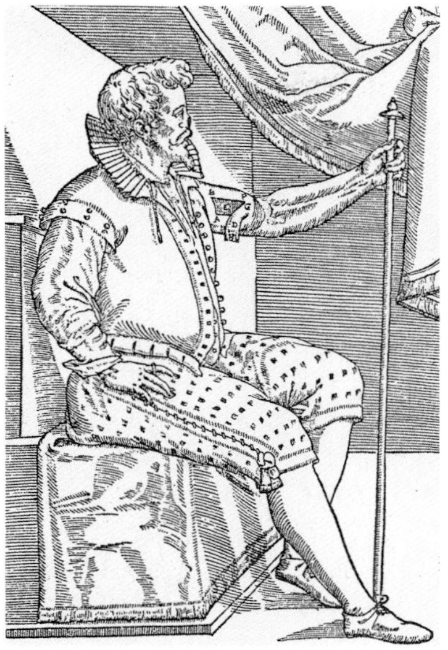

Vorbereitung einer Nasenplastik aus dem Oberarm nach Tagliacozzi (1597)

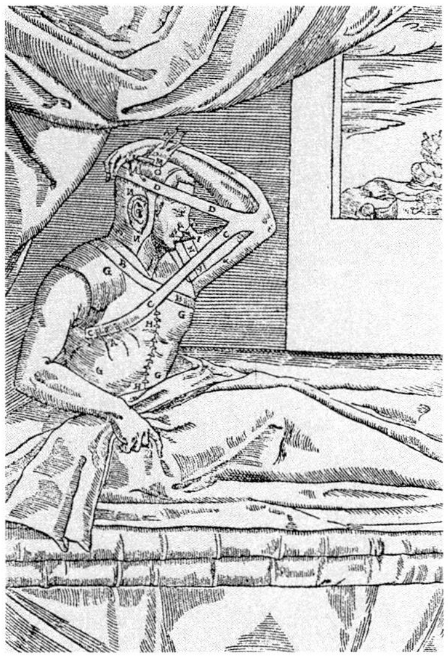

Überpflanzung des Armlappens auf die Nase nach Tagliacozzi (1597)

Neue Nase aus Hautlappen

1597. Gaspar Tagliacozzi (1546 bis 1599), Professor für Chirurgie, Anatomie und theoretische Medizin in Bologna, beschreibt als erster in wissenschaftlicher Form die Wiederherstellung der Nase mit Hilfe von Hautlappen in seinem Buch »De curtorum chirurgia . . .«
Darin wird mit zahlreichen Abbildungen das Verfahren zur Wiederherstellung verloren gegangener Nasen, Ohren und Lippen erläutert. Die Überpflanzung eines Hautlappens aus dem Oberarm auf die defekte Stelle im Gesicht wird in mehreren Schritten durchgeführt und dauert einige Monate. Diese bereits bei den frühen Indern beschriebene plastische Wiederherstellung der Nase (»Rhinoplastik« → 3. Jh./S. 59) taucht ohne nachweisbaren Zusammenhang im 15. Jahrhundert in Süditalien auf. Verschiedene Ärzte sollen die Nasenplastik durchgeführt haben. Offenbar sind im 15. und 16. Jahrhundert in Italien mehrere Kranke mit Erfolg operiert worden. Häufige Ursachen von Nasenverstümmelungen sind der Strafvollzug, Kampfhandlungen oder auch Krankheiten (z.B. Hauttuberkulose).

Rätselhafter »Herzpolyp«

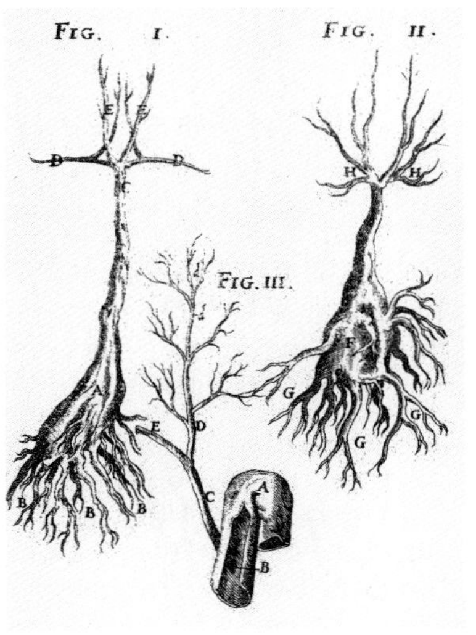

Der »Herzpolyp«, wie er durch die Blutgerinnung in der Herzkammer entsteht (nach Bauhin, 1592)

1592. Der Basler Anatom und Botaniker Gaspard Bauhin (1560–1624) beschreibt in seinem »Theatrum Anatomicum« den sog. Herzpolypen (lat. polypus cordis). Solche Gebilde werden in der anatomischen Literatur der frühen Neuzeit häufig beschrieben. Sie werden auch als »Drachen« dargestellt, die für alle möglichen Symptome bei Herzkreislaufkrankheiten verantwortlich gemacht werden.
Die Anatomen deuten ihre Sektionsbefunde herzkranker Patienten falsch. Denn in den seltensten Fällen handelt es sich um ein (pathologisch-)anatomisches Gebilde. Vielmehr sehen die Anatomen Blutgerinnsel, die nach dem Tod durch die Gerinnung des Blutes in den Herzkammern entstehen.

»Augendienst« – Lehrbuch des Dresdner »Vater August«

1583. Der vom Volk als »Vater August« bezeichnete Augen-, Schnitt- und Wundarzt Georg Bartisch (1535–1607) veröffentlicht ein Lehrbuch der Augenheilkunde in deutscher Sprache: »Ophthalmodouleia. Das ist Augendienst«.
Bartisch ist ein angesehener, wohlhabender Bürger der Stadt Dresden, der Handwerk, Wirtschaft und Kunst fördert.
In seinem Buch gibt Bartisch einen Überblick über den Stand der Augenheilkunde, die üblichen Operationen und die dabei verwendeten Instrumente. Er wettert gegen üble und unausgebildete Okulisten: »Es mangelt auch nicht an alten Weibern/ losen Vetteln/ Theriacksleuten/ Zahnbrechern/ vertorbenen Krämern/ Ratten und Meusemennern, Spitzbuben/ Kesselflickern/ Säwschneidern/ und anderm leichtfertigen/ erwegenem/ unnützem Gesindlin/ das sich alles dieser edlen Cur aus grosser vermessenheit und Frevel vorsetzglich anmasset und unterstehet«.
Bartisch ist ganz seiner Zeit verhaftet. So glaubt er an den krankmachenden Einfluß von Hexen und setzt Amulette zur Abwehr ein. Gegen Schielen und Augenkrankheiten empfiehlt er im Sinne der Humoralpathologie Maßnahmen wie das Haarseil am Nacken, das die »krankhafte Materie« ableiten soll. Außerdem führt er den Starstich durch, schlägt jedoch neue operative Verfahren vor.

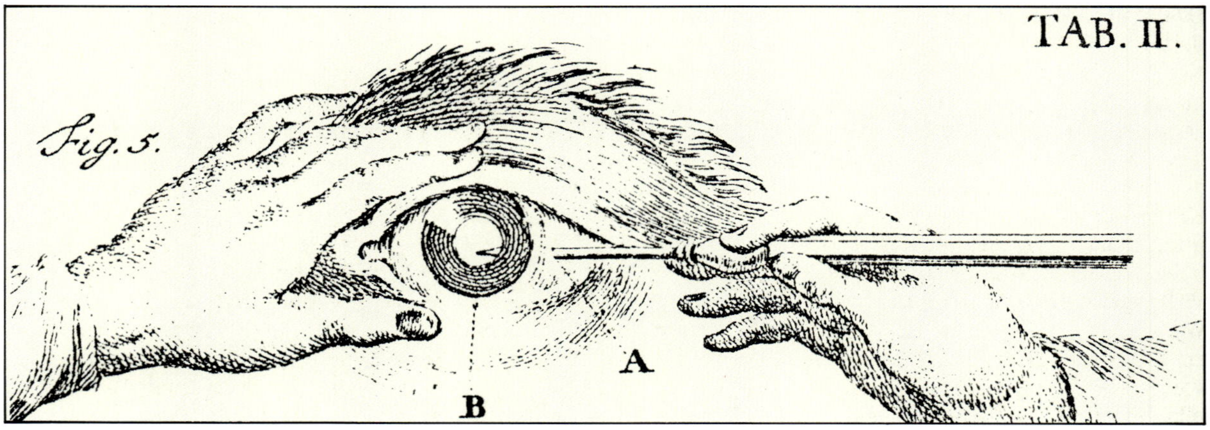

Ausführung einer Staroperation, Darstellung aus Samuel Mihles' »Elemente der Chirurgie« (1764)

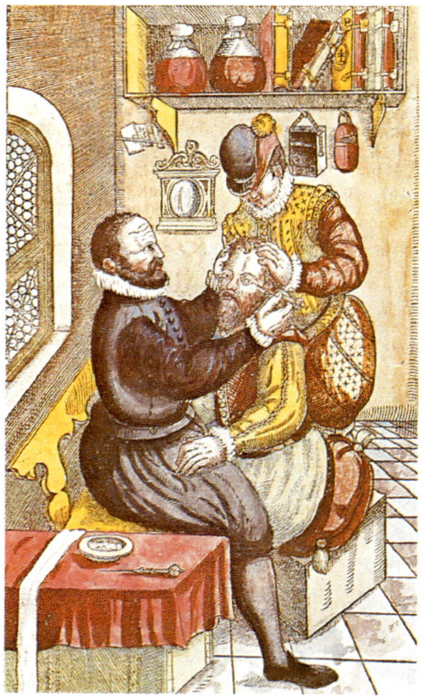

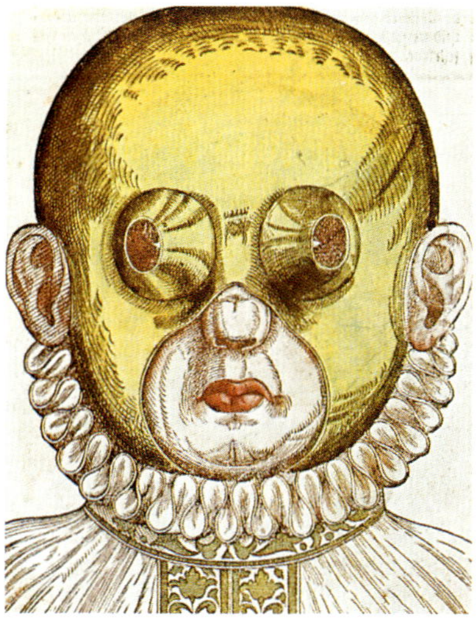

Schielbehandlung mit einer Maske, die über den gesamten Kopf gezogen wird (aus Bartischs »Augendienst«; 1583)

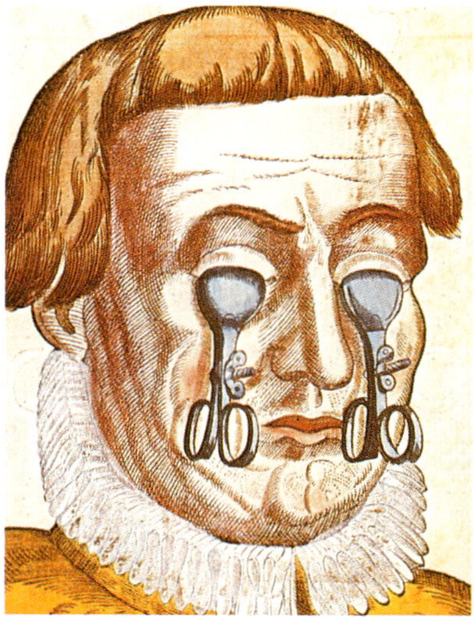

Behandlung gegen die Aufwärtswendung der Augenlider (Ektropion) nach Georg Bartischs »Augendienst« (1583)

◁ Georg Bartisch führt einen Starstich durch (aus dem »Augendienst«; 1583).

Medizinische Praxis:

»Starstich« gegen die Linsentrübung, den grauen Star

Der Begriff »Star« für eine Gruppe von Augenkrankheiten, die mit Erblindung oder Sehverschlechterung einhergehen, ist aus dem althochdeutschen »starplint« und dem angelsächsischen »staerblind« (von »starren« und »blind«) abzuleiten. Damit ist ursprünglich der starre leblose Blick des Erkrankten gemeint.
Allgemein werden der »weiße Star« (= Leucoma; Hornhautnarben), der »schwarze Star« (= Amaurose; Erblindung), der »grüne Star« (= Glaukom; durch erhöhten Augeninnendruck) und der »graue Star« (= Katarakt; Linsentrübung) voneinander unterschieden. Nur im Falle der Linsentrübung (grauer Star) kann durch ein relativ einfaches Verfahren von alters her die Sehkraft wiedergewonnen werden.
Insbesondere die Wund- und Schnittärzte der frühen Neuzeit betätigen sich als Augenspezialisten (»Okulisten«), indem sie mit speziellen Nadeln (Starnadeln) den (grauen) Star »stechen«. Dabei versenken sie (nach unserem heutigen Wissen) die getrübte Linse mit der Nadel nach unten im Augapfel: Das Sehvermögen ist wiederhergestellt.
Als »Starstecher« betätigen sich herumfahrende Barbiere, die auf Jahrmärkten und Messen ihr Handwerk ausüben, ebenso wie niedergelassene Wundärzte, z. B. Georg Bartisch (s. o.). Auch der französische Chirurg Pierre Franco (1500–1561) beschreibt den Starstich als Operationstechnik: »Man muß mit der Nadel den Star ziemlich tief eindrücken, so daß sich eine Falte bildet, in welcher sie (die Linse) sich halten kann ...«
Zu Beginn des 18. Jahrhunderts bahnt sich eine Wende in der Erklärung und Operation des »grauen Stars« an. Während bis dahin ein unnatürliches Häutchen zwischen Linse und Pupille für die Sehverschlechterung verantwortlich gemacht wurde, belegen die beiden französischen Wundärzte Michel Brisseau und Antoine Maître Jan 1705 in Paris, daß nicht das angenommene Häutchen, sondern der »verdunkelte Krystall« (d. i. die Augenlinse) den Katarakt bildet. Wenige Jahre später, am 17. April 1708, kann der Pariser Wundarzt Jean Louis Petit erstmals mit einer Lanzette die Linse herausziehen und führt somit die erste erfolgreiche Starextraktion aus.

Das Äußere als Spiegel innerer Kräfte

1586. Der Naturforscher Giambattista Della Porta (1535–1615) aus Neapel gibt seine Schrift »De humana physiognomonia« heraus. Er geht von der Annahme aus, daß jeder Mensch, aber auch alle Dinge der Natur ihre inneren Werte und Kräfte durch ihr äußeres Erscheinungsbild zu erkennen geben (»Signaturenlehre«).

1588 veröffentlicht Della Porta das Werk »Phytognomonica«, in welchem die Heilkräfte der Pflanzen von ihrem äußeren Erscheinungsbild abgeleitet werden. So sollen z.B. Pinienzapfen oder Granatäpfel gegen Zahnschmerzen wirken, da sie die Form von Zähnen oder Zahnreihen aufweisen.

Bereits in der Antike wurde diese Auffassung vertreten. Während sich die Physiognomik auf fälschlicherweise dem Aristoteles zugeschriebene Texte zurückführen läßt, beruht die Signaturenlehre der Antike vornehmlich auf Plinius d. Ä. und Dioskurides.

Im Mittelalter trat die Bedeutung der Signaturenlehre hinter der Physiognomik zurück. Der »Liber phisionomie« des am Hof des Staufers, Kaiser Friedrich II. (1194 bis 1250), wirkenden Michael Scotus gilt als frühes Zeugnis mittelalterlicher Physiognomik.

In der Zeit des Renaissance-Humanismus finden pseudo-aristotelische Texte zur Physiognomik wieder vermehrt Interesse. Das »Physiognomiae et Chiromantiae Compendium« des italienischen Abenteurers Bartolomeo della Rocca, genannt »Cocles« (der Einäugige), erfreut sich ebensolcher Beliebtheit, wie die 1522 lateinisch und deutsch herausgekommenen Werke »Introductiones Apotelesmaticas« bzw. »Die Kunst der Chiromanzey . . . Physiognomei . . .« des Steinbacher Pfarrers Johannes Indagine. Seit dem späten 15. Jahrhundert geht die Physiognomik mit der Chiromantie, der Vorhersagekunst aus den Handlinien, eine enge Verbindung ein. Die »mantischen« Künste Chiromantie, Metoskopie (Vorhersage aus den Stirnrunzeln) und Ophthalmoskopie (Vorhersage aus den Augen) bleiben während des 16. und 17. Jahrhunderts der Signaturenlehre eng verbunden.

Damit setzt sich insbesondere Paracelsus (1493–1541) auseinander, wobei sowohl die echten als auch die ihm zugeschriebenen Schriften Bemerkungen zur Lehre von der »signatura rerum« beinhalten. 1609 liefert der Arzt Oswald Croll (um 1550–1608) mit dem Werk »De signaturis« eine theoretische Untermauerung der paracelsischen Gedanken zur Signaturenlehre.

Obgleich diese Lehre aus der Medizin des 17. Jahrhunderts nicht wegzudenken ist, erreicht sie nicht die Bedeutung der Chemiatrie.

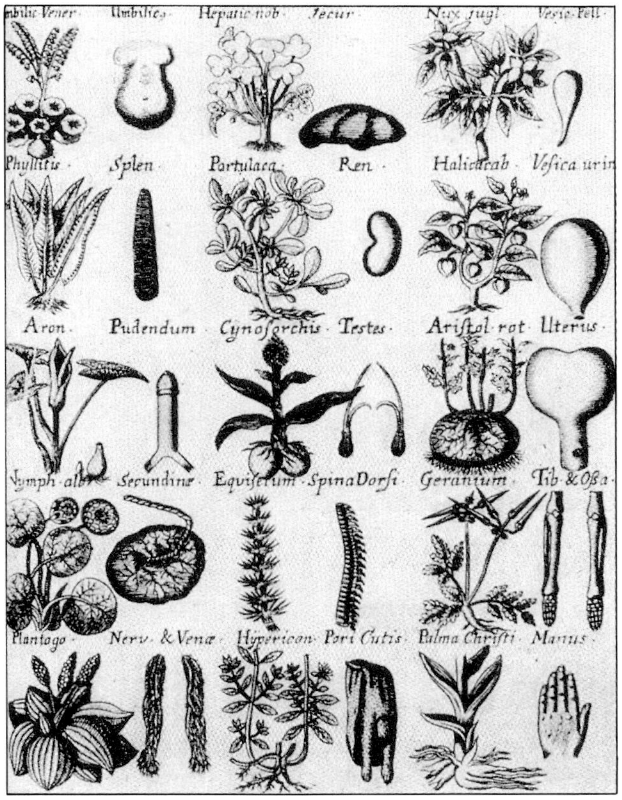

Die Signatur der Pflanzen als Heilmittel: Die Form der Pflanze, der Wurzeln oder Blätter verweist auf das entsprechende menschliche Organ, das sie heilen kann. So wirkt das Leberblümchen auf die Leber (1. Reihe M.) und das Knabenkraut auf die Hoden (Potenz; 3. Reihe M.), Ausschnitte aus »Medicina Nov-Antiqua« von Michael Bernhard Valentinus (1713, Frankfurt am Main).

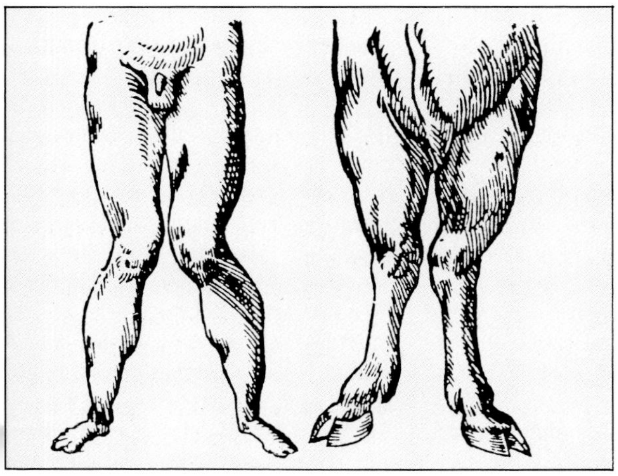
Signaturenlehre: Vergleich zwischen menschlichen X-Beinen und Hinterfüßen eines Rindes (Della Porta, 1586)

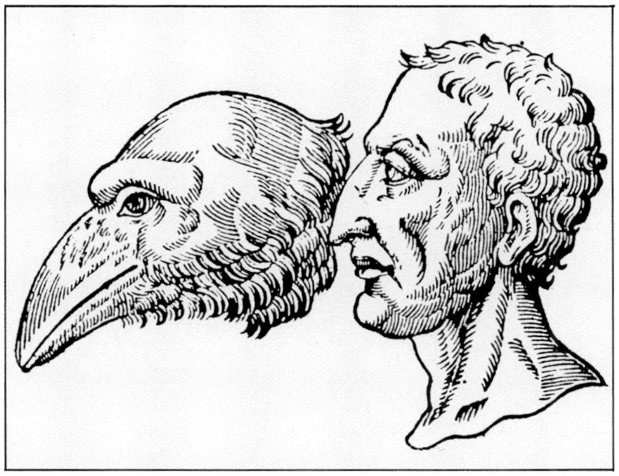
Physiognomik: Rabengesicht; »wer wie ein Rabe aussieht, ist unverschämt« (aus Della Porta, 1586)

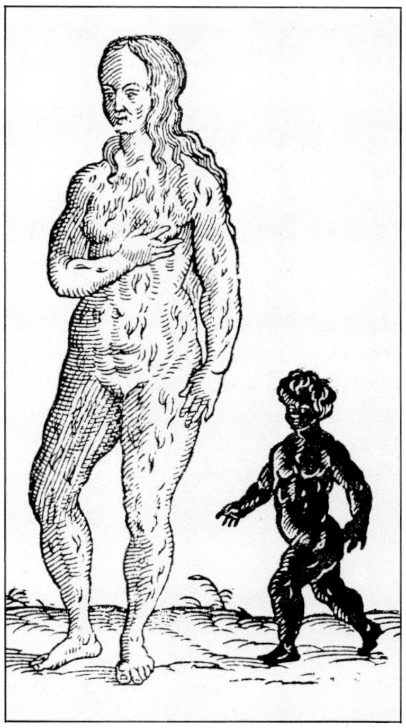
Die Wirkung der Einbildungskraft (Paré: »Buch von allerley Wunderwercken der Natur«, Ausgabe 1635)

Die scheinbare Macht der Einbildung

1586. Die »Sechs Bücher über Wundermedizin« von Marcello Donato (1538–1603) erscheinen in Mantua. Darin werden die angeblichen Wirkungen der Einbildungskraft (lat. imaginatio) geschildert.

Die »imaginatio« wirkt durch die Lebenskräfte auf den Körper ein. Insbesondere können sich beim »Versehen« der Schwangeren wirkliche oder phantasierte Bilder auf den Embryo übertragen. So gebärt eine Frau ein am ganzen Körper behaartes Mädchen, weil sie während der Schwangerschaft ein Heiligenbild von Johannes dem Täufer in Fellbekleidung betrachtet habe. Eine andere Frau, die am Fest der Hl. Drei Könige schwanger wird, bringt drei Söhne zur Welt, von denen einer so schwarz ist wie der Mohrenkönig. Der französische Chirurg Ambroise Paré (→ 1552/ S. 147) interpretiert im Rückgriff auf einen Bericht des hl. Hieronymus einen ähnlichen Fall, wo einem weißen Ehepaar ein schwarzes Kind geboren wird, weil der Mutter in der Schwangerschaft immer das Bild eines Äthiopiers vor Augen geschwebt habe.

Diese Lehre, die häufig zur Erklärung eigentümlicher Geburten dient, ist in der frühen Neuzeit äußerst populär.

Leichensektion wird Massenspektakel

1588. In Basel richtet der angesehene Medizinprofessor und Stadtarzt Felix Platter (1536–1614) ein sog. anatomisches Theater ein. Er führt etwa 300 Sektionen durch. 1594 entsteht in Padua eine ähnliche Einrichtung (die bis heute besteht); 1597 folgt die Stadt Leiden.

Diese anatomischen Theater werden nach dem Vorbild von Amphitheatern errichtet: Tief unten steht in der Mitte ein drehbarer Sektionstisch, erhellt von Kerzen und Fackeln. Kreisförmig sind nach hinten ansteigend mehrere Reihen von Sitzbänken und Stehplätzen angeordnet. In Padua z. B. finden 200 bis 300 Zuschauer Platz.

Zunächst dienen diese Theater als Unterrichtsraum für angehende Mediziner. Zuvor wurden die in vielen Universitäten seit der Renaissance vorgeschriebenen Lehrsektionen zumeist im Winter unter freiem Himmel vorgenommen, damit die Leiche möglichst lang erhalten blieb. Manchmal richtete man sich vorübergehend in leerstehenden Kapellen oder in gemieteten größeren Zimmern ein, in welchen man Bänke im Kreis um den Sektionstisch herum aufstellte. An manchen Orten wurde eigens ein provisorischer Holzbau errichtet, ein zirkusähnliches »Theater«, das nach Gebrauch wieder abgerissen werden konnte.

Zunehmend aber wird die öffentliche Sektion ein gesellschaftliches Ereignis ersten Ranges. Nicht mehr der Streit um die Richtigkeit der alten Texte bzw. die der eigenen Beobachtungen steht im Vordergrund, sondern der Unterhaltungswert für das Publikum. Alle, die gesellschaftlich etwas auf sich halten, drängen zu diesem Ereignis. Die untere Reihe ist der Prominenz vorbehalten, den Medizinprofessoren und den herausragenden Personen des öffentlichen Lebens, die zweite Reihe ist für die Kandidaten der Medizin reserviert, die übrigen Plätze stehen den Chirurgen (Barbiere) und dem sonstigen Publikum gegen entsprechendes Eintrittsgeld zur Verfügung.

Die wissenschaftliche Bedeutung solcher Schausektionen schwindet. Immer mehr entwickeln sie sich in der Karnevalszeit zu einem Volksfest, das eine neue Form von Nervenkitzel bietet. Als zusätzliche Unterhaltung wird Flötenspiel geboten, Bälle werden veranstaltet. Das Spektakel dauert insgesamt zumeist mehrere Tage und endet mit Festbanketten.

Auch im Sommer besitzt das anatomische Theater eine große Anziehungskraft für das Laienpublikum: Skelette von Menschen und Tieren werden als Schaustücke in den Sitzreihen aufgestellt, um Zuschauer in diese ersten naturhistorischen Museen zu locken.

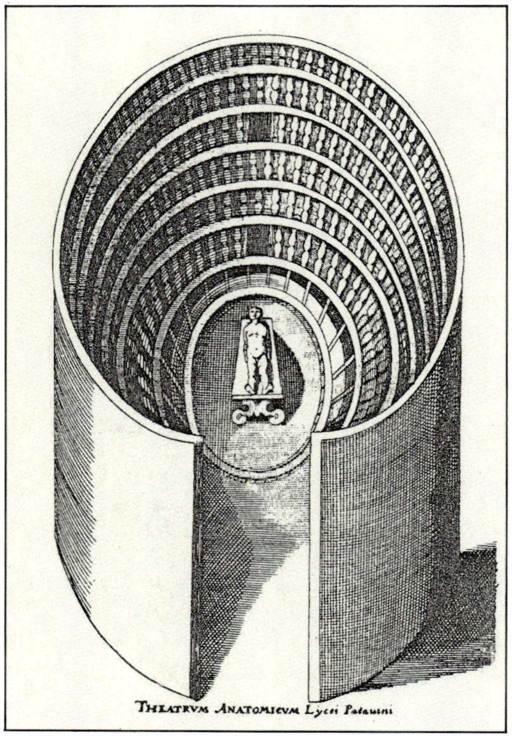

Das anatomische Theater von Padua wird 1594 von dem italienischen Anatomen und Chirurgen Hieronymus Fabricius ab Aquapendente gegründet (Kupferstich von Jacobus Philippus Thomasini, 1654). Hier hörte u.a. auch der englische Mediziner William Harvey, der spätere Entdecker des Blutkreislaufs (→ 1628/S. 172) seine Vorlesungen. Unter den sechs Stehplatzrängen befindet sich eine Galerie, vermutlich Logen, von denen aus man direkt – auf gleichem Niveau – die Sektion beobachten konnte. Der steil gebaute Raum hatte nicht genügend natürlichen Lichteinfall, weswegen bei Sektionen Fackeln und Kerzen angezündet wurden.

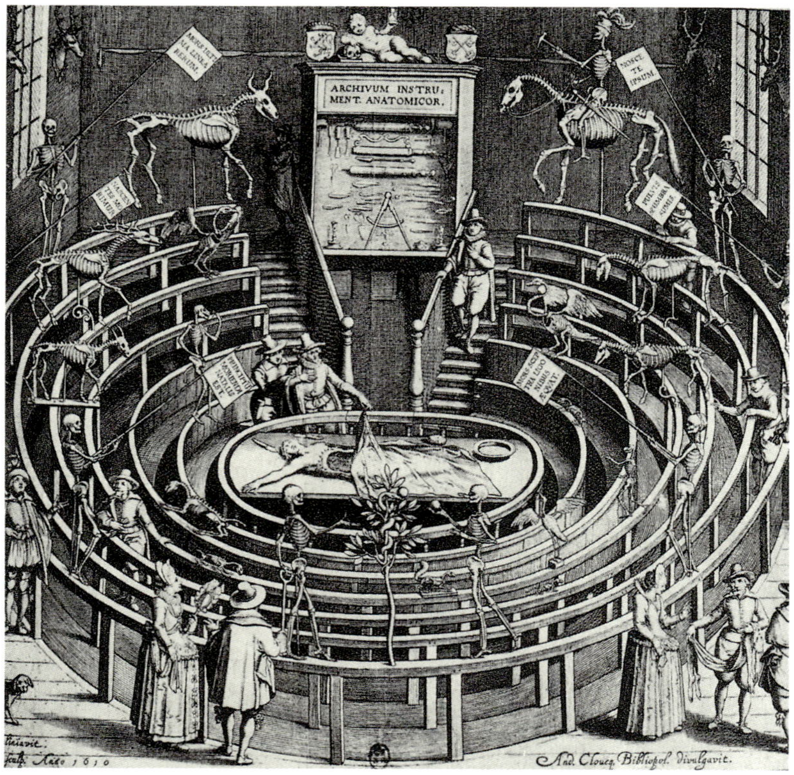

Das anatomische Theater in der niederländischen Stadt Leiden: Tierische und menschliche Skelette werden im Sommer zur Schau gestellt, wie es später in den naturhistorischen Museen üblich ist (niederländischer Kupferstich, 1610).

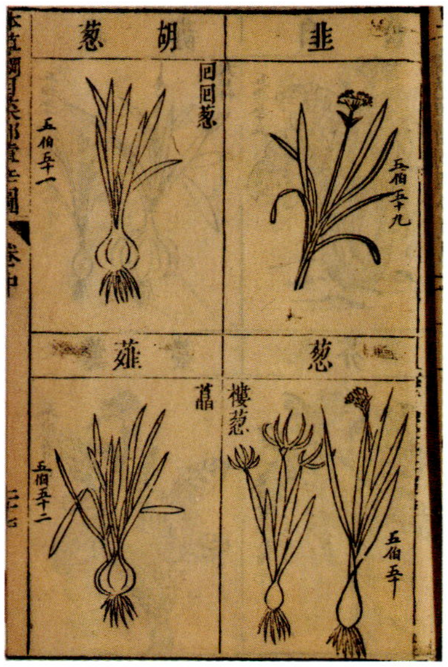

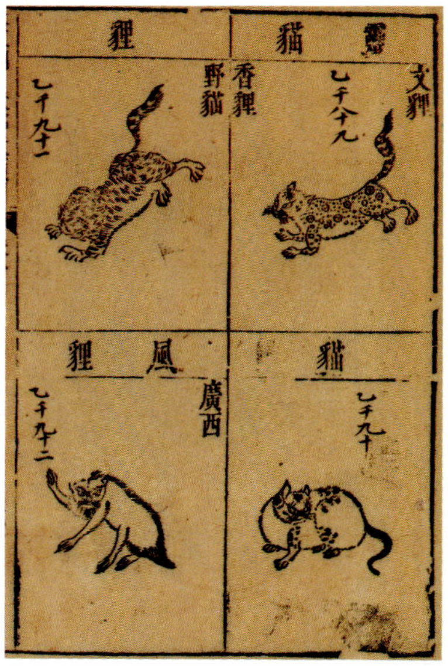

Zeichnungen aus einer Ausgabe des »Pen-ts'ao kang mu« von 1883 (Wellcome Institute, London)

Arzneibuch nennt 1892 Substanzen

1593. Das bedeutendste Arzneibuch der Chinesen, die Drogenkunde »Pen-ts'ao kang mu«, erscheint. Rund 27 Jahre hat der Gelehrte Li Shih-chen (1518–1593) gebraucht, um 1892 Substanzen »nach Monographien und sachlichen Gesichtspunkten« zu ordnen. 1518 Arzneien fand der Medizin- und Botanikkenner Li Shih-chen in Schriften älteren Datums. Das Werk umfaßt 52 Text- und mehrere Illustrationsbände. Es steht in der Tradition der chinesischen Literatur zur Drogenkunde (Arzneibuch = chin. »Pen-ts'ao«) und zählt bis heute zu den populärsten Büchern der chinesischen Medizin.

Fabricius beschreibt erstmals genau die Venenklappen

1591. Der italienische Anatom und Chirurg Hieronymus Fabricius ab Aquapendente (1537–1619), ein Schüler und Nachfolger von Gabriele Fallopio (1523–1562), beginnt die Arbeit an seiner vergleichenden Anatomie (»Totius animalis fabriciae theatrum«), die jedoch niemals veröffentlicht wird.

Das Traktat über die Venenklappen (»De venarum ostiolis«, Padua 1603) besteht aus 23 Folioblättern mit acht Bildtafeln, auf denen Herz und Venensystem in natürlicher Größe abgebildet sind. Obwohl bereits vor ihm der Anatom Giambattista Canano (1515–1579) und der aus Portugal stammende jüdische Arzt Amatus Lusitanus (1511–1568) die Venenklappen beobachtet haben, beschreibt Fabricius sie als erster sehr genau in einer eigenständigen Abhandlung. Darin berichtet er, daß er die Venenklappen bereits 1574 erstmals bemerkt hat.

»Ich habe mit kleinen Pforten (ostiolae) die Venenklappen benannt, kleine ... Membranen, die in der Innenwand der Venen angesiedelt sind ... Sie sind mit Intervallen angeordnet, mal getrennt, mal verbunden. Ihre Öffnung ist gegen die Wurzel der Vene gerichtet ... Darum glaube ich, daß die Natur sie geschaffen hat, um bis zu einem bestimmten Punkt den Blutfluß zu verzögern. Sie verhindern, daß das Blut wie ein Fluß in einen Strom ausläuft, sei es in die Hände, in die Füße etc.«.

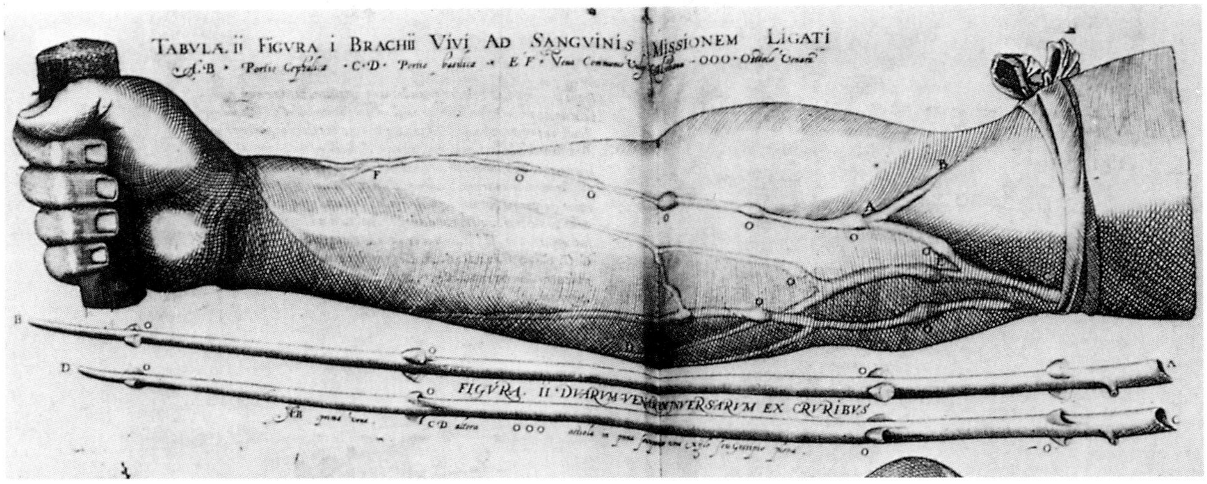

Fabricius ab Aquapendente: Venenklappen unter der Haut am Unterarm und an zwei freigelegten Adern des Beines; sein Schüler William Harvey knüpft an diese Darstellung an (aus »De venarum ostiolis«, 1603).

Fabricius teilt also die Ansicht der medizinischen Autoritäten, daß das Blut durch die Venen in die Peripherie ausströmt. Die Funktion der Venenklappen scheint damit geklärt: Sie müssen den Blutfluß drosseln, da es sonst zu einer Überfüllung und Schwellung der Glieder und einer Unterversorgung lebenswichtiger Organe käme. Fabricius vergleicht das Netz der Blutgefäße mit den Zweigen einer Pflanze. Der Fluß des Blutes entspricht dem Aufsteigen des Wassers in den Zweigen, was auch der Auffassung Galens entspricht.

Die Beobachtung von Krampfadern scheint diese (falsche) Auffassung über die Venenklappen zu bestätigen. Krampfadern scheinen bei körperlich besonders schwer arbeitenden Menschen aufzutreten, deren Blut dichter als sonst sei und länger durch die Klappen zurückgehalten würde. Dadurch weiteten sich diese aus, was eine Ausdehnung der Venen zur Folge habe. Erst William Harvey entdeckt mit dem Blutkreislauf auch die tatsächliche Funktion der Venenklappen für den Rückfluß des Blutes zum Herzen (→ 1628/S. 172).

Fallgeschichte: Heilung einer Wahnsinnigen durch Aderlaß

Chronik Zitat

1593. Der niederländische Arzt Pieter van Foreest (1521–1597) beginnt mit der Publikation einer Reihe von Fallgeschichten, den »Observationes« in 32 Büchern. Sie sind beispielhaft für die medizinische Literaturgattung der Einzelfallbeschreibungen (»Krankengeschichten«) der frühen Neuzeit. Im Sinne der Humoralpathologie (→ S. 55) bekämpft Foreest (Petrus Forestus) in der folgenden Fallgeschichte dämonologische Krankheitsauffassungen und betont die Notwendigkeit ableitender Maßnahmen (z. B. Aderlaß) bzw. der Menstruation zur Heilung des Wahnsinns von Mädchen:

»Ein etwa 20jähriges Mädchen, ganz angebrannt und schwarz, war mehrere Monate lang verrückt und litt unter Wahnvorstellungen, so daß man sie schließlich als vom Teufel besessen ansah, wegen der falschen Einbildungen, von denen sie Tag für Tag mehr und mehr gefesselt war. Ich aber, soweit ich aus sicheren Zeichen erfassen konnte, meinte, daß dies eher die wahre Ursache sei: ... ich war zuvor zu ihr gerufen worden, um gemeinsam mit einem Chirurgen die Unterschenkelgeschwüre zu behandeln. Zu der Zeit riet ich, daß der Chirurg nicht zu schnell die Geschwüre vernarben lassen sollte, weil sie auch unterdrückte Monatsblutungen hatte, und durch diese Geschwüre das dicke und melancholische Blut zu den Unterschenkeln herabgeführt wird. Aber nach meinem Weggang mißachtete der unerfahrene Chirurg meinen Rat und brachte endlich die Geschwüre zur Vernarbung. Daher wurde bei dauerhaft unterdrückter Menstruation, weil die Freunde mich abbestellt und allein den Chirurgen zur Behandlung zurückbehalten hatten, nach Heilung der Geschwüre das Mädchen ganz melancholisch, so daß die Arme dann viele Nächte und selbst ganze Monate schlaflos blieb und, von dauerhaftem Delirium erfaßt, endlich in einen schrecklichen Wahnsinn verfiel, bald als Rasende kaum im Bett gehalten werden konnte, bald aufspringend, bald in schreckliche Schreie ausbrechend und öfter sich als verdammt bezeichnend. Von Furcht und Traurigkeit, und manchmal auch von Zorn und von dauernder Schlaflosigkeit wurde sie zerstört, rücksichtslos war sie und von einer schamlosen Geschwätzigkeit, und das ansonsten sehr ehrbare Mädchen brachte auch närrische Worte hervor, mit unanständigen Gesten, so daß die Freunde, Eltern und Verwandten sie als von einem bösen Geist besessen beurteilten.

Nachdem sie von den geistlichen Ärzten lange Zeit vergeblich Hilfe erbeten hatten, blieb das unglückliche Mädchen in diesem Wahnsinn. Als man endlich genug vom Beten hatte, fragten sie mich erneut um Rat und schickten einen Verwandten zu mir, was in einem solchen Leiden geschehen könne. Ich aber, weil ich wußte, daß dieses Übel seinen Ursprung in der unterdrückten Menstruation hatte, schlug vor, die Vena saphena [›große Rosenader‹] am Unterschenkel ... zu eröffnen.«

Der Rat wird wiederum mißachtet. Wahnvorstellungen und körperlicher Zustand verschlimmern sich. Nach einigen Monaten wird Foreest erneut zu Hilfe geholt. Es gelingt ihm, die Angehörigen von der Richtigkeit seiner Anordnungen zu überzeugen.

»Und, was wunderbar zu sagen ist, allein durch die Blutentziehung begann die Menstruation wieder richtig zu fließen, und in der Folge haben wir das wahnsinnige Mädchen zu seiner früheren Gesundheit wiederhergestellt, so daß sie zugleich vom Wahnsinn, der Schlaflosigkeit und den anderen genannten Symptomen gänzlich befreit wurde.«

Chemische und mechanische Leitbilder der Ärzte

1600–1700

Die Medizin des 17. Jahrhunderts muß in einer philosophischen und wissenschaftlichen Umbruchphase gedeutet werden, in der wesentliche Grundlagen der modernen naturwissenschaftlichen Methode geschaffen wurden. Der englische Philosoph und Politiker Francis Bacon (1561–1626) entwickelte die Theorie des Experiments mit ihren entscheidenden Elementen, der rational geplanten Empirie sowie der induktiven Methode des naturwissenschaftlichen Erkennens und Beweisens. Bacons Schriften »Novum organon scientiarum« (1620) und »De dignitate et argumentis scientiarum« (1605; 1623) markierten den Beginn neuzeitlicher Naturwissenschaft so, wie Andreas Vesals »Fabrica« (1543) den ersten methodischen Schritt auf dem Weg zu einer mündigen Anatomie gekennzeichnet hatte. In der Astronomie, der Physik, den biologischen Disziplinen und auch in der Medizin bewies sich richtiges Erkennen seit dem 17. Jahrhundert längst nicht mehr uneingeschränkt durch die Übereinstimmung mit den dogmatischen Lehrmeinungen der antiken Autoritäten, sondern durch die überprüfbare Übereinstimmung mit der Natur. In der Realität beschränkte sich freilich diese Idealvorstellung auf die vermeintliche Erklär- und Reproduzierbarkeit natürlicher Phänomene auf der Grundlage reduzierter oder völlig hypothetischer Gesetzmäßigkeiten, die man der belebten und unbelebten Natur überstülpte. Manche dieser Konzepte waren zur Erläuterung und Herleitung weniger komplizierter Naturphänomene in Grenzen geeignet. Komplexe Vorgänge freilich ließen sich mit solch einfachen, reduktionistischen Betrachtungsweisen nicht erklären.

Der Sturz des humoralphysiologischen Denkens

Konzepte dieser Art waren Iatrochemie und Iatromechanik. Sie signalisierten in der Medizin des 17. Jahrhunderts die Erschütterung der antiken Humoralphysiologie und -pathologie, bereiteten den Beginn naturwissenschaftlich-physiologischen Denkens vor, wirkten sich hingegen auf die praktische Medizin selbst zunächst kaum aus. Während die Iatrochemie alle Lebensphänomene als chemisch determiniert und chemisch beeinflußbar deutete, verstand die Iatromechanik alle Lebensäußerungen in Gesundheit und Krankheit als mechanische Phänomene, die sich durch die Gesetze der Physik und der Mathematik erklären ließen. Stärker noch als die Iatrochemie leitete die Entwicklung iatromechanistischer Lebens- und Krankheitskonzepte die völlige Abkehr von der Säftephysiologie ein. Zwar fielen auch in diesem Leitkonzept der Medizin des 17. Jahrhunderts den Körperflüssigkeiten noch wichtige Lebensfunktionen zu. Entscheidend waren nun aber nicht mehr die humoralphysiologischen Qualitäten oder die chemiatrischen Potenzen der Körperflüssigkeiten, sondern hydrostatische Gesetzmäßigkeiten sowie das Zusammenwirken von Gefäßporen und Blutpartikeln. Letzteren wurden Größe, Gestalt und Bewegungsintensität, also definierbare mechanische Individualitäten zugesprochen.

Die mechanisch-mathematische Kreislauftheorie von Harvey

Die Ablehnung der Säftelehre hatte bereits mit der Beschreibung und mechanistisch-mathematischen Erklärung des großen Blutkreislaufs durch William Harvey (1578–1657) im Jahr 1628 begonnen. In seiner Beschreibung der Herzmechanik hatte Harvey eine Reihe älterer Beobachtungen (undurchbrochene Herzscheidewand, Venenklappen, Herzklappen, die Lage der großen Gefäße, Lungenkreislauf etc.) richtig deuten und zur Stützung seiner Zirkulationstheorie heranziehen können. Mathematisch-quantitativ konnte er belegen, daß der Organismus kaum in Sekundenschnelle ständig große Blutmengen nachzuproduzieren in der Lage sei, wie es die klassische Blutbewegungslehre Galens ja prinzipiell voraussetzte. Tier- und humanexperimentelle Gefäßunterbindungen zeigten ihm deutlich auch die unterschiedlichen Strömungsrichtungen des venösen und arteriellen Blutes und belegten so die mechanische Pumpenfunktion des Herzens als Kreislaufmotor und die Richtigkeit seines zirkulären Blutströmungskonzeptes insgesamt. Publiziert hat Harvey seine bereits zehn Jahre zuvor öffentlich vorgetragenen Forschungsergebnisse 1628 in Frankfurt am Main als »Exercitatio anatomica de motu cordis et sanguinis in animalibus«. Durchsetzen konnten sich seine Beobachtungen freilich erst im letzten Drittel des 17. Jahrhunderts, nachdem 1661 durch den Nachweis der Lungenkapillaren durch Marcello Malphigi (1628–1694) der Schlußstein in der nun unwiderlegbaren Kreislauftheorie Harveys gesetzt war.

Antike Grundlagen des biomechanischen Denkens

William Harvey kann als Vorläufer der mechanistischen Physiologie gelten, wenngleich man ihn noch nicht zu den Hauptvertretern dieser neuen Denkweise in der Medizin zählen darf. Das theoretische Fundament für die Iatromechanik, die in der Antike, aber auch im 16. Jahrhundert bereits vereinzelt angeklungen war, bildete im 17. Jahrhundert die Weiterentwicklung des antiken Atomismus. Seine klassischen Hauptvertreter (Leukipp, Demokrit und Epikur) hatten mit diesem Modell versucht, die belebte und unbelebte Welt durch eine Reduktion auf ihre kleinsten unteilbaren Korpuskularbestandteile zu erklären. Diesen Anspruch griffen die Neoatomisten des 17. Jahrhunderts, insbesondere Daniel Sennert (1572–1637), Sebastian Basso (um 1600), Pierre (Petrus) Gassendi (1592–1655) und – wenngleich in abgewandelter Form – der französische Philosoph und Naturforscher René Descartes (1596–1650) auf.

Die Begründung des Iatromechanismus durch Descartes

Auf dem Boden des wiederentdeckten antiken Atomismus und seiner Elementen- und Partikellehre entwickelte Descartes eine Lebenstheorie, die alle Vorgänge des menschlichen Körpers vorrangig auf physikalisch-mechanistische Prinzipien zurückführte. Eine Ausnahme bildete hierbei in der kartesianischen Theorie einzig die wahrnehmende und denkende Seele (Anima rationalis), die ihren Sitz in der Zirbeldrüse (Glandula pinealis) haben sollte. Es entstand so ein mechanistisch-technomorphes Lebenskonzept, das man auch vereinfacht als »Maschinentheorie des Lebendigen« bezeichnen könnte. Die physikalischen Grundzüge seiner Lehre legte Descartes in seinen beiden Schriften »Principia philosophiae« (Amsterdam 1644) und »De homine« (Leiden 1662) nieder. Für Descartes stellte die dem Herzen innewohnende Wärme das erste Prinzip der Bewegung dar. Die eingeborene Wärme nährt sich aus dem Blut, das ihr durch die Venenröhren des Körpers zugeführt wird. Ihnen sind zuvor die in der Magen-Darm-Röhre gebildeten Speisesäfte zugeleitet worden. Arterien befördern dann im Blut Wärme und Nahrung in alle Körperteile. Aus den am heftigsten bewegten Blutteilen bilden sich bestimmte Luftteilchen (spiritus animalis), die das Hirn erfüllen und dort die allgemeinen Sinneswahrnehmungen (Reizaufnahme, Phantasie, Erinnerung) ermöglichen. Vom Gehirn aus werden die »Spiritus« schließlich durch die Nerven in die Muskeln des Körpers weitergeleitet, wodurch die Nervenbahnen zur äußeren Sinneswahrnehmung dienen, die Muskeln aber zur Ausweitung und so zur Bewegung der Glieder befähigt werden.

Rezeption und Weiterentwicklung

Die so in ihren Grundelementen charakterisierte mechanistische Theorie von René Descartes fand bald insbesondere an den niederländischen Universitäten und mit geringer zeitlicher Verzögerung auch an den kleineren protestantischen Gymnasien und Universitäten des nordwest- und mitteldeutschen Raumes wohlwollende Aufnahme und Verbreitung. Unter den niederländischen Ärzten waren es vor allem Henricus Regius (1598–1679), Theodor Craanen (1620–1690), Stephen Blancaard (1650–1702), Cornelis Bontekoe (1647–1685) und – später – Hermannus Boerhaave (1668–1738), die der kartesianischen Iatromechanik zur Ausformung und

Popularisierung verhalfen. Besonders Blancaard und Craanen trugen durch ihre extremen mechanistischen Vereinfachungen in Physiologie, Pathologie und Therapie zur Verbreitung der Iatromechanik bei.
Für Deutschland müssen vor allem die Duisburger Hochschullehrer Tobias Andreae (1633–1685) und Friedrich Gottfried Barbeck (1644–1703), der Marburger Johann Jakob Waldschmiedt (1644–1689) und unter den jüngeren Iatromechanikern insbesondere der Hallenser Friedrich Hoffmann (1660–1742) genannt werden. Die neue iatromechanische Lebenstheorie bemühte sich um Erklärungen aller einzelnen Lebensvorgänge. Mit einer heute nicht mehr sehr überzeugenden iatrophysikalischen Deutung der Drüsen-, Atmungs- und Verdauungsfunktion ist Giorgio Baglivi (1668–1707) hervorgetreten. Daneben haben aber auch andere physikalische Erklärungsbereiche, so insbesondere die Muskelmechanik, die Ophthalmologie und hier vor allem die Augenoptik, stark vom Lebenskonzept der Iatromechanik profitiert. Als Vertreter einer mechanistisch orientierten Pathophysiologie müssen im 17. Jahrhundert vor allem Friedrich Hoffmann und Hermannus Boerhaave Erwähnung finden. Beide Ärzte und Hochschullehrer bemühten sich, Gesundheit und Krankheit als Gleichlauf bzw. Störung der Körpermechanik zu interpretieren. Bei diesen Erklärungsversuchen fiel dem Zusammenspiel zwischen den korpuskularen Blutbestandteilen und dem Zustand des Gefäßsystems mit seinen Poren und Kanälchen eine besondere Rolle zu.
Das neue Organismuskonzept der Iatromechanik war auch in medizindidaktischer Hinsicht bedeutungsvoll. Erstmalig konnten nun gedachte Körpervorgänge in ihren mechanischen Abläufen modellhaft dargestellt werden. Konstruierte Systeme wurden als Analogien für Bereiche des real Vorhandenen erklärend nutzbar gemacht. Erwähnenswert sind in diesem Zusammenhang die mechanischen Muskelmodelle des Mathematikers Johann Christoph Sturm (1635–1703), in denen die Muskelarbeit des Menschen mit den Funktionen von Seilzügen, Scharnieren und Gewichten verglichen wurden. Der mechanistische Deutungsversuch des kranken und gesunden Lebens wurde zum Ausgangspunkt des französischen Materialismus der Aufklärung um Julien Offroy de La Mettrie (1709–1751), dessen Hauptwerk »L'homme machine« (1748) den kartesianischen Mechanismus vollendete und überhöhte.

Pharmazie und medizinische Chemie

Die Chemiatrie (auch Iatrochemie) als eines die frühe Neuzeit prägendes Therapiekonzept geht auf Theophrastus Bombastus von Hohenheim, genannt Paracelsus (1493–1541), zurück. Der Anwendung von Arzneimitteln aus dem Mineralreich hatte Paracelsus sein Lebenswerk gewidmet. Bereits in dem im Jahr 1530 entstandenen »Paragranum« oder »Vier-Säulen-Buch« legte Paracelsus seine Ansichten zur Entstehung von Krankheiten und Findung von Heilmitteln dar: Der Arzt muß die Wissenschaften Philosophie, Astronomie und Alchemie beherrschen, auf denen die Medizin wie auf Säulen ruht. Zu diesen drei Säulen zählt Paracelsus als vierte Säule die Redlichkeit des Arztes (»virtus«), die sich in Gott gründet und dem im »Licht der Natur« stehenden Arzt durch die Natur geoffenbart wird. Diese vier Säulen lassen den Arzt Krankheiten erkennen und Heilmittel finden, wenn er um den »äußeren« und »inneren« Menschen weiß: Die im Menschen aufgehobene Gegensätzlichkeit von Makro- und Mikrokosmos als großer und kleiner Welt zeigt ihm den Weg bei seinem Handeln. Diesem Analogiedenken, das sich auch in der Metapher vom »Magen als dem inneren Alchimisten« widerspiegelt, entspricht Paracelsus' Auffassung von der Zubereitung der Arzneimittel durch die Alchemie. Nur mit Hilfe der Alchemie gefundene »Arcana« können wegen ihrer Feinheit als Arzneimittel eingesetzt werden. Paracelsus faßte demnach nicht nur seinen Krankheitsbegriff ontologisch auf, sondern erweiterte ihn durch einen Arzneimittelbegriff, der nicht mehr auf den antiken vier Elementen, sondern auf den »Tria Principia« (»Tria Prima«) »Sulfur«, »Mercurius« und »Sal« beruhte. Diese »Tria Principia« stellen jedoch keine faßbaren Agentien dar, sondern gelten Paracelsus als geistige Prinzipien, die innerhalb des Mikrokosmos dynamisch eine stoffliche Umsetzung bewirken. Aufgabe der Alchemie als einer »Scheidekunst« (»Ars Spagyrica«) ist es, aus den Heilmitteln der drei Reiche der Natur, vor allem aber aus den Metallen eine feinstoffliche »quinta essentia« zu ziehen. Der Gedanke an sich war keineswegs neu, doch stellte erst Paracelsus die »quinta essentia« als »Arcanum« an eine hervorragende Stelle im Arzneischatz. Ihm galt die Alchemie als die Kunst, Arzneimittel und kein künstliches (transmutiertes) Gold herzustellen. Diese »Arcana« fand Paracelsus sowohl im Makro- als auch im Mikrokosmos: »Äußere« Mineralien und deren Zubereitungen vermögen die durch »innere« Mineralien hervorgerufenen Krankheiten (z.B. den »Tartarus«) zu heilen: »Arcanum mercurii vitae« erneuert den menschlichen Körper und führt ihm frische Kräfte zu; »Mercurius essentificatus« (Antimonchlorid) und die »Tinctura« wirken als Universalheilmittel. »Arcana« sind auch »Magisterien«, die aus Steinen, Perlen, Korallen, Pflanzen, Wein oder Blut hergestellt werden können. Wenn man sie mit Goldverbindungen verarbeitet, liefern sie als »Aurum potabile« ein vorzügliches, vor allem im 18. Jahrhundert geschätztes Arzneimittel. Indes vermochte sich die gelehrte Ärzteschaft nur zögerlich für Paracelsus' Texte zu erwärmen, zumal seine in deutscher Sprache abgefaßten Schriften nur als Abschriften von Hand zu Hand gingen. Trotz Übersetzungen in die Gelehrtensprache Latein, wie sie Adam von Bodenstein (seit 1560), Michael Toxites (seit 1564) oder Gerhard Dorn (seit 1567) vorlegten, schenkte man Paracelsus' therapeutischem Konzept im späten 16. Jahrhundert wenig Beachtung.
Erst nachdem Johannes Huser (um 1545–um 1600) in den Jahren 1590 bis 1591 die medizinischen Schriften von Paracelsus herausgebracht hatte, setzte jene Auseinandersetzung zwischen Galenisten und Paracelsisten als eine jener »Querelles des anciens et des modernes« ein, die die medico-pharmazeutische Literatur des 17. Jahrhunderts beherrschen sollten. Paracelsus' Lehre gewann allmählich an Boden: Die Werke des sog. Basilius-Valentinus-Corpus, vor allem der »Triumphwagen Antimonii« wurden zu Bestsellern ihrer Zeit, und Oswald Crolls (um 1550–1608) deutscher Übersetzer konnte in dessen 1609 postum erschienenen »Basilica chymica« die Errichtung einer »Res publica spagyrica« fordern, eine chemische Gelehrtengemeinschaft. Einen ersten Höhepunkt erreichte diese »chemiatrische Bewegung« im Jahr 1609 mit der Einrichtung eines »Laboratorium chymicum publicum« durch Johann Hartmann (1568–1627) an der Marburger Universität auf Geheiß von Landgraf Moritz dem Gelehrten von Hessen-Kassel. Die Chemiatrie fand somit universitäre Anerkennung; ihre Lehren konnten an Studenten der Medizin weitergegeben und die nach ihren Regeln hergestellten Arzneimittel verkauft werden. Bald schon gelangten chemiatrische Arzneimittel in den offizinellen Arzneimittelschatz der Pharmakopöen: Während sich im »Dispensatorium Coloniense« aus dem Jahr 1628 kaum chemiatrische Arzneimittel finden, weisen die Ausgaben der »Pharmacopoea Augustana« seit dem Jahr 1640 eine Fülle an solchen Zubereitungen in einer eigenen »Mantissa« (»Zugabe«) auf. Als oftmals aufgelegter Kommentar zur Augsburger Pharmakopöe erschien 1652 das chemiatrische Werk »Animatversiones in Pharmacopoeam Augustanam et anexam eus mantissam« des Arzt-Apothekers Johannes Zwelfer; und auch die »Pharmacopoea medico-chymica« des Frankfurter Stadtarztes Johann Schröder von 1641 erwies sich durch häufige Ausgaben als ein »Bestseller« der Chemiatrie. Doch stellte auch dieses chemisch-therapeutische Konzept nur eine Zwischenstufe auf dem Weg zur modernen Chemie und Pharmazie dar – ein Weg, der über die Phlogiston-Theorie Georg Ernst Stahls (1660–1734), der zufolge bei der Erhitzung ein dem Stoff innewohnendes »brennliches Wesen« (Phlogiston) entweicht, zu Antoine Laurent Lavoisier (1743–1794) führen sollte.

Wolfgang U. Eckart (Medizin)
Wolf-Dieter Müller-Jahncke (Pharmazie)

1600

1600–1609

1600. Landgraf Moritz von Hessen-Kassel gründet den »Temperenzorden« zur Mäßigung beim Alkoholgenuß. → S. 165

Der englische Naturforscher und Arzt William Gilbert veröffentlicht in einem epochemachenden Werk die Ergebnisse seiner Untersuchungen über den Erdmagnetismus und die elektrische Influenz (»De magnete«). → S. 167

1601. Königin Elisabeth I. von England erläßt das Armengesetz (»Poor Law Act«): Die Last der Versorgung wird auf die niederen Verwaltungsebenen »town« und »county« abgewälzt. → S. 165

1602. Mit der Schrift »De relationibus medicorum . . .« veröffentlicht der italienische Mediziner Fortunatus Fidelis (Fedele) eines der ersten Werke über Gerichtsmedizin. → S. 167

1604. Johannes Kepler, der als Hofastronom und kaiserlicher Mathematiker von Rudolf II. in Prag wirkt, liefert in seiner »Astronomiae pars optica« das Fundament für die Erklärung des Sehaktes. Er beschreibt den Nutzen von Konvex- und Konkavlinsen, die Konvergenzreaktion und die Akkommodation.

1606. Wilhelm Fabricius Hildanus (Wilhelm Fabry), der bedeutendste deutsche Wundarzt seiner Zeit, veröffentlicht den ersten Band seiner sechsbändigen »Observationum et curationum chirurgicarum« in Basel. In diesem Werk befaßt er sich u. a. mit dem Erkennen und Behandeln bösartiger Geschwulste. → S. 164

18. 6. 1606. Die Hamburger Bürgerschaft billigt die Einrichtung eines »Pesthofes«. Es ist die erste allgemeine Krankenanstalt in Hamburg. → S. 166

1607. Der aus Ulm stammende Arzt und dortige spätere Stadtphysikus Johannes Rümelin verfaßt in Basel die erste zahnmedizinische Doktorarbeit an einer deutschen Universität.

Um 1609. Zacharias Jansen, ein niederländischer Brillenmacher, entdeckt das Prinzip des Teleskops und Mikroskops, indem er zwei Linsen in einer Röhre unterbringt.

1609. Der deutsche Mathematiker und Arzt Johann Hartmann erhält eine Professur für Chemiatrie (»Chymiatrie«, d. h. medizinische Chemie) an der Universität Marburg, die erste Professur der Chemie in Europa überhaupt.

Als eines der Hauptwerke der Chemiatrie erscheint die »Basilica chymica« des Arztes und kaiserlichen Diplomaten Oswald Croll. Der Traktat »De signaturis« enthält eine umfassende Signaturenlehre (→ 1586/S. 159).

Die Wund- und Feldarznei geht neue Wege

1600. Der deutsche Wundarzt Wilhelm Fabricius Hildanus (1560 bis 1634; auch Fabry von Hilden) sammelt seine Beobachtungen als Chirurg. Sie erscheinen in sechs »Zenturien« zwischen 1606 und 1641. Daneben handelt er in Monographien über den Steinschnitt, das Gangrän (»Brand«), Verbrennungen und Schußverletzungen einzelne Gegenstände der Chirurgie ab. 1646 erscheinen Fabricius' Schriften erstmals in einer Gesamtausgabe.

In seiner berühmten Erstlingsschrift »Vom heißen und kalten Brande« (De gangraena et sphacelo; 1593) beschreibt Fabricius die Entstehung, Diagnostik und Behandlung der Gangrän (Gewebsuntergang nach Mangeldurchblutung). Er unterscheidet den Brand, der aus der Entzündung (Erysipel), aus Quetschungen und Wunden hervorgeht von jenem, wie ihn die Pest oder der Biß giftiger Tiere hervorruft, sowie dem Druckbrand, der durch zu eng angelegte Schienen oder eingeklemmte Brüche verursacht wird.

Neben dem Purgieren, Aderlassen und verschiedenen Medikamenten befürwortet Fabricius bestimmte Ätzmittel und das Glüheisen. Ausdrücklich empfiehlt er bei der notwendigen Amputation, die Gliedmaßen im (schmerzhaften) gesunden Bereich abzusetzen. Er berichtet in diesem Zusammenhang von einer Erfahrung, die er im Jahr 1586 in der Schweiz gemacht hat, als bei einem jungen Mann eine unzureichende Amputation vorgenommen wurde: »Da der Brand bis nahe unter das Knie fortgeschritten war, haben wir den Schenkel beim toten Fleisch abschneiden müssen, in der Hoffnung, das Knie zu erhalten. Und obwohl wir nach erfolgter Amputation den Stumpf sofort mit heißen Eisen brannten, um die übrige Fäulnis wegzunehmen, haben wir doch bald bemerkt, daß unsere Operation umsonst war, weil der Brand innen im Schenkel nahe dem Knochen mehr als zwei Handbreit hinaufreichte, als sich oberflächlich an der Haut erkennen ließ.« Dies bedeutete den Tod des Patienten.

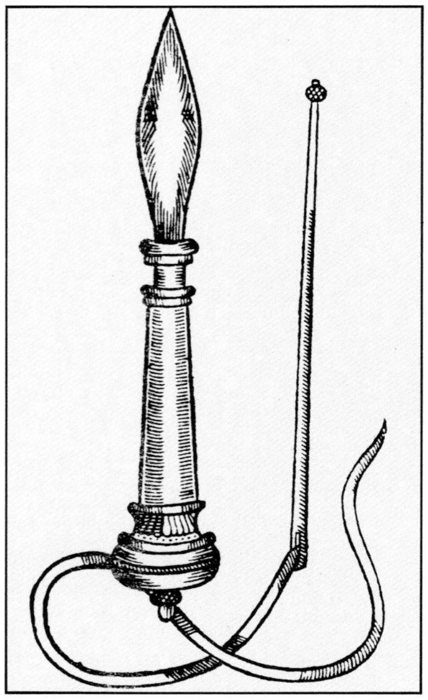

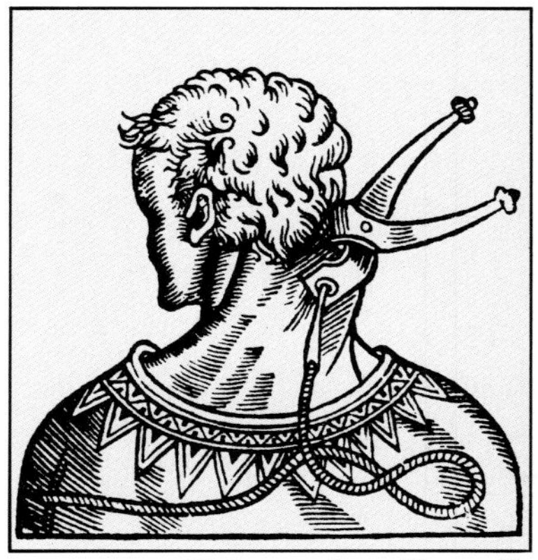

Zange zum Verlegen eines Haarseils unter die Nackenhaut zwecks therapeutischer Eiterung (1641)

◁ Messer und Sonde mit seidener Schnur (»Haarseil«); Darstellung aus einer 1641 veröffentlichten Schrift des Fabricius Hildanus

Wilhelm Fabricius Hildanus verbessert Technik der Amputation

Chronik Zur Person

Wilhelm Fabricius Hildanus (eigtl. Wilhelm Fabry) wurde 1560 in Hilden bei Düsseldorf geboren. Nach einigen Jahren Unterricht an einer höheren Schule in Köln wandte er sich mit 16 Jahren der Wundarzneikunst zu. Er ging etwa zwölf Jahre lang bei mehreren namhaften Wundärzten in die Schule und siedelte schließlich 1591 nach Köln über, wo er sich fünf Jahre lang aufhielt und an der dortigen Hochschule medizinische Studien trieb.

Nach mehreren Aufenthalten in der Schweiz wird er 1614 als Stadtarzt nach Bern berufen, wo er 20 Jähre später 1634 stirbt.

Durch seine zahlreichen Schriften über verschiedene Gebiete der Chirurgie und einen umfangreichen Briefwechsel mit etwa 100 Gelehrten gehört Fabricius zu den berühmtesten Wundärzten seiner Zeit. Er wird von weither zu Konsultationen und Operationen gerufen und ist deshalb auf ständiger Wanderschaft, wie viele seiner Kollegen. Die Anatomie ist für ihn »Schlüssel und Steuerruder der Medizin« und dürfe nicht unerfahrenen Barbieren überlassen werden: »Diese legen die Hand oder die Finger auf einen Tisch oder eine Bank, setzen einen Beitel oder ein Axt darauf und trennen dann zugleich Haut und Fleisch mitsamt den Knochen auf einmal ab.« Demgegenüber entwickelt Fabricius hochdifferenzierte Operationstechniken vor allem bei Amputationen.

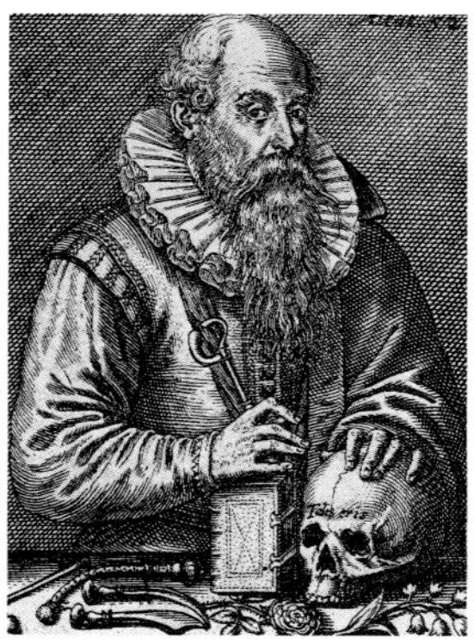

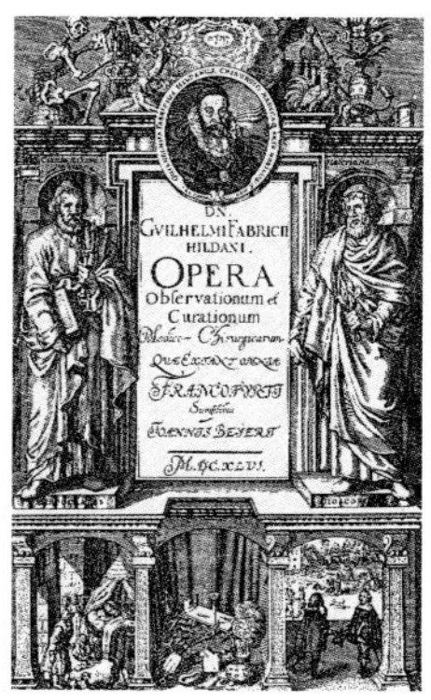

◁◁ Wilhelm Fabricius Hildanus (Fabry) im Alter von 52 Jahren (aus einer Ausgabe seines Werks »De gangraena et sphacelo«)

◁ Titelkupfer von S. Furch zu Fabricius Hildanus: »Opera observationum et curationum . . . (Frankfurt am Main, 1646)

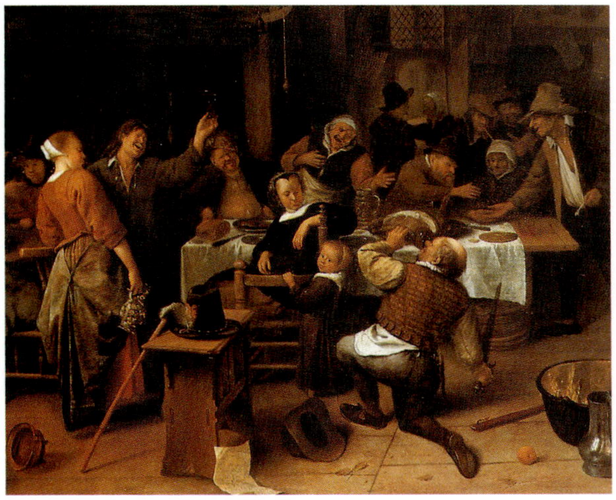

Übermäßiges Trinken als Problem in der frühen Neuzeit (Jan Steen: »Prinzengeburtstag«, um 1660)

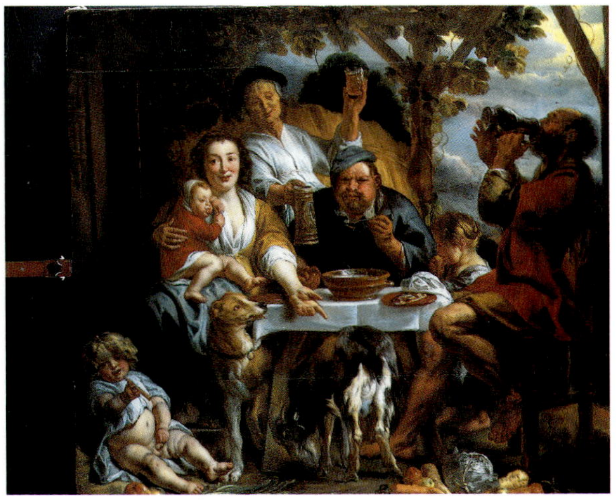

Völlerei: »Die Breiesser«, Gemälde von Jacob Jordaens, 1640/50; Staatliche Kunstsammlungen, Kassel

Ohne Schnaufen um die Wette saufen

Chronik Zitat

Der Tübinger Professor Johann Georg Siegwart kritisiert 1599 die Trinkgewohnheiten seiner Zeit:

»Die Trunkenbölze lassen sich mit dem Wein, den sie vor sich stehen haben, nicht ersättigen, sondern streiten mit Trinkgeschirren miteinander, wie mit Spießen und Waffen. Im Angang thuts der Fürnehmste unter ihnen ein Angriff, facht einen Umtrunk an. Ueber ein Kleines fährt er mit einem Trunk kreuzweise. Bald stellt man Andere an, die auf allen Seiten mit Gläsern und Bechern zuschießen. Ueber ein Kleines kommen die Gäste und Zechbrüder selbs aneinander, Mann an Mann, Zwen an Zwen: da muß es zu Halb, zu Ganz, zu Einem Suff ausgesoffen sein, ohne Schnaufen und Bartwischen: da Manchem in solchem Saufen mehr über den Bart herablauft, als viel kranke, alte und dürftige Leute in einem ganzen Monat trinken oder sehen. Und gleichwie zwen Helden an einander bestehen, also saufen diese eine Wett mit einander.«

Orden gegen unmäßiges Weintrinken

1600. Landgraf Moritz von Hessen stiftet den »Temperenzorden« gegen übermäßigen Alkoholkonsum, den seinerzeit berühmtesten Mäßigkeitsverein in Deutschland. Patron dieses Ordens ist Friedrich V., Pfalzgraf bei Rhein.

Die Statuten verpflichten die Ordensmitglieder, sich zwei Jahre lang nicht »voll zu saufen« und nicht mehr als sieben sog. Ordensbecher Wein zu einer Mahlzeit zu trinken. Täglich sollen nicht mehr als zwei solcher Mahlzeiten eingenommen werden, und die zwischen den Mahlzeiten getrunkenen Becher (z. B. Schlaftrunk) müssen von den erlaubten 14 Bechern abgezogen werden. Zur Löschung des weiteren Durstes ist u. a. Bier erlaubt. Die sieben Ordensbecher sollen »nicht auf 1 oder 2 Trunke verschlungen, noch alle 14 zusammengeschmolzen werden, sondern genau bei der Zahl 7 bleiben und wenigstens drei Trunke thun.«

Bei Übertretungen sind folgende Strafen vorgesehen: Ein Jahr lang keinen Ritterspielen beiwohnen, bis zum Ende des Verbindungsjahres keinen Wein trinken, dem Orden entweder zwei der besten Pferde übergeben oder 300 Taler zahlen.

Bereits 1517 wurde unter dem Adel von Kärnten und der Steiermark der Ritterorden St. Christoffels »zur Abstellung und Vermeidung des Fluchens und Zutrinkens« gestiftet. Solche Mäßigkeitsvereine des Adels, auch als Vorbild gegen die verbreitete Trunksucht im Volk gedacht, haben jedoch wenig Bestand. Erst im 19. Jahrhundert wird der vereinsmäßige Kampf gegen den Alkoholismus populär.

Massenarmut und staatliche Fürsorge in England

1601. Königin Elisabeth I. von England erläßt das Armengesetz (»Poor Law Act«). Es stellt eine Modifikation des 1597 erlassenen Gesetzes dar und gilt in seinen Grundzügen bis zum Jahr 1834.

Große ökonomische und soziale Umbrüche u. a. im Gefolge der »Entdeckung« Amerikas und des Ausbaus des Überseehandels, verbunden mit einem Zuwachs der Bevölkerung, führten im 16. Jahrhundert in England zu einem bisher unbekannten Ausmaß der Armut (Pauperismus). Insbesondere die Zuwanderung der Landbevölkerung in die Städte, in denen sich die Textilmanufakturen entwickeln, führt immer wieder zu Arbeitslosigkeit und Hunger.

Mit Hilfe der Armengesetzgebung will die englische Regierung das Betteln und Vagabundieren unterbinden. Alten und Kranken soll das Armengesetz Unterstützung gewähren; Leistungsfähige sollen wieder arbeiten. Finanziert werden die Hilfsmaßnahmen über eine Zwangsabgabe (Steuer), die von den Gemeinden eingetrieben wird.

Im 17. Jahrhundert werden in England Arbeitshäuser eingerichtet, eine Mischung aus Manufaktur, Asyl, und Gefängnis (»Zuchthaus«). In diesen Einrichtungen, die offiziell als Besserungsanstalten gelten, müssen die Insassen Zwangsarbeit leisten. Insofern die Arbeitshäuser auch arme Kranke aufnehmen, haben sie häufig auch die Funktion eines Hospitals und »Irrenhauses« (z. B. »Zucht- und Tollhaus«; → 1710/S. 207).

Die Massenarmut entsteht im 16. Jahrhundert aufgrund sozialer und ökonomischer Umwälzungen. Die bisherige karitative Fürsorge für die Armen wird ab 1600 zunehmend staatlich reglementiert (»Brotverteilung am Tor eines Klosters«, Gemälde von David Vinckboons, um 1610).

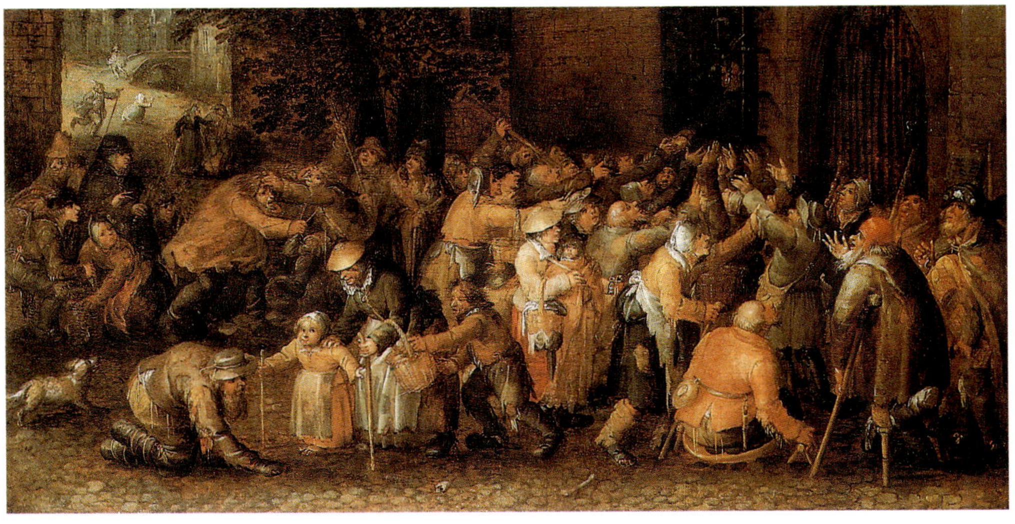

Kranke in Pesthöfen vor den Toren der Stadt isoliert

18. Juni 1606. In Hamburg wird die Einrichtung eines »Pesthofes« beschlossen. Er besteht aus vier Flügeln, die einen Hof einschließen. Ein Kanal, der sein Wasser aus der Elbe bezieht, führt um den Gebäudekomplex herum und macht ihn somit zu einer künstlichen Insel.

Ein Jahr später beginnt in Paris der Bau des bis dahin größten Pesthauses, des Hôpital St. Louis. Wie in Hamburg wird hier ein quadratisches Feld von Hallenbauten umgeben. So entsteht die typische Grundform von Pesthäusern, wie sie bereits mehr als 100 Jahre zuvor vom Großen Lazaretto in Mailand vorgegeben wurde.

Ihr besonderes Augenmerk richten die Pariser Architekten auf die Belüftung des Hauses: Die Hallen sitzen auf einem Sockel auf; durch Öffnungen im Fußboden kann die Luft zu den Hallendächern blasen, die von Spitzbogen aus Holz überwölbt sind. In der Mitte jeder Halle befindet sich eine Kuppel, die nach oben geöffnet ist. So kann die verpestete Luft ins Freie abziehen. Neben diesem vertikalen Luftabzug von unten nach oben gibt es auch eine quer verlaufende horizontale Lüftung durch Fenster.

Das Hôpital St. Louis ist von einer Mauer umgeben, die von zwei Toren unterbrochen ist. Die Insassen werden wie in Hamburg interniert, wo ein Kanal das Entweichen der Kranken verhindern soll.

Nach dem Pariser Vorbild entstehen vor allem in deutschen und niederländischen Handelsstädten kleinere Pesthäuser, so in Amsterdam (1630), Leiden (1658–1662), Delft sowie Augsburg (1621), Ulm (1628) und München (1649). Gegenüber den unzähligen Leprosorien bleibt die Zahl der Pesthöfe jedoch relativ klein: Insgesamt sind nur etwa 100 bekannt. Während die Leprosorien an den Ausfallstraßen nahe der Stadtmauer liegen, gleichen die Pesthäuser eher Gefängnissen, die sich weit entfernt von den Städten befinden.

Die Pesthäuser werden zumeist vorsorglich gegen die plötzlich hereinbrechende Seuche errichtet. Aus vielen Pesthäusern gehen erste Irren- und Krankenanstalten hervor, so die Charité in Berlin aus dem Großen Lazareth (→ 1710/ S. 207) oder der »Krankenhof« aus dem Pesthof in Hamburg.

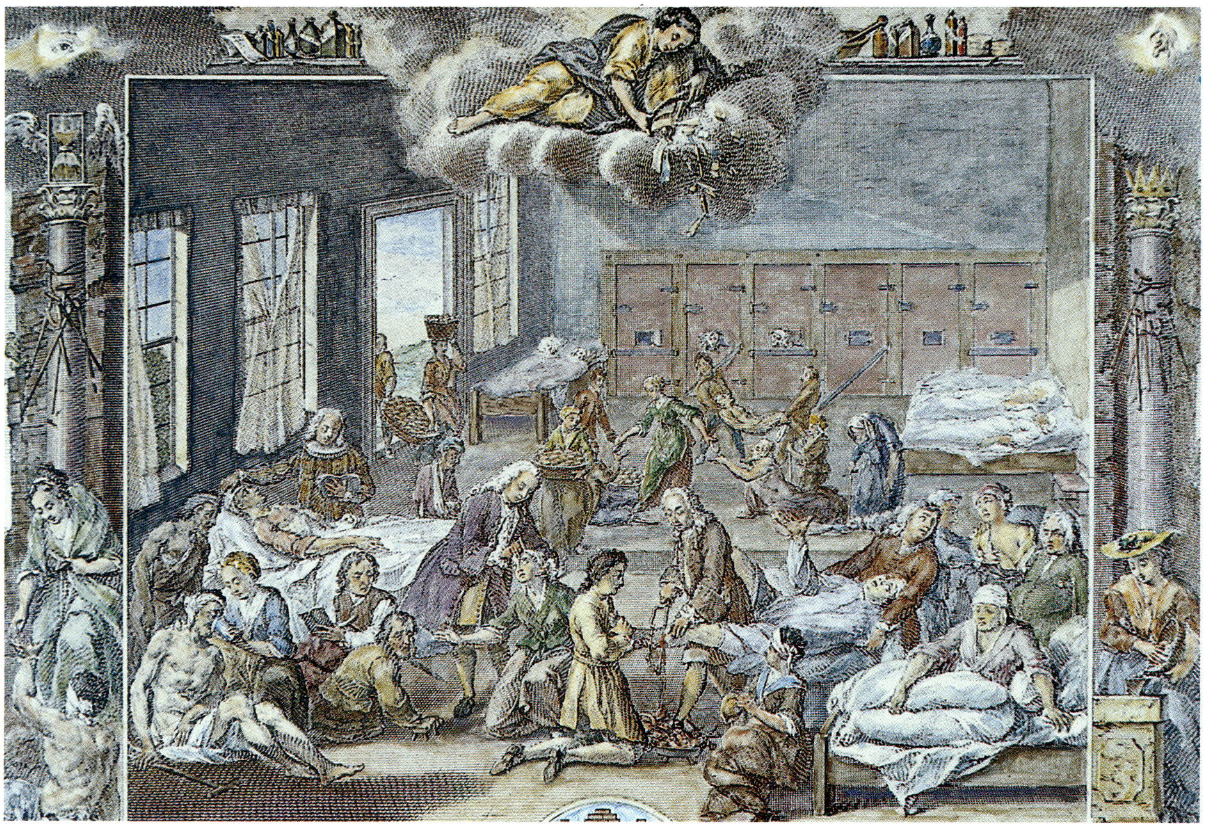

△ *Behandlung der Kranken im Pesthospital in Hamburg; ab 1769 wird das Gebäude am Heiligengeistfeld als allgemeiner »Krankenhof« genutzt (Kupferstich von Philipp Andreas Kilian, 1746).*

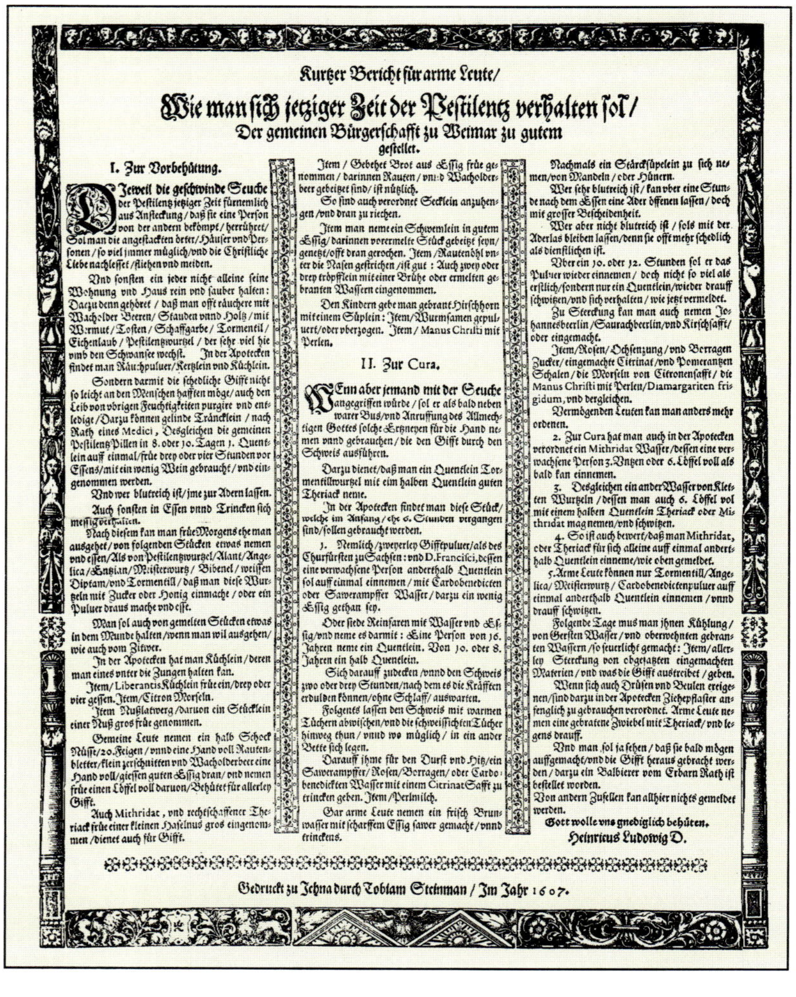

Kurtzer Bericht für arme Leute/

Wie man sich jetziger Zeit der Pestilentz verhalten sol/

Der gemeinen Bürgerschafft zu Weimar zu gutem gestellet.

I. Zur Vorbehütung.

DIeweil die geschwinde Seuche der Pestilentz jetziger Zeit fürnemlich aus Ansteckung/ daß sie eine Person von der andern bekömpt/ herrühret/ Sol man die angesteckten örter/ Häuser vnd Personen/ so viel jmmer müglich/ vnd die Christliche Liebe nachlesset/ fliehen vnd meiden.

Vnd sonsten ein jeder nicht alleine seine Wohnung vnd Haus rein vnd sauber halten: Darzu denn gehöret/ daß man offt räuchere mit Wacholder Beeren/ Stauden vnnd Holtz/ mit Wermut/ Dosten/ Schaffgarbe/ Tormentil/ Eichenlaub/ Pestilentzwurtzel/ der sehr viel hie vmb den Schwansee wechst. In der Apotecken findet man Räuchpuluer/ Kertzlein vnd Küchlein.

Sondern damit die schedliche Gifft nicht so leicht an den Menschen hafften möge/ auch den Leib von vbrigen Feuchtigkeiten purgire vnd entledige/ Darzu können gelinde Träncklein/ nach Rath eines Medici, Desgleichen die gemeinen Pestilentz Pillen in 8. oder 10. Tagen 1. Quentlein auff einmal/ frü drey oder vier Stunden vor Essens/ mit ein wenig Wein gebraucht/ vnd eingenommen werden.

Vnd wer blutreich ist/ jme zur Adern lassen.

Auch sonsten in Essen vnnd Trincken sich messig verhalten.

Nach diesem kan man früe Morgens ehe man ausgehet/ von folgenden Stücken etwas nemen vnd essen/ Als von Pestilentzwurtzel/ Alant/ Angelica/ Entzian/ Meisterwurtz/ Bibenel/ weissen Diptam/ vnd Tormentill/ daß man diese Wurtzeln mit Zucker oder Honig einmache/ oder ein Puluer draus mache vnd esse.

Man sol auch von gemelten Stücken etwas in dem Munde halten/ wenn man wil ausgehen/ wie auch vom Zitwer.

In der Apotecken hat man Küchlein/ deren man eines vnter die Zungen halten kan.

Item/ Liberantis Küchlein früe ein/ drey oder vier gessen. Item/ Citron Morseln.

Item Nußlatwerg/ daruon ein Stücklein einer Nuß gros früe genommen.

Gemeine Leute nemen ein halb Schock Nüsse/ 20. Feigen/ vnnd eine Hand voll Rautenbletter/ klein zerschnitten vnd Wacholderbeer eine Hand voll/ giessen guten Essig dran/ vnd nemen früe einen Löffel voll daruon/ Behütet für allerley Gifft.

Auch Mithridat, vnd rechtschaffener Theriack früe einer kleinen Haselnus gros eingenommen/ dienet auch für Gifft.

Item/ Gebehet Brot aus Essig früe genommen/ darinnen Rauten/ vnnd Wacholderbeer gebeitzet sind/ ist nützlich.

So sind auch verordnet Secklein anzuhengen/ vnd dran zu riechen.

Item man neme ein Schwemlein in gutem Essig/ darinnen vorermelte Stück gebeitzt seyn/ genetzt/ offt dran gerochen. Item/ Rautenöhl vnter die Nasen gestrichen/ ist gut: Auch zwey oder drey tröpfflein mit einer Brühe oder ermelten gebranten Wassern eingenommen.

Den Kindern gebe man gebrant Hirschhorn mit einem Süplein: Item/ Wurmsamen gepuluert/ oder vberzogen. Item/ Manus Christi mit Perlen.

II. Zur Cura.

WEnn aber jemand mit der Seuche angegriffen würde/ sol er als bald neben warer Bus/ vnd Anruffung des Allmechtigen Gottes solche Ertzneyen für die Hand nemen vnnd gebrauchen/ die den Gifft durch den Schweis ausführen.

Darzu dienet/ daß man ein Quentlein Tormentillwurtzel mit eim halben Quentlein guten Theriack neme.

In der Apotecken findet man diese Stück/ welche im Anfang/ ehe 6. Stunden vergangen sind/ sollen gebraucht werden.

1. Nemlich/ zweyerley Gifftpuluer/ als des Churfürsten zu Sachsen: vnd D. Francisci, dessen eine verwachsene Person anderthalb Quentlein sol auff einmal einnemen/ mit Cardobenedicten oder Sawerampffer Wasser/ darzu ein wenig Essig gethan sey.

Oder siede Reinfaren mit Wasser vnd Essig/ vnd neme es darmit: Eine Person von 16. Jahren neme ein Quentlein. Von 10. oder 8. Jahren ein halb Quentlein.

Sich darauff zudecken/ vnnd den Schweis zwo oder drey Stunden/ nach dem es die Kräfften erdulden können/ ohne Schlaff/ auswarten.

Folgents lassen den Schweis mit warmen Tüchern abwischen/ vnd die schweissichten Tücher hinweg thun/ vnnd wo müglich/ in ein ander Bette sich legen.

Darauff jhme für den Durst vnd Hitz/ ein Sawerampffer/ Rosen/ Borragen/ oder Cardobenedickten Wasser mit einem Citrinat Safft zu trincken geben. Item/ Perlmilch.

Gar arme Leute nemen ein frisch Brunwasser mit scharffem Essig sawer gemacht/ vnnd trinckens.

Nachmals ein Stärcksüpelein zu sich nemen/ von Mandeln/ oder Hünern.

Wer sehr blutreich ist/ kan vber eine Stunde nach dem Essen eine Ader öffenen lassen/ doch mit grosser Bescheidenheit.

Wer aber nicht blutreich ist/ sols mit der Aderlas bleiben lassen/ denn sie offt mehr schedlich als dienstlichen ist.

Vber ein 10. oder 12. Stunden sol er das Puluer wieder einnemen/ doch nicht so viel als erstlich/ sondern nur ein Quentlein/ wieder drauff schwitzen/ vnd sich verhalten/ wie jetzt vermeldet.

Zu Sterckung kan man auch nemen Johannesbeerlin/ Saurachbeerlin/ vnd Kirschsafft/ oder eingemacht.

Item/ Rosen/ Ochsenzung/ vnd Borragen Zucker/ eingemachte Citrinat/ vnd Pomerantzen Schalen/ die Morseln von Citronensafft/ die Manus Christi mit Perlen/ Diamargariten frigidum, vnd dergleichen.

Vermögenden Leuten kan man anders mehr ordenen.

2. Zur Cura hat man auch in der Apotecken verordnet ein Mithridat Wasser/ dessen eine verwachsene Person 3. Vntzen oder 6. Löffel voll als bald kan einnemen.

3. Desgleichen ein ander Wasser von Kletten Wurtzeln/ dessen man auch 6. Löffel vol mit einem halben Quentlein Theriack oder Mithridat mag nemen/ vnd schwitzen.

4. So ist auch bewert/ daß man Mithridat, oder Theriack für sich alleine auff einmal anderthalb Quentlein einneme/ wie oben gemeldet.

5. Arme Leute können nur Tormentill/ Angelica/ Meisterwurtz/ Cardobenedictenpuluer auff einmal anderthalb Quentlein einnemen/ vnnd drauff schwitzen.

Folgende Tage mus man jhnen Kühlung/ von Gersten Wasser/ vnd oberwehnten gebranten Wassern/ so feuerlicht gemacht: Item/ allerley Sterckung von obgesatzten eingemachten Materien/ vnd was die Gifft austreibet/ geben.

Wenn sich auch Drüsen vnd Beulen ereigenen/ sind darzu in der Apotecken Ziehepflaster anfenglich zu gebrauchen verordnet. Arme Leute nemen eine gebratene Zwiebel mit Theriack/ vnd legens drauff.

Vnd man sol ja sehen/ daß sie bald mögen auffgemacht/ vnd die Gifft heraus gebracht werden/ darzu ein Balbierer vom Erbarn Rath ist bestellet worden.

Von andern Zufellen kan allhier nichts gemeldet werden.

Gott wolle vns gnediglich behüten.

Heinricus Ludowig D.

Gedruckt zu Jehna durch Tobiam Steinman/ Im Jahr 1607.

◁ *Eine Pestilenzverordnung der Stadt Weimar aus dem Jahr 1607 für »arme Leute«. Der Erlaß schreibt praktische Verhaltensmaßregeln für den Fall des Ausbruchs der Seuche vor.*

▽ *»Pest-Huys« in Amsterdam, das spätere »Buiten Gast-Huys«; der Bau wird 1630 errichtet. Die Anlage ist durch einen Wassergraben von der Außenwelt isoliert. Ein Kanal sorgt für die Beseitigung von Müll und Abwässern.*

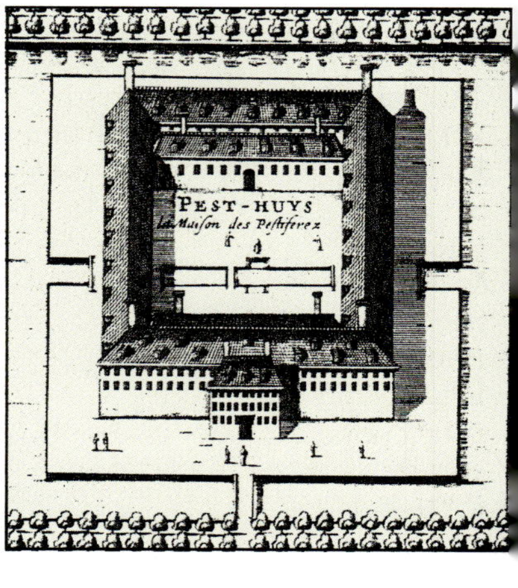

Magnetismus als Grundlage der Medizin

1600. Der englische Arzt und Naturforscher William Gilbert (1544 bis 1603), Mitglied des Royal College of Physicians und königlicher Leibarzt in London, veröffentlicht seine Studien über die magnetischen Phänomene unter dem Titel »De magnete«. Gilberts Schrift übt großen Einfluß u. a. auf die deutschen Naturforscher Johannes Kepler und Otto von Guericke aus. Erstmals beschreibt Gilbert den seit der Antike bekannten Magnetismus auf der Grundlage der experimentellen Physik. Der Erdball selber erscheint als ein großer Magnet, jeder kleine Magnet (terrella) ähnelt dem Erdball: Sie sind jeweils umgeben von einem unsichtbaren Kraftfeld, das sich in alle Richtungen ausdehnt.
Gilbert gibt an, wie durch Anbringen von Kappen aus Weicheisen die Anziehungskraft von natürlichen Magneteisensteinen verstärkt werden kann (»Armieren«). Als erster gibt er verschiedene (z. T. spekulative) Methoden zur Herstellung von Dauermagneten an, so das horizontale Schmieden eines Eisenstabes in der Nord-Süd-Richtung des Erdmagnetfeldes sowie das Streichen einer Inklinationsnadel mit dem Magneteisenstein.
Mit Gilberts Werk erhält auch der Magnetismus in der Medizin eine neue Begründung. Das physikalische Modell der magnetischen Wechselwirkungen erscheint von nun an auch als Erklärungsschema für die Beeinflussung des menschlichen Organismus' durch Körper der Außenwelt, insbesondere die Erde und die Himmelskörper. Zugleich erhält die therapeutische Anwendung des Magnetismus durch die Herstellung künstlicher Dauermagnete neuen Auftrieb. Das »Magnetisieren« (→ S. 227) erhält seine technische und apparative Begründung, welche neben der Elektrizität für die gesamte neuzeitliche Medizin entscheidend ist (→ 1755/S. 221).

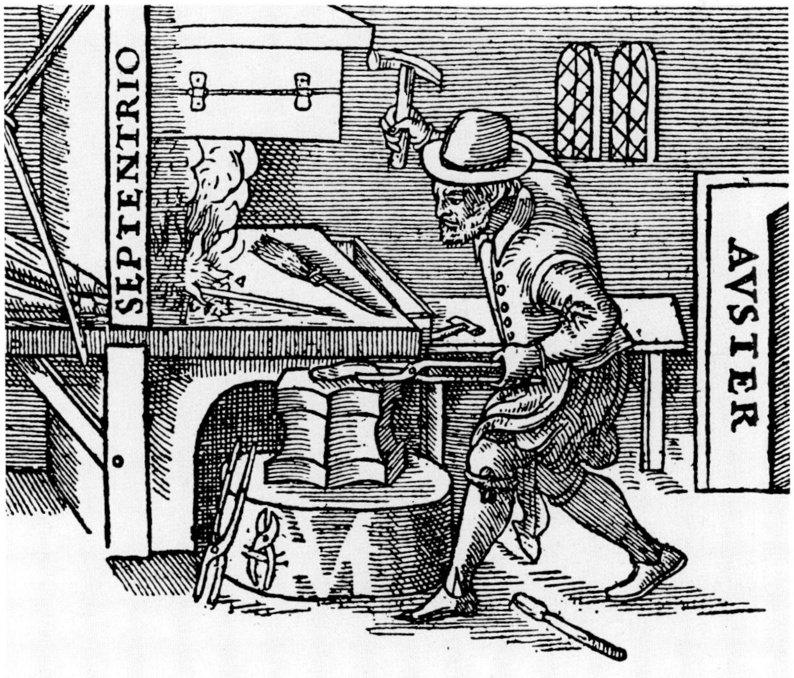

Schmieden eines Dauermagneten in der Richtung des Erdmagnetfeldes (Septentrio = Norden; Auster = Süden); aus Gilberts »De magnete« (1600)

Die gerichtliche Medizin entsteht

1602. Der sizilianische Arzt Fortunatus Fidelis (Fedele; um 1550 bis 1630) veröffentlicht in Palermo eine der ersten selbständigen Abhandlungen über die gerichtliche Medizin unter dem Titel »De relationibus medicorum . . .«
Die gerichtliche Medizin wird vorwiegend noch von den Chirurgen ausgeübt. Fidelis spricht sich – ähnlich wie sein Zeitgenosse Battista Codronchi aus Bologna – dafür aus, die gerichtliche Medizin den akademischen Ärzten zu übertragen, da diese besser ausgebildet sind. In seinem umfangreichen systematischen Werk befaßt sich Fidelis auch mit den Kunstfehlern v. a. der Chirurgen. Er will ihre Tätigkeit dem Urteil der gelehrten Medizin unterstellen, da sie häufig aus Unkenntnis die Kranken in größte Gefahr bringen.
Fidelis verknüpft gerichtliche und epidemiologisch-hygienische Probleme, mit denen die Stadtärzte vor allem in Seuchenzeiten (»Pestilenz«) konfrontiert sind. Er will dem Arzt damit eine Entscheidungsgrundlage für die Aufrechterhaltung der Ordnung im Medizinalwesen bieten. Sozialmedizin und Gerichtmedizin, die sich als Fächer später voneinander trennen, sind bei Fidelis noch vereint.

Magische Kuren sollen das Übel wie ein Magnet aus dem Körper des Kranken ziehen

Chronik Stichwort

Im 17. Jahrhundert erleben die **»magnetischen Kuren«** ihre Blüte. Beispielhaft ist die vieldiskutierte »Waffensalbe«, die eine Sympathieheilung durch Fernwirkung ermöglicht: Nicht die Wunde, sondern die blutige Waffe soll mit der Salbe behandelt werden, wobei dann rückwirkend die Wundheilung gefördert werde.
Zahlreiche Beispiele für solche Heilmethoden finden sich sowohl in der gelehrten medizinischen Literatur der Zeit als auch in der Volksheilkunde.
So erwähnt Johan Baptist van Helmont (1579–1644) die magischmagnetische Kur unterschiedlicher Krankheiten (z. B. Wassersucht), wie er sie von Paracelsus (1493–1541) her kennt: »Das noch warme Blut des Kranken wird in ein leeres Ei getan und dieses einer Henne zum Bebrüten untergelegt. Nachher vermischt man dieses Blut mit Fleisch und gibt es einem hungrigen Hund oder Schwein zu fressen. Die Krankheit verläßt den Kranken bald und geht auf den Hund oder das Schwein über. Durch den Magnetismus des mumialen Blutes wird also der Kranke vollständig und unzweifelhaft wieder hergestellt«.
Die magischen Wirkungen gelten als etwas Natürliches und zugleich als etwas Spirituelles. Sie verweisen auf geistige Kräfte nach Art der magnetischen Kräfte und können als solche in der Heilkunde eine positive und eine negative Rolle spielen.

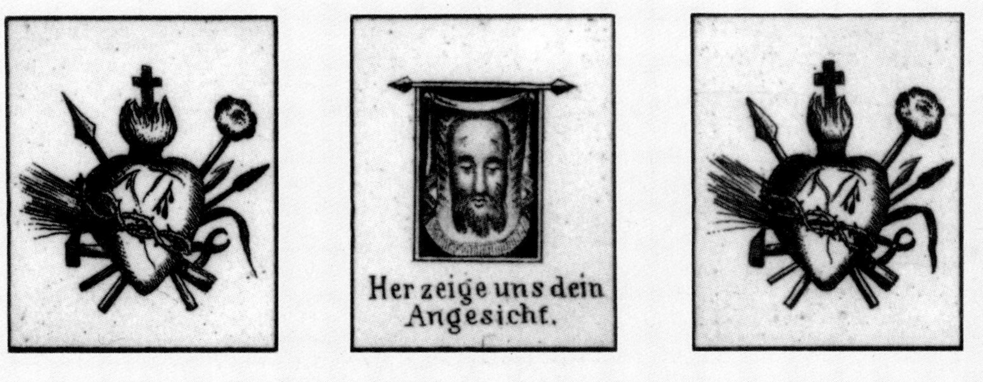

»Schluckbildchen«; sie werden in der Volksmedizin (v. a. in Süddeutschland) mehrmals täglich als Stärkungs- und Heilmittel eingenommen, wobei der Rosenkranz gebetet wird.

1610

1610–1619

21. 4. 1610. Jeremias Trautmann und Christopher Seesth führen unter Anwesenheit fast der gesamten Medizinischen Fakultät in Wittenberg an der Gattin des Dichters Martin Opitz einen Kaiserschnitt durch. Die Mutter verstirbt wenige Tage später, ihr Sohn überlebt.

1612. In Italien und Frankreich brechen pestartige Epidemien aus.

1614. Santorio Santorio, Medizinprofessor an der Universität Padua, veröffentlicht das Werk »De statica medicina«. Er ist der erste Arzt, der weithin anerkannte Versuche zur Messung medizinisch interessanter Größen, wie z. B. die Körpertemperatur, anstellt. → S. 168

Die katholische Kirche erläßt Regeln für die Durchführung eines Exorzismus. → S. 170

1614–1616. Die grundlegenden Schriften der Rosenkreuzer, eines geheimen Bundes mit naturphilosophischer und zugleich religiöser Ausrichtung, erscheinen anonym in Deutschland. → S. 170

Um 1615. Der Tabak wird in den Niederlanden, der Kaffee in Venedig eingeführt. → S. 169

1617. Der englische Arzt, Theosoph und Rosenkreuzer Robert Fludd veröffentlicht sein kosmologisches Werk »Utriusque cosmi, majoris et minoris«. Fludd, ein Anhänger von Paracelsus, meint, aus Analogie zu den äußeren Dingen (z. B. der Sternkonstellation) könne der Arzt (als Astrologe) auf den jeweiligen Zustand seiner Patienten schließen.

1618. Die erste Ausgabe der »Pharmacopoeia Londinensis« erscheint als führendes Arzneibuch des angelsächsischen Sprachgebietes.

Der englische Mediziner William Harvey beginnt mit seinen Vorträgen über den großen Blutkreislauf (→ 1628/S. 172).

Der Wittenberger Mediziner Daniel Sennert veröffentlicht seine Schrift »De Chymicorum cum Aristotelicis et Galenicis consensu ad dissensu« und versucht, zwischen Paracelsisten und den Anhängern Galens auszugleichen.

1618–1622. In seinem umfassenden »Abriß der kopernikanischen Astronomie« legt der deutsche Astronom Johannes Kepler noch einmal seine Auffassung von den Gesetzen der Planetenbewegung dar und vollendet die »kopernikanische Wende« vom ptolemäischen Weltbild mit der Erde als Mittelpunkt zum heliozentrischen Weltbild.

Instrumente messen Körpervorgänge

1614. Der italienische Arzt und Physiologe Santorio Santorio (Sanctuarius; 1561–1636), ein Schüler von Galileo Galilei, veröffentlicht die kurze Schrift »De statica medicina«, in der er seine Versuche beschreibt, physiologische Größen des menschlichen Organismus mit Hilfe von selbst entwickelten Apparaten zu messen.

In seiner Publikation stellt Santorio die Veränderungen des Körpergewichts als Differenz zwischen der eingenommenen Nahrungsmenge und der Menge der ausgeschiedenen Stoffe (Stuhl, Urin) dar. Mit Hilfe seiner Stoffwechselwaage kann er nach langjährigen Versuchen beweisen, daß der Körper durch eine »unmerkliche Ausdünstung« über Haut und Lunge (perspiratio insensibilis) zusätzlich Substanzen an die Umgebung abgibt (etwa 1,25 kg pro Tag) – mehr als die sichtbaren Ausscheidungen zusammengenommen wiegen.

In einem Brief an Galilei vom 9. Februar 1615 erläutert Santorio seinen Forschungsansatz. Er geht von der hippokratischen Auffassung aus, wonach Gesundheit durch die Harmonie der Körpersäfte gewährleistet wird und Nahrungsaufnahme und Ausscheidung sich im Gleichgewicht befinden. Durch systematisches Messen gelingt ihm der Nachweis einer unsichtbaren Ausscheidung, deren Größe er in Abhängigkeit von verschiedenen Faktoren sieht, wie etwa dem Zustand der Atmosphäre, den Nahrungsmitteln, Schlaf, Leibesübung, Geschlechtsverkehr und Alter. Er erfindet ein Luftthermometer (instrumentum temperamentum), um die Temperatur in der Mundhöhle zu messen und erkennt: Je höher die Körpertemperatur, um so stärker die »perspiratio insensibilis«.

In seinem Kommentar zur Physiologie des Avicenna (→ um 1030/ S. 82), der 1625 in Venedig erscheint, beschreibt Santorio Santorio eine Reihe von Konstruktionsplänen für physiologische Meßinstrumente. Darunter befindet sich auch ein Pulszählgerät (»Pulsilogium«), das aus einem Pendel mit einer Bleikugel besteht. Die veränderbare Länge des Pendels wird auf die Pulsfrequenz abgestimmt, die Skala gibt dann die Pulszahl an.

Obwohl dem überlieferten Konzept der antiken Humoralpathologie und ihren Autoritäten verhaftet, gehört Santorio durch seine physiologischen Experimente zu den Wegbereitern der Iatrophysik (→ S. 177). Bis in die erste Hälfte des 18. Jahrhunderts hinein genießt Santorio höchste wissenschaftliche Wertschätzung als Erneuerer der Medizin; manche Autoren vergleichen seine Bedeutung mit derjenigen von William Harvey, der den Blutkreislauf findet (→ 1628/S. 172).

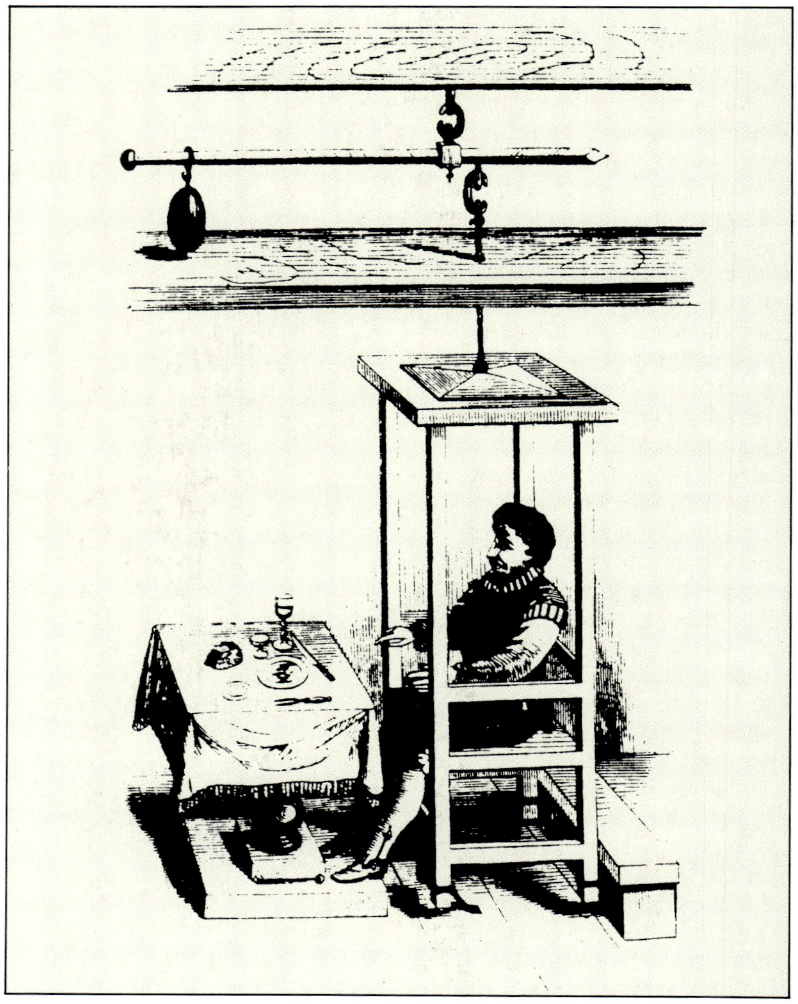

Santorio auf seiner Spezialwaage: Die Gewichtsdifferenz zwischen Nahrungsaufnahme und Ausscheidungen belegt die »unsichtbare Ausdunstung« (1614).

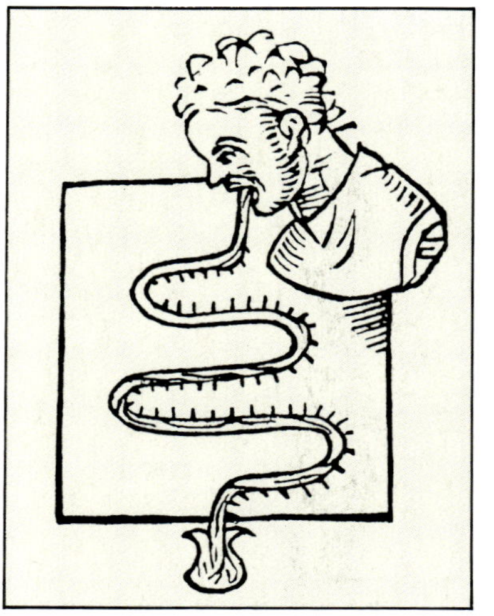

Thermometer des Santorio: Erwärmte Luft verdrängt Wasser (1625).

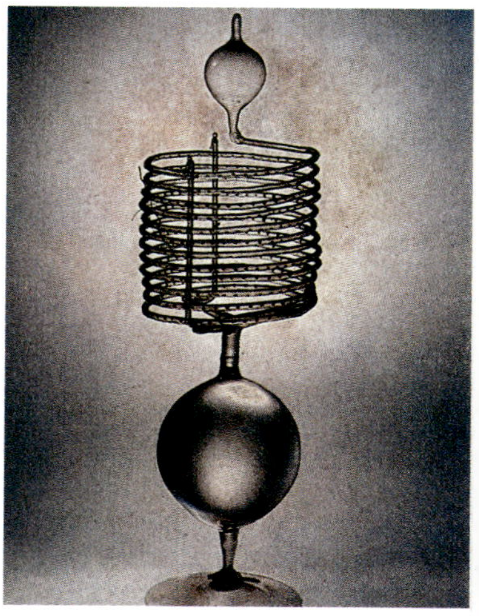

Farbkugelthermometer: Erwärmung läßt gefärbtes Wasser aufsteigen.

Santorio Santorio – Vorläufer der Iatrophysik

Chronik Zur Person

Santorio Santorio (Sanctuarius) wurde am 29. März 1561 in Cap d'Istria (heute Koper, Kroatien) als Sohn eines hohen Beamten der Republik Venedig geboren. Er erhielt u. a. in Venedig eine Ausbildung in den alten Sprachen und der klassischen Literatur. In Padua, einer Hochburg der damaligen Universitätsmedizin, studierte er Medizin und promovierte dort 1582.

Er praktizierte 14 Jahre lang als Arzt an der kroatischen Adriaküste, bevor er 1599 endgültig eine Praxis in Venedig eröffnete. Dort traf er auf bedeutende Gelehrte und Naturforscher, u. a. Galileo Galilei, Paolo Sarpi, Hieronymus Fabricius ab Aquapendente, Giambattista Della Porta und Francesco Sagredo.

Das erste Buch Santorios erscheint 1602 und stellt die Methode dar, wie Fehler in der Heilkunst vermieden werden können (»Methodi vitandorum errorum omnium qui in arte medica contingunt«). Obwohl Santorio noch weitgehend der Humoralpathologie folgt (→ S. 55), gibt er doch bereits mechanistische Erklärungen für Krankheitszustände und schlägt physiologische Meßmethoden vor. Im Vordergrund stehen die klinische Beschreibung von Krankheiten und ihre diagnostische Erfassung.

1611 wird Santorio Professor der theoretischen Medizin an der Universität Padua, die um 1600 zu den führenden Medizinschulen Europas gehört. Vor allem die von Andreas Vesal geförderte neuzeitliche Anatomie wird hier gelehrt. 1624 kehrt er nach Venedig zurück, wo er am 22. Februar 1636 stirbt. (Sein Schädel befindet sich noch heute im dortigen Universitätsmuseum.)

Santorio gilt als Wegbereiter der Iatrophysik. Bereits vor dem Franzosen René Descartes (→ 1637/S. 176) vergleicht er den Organismus mit einem Uhrwerk, dessen Bewegung ebenfalls von der Anzahl, der Form und der Anordnung der einzelnen Teile abhänge (→ S. 176).

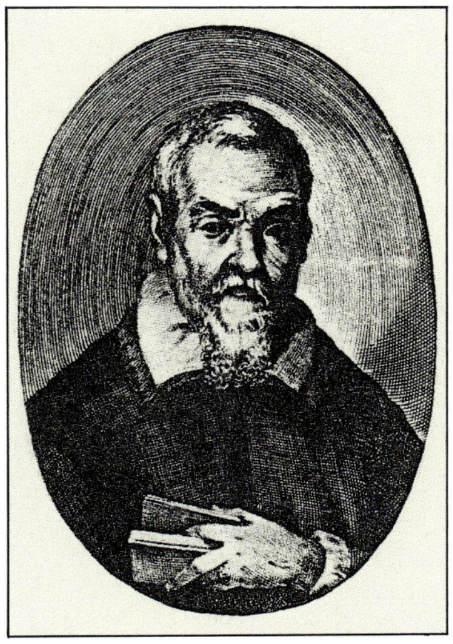

Der Physiologe Santorio Santorio (Stich von Giacomo Piccini; 1660)

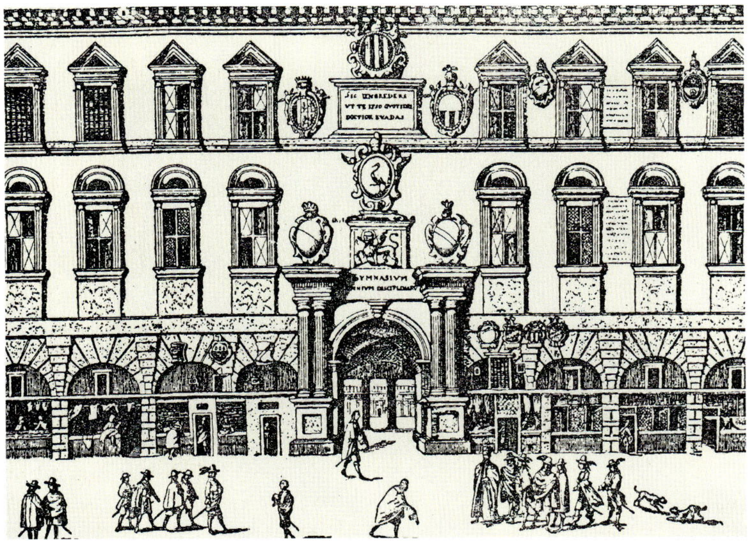

Fassade der berühmten Universität in Padua zu Beginn des 17. Jahrhunderts; Santorio lehrt hier 1611 bis 1624 theoretische Medizin.

Die neuen Genußmittel

Um 1615. Tabak und Kaffee werden durch Importe auf dem Seeweg aus der Neuen Welt bzw. dem Orient (insbesondere Ostindien) in Europa verbreitet. Ursprünglich – ähnlich wie Tee und Schokolade – als Heilmittel eingeschätzt, werden sie im Laufe eines Jahrhunderts nach und nach zu teuren Genußmitteln, deren übermäßiger Konsum als gesundheitsschädigendes Laster angeprangert wird.

1622 erscheint in Leiden die »Tabacologia«, eine umfassende Monographie über den Tabak. Der Autor, der Deutsche Johann Neander, stellt nicht nur dessen Heilwirkung bei den verschiedenartigsten Krankheiten (z.B. Stockschnupfen) heraus, sondern verweist auch auf die Schädigungen durch das Rauchen. Es sei vor allem dem Körper von Jugendlichen abträglich und beeinträchtige die gute Säftemischung im Gehirn. Bei Sektionen sei als Folge des Tabakmißbrauchs Ruß gefunden worden.

Während der Kaffee zunächst nur in der islamischen Welt heimisch war, kommt der Brauch des Kaffeetrinkens nun auch im christlichen Europa auf. Der Augsburger Arzt Leonhard Rauwolf berichtete schon 1582 von einem tintenschwarzen »guten Getränk«. Kaffee wird im 17. Jahrhundert in Europa gegen Fieber, Kopfschmerzen, Gicht Rheuma und Trunkenheit eingesetzt. Gemäß der humoralpathologischen Lehre soll Kaffee bei Menschen mit kaltem Temperament (z. B. Phlegmatiker) günstig wirken, Menschen mit hitzigem Temperament (z. B. Choleriker) sollten ihn dagegen meiden.

1645 wird das erste öffentliche Kaffeehaus Europas in Venedig eröffnet. Kurze Zeit später entstehen in London und Paris ähnliche Einrichtungen. In diesen Häusern üben Ärzte und Quacksalber ihre Praxis aus. Heilkuren im Kaffeehaus sind bis ins 18. Jahrhundert ein gesellschaftliches Ereignis.

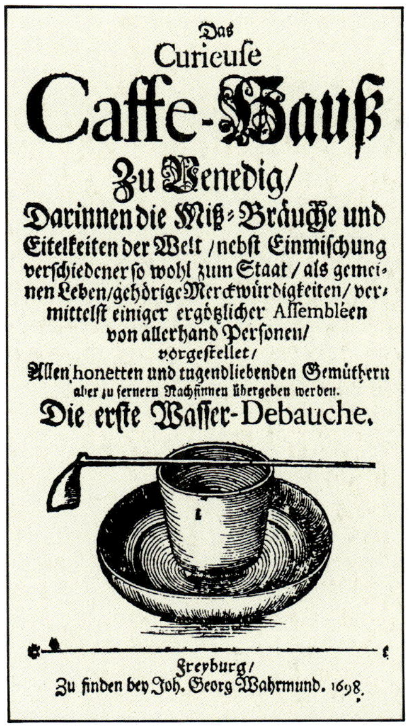

Das
Curieuse
Caffe-Hauß
zu Venedig/
Darinnen die Miß-Bräuche und Eitelkeiten der Welt / nebst Einmischung verschiedener so wohl zum Staat / als gemeinen Leben/gehörige Merckwürdigkeiten/ vermittelst einiger ergötzlicher Assembléen von allerhand Personen/ vorgestellet/
Allen honetten und tugendliebenden Gemüthern aber zu fernern Nachsinnen übergeben werden.
Die erste Wasser-Debauche.
Freyburg/
Zu finden bey Joh. Georg Wahrmund. 1698.

Erste deutsche Kaffeehausschrift von 1698; als Verfasser gilt Sinold Balthasar von Schütz (Faramund).

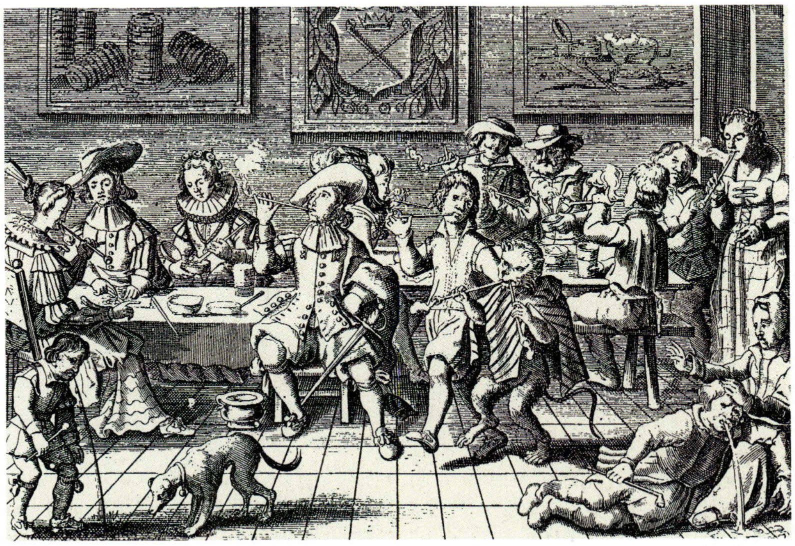

Ein Rauchgelage in Amsterdam zu Beginn des 17. Jahrhunderts; die bösen Folgen des Nikotinmißbrauchs springen ins Auge: Erbrechen, Nachttopf und ein Rauchteufel mit Schwanz gehören zum Szenario (1628).

Rosenkreuzer: Ein Geheimbund von Intellektuellen

1614–1616. Mit drei anonymen Schriften treten die Rosenkreuzer erstmals an die Öffentlichkeit. Die Publikationen entstammen dem Tübinger Kreis um den evangelischen Theologen Johann Valentin Andreä, der auch Verfasser der »Chymischen Hochzeit« ist, eines wundersamen Berichtes über Prüfungen, Einweihungen und Errettungen, der 1616 in Straßburg als grundlegendes Werk der Rosenkreuzer erscheint.
Der Name des Geheimbundes leitet sich von einer Legende her. In dem Text »Fama Fraternitatis, Deß löblichen Ordens des Rosencreutzes, an alle Gelehrte und Häupter Europae geschrieben . . .« (Kassel 1614) wird die Geschichte vom Ritter Christianus Rosencreutz erfunden, dem 1378 geborenen und 1484 gestorbenen Gründer der Bruderschaft. Die Vereinigung des Kreuzes mit der Rose, wie sie sich auch in den Wappen von Martin Luther und Andreä findet, gilt als Symbol einer Bruderschaft, die zum Wohle der Menschheit und zur Verbesserung der gesellschaftlichen Mißstände konspiriert.
Grundlegend für die Gedanken der Rosenkreuzer sind die von Paracelsus vertretene religiös begründete Naturphilosophie (»Pansophie«), die Alchemie, Kabbala und Mystik.

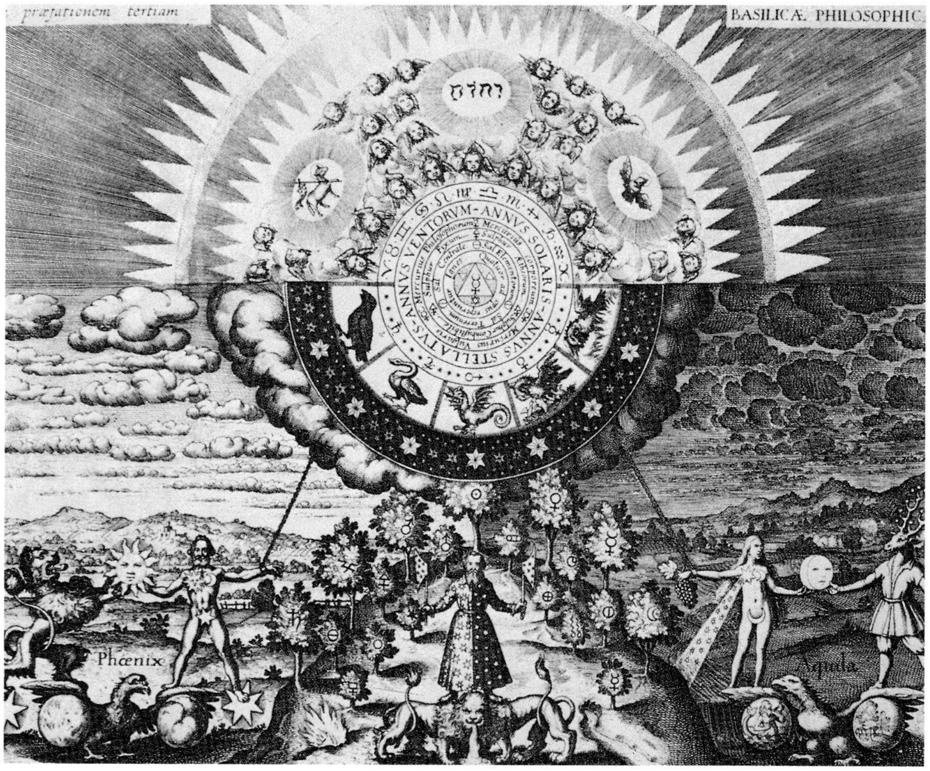

Allegorie des Mikrokosmos und Makrokosmos (Stich von Matthäus Merian d. Ä., Illustration aus »Opus Medico-Chymii Pars Altera« von 1618 bis 1620 von Johann Daniel Mylius): Die alchemistische Symbolik, die Darstellung des Makrokosmos mit den Tierkreiszeichen als Entsprechung zum menschlichen Körper (Mikrokosmos) und die religiösen Zeichen sind für die Rosenkreuzer typisch. Sie sind eine mehr oder weniger geheime Vereinigung von Intellektuellen, die jedoch erst im Zusammenhang mit der Freimaurerei – die erste deutsche Loge wird 1737 in Hamburg gegründet – Durchschlagskraft und politischen Einfluß an Fürstenhöfen erlangt.

Damit bestehen enge Beziehungen zwischen der magischen bzw. alchemistischen Heilkunde – insbesondere dem »Magnetismus« in der Medizin – und der Rosenkreuzerbewegung sowie der Freimaurerei. So gilt Robert Fludd (1574–1637), ein englischer Paracelsist und Rosenkreuzer, als einer der Väter der Freimaurerei.
Doch erst im 18. Jahrhundert wird die Verquickung von Rosenkreuzertum und Freimaurerei offenbar. So entsteht 1777 in Berlin die logenartige Vereinigung des »Ordens der Gold- und Rosenkreuzer«, dem u.a. zeitweilig auch der Naturforscher Georg Forster (1754–1794) und der Anatom Samuel Thomas Sömmerring (1755–1830) angehören. Dieser Orden, der die deutsche Freimaurerei bis etwa 1800 beherrscht, wird zeitweise zu einer mächtigen Gruppierung am preußischen Hof.

Katholische Kirche reglementiert Teufelsaustreibung

1614. Als Reaktion auf die Reformation kodifiziert die katholische Kirche in Rom ihre Riten, darunter auch die Regeln für die Teufelsaustreibung.
Der »Ritus exorcitandi obsessos a daemonio« als ein Teil des Rituale Romanum geht primär auf die Praxis des Exorzierens im Christentum zurück. Der sog. große Exorzismus (Exorcismus solemnis expulsivus) darf nur von einem Priester und mit der Erlaubnis des Bischofs bei echter Besessenheit vorgenommen werden. In diesem Fall halten der Teufel oder seine »Heerscharen« die Seele besetzt und verursachen somit seelische und/oder körperliche Störungen.
Der Exorzist soll würdig und gebildet sein und vor dem Exorzismus fasten und beten. Er muß die dämonische Besessenheit von einer normalen Krankheit unterscheiden können. Dafür hat die Kirche einen Kriterienkatalog festgelegt. Ein Besessener spricht oder versteht ihm sonst unbekannte Sprachen, kann hellsehen und besitzt übermäßige Kräfte. Die Teufelsaustreibung soll möglichst in einer Kirche vorgenommen werden, Gemeindemitglieder können den Prozeß, der unter Umständen mehrere Stunden dauert, unterstützen, Kruzifix und Reliquien sollen als Hilfsmittel eingesetzt werden. Der Exorzist fragt die besessene Person zunächst nach Namen und Anzahl der Teufel, nach dem voraussichtlichen Zeitpunkt ihres Ausfahrens sowie nach dem Grund der Besessenheit. Außerdem ist es für den Exorzisten wichtig zu erfahren, ob der Dämon durch die Zauberkunst einer Hexe in den Körper eingefahren ist. Die betreffende Person wird dann als Hexe verurteilt.

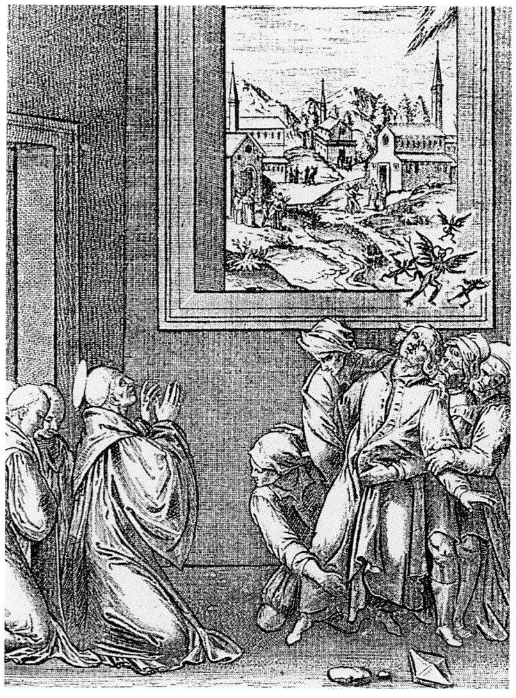

Teufelsaustreibung durch den hl. Benedikt, aus dem Kopf des besessenen Klerikers vertreibt er nicht weniger als vier Teufel (Kupferstich, 1597). Neben dem sog. großen Exorzismus (Exorcismus solemnis expulsivus), der nur mit bischöflicher Erlaubnis von einem Priester durchgeführt werden darf, gibt es den probeweisen Exorzismus (Exorcismus probativus), um auszuschließen, daß es sich bei einer natürlich erscheinenden Krankheit nicht doch um Besessenheit handelt. Einige Exorzismusregeln sind bis heute gültig und werden noch immer – wenn auch vereinzelt – praktisch eingesetzt.

1620

1620–1629

1621. Der niederländische Naturforscher Cornelius Drebbel vervollkommnet das Mikroskop. Er ist vermutlich der erste, der ein zusammengesetztes Mikroskop mit zwei Linsen konstruiert (→ 1633/S. 177).

Der päpstliche Leibarzt Paolo Zacchias veröffentlicht in Rom den ersten Band seines gerichtsmedizinischen Werkes »Quaestiones medico-legales...« Zacchias gilt als ein Begründer der Gerichtsmedizin. Es diskutiert u. a. das Recht des Ehemannes, sich von seiner tuberkulosekranken Frau zu trennen.

23. 7. 1622. Gasparo Aselli, Professor für Chirurgie und Anatomie in Pavia, entdeckt bei der Vivisektion eines verdauenden Hundes die Lymphgefäße der Baucheingeweide. → S. 171

1623. In London richten die Apotheker ein zentrales Laboratorium zur Arzneimittelherstellung ein. → S. 174

25. 4. 1624. Der im Raum Köln und später in der Schweiz arbeitende Wundarzt Wilhelm Fabricius Hildanus entfernt erstmals mit einem Magneten Eisensplitter aus dem Auge (→ 1606/S. 164).

1625–1630. Das Heilig-Geist-Spital in Augsburg wird im Zuge der Gegenreformation für Arme und Kranke errichtet.

1628. Der englische Arzt und Physiologe William Harvey veröffentlicht in Frankfurt am Main seine Entdeckung des Blutkreislaufes: »Über die Bewegung des Herzens und des Bluts« (Exercitatio anatomica de motus cordis et sanguinis in animalibus). → S. 172

Eine gekürzte Ausgabe der Schilderung Mexikos durch den Leibarzt König Philipps II., Francisco Hernandez, erscheint unter der Leitung des königlichen neapolitanischen Generalarztes Leonardo Antonio Recchi. Hernandez erhielt vom spanischen König den Auftrag, die Medizin der Azteken zu studieren. Sieben Jahre lang sammelte er seine Erfahrungen und beschrieb insbesondere die Heilpflanzen Mexikos.

Es kommt zu einer pestartigen Epidemie in Italien, insbesondere in und um Mailand.

Der Mediziner Nicolaas Tulp wird »Praelector anatomiae« der Amsterdamer Chirurgengilde. → S. 171

1629. Der neapolitanische Chirurg Marco Aurelio Severino beschreibt in seiner Schrift »Historia anatomica...« u. a. erstmals die Amputation der Hand durch Schnittführung an der Handwurzel.

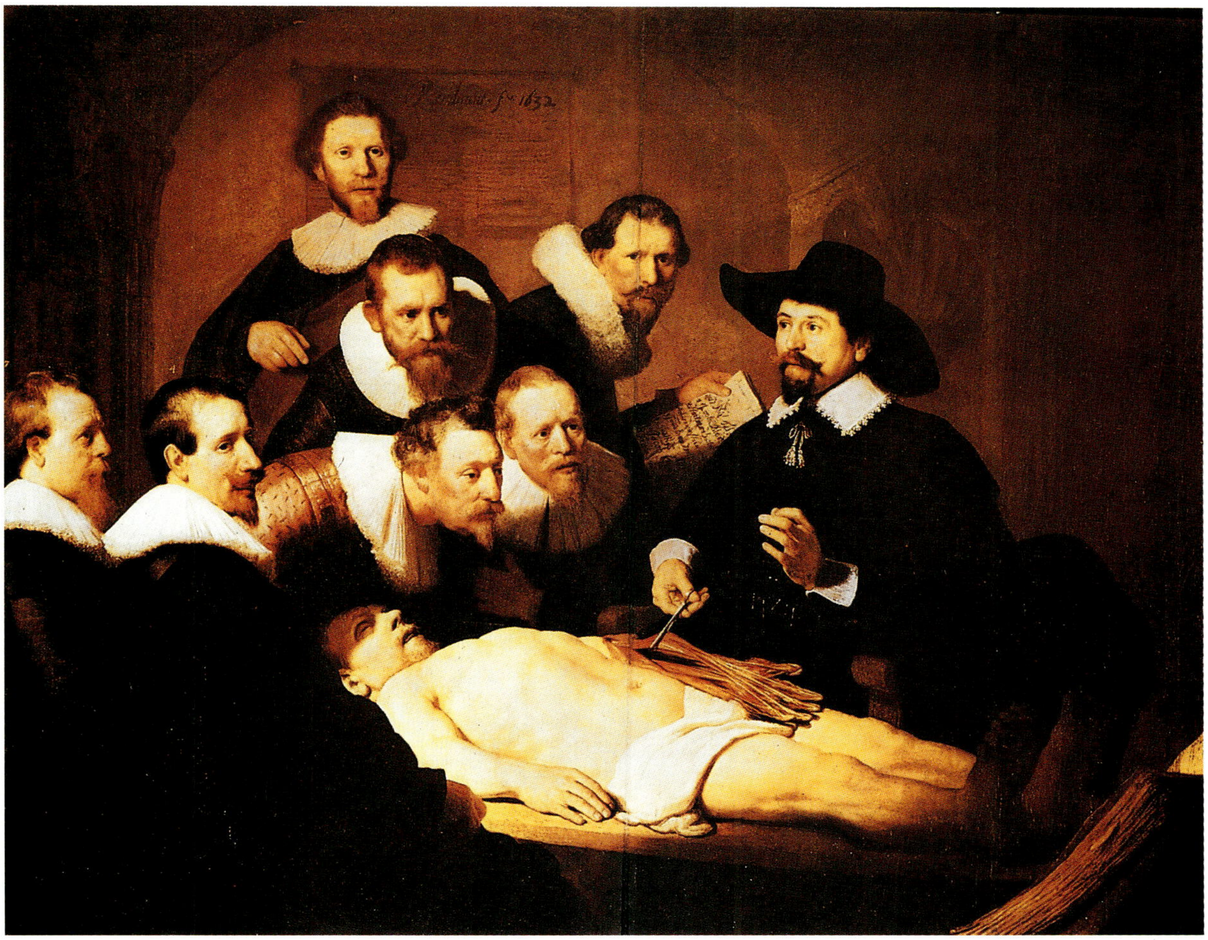

Die Anatomie-Vorlesung des Dr. Tulp mit sieben Mitgliedern der Amsterdamer Chirurgengilde (Gemälde von Rembrandt van Rijn, vollendet 1632)

Ratsherr und Anatom Nicolaas Tulp – von Rembrandt verewigt

1628. *Der Arzt Nicolaas Tulp (1593–1674), Ratsherr, Schöffe und späterer Bürgermeister der Stadt Amsterdam, wird zum »Praelector anatomiae« bei der Chirurgengilde (chirurgijns-Gild) ernannt. Dieses Amt hat er bis 1653 inne.*

Tulp findet 1639 als erster die Lymphgefäße (vasa lactea) beim Menschen, die Aselli zuvor (1622; s. u.) beim Hund entdeckt hat. Er führt zahlreiche pathologisch-anatomische Sektionen durch und beschreibt in seiner Schrift »Observationeum medicarum libri tres« (1641) auf dieser Grundlage etwa 200 Krankheiten. Durch die erste »Pharmacopoe Amstelodamensis« (1636) zwingt Tulp die Apotheker zur einheitlichen Arzneimittelzubereitung.

Die Lymphgefäße werden gefunden

23. Juli 1622. Der Professor für Chirurgie und Anatomie, Gasparo Aselli (1581–1626), entdeckt in Pavia die Lymphgefäße im Dünndarmgekröse (Chylusgefäße) bei der Sektion eines lebenden, kurz zuvor gefütterten Hundes.

Er schreibt: »Während ich ... Magen und Darm mit der Hand zurückschlage, bekomme ich plötzlich zahlreiche ganz feine und blendend weiße Gebilde wie Stränge zu Gesicht, die sich in unzähligen Verzweigungen über das ganze Mesenterium [d. h. Dünndarmgekröse] und die Därme hinziehen. Auf den ersten Blick hielt ich sie für Nerven.« Aselli schneidet ein Gefäß an, eine weißliche Flüssigkeit »wie Milch« fließt aus.

Irrtümlicherweise hält Aselli an der galenischen Auffassung fest, wonach diese »lacteae venae« (dt. Milchvenen) die Darmlymphe zur Leber, dem traditionellen Zentralorgan transportierten, in der das Blut gebildet würde.

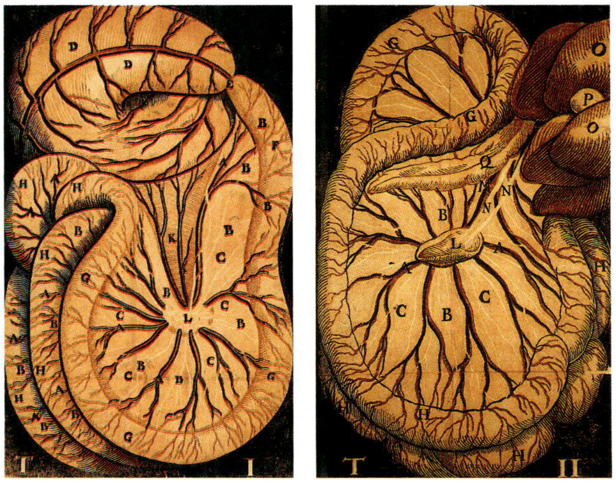

Erste Darstellungen der Darmlymphgefäße und zugleich die ersten anatomischen Abbildungen in Farbe: Die beiden ersten der vier großen Farbholzschnitte aus Gasparo Asellis Schrift »De lactibus sive lacteis venis« von 1627

Der große Blutkreislauf, eine umwälzende Entdeckung

1628. Der englische Arzt und Physiologe William Harvey (1578–1657) veröffentlicht bei Wilhelm Fitzer in Frankfurt am Main die Ergebnisse seiner Untersuchungen zur Theorie der Blutbewegung, die er bereits etwa zehn Jahre zuvor in seinen Vorlesungen mitgeteilt hat: »Exercitatio anatomica de motu cordis et sanguinis in animalibus« (Eine anatomische Studie über die Bewegung des Herzens und des Blutes bei den Lebenwesen).

Harvey kann bei seinen bahnbrechenden Entdeckungen auf grundlegenden Erkenntnissen aufbauen, wie z. B. die Beschreibung der Venen- und Herzklappen und die Erklärung des »kleinen Blutkreislaufes« durch die Lungen. Anatomisch-physiologische Beobachtungen, mathematische Berechnungen der Körperblutmenge, unblutige Untersuchungen am Menschen und blutige Tierexperimente führen Harvey zu seiner neuen Lehre vom (»großen«) Blutkreislauf. Im besonderen die Venenunterbindungsversuche am Menschen (mäßiges Abbinden des Armes wie beim Aderlaß) zeigen, daß es einen Übergang des Blutes von den Arterien in die Venen gibt, und daß das venöse Blut zum Herzen zurückfließt: »Damit aber diese Wahrheit offener einleuchtet, schnüre man einen Arm am lebenden Menschen oberhalb des Ellbogens wie zum Aderlaß [Abb. o. r.; A]. Durch Abstände getrennt, besonders bei Landleuten und mit Krampfadern behafteten Menschen, erscheinen gleichsam gewissse Knoten und Höckerchen [B, C, D, E, F], . . . und diese Knoten rühren von den Klappen her. Wenn sie derart zum Vorschein kommen und du . . . unterhalb eines Knotens das Blut durch Druck . . . eines Fingers von diesem Knoten bzw. der Klappe verstrichen hast [H], so wirst du sehen, daß (weil die Klappe das überhaupt verhindert) keines nachfolgen kann und das Stück Vene unterhalb des Knötchens [H, O] unter dem verschobenen Finger verschwunden ist.«

Harvey korrigiert die überlieferten Irrtümer: Durch eine einfache Rechnung (geschätztes Volumen der linken Herzkammer mal Anzahl Herzschläge pro Tag) weist er nach, daß die Menge des umgetriebenen Blutes unmöglich – wie von Galen behauptet – aus der Leber nachgeliefert werden kann. Bei der Herzkontraktion (Systole) wird das Blut nicht wie von einer Saugglocke angesogen, so die Annahme Andreas Vesals, sondern es wird vielmehr durch die Arterien in die Peripherie ausgeworfen. Der Puls entsteht durch diese Herzaktion. Die linke Herzkammer drückt das Blut in die Körperschlagader (Aorta), die rechte in die Lunge. Das Blut fließt aus der rechten Kammer über die Lunge in die linke (kleiner Blutkreislauf). Die Herzscheidewand besitzt keine »Poren«, durch welche Blut (bzw. »Pneuma«) übertreten könnte. Vielmehr strömt das Blut (von der Lunge kommend) aus der linken Kammer über die Aorta in die Arterien der Körperorgane und kehrt schließlich über die Venen in die rechte Kammer zum Herzen zurück.

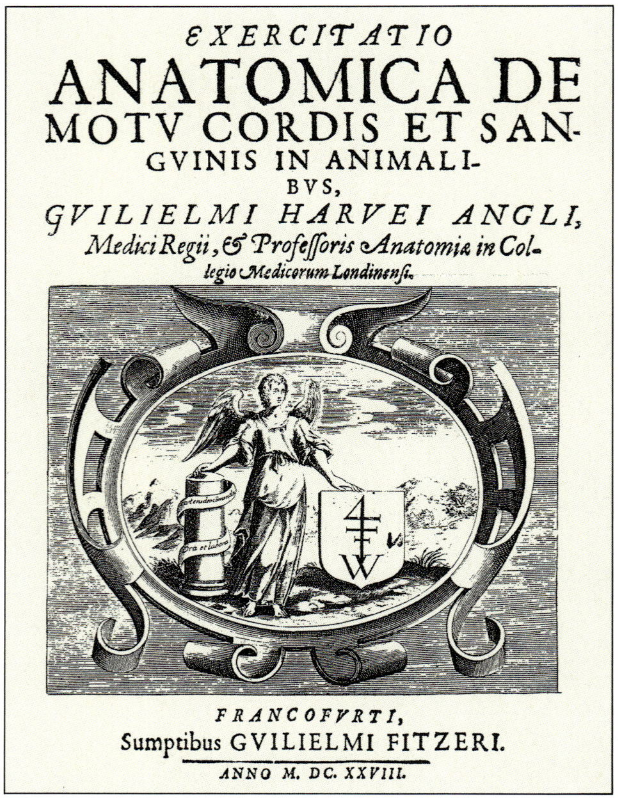

Titelseite der Abhandlung von William Harvey mit der neuen Lehre von der Herzaktion und dem Blutkreislauf

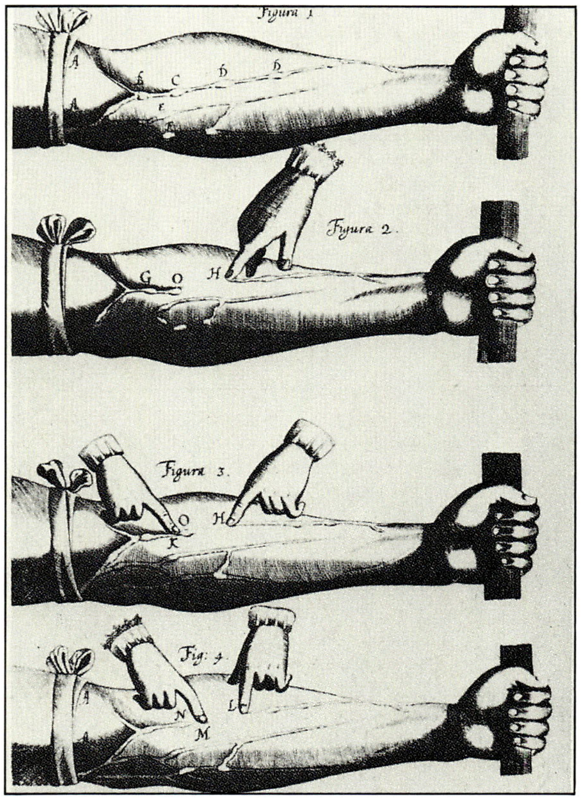

Harveys Demonstration des venösen Rückflusses des Blutes, womit er u. a. seine Kreislauftheorie begründet

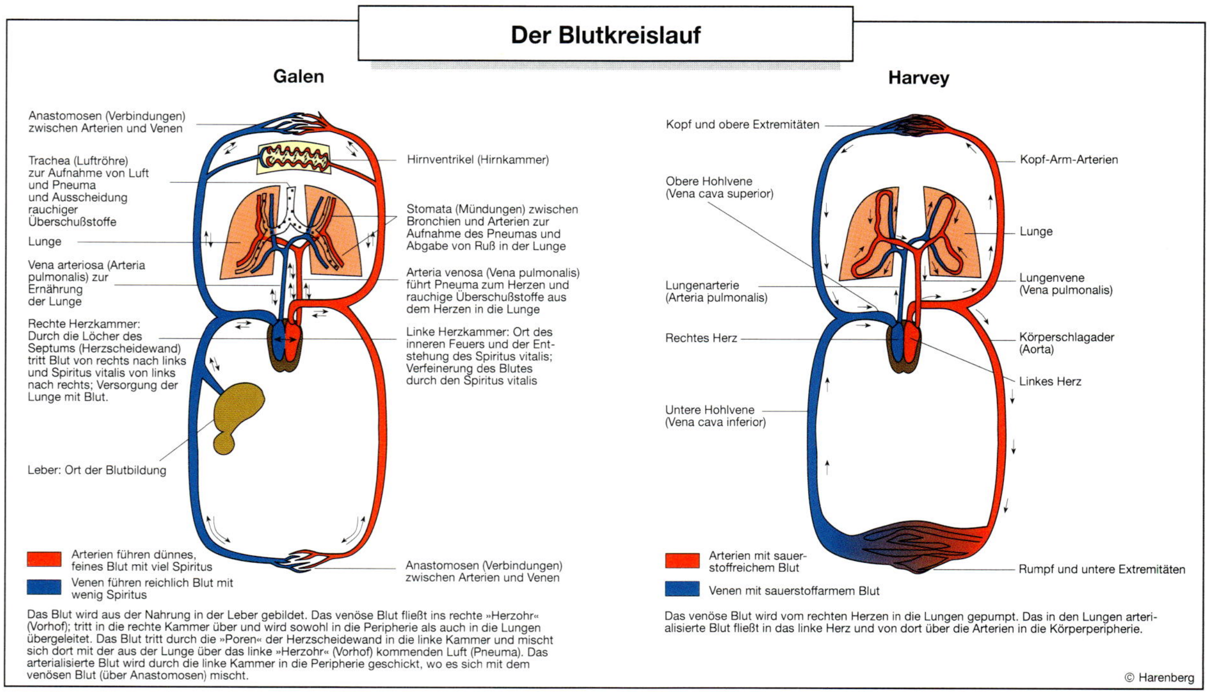

William Harvey, Wegbereiter der neuzeitlichen Medizin

Chronik Zur Person

William Harvey wurde am 1. April 1578 in Folkestone als Sohn eines Kaufmanns geboren. An der King's Grammar School in Canterbury lernte er die klassischen Sprachen, wechselte dann nach Cambridge über, wo er am Gonville-and-Caius-College den Grad eines Bachelor of Arts erwarb.
Dort wurde neben dem Unterricht in den Artes liberales auch ein medizinisches Studium angeboten. John Caius, Mitbegründer des College, war als Arzt und Anatom an der berühmten Universität von Padua ausgebildet worden. Einer seiner Lehrer war Andreas Vesal (→ 1543/S. 145). Harvey begann sein Medizinstudium in Cambridge und setzte es 1599 in Padua fort. Dort ließ er sich von Hieronymus Fabricius ab Aquapendente (1537–1619) ausbilden, den er zeitlebens verehrt.
Nach der Promotion in Padua (1602) eröffnete Harvey in London 1604 eine ärztliche Praxis und heiratete Elizabeth Browne, die Tochter des Leibarztes der Königin. 1607 wurde er Fellow des College of Physicians. Von 1609 bis 1643 ist Harvey am St. Batholomew's Krankenhaus tätig.
Harveys Mitarbeit am College of Physicians wird besonders bedeutsam. Seit 1615 hält er dort Vorlesungen ab, führt Sektionen und anatomische Demonstrationen durch. 1627 wird Harvey zu einem der Vorsitzenden des College, 1628 zu dessen Schatzmeister gewählt. Er ist Leibarzt der englischen Könige, zwischenzeitlich – im Zusammenhang mit dem Bürgerkrieg in England – Rektor am Merton-College in Oxford, das er nach der Besetzung Oxfords durch Parlamentstruppen wieder verlassen muß. 1654 wird Harvey zum Präsidenten des Royal College of Physicians gewählt. Er stirbt am 3. Juni 1657 in Hampstead (= Camden) an den Folgen eines Schlaganfalls.

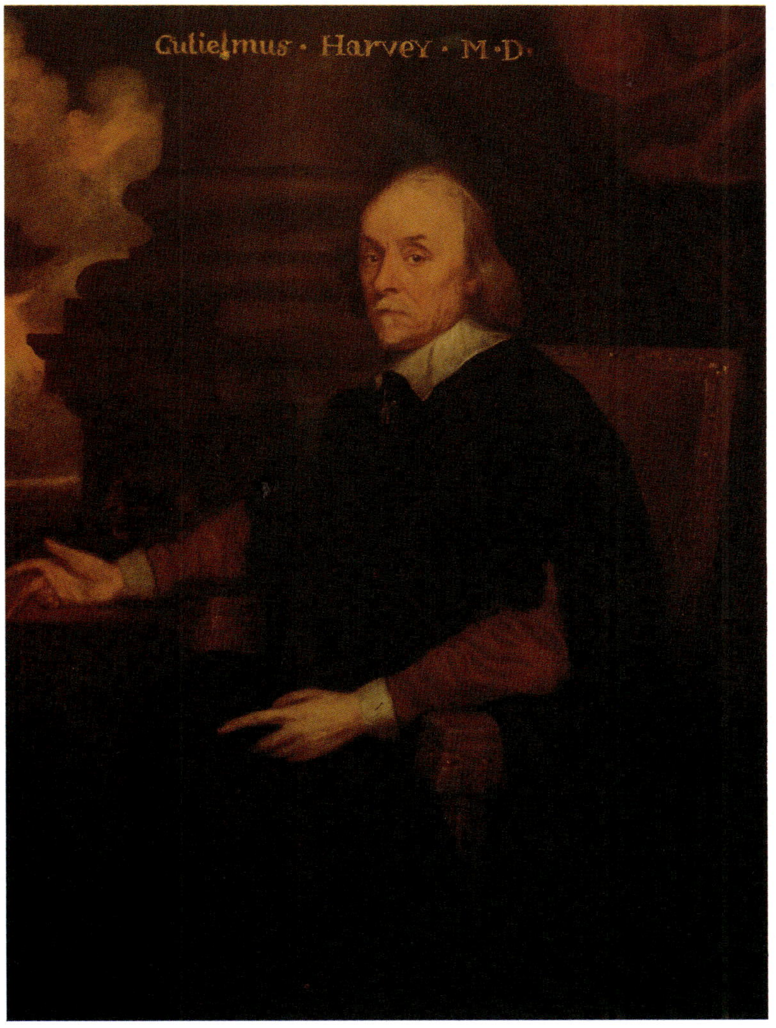

William Harvey, der Entdecker des sog. großen Blutkreislaufs, widerlegt die Auffassung Galens (Gemälde von Cornelius Janssen; London).

Konzept des Blutkreislaufes

Bereits bei den Hippokratikern und bei Aristoteles ist das Herz ein Zentralorgan, freilich nicht für die Blutversorgung, sondern für das Leben schlechthin. Es ist Sitz des Verstandes und der »eingeborenen Wärme« (calor innatus). Die endgültige Kochung des Blutes geschieht im Herzen, wodurch das Herz auseinandergetrieben wird und der Puls in den Gefäßen entsteht. Gefäße führen von der Lunge Luft heran, kühlen das Herz, das sich daraufhin wieder zusammenzieht. Entscheidend für die Medizin in Mittelalter und früher Neuzeit wird die Lehre Galens, wonach das Herz in die drei Verdauungsprozesse eingeschaltet ist. In Magen und Darm entsteht aus der Nahrung der »Chylus«; dieser wird in der Leber zu Blut umgewandelt, das in alle Teile des Körpers fließt. Das Blut, das ins rechte Herz gelangt, wird durch Abgabe von »Ruß« durch die Lunge gereinigt, gelangt dann durch die »Poren« in der Scheidewand ins linke Herz und verbindet sich mit der Atemluft aus der Lunge, von wo aus es in den Körper geschickt wird.
Erst Harvey entwickelt das Konzept eines Kreislaufes der Blutbewegung mit dem Herzen als zentralem Antriebsmotor. Die kopernikanische Wende mit ihrem Modell eines Zentralkörpers (Sonne) und den auf Kreisbahnen umlaufenden Planeten schlägt sich auch in der Metaphorik Harveys nieder. So widmet Harvey seine Abhandlung von 1628 dem englischen König Karl I. mit den Worten: »Allergnädigster König! Das Herz der Lebewesen ist der Grundstock ihres Lebens, der Fürst ihrer aller, der kleinen Welt Sonne, von der alles Leben abhängt, alle Frische und Kraft ausstrahlt. Gleicherweise ist ein König der Grundstock seiner Reiche und die Sonne seiner kleinen Welt, des Staates Herz, von dem alle Macht ausstrahlt, alle Gnade ausgeht.«

Alles Leben kommt aus dem Ei

1651 erscheint in London Harveys Buch über die Zeugung der Lebewesen (»Exercitationes de generatione animalium«; → 1651/S. 182). Aufgrund eigener Versuche an Hühnereiern und Rotwild widerlegt er die alte Lehre, wonach der embryonale Organismus bereits mehr oder weniger vollständig im männlichen bzw. weiblichen Samen vorgeformt sei (»Präformation«). Harvey stellt das Postulat auf, daß sich alles Leben aus dem Ei entwickele (»omne vivum ex ovo«). Demnach baut sich der Keim durch Neubildung und Differenzierung der einzelnen Organe erst allmählich auf (»Epigenesis«). Obwohl Harvey die Idee der »Urzeugung« nicht gänzlich fallen läßt und der Meinung ist, daß der gesamte menschliche Organismus bereits in der Ei- oder Samenzelle vorgebildet sei, ist er wegweisend für die moderne epigenetische Auffassung, wie sie sich erst mit Kaspar Friedrich Wolff durchsetzt (→ 1759/S. 223).

Kontroverse um den Kreislauf

Fast ein Jahrhundert lang wird Harveys Konzept des Blutkreislaufes kontrovers diskutiert. Zu den ersten Kritikern gehört sein eigener Schüler James Primerose aus London, der 1630 eine Gegenschrift (»Animadversationes«) veröffentlicht. Die Kreislauflehre erschüttert die theoretischen (galenischen) Grundfesten der Medizin. Der Pariser Anatom Jean Riolan d. J. versucht 1648, Galens Auffassung zu retten, indem er u. a. behauptet, die Peripherie des Körpers sei nicht dem Kreislauf angeschlossen. Auf der anderen Seite unterstützen namhafte Naturforscher Harveys Theorie, so z. B. Robert Fludd und Francis Glisson. Vor allem der Niederländer Jan de Wale belegt durch Tierexperimente eindrucksvoll den Blutkreislauf. Mit dem mikroskopischen Nachweis der Lungenkapillaren durch Marcello Malpighi (→ 1661/S. 186) setzt sich Harveys revolutionäre Lehre gegen Ende des 17. Jahrhunderts durch.

Aufschwung der Apotheken durch chemische Labors

1623. Die Zunft der Apotheker richtet in London ein Zentrallaboratorium zur Anfertigung von Arzneimitteln ein. In dieser Zeit hat die Stadt 114 Apotheken, dank der Gewerbefreiheit steigt die Zahl gegen Ende des Jahrhunderts auf 1000.

Trotz des Dreißigjährigen Krieges und zahlreicher Epidemien, die für eine Verminderung der Bevölkerung sorgen, wächst die Zahl der Apotheken im Lauf des 17. Jahrhunderts in Europa stark an. Technische Neuerungen erfordern Weiterbildung und Spezialisierung der Pharmazeuten. So stehen in den Apotheken Probierwaagen, Destillierapparate, neue Analyseinstrumente und technisch verbesserte Apothekenpressen.

Besondere Bedeutung als chemischer Pharmazeut erlangt der deutsche Apotheker Johann Rudolph Glauber (1604–1670), der in Amsterdam eine »Hermetische Gesellschaft« mit (al)chemischer Zielsetzung gründet. Dort stellt er 1658 erstmals das nach ihm benannte »Sal mirabile« (dt. Wundersalz; Natriumsulfat = Glaubersalz) dar.

Es entstehen im 17. Jahrhundert eine Reihe von Apothekerordnungen, in denen die »Taxen« (Preise) sowie die Rechte und Pflichten der Apotheker (amtliche »Privilegien«) festgelegt sind, insbesondere in Abgrenzung zu den Ärzten und den sog. Winkelapothekern außerhalb der Apothekerordnung. Von diesen droht den Apotheken die größte Konkurrenz. Die Heerscharen der fahrenden Heilkünstler, Quacksalber, Starstecher, Steinschneider, Gewürzehändler, »Drogisten« und Theriakkrämer bevölkern Städte und Jahrmärkte und preisen ihre mehr oder weniger wohlfeilen und nützlichen Präparate an.

Das typische Mobiliar einer Apotheke wird vielfach beschrieben. Vor allem Regale werden empfohlen, »um alle die pharmazeutischen Gefäße, sowohl die großen als auch die kleinen und die aus Holz, Ton, Glas und Zinn sauber und übersichtlich unterzubringen«.

Neben der traditionellen Zusammenstellung und Mischung der Rezepte übernimmt der Apotheker im 17. Jahrhundert die Kunst des Klistierens. Als Flüssigkeiten kommen u. a. Kräuterabkochungen, Orangenblütenwasser, Wein und Knabenurin in Frage.

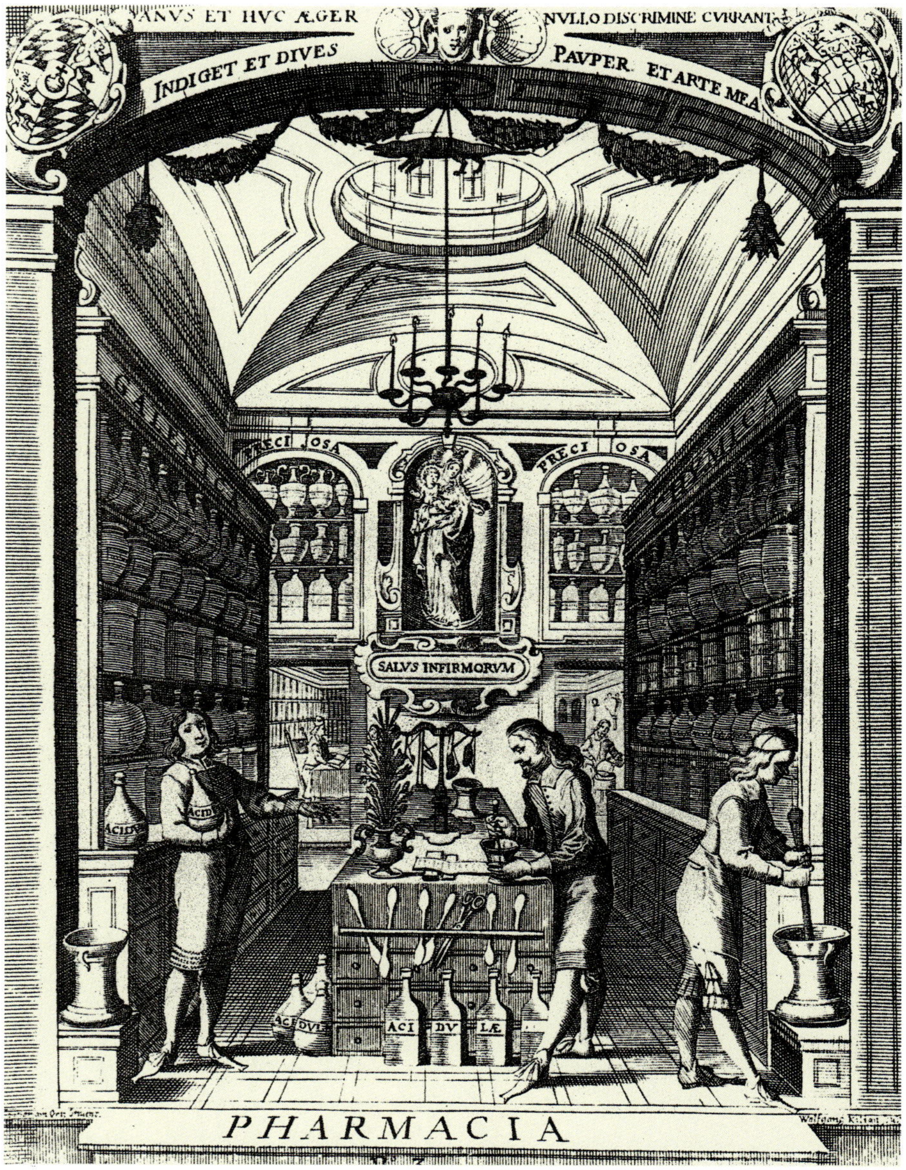

Eine Barockapotheke; drei Gruppen von Arzneimitteln sind zu sehen: »Galenica« (l.), »Chymica« (r.) und »Preciosa« in den Hochregalen im Hintergrund. »Galenische« Zubereitungen entstammen der Tradition der mittelalterlich-islamischen Medizin und umfassen vor allem folgende Arzneimittelgruppen: Latwerge (Electuaria), Zukkerkonfekte (Morsuli), Pillen (Pilulae), Sirupe (Sirupi), Pflaster (Emplastra), Salben (Unguenta) und Öle (Olea). Die chemiatrischen Präparate, »Chymica«, beruhen auf alchemistischer Technik und sind erst seit Paracelsus bekannt. Sie erfordern einen hohen Arbeitsaufwand bei der Herstellung. Wichtige Gruppen solcher Arzneimittel sind die Bezoardica (schweißtreibende Mittel), die Magisteria (durch Ausfällen hergestellt), die Flores (aus Mineralien durch Sublimation erzeugt) und die Elixiere (durch Extraktion). Neben Herstellung und Vertrieb von Arzneimitteln ist das Klistieren ein einträgliches Geschäft der Apotheker (Stich von Wolfgang Kilian, aus Malachias Geiger: »Microcosmos hypochondriacus«, München 1652; National Library of Medicine, Bethesda/USA).

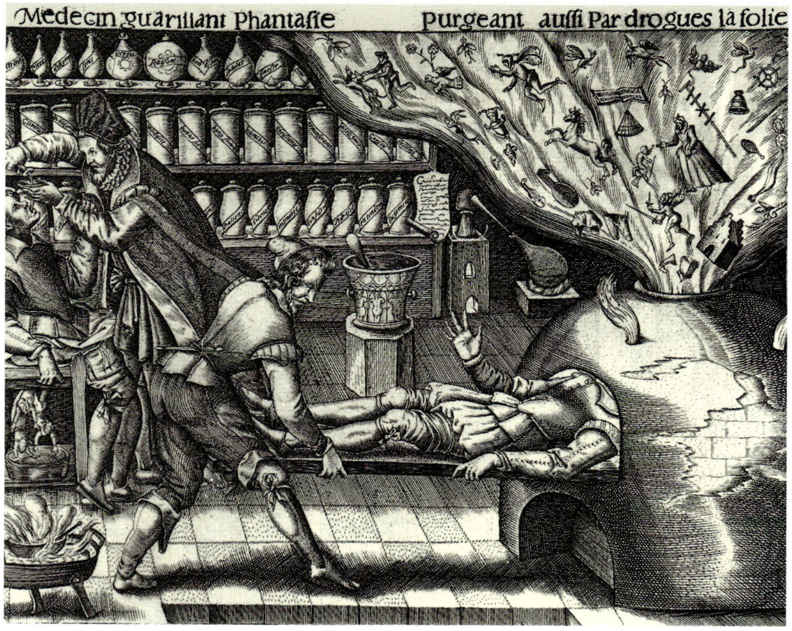

◁ Austreibung krankhafter Vorstellungen im Laboratorium (satirischer Kupferstich; 17. Jh.)

Neue Arzneimittel aus dem Labor

Apotheken erhalten im Laufe des 17. Jahrhunderts chemische Laboratorien – Vorformen der pharmazeutischen Industrie. Die »chemische Medizin« versucht, durch geeignete Instrumente und Apparate wirksame (reine) Stoffe aus unwirksamen Verbindungen zu isolieren. Eine besondere Rolle spielen hierbei die Öfen, von denen es zahlreiche Modelle gibt, wie etwa den »Faulen Heintz« oder »Athenor«, eine Art Dauerbrennofen, bei dem die Kohle automatisch nachfällt. Typische Geräte in den chemischen Laboratorien des 17. Jahrhunderts sind Kolben, Phiolen, Retorten, Scheideglas, Mörser mit Stößel, Schmelztiegel usw.

1630

1630–1639

1630. Im Hôtel-Dieu in Paris wird ein Accouchement, eine Art Entbindungsstation, eingerichtet, wo Hebammenschülerinnen ausgebildet werden. Zwei Chirurgen vom Collège de St. Côme sind an den Prüfungen beteiligt. → S. 178

Der spanische Arzt Juan de Vega wird in Peru mit der Wirkung der Chinarinde bekannt. Ihre spezifische Wirkung widerlegt in aufsehenerregender Weise die Säftelehre des Galenismus. → S. 175

1631. Der deutsche Jesuit Friedrich Spee von Langenfeld veröffentlicht anonym die Schrift »Cautio criminalis«, in der er die Hexenprozesse der Zeit kritisiert (→ 1487/S. 126).

1633. Der niederländische Mechaniker und Erfinder Cornelius Drebbel stirbt in London. Er hat u. a. ein Luftthermometer konstruiert. → S. 177

Der englische Arzt Stephen Bradwell veröffentlicht in London sein Buch »Helps for suddain accidents endangering life« (Hilfen für plötzliche lebensbedrohliche Unfälle). Es handelt sich um die erste bekannte Schrift über die Erste Hilfe.

1635. Vier Jahre nach dem Tod des flämischen Arztes Thomas Fienus, Medizinprofessor in Löwen, erscheint dessen Abhandlung über die Einbildungskraft: »De viribus imaginationis tractatus«. Die Einwirkung der mütterlichen Imagination auf das werdende Kind gilt in dieser Zeit als Musterbeispiel für die Macht der »Einbildung« über den Körper. → S. 178

1636. In der niederländischen Stadt Leiden führt der Mediziner Hermannus Boerhaave den klinischen Unterricht am Krankenbett ein.

1637. Das Parlament in Grenoble entscheidet, daß eine Frau, die träume, sie verkehre mit ihrem seit vier Jahren abwesenden Mann, sehr wohl durch diese Imagination geschwängert worden sein könne (→ 1635/S. 178).

Das Hauptwerk von René Descartes, »Discours de la methode«, erscheint. Der Schrift sind Abhandlungen über Geometrie, Optik und Meteore beigegeben. Descartes zeigt u. a., daß die Akkommodation des Auges von einer Veränderung der Linse herrührt. → S. 176

1638. Zwei Jahre nach dem Tod des englischen Philosophen Francis Bacon erscheint sein Werk »Nova Atlantis«, in dem er eine humanistische Utopie entwarf. Hauptzweck des Idealstaats sei die naturwissenschaftliche Forschung.

Ein Wundermittel aus der Neuen Welt

1630. Der spanische Arzt Juan de Vega lernt die Chinarinde in Peru kennen. Indios können in Lima die Gattin des Vizekönigs von Peru, des Grafen von Chinchon (daher »Chinin«), mit diesem Mittel vom »Wechselfieber« (Malaria) befreien. Die Chinarinde, die nun als »Polvo de la condesa« (Pulver der Gräfin) bekannt wird, gelangt um das Jahr 1638 nach Spanien.

Bei seiner Rückkehr nach Spanien 1640 bringt Vega Chinarinde mit und verkauft sie pfundweise in Sevilla. Insbesondere die Jesuiten propagieren das Mittel. Kardinal Juan de Lugo läßt in einer Apotheke des Ordens in Rom das »Polvo de los Jesuitos« oder »Pulvis patrum« (Jesuitenpulver) kostenlos an Arme verteilen. Chinarinde wird 1649 in Frankreich, 1653 in Belgien und 1655 in England bekannt. 1659 stellt das Dominikanerkloster Santa Maria Novella in Florenz ein sog. Chinaelixier her – ein bekanntes Beispiel für die pharmazeutische Industrie der Klöster. Bald entbrennt in Europa eine heftige Kontroverse über die Wirksamkeit dieses Mittels. Die Galenisten lehnen es ab, während seine Anhänger auf zahlreiche Heilungen verweisen.

Neben den Jesuiten, die größere Mengen aus Amerika einführen, erobert der englische Apotheker Richard Talbot den europäischen Markt für »the English remedy«, die »englische Arznei«.

Von den berühmten Ärzten empfiehlt v. a. der Engländer Thomas Sydenham 1668 den Gebrauch der Chinarinde als Fiebermittel. Er erkennt sie als einziges spezifisches Arzneimittel gegen die Malaria an. Sie erfüllt damit das paracelsische Ideal einer Medizin, die speziell gegen eine einzelne Krankheit wirkt. Sydenham gibt außerdem genaue Anweisungen für die richtige Anwendung: Das Mittel ist unmittelbar nach einem Fieberanfall zu geben sowie in den Intervallen. Die fiebererzeugende Materie sammele sich in der fieberfreien Zeit und werde durch den Fieberanfall im Sinne einer natürlichen Selbstheilung ausgekocht und ausgetrieben. Dieser Prozeß dürfe nicht durch eine vorzeitige Gabe von Chinarinde gestört werden.

Der Einsatz der Chinarinde revolutioniert die Therapiegeschichte.

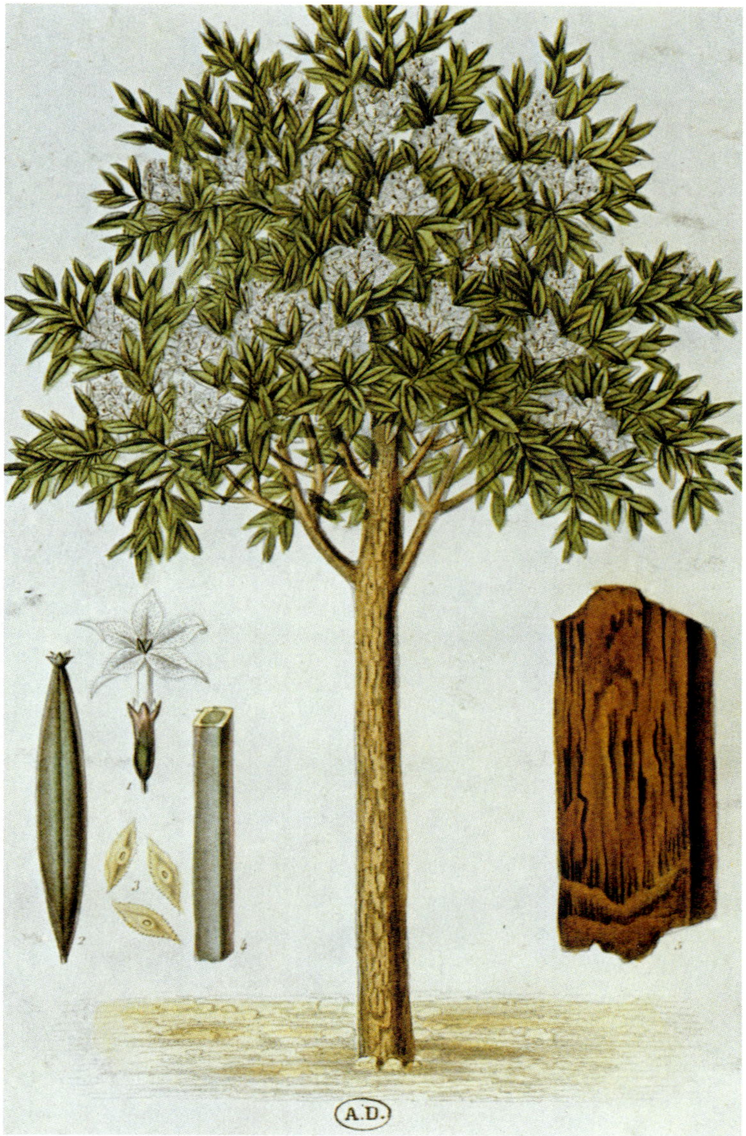

Der Rote Chinarindenbaum (französischer Stich aus dem 19. Jh.)

Chinarinde – die erste spezifische Arznei

Chronik Stichwort

Vor der Einführung der **Chinarinde** in Europa um 1640 ist ihre Wirksamkeit als Fiebermittel bei verschiedenen Andenstämmen bekannt. Wahrscheinlich sind die Jesuitenmissionare in Südamerika die ersten Europäer, die das Mittel kennenlernen.

Die Chinarinde (»Fieberrinde«) gelangt in der zweiten Hälfte des 17. Jahrhunderts in die Apotheken. Da sie zunächst sehr kostspielig ist, werden Ersatzmittel gesucht. Eines davon ist die Weidenrinde, die Salycil enthält.

Die Chinarinde enthält insgesamt etwa 25 Alkaloide (d. h. basische stickstoffhaltige Pflanzenstoffe). Das Hauptalkaloid der Chinarinde ist das Chinin, ein schwerlösliches weißliches Kristallpulver. Es wirkt schmerzlindernd, örtlich betäubend, muskelerschlaffend, und es regt die Uterusmuskulatur an. Chinin unterdrückt die Fieberanfälle durch Hemmung der Vermehrung (Teilung) des Malaria-Erregers, hat jedoch keine prophylaktische Wirkung und verhindert nicht die Übertragung des Parasiten. Bei hoher Dosierung und dauerhafter Einnahme kommt es zur Chininvergiftung mit Ohrensausen, Gesichtsfeldausfällen, Erbrechen und Delirium.

René Descartes sieht den Menschen als Maschine

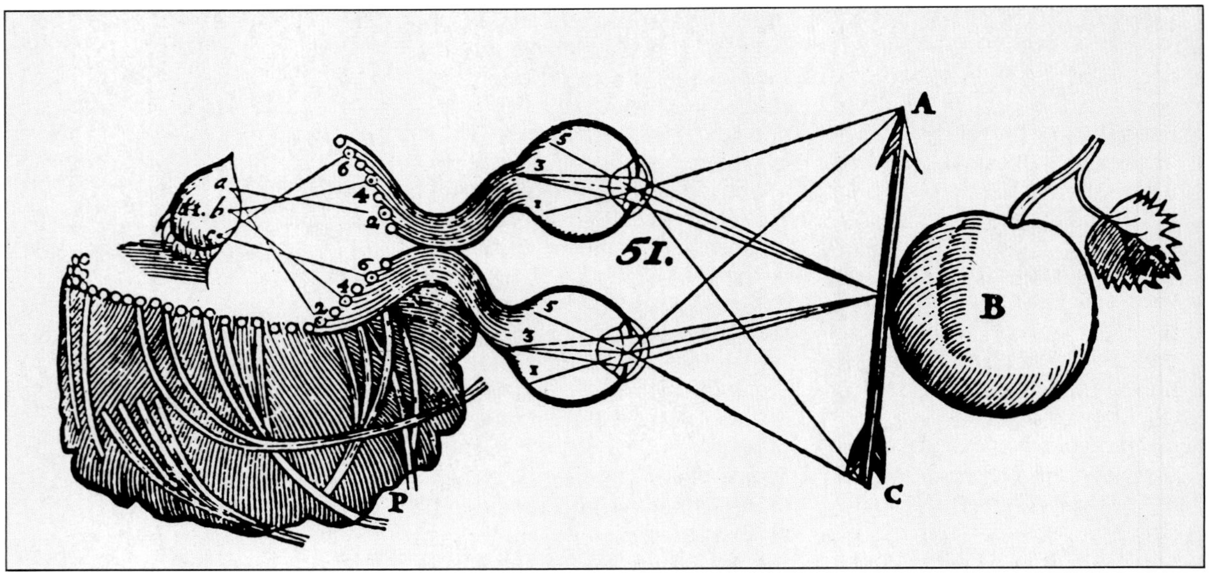

Der Sehvorgang nach René Descartes: Die Strahlen fallen auf die Netzhaut und werden durch die Sehnerven weitergeleitet zur Zirbeldrüse, in der Descartes den »Sitz der Seele« vermutet (aus »L'homme«, 1664).

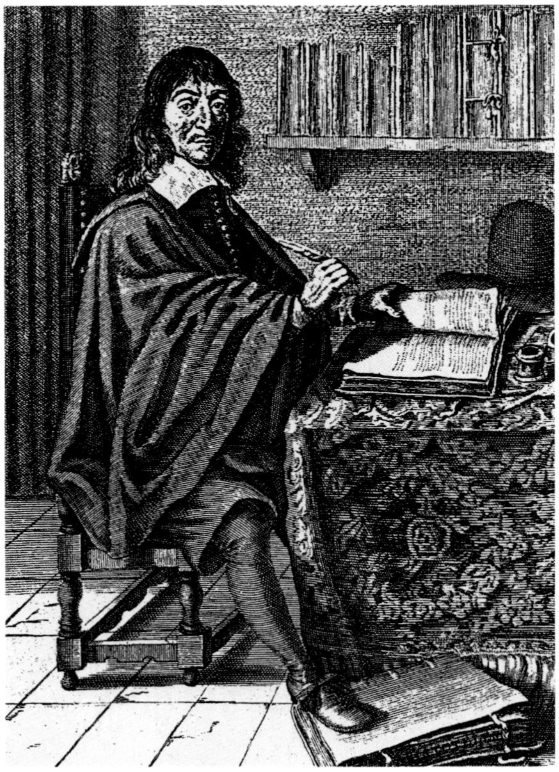

René Descartes (1596–1650); französischer Philosoph, Mathematiker und Naturforscher (Stich)

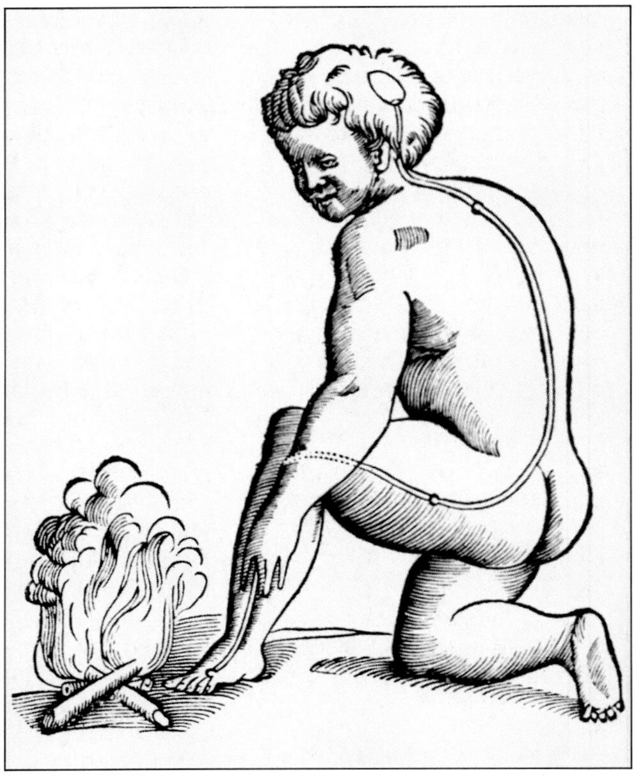

Reflexvorgang nach Descartes, durch »Nervenspiritus« und Zirbeldrüse vermittelt (aus «De homine», Ausgabe 1677)

1637. Der aus Frankreich stammende Philosoph und Naturforscher René Descartes publiziert mehrere wichtige Schriften in einem Band: »Discours de la méthode«, »Méteóres«, »La dioptrique« und »La géométrie«. Die physiologischen Modellvorstellungen sind integraler Bestandteil seiner Philosophie und begründen das Konzept der Iatrophysik (→ S. 177).

Descartes wurde am 31. März 1596 in La Haye-Descartes in der Touraine geboren, studierte Jura an der Universität von Poitiers und beschäftigte sich mit Problemen der Mechanik, der Akustik und der analytischen Geometrie. 1619 faßte er zwei grundsätzliche Beschlüsse: Zum einen wollte er, um als Naturforscher die ganze Wahrheit zu erfahren, das gesamte Forschungsprogramm selber durchführen, zum anderen alle überlieferten Auffassungen der Philosophie methodisch in Zweifel ziehen und selbstevidente Prinzipien herausfinden, von denen die Wissenschaft auszugehen habe. Nach Reisen durch Europa lebt er seit 1629 zurückgezogen in den Niederlanden. Im Herbst 1649 siedelt er auf Einladung der schwedischen Königin Christine nach Stockholm über, wo er am 11. Februar 1650 stirbt.

Neben seinen naturphilosophischen, mathematischen und physikalischen Werken sind für die Medizin in erster Linie die physiologischen Studien von Bedeutung. Bereits 1628 mutmaßte Descartes in den »Regulae«, daß alle tierischen und unbewußten menschlichen Bewegungen einzig und allein durch unbewußte Mechanismen kontrolliert würden, durch einen Automatismus im Lebewesen.

1632 verfaßte er einen »Traité de l'homme«, den er jedoch angesichts der Verurteilung des italienischen Forschers Galileo Galilei durch die Inquisition 1633 zeitlebens nicht veröffentlicht. In diesem Traktat, der 1662 erscheint (»De homine«), entwirft Descartes das Modell des Menschen als Maschine (»machine de terre«), die aus einem physikalischen Körper (res extensa) und einer rationalen und unsterblichen Seele (res cogitans) bestehe. Dieser Apparat sei ursprünglich von Gott geschaffen worden, arbeite seitdem aber selbständig gemäß seiner Mechanik. Die verschiedenen physiologischen Vorgänge werden mit diesem Modell auf automatische Bewegungen der Teilchen oder chemische Umsetzungen zurückgeführt. So werden bei der Verdauung die Nahrungspartikel durch den Magensaft getrennt und in Tätigkeit versetzt. Der »Chylus« (Darmlymphe) sowie Ausscheidungsstoffe entstehen durch Filtration, welche die siebartigen Öffnungen der Poren und Gefäße des Darms ermöglicht.

Descartes vergleicht das Nervensystem mit einem hydraulischen System von wassergefüllten verbundenen Röhren. Der »Nervenspiritus«, der vom Herzen durch die Blutgefäße ins Gehirn fließt, macht dieses »dazu geeignet, die Eindrücke äußerer Objekte und auch der Seele aufzunehmen, d. h., daß es Organ oder Sitz der allgemeinen Sinneswahrnehmung, der Vorstellung und der Erinnerung wird. Ferner aber fließen diese Luftteilchen bzw. dieser Spiritus aus dem Gehirn über die Nerven in alle Muskeln ab . . ., und indem sie die Muskeln ausweiten, lassen sie allen Gliedern Bewegung zukommen«. Damit beschreibt Descartes ein stringentes Reflexmodell.

Konzepte der Medizin:

Mechanik des Organismus

Die Wurzeln der Iatrophysik gehen auf die antike »Solidarpathologie« zurück, wonach Krankheiten aus den physikalischen bzw. mechanischen Eigenschaften der Körperteile zu erklären sind. Die naturphilosophische Lehre des griechischen Philosophen Demokrit (470–um 380) von den Atomen, den unteilbaren winzigen und unzähligen Teilchen, deren Zusammenschluß die Gestalten der Körperwelt bildet, ist hierfür grundlegend, danach gibt es nur Atome und das Leere.

Auf dieser »Atomistik« baute eine Ärzteschule in Rom auf, die mit Asklepiades (124–um 60) begann. Nach Auffassung dieser Mediziner schließen sich die Atome zu festen Geweben zusammen, welche durch Porengänge voneinander getrennt sind, in denen sich andere Atome bewegen. Krankheit wird nun durch eine Veränderung der Porengänge hervorgerufen. Sind die Poren zu eng gestellt (status strictus), so kommt es zu einer Abschnürung der Säfte. Blässe, Festigkeit, Kühle, Verstopfung u. a., insbesondere akute Krankheiten, sind die Folge. Sind die Poren zu weit gestellt (status laxus), so gelangt zuviel Flüssigkeit ins Gewebe und erzeugt Schweiß, Durchfälle, schwachen Puls und chronische Krankheiten. Die Therapie ist gegenläufig. Gegenüber der galenischen Humoralpathologie (→ S. 55) blieb die Lehre der physikalisch orientierten »Solidarpathologie« bis in die frühe Neuzeit hinein im Hintergrund. In Padua kommt es jedoch zu Beginn des 17. Jahrhunderts zu einer Neubelebung und Weiterentwicklung dieser Lehre. Der dortige Medizinprofessor Prosper Alpinus (1553–1617) greift erstmals in seiner Schrift »De medicina methodica libri XIII« (1611) auf diesen Ansatz zurück. Die meisten Krankheiten entstünden durch Engstellung der Poren, wodurch ein Austreten von Wärme und Dunst aus dem Körper verhindert werde.

Weitere Impulse erhält die Iatrophysik durch die Messung der »Perspiratio insensibilis« durch Santorio Santorio (→ 1614/S. 168) sowie durch William Harveys Lehre vom Blutkreislauf (→ 1628/S. 168). Die Iatrophysik gipfelt im Werk von René Descartes, der die Lebensmechanik des Körpers umfassend darstellt (s. l.).

Henricus Regius (1598–1679), ein Anhänger von Descartes, stützt sich in seiner »Physiologia« ganz auf dessen Maschinenmodell des Organismus (Materie und Bewegung) sowie auf den Dualismus von Körper und Seele, ohne die humoralpathologischen Grundsätze aufzugeben. So erklärt er z. B. als Ursache der Atembeschwerden beim Asthma den Mangel an Nervenspiritus. In den Lungen seien die Atemwege verstopft, es herrsche eine heiße »Intemperies« (Verstimmung, Unausgewogenheit der Säfte).

Die Iatrophysik ist – neben der Iatrochemie (→ S. 139) – im 17. und 18. Jahrhundert das vorherrschende Konzept in der medizinischen Naturforschung. Der Wittenberger Arzt Daniel Sennert (1572–1637) und der Genfer Arzt Sebastian Basso (um 1600) greifen auf die Atomistik zurück, die Mikroskopiker wie Marcello Malpighi (1628–1694) und Antonie van Leeuwenhoek (1632–1723) bestätigen in ihrer Anatomia subtilis mechanische Annahmen über den Feinbau der Organe und der Teilchen (→ 1673/S. 192). Bedeutendster Vertreter dieser Schule in England wird der Physiker, Chemiker und Naturphilosoph Robert Boyle (1627–1691), der mit seiner »korpuskulären Chemie« die Ergebnisse seiner medizinischen Forschungen und Experimente von den Bewegungen der kleinsten Teilchen (Korpuskeln) ableitet.

Die Iatrophysik erfährt um 1700 weitere Ausformulierungen. Der Hallenser Friedrich Hoffmann (1660–1742) entwickelt ein System der Körpermechanik (→ 1694/S. 198), und der Leidener Kliniker Hermannus Boerhaave (1668–1738; → 1701/S. 203) vertritt eine mechanische Krankheitslehre, wonach Entzündungsfieber durch die Reibung roter Blutbestandteile entstehe.

Drebbels Apparaturen

1633. Der aus den Niederlanden stammende Cornelius Drebbel (geb. 1572 in Alkmaar) stirbt in London. Als Mechaniker hat Drebbel im Laufe seines wechselvollen Lebens eine Reihe von originellen Erfindungen gemacht.

Um 1605 ging Drebbel nach England und trat in den Dienst des englischen Hofes. Im Oktober 1610 siedelte er mit seiner Familie nach Prag an den Hof des römisch-deutschen Kaisers Rudolf II. über, wo er versuchte, ein »Perpetuum mobile« zu konstruieren. Nach Rudolfs Tod kehrte er 1613 nach London zurück und beschäftigte sich dort u. a. mit dem Bau von Mikroskopen. 1619 stellte er ein zusammengesetztes Mikroskop mit zwei Linsensystemen her. Möglicherweise ist er sogar dessen Erfinder.

Daneben interessierte Drebbel sich für die Alchemie, wie seine Abhandlung »De quinta essentia« (1621) belegt. Hier beschäftigte ihn insbesondere die Wärmeregulation von alchemistischen Öfen und Herden. Er erfand eine Art Thermostat, indem er ein Luftthermometer in die Wand eines »Athenor«-Ofens einbaute. Bei Temperaturerhöhung dehnt sich die Luftsäule aus und drückt eine Quecksilbersäule an den Punkt, an dem sie eine Luftklappe schließt. Bei fallender Temperatur öffnet sich diese Klappe wieder. Dieselbe Vorrichtung setzte Drebbel auch bei einem Brutkasten zum Ausbrüten von Enten- und Hühnereiern ein. Diese Apparaturen waren jedoch wegen ihrer recht schwierigen Bedienung kaum von praktischem Nutzen.

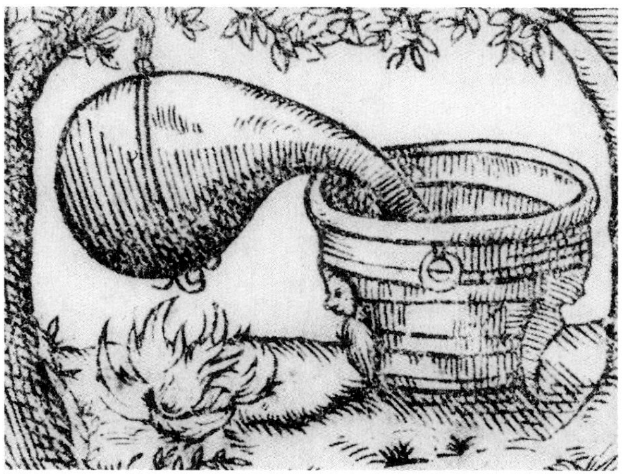

Das Luft-Thermoskop von Drebbel; die mit Luft gefüllte Retorte mündet in ein Gefäß mit Wasser. Bei Erhitzung der Retorte dehnt sich die Luft aus und entweicht sichtbar durch Blasenbildung im Wasser (aus »Tractatus von Natur der Elemente«, 1624).

Barmherzige Schwestern

26. März 1634. Die »Filles de la Charité« (Töchter der Barmherzigkeit), eine Vereinigung von Frauen, die sich der Krankenpflege widmen, geben sich die Regeln eines Ordens (»Vinzentinerinnen«). Dieser Zusammenschluß unterscheidet sich allerdings grundsätzlich von den streng kirchlichen Gemeinschaften. Er verzichtet auf die religiöse Weihe der Ordensfrauen, die Gelübde sind auf ein Jahr befristet und müssen dann immer wieder erneuert werden.

Der Pflegeorden der Barmherzigen Schwestern oder Vinzentinerinnen geht auf die Initiative des französischen Priesters Vinzenz von Paul (Vincent de Paul; 1581–1660) zurück, der als Begründer der neuzeitlichen Caritas der katholischen Kirche gilt. Er kümmert sich intensiv um die Armen- und Krankenfürsorge. 1625 stiftete er St. Lazare in Paris als Mutterhaus der »Lazaristen« oder »Vinzentiner«, einer heute noch existierenden Weltpriester-Genossenschaft.

Mit Unterstützung einer seiner treuesten Anhängerinnen, der 1625 verwitweten Madame Le Gras (geborene Louise de Marillac; 1591 bis 1660), gelingt es Vinzenz von Paul 1633, den späteren Orden der »Vinzentinerinnen« zu initiieren. Sein Wahlspruch lautet: »Als Kloster dient ihnen die Behausung der Armen, als Zelle die Mietzimmer, als Kapelle die Pfarrkirche, als Kreuzgang die Straße und die Säle der Krankenhäuser . . .« 1668 wird der Orden vom Papst bestätigt.

Das »Versehen« der Schwangeren erzeugt Mißbildungen

1635. Das Buch des Löwener Medizinprofessors Thomas Fienus bzw. Feyens (1567–1631) über die Einbildungskraft (»De viribus imaginationis«) wird postum veröffentlicht. Darin erscheint die Imagination als grundlegende Kraft, die ein breites Spektrum von körperlichen Phänomenen hervorrufen kann, insbesondere Mißbildungen beim Neugeborenen.

Die Einbildungskraft, das »Versehen« der schwangeren Frau, bewirkt Fehlgeburten, Deformationen – wie etwa den Klumpfuß (→ 1674/S. 195) – und Hautveränderungen, z.B. sog. Muttermale. Die Einbildung wirkt vermittels einer »potentia conformatrix« (Prägekraft), wobei plötzliches Erschrecken und wollüstige Gefühle der Frau angeblich eine verstärkende Wirkung haben. So gebären Frauen, die während der Schwangerschaft durch einen Wolf erschreckt werden, wolfähnliche Kinder; entsprechendes soll auch bei schreckhaften Begegnungen mit anderen Tieren, wie Frosch und Katze, geschehen.

Diese Theorie vom »Versehen« der Schwangeren wird von vielen namhaften Medizinern des 16. und 17. Jahrhunderts vertreten. Zunächst sind hier Paracelsus (→ 1525/26/ S. 138) und Ambroise Paré (→ 1552/ S. 147) zu nennen, sodann der italienische Arzt Marcello Donato (→ 1586/ S. 159). Dieser schrieb es der Einbildungskraft der Tiere zu, daß in schneereichen Gebieten weiße Bären, Füchse und Mäuse vorkommen. Er berichtete u. a. von einem Kind, das mit gespaltenem Schädel zur Welt kam und bald darauf verblutete, weil die Mutter während der Schwangerschaft mit einem Beil bedroht worden war.

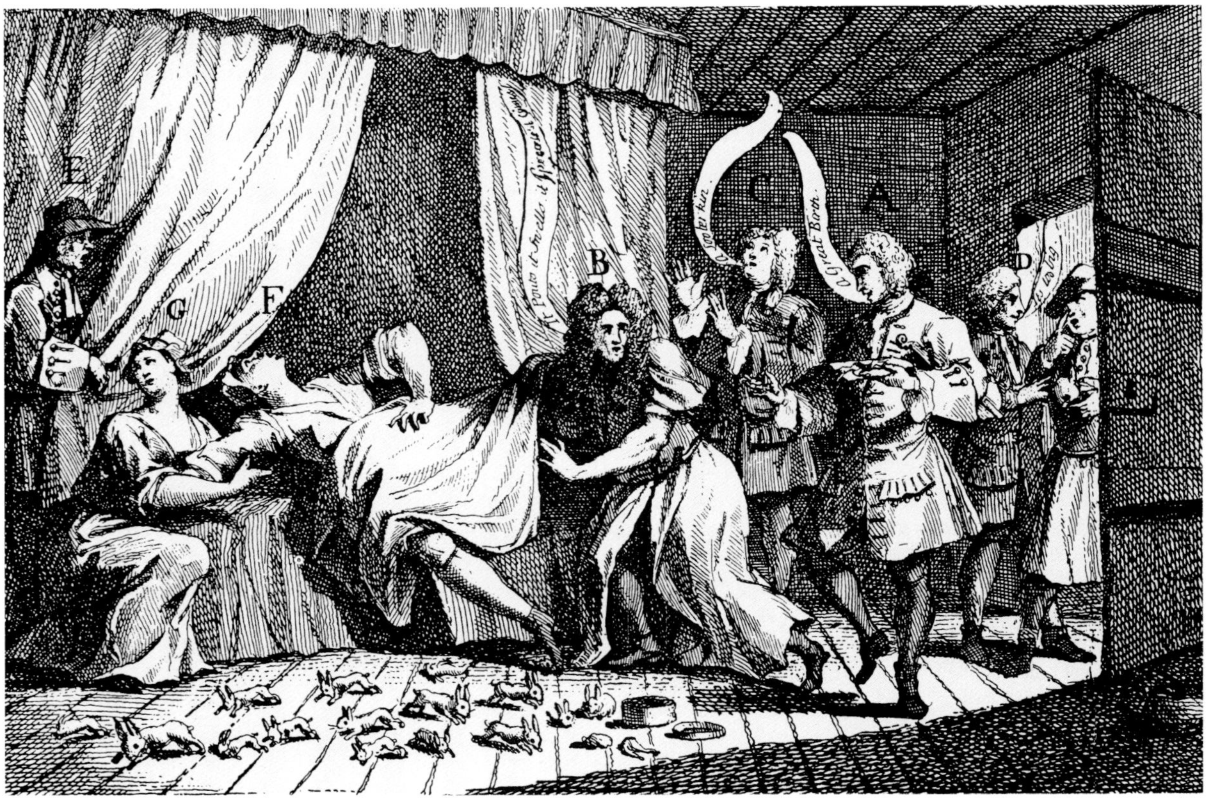

»Cuniculari or The Wise men of Godliman in Consultation«; der Geburtsschwindel der Maria Toft (Stich von William Hogarth; 1726). Die Lehre von dem »Versehen« der schwangeren Frau fasziniert noch im 18. Jahrhundert.

Erste Entbindungsstation und Hebammenschule in Paris

1630. Eines der ältesten französischen Hospitäler, das 1195 gegründete Pariser Hôtel-Dieu, erhält als erstes Krankenhaus in Paris eine eigene geburtshilfliche Abteilung (»accouchement«), die um 1670 von der Oberhebamme Margarite Du Tertre geleitet wird. Die damit verbundene Hebammenschule genießt großes Ansehen.

In einer Abhandlung heißt es: »In keiner anderen Stadt des Königreiches gibt es bessere Hebammen als in Paris; denn am Hôtel-Dieu, wo sie ausgebildet werden, führt man unzählige Entbindungen durch. Sie bleiben drei Monate: Die ersten sechs Wochen müssen sie die Entbindungen beobachten, die von denjenigen durchgeführt werden, die vor ihnen da gewesen sind; die restlichen sechs Wochen führen sie selbst alle Entbindungen durch, die in dieser Zeit anfallen und zwar alle vor den Augen der Oberhebamme [»maîtresse sage-femme«], die unter den besten Hebammen von Paris ausgewählt ist«.

Im 17. und 18. Jahrhundert gibt es eine Reihe berühmter Oberhebammen am Hôtel-Dieu, neben Margarite Du Tertre ist Frau le Vacher zu erwähnen, die 22 Jahre lang dort tätig ist und die »mit Sicherheit alles wußte, was man in diesem Beruf theoretisch und praktisch nur wissen konnte«, wie es in einem Arztbericht heißt. Obwohl der Zugang zur Hebammenschule (Office des Accouchées) generell für junge Männer verboten ist, gelingt es dennoch einigen Chirurgen, ausnahmsweise eine Genehmigung zum Schulbesuch zu erhalten.

Auch eine Reihe berühmter Ärzte sind am Hôtel-Dieu als Geburtshelfer tätig. An erster Stelle ist François Mauriceau (1637–1709) zu nennen, der sich rühmt, 1660 innerhalb von vier Monaten 300 Entbindungen vorgenommen zu haben. Große Teile seines 1668 veröffentlichten Werkes über Frauenheilkunde und Geburtshilfe beruhen auf seinen Erfahrungen im Hôtel-Dieu (→ 1668/S. 187).

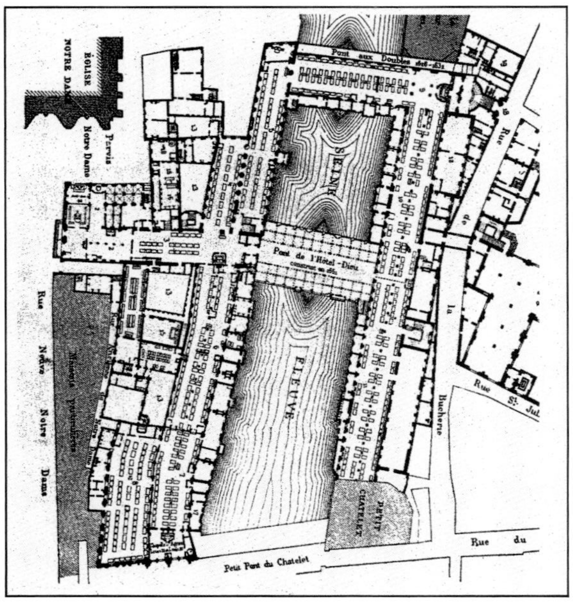

Grundriß des Pariser Hôtel-Dieu um 1770; als ein Hospital des Bischofs liegt es in unmittelbarer Nähe der Kathedrale Notre-Dame (l. o.). Der Gebäudekomplex ist durch jahrhundertelangen Anbau und Umbau entstanden. Im 17. Jahrhundert werden dort erstmals nennenswerte Forschungen durchgeführt. Im Mittelpunkt des Interesses stehen Chirurgie, Anatomie und Geburtshilfe.

1640

1640–1649

1640. Das Hospiz für Findelkinder in Paris wird eröffnet, das auf Initiative des Vinzenz von Paul entstanden ist.

In der »Pharmacopoeia Augustana« werden erstmals chemiatrische Arzneimittel in einem amtlichen Arzneibuch aufgelistet.

Der Jenenser Anatom Werner Rolfinck führt in Deutschland die Leichenzergliederung ein. Sein Anatomieunterricht ist fesselnd und zugleich gesellschaftlich unterhaltsam. So zelebriert er am Weimarer Hof unter mehrtägigen Festlichkeiten die Leichenzergliederung. Der Ausdruck »Rolfinken« wird später sprichwörtlich für den Leichendiebstahl zu Sektionszwecken.

1641. Die nichtamtliche »Pharmacopoeia medico-chymica« des Frankfurter Arztes Johann Schröder widmet sich nahezu ausschließlich der Chemiatrie. → S. 181

1642. Johann Georg Wirsung, Prosektor in Padua, entdeckt den Ausführungsgang der Bauchspeicheldrüse (Ductus pancreaticus) beim Menschen.

Das Einspritzen von Flüssigkeiten in die Vene (intravenöse Injektion) wird an Tieren vorgenommen. Ein Edelmann aus der Oberlausitz läßt seinen Jagdhunden Wein in die Vene blasen, worauf diese sofort alle Zeichen der Betrunkenheit zeigen.

Ab 1644. Im Gebäude der Anatomie von Kopenhagen, das ein Jahr zuvor eröffnet wurde, finden erste Sektionen statt. → S. 179

1645. Marco Aurelio Severino publiziert seine tierexperimentellen Forschungsergebnisse (»Zootomia Democritia«) und illustriert sie mit Holzschnitten. Es handelt sich um den ersten Versuch einer vergleichenden Anatomie.

1647. Der französische Medizinstudent Jean Pecquet entdeckt zufällig den Brustlymphgang (Ductus thoracicus) bei einem Hund, dessen Herz er entfernt hat. Eine milchartige Flüssigkeit ergießt sich aus der oberen Hohlvene in den leeren Herzbeutel. Zunächst hält Pecquet die Flüssigkeit für Eiter, dann aber erkennt er sie als Lymphe.

1648. Der »Ortus medicinae« des Paracelsisten Johan Baptist van Helmont erscheint postum, in dem erstmals der Begriff »Gas« (abgeleitet von »chaos«) erwähnt wird. → S. 180

24. 10. 1648. Mit dem Abschluß des Westfälischen Friedens endet der Dreißigjährige Krieg, der zur Verwüstung weiter Landstriche in Europa und einem erheblichen Bevölkerungsrückgang führte. → S. 179

Anatomische Forschung in Kopenhagen

Ab 1644. Im anatomischen Theater von Kopenhagen, das im Jahr zuvor fertiggestellt worden ist, finden erste Sektionen statt. Kopenhagen wird in der zweiten Hälfte des 17. Jahrhunderts zu einem Zentrum der anatomischen Forschung.

Zu den namhaften Anatomen in Kopenhagen zählt u.a. Simon Paulli (1608–1680). Er arbeitete ab 1634 als Anatom und Medizinprofessor in Rostock, bevor er 1639 als Professor und Leibarzt des dänischen Königs nach Kopenhagen ging. Zur Förderung der Chirurgie wurde 1639 der Lehrstuhl für Anatomie eigens für ihn geschaffen, später leitet er die »Domus anatomica« und macht sich vor allem als Botaniker einen Namen.

Nachfolger von Paulli auf dem Kopenhagener Lehrstuhl für Anatomie wird 1649 Thomas Bartholin (1616–1680). Der dänische Philologe, Arzt und Naturforscher promovierte 1645 in Basel bei dem Anatomen Johann Caspar Bauhin. Er wird vor allem durch seine Entdeckung des Ductus thoracicus (Brustlymphgang) beim Menschen zwischen 1652 und 1654 bekannt.

Sein berühmtester Student ist Niels Stensen oder Nicolaus Steno (1638–1686). Der dänische Arzt, Naturforscher und katholische Theologe tritt durch seine Untersuchungen zur Muskelfunktion hervor. In einer Abhandlung von 1664 (»De musculis et glandulis observationem specimen«) stellt er den Faserverlauf der Herzmuskulatur dar und zeigt, daß das Herz aus einem runden Muskel besteht.

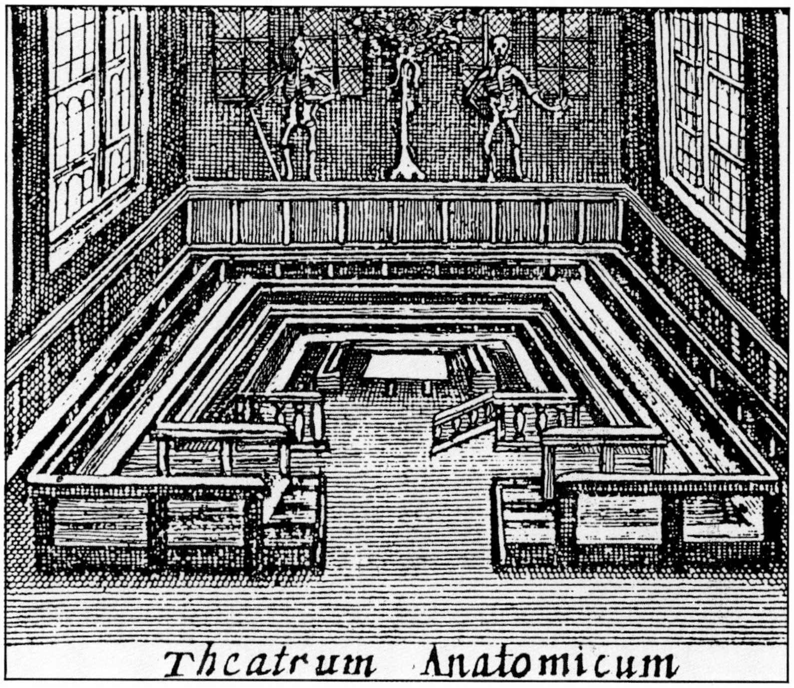

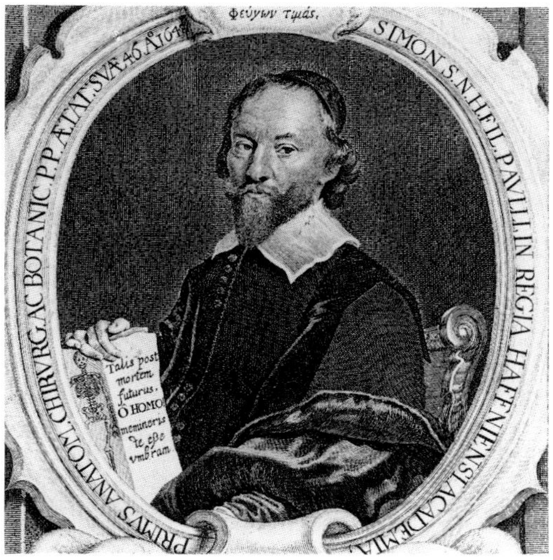

△ Das anatomische Theater (Theatrum Anatomicum) im Haus der Anatomie (»Domus Anatomica«) in Kopenhagen wurde im Jahr 1643 eröffnet.

◁ Der aus Rostock stammende Simon Paulli (1608–1680) hat ab 1639 eine Professur für Botanik, Anatomie und Chirurgie an der Universität Kopenhagen inne. Er wird 1649, als Thomas Bartholin die anatomische Professur übernimmt, Hofmedicus in Kopenhagen.

Dreißig Jahre Krieg, Hunger und Pest

24. Oktober 1648. Mit dem Abschluß des Westfälischen Friedens in Münster und Osnabrück endet der Dreißigjährige Krieg. Kriegsverletzungen, Hunger und Seuchen kosten etwa einem Drittel der Menschen das Leben.

Die Kriegsverletzungen sind vor allem für die Chirurgen eine große Herausforderung. Einer der bekanntesten von ihnen, der in Ulm geborene Joannis Scultetus (Johann Schultes, 1595–1645), berichtet in seinem »Armamentarium Chirurgicum« (1653) in Fallbeispielen von der chirurgischen Erstversorgung von Verwundeten.

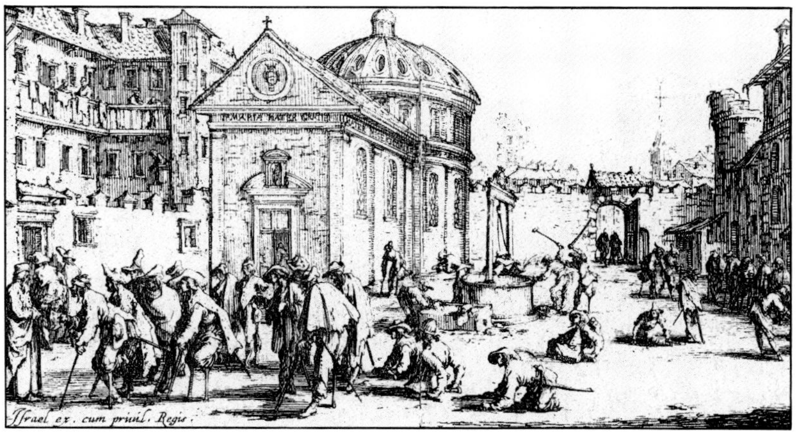

Verwundete im Hof eines Hospitals während des Dreißgjährigen Krieges (Stich aus der Serie »Die großen Schrecken des Krieges« von Jacques Callot)

Der »Lebensgeist« als Werkmeister des Organismus

1648. Das Gesamtwerk des flämischen Arztes, Chemikers und Naturphilosophen Johan Baptist van Helmont (1579–1644) erscheint vier Jahre nach seinem Tod in Amsterdam, herausgegeben von seinem Sohn Franciscus Mercurius unter dem Titel »Ortus medicinae«.

Helmonts Naturphilosophie

Obwohl Helmont gegen Aristoteles und dessen formale Logik sowie gegen die galenische Humoralpathologie (→ S. 55) zu Felde zieht, berücksichtigt er dennoch die antike und islamische Tradition. Er ist wesentlich geprägt von der Alchemie bzw. Iatrochemie in der Nachfolge des Paracelsus, von dessen Lehre er freilich in grundsätzlichen Fragen abweicht (→ 1525/26/ S. 138). So lehnt er die sog. Signaturenlehre mit der Mikrokosmos-Makrokosmos-Entsprechung ab (→ 1586/S. 159), und hält die drei paracelsischen Prinzipien Sulphur, Sal und Mercurius für falsch, da diese erst durch das Feuer entstünden. Helmont ist tief religiös. Das Urelement ist nach Helmont das Wasser. Er trennt vom Wasserdampf das Gas (chaos) sowie die Luft und bezeichnet das bei der Kohleverbrennung frei werdende Gas (d. h. Kohlendioxid) als Gas sylvestre.

Alle Veränderungen und Bewegungen der Körper in der belebten und unbelebten Natur werden durch geistige, unsichtbare Kräfte bewirkt, wobei die Bedeutungen der Begriffe Geist, Spiritus, Seele und Gas ineinander übergehen. In Anlehnung an die Auffassung vom Archeus (als innerem Alchemisten) bei Paracelsus ist für Helmont der »Lebensgeist« (Archeus) die den Organismus bildende, erhaltende und lenkende Zentralkraft. Er ist für alle Lebensvorgänge, die krankmachenden wie die heilenden, zuständig. Der Sitz des Archeus ist der Magen. Dort lenkt er durch die »fermentatio« die Verdauung. In jedem Organ gibt es jedoch ebenfalls einen »Archeus insitus«, der vom zentralen »Archeus influus« im Magen beeinflußt wird. Diese »Lebensgeister« werden als Lichtkräfte vorgestellt, welche der Materie innewohnen und nicht – wie die unsterbliche Seele – sich von ihr lösen können.

Theorie: Ideen machen krank

Alle Krankheitsursachen setzen am Archeus (Lebensgeist) an. Es handelt sich um unsichtbare krankmachende Ursachen – von einer »idea morbosa« (krankmachende Idee) hervorgerufen –, welche sich wie eigenständige Samen, wie Parasiten im Archeus festsetzen. Krankmachende äußere Dinge können also »den Lebensgeist rege machen und angreifen, also daß er einen schädlichen Ratschlag wider sich selbst erfasset und ein krankmachendes Bild in sich selbst präget, solches in seinen materiellen Teil einzingelt und also der rechte Vater der Krankheit wird«.

Prinzipien der Behandlung

Heilung besteht in der Vertreibung der »idea morbosa« im Archeus, in der Reinigung des »Lebensgeistes«. Die entscheidenden Arzneien greifen direkt den Archeus am Magen an. Helmont setzt den chemischen Arzneimittelschatz ein, wobei insbesondere Salze Schädliches entfernen können. Im übrigen verwendet er in der Tradition des Paracelsismus zahlreiche Arzneimittel, sog. Arcana, einschließlich der magnetischen »Waffensalbe« bei Schußwunden (→ S. 167).

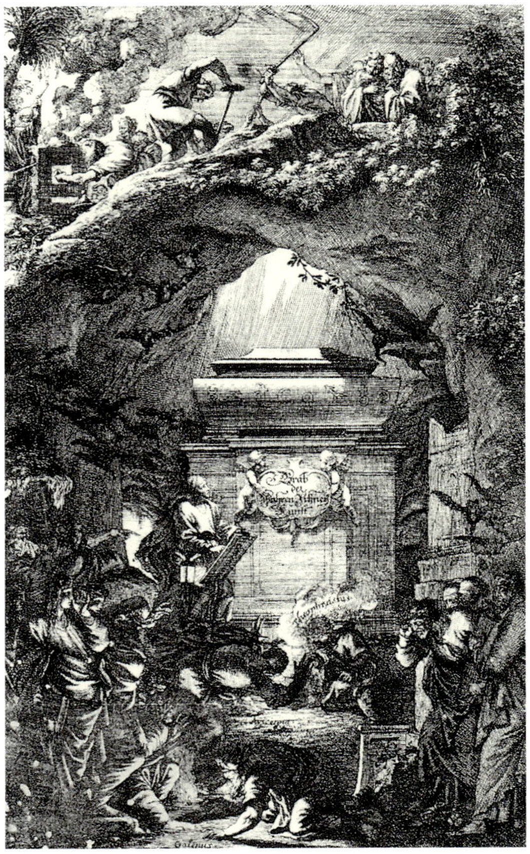

Titelblatt zu Helmonts »Aufgang der Artzney-Kunst« (1683), der deutschen Übersetzung seines Werkes »Ortus medicinae«, das erstmals 1648 in lateinischer Sprache in Amsterdam erscheint; der Himmel offenbart in der vorliegenden Darstellung dem Autor die wahre Heilkunst, die den Alten verborgen blieb. Die religiöse Dimension der Naturforschung in der frühen Neuzeit speist sich u. a. aus alchemistischen und kabbalistischen Quellen, die den Erkenntnisfortschritt mit mystischem Erleben verbinden. Helmont gilt manchen als »Faust des 17. Jahrhunderts«, wie es der Medizinhistoriker Heinrich Haeser in der Mitte des 19. Jahrhunderts ausdrückte.

Johan Baptist van Helmont – flämischer Arzt und Naturforscher

Chronik Zur Person

Johan Baptist van Helmont wurde am 12. Januar 1579 in Brüssel als Sohn eines Staatsanwaltes geboren. Er studierte in Löwen Philosophie, Theologie sowie Naturkunde und erhielt 1599 dort die medizinische Doktorwürde. Studienreisen führten ihn in die Schweiz, nach Italien, Frankreich und England. 1605 kehrte er zurück und heiratete 1609 Margarite van Ranst, die aus vornehmer Familie stammt. Danach zog er sich sieben Jahre lang, bis 1616, nach Vilvoorde bei Brüssel zurück, um sich ganz seinen privaten Forschungen hinzugeben.

In seiner Streitschrift »Über die magnetische Kur der Wunden« (De magnetica vulnerum ... curatione) von 1621 erklärte Helmont die Wirkungen des Magnetismus als Folge der natürlichen Magie. Durch seine unsichtbare geistige Kraft ziehe das Blut in der Waffensalbe die krankmachenden Stoffe aus der Wunde. Damit löste Helmont eine heftige Kontroverse um seine Person aus. Die Medizinische Fakultät von Löwen verurteilte das »monströse Pamphlet« im Jahr 1623, die spanische Inquisition in den Niederlanden verurteilte es 1625, ein Jahr später wurde die Schrift beschlagnahmt. Obwohl Helmont seine Unschuld vor der Kurie von Malines beteuerte und 1630 die »skandalösen Aussagen« seiner Schrift vor der Theologischen Fakultät in Löwen widerrief, verfolgte die Inquisition seinen Fall weiter. Sie verurteilte ihn später (1633/34), da er dem Aberglauben des Paracelsus, »das heißt, des Teufels selbst«, anhänge. Helmont habe durch seine chemische Philosophie (»pyrotechnice philosophando«) versucht, mit Hilfe magischer und diabolischer Künste die Natur zu verderben.

1634 wurde Helmont in kirchlichen Gewahrsam genommen und nach Verhören bis 1636 unter Hausarrest gestellt. Die kirchlichen Vorwürfe gegen ihn wurden formell erst 1642 eingestellt. Am 30. Dezember 1644 starb Johan Baptist van Helmont in Vilvoorde bei Brüssel an einer Rippenfellentzündung. Erst zwei Jahre nach seinem Tod rehabilitiert ihn die katholische Kirche durch den Erzbischof von Malines.

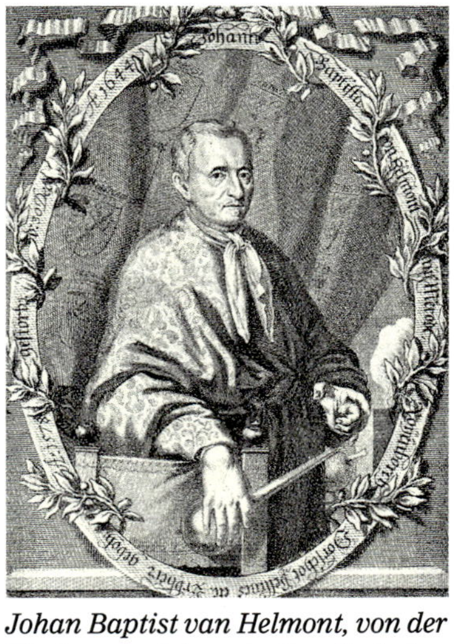

Johan Baptist van Helmont, von der Kirche verfolgt (zeitgenössischer Kupferstich von J. A. Boener)

Die »Chymische Apotheke«: Schröders Pharmakopöe

1641. In Ulm erscheint das Apothekerbuch des Stadtphysikus von Frankfurt am Main, Johann Schröder (1600–1664), in der ersten Auflage in lateinischer Sprache: »Pharmacopoeia medico-chymica sive thesaurus pharmacologicus«.

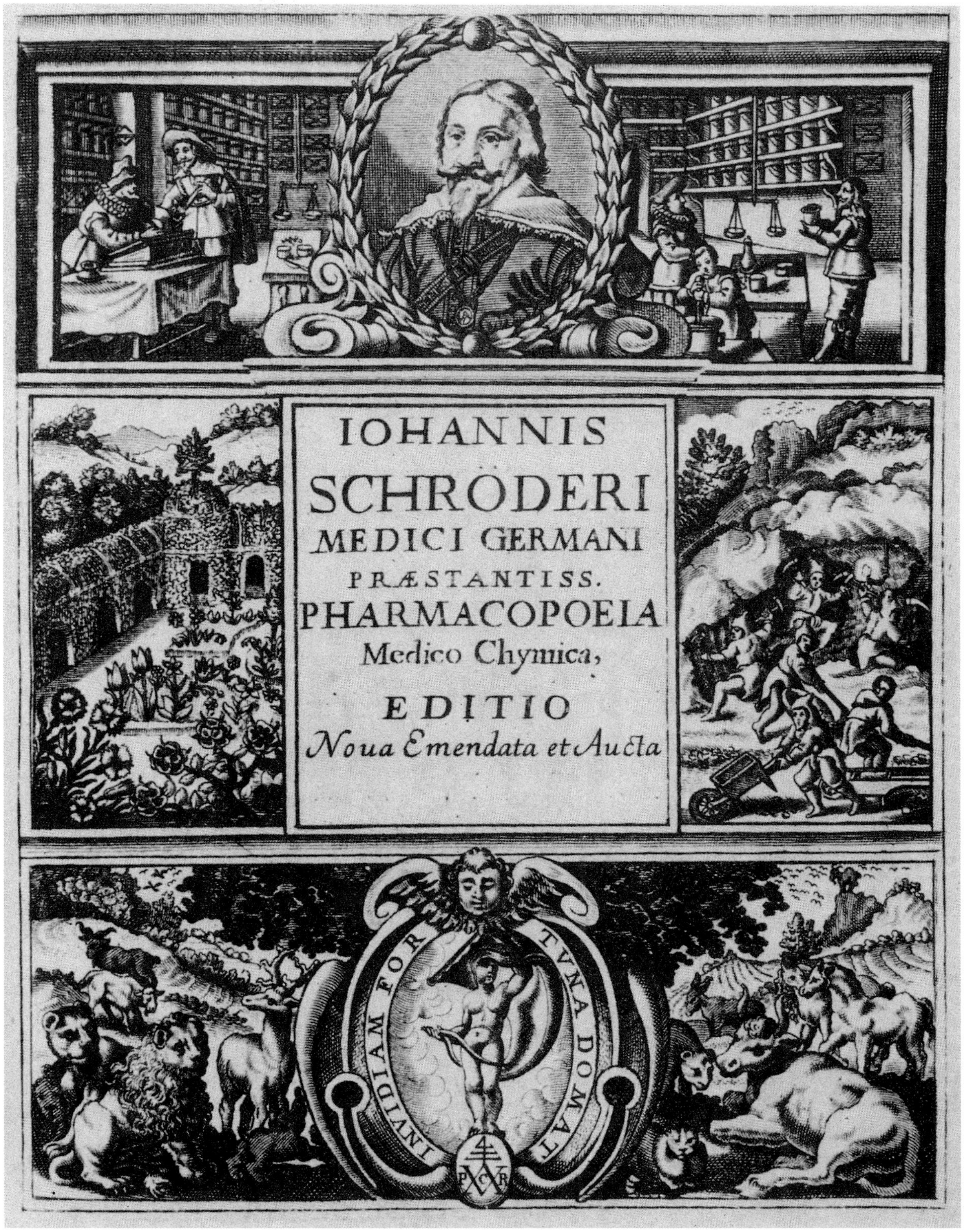

Titelblatt des Apothekerbuches »Pharmacopoeia« von Johann Schröder, dessen erste Auflage in Ulm 1641 erscheint; es ist bis Mitte des 18. Jahrhunderts eines der gebräuchlichsten Lehrbücher der Pharmazie in Deutschland.

Aus Schröders Arzneienschatz

Unter den »gekochten und infundirten Oelen« befindet sich auch »magnetischer Balsam« (Balsamus Hyperici), der aus einer Reihe von Heilkräutern, darunter Mistel, Flöhkraut, Johanniskraut und Schellkraut besteht. Die eindrucksvolle Schilderung seiner unterschiedlichen Heilwirkungen läßt ihn als ein Allheilmittel erscheinen:

»Dieser Balsam dienet unglaublich wider die getrunckene Gifft . . . Wann man ihn öffters in einem Ey zu sich nimmet, so treibt er den Stein und Grieß aus . . . Gebrauchet man ihn in grosser Menge, so tödtet er die Würmer und treibet sie aus, besonders wo man ihn in Flöhkraut-Wasser einnimmet.« Er erhält »den Leib vor Verderbung und Geschwären, daß so wol inn- als äuerlich keines wachsen kan . . . Er vertreibet auch die Geel- und Wassersucht. Er heilet die innerliche Wunden, und was zerstossen ist, wunderbarlich. Er dienet vor das Blut-Erbrechen und stillet die rothe Ruhr. Er heilet alle eusserliche Wunden, auch die, die von gifftigen Waffen gemachet worden, gar geschwind, verhütet deren Zufäll [d. h. Infektion], wann man geschabtes Tuch in selbem netzet, und auf die Wunden leget, selbe zum öffteren waschet, und auströcknet. In des Hauptes Wunden aber, wann die Hirnschal bis zur harten oider frommen Mutter [d. h. Hirnhaut] verletzet ist, muß man sich wol vorsehen, daß besagte Tüchlein nicht gar zu naß übergelegt werden . . ., dann wann nur ein einiger Tropfen auf besagtes Häutlein fallen sollte, würde es mit dem verwundeten getan [d. h. vorbei] seyn. Weilen er dadurch in Raserey fallen würde«.

Dieses Lehrbuch ist etwa 100 Jahre lang eines der meistbenutzten Apothekerbücher. Es wird bis in die Mitte des 18. Jahrhunderts aufgelegt; 1669 erscheint eine englische Übersetzung, 1685 eine deutsche unter dem Titel »Chymische Apotheke oder: Höchstkostbarer Artzneyschatz«.

Schröder vertritt, wie andere Pharmazeuten seiner Zeit, eine astrologisch geprägte Arzneimittelkunst. So betont er die Bedeutung des richtigen Zeitpunkts für das Einsammeln der Heilkräuter. Die sog. Signaturenlehre, die Ähnlichkeit (similitudo) der Form von Pflanzenteilen mit derjenigen von Körperorganen, ist für ihn gültig. Sein Arzneimittelschatz kennt »Mineralien oder Bergsäffte, Pflantzen und Kräuter, auch unterschiedliche Theile der Thiere«, wie aus dem Titelblatt der deutschen Übersetzung von 1685 hervorgeht, die mit »herrlichen Anmerkungen« von Friedrich Hoffmann (→ 1694/S. 198) versehen ist. Schröders Buch enthält eine Fülle von Rezepten zur alchemischen Zubereitung von Arzneien aller Art.

1650

1650–1659

1650. Francis Glisson, Medizinprofessor aus Cambridge, veröffentlicht »De rachitide«, die Beschreibung der Rachitis (sog. Englische Krankheit). → S. 182

1651. Der englische Mediziner William Harvey stellt den Grundsatz auf, daß sich sämtliche Tiere, auch diejenigen, die lebende Junge gebären, aus Eiern entwickeln. → S. 182

27. 1. 1651. Der schwedische Naturforscher und Universalgelehrte Olof Rudbeck demonstriert die Lymphgefäße des Darmes, die im selben Jahr auch Thomas Bartholin beschreibt (→ 23. 7. 1622/S. 171).

1. 1. 1652. Der Schweinfurter Stadtphysikus Johann Lorenz Bausch gründet die »Academia Naturae Curiosorum«, die spätere Leopoldina (ab 1679 mit dauerndem Sitz in Halle). → S. 183

1653. Christopher Wren, englischer Architekt, Astronom und Techniker, unternimmt in Kenntnis der Harveyschen Entdeckung des Blutkreislaufes Tierversuche (→ 1628/S. 172). In einem Brief (von 1656) schreibt er: »Ich spritzte durch die Adern eines lebenden Hundes größere Mengen an Wein und Bier in sein Blut ein, was ihn stark betrunken machte. Die bedeutendste Erfindung unter denen, die ich in letzter Zeit machte.«

1654. Francis Glissons klassisches Buch über die Leber erscheint. Der englische Medizinprofessor beschreibt u. a. die später nach ihm benannte (Glissonsche) Leberkapsel.

1656. In Paris wird das Hôpital Général für die Armen eröffnet, das sich auf viele Häuser in der Stadt verteilt. Die Frauenabteilung befindet sich im Hôpital Salpêtrière, die Männerabteilung im Hospice de Bicêtre.

Athanasius Kircher, ein Jesuitenpater und Naturforscher, untersucht das Blut von Pestkranken in Rom unter dem Mikroskop: Er sieht Massen von »kleinen Würmern« (vermiculi) – vermutlich rote Blutkörperchen – und schließt daraus richtig, daß ansteckende Krankheiten durch Mikroorganismen erzeugt werden. → S. 184

1656–1657. Eine pestartige Epidemie tritt zunächst in Italien auf, dann auch in deutschsprachigen Ländern.

1658. Der schweizerische Mediziner Johann Jakob Wepfer aus Schaffhausen publiziert sein grundlegendes Werk über den Schlaganfall. → S. 183

1659. Der Londoner Arzt William Ramsey, Mitglied des Royal College of Physicians, entwickelt ein Instrument zur Magenspülung.

Alles Leben entwickelt sich aus dem Ei

1651. William Harveys Buch über die Entstehung der Lebewesen (»Exercitationes de generatione animalium«) erscheint in London. Darin vertritt er die Auffassung, daß sich sämtliche Tiere aus Eiern entwickeln. Bereits 1616 hat Harvey (1578–1657) mit embryologischen Studien begonnen und sie lange vor der Publikation weitgehend abgeschlossen.

Er führt Tag für Tag exakte Untersuchungen am Hühnerembryo durch und seziert die Gebärmutter von Hirsch- und Rehkühen während der Paarungs- und Tragzeit in den verschiedenen Entwicklungsstadien. Dieses Vorgehen hat bislang keine Vorläufer. Aufgrund seiner eigenen Beobachtungen verwirft Harvey alle bis dahin gängigen Zeugungslehren, insbesondere die des Aristoteles, des Galen, aber auch seines Lehrers Hieronymus Fabricius ab Aquapendente (→ 1591/S. 161). Bei Aristoteles entwikkelt sich der Fetus aus dem väterlichen Samen und dem mütterlichen Menstrualblut, bei Galen entsteht er aus einer Mischung aus väterlichem und mütterlichem Samen und wird anschließend in der Gebärmutter vom Menstrualblut genährt. Bei Fabricius erhält das (Hühner-)Ei einen eigenen Stellenwert im Entwicklungsprozeß, bleibt jedoch nur ein Vehikel, eine nährende Hülle für den Samen.

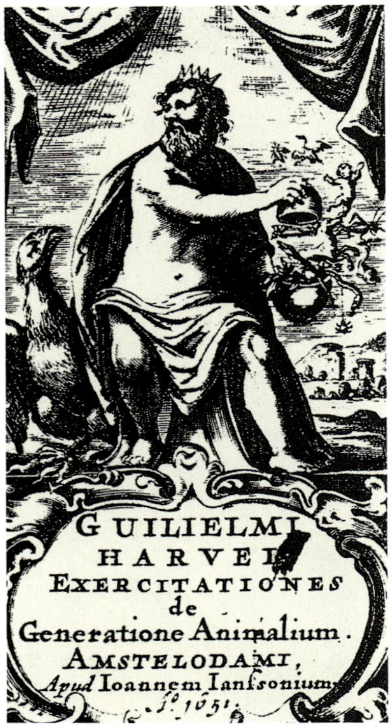

Titelblatt von Harveys Werk »De generatione« (Amsterdam, 1651)

Harveys Originalität besteht darin, daß er die Entwicklung eierlegender Tiere zum Grundmuster für die Säugetiere nimmt. Der Hahn überträgt – nach Harvey – auf die Henne einen Befruchtungsfaktor, der jedoch nur indirekt zur Zeugung beiträgt. Die Henne kann nach der Empfängnis dieses Faktors fruchtbringende Eier produzieren, aus denen Küken hervorgehen, die ihr selber und dem Hahn gleichermaßen ähneln. Entsprechend verhalte es sich bei den Säugetieren: Der männliche Samen veranlasse den Uterus, analog dem Hühnerei einen »conceptus« zu bilden, in dem sich seinerseits der Fetus entwickle. Auch wenn die generelle Bedeutung des Eis noch unbekannt ist, bedeutet Harveys Leitsatz einen Meilenstein der Embryologie: »Das Ei ist der gemeinsame Ursprung für alle Lebewesen« (ovum esse primordium commune omnibus animalibus – ex ovo omnia; → 1759/S. 233).

Glisson gibt der Rachitis ihren Namen

1650. Der englische Arzt und Naturforscher Francis Glisson (um 1597–1677) veröffentlicht in London in Zusammenarbeit mit acht Kollegen sein grundlegendes Werk zur Rachitis (später auch »Glissonsche Krankheit« genannt): »De rachitide . . . qui vulgo The Rickets dicitur tractatus«. Unabhängig davon hat Daniel Whistler in seiner Dissertation von 1645 »De morbo puerili anglorum« die Krankheit erstmals korrekt beschrieben.

Die Rachitis taucht anscheinend neu zu Beginn des 17. Jahrhunderts im nördlichen Europa auf, am häufigsten in England (»Englische Krankheit«).

Rachitis wird durch Vitamin-D-Mangel verursacht, der insbesondere dann entsteht, wenn die Haut zu wenig dem Sonnenlicht ausgesetzt ist, das die Vitaminbildung anregt. Glisson hat der neu beschriebenen Krankheit den wissenschaftlichen Namen Rachitis gegeben, vermutlich in Anlehnung an die englische Bezeichnung »The rickets«. Er nimmt an, daß die rachitischen Deformitäten durch asymmetrisches Knochenwachstum zustande kommen. Für die typischen Verbiegungen der Wirbelsäule (Skoliose) gibt Glisson eine spezielle Behandlungsmethode an: Der Kranke wird mehrmals täglich an Schlingen aufgehängt, um die gekrümmte Wirbelsäule gerade zu strecken (→ 1939/S. 455).

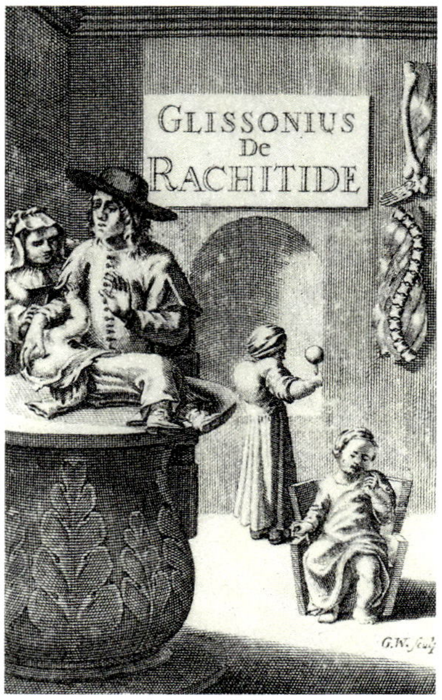

Rachitische Kinder auf dem Titelblatt von Glissons Werk (Ausgabe 1672)

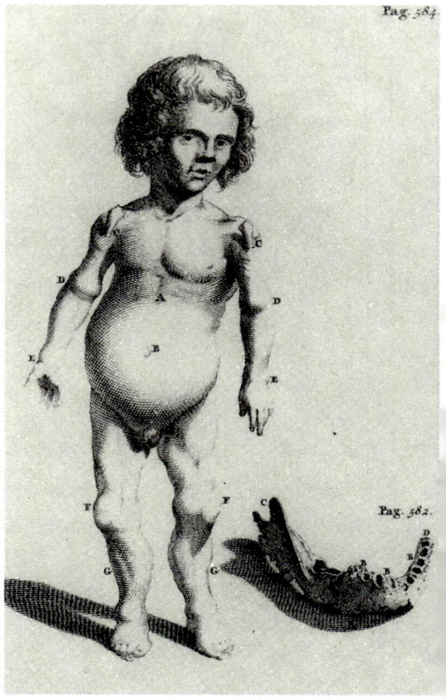

Rachitisches Kind (aus Friedrich Dekkers: »Exercitationes . . .«, 1695)

Leopoldina: Treffpunkt der Naturforscher

1. Januar 1652. Zusammen mit drei Schweinfurter Kollegen gründet der Stadtphysikus Johann Lorenz Bausch (1605–1665) die »Academia Naturae Curiosorum«, die erste naturforschende Gesellschaft in Deutschland (heutiger Name: Deutsche Akademie der Naturforscher Leopoldina). Ziel der Einrichtung ist die Förderung von Naturwissenschaftlern unabhängig von staatlichen Institutionen.

Bei der Abfassung der Statuten orientiert sich Bausch u. a. an den italienischen Akademien:

▷ (Art. I) »Die Ehre Gottes, die Erleuchtung der Kunst der Medizin und der für den Nächsten schließlich daraus erwachsende Nutzen sei das Ziel der Akademie der Naturforscher und ihr einziger Leitstern . . .

▷ (Art. III) Es sei ein einziger Präsident der Akademie, dessen Aufgabe es ist, ebenso wie die jedes anderen Mitgliedes der Akademie . . . aus der Mineralogie, der Botanik oder der Zoologie ein Gebiet für die Bearbeitung zu wählen, das den einzelnen interessiert, wenn es nicht schon früher von einem anderen Kollegen genügend bearbeitet worden ist . . .

▷ (Art. IV) Auf diesem Gebiet soll der Naturforscher mit der ihm größtmöglichen Sorgfalt arbeiten, er soll erforschen die Namen, Synonyme, die Entstehungsweise, den Ort des natürlichen Vorkommens, Unterschiede, Arten, . . ., Kräfte des Ganzen und seiner Teile, natürliche und chemische Heilmittel«.

In den ersten Jahrzehnten ihres Bestehens hat die Akademie nur wenige Mitglieder – fast ausschließlich Ärzte von außerhalb der Universitäten. 1679 wird Halle (Saale) zum ständigen Sitz der Akademie.

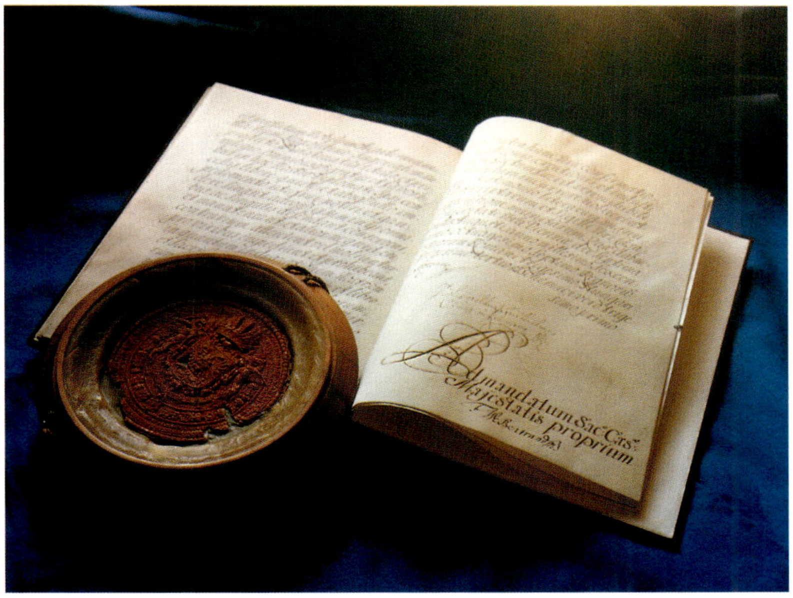

Gründungsurkunde mit Siegel der Leopoldina in Halle

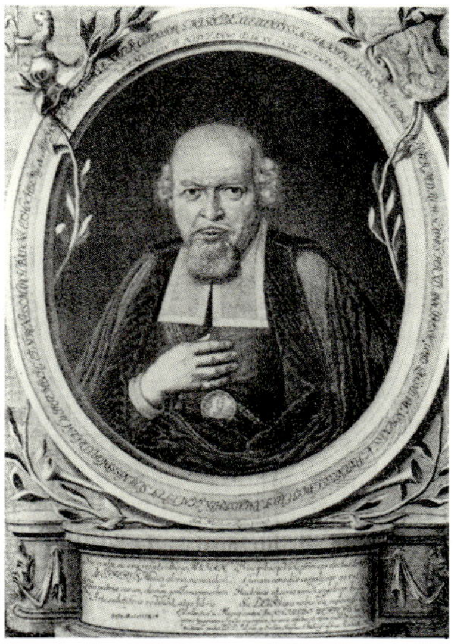

Johann Jakob Wepfer (Stich nach Johann Melchior Roos, 1688)

Wepfer erforscht den Gehirnschlag

1658. Der Schaffhausener Stadtphysikus Johann Jakob Wepfer (1620–1695) veröffentlicht sein grundlegendes Buch über die Apoplexie (apoplexia cerebri = Schlaganfall, Gehirnschlag).

Er erforscht diese Krankheit auf der Grundlage von William Harveys Lehre der Blutzirkulation, die er auf das Gehirn anwendet (→ 1628/S. 172). Bei seinen Sektionen kann er keine Verstopfung der Ventrikel (Gehirnkammern) durch Schleim (Phlegma) finden, womit die traditionelle galenische Lehre die Ursache des Gehirnschlages erklärt hat. Anstelle des Schleims findet Wepfer Hirnblutungen. Bei der Apoplexie ist die Blutzirkulation im Gehirn unterbrochen oder gedrosselt. Dies geschieht durch Verstopfung der Gehirnarterien, durch Gehirnblutungen, durch Verschleppung von Blutgerinnseln aus dem Herzen in die Hirnarterien und durch Austreten von Blutserum mit einer Druckschädigung der Hirnsubstanz (Hirnödem). Der Ausfluß der »spiritus animales« (d. h. die Nerventätigkeit) wird damit behindert, die Lebensfunktionen (actiones animales) sind gelähmt. So führt Wepfer als erster die Symptome des Gehirnschlags auf eine Durchblutungsstörung (Ischämie) im Gehirn zurück.

Wepfer unternimmt außerdem tierexperimentell (mit Vivisektionen) untermauerte Forschungen über Vergiftungen, die ihn zu einem Pionier der Toxikologie machen.

Akademien und gelehrte Gesellschaften fördern die Wissenschaften

Chronik Hintergrund

Im 17. Jahrhundert sind Universitäten bzw. Medizinische Fakultäten noch weithin von Kirche und Staat abhängig. Förderer der Naturforschung und ihrer Entdeckungen werden demgegenüber die gelehrten Gesellschaften und Akademien.

Diese entstehen zumeist aus Gruppen von Gelehrten, die sich regelmäßig zum wissenschaftlichen Gedankenaustausch treffen, wie die Frühgeschichte der heutigen Deutschen Akademie der Naturforscher Leopoldina (s. o.) oder die Royal Society belegt, die vermutlich aus einem 1645 gegründeten Londoner Gesprächskreis hervorgegangen ist.

Bedeutende Gründungen sind:

▷ 1603: Accademia dei Lincei (Rom)

▷ 1652: Academia Naturae Curiosorum (Schweinfurt; ab 1679 Sitz in Halle)

▷ 1657: Accademia del Cimento (Florenz)

▷ 1660: The Royal Society (London)

▷ 1666: L'Académie des Sciences (Paris)

▷ 1700: Preußische Akademie der Wissenschaften (Berlin).

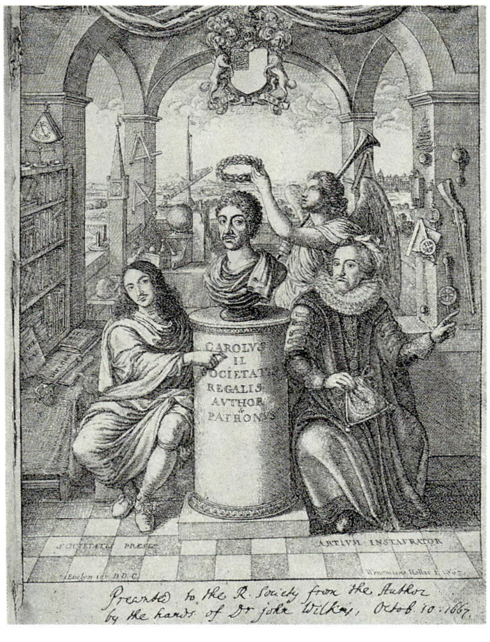

Frontispiz des ersten Buches zur Geschichte der Royal Society von Thomas Sprat (1667): L. der Präsident (Viscount Brouncker), r. Francis Bacon, der Spiritus rector der Gesellschaft; in der Mitte die Büste von König Karl II., dem Gründer und Schirmherrn. Gerade für die medizinische Forschung hat die Royal Society große Bedeutung, so sind berühmte Forscher wie Christopher Wren, Thomas Willis und Robert Boyle Mitglieder dieser naturwissenschaftlichen Gesellschaft.

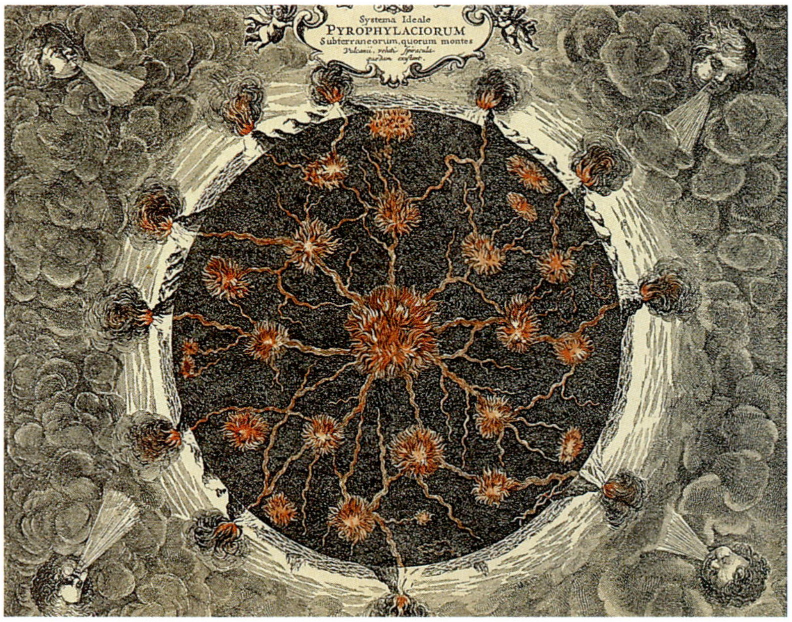

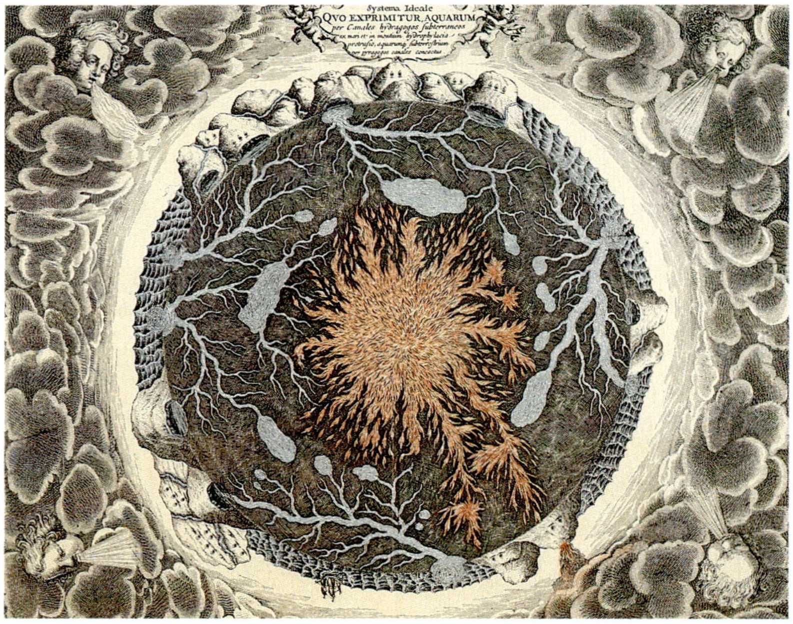

Athanasius Kircher beschäftigt sich auch mit geologischen Fragen. Die Abbildungen zeigen links einen Erdquerschnitt mit Zentralfeuer, seitlichen Feuerherden und Vulkanen, rechts einen Erddurchschnitt mit Zentralfeuer und Wasseradern (kolorierte Kupferstiche aus dem Werk »Mundus subterraneus«, 1664).

Frühe Bakteriologie: »Würmer« als Verursacher der Pest

1656. Während einer Pest in Rom untersucht der deutsche Jesuitengelehrte Athanasius Kircher (1602 bis 1680) mit primitiven Mikroskopen Blut und andere Körperflüssigkeiten von Pestkranken und entdeckt dabei sog. vermiculi (kleine Würmer), die er für die Pestübertragung verantwortlich macht.

Kircher beteiligt sich – zusammen mit anderen Jesuiten – an der Pflege von Pestkranken. 15 000 Menschen erliegen der Seuche innerhalb von vier Monaten allein in Rom. 1658 veröffentlicht er einen »physiko-medizinischen« Bericht über die Seuche: »Scrutinium Physico-medicum contagiosae luis, quae dicitur pestis«.

Obwohl er als eine Hauptursache der Pest die verdorbene Luft und schlechte Ausdünstungen ansieht (Miasma-Theorie; → Oktober 1347/ S. 106), nimmt er als einen besonderen Krankheitsfaktor ein sog. Kontagion an, das aus der Verwesung entsteht und den menschlichen Körper »infizieren« kann wie der Magnet ein Stück Eisen. Unter dem Mikroskop sucht Kircher nach dem pestübertragenden Kontagion analog den »corpuscules« und »animalcules«, die er in stehendem Wasser entdeckt. Im Blut von Pestopfern glaubt er, sie als kleine Würmer (vermiculi) sehen zu können, »welche die Pest verbreiten . . . Man könnte sie Atome nennen, so winzig sind sie«. Mit Sicherheit hat Kircher mit seinen unzureichenden technischen Möglichkeiten nicht den Pestbazillus gesehen (1894 identifiziert). Er ist jedoch der erste, der das Mikroskop systematisch für eine medizinische Fragestellung einsetzt und damit einen lebendigen Infektionskeim (»contagium animatum«) bei der Übertragung der Seuchen nachweisen will. Seine Spekulation nimmt die spätere Bakteriologie vorweg.

Für das Konzept der magischen Medizin bis hin zum Mesmerismus (→ 28. 7. 1774/S. 226) sind Kirchers Studien über den Magnetismus von besonderer Bedeutung. Seine erste Schrift »Ars magnesia« (magnetische Kunst; Würzburg 1631) setzt sich mit den Phänomenen des Magnetismus auseinander. Wie er später in »Ars magna lucis et umbrae« (1646) darlegt, sei das Licht der anziehende Magnet für alle Dinge und mit dem himmlischen Ursprung durch eine unbekannte Kette verbunden. Damit greift Kircher die naturphilosophische Idee der Sympathie auf und verweist auf die Signaturenlehre.

Athanasius Kircher beflügelt die Naturwissenschaften seiner Zeit

Chronik Zur Person

Athanasius Kircher wurde am 2. Mai 1602 in Geisa bei Fulda geboren, besuchte 1614 bis 1618 das Jesuitengymnasium in Fulda und wurde 1616 Mitglied des Jesuitenordens (Societas Jesu). Er studierte während des Dreißigjährigen Kriegs geistes- und naturwissenschaftliche Fächer u. a. in Paderborn, Münster und Köln. Nach einem Theologiestudium in Mainz (1625–1628) wurde er dort als Priester ordiniert.

Zugleich befaßte er sich mit geographischen, astronomischen sowie philologischen Problemen und wurde 1628 als Professor für Philosophie, Mathematik, Hebräisch und Syrisch an die Universität Würzburg berufen. 1631 floh Kircher infolge von Kriegswirren über Lyon auf das päpstliche Territorium von Avignon, wo er sich u. a. mit den ägyptischen Hieroglyphen befaßte. Später gab er eine koptische Grammatik (1643) heraus, die, wie er meint, für eine Entschlüsselung der Hieroglyphen wichtig sei.

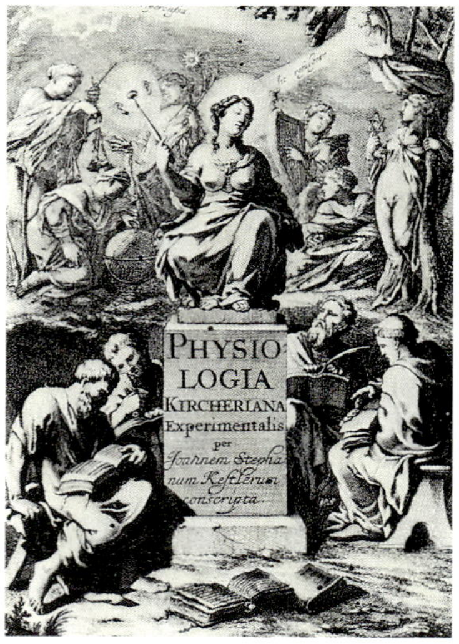

Titel zu Kirchers Sammelwerk »Physiologia« (Amsterdam, 1680).

Im Anschluß an einen kurzen Zwischenaufenthalt in Wien (1633) ging er nach Rom. Dort wurde er als Professor für Mathematik an das Römische Kollegium berufen (1638). Nach einem fruchtbaren Wirken als wissenschaftlicher Schriftsteller stirbt Athanasius Kircher am 27. November 1680 in Rom.

Sein Werk umfaßt mehr als 40 Bücher sowie 2000 Briefe und Manuskripte. Seine originellen Entwürfe und Experimente überraschen; so kann er z.B. ein Huhn auf einer Bodenlinie durch eine bestimmte Kopfhaltung fixieren, was Mediziner im 19. Jahrhundert als »Tierhypnose« bzw. »Stellreflex« interpretieren.

Naturforscher, Ärzte, Quacksalber: Medizin im Umbruch

Chronik **Hintergrund**

Im 17. Jahrhundert macht die Naturforschung mit ihren wissenschaftlichen Erkenntnissen zwar große Fortschritte, in der medizinischen Praxis bleiben jedoch die traditionellen Vorstellungen weitgehend bestimmend.

So ist der Galenismus mit seiner Säftelehre an den Universitäten vorherrschend. Der Dekan der Pariser Medizinischen Fakultät, Guy Patin (1601–1672), vertritt noch 1652 Aderlaß und Abführen (Purgieren) als Allheilmittel: »Man kann alle Krankheiten mit der Klistierspritze, der Aderlaßlanzette, Cassia, Senna und Sirup von hellen Rosen und Pfirsichblüten heilen.« Die exzessiven Ableitungsmaßnahmen haben deshalb weiterhin Hochkonjunktur.

Das wichtigste Gegenkonzept zum Galenismus ist die Chemiatrie, welche sich auf Paracelsus und die Alchemie beruft. Hochburg werden die Niederlande mit Johan Baptist van Helmont (1579 bis 1644) und Franciscus Sylvius (1614–1672). Die spezifische Therapie mit chemischen Mitteln (»Arcana«) steht im Mittelpunkt, wobei das Antimon gegen den erbitterten Widerstand der Galenisten als Brechmittel eingesetzt wird (→ 1566/S. 152). Opiate, Eisen- und Quecksilberpräparate sind typische chemiatrische Mittel. Die Einführung exotischer Drogen, wie z. B. die Chinarinde aus Lateinamerika, gibt den Chemiatern und ihrer Suche nach spezifisch wirkenden Arzneien weiteren Auftrieb (→ 1630/S. 175).

Kennzeichnend für den Alltag der ärztlichen Praxis ist die Mischung verschiedener Methoden (Polypragmatismus). Dabei werden religiöse, astrologische und magische Praktiken auch von namhaften Autoritäten integriert. Mittel der »Dreckapotheke« (→ 1696/S. 199), wie Regenwürmer und Pferdeäpfel, oder die therapeutische Verprügelung (»Flagellum salutis«) werden ernsthaft diskutiert. Eine Trennungslinie zwischen den gelehrten Ärzten und den Quacksalbern auf den Messen und Jahrmärkten ist in therapeutischer Hinsicht kaum zu ziehen.

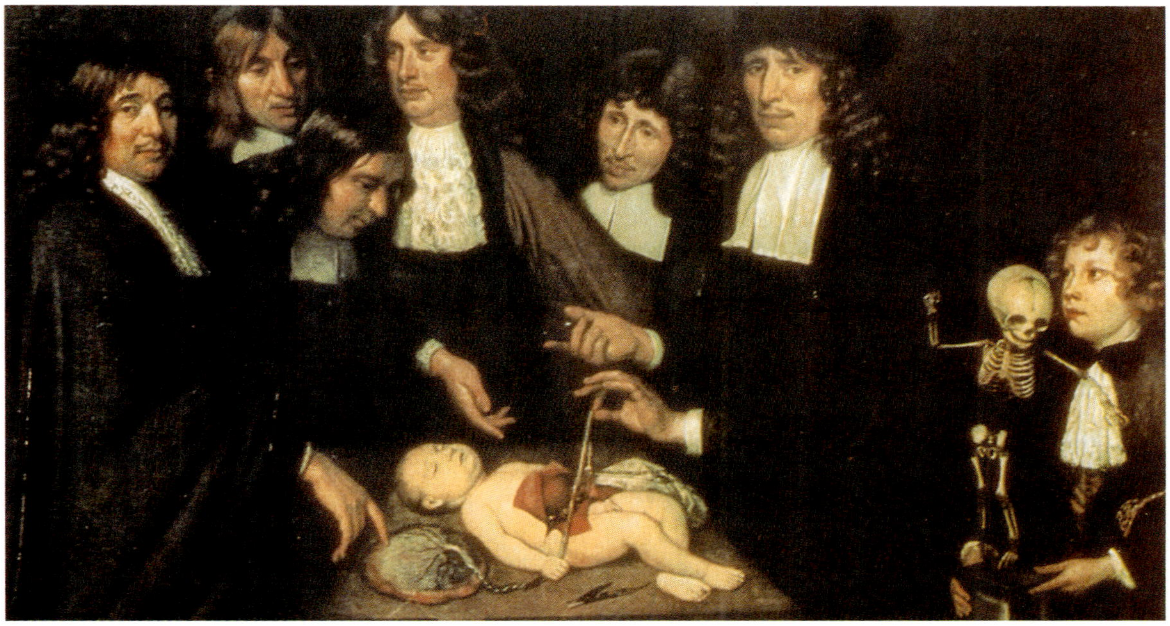

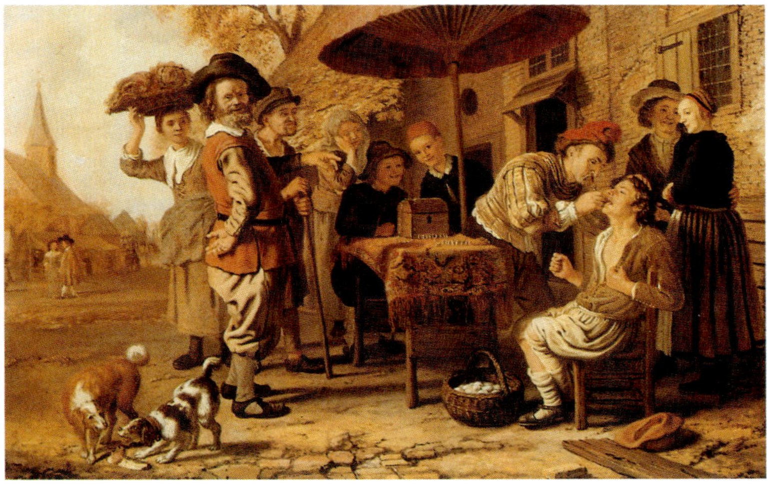

△ Frederik Ruysch bei einer anatomischen Lehrsektion (Gemälde von Johan van Neck, 1683): Ruysch hat durch Farbinjektionen die Fülle der Blutgefäße in den Geweben (z. B. am Herzen) nachgewiesen. Die neuen anatomischen Funde wirken sich jedoch kaum auf die ärztliche Praxis aus.

◁ Ein Zahnzieher (Gemälde von Jan Victors, 1654): Die große Masse der Bevölkerung wird von Badern, Wundärzten und chirurgischen Spezialisten (Starstecher, Zahnzieher etc.) versorgt, deren Behandlungskunst oft beachtlich ist. Akademisch ausgebildete Ärzte haben häufig hohe Honorare.

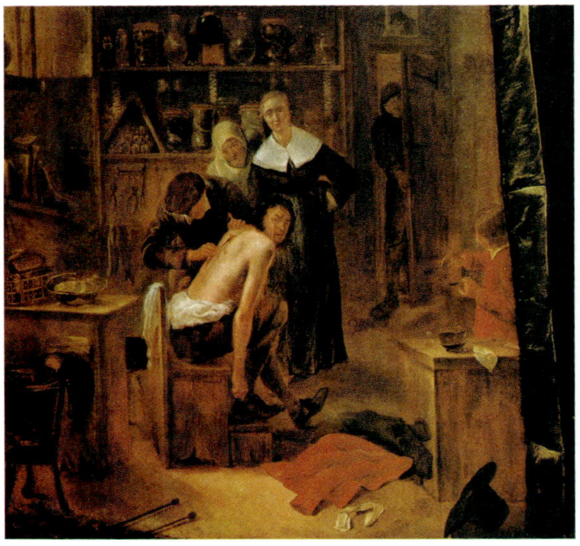

Niederländischer Wundarzt bei der Behandlung einer Wunde am Rücken (Gemälde von G. Lundens, 1683)

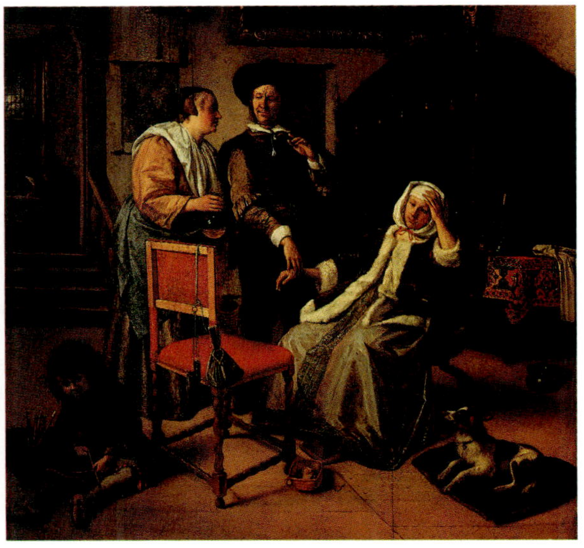

Ein Arzt beim Besuch seines Patienten (Gemälde des niederländischen Künstlers Jan Steen)

1660

1660–1669

1661. Der italienische Arzt und Anatom Marcello Malpighi veröffentlicht die Schrift »De pulmonibus«, eine mikroskopische Untersuchung der Lunge. → S. 186

1662. Der niederländische Arzt und Forscher Reinier de Graaf führt Tierversuche zur Funktion der Bauchspeicheldrüse durch. → S. 187

Der englische Philosoph und Physiker Robert Boyle, der Erfinder der Luftpumpe, führt sein Luftpumpenexperiment an Tieren unter einer evakuierten Glasglocke durch (→ 1662/S. 187).

1664. Der englische Arzt Thomas Willis aus Oxford stellt in seinem Werk »Cerebri anatome ...« u. a. die Blutversorgung der Hirnbasis anatomisch dar (»Circulus arteriosus Willisii«). → S. 190

1665. In London bricht die Pest aus, die später von dem englischen Schriftsteller Daniel Defoe exakt geschildert wird. → S. 189

Johann Sigismund Elsholtz, Hofarzt des Großen Kurfürsten Friedrich Wilhelm in Berlin, publiziert sein Buch über die »neue Klystierkunst« (Clysmatica nova). Er führt (bereits 1661) als erster Infusionsversuche am Menschen durch. → S. 188

Ende Februar 1665. Der englische Physiologe Richard Lower nimmt in Oxford erfolgreich eine Bluttransfusion von Hund zu Hund vor. → S. 189

1666. Der englische Naturforscher Robert Hooke erklärt, daß die Netzhaut nur dann zwei Punkte voneinander unterscheiden könne, wenn diese mehr als eine Winkelminute voneinander entfernt seien. (200 Jahre später wird diese These von dem niederländischen Augenarzt Hermann Snellen bestätigt.)

1667. Francesco Redi, ein italienischer Arzt, Gelehrter und Dichter entdeckt im Tierversuch, daß intravenöse Luftinjektionen tödlich sind.

1668. Der deutsche Arzt Johann Daniel Major führt die erste Injektion mit einer »Spritze von Silber« durch (→ 1665/S. 188).

Der Pariser Wundarzt und Geburtshelfer François Mauriceau gibt in »Les maladies des femmes grosses et couchées« die erste Krankheitsbeschreibung der entzündlichen blassen Schwellung des Beines (Phlegmasia alba dolens) insbesondere bei Wöchnerinnen. → S. 187

1669. Der niederländische Arzt und Naturforscher Jan Swammerdam publiziert die Schrift »Historia insectorem generalis« über die Entwicklung der Insekten. → S. 189

Pionier der mikroskopischen Anatomie

1661. Der italienische Arzt und Anatom Marcello Malpighi (1628 bis 1694) veröffentlicht in Bologna seine mikroskopische Studie über die Struktur der Lungen (»De pulmonibus«). Dabei kann er an der Lunge des Frosches die kapillaren Verbindungsstücke zwischen Arterien und Venen sehen und die Harveysche Lehre vom Blutkreislauf vervollständigen (→ 1628/S. 172).

Malpighis grundlegendes Werk besteht aus zwei kurzen Briefen, die er von Bologna aus an den Naturforscher Giovanni Alfonso Borelli nach Pisa schickt. Er berichtet darin von seinen neuen Beobachtungen, die er bei Sektionen und Vivisektionen gemacht hat. Malpighi erkennt, daß die Lungen aus einer Ansammlung von kleinen Bläschen (Alveoli) bestehen, die sich in die letzten Verästelungen der Bronchien öffnen und von einem Kapillarnetz aus feinsten Blutgefäßen umgeben sind. Damit ist die letzte Lücke in William Harveys Lehre geschlossen. Malpighi trägt nicht nur zum Siegeszug der Blutkreislauftheorie bei, sondern er kann erstmals auch belegen, daß das Lungengewebe (Parenchym) eine Feinstruktur besitzt. Er sieht in der Lunge einen Apparat zur Umwandlung von Chylus (Nahrungsflüssigkeit) in Blut, eine Funktion, die in der galenischen Medizin der Leber zugeschrieben wird. (Bereits 1647 hat Jean Pecquet gezeigt, daß Chylus über den Brustlymphgang nicht in die Leber, sondern in die Obere Hohlvene geleitet wird, und von dort über das Herz in die Lungenarterien gelangt.) Dementsprechend hält Malpighi die roten Körperchen in den Froschkapillaren für Fettkügelchen. In Wirklichkeit handelt es sich um die roten Blutkörperchen, die zum ersten Mal eindeutig unter dem Mikroskop für den Menschen sichtbar werden.

Malpighis vergleichende mikroskopische Studien umfassen zahlreiche pflanzliche und tierische Präparate. Es gelingen ihm eine Reihe von morphologischen Entdeckungen an menschlichen Organen, insbesondere was die Struktur der Drüsen, der Leber, der Niere (»Malpighischer Knäuel«, »Malpighische Körperchen«), der Gehirnrinde, der Tastorgane und der Haut (»Malpighische Schicht«) betrifft. Mit seinem Werk beginnt der Siegeszug der Mikroskopie in der anatomisch-physiologischen Forschung.

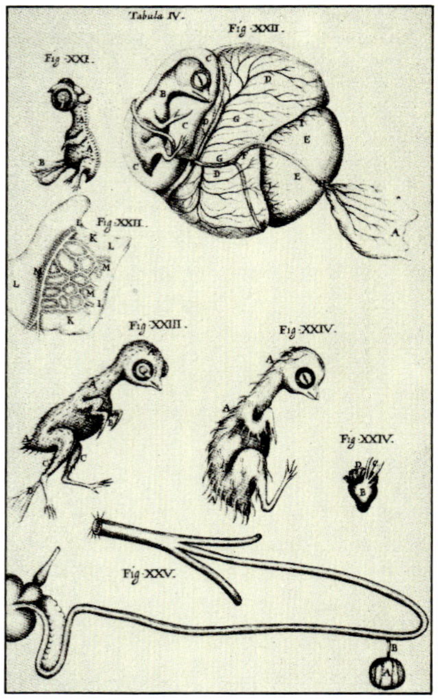

Entwicklung eines Kükens (Darstellung aus Malpighi: »Dissertatio Epistolica de Formatione Pulli in Ovo«)

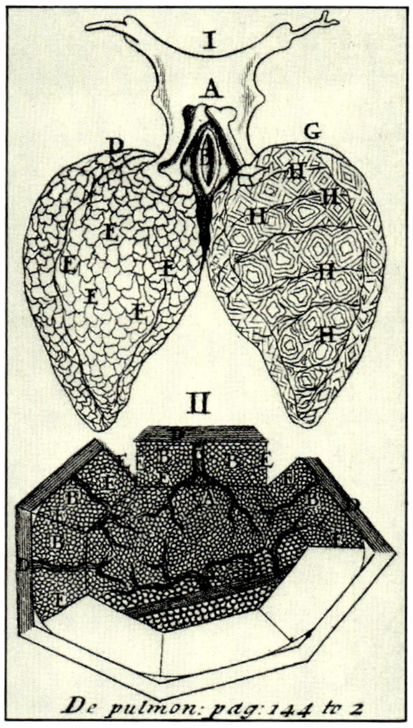

Lungenflügel eines Frosches und mikroskopischer Schnitt durch ein Lungenbläschen (Malpighi, 1687)

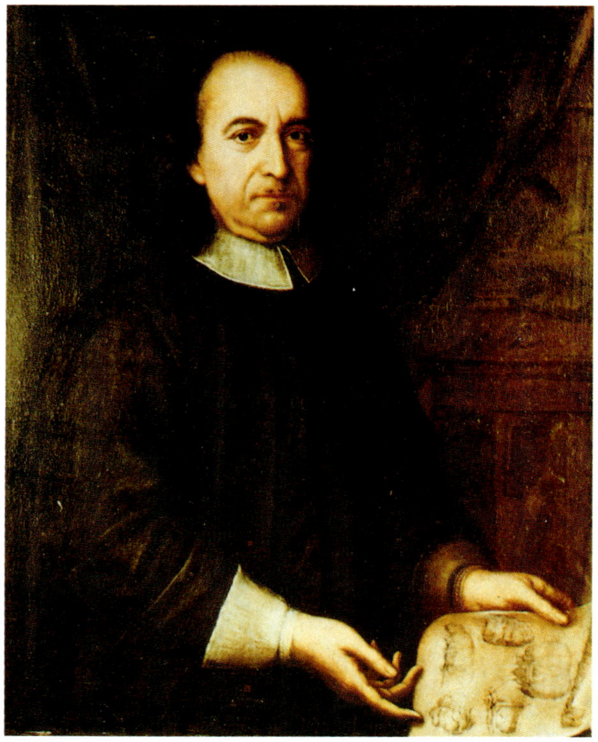

Marcello Malpighi, Begründer der mikroskopischen Anatomie (anonymes Gemälde); Malpighi entdeckt die Lungenkapillaren am Frosch. Fast noch bedeutender sind seine Beschreibungen der Feinstruktur der Drüsen des menschlichen Organismus, die bis dahin gänzlich unbekannt ist. Er erkennt, daß die Leber mit ihren Läppchen eine Art Drüse darstellt, die Gallenflüssigkeit (in die Gallenblase) ausscheidet.

Malpighi, 1628 bei Bologna geboren, studierte ab 1646 an der Universität Bologna Philosophie und Medizin. Er lernte Anatomie bei Bartolomeo Massari, der bei sich zu Hause Sektionen an der menschlichen Leiche und Vivisektionen am Tier durchführte. 1656 wurde Malpighi als Professor für theoretische Medizin an die Universität Pisa berufen. 1659 kehrte er nach Bologna zurück, zwischenzeitlich lehrte er in Messina. 1669 wird er Mitglied der Royal Society für Naturwissenschaften in London, 1691 geht er als Leibarzt des Papstes Innozenz XII. nach Rom, wo er im November 1694 stirbt.

Tierversuche geben Einblick in lebenden Organismus

1662. Der niederländische Arzt und Naturforscher Reinier de Graaf (1641–1673) entwickelt eine Operationstechnik, um beim lebenden Hund Bauchspeichel und Galle zu Versuchszwecken abzuleiten.
Sein Lehrer Franciscus Sylvius (1614–1672) hatte behauptet, daß die Bauchspeicheldrüse (Pankreas) ähnlich wie die Speicheldrüse ein saures Sekret absondern würde. Graaf versucht, diese These zu beweisen. Er legt ein Röhrchen in den Ausführungsgang, das in einen Glaskolben mündet. Der Flaschenhals wird mit der Bauchdecke des Hundes vernäht, der Flaschenbauch hängt frei nach unten und fängt den Bauchspeichel auf. Die chemische (und sinnliche) Analyse ergibt, daß der Bauchspeichel abwechselnd sauer und salzig schmeckt. Nach Graaf bestehe er aus einer Mischung von salzigen und sauren Wässern und werde durch Süßstoffe entschärft. Ähnlich analysiert Graaf die Galle. Sie sei alkalisch und verbinde sich unter »Aufbrausen« (effervescentia) mit dem gemäßigt sauren Saft der Bauchspeicheldrüse.
In dieser Zeit experimentiert auch der englische Physiker Robert Boyle (1627–1691) mit Tieren. Im Zusammenhang mit seinen Untersuchungen über den Luftdruck und das Vakuum zeigt er, daß Tiere wie eine offene Flamme in einer mit der Luftpumpe evakuierten Kammer ersticken. Er erkennt damit die Bedeutung der Atmung.

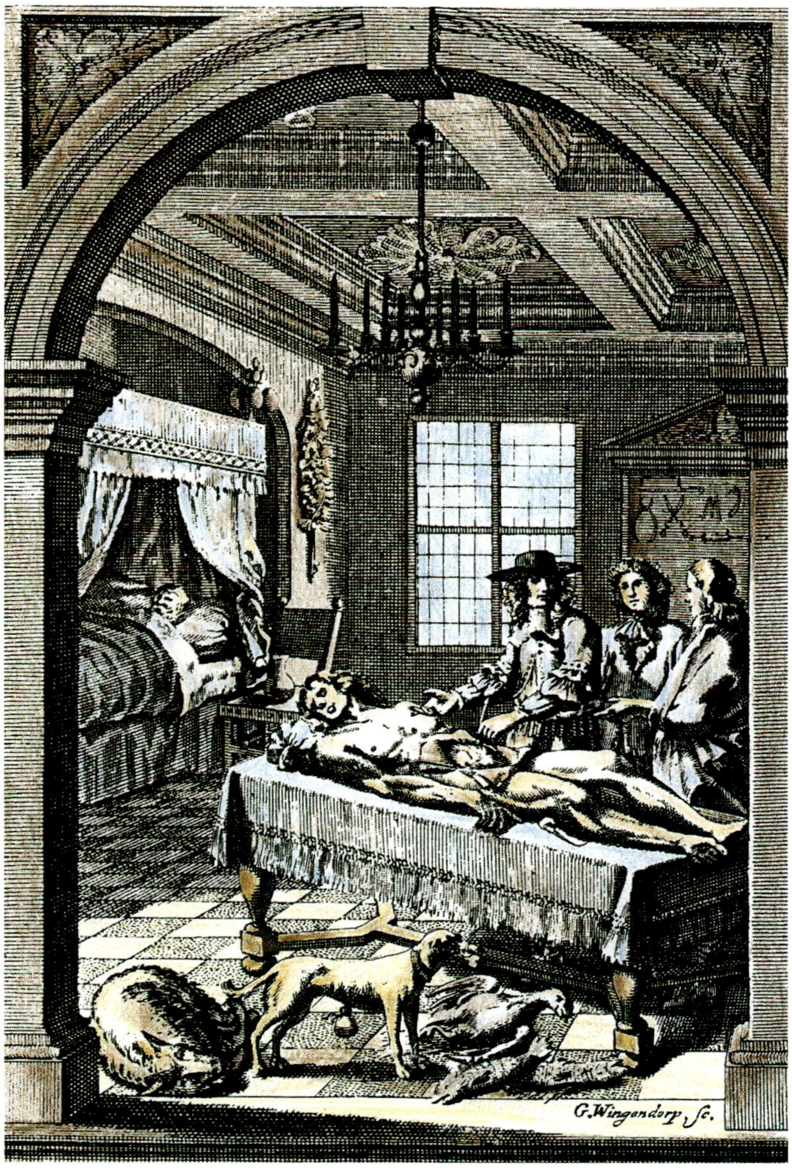

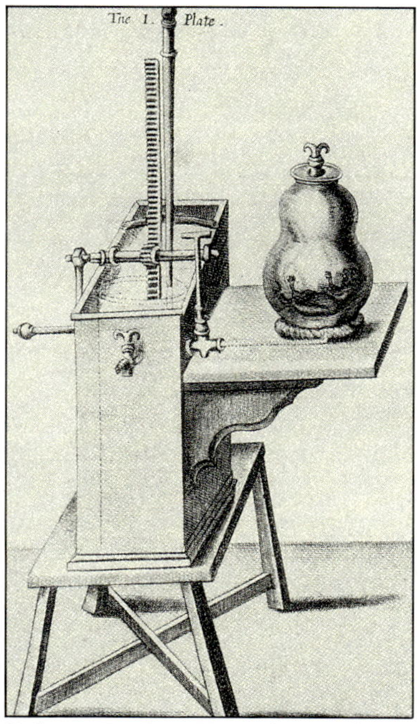

Robert Boyles Versuchsanordnung mit der Unterdruckkammer, die er mit einer Luftpumpe evakuiert: Boyle demonstriert, daß Versuchstiere ersticken und Flammen erlöschen (aus seiner Publikation »New Experiments Physico-Mechanical…«, 1660).

◁ Die drei Säulen der medizinischen Forschung werden hier ins Bild gesetzt: Beobachtung am Krankenbett; Sektion (Anatomie des Menschen); Tierversuch (Hund mit Gefäß im Bauch) und Tieranatomie (Schaf, Geflügel, Fisch); Titelblatt von Reinier de Graafs Abhandlung über den Pankreassaft (Auflage Leiden, 1671; moderne Kolorierung).

Die Krankheiten der Schwangeren und Wöchnerinnen

1668. Der französische Wundarzt und Geburtshelfer François Mauriceau (1637–1709) veröffentlicht in Paris sein grundlegendes Werk über die Krankheiten der Schwangeren und Wöchnerinnen, »Les maladies des femmes grosses et couchées«, das bis ins 18. Jahrhundert hinein zahlreiche Auflagen und Übersetzungen erlebt.
Mauriceau, die führende Kapazität auf dem Gebiet der Geburtshilfe seiner Zeit, gibt klare Anweisungen für die normale Wehentätigkeit, die Technik der Wendung des Kindes und den Umgang mit der Placenta praevia (atypische Lage des Mutterkuchens vor dem Muttermund). Er ist der erste Arzt, der die antike Auffassung berichtigt, wonach die Beckenknochen der Frau unter dem Geburtsvorgang auseinanderwichen, um eine Lükke zu bilden, und die Nachgeburt aus einer Mischung von Menstrualblut oder Milch bestünde. Mauriceau erkennt zudem die Bedeutung der Eileiterschwangerschaft und des epidemischen Kindbettfiebers (→ Mai 1847/S. 278).
Mauriceau beschreibt als erster die weiße Beingeschwulst der Wöchnerin (Phlegmasia alba dolens) als eigenes Krankheitsbild, ohne freilich diesen Krankheitsnamen zu prägen. Als Ursache der fieberhaften Erkrankung sieht er die Verhaltung oder Ablagerung des »Wochenflusses« (Lochien) an. Entzündungen oder Krämpfe der Gefäße in der Gebärmutter seien hierfür verantwortlich, meint Mauriceau. Im 18. Jahrhundert setzt sich bei den Geburtshelfern die Auffassung durch, daß es sich um eine Verhaltung und falsche Ablagerung von Muttermilch handle (Metastasis lactis). Nach heutiger Erkenntnis jedoch wird die Symptomatik der Phlegmasia alba dolens (Leukophlegmasie) zumeist durch eine Beckenvenenthrombose im Wochenbett hervorgerufen.
Als Wundarzt hat Mauriceau nie an einer Universität promoviert. Gleichwohl ist er eine Autorität und hat das Amt eines Dekans am Kollegium der Pariser Chirurgen (Collège de Saint-Côme) inne.
Er berichtet in seinem Hauptwerk über seine Auseinandersetzung mit dem berühmten englischen Geburtshelfer Hugh Chamberlen, der die Anwendung seiner Geburtszange als ein Familiengeheimnis hütet. Der Engländer versucht nach einer mißglückten Demonstration ohne Erfolg, sein Instrument an Mauriceau zu verkaufen, der Chamberlens Praktik als Schwindel einschätzt. Damit trägt Mauriceau wesentlich dazu bei, daß die Geburtszange lange Zeit verpönt ist und erst Jahrzehnte später in der praktischen Geburtshilfe allgemein eingesetzt wird.

Injektionen erstmals direkt in die Vene

1665. Johann Sigismund Elsholtz (1623–1688), der Leibarzt des Großen Kurfürsten Friedrich Wilhelm von Brandenburg und Regimentsarzt der Kurfürstlichen Garde, veröffentlicht in Berlin seine Schrift »Clysmatica nova« (»Neue Clystierkunst«). Sie enthält den ersten Bericht über eine intravenöse Injektion am Menschen.

Elsholtz beschäftigt sich seit 1661 mit Injektionsversuchen, zuerst am menschlichen Leichnam (u. a. Experimente an einer Ertrunkenen), später im Tierexperiment an Hunden. Es ist nicht bekannt, ob Elsholtz von entsprechenden Versuchen in England gewußt hat. Zwischen 1657 und 1663 haben dort u. a. Christopher Wren (1632–1723) und Robert Boyle (1627–1691) verschiedene Flüssigkeiten wie z. B. Wein, Bier und Opiumlösungen lebenden Hunden eingespritzt, um die Reaktionen zu beobachten und damit die Richtigkeit der Blutkreislauflehre von William Harvey zu überprüfen (→ 1628/S. 172).

Der spätere Stadtarzt von Breslau, Matthäus Gottfried Purmann (1648 bis 1721), schildert die erste Injektion (bzw. Infusion), die Elsholtz mit einer Klistierspritze durchführt: »Elsholtz hat es anfangs mit drei armen Soldaten versucht. Der erste hat ein altes Geschwür am linken Bein gehabt, welchem er einen Asth der Venae crurales eröffnen lassen und durch Hülfe einer kleinen Syphonis das destillierte Wegerichwasser eingeflösset, so überaus Wohl dem Patienten bekommen.« Beim zweiten und dritten Patienten nutzt Elsholtz die Gelegenheit eines Aderlasses wegen Fieber bzw. Skorbut, um seine »Klistierkunst« zu probieren.

Johann Daniel Major (1634–1693), seit 1665 Professor der Medizin und Botanik in Kiel, nimmt ebenfalls Einspritzungen am Menschen vor. Er verwendet dabei, wie er selber schreibt, eine »absonderliche Sprütze von Silber«, die ihm eine relativ genaue Dosierung der Injektionslösung erlaubt.

Obwohl er sicherlich nicht der erste Arzt ist, der solche Injektionen (»Infusionen«) durchführt, hat er doch durch seine frühe theoretische Schrift »Prodromus inventae a se chirurgiae infusioriae« im Jahr 1664 und danach durch seine »Chirurgia infusoria« (1667) auf diese Behandlungsmethode aufmerksam gemacht.

Die verschiedenen Substanzen, die sich für Einspritzungen eignen sollen, teilt er ein in palliative, kurative, konservative und diätetische (lindernde, heilende, erhaltende und stärkende). Nach seiner Meinung sei die veränderte Viskosität, die Dickflüssigkeit des Blutes oft für bösartige Fieber verantwortlich, die den Schweiß zurückhalten. Er will mit seiner »Infusion« von Flüssigkeiten das Blut verdünnen und damit nicht nur Fieber, sondern u.a. auch Pocken, Masern, Scharlach, Hautblutungen und Hautausschläge heilen. Major empfiehlt, die Infusion nur langsam zu geben und verdünntes Ammoniak oder schweflige Substanzen zu spritzen, um die Blutgerinnung zu vermeiden.

Die ersten Tierblutübertragungen auf den Menschen führen zwei Franzosen, der Mathematiker Jean Baptiste Denis (um 1635–1704) und der Chirurg Paul E. Emmerez (gest. 1690) am 15. Juni 1667 in Paris durch. Einem 15jährigen Fieberkranken, der durch mehrere Aderlässe geschwächt ist, wird Lammblut transfundiert, ohne schädliche Auswirkungen. Dem aufsehenerregenden Erfolg von Denis und Emmerez folgen bald unvermeidliche Fehlschläge. Der französische Gerichtshof schränkt daraufhin im April 1668 die Durchführung von Bluttransfusionen ein.

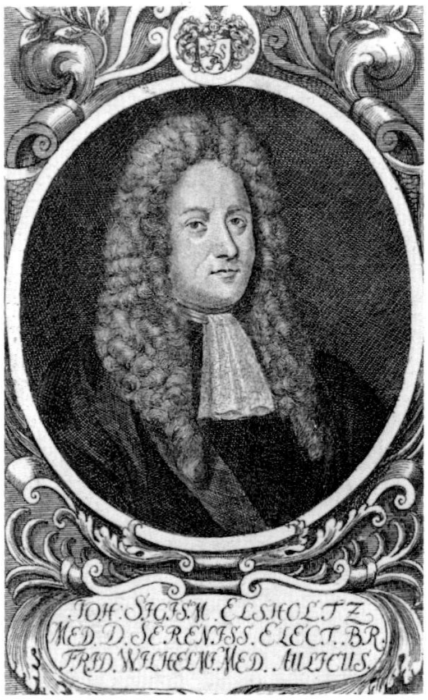

Johann Sigismund Elsholtz (1623–1688); Leibarzt des Großen Kurfürsten Friedrich Wilhelm

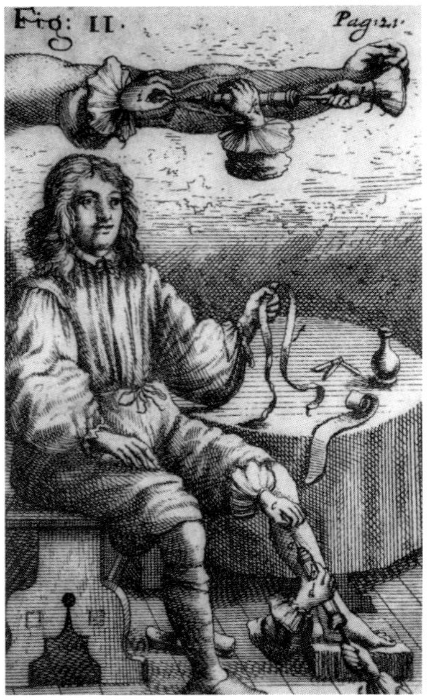

Erste Darstellung einer intravenösen Injektion bzw. Infusion am Menschen durch Elsholtz (1667)

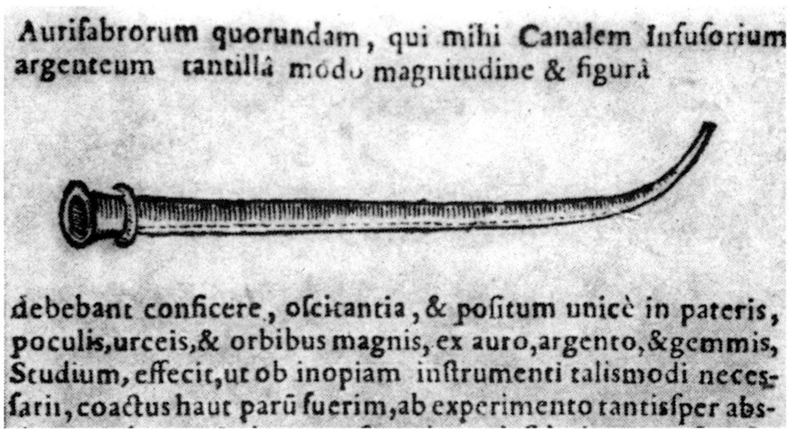

Kanüle aus Silber, wie sie von Johann Daniel Major für intravenöse Injektionen empfohlen wird (aus Majors »Chirurgia infusoria« von 1667)

Blutübertragung als Therapie

Chronik Stichwort

Nach der Entdeckung des Blutkreislaufes durch William Harvey (→ 1628/S. 172) versuchen zahlreiche Physiologen, Experimente zu dessen Bestätigung durchzuführen. Eine herausragende Rolle spielen die **Bluttransfusionen** im Tierexperiment, wie sie in den 1660er Jahren in England, Deutschland, Frankreich und Italien durchgeführt werden.

Zunächst wird über die Folgen spekuliert: Ob etwa ein Schaf bissig werde wie ein Hund, wenn man ihm Hundeblut überträgt, oder ob umgekehrt einem Hund Wolle und Hörner wachsen würden, wenn er Schafblut erhält. Johann Sigismund Elsholtz (s. l.) empfiehlt sogar in seiner »Neuen Clystierkunst« den Blutaustausch zwischen Menschen, um zerstrittene Brüder oder Ehegatten wieder zu versöhnen.

Erste Bluttransfusionen

Datum	*Name (Land)*
von Tier auf Tier:	
Februar 1665:	Lower (England)
22. 1. 1667:	Perrault (Frankreich)
28. 5. 1667:	Cassini (Italien)
1667:	Elsholtz (Deutschland)
von Tier auf Mensch:	
15. 6. 1667:	Denis (Frankreich)
23. 11. 1667:	Lower (England)
10. 12. 1667:	Riva (Italien)
1668:	Purmann (Deutschland)

Die direkte Blutübertragung von Mensch zu Mensch wird in dieser Zeit zwar eingehend als mögliche Therapiemaßnahme diskutiert, jedoch erst im frühen 19. Jahrhundert erfolgreich durchgeführt. Die rasch eintretenden Fehlschläge der »Chirurgia transfusoria«, insbesondere das Auftreten der gefährlichen »Schaf-Melancholie«, führen bald dazu, daß die Tierbluttransfusionen eingeschränkt und schließlich um 1680 aufgegeben werden. 100 Jahre später werden die Tierversuche wieder aufgenommen. Erst im 20. Jahrhundert gelingt mit der Entdeckung der Blutgruppen eine effektive Blutübertragung (→ 14. 11. 1901/S. 346).

Abenteuer der ersten Bluttransfusionen

Ende Februar 1665. Der englische Arzt und Physiologe Richard Lower (1631–1691) führt in Oxford erstmals erfolgreich Bluttransfusionen von Tier zu Tier durch. Er beschreibt den Versuch später in seiner Abhandlung über das Herz »Tractatus de corde« (1669).
Bereits in einem Brief vom 18. Januar 1661 an Robert Boyle warf Lower die Frage auf, »wie lange ein Hund ohne Fleisch leben kann, wenn man ihm eine genügende Menge guter Fleischbrühe in die Vene spritzt«. Die naturwissenschaftliche Royal Society in London hört von Lowers aufregenden Ergebnissen. Einige ihrer Mitglieder führen deshalb 1666 eigene Transfusionsversuche durch. 1667 wird Lower Mitglied der Society. Die Physiologie verdankt Lower eine Reihe von neuen Beobachtungen, welche u.a. die Anordnung der Herzfasern (erst im 20. Jh. endgültig bestätigt), den Verlauf der Herznerven und die Rötung des venösen Blutes in der Lunge betreffen.

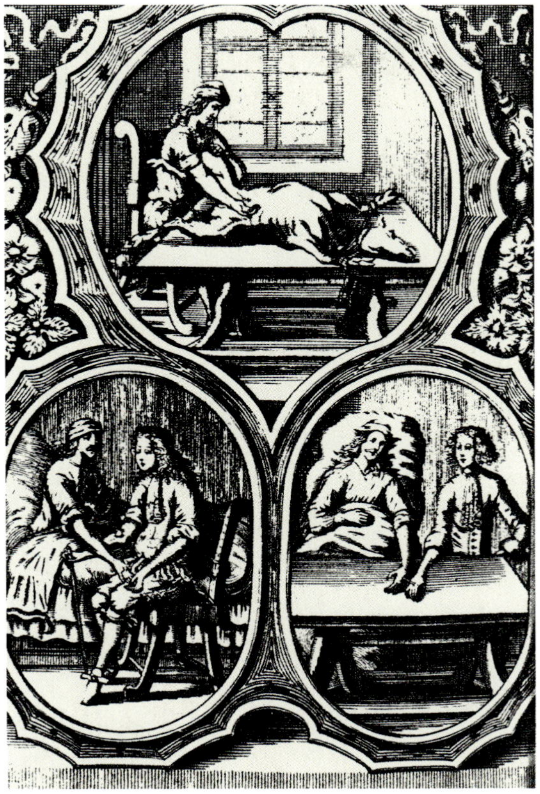

Bluttransfusionen im 17. Jahrhundert: Nach scheinbar erfolgreicher Blutübertragung von Tier zu Tier kommt es auch zur Übertragung vom Tier (Schaf) auf den Menschen, was jedoch wegen gefährlicher Zwischenfälle (»Schaf-Melancholie«) wieder aufgegeben wird. Trotz mancher Abbildungen und Empfehlungen gibt es im 17. Jahrhundert noch keine Transfusion zwischen Menschen (Titelkupfer von »Tractatio ... de ortu et occasu transfusionis sanguinis«, des Buches über Bluttransfusion von Georg Abraham Mercklin, 1679). Mercklin beschäftigt sich eingehend mit der Problematik der Bluttransfusion.

Das Forschen in der »Bibel der Natur«

1669. Der niederländische Naturforscher Jan Swammerdam (1637 bis 1680) veröffentlicht in Utrecht seine epochale Abhandlung über die Entwicklung der Insekten, die »Historia insectorem generalis, Algemeene Verhandeling van de Bloedeloose Dierkens ...« Diese Studie wird zwischen 1737 und 1738 zusammen mit unveröffentlichten Manuskripten von Hermannus Boerhaave in Leiden unter dem Titel »Bybel der Natuure« in drei Bänden herausgegeben (dt. 1752).
Swammerdam gewinnt mit seiner Insektenforschung (Entomologie) entscheidende Erkenntnisse für die gesamte Biologie. Bis dahin galten die Insekten in der aristotelischen Tradition als weit entfernt von den höheren Lebewesen. Angeblich sollten Insekten keine inneren Organe besitzen, spontan aus der Materie entstehen und ihren Gestaltwandel sprunghaft vollziehen (Metamorphose), also ohne allmähliche Entwicklung der Organe. Durch die mikroskopische Erforschung der Entwicklungsstadien der verschiedenen Insektenarten kann Swammerdam die überlieferten Vorstellungen widerlegen. Insekten entwickeln sich ebenso stufenförmig wie die übrigen Lebewesen. Vor allem entspringt auch das Leben der Insekten aus dem Ei. Nach Swammerdam existieren alle Keime des Lebens seit der (biblischen) Schöpfung.
Der Niederländer beschreibt erstmals die roten Blutkörperchen (1658), entdeckt die Lymphklappen (1664) und erkennt, daß die Lunge eines Neugeborenen, das geatmet hat, auf Wasser schwimmt (sog. Lungenschwimmprobe).

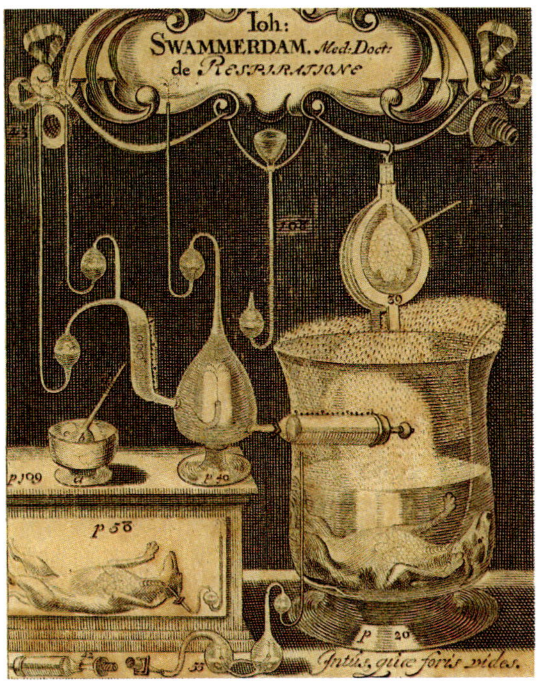

Titelblatt des Werkes über die Atmung (»De respiratione«) von Jan Swammerdam: Das bevorzugte Versuchstier ist der Frosch. Swammerdam versucht, seine (nicht haltbare) These zu beweisen, daß die muskuläre Auswärtsbewegung des Brustkorbes die Luft in die Lungen drücke; dies demonstriert er an einem untergetauchten Frosch, der durch eine Röhre atmet. Swammerdam, dessen mikroskopische und anatomische Studien auf dem Gebiet der Medizin beachtlich sind, begreift seine Naturforschung als eine Art Theologie.

Defoe schildert Londoner Pest

Chronik Zitat

1665. London ist von einer Pestepidemie betroffen, der 70 000 bis 100 000 Menschen zum Opfer fallen. Etwa zwei Drittel der Einwohner Londons fliehen vor der Seuche, darunter auch Ärzte, wie z. B. Thomas Sydenham (→ 1683/S. 196).

Daniel Defoe (1659/60–1731), Autor des »Robinson Crusoe«, schildert 1772 die Roheit einer Wirtshausgesellschaft angesichts des Massensterbens:

»Es war daselbst (in der Elstertaverne in der Nähe der großen Leichgrube von Aldgate) eine entsetzliche Sippe von Gesellen, welche inmitten all des Schreckens dort jeden Abend zusammenkamen und sich allen Ausschreitungen von Schwelgen und Lärmen überließen ... und da sie immer so lange in die Nacht hinein blieben, so auch bis der Totenkarren ... vorbeikam, so pflegten sie oft die Fenster zu öffnen, sobald sie die Glocke dieses Totenkarrens hörten, und hinauszusehen. Und da sie oft schmerzliche Klagerufe von Leuten in den Straßen oder vor ihren Fenstern vernahmen, während die Karren vorbeifuhren, machten sie ihre unverschämten Spöttereien und Witzeleien über diese Klagen, besonders wenn sie das arme Volk zu Gott um Gnade flehen hörten, wie dies viele zu jener Zeit auf ihren gewöhnlichen Straßengängen zu tun pflegten. Diese Gäste der Elstertaverne, ärgerlich, daß ein beklagenswerter Herr, der soeben Frau und Kinder in der nahen Totengrube hatte verschwinden sehen und ohnmächtig hereingebracht worden war, in diesem Hause, wo man ihn kannte, gastliche Aufnahme und Pflege finden sollte, ließen sich gewaltsam gegen den Wirt aus, weil er dulde, daß ein solcher Bursche, wie sie ihn nannten, aus dem Grabe heraus ins Haus gebracht werde ... sie höhnten ihn, es fehle ihm an Mut, lebendig in die große Grube zu springen und zum Himmel zu gehen, wie sie es spöttisch ausdrückten.«

Nerven, nicht Lebensgeister beeinflussen Hirnfunktion

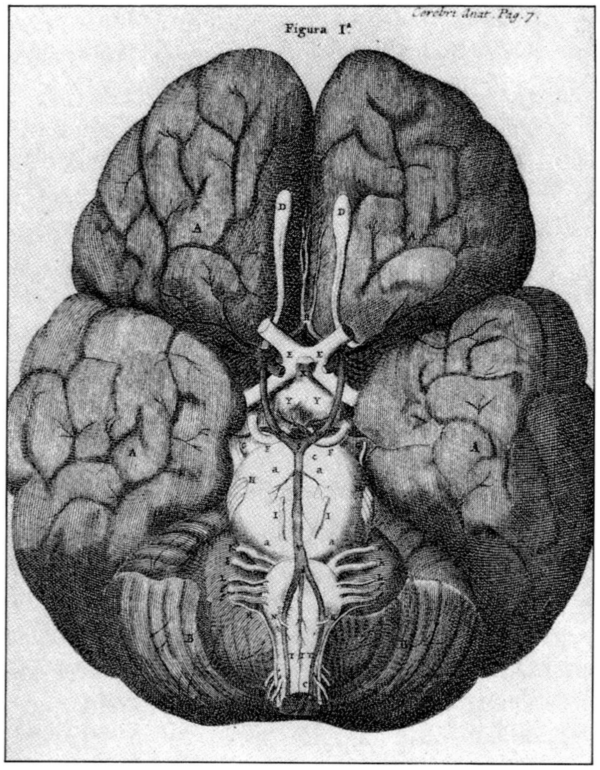

◁ *Gehirndarstellung nach Willis; die Oberfläche mit dem »Circulus arteriosus Willisii« (Arterienring; Zeichnung des Architekten und Naturforschers Christopher Wren)*

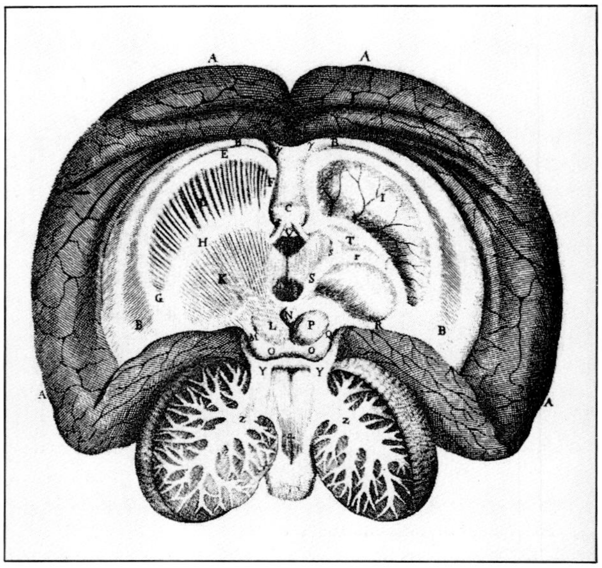

Schnitt durch Groß- und Kleinhirn; aus »De anima brutorum« (1672) von Willis; als Sitz der Seele erscheinen das Corpus striatum (I), der Balken (B) und die Hirnride (A)

1664. In London veröffentlicht der englische Arzt und Anatom Thomas Willis (1621–1675) sein grundlegendes Werk zur Gehirnanatomie: »Cerebri anatome: cui accessit nervorum descriptio et usus«. Es übertrifft alle bisherigen Darstellungen auf diesem Gebiet und gilt bis zum frühen 19. Jahrhundert als ein Standardwerk der Medizin.

Willis unterscheidet zehn Hirnnerven-Paare, wobei die ersten sechs den heute anerkannten entsprechen (N.[=nervus] olfactorius, opticus, oculomotorius, trochlearis, trigeminus und abducens). Willis möchte die Funktionen des Gehirns an den Nervenstrukturen festmachen und lehnt die traditionelle Lehre von den Lebensgeistern (spiritus animales) ab, die in der Flüssigkeit der Hirnhöhlen sitzen sollen. Vielmehr geht er davon aus, daß die sog. spiritus animales in der grauen Hirnsubstanz vom Blut gebildet werden, von wo sie über die weiße Hirnsubstanz nach innen zu den verschiedenen Nervenbahnen geleitet werden. Er lokalisiert Wahrnehmung, Denken und Erinnerung in verschiedene Hirnstrukturen (Corpora striata, Corpus callosum bzw. Hirnrinde) und definiert – genauer als René Descartes zuvor (→ 1637/S. 176) – den »Reflex« als direkte (unwillkürliche) Umschaltung der Wahrnehmung (in den Corpora striata) in die Willkürmotorik.

Während Willis das Großhirn als Organ des Denkens ansieht, erblickt er im Kleinhirn das Zentrum der vitalen Funktionen, von dem aus die unwillkürlichen Bewegungen des Herzens, der Lungen, des Magens und der Eingeweide ausgehen. Folgerichtig haben für Willis vier Hirnnerven mit unwillkürlichen Funktionen ihren Ursprung nahe dem Kleinhirn. Besondere Bedeutung für die vegetativen Lebensvorgänge haben die »interkostalen« und die »vagalen« Nerven, Teile des autonomen Nervensystems, die er (fälschlicherweise) im Gehirn entspringen sieht.

Neubegründung der Hirnforschung im 17. Jahrhundert

Chronik Hintergrund

Mit den Arbeiten von René Descartes, Franciscus Sylvius und Thomas Willis beginnt eine neue Ära der Hirnforschung. Die alten Spekulationen über die Hirnkammern oder das »rete mirabile« (»Wundernetz«: spekulatives Blutgefäßnetz im Gehirn) als dem Sitz der Seele werden nun abgelöst von dem Versuch, bestimmten Hirnstrukturen seelische Funktionen zuzuschreiben.

Descartes (→ 1637/S. 176) vertritt einen radikalen Dualismus zwischen Körper (res extensa) und Seele (res cogitans). Der Körper funktioniert nach mechanistischen Gesetzmäßigkeiten. Die Nerven leiten die Befehle durch das sog. Nervenfluidum zum Gehirn bzw. von ihm in die Peripherie. Während Descartes die Nervenvorgänge physikalisch erklärt, greift Willis (s. o.) zu iatrochemischen Vorstellungen. Grundlegend ist der chemische Prozeß: Die Substanz, die durch die Nerven in den Muskel strömt, trifft dort auf die »spiritus animales« des Blutes, die daraus resultierende Reaktion bewirkt die Muskelkontraktion. Die Nervenflüssigkeit, welche die »spiritus animales« weiterleitet, befindet sich jedoch nicht, wie von früheren Autoren angenommen, innerhalb der Nervenröhren, sondern in den Zwischenräumen der Nervenstränge (»Fibern«). Willis meint: »Wir vermuten, daß die Lebensgeister (spiritus animales) wie Lichtstrahlen durch das ganze Nervensystem verbreitet werden ... Wir können uns leicht vorstellen, daß durch einen Defekt oder Mangel der Nervenflüssigkeit die Lebensgeister gestört werden.«

Die für die neuzeitliche Medizin so entscheidende Reflexlehre wird im 17. Jahrhundert spekulativ-theoretisch begründet. Im Vordergrund stehen die beiden Probleme der unwillkürlichen Motorik und der sog. Sympathie (Wechselwirkung zweier voneinander entfernter Körperorgane). Descartes hat in seinem mechanistischen Modell als erster den Reflexbogen (afferenter Sinneseindruck – efferenter Bewegungsreiz) als automatischen Vorgang definiert.

Willis benutzt den Ausdruck reflektieren ebenfalls für die Umwandlung von eingehenden sensorischen Reizen in ausgehende motorische im Gehirn, freilich unter Einbeziehung psychischer Funktionen, wie Denken und Erinnerung. Somit ist der Reflex bei Willis kein unbewußter automatischer Vorgang.

Obwohl die ersten Mikroskopiker nach der Nervenzelle suchen, können sie mit ihren einfachen Instrumenten keine Zellstrukturen erkennen. Immerhin stellt der Niederländer Frederik Ruysch (1638–1731) fest, daß die Hirnrinde nicht – wie bisher angenommen – aus Drüsen bestehe (was richtig ist), sondern, ermuntert durch seine Gefäßinjektionen, aus Blutgefäßen (was falsch ist).

Nach Johann Jakob Wepfers Aufklärung der Apoplexie als Störung der Blutversorgung des Gehirns (→ 1658/S. 183) kann Willis dessen arterielle Versorgung durch Injektion von farbigen Flüssigkeiten im einzelnen aufklären.

1670

1670–1679

1671. François Blondel, der Leibarzt des Kurfürsten von Trier, beschreibt als Superintendent der Bäder in Aachen die Anwendung von warmem Wasser und von Dampfschwitzbädern. → S. 191

1672. Der Niederländer Reinier de Graaf beschreibt detailliert die Eibläschen (Ovarial- oder Graafsche Follikel) und hält sie fälschlicherweise für Eier.

1673. Antonie van Leeuwenhoek, Tuchhändler und Naturforscher in Delft, entdeckt die roten Blutkörperchen unter dem Mikroskop. → S. 192

10. 2. 1673. Das Stück »Der eingebildete Kranke« von Molière wird in Paris uraufgeführt. Der Autor macht sich darin u. a. über die Praxis des Klistierens lustig. → S. 194

1674. Der englische Mediziner Thomas Willis macht auf den Honiggeschmack des Urins von Diabetikern aufmerksam. Die Geschmacksprobe des Urins wird zum diagnostischen Verfahren, um die Zuckerkrankheit festzustellen.

In einer deutschen Übersetzung eines Werkes des italienischen Mediziners Francisco Arceo werden Empfehlungen für die Behandlung des sog. Klumpfußes gegeben. → S. 195

1675. Jan Swammerdam, Naturforscher in Amsterdam, beweist, daß bei der Muskelkontraktion keine Volumenänderung stattfindet und widerlegt damit die Theorie der Nervenflüssigkeit. Sein Werk wird erst 1737/38 durch Hermannus Boerhaaves Veröffentlichung bekannt (→ 1669/S. 189).

In Paris erscheint der »Cours de Chymie« des Arztes und Apothekers Nicolas Lemery, der in zahlreichen Ausgaben und Übersetzungen zu einem der wichtigsten Handbücher für Apotheker und Ärzte wird.

1677. Johann Conrad Peyer, Basler Professor der Rhetorik, Logik und Physik, erkennt die Lymphgefäße des Darmes (Peyersche Drüsen, Noduli lymphatici aggregati).

Der niederländische Medizinstudent Johan Ham entdeckt die »Samentierchen« (animalculi), die Spermatozoen des Menschen, unter dem Mikroskop. Der Delfter Forscher Antonie van Leeuwenhoek veröffentlicht diese Entdeckung im November 1675 (→ 1673/S. 192).

1679. Eine pestartige Epidemie sucht die deutschsprachigen Länder heim.

Dezember 1679. Kurz nach Vollendung seines Hauptwerks »De motu animalium« stirbt der Gelehrte Giovanni Alfonso Borelli in Rom. → S. 195

Heilsame Bade- und Trinkkuren in Aachen

1671. Der in Lüttich geborene Badearzt von Aachen, François Blondel (1613–1703), verfaßt über die Aachener Thermen eine umfassende Abhandlung in lateinischer Sprache. Sie erscheint in Blondels eigener Übersetzung erstmals 1688 auf deutsch unter dem Titel »Außführliche Erklärung und augenscheinliche Wunderwirckung Deren Heylsamen Badt- und Trinckwässeren zu Aach/ in welchen derselben wunderbarlichen Natur und Aigenschafften/ auch vielfältige und bewehrte durch Baden und Trincken erhaltene Curen/ beneben nothweindiger und nützlicher Underrichtung/ wie sich die Gesunden so woll als Krancken in deren Brauchung zu verhalten haben«.

Blondel beschreibt die physikalisch-chemischen Eigenschaften der Thermen, die Durchführung der Kuren in den Badehäusern und die Krankheiten, die dort behandelt werden – vor allem rheumatische Beschwerden, Steinleiden und diverse Hautkrankheiten. Als besonders wirksam sieht Blondel den Schwefelgehalt der Aachener Thermen an. Seine Darstellung ist relativ nüchtern und gegenüber alten Autoritäten wie Galen skeptisch.

Der Wallone Blondel kam bereits 1652 nach Aachen und wirkt hier im Laufe von fünf Jahrzehnten als Stadtarzt, Badearzt, medizinischer Berater und Inspekteur des Badewesens (ab 1686).

Die Aachener Thermen gehen auf römische Zeit zurück, gehören im Mittelalter zu Badestuben und werden erst in der Zeit Blondels zu einem Heilbad für Kranke umgebaut. Für die von Blondel besonders propagierte Trinkkur sind großzügige Anlagen erforderlich: Trinkbrunnen, Wandelhallen, Kurpromenaden und »Heimlichkeiten« als Ruheräume. Denn gerade für den Steinleidenden gehört neben ausgedehntem Trinken körperliche Bewegung zur Kur.

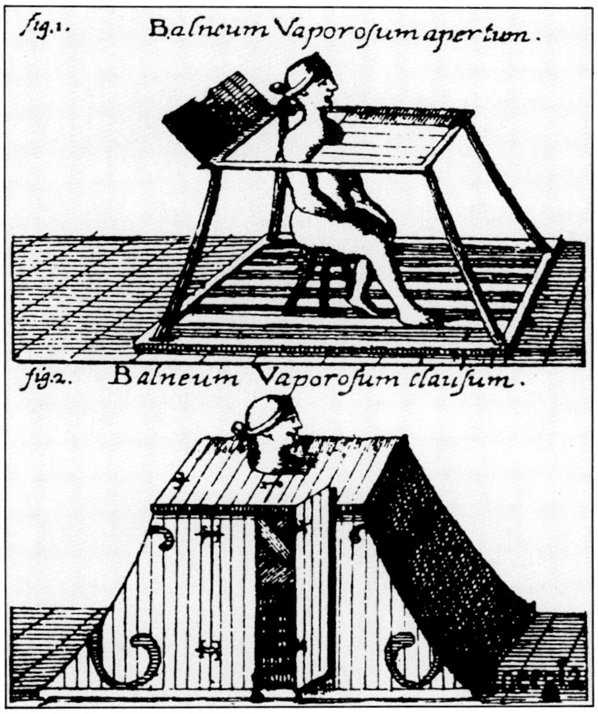

Dampfschwitzbäder empfiehlt der Aachener Badearzt François Blondel insbesondere gegen rheumatische Erkrankungen des Bewegungsapparates (Kupferstich aus der deutschen Übersetzung von Blondels Schrift über die Heilkraft der Aachener Bäder, 1688). Die Aachener Thermen – seit der Antike benutzt – werden im Laufe des 17. Jahrhunderts zu einem bedeutenden Heilbad ausgebaut.

Die Körperhygiene soll den Gesundheitszustand verbessern

Chronik Hintergrund

In der utopischen Literatur der frühen Neuzeit sind die Idealvorstellungen über hygienische Maßnahmen und Methoden der Körperpflege deutlich abzulesen.

Im 17. Jahrhundert spielen Badeanlagen ein beachtliche Rolle. So gibt es in Tommaso Campanellas »Sonnenstaat« (1602) Schwimmbäder (piscinae) innerhalb wie außerhalb der Stadtmauern. Alle Bürger sollen schwimmen können und sich allmorgendlich Hände und Gesicht mit kaltem Wasser abwaschen. Als Schutz gegen die Syphilis empfiehlt der italienische Philosoph und Utopist häufiges Baden in Wein.

Naturgemäß findet die Wasserversorgung im Zusammenhang mit den Idealvorstellungen zum Gesundheitswesen starke Beachtung. Ein umfassendes Kanalsystem hat nach Thomas More (Morus, 1478–1535) für eine ausreichende Menge von Trink- und Waschwasser zu sorgen. Die Abwässer sind durch eine unterirdische Kanalisation zu sammeln. Nach der Meinung des englischen Humanisten zählt die Gesundheit zu den »echten Vergnügungen des Körpers«, wozu Essen und Trinken, die verschiedenen körperlichen Ausscheidungen und das Hören von Musik gehören. Generell gibt More der Prophylaxe Vorrang vor dem therapeutischen Eingreifen des Arztes.

In der frühen Neuzeit wandeln sich die allgemein auf Körperhygiene abzielenden Badesitten in den neu entstehenden Heilbädern zu speziellen Badekuren mit medizinischer Indikation. Edward Jordan (1569–1632), der zuletzt in Bath (England) als Badearzt praktizierte, schreibt, daß es für den Arzt nichts Nützlicheres und von Natur aus Bewundernswürdigeres gebe, »als natürliche Bäder und Mineralwässer. Schwefel wird so sehr benötigt, ... daß man annehmen muß, kein heißes Bad kann ohne Schwefel auskommen«. Kühlende Wässer vermindern nach Jordan heiße Verstimmungen (distemperatures) von Leber, Magen, Nieren, Blase und Gebärmutter, während erhitzende Wässer kalte Störungen der Eingeweide und Lähmungen beseitigen. Reinigende Wässer kurieren Geschwüre, zusammenziehende den Ausfluß.

Die Naturforschung des 17. Jahrhunderts fördert die wissenschaftliche Begründung von medizinischer Hygiene, insbesondere durch Badekuren.

Ein Tuchmacher aus Delft als Meister der Mikroskopie

1673. Der niederländische Naturforscher Antonie van Leeuwenhoek (1632–1723) entdeckt unabhängig von Marcello Malpighi (→ 1661/S. 186) die roten Blutkörperchen und 1683 die Kapillaren. Allerdings erkennt Leeuwenhoek nicht die Funktion der Blutkörperchen zum Luft- bzw. Sauerstofftransport.

Ab 28. April 1673 korrespondiert der Niederländer mit der Royal Society in London und beschreibt in insgesamt 190 Briefen seine mikroskopischen Beobachtungen. Die Berichte werden in englischer Übersetzung bzw. Zusammenfassung in den »Philosophical Transactions« der Society bis 1724 veröffentlicht. Leeuwenhoek machte sein Werk außerdem in insgesamt über 300 Briefen an Gelehrte in verschiedenen Ländern bekannt. In den »Arcana naturae« (Leiden 1696) werden viele seiner Beobachtungen zusammengefaßt.

Leeuwenhoek begann erst 1671, im Alter von 39 Jahren, mit seiner Forschertätigkeit. Er stellt aus Vergrößerungsgläsern, wie sie Tuchmacher benutzen, um die Stoffqualität zu beurteilen, einfache Mikroskope her. Im Laufe seines Lebens schleift er selbst etwa 550 Linsen, die eine bis zu 270fache Vergrößerung ergeben. Seine Mikroskope sind bis ins 19. Jahrhundert hinein unübertroffen. Leeuwenhock selbst besitzt weit über 200 dieser Instrumente, von denen er 26 der Royal Society schenkt.

1674 entdeckt Leeuwenhoek die wahre Natur der Mikroorganismen. Diese erscheinen als sich bewegende Objekte, als kleine Tiere, unter dem Mikroskop. Er beschreibt die spezifischen Formen, darunter Bakterien, Einzeller und Rädertierchen.

1677 erzählt ihm Johan Ham, ein Medizinstudent aus Arnheim, daß er kleine Tierchen (»animalcules«, Spermatozoen) in der menschlichen Samenflüssigkeit gesehen habe. Ham nimmt an, daß sie aus einem Fäulnisprozeß entspringen. Leeuwenhoek dagegen hält die Spermatozoen für einen normalen Bestandteil jeden tierischen Samens. Er beschreibt in den folgenden Jahrzehnten die Spermatozoen der verschiedenen Tierarten. Dabei widerspricht er der Auffassung von William Harvey, wonach das Ei Ursprung allen Lebens sei (ovulistische Theorie; → 1651/S. 182). Denn nicht das bewegungslose Ei, sondern die sich bewegenden Spermatozoen seien die Lebensquelle (animalculistische Theorie). Antonie van Leeuwenhoek beschreibt außerdem als erster die Querstreifung der Muskulfasern, die netzförmige Struktur des Herzmuskels und den faserigen Aufbau der Augenlinse, die bisher als »kristalline« Flüssigkeit aufgefaßt wurde.

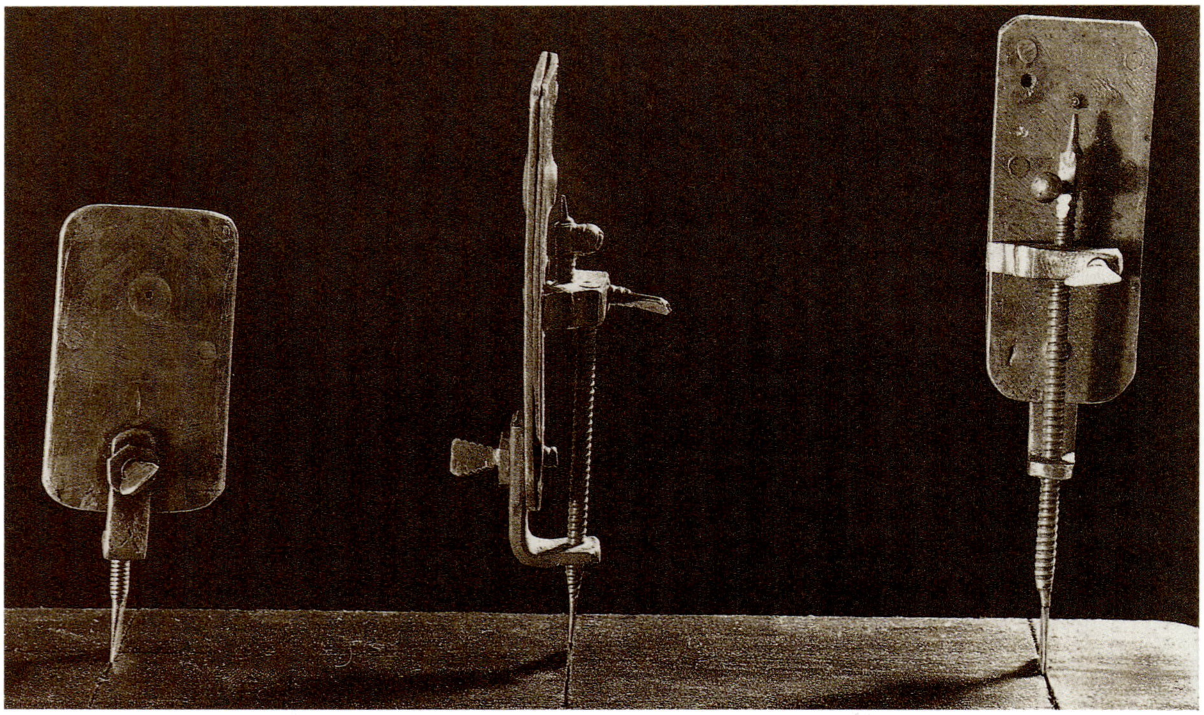

Mikroskope von Antonie van Leeuwenhoek, der eine große Anzahl solcher Instrumente selbst hergestellt hat

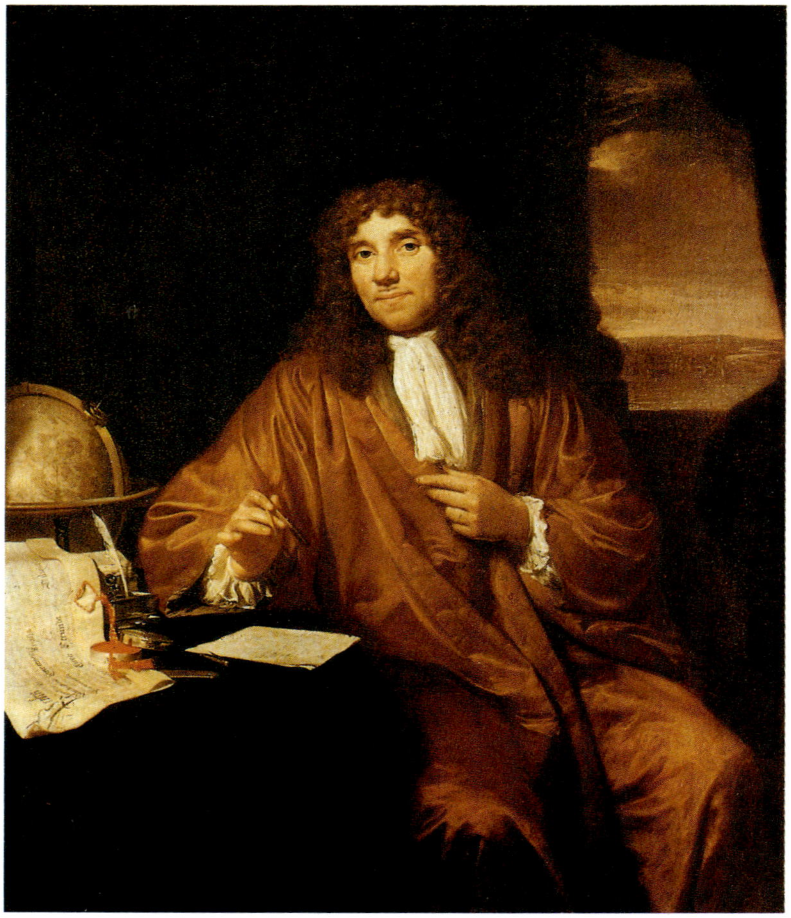

◁ Naturforscher Antonie van Leeuwenhoek (Gemälde von Jan Verkolje; Rijksmuseum, Amsterdam)

Antonie van Leeuwenhoek

Antonie van Leeuwenhoek wurde am 24. Oktober 1632 als Sohn einer wohlhabenden bürgerlichen Familie in Delft geboren. Er besuchte ein Gymnasium in der Nähe von Leiden und wurde 1648 Lehrling bei einem Tuchhändler in Amsterdam. Nach seiner Rückkehr nach Delft heiratete er 1654 Barbara de Mey, Tochter eines englischen Kaufmanns. Sechs Jahre später wurde Leeuwenhoek Beamter der Stadt Delft und 1677 schließlich Oberstadtdirektor. Nach dem Tod seiner Frau 1666 heiratet er 1671 Cornelia Swalmius, die Tocher eines calvinistischen Pfarrers. Im gleichen Jahr begann er seine naturkundlichen Studien, durch seine Ämter finanziell abgesichert. Leeuwenhoek hat keine akademische Ausbildung, er schreibt ausschließlich auf Niederländisch und ist bei seiner wissenschaftlichen Arbeit auf Übersetzungen angewiesen. 1680 wird er als Fellow in die Royal Society in London aufgenommen. Am 26. August 1723 wird Leeuwenhoek in Delft beerdigt.

Mikroskope machen Feinstrukturen des Körpers sichtbar

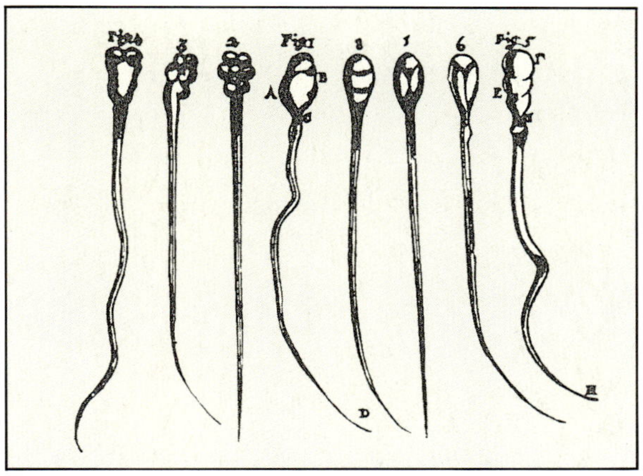

In einem Brief an die Royal Society in London zeichnet Antonie van Leeuwenhoek am 18. März 1678 die Spermatozoen, die er unter dem Mikroskop beobachtet hat.

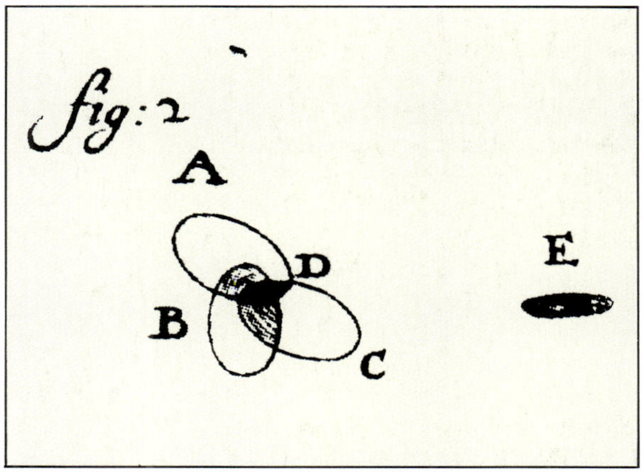

Darstellung der roten Blutkörperchen in Leeuwenhoeks »Arcana naturae«, einem Werk, in dem viele seiner Beobachtungen zusammengefaßt sind (Leiden, 1696).

Chronik Übersicht

Vermutlich entstanden die ersten Mikroskope in den Niederlanden um 1600. Die »Erfindung des Mikroskops« wird unterschiedlichen Forschern zugeschrieben. Es ist z.B. nicht bewiesen, daß Hans und Zacharias Jansen von Middelburg – wie oft behauptet – das erste Instrument um 1590 gebaut haben. Der italienische Gelehrte Galileo Galilei soll um 1610 mikroskopische Studien betrieben haben. Erste publizierte Angaben über den Bau von Mikroskopen finden sich in dem Buch »Mikrographia« des Engländers Robert Hooke (1665).

Zusammengesetzte Mikroskope

Das um 1600 entwickelte zusammengesetzte Mikroskop wird erst mit Robert Hookes Arbeiten in der zweiten Hälfte des 17. Jahrhunderts zu einem viel benutzten Forschungsinstrument. Es handelt sich um eine ineinander verschiebbare etwa 15 cm lange Röhre, die fest auf einer Unterlage fixiert ist. Ein spezieller Beleuchtungsapparat ermöglicht die Untersuchung bei auffallendem Licht. Er besteht aus einer Lampe, deren Lichtstrahlen durch eine wassergefüllte Glaskugel gebündelt und von einer Linse auf das Objekt gelenkt werden. Dieser Beleuchtungsapparat ist von der Mikroskopröhre getrennt. Hooke hat mit einem solchen Instrument an Korkstückchen luftgefüllte »Zellen« gesehen und damit einen grundlegenden Begriff in die medizinische bzw. biologische Wissenschaft eingeführt.

Einfache Mikroskope

Obwohl Lesesteine und Vergrößerungsgläser schon im 13. Jahrhundert bekannt sind, tauchen sog. einfache Mikroskope erst einige Jahrzehnte nach Erfindung der zusammengesetzten auf. Es handelt sich um kleine Linsen mit sehr kurzer Brennweite, die ziemlich schwierig zu handhaben sind. Robert Hooke meint in einer Vorlesung von 1679 zum einfachen Mikroskop: »Ich fand seinen Gebrauch für meine Augen beschwerlicher, anstrengender, ermüdender. Das war schließlich der Grund, weshalb ich nicht mit ihm arbeitete. Diejenigen aber, deren Augen das gut aushalten, können Beobachtungen besser mit dem einfachen Mikroskop als mit dem zusammengesetzten machen, weil hier unerwünschte Farberscheinungen nicht auftreten . . .«

Frühe Mikroskophersteller

Autodidakt Antonie van Leeuwenhoek (s. l.) lernt von Brillenmachern in seiner Heimatstadt Delft das Linsenschleifen. Seine Linsen sind lange Zeit unübertroffen. Die Mikroskope bestehen aus einer Metallplatte, in die im oberen Drittel die Linse eingelassen ist. Im unteren Teil befindet sich eine bewegliche Schraube mit einem Stachel, auf den das Objekt aufgespießt und damit hinter die Linse gebracht wird. Mit einer Hand wird das Instrument gegen das Licht gehalten, mit der anderen das Objekt in der richtigen Lage zum Ansehen durch die Linse fixiert. »Durch meine Entdekkungen«, sagt Leeuwenhoek, »sind in Leiden viele Studenten angeregt worden, das Schleifen ihrer Gläser selbst zu erlernen. Aber was ist dabei herausgekommen? Nichts! Zumeist laufen alle Studien darauf hinaus, Geld zu erwerben oder geachtet zu werden.« Nicholas Hartsoeker beschreibt 1694 ein einfaches Mikroskop mit einer Schraube zur Scharfeinstellung, das insbesondere in England als »Wilson Screw-Barrel-microscope« erfolgreich verkauft wird. Die meisten Hersteller fertigen jedoch zusammengesetzte Instrumente, z.B. Carl Anton Tortana (1685), Grindl von Ach (1687), Christophorus Sturm (1676) und Johann Michael Conradi. Das Mikroskop von John Marhall kommt etwa 1690 in England auf den Markt. Es gehört zu den ersten Mikroskopen, die serienmäßig für verschiedene Vergrößerungen hergestellt werden.

Trotz aller kunstvoller Konstruktionen bleibt bis um 1750 das einfache Mikroskop dem zusammengesetzten überlegen, dessen optisches System (Objektiv, Okular, Feldlinse) schwer zu zentrieren ist und störende Farberscheinungen hervorruft.

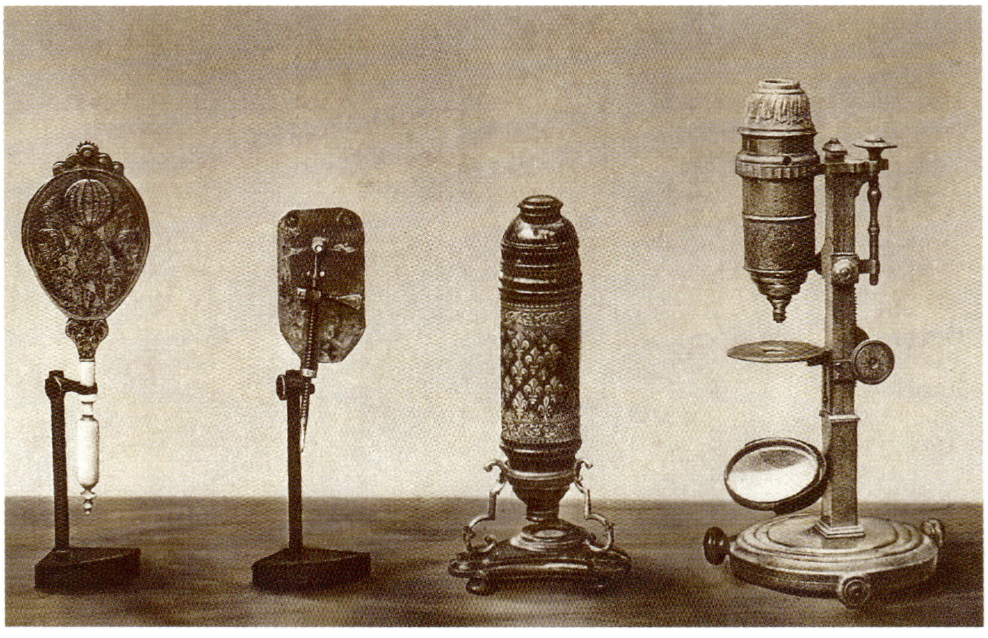

Mikroskope aus der Anfangszeit (v. l.): Einfaches Mikroskop um 1680; Leeuwenhoeks (einfaches) Mikroskop, zunächst mit 40facher Vergrößerung; zusammengesetztes Mikroskop, dessen Konstruktionsprinzip u. a. auch Robert Hooke 1665 angegeben hat; Mikroskop des Naturforschers Buffon aus dem Jahr 1758

2000 Abführkuren für den französischen König

10. Februar 1673. In Paris wird das Stück »Der eingebildete Kranke« (Le Malade Imaginaire) von Molière (Jean-Baptiste Poquelin) uraufgeführt. Der französische Autor und Schauspieler macht sich darin vor allem über die Leibärzte am Hof des französischen Königs Ludwig XIV. lustig. Ein wichtiger Aspekt ist das ausgedehnte Klistieren und Abführen.

Schon König Ludwig XIII. (1601 bis 1643) soll von seinem Leibarzt Charles Bouvart in einem einzigen Jahr 212mal klistiert, 215mal abgeführt und 47mal zur Ader gelassen worden sein.

Am Hof von Ludwig XIV. wird die Medizin zu einer Mode. Die Krankheiten des »Sonnenkönigs«(1638 bis 1715) und ihre Behandlung durch seine Leibärzte erregen großes Aufsehen. Vor allem gegen die Eßlust des Königs versuchen sie mit Abführen und Klistieren anzugehen. Von 1647 bis zu seinem Tod 1715 soll Ludwig XIV. etwa 2000 Abführkuren (Purgantien), mehrere hundert Klistiere und »nur« 38 Aderlässe durchgestanden haben. Am häufigsten nimmt der König eine sog. Abführmittelbouillon ein, die in der Hauptsache Kalbfleisch, Zichorie, Sauerampfer, Kopfsalat und einige Zitronenscheiben enthält. Die Flüssigkeit für die Klistiere besteht üblicherweise aus einem Absud von Eibischwurzeln, von Blättern des weißen Wollkrauts, von Leinsamen, dazu vier Unzen Rosenwasser und drei Unzen süßes Mandelöl.

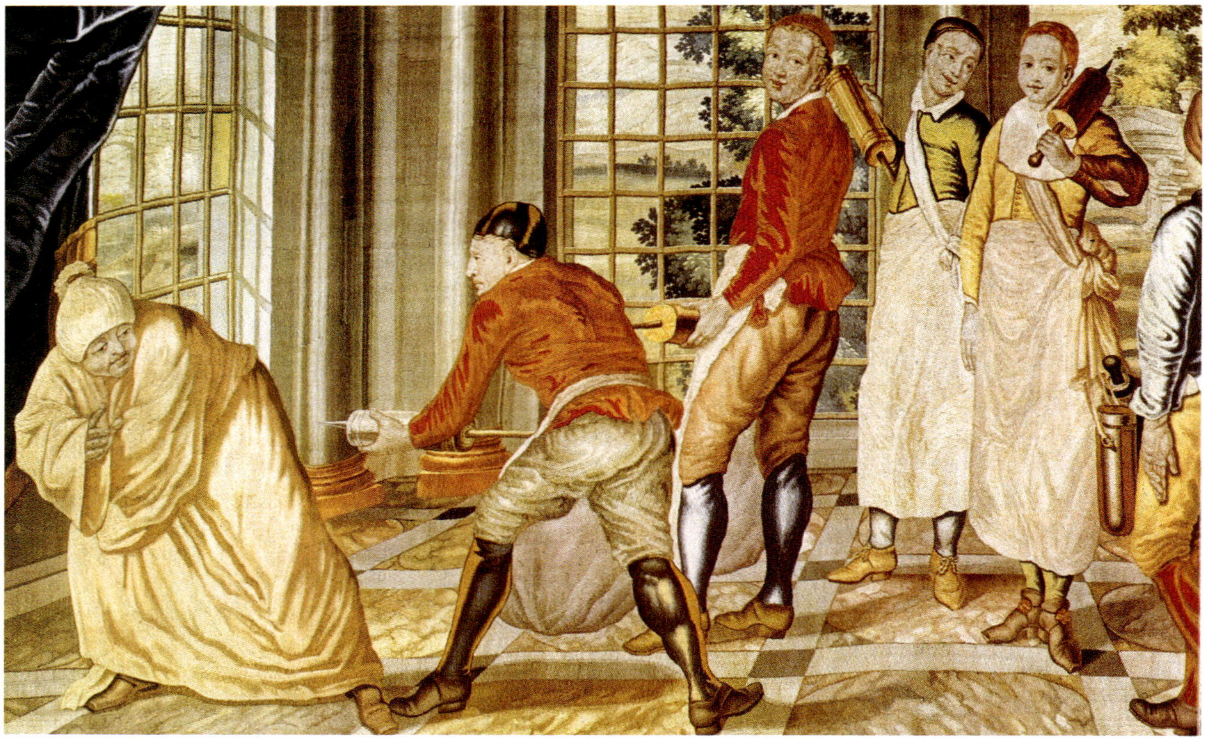

Apotheker verfolgen einen Patienten mit der Klistierspritze (Wandteppich nach einem Bild von Antoine Watteau).

Der niederländische Arzt und Naturforscher Reinier de Graaf (→ 1662/S. 187) beschreibt 1668 verbesserte Klistierspritzen, welche funktionaler sind als diejenigen, welche die Wundärzte des 16. Jahrhunderts, wie Wilhelm Fabricius Hildanus (→ 1606/S. 164) oder Ambroise Paré (→ 1552/S. 147) benutzt haben (→ S. 155). Sie bestehen aus einer kupfernen oder silbernen Spritze mit einer gebogenen langen Kanüle aus Eisen, Holz oder Zinn, die angeblich vom Patienten selbst gefahrlos in den Darm eingeführt werden kann. Tatsächlich kommt es jedoch häufig zu Verletzungen, da es nicht möglich ist, gleichzeitig die Spritze zu fixieren und den Kolben niederzudrücken.

Das Klistieren wird bis ins 19. Jahrhundert hinein in verschiedensten Formen durchgeführt.

»Der eingebildete Kranke« – Molière macht sich über die Klistierwut seiner Zeit lustig

Chronik Zitat

Molière macht sich in mehreren seiner Komödien über die Klistierwut der Apotheker und Ärzte lustig. Damit trägt er wesentlich dazu bei, diese Behandlungsmethode zu einem beliebten Gegenstand der allgemeinen Konversation zu machen.

»Der eingebildete Kranke« beginnt mit einem Selbstgespräch des Titelhelden Argan, der die Rechnung seines Apothekers überprüft:

»»Ferner . . . ein gleitfreudiges, vorbereitendes, beruhigendes Klistierchen zwecks Erweichung, Befeuchtung und Erfrischung der Eingeweide des Herrn.‹ Was mir an meinem Apotheker, Herrn Fleurant, gefällt, ist der höfliche Ton seiner Rechnungen.«

Später kommt es zu dem folgenden Dialog zwischen ihm und Toinette, seinem Dienstmädchen:

Argan: »Hat mein Einlauf heute gewirkt?«

Toinette: »Euer Einlauf?«

Argan: »Ja! Ist viel Galle abgegangen?«

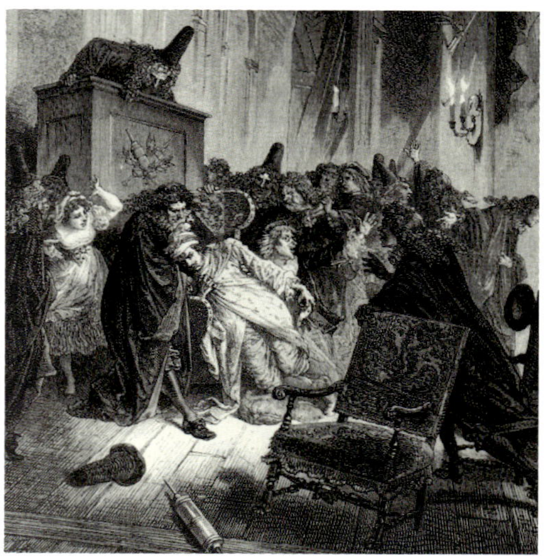

Der Schauspieler und Dramatiker Molière spielt in dem am 10. Februar 1673 in Paris uraufgeführten Stück »Der eingebildete Kranke« die Hauptrolle. Wenige Tage später bricht Molière auf der Bühne zusammen und stirbt am 17. Februar 1673 (Darstellung von P. Philippoteaux). Nachdem er jahrelang einer Wanderbühne angehört hatte, kehrte er 1658 als Theaterleiter nach Paris zurück.

Toinette: »Du lieber Gott! Diese Dinge gehen mich nichts an. Da mag schon Herr Fleurant seine Nase hineinstecken, der verdient ja dran.«

Argan: »Laß mir eine Fleischbrühe bereitstellen; ich bekomme bald den nächsten Einlauf.«

Toinette: »Die Herren Fleurant und Purgon [der Arzt] treiben es recht lustig mit Eurem Korpus; die haben in Euch eine richtige Kuh zum Melken gefunden, und ich würde sie allzu gern einmal fragen, was Ihr denn eigentlich für ein Krankheit habt, daß sie Euch so viele Arzneien verordnen.«

Argan: »Schweig' Sie, sie unwissende Person! Es kommt Ihr nicht zu, die Verordnungen der Medizin zu kritisieren.«

Muskelarbeit mathematisch bestimmt

Dezember 1679. Der italienische Naturforscher, Mathematiker und Physiologe Giovanni Alfonso Borelli (1608–1679) stirbt kurz nach Vollendung seines Hauptwerkes »De motu animalium« (Über die Bewegung der Lebewesen) in Rom. Es wird postum in zwei Teilen in Rom publiziert (1680 bzw. 1681).
Borelli führt damit besonders eindrucksvoll die Theorie der Mechanik in die Medizin ein. Er gilt als Begründer der Iatromathematik, einem wichtigen Konzept der naturwissenschaftlichen Forschung in der Medizin, wie sie nach dem Tod Borellis an einem eigenen Lehrstuhl in Montpellier betrieben wird. In seiner Widmung an die schwedische Königin Christine, welche die Druckkosten für seine Schrift übernimmt, schrieb Borelli: »Da nämlich die Körper der Tiere oder ihre Betätigungen immer mit Bewegung verknüpft sind, unterliegen sie der Mathematik; und ihre wissenschaftliche Betrachtung wird daher eine vorwiegend geometrische sein. In gleicher Weise hängen die Ursachen, die Mittel und Gesetze der tierischen Handlungen mit der Mechanik zusammen, das heißt mit den Begriffen von Pfund, Stütze, Flaschenzug, Heberad, Keil, Schnecke usw.« Die Aufklärung der »wunderbaren Mittel des organischen Mechanismus«, wie z. B. die Flugbewegung der Vögel, bedeutete für Borelli, das »göttliche Buch« der Natur »zu lesen und zu betrachten«.

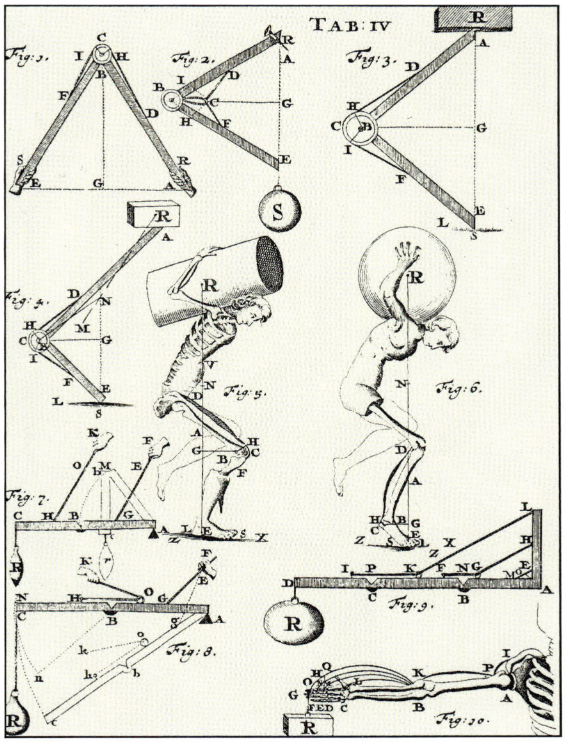

Mechanische Modelle der menschlichen Muskelarbeit, deren Gesetzmäßigkeiten mit mathematischen Formeln errechnet werden (Tafel IV aus Giovanni Alfonso Borellis Werk »De motu animalium« von 1680). Borelli hat auf verschiedenen Gebieten Forschungen betrieben. Seine Studie über den Ausbruch des Ätna (1669) hat ihn besonders bekannt gemacht. In der Medizingeschichte gilt Borelli, ein Mitglied der naturwissenschaftlichen Accademia del Cimento in Florenz, als Begründer der »Iatromathematik«.

Borelli hat als junger Mann in Florenz Mathematik und Physik studiert. Er lehrte als Professor in Florenz und Pisa, ging 1668 nach Messina, vier Jahre später nach Rom. Er ist einer der bedeutendsten Naturwissenschaftler seiner Epoche.

Kuriositäten im Naturalienkabinett

Ende 17. Jahrhundert. Im Zusammenhang mit den Sammlungen von Naturalien, die vor allem von Hochschulen, aber auch vom Adel aufgebaut werden, kommt es auch zu kuriosen anatomischen Schaustellungen von Kinderskeletten, Skeletten von Mißgebildeten, Organpräparaten etc.
Eine der bekanntesten Sammlungen von Organpräparaten stellt der niederländische Anatom Frederik Ruysch (1638–1731) zusammen, die der russische Zar Peter I., der Große, 1717 auf einer Reise durch Westeuropa sieht und für 30 000 Goldgulden kauft. (Sie befindet sich heute im Gebäude der St. Petersburger Akademie der Wissenschaften.) Ruysch benutzt als erster etwa 10%igen Alkohol als Konservierungsmittel, den er sich selbst aus französischem Branntwein herstellt. Seine Präparate, insbesondere die mit Wachs injizierten Organe, haben sich bis heute erhalten.

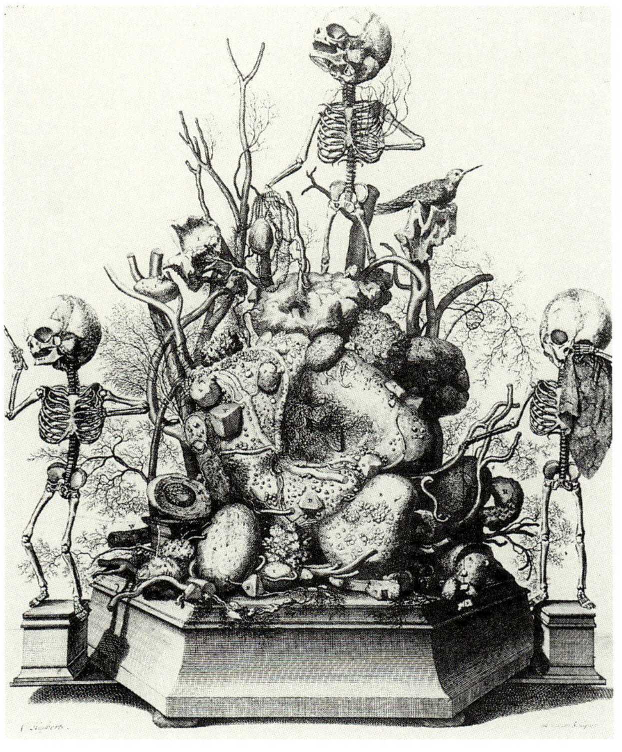

Arrangement von anatomischen Präparaten aus der naturkundlichen Sammlung des niederländischen Anatomen Frederik Ruysch: Er hat hier eine Landschaft aus Gallensteinen, Bäumchen aus injizierten Gefäßen und klagenden Kinderskeletten im Geschmack der Barockzeit zusammengestellt (Abb. aus »Thesaurus anatomicus« von Ruysch von 1701).

Der Klumpfuß – ein Stigma des Bösen

1674. In der deutschen Übersetzung einer Abhandlung von Francisco Arceo wird die Behandlung des Klumpfußes beschrieben.
Arceo empfiehlt, daß die Korrektur des Fußes mit Schienen und Binden zunächst durch heiße Bäder und Salben vorzubereiten sei. »Darnach gehe der Wund-Artzt hinzu, und ziehe erstliche den lahmen Fuß mit großer Gewalt aus, und bemühe sich denselben wieder einzurichten, und ihm wieder die vorherige Gestalt zu geben.«

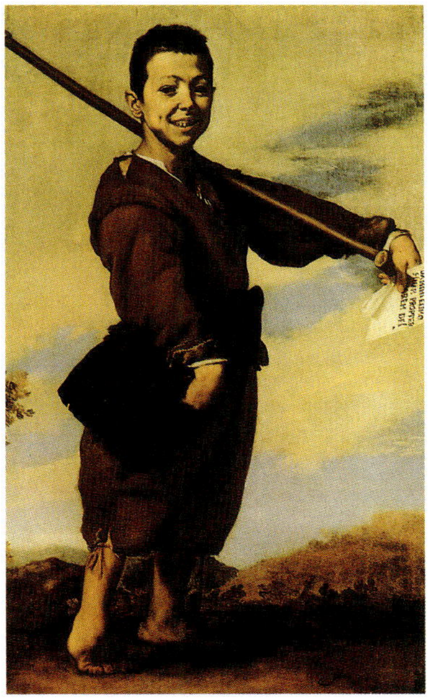

»Der Klumpfuß« (Gemälde von Jusepe de Ribera; Louvre, Paris)

Der Klumpfuß ist häufige Begleiterscheinung bei der zerebralen Kinderlähmung, die auf ein Geburtstrauma zurückzuführen ist (→ 1843/S. 279). Die Halbseitenlähmung (spastische infantile Hemiplegie) auf dem abgebildeten Gemälde weist auf dieses Krankheitsbild hin, das oft mit einer Sprachstörung einhergeht. (Der Zettel in der Hand des Knaben enthält eine Bitte um Almosen.)
Der Klumpfuß und seine Behandlung mit redressierenden Handgriffen und speziellen Verbänden und Schuhen wird schon bei Hippokrates beschrieben. In der Geschichte des Aberglaubens spielt der Klumpfuß als Stigma des Bösen (»Pferdefuß«) eine große Rolle. Vor allem die Chirurgen der frühen Neuzeit haben sich mit seiner Behandlung auseinandergesetzt.

1680

1680–1689

1680. Der deutsche Universalgelehrte Gottfried Wilhelm Leibniz verfaßt als Bibliothekar in Hannover eine Denkschrift zur Einrichtung einer Medizinalbehörde.

1681. Die gerichtsmedizinische Methode der »Lungenschwimmprobe« (hat das Kind bereits geatmet [gelebt], ist die Lunge mit Luft gefüllt und schwimmt auf Wasser) wird erstmals angewendet, um den Zeitpunkt des Todes von Neugeborenen festzustellen.

1682. Der österreichische Schriftsteller Wolf Helmhard von Hohberg schreibt mit seinem Hauptwerk über das Landleben (»Georgica curiosa«) ein Buch über die häusliche Wirtschaftslehre. Dies ist ein Beispiel für die sog. Hausväterliteratur, in der Hinweise zur Krankenbehandlung einen breiten Raum einnehmen. → S. 197

Antonie van Leeuwenhoek, der Delfter Pionier der Mikroskopie, entdeckt mit einem selbstgebauten Mikroskop die Bakterien (→ 1673/S. 192).

1683. Thomas Sydenham, praktizierender Arzt in London, beschreibt nach Selbstbeobachtungen exakt die Symptomatik des akuten Gichtanfalls sowie die Differentialdiagnose zwischen akutem Rheumatismus und Gicht. Er selbst leidet an Gicht, an deren Folgen er 1689 stirbt. → S. 196

1684. Der englische Naturforscher Robert Boyle publiziert das erste programmatische Werk für die chemische Analyse des menschlichen Blutes: »Memoirs for the natural history of the blood«.

1685. Thomas Sydenham aus London beschreibt die Pocken so, daß man sie von anderen fieberhaften Krankheiten abgrenzen kann. Außerdem unterscheidet er den St. Veitstanz (Chorea) von der sog. Tanzwut (Tarantismus; → 1683/S. 196).

26. 8. 1686. Der deutsche Wundarzt Johann Andreas Michael Eisenbarth erhält die Erlaubnis, in Altenburg zu praktizieren. → S. 197

1687. Johann Conrad von Brunner, Heidelberger Anatomieprofessor und späterer Leibarzt des Kurfürsten von der Pfalz, entdeckt die nach ihm benannten Drüsen im Zwölffingerdarm.

Isaac Newton, englischer Mathematiker, Physiker und Astronom, veröffentlicht seine »Philosophiae naturalis principia mathematica« und formuliert hier erstmals sein Gravitationsgesetz. Damit schafft er auch der naturphilosophisch orientierten Medizin eine neue physikalische Grundlage.

Sydenham – der »englische Hippokrates«

1683. In seiner Abhandlung über die Gicht (»Tractatus de podagra et hydrope«) schildert der Londoner Arzt Thomas Sydenham (1624 bis 1689) aufgrund seiner langwierigen eigenen Krankheitsgeschichte – er selbst gibt 34 Jahre an – deren Symptomatik und Verlauf. Sydenham gilt über die Jahrhunderte hinweg als Leitbild für eine praktische Medizin auf empirischer Grundlage; er propagiert als Arzt die genaue Beobachtung am Krankenbett und will die natürlichen Heilkräfte des Organismus unterstützen. Er wird in der Literatur immer wieder als »englischer Hippokrates« bezeichnet.

Obwohl Sydenham teilweise noch der traditionellen Lehre folgt und die Humoralpathologie vertritt, ist er doch vom Wissensstand des 17. Jahrhunderts durchdrungen. Er will den jeweils typischen Krankheitsverlauf in ein System der Krankheiten einordnen, deutet die Symptome als Ausdruck besonderer Krankheitsursachen und sucht nach spezifischen Heilmitteln für die jeweilige Krankheit. So wendet er – im Sinn der Iatrochemie – die Chinarinde gegen das Wechselfieber an, Opium gegen die Gicht (aufgrund langjähriger Selbstbehandlung), Eisen gegen Blutarmut und Quecksilber gegen die Syphilis.

Der Begriff der »Konstitution« ist für Sydenhams Krankheitslehre von großer Bedeutung: Es gibt eine individuell-persönliche, eine jahreszeitlich-klimatische sowie eine spezifische epidemische Konstitution. Das Zusammentreffen der Konstitutionen bedingt Entstehung, Ausprägung und Schwere einer Krankheit oder einer Seuche.

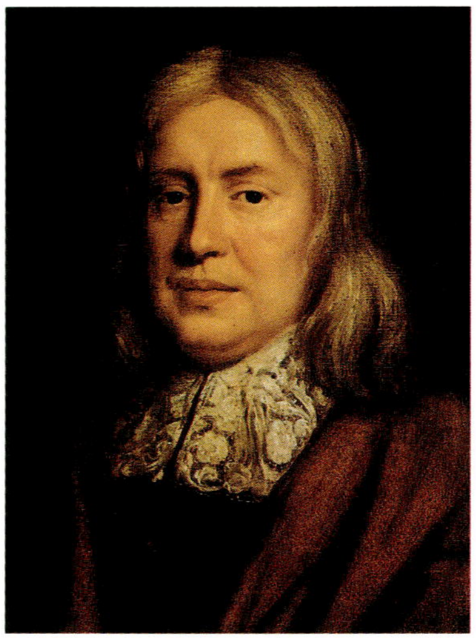

Porträt des englischen Arztes Thomas Sydenham für Mary Beale (Royal College of Physicians, London)

Sydenham, Sohn eines puritanischen Gutsherrn in Südengland, diente im Bürgerkrieg auf der Seite des Cromwellschen Heeres, studierte Medizin am Magdalen College in Oxford und wurde insbesondere von Robert Boyle (→ 1662/S. 187) im Sinne der Iatrochemie wissenschaftlich angeregt. 1655 eröffnete Sydenham in London eine Praxis. Von großer Bedeutung ist seine Fieberschrift »Methodus curandi febres« (1666), der seine umfangreichen, protokollierten Beobachtungen zugrunde liegen. Sydenham bekennt sich zu Hippokrates, insbesondere zu dessen Büchern über die Epidemien, und Francis Bacon, dem Vertreter der naturwissenschaftlichen Forschung. Obwohl Sydenham den Oxforder Kreis der Naturforscher und deren (Tier-)Experimente kennt, vertritt er eine rein beschreibende und beobachtende Einstellung gegenüber der Krankheit – im Sinne des philosophischen Sensualismus von John Locke (1632–1704).

Arzt beschreibt typische Symptome

Chronik Zitat

Thomas Sydenham beschreibt den typischen Verlauf mehrerer Krankheiten; die »Observationes medicae« (1676) enthalten seine Beobachtungen von Fieberepidemien. Später (1683) schildert er Rheuma und Gicht. Zum entzündlichen Rheumatismus (hier rheumatisches Fieber nach der heutigen Nomenklatur) schreibt er:

»Diese Krankheit kommt zu jeder Zeit, besonders im Herbst vor, besonders bei denen, die in der Blüte ihrer Jahre stehen. Sie entsteht, wenn der Kranke sich der Kälte aussetzt, nachdem er sich durch heftige Bewegung oder auf andere Weise erhitzt hat. Die Tragödie beginnt mit Frösteln und Schütteln, gefolgt von Hitze, Unruhe, Durst und den übrigen Zeichen der Fieber. Nach ein bis zwei Tagen, manchmal auch früher, befallen den Kranken heftige Schmerzen bald in diesem, bald in jenem Glied, besonders aber an den Händen, Schultern und Knien; sie verändern zuweilen ihren Ort, befallen die genannten Körperregionen wechselweise und hinterlassen eine Rötung und Schwellung. In den ersten Tagen treten Fieber und die genannten Zeichen gelegentlich gleichzeitig auf. Dann verschwindet das Fieber, der Schmerz aber bleibt, nimmt sogar zu, wenn sich nämlich die Fiebermaterie in den Gelenken abgelagert hat.«

Zur Gicht schreibt Sydenham:

»Gicht befällt meistens diejenigen alten Leute, die in früheren Tagen üppig gelebt, bei reichlichen Mahlzeiten dem Wein und anderen Spirituosen stark zugesprochen und schließlich, träger geworden, die Leibesübungen vernachlässigt haben, an die sie von Jugend auf gewöhnt waren . . . Gesund geht er [der Patient] zu Bette und überläßt sich dem Schlafe. Da wird er etwa in der zweiten Stunde nach Mitternacht von einem Schmerz geweckt, der meistens die große Zehe, zuweilen auch Ferse, Sohle und Knöchel erfaßt. Dieser Schmerz gleicht dem, der bei einer Luxation der genannten Knochen auftritt, wobei zugleich der Patient die Empfindung hat, als ob kaltes Wasser über den leidenden Teil gegossen wäre.«

Die Schwindsucht (Phthise) schildert der Londoner Arzt wie folgt:

»Die Phthise beginnt zwischen dem 18. und 35. Lebensjahr. Der ganze Körper wird abgezehrt. Es besteht ein quälender hektischer Husten, der bei Nahrungsaufnahme zunimmt. Dieser wird begleitet von einer Beschleunigung des Pulses und von Rötung der Wangen. Der mit Husten beförderte Auswurf ist blutig und eitrig. Wenn er erhitzt wird, riecht er faulig . . . Nachts bricht Schweiß aus. Im Laufe der Zeit werden die Wangen des Kranken livide [bläulich verfärbt, fahl], das Gesicht blaß, die Nase scharf.«

»Hausbücher« helfen bei Krankenpflege

1682. Die »Georgica curiosa« (wißbegierige Landwirtschaft) von Wolf Helmhard von Hohberg erscheint – ein Beispiel für die sog. Hausväterliteratur der Barockzeit. Hohberg (1612–1688) stellt den Hausvater in seinen verschiedenen Funktionen als Familienoberhaupt und Herr des Gesindes dar und beschreibt auch die Aufgabe der Hausmutter als Verwalterin des Haushaltes, Erzieherin ihrer Kinder und Betreuerin der Hausapotheke. Darüber hinaus gibt der Autor Hinweise für die Pflege von Heilkräuter- und Obstgarten, Ackerbau und Viehzucht.

Die Hausväterliteratur nimmt die Tradition der antiken Diätetik (→ S. 67), der Gesundheitsregeln des hohen Mittelalters (vgl. Salerno; → 12. Jh./S. 90) und der ökologischen Bücher der Renaissance und frühen Neuzeit wieder auf. Im 17. und 18. Jahrhundert erreicht diese Literaturgattung in Deutschland ihren Höhepunkt, um im 19. Jahrhundert zu verschwinden.

Markantes Beispiel für die frühe Hausväterliteratur ist die »Oeconomia ruralis et domestica« (Haus- und Feldwirtschaft) des brandenburgischen Pastors Johann Colerus (1566–1639). Das Buch erschien 1592 in Wittenberg und erreichte zahlreiche Auflagen. Als Aufgabe der sog. Oeconomia sieht Colerus alles an, »was zur Erlangung/ auch Wiederbringung Menschlichen Leibes Gesundtheit nuetz und dienlichen sey«. Er stellt medizinische Behandlungsmethoden und Techniken der Arzneimittelzubereitung dar. Außerdem enthält das Buch eigene Kapitel über die Pest, das Aderlassen, Frauen und Kinder sowie ihre Krankheiten.

Typisch sind auch die Hauswirtschaftskalender (»Calendarium oeconomicum«), wie z. B. jener, den Johann Colerus 1591 veröffentlichte. Ein anderer Kalender aus dieser Zeit heißt »Immerwehrender Calender« und trägt das Motto: »Gott reicht uns Dar Viel gute Wahr Durchs gantze Jahr«.

Als Beispiel für ein spätes Hausväterbuch sei der »Oeconomus prudens« (der kluge Hauswirt; 1705) von Franz Philipp Florinus genannt. Neben landwirtschaftlichen, ökonomischen, sozialen, pädagogischen und ethischen Fragen werden auch Probleme der Heilkunde behandelt. Da der Hausvater medizinisch tätig werden soll, wird er in einem eigenen Teil mit einem anatomischen Lehrbuch konfrontiert, sodann mit einer Krankheits- und Arzneimittellehre, wogegen die Chirurgie praktisch keine Rolle spielt. Da die Gesundheit als das höchste Gut anzusehen sei, müsse der kluge Hausvater seinen eigenen körperlichen Zustand erkennen lernen. Der Autor ist ein Anhänger der antiken Säftelehre, beschreibt aber auch die Erkenntnisse der neuzeitlichen Naturforschung.

Das gut bestellte Hauswesen (griech. oikos), das dem Hausvater als der von Gott eingesetzten Autorität untersteht, ist in der frühen Neuzeit der Ort, wo auch die Heilkunde als Gesundheitsvorsorge und Krankenpflege zu Hause ist. Im Zeitalter der Aufklärung tritt dagegen das übergeordnete öffentliche Wohl in den Vordergrund und damit die Notwendigkeit einer gesundheitlichen Aufklärung und Erziehung. Hier wären der »Hausvater« (1764–1773) des Freiherrn von Münchhausen und die »Hausmutter« (1778–1781) von Christian Friedrich Germershausen zu nennen. Die »Hausväterliteratur« ist zunehmend enzyklopädisch angelegt und wissenschaftlich ausgerichtet. Mehr und mehr übernimmt der Hausvater die Rolle eines Bürgers, Philanthropen und Naturforschers, der das Gemeinwohl im Blick hat.

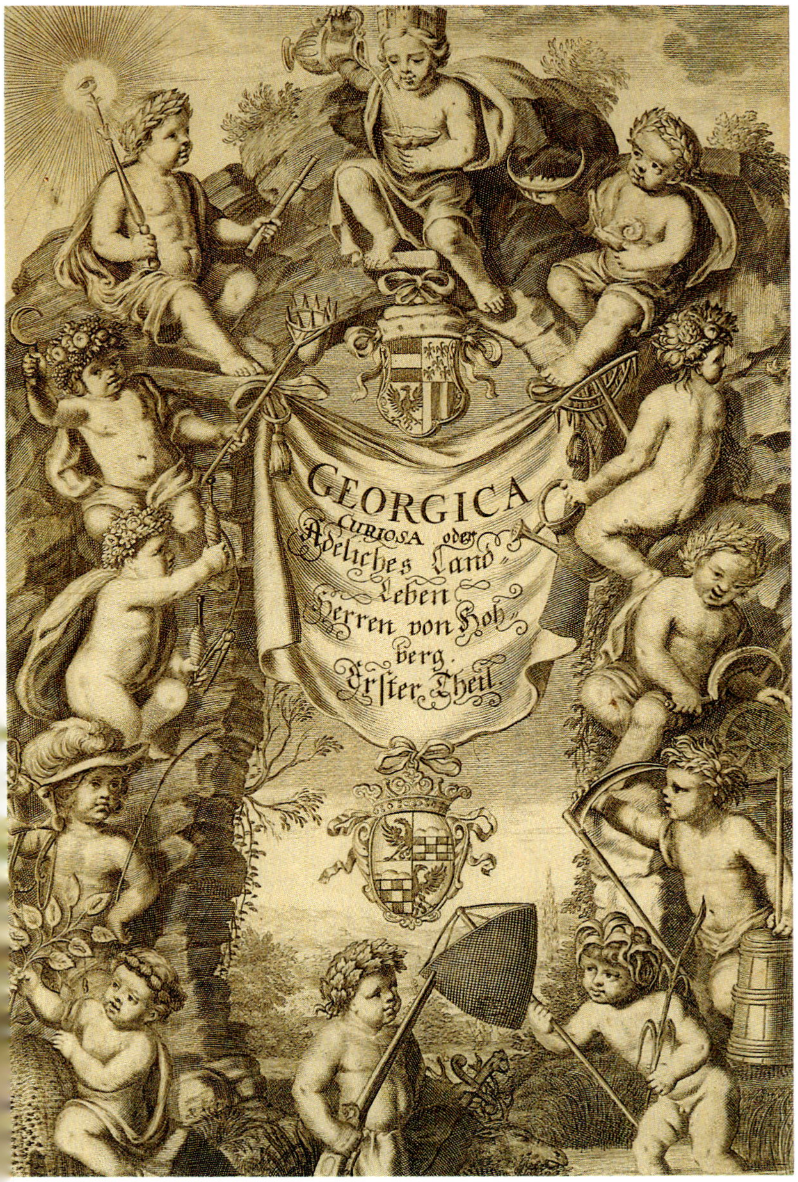

Titelblatt der »Georgica curiosa« des österreichischen Schriftstellers Wolf Helmhard von Hohberg (Universitätsbibliothek Göttingen)

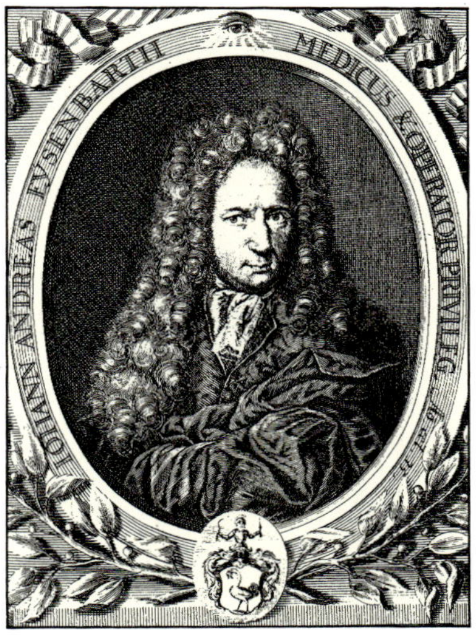

Johann Andreas Michael Eisenbarth gilt wegen marktschreierischer Methoden zu Unrecht als Kurpfuscher.

Heilerlaubnis für Doktor Eisenbarth

26. August 1686. Der legendäre Medikus und Hof-Okulist Johann Andreas Michael Eisenbarth (1663 bis 1727) erhält nach standespolitischen Querelen mit den Badern und Wundärzten der Stadt Altenburg von Herzog Friedrich von Sachsen-Gotha-Altenburg die Genehmigung zu praktizieren (»Privilegium«). Es wird ihm zugestanden, »als ein Oculist, Stein-, Krebs- und Bruchschneider in unserem Fürstentum, auf dem Lande, in den Städten und Flecken, nicht nur die gewöhnlichen, sondern auch die Wochenmärkte zu besuchen«.

Die ärztlichen Befugnisse sind klar eingegrenzt. So darf Eisenbarth nur drei Arten von Medikamenten verkaufen, ein Augenwasser, eine Kräutersalbe zur Wundbehandlung und »Mitridat« als Stärkungsmittel. Innere Kankheiten darf Eisenbarth nicht behandeln.

Das bekannte Spottgedicht »Der Herr Doktor Eisenbarth kuriert die Leut' auf seine Art . . .« läßt Eisenbarth als einen skrupellosen Kurpfuscher erscheinen. Dagegen ist er nach den historischen Dokumenten als ein handwerklich ausgebildeter Chirurg (ohne Universitätsstudium und Doktortitel) ausgewiesen. Nach dem frühen Tod des Vaters, der selbst Augenarzt, Bruch- und Steinschneider in Oberviechtach war, ging Eisenbarth mit zehn Jahren zu einem Bamberger Chirurgen in die Lehre. Danach hat er sich mehrfach amtlichen Prüfungen unterzogen.

1690

1690–1699

1690. Justine Siegemundin veröffentlicht in Leipzig das Hebammenlehrbuch »Die Kgl. Preußische und Chur-Brandenburgische Hof-Wehemutter«. Es erhielt zuvor die wissenschaftliche Anerkennung durch Testat der Medizinischen Fakultät in Frankfurt/Oder vom 18. März 1689. Siegemundin behandelt besonders die widernatürlichen Geburten sowie Techniken der Geburtshilfe. → S. 199

1690–1692. Der deutsche Naturforscher und Arzt Engelbert Kaempfer bereist u. a. auch Japan, wo er sich mit chinesischen Heilverfahren befaßt. → S. 200

1692. Der aus der Schweiz stammende Arzt Johann Konrad Amman, niedergelassen in Amsterdam, veröffentlicht als einer der ersten Wissenschaftler ein Buch über den Taubstummenunterricht (»Surdus loquens . . .«) in lateinischer Sprache, das im selben Jahr ins Niederländische und später auch ins Englische (1694) und ins Deutsche (1747) übersetzt wird. Grundlage ist die Physiologie der Sprachbildung.

Der berühmte Londoner Arzt Thomas Sydenham beschreibt in einer Schrift über diätetische Maßnahmen bei Erkrankungen (»Integri prodessus . . .«) u. a. die gesundheitsfördernde Wirkung der frischen Luft, wobei die Stärkung der Atembewegungen des Brustkorbs Lungenkrankheiten eventuell verhindern könne.

1692–1705. In Salzburg wird das Johannspital nach Entwürfen des Architekten Johann Baptist Fischer von Erlach erbaut.

1693. Nach der zweiten Türkenbelagerung eröffnet der römisch-deutsche Kaiser Leopold I. in Wien ein Armenhaus, in dem bald mehr als tausend Arme, Obdachlose und Studenten untergebracht werden.

1694. Der deutsche Arzt Georg Ernst Stahl geht als zweiter Professor der Medizin (neben Friedrich Hoffmann) an die neugegründete Universität Halle. Seine sog. Phlogiston-Lehre beherrscht Pharmazie und Chemie des kommenden Jahrhunderts. → S. 198

1696. Die »Dreckapotheke« von Christian Franz Paullini, dem Stadtphysikus von Eisenach (= Stadtarzt), erscheint. Sie zeigt, wie stark »sympathetische« Spekulationen die Arzneimittelzubereitung dieser Zeit bestimmen. → S. 199

1698. Das »Dispensatorium Brandenburgicum« erscheint. Es schreibt verbindlich die Abgabe von Arzneimitteln vor und stellt sie unter staatliche Kontrolle.

Zwei Modelle erklären Körperfunktionen

1694. Friedrich Hoffmann und Georg Ernst Stahl begründen an der 1694 eröffneten Universität Halle konkurrierende Medizinschulen.

Hoffmann stützt sein »iatromechanisches« System auf die Überzeugung, daß die Naturgesetze uneingeschränkt auch für den menschlichen Organismus gelten. Seiner Meinung nach ist der Körper eine hydraulische Maschine. Fasern treiben durch ihre Zusammenziehung und Ausdehnung die Flüssigkeitsströme an. Wie in einem Uhrwerk sind alle Funktionen eng miteinander verknüpft.

Wichtigste Bewegung ist laut Hoffmann der ständige Kreislauf des Blutes. Er bewahrt den Körper vor Verderbnis und ist daher gleichbedeutend mit dem Leben. Unmittelbare Krankheitsursache sind Bewegungsstörungen. Besondere Bedeutung haben nach Ansicht des Forschers dabei der Spasmus, die krampfartige Zusammenziehung von Fasern, und die Atonie, die übermäßige Erschlaffung. Bewegungsstörungen verändern vor allem die Beschaffenheit und die Fließeigenschaften des Blutes. Eine erhöhte Geschwindigkeit vermehrt die Reibung und Wärme im Körper. Bei verlangsamter Bewegung entmischen sich die Substanzen, verklumpen und verstopfen die Gefäße. Schädliche Stoffe werden nicht mehr abfiltriert und ausgeschieden, wodurch Fäulnis einsetzen kann, oder das Blut staut sich, überdehnt die Gefäße und läßt sie schließlich platzen.

Stahl setzt dem mechanistischen Konzept Hoffmanns sein animistisches entgegen. Er betont vehement die Bedeutung der Seele (Anima). Lebewesen unterliegen nach Stahl nur bedingt den Gesetzen der materiellen Welt. Die Seele ist Ursache jeder gesunden oder krankhaften Bewegung im menschlichen Körper. Seelische Leidenschaften und Irrtümer gewinnen damit eine herausragende Rolle für die Entstehung von Krankheiten. Bindeglied zwischen Körper und Seele ist der Blutkreislauf, der von der Seele durch Regelung der Gewebsspannung und Porenweite zwischen Arterien und Venen gelenkt wird. Fehlsteuerungen der Seele führen letztlich ähnlich wie bei Hoffmann zu mechanischen Defekten des menschlichen Körpers.

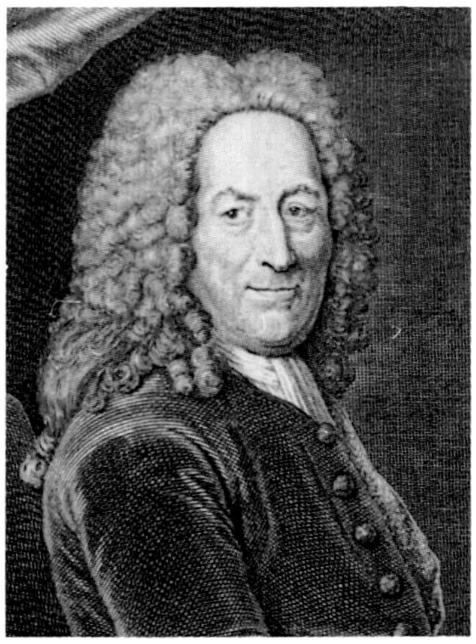

Friedrich Hoffmann (1660–1742; Kupferstich von Petit; 1739)

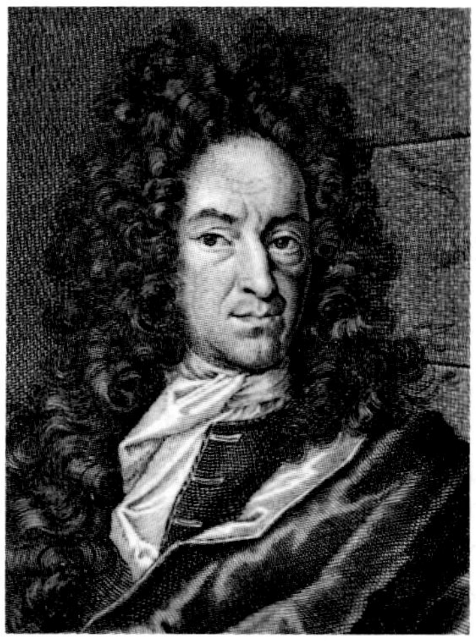

Georg Ernst Stahl (1660–1734; anonymer Kupferstich; vor 1716)

Hoffmann und Stahl – zwei bedeutende Ärzte

Chronik Zur Person

Friedrich Hoffmann (1660–1742) und Georg Ernst Stahl (1660 bis 1734) zählen um 1700 zu den herausragenden deutschen Ärzten.

Hoffmann wurde am 19. Februar 1660 als Sohn eines Arztes in Halle geboren. 1678 begann er in Jena sein Medizinstudium und setzte es 1680 in Erfurt fort. Nach seiner Promotion und erster Lehrtätigkeit in Jena ließ er sich als praktischer Arzt in Minden nieder, wurde 1685 Garnisonsarzt, 1686 Hofarzt sowie Landphysikus und 1687 Landphysikus in Halberstadt. Enge Beziehungen zu den Pietisten verhalfen Hoffmann 1693 zum Ruf an die Universität Halle, wo er die Medizinische Fakultät begründet.

1695 veröffentlicht Hoffmann in den »Fundamenta« erstmals die Grundzüge seines iatromechanischen Systems. Rasch wächst sein Ruhm als hervorragender Arzt und Gelehrter. Er wird Mitglied der bedeutendsten wissenschaftlichen Akademien Europas. 1709 erfolgt die Berufung zum Hofrat und Leibarzt König Friedrichs I. in Preußen. Mit der Tätigkeit in Berlin kann Hoffmann sich aber nicht anfreunden. Er läßt sich 1712 unter Entziehung aller Ehrentitel wieder nach Halle zurückschicken, wo er bis zu seinem Tod am 12. November 1742 unermüdlich seinen ärztlichen sowie akademischen Pflichten nachkommt und seine Hauptwerke schreibt, darunter die berühmte »Medicina rationalis systematica«.

Georg Ernst Stahl wurde am 21. Oktober 1660 in Ansbach geboren. Er studierte seit 1679 Medizin in Jena, zusammen mit Friedrich Hoffmann. 1684 promovierte Stahl zum Doktor der Medizin. Zunächst lehrte Stahl als Extraordinarius in Jena. Dann wurde er 1687 Leibarzt von Herzog Johann Ernst II. von Sachsen-Weimar. 1694 läßt Hoffmann seinen ehemaligen Kommilitonen auf die zweite Professur nach Halle berufen. Stahl unterrichtet in den Fächern Enzyklopädie und Methodologie der Medizin, Botanik, Chemie, Anatomie, Physiologie, Pathologie, Diätetik und Pharmazeutik. Berühmt wird Stahl nicht nur durch sein animistisches System, er prägt auch die Chemie seiner Zeit, indem er die sog. Phlogiston-Theorie entwickelt, nach welcher bei der Verbrennung eine unwägbare Kraft aus den Substanzen entweicht. Als medizinisches Hauptwerk erscheint 1708 Stahls »Theoria medica vera«. 1715 wird Stahl zum Ersten Leibarzt der preußischen Könige Friedrich I. und Friedrich Wilhelm I. und zum Präsidenten des Collegium Medicum ernannt. Er stirbt am 14. Mai 1734 in Berlin.

Hof-Wehemutter Siegemundin verbessert Geburtshilfe

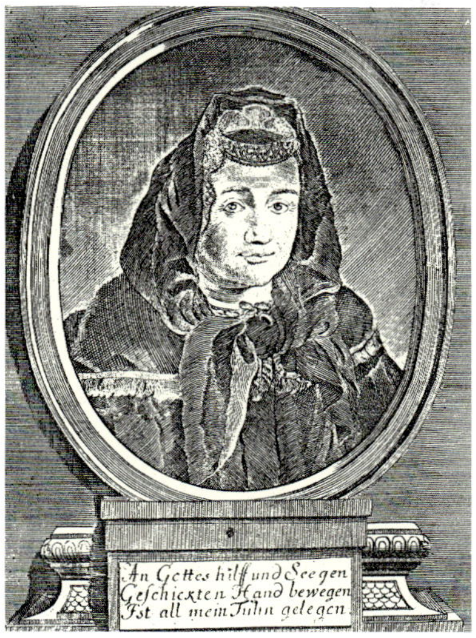

Justine Siegemundin (Titelporträt ihres Hebammenbuches von 1690; Kupferstich von Blesendorff)

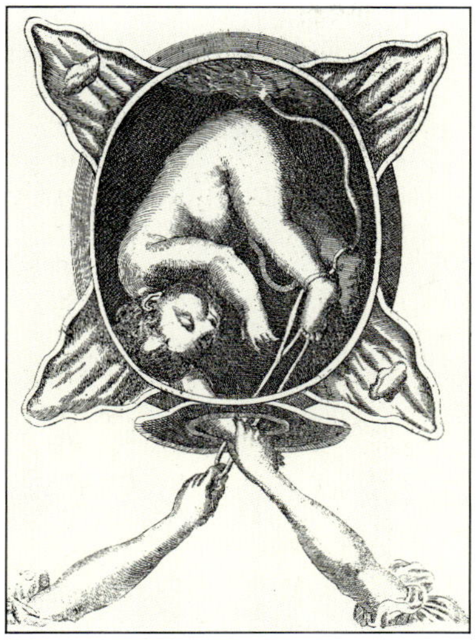

Der »gedoppelte Handgriff« von Justine Siegemundin (Illustration aus ihrem Lehrbuch von 1690)

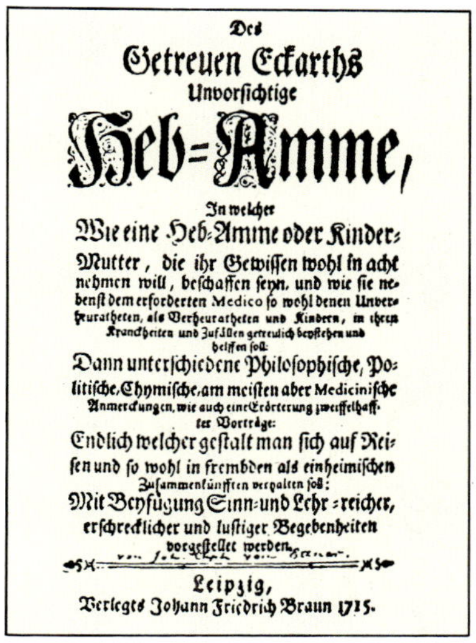

Des
Getreuen Eckarths
Unvorsichtige
Heb=Amme,
In welcher
Wie eine Heb=Amme oder Kinder=
Mutter, die ihr Gewissen wohl in acht
nehmen will, beschaffen seyn, und wie sie ne=
benst dem erforderten Medico so wohl denen Unver=
heuratheten, als Verheuratheten und Kindern, in ihren
Kranckheiten und Zufällen getreulich beystehen und
helffen soll:
Dann unterschiedene Philosophische, Po=
litische, Chymische, am meisten aber Medicinische
Anmerckungen, wie auch eine Erörterung zweiffelhaff=
ter Vorträge:
Endlich welcher gestalt man sich auf Rei=
sen und so wohl in frembden als einheimischen
Zusammenkünfften verhalten soll:
Mit Beyfügung Sinn= und Lehr=reicher,
erschrecklicher und lustiger Begebenheiten
vorgestellet werden.
Leipzig,
Verlegts Johann Friedrich Braun 1715.

»Des Getreuen Eckarths Unvorsichtige Heb-Amme« (Leipzig 1715) von Johann Christoph von Ettner

1690. Justine Siegemundin (1648 bis 1705) veröffentlicht in ihrer Eigenschaft als »Hof-Wehemutter« am brandenburgischen Hof in Berlin ihr Hebammenbuch, »ein höchst nöthiger Unterricht von schweren und unrecht-stehenden Geburthen«. Der Untertitel erläutert ihr Anliegen: »Wie nehmlich durch Göttlichen Beystand, eine wohlunterrichtete Wehe-Mutter mit Verstand und geschickter Hand dergleichen verhüten, oder wanns Noth ist, das Kind wenden könne; Durch vieler Jahre Übung selbst erfahren und wahr befunden«.

Das Buch erlangt rasch große Popularität. Es erscheint bis Mitte des 18. Jahrhunderts in mehreren Auflagen und wird sogar ins Niederländische übersetzt. Das Lehrbuch ist leicht verständlich und mit wichtigen Illustrationen, insbesondere zu den Kindslagen, versehen. Da es in dieser Zeit – abgesehen von Paris – noch keine Hebammenschulen gibt, dient das Buch als Lehrstoff und Ratgeber.

Justine Siegemundin, gebürtige Pfarrerstochter aus einer kleinen schlesischen Gemeinde, soll nach der Fehlbehandlung ihrer eigenen Scheinschwangerschaft dazu bewogen worden sein, sich selbst der Geburtshilfe zuzuwenden. Obwohl die preußische Hebammenordnung vorschreibt, daß nur Frauen, die selbst geboren haben, als Hebammen tätig werden dürfen, wurde die Siegemundin zunächst städtische »Wehmutter« in Liegnitz. Aufgrund ihres wachsenden Ansehens berief sie der Große Kurfürst Friedrich Wilhelm schließlich an seinen Hof, wo sie auch unter dem ersten Preußenkönig Friedrich I. als Hof-Wehemutter arbeitet.

In langjähriger praktischer Tätigkeit als Hebamme erfindet sie u. a. den »gedoppelten Handgriff«, mit dem bei einer Querlage des Kindes eine Wendung auf den Fuß vorgenommen und damit die Geburt ermöglicht wird. In einer Zeit, in der sich in der Regel weder Ärzte noch Wundärzte mit der Geburtshilfe befassen, demonstriert die Hof-Wehemutter ihre Kunst bei zahlreichen pathologischen Geburten, worüber sie Buch führt. Innerhalb von 30 Jahren soll sie ca. 5000 Geburten geleitet haben.

Heylsame Dreck-Apotheke

1696. Der Eisenacher Stadtarzt Christian Franz Paullini (1643 bis 1712) veröffentlicht sein Buch »Heylsame Dreck-Apotheke, wie nemlich mit Koth und Urin fast alle, ja auch die schwerste, gifftigste Kranckheiten und bezauberte Schäden vom Haupt biß zun Füssen, inn- und äusserlich, glücklich curiret worden«.

Paullini, der eine hervorragende akademische Ausbildung genossen hat und eine große ärztliche Erfahrung besitzt, sammelt die im Volk überlieferten Methoden und Rezepturen der Fäkalien-Medizin, ohne sie indessen kritisch zu überprüfen. Er möchte damit gerade den mittellosen Kranken zu billigen Arzneien verhelfen.

Die »Dreckapotheke« stellt gewissermaßen ein ethnomedizinisches Kompendium dar. Der Zahnbehandlung und -pflege ist ein eigenes Kapitel gewidmet. Dort steht u. a.: »Rabenkoth in einen hohlen Zahn gethan, macht, daß er ausfällt und folglich der Schmerz vergeht . . . Zur Säuberung der Zähne wird auch der Urin dienlich geachtet . . .« Gegen Ohrensausen, »übles Gehör« und Taubheit empfiehlt Paullini z. B. Menschenurin, »und zwar des Patienten eigener«. Der Urin soll in einen Topf mit einem glühenden Stein geschüttet werden, der Dampf soll vermittels einer Tabakspfeife (Rohr) durch einen verschließenden Deckel abgeleitet werden: »lasse den Qualm in die Ohren«. Er empfiehlt auch entsprechende Rezepte anderer Autoren, so z. B. die Empfehlung: »Morgends und abends etliche Tropffen Knaben-Urin ins Ohr fallen lassen«. »Haasen-Urin« helfe nicht nur gegen Taubheit und Ohrgeräusche, »sondern auch vor [= für] Ohren-Geschwüre, Ohrenwürmer und Ohrenweh«.

Paullini veröffentlicht außerdem ein Buch über das therapeutische Verprügeln, das Schlagen mit Rute und Peitsche: »Flagellum Salutis« (dt. Heilung durch Schläge), das im Jahr 1698 erscheint.

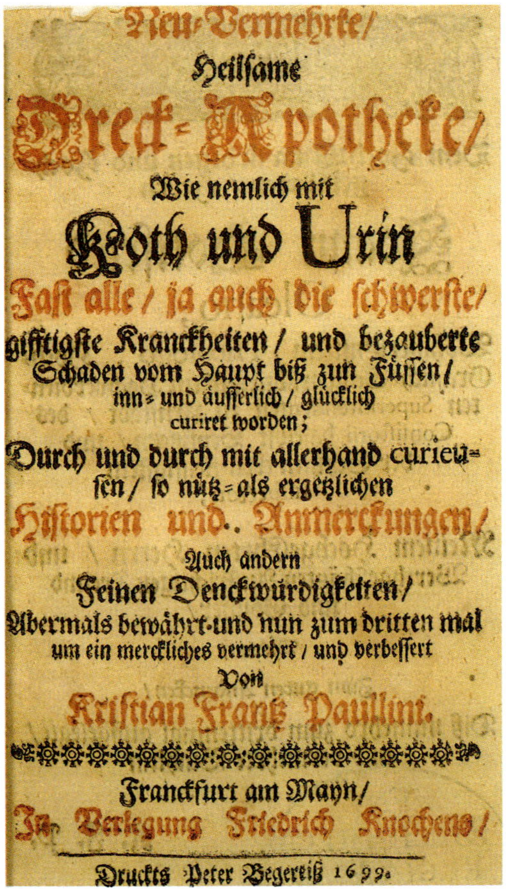

Neu-Vermehrte/
Heilsame
Dreck-Apotheke/
Wie nemlich mit
Koth und Urin
Fast alle/ ja auch die schwerste/
gifftigste Kranckheiten/ und bezauberte
Schaden vom Haupt biß zun Füssen/
inn= und äusserlich/ glücklich
curiret worden;
Durch und durch mit allerhand curieu=
sen/ so nütz= als ergetzlichen
Historien und. Anmerckungen/
Auch andern
Feinen Denckwürdigkeiten/
Abermals bewährt-und nun zum dritten mal
um ein merckliches vermehrt/ und verbessert
Von
Kristian Frantz Paullini.
Franckfurt am Mayn/
In Verlegung Friedrich Knochens/
Druckts Peter Begereiß 1699.

Titelblatt von Paullinis »Dreck-Apotheke« (Ausgabe von 1699, gedruckt in Frankfurt am Main; Universitätsbibliothek Göttingen); im einleitenden Gedicht heißt es: »Im Koth und im Urin liegt Gott und die Natur./ Kuhfladen können dir weit mehr als Balsam nützen,/ Der blosse Gänsedreck geht Mosch und Ambra für./Was Schätze hast du offt im Kehricht und Mistpfützen,/ Der beste Theriak liegt draußen vor der Thür . . .« Die Tradition der Dreckapotheke reicht bis zu den alten Hochkulturen zurück. Sie hat sich in der Volksmedizin erhalten und gewinnt im 17. Jahrhundert mit Paullinis Buch besondere Popularität. Der Stadtarzt empfiehlt in einem 1698 erscheinenden Buch das Prügeln als Heilmittel bei nahezu allen körperlichen Erkrankungen.

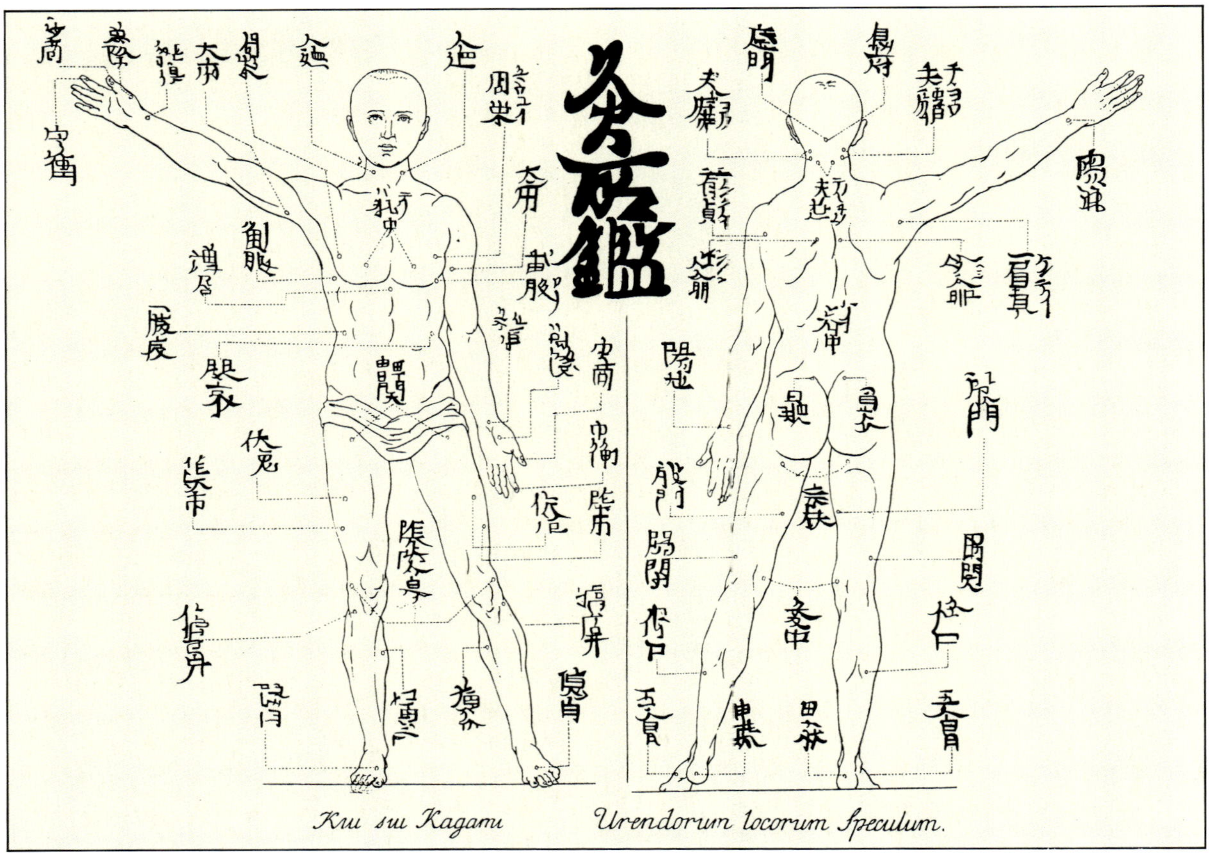

Tafel für den Mediziner mit den wichtigsten Moxibustionspunkten nach Engelbert Kaempfers Angaben

Naturforscher preist chinesische Medizin

1690–1692. Der deutsche Arzt, Naturforscher und Weltreisende Engelbert Kaempfer (1651–1716) hält sich gegen Ende einer zehnjährigen Forschungsreise durch Osteuropa und Asien in Nagasaki (Japan) auf, wo er sich mit der chinesischen Akupunktur und Moxibustion befaßt (→ 2. Jh. v. Chr./S. 45).

Kaempfer beschreibt die Anwendung der Nadel vor allem bei der Kolik. Er preist gegenüber der »unmenschlichen Chirurgie des westlichen Erdteils« die »lieblichen Feuer der königlichen Pflanze Artemisia« und das »edle Metall der feinen Nadeln« der Chinesen.

Sein überschwengliches Lob der fernöstlichen Behandlungsmethoden steht jedoch im Kontrast zu seinen recht spärlichen Kenntnissen der betreffenden Heilkunde. Kaempfers Reisebericht »Amoenitatum exoticarum politico-physico-medicarum« erscheint 1712 in Lemgo. Christian Wilhelm Dohm, der Übersetzer der Originalhandschriften Kaempfers, kritisiert dessen euphorische Einschätzung von Akupunktur und Moxibustion (1779): »Mich dünkt, Kaempfer läßt sich hier wieder von dem Fehler hinreißen, den ich schon bei der vorhergehenden Abhandlung bemerkt habe, nämlich die Einrichtungen und Gewohnheiten des fremden Landes auf Kosten des unsrigen zu erheben . . .«

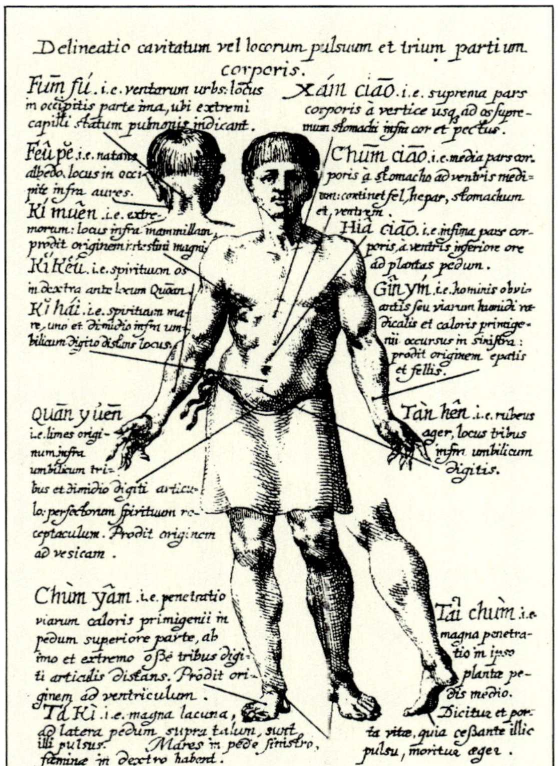

Abbildung zur chinesischen Pulsdiagnostik (aus Michael Boym: »Clavis Medica ad Chinarum doctrinam de pulsibus«, Frankfurt 1686): Der in der niederländischen Ostindischen Kompanie dienende Arzt Andreas Cleyer (1634–1697/98) hat die Manuskripte des Missionars Michael Boym aus China erhalten und herausgegeben. Damit gelangen zum ersten Mal genauere Hinweise über die theoretischen Grundlagen der chinesischen Medizin nach Europa. Bereits 1658 berichtete Jakob de Bondt über die Akupunktur, allerdings mit wenig Sachkenntnis.

Akupunktur wird in Europa bekannt

Chronik Hintergrund

Zu Beginn des 17. Jahrhunderts wurden im Fernen Osten vor allem von englischen und niederländischen Kaufleuten Handelsmissionen gegründet. Sie machen Europa auch mit naturkundlichen und medizinischen Eigenheiten von China und Japan vertraut, insbesondere mit der chinesischen Pulsdiagnostik sowie der Akupunktur und Moxibustion (→ 2. Jh. v. Chr./S. 45). Eine besonders wichtige Rolle bei der Verbreitung fernöstlicher Heilverfahren spielen Ärzte der niederländischen Ostindischen Kompanie mit ihrer Niederlassung in Batavia (Java). Von dort aus werden immer wieder Reisen nach Japan und China unternommen; auch Engelbert Kaempfer (s. l.) ist über Java nach Japan gereist.

Als erster berichtete der niederländische Arzt Jakob de Bondt (Jacobus Bontius; gest. 1648) in seinem Buch über die ostindische Naturgeschichte und Medizin, das 1658 in Amsterdam erschien, über die Akupunktur. Freilich waren seine Kenntnisse begrenzt.

Ein weiterer niederländischer Arzt, Wilhelm ten Rhyne, ging ausführlicher auf Theorie und Praxis der fernöstlichen Akupunktur ein, wobei er allerdings das System der sog. Meridiane fälschlicherweise auf Arterien und Venen bezog. Seine diesbezügliche »Dissertatio« erschien 1683 in London. Er ist wahrscheinlich der erste Autor, der den Begriff »Akupunktur« (acupunctura) benutzte. Er glaubte, daß Nadelung und Moxa (Abbrennen kleiner Kegel aus getrocknetem Beifuß; von japan. mogusa = Brennkranz) vor allem bei der Gicht (Podagra) wirksam seien. Er beschrieb eingehend das Akupunkturbesteck und seine technische Anwendung. Eine ganze Reihe von Krankheiten seien damit zu behandeln, z. B. Kopfschmerzen, Schlagfluß, Epilepsie, Rheuma, Cholera und Tripper.

Physikalische und moralische Grundsätze der Medizin

1700–1800

Das 18. Jahrhundert ist geprägt durch die große geistesgeschichtliche Bewegung der Aufklärung. Diese stellte sich die Aufgabe, die Verhältnisse in Gesellschaft und Staat, Religion und Wissenschaft kritisch zu prüfen und wo nötig – alten Traditionen zum Trotz – neu und besser einzurichten. Sie berief sich dabei auf die jedem Menschen zu Gebote stehende Vernunft. Grenzenloser Optimismus und Fortschrittsglaube belebten ihren Eifer. Auf allen Gebieten kämpfte sie gegen das »Vorurteil«. Nicht als aufgeklärt verstand sich das Jahrhundert, wohl aber im Zustand fortschreitender Aufklärung begriffen, wie Immanuel Kant 1784 formulierte.

Der Bruch mit wichtigen, jahrhundertealten Überlieferungen vollzog sich in der Medizin bereits im 17. Jahrhundert. Die »Autopsia«, das »Selbst-Sehen« der Renaissance, hatte den Weg eingeschlagen, auf dem das »Selbst-Denken« der Aufklärung nur die logische Folge war. Eine neue Lehre von den Phänomenen des Lebens und der Natur (Physiologie) war an die Stelle der aus der Antike tradierten Ansichten getreten. Seit René Descartes, der überlegte wie eine Maschine eingerichtet sein müßte, die wie der menschliche Körper funktioniert, war es üblich geworden, Naturphänomene mechanisch zu deuten. War nicht der Blutkreislauf, den William Harvey 1628 bekannt gemacht hatte, der schlagende Beweis für die Richtigkeit dieser mechanischen Methode?

Mechanische Konzepte des Körpers wurden zweifelhaft

Die Physiologie zu Beginn des 18. Jahrhunderts stand unter dem Eindruck der Zweckmäßigkeit der Natur, die sich im Großen wie im mikroskopisch Kleinen dem Forscher offenbarte. Wie ein kunstvolles Uhrwerk auf den Uhrmacher schließen lasse, so zeige sich in der Natur die Weisheit des Schöpfers (Physikotheologie). Entsprechend dem Geist des Jahrhunderts entstanden große theoretische Systeme, die in geschlossener Gesamtschau die Lebensvorgänge aus allgemeinen Prinzipien zu deuten versuchten, z. B. von Friedrich Hoffmann oder Georg Ernst Stahl.

Gegen dieses Vorgehen erhoben sich mit der Zeit Widerspruch und grundsätzliche Zweifel. Woher waren die Prinzipien bekannt? Ließen sich diese überhaupt ergründen? Mußte man sich nicht damit zufrieden geben, lediglich deren Wirkung zu beobachten? Auf dem Gebiet der Physik fand Isaac Newton in der Anziehungskraft (Gravitation) die einheitliche Ursache für die kreisförmige Bewegung der Himmelskörper ebenso wie für das Zubodenfallen von Gegenständen. Er beschrieb sie exakt, d. h. mathematisch, verzichtete aber darauf, über das Wesen dieser Kraft Vermutungen anzustellen, mit dem berühmt gewordenen Satz: »Hypotheses non fingo« (ich schmiede keine Hypothesen).

Albrecht von Haller (1708–1777), der schweizerische Arzt und Dichter, formulierte 1730: »Ins Innre der Natur dringt kein erschaffner Geist, zu glücklich, wann sich noch die äußre Schale weist.« Haller, der von 1736 bis 1753 an der Universität Göttingen Anatomie, Botanik und Chirurgie lehrte, veröffentlichte 1752 als Resultat zahlreicher Tierexperimente eine Abhandlung über die reizbaren und empfindlichen Teile des menschlichen Körpers. Die Reizbarkeit, d. h. die Fähigkeit zur Zusammenziehung, und die Sensibilität, d. h. die Fähigkeit zur Empfindung, wurden als die Grundkräfte des Lebens verstanden. Beide seien an bestimmte anatomische Strukturen gebunden, die erste an die Muskelfasern, die zweite an die Nerven. In bewußter Anlehnung an Newton beschrieb Haller lediglich die Wirkungen dieser »eingepflanzten Kräfte« und verzichtete darauf, sie in ihrem Wesen erklären zu wollen. Er beanspruchte damit für den lebenden Organismus spezifische Kräfte, die nach seiner Überzeugung zwar durch die anatomische Struktur determiniert sind, sich jedoch von den mechanischen Eigenschaften einer Maschine wesentlich unterscheiden. Für das Zustandekommen der Empfindung ist nach Haller nicht nur der Nerv, sondern auch die Seele unabdingbar. Damit wurde der Materialismus, den Julien Offroy de La Mettrie (1709–1751) in seinem Buch »L'homme machine« (Der Mensch, eine Maschine; Leiden 1748) propagierte, abgewehrt.

Aber auch einer zweiten, weitverbreiteten Ansicht trat Haller mit seinen Experimenten entgegen, nämlich der Seelenlehre (Animismus) von Georg Ernst Stahl (1660–1734); diese lehnte mechanische Erklärungen ab und deutete die spezifischen Regungen des lebenden Körpers, des »Organismus«, als unmittelbare Tätigkeiten der unsterblichen Seele. Haller wies nach, daß Teile des Körpers wie das Herz oder der Darm sich noch dann auf bestimmte Reize kontrahieren, wenn sie vom Körper längere Zeit abgetrennt sind. Damit war widerlegt, daß die als unkörperliches Prinzip unteilbare Seele für die Beantwortung von Reizen verantwortlich ist; vielmehr ist diese Reaktion festgelegt durch den Bau der Muskelfasern.

In gleicher Weise nahm Haller an – und fühlte sich durch seine Beobachtungen bestätigt –, daß auch die Bildung neuer Lebewesen, also die Embryonalentwicklung, durch die Strukturen festgelegt sei, indem beispielsweise das ausgeformte Hühnchen sich bereits vollständig, wenn auch ganz klein und unsichtbar, im Ei vorfände und »präformiert« sei. Nach dem Anstoß durch den Samen bei der Befruchtung führten mechanische Kräfte unter günstigen äußeren Bedingungen zum Wachstum und zur Reifung, zur »Auswicklung« (Evolution) des Vorgebildeten. Demnach wären bei der Schöpfung des ersten Huhnes in diesem sämtliche späteren Generationen mitgeschaffen worden.

Diese weitreichende Schlußfolgerung stand im Widerspruch zu Naturbeobachtungen, die bei den Zeitgenossen Aufsehen erregten. Abraham Trembley (1710–1784) und andere hatten um 1740 festgestellt, daß sich aus Süßwasserpolypen, die man im Experiment in mehrere Stücke zerschneidet, ebenso viele neue, ganze Individuen bilden. Daraus schlossen die Forscher, daß beim Aufbau des Körpers bestimmte sinnvoll wirkende Kräfte nach einem verborgenen Bauplan tätig sind, eine Auffassung, die Kaspar Friedrich Wolff (1733–1794) nach mikroskopischen Studien an Pflanzenknospen und bebrüteten Hühnereiern unterstützte und gegen Hallers Einwände verteidigte (1759). Aus Einfacherem kann also unter dem Einfluß einer »essentiellen Kraft« Komplizierteres entstehen; auch die Urzeugung, die Bildung von Lebewesen durch Fäulnis, Gärung usw. ist auf diese Weise möglich. Hallers Irritabilität und Sensibilität wurden nun neu gedeutet und zusammen mit anderen organischen Kräften schließlich auf ein für das Leben wesentliches, vitales Prinzip zurückgeführt, das Casimir Medicus 1774 »Lebenskraft« nannte (Vitalismus).

Gegen Ende des 18. Jahrhunderts gewann damit das Lebendige wieder die Oberhand über das Mechanische. Die Empfindungsfähigkeit der Physiologen fand ihre Fortsetzung in der Empfindsamkeit als Zeitströmung, die sich auch in der Literatur niederschlug. Mit Jean-Jacques Rousseau (1712–1778) war inzwischen das Natürliche zum Inbegriff des Guten und zur Leitschnur der Vernunft geworden; Zivilisation und Wissenschaft dagegen wurden verantwortlich gemacht für die mannigfachen Mißstände im Zusammenleben der Menschen. »Zurück zur Natur« lautete der Wahlspruch eines neuen Weltgefühls.

Der Arzt als Helfer der Heilkraft der Natur

Entsprechend dem Verständnis des Lebendigen wandelte sich auch die Auffassung von den Aufgaben des Arztes. Eine mechanistische Physiologie wies ihm die Rolle eines Ingenieurs zu, der aus der Kenntnis der kunstvollen Maschine des menschlichen Körpers in den Gang des Räderwerks eingreift, wenn eine Störung den Ablauf der Verrichtungen behindert. Nach der Auffassung Stahls und seiner Anhänger ist Krankheit dagegen die sinnvolle Anstrengung der Seele, ein Hindernis aus dem Weg zu räumen, z. B. einen Krankheitsstoff aus dem Körper herauszuschaffen, somit eine anschauliche Wirkung der aus der Antike überlieferten »Heilkraft der Natur«. Der Arzt hat diese Kraft durch geeignete Maßnahmen zu unterstützen, er ist der »Diener der Natur«. Hier schließt der Satz an, unter den Christoph Wilhelm von Hufeland (1762–1836) seine ärztliche Praxis stellte: »Natura sanat, medicus curat morbos« (Die Natur heilt, der

Arzt behandelt die Krankheiten). Nach dem Willen der Aufklärung sollten theoretische Erkenntnisse in der Praxis fruchtbar werden. Die Praxis hat sich aber in erster Linie im täglichen Umgang des Arztes mit dem Kranken zu bewähren. So verwundert es nicht, daß die selbstgewonnene Erfahrung vielfach höher geachtet wurde als Handlungsanweisungen der oft widersprüchlichen medizinischen Systeme. Der Heilerfolg ist ein gewichtiges Argument, nicht zuletzt auch für jene Methoden, deren Konzept wie bei Franz Anton Mesmers (1734–1815) »tierischem Magnetismus« von der wissenschaftlichen Gemeinschaft abgelehnt wurde.
Als Leitfigur der praktischen Medizin des 18. Jahrhunderts gilt der Leidener Kliniker Hermannus Boerhaave (1668–1738). Den Studenten, die ihm aus ganz Europa zuströmten, imponierte er mit dem Wahlspruch »Simplex veri sigillum« (Das Einfache ist das Kennzeichen des Wahren) ebenso wie mit seinem ausgewogenen Eklektizismus und der unvoreingenommenen Beobachtung der Naturphänomene. Boerhaave lehrte die Medizin am Krankenbett, d. h. im Spital, das von da ab immer mehr zum Mittelpunkt der Medizin wurde. Boerhaaves Schüler übertrugen die Methode des klinischen Unterrichts nach Edinburgh und Wien, von wo aus sie zu allgemeiner Verbreitung gelangte. In Wien gingen Gerhard van Swieten (1700–1772) und Anton de Haen (1704–1776) einen bedeutenden Schritt weiter, indem sie die klinische Beobachtung des Krankheitsverlaufs mit den Befunden der Leichenöffnung verglichen. Damit war beabsichtigt, »Sitz und Ursache der Krankheiten durch die Anatomie« festzustellen, wie dies Giovanni Battista Morgagni (1682–1771) in Padua in seinem Werk von 1761 beispielhaft getan hatte. Im selben Jahr 1761 veröffentlichte in Wien Johann Leopold Auenbrugger (1722–1809) seine neue Methode, mittels Beklopfen des Körpers (Perkussion) verborgene innere Krankheiten zu erkennen. Obschon seinem Verfahren anfänglich die Anerkennung versagt blieb, kündigte sich hier die physikalische Diagnostik an, die – vermehrt um die Auskultation (Théophile René Hyacinthe Laennec, 1819) – die klinische Medizin des 19. Jahrhunderts prägte.

Staatliche Organisation der medizinischen Versorgung

So wie es für das Zeitalter der Aufklärung selbstverständlich wurde, die Ausbildung der Ärzte zweckmäßig und praxisnah einzurichten, so fand nun auch das übrige Medizinalwesen die Aufmerksamkeit aufgeklärterer Fürsten und Regierungen. Nicht länger konnte der Staat die medizinische Versorgung seiner Bürger, die Verhütung und Bekämpfung von Seuchen dem Zufall oder der Willkür einzelner überlassen, denn an Arbeitskraft und Einwohnerzahl hingen Wohlstand im Innern und Macht nach außen. Schon gegen Ende des 17. Jahrhunderts hatte Gottfried Wilhelm Leibniz (1646–1716), der große Philosoph, Ideen gesammelt, wie Medizin und Gesundheit und damit die »gemeine Wohlfahrt« durch behördliche Maßnahmen und durch Belehrung der Untertanen gefördert werden könnten (1671/72). Nun gingen die Regierungen systematisch daran, eine rationelle Ordnung in die Arbeit der Heilpersonen zu bringen und deren Berufsausübung durch Zulassungsprüfungen und andere Maßnahmen zu kontrollieren. Nichtexaminierte Heiler wurden als Kurpfuscher bekämpft. Traditionen und Gewohnheitsrechte erschwerten die Reform. Immer noch erfolgte an den meisten Orten die Ausübung der Chirurgie handwerksmäßig, so daß eine Kluft zur akademischen (inneren) Medizin bestand. In Frankreich begannen die Chirurgen mit königlicher Unterstützung ihren sozialen und wissenschaftlichen Aufstieg, der sich auch auf Deutschland auswirkte. Nun sollten die Chirurgen besser auf ihre Tätigkeit vorbereitet werden und Anatomie und Physiologie lernen. Im späteren 18. Jahrhundert schlossen manche von ihnen an die handwerkliche Lehre ein Medizinstudium an, so daß sich die »Wiedervereinigung« von Medizin und Chirurgie anbahnte. Als besonders förderungsbedürftig galten die Hebammen, die eigene Schulen erhielten und andererseits in ihrem Wirken eingeschränkt wurden, da sich vermehrt Ärzte und Chirurgen als männliche Geburtshelfer betätigten; ihnen allein war beispielsweise die Anwendung der Geburtszange erlaubt. Reformiert wurde in dieser Zeit auch das Apothekenwesen, das sich eine drastische Verminderung des traditionellen Arzneimittelschatzes gefallen lassen mußte.
Die genannten Eingriffe in das Medizinalwesen verfolgten als Ziel das, was Johann Peter Frank (1745–1821) die »medicinische Polizey« nannte, nämlich die »Handhabung des Gesundheitswohls« der Menschen und ihrer Gehilfen, der Tiere. Der zweckmäßige Einsatz des medizinischen Personals war dabei aber nur ein Teilbereich. Wichtiger war es, die Gesundheit der Menschen zu fördern und vor Schädigungen zu schützen. Wie dies geschehen könnte, schilderte Frank in seinem Hauptwerk »System einer vollständigen medicinischen Polizey«, das von 1779 bis 1827 in Mannheim, Tübingen und Wien im Druck erschien. Es bildete den Höhepunkt einer langen Entwicklung. Schon im Jahr 1700 hatte Bernardino Ramazzini (1633–1714) sich mit den Krankheiten der Handwerker beschäftigt. Im Laufe des Jahrhunderts wurde die Gesundheitsgefährdung der verschiedensten Bevölkerungsgruppen untersucht und Abhilfe vorgeschlagen, so bei den Gelehrten, Seeleuten, Soldaten, Gefangenen, unehelichen Müttern usw. Die hohe Kindersterblichkeit wurde nicht mehr als schicksalhafte Selbstverständlichkeit hingenommen. Es schärfte sich der Blick des Arztes dafür, daß Krankheiten durch Armut, schlechte Arbeits- und Wohnverhältnisse, Unwissenheit und Vorurteile verursacht sein können. Wieder war es Johann Peter Frank, der 1790 in einer akademischen Rede in Pavia »Vom Volkselend als der Mutter der Krankheiten« sprach; er formulierte damit eine der wichtigsten Thesen der medizinischen Aufklärung.
Der Auftrag des Arztes erstreckte sich somit nicht mehr nur auf die Betreuung individueller Kranker, sondern darüber hinaus auf die Entdekkung und Behebung sozialer Mißstände sowie auf die Verhinderung von Krankheiten, auf »Diesseitsverbesserung vermittels der Vernunft und Wissenschaft« (wie Erwin Ackerknecht 1959 schreibt).
Wohl das bekannteste Vorbeugungsmittel jener Zeit war die Pockenimpfung, die durch Berichte griechischer Ärzte, besonders aber durch das persönliche Zeugnis und Beispiel von Lady Mary Wortley Montagu (1689 bis 1762) um 1720 von Konstantinopel nach London gelangte. In Osteuropa, Asien und Afrika war es seit langem bekannt, daß durch Pockenkrusten die Krankheit in abgeschwächter Form auf den Gesunden »gepfropft« werden kann (Variolation, Inokulation). Die Methode ist übrigens für den einzelnen nicht ungefährlich, auch gewährt sie keinen ganz sicheren Impfschutz. Statistisch gesehen ist jedoch der Nutzen klar, so daß die Behörden mancherorts ihre Einführung förderten. Einen entscheidenden Schritt zur Verbesserung der Impfung unternahm der englische Arzt Edward Jenner (1749–1823), der – wiederum volkstümliches Wissen nutzend – beobachtete, daß Melkerinnen, die sich an kuhpockenkranken Kühen infizierten, lebenslang gegen die richtigen Pocken geschützt sind. Er impfte 1796 erstmals einen Knaben und veröffentlichte 1798 seinen Bericht über die »Vakzination« (von lat. vacca, die Kuh).
Medizinische Aufklärung wurde 1798 – in Anlehnung an Kant – vom Nürnberger Arzt Johann Karl Osterhausen definiert als »Ausgang eines Menschen aus seiner Unmündigkeit in Sachen, welche sein physisches Wohl betreffen«. Jeder Mensch sollte durch Bildung und Belehrung in den Stand gesetzt werden, kraft der ihm eigenen Vernunft gesundheitsgemäß zu leben. Das fehlende Wissen wurde ihm in zahlreichen populärmedizinischen Schriften angeboten. Der neuen Menschenwürde entsprach die Humanitätsidee, die über das Nützliche hinaus den Menschen als Person achten will. So wurden zur Zeit der Französischen Revolution in den Pariser Irrenanstalten die Geisteskranken durch Philippe Pinel (1745–1826) von den Ketten befreit. Die Brüderlichkeit der Menschenrechte sollte auch in der Medizin gelten, gemäß der Forderung von Johann Peter Frank: »Die Rettung des einzelnen Menschen muß eine größere Tat scheinen als die Eroberung einer Provinz durch Bürgerblut«.

Urs Boschung

1700

1700–1709

1700. Jean Méry, Pariser Anatom und Erster Wundarzt am Hôtel-Dieu, stellt den ersten künstlichen Darmausgang (Anus praeter) her.

Bernardino Ramazzini veröffentlicht seine Abhandlung »De morbus artificum diatriba« über die Berufskrankheiten. → S. 204

1701. Der niederländische Arzt Hermannus Boerhaave wird zum Lektor für theoretische Medizin an der Universität Leiden ernannt. Er führt die Methode des klinischen Unterrichts ein. → S. 203

Der Pariser Arzt Nicholas Andry schreibt ein Lehrbuch über die Entstehung der Würmer im menschlichen Körper (»De la génération des vers dans le corps de l'homme«), das viele Auflagen erlebt und 1716 ins Deutsche übersetzt wird. → S. 204

1701–1716. Der Amsterdamer Anatom Frederik Ruysch, berühmt wegen seiner Technik der Gefäßdarstellung, veröffentlicht sein Hauptwerk in zehn Bänden, den »Thesaurus anatomicus«. → S. 205

1703. Antonie van Leeuwenhoek entdeckt die »Jungfernzeugung« (Parthenogenese) bei Blattläusen, die Entstehung von Keimen (Lebewesen) aus einer unbefruchteten Eizelle (→ 1673/S. 192).

1704. Antonio Maria Valsalva, Anatom und Chirurg in Bologna, veröffentlicht seine Abhandlung über das menschliche Ohr. Er schlägt zum Nachweis der Durchgängigkeit der Ohrtrompete seinen Preßdruck-Versuch (Valsalva-Versuch) vor.

1705. Die französischen Ärzte Pierre Brisseau und Antoine Maître-Jan erklären die Linsentrübung als Ursache des grauen Stars. Die Königliche Akademie der Wissenschaften in Paris kann sich jedoch der neuen Lehre nicht anschließen und läßt die Entdeckung unberücksichtigt (→ S. 158).

Der lutherische Theologe Georg Heinrich Götze, Superintendent in Lübeck, verfaßt eine »Krancken-Bibliothec« zu therapeutischen Zwecken. → S. 204

17. 4. 1708. Dem Pariser Wundarzt Jean-Louis Petit gelingt zufällig die erste erfolgreiche Starextraktion. Nach dem Vorbild von Petit entwickelt später Jacques Daviel die Routine-Linsenextraktion (→ S. 158).

1708/1709. Nach einem sehr milden Winter herrscht die Beulenpest in Polen, Schlesien und Preußen, Pommern, Mähren und Böhmen. In Warschau sind 8760 Seuchentote zu beklagen. → S. 206

Boerhaave revolutioniert Arztausbildung

1701. Der Leidener Arzt Hermannus Boerhaave (1668–1738) wird von den Kuratoren der Universität Leiden zum »Lector Institutionum Medicarum« berufen. Er führt u. a. den klinischen Unterricht für Medizinstudenten ein.

Boerhaave ist der Sohn eines calvinistischen Predigers. Er studierte zunächst Theologie und dann Medizin in Harderwijk und promovierte 1693 mit einer Dissertation »Über die Nützlichkeit der Prüfung von Exkrementen Kranker auf Krankheitszeichen«. Er unterrichtet im Laufe seiner Leidener Lehrtätigkeit außer Anatomie fast alle Gebiete, die für die damalige Medizin bedeutsam sind. So übernimmt er ab 1709 den Lehrstuhl für Botanik und Medizin und wird damit zugleich auch Aufseher des einzigartigen Botanischen Gartens in Leiden. 1718 kommt der Lehrstuhl für Chemie hinzu.

Ab 1714 organisiert Boerhaave am Cäcilien-Hospital den klinischen Unterricht am Krankenbett. Zwölf Betten stehen zur Verfügung, sechs für Frauen und sechs für Männer. Zweimal wöchentlich unterrichtet Boerhaave die versammelten Studenten im Cäcilien-Hospital. Er stellt ihnen die einzelnen Patienten mit ihren Krankheitssymptomen vor, bespricht Krankheitsverlauf, Diagnose und Therapie. Diese Einrichtung wird bald in Europa als Vorbild für die medizinische Lehrpraxis berühmt.

Während Boerhaaves 37jähriger Lehrtätigkeit studieren rund 2000 Medizinstudenten in Leiden. Etwa ein Drittel kommt aus den englischsprachigen und ein weiteres Drittel aus den deutschsprachigen Ländern. Unter Boerhaave erwerben 178 Studenten den medizinischen Doktortitel. Es gibt bald keine Medizinische Fakultät in Europa ohne Boerhaave-Schüler und keinen Hof ohne einen Leibarzt, der in Leiden studiert hat. Die bedeutendsten Schüler sind Carl von Linné (Uppsala; → 1735/S. 213), Gerhard van Swieten und Anton de Haen (beide Wien; → S. 218), Albrecht von Haller (Göttingen; → 1736/S. 212) und Alexander Monro (Edinburgh; → S. 221). Seit 1729 sind in Edinburgh sämtliche medizinischen Lehrstühle mit Boerhaave-Schülern besetzt. Von hier aus verbreitet sich das Gedankengut der Leidener Schule nach Nordamerika mit der Stadt Philadelphia als Zentrum.

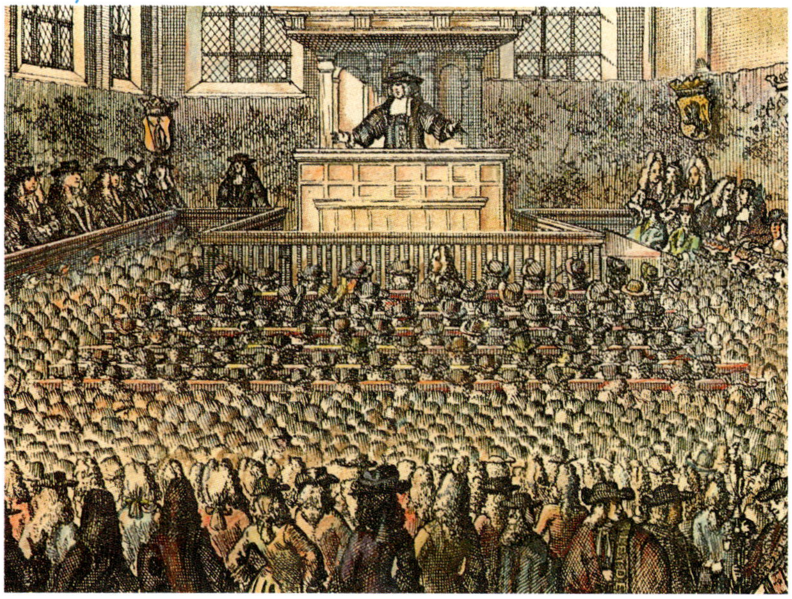

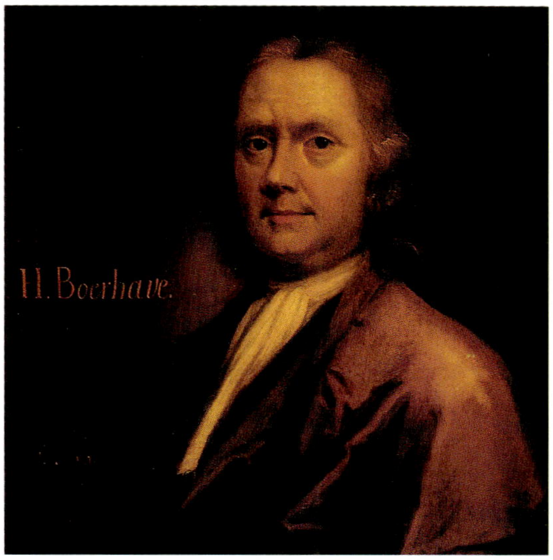

△ Hermannus Boerhaave bei einer Vorlesung in Leiden; in einer Reihe von programmatischen Reden begründet der niederländische Mediziner u. a. seine Auffassung von der medizinischen Ausbildung (moderne Kolorierung).

◁ Porträt des niederländischen Mediziners und Chemikers von Jan Wandelaar (um 1730; Royal College of Physicians, London); Boerhaave stirbt 1738 fast 70jährig in Leiden.

1703 hält Boerhaave seine berühmte programmatische Rede »Über den Nutzen der mechanischen Methode in der Medizin«. Er entwikkelt darin sein spezielles Konzept, wonach die hippokratische Beobachtung des Kranken und seiner Krankheit mit den neuen mathematisch-physikalischen Methoden zu verbinden sei. Seine Vorlesungen an der Universität und im privaten Rahmen dienen ihm als Grundlage für mehrere Lehrbücher. Vor allem zwei Schriften begründen Boerhaaves Ruhm: »Institutiones medicae« (Lehrsätze der theoretischen Medizin; 1708) und »Aphorismi de cognoscendis et curandis morbis« (Aphorismen über zu erkennende und zu heilende Krankheiten; 1709).

Boerhaave integriert in seinem Werk klar und übersichtlich die verschiedenen Ansätze und Traditionen der Medizin. Er betont die Bedeutung der Erfahrung, wobei er sich in der Methode an der Newtonschen Physik (Kraftbegriff, »Schwerkraft«) orientiert. Er greift das mathematische und mechanistische Modell des Organismus auf, das er als theoretische Basis ansieht. Insbesondere befürwortet er den von René Descartes vertretenen Dualismus von Leib und Seele und meint, der Arzt sei in der Hauptsache für die körperlichen Belange der Kranken zuständig. Boerhaaves größte Leistung ist jedoch der klinische Unterricht am Krankenbett.

Andry begründet »Wurmpathologie«

1701. Der französische Arzt Nicholas Andry (1658–1742) wird Professor an der Pariser Medizinischen Fakultät. Im selben Jahr veröffentlicht er sein Buch »De la génération des vers dans le corps de l'homme« (Über die Entstehung der Würmer im menschlichen Körper). Diese Abhandlung, die mehrmals aufgelegt und in verschiedene Sprachen übersetzt wird – u.a. 1716 ins Deutsche –, macht Nicholas Andry berühmt.

Er vertritt eine sog. Wurmpathologie, wonach viele ansteckende Krankheiten, wie z.B. Pocken, Pest und Syphilis, durch Würmer hervorgerufen werden. Er widerspricht der These von der spontanen Entstehung der Würmer im menschlichen Körper – vielmehr werden ihre Keime (»semences«, »œufs«) durch die Luft, Nahrung oder Haut aufgenommen und erzeugen Krankheiten, wenn sie ein günstiges Milieu, einen bestimmten Körpersaft antreffen, der ihr jeweiliges Wachstum ermöglicht. Damit will Andry erklären, warum nicht alle Menschen mit allen Parasiten behaftet sind, obwohl sie doch, wie er sagt, früher oder später mit allen Parasiten ihrer Umwelt in Berührung kommen. Jeder Körperteil könne von spezifischen Würmern befallen werden. Entsprechend dieser Theorie glaubt Andry, seine Patienten durch Wurmkuren heilen zu können.

Nach Einführung des Mikroskops werden die in Erd- und Wasserproben entdeckten freilebenden Fadenwürmer häufig als Krankheitserreger eingeschätzt. Während des 18. Jahrhunderts sind deshalb sehr viele Ärzte von der sog. Wurmpathologie (morbi animati) überzeugt. Allerdings gibt es auch Kritiker dieser Theorie.

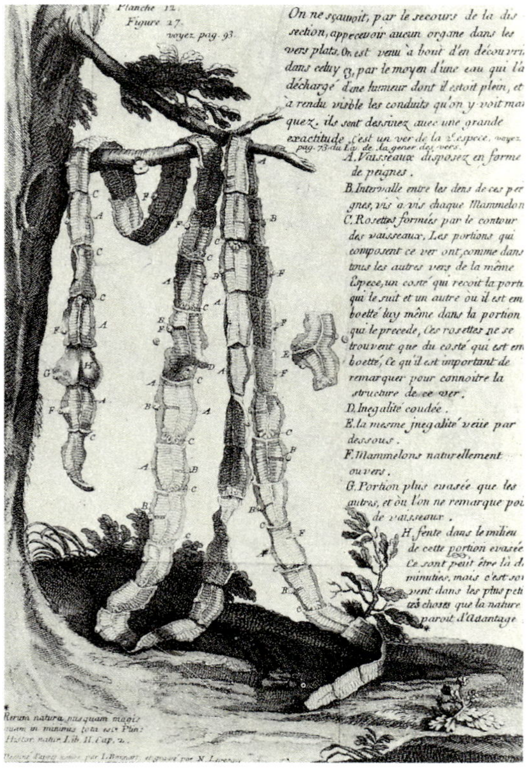
On ne sçauroit, par le secours de la dis
section, appercevoir aucun organe dans les
vers plats. On est venu à bout d'en découvri
dans celuy cy, par le moyen d'une eau qui l'a
déchargé d'une humeur dont il estoit plein, et
à rendu visible les conduits qu'on y voit ma
quez. ils sont dessinez avec une grande
exactitude. C'est un ver de la 2.e espece. voyez
pag. 73 du Li. de la gener. des vers.
A. Vaisseaux disposez en forme
de peignes.
B. Intervalle entre les dens de ces pe
gnes, vis à vis chaque Mammelon
C. Rosettes formées par le contour
des vaisseaux. Les portions qui
composent ce ver ont, comme dans
tous les autres vers de la même
Espece, un costé qui reçoit la port
qui le suit et un autre où il est em
boetté luy même dans la portion
qui le precede. Ces rosettes ne se
trouvent que du costé qui est em
boetté, Ce qu'il est important de
remarquer pour connoitre la
structure de ce ver.
D. Inegalité coudée.
E. la mesme inegalité veüe par
dessous.
F. Mammelons naturellement
ouvers.
G. Portion plus evasée que les
autres, et où l'on ne remarque poi
de vaisseaux.
H. fente dans le milieu
de cette portion evasée
Ce sont peut être là d
minuties, mais c'est so
vent dans les plus peti
tes choses que la nature
paroit d'Avantage

Bandwurm eines Menschen; gemäß dem zeitgenössischen Darstellungsstil ist er an einem Baumast aufgehängt (Stich aus Nicholas Andry: »Vers solitaire ...«; 1718). Andry stellt als erster fest, daß die im Menschen lebenden Bandwürmer einen Kopf sowie einen Schwanz besitzen und beschreibt korrekt den Kopf (Scolex) des Rinderbandwurms (Taenia saginata). Seine Theorie freilich, wonach jeder Körperteil seine ihm eigentümlichen Würmer beherberge, welche die entsprechenden Krankheiten hervorrufen, ist rein spekulativ. Sie hat ihn als »Wurmdoktor« (Homo vermiculosus) dem Spott ausgesetzt.

Bücherlesen als Therapie für Kranke

1705. Der lutherische Geistliche Georg Heinrich Götze (1667–1728) aus Lübeck verfaßt eine sog. Krancken-Bibliothec und versucht damit, das Lesen als diätetisches Mittel für den Kranken therapeutisch zu nutzen.

Die helfende und heilende Kraft der Literatur wurde in Antike und Mittelalter immer wieder bemerkt. Dabei wird das heilsame Lesen (sog. Bibliotherapie) traditionell der Diätetik, der gesunden Lebensführung, zugeordnet, und zwar dem Bereich der Affekte. Sowohl heilige Texte (Evangelien, Märtyrerlegenden) als auch weltliche (Epen, Tragödien) sollen therapeutische Aufgaben erfüllen. So wurden z. B. im Mittelalter während der Operationen sakrale Texte rezitiert. Auch im 18. und 19. Jahrhundert wird die Bibliotherapie in den verschiedenen Schriften zur Diätetik hervorgehoben, so z.B. bei den »Selecta diaetetica« des Arztes Conrad Barthold Behrens (1710).

In der Psychiatrie nach 1800 gilt die Beschäftigung mit Literatur als heilsam für die Geisteskranken. Jedes Hospital, meint z. B. im Jahr 1811 der US-amerikanische Psychiater Benjamin Rush, müsse eine kleine Bibliothek besitzen.

Ramazzini – der Wegbereiter der Gewerbemedizin

1700. Der italienische Arzt Bernardino Ramazzini (1633–1714) veröffentlicht sein Hauptwerk »De morbis artificum diatriba« (Abhandlung von den Krankheiten der Künstler und Handwerker).

Dieses Buch ist Ergebnis langjähriger Feldforschung. So behandelt er in seiner Schrift systematisch die Krankheiten der »schmutzigen Handwerker« (u. a. Rotgerber, Käsemacher, Seifensieder, Totengräber, Hebammen), der »staubigen Handwerker« (u. a. Bäcker, Müller, Tabakbereiter), der »stehenden, sitzenden und herumgehenden Künstler und Handwerker« und der »Wasserarbeiter« (u. a. Bader, Fischer, Schiffer).

Neuartig ist die Untersuchung der konkreten Arbeitsbedingungen in den Betrieben. Als typische Krankheit der »stehenden Berufe« (z. B. Zimmerleute, Bildschnitzer, Maurer) erscheinen Krampfadern (wegen einer Stagnation des Blutes in den Adern), schwache Mägen, Müdigkeit und Mattheit. Sitzpausen, Bäder und Umschläge werden zur Prophylaxe bzw. Heilung empfohlen. Zu den vielfältigen Gefahren, denen nach Ramazzini die Hebammen ausgesetzt sind, gehört auch »das Sitzen vor dem Kreißstuhl, auf einem niederen Bänkchen ... Der Unterleib wird dadurch auf die heftigste Art gepreßt, die Geschäfte der Eingeweide desselben werden gehemmt, und dem Rückfluß des Blutes aus den untern Gliedmaßen werden dadurch beträchtliche Hindernisse gesetzt«.

Ramazzini ist vor allem um die Prophylaxe bemüht. Er gilt heute als Wegbereiter der Gewerbehygiene und der Sozialmedizin.

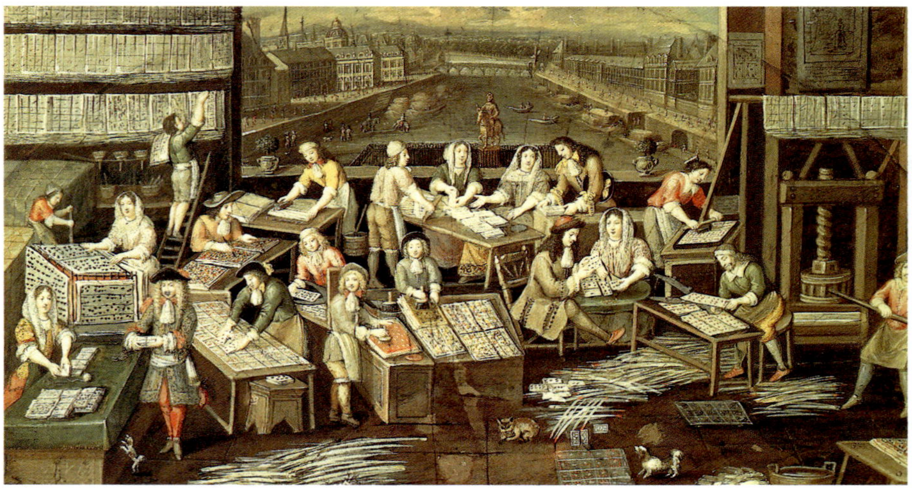

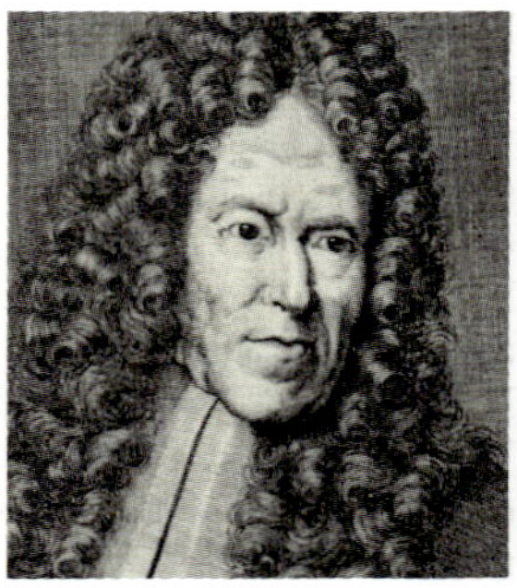

Bernardino Ramazzini (Porträt aus seinen »Opera omnia ...«; Genf, 1717)

◁ Spielkartenmanufaktur (Paris um 1680)

Die Kunst des Anatomen, Organe zu präparieren

1701–1716. Der »Thesaurus anatomicus« des Amsterdamer Anatomen Frederik Ruysch (1638–1731) erscheint in zehn Bänden in niederländischer und lateinischer Sprache. Darin beschreibt er seine reichhaltige anatomische Sammlung, die er in verschiedenen Mietshäusern in Amsterdam untergebracht hat. Sein »Kabinett« wird zu einer großen Attraktion für die Besucher Amsterdams. Ruysch hält außerdem anatomische Privatkurse für auswärtige Studenten ab. Seine Präparierkunst ist unübertroffen; er entwickelt eine eigene Technik, mit der er bestimmte Flüssigkeiten in die Blutgefäße der menschlichen Leichen einspritzt, um sie zu konservieren. Das Rezept dieses Injektionsmittels bleibt sein Geheimnis. Nach einer Mitteilung von Johann Christoph Rieger, einem aus Preußen stammenden Arzt, soll das Mittel aus Talk, weißem Wachs und Zinnober bestehen. Zur Konservierung (Einbalsamierung) der Organpräparate bzw. vollständiger Leichen soll Ruysch Alkohol (aus Wein und Korn) mit einem Zusatz von schwarzem Pfeffer benutzen. So gelingt es ihm, die feinsten Verzweigungen der Blutgefäße in verschiedenen Organen wie Leber, Herz, Niere darzustellen. Die Fülle der Blutgefäße führt ihn zum Ausspruch: »Totum corpus ex vasculis« (der ganze Körper besteht aus Gefäßen). Ruysch entdeckte u. a. die Bronchialarterien, die äußeren Interkostalarterien und die zentrale Netzhautarterie.

Ruysch ist ein Künstler in der möglichst lebensgetreuen Konservierung von Leichen. So kündigte er im Sommer 1706 die Sektion von Leichen an, »welche noch am Leben zu sein scheinen, aber schon ungefähr zwei Jahre tot sind«. Er präparierte die Leiche eines Kindes so lebensecht, daß Zar Peter I., der Große, der Überlieferung nach den Drang verspürte, sie zu küssen. Ein anderes Mal konservierte Frederik Ruysch ein totgeborenes Kind mit Wasserkopf dergestalt, daß es auf einem Kissen sitzt und die Plazenta in Händen hält.

1717 verkauft Ruysch seine anatomische Sammlung mit mehr als 900 Präparaten, die im barocken Zeitgeist die Freude am Kuriosen widerspiegelt, an den russischen Zaren Peter I., den Großen.

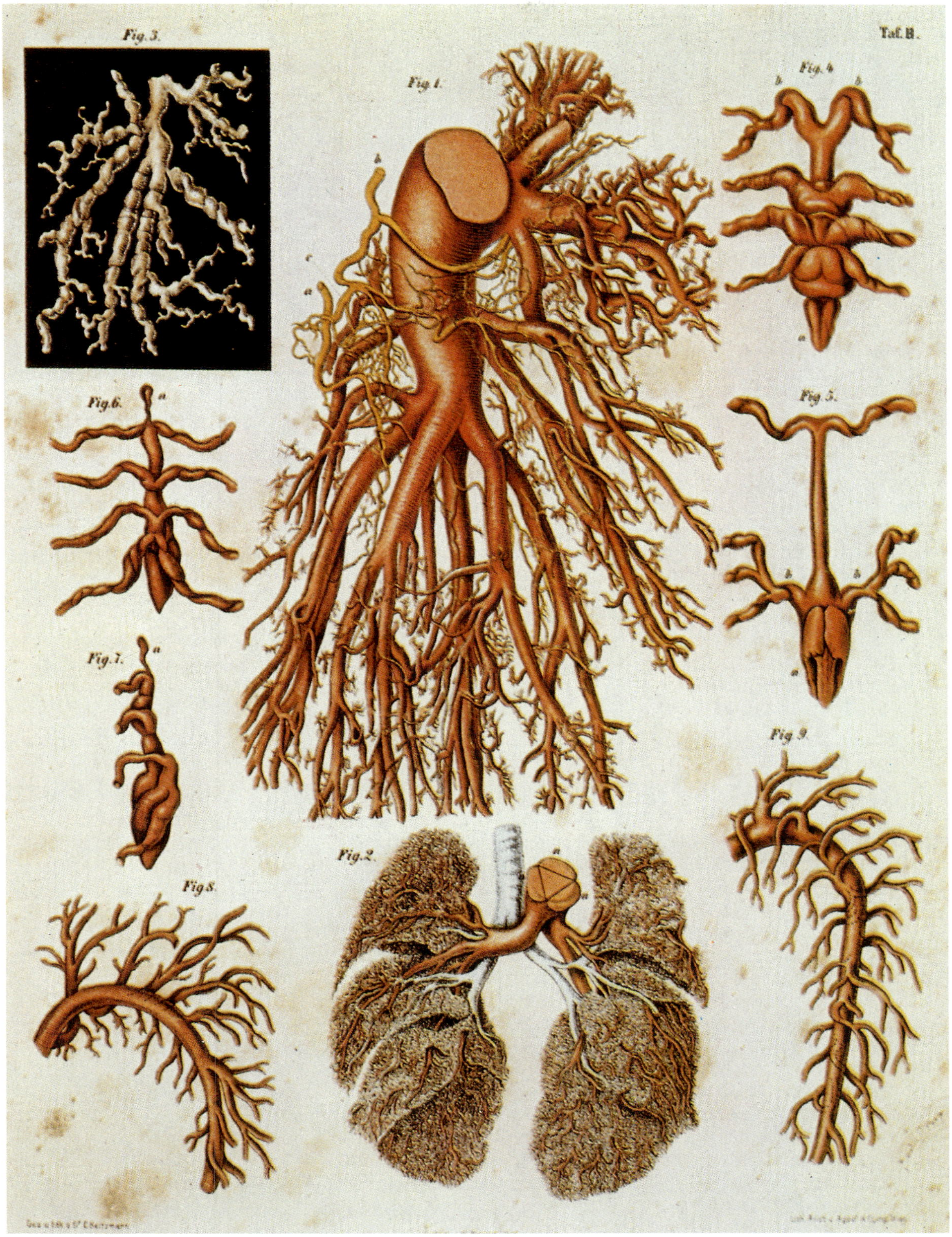

Nach der Technik von Ruysch konservierte Gefäße von Organen (aus Hyrtl: »Die Corrosions-Anatomie . . .«, 1873)

Ruysch entstammt einer angesehenen Familie in Den Haag. Er absolvierte dort eine Apothekerlehre, studierte Medizin in Leiden und wurde 1666 Prälektor für Anatomie der Chirurgen-Gilde in Amsterdam, eine Stellung, die er bis an sein Lebensende innehat. Er unterrichtet Chirurgen in Anatomie und führt in den Wintermonaten öffentliche Sektionen durch. 1672 wurde er zum städtischen Geburtshelfer ernannt und unterrichtete Hebammen. 1679 übernahm Ruysch das Amt des Gerichtsmediziners, sechs Jahre später wurde er Professor für Botanik. Die führenden Akademien Europas wählen ihn zu ihrem Mitglied (Leopoldina Carolina 1705; Royal Society of London 1720; Académie des sciences, Paris 1727).

Die Beulenpest durchzieht noch einmal ganz Europa

1708/1709. Wieder einmal wird Europa von der Pest heimgesucht. Nach einem milden Winter bricht sie in Polen aus, allein in Warschau fordert sie 8760 Todesopfer.

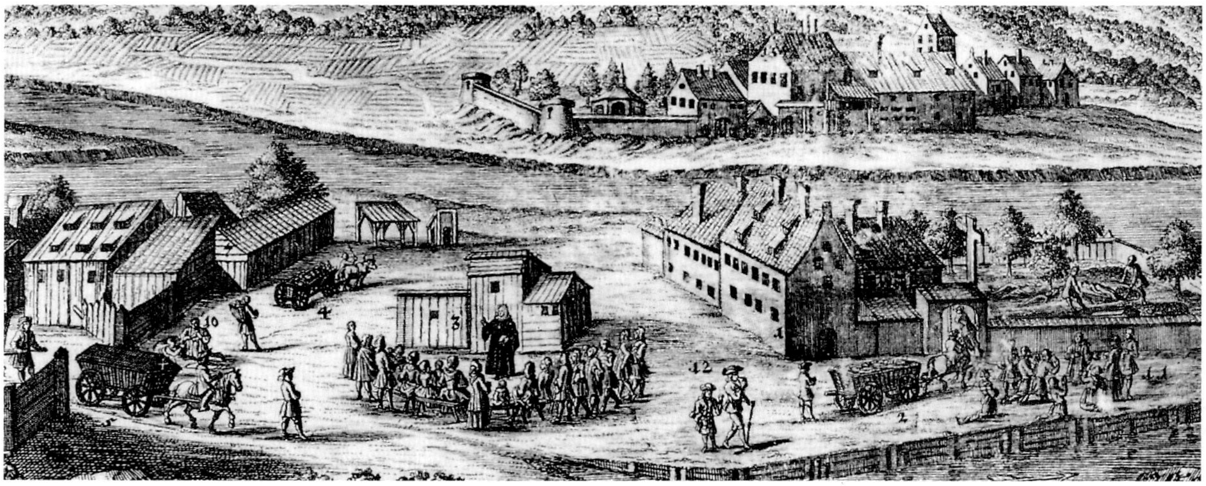

Pestlazarett auf einer Insel am Zusammenfluß von Donau und Regen bei Regensburg (Stich von J. A. Friedrich von 1713), neben den Gebäuden für die Kranken gibt es Hütten für Genesende sowie Unterkünfte für Ärzte und Geistliche.

Heilung der Seuche durch Eiter

Johann Kanold, ein Schüler von Georg Ernst Stahl, ein früher Seuchenepidemiologe, beschreibt 1711 eine merkwürdige Heilmethode aus Warschau:

»... wie in Warschau für die Pest nichts helfen wollen, hätten sie endlich die Bubonen [Beulen] von den Verstorbenen exscindirt [herausgeschnitten], solche getrocknet, pulverisirt und den Kranken eingegeben, welche praesentissime geholfen. Da dieses die armen Leute gesehen, wären viele so herzhaft gewesen, daß sie, sobald sie krank worden, die purulentam materiam [Eitermaterie] selber ... eingetrunken. Zwei oder drei Patienten haben sich durch das Eytersaugen aus ihren eigenen bubonibus matureis [reifen Pestbeulen] ... salviret [geheilt].«

Die Pest erfaßt in den folgenden Jahren praktisch ganz Europa, neben Polen u. a. Siebenbürgen, Pommern, Mähren, Böhmen, Livland, Dänemark, Schweden, Sachsen, Hamburg, Österreich, Serbien. Von Polen dringt die Pest auch nach Schlesien vor. Sie wird angeblich von einem Fuhrmann aus Krakau nach Georgenberg gebracht und von dort aus durch handeltreibende Armenier nach Rosenberg (Fürstentum Oppeln) eingeschleppt. Die Hälfte der knapp 1800 Einwohner fällt der Seuche zum Opfer. Im November 1708 dringt die Pest in die Vorstädte von Danzig ein und bricht dann im darauffolgenden Frühjahr in der Stadt selbst aus. Bis Anfang 1710 sterben etwa 25 000 Menschen. Angeblich habe die Epidemie Gicht- und Steinkranke sowie Engländer verschont. Auf Anweisung des zuständigen Pastors dürfen Lehrer, Prediger und Ärzte nicht vor der Pest fliehen.

Als Schuldige werden wie schon in früheren Zeiten die Juden diskriminiert. So heißt es in Küstrin: »Polen und Ungarn sind die Canales, durch welche dieses schädliche Contagium aus Asien nach Deutschland gebracht wird. Die nach Constantinopel handelnden Armenier und Juden und ihre Commercia sind die Instrumente, dadurch diese schädliche Seuche ... fortgebracht wird.«

Schwarzer Tod für Jahrhunderte Geißel der Menschheit

Chronik Zeittafel

531–580. Die sog. Justinianische Pest erschüttert Europa (→ S. 68).
1347. Die Lungenpest nimmt im Hafen von Messina ihren Ausgang. Damit beginnt der bislang verheerendste Seuchenzug der Menschheitsgeschichte (→ Oktober 1347/S. 106).
1348–1352. Der Höhepunkt des »Schwarzen Todes« in Europa: Etwa ein Drittel der Bevölkerung stirbt. Danach bleibt die Pest eine »stehende« Seuche mit unzähligen neuen Ausbrüchen im Abstand von wenigen Jahren.
Eine Reihe von Pestzügen, die Europa erreichen, gehen vom Orient bzw. von italienischen Hafenstädten aus:
1372 (von Konstantinopel)
1382 (von Ägypten und Syrien)
1388 (von Ägypten)
1438 (von Indien, Konstantinopel und Venedig)
1450 (von Asien, dem Balkan und Italien)
1528–1553. In Deutschland tritt die Pest jährlich endemisch auf.
1563. Von Konstantinopel und Alexandrien geht eine Epidemie aus, die die Niederlande, England, und ganz Deutschland erreicht (bis 1575).
1575. Vereinzelte Ausbrüche sind u. a. in Münster, Mainz und Nürnberg zu verzeichnen. Eine neue Epidemie breitet sich von Vorderasien nach Süditalien aus. Von Ungarn dringt die Seuche westwärts nach Mitteleuropa und Oberitalien vor (→ 1575–1577/S. 154).
14. 7. 1577. Der Stadtrat von Venedig erklärt die Seuche öffentlich für beendet.
1577–1583. Die Seuche verbreitet sich in London.
1580. Von Nordafrika aus dringt die Pest nach Norden vor und erreicht 1581/82 das Münsterland.
1599: Die Pest herrscht in Österreich, Flandern und Westfalen.
1611/12. Die Pest breitet sich von Afghanistan, wo große Mäuseschwärme auftauchen, über Persien, Konstantinopel und Indien aus und erreicht:
1613 die Schweiz
1614 Schwaben
1615 den gesamten Rheinlauf
1625 England; in London stirbt ein Sechstel der Bevölkerung.
1628. Ein Komet soll nach Meinung vieler Gelehrter Unheil anrichten; in Deutschland und den Niederlanden wütet die Pest.
1665. London wird von einer schweren Epidemie heimgesucht (→ 1665/S. 189).
1668. Frankreich und Westdeutschland sind ein letztes Mal von der Seuche betroffen.
1675. Letztes Auftreten der Pest in Norddeutschland
1708/10. Die Pest flackert u. a. in Polen und Ostdeutschland noch einmal auf.
1720/21. Die Seuche sucht die Provence heim und zieht sich danach aus Westeuropa zurück.

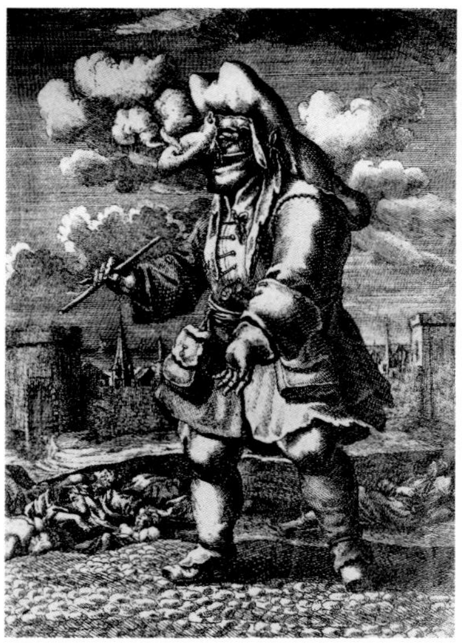

Ein Pestarzt im 18. Jahrhundert mit Schutzkleidung und Räuchermaske (zeitgenössischer Kupferstich)

1710

1710–1719

1710. Sauveur François Morand und Henri-François Le Dran führen die erste operative Entfernung eines Oberarmes im Schultergelenk (Exartikulatio humeri) in Paris durch.

In Berlin wird das sog. Große Lazareth als Pestkrankenhaus gegründet, aus dem später die Charité hervorgeht. → S. 207

François Pourfour du Petit lenkt zuerst die Aufmerksamkeit auf die psychomotorische Leistung der Hirnrinde. Bei Experimenten am geöffneten Schädel von Hunden stellt er je nach Lage der verletzten Hirnmasse stets eine Lähmung der Gliedmaßen auf der gegenüberliegenden Körperseite fest. Damit begründet er die Lehre von der kontralateralen Innervation durch die Kreuzung der Nervenfasern.

1710–1739. In Celle entsteht das seinerzeit vorbildliche Zucht-, Werk- und Tollhaus (→ S. 207).

1712. Der Begriff der Malaria wird geprägt. Der Medizinprofessor Francesco Torti aus Bologna bezeichnet bösartige Wechselfieber als »mal aria« (krankmachende Luft) und propagiert erfolgreich ihre Therapie mit Chinarinde (→ 1630/ S. 175).

1713. Die Pest wütet in Böhmen, Österreich und Bayern. In Prag sterben etwa 37 000 Menschen an der Seuche, darunter 12 000 Juden.

1716. Der französische Mediziner Nicholas Andry hält die Spermien der Wirbeltiere für Würmer, die bereits das Ei infizierten. Diese »Samenwürmer« seien jedoch nicht schädlich (→ 1701/S. 204).

1716. Im Kurfürstentum Sachsen wird im alten Schloß Waldheim ein »Armen-, Waysen-, Zucht- und Tollhaus« durch den Landesherrn Friedrich August I., den Starken, eingerichtet.

1718. Die »Hoffmanns-Tropfen« des Hallenser Medizinprofessors Friedrich Hoffmann kommen in Mode, eine Mischung aus Äther (1 Teil) und Äthanol (3 Teile). Sie wirken schmerzlindernd und beruhigend.

Lady Mary Wortley Montagu läßt ihren Sohn gegen Pocken impfen (inokulieren), nach orientalischem Brauch mit menschlichem Pockeneiter. Sie führt dieses Verfahren in Großbritannien (1721) ein. Es wird dann in ganz Europa angewandt (→ 14. 5. 1796/S. 244).

Der deutsche Anatom, Chirurg und Feldarzt Lorenz Heister, Professor an der Universität Helmstedt, legt mit seiner »Chirurgie« die Grundlagen der wissenschaftlichen Chirurgie in Deutschland. → 208

Armselige Anfänge der Berliner Charité

1710. In Berlin wird das »Große Lazareth«, aus dem später die Charité hervorgeht, zur Aufnahme von Kranken bei zukünftigen Pestausbrüchen errichtet. Sie bezieht ihren Namen von dem großen Pariser »Hôpital de la Charité« der »Barmherzigen Brüder« (Frères de la Charité) des hl. Johannes von Gott (Juan de Dios).

Weil die Pest Berlin verschont, dient das Gebäude als Arbeitshaus für Wohnungslose. Arme Kranke, darunter auch Schwangere und Soldaten, werden zusätzlich aufgenommen. Erst 1726 ist die Hospitalfunktion der Einrichtung urkundlich belegt. Der preußische König Friedrich Wilhelm I. ordnet an, daß hier das erste preußische »Garnisons Lazareth« vorläufig eingerichtet wird, das auch als Bürgerspital für Arme zu fungieren hat. So dient es ab 1727 u. a. als Aufenthaltsort für Schwangere, Krätze- und Syphiliskranke.

Aus Planungsunterlagen von 1768 kann man schließen, daß hier in der Charité möglicherweise der erste Operationssaal in einem Hospital des deutschen Sprachraums eingerichtet wird.

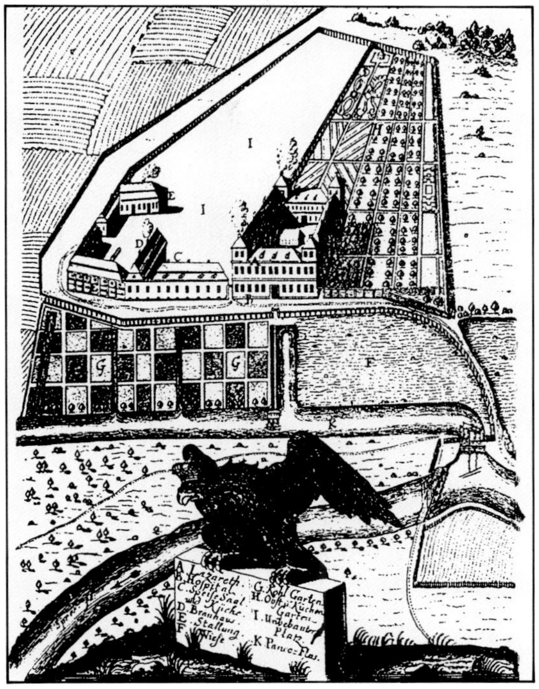

Das berühmteste deutsche Krankenhaus im 20. Jahrhundert, die Berliner Charité, geht aus einem Pesthaus hervor. Die Berliner Anlage besteht aus vier Flügeln, die quadratisch um einen Innenhof gruppiert und von Kanälen zur Isolation umgeben sind. Damit sollte gewährleistet sein, daß wenn »das Übel doch hereinbrechen sollte, den Armen und Dürftigen geholfen und die Angesteckten von den Gesunden abgesondert werden möchten«, heißt es in einer zeitgenössischen Nachricht (Kupferstich, 1730).

Die Anfangszeit des Hospitals ist von großen hygienischen Problemen geprägt. 1785 müssen die inzwischen baufälligen Holzbaracken der Gründungszeit einem steinernen Neubau weichen, in dem ca. 750 Patienten untergebracht werden können. Gegen Ende des 18. Jahrhunderts wird unter dem Eindruck der Ideen der Aufklärung und der Französischen Revolution die schlechte Versorgung der Kranken und ihre hohe Sterblichkeit öffentlich gebrandmarkt.

»Zucht- und Tollhäuser« zur Disziplinierung

Chronik Hintergrund

Im 17. Jahrhundert bringt der französische Absolutismus einen neuen Hospitaltyp hervor, der in anderen Staaten zum Vorbild genommen wird. In Paris wird das Hôpital général gegründet, dem das Hôpital de Bicêtre (in einem Königsschloß) für Männer und das Hôpital de la Salpêtrière für Frauen (in einer Salpeterfabrik) zugeordnet sind. In beiden Einrichtungen befinden sich eigene Irrenabteilungen.

In den deutschen Kleinstaaten entstehen ähnliche, jedoch wesentlich kleinere Institutionen als die in Paris. Zu den frühesten deutschen Anstalten gehört das »Zucht- und Tollhaus« in Celle, mit dessen Bau 1710 begonnen wird (bis 1739). Die staatspolitische Zielsetzung der zentralen Erfassung und Disziplinierung der gesamten arbeitsfähigen Bevölkerung spiegelt sich im Grundriß wider: Das vorgeschaltete Zuchthaus für den Strafvollzug, um den »Zuchthof« gruppiert, und das anschließende Tollhaus, das um den »Tollhof« angeordnet ist. Im Zentrum steht eine Kirche. Die Irren sind in »Tollkoyen« (Zellen) untergebracht, die das Aussehen von Käfigen haben. Diese sind jeweils mit eigenen Toiletten ausgestattet; die Exkremente werden direkt in einen Kanal eingeleitet, der unter dem Tollhaus hindurchfließt.

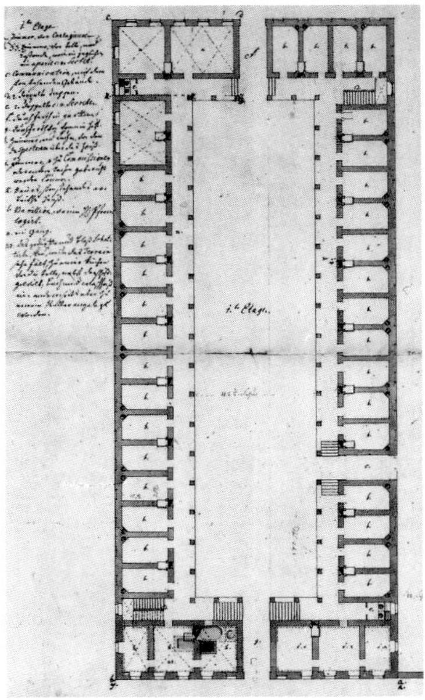

Grundriß des Ludwigsburger »Tollhauses beim Zuchthaus« das 1749 eröffnet wird (Federzeichnung von 1745); die »Tollen« und »Rasenden« werden in den Zellen untergebracht.

Um das Kurfürstentum Sachsen von »diebischem und räuberischem Gesindel« zu befreien, wird in Waldheim ein altes Augustinerkloster zu einem »Armen-, Waysen-, Zucht- und Tollhaus« umgebaut und unter Friedrich August I., dem Starken, 1716 eröffnet. Zunächst sind dort 182 Personen, im Jahr 1756 bereits 600 untergebracht.

Die Chirurgie wird zur Wissenschaft

1718. Der deutsche Chirurg und Anatom Lorenz Heister (1683–1758) veröffentlicht seine »Chirurgie, in welcher alles, was zur Wund-Arztney gehöret, nach der neuesten und besten Art gründlich abgehandelt«. Mit diesem Werk, das zahlreiche Illustrationen enthält, begründet Heister die wissenschaftliche Chirurgie in Deutschland.

Die ursprünglich in deutscher Sprache verfaßte »Chirurgie« erscheint in zahlreichen Auflagen und wird in sieben Sprachen übersetzt. Durch die japanische Ausgabe wird die Chirurgie in Japan stark beeinflußt.

Heister studierte in Gießen und Wetzlar. 1706 ging er nach Amsterdam, wo er botanische Vorlesungen bei Caspar Commelin und anatomische Demonstrationen bei Frederik Ruysch besuchte (→ 1701 bis 1716/S. 205). Während des Spanischen Erbfolgekrieges arbeitete er 1707 in Feldlazaretten in Brüssel und Gent. Nach einem kurzen Zwischenaufenthalt in Leiden und seiner Promotion an der Universität von Harderwijk (Mai 1708) kehrte er nach Amsterdam zurück und hielt unter Ruysch anatomische Präparierkurse ab. Zwischenzeitlich diente er als Feldchirurg in der niederländischen Armee. 1711 wurde er als Professor für Anatomie und Chirurgie an die Universität Altdorf bei Nürnberg berufen. 1719 wird er in derselben Funktion an die Universität Helmstedt berufen, wo er bis zu seinem Lebensende bleibt und zusätzlich theoretische Medizin und Botanik lehrt.

Neben der Darstellung von »neuerfundenen und dienlichsten Instrumenten« und einer Lehre von den »Bandagen« beschreibt Heister eine Reihe von neuen Operationsmethoden und Behandlungstechniken. Er vertritt die neue Lehre vom grauen Star (Linsentrübung) und versenkt bei der Staroperation (in herkömmlicher Weise) die Linse. Er vertritt die Durchführung der sog. Tracheotomie (von Heister eingeführte Bezeichnung für Luftröhrenschnitt) auch bei schweren Anginen (Halsschwellungen). Bei Amputationen empfiehlt er, die Gefäße unbedingt zu unterbinden und sie nicht – wie von vielen Wundärzten seiner Zeit empfohlen – nur zusammenzudrücken.

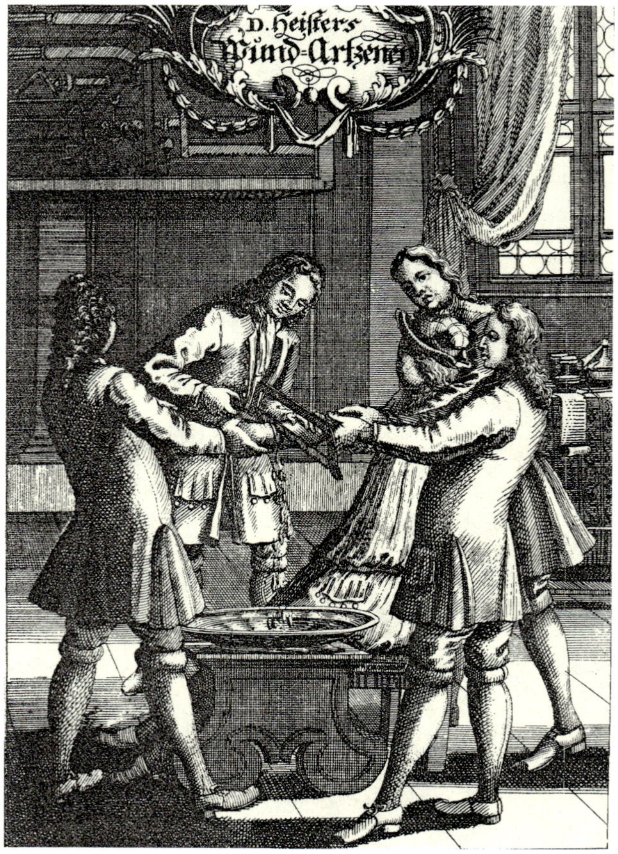

Titelblatt zu Lorenz Heisters »Chirurgie« (Nürnberg 1718), mit diesem umfassenden Werk wird die wissenschaftliche Chirurgie in Deutschland begründet (Kupferstich).

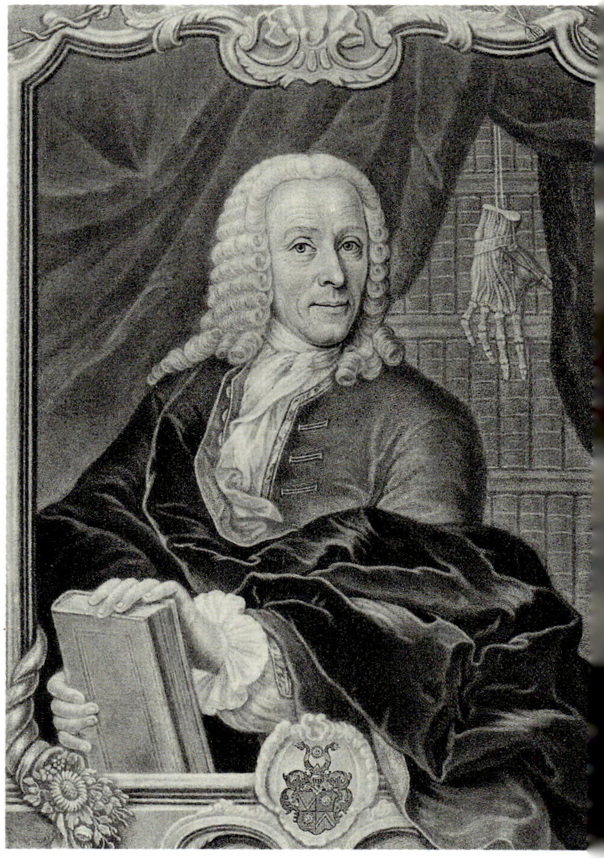

Der Anatom und Chirurg Lorenz Heister, ab 1719 Professor der Universität Helmstedt; einer seiner Forschungsschwerpunkte ist die Augenheilkunde.

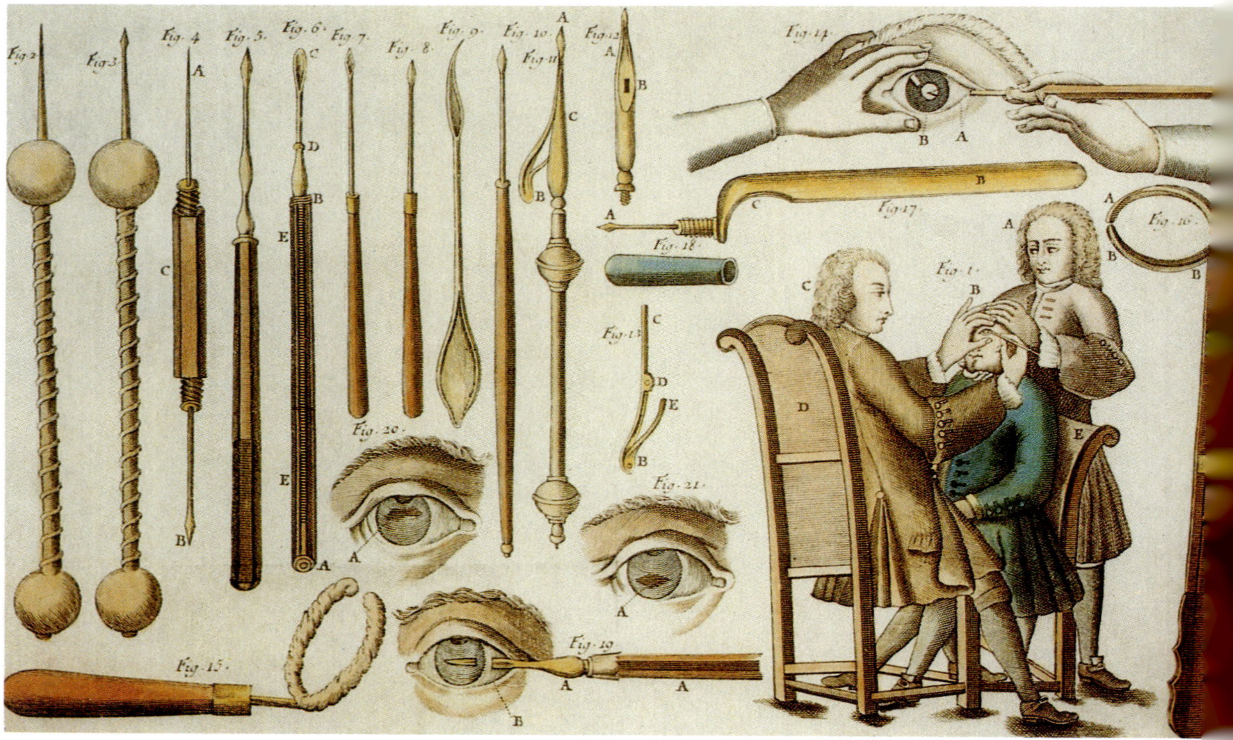

Instrumente zum Starstechen nach Lorenz Heister; er ist ein großer Könner des Starstechens, d. h. des Versenkens der getrübten Linse im Glaskörper des Auges.
In der Originallegende von Heister (1718) heißt es: »Fig. 1. Zeiget, wie bey dem Staarstechen der Patient, Chirurgus und Diener müssen gestellet werden.
Fig. 2. Ist eine silberne Staarnadel [ganz links im Bild], mit einer dünnen und runden Spitze, fast wie die ordinairen bey den Alten gebräuchlich . . .
Fig. 14. Weiset, wie das Auge mit der einen Hand aufgehalten, mit der andern aber die Nadel bey A ins Auge gestochen wird, und wie selbige im Staarstechen bey B hinter der Pupilla sich zeigen soll, wenn man den Staar wil abdrucken [die Linse versenken].«

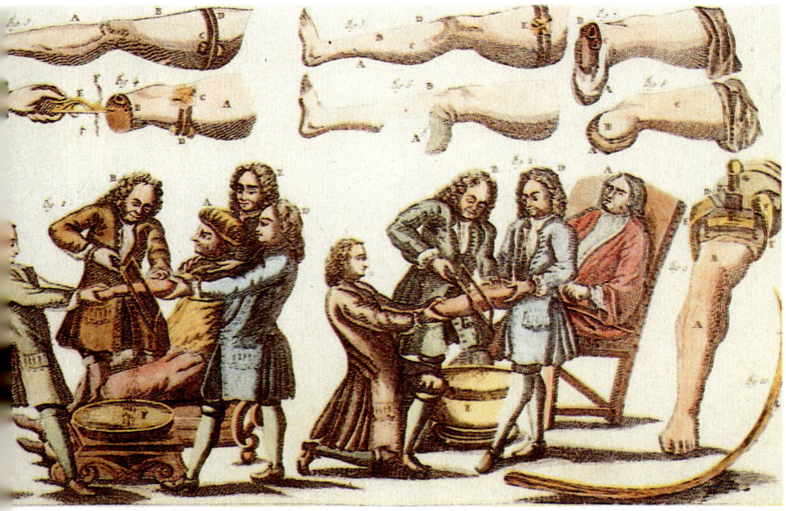

Amputation des Unterarmes und Unterschenkels; aus Lorenz Heisters »Chirurgie« (1718)

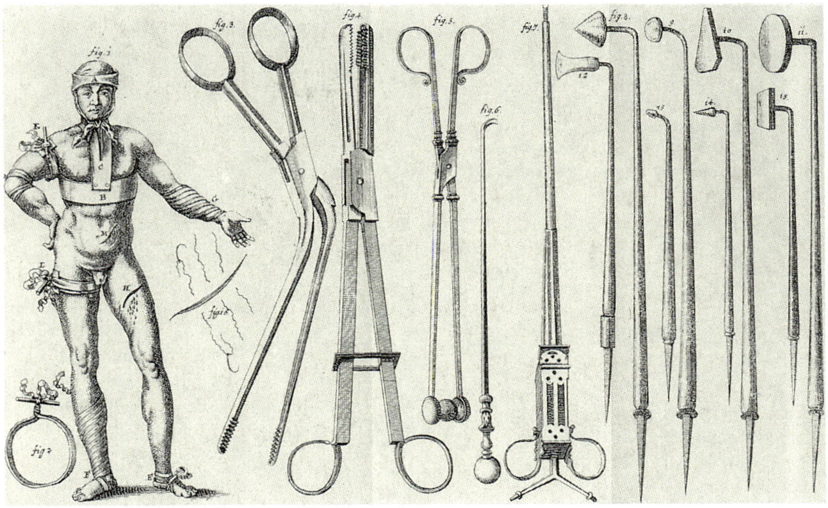

Wundversorgung und Blutstillung: Zangen zur Fremdkörperentfernung (M.), Brenneisen zur Blutstillung (r.)

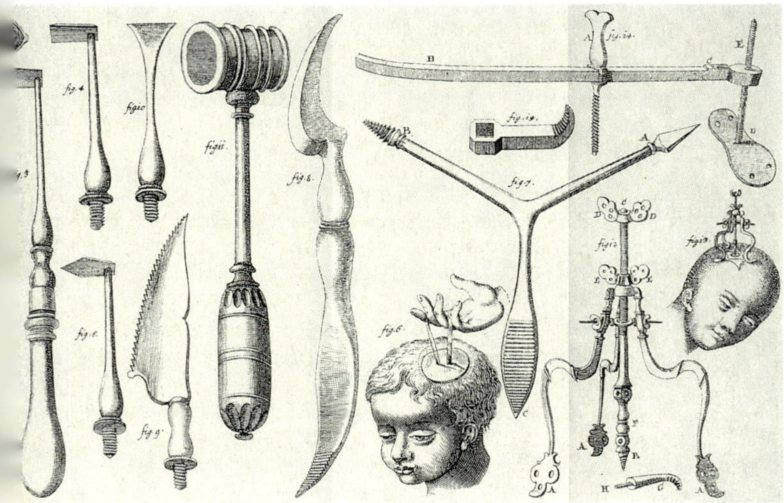

Instrumente zur Kopfchirurgie: Holzhammer (M.), daneben l. Säge und Schabeisen; l. ein Glasauge

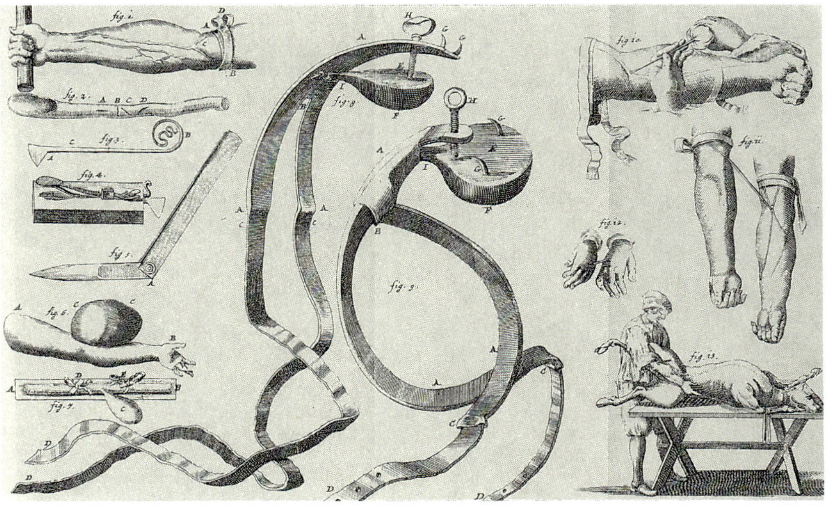

Instrumente zur Infusion und Bluttransfusion (z. B. von Tier zu Mensch; r. u.)

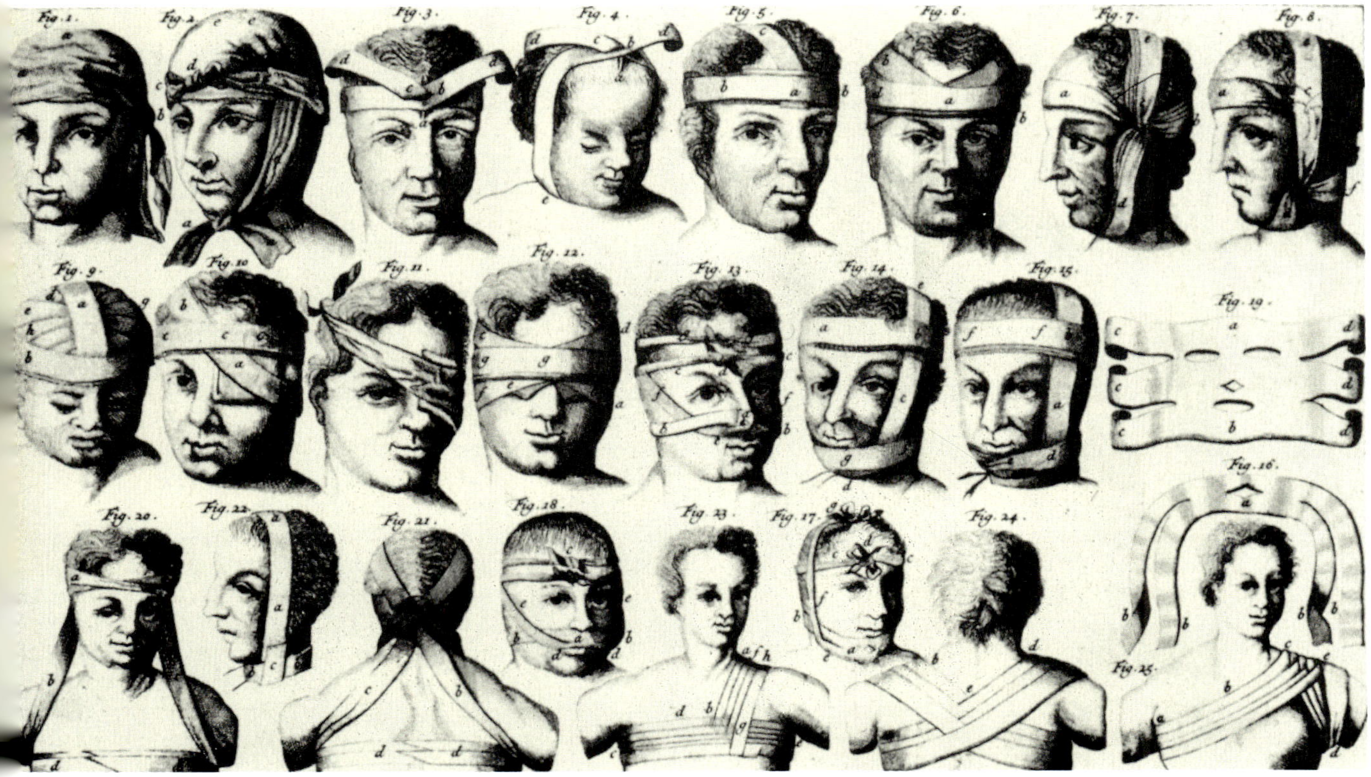

Kopf- und Schulterbandagen aus Lorenz Heisters »Chirurgie« (Ausgabe 1739): Der 3. Kopf v. l. in der 1. Reihe zeigt z. B. eine Binde zur Deckung einer Wunde auf der Stirn; Fig. 4 (r. daneben) einen entsprechenden Verband einer Scheitelwunde; Fig. 23 (unten Mitte) zeigt die Bandage bei verrenktem oder gebrochenem Schlüsselbein. Heister hebt ausdrücklich die Bedeutung der Bandagen für die Chirurgie hervor: »Denn, wenn ein Chirurgus alles das übrige verstünde und thäte, was zur Chirurgie gehörte, und wüste [!] nicht mit dem Verbande recht umzugehen, so würde alle sein Fleiß oft vergebens sein.«

1720

1720–1729

1720. Heinrich Bass, Professor der Anatomie und Chirurgie in Halle, gibt das erste deutsche Lehrbuch über den Wundverband heraus, den »Gründlichen Bericht von Bandagen«. → S. 211

25. 5. 1720. Ein in den Hafen von Marseille einlaufendes Schiff bringt die Pest nach Südfrankreich. Bis 1721 tötet dieser Pestzug wohl ein Drittel der südfranzösischen Bevölkerung.

1721. Der niederländische Chirurg Jan Palfijn aus Kortrijk stellt seine Geburtszange der französischen Akademie der Chirurgen vor. Diese Zange wird 1724 von dem deutschen Mediziner Lorenz Heister wesentlich verbessert.

Der britische Schiffsarzt John Atkins besucht die Küste von Guinea und lernt die Schlafkrankheit bei jungen Einheimischen kennen. Er berichtet darüber 1734 in seinem Buch »The Naval Surgeon«. → S. 211

1726. Stephen Hales, Theologe und Naturforscher aus Großbritannien, gelingt die erste exakte Messung des Blutdruckes, die er an einer lebenden Stute durchführt. → S. 211

1727. Jacob August Blondel, ein Londoner Arzt, Sohn in England lebender französischer Eltern, verfaßt eine Aufklärungsschrift gegen die Imaginationslehre: Die Wunden und Verletzungen Neugeborener seien eher Geburtsunfällen und schlechten Geburtshelfern zuzuschreiben als mütterlichen Phantasien während der Schwangerschaft. Er argumentiert anatomisch, physiologisch und entwicklungsgeschichtlich. Z. B. entstehe ein Wasserkopf, wenn die Entwicklung des Gehirns im Blasenstadium verbleibe (→ 1635/S. 178).

1. 1. 1727. An der Charité in Berlin wird eine geburtshilfliche Station mit einem »eigenen Saal, worinnen die liederlichen Weibesstücker kurz vor ihrer Entbindung aufgenommen werden«, eingerichtet (→ 1710/ S. 207).

1728. Der berühmte Pariser Zahnarzt Pierre Fauchard veröffentlicht sein epochemachendes Werk »Le chirurgien dentiste«, das 1733 unter dem Titel »Frantzösischer Zahn-Arzt« auf Deutsch erscheint. → S. 210

13. 3. 1728. Der Straßburger Rat erläßt eine neue Ordnung für das Hebammenwesen, die auf Vorschlag des Straßburger Arztes Johann Jakob Fried beschlossen wird. Sie regelt in ihrem ersten Teil die Aufgaben und Pflichten des sog. Hebammenmeisters, im zweiten Teil die der Hebammen.

Illorum in tuto sunt decor atque salus.
Invidiæ spernas igitur, FAUCHARDE, cruentos
Dentes; nam virtus frangere novit eos.

Pierre Fauchard, Förderer der modernen Zahnheilkunde (aus seinem Werk)

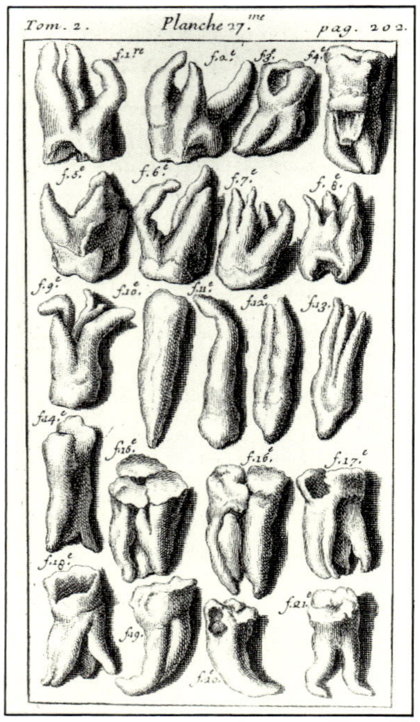

Überblick über unterschiedliche Zähne aus Fauchards Grundlagenwerk

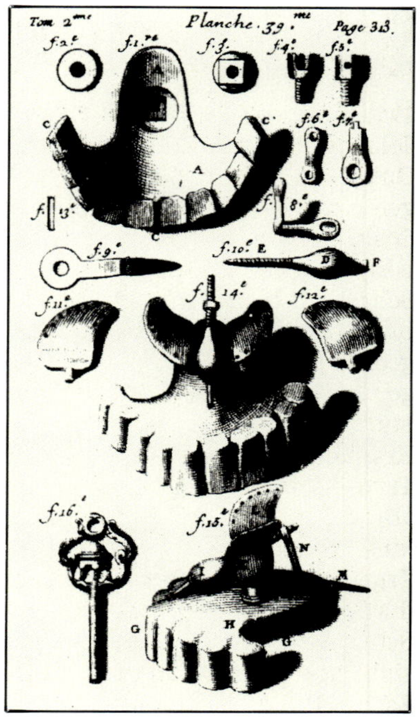

»Kunstkiefer« nach Pierre Fauchards »Le chirurgien dentiste« (1728)

Fauchard lehnt Zahnwurmtheorie ab

1728. Das zweibändige Werk »Le chirurgien dentiste ou traité des dents« des französischen Chirurgen Pierre Fauchard (1680–1761) erscheint in Paris: Dieses erste einzig der Zahnheilkunde gewidmete Buch wird 1733 in Berlin als »Frantzösischer Zahn-Arzt« publiziert. Es enthält sowohl das chirurgische und anatomische Fachwissen der Zeit als auch die praktischen Methoden der Zahnbrecher. Fauchard greift zudem auf eigene Erfahrungen zurück.

In den 38 Kapiteln im ersten und 26 im zweiten Band geht Fauchard systematisch die einzelnen Gebiete der Zahnheilkunde durch. So beschreibt er im ersten Kapitel »Structur, Lage und Verknüpffung der Zähne«, denn »auf die Erkenntniß dieser Stücke werde ich meine Theorie und Praxis bauen, und nachgehends mich befleißigen einen vollständigen Begriff von den Kranckheiten, welche die Zähne angreifen, und von den sichersten Mitteln selbige zu erhalten, mitzutheilen«. Eingestreut in diese neue wissenschaftliche Herangehensweise sind noch Überbleibsel der Tradition, so etwa, wenn zur Hemmung der Karies die tägliche Mundspülung mit eigenem frischen Urin empfohlen wird. Gegenüber der Lehre vom Zahnwurm, wie sie vor allem vom »Wurmdoktor« Nicholas Andry (→ 1701/S. 204) vorgetragen wird, ist Fauchard skeptisch. Er sieht bei den Zahnkrankheiten eher eine Säftestörung am Werk und glaubt, »daß nicht die Würmer die Zähne nagen und cariös machen; daß sie daselbst nur deswegen zugegen sind, weil die Speisen oder ein übel beschaffener Speichel Eyerlein von einem oder anderen Ungeziefer in den Beinfresser [Karies] der Zähne hineingebracht haben«.

Das Werk von Pierre Fauchard trägt wesentlich dazu bei, daß sich die Zahnheilkunde als eigenständiges Spezialfach von der Chirurgie löst und sich der Beruf des Zahnarztes entwickelt.

Zahnheilkunde wird selbständiges Fach

Chronik Zeittafel

Um 1800 v. Chr. In Mesopotamien wird der Zahnwurm als Verursacher von Krankheiten beschworen (→ S. 32).

Vor 700 v. Chr. Die Etrusker verfügen über eine hochentwickelte Technik des Zahnersatzes (→ vor 700 v. Chr./S. 32).

2. Jh. n. Chr. Galen empfiehlt die medikamentöse Behandlung bei Zahnkrankheiten.

7. Jh. n. Chr. Das erste Amalgamrezept wird in China erwähnt.

Um 1000. Der islamische Chirurg Abulcasis gibt eine Darstellung von Instrumenten zur Zahnbehandlung.

1427. Giovanni d'Arcoli beschreibt erstmals Goldfüllungen (→ 1427/S. 120).

1563. Von Bartolomeo Eustachi erscheint die zahnheilkundliche Schrift »Libellis dentibus« (→ 1563/S. 152).

1607. Johannes Rümelin verfaßt die erste Dissertation über Zahnmedizin an einer deutschsprachigen Universität in Basel.

1696. Antonie van Leeuwenhoek entdeckt die Dentinfasern.

1699. Der französische König Ludwig XIV. definiert durch Medizinaledikt die Berufsbezeichnung des Zahnchirurgen (chirurgien dentiste).

1728. Pierre Fauchard veröffentlicht das grundlegende Werk »Le chirurgien dentiste . . .« (s. o.), woran der preußische Hofzahnarzt Philipp Pfaff mit einer eigenen Abhandlung 1756 anknüpft.

1771 und 1778. Der britische Chirurg John Hunter schafft mit zwei Büchern eine umfassende Basis für die moderne Zahnheilkunde (→ 1771/S. 230).

Schiffsarzt beschreibt Afrikanische Schlafkrankheit

1721. Der englische Schiffsarzt John Atkins (1685–1757) macht in Guinea die Bekanntschaft mit jungen Einheimischen, die an der sog. Schlafkrankheit (»sleepy distemper«) leiden. 1734 erscheint seine Schrift über die Schiffsmedizin bzw. -chirurgie: »The Naval Surgeon, or a practical system of surgery«. Darin ist die erste Beschreibung der Symptomatik dieser Krankheit (heute: Afrikanische Trypanosomiasis) enthalten.
»Die Schlafkrankheit«, schreibt Atkins, »kündigt sich zwei oder drei Tage vor ihrem Ausbruch nur durch ein Hungergefühl an; der Schlaf ist tief, mit herabgesetzter sinnlicher Wahrnehmung; denn Zerren, Prügeln oder Auspeitschen erweckt kaum die Sinne und die Kraft zur Bewegung; in dem Augenblick, wo man damit aufhört, die Kranken zu schlagen, ist der Schmerz vergessen und sie fallen in einen Zustand der Fühllosigkeit zurück. Sie ›drielen‹ unaufhörlich aus dem Mund wie bei starkem Speichelfluß . . . Allgemein geht man davon aus, daß der Betroffene stirbt. Wenn dennoch hin und wieder jemand überlebt, so verliert er mit Sicherheit den wenigen Verstand, den er zuvor gehabt hat und wird zu einem Idioten. Die Behandlung versucht alle Methoden, um die Lebensgeister aufzureizen: Aderlassen am Hals, Purgieren, Schröpfen, Akupunktur, Haarseile und plötzliches Ins-Meer-Werfen; letzteres ist am wirksamsten, wenn die Krankheit frisch ist.«
Die Afrikanische Schlafkrankheit erhält in der Folgezeit verschiedene Bezeichnungen: »lethargus, negro lethargy« (Winterbottom 1803); »sleepy dropsy, narcotic cropsy, sleepy sickness« (Clarke 1840, 1842, 1860); im Französischen findet sich u.a. die Bezeichnung »hypnosie«.
Die Afrikanische Schlafkrankheit, die Menschen und Tiere (z.B. Pferde) befallen kann, reicht historisch weit zurück. Ihre Verbreitungsgebiete begrenzen die kulturelle Entwicklung im Inneren Afrikas und die Möglichkeiten der Zivilisation. Erst im 20. Jahrhundert wird der Erreger der Schlafkrankheit und die Übertragung beim Menschen durch die Tsetsefliege entdeckt (→ Dezember 1901/S. 347).

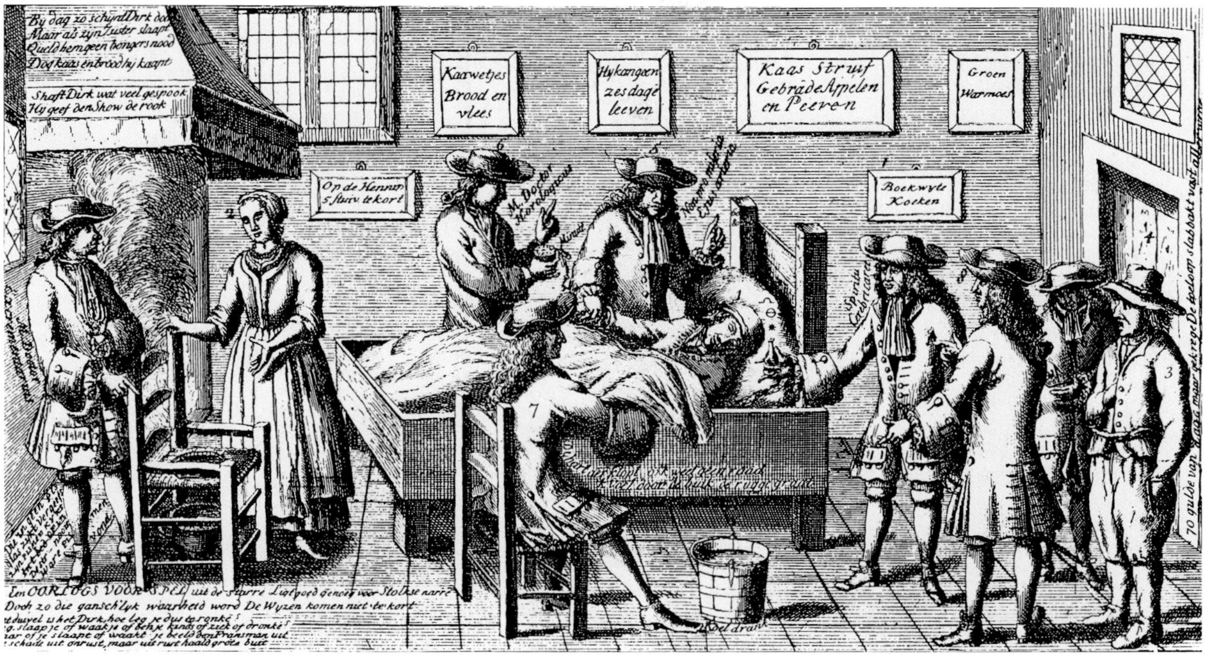

Ärztliche Konsultation am Bett eines Schlafkranken mit einem »Doctor Horologicus« und »Doctor Excremetarius« (satirisches Flugblatt aus den Niederlanden; um 1700); der Erreger der Trypanosomiasis kommt nur in Afrika vor.

Blutdruck erstmals exakt gemessen

1726. Der britische Naturforscher und Geistliche Stephen Hales (1677–1761) führt erstmals an einem Tier eine exakte Messung des Blutdruckes durch. Erst 1733 veröffentlicht er die Ergebnisse seiner umfangreichen Experimente in der Schrift »Statical Essays: containing Haemastatics«.
Seine ersten Versuche an Hunden führte er bereits um 1706 in Cambridge durch, wo er zwischen 1696 und 1709 Theologie studierte. Die Spekulationen über den arteriellen Blutdruck forderten seine Neugier heraus; angeblich sollte dieser äußerst hoch sein, so daß er möglicherweise sogar die Muskelbewegung hervorbringe.
Hales schildert genau sein entscheidendes Experiment mit einer lebenden Stute, an deren Schenkelarterie er mit einem Steigrohr den pulsierenden Blutdruck mißt. Von Zeit zu Zeit läßt er eine bestimmte Blutmenge ausfließen und stellt den jeweiligen Blutdruck fest bis zum Tod des Versuchstieres. Der stufenweise Blutverlust spiegelt sich in einem entsprechenden Abfallen des Blutdrucks wider.

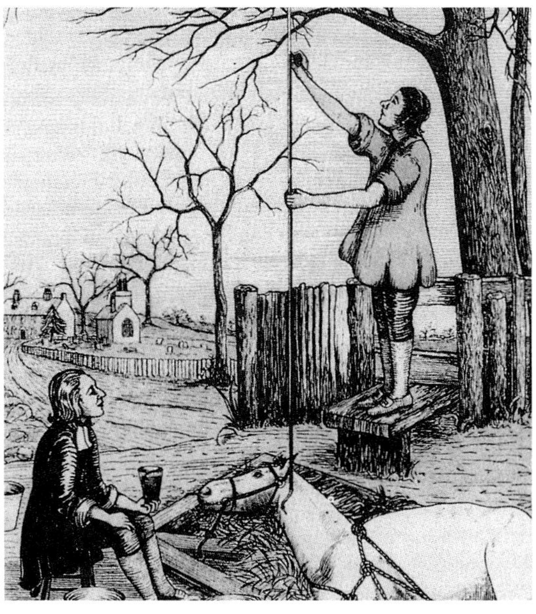

Stephen Hales mißt hier den Blutdruck blutig mit einer Steigröhre aus Glas, die an eine Messingröhre angeschlossen ist, welche in die Halsschlagader des Pferdes führt. Blutdruckschwankungen können am Auf- und Absteigen der Blutsäule abgelesen werden. Es handelt sich hier um eine moderne Zeichnung, die nach den Angaben von Hales angefertigt wurde, die er in seinen »Statical essays« von 1733 machte (aus der Zeitschrift »Medical Times«, 1944).

Korrekter Verband fördert Heilung

1720. Der Hallenser Medizinprofessor Heinrich Bass (Henricus Bassius) veröffentlicht in Leipzig seinen »Gründlichen Bericht von Bandagen«, in dem mit zahlreichen Illustrationen die Verbandstechnik für die einzelnen Körperteile demonstriert wird.
Es handelt sich um eines der ersten Lehrbücher des Verbindens und Bandagierens in deutscher Sprache. Die Bedeutung des korrekten Wundverbands betont Bass in der Vorrede: »Denn obgleich ein geschickter Wund-Arzt einen Schaden wohl exploriret, die Operationen zierlich, geschwind und sicher verrichtet, wie auch dienliche Medicamenta gebrauchet; nichts destoweniger, so kann doch keines weges ein guter Effect verspühret werden, und die Heylung erfolgen, so fern nicht ein geschickter . . . Verband gemacht wird.«

1730

1730–1739

Um 1730. Johann Storch, Mediziner in Eisenach, sammelt Krankengeschichten, die er 1747 bis 1752 unter dem Titel »Von Weiberkranckheiten« in Gotha herausgibt. → S. 214

1730. Der französische Chirurg und Augenarzt Jacques Daviel verbessert die Technik der Staroperation, indem er den Lappenschnitt einführt und die dazu nötigen Instrumente konstruiert (→ 8. 4. 1745/S. 218).

18. 12. 1731. Die Académie Royale de Chirurgie wird in Paris gegründet. → S. 215

1733. Der britische Pfarrer Stephen Hales, ein berühmter Physiker und Naturforscher, veröffentlicht die Ergebnisse der ersten »blutigen« Blutdruckmessung am Pferd, die er viele Jahre zuvor angestellt hat, in seinem Buch »Statical essays« (→ 1726/S. 211).

1733–1742. Das Bürgerspital in Bern wird nach Plänen von Joseph Albeille errichtet.

1735. Der schwedische Naturforscher Carl von Linné teilt in seinem Werk »Systema naturae« die Tiere in sechs Klassen ein (Säugetiere, Vögel, Lurche, Fische, Kerbtiere und Würmer) und rechnet den Menschen zur Klasse der Säugetiere. → S. 213

1736. Der Medizinprofessor Johann Juncker aus Halle, ein Schüler von Georg Ernst Stahl, führt den klinischen Unterricht systematisch in die ärztliche Ausbildung ein. Er prägt erstmals den Begriff »Urologia« (Urologie) für »das Wasserbesehen«.

Der Schweizer Albrecht von Haller, ein Schüler von Hermannus Boerhaave, nimmt eine Professur an der Universität Göttingen an, die 1737 feierlich eröffnet wird. Er gelangt dort als einer der letzten Universalgelehrten mit seinen experimentellen Arbeiten zu Weltruhm. → S. 212

1737. Johann Sigmund Hahn, praktischer Arzt und Stadtarzt in Schweidnitz (Schlesien), verfaßt ein Werk über die Heilkraft des »frischen Wassers«, das noch 100 Jahre später aufgelegt wird. → S. 213

1738. Der Hallenser Medizinprofessor Friedrich Hoffmann veröffentlicht sein Hauptwerk »Medicina rationalis systematica« im Geiste der Aufklärung und des Rationalismus. Der Körper erscheint ihm als eine Art Maschine, die von dem sog. Nervenfluidum gespeist wird. Dieses entsteht aus dem Äther, welcher das Weltall erfüllt und bei der Atmung in den Körper gelangt. Das Nervenfluidum reguliert den Spannungszustand der Fasern (→ 1694/S. 198).

Empfindliche und reizbare Körperteile

1736. Der schweizerische Naturforscher, Arzt und Schriftsteller Albrecht von Haller erhält in Göttingen eine Professur für Anatomie, Chirurgie und Medizin. Seine tierexperimentellen Forschungen auf dem Gebiet der Neurophysiologie sind für die Medizin von größter Bedeutung.

1752 trägt Haller seine Ergebnisse auf zwei Sitzungen der Königlichen Gesellschaft der Wissenschaften in Göttingen vor und stellt die Thesen von der reizbaren Muskelfaser (»Irritabilität«) und der empfindsamen Nervenfaser (»Sensibilität«) auf: »Aus allen Experimenten geht eindeutig hervor, daß nichts im Körper außer der Muskelfaser reizbar ist, die also allein die Fähigkeit hat, sich auf Reize hin zu verkürzen«, und: »Allein der Nerv fühlt, und genauer im Nerven fühlen allein die Markfasern.«

In seiner Schrift »De partibus corporis humani sensilibus et irritabilibus« (Über die empfindlichen und reizbaren Teile des Körpers) von 1753 rechnet Haller zu den empfindlichen (sensiblen) Körperteilen alle Organe mit Nervenfasern, also u. a. Haut, Muskelfleisch, Zunge, Herz, Nerven; zu den unempfindlichen u. a. Oberhaut, Zellgewebe, Sehnen und Bänder. Zu den reizbaren (irritablen) Körperteilen zählt Haller alle Organe mit Muskelfasern, die sich demnach zusammenziehen können: Muskeln des Skeletts, der Blase, des Uterus, insbesondere aber das Herz. Dabei vertritt der Schweizer einen mechanistischen Ansatz: Die »lebenden Kräfte« (vires vivae) des Organismus werden nicht der (immateriellen) Seele zugesprochen, vielmehr sind sie eine Eigenschaft der lebenden Faser selbst.

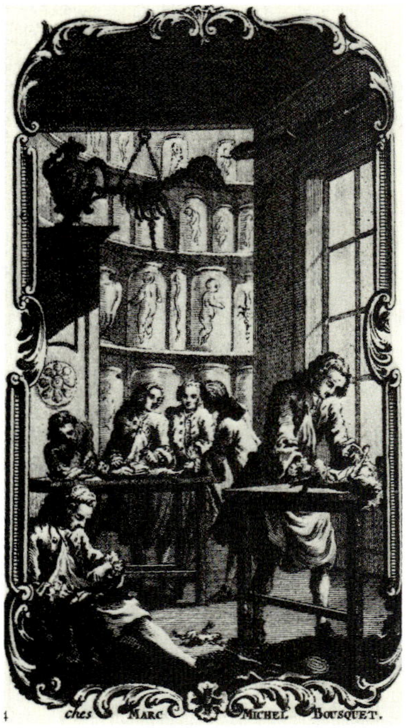

Haller beim Experiment; Illustration aus »De partibus . . .« (1753)

Als Anatom will Haller von der Struktur der Organe auf deren Funktion schließen. Seine physiologischen Experimente sind daher in der Regel an die Vivisektion geknüpft, vernachlässigen aber das quantitative Messen und verzichten auf das Mikroskop. Abgesehen von seinem Gesetz von der Irritabilität und Sensibilität gewinnt er neben mehreren grundlegenden Irrtümern eine Reihe bedeutender Erkenntnisse: So z. B. die Autonomie der Herzbewegung und die Luftleere des Pleuraspaltes.

Albrecht von Haller – Universalgelehrter und Poet aus der Schweiz

Chronik Zur Person

Albrecht von Haller wurde am 16. Oktober 1708 in Bern als Sohn eines Juristen geboren. Ein calvinistischer Pfarrer unterrichtete das gesundheitlich angegriffene Kind. Im Alter von etwa 15 Jahren begann Haller Gedichte zu schreiben. Nach seinem Medizinstudium in Tübingen (1724–1725) ging er zu weiteren Studien nach Leiden zu Hermannus Boerhaave (→ 1701/S. 203). Dort promovierte er 1727 mit 18 Jahren. Nach einer akademischen Rundreise, die ihn nach London, Oxford, Paris und Straßburg führte (1727–1728), studierte er in Basel höhere Mathematik bei Johann Bernoulli (1728). Mit einer botanischen Studienreise durch die Alpen legte er die Grundlage für sein späteres Werk über die Flora der Schweiz. Anschließend (1728–1729) hielt er in Basel anatomische Vorlesungen und begann mit seinen eigenständigen anatomischen Forschungen. Nach praktischer Tätigkeit als Arzt in Bern (ab 1729) wird Haller 1736 als Professor für Anatomie, Chirurgie und Medizin nach Göttingen berufen.

Wegen seiner wissenschaftlichen Verdienste wird er 1749 geadelt.

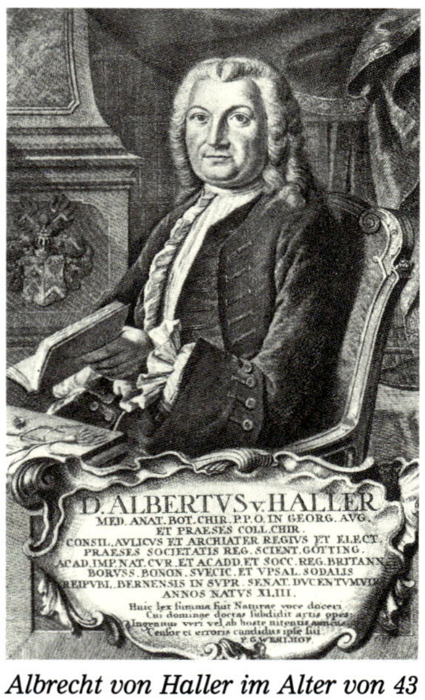

Albrecht von Haller im Alter von 43 Jahren (Nationalbibliothek Bern)

1753 kehrt er nach Bern zurück, um das Amt eines Rathausammanns zu übernehmen. Nach einem Aufenthalt in Roche als Direktor der Berner Salinen (1758 bis 1764) siedelt er sich wieder in Bern an, wo er neben seiner wissenschaftlichen und literarischen Arbeit Aufgaben in der öffentlichen Gesundheitspflege übernimmt. So kümmert er sich um das Schulsystem und um die Versorgung von Waisenkindern.

Haller heiratet dreimal, acht seiner Kinder erreichen das Erwachsenenalter. Im Laufe seines Lebens ist er mehrfach krank: Bis zum 30. Lebensjahr leidet er an dauernden Kopfschmerzen, später erkrankt er an Gicht, Augen-, Nieren- und Magenbeschwerden und depressiven Verstimmungen. Er nimmt Opium gegen Schlaflosigkeit und wird süchtig.

Als der Universalgelehrte und Dichter am 12. Dezember 1777 in Bern stirbt, hat er der Entwicklung der Naturforschung bleibende Impulse gegeben.

»Wasserhähne« empfehlen kaltes Wasser als Heilmittel

1737. Der im schlesischen Schweidnitz praktizierende Arzt Johann Sigmund Hahn (1696–1773) veröffentlicht sein Buch »Unterricht von Krafft und Würckung des frischen Wassers in die Leiber der Menschen, besonders der Krancken bey dessen innerlichen und äußerlichen Gebrauch«.

Zusammen mit seinem Vater Johann Sigmund Hahn (1664–1742; Volksmund: Die »Wasserhähne«) macht er u. a. die kalte Packung gegen Fieber als Therapiemaßnahme wieder populär. In seinem Buch empfiehlt er kaltes (d. h. frisches) Wasser bei allen Krankheiten. So sei es auch gegen die Gicht wirksam, »weil das frische Wasser allerley zehe Materie zertheilen, die scharfen Säfte milde machen, durch die Haut tief hinein dringen, Verstopfungen, Geschwulst und Lähmigkeit heben, die natürlichen Excretiones [= Ausscheidungen], und sonderlich Ausdämpfung befördern kan«.

Zur Bekämpfung der sog. Schärfen (Giftstoffe, vor allem im Blut) propagiert Hahn u. a. das Wassertrinken in der Nacht, auf nüchternen Magen und auf frisches Obst. Er zieht kaltes Wasser dem warmen vor, da es dünner und subtiler sei und »leichter denn dieses in die allerzärtesten Dinge eindringen könne«. Hahn gilt als Vorläufer der Kaltwasserkur des 19. Jahrhunderts (→ 1826/S. 268).

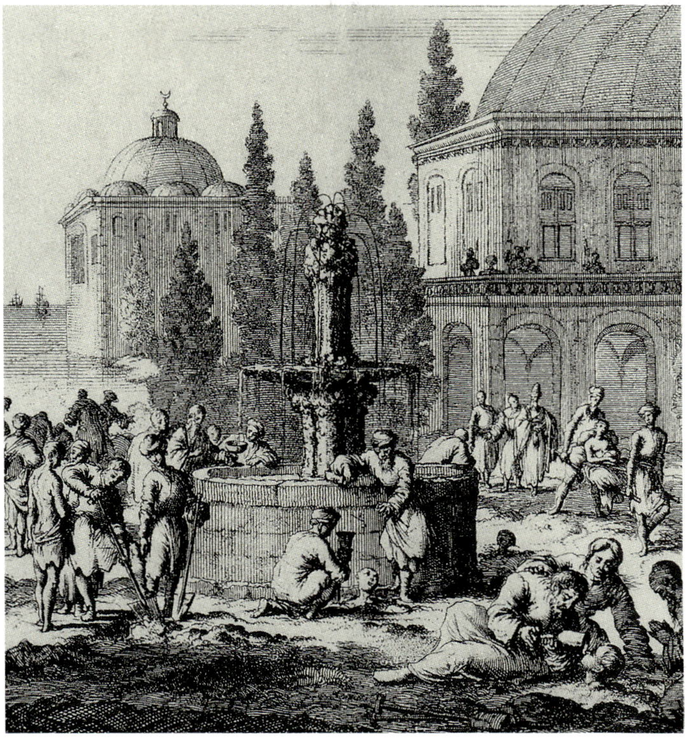

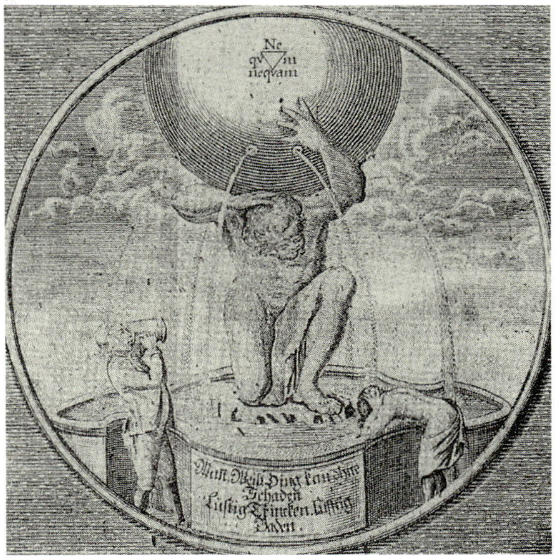

△ *Apotheose der Wasserbehandlung: »Mein Weib und Thier kann ohne Schaden hier lustig trinken, lustig baden« (aus Hahn, Ausgabe 1754).*

◁ *Das Lehmbad bei den Osmanen: Die Kranken sind bis zum Hals im Lehm eingegraben. In der Mitte befindet sich ein Brunnen mit Heilwasser (Radierung von Jan Luyken, 1724).*

Krankheiten werden wie die Pflanzen klassifiziert

1735. Der schwedische Naturforscher und Arzt Carl von Linné (bis 1762: Linnaeus; 1707–1778) nimmt in seinem Werk »Systema naturae« eine systematische Einteilung des Mineral-, Pflanzen- und Tierreiches vor. Die Pflanzen werden in der Wissenschaftsgeschichte erstmals entsprechend ihrer Fortpflanzungsorgane (Stempel und Staubgefäße) eingeteilt. Das Tierreich erscheint in sechs Klassen: Säugetiere (wozu Linné auch die Menschen zählt), Vögel, Lurche, Fische, Kerbtiere und Würmer. Nach der Hautfarbe unterscheidet Linné vier Menschenrassen: Schwarze Afrikaner, rote Amerikaner, gelbe Asiaten und weiße Europäer.

In seiner Krankheitslehre »Genera morborum« (1763) versucht er, auch die Krankheiten in eine Systematik von zwölf Klassen zu bringen (Nosologie). Diese Einordnung entspringt einer Auseinandersetzung mit der zeitgenössischen Pathologie seit den 1730er Jahren. Vor allem der Arzt und Botaniker François Boissier de Sauvages (de la Croix), Professor an der Universität Montpellier, hat ihn zur Ausdehnung der naturkundlichen Klassifikation auf den Bereich der Krankheiten angeregt.

Boissier de Sauvages (1706–1767) hat bereits seit etwa 1730 eine Klassifikation von Krankheiten analog zur Einordnung von Pflanzen in der Botanik versucht. Seine Schrift »Nouvelles classes des maladies« erschien zwischen 1731 und 1734. Sie greift die Empfehlung des englischen Mediziners Thomas Sydenham (1624–1689) von Ende des 17. Jahrhunderts auf, im Sinne eines aufgeklärten Empirismus die Krankheiten als bestimmte einzelne Arten (species) zu definieren, »mit derselben Sorgfalt, wie sie die Botaniker in ihrer Pflanzenkunde an den Tag legen«. Ziel von Boissier de Sauvages' nosologischem System ist eine Nomenklatur, die primär von den Symptomen ausgeht, welche für bestimmte Krankheiten charakteristisch sind. Der Franzose faßt seine Studien in seinem Werk »Nosologia methodica« 1763 zusammen. Er unterscheidet zehn Klassen (classes), denen er jeweils zwei bis sieben Gruppen (ordines) unterordnet: Vitia (Fehler); Febres (Fieber); Phlegmasia (Entzündungen); Spasmi (Krämpfe); Anhelationes (Auswürfe); Debilitates (Schwächen); Dolores (Schmerzen); Vesaniae (Wahnsinn); Fluxus (»Flüsse«) und Cachexiae (zehrende Krankheiten).

Obwohl sich diese Art der Systematik in der Nosologie bzw. Pathologie nicht durchsetzen kann, bedeutet sie einen großen Fortschritt in der Methode der Medizin: Sie beinhaltet eine Betonung der klinischen Beobachtung, exakten Beschreibung und kritischen Analyse der Befunde.

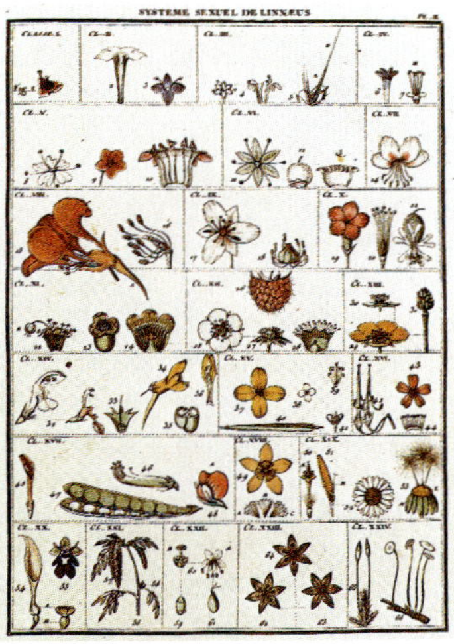

Linnés Klassifizierung der Pflanzen (aus dem »Elementaren Lexikon der Botanik«, Pierre Bulliard, 1797)

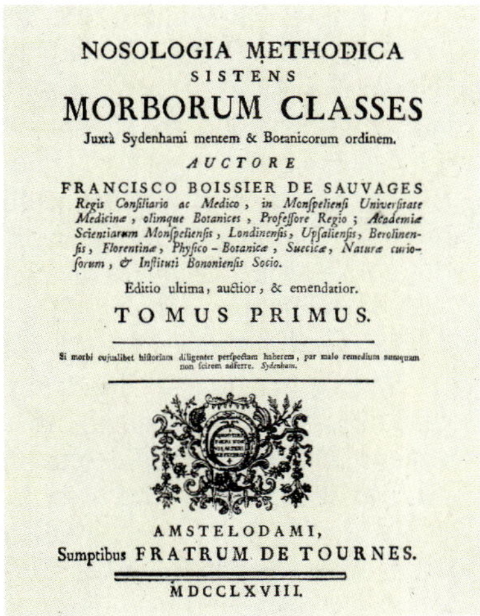

NOSOLOGIA METHODICA
SISTENS
MORBORUM CLASSES
Juxtà Sydenhami mentem & Botanicorum ordinem.
AUCTORE
FRANCISCO BOISSIER DE SAUVAGES
Regis Consiliario ac Medico, in Monspeliensi Universitate Medicinae, olimque Botanices, Professore Regio; Academiae Scientiarum Monspeliensis, Londinensis, Upsaliensis, Berolinensis, Florentinae, Physico-Botanicae, Suecicae, Naturae curiosorum, & Instituti Bononiensis Socio.
Editio ultima, auctior, & emendatior.
TOMUS PRIMUS.
Si morbi cujuslibet historiam diligenter perfectam haberem, par malo remedium nunquam non scirem adferre. Sydenham.
AMSTELODAMI,
Sumptibus FRATRUM DE TOURNES.
MDCCLXVIII.

Titelblatt der »Nosologia Methodica« von François Boissier de Sauvages (Ausgabe von 1768)

Wie Patientinnen um 1730 ihre Krankheiten erleben

Chronik Dokument

Um 1730. Der Eisenacher Stadtarzt und herzogliche Hof- und Leibarzt Johann Storch (Hulderícus Pelargus) sammelt die Krankengeschichten seiner Patientinnen und veröffentlicht sie zwischen 1747 und 1752 in Gotha in seinem achtbändigen Werk »Von Weiberkranckheiten«.

Johann Storch protokolliert in der Hauptsache das subjektive Krankheitserleben seiner Patienten und gibt auf diese Weise einen authentischen Einblick in die Körperwahrnehmung seiner Zeitgenossen, insbesondere in die Empfindungen und Verhaltensweisen betroffener Frauen.

Die Fachsprache der Medizin (Latein) und die Sprache der Patient(inn)en (Deutsch) sind zwar verschieden, doch die grundsätzlichen Vorstellungen über die Vorgänge im menschlichen Körper ähneln sich vor dem Hintergrund der traditionellen Humoralpathologie (→ S. 55).

Unterdrücken der Hämorrhoiden und der Monatsblutung ist schädlich, meint Storch:

». . . so ist mir von wenig Jahren von einem 42jährigen corpulenten Kaufmann bekannt, daß als derselbe eben fluxum haemorrhoidum [Hämorrhoidenbluten] hatte, und sich von einem großsprecherischen Chirurgo und medicinischen Pfuscher zur Aderlasse persuadieren ließe, der fluxus gleich stockend wurde, und der gute Kaufmann den 5ten Tag darauf . . . plötzliche versturbe . . .

Eine Dienst-Magd vom Lande klagte, wie sie nun etliche Jahre Menses in geringer Quantität, und zuweilen gar verstopft, gehabt, darbey sich eine schwammigte Beule aus dem Haupte eingefunden.« Nachdem die Monatsblutung ganz ausbleibt, schildert sie, daß sich »die Beule vergrößert und ausgebreitet« habe, heißt es in Storchs Protokollen.

Blut wird in den Unterleib getrieben und erzeugt Krämpfe durch Stauung:

»Diese Spasmi [Krämpfe] . . . entstehen nicht allemal in der Nähe oder in dem Unter-Leibe, sondern die Natur fängt auch solchen Trieb, von weitem in gantz entlegenen Theilen an, und dirigiret den Motum tonicum [den muskulären Antrieb], daß er . . . das darinnen stehende und wallende Geblüte . . . ad Uterum [zur Gebärmutter] pressen muß: Sind nun die Adern und die Interstitia [das Gewebe] mit Geblüt zu starck angefüllet, so kan der Motus tonicus dasselbe in der Circulation nicht expedirenn und ohne Anstoß forttreiben, daher verwandelt er sich in ein Motum spasticum, und verursachet solche Schmerttzen.«

Der Zorn als inneres Gift erzeugt Krämpfe im Leibesinneren:

Im Januar 1723 kommt eine 50jährige Frau mit einem »vornehmen Mieth-manne in Zanck, und wurde von selbigem am Arme zur Thier [Tür] heraus geführet, und darüber machte sie sich solchen Verdruß, daß ihr Arme und Beine zitterten, und bei sich beymischender Cardialgie [Schmerzen in der Herzgegend] einen Krampf in Händen und Füßen bekam . . . [so] mußte sie den Gift bey sich behalten, den sie sonst auszuschütten sich vorgesetzt hatte . . .

Eines Bauren Tochter, von 19 bis 20 Jahren, wird 1737 an einen Baur-Kerl, 2 Meilen von ihren eltern verheyrathet. Nachdem sie nun 4 und einen halben Monat sich schwanger befindet, geräth sie mit ihrem Manne und dessen Eltern in einen heftigen Zanck, und läuft mit erboßtem Gemüthe und zitternden Gliedern zu ihren Eltern. Am nächsten Tag hat sie einen »Abgang« [Fehlgeburt].

Zank und Zorn führen zur »Epilepsie«:

»Ein von einer wüsten Mutter erzogenes und in einem Gasthof lebendes Mädchen von 22 Jahren, war den 17. Junii 1727 eine Gevatterin und hatte bey dem Kindtauf-Schmause sich im Trincken was zugut gethan: bey der Heimkunft kommt sie in heftigen Zanck und Zorn, und verfällt den 18ten gegen Morgen . . . in die Epilepsie, darinnen man ihr am Arme zur Ader lässet: Sie lag aber, da ich sie zu Mittage besuchen muste, noch ohne Verstand und Sprache, konte aber doch, wenn man ihr zu trinken bote, noch schlingen.«

Krankheitssymptome, wie z. B. »reißende Flüsse«, haben ihre Vorgeschichte:

Eine immer dicker werdende 22jährige adlige Dame gibt als Ursache ihrer Kopfschmerzen an, »wie sie vor etlichen Jahren an einem andern Ort im Früh-Jahre im Tantzen sehr ermüdet, ihrer Gewohnheit nach starck geschwitzet, und nicht allein an offenen Fenstern sich abgekühlet, sondern auch in der Nacht mit Aurhahns-Pfältz gefahren, von welcher Zeit an sie mit reissenden Flüssen und zuweilen mit Mutter-Bangigkeit [Gebärmutter- bzw. Unterleibsbeschwerden] beladen gewesen; Ja sie hätte über dieses einen ausgefahrenen und nässenden Fluß in einer Weiche [Inguine; d. h. in der Leiste] zwischen ihren fetten Bauch und dicken Beinen gehabt«.

Rätsel um das »Schwangerseyn« und die Austreibung des Schlechten

Storch ist sich, wie folgende Krankengeschichten zeigen, häufiger im unklaren, ob es sich bei bestimmten Beschwerden um eine Schwangerschaft oder eine »Stokkung« bzw. eine Geschwulst im Unterleib handelt. So ist nach Ansicht Storchs böses Gewebewachstum möglich, wenn Überbleibsel von einer früheren Geburt zurückbleiben, wenn im Zorn eine »Mola« (abgestorbene Leibesfrucht, Wucherung) gezeugt wird oder wenn durch den »weißen Fluß« eine »Mola« entsteht.

So klagt eine 42jährige Frau im Dezember 1718, daß sie »8 Wochen Verstopfung der monatlichen Reinigung gehabt« und »darbey ihr der Leib dicke worden«. Später habe sich die Monatsblutung (der »Fluß«) wieder eingestellt, »aber unordentlich, und der Leib wäre nicht weiter gewachsen, insonderheit aber hätte sie die Zeit über ein so schmertzhaftes Hüft-Wehe gehabt, daß sie ohne Hincken nicht über die Gassen gehen können«. Storch vermutet eine »Versammlung von einer Mola«.

Storch fragt sich, ob die ausgetriebene Mola durch Geschlechtsverkehr oder durch verklumptes Blut in der Gebärmutter entstehe.

»Eines auswärtigen Chirurgi Frau, von 40 Jahren, bleiben die Menses in einem gehabten Schrecken aussen, und zeigten sich in 26 Wochen nicht wieder; inzwischen spürete sie im Unterleibe einen Knoten, welcher nach und nach die Grösse, als 3 Fäuste, erlanget, und im Liegen von einer Seite zur anderen mit fällt, den der Mann mit guter Raison vor eine Molam hielte . . .« Nachdem die Frau ein Austreibungsmittel eingenommen hat, »meldete sich der Fluxus Mensium [die Monatsregel], und gegen den 9ten Tag gieng eine so starcke Mola fort, die dem beschriebenen Knoten gar conform gewesen. Es hatte das bittre Salz in dieser Gegend bey Weibs-Leuten in Obstructione Mensium [ausbleibender Monatsblutung] schon viele Proben gewiesen; daher es denn diese Frau auch mit gutem Vertrauen nahm, und die gewünschte Würckung verspürete.« Für Storch als behandelndem Arzt stellt sich die Frage, ob die Fleischmole »weil Menses durch Schrecken stockigt worden, von dem in Utero coagulirten Geblüte entstanden, oder ob sie ex congressu [durch Geschlechtsverkehr] ihren Ursprung genommen?« Wegen der Trunksucht des Ehemannes gibt Storch dessen schlechten Samen die Schuld an der Fehlentwicklung des Embryos.

Die Monatsblutung reinigt nach Storchs Auffassung den Körper der Frau. Die Zurückhaltung der Blutung in der Schwangerschaft bedrohe deshalb die Frucht und könne sie bei falscher Lebenhaltung ersticken. Bei der Geburt eines toten Kindes gibt Storch dem reichlichem Essen und Trinken der Mutter die Schuld. Sie habe »dadurch das Geblüt übermässig vermehret ... so ist ein solcher Überfluß, der mit der Zeit dick worden, der Frucht beschwerlich worden, und die Zähigkeit hat endlich die Circulation [des Blutes] verhindert und stockigt gemacht, davon denn die Frucht auf Art einer Erstickung, das Leben endigen müssen«.

In der Regel ist es nicht möglich, aus heutiger Sicht die beschriebenen Leiden zu diagnostizieren.

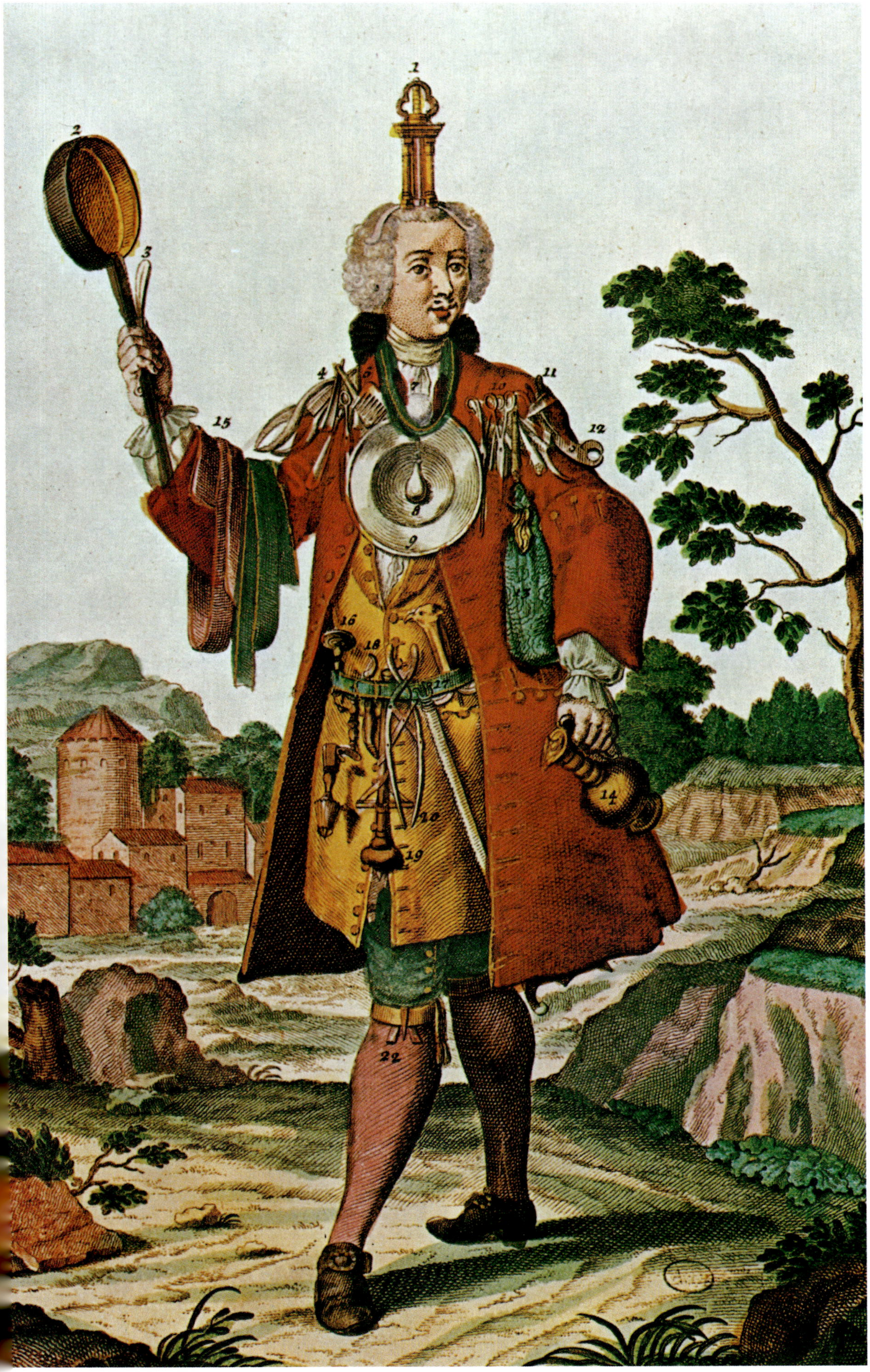

Handwerkschirurgen als Heiler anerkannt

18. Dezember 1731. Die Académie Royale de Chirurgie wird in Paris gegründet. Sie geht aus dem »Collège St. Côme« hervor und wird 1743 einer Medizinischen Fakultät gleichgestellt. Damit ist ein klarer Trennungsstrich zu den Handwerkschirurgen gezogen.

Handwerkliche Chirurgen – Wundärzte, Bader und Barbiere – sind im Gegensatz zu den akademisch ausgebildeten Chirurgen keine Ärzte (Medici, Physici). Gleichwohl sind sie neben den Ärzten, Apothekern und Hebammen insbesondere im 18. Jahrhundert durch Medizinalordnungen staatlich autorisierte Heilpersonen.

Ihre Bedeutung für die Gesundheitsversorgung der Bevölkerung ist kaum zu überschätzen, zumal sie, mit Ausnahme der »inneren Krankheiten« und deren medikamentöser Behandlung, für fast alle Krankheiten und Verwundungen zuständig sind, die wir heute u. a. der Augenheilkunde, Chirurgie, Urologie, Orthopädie, Dermatologie, Hals-, Nasen- und Ohrenheilkunde, Rechtsmedizin und Zahnmedizin zuordnen würden.

Da sie jedoch in der gesetzlich vorgegebenen Hierarchie der Heilpersonen deutlich unterhalb der Ärzte stehen und mit diesen in dauerndem Konkurrenzkampf stehen, werden sie häufig mit »Kurpfuschern« oder »Medikastern« (nichtautorisierten landfahrenden Heilern) auf eine Stufe gestellt.

◁ Ein Wundarzt (»Barbierer«) wandert durch die Lande und demonstriert sein Instrumentarium: Z. B. einen Schädeldach-Heber (1); eine »Pflaster-Pfanne« (2); eine »Stain Zangen« (zur Blasensteinoperation, 4); eine »Balbier-Schüssel« zum Aderlassen (9); eine »Zahn zangen« (12); eine »Bein Segen« (d. h. Knochensäge, 17); einen »Bein (d. h. Knochen-)Bohrer« (19) und ein grünes »Bruch-Band« (21). Als Barbier führt dieser Wundarzt keine Schröpfköpfe mit sich, die kennzeichnend für die Bader sind. Diese sog. unreinen Chirurgen (chirurgie impuri) schröpfen (oder skarifizieren) in Badestuben. Sie sind im 18. Jahrhundert als Zunft den »Barbieren und Chirurgen« untergeordnet und heißen deshalb auch »Chirurgen zweiter Klasse« (allegorisches Chirurgenkostüm, Stich, Anfang 18. Jh.).

1740

1740–1749

1741. Der Begriff »Orthopädie« wird von dem Franzosen Nicholas Andry in die Medizin eingeführt. Er bezeichnet ursprünglich jene Methoden, welche kindliche Mißbildungen bzw. Fehlhaltungen korrigieren sollen. → S. 217

1743. Der Hallenser Medizinprofessor Johann Gottlob Krüger lenkt als erster die Aufmerksamkeit auf die in der künstlichen Elektrizität verborgenen Heilkräfte. → S. 216

1745. Der erste elektrische Kondensator wird von dem niederländischen Physiker Pieter van Musschenbroek und unabhängig davon von E. Georg von Kleist im pommerschen Cammin entwickelt, die sog. Leidener oder Kleistsche Flasche.

Gerhard van Swieten, ein Schüler von Hermannus Boerhaave in Leiden, wird als Leibarzt der österreichischen Erzherzogin Maria Theresia nach Wien berufen. Er prägt die Wiener Fakultät seiner Zeit (»Alte Wiener Schule«). → S. 218

8. 4. 1745. Der französische Chirurg und Augenarzt Jacques Daviel operiert einen Eremiten und versucht, dessen Augenlinse nach der alten Art zu versenken. Bruchstücke der Linse gelangen in die Vorderkammer. Daviel öffnet (nach dem Vorbild von Jean-Louis Petit) die Hornhaut, die Linsenteile fließen aus, der Patient kann sehen. Das Auge ist jedoch so geschädigt, daß es nach zwei Tagen vereitert und verloren ist. Dieser teilweise Erfolg veranlaßt Daviel schließlich, sich mit der Linsenausziehung zu beschäftigen. → S. 218

1746. Der französische Zahnarzt Claude Mouton regt als erster das Einsetzen von Goldkronen an.

1747. Der schottische Mediziner James Lind aus Edinburgh führt als Schiffsarzt bei der englischen Marine bei Schiffsbesatzungen kontrollierte Versuche mit Zitronensaft gegen den Skorbut durch. → S. 219

Der anatomische Atlas von Bernhard Siegfried Albinus, einem deutschstämmigen Professor der Anatomie und Chirurgie in Leiden, erscheint mit seinen exakten und repräsentativen Darstellungen. → S. 220

1748. Der französische Arzt Julien Offroy de La Mettrie entwickelt in seinem Hauptwerk »L'homme machine« eine radikal mechanistische Lehre vom Menschen. → S. 218

1749. Der französische Arzt Jean-Baptiste Sénac veröffentlicht sein Werk über das Herz: »Traité de la structure du cœur . . .« → S. 219

Heilkraft aus der Elektrisiermaschine

1743. Der Arzt und Naturforscher Johann Gottlob Krüger (1715–1759), Extraordinarius der Medizinischen Fakultät in Halle, veröffentlicht seine »Zuschrifft an seine Zuhörer, worinnen er Ihnen seine Gedanken von der Electricität mittheilet«. Erstmals weist er auf die Möglichkeit einer therapeutischen Anwendung der neu entdeckten Elektrizität hin und meint, man müsse »die Electricität unter die medicinische Hülffs-Mittel zehlen«.

Krüger formuliert den für die elektrische Kur im 18. Jahrhundert maßgeblichen Grundsatz, daß durch die »Electrification« die Körpersäfte verflüssigt und die festen Körperteile in den Stand versetzt werden, »sich mit grösserer Lebhaftigkeit zusammen zuziehen«.

Krügers Schüler Christian Gottlieb Kratzenstein (1723–1795) verfaßt 1744 ein kämpferisches »Schreiben vom Nutzen der Electricität in der Arzneywissenschaft«. Sie stellt für ihn ein Allheilmittel (»Panacee«) dar. Im Einklang mit seinem Lehrer erblickt er die Heilwirkung in der Auflösung von Säftestauungen, insbesondere des Blutes. Die »Electrification« ist z. B. angezeigt bei Dickblütigkeit, Kongestionen (Stauungen) aller Art (dazu zählen z. B. Kopfschmerzen, Schnupfen, Brustbeschwerden), bei Fiebern und selbst bei der Pest.

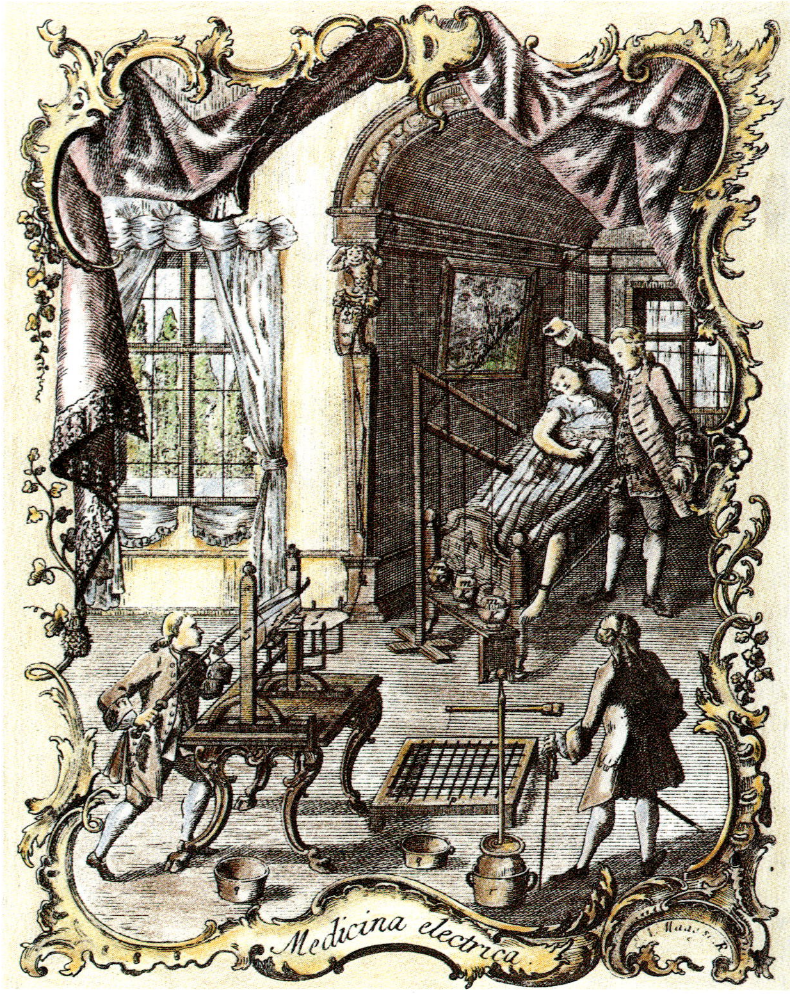

Mit der »electrischen Maschine« erzeugte Elektrizität wird auf eine Kranke übertragen (Schäffer: »Die Electrische Medicin«, Ausg. 1766; mod. Kolorierung).

Ähnlich vehement setzt sich auch der Regensburger Arzt Johann Gottlieb Schäffer (1720–1795) für die Elektrotherapie ein. In seinem Lehrbuch »Die Electrische Medicin oder die Kraft und Wirkung der Electricität in den menschlichen Körper und dessen Krankheiten« von 1752 stellt er Theorie und Praxis dieser neuen Heilmethode im einzelnen dar. Hauptindikation sind für ihn die »gelähmten Glieder«. Angriffspunkte des Elektrisierens sind Muskeln und Nerven, welche alle Bewegungen des Körpers verursachen. Dabei verhält sich nach Schäffer der Muskel zum Nerven wie das Rad einer Maschine zur Antriebskraft, welche dem »Nervensaft« oder »Nervengeist« entspreche. Die Elektrotherapie wird somit neurophysiologisch begründet: »Was der Nervensaft natürlicherweise durch seinen Einfluß in die Muskeln thut; das verrichtet die Electricität auf eine künstliche Art, und dieses alles um so mehr, weil die elektrische Materie in vielen Stücken mit dem Nervensaft viele Ähnlichkeit und fast einerley Eigenschaft zu besitzen scheint«. Damit klingt das neue Leitthema der Physiologie an, welches noch Generationen von Naturforschern beschäftigen wird, nämlich die »animalische Elektrizität« im Organismus (→ 6. 11. 1780/S. 234). Die elektrischen Experimente zeigen eine deutliche Einwirkung auf den Körper. Schäffer stellt fest, daß der elektrisierte Mensch einen schnelleren Puls bekommt, die elektrischen Funken auf der Haut »bald stechende und brennende, bald stossende und erschütternde Empfindungen« verursachen und die Haut an den betreffenden Stellen zuerst weiße und später dann rote Flecken aufweist.

Daneben scheint jedoch die Elektrizität auch subtilere magische Kräfte zu besitzen. So schlägt Schäffer vor, sie auch innerlich, als »elektrische Arzney« anzuwenden. Elektrisierte Getränke (wie Wasser, Wein oder Tee) sollen den Patienten zusätzlich stärken.

Namhafte Naturforscher und Ärzte beschäftigen sich im 18. Jahrhundert mit der Elektrotherapie, u. a. Carl von Linné (→ 1735/S. 213), Albrecht von Haller (→ 1736/S. 212), Anton de Haen (→ S. 218), Jean Paul Marat (1743–1793) und Benjamin Franklin (1706–1790).

In dieser Frühzeit der Elektrotherapie prägen zwei Apparate die Kur: Die Elektrisiermaschine, die aus einem Glaszylinder besteht und mit einem Schwungrad angetrieben wird, erzeugt Reibungselektrizität; die »Leidener Flasche« im Verbund mit der Elektrisiermaschine dient als Kondensator und Verstärker. Somit können hohe Spannungen bei geringen Stromstärken erzeugt werden, so daß eindrucksvolle elektrische Demonstrationen möglich sind.

Andry fordert die Korrektur des ungestalten Kindes

1741. Der Pariser Medizinprofessor Nicholas Andry (1658–1742), der durch seine »Wurmpathologie« (→ 1701/S. 204) hervorgetreten ist, veröffentlicht kurz vor seinem Tod das Buch »L'Orthopédie ou l'art de prévenir et de corriger dans les enfants les difformités du corps«. Es erscheint 1744 auf Deutsch unter dem Titel »Orthopädie, oder die Kunst, Bey den Kindern die Ungestaltheit des Leibes zu verhüten und zu verbessern«. Damit führt Andry den Begriff »Orthopädie« (von griech. orthos = gerade und pais = Kind) in die Medizin ein.
Andry geht es v. a. um »solche Mittel, welche in der Väter und Mütter, und aller der Personen Vermögen sind, welche Kinder zu erziehen haben«. Im Vordergrund steht die Korrektur von Haltungsfehlern – als Symbol hierfür zeigt Andry in seinem Buch die Abbildung eines jungen Baumes, der an einen Pflock angebunden werden muß, um gerade zu wachsen.
Diese Vorstellung der Begradigung, der Korrektur, entspricht dem pädagogischen und therapeutischen Impetus der Aufklärung. Die Herstellung der gesunden und vernünftigen Norm bei allen Menschen erscheint als Gebot der allgemeinen Menschenliebe, die vor allem den Randgruppen der Gesellschaft, wie den Irren und Kriminellen, gilt, aber auch den »unvernünftigen« Kindern, insbesondere wenn sie Körperschäden aufweisen. Pädagogische, strafvollziehende und medizinische Maßnahmen gehen Hand in Hand. Das Bekämpfen der »Widerborstigkeit« erstreckt sich bei Andry sogar bis auf die Augenbrauen des Säuglings.

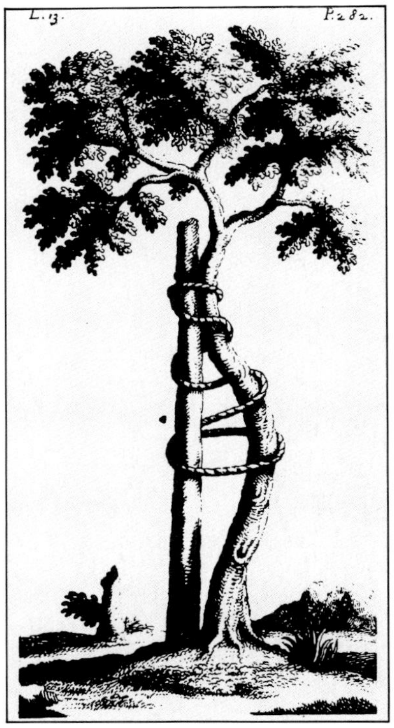

Sinnbild der »Orthopädie« (Andry; dt. Ausgabe 1744)

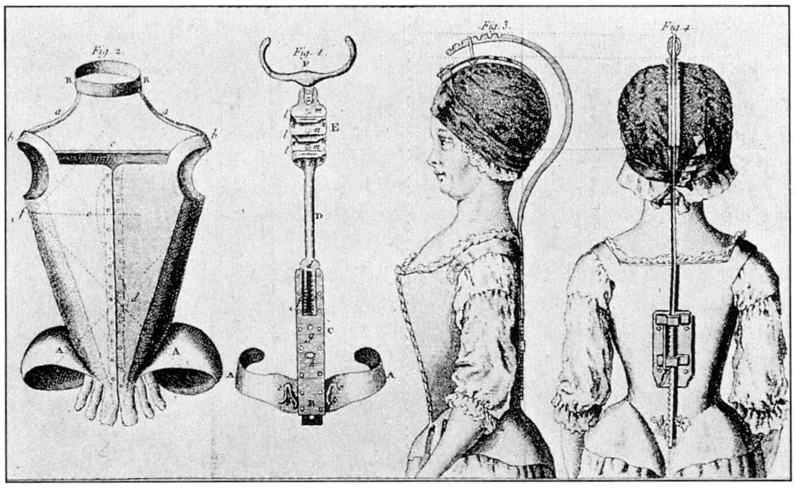

Apparate »zur Aufrichtung des Rückgrats« und »zur Streckung der Wirbelsäule« (Thomas Levacher de la Feutrie: »Traité du Rakitis«, Paris 1772)

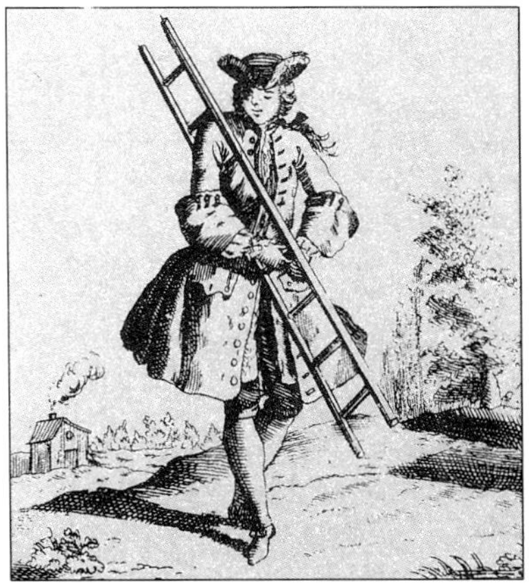

Das Tragen einer Leiter senkt eine zu hohe Achsel (Andry, 1744)

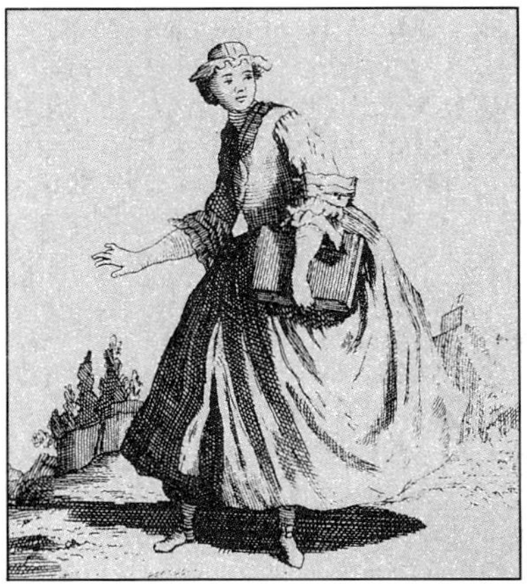

Ausgleichsübung mit einem Folianten bei zu hoher Achsel (Andry, 1744)

Fachgebiet:

Orthopädie: Die Entwicklung im 18. und 19. Jahrhundert

Orthopädie als Fachgebiet der klinischen Medizin befaßt sich mit Form- und Funktionsfehlern des menschlichen Bewegungsapparates. Diese können angeboren oder erworben sein. Sowohl Prophylaxe als auch Rehabilitation sind neben den unmittelbaren therapeutischen Maßnahmen für dieses Fachgebiet von Bedeutung.
Die Orthopädie als eigenständiger medizinischer Ansatz entsteht im Zeitalter der Aufklärung. Der Pariser Arzt Nicholas Andry führt diesen Begriff 1741 in die Medizin ein und stellt dabei die physische Erziehung (»Korrektur«) in den Vordergrund (s. o.).
Die erste orthopädische Heilanstalt wird 1780 von dem schweizerischen Landarzt Jean André Venel (1740–1791) in Orbe (Kanton Waadt) errichtet. Er gilt als der »Vater der Orthopädie«, da er nach heute noch gültigen Prinzipien vorgeht: Betreuung durch einen Arzt, Spezialanfertigung von Bandagen, Schienen und Apparaten sowie schließlich Erziehung und Unterricht der Kinder.
Doch erst im Laufe des 19. Jahrhunderts wird die Orthopädie zu einem anerkannten Fachgebiet der Medizin. Ihre Grundidee einer Verhütung von Haltungsschäden erhält durch die Turnbewegung von Friedrich Ludwig Jahn (»Deutsche Turnkunst«, 1816) und die »Heilgymnastik« des Schweden Gustaf Zander (1865) Auftrieb.

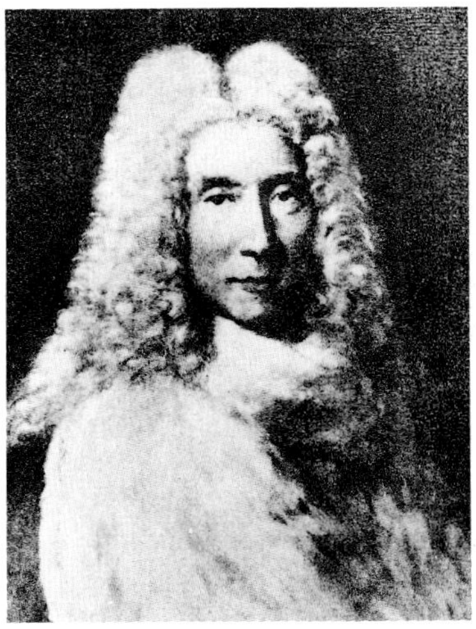

Der französische Medizinprofessor Nicholas Andry (1658–1742) prägt den Begriff Orthopädie.

Vor allem die Chirurgen – wie der Berliner Johann Friedrich Dieffenbach (1792–1847) – kümmern sich um die »Krüppelheilkunde«, indem sie operative Eingriffe vornehmen. So kann der Londoner Chirurg William John Little (1810–1894) 1836 erstmals einen Klumpfuß erfolgreich operieren. Der Chirurgieprofessor Jacques Mathieu Delpech gründet 1815 in Montpellier ein »Institut Orthopédique«, und Jacob von Heine errichtet 1829 in Cannstatt eine »Orthopädische Heilanstalt«.
Erst gegen Ende des 19. Jahrhunderts grenzt sich die Orthopädie als eigenes Fachgebiet der Universitätsmedizin von der Chirurgie ab (→ 3. 3. 1906/S. 366).

Die erste moderne Staroperation

8. April 1745. Der unglückliche Verlauf eines Starstiches (→ S. 158) veranlaßt den französischen Okulisten und Wundarzt Jacques Daviel (1696–1762), in Zukunft die Linse aus dem Auge des Patienten zu entfernen. Dies gilt als Beginn der modernen Augenchirurgie.

Daviel will in Marseille bei einem Eremiten aus der Provence in herkömmlicher Weise den Star stechen. Dabei drückt man angeblich mit einer Nadel ein vor der Linse gelegenes trübes Häutchen herab. Der Versuch mißlingt hier jedoch. Außerdem dringen zerstückelte Teile der Linse in die Vorderkammer des Auges ein. Daviel eröffnet nach dem Vorbild von Jean Louis Petit die Hornhaut. Die Vorderkammer entleert sich, die Pupille wird sichtbar klar und der Kranke kann wieder Gegenstände unterscheiden.

Daviel erkennt, daß es sich beim Star nicht um ein Häutchen handelt. Die Linse selbst ist getrübt und muß entfernt werden. Der Wundarzt entwickelt nun eine schonende Methode der Linsenextraktion, welche die häufigen Komplikationen des Starstiches wie Blutungen, Eiterungen und Verlust des Auges weitgehend vermeidet. Eine spitze Nadel eröffnet die Vorderkammer. Dann erweitert der Operateur mit Hilfe einer seitlich schneidenden Nadel und einer gebogenen Schere die Öffnung halbmondförmig. Nun hebt er mit einem kleinen Spatel den eingeschnittenen Teil der Hornhaut empor und öffnet mit einer spitzen, beidseitig schneidenden Nadel die Linsenkapsel. Ein Spatel wird zwischen Linsenkörper und Regenbogenhaut geschoben, um die Katarakt zu lösen. Anschließend läßt man den Hornhautlappen zurückgleiten. Der Chirurg drückt nun sanft auf den Augapfel, und die Linse schiebt sich in die Vorderkammer und weiter auf die Wange herab. Gelegentlich muß man zur Lösung einen kleinen Löffel oder eine Pinzette zu Hilfe nehmen.

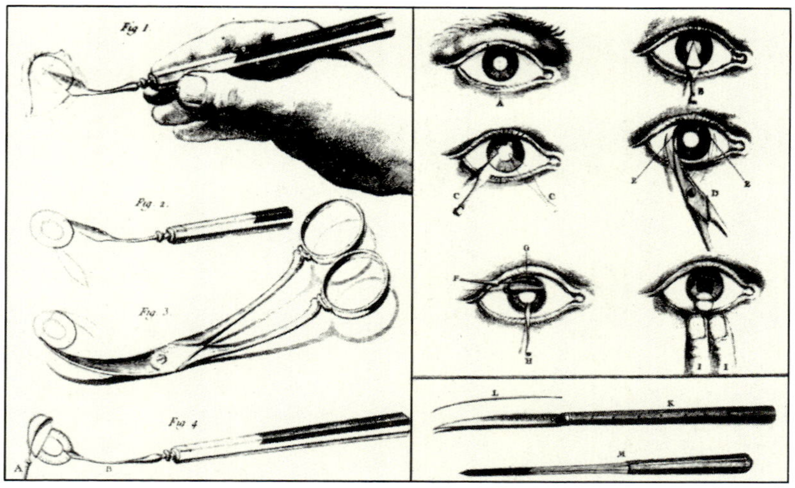

Daviel entfernt nach einem Hornhautschnitt die getrübte Linse aus ihrem normalen Sitz hinter der Pupille (Illustrationen aus einer Augenheilkunde, 1753).

La Mettrie: Der Maschinenmensch

1748. Der französische Arzt und Naturphilosoph Julien Offroy de La Mettrie (1709–1751) veröffentlicht sein Hauptwerk »L'homme machine« (Maschine Mensch).

In dieser Schrift entwickelt La Mettrie eine extrem materialistische Lehre vom Menschen: Seelische Tätigkeiten und Eigenschaften sind nach La Mettrie völlig vom Körper abhängig. Dies beweisen die Auswirkungen von Krankheit, Schwäche, Hunger, Alter, Klima, Nahrung und Drogen auf die geistigen Kräfte. Diese erscheinen lediglich als mechanische Funktionen des Gehirns, des Rückenmarks und der Nerven. Es gibt keinen seelischen Inhalt, der nicht aus der Erregung eines Sinnes herstammte. Nur dadurch, daß sein Gehirn höher entwickelt, im Vergleich zur Körpermasse größer ist und komplizierte Windungen besitzt, unterscheiden sich die seelischen Funktionen des Menschen von den tierischen. Bedeutsam ist u. a. La Mettries Schlußfolgerung, daß Verbrecher krank seien und durch ärztliche Behandlung ethisch verbessert werden könnten.

Wiener Schule fördert Unterricht am Krankenbett

1745. Gerhard van Swieten wird Leibarzt der österreichischen Erzherzogin Maria Theresia. Er reformiert das gesamte österreichische Medizinalwesen sowie die Medizinische Fakultät in Wien. Die Medizinschule von Leiden dient ihm dabei als Vorbild.

Zusammen mit Anton de Haen wird Swieten Schöpfer der sog. älteren Wiener Schule. Österreichs Hauptstadt erblüht zu einem medizinischen Zentrum von Weltrang.

Der Schwerpunkt der Ausbildung liegt beim Unterricht am Krankenbett. Beobachtung und Erfahrung dienen als wichtige Hilfsmittel für Diagnostik und Therapie. Systematisch sammeln die Wiener Ärzte klinische Beobachtungen, überprüfen Krankheitsverläufe und zeigen ein ungewöhnliches Verständnis für die Bedeutung pathologisch-anatomischer Untersuchungen. Johann Leopold Auenbrugger und Johann Peter Frank gehören u. a. zu den herausragenden Nachfolgern von Gerhard van Swieten.

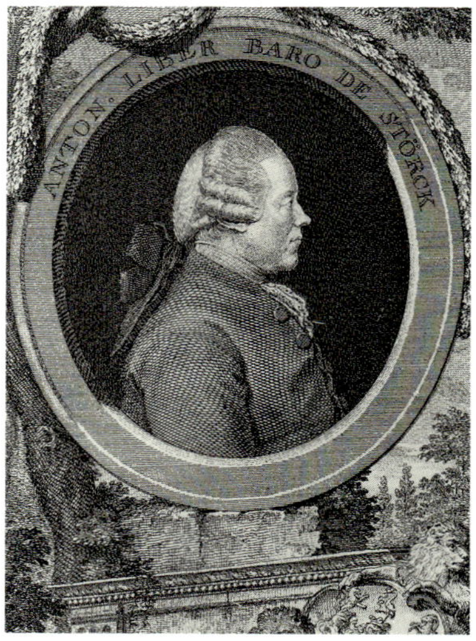

Anton von Storck (1731–1803) *verbessert als Nachfolger von Swieten an der Wiener Medizinschule das österreichische Medizinalwesen. Berühmt sind die Untersuchungen des Schülers von Haen zur Arzneimittelwirkung (z. B. Schierling, Sturmhut, Herbstzeitlose, Bilsenkraut), die er nicht nur an Kranken, sondern auch an Gesunden vornimmt.*

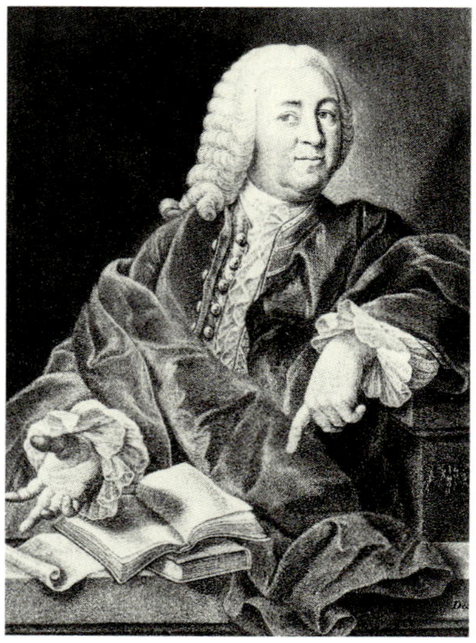

Gerhard van Swieten (1700–1772) *war der Lieblingsschüler von Hermannus Boerhaave. Als Katholik konnte er aber nicht dessen Nachfolge an der Universität von Leiden antreten. 1745 geht er nach Wien und beginnt mit der Reorganisation des österreichischen Medizinalwesens. Sein Hauptwerk sind die Kommentare zu den Aphorismen Boerhaaves.*

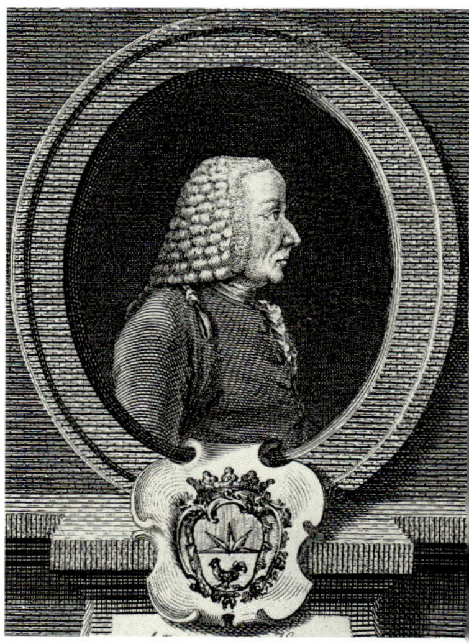

Anton de Haen (1704–1776) *ebenfalls ein Boerhaave-Schüler, wird 1754 als Professor der praktischen Medizin nach Wien berufen. Haen zeichnet sich als ein hervorragender Lehrer und Beobachter am Krankenbett aus. Er fördert die systematische Anwendung des Fieberthermometers in der Diagnostik. Sein Hauptwerk ist die »Ratio medendi«.*

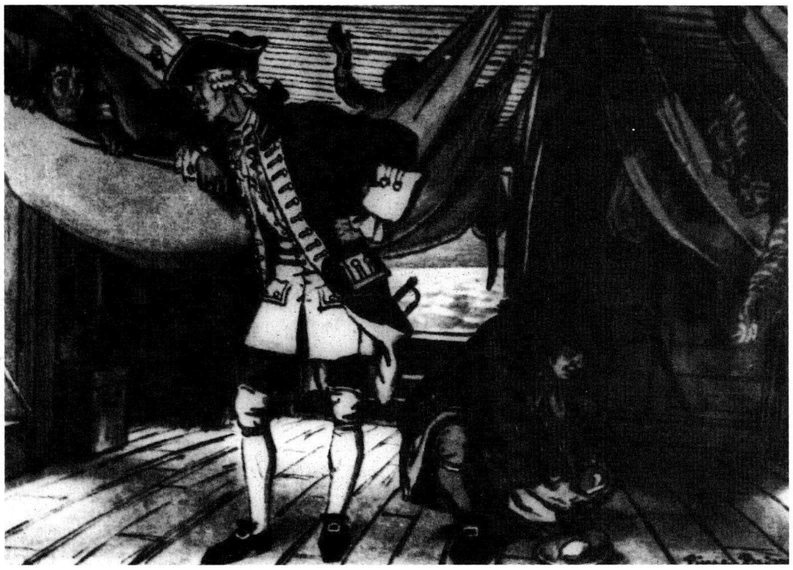

James Lind behandelt britische Seeleute mit Zitrusfrüchten.

Lind besiegt den Skorbut

1747. James Lind (1716–1794) aus Edinburgh unternimmt als Schiffsarzt der englischen Marine Versuche zur Skorbutbekämpfung.

Die Vitaminmangelkrankheit Skorbut fordert insbesondere auf langen Seereisen immer wieder zahlreiche Opfer. 1585 verlor z. B. Sir Francis Drake 600 seiner 2300 Seeleute durch diese Krankheit. Man glaubt an Ansteckung und verdorbenes Blut, beschuldigt die kalte Seeluft, das grüne, wenig abgelagerte Holz der Schiffe, warnt vor der Eindickung des Blutes durch Säure oder Zucker und empfiehlt zahlreiche Mittel zur Behandlung oder Vorbeugung: Salz und Salzfleisch, Alkalien, verdünnte Phosphorsäure, Vitriolöl, Brunnenkresse, Löffelkraut, Meerrettich, Senf, Apfelwein, Hühnerbrühe, Meerschweinchenblut und selbst Tierbluttransfusionen.

Seit dem Mittelalter gibt es immer wieder Hinweise auf die günstige Wirkung von Orangen und Zitronen, aber der Nutzen bleibt umstritten. 1747 schafft endlich James Lind durch sein klassisches Experiment an Bord der »HMS Salisbury« Klarheit. Im wohl ersten kontrollierten Therapieversuch der Medizingeschichte wählt Lind zwölf Skorbutpatienten mit möglichst ähnlichen Krankheitsbildern. Er teilt sie in sechs Gruppen auf. Alle sind gemeinsam untergebracht und werden mit derselben Grunddiät ernährt, aber jede Gruppe erhält außerdem noch einen jeweils verschiedenen Zusatz, wie z. B. Apfelwein, Essig oder Südfrüchte. Eine schnelle und deutlich sichtbare Besserung sieht Lind nur bei den Patienten, die jeden Tag zwei Orangen und eine Zitrone erhalten haben. Der therapeutische Wert ist damit erwiesen, und Lind propagiert auch die Verwendung von Zitrussaft zur Vorbeugung.

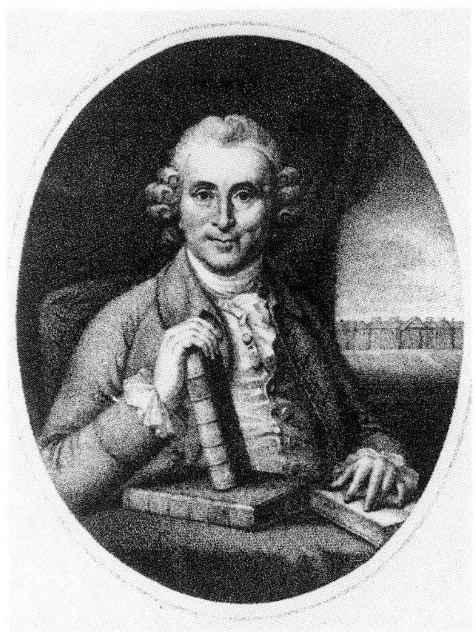

James Lind 1783 bei seinem Abschied als Chefarzt des Royal Naval Hospitals, dem er seit 1758 vorstand

Er veröffentlicht 1753 seine Erfahrungen unter dem Titel »A Treatise of the Scurvy«, aber es dauert noch Jahrzehnte, bis sich seine Empfehlungen durchsetzen. Erst 1795 wird Zitronensaft bei der britischen Marine obligatorisch, bei der französischen sogar erst 1856. Die Ursache des Skorbuts bleibt unbekannt, das Vitamin C wird erst im 20. Jahrhundert entdeckt.

Krankheitsbild:

Eitrige Geschwüre und Knochenfraß

Bis zu der Entdeckung, daß Zitronensaft ein wirksames Mittel gegen den Skorbut (Scharbock, lat. scorbufus) ist, sterben die meisten an dieser Avitaminose erkrankten Menschen einen qualvollen Tod.

Zu Beginn sind die Kranken niedergeschlagen, gleichgültig, träge und rasch erschöpfbar. Sie klagen über Gliederschwere und Gelenksteifigkeit. Die Haut ist blaß, das Gesicht bleich und aufgedunsen mit grünlich-blauen Ringen um die Augen. Das Zahnfleisch schwillt an, wird rötlich-blau und schmerzhaft.

Die Zähne werden wackelig. Aus dem Munde kommt ein übler Gestank, und der Kranke hat einen fauligen Geschmack. Flohstichartige Flecken treten auf, zuerst an Waden und Schienbein. Sie sind anfangs bläulich-rötlich, später dagegen schwärzlich und dehnen sich bis zu Handgröße aus.

Die Gelenksteifigkeit nimmt zu. Vor allem die Kniegelenke sind schmerzhaft und geschwollen. Die Atmung wird immer mühsamer. Wäßrige, blutige, stinkende Durchfälle mit Kolikschmerzen kommen hinzu. Die Zähne fallen aus. Man bemerkt Zahnfleischbluten, Nasenbluten, Blutharnen, Bluthusten. Die zuvor harten, festen Flecken werden weich, zerstören die bedeckende Haut und ergießen mit Blut vermischten Eiter. Allmählich entwickeln sich faulige Geschwüre mit umgestülpten, schlaffen, zackigen Rändern, einem dunkelblauen Umkreis sowie einem schwammigen, dunkelgefärbten und eine dünne, braune, jauchige Flüssigkeit absondernden Grund. Die Knochen werden weich und locker, schwellen an, sind leicht zerbrechlich. Sie werden vom Knochenfraß zerstört. Unter kalten, klebrigen, stinkenden und sogar blutigen Schweißausbrüchen und Durchfällen beginnt der kurze Todeskampf, oder es tritt plötzlich der Tod durch Ersticken ein.

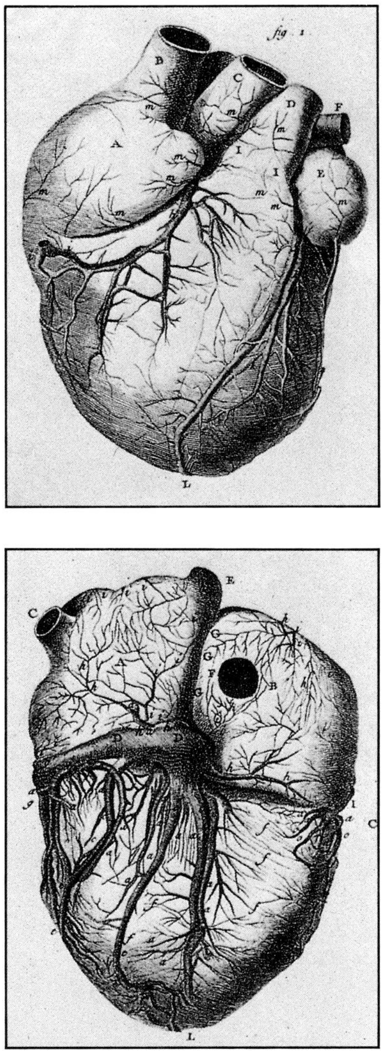

Ansichten des Herzens nach Sénac (Paris, Ausgabe 1774)

Sénac beschreibt Koronarsklerose

1749. Der Franzose Jean-Baptiste Sénac (1693–1770) veröffentlicht die klassische »Abhandlung über die Struktur des Herzens, seine Funktion und seine Krankheiten«.

Bemerkenswert sind die exakten anatomischen Darstellungen sowie u. a. die Beschreibung von Herzbeutelentzündungen. Sénac gehört auch zu den ersten Beschreibern der Koronarsklerose, indem er die »Verknöcherung« von Herzkranzarterien schildert: Nach Sénac sind die Gefäße hart wie Korallen. Das Herz ist von einer so dichten Kruste bedeckt, daß es nur gewaltsam zusammengedrückt werden kann.

1740 bereits hat Johann Friedrich Crell (1701–1747) ähnliche Beobachtungen mitgeteilt: Bei der Autopsie eines 70jährigen Patienten findet er die linke absteigende Herzkranzarterie »verhärtet wie Knochen«.

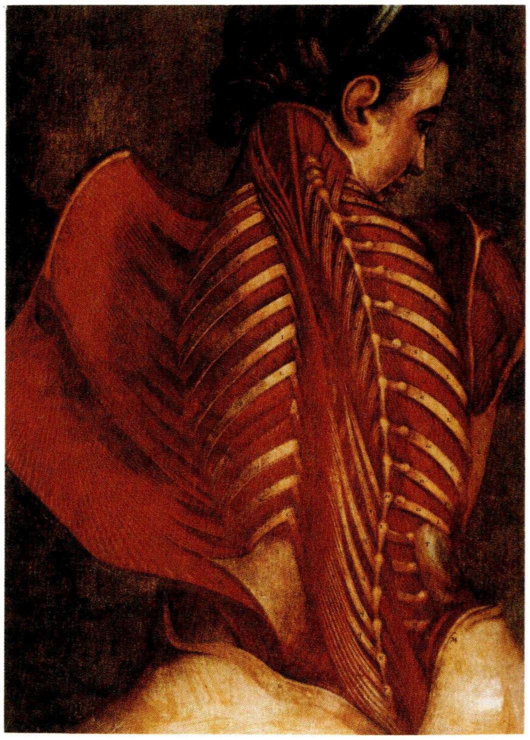
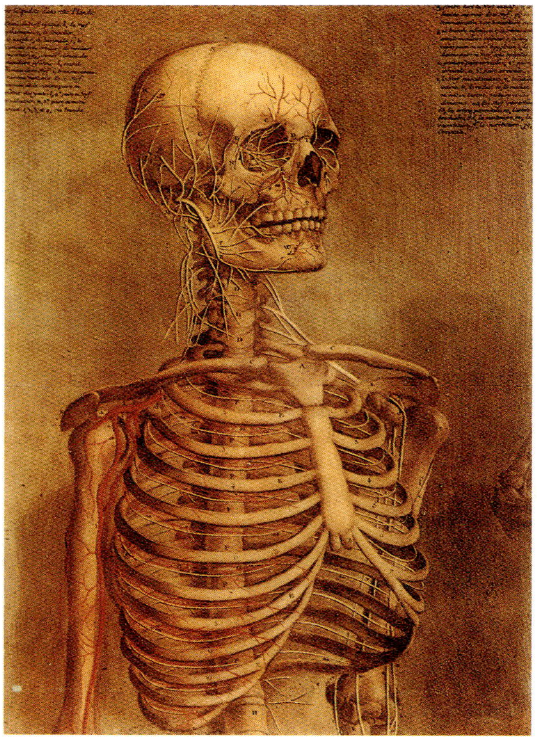
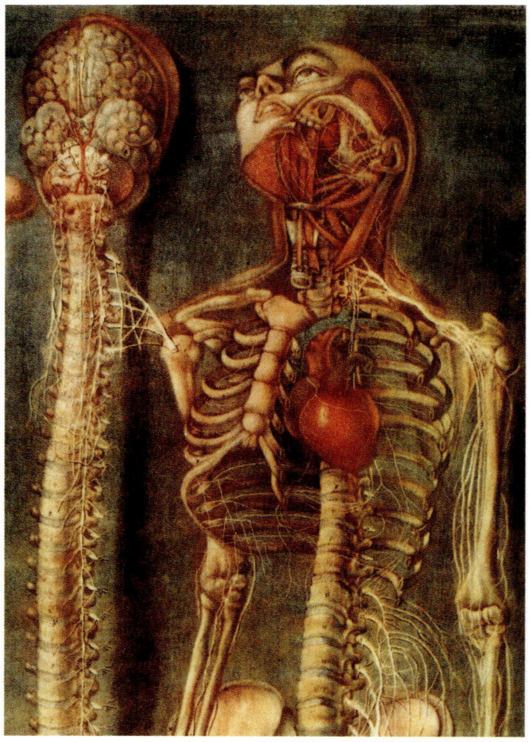

Anatomische Studien von Jacques Gautier d'Agoty (v. l.): »Der anatomische Engel«, so benannt wegen der flügelartig ausgebreiteten Muskulatur (1746), das periphere Nervensystem (1745) sowie das zentrale und vegetative Nervensystem (1745). Durch eine neue Drucktechnik gibt d'Agoty seinen Darstellungen Plastizität.

Forscher auf der Suche nach dem perfekten Menschen

1747. Der anatomische Atlas von Bernhard Siegfried Albinus (1697 bis 1770) erscheint. Ausgestattet mit exakten und repräsentativen, von Jan Wandelaer gestochenen Darstellungen, dokumentiert er die neue Epoche der Anatomie, die nach vollendeter Strenge und Genauigkeit strebt.

Die neue Generation von Anatomen setzt alles daran, ein perfektes Bild des Menschen zu gewinnen. Sie begnügt sich nicht mehr mit dem bloßen Abzeichnen des anatomischen Präparates, wie es sich oberflächlich dem Auge darbietet. Dabei sind für den Naturforscher die Eigengesetzlichkeiten der Kunst häufig störend. Denn der »natürlich« wirkende Schein kann wohl das ästhetische Empfinden des unbefangenen Betrachters überzeugen, aber aus der Sicht des exakten Anatomen trotzdem falsch sein. Schon aus didaktischen Gründen will er jetzt individuelle Eigentümlichkeiten eliminieren. Deshalb reduziert er das Erforschte und genau Erkannte durch Auswahl und Abgrenzung auf die beste und häufigste Variante der Natur.

Wie beim Bauplan eines Architekten müssen die Komposition und Konstruktion des menschlichen Körpers und möglichst auch die Funktionen einzelner Elemente deutlich werden. Der Körper wird ausgemessen, um ihn ohne Verzerrungen darstellen zu können. Der Zeichner betrachtet das sorgfältig ausgewählte (d. h. ideale) Präparat nach ausgeklügelten Regeln durch genau berechnete Gitternetze und überträgt die Beobachtung maßstabsgetreu auf seine Abbildung.

Ferner versucht man, den um 1704 entwickelten Buntkupferdruck zu nutzen. Der Künstler Jacques Gautier d'Agoty fügt den dabei verwandten Platten in Blau, Gelb und Rot noch eine vierte, schwarze Platte mit Zeichnung und Schattierung hinzu und erhöht damit die Plastizität des Druckes. So ermöglicht er die gleichzeitige klare Darstellung verschiedener Systeme in ihrem räumlichen Zusammenhang, wenn z. B. Arterien rot und Venen blau erscheinen.

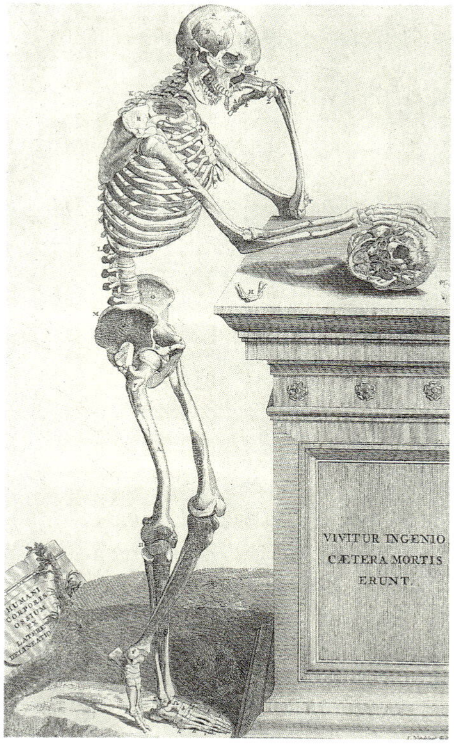

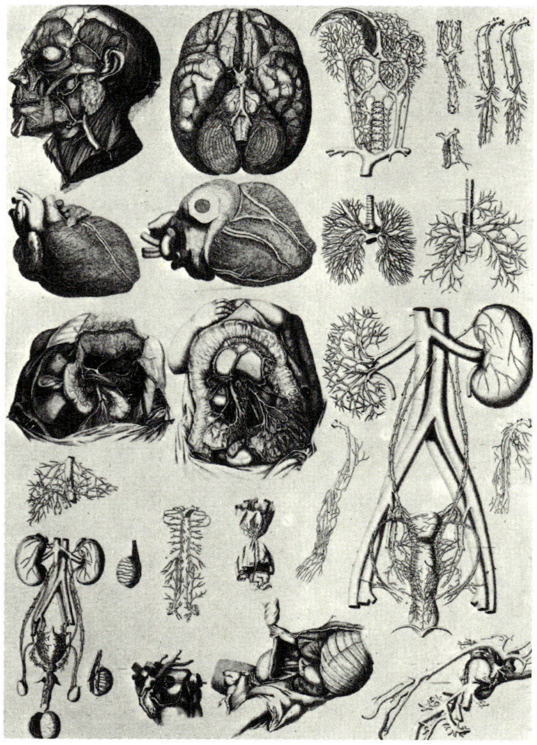

◁◁ Ein »sinnendes Skelett« aus dem anatomischen Atlas von Albinus; mit diesem beliebten Motiv stellt sich Albinus in eine Reihe mit dem »Vater der modernen Anatomie«, Vesal, der das Thema bereits im 16. Jh. darstellte.

◁ Große Gefäße und Nerven; Bernhard Siegfried Albinus greift auf berühmte Bilder von Haller, Eustachi und Ruysch zurück (Atlas von 1749, englische Ausgabe).

1750

1750–1759

1750. Der englische Astronom John Michell veröffentlicht eine Anleitung zum Bau künstlicher Stahlmagnete, die – ähnlich wie die zeitgenössischen »Elektrisierapparate« – als Heilinstrumente in der Medizin angewandt werden (→ 25. 3. 1765/S. 225).

18. 12. 1751. In Göttingen hält der Anatom und Chirurg Johann Georg Roederer seine Antrittsvorlesung »Über den hervorragenden Wert der Entbindungskunst«. Roederer ist der erste Inhaber eines Lehrstuhls für Geburtshilfe in Deutschland.

1752. In den USA wird das heutige Pennsylvania Hospital gegründet. Die Krankengeschichten sind – ein Unikum in der Hospitalgeschichte – von der ersten Aufnahme bis heute erhalten.

Albrecht von Haller begründet seine These von der IrriStabilität und Sensibilität durch physiologische Tierexperimente (→ 1736/S. 212).

1753. Der schwedische Naturforscher und Arzt Carl von Linné führt eine Klassifikation aller ihm bekannten Pflanzen in seinem Buch »Species plantarum« durch (→ 1735/S. 213).

1754. In Japan erscheint das erste anatomische Werk: »Zoshu« (Beschreibung der Eingeweide) von Yamawaki Toyo, der in Kioto die Sektion einer Leiche vorgenommen hat.

Gerhard van Swieten führt den klinischen Unterricht in Wien ein (→ 1745/S. 218).

12. 6. 1754. An der Universität Halle wird die erste Frau zum Dr. med. promoviert: Dorothea Christiane Erxleben, geb. Leporin. → S. 222

1755. Der schottische Arzt William Cullen erhält einen Ruf als Professor für Medizin und Chemie an die Universität von Edinburgh. → S. 221

1756. Philipp Pfaff, »Königlich Preußischer Hof-Zahn-Arzt und privilegirter Chirurg«, veröffentlicht seine »Abhandlung von den Zähnen«. Es handelt sich um das erste Lehrbuch der Zahnheilkunde in deutscher Sprache.

1757. Der evangelische Theologe, Prediger und Naturforscher Jacob Christian Schäffer aus Regensburg gibt seine naturwissenschaftliche Aufklärungsschrift gegen die traditionelle Lehre vom Zahnwurm heraus. → S. 222

1759. Mit seiner Dissertation über die Entwicklungsgeschichte des Menschen (Embryologie) begründet der deutsche Embryologe und Anatom Kaspar Friedrich Wolff die Theorie der Epigenesis. → S. 223

»Nervenkraft« als Basis der Gesundheit

1755. Der an die Universität von Edinburgh berufene Arzt William Cullen entwickelt ein eigenes System zur Erklärung des Phänomens Krankheit: Die sog. Nervenpathologie. In ihr versucht er die Theorien Friedrich Hoffmanns (→ 1693/S. 198) von Spasmus und Atonie mit der Irritabilitätslehre Albrecht von Hallers zu einer praktisch brauchbaren Synthese zu vereinigen.

Krankheit wird von Cullen auf eine Störung des Nervensystems zurückgeführt. Alle denkbaren Einwirkungen auf den Körper erfolgen seiner Meinung nach über die Nervenenden, in denen eine Bewegung erregt wird. Diese Bewegung wird über die Nerven zum Gehirn weitergeleitet, wo eine Empfindung entsteht. Sie löst im Gehirn einen Willensakt aus, der wiederum eine zu den Muskeln gerichtete Bewegung verursacht. Infolge der Bewegung ziehen sich die Muskeln zusammen. Cullen sagt dazu: »Welches aber die Natur der Materie sei, in welcher diese Bewegungen stattfinden, oder auf welche Art sie im Nervensysteme vorhanden sei, weiß man nicht genau; wir glauben aber, daß . . . wir von ihr, unter der Benennung Nervenkraft, reden können. Da sie sich nur im lebendigen Körper zeigt, . . . so kann man sie auch füglich Lebensstoff nennen.«

Die gesteigerte oder verminderte Beweglichkeit des elastischen Mediums ist zwar von der Dichtigkeit und Festigkeit der Fasern im Körper abhängig, von deren Spannungszustand, von der Blutverteilung im Körper usw. Diese Faktoren sind aber wiederum ganz vom Zustand der Nervenkraft bestimmt. Empfindlichkeit, Reizbarkeit und Stärke der den Fasern innewohnenden Kraft leiten sich also alle aus der Nervenkraft ab.

Die Neuropathologie findet in England und Deutschland weite Verbreitung. Dagegen verliert die Lehre von den Körpersäften (→ nach 169/S. 54), die bisher weitgehend die medizinische Theorie und Praxis bestimmte, an Bedeutung.

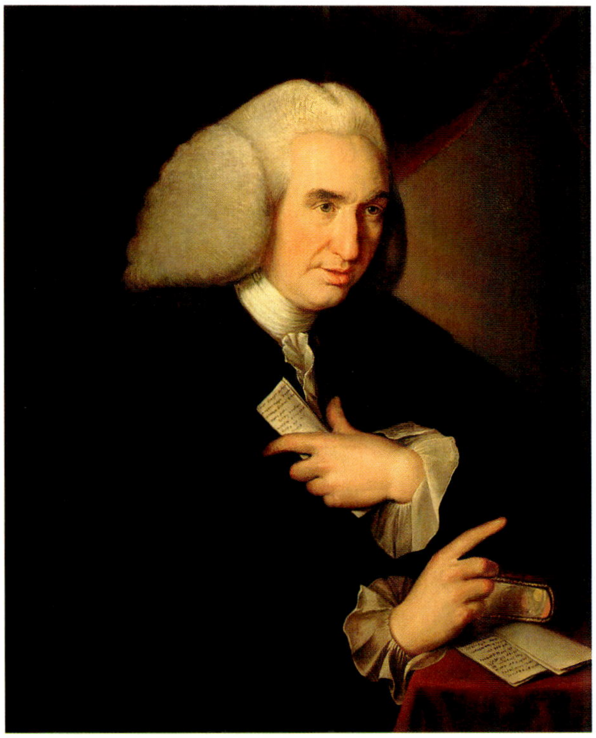

William Cullen (1710–1790); an sein Studium in Edinburgh schließt sich eine mehrjährige Praxistätigkeit an. 1740 wurde Cullen in Glasgow promoviert. In den folgenden Jahren hielt er Chemievorlesungen. 1751 erfolgte in Glasgow seine Ernennung zum Professor der Medizin. 1755 übernimmt er den Lehrstuhl für Chemie in Edinburgh. 1766/73 wird er hier Professor für Physiologie und praktische Medizin.

Die Schule von Edinburgh: Zentrum der internationalen Medizin

Chronik Hintergrund

William Cullen zählt zu den bekanntesten Lehrern der Schule von Edinburgh. Mit seinem weit über die Landesgrenzen hinaus geschätzten Unterricht trägt er wesentlich zu ihrem Ruhm bei.

Als die Universität von Edinburgh 1583 gegründet wurde, besaß sie noch keine Medizinische Fakultät. Die ärztliche Ausbildung für Barbiere und Wundärzte fand außerhalb der Universität statt. Erst 1685 wurden Medizinprofessoren ernannt.

Archibald Pitcairne (1652–1713) gilt als der eigentliche Begründer der Medizinschule von Edinburgh. Vorübergehend war er auch Professor in Leiden und legte damit den Grundstein für die engen Beziehungen beider Universitäten. Zu seinen Schülern gehörte Hermannus Boerhaave (→ 1701/S. 203). Viele Schotten studierten später in Leiden und brachten die Ideen Boerhaaves mit nach Edinburgh. Unter ihnen befindet sich Alexander Monro I (1697–1767), der 1720 den Lehrstuhl für Anatomie erhielt. Er reformierte den Unterricht, vor allem die anatomischen Übungen, indem er an den Leichen operativ zu behandelnde Krankheiten beschrieb und die Operationen demonstrierte.

1759 übernimmt Alexander Monro II (1733–1817) das Amt seines Vaters. In dieser Zeit wird Edinburgh zu einem internationalen Zentrum der Medizin. Von 1720 bis 1790 haben die beiden Monros insgesamt rund 12 800 Hörer. Bedeutsam für die Entwicklung der Medizin wird die besondere Anziehungskraft, die Edinburgh auf nordamerikanische Studenten ausübt. Auch andere Gelehrte machen Edinburgh berühmt, z. B. Robert Whytt (1714–1766) und Joseph Black (1728–1799). Vor allem aber lockt der methodisch klare und vielseitige Unterricht William Cullens.

Im 19. Jahrhundert sinkt der Stern der Universität. Alexander Monro III verwendet für seine Vorlesungen die Manuskripte seines Großvaters und ist berüchtigt für seine Langweiligkeit. Eine kurze Blüte folgt noch einmal zwischen 1850 und 1900 mit Joseph Lister (→ 1867/S. 302), Robert Christison (1797–1882) und James Young Simpson (1811–1870).

»Leb natürlich, und verjag den Arzt!«

1757. Gegen die »eingebildeten Würmer in den Zähnen« geht der Regensburger Naturforscher Jacob Christian Schäffer mit einer naturwissenschaftlichen Schrift vor. Schäffer formuliert seine Kritik an einer unwissenschaftlichen Krankheitsvorstellung wie dem Zahnwurm (→ 7. Jh. v. Chr./S. 32) ganz im Geiste der im 18. Jahrhundert aufkommenden Bewegung der Aufklärung, die auch in der Medizin für neue Perspektiven sorgt.

»Aufklärung« wird von dem Philosophen Immanuel Kant (1724–1804) 1784 als »Ausgang des Menschen aus seiner selbstverschuldeten Unmündigkeit« definiert. Wer gegen die Gesetze der Vernunft verstößt, wird, so folgert Kant, unglücklich und krank.

Den Philosophen erscheint eine »Aufklärung« im wörtlichen Sinne in allen Bereichen des menschlichen Wissens notwendig. Monumentaler Ausdruck dieser Absicht ist die »Enzyklopädie« der Schriftsteller Denis Diderot und Jean Le Rond d'Alembert, die von 1751 bis 1780 entsteht. In der Folge setzt auch eine Flut von populärmedizinischen Abhandlungen ein. Die berühmteste erscheint 1761 und erreicht binnen kurzer Frist 15 französische Auflagen und 17 Übersetzungen: »Avis au peuple sur sa santé« (»Ratschlag an das Volk über seine Gesundheit«).

Mit diesem Ratgeber des schweizerischen Arztes Samuel-Auguste Tissot (1728–1797) werden die häufigsten vermeidbaren Krankheitsursachen bei der Landbevölkerung bekannt gemacht. So kritisiert Tissot z. B. die Arbeitsüberlastung, vor allem, wenn sie in Verbindung mit großer Armut auftritt. Er weist u. a. auf die gesundheitsschädigenden Folgen hin, die zu kalte Getränke und der Witterung unangemessene Kleidung haben können. Außerdem warnt er vor unter der Erde gelegenen Wohnungen und unzureichender Belüftung.

Darüber hinaus gibt der Arzt umfangreiche Hinweise zur Selbsthilfe für Menschen in medizinisch unterversorgten Gegenden. Deutlich kommt bei Tissot bereits der soziale Gedanke zum Ausdruck. Eine Folge dieser philanthropischen Gesinnung ist eine Neubewertung der gesellschaftlichen Stellung von Frau und Kind und der Betreuung von Geisteskranken. Kinder- und Frauenheilkunde sowie die Orthopädie werden in der Aufklärung bald zu selbständigen Disziplinen.

Im Jahr 1762 veröffentlicht der mit Tissot befreundete Philosoph Jean-Jacques Rousseau (1712–1778) seinen Entwicklungsroman »Émile oder Über die Erziehung«, in dem er richtungweisend neue Erziehungsideale formuliert. Rousseau tritt u. a. für Abhärtung ein, etwa durch harte Betten, kaltes Baden, Barfußgehen und Leibesübungen. Zu dicke Kleidung, das Wickeln der Kinder, das die Bewegungsfreiheit beeinträchtigt, ebenso wie das Einschnüren des Körpers durch modische Kleidung verurteilt er. Die Empfehlungen verbinden sich mit einer heftigen Medizinkritik: »Der einzige nützliche Zweig der Medizin ist die Hygiene . . . Leb natürlich, sei geduldig, verjag den Arzt! Dem Tod entgehst du zwar nicht, aber du erleidest ihn nur einmal, während sie ihn dir täglich ins Gedächtnis rufen und ihre Windbeutelei dir das Leben vergällt . . .«

Mit dem Ruf »Zurück zur Natur!« schafft Rousseau die weltanschauliche Basis für Naturismus, Kulturüberdruß, und nicht zuletzt die Ablehnung der Gelehrtenmedizin. Die unberührte, unverfälschte Natur, die immer schlicht, einfach und bescheiden sei, gilt als das Höchste. Diese Anschauung verbindet sich mit der alten Lehre von der Heilkraft der Natur und bildet die Grundlage für die Naturheilbewegung (→ 1795/S. 243).

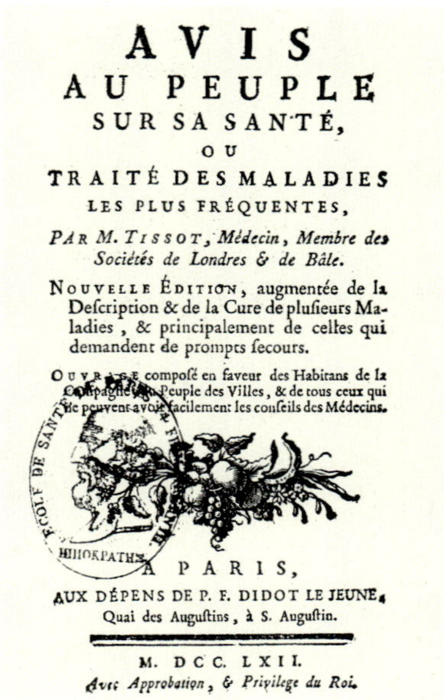
AVIS
AU PEUPLE
SUR SA SANTÉ,
OU
TRAITÉ DES MALADIES
LES PLUS FRÉQUENTES,
PAR M. TISSOT, Médecin, Membre des Sociétés de Londres & de Bâle.
NOUVELLE ÉDITION, augmentée de la Description & de la Cure de plusieurs Maladies, & principalement de celles qui demandent de prompts secours.
OUVRAGE composé en faveur des Habitans de la Campagne, du Peuple des Villes, & de tous ceux qui ne peuvent avoir facilement les conseils des Médecins.
A PARIS,
AUX DÉPENS DE P. F. DIDOT LE JEUNE, Quai des Augustins, à S. Augustin.
M. DCC. LXII.
Avec Approbation, & Privilege du Roi.

▷ *Titelblatt der populären medizinischen Aufklärungsschrift »Ratschlag an das Volk über seine Gesundheit oder Abhandlung über die Krankheiten«, die der Lausanner Arzt Samuel-Auguste Tissot 1761 veröffentlicht; sie richtet sich als Gesundheitsratgeber im Sinne der Aufklärung an die Laien und behandelt in erster Linie hygienische Fragen.*

▽ *Darstellung des Zahnwurmes (Elfenbeinschnitzerei aus Südfrankreich, 1780); die uralte Vorstellung eines Zahnwurmes, der für Zahnschmerz und -zerstörung verantwortlich gemacht wurde, verblaßt erst im Laufe des 18. Jahrhunderts unter dem Einfluß der objektiven Naturforschung und ihrer Ergebnisse im Dienste der Aufklärung.*

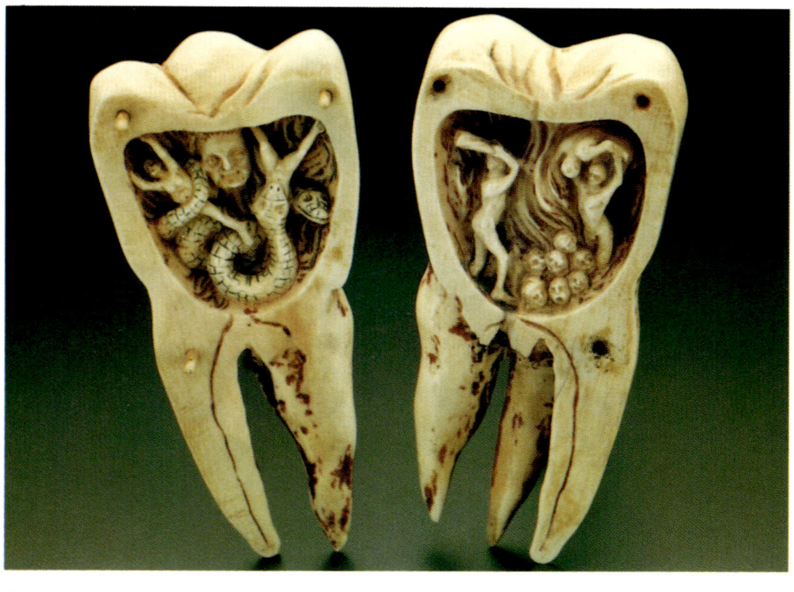

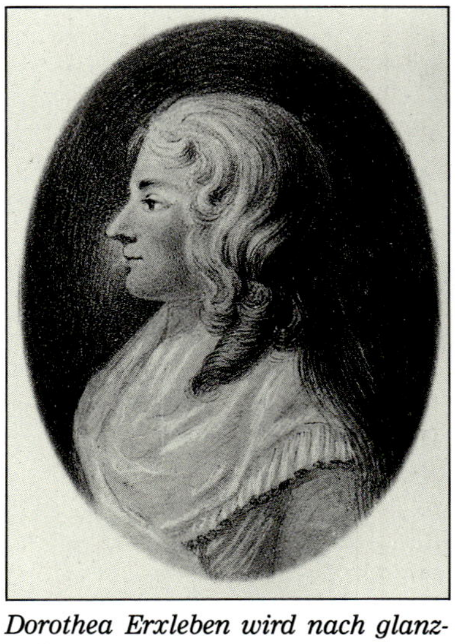

Dorothea Erxleben wird nach glanzvollem Examen promoviert.

»Frauenzimmer« wird Medizindoktorin

12. Juni 1754. Dorothea Christiane Erxleben geb. Leporin wird in Halle als erste Frau zum Doktor der Medizin promoviert.

Glückliche Umstände ermöglichen dieses »Curiosum«. Dorothea wurde 1715 als Tochter eines Arztes in Quedlinburg geboren. Sie wurde als Kind zusammen mit ihren älteren Brüdern unterrichtet. Als der Vater den ältesten Sohn auf das Medizinstudium vorbereitete, nahm Dorothea Leporin auch daran teil und begleitete sogar den Vater bei Hausbesuchen.

Die Promotion der Italienerin Laura Bassi zum Dr. phil. in Bologna 1733 bestärkte die junge Frau darin, Medizin zu studieren. Mit einer Sondergenehmigung des preußischen Königs wurde sie an der Universität Halle zur Promotion zugelassen: »Ich beschloß daher ernstlich, mich durch nichts vom Studiren abhalten zu lassen, und zu versuchen, wie weit ich in der Arzneygelahrtheit es bringen könte. Zwar wußte ich wohl, daß es an solchen nicht fehle, die das Studiren des Frauenzimmers nicht nur tadeln, sondern auch auf eine recht niederträchtige und Gelehrten schlecht anstehende Weise durchziehen; . . . ihr Gewäsche wird mich niemals verleiten, mir mein Studiren gereuen zu lassen.« Die Eheschließung mit dem Diakon Christian Erxleben verzögerte zunächst den Abschluß. Als neidische Kollegen sie wegen Kurpfuscherei anklagen legt sie 1754 ihre Dissertation vor und wird promoviert.

Friedrich Wolff entschlüsselt Entwicklung des Embryos

1759. Der Anatom Kaspar Friedrich Wolff (1733–1794) veröffentlicht in seiner Doktorarbeit »Theoria generationis« die epigenetische Theorie der Entwicklungsgeschichte (Embryologie). Die Arbeit stellt die These auf, daß sich jeder Organismus durch aufeinanderfolgende Neubildungen entwickelt.

Damit wendet sich Wolff gegen die zu seiner Zeit vorherrschende Präformationstheorie. Diese lehrt, daß alle Teile des Organismus bereits vollständig im weiblichen Ei oder im männlichen Samen in mikroskopisch kleiner Form enthalten sind. Die »Entwickelung« des Keimes stellt demnach lediglich ein Wachstum, eine durch Anlagerung von Nahrung bedingte Vergrößerung und Verdichtung der vorgebildeten Organe dar. Eine Variante dieser Theorie ist u. a. die Vorstellung, in den Körpern Adams und Evas hätten bereits ineinandergeschachtelt die Keime aller künftigen Generationen gelegen.

Da sich jedoch die Erscheinungen der Vererbung, der Mißbildungen und der Regeneration, wie z. B. die Neubildung eines abgeschnittenen Schwanzes bei Amphibien, nur schwer mit der Präformationslehre in Einklang bringen lassen, gab es bereits – wenn auch nur vereinzelt und hypothetisch – Einwände gegen dieses Erklärungsmodell.

Demgegenüber kann sich Wolff bei seiner Theorie der Epigenese auf wissenschaftliche Beobachtungen stützen. Er unternimmt eigene mikroskopische Untersuchungen zur Keimentwicklung und erneuert die Theorie der Epigenese, die vorher schon bei Aristoteles (→ um 330/ S. 40) und William Harvey (→ 1651/ S. 182) angeklungen war. Diese besagt, daß die Organe sich im Embryo schrittweise entwickeln und zwar in bestimmter Reihenfolge unter allmählich zunehmender Differenzierung ihrer Struktur. Friedrich Wolff beginnt mit der Untersuchung des Pflanzenwachstums. An jeder Knospe findet er unter der Lupe einen Wachstumspunkt, der aber keinerlei fertige, zusammengerollte Teile enthält, wie es die Anhänger der Präformation annehmen. Zuerst entsteht nur die formlose Substanz der künftigen Teile. Erst dann bilden sich in der Substanz Gefäße und Bläschen, wie man sie in Blättern und Stengeln sieht. Ähnliches ist bei der Bildung der Staubgefäße, der Blüten und der Samen zu beobachten.

Auf dieselbe Weise erforscht Wolff die Entwicklung des Kükens aus dem Hühnerei. Anders als die Forscher vor ihm untersucht Wolff bereits den »Keimfleck« im Ei vor dem Beginn des Bebrütens. Und er findet weder Herz noch Gefäße noch Spuren von rotem Blut, sondern nur eine Masse von wenig zusammenhängenden Kügelchen wie bei den Pflanzen. Besondere Aufmerksamkeit schenkt Wolff der Entwicklung des Darmkanals: Wenn der Darm tatsächlich präformiert wäre, so müßte er vor den Augen des Betrachters größer werden. Man müßte ihn vollständig ausgeformt finden, sobald er unter dem Mikroskop sichtbar wird. Aber er zeigt sich »in seinem uranfänglichen Zustande offen und nach Art einer einfachen Membran ausgedehnt . . ., deren Seiten zusammenzuschlagen genöthigt gewesen wären, um einen vollständigen Kanal zu bilden«. Die Theorie der Epigenesis kann sich zunächst nicht gegen die Autorität der Präformisten (z. B. Albrecht von Haller) durchsetzen. Erst Carl Ernst von Baer schafft 1828 die experimentelle Grundlage für die Embryologie als Spezialfach.

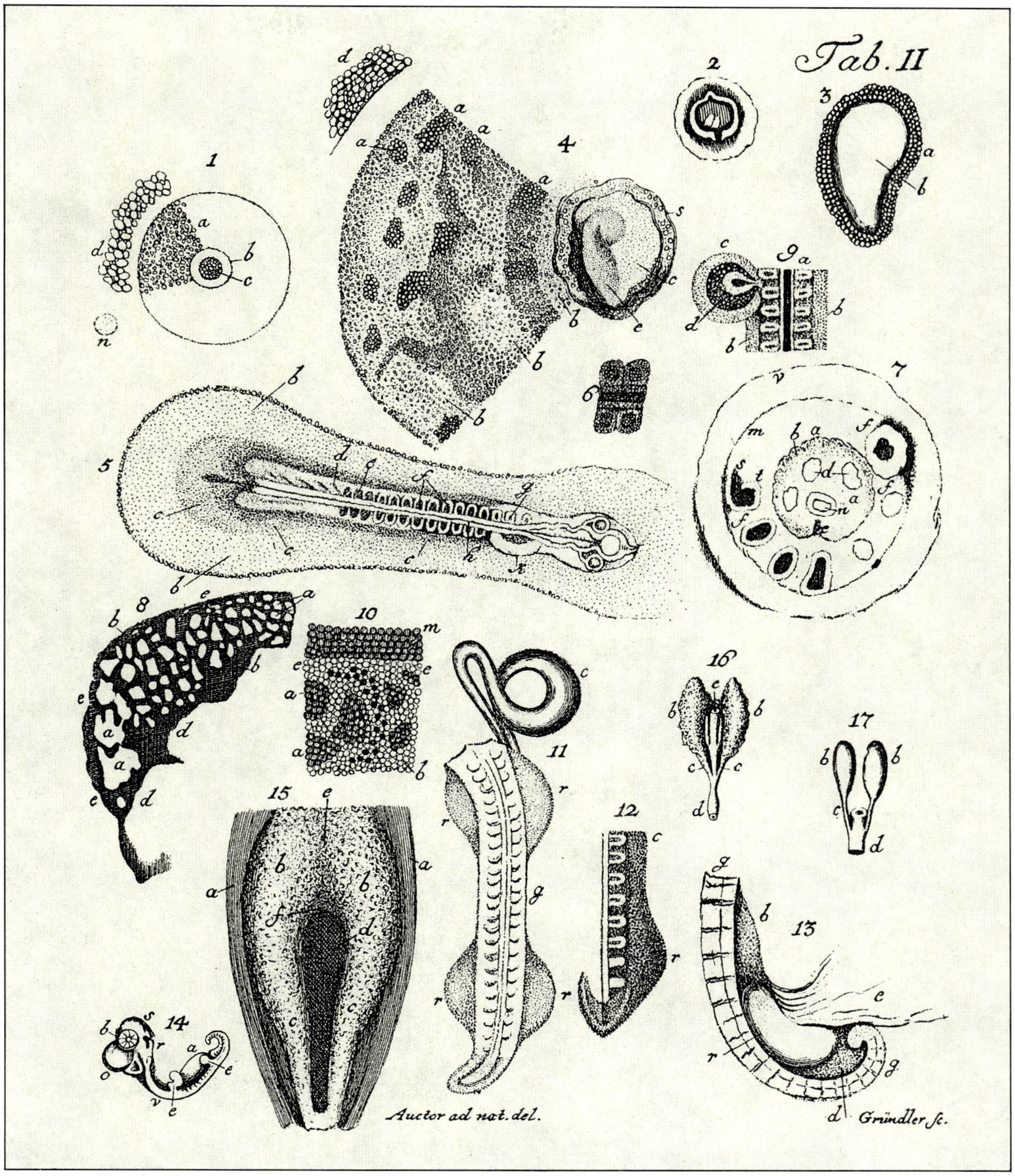

Die »verschiedenen Theile des bebrüteten Eies mit dem Mikroskop betrachtet«; Darstellung aus dem zweiten Teil der Dissertation »Theoria generationis« von Kaspar Friedrich Wolff (1759) über die Entwicklung der Tiere

1760

1760–1769

1760. Der deutsche Arzt Peter Simon Pallas, der als Reisender und Naturforscher bekannt wird, beschreibt in seiner Leidener Dissertation die Erkrankung an Darmparasiten (Bandwurmerkrankung durch Echinokokken).

1761. Giovanni Battista Morgagni, Anatom in Padua, veröffentlicht seine Studie über den Sitz und die Ursachen der Krankheiten (»De sedibus et causis morborum«). → S. 224

Der Wiener Arzt Leopold Auenbrugger erfindet die Untersuchungsmethode des »Abklopfens« (Perkussion) der Brust- und Bauchhöhle als diagnostisches Hilfsmittel. → S. 225

1762. Maximilian Hell, kaiserlicher Hofastronom, baut die ersten künstlichen Stahlmagnete in Wien und verfaßt eine Gebrauchsanweisung dafür: »Anleitung zum nützlichen Gebrauch künstlicher Stahlmagneten« (→ 25. 3. 1765/S. 225).

Der schweizerische Naturforscher Charles Bonnet untersucht in seinen »Considérations sur les corps organisés« die Zeugungstheorien und nimmt eine Präformation der Keime an, welche auch von seinem Landsmann Albrecht von Haller und dem italienischen Biologen Lazzaro Spallanzani vertreten wird (→ 1759/S. 223).

18. 8. 1763. Johann Christian Senckenberg, Arzt und Stadtphysikus in Frankfurt, stiftet sein Vermögen für ein »Medicinisches Institut« und ein »Bürger- und Beisassen-Hospital«. Das »Medicinische Institut« besteht aus Anatomie, botanischem Garten, chemischem Labor, Bibliothek und naturgeschichtlichen Sammlungen. In der Folgezeit wird es für die Naturforschung bedeutsam.

1764. Der italienische Arzt Domenico Cotugno beschreibt als erster das Schmerzsyndrom der Hüftnerven, den »Ischias«, das nach ihm »Malum Cotugnonii« genannt wird.

1765. In Paris wird der erste Lehrstuhl für Augenheilkunde errichtet und mit dem Chirurgen und Augenarzt Louis-Florentine-Deshails Gendron besetzt.

25. 3. 1765. Der Göttinger Hofmedicus Friedrich W. Klärich veröffentlicht in einem Artikel seine erfolgreiche Behandlung von Zahnschmerzen mit dem »künstlichen Magneten«. Die »Cur mit dem Magnet« kommt kurzfristig in Mode. → S. 225

27. 7. 1768. Der britische Arzt William Heberden trägt vor dem Royal College of Physicians in London erstmals die klassische Beschreibung der Angina pectoris vor. → S. 225

Morgagni begründet Organpathologie

1761. Der italienische Arzt und Naturforscher Giovanni Battista Morgagni (1682–1771) wird durch sein epochales Werk »Über den Sitz und die Ursachen der Krankheiten, aufgespürt durch die Kunst der Anatomie« zum Begründer der Organpathologie. Diese geht davon aus, daß eine Untersuchung der Organe Auskunft über Krankheitsursache und -verlauf geben kann.

Morgagnis größtes Verdienst ist die Einführung des anatomischen Denkens in die Pathologie. Einer seiner Leitsätze lautet: »Es ist unmöglich, das Wesen und die Ursachen einer Krankheit ohne Leichensektion zu bestimmen.« Ausgehend von den pathologischen Befunden, die ihm sein Lehrer, der Anatom Antonio Maria Valsalva (1666–1723), hinterlassen hat, sammelt Morgagni ein ganzes Leben lang Fallbeispiele. Dabei achtet er insbesondere auf die alltäglichen und unbedeutend erscheinenden Veränderungen, um durch vergleichende Betrachtung zahlreicher Fälle, die Grenze zwischen gesund und krank bestimmen zu können.

Morgagni will möglichst enge Beziehungen zwischen den Krankheitssymptomen, dem Krankheitsverlauf und dem Sektionsbefund offenlegen. Bei seinen Deutungsversuchen geht er von dem zuerst entstandenen (primären) anatomischen Schaden aus, leitet davon die sekundären organischen Veränderungen ab und untersucht dann erst die dadurch bedingten Krankheitssymptome. Außerdem sucht Morgagni nach anatomischen Zeichen, die charakteristisch für eine bestimmte Krankheitsart sind.

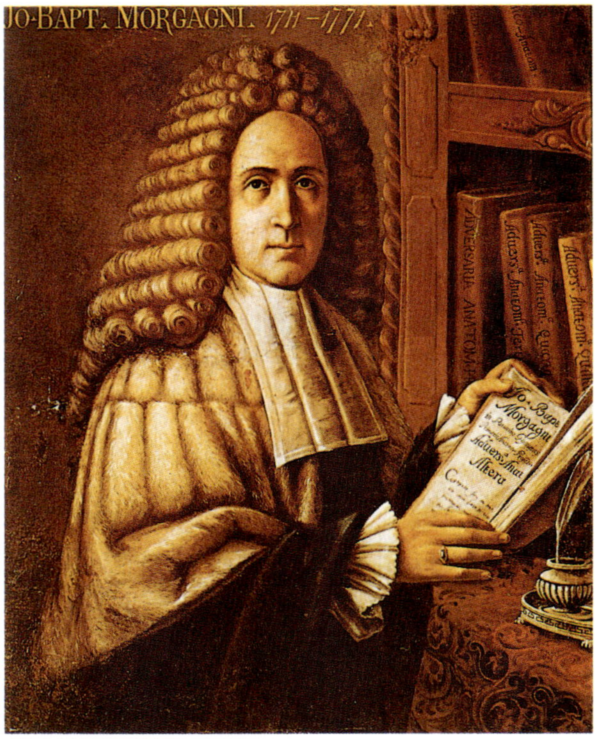

Giovanni Battista Morgagni (1682–1771), italienischer Arzt und Anatom; von 1711 bis zu seinem Tod ist er Professor in Padua und wird hier als Begründer der Organpathologie berühmt. Ihm gelingen eine Reihe von anatomisch begründeten Krankheitsbeschreibungen, so z. B. die »Morgagni-Hernie«, der Zwerchfellbruch der Speiseröhre. Morgagni interessiert sich außerdem für angeborene Herzleiden.

Konzepte der Medizin:

»Solide« Bestandteile des Körpers als Träger von Krankheit

Die Organpathologie des Anatomen Giovanni Battista Morgagni ist eine der wichtigsten Ausformungen der Solidarpathologie im 18. Jahrhundert. Das Konzept der Solidarpathologie geht davon aus, daß die festen, »soliden« Teile des Körpers im Krankheitsgeschehen entscheidend sind.

Frühe solidarpathologische Theorien finden sich bereits in der Antike. Insgesamt aber überwiegt immer die Humoralpathologie (→ S. 55). Auch diese leugnet nicht die Veränderungen an den festen Teilen, glaubt in ihnen den Sitz der Krankheiten festlegen zu können und sieht die Veränderungen der Solida als wichtige Ursache von Funktionsstörungen. Aber weil sich die Therapie auf diejenigen Krankheitsursachen beschränkt, die nach dem Stand der Wissenschaft vom Arzt wirksam behandelt werden können, richten die Mediziner ihr Augenmerk ganz auf die Säfte, deren für die Gesundheit grundlegendes Mischungsverhältnis sie für steuerbar halten. Sektionsbefunde bleiben arm an anatomischen Details. Die morphologischen Veränderungen gelten als sekundär, die festen Teile sind nur »Schauplatz des Geschehens«.

Erst im 17. Jahrhundert mehrt sich das Interesse an pathologischen Befunden. Man beachtet etwas stärker die Beziehungen zum klinischen Krankheitsbild, aber nur, um den Ursprung der Symptome zu finden. Wichtige Wegbereiter des solidarpathologischen Ansatzes sind Iatromechaniker wie Friedrich Hoffmann (→ 1694/S. 198) mit ihrer Theorie des Spasmus und der Atonie, vor allem aber der Iatrophysiker Giorgio Baglivi (1668–1706), der eine Faserlehre zur Erklärung von Physiologie und Pathologie entwickelt und dadurch den festen Teilen zumindest in der Theorie einen weitaus höheren Rang einräumt als den gasförmigen und flüssigen Bestandteilen des Organismus. Baglivi geht zwar davon aus, daß die Rolle der Solida wichtiger als die der Säfte ist, aber da die Gesundheit von der Balance zwischen den verschiedenen Faserarten und den bewegten Flüssigkeiten abhängt, ist sie von der Betrachtung der äußeren Gestalt der Solida nicht zu fassen. Der morphologische Gedanke gewinnt erst durch Morgagni an Boden. Der Durchbruch zu einem Konzept, welches Physiologie, Krankheitsentstehung, -verlauf, Diagnose, Prognose und Therapie aus der Struktur der soliden Teile begründet, erfolgt erst im 19. Jahrhundert mit Marie-François-Xavier Bichat (→ 1801/S. 254).

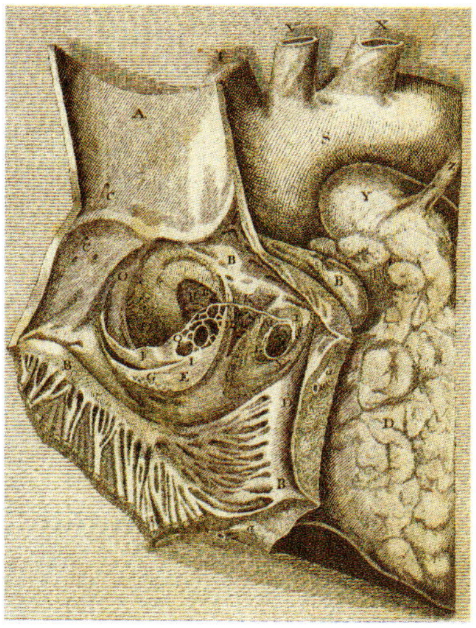

Darstellung von Albrecht von Haller zur Pathologie des Herzens (1746/47)

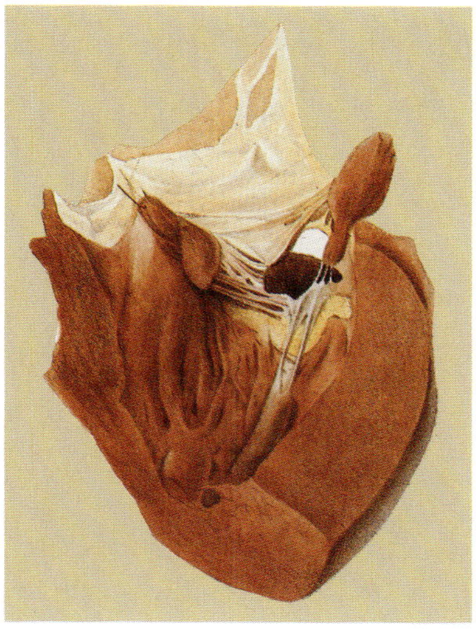

Anatomie der Koronargefäße von Jean-Baptiste Sénac (1749)

Angina pectoris definiert

27. Juli 1768. Der englische Arzt William Heberden trägt vor dem Royal College of Physicians in London erstmals die klassische Beschreibung der Angina pectoris (anfallsweise auftretende Herzbeschwerden) vor und prägt ihren Namen: »Es gibt eine Brustkrankheit, die sich durch heftige und eigentümliche Symptome auszeichnet ... Ihr Sitz und das mit ihr verbundene Gefühl der Erstickung und Angst lassen den Namen ›Angina pectoris‹ gerechtfertigt erscheinen. Die von ihr Betroffenen werden beim Gehen . . . von einer schmerzhaften und außerordentlich peinlichen Empfindung in der Brust befallen, die mit einem Gefühl von Vernichtung einherzugehen scheint . . . Im Augenblick, wo die Kranken ruhig stehenbleiben, verschwindet die ganze Unbequemlichkeit. In jeder anderen Hinsicht sind die Kranken im Beginn dieser Störung vollständig wohl, im besonderen leiden sie nicht an Kurzatmigkeit, von welcher das Leiden ganz verschieden ist.« Dann schildert Heberden das Auftreten von nächtlichen, länger andauernden Anfällen im weiteren Verlauf. Er beobachtet das Übel besonders bei Männern von über 50 Jahren mit kurzem Hals und Neigung zu Fettansatz. Ferner erkennt er die Gefahr eines plötzlichen Todes. Er fährt fort: »Der Brustbeinknochen wird uns vom Kranken gewöhnlich als Sitz der Krankheit bezeichnet, aber bisweilen schien es, als ob er sich unter dem unteren Teil befinde und zu anderen Zeiten unter der Mitte oder unter dem oberen Teil, aber immer mehr nach links, und bisweilen kam dazu ein Schmerz in der Mitte des linken Arms.« Heberdens Verdienst besteht in der Abgrenzung der Angina pectoris gegenüber anderen Leiden im Brustkorb-Bereich. Weniger treffend ist seine pathologische Deutung. Heberden vermutet die Ursache in einem Krampf oder Geschwür.

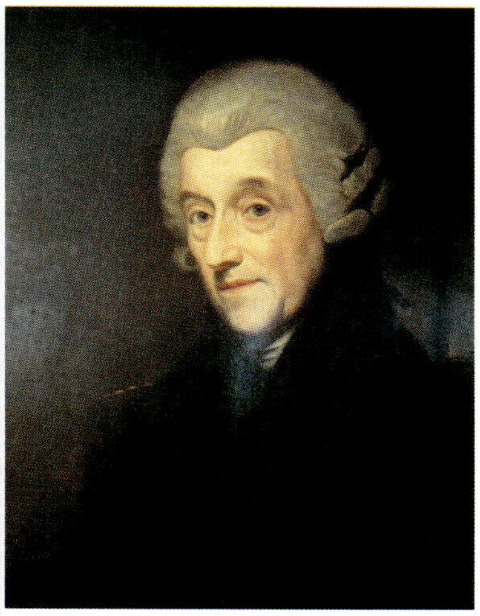

Vielseitig: William Heberden

William Heberden (1710–1801) ist einer der berühmtesten Londoner Ärzte des 18. Jahrhunderts. 1768 beschreibt er abgesehen von der Angina pectoris die Nachtblindheit und unterscheidet erstmals klar die Windpocken von den Pocken. In den »Commentarii« (1802), die als letztes bedeutendes medizinisches Werk in lateinischer Sprache gelten, schildert der Mediziner die nach ihm benannten rheumatischen Knoten an den Fingergelenken.

Erfindung der Perkussion

1761. Der Wiener Arzt Leopold Auenbrugger erfindet die Untersuchungsmethode der Perkussion des Brustkorbes als diagnostisches Hilfsmittel. Bei dieser Methode beklopft der Arzt die Brust des Patienten, um anhand des Klangs zu unterscheiden, ob die Lunge mit Luft oder Wasser gefüllt ist.

Bisher wurde nur der Bauch auf diese Weise untersucht. Erst Auenbrugger kommt auf die Idee, diese Methode auch an der Brust zu erproben: »Die Brust eines gesunden Menschen gibt beim Anschlagen einen Schall . . . wie er bei Trommeln zu sein pflegt . . . Die Brust muß mit aneinander gelegten, gerade ausgestreckten Fingerspitzen langsam und sanft angeschlagen, besser gesagt angeklopft werden.«

Sieben Jahre sammelt Auenbrugger mit seiner Erfindung Erfahrungen bei Lungen- und Herzkrankheiten, prüft die am Lebenden gewonnenen Diagnosen anhand von Leichenöffnungen und experimentiert an Toten, indem er Flüssigkeiten in die Brusthöhle spritzt und die mit dem Flüssigkeitsspiegel wechselnde Schallqualität registriert. 1761 veröffentlicht er seine »Neue Erfindung, mittelst des Anschlagens an den Brustkorb, als eines Zeichens, verborgene Brustkrankheiten zu entdecken«. Aber das Buch bleibt zunächst weitgehend unbeachtet. Vor allem die großen Wiener Kliniker reagieren ablehnend auf die Neuerung. Erst Jean Nicolas Corvisart in Paris erkennt kurz vor Auenbruggers Tod (1809) die wahre Bedeutung von dessen Untersuchungsmethode.

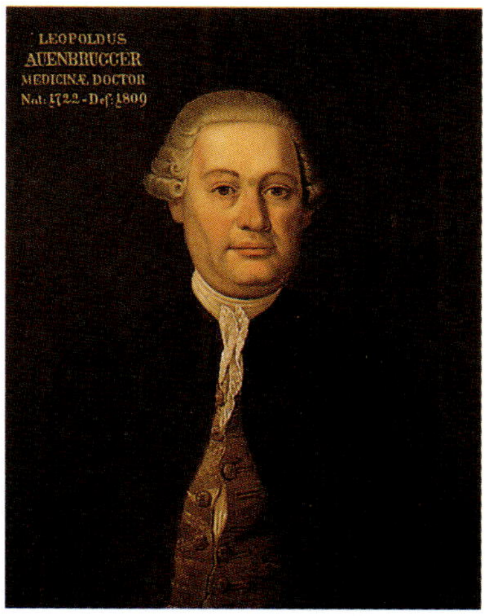

Johann Leopold Auenbrugger Edler von Auenbrugg (1722–1809), Schüler Gerhard van Swietens und Arzt am Spanischen Hospital in Wien

Magnete gegen Schmerzen

25. März 1765. Der Göttinger Hofmedicus Friedrich W. Klärich (1721–1780) veröffentlicht seine »Versuche der magnetischen Kraft bey Zahnschmerzen«. Er verwendet dabei Magnete, die er drei bis vier Minuten an den schmerzenden Zahn hält, wobei er den Patienten – im Sinne des Erdmagnetismus – nach Norden ausrichtet. Die Patienten spüren ». . . zunächst eine sehr kalte Empfindung, und nicht lange danach eine wallende Bewegung und Klopfen. Wenn das letztere entstand, so hörten die Schmerzen bald auf.« Bis zum November desselben Jahres behandelt Klärich 172 Patienten, von denen angeblich nur zwei überhaupt keine Wirkung verspürt hätten. »Die Cur mit dem Magnet« kommt in Mode.

Den Anstoß zur Magnetkur gab ein neues Verfahren zur Herstellung von »künstlichen« Stahlmagneten (John Michell, 1750). Der Wiener Hofastronom Maximilian Hell – der später auch Magnete an den Arzt Franz Anton Mesmer (→ 28. 7. 1774/ S. 226) liefert – verfaßte 1762 eine entsprechende Gebrauchsanleitung, ohne jedoch die medizinische Anwendung zu erwähnen.

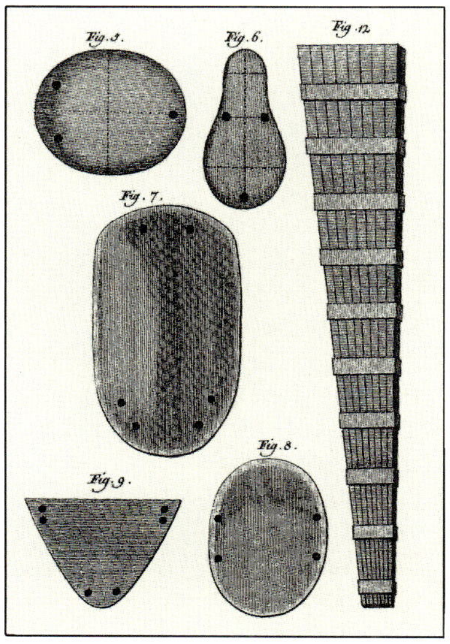

»Künstliche Magnete« als Heilinstrumente (Andry und Thouret 1785)

1770

1770–1779

1771. Der englische Chirurg John Hunter schafft eine wissenschaftliche Grundlage für die Zahnheilkunde. Er befürwortet u. a. die Transplantation von Zähnen. → S. 230

1771–1774. Der britische Naturforscher Joseph Priestley und der schwedische Chemiker Carl Wilhelm Scheele entdecken gleichzeitig und unabhängig voneinander den Sauerstoff. Priestley gibt 1774 seine Entdeckung der »dephlogisted air« bekannt.

1774. Der japanische Arzt und Chirurg Sugita Genpaku, Vertreter der Niederländischen Schule, übersetzt in Zusammenarbeit mit dem japanischen Arzt Maeno Ryotaku das Anatomiewerk von Johann Adam Kulmus. → S. 233

28. 7. 1774. Der Wiener Arzt Franz Anton Mesmer setzt bei einer seiner Patientinnen Magnete ein. → S. 226

November 1774 – Juni 1775. Der schwäbische Jesuit und katholische Pfarrer Johann Joseph Gassner exorziert Tausende von Heilsuchenden und Kranken. → S. 231

1775. Percival Pott beschreibt in London den typischen Krebs der Hodensackhaut (Skrotalkarzinom) bei Schornsteinfegern. → S. 229

Johann Friedrich Blumenbach, später Professor der Medizin in Göttingen, entwirft in seiner Dissertation eine Rassenlehre. Er geht von einer ursprünglichen gemeinschaftlichen Stammrasse aus und teilt die Menschheit in fünf Rassen ein: Die kaukasische, mongolische, äthiopische, amerikanische und malaiische.

Der französische Chemiker Antoine Laurent Lavoisier isoliert den Sauerstoff und definiert ihn chemisch. → S. 229

1775–1778. In Zürich erscheinen die »Physiognomischen Fragmente« des schweizerischen Theologen und Schriftstellers Johann Kaspar Lavater in vier Bänden. → S. 232

1778. Unter dem Titel »Abhandlung über die Saamen- und Infusionsthierchen . . .« veröffentlicht der deutsche Privatgelehrte Wilhelm Friedrich von Gleichen-Rußwurm seine mikroskopischen Studien. → S. 233

1779. Nach langen akademischen Kontroversen erhält der schottische Arzt John Brown den medizinischen Doktortitel an der Universität St. Andrews. → S. 228

24. 4. 1779. Der pfälzische Arzt Johann Peter Frank veröffentlicht den ersten Band seines »System(s) einer vollständigen medicinischen Polizey« (→ 1784/S. 235).

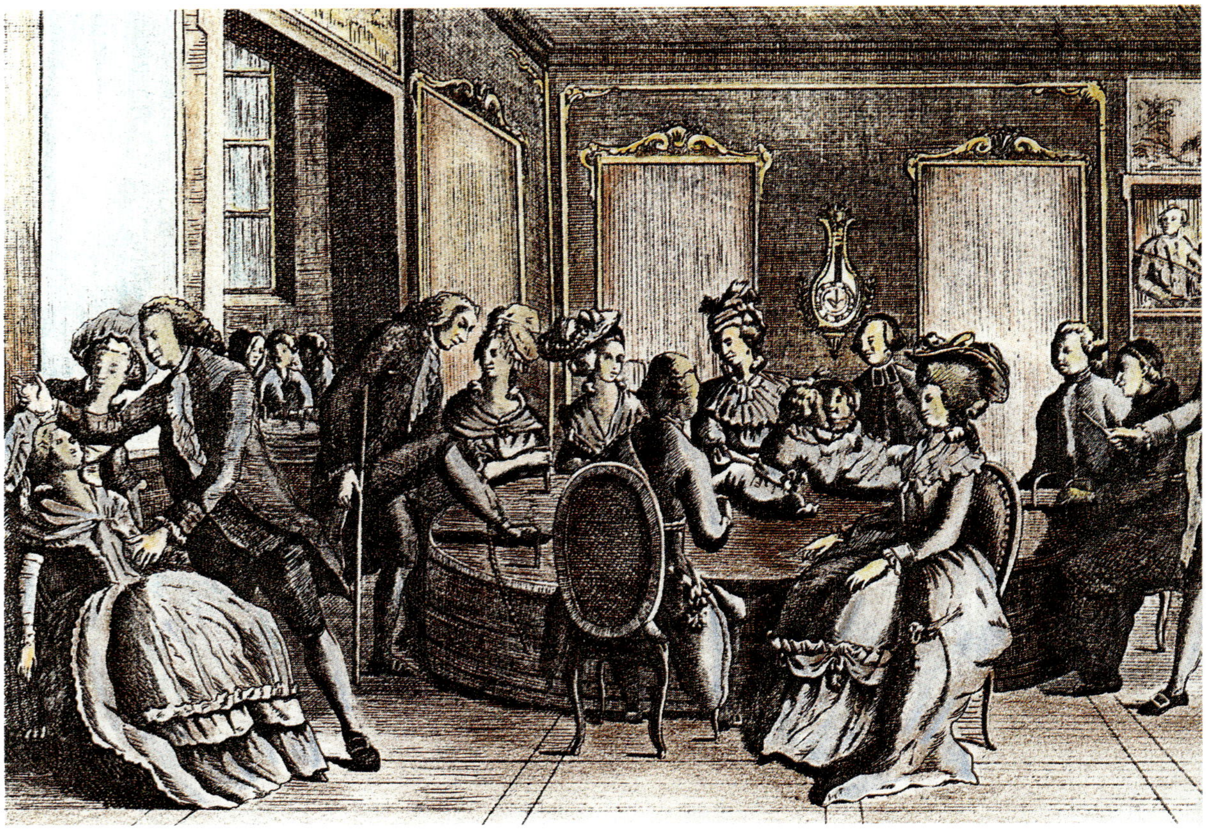

Mesmers »magnetischer Kübel«, ein gesellschaftliches Ereignis im vorrevolutionären Paris (moderne Kolorierung)

Magnetisieren: Mesmers Heilmethode

28. Juli 1774. Der Wiener Arzt Franz Anton Mesmer (1734–1815) behandelt eine Patientin, die 29jährige »Jungfer Oesterlin«, welche an Krampfanfällen (»Gichtern«) leidet, zum ersten Mal mit Hilfe von Magneteisen. Mesmer bringt einen Magneten auf dem Magen und zwei auf beiden Füßen der Frau an.

Von der Wirkung zeigt er sich höchst beeindruckt: »Diß verursachte ihr, in sehr kurzer Zeit, ausserordentliche Empfindungen. Sie fühlte, innerlich, ein schmerzhaftes Ströhmen einer sehr feinen Materie, welches sich bald da, bald dorthin, endlich aber in die unteren Theile des Körpers zog, und sie sechs Stunden von allen fernern Anfällen befreyte.«

Mesmer wird durch diesen Erfolg in seiner Annahme bestätigt, daß in erster Linie nicht der Magnet selbst, sondern ein »allgemein würkendes Princip« über den Magneten die Nerven beeinflußt. Diesem Heilprinzip gibt er den Namen »thierischer (bzw. animalischer) Magnetismus«, was soviel wie »Lebensmagnetismus« bedeutet. Mesmer verkündet seine »Entdeckung« in Lehrsätzen, die er 1775 an zahlreiche europäische Akademien verschickt und demonstriert sein Können auf werbewirksamen Reisen durch Süddeutschland. Als die Münchner Akademie der Wissenschaften Mesmer auffordert, die Tätigkeit des Exorzisten Johann Joseph Gassner (→ November 1774 bis Juni 1775/S. 231) zu begutachten, kommt er zu dem Ergebnis, jener könne tatsächlich heilen, allerdings nur durch den »thierischen Magnetismus«.

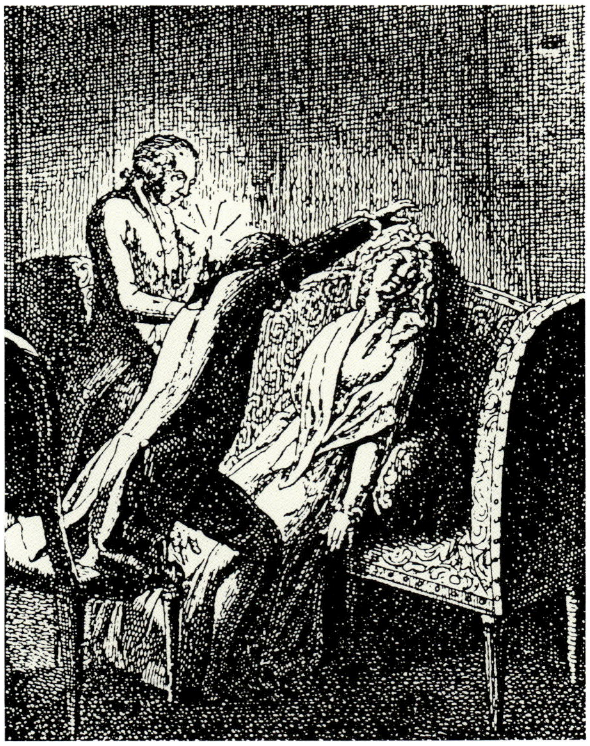

Ein »Magnetiseur« überträgt durch »Striche« (franz. »passes«), mit den Armen, die vom Kopf zum Bauch geführt werden, den physikalisch gedachten »thierischen Magnetismus« auf eine Frau, die sich bereits im »magnetischen Schlaf« befindet. Neben den gruppentherapeutischen Sitzungen um den »Baquet« (Kübel) spielen die magnetischen Kuren einzelner Personen eine bedeutende Rolle (Kupferstich von Chodowiecki).

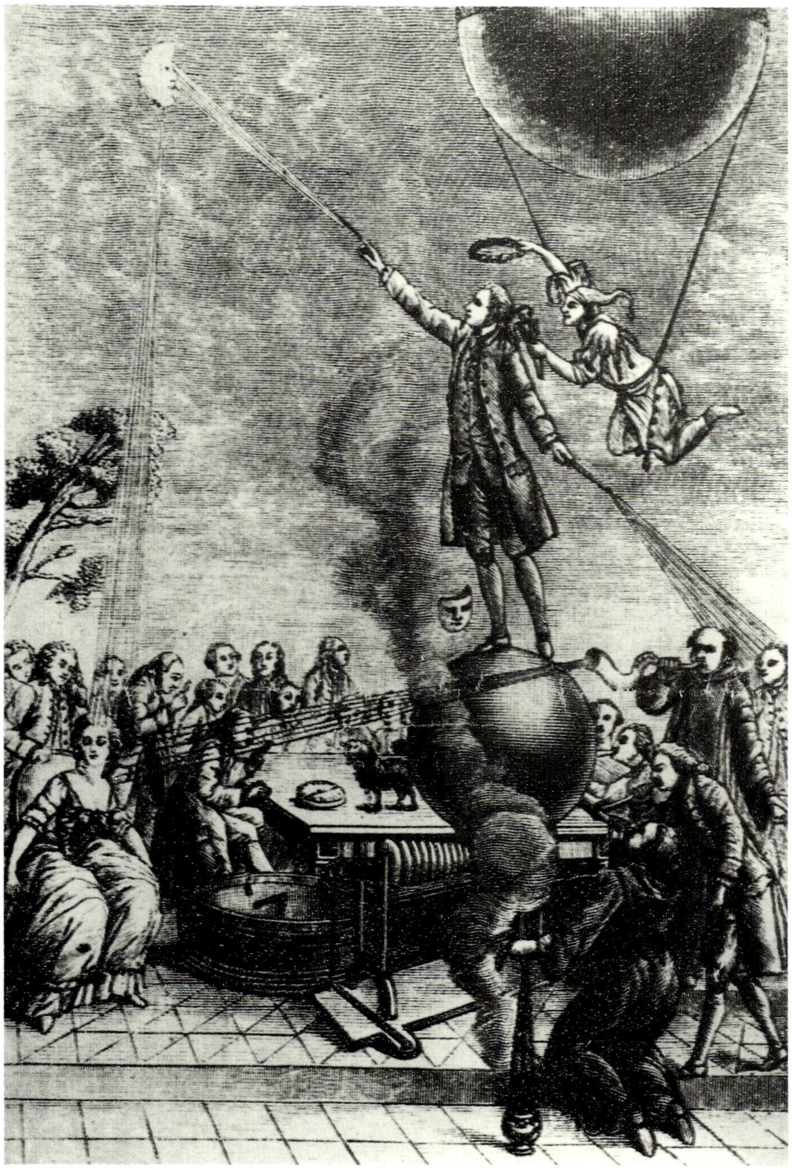

Französische Satire: Der Magnetiseur leitet die Strahlen des Mondes auf seine Anhänger (Kupferstich von Jean-Jacques Paulet, 1784).

Um Mißverständnisse über den Charakter des »thierischen Magnetismus« auszuräumen, setzt Mesmer ab 1776 keine Magnete mehr ein, sondern überträgt das »Fluidum« direkt von Körper zu Körper, vor allem mit Hilfe von »Strichen« (die Handinnenflächen streichen in der Luft über die Körperoberfläche). Eine solche »Mitteilung des Lebensfeuers«, wie Mesmer seine magnetischen Manipulationen bezeichnet, ist bei Gegenständen und Substanzen möglich (z. B. »magnetisiertes« Wasser).

In sehr kurzer Zeit wird Mesmer in Europa bekannt. Als er 1778 nach dem Skandal um seine umstrittene Behandlung der blinden Pianistin Paradis Wien verlassen muß und nach Paris geht, wird er dort mit seiner Heilmethode weltberühmt. Das Szenarium um Mesmers »Baquet magnétique« (Gesundheitszuber), einem spekulativen Heilapparat, wird in Paris zu einem gesellschaftlichen Ereignis. Die Bemühungen Mesmers um wissenschaftliche Anerkennung scheitern jedoch. So lehnt eine Untersuchungskommission der Pariser Akademie der Wissenschaften unter Leitung von Benjamin Franklin Mesmers Theorie als unwissenschaftlich ab. 1791 kehrt Mesmer nach Wien zurück. Des Jakobinismus verdächtigt, geht er in die Schweiz und hält sich dann an verschiedenen Orten im Bodenseeraum auf, darunter Konstanz und zuletzt Meersburg, wo er kurz vor seinem Tode von den deutschen Romantikern wiederentdeckt wird. 1814 erscheint Mesmers Hauptwerk »Mesmerismus oder das System der Wechselwirkung«.

Konzepte der Medizin:

Kosmische Kraft belebt den Organismus

Der »thierische Magnetismus« (tierisch ist hier gleichbedeutend mit lebendig) wird als ein umfassendes Heilkonzept von dem Wiener Arzt Franz Anton Mesmer (1734–1815) um 1775 in Anlehnung an die Elektro- und Magnettherapie begründet.

Er basiert auf der naturphilosophischen Spekulation von einer kosmischen Kraft – Mesmer spricht von »Allflut« oder auch »Fluidum« (»fluide universel«) –, die auch den menschlichen Organismus belebt und vor allem über das Nervensystem (Nervenfluidum) wirkt. Krankheit bedeutet in dieser Theorie eine Stockung oder Stauung im Organismus, die durch die Übertragung des Fluidums, durch das Magnetisieren, aufgelöst werden könne. Bei der magnetischen Gruppentherapie um den »magnetischen Kübel« – wobei die Kranken sich gegenseitig berühren und teilweise mit einem Seil zusammengeschlossen sind – kann die »magnetische Flut« besonders wirkungsvoll zirkulieren.

Die Heilmethoden Mesmers, der selbst im Geiste der Aufklärung argumentiert, basieren auf einem naturphilosophischen Ansatz. Er will mit seiner Therapie nur die Natur (»Ebbe und Flut«) nachahmen, um die gesunde Harmonie im Organismus wiederherzustellen. Zugleich vertritt Mesmer, der sich explizit auf Isaac Newton bezieht, ein physikalisches Erklärungsmodell. Bereits in seiner Dissertation »De planetarum influxu . . .« (»Über den Einfluß der Gestirne auf den menschlichen Körper«) von 1766 vermutet er analog zur physikalischen eine animalische Schwerkraft (»gravitas animalis«), die »in alle Teile eindringt und . . . sogar die Nervenflüssigkeit erfaßt . . .« Die Erfahrungen und Erfolge mit dem »thierischen Magnetismus« scheinen diese These zu belegen.

Der klassische Mesmerismus beansprucht nicht nur die Anerkennung als Wissenschaft, sondern impliziert auch sozialutopische Vorstellungen im Sinne der Aufklärung und der Französischen Revolution, bei der namhafte Mesmeristen eine Rolle spielen. Mesmer selbst gründet eine »Harmonische Gesellschaft« und entwirft eine demokratische Staatsverfassung.

Die romantische Naturphilosophie modifiziert den Mesmerismus als eine Methode der Seelenforschung. Die okkulten Erlebnisse der »Somnambulen« (lat. Schlafwandler oder Schlafwache; Menschen mit veränderten Bewußtseinszuständen) und »Seherinnen« rücken im frühen 19. Jahrhundert ins Zentrum des Interesses. Den Anstoß hierzu gibt u. a. der Mesmer-Anhänger Marquis de Puységur mit seiner Gründung der »Société d'Harmonie« (1784) in Straßburg. Der Mesmerismus in seinen verschiedenen Spielarten breitet sich über die Grenzen Europas hinweg aus (wie u. a. Edgar Allan Poes Geschichten dokumentieren). Seine größte Nachwirkung erlangt er in der Psychotherapie, wo Mitte des 19. Jahrhunderts das mesmeristische Erbe im Hypnotismus und um die Jahrhundertwende in der Psychoanalyse Sigmund Freuds (trotz aller Kritik) aufbewahrt wird.

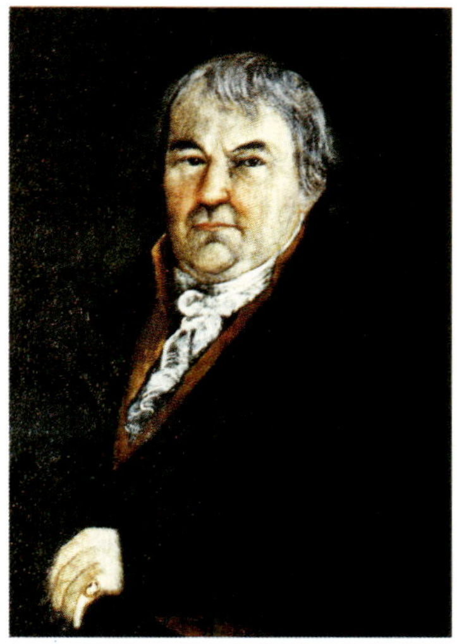

Franz Anton Mesmer (1734–1815)

Kaum ein anderes Konzept der Medizin beeinflußt so umfassend wie der Mesmerismus bis Ende des 19. Jahrhunderts Wissenschaft, Kunst und Alltag. In Esoterik, Parapsychologie und Paramedizin wird er z. T. heute noch ernst genommen.

Zwischen Reizmangel und Übererregung

1779. Nachdem die medizinische Fakultät der Universität Edinburgh dem schottischen Mediziner John Brown (1735–1788) das medizinische Diplom verweigert hat, erhält dieser von der Universität St. Andrews den Doktortitel, ohne dort studiert zu haben. Er begründet mit seinem in lateinischer Sprache verfaßten Werk »Elementa Medicinae«, das 1780 erscheint, ein bestechend einfaches Heilkonzept, das als »Brownianismus« bekannt wird.

John Brown wurde 1735 im Süden Schottlands geboren. Er stammt aus ärmlichen Verhältnissen und konnte dank des Stipendiums einer puritanischen Sekte eine höhere Schule besuchen. 1756 begann er in Edinburgh mit einem Theologiestudium, zwei Jahre später wechselte er zur Medizin. Ungefähr 20 Jahre lang lebte er in dieser Stadt als Student, den Lebensunterhalt verdiente er sich durch Privatunterricht. Entscheidend für John Brown wird seine Beziehung zu dem berühmten Medizinprofessor William Cullen (→ 1755/S. 221), dessen Chemiekurse er zwischen 1761 und 1764 besuchte und von dessen neuropathologischer Lehre er beeinflußt wird.

Als Brown 1771 einen schweren Gichtanfall erlitt, erhielt er als einzige ärztliche Behandlung eine – damals übliche – antiphlogistische (entzündungshemmende) Diät verordnet, wonach ihm Fleisch- und Alkoholgenuß strikt untersagt waren. Doch trotz Einhaltung der Vorschriften trat keine Heilung ein. Daraufhin kam Brown auf den Gedanken, daß er nicht an Blutfülle, sondern an Schwäche leide und nahm wie früher kräftige Mahlzeiten und reichlich Alkohol zu sich. Eine mehrjährige Symptomfreiheit scheint seine Auffassung zu bestätigen. Er entfaltet daraufhin seine Lehre, wonach alle Krankheiten einer von zwei Grundformen zugerechnet werden können: Der »Sthenie« (Übermaß an Reiz und Erregung) oder der »Asthenie« (Mangel an Reiz und Erregung).

Seine Schrift »Elementa Medicinae« ruft starke Kontroversen, vor allem unter den Medizinstudenten, hervor. Brown gerät in der Folge in finanzielle Schwierigkeiten und geht 1786 nach London, wo er 1788 vermutlich an den Folgen eines Schlaganfalls stirbt.

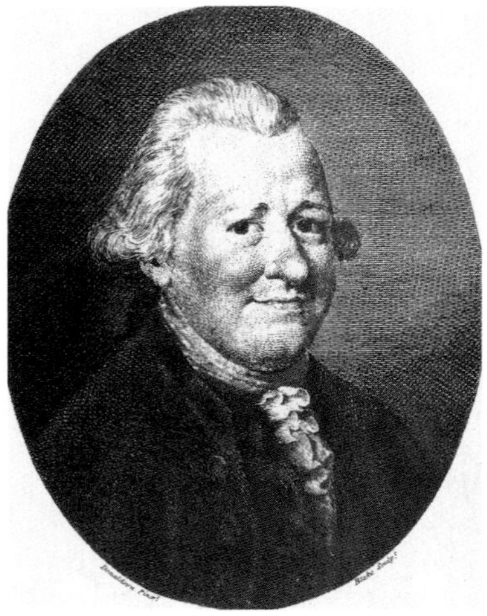

Der schottische Arzt John Brown (1735–1788), Begründer eines populären Heilkonzeptes (Stich)

Browns Schema geht davon aus, daß die Gesundheit aus einem Gleichgewicht zwischen einer angemessenen Reizung und einem normalen Grad von Erregbarkeit besteht. Dabei versucht Brown, sein System mathematisch exakt darzustellen. Auf einer »Skala der Erregung« ist die Erregbarkeit in 80 Grade eingeteilt, die (ideale Gesundheit indizierende) Mitte liegt bei 40 Grad. Zwischen 30 und 50 Grad ist der Mensch zufriedenstellend gesund. Unterhalb von 30 Grad zeigen Patienten eine »asthenische Diathese«, eine Empfänglichkeit oder Anlage für eine asthenische Krankheit, die unterhalb von 20 Grad zur Krankheit, zur »direkten Schwäche«, führt. Oberhalb von 50 Grad geraten die Patienten dagegen in eine »sthenische Diathese«, die zu einer »sthenischen Krankheit«, zu einer »indirekten Schwäche« oberhalb von 60 Grad führt, im Extremfall sogar zum Tod.

Brown weist die Ärzte an, den Grad der Erregung zu bestimmen, etwa durch Erhebung der Anamnese und die Pulsdiagnose. Die Therapie kennt nur schwächende oder reizende Mittel. Bei der »Sthenie« sind Kälte, Aderlaß, Erbrechen, Abführen, Pflanzennahrung, Opium und Fasten angezeigt; bei der »Asthenie« dagegen Elektrizität, Wein, Bier, häufige Mahlzeiten, Gewürze, warme Getränke. Da nach Browns Theorie die meisten Krankheiten asthenischer Natur sind und also auf einer zu geringen Erregung beruhen, sind vor allem die zuletzt genannten Mittel anzuwenden.

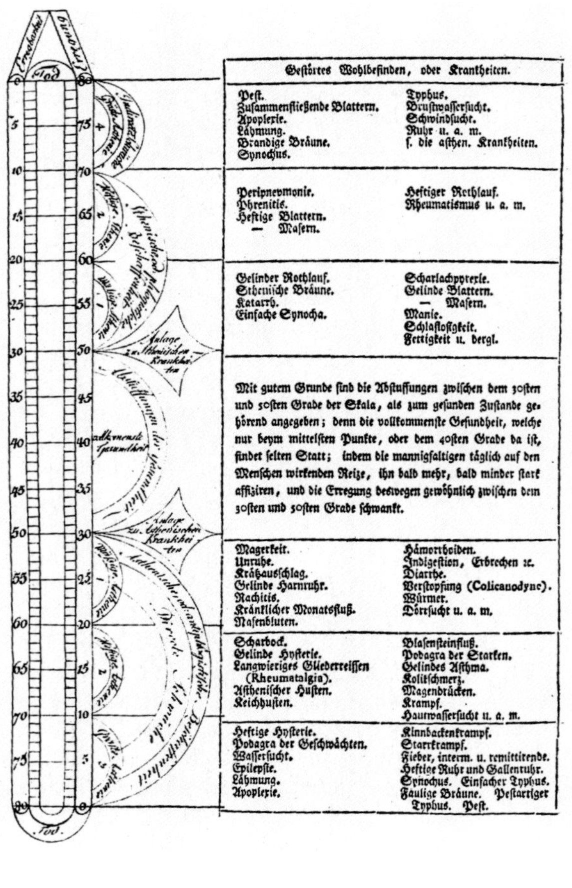

»Scala der Erregung nach John Brown«; in der Form eines Thermometers soll diese Gradeinteilung der Erregung den Grundgedanken der Brownschen Krankheitslehre verdeutlichen: »Sthenische« Krankheiten (60–70 Grad) sind u.a. Phrenitis (Hirnentzündung), heftige Blattern (Pocken) und Rheumatismus; »asthenische« Krankheiten (20–10 Grad) sind u.a. Skorbut, Husten, gelindes Asthma sowie Magendrücken.

Konzepte der Medizin:

»Brownianismus« schon bald populär

Um 1780 begründet der schottische Arzt John Brown (1735 bis 1788) ein Heilsystem, das rasch in Europa wie Amerika zahlreiche Anhänger findet.

Dieses Heilsystem ist vermutlich das einfachste und somit einprägsamste der Neuzeit, da es weder auf anatomische noch auf physiologische oder biochemische Einzelheiten Rücksicht nimmt. Die dem menschlichen Organismus innewohnende spezifische Kraft, die mit den Begriffen »Lebenskraft«, »Irritabilität« (Reizbarkeit) oder »Sensibilität« (auch »Sympathie«) bezeichnet wird und besondere Affinität zum Nervensystem hat, bezeichnet Brown als »Erregbarkeit«, die er global auf den Körper bezieht. Brown leitet alle Krankheiten konsequent aus dem Mißverhältnis von Reizstärke und Erregbarkeit des Organismus ab und teilt sie in zwei Gruppen ein: In die »sthenischen Krankheiten« durch zu starke Erregung, und die »asthenischen Krankheiten« durch zu schwache Erregung. Die Therapie richtet sich nach dem Modell des gegenläufigen Eingreifens (»contraria contrariis«), der biologischen Gegensteuerung und Korrektur: Reizentzug bei den Sthenikern, Reizzufuhr bei den Asthenikern.

Insbesondere in der »Irrenheilkunde« um 1800 ist der Brownianismus tonangebend. Bei Manie und Tobsucht (»Sthenie«) wird der Kranke durch Reizentzug herabgestimmt (z. B. Aderlaß; In-den-Sack-Stecken), bei Hypochondrie und Melancholie soll er aufgeregt werden (z. B. durch körperliche Bewegung, Alkohol).

Im Gegensatz zu England und Frankreich gewinnt der Brownianismus in Deutschland namhafte Anhänger unter den Ärzten, die sich ihm z.T. aus philosophischen Erwägungen (im Hinblick auf Immanuel Kant bzw. Friedrich Wilhelm Joseph von Schelling) verschreiben, wie vor allem Andreas Roeschlaub (1768–1835).

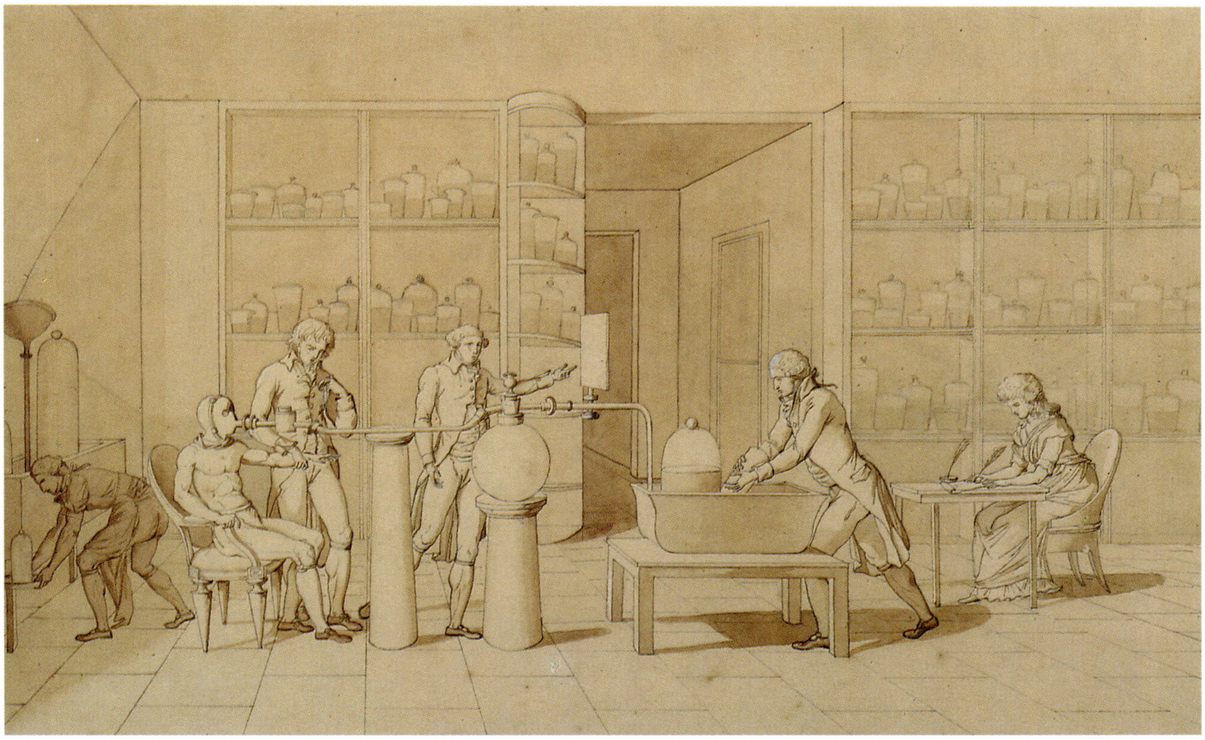

Antoine Laurent Lavoisier (1743–1794) mit seiner Frau und Assistenten bei Experimenten zur Kalorimetrie

Die organische Chemie wird begründet

1775. Der französische Chemiker, Naturforscher und Sozialreformer Antoine Laurent Lavoisier (1743 bis 1794) entdeckt, daß oxydierende Metalle durch Verbindung mit Sauerstoff an Gewicht zunehmen. Er beschreibt seine Beobachtung in der Schrift »Mémoire sur la nature du principe qui se combine avec les métaux pendant leur calcination, et qui en augmente le poids« (Mitteilung über das Wesen eines Prinzips, das sich mit Metallen während ihrer Verbrennung verbindet und ihr Gewicht erhöht).

Lavoisier entdeckt u. a., daß jede Verbrennung einen Anteil aus der Luft (»Oxygène« = Sauerstoff) verbraucht. Er stellt fest, daß Luft aus dem zur Atmung notwendigen Sauerstoff und dem zur Atmung unbrauchbaren Stickstoff zusammengesetzt ist. Bei der tierischen Atmung wird Sauerstoff verbraucht, und es entstehen Kohlendioxyd und Wasser. Antoine Laurent Lavoisier erkennt den Charakter der organischen Verbrennung, die durch die Atmung unterhalten wird und bei der ein Wärmestoff entsteht, wenn sich Sauerstoff und Wasserstoff vereinigen.

Durch Lavoisiers Erkenntnis, daß Verbrennung, Kalzination und Atmung auf einer Sauerstoffaufnahme beruhen, widerlegt er die bis dahin herrschende Phlogistontheorie, die besagt, daß bei der Verbrennung ein spezifischer Stoff (Phlogiston) freigesetzt werde.

Neben Henry Cavendish, Carl Wilhelm Scheele, Daniel Rutherford und Antoine Baumé kommt Lavoisier das größte Verdienst bei der Begründung der organischen Chemie (Biochemie) zu.

Lavoisier: Wissenschaftler und Bankdirektor

Chronik Zur Person

Antoine Laurent Lavoisier wurde 1743 als Sohn eines Justizbeamten in Paris geboren. 1761 bis 1763 studierte er Jura. Sein Interesse an den Naturwissenschaften war jedoch stärker. Vor allem beschäftigt er sich mit der Mineralogie und Erdgeschichte. Hier setzen auch seine frühesten chemischen Analysen an. Ab 1768 ist Lavoisier Mitglied der Pariser Akademie der Wissenschaften, in der er eine führende Rolle spielt. Neben seiner wissenschaftlichen Tätigkeit bekleidet er öffentliche Ämter. So wird er 1776 Leiter der Pulver- und Salpeterfabriken und Mitglied der Kommission für Maße und Gewichte. Wegen seiner Fähigkeiten auf finanziellem Gebiet wird er auch Bankdirektor und Generalschatzmeister. Während der Französischen Revolution gerät Lavoisier deshalb zunehmend ins Kreuzfeuer der Kritik. Er wird am 24. Dezember 1793 wegen angeblicher Erpressung verhaftet, am 8. Mai 1794 durch das Revolutionstribunal verurteilt und noch am selben Tage hingerichtet.

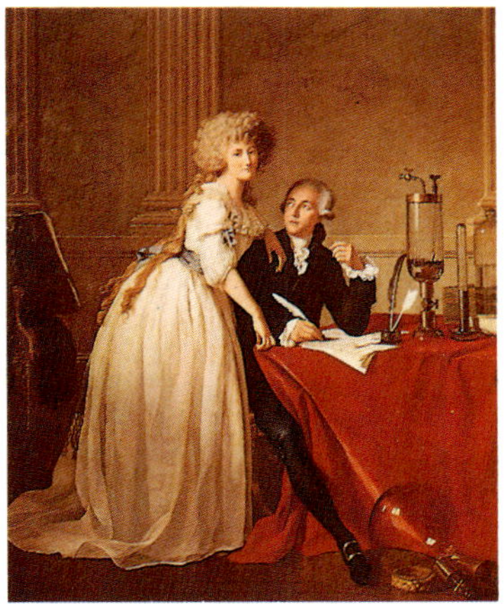

Das Ehepaar Lavoisier (Gemälde von Jacques Louis David)

»Kaminfegerkrebs« und Pottscher Buckel

1775. Der Londoner Chirurg Percival Pott (1713–1788), seit 1749 »Surgeon« (Chirurg) am St. Bartholomew's Hospital, beschreibt in einer chirurgischen Abhandlung den Hodensackkrebs bei Schornsteinkehrern, den durch Rußeinwirkung hervorgerufenen »Kaminfegerkrebs«, heute eine entschädigungspflichtige Berufskrankheit.

1779 schildert Pott in einer klassischen Studie die entzündliche Deformierung der Wirbelkörper (insbesondere durch Tuberkulose) und ihre Folgen: Buckel (Gibbus), Abszeßbildung und Lähmung der unteren Extremitäten (»Pott's disease«). Er unterscheidet zwischen schlaffer und spastischer Lähmung und widerspricht der falschen Auffassung, wonach es sich um die Folge einer Verrenkung der Wirbelkörper handle. Als Therapie empfiehlt er die künstliche Eiterung u.a. durch das »Haarseil«.

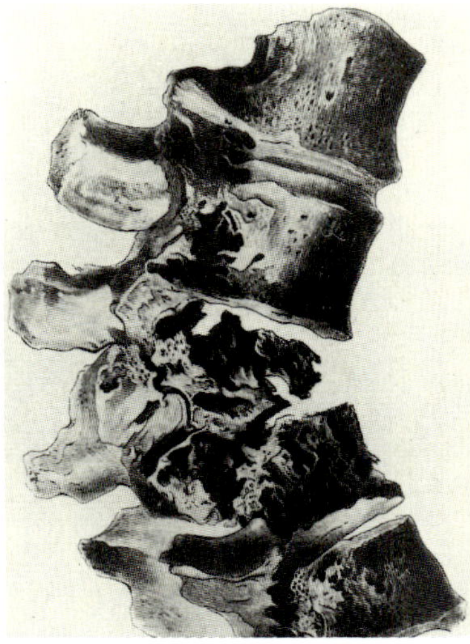

Tuberkulöse Degeneration der Wirbelsäule (Pott »Chirurgical Works«, 1783)

Pott hat zuvor bereits eine Reihe von wichtigen Abhandlungen zur Chirurgie veröffentlicht. So befaßt er sich mit Knochenbrüchen (1769) und beschreibt u. a. auch seine eigene Wadenbeinfraktur, die er sich durch einen Sturz auf der Straße zugezogen hat und die nach ihm benannt wird. Er veröffentlicht Schriften über den Leistenbruch (1756), die Hydrocele (Wasserbruch; 1758) und Kopfverletzungen (1760). 1764 wurde Pott Mitglied der Royal Society und ist zu seiner Zeit der berühmteste Chirurg mit der größten Praxis in London.

Die Chirurgie in Großbritannien erlebt eine Blütezeit

1771. Der Londoner Chirurg und Anatom John Hunter (1728–1793) veröffentlicht in zwei Teilen seine Abhandlung über die Zähne »Treatise on the Natural History of the Human Teeth«. Indem er Kiefer und Zähne anatomisch beschreibt, weist er der wissenschaftlichen Zahnheilkunde den Weg.
Als erster empfiehlt er die vollständige Entfernung der Zahnpulpa (Zahnmark) vor der Füllung des Zahnes. Er geht ausführlich auf die Zahntransplantation ein, eine seinerzeit sehr zweifelhafte, in England verbreitete Methode des Zahnersatzes. Daß mit der Überpflanzung eines Zahnes von einem Menschen auf einen anderen eine Krankheit übertragen werden könnte, verneint Hunter zu Unrecht: »Am allerbesten ist es, daß man schon verschiedene Personen bereit hat, bey denen ein Zahn so beschaffen ist, daß er die Stelle des auszureißenden zu ersetzen geschickt zu seyn scheinet, weil oft, wenn der erste nicht festsitzen will, dieses der andere thun wird.«
Diese frühe Beschäftigung Hunters mit der Zahnheilkunde bleibt jedoch eine Episode. Seine Leistungen auf dem Gebiet der Anatomie und Chirurgie sind weit umfangreicher. Als chirurgischer Pathologe beschreibt er den Schock, die Phlebitis (Venenentzündung), die Pyämie (Allgemeininfektion) und die Einstülpung des Darmes. Seine Abhandlung über die Entzündung und die Schußverletzungen ist grundlegend für die Feldchirurgie, sie erscheint 1794 postum. In dieser Schrift schlägt sich seine Erfahrung als Feldchirurg nieder: Während des Siebenjährigen Krieges begleitete Hunter die britischen Streitkräfte auf die französische Atlantikinsel Belle-Île.
Hunters tieranatomische Studien (zur Amphibienart Siren lacertina) führten 1767 zu seiner Aufnahme in die Royal Society. Seine Abhandlungen über die Geschlechtskrankheiten sowie über seine zoologischen Beobachtungen (»Observations on Certain Parts of the Animal Oeconomy« erscheinen 1786.

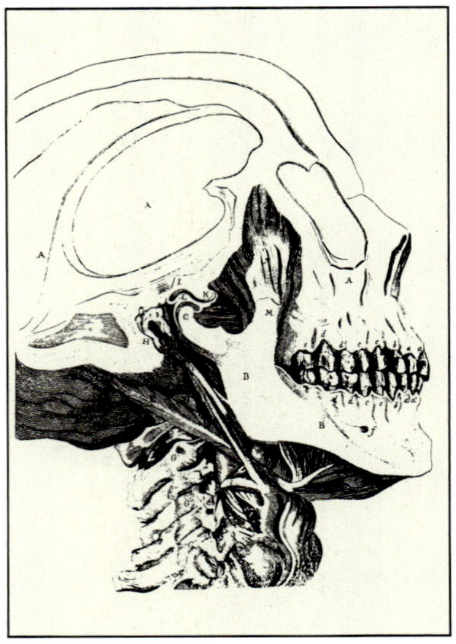

Aus Hunters Abhandlung »Natürliche Geschichte der Zähne«

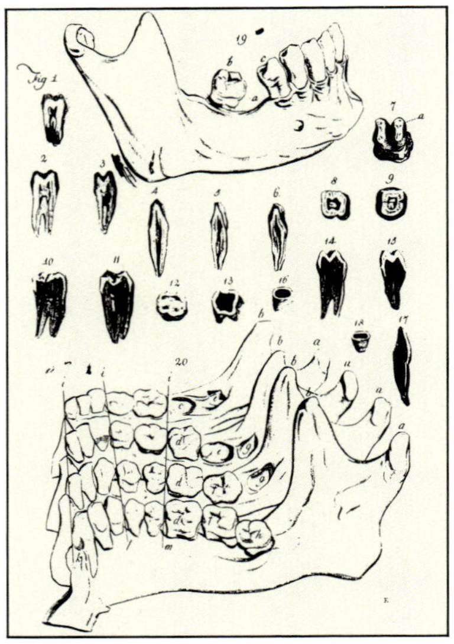

Zähne des Unterkiefers: Zahnkronen und Zähne im Längsschnitt

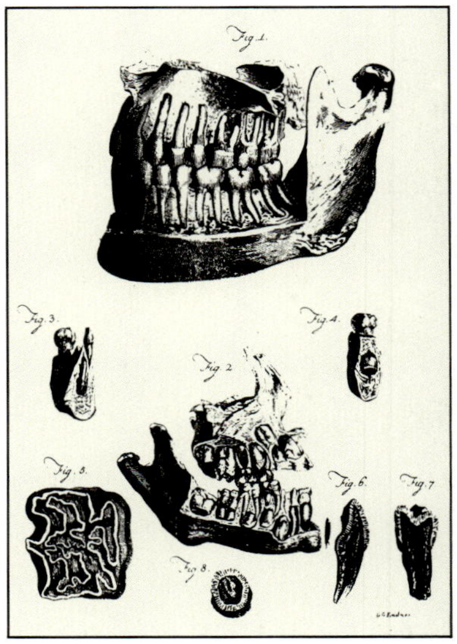

Die Verankerung der einzelnen Zähne im Ober- und Unterkiefer

John Hunter will die Chirurgie auf Anatomie und Physiologie aufbauen. Mit seinen grundlegenden empirischen und experimentellen Studien schafft er ein wissenschaftliches Fundament für die englische Chirurgie. 1783 erwirbt er in London zwei benachbarte Häuser und errichtet darin einen Hörsaal, einen Seminarraum, eine Bildergalerie und ein naturkundliches Museum. Seine Sammlung zur Anatomie und Pathologie umfaßt ungefähr 14 000 Präparate, die er auch im Unterricht als Anschauungsmaterial einsetzt. Diese Sammlung, die großenteils heute noch im Museum des Royal College of Surgeons of England zu sehen ist, stellt jedoch kein barockes Kuriositätenkabinett dar. Die Präparate aus dem Tier- und Pflanzenreich sind in entwicklungsgeschichtlicher Perspektive (»aufsteigende Metamorphose«) systematisch geordnet. John Hunter begründet auch die vergleichende Anatomie der Wirbeltiere in England. Die Präparate zur menschlichen Anatomie bzw. Pathologie sollen vor allem die Folgen von Unfall und Krankheit aufzeigen.
Zusammen mit seinem Kollegen George Fordyce gründet Hunter eine Studiengemeinschaft, das »Lyceum Medicum Londinense«. Bei den wöchentlich stattfindenden Treffen trägt jedes Mitglied ein Originalreferat aus seinem Forschungsgebiet vor, der beste Beitrag eines Jahres wird mit einer Goldmedaille ausgezeichnet.

Brüder Hunter: Von armen Bauernsöhnen zu Star-Medizinern

Chronik Zur Person

Die beiden Brüder Hunter, Söhne eines armen schottischen Bauern, gehören in England zu den führenden Ärzten ihrer Zeit. William Hunter (1718–1783) war in Edinburgh drei Jahre lang Schüler von William Cullen. 1746 ging er nach London und gab dort anatomische und chirurgische Privatvorlesungen. Er wurde zum führenden Geburtshelfer in London. Sein Hauptwerk ist ein Atlas über den Uterus während der Schwangerschaft (1774). 1768 errichtete er ein berühmtes anatomisches Theater und ein Museum, wo er die besten britischen Anatomen und Chirurgen ausbildet, darunter auch seinen Bruder John, der 1748 nach London kam.
John Hunter erhielt eine Ausbildung bei den großen Chirurgen William Chelden und Percival Pott (→ 1775/S. 229). Als Lehrer zieht er viele der später führenden Chirurgen und Anatomen Großbritanniens und Nordamerikas an, darunter John Morgan, Edward Jenner (→ 14. 5. 1796/S. 244) und William Lynn.

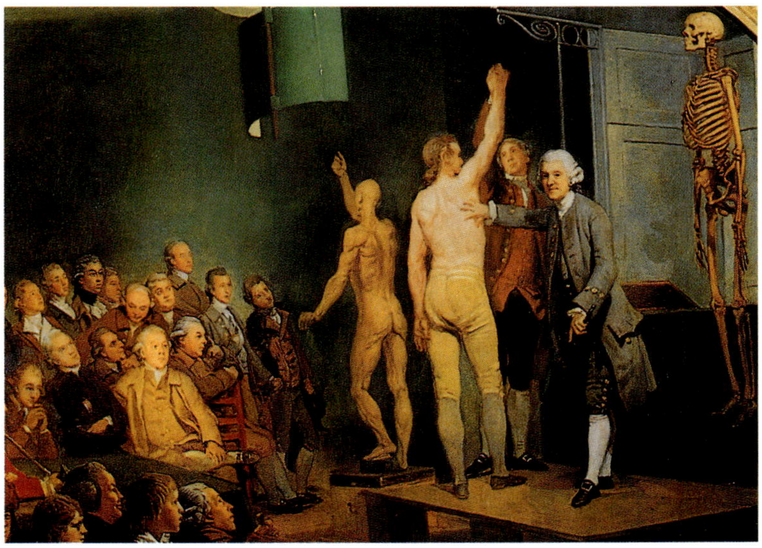

Anatomische Vorlesung von William Hunter (1718–1783) in London

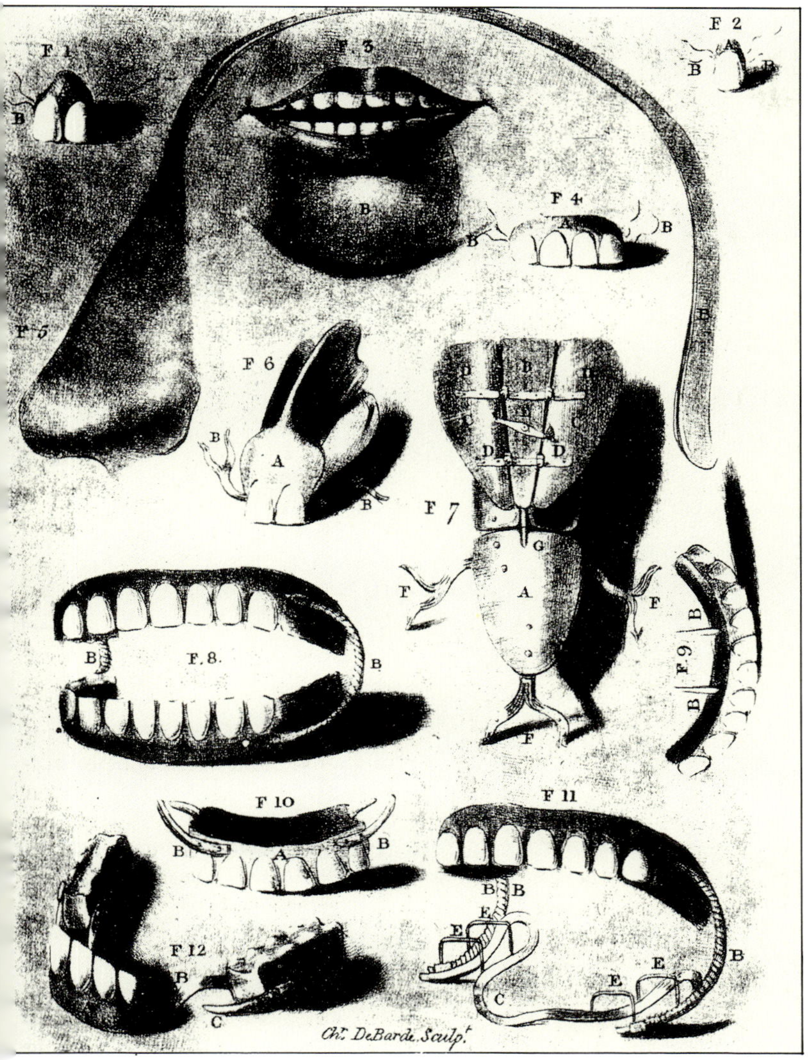

Der Pariser Dentist Nicolas Dubois de Chémant (1753–1824) entwickelt Porzellangebisse, die er als »unzerstörbar (incorruptible) und geruchlos« anpreist. Hier eine Seite aus seiner Dissertation über künstliche Zähne (1797), eine der frühesten Abbildungen von Porzellanzähnen. Auch Zahntransplantationen werden gegen Ende des 18. Jahrhunderts bereits vorgenommen.

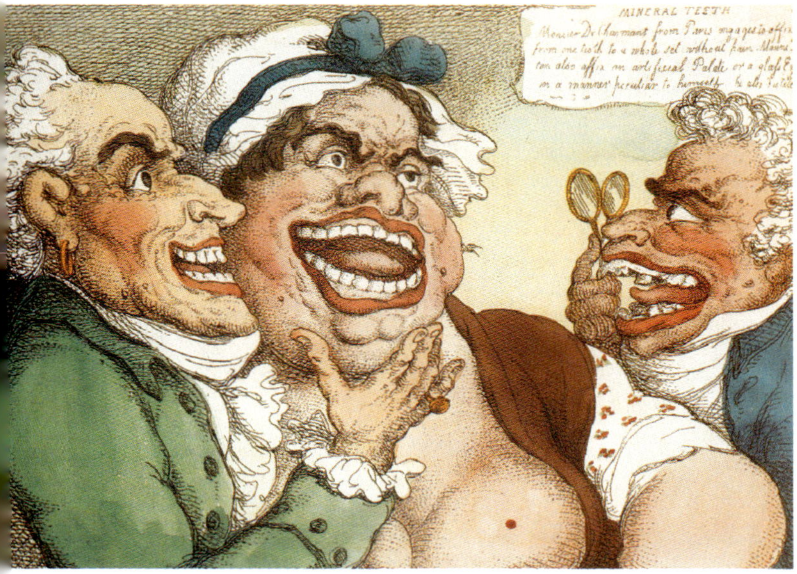

Nicolas Dubois de Chémant erhält im Jahr 1791 ein Patent, das ihm das Monopol der (geheimgehaltenen) Herstellung der sog. Incorruptibles 15 Jahre lang sichert. Der britische Zeichner Thomas Rowlandson karikiert das Interesse des Adels an den neuen Porzellanzähnen (Kupferstich, um 1790).

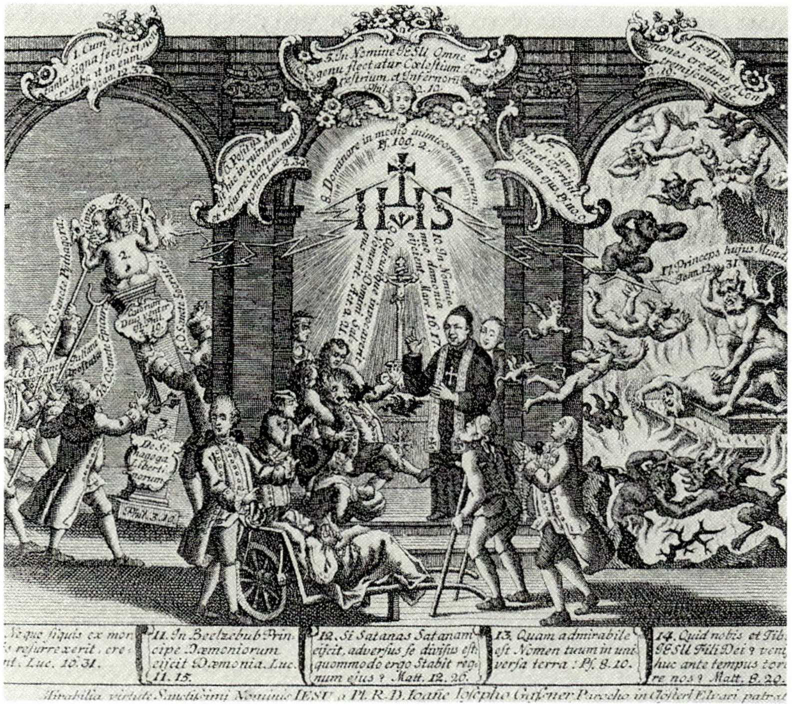

Pater Gassner treibt die Teufel aus, die nach rechts oben entweichen. In der Schrift »Nützlicher Unterricht wider den Teufel zu streiten« (1774) meint er, der »Satan« könne alle »natürlichen Krankheiten« nachahmen.

Kranksein ist Teufelswerk

November 1774 – Juni 1775. In Ellwangen an der Jagst hat der Jesuitenpater Johann Joseph Gassner (1727–1779) als Teufelsaustreiber und Heiler einen ungeheuren Zulauf von Kranken.

Der Tagesablauf Gassners verläuft immer nach demselben Plan: Er liest um 6.30 Uhr in der Schloßkapelle die heilige Messe, hält anschließend bis um 9 Uhr Sprechstunde für die vornehmeren Kranken im Schloß des Fürstpropstes von Ellwangen ab, behandelt die kranken Untertanen des Fürsten bis 12.30 Uhr und von 16 bis 20 Uhr im Hause eines Barons. Nach dem Abendessen im Schloß »kuriert« er dort bis in die Nacht hinein.

Das Erscheinungsbild des Jesuitenpaters macht auf die Zeitgenossen großen Eindruck: »Über seinen Schultern hänget eine blau-rot geblumte wollene Stola; ein an seiner silbernen Kette hangender ziemlich großer, ebenfalls in Silber und Kristall gefaßter Partikel von dem heiligen Kreuz unseres Erlösers ziert seine Brust; ein halbseidenes Zingulum oder schwarze Schärpe umgürtet seine Lenden.«

Gassner geht weit über die im Rituale Romanum (→ 1614/S. 170) festgelegten engen Regeln der Behandlung von »Besessenen« durch bestimmte katholische Geistliche hinaus. Er sieht letztlich alle Krankheiten und Beschwerden als vom Teufel und seinen Heerscharen verursacht an. Er führt auch nicht das vorgeschriebene Exorzismus-Ritual durch, sondern begnügt sich mit dem Handauflegen, dem Anrufen Christi und dem von Kreuzeszeichen begleiteten Befehl, der Teufel möge ausfahren. Gassner lockt als erstes die Krankheitssymptome hervor, was er als »Exorzismus probativus« bezeichnet, bevor er sie zusammen mit dem Teufel austreibt (»Exorzismus expulsivus«). Die einleitenden Worte lauten: »Wenn in dieser Krankheit etwas Unnatürliches ist, so befehle ich im Namen Jesu, daß es sich sogleich wieder zeigen solle.« Gassner kann damit laut zeitgenössischem Bekunden Krankheitsanfälle provozieren. Sie erfolgen, wie ein Augenzeuge berichtet, »jeder nach seiner Art sehr geschwind auf seinen Befehl zehn-, zwanzigmal, ja so oft er nur will, jetzt in diesem, jetzt in jenem Glied, jetzt heftig, jetzt schwach . . .«

Dieses öffentliche Treiben des Exorzisten, der seinen Wirkungskreis ab Juni 1775 nach Regensburg verlegt, wird durch kaiserlichen Befehl Josephs II. 1776 untersagt.

»Gottesstrahl im Angesicht des Menschen zu erkennen«

1775–1778. Die »Physiognomischen Fragmente zur Beförderung der Menschenkenntniß und Menschenliebe« des Zürcher Theologen und Schriftstellers Johann Kaspar Lavater (1741–1801) erscheinen in vier Quartbänden. An diesem Werk hat auch Johann Wolfgang von Goethe mitgearbeitet, der Jugendfreund Lavaters in der Zeit des »Sturm und Drang«.

Lavaters Physiognomik geht es wesentlich um die Verbesserung des Menschen, um eine religiös motivierte Philanthropie. Er schreibt: »Es ist kein Menschengesicht so häßlich, in dem nicht noch Züge des göttlichen Ebenbildes übrig sind; jedes ist einer unglaublichen Vervollkommnung fähig, wenn unmittelbar auf seine gesunden Theile gewirkt wird. Laß immer die kranken Theile unberührt; sie verbessern sich nie anders als durch Verbesserung der guten.«

Die Lehre von der Ausprägung der Seele in Gesichtszügen und Schädelform wurzelt in der Signaturenlehre, die hier auf den menschlichen Kopf angewandt wird, und entspricht dem Volksglauben, daß es etwa das typische Gesicht eines Verbrechers gebe. In der Mitte des 18. Jahrhunderts wird die Physiognomik von Naturforschern und Ärzten durchaus ernstgenommen, wie vor allem das Werk des Genfer Naturforscher Charles Bonnet (z.B. »Palingenesie«, 1769) belegt, der Lavater beeinflußt hat.

Lavaters Methode ist höchst intuitiv, nicht gesetzmäßig begründet, wie Goethe kritisiert, der sich nach 1785 mehr und mehr von Lavater abwendet: Das einzelne »machte keine Reihe, alles stand vielmehr zufällig durcheinander«. Für Lavater sind primär die festen Teile des Kopfes, also die Knochen aufschlußreich (insbesondere das Profil des Gesichtes), weniger das muskuläre Mienenspiel.

Lavaters subjektive Projektion in die von ihm geschriebenen Physiognomien wird insbesondere in seinem Fragment über Goethes »männliches Profil mit offenen Haaren« deutlich: ». . . welche Einfachheit und Großheit in diesem Gesichte! – In der Stirne bis zur Augenbraue heller, richtiger, schneller Verstand . . . Die Nase – voll Ausdruck von Produktivität – Geschmack und Liebe – Das heißt, von Poesie.«

Lavaters Physiognomik löst eine intensive Debatte über deren Wissenschaftlichkeit aus. Von vielen Naturforschern wird sie rundweg abgelehnt. Allerdings erntet Lavater durchaus z. T. wohlwollende Kritik von namhaften Medizinern wie beispielsweise Albrecht von Haller (→ 1736/S. 212), Samuel-Auguste Tissot (1728–1797) und Johann Georg Zimmermann (1728 bis 1795). Franz Joseph Gall (1758 bis 1828), der Begründer der Schädellehre, lehnt allerdings Lavaters Physiognomik als unwissenschaftlich ab, da sie Anatomie und Physiologie vernachlässige.

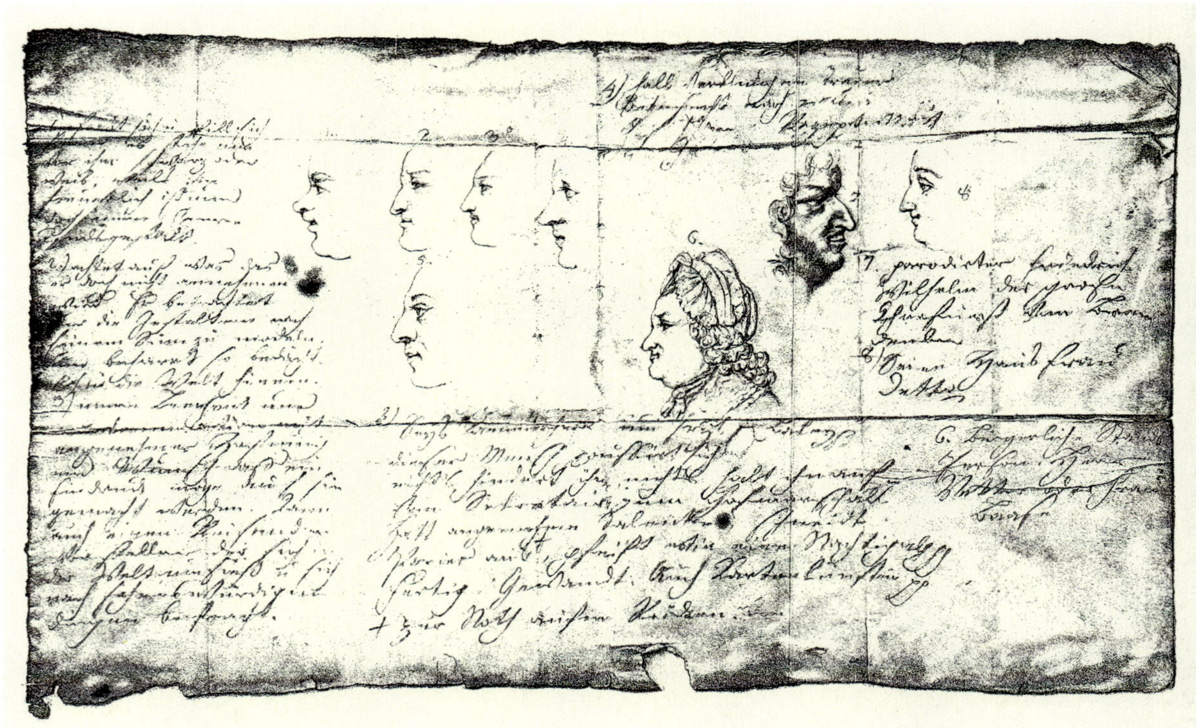

Auch Johann Wolfgang von Goethe setzt sich mit Lavaters Lehre auseinander, distanziert sich jedoch später von ihm; hier ein Blatt physiognomischer Handzeichnungen aus seiner Korrespondenz mit dem schweizerischen Theologen.

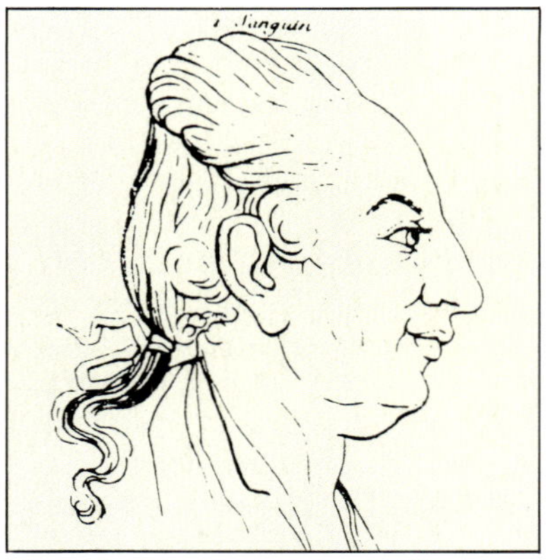

»Sanguiniker« (Lavater, franz. Ausg. 1778)

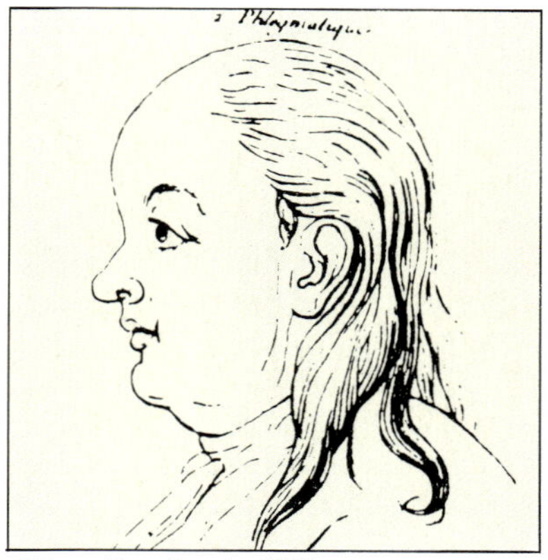

»Phlegmatiker« (Lavater, 1778)

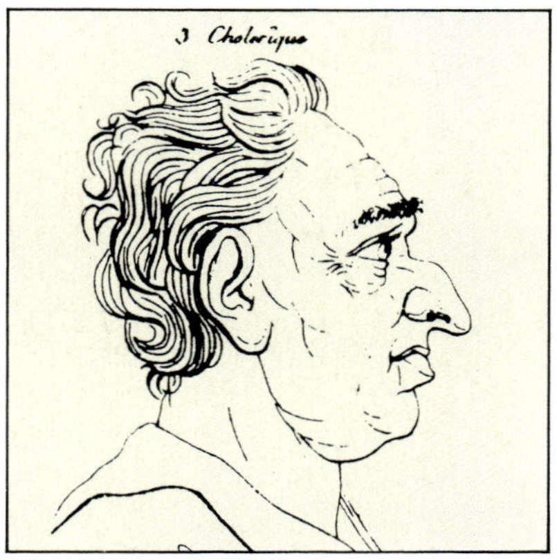

»Choleriker« (Lavater, 1778)

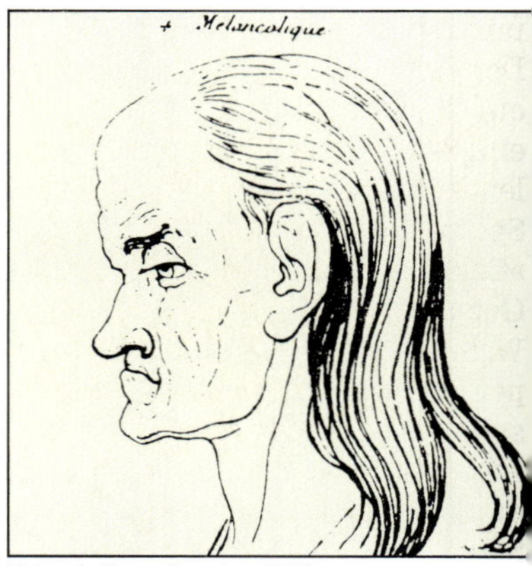

»Melancholiker« (Lavater, 1778)

Johann Kaspar Lavater: Die vier Temperamente drücken sich in der Form des Schädels aus

Lavater nimmt an, daß die vier Temperamente – entsprechend den vier Kardinalsäften der Humoralpathologie – sich in der Form des Gesichtsschädels ausdrücken. »Des Phlegmatikers Umrisse sind lockerer, stumpfer, hängender, ungespannter [als die des Cholerikers] . . . Ist die vorstehende Unterlippe weich, abgestumpft, kraftlos, hängend, so ist reines Phlegma . . . Die eigentlichen Melancholischen haben ihren Mund größtenteils verschlossen. Die Augen rollen entweder schnell . . . – oder sie starren still. Gegen die Lippen herunter sich senkende Nasen habe ich bei vielen Melancholikern bemerkt.«

Europäische Anatomie und Medizin fassen in Japan Fuß

1774. Der japanische Arzt und Chirurg Sugita Genpaku (1733–1817), ein Vertreter der Niederländischen Schule in Japan (Rangaku), übersetzt in Zusammenarbeit mit einer Reihe von Kollegen das zuerst 1722 erschienene Buch des deutschen Anatomen Johann Adam Kulmus (1689–1745), dessen anatomische Tabellen ihnen in niederländischer Übersetzung vorliegen.

Den Anstoß zu diesem Unternehmen gab die Sektion einer 1771 hingerichteten Frau. Die Ärzte überzeugten sich dabei, daß die Lage der inneren Organe den Angaben von Kulmus entspricht. Drei Jahre später erscheint nun das »Kaitai Shinsho«, das »Neue Buch der Anatomie«. Es ist das erste wissenschaftliche Werk, das aus dem Niederländischen ins Japanische übersetzt wird, und kennzeichnet die Hinwendung zur westlichen Medizin. Ausdrücklich proklamiert Genpaku die Abwendung von der chinesischen Medizin, indem er eine mechanistische Perspektive vertritt: Es geht ihm darum, anhand der Strukturen des menschlichen Körpers den Sitz der Krankheiten zu erklären.

Der Durchbruch der westlichen Medizin in Japan ist mit der Rezeption der niederländischen Literatur und Wissenschaft verknüpft. Japanische Ärzte reisen nach Nagasaki, dem kulturellen Zentrum der Niederländer in Japan. Maeno Ryotaku (1723–1803) begründet zusammen mit Genpaku und anderen Ärzten in Edo (Tokio) die Niederländische Schule, die zur Keimzelle der westlich orientierten Medizin in Japan wird und bis zu ihrem Verbot 1849 eine Reihe von eigenständigen Leistungen erbringt. Das Erscheinen des »Kaitai Shinsho« rückt die Niederländische Schule in den Mittelpunkt der wissenschaftlichen Medizin und löst in der Folgezeit eine Flut von Übersetzungen niederländischer Literatur zur Anatomie, Chirurgie und inneren Medizin aus.

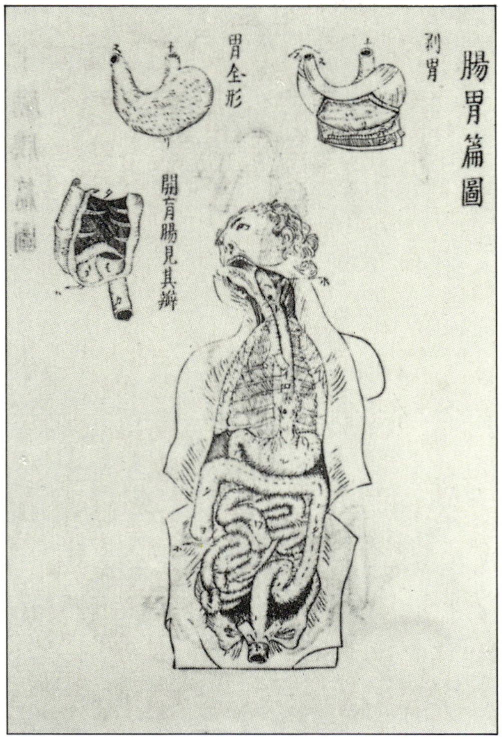

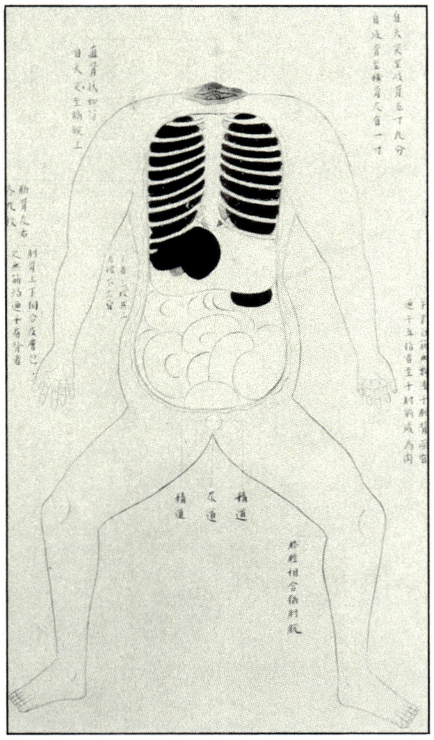

◁◁ Tafel aus dem »Kaitai Shinsho«, der japanischen Übersetzung von Johann Adam Kulmus' »Anatomischen Tafeln«, die 1774 erscheint. Sie wurde von Vertretern der sog. Niederländischen Schule (Rangaku) in Japan verfaßt. Kulmus' Werk wurde erstmals 1734 in Amsterdam veröffentlicht.

◁ Eingeweidedarstellung in einer japanischen Anatomie, dem sog. Zô-shi von 1754; die schematisch wirkenden Zeichnungen von Asanuma Sukemitsu wurden nach den Angaben eines Vertreters der »Alten (chinesischen) Schule« geschaffen.

Mikroskopieren: Lehrreiche und amüsante Naturschau

1778. Der deutsche Privatgelehrte Wilhelm Friedrich von Gleichen-Rußwurm (1717–1783) veröffentlicht seine mikroskopische Studie »Abhandlung über die Saamen- und Infusionsthierchen . . .«

Der Forscher konstruierte u.a. 1764 ein Universalmikroskop und 1781 ein Sonnenmikroskop, das einfallendes Sonnenlicht über einen Spiegel auf das Objekt zwischen »Collectivglas« und Linse lenkt. Goethe setzt ein solches Modell in Weimar (neben anderen Mikroskopen) u.a. bei seinen Insektenuntersuchungen und botanisch-zoologischen Studien ein. So schreibt er am 3. Januar 1786 an Charlotte von Stein: »Es ist so schön Wetter und du könntest dich mit dem Mikroskop unterhalten.«

Gegen Ende des 18. Jahrhunderts gilt es in der Oberschicht als zeitgemäß und fortschrittlich, sich mit den verschiedensten Modellen von Mikroskopen auszustatten, die z.T. sehr prunkvoll ausgeführt sind. Kupferstiche zeigen die Gelehrten der »Salonmikroskopie« bei ihrer Tätigkeit. Diese ist eine Mischung aus Forschung, Belustigung und Gesellschaftsspiel, wie vor allem die zweibändige Schrift von Martin Frobenius Ledermüller »Mikroskopische Gemüth- und Augenergötzung . . .« (1760–1762) dokumentiert, die rasch eine weite Verbreitung findet.

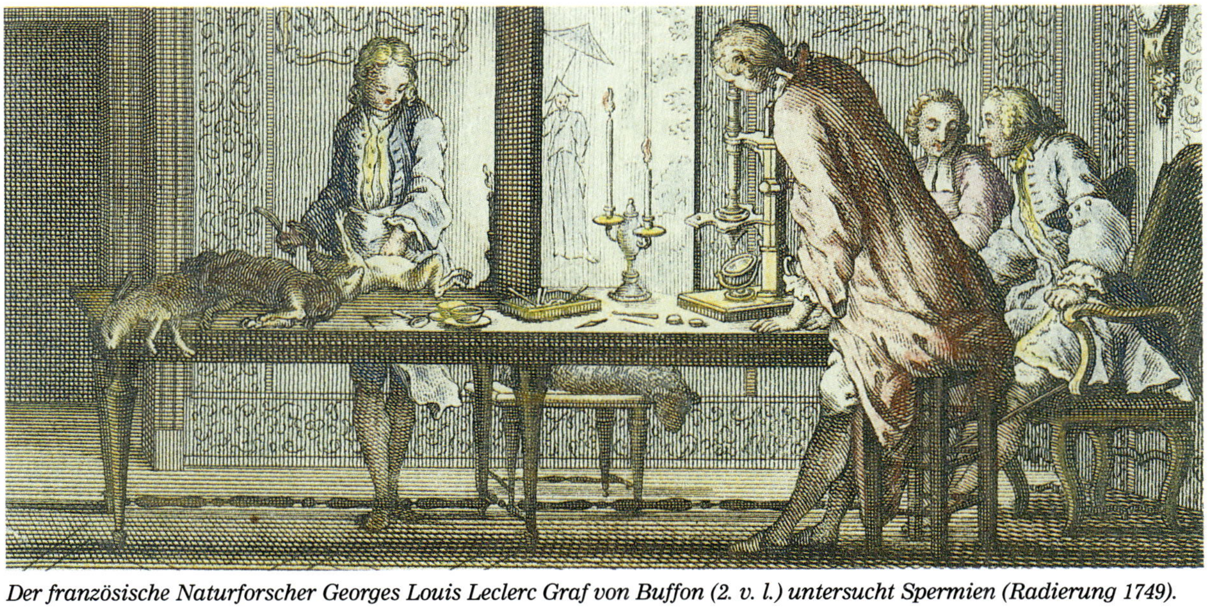

Der französische Naturforscher Georges Louis Leclerc Graf von Buffon (2. v. l.) untersucht Spermien (Radierung 1749).

1780

1780–1789

1780. Friedrich Schiller reicht seine dritte medizinische Dissertation ein. → S. 237

24. 1. 1780. Der spanische Maler Francisco José de Goya y Lucientes liefert sein erstes Arztbildnis in Form eines Gobelinentwurfes. → S. 238

6. 11. 1780. Der italienische Anatom und Physiologe Luigi Galvani verzeichnet die erste Beobachtung über das Zucken von Froschschenkeln durch den Einfluß der Elektrizität. → S. 234

1783. Der italienische Biologe Lazzaro Spallanzani stellt die eiweißlösende Wirkung des Magensaftes fest. → S. 237

19. 9. 1783. Die Brüder Michel Joseph und Etienne Jacques de Montgolfier führen das erste gleichsam flugmedizinische Tierexperiment durch. → S. 239

1784. Der aus der Rheinpfalz stammende Arzt Johann Peter Frank wird Professor in Göttingen. Er betont in seinem »System einer vollständigen medicinischen Polizey« die Bedeutung der »öffentlichen Gesundheitspflege«. → S. 235

Der englische Geburtshelfer und Kinderarzt Michael Underwood gibt die erste eindeutige Krankheitsbeschreibung der spinalen Kinderlähmung und empfiehlt Schienen aus Eisen bei einer Schwäche der Beine.

Der italienische Anatom Paolo Mascagni veröffentlicht Forschungsergebnisse, in denen die meisten der heute bekannten Lymphknoten und Lymphgefäße benannt werden. → S. 237

16. 8. 1784. Das Allgemeine Krankenhaus in Wien wird eröffnet. → S. 236

1785. Der britische Arzt William Withering beschreibt die Wirkung von Digitalis (Fingerhut) als Dinsetikum (harntreibendes Mittel), die direkte Wirkung auf die Herzmuskulatur bleibt ihm verborgen.

1787. Heinrich Felix P. Paulizky führt Extrakte von Mutterkorn (Secale cornutum) als Mittel für die Kontraktion der Gebärmuttermuskulatur in die Geburtshilfe ein. Das Mutterkorn ist eine vor allem auf Roggen vorkommende Pilzart.

1789. Alessandro Cagliostro (eigentl. Giuseppe Balsamo) wird in Rom inhaftiert, von der Inquisition zum Tode verurteilt und 1791 zu lebenslanger Haft begnadigt. Er ist einer der berühmtesten Scharlatane und Kurpfuscher seiner Zeit. → S. 239

10. 10. 1789. Aus »humanitären Gründen« schlägt der französische Arzt Joseph Ignace Guillotin eine neue Hinrichtungsmaschine vor (»Guillotine«). → S. 240

»Tierische Elektrizität« im Froschmuskel

6. November 1780. Der Bologneser Arzt und Naturforscher Luigi Galvani (1737–1798) beginnt eine Serie von Experimenten mit Froschschenkeln, um an den Nerv-Muskel-Präparaten die Wirkung von »künstlicher« Elektrizität (aus der Elektrisiermaschine) zu studieren. Dabei verzeichnet er das Zucken des Froschschenkels durch den Einfluß der Elektrizität.

1786 beobachtet Galvani entsprechende Muskelbewegungen durch die Wirkung der »natürlichen« Elektrizität aus der Atmosphäre. Es handelt sich dabei um die Fernwirkung einer elektrischen Entladung. In diesem Zusammenhang entdeckt Galvani im Herbst 1786, daß der Froschschenkel unabhängig von äußeren Einflüssen immer dann zuckt, wenn man ihn auf eine Eisenplatte legt, die Nervenenden mit einem Draht (durch einen ins Rückenmark gehefteten Haken) verbindet und dieser die Platte berührt. Galvani kommt zu dem Schluß, »daß dem Tier selbst Elektrizität innewohne«. Es handle sich um ein feines »Nervenfluidum«, das vom Muskel zum Nerven fließe, »ähnlich dem elektrischen Strom in der Leidener Flasche«.

Mit diesem Nachweis der »tierischen Elektrizität«, deren Charakter Galvani nur teilweise erkennt, beginnt eine neue Epoche der Neurophysiologie und der Elektrotherapie. Der Galvanismus erhält mit Alessandro Graf Voltas Batterie um 1800 seine wissenschaftliche Begründung.

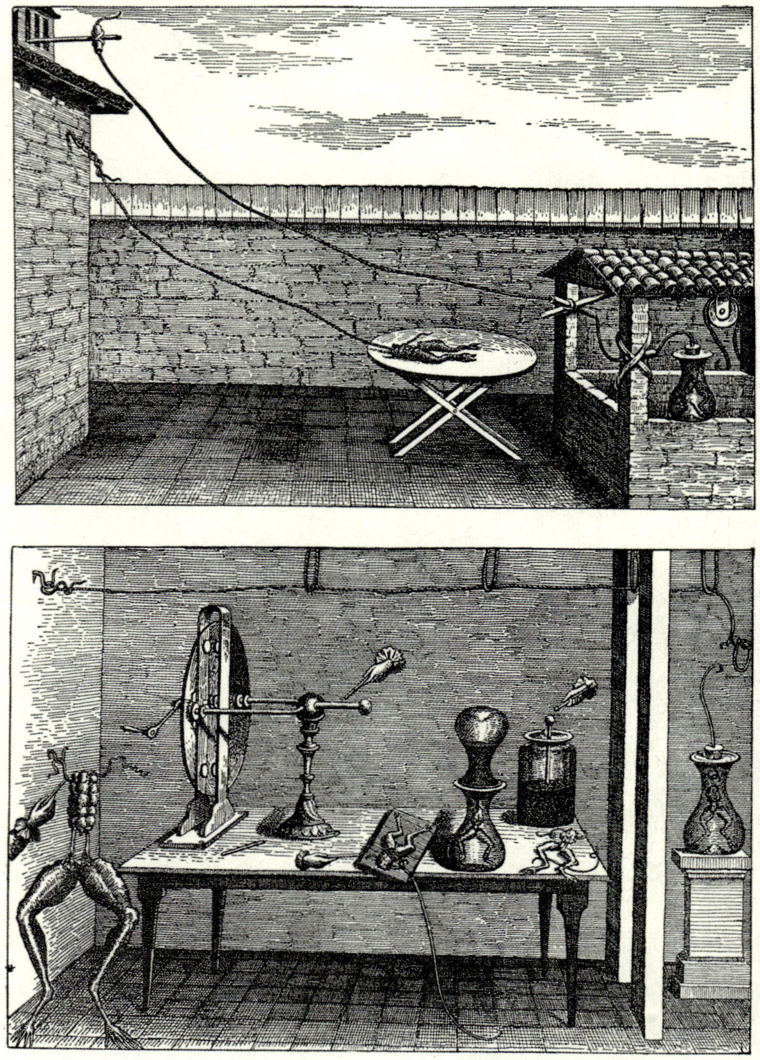

Galvanis Experimente mit präparierten Froschschenkeln; oben: Die »natürliche« Elektrizität aus der Atmosphäre bewirkt Muskelbewegungen. Unten: Experimente mit »künstlicher« Elektrizität (Elektrisiermaschine) zeigen denselben Effekt (aus Galvani: »De viribus electricitatis . . .«, 1791).

Perkinismus: Heilen mit einer Metallgabel

Chronik Stichwort

Unter dem Namen **»Perkinismus«** wird eine von vielen spekulativen Heilmethoden bekannt, zu denen der Galvanismus anregt. Der US-amerikanische Arzt Elisha Perkins (1741–1799) entwickelt 1795 den »metallic tractor«, eine Metallgabel aus Messing und Eisen, die über erkrankte Stellen gestrichen wird. Damit soll die aufgestaute animalische Elektrizität abgeleitet werden. Diese Therapie wird bei Schmerzen, Entzündungen und Fieber angewandt.

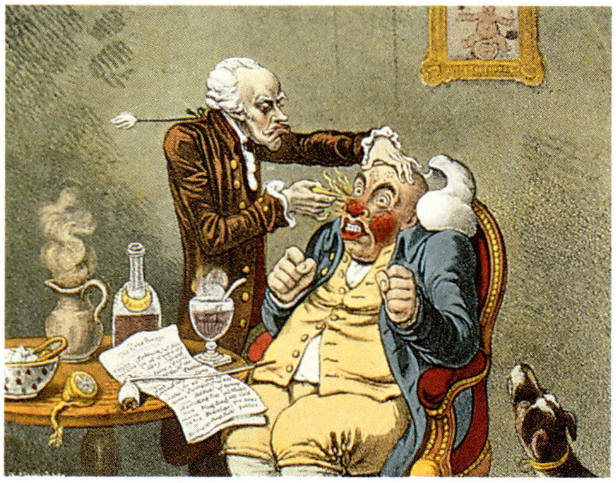

Karikatur zum »Perkinismus« von J. Gillray (1801): Elisha Perkins (1741 bis 1799) entlädt mit seinem »metallic tractor«, einer Metallgabel, die (vermeintlich) aufgestaute Elektrizität bei einer Krankheit im Bereich der Nase.

Frank entwickelt »System einer medicinischen Polizey«

1784. Johann Peter Frank (1745 bis 1821) wird Professor in Göttingen. In einem Zeitraum von 48 Jahren (1779–1827) erscheint in sechs Bänden Franks »System einer vollständigen medicinischen Polizey«. In allgemeinverständlicher Weise vermittelt der aus der Rheinpfalz stammende Arzt erstmals umfassend die für die Belange des öffentlichen Gesundheitswesens notwendigen Kenntnisse. Er gilt daher als einer der Väter der Sozialmedizin.

Im Sinne des aufgeklärten Absolutismus sucht Frank grundlegende Reformen durchzusetzen, scheitert letztendlich aber immer an den Widerständen der Bürokratie. Nach Franks Meinung hat die staatliche Obrigkeit nicht nur für Sicherheit und gute Ordnung zu sorgen. Der aufgeklärte absolutistische Herrscher müsse außerdem daran interessiert sein, die wertvolle, durch Krankheiten und überhöhte Sterblichkeit gefährdete Arbeitskraft seiner Untertanen zum Wohle des Staates zu erhalten.

Im Vordergrund stehen also die prophylaktischen Aspekte der Medizin, insbesondere die Anleitung eines jeden Menschen zu einem gesunden Leben. Wie ein strenger Familienvater soll der Herrscher, beraten von seinen Ärzten, den Untertanen verbieten, was ihrer Gesundheit schadet.

In diesem Sinne behandelt Frank die einzelnen Schwierigkeiten, die sich aus dem Zusammenleben der Menschen für ihre Gesundheit ergeben. Der erste Band betrifft den Zeugungstrieb, welcher sich den Interessen des Staates und der Vernunft unterordnen müsse. Frank äußert auch eugenische Vorstellungen und fordert ein Eheverbot für Personen mit Erbkrankheiten. Kritische Bemerkungen betreffen den Zölibat: Junge Männer sollen erst dann das kirchliche Ehelosigkeitsgelübde ablegen, wenn sie in der Lage sind, die Bedeutung zu ermessen und wenn sie nicht durch wirtschaftliche Not zu diesem Schritt gezwungen sind. Junge Mädchen sollen auf die Mutterschaft vorbereitet werden. Für Schwangere, Gebärende und Wöchnerinnen ist Vorsorge zu treffen.

Der zweite Band erörtert Kinderpflege und Erziehung. Johann Peter Frank fordert die Gleichachtung lediger Mütter und unehelicher Kinder, um Abtreibung, Aussetzung und Kindestötungen einzudämmen. Der Staat müsse Findlings- und Waisenhäuser einrichten. Die Mütter sollen möglichst selbst stillen; falls aber Tiermilch gegeben werden müsse, so dürfe diese nicht in Bleigefäßen aufbewahrt werden. Die Polizei müsse mit Strenge an die Elternpflichten erinnern.

Der dritte Band behandelt die Produktion und Aufbewahrung hygienisch einwandfreier Speisen und Getränke, gesunde Kleidung ohne modische »Geschmacklosigkeiten«, Wohnungs- und Städtebau, Beseitigung von Abwasser, Fäkalien und Müll sowie die wünschenswerte Form von Volksbelustigungen.

Der vierte Band ist der öffentlichen Sicherheit und Ordnung überhaupt gewidmet, insbesondere vorsätzlichen Körperverletzungen.

Der fünfte Band setzt sich mit dem Problem des Scheintods und der Luftverderbnis auseinander und der sechste Band schließlich mit der von Frank immer wieder angemahnten Reform der medizinischen Ausbildung, welche nicht das Theoretische vom Praktischen getrennt vermitteln dürfe.

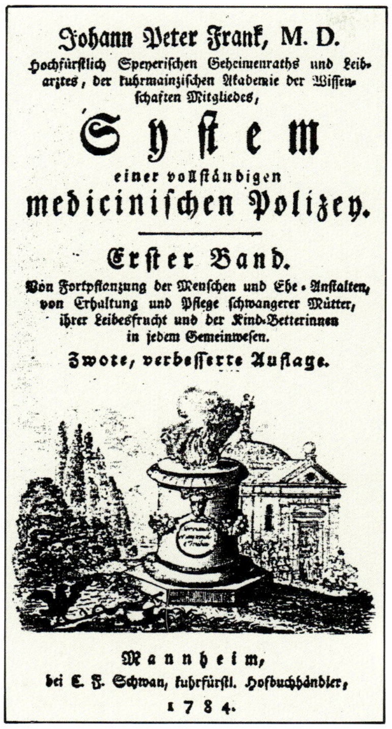

Johann Peter Frank, M. D.
Hochfürstlich Speyerischen Geheimenraths und Leibarztes, der kuhrmainzischen Akademie der Wissenschaften Mitgliedes,
System
einer vollständigen
medicinischen Polizey.
Erster Band.
Von Fortpflanzung der Menschen und Ehe-Anstalten, von Erhaltung und Pflege schwangerer Mütter, ihrer Leibesfrucht und der Kind-Betterinnen in jedem Gemeinwesen.
Zwote, verbesserte Auflage.
Mannheim,
bei C. F. Schwan, kuhrfürstl. Hofbuchhändler,
1784.

◁ Titelblatt der 2. Auflage des ersten Bands, erschienen in Mannheim 1784

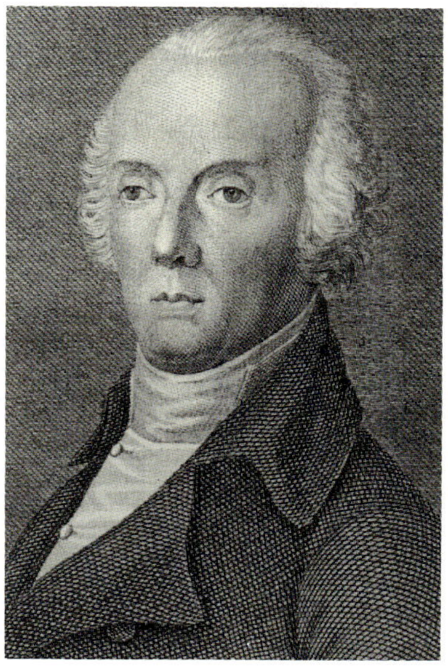

Johann Peter Frank verfaßte auch ein bedeutendes klinisches Lehrbuch.

Volkselend – Mutter aller Krankheiten

Chronik Zitat

In seiner Rede »Vom Volkselend als der Mutter der Krankheiten« prangert Johann Peter Frank u. a. die von harter Arbeit und Mangelernährung bestimmte Situation der schwangeren Frauen an:

»Kaum ist der Embryo in der Gebärmutter empfangen, wie vielen unglücklichen Zufällen ist er nicht bald ausgesetzt. Auf einem ausgemergelten Boden gesät, wird die Frucht schon erschüttert und abgerissen, weil man dem schlecht ernährten Körper der Mutter unbillige Arbeit aufbürdet; oder betrogen um die notwendige Nahrung, welkt sie unter Jammern und Seufzen der Mutter dahin ... Wie oft sehen wir nicht die Mutter bei der Arbeit auf den Reisfeldern im sumpfigen Wasser gleichsam kriechend das Unkraut aus der Erde und – welcher Jammer! nur allzu oft auf diese Weise auch ihre eigene Frucht aus der Gebärmutter reißen, während man doch das trächtige Zugvieh von anstrengenden Arbeiten überhaupt fernhält ... Je schwächer und je mehr von Kümmernissen erschöpft die menschliche Maschine ist, desto geschwinder durchdringen sie wie einen saugenden Schwamm Miasmen und Ansteckungskeime.«

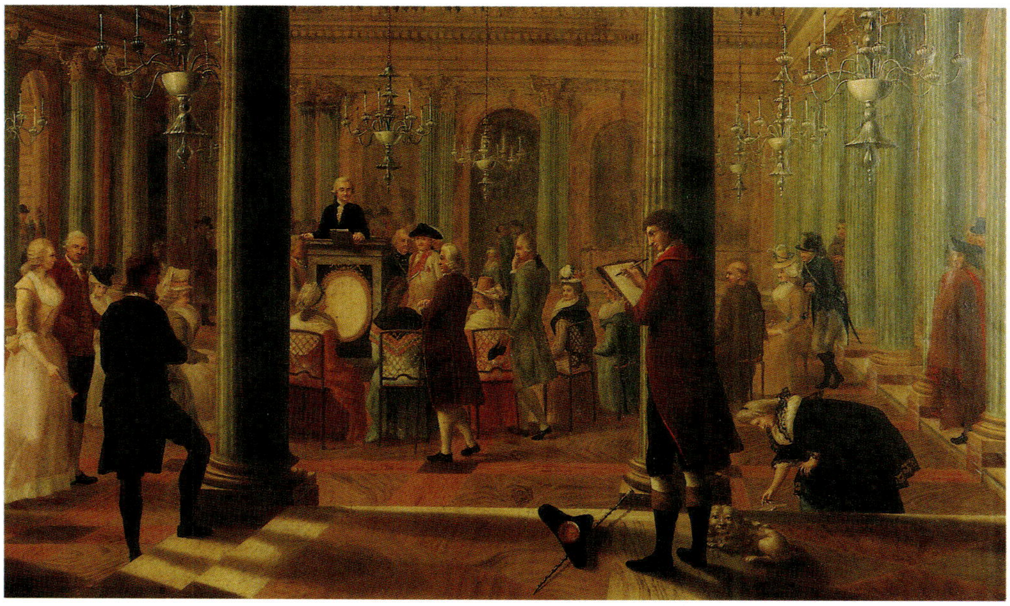

Der Heidelberger Arzt und Universitätsprofessor Franz Anton Mai (1742–1814), ein Vorkämpfer der öffentlichen Gesundheit (»medizinische Polizei«), hält in Mannheim eine seiner medizinisch-diätetischen Fastenpredigten. Er betont die Idee der Hygiene, wonach es wichtiger sei, den Krankheiten vorzubeugen, als sie zu heilen.

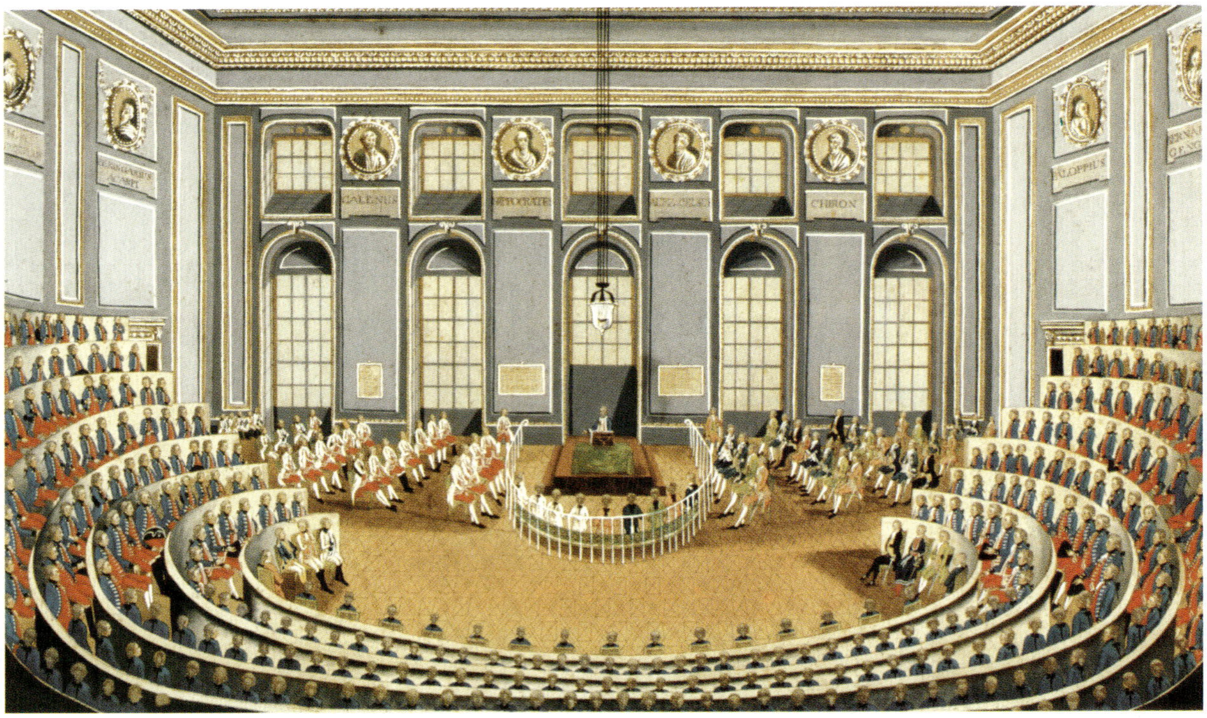

Bei der Einweihung des Josephinums 1785 spricht der Chirurg Brambilla über den Vorrang der Chirurgie in der Medizin.

Modernes Großkrankenhaus in Wien

16. August 1784. Mit der Eröffnung des Allgemeinen Krankenhauses in Wien setzt Kaiser Joseph II. Maßstäbe bei Großkrankenhäusern in Mitteleuropa.

Die 2000 Betten fassende Einrichtung entsteht durch Umbau des Großen Armenhauses. Ungewohnt sind die weiten, baumbewachsenen Höfe und Gärten. Die 111 Krankenzimmer mit durchschnittlich 20 Betten sind geräumig. Anders als etwa in Paris, wo sich drei bis vier Kranke ein Bett teilen, bekommt hier jeder Kranke ein eigenes Bett. Zusammen mit der gepriesenen Reinlichkeit führt dies zu einer deutlich niedrigeren Sterblichkeit.

Im letzten Hof wird ein fünfstöckiger festungsähnlicher Rundbau mit schlitzartigen Fenstern für 200 bis 250 Geisteskranke erbaut, der »Narrenturm«. Jede Zelle hat starke Gittertüren und Ringe zur Ankettung unbändiger Insassen. Zehn Jahre später gilt der Turm infolge der Neuerungen in der Therapie von Geisteskrankheiten bereits als völlig überholt.

Der dritte Krankenhausbau ist die 1785 eingeweihte Medicochirurgische Militair-Academie, das »Josephinum«. Sie dient der akademischen Ausbildung der zuvor nur handwerksmäßig unterrichteten Chirurgen. Angeschlossen ist ein Militärspital mit 1200 Betten.

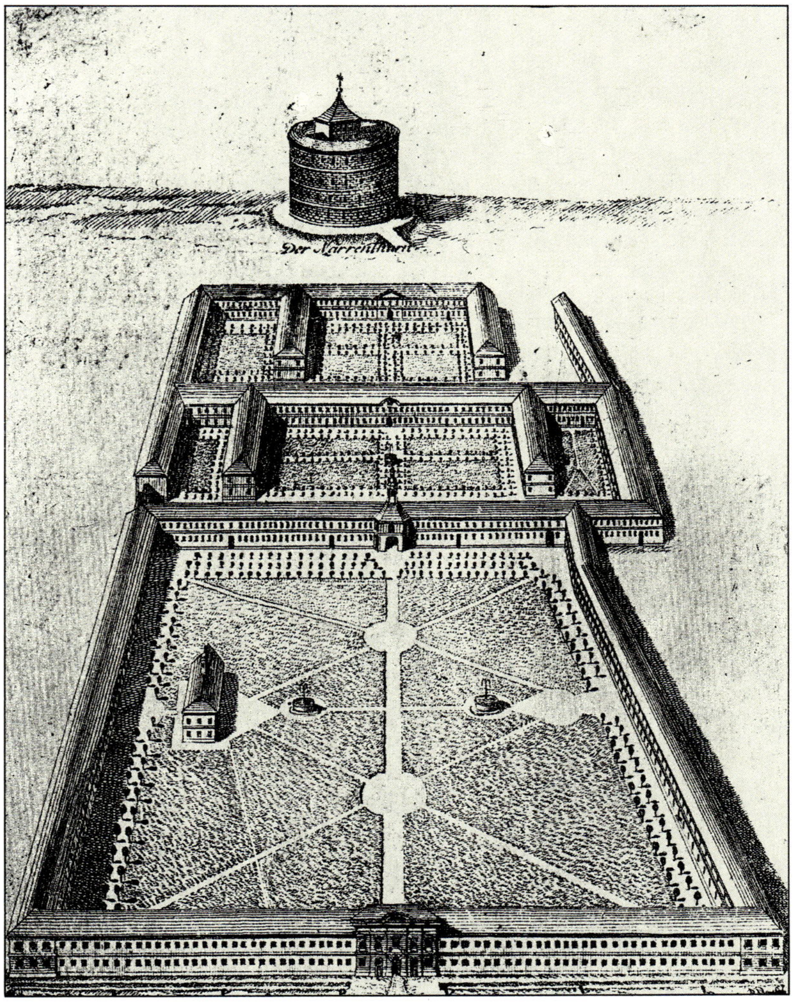

Das Allgemeine Krankenhaus in Wien; dahinter der erste Spezialbau für die Unterbringung von Geisteskranken in Europa: Der »Narrenturm«

Joseph II. fördert die Armenpflege

Chronik Hintergrund

Die Errichtung der großen Krankenhausbauten ist sichtbares Ergebnis des großen sozialen Engagements Josephs II., das alle Bereiche der Armenversorgung umfaßt.

Er sorgt nicht nur für eine kurze, dreijährige Bauzeit des gewaltigen Projektes, sondern regelt mit seinen Direktiven sogar persönlich die Unterbringung der verschiedenen Gruppen von Versorgungsbedürftigen: Mittellose, Dienstboten, Handwerksburschen, Wäscherinnen usw., die nach Vorlage eines Armutszeugnisses unentgeltlich in das Allgemeine Krankenhaus aufgenommen werden.

Vorbildlich ist auch die Schaffung eines daran angeschlossenen Gebärhauses als »allgemeiner Zufluchts- und Rettungsort« für ledige Mütter, das sich zu einer bedeutenden Ausbildungsstätte für Ärzte und Hebammen entwickelt. Die Anonymität der Frauen wird weitgehend gesichert, das Personal ist bei Strafe zum Stillschweigen verpflichtet. Sinnvolle Ergänzung zu dieser Einrichtung ist das Findelhaus, zur »Übernahme aller durch derley heimliche Niederkunft gebohrener Kinder«. Wegen der hohen Säuglingssterblichkeit von fast 80% läßt der Kaiser die gesunden Kinder sofort aufs Land schicken.

Altersschwache Patienten sind in Grundspitälern zu versorgen. »Unter jenen, die Schaden oder Eckel verursachen, verstehe Ich Wahnwitzige und mit Krebsen behaftete Personen, welche aus der allgemeinen Gesellschaft und aus den Augen deren Menschen müssen entfernt werden, diese müssen zusammen in ein entferntes Spital verleget werden.« Als besonders fortschrittlich gelten die Bemühungen zur Eindämmung von Geschlechtskrankheiten. Abgesonderte Säle werden bereitgestellt. Striktete Anonymität ist auch hier gewährleistet.

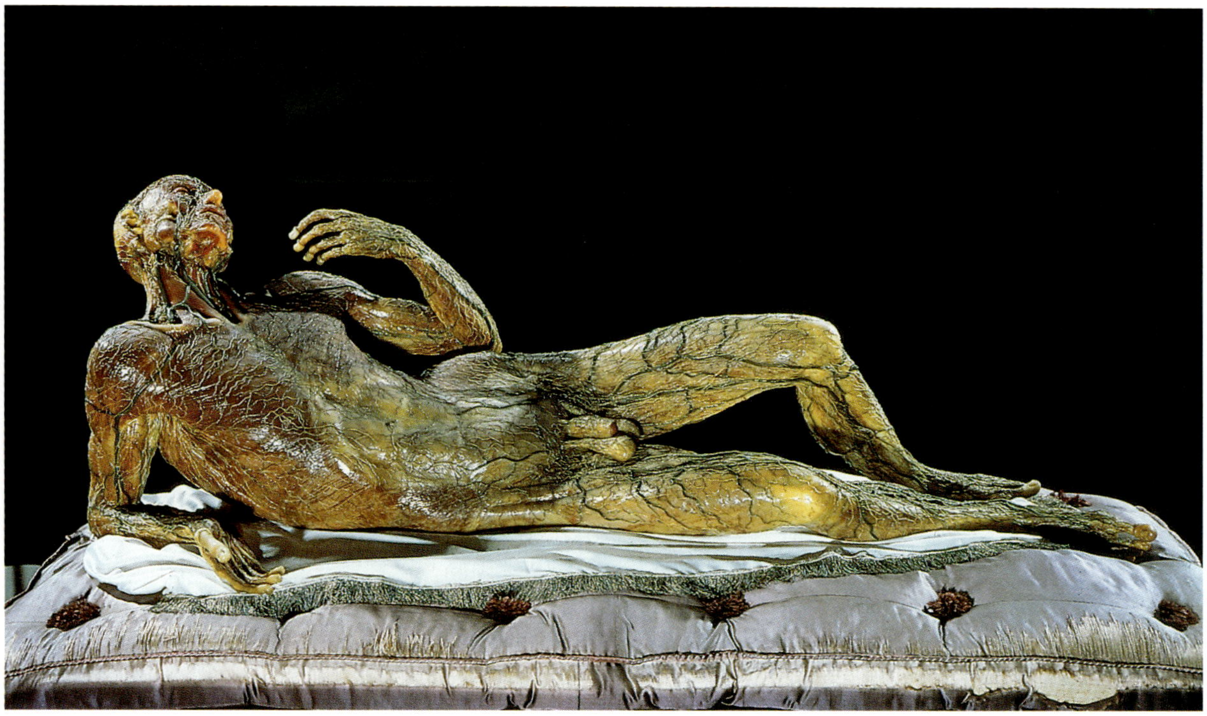

»Lymphgefäßmann«: Eine unter Aufsicht von Mascagni für den anatomischen Unterricht angefertigte Wachsfigur

Mascagni erklärt die Lymphgefäße

1784. Der italienische Anatom Paolo Mascagni (1755–1815) widerlegt die Ansicht, daß Lymphgefäße von den Arterienenden entspringen und Kanäle zu den Venen hin bilden. Seinen Untersuchungen zufolge gehen die Lymphgefäße aus allen Höhlungen und von allen inneren wie äußeren Oberflächen des Körpers aus. Der Professor für Anatomie in Siena erforscht den Verlauf der Gefäße mit Hilfe von Farbinjektionstechniken. Er beschreibt und benennt die meisten der heute bekannten Lymphknoten und -gefäße.

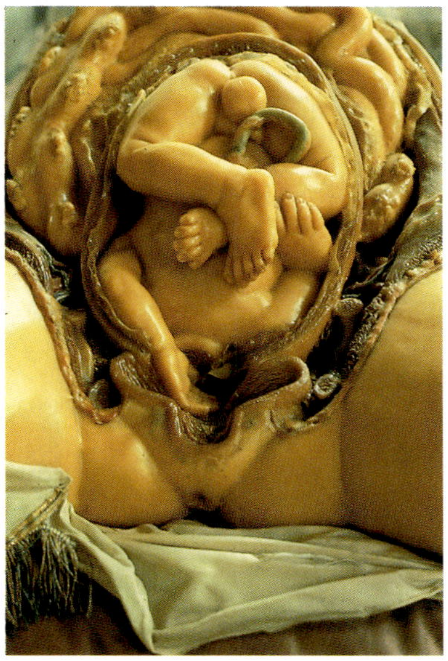

◁ Fetus und seine Lage im Mutterleib; eines von zahlreichen lebensgroßen Wachspräparaten (Moulagen), die von florentinischen Wachsbildnern im Auftrag von Felice Fontana und Paolo Mascagni in jahrelanger Arbeit angefertigt werden.

▽ Junge Frau mit geöffnetem Bauchraum; die nach den Vorstellungen von Mascagni geschaffene Figur ist aus einer gefärbten Mischung von Wachs und Terpentin hergestellt. Kaiser Joseph II. läßt die Wachsplastiken für das Wiener Josephinum kopieren. Die mit hohem Aufwand gefertigten Modelle werden insbesondere bei der Ausbildung von Ärzten eingesetzt, da sie ein plastisches Bild der Organe und ihrer Funktionen zeigen.

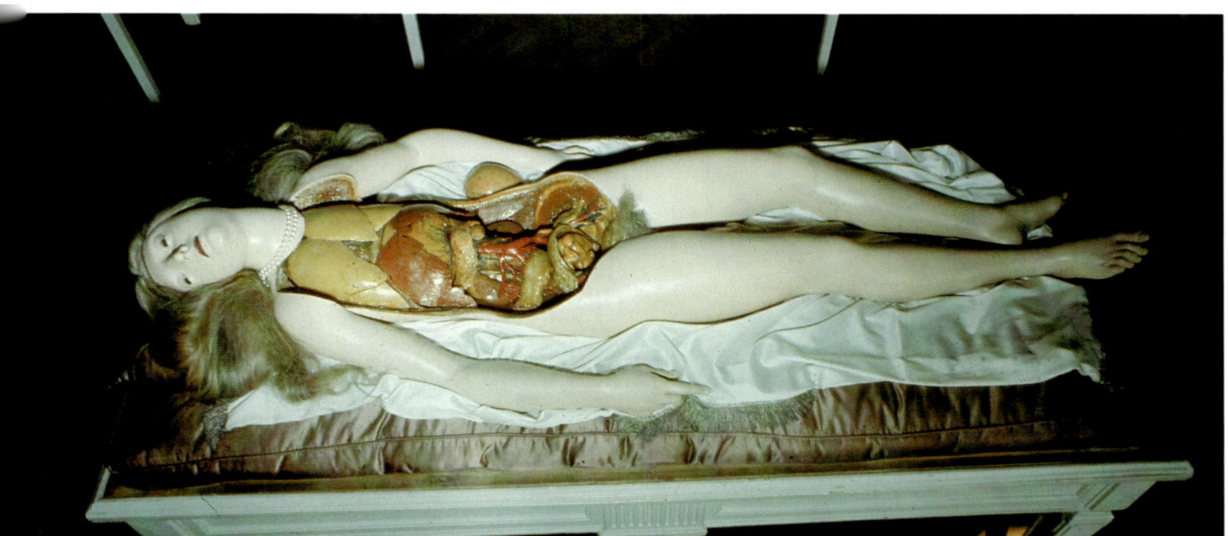

Spallanzani löst Verdauungsrätsel

1783. In einer Reihe von Selbstversuchen gewinnt der Italiener Lazzaro Spallanzani (1729–1799), Professor an der Universität Pavia, aufsehenerregende Erkenntnisse über den Verdauungsprozeß.

Auf der Grundlage der Ergebnisse, die der Franzose René Antoine Ferchault de Réaumur (1683–1757) bei Tierexperimenten gewonnen hat, verschluckt Spallanzani kleine, mit Brot oder Fleisch gefüllte Leinenbeutel, Schwämmchen und durchlöcherte Holzröhrchen mit Nahrungsmitteln. Nach einiger Zeit erbricht er den Mageninhalt und untersucht die verschluckten Nahrungsmittel. Diese sind zersetzt, obwohl sie wegen der Umhüllungen keinen Kontakt mit der Magenwand hatten. Hieraus schließt Spallanzani, daß bei der Verdauung die Reibung im Magen keine Rolle spielt, sondern daß es entscheidend auf den Magensaft ankommt. Es zeigt sich, daß der mittels der Schwämmchen gewonnene Magensaft die Nahrung außerhalb des Körpers ebenso zersetzt wie innerhalb des Magens.

Friedrich Schiller erhält Doktortitel

1780. Der 21jährige Friedrich Schiller erreicht nach zwei erfolglosen Anläufen für seine medizinische Dissertation »Versuch über den Zusammenhang der thierischen Natur des Menschen mit seiner geistigen« die Zustimmung der Ärzte der Stuttgarter Karlsschule.

Schiller entwirft ein Modell der psychosomatischen Wechselwirkung. Mit einer Metapher erläutert er die »Sympathie« zwischen Leib und Seele des Menschen: »Man kann ... Seele und Körper zweien gleichgestimmten Saiteninstrumenten vergleichen, die neben einander gestellt sind. Wenn man eine Saite auf dem einen rühret und einen gewissen Ton angibt, so wird auf dem andern eben diese Saite freiwillig anschlagen ... So wekt ... die fröhliche Saite des Körpers die fröhliche in der Seele ... diß ist die wunderbare und merkwürdige Sympathie ... der Mensch ist nicht Seele und Körper, der Mensch ist die innigste Vermischung dieser beiden Substanzen.«

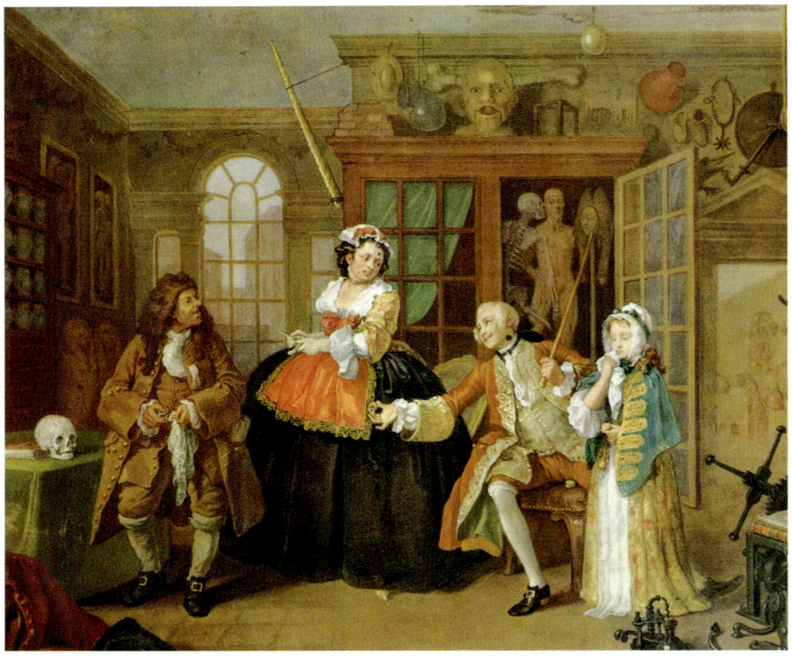

»Besuch bei dem Scharlatan« (Gemälde von William Hogarth; National Gallery London); hier demonstriert ein junger Arzt« seine einträglichen Kunststücke.

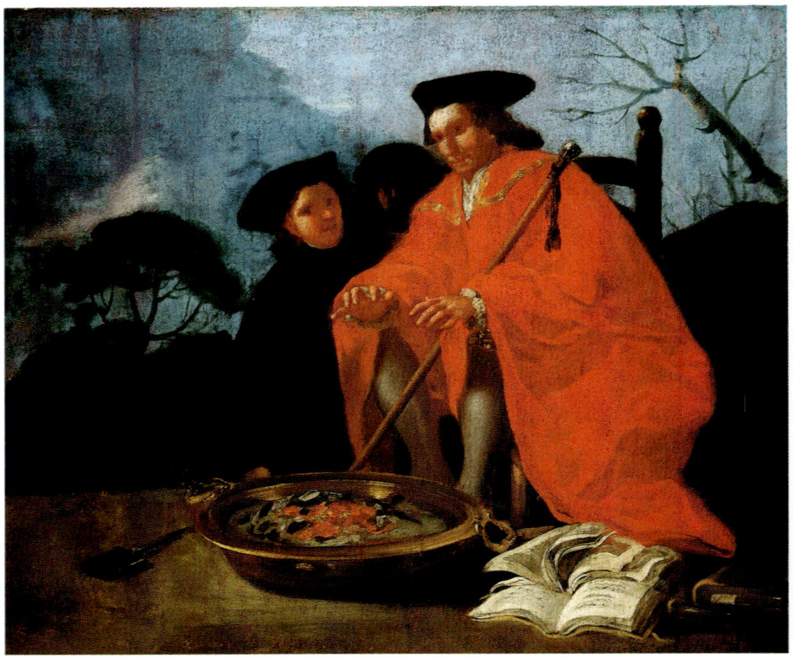

Goyas erstes (für ihn untypisches) Arztbild: »El Médico« von 1779 (Gobelinentwurf; Öl auf Leinwand; National Portrait Gallery Edinburgh)

Ärzte Spitzenverdiener

Das 18. Jahrhundert gilt als das goldene Zeitalter der Ärzte, weil viele von ihnen über ein ungewöhnlich hohes Einkommen und damit über eine entsprechende soziale Stellung verfügen.

So wird der Verdienst des Berliner Arztes Heim auf jährlich 26 000 bis 36 000 Mark geschätzt, in einer Zeit, wo man für ein Mittagessen 10 Pfennig zu bezahlen hat. Ein fürstliches Einkommen, wenn man bedenkt, daß ein Arbeiter nur etwa 150 Mark im Jahr verdient, eine Köchin 25 Mark. Und Heim wird von manchen Kollegen bei weitem übertroffen, etwa von dem englischen Arzt Lettsom mit umgerechnet 240 000 Mark.

Ein Rezept kostet 40 Pfennig, die erste Konsultation 3 Mark, ein Besuch bei gewöhnlichen Krankheiten 3 Mark, bei ansteckenden 6 Mark. Auch chirurgische Leistungen sind nicht billig. 1 bis 2 Mark werden für den ersten Verband einer leichten Wunde berechnet, ein Beinbruch kostet 15,48 Mark, Geburtshilfe 9 bis 30 Mark.

Gesellschaftlich rechnen die Ärzte zusammen mit dem Patriziat zur Oberschicht. Aber man darf diese Situation nicht verallgemeinern. Der badische Hofarzt Frank etwa erreicht nur 342 Mark Jahresgehalt, der spätere Dichter Friedrich Schiller als Regimentsmedicus 30 Mark monatlich. Sehr schlecht ist die Situation der Landärzte. Sie haben kaum reiche Familien als Hausärzte zu betreuen. Die arme Bevölkerung dagegen kann sich eine ärztliche Behandlung nicht leisten. Bader, Barbiere und Quacksalber werden notgedrungen bevorzugt. In Österreich muß Erzherzogin Maria Theresia die Landärzte vor allzu großer Not schützen, indem sie den Niederlassungswilligen einen Bezirk zuweist, in welchem kein anderer Arzt seine Praxis eröffnen darf. Sie will die ärztliche Konkurrenz verhindern, »weil sonst keiner leben könne und genöthigt sei, seine Kunst zu vernachlässigen«. In Frankreich sind manche Ärzte auf einen Nebenverdienst, z. B. als Kneipenwirt, angewiesen. Aber selbst in der Stadt kann der Verlust einer einzigen Hausarztposition für einen durchschnittlichen Arzt fast den Ruin bedeuten. Der nur sehr kleine Kreis begüterter potentieller Klienten, der sich für eine jährliche Pauschalsumme die ärztliche Versorgung der Familie sichert, bedingt in der Regel eine starke ökonomische Abhängigkeit. Häufig klagen Ärzte, daß vornehme Patienten sich als ihre Dienstherren aufspielen. Sie müssen sich in Kleidung und Umgangsformen den Erwartungen anpassen und wagen nicht, Maßnahmen zu verordnen, die der Patient nicht wünscht.

Goya: Bilder der Anklage

24. Januar 1780. Der spanische Maler Francisco Jose de Goya y Lucientes (1746–1828) liefert der königlichen Teppichmanufaktur auf Leinwand gemalte Gobelinentwürfe (»Teppichkartons«), darunter auch sein erstes Arztbildnis. Goya, der selber von verschiedenen Krankheiten schwer gezeichnet ist, karikiert in seinem Werk mehrfach Ärzte (z. B. als Esel), stellt Kranke, Krüppel und Verwundete dar und illustriert die häufig schlimmen Zustände in den Hospitälern. In seinen Hexenszenen (»Hexenküche«, »Hexensabbat«) betont er das Grauenhafte durch Hervorhebung anatomischer Details.

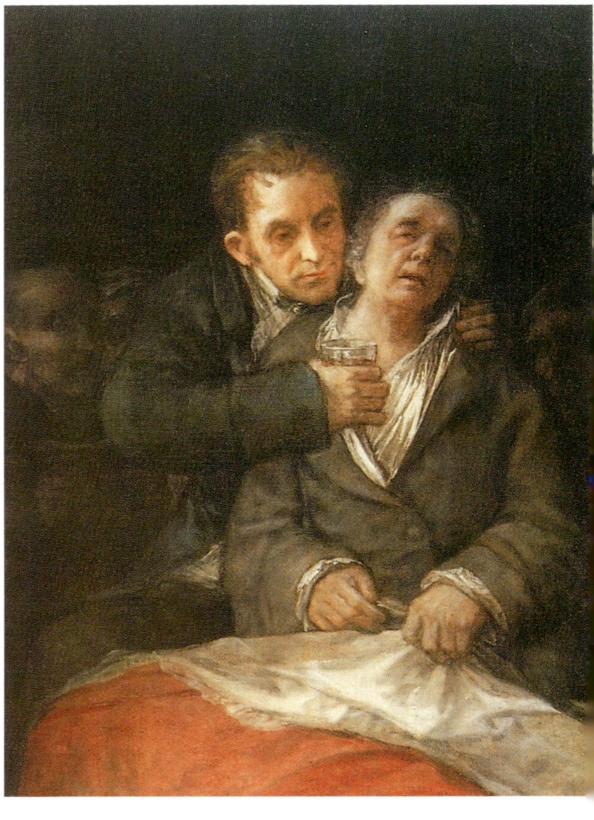

Goyas letztes Arztporträt: Selbstbildnis mit seinem Arzt Eugenio Garcia Arrieta (Öl auf Leinwand 1820); Goya leidet im Alter u. a. an völliger Taubheit und starker Kurzsichtigkeit. Neben verschiedenen Krankheiten und Unfällen erleidet er im Laufe seines Lebens mehrere psychotische Schübe. In der Widmung an Arrieta schreibt er: »Goya dankt seinem Freund Arrieta für die sorgfältige Pflege, durch die er ihm ... 1819 ... das Leben rettete.«

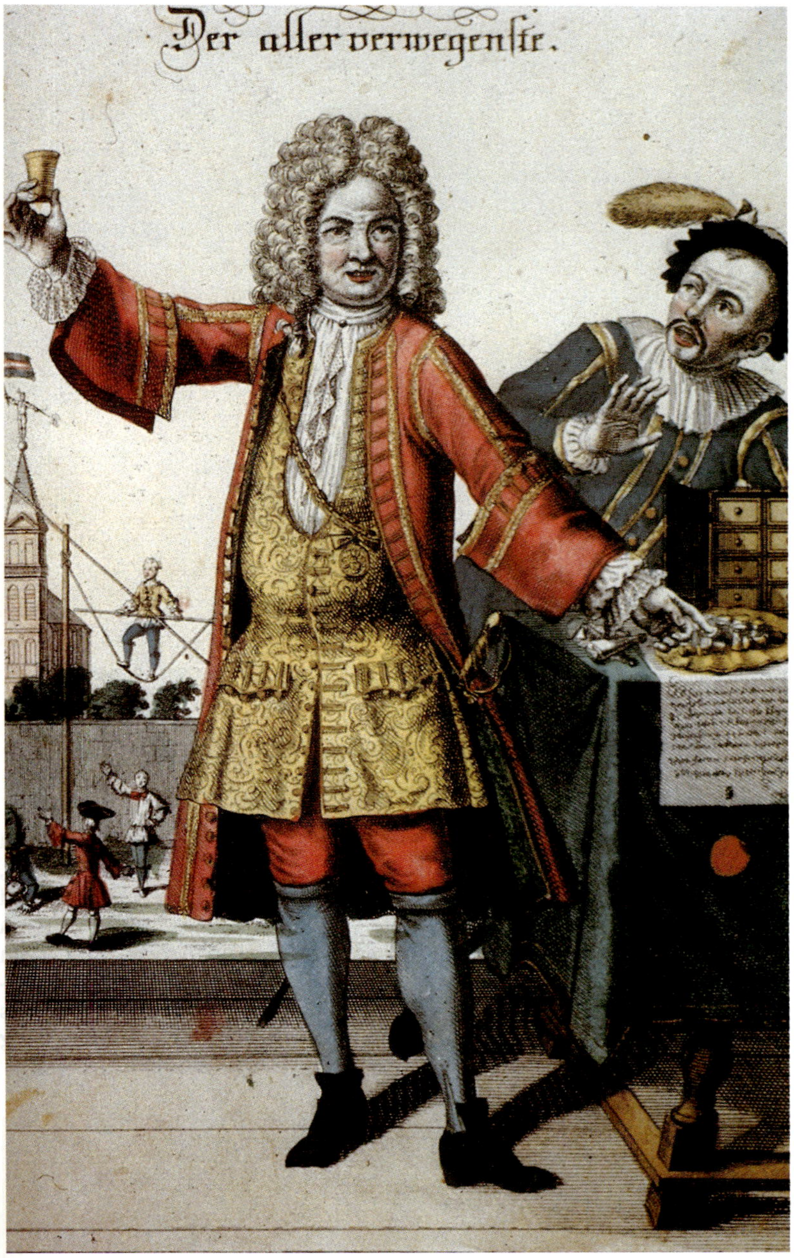
Der aller verwegenste.

Scharlatan, der seine Geheimmittel anbietet (kolorierter Kupferstich)

Betrüger und ihre Elixiere

1789. Alessandro Cagliostro (Giuseppe Balsamo; 1743–1795) einer der berühmtesten Scharlatane seiner Zeit, wird in Rom inhaftiert und von der Inquisition verurteilt.

Zahlreiche Scharlatane (von ital. ciarlatano = Marktschreier oder Schwindler) bieten auf Märkten ihre Wundermittel und -kuren an. Oft lassen sie sich von Schauspielern begleiten, die das Publikum anlocken. Stundenlange wiederholungsreiche Reden versetzen die Zuhörer in eine Art Trance, in der sie zu allem bereit sind.

Falsche Titel und prunkvolles Äußeres blenden die leichtgläubigen Menschen, und Berichte über Heilungen wecken ihre Hoffnungen. Magische Requisiten umgeben den Wunderdoktor mit einer geheimnisvollen Aura. Gern beruft sich der Wunderheiler auf uralte Weisheiten und Erfahrungen, die nur er besitze. Cagliostro z. B. gibt sich als Sohn des letzten Herrschers von Trapezunt aus.

Gewöhnliche Abführmittel werden als Elixiere verkauft, welche angeblich nicht nur Krankheiten heilen, sondern auch verjüngen und den Genuß mehren. Ein Dr. John Taylor führt Augenoperationen durch. Und wenn die erblindeten Patienten den Verband abnehmen, hat er bereits das Weite gesucht.

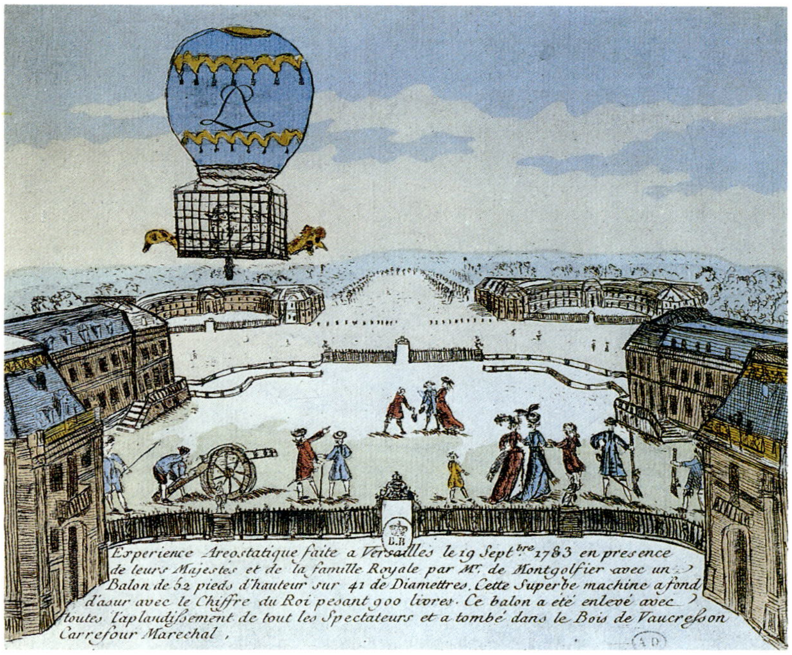
Experience Areostatique faite a Versailles le 19 Septbre 1783 en presence
de leurs Majestes et de la famille Royale par Mr. de Montgolfier avec un
Balon de 52 pieds d'hauteur sur 41 de Diamettres. Cette Superbe machine a fond
d'asur avec le Chiffre du Roi pesant 900 livres. Ce balon a été enlevé avec
toutes l'aplaudissement de tout les Spectateurs et a tombé dans le Bois de Vaucresson
Carrefour Marechal,

Hammel, Hahn und Ente müssen herhalten für das erste Tierexperiment mit einem Heißluftballon der Brüder Montgolfier am 19. September 1783.

Ballonfahrt mit Tieren

19. September 1783. Die Brüder Michel Joseph und Étienne Jacques de Montgolfier (1740–1810 bzw. 1745–1799) testen mit ihrem neuentwickelten Ballon (»Montgolfière«), ob der Mensch das Aufsteigen in dünnere Luftschichten ertragen könne. Sie setzen einen Hammel, einen Hahn und eine Ente in den Korb und unternehmen damit das erste Experiment der Luftfahrtmedizin. Dieser wie auch weitere Versuche verlaufen erfolgreich. Aufgrund der Ergebnisse führen der Pariser Physiker Jean-François Pilâtre de Rozier und François L. d'Arlandes am 21. November 1783 eine freie Ballonfahrt durch, die ungefähr 25 Minuten dauert und erfolgreich beendet wird.

Am 5. Juni 1783 stieg erstmals ein unbemannter Warmluftballon auf. Mit solchen Ballons können jedoch keine physiologisch kritischen Höhen erreicht werden.

Erst mit der Verwendung von Wasserstoffballons können größere Höhen und längere Flugzeiten erreicht werden. So verbringt der französische Physiker Jacques Alexandre César Charles (1746 bis 1823) 1783 in Paris eine Zeit von mehr als zwei Stunden in der Luft, wobei er 43 km weit fliegt. Seine Wasserstoffballons werden später »Charlièren« genannt.

Der italienische Graf Zambeccari entwickelt zwischen 1804 und 1812 eine relativ verläßliche Steuerungstechnik, wobei er sich während seiner Flugversuche an der Adriaküste häufiger Erfrierungen zuzieht und ohnmächtig wird. Er berichtet von einer solchen Ballonfahrt, die er zusammen mit zwei Kollegen unternahm: »Die unerträgliche Kälte, welche in der Region, in der wir uns befanden, herrschte, die Erschöpfung, welche durch das Fehlen von Nahrung seit 23 Stunden herrschte, der Kummer, der meine Seele befiel, alles zusammen bewirkte ein totales Versagen, und ich fiel auf dem Boden der Gondel in eine Art Schlafzustand.« Am 21. September 1812 stürzt Zambeccari ab und stirbt einen Tag später.

»Dünne Luft« führt zu Atemnot

Die Ballonfahrt Ende des 18. Jahrhunderts ist ein Novum innerhalb der Technikgeschichte. Die physiologischen Veränderungen in großen Höhen sind jedoch auch früher schon im Hochgebirge bemerkt worden. So wurden bereits 1590 von dem Jesuitenpater José de Acosta die Symptome geschildert, an denen die spanischen Soldaten bei ihrem Aufstieg auf den Mont Pariacacae litten: »Ich bin überzeugt, daß das Element Luft an diesem Ort so dünn und fein ist, daß es nicht mehr der menschlichen Atmung entspricht . . .«

Ärzte in der Revolution

10. Oktober 1789. Der französische Arzt Joseph Ignace Guillotin (1738 bis 1814) schlägt aus humanitären Gründen die Einführung eines einfachen Mechanismus vor, mit dem während der Französischen Revolution zum Tode Verurteilte geköpft werden können. Er schildert die unmenschlichen Qualen, welche die vom Henker Hingerichteten erleiden. Dagegen sei die mechanische Köpfung Sache eines Augenblicks: »Das Fallbeil fällt wie der Blitz, der Kopf fliegt, das Blut spritzt, der Mensch lebt nicht mehr!« 1791 wird beschlossen, alle zum Tode Verurteilten zu köpfen. Gemäß den Überlegungen des Chirurgen Antoine Louis wird die Maschine mit schräg zur Fallrichtung stehender Schneide konstruiert und am 24. April 1792 erstmals zur Hinrichtung eingesetzt.

Abgesehen von Guillotin, dessen Verdienste eher zweifelhaft sind, stehen viele Ärzte den Ideen der Revolution positiv gegenüber. Sie sind vertraut mit den Gedanken der Aufklärung, den sozialen Idealen Jean-Jacques Rousseaus (1712 bis 1778) und den humanitären Bemühungen der Enzyklopädisten. Ihre tägliche Arbeit läßt sie die sozialen Mißstände erkennen und macht sie offen für den Gedanken der Gleichheit aller Menschen. Eine Verbesserung der Menschheit wollen sie nicht allein durch Bekämpfung von Krankheit und Tod erzielen, sondern auch durch Beseitigung der moralischen Übel.

Begünstigt wird diese Haltung dadurch, daß etliche Ärzte weit davon entfernt sind, am Überfluß des ersten Standes teilzuhaben. Ein wirtschaftlicher Niedergang der Ärzteschaft geht den Revolutionsjahren in Frankreich voraus. Viele Mediziner sehen sich gezwungen, berufsfremde Nebentätigkeiten auszuüben, um der Not zu entfliehen. Allenthalben sind Mißstände im medizinischen Bereich festzustellen. Die Ausbildung z. B. ist schlecht, und klinischer Unterricht fehlt weitgehend, weil die konservativen Medizinischen Fakultäten am Althergebrachten festhalten. Die Zahl neu zugelassener Ärzte sinkt, jahrelang wird in Paris kein Arzt mehr promoviert.

Obwohl an sich prädestiniert für eine Teilnahme an der Reform der Gesundheitspolitik, spielen die Ärzte kaum eine bevorzugte Rolle bei der Umgestaltung des Medizinalwesens, da laut offizieller Ideologie alle Menschen zu gleichen Leistungen befähigt sind, weil alle über ähnliche Begabungen verfügen.

Die durch Rousseau angefachte Medizinkritik trägt Früchte, auch innerhalb der Ärzteschaft. Im Konvent z. B. erklärt ein Arzt, er sei gegen Scharlatanerie jeder Art und müsse deshalb auf seinen Beruf verzichten, dessen Ansehen nur der Blindheit der Menschen zu verdanken sei. Ärztliche Standesinteressen treten zeitweise hinter das »Salut public«, das Allgemeinwohl, zurück. Im Interesse der leidenden Bevölkerung werden Maßnahmen gegen das Kurpfuschertum und für eine bessere Ausbildung der Studenten vorgeschlagen. Es sind jedoch nur wenige Revolutionäre, die sich zu ihrem Arztberuf bekennen. Die Vorschläge von Jean Gabriel Gallot und Guillotin bilden die Grundlage für alle Pläne zur Reorganisation des Medizinalwesens, z. B. für die Einrichtung von Krankenhäusern in der Provinz, die körperliche Ertüchtigung der Kinder und für die Einführung von Examina in französischer statt in lateinischer Sprache, die in ganz Frankreich zur ärztlichen Praxis berechtigen sollen.

Vorübergehend aber versinkt das Medizinalwesen im Chaos: 1792 werden alle privilegierten Körperschaften aufgehoben. Betroffen davon sind auch Universitäten, Fakultäten, Akademien und gelehrte Gesellschaften. Ohne Lehranstalten und Prüfungen gibt es keine Kontrolle mehr: Kurpfuscher können ungehindert die ärztliche und chirurgische Praxis ausüben oder eine Apotheke eröffnen.

Der Arzt und Chemiker Antoine-François Fourcroy (1755–1809) setzt sich nach 1792 vehement für die Wiedereinführung der notwendigen Institutionen ein. Nur dürfe der Unterricht nicht Privilegierten vorbehalten sein, und er solle klinisch ausgerichtet sein. In Paris, Montpellier und Straßburg werden auf sein Drängen Medizinschulen eingerichtet, außerdem eine Chirurgenschule. 1797 setzt dann endlich der Arzt Jean François Baraillon eine genaue Überwachung des Medizinstudiums und die Wiedereinführung der Examina durch.

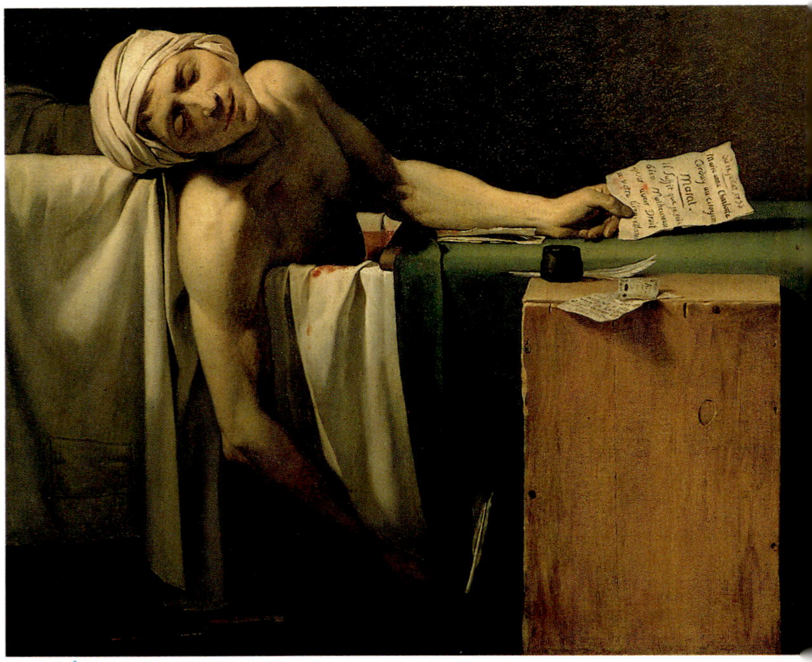

Der Mediziner Jean Paul Marat, ein fanatischer Revolutionär, wird 1793 von Charlotte Corday ermordet (Jacques Louis David, 1793). Er wurde u. a. durch Forschungen zur Elektrotherapie bekannt und galt in Paris als »Arzt der Unheilbaren«. Als einer der ersten kürzte er in veröffentlichten Krankengeschichten die Namen der Patienten aus Diskretion ab.

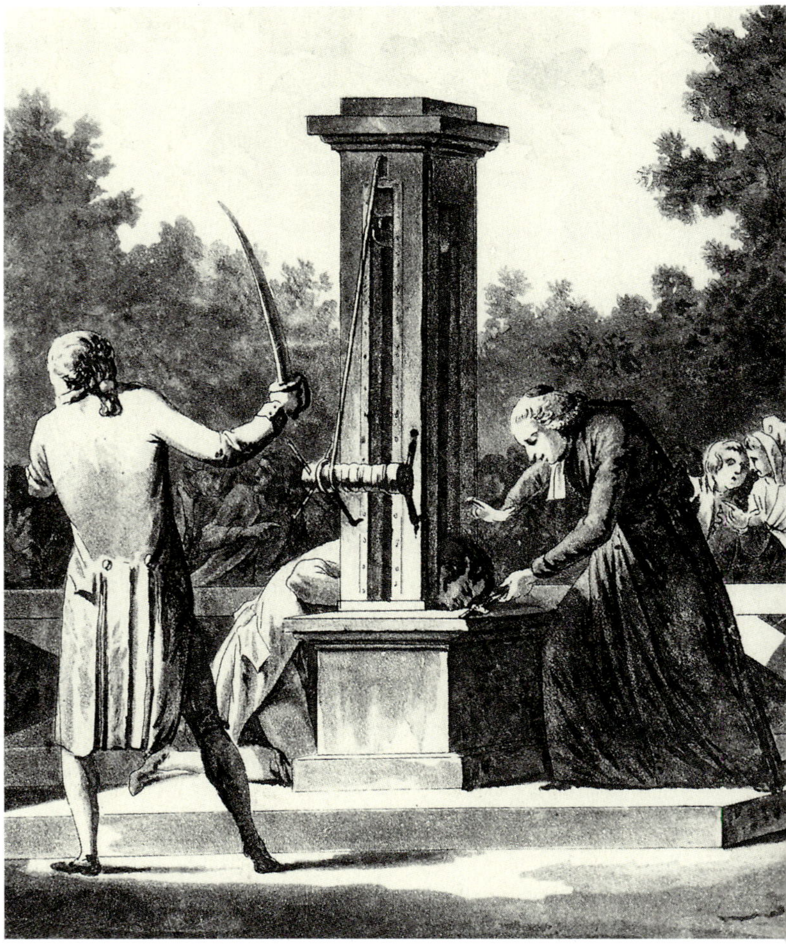

Eine Guillotine; ihr »Erfinder« verurteilt 1784 als Mitglied einer königlichen Kommission zusammen mit Jean Sylvain Bailly, Benjamin Franklin und Antoine Laurent Lavoisier die Lehre vom tierischen Magnetismus als Irrtum. Berühmt wird Guillotin 1788 durch eine Schrift, in welcher er sich für den dritten Stand einsetzt. Er wird in die Nationalversammlung gewählt.

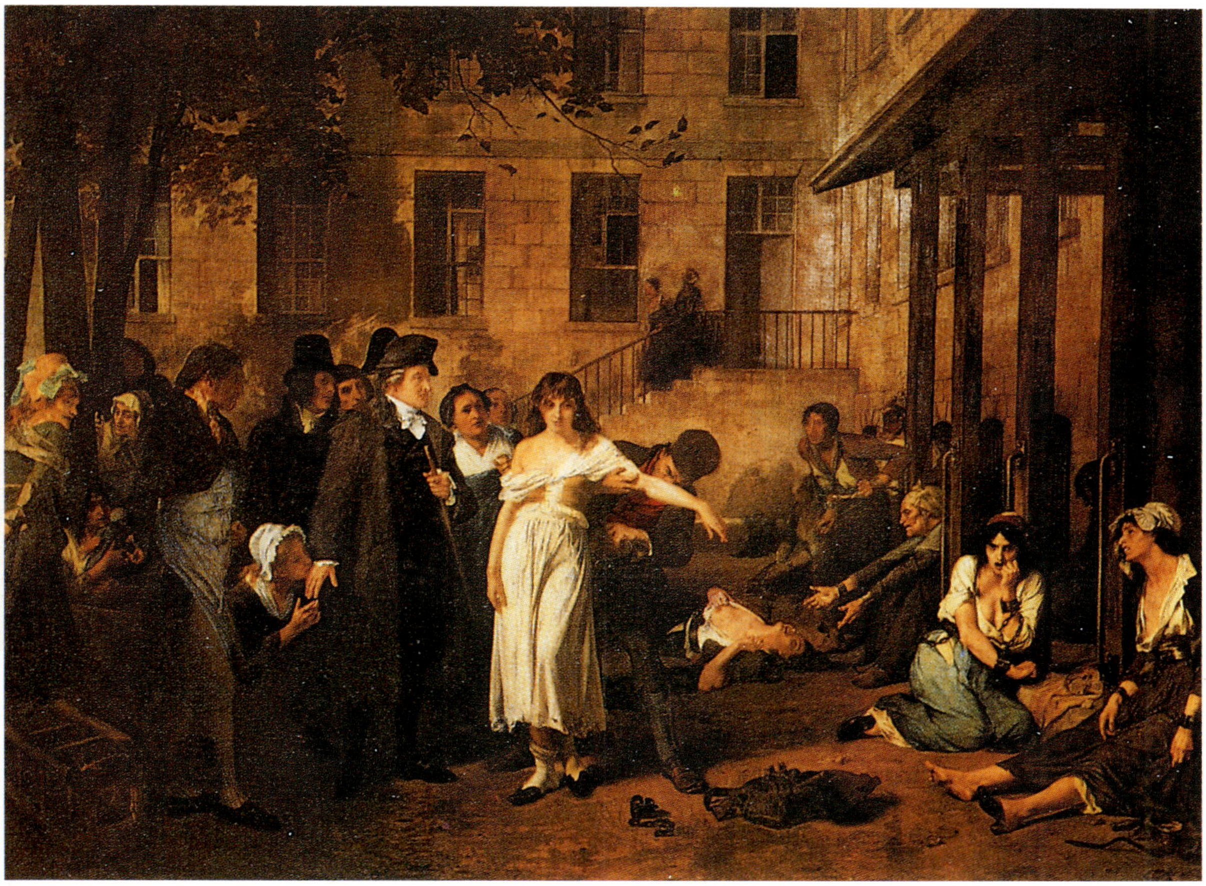

Philippe Pinel besucht die geisteskranken Frauen im Pariser »Hôpital de la Salpêtrière« (1795).

Pinel befreit die Geisteskranken

Der französische Arzt Philippe Pinel (1745–1826) und sein Mitarbeiter Jean-Baptiste Pussin befreien um 1794/95 die Geisteskranken im Pariser »Hospice de Bicêtre« von ihren Ketten.

Pinel verkündet: »Die Irren sind keine Schuldigen, die man bestrafen muß, sondern Kranke, die alle Rücksicht verdienen, die wir einer leidenden Menschheit schuldig sind.« Sein Appell wird in ganz Europa gehört und bedeutet den Beginn eines neuen Verständnisses von Geisteskranken.

Bisher wurden die Kranken an die Wände ihrer dumpfen, feuchten und lichtlosen Kerker gebunden. Mit kalten Bädern, folterähnlichen Schockbehandlungen sowie Brech- und Abführmitteln versuchte man, sie zu dressieren, als seien sie wilde Tiere. Pinel dagegen propagiert Freundlichkeit, Verständnis und Wohlwollen. Leichte, sinnvolle Arbeit und beruhigende Worte sollen zu einer Besserung des Zustands der Kranken beitragen.

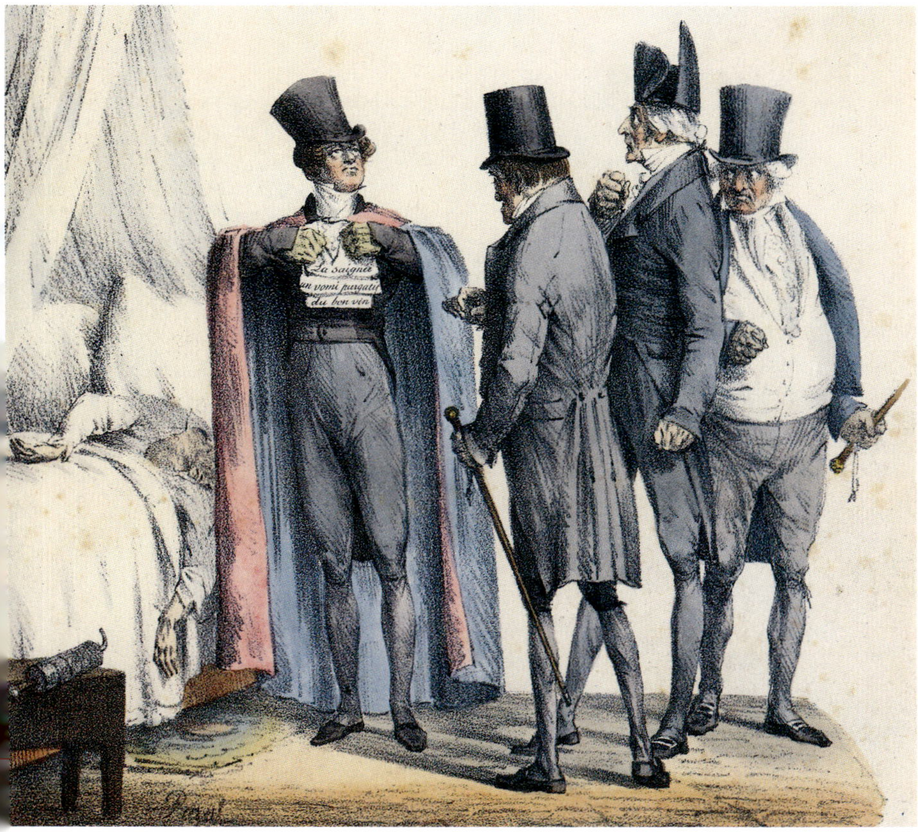

»Die Herren Blutsauger – Konsultation der Ärzte« – Karikatur auf die Habgier der Ärzte (1820); im Vergleich zu früher wird die Blutegeltherapie in der Zeit nach der Französischen Revolution immer beliebter. Viele Mediziner verdienen nun ihren Lebensunterhalt allein mit Blutegelsetzen. Einige Jahre vorher hatten sie noch fast ausschließlich durch Abführmittel, Klistiere und Aderlässe die Patienten um Körpersäfte und Geld erleichtert.

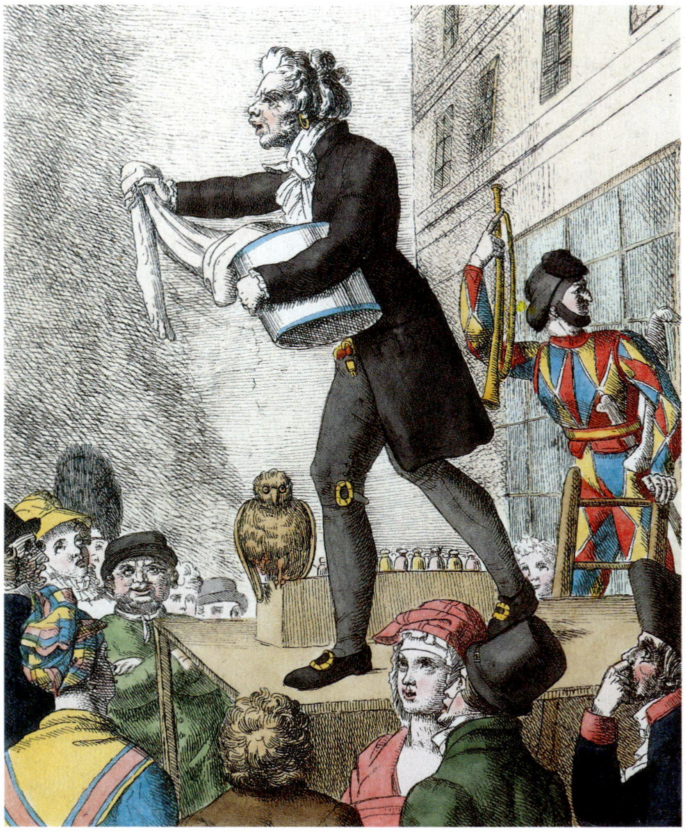

Karikatur auf die Reklame- und Gewinnsucht der Ärzte: Der Scharlatan zeigt auf einem Podest triumphierend die Haut des letzten Menschen vor, den er glänzend und ganz radikal kuriert hat. Er will die hinter ihm stehenden Medikamente an das Publikum verkaufen, das ein Gaukler mit seiner Trompete herbeigelockt hat.

1790

1790–1799

1790. Der französische Chemiker Antoine Laurent Lavoisier mißt in Zusammenarbeit mit seinem Kollegen Armand Séguin den Sauerstoffverbrauch bei der Atmung (→ 1775/S. 229).

1791–1796. Die große anatomische Enzyklopädie von Samuel Thomas Sömmering, dem vergleichenden Anatomen und Physiologen aus Mainz, erscheint in fünf Bänden: »Vom Baue des menschlichen Körpers«. → S. 248

1792. Der britische Arzt und Naturforscher Thomas Young erläutert die Akkomodation des Auges. Er erklärt sie durch die Fähigkeit der Augenmuskeln, die Krümmung der Linse zu verändern.

Der französische Militärchirurg Dominique-Jean Larrey richtet sog. fliegende Lazarette (Ambulances volantes) ein. → S. 242

1793. Während einer Gelbfieber-Epidemie in Philadelphia (US-Bundesstaat Pennsylvania) gibt der amerikanische Arzt Benjamin Rush seine Meinung auf, das Gelbfieber sei eine ansteckende Krankheit und nimmt verdorbenes Gemüse als Quelle eines infektiösen »Miasmas« an. → S. 246

1794. In Heiligendamm an der Ostsee wird Deutschlands erstes Seebad gegründet. → S. 248

4. 12. 1794. Die im Zuge der Französischen Revolution abgeschafften 18 Medizinischen Fakultäten und 15 Medizinschulen werden durch die »Écoles de Santé« in Paris, Montpellier und Straßburg ersetzt (→ 10. 10. 1789/S. 240).

1795. Der deutsche Arzt Christoph Wilhelm Hufeland gibt das »Journal der practischen Arzneikunde« heraus. → S. 243

1795–1799. Anhand einzelner Krankengeschichten beschreibt das bis heute erhaltene Arztjournal der dänischen Fregatte »Freya« die medizinisch relevanten Vorgänge auf einer Reise in die Karibik. → S. 247

14. 5. 1796. Der britische Arzt Edward Jenner unternimmt den ersten Versuch einer Kuhpockenimpfung an einem achtjährigen Knaben. → S. 244

1797. Mitten im aufgeklärten Paris etabliert sich ein Institut, das verspricht, gegen ein Honorar müde Greisenkörper im »Dunstkreis der Jugend« wieder aufzufrischen.

März 1799. Der britische Arzt und Chemiker Thomas Beddoes errichtet in Clifton bei Bristol ein »Pneumatisches Institut« für die Inhalationstherapie mit Sauerstoff und anderen Gasen vorwiegend bei Lungenkrankheiten. → S. 248

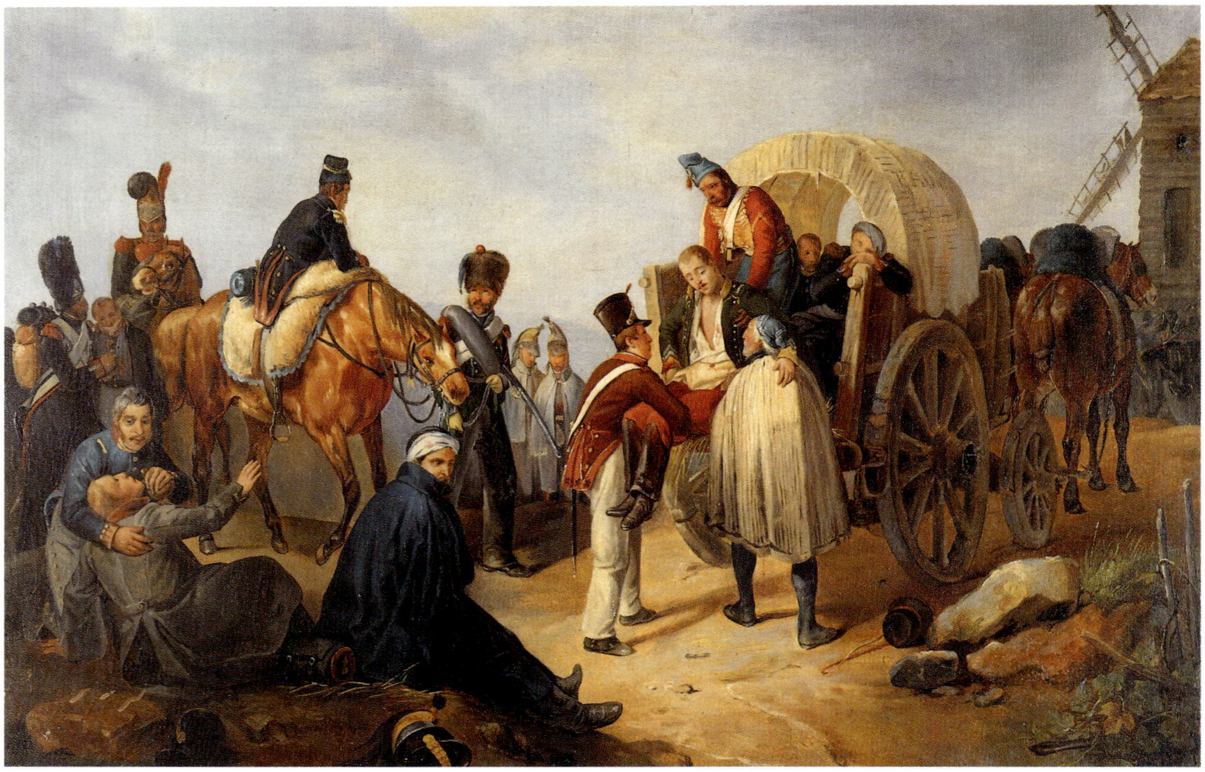

Abtransport von verwundeten Soldaten auf Transportwagen (anonymes Gemälde Anfang 19. Jh.)

»Fliegende Lazarette« für Verwundete

1792. Der französische Militärchirurg Dominique-Jean Larrey (1766 bis 1842), richtet erstmals sog. fliegende Lazarette ein.

Die französische Revolutionsarmee, die seit 1792 Krieg gegen Österreich und Preußen führt, sieht sich vor zahlreiche schwerwiegende Probleme gestellt. Vor allem sind die nur schwer beweglichen Feldlazarette nicht in der Lage, den schnellen Truppenbewegungen zu folgen. Die Verwundeten werden in der Regel in offenen Wagen auf schlechten Straßen zu den weit entfernten Spitälern transportiert. Sie sterben entweder in großer Zahl unterwegs oder in den nur provisorisch in Kirchen eingerichteten Feldlazaretten, wo sie teilweise ohne Decken auf den kalten Fliesen liegen müssen. Oft läßt man die Verletzten auch solange auf dem Schlachtfeld liegen, bis das Gefecht beendet ist. Aber auch dann ist in dem Durcheinander kaum ein zügiger Abtransport möglich. Oft wird der zentrale Verbandplatz zu spät erreicht.

Larrey, der sich auch große Verdienste durch die Verbesserung chirurgischer Methoden, insbesondere der Amputationstechniken, erwirbt, schafft als Stabsarzt der Rheinarmee durch seine »fliegenden Feldlazarette« erstmals Abhilfe. Er bildet Trupps von je drei berittenen Chirurgen und einem Krankenwärter. Diese führen Pferde mit sich, welche Verbandzeug und Körbe zur Aufnahme der Verwundeten tragen. So können die Verletzten schon auf dem Schlachtfeld versorgt werden. Die Transportkörbe werden bald durch leichte, gut gefederte Wagen ersetzt. Die »fliegenden Lazarette« werden rasch auch in der gegnerischen preußischen Armee eingeführt (→ 16.–19. 10. 1813/S. 260).

Weitere Reformen des Sanitätswesens betreffen die Einführung von Examina und medizinischen Kursen für die rekrutierten Ärzte und Chirurgen. Neu ist auch der Gedanke, den verletzten Feinden ebenfalls Erste Hilfe zu gewähren. Der französische Militärchirurg Pierre François Percy (1754–1825) regt sogar an, Verwundete und Lazarette für neutral zu erklären.

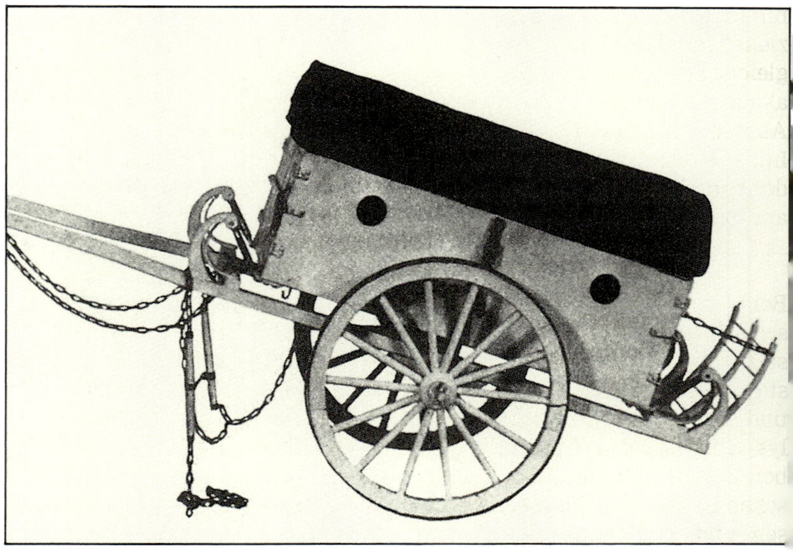

»Fliegender« Rettungswagen (Ambulance volante), nach dem Plan des französischen Militärchirurgen Dominique-Jean Larrey konstruiert

Christoph Wilhelm Hufeland fördert die Naturheilkunde

1795. Der deutsche Arzt Christoph Wilhelm Hufeland gibt zum ersten Mal das »Journal der practischen Arzneykunde und Wundarzneykunst« heraus. Unparteiisch erteilt er hier Ärzten der unterschiedlichsten Richtungen das Wort für und wider die Neuerungen in der praktischen Medizin, die Hufeland als wertvolle Ergänzungen des therapeutischen Arsenals versteht. Auf diese Weise entsteht ein Forum, das wesentlich zur Ausbreitung von Homöopathie, Akupunktur, Pockenschutzimpfung, Wasserheilkunde und vielen anderen Methoden beiträgt.

Arzt von Goethe und Schiller

Christoph Wilhelm Hufeland wurde am 12. August 1762 als Sohn eines Arztes in Langensalza geboren. Er studierte Medizin in Jena und Göttingen und übernahm als 21jähriger die väterliche Praxis in Weimar, wo er in engen Kontakt zu Wieland, Herder, Schiller und Goethe trat. Als Hufeland 1792 in Goethes Freitagsgesellschaft aus seinen Notizen zur Makrobiotik vorlas, erregte er den Beifall des sächsischen Herzogs Karl August, der ihn daraufhin als Professor nach Jena versetzte. 1800 beruft ihn der preußische König als Leibarzt nach Berlin und macht ihn zum Leiter des Collegium medico-chirurgicum und zum Ersten Arzt der Charité. Hufeland macht sich auch um die Neuordnung des Medizinalwesens verdient. An der 1810 neu eröffneten Universität in Berlin übernimmt er den Lehrstuhl für spezielle Pathologie und Therapie und gleichzeitig die Leitung der Militärakademie sowie als Staatsrat die Abteilung Gesundheitswesen im Innenministerium unter Alexander von Humboldt. Hufeland stirbt am 25. August 1836 in Berlin.

Bemerkenswert ist auch Hufelands soziales Engagement. Er ist entsetzt über die hohe Krankheitssterblichkeit in allen Lebensaltern und begreift, daß man bei der Analyse von häufigen Krankheiten neben der Beachtung von klimatischen Einflüssen, Wohnverhältnissen und Ernährungsweisen ganz ausdrücklich nach Berufen und gesellschaftlichen Ständen differenzieren muß. Ihn leitet die Erkenntnis, »daß gerade die Winkel der Armuth es sind, wo Mangel, Kummer und Unreinlichkeit, die furchtbarsten Krankheitserzeuger, durch ihr Zusammentreffen die allerverderblichsten Seuchen und Ansteckungsgifte ausbrüten, welche sich von da aus über das Ganze und in die höheren Regionen verbreiten«.

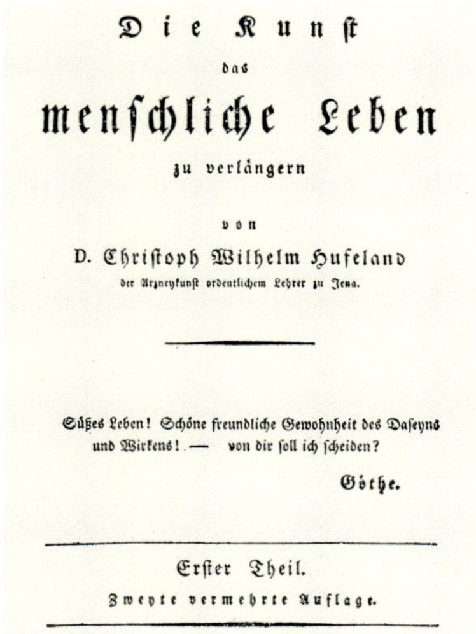
Die Kunst
das
menschliche Leben
zu verlängern
von
D. Christoph Wilhelm Hufeland
der Arzneykunst ordentlichem Lehrer zu Jena.

Süßes Leben! Schöne freundliche Gewohnheit des Daseyns und Wirkens! — von dir soll ich scheiden?
Göthe.

Erster Theil.
Zweyte vermehrte Auflage.

Titelblatt der zweiten Auflage von Hufelands Schrift über die Lebensverlängerung; sie wird weltweit eines der populärsten Medizinbücher.

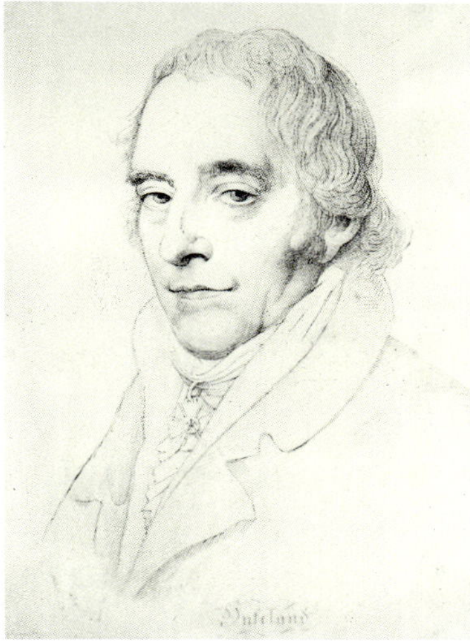

Christoph Wilhelm Hufeland (Stich nach Ferdinand Jagemann); Hufelands »Makrobiotik« (1796) wird sogar ins Chinesische übersetzt.

Hufeland regt daher u. a. die Gründung von Polikliniken zur unentgeltlichen Behandlung der Bedürftigen an und entwirft ein Arzneibuch, welches eine sparsame Therapie erleichtern soll. Es müsse immer die Sorge der Gesellschaft sein, die Kranken durch eine Kur nicht arm zu machen.

Hufeland, der Begründer der Makrobiotik, gilt als einer der Väter der Naturheilkunde, als der letzte Vollarzt, der die Volksheilkunde mit den neuesten Forschungen der Wissenschaft harmonisch verbindet. Der Arzt muß seiner Meinung nach vor allem die Geschichte seines Faches studieren, um ein richtiges Urteil bilden zu können. Er müsse dabei bedenken, daß die Kunst ewig, das System aber vergänglich sei. Hufeland stellt den Naturarzt dem Schulmediziner gegenüber. Der Naturarzt will nichts weiter sein als ein Diener der Natur. Der Schulmediziner dagegen habe sich an die Stelle der Natur gesetzt und wolle ihr Meister sein.

»Makrobiotik oder die Kunst, das menschliche Leben zu verlängern«

Chronik Zitat

In seinem Hauptwerk »Makrobiotik oder die Kunst, das menschliche Leben zu verlängern« (1796) unterscheidet Christoph Wilhelm Hufeland ganz klar zwischen Schulmedizin und einer »Kunst«, die sich »aufs Ganze« richtet:

»Es lassen sich Regeln der diätetischen und medizinischen Behandlung des Lebens, zur Verlängerung desselben, bauen, und es entsteht hieraus eine eigne Wissenschaft, die Makrobiotik, oder die Kunst das Leben zu verlängern ... Der Zweck der Medizin ist Gesundheit, der Makrobiotik hingegen langes Leben; die Mittel der Medizin sind nur auf den gegenwärtigen Zustand und dessen Veränderung berechnet, die der Makrobiotik aber aufs Ganze ... die Medizin muß jede Krankheit als Übel ansehen, das nicht bald genug weggeschafft werden kann, die Makrobiotik zeigt, daß manche Krankheiten Verlängerungsmittel des Lebens werden können ... Die Lebensdauer eines Geschöpfs wird sich verhalten, wie die Summe der ihm angeborenen Lebenskräfte, die mehrere oder wenigere Festigkeit seiner Organe, die schnellere oder langsamere Konsumtion, und die vollkommene oder unvollkommene Restauration. – Und alle Ideen von Lebensverlängerung, sowie alle dazu vorgeschlagenen oder noch vorzuschlagenden Mittel lassen sich unter diese vier Klassen bringen, und nach diesen Grundsätzen beurteilen ... Das Resultat aller Erfahrung und ein Hauptgrund der Makrobiotik ist: Der Mittelton in allen Stücken, die aurea mediocritas, die Horaz so schön besang, ... ist auch zur Verlängerung des Lebens am zuträglichsten. In einer gewissen Mittelmäßigkeit des Standes, des Klimas, der Gesundheit, des Temperaments, der Leibeskonstitution, der Geschäfte, der Geisteskraft, der Diät usw. liegt das größte Geheimnis, um alt zu werden. Alle Extreme ... hindern die Verlängerung des Lebens.«

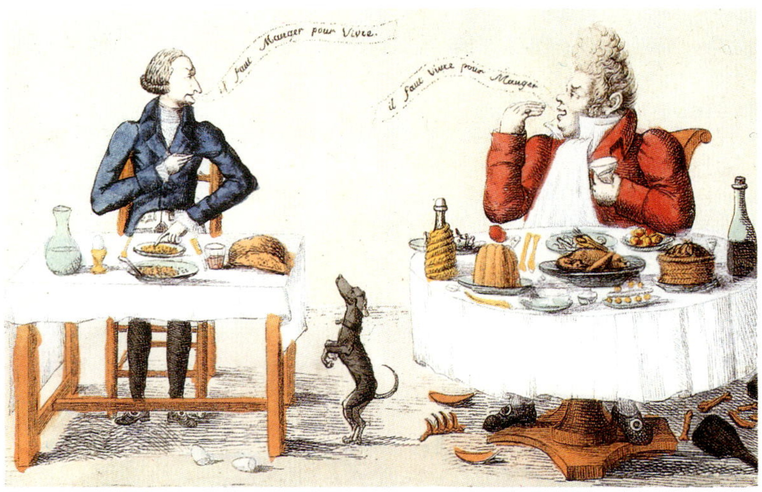
Il faut Manger pour Vivre.
il faut Vivre pour Manger

Hufeland fordert ein Mittelmaß zwischen Askese und Schlemmerei (Stich).

Jenner impft Menschen mit Kuhpockenlymphe

14. Mai 1796. Der britische Arzt Edward Jenner führt seinen legendären Impfversuch mit Kuhpockenlymphe durch und eröffnet damit die Ära der Vakzination (Impfung; zu lat. vacca = Kuh).

Die Impfung mit Menschenpocken ist bereits seit langer Zeit in Indien, China und der Türkei gebräuchlich. Dabei wird Pockeneiter von leicht Erkrankten mit einer Nadel auf Gesunde übertragen. Diese Methode der Variolation (Inokulation der Pocken), wurde in England erstmals 1717 durch einen Brief von Lady Mary Wortley Montagu bekannt. Als 1722 die Variolation am Hofe eingeführt wurde, verbreitete sie sich rasch über ganz Großbritannien, ab 1749 auch – in Genf beginnend – auf dem Kontinent. Zu Jenners Zeit besteht bereits ein etabliertes Impfwesen.

Auf dem Lande ist auch bereits bekannt, daß der am Euter der Kuh bei den sog. Kuhpocken auftretende Ausschlag auch das Gesinde anstecken kann, welches die kranken Kühe melkt, und daß diese Menschen während einer späteren Pokkenepidemie von der Seuche verschont bleiben oder nur sehr gering erkranken. Vereinzelt wird auch bereits die künstliche Einpfropfung der Kuhpocken als Schutzimpfung eingesetzt, findet aber kaum Beachtung, bis 1798 Jenners »Untersuchungen über die Ursachen und Wirkungen der Kuhpocken« Aufsehen erregen. Jenner zeigt, daß bei der Variolation keine der üblichen Hautreaktionen zu beobachten ist, wenn der Impfling zuvor die Kuhpocken durchgemacht hat. In dieser Schrift schildert Jenner, wie er 1796 erstmals Impfstoff, der von einem Menschen und nicht vom Tier gewonnen wurde, übeträgt:

»Um den Verlauf der Infektion noch genauer zu beobachten, impfte ich einem gesunden achtjährigen Knaben die Kuhpocken ein. Der Stoff stammte aus der Pustel des Armes einer Milchmagd, die sich bei den Kühen ihres Herrn angesteckt hatte, und wurde am 14. Mai 1796 mittels zweier seichter Hautschnitte, von denen jeder halb daumenbreit war, dem Arme des Knaben appliziert. Am 7. Tage klagte er über Schwere in der Achsel, am 9. Tage befiel ihn leichter Frost, er verlor den Appetit und hatte geringen Kopfschmerz. Während des ganzen Tages war er offensichtlich krank und verbrachte die Nächte in Unruhe, doch am nächsten Tage fühlte er sich wiederum wohl. Die Erscheinung an den Einschnittstellen war in ihrem Fortschreiten bis zum Stadium der Eiterung ganz dieselbe, wie sie in ähnlicher Weise bei der Blatternmaterie zustande kommt ... Um mir größere Gewißheit zu verschaffen, ob dieser vom Virus der Kuhpocken in so milder Form infizierte Knabe gegen Variola [Pocken] immun wäre, unterzog ich ihn am 1. Juli der Impfung mit der aus einer Pustel entnommenen Blatternmaterie. Sie wurde auf beiden Armen nach Vornahme mehrerer Einstiche und Schnitte sorgfältig übertragen, doch zu einem Ausbruch der Blattern kam es nicht. Dieselben Erscheinungen traten an den Armen auf, wie sie an einem Knaben sich einzustellen pflegen, welchem der Blatternstoff inseriert worden ist, nachdem er entweder Variola oder Kuhpocken durchgemacht hatte. Nach Ablauf einiger Monate wurde er neuerlich mit Blatternmaterie inokuliert, doch zeigte sich keine sichtbare Wirkung am Körper.«

Klar stellt Edward Jenner die Vorzüge der Impfung mit Kuhpocken gegenüber der Variolation heraus: Es entstehen keine Pusteln, und man braucht nicht mit Verunstaltungen durch Narben zu rechnen. Tödliche Ausgänge sind bei der Kuhpockenimpfung nicht zu beobachten, und die Impflinge stellen keine Ansteckungsquelle dar.

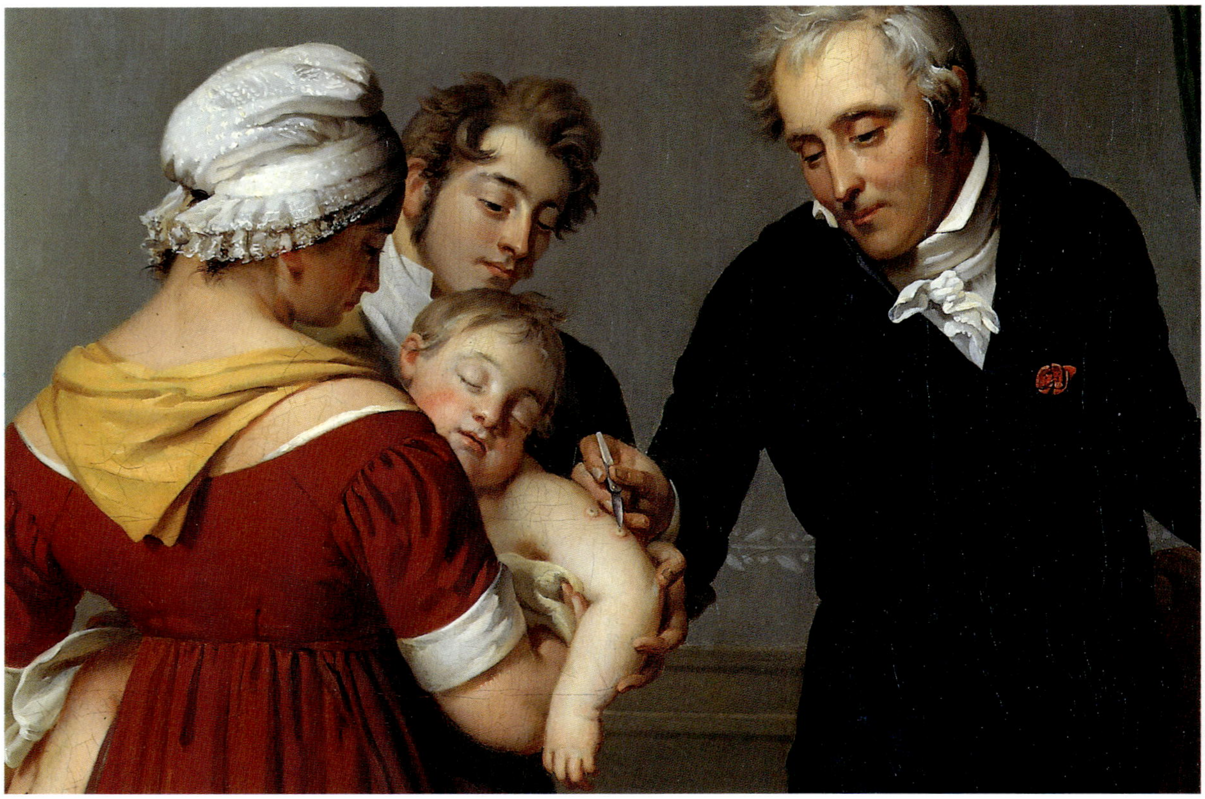

Der Arzt Alibert nimmt eine Pockenschutzimpfung nach Jenner vor (Gemälde von Constant Desbordes, um 1820).

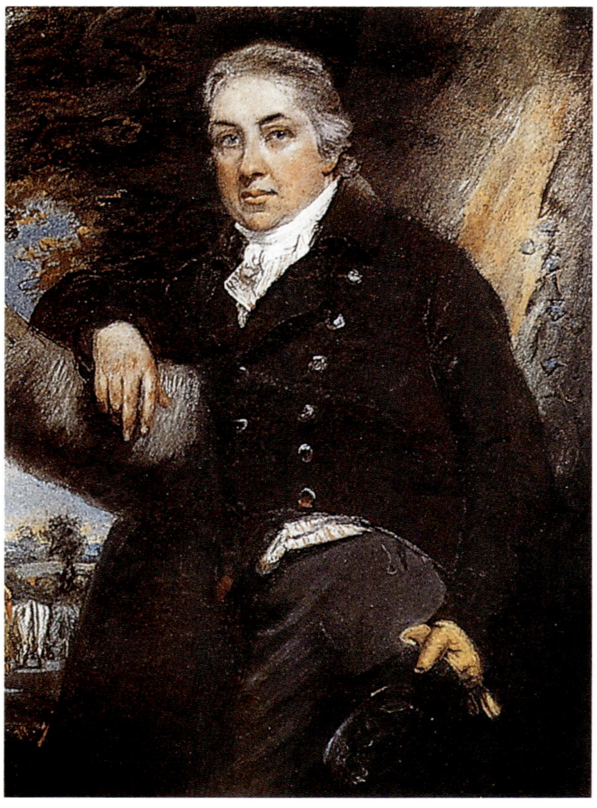

Edward Jenner wurde am 17. Mai 1749 in Berkeley (England) geboren. Nach einer Lehre als Wundarzt studierte er bei John Hunter in London. 1773 ließ er sich als Wundarzt in seinem Geburtsort nieder. 1792 erwarb er den medizinischen Doktorgrad der Universität St. Andrews, gab die Chirurgie auf und praktiziert bis 1815 als Badearzt in Cheltenham. Er stirbt am 26. Januar 1823 in Berkeley (Porträt von J. Raphael Smith).

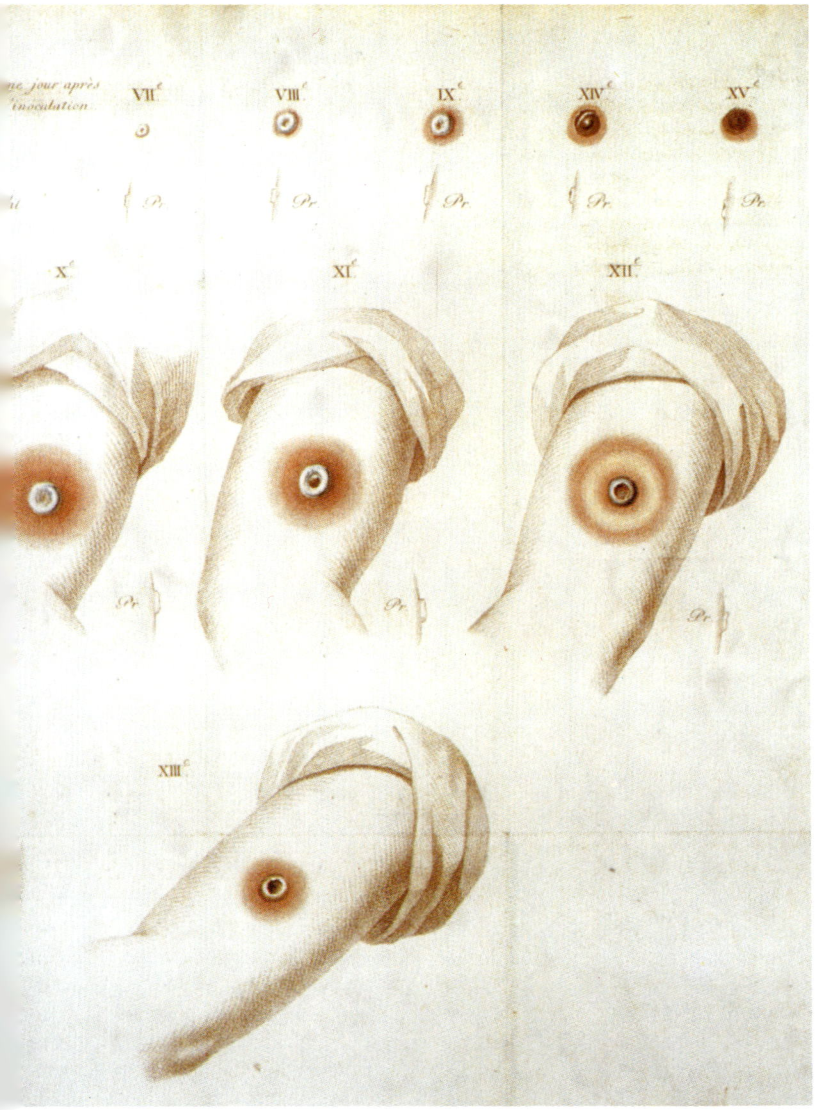

Pockenimpfung: Hautreaktionen an der Impfstelle, beginnend am 3. Tag mit einem kleinen roten Punkt mit Knötchen bis hin zum braunschwarzen Schorf am 15. Tag; auffällig ist die zentrale Vertiefung während der Zwischenstadien.

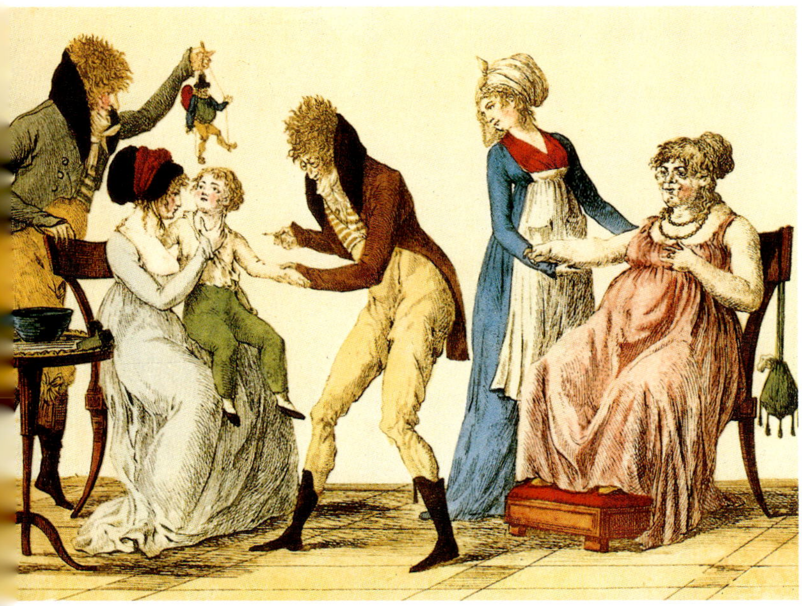

Die Pockenimpfung nach der von Edward Jenner entwickelten Methode setzt sich nicht nur in Großbritannien, sondern auch auf dem Kontinent bald durch (zeitgenössische französische Darstellung einer Pockenimpfung).

Krankheitsbild:

Hochansteckende Seuche

Die Pocken (=Pustel, Tasche) oder Blattern (=Blase, lat. Variola), sind eine Virusinfektionskrankheit, die erst 1980 von der Weltgesundheitsorganisation dank weltweiter Impfkampagnen für ausgerottet erklärt wird. Die Existenz der Pocken im Altertum gilt als gesichert. Ihr prominentestes Opfer war der ägyptische Pharao Ramses V., an dessen Mumie sich die charakteristischen krankhaften Veränderungen finden. Epidemien lassen sich aber wegen der unklaren Symptombeschreibungen der antiken Schriftsteller nicht einwandfrei von anderen Seuchen abgrenzen. Die berühmteste klassische Beschreibung stammt von dem persischen Arzt Rhazes aus dem 10. Jahrhundert. Im 16. Jahrhundert ergab sich die Notwendigkeit, die Pocken von der Syphilis zu unterscheiden. Man nannte sie nun »kleine« Pocken (engl. »small pox«, frz. »petite vérole«). Ihren Höhepunkt erreichten die Pockenepidemien in Europa im 18. Jahrhundert, als der ansteckenden Seuche insgesamt etwa 60 Mio. Menschen zum Opfer fielen.

In typischen Fällen durchläuft die Krankheit vier Stadien. Der Beginn erfolgt meist plötzlich mit Fieber, einem Frostschauer, Kopf-, Hals- und Rückenschmerzen, Übelkeit und Erbrechen. Als charakteristisches Merkmal wird von den alten Ärzten ein unangenehmer, höchst widriger, fast aashafter Geruch aus dem Munde betrachtet.

Im zweiten Stadium, dem Zeitraum des Ausbruches, steigt das Fieber wieder staffelförmig zu seinem höchsten Grade an. Plötzlich brechen kleine, runde, rote Flecke aus, zuerst im Gesicht, dann auf der Brust, an den Armen, am Unterleib, zuletzt an den Beinen. An jedem Flecken nimmt man eine kleine Erhabenheit wahr. Diese nimmt die Form eines kleinen Bläschens an, welches anfänglich klar ist, sich aber bald trübt, nach und nach gelblich wird und in der Mitte eine kleine Vertiefung bekommt. Das dritte Stadium wird in der Regel mit dem achten Krankheitstag erreicht: Im sog. Stadium suppurationis gehen nach und nach alle diese Blattern in der Reihenfolge, in welcher sie erschienen sind, in Eiterung über, begleitet von einem Fieber, dessen Ausmaß von der Zahl der Blattern abhängt.

Etwa am elften Tage folgt das Abtrocknungsstadium. Wiederum in derselben Ordnung, wie sie erschienen sind, trocknen nun die Blattern ein. Es bilden sich kleine Schorfe oder Krusten, unter welchen sich der Eiter sammelt und hervorbricht. Am 14. Tage ist die normal verlaufende Pockeninfektion überstanden. Jedoch zieht sich die Schorfablösung manchmal bis zur sechsten Woche hin. Eine Sekundärinfektion der geplatzten Pusteln führt zu typischen Pockennarben, welche besonders das Gesicht auffällig zeichnen. Komplikationen sind Furunkel und Abszesse, Gelenkvereiterungen und Knochenmarkentzündungen, Augenentzündungen und Mittelohrvereiterungen, welche oft zum Verlust des Sehvermögens bzw. zur Taubheit führen. Zudem können Krampfanfälle und Lähmungen, wenn das Zentralnervensystem betroffen ist, oder tödliche Lungenentzündungen auftreten.

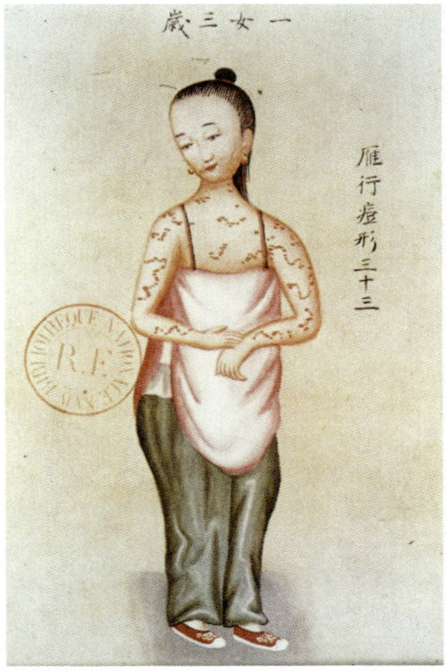

Junge Chinesin mit Pocken; in China ist die Impfung mit Menschenpocken gebräuchlich (18. Jh.).

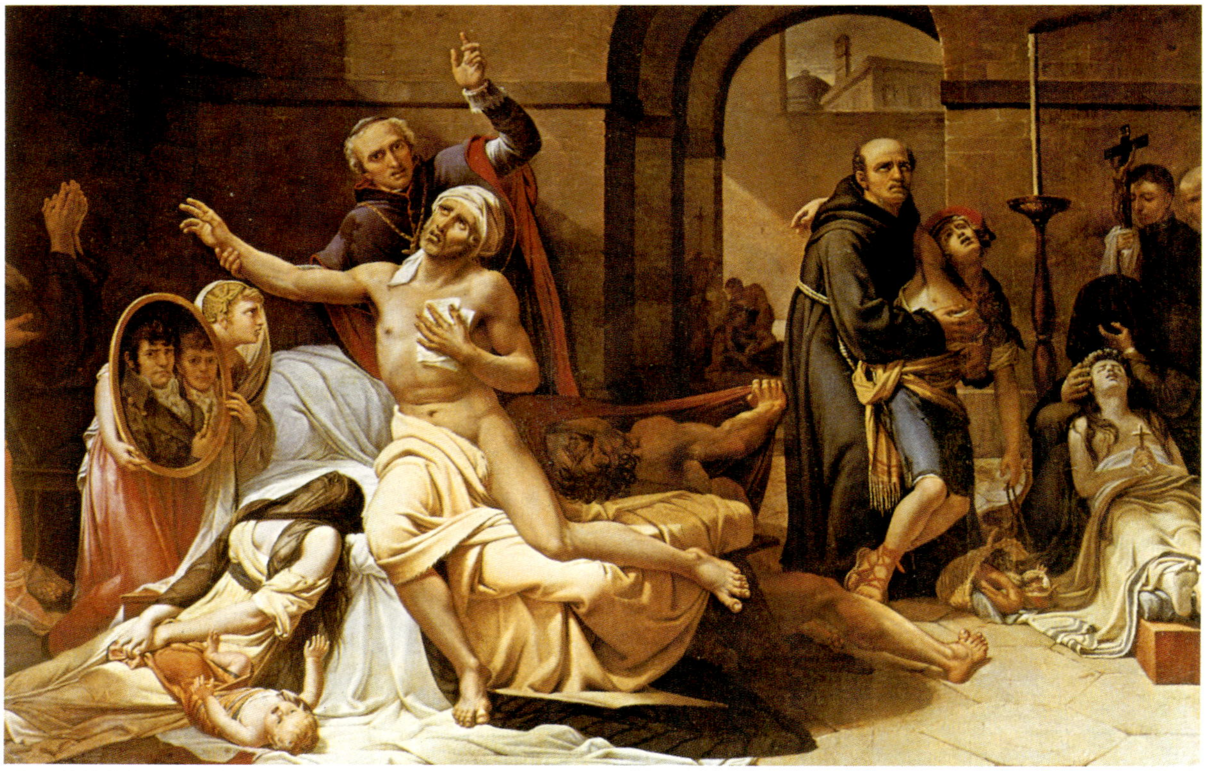

»Das Gelbfieber in Valencia«; Gemälde von José Aparicio (um 1800; Nationalakademie für Medizin, Paris)

Rush behandelt Gelbfieber mit Aderlaß

1793. Während einer Gelbfieberepidemie in Philadelphia (US-Bundesstaat Pennsylvania) wird der Arzt Benjamin Rush zum Gegner der Ansteckungstheorie und bekämpft die Krankheit mit Aderlässen.

Benjamin Rush (1745–1813), Medizinprofessor in Philadelphia, gilt als berühmtester amerikanischer Arzt des 18. Jahrhunderts und Begründer der klinischen Medizin in den USA. Er studierte in Europa und wurde 1768 in Edinburgh (Schottland) promoviert. Bekannt wurden u.a. seine Beobachtung des Zusammenhangs zwischen Zahnkrankheiten und Rheuma und sein Kampf gegen den Alkoholismus.

Berühmt jedoch wird Rush durch sein Vorgehen gegen das Gelbfieber. 1793 warnt er vergeblich vor einer Seuche. Kurze Zeit später bricht eine grauenhafte Epidemie aus, die ein Zehntel der Bevölkerung dahinrafft. Die wahre Ursache der akuten Gelbsucht, die von Fieber, Schmerzen, Hautblutungen und schwarzem Erbrechen begleitet ist und oft mit Malaria und anderen Fiebern verwechselt wird, ist noch unbekannt. Erst im 20. Jahrhundert wird nachgewiesen, daß diese Viruskrankheit durch Aedes aegypti, eine Hausmücke, übertragen wird, die über den Schiffsverkehr die in Afrika und Südamerika heimische Tropenkrankheit in gemäßigte Klimazonen verschleppen kann. Quarantänemaßnahmen halten das Insekt nicht auf. Deshalb sucht die Seuche jahrhundertelang immer wieder auch die Hafenstädte der USA heim.

Während der Epidemie in Philadelphia bricht ein Streit zwischen den Kontagionisten, die an eine Ansteckung von Mensch zu Mensch glauben, und Antikontagionisten unter Führung von Rush aus. So meint der Arzt Nathaniel Potter die Infektiosität durch einen Selbstversuch widerlegen zu können, indem er sich unbeschadet dem Schweiß von Gelbfieberkranken aussetzt. Rush vermutet den Schmutz der Stadt und verdorbenes Gemüse als Ursache und behandelt die Krankheit nach John Brown (→ S. 228) mit Aderlässen.

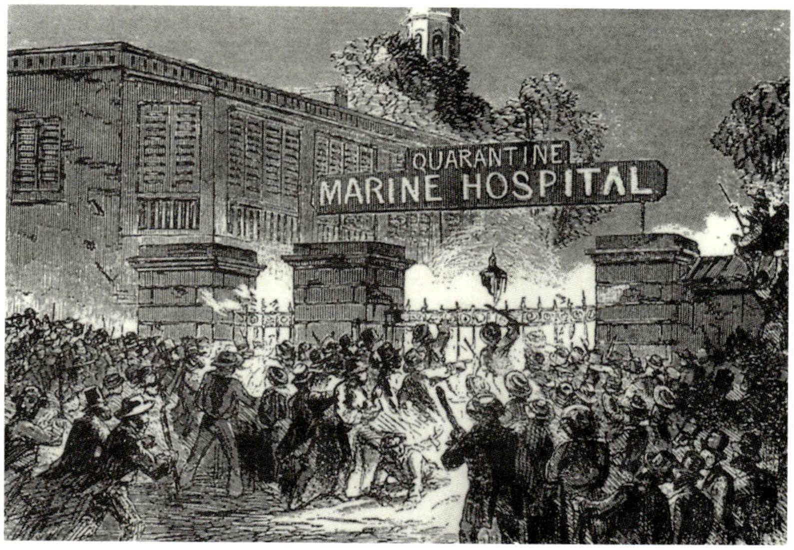

Immer wieder sind vor allem die US-amerikanischen Hafenstädte von Gelbfieberepidemien betroffen. Die Tropenkankheit wird von einer Hausmücke übertragen (Stürmung eines Quarantänelazaretts in Staten Island, 1858).

Arztausbildung in Nordamerika

Chronik Hintergrund

Die Medizin auf dem Gebiet der späteren USA erlebt erst in der zweiten Hälfte des 18. Jahrhunderts einen nennenswerten Aufschwung. Die frühe Kolonialzeit ist geprägt durch schlechte Gesundheitsverhältnisse, hohe Krankheitssterblichkeit und Mangel an Ärzten und Chirurgen. Die Menschen müssen sich mit Hausmitteln und medizinischem Beistand durch Geistliche behelfen.

1752 wird das erste Krankenhaus in Philadelphia gegründet, 1771 folgt New York. Die Krankenhäuser werden gleichzeitig zu akademischen Ausbildungszentren. 1765 öffnet in Philadelphia die erste medizinische Schule ihre Pforten. Es folgen New York (1768), Harvard (1783) und Dartmouth (1798). Bis dahin gab es ausschließlich ein Lehrlingssystem mit rein handwerksmäßigem Unterricht. Von den 1775 praktizierenden 3500 Ärzten verfügen nur 400 über eine akademische Qualifikation. Die Ausbildung an den Medizinschulen ist nicht Ersatz, sondern Ergänzung einer vorausgegangenen vierjährigen Lehrzeit der Studenten. In einem einjährigen Kurs werden die theoretischen Kenntnisse vertieft und abgerundet.

Wer es sich leisten kann, studiert jedoch in Europa, zumeist in Edinburgh. Zu Anfang des 19. Jahrhunderts wird Paris favorisiert, das etwas später von deutschen Universitäten abgelöst wird.

Das Anfang des 19. Jahrhunderts erreichte, relativ hohe Ausbildungsniveau läßt sich jedoch in der Folgezeit nicht halten. Einwanderungswellen und die Expansion nach Westen erzeugen einen gewaltigen Bedarf an Ärzten. Medizinische Schulen von zweifelhaftem Ruf produzieren in Schnellkursen Doktoren ohne praktische Fertigkeiten. Erst nach 1870 beseitigen staatliche Prüfungen und Approbationsordnungen die Mißstände.

Tropenkrankheiten bedrohen die Schiffsmannschaften

1795–1799. Die dänische Fregatte »Freya« segelt regelmäßig nach Westindien. An Bord werden Schiffsarztjournale geführt, die ein bezeichnendes Licht auf die gesundheitlichen Verhältnisse bei langen Reisen auf See werfen. Häufig treten Magen- und Darmkrankheiten, Krankheiten der Luftwege und Verletzungen sowie Mangelkrankheiten auf. Ein heikles Problem stellen die Haut- und Geschlechtskrankheiten dar. Eine besondere Bedrohung der Matrosen aber geht von den fieberhaften ansteckenden Tropenkrankheiten aus. Ganze Schiffsbesatzungen werden durch sie ausgelöscht.

»Täglich sterben Matrosen«

Im Schiffstagebuch der dänischen Fregatte »Freya« vom 27. September 1796 heißt es:

»... es war meine Absicht, einige Zeit mit dem Schiff zu kreuzen, als auf einmal auf der Fregatte eine Krankheit ausbrach, die innerhalb von drei Tagen 30 Mann ins Bett brachte. Das bestürzte mich so, daß ich sofort St. Thomas anlief und alle Kranken an Land brachte. Dort war kein Platz mehr im Spital, so daß ich Zelte aufschlagen mußte. Seither sind täglich drei bis vier Mann am Gelben Fieber in geringerem oder größerem Grad erkrankt, von dem ich mir nicht vorstellen kann, wie es auf das Schiff gekommen ist ... So habe ich in diesem letzten unglücklichen Monat mehr Leute verloren als das ganze erste Jahr ... Darauf löschte ich die Last, reinigte und lüftete, und nun sind wir dabei, alles auszukalken, welche Maßnahme mir gute Hoffnung gibt, die Krankheit einzudämmen ...

Auf Martinique und den ›Lue Eylaender‹ grassiert das Gelbe Fieber in hohem Maße, so daß alle Schiffe, die von dorther kommen, auf das genaueste untersucht werden. Schiffe, die Kranke an Bord haben, werden sofort aus dem Hafen verwiesen. Viele englische Kriegsschiffe sind außer Dienst gestellt, damit man die kreuzenden Fregatten noch bemannen kann. Hier im Hafen sterben täglich Handelsmatrosen. Meine Absicht ist deshalb, sobald ich kann, von hier nach Puerto Rico zu segeln, um in diesem gesunden Land meine Mannschaft mit Obst zu erfrischen.«

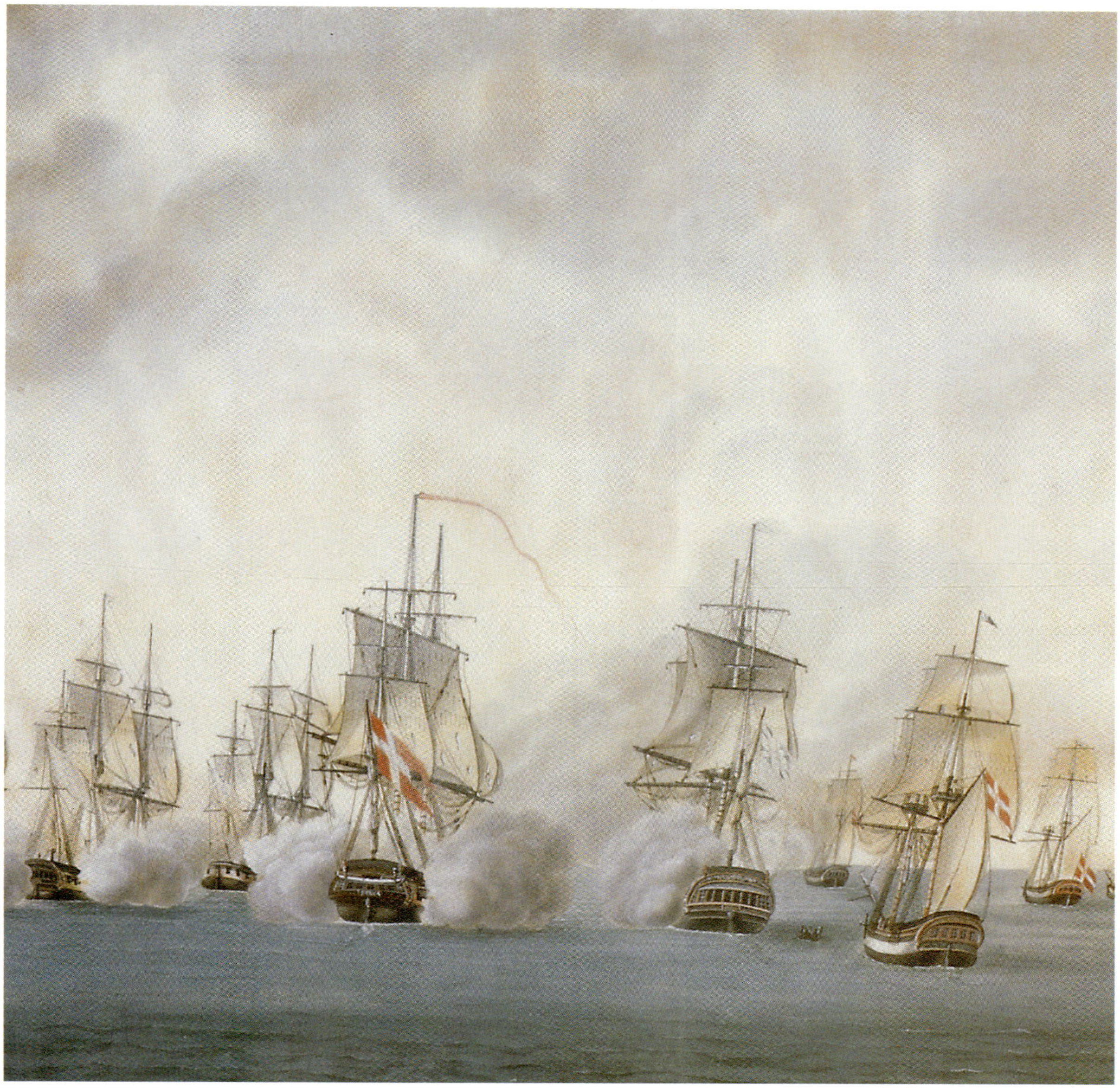

△ *Die dänische Fregatte »Freya« während einer Schlacht mit britischen Schiffen im Kanal am 25. Juli 1800; ihre Schiffsarztjournale dokumentieren die Probleme und die Vorgehensweisen der Schiffsmediziner jener Zeit, die vor allem bei Reisen in die Tropenländer große Bedeutung erlangen. Häufig sind große Teile der Schiffsbesatzungen von Seuchen befallen.*

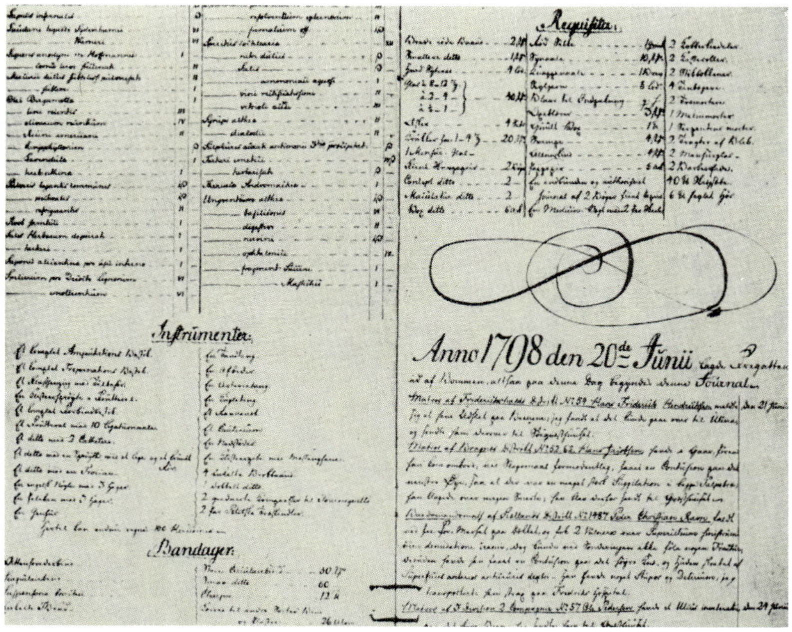

Requisita

Instrumenta

Bandager

Anno 1798 den 20de Junii

◁ *Seiten aus dem Schiffsarztjournal der »Freya« (1798–1799) mit dem Eintrag vom 20. Juni 1798; in diesem Journal wurden die Krankheiten der Schiffsbesatzung genau registriert. Im Laufe der Westindienfahrt der Fregatte in den Jahren 1798 bis 1799 wurden z. B. insgesamt 342 Krankheits- bzw. Verletzungsfälle vom Oberschiffschirurgen eingetragen.*

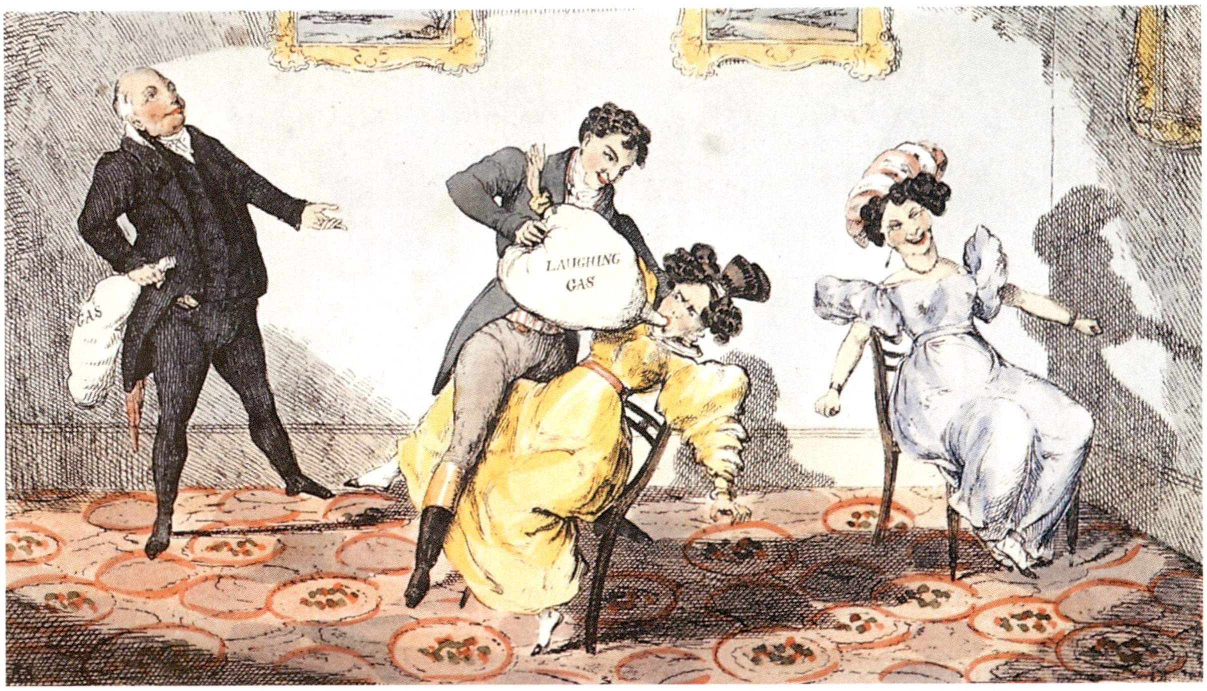

»Das Leben leichtgemacht«; Karikatur auf die Verwendung von Lachgas als Betäubungsmittel (Radierung, 1830)

Gase zur Behandlung von Krankheiten

März 1799. Der britische Arzt Thomas Beddoes (1760–1808) errichtet in Clifton bei Bristol ein Institut für Inhalationstherapie. Der Chemiker Humphry Davy (1778–1829) entdeckt dort die Wirkung des Lachgases.

Beddoes ist ein Hauptvertreter der pneumatischen Medizin, welche die Anregung des britischen Naturforschers Joseph Priestley aufgreift, Gase wie den Sauerstoff zu therapeutischen Zwecken zu nutzen. Beddoes will vor allem Lungenkrankheiten mit Gasinhalationen behandeln. Von der Theorie John Browns ausgehend betrachtet er den Sauerstoff als Reiz (→ S. 228). Durch Gase müßte man seiner Meinung nach den Sauerstoffüberschuß im Blut bekämpfen und so die Konstitution der Schwindsüchtigen verbessern können.

Als Assistenten nimmt Beddoes in Clifton Humphry Davy auf, der gerade das »dephlogistierte Salpetergas« (heute: Distickstoffmonoxid) untersucht. Nach der Theorie des US-Amerikaners Samuel Mitchell soll dieses die Ursache aller ansteckenden Krankheiten sein. Im Selbstversuch beobachtet Davy beim Einatmen nur einen leicht angeregten Zustand. Als eine Versuchsperson unter Gaseinwirkung über alle Umstehenden lachen muß, ergibt sich der neue Name für das Gas. Die Kunde vom Lachgas verbreitet sich schnell, und es wird Mode, Lachgasparties zu arrangieren. Davies Hinweis, daß Lachgas bei größeren Operationen den physischen Schmerz anscheinend vertreibt, bleibt zunächst unbeachtet (→ 13. 10. 1846/S. 276).

Erstes deutsches Ostseeheilbad

1794. In Heiligendamm an der Ostsee veranlaßt der Rostocker Medizinprofessor Samuel Gottlieb Vogel (1750–1837) die Gründung des ersten deutschen Seebades. In Großbritannien und Frankreich ist man bereits früher wieder auf die heilkräftige Wirkung des Badens im Meer aufmerksam geworden.

Der englische Arzt Richard Russell beobachtete um 1750, daß die Kinder von Küstenbewohnern kaum an Hautkrankheiten und Rachitis leiden. Er führte daraufhin Seebadekuren ein, und es entstanden die ersten Meereskurorte bei Brighton und Margate. 1788 empfahl der Physiker und Philosoph Georg Christoph Lichtenberg ähnliche Einrichtungen in Deutschland. Die positive Bewertung dieses Vorschlags durch Christoph Wilhelm Hufeland (→ 1795/S. 243) 1792 regt Samuel Gottlieb Vogel schließlich dazu an, Herzog Friedrich Franz I. von Mecklenburg über die Heilkraft des Meerwassers aufzuklären.

In Heiligendamm bei Doberan an der mecklenburgischen Ostseeküste richtet der Herzog ein Seebad ein, das er auch selbst eifrig benutzt. Anfangs baden die Kurgäste nur in Wannen mit Meerwasser, bald aber auch im offenen Meer in speziellen Booten, aus deren Mitte durchlöcherte Badekästen ins Wasser hineinragen. Bereits drei Jahre später, 1797, entsteht auf Norderney das erste Nordseeheilbad.

Sömmering erforscht Nervensystem und Sinnesorgane

1791–1796. Das große fünfbändige anatomische Werk von Samuel Thomas Sömmering (1755–1830) »Vom Baue des menschlichen Körpers« erscheint in der Stadt Frankfurt am Main und begründet den Ruhm seines Autors.

Sömmering strebt nach einer möglichst vollständigen Erfassung aller Fakten. Anatomische und wissenschaftliche Details illustriert er mit eindrucksvollen Tafeln. Vor allem seine Arbeiten über das Nervensystem und die Sinnesorgane finden weite Anerkennung. Die 1778 in seiner Doktorarbeit über die Hirnbasis und den Ursprung der Hirnnerven festgelegte Reihung dieser Nerven ist bis heute gültig. Sömmering betrachtet das Rückenmark nicht länger als großen Nerv, sondern als Teil des Zentralnervensystems. Er benennt die Hirnanhangsdrüse als »Hypophyse«, und er entdeckt 1791 den gelben Fleck in der Netzhaut des Auges. Heftige Diskussionen löst sein Buch »Über das Organ der Seele« (1796) aus, in welchem er den Sitz der Seele in die Flüssigkeit der Hirnkammern verlegt.

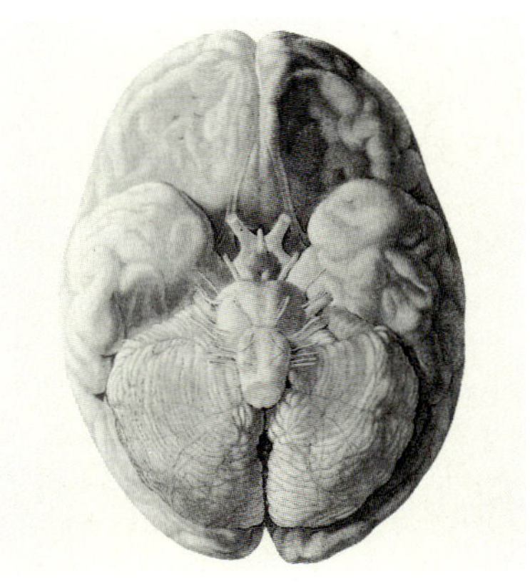

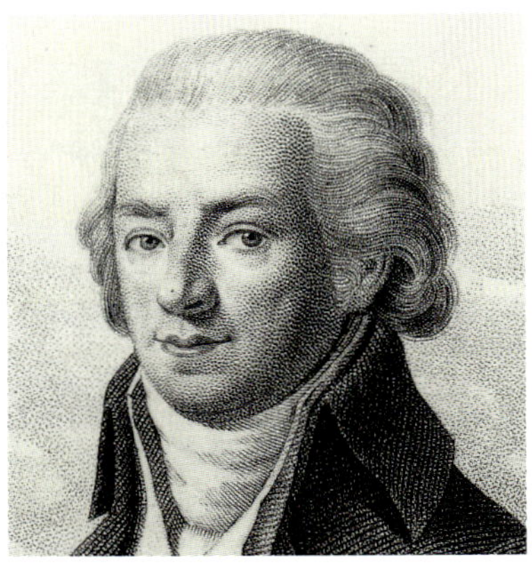

◁◁ Gehirn eines dreijährigen Mädchens; Illustration aus den »Tabula baseos encephalis« (Tafeln der Schädelbasis) von Sömmerring 1799; Sömmerrings Illustrationen bestechen durch Genauigkeit und Schönheit.

◁ Samuel Thomas Sömmerring (1755 bis 1830) ist von 1784 an zwölf Jahre lang als Professor für Anatomie und Physiologie in Mainz tätig. 1809 entwickelt er einen elektrischen Telegrafen, der sich aber in der Praxis nicht durchsetzen kann.

Zwischen Naturphilosophie und Experiment

1800–1850

Die klinische Medizin in der ersten Hälfte des 19. Jahrhunderts entfaltete sich in der Auseinandersetzung zwischen Philosophie und Empirie, Theorie und Experiment, Forschung und Praxis. Die Entwicklung der Medizin von der Aufklärung des 18. Jahrhunderts zum Positivismus des 19. Jahrhunderts führte im deutschsprachigen Raum durch die Epoche des Idealismus und der Romantik. Die Resonanz dieser Bewegung fiel in anderen Ländern dagegen eher gering aus.

Philosophische Begründung der Medizin

Vor allem unter dem Einfluß der Naturphilosophie von Friedrich Wilhelm Joseph von Schelling, aber auch anderer philosophischer wie theologischer Traditionen (Plato, Jakob Böhme, Baruch de Spinoza, Gottfried Wilhelm Leibniz, Jean-Jacques Rousseau, Emanuel Swedenborg) und medizinischer Vorläufer (Paracelsus, Georg Ernst Stahl, Albrecht von Haller, John Brown, Franz Anton Mesmer) wurden der sich im 18. Jahrhundert verstärkenden Tendenz zur Trennung von Medizin und Philosophie noch einmal Versuche einer philosophischen Begründung der medizinischen Theorie und therapeutischen Praxis entgegengesetzt. Der Zug zur Spezialisierung sollte aufgehalten, die Verabsolutierung der objektiven oder somatischen, also rein körperlichen Perspektive vermieden, die bereits eingetretene Spaltung der Natur- und Geisteswissenschaften überwunden werden. Bedeutende Vertreter der Medizin in der der Romantik sind: Johann Christian Reil (1759–1813), Adolph Karl August von Eschenmayer (1768–1852), Andreas Roeschlaub (1768–1835), Johann Christian August Heinroth (1773–1843), Karl Josef Hieronymus Windischmann (1775–1839), Karl Friedrich Burdach (1776–1847), Franz Joseph Schelver (1778–1832), Dietrich Georg Kieser (1779–1862), Johann Bernhard Wilbrand (1779–1846), Gotthilf Heinrich von Schubert (1780–1860), Ignaz Paul Vitalis Troxler (1780–1866), Johann Nepomuk Ringseis (1785–1880), Christian Andreas Justinus Kerner (1786–1862), Carl Gustav Carus (1789–1869).
Friedrich Wilhelm Joseph von Schelling (1775–1854) und Georg Wilhelm Friedrich Hegel (1770–1831) entwarfen in ihren naturphilosophischen Schriften auch eine philosophische oder metaphysische Grundlegung von Gesundheit, Krankheit und Therapie. Krankheit besteht nach Schelling in einem Mißverhältnis der drei organischen Grundfunktionen Reproduktion, Irritabilität (Reizbarkeit) und Sensibilität (Empfindungsfähigkeit); von dieser Disproportion oder Disharmonie wird die Existenz des Individuums insgesamt gefährdet. Therapie hebt die zerstörerischen Vereinzelungen der organischen und psychischen Funktionen oder Systeme wieder auf. Auch die Arzneimittel sollen sich nach Schelling in ein philosophisches System bringen lassen. Jede Therapie setzt, wie Hegel betonte, noch existierende Gesundheit voraus, jede Therapie kann aber immer nur vorläufig sein: »Der Organismus kann von der Krankheit genesen; aber weil er von Haus aus krank ist, so liegt darin die Notwendigkeit des Todes« (1817). Medizin muß daher ihre Grenzen akzeptieren. Mit dem Tod des Organismus hängt andererseits die Geburt des Geistes zusammen; als biologisches Wesen muß der Mensch untergehen, als Person gewinnt er seine Unsterblichkeit im Medium des überindividuellen Geistes.
Romantische Medizin ist philosophisch beeinflußte Medizin, nicht aber Naturphilosophie. Von den romantischen Naturforschern und Medizinern wurde der spekulative Vernunftbegriff Schellings und vor allem Hegels eingeschränkt oder abgelehnt: Das Absolute, das der Natur wie dem Geist zugrunde liegt, kann nach Troxler weder durch »intellectuelle Anschauung« noch durch »Vernunftglaube« erfaßt werden; jedes Wort für das Absolute sei nur ein »Zeichen« desselben (1808). Glaube, Gefühl und Traum sollen zum Verständnis der anorganischen und organischen Natur ebenfalls beitragen können – nicht im Gegensatz zum Verstand, sondern als seine Ergänzung. Metaphysik macht Empirie keineswegs überflüssig, ohne Theorie wird es aber, wie Wilbrand ausführte, keine wahre Erfahrung geben können: »Der wissenschaftliche Arzt soll allerdings stets Erfahrung zu Rate ziehen, aber er soll dieselbe im Geiste der Wissenschaft zu einem und demselben wissenschaftlichen Gebäude aufnehmen« (1815).
Die romantische Medizin oder Medizin der Romantik bot kein einheitliches Bild; unterschiedliche Natur- und Menschenvorstellungen wie verschiedene Wissenschaftskonzepte führten zu einer Vielfalt von Positionen. Unterscheiden läßt sich eine naturphilosophische von einer anthropologischen Richtung; stand die erste in größerer Nähe zur Naturphilosophie Schellings, so die zweite zu den romantischen Dichtern und Künstlern. Andere Differenzierungen sind ebenfalls möglich, so das Verhältnis von Metaphysik/Transzendenz und Empirie, die Bedeutung formaler und mathematischer Prinzipien, das Geschichtsverständnis, oder der politische Standpunkt; sie wurden aber von den Gemeinsamkeiten in der metaphysischen sowie ganzheitlichen Orientierung überwogen.
Durchgängig gab es während dieser Epoche um 1800 auch empirische oder der Kantischen Philosophie und ihrem Wissenschaftsverständnis nahestehende Mediziner, für die beispielhaft Christoph Wilhelm Hufeland (1762 bis 1836) gelten kann, der mit seiner »Makrobiotik oder die Kunst, das menschliche Leben zu verlängern« (1796), dem antiken Konzept der Diätetik verpflichtet war und ebenso weitsichtig vor einer Medizin warnte, die sich ein Urteil über Wert oder Unwert des Lebens anmaßt. Eine für sich stehende und folgenreiche medizinische Richtung war in jener Zeit die Homöopathie Samuel Hahnemanns (1755–1843) mit den Prinzipien der kleinen Dosis und der Ähnlichkeit (»Similia similibus curantur«, lat. Ähnliches wird durch Ähnliches geheilt).

Die körperlichen Erscheinungen gehen in die Welt des Geistes über

Grundlegend für die romantische Medizin ist die Auffassung von der Identität von organischer Natur und Geist sowie von der Einheit der Natur; mit den Gesetzen des Geistigen sollen die Gesetze der Natur übereinstimmen. Der Widerstreit von Gegensätzen (Polarität) liegt der dialektischen Entwicklung von der Urmaterie bis zu den höchsten Erscheinungen des Lebendigen zugrunde.
Dem Leben wurde eine herausragende Bedeutung zugeschrieben; im Organischen erreiche die Natur ihre Vollendung, gehe die Welt der körperlichen Erscheinungen in die des Geistes über. Im Organismus sei das Wesen der Natur begründet, in seiner Perspektive sollten sich auch physikalische, chemische und geologische Erscheinungen begreifen lassen. Der Organismus wurde darüber hinaus zu einem allgemeinen Modell für Geschichte und Gesellschaft (beispielhaft in Johann Gottfried von Herders Geschichtsphilosophie, 1774). Ebenso umfassend fiel das romantische Konzept der Anatomie aus. Von Carus wurden die vier Richtungen einer beschreibenden, vergleichenden, historischen und philosophischen Anatomie unterschieden (1826). Zwischen Lorenz Oken (1779–1851) und Johann Wolfgang von Goethe (1749–1832) kam es zu einem Prioritätsstreit über die Vorstellung von einem Grundtypus des Wirbels. Franz Joseph Galls (1758–1828) Schädellehre wurde von den romantischen Medizinern mit Zustimmung und zugleich Einschränkung aufgenommen.
Als Erscheinungen des Lebens sollten sich Gesundheit und Krankheit nie nur mechanisch interpretieren lassen; es wurde versucht, ihre Vielfalt in eine übersichtliche Ordnung zu bringen. John Browns (1735–1788) Krankheitssystem wurde von den romantischen Medizinern einerseits anerkannt, andererseits in seiner philosophischen Begründung für unzulänglich erklärt, da das Leben nach dem Schema von Reiz- und Reaktion allein nicht erfaßt werden könne. Windischmann meinte, bei Brown erschiene das Leben als etwas »Erzwungenes, aus seinen Faktoren Kalkulables«, die Heilkraft der Natur, ihre Rhythmik habe der schottische Mediziner ganz verkannt (1809). Die romantischen Klassifikationen der Krankheiten fanden bei aller Distanz gegenüber der Metaphysik eine Fortführung in der naturhistorischen Schule eines Johann Lucas Schönlein (1793–1864), Karl Wilhelm Stark (1787–1845) und Ferdinand Jahn (1804–1859).

Alle Therapie lebt von der Heilkraft der Natur

In der Therapie wurde von den romantischen Medizinern noch einmal das umfassende Konzept der antiken Diätetik (Licht und Luft, Essen und Trinken, Bewegung und Ruhe, Schlafen und Wachen, Ausscheidungen und Affekte) aufgegriffen, das während des 18. Jahrhunderts bereits eingeschränkt wurde und im 19. Jahrhundert zur Diät als Ernährungslehre und Krankenkost verkümmerte. Die Künste wurden in ihrer therapeutischen Wirkung genutzt; Kerner beruhigte mit den Tönen seiner Maultrommel unruhige Geisteskranke, Reil entfaltete ein umfassendes Konzept psychologischer Heilmethoden. Medikamentöse Therapie und Chirurgie wurden aber ebenfalls in der romantischen Perspektive interpretiert. Aller Therapie liege die Heilkraft der Natur zugrunde.
Als entscheidend galt die Persönlichkeit des Arztes, umgekehrt wurde auch der Patient in seiner Subjektivität ernstgenommen, zentral war die Arzt-Patienten-Beziehung; Krankengeschichte wurde der Krankheitsgeschichte übergeordnet. Von Carl Eberhard Schelling (1783–1864), Arztbruder des Philosophen, wurde eine dialektische Interpretation dieser Beziehung entworfen, in der die übliche Alternative von Symmetrie und Asymmetrie in der Beziehung zwischen Arzt und Patient ihre Gültigkeit verliert: »Das Schwächere aber, statt sich ohne weiteres assimilieren zu lassen, assimiliert sich vielmehr die ihm mitgetheilte Kraft, und zwar um so leichter, da sie in freundschaftlichem Rapport zu ihm steht, und erhält also dadurch Zuwachs an Kraft« (1807).
Psychologie und Psychiatrie zogen das Interesse der romantischen Ärzte auf sich, damit gewannen das Unbewußte, der Traum und alle abnormen Formen des Bewußtseins besondere Beachtung, insbesondere bei Carus und Schubert. Der Mesmerismus fand – wie die Lehren von Brown und Gall – ebenfalls Resonanz. In der Psychiatrie der Zeit standen sich »Somatiker« und »Psychiker« gegenüber, nicht aber als Alternative im Sinne eines sich ausschließenden Gegensatzes, sondern als abweichende Betonung des Körperlichen oder Seelischen in einem jeweils ganzheitlichen Ansatz. Die »Psychiker« wollten nach Heinroth in der Geisteskrankheit stets eine »Krankheit der ganzen Person« sehen (1825).

Medizin ist mehr als die Heilung von Krankheiten

Die Überlegungen der romantischen Mediziner richteten sich auch auf erkenntnistheoretische und forschungslogische Fragen. Über das Experiment wurde ebenso nachgedacht wie über den Ursachenbegriff oder den Zusammenhang von Erscheinung, Gesetz und Theorie. Roeschlaub publizierte »Einige Worte über Versuchemachen in der Medizin« (1806). Medizin sollte weit über die Heilung von Krankheiten hinausgehen und der körperlich-geistigen Bildung des Menschen dienen, der Verbesserung auch der äußeren Lebensbedingungen. Nach dieser Auffassung ist Medizin immer Kosmologie und Anthropologie zugleich und kann auf die Naturwissenschaften nicht beschränkt bleiben.
Medizin und Geschichte hängen immanent zusammen. Geschichte der Medizin meint Geschichte des Wissens und Handelns und zugleich Geschichte der Krankheiten. Medizingeschichte ist mit der Geschichte der Kultur verbunden und ist wie diese Fortschritt und Rückschritt in einem; in der historischen Entwicklung wird die zerfallene Integrität des Ursprungs wieder hergestellt oder werden – in den Worten von Eschenmayer – Krankheiten wie Medizin überflüssig gemacht: »Wie aber einst die Bruchstücke des Total-Menschen sich wieder ergänzen, die Leidenschaften sich vermindern und die Grundzüge des Karakters nach seiner höchsten Entfernung vom Centrum sich dem effectiven Werth desselben wieder nähern werden, so wird auch sein leiblicher Zustand seine Integrität wieder erhalten und die Krankheiten werden allmählich verschwinden. Diese Epoche, in welcher die Kunst entbehrlich wird, wird der Wissenschaft die Vollendung geben« (1806).

Medizin der Romantik wirkt fort bis in die Gegenwart

Die Zeit einer ausgesprochenen Geltung der romantischen Medizin war relativ kurz, sie war im allgemeinen auf die deutschen Länder begrenzt und auch hier keineswegs überall dominierend. Kritik begleitete bereits ihre Ausbreitung um 1800; zugleich lassen sich Resonanz und Fortwirkung während des 19. Jahrhunderts und bis in die Gegenwart verfolgen. Die Gesellschaft Deutscher Naturforscher und Ärzte wurde 1822 von Naturwissenschaftlern und Ärzten der Romantik begründet; Johannes Müller (1801–1858) bestimmte das Verhältnis von Medizin und Philosophie vor dem Hintergrund der idealistischen Philosophie; Johannes Evangelista Ritter von Purkinje (1787–1869) setzte sich noch weit nach der Mitte des 19. Jahrhunderts für Metaphysik und spekulative Logik in der Medizin ein; Rudolf Virchows (1821–1902) Zellularpathologie mit ihrer Verbindung von Mechanismus (Erklärung des Naturgeschehens nach dem Kausalprinzip von Ursache und Wirkung) und Vitalismus (Theorie, die zur Erklärung des Lebens auch immaterielle Kräfte und Substanzen annimmt) und ihrem Gedanken von der Gefährdung des Organismus steht ebenfalls in der Tradition der philosophischen Medizin der Romantik, und auch die Vorstellungen von dem Entwicklungscharakter der Erkrankung und der Subjektivität des Patienten in der modernen Psychiatrie hängen mit der romantischen Psychologie und Medizin zusammen.
Die klinische Medizin des 19. Jahrhunderts mit ihrer Aufsplitterung in zahlreiche Spezialdisziplinen orientierte sich in der Abkehr von Metaphysik und Transzendenz der Romantik und des Idealismus und unter Fortführung von Vorstellungen und Konzepten der Aufklärung an Beobachtung, Experiment und Statistik, stellte Kausalität (Ursache) über Finalität (Zweck) und beachtete soziale Hintergründe des Krankseins. Dem entsprach ein zunehmendes Desinteresse an Philosophie und Geschichte. Physiologie und Anatomie wurden zu den entscheidenden Grundlagen der medizinischen Theorie und Praxis erklärt. Leopold Auenbrugger (1722 bis 1809) und Théophile René Hyacinthe Laennec (1781–1826) stehen für diagnostische Fortschritte, die in der zweiten Hälfte des 19. Jahrhunderts aufgegriffen wurden. Anatomische Sektion und physikalische Untersuchung gelten als besondere Kennzeichen der medizinischen Schule von Paris, die sich nach 1789 erfolgreich ausbreitete. Marie François Xavier Bichat (1771–1802) gab der pathologischen Anatomie mit der Orientierung am Gewebe wesentliche Impulse. Die Chirurgie konnte in diesen Jahrzehnten ebenfalls bedeutende Erfolge verzeichnen, nicht zuletzt in der Aufwertung gegenüber der inneren Medizin. François Magendie (1783 bis 1855) setzte sich nachhaltig für eine experimentelle Physiologie ein, die bei Claude Bernard (1813–1878) einen weiteren Höhepunkt erreichte. An diese Entwicklung knüpfte auch die zweite Wiener Schule mit ihrer Verbindung von Anatomie, Physliologie und Klinik an.
In kritischer Auseinandersetzung mit der romantischen Medizin und konstruktiver Aufnahme der ausländischen Innovationen kam es in den 40er Jahren des 19. Jahrhunderts vor allem unter deutschen Medizinern zur naturwissenschaftlichen Grundlegung der Medizin und einer entsprechenden Forschung. Physik und Chemie wurden in methodischer wie sachlicher Hinsicht fundamental für die Medizin und ihr Selbstverständnis. Den diagnostischen und wissenschaftlichen Fortschritten entsprachen zunächst nur begrenzt therapeutische Erfolge; die Rede war sogar vom »therapeutischen Nihilismus«. Die institutionalisierte und professionalisierte Forschung in der Medizin nahm in diesen Jahren ihren Beginn; von großer Bedeutung erwies sich die Gründung spezifischer universitärer und außeruniversitärer Forschungsinstitute, geforscht wurde aber auch in der Klinik und Praxis. Mit den sozialmedizinischen Initiativen, die Impulse der Aufklärung aufgriffen, wurde gegenüber einer einseitig naturwissenschaftlichen Orientierung an die Position der Medizin zwischen Natur- und Geisteswissenschaften erinnert.

Dietrich von Engelhardt

1800

1800–1809

Um 1800. Es entsteht die Berufsbezeichnung »praktischer Arzt«. Sie gilt für denjenigen, der die übliche Universitätsausbildung absolviert hat und zusätzlich chirurgisch arbeitet.

1800. Der italienische Arzt Valerino Luigi Brera in Padua entwickelt eine neue Methode der Einreibung (»Anatripsologie«): Organische Säfte werden als »Pomade« aufgetragen.

Der italienische Physiker Alessandro Volta erfindet die elektrische Batterie (Voltasche Säule) und gibt damit der Elektrotherapie entscheidende Impulse zur dosierten Anwendung der Elektrizität. → S. 251

1800–1805. Die Studien des französischen Naturforschers Georges Baron de Cuvier zur vergleichenden Anatomie erscheinen.

1801. Friedrich Benjamin Osiander versucht erstmals, bei einem Krebs des Gebärmuttermundes diesen operativ zu entfernen (Portioamputation), hat jedoch keinen Erfolg.

Der französische Arzt und Anatom Marie-François-Xavier Bichat begründet mit seiner »Anatomie générale« die allgemeine Gewebelehre, die später als »Histologie« bezeichnet wird. → S. 254

Der US-amerikanische Arzt Benjamin Rush erkennt den Zusammenhang von Zahnerkrankungen und anderen Krankheitsherden im Körper (Fokalinfektion).

24. 12. 1801. Der römisch-deutsche Kaiser Franz II. verbietet die Vorlesungen des Hirnforschers Franz Joseph Gall, da dessen Lehre zum Materialismus führe. → S. 252

1802. Den ersten Selbstversuch mit Pesteiter nimmt der britische Arzt A. White in Alexandria (Ägypten) vor. Er impft sich mit dem Pesteiter (Inokulation) aus einer offenen Pestbeule einer erkrankten Frau und stirbt daran. Der Versuch sollte klären, ob Zusammenhänge zwischen Pest und Malaria bestehen und ob es möglich ist, mit einer solchen Impfung einen Schutz gegen beide Erkrankungen zu erreichen.

In Paris wird das erste Kinderkrankenhaus eingerichtet, das »Hôpital des enfants malades«.

1803. In Elmen bei Magdeburg wird durch den Arzt Johann Wilhelm Tolberg die erste Solbadeanstalt errichtet.

Lazzaro Spallanzanis Buch über die Atmung erscheint, in dem der italienische Biologe einen Gasaustausch (Sauerstoff, Kohlendioxyd) im Gewebe und einen Gastransport auf dem Blutwege behauptet.

Der deutsch-amerikanische Arzt Johann Conrad Otto gibt die erste moderne Beschreibung der Hämophilie (Bluterkrankheit): »An Account of an Hemmorhagic Disposition Existing in Certain Families« (»Bericht über eine hämorrhagische [d. h. zu Blutungen neigende] Veranlagung in bestimmten Familien«).

1804. Friedrich Wilhelm Adam Sertürner, ein deutscher Apotheker, isoliert Morphium und probiert es in einer Reihe von Selbstversuchen aus. → S. 254

Der britische Flottenarzt Thomas Trotter bezeichnet die chronische Trunkenheit erstmals als eine Krankheit. Er erblickt in der vollständigen Alkoholabstinenz das Ziel der Therapie.

Der in Berlin praktizierende Chirurg Johann Jakob Serre gibt eine Technik der Zahnimplantation an. Er bereitet die frische Zahnhöhle (Alveole) zum Einsetzen des Zahnes so vor, daß ein bündiger Sitz des Implantats erreicht wird.

1805. Johann Gottfried Langermann eröffnet die »Psychische Heilanstalt für Geisteskranke« in Bayreuth und damit die erste Irrenanstalt auf deutschem Boden (→ 1825/S. 264).

Der französische Naturforscher Georges Baron de Cuvier führt den Begriff des »Schmelzes« in die Zahnheilkunde ein.

Der Göttinger Mediziner Johann Friedrich Blumenbach bringt sein »Handbuch der vergleichenden Anatomie« heraus und leistet damit einen bedeutenden Beitrag zur Geschichte der physischen Anthropologie.

1806. Der schwedische Arzt und Chemiker Jöns Jacob Berzelius veröffentlicht das erste Handbuch der physiologischen Chemie.

1807. Der französische Chemiker Joseph Louis Gay-Lussac weist das Fluorid in den Zähnen nach.

1808. Der französische Militärarzt François Joseph Victor Broussais, ein Anhänger von John Brown und Xavier Bichat, veröffentlicht seine »Historie des phlegmasies ou inflammations chroniques« (Geschichte der chronischen Entzündungen) und begründet damit die »physiologische Medizin«. Er führt alle Krankheiten auf die Entzündung der Magen-Darm-Schleimhaut (»Gastro-Entérite«) zurück. → S. 255

Der deutsche Arzt und Naturphilosoph Gotthilf Heinrich von Schubert veröffentlicht seine Vorlesungen über die »Ansichten von der Nachtseite der Naturwissenschaften«. → S. 256

1. 11. 1808. Freiherr Clemens August Droste zu Vischering gründet in Münster in Westfalen die erste deutsche Genossenschaft für die Krankenpflege, die »Barmherzigen Schwestern«, auch »Clemensschwesternschaft« genannt.

1809. Johann F. M. Meckel, der Jüngere, beschreibt das »Meckelsche Divertikel«, den fortbestehenden Rest des Nabelstranges (Ductus omphaloentericus).

Dezember 1809. Ephraim McDowell nimmt in Danville (US-Bundesstaat Kentucky) unter dramatischen Umständen die erste Ovarektomie (Eierstockentfernung) vor. → S. 255

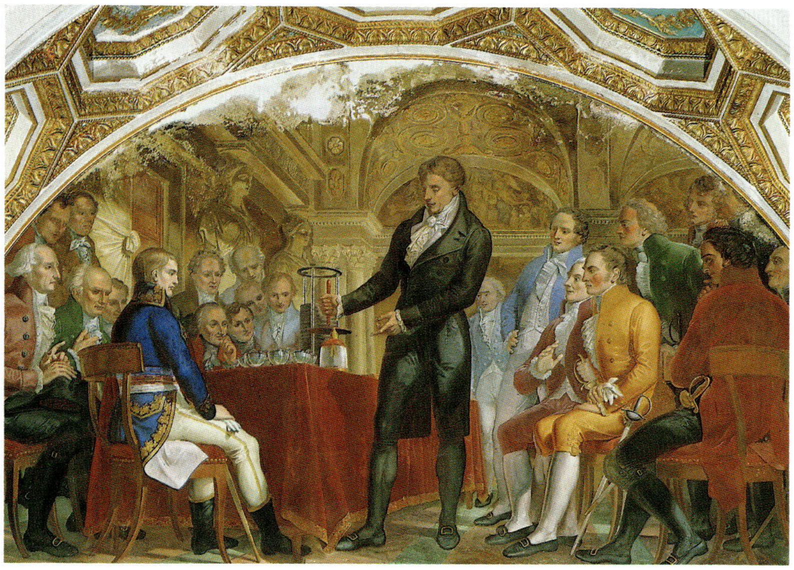

Alessandro Volta führt dem Ersten Konsul Napoleon Bonaparte (l.) im National-Institut zu Paris am 7. November 1801 seine elektrische Säule vor.

Volta erfindet die Batterie

1800. Der italienische Physiker Alessandro Volta (1745–1827) erfindet die Voltasche Säule und damit das Prinzip der elektrischen Batterie. Er ermöglicht damit in der Elektrotherapie die dosierte Anwendung der Elektrizität.

Voltas Erfindung hat ihren Ursprung in der Nachprüfung der von seinem Landsmann Luigi Galvani am Frosch beobachteten Zukkungen (→ 6. 1. 1780/S. 234). Volta findet heraus, daß die Annahme einer tierischen Elektrizität, von der Galvani ausgeht, überflüssig ist. Die im Experiment beobachteten Phänomene lassen sich allein durch eine Kontaktelektrizität zwischen zwei sich berührenden verschiedenartigen Metallen erklären. Da er noch über kein Spannungsmeßgerät verfügt, stellt Volta die Spannungsreihe auf, indem er die Intensität des »Stromgeschmacks« prüft, der sich ergibt, wenn man zwei verschiedene Metalle auf die feuchte Zunge drückt. Auf dieser Grundlage entwickelt Volta dann schließlich die nach ihm benannte Voltasche Säule als die erste brauchbare Spannungs- und Stromquelle. Die Voltasche Säule wird von dem Physiker Johann Wilhelm Ritter zur Zersetzung von leitenden Lösungen benutzt. Aus der Elektrolyse entstehen die ersten Anfänge der Elektrochemie. Eine große Bedeutung gewinnt die Säule aber auch für physiologische Experimente und für die Therapie.

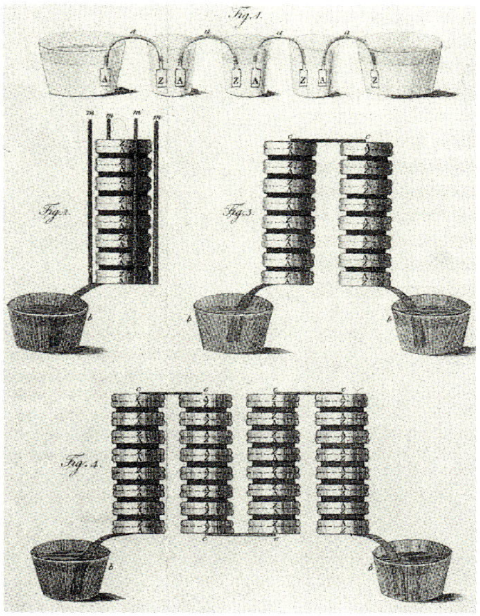

Voltasche Säulen: Sie lösen die bislang benutzten und etwas unhandlichen Apparate zur Stromerzeugung ab, bei welchen die ungleichartigen Metallplatten in eine Reihe von Tassen getaucht sind, die sog. Tassenkrone (in der Zeichnung oben dargestellt). Alessandro Volta nimmt eine Reihe kleiner runder Metallplättchen, Silber und Zink oder Kupfer und Zink, und legt zwischen zwei jeweils ungleichartige Scheiben einen in Salzwasser getränkten Pappdeckel. Dadurch baut sich Spannung zwischen den Metallen auf. Bereits im Jahr 1802 wird die langlebige galvanische Zink-Kohle-Batterie in Wien erfunden.

Hirnforscher Gall entwickelt seine Schädellehre

24. Dezember 1801. Der römisch-deutsche Kaiser Franz II. Joseph Karl verbietet die Privatvorlesungen des Hirnforschers Franz Joseph Gall, da dessen Lehre zum Materialismus führe und gegen die Grundsätze von Religion und Moral verstoße. Gall behauptet, daß man geistige Eigenschaften aus der Schädelform erkennen könne.

Gall, geboren am 9. März 1758 in Tiefenbronn bei Pforzheim, beobachtete schon als Kind einen Zusammenhang zwischen geistigen Fähigkeiten und äußerer Erscheinung eines Menschen. Nach seinem Medizinstudium in Straßburg und Wien forschte er, angeregt auch durch die Physiognomik von Johann Kaspar Lavater (→ 1775 bis 1778/S. 232), nach Beziehungen zwischen psychologischen Befunden und der Kopfform von Menschen und Tieren, u. a. durch Obduktion von verstorbenen Geisteskranken im Wiener »Narrenturm«.

Gall glaubt, daß sich geistige Funktionen und Eigenschaften in der Hirnrinde lokalisieren lassen und daß deren Aktivität sich in mehr oder minder ausgeprägten Vorwölbungen des Schädels kundtue. 1796 begann er, in Privatvorlesungen seine Theorie der Kranioskopie darzustellen, die rasch populär wurde. Als seine Vorlesungen verboten werden, verbreitet er seine Theorien auf einer »Kranioskopischen Reise« durch ganz Europa. Seine Hirnforschungen setzt Gall fort, seit 1800 unterstützt von Johann Kaspar Spurzheim (1776–1832). 1805 gibt Gall seine Wiener Praxis auf und läßt sich 1807 in Paris nieder, wo er neben einer umfangreichen ärztlichen Praxis und kranioskopischer Forschungstätigkeit Vorträge hält und seine Hauptwerke schreibt. Er stirbt am 22. August 1828 in Montrouge.

Trotz der Auswüchse, die seine Lehre in Gestalt der Phrenologie erfährt, gilt Gall heute als einer der bedeutendsten Hirnanatomen. Er verbessert die bisherigen Methoden der Hirnsektion, indem er nicht mehr allein Schnitte anfertigt, sondern in stumpfer Präparation der eigenen strukturellen Organisation des Gehirns folgt. Dabei verfolgt er den Weg von den älteren Schichten des zentralen Nervensystems bis zu den jüngsten. Er glaubt, daß sich höhere Strukturen aus niederen entwickeln und daß das Nervensystem eine hierarchisch gegliederte Folge von gesonderten, aber miteinander verbundenen Ganglien (Nervenknoten) ist. Sein Grundsatz ist, daß man nie die Funktion ohne ihre Beziehung zur Struktur betrachten darf.

Gall betrachtet das Hirnmark nicht als eine musartige Ansammlung von Gewebe, als Pulpa, sondern als ein schon mit bloßem Auge erkennbares Fasersystem. Die graue Hirnrindensubstanz beschreibt er als Ursprung und Quelle aller Nervenfasern, als Matrix nervorum und Grundlage der Hirnfunktionen. Die Gehirnsysteme sind durch Verbindungsfasern verknüpft, welche die weiße Substanz ausmachen. Auch beide Hirnhälften sind durch Kommissuren verbunden.

Gall verfolgt den Lauf der Nervenfasern zwischen Rückenmark und Großhirnrinde, schildert die segmentale Struktur des Rückenmarks, bestätigt endgültig die Kreuzung der Pyramidenbahnen, beschreibt Fasern zwischen Medulla oblongata (»verlängertes Rükkenmark«) und Basalganglien, legt die Ursprünge der ersten acht Hirnnervenpaare fest und unterscheidet im Kleinhirn divergierende und konvergierende Fasern.

Als wegweisend gilt nicht nur die Einführung des Lokalisationsgedankens in die Hirnforschung (→ S. 253). Gall kann auch als ein Begründer der Psychologie als biologische Wissenschaft gelten und als Wegbereiter für Evolutionstheorien. Hirn und Geist betrachtet er analog zu anderen Organen und ihren Funktionen und macht so die Körper-Geist-Problematik zu einem Gegenstand der Biologie. Aus vergleichend-anatomischen Studien schließt er, daß alle psychischen Elemente gleichermaßen bei Mensch und Tier vorhanden sind.

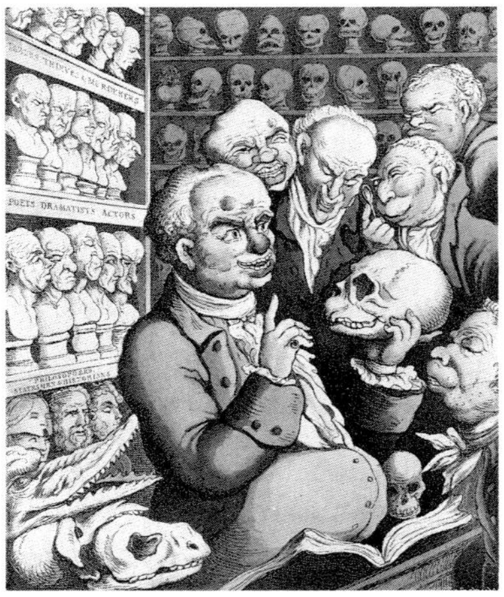

Vortrag Galls in seiner Schädelsammlung, Karikatur von Rowlandson

Spott und Tadel für Franz Joseph Gall

Franz Joseph Gall erntet für seine Schädellehre vielfach Hohn und Spott, so vom Dichter August von Kotzebue: »Es ist gelöst das schwierige Problem, / Bestimmung für den Mann im Knaben auszuspähen. / Und jede Fähigkeit wird man hinfort bequem / Mit Händen greifen und mit Augen sehen. / Kein Vater wird aus blinder Zärtlichkeit / Den dummen Sohn der Kanzel weyhen, / Dem die Natur ein besseres Gedeyhen / Als Schneidermeister prophezeit. / Heil jedem Ehemann! Zu Menschenhaß aus Reue / Wird mir hinfort kein Stoff, vertraut; / Der kluge Bräutigam sucht das Organ der Treue / bey Zeyten an der schönen Braut.« Auch persönlich erfährt Gall heftige Kritik: »... man vermißt ganz den Wahrheitssinn; dagegen äußert er unverschämter Weise die schändlichste Habsucht.«

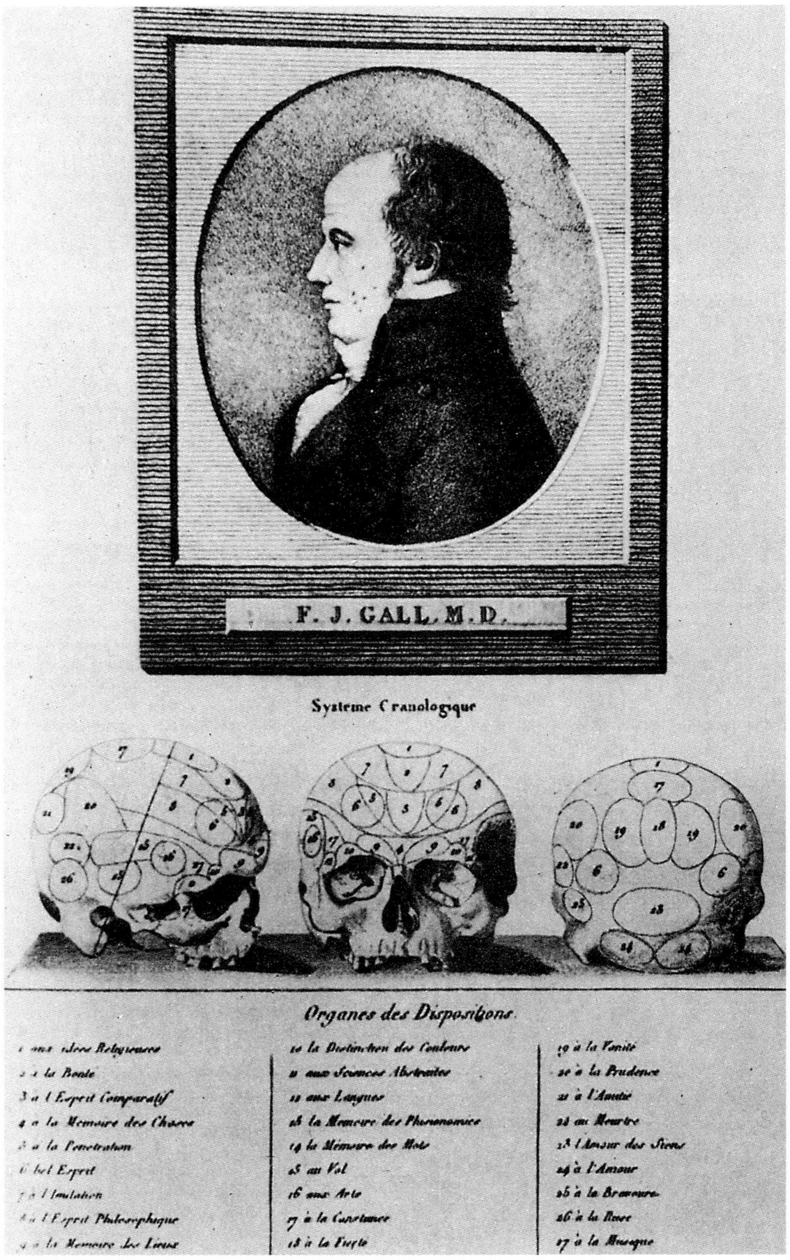

Porträt von Franz Joseph Gall; darunter ein Schädel aus mehreren Blickwinkeln mit Kennzeichnung der verschiedenen Hirnorganbezirke

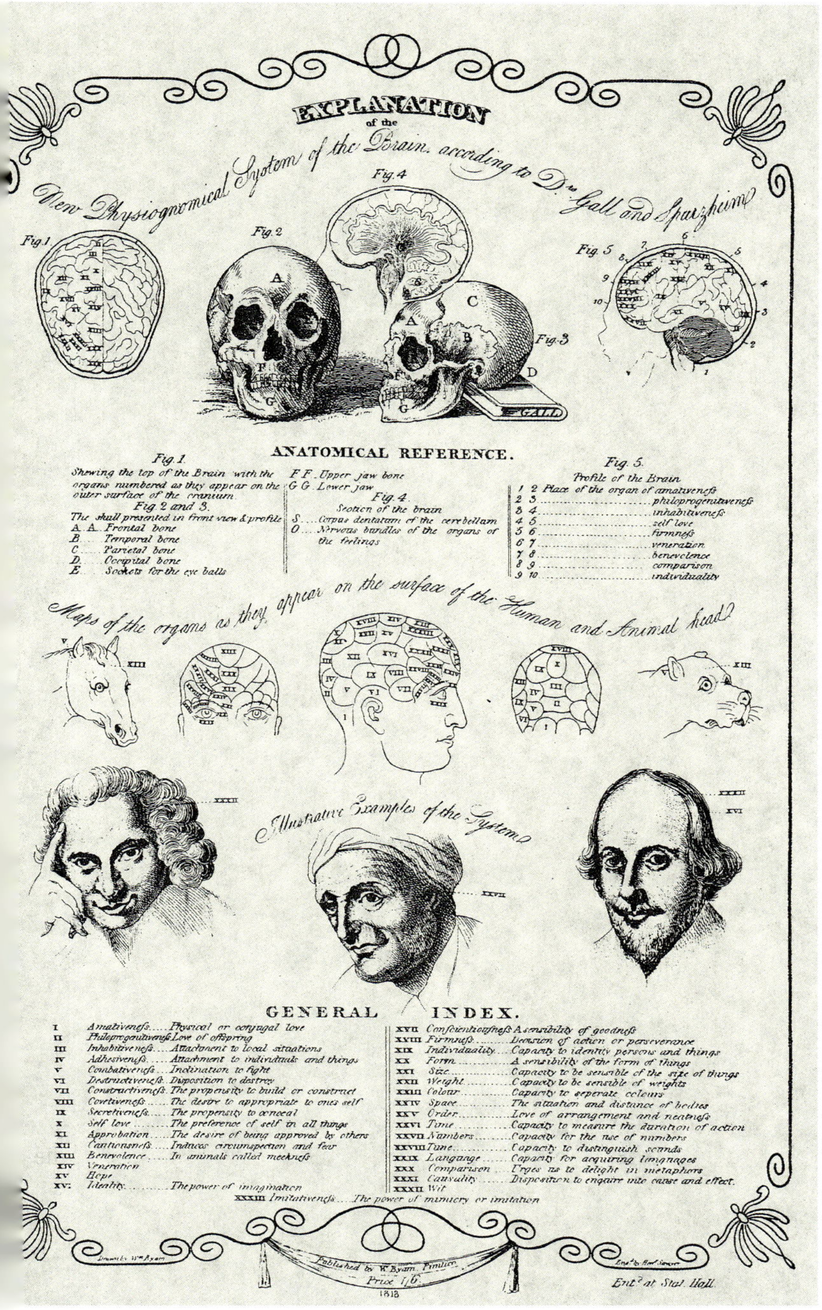

Englische Tafel aus dem Jahre 1818 zur Erläuterung des von Johann Kaspar Spurzheim abgewandelten Systems der Phrenologie nach Gall

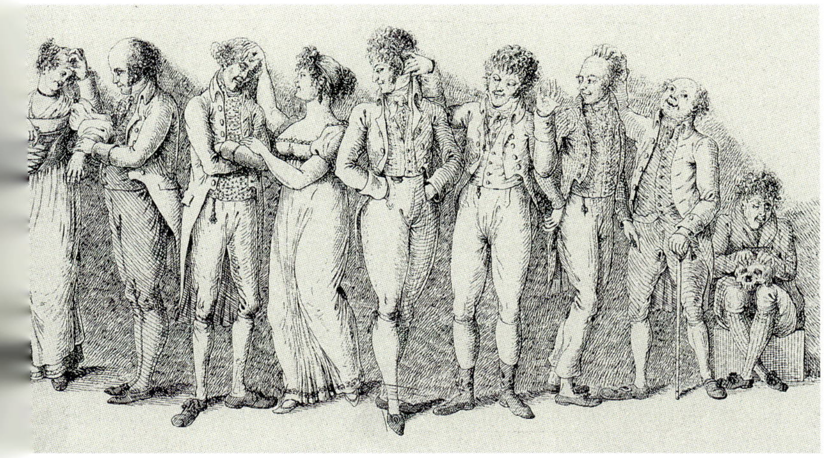

Galls Schädellehre wird zum gesellschaftlichen Ereignis: Die Kopfform soll Aufschluß über den Charakter geben (Daniel Heß, 1795).

Konzepte der Medizin:

Kopfform spiegelt Psyche

Galls Schädellehre breitet sich unter der 1815 von dem englischen Arzt Thomas Foster vorgeschlagenen Bezeichnung »Phrenologie« über die ganze Welt aus. Dabei geht der wahre Kern psychologischer Beobachtungen in einer Fülle von Irrtümern unter. In der Hand von Laien schließlich wird die Phrenologie zu einer betrügerischen Pseudowissenschaft, welche das gesamte Werk Franz Joseph Galls in Mißkredit bringt. Unzählige Karikaturen geben davon Zeugnis.

Die »Hirnorgane« nach Gall

Gall glaubt folgende Eigenschaften an der Gehirnrinde lokalisieren zu können:

1. Geschlechtstrieb
2. Jungen- bzw. Kinderliebe
3. Anhänglichkeit, Freundschaft
4. Instinkt der Verteidigung seiner Person und des Eigentums, Mut, Raufsinn
5. Würgsinn, Trieb zum Fleischgenuß, Neigung zum Morden
6. List, Schlauheit, Klugheit
7. Eigentumssinn, Instinkt, Vorräte zu sammeln, Hang zu stehlen
8. Stolz, Hochmut, Herrschsucht
9. Eitelkeit, Ruhmsucht, Ehrgeiz
10. Behutsamkeit und Vorsicht, Bedächtigkeit
11. Sachgedächtnis, Erziehungsfähigkeit
12. Ortssinn, Raumsinn, Ordnungssinn
13. Personensinn
14. Wortgedächtnis, Wortsinn
15. Sprachsinn
16. Farbensinn, Malergabe
17. Tonsinn, Talent für Musik
18. Zahlensinn
19. Sinn für Mechanik, Kunstsinn, Bausinn
20. Vergleichender Scharfsinn
21. Metaphysischer Tiefsinn
22. Witz, Kausalität, Folgerungsvermögen
23. Dichtergeist
24. Gutmütigkeit, Mitleiden, moralischer Sinn, Gewissen
25. Nachahmungssinn, mimisches Talent
26. Religiosität
27. Festigkeit, Beständigkeit, Beharrlichkeit, Hartnäckigkeit.

Ausgangspunkt der Lehre sind Galls Beobachtungen, daß das Seelische vom Körperlichen wesentlich mit beeinflußt wird. Es ist an gewisse Werkzeuge gebunden. So wie jede Körperfunktion ihr eigenes Organ besitzt, so müßten auch die geistigen Funktionen jeweils über ein eigenes unabhängiges Organ im Gehirn verfügen. Diese Organe glaubt Gall an bestimmten Stellen der Hirnrinde lokalisieren zu können (Organologie). Jeder Grundfunktion muß ein definierter Bezirk im Gehirn entsprechen. Die Aktivität eines Organs beeinflußt seine Größe. Dies gilt nach Galls Meinung auch für die psychischen Organe. Entscheidend für die Entwicklung der Phrenologie ist seine Überzeugung, daß sich der Schädelknochen in seiner Gestalt an das Gehirn anpaßt, daß sich demzufolge ein besonders aktiver und vergrößerter Bezirk der Hirnrinde in einer auffälligen Vorwölbung des Schädels an der betreffenden Stelle ausdrückt.

Das weitere Vorgehen ist mit diesen Annahmen festgelegt: Man muß die psychischen Phänomene aufspalten und nach Menschen oder Tieren mit jeweils

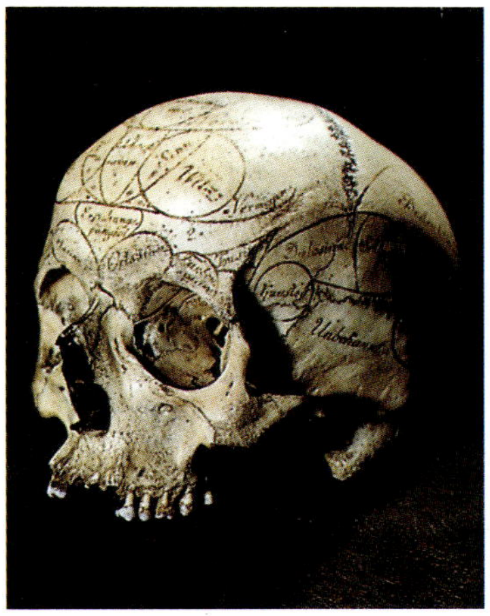

Ein von Franz Joseph Gall phrenologisch bestimmter Schädel eines 1797 im Allgemeinen Krankenhaus in Wien verstorbenen Mannes

einer besonders ausgeprägten moralischen oder intellektuellen Eigenschaft suchen. Findet man dann bei Ausmessung des Schädels eine besondere Schädelvorwölbung, so hat man den Sitz dieser Eigenschaft oder Funktion gefunden. Nach dieser Methode ermittelt Gall Orte für 27 Grundeigenschaften, von denen aber später nur die Lage des Sprachzentrums bestätigt wird.

Die genaue Spezifizierung nach Gall macht verständlich, warum sich das breite Laienpublikum für die Phrenologie begeistert. Verlockend ist der Gedanke, umgekehrt aus der Schädelform Charakter und Fähigkeiten eines Menschen eruieren zu können. In der Folgezeit wird das gegenseitige Betasten der Kopfform zu einem modischen gesellschaftlichen Zeitvertreib.

Xavier Bichat entwickelt Gewebelehre

1801. Der französische Arzt und Anatom Marie-François-Xavier Bichat begründet mit seiner »Anatomie générale« die allgemeine Gewebelehre (Histologie).
Bichat setzt es sich zum Ziel, ein vollständiges System der Medizin zu begründen, das ausschließlich auf anatomischen und physiologischen Tatsachen basiert. Dadurch wird erstmals versucht, alles, bis hin zur Therapie, auf eine morphologische Grundlage zu stellen: Als überzeugter Vitalist glaubt Bichat nicht, die Erscheinungen des Lebendigen mechanisch-chemisch erklären zu können. Die vitalen Eigenschaften gehören nicht den Molekülen der belebten Materie an, sondern sind an gewisse Strukturen gebunden, sind durch die organische Anordnung der Materie bedingt. Folglich muß deren systematische Erforschung in den Mittelpunkt des Interesses rücken. Von diesem Standpunkt aus erfaßt Bichat erstmals die ganze Bedeutung der Gewebe als wesentliche Elemente der Anatomie.
Er unterscheidet sieben Gewebe, die im ganzen Körper verbreitet sind und vierzehn weitere, die in besonderen Teilen vorkommen.

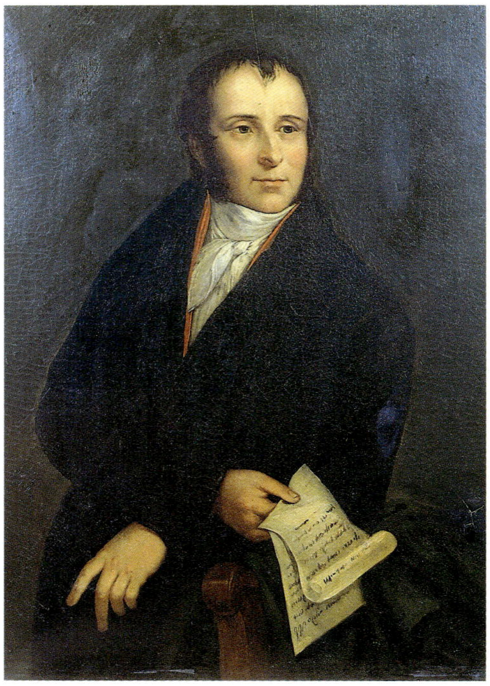

Bichat, am 14. November 1771 in Thoirette (Bresse) geboren, wurde 1791 Schüler des Chirurgen Marc-Antoine Petit in Lyon und 1794 Mitarbeiter von Pierre-Joseph Desault in Paris, dem berühmtesten Chirurgen seiner Zeit. 1796 gehörte Bichat zu den Gründern der Société Médicale d'Émulation. Seit 1796 hält er Privatkurse für Anatomie und Physiologie ab. Drei Jahre später wurde er Arzt am Hôtel-Dieu in Paris, wo seine Hauptwerke entstehen, u. a. die »Physiologischen Untersuchungen über das Leben und den Tod« und 1801 die »Allgemeine Anatomie«. Bereits am 22. Juli 1802 stirbt Bichat 30jährig an Schwindsucht mit Bluthusten.

Gewebearten im Körper

1. Zellgewebe
2. Nervengewebe des tierischen Lebens
3. Nervengewebe des organischen Lebens
4. Blutgefäßgewebe
5. Kapillargewebe
6. Ausdünstende Gewebe
7. Einsaugende Gewebe
8. Knochengewebe
9. Markgewebe
10. Knorpelgewebe
11. Faseriges Gewebe
12. Faserigknorpliges Gewebe
13. Muskeln des animalischen Lebens
14. Organische Muskeln
15. Schleimgewebe
16. Seröses Gewebe
17. Synovialgewebe (Gelenkinnenhaut)
18. Drüsengewebe
19. Haut
20. Oberhaut
21. Haare.

Fachgebiet:

Histologie – die Lehre von den Geweben

Ansätze zu einer Gewebelehre finden sich schon bei Aristoteles und dem römischen Arzt Galen. Aber erst Bichats bahnbrechende Forschungen stellen die Struktur der Gewebe als Basis gesunder und krankhafter Vorgänge im Körper angemessen heraus.
In seiner »Anatomie générale« erklärt Bichat 1801, so wie die Chemie die Wissenschaft von den Elementarkörpern sei, so sei die allgemeine Anatomie die Wissenschaft von den elementaren Geweben, die sich durch die Zusammensetzung und Anordnung ihrer Fasern unterscheiden.
Er zeigt, daß sehr wenige Elementargewebe die einzelnen Körperteile bilden und daß, wenn ein Organ erkrankt, nur einzelne dieser Gewebe betroffen sind. Ferner besteht zwischen den Geweben des Körpers eine Verwandtschaft

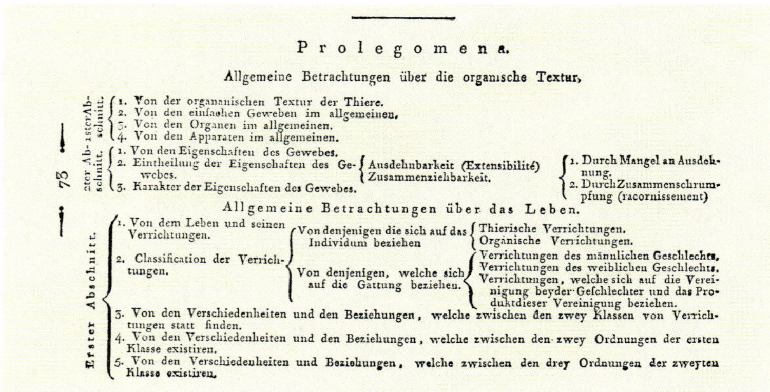

73

Prolegomena.

Allgemeine Betrachtungen über die organische Textur,

1ster Abschnitt.
1. Von der organanischen Textur der Thiere.
2. Von den einfachen Geweben im allgemeinen.
3. Von den Organen im allgemeinen.
4. Von den Apparaten im allgemeinen.

2ter Abschnitt.
1. Von den Eigenschaften des Gewebes.
2. Eintheilung der Eigenschaften des Gewebes.
   - Ausdehnbarkeit (Extensibilité)
   - Zusammenziehbarkeit.
     - 1. Durch Mangel an Ausdehnung.
     - 2. Durch Zusammenschrumpfung (racornissement)
3. Karakter der Eigenschaften des Gewebes.

Allgemeine Betrachtungen über das Leben.

Erster Abschnitt.
1. Von dem Leben und seinen Verrichtungen.
2. Classification der Verrichtungen.
   - Von denjenigen die sich auf das Individuum beziehen
     - Thierische Verrichtungen.
     - Organische Verrichtungen.
   - Von denjenigen, welche sich auf die Gattung beziehen.
     - Verrichtungen des männlichen Geschlechts.
     - Verrichtungen des weiblichen Geschlechts.
     - Verrichtungen, welche sich auf die Vereinigung beyder Geschlechter und das Produkt dieser Vereinigung beziehen.
3. Von den Verschiedenheiten und den Beziehungen, welche zwischen den zwey Klassen von Verrichtungen statt finden.
4. Von den Verschiedenheiten und den Beziehungen, welche zwischen den zwey Ordnungen der ersten Klasse existiren.
5. Von den Verschiedenheiten und Beziehungen, welche zwischen den drey Ordnungen der zweyten Klasse existiren.

Tafel aus der deutschen Ausgabe von Bichats »Anatomie générale« 1802

(Sympathie). Gleichartige Gewebe erkranken unabhängig von ihrer Lage in gleichartiger oder ähnlicher Weise. Es genügt also nicht mehr wie bei Giovanni Battista Morgagni (→ 1761/S. 224) die Beschreibung krankhafter Organe. Vielmehr muß man die Veränderungen der Gewebe ermitteln. Diese Blickrichtung läßt in der Anatomie und der Pathologie ein spezielles Fach – die Histologie – entstehen, das sich mit der Erforschung der Gewebe beschäftigt und dabei zunehmend auch das Mikroskop zu Hilfe nimmt.

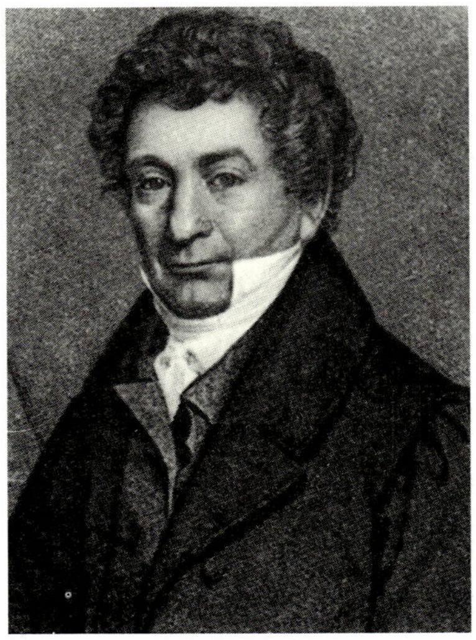

Apotheker Friedrich Wilhelm Adam Sertürner (anonyme Lithographie)

Junger Apotheker entdeckt Morphium

1804. Friedrich Wilhelm Adam Sertürner, ein deutscher Apotheker, isoliert das Morphium.
Der junge Sertürner (1783–1841) ist noch Assistent in der Cramerschen Hofapotheke zu Paderborn. Mit einfachster Ausrüstung sucht er nach dem Hauptwirkstoff des Opiums. Es gelingt ihm, den schlafinduzierenden Faktor zu isolieren, indem er einen Prozeß entwickelt, bei dem der Stoff mit Hilfe von Laugen aus dem Opiumextrakt ausgefällt wird. 1811 nennt Sertürner ihn Morphium, nach Morpheus, dem Gott der Träume.
Bis dahin hatte man angenommen, daß alle wirksamen Substanzen in Pflanzen Säuren seien. Sertürner aber findet mit dem Morphium den ersten basisch reagierenden Pflanzenwirkstoff. Er vermutet bereits, daß es sich dabei um den ersten Vertreter einer neuen Klasse von Substanzen handelt. So wird er der Begründer der Alkaloidchemie. Die Fachwelt beachtet Sertürners erste Veröffentlichungen über das Morphium (1805/06) nicht. Erst als er 1817 seine Forschungsergebnisse erneut in erweiterter Form publiziert, wird die Bedeutung seiner Arbeit erkannt.
Der französische Toxikologe Mathieu Joseph Bonaventure Orfila untersucht 1817 die Wirkung des Morphiums auf den tierischen Organismus. Ab 1844 wird es als Schmerzmittel angewendet. Nur der zunächst noch hohe Herstellungspreis verzögert die allgemeine Einführung in die Therapie.

Physiologische Medizin von Broussais

1808. François Joseph Victor Broussais (1772–1838), ein Anhänger der Lehren John Browns und Xavier Bichats, veröffentlicht seine »Histoire des phlegmasies ou inflammations chroniques« (Geschichte der chronischen Entzündungen) und begründet damit die »physiologische Medizin«. Er führt alle Krankheiten auf Entzündungen der Magen-Darm-Schleimhaut zurück und behandelt bevorzugt durch Ansetzen von Blutegeln.

Der Militärarzt und spätere Pariser Universitätsprofessor sieht in John Browns Theorie, daß gesundes wie krankes Leben durch Reizwirkungen bedingt seien (→ 1779/S. 228), einen der wichtigsten Grundsätze der Medizin. Er verbindet ihn mit dem Vitalismus und der Gewebelehre Bichats (→ 1801/S. 254).

Ein zu starker Reiz löst nach Broussais Krankheit aus, aber nicht wie Brown annimmt, gleich im ganzen Organismus, sondern in der Regel lokal in bestimmten Geweben, wo der örtliche Reiz einwirkt. Durch Sympathie wird, vermittelt durch das Nervensystem, der Reizzustand des zuerst erregten Organs auf andere Körperstellen übertragen und erzeugt die vielfältigsten Symptome. Für die Therapie genügt es also nicht, die Symptome zu bekämpfen. Man muß den physiologischen Ausbreitungsweg berücksichtigen und das Übel an der Wurzel packen.

Broussais glaubt, daß die direkte wie auch die übertragene Reizung sich zumeist in Entzündungen und Blutanhäufungen äußern. Er meint, daß sich starke Irritationen fast immer auf die inneren Häute und Schleimhäute von Magen und Darm übertragen. Infolgedessen muß deren Entzündung, die Gastroenteritis, das häufigste Leiden überhaupt sein und außerdem Quelle für fast alle anderen Erkrankungen, von den Pocken und Masern angefangen bis zu Gicht, Wassersucht oder Krebs. Eine Entzündung will Broussais sofort behandelt wissen, damit die Sympathie nicht zur Verschlimmerung führt. Diät und vor allem das wiederholte Ansetzen einer größeren Zahl von Blutegeln gelten ihm als ideale Mittel, um im Sinne einer kausalen Therapie die vermuteten Blutanhäufungen zu beseitigen.

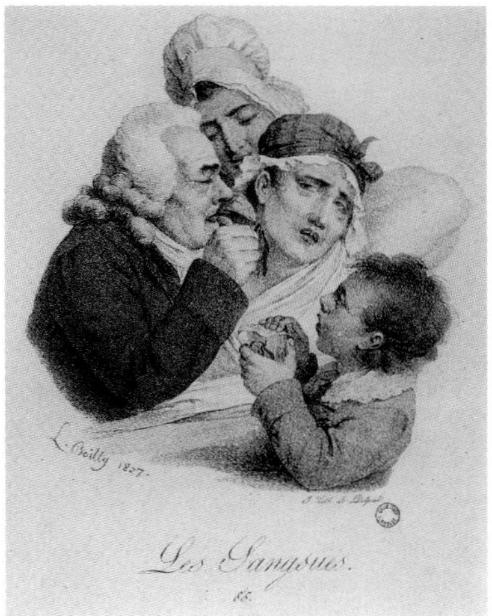

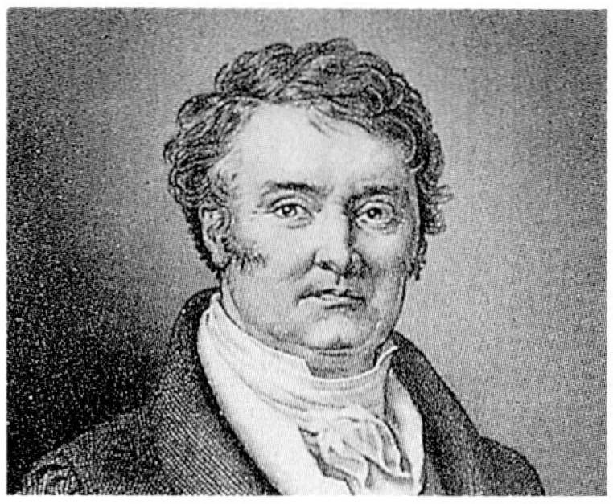

Broussais stellt den Begriff der »Entzündung« in den Mittelpunkt seiner Untersuchungen.

◁ *Therapie durch Blutegel (Lithographie von Louis Boilly; 1827)*

Eierstockoperation auf dem Küchentisch

Dezember 1809. Ephraim McDowell (1771–1830) nimmt in Danville in den USA die erste Ovarektomie (Eierstockentfernung) vor.

McDowell ist Chirurg in einer Kleinstadt im US-Bundesstaat Kentucky. Er war vier Jahre lang Lehrling bei einem Arzt und hat 1793 bis 1794 in Edinburgh (Schottland) bei John Bell studiert.

Am 13. Dezember 1809 wird er zu einer Entbindung auf eine Farm gerufen. Aber McDowell diagnostiziert bei der Pionierfrau statt einer Schwangerschaft eine Geschwulst und gelangt zu der Überzeugung, daß nur eine Operation die Patientin retten könne. Die Frau ist zu dem Wagnis bereit, obwohl eine solche Operation noch nie durchgeführt wurde. Auf dem Küchentisch seines Hauses öffnet McDowell den Bauch und entfernt einen zu einem gewaltigen Tumor angeschwollenen Eierstock, während die Frau Psalmen aufsagt. Nach fünf Tagen ist die Patientin wieder wohlauf. 1813 und 1816 führt McDowell in ähnlichen Fällen dieselbe Operation durch. Als er 1817 in einer medizinischen Zeitschrift davon berichtet, glauben ihm die Ärzte zunächst nicht.

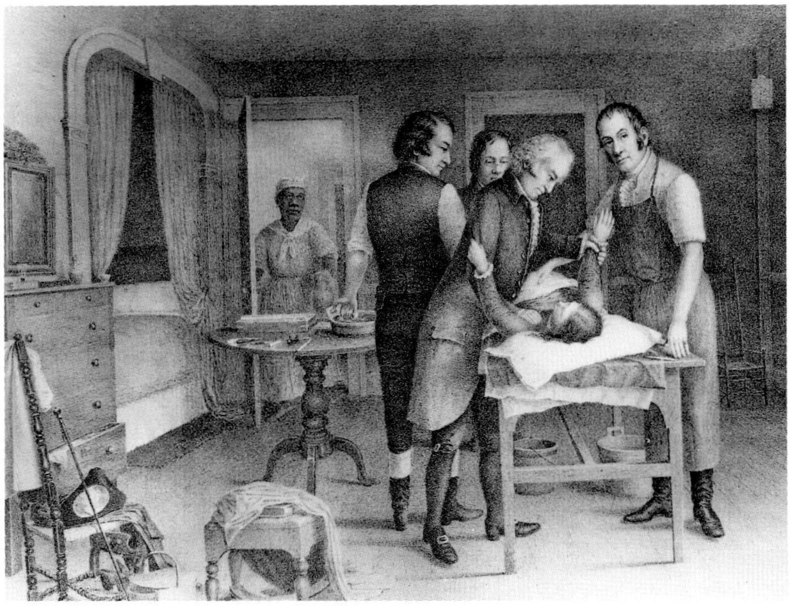

Der US-amerikanische Chirurg McDowell entfernt 1809 eine fast 20 Pfund schwere Eierstockzyste; die Patientin lebt nach dem Eingriff noch 31 Jahre.

Medizinische Praxis:

Höhepunkt der Blutegeltherapie

Die Blutegeltherapie wird durch François Joseph Victor Broussais zu einer Modeerscheinung. Sie erreicht während der etwa zwei Jahrzehnte dauernden Vorherrschaft des Broussaisismus in der französischen Medizin ihren historischen Höhepunkt.

Das seit der Antike bekannte Verfahren der Blutentziehung mit Hilfe von blutsaugenden Würmern wurde von den Ärzten bislang nur vereinzelt als Ersatz für den Aderlaß und das Schröpfen angewandt, bevorzugt an empfindlichen Stellen, oder bei Kindern und ängstlichen Patienten.

Nun wird der Blutegel plötzlich für zahlreiche Ärzte zum Hauptmittel der Therapie. 1819 werden allein in Broussais' Krankenhausabteilung 100 000 Blutegel gesetzt, viele Millionen im ganzen Land. Bald sind die Blutegel in Frankreich fast ausgerottet. Zahlreiche Anstalten zur Züchtung der braunen Ringelwürmer werden deshalb gegründet.

Der Hamburger Arzt Friedrich Alexander Simon stellt 1830 fest: »Am furchtbarsten aber hat die Broussaissche Theorie in der neuesten Zeit die Anwendung der Blutegel gehandhabt. Ein Dr. Frappart verordnete einem Kranken im Verlauf einer einzigen Krankheit, welche mit dem Tode endete, nicht weniger als 1800 Blutegel. Ein anderer Arzt ließ Herrn Martainville 500 Blutegel an seine von Gicht geschwollenen Finger legen, wonach Gicht Gicht blieb. 60 bis 80 Blutegel ist ein gewöhnliches Quantum bei kleinen Unpässlichkeiten. Leider hat diese arge Blutegelei auch in Deutschland ihre Nachahmer gefunden. Klagt der Kranke über Schmerzen im Unterleibe, wenn man ihm denselben weidlich durchknetet, so wird als radikales Mittel ein halbes oder ganzes Schock Blutegel auf den Leib geworfen, worauf der Schmerz verschwindet oder nicht verschwindet.«

Die »Nachtseite« der Natur

1808. Der deutsche Arzt und Naturphilosoph Gotthilf Heinrich von Schubert (1780–1860) veröffentlicht seine Vorlesungen »Ansichten von der Nachtseite der Naturwissenschaften«. Darin beschäftigt er sich mit dem gesamten Spektrum der zeitgenössischen naturkundlichen und naturhistorischen Forschungen, denen er in seiner naturphilosophischen Perspektive die Aufgabe zuweist, die dunklen Wesenszüge und verschlüsselten Botschaften der verborgenen Natur, deren »Nachtseite«, sichtbar und hörbar zu machen. Schuberts Vorlesungen werden sehr populär. Sie sind repräsentativ für die Hinwendung der Medizin zur romantischen Naturphilosophie.

Schubert bemüht sich u.a. ausführlich um die naturwissenschaftliche Einordnung des »tierischen Magnetismus« (→ 28. 7. 1774/S. 226), mit dem er sich einige Jahre zuvor in seiner kurzen und erfolglosen Tätigkeit als Arzt experimentell befaßt hat und dessen eindrucksvolle Phänomene ihm als Beweis für die Kräfte der Natur gelten. Dieses Interesse am Magnetismus zeigt sich auch noch zwei Jahrzehnte später, als er – gemeinsam mit seinem Freund, dem Arzt und Dichter Justinus Kerner – Experimente mit der »Seherin von Prevorst« anstellt (→ 1829/S. 270).

Als Begründer der romantischen Naturphilosophie gilt im allgemeinen Friedrich Wilhelm Joseph von Schelling mit seinen Werken um 1800. Aus partiell sichtbaren Teilen der Natur soll deren »wahrer« Wesenskern erfaßt werden. Dabei geht es um eine gleichsam mystische Vereinigung von Geist und Natur, die als göttlich gesehen wird, um eine Wiederherstellung der verlorengegangenen Einheit. Die gesamte Natur erscheint in dieser Sicht als ein riesiger beseelter Organismus (»Von der Weltseele«, Schelling 1798), der alle Naturdinge auf eine sympathetische Weise miteinander verbindet. Was die Medizin betrifft, so spiegelt Schelling eher die gängigen Auffassungen wider, als daß er tatsächlich neue Ansätze begründet. Spekulationen über Magnetismus und Elektrizität, Mesmerismus und Brownianismus (→ 1779/S. 228), die Suche nach einem geistig-biologischen Lebensprinzip haben Ende des 18. Jahrhunderts weniger von philosophischen Überlegungen ihren Ausgang genommen als vielmehr von sehr handfesten Therapiebestrebungen. In diesem Zusammenhang gewinnt der Begriff der »Sympathie« in der Medizin eine zentrale Bedeutung: Er bezeichnet in der Nervenphysiologie das geheime Zusammenspiel der Organe im Menschen, in der psychosomatischen Betrachtung des Menschen das Wechselverhältnis von Leib und Seele und darüber hinausgehend die »magisch-magnetische« Korrespondenz zwischen Makrokosmos (Umwelt im weiteren Sinne, Universum) und Mikrokosmos (menschlicher Organismus).

Das überschwengliche Naturgefühl, das Einswerden mit den geistigen Kräften der Natur, wird zu einem erklärten Ziel der »Romantiker«. Deshalb beeindrucken die Phänomene des Mesmerismus, die Manifestationen einer okkulten Naturkraft, einer »Nachtseite« im Menschen, die Ärzte jener Zeit. Die »Somnambulen« (→ 1829/S. 270) rücken in den Mittelpunkt des Interesses, und Geisteskranke erscheinen als Künder einer tieferen oder höheren Weisheit der Natur, die den normalen Menschen, insbesondere jenen, die sich einem einseitigen Rationalismus der Aufklärung verschrieben haben, verschlossen bleibt. Es entwickelt sich eine medizinische Psychologie mit allen Spielarten bis hin zu Johann Heinrich Jung-Stillings »Geisterkunde« (1808). Die Faszination, die von psychischen »Eröffnungen« in Vision, Traum und Krankheit ausgeht, schlägt sich in Literatur und Kunst nieder, beispielsweise in den Erzählungen von E. T. A. Hoffmann oder der Landschaftsmalerei von Caspar David Friedrich.

Die »romantische Medizin«, die – im Verbund mit dem deutschen Idealismus – gerade in Deutschland sehr starke Verbreitung findet, wird ab Mitte des 19. Jahrhunderts immer wieder als eine spekulative Sackgasse des wissenschaftlichen Fortschritts, als unfruchtbare Periode der Medizin dargestellt.

Tatsächlich sind jedoch die Forschungsaktivitäten auf allen Gebieten sehr beachtlich, die Experimentierfreude ist groß, die exakte Naturbeobachtung wird nicht geringer geschätzt als zuvor.

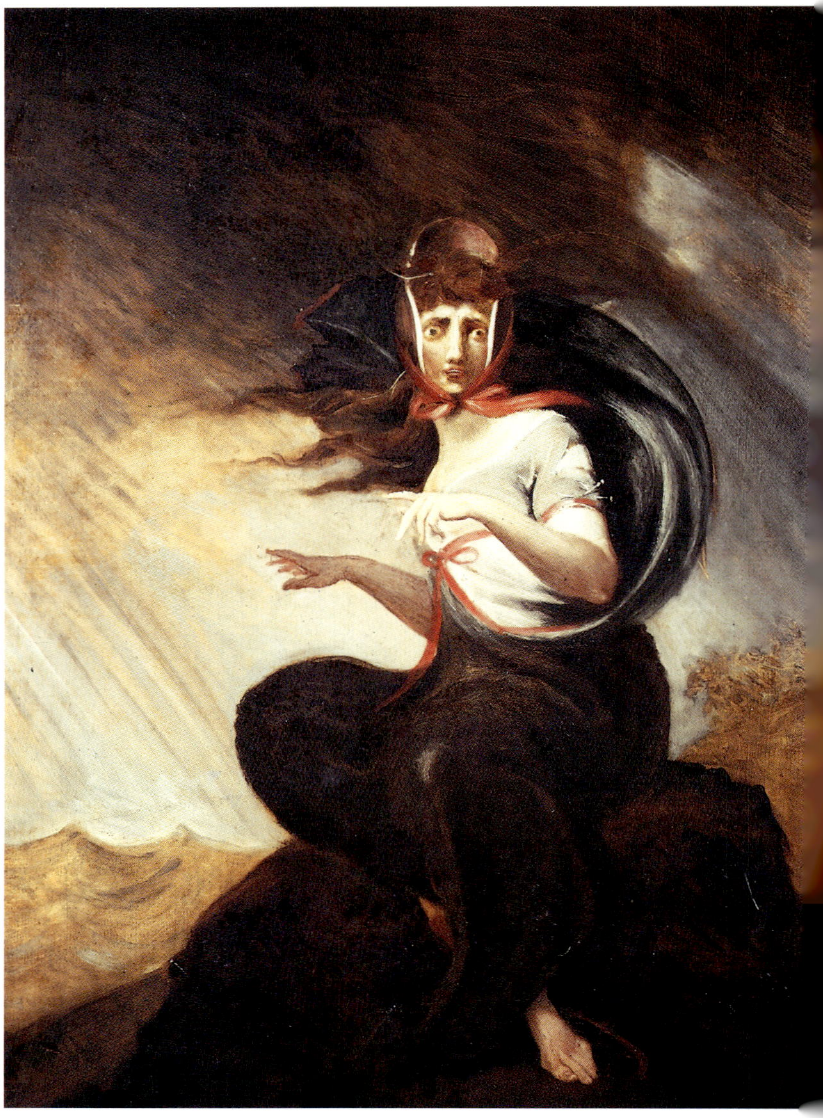

△ »Die wahnsinnige Kate«, ein Mädchen, das aus Trauer um ihren von der Seefahrt nicht zurückgekehrten Liebhaber den Verstand verloren hat; in der Romantik wird oft angenommen, daß Geisteskranke an einer übergeordneten Weisheit teilhätten (Johann Heinrich Füssli, 1806/07).

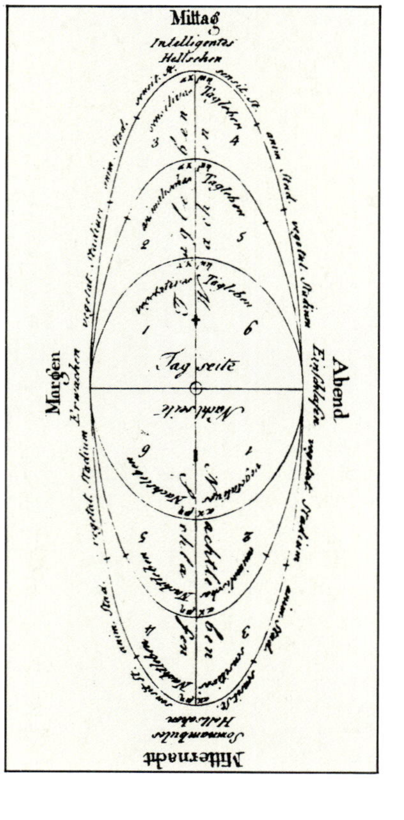

◁ Der Tageszyklus des Menschen in seiner Polarität von »Tagleben« und Wachen sowie »Nachtleben« und Schlafen; die psychologischen Zustände sind an die biologischen Stadien gebunden. Sie bewegen sich zwischen dem höchsten Punkt (»intelligentes Hellsehen«, Mittag) und dem tiefsten (»somnambulistisches Hellsehen«, Mitternacht). Sowohl das Tagleben (Wachen) als auch das Nachtleben (Schlafen) hat eine »vegetative«, »animalische« und »sensitive« Schichtung und läßt die »Nachtseite« des Seelenlebens spiegelbildlich zur »Tagseite« erscheinen (Darstellung aus dem »System des Tellurismus« von Dietrich Georg Kieser, 1826).

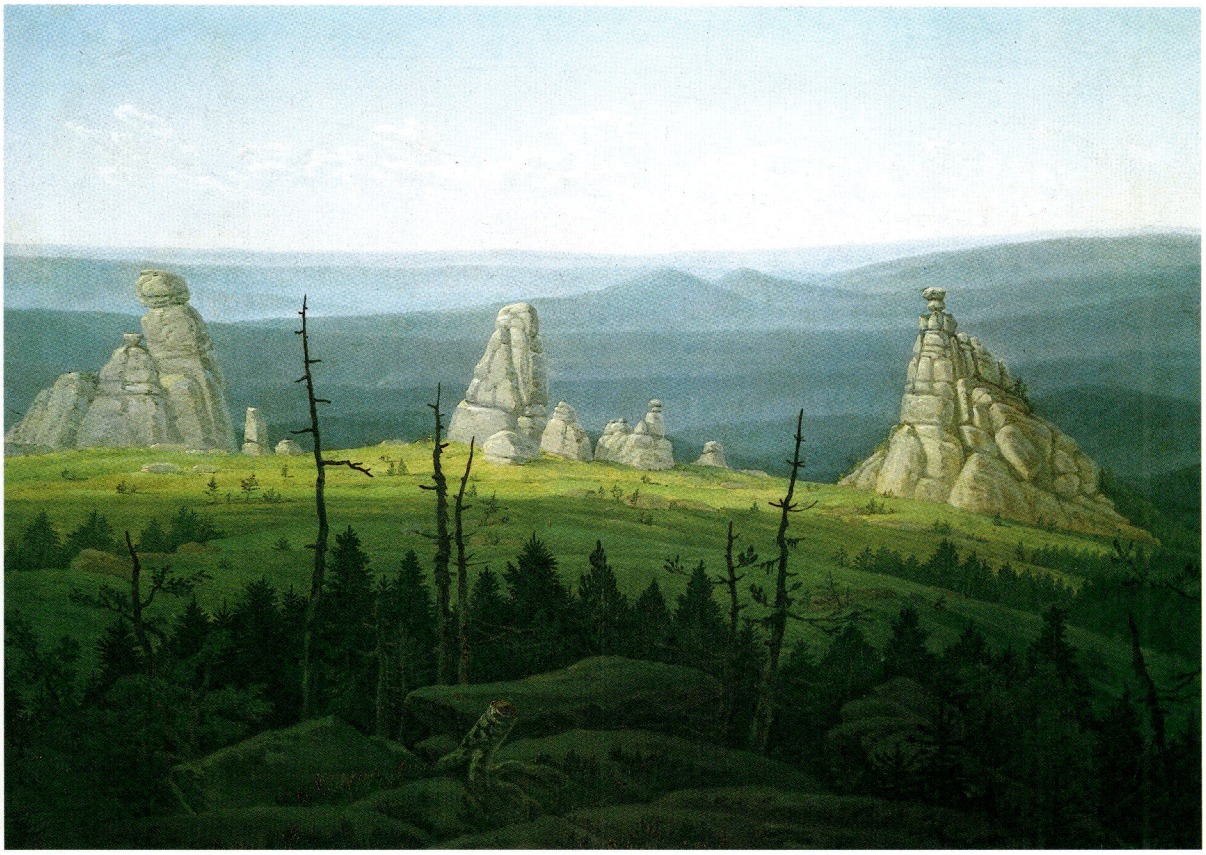

»Die Dreisteine im Riesengebirge« (Gemälde von Carl Gustav Carus, Öl auf Leinwand, 1826); die Natur stellt sich nach seiner Auffassung »als der unendliche Gesamtorganismus an allen ... einzelnen Organismen« dar.

Seelenlandschaften: Kunst der Romantik

Gemäß der romantischen Naturphilosophie gibt es zwischen dem Innenleben des Menschen und der ihn umgebenden Natur geheime Wechselwirkungen, sympathetische Schwingungen, die nicht nur in den Naturwissenschaften und der Medizin untersucht werden, sondern auch in Literatur und Kunst zur Darstellung gelangen. In der Malerei spielt die »Beseelung« der Natur eine große Rolle. Gemütszustände im Seelenleben erhalten insbesondere in der Landschaftsmalerei ihre äußere Darstellung. Es geht um die Einheit von drinnen und draußen, um die geheimen Bande zwischen Natur und Organismus. Der Dresdner Arzt und Naturforscher Carl Gustav Carus, der mit dem Maler Caspar David Friedrich ab 1818 bekannt und später befreundet ist, gibt mit seinen Landschaftsgemälden ein Beispiel für die »romantische« Kunst. Seine Briefe über Landschaftsmalerei (1815–1824) zeigen, wie sehr für ihn theoretische Überlegungen hierbei maßgeblich sind.

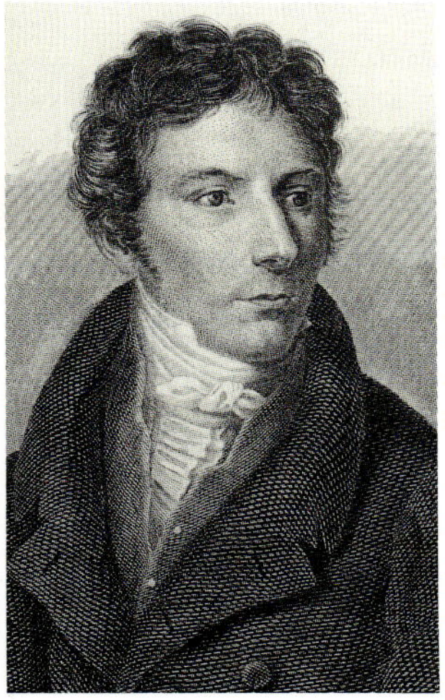

Lorenz Oken (1779–1851): Oken veröffentlicht 1803 die Schrift »Naturphilosophie« im Sinne Schellings. Nach einer wechselhaften und umstrittenen akademischen Laufbahn wird er 1832 Professor an der Zürcher Universität. 1817 bis 1843 gibt er eine wichtige naturhistorische Zeitschrift heraus, das enzyklopädische Magazin »Isis«. Er gründet die »Gesellschaft Deutscher Naturforscher und Ärzte«, deren erstes Treffen 1822 in Leipzig stattfindet.

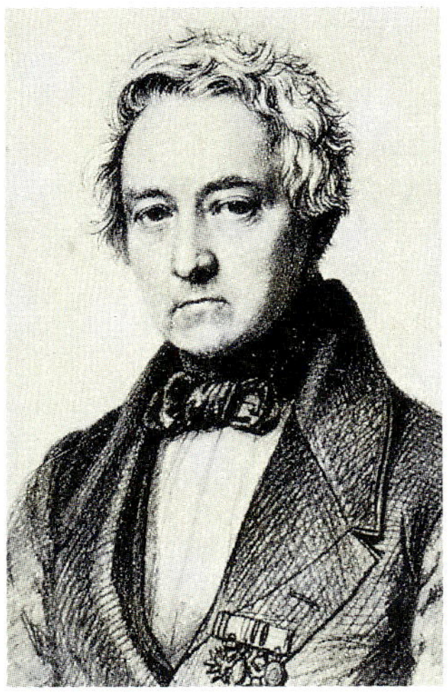

Dietrich Georg Kieser (1779 bis 1862): Kieser, ab 1812 Medizinprofessor in Jena, veröffentlicht 1826 sein Werk »System des Tellurismus«, in dem er den kosmischen Einfluß auf das irdische Leben darlegt. »Da das solare Leben das höhere, das tellurische Leben das niedere ist, so erscheint daher im Schlafe auch eine niedere Form des Lebens ...« Seine Krankheitslehre (ab 1812) geht von der Polarität zwischen negativem und positivem Prinzip aus.

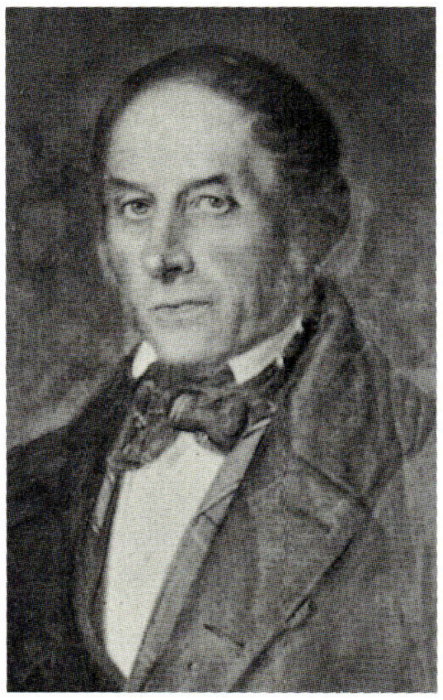

Joseph Ennemoser (1787 bis 1854): Der von einem Bauernhof in Südtirol stammende Ennemoser nimmt 1809 am Tiroler Aufstand teil. In Berlin, wo er 1816 in Medizin promoviert, trifft er auf den bekannten Medizinprofessor und Mesmer-Anhänger Karl Christian Wolfart. Beeinflußt durch seine Beschäftigung mit dem »Lebensmagnetismus« verfaßt er ab 1819 als Professor in Bonn umfassende Studien zur Psychologie und Anthropologie.

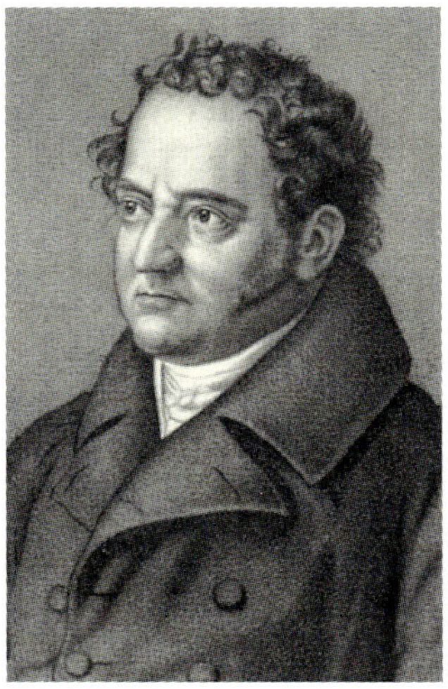

Gotthilf Heinrich von Schubert (1780–1860): Schubert befaßt sich neben der Medizin mit Geologie, Naturgeschichte, Astronomie sowie Kunstgeschichte und verfaßt Reisebeschreibungen. Seine Schrift »Die Symbolik des Traumes« ist für die romantische Psychologie paradigmatisch. Es geht Schubert vor allem um die Entschlüsselung der sog. Originalsprache der Natur (»Hieroglyphensprache«), die sich nur noch im Traum, Wahn oder Hellsehen offenbare.

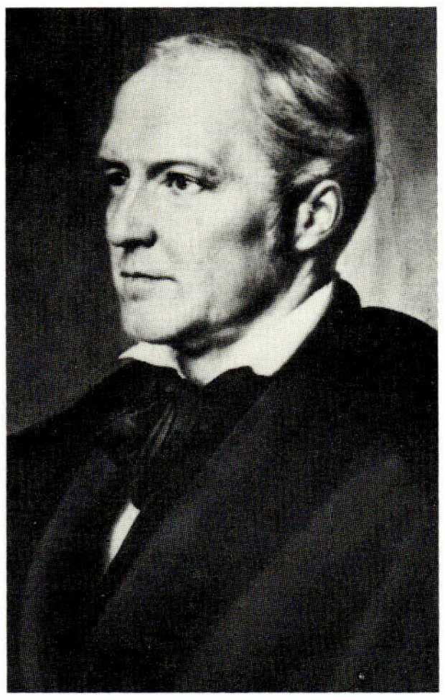

Carl Gustav Carus (1789 bis 1869): Carus ist ab 1815 Professor für Frauenheilkunde in Dresden. Ab 1827 ist er königlicher Leibarzt. Er wurde stark von Goethe beeinflußt und bearbeitet neben seinen naturwissenschaftlichen und medizinischen Studien psychologische Themen. In seinem Buch »Psyche« (1846) führt er – lange vor Sigmund Freud – den Begriff des »Unbewußten« in die Medizin ein. Carus gilt als herausragender Klassiker der (Spät-)Romantik.

1810

1810–1819

1810. Der Pariser Arzt Jean Nicolas Corvisart macht die Perkussion (Untersuchung durch Beklopfen der Körperoberfläche) 50 Jahre nach ihrer Erfindung durch Leopold Auenbrugger bekannt (→ S. 261).

Der aus Meißen stammende Arzt Samuel Hahnemann begründet mit seinem Hauptwerk »Organon der rationellen Heilkunde« die Homöopathie. → S. 258

1811. In Sonnenstein (Sachsen) wird die zweite Irrenheilanstalt in Deutschland eröffnet. Die erste nahm ihren Betrieb 1805 in Bayreuth auf.

In Paris entdeckt der Salpetersieder Bernard Courtois bei Versuchen, daß in der Retorte violette Dämpfe aufsteigen, die sich in der Vorlage als schwarze, glänzende Kristalle niederschlagen. Er hat das Jod entdeckt und damit die Voraussetzung für die Erforschung der Schilddrüse geschaffen (→ um 1920/S. 402).

Der schottische Anatom Charles Bell entdeckt die Funktion der Nerven der vorderen und der hinteren Wurzeln des Rückenmarks (»Bell-Magendiesches Gesetz«). → S. 260

Die Zwillingsbrüder Chang und Eng Bunkes werden miteinander verwachsen geboren. Sie sind Kinder eines chinesischen Vaters und einer siamesischen Mutter. → S. 262

1812. Der Berliner Arzt und Medizinprofessor Karl Christian Wolfart besucht Franz Anton Mesmer im Auftrag einer Ärztekommission für mehrere Monate und erlernt dessen Theorie und Praxis des »tierischen Magnetismus«. Anschließend eröffnet er in Berlin eine magnetische Praxis, die zu einem gesellschaftlichen Treffpunkt wird. U. a. sind Johann Gottlieb Fichte, Novalis, Friedrich Daniel Ernst Schleiermacher und die Gebrüder Alexander und Wilhelm von Humboldt zu Gast (→ 28. 7. 1774/S. 226).

1812–1818. In Leipzig erscheint das »Handbuch der pathologischen Anatomie« von Johann F. M. Meckel d. J.

1813. Die erste praktische Lehranstalt für gerichtliche Medizin der Welt entsteht in Wien. Johann Joseph Berut übernimmt die Lehrkanzel für Staatsarzneikunde und zugleich das Fach »Gerichtliche Arzneykunde«.

Friedrich Benjamin Osiander setzt eine angebliche Brandstiftungstendenz bei jungen Mädchen mit deren Blutbeschaffenheit im Sinne der Säftelehre (Humoralpathologie) in engste Beziehung: Übermäßige »Venosität« führe zur »Lichtgier«.

Der englische Arzt Thomas S. Sutton beschreibt erstmals das Alkoholdelirium.

»Mesmerismus oder das System der Wechselwirkungen«, das Hauptwerk des österreichischen Arztes Franz Anton Mesmer erscheint. Herausgeber ist Karl Christian Wolfart (→ 28. 7. 1774/S. 226).

16.–19. 10. 1813. Die »Völkerschlacht bei Leipzig gegen das Heer Napoleons fordert innerhalb von drei Tagen 100 000 Todesopfer und Verwundete. Von 34 000 Verwundeten in der Stadt Leipzig sterben 11 000. → S. 260

1813–1815. In Sankt Petersburg werden fast 500 z. T. an Typhus Erkrankte ausschließlich mit kalten Tauchbädern behandelt. → S. 263

1815. Der französische Chemiker Michel Eugène Chevreul stellt fest, daß die fettig aussehende Substanz in den Gallensteinen nicht aufgelöst werden kann und nennt sie daher »Cholesterin«. Er identifiziert den Urinzucker als Traubenzucker oder »Glucose«.

1817. Der Dresdner Arzt August Ernst Iphofen wird von der Medizinischen Fakultät in Leipzig beauftragt, mehrere sog. Kropfländer in den Alpen zu bereisen (Schweiz, Steiermark, Kärnten). Er kommt zu dem Ergebnis, daß der Kretinismus (hochgradiger Schwachsinn, der auf dem Versagen der Schilddrüsenfunktion beruht) aus Mangel an »Lebenskraft« und »atmosphärisch-elektrischer Materie« entstehe.

In seiner Schrift »Vergiftung durch verdorbene Würste« beschreibt der schwäbische Arzt und Dichter Justinus Kerner als erster das klinische Bild der »Wurstvergiftung« (Botulismus). → S. 262

Johann Georg Neuburg, ein Arzt jüdischer Herkunft, sein Kollege Philipp Jakob Cretzschmar und andere gründen – unter dem Eindruck eines Aufrufs von Johann Wolfgang von Goethe – die Senckenbergische Naturforschende Gesellschaft in Frankfurt am Main. Für die naturkundlichen Sammlungen wird ein Museum errichtet.

Der britische Arzt James Parkinson beschreibt die »Schüttellähmung« (Morbus Parkinson), die durch degenerative Veränderungen im Gehirn hervorgerufen wird. → S. 262

1817–1826. Christian Friedrich Nasse, Dietrich Georg Kieser u. a. geben eine Zeitschrift zur Erforschung des »tierischen Magnetismus« heraus, das »Archiv für den thierischen Magnetismus« (→ 28. 7. 1774/S. 226).

Ab 1818. Der Gräfenberger »Wasserdoktor« Vinzenz Prießnitz beginnt mit der Anwendung von kaltem Wasser bei Kranken und begründet in der Folgezeit seine »Wasserheilkunde« (→ 1826/S. 268).

1819. Der bretonische Arzt Théophile René Hyacinthe Laennec führt die Auskultation (Abhorchen) mit dem Stethoskop (Hörrohr) ein. → S. 261

Der Pariser Arzt und Anatom Augustin Serres bestätigt Johann Jakob Wepfers Theorie in Tierexperimenten: Er ruft typische Symptome des Schlaganfalles durch Verletzung der Hirngefäße von Hunden, Kaninchen und Vögeln hervor (→ 1658/S. 183).

Das britische House of Commons erklärt in London, die Pest sei nicht ansteckend. → S. 262

Anfänge der Homöopathie

1810. Der aus Meißen stammende Arzt Samuel Hahnemann (1755 bis 1843) veröffentlicht sein Hauptwerk »Organon der rationellen Heilkunde«, mit dem er sein neues System der Heilkunde begründet, das er selbst bereits ab 1807 als »Homöopathie« bezeichnet. Demzufolge sind die Symptome für den Arzt entscheidend, um sich ein »Bild« der Krankheit zu entwerfen und seine Therapie abzuleiten.

Hahnemanns Lebensweg ist von vielen Ortswechseln geprägt. 1779 wurde er in Erlangen zum Doktor der Medizin promoviert, 1785 ging er nach Dresden, 1789 nach Leipzig. Er kritisiert die ableitenden Maßnahmen im Sinne der antiken Humoralpathologie (→ S. 55), nach der die Ursache aller Krankheiten in einer fehlerhaften Zusammensetzung der Körperflüssigkeiten besteht, und lehnt vor allem den Aderlaß ab. 1790 unternahm er Selbstversuche mit der Chinarinde und beobachtete an sich selbst alle beim »Wechselfieber« (Malaria) auftretenden Symptome. Er kam zu dem Schluß, daß diese Droge deshalb Malaria heilen könne, weil sie beim Gesunden ähnliche Symptome hervorrufe, wie sie für die Krankheit typisch sind.

1796 begründete Hahnemann in Christoph Wilhelm Hufelands »Journal der practischen Arzneykunde« (→ 1795/S. 243) sein »neues Princip zur Auffindung der Heilkräfte der Arzneisubstanzen«. Hier formulierte er bereits den therapeutischen Grundsatz seines Heilsystems: »Man ahme der [!] Natur nach, welche zuweilen eine chronische Krankheit durch eine andre hinzukommende heilt, und wende in der zu heilenden (vorzüglich chronischen) Krankheit dasjenige Arzneimittel an, welches eine andre, möglichst ähnliche, künstliche Krankheit zu erregen im Stande ist, und jene wird geheilt werden; Similia similibus.« Dieser Grundsatz, Ähnliches mit Ähnlichem zu heilen, ist eine Kampfansage an die traditionelle Gegensatztherapie (»contraria contrariis«).

Seit 1801 entwickelt Hahnemann in seiner Arzneimittellehre das Dogma von der Verdünnung, d. h. »Potenzierung« der »Arznei-Stoffe«, das schon zu seinen Lebzeiten Kritik und Spott hervorruft. 1811 habilitiert sich Hahnemann in Leipzig, 1813 gründet er eine »Arbeitsgemeinschaft für Arzneiprüfungen«. Aufgrund umfangreicher Untersuchungen werden Symptomenregister, sog. Repertorien, angelegt, die wegen der Subjektivität der geprüften Symptome den Zeitgenossen von Anfang an problematisch erscheinen. Nach einer Klage der Leipziger Apotheker wegen unerlaubter Zubereitung und Abgabe von Arzneimitteln verlegt Hahnemann seine Praxis 1821 nach Köthen und geht 1835 nach Paris.

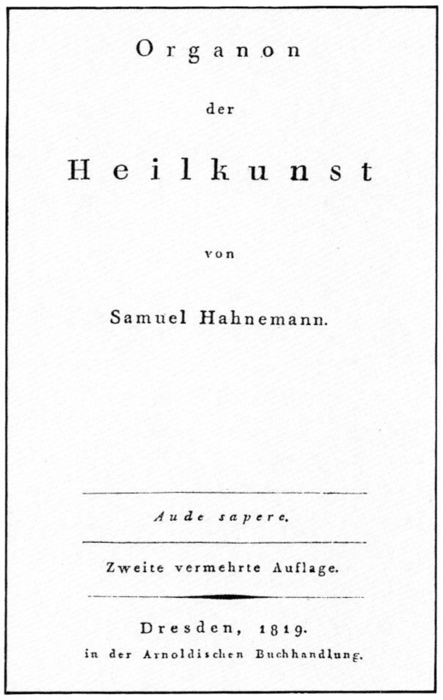
Organon
der
Heilkunst
von
Samuel Hahnemann.
Aude sapere.
Zweite vermehrte Auflage.
Dresden, 1819.
in der Arnoldischen Buchhandlung.

Im Jahr 1819 erscheint in Dresden die zweite Auflage von Hahnemanns Hauptwerk zur Homöopathie.

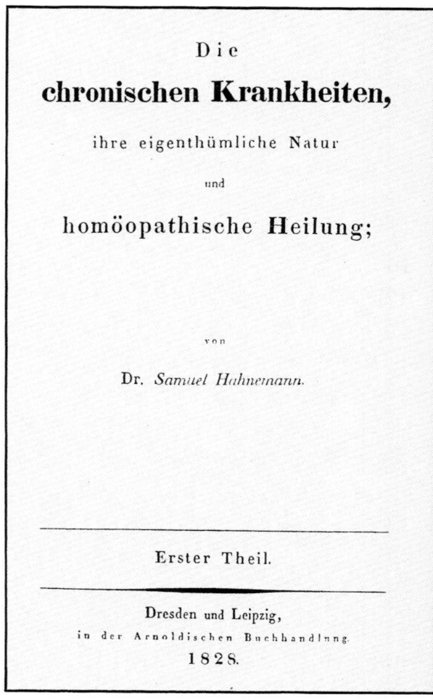
Die
chronischen Krankheiten,
ihre eigenthümliche Natur
und
homöopathische Heilung;
von
Dr. *Samuel Hahnemann.*
Erster Theil.
Dresden und Leipzig,
in der Arnoldischen Buchhandlung
1828.

1828 veröffentlicht Hahnemann eine Schrift, die sich v. a. mit der Therapie chronischer Leiden beschäftigt.

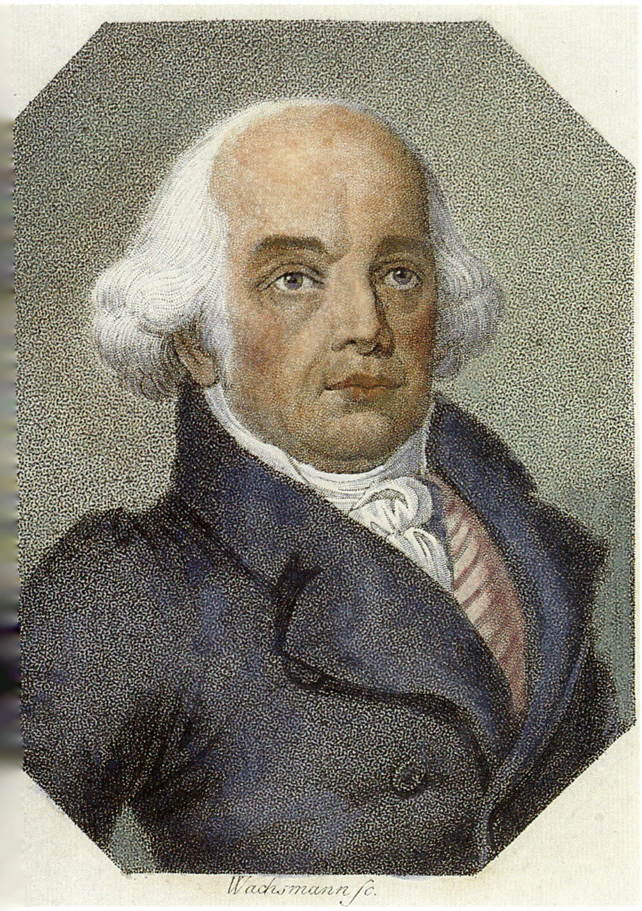

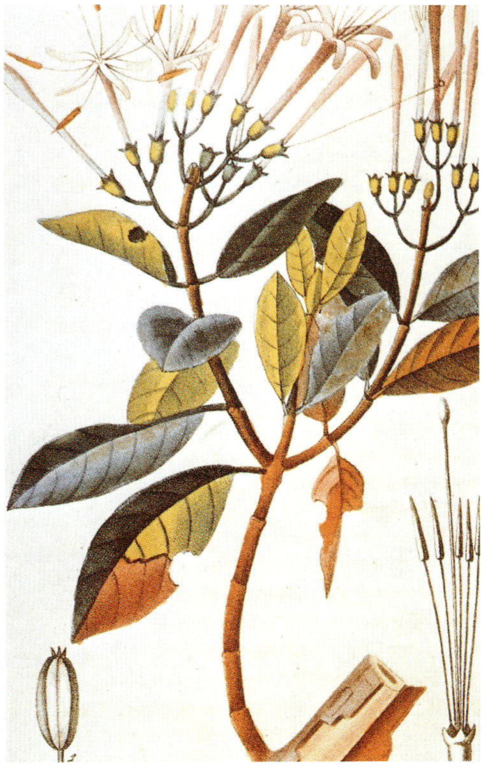

Hahnemann experimentiert u. a. mit der Chinarinde (Illustration von Descourtilz, 1821–27).

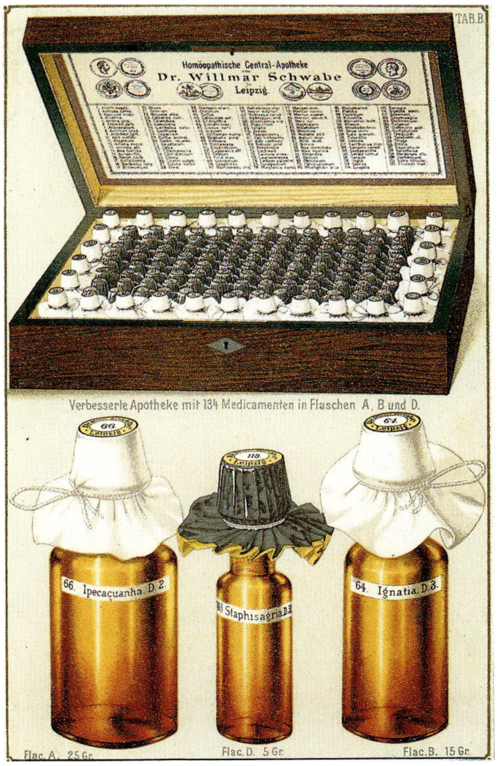

Kasten mit 134 Medikamenten (Illustration aus dem »Homöopathischen Vademecum«, 1889)

◁ Hahnemann wurde am 10. April 1755 in Meißen geboren. 1796 stellte er die Grundprinzipien der Homöopathie erstmals vor. Er stirbt am 2. Juli 1843 in Paris (Stich von Anton Wachsmann, um 1820).

Konzepte der Medizin:

Hahnemann: »Ähnliches wird mit Ähnlichem geheilt«

Grundlegend für die homöopathische Theorie und Praxis ist Samuel Hahnemanns Ähnlichkeitsprinzip: »Similia similibus curantur« (Ähnliches wird mit Ähnlichem geheilt). Es widerspricht grundsätzlich dem Heilprinzip der Humoralpathologie (→ S. 55), die seit der Antike auf ausgleichende Gegenmaßnahmen ausgerichtet ist (»contraria contrariis«), ein Grundsatz, der in der Zeit Hahnemanns vom Brownianismus (→ 1779/S. 228) vertreten wird.

Die homöopathische Arzneimittellehre geht von Hahnemanns Auffassung aus, daß Medikamente »dynamisch« wirken. Durch ein spezielles Verfahren soll die im rohen Arzneimittel verborgene Kraft dynamisch wirksam gemacht werden. Durch Verreiben mit Milchzucker und Verschütteln mit Weingeist stellt Hahnemann fortschreitende Verdünnungen im Verhältnis 1:100 her, wobei eine Stufe einer Centesimalpotenz (C) entspricht. Ab den späten 1820er Jahren spricht Hahnemann von »Potenzierung« statt von Verdünnung der Arzneimittel. Hahnemann und einige seiner Schüler treiben die Verdünnungen sehr weit (bis zur 100. Centesimalverdünnung = C100). Diese »Hochpotenzen« werden jedoch bald zugunsten niedrigerer Potenzen aufgegeben, so daß heute »nur« noch eine Verdünnung bis zur 30. Dezimalpotenz üblich ist.

Die homöopathische Bewegung findet zunächst vor allem in Sachsen viele Anhänger. Seit den 1820er Jahren entstehen homöopathische Ärzte- und später Laienvereine sowie spezielle Zeitschriften. Die Universitätsmedizin steht der neuen Heilkundebewegung überwiegend ablehnend gegenüber. Allerdings werden vereinzelt, wie in Tübingen und Budapest, Lehrstühle eingerichtet. Die Homöopathen sind in kontroverse Lager gespalten. Hahnemann, der die »reine« Lehre vertritt, bekämpft die »Halb- und Bastard-Homöopathen«, die Kompromisse mit der »Allopathie« (Schulmedizin) eingehen. Ab 1836 treten die Vorschriften Hahnemanns in den Hintergrund.

Die weltweite Verbreitung der Homöopathie ist einzigartig für ein außeruniversitäres Heilsystem. Sie ist heute – neben Lateinamerika – wohl am stärksten in Indien vertreten. Trotz aller Erklärungsversuche hat die Homöopathie bis heute mit dem Vorwurf der fehlenden Wissenschaftlichkeit von seiten der Universitätsmedizin zu kämpfen (→ Juni 1988/S. 591).

Die Herstellung homöopathischer Medikamente gegen Ende des 19. Jahrhunderts: Streukügelchenfabrikation in der Leipziger Firma Dr. Willmar Schwabe. Die maschinelle Zubereitung widerspricht Hahnemanns Methodik der Arzneimittelzubereitung.

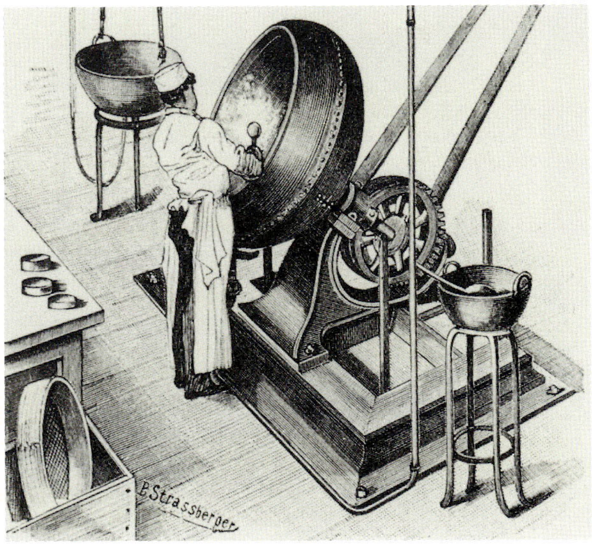

Bell entdeckt, wie das Nervensystem funktioniert

1811. Der aus Schottland stammende Anatom Charles Bell (1774–1842) veröffentlicht in London sein Buch über die Hirnanatomie (»Idea of a New Anatomy of the Brain«), in dem er zu neuen Erkenntnissen über die Funktion von Gehirn und Nervensystem gelangt.
Er stellt fest, daß die einzelnen Teile des Gehirns verschiedenen Funktionen dienen und nicht das ganze Gehirn bei allen Tätigkeiten beteiligt ist. Die peripheren Nerven setzen sich aus Gruppen mit unterschiedlichen Aufgaben zusammen. Jede einzelne Gruppe erhält ihre funktionelle Bestimmung von dem Teil im Gehirn, mit dem sie verbunden ist, und besitzt ihre spezifische Nervenenergie (→ 1826/S. 266).
Bell beschreibt sein Experiment, mit dem er die unterschiedlichen Funktionen der beiden Nervenwurzeln am Rückenmark zeigen kann. In einem Tierversuch legt er diese Nervenwurzeln frei: »Ich bemerkte, daß ich den hinteren Nervenstrang durchschneiden konnte, der von dem hinteren Teil des Rückenmarks entspringt, ohne daß sich die Rückenmuskeln zusammenzogen; wenn ich aber den vorderen

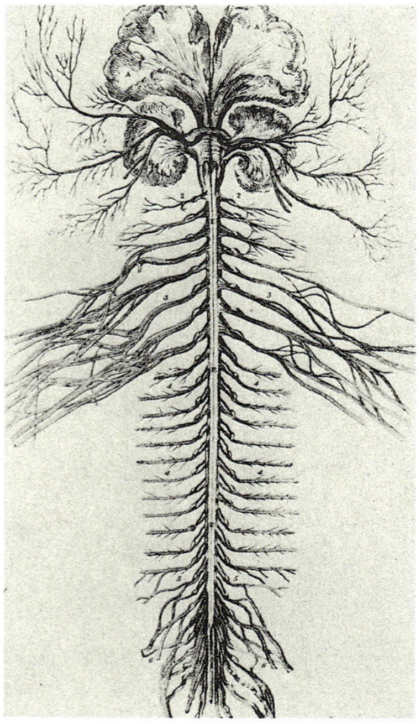

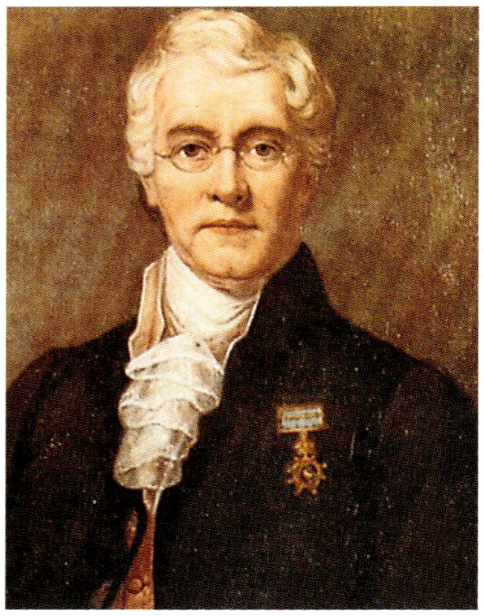

Wegbereiter der Neurologie: Der schottische Anatom Charles Bell

◁ Die Nervenwurzeln des Rückenmarks; anatomische Darstellung nach dem Werk von Charles Bell

Nervenstrang mit der Messerspitze berührte, zogen sich die Rückenmuskeln sofort zusammen.« Damit beschreibt Bell als erster Experimentator die Funktion der Nervenwurzeln des Rückenmarks. Fälschlicherweise hält er jedoch das Kleinhirn für den Ursprung der hinteren Wurzeln und den Ort der unwillkürlichen Nervenfunktionen, während die vorderen Wurzeln seiner Ansicht nach dem Großhirn entspringen, dem Ort der willkürlichen Nervenfunktionen. Somit erkennt Bell noch nicht den tatsächlichen Mechanismus, daß nämlich die vorderen Wurzeln motorische (vom Gehirn kommende) und die hinteren sensorische (zum Gehirn führende) Reize leiten. Dieses sog. Bell-Magendie-Gesetz stellt später der französische Physiologe François Magendie, von Bells Funden beeindruckt, in einem Tierversuch an acht jungen Hunden auf (→ 1821/S. 269). Zwischen Bell und Magendie entspinnt sich ein erbitterter Prioritätsstreit.
In seinem späteren Buch über das menschliche Nervensystem (»The Nervous System of the Human Body«; 1830) faßt Bell neue Entdekkungen zusammen. Er zeigt u. a., daß die Verletzung des motorischen Anteils des Gesichtsnerven (Fazialis) zu einer charakterischen Lähmung (Fazialisparese; Bellsche Lähmung, »Bell's palsy«) führt.
Bell ist einer der großen Wegbereiter der Neurologie. Er arbeitet mit den neuen Methoden der funktionellen Anatomie und versucht, aus den anatomischen Verhältnissen auf die Funktion der Nerven zu schließen. Systematisch untersucht er Hirn- und Rückenmarksnerven, indem er Nervenstränge entweder durchtrennt oder stimuliert, um aus dem veränderten Verhalten der Versuchstiere auf die jeweilige Funktion zu schließen.

Das preußische Lazarettwesen wird neu geordnet

16.–19. Oktober 1813. An der Völkerschlacht bei Leipzig gegen das Heer des französischen Kaisers Napoleon I. nehmen insgesamt ca. 450 000 Soldaten teil. 100 000 werden bei den Kämpfen getötet oder verwundet, von 34 000 Verwundeten in Leipzig sterben 11 000.
Von den sieben sog. fliegenden Feldlazaretten (→ 1792/S. 242) der preußischen Armee ist nur eines in der Völkerschlacht im Einsatz. Es fehlt an Transportmitteln für die Verwundeten; medizinische Versorgung und hygienische Zustände sind katastrophal. Die Ausbreitung von Seuchen wird begünstigt, bei der Belagerung von Torgau 1813 sterben etwa 20 000 Menschen an einer Typhusepidemie.
Diese Erfahrungen führen zu einer Neuorganisierung des Militärlazarettwesens. Unter der Leitung des preußischen Ministers Heinrich Friedrich Karl Reichsfreiherr vom und zum Stein (1757–1831) wird eine Zentralverwaltung der preußischen Lazarette geschaffen, deren Hauptaufgabe zunächst die Versorgung der zahlreichen Opfer der Völkerschlacht von Leipzig ist. Die herausragenden preußischen Sanitätsoffiziere dieser Zeit sind der Generalstabsarzt Johannes Goercke (1750–1822) und der »Divisions-Generalchirurgus« Karl Ferdinand von Graefe (1787–1840).

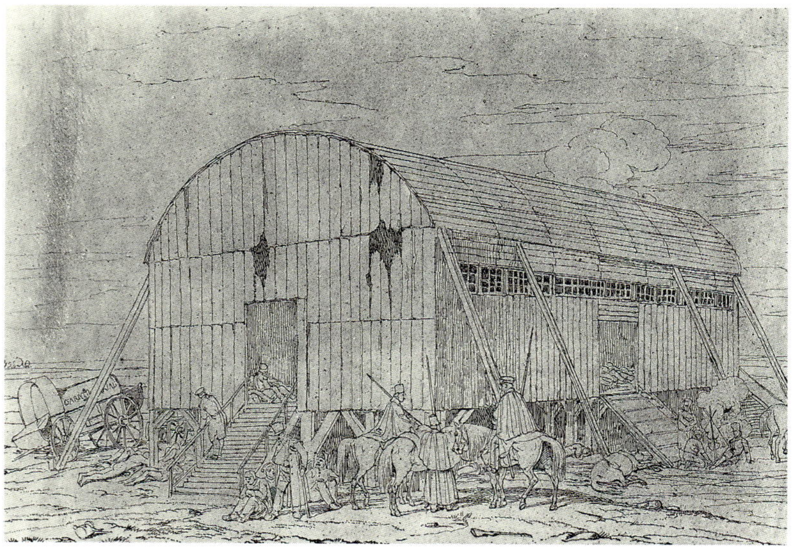

Bei der Völkerschlacht wird eine Holzbaracke als Lazarett eingerichtet; neben Verwundungen fordern vor allem Seuchen eine große Zahl von Todesopfern.

»Sie faulen im eigenen Unrathe«

Chronik Zeitzeuge

Johann Christian Reil aus Halle ist mit der Organisation der Lazarette beauftragt und wird selbst Opfer einer Typhusepidemie im Gefolge der Völkerschlacht. Am 26. Oktober 1813 schreibt er an den Minister vom und zum Stein:

»In Leipzig fand ich ungefähr 20 000 verwundete und kranke Krieger aller Nationen. Sie liegen . . . in dumpfen Spelunken, in welchen selbst das Amphibienleben nicht Sauerstoffgas genug finden würde . . . Ihre Glieder sind . . . brandig und liegen in allen Richtungen neben den Stümpfen. Daher der Kinnbackenkrampf . . ., welcher um so mehr wuchert, als Hunger und Kälte seiner Hauptursache zu Hülfe kommen . . . Verwundete . . . faulen in ihrem eigenen Unrathe an.«

Der neue diagnostische »Blick« mit Hilfe des Hörrohrs

1819. Der bretonische Arzt Théophile Rene Hyacinthe Laennec (1781 bis 1826) veröffentlicht sein Hauptwerk über die »mittelbare Auskultation«: »De l'auscultation médiate, ou traité du diagnostic des maladies des poumons et du coeur, fondé principalement sur ce moyen d'exploration« (Über die mittelbare Auskultation oder Abhandlung über die Diagnostik von Lungen- und Herz-Krankheiten, begründet vor allem auf diesem Mittel der Untersuchung.) Damit eröffnet Laennec das neue Zeitalter der physikalischen Untersuchung.

Als ein Schüler des Pariser Arztes Jean Nicolas Corvisart ist Laennec mit der Auenbruggerschen Methode der Perkussion (Abklopfen; → 1761/S. 225) vertraut. Seine neue Erfindung ist die Auskultation (Abhorchen) mit Hilfe eines Instrumentes, des Hörrohres oder »Stethoskopes« (wörtl. Brustspäher; von griech. stethos = Brust, Herz und skopeou = betrachten). Er beschreibt den Moment seiner Erfindung: »Ich wurde 1816 von einer jungen Person konsultiert, die allgemeine Symptome einer Herzkrankheit aufwies und bei der Betastung und Perkussion aufgrund der Fettleibigkeit wenig Ergebnisse brachten ... ich erinnerte mich an ein bekanntes akustisches Phänomen: Wenn man das Ohr an das Ende eines Balkens legt, kann man sehr deutlich einen dem anderen Ende mitgeteilten Nadelstich hören ... Ich nahm ein Papierheft, rollte es eng zusammen, brachte das eine Ende auf die Herzregion und, indem ich das Ohr auf das andere Ende legte, war ich ebenso überrascht wie befriedigt, die Herzschläge sehr viel deutlicher und reiner zu hören, als es jemals bei unmittelbarem Anlegen des Ohres gelungen war.«

Laennec stellt schließlich aus einem durchbohrten Holzstab (»cylindre«) sein »Stethoskop« her. Er kann mit ihm eine Reihe von Lungen- und Herzkrankheiten diagnostizieren und die objektiven Krankheitszeichen angeben. So beschreibt er u. a. erstmals Bronchiektasen (Erweiterung der Bronchien), das Lungenemphysem (Lungenblähung) und den Lungeninfarkt. Er stellt die bis heute gültigen Krankheitsbilder der Bronchopneumonie (Lungenentzündung), des Lungenabszesses und des Lungenkarzinoms dar. Laennecs Ziel ist es, die auskultatorischen Befunde mit bei der Autopsie gefundenen Organveränderungen in Beziehung zu setzen. Es gelingt ihm so, die Tuberkulose als eine Krankheitseinheit zu erkennen und die verschiedenen Formen der Phthise (Schwindsucht) aufgrund der Gewebsläsionen (Verletzungen im Gewebe) zu identifizieren. Im Alter von 45 Jahren stirbt Laennec selbst an der Lungentuberkulose.

Während seiner Pariser Zeit – er erhält 1823 eine Professur an der Charité – gewinnt Laennec namhafte Anhänger.

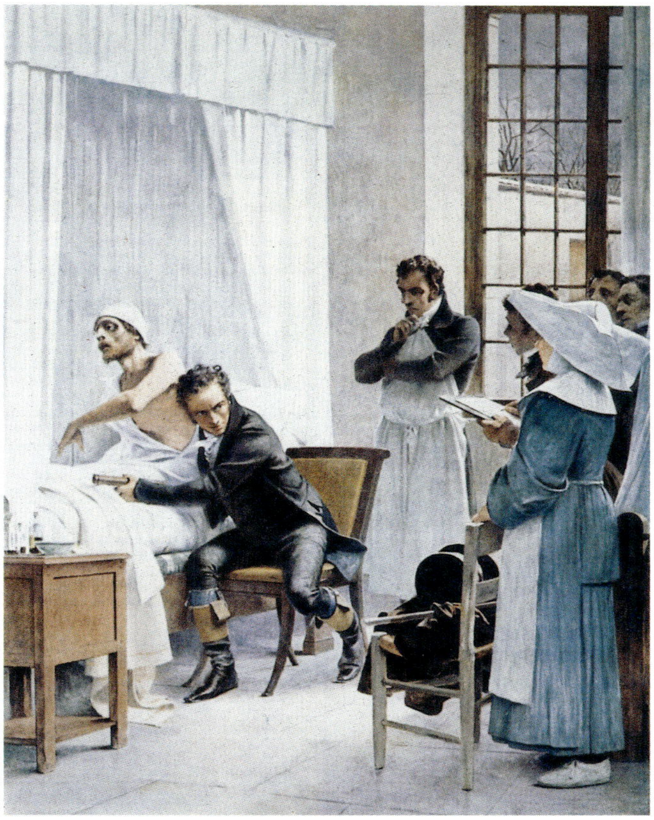

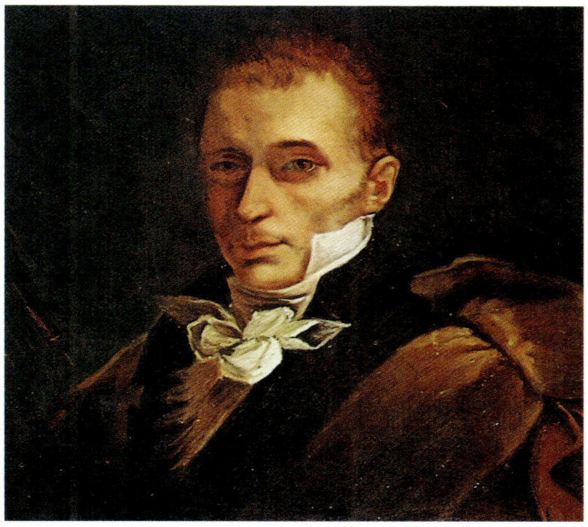

Théophile René Hyacinthe Laennec (1781–1826) nach einem Gemälde von M. Dubois; ein Zeitgenosse schreibt: »Laennec war ein kleiner, hagerer Mensch, der ebenso krank aussah wie seine Patienten, die sämtlich Lungen- und Herzleiden hatten.«

◁ Laennec untersucht einen (Lungen-)Kranken; er horcht ihn unmittelbar mit dem Ohr ab. In der linken Hand hält er sein Hörrohr, das zur »mittelbaren Auskultation« dient und die Körpergeräusche besser leitet. Insbesondere die Diagnostik von Herz- und Lungenkrankheiten profitiert davon.

Palpation, Perkussion und Auskultation

Chronik Hintergrund

Zu den physikalischen Untersuchungsmethoden gehören traditionell Inspektion (Anschauen) und Palpation (Betasten) des Patienten. Das Riechen und Schmecken (z. B. des Urins) spielt eine untergeordnete Rolle. Erst im frühen 19. Jahrhundert werden auch Perkussion (Beklopfen) und Auskultation (Abhorchen) als Methoden eingesetzt.

Die Perkussion wird von dem Wiener Arzt Leopold Auenbrugger (1722–1809) bereits → 1761 (S. 225) beschrieben. Durch Beklopfen des Brustkorbes will er verborgene Krankheiten genauer erkennen. Diese Untersuchungsmethode gerät in Vergessenheit, bis der Pariser Medizinprofessor Jean Nicolas Corvisart (1755–1821) 1808 Auenbruggers Buch übersetzt und zur Grundlage der physikalischen Untersuchung macht. Sein Schüler Gaspar Laurent Bayle (1774–1816) führt die direkte Auskultation ein; einem anderen Schüler, Laennec, gelingt mit dem »Stethoskop« ein weiterer Fortschritt.

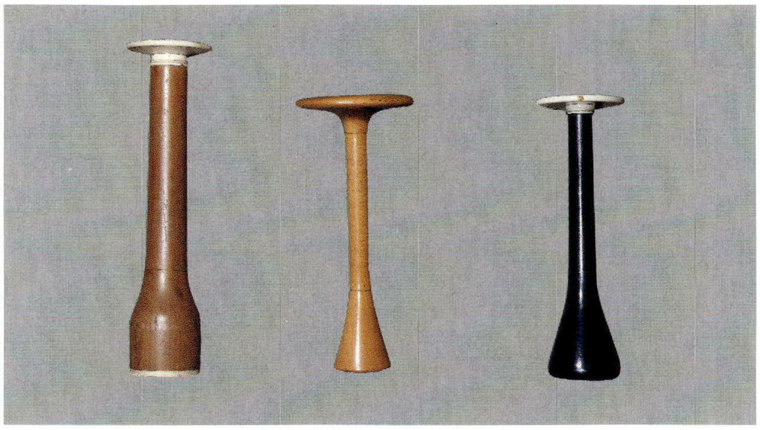

Stethoskope aus der Anfangszeit der neuen Auskultationsmethode

Parkinson-Studie zur »Schüttellähmung«

1817. Der Londoner Arzt und Paläontologe James Parkinson (1755 bis 1824), ein Schüler von John Hunter, veröffentlicht seine klassische Studie über die »Schüttellähmung« (lat. Paralysis agitans): »An essay on the shaking palsy«.
Darin beschreibt er die Symptomatik der nach ihm benannten degenerativen Gehirnkrankheit als eine klinische Einheit: »Unwillkürliche Zitterbewegung, bei verminderter Muskelkraft, in Körperteilen, die keine Tätigkeit ausführen selbst dann, wenn sie unterstützt werden; mit einem Drang, den Rumpf vorzubeugen und vom Gehen zum Laufschritt überzuwechseln; dabei sind Sinne und Verstand unversehrt.« Er habe sogar, sagt Parkinson, einen Kranken gesehen, der rennen, aber nicht gehen konnte. Parkinson gibt keine definitive Krankheitsursache an, vermutet jedoch, daß sie in einer Störung des Rückenmarks im Bereich der Halswirbelsäule begründet sei.
Als Therapie schlägt Parkinson vor, am oberen Bereich des Halses zur Ader zu lassen. Auch sollen in diesem Bereich Schröpfköpfe (»vesicatories«) angesetzt sowie Eiter durch Auflegen von Blasenpflaster (»Sabine Liniment«) abgeleitet werden. Notfalls ist auch das Brenneisen zur Ableitung des Eiters einzusetzen. Vor Aufklärung der tatsächlichen Ursache der Krankheit sei die Anwendung von Medikamenten kaum ratsam. Gleichwohl könne es angezeigt sein, Quecksilber einzunehmen, wie bei anderen destruktiven Krankheiten auch. Oft würde die Muskelschwäche auch mit einer allgemeinen Hinfälligkeit verwechselt. Eine kraftvolle Nahrung und »tonische Medikamente« könnten jedoch nichts bewirken, da die Krankheit auf einer Unterbrechung des »nervösen Einflusses« (des Nervenfluidums) zu den betroffenen Körperteilen beruhe (»interruption of the flow of the nervous influence«.)

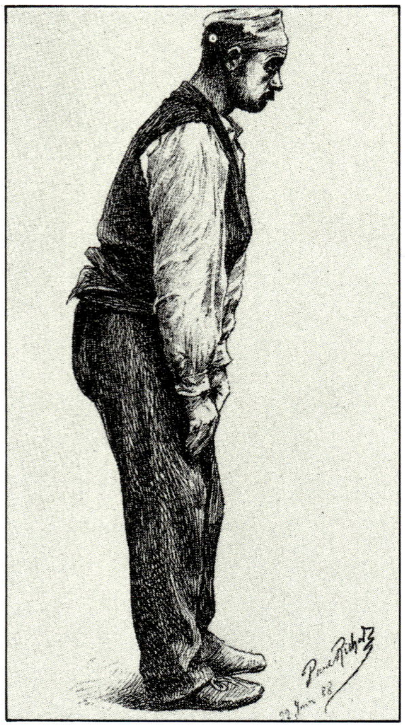

Typische Haltung eines am Parkinsonsyndrom Erkrankten mit vorgebeugtem Rumpf (Paul Richer, 1888)

Das »Parkinsonsyndrom« ist heute ein Sammelbegriff für die typischen Symptome der von Parkinson beschriebenen Krankheit unterschiedlicher Ursache (Zerebralsklerose durch Arteriosklerose der Hirngefäße, Syphilis, Vergiftungen, Infektionen). Erst im 20. Jahrhundert werden wirksame medikamentöse und operative Behandlungen entwickelt (→ 1987/S. 587).
Parkinson hat sich unter dem Pseudonym »Old Hubert« außerdem mit sozialrevolutionären Pamphleten hervorgetan. In seiner Schrift »Medical Admonitions« (Medizinische Ermahnungen; 1799) trat er für eine Verbesserung des öffentlichen Gesundheitswesens ein. Bedeutender jedoch sind seine Leistungen auf dem Gebiet der Geologie und Paläontologie, v. a. seine Studien über die Fossilien: »Organic Remains of a Former World« (Organische Überreste einer vergangenen Welt; 1804–1811).

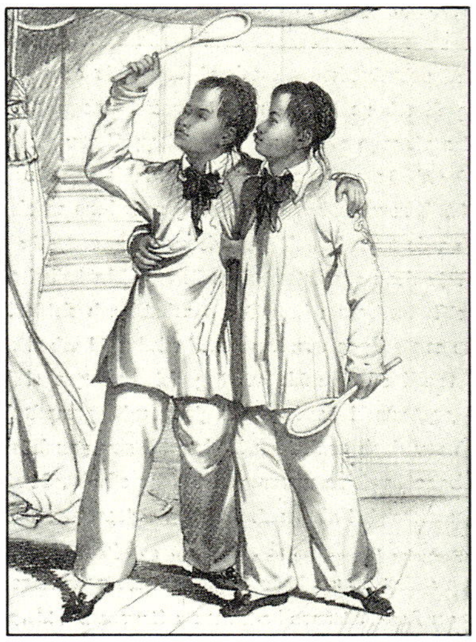

Die siamesischen Zwillinge 1829; die beiden 18jährigen werden zu dieser Zeit in London ausgestellt.

Welt staunt über Zwillinge aus Siam

1811. In Siam (Thailand) werden die Zwillingsbrüder Chang und Eng Bunkes geboren. Sie sind seitlich am Oberbauch miteinander verwachsen. Als Jugendliche werden sie nicht nur in verschiedenen Ländern der Welt ausgestellt, sondern auch von zahlreichen Wissenschaftlern untersucht. Die »siamesischen Zwillinge« leben mit zwei Schwestern in Doppelehe und haben insgesamt 24 Kinder. 1874 sterben sie und werden seziert.

Vergiftung durch verdorbene Würste

1817. Der schwäbische Arzt und Dichter Justinus Kerner (1786–1862) schildert in einem Artikel erstmals das Krankheitsbild der Wurstvergiftung, des Botulismus, dem er als Oberamtsarzt in Welzheim (bzw. ab 1815 in Gaildorf und ab 1819 in Weinsberg) begegnet.
Kerner dokumentiert u. a. den Fall eines Bauern aus dem Jahre 1815, der eine Leberwurst (»voll Schimmel, sauer und stinkend«) gegessen habe und bei dem dann eine Reihe von Vergiftungserscheinungen aufgetreten seien: Unbehaglichkeit im Magen, »Wehseyn«, Doppeltsehen, Erbrechen, Schluckbeschwerden und Heiserkeit. Die therapeutischen Maßnahmen, die Kerner anordnete, blieben wirkungslos, der Patient starb nach sechs Tagen.
Kerner, der selbst die Obduktion der Leiche vornahm und die Magenflüssigkeit chemisch untersuchen ließ, sieht nicht allein in einem »Wurst-« bzw. »Fettgift« die Todesursache, sondern vor allem in den schlechten Lebens- und Eßgewohnheiten der Bevölkerung.

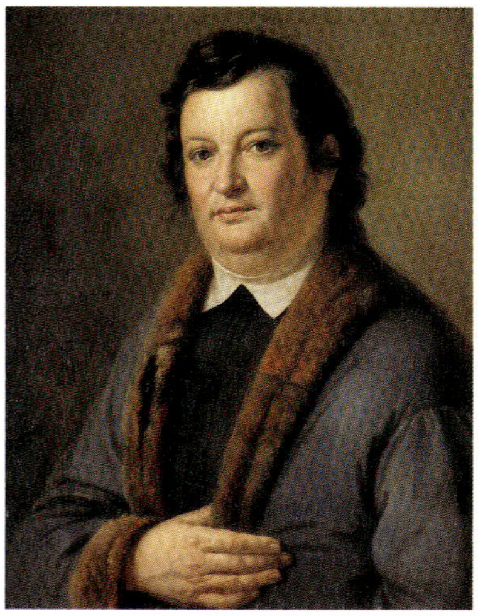

Justinus Kerner (1786–1862), Gemälde von Alexander Bruckmann (1844)

Kerner widmet der Wurstvergiftung zwei Monographien (1820; 1822). In der zweiten berichtet er von seinen Tierversuchen mit wäßrigen Extrakten aus verdorbenen Würsten. So experimentiert er an Katzen, Kaninchen, Raben, Eulen, Sperlingen, Rotkehlchen, einer Taube und einer Meise. Die ausgelösten Symptome und die Sektionsbefunde stimmen mit denen überein, die er bei seinen Kranken beobachtet hat. Bei einem riskanten Selbstversuch beobachtet er u. a. »Mattwerden und Spannen in den Augenlidern« und ein »Gefühl von Vertrocknung im Halse.«
Nach heutiger Erkenntnis ist das reine Botulinustoxin extrem giftig, es dient als chemischer Kampfstoff: Ein Gramm könnte eine Million Menschen töten.

Pest angeblich nicht ansteckend

1819. Das britische Parlament in London hält die Pest für nicht ansteckend. Diese Erklärung kommt den Bedürfnissen des britischen Handels entgegen, der durch strikte Quarantäne-Maßnahmen empfindlich getroffen würde.
Die positive Einstellung gegenüber Quarantäne-Maßnahmen änderte sich im Laufe des 18. Jahrhunderts, bis schließlich in Westeuropa zu Beginn des 19. Jahrhunderts die Gegner der Quarantäne das Übergewicht haben. Dies bezieht sich auch auf andere Epidemien, wie z. B. Gelbfieber. Durch eine Kampagne in der französischen Abgeordnetenkammer gelingt es dem Arzt Nicolas Chervin, den Aufbau von Gelbfieber-Quarantänen in Frankreich zu verhindern: 1828 wird er hierfür mit dem Grand Prix de Médecine ausgezeichnet.

Kaltes Wasser: Allheilmittel gegen fiebrige Krankheiten

1813–1815. Der Oberarzt und Medizinalinspektor des Petersburger Hafens, Karl Gottlieb Mylius, wendet bei 485 Typhuskranken kaltes Wasser zur Behandlung an.
Er läßt die Kranken auf ein Leintuch legen, das an den Zipfeln von Wärtern gehalten wird, und sie drei- bis viermal bis zum Hals in eine Wanne mit kaltem Wasser tauchen. Das einzelne Tauchbad dauert nicht länger als zwei Minuten und wird in allen Stadien des akuten Fiebers angewandt. Zur Begründung schreibt Mylius: »Es würde das Allgemeinwerden der kalten Tauchbäder in hitzigen Nerven- und Faulfiebern ja selbst in allen Ausschlagfiebern als Masern, Scharlach u. dgl. bei Erwachsenen sowohl als bei Kindern ohne den Gebrauch der Arzneyen schon deswegen eine Menge Menschen am Leben erhalten, weil dies gerade solche Krankheiten sind, die von vielen, besonders anfangenden Ärzten, oft durch unrecht angewandte Reizmittel verschlimmert und tödlich gemacht, überdem aber eine Ersparnis an den kostbaren Medikamenten nicht zu verkennen ist.«
Kaltes Wasser erscheint vielen Ärzten dieser Zeit als Allheilmittel gegen fiebrige Krankheiten. So verordnet der Berliner Arzt Ernst Ludwig Heim bei Scharlach kalte Bäder, »um den Ausschlag herauszubekommen«. Der in München tätige Arzt Johann Nepomuk Ringseis wendet nach dem Vorbild Heims kaltes Wasser bei einem Patienten mit »Wasser in den Seitengehirnhöhlen« an; Hüftgelenkrheumatismus therapiert er mit einem kalten Wasserstrahl und Frostbeulen mit Schnee-Einreibungen. Da Wahnsinn und Tobsucht (Manie) auf eine Gehirnentzündung (Phrenitis) zurückgeführt werden, spielen in den Irrenhäusern um 1800 und danach die Abkühlungsverfahren mit kaltem Wasser eine herausragende Rolle: Kalte Duschen und Wannenbäder, überraschendes Eintauchen in kaltes Wasser (indem z. B. der Kranke von einer Brücke in den Fluß gestoßen wird) usw. Zwischen 1816 und 1818 behandeln die britischen Militärärzte Grigor und Franklin fast 2000 Syphiliskranke nur mit kalten Waschungen und Umschlägen, ohne Quecksilber zu verordnen.

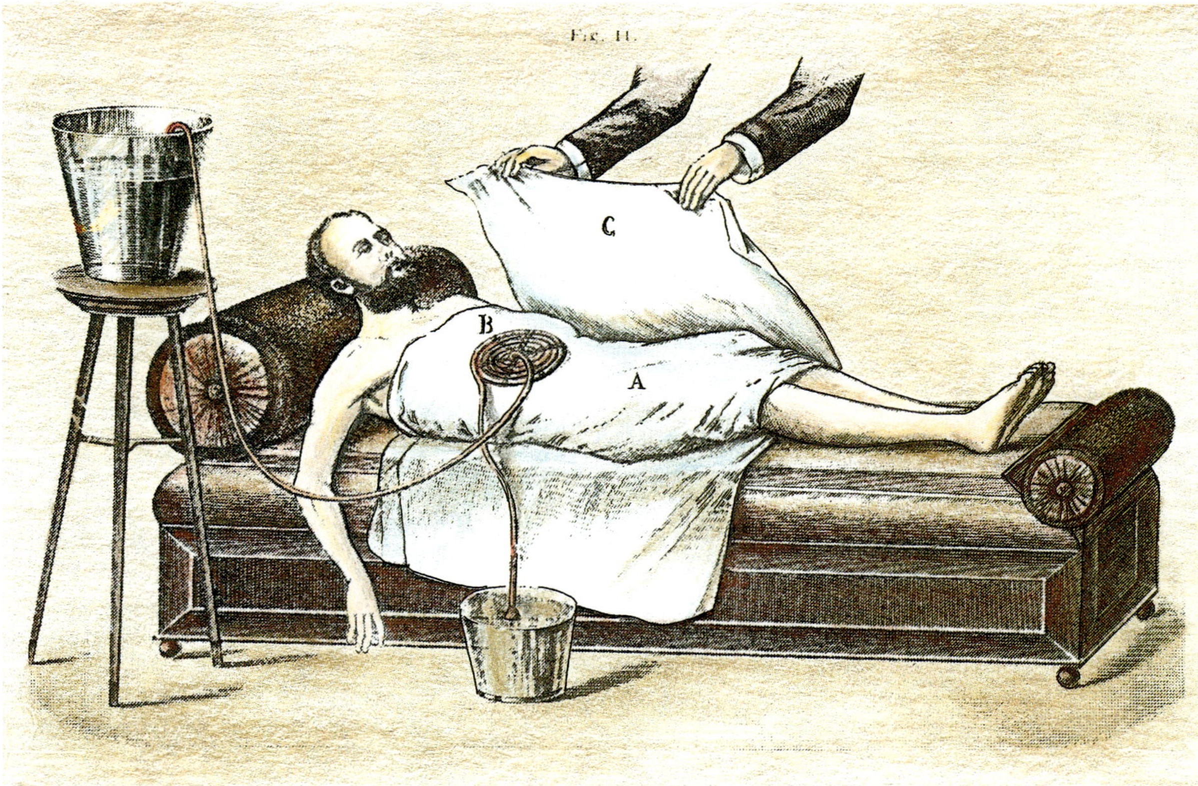

Hydrotherapeutische Behandlung nach Wilhelm Winternitz (1834–1917), der als Arzt die Prießnitzsche Wasserheilkunde (→ 1826/S. 268) wissenschaftlich weiterentwickeln will (moderne Kolorierung aus »Hydrotherapie« von Winternitz, 1898)

Hydrotherapie Basis der Naturheilkunde

Chronik Stichwort

Die Annahme einer Heilkraft des Wassers, sowohl innerlich als auch äußerlich angewendet, hat seit der Antike zu therapeutischen Konsequenzen geführt. Das Baden in Thermalquellen und das Trinken von Mineralwasser haben eine lange Tradition, ebenso gehören Dampf- und Schwitzbäder zu den Badekuren.
Die Begründung der **Hydrotherapie** (auch »Wasserheilkunde«, »Hydriatik«) als eine Anwendung von kaltem Wasser zu Heilzwekken geht insbesondere von deutschen Ärzten im 18. Jahrhundert aus, der bekannteste von ihnen ist Johann Sigmund Hahn (→ 1737/S. 213). Um 1800 wird kaltes Wasser bei allen Arten von Fiebern angewandt. Ausschlaggebend für die Popularität der »Wasserheilkunde« im frühen 19. Jahrhundert ist jedoch der Versuch von Laien, im Gegensatz zur gelehrten Medizin wirkungsvollere, »naturgemäße« Heilmethoden einzusetzen. Neben dem Landmann Vinzenz Prießnitz (→ 1826/S. 268) ist der Gymnasialprofessor E. F. C. Oertel (1765–1850) zu nennen, der 1832 den ersten Laienverein von Wasserfreunden, den »hydropathischen Gesundheitsverein« gründet. Die Naturheilbewegung, die in der Biedermeierzeit in Deutschland aufblüht, erhält von der Idee der Kaltwasserkur ihre stärksten Impulse, da sie die Anwendung eines »reinen« Naturmittels darstelle. So schreibt 1838 der Arzt Leo Bergmann, der Diät, kaltes Wasser und Bewegung als »die drei Heroen der Medizin« ansieht: »Wenn man bedenkt, daß das kalte Wasser allein es ist, das die größte Menge Lebensluft, Sauerstoff vor allen anderen Mitteln enthält, so trinken wir wahrhaft mit jedem Trunke frischen Wassers neuen Lebensreiz.«
Im Gegenzug bzw. in Kombination mit der Kaltwasserkur kommen spezielle Diäten auf. So führt der ehemalige Fuhrmann Johannes Schroth (1798–1856) Hunger- und Durstkuren (»Schroth-Kur«) in die Krankenbehandlung ein. Im Jahr 1855 wird von Arnold Rikli in Veldes die erste Sonnenbadeanstalt eröffnet.

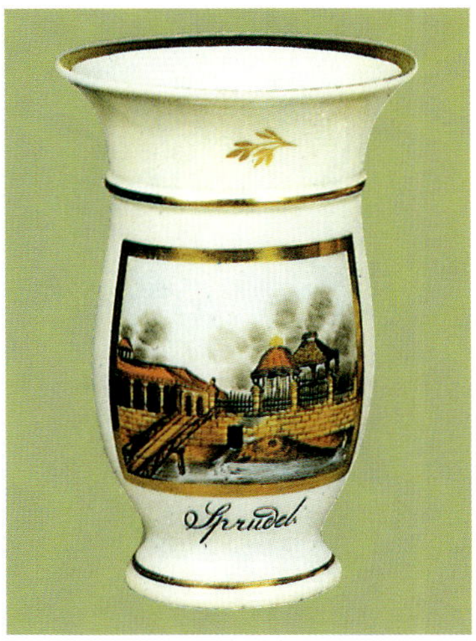

Ein Karlsbader Trinkbecher aus dem 19. Jahrhundert

1820

1820–1829

1820. Der Bonner Medizinprofessor Christian Friedrich Nasse beschreibt als erster den (später als X-chromosomal bezeichneten) Erbgang bei der Bluterkrankheit: Frauen aus Bluterfamilien übertragen die Neigung, ohne daß sich die Krankheit an ihnen selbst oder einer anderen weiblichen Person äußert.

Der Genfer Arzt Jean François Coindet führt das Jod in die Strumabehandlung (Behandlung geschwollener Lymphknoten) ein und beschreibt die Jodthyreotoxikose (Überfunktion der Schilddrüse; → 1878/S. 314).

1821. Der französische Arzt François Magendie veröffentlicht sein Handbuch über die Herstellung und Anwendung neuer Arzneimittel, das in der Ärzteschaft rasch Verbreitung findet. → S. 269

Der französische Arzt Pierre Fidèle Bretonneau prägt den Begriff »Diphtherie« und beschreibt das entsprechende Krankheitsbild. → S. 268

1822. Das erste europäische Tierschutzgesetz tritt in Kraft: Der Martin's act in Großbritannien (→ 1876/S. 312).

Der deutsche Naturforscher Lorenz Oken initiiert das erste Treffen deutscher Naturforscher und Ärzte (→ S. 257).

1823. Der tschechische Physiologe Johannes Evangelista Ritter von Purkinje beschreibt lange vor Hermann von Helmholtz einen Augenspiegel (→ 1851/S. 291).

Eine der größten Cholera-Pandemien beginnt in Bengalen und erreicht über Rußland und Polen Mitteleuropa. Wegen ihres geographischen Ursprungs wird sie »Indische« oder »Asiatische Cholera« genannt.

1824. Der französische Chemiker Jean-Baptiste Boussingault ist der erste, der an eine Kropfprophylaxe mit Jod denkt. Er ist in Bogotá (Kolumbien) tätig und weist das neu entdeckte Element in Mineralien und Salinen nach.

1825. In Siegburg wird eine Irren-Heilanstalt unter der Leitung von Maximilian Jacobi gegründet, die erste preußische Heilanstalt in der Rheinprovinz. Die dazugehörige Pflegeanstalt für die »Unheilbaren« befindet sich (ab 1835) in Andernach. → S. 264

Der französische Arzt Jean-Baptiste Sarlandière, ein Mitarbeiter und Freund von François Magendie, veröffentlicht eine Schrift über die therapeutische Anwendung der Elektrizität, Akupunktur und Elektroakupunktur: »Mémoire sur l'électro-acupuncture«.

20. 5. 1825. Der französische König Karl X. praktiziert bei seiner Krönung in Reims zum letzten Mal das Heilritual der englischen und französischen Könige, das Handauflegen (→ 1254/S. 100).

1826. Der Anatom und Physiologe Johannes Müller veröffentlicht in Bonn seine vielbeachtete Studie »Über die phantastischen Gesichtserscheinungen«. → S. 266

Der Laienmediziner Vinzenz Prießnitz gründet in Gräfenberg (Schlesien) eine Kaltwasserheilanstalt. → S. 268

Der Arzt Andreas Buchner veröffentlicht das erste Lehrbuch der Medizinischen Chemie.

Auguste Onésime Taveau beschreibt die Herstellung von Amalgam nach der heutigen Definition.

1826–1827. Friedrich Tiedemann und Leopold Gmelin veröffentlichen ihr Werk über die Verdauung und den Stoffwechsel. In dem Buch, das in der ersten Hälfte des 19. Jahrhunderts zum Klassiker wird, werden zahlreiche Einzelentdeckungen geschildert.

1827. Der Naturforscher Carl Ernst von Baer entdeckt als erster das Säugetierei aus dem Eierstock einer Hündin. Er sieht ein reifes Eibläschen unter dem Mikroskop.

Der britische Mediziner und Chemiker William Prout teilt die Nährstoffe in Eiweiß, Fett und Zucker ein.

Der Londoner Arzt Richard Bright beschreibt erstmals die akute und chronische Glomerulonephritis (Brightsche Krankheit).

1828. Der britische Arzt William Marsden gründet in London das Royal Free and Cancer Hospital, eine der wenigen Spezialeinrichtungen zur Krebsbehandlung im 19. Jahrhundert.

Der deutsche Chemiker Friedrich Wöhler stellt aus Ammoniak und Cyansäure Harnstoff her. Die Harnstoffsynthese ist damit gelungen.

Der französische Arzt Jean-Léonhard-Marie Poiseuille bestimmt den Blutdruck direkt durch seinen »Hämdynamometer«, ein U-förmiges Quecksilbermanometer. Er führt Tierexperimente an Hunden und Katzen durch (→ 1726/S. 211).

25. 5. 1828. Kaspar Hauser, »das Kind Europas«, taucht in Nürnberg auf und wird in einem Turm eingesperrt. Der Fall des Findelkindes unbekannter Herkunft beeinflußt in der Folgezeit stark die Diskussion über Anthropologie und Psychiatrie des Kindes.

1829. Der schwäbische Arzt und Dichter Justinus Kerner veröffentlicht die Krankengeschichte einer Patientin: »Die Seherin von Prevorst«. → S. 270

Der deutsche Chemiker Leopold Gmelin definiert in seinem »Handbuch der Theoretischen Chemie« die organische Chemie.

Der Prediger Johann Heinrich Duncker beschreibt einen Hörschlauch, der später patentiert wird und bis in die 1920er Jahre angewandt wird.

Der deutsche Arzt Christoph Wilhelm Hufeland prägt den Begriff »Sucht« in bezug auf Opium und Alkohol, schweigt sich jedoch über die Folgen der Sucht« aus.

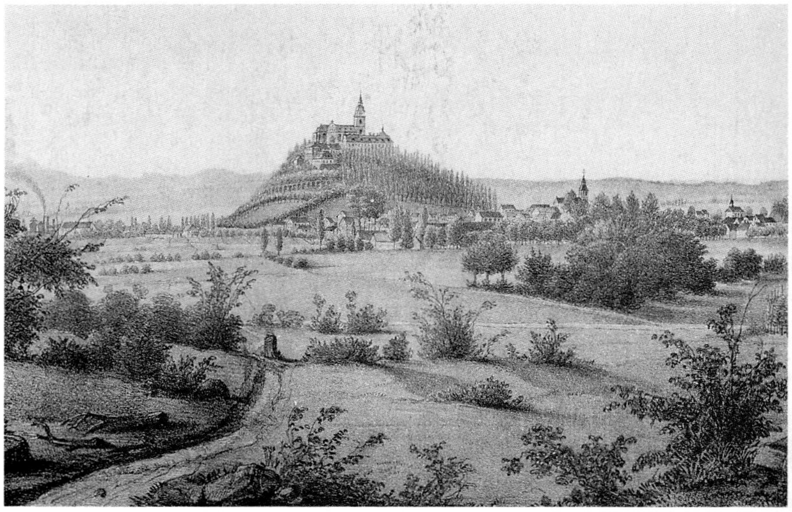

Die »Irren-Heilanstalt zu Siegburg«; der Ausdruck »Du gehörst nach Siegburg« sei »gleichbedeutend mit geisteskrank« gewesen, so der Arzt Pelman 1912.

Neue »Irren-Heilanstalt«

1825. In Siegburg wird die erste »Irren-Heilanstalt« in der preußischen Rheinprovinz unter der Leitung des Psychiaters Maximilian Jacobi (1775–1858) eröffnet.
Er macht sich als Anstaltsdirektor und sog. Somatiker, der die Geisteskrankheiten auf körperliche Ursachen zurückführt, einen Namen. Bis Mitte des 19. Jahrhunderts gilt die Siegburger Anstalt als ein Vorbild für die Behandlung der Geisteskranken, die davon ausgeht, daß die Patienten geheilt werden können. Siegburg soll keine Verwahranstalt sein.

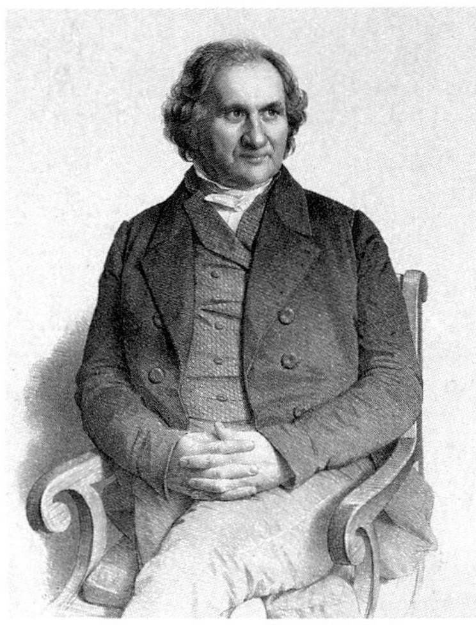

Maximilian Jacobi (1775–1858), der Begründer der ersten Provinzial-Irrenheilanstalt in Siegburg

Gleichwohl sind die »ärztlichen Mittel« wenig spezifisch und die »Beschränkungs- und Nöthigungsapparate, welche Sicherheit, Reinlichkeit und Folgsamkeit bezwecken« recht grob. Noch in den 1860er Jahren, so erinnert sich der Irrenarzt Carl Pelman im Jahr 1912, herrschen in Siegburg »Zwangsstuhl und Zwangsjacke in voller Macht, und einen großen Teil des später von mir geleiteten Wärterunterrichts nahm die Unterweisung in dem Anlegen der Zwangsjacke und der Handhabung der übrigen Zwangsmittel ein«.
Der Kräftigung der (folgsamen) Kranken dienen eine Reihe von diätetischen Betätigungen, wie Jacobi in seiner großen programmatischen Schrift »Ueber die Anlegung und Einrichtung von Irren-Heilanstalten« 1834 ausführt. Der Schwerpunkt liegt auf der gesunden Körperbewegung an frischer Luft, insbesondere Garten- und Feldarbeit. Auch Holzsägen und Tischlern sowie häusliche Arbeiten in Küche und Waschstube für das »weibliche Geschlecht« werden empfohlen, neben einer »Diätetik der Seele« wie z. B. Rechnen und Lesen, Theaterspielen und Tanz.
Der Bonner Medizinprofessor Christian Friedrich Nasse (1778–1851) setzt sich maßgeblich für die Behandlung der Geiseskranken im Rheinland ein und integriert das Fach Psychiatrie in die praktische Ausbildung der Studenten. 1831 richtet er in Zusammenarbeit mit dem befreundeten Jacobi ein »Siegburger Hauspraktikum« ein: Medizinstudenten der Universität Bonn können an einem vierwöchigen Kurs in der Anstalt teilnehmen, wenn sie zuvor eine theoretische Prüfung absolviert haben.

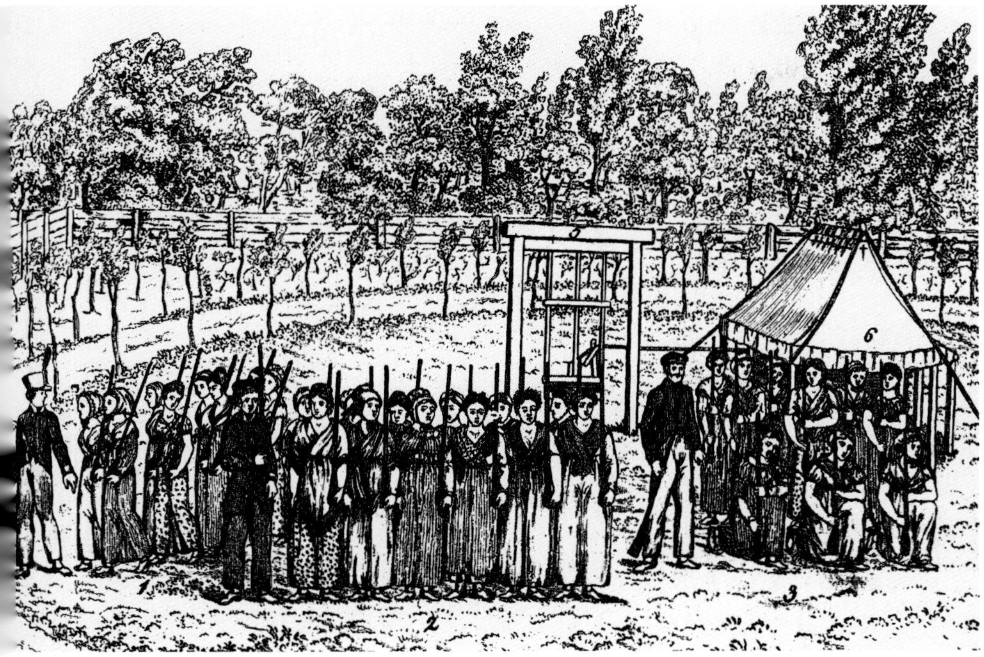

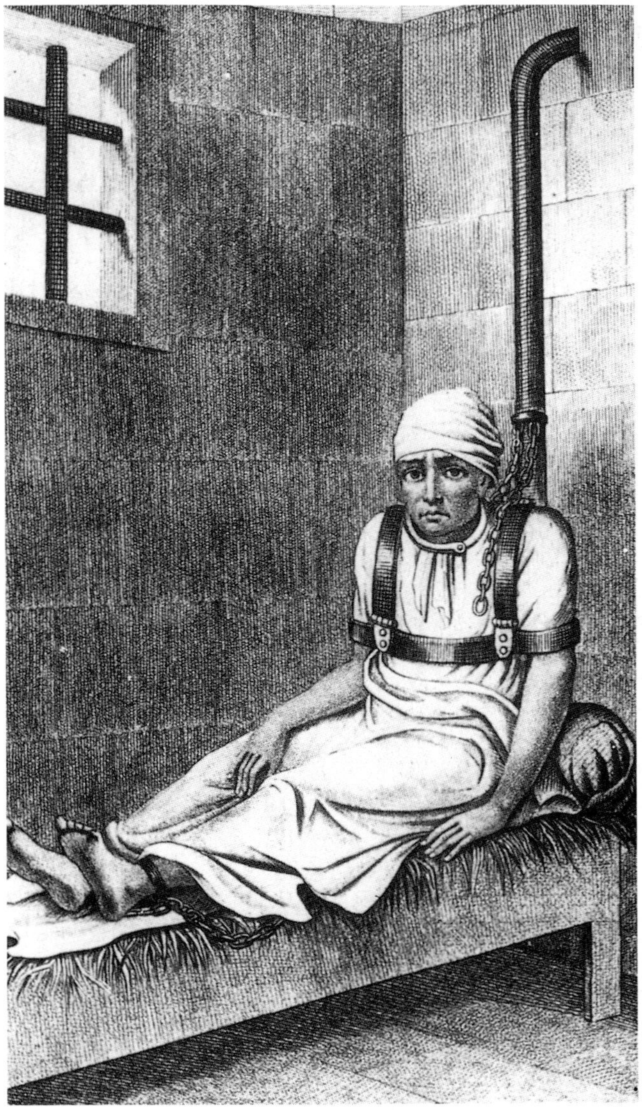

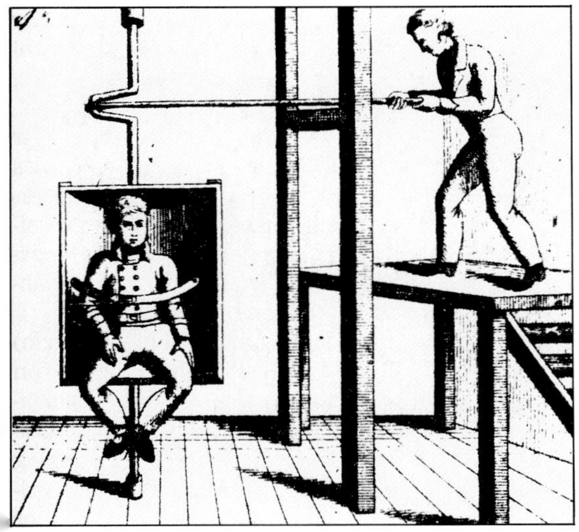

△ *Militärische Übungen für Irre beiderlei Geschlechts: »Drei Abteilungen geisteskranker Frauen werden von drei rekonvaleszenten Soldaten exerziert. Ihre Gewehre sind aus Holz ... Unfolgsamen und trägen Kranken werden Tornister ... mit Sand gefüllt ... umgehängt« (aus Ernst Horn, 1818).*

◁ *Drehstuhl zur Behandlung von Irren (Kupferstich aus der Abhandlung von Joseph G. Guislain 1826); durch das Drehen werden Schwindel und Erbrechen hervorgerufen, was angeblich gegen die Tobsucht (Mania) wirksam sein soll. Ähnlich konstruiert ist auch das sog. Drehbett, das mitsamt dem Kranken um eine Achse kreist.*

Eine geisteskranke Frau, an ihre Pritsche gefesselt; aus dem ersten Handbuch der Psychiatrie des Franzosen Jean Etienne Dominique Esquirol »Des maladies mentales« (Stich, 1838)

Von Zucht- und Tollhäusern zu Heil- und Pflegeanstalten

Chronik Hintergrund

Um 1800 gehört die sog. Irrenheilkunde nur bedingt zur Medizin. Sie besitzt keine eindeutige Krankheitslehre und kaum eine wirksame Therapeutik. Ihre Prinzipien sind wesentlich von der Idee der Aufklärung bestimmt, die »Unvernünftigen« und »Unfreien« zu beschränken und notfalls mit Zwangsmaßnahmen zu »korrigieren«. Symbole für diese Krankheit sind Zwangsjacke und der Zwangsstuhl.

Erst um 1800 löst sich die Irrenheilkunde institutionell vom Strafvollzug und dem Armenasyl. In Großbritannien z. B. entstehen »panoptische« Irrenhäuser, die gefängnisartig aufgebaut sind. Die Wärter können von einem Zentrum aus in die letzten Winkel blicken, oder aber sie laufen auf einer ringförmigen Bahn herum. Beispiel ist das Royal Asylum for Lunatics in Glasgow von 1810.

Die Französische Revolution löste alle Verwahranstalten der Irrenpflege auf, um zu Beginn des 19. Jahrhunderts Neubauten zu errichten, die schließlich in dem Komplex der riesigen Anstalt von Charenton gipfeln. Sie wird unter der Leitung des Psychiaters Jean Etienne Dominique Esquirol (1772–1840) 1838 eingerichtet.

In Deutschland gelingt um 1800 die Entflechtung der staatlichen »Zucht- und Tollhäuser«, so daß die Geisteskranken von den Strafgefangenen auch räumlich separiert werden. Oft werden die neuen Irrenanstalten in leeren Klöstern eingerichtet, so z. B.

▷ 1811: Irrenanstalt Sonnenstein (entsteht aus dem Zucht- und Tollhaus Waldheim)

▷ 1812: Irrenanstalt Zwiefalten (aus dem Zucht- und Tollhaus Ludwigsburg)

▷ 1815: Irrenanstalt Eberbach (aus dem »Correctionshaus« Eberbach)

▷ 1827: Irrenanstalt Heidelberg (aus dem Waisen-, Toll- und Zuchthaus Pforzheim)

»Heilbare« und »unheilbare« Kranke sind oft gemeinsam untergebracht. Es erfolgt aber eine weitere Differenzierung durch die Einrichtung räumlich getrennter Heil- und Pflegeanstalten. So entsteht neben der 1825 gegründeten Heilanstalt Siegburg die Pflegeanstalt Andernach (1835). Die Anstaltspsychiatrie in der ersten Hälfte des 19. Jahrhunderts gipfelt in dem Modell der »relativ verbundenen Heil- und Pflegeanstalt«, in der alle Geisteskranken unter einem Dach versammelt sind. Vorreiter ist der Psychiater Christian F. W. Roller, der Direktor der Anstalt Illenau bei Achern (Neubau 1837–1842).

Johannes Müller, ein Pionier der Grundlagenforschung

1826. Johannes Müller, Privatdozent der Medizin an der Universität Bonn, veröffentlicht sein Buch »Über die phantastischen Gesichtserscheinungen«. Hierin formuliert er das Gesetz von der spezifischen Energie der Sinnessubstanzen (spezifische Sinnesenergie), das für die Sinnesphysiologie grundlegend ist. Er setzt bei seinen Überlegungen an der »Sehsinnsubstanz« an. Diese beruht auf drei Feststellungen:

1. »Ein und das gleiche Sinnesorgan auf irgendwelche Art erregt, antwortet stets auf die nämliche Art.« Es sei gleichgültig, ob der Sehnerv durch Licht, Elektrizität oder durch mechanischen Reiz (Druck) erregt werde, es resultiere dieselbe Lichtempfindung.
2. »Die verschiedensten Sinnesorgane, auf die gleiche Art erregt, antworten jedes in seiner eignen Art.« Jedes Organ und jeder Nerv besitzt seine spezifische Empfindung, die nur dem Grad ihrer Intensität, nicht der Art nach voneinander verschieden ist.
3. »Jedes Sinnesorgan vermag, ohne daß ein äußerer Reiz einwirkt, als phantastische Sinneserscheinung seine eigene Art der Empfindung hervorzubringen.« Hier interessiert Müller das bei sich selbst beobachtete »Leuchten der Phantasmen« im Halbwachen, vor dem Einschlafen und im Traum. Die der »Sehsinnsubstanz« immanente Energie erzeuge leuchtende und farbige Bilder im dunklen Sehfeld und entzünde im Traum ein »inneres Tageslicht«.

Müller bezieht sich hier explizit auf die Farbenlehre Goethes, mit dem er korrespondiert. In seinem Handexemplar »Über die phantastischen Gesichtserscheinungen« notiert der Mediziner eigenhändig Passagen aus dem Vorwort zur Farbenlehre, darunter auch den Satz: »Jene unmittelbare Verwandtschaft des Lichtes und des Auges wird niemand leugnen; aber sich beide zugleich als eines und dasselbe zu denken, hat mehr Schwierigkeiten.« Müller ist hier stark von der naturphilosophischen Betrachtung beeinflußt, die er sei Leben lang nie grundsätzlich in Frage stellt.

Der Lebensweg des Forschers

Müller wurde am 14. Juli 1801 als Sohn eines Schuhmachermeisters in Koblenz geboren. Er besuchte dort das Gymnasium und wurde insbesondere mit den Schriften des Aristoteles vertraut. Nach dem Abitur (1818) studierte Müller ab dem Wintersemester 1819/20 Medizin an der neugegründeten Universität Bonn. Mit 23 Jahren habilitierte er sich, wurde außerordentlicher Professor (1827) und bald darauf Ordinarius für Anatomie und Physiologie. Als 1832 in Berlin sein Lehrer Karl Asmund Rudolphi (1771–1832) stirbt, bewirbt sich Müller um dessen Stelle mit einem emphatischen Schreiben an den maßgeblichen preußischen Minister Karl Freiherr von Stein zum Altenstein – ein ungewöhnlicher Schritt in der damaligen Zeit. 1833 erhält er den Ruf nach Berlin. Sein erklärtes Ziel ist es, dort für die Anatomie und Physiologie ein ebenso bedeutendes Zentrum zu schaffen, wie dies Georges Baron de Cuvier in Paris für die Anatomie und Biologie gelungen ist. In Berlin entfaltet Müller mit höchster Tatkraft seine Forschungs- und Lehraktivitäten. Fast jährlich unternimmt er längere Forschungsreisen, die ihn ans Mittelmeer und an die Nord- und Ostsee führen. Seine meeresbiologischen Forschungen nehmen einen breiten Raum ein. In seinem Berliner Institut bildet er eine große Anzahl von Schülern aus, darunter viele der bedeutendsten Physiologen der zweiten Hälfte des 19. Jahrhunderts. Er gibt ab 1833 ein »Handbuch der Physiologie« heraus, publiziert in dichter Folge seine Forschungsergebnisse (insgesamt umfaßt sein Schriftenverzeichnis 267 Titel), übernimmt dreimal das Amt des Dekans der Medizinischen Fakultät und zweimal das des Rektors der Universität. Müller gehört zu den angesehensten Gelehrten in der Mitte des 19. Jahrhunderts. Nach verschiedenen schweren Gesundheitsstörungen stirbt er am 28. April 1858 in Berlin, vermutlich an einem Schlaganfall aufgrund einer Arteriosklerose.

Forschungsschwerpunkte

Müllers Forschungen umfassen ein weites Spektrum der Medizin und Biologie. Schwerpunkte sind die Sinnes- und Nervenphysiologie (z. B. »Über die phantastischen Gesichtserscheinungen«), die allgemeine Physiologie, die Embryologie, die vergleichende Anatomie und die Zoologie. In seiner ersten tierexperimentellen Arbeit befaßte er sich 1823 mit der Atmung des Feten (»De respiratione foetus«), die er eindeutig nachweist. Beobachtung und Versuch sind für ihn Richtschnur der Forschung. In der »Bildungsgeschichte der Genitalien aus anatomischen Untersuchungen des Menschen und der Thiere« (1830) gelingt ihm der Nachweis des »Müllerschen Ganges« (Ductus paramesonephricus), ein bei beiden Geschlechtern angelegter Epithelschlauch, der sich im weiblichen Embryo zum Eileiter und interovaginalen Kanal entwickelt und beim männlichen nur noch rudimentär am Kopf des Nebenhodens erkennbar ist. Müller gibt erstmals eine exakte Darstellung

Für Müller prägend: Die Studienjahre an der Bonner Universität

Im Jahr 1818, nachdem die Preußen die Herrschaft über die »Rheinprovinz« erhalten hatten, stiftete König Friedrich Wilhelm III. die Bonner Universität (nach Berlin 1810 und Breslau 1811). Als Johannes Müller im Wintersemester 1819/20 hier sein Medizinstudium aufnahm, gab es nur drei Kliniken (Chirurgie, Medizin und Geburtshilfe) und ein Anatomisches Institut. Das Interesse des preußischen Kultusministers Karl Freiherr von Stein zum Altenstein an der romantischen Naturphilosophie spiegelte sich in der Besetzung der medizinischen Lehrstühle wider. Fast alle Professoren der ersten Generation in Bonn waren von naturphilosophischen Ideen beeinflußt. Zu Müllers Lehrern gehörten der Anatom Carl Mayer, Physiologie lernte er bei dem Kliniker Christian Friedrich Nasse, einem Schüler von Johann Christian Reil aus Halle. Am stärksten war er von dem Chirurgen und Augenarzt Philipp Franz von Walther beeindruckt, dessen naturphilosophische Einstellung ihn maßgeblich prägte. Aber auch Friedrich Harleß, bei dem er allgemeine Pathologie und die Materia medica

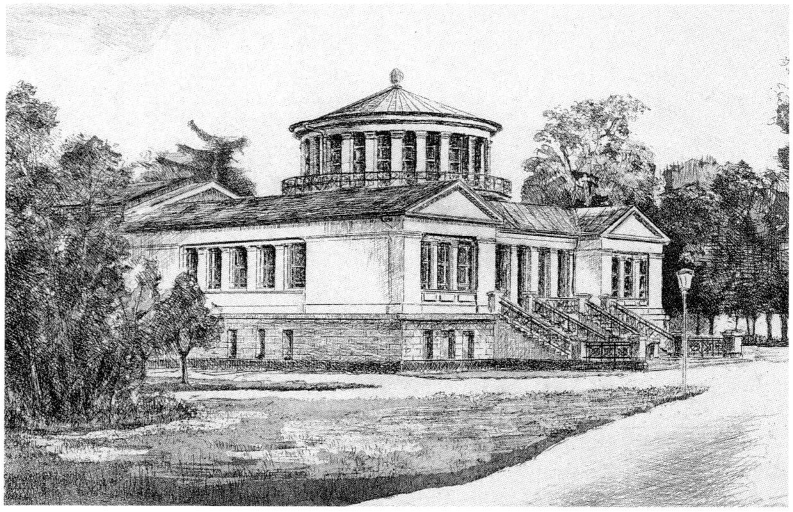

Anatomisches Theater der Universität Bonn, in dessen großem Hörsaal Müller am 19. Oktober 1824 seine Antrittsvorlesung hielt; das Gebäude ist im selben Jahr fertiggestellt worden (heute Kunsthistorisches Museum).

(Arzneimittellehre) hörte und Ernst Bischoff, bei dem er die Gerichtsmedizin kennenlernte, lehnten sich an die Schellingsche Naturphilosophie an (→ 1808/S. 256). Daneben belegte Johannes Müller Botanik-Vorlesungen bei Nees von Esenbeck und hörte Georg August Goldfuß über Zoologie.

1820 stellte die Medizinische Fakultät eine Preisaufgabe. Es sollte durch Beobachtungen und Experimente bei lebenden Tieren festgestellt werden, ob im Fetus, solange er sich im Uterus befindet, eine Atmung stattfindet. Müller führte 57 Vivisektionen durch. An einem trächtigen Schaf konnte er schließlich an den Blutgefäßen des Nabelstranges die Farbe des arteriellen und venösen Blutes unterscheiden und gewann den Preis.

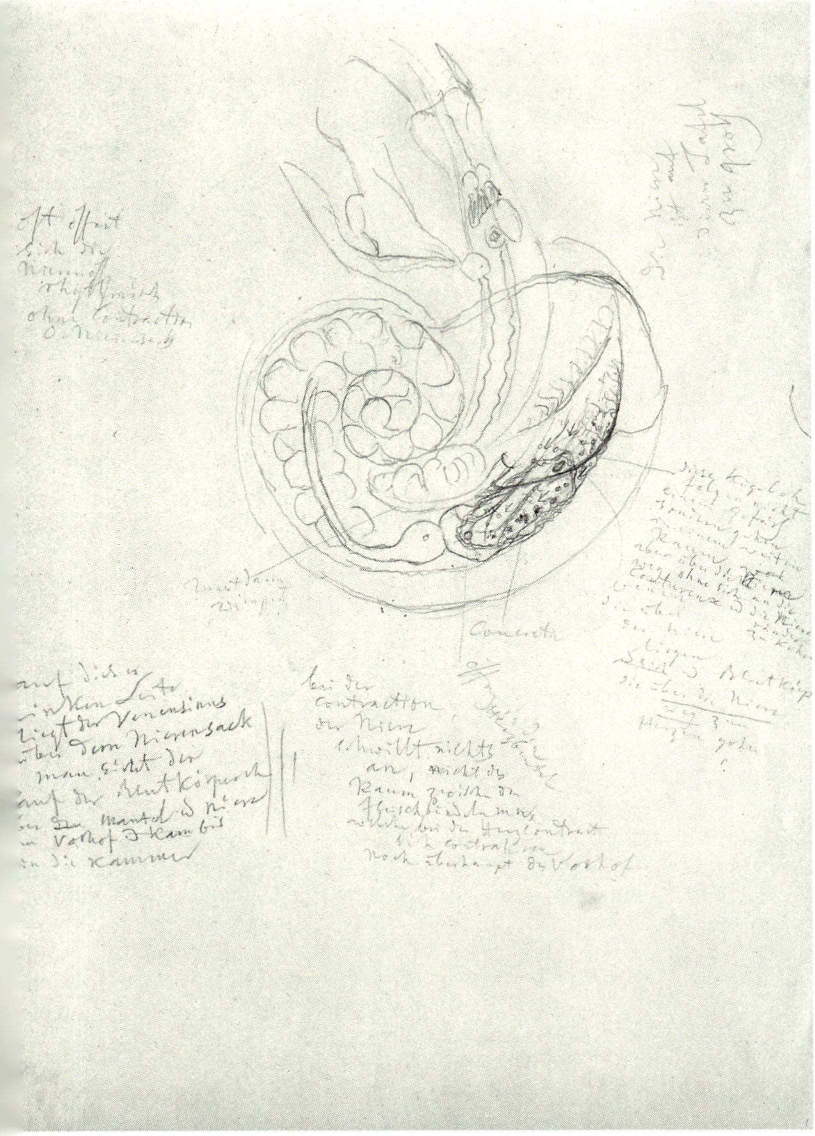

Struktur eines Säugetier-Feten, u. a. mit Nabelschnur (oben), Mastdarm (Mitte) und Herz (darunter rechts); Handzeichnung von Johannes Müller

der Entwicklung der Geschlechtsorgane, die auf einer Untersuchung bei den Amphibien, Vögeln, Säugetieren und am Menschen beruht.

Müllers Kunst auf dem Gebiet der vergleichenden Anatomie erreicht mit seiner Arbeit über die Drüsen (»De glandularum secernentium structura ...«, 1830) einen Höhepunkt. Er kann Bau und Funktion der Drüsen u. a. mit Hilfe der Mikroskopie und mikrometrischen Messungen aufklären. Sein prachtvoll ausgestattetes Buch widerlegt die alte Auffassung von Frederik Ruysch, wonach die Blutgefäße direkt in die Ausführungsgänge der Drüsen übergehen. Die Schrift wird zum entscheidenden Ausgangspunkt für Müllers Schüler Theodor Schwann, der wenig später die tierische Zelle entdeckt (→ 1839/S. 275). Ab 1840 befaßt sich Johannes Müller fast ausschließlich mit systematischen Fragestellungen zur vergleichenden Anatomie (Zoologie) und insbesondere zur Meeresbiologie.

Berühmte Schüler von Müller

Aus dem Berliner Schülerkreis von Johannes Müller gehen bedeutende Forscher der Anatomie, Physiologie und Zoologie hervor. Ihre Methoden und Arbeitsgebiete sind jedoch zu unterschiedlich, als daß man hier von einer eng definierten »Schule« sprechen könnte. Zu den bedeutendsten Schülern zählen der Elektrophysiologe Emil Du Bois-Reymond (1818–1896), der Physiker und Physiologe Hermann von Helmholtz (1821–1894), der Pathologe Rudolf Virchow (1821–1902), der Histologe Jakob Henle (1809–1885), der (Sozial-)Darwinist Ernst Haekkel (1834–1919) und der Physiologe Ernst Wilhelm Brücke (1819–1892), ein Lehrer Sigmund Freuds.

Bedürfnis nach Philosophie

Chronik Zitat

19. Oktober 1824. In seiner Antrittsvorlesung in Bonn plädiert Johannes Müller für eine innige Verbindung von Physiologie und Philosophie. Das Thema der programmatischen Vorlesung lautet: »Von dem Bedürfnis der Physiologie nach einer philosophischen Naturbetrachtung.« Überraschenderweise äußert sich Müller skeptisch gegenüber dem Tierversuch und rühmt die Vorzüge der Beobachtung:

»Die Beobachtung schlicht, unverdrossen, fleißig, aufrichtig, ohne vorgefaßte Meinung; – der Versuch künstlich, ungeduldig, emsig, abspringend, leidenschaftlich unzuverlässig. Die Tugenden des beobachtenden Naturforschers sind sehr einfach, aber der rechte Sinn in der Beobachtung, die rechte Beobachtungsgabe und die Anwendung derselben sind seltener unter den Naturforschern geworden, welche sich mit der Ergründung des lebenden Organismus beschäftigen ... Es ist nichts leichter, als eine Menge sogenannter interessanter Versuche zu machen. Man darf die Natur nur auf irgendeine Weise gewalttätig versuchen; sie wird immer in der Noth eine leidende Antwort geben. Nichts ist schwieriger zu deuten, nichts ist schwieriger als der gültige physiologische Versuch; und dieses zu zeigen und klar einzusehen, halten wir für die erste Aufgabe der jetzigen Physiologie ... Die schlichte Beobachtung in der anatomischen Untersuchung ist viel herrlicher und besser als das leichtsinnige und häufig genug lügenhafte physiologische Experiment ... Die Erfahrung wird zum Zeugungsferment des Geistes. Nicht das abstrakte Denken über die Natur ist das Gebiet der Physiologie. Der Physiologe erfährt die Natur, damit er sie denke.«

Müller verbindet schöpferisch Naturphilosophie und Naturwissenschaft. Kennzeichnend ist seine Verehrung Goethes, den er auf einer Rückreise von Berlin nach Bonn am 10. Oktober 1828 in Weimar besucht. Er überreicht dem Dichter seine Abhandlung »Über die phantastischen Gesichtserscheinungen« und unterhält sich ausführlich mit ihm darüber. Müller erinnert sich später an das Gespräch:

»Im Jahre 1828 hatte ich Gelegenheit, mich mit Goethe über diesen, uns beide gleich interessierenden Gegenstand zu unterhalten. Da er wußte, daß bei mir, wenn ich mich ruhig bei geschlossenen Augen hinlege, vor dem Einschlafen leicht Bilder in den Augen erscheinen, ohne daß es zum Schlaf kommt, indem vielmehr Bilder sehr wohl beobachtet werden können, so war er sehr begierig zu erfahren, wie sich diese Bilder bei mir gestalten. Ich erklärte, daß ich durchaus keinen Einfluß des Willens auf Hervorrufung und Verwandlung derselben habe, und daß bei mir niemals eine Spur von symmetrischer und vegetativer Entwicklung vorkomme. Goethe hingegen konnte das Thema willkürlich angeben, und dann erfolgte allerdings scheinbar unwillkürlich, aber gesetzmäßig und symmetrisch das Umgestalten.«

Als Rheinpreuße legt Johannes Müller im Wintersemester 1923/24 sein Chirurgisch-Medizinisches Examen in Berlin ab. Den stärksten Eindruck auf ihn macht dort der Anatom und Physiologe Karl Asmund Rudolphi, dessen Nachfolger er 1833 wird:

»... nie werde ich den Eindruck vergessen, den Rudolphi auf mich gemacht; er hat meine Neigung zur Anatomie zum Teil begründet und für immer entschieden ... Bei jeder Gelegenheit äußerte sich Rudolphi auf das Kräftigste gegen eine mit mißverstandener Philosophie verbundene Art der Naturstudien, welche sich lange ziemlich anspruchsvoll durch Mangel an einer exakten Methode und durch gewaltsame Tendenzen zum Allgemeinen aussprach ... erinnere ich mich der edelsten Begebnisse meines Lebens, so fällt mir sogleich Rudolphi ein.«

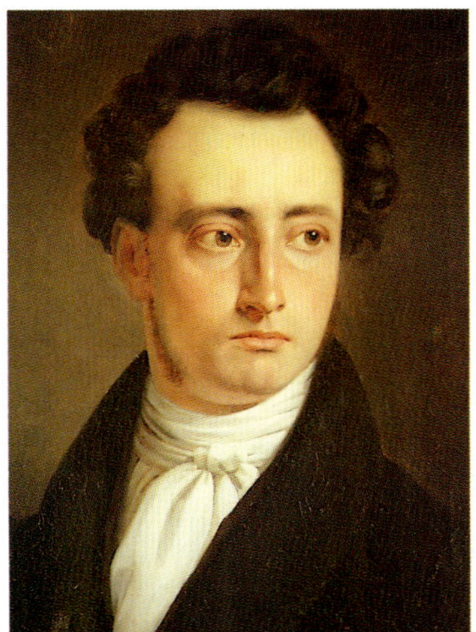

Johannes Müller im Jahr 1826 (Gemälde von J. H. Richter)

Bretonneau beschreibt die Diphtherie

1821. Der französische Arzt Pierre Fidèle Bretonneau (1778–1862), Chefarzt des Hospitals in Tours, veröffentlicht erstmals seine Beobachtungen über eine neue Krankheitseinheit, die er »diphthérite« (Diphtherie) nennt.

Zwischen 1818 und 1820 wütete eine Diphtherie-Epidemie in Tours. Durch seine eingehende Analyse kann Bretonneau die bis dahin unbekannte Krankheitseinheit bestimmen. Er beobachtet die Pseudomembranen der Schleimhäute, die sich zunächst typischerweise an den Mandeln bilden, sodann die mögliche Ausdehnung im Nasenrachenraum, im Ohr- und Kehlkopfbereich, die zu Atemnot (»Krupp«, frz. »croup«) und Tod führen kann. Er zeigt, daß unabhängig von der Lokalisation der Krankheit bestimmte toxische Symptome auftreten und leitet davon die Spezifität der Entzündung ab.

Bretonneau entwickelt zur Bekämpfung der tödlichen Atemnot eine Notoperation, den Luftröhrenschnitt (Tracheotomie). Nach zwei fehlgeschlagenen Eingriffen am Menschen und dem geglückten Versuch an einem Hund gelingt ihm 1825 eine erste erfolgreiche Operation an einem vier Jahre alten Mädchen. Bretonneau ist davon überzeugt, daß Diphtherie ansteckend ist und durch gemeinsam benutzte Trinkgefäße übertragen werden kann. Er verfolgt die Idee einer spezifischen Therapie, aber seine Versuche in der (vorbakteriologischen) Ära schlagen fehl.

Daneben grenzt Bretonneau erstmals das Krankheitsbild des typhoiden Fiebers (Bauchtyphus) ein, dem er 1819 den Namen »dothiénenterite« gab. Er beschreibt die pathologischen Veränderungen in der Dünndarmschleimhaut, die typischen Krankheitsstadien, die zuvor als eigene Krankheiten betrachtet wurden und geht wie bei der Diphtherie von einem spezifischen Ansteckungsstoff aus.

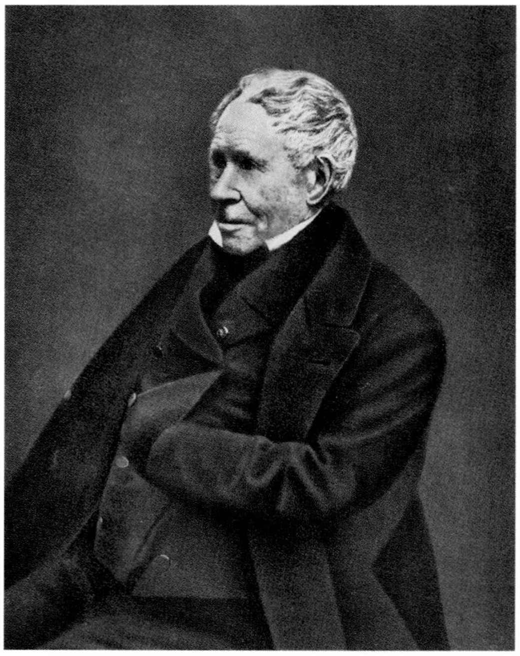

Pierre Fidèle Bretonneau wurde 1778 als Sohn eines Chirurgen geboren. Ab 1795 besuchte er die École de Santé in Paris und hörte Vorlesungen bei Jean Nicolas Corvisart. 1815 promovierte er in Tours und wurde Chefarzt an dem dortigen Hospital. 1838 gibt er seine öffentlichen Ämter auf, um sich der Versorgung der armen Kranken zu widmen. Er ist vielseitig technisch und biologisch interessiert, konstruiert Barometer und Thermometer und beobachtet Bienen und Ameisen. Sein botanischer Garten wird weithin berühmt. Er stirbt 1862.

Krankheitsbild:

Tröpfcheninfektion führt zum Tode

Die Diphtherie von griech. diphthera = Haut; d. h. Schleimhautbelag) ist eine akute Infektionskrankheit und tritt vorwiegend im Kleinkindesalter auf. Der Krankheitsbegriff der Diphtherie wird von Bretonneau 1821 geprägt, der Erreger (Corynebacterium diphthteriae) wird 1883 von Edwin Klebs entdeckt. Emil von Behring und der japanische Bakteriologe Schibasaburo Kitasato können bis 1890 eine Serumprophylaxe entwickeln. Die Massenimpfung wird in den 1920er Jahren möglich, und ab 1940 stirbt kaum noch jemand an Diphtherie.

Die stark ansteckende Krankheit wird durch Tröpfcheninfektion übertragen; in vorbakteriologischer Zeit liegt die Sterblichkeit bei 75%. Die bösartige Verlaufsform führt durch die Ausbreitung des spezifischen Toxins auf dem Blutwege zu schweren Störungen, insbesondere des Herzens (Myokarditis), der Leber, der Nieren und der Nerven.

Der »Wasserdoktor« Prießnitz und die Kaltwasserkur

1826. Der von einem Bauernhof stammende Vinzenz Prießnitz (1799–1851) baut in Gräfenberg (Schlesien) eine Kaltwasserheilanstalt auf (Hydrotherapie; → S. 263).

Bereits seit 1818 behandelt er die ersten Patienten, die aus der Nachbarschaft zu ihm kommen, mit kaltem Wasser. In den Jahren zuvor hat er sich bei eigenen Krankheiten und Verletzungen (Lungenentzündung und Rippenbruch) mit dieser Methode selbst geheilt.

Anfangs beschränkt sich Prießnitz auf Umschläge und Abwaschungen mit kaltem Wasser. Ab etwa 1824 verordnet er kalte Bäder mit vorhergehendem Schwitzen. Zwei Jahre später wendet er auch Teilbäder, wie Sitz-, Fuß-, Kopf- und Augenbäder an und setzt kalte Duschen ein. Nach einer erfolglosen Anklage wegen Kurpfuscherei erhält er im Jahr 1831 die behördliche Genehmigung zur Führung einer Kaltwasserheilanstalt. Hierbei darf Prießnitz allerdings weder Medikamente verordnen noch chirurgisch tätig werden.

Vor allem durch die propagandistischen Schriften des Ansbacher Gymnasialprofessors E. F. C. Oertel (»Allerneueste Wasserkuren«; 1831) wird Prießnitz weithin bekannt. Während 1831 nur 64 Kranke zu ihm kommen, sind es 1837 schon mehr als 500 und 1839 rd. 1700, darunter 120 Ärzte, die sich der »Wasserheilkunde« anvertrauen. Seine Kurmethode umfaßt 1835:

- ▷ Schwitzpackungen
- ▷ Kalte Vollbäder
- ▷ Verschiedene Teilbäder
- ▷ Duschen
- ▷ Feuchte Umschläge
- ▷ Bewegung in frischer Luft
- ▷ Wassertrinken
- ▷ Kräftigende Nahrung.

In der Regel wird der Patient um 4.00 Uhr zum Schwitzen in eine wollene Decke gewickelt, nach mindestens halbstündigem Schwitzen folgt ein wenige Minuten dauerndes kaltes Wannenbad (6–8 °C) in frischem Quellwasser, anschließend geht der Kurgast zur Erwärmung spazieren. Das gemeinschaftliche Frühstück der Kurgäste um 9.00 Uhr besteht aus kalter Milch und Schwarzbrot.

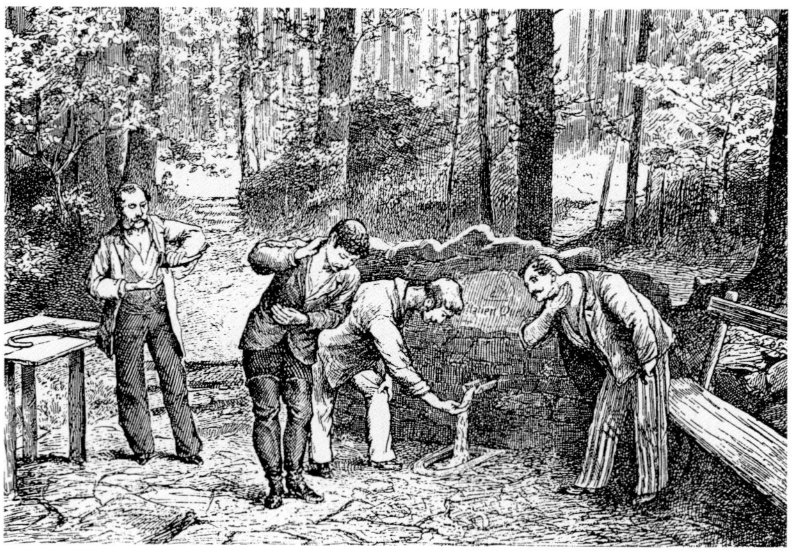

Patienten des »Wasserdoktors« Vinzenz Prießnitz bei der »Halswaschung ohne Abtrocknen im Freien«; aus der Publikation Philo vom Waldes (Berlin, 1898)

Die »Wissenschaft der Tat«

1821. Der französische Arzt und Physiologe François Magendie (1783–1855) veröffentlicht sein Handbuch über die Herstellung und Anwendung verschiedener neuer Arzneimittel (»Formulaire pour la préparation . . .«).

Magendie führt eine Reihe von kürzlich entdeckten Alkaloiden (s. r.) in die Therapie ein: Strychnin, Morphin (= Morphium, das wichtigste Alkaloid des Opiums), Brucin (Alkaloid der Brechnuß), Kodein und Chinin. Er propagiert auch die allgemeine Anwendung von Jod- und Bromsalzen. Magendie stellt die chemischen Substanzen generell über die natürlichen Drogen und vertraut den pharmakologischen Tierexperimenten. Ohne Bedenken testet er an sich selbst die verschiedenen Stoffe. Für ihn zählen in erster Linie Fakten, und er eliminiert soweit als möglich alle Theorien und Spekulationen, um unverfälschte Ergebnisse aus den Experimenten zu erhalten. Die Annahme einer physiologischen Bedeutung der Seele oder eines übergreifenden Lebensprinzips (Lebenskraft) lehnt er ab und weist die seinerzeit gängige Analogie zwischen Lebenskraft und Newtonscher Anziehungskraft zurück. Nach Magendie können die physiologischen Gesetzmäßigkeiten nicht im Widerspruch stehen zu den physikalischen und chemischen. Somit vertritt er einen empirischen Reduktionismus: Die Lebensprozesse sollen soweit als möglich der naturwissenschaftlichen Analyse unterzogen werden.

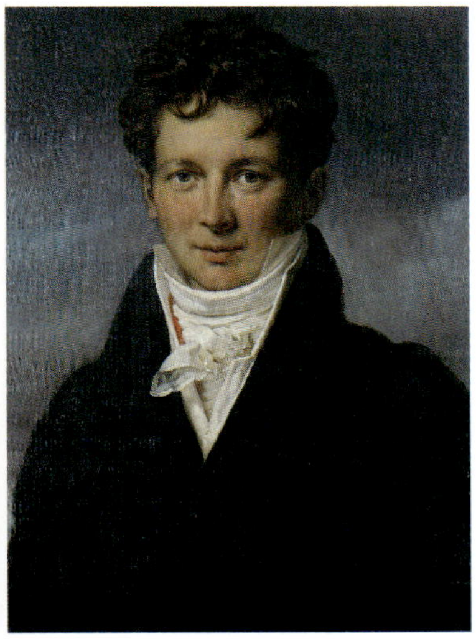

François Magendie (1783–1855); für ihn ist Medizin »eine Wissenschaft der Tat« (»une science à faire«).

Magendie ist der Sohn eines Chirurgen, eines glühenden Anhängers der Französischen Revolution. 1803 trat er als Medizinstudent ins Pariser Hôpital Saint-Louis ein, 1808 erhielt er seinen medizinischen Doktortitel an der École de Médecine.

Er bewundert Xavier Bichat (→ 1801/S. 254) und fordert zugleich neue Experimente, »das einzige Mittel, um die Physik lebender Körper aus ihrem Mangelzustand herauszuholen, in dem sie sich heute noch befindet« (1809). Die Theorie spezifischer Lebenseigenschaften lehnt er ab (wie animalische Sensibilität oder Kontraktilität) und möchte diese eher als Funktionen begreifen. Er will die grundlegenden Lebensprozesse Ernährung und Bewegung aus der Organisation der Lebewesen und ihrer Körperteile erklären. Er vertritt damit eine moderne biologische Auffassung, wonach Lebewesen mit derselben Organisation dieselben Lebensphänomene produzieren. Bereits 1809 trug Magendie die Ergebnisse seiner pharmakologischen Tierexperimente der Académie des sciences vor. In seinen Versuchen verglich er die toxische Wirkung verschiedener Drogen pflanzlichen Ursprungs. 1817 entdeckte er zusammen mit Pierre-Joseph Pelletier das Emetin, das Wirkprinzip der Ipecacuanha, einer brasilianischen Wurzeldroge (Brechwurzel).

Seine größte Entdeckung macht Magendie auf dem Gebiet der Neurophysiologie. Zwar hat der Schotte Charles Bell (→ 1811/S. 260) bereits vor ihm die Wurzeln der Rükkenmarksnerven getrennt untersucht und durch Reizung der vorderen Wurzeln Muskelkontraktionen ausgelöst; daß jedoch die vorderen und hinteren Wurzeln verschiedene Funktionen haben, entdeckt erst Magendie (Bell-Magendiesches Gesetz).

Durch äußerst rigorose Experimente an lebenden Tieren gelingen ihm noch andere Funde: Die Muskelstarre nach Dezerebration (»Enthirnungsstarre«; 1823) und die Zirkulation der zerebrospinalen Flüssigkeit (1824–1828).

In den 1830er Jahren vertritt Magendie die These, Cholera und Gelbfieber seien nicht ansteckend.

Pharma-Industrie entsteht

Chronik Stichwort

Mit der Entdeckung des Morphiums durch Friedrich Wilhelm Sertürner (→ 1804/S. 254) und seinen erweiterten Versuchen (1817) mit diesem Alkaloid beginnt ein neues Zeitalter der pharmazeutischen Forschung, die schließlich die **Arzneimittelherstellung** vom Apothekenlaboratorium in spezielle Großlaboratorien und Fabriken verlegt.

Der Begriff »Alkaloid« wird 1818 von dem Hallenser Apotheker Karl Friedrich Wilhelm Meißner (1792–1855) für Pflanzenbasen eingeführt. Er isoliert in diesem Jahr Veratrin und berichtet in dem Zusammenhang: »Überhaupt scheint es mir auch angemessen, die bis jetzt bekannten alkalischen Pflanzenstoffe nicht mit dem Namen Alkalien, sondern Alkaloide zu belegen, da sie doch in manchen Eigenschaften von den Alkalien sehr abweichen . . .«

Bis zur Isolierung des Papaverins durch den Apotheker Georg Franz Merck (1825–1873) im Jahre 1848 werden insgesamt 29 Alkaloide entdeckt, fast alle von Apothekern selbst oder unter ihrer entscheidenden Beteiligung. Dabei verlagert sich im Laufe des 19. Jahrhunderts aus ökonomischen Gründen die Herstellung chemischer Präparate zunehmend vom Apothekenlaboratorium in die chemische Fabrik.

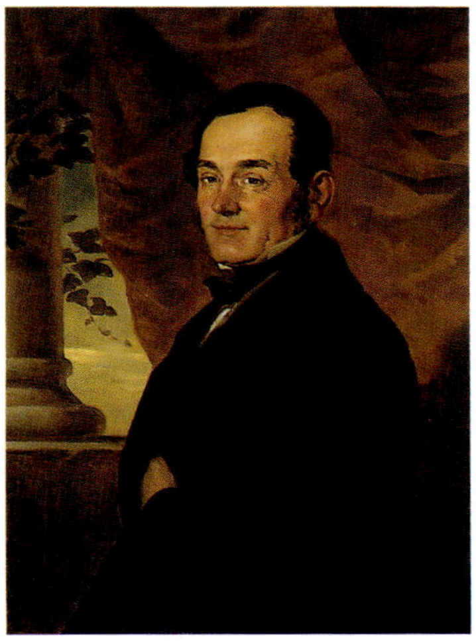

Der Darmstädter Apotheker Heinrich Emanuel Merck (1794–1855)

Eine immer ausgefeiltere Technologie, zunehmende Arbeitsteilung und der Zwang zur Rentabilität machen diesen Schritt notwendig. So bauen einzelne Apotheker-Familien große Fabrikunternehmen auf, die in der pharmazeutischen Industrie z. T. heute noch eine bedeutende Rolle spielen. Ein berühmtes Beispiel ist die Firma Merck. Der Inhaber der Darmstädter Engel-Apotheke, Heinrich Emanuel Merck (1794–1855), führt ab 1827 in seinem Laboratorium die Herstellung von Alkaloiden durch und gründet dazu ein Unternehmen, für das er ab 1850 zusammen mit seinen drei Söhnen Karl, Georg Franz und Wilhelm eine »Geschäftssocietät« bildet.

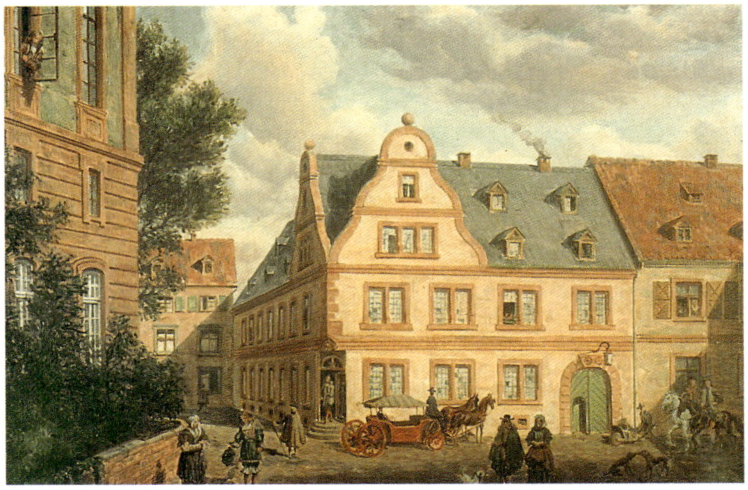

Die Engel-Apotheke in Darmstadt um 1700; seit 1668 ist sie im Besitz der Familie Merck. Sie ist Ursprung einer pharmazeutischen Fabrik (ab 1827). Ab 1880 ist das Unternehmen auch in Nordamerika vertreten.

Wunderwelten der »Seherin von Prevorst«

1829. Der Weinsberger Oberamtsarzt und Dichter Justinus Kerner (1786–1862) veröffentlicht die zweibändige Krankengeschichte seiner Patientin Friederike Hauffe, die aus dem württembergischen Dorf Prevorst stammt, unter dem Titel »Die Seherin von Prevorst«.

Friederike Hauffe hat zwischen 1825 und ihrem Tod 1828 in Kerners Haushalt gelebt und wurde dort familiär betreut und ärztlich behandelt. Kerner protokollierte die Ereignisse systematisch und richtete sein Hauptaugenmerk auf die subjektiven Wahrnehmungen und Mitteilungen der Kranken, die er in zwei Teilen darstellt: Ihre »Eröffnungen über das innere Leben des Menschen« bilden den ersten Band, »Über das Hereinragen einer Geisterwelt in die unsere« heißt der zweite Teil. Das »magnetische Leben« (Somnambulismus, Trance; s. r.) der Seherin machte diese in zweierlei Richtung hellsichtig: Im »Zurückziehen ins Innere« konnte sie angeblich die verborgensten Körperregungen wahrnehmen, sowie durch die »Entbindung des Nervengeistes« mit der gesamten Körper- und Geisterwelt Kontakt aufnehmen.

Kerner beobachtete »Heilbestrebungen im Inneren« der Seherin, eine Art organische Naturheilkraft. Denn diese verordnete sich selbst Art, Umfang und Zeitpunkt der »magnetischen Manipulationen« durch ihren Arzt. Sie wurde von Kerner so magnetisiert, wie es ihr »Schutzgeist«, der Geist ihrer verstorbenen Großmutter, vorexerzierte. Kerner baute sogar einen »Nervenstimmer« (Sonderform eines Mesmerschen Baquet; → 28. 7. 1774/S. 226) nach Angaben der »Seherin« nach, mit dessen Hilfe sie sich selbst magnetisieren und heilsame Krämpfe (»Krisen«) bei sich erzeugen konnte.

Die »Seherin« konnte die Krankheitsgefühle anderer Menschen mitfühlen, also über die Erfahrung am eigenen Leibe eine intuitive Diagnose stellen. Kerner ist nicht der einzige Arzt in der Biedermeierzeit, der mit Somnambulen nicht nur experimentiert, sondern sie sogar in der praktischen Medizin als Ratgeber einsetzt. »Das Physische ging auf ihren Leib, das Psychische auf ihre Seele über«, schreibt er. Diese Fähigkeit hänge

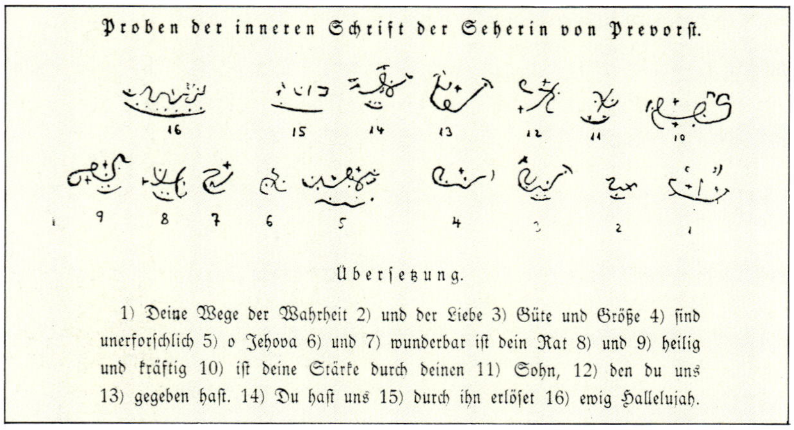

Schriftzeichen der »inneren Sprache« der »Seherin«, die nicht vom Kopf, sondern »von der Herzgrube ausgehe«; die Romantiker erblicken hierin eine gemeinsame Ursprache der Menschheit, die im »magnetischen Leben« auftauche.

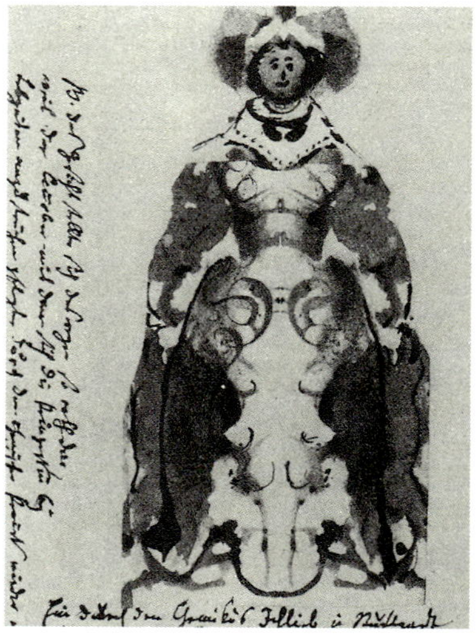

»Nachtgeist einer umhergehenden Prinzessin . . .«, eine selbstironische »Klecksographie« von Kerner (1852)

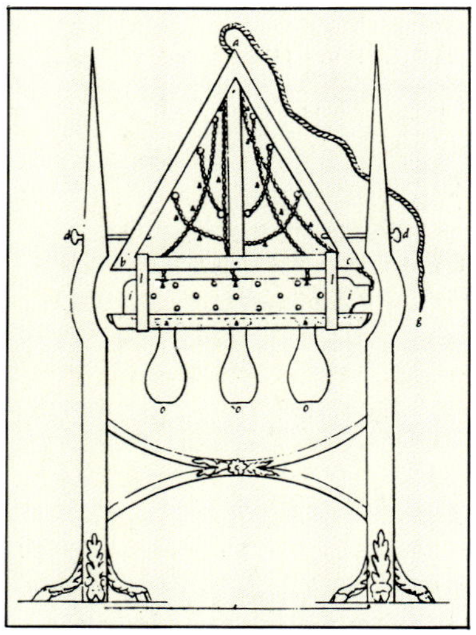

Der »Nervenstimmer« der »Seherin«, zum »Selbstmagnetisieren«, von Kerner nach deren Angaben gebaut

mit dem »so lose gewordenen Nervengeist« zusammen. Als Beispiel schildert er, wie die Seherin den Unterleib einer Frau berührte, die – angeblich ohne Wissen der Seherin – an einem Bandwurm litt. Sie fühlte »von ihrer Hand aus durch den Arm in den Magen und von da in den Bauch eine sonderbare ... widrige Empfindung strömen«.

Die »Seherin« erregte auch Aufsehen durch die Fernheilung der Gräfin von Maldeghem, die an fixen Ideen litt. Die »Therapie« umfaßte Gebete, den Einsatz von Amuletten sowie »Johannisthee«. Diese Episode erinnert durchaus an die religiöse »Geistheilung« in heutiger Zeit (→ 1973/S. 552).

Die »Seherin von Prevorst«, die berühmteste Krankengeschichte in der ersten Hälfte des 19. Jahrhunderts, wird später von den Psychiatern im Sinne der »Schizophrenie« oder »Hysterie« und von den Parapsychologen als »Mediumismus« und »Spiritismus« gedeutet. Sie dokumentiert in einzigartiger Genauigkeit den Umgang der »romantischen« Seelenforscher mit den »somnambulen« Kranken. So testet Kerner – zusammen mit seinem Freund Gotthilf Heinrich von Schubert (→ S. 257) – die Einwirkung von Mineralien auf das Nervensystem der »Seherin«. Den Ärzten geht es bei allen Experimenten und Beobachtungen um die Subjektivität der Kranken, um deren Seelendynamik, die sich in wundersamen Erlebnissen offenbart. Insofern gehört Kerner zu den Wegbereitern der modernen medizinischen Psychologie und Psychotherapie, wie sie schließlich in die Psychoanalyse einmündet.

Magnetisches Leben und Somnambule

Chronik Stichwort

Im **»magnetischen Leben«** der Somnambulen scheinen Leib und Seele, Innen und Außen, Traum- und Wachleben, das Ich und der andere, Diesseits und Jenseits spürbar auseinanderzutreten und sich zugleich innerlich miteinander zu verschränken. Die Ordnung des Normallebens ist zusammengebrochen, neue und vermeintlich tiefere Erkenntnisse und Fähigkeiten treten zutage. Im sog. magnetischen Leben kommen sowohl sinnesphysiologische und spirituelle Anlagen, vom Metallfühlen bis zum Hellsehen und Geistersehen, als auch organ- und psychopathologische Zustände von somnambulen Konvulsionen bis zu dämonischen Ausbrüchen zum Ausdruck.

Der »frei gewordene Nervengeist« vermag mit der Natur- und Geisterwelt in Kommunikation zu treten, und so sehe man, wie Kerner schreibt, »den magnetischen Menschen, während er noch immer an den Körper und die Welt der Sinne gebunden ist, mit verlängerten Fühlsfäden hinaus in eine Welt der Geister ragen und von dieser dir ein Zeuge sein«.

Das Konzept des »(künstlichen) Somnambulismus« geht auf eine Modifikation der Mesmerschen Lehre vom »tierischen Magnetismus« durch den Marquis de Puységur (1751 bis 1825) zurück, der ab 1785 den »magnetischen Schlaf« allein durch den »Glauben« und »Willen« des Magnetiseurs hervorrufen will. Damit rückt das psychologische Interesse an dem Erleben der Somnambulen in den Mittelpunkt: Ihre Erinnerungen, Wahrnehmungen, Visionen, wunderbaren Fähigkeiten. Um 1820 sind eine Reihe von Somnambulen – in der Regel junge Frauen – bekannt, welche ihren Ärzten zugleich als Hilfsinstrumente dienen. Sie diagnostizieren in ihrem »magnetischen Leben« Krankheiten und machen Behandlungsvorschläge.

1830

1830–1839

1831. Der 29jährige Assistenzarzt Christian Friedrich Wilhelm Roller aus Heidelberg veröffentlicht seine grundlegende Untersuchung: »Die Irrenbehandlung in allen ihren Beziehungen« und leitet damit die Hinwendung zur »relativ verbundenen Heil- und Pflegeanstalt« ein (→ 1825/S. 264).

Der französische Orthopäde Charles-Gabriel Pravaz entwickelt eine Injektionsspritze aus Glas, Hartgummi und Lederkolben zur Verödung von Wandausbuchtungen arterieller Blutgefäße (Aneurysmen). → S. 274

Der schwedische Arzt und Chemiker Jöns Jacob Berzelius veröffentlicht ein frühes Standardwerk der Biochemie. Sein »Lehrbuch der Chemie« enthält u.a. die Abteilung »Tierchemie«, wie damals die Biochemie genannt wird.

Mai 1831. Eine von Indien kommende Cholera-Epidemie erreicht Ostpreußen und dringt immer weiter westlich vor. → S. 272

1832. Der britische Pathologe Richard Bright gibt die ersten Beschreibungen des »pankreatischen Diabetes«.

Der US-amerikanische Chirurg William Beaumont studiert als einer der ersten die Bewegung und Verdauung des Magens. Er entdeckt die Magensäure (Salzsäure) im Magensaft bei einem Patienten mit einer Magenfistel.

Der Elsässer Pathologe Johann Georg Lobstein (»der Jüngere«) führt in einer Abhandlung den Begriff der »Arteriosclerose« in die Medizin ein.

1834. Der Inspekteur des belgischen Sanitätswesens, Louis-Joseph Seutin, führt den Kleisterverband zur Behandlung von Knochenbrüchen ein. → S. 274

Die erste regionale Zahnärztegesellschaft wird in New York gegründet: Die »Society of Surgeon-Dentists in the City and State New York«.

1835. In den USA haben sich in den beiden ersten Jahrzehnten des 19. Jahrhunderts Mäßigkeitsvereine gebildet, die sich zur »American Temperance Society« zusammenschließen. Diese Bewegung erfaßt im Jahre 1835 ca. 6000 Temperenzlervereine mit mehr als zwei Millionen Mitgliedern (→ 1841/S. 279).

Der preußische Militärarzt Adolph Leopold Richter publiziert seine »endermatische Methode«, die darin besteht, durch Auftragen von Arzneistoffen auf die »entblösste Haut« zu therapieren.

In Sankt Petersburg wird der erste »Brutkasten« (Inkubator) zur Versorgung gefährdeter Neugeborener eingesetzt. → S. 274

Peter Parker, ein ärztlicher Missionar aus den USA, kommt nach China und gründet ein Hospital in Kanton (→ 1840/41/S. 282).

Der italienische Chemiker Ambrosiani aus Mailand weist im Venenblut eines Diabetikers Zucker nach.

1836. Der britische Chemiker James Marsh veröffentlicht eine neue Methode zum Nachweis von Arsen, einer der meistverbreiteten Substanzen beim Giftmord. → S. 275

Der Kliniker und Pathologe Richard Bright vom Guy's Hospital in London teilt mit, daß bei Nierenkranken die Muskelmasse der linken Herzkammer vermehrt ist (»Bright's Disease«).

Der italienische Arzt Agostino Bassi kann nachweisen, daß eine Seidenwurmkrankheit durch einen Pilz übertragen wird.

Der deutsche Physiologe Theodor Schwann entdeckt das Pepsin, ein Verdauungsferment (→ 1839/S. 275).

13. 10. 1836. Der evangelische Pfarrer Theodor Fliedner gründet die Diakonissenanstalt in Kaiserswerth. → S. 271

1837. Friedrich Fröbel, ein Schüler des schweizerischen Pädagogen Johann Heinrich Pestalozzi, gründet in Blankenburg (Thüringen) die erste Beschäftigungsanstalt für vorschulpflichtige Kinder, der er später den Namen »Kindergarten« gibt.

Der erste deutsche Tierschutzverein wird in Stuttgart als »Vaterländischer Verein zur Verhütung der Tierquälerei« ins Leben gerufen. Den frühen Tierschutz beschäftigen vor allem die Fragen der Nutztierhaltung in Landwirtschaft und Transportwesen, weniger die des wissenschaftlichen Tierversuchs.

1837–1842. Zwischen Heidelberg und Freiburg entsteht eine neue Irrenanstalt, die »Illenau« bei Achern. Unter der Leitung von Christian Friedrich Wilhelm Roller wird sie zu einer Musteranstalt.

1838. In Frankreich wird ein Gesetz erlassen (»lois de trente-huit«), das von jedem der 90 Départements die Eröffnung von mindestens einer Irrenanstalt, einem »Asyle départemental« verlangt.

Ernst Freiherr von Feuchtersleben veröffentlicht seine medizinisch-psychologische Abhandlung »Zur Diätetik der Seele«.

Jacob von Heine, der Gründer und Vorsteher der orthopädischen Heilanstalt zu Cannstatt am Neckar, berichtet über Lähmungszustände der unteren Extremitäten bei Kindern und ihre Behandlung. → S. 275

1839. Die deutschen Chemiker Grimbert und Leopold Gmelin klären den Gallenfarbstoff im Urin auf.

Der tschechische Physiologe Johannes Evangelista Ritter von Purkinje prägt für den dickflüssigen Zellkörper die Bezeichnung »Protoplasma«.

Der deutsche Anatom Theodor Schwann veröffentlicht seine Arbeit »Über die Übereinstimmung in der Struktur und im Wachstum der Tiere und der Pflanzen« und legt dar, daß die Zelle der »Elementarorganismus« dieser beiden Arten von Lebewesen sei. → S. 275

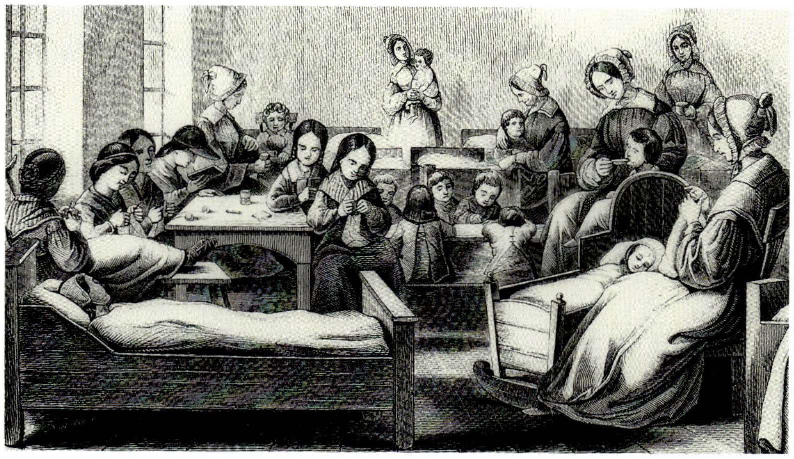

Kindersaal in der Diakonissenanstalt zu Kaiserswerth bei Düsseldorf (zeitgenössischer Stich); die evangelische Kirche betont den Wert der Sozialarbeit.

Diakonissen helfen Kranken

13. Oktober 1836. Theodor Fliedner (1800–1864), der Pfarrer der evangelischen Gemeinde Kaiserswerth (zu Düsseldorf), gründet den »Evangelischen Verein für christliche Krankenpflege in der Rheinprovinz und Westfalen«. Er richtet ein Krankenhaus und ein Diakonissenmutterhaus ein. Beide werden zum Vorbild für diakonische Einrichtungen in Deutschland und im Ausland.

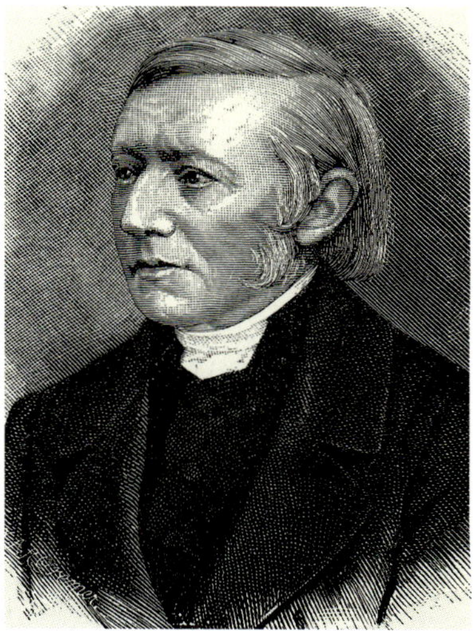

Theodor Fliedner (1800–1864); der Pfarrer propagiert auch Gefangenenfürsorge und Kleinkinderschulen.

Das Ziel Fliedners ist es, »vorzugsweise den armen Kranken Hilfe zu leisten mittels evangelischer Pflegerinnen, welche das Diakonissenamt im apostolischen Sinne unter ihnen verwalten, sowohl in Krankenhäusern als in den Wohnungen derselben«. Fliedner orientiert sich dabei an den Barmherzigen Schwestern, einem katholischen weiblichen Pflegeorden, der im 17. Jahrhundert gegründet worden ist und verschiedene Gruppierungen umfaßt (u. a. »Borromäerinnen«, »Klemensschwestern«). So übernimmt er das Prinzip des Mutterhauses als sozialem Mittelpunkt der Diakonissen. Im Gegensatz zu den Barmherzigen Schwestern legt er jedoch Wert auf die »leibliche Krankenpflege«, in der die Diakonissen von einem Arzt wöchentlich eine Stunde unterwiesen werden. Statt eines Ordenskleides sollen die Frauen die einfache Tracht von verheirateten Bürgerinnen tragen. Außerdem sollen sie ein gehobenes Bildungsniveau vorweisen können. Fliedners Frau Friederike (1800–1842) ist an der Aufbauarbeit intensiv beteiligt. Die Krankenpflege stellt Fliedner in den Dienst der Mission. Die Diakonissen dienen als Krankenschwestern zugleich Jesus. Sie übernehmen seelsorgerische Aufgaben, indem sie dem Kranken vorlesen und missionarische Gespräche mit ihm führen, ohne daß jedoch dadurch die leibliche Pflege vernachlässigt werden darf.

Theodor Fliedner schafft damit im Bereich der evangelischen Kirchen die erste größere Organisation auf dem Gebiet der Krankenpflege und gründet eine Krankenschwesternschule mit moderner Unterrichtsform. Mit öffentlicher Unterstützung breitet sich die diakonische Krankenpflege bald weiter aus. Es entstehen eine Reihe von selbständigen Mutterhäusern in Deutschland, 1849 kommt es zu einer ersten Niederlassung in den USA (in Pittsburgh). 1861, 25 Jahre nach der Gründung, existieren weltweit bereits 28 Mutterhäuser mit insgesamt ca. 1200 Diakonissen.

Die asiatische Seuche Cholera sucht Europa heim

Mai 1831. Von Rußland kommend erreicht eine verheerende Cholera-Epidemie Ostpreußen und breitet sich bald darauf auch in Berlin, Lübeck und Hamburg aus. 1832 dringt sie weiter nach Großbritannien, Frankreich und in die Niederlande vor, wobei einzelne Regionen und Städte verschont bleiben. So treten 1832 im Rheinland nur vereinzelte Herde auf. Im Jahr 1835 erreicht die Krankheit Italien und von dort über Tirol auch Bayern. Sie herrscht zumeist zwei bis drei Monate lang, um in vielen Fällen ein Jahr später wieder aufzuflackern.
Ihren Ursprung hat die Seuche in Indien. Die ersten Nachrichten gelangten 1817 nach Europa, bis 1820 sind in Indien, Ceylon und Südostasien ca. 3 Mio. Menschen gestorben. Die Cholera befällt vor allem die arme Bevölkerung in ihren schmutzigen Wohnverhältnissen. Es erschien bislang unwahrscheinlich, daß die Seuche auch das reichere und kühlere Europa heimsuchen könnte. Alle Grenzsperren und Quarantänemaßnahmen können jedoch die Ausbreitung der Seuche nach Westeuropa nicht aufhalten. Hektische Diskussionen über Ansteckungsgefahr, Abwehr und Therapie werden geführt, zahlreiche Aufklärungsbroschüren und Aufrufe an die Bevölkerung zirkulieren. So richtet z. B. auch der schwäbische Arzt und Dichter Justinus Kerner (→ 1829/S. 270) ein »Sendschreiben an die Bürger des Oberamts Weinsberg« (1831), um ihnen Mut gegen den »asiatischen Würger« zu machen.
Der heimtückische Brechdurchfall rafft allein in Preußen 1831 mehr als 32 000 Menschen dahin. Ohne Vorboten kann auch der Gesündeste innerhalb von wenigen Stunden dem Tode geweiht sein. Das Sterben in den eigenen Exkrementen, die grausamen Schmerzen sowie das abstoßende Aussehen der Kranken machen die Cholera zu einer gefürchteten Krankheit.
In verschiedenen Versionen tauchen in Europa Gerüchte auf, wonach die Cholera Folge einer planmäßigen Vergiftung durch Ausländer sei. Stärker noch ist jedoch das Mißtrauen gegenüber den Ärzten und eigenen Regierungen, denen man unterstellt, sie wollten auf diese Weise die Armen ausmerzen.

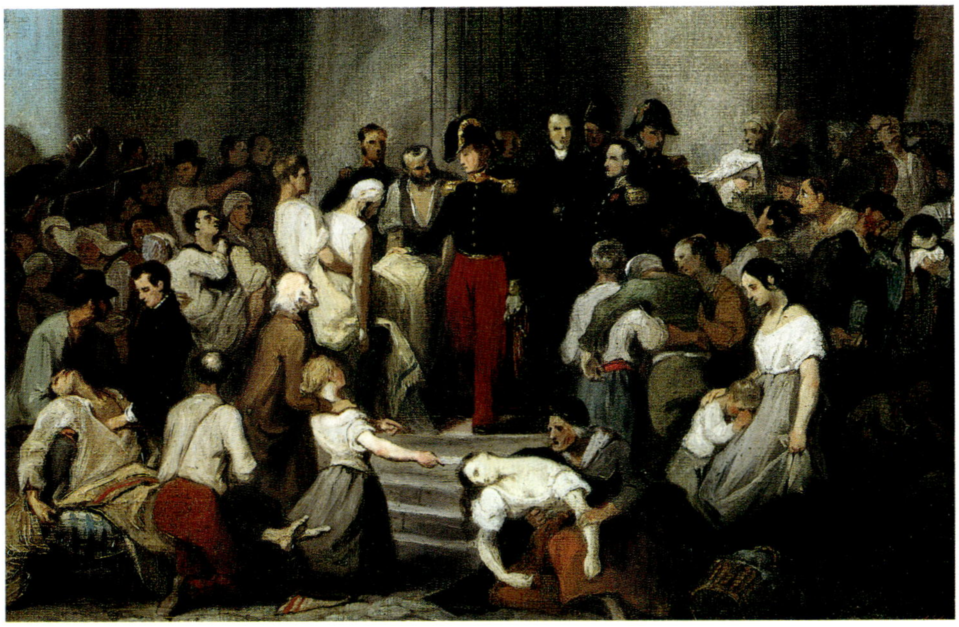

Der Herzog von Orléans besucht im Jahr 1832 die Cholerakranken im Pariser Hôtel-Dieu (zeitgenössisches Gemälde von Alfred Johannot; Musée Carnavalet, Paris). Die Cholera rafft allein in Paris zwischen März und Oktober 1832 etwa 18 400 Menschen dahin. Die Umstände der Krankheit, wie der Brechdurchfall, die heftigen Schmerzen und das erschreckende Äußere der Kranken, machen die Cholera zu einer besonders gefürchteten Krankheit.

Krankheitsbild:

Masseninfektion durch verseuchtes Wasser und Fäkalien

Die Cholera wird durch einen Bazillus (Vibrio cholerae) hervorgerufen, der im menschlichen Dünndarm lebt. Der von Robert Koch 1883 entdeckte Erreger steckt in verseuchten Lebensmitteln, im Trinkwasser und in den Fäkalien. Die Ansteckungsgefahr und der Ausbruch einer Epidemie hängen deshalb vor allem von der Wasser- und Wohnhygiene ab; arme und verelendete Volksschichten sind besonders gefährdet.
Nach einer Inkubationszeit von ein bis vier Tagen beginnt die Symptomatik mit Durchfällen als Folge der Dünndarmentzündung. Anschließend treten Brechdurchfälle auf, die zu typischen Zeichen der Austrocknung führen.
Eine »Instruction für die Sanitätsbehörden« aus dem Jahre 1830 schildert das dramatische Erscheinungsbild: »Im Unterleibe wechseln Schmerzen und Hitze mit einander ab, und der Drang zum Stuhle nimmt immer zu, mit sparsamem oder gar keinem Urinieren. Der Durst wird unauslöschlich, mit dem heftigsten Verlangen nach kaltem Wasser, um das unerträgliche Brennen in der Magengegend einigermassen zu lindern. Die Unruhe steigt in Kurzem auf jenen Grad, dass die Kranken keinen Augenblick in derselben Lage verbleiben können. Der Mund wird trocken, die Zunge bläulich oder weiss und stammelnd. Bald darauf fangen die Extremitäten an kalt zu werden; es stellen sich Anfangs Schmerzen und Reissen in denselben ein, welchen Zuckungen und heftige Krämpfe, besonders in den Fingern, Zehen und Waden folgen; . . . die Augen werden geröthet, glasig, starr, sinken in ihre Hölen ein, und sind mit einem dunkeln Ringe umgeben. Das Gesicht des Kranken fällt ein, und drückt unter schnell zunehmender Schwäche und Hinfälligkeit die größte Traurigkeit aus.«
Im 19. Jahrhundert sind die Cholera-Epidemien in Europa gefürchtet wie früher die Pest (→ August–November 1892/S. 332). Heute ist die Krankheit in manchen Ländern endemisch; sie kann dort immer wieder aufflakkern (→ 9. 2. 1991/S. 595).

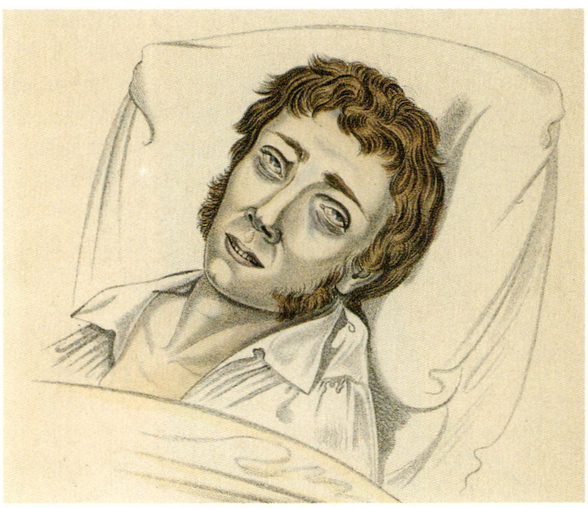

Ein Cholera-Kranker aus der »Kranken-Physiognomie« (1838) des Freiburger Medizinprofessors K. H. Baumgärtner: »Die Augen liegen tief in der Höhle und sind nach oben gekehrt, so dass sie sich zur Hälfte unter den oberen Augenliedern verbergen; sie sind mit bläulich-röthlichen Gefäßen durchzogen.«

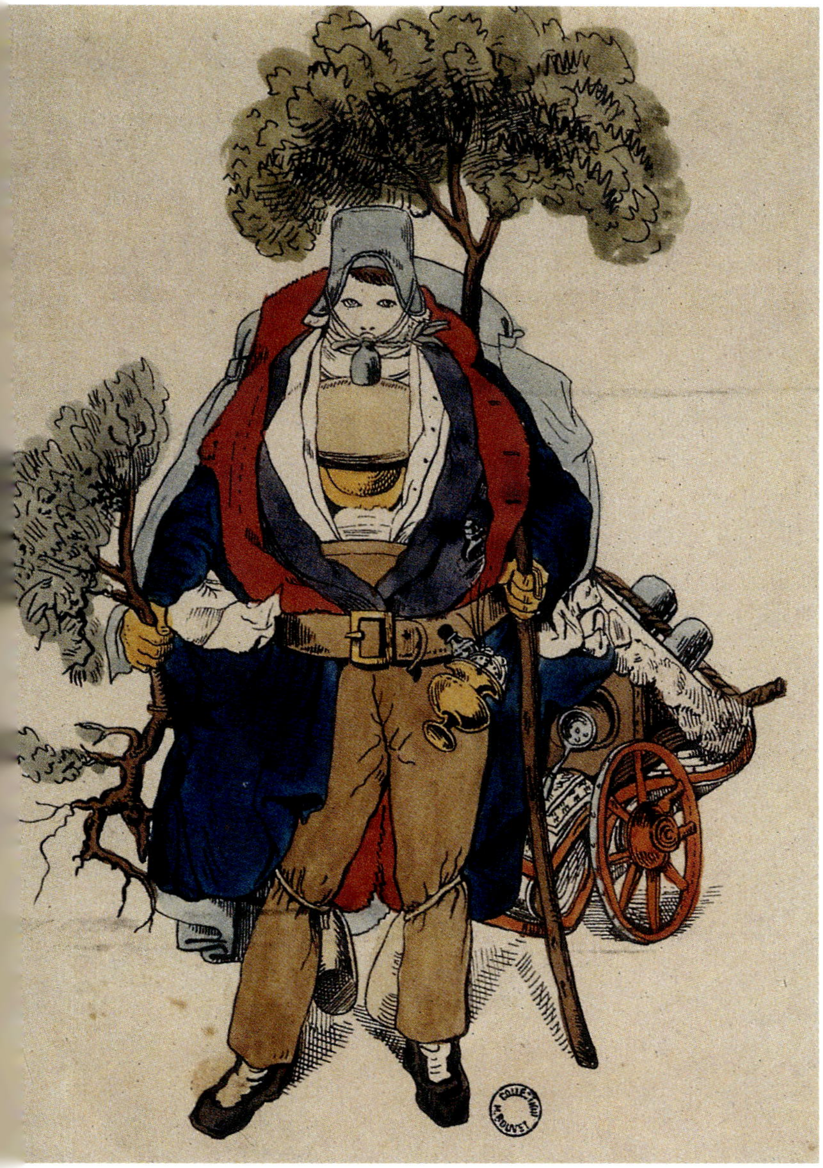

Schutzkleidung gegen die Cholera (Karikatur aus dem Jahr 1830)

Mit allen Mitteln Kampf gegen die Cholera

1831 werden in Deutschland vorsorglich zahlreiche Cholera-Lazarette eingerichtet. Die Amtsärzte betreiben mit ihren Aufklärungsbroschüren eine Art moralischer Aufrüstung der Bevölkerung, fordern zu größerer Sauberkeit auf und predigen v. a. Gottvertrauen. Den Furchtsamen und Verzweifelnden treffe die Seuche leicht, wer ihr dagegen mutig und fromm die Stirn zeige, könne sich am besten vor ihr schützen.

Gesunde und trockene Diät wird u. a. empfohlen: »Würste, Schweinefleisch, Sauerkraut, speckige Erdbirnen und was sonst noch den Bauch belastet, laßt sein ... wenn die Seuche vor eurer Thür ist« (Justinus Kerner, 1831).

Eine besondere Rolle spielen die Dampfbäder, Dampfbetten und die Räuchervorrichtungen. Der Homöopath Samuel Hahnemann empfiehlt in einem Sendschreiben (1831) den Kampfer der »die feinsten Thiere niederer Ordnung schon durch seinen Dunst tödtet und so das Cholera-Miasm ... am schnellsten zu tödten und zu vernichten ... im Stande sein wird«. Es gibt kaum eine Heilmethode, die dem einen oder andern Arzt nicht als tauglich erschiene: Anwendung finden Moxa (Kegel aus getrocknetem Beifuß), Glüheisen oder siedendes Wasser auf die Magengegend, Aderlaß, Laxantien (Abführmittel), Brechmittel, Auspeitschen mit Brennesseln und kalte Sturzbäder. Die einzig wirksame Therapie gegen Cholera, nämlich die durch Infusionen, wird erst im 20. Jahrhundert möglich.

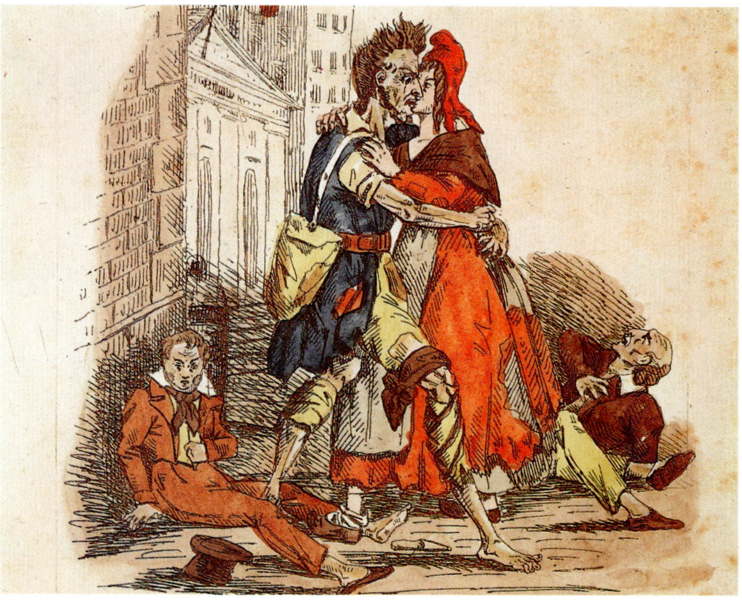

Cholera und Julirevolution, zwei verschiedene »Seuchen«, umarmen sich.

Paris: Masken verspotten die Krankheit

Chronik Zeitzeuge

Der deutsche Dichter Heinrich Heine erlebt den Ausbruch der Cholera-Epidemie in Paris. Er schreibt am 19. April 1832:

»Bei dem großen Elende, das hier herrscht, bei der kolossalen Unsauberkeit, ... bei der Reizbarkeit des Volks überhaupt ... mußte die Cholera rascher und furchtbarer als anderswo um sich greifen ... da ... das Wetter sonnig und lieblich war, so tummelten sich die Pariser um so lustiger auf den Boulevards, wo man sogar Masken erblickte, die, in karikierter Mißfarbigkeit und Ungestalt, die Furcht vor der Cholera und die Krankheit selbst verspotteten. Desselben Abends waren die Redouten besuchter als jemals; übermütiges Gelächter überjauchzte fast die lauteste Musik, man erhitzte sich beim Champagner, ... man schluckte dabei allerlei Eis und sonstig kaltes Getrinke: Als plötzlich der lustigste der Arlequine eine allzugroße Kühle in den Beinen verspürte, und die Maske abnahm, und zu aller Welt Verwunderung ein veilchenblaues Gesicht zum Vorscheine kam. Man merkte bald, daß solches kein Spaß sei, und das Gelächter verstummte, und mehrere Wagen voll Menschen fuhr man von der Redoute gleich nach dem Hôtel-Dieu, dem Zentralhospitale, wo sie, in ihren abenteuerlichen Maskenkleidern anlangend, gleich verschieden ... so sind jene Toten, wie man sagt, so schnell beerdigt worden, daß man ihnen nicht einmal die buntscheckigen Narrenkleider auszog.«

Heine berichtet auch von dem Gerücht, daß die Krankheit durch Giftmischer verursacht worden sei. Verdächtige werden häufig umgebracht:

»Auf der Straße von Vaugirard, wo man zwei Menschen, die ein weißes Pulver bei sich gehabt, ermordete, sah ich einen dieser Unglücklichen, als er noch etwas röchelte, und eben die alten Weiber ihre Holzschuhe von den Füßen zogen und ihn damit so lange auf den Kopf schlugen, bis er tot war. Er war ganz nackt, und blutrünstig zerschlagen und zerquetscht; nicht bloß die Kleider, sondern auch die Haare, die Scham, die Lippen und Nase waren ihm abgerissen, und ein wüster Mensch band dem Leichname einen Strick um die Füße, und schleifte ihn damit durch die Straße, während er beständig schrie: voilà le Choléra-morbus! ... Des andern Tags ergab sich aus den öffentlichen Blättern, daß die unglücklichen Menschen, die man so grausam ermordet hatte, ganz unschuldig gewesen, daß die verdächtigen Pulver, die man bei ihnen gefunden, entweder aus Kampfer, oder Chlorüre, oder sonstigen Schutzmitteln gegen die Cholera bestanden, und daß die vorgeblich Vergifteten ganz natürlich an der herrschenden Seuche gestorben waren.«

Neue Spritze zur subkutanen Injektion

1831. Der französische Arzt Charles-Gabriel Pravaz (1791–1853), der in Paris seit 1826 ein orthopädisches Institut leitet und 1834 ein solches in Lyon gründet, behandelt seine Patienten erstmals mit einer besonderen Art von Spritze.
Er verödet damit Aneurysmen (krankhafte Arterienerweiterungen), indem er durch Einspritzen von Eisenchloridlösung das Blut koaguliert (zum Gerinnen bringt). Später führt Pravaz an der tierärztlichen Schule von Lyon entsprechende Versuche an den freigelegten Halsschlagadern von lebenden Hammeln und Pferden durch.
Das Instrument von Pravaz besteht aus einem Glaszylinder mit einem Ansatzrohr, auf dessen Gewinde eine Kanüle aufgeschraubt wird. Die Spritze besitzt einen Lederkolben, dessen Schaft als Gewinde ausgeformt ist. Durch Drehen an einer Flügelmutter wird die Injektionslösung in die Kanüle getrieben. Durch die Anzahl der Umdrehungen kann die einzuspritzende Flüssigkeit genau dosiert werden.
Spritzeninstrumente gibt es schon seit dem Altertum, um z. B. Eiter auszuziehen oder Fisteln zu spülen. Die Glasspritze erscheint in der medizinischen Literatur bereits Ende des 18. Jahrhunderts. Die entscheidende Neuerung der »Pravaz-Spritze« ist ihre geschliffene Hohlnadel, mit der Venen direkt punktiert werden können. Die Anwendung dieses Spritzentyps breitet sich ab 1859 vor allem in der subkutanen (unter die Haut applizierten) Injektionstherapie aus, wie sie von dem Pariser Arzt Louis-Jules Béhier (1813–1875) propagiert wird. Er gibt der Spritze auch die Bezeichnung »Pravaz apparatus«.

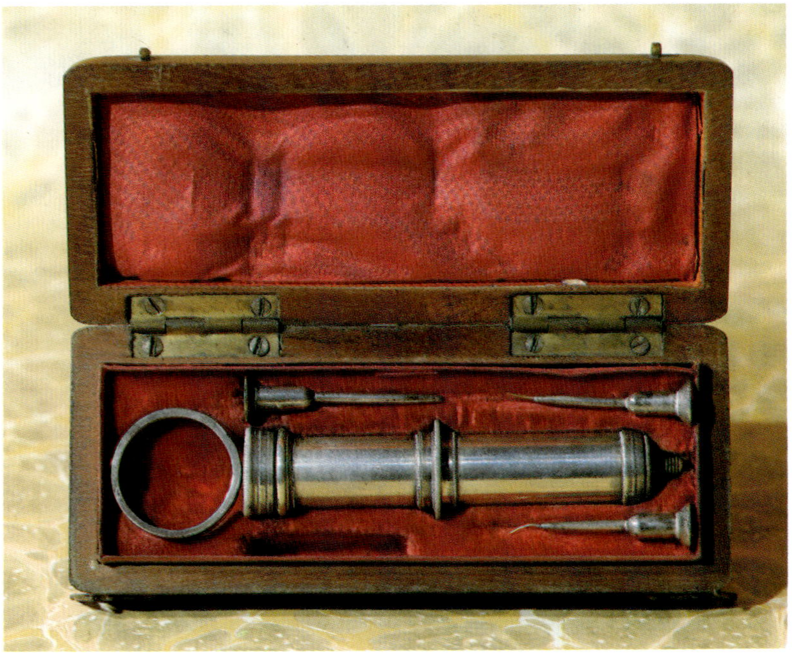

Die »Pravaz-Spritze«, 1831 entwickelt; 1852 stellt der Pariser Instrumentenmacher Frédéric Charrière ein Instrument aus Silber her.

»Pappverband« für gebrochene Knochen

1834. Der Brüsseler Arzt Louis-Joseph Seutin (1793–1862), seit 1831 Chefchirurg des Sanitätsdienstes der belgischen Armee, erfindet den Kleisterverband zur Behandlung von Knochenbrüchen, den er als »l'appareil inamovible« (unverrückbare Vorrichtung) bezeichnet.
Seutins Verband besteht aus Binden, die mit Stärkebrei getränkt sind und zwischen Pappschienen gelegt werden. Diese werden vorher in Wasser eingeweicht und ebenfalls mit dem Kleister bestrichen. Nach dem Trocknen bildet sich eine feste Schale um das gebrochene Glied. Der große Nachteil dieser Methode besteht allerdings in der langen Trockenzeit von 48 Stunden, in der es leicht zu Verschiebungen der richtiggestellten Knochenfragmente kommen kann.
Einen rasch erstarrenden Verband führt erst der niederländische Militärarzt Anthonius Mathijsen (1805 bis 1878) mit seinem »Gips-Verband« (1852) in die Knochenbruchbehandlung ein. Der in Europa um 1800 von der arabischen Chirurgie übernommene Gips löst alle anderen Materialien (wie z. B. Kleister, Wasserglas, Leim) ab (→ 1958/S. 510).

Wärmewanne für gefährdete Säuglinge

1835. Der Geheimrat Johann Georg von Ruehl (1769–1846), Leibarzt der russischen Zarin und Hauptarzt am Kaiserlichen Findelhaus zu St. Petersburg, führt eine doppelwandige Wanne aus Eisenblech zur Erwärmung gefährdeter Neugeborener ein. Der Hohlraum wird mit warmem Wasser gefüllt, das alle zwei Stunden ausgetauscht und dessen Temperatur ständig kontrolliert wird. Die wärmebedürftigen Neugeborenen liegen wie in einer Wiege in dieser Wanne, die nach oben hin mit einem Nesseltuch abgedeckt ist und somit ein Warmluftbad ermöglicht. Zeitgenössische Beobachter loben diese »Ruehlsche Wiege«, mit der offenbar vielen frühgeborenen Kindern das Leben gerettet werden kann.
Dieser Apparat stellt den ersten Säuglingsinkubator (»Brutkasten«) dar. Seine stetige technische Verbesserung führt zu den modernen Inkubatoren der heutigen Neonatologie (Neugeborenenheilkunde).

Brutkästen 1897; diese »Couveusen« (franz. = Bruthenne) werden als weiterentwickelte Form des Inkubators von dem Pariser Frauenarzt und Geburtshelfer Stéphane Tarnier 1881 im Pariser Entbindungsheim »Maternité« eingeführt. Er kommt auf die Konstruktionsidee, nachdem er 1878 Eier-Brutmaschinen gesehen hat. In den abgebildeten Apparaten läßt sich die Lufttemperatur besser konstant halten und das Nachfüllen mit heißem Wasser bzw. die Beheizung des Wassers einfacher vornehmen als in den Vorläufermodellen.

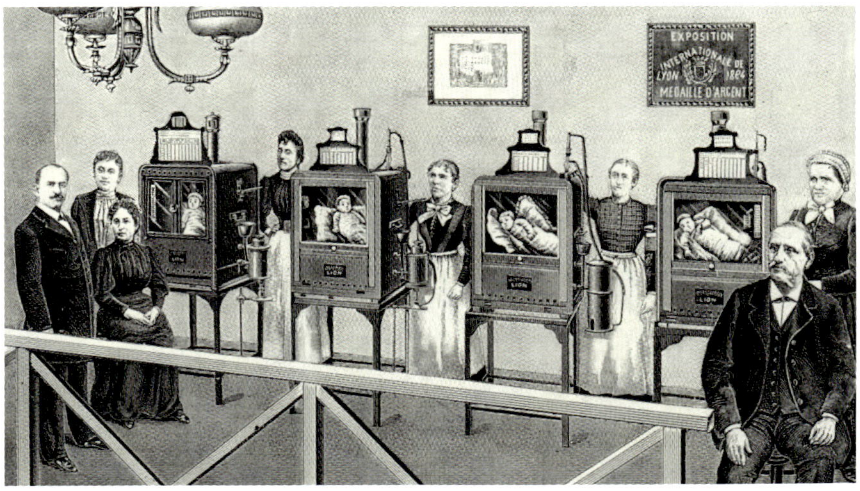

Ein »Brutkasten« für Frühgeborene

Chronik Stichwort

Unter einem **Inkubator** versteht die moderne Kinderheilkunde ein geschlossenes Gerät zur Aufzucht unreifer Frühgeborener, dessen Temperatur, Luftfeuchtigkeit und Sauerstoffzufuhr genau geregelt ist. Die Versorgung des Kindes geschieht unter konstanten Bedingungen durch blendenartige Öffnungen.
Prototyp des Inkubators ist die »Ruehlsche Wiege« (1835), die der französische Arzt Denucé aus Bordeaux 1857 verbessert. Er hat auch den Begriff »Frühgeborenen-Inkubator« geprägt. Unabhängig davon entwickelt der Leipziger Gynäkologe Carl Sigmund Franz Credé 1864 eine »Credésche Wanne«, die bis in die Mitte des 20. Jahrhunderts benutzt wird.

Heine beschreibt spinale Kinderlähmung

1838. Der Arzt und Chirurg Jacob von Heine (1800–1879), der 1829 in Cannstatt eine »orthopädische Heilanstalt« gegründet hat, berichtet auf der Versammlung der deutschen Naturforscher und Ärzte in Freiburg von »Lähmungen, die im kindlichen Alter nach Konvulsionen entstehen können«.

Heine schildert das betreffende Krankheitsbild ausführlich in einer Monographie: »Beobachtungen über Lähmungszustände der untern Extremitäten und deren Behandlung« (1840). In einer späteren Schrift, »Spinale Kinderlähmung« (1860), gibt er dieser Krankheit den bis heute gültigen Namen, da er ihren Sitz im Rückenmark vermutet. Er unterscheidet sehr genau von der zerebralen Kinderlähmung, der spastischen Hemiplegie: Hierbei handelt es sich um eine Hirnlähmung infolge Schädigung des Gehirns während der Zeit seiner Entwicklung (→ 1843/S. 279).

Heine stellt die Unterschiede der Hauttemperatur zwischen gesunder und kranker Seite und die Wachstumsstörung der gelähmten Seite fest. Er weist auf das epidemische Auftreten der spinalen Kinderlähmung hin, sowie auf Muskelkontrakturen und Fehlstellungen. Durch operative Eingriffe, orthopädische Apparate und Gymnastik versucht er, die Gehfunktion wiederherzustellen.

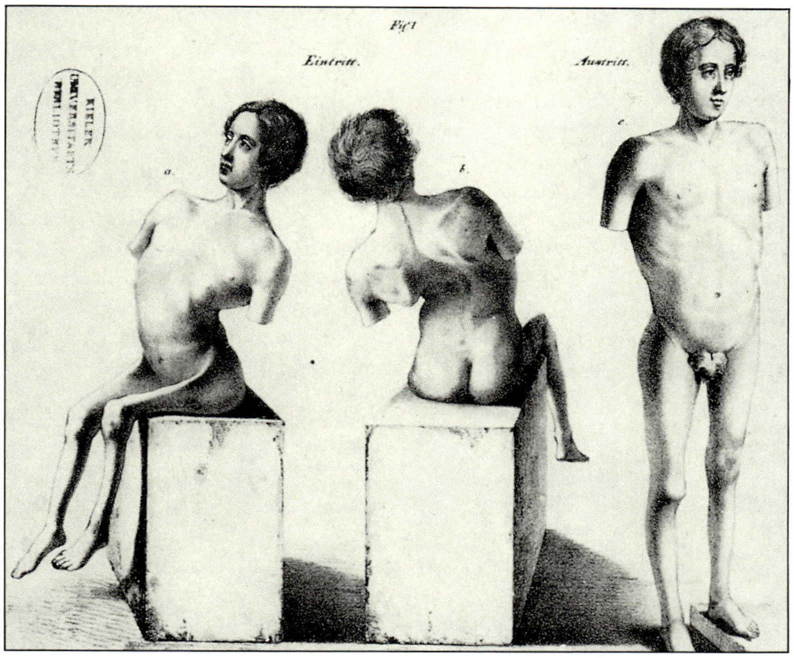

Elfjähriger Knabe mit spinaler Kinderlähmung vor und nach der orthopädischen Behandlung; aus Jacob von Heines »Beobachtungen . . .« (1840)

Die weitere Analyse der spinalen Kinderlähmung (Poliomyelitis) durch Adolf Strümpell (1884), Oskar Medin (1887/1895), Karl Landsteiner und Erwin Popper (1909) gipfelt in der Entwicklung der Schutzimpfungen nach Jonas Edward Salk und Albert Bruce Sabin (→ 1954/S. 502; 1962/S. 520).

Morde mit Arsen werden nachweisbar

1836. Der britische Chemiker James Marsh (1790–1846) veröffentlicht seine Methode zum Nachweis von Arsen; sie wird zur klassischen Analysetechnik, um Giftmorde mit Arsen aufzuklären.

1832 sollte Marsh für ein englisches Gericht in einem Arsenmordprozeß als Gutachter Stellung beziehen. Er studierte das vorhandene Wissen über Arsen und suchte nach einer präzisen Nachweismethode. Dazu entwickelte er ein Gerät (Marsh-Apparat), das noch 100 Jahre später eingesetzt wird. Mit Hilfe von Zink und Schwefelsäure wird die in Frage kommende Arsenverbindung zu gasförmigem Arsenwasserstoff reduziert. Das Gas wird durch ein erhitztes Rohr geleitet, so daß sich das Arsen als glänzender Spiegel auf einer kalten Porzellanschale niederschlägt. Damit sind noch Spuren bis zu einem Millionstel Gramm nachweisbar. In zahlreichen Giftmordprozessen des 19. und 20. Jahrhunderts spielt dieser Arsennachweis nach Marsh eine entscheidende Rolle. Nach Einführung dieser Methode wird die Verwendung von Arsen als Mordgift deutlich geringer.

Zelle – »Elementarorganismus« von Tier und Pflanze

1839. Der deutsche Physiologe Theodor Schwann (1810–1882), seit 1834 Assistent von Johannes Müller in Berlin, formuliert in seiner Schrift »Mikroskopische Untersuchungen« eine neue Zelltheorie. Er geht davon aus, daß alle Organismen zellulären Ursprungs sind.

Dabei versteht Schwann unter Zelle ein Gewebe um einen Kern, das sich selbst ausbilden kann, umgeben von einer Membran. Fälschlicherweise nimmt er an, daß sich Zellen in einem »Blastem«, einer amorphen Substanz, um den Zellkern formieren. Schwann ist stark beeinflußt durch den Botaniker Mathias Jakob Schleiden (1804 bis 1881), der ebenfalls in Johannes Müllers Labor arbeitet und 1838 eine Theorie über die Bildung der Pflanzenzelle formulierte.

Durch seine eigenen Studien an der Chorda dorsalis, der Rückensaite in der Froschlarve, gelangt Schwann zu der Erkenntnis, daß diese Zellen dieselbe Grundstruktur aufweisen wie die Pflanzenzellen: Sie besitzen Kern, Zellmembran und Vakuolen (Hohlräume). Er führt die Entwicklung der verschiedenen Formen der spezialisierten »Elementarteile« von Geweben (Epithel, Zahn, Knochen, Nerven- und Muskelgewebe etc.) auf die Entwicklung der Zellen zurück. Er sieht darin den Ausdruck blinder Naturgesetzlichkeit, von der die organische wie die anorganische Welt gleichermaßen bestimmt sei. Naturphilosophische und teleologische (d. h. durch den Zweck bestimmte) Erklärungen des Lebens möchte er daher durch physikalische abgelöst wissen. So widerspricht er der Idee einer »Lebenskraft«, mit der sein Lehrer Johannes Müller noch sympathisiert. Mit seiner Zelltheorie glaubt Schwann, die anorganische Welt der Moleküle und die biologische Welt des Organismus' auf mechanistische und materialistische Weise miteinander in Beziehung setzen zu können.

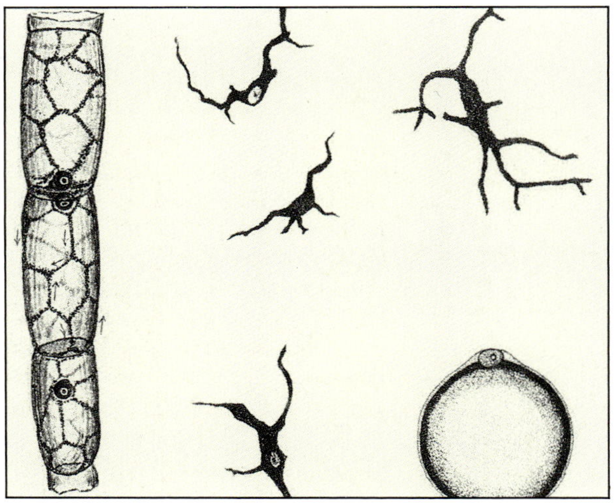

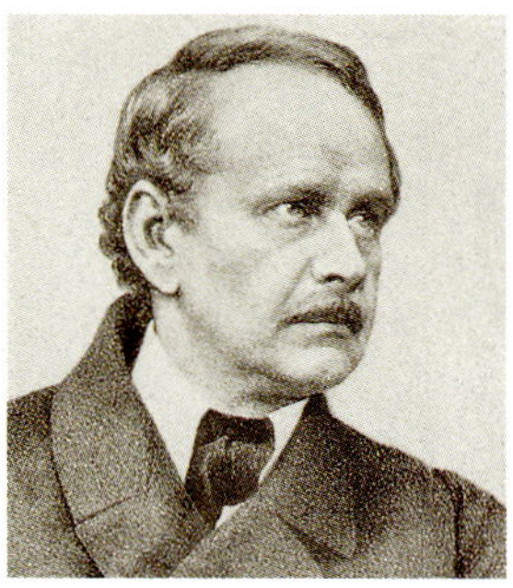
Mathias Jakob Schleiden (1804–1881), ein Schüler von Johannes Müller, erforscht die Pflanzenzelle.

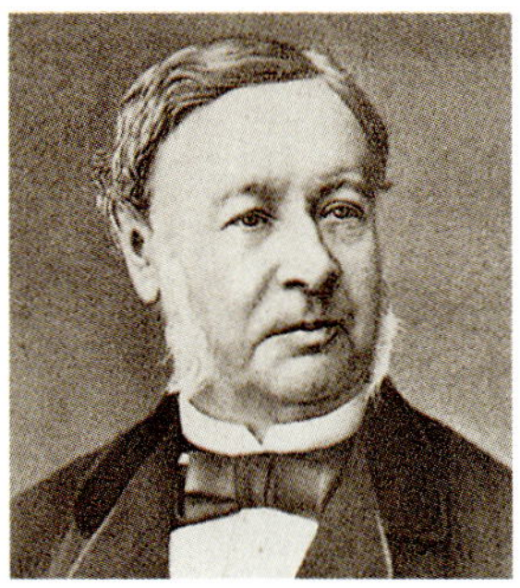
Theodor Schwann (1810–1882) beschreibt die Tierzelle und faßt die Zelle als Elementarorganismus auf.

◁ Illustrationen zur Zellstruktur nach Schwann (1839)

1840

1840–1849

1840. Jakob Henle, Pathologe und Anatom in Zürich, behauptet als erster, daß bestimmte Keime Ursache für die Ansteckung bei vielen Krankheiten seien. → S. 283

Der französische Arzt Gabriel Andral differenziert das Blut in Fibrin, Blutkörperchen, festen Rückstand und Serumwasser (»Totalanalyse«).

1840/41. Der US-Amerikaner Peter Parker, der erste protestantische Missionsarzt in China, wird auf seiner Rundreise durch die USA und Europa begeistert empfangen. → S. 282

1841. In Boston (US-Bundesstaat Massachusetts) wird eine der ersten Trinkerheilanstalten gegründet. → S. 279

1842. Der Gießener Chemiker Justus von Liebig veröffentlicht sein Werk »Die organische Chemie in ihrer Anwendung auf Physiologie und Pathologie«. → S. 280

Der österreichische Zahnarzt Georg Carabelli empfiehlt in seinem Lehrbuch der Zahnheilkunde, bei der Herstellung von Apparaten zur Zahnregulation Kiefermodelle zu benutzen.

1842–1844. Der Brite Thomas Laycock stellt in einer Reihe von Aufsätzen in der Zeitschrift »Lancet« die Biorhythmik fest. Er glaubt, daß das Leben des Menschen von Halbtages- und Tagesrhythmen sowie siebentägigen Rhythmen bzw. einem Mehrfachen davon beherrscht sei.

1843. Der Londoner Chirurg William John Little beschreibt das klinische Bild der zerebralen Kinderlähmung (Morbus Little). → S. 279

Der Rostocker Medizinprofessor Georg Friedrich Most veröffentlicht seine »Encyclopädie der gesammten Volksmedicin«. → S. 283

Der britische Arzt James Braid grenzt die in seinen Augen wissenschaftliche Hypnose vom spekulativen Mesmerismus ab und führt den Begriff der Hypnose in die Medizin ein (→ 1884/S. 326).

Der schwäbische Arzt Carl Ludwig von Elsässer beschreibt erstmals den »weichen Hinterkopf« (»Kraniotabes«) als Frühzeichen der Rachitis. Er findet den Zusammenhang zwischen Krämpfen und Rachitis (→ 1939/S. 455).

1844. Karl von Rokitansky wird Inhaber des neuen Lehrstuhls für pathologische Anatomie in Wien. → S. 281

1845. Unter dem Titel »Lustige Geschichten und drollige Bilder mit 15 schön kolorirten Tafeln für Kinder von 3 bis 6 Jahren« erscheint ein Bilderbuch des Frankfurter Arztes Heinrich Hoffmann, das später als »Struwwelpeter« berühmt wird. → S. 283

Der deutsche Psychiater Wilhelm Griesinger veröffentlicht das Standardwerk über Psychopathologie in seiner Zeit, die »Pathologie und Therapie der psychischen Krankheiten« (→ 1865/S. 304).

Der Edinburgher Anatom und Pathologe John Hughes Bennett und Rudolf Virchow beschreiben erstmals – unabhängig voneinander – das leukämische Blut mikroskopisch. Virchow prägt den Begriff »Leukämie« bzw. »Leukozythämie« (→ 1858/S. 288).

2. 8. 1845. Der deutsche Mediziner Rudolf Virchow erwähnt bei einer Festrede zum 50jährigen Bestehen der militärärztlichen Akademie in Berlin erstmals seine Entdeckung der Embolie. Die Vorstellung dieser Gefäßkrankheit trägt wesentlich zur Furcht vor Venenentzündungen bei.

1846. Der französische Gynäkologe Joseph Claude Anthèlme Récamier führt die therapeutische Ausschabung der Gebärmutter (Kürettage) in die Frauenheilkunde ein. → S. 282

16. 10. 1846. Bei einer Operation in Boston demonstriert der US-amerikanische Zahnarzt William Morton erstmals öffentlich die Narkose mit Äther. → S. 276

Mai 1847. Der ungarische Arzt Ignaz Philipp Semmelweis kann durch Einführung der Händedesinfektion in der geburtshilflichen Abteilung des Allgemeinen Krankenhauses in Wien die hohe Sterblichkeit durch Kindbettfieber um die Hälfte senken. → S. 278

1848. Der deutsche Mediziner Rudolf Virchow berichtet über die Typhus-Epidemie in Oberschlesien und macht für die Seuche das soziale Elend der Landarbeiter verantwortlich. → S. 281

John Humphry Noyes gründet die »Oneida-Community« im US-Bundesstaat New York. Die Gemeinschaft praktiziert Gruppenehe und »wissenschaftliche Fortpflanzung« nach eugenischen Grundsätzen. → S. 282

Der Berliner Physiologie-Professor Emil Du Bois-Reymond stellt elektrophysiologische Untersuchungen über die Nervenreizleitung an und veröffentlicht seine Messungen des Nervenaktionsstromes. Die Theorie des elektrischen »Nervenfluidums« scheint damit eine naturwissenschaftliche Bestätigung zu finden (→ 28. 7. 1774/S. 226).

Der französische Physiologe Claude Bernard entdeckt im Tierversuch, daß die Leber Glukose produziert und der Organismus in der Lage ist, Protein in Zucker zu verwandeln (Gluconeogenese). Er erkennt außerdem die Bedeutung der Bauchspeicheldrüse für die Fettverdauung.

Der britische Physiologe Alfred Baring Garrod identifiziert die Harnsäure als pathogenen »Saft«, der die Gelenke bei der Gicht entzündet, und empfiehlt einen Test, um die überschüssige Harnsäure festzustellen.

Äther ermöglicht Narkose

16. Oktober 1846. Der Zahnarzt William Morton (1819–1868) aus Charlton (US-Bundesstaat Massachusetts) führt bei einer Operation im Massachusetts General Hospital zu Boston die Anästhesie eines Patienten durch. Es handelt sich um die erste öffentliche Demonstration eines chirurgischen Eingriffs während einer Inhalationsnarkose mit Äther.

Angeregt durch die Zahnextraktionen unter Lachgas-Betäubung, die sein Freund Horace Wells (1815 bis 1848) 1844 durchführte, forschte Morton nach einem besseren Nar-

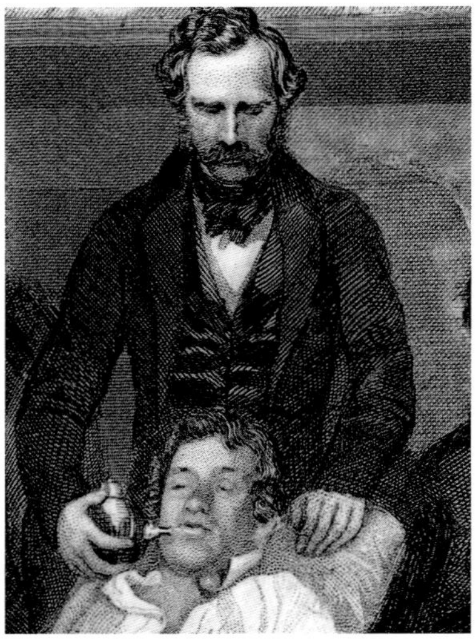

Der Zahnarzt William Morton führt in Boston die erste Äthernarkose durch (Stahlstich).

kosemittel und fand es mit Hilfe des Chemikers Charles T. Jackson im Schwefeläther. Nach einem Selbstversuch mit einem äthergetränkten Tuch und einer unter Äthereinfluß durchgeführten schmerzlosen Zahnextraktion am 30. September 1846 kommt es nun zur ersten öffentlichen Demonstration einer gelungenen Operation unter Äthernarkose.

Sie findet am Vormittag vor einem interessierten Publikum im Hörsaal des Hospitals statt. Morton benutzt eine Glaskugel mit zwei Öffnungsstutzen, in deren Innerem sich Schwammstücke befinden, die mit dem Narkosemittel getränkt sind. Er verwendet Äther, jedoch ohne den Namen der Substanz mitzuteilen. Der Patient atmet durch das Mundstück die mit einer wohlriechenden Essenz angereicherten Dämpfe ein. Nach anfänglicher Unruhe beginnt der Patient bald zu schlafen. Die Operation nimmt der Chefarzt, John Collins Warren (1778–1856), vor, der einen »angeborenen, oberflächlich liegenden und gefäßreichen Tumor unterhalb des Unterkiefers auf der linken Halsseite« innerhalb von fünf Minuten entfernt. Als der Patient, der 20jährige schwindsüchtige Buchdrucker Gilbert Abbott, wieder zu Bewußtsein kommt, ruft Warren, das Messer noch in der rechten Hand haltend, dem erstaunten Publikum zu: »Gentlemen, this is no humbug« (»Meine Herren, das ist kein Humbug«). Der Kranke, der sich gegen Ende des Eingriffs geregt und auch Laute von sich gegeben hat, erklärt, er habe keine Schmerzen empfunden und nur undeutlich das Schaben eines Messers gespürt. Damit beginnt das Zeitalter der modernen Anästhesie.

Morton wird aufgefordert, bei weiteren Operationen die Narkose zu übernehmen. So entfernt bereits am nächsten Tag der Chirurg George Hayward (1791–1863) eine umfangreiche Fettgeschwulst der rechten Schulter bei einer Frau. Die für den Durchbruch der Äthernarkose entscheidende Operation findet am 7. November 1846 statt, als bei einer 20jährigen Patientin eine Oberschenkelamputation vorgenommen wird. Weil Morton darauf besteht, das Mittel vorläufig noch geheimzuhalten (wegen eines laufenden Patentgesuches), kommt es bei dieser Operation zu einer Kontroverse unter den Ärzten, ob Morton eine Narkose durchführen dürfe. Doch der Chirurg Henry Jacob Bigelow (1818–1890) kann vor dem versammelten Publikum im Amphitheater in Boston, das u. a. mit Studenten, Ärzten, Geistlichen und Juristen überfüllt ist, die Zustimmung zur Operation erwirken, nachdem er den Namen des Narkosemittels mitgeteilt hat. Die Patientin erwacht wiederum aus der Narkose, ohne etwas von dem Eingriff gespürt zu haben.

Die Nachrichten über die gelungenen Äthernarkosen gehen sofort um die Welt. Entscheidenden Anteil an ihrer Propagierung hat der Chirurg Bigelow, der am 13. November 1846 vor der Akademie der Künste und Wissenschaften in Boston öffentlich zugunsten Mortons Stellung bezieht.

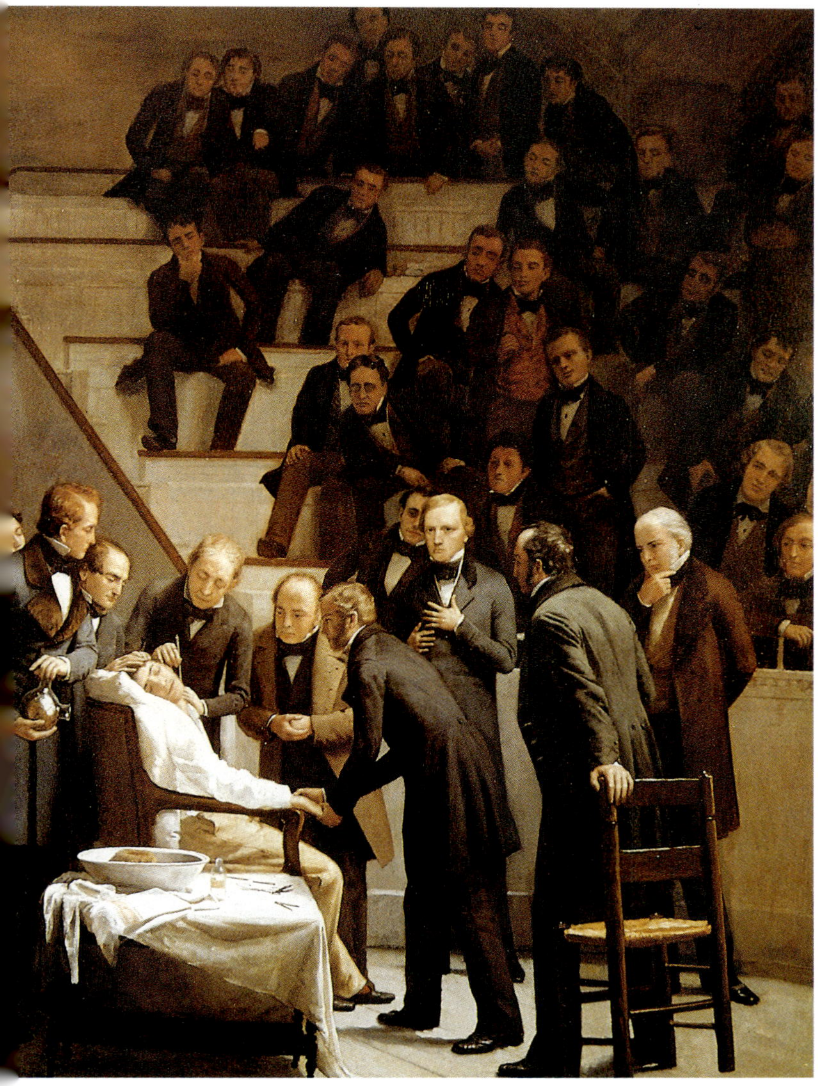

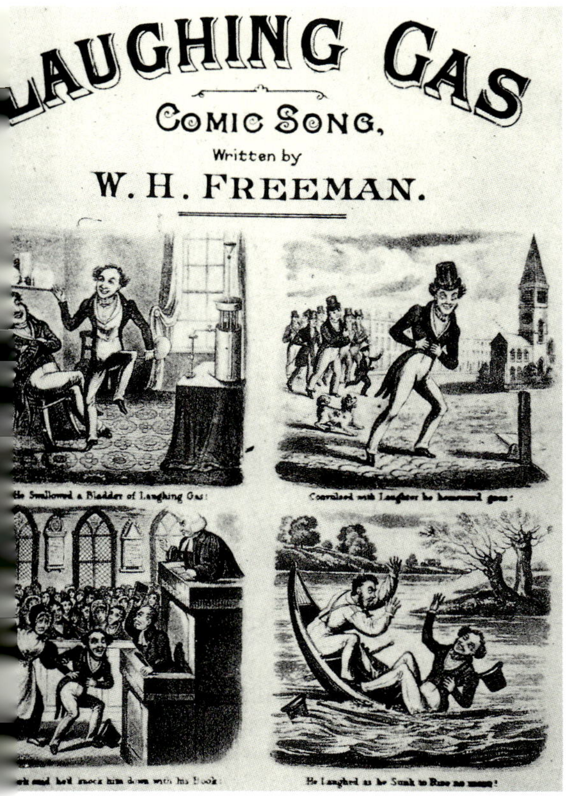

△ *Die erste öffentliche Demonstration einer Operation unter Narkose am 16. Oktober 1846 in Boston: William Morton führt eine Ätherbetäubung vor (Gemälde von Robert Hinckley, 1882).*

◁ *Wer Lachgas inhaliert, wird böse enden, meint Freeman in seinem Lied. In den 1820er und 1830er Jahren ist das Einatmen von Lachgas – abgesehen von der Verwendung als Betäubungsmittel in der Medizin – eine gesellschaftliche Unterhaltung. Diese Modewelle führt vor allem in Großbritannien zu mehr oder weniger belustigenden Zwischenfällen.*

Betäubung durch Inhalation

Chronik Zeittafel

Die Einführung der Inhalationsnarkose in den 1840er Jahren ermöglicht endlich ein schmerzfreies Operieren. Damit kommt es auf chirurgischem Gebiet zu einer Revolution. Die Eingriffe können nun in relativer Ruhe über längere Zeit hinweg ohne Abwehr und Verkrampfung des Patienten durchgeführt werden. Wegen der bei der Inhalationsnarkose möglichen Komplikationen werden auch andere Formen der Anästhesie (z. B. durch Hypnose oder intravenöse Injektionen) angewandt.

1772. Der britische Naturforscher Joseph Priestley entdeckt das Lachgas (N_2O).

1785–ca. 1800. Therapeutische Inhalationen mit verschiedenen Gasen gegen die Schwindsucht und andere Leiden kommen in Mode (→ März 1799/S. 248).

1800. Der britische Chemiker Humphry Davy hält nach Versuchen mit Lachgas auch schmerzfreie Operationen für möglich.

1824. Der britische Arzt Henry Hill Hickman beweist als erster im Tierversuch, daß durch die Inhalation von Kohlendioxyd schmerzfreie Operationen mit gutem Erfolg möglich sind. Niemand nimmt Notiz von seiner Methode.

Um 1840. Die englischen Mesmeristen John Elliotson (1843) und James Esdaile (1846) behaupten, magnetisierte Patienten ohne Schmerzen operiert zu haben. Die Hoffnung der Chirurgen, mit dem Mesmerismus (ab 1843 »Hypnotismus«) ein ungefährliches Narkosemittel zur Verfügung zu haben, wird jedoch enttäuscht.

März 1842. Crawford Long aus Danielsville (Georgia) entfernt eine Halszyste bei einem Patienten unter Äthereinwirkung, weitere Operationen unter Äthernarkose folgen. Er publiziert seine Methode jedoch nicht.

1844. Der US-amerikanische Zahnarzt Horace Wells setzt Lachgas bei Zahnextraktionen ein, nachdem er durch den Schausteller Gardner Quincy Colton dessen anästhetischen Effekt kennengelernt hat.

16. 10. 1846. William Morton demonstriert die Äthernarkose bei einer Operation (→ S. 276).

1847. Der Anatomie-Professor Oliver Wendell Holmes aus den USA führt den Begriff der »Anästhesie« ein.

1847. Der britische Arzt John Snow entwickelt ein Äther- und ein Chloroform-Inhalationsgerät, mit denen die Gaszufuhr reguliert werden kann.

19. 1. 1847. James Young Simpson setzt erstmals Äther in der Geburtshilfe ein, ersetzt diesen jedoch ab November 1847 durch Chloroform, das Samuel Guthrie und Justus von Liebig unabhängig voneinander 1832 entdeckt haben. Er hält das Chloroform für besser geeignet, da es rascher, in kleineren Mengen und länger wirkt.

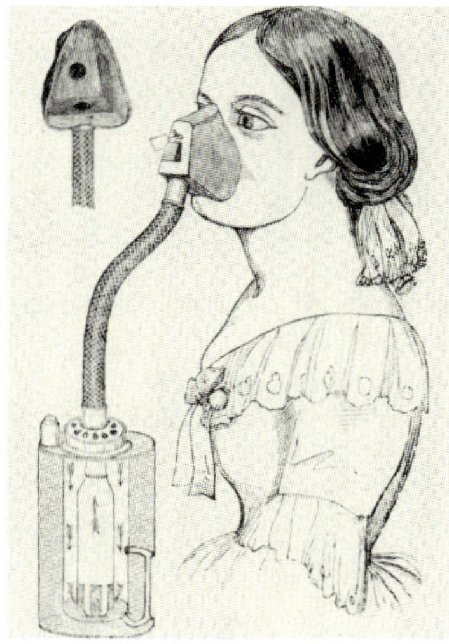

Der Wegbereiter der modernen Anästhesie, John Snow (1813–1858), stellt 1858 in einer Publikation seinen Chloroform-Inhalator vor.

1848–ca. 1854. Die Mehrheit der Ärzte in den Nordstaaten der USA sowie Chirurgen in Lyon und Neapel kehren zur Äthernarkose zurück; an anderen Orten wird jedoch vorwiegend Chloroform eingesetzt.

1862. Thomas Skinner, Geburtshelfer in Liverpool, führt eine Gesichtsmaske ein, auf die das Chloroform getropft wird; in Deutschland wird sie in abgewandelter Form u. a. von Johann Friedrich August von Esmarch propagiert.

Semmelweis rettet Mütter vor dem Kindbettfieber

Mai 1847. Der ungarische Arzt Ignaz Philipp Semmelweis (1818 bis 1865) führt in einer Abteilung für Geburtshilfe am Wiener Allgemeinen Krankenhaus die Händedesinfektion mit Chlorlösung als hygienische Maßnahme gegen das Kindbettfieber ein. Er verpflichtet hierzu Ärzte, Studenten und Pflegepersonal. Innerhalb kurzer Zeit kann er die Sterberate der Wöchnerinnen um die Hälfte senken und beweist damit, daß Untersucher und Behandler die Frauen mit der tödlichen Krankheit infizieren.

Semmelweis studierte Medizin in Pest (heute Budapest) und Wien, wo ihn die jüngere Wiener medizinische Schule (→ 1844/S. 281) – mit dem Pathologen Karl von Rokitansky und dem Internisten Joseph Skoda an der Spitze – stark beeinflußte. 1846 wurde Semmelweis zum »Adjunkten« (Assistenten) der geburtshilflichen Klinik ernannt. Diese besteht aus zwei Abteilungen: Der ersten Abteilung sind die Medizinstudenten zugeordnet, der zweiten die Hebammen. Schwere »Epidemien« von Kindbettfieber fordern auffallend mehr Todesopfer in der ersten Abteilung als in der zweiten.

Als im Frühjahr 1847 Jakob K. Kolletschka, Professor für gerichtliche Medizin, an einer Wunde starb, die er sich beim Sezieren zuzog, entdeckte Semmelweis, daß das Krankheitsbild der Blutvergiftung (Sepsis) bei diesem Kollegen identisch war mit dem Kindbettfieber der Mütter. Er erkannte die gemeinsame Ursache: »Es waren die Leichenteilchen, die in das Blutgefäßsystem gelangten.« Ärzte und Studenten kommen direkt vom Seziersaal zur ärztlichen Untersuchung und infizieren ihre Patientinnen mit dem »Mordgift«.

Semmelweis hat mit seinem Kampf für die Händedesinfektion gegen starke Vorurteile anzugehen. Nach Ernennung zum Privatdozenten 1849 kehrt er gekränkt nach Pest zurück und wird 1855 Professor für Geburtshilfe an der Pester Universität. 1861 veröffentlicht er seine Schrift über das Kindbettfieber. 1865 stirbt er in geistiger Umnachtung bei Wien.

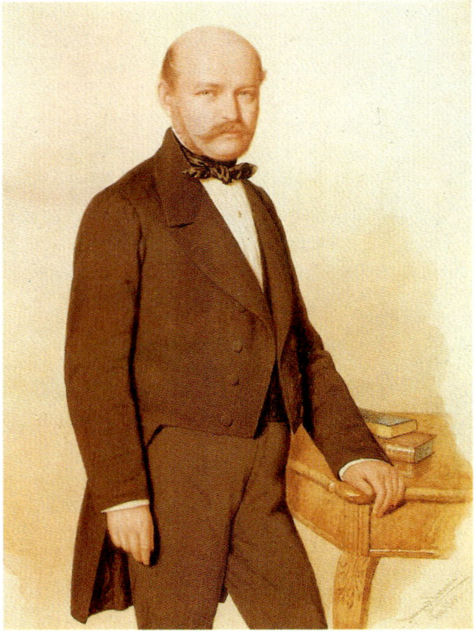

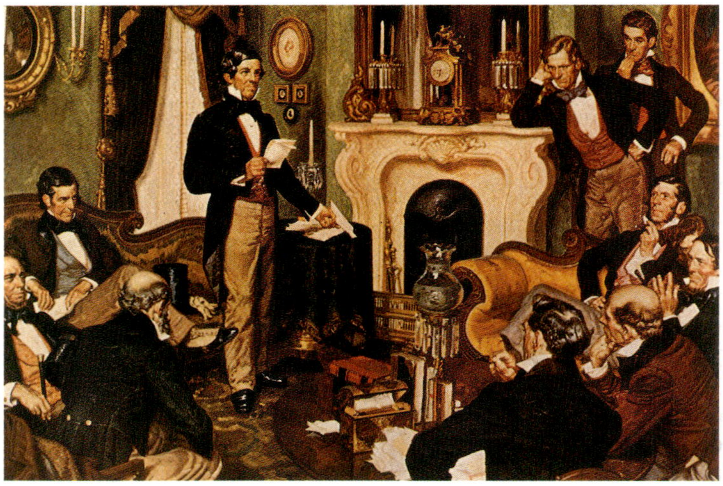

Der US-Amerikaner Oliver Wendell Holmes (3. v. l.; 1809–1894) vermutet beim Kindbettfieber ebenfalls eine Infektion durch Ärzte (1842).

◁ Der ungarische Arzt Ignaz Philipp Semmelweis, Vorkämpfer für die Antisepsis im Hospital, arbeitet am Wiener Allgemeinen Krankenhaus.

Krankenhaushygiene im vorbakteriologischen Zeitalter

Chronik Hintergrund

Die Diskussion über das Kindbettfieber in den 1840er Jahren lenkt die Aufmerksamkeit vieler Ärzte auf jene »Pseudo-Epidemie«, die durch die mangelnde Sauberkeit der behandelnden Personen verursacht wird.

Der US-amerikanische Arzt und Schriftsteller Oliver W. Holmes (1809–1894) hält am 13. Februar 1843 vor der Boston Society for Medical Improvement einen Vortrag, in dem er fordert, daß niemals Ärzte, die gerade von einer Leichensektion oder einer Patientin mit Kindbettfieber kommen, Wöchnerinnen untersuchen dürften. Um eine Übertragung der Krankheit zu verhindern, sollten die Hände mit Kalziumchlorid gewaschen und die Kleider gewechselt werden. Er stößt mit diesen Vorschlägen auf heftige Ablehnung seiner Kollegen. Erst Semmelweis gelingt 1847 eine erfolgreiche Kampagne für die Händedesinfektion in »Gebärkliniken«. Allgemeiner Konsens herrscht in dieser Zeit über die Notwendigkeit, die Luft in den Krankenhäusern rein zu halten und Ausdünstungen und Gerüche zu verhindern. In ihnen erblickt man z. B. die Ursache des wie eine Epidemie auftretenden »Wundfiebers«. So entstehen komplizierte Entlüftungsmaschinen und -anlagen, die sich einige Jahrzehnte später als unwirksam herausstellen. An manchen Orten, wie z. B. in der Hamburger Krankenanstalt St. Georg, gibt es bereits automatische Wassertoiletten. Gleichwohl leiden die meisten Krankenhäuser an starker Überbelegung und werden von besonderen Seuchen heimgesucht.

In den 1870er Jahren setzt sich aus sanitärhygienischen Überlegungen eine neue Krankenhausarchitektur durch. Statt mehrgeschossiger Gebäude mit zwei oder drei Flügeln entstehen nun dezentrale flache, kleine Pavillons. Mit der Errichtung von luftigen Holzbaracken mit großen Fenstern und zusätzlichen Klappfenstern am Dachfirst soll die Ausbreitung des gefürchteten »Wundfiebers« verhindert werden.

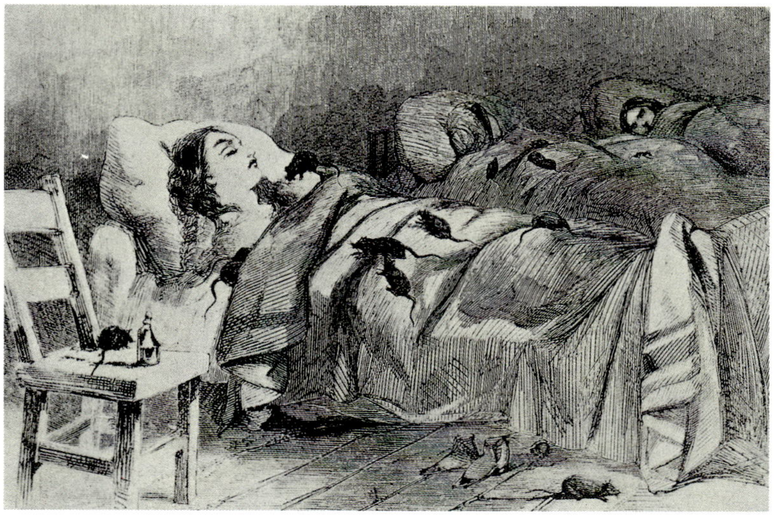

Dieser Stich aus »Harper's Weekly« (1860) zeigt die Zustände im New Yorker Bellevue-Hospital. Die Infektionen in den Krankenhäusern grassieren.

Spastik als Folge eines Geburtstraumas

1843. Der Londoner Chirurg und Orthopäde William John Little (1810–1894) beschreibt erstmals umfassend die allgemeine Muskelstarre als Folge eines Geburtstraumas (Morbus Little). Er zeigt, daß die meisten Kinder mit dieser Krankheit entweder Frühgeborene (7. oder 8. Monat) oder aber zum normalen Termin geborene Säuglinge mit einer Asphyxie (Puls- und Atemschwäche) sind.

Little erklärt die Muskelstarre mit einer Unreife bzw. Schädigung des Zentralnervensystems und illustriert die klassischen Symptome mit Abbildungen: Spasmen der Adduktoren (Beugemuskeln), spastische Spitzfüße, Dorsalflexion (Streckung) der großen Zehen usw. Littles wichtigste von insgesamt vier Abhandlungen über dieses Krankheitsbild erscheint 1862; an Hand von insgesamt 63 Fällen geht er hier auf die wichtigste Ursache, die abnorme Geburt, ein: Ungünstige Kindslage, schwierige Entbindung, Zangengeburt, Wendung des Kindes im Mutterleib, Frühgeburt und Nabelschnurvorfall.

Little, der selbst infolge Kinderlähmung einen Klumpfuß hat, ließ sich 1831 mit gutem Erfolg von dem Hannoveraner Chirurgen Georg Friedrich Ludwig Stromeyer (1804–1876) operieren. Damit wurde die subkutane Sehnendurchschneidung (Tenotomie) bei Spastik allgemein bekannt. Little gründete 1838 eine orthopädische Klinik, die ab 1843 unter dem Namen »Royal Orthopedic Hospital« geführt wird.

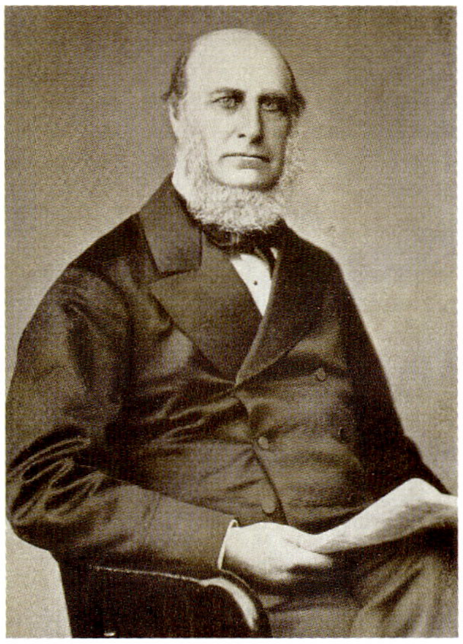

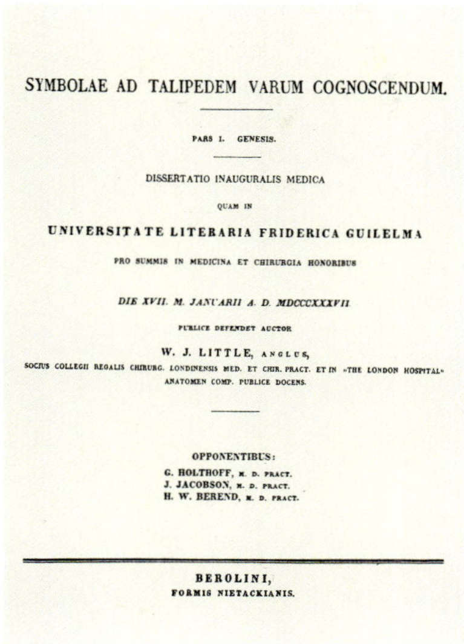

SYMBOLAE AD TALIPEDEM VARUM COGNOSCENDUM.

PARS I. GENESIS.

DISSERTATIO INAUGURALIS MEDICA

QUAM IN

UNIVERSITATE LITERARIA FRIDERICA GUILELMA

PRO SUMMIS IN MEDICINA ET CHIRURGIA HONORIBUS

DIE XVII. M. JANUARII A. D. MDCCCXXXVII

PUBLICE DEFENDET AUCTOR

W. J. LITTLE, ANGLUS,

SOCIUS COLLEGII REGALIS CHIRURG. LONDINENSIS MED. ET CHIR. PRACT. ET IN »THE LONDON HOSPITAL« ANATOMEN COMP. PUBLICE DOCENS.

OPPONENTIBUS:

G. HOLTHOFF, M. D. PRACT.
J. JACOBSON, M. D. PRACT.
H. W. BEREND, M. D. PRACT.

BEROLINI,
FORMIS NIETACKIANIS.

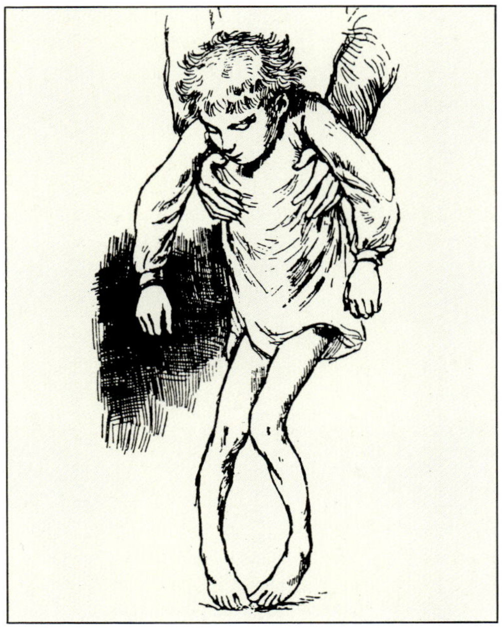

◁ △ *Der Wegbereiter der Orthopädie, William John Little; er ging 1835 als Medizinstudent nach Berlin.*

△ *Little beschrieb in seiner Dissertation von 1837 u. a. seinen eigenen Klumpfuß.*

◁ *Infantile spastische Beinparese, eine typische Symptomatik der zerebralen Kinderlähmung (Morbus Little); Holzschnitt aus einem Werk des französischen Neurologen Jean Martin Charcot (1825 bis 1893). Die hirnschadenbedingte Lähmung der Beine geht einher mit (klonischen) Krämpfen der Streckmuskulatur.*

Krankheitsbild:

Bewegungsstörung durch Hirnschaden

Die zerebrale Kinderlähmung (= infantile Zerebralparese) ist eine Störung des Bewegungsapparates im frühen Kindesalter. Als Ursachen kommen Schädigungen des Kindes im Mutterleib, während der Geburt oder im Neugeborenenalter in Frage. Die Häufigkeit der Krankheit beträgt 0,2 bis 0,3% aller Kinder.

Je nach dem Ort der Hirnschädigung treten verschiedene Formen der Kinderlähmung auf: So die spastische Hemiplegie (Halbseitenlähmung) oder die spastische Diplegie der »Littleschen Krankheit« (Little's disease). Hierbei sind die Beine spastisch gelähmt, durch den Adduktorenspasmus können sie sogar gekreuzt sein, es kommt zur Klumpfußstellung. Außerdem treten typische (athetotische, d. h. unaufhörliche, unkontrollierbare sowie choreatiforme, also veitstanzähnliche) Bewegungsstörungen auf, evtl. mit Beteiligung der Arme. Die Kinder können dabei normale Intelligenz besitzen. Die klassische Erstbeschreibung der Krankheit stammt von William John Little, der bis heute umfassendste Handbuchartikel (»Nothnagel«) von dem österreichischen Arzt und Psychiater Sigmund Freud (1897).

Temperenzbewegung: Kampf dem Branntwein

1841. In Boston (US-Bundesstaat Massachusetts) wird eine der ersten Trinkerheilanstalten eingerichtet. Sie muß allerdings wegen finanzieller Schwierigkeiten bald wieder schließen und kann erst 1857 wiedereröffnet werden.

Die Bostoner Anstalt ist eine von zahlreichen Einrichtungen, die bis zur Jahrhundertwende in den USA entstehen und die eine Zwangseinweisung von Trinkern in die Irrenanstalten verhindern sollen. In New York öffnet 1854 das erste staatliche Trinkerasyl, bis 1897 gibt es insgesamt etwa 50 Asyle in den USA. »Siloah«, das erste Asyl in Deutschland, wird 1851 in Lintorf (Rheinland) gegründet; aus ihm geht 1879 die erste »Trinkerheilstätte« hervor.

Während in den Asylen bzw. Heilstätten Trinker als Kranke therapiert werden sollen, zielt die Temperenz- bzw. Mäßigkeitsbewegung darauf ab, dem Alkoholismus mit moralischer Aufrüstung vorzubeugen. Die modernen Wurzeln dieser Bewegung liegen vor allem im Amerika des frühen 19. Jahrhunderts. 1826 wurde in Boston die American Temperance Society (amerikanische Temperenzgesellschaft) gegründet, die jedem Mitglied radikale Enthaltsamkeit in bezug auf gebrannten Alkohol abverlangt. Alle späteren Vereinigungen der Antialkoholbewegung gehen mehr oder weniger aus dieser Gesellschaft hervor. Bereits zwei Jahre nach ihrer Gründung existierten 222 Lokalvereine. 1829 verfügte die gesamte amerikanische Temperenzgesellschaft über 100 000 Mitglieder. Eine Reihe von Zeitschriften erscheinen, die bedeutendste ist die Monatsschrift »The Temperance Recorder« (seit 1831 von dem New Yorker Verband herausgegeben). In einer außerordentlich publikumswirksamen Agitationsschrift, dem »Nationalzirkular«, das an alle Familienväter in den USA gerichtet ist, wird vor dem »Gift« des Alkohols (damit sind Branntwein und Spirituosen gemeint) gewarnt.

Die amerikanische Antialkoholbewegung bemüht sich mit missionarischem Eifer um eine weltweite Anhängerschaft. So entstehen auch in Europa entsprechende Organisationen. Am 11. Februar 1838 wurde in einem Berliner Vergnügungslokal, dem Rollkrug, ein »Verein zur Förderung der Enthaltsamkeit von gebrannten Getränken« gegründet, der wie in den USA nur gegen den Genuß »aller Arten von Branntwein« gerichtet ist, nicht jedoch gegen gegorene Getränke wie Wein und Bier.

Liebig: Stoffwechsel als »Metamorphose der Gebilde«

1842. Der Gießener Chemiker Justus von Liebig (1803–1873) veröffentlicht sein grundlegendes Werk »Die Thierchemie oder die organische Chemie in ihrer Anwendung auf Physiologie und Pathologie«. Damit nimmt er erstmals eine Klassifikation der Nahrungsstoffe vor und beschreibt den Prozeß der Ernährung. Er führt das Konzept des Stoffwechsels (Metabolismus) in die Physiologie ein, indem er von der »Metamorphose (oder Umsetzung) der Gebilde« spricht, wobei er von einer »Präexistenz« des Proteins ausgeht: »Alle organischen stickstoffhaltigen Bestandtheile des Thierkörpers, so verschieden sie auch in ihrer Zusammensetzung sich darstellen mögen, stammen vom Protein ab . . .«
Liebig unterscheidet die (»plastischen«) stickstoffhaltigen Nährstoffe von den stickstofffreien, die als »Respirationsmittel« lediglich der Wärmebildung dienen. Im tierischen Körper können die einzelnen Nährstoffe ineinander umgewandelt werden. So wird beim Mästen der Gänse aus zuckerhaltiger Nahrung Fett.
Die chemische Methode soll die Funktion wichtiger Organe des Stoffwechsels aufklären, insbesondere die Physiologie der Leber. Liebig erkennt, daß die Leber mit der Galle die Gallensäure (= Choleinsäure) ausscheidet, einen Restbestandteil des im Stoffwechsel verbrauchten Kohlenstoffs. Der im Lebensprozeß verbrauchte Stickstoff wird als Harnstoff und Harnsäure ausgeschieden, wobei ein Teil in die Gallensäure eingebaut wird. Damit richtet Liebig sein Augenmerk auf den Stoffwechsel in der Leber, anstatt wie bisher nur die chemische Zusammensetzung von Leber und Galle zu untersuchen. Die von Liebig entwickelte »Tierchemie« wird zur Grundlage der organischen Chemie (Biochemie) im 19. Jahrhundert.
Liebig leistet überdies Bahnbrechendes auf dem Gebiet der Elementaranalyse, der Agrikultur und der Nahrungsmittelchemie. Wichtig für die Lebensmittelindustrie wird »Liebigs Fleischextrakt«, ein aus magerem Rindfleisch gewonnener leichtlöslicher Extrakt für diätetische Zwecke. Wegweisend für die Medizin sind seine Entdekkung der Hippursäure (1829), des Chloral und Chloroform (1832) und seine Methode zur Bestimmung der Anteile von Kochsalz und Harnstoff im Harn (1853).

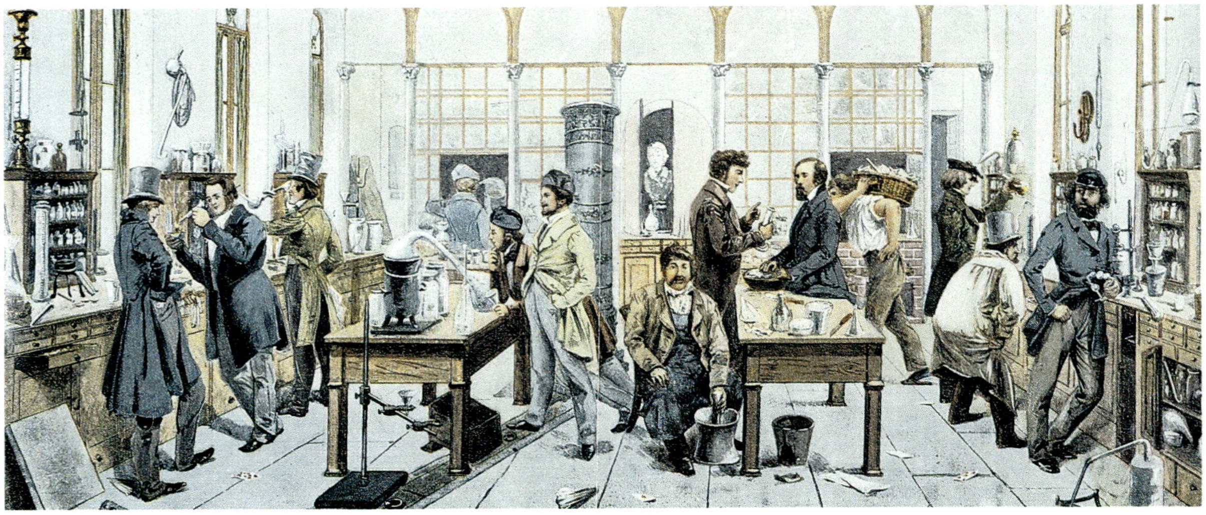

Justus von Liebig richtet 1826 in Gießen sein chemisches Labor ein, das erste Universitätslabor dieser Art.

Organische Chemie und die Frage nach der Lebenskraft

Chronik Hintergrund

Gegen Ende des 18. Jahrhunderts wurde die chemische Untersuchung für die Physiologie immer wichtiger. Im Anschluß an Antoine Laurent Lavoisier (→ 1775/ S. 229) kam es zu einem Aufschwung der organischen Chemie, vor allem durch eine Publikation des schwedischen Chemikers Jöns Jacob Berzelius (1779–1848), die »Tierchemie« (1. Band 1806). Sie war bis zur »organischen Chemie« von Liebig (1842) das Standardwerk der physiologischen Chemie. Berzelius sah die chemischen Prozesse unter dem Vorzeichen der »Lebenskraft«. So schrieb er: »In der lebenden Natur scheinen die Elemente ganz anderen Gesetzen zu gehorchen als in der todten . . . Eine für uns unbegreifliche und der todten Natur fremde Kraft hat in die unorganische Masse einmal dieses Etwas gebracht; und nicht auf solche Weise, als wäre es das Werk des Zufalls, sondern mit der höchsten Weisheit.«
Der deutsche Chemiker Friedrich Wöhler (1800–1882), der mit Liebig bei der Erforschung der Harnsäure in Verbindung stand, konnte 1828 erstmals eine organische Substanz aus anorganischen Bestandteilen künstlich herstellen: Den Harnstoff. Damit erschien die Hypothese einer »Lebenskraft« hinfällig, da kein grundsätzlicher Unterschied zwischen der anorganischen und der organischen Chemie besteht. Wöhler schrieb am 22. Februar 1828 ironisch an Berzelius, er könne Harnstoff machen, »ohne dazu Nieren oder überhaupt ein Thier, sey es Mensch oder Hund, nöthig zu haben«. Liebig und Wöhler können später aus Harnsäure eine Reihe von organischen Stoffen herstellen, die auch in der Natur vorkommen, so Zucker, Salicin und Morphin (→ 1804/S. 254).
Schließlich wendet Robert Julius von Mayer (1814–1878) das Gesetz von der Erhaltung der Energie auf den tierischen Stoffwechsel an: Die Summe von Wärme und Muskelkraft im Tier entspreche der »Größe des gleichzeitig erfolgenden chemischen Prozesses«, schreibt er 1845. Die organische Chemie kann damit endgültig auf die spekulative »Lebenskraft« verzichten.

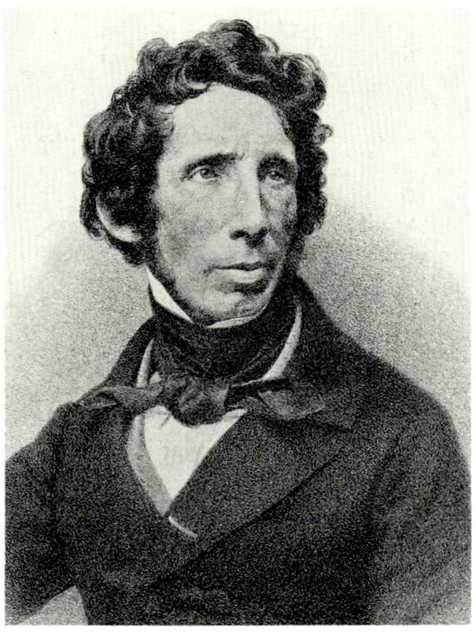

Der deutsche Chemiker Friedrich Wöhler (1800–1882)

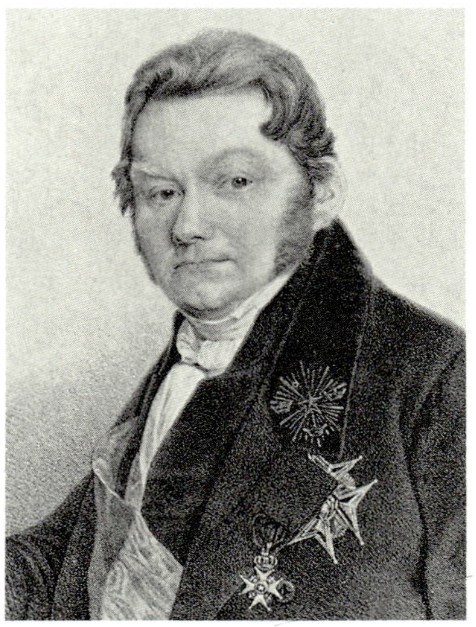

Der schwedische Chemiker Jöns Jacob Berzelius (1779–1848)

Virchow: Gegen Elend und Seuche hilft nur »Umsturz«

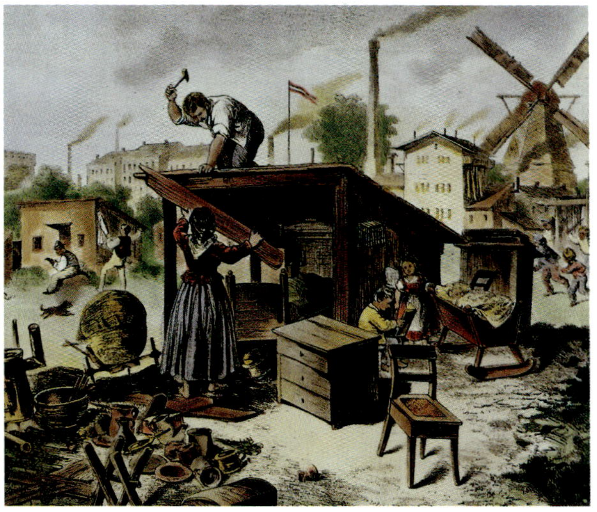

Elendsquartiere vor den Toren Berlins zeigen die Kehrseite der Industrialisierung mit ihrer sozialhygienischen Problematik (Holzstich nach G. Koch, um 1872)

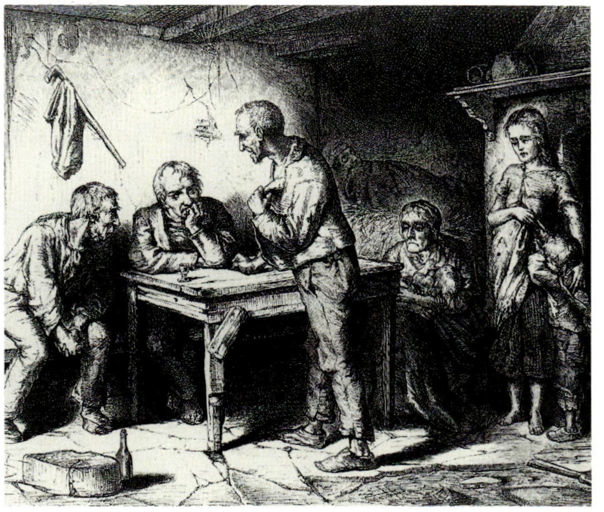

In einer Tagelöhnerkate (Holzstich 1878, nach einer Zeichnung von Otto Emil Lau); Virchow fordert eine grundsätzliche Besserung der Lage der Bevölkerung.

1848. Der 27jährige Mediziner Rudolf Virchow (1821–1902) wird im Regierungsauftrag als Beobachter in das oberschlesische »Typhusgebiet« gesandt. Die hier gesammelten Erfahrungen faßt er 1849 in einer Publikation zusammen, in der er die Anfänge einer deutschen Sozialhygiene und Sozialmedizin entwickelt. Seine medizinischen und epidemiologischen Beschreibungen der Fleckfieberepidemie gipfeln jedoch in einem sozialpolitischen Bekenntnis.

Angesichts der »grauenvollen Noth ... einer armen, unwissenden und stumpfsinnigen Bevölkerung« fordert Virchow als Konsequenz »volle und unumschränkte Demokratie«. Der junge Mediziner geißelt das sozialpolitische Versagen Preußens, das »allmählich ein papierner [Staat], ein großes Kartenhaus« geworden sei. Gegen Elend und Seuche könne nur der Umsturz helfen, der zu Freiheit und Wohlstand führe. Die Medizin habe nicht nur die Aufgabe, diesen oder jenen Seuchenkranken zu behandeln, »nein, die Cultur von 1 1/2 Millionen unserer Mitbürger, die sich auf unterster Stufe moralischer und physischer Gesunkenheit befinden, ist unsere Aufgabe«. Somit erscheint Virchow hier als ein Sozialmediziner, der sich politisch einmischt und sogar einen Hang zum Revolutionären offenbart. 1848 gründet er zusammen mit Freunden die Wochenschrift »Medicinische Reform«, die ein Jahr lang erscheint. Auch später äußert er sich noch häufig zu sozialhygienischen Fragen. Als er 1849 als ordentlicher Professor der Pathologischen Anatomie nach Würzburg geht, verfaßt er seine »medicinisch-geographische und historische Skizze« über »Die Noth im Spessart« (1852), in welcher er zu dem Schluß gelangt: »Bildung, Wohlstand und Freiheit sind die einzigen Garantien für die dauerhafte Gesundheit eines Volkes.« 1861 gründet Virchow zusammen mit anderen Gelehrten die liberale Deutsche Fortschrittspartei. Ab 1862 vertritt er seine Position im preußischen Landtag und später (1880–1893) im Reichstag. Virchow sieht die Seuchen als Ausdruck von »socialen Mißständen«.

Wiener Schule – Zentrum der medizinischen Forschung

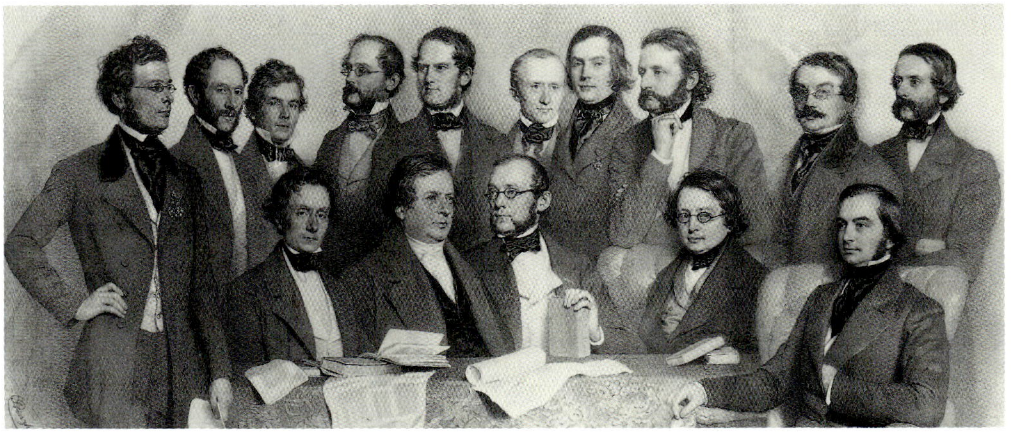

Professoren der Wiener Medizinischen Fakultät 1853; darunter Rokitansky (sitzend, 3. v. l.) und Skoda (sitzend, 4. v. l.) sowie Hyrtl (stehend, 1. v. l.), Brücke (stehend, 7. v. l.), Oppholzer (stehend, 8. v. l.) und Hebra (stehend, 10. v. l.)

1844. Der aus Böhmen stammende Karl Freiherr von Rokitansky (1804–1878) wird Inhaber des Lehrstuhls für pathologische Anatomie in Wien. Im Sinne des Lokalismus und der Solidarpathologie versucht er, den Ort der Krankheit im Organismus zu bestimmen. Zugleich aber vertritt er – in gewissem Nachklang zur Humoralpathologie – eine »Krasenlehre« (griech. Krasis = Mischung), wonach eine pathologische Blutmischung zu Krankheiten führen soll. Diese Spekulation wird u. a. von Rudolf Virchow als anachronistisch zurückgewiesen.

In den 1840er Jahren gehört Wien neben Paris, Dublin und London zu den führenden Zentren der neuen klinischen Medizin. Zur Unterscheidung von der Wiener Schule um → 1745 (S. 218) spricht man im nachhinein von der »zweiten« Wiener Schule, die sich vor allem durch eine fortschreitende Spezialisierung der Forschung auszeichnet. Neben Rokitansky ist der ebenfalls aus Böhmen stammende Internist Joseph Skoda (1805–1881) eine ihrer Leitfiguren. Er verfeinert die Methoden der Perkussion (Untersuchung durch Beklopfen) und Auskultation (Abhorchen). In Zusammenarbeit mit Rokitansky werden die Krankheitsbefunde an der Leiche kontrolliert. Der Chirurg Franz Schuh (1804–1865), der bei Rokitansky und Skoda gelernt hat, propagiert eine enge Verbindung der Chirurgie mit der klinischen Medizin und der pathologischen Anatomie und begründet so die wissenschaftliche Chirurgie in Österreich. Weitere wichtige Vertreter der Wiener Schule sind der Hautarzt Ferdinand von Hebra (1816–1880), der die Dermatologie auf die pathologische Anatomie und Histologie (Lehre von den Körpergeweben) gründet sowie Johann Florian Heller (1813 bis 1871), der 1844 ein pathologisch-chemisches Institut im Wiener Allgemeinen Krankenhaus einrichtet. Typisch für die Wiener Kliniker sind eine äußerst sorgfältige Untersuchung und wissenschaftliche Befunderhebung bei gleichzeitiger Zurückhaltung in der Therapie. Diese Abstinenz, die allgemein als »therapeutischer Nihilismus« bezeichnet wird, ist jedoch angesichts der äußerst ungesicherten Heilmethoden und Arzneimittel der Zeit durchaus rational begründbar.

Kürettage in Frauenheilkunde eingeführt

1846. Der französische Chirurg und Gynäkologe Joseph Claude Anthèlme Récamier (1774–1852) führt die »Curette«, ein chirurgisches Instrument zur Ausschabung der Gebärmutter, in die Frauenheilkunde ein. Es handelt sich um einen kleinen Löffel, der in eine lange, gebogene Klinge übergeht.

Die »Curette« ist bereits 1723 von René J. Croissant de Garengeot (1688–1759) als chirurgisches Instrument zur Ausschabung von Wunden beschrieben worden. Récamier ist jedoch der erste, der es nun in der Gynäkologie einsetzt, eine entscheidende Neuerung. Er behandelt damit die »Endometritis«, entzündliche Veränderungen der Uterusschleimhaut. Sein Instrument wird wegen seiner Grobheit jahrzehntelang abgelehnt und kommt bereits kurz nach seiner Einführung außer Gebrauch. Aber noch 1850 betont Récamier den Nutzen der Kürette für die Entfernung von Pilzerscheinungen im Uterus, die er als häufige Ursache für Blutungen (Metrorrhagien) ansieht. Diese Operation nennt er »Curettage« (Ausschabung).

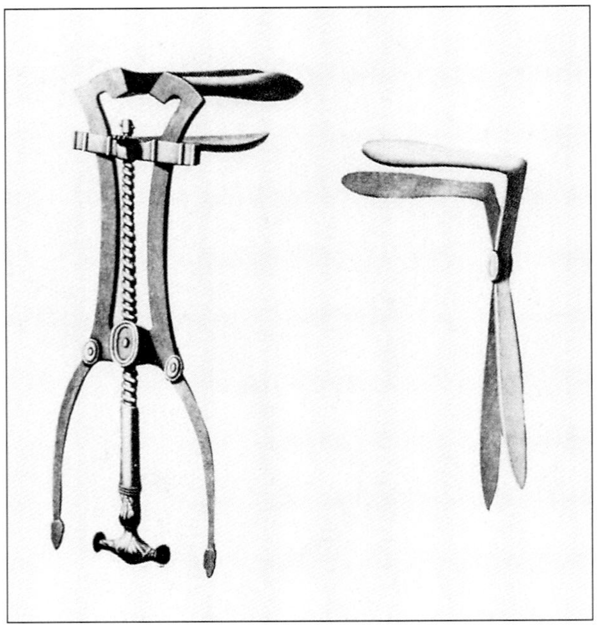

Specula aus einem medizinischen Werk von 1847; diese spreizbaren Scheidenspiegel, die wegen ihrer Form auch als »Entenschnabel« bezeichnet werden, dokumentieren den technischen Fortschritt gynäkologischer Untersuchungsinstrumente im 19. Jahrhundert. Das linke Instrument kann durch die Schraubvorrichtung gesperrt werden.

Récamier, der als Arzt insgesamt 40 Jahre lang am Pariser Hôtel-Dieu tätig ist, macht seit dem Jahr 1801 auch Gebrauch vom »Speculum vaginae« (Scheidenspiegel). Er empfiehlt einen Metallzylinder, der es ermöglicht, den Gebärmutterhals und den Muttermund zu besichtigen sowie Kauterisationen (Ausbrennungen) und Amputationen des Gebärmutterhalses vorzunehmen oder die Gebärmutter zu entfernen (vaginale Hysterektomie). Das Instrument wird in der Folgezeit in zahlreichen Modifikationen hergestellt.

China erhält erste Missionshospitäler

1840/41. Der erste protestantische Missionar mit ärztlicher Ausbildung in China, der US-Amerikaner Peter Parker, wird auf seiner Rundreise durch die USA und Europa begeistert empfangen.

Parker hat 1835 in Kanton eine Klinik eröffnet und behandelte in den darauffolgenden Jahren Tausende von Patienten nach den Methoden der westlichen Medizin. 1838 beteiligte sich Parker an der Gründung der Medical Society in China, der ersten medizinischen Missionsgesellschaft der Welt. Nach den Vorstellungen der Muttergesellschaft »American Board of Commissioners for Foreign Missions« sollen die missionarischen Bemühungen in erster Linie der Evangelisation und nicht der medizinischen Versorgung dienen. Als bekannt wird, daß sich Parker vorwiegend medizinisch betätigt, entzieht ihm die Missionsgesellschaft eine Zeitlang die finanzielle Unterstützung. Gleichwohl macht Parkers Vorbild Schule: 1850 gibt es in China bereits zehn, 1889 schließlich 61 Missionshospitäler.

Geburtenkontrolle und Promiskuität in Oneida

1848. John Humphrey Noyes (1811 bis 1866) gründet in Oneida (US-Bundesstaat New York) mit ungefähr 90 Anhängern die Gemeinschaft der »Perfectionists«.

Die Mitglieder dieser Sekte sind vor allem Farmer aus Neu-England, die gegen die Engstirnigkeit der Puritaner und Calvinisten ankämpfen und ein intensives Gemeinschaftsleben nach christlichen Grundsätzen anstreben.

Noyes geht von einem Prozeß der Selbst-Vervollkommnung (self-perfection) in vier Stufen aus: Der geistigen, der intellektuellen, der moralischen und der physischen. Als Oberhaupt fordert er von den Gemeindemitgliedern die Einhaltung von vier Prinzipien. Zu ihnen gehören die »male continence« (Coitus reservatus; langandauernder Coitus ohne Samenerguß), eine Art Gruppenehe mit häufig wechselnden Geschlechtspartnern (»complex marriage«), gemeinsame Kinderaufzucht und die Kinderzeugung nach eugenischen Grundsätzen (»stirpiculture experiment«).

Besonders die »male continence« spielt im Sozialleben der Sekte von Anfang an bis zu ihrer Umwandlung in eine Aktiengesellschaft 1880 eine zentrale Rolle. Sie ist primär gedacht als natürliche Art der Geburtenkontrolle und muß als Methode von Jugend an gelernt werden. So üben die 14 bis 15 Jahre alten Knaben bei älteren Frauen nach deren Menopause. Zugleich soll die »male continence« zu einem gesünderen und letztlich auch geistigeren Leben führen.

Ein einmaliges eugenisches Zuchtprogramm wird ab 1868 durchgeführt. Die Partner im Geschlechtsverkehr mit dem Ziel der Zeugung werden von Noyes und einem Komitee beurteilt. Von 51 Bewerbungen für die Kinderzeugung werden neun abgelehnt und 42 bewilligt. Es kommt zu 58 Lebendgeburten, ohne daß eine Mutter stirbt.

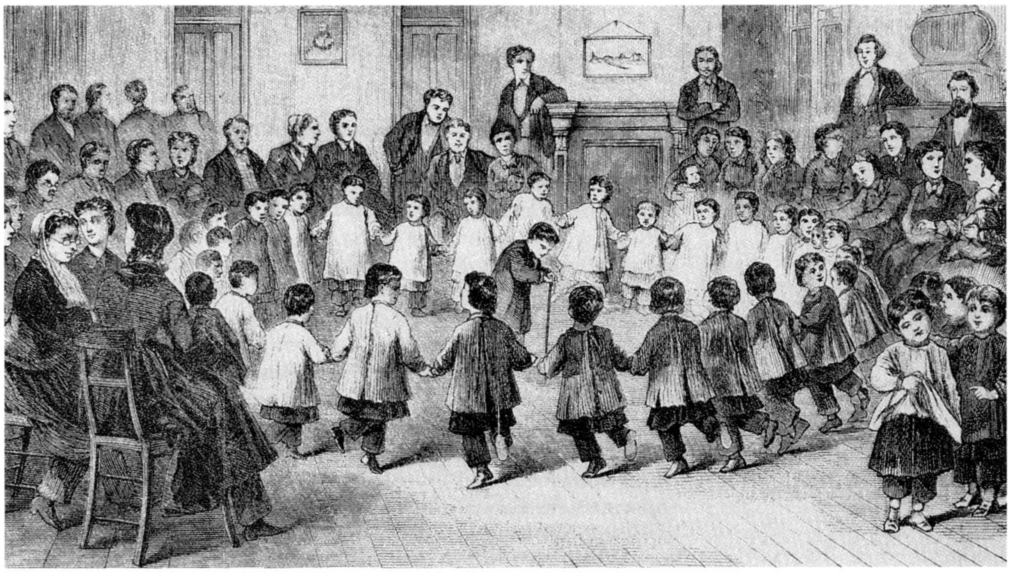

Die Oneida-Gemeinschaft, eine religiös motivierte Gruppe mit großem wirtschaftlichem Erfolg wird 1848 im US-Staat New York gegründet. Andere Gruppen gründen Kolonien in anderen Teilen der USA, wobei Oneida als Leitbild gilt. Die meisten Mitglieder sind Farmer aus Neu-England.

Arzt zeichnet den »Struwwelpeter«

1845. Unter dem Titel »Lustige Geschichten und drollige Bilder mit 15 schön kolorirten Tafeln für Kinder von 3 bis 6 Jahren« erscheint ein Bilderbuch, das später als »Struwwelpeter« berühmt wird.
Hinter dem Pseudonym Reimerich Kinderlieb steckt der Frankfurter Arzt Heinrich Hoffmann (1809 bis 1894), der sich ab der sechsten Auflage mit dem eigenen Namen als Verfasser zu erkennen gibt. Er hat das Urmanuskript mit aquarellierten Federzeichnungen seinem Sohn Carl 1844 als Weihnachtsgeschenk unter den Christbaum gelegt. Das Buch, dem ein pädagogisch-hygienischer Anspruch zugrunde liegt, wird rasch verkauft, es folgen zahlreiche Auflagen.
1858 zeichnet Hoffmann den »Struwwelpeter« vollständig neu; diese Fassung wird in fast alle Sprachen der Welt übersetzt.
Hoffmann gründete 1834 eine Armenklinik in Frankfurt und übernimmt 1851 (bis 1888) die ärztliche Aufsicht über die dortige Nervenheilanstalt, an der er als erster eine besondere Abteilung für psychisch abnorme Kinder einrichtet.

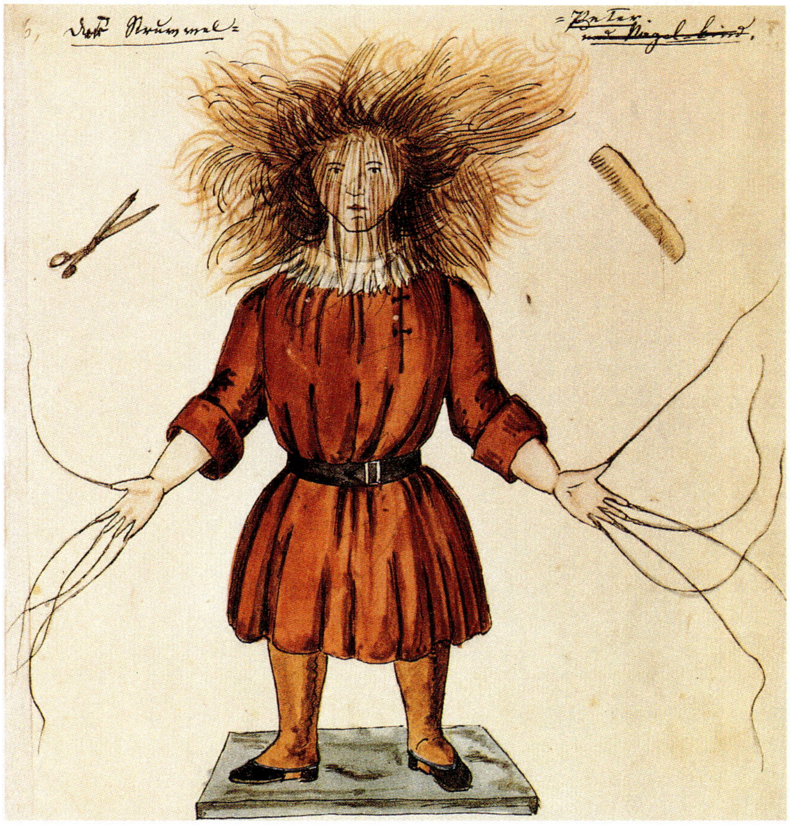

Seite aus dem Manuskript des Kinderbuchs des Frankfurter Arztes Heinrich Hoffmann, das später unter dem Namen »Struwwelpeter« weltberühmt wird

Volksarzneimittel haben Konjunktur

1843. Der angesehene Rostocker Medizinprofessor Georg Friedrich Most (1794–1832) veröffentlicht seine »Encyclopädie der gesammten Volksmedicin, oder Lexikon der vorzüglichsten und wirksamsten Haus- und Volksarzneimittel aller Länder«. Er greift dabei systematisch auf die literarischen Quellen sowie auf eigene jahrzehntelange »Beobachtungen und Erfahrungen aus dem Volksleben« zurück. Von der Hamburger Aalsuppe als Aphrodisiakum für den schwächlichen Mann bis zur gemeinen Zwiebel als Hausmittel u.a. gegen Geschlechtsunvermögen, Wassersucht und Verdauungsbeschwerden handelt Most die einzelnen Mittel alphabetisch auf über 600 Seiten ab.
Dieses Interesse für das unakademische, »natürliche« Heilwissen des »Volkes« entspricht der romantischen Strömung der Zeit, die auch die anderen Bücher von Most dokumentieren, insbesondere »Die sympathetischen Mittel und Curmethoden« (1842) sowie das »Handbuch der practischen Arzneimittellehre« (1842).

Jakob Henle antizipiert Bakteriologie

1840. Der deutsche Anatom und Physiologe Jakob Henle (1809–1885) veröffentlicht seine Schrift »Von den Miasmen und Kontagien und von den miasmatisch-kontagiösen Krankheiten«, in der er die Prinzipien der späteren Bakteriologie spekulativ vorwegnimmt.
Jakob Henle nimmt unsichtbare Erreger der Infektionskrankheiten an. Miasma (Krankheitsverursacher von außen) und Kontagium (Krankheitserreger im oder am Körper selbst) seien als »infizierende Materie« dasselbe: Diese sei »für jede spezifische Krankheit immer dieselbe und erscheint uns als Kontagium, wenn ihr Ursprung aus einem kranken Körper sich direkt nachweisen läßt, im entgegengesetzten Falle als Miasma«. Die Materie des Kontagiums sei ein Lebewesen (»Contagium animatum«), eine bisher unbekannte Tier- oder Pflanzenart, »die zu dem kranken Körper im Verhältnis eines parasitischen Organismus steht«. Henle stellt bereits wissenschaftliche Kriterien für diese »infizierende Materie« auf, die für die Bakteriologie (→ 24. 3. 1882/S. 320) grundlegend werden: Die Materie müsse im Krankheitsfalle nachgewiesen werden können, isolier- und züchtbar sein und beim Überimpfen dieselbe Krankheit hervorrufen.
Henle, der als Assistent von Johannes Müller (→ 1826/S. 266) mit diesem 1833 nach Berlin ging, ist einer der bedeutendsten Anatomen und Pathologen des Jahrhunderts. 1840 wird er Professor für Anatomie und Physiologie in Zürich, 1844 wechselt er in derselben Funktion nach Heidelberg, um schließlich von 1852 bis zu seinem Lebensende in Göttingen zu wirken. Er macht bedeutende Entdeckungen auf dem Gebiet der Histologie (Gewebelehre). So beschreibt er als erster das Epithel (Deckgewebe) von Haut und Schleimhäuten (1836–37), das Endothel (innere Auskleidung) der kleineren Arterien (1840) sowie die Schleifen der Nierenkanälchen (»Henlesche Schleife«; 1762), ein bedeutender Schritt zur Erklärung der Nierenfunktion.
Henle ist auch einer der ersten, der von der »Zelle« als Grundlage der Gewebelehre ausgeht. Gleichwohl kann er sich jedoch von Theodor Schwanns (→ 1839/S. 275) Fehleinschätzung nicht freimachen, wonach sich neue Zellen aus einer amorphen Materie herausbilden.

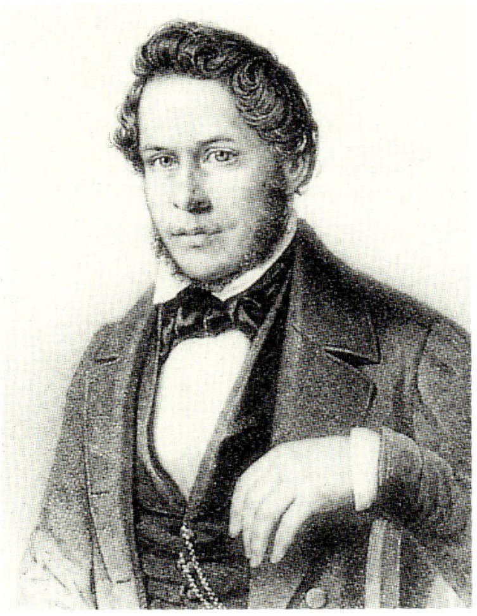

Jakob Henle (1809–1885), einer der bedeutenden Anatomen und Histologen des 19. Jahrhunderts

»Von den Miasmen und Kontagien«

Chronik Zitat

Jakob Henles Hypothesen zur Ursache der »miasmatisch-kontagiösen Krankheiten« Jahrzehnte vor dem bakteriologischen Zeitalter weisen in die richtige Richtung:

»Das Kontagium ... ist also nicht der Keim oder Same der Krankheit, sondern der Krankheitsursache, wie z. B. das Ei einer Tänia nicht das Erzeugnis der Wurmkrankheit ist . . ., auch nicht das Erzeugnis des Individuums, welches an der Wurmkrankheit leidet, sondern desjenigen parasistischen Körpers, der, gleichviel wie, zuerst in die Welt gekommen, jetzt sich durch Eier fortpflanzt, und die Symptome der Wurmkrankheit . . . bedingt. Nicht der Same der Krankheit, sondern der Krankheitsursache wird geimpft; die Krankheitsursache vermehrt sich in dem kranken Körper und wird am Ende der Krankheit wieder ausgeschieden.«

Naturwissenschaftliche Medizin und Zellularpathologie

1850–1900

»Die Medicin ist . . . objectiv geworden«

In der zweiten Hälfte des 19. Jahrhunderts trat die Medizin in ihre eigentlich moderne Phase. Nachdem sich bereits in den 40er Jahren die Überzeugung durchgesetzt hatte, daß bei der Erforschung der Lebensäußerungen des gesunden und kranken Menschen dieselben Methoden gelten müßten wie in den physikalischen und chemischen Naturwissenschaften, wurde es nun allgemein akzeptiert, daß die Medizin als Wissenschaft nur Naturwissenschaft sein könne. Die praktische Medizin sollte, analog zur Technik, nur noch in der Anwendung sicherer wissenschaftlicher Erkenntnisse bestehen. Einige Ärzte schlugen sogar vor, so lange auf alle Therapie zu verzichten, bis naturwissenschaftlich gesicherte Methoden entwickelt sein würden; es ist die Rede vom therapeutischen Nihilismus. Die mit den Mitteln der Physik und Chemie experimentierende Physiologie wurde zur Leitwissenschaft. Ihr gelangen in den folgenden Jahrzehnten immer mehr Einsichten in die Funktionsweise der einzelnen Organe, deren Leistungen in gesundem Zustand bestimmt und zur Norm erhoben werden konnten, so daß Krankheitszeichen als Abweichung von der Norm festgelegt und objektiv beschrieben werden konnten. Die subjektiven Empfindungen des Kranken, wie Schmerz, Angst, Unruhe, Frost, Hitze und dergleichen, verloren ihre zentrale Bedeutung. An ihre Stelle trat die Messung der Temperatur, die chemische und mikroskopische Analyse von Blut und Urin, die Bestimmung der Pulsfrequenz mit der Uhr, die Erforschung der inneren Organe mit den sich weiter verfeinernden Techniken der Auskultation (Abhorchen) und Perkussion (Beklopfen), die Aufzeichnung des Blutdrucks. Während noch zu Anfang des Jahrhunderts der alte, erfahrene und menschenkluge Arzt als der beste Heilkundige galt, wurde nun der jüngere, dem wissenschaftlichen Fortschritt verbundene zum Ideal des Praktikers. Es kam weniger auf die Persönlichkeit als auf das Wissen des Arztes an, denn, so schreibt ein Zeitgenosse im Jahr 1870: »Die Medicin ist thatsächlich, ist objectiv geworden. Es ist gleichgiltig, wer am Bett steht, aber er muß verstehen, zu untersuchen, zu erkennen. Er tritt vor ein Object, welches er ausforscht, ausklopft, aushorcht, ausspäht, und die rechts und links liegenden Familienverhältnisse ändern daran gar nichts: Der Kranke wird zum Gegenstand.«
Von besonderer Bedeutung für die Entwicklung des naturwissenschaftlichen Standpunktes war die Neudefinition von Krankheit durch die »Zellularpathologie«, die in der Mitte der 1850er Jahre von Rudolf Virchow zwar nicht erfunden, jedoch zur öffentlichen Anerkennung gebracht wurde. Virchow definierte als Sitz des Krankheitsgeschehens die Zellen, die er auch »vitale Elemente« nannte und schrieb 1855: »Alle Krankheiten lösen sich zuletzt auf in aktive und passive Störungen größerer und kleinerer Summen der vitalen Elemente, deren Leistungsfähigkeit je nach dem Zustande ihrer molekulären Zusammensetzung sich ändert, also von physikalischen und chemischen Veränderungen ihres Inhalts abhängig ist.« Damit wurde der Begriff der Krankheit objektiviert und an örtliche, materielle Veränderungen des Körpers geknüpft, also an den durch physikalische oder chemische Zeichen am Lebenden nachweisbaren und später in den Leichen auffindbaren »pathologischen Befund«. Kranke, die einen solchen objektiven »Befund« nicht aufweisen, geraten seitdem in den Verdacht der Simulation. Die Bereiche der Medizin, die sich nicht auf objektive Befunde bei ihren Patienten stützen können, v. a. die Psychiatrie, haben es schwer, ihre wissenschaftliche Glaubwürdigkeit zu beweisen.

Ende eines Schattendaseins: Die Entstehung der modernen Chirurgie

Vor dem Hintergrund der an objektiven materiellen Veränderungen des Körpers orientierten Krankheitslehre konnte auch die Disziplin zur vollwertigen Anerkennung gelangen, die bis zur Mitte des Jahrhunderts als Handwerk gering geachtet und großenteils auch außerhalb der Universitätsmedizin erlernt werden konnte: Die Chirurgie. Bereits kurz vor der Jahrhundertmitte war durch die Entdeckung moderner Narkoseverfahren mit Lachgas, Äther und Chloroform erstmals die Möglichkeit erwachsen, operative Eingriffe schmerzfrei durchzuführen. Doch noch blieben die meisten chirurgischen Eingriffe, sofern es sich nicht um die Versorgung von äußeren Schäden wie Wunden, Knochenbrüchen und Geschwüren handelte, die Ultima ratio ärztlicher Therapie. Ursache hierfür war die berechtigte Furcht vor Wundinfektionen, von deren Entstehung man keine Vorstellung hatte. So wurden die Erkenntnisse von Ignaz Philipp Semmelweis über die Verbreitung des Kindbettfiebers (1847) von der Fachwelt ignoriert. Noch Anfang der 1860er Jahre starben 36 von 97 Patienten mit offenen Frakturen an der im Volksmund als Blutvergiftung oder Wundfieber bezeichneten Sepsis. Erst ab 1865 kam es hier zu ersten Verbesserungen durch das Verfahren des britischen Chirurgen Joseph Lister, das man »Antisepsis« nannte. Lister vermutete, daß die in der Luft schwebenden Mikroorganismen, die wenige Jahre zuvor von Louis Pasteur entdeckt worden waren, in die Operationswunde gelangen und Infektionen auslösen könnten. Deshalb empfahl er, während der Operation Karbolspray über der offenen Wunde zu versprühen. Doch erst in den 1880er Jahren, als es den Bakteriologen gelang, die Erreger der Wundinfektion zu identifizieren, erkannte man, daß die Keime vor allem durch Operationsinstrumente, Hände und infizierte Verbandsstoffe übertragen wurden. Daraus entwickelte sich vom Ende der 1880er Jahre an das Verfahren der »Asepsis«, das sich relativ rasch durchsetzte und der Chirurgie ihre Modernität verlieh: Instrumente und Verbandsstoffe wurden durch heißen Wasserdampf keimfrei gemacht, die Operationssäle und -tische nach dem Prinzip der Abwaschbarkeit mit keimtötenden Chemikalien konstruiert, das Händewaschen wurde zum Ritual, und nach und nach verschwand die Straßenkleidung der Chirurgen unter weißen Kitteln, das Haar unter Hauben und die Hände in keimfreien Gummihandschuhen.
So war die Chirurgie am Ende des Jahrhunderts in der Lage, auch viele innere Krankheiten erfolgreich zu bekämpfen. Im Gegensatz zur inneren Medizin, die immer noch über wenig Mittel verfügte, die diagnostizierten Krankheiten auch erfolgreich zu therapieren, übernahm die Chirurgie nun die Spitze des medizinischen Fortschritts. Auch die Entdeckung der Röntgenstrahlen (1895), die es erstmals ermöglichte, viele innere Veränderungen sichtbar zu machen, kam in erster Linie der Chirurgie zugute.

Von der Entdeckung der Erreger zur Beherrschung der Krankheiten

Das größte gesundheitliche Problem und mit die häufigste Todesursache bildeten die akuten Infektionskrankheiten. An erster Stelle standen akute Krankheiten der Säuglinge (oft als Krämpfe bezeichnet), gefolgt von den klassischen Kinderkrankheiten, zu denen bis zur Durchsetzung eines allgemeinen Impfzwanges (1874) auch die Pocken gehörten, die epidemisch auftretende Cholera, die Ruhr und der Typhus. Ein weiteres großes Problem waren die chronischen Volksseuchen Tuberkulose und Syphilis. Um die Jahrhundertmitte nahm man als Ursache der akuten epidemischen Krankheiten vor allem sogenannte Miasmen, d. h. die Luft verunreinigende Krankheitsgifte an, die besonders dann zu entstehen schienen, wenn zu viele Menschen mit ihrem Unrat auf zu engem Raum zusammengedrängt lebten, so z. B. in Gefängnissen, in Lazaretten, in den überfüllten Zwischendecks der Auswandererschiffe oder in den engen Mietshäusern der Städte. Gerade in manchen rasch wachsenden Städten war in dieser Zeit die Seuchen- und Kindersterblichkeit besonders hoch, und so begann man, durch hygienische Maßnahmen wie Abfallbeseitigung, Kanalisation, Bauordnungen und Trinkwasserversorgung die gesundheitlichen Verhältnisse des Großteils der Bevölkerung zu verbessern. Es entwickelte sich die öffentliche Hygiene, die vor allem um die Stadtsanierung bemüht war und deren Hauptvertreter Max von Pettenkofer im Jahr 1865 in der bayerischen Hauptstadt München auf den ersten Lehrstuhl für Hygiene berufen wurde.

Pettenkofer hielt auch dann noch an seiner miasmatischen Seuchenentstehungstheorie fest, als von anderer Seite längst konkrete Beweise vorlagen, daß Seuchen durch bestimmte Mikroorganismen, die Bakterien, übertragen werden. Nachdem diese einzelligen Lebewesen schon zuvor von Botanikern und Biologen studiert worden waren, erkannte der damals als Bezirksarzt im Bezirk Posen amtierende Robert Koch, daß manche dieser Mikroben beständig bei bestimmten Krankheiten auftreten. 1876 beschrieb er als erstes den Milzbrandbazillus, den Erreger einer gefürchteten Tierseuche. Er entwickelte die Prämisse, daß Bakterien dann als Krankheitsursache anzusehen sind, wenn sie beständig bei einer Krankheit vorkommen, isoliert und gezüchtet werden können und erneut dieselbe Krankheit bedingen, wenn sie in einen gesunden Organismus eingebracht werden. Damit legte Koch die Grundlage für die nun rasch folgende Entdeckung zahlreicher anderer Krankheitserreger. Am bedeutendsten war seine Entdeckung des Tuberkelbazillus im Jahr 1882. Hier zeichnete sich erstmals die Möglichkeit ab, der Übertragung dieser Krankheit erfolgreich vorzubeugen, z. B. durch die Isolation von Kranken, Spuckverbot in Schulen und anderen öffentlichen Gebäuden etc.
Eine erfolgreiche Therapie konnte jedoch erst viele Jahrzehnte später entwickelt werden. Zwar suchte schon Koch nach einer das Bakterienwachstum hemmenden Substanz und hoffte 1890 in dem aus Tuberkelbazillen gewonnenen »Tuberkulin« eine solche gefunden zu haben. Doch die Versuche, tuberkulosekranke Patienten mit diesem Mittel zu behandeln, schlugen fehl. Erfolgreicher war Emil von Behring, der entdeckte, daß Diphtheriebazillen Toxine abscheiden, gegen die im Blut der Erkrankten Antitoxine gebildet werden und daß diese Antitoxine zur Immunität gegen erneute Infektionen führen. Auf dieser Grundlage entwickelte er 1892 die Serumtherapie und wurde so zum Begründer der Immunologie. 1901 erhielt er für seine Leistungen den Nobelpreis.

Der Naturforscher als Experte in gesellschaftlichen Fragen

Mit den Triumphen, die die Naturwissenschaften und ihre Anwendung zunächst in der Technik, bald auch in der medizinischen Forschung, feiern konnten, entstand ein enormer Fortschrittsglaube. Alle Probleme des menschlichen Lebens sollten in Zukunft auf diesem Wege gelöst werden können. Alles was naturwissenschaftlich richtig, also »natürlich« ist, galt auch als moralisch gut. Als 1859 Charles Darwin seine Untersuchungen über »Die Entstehung der Arten« veröffentlichte, in der er nicht nur die tierische Abstammung des Menschen nahelegte, sondern auch natürliche Zuchtwahl (»natural selection«) und das Überleben des Stärkeren (»survival of the fittest«) als Naturprinzipien der Lebensentwicklung beschrieb, glaubte man, auch die Entwicklung der menschlichen Gesellschaft aus diesen Prinzipien heraus begreifen zu können. Besonders Ernst Haeckel, der mit seiner »Natürlichen Schöpfungsgeschichte« (1868) Darwins Ideen in Deutschland populär machte, übertrug die Lehre vom »Kampf ums Dasein« auf die Völkergeschichte und beschrieb gesellschaftliche Probleme und Prozesse als biologisch bedingt. Diese Ausweitung biologischer Theorien auf Staat und Gesellschaft, die man »Biologismus« nennt und speziell die als »Sozialdarwinismus« bezeichnete Ideologie, die soziale Fragen in Analogie zu Darwins Abstammungstheorie behandelt und zu lösen sucht, übten eine große Wirkung auf die Ärzte aus. Zum einen rückten sie als Naturforscher in die Rolle von Experten in gesellschaftlichen und bevölkerungspolitischen Fragen auf. Soziale Übelstände wurden zu Krankheiten der Gesellschaft. Zum anderen wurden die medizinischen Erfolge durch die am Ende des Jahrhunderts zunehmende Zivilisationskritik als möglicherweise kontraselektorisch, d. h. gegen eine als natürlich postulierte Auswahl und damit negativ für die Zukunft der menschlichen Rasse gedeutet. Als Antwort auf diese Herausforderung entstand die Eugenik, die entweder auf die Förderung und Vermehrung der Gesunden oder auf die Ausschaltung der Kranken und Schwachen gerichtet werden kann.

Soziale Institutionen und die veränderte Stellung der Ärzte

Mit der Gründung des Deutschen Reiches 1871 wurde die ärztliche Universitätsausbildung vereinheitlicht und die Approbation nichtakademischer Wundärzte endgültig abgeschafft. Der schon lange angestrebte ärztliche Einheitsstand war damit erreicht. Zwischen 1850 und 1900 stieg die Zahl der Ärzte im Gebiet des Deutschen Reiches von ca. 10 000 (inkl. Wundärzte) auf über 27 000, und die Arzt-Bevölkerungs-Relation veränderte sich von zwischen 3000 bis 5000 Einwohnern pro Arzt auf ca. 2000 Einwohner pro Arzt. Zugleich wuchs auch der Bedarf an medizinischen Dienstleistungen. Um die Jahrhundertmitte bildete die Mittelklasse den Hauptanteil der ärztlichen Klientel, während Patienten der Unterschichten nur in Notfällen einen Arzt aufsuchten oder von der Armenpflege an einen Armenarzt oder in ein Spital verwiesen wurden. Da mit der Industrialisierung und Verstädterung immer mehr Menschen von traditionellen nachbarschaftlichen und familiären Hilfen abgeschnitten wurden, entwickelten sich Krankenhilfsvereine und freiwillige Krankenkassen, die ihre Mitglieder im Notfall finanziell und medizinisch unterstützten. Mit der Einführung der Allgemeinen Arbeiter-Kranken- und Rentenversicherung im Jahr 1882, die im Lauf der folgenden Jahrzehnte auch auf Angestellte und Familienangehörige ausgedehnt wurde, erweiterte sich der »Gesundheitsmarkt« enorm, denn die Versicherung schloß die Behandlung durch einen Arzt, die Kosten für Medikamente und gegebenenfalls die Aufnahme in ein Krankenhaus mit ein. Zugleich kam nun den von der Kasse bestellten Ärzten die Aufgabe zu, über Behandlungsbedürftigkeit und Arbeitsfähigkeit zu entscheiden. Diese zunehmende Entscheidungs- und Deutungsbefugnis der Medizin in ehemals privaten menschlichen Bereichen wurde als »Medikalisierung« der Gesellschaft bezeichnet.
Eine weitere Veränderung im traditionellen Bild des Arztes war die Herausbildung von medizinischen Spezialisten. Neben den traditionellen Gebieten der inneren Medizin, Chirurgie und Geburtshilfe (die sich mit der operativen Gynäkologie verband und in der die Hebammen eine zunehmend untergeordnete Rolle spielten) hatte sich die Augenheilkunde schon früher als Spezialdisziplin etabliert. Nun folgten Orthopädie, Pädiatrie, Psychiatrie, Urologie, Dermatologie und Venerologie. Die Entstehung von Spezialfächern war einerseits die Folge der Verwissenschaftlichung der Medizin, die einem einzelnen nicht mehr den Überblick über alle Gebiete erlaubte, zum anderen trieb auch die wirtschaftliche Konkurrenz die Ärzte dazu, sich als Fachleute für einzelne Gebiete zu etablieren. Viele dieser Spezialisten gründeten kleine Privatkliniken. Auch das allgemeine Krankenhauswesen erfuhr eine enorme Ausdehnung: 1880 wurden dort 80 000, 20 Jahre später 165 000 Kranke aufgenommen. Zwar galten die öffentlichen Krankenanstalten noch als Instrumente des Armenwesens, doch verlagerte sich der Schwerpunkt von der Pflege Bedürftiger auf die medizinische Behandlung durch teilweise festangestellte Krankenhausärzte.
So vollzog sich zwischen 1850 und 1900 eine gewaltige Veränderung im Bild und in der Stellung des Arztes. Traten die Ärzte der Jahrhundertmitte noch als Ratgeber und Menschenfreunde ihren sozial meist gleichgestellten Patienten gegenüber, so begriffen sie sich am Ende des Jahrhunderts als Experten, deren Anordnungen naturwissenschaftlich begründet und daher unanfechtbar seien, und die vor allem von den sozial und bildungsmäßig niedriger gestellten Patienten Gehorsam fordern konnten. Als Anwälte des Gemeinwohls beanspruchten sie Kompetenz in gesellschaftlichen Fragen. Als Angehörige des Bildungsbürgertums sahen sie sich in staatstragender Funktion und identifizierten sich weitgehend mit den politischen Zielen des neuen deutschen Kaiserreichs. Insbesondere aufgrund der Leistungen der Chirurgie und Bakteriologie und der Durchsetzung hygienischer Maßnahmen blickten sie stolz und optimistisch dem neuen Jahrhundert entgegen, das, wie viele glaubten, den endgültigen Sieg über die Krankheiten bringen würde.

Johanna Bleker

1850

1850–1859

Anfang 1850. Im preußischen Staat gibt es 3518 Ärzte und 2040 Wundärzte. Demnach steht für 4600 Einwohner ein Arzt bzw. für knapp 3000 Einwohner ein Arzt oder Wundarzt zur Verfügung. → S. 294

1851. Der deutsche Physiker und Physiologe Hermann Helmholtz erfindet den Augenspiegel, mit dem erstmals die Netzhaut im Augenhintergrund untersucht werden kann. → S. 291

Der französische Arzt Victor Burq untersucht die Wirkung von Metallplatten auf die Gefühlsstörungen von angeblich unheilbaren hysterischen Patientinnen. → S. 292

Der Bonner Mechaniker Karl Baunscheidt veröffentlicht sein naturheilkundliches Buch »Der Baunscheidtismus«. → S. 292

Der deutsche Internist Friedrich Theodor Frerichs, der 1851 von Kiel nach Breslau berufen wird, führt die Urämie (Harnvergiftung des Organismus) auf die endogene Zersetzung des erhöhten Blutharnstoffs zurück und spricht von »urämischer Intoxikation«, eine Theorie, die ihn berühmt macht.

Der in Murrhardt (Württemberg) geborene Arzt und Pharmakologe Friedrich Oesterlen veröffentlicht das erste »Handbuch der Hygiene« in deutscher Sprache und prägt damit den Begriff der öffentlichen Hygiene als Wissenschaft von den auf die Gesundheit der Bevölkerung einwirkenden Faktoren (→ S. 299).

1852. Charles West richtet das Londoner »Hospital for sick children« in der Great Ormond Street ein. → S. 293

Der aus Mähren stammende Arzt und Chemiker Johann Florian Heller entwickelt am Allgemeinen Krankenhaus in Wien Harntests, u. a. die »Ringprobe« auf Eiweiß im Urin durch die Zugabe von Salpetersäure (»Heller-Probe«).

1852–1854. Der schweizerische Anatom Rudolf Albert von Kölliker unterscheidet erstmals die hellere weißlich-gelbe Rinde der Nebenniere von ihrem dunkleren braun-gelben Mark und vermutet eine funktionelle Verschiedenheit der beiden Teile.

1853. Der französische Neurologe Jean Martin Charcot unterscheidet den akuten vom chronischen Gelenkrheumatismus.

Der Leipziger Augenarzt Ernst Adolf Coccius und der niederländische Physiologe und Augenarzt Frans Cornelius Donders weisen unabhängig voneinander die Netzhautablösung ophthalmologisch mit dem Augenspiegel nach.

Der Tübinger Physiologe Karl Vierordt entwickelt das erste moderne Blutdruckmeßgerät und begründet damit die indirekte Meßmethode (→ 1896/S. 336).

10. 4. 1854. Ein preußisches Gesetz führt zum Zusammenschluß der Knappschaftskrankenkassen und zur obligatorischen Krankenversicherung aller, die in Bergwerken und damit zusammenhängenden Betrieben beschäftigt sind. → S. 293

21. 10. 1854. Florence Nightingale geht zusammen mit 38 weiteren britischen Krankenschwestern zur Pflege der Verwundeten während des Krimkriegs in die Türkei. → S. 286

1855. Der britische Arzt Thomas Addison schildert als erster das klassische Krankheitsbild einer Nebennierenrindeninsuffizienz (»Morbus Addison«). → S. 290

Der französische Neurologe Guillaume Benjamin Armand Duchenne de Boulogne veröffentlicht seine Schrift über erfolgreiche elektrotherapeutische Versuche. → S. 291

1856. Der deutsche Lungenarzt Hermann Brehmer, Leiter der ersten Heilanstalt für Lungenkranke in Görbersdorf (1853), erklärt die Tuberkulose erstmals für heilbar und empfiehlt – zusammen mit dem in Falkenstein im Taunus tätigen Lungenarzt Peter Dettweiler – die Behandlung in einer geschlossenen Anstalt.

29. 7. 1856. Der deutsche Komponist Robert Schumann stirbt in einer privaten Irrenanstalt in Endenich bei Bonn. → S. 294

1857. Der Berliner Professor und Augenarzt Albrecht von Graefe behandelt den grünen Star (Glaukom) durch Entfernen eines Segments der Regenbogenhaut (Iridektomie) und verbessert die Operationstechnik des grauen Stars (Katarakt).

Der französische Arzt Benedict Augustin Morel vertritt die These von der Vererbung der milieubedingten »Degeneration«. Physische Schäden werden danach auf die Nachkommen in körperlicher, geistiger und moralischer Hinsicht übertragen.

1858. Rudolf Virchow stellt mit seiner »Cellularpathologie« die Medizin auf eine biologische Grundlage und läutet das Zeitalter der naturwissenschaftlichen Medizin ein. → S. 288

1859. Der »Central-Verein Deutscher Zahnärzte« wird in Berlin gegründet (ab 1934 unter dem Namen »Deutsche Gesellschaft für Zahn-, Mund- und Kieferheilkunde«).

Das grundlegende Werk des britischen Naturforschers Charles Robert Darwin, »On the origin of species by means of natural selection« (Über den Ursprung der Arten durch natürliche Selektion) erscheint. Der Darwinismus hält Einzug in die Medizin (→ 1874/S. 306).

24. 6. 1859. Der schweizerische Bankier und spätere Gründer des Roten Kreuzes (→ 22. 8. 1864/S. 296), Henri Dunant, wird Augenzeuge der Schlacht bei Solferino zwischen sardinischen, französischen und österreichischen Truppen und organisiert für die verwundeten Soldaten eine Hilfsaktion der Bevölkerung aus den umliegenden Orten.

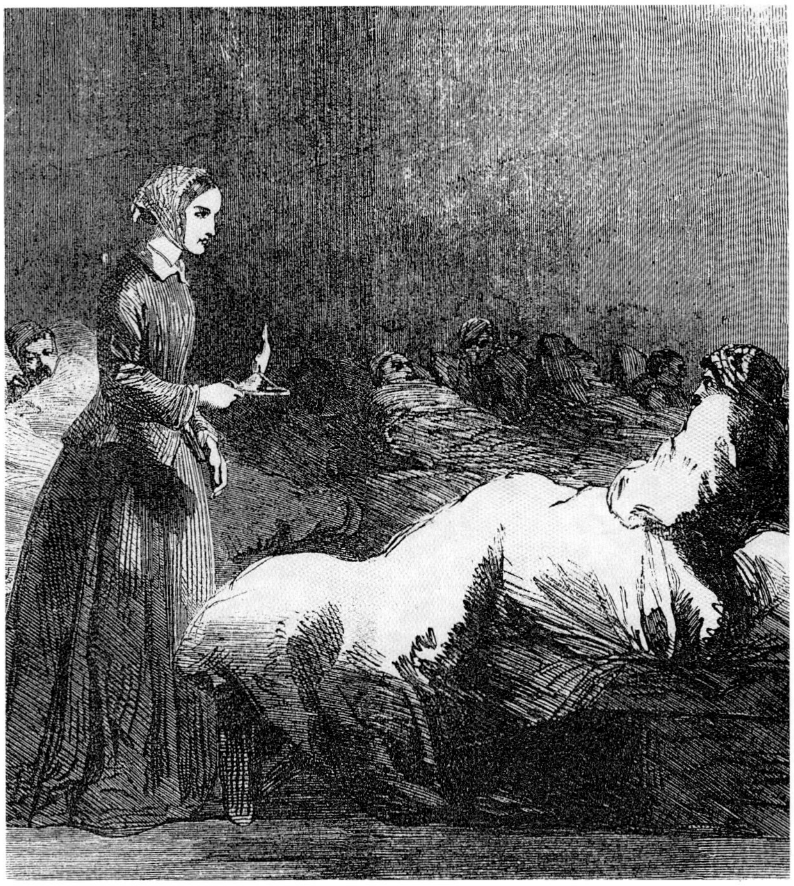

Florence Nightingale (1820–1910), die »Lady with the lamp«, in Skutari (Türkei) während des Krimkrieges (1853/54–1856); ihre vorbildliche Leistung führt zu einem Aufschwung der Krankenpflege-Schulen.

Schwestern an die Front

21. Oktober 1854. Die aus einer wohlhabenden Familie stammende Britin Florence Nightingale (1820 bis 1910) bricht zusammen mit 38 weiteren Krankenschwestern nach Skutari (Türkei) auf, um den Verwundeten im Krimkrieg (1853/54 bis 1856) Beistand zu leisten.

Im September 1853 bzw. März 1854 haben das Osmanische Reich, Großbritannien und Frankreich Rußland den Krieg erklärt. Das britische Sanitätswesen war darauf nicht vorbereitet. Während auf französischer und russischer Seite bereits Krankenschwestern im Einsatz sind, fehlen den Briten Ärzte, Pflegepersonal und die einfachsten Hilfsmittel.

Nach einem aufsehenerregenden Bericht über die schreckliche Lage an der Front in der Londoner »Times« schlug der britische Kriegsminister Sidney Herbert vor, Florence Nightingale solle die Pflege beim Heer organisieren. Sie ist für diese Aufgabe durch ihre Ausbildung bei den Barmherzigen Schwestern in Paris und in der Diakonissenanstalt in Kaiserswerth (→ 13. 10. 1836/S. 271) gut vorbereitet.

Am 4. November 1854 trifft Florence Nightingale zusammen mit der von ihr ausgewählten Gruppe von 38 Helferinnen in Skutari ein. Weitere Krankenschwestern folgen später, so daß ihr bis Kriegsende 125 Pflegekräfte unterstellt sind.

Die Pflege der verwundeten Soldaten geschieht unter primitivsten Bedingungen; bald bricht die Cholera aus. Gleichwohl ist Nightingales organisatorischer Erfolg durchschlagend. Zeitweilig verköstigt sie mit ihren Helferinnen 3000 bis 4000 Mann, innerhalb von drei Monaten versorgt sie etwa 10 000 Soldaten mit Kleidung und anderen Gebrauchsgegenständen.

Nach ihrer Rückkehr wird aus den Mitteln einer Geldsammlung am St. Thomas' Hospital in London am 15. Juni 1860 eine Schwesternschule nach modernen wissenschaftlichen Maßstäben eröffnet. In »Notes on Hospitals« (1859) und »Notes on nursing« (1860) faßt Nightingale ihre Grundsätze zusammen.

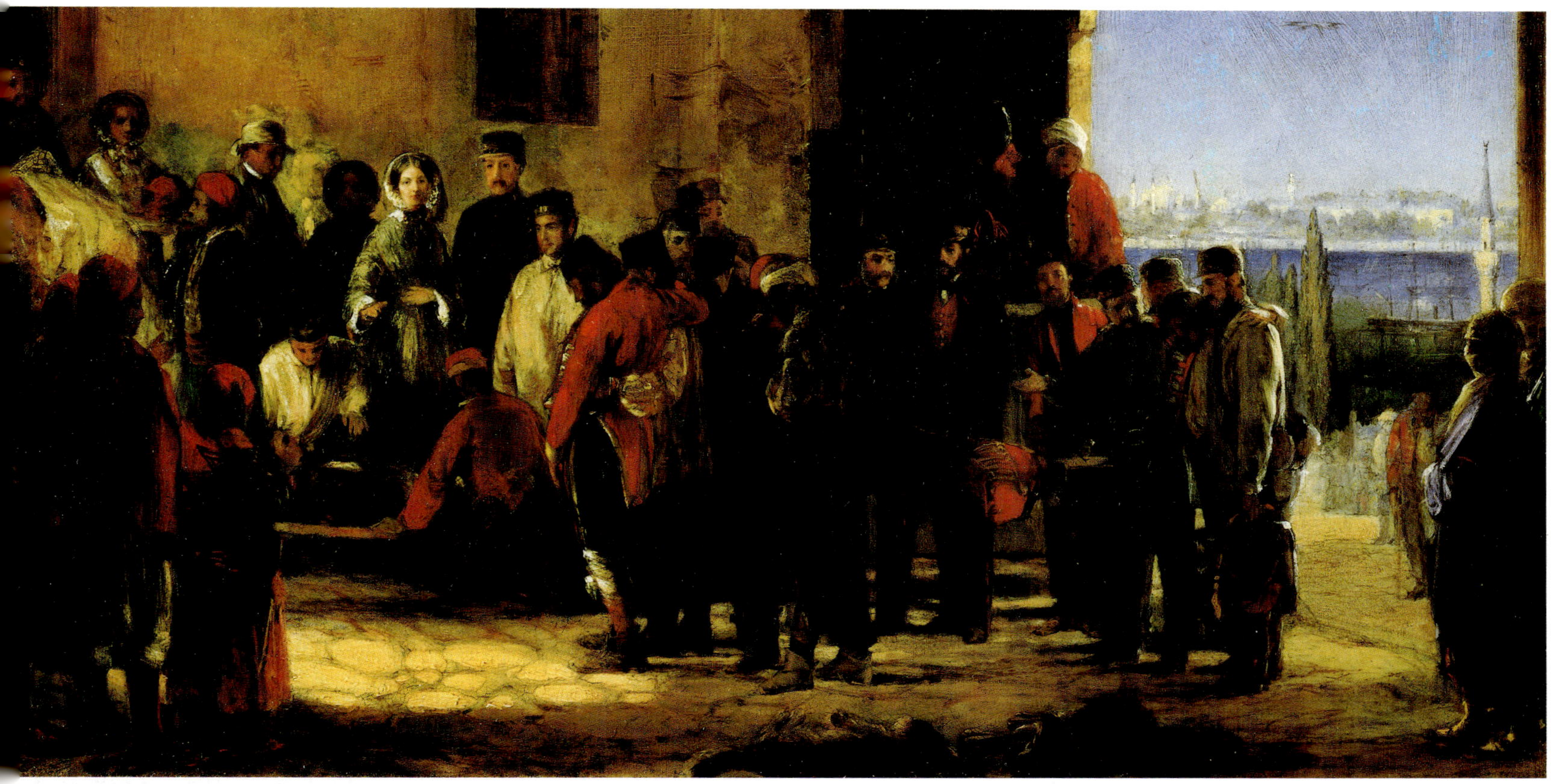

Florence Nightingale behandelt Kranke und Verwundete während des Krimkrieges vor dem Tor des Hospitals in Skutari (Ölgemälde von Jerry Barrett, um 1856).

Berufsbild der Krankenschwester gewinnt neue Konturen

Chronik Hintergrund

Im Zusammenhang mit der Entfaltung der Industriegesellschaft im 19. Jahrhundert kommt es mit dem Umbruch von Medizin und Gesundheitswesen auch zu einer Neuorientierung in der Krankenpflege. Hierbei spielen verschiedene Strömungen eine Rolle.

Die katholische Ordenspflege

Nach ihrem Verbot in der Französischen Revolution ließ Kaiser Napoleon I. 1807 die wohltätigen Pflegegemeinschaften der »Barmherzigen Schwestern« wieder zu. Zu ihnen gehören die Borromäerinnen und Vinzentinerinnen, die in Deutschland aufgrund der Förderung durch katholisch orientierte Romantiker (u. a. Joseph Görres) besonders im Süden und Westen Fuß fassen. Diese katholischen Pflegeorden knüpfen unmittelbar an die religiöse Tradition der mittelalterlichen Armen- und Krankenfürsorge an.

Die evangelische Diakonie

Sie orientiert sich am Vorbild der Barmherzigen Schwestern. Neu ist ihr Konzept des »Mutterhauses« als sozialer Rahmen der nicht an einen Orden gebundenen Frauen und ihre Einrichtung von Schwesternschulen (→ 13. 10. 1836/ S. 271). In Großbritannien kam es 1848 im Rahmen der anglikanischen Kirche zur Gründung des ersten Pflegeordens St. John.

Krankenpflege im Krieg

Ein entscheidender Impuls zum Aufbau von Organisationen der Krankenpflege ist die Not auf den Schlachtfeldern. Zur Zeit der »Freiheitskriege« gegen Napoleon I. (1813–1815) bildeten sich »vaterländische Frauenvereine«; 1865 wird in Leipzig der »Allgemeine Deutsche Frauen-Verein« gegründet. Das patriotische Engagement ist ambivalent: Humanitäre Hilfe für den Verwundeten bedeutet gleichzeitig Stärkung der Kampfkraft des Heeres. Jedenfalls gewinnt das Berufsbild der weltlichen Krankenschwester durch ihre Einbeziehung in das Sanitätswesen während kriegerischer Auseinandersetzungen deutliche Konturen. Gegen Ende des 19. Jahrhunderts entwickelt sich der Beruf der weltlichen Krankenschwester im Kontext von Sozialreform und Frauenbewegung.

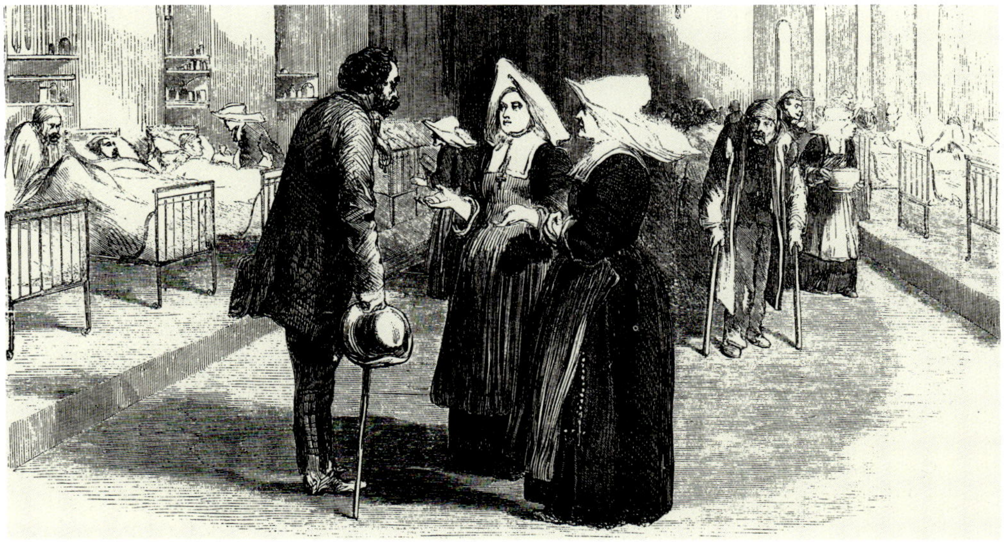

Die Barmherzigen Schwestern vom Orden der Benediktinerinnen im Hospital zu Pera (Konstantinopel); sie engagieren sich auf französischer Seite beim Ausbruch des Krimkrieges (Abbildung aus der »Leipziger Illustrirten Zeitung« vom 14. Oktober 1854).

Virchow legt den Grundstein der modernen Medizin

1858. In Berlin erscheint das für die naturwissenschaftliche Medizin grundlegende Werk des deutschen Pathologen Rudolf Virchow (1821 bis 1902): »Die Cellularpathologie in ihrer Begründung auf physiologische und pathologische Gewebelehre«. Es handelt sich um 20 Vorlesungen, die Virchow zwischen Februar und April 1858 im Pathologischen Institut zu Berlin gehalten hat. Neben der später sich entwickelnden Bakteriologie ist die von Rudolf Virchow publik gemachte zelluläre Gewebelehre eine tragende Säule der modernen wissenschaftlichen Medizin.

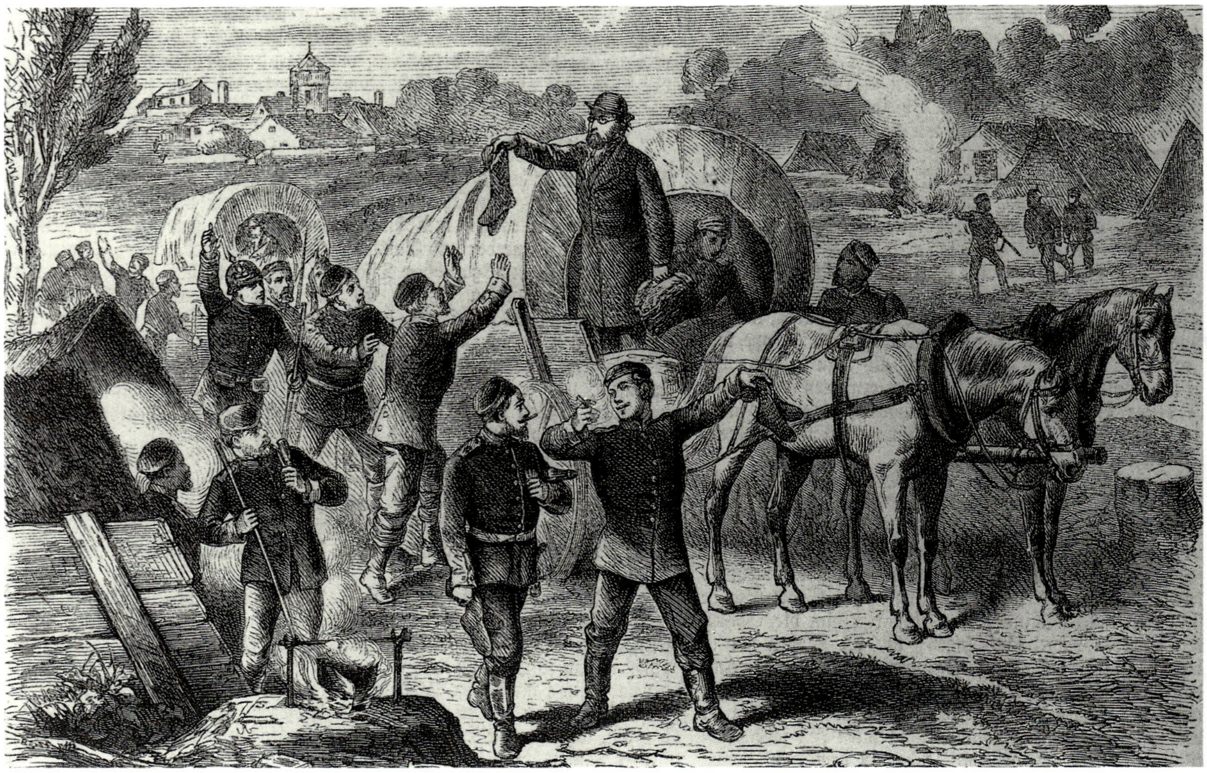

△ *Der Berliner Pathologe Rudolf Virchow verteilt Kleidungsstücke bei einem Lazarett in Frankreich 1870.*

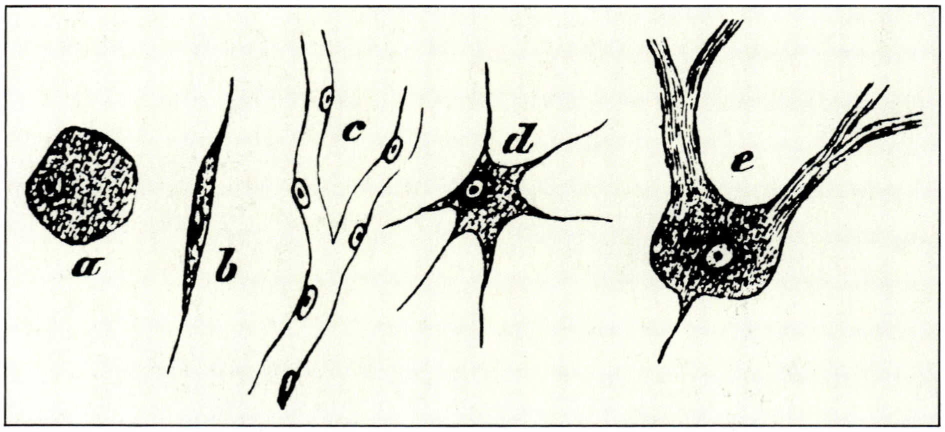

◁ *Zellformen: a. Leberzelle, b. Spindelzelle des Bindegewebes, c. Kapillargefäß, d. größere Sternzelle aus einer Lymphdrüse, e. Ganglienzelle aus dem Kleinhirn (aus der »Cellularpathologie«*

Jede Zelle entsteht aus einer Zelle
Sein epochemachendes Werk entwickelte der Schüler von Johannes Müller (→ 1826/S. 266) während der sieben Jahre seiner Würzburger Tätigkeit (1849–1856) als ordentlicher Professor der pathologischen Anatomie. Er untersuchte die Zellen des Knorpel-, Knochen- und Bindegewebes, befaßte sich als Histologe (Histologie = Gewebelehre) mit Krankheitsbildern, z. B. der »Leukämie«, und der Zellentstehung. In Abwandlung des Harveyschen Satzes über das Ei als Ursprung allen Lebens (→ 1651/S. 182) formulierte er seine These: »Omnis cellula a cellula« (Jede Zelle entsteht aus einer Zelle). Die Zelle ist der Baustein des Organismus, der »Mittelpunkt der vitalen Erscheinungen«, Ausgangspunkt des Lebensprozesses und der Krankheitsentstehung gleichermaßen. »Alles Leben ist an die Zelle gebunden und die Zelle ist nicht blos das Gefäß des Lebens, sie ist selbst der lebende Theil. In der That ist jedes organische Individuum voller Leben. Das Leben sitzt nicht an diesem oder jenem Orte; es residiert nicht in einem oder dem andren Theile. Nein, es ist in allen Theilen, soweit sie zelligen Ursprungs sind.« So erscheint Virchow der Organismus als ein »Zellenstaat«, der Körper eine »Art von gesellschaftlicher Einrichtung . . ., eine Einrichtung socialer Art, wo eine Masse von einzelnen Existenzen aufeinander angewiesen ist, aber so, dass jedes Element für sich eine besondere Thätigkeit hat.« Als Republikaner projiziert Virchow seine gesellschaftlichen Vorstellungen der Demokratie auf die Zellenlehre – und möglicherweise sind auch umgekehrt seine politischen Vorstellungen von seiner biologischen Theoriebildung bestimmt (→ 1848/ S. 281). »Die Zelle ist so gut der eigentliche Bürger, der berechtigte Repräsentant der Einzel-Existenz, wie jeder von uns beansprucht, es in der menschlichen Gesellschaft in dem Staate, wie er eben konstituiert ist, zu sein.« So setzt er Zelle und Individuum, Zellenstaat und Menschenstaat analog. Sicherlich ist er jedoch kein Vertreter des »Biologismus« (→ S. 306).

Erkenntnisse in der Pathologie
Virchow macht als Pathologe eine Reihe von bedeutenden Entdekkungen. 1845 beschrieb er, unabhängig von dem britischen Internisten John Hughes Bennett (1812 bis 1875), das »weiße Blut« und gab der Krankheit die heute noch gültige Bezeichnung »Leukämie«. Zwischen 1846 und 1856 entwickelte Virchow die Lehre von der Embolie. Er zeigte, daß die Thrombose eine Folge der Venenentzündung ist, die somit zu Hirn- und Lungenembolien führen kann. Er trieb Studien zur Trichinose (Dünndarmparasit) und entdeckte verschiedene Formen der Pilzerkrankung von Lunge und Bronchien. Er beschreibt außerdem als erster eine Reihe von pathologischen Befunden bei bestimmten Krankheiten bzw. Mißbildungen, so die »Arthritis deformans« (Virchows Begriff) bei rheumatischer Gicht (1861), die Veränderungen der Aorta und des Herzens bei »chlorotischen« (bleichsüchtigen, d. h. blutarmen) Mädchen (1872) und die Spina bifida occulta (leichte Form der Spaltbildung des Wirbelbogens bei normalem Rückenmark; 1875).

Anthropologie und Urgeschichte
Irrtümlicherweise hält Virchow den 1856 gefundenen Schädel des Neandertalers für eine pathologische Deformation und nicht für eine entwicklungsgeschichtliche Vorstufe des menschlichen Schädels. Auf dem Gebiet der Schädelmessungen und der Mißbildungen des Schädels ist er dagegen eine Kapazität. Vor allem die Wachs-

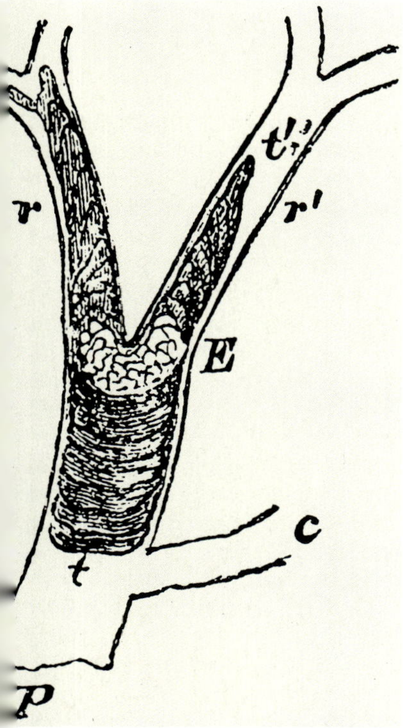

»Reitender Thrombus« als Ursache für Embolie (aus »Cellularpathologie«)

tumsentwicklung der Schädelbasis sei für die Gesichtsbildung entscheidend, wie er in seiner Studie »Zur Entwicklungsgeschichte des Kretinismus und der Schädeldifformitäten« (1856) darlegte. Ab den 1870er Jahren wendet sich Virchow immer mehr den Fragen der (physischen) Anthropologie und der Ur- und Frühgeschichte zu. So gräbt er 1878 zusammen mit dem Altertumsforscher Heinrich Schliemann in Hissarlik (Troja) und bewirkt die Errichtung des Ethnologischen Museums (1886) sowie des Völkerkundemuseums (1888) in Berlin.

In seinen späteren Lebensjahren entwickelt Virchow eine reservierte Einstellung gegenüber der aufblühenden Bakteriologie. Diese Skepsis beruht hauptsächlich auf seiner Annahme, daß es für Krankheiten niemals nur eine Ursache gebe. So kann er auch nicht die Auffassung der führenden Bakteriologen teilen, wonach nur der Erreger die Krankheit hervorrufe. Daneben gelten für ihn auch ökologische und soziale Faktoren als Krankheitsverursacher, wie er sie bereits in jungen Jahren bei den Typhus- und Cholera-Epidemien ausfindig gemacht hatte. Verbunden mit dem gesundheits- und sozialpolitischen Engagement Virchows bedeuten seine Auffassungen eine deutliche Erweiterung der (rein) naturwissenschaftlichen Medizin.

Inbegriff des deutschen Wissenschaftlers

Chronik Zur Person

Rudolf Virchow ist wie keine andere Persönlichkeit der Inbegriff des deutschen Mediziners und Wissenschaftlers des 19. Jahrhunderts. Mit seinem vielseitigen Werk hat er weltweite Anerkennung gefunden. Er hat neben der Pathologie auf den verschiedenen Gebieten der Kultur- und Gesundheitspolitik, der Anthropologie, der Ur- und Frühgeschichte sowie der Ethnologie grundlegende Beiträge geleistet. Die Einschätzung seiner Person ist noch heute kontrovers. Ihrer Idealisierung als »Papst der Medizin« steht eine durchaus kritische Einschätzung gegenüber.

Virchow wurde am 13. Oktober 1821 in Schivelbein (Pommern) als Sohn eines einfachen Kaufmanns geboren. Ab 1835 besuchte er das Gymnasium in Köslin. Nach dem Abitur 1839 konnte er aufgrund seiner guten Leistungen an das Berliner Friedrich-Wilhelm-Institut (militärärztliche Akademie, bis 1818 »Pépinière«) gehen, wo Studenten kostenlos studieren können, wenn sie anschließend als Militärärzte dienen. Virchow studierte bei dem Anatomen Johannes Müller und dem Kliniker Johann L. Schönlein. 1843 promovierte er mit einer Arbeit über die rheumatischen Affektionen der Hornhaut (»De rheumate praesertim corneae«). Kurze Zeit später erhielt er als »Kompanie-Chirurg« eine Anstellung an der Berliner Charité. Durch zwei programmatische Reden am Friedrich-Wilhelm-Institut im Jahre 1845 erregte Virchow großes Aufsehen bei den älteren Kollegen. Jede Forschung müsse, so forderte er, auf drei Säulen ruhen: Klinische Beobachtung, unterstützt durch chemische und physikalische Methoden, Tierexperiment zur Erforschung der Krankheitsursachen und pathologische Anatomie insbesondere mit mikroskopischen Verfahren. Er lehnt die Lehre von der »Lebenskraft« (Vitalismus) ab, das Leben bestehe ausschließlich aus physikalischen und chemischen Aktivitäten und sei Ausdruck der Zelltätigkeit.

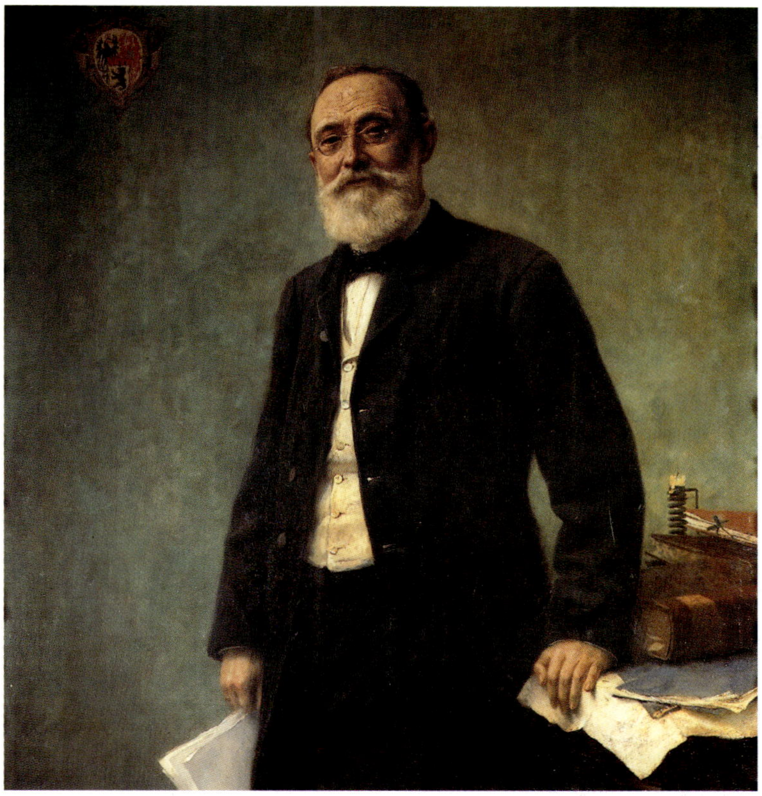

Rudolf Virchow, Repräsentant der naturwissenschaftlichen Medizin; seine »Cellularpathologie« wird grundlegend für Medizin und Biologie.

1846 kam Virchow in Berlin mit liberalen praktischen Ärzten und radikalen Schriftstellern zusammen, die für sein späteres politisches Engagement wichtig wurden. Zusammen mit seinem Kollegen Benno Reinhardt gibt Virchow ab 1847 (bis zu seinem Tode 1902) das »Archiv für pathologische Anatomie und Physiologie, und für die klinische Medizin« heraus, eine der angesehensten medizinischen Zeitschriften der Epoche. 1848 beteiligte er sich aktiv an der Märzrevolution in Berlin.

Nach der Niederlage der Revolte wurde er 1849 zeitweilig von seinem akademischen Amt suspendiert und übernahm im November des Jahres den ersten Lehrstuhl für pathologische Anatomie in Würzburg. Die Jahre in Würzburg entwickelten sich für Virchow zu den wissenschaftlich intensivsten seines Lebens. Hier konzipierte er seine »Cellularpathologie« und bildete hervorragende Schüler wie Theodor Albrecht Edwin Klebs (1834–1913), Ernst Haeckel (1834–1919) und Adolf Kußmaul (1822–1902) aus.

1856 kehrte Virchow als Direktor des neugeschaffenen Pathologischen Instituts nach Berlin zurück. 1858 erscheint die epochemachende Schrift »Cellularpathologie«, 1863 bis 1867 das dreibändige Werk »Die krankhaften Geschwülste«, in dem er allerdings irrtümlicherweise behauptet, der Krebs (Karzinom) entstehe aus dem Bindegewebe (und nicht aus dem Epithel).

1859 wird Virchow in den Berliner Stadtrat gewählt, dessen Mitglied er bis zu seinem Tod bleibt. 1862 zieht er als Repräsentant der Deutschen Fortschrittspartei in den preußischen Landtag ein, wo er später heftig gegen Reichskanzler Otto von Bismarck kämpft. Gleichwohl organisiert er im Deutsch-Französischen Krieg von 1870/71 den Fronteinsatz von Lazarettzügen. Ab den 1870er Jahren wendet sich Virchow der Anthropologie, der Ethnologie sowie der Ur- und Frühgeschichte zu. Er stirbt als weltweit verehrte Persönlichkeit am 2. September 1902 in Berlin nach einer Schenkelhalsfraktur.

Addison beschreibt »Bronzekrankheit«

1855. Der britische Arzt Thomas Addison schildert als erster das klassische Krankheitsbild einer Nebennierenrindeninsuffizienz.

Thomas Addison (1793–1860) ist Arzt am berühmten Guy's Hospital in London. Besonders intensiv beschäftigt er sich mit dem Erscheinungsbild einer Form der Blutarmut, die später »perniziöse (bösartige) Anämie« oder seit 1909 auch »Addisons Anämie« genannt wird.

Bereits am 15. März 1849 hielt Addison einen Vortrag vor der South London Medical Society. Er beschrieb die Symptome einer sog. idiopathischen Anämie (spontane, nicht erklärbare Blutarmut), berichtete, daß in drei Fällen die Leichensektionen Krankheiten der Nebennieren gezeigt hätten und stellte Überlegungen an, inwiefern die Nebennieren etwas mit der Blutbildung zu tun haben könnten.

Die tatsächliche Bedeutung der Beobachtungen blieb zunächst noch verborgen, bis Addison 1855 eine Monographie »Über konstitutionelle und lokale Wirkungen von Krankheiten der Nebennierenrinde« veröffentlicht. An Hand von acht Fällen liefert er die klassische Beschreibung des Krankheitsbildes der Nebennierenrindeninsuffizienz, die später nur noch um geringfügige Details erweitert wird.

Wegen der auffallenden Braunverfärbung der Haut spricht man auch von der »Bronzekrankheit«. Bereits 1855 schlägt der Pariser Kliniker Armand Trousseau die Bezeichnung »Morbus Addison« vor.

Addison beschreibt die Symptome so: »Der Patient wird allmählich matt und schwach und ist unfähig zu körperlicher oder geistiger Anstrengung; der Appetit ist vermindert oder aufgehoben; . . . der Puls ist klein und schwach . . . der Leib wird ausgezehrt . . . leichter Schmerz oder Unwohlsein in der Magengegend und gelegentliches Erbrechen . . . Mit der mehr oder minder ausgeprägten Manifestation der aufgezählten Symptome beobachten wir eine recht bemerkenswerte, und soweit ich weiß, charakteristische Verfärbung, die in der Haut stattfindet . . . Diese Verfärbung erstreckt sich auf die ganze Körperoberfläche. Man kann sagen, daß sie ein schmutzigbraunes oder rauchigschwarzes Aussehen zeigt oder verschiedene Töne von dunkelbernsteinfarben oder kastanienbraun.«

Wichtiger noch als die meisterhafte Schilderung ist Addisons Feststellung, daß die Ursache der Erkrankung in einer Zerstörung der Nebennieren liege. Damit ist zum ersten Mal aufgezeigt, daß diese Drüsen eine lebenswichtige Funktion ausüben. 1856 bereits weist der französische Mediziner Charles Édouard Brown-Séquard im Tierexperiment nach, daß das Entfernen der Nebennieren zum Tod führt.

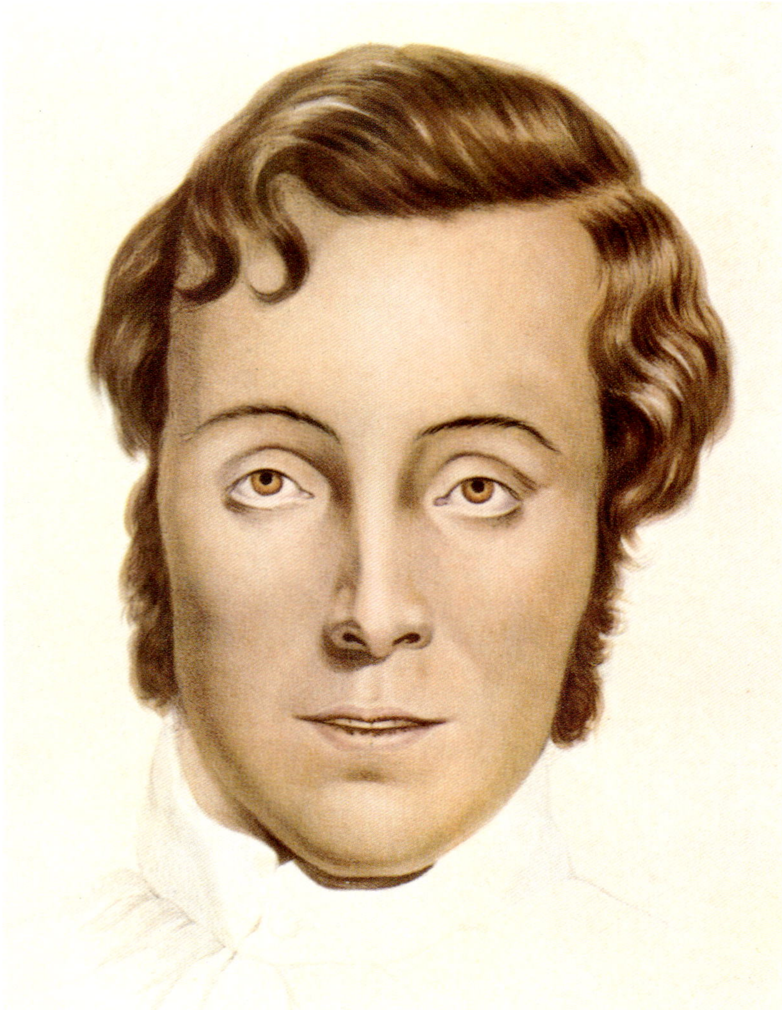

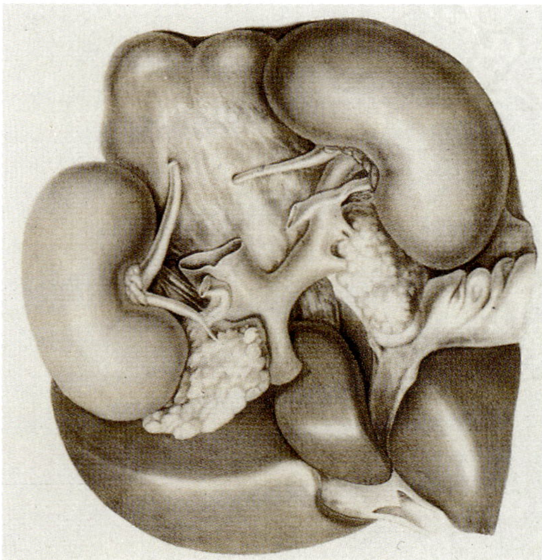

△ »Kopf des Henry Patten, beide Nebennieren erkrankt« (Farblithographie aus dem 1855 erschienenen Werk von Thomas Addison)

◁ Darstellung krankhaft veränderter Nebennieren aus dem Buch Addisons über die »Bronzekrankheit« von 1855; die meisten seiner Patienten zeigen an den Nieren beidseitige Tuberkulose oder Krebsmetastasen.

Immer mehr Juden ergreifen Arztberuf

Im 19. Jahrhundert nimmt die Zahl jüdischer Ärzte drastisch zu. Gegen 1900 sind 16% der Ärzte in Deutschland Juden, obwohl Juden nur einen Anteil von 1,2% an der Gesamtbevölkerung haben. Zahlreiche Berufe waren Juden früher verwehrt. 1678 wurden sie erstmals an einer deutschen Universität zum Medizinstudium zugelassen. Da sie nicht in den Staatsdienst treten dürfen, drängen sie verstärkt in die freien Berufe. Dabei scheint die Medizin zunächst die einzige Fachrichtung zu sein, die Juden eine akademische Laufbahn eröffnet. Darüber hinaus verspricht der bei Juden wie Christen gleichermaßen angesehene Beruf des Arztes am ehesten gesellschaftliche Anerkennung.

Die jüdischen Ärzte konzentrieren sich in den großen Städten, weil sie hier mehr Rückhalt in den jüdischen Gemeinden und bei jüdischen Kollegen haben und weniger Anfeindungen ausgesetzt sind als in der Provinz. Um gegenüber nichtjüdischen Ärzten konkurrenzfähig zu sein, bemühen sie sich vielfach um eine höhere berufliche Spezialisierung und Qualifizierung.

Die Hochschullehrerlaufbahn ist Juden in der Regel nach wie vor verschlossen. Einige deutsche Universitäten lassen sie zwar seit 1810 vereinzelt als Privatdozenten der Medizin zu. Aber erst 1836 erlangte der jüdische Physiologe Gabriel Gustav Valentin in Bern das erste Ordinariat an einer deutschsprachigen Universität, und erst 1869 erreicht in Erlangen der jüdische Anatom Jakob Herz eine ordentliche Professur. Noch 1883 klagt der Chirurg Theodor Billroth, daß »die krumme Nase über die Besetzung der Professuren auf deutschen Universitäten entscheide«.

Jüdische Ärzte im 19. Jahrhundert

Jakob Henle (1809–1885)
Benedict Stilling (1810–1879)
Gabriel Gustav Valentin (1810–1883)
Robert Remak (1815–1865)
Jakob Herz (1816–1871)
August Hirsch (1817–1894)
Ludwig Traube (1818–1876)
Salomon Neumann (1819–1908)
Samuel Kristeller (1820–1900)
Eduard Heinrich Henoch (1820–1910)
Moritz Schiff (1823–1896)
Ferdinand Julius Cohn (1828–1898)
Rudolf P. H. Heidenhain (1834–1897)
Julius F. Cohnheim (1839–1884)
Julius Wolff (1836–1902)
Max Jaffe (1841–1911)

Helmholtz erfindet den Augenspiegel

1851. Der deutsche Physiker und Physiologe Hermann Helmholtz erfindet den Augenspiegel, mit dem erstmals die Netzhaut im Augenhintergrund untersucht werden kann. Diese Erfindung ist die bedeutendste Leistung von Helmholtz für die praktische Medizin.
Helmholtz geht vom Leuchten der Augen aus, wie man es im Dunkeln bei Katzen beobachten kann. Es ist bekannt, daß auch menschliche Augen aufleuchten können. Helmholtz überlegt sich, das vom Augenhintergrund zurückgeworfene Licht müsse dazu benutzt werden können, die Netzhaut wiederzugeben, wenn man nur geeignete optische Hilfsmittel dazwischenschalte, die es erlauben, genau in der Richtung des einfallenden Lichtes in das Auge hineinzusehen.
»In einem verdunkelten Zimmer, wo sich nur eine Lichtquelle, eine gut brennende Lampe oder eine Öffnung im Fensterladen für das Sonnenlicht vorfindet, stelle man eine kleine ebene Glasplatte so, daß das beobachtete Auge darin das Spiegelbild des Lichtes wahrnehme . . . Von der Vorderseite des Glases aus fällt bei dieser Anordnung Licht in das beobachtete Auge, und durch dasselbe Glas hindurch kann gleichzeitig der Beobachter das Auge betrachten, ohne dabei von dem an seiner Vorderseite reflektierten Lichte irgend etwas wahrzunehmen . . . Sein Gesichtsfeld aber, begrenzt durch die Pupille des beobachteten Auges, würde bei der verhältnismäßig beträchtlichen Entfernung so klein sein, daß es unmöglich wäre, die gesehenen Einzelheiten zu einem Gesamtbilde zu kombinieren . . . Das einfachste Mittel, dem abzuhelfen . . . ist eine Konkavlinse, welche zwischen den Spiegel und das Auge des Beobachters eingeschoben wird«, schreibt Hermann Helmholtz.
Seine guten Kenntnisse der Optik befähigen Helmholtz, aus Deckgläschen und Brillengläsern ein passendes Gerät zusammenzubauen. Schon nach acht Tagen gelingt ihm der erste Blick auf die lebende menschliche Netzhaut.
Der Berliner Ophthalmologe Albrecht von Graefe führt den Helmholtzschen Augenspiegel in die Diagnostik der Augenkrankheiten ein. Viele Formen der Erblindung, die zuvor pauschal als schwarzer Star bezeichnet wurden, können jetzt als ganz verschiedenartige Veränderungen der Netzhaut oder des Sehnervs erkannt werden.

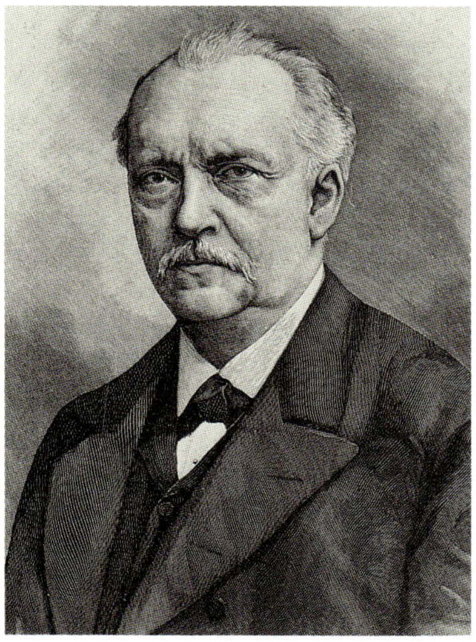

Hermann Helmholtz (1821–1894)

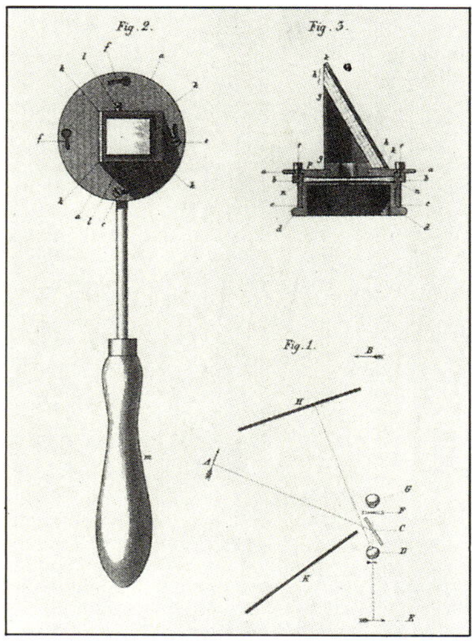

Augenspiegel von Helmholtz

Forschungen in Physik und Medizin

Chronik Zur Person

Hermann von (ab 1882) Helmholtz (1821–1894) verpflichtete sich trotz seiner Liebe zur Physik aus wirtschaftlicher Not, Militärarzt zu werden, um kostenlos Medizin studieren zu können. Während der Militärzeit (1843–1848) lieferte Helmholtz die mathematisch exakte Begründung des Gesetzes von der Erhaltung der Energie.
1848 wurde Helmholtz Anatomielehrer in Berlin, 1849 Professor für Physiologie und allgemeine Pathologie in Königsberg. Dort maß er 1850 erstmals die Fortpflanzungsgeschwindigkeit des Reizes im Nerven und erfindet 1851 den Augenspiegel.
1855 erhält er die Professur für Anatomie und Physiologie in Bonn, wo er 1856 sein »Handbuch der physiologischen Optik« veröffentlicht. Ab 1858 Professor in Heidelberg, begründet er 1863 mit der »Lehre von den Tonempfindungen als physiologischer Grundlage für die Theorie der Musik« die moderne Akustik. 1871 geht Helmholtz nach Berlin.

Duchenne heilt Nervenkranke mit elektrischem Strom

1855. Der französische Arzt Guillaume Benjamin Armand Duchenne de Boulogne (1806–1875) veröffentlicht seine Schrift »Über die lokalisierte Elektrisierung und ihre Anwendung in der Pathologie und Therapeutik« und wird damit zum Begründer der modernen Elektrotherapie.
Grundlage ist die Entdeckung der Induktionselektrizität durch den britischen Physiker Michael Faraday (1831). Duchenne weist nach, daß man den Strom auf bestimmte unter der Haut gelegene Teile konzentrieren kann, wenn man die Elektroden mit feuchten Leitern umgibt und oberhalb des zu reizenden Organs auf die Haut aufsetzt. Ferner sucht er Hautstellen, von denen aus man eine besonders kräftige Muskelkontraktion bewirken kann. Bald hat er Heilerfolge bei Lähmungen und Neuralgien und gibt Hinweise auf eine verfeinerte Diagnostik von Nervenkrankheiten.
Berühmt sind auch Duchennes Untersuchungen über die Mechanismen von emotionalen Gesichtsausdrücken und die Erstbeschreibung der spinalen progressiven Muskelatrophie (Muskelschwund).

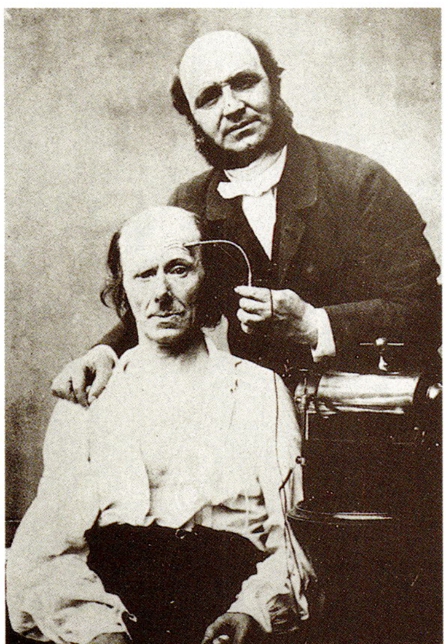

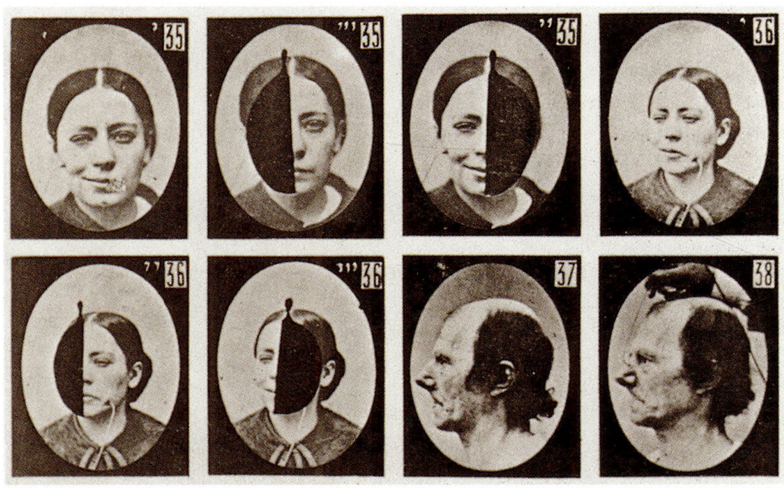

Elektrophysiologische Studien von Duchenne zur Physiognomie

◁ Duchenne beim Elektrisieren; er verwendet Daguerreotypien zur Illustration.

Heilkraft der Metalle soll vor Krankheiten schützen

1851. Der französische Arzt Victor Burq verfaßt eine Dissertation über die Möglichkeit, Nervenkrankheiten mit Metallen zu heilen: »Nouvelle doctrine et nouveau traitement des maladies nerveuses« (Neue Lehre und neue Behandlung der Nervenkrankheiten). Die äußere oder innere therapeutische Anwendung von Metallen steht in der Tradition der magnetischen und elektrischen Heilmethoden des 18. Jahrhunderts und ist insbesondere durch den Mesmerismus (→ 28. 7. 1774/S. 226) inspiriert. Burq (1823–1884) glaubt, die individuell unterschiedliche physiologische Wirkung verschiedener Metalle entdeckt zu haben. Insbesondere hält er Kupfer und seine Legierungen (Messing und Bronze) für besonders wirksam. Er empfiehlt sie in diversen Monographien u. a. als »treffliche Schutzmittel« gegen die Cholera.
Burq gibt mit seiner »Metallotherapie« wohl den entscheidenden Anstoß zu den Forschungen der Charcot-Schule (→ 1872/S. 307) über Hysterie und Hypnose, bei deren Experimenten Metalle und Magnete als Instrumente der Krankheitsübertragung dienen.

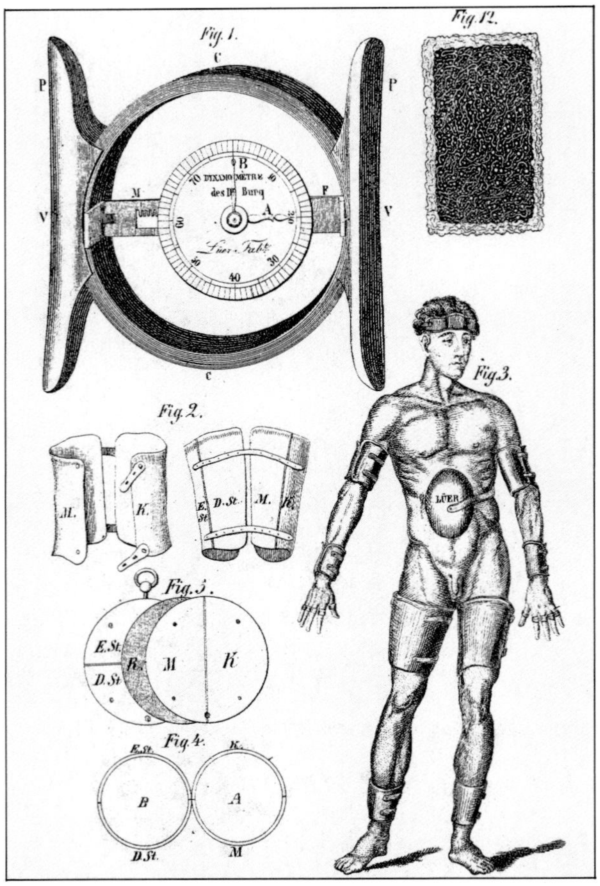

Die »Metallotherapie« nach Victor Burq; ein Kraftmesser (Fig. 1) soll die Wirkung der Metalle objektivieren.

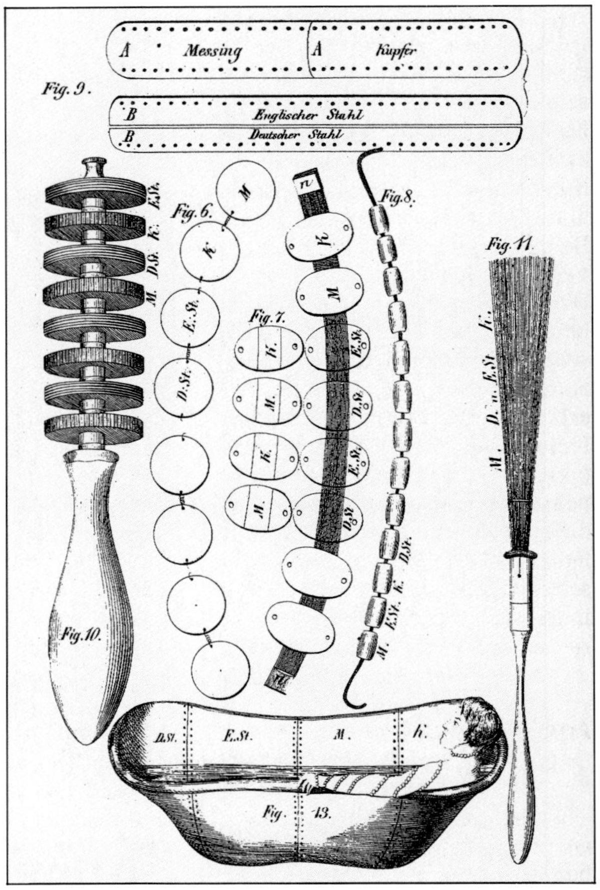

Ketten, Bürsten, Bänder, Metallwanne zur »Metallotherapie«, die als Allheilmittel erscheint (dt. Ausg. 1854)

Heilsame Stichelungen mit dem »Lebenswecker«

1851. Der Bonner Mechaniker Karl Baunscheidt (1809–1873) veröffentlicht sein Buch »Der Baunscheidtismus« über eine von ihm entwikkelte Heilmethode. Durch Reizung bestimmter Hautbezirke sollen »Krankheitsstoffe« von den »Lebenssäften« abgesondert und die mit dem jeweiligen Areal in Beziehung stehenden Organe in ihrer Funktion angeregt werden.
1847 erfand Karl Baunscheidt ein Instrument mit feinen, kurzen Nadeln und einem Federzugmechanismus, das er als »Lebenswecker« bezeichnet. Damit werden bestimmte Stellen der Oberhaut oberflächlich (1–2 mm tief) mit Hilfe des Schnappmechanismus gestichelt und durch Auftragen eines »Original Baunscheidt-Öles« bis zu einer schwachen Pustelbildung gereizt. Der Baunscheidtismus gehört somit zur Gruppe der ableitenden und die Körperoberfläche reizenden Heilverfahren wie Schröpfen, Ziehpflaster, Reflexzonentherapie u. a. Vor allem gegen akute und chronische schmerzhafte Leiden soll die Methode helfen. Baunscheidt preist sein Verfahren mit großem geschäftlichem Erfolg an: »Bis zur Erscheinung meines Heilapparates konnte die medicinische Wissenschaft diese Krankheitsstoffe nicht ohne Lebenssäfte-Verlust aus dem Körper scheiden, weil sie bei jeder Operation mittelst Schröpfköpfen u. s. w. dem Körper gewöhnlich mehr gesundes als krankes Leben entzog.«
Baunscheidt wird zunächst auch von der Bonner Universitätsmedizin anerkannt. Der Chirurgieprofessor Karl Wilhelm Wutzer hält den »Lebenswecker« bei denjenigen Krankheiten für wirkungsvoll, »bei welchen sich die Acupunktur nützlich erweist«. Allerdings überwiegt schon bald die Ablehnung. Trotzdem erscheint Baunscheidts Hauptwerk in mehreren Auflagen im Stile einer Propagandaschrift, sogar in russischer und ungarischer Übersetzung.
Seine weiteren Erfindungen eines »mechanischen Blutegels« und eines »Milchsaugers« erlangen nicht die große Popularität wie der »Lebenswecker«, den er in seiner Endenicher Fabrik (bei Bonn) im Familienbetrieb fertigen läßt.

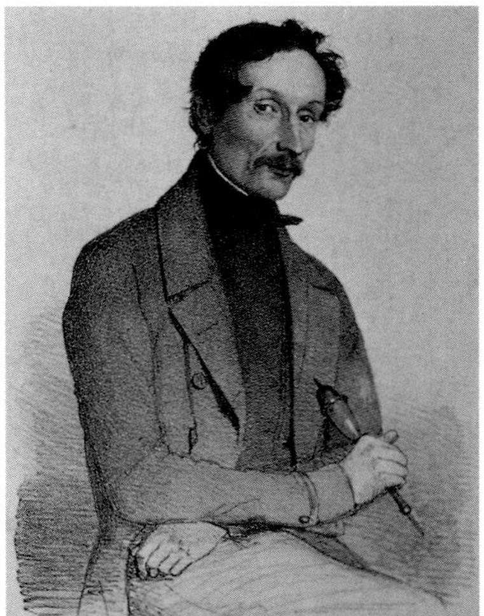

Baunscheidt wurde am 16. Dezember 1809 in Hagen geboren; er stirbt am 1. Oktober 1873 in Bonn.

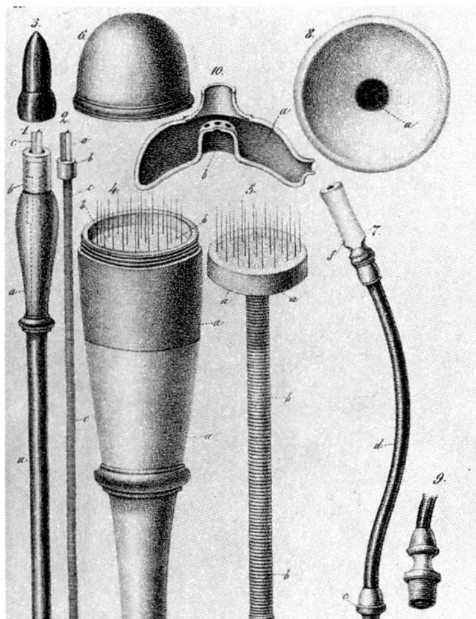

Baunscheidts Erfindungen für die Medizin (v. l.): Mechanischer Blutegel, Lebenswecker und Milchsauger

Vereinigung aller Knappschaftskassen

10. April 1854. Ein preußisches Gesetz bringt die einheitliche Organisation aller bereits bestehenden Knappschaftskrankenkassen und zwingt zur Einrichtung weiterer Kassen. Für alle in Bergwerken und damit zusammenhängenden Betrieben Beschäftigten wird die Versicherung obligatorisch.

Die Absichten des Gesetzgebers kommen bereits in der preußischen Gewerbeordnung von 1845 zum Ausdruck, welche den Fabrikarbeitern die Errichtung eigener Krankenkassen ermöglicht. Die preußische Regierung will damit politische Spannungen abbauen, die sich aus der zu geringen sozialen Absicherung der Arbeiterschaft ergeben, welche im Zuge der industriellen Revolution seit 1830 rasch anwächst.

Arbeit macht oft krank

Der Zusammenhang zwischen modernen Arbeitsbedingungen und Krankheiten, auch über die schon lange bekannten Berufskrankheiten, Vergiftungen und Verletzungen hinaus, wird den Ärzten zunehmend bewußt:

»A. H., 31jähriger Baumwollenweber, von gesunden Eltern stammend, war bis zu seinem 12. Jahre ganz gesund. In seinem 13., wo er, nach dem Verlassen der Schule das väterliche Weberhandwerk zu erlernen begann, erkrankte er nach vierwöchentlicher Arbeit in der staubigen Atmosphäre der kleinen, mit 3 Webstühlen ausgestatteten Stube, ohne vorher an Catarrh gelitten zu haben, an einer linksseitigen Lungenentzündung. Nachdem er sich wieder erholt hatte, kehrte er zu seiner Arbeit zurück und acquirirte innerhalb weniger Monate eine zweite Pneumonie, welcher die dritte im 19. Lebensjahre folgte. Während der drei militärischen Dienstjahre blieb er von der Krankheit verschont; nachdem er hierauf sein Handwerk wieder aufgenommen, warf ihn, nach sechswöchentlicher Arbeit eine vierte Pneumonie auf das Krankenlager; die fünfte machte er im 29. Lebensjahre durch und im October 1868 behandelte ihn der Verfasser an der sechsten . . .

Man muss zugestehen, dass die oftmalige Wiederholung derselben Krankheit nach der jedesmaligen Wiedererneuerung derselben Schädlichkeit (Staubinhalation) zum Mindesten auffallend ist.«

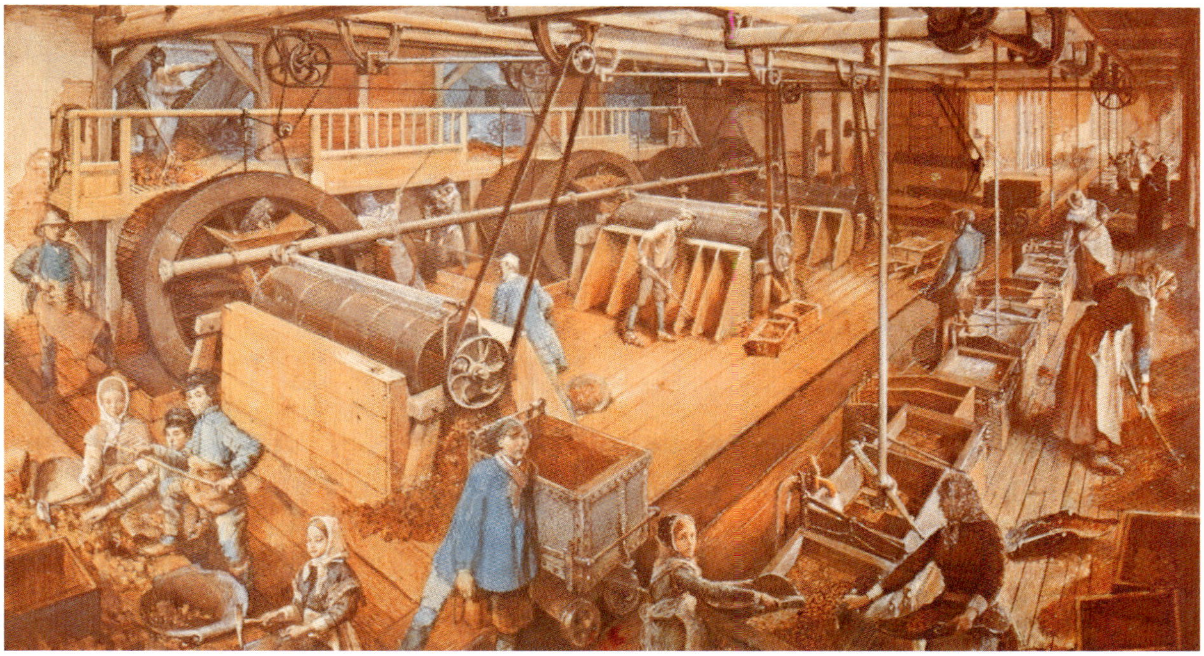

Kohlenlesehalle der Minen von Blanzy (Saône-et-Loire) 1866 (Gouache von François Bonhommé)

»Ein Drittel aller Särge für Kinder«

1852. Der britische Kinderarzt Charles West richtet in London das »Great Ormond Street Hospital for sick children«, ein Kinderkrankenhaus mit zehn Betten, ein.

Der Schriftsteller Charles Dickens unterstützt West mit einem Zeitungsartikel: »Während schon in vielen Städten des Auslandes Kinderkrankenhäuser errichtet sind, gibt es bisher in ganz England noch kein einziges. Dabei ist von allen Särgen, die in London hergestellt werden, mehr als ein Drittel für kleine Kinder bestimmt. Um diese Kindersterblichkeit zu vermindern, reicht es nicht aus, daß der kluge Arzt, der bei Erwachsenen erfolgreich ist, seine Pläne ein wenig ändert . . . So müssen fortwährend Kinder sterben, die eine bessere Kenntnis retten würde.«

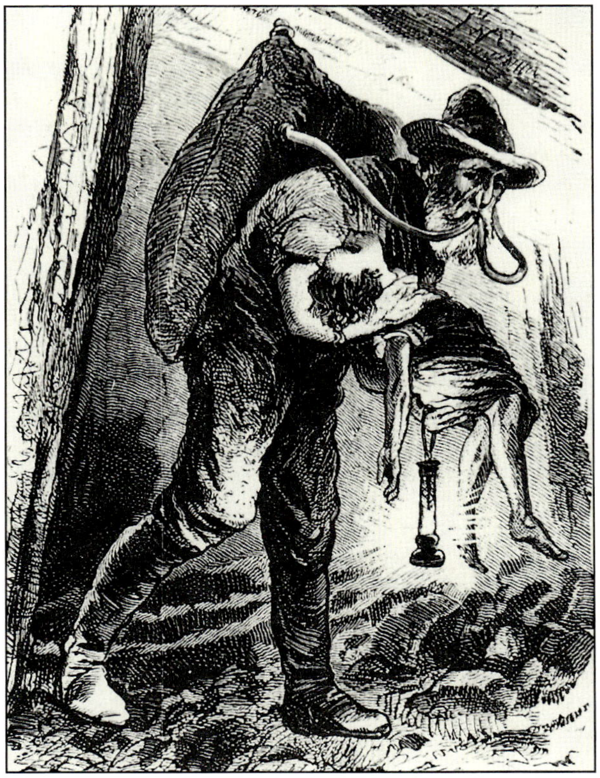

Rettung eines verunglückten Kindes in einem englischen Kohlebergwerk; der Retter benutzt als Atemhilfe einen Gallibertschen Apparat. Die Kinderarbeit aus sozialer Notlage führt insbesondere während der industriellen Revolution in Großbritannien mit dem Aufbau der Schwerindustrie zu schweren gesundheitlichen Schäden. Zahlreiche Sozialkritiker, darunter auch Karl Marx, klagen diese Auswüchse des Kapitalismus an.

Ursache für die hohe Kindersterblichkeit sind allerdings vor allem die desolaten sozialen Verhältnisse im Gefolge der industriellen Revolution. Eine besondere Bedrohung ergibt sich auch aus der weitverbreiteten Kinderarbeit. Zahlreiche Kinder sind verkrüppelt oder leiden an Lungenschwindsucht.

In vielen Industriezweigen fangen Kinder mit sieben Jahren an zu arbeiten, weil sie für den Unterhalt der Familie mitaufkommen müssen. Eine 18stündige Arbeitszeit ist keine Seltenheit. So berichtet ein Tapetenfabrikarbeiter, daß er seinen siebenjährigen Sohn täglich in die Fabrik und nach 16stündiger Arbeit wieder nach Hause trage. Er müsse ihn mittags füttern, während der Kleine an der Maschine stehe, die er nicht verlassen dürfe.

In Zündholzfabriken sind fünf- bis siebenjährige Kinder giftigen Phosphordämpfen ausgesetzt, welche die Gesichtsknochen zerstören. In Kohlen- und Eisenbergwerken müssen kleine Kinder unter Tage das gebrochene Material schleppen, in Loren verladen und diese schwerbeladen zum Förderschacht schieben. Oft sehen sie wochenlang kein Tageslicht. Andere Kinder und Jugendliche sind damit beschäftigt, mit blutenden Fingern die scharfen Schieferstücke aus der gehauenen Kohle auszusortieren. Auch in der Landwirtschaft ist die Kinderarbeit weit verbreitet.

Ausbildung für Landärzte wird verbessert

Anfang 1850. Nach einer statistischen Erhebung steht in Preußen für jeweils 4600 Einwohner ein Arzt zur Verfügung. Bei Einbeziehung der Wundärzte ergibt sich ein Verhältnis von 3000:1. Dabei gibt es v. a. auf dem Land kaum akademisch ausgebildete Ärzte.
Der Landarzt, der mehr oder weniger auf sich allein gestellt ist, wird mit Problemen aus allen Fachgebieten der Medizin konfrontiert, ohne hier jeweils eine spezielle Ausbildung genossen zu haben.
Die Versorgung der Landbevölkerung durch einen akademisch ausgebildeten Arzt setzt sich erst im 19. Jahrhundert durch. Die Tradition der »Barbierchirurgen« und »Feldschere« endet zugunsten von ausgebildeten Chirurgen. Staatliche Chirurgenschulen, die bereits in einigen deutschen Ländern, insbesondere Preußen, existieren, sollen qualifizierte »Wundärzte« hervorbringen, um vor allem die ärztliche Versorgung der Landbevölkerung sicherzustellen. Allerdings setzt sich die Tendenz durch, nur noch Medizinstudenten in Chirurgie zu unterrichten, wie in Bayern das »Organische Edikt über das Medicinalwesen« von 1808 für die Universitäten anordnet. Gleichzeitig werden eigene Schulen für Landärzte eingerichtet.
Insgesamt setzen sich in der ersten Hälfte des 19. Jahrhunderts die Bestrebungen durch, die Qualifikation der Medizinalpersonen einander anzugleichen und einen einheitlichen ärztlichen Berufsstand zu schaffen. Vorübergehend kommt es jedoch zu einer höchst komplexen Klassifikation bei der Gruppe der Wundärzte, die noch handwerksmäßig ausgebildet sind. So gibt es im Königreich Württemberg nach 1830 neun Klassen von Heilkundigen mit etwa doppelt so vielen Unterabteilungen. Die Wundärzte werden weithin als »Landärzte« bezeichnet und spielen bis zur Mitte des 19. Jahrhunderts eine entscheidende Rolle bei der Krankenversorgung auf dem Lande.

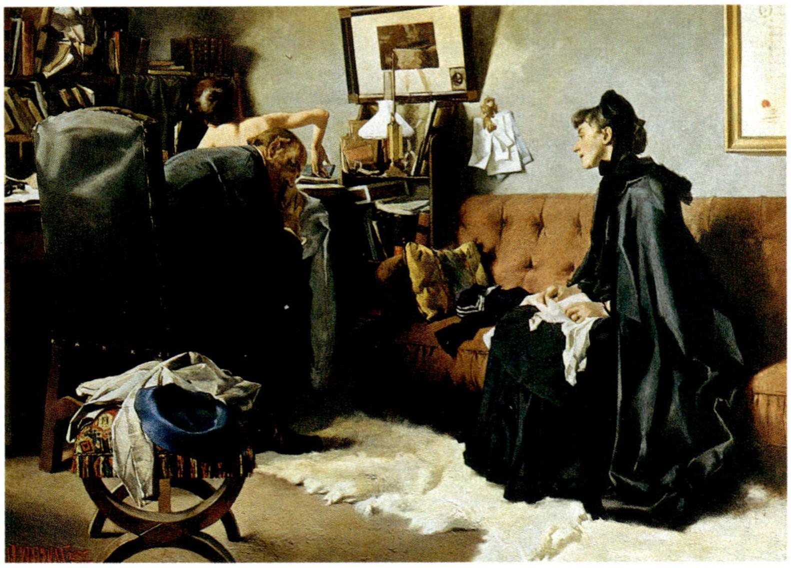

»Konsultation«, die ärztliche Sprechstunde im 19. Jahrhundert (Ölgemälde von Hugo Freiherr von Habermann, 1886; Nationalgalerie, Berlin)

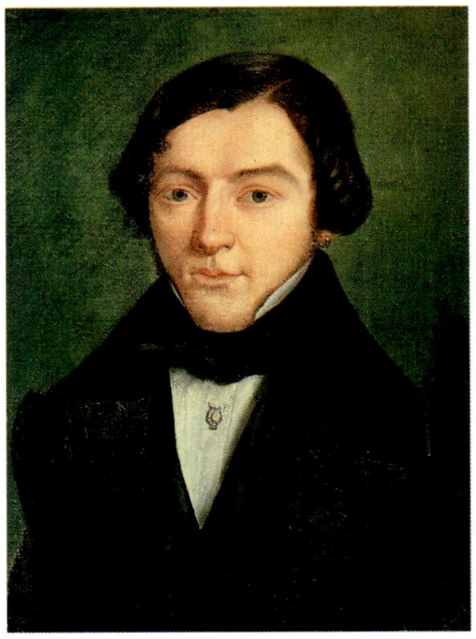

Der Komponist Robert Schumann (Johann Friedrich Klima, 1839)

Schumann – Nähe von Genie und Wahn?

29. Juli 1856. Der deutsche Komponist Robert Schumann (geb. 1810), zuletzt städtischer Musikdirektor in Düsseldorf, stirbt nach langer Nahrungsverweigerung in der privaten Irrenanstalt von Franz Richarz in Endenich bei Bonn. Die Krankheitsdiagnose lautet: »Melancholie mit Wahn«.
Nach immer wieder auftretenden Phasen seelischer und neurologischer Störungen mit depressiven Verstimmungen sprang Schumann am Rosenmontag 1854 von einer Brücke in den Rhein, wurde gerettet und nach diesem Selbstmordversuch in die Privatanstalt eingeliefert. Die Behandlung hatte keinen Erfolg. Inwieweit er mit dem Zwangsstuhl und der zwangsweisen Ernährung durch die Nase sowie kalten Bädern und Abspritzungen traktiert worden ist, wie manche Interpreten behaupten, muß allerdings dahingestellt bleiben.
Der Sektionsbefund von Richarz stellt u. a. einen »erheblichen Schwund der Hirnsubstanz« bei Schumann fest, was jedoch aus heutiger Sicht mit dem Text nicht belegt wird. Der Bonner Anthropologe Hermann Schaffhausen untersucht 1880 bei einer Umbettung der sterblichen Überreste die Gehörknöchelchen. Sie zeigen eine besonders starke Entwicklung, »die man mit dem musikalischen Genie in eine Beziehung wird bringen dürfen«. Schumanns Krankengeschichte, die oft als Beispiel für die Beziehung von »Genie und Irrsinn« gilt, ist bis heute umstritten.

»Einsam wie ein Soldat im Feindesland«

Chronik Zeitzeuge

In seinen »Jugenderinnerungen eines alten Arztes« berichtet der berühmte Kliniker Adolf Kußmaul (1822–1902) auch über seine Erfahrungen als Landarzt (praktischer Arzt) in Kandern (Markgräfler Land) zwischen 1850 und 1853. Er hat 1846 das badische Staatsexamen in Heidelberg abgelegt (Auszüge):

»Die Landpraxis stellt größere Anforderungen an die Kraft und Kunst der Aerzte, als die Stadtpraxis. Sie verlangt namentlich in den Bergen starke, abgehärtete Menschen, die großen Strapazen bei Tag und Nacht und jeglichem Wechsel der Witterung gewachsen sind. In allen Fächern der Medizin soll der Landarzt gut gesattelt sein, mit gleicher Geschicklichkeit die innere wie die äußere Medizin und die Geburtshilfe ausüben. In dringenden Fällen, auch der verwickeltsten Art, deckt ihn niemand mit schützendem Schilde, auf eigene Verantwortung muß er entschlossen handeln, wie der Soldat auf einsamem Posten in Feindesland. Es hat mir als Kliniker Nutzen gebracht, durch diese Schule gegangen zu sein . . .
Bei dem Wälder [d. h. dem in den Bergen lebenden Schwarzwälder] stand die ›heilsame Dreckapotheke‹ des gelehrten Paullini von 1696, oder richtiger der Unrat, den er empfahl, noch in großem Ansehen [→ 1696/S. 199]. Ein Dorfschmied im Gebirge verordnete einem Kranken mit Darmverschlingung und Miserere nach dem Grundsatze Hahnemanns . . . eine Abkochung von Roßäpfeln (stercus equinum), aber nicht in homöopathischer, sondern in allopathischer Gabe, gläserweise zu nehmen! Und der schauderhafte Trank wurde getrunken . . .
. . . im Februar [1853] kam Schneefall und Eis. Es verfloß kaum eine Nacht, wo ich nicht durch die Hausglocke aus dem Bette getrieben wurde, um zu ordinieren oder Kranke, bald in der Stadt, bald auf den Dörfern, zu besuchen . . . Wenn ich den Wagen benützte, mußte ich mir selbst den Kutscher machen. Mein Pferd, Reit- und Wagenpferd zugleich, reichte mir zuletzt nicht mehr aus, ich mußte noch ein zweites haben.«

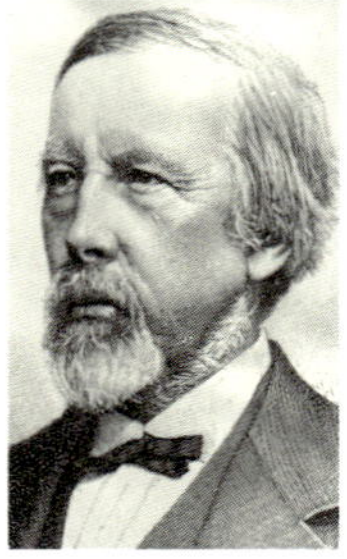

Der deutsche Internist Adolf Kußmaul (1822 bis 1902); er beschreibt → 1874 (S. 315) den nach ihm benannten krankhaften Atmungstyp bei Azidose: Diese »Kußmaulsche Atmung« tritt im diabetischen Koma und bei der Urämie (Harnvergiftung) auf. Von ihm soll der Begriff »Biedermeier« stammen.

1860

1860–1869

1860. Rudolf Virchow beschreibt die Lymphknoten als wichtige Barrieren gegen die Passage von Tumorzellen. Diese Ansicht führt in der Chirurgie bösartiger Geschwülste zur regelmäßigen Entfernung der betreffenden Lymphknoten (→ 1980/S. 569).

Dem Apotheker Albert Niemann aus Goslar gelingt die Reindarstellung des Cocain. Experimente mit hochgiftigen Stoffen (aus der später sog. Gelbkreuzgruppe) führen seinen frühen Tod herbei.

1861. Der französische Chemiker Louis Pasteur entdeckt die Buttersäurehefe (einen Spaltpilz, später als Bakterium bezeichnet) und weist nach, daß Sauerstoff diesen Mikroorganismus abtötet. → S. 300

In der ärztlichen Ausbildung in Preußen wird das »Philosophicum« durch das »Physicum« ersetzt. Logik und Psychologie werden zugunsten naturwissenschaftlicher Fächer aus dem Studienplan gestrichen. → S. 295

15. 6. 1860. Die britische Krankenschwester Florence Nightingale richtet im Londoner St. Thomas' Hospital eine Schwesternschule ein, die »Nightingale Training School for Nurses« (→ 21. 10. 1854/S. 286).

29. 8. 1862. Der italienische Freiheitskämpfer Giuseppe Garibaldi muß nach einer Schußverletzung von dem französischen Chirurgen Auguste Nélaton behandelt werden. → S. 304

5. 9. 1862. Der britische Meteorologe James Glaisher unternimmt einen Ballonaufstieg und berichtet erstmals ausführlich über die Höhenkrankheit, die ihn in 7000 m Höhe ereilt. U. a. ist er fünf Minuten lang bewußtlos. → S. 304

1863. Der Wiener Dozent für Ohrenheilkunde Adam Politzer führt ein neues Verfahren gegen Schwerhörigkeit, die sog. Politzer-Luftdusche, in die medizinische Praxis ein. → S. 303

1864. Der elsässische Zahnarzt Johann Joseph Schrott aus Mühlhausen stellt den ersten Funktionsabdruck für den Zahnersatz mit Guttapercha, einem kautschukähnlichen Produkt, her.

22. 8. 1864. Das Rote Kreuz wird gegründet. 16 europäische Staaten unterzeichnen die »Genfer Konvention zur Verbesserung des Loses der verwundeten Soldaten der Armeen im Feld«. Das rote Kreuz auf weißem Grund wird allgemeines Kennzeichen für alle Sanitätseinrichtungen. → S. 296

1865. Der bayerische Hygieniker Max von Pettenkofer wird auf den Lehrstuhl für Hygiene an der Universität München berufen. → S. 299

Gregor Mendel trägt seine Ergebnisse der »Versuche über Pflanzenhybride« vor. Durch die mathematische Analyse der Kreuzungsergebnisse zwischen Erbsen mit verschiedenen Merkmalen leitet Mendel die Gesetze ab, nach denen sich diese Merkmale spalten, neu kombinieren und zusammenwirken. → S. 298

Der Bonner Physiologe Eduard Pflüger erklärt mit seinem »Reflexprincip« nach dem Modell der »Reflexepilepsie« die »rhythmische Action der weiblichen Genitalien«. »Summationsreize« sollen danach die Reflexmechanismus (Eisprung, Menstruation) auslösen. → S. 303

Der französische Physiologe Claude Bernard publiziert sein für die naturwissenschaftlich-medizinische Forschung grundlegendes Werk: »Introduction à la médecine expérimentale« (Einführung in das Studium der experimentellen Medizin). → S. 298

In Zürich wird das »Burghölzli« eröffnet, eine Irrenanstalt, die maßgeblich zur Etablierung der Universitätspsychiatrie beiträgt. → S. 304

Der britische Arzt, Naturforscher und Schriftsteller Francis Galton stellt fest, daß Begabung vererbt werde. Er prägt später den Begriff der »Eugenik« (→ 1883/S. 327).

1866. Der Jenaer Zoologe und Philosoph Ernst Haeckel prägt den Begriff »Oecologie« in seiner »Generellen Morphologie«. Es handelt sich um eine interdisziplinär zusammengesetzte Wissenschaft vom »Haushalt« der Natur, insbesondere von den Beziehungen des Organismus zu seiner Umwelt.

Der französische Arzt Ambroise Auguste Liébeault aus Nancy beschreibt als erster die psychologischen Zwischenzustände, die durch Suggestion auch künstlich erzeugt werden können. Er veröffentlicht seine langjährigen Erfahrungen mit der Anwendung der suggestiven Hypnose »Du sommeil et des états analogues« (Vom Schlaf und analogen Zuständen; → 1884/S. 326).

1867. Der deutsche Pathologe Wilhelm von Waldeyer-Hartz formuliert seine Krebstheorie, die heute noch gültig ist: Die Krebszellen entwickeln sich aus normalen Zellen. → S. 302

Der britische Chirurg Joseph Lister berichtet über eine neue Art der Wundbehandlung. Er bekämpft die Wundinfektion mit Versprühen von Karbolsäure und begründet damit die »Antisepsis«. → S. 302

1868. Karl Ewald Konstantin Hering und Josef Breuer untersuchen die Reflexe bei der Atmung. → S. 304

1869. Der US-amerikanische Arzt Robert Bartholow beschreibt die Symptome einer Morphingewöhnung sowie die Entzugserscheinungen und stellt einen Behandlungsplan auf. → S. 303

Der schottische Frauenarzt James Young Simpson führt den Begriff »Hospitalismus« ein, um die mangelhafte Krankenhaushygiene anzuprangern.

Der schweizerische Pathologe Johann Friedrich Miescher entdeckt die Nukleinsäuren, von ihm »Nuclein« genannt.

Studium neu geregelt

1861. Preußen führt das Physikum als Zwischenprüfung ein und übernimmt mit der Umgestaltung des gesamten Studienplans eine Vorreiterrolle bei der Festlegung eines geregelten Medizinstudiums.

Der preußische Minister für Unterrichts- und Medizinalangelegenheiten, Moritz August von Bethmann Hollweg, sieht sich gezwungen, die bisherige Zwischenprüfung, das sog. Tentamen philosophicum in ein Tentamen physicum umzuwandeln. Die alte Prüfung erreiche ihren Zweck nicht mehr, demonstriere nur eine »bedauerliche Unwissenheit« der Medizinstudenten. Sie befördere nach Ansicht des Ministers »eine Oberflächlichkeit im Studium, . . . indem es dieselben zwang, ihre Kräfte auf eine unnatürliche Weise zu zersplittern, und es ihnen fast unmöglich machte, sich den für ihre Ausbildung so überaus wichtigen Fächern der Anatomie und Physiologie . . . mit Fleiß und Hingebung zu widmen«.

Die rasche Entwicklung der naturwissenschaftlichen Medizin zwingt zu diesem Umdenken. Entdeckungen und Erfindungen, neue Methoden und Techniken und daraus resultierende Spezialisierungen vermehren in solchem Ausmaß das ärztliche Wissen, daß die herkömmliche Ausbildung einen Arzt nicht mehr dazu befähigt, mit den Neuerungen Schritt zu halten.

Statt der geisteswissenschaftlichen Disziplinen werden nun nach dem vierten Semester des insgesamt achtsemestrigen Studiums Anatomie, Physiologie, Chemie, Physik und »beschreibende Naturwissenschaften« geprüft. Die Studienpläne des klinischen Studienabschnittes werden in den kommenden Jahren um eine ganze Reihe von neuen Fächern ergänzt, parallel zur Entwicklung von Spezialfächern.

Die anderen deutschen Staaten übernehmen die preußischen Reformen, zuerst 1869 der Norddeutsche Bund, nach der Reichsgründung 1871 auch Württemberg, Baden und Bayern.

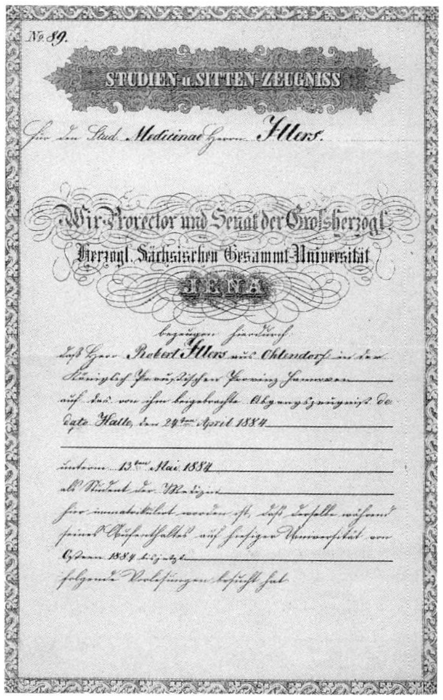

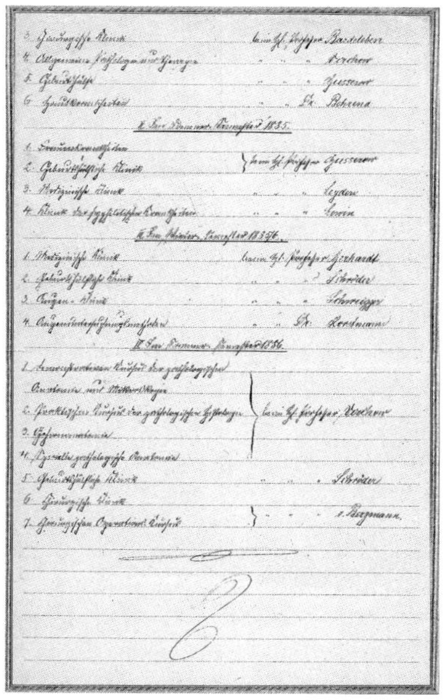

»Studien- und Sitten-Zeugniss« der Universität Jena; bescheinigt werden die Immatrikulation und die von dem Studenten besuchten Vorlesungen.

Geprüft werden die praktischen Fertigkeiten

Die preußische Reform des Medizinstudiums verändert auch die Form der Abschlußprüfungen. Der Zwang zur Promotion als Voraussetzung für das Staatsexamen entfällt. Bei der Prüfung überwiegen praktische Aspekte. So muß der Kandidat u. a. im anatomisch-physiologischen und pathologisch-anatomischen Prüfungsteil ein histologisches (Gewebe-)Präparat anfertigen und eine Leichensektion ausführen, in der Chirurgie an der Leiche Operationen und Verbände vorführen, im medizinischen Teil Patienten in der Klinik behandeln und im gynäkologischen Bereich eine Geburt leiten.

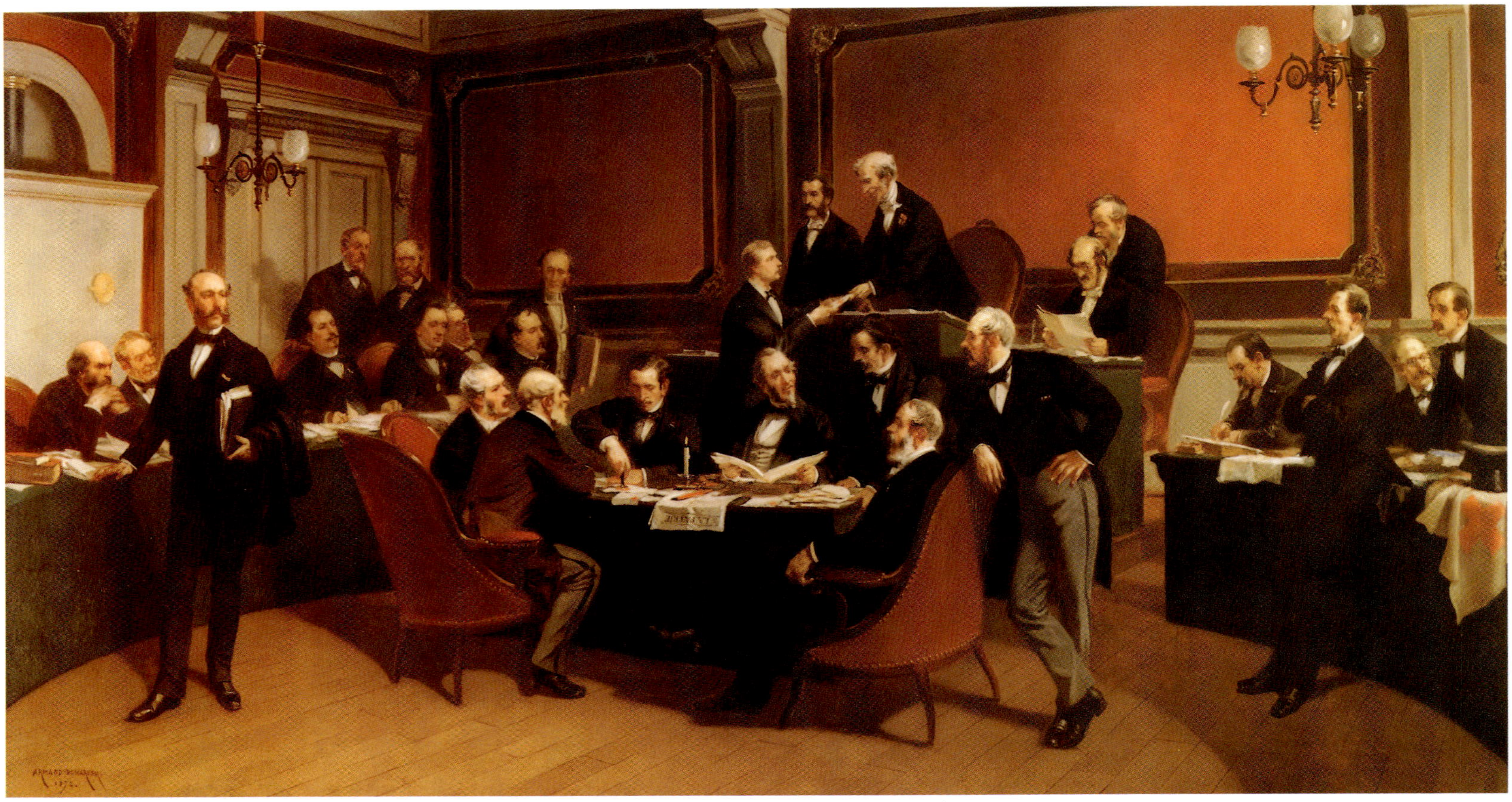

Die Unterzeichnung der »Genfer Konvention« am 22. August 1864 im Genfer Rathaus (Gemälde von Édouard Armand-Dumaresq)

»Genfer Konvention« zum Schutz der Verwundeten

22. August 1864. Die Vertreter von 16 europäischen Ländern (für Deutschland: Baden, Hessen, Sachsen, Preußen und Württemberg) unterzeichnen im Namen ihrer Regierungen in Genf die »Konvention zur Verbesserung des Loses der verwundeten Soldaten der Armeen im Felde«, kurz »Genfer Konvention« genannt.

Zehn Artikel erläutern die Übereinkunft im einzelnen. Zentrales Anliegen ist das Prinzip der Neutralität der Sanitätsdienste. Dieses gilt für die Feldlazarette und das medizinische Personal sowie für die Pflege der Verwundeten beider Kriegsparteien durch die Bewohner der zum Kriegsschauplatz gewordenen Region. Einigung wird auch erzielt über die Kennzeichnung der Feldlazarette, Verbandplätze und Nachschublager sowie der Sanitätspersonen durch das besondere Abzeichen des roten Kreuzes auf weißem Grund. Damit ist der entscheidende Schritt zu einer Neutralisierung der Verwundetenpflege im Kriegsfall gemacht.

Initiator der Genfer Konvention ist der reiche Genfer Finanzfachmann und Philanthrop Henri Dunant (1828–1910). Als Vertreter der »Union Chrétienne de jeunes gens« (Christlicher Verein junger Männer), deren Genfer Sektion er gegründet hat, unternahm er in den 50er Jahren zahlreiche Reisen. Während einer Fahrt durch Italien erreichte er 1859 die lombardische Kleinstadt Castiglioni im Mittelpunkt der Schlacht um Solferino, die zwischen französischen Truppen unter Kaiser Napoleon III. und dem österreichischen Heer tobte. Die zahlreichen Verwundeten konnten kaum ärztlich versorgt werden. In dieser Situation organisierte Dunant mit einigen ortsansässigen Frauen und zufällig durchreisenden Ausländern einen freiwilligen Hilfsdienst. Die Verwundeten wurden alle mit derselben Aufmerksamkeit gepflegt, unabhängig von ihrer Nationalität.

Dunants Erinnerungen (»Un Souvenir de Solférino«; 1862) erregten großes Aufsehen, Herrscher und Würdenträger in den verschiedenen Ländern zeigten sich erschüttert aufgrund des Berichts und standen einer Verbesserung der Situation der Kriegsverwundeten positiv gegenüber. Am 17. Februar 1863 bildete sich unter dem Vorsitz des schweizerischen Generals Guillaume Henri Dufour und mit Dunant als Schriftführer eine »Commission de Cinq« (ab Oktober 1863 »Comité International«), die eine internationale Konferenz vom 26. bis 29. Oktober 1863 in Genf einberief. 36 Personen aus 16 verschiedenen Ländern nahmen daran teil, um die Bestimmungen der »Genfer Konvention« auszuhandeln.

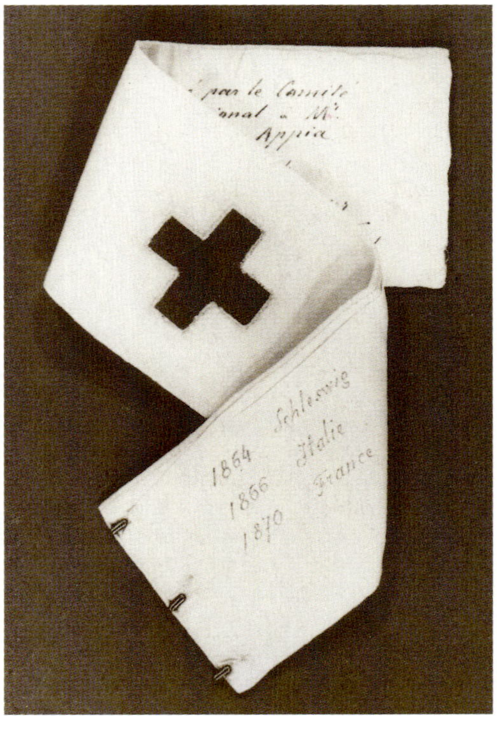

Das »rote Kreuz« auf der ersten Feldbinde, die im Deutsch-Dänischen Krieg 1864 auf den Düppeler Schanzen getragen wird; dies ist der Auftakt für die spätere Betätigung des Roten Kreuzes. Die beiden »Beobachter« Louis Appia und van der Velde werben bei den kriegführenden Parteien für die Ideen des Roten Kreuzes. Die Militärbehörden mißtrauten dem freiwilligen Hilfswerk zunächst und befürchteten die mangelnde Unterordnung ziviler Helfer unter das Militär. Dennoch konnten die entscheidenden Bestimmungen der Genfer Konvention allgemein Anerkennung finden, insbesondere das rote Kreuz als Erkennungszeichen.

Nationale Verbände organisieren sich im Roten Kreuz

Chronik Stichwort

Das **Rote Kreuz** entsteht als internationales Hilfswerk auf der Grundlage der Genfer Konvention von 1864. Das Internationale Komitee vom Roten Kreuz (IKRK) existiert seit 1863, zunächst unter dem Namen »Internationales Komitee zur Unterstützung der Verwundeten«. Daneben werden nationale Rotkreuzgesellschaften gegründet. So entstehen 1863 bis 1866 Landesverbände in Deutschland sowie ein »Vaterländischer Frauenverein vom Roten Kreuz«. Erst 1921 schließen sich alle Vereinigungen zum »Deutschen Roten Kreuz« zusammen (Neugründung in der Bundesrepublik nach dem Zweiten Weltkrieg 1950 mit Sitz in Bonn, in der DDR 1952). Die nationalen Rotkreuzgesellschaften schließen sich 1919 in einer Liga zusammen. Die Vereinigung aller Rotkreuzorganisationen bildet das »Internationale Rote Kreuz«.

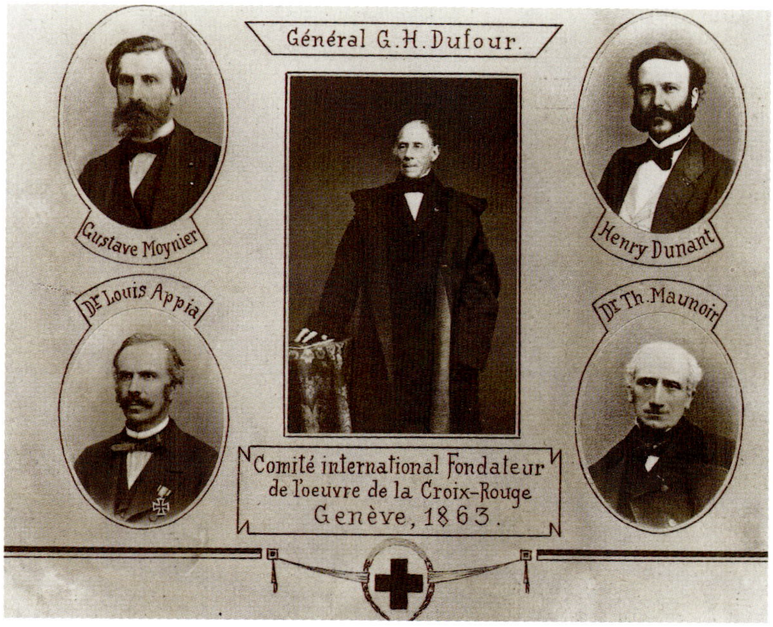

Die fünf Mitglieder des ersten Internationalen Komitees vom Roten Kreuz, das 1863 gegründet wird und die Genfer Konvention von 1864 initiiert

Die meisten Kriege führen der Genfer Konvention neue Mitgliedsländer zu. Die Hilfsvereine in den verschiedenen Staaten nehmen erst um 1880 die Bezeichnung »Rotes Kreuz« an. In folgenden Kriegen bis zur Jahrhundertwende wird Hilfe im Sinne der Genfer Konvention geleistet:

1866. Im Deutschen Krieg gehört zunächst nur Preußen der Genfer Konvention an. 70 Eisenbahnzüge für Verwundete werden bereitgestellt, rund 800 Krankenpflegerinnen und 1000 »Samariter« verpflichten sich zum Dienst. Die verwundeten feindlichen Österreicher werden genauso gepflegt wie die Preußen.

1870/71. Im Deutsch-Französischen Krieg werden männliche Hilfskräfte gemeinsam mit Ordensangehörigen als Bahrenträger und Lazarettgehilfen auf den Schlachtfeldern geduldet. Das Internationale Komitee organisiert über das Baseler »Internationale Institut« Hilfe von neutraler Seite für die insgesamt etwa 6000 Kranken und Verwundeten der in die Schweiz abgedrängten französischen Ostarmee.

1885. Im Serbisch-Bulgarischen Krieg kann durch die Anwendung von aseptischem Verbandmaterial bei Hilfsaktionen des Roten Kreuzes die Sterblichkeitsziffer bei den Verwundeten drastisch gesenkt werden.

»Angst und Schmerzensschreie, herzzerreißende Hilferufe«

Chronik Zitat

Henri Dunant, der schweizerische Initiator der Genfer Konvention, erlebte als aktiver Helfer die Folgen der Schlacht von Solferino (Oberitalien), bei der am 24. Juni 1859 Franzosen und Österreicher aufeinander trafen. Dunants »Erinnerung an Solferino« (1862) gibt einen entscheidenden Impuls zur Gründung des Roten Kreuzes« (Auszüge):

»In der Stille der Nacht hört man Stöhnen, erstickte Angst- und Schmerzensschreie, herzzerreißende Hilferufe. Wer könnte jemals die Todeskämpfe dieser schrecklichen Nacht beschreiben. Die Sonne des 25. Juni beleuchtet eines der schrecklichsten Schauspiele, das sich erdenken läßt. Das Schlachtfeld ist allerorten bedeckt mit Leichen von Menschen und Pferden. In den Straßen, Gräben, Bächen, Gebüschen und Wiesen, überall liegen Tote, und die Umgebung von Solferino ist im wahren Sinne des Wortes mit Leichen übersät. Die Felder sind verwüstet, Getreide und Mais sind niedergetreten, die Hecken zerstört, die Zäune niedergerissen, weithin trifft man überall auf Blutlachen . . . Die unglücklichen Verwundeten, die man tagsüber aufsammelt, sind bleich, fahl und verstört. Einige, und insbesondere diejenigen, die stark verstümmelt sind, sehen stier vor sich hin und scheinen nicht zu begreifen, was man zu ihnen sagt. Sie blikken ihre Retter mit leeren Augen an, aber diese scheinbare Gefühllosigkeit hindert sie nicht, die Schmerzen ihrer Wunden zu empfinden. Andere sind unruhig, ihre Nerven sind völlig erschüttert. Sie zucken krampfhaft zusammen. Die, deren offene Wunden sich bereits entzündet haben, sind wie von Sinnen vor Schmerzen. Sie verlangen, daß man sie umbringt, sie winden sich mit verzerrten Gesichtern in den letzten Zügen des Todeskampfes. An anderen Stellen liegen Unglückliche, die von Kugeln oder Granatsplittern getroffen und zu Boden gestreckt sind, denen aber darüber hinaus noch durch die Räder der Geschütze, die über sie hinwegfuhren, Arme und Beine zermalmt wurden . . . Splitter aller Art, Knochenstücke, Fetzen von Kleidern, Schuhen, Ausrüstungsstükken, Erde, Bleiteilchen, alles reizt die Wunden der Leidenden, macht die Heilung komplizierter und verdoppelt die Qualen. Wer diesen weiten Schauplatz der Kämpfe ... durchwandert, trifft bei jedem Schritt und inmitten einer Verwirrung ohnegleichen, unaussprechliche Verzweiflung und entsetzliches Elend.«

Dunants soziales Engagement

Henri Dunant wurde am 8. Mai 1828 in Genf geboren. Er ist wohlhabend und von Jugend an philanthropisch eingestellt. So initiierte er die Gründung des Vereins Christlicher Junger Männer in Genf. Nach seiner spontanen Hilfe für Verwundete der Schlacht von Solferino propagierte er die Gründung einer internationalen Hilfsorganisation. Mit der Genfer Konvention von 1864 ist das »Rote Kreuz« geschaffen. Am 10. Oktober 1901 wird Dunant für diese Initiative mit dem ersten Friedensnobelpreis ausgezeichnet. Am 30. Oktober 1910 stirbt er in Heiden.

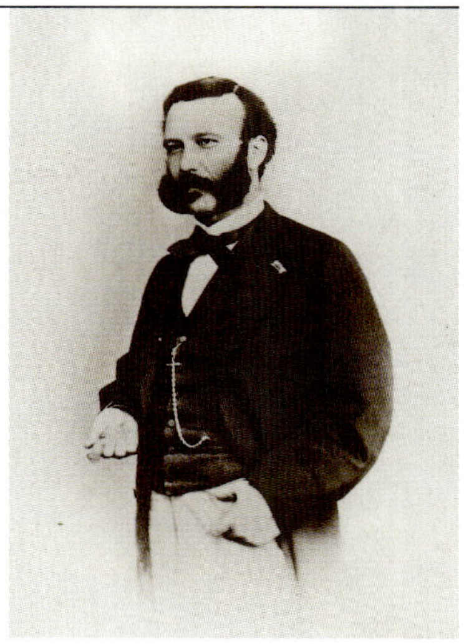

Die Basis der experimentellen Medizin

1865. Der französische Physiologe Claude Bernard (1813–1878) publiziert in Paris sein für die naturwissenschaftliche medizinische Forschung grundlegendes Werk: »Introduction à la médecine expérimentale« (Einführung in das Studium der experimentellen Medizin). In der Schrift, die später als die »Bibel« der wissenschaftlichen Medizin bezeichnet wird, geht es um die Frage nach den Methoden, die geeignet sind, die Zuverlässigkeit von medizinischen Erkenntnissen zu erhöhen.

Claude Bernard ist überzeugt, daß nur eine experimentelle, nach dem Vorbild von Chemie und Physik betriebene Forschung dafür einen gangbaren Weg bietet. Systemdenken, Apriori-Schlüsse und Analogiedenken seien nicht statthaft. Fakten allein machten das Fundament der Wissenschaft aus. Natürliche Phänomene seien konstant und determiniert. Unter gleichen experimentellen Bedingungen hätten gleiche Ursachen daher auch gleiche Wirkungen.

Beobachtungen sind nach Bernard die Ausgangspunkte, von welchen der Forscher die Idee eines möglichen Zusammenhangs gewinnt. Die aufgestellte Hypothese muß auf ihre Richtigkeit geprüft werden. Vor allem aber muß die Forschung den Gegenbeweis führen, daß nämlich die Beseitigung einer vermuteten Ursache auch die Wirkung aufhebt. Nur dann besteht ein kausaler Zusammenhang.

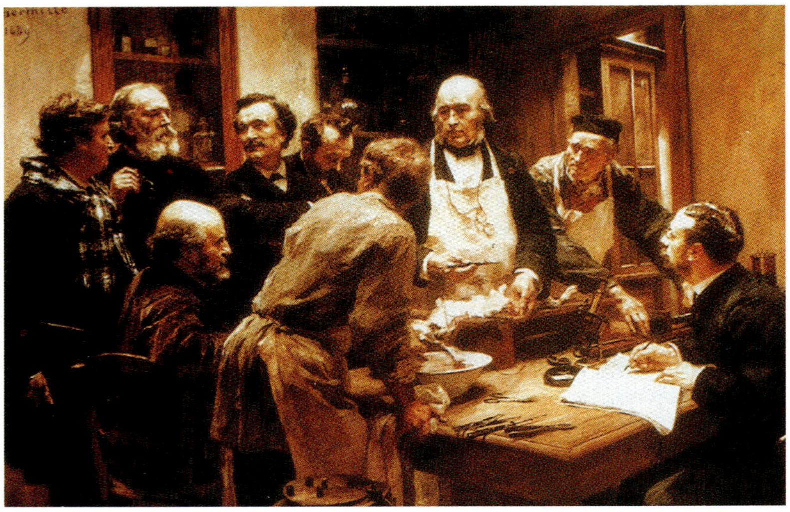

Der Physiologe Claude Bernard (3. v. r.) demonstriert ein Experiment für den Chemiker Henri Sainte-Claire Deville (Gemälde von Léon Lhermitte, 1889).

Bernard ist aber nicht nur ein hervorragender Theoretiker, sondern ein ebenso profilierter Forscher. Schon eine Auswahl seiner Leistungen zeigt das deutlich: 1848 wies er Zucker in der Leber eines nur mit Fleisch ernährten Tieres nach. 1850 demonstrierte er die Erhöhung des Blutzuckers bei einem Stich in das verlängerte Rückenmark. 1851 wies er das Vasomotorenzentrum (Steuerung der Gefäßweite) im verlängerten Rückenmark nach. 1852/53 führte er über die Durchtrennung des Nervus Sympathicus eine Gefäßerweiterung herbei. 1855 fand er heraus, daß der Bauchspeicheldrüsensaft Fett und Eiweiß spaltet. 1857 wies er nach, daß resorbierter Zucker in der Leber als Glykogen gespeichert wird, entdeckte das Muskelglykogen und zeigte, daß das südamerikanische Pfeilgift Curare die motorischen Nervenenden lähmt.

Laboratorium als Tempel der Medizin

Chronik Zitat

Die Spitalmedizin, die sich auf Krankenbeobachtung und pathologisch-anatomische Beschreibungen stützt, wird im Laufe des 19. Jahrhunderts zunehmend von der Laboratoriumsmedizin dominiert. Einen ersten Höhepunkt dieser Entwicklung verkörpert Claude Bernard mit seiner Schrift »Einführung in das Studium der experimentellen Medizin« (1865):

»Das physiologische Laboratorium muß jetzt der bevorzugte Ort der wissenschaftlichen medizinischen Forschung werden ... Das Krankenhaus oder vielmehr der Krankensaal sind nicht das Laboratorium des Arztes ...; sie sind nur ... sein Beobachtungsfeld ... Der Arzt fängt notwendigerweise mit der Klinik an, denn sie liefert und bestimmt den Gegenstand der Medizin; aber ... bildet doch nicht die Grundlage der medizinischen Wissenschaft ... Ich betrachte das Krankenhaus nur als die Vorhalle der wissenschaftlichen Medizin ..., aber das Laboratorium ist das wahre Heiligtum der medizinischen Wissenschaft; nur dort kann er die Erklärung für das Leben im normalen und im pathologischen Zustand mittels der experimentellen Analyse suchen.«

Mendel entdeckt Gesetzmäßigkeiten der Vererbung

1865. Der österreichische Augustinermönch Gregor Mendel trägt seine Ergebnisse der »Versuche über Pflanzenhybride« vor, mit welchen er die Grundlagen der modernen Vererbungslehre legt. Seine Entdeckungen, die er an entlegener Stelle publiziert, bleiben lange Zeit weitgehend unbeachtet. Erst nach 1900 werden sie als »Mendelsche Gesetze« von der Vererbungswissenschaft gewürdigt.

Bei Kreuzungsversuchen an Erbsen beschränkt sich Mendel auf die Beobachtung einiger weniger, klar abgrenzbarer Merkmalspaare, z. B. »rund-vieleckig«. Alle erhaltenen Samen verwendete er vollzählig zur Weiterzucht. Aus 355 Befruchtungen resultierten so 12 980 Bastardpflanzen, deren Merkmale er quantitativ-statistisch auswertete.

Aus der mathematischen Analyse der Kreuzungsergebnisse leitete Mendel die Gesetze ab, nach denen sich diese Merkmale spalten, neu kombinieren und zusammenwirken. Er stellte dabei fest, daß die erste Mischlingsgeneration stets ein gleichförmiges Aussehen hatte, wobei sie entweder nur ein vorherrschendes, »dominierendes« Merkmal aufwies oder eine Mittelform (Uniformitätsregel).

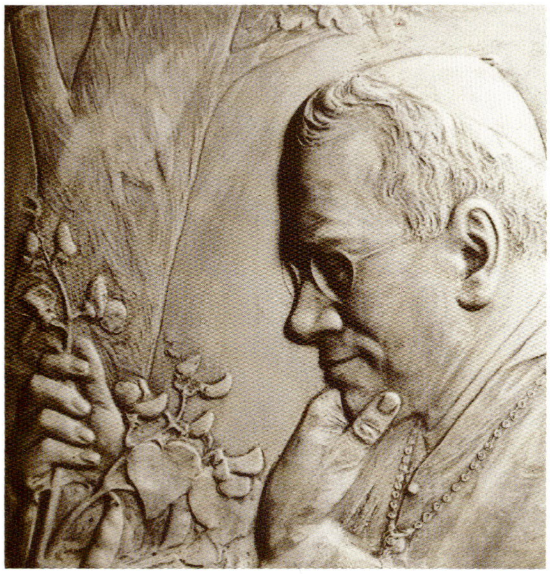

Gregor Mendel (1822 bis 1884) studierte Philosophie in Olmütz und Theologie im Augustiner-Kloster Alt-Brünn, in dessen Garten er 1856 bis 1864 Kreuzungsversuche mit verschiedenen Erbsensorten durchführte. Mehrere Jahre lang ist er als Lehrer für Mathematik, Griechisch und Naturkunde tätig, meist in Brünn. Im Jahr 1868 wird er Abt des Klosters und gibt seine Forschungen zur Vererbung auf.

In der zweiten Generation traten die elterlichen Merkmale im Verhältnis von 3:1 vom dominanten zum rezessiven (zurücktretenden) Merkmal wieder auf, wenn sie sich in einem Merkmalspaar unterschieden, oder im Verhältnis von 9:3:3:1, wenn zwei elterliche Merkmale untersucht wurden. Das bedeutet, daß sich die Merkmale gesetzmäßig aufspalten (Spaltungsregel). Bei Kreuzung mehrerer unterschiedlicher Merkmale entstehen so viele neue Formen, wie es Kombinationsmöglichkeiten gibt (Regel von der Neukombination der Gene). Daraus ist zu schließen, daß jedes Merkmal unabhängig von den anderen und ohne sich zu vermischen vererbt wird.

Pettenkofer begründet die experimentelle Hygiene

1865. Der Arzt und Apotheker Max Pettenkofer (1818–1901) erhält an der Universität München den ersten Lehrstuhl für Hygiene in Deutschland.

Seit 1855 befaßt sich Pettenkofer sehr intensiv mit der Entstehung von Cholera und Typhus, deren Verbreitung er dem Boden und dem Grundwasser zuschreibt. Er ist überzeugt, daß die Cholera sich nicht über einen Fels- oder Lehmuntergrund ausbreitet. Die Infektion habe drei Voraussetzungen: Einen spezifischen Keim, einen feuchten, porösen Boden mit verwesendem, organischem Material und eine toxische Substanz, die durch den Keim hervorgebracht wird, wenn er mit dem entsprechenden Boden in Berührung kommt. Außerdem gebe es eine individuelle Anfälligkeit für die Seuche. Entsprechend seiner Bodentheorie plädiert Pettenkofer vor allem für die Reinhaltung von Boden, Wasser und Luft. Ein entscheidender Faktor in der Seuchenprophylaxe ist daher sauberes Trinkwasser: »Unter allen Umständen liegt es im Interesse der öffentlichen Gesundheit, auf möglichste Reinheit des Trinkwassers nicht blos wegen bald vorübergehender Epidemien zu sehen, sondern überhaupt und zu allen Zeiten. Es sollte im neunzehnten Jahrhundert ein überwundener Standpunkt sein, daß man die Menschen zur Reinlichkeit noch durch Furcht vor ganz specifischen Krankheiten treiben muß . . . Man würde den Werth von reinem Boden, reinem Wasser, reiner Luft usw. viel zu gering schätzen, . . . wenn man annähme, daß diese Dinge nur bei einzelnen, zeitweise auftretenden ... Krankheiten von Werth ... wären.«

Der von Robert Koch 1883 entdeckte Cholerabazillus ist für Pettenkofer keineswegs der entscheidende Faktor einer Cholera-Erkrankung. In einem heroischen Selbstversuch will er die Harmlosigkeit des Bazillus demonstrieren. Am Morgen des 7. Oktober 1892, zur Zeit der großen Cholera-Epidemien in Hamburg und Paris, trinkt er eine Aufschwemmung von frisch gezüchteten Cholerabazillen (→ August–November 1892/S. 332). Da er nicht erkrankt, fühlt er sich in seiner Theorie bestätigt.

Pettenkofer begründet die experimentelle Hygiene u. a. mit seiner Bestimmungsmethode für Kohlensäure in Luft und Wasser (1858), seinen Forschungen zur Belüftung von Wohnhäusern (1858) und seinen Studien über die Einwirkung der Atmosphäre auf Kleidung, Wohnen und Bodenverhältnisse.

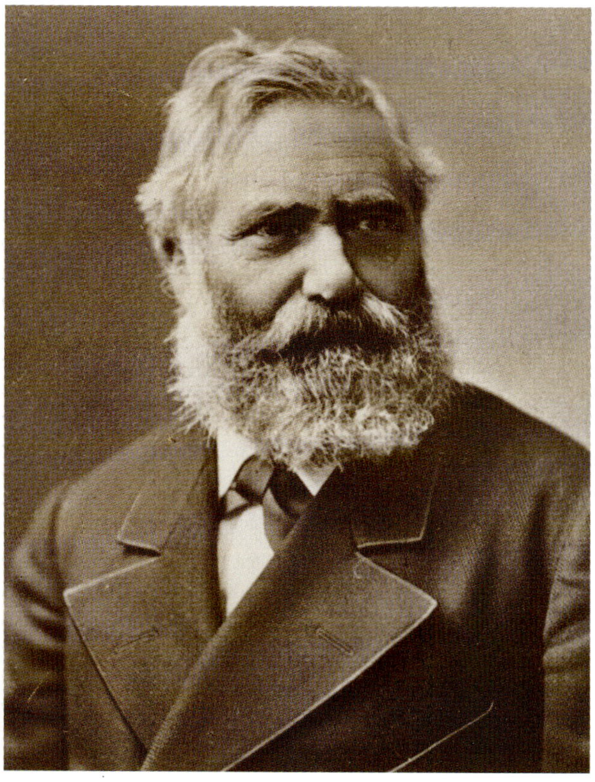

Pettenkofer wurde 1843 als Apotheker und Arzt approbiert. 1847 wurde er Professor für medizinische Chemie, 1865 ordentlicher Professor für Hygiene in München. 1879 wird das nach seinen Plänen errichtete Hygiene-Institut in München eröffnet. Am 10. Februar 1901 stirbt er durch Suizid. Pettenkofer, 1883 geadelt, gilt als ein Begründer der modernen Hygiene, der sich v. a. der Sanierung einer verschmutzten Umwelt widmet.

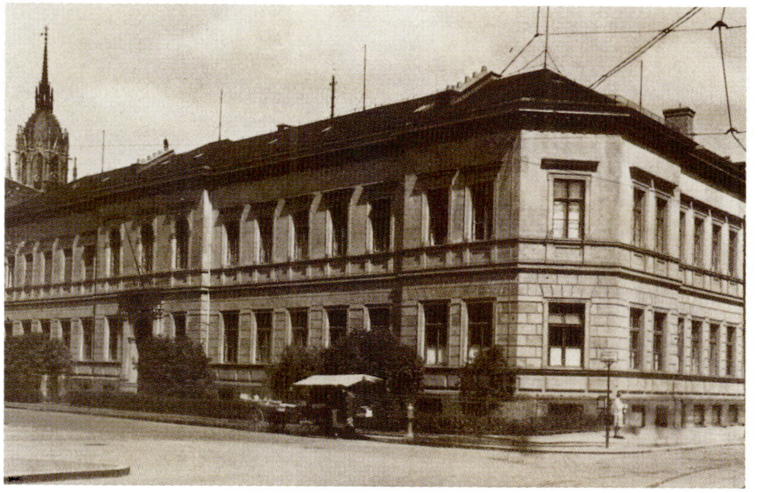

Hygiene-Institut der Universität München, das erste seiner Art weltweit, errichtet nach den Plänen von Max Pettenkofer und 1879 eröffnet

Fachgebiet:

»Der Gesundheit zuträglich«

Hygiene (zu griech. hygieine »der Gesundheit zuträglich«) betrifft als medizinisches Fach die Lehre von der Gesunderhaltung des Menschen und seiner Umwelt. Dabei geht es in erster Linie um die Verhütung von Krankheiten, insbesondere von Infektionskrankheiten bzw. Seuchen. Die verschiedenen Umweltbereiche erfordern spezielle Ausrichtungen der Hygiene, so gibt es eine Wasser-, Boden-, Luft- und Umwelthygiene. Medizinische, biologische und andere naturwissenschaftliche Verfahren werden hierbei koordiniert angewendet.

Heute kommt der Hygiene des Klimas und des Wetters, der Landschaft und des Waldes eine besondere Bedeutung zu, ebenso der Wohnungs- und Verkehrshygiene. Die Abwasser- und Müllproblematik bedeuten auch für die Hygiene eine große Herausforderung.

Forschung und Lehre finden insbesondere in den Hygiene-Instituten der Universitäten statt. Das erste dieser Art wird von Max Pettenkofer 1879 in München gegründet. Untersuchungsämter im Bereich der staatlichen bzw. kommunalen Gesundheitsverwaltungen erfüllen einen hygienischen Auftrag zur praktischen Gesundheitspflege.

Einen besonderen Bereich stellt die Sozialhygiene dar, in der die gesellschaftlichen Bedingungen in ihrer gesundheitlichen Auswirkung erforscht werden, um sozial bedingten Fehlentwicklungen von einzelnen oder von Gruppen gegensteuern zu können. Ein Thema ist z. B. der Alkoholismus und seine sozialen und biologischen Folgen.

Die »Rassenhygiene«, die um die Jahrhundertwende theoretisch entwickelt und im Dritten Reich praktisch angewandt wird, zeigt den Irrweg einer biologisch begründeten gesellschaftlichen Heilslehre (→ 1936/S. 448).

Die Ideengeschichte der Hygiene läßt sich bis in das Altertum zurückverfolgen. Reinigungsrituale, Badekultur, Abwasserkanalisation oder Trinkwasseranlagen lassen sich insbesondere in Mesopotamien und bei den Römern nachweisen.

Die Hygiene der Neuzeit ist vom Abwehrkampf gegen die zahlreichen und furchtbaren Seuchenzüge geprägt. Am Wendepunkt zur naturwissenschaftlichen Medizin in der Mitte des 19. Jahrhunderts ist die indische Cholera die größte Herausforderung für die hygienischen Bemühungen. Es ist das Verdienst Pettenkofers, der Hygiene bereits in vorbakteriologischer Zeit Geltung zu verschaffen.

Louis Pasteur führt die Medizin zur Bakteriologie

1861. Der französische Chemiker Louis Pasteur stößt im Rahmen seiner Gärungsversuche auf Mikroorganismen, die sich ohne Luftzufuhr vermehren und den Gärungsprozeß verursachen. Die Entdeckung dieser später als Bakterien bezeichneten »Spaltpilze« weist die Medizin auf einen neuen Weg zur Aufklärung und Bekämpfung der Infektionskrankheiten hin. Damit entwickelt sich die Bakteriologie zur neuen Leitwissenschaft der Medizin im ausgehenden 19. Jahrhundert.

Der Leiter der Études scientifiques der Pariser École Normale hat Buttersäurebakterien entdeckt, die er als zylindrische Stäbchen (griech. bakterion) beschreibt. Sie vermehren sich durch Querteilung (»Spaltpilze«) und produzieren nur Buttersäure (und keine Milchsäure). Sauerstoff tötet die Bakterien ab und unterbricht dadurch den Gärungsprozeß. Pasteur führt damit den Nachweis, daß es auch Lebewesen gibt, die keine Luft benötigen. Es gibt somit zwei Arten von Mikroorganismen: »Aerobier« und »Anaerobier«.

»Urzeugungs«-Lehre widerlegt

Schon einige Jahre zuvor hatte sich Pasteur mit dem Problem der Gärung auseinandergesetzt. Dabei interessierte ihn besonders der chemische Unterschied zwischen Gärung und Fäulnis. Nach der vorherrschenden Gärungstheorie von Joseph Louis Gay-Lussac und Justus von Liebig (→ 1842/S. 280) werden Gärung und Fäulnis durch tote Fermente in organischer Materie hervorgebracht. In seinem Artikel über die Milchgärung (»Mémoire sur la fermentation appellée lactique«; 1857) zeigte Pasteur, daß die Umwandlung von Zucker in Milchsäure von äußerst kleinen Zellen oder Kügelchen, der lebendigen Hefe, abhängt, also Resultat eines Lebensprozesses (Zellaufbau und -vermehrung) ist. Durch umfangreiche Untersuchungen über Fäulnis und Verwesung (1863) gelangte Pasteur schließlich zur Einsicht, daß auch hier kleinste Lebewesen am Werk sind. Er versucht, die Herkunft der Hefen zu erklären, und geht damit der vielfach gestellten Frage nach, ob es eine »Urzeugung«, eine spontane Entstehung von Lebewesen aus anorganischen oder organischen Substanzen gebe.

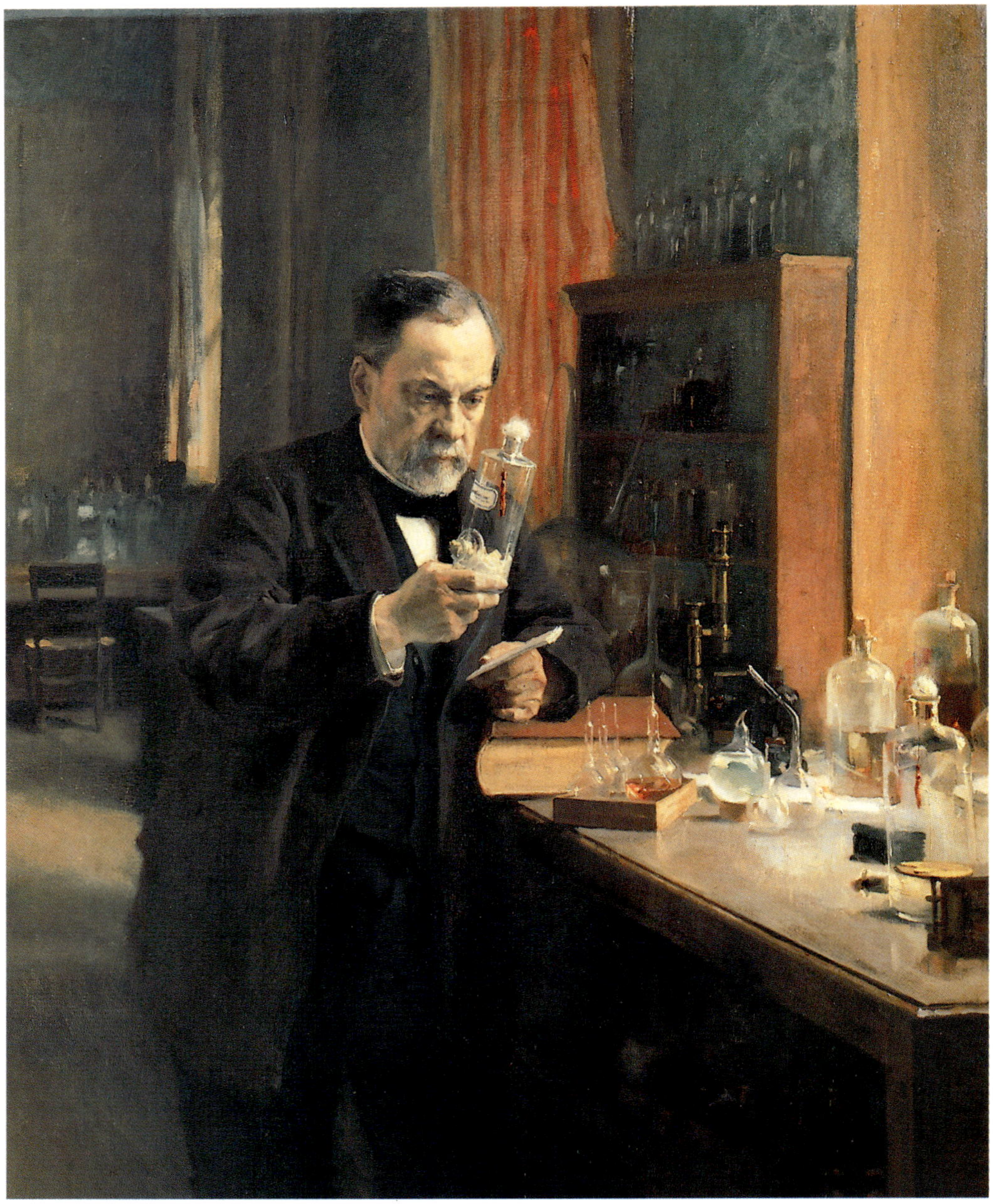

Der Chemiker Pasteur 1885 in seinem Pariser Laboratorium (Gemälde von A. Edelfelt, 1885); die Forschungsarbeit des Franzosen wird u. a. grundlegend für die Seuchenbekämpfung des 19. und 20. Jahrhunderts. Weniger bekannt, aber in ihrem Ergebnis fast origineller sind Pasteurs Studien zur optischen Aktivität von organischen Substanzen, insbesondere der Traubensäure. Der Chemiker begann mit der Untersuchung ihrer chemischen Zusammensetzung 1847 und legt die Grundlagen für die Festlegung der räumlichen Anordnung der Anatome in einem Molekül, wie sie ab 1874 die »Stereochemie« von Jacobus Henricus van 't Hoff und Joseph Achille Le Bel vornimmt.

Theodor Schwann (→ 1839/S. 275) hatte bereits aus theoretischen Überlegungen heraus die These von der Urzeugung abgelehnt (1837) und als Ursache für die Gärung Hefekeime in der Luft angenommen. Pasteur knüpft an diese Überlegungen an: Gärungs- und fäulnisfähige Stoffe, die sich in einer Flasche befinden, werden durch Erhitzen von Hefen befreit und durch einen speziellen Filter von der Luft getrennt. Die Substanzen bleiben von einer chemischen Umsetzung verschont. Erst wenn Luft hinzutritt, kommt es zur Gärung bzw. Fäulnis. Bei der mikroskopischen Untersuchung der Luftfilter entdeckt Pasteur dieselben Keime, wie sie sich bei der Gärung oder Fäulnis finden. Damit hat Pasteur (1861) endgültig die Lehre von der Urzeugung widerlegt.

Pasteurisierung und Impfung

In seiner Studie über die »Krankheiten des Weines« (1863) zeigt Pasteur, daß der allgegenwärtige Essigpilz die Essiggärung erzeugt und damit die Entstehung und Erhaltung des Weines stört. (Die entsprechenden Studien zu den »Krankheiten des Bieres« sind 1876 abgeschlossen.) Pasteur zeigt, daß ein minutenlanges Erwärmen des Weines in der geschlossenen Flasche (auf etwa 69–75 °C) die spätere Zersetzung des Weines verhindert. Das Prinzip der »Pasteurisierung« ist erfunden. Es bildet eine Grundlage der Lebensmittelchemie.

1870 entdeckt er die beiden Erreger der Seidenspinner-Krankheit (Pebrine und Flacherie) und kann damit die in ihrer Existenz bedrohte Seidenindustrie Lyons retten. Von größter Bedeutung für die Medizin sind seine Studien über den Milzbranderreger (1877). Er erforscht auch den Erreger der Hühnercholera (1880) und entwickelt gegen diesen sowie gegen den Milzbranderreger aus abgeschwächten »Viren« einen Impfstoff (Vakzine). Im Juli 1885 wird zum ersten Mal bei einem Patienten, der von einem tollwütigen Hund gebissen worden ist, mit Erfolg eine Schutzimpfung gegen Tollwut durchgeführt. Das Zeitalter der »aktiven Immunisierung« hat damit begonnen.

»Leuchtende Spur durch die Nacht«

Chronik **Zur Person**

»Es gibt etwas, das wir in den verschiedenen Formen zu erkennen wissen, etwas, das in gleicher Weise einem Galilei, einem Pascal, einem Michelangelo, einem Molière eigen ist, etwas, das die Erhabenheit des Dichters, die Tiefe des Philosophen, die hinreißende Kraft des Redners, die Intuition des Gelehrten ausmacht. Diese gemeinsame Grundlage aller schönen und wahren Werke, die göttliche Flamme, diesen nicht in Begriffe zu fassenden Lebenshauch, der die Wissenschaft, die Literatur und die Kunst inspiriert, wir finden ihn bei Ihnen, mein Herr – das Genie ... Ihre wissenschaftliche Arbeit zieht sozusagen eine leuchtende Spur durch die dunkle Nacht des unendlich Kleinen, durch jene tiefsten Gründe des Seins, wo das Leben entsteht.« Mit diesen Worten begrüßt der Direktor der Académie française, der Schriftsteller Ernest Renan, am 27. April 1882 in einer feierlichen Sitzung Louis Pasteur als neues Mitglied. Bis heute gilt Pasteur als der wissenschaftliche Held Frankreichs par excellence, dessen persönliche Bescheidenheit, Wahrheitsliebe und Unbestechlichkeit in unzähligen Lobeshymnen gepriesen werden.

Pasteur wurde am 27. Dezember 1822 in Dole (Jura) als Sohn eines Gerbers geboren. Er wurde in seiner Ausbildung von Freunden der Familie gefördert. Nach seiner Schulzeit am Collège Royal in Besançon ging er 1842 nach Paris, wo er schließlich von 1843 bis 1846 an der École Normale Superieure Naturwissenschaften studierte. 1847 promovierte er sowohl in Physik als auch Chemie. Zugleich arbeitete er als »Préparateur« (Hilfsassistent) bei dem Chemiker Antoine Jérôme Balard. Im Jahr 1849 ging Pasteur als Professor für Chemie an die Universität Straßburg (die heute seinen Namen trägt). Im selben Jahr heiratete er Marie Laurent, die Tochter des Rektors der Straßburger Akademie. Von den fünf gemeinsamen Kindern erreichen nur zwei das Erwachsenenalter.

Am 19. Oktober 1868 erleidet der 45jährige einen Schlaganfall, seine linke Hand bleibt gelähmt.

Nach verschiedenen Professuren für Chemie bzw. Geologie und Chemie u. a. in Lille und an der Sorbonne ist er von 1888 bis zu seinem Tod Direktor des Pariser Institut Pasteur. Er erhält zahlreiche Preise und Ehrungen.

Während des Deutsch-Französischen Krieges 1870/71 schickt er sein Ehrendoktordiplom, das er von der Bonner Medizinischen Fakultät erhalten hat, aus Protest gegen die »Barbarei« der Deutschen zurück. Als Nationalheld verehrt stirbt er am 28. September 1895 in der Nähe von Paris.

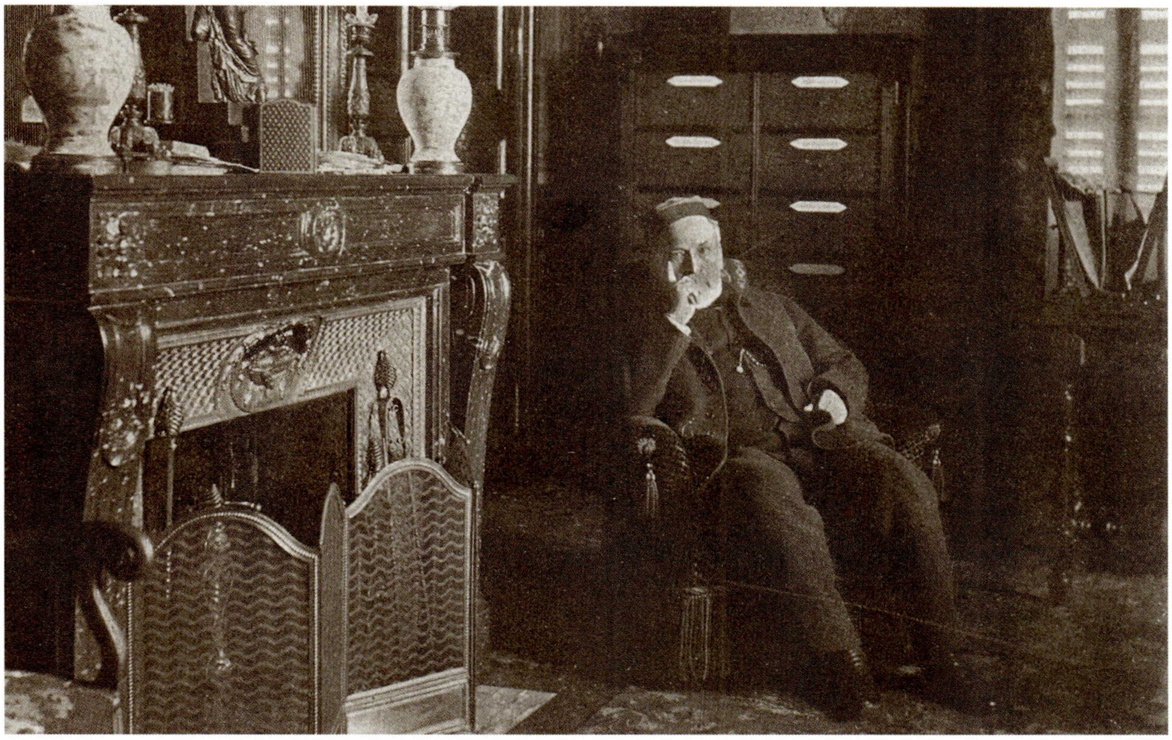

△ Louis Pasteur wenige Tage vor seinem Tod 1895 in seinem Arbeitszimmer in Villeneuve-l'Etang bei Paris; die französische Zeitschrift »L'Illustration« veröffentlicht nach dem Tod des Wissenschaftlers eine mehrseitige Würdigung. Pasteur genießt in der französischen Bevölkerung ein hohes Ansehen. Der französische Staat zahlt Pasteur nicht nur eine Leibrente, sondern errichtet ihm auch mit dem »Institut Pasteur« in der französischen Hauptstadt ein eigenes Forschungszentrum.

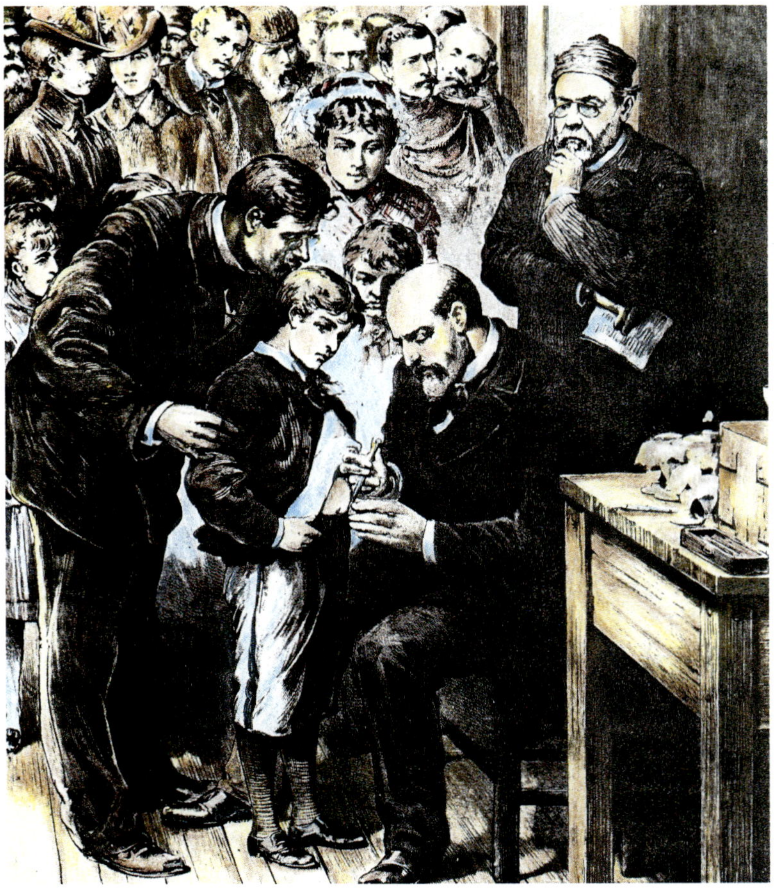

◁ Nachdem ihn ein tollwütiger Hund gebissen hat, wird der neunjährige Joseph Meister am 6. Juli 1885 als erster Mensch gegen die Tollwut geimpft. Pasteur (ganz rechts), der den Impfstoff entwickelt hat, beobachtet die Prozedur »nicht ohne das Gefühl größter Angst«. Der Impfstoff, er besteht aus abgeschwächten Krankheitserregern, die der Chemiker aus dem Rückenmark infizierter Tiere gewonnen hat, war vor der Anwendung bei Menschen in mehreren Laborversuchen erfolgreich an Hunden getestet worden (moderne Kolorierung).

Mit dem Karbolspray gegen »Luftkeime«

1867. Joseph Lister (1827–1912), Chirurgieprofessor in Glasgow, veröffentlicht in der medizinischen Wochenschrift »Lancet« einen Aufsatz in mehreren Fortsetzungen unter dem Titel: »On a new method of treating compound fracture, abscess, etc. with observations on the conditions of suppuration« (Über eine neue Methode der Behandlung von komplizierten Knochenbrüchen, Abszessen usw., mit Beobachtungen über die Bedingungen der Eiterung). Es handelt sich um Listers erstes Werk über das antiseptische Prinzip.

Im ausdrücklichen Rückgriff auf Louis Pasteurs Lehre von den »Luftkeimen«, welche in organischen Substanzen Fäulnis bzw. Gärung verursachen (→ 1861/S. 300), entwickelt Lister Maßnahmen zur Desinfektion in der Chirurgie. So sei z. B. bei der Behandlung einer komplizierten Fraktur nichts weiter nötig, »als die Wunde mit einem Material zu verbinden, das diese septischen Keime zu töten vermag«. Als wirksames Mittel der Desinfektion greift Lister zur Karbolsäure (= Phenol).

Vor der britischen Ärztevereinigung in Dublin hält er am 9. August 1867 einen Vortrag »Über das antiseptische Prinzip in der chirurgischen Praxis«. Damit beginnt ein neues Zeitalter der Chirurgie.

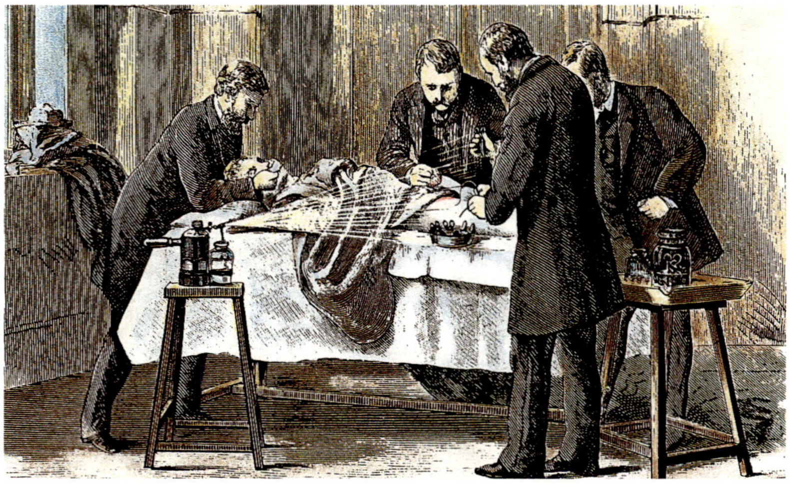

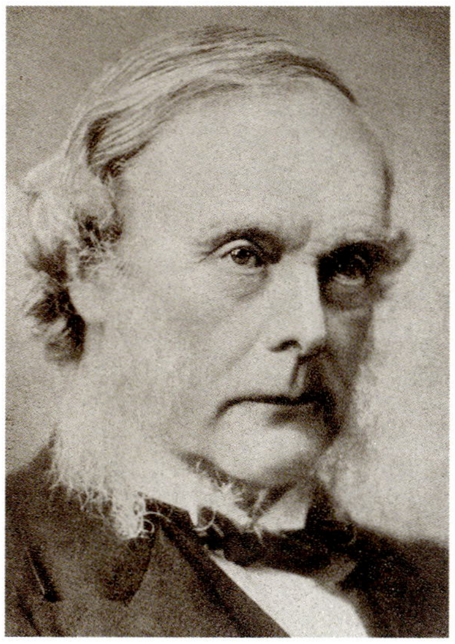

△ Lister operiert unter dem desinfizierenden Karbolspray; dieses »antiseptische Prinzip« revolutioniert die bis dahin gegen die Wundinfektionen hilflose Chirurgie. Zuvor führte z. B. an der Basler Universitätsklinik die Operation des Eingeweidebruchs in 78% der Fälle zum Tod, danach nur noch in 10% (moderne Kolorierung).

◁ Joseph Lister, der Initiator der Wundbehandlungsmethode mit Karbolspray, stammt aus einer Quäkerfamilie, studierte in London Medizin, wurde Dozent für Chirurgie in Edinburgh (1854), dann Professor für Chirurgie in Glasgow (1860) und kehrt 1869 nach Edinburgh zurück. 1877 geht Joseph Lister nach London.

Wundinfektionen stark vermindert

Chronik Stichwort

Unter **Antisepsis** und **Asepsis** sind alle Maßnahmen zu verstehen, die eine relative bzw. absolute Keimfreiheit bei einer ärztlichen Behandlung erzielen sollen.

Die Antisepsis wird 1867 als Prinzip der Desinfektion von Joseph Lister in die Chirurgie eingeführt. Sie zielt darauf ab, die Keime bei der Wundbehandlung bzw. beim Operieren abzutöten. Operationsfeld, Instrumente, Verbandsmaterialien und schließlich auch die Luft werden desinfiziert. Mit diesen Maßnahmen kann die Anzahl der Wundinfektionen mit ihrer überaus hohen Sterblichkeitsrate drastisch vermindert werden.

Ab 1886 wird die aseptische Wundbehandlung, die peinlich genaue Infektionsverhütung, von dem Kieler Chirurgen Gustav Adolf Neuber (1850–1932) eingeführt. Die Maßnahmen der Asepsis gelten grundsätzlich noch heute.

1886 führt Ernst von Bergmann die Dampfsterilisation ein, 1894 William S. Halsted den Gummihandschuh.

Waldeyer: Karzinome entwickeln sich aus Epithelzellen

1867. Der deutsche Pathologe Wilhelm von Waldeyer-Hartz (1836 bis 1921) veröffentlicht in Rudolf Virchows »Archiv für die pathologische Anatomie und Physiologie und für klinische Medizin« seinen ersten Artikel über die »Entwicklung der Carcinome«. Der zweite Aufsatz dazu erscheint 1872.

Nach Waldeyers Auffassung entstehen Krebszellen aus normalen Zellen, die übermäßig wachsen und sich durch Zellteilung vermehren. Die lokale Ausdehnung geschehe ausschließlich durch infiltrierendes Wachstum in das umliegende Gewebe. Die Aussiedlung von Tochtergeschwülsten (Metastasen) vollziehe sich über die Blut- oder Lymphwege oder andere Körperflüssigkeiten. Die Umwandlung von Epithel- in Krebszellen gehe nicht mit einem Zelluntergang einher, ebensowenig verwandelten sich Bindegewebszellen in epitheliale (zur obersten Zellschicht des Haut- und Schleimhautgewebes gehörende) Krebszellen. Die Vermehrung der Krebszellen werde von einer Proliferation (Wucherung) des Bindegewebes begleitet, so daß die jeweilige Krebsgeschwulst dementsprechend fibrös, fetthaltig oder knorpelig erscheine. Diese Eigenschaften schreibt Waldeyer ebenso den »Sarkomen« (von griech. sarx = Fleisch), den bösartigen Geschwulsten des Bindegewebes zu. Gutartige Geschwülste werden immer von normalen Zellen gebildet.

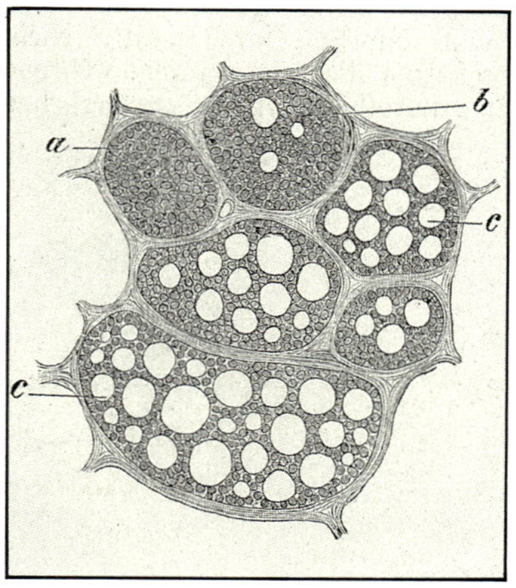

Fundamentalsatz der Histologie

Wilhelm von Waldeyer-Hartz erkennt die histologischen Entstehungsvorgänge des Krebses:

». . . daß, sobald die erste Differenzierung der Furchungszellen . . . vollzogen ist, von da ab keine einzige genetische Vermischung der verschiedenen Zellenformen und Zellarten mehr geschieht, und die Zellen einer bestimmten Art . . . den bei der ersten Differenzierung der Embryonalanlagen erhaltenen Charakter vererben und bewahren« (Abb: Karzinom, 1895).

Waldeyer setzt sich gegenüber Virchow durch, der das Bindegewebe – insbesondere die »Spindelzelle« oder die »Bindegewebskörperchen« – als Quelle der Krebsbildung ansieht. Waldeyers Lehre von der Entstehung und Ausbreitung des Krebses begründet die moderne Krebstheorie und die davon abgeleitete operative Behandlung. Sie entspricht noch dem heutigen Lehrbuchwissen.

Waldeyer-Hartz hat sich 1864 in Breslau in Anatomie und Physiologie habilitiert und ist dort ab 1867 ordentlicher Professor für pathologische Anatomie. 1872 geht er als Anatom nach Straßburg und wirkt anschließend von 1883 bis 1917 in der Reichshauptstadt Berlin.

Reflexvorgänge physiologisch erforscht

1865. Der Bonner Physiologe Eduard Pflüger (1829–1910) erklärt die Menstruation der Frau in seinen »Untersuchungen aus dem physiologischen Laboratorium in Bonn« auf der Grundlage der Reflexlehre. Nach Pflügers Theorie wird die Menstruation durch die Summation sehr schwacher Reize ausgelöst. Das Wachstum von Zellen im Eierstock führe kontinuierlich zu einer Reizung der »Ovarialnerven«, die sich im »menstrualen Reflexcentrum des Rückenmarkes« summiere. Schließlich erfolge »der reflectorische Ausschlag als gewaltige Blutcongestion (Blutwallung) nach den Genitalien«, die sowohl den Eisprung als auch die Menstruation auslöse. Damit wird die Menstruation fälschlicherweise als ein Reflexvorgang analog der »Reflexepilepsie« verstanden.

Eduard Pflüger, der sich 1858 in Berlin habilitiert hat, erforscht insbesondere das »Reflexprincip« mit Hilfe elektro- bzw. neurophysiologischer Methoden. In seinen »Untersuchungen über die Physiologie des Elektrotonus« zeigt er die Wirkungen des elektrischen Stroms auf Froschnerven.

Seit 1859 ist Pflüger – bis zu seinem Tod – Inhaber des neu errichteten Lehrstuhls für Physiologie in Bonn. 1868 gründet er das (heute nach ihm benannte) international verbreitete »Archiv für die gesamte Physiologie des Menschen und der Tiere«. Besonders bedeutsam sind Pflügers Forschungen zur Atmungsphysiologie und zum Stoffwechsel (1868 und 1872) unter Einbeziehung der physiologischen Chemie, wobei insbesondere seine neue Methode der Blutgasanalyse (1866) zu erwähnen ist.

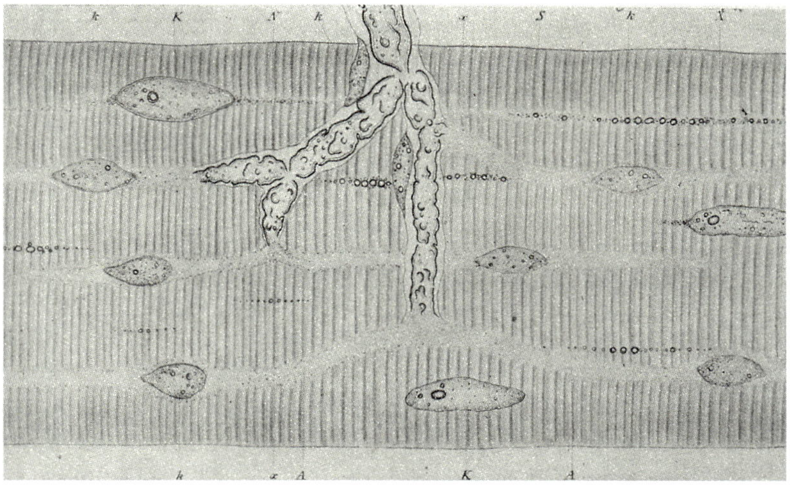

Aus einer Vorlesung Pflügers über die Neuronenlehre 1906/07: Die markhaltige Nervenfaser dringt in mehreren Ästen in die (quergestreifte) Muskelfaser ein.

Luftdusche gegen Schwerhörigkeit

1863. Der Wiener Dozent für Ohrenheilkunde Adam Politzer (1835 bis 1920) berichtet »Über ein neues Heilverfahren gegen Schwerhörigkeit infolge Unwegsamkeit der Eustachischen Ohrtrompete«.

Die Therapie, die als »Politzersches Verfahren« bzw. »Politzern« in die Literatur eingeht, basiert auf einer Art Luftdusche. Mit einem Ballon wird Luft eingeblasen bei gleichzeitigem Schlucken unter Abschließen des Naseneingangs mit dem Finger. Damit wird die krankhaft verschlossene Ohrtrompete (Eustachische Röhre) wieder durchgängig gemacht und die damit verbundene Schwerhörigkeit aufgehoben. Dieses Verfahren findet bei praktischen Ärzten rasche Verbreitung.

Diese experimentell-physiologische Methode, die Politzer in die Ohrenheilkunde einführt, hat er im Labor von Carl Ludwig in Wien und auf einer Studienreise 1861 bei Hermann Helmholtz in Heidelberg sowie bei Claude Bernard in Paris kennengelernt.

Politzer übernimmt ab 1873 am Wiener Allgemeinen Krankenhaus gemeinsam mit Joseph Gruber (ab 1898 allein) die Leitung der ersten Universitäts-Ohrenklinik der Welt und wirkt dort ab 1895 als ordentlicher Professor für Ohrenheilkunde. Er gibt seinem Fachgebiet entscheidende Impulse, insbesondere zeigt er mit seinen »Beleuchtungsbildern des Trommelfells« einen neuen Weg, um Mittelohrentzündungen und Trommelfellverletzungen genau zu diagnostizieren. Mit seinem »Lehrbuch der Ohrenheilkunde« (1878) schafft er ein Standardwerk seines Faches.

Der zweite Pionier der Wiener Ohrenheilkunde ist Joseph Gruber (1827–1900), der die Ohrenklinik bis 1898 mit Politzer leitet. Er liegt mit diesem in dauerndem Wettstreit und erhebt u. a. den Anspruch, das Politzersche Verfahren als erster praktiziert zu haben.

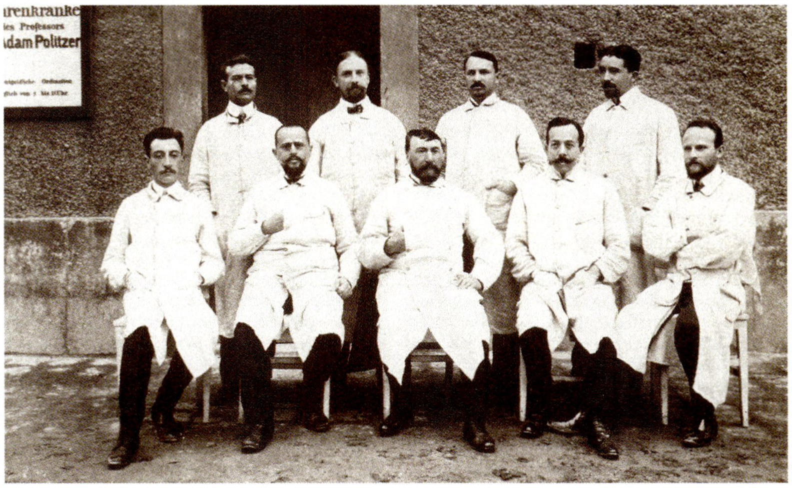

Der bekannte Wiener Ohrenarzt Adam Politzer (Mitte, 1. Reihe) schart hier seine Schüler vor dem Klinikeingang um sich (1905).

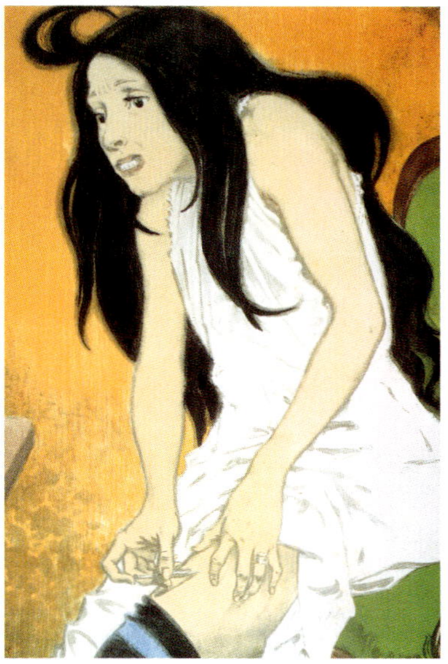

»Morphinomanie« (Farblithographie von Eugène S. Grasset, 1897)

Suchtgefahr durch Morphium erkannt

1869. Robert Bartholow (1831 bis 1904), Militärarzt und Pharmakologe in Philadelphia (US-Bundesstaat Pennsylvania), beschreibt die Symptome einer Morphingewöhnung sowie die entsprechenden Entzugserscheinungen. Er stellt einen Behandlungsplan zur Entziehung auf, der auf einem abgestuften Atropinzusatz beruht.

Noch zu Anfang des 19. Jahrhunderts ist das Opium – fast im Sinne eines Allheilmittels – sehr stark in Gebrauch. Insbesondere in Großbritannien wird die »Opiumsucht« (Christoph Wilhelm Hufelands Begriff) als Gefahr für die öffentliche Gesundheit erkannt.

Mit Einführung des Morphins, das 1818 erstmals in einem amtlichen Arzneibuch aufgeführt wird (→ 1804/S. 254) und dessen subkutaner Injektion, wie sie 1844 erstmals der Ire Francis Rynd (1801–1861) zur Bekämpfung einer Gesichtsneuralgie durchgeführt hat, scheint ein neues Wundermittel der Schmerzbekämpfung zur Verfügung zu stehen, wirksamer als alle Opiumpräparate. Doch schon bald erkennt man die starke Suchtgefahr, die insbesondere durch die Selbstmedikation von Patienten gegeben ist, »die zur Morphium-Injection greifen, wenn sie eine unbehagliche Stimmung spüren . . .«, wie der deutsche Psychiater Heinrich Laehr 1872 mahnend schreibt. Eduard Levinstein prägt 1875 den Begriff »Morphiumsucht«.

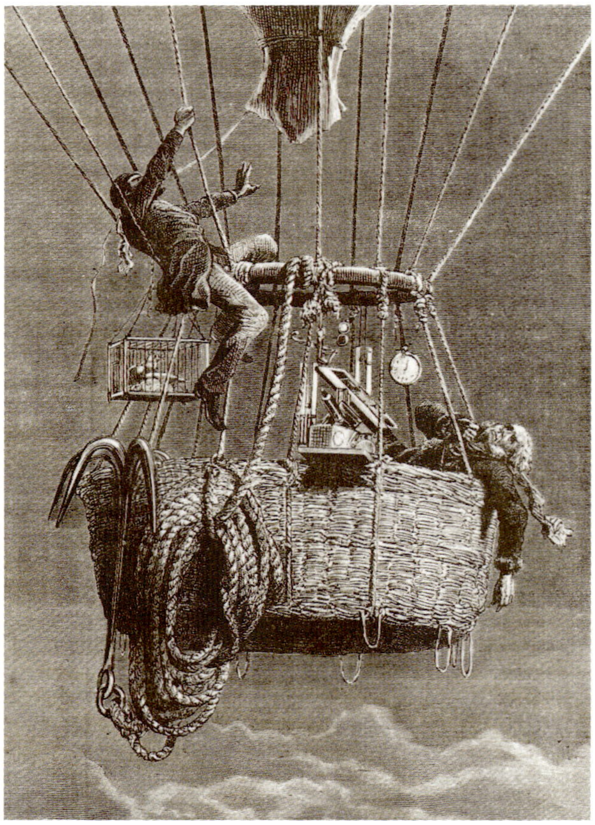

Darstellung der dramatischen Ereignisse bei der Ballonfahrt von Glaisher und Coxwell am 5. September 1862

Höhenkrankheit wird beschrieben

5. September 1862. Der britische Meteorologe James Glaisher (1809–1903), der zusammen mit dem Aeronauten Henry Coxwell unter der Schirmherrschaft der British Association for the Advancement of Science eine Reihe von wissenschaftlichen Ballonfahrten unternimmt, gibt den ersten ausführlichen Bericht über die Symptome der Höhenkrankheit. Über eine Fahrt, bei der sie bis in eine Höhe von etwa 7000 m aufsteigen, berichtet Glaisher: »Ich glaubte zu ersticken und keine Experimente machen zu können, der Tod würde eintreten, wenn wir nicht schnell hinuntersteigen würden . . .« Glaisher übersteht eine etwa fünf Minuten andauernde Ohnmacht ohne Folgeschäden.

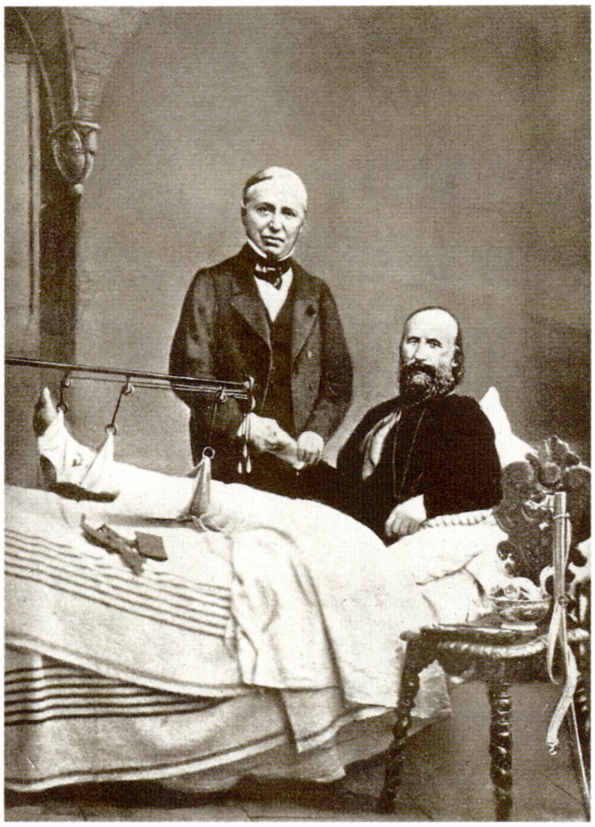

Der französische Chirurg Auguste Nélaton bei dem verwundeten und gefangenen Garibaldi im Lazarett

Giuseppe Garibaldi wird operiert

29. August 1862. Der italienische Freiheitskämpfer Giuseppe Garibaldi (1807–1882) wird bei Aspromonte (Reggio Calabria) durch einen Steckschuß an der Innenseite des rechten Fußknöchels verletzt. Neben vielen anderen Ärzten wird der berühmte Pariser Chirurg Auguste Nélaton (1807–1873) hinzugezogen. Er gibt im selben Jahr einen Bericht über den Fall ab.
Im vorröntgenologischen Zeitalter macht die Diagnose eines Steckschusses große Probleme. Ob Garibaldi an einem solchen wirklich leidet, ist zunächst umstritten. Mit einer speziellen Silbersonde mit Porzellankopf gelingt Nélaton schließlich der Nachweis. Im November 1862 kann das Geschoß entfernt werden.

Atmung wird durch einen Reflex reguliert

1868. Der aus Sachsen stammende Karl Ewald Konstantin Hering (1834–1918), Professor an der Josephs-Akademie in Wien, untersucht zusammen mit dem Wiener Arzt Josef Breuer (1842–1925) die »Selbststeuerung der Athmung durch den Nervus vagus«.
Die beiden Mediziner stellen hierzu Versuche an Hunden, Katzen und Kaninchen an und reizen den Nervus vagus mit verschiedenen Techniken durch Aufblasen bzw. Kollabierenlassen der Lungen. Sie kommen zu dem Ergebnis, daß durch die Lungendehnung die Einatmung reflektorisch gehemmt wird.
In einer Veröffentlichung dazu heißt es: »Die Ausdehnung der Lunge wirkt reflectorisch hemmend für die Inspiration, fördernd für die Exspiration, und zwar um so stärker, je stärker die Ausdehnung selbst ist . . . Durch Verkleinerung des Lungenvolumens wird jede sich eben vollziehende active Exspiration momentan sistirt und sogleich eine Inspiration hervorgerufen.« Beide Wirkungen seien reflektorisch durch den Dehnungszustand der Lungen bedingt.
Dieser »Hering-Breuer-Reflex« kann erstmals im Tierexperiment den Mechanismus eines biologischen Feedback im modernen Sinn demonstrieren. Die Entdeckung findet zunächst keine große Beachtung. Erst im Jahr 1933 wird durch Ableitung der elektrischen Aktionspotentiale am Nervus vagus dieser Reflex objektiv von dem britischen Physiologen Edgar Douglas Adrian nachgewiesen.

Anfänge der Universitätspsychiatrie in Westeuropa

1865. In Zürich wird das »Burghölzli«, eine »Irrenanstalt für den Canton Zürich«, eröffnet. Die Klinik wird für viele Jahrzehnte ein erfolgreiches Modell für die Universitätspsychiatrie, die sich erst in der zweiten Hälfte des 19. Jahrhunderts gegenüber der reinen Anstaltspsychiatrie etabliert.
Insbesondere die schweizerischen Psychiater Auguste Forel (1848 bis 1931), der das Burghölzli von 1879 bis 1898 leitet, und sein Nachfolger Eugen Bleuler, der bis 1927 Direktor ist, entwickeln die wissenschaftliche Psychiatrie in der Anstalt.
Forel versucht als einer der ersten Psychiater, die Hypnose therapeutisch zu nutzen und bemüht sich im Zusammenhang mit der Problematik eingeschränkter Zurechnungsfähigkeit um eine Reform des Strafrechts. Er ist außerdem einer der prominentesten Vertreter der Antialkoholismus-Bewegung in der Schweiz.
In Deutschland machen v. a. Wilhelm Griesinger (1817–1868) und Emil Kraepelin (1865–1926) die Psychiatrie zu einem anerkannten Universitätsfach. Griesinger arbeitete u. a. in Zürich.

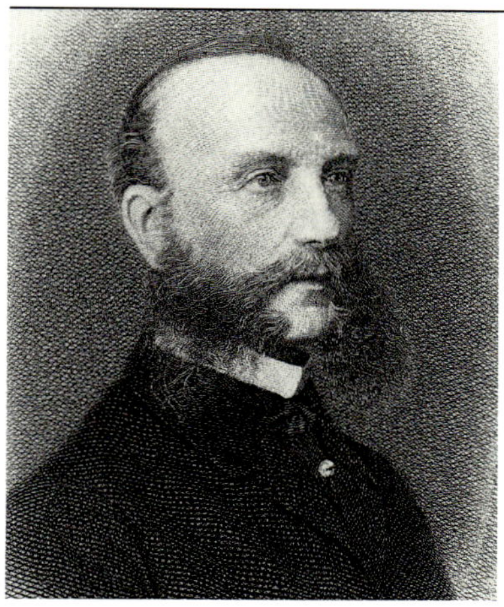

»Freie Behandlung der Irren«
Wilhelm Griesinger (Abb.) erhält 1865 den Ruf auf den Lehrstuhl für Psychiatrie in Berlin. Er ist ein begeisterter Anhänger des aus Großbritannien stammenden »No-restraint-Systems« (1839 von John Conolly begründet), einer »freien Behandlung« der Irren ohne die bislang üblichen drastischen Zwangsmittel. Diese neue Behandlungsform setzt Wilhelm Griesinger in Zürich noch vor Fertigstellung des Burghölzli durch, während er in Zürich als Professor für innere Medizin (1860–1865) tätig ist.

1870

1879–1879

1870. Der Physiologe Gustav Theodor Fritsch und der Psychiater Eduard Hitzig entdecken im Tierversuch die »motorischen Centra« im Gehirn. → S. 305

1871. Der Gynäkologe Bernhard Sigmund Schultze aus Jena veröffentlicht seine Schrift »Der Scheintod Neugeborener«. Er zeichnet sich in den 1860er und 70er Jahren durch seine Methoden der Wiederbelebung von Neugeborenen aus und ist ein Wegbereiter der Neonatologie (Lehre von den Neugeborenen-Krankheiten).

Das Buch des britischen Naturforschers Charles Robert Darwin über die Abstammung des Menschen (»The descent of man, and selection in relation to sex«) erscheint. Hier erklärt er erstmals systematisch die Abstammung des Menschen durch natürliche und sexuelle Auslese (→ 1874/S. 306).

7. 2. 1871. Der US-amerikanische Zahnarzt James Beall Morrison läßt sich eine Tretbohrmaschine patentieren, die in kurzer Zeit überall Verbreitung findet. → S. 316

1872. Der französische Neurologe Jean Martin Charcot veröffentlicht seine Vorlesungen über Nervenkrankheiten, in denen er sich u. a. der Hysterie widmet. → S. 307

Der deutsche Anthropologe Hermann Welcker berichtet über Verkrüppelungen der Füße der Chinesinnen, die durch enges Binden von früher Jugend an entstehen. → S. 316

1. 1. 1872. Die Paragraphen 218 bis 220 des Reichsstrafgesetzbuches (RStGB) zur Regelung des Schwangerschaftsabbruches treten in Kraft. → S. 308

28. 6. 1872. Die erste für das ganze Deutsche Reich gültige Ärztliche Approbationsordnung wird verkündet. Sie stützt sich im wesentlichen auf die Gewerbeordnung für den Norddeutschen Bund von 1869. → S. 316

1873. Der norwegische Arzt Armauer Hansen entdeckt den Leprabazillus. → S. 310

Das Reichsgesundheitsamt wird in Berlin zur Förderung der öffentlichen Hygiene gegründet.

Die US-Amerikanerin Mary Baker-Eddy begründet mit ihrer Schrift »Science and Health« die »Christian Science« (Christliche Wissenschaft), die vor allem Methoden des geistigen Heilens propagiert (→ 1887/S. 331).

17. 9. 1873. 43 ärztliche Delegierte aus 50 Einzelvereinen gründen auf dem ersten Deutschen Ärztetag in Wiesbaden den Deutschen Ärztevereinsbund (→ 28. 6. 1872/S. 316).

1874. Adolf Kußmaul beschreibt die Atemnot (Dyspnoe) im diabetischen Koma. → S. 315

Der Psychiater Karl Ludwig Kahlbaum beschreibt die Katatonie als eigenes Krankheitsbild. → S. 312

Der Jenaer Naturphilosoph und Zoologe Ernst Haeckel formuliert in seinem Werk »Anthropologie oder Entwicklungsgeschichte des Menschen« das »biogenetische Grundgesetz«. → S. 306

Andrew Taylor Still, ein US-amerikanischer Arzt aus dem Bundesstaat Missouri, beschreibt seine neue Heilmethode der »Osteopathie«. → S. 313

8. 4. 1874. Die Zwangsimpfung gegen die Pocken wird im gesamten Deutschen Reich eingeführt, nachdem dies in einzelnen Ländern – z. B. in Bayern 1807 – bereits früher geschehen war. → S. 311

1874–1880. Das siebenbändige »Handbuch der gesammten Augenheilkunde« von Edwin Theodor Saemisch und Alfred Carl Graefe erscheint. → S. 315

1875. Der US-amerikanische Neurologe George Miller Beard veröffentlicht das in den USA einflußreichste Buch zur Elektrotherapie. → S. 313

1876. In Großbritannien tritt das erste Gesetz der Welt zur Reglementierung von Tierversuchen in Kraft. → S. 312

Der britische Naturforscher, Experimentalpsychologe und Vererbungstheoretiker Francis Galton, ein Vetter von Charles Darwin, begründet die Zwillingsforschung und versucht, Aufschluß über den Anteil von Vererbung und Umwelt bei den individuellen Unterschieden zu erhalten.

16. 2. 1876. Franziska Tiburtius und Emilie Lehmus eröffnen als erste deutsche Zahnärztinnen in Berlin eine Praxis.

1877–1881. In einigen deutschen Städten sterben pro Jahr mehr als 70 von 100 000 Einwohnern an Tuberkulose, die Säuglingssterblichkeit erreicht mancherorts über 40%.

1878. Der schweizerische Chirurg Emil Theodor Kocher veröffentlicht seine erste Arbeit über die operative Entfernung eines Kropfes. → S. 314

Der Wiener Psychiater Richard von Krafft-Ebing veröffentlicht seine Untersuchungen über die »menstrualen Irreseinsanfälle als eine Art psychische Epilepsie«. Er vertritt die traditionelle These von der psychischen Störung der Frau zur Zeit der Menstruation.

14. 10. 1878. Auf Anregung von Georg Thilenius wird die »Balneologische Section« der Gesellschaft für Heilkunde in Berlin gegründet. → S. 317

1879. In den USA wird das National Board of Health eingerichtet, eine Institution, die mit der zwischenstaatlichen Kontrolle aller Seuchenmaßnahmen betraut ist. → S. 313

Der deutsche Anatom Walther Flemming beobachtet, daß die Chromosomen sich bei der Zellteilung längsspalten und daß eine Hälfte in jede Tochterzelle gelangt. Er prägt hierfür den Begriff »Mitose«. → S. 311

Erfolge der Hirnforschung

1870. Der Internist und spätere Psychiater Eduard Hitzig (1838 bis 1907), ab 1875 Direktor der Irrenanstalt Burghölzli in Zürich, und der Zoologe Gustav Theodor Fritsch (1838–1891) unternehmen in Berlin eine Versuchsreihe zur Erforschung der Gehirnfunktionen. Sie reizen mit schwachem Strom, den sie durch Platinelektroden schikken, die gesamte Großhirnrinde eines Hundes. Reize im vorderen Bereich des Gehirns lösen Bewegungen aus, während solche im hinteren Bereich keine Reaktion hervorrufen. Sie stellen fest, daß die elektrische Stimulation des motorischen Teils mit Muskelbewegungen auf der gegenseitigen Körperhälfte einhergeht. Durch schwache Ströme können die einzelnen Orte auf der Hirnrinde bestimmt werden, welche die jeweilige Muskelgruppe zur Kontraktion bringen. Während schwache elektrische Reize nur geringe Bewegungen einer Extremität erreichen, verursachen starke Reize Krämpfe. Zum Beweis der lokomotorischen Zentren tragen die Experimentatoren die betreffenden Hirnareale ab, was eine Schwäche der entsprechenden Glieder zur Folge hat.

Der Artikel von Fritsch und Hitzig »Ueber die elektrische Erregbarkeit des Grosshirns« und die darin (auch bildlich) dokumentierten »Bewegungszentren« bedeutet einen Meilenstein in der Hirnforschung. Seit den Tierversuchen von Marie Jean Pierre Flourens (1794–1867) im frühen 19. Jahrhundert erschien es zweifelhaft, ob das Gehirn elektrisch erregbar ist. 1874 bestimmt Eduard Hitzig genauer die Grenzen des motorischen Areals auf der Hirnrinde.

An diesen Forschungsansatz knüpfen insbesondere britische Wissenschaftler an. Der Neurophysiologe David Ferrier (1843–1928) bestätigt tierexperimentell die Annahme des Neurologen John Hughlings Jackson, wonach einseitige epileptische Anfälle von einem bestimmten Areal der Hirnrinde ausgehen.

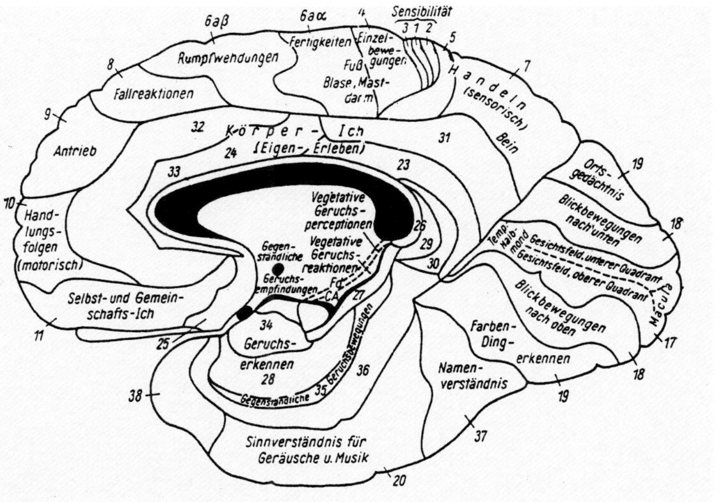

Hirnlokalisationskarte (aus Karl Kleist: »Gehirnpathologie«, 1934)

Hirnfunktionen können lokalisiert werden

Chronik Stichwort

Ausgangspunkt der modernen Hirnforschung und ihres Versuchs, bestimmte **Gehirnfunktionen** in verschiedenen Hirnteilen zu lokalisieren, ist die Gallsche Schädellehre (→ 24. 12. 1801/ S. 252). Diese stieß jedoch insbesondere aufgrund der experimentellen Arbeiten von Marie Jean Pierre Flourens in der wissenschaftlichen Medizin auf Ablehnung. Dieser betonte, daß die Hirnteile grundsätzlich die gleichen Leistungsmöglichkeiten besitzen (Äquipotenztheorie). Erst mit den Arbeiten von Fritsch, Hitzig und Ferrier beginnt der Siegeszug der Lokalisationslehre, die vor allem als »Hirnpsychiatrie« Schule macht.

Haeckel und der deutsche Darwinismus

1874. Der Jenaer Zoologe und Naturphilosoph Ernst Haeckel (1834 bis 1919) formuliert in seinem Werk »Anthropogenie oder Entwicklungsgeschichte des Menschen« das »biogenetische Grundgesetz«. Auf der Grundlage der Ideen Jean Baptiste de Lamarcks von der Vererbung erworbener Eigenschaften, die dieser durch vergleichende anatomische Studien in seiner »Philosophie zoologique« (1809) entwickelt hat, und der von Charles Darwin begründeten Abstammungslehre (Evolutions- und Selektionstheorie) stellt Haeckel den Satz auf, »daß sich die durch Anpassung erworbenen Veränderungen vererben« und daß damit die Entwicklungsgeschichte des einzelnen Embryo in abgekürzter Form die Entwicklungsgeschichte der Art wiederhole. Die modifizierenden Erfahrungen des Erwachsenen würden sich demnach in immer früheren Stufen der Nachkommen wiederholen. Die Ontogenese (individuelle Entwicklungsgeschichte) erscheint somit als kondensierte Phylogenese (Stammes- bzw. Menschheitsgeschichte). Diese Lehre erreicht im wissenschaftlichen Diskurs gegen Ende des 19. Jahrhunderts eine ungeheure Popularität. Sie schlägt sich u. a. in Sigmund Freuds Sexualtheorie nieder. Haeckel, der bedeutendste Vertreter des Darwinismus in Deutschland, geht weit über Darwins »Entstehung der Arten« (1859) hinaus, indem er den Ursprung der Organismen überhaupt unter dem Gesichtspunkt der Evolution betrachtet und den Menschen als Nachkommen des Affen ansieht. Die philosophischen Ideen Haeckels haben größten Einfluß auf das intellektuelle Klima der Jahrhundertwende. Der Darwinismus soll als wissenschaftliche Weltanschauung den gesellschaftlichen Fortschritt sichern. Die »Welträtsel« sollen auf eine einzige Substanz zurückgeführt und damit wissenschaftlich gelöst werden. Dieser »Monismus« erhebt in seiner Anwendung darwinistischer Grundsätze auf die Gesellschaft (Sozialdarwinismus) den politischen Anspruch der Weltverbesserung. 1906 wird der »Deutsche Monistenbund« gegründet, der mit propagandistischen Flugschriften Haeckels Ideen verbreitet (s.r.).

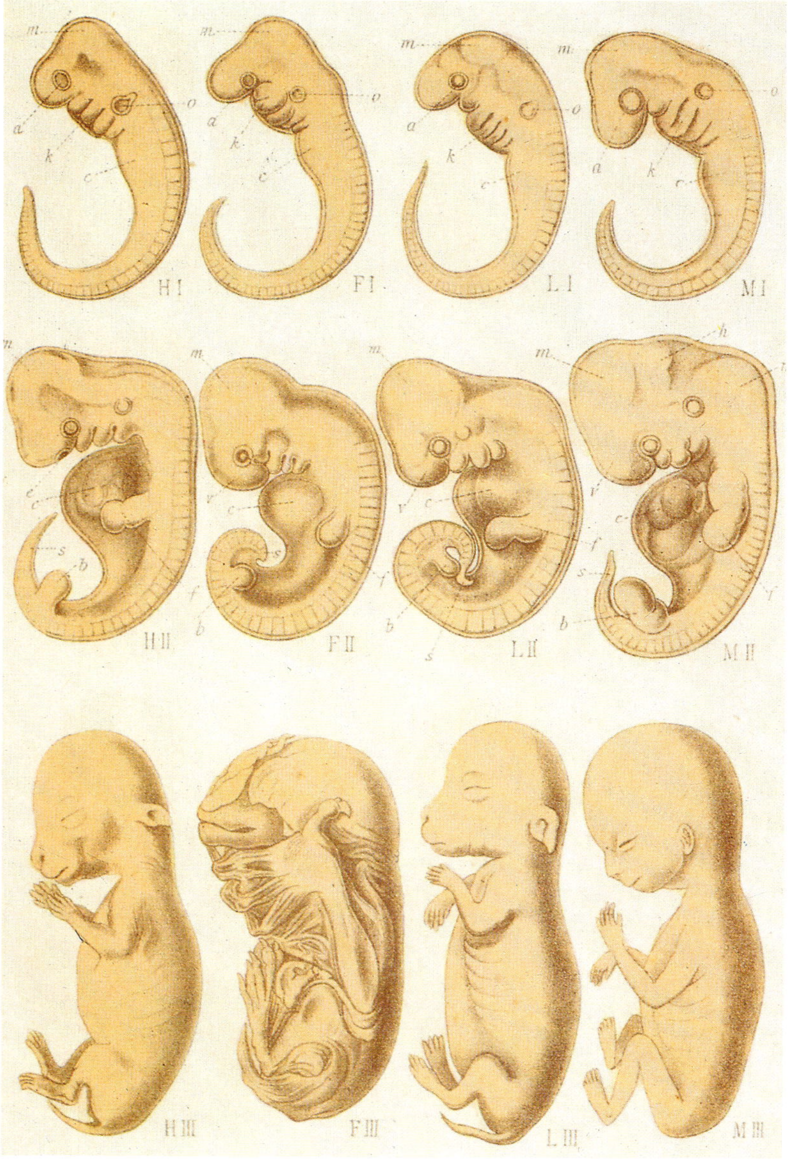

△ Embryonen (jeweils v. l.) von Hund, Fledermaus, Kaninchen und Mensch auf drei verschiedenen Entwicklungsstufen (Illustration aus der »Anthropogenie«)

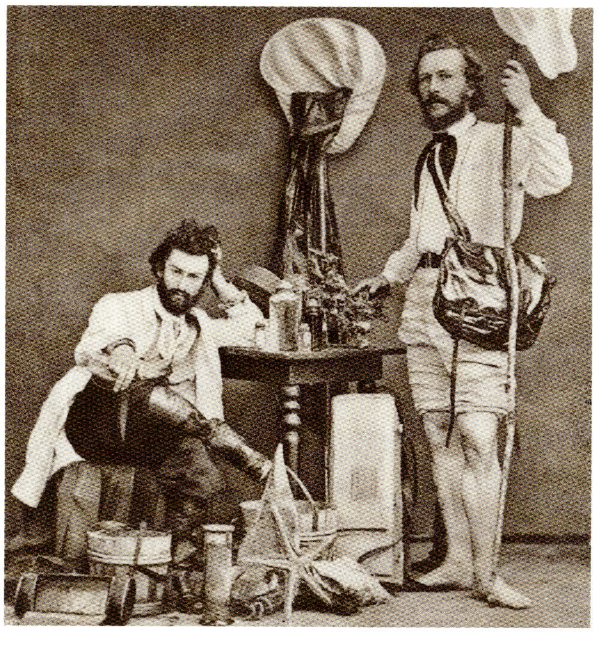

◁ Der Zoologe und spätere Naturphilosoph Ernst Haeckel (l.) mit seinem Assistenten Miklucho Maklay während seines Forschungsaufenthaltes auf Lanzarote 1866/67

Schwächere müssen sich unterordnen

Chronik Stichwort

Die Bezeichnung **»Biologismus«** wird von dem deutschen Philosophen Heinrich Rickert (1863–1936) um die Jahrhundertwende geprägt. Er bedeutet die Übertragung biologischer Theorien und bildhafter Modelle auf Gebiete außerhalb ihres ursprünglichen Geltungsbereiches. Insbesondere gesellschaftliche Entwicklungen sowie politische Zielsetzungen gewinnen in der Perspektive des Biologismus den Anschein objektiver Wissenschaftlichkeit.

Die Darwinsche Lehre von der natürlichen Auslese (Selektionstheorie) wird nicht nur auf die Menschheitsgeschichte insgesamt übertragen, sondern sie soll auch den Konkurrenzkampf zwischen Rassen, Völkern und Nationen als Naturgesetz erklären. In der Theorie des Sozialdarwinismus sind die Menschen von Natur aus ungleich, was zur Bildung von gesellschaftlichen Hierarchien führt, in denen sich die Schwächeren unterordnen müssen. Der Sozialdarwinismus dient somit als Rechtfertigungsideologie für gesellschaftliche Ungleichheiten und Ungerechtigkeiten.

Biologistische Untergangs- bzw. Heilsphantasien erhalten durch Nationalismus und Imperialismus in Europa starken Auftrieb. Politische und ökonomische Frontstellungen verbinden sich mit der Angst vor einer biologischen Apokalypse, dem Untergang eines rassisch und genetisch »verdorbenen« Volkes. Durch den Ersten Weltkrieg erhält der Biologismus zusätzliche Popularität, bis er sich schließlich im »Dritten Reich« ungehemmt durchsetzt (→ Eugenik; 1883/S. 327).

1917 attackiert Ernst Haeckel den »Todfeind England«, weil er als Verbündeter »die niederen farbigen Menschenrassen aus allen Erdteilen« zusammengerufen habe, die den Menschenaffen näher stünden als den europäischen Völkern.

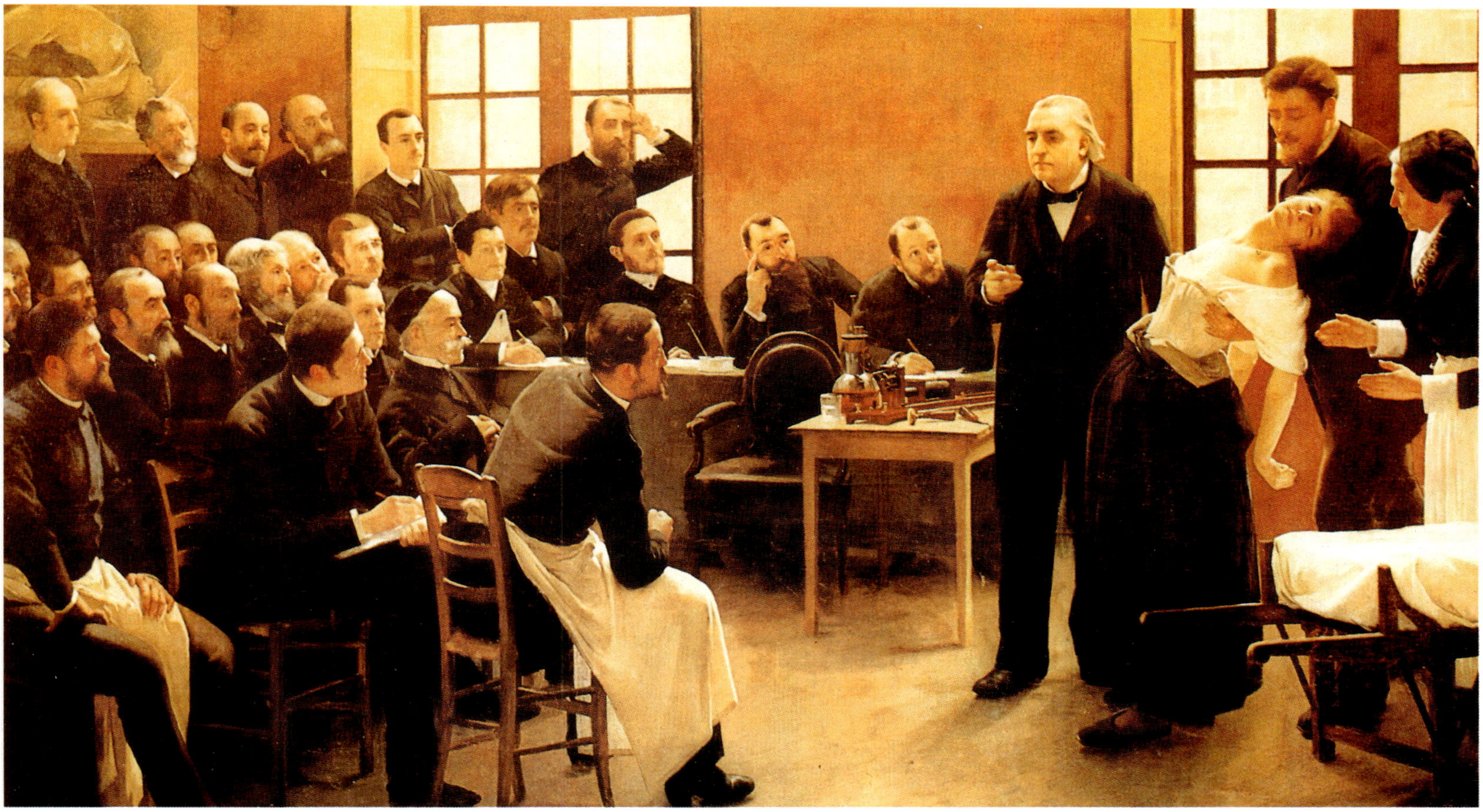

Jean Martin Charcot (4. v. r.) demonstriert in seiner Vorlesung die Hypnose an der Hysterikerin Blanche Wittman in der Salpêtrière (André Brouillet, 1887).

Charcot sucht nach Ursachen der Hysterie

1872. Der französische Neurologe Jean Martin Charcot (1825–1893), seit 1862 Chefarzt an dem Pariser Frauen-Krankenhaus Salpêtrière, veröffentlicht seine Vorlesungen über Nervenkrankheiten (»Leçons sur les maladies du système nerveus faites à la Salpêtrière«).
Er kombiniert die Methoden der pathologischen Anatomie (Neuropathologie) mit denen der medizinischen bzw. neurologischen Klinik und stellt eine Reihe von Krankheitsbildern vor, die z.T. heute noch mit seinem Namen verknüpft sind, beispielsweise das »Charcot-Syndrom«.
Ab 1872 interessiert sich Charcot zunehmend für Beschwerden und Störungen der Hysterischen, für die er keine pathologische Ursache findet und die er neurologisch nicht erklären kann. So stellt er z.B. eine Patientin mit hysterischer Harnverhaltung vor, die nur dieses eine Symptom ohne erkennbare Ursache liefert, was er als »hysterisches Stigma« bezeichnet. Das häufigste Stigma findet er bei seinen Patientinnen beim »Eierstockschmerz« (Ovarie), also in einer »hysterogenen Zone« (s. r.). Berühmt wird Charcot vor allem in den 1880er Jahren, als er große hysterische Anfälle unter Hypnose demonstriert. Er hält die Hypnose für eine nur bei Hysterischen auslösbare künstliche Neurose. Für Sigmund Freud wird eine Begegnung mit Charcot im Winter 1884/85 zu einem Schlüsselerlebnis.

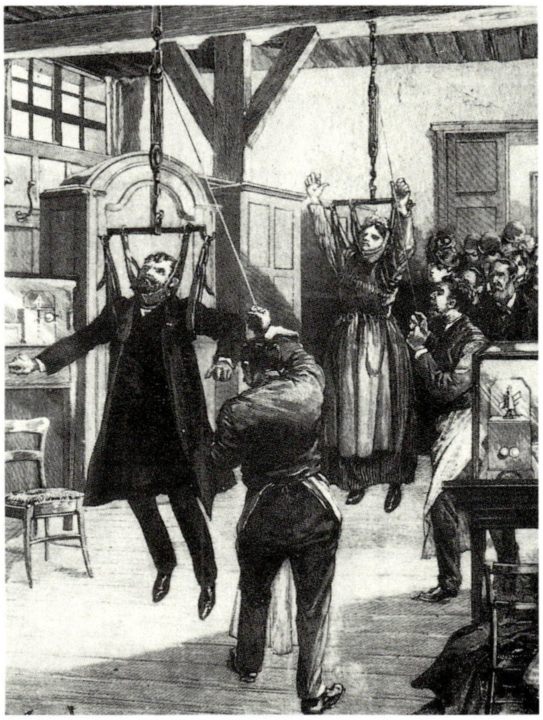

Der französische Neurologe Jean Martin Charcot regte diese Behandlung der Ataxie (Bewegungsstörung) durch eine Aufhängevorrichtung an. Charcot, seit 1862 Chefarzt an der Pariser Salpêtrière, baut an der dortigen neurologischen Abteilung eines der bedeutendsten Zentren der Nervenheilkunde des 19. Jahrhunderts auf. Seine Schule zeichnet sich durch eine große Experimentier- und Demonstrierfreudigkeit aus, die auch vor ungewöhnlichen Mitteln (wie z. B. der Verwendung des Magneten) nicht zurückscheut.

Krankheitsbild:

Gebärmutter als Krankheitsquell?

Die Hysterie (von griech. hystera = Gebärmutter) wird von der Antike bis zum 19. und frühen 20. Jahrhundert als ein von der Gebärmutter ausgehendes Leiden angesehen. Der englische Anatom Thomas Willis erklärte die Hysterie als eine Gehirnkrankheit (1671). Die Suche nach der Ursache der Hysterie im Nervensystem verläuft jedoch negativ. So sind für Jean Martin Charcot psychische Faktoren im Spiel: Etwa »wiederholte Schrecken« und »Erinnerungen an Aufregungen aus der Jugend«. Charcot, der die Empfänglichkeit für Hypnose als hysterisches Symptom wertet, beschreibt den großen Anfall in vier Perioden: »1. Die epileptische, 2. die der großen . . . Bewegungen, 3. die der leidenschaftlichen Stellungen, 4. das terminale Delirium«. Charcots Kritiker sehen hierin jedoch (zutreffend) nur theatralische Dressurakte (→ S. 326).

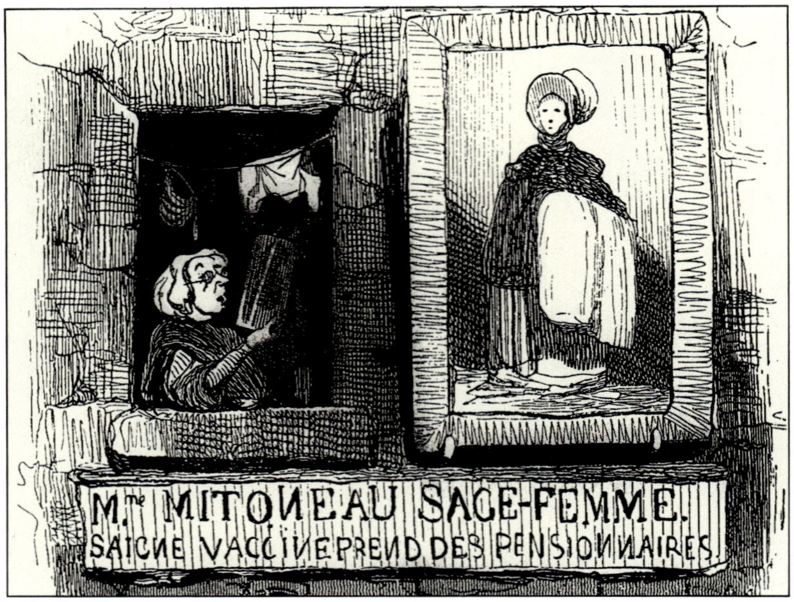

Die Engelmacherin; gemäß der Inschrift heilt und impft diese Hebamme und nimmt Kranke in Logis (Holzstich von Honoré Daumier).

§ 218 droht mit Zuchthaus

1. Januar 1872. Das Strafgesetzbuch für das Deutsche Reich (RStGB) übernimmt Bestimmungen zum Schwangerschaftsabbruch, die auf das Preußische Strafgesetzbuch von 1851 bzw. das des Norddeutschen Bundes von 1870 zurückgehen. Die betreffenden Paragraphen lauten im einzelnen:

»**§ 218.** Eine Schwangere, welche ihre Frucht vorsätzlich abtreibt oder im Mutterleibe tötet, wird mit Zuchthaus bis zu 5 Jahren verurteilt. Sind mildernde Umstände vorhanden, so tritt Gefängnisstrafe nicht unter 6 Monaten ein. Dieselben Strafvorschriften finden auf denjenigen Anwendung, welcher mit Einwilligung der Schwangeren die Mittel zu der Abtreibung oder Tötung bei ihr angewendet oder beigebracht hat.

§ 219. Mit Zuchthaus bis zu 10 Jahren wird bestraft, wer einer Schwangeren, welche ihre Frucht abgetrieben oder getötet hat, gegen Entgelt die Mittel hierzu verschafft, bei ihr angewendet oder ihr beigebracht hat.

§ 220. Wer die Leibesfrucht einer Schwangeren ohne deren Wissen oder Willen vorsätzlich abtreibt oder tötet, wird mit Zuchthaus nicht unter 2 Jahren bestraft. Ist durch die Handlung der Tod der Schwangeren verursacht worden, so tritt Zuchthausstrafe nicht unter 10 Jahren oder lebenslängliche Zuchthausstrafe ein.«

Die Abtreibung wird damit als Tötungsverbrechen gegenüber dem ungeborenen Menschen definiert. Entsprechende gesetzliche Regelungen sind auch in den anderen europäischen Ländern in dieser Zeit gültig. Die Kriminalisierung des Schwangerschaftsabbruchs zieht jedoch – bis auf den heutigen Tag – grundsätzlich eine Gefährdung der abtreibungswilligen Schwangeren durch medizinisch und technisch unzureichende Bedingungen nach sich. Trotz des Siegeszugs der Antisepsis und Asepsis gegen Ende des 19. Jahrhunderts sind die illegal vorgenommenen Abtreibungen häufig mit z. T. tödlich verlaufenden Infektionen verbunden.

Die Indikation zum künstlichen Abort durch den Arzt ist eng begrenzt. Nur die objektive Lebensgefahr durch Krankheit in der Schwangerschaft berechtigt zum Eingriff: »Niemals darf der Abort auf Grund nur subjectiver Klagen eingeleitet werden«, heißt es in einem Lehrbuch.

Entgegen dem jahrhundertelang vorgebrachten Vorurteil, eine unehelich Geschwängerte wolle sich mit der Abtreibung den Schmerzen und Lasten der Mutterschaft entziehen, um ihrer Wollust zu frönen, ist der Abtreibungsversuch bis weit ins 19. Jahrhundert hinein eine lebensgefährliche Prozedur (Vergiftung durch Drogen, Sepsis durch Instrumente). Deshalb ist die Kindstötung bis dahin gesellschaftlich wesentlich relevanter.

Beseelung erfolgt am 40. Tag

Chronik Rückblick

Der Schwangerschaftsabbruch (artifizieller Abort) ist wohl so alt wie die Menschheitsgeschichte. Die rechtliche bzw. sittlich-moralische Bewertung der Abtreibung wandelte sich in den verschiedenen Epochen der abendländischen Kulturgeschichte. Entscheidend für die jeweilige Rechtspraxis ist die Beantwortung der Frage, ob und inwieweit die Leibesfrucht bereits als menschliches Wesen anzusehen sei.

Griechisch-römische Antike

Das Abtreibungsverbot für den Arzt, das der »Eid des Hippokrates« ausspricht, besitzt sicherlich keine allgemeine Gültigkeit im klassischen Altertum und ist eher untypisch für die Einstellung der Griechen der Antike (→ S. 37). In den hippokratischen Schriften finden sich exakte Angaben über den Zeitpunkt der Gestaltwerdung des Feten: Der männliche Fetus soll 30 Tage und der weibliche 42 Tage benötigen.

Zahlreiche Abtreibungsmittel werden aufgeführt, darunter Aderlaß, Klistiere, heiße Sitzbäder, Fasten und Abführmittel. Abgesehen vom hippokratischen Eid gibt es in der griechischen Medizin keine Hinweise auf ein Abtreibungsverbot zu irgendeinem Zeitpunkt der Schwangerschaft. Die Abtreibung kann sogar, wie bei Aristoteles und Plato zu ersehen, aus eugenischen und sozialen Gründen geboten sein.

Auch im römischen Recht besitzt die Leibesfrucht keine menschliche Qualität, allerdings ist sie explizit dem Vaterrecht unterworfen. Die Abtreibung steht ganz im Ermessen des Hausherrn, gegen dessen Willen die Frau nicht abtreiben darf. So richtet sich die erste überlieferte Strafandrohung aus dem 2. Jahrhundert n. Chr. gegen die Kindsabtreiberin, weil sie dem Ehemann einen Schaden zugefügt habe.

Christentum und Mittelalter

Im Christentum gibt es von Anfang an die Auffassung, daß mit der Befruchtung die Beseelung stattfindet und damit schon der Fetus ein Mensch, ein Ebenbild Gottes sei. Die Vernichtung des kindlichen Körpers vor der Taufe verhindert das Seelenheil und bedeutet Mord. Auf dem Konzil von Elvira (306 n. Chr.) wird Frauen, die abgetrieben haben, das Abendmahl selbst als Sterbesakrament versagt. Unter dem Einfluß der Seelenlehre des Aristoteles setzt sich allerdings die Theorie der Sukzessivbeseelung durch, wie sie am nachhaltigsten der Scholastiker Thomas von Aquin im hohen Mittelalter vertritt: Die »infusio animae« (Eingießung der Seele) findet demnach bei der männlichen Frucht am 40. Tag und bei der weiblichen am 80. Tag nach der Empfängnis statt. Alle Formen der Fristenlösung bis ins 19. Jahrhundert hinein basieren ideengeschichtlich auf dieser

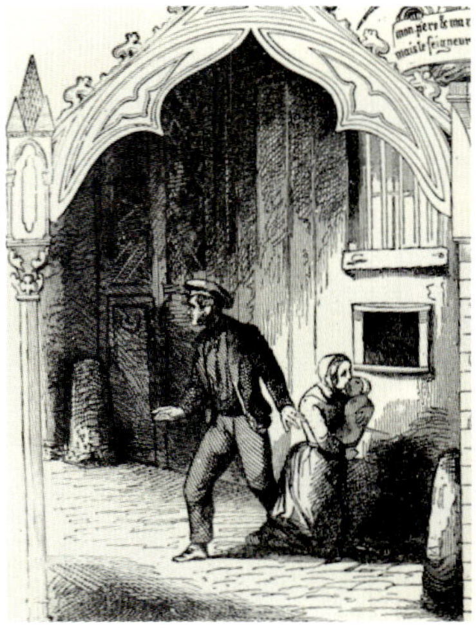

Neugeborene gelangen durch eine Drehlade ins Pariser Findelhaus.

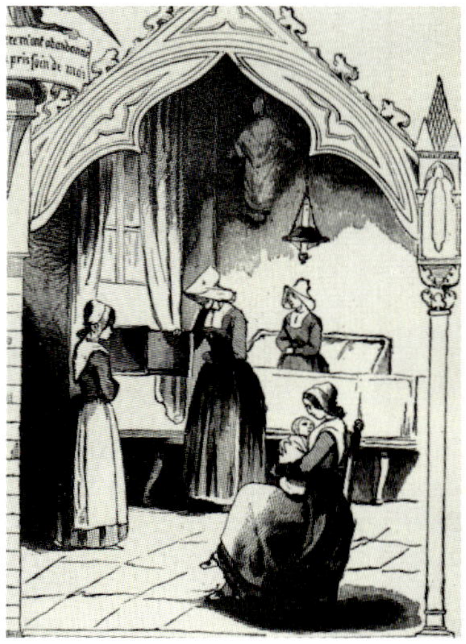

Ca. 46 000 Findlinge werden von 1830 bis 1839 in Paris aufgenommen.

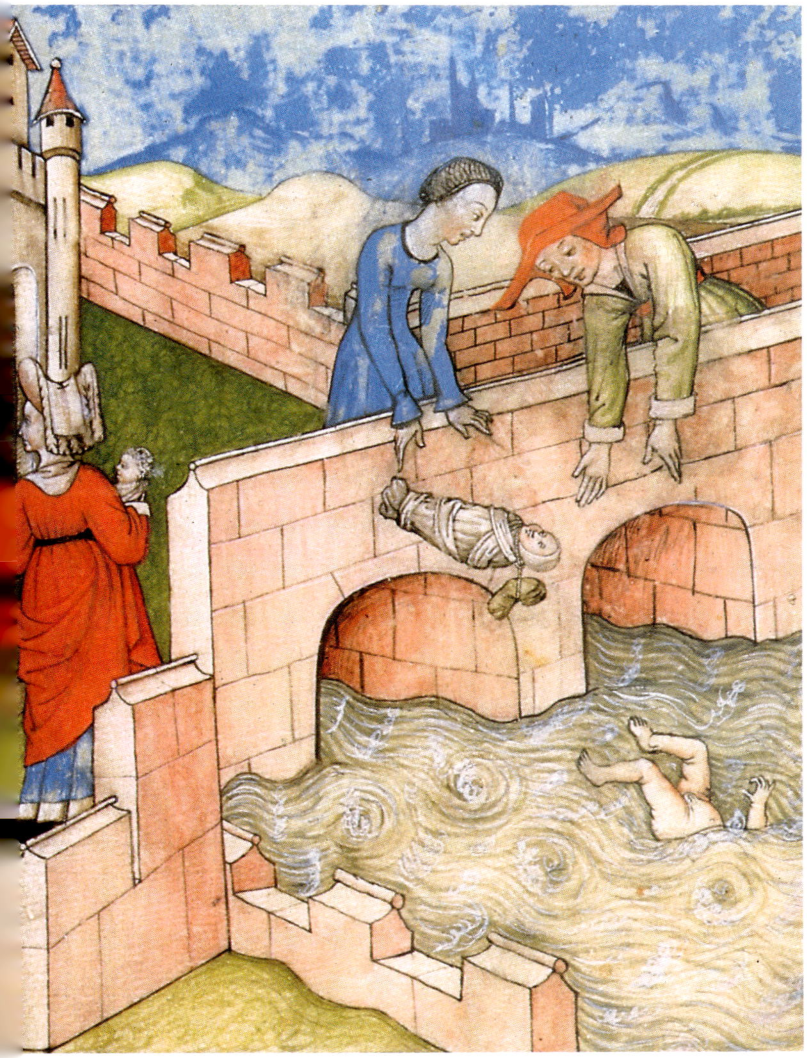

Die Kindstötung steht in Antike und frühem Mittelalter noch nicht generell unter Strafe (Illustration einer Legende; französische Handschrift, 15. Jh.).

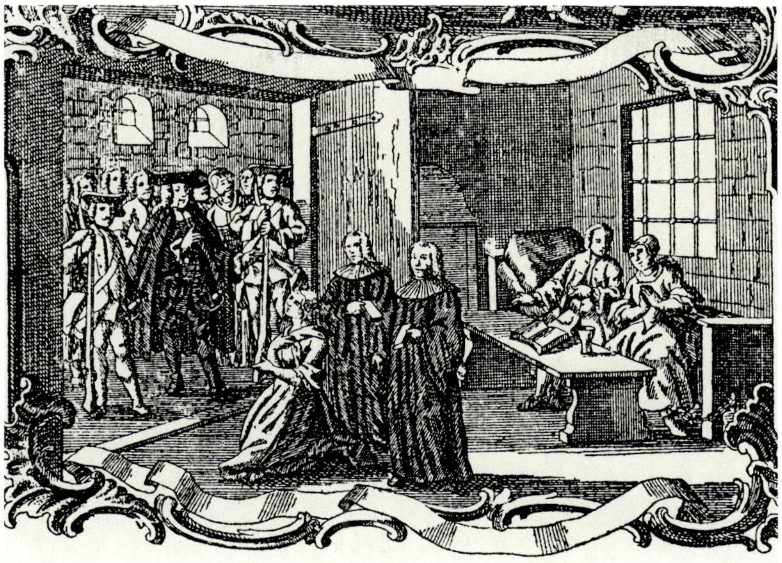

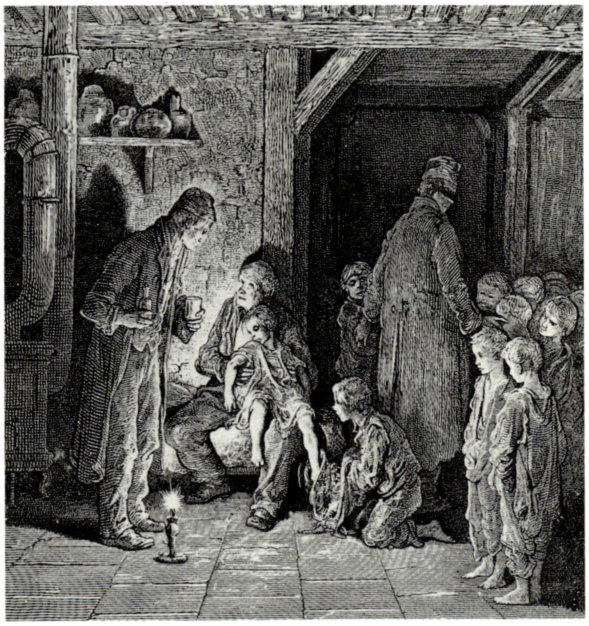

△ Gerichtsverhandlung gegen eine Kindsmörderin (Kupferstich, 18. Jh.)

◁ Ein Kind wird auf der Straße gefunden und im Kinderasyl abgegeben (Illustration aus »London à pilgrimage« von Gustave Doré, 1872). Die Waisenhäuser werden durch die Arbeit der Kinder unterhalten und sind häufig mit Fabriken verbunden.

Konzeption. Daneben bleibt aber das ursprünglich aus dem Vaterrecht herrührende Verbot bestehen, wonach die Abtreibung auch schon des unbeseelten Feten von Anfang an, ja sogar schon die Empfängnisverhütung als Totschlag zu werten sei. Diese Beseelungstheorien haben keine gerichtliche Bedeutung, da – bis in die Neuzeit hinein – die medizinischen Kenntnisse und Methoden fehlen, um den Reifegrad eines Feten – und damit dessen Beseelung – festzustellen und eine spontane Fehlgeburt von einer künstlichen zu unterscheiden. Die weltliche Gerichtsbarkeit im Mittelalter läßt die Abtreibung straflos; um so bedeutender wird sie im religiösen Bereich des Beichtens und der Bußübungen.

Die »Peinliche Gerichtsordnung«

Die Grundlage für das Abtreibungsverbot in der Neuzeit schafft die »Peinliche Gerichtsordnung« Kaiser Karl V. von 1532 (»Constitutio Criminalis Carolina«). Sie stellt bis zum Deutschen Reichsstrafgesetzbuch von 1871 das einzige Strafrecht dar, das für das gesamte Deutschland Geltung beansprucht. Die strengen Vorschriften zur Prozeßordnung, insbesondere die genaue Regelung der Voraussetzungen für die »peinliche Befragung«, d.h. den Einsatz der Folter, richten sich im Kern gegen die Willkürtorturen der Inquisition bei der Hexenverfolgung und die in den Städten gerne geübten »kurzen« Prozesse. Abtreibung gilt wie die Kindstötung als Tötungsverbrechen, der Täter soll dafür »mit dem Schwert« hingerichtet, die Täterin einer Fremd- oder Selbstabtreibung »ertrenckt« werden. Dies bezieht sich freilich nur auf den beseelten, d. h. körperlich ausgebildeten und damit als belebt geltenden Fetus. Die Rechtsprechung hat im Einzelfall zu entscheiden, ob ein belebtes Kind anzunehmen ist. Zur Frage der Beseeltheit sind Gutachten von Ärzten bzw. Hebammen (»verstendig frawen«) einzuholen.

Mit dem kursächsischen Recht von 1572 wird der Beginn des kindlichen Lebens mit der ersten Kindsbewegung in der Mitte der Schwangerschaft festgelegt. Gemäß diesem Grundsatz wird die Abtreibung im 17. und 18. Jahrhundert vor der Schwangerschaftsmitte als Totschlag und nur mit Landesverweisung oder Haft bestraft. Bis in die zweite Hälfte des 17. Jahrhunderts gerät das Abtreibungsverbot unter die Botmäßigkeit der Hexenprozesse. Giftmischerei und Magie erscheinen als Ursachen der Fehlgeburt.

Das Zeitalter der Aufklärung

Im Zeitalter des aufgeklärten Absolutismus werden die Strafen gemildert. Nach dem Josephinischen Gesetzbuch von 1787 wird Abtreibung als Kapitalverbrechen »nur« bis zu fünf Jahren Haft bestraft. Sozialmedizinische, pädagogische und vor allem staatspolitische Motive (die Erzeugung vieler gesunder Untertanen) führen dazu, insbesondere den armen und unverheirateten schwangeren Frauen zu helfen, etwa durch die Möglichkeit von anonymen Geburten in Krankenhäusern oder die anonyme Übergabe der neugeborenen Kinder an Findelhäuser (→ 1929/S. 426; 5. 6. 1974/S. 553).

Ein Norweger entdeckt den Leprabazillus

1873. Der norwegische Arzt Armauer Hansen (1841–1912) entdeckt den Erreger der Lepra (→ S. 95). Bei seinen mikroskopischen Untersuchungen kann er in den Gewebezellen von sechs an Lepra erkrankten Patienten stäbchenförmige Körperchen erkennen. Diese gewinnt er aus dem Gewebesaft von ausgeschnittenen Lepraknoten.

Hansen beschreibt ebenfalls »schwingende Stäbchen« in Präparaten, die längere Zeit in einer feuchten Kammer aufbewahrt worden sind. Er vermutet, »daß diese Bakterien das eigentliche Gift seien«. Doch erst nachdem er Milzbrandpräparate von Robert Koch zu sehen bekommt, nimmt er im Sommer 1879 seine Untersuchungen wieder auf, um nun die »Bakteriennatur« der Lepra zu beweisen. Mit verbesserten Färbemethoden kann er eine große Anzahl von stäbchenförmigen Körpern in den Zellen von leprösem Material demonstrieren und glaubt, damit den Leprabazillus nachgewiesen zu haben. Überzeugend gelingt dies jedoch erst dem deutschen Bakteriologen Albert Neisser 1879 an leprösem Gewebe, das er von Hansen erhalten hat.

Hansen hat 1866 in Christiania (Oslo) in Medizin promoviert und als Arzt auf den Lofoten gearbeitet, bevor er 1868 in den Lepra-Hospitälern in Bergen seinen Dienst antrat. Sein Vorgesetzter Daniel Cornelius Danielssen, der Bergen zu einem Zentrum für Lepraforschung in Europa gemacht hat, hielt die Lepra für eine Erbkrankheit, da ihm eine Übertragung im Selbstversuch nicht gelang. Durch seine epidemiologischen Studien kam Hansen jedoch zu dem Schluß, daß es sich um eine Infektionskrankheit handeln müsse. An einzelnen Familiengeschichten bemerkt er, daß die Krankheit verschwindet, wenn Familienmitglieder auseinandergehen und getrennt leben. Obwohl Hansen die Bakterien als erster gesehen hat, gelingt ihm letztlich der Nachweis der Infektionskette nicht.

Durch gesetzliche Maßnahmen geht die Zahl der registrierten Leprafälle in Norwegen von 1752 im Jahr 1875 auf 577 um 1900 zurück.

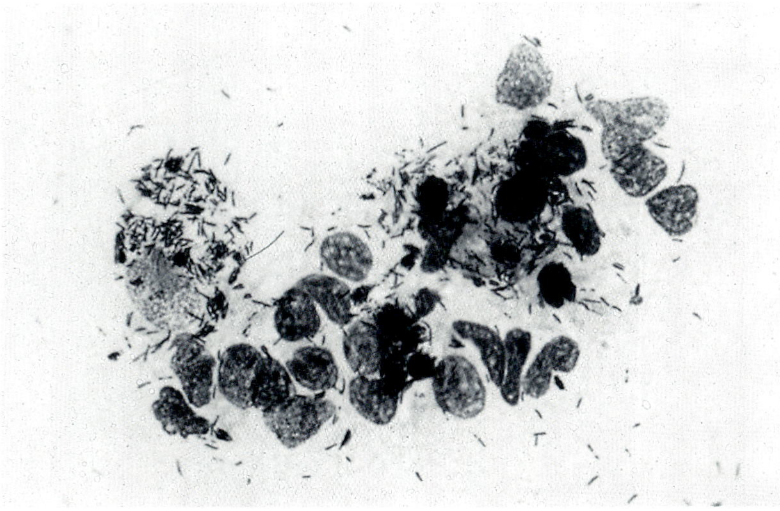

Leprabakterien unter dem Mikroskop; der Lepraerreger (Mycobacterium leprae) wird 1873 von dem Norweger Armauer Hansen entdeckt. Gegenwärtig greift die Lepra in manchen Entwicklungsländern erneut um sich.

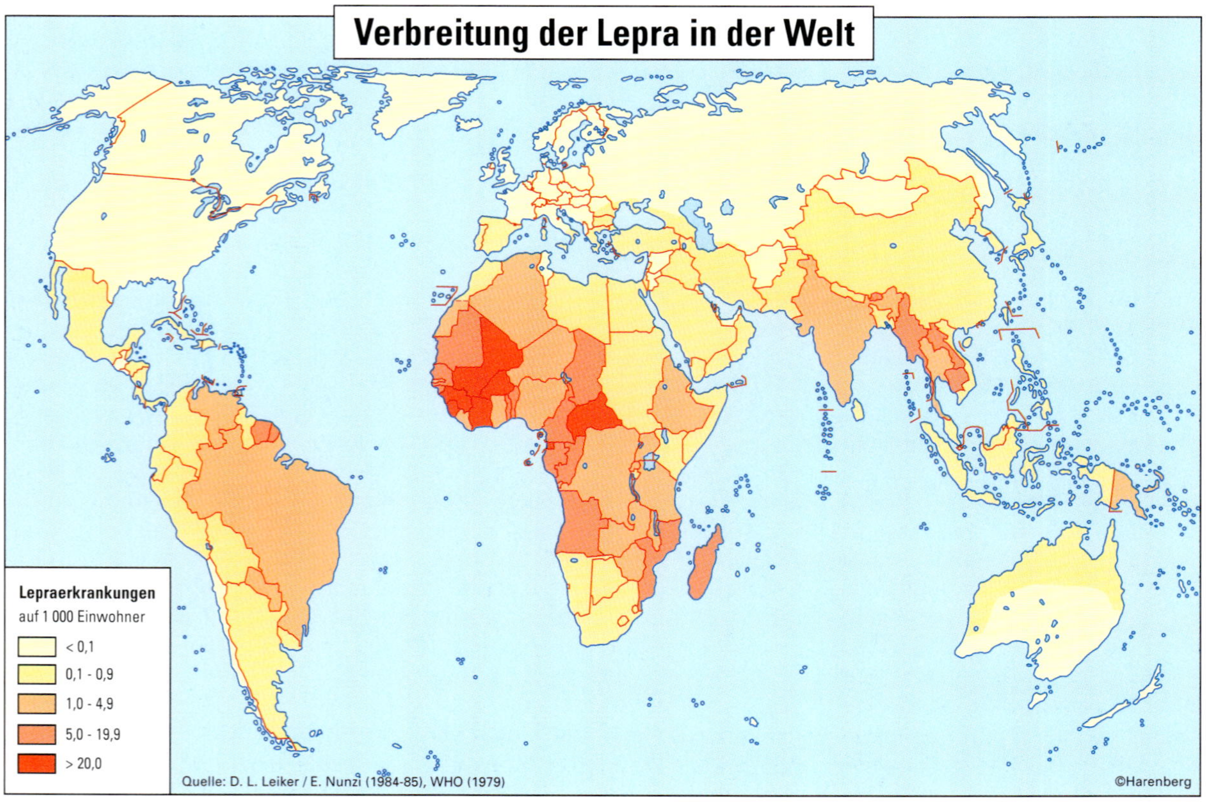

Aussatz als Strafe Gottes verstanden

Chronik Rückblick

Der Ursprung der Lepra (= Aussatz, Hansensche Krankheit) liegt im Dunkeln. Zeugnisse aus den frühen Hochkulturen lassen vermuten, daß die Krankheit bereits im 2. Jahrtausend v. Chr. verbreitet war. Allerdings ist es kaum möglich, den Begriff des »Aussatzes«, der mehr oder weniger alle schwerwiegenderen Hautaffektionen umfaßte, im Rückblick nach modernen differentialdiagnostischen Gesichtspunkten auf historische Überlieferungen anzuwenden. Zudem verläuft die Lepra chronisch und ist relativ wenig ansteckend, so daß es nie zu Epidemien gekommen ist. Wahrscheinlich handelte es sich u.a. bei dem in der Bibel erwähnten Aussatz um die Lepra.

Im mittelalterlichen Europa gibt es eindeutige Hinweise auf die echte Lepra, so bei Theodor von Cervia im 13. Jahrhundert. Vielfach wurde die Lepra bereits vor dem Auftreten der Syphilis als Geschlechtskrankheit aufgefaßt; im 16. Jahrhundert wurden offenbar lepröse Hautveränderungen dem Krankheitsbild der Syphilis zugeordnet. Die Aussätzigen galten im Mittelalter als von Gott gestrafte Sünder, die unrein seien und sich strikt von der menschlichen Gemeinschaft fernzuhalten und in eigenen Ansiedlungen zu leben hätten. Freilich blieb ein punktueller Kontakt zur Gesellschaft erhalten (Almosenempfang z. B.).

Gegen Ende des Mittelalters zog sich die Lepra aus Europa immer mehr zurück, um sich im Lauf der Neuzeit in den Kolonialländern konstant zu etablieren. Heute leben vor allem in der sog. dritten Welt rd. 10 bis 15 Mio. Leprakranke. Erst seit der Entdeckung des Erregers (Mycobacterium leprae) durch Hansen sowie seiner bakteriologischen Einordnung durch Neisser wird Lepra als Infektionskrankheit wieder konsequent bekämpft.

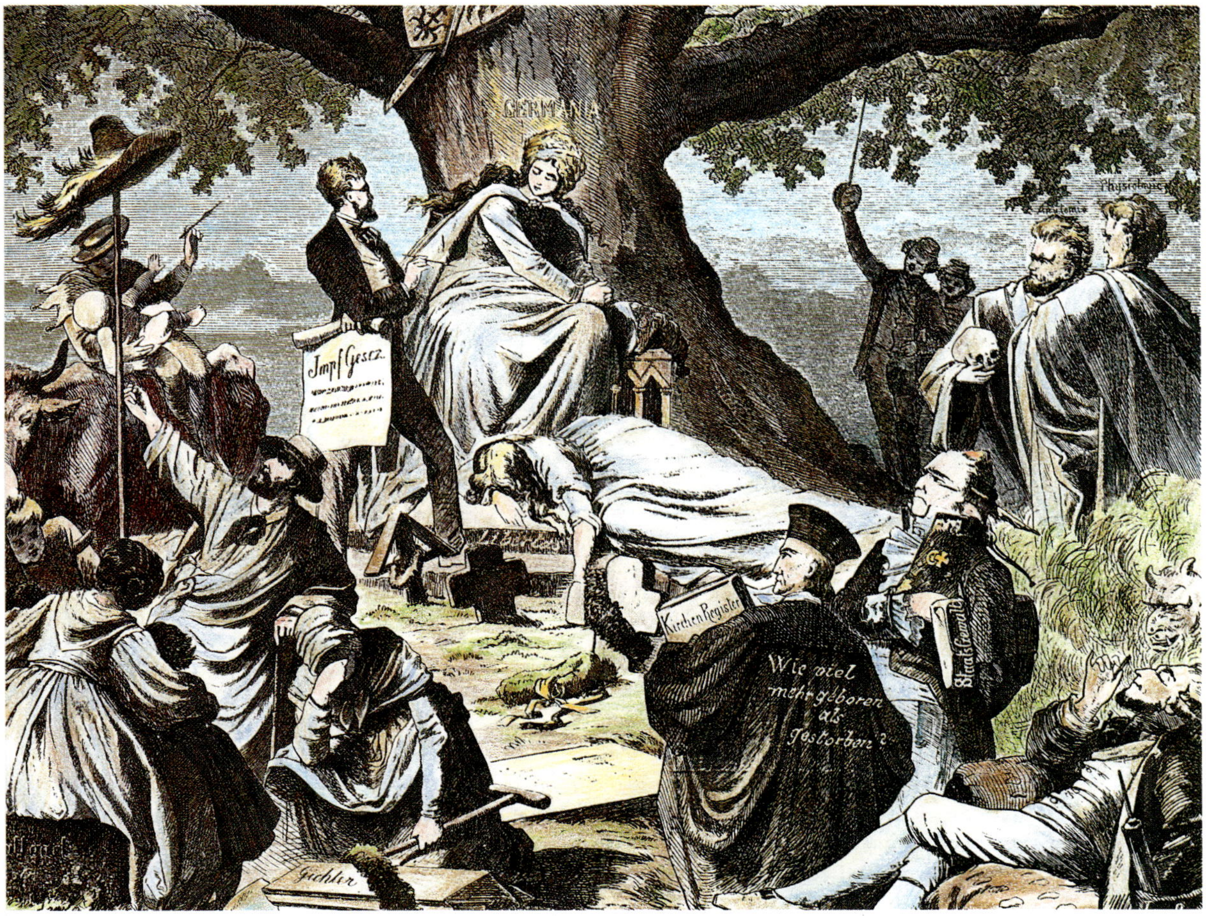
Impf Gesetz
Kirchen Register
Wie viel mehr geboren als gestorben?

»Germanias Not und Klage über die Vergiftung ihrer Kinder« (Karikatur der Impfgegner gegen das Gesetz; mod. Kol.)

Pockenschutzimpfung wird zur Pflicht

8. April 1874. Der am 5. Februar von Reichskanzler Otto von Bismarck dem Reichstag vorgelegte »Entwurf eines Gesetzes über den Impfzwang« tritt unter der Überschrift »Impfgesetz« in Kraft. Demnach ist im Deutschen Reich jedes Kind vor Ablauf des auf sein Geburtsjahr folgenden Kalenderjahres der Pockenschutzimpfung zu unterziehen, sofern es nicht ohnehin die Pocken überstanden hat. Zudem muß jedes Schulkind innerhalb des zwölften Lebensjahres geimpft werden, sofern es nicht in den vorausliegenden fünf Jahren die Pocken überstanden hat oder erfolgreich geimpft worden ist. Zwischen dem 6. und 8. Tag nach der Impfung sind die Kinder dem Arzt vorzustellen. Bei erfolgloser Impfung ist diese spätestens im darauffolgenden Jahr zu wiederholen. Nur gesundheitlich stark gefährdete Kinder können von der Impfpflicht befreit werden.
Damit zieht der Staat die Konsequenzen aus den verheerenden Pockenepidemien. Während des Deutsch-Französischen Krieges von 1870/71 brach eine Epidemie in Frankreich aus, die durch Soldaten auch nach Deutschland eingeschleppt wurde. Daraufhin starben 1871 in Preußen fast 60 000 Menschen an Pocken, 400 000 weitere erkrankten. Der praktische Erfolg der (Wieder-)Impfungen führt zum »Impfzwang« – gegen den heftigen Widerstand der Impfgegner.

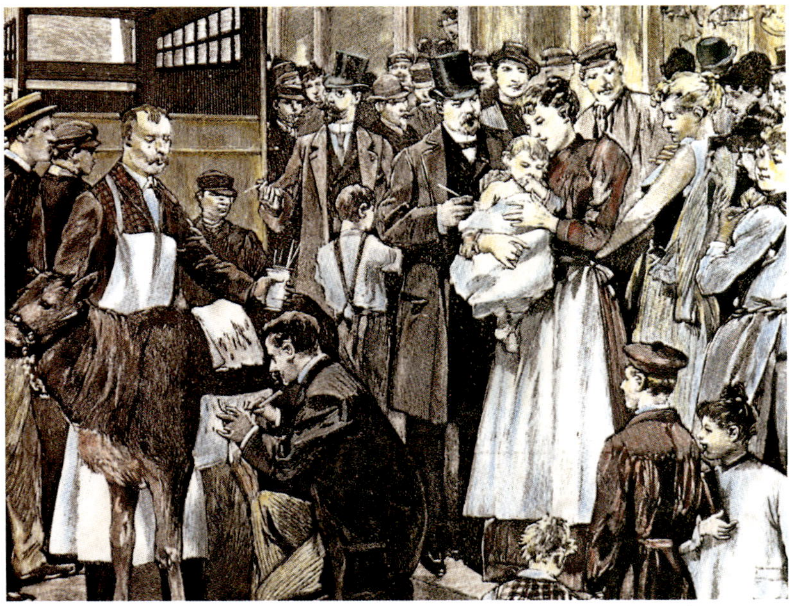

Notimpfung auf den Straßen von Paris um 1880; hier wird tierischer Impfstoff verwendet (mod. Kolorierung). Während der Epidemie von 1870/71 werden wegen kriegsbedingten Mangels an Kälbern Arm-zu-Arm-Impfungen durchgeführt.

Die Zellteilung wird erforscht

1879. Der Anatomieprofessor und Direktor des Anatomischen Instituts der Universität Kiel, Walther Flemming (1843–1905), faßt seine Beobachtungen zur Kern- und Zellteilung im ersten Teil seiner »Beiträge zur Kenntnis der Zelle und ihrer Lebenserscheinungen« zusammen (zwei weitere Teile erscheinen bis 1881).
Bereits im Sommer 1878 konnte Flemming an lebenden Zellen den komplexen Vorgang der Teilung beobachten, insbesondere die Ausbildung einer »Äquatorialplatte« im frühen Teilungsstadium und die Längsspaltung von Kernfäden, d. h. Chromosomen (ein Begriff, den Wilhelm von Waldeyer-Hartz 1888 einführt). Flemming prägt den Begriff der »Mitose« für die indirekte Teilung des Zellkerns. Die anfärbbaren Teile des Kerns bezeichnet er als »Chromatin«.
Sein Werk steht im Kontext der biologischen Erforschung der Zellbildung, wie sie auch der Jenenser Botaniker Eduard Adolf Strasburger (1844–1912) um 1880 betreibt.

Psychologie im Versuchslabor

1879. Der aus Baden stammende Arzt, Physiologe und Psychologe Wilhelm Wundt (1832–1920), seit 1875 Professor für Philosophie an der Universität Leipzig, gründet das Institut für experimentelle Psychologie, das erste Laboratorium für psychologische Forschung.
Wundt setzt sich u. a. mit Problemen der Hirnphysiologie, der Messung der Reaktionszeit sowie der Sprach- und Völkerpsychologie auseinander. Sein Forschungsansatz wird wegen der Entwicklung von Meßinstrumenten, der kosmopolitischen Ausblicke, wie sie Wundts Zeitschrift »Philosophische Studien« (1881–1903) vermitteln, und der Neugründung von psychologischen Laboratorien durch seine Schüler höchst einflußreich.
Wundts Werdegang – er arbeitete u. a. unter dem Berliner Physiologen Johannes Müller, bevor er 1857 Privatdozent für Physiologie in Heidelberg wurde – dokumentiert die enge Beziehung zwischen Physiologie und Psychologie im ausgehenden 19. Jahrhundert.

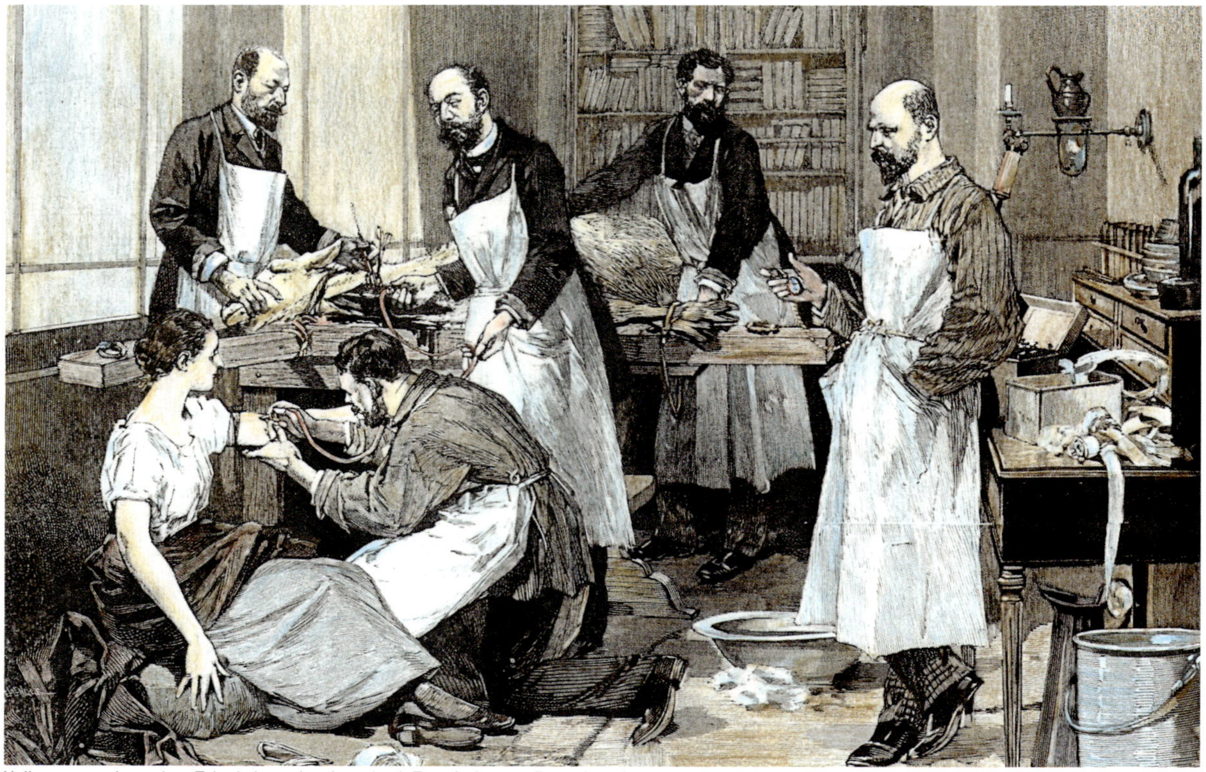

Heilungsversuch an einer Tuberkuloseerkrankten durch Transfusion von Ziegenblut (Stich, 1891; Bibliothèque des Arts décoratifs, Paris)

Übertragung von Lammblut auf den Menschen ist eher schädlich

1875. *Der Greifswalder Physiologe Leonard Landois faßt in einer Statistik 476 seit 1666 durchgeführten Bluttransfusionen zusammen. Von den 129 Transfusionen vom Tier auf den Menschen sind 62 tödlich verlaufen, vor allem die Lammbluttransfusionen. Diese werden von einzelnen Ärzten bei Magendarmleiden und Lungentuberkulose für die »einmalige Speisung der Verdauungsdrüsen mit den nötigen Blutbestandteilen« empfohlen. Der Hallenser Chirurg Richard von Volkmann erklärt dazu: »Zur Übertragung von Schafblut gehören drei Schafe: Eines, dem man Blut entnimmt, ein zweites, das es sich übertragen läßt und dazu ein drittes, das die Übertragung ausführt.«*

»Katatonie oder Spannungsirresein«

1874. Der Psychiater und Leiter der Privatheilanstalt für Nerven- und Gemütskranke in Görlitz, Karl Ludwig Kahlbaum (1828–1899), veröffentlicht eine Monographie über ein psychiatrisches Krankheitsbild: »Die Katatonie, eine neue klinische Krankheitsform«. Bereits 1869 schlug Kahlbaum in einem Vortrag in Innsbruck die Katatonie (»Spannungsirresein«) als eigenes Krankheitsbild vor.

Dieses sei durch typische somatische Erscheinungen, insbesondere durch krampfhafte Zustände der Muskulatur bis hin zur »Flexibilitas cerea« (Verharren in einer einmal eingenommenen, möglicherweise unbequemen Haltung) und typische psychische Erscheinungen geprägt, z. B. durch pathetischen Überschwang und Redesucht. Die Symptomatik verläuft zyklisch zwischen Erstarrung (Katalepsie) und Erregungszustand (Raptus). Als Therapie empfiehlt Kahlbaum u. a. diätetische Maßnahmen sowie Elektrotherapie.

Emil Kraepelin faßt 1896 die Katatonie als besondere Form der »Dementia praecox« (Schizophrenie) auf (→ 1917/S. 392).

Tierversuchsgegner in Großbritannien erfolgreich

1876. Das britische Parlament in London billigt das erste Gesetz der Welt zur Regulierung von Tierversuchen. Es hat Signalwirkung auch für andere Staaten.

Das Gesetz zur Verhinderung der Grausamkeit gegen Tiere sieht eine Registrierung der zu Tierversuchen berechtigten Laboratorien, eine Bewilligung für die Forscher und für spezifische Versuchsarten sowie eine genaue Buchführungspflicht vor. 1885 wird nach heftigen politischen Debatten in Preußen eine ähnliche Regelung eingeführt, jedoch ohne Pflicht zur Buchführung und ohne Strafbestimmungen.

Zuvor waren moralische Bedenken hinsichtlich der Tierversuche nur selten laut geworden. In den vereinzelten Diskussionen wurde in der Regel der Nutzen für die Menschheit höher bewertet als der den Tieren zugefügte Schmerz. Die wenigen Tierexperimente erregten außerdem kaum Aufmerksamkeit, weil sie meist im privaten Bereich der Wissenschaftler stattfanden. In der zweiten Hälfte des 19. Jahrhunderts aber mehren sich die Versuche explosionsartig, und Forschungsinstitute werden sogar in Wohnvierteln eingerichtet. Getragen von neuen Entwicklungen in der Moralphilosophie agitieren nun geschickte Propagandisten für ihre gequälten Mitgeschöpfe und gegen die Forscher mit ihren »Folterkammern der Wissenschaft«. Sie schrecken auch vor persönlichen Schmähungen nicht zurück.

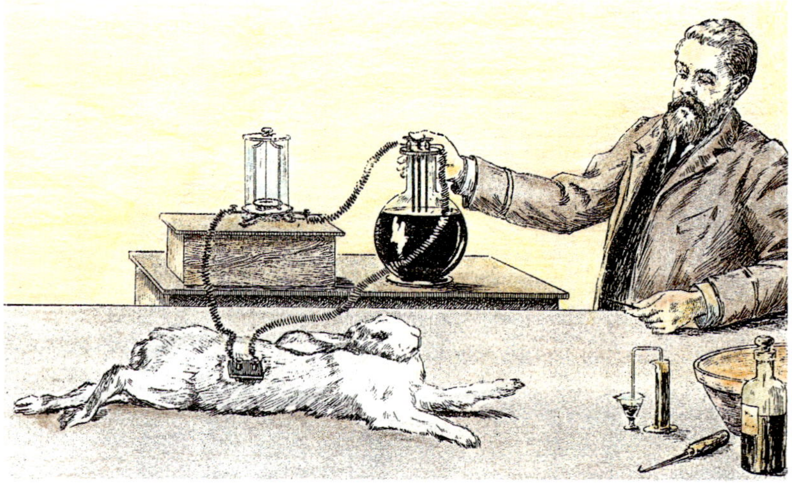

Umstritten: Bei einem Hasen soll mit Hilfe der Elektrolyse Strychnin durch die Haut ins Gewebe transportiert werden. Der Erfolg zeigt sich in Krämpfen.

Die Argumentation zielt darauf ab, daß die Resultate der Tierversuche nicht auf den Menschen übertragbar und daher nutzlos seien. Sie übten eine verrohende Wirkung auf die Experimentatoren und ihre Zuschauer aus. Folglich seien die Ärzte, die durch die Schule der Vivisektion gegangen sind, mitleidlose Gesellen, die in ihren Patienten nur mehr Objekte für ihre Forschungen sähen.

Die Journalistin Frances Power Cobbe (1822–1904) ist in Großbritannien Führerin einer breiten, organisierten Bewegung gegen die Vivisektion (Versuche am lebenden Tier), die besonders von Frauen getragen wird. Sie erregt mit ihren Vorwürfen beträchtliche Unruhe in der britischen Öffentlichkeit. Eine unter diesem Druck eingesetzte Regierungskommission konnte den Experimentatoren zwar keine Mißbräuche nachweisen, empfahl aber doch eine gesetzliche Regelung der Tierversuche.

Anfänge der Public Health in den USA

1879. Die Initiative einer Gruppe von Ärzten der American Public Health Association, einer nationalen Vereinigung zur Verbesserung des öffentlichen Gesundheitswesens (gegründet 1872), führt zur Einrichtung des National Board of Health. Dieses hat alle Seuchenmaßnahmen zwischen den Bundesstaaten zu kontrollieren. Nach dem Widerstand im Sanitätswesen der US-Marine (Marine Hospital Service) und vieler Ärzte in den Südstaaten erhält der Marine Hospital Service jedoch die Oberhoheit über die Quarantäne-Politik zurück. 1890 wird er gesetzlich beauftragt, die zwischenstaatliche Kontrolle von Cholera, Gelbfieber, Pocken und Pest auszuüben.
Nach dem Nordamerikanischen Bürgerkrieg (1861–1865) entwickelt sich im letzten Drittel des 19. Jahrhunderts das moderne amerikanische Gesundheitswesen. Im Laufe des Jahrhunderts sind etwa 400 medizinische Schulen mit z. T. zweifelhaftem Standard entstanden. Erst nach der Jahrhundertwende wird die große Anzahl zugunsten qualifizierterer Medizinschulen reduziert; 1910 gibt es davon 148. Gegen Ende des 19. Jahrhunderts sind als Heilpersonen Ärzte und Apotheker tätig. Außerdem gibt es noch Hebammen, die jedoch zunehmend von den Medizinern verdrängt werden, sowie Ärzte mit speziellen Heilmethoden wie z. B. Osteopathen (s. r.). Dentisten bilden eine eigene Berufsgruppe.
Allgemeine, von der Öffentlichkeit getragene Krankenhäuser gibt es vor 1875 nur wenige, insbesondere für die Armen. Private Wohltätigkeitsvereine und kirchliche Gemeinschaften richten freiwillige Krankenhäuser (»voluntary hospitals«) ein. Allgemein arbeiten die Ärzte in privater Abrechnung (»fee-for-service«), wobei sie aus ethischen Gründen dazu angehalten sind, ihre Honorare dem Einkommen der Patienten anzupassen und Arme umsonst zu behandeln.

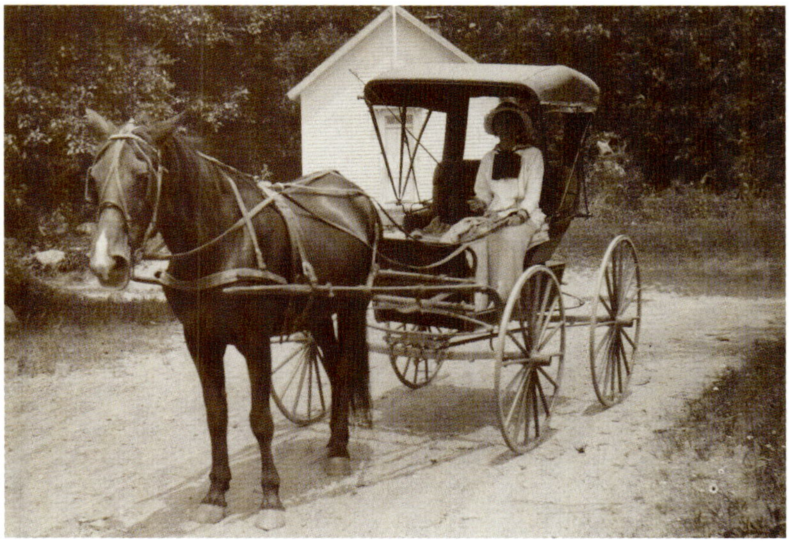

Eine Schwester macht einen Krankenbesuch in New England; in den USA gibt es ab ca. 1880 Distrikt- und Gemeindekrankenschwestern.

Osteopathie setzt am Knochen an

1874. Der US-amerikanische Arzt Andrew Taylor Still (1828–1917) beschreibt seine neue Heilmethode, die Osteopathie (von griech. osteon = Knochen und pathos = Leiden, Empfindung). 1875 verlegt Still seine Praxis von Kansas nach Kirksville (US-Bundesstaat Missouri), wo er mit seiner Methode berühmt wird. Theoretische Grundlage der Osteopathie ist die gezielte Behandlung des menschlichen Knochensystems, insbesondere der Wirbelsäule, von der die Blutversorgung der Körperregionen abhänge. Stills Grundsatz lautet: »Die Arterie beherrscht alles.« Die manuelle Behandlung soll die natürliche Beweglichkeit und somit Durchblutung wiederherstellen.
1892 gründet Still zusammen mit dem schottischen Arzt William Smith in Kirksville die »American School of Osteopathy«. In den USA ist die Osteopathie heute eine verbreitete und anerkannte Methode, die von ca. 12 000 Ärzten praktiziert wird. Die vom US-amerikanischen Arzt Daniel David Palmer unabhängig von der Osteopathie begründete »Chiropraktik« setzt an der Nervenversorgung an.

Neurasthenie: Moderne Zivilisation fordert ihren Tribut

1875. Der US-amerikanische Arzt und Elektrotherapeut George Miller Beard (1838–1883) veröffentlicht zusammen mit seinem Kollegen Alphonse David Rockwell (1840 bis 1933), der den elektrischen Stuhl erfunden hat, das in den USA einflußreichste Buch über die Elekrotherapie: »A practical treatise on the medical and surgical uses of electricity . . .« (Praktische Abhandlung über den medizinischen und chirurgischen Nutzen der Elektrizität . . .). Die Elektrotherapie wird vor allen Dingen bei nervösen Leiden eingesetzt.
Weitaus populärer wird Beard jedoch mit seiner 1869 veröffentlichten Abhandlung »Neurasthenia or nervous exhaustion« (Neurasthenie oder nervöse Erschöpfung), in der er erstmals ausführlich ein neues Krankheitsbild beschrieb, die »Neurasthenie« (Nervenschwäche). Kopfschmerzen, Neuralgien und krankhafte Empfindlichkeiten gegenüber allen möglichen Umweltreizen (Wetter, Lärm, Licht etc.) sowie Schlaflosigkeit, Schluckbeschwerden und Muskelzittern gehören zu den Symptomen.
Die Neurasthenie sei ihrem Wesen nach eine amerikanische Neurose, erklärt Beard. In einem späteren Buchtitel bezeichnet er sie denn auch als »American Nervousness« (1881). Ursachen für diese Zivilisationskrankheit seien jene fünf Faktoren, die gerade in den USA stärker ausgeprägt seien als irgendwo sonst auf der Welt: Dampfkraft, Telegraphie, Zeitungswesen, Naturwissenschaften und die geistigen Aktivitäten der Frauen. Die Neurasthenie erscheint als die »moderne Krankheit« schlechthin, v. a. auch durch sexuelle Störungen und Masturbation verursacht.

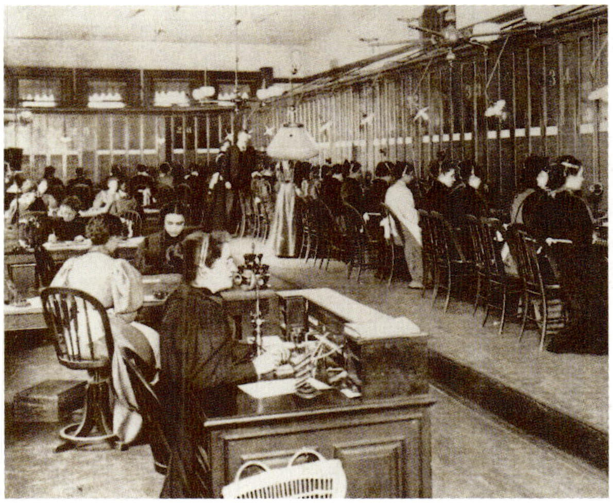

»Neurasthenie« als Reaktion auf die moderne Zivilisation: Hektik in der Telefonzentrale in New York (1897).

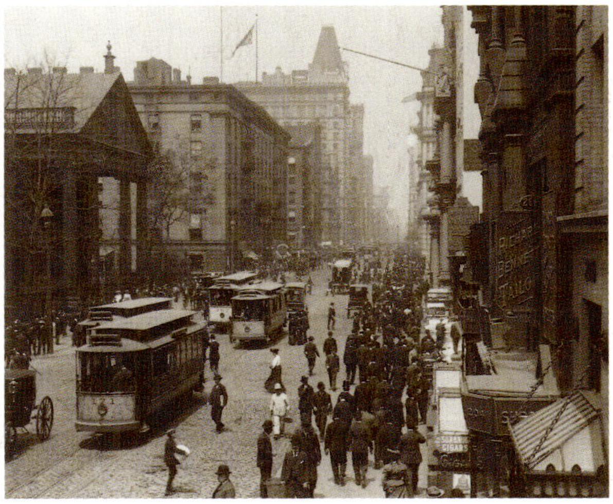

Der Broadway in New York, von der Fulton Street aus gesehen: Inbegriff des nervenaufreibenden Großstadtlebens

Emil Theodor Kocher verbessert Schilddrüsenoperation

1878. Der schweizerische Chirurg Emil Theodor Kocher (1841–1917) veröffentlicht seine erste Arbeit über die Entfernung eines Kropfes: »Exstirpation einer Struma retrooesophagea«. Er verbessert die Methode der vollständigen Entfernung der Schilddrüse.

Seit etwa 1700 ist bekannt, daß der Kropf eine Vergrößerung der Schilddrüse ist. Die günstige Wirkung von Jod auf den Kropf wurde um 1820 erkannt, aber die Vorstellung, daß Jodmangel die Ursache für eine Funktionsstörung der Drüse sein könnte, wird von den Forschern nicht akzeptiert, weil man wie Rudolf Virchow in einem Mangel keinen Reiz für eine Organvergrößerung sehen will. Die Funktion der Schilddrüse ist noch unbekannt, das Organ gilt als nicht lebensnotwendig.

Nicht alle Patienten sprechen auf die komplikationsreichen Jodeinspritzungen an. Bei erheblicher Behinderung der Atmung durch den Kropf ist man gelegentlich zur Operation gezwungen. Aber selbst bei einem Meisterchirurgen wie Theodor Billroth verlaufen acht von 20 Operationen tödlich.

Kocher bemüht sich um eine Verbesserung der Operationstechnik. Zwischen 1872 und 1883 führt er etwa 100 Operationen durch und kann die Sterblichkeitsrate bei Totalexstirpation auf 14% senken. Später verurteilt er die Operation bei nicht bösartigen Veränderungen als Leichtsinn und »Versündigung«. Als Spätfolge der Operation nämlich beobachtet er bei seinen Patienten einen Zustand, der dem Kretinismus ähnelt und erkennt – wie kurz zuvor in Genf Jacques Louis Reverdin – einen ursächlichen Zusammenhang zwischen Kropf und Kretinismus.

Die tragischen Folgen lenken jedoch den Blick auf die Schilddrüsenfunktion und geben wichtige Anstöße für die Entwicklung der Endokrinologie (Lehre von den Drüsen mit innerer Sekretion).

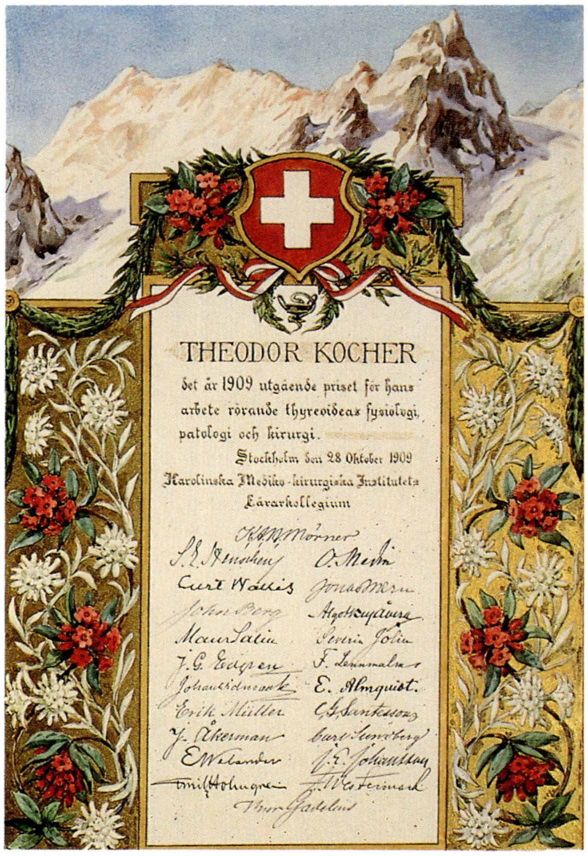
THEODOR KOCHER
det år 1909 utgående priset för hans arbete rörande thyreoideas fysiologi, patologi och kirurgi.
Stockholm den 28 Oktober 1909
Karolinska Mediko-kirurgiska Institutets Lärarkollegium

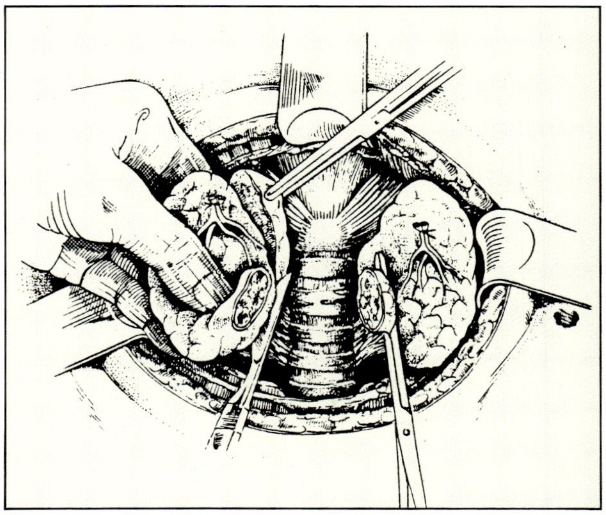

Schilddrüsenentfernung: Der Mittelteil der Schilddrüse ist zwischen zwei Kocher-Klemmen durchtrennt. – Kocher berücksichtigt besser als seine Vorgänger die Gefäßverhältnisse und vermeidet Schädigungen des Nervus recurrens mit Stimmbandlähmungen. Der Verzicht auf Durchtrennung der Halsmuskeln sichert ein kosmetisch gutes Ergebnis.

◁ Nobelpreis-Urkunde für Kocher vom 28. Oktober 1909 für seine physiologischen, pathologischen und chirurgischen Arbeiten über die Schilddrüse. – Kocher nimmt u. a. auch die ersten Schilddrüsentransplantationen vor. Außerdem gehört er zu den Wegbereitern der Neurochirurgie.

Krankheitsbild:

Kretinismus: Schwachsinn wegen Störung der Schilddrüse

Der Begriff »Kretin« geht vermutlich auf lat. »christianus« (Christ) zurück. Ein Erklärungsversuch für die Entstehung des Begriffs ist folgender: Das monströse Aussehen und die schwere geistige Behinderung rückten den Kretin in die Nähe von Tieren. Diesem Eindruck versuchten die Angehörigen durch die Taufe entgegenzuwirken und darzutun, daß es sich um einen Christenmenschen und nicht um ein Monstrum handle. Eine andere Deutung erklärt »christianus« damit, die Idiotie hindere die Menschen daran, Sünden zu begehen.

Erste medizinische Beschreibungen stammen aus dem 16. Jahrhundert. Heute ist der Kretinismus als Folge fatalen Schilddrüsenhormonmangels bekannt, der zu dauerhaften Entwicklungsstörungen des Skelett- und Nervensystems führt, die sich in Idiotie, Apathie, starker Kropfbildung und fehlproportioniertem Minderwuchs ausdrücken.

Anschaulicher werden die Kretins im »Wörterbuch der practischen Medicin« von James Copland (deutsche Übersetzung 1835) charakterisiert: »Die Stirn ist nach hinten gezogen, verengt und abgeflacht, das Fleisch ist weich und schlaff, die Haut runzlig, gelblich, schmutzig. Die Zunge ist dick und hängt aus dem geöffneten, großen und stets speichelnden Mund hervor. Der Unterkiefer ragt vor. Die Augenlider sind dick, die Augen rot, klein, vorstehend, tränend und häufig schielend; die Nase ist flach. Oft besteht Taubstummheit. Die Extremitäten sind kurz und verkrümmt.«

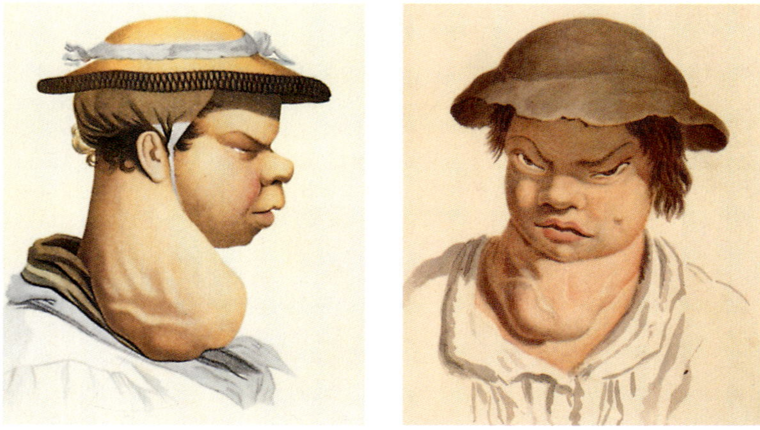

Junge Frauen, die an Kretinismus leiden (Stiche, 19. Jh.)

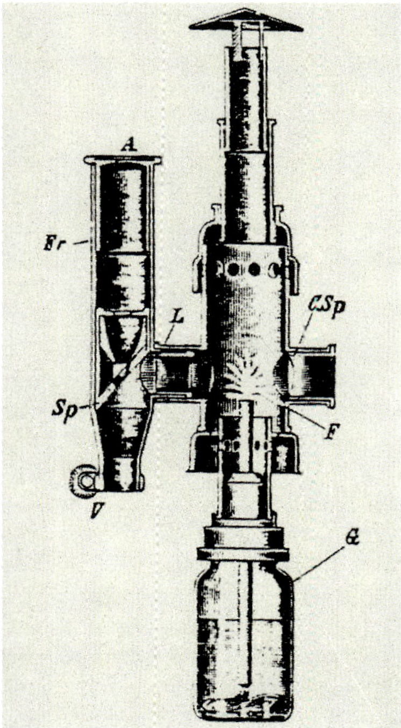

Durchschnitt durch das Kußmaulsche Endoskop von Désormeaux (1853)

Lufthunger beim diabetischen Koma

1874. Der Freiburger Ordinarius für innere Medizin Adolf Kußmaul (1822–1902) beschreibt in einem Artikel »Zur Lehre vom Diabetes mellitus« das diabetische Koma als Folge einer Stoffwechselentgleisung, der Acetonämie (Auftreten von Aceton im Blut, wodurch eine Ketoazidose hervorgerufen wird, also eine ph-Wertverringerung). Neben dem typischen Acetongeruch in der Atemluft kommt es zu einer »großen Atmung«, die Kußmaul als erster beschreibt und die nach ihm benannt ist: ». . . bis zu den tiefsten Lungenpartien herab vernimmt man ein ganzes reines, lautes und scharfes Vesiculärathmen; – und doch weist alles auf den höchstgesteigerten Lufthunger hin, sowohl die Qual der Beengung, worüber der Kranke jammert, als die gewaltige Thätigkeit der Athemmuskeln, wie sie objectiv sichtbar zu Tage tritt, und durch das laute Geräusch, das der mächtige inspiratorische und noch mehr der exspiratorische Luftstrom im Kehlkopfe verursacht, auch hörbar sich kundgibt.«
Kußmaul wird auch durch zahlreiche Beiträge zur Diagnostik und Therapie berühmt, u. a. durch Versuche einer Spiegelung von Speiseröhre und Magen mit einem Ösophago- bzw. Gastroskop.

Moderne Augenheilkunde etabliert sich

1874–1880. Der Bonner Ordinarius für Augenheilkunde Edwin Theodor Saemisch (1833–1909) und sein Hallenser Kollege Alfred Carl Graefe (1830–1899), ein Vetter Albrecht von Graefes, geben zusammen ein siebenbändiges »Handbuch der gesammten Augenheilkunde« heraus, ein Klassiker dieses neuen Fachgebietes, das sich erst allmählich von der Chirurgie löst.

Die moderne Augenheilkunde nimmt seit der Jahrhundertmitte vor allem durch das Werk Albrecht von Graefes (1828–1870) Gestalt an. Entscheidende Voraussetzung war die Erfindung des Augenspiegels durch Hermann Helmholtz → 1851 (S. 291). Wesentlich war auch die Einführung des Ophthalmometers zur Messung der Hornhautkrümmung durch Louis Émile Javal sowie die Studien über den »Astigmatismus« (1862) und die »Anomalien des Auges« (1864) des Utrechter Professors für Augenheilkunde Frans Cornelius Donders.

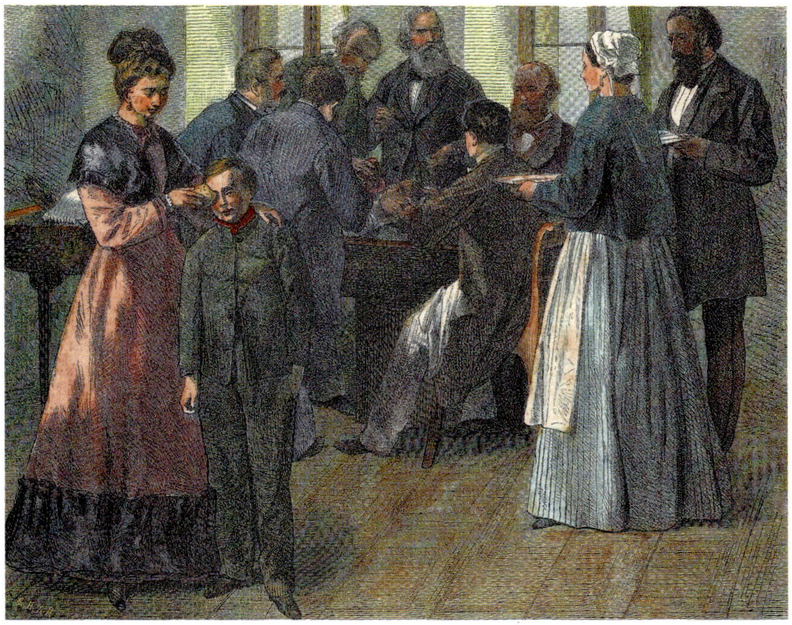

Vor Einführung der Antisepsis operiert Albrecht von Graefe mit seinen Assistenten noch im Straßenanzug (kolorierter Holzschnitt von Carl Koch, 1870).

Albrecht von Graefe hat die umwälzenden Möglichkeiten in der Diagnostik genutzt, die Helmholtz' Augenspiegel mit sich brachte. Als erster setzte er dieses Instrument konsequent ein. So wurden in den ersten beiden Jahrzehnten nach dessen Erfindung zahlreiche Diagnosen von Graefe und seinem Berliner Schülerkreis korrekt gestellt:

- ▷ 1853 die Pigmententartung der Netzhaut (Retinitis pigmentosa) und die Netzhautablösung
- ▷ 1855 die Aushöhlung des Sehnerven beim Glaukom (= Star; excavatio disci) und die Netzhauterkrankung beim Nierenleiden
- ▷ 1866 die Stauungspapille als Hirndrucksymptom (bei Hirntumoren)
- ▷ 1867 die Miliartuberkulose der Netzhaut
- ▷ 1868 die Differenzierung der Netzhautgeschwülste.

Als Operateur ist Graefe insbesondere durch die »Iridektomie« (Ausschneidung der Regenbogenhaut) zur Bekämpfung des Glaukoms (= grüner Star) und die von ihm verbesserte Operation des grauen Stars (= Katarakt) hervorgetreten.

Adolf Kußmaul: Erster Blick in den Magen

Chronik Zur Person

Adolf Kußmaul wurde am 22. Februar 1822 in Graben bei Karlsruhe als Sohn eines Arztes geboren. 1846 legte er in Heidelberg das Staatsexamen ab. Nach seiner Tätigkeit als praktischer Arzt in Kandern (→ S. 294) promovierte er 1854 in Würzburg und habilitierte sich 1855 in Heidelberg. 1859 folgte er einem Ruf auf den Lehrstuhl für innere Medizin in Erlangen, 1863 wurde er nach Freiburg berufen. 1876 nach Straßburg. 1888 kehrt er als Emeritus nach Heidelberg zurück, wo er seine Jugenderinnerungen verfaßt und bis zu seinem Tode am 28. Mai 1902 lebt.
Kußmaul macht zahlreiche Beobachtungen und Entdeckungen auf dem gesamten Gebiet der inneren Medizin und Neurologie. So beschreibt er als erster die »Periarteriitis nodosa« (Entzündung der Wandschichten kleinerer Arterien; 1866), die »progressive bulbäre Paralyse« (fortschreitende Gehirnerweichung; 1873), führt den Begriff des »paradoxen Pulses« (pulsus paradoxus; Puls, der bei der Einatmung schwächer und bei der Ausatmung stärker wird) ein (1873) und diagnostiziert als erster den Mesenterialgefäßverschluß (Verschluß bei Gefäßen des Gekröses) am Lebenden (1864). Ebenfalls als erster unternimmt er den Versuch, mit Hilfe eines starren Endoskops (Röhre) in die Speiseröhre und den Magen zu blicken (1868). Die Benutzung des starren Gastroskops (Endoskop zur Untersuchung des Mageninnern) durch Johann von Mikulicz-Radecki (1881) geht auf Kußmauls Anregung zurück. Unter Kußmauls neurologischen Schriften ist die Abhandlung über »Die Störungen der Sprache« (1877) erwähnenswert, die alle medizinischen Gebiete behandelt.
Kußmaul besitzt nicht zuletzt auch schriftstellerisches Talent. Die Epochenbezeichnung »Biedermeier«, die um 1900 aufkommt, geht u.a. auf ihn zurück: Ab 1855 erscheint in den »Fliegenden Blättern« eine von Adolf Kußmaul und Ludwig Eichrodt herausgegebene parodistische Sammlung naiver »Gedichte des schwäbischen Schulmeisters Gottlieb Biedermaier«.

Zahnarzt erfindet Tretbohrmaschine

7. Februar 1871. Der US-amerikanische Zahnarzt James Beall Morrison (1829–1917) meldet das Patent für seine »Dental Engine« an. Es handelt sich um eine mit dem Fuß zu betreibende Tretbohrmaschine mit bis zu 2000 Umdrehungen pro Minute. 1872 kommt dieser Apparat, der die Zahnheilkunde technisch revolutioniert, auf den Markt. Die »Morrison's Dental Machine« wird für etwa drei Jahrzehnte von den allermeisten Zahnärzten zum Bohren eingesetzt und erst allmählich von elektrischen Modellen verdrängt. Die Tretbohrmaschine erfordert großes Geschick in der Bedienung, da der Zahnarzt beim Treten Balance halten und zugleich Zähne aufbohren muß. Der Bohrer wird bald zum (gefürchteten) Symbol der fortschrittlichen Zahnbehandlung.
Bereits um 1790 konstruierte John Greenwood (1760–1819) eine Tretbohrmaschine nach dem Prinzip des Spinnrads, die jedoch keine Nachahmung findet. Auch spätere, mit Dampf getriebene Apparate, können sich nicht durchsetzen.
1869 konstruierte Morrison einen gußeisernen Behandlungsstuhl, der nach allen Seiten verstellt werden kann. Erst Ende der 1880er Jahre wird mit der Ölpumpe das hydraulische Prinzip zur Verstellung der Stühle genutzt.

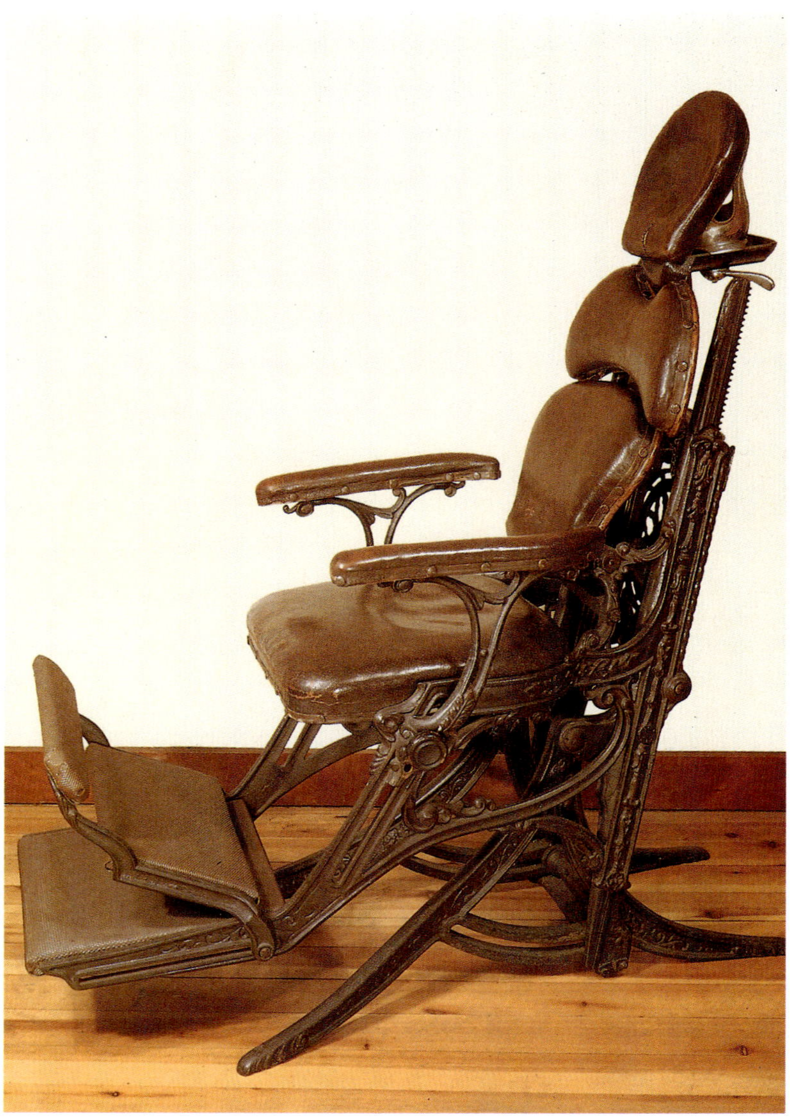

»Morrison-Chair« 1872; der erste gußeiserne Behandlungsstuhl mit Rückenstütze, Sitz und Rückenlehne zum Verstellen, konstruiert von James Beall Morrison

Die verkrüppelten Füße der Chinesinnen

1872. Der Hallenser Anatom und Anthropologe Hermann Welcker (1822–1897) berichtet in einem Artikel »Ueber die Verkrüppelung der Füsse der Chinesinnen«, die durch enges Einbinden von früher Jugend an entsteht.
Nach der Jahrhundertwende untersucht auch Rudolf Virchow eingehend die »Füsse von Chinesinnen« anatomisch, wobei er u.a. auf Röntgenbilder von Leichen zurückgreift. 1913 veröffentlicht er eine diesbezügliche Monographie, ohne allerdings »einen Fall im Leben« anatomisch analysiert zu haben.
Das Binden der Füße geht auf eine mehr als 1000 Jahre alte Tradition zurück, wonach Tänzerinnen am chinesischen Hofe aus ästhetisch-erotischen Motiven ihre Füße umformen, eine Sitte, die nicht nur von der Oberschicht nachgeahmt wird. Die Emanzipationsbewegung im 19. Jahrhundert bekämpft diese (Un-)Sitte, die jedoch erst im 20. Jahrhundert in China allmählich verschwindet.

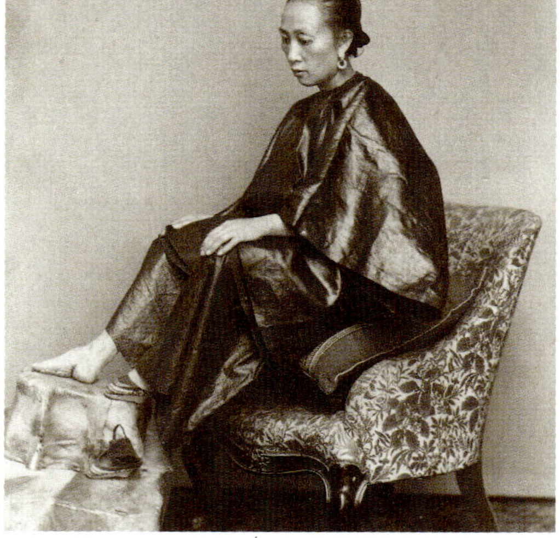

Vornehme Chinesin mit verkrüppelten Füßen: Eine solche anatomische Deformierung, die sog. Goldenen Lilien, wird durch Binden der Füße von früher Jugend an erzielt. Diese Sitte, welche die Bewegungsfreiheit der Frauen einschränkt, spielt bis ins 20. Jahrhundert hinein im Sozialleben der Chinesen eine wichtige Rolle. Kleine, kunstvoll umgeformte Füße gelten als Zeichen der Schönheit und der gehobenen Kultur.

Ärzte benötigen staatliche Lizenz

28. Juni 1872. Die erste Ärztliche Approbationsordnung für das Deutsche Reich tritt in Kraft. Damit gelten die Bestimmungen der Gewerbeordnung für den Norddeutschen Bund von 1869 mit Eintritt der süddeutschen Staaten grundsätzlich für das gesamte Deutsche Reich. Von nun an haben nur die Regierungsbehörden der Bundesstaaten, die eine oder mehrere Universitäten mit Medizinischen Fakultäten besitzen, die Befugnis, die Approbation zur Ausübung des ärztlichen Berufes zu erteilen, und zwar nur an solche Personen, die zuvor das ärztliche Staatsexamen bestanden haben. Dieses kann an jeder zum Deutschen Reich gehörenden Universität abgelegt werden. Die Prüfungskommissionen werden von den jeweilig zuständigen Ministerien jedes Jahr ernannt und bestehen in der Regel aus den Professoren und Dozenten der betreffenden Medizinischen Fakultäten.
Die Voraussetzungen für die Ablegung des Staatsexamens sind festgelegt: Reifeprüfung, Physikum, klinische Praktikantentätigkeit und die Assistenz bei vier Geburten. Das »Tentamen physicum« als naturwissenschaftliche Zwischenprüfung ist in Preußen → 1861 (S. 295) an die Stelle des »Tentamen philosophicum« getreten, um die naturwissenschaftlichen Grundlagen der Medizin intensiver vermitteln zu können. Die Staatsprüfung selbst besteht aus fünf Abschnitten, die den gesamten Fächerkanon der Medizin zum Gegenstand haben.
Im Zusammenhang mit der staatlichen Professionalisierung des Ärztestandes wird am 17. September 1873 vor der Eröffnung der »Versammlung deutscher Naturforscher und Ärzte« von 43 Delegierten aus 50 Ärztevereinen in Wiesbaden (der erste Deutsche Ärztetag) der Deutsche Ärztevereinsbund gegründet, der vorwiegend die beruflichen und wirtschaftlichen Interessen der Ärzte vertreten soll. Als Sprachrohr des Ärztevereinsbundes dienen die alljährlich stattfindenden Ärztetage. Auf dem zweiten Deutschen Ärztetag 1874 in Eisenach sind 79 Vereine mit 5235 Mitgliedern durch 53 Delegierte repräsentiert.

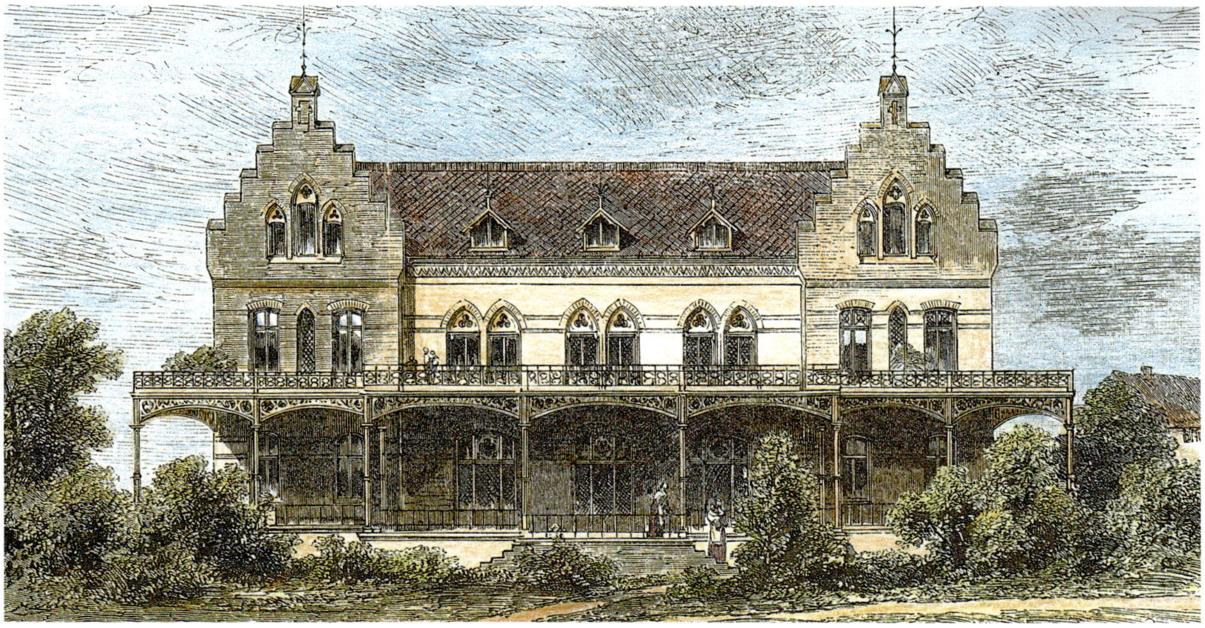

Die im Bau befindliche Kinderheilstätte in Wyk auf Föhr (»Illustrirte Zeitung« vom 22. April 1882; moderne Kolorierung)

Bäderheilkunde wird zur Wissenschaft

14. Oktober 1878. Die »Balneologische Section« der Gesellschaft für Heilkunde in Berlin, eine »Vereinigung von Wissenschaftlern und Praktikern der Ärzteschaft«, wird gegründet. Sie veranstaltet jährliche Balneologenkongresse; erster Sektionsvorsitzender ist Georg Thilenius (1830–1885).

Gemäß der vorläufigen Satzung geht es darum, die »Wirkungen von Heilquellen und Klima wissenschaftlich zu begründen«. Damit soll die Balneologie (von lat. balneum bzw. griech. balaneion = Bad) oder Bäderheilkunde von ihrem bisherigen Status als reine Erfahrungsheilkunde befreit und in den Kanon der wissenschaftlichen Medizin eingefügt werden.

Die Bäderheilkunde wendet ortsgebundene Kurmittel, insbesondere Heilquellen, therapeutisch an, und umfaßt auch die Anwendung von Meerwasser (Thalassotherapie) in den Seebädern und den Einsatz eines speziellen Klimas (insbesondere See- und Hochgebirgsklima). Die Klimatherapie wurde Ende des 18. Jahrhunderts eingeführt: Die erste deutsche Seebadeanstalt eröffnete ihren Betrieb → 1794 (S. 248) auf dem Heiligendamm bei Doberan (Ostsee), die erste entsprechende Einrichtung an der Nordsee folgte auf Norderney 1797. Das Seeklima gilt vor allem als Heilmittel für »skrofulöse« (tuberkulöse) Kinder. 1876 errichtete der Pastor Rodenbeck auf Norderney ein Heim für kranke Kinder. Ein großes Kinderhospiz entsteht 1883 auf Föhr durch die Initiative des von dem Marburger Pathologen Friedrich Wilhelm Beneke 1881 gegründeten »Vereins für Kinderheilstätten an den deutschen Seeküsten«.

Gleichzeitig erscheinen erste Lehrbücher und Enzyklopädien zur Balneotherapie mit wissenschaftlichem Anspruch, wie etwa das Buch über Klimatherapie des in London wirkenden deutschen Arztes Hermann Weber (1880) und das von dem Berliner Privatdozenten Wilhelm Valentiner veröffentlichte »Handbuch der allgemeinen und speziellen Balneotherapie« (1873).

Zur selben Zeit wird das Badewesen als Säule der allgemeinen Hygiene ausgebaut. In den Städten entstehen öffentliche Badeanstalten mit Wannen-, Brause-, Schwimm- und Schwitzbädern.

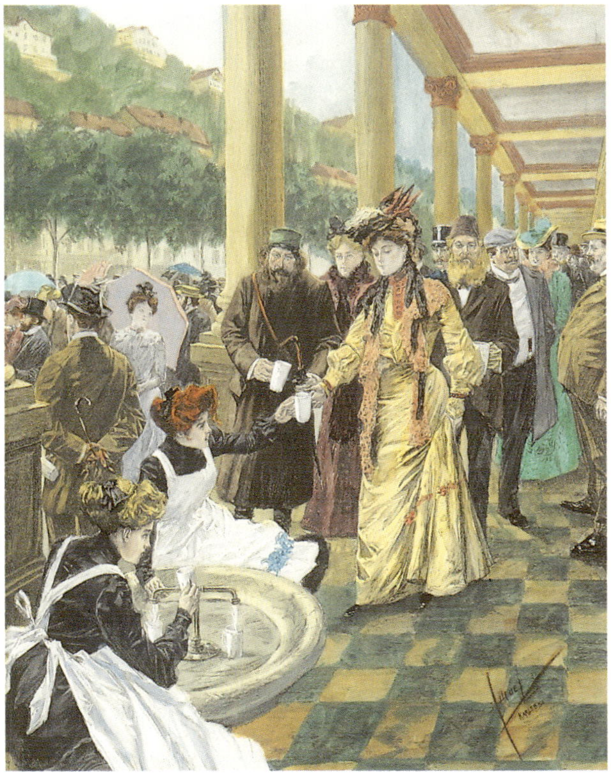

Die »Mühlbrunnenkolonnade in Karlsbad« (Holzstich um 1900, nach einer Zeichnung von Edward Cucuel); die Kur in Karlsbad gehört zu den traditionsreichsten in Europa. Die Quellen dienen Trink- und Badekuren gegen Magen-Darm- sowie Leber- und Nierenleiden. Neben der gesundheitsfördernden Wirkung sind die Badeorte auch aus gesellschaftlichen Gründen beliebt.

Radfahren als Naturheilmittel

Chronik Stichwort

Der Aufschwung der Bäderheilkunde gegen Ende des 19. Jahrhunderts in Deutschland geht einher mit der zunehmenden Popularisierung von **Naturheilverfahren**. Beispielhaft ist hier »Das Neue Naturheilverfahren«, ein »Lehr- und Nachschlagebuch der naturgemäßen Heilweise und Gesundheitspflege« des sächsischen Naturheilkundigen Friedrich Eduard Bilz (1842–1922), der 1892 in Oberlößnitz bei Dresden eine »Naturheilanstalt« gründet. Dieses als Prachtband ausgestattete »Gesundheitslexikon« erreicht zwischen 1889 und 1997 50 Auflagen mit insgesamt über 400 000 Exemplaren. In alphabetischer Ordnung werden die verschiedenen Krankheiten und ihre naturgemäße Behandlung dargestellt, von »Abgeschlagenheit« bis »Zitronenkur«. Die engen Verbindungen zwischen Bäderheilkunde (Kurwesen), Naturheilbewegung und hygienischer Volksbelehrung werden hier deutlich. Zum Stichwort »Radfahren« etwa heißt es:

»Der Radsport stillt am bequemsten den Lufthunger, weil er seine Anhänger leichter in wirklich frische Luft führt . . . Die Atmosphäre der Städte ist nicht nur durch Ausdünstungen aller Art in den Häusern und selbst den Straßen etc. verschlechtert, sondern – bei großen Städten – auch noch bis auf ein paar Kilometer über ihren Umfang hinaus, vorzüglich in der Richtung des eben herrschenden Windes. Da tritt das Rad ein. Bequem und billig trägt es seinen Reiter aus dem verpesteten Dunstkreis hinaus, dort draußen ›entgiftet‹ er sich weit mehr als der, der gemächlich in die nächste Dorfschenke wandert . . . Einen weiteren wohlthätigen Einfluß übt diese Körperbewegung in freier Luft endlich auf die Haut, indem sie deren zwei Millionen Talg- und Schweißdrüschen zu erhöhter Thätigkeit anregt.«

1880

1880–1889

6. 11. 1880. Der französische Arzt Charles Louis Alphonse Laveran entdeckt den Malariaerreger. → S. 322

1881. Der ungarische Arzt Ignaz von Péczely bringt in einer Veröffentlichung die Merkmale der Iris in Verbindung mit organischen Krankheiten und ist damit Wegbereiter der Irisdiagnose. → S. 319

Der aus Polen stammende Chirurg Johann von Mikulicz-Radecki erfindet das Gastroskop, das erste praktikable Instrument zur Magenspiegelung (→ S. 315).

29. 1. 1881. Theodor Billroth führt in Wien die erste erfolgreiche Magenresektion (teilweise Entfernung des Magens) bei einem Krebspatienten durch. → S. 318

25. 9. 1881. Ferdinand Adolf Kehrer, ein Heidelberger Gynäkologe, führt den ersten modernen Kaiserschnitt durch. Er kann Mutter und Kind retten.

1882. In London wird eine Gesellschaft zur wissenschaftlichen Erforschung der parapsychologischen Phänomene gegründet, die bis heute existiert: Die »Society for Psychical Research«. Ziel ist eine naturwissenschaftliche Begründung der Parapsychologie.

24. 3. 1882. Robert Koch gibt in Berlin die Entdeckung des Tuberkelbazillus bekannt. → S. 320

20. 4. 1882. Unter der Bezeichnung »Kongreß für innere Medizin« wird in Wiesbaden die Deutsche Gesellschaft für innere Medizin gegründet. → S. 319

1883. Der britische Anthropologe Francis Galton prägt den Begriff »Eugenik«. → S. 327

15. 6. 1883. Im Rahmen der Bismarckschen Sozialbefriedungspolitik wird die Arbeiterkrankenversicherung im Deutschen Reich eingeführt. → S. 319

1884. Der französische Internist Hippolyte Marie Bernheim veröffentlicht seine grundlegende Schrift »De la suggestion dans l'état hypnotique et dans l'état de veille« (Über die Suggestion im hypnotischen und im Wachzustand). → S. 326

Der dänische Arzt Hans Christian Gram publiziert seine berühmte Färbemethode, mit der er die grampositiven Bakterien (wie Staphylokokken, Streptokokken, Pneumokokken) von den gramnegativen (wie Gonokokken, Meningokokken) unterscheidet.

Der deutsche Internist Arthur Nicolaier erzeugt Tetanus bei Mäusen durch Gartenerde. Er kann im Eiter der infizierten Wundstelle den Erreger des Tetanus (Clostridium tetani) nachweisen (→ S. 320).

Der Leipziger Gynäkologe Carl Sigmund Franz Credé empfiehlt, bei allen Neugeborenen als Prophylaxe gegen die sehr verbreitete Bindehautentzündung aufgrund einer mütterlichen Gonorrhoe (»Augentripper«), Silbernitrat in die Augen zu tropfen. Diese »Credé-Prophylaxe« ist heute gesetzlich vorgeschrieben.

14. 9. 1884. Auf der 16. Heidelberger Versammlung der Augenärzte trägt der Primararzt Josef Brettauer die Untersuchungsergebnisse des Wiener Augenarztes Carl Koller über die lokalanästhetischen Eigenschaften von Kokain vor. → S. 324

27. 8. 1885. Der peruanische Medizinstudent Daniel A. Carrión unternimmt einen Selbstversuch zum Nachweis der gemeinsamen Ursache des Oroya-Fiebers und der Verruga peruana (Bartonellose). → S. 323

1886. Der katholische Pfarrer Sebastian Kneipp veröffentlicht sein Buch »Meine Wasserkur«, das schon bald mehrere Auflagen erreicht. → S. 330

Der US-amerikanische Offizier John Styth Pemberton verkauft ein aus Kokablättern hergestelltes Getränk unter dem Namen Coca-Cola und preist es als »wertvolles Hirnaufbaumittel« an. → S. 323

Die Dampfsterilisation chirurgischer Instrumente wird durch den Berliner Chirurgen Ernst von Bergmann eingeführt. → S. 325

1887. Die Farbenfabriken Bayer in Barmen (Wuppertal) bauen eine pharmazeutische Abteilung auf. → S. 328

Der in Zürich tätige Augenarzt Eugen Fick erprobt erstmals Haftschalen zur Korrektur von Fehlsichtigkeit.

In Chicago wird ein zentrales Institut der Christian-Science-Bewegung gegründet. → S. 331

21. 5. 1887. Der britische Kehlkopfspezialist Morell Mackenzie wird zur Behandlung des erkrankten preußischen Kronprinzen Friedrich hinzugezogen. → S. 327

1888. In Turin bricht der deutsche Philosoph Friedrich Nietzsche mit Symptomen zusammen, die von manchen Ärzten einer Syphilis zugeschrieben werden. → S. 331

1889. Der US-Amerikaner Willoughby Dayton Miller begründet die chemoparasitäre Theorie von der Entstehung der Zahnkaries. → S. 324

1. 6. 1889. Der französische Neurophysiologe Charles Édouard Brown-Séquard berichtet in einem Vortrag in Paris, daß er sich zur geistigen und körperlichen Auffrischung Extrakt aus Meerschweinchenhoden injiziert habe. → S. 323

1. 10. 1889. In Rochester (Minnesota) wird die Mayo-Klinik eröffnet, die mit ihrem Konzept der Kooperation verschiedener Spezialisten wegweisend wird. → S. 331

13. 11. 1889. In New York schildert der US-amerikanische Chirurg Charles McBurney seine Erfolge bei frühzeitigen Blinddarmoperationen. → S. 327

Erste Magenresektion

29. Januar 1881. Der Chirurg Theodor Billroth (1829–1894) führt in Wien die erste erfolgreiche Magenresektion bei einem Patienten mit Magenkrebs durch, der dank dieser Operation lange Jahre überlebt.

Nach der Entfernung der Krebsgeschwulst am Magenpförtner (Pylorus) vereinigt Billroth den Zwölffingerdarm mit dem verkleinerten Magenquerschnitt. Er stellt somit eine End-zu-End-Vereinigung des verkleinerten Magens mit dem Zwölffingerdarm her (Operation »Billroth I«). 1885 gibt er eine zweite Methode der Magenresektion an (»Billroth II«): Er entfernt den Pylorus mit angrenzendem Teil des Magens, verschließt den Querschnitt von Magen und Zwölffingerdarm blind und stellt eine End-zu-Seit-Vereinigung der großen Magenkrümmung (curvatura ventriculi maior) mit einer Dünndarmschlinge her (Gastroenterostomie; von griech. gaster = Magen, enteron = Darm, stoma = Mündung).

Billroth gehört zu den größten Chirurgen des 19. Jahrhunderts. Er ist in Bergen auf Rügen geboren, und wurde nach seinem Medizinstudium Assistent bei dem Chirurgen Bernhard von Langenbeck in Berlin, wo er sich 1856 für Chirurgie und pathologische Anatomie habilitierte. 1860 wurde er als Chirurg nach Zürich berufen, 1867 übernahm er die II. Chirurgische Lehrkanzel in Wien. Sein Hauptinteresse gilt der Pathologie und Chirurgie der Geschwülste. Dabei spielt die experimentelle Chirurgie eine entscheidende Rolle. 1872 schnitt Billroth einem Hund ein 1 1/2 Zoll langes Stück aus der Speiseröhre und zeigte, daß die Bildung von Strikturen (Verengung durch Narben) durch regelmäßiges Sondieren zu verhindern ist. 1877 führte sein Schüler Vincenz Czerny die erste erfolgreiche Ösophagusresektion (Entfernung von Teilen der Speiseröhre) am Menschen durch. Die Einführung der Antisepsis ermöglicht erst den operativen Erfolg Billroths. 1874 konnte er erstmals einen Kehlkopf entfernen, bevor er seine epochemachenden Magenresektionen durchführt. Außerdem tritt er durch Verbesserungen der Kropfoperation, der Operationen an Leber, Milz und Harnblase sowie der Entfernung der Eierstöcke (Ovarektomie) und der vaginalen Uterusexstirpation (Entfernung der Gebärmutter) hervor.

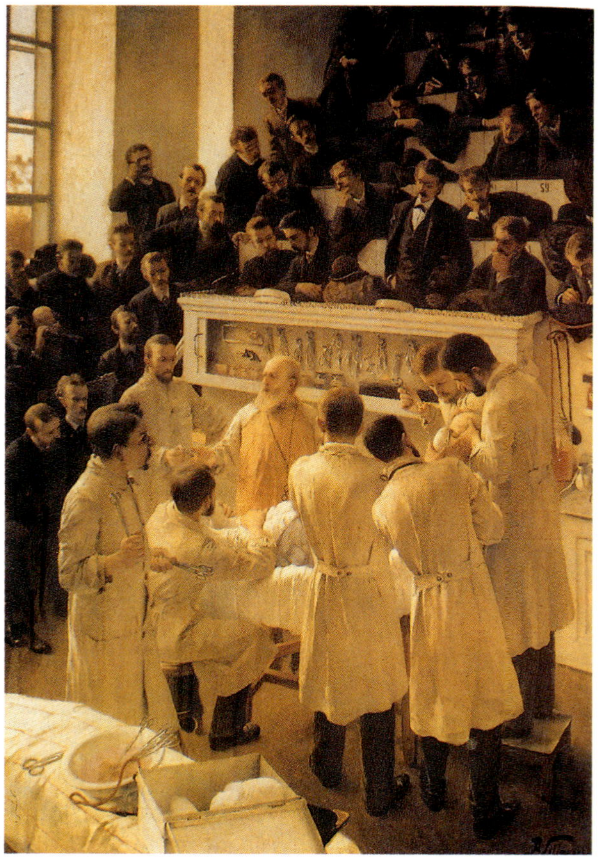

Der weißhaarige Theodor Billroth (1829–1894) operiert im Hörsaal der Chirurgischen Klinik am Allgemeinen Krankenhaus in Wien. Er ist von bemerkenswerten Schülern umgeben, links neben ihm steht sein Assistent Anton von Eiselsberg (1860–1939), der selber ein berühmter Chirurg wird. Der in Bergen auf Rügen geborene Theodor Billroth gehört zu den bedeutendsten Chirurgen des 19. Jahrhunderts (Gemälde von Adalbert Franz Seligmann, 1890).

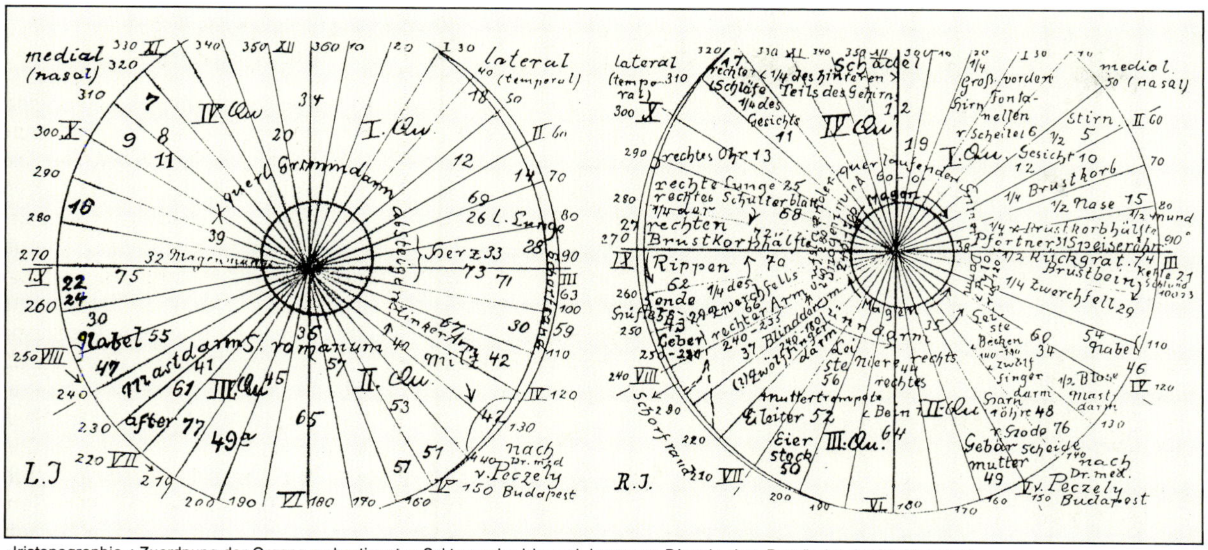

»Iristopographie«: Zuordnung der Organe zu bestimmten Sektoren der Iris nach Ignaz von Péczely, dem Begründer der Irisdiagnostik

Péczely begründet das »Studium der Diagnose aus dem Auge«

1881. *Der Ungar Ignaz von Péczely (1822–1911) begründet mit seinem Buch »Entdeckung auf dem Gebiete der Natur- und Heilkunde – Anleitung zum Studium der Diagnose aus dem Auge« die Irisdiagnostik.*

Auslösendes Ereignis für das spätere Wirken des Ungarn war ein Kindheitserlebnis: Als elfjähriger Junge fing Péczely eine Eule. Der Vogel bohrte sich mit den Krallen so fest in seine Hand, daß er sich nur befreien konnte, indem er dem Tier einen Fuß brach. Im selben Moment beobachtete der Knabe, daß in der Iris der Eule ein schwarzer Strich entstand. Péczely wurde später Techniker, behandelte daneben aber Patienten gratis mit homöopathischen Mitteln. Ausgehend von seinem Kindheitserlebnis untersuchte er bei den Patienten die Augen. Er glaubt, konstante Beziehungen zwischen organischen Krankheiten und Zeichen in der Iris feststellen zu können. Dabei sei jedem Organ in der Regenbogenhaut ein bestimmter Bezirk zuzuordnen. Sowohl durchgemachte Krankheiten als auch bestehende lassen sich auf diese Weise angeblich erkennen.

Als die zuständigen Behörden Péczely Behandlungsverbot erteilten, studierte er Medizin in Budapest und Wien und promoviert. Sein nun erschienenes Buch erregt Aufsehen, vor allem in Deutschland. Dort wird Pastor Erdmann Leopold Stephanus Emanuel Felke der erste berühmte Irisdiagnostiker nach Ignaz von Péczelys Methode. Als Felke vor Gericht sein Können beweisen soll, erklärt ein ärztliches Gutachtergremium, zutreffende Diagnosen seien auf telepathische Fähigkeiten zurückzuführen.

Arbeiter müssen sich versichern

15. Juni 1883. In Berlin verabschiedet der Deutsche Reichstag ein Gesetz über die Einführung der Arbeiterkrankenversicherung im Deutschen Reich. Das am 1. Dezember 1884 in Kraft tretende Gesetz legt den Versicherungszwang für alle in Industrie, Handwerk und Verwaltungen beschäftigten Arbeiter fest, den einklagbaren Rechtsanspruch auf Leistungen der Krankenkassen, die Selbstverwaltung der Kassen und die Haftung des Arbeitgebers für den Beitragseingang. Gesetzliche Mindestleistungen sind die Kostenerstattung für ärztliche Behandlung, Arznei- und Heilmittel sowie Brillen, Bruchbänder und Bandagen, ferner die Zahlung eines Krankengeldes in Höhe des halben Lohnes vom vierten Krankheitstag an.

Vor der Abstimmung über das Gesetz hat der deutsche Kaiser Wilhelm I., dem Konzept der Bismarckschen Sozialbefriedung entsprechend, die Überzeugung aussprechen lassen, »daß die Heilung der sozialen Schäden nicht ausschließlich im Wege der Repression sozialdemokratischer Ausschreitungen ... zu suchen sein werde«.

Innere Medizin soll alle Fachrichtungen integrieren

20. April 1882. Der »Kongreß für innere Medizin« (ab 1920 Deutsche Gesellschaft für innere Medizin) tritt auf Einladung von Karl Gerhardt, Ernst von Leyden, Adolf Kußmaul und Eugen Seitz erstmals in Wiesbaden zusammen. Die zentrale Lage wird gewählt, um ein etwaiges Mißtrauen der süddeutschen Kollegen gegen Berlin von vornherein zu beseitigen. Anliegen der Gesellschaft, deren erster Vorsitzender Friedrich Theodor Frerichs wird, ist es, »durch persönlichen Verkehr die wissenschaftlichen und praktischen Interessen der inneren Medizin zu fördern«, wie es in der Satzung heißt.

Deutlich spiegelt die Eröffnungsrede des ersten Vorsitzenden Frerichs die Situation der Medizin wider, die durch zunehmende Spezialisierung in allen Bereichen gekennzeichnet ist. Für die innere Medizin fordert Frerichs eine integrierende Funktion:

»... Im Laufe der letzten Jahrzehnte haben sich, wie es schon im Altertum unter den alexandrinischen Ärzten und zur Zeit Galens in Rom vorübergehend vorgekommen ist, immer mehr die Einzelfächer der Heilkunde abgesondert, um als Wissenschaft wie im täglichen Leben selbständig aufzutreten, in gesonderten Zeitschriften und Versammlungen die Früchte ihrer Arbeit zu erörtern, getrennt von dem Mutterboden, dem sie entstammten. Und sie hatten dazu ihre Berechtigung. Ist doch der Umfang der ärztlichen Wissenschaft so weit gewachsen, daß kein einzelner das Ganze in allen seinen Teilen umfassen und beherrschen kann ... Wir können und dürfen indes die Schattenseiten nicht übersehen ... Man entfernt sich mehr und mehr von der durch die innere Medizin vertretenen Einheitsidee des menschlichen Organismus ... Die innere Heilkunde ist berufen, diese Einheitsidee festzuhalten und auszubauen.«

Der 18. Kongreß der Deutschen Gesellschaft für innere Medizin tagt am 20. April 1900 im alten Kursaal in Wiesbaden. Das Foto ist das erste Gruppenbild dieser bedeutenden Fachgesellschaft, von der sich im Laufe des 20. Jahrhunderts weitere Fachgesellschaften abspalten.

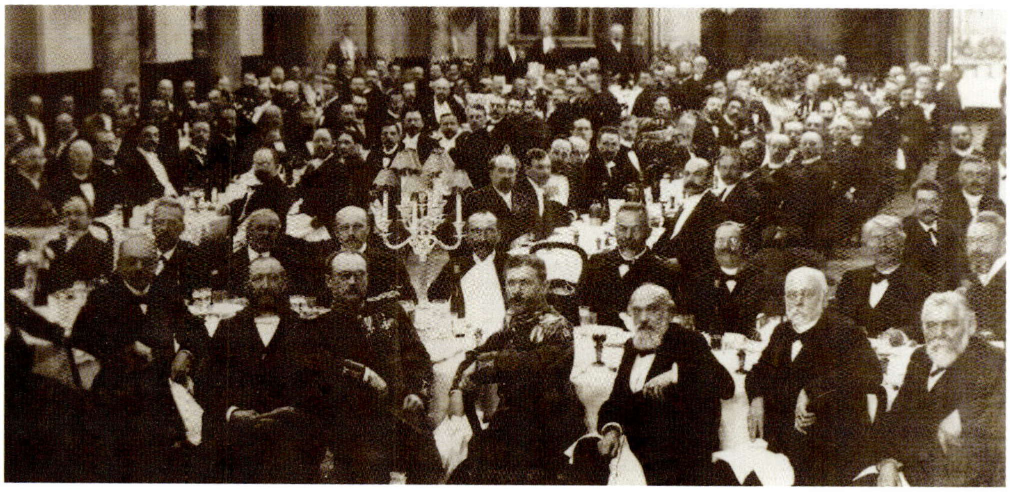

Wegweisend: Robert Koch entdeckt Tuberkelbazillus

24. März 1882. Robert Koch gibt in einer Sitzung der Berliner Physiologischen Gesellschaft seine Entdeckung des Tuberkelbazillus bekannt. Mit Recht nimmt er für sich in Anspruch, den ersten vollkommenen Beweis für die »parasitische Natur« einer menschlichen Infektionskrankheit geführt zu haben.

Robert Koch wird durch diese Leistung mit einem Schlag weltberühmt. Die Tuberkulose ist eines der größten Übel, von dem sich die Menschen seiner Zeit bedroht sehen. In der Altersgruppe zwischen 15 und 40 Jahren geht in Deutschland jeder zweite Todesfall auf das Konto dieser Krankheit und etwa ein Siebtel der Gesamtsterblichkeit. Kochs Entdeckung weckt nun Hoffnung auf Abhilfe.

Bis 1882 herrschte keine Einigkeit über die Ursache und über die Abgrenzung der Krankheit. Man machte z. B. chronische Ernährungsstörungen verantwortlich. Rudolf Virchow trennte sogar verschiedene Formen der Tuberkulose wieder als eigenständige Krankheitseinheiten ab und vertrat die Ansicht, Lungenentzündungen und Krebs könnten sich in Lungenschwindsucht umwandeln.

Angesichts der gewichtigen wissenschaftlichen Gegner mußte Koch einen wirklich hieb- und stichfesten Beweis für seine Überzeugung vorbringen, daß es sich um eine Infektion handle. Er mußte darlegen können, daß Bazillen nicht nur eine notwendige, sondern auch eine hinreichende Ursache sind. Dabei hielt er sich an die von ihm selbst erarbeiteten Prinzipien, die später als »Kochsche Postulate« ein Grundgesetz der bakteriologischen Forschung werden:

▷ Ein Mikroorganismus darf erst dann als Erreger einer Krankheit betrachtet werden, wenn er bei ihr konstant nachzuweisen ist, bei anderen Erkrankungen aber nicht

▷ Er muß außerhalb des Organismus getrennt von anderen Bakterien gezüchtet werden

▷ Die Übertragung der Reinkultur muß bei Versuchstieren die gleiche Krankheit auslösen.

Die erste Schwierigkeit bestand darin, daß zunächst überhaupt kein Erreger im pathologischen Material erkennbar war. Der Zufall half. Eine überalterte und alkalisch gewordene konzentrierte Methylenblaulösung färbte eines Tages nach längerem Stehen auch die Bazillen an. Nach einem weiteren Färbeschritt mit Vesuvin hoben sich dünne Stäbchen kontrastierend vom umgebenden, braunen Gewebe ab, viertel bis halb so lang wie ein rotes Blutkörperchen. Dieser Bazillus ließ sich regelmäßig und ausschließlich bei Tuberkulose nachweisen.

Aber dieses Zusammentreffen von Bazillus und Krankheit genügte noch nicht, um einen ursächlichen Zusammenhang zu behaupten:

»Um zu beweisen, daß die Tuberkulose eine durch die Einwanderung der Bazillen veranlaßte und in erster Linie durch das Wachstum und die Vermehrung derselben bedingte parasitische Krankheit sei, mußten die Bazillen vom Körper isoliert, in Reinkulturen so lange fortgezüchtet werden, bis sie von jedem etwa noch anhängenden, dem tierischen Organismus entstammenden Krankheitsprodukt befreit sind, und schließlich durch die Übertragung der isolierten Bazillen auf Tiere dasselbe Krankheitsbild der Tuberkulose erzeugt werden, welches erfahrungsgemäß durch Impfung mit natürlich entstandenen Tuberkelstoffen erhalten wird.«

Die Anzüchtung reiner Kulturen war das zweite Problem. Fast immer sind die Erreger mit anderen Bakterien vermischt, und sie vermengen sich in den üblichen Nährflüssigkeiten. Robert Koch vervollkommnete 1881 seine Züchtungsmethoden durch die Entwicklung einer besonderen Technik, eines speziellen Plattenkulturverfahrens. Durch Zusatz von Gelatine zum Serum produzierte er erstarrende, durchsichtige Nährböden, auf welchen die Bakterienkolonien voneinander isoliert blieben. Zur Gewinnung der infizierten Proben verwendete Koch vorher ausge-

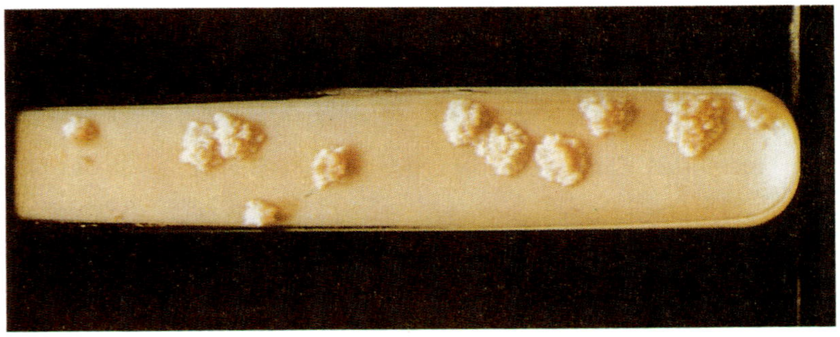

Große Kolonien des Kochschen Bazillus (Mycobacterium tuberculosis); Koch züchtet die Tuberkulosebazillen auf gelatinehaltigen Nährböden.

Fachgebiet:

Bakteriologie revolutioniert die Medizin

Im letzten Drittel des 19. Jahrhunderts entwickelt sich die Bakteriologie in geradezu stürmischer Weise zu einer Leitwissenschaft der Medizin, die einer ganzen Epoche den Namen gibt. Erstmals wird für viele Krankheiten eine Ursache gefunden und damit eine dem neuen Wissenschaftsverständnis entsprechende kausale Therapie möglich.

Der entscheidende Anstoß für die Bakteriologie kam von Louis Pasteur, der in den 50er Jahren Gärungsvorgänge als Ergebnis mikroorganismischer Tätigkeit beschrieb und die Theorie der Urzeugung widerlegte. Er wies nach, daß Mikroben nur von Mikroben erzeugt werden (→ 1861/S. 300).

Robert Koch schließlich kann eindeutig beweisen, daß Bakterien bei Milzbrand, Tuberkulose und Cholera die Krankheitsursache sind, und erzielt mit den aus seinen Forschungen abgeleiteten hygienischen Maßnahmen aufsehenerregende Erfolge in der Seuchenbekämpfung.

Die Entdeckung von spezifischen Bakteriengiften und der Möglichkeit einer Immunisierung mit Antitoxinen, also mit im Blutserum enthaltenen Antikörpern, läutet um 1890 den Beginn der serumtherapeutischen Ära ein.

Die Liste der in der zweiten Hälfte des 19. Jahrhunderts nachgewiesenen krankheitserregenden Mikroorganismen ist lang:

1868/1873: Borrelia recurrentis (Erreger des epidemischen Rückfallfiebers; nachgewiesen durch Otto Hugo Franz Obermeier)

1873: Mycobacterium leprae (Leprabakterien; entdeckt durch Armauer Hansen; → 1873/S. 310)

1876: Bacillus anthracis (Milzbrandbazillus; Robert Koch)

1879: Neisseria gonorrhoeae (Gonokokken; Albert Ludwig Siegmund Neisser)

1880: Salmonella typhi (Typhusbakterien; Carl Joseph Eberth)

1880: Plasmodium malariae (Malaria; Charles Louis Alphonse Laveran; → 6. 11. 1880/S. 322)

1882: Mycobacterium tuberculosis (Tuberkelbazillus; Robert Koch; s. o.)

1883: Vibrio cholerae (Erreger der Cholera; Robert Koch)

1884: Corynebacterium diphtheriae (Erreger der Diphtherie; Friedrich A. Löffler)

1884: Clostridium tetani (Tetanus-Erreger; Arthur Nicolaier)

1886: Diplococcus pneumoniae (Erreger der Lungenentzündung; Albert Fraenkel)

1887: Brucella melitensis (Erreger einer Brucellose, die bei Ziegen und Schafen Fehlgeburten bewirkt; David Bruce)

1887: Neisseria meningitidis (Erreger der Hirnhautentzündung; Anton Weichselbaum)

1888: Salmonella enteritidis (Erreger der akuten Magen- und Darmentzündung; August Anton Hieronymus Gärtner)

1894: Pasteurella (Yersinia) pestis (Pest-Erreger; Alexandre Emile Jean Yersin)

1897: Clostridium botulinum (Erreger der »Wurstvergiftung«; Emile Pierre Marie van Ermengem)

1898: Shigella dysenteriae (Erreger der Ruhr; Kiyoshi Shiga)

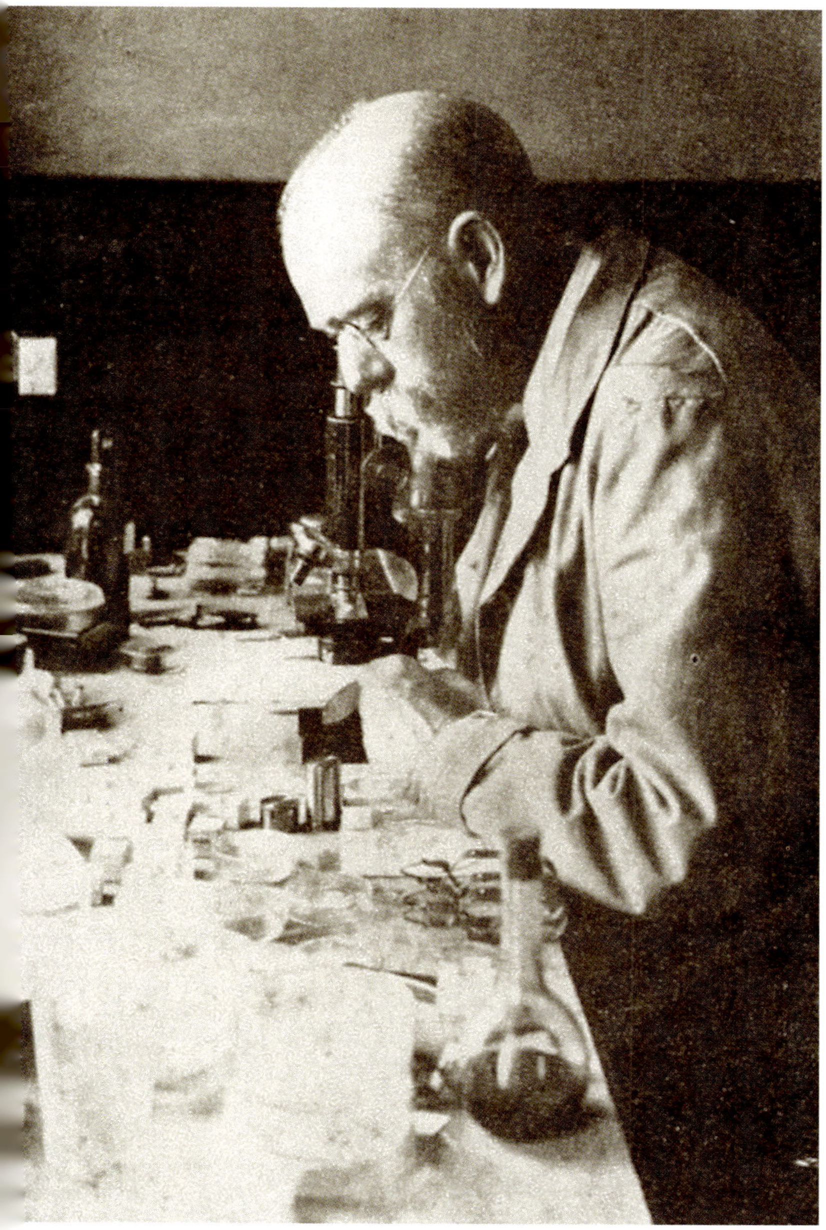

In Kimberley in Südafrika untersucht Robert Koch auf Bitten der britischen Regierung die Rinderpest und entwickelt eine Schutzimpfung.

glühte Instrumente. Mit Platindrähten übertrug er das Material auf die Nährböden und bebrütete wochenlang bei 37 bis 38° C. Dann impfte er von Tier zu Tier und konnte immer wieder eine typische Miliartuberkulose (über den ganzen Körper verbreitete Tuberkulose mit hirsekorngroßen Knötchen in allen Organen) feststellen, die sich klar von spontanen Tuberkulosefällen unterscheiden läßt. Alle Postulate waren damit erfüllt.

Nach Kochs Entdeckung können Lungenschwindsucht, Darm-, Drüsen-, Gehirn- und Gelenktuberkulose einwandfrei als eine einheitliche Infektion mit Tuberkelbazillen bestätigt werden. Der Lupus vulgaris, den man vorher nicht mit der Krankheit in Verbindung brachte, wird auf diese Weise als Hauttuberkulose identifiziert.

Die Hoffnung auf Eindämmung der Krankheit basiert einerseits auf der neuen diagnostischen Möglichkeit, durch Nachweis von Tuberkelbazillen frühzeitig, also schon vor einer klinischen Auffälligkeit die Erkrankten erkennen und isolieren zu können, andererseits auf der Erkenntnis, daß der Erreger ganz überwiegend nur von Organismus zu Organismus übertragen wird. Dem Sputum (Sekrete der Schleimhaut der Luftwege) von Schwindsüchtigen schreibt Koch eine Hauptrolle bei der Verbreitung der Krankheit zu. Demzufolge propagiert er die Desinfektion des Auswurfs, um den größten Teil des Infektionsstoffes zu beseitigen.

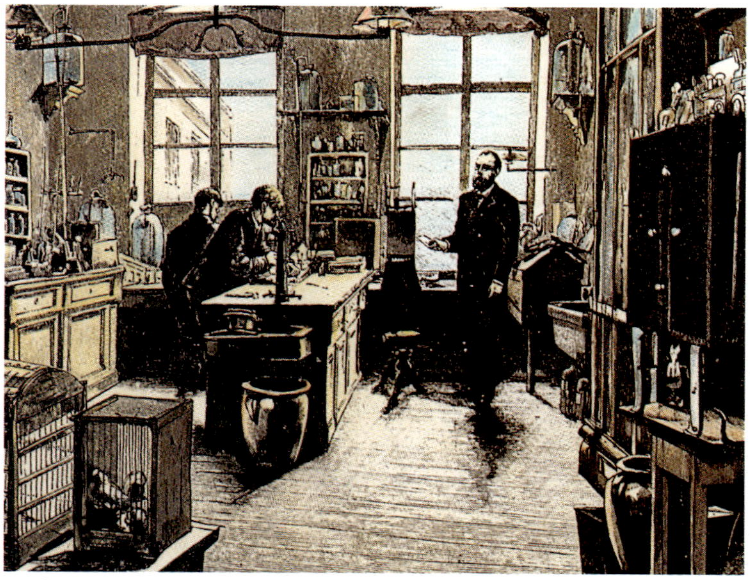

Koch in seinem Labor in Berlin, wo er seine größten Entdeckungen macht

Pionier der Mikrobiologie

Chronik Zur Person

Robert Koch wurde am 11. Dezember 1843 in Clausthal (= Clausthal-Zellerfeld) geboren. Er studierte in Göttingen Medizin, u. a. bei Jakob Henle, der bereits 1840 aus theoretischen Gründen ein belebtes Kontagium (Ansteckungsstoff) annahm. 1866 promovierte Koch. Nach kurzen Zwischenstationen in Hamburg, Langenhagen, Niemegk und Rakwitz erhielt er 1872 die Kreisphysikatsstelle in Wollstein im Kreis Bomst (Provinz Posen).

Da in seinem Amtsbezirk des öfteren Fälle von Milzbrand bei Kühen vorkamen und bei dieser Krankheit der Zusammenhang mit Bakterien seit Jahren als sehr wahrscheinlich galt, setzte Koch hier mit seinen Forschungen ein. Unter primitiven Laborbedingungen und neben seiner ärztlichen Tätigkeit gelang es ihm, die Entwicklung des Milzbrandbazillus in allen Phasen im Mikroskop zu verfolgen. Er entdeckte, daß die Bakterien unter bestimmten Umständen Sporen bilden, die jahrelang haltbar sind und mit der Nahrung oder Atmung wieder in den Körper eindringen können, im Blut zu virulenten Bakterien heranwachsen und Milzbrand hervorrufen.

Nach der Verbesserung seiner technischen Ausrüstung und unter Einbeziehung der Mikrofotografie wandte sich Robert Koch der Untersuchung von Wundinfektionen zu. Es gelang ihm, für Pyämie (herdbildende Allgemeininfektion), Sepsis (Blutvergiftung) und Wundrose konstante Bakterienarten nachzuweisen. Der Leiter des 1876 in Berlin gegründeten Kaiserlichen Gesundheitsamtes erkannte die Bedeutung von Kochs Bemühungen und berief ihn als Regierungsrat nach Berlin. Koch machte diese Institution in den folgenden Jahren zur angesehensten Stätte der bakteriologischen Forschung. Weltruhm verschafft ihm 1882 die Entdeckung des Tuberkelbazillus. 1883 findet er auf einer Forschungsexpedition in Indien den Choleraerreger und ermittelt dessen Ausbreitung über verschmutztes Trinkwasser.

1885 wird Koch in Berlin Professor der Hygiene und Bakteriologie, 1891 Direktor des als Konkurrenz zum Institut Pasteur in Paris neu geschaffenen Preußischen Instituts für Infektionskrankheiten (später Robert-Koch-Institut). Auf zahlreichen Expeditionen widmet er sich nun hauptsächlich den Tropenkrankheiten und treibt Studien über Rinderseuchen, Pest, Malaria, Typhus, Rückfallfieber, Schlafkrankheit usw. 1905 wird er mit dem Nobelpreis geehrt. Am 27. Mai 1910 erliegt er in Baden-Baden einem Herzanfall.

Parasiten im Blut von Malariakranken gefunden

6. November 1880. Der französische Arzt Charles Louis Alphonse Laveran (1845–1922), der in Constantine (Algerien) im Militärdienst tätig ist, sieht erstmals durch das Mikroskop im Blutausstrich eines Malariakranken bewegliche Körperchen. Er zeichnet und beschreibt sie im einzelnen.

Es handelt sich um pigmentierte Zellen, die rund oder halbmondförmig gebogen sind und sich amöbenartig bewegen. Laveran beobachtet, wie einige plötzlich Fäden aus sich herausbilden und sich selbständig im Blutplasma fortbewegen. Entsprechende Befunde bei anderen Malariakranken bestätigen ihn in seiner Meinung, daß die Malaria durch diese Parasiten hervorgerufen wird. Diese Theorie wird allerdings nach der Entdekkung der Mikroben durch Louis Pasteur für kurze Zeit bezweifelt. Man nimmt an, daß die Malaria keine parasitäre, sondern eine mikrobielle Ursache hat. 1886 kann der italienische Histologe (Histologie = Lehre von den Körpergeweben) Camillo Golgi (1844 – 1926) mit einer speziellen Färbemethode die gesamte Entwicklung des Parasiten in den roten Blutkörperchen mikroskopisch darstellen und dabei entsprechend dem jeweiligen Zyklus zwei Typen voneinander unterscheiden, die das Viertagefieber (Malaria quartana) bzw. das Dreitagefieber (Malaria tertiana) verursachen. Damit ist die Parasitentheorie Laverans bestätigt. Beide Forscher erhalten den Nobelpreis (Golgi 1906, Laveran 1907).

Die beiden Italiener Ettore Marchiafava (1847–1935) und Angelo Celli (1857–1914) geben im Anschluß an Laveran 1885 eine genaue Beschreibung des Malaria-Parasiten und geben ihm den wissenschaftlichen Namen »Plasmodium malariae«. 1895 äußert der Pionier der britischen Tropenmedizin, Patrick Manson (1844–1922), seine Hypothese, wonach Moskitos (d. h. Stechmücken) das Plasmodium übertragen. Auf Anregung von Manson kann schließlich der britische Militärarzt Ronald Ross (1857 bis 1932) in Bombay die Moskito-Theorie beweisen. Am 20. August 1897 findet er das Plasmodium im Magen der Anopheles stephensi, nachdem die Mücken vier Tage zuvor Blut an einem Malariakranken gesaugt haben.

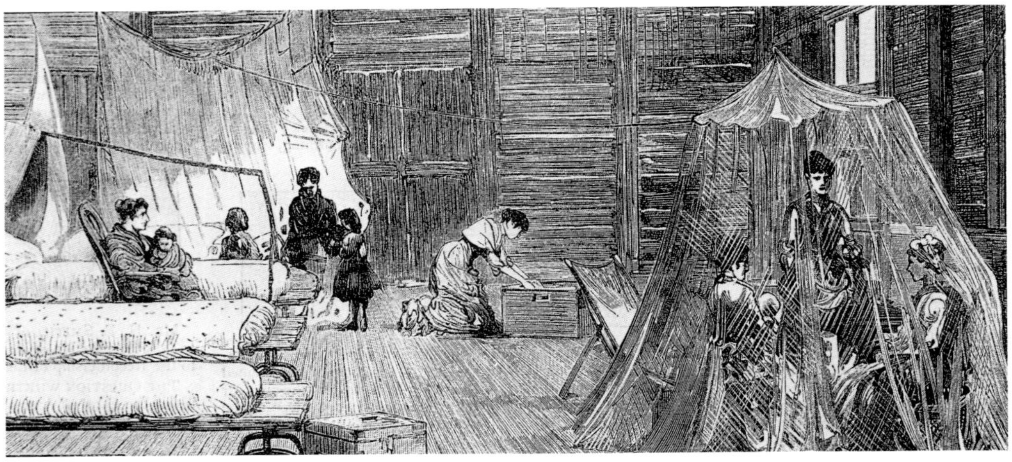

Die Malaria-Quarantäne-Station El Tor an der arabischen Küste (1884); die Netze sollen vor Insektenstichen schützen. Die Theorie, daß Moskitos Malaria verursachen, wird allerdings erst später aufgestellt und 1897 von Roland Ross bewiesen.

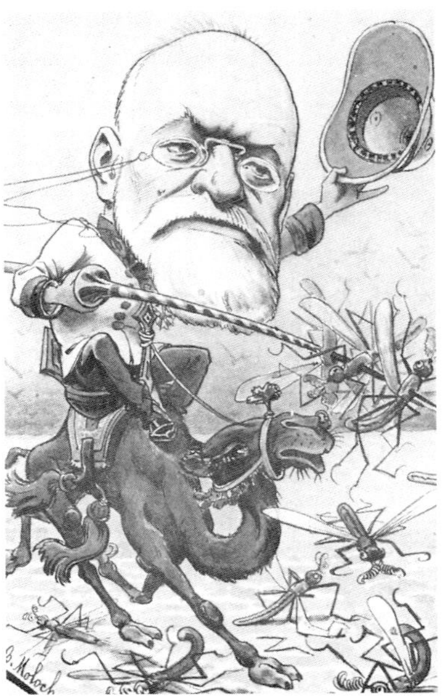

Erforscher von Tropenkrankheiten
Charles Louis Alphonse Laveran im Kampf gegen Moskitos (aus »Chanteclair« 1909); Laveran promovierte 1867 in Straßburg. Von 1878 bis 1883 diente er als Militärarzt in Algerien, wo er den Malaria-Parasiten entdeckt. Nach einer Tätigkeit als Professor für Militärhygiene (1884–1894) scheidet er 1896 aus dem Militärdienst aus und geht ans Institut Pasteur in Paris, wo er sich der Erforschung parasitärer Blutkrankheiten widmet.

Krankheitsbild:

Malaria – Sumpffieber – Wechselfieber

Die Malaria (von ital. mala aria = schlechte Luft) ist eine parasitäre Infektionskrankheit (eine sog. Tropenkrankheit), die durch vier verschiedene Plasmodienarten verursacht werden kann. Die Inkubationszeit beträgt bei der Malaria quartana 20 bis 35 Tage.

Malaria wird v. a. durch den Stich einer infizierten weiblichen Anopheles-Mücke übertragen, aber eine direkte Ansteckung von Mensch zu Mensch auf dem Blutweg ist ebenfalls möglich. Der Formwandel des Erregers ist komplex: Von der Speicheldrüse der Mücke (Sporozyten) gelangt er über die Blutbahn in Leberzellen und Erythrozyten des Menschen (Schizogonie), wo er sich ungeschlechtlich entwickelt. Im Blut bilden sich Geschlechtszellen (Gametozyten) aus, die in der weiblichen Anopheles-Mücke eine Geschlechtsreifung und Befruchtung durchmachen, woraus sich wiederum Sporozyten entwickeln. Durch die rhythmische Vermehrung und den dadurch bewirkten Erythrozytenzerfall kommt es zu den Fieberanfällen.

Malaria ist heute eine weit verbreitete Tropenkrankheit in der sog. dritten Welt. Aus Nordamerika und Europa ist sie praktisch verschwunden. Heute stehen wirksame Malariamittel (Chemotherapeutika) zur Verfügung.

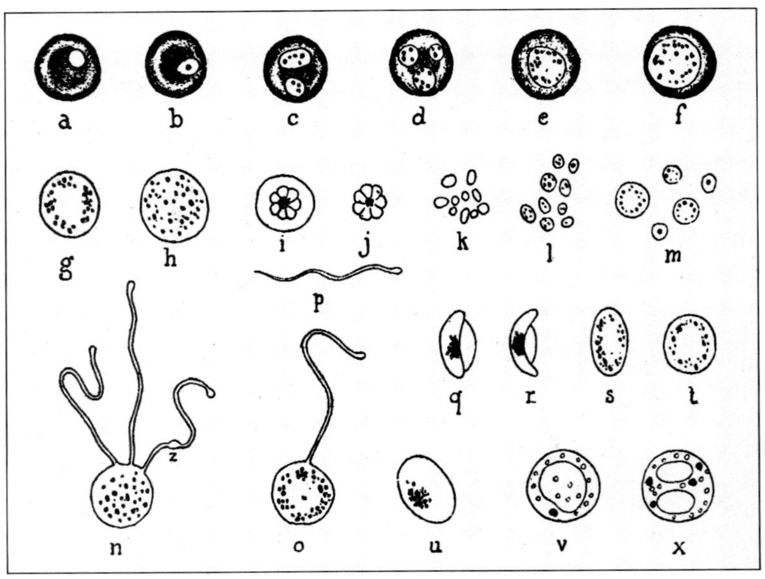

Laverans erste Beschreibung der Parasiten, welche die Malaria hervorrufen; die typischen Formen werden bereits klar unterschieden (1881).

Medizinstudent stirbt bei Selbstversuch

27. August 1885. Der peruanische Medizinstudent Daniel A. Carrión (1858–1885) läßt sich im Hospital »Dos de Mayo« in Lima (Peru) das Blut einer Frau einimpfen, die an warzenförmigen Hautausschlägen leidet, der Verruga peruana (Peruanische Warze). Damit will Carrión den Beweis antreten, daß zwei bislang ungeklärte Krankheitsbilder ein und dieselbe Ursache haben und nur verschiedene Formen derselben Infektionskrankheit sind. Carrión stirbt schließlich an den Folgen des Versuchs.

Das Motiv zum Selbstversuch lieferte die beim Eisenbahnbau zwischen Lima und La Oroya ab 1870 auftretende Fieberkrankheit, das »Oroya-Fieber«, von dem insbesondere die Eisenbahnarbeiter befallen sind. Symptome sind schwere Anämie und hohes Fieber. Zugleich hörte der Medizinstudent von einer eigenartigen Warzenkrankheit, die schon in vorkolumbischer Zeit bei den Inkas unter der Bezeichnung »Sirki« bekannt war, die ebenfalls mit schweren Allgemeinsymptomen und Fieber einhergeht. Über diese Krankheit ist wenig bekannt, da sie sich nur auf einzelne Hochgebirgsregionen der Anden beschränkt und in Europa überhaupt nicht auftritt.

Als 1881 ein Mitstudent Carrións an dem Oroya-Fieber mit warzenförmigem Hautausschlag verstarb, begann dieser, sich mit der Krankheit auseinanderzusetzen, zusätzlich bewegt durch seine Erfahrungen, die er als Hilfsarzt im »Salpeterkrieg« zwischen Peru und Chile (1879–1883) sammelte.

In einem Tagebuch hält Carrión den Verlauf der Infektion fest. Am 17. September, 22 Tage nach der Impfung, notiert er die ersten Symptome (Unwohlsein, Schmerz im Fuß), die sich rasch im Sinne des Oroya-Fiebers (ohne Warzenbildung) steigern, schließlich ist er durch das Fieber, die Schmerzen und die Blutarmut so geschwächt, daß er seine Freunde bitten muß, das Tagebuch fortzuführen. Am 5. Oktober stirbt Carrión im französischen Krankenhaus in Lima. Er gilt als Nationalheld Perus.

Der Erreger der »Carriónschen Krankheit« wird 1909 von dem Peruaner Alberto Barton (1871–1950) erstmals beschrieben (»Bartonella bacilliformis«).

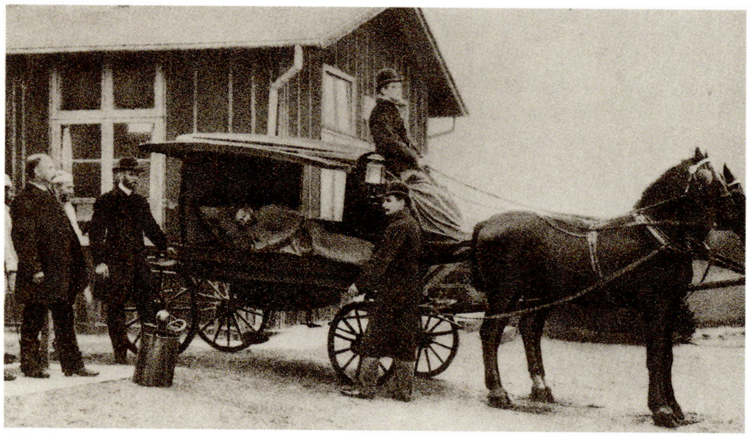

Cholera 1892: Forscher suchen im Selbstversuch nach Heilmitteln

Gefährliche Experimente

Chronik Stichwort

Neben dem Tierversuch spielt der Menschenversuch im Forschungsprozeß der naturwissenschaftlichen Medizin der Neuzeit eine wichtige Rolle. Der Fall Daniel Carrión ist exemplarisch für eine lange Reihe von ärztlichen **Selbstversuchen** mit Erregern von Infektionskrankheiten. Eine kleine Auswahl mag einen Eindruck von der Art der Experimente vermitteln:

1803: Der italienische Arzt Eusebio Valli impft sich in einem französischen Spital bei Konstantinopel (Istanbul) mit einer Mischung von Pocken- und Pesteiter, um so einen Impfschutz gegen die Pest zu beweisen. Valli erkrankt nur leicht an der Pest und wiederholt den Versuch in der Folgezeit mehrfach.

1816: Valli versucht, die Ansteckung durch Gelbfieber zu testen. In Havanna (Kuba) reibt er sich mit dem Hemd eines an Gelbfieber Gestorbenen ein und legt sich neben die Leiche. Er stirbt an dieser Infektionskrankheit.

1822: Ähnliche Versuche mit Gelbfieber unternimmt der französische Militärarzt Jean-Louis-Geneviève Guyon auf der Insel Martinique. Er trinkt unter anderem erbrochenes Blut von Gelbfieberkranken, ohne von der Krankheit infiziert zu werden.

1831: Guyon impft sich zu Versuchszwecken auch mit Choleramaterial, ohne zu erkranken.

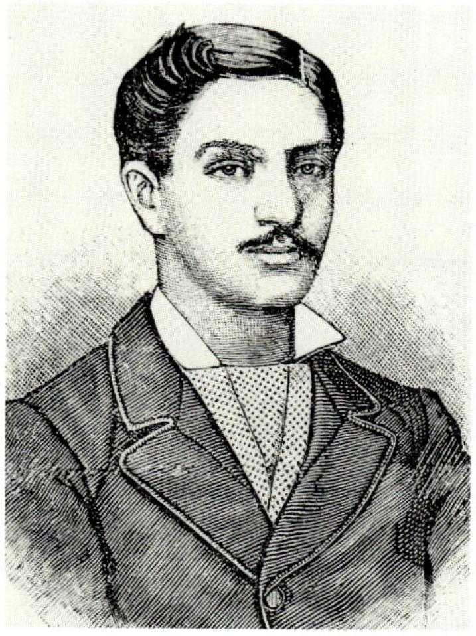

Daniel Alcides Carrión (1858 – 1885) stirbt im Selbstversuch am Oroya-Fieber (»Carriónsche Krankheit«).

7. 10. 1892: Max Pettenkofers berühmter Selbstversuch mit Cholerabazillen ist nur einer von vielen. So unternehmen Ilja Iljitsch Metschnikow und seine Mitarbeiter in Rußland 1893 Selbstversuche mit Choleraerregern. Die russischen Bakteriologen Kirill Danilowitsch Zablotny und Johannes Sawtschenko versuchen im selben Jahr, sich durch abgetötete Cholerabakterien zu immunisieren. Anschließend schlucken sie lebende Erreger, ohne zu erkranken.

Mehr als 40 Forscher nehmen in dieser Zeit Cholerabazillen zu sich, ohne jedoch aufklären zu können, warum die Infektion im einen Falle leicht, im anderen schwer verläuft.

Physiologe spritzt sich Hodenextrakt

1. Juni 1889. Der 72jährige französische Neurophysiologe Charles Édouard Brown-Séquard (1817 bis 1894) gibt in einem Vortrag vor der Pariser Société de Biologie bekannt, daß er sich zur Auffrischung seiner geistigen und körperlichen Leistungsfähigkeit mit Erfolg sechsmal einen Extrakt aus Hunde- und Meerschweinchenhoden unter die Haut gespritzt habe. Er ist mit diesem Selbstversuch ein Wegbereiter der Endokrinologie (Lehre von den Drüsen mit innerer Sekretion) und der Hormon- bzw. Organotherapie.

Das »Extrait Brown-Séquardien« wird rasch weltberühmt, da es verspricht, den alten Traum vom »Lebenselixier« zu erfüllen. Zum kommerziellen Erfolg trägt auch die wissenschaftliche Begründung der Organotherapie durch einen berühmten Wissenschaftler wie Brown-Séquard bei. Der Gedanke, sich eine fehlende oder ungenügend gebildete Körpersubstanz künstlich zuzuführen, ist bestechend.

Coca-Cola soll die Nervenkraft steigern

1886. Der US-amerikanische Kavallerie-Offizier John Styth Pemberton verkauft ein Getränk, das u. a. aus Kokablättern hergestellt ist, unter dem Handelsnamen »Coca-Cola«, mit dem Zusatz, es handle sich um »ein intellektuelles und alkoholfreies Getränk«.

Es enthalte die nervenkräftigenden Eigenschaften der Kokapflanze und der Kolanüsse und sei nicht nur ein köstliches Erfrischungsgetränk, sondern zugleich ein wertvolles Hirnaufbaumittel (»Brain Tonic«) sowie ein Heilmittel für alle Nervenleiden.

1891 verkauft Pemberton alle Rechte an Coca-Cola für 2000 US-Dollar an den US-amerikanischen Pharmazeuten Asa Griggs Candler. Kokablätter sind seither Bestandteil der geheimen Zusammensetzung des Getränks, ab 1906 ist der Hersteller jedoch gesetzlich verpflichtet, das Kokain aus den Blättern zu entfernen (→ 14. 9. 1884/S. 324).

Der mit Kokablättern ab 1863 in Paris hergestellte, beliebte »Vin Mariani« ist ein berühmter Vorläufer von Coca-Cola.

Kokain wird als lokales Betäubungsmittel eingeführt

14. September 1884. Auf einer Sitzung der Heidelberger Ophthalmologischen Gesellschaft wird ein Papier des Wiener Augenarztes Carl Koller (1857–1944) verlesen über dessen Entdeckung der lokalanästhetischen Eigenschaften des Kokains: »Vorläufige Mittheilung über locale Anästhesirung am Auge.«
Koller hat bereits jahrelang nach einem lokalen Betäubungsmittel für die Hornhaut gesucht. Er ist mit Sigmund Freud befreundet, der im Sommer 1884 gerade eine umfassende Arbeit »Über Coca« abgeschlossen hat, Selbstversuche mit Kokain unternimmt und dabei Koller um seine Mithilfe bittet. Freud bemerkt nebenbei die betäubende Wirkung auf Haut und Schleimhäute. Koller ist damit auf die erfolgreiche Spur gelenkt. Die auf das Auge geträufelte Kokainlösung macht die Hornhaut gegen Berührung unempfindlich, wie Koller und ein Kollege im Selbstversuch feststellen. Damit ist das erste Lokalanästhetikum (Mittel zur örtlichen Betäubung) gefunden.
Die Entdeckung zieht rasch ihre Kreise. So werden 1885 in Berlin bereits 373 Staroperationen mit Kokain durchgeführt, über 100 Publikationen zu seiner Anwendung erscheinen im selbem Jahr.
In direktem Anschluß an Kollers Fund führt der Wiener Hals-Nasen-Ohren-Arzt Edmund Jelinek (1852 bis 1928) die Lokalanästhesie mit Kokain in die Hals-Nasen-Ohren-Heilkunde ein. Er berichtet am 17. Oktober 1884 auf einer Sitzung der Gesellschaft der Ärzte, daß man mit Kokain am Kehlkopf schmerzfrei operieren könne. Sein Chef, Leopold Schrötter von Kristelli, nimmt erstmals eine solche Kehlkopfoperation vor. Es ist bemerkenswert, daß der Pariser Laryngologe (Facharzt für Kehlkopfleiden) Charles Fauvell schon 1865 vom Kokawein-Hersteller Mariani (→ 1886/S. 323) eine spezielle Koka-Zubereitung erhält, mit der er den Kehlkopf von Sängern und Rednern behandelt, ohne daß die Wissenschaft Notiz davon nimmt.
Um 1885 herrscht noch die Auffassung vor, daß Kokain nicht süchtig mache, da keine schweren physischen Entzugssymptome – vergleichbar denen bei längerem Opium- oder Morphiumkonsum – auftreten. 1885 rät Sigmund Freud seinem Freund, dem Elektrophysiologen Ernst Fleischl von Marxow (1846–1891), der morphinsüchtig ist, zu einer Therapie mit Kokain. Dieser nimmt jedoch immer höhere Dosen von Kokain und produziert Symptome einer toxischen (= Vergiftungs-)Psychose, an der er zugrunde geht. Die Kokainsucht wird von den Ärzten daraufhin als Gefahr erkannt. Die akute Vergiftung mit Kokain führt zu schweren Erregungszuständen; 18 Todesfälle infolge von Atemlähmung werden bis 1892 registriert.

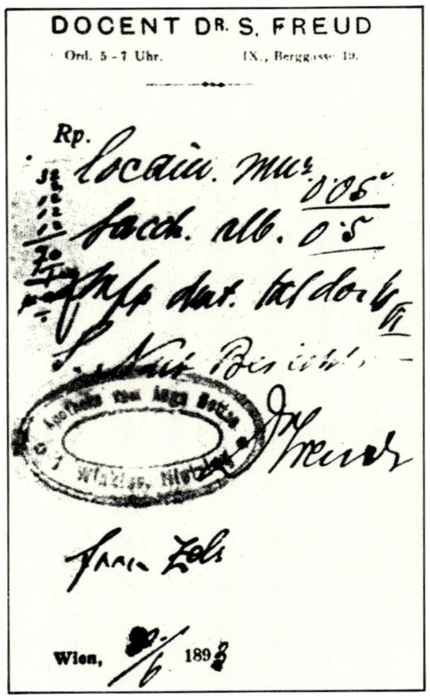

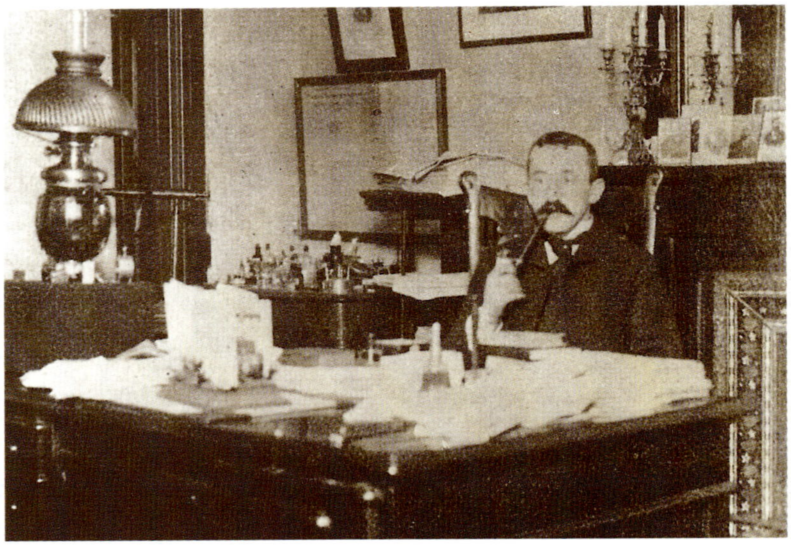

Der Augenarzt Carl Koller, ein Studienfreund Freuds, beschäftigt sich mit Kokain.

◁ Kokainrezept von Sigmund Freud (1856–1939) aus dem Jahr 1893

Mikroorganismen der Mundhöhle verursachen Karies

1889. Der US-Amerikaner Willoughby Dayton Miller (1853–1907), der am Berliner zahnärztlichen Universitäts-Institut tätig ist, veröffentlicht seine bakteriologischen Forschungsresultate zum Problem der Zahnkaries in dem Buch: »Die Mikroorganismen der Mundhöhle. Die örtlichen und allgemeinen Erkrankungen, welche durch dieselben hervorgerufen werden« (Ausgabe in englischer Sprache 1890). Darin begründet er erstmals die chemo-parasitäre Theorie von der Entstehung der Zahnkaries.
Miller hat eine gründliche Vorbildung durch die Berliner Schule von Robert Koch (→ 24. 3. 1882/S. 320) erhalten. Er züchtet Reinkulturen von Keimen der Mundhöhle und studiert ihre chemische Rolle bei der Zersetzung der Nahrung und deren Rückwirkung auf die Zähne. Als erste Phase des kariösen Prozesses erkennt er die Entkalkung des Dentins durch die im Mund gebildeten Säuren. In das poröse Zahnbein wandern »Spaltpilze« ein. Millers Definition lautet: »Der Zahncaries ist ein chemisch-parasitärer Vorgang, bestehend aus zwei deutlich auseinandergeprägten Stadien, der Entkalkung resp. Erweichung des Gewebes und der Auflösung des erweichten Rückstands (durch ein pepsinähnliches Pilzferment). Beim Schmelz fällt jedoch das zweite Stadium fort; die Entkalkung des Schmelzes bedeutet die vollkommene Vernichtung desselben.« Millers Theorie ist prinzipiell bis heute gültig. Während er die chemische Desinfektion der Mundhöhle und die Anwendung der Zahnbürste empfiehlt, legt er keinen Wert auf eine diätetische Kariesprophylaxe.
Miller hat 1879 am Pennsylvania Dental College in Philadelphia promoviert, bevor er nach Berlin ging. 1906 nimmt er einen Ruf nach Ann Arbor an, wo er 1907 stirbt.

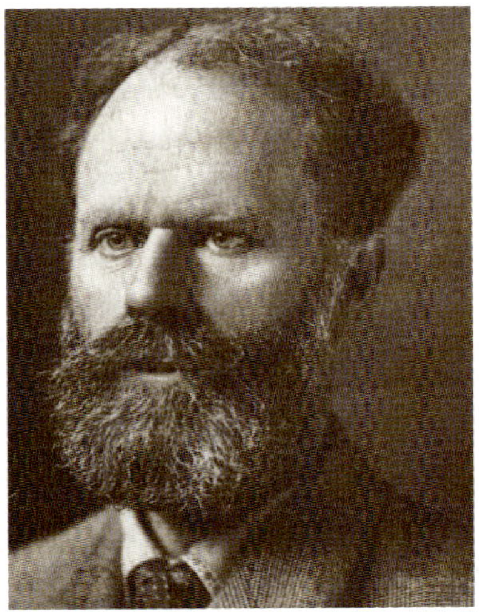

Willoughby Dayton Miller, Begründer der modernen Kariestheorie

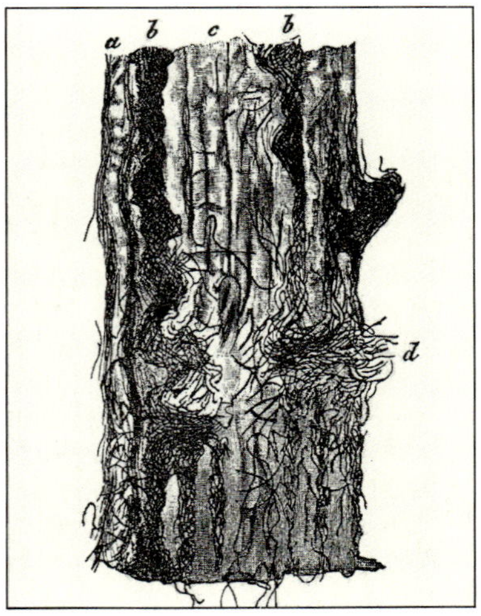

Mikroskopisches Bild der Zahnkaries mit Mikroorganismen (nach Miller)

Dampfsterilisation in der Chirurgie

1886. Der Berliner Chirurg Ernst von Bergmann (1836–1907) führt in seiner Klinik die Dampfsterilisation von Instrumenten ein. Dies ist ein entscheidender Schritt auf dem Weg zur Asepsis (Keimfreiheit). Das Verfahren hat ebenso wie andere Sterilisationsmethoden seinen Ursprung in den Laboratorien der Bakteriologen. Robert Koch, Louis Pasteur und ihre Schüler wenden sie bei ihren Forschungen an.
Louis Pasteur empfahl 1870 als erster trockene Hitze zur Desinfektion. Im Moabiter Krankenhaus in Berlin errichtete man daraufhin 1873 Desinfektionsanlagen mit Lufttemperaturen von 125 °C, die sich gut zu bewähren schienen. Als Robert Koch jedoch 1880 eine bakteriologische Kontrolle vornahm, fand er heraus, daß nur die empfindlichen Keime abgetötet wurden, nicht aber die Sporen. Nach intensiven Forschungen erkannte er strömenden Dampf als bestes Desinfektionsmittel.
1882 bereits ließ Friedrich Trendelenburg einen Dampfsterilisator in der Bonner Chirurgischen Universitätsklinik einbauen. Der Durchbruch gelingt aber erst in der von Bergmann geleiteten Chirurgischen Universitätsklinik in Berlin. Den größten Anteil am Ausbau der Sterilisationstechniken im Krankenhaus hat Curt Schimmelbusch (1860–1895). Er lernt 1888 bei Bernhard Bardenheuer in Köln die Dampfsterilisation kennen und wechselt 1889 als Assistent zu Bergmann. Er führt bakteriologische Studien zum Ausbau der Asepsis durch und verbessert die Konstruktion der Desinfektionsapparate. Insbesondere verbindet sich mit seinem Namen die Entwicklung einer Blechtrommel für die Sterilisation des Verbandmaterials und der Operationskleidung. Die Geräte gelten ebenso wie die Kochapparate für die in Sodalösung zu desinfizierenden Instrumente lange Zeit als unübertroffen.
1891 veröffentlicht Schimmelbusch unter dem Titel »Die Durchführung der Asepsis in der Klinik des Herrn Geheimraths von Bergmann in Berlin« eine Zusammenfassung, 1892 gefolgt von dem Buch »Anleitung zur aseptischen Wundbehandlung«. Diese Schriften verbreiten rasch die neuen Erkenntnisse.

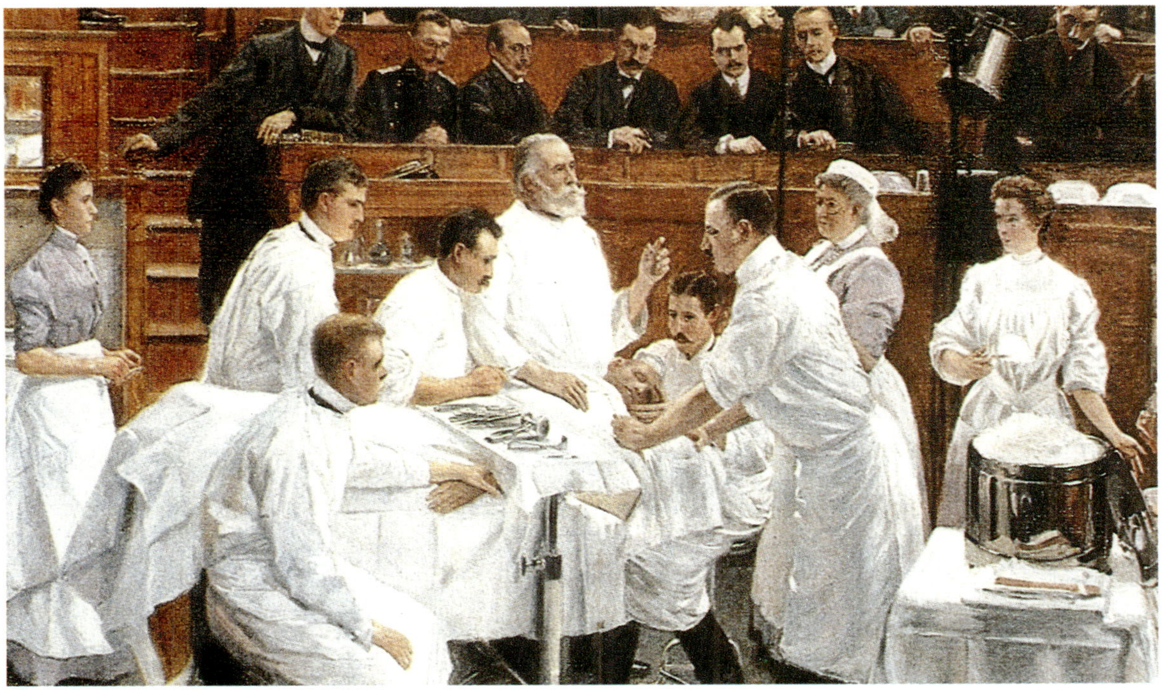

Bergmann vor einer Operation im Hörsaal; auf dem Tisch rechts eine Trommel mit sterilisiertem Material

»Reinlichkeit bis zur Ausschweifung«

Chronik Stichwort

Asepsis bedeutet die Keimfreiheit aller Gegenstände, die mit einer Operationswunde in Berührung kommen könnten. Der Gedanke ist im Grunde in der seit → 1867 (S. 302) von Joseph Lister in Glasgow (Schottland) propagierten Antisepsis bereits angelegt. Listers Ziel ist es, die aus der Luft in die Wunde eindringenden Keime abzutöten. Er desinfiziert die Wunde, aber auch schon das Verbandsmaterial sowie die Hände und Instrumente des Operateurs mit Karbolsäure.
Eine konsequente Fortführung dieses Ansatzes ist die Asepsis als das Bemühen, gar nicht erst Keime in die Operationswunde hineingelangen zu lassen. Die neue Hitze- bzw. Dampfsterilisation der bei der Operation verwendeten Materialien und Geräte weist bereits in diese Richtung.
Am gründlichsten geht der Kieler Chirurg Gustav Adolf Neuber (1850–1932) vor, der seine Privatklinik bis in die letzten Einzelheiten von Architektur, Einrichtung und Betrieb nach aseptischen Gesichtspunkten plant und als der eigentliche Vater einer systematischen Asepsis in Deutschland angesehen werden kann.

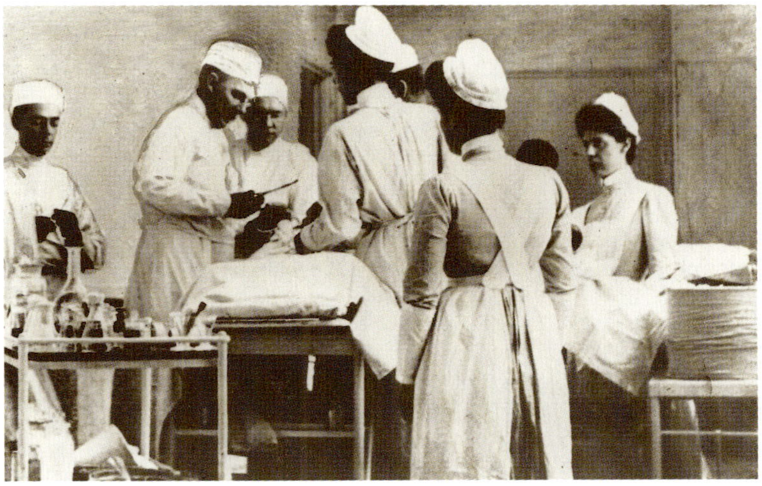

Der Chirurg William Stewart Halsted bei einer Operation in Baltimore 1905; er trägt schwarze Gummihandschuhe für die Asepsis.

Die Luft muß Filter passieren, bevor sie in den Operationssaal gelangt, kein Abfall darf durchs Haus getragen werden, fünf verschiedene, abwaschbare Operationssäle für unterschiedliche Ansprüche an Keimfreiheit stehen zur Verfügung. Mehrfach müssen die Ärzte sich waschen und Arme, Hände und Gesicht mit Sublimat desinfizieren. Die Instrumente sind Sonderkonstruktionen, ganz aus Metall, ohne Holzgriffe. Alles wird vermieden, was sich schwer sterilisieren läßt. »Reinlichkeit bis zur Ausschweifung«, schimpft der Chirurg Theodor Billroth.
Ein Problem bleibt jedoch noch: Die Hände des Operateurs. Die an ihnen haftenden Keime sind viel gefährlicher als die in der Luft schwebenden. Aber kein chemisches Mittel erweist sich als geeignet, die Hände völlig keimfrei zu machen. Die Lösung kommt 1890 mit den von dem US-amerikanischen Chirurgen William Stewart Halsted (1852 bis 1922) für OP-Schwestern eingeführten und 1894 für Chirurgen empfohlenen Gummihandschuhen.

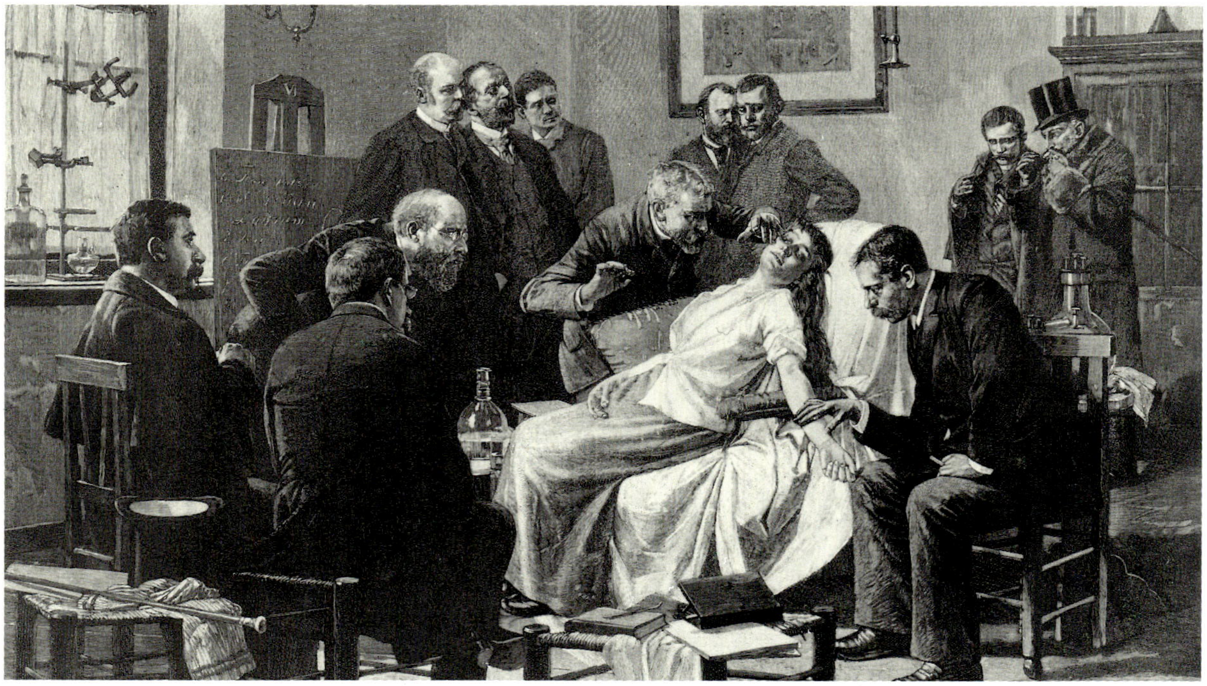

Bei der Hypnose einer Frau (Holzstich nach einem Gemälde von Georg Richard Falkenberg, 1893)

Hypnose und Heilwirkung der Suggestion

1884. Der französische Internist Hippolyte Marie Bernheim (1840 bis 1919), Professor für innere Medizin in Nancy, veröffentlicht die erste Schrift zu seiner Suggestionslehre: »De la suggestion dans l'état hypnotique et dans l'état de veille« (Über die Suggestion im hypnotischen und im Wachzustand). Damit dokumentiert er seine Hinwendung zur ärztlichen Psychotherapie und legt den Grundstein für die moderne medizinische Psychologie und Psychotherapie.

Als Universitätsprofessor ging Bernheim 1882 bei dem Landarzt Ambroise Auguste Liébeault (1823 bis 1904) in die Schule, der seine Patienten durch verbale Suggestionen in Hypnose versetzt und dann therapeutisch beeinflußt. Im Gegensatz zu Liébeault hypnotisierte der britische Neurologe James Braid, der 1843 den Begriff der Hypnose als »nervösen Schlaf« in die wissenschaftliche Medizin einführte, um sich von mesmeristischen Spekulationen abzugrenzen, nicht mit Wortsuggestionen, sondern wendete die Augenfixation und körperliche Manipulationen an.

Bernheim definiert den zentralen Begriff der Suggestion nach dem Reflexmodell als den »Vorgang, durch welchen eine Vorstellung (durch das Wort) in das Gehirn eingeführt und von ihm geglaubt wird«. Dieses »zentripetale [zum Zentrum hingehende] Phänomen« strebe danach, sich zentrifugal in eine Handlung (als Empfindung, Bild oder Bewegung) umzusetzen, wenn die kontrollierende Vernunft durch Hypnose ausgeschaltet wird. Die Suggestiv- bzw. Psychotherapie besteht darin, diesen Automatismus des Gehirns therapeutisch zu nutzen. Dem Arzt gelinge die therapeutische Fremdsuggestion nur dann, wenn er die hemmende Autosuggestion des Patienten überwinden könne. Aus seiner Klinik legt Bernheim eine reichhaltige Beschreibung von Krankenbehandlungen mit seiner »Psychotherapie« vor, die seinen psychosomatischen Ansatz überzeugend demonstriert. Bernheims Suggestionslehre ist als Paradigma der Psychologie heute noch aktuell. Sigmund Freud, der zwei Monographien Bernheims ins Deutsche übersetzt hat (1888 bzw. 1891), baut seine Psychoanalyse darauf auf.

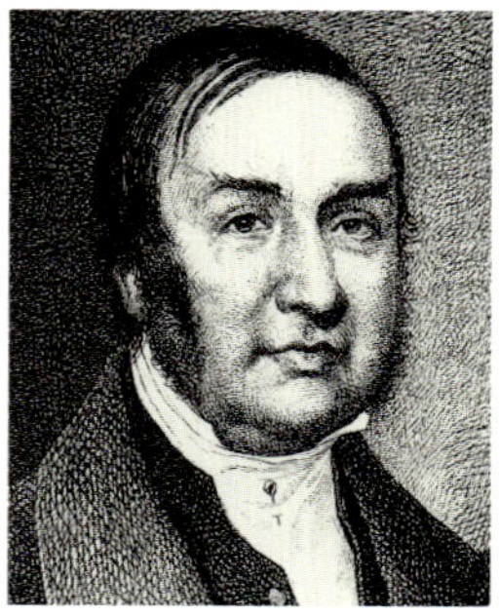

James B. Braid
(1795–1860); der schottische Arzt befaßte sich mit chirurgischen Problemen. Er ließ sich in Manchester nieder und entdeckte hier – nach mesmeristischen Vorführungen – 1841 den »Hypnotismus«, den er bei seinen Patienten durch Augenfixation hervorrief (Braidismus).

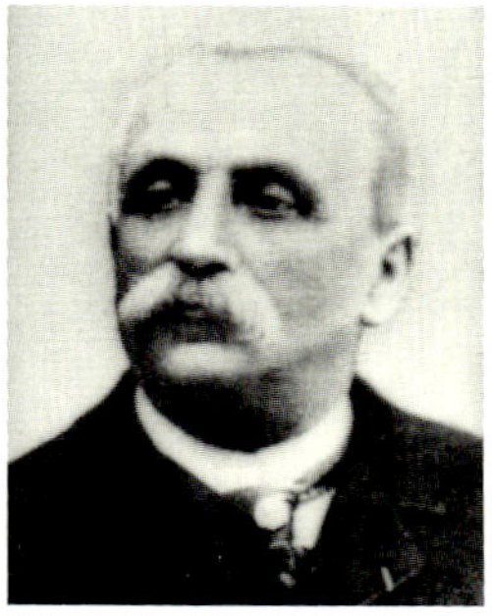

Hippolyte M. Bernheim
(1840–1919); mit seiner Theorie der Suggestion und seiner Methode des verbalen Suggerierens begründet er die »Schule von Nancy«, welche die Grundlagen der modernen Psychologie und Psychotherapie schafft. Das Einreden des Arztes wird bei Bernheim zum therapeutischen Mittel.

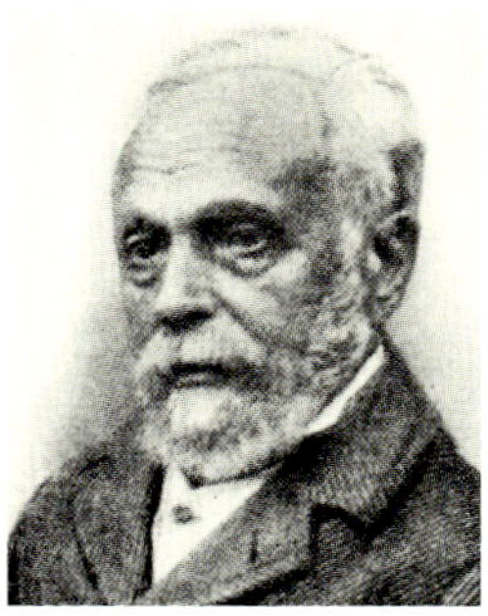

Ambroise A. Liébeault
(1823–1904); er beschäftigt sich seit seinem 23. Lebensjahr mit dem Hypnotismus. Als praktischer Arzt in Nancy beeinflußt er seine Patienten – z. T. in größeren Gruppen – mit Wortsuggestionen, um damit verschiedene Störungen zu beheben. Liébeault beeinflußt Bernheim.

Medizinische Praxis:

»Macht des Geistes über den Körper«

Ausgangspunkt der modernen Psychotherapie, die schließlich um die Jahrhundertwende in die Psychoanalyse mündet, ist der Mesmerismus (→ 28. 7. 1774/S. 226) mit seinen naturphilosophischen Spekulationen über den »tierischen Magnetismus«. Mit der Einführung des »Hypnotismus« als neurophysiologisch begründeter Heilmethode durch den britischen Chirurgen James Braid (1795–1860) tritt erstmals ein mit der neuen naturwissenschaftlichen Medizin zu vereinbarendes Konzept der Psychotherapie in Erscheinung. »Die Macht des Geistes über den Körper« (Braid, 1846) soll in der ärztlichen Hypnose therapeutisch eingreifen. Der schottische Mediziner erprobt übrigens die Selbsthypnose und ist damit ein wichtiger Vorläufer des »autogenen Trainings« (→ 24.–30. 4. 1927/ S. 415). Der Hypnotismus wird in den 1880er Jahren zu einer Modeerscheinung, nicht zuletzt durch seine Verquickung mit dem Hysterieproblem durch die »Pariser Schule« des Neurologen Jean Martin Charcot (→ 1872/S. 307). Erst mit der zukunftweisenden Einführung der Suggestionslehre durch Hippolyte Marie Bernheim, den Begründer der »Schule von Nancy«, ist die Basis für die moderne »Psychotherapie« (ein Begriff Bernheims) geschaffen. »Das Wort allein genügt«, lautet Bernheims methodischer Hauptsatz. Mit Wortsuggestionen versucht er, alle möglichen funktionellen Organstörungen anzugehen. Dabei induziert der Arzt als Suggestor (quasi Hypnotiseur) die heilsamen Vorstellungen.

Auch in der heutigen Psychotherapie wird die Suggestiv- bzw. Hypnotherapie neben tiefenpsychologischen und verhaltenstherapeutischen Verfahren angewandt.

Die Problematik der Suggestion als Quelle von Irrationalität und Unfreiheit wird von Bernheim klar erkannt.

Druckschmerz bei Blinddarmentzündung

13. November 1889. Der US-amerikanische Chirurg Charles McBurney (1845–1913) berichtet vor der New York Surgical Society über seine Erfahrungen mit der frühzeitigen Operation bei Blinddarmentzündung (genauer: Entzündung des Wurmfortsatzes), die sein Landsmann Reginald Heber Fitz 1886 mit der Bezeichnung »Appendizitis« belegt hat.
In acht Fällen entfernt McBurney den Wurmfortsatz innerhalb von zwei bis drei Tagen nach Beginn der akuten Symptome. Er erklärt, daß in 99% der Fälle die Entzündungszeichen im rechten Unterbauch vom Wurmfortsatz des Blinddarms herrühren, und gibt den genauen Ort der typischen Abwehrspannung (»McBurneyscher Punkt«) an: »Der Ort des größten Schmerzes, der durch den Druck eines Fingers bestimmt wird, liegt sehr genau zwischen eineinhalb und zwei Inch [3,8–5,8 cm] vom vorderen Darmbeinvorsprung entfernt auf einer geraden Linie zwischen diesem Vorsprung und dem Nabel.« Außerdem beschreibt McBurney den für die Operation notwendigen Muskelschnitt.

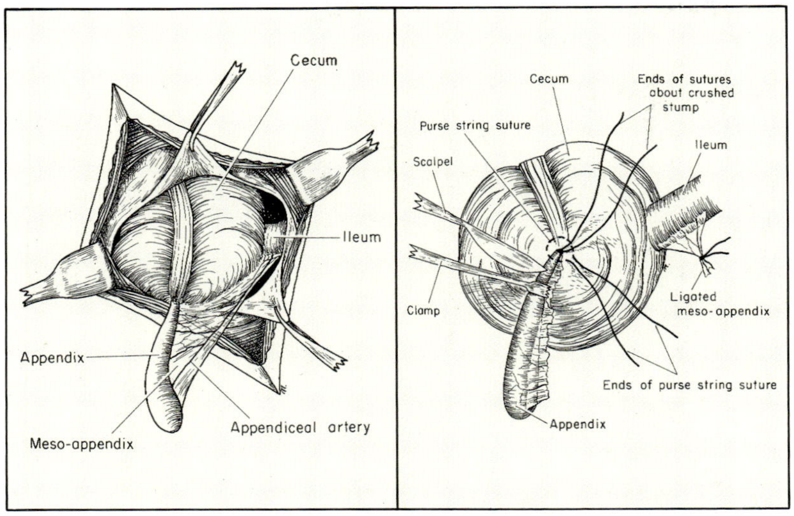

Entfernung des Wurmfortsatzes (Appendektomie): Links Operationsschritt sieben (Freilegung des Appendix), rechts Schritt acht: Nach der »Tabaksbeutelnaht« (purse string suture) wird der Appendix mit dem Skalpell (scalpel) abgetrennt.

Insbesondere der Chirurg John Benjamin Murphy macht die frühzeitige Blinddarmoperation in den USA rasch populär. Er stellt heraus, daß die Blinddarmentzündung eine typische Folge von Symptomen hervorbringt und verkündet stolz, daß er am 2. März 1889 am Cook County Hospital in Chicago den ersten Fall von Appendizitis operiert habe, bei dem das Bauchfell ohne Phlegmone oder ausgesprochene Verhärtung (d. h. ohne Infektion der Bauchhöhle) geöffnet worden sei. Es ist nicht zu entscheiden, wer aufgrund der Frühdiagnose als erster einen nicht perforierten Appendix entfernt hat, Charles McBurney, Murphy oder Henry Berton Sands.

Des Kaisers Krebs wird zum Politikum

21. Mai 1887. Der britische Kehlkopfspezialist Morell Mackenzie (1837–1892) wird zur Behandlung des am Kehlkopf erkrankten preußischen Kronprinzen Friedrich hinzugezogen. Er entnimmt mit einer Zange ein kleines Gewebestück der fraglichen Kehlkopfgeschwulst, das Rudolf Virchow zur histologischen (= Gewebe-)Untersuchung übergeben wird.
Während der deutsche Chirurg Ernst von Bergmann (1836–1907) schon am 16. Mai 1887 »wegen möglicher Bösartigkeit« eine »gründliche Ausrottung des Gewächses« empfiehlt und auf eine baldige Operation drängt, hält der Brite die Krankheit – auch aufgrund von Virchows Stellungnahme – nicht für Krebs, sondern nur für eine entzündliche Verdickung, die ohne Operation heilbar sei.
Nach vergeblichen Kuraufenthalten und Bemühungen zahlreicher Ärzte stirbt Friedrich III. nach nur 99tägiger Regierungszeit als Kaiser am 15. Juni 1888. Die öffentliche Kritik an Mackenzie, dem »englischen Betrüger«, ufert in nationalistische Haßtiraden aus.

Auslese zur »Verbesserung der menschlichen Rasse«

1883. Der britische Anthropologe, Experimentalpsychologe und Erbforscher Francis Galton (1822 bis 1911), ein Vetter von Charles Darwin, entwickelt eine Fortpflanzungsideologie auf der Grundlage des Darwinismus, die er als »Eugenik« bezeichnet. Dabei geht er insbesondere von der Vererbung geistiger und charakterlicher Eigenschaften des Menschen aus, wie er dies bereits in seinem früheren Artikel »Hereditary Talent and Character« (1865) dargelegt hat.
Aufgrund seiner genealogischen Studien zu den Biographien herausragender Persönlichkeiten im viktorianischen England meint er nachweisen zu können, daß gerade die Intelligenz genauso vererblich sei wie jedes andere Körpermerkmal. In seiner Vision einer »Verbesserung der menschlichen Rasse« möchte er diese Begabungen durch direkte Anwendung des Darwinschen Selektionsprinzips (natürliche Auslese) auf die Fortpflanzung des Menschen vermehren. Dabei geht es ihm vor allem um die Vergrößerung der geistigen Elite in Großbritannien. Galtons Eugenik vertritt eine Doppelstrategie: Zum einen geht es um die Geburtenkontrolle bzw. Verhinderung der Fortpflanzung der »Ungeeigneten« (»unfit«), zum anderen um eine Verbesserung der Rasse durch kontrollierte Auslese der »Geeigneten« (»fit«) und die Anwendung biologischer Gesetze der Züchtung. »Ausmerzen« und »Auslesen« heißen die Termini später in der deutschsprachigen Rassenbiologie.
Galton stammt aus einer wohlhabenden Quäkerfamilie. Er brach sein Medizinstudium in London im Alter von 22 Jahren ab, als sein Vater starb und ihm ein Vermögen hinterließ. Er lebt zurückgezogen als Privatgelehrter in London, begabt mit originellem Erfindergeist und einer Vorliebe für kuriose Naturphänomene. Als Meteorologe entdeckt er die »Antizyklone«, als Psychologe befaßt er sich u. a. mit der Methodik von Intelligenztests, als Anthropologe führt er den Fingerabdruck als Identifikationsmethode ein. Dabei muß er zu seinem Mißvergnügen feststellen, daß er in seinen Sammlungen keine familiären, rassischen oder intellektuellen Klassifikationen vornehmen kann. Galton stiftet deshalb ein Institut für Eugenik in London sowie eine »Galton-Professur«.
Obwohl Galtons Vorstellungen in Deutschland eine Entsprechung in dem sozialdarwinistischen Konzept Ernst Haeckels (→ 1874/S. 306) finden, werden sie zur Zeit ihrer Entwicklung kaum beachtet.

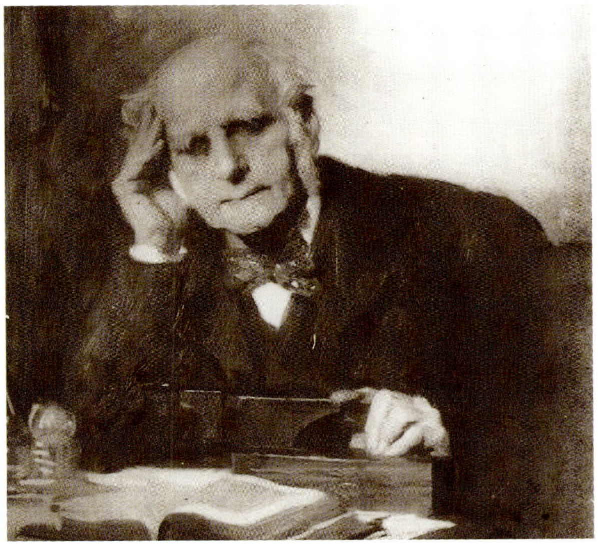

Francis Galton befaßt sich in London mit verschiedenen wissenschaftlichen Fragestellungen seiner Zeit, insbesondere mit Methoden der Anthropometrie. So studiert er u. a. die Asymmetrie der Gesichtshälften. Sein bekanntestes Betätigungsfeld ist die »Eugenik« im Sinne des Sozialdarwinismus.

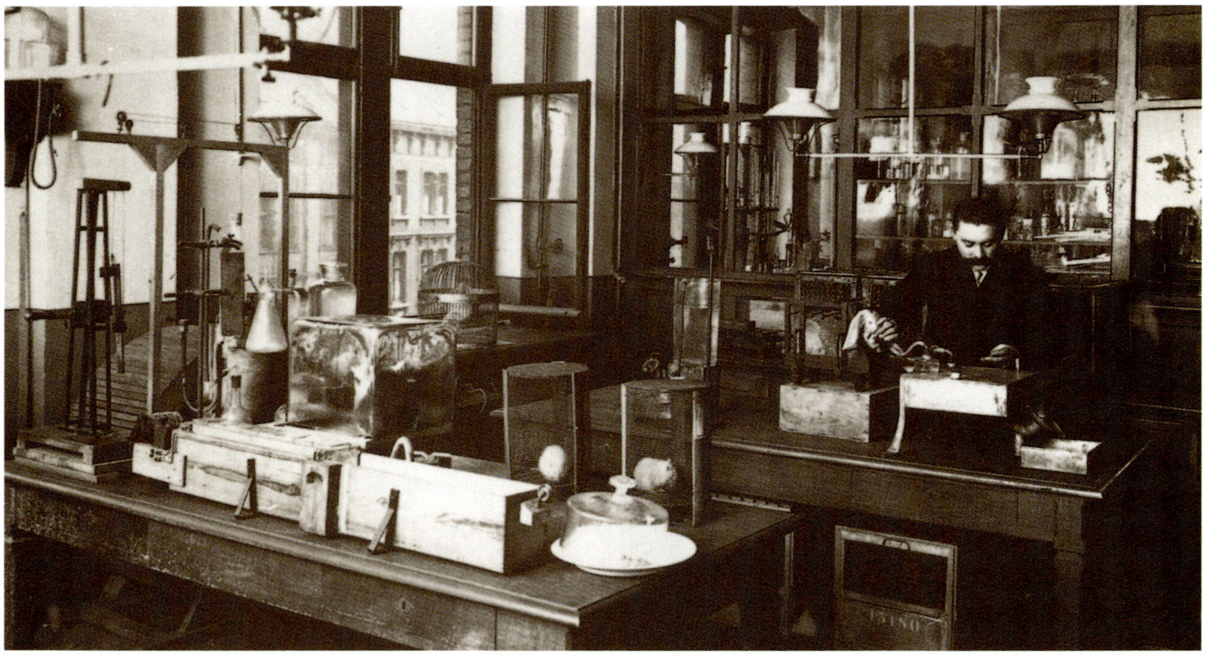

Das pharmakologische Laboratorium der Farbenfabriken Bayer, das 1890 in Elberfeld gegründet wird

Grundsteine für Pharma-Industrie gelegt

1887. Unter dem Einfluß von Carl Duisberg (1861–1935), Chemiker und Patentsachverständiger bei den Barmener Farbenfabriken Bayer, wird dort eine pharmazeutische Abteilung aufgebaut.

Im selben Jahr wird das »Phenacetin« auf den Markt gebracht, das bis nach dem Zweiten Weltkrieg eines der beliebtesten fiebersenkenden Mittel bleibt. Das synthetische Medikament wird von Carl Duisberg und Otto Hinsberg aus einem Zwischenprodukt bei der Herstellung eines Farbstoffes gewonnen. 1888 kommt das Schlafmittel »Sulfonal« in den Handel, und viele andere Mittel, die heute noch weltbekannt sind, folgen im Laufe der Jahrzehnte: So u. a. »Aspirin« (→ 1899/S. 339), »Luminal« und »Prontosil«. 1890 ist das werkseigene pharmakologische Laboratorium fertiggestellt.

Der spätere Chemie-Konzern Bayer AG mit Hauptsitz in Leverkusen geht aus einer Firmengründung des Kaufmanns Friedrich Bayer und des Färbermeisters Friedrich Weskott in Barmen, der Friedr. Bayer et comp. im Jahr 1863 hervor. Ebenso wie Bayer haben auch viele andere pharmazeutische Unternehmen ihren Ursprung in der chemischen Industrie. So entsteht Boehringer-Ingelheim aus einer chemischen Fabrik für Weinsteinproduktion, die Ernst Boehringer 1885 in Ingelheim gekauft hat. Die Firma Gödecke (heute Freiburg i. Br. und Berlin) entwickelt sich aus der 1866 von Rudolf Alexander Gödecke in Leipzig gegründeten Goedecke & Co OHG, die zunächst ätherische Öle und Essenzen herstellt. Die Firma Sandoz entstammt einer chemischen Fabrik, die in Basel Anilinfarben herstellt und 1886 von dem Farbstoffchemiker Alfred Kern und dem Kaufmann Edouard Sandoz gegründet wurde. Erst 1917 kommt die pharmazeutische Abteilung hinzu.

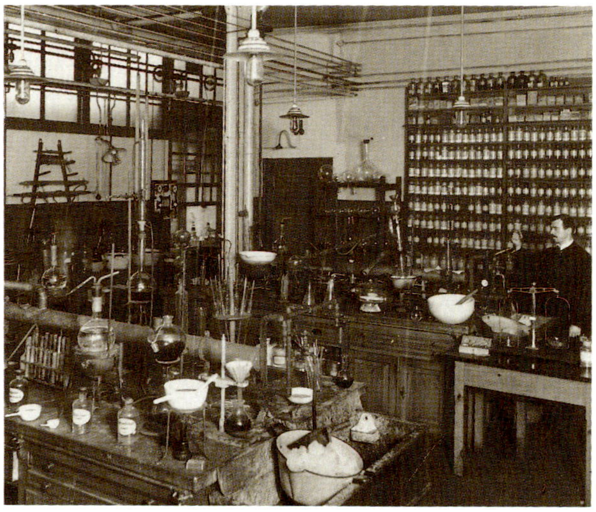

Laboratorium der Firma Hoechst, die 1863 als chemische Fabrik »Meister Lucius & Co« gegründet wurde; die Geburtsstunde der pharmazeutischen Produktion bei Hoechst beginnt mit dem Schmerzmittel »Kairin«, das als »Arzneimittel Hoechst« 1883 auf den Markt kommt.

Beispielhaft für die Bedeutung der chemischen Industrie, insbesondere der Farbenfabriken (Anilinfarben) als Ursprung der modernen Pharma-Industrie, ist auch die Firma Ciba (ab 1970 Ciba-Geigy). Um 1856 wurde eine neue Fabrikationsmethode zur Herstellung einer Teerfarbe entdeckt (»Anilinrot«; 1859 als »Fuchsin« patentiert). Der schweizerische Farbstoffabrikant Alexander Clavel nahm 1859 in Basel die Herstellung von Fuchsin auf. Aus seiner Basler Teerfarbenfabrik entstand 1884 die Gesellschaft für Chemische Industrie in Basel (abgekürzt »Ciba«), die bereits ab 1889 auch Arzneimittel herstellt und diese auf der Pariser Weltausstellung im selben Jahr zeigt. Auch die Firma Geigy (ab 1970 mit der Firma Ciba fusioniert) widmet sich (ab Mitte des 19. Jahrhunderts) der Farbherstellung. Doch erst 1940 werden hier die ersten Arzneimittel produziert.

Vom Apotheker zum Großunternehmer

Chronik Übersicht

Bis zum 19. Jahrhundert wurden Arzneimittel handwerksmäßig in den Apotheken hergestellt. Nur ausnahmsweise wurde schon früher in größerem Maßstab für den Versand produziert, wie z. B. in der Waisenhausapotheke in Halle. Beispielhaft für die Entwicklung vom Apothekenlabor zum Großunternehmen ist die Firma Merck. In der Engel-Apotheke in Darmstadt, seit 1668 in Familienbesitz, benutzte Heinrich Emanuel Merck (1794 bis 1855) sein Apothekenlaboratorium ab 1827 zur Großherstellung von pharmazeutisch bedeutsamen Substanzen (Alkaloiden), woraus später das pharmazeutische Großunternehmen hervorgeht (→ S. 269).

Ähnlich entstand die Firma Schering aus dem Labor der Grünen Apotheke in Berlin, die 1851 in den Besitz des Apothekers Ernst Schering (1824–1889) überging. Dieser gründete 1864 ein von der Apotheke unabhängiges Fabrikunternehmen.

Bekanntestes Beispiel aus den USA ist die Firma Abbott. Der Arzt Wallace Calvin Abbott (1857–1921) richtet neben seiner Praxis in Ravenwood bei Chicago einen Drugstore ein (»Abbott's Drugstore«), in welchem er seine Hausmittel verkauft. Aus seiner 1900 gegründeten »Abbott Alkaloidal Company« entwickelt sich ein weltweit operierendes Pharmaunternehmen.

Daneben gibt es zahlreiche Firmen, die direkt aus der chemischen (Farben-)Industrie hervorgehen, wie z. B. Bayer oder Ciba-Geigy, sowie Gründungen von Geschäftsleuten, die sich von vornherein auf die Herstellung von Medikamenten konzentrieren. Zu den bekanntesten gehört der Roche-Konzern, der 1896 von Fritz Hoffmann und seiner Frau Adele, geb. Roche, in Basel als F. Hoffmann-La Roche & Co. gegründet wird. Seit der Jahrhundertwende werden in Grenzach-Whylen erfolgreiche Präparate entwickelt, zunächst zur Wundheilung und gegen Erkrankungen der Atmungsorgane.

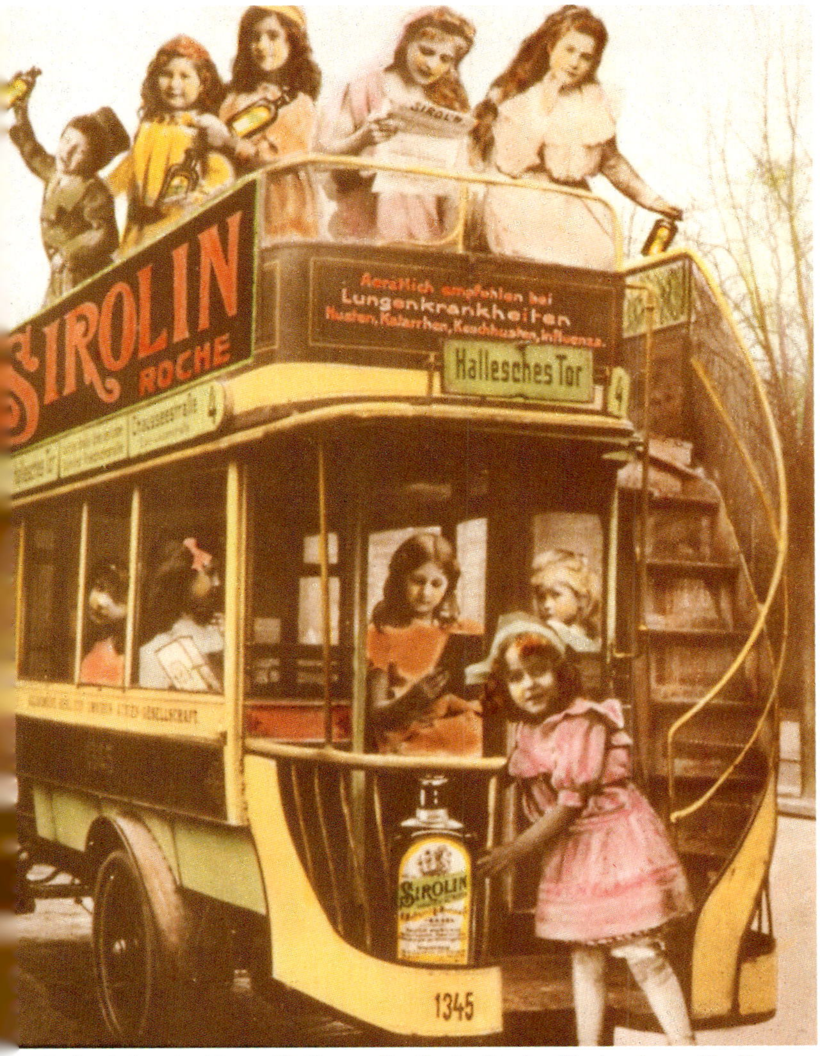

Werbeplakat der Firma Hoffmann-La Roche für den Hustensirup »Sirolin«

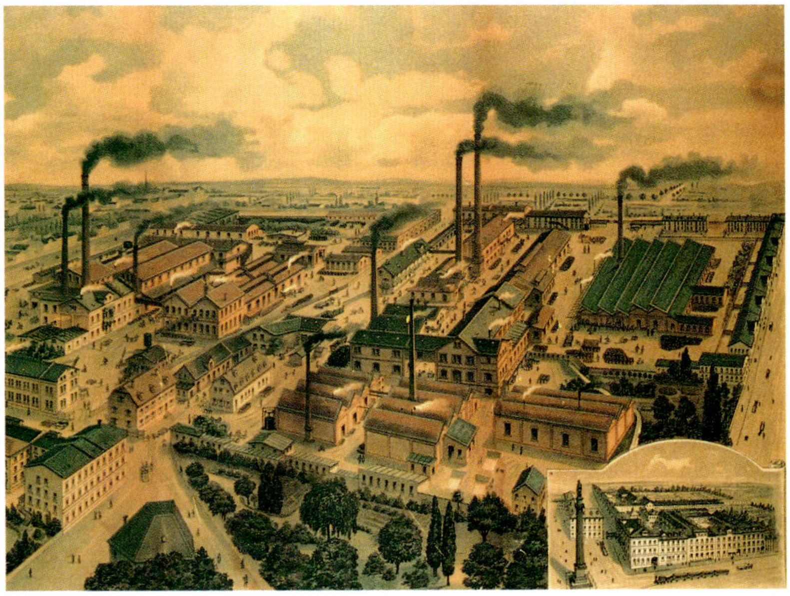

Ansicht des Stammwerkes der pharmazeutischen Firma Merck in Darmstadt, die ihre Wurzel in einer Apotheke des 17. Jahrhunderts hat (um 1900)

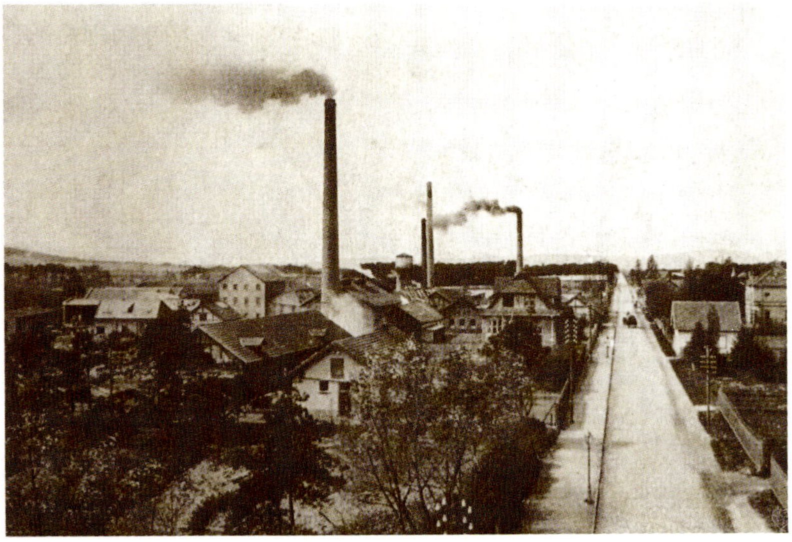

Werksgelände der Firma Boehringer in Nieder-Ingelheim am Rhein (um 1900)

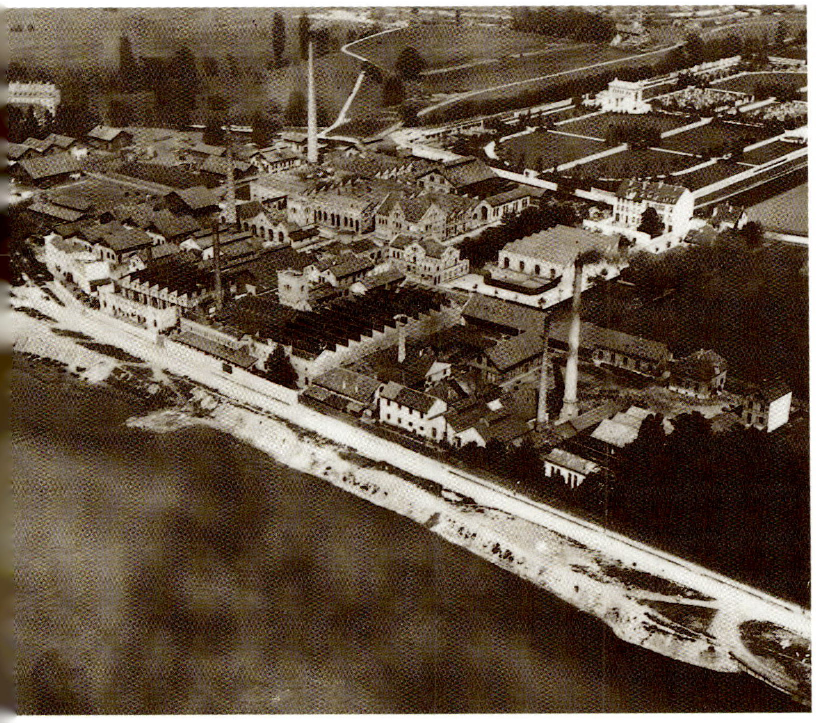

Industrieanlage der Ciba in Basel, eine Ballonaufnahme aus dem Jahr 1893

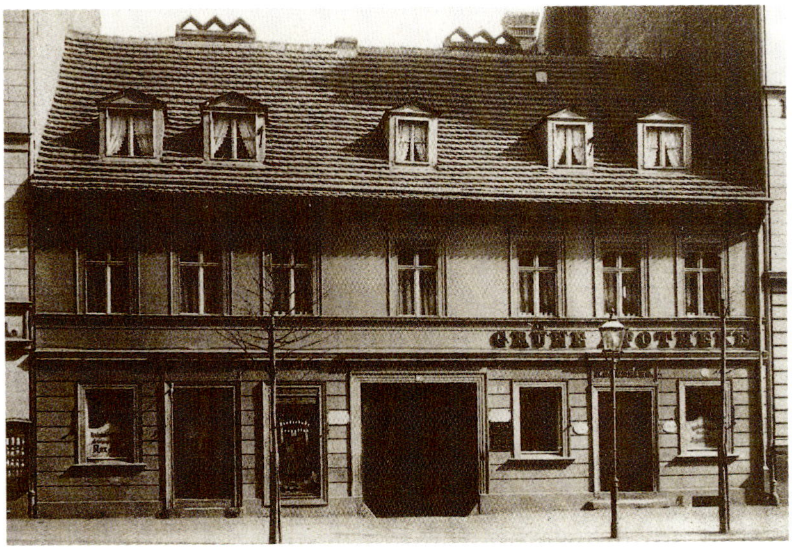

Stammhaus der Firma Schering, die »Grüne Apotheke« in Berlin

Berühmt in ganz Europa: Kneipp und seine »Wasserkur«

1886. Der katholische Pfarrer Sebastian Kneipp (1821–1897) veröffentlicht sein Buch »Meine Wasserkur«, das bereits 1894 die 50. Auflage erreicht. Er ist in Europa weithin bekannt und behandelt in dieser Zeit, auf dem Höhepunkt seines Ruhms, in Wörishofen 4000 Kranke, die anfangs noch in Massenquartieren untergebracht sind.
Kneipp wurde als Sohn eines armen Leinwandwebers in Stefansried bei Ottobeuren geboren. Aus finanziellen Gründen konnte er erst mit 23 Jahren das Gymnasium, darauf das Jesuitenkolleg in Dillingen und später die theologische Hochschule in München besuchen. Gesundheitlich von schwacher Konstitution, konnte er sich selber nach den Vorschriften von Johann Sigmund Hahn (→ 1737/S. 213) durch Anwendungen von kaltem Wasser heilen. Diese Kurmethode wendete er auch später als Geistlicher an, was ihm 1853/54 die ersten Anschuldigungen wegen Kurpfuscherei eintrug. 1855 wurde Kneipp als Beichtvater der Dominikanerinnen nach Wörishofen berufen. Er setzte seine Behandlungstätigkeit in der Waschküche des Klosters – insbesondere mit kalten Güssen aus der Gießkanne – fort. Außerdem verordnete er volkstümliche Heilkräuter sowie Barfußlaufen und »Wassertreten«. Kneipps Theorie beruht auf dem Grundsatz der Humoralpathologie (→ S. 55), wonach Krankheitsstoffe »aufgelöst und ausgeleitet« werden sollen.
Ab 1890 entwickelt sich Wörishofen zu einem bekannten Kurort mit neuem Badehaus, speziellen Sanatorien und Badeärzten. Kneipp stirbt im Alter von 77 Jahren angeblich an einem Blasen-Darm-Krebs. Einer Operation hatte er sich widersetzt.
Kneipp ist ein Praktiker von schlichtem, religiösem Gemüt, allerdings klug genug, von Anfang an Ärzte in seine Kurmethode einzubeziehen, um dem Vorwurf der Scharlatanerie zu entgehen.
Die Vermarktung seines Namens gelingt bis heute hervorragend. So werden in Wörishofen Kneipp-Wäsche, Kneipp-Sandalen, Kneipp-Arzneimittel etc. hergestellt. Eine besondere Spezialität sind die »Wickel« und ihre systematische Einteilung: »Kopfwickel«, »Halswickel«, »Fußwickel« usw.

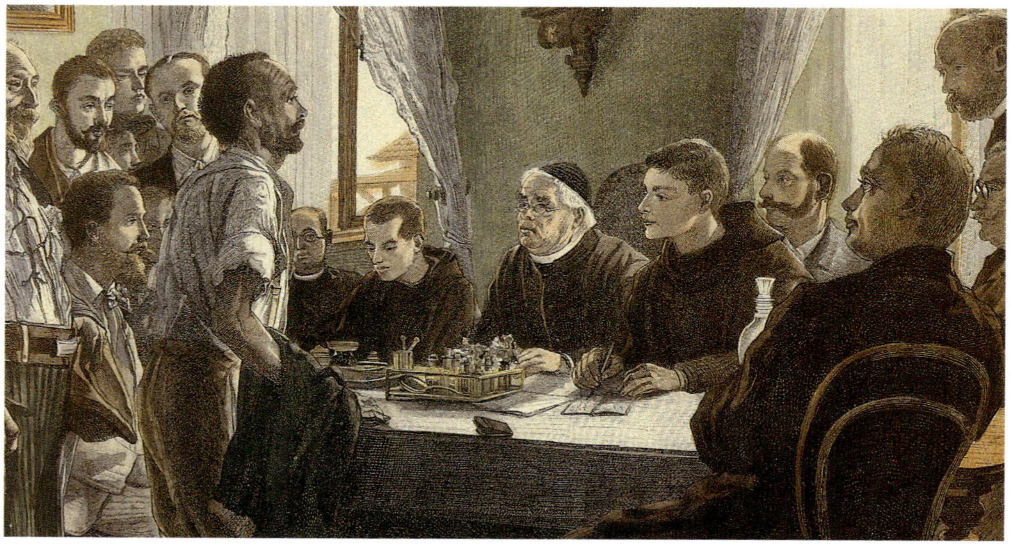

Pfarrer Sebastian Kneipp (1821 bis 1897) hält hier seine Sprechstunde im »Sebastianeum«, einem 1890 erbauten Badehaus in Wörishofen ab (kolorierter Holzstich von 1894 nach einer Zeichnung von Ismael Gentz). Kneipp verdankt seinen Erfolg seiner pragmatischen Einstellung, die frei von Sektiererei ist.

Erfolg durch Mischung der Heilmethoden

Chronik Hintergrund

Als Sebastian Kneipps Methode bekannt wird, werden bereits eine ganze Reihe von Naturheilverfahren propagiert.
Die Kneipp-Kur, welche vielen Menschen heute als Inbegriff der Naturheilkunde gilt, wird in ihrer Anfangszeit gerade von vielen Verfechtern anderer natürlicher Heilmethoden mit Mißtrauen beobachtet. Kneipp selbst hält sich aus dem ideologischen Kampf der radikaleren »Naturärzte« gegen die als »Medikaster« und »Giftmischer« attackierten Ärzte der Schulmedizin heraus.
Im Gegenteil, er fördert die Zusammenarbeit mit diesen. Der Verein Kneippscher Ärzte (heute Kneipp-Bund e. V.) sowie ein internationaler Verein Kneippscher Ärzte werden 1894 gegründet. Während die einzelnen Richtungen der Naturheilbewegung (Vegetarier, Naturisten, Prießnitzsche Kaltwasserkur etc.) puristisch bestimmte Prinzipien hochhalten, ist bei Kneipp vieles gleichzeitig erlaubt: Weder Medikamente noch Bier, Tabak oder Fleischgenuß sind grundsätzlich verboten. Kneipp ist im Gegensatz zu anderen Protagonisten der Naturheilbewegung religiös und nicht sozialreformerisch motiviert. Er kann in der Ärzteschaft zahlreiche Anhänger gewinnen.

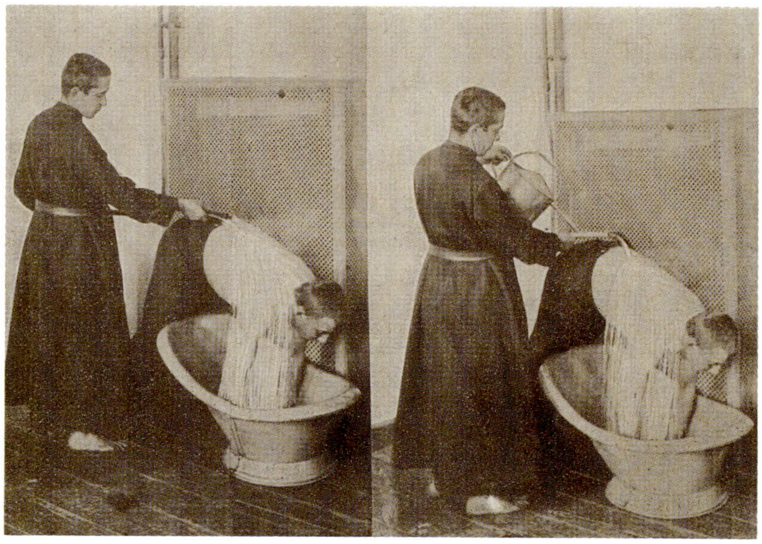

△ Illustration zur Behandlung mit Wasser: Der sog. Oberguß mit dem Schlauch bzw. der Kanne (aus »Mein Testament für Gesunde und Kranke« von Kneipp)

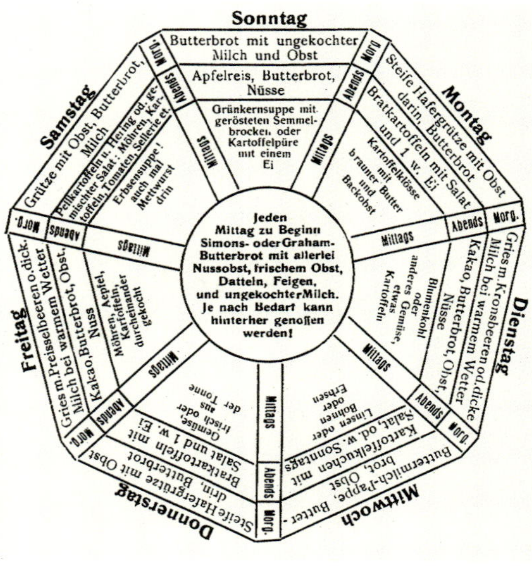

◁ Ein Küchenplan aus Sebastian Kneipps Sanatorium zeigt, daß es Diätvorschriften im engeren Sinne nicht gibt. Auf den Tisch kommt eine deftige »Dienstbotenkost«.

Mayo-Klinik von Anfang an erfolgreich

1. Oktober 1889. In Rochester (US-Bundesstaat Minnesota) wird die Mayo-Klinik eröffnet. Sie entwickelt sich zum Prototyp für eine neue Form der privaten Krankenhausorganisation, die durch die Kooperation verschiedener Spezialisten bestimmt ist.

Unter dem Eindruck einer Naturkatastrophe, die 1883 den kleinen Ort Rochester heimgesucht hatte, drängten die Schwestern von St. Francis den kompetentesten Arzt und Chirurgen der Region, William Worrall Mayo (1815–1911), zur Gründung eines Krankenhauses, für dessen Bau sie das Kapital aufbrachten. Unter der Bezeichnung »St. Mary's Hospital« wurde die Mayo-Klinik errichtet. Die Leitung übernehmen Mayos Söhne William James und Charles Horace Mayo.

Trotz der abgelegenen Kleinstadtlage wächst die chirurgische Praxis von 300 Operationen im ersten Jahr auf mehr als 5000 im Jahr 1906. Die neuen Methoden der Anästhesie, Antisepsis und Asepsis werden von Anfang an berücksichtigt. Insbesondere wenden sich die Mayos planmäßig der Bauchchirurgie zu, die zuvor nur notfallmäßig ausgeführt wurde. Da die Mayos in ihrer Gegend konkurrenzlos sind und ihre Erfolge Patienten aus einem weiten Umkreis anziehen, sammeln sie umfangreiche Erfahrungen und können viele Operationsmethoden verbessern.

Bald müssen sie zusätzliche Ärzte einstellen, die sie von ihren nichtchirurgischen Aufgaben entlasten: Kliniker, welche die präoperative Diagnostik übernehmen, Pathologen und Bakteriologen sowie spezialisierte Chirurgen für die augenheilkundlichen und Hals-Nasen-Ohren-Fälle. Im Laufe der Zeit entwickelt sich so eine vorbildliche Praxisgemeinschaft von eng miteinander kooperierenden Fachleuten unterschiedlicher Disziplinen, die rasch das Niveau von Universitätskliniken erreicht.

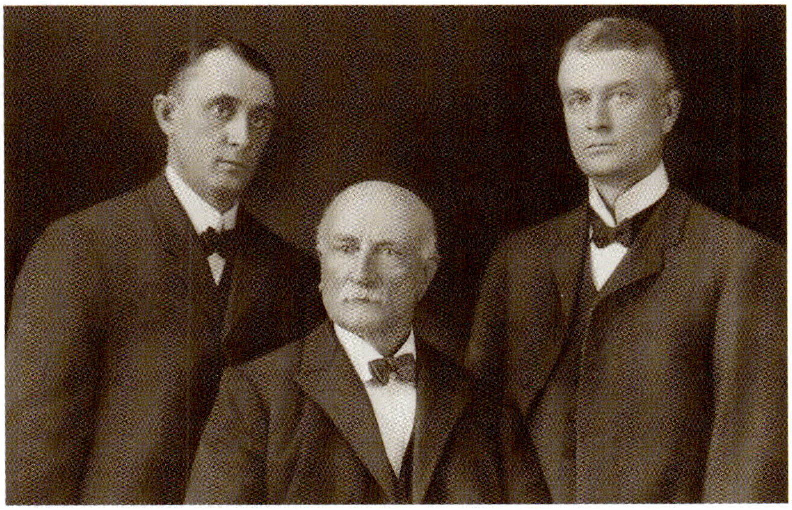

William Worrall Mayo (M.), der Klinikgründer aus Rochester, mit seinen Söhnen Charles Horace (l.) und dem älteren William James

Geistige Heilkraft des Christentums

1887. Anhänger von Mary Baker-Eddy (1821–1910) gründen in Chicago (US-Bundesstaat Illinois) das »Christian Science Theological Seminary«, eine wichtige Einrichtung der sog. Christian Science-Bewegung.

Nach hoffnungslos erscheinender Krankheit wurde Baker-Eddy 1866 – nach ihrer festen Überzeugung durch das Lesen des Neuen Testamentes – geheilt und glaubte nun an die Kraft des Christentums, alle Krankheiten allein mit geistigen Mitteln heilen zu können. Ihr 1875 veröffentlichtes Buch »Wissenschaft und Gesundheit mit Schlüssel zur heiligen Schrift« wurde zur Grundlage einer Religionsgemeinschaft mit dem Ziel, »das ursprüngliche Christentum und sein verlorengegangenes Element des Heilens wieder einzuführen«. Als Weg zur Gesundung gilt das Gebet, welches das Denken zur bewußten Allgegenwart Gottes und zur Wahrnehmung des Menschen als seiner Widerspiegelung emporhebe.

1881 gründete Mary Baker-Eddy das Massachusetts Metaphysical College in Boston.

Syphilis-Diagnose bei Nietzsche bis heute umstritten

1888. In den letzten Tagen des Jahres bricht der deutsche Philosoph Friedrich Nietzsche (1844–1900) in Turin (Italien) plötzlich auf der Straße zusammen. Zwei Tage lang kann er sich nicht rühren und nicht sprechen. Dann beginnt er, laut Selbstgespräche zu führen, singt, spielt, erregt sich und schreibt verwirrte Briefe. Später kommt ein Größenwahn hinzu. Im Januar 1889 wird Nietzsche zunächst in die Baseler, dann in die Jenaer Irrenklinik eingeliefert. Der Psychiater Otto Binswanger diagnostiziert eine »atypische Paralyse« (Lähmung), was manche als gleichbedeutend mit der »progressiven Paralyse« auffassen, einer Manifestation der Syphilis des Nervensystems. Die Diagnose ist bis heute heftig umstritten. Eindeutige Befunde fehlen oder konnten zu dieser Zeit noch nicht erbracht werden, weil der Syphiliserreger erst 1905 entdeckt wird.

Das Symptomenbild der Neurosyphilis, also syphilitischer Prozesse im Nervensystem, ist im wesentlichen seit John Haslam (1798) und Jean Etienne Dominique Esquirol (1814) bekannt. 1822 durchschaute Antoine Laurent Jessé Bayle den Zusammenhang zwischen körperlichen und psychischen Symptomen und faßte sie als Äußerungen derselben Krankheit auf, denen ein pathologisch-anatomisch einheitliches Geschehen zugrunde liegt. Johann Friedrich August von Esmarch und Peter Willers Jessen erörterten 1857 erstmals eine ursächliche Beziehung zwischen Syphilis und Paralyse. Die Nachuntersucher kamen aber zunächst zu divergierenden Ergebnissen. Nach ersten statistischen Erhebungen ließ sich bei 11 bis 94% der Paralytiker eine frühere Erkrankung an der Syphilis feststellen.

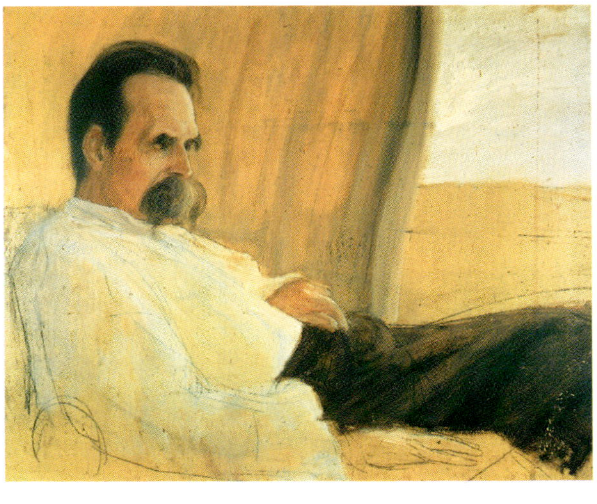

Nietzsche 1899 auf dem Krankenlager in der Villa Silberblick in Weimar, wo er ein Jahr später stirbt; bereits 1879 mußte der Philosoph und Philologe seine Professur in Basel aufgeben. Von seinem Zusammenbruch in Turin 1888 erholt er sich nicht mehr.

Plausible Erklärungen boten die Untersuchungen Valdemar Emanuel Steenbergs, der 1860 nachwies, daß bei Hirnsyphilis häufig die Arterien Sitz krankhafter Veränderungen sind. Wegweisend, jedoch lange Zeit umstritten, war dann Johann Otto Leonhard Heubners Arbeit »Die luetische Erkrankung der Hirnarterien« (1874): »Das infektiöse Agens der Syphilis bringt primär einen Reiz der Hirngefäß-Endothelien [Innenflächen] hervor; die Wucherung dieser Gefäß-Endothelien beginnt den ganzen Prozeß . . . Der Prozeß der Intimawucherung führt zur Verengerung und eventuellen Obliteration [Verstopfung] des Gefäßlumens.«

In den 80er Jahren verdichten sich die statistischen Hinweise auf den kausalen Zusammenhang zwischen Syphilis und Paralyse. Man folgert, daß Syphilis eine wichtige Ursache der progressiven Paralyse sei, aber nicht die einzige (→ 1906/S. 360).

1890

1890–1899

4. 10. 1890. Robert Koch empfiehlt das Tuberkulin als Heilmittel. In einem grundlegenden Versuch zeigt er, daß bei einem tuberkulös infizierten Tier Neuinfizierung keine Auswirkungen hat. → S. 332

4. 12. 1890. Der deutsche Bakteriologe Emil Behring und sein japanischer Kollege Schibasaburo Kitasato veröffentlichen einen grundlegenden Artikel zur Serumtherapie bei Diphtherie. → S. 333

1891. Der deutsche Kliniker Heinrich Quincke entwickelt die Technik der Lumbalpunktion (Punktion des Wirbelkanals). Er behandelt mit ihr den Hydrocephalus (»Wasserkopf«).

Der kanadische Internist William Osler bekämpft erfolgreich die Addisonsche Krankheit (schwere Allgemeinerkrankung infolge Schädigung der Nebennieren) mit Nebennierenextrakt (→ 1855/S. 290).

Der Berliner Chirurg Carl Ludwig Schleich erfindet die noch heute übliche Lokalanästhesie mit Kokain (→ 14. 9. 1884/S. 324).

Der Essener Zahnarzt Adolf Witzel wird Professor an der Universität Jena. Er propagiert die Amalgam-Füllung der Zähne (→ 1982/S. 576).

Der russische Botaniker Dmitri I. Iwanowski entdeckt, daß der Saft von Tabakpflanzen, die an der Tabakmosaikkrankheit leiden, die Krankheit auch dann überträgt, wenn er durch einen Bakterienfilter gelaufen ist. Er schließt daraus, daß die Erreger kleiner als Bakterien sein müssen und stößt damit auf eine neue Gruppe von Krankheitserregern, die Viren.

August–November 1892. Durch ungereinigtes Elbwasser, das in die Wasserrohre geleitet wird, kommt es in Hamburg zu einer Cholera-Epidemie. → S. 332

1894. Der schweizerische Arzt Alexandre Yersin, ein Mitarbeiter von Louis Pasteur, entdeckt in Hongkong den Erreger der Pest: Pasteurella pestis oder Yersinia pestis genannt. Wenige Tage zuvor beschreibt auch der japanische Bakteriologe Schibasaburo Kitasato den Pestbazillus (→ S. 320).

Die medizinische Fotografie erzielt einen Durchbruch. Der Leipziger Internist Heinrich Curschmann legt in seinem Buch »Klinische Abbildungen« 57 Schwarzweißtafeln vor (→ 1914/S. 387).

1895. Der deutsche Chirurg Ludwig Rehn aus Frankfurt beschreibt den »Anilinkrebs« bei Arbeitern der chemischen Industrie, einen Blasenkrebs, der als Berufskrankheit anerkannt wird.

Der US-amerikanische Magnetiseur und Heilkundige David Palmer entwickelt die Chiropraktik, eine v. a. in den USA weit verbreitete Heilmethode, die Störungen im Bereich der Wirbelsäule mit bestimmten Einrenkungshandgriffen behandelt.

Der US-amerikanische Gynäkologe Howard Atwood Kelly an der John Hopkins University (Baltimore) konstruiert das erste optische Gerät zur Darmspiegelung, ein Rektoskop.

Der Berliner Hals-Nasen-Ohren-Arzt Alfred Kirstein entwickelt die erste Methode einer direkten Betrachtung des Kehlkopfes mit Hilfe eines Kehlkopfspiegels (Laryngoskop).

Der französische Arzt, Philosoph und Sozialwissenschaftler Gustave Le Bon veröffentlicht seine epochemachende Abhandlung »Die Psychologie der Massen«. → S. 338

Mai 1895. Die »Studien über Hysterie« von Sigmund Freud und Josef Breuer erscheinen, ein Meilenstein in der Begründung der Freudschen Psychoanalyse (→ 1900/S. 342).

24. 7. 1895. Sigmund Freud führt eine erste »vollständige« Deutung eines eigenen Traumes durch, den »Traum von Irmas Injektion« (→ 1900/S. 342).

8. 11. 1895. Der deutsche Physiker Wilhelm Conrad Röntgen entdeckt die »X-Strahlen«, die später nach ihm benannt werden. → S. 334

1896. Der italienische Kliniker und Pathologe Scipione Riva-Rocci entwickelt den Prototyp des modernen Blutdruckmessers. → S. 336

Der dänische Mediziner Niels Ryberg Finsen gründet in Kopenhagen ein Institut für die Erforschung der Lichttherapie. → S. 336

Der an der Universität Gent (Belgien) tätige Ordinarius für Hygiene und Bakteriologie Emile Pierre Marie van Ermengem entdeckt den Erreger des Botulismus: Clostridium botulinum (→ 1817/S. 262).

9. 9. 1896. Die erste Naht am Herzen wird durch den Frankfurter Chirurgen Ludwig Rehn bei einer Messerstichwunde durchgeführt. Herzverletzungen sind bis zu diesem Zeitpunkt für Chirurgen tabu.

1897. Das »Archiv für Schiffs- und Tropenhygiene« wird begründet, eine wichtige Zeitschrift der Tropenmedizin in Deutschland. → S. 337

Der Berliner Hals-Nasen-Ohren-Arzt Wilhelm Fließ prägt den Begriff der »nasalen Dysmenorrhoe« (schmerzhafte Regelblutung). Der Schnupfen erscheint danach als Analogon zur Menstruation. → S. 336

1898. Der britische Parasitologe und Tropenarzt Ronald Ross klärt den Lebenszyklus der Malariaparasiten auf (→ S. 322).

1899. Die Firma Friedrich Bayer in Elberfeld (Wuppertal) bringt »Aspirin« auf den Markt. → S. 339

Der britische Internist William Hunter weist auf die »Herdinfektion« hin. → S. 338

20. 4. 1899. Laut Bundesratsbeschluß dürfen endlich auch Frauen zum medizinischen Staatsexamen im Deutschen Reich zugelassen werden. Als erste Universitäten sind Heidelberg und Freiburg zur Prüfung von Frauen bereit. → S. 339

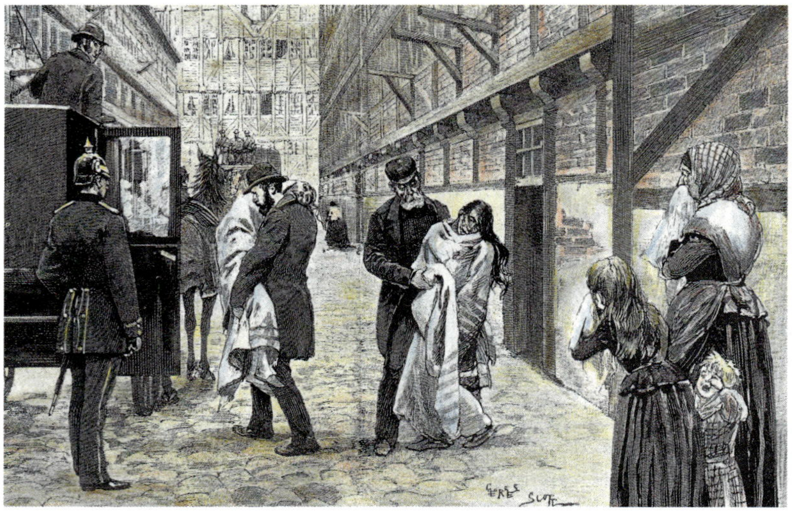

Kranke werden aus der Niedernstraße ins Hospital gebracht. Bis Mitte November erkranken 16 596 Menschen, 8605 sterben (moderne Kolorierung).

Die Cholera in Hamburg

August–November 1892. In Hamburg bricht eine Cholera-Epidemie aus. Dabei bleiben jene Gebiete cholerafrei, die mit Wasser aus Altona versorgt werden. Dort wird das aus der Elbe entnommene Wasser gründlich durch Ablagerung und Filtration gereinigt. In anderen Stadtteilen hingegen wütet die Seuche. Robert Koch äußert den Verdacht, daß die Erreger aus einer Auswandererbaracke an der Elbe stammen und von dort mit der Flutwelle in das Leitungswasser gelangen. Tatsächlich pumpen die Wasserwerke das Elbwasser in dieser Zeit noch unfiltriert in die Leitungen. Durch die Versorgung mit frischem Wasser kann die Cholera wirkungsvoll bekämpft werden.

Mittel gegen Tuberkulose?

4. Oktober 1890. In einem Vortrag zur Eröffnung des 10. Internationalen Medizinischen Kongresses in Berlin teilt Robert Koch unter großem Beifall mit, er habe Substanzen gefunden, die »nicht allein im Reagenzglase, sondern auch im Tierkörper das Wachstum der Tuberkelbazillen aufzuhalten imstande sind; daß Meerschweinchen, wenn man sie der Wirkung einer solchen Substanz aussetzt, auf eine Impfung mit tuberkulosem Virus nicht mehr reagieren . . .« Ist das Meerschweinchen bereits mit Tuberkelbazillen infiziert, kommt es an der Impfstelle zu einem Absterben von Gewebe (»Kochsches Phänomen«), was als Hinweis dafür zu werten ist, daß der infizierte Organismus eine Resistenz gegen eine Zweitinfektion ausbildet. In seinen »Weiteren Mitteilungen über ein Heilmittel gegen Tuberkulose« (1890 und 1891) teilt Koch seine Ergebnisse bei der Anwendung der »Kochschen Lymphe« (ab 1891 »Tuberkulin«) am Menschen mit, die subkutan gespritzt wird. Es zeigt sich bald, daß Tuberkulin nicht immunisiert und sogar gefährlich sein kann, während die »Tuberkulinreaktion« einen diagnostischen Fortschritt bedeutet.

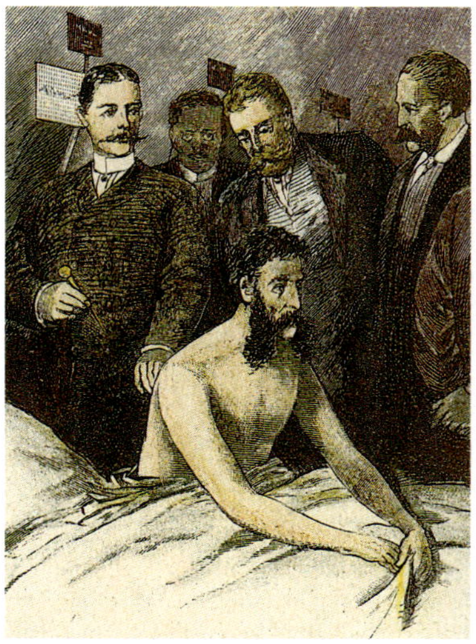

In der Berliner Charité: Robert Koch demonstriert eine »Tuberkuloseimpfung« mit »Tuberkulin«, einem vermeintlichen Heilmittel gegen die Krankheit (»Die Gartenlaube«, 1890).

Behring: Organismus wehrt sich mit Antikörpern

4. Dezember 1890. Zwei Bakteriologen aus der Schule von Robert Koch, der Deutsche Emil Behring (1854–1917) und der Japaner Schibasaburo Kitasato (1856–1931), veröffentlichen einen gemeinsamen Artikel in der »Deutschen Medizinischen Wochenschrift«: »Ueber das Zustandekommen der Diphtherie-Immunität und der Tetanus-Immunität bei Thieren«. Den zweiten Teil des Artikels in der darauffolgenden Woche, der die Blutserumtherapie von Diphtherie betrifft, veröffentlicht Behring allein.

Mit der Entdeckung des Antitoxins (Antikörper) bei Diphtherie und Tetanus legen die beiden die Grundlage für die Serumtherapie und die moderne Immunologie.

Behring hebt dabei folgende Punkte hervor: Das Blut von tetanusimmunen Kaninchen besitzt Eigenschaften, die das Tetanustoxin zerstören; diese Eigenschaften sind auch im Blut außerhalb der Gefäße sowie im künstlich hergestellten zellfreien Blutserum vorhanden. Sie wirken auch dann, wenn sie in andere Tiere eingespritzt werden, so daß ein ausgezeichneter therapeutischer Erfolg durch Blut- und Serumgaben (Transfusion) erreicht werden kann. Solche toxin-zerstörenden Eigenschaften sind nicht im Blut von Tieren vorhanden, die nicht gegen Tetanus immun sind.

Behring bemerkt sofort, daß er damit einen Abwehrmechanismus des Körpers gegen Infektionen entdeckt hat, der nicht mit der bis dahin vorherrschenden Zellularpathologie übereinstimmt. Nach einigen Monaten gelingt es ihm, Meerschweinchen effektiv gegen Diphtherie zu immunisieren. So kann er auf dem Londoner Hygienekongreß 1891 verkünden, daß das Blut eines gegen Diphtherie immunisierten Meerschweinchens außerhalb des Körpers noch die Eigenschaft besitze, das Diphtherie-Toxin zu zerstören, so daß Meerschweinchen durch interperitoneale (von einem Bauchfell zum anderen) Injektion von Blut immunisierter Tiere selbst immun gemacht bzw. geheilt werden können.

Die kommerzielle Produktion von Diphtherie-Antitoxin beginnt im Deutschen Reich 1892, wenige Jahre später auch in Frankreich, Großbritannien (1895, im heute sog. »Lister Institute« in London) und in den Vereinigten Staaten. Nach ersten Erfahrungen mit der Serumtherapie kann die Sterblichkeitsrate bei Diphtherie von 52% auf 25% herabgedrückt werden.

1893 erhält Behring den Professorentitel, 1895 folgt er einem Ruf auf den Hygiene-Lehrstuhl nach Marburg. Die Entwicklung von Heilseren und Impfstoffen macht ihn zum wohlhabenden Mann. 1901 wird er geadelt und erhält den ersten Nobelpreis für Medizin – vier Jahre vor seinem Lehrer Robert Koch.

Kitasato geht bereits 1892 nach Japan zurück, um dort ein bakteriologisches Laboratorium zu gründen. 1894 entdeckt er wenige Tage vor dem schweizerischen Tropenarzt Alexandre Yersin und unabhängig von diesem den Pestbazillus. Er leitet ab 1914 das Institut für Tropenkrankheiten in Tokio und ist einer der größen Bakteriologen seiner Zeit. Kitasatos Name ist eng mit der Entwicklung der Serumtherapie verknüpft.

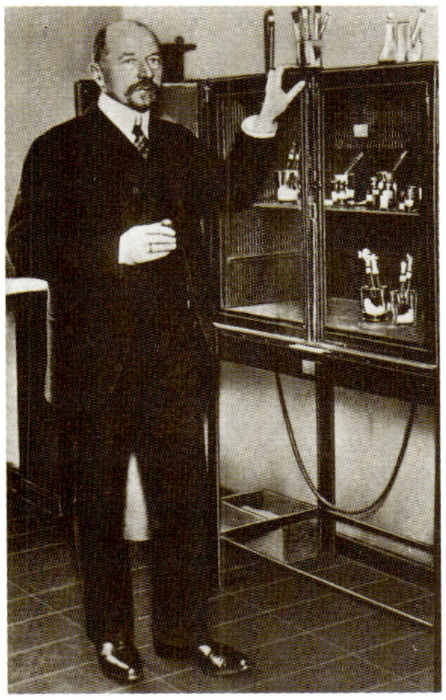

Donnerstag | № 49. | 4. December 1890.

DEUTSCHE
MEDICINISCHE WOCHENSCHRIFT.

Mit Berücksichtigung des deutschen Medicinalwesens nach amtlichen Mittheilungen, der öffentlichen Gesundheitspflege und der Interessen des ärztlichen Standes.

Begründet von Dr. Paul Börner.

Sechszehnter Jahrgang.

Redacteur Sanitäts-Rath **Dr. S. Guttmann** in Berlin W. Verlag von **Georg Thieme**, Leipzig-Berlin.

Nachdruck nur unter Quellenangabe gestattet.

I. Aus dem hygienischen Institut des Herrn Geheimerath Koch in Berlin.

Ueber das Zustandekommen der Diphtherie-Immunität und der Tetanus-Immunität bei Thieren.

Von Stabsarzt Dr. **Behring**, Assistenten am Institut, und Dr. **Kitasato** aus Tokio.

Die Arbeit von Behring und Kitasato über ihre Entdeckung der Diphtherie- und Tetanustoxine von 1890 markiert den Beginn der Serumtherapie.

◁ Emil Behring (1854–1917), der Begründer der Serumtherapie in seinem Labor; mit der Serumtherapie wird erstmals eine passive Immunisierung möglich.

Medizinische Praxis:

Immunisierung durch Serumtherapie

Mit der epochemachenden Entdeckung der Antitoxinbildung im tierischen Organismus durch Behring und Kitasato beginnt das Zeitalter der Serumtherapie (Serum lat. = Molke; insbesondere Blutserum: Nach Gerinnung flüssig bleibender Teil des Blutes). Durch die aktive Immunisierung gegen bestimmte Krankheitserreger werden aus dem Blut geeigneter Tiere spezifische Immunseren gewonnen, die dann bereits infektionskranken Personen als Heilseren oder infektionsgefährdeten Personen als Schutzseren injiziert werden (»passive Immunisierung« durch Antitoxine = Antikörper). Am Anfang der Serumtherapie stehen die gegen die Giftstoffe der Diphtherie-, Tetanus-, und Botulismus-Erreger sowie gegen Schlangengift wirkenden Seren.

Die Wiener Kinderärzte Clemens Pirquet (1874–1929) und Bela Schick (1877–1967) prägen 1905 den Begriff »Serumkrankheit«. Er bedeutet die krankmachende Reaktion auf die in den Immunseren enthaltenen (artfremden) Eiweiße (→ 1902/S. 350).

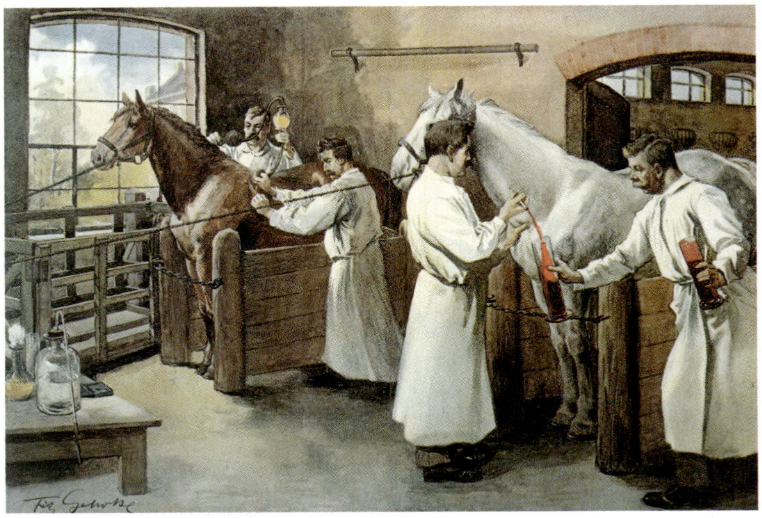

Das Diphtherie-Serum wird im Behringwerk zu Marburg aus Pferdeblut gewonnen. Hierzu wird das Diphtherietoxin unter die Haut des Tieres eingespritzt (l.) und später Blut aus einer Halsvene entnommen (r.). Das Serum enthält dann die Antitoxine (Aquarell von Fritz Gehrke, 1906).

Ein Experimentalphysiker entdeckt die »X-Strahlen«

8. November 1895. »Das an dieser Erscheinung zunächst Auffallende ist, dass durch die schwarze Cartonhülse, welche keine sichtbaren oder ultravioletten Strahlen des Sonnen- oder des elektrischen Bogenlichtes durchlässt, ein Agens hindurchgeht, das im stande ist, lebhafte Fluorescenz zu erzeugen . . .« So beschreibt der Physiker Wilhelm Conrad Röntgen (1845 bis 1923) bisher noch unbekannte Strahlen, die unter dem Namen »Röntgenstrahlen« der Wissenschaft völlig neue Einblicke in das bisher verborgene Innere des Organismus' gewähren.

Der Professor für Physik in Würzburg macht die Entdeckung bei der Untersuchung der Eigenschaften von Kathodenstrahlen. Beim Einschalten der Hittorfschen Kathodenstrahlröhre beobachtet er, daß ein Papierschirm, den er mit Bariumplatincyanür-Kristallen bestrichen hat, fluoresziert, obwohl er die Röhre mit schwarzem Karton abgedeckt hat.

Diese Fluoreszenz tritt auch noch in zwei Meter Entfernung in Erscheinung, wo Kathodenstrahlen bisher nicht nachweisbar gewesen sind. Röntgen ist deshalb von Anfang an davon überzeugt, daß er hier etwas Neues entdeckt hat: »X-Strahlen«, wie er sie in seiner vorläufigen Mitteilung »Ueber eine neue Art von Strahlen« nennt. Das Manuskript der Arbeit reicht er am 28. Dezember 1895 der Physikalisch-medizinischen Gesellschaft in Würzburg ein.

In den Wochen nach seiner Entdekkung führt Röntgen zahlreiche Experimente durch, um die Eigenschaften der neuen Strahlen im einzelnen zu erforschen. Dabei versucht er insbesondere, die Unterschiede zwischen diesen und den Kathodenstrahlen herauszuarbeiten. So stellt er die variierende Absorption der »X-Strahlen« bei ihrem Durchgang durch verschieden dichte Körper fest. Er gewinnt mit ihnen Schattenbilder auf dem Fluoreszenzschirm bzw. auf der fotografischen Platte. Am 22. Dezember 1895 macht Röntgen eines der ersten Röntgenbilder der Geschichte: Er fotografiert das Handskelett seiner Frau mit einer über zwanzigminütigen Durchleuchtungszeit. Handknochen und Weichteile werden sichtbar.

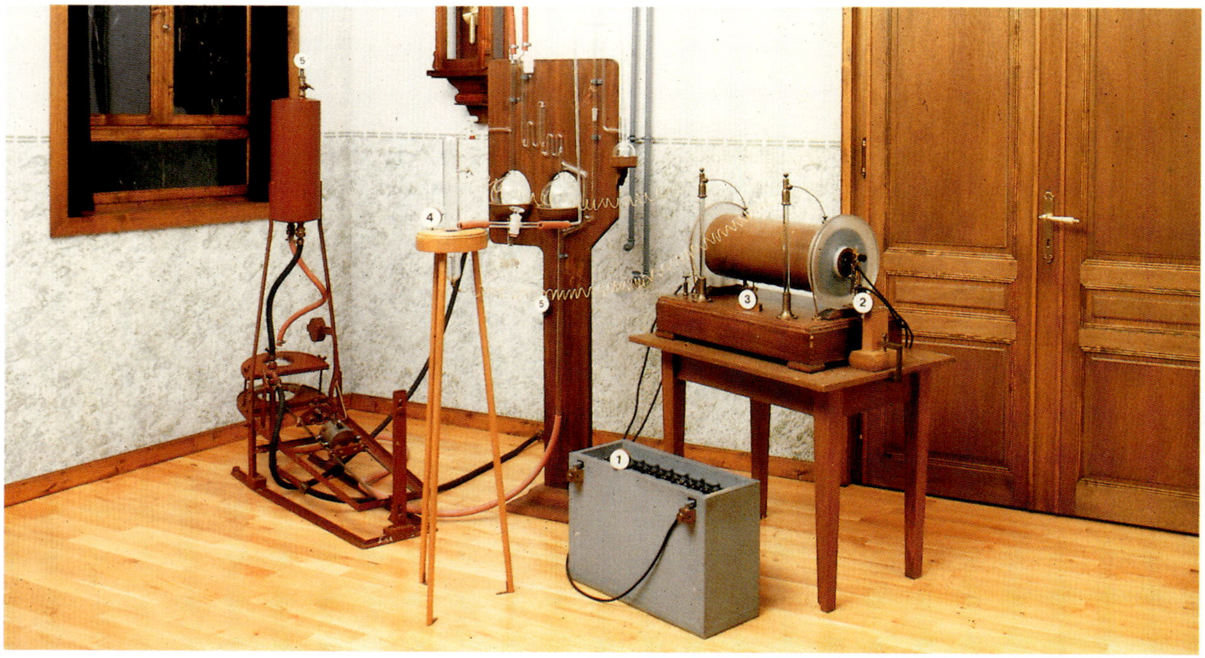

△ *Rekonstruktion der Versuchsanordnung, mit der Wilhelm Conrad Röntgen am 8. November 1895 in seinem Würzburger Labor die Röntgenstrahlen entdeckt: Bleiakku (1), Deprez-Unterbrecher (2), Rühmkorffscher Funkeninduktor (3), Entladungsröhre (4), Rapssche Pumpe (5) und Bariumplatincyanür-Schirm (nicht abgebildet)*

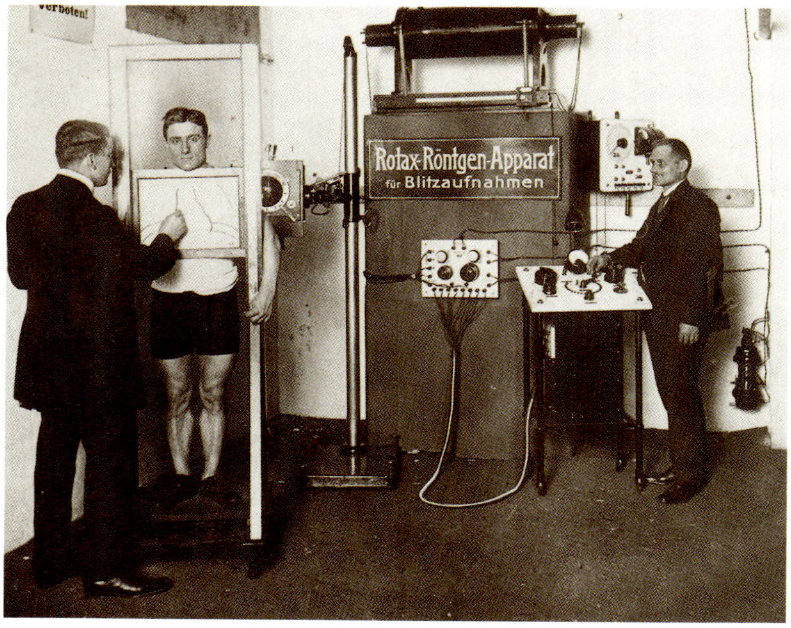

◁ *Während des Berliner Sechstagerennens 1912 untersuchen Sportärzte mit Hilfe eines Röntgengerätes in regelmäßigen Abständen die Herztätigkeit der Radrennfahrer. Kaum 20 Jahre nach den ersten Experimenten mit Röntgenstrahlen ist das neue Medium so weit entwickelt, daß es von der Medizin zu den verschiedensten diagnostischen und therapeutischen Zwecken genutzt werden kann.*

Röntgens sensationelle Entdekkung wird zum Jahreswechsel 1895/96 in aller Welt gemeldet. Auf Einladung des deutschen Kaisers Wilhelm II. hält der Forscher im Berliner Schloß am 13. Januar 1896 einen Experimentalvortrag. Am 23. Januar berichtet er vor der Physikalisch-medizinischen Gesellschaft in Würzburg von der »neuen Art von Strahlen«. Er demonstriert, daß diese durch feste Materialien wie Papier, Holz und Metall, aber auch durch seine eigene Hand dringen. Als ihm während der Sitzung auch eine Aufnahme der Hand des namhaften Würzburger Anatomen Albert von Kölliker (1817–1905) gelingt, ist das Publikum überwältigt. Kölliker schlägt spontan vor, die Strahlen nach ihrem Entdecker »Röntgenstrahlen« zu nennen.

In den folgenden Wochen ist das Echo auf die neuen Strahlen und ihre Möglichkeiten außerordentlich. Röntgen bleibt dieser Euphorie gegenüber vorsichtig. Auf die Frage, ob mit den Strahlen auch innere Organe dargestellt werden könnten, antwortet er: »Wir werden ja sehen, was wir sehen. Wir haben den Anfang gemacht, und mit der Zeit werden die weiteren Entwicklungen folgen.«

Bereits 1896 setzt eine emsige Experimentierphase mit der Röntgentechnik ein. Vielerorts werden Apparaturen installiert, an weiteren technischen Verbesserungen wird gearbeitet. Doch aufgrund des hohen Preises der Geräte bleibt ihre Anwendung auf physikalische Institute beschränkt. Ende Januar reproduziert die »Wiener klinische Wochenschrift« die erste Abbildung einer röntgenologischen Gefäßdarstellung (Angiogramm) einer Leichenhand, ein Ereignis, das großes Aufsehen erregt und die Entwicklung der Röntgenologie nachhaltig fördert.

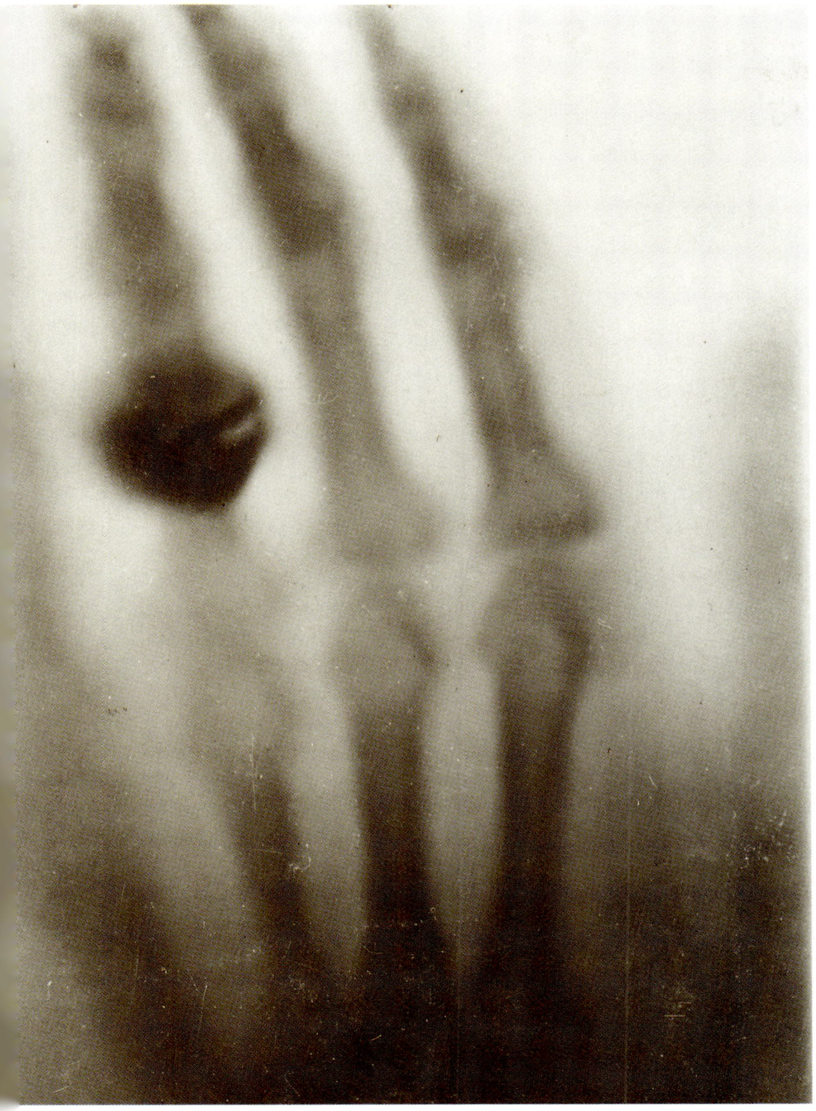

Durchstrahlungsaufnahme von der Hand der Ehefrau Röntgens (1895)

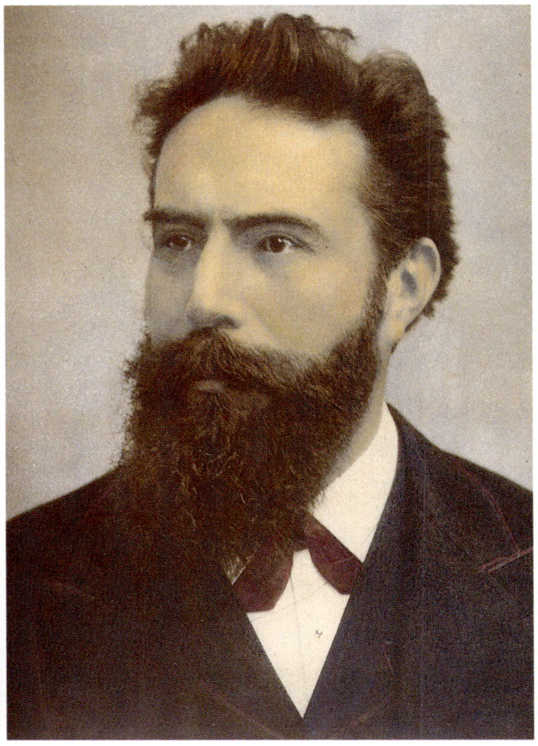

Wilhelm Conrad Röntgen (1845–1923) wurde 1869 in Zürich zum Doktor der Physik promoviert. Der berühmte Experimentalphysiker August Kundt war sein Mentor. Mit 30 Jahren erhielt Röntgen eine Professur in Hohenheim. Anschließend lehrt der Wissenschaftler, der die Eigenschaften des Quarzes und die Verdichtbarkeit von Flüssigkeiten untersucht, u.a. in Straßburg, Gießen und München. 1901 erhält er den ersten Nobelpreis für Physik. Die Patentierung seiner Entdekkung lehnt Röntgen ab, da er die Nutzung vor allem in der Medizin nicht behindern will.

Entwicklung der Radiologie

Chronik Zeittafel

Unmittelbar nach der Entdekkung der »X-Strahlen« durch Wilhelm Conrad Röntgen setzt eine intensive Beschäftigung mit diesen Strahlen ein. 1896 erscheinen mehr als 1000 Veröffentlichungen zu diesem Thema. Damit beginnt das Zeitalter der Röntgenologie und Radiologie (Strahlenheilkunde; → S. 358). Die folgende Aufstellung bietet einen chronologischen Abriß von Entdeckungen und Forschungserfolgen aus der Pionierzeit der neuen Technologie:

Die Röntgendiagnostik

23. Januar 1896. Die erste Verkaufsanzeige für Röntgenapparate erscheint in der Wiener »Neuen Freien Presse«.

Oktober 1896. Max Levy-Dorn (1863–1929) eröffnet in Berlin das erste von einem Arzt geleitete private Röntgenlaboratorium Deutschlands. (Er leitet von 1906 bis 1929 die Röntgenabteilung des Berliner Rudolf-Virchow-Krankenhauses.)

1896/97. Erste Vorlesungen zur Röntgendiagnostik werden im Wintersemester an der Wiener Universität abgehalten.

1897. Der praktische Arzt Heinrich Albers-Schönberg (1865 bis 1921) gründet in Hamburg ein röntgenologisches Institut. Er ist der erste (Fach-)Arzt, der sich ausschließlich diesem neuen Gebiet widmet.

1897. Die erste röntgenologische Zeitschrift »Fortschritte auf dem Gebiete der Röntgenstrahlen« erscheint unter der Leitung von Albers-Schönberg.

1904. Rudolph Grashey (1876 bis 1950) setzt die Röntgenröhre am Operationstisch ein.

Die Strahlentherapie

November 1896. Leopold Freund (1868–1943), Sekundararzt am Wiener Allgemeinen Krankenhaus, setzt als erster Röntgenstrahlen mit therapeutischer Zielsetzung ein. Er bestrahlt ein Mädchen mit einem entstellenden behaarten Naevus (Muttermal) an Hals und Rücken. Als Nebenwirkung stellt sich eine schwere Ulzeration (Geschwürbildung) der Haut ein. Solche Veränderungen und Schädigungen durch Röntgenstrahlen werden schon früh registriert, in ihrer Tragweite von den Ärzten jedoch fast immer unterschätzt.

19. Dezember 1899. Der schwedische Röntgenarzt Tage Sjögren (1859–1939) stellt der Gesellschaft der Ärzte in Stockholm die erste Heilung eines Basalzellkarzinoms an der Nasenspitze einer Patientin vor.

1901. Nach der Entdeckung der Radioaktivität durch Antoine Henri Becquerel (1852–1908) und des Radiums durch Pierre und Marie Curie (→ 1905/S. 358) zeichnet sich erstmals die Möglichkeit ab, auch mit diesen Strahlen therapeutische Effekte zu erzielen. Becquerel bemerkt nämlich eine Hautveränderung an der Stelle, über der er zwei Wochen zuvor ein Stück Radium in der Rocktasche getragen hat.

1902. Die US-amerikanischen Ärzte Nicholas Senn (1844–1909) und William A. Pusey (1865–1940) erzielen bei Leukämie-Patienten mit Röntgenstrahlen eine deutliche Verbesserung des Blutbildes. Damit beginnt die Ära der »Tiefentherapie« mit Röntgenstrahlen, die insbesondere für die Krebstherapie (vor allem im Bereich der Frauenheilkunde) an Bedeutung gewinnt.

1905. Der US-Amerikaner Robert Abbe (1851–1928) berichtet von der erfolgreichen Radiumtherapie bei der Behandlung von Gebärmutterkrebs (→ 1905/S. 358).

Die Strahlenschäden

Die diagnostischen und therapeutischen Anwendungen von ionisierenden Strahlen fordern gerade in der Pionierzeit der Radiologie, in der über die Gefährlichkeit noch keine gesicherten Erfahrungswerte vorliegen, zahlreiche Opfer. Vor allem Ärzte, Physiker und Techniker, die sich ungeschützt den Strahlen aussetzen, erleiden schwerste Hautveränderungen und Verstümmelungen. Häufig erkranken sie an Leukämie. So muß dem Pionier der Röntgendiagnostik, Heinrich Albers-Schönberg, 1910 der linke Arm amputiert werden. 1921 stirbt er an den Folgen der Röntgenschädigungen.

Riva-Rocci entwickelt moderne Blutdruckmessung

1896. Der italienische Assistenzarzt an der Medizinischen Klinik in Turin, Scipione Riva-Rocci (1863 bis 1937), beschreibt in einem Artikel eine einfache Methode der unblutigen Bestimmung des Blutdrucks (»Un nuovo sfigmomanometro«).
Sein Apparat, der »Sphygmomanometer« (von griech. sphygmos = Puls; lat. manus = Hand; griech. metron = Maß) besteht aus einem Fahrradschlauch, der als Oberarmmanschette benutzt wird, einem Gummiballon zum Aufblasen der Manschette und einem Quecksilbermanometer. Damit wird der Druck in der Armarterie (Arteria brachialis) gemessen. Riva-Rocci prüft das Verschwinden bei steigendem (systolischem) Druck durch Betasten der Pulsader an der Handwurzel (Pulsus radialis). Damit ist der Prototyp des modernen Blutdruckmeßgerätes geschaffen.
Der russische Militärarzt Nikolai Sergejewitsch Korotkow (1874 bis 1920) verbessert die von Riva-Rocci angegebene Methode, indem er das Stethoskop zur Bestimmung des Blutdruckes einsetzt. Die typischen »Korotkowschen Geräusche« (oder Töne) der Armarterie sind in der Ellenbeuge unterhalb der Manschette zu hören. Bei sinkendem Druck in der Manschette (durch Ablassen der Luft) markiert ihr Auftreten den systolischen (bei Herzkontraktion) und ihr Verschwinden den diastolischen Wert des Blutdruckes (in der Erschlaffungsphase). Die Kombination von Riva-Rocci-Apparat mit Korotkows Verfahren entspricht dem heutigen Meßverfahren (Meßwerte mit der Bezeichnung »RR« = Riva-Rocci).
Bis ins 19. Jahrhundert hinein konnte der Blutdruck nur direkt, d. h. »blutig« durch Einführen von Röhren in große Körperarterien gemessen werden. Deshalb ist er bisher fast ausschließlich im Tierexperiment bestimmt worden (→ 1726/S. 211). Erst durch die Entwicklung von indirekten, d. h. »unblutigen« Verfahren im Laufe des 19. Jahrhunderts gelang es, den Blutdruck beim Menschen zu bestimmen. Die frühesten diesbezüglichen Geräte waren Pulsmesser. Der Tübinger Physiologe Karl Vierordt (1818–1884) entwickelte ein Meßgerät, das jenen Druck der Speichenarterie am Handgelenk maß, der notwendig ist, um den Puls zu unterdrücken. Hierzu wurden entsprechende Registriergeräte konstruiert, sog. Sphygmographen. 1880 gab der Wiener Experimentalpathologe Samuel Siegfried von Basch (1837 bis 1905) einen »Sphygmomanometer« an, der mit einer Quecksilbersäule ebenfalls den Druck an der Pulsarterie der Handwurzel maß.

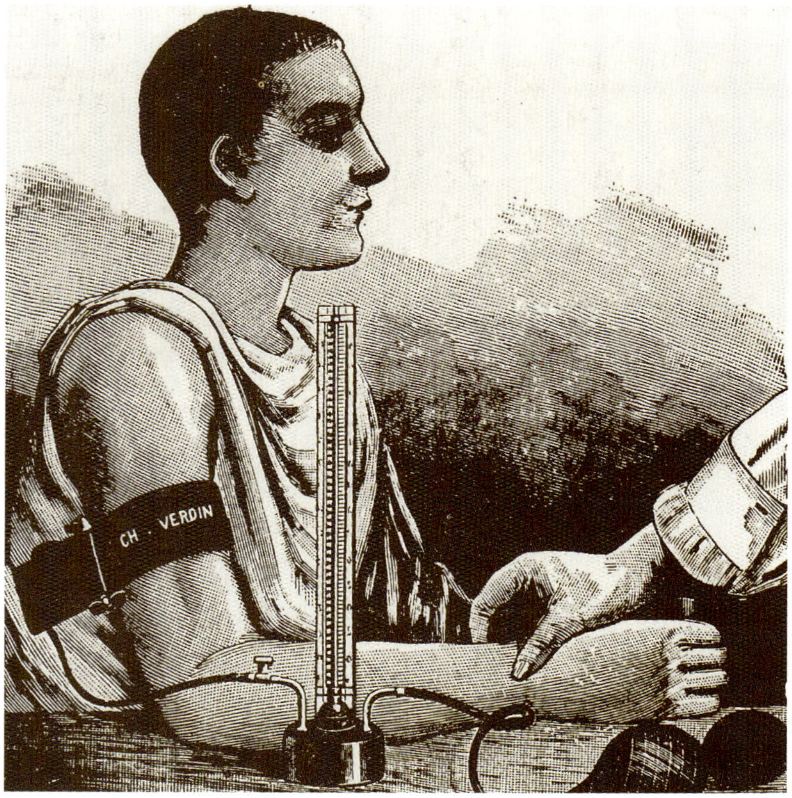

Das Blutdruckmeßgerät (Sphygmomanometer) nach Riva-Rocci, der seine Methode der indirekten Blutdruckmessung erstmals 1896 publiziert

Finsentherapie: Bestrahlung mit Licht

1896. Der dänische Mediziner Niels Ryberg Finsen (1860–1904) gründet in Kopenhagen ein Institut für die Erforschung der Lichttherapie.
Finsen beschäftigt sich seit 1892 intensiv und ausschließlich mit der physiologischen Wirkung des Lichts. Er gab deshalb seine akademische Karriere 1893 auf. Zunächst beschäftigte er sich mit den verschiedenen Schäden, die das Sonnenlicht im menschlichen Körper anrichten kann und entdeckte die Gefährlichkeit bestimmten künstlich erzeugten Lichtes (der »chemischen Lichtstrahlen«) im blauen, violetten und ultravioletten Bereich des Spektrums. Auf der anderen Seite bemerkte er die Heilkraft der roten und infraroten Strahlen, die kaum Hautveränderungen hervorrufen und als »Rotlicht« z.B. auf Pocken therapeutisch einwirken.
1894 kam Finsen zu dem Schluß, daß Licht als Therapeutikum eingesetzt werden kann. 1895 wendete er erstmals eine von ihm konstruierte Bestrahlungslampe (Finsenlampe) zur elektrischen Erzeugung ultravioletten Bogenlichts an, das die Tuberkulose der Haut (Lupus vulgaris) heilt. Niels Ryberg Finsen ist damit der Begründer der UV-Bestrahlung, die vor allem in der Dermatologie bis heute eingesetzt wird.

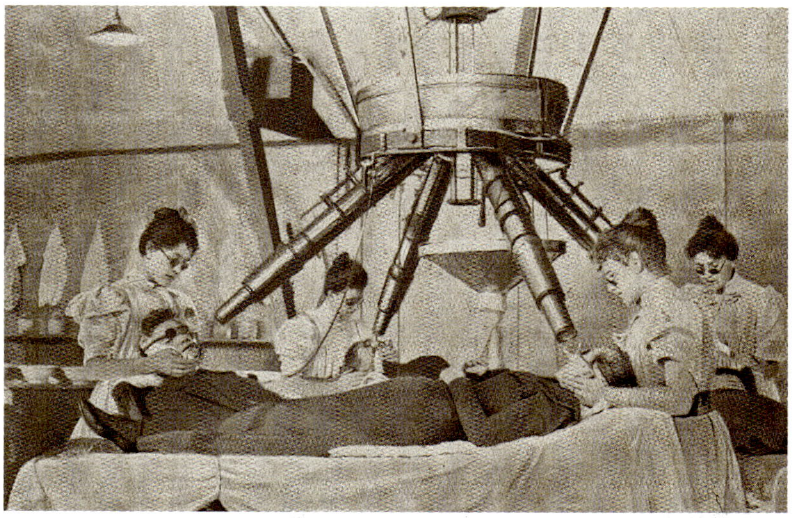
Die Behandlung von Kranken mit dem elektrischen Bogenlicht nach Finsen; um die Jahrhundertwende studiert Finsen die Heilkraft des Lichtes.

Periodische Wellen im Lebensablauf

1897. Der Berliner Hals-Nasen-Ohren-Arzt Wilhelm Fließ (1858 bis 1928) behauptet auf der Grundlage seiner Lehre von der »nasalen Reflexneurose« (1893) einen biologischen »Zusammenhang zwischen der Nase und den weiblichen Geschlechtsorganen«. So könne man Dysmenorrhoe (schmerzhafte Regelblutung) und Wehenschmerz durch entsprechende Manipulationen an der Nasenschleimhaut (u.a. Pinselungen mit Kokain) als Reflexvorgang unterbrechen und heilen.
Fließ ist in dieser Zeit engster Freund von Sigmund Freud, dem er wesentliche Impulse biologischen Denkens vermittelt. Fließ – ein Vorläufer der Biorhythmik – gelangt durch komplizierte (spekulative) Berechnungen von Geburtsterminen zur Annahme, daß sich das weibliche Leben in 28tägigen Zyklen und das männliche in 23tägigen abspiele.

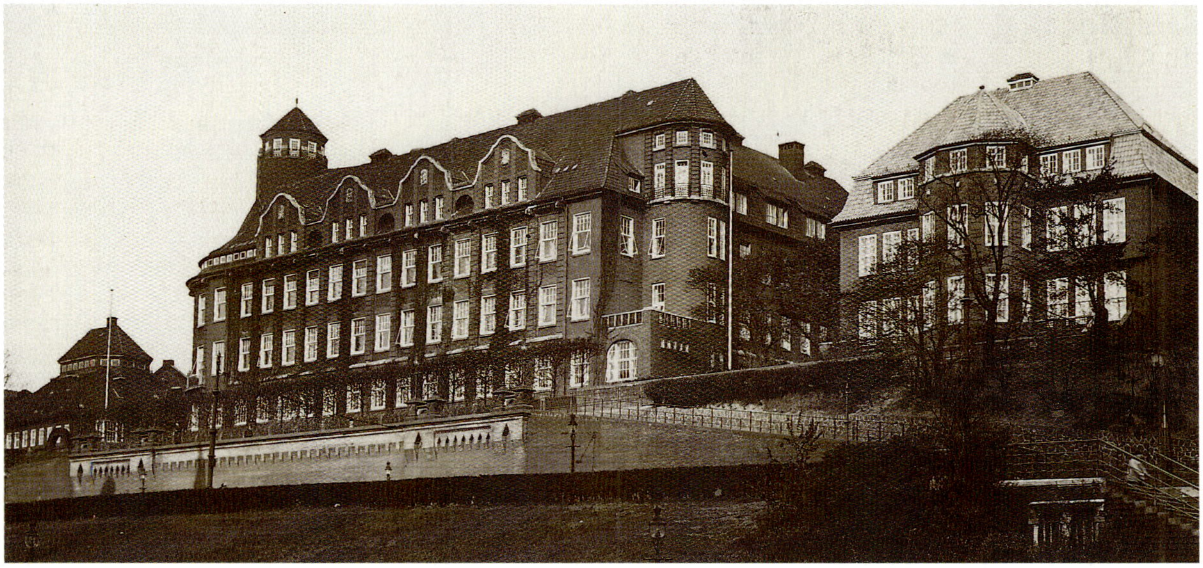

Das Institut für Schiffs- und Tropenkrankheiten in Hamburg wird 1900 gegründet (Blick von der Elbe, Foto von 1914).

Tropenmedizin wird zur Wissenschaft

1897. In Hamburg erscheint erstmals die wichtigste deutsche Fachzeitschrift zur Tropenmedizin, das »Archiv für Schiffs- und Tropenhygiene«. Mitherausgeber ist der namhafte Hamburger Hafenarzt und Hygieniker Bernhard Nocht.
Finanziert wird die Zeitschrift von der Deutschen Kolonialgesellschaft, die bereits 1896 durch eine Umfrage die Problematik der Akklimatisation wissenschaftlich erforschen wollte. Ziel der Untersuchung war es, die Siedlungsfähigkeit der »weißen Rasse« in den Tropen und Subtropen zu überprüfen. Es gelte, so formulierte der tropenhygienische Experte Ernst Below (ab 1898 Chefarzt der Berliner Lichtheilanstalt »Rotes Kreuz«), »Deutschlands Stellung als tonangebende Colonialmacht für die Zukunft zu sichern«.
Mit Einrichtung des Hamburger Instituts für Schiffs- und Tropenhygiene unter Bernhard Nocht erhält die deutsche Tropenmedizin 1900 sowohl ein wissenschaftliches Forschungsinstitut als auch ein Krankenhaus für Tropenkranke (Abteilung des Hamburger Seemannskrankenhauses). Der Chefarzt hat zugleich das Amt des Hamburger Hafenarztes inne. Bis 1914 werden in Hamburg mehr als 800 Ärzte in der Tropenmedizin ausgebildet sowie zahlreiche wissenschaftliche Expeditionen durchgeführt.
In dieser Zeit etabliert sich die Tropenmedizin vor allem in Großbritannien. Auf Initiative von Patrick Manson (1844–1922), des ärztlichen Beraters des britischen Kolonialministers, wird 1899 das weltweit bedeutendste Institut, die »London School of Tropical Medicine«, gegründet. Im selben Jahr nimmt auch in Liverpool eine Tropenmedizinschule unter Leitung des Malariaforschers Ronald Ross (1857 bis 1932) ihren Betrieb auf (→ 18. 2. 1908/S. 370).

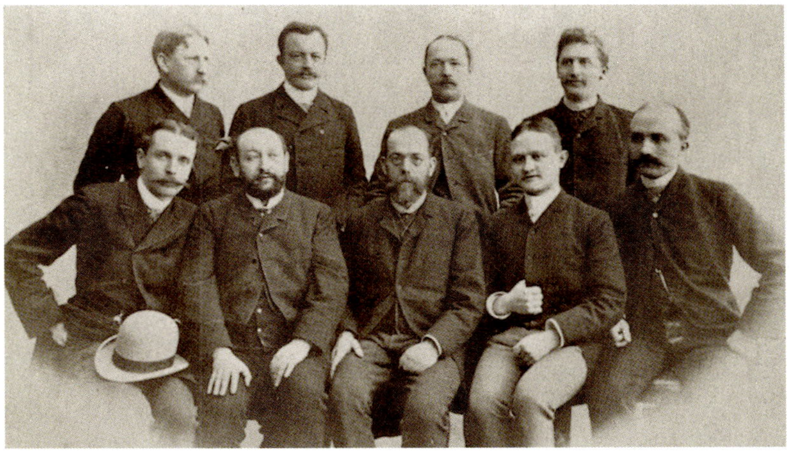

Robert Koch (sitzend, M.) und Mitarbeiter im Hygienischen Institut in Berlin, unter ihnen der Tropenmediziner Bernhard Nocht (stehend, 2. v. l.)

Medizin im Dienst des Kolonialismus

Chronik Hintergrund

Ab den 1880er Jahren wird die Medizin in den britischen, französischen, belgischen und deutschen Kolonien vom technischen Fortschritt und der jeweiligen nationalen Kolonialpolitik geprägt. Neben Epidemiologie, Quarantänemaßnahmen, der Entdeckung von Krankheitserregern und Infektionsüberträgern ist auch die »rassenhygienische« Behandlung der Einheimischen im Sinne der »Kolonialwirtschaft« ein Pfeiler der Kolonialmedizin. So meint der kaiserliche Regierungsarzt in Togo und Kamerun, Ludwig Külz, in einem Artikel über »koloniale Eingeborenenhygiene« (1911), daß es möglicherweise richtiger gewesen sei, »dem Neger nicht Kultur, sondern nur Dressur zu bringen«.
Die Tropenmedizin ist bis zum Ersten Weltkrieg wesentlich von der Konkurrenzsituation der Kolonialmächte geprägt. Wissenschaft im Zeitalter des Imperialismus versteht sich als wichtige Institution im internationalen Wettstreit. So kommt es zur Errichtung kolonialer Forschungseinrichtungen u. a. auf den Gebieten der Medizin, Zoologie und Botanik. Neue Disziplinen, wie die moderne Tropenmedizin, können sich wissenschaftlich etablieren. Diese verstößt im Dienst der Kolonialpolitik nicht selten gegen humanitäre Grundsätze; erwähnt seien z.B. die von deutschen Tropenärzten durchgeführten pharmakologischen Menschenversuche zur Schlafkrankheit in Internierungslagern in Togo 1909.

Wichtige Tropenkrankheiten

Krankheit (Gruppe)	Erreger (Infektionsweg)	Symptomatik	Entdecker/Forscher
Fleckfieber (Rickettsiose)	Rickettsia prowazeki (durch Kleiderläuse)	Fieberanfall, Fieberausschlag, bräunlich-rote Flecken	Howard Taylor Ricketts (1908); Stanislaus von Prowazek (1913/1914); Henrique da Rocha-Lima (1916): Isolierung des Erregers
Gelbfieber (Viruskrankheit)	Gelbfiebervirus, ein ARBO-Virus B (ARBO = Arthropodbornevirus; durch Stechmücken, insbes. Aedes aegypti)	grippeartige Symptome, in schweren Fällen Nieren– und Leberschäden	Carlos Juan Finlay (1882); Max Theiler (1930): Nachweistest für Gelbfieberviren
Schistosomiasis oder Bilharziose (Parasitose: Wurmerkrankung)	Schistosoma-Arten = getrenntgeschlechtliche Saugwürmer (infiziertes Trinkwasser, Badegewässer)	fiebrige Organentzündungen: Darm– , Lungen– bzw. Blasenbilharziose	Theodor Bilharz (1852): Erstbeschreibung des Eingeweidewurms als Erreger in Kairo
Amöbenruhr = Amöbiasis (Parasitose: Protozoonose)	Entamoeba histolytica, ein menschenpathogener Einzeller (Schmierinfektion durch Stuhl, infiziertes Wasser)	Durchfall, ohne Fieber am Anfang; Komplikationen: Darmperforation, Leberabszeß	Robert Koch (1883); Fritz Schaudinn (1902): differenziert pathogene Entamoeba histolytica von apathogener Entamoeba coli

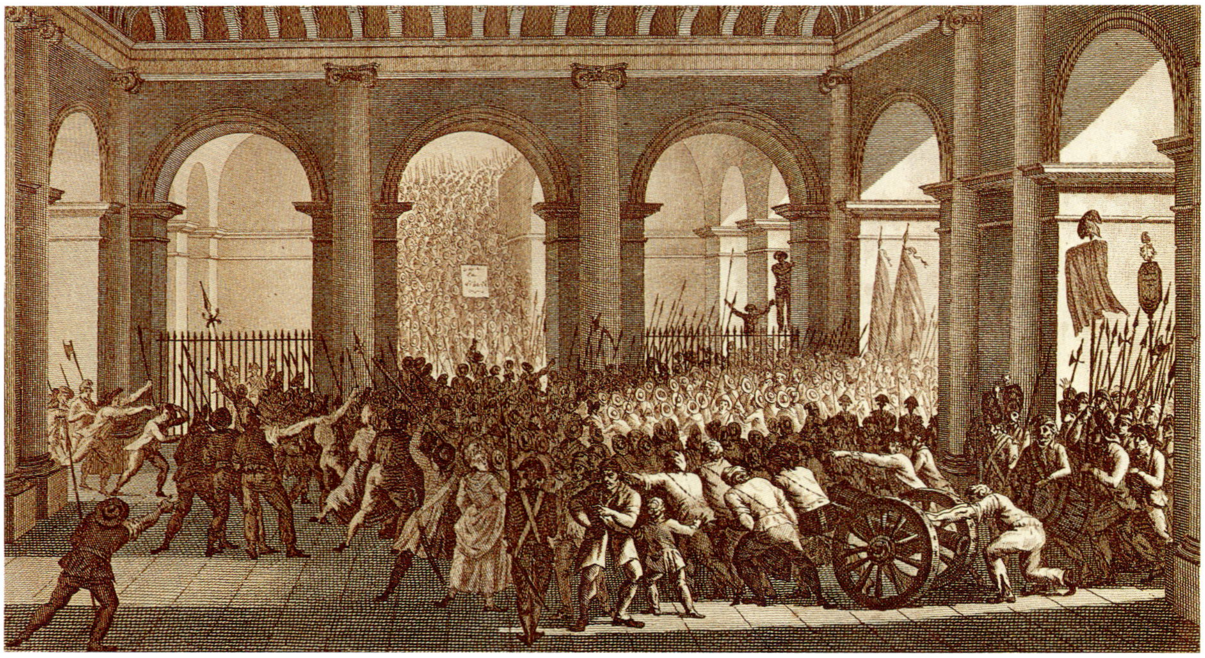

Das Volk stürmt am 20. Juni 1792 die Pariser Tuilerien – für Gustave Le Bon ein Beispiel für Massenwahn

Der Massenwahn als psychische Epidemie

1895. Der französische Philosoph und Sozialwissenschaftler Gustave Le Bon (1841–1931), ein ehemaliger Militärarzt, veröffentlicht sein Buch »La psychologie des Foules« (Die Psychologie der Massen), das in kurzer Zeit zahlreiche Auflagen erlebt und in fast alle Kultursprachen übersetzt wird.

Le Bon beschreibt in seiner Abhandlung die psychologischen Gesetze, wonach die individuelle Vernunft und Kritikfähigkeit in der Masse verlorengehen und der Mensch zu einer kopflosen Bestie wird. Entscheidend für die freiwillige Unterwerfung unter einen Führer oder eine Leitidee sei die hypnotische Regression (Ausweichen auf frühere, kindliche Verhaltensweisen), durch die der einzelne zu einem Teil der Massenseele werde. In diesem gleichsam automatischen Zustand könnten auch hochintellektuelle Menschen zu Handlangern eines blindwütigen Aktionismus werden. Beispielhaft sind für Gustave Le Bon revolutionäre Massenbewegungen, insbesondere der blutige Terror der aufgewiegelten Volksmenge während der Französischen Revolution.

Dieser Zustand fördere den Ausbruch einer regelrechten Epidemie: »Unter den Massen übertragen sich Ideen, Gefühle, Erregungen, Glaubenslehren mit ebenso starker Ansteckungskraft wie Mikroben. Diese Erscheinung beobachtet man auch bei Tieren, wenn sie in Scharen zusammen sind . . . Gehirnstörungen, wie der Wahnsinn, verbreiten sich gleichfalls durch Übertragung.«

Die Metapher einer psychischen Infektion, die eine ganze Menschengruppe befällt und in den Untergang treibt, ist gerade in der Ära der aufblühenden Bakteriologie sehr verbreitet und beliebt. So spricht der berühmte russische Neurologe und Psychiater Wladimir Michailowitsch Bechterew (1857–1927) in seiner Studie »Die Bedeutung der Suggestion im sozialen Leben« (1905) vom »psychischen Bazillus«, der für die Massenbewegung verantwortlich sei. »Eine Suggestion, eingegeben von einem Helden, einem Anführer, der der Herr des Augenblicks ist, wird aufgenommen und von Person zu Person fortgepflanzt, bis alles schwindelig und kopflos wird.«

Le Bon greift auf Konzepte des Hypnotismus und der Suggestionslehre zurück, welche irrationale Handlungen (→ 1884/S. 326) als Reflexvorgänge begreifen: »Ihre [der Massen] Handlungen stehen viel öfter unter dem Einfluß des Rückenmarks als unter dem des Gehirns. Die vollzogenen Handlungen können ihrer Ausführung nach vollkommen sein, da sie aber nicht vom Gehirn ausgehen, so handelt der Einzelne nach zufälligen Reizen. Die Masse ist der Spielball aller äußeren Reize . . .«

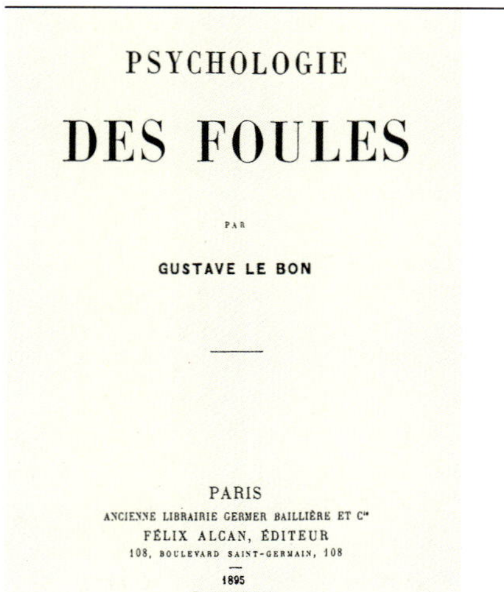

PSYCHOLOGIE

DES FOULES

PAR

GUSTAVE LE BON

PARIS
ANCIENNE LIBRAIRIE GERMER BAILLIÈRE ET Cie
FÉLIX ALCAN, ÉDITEUR
108, BOULEVARD SAINT-GERMAIN, 108
1895
Tous droits réservés.

Skepsis gegenüber Demokratie

Gustave Le Bon (1841–1931) war ursprünglich französischer Militärarzt. Er befaßt sich mit naturwissenschaftlichen, philosophischen, ethnologischen und sozialpsychologischen Problemen und gilt als ein äußerst vielseitiger Populärwissenschaftler, der mit seinem Buch »Psychologie der Massen« Weltruhm erzielt und heute allgemein als Mitbegründer der »Massenpsychologie« gilt. Kennzeichnend ist Le Bons Skepsis gegenüber Massenbewegungen jeder Art und seine entsprechende Distanz gegenüber Demokratie und Sozialismus (Abb.: Titelblatt von »Psychologie des Foules«, 1895).

»Herdinfektion« von kranken Zähnen

1899. Der britische Internist William Hunter (1861–1937) weist in einem Artikel (»The relations of dental diseases to general diseases«) auf die Beziehungen zwischen Zahnerkrankungen und allgemeinen Krankheiten hin. Vermutlich ist er hierzu von dem US-amerikanischen Pionier der Zahnheilkunde, Willoughby Dayton Miller (→ 1889/S. 324), angeregt worden, der im Jahr 1891 in London einen Vortrag zum Thema »The human mouth as a focus of infection« (Der menschliche Mund als Infektionsherd) gehalten hat.

Hunter prägt den Begriff »oral sepsis«, der das umstrittene Krankheitsbild der sog. Herd- oder Fokalinfektion beschreibt. Danach können kleine Infektionen in der Mundhöhle (Mandeln, Zähne) zu schweren allgemeinen Symptomen und Organschäden führen. Hunter aktualisiert damit nur ein altes Erfahrungswissen, das sich in der Geschichte der Zahnheilkunde insbesondere ab dem 16. Jahrhundert nachweisen läßt. Im Zeitalter der Asepsis, Bakteriologie und aufkommenden Immunologie erreicht die Lehre von der Herdinfektion in den ersten Jahrzehnten nach der Jahrhundertwende eine besondere Relevanz für die innere Medizin. Herdbedingte Krankheiten sollen demnach zu Neuralgien, rheumatischen Affektionen, organischen Nieren- und Herzschäden führen.

Während Hunter mit der »oral sepsis« nur die Mundhöhle als Krankheitsquelle im Blick hat und damit auf die insbesondere von der Zahnheilkunde vernachlässigten Erscheinungen hinweist, entwickeln andere Kliniker eine umfassendere Theorie. Frank Billings (1854–1932) prägt 1912 den Begriff »focal infection« (Herdinfektion), wobei der Krankheitsherd (lat. focus) auch in anderen Körperregionen sitzen kann, z. B. bei der chronischen Blinddarm- oder Gallenblasenentzündung. Um 1930 führt eine Überbetonung des »Herdsyndroms« zu eingreifenden Maßnahmen, d. h. zum konsequenten Ausräumen der (vermeintlichen bzw. realen) Herde. Neben der Zahnextraktion handelt es sich v. a. um die Tonsillektomie (Entfernung der Gaumenmandeln). Die Lehre von der Herdinfektion ist bis heute umstritten.

Der Hausarzt verliert an Bedeutung

Ende 19. Jahrhundert. Der Hausarzt verliert vor allem in den großen Städten allmählich an Bedeutung. Die Hauptursache dafür liegt in der zunehmenden Spezialisierung der Mediziner.
Man könnte den klassischen Hausarzt, dessen Berufsbild sich erst gegen Ende des 18. Jahrhunderts herausbildete, als die bürgerliche Variante des Leibarztes betrachten. Er betreut in der Regel gegen ein pauschaliertes Jahreshonorar eine ganze Familie. Die Vorzüge liegen darin, daß er durch die regelmäßig stattfindenden Besuche im Haus der Patienten auch deren soziales und hygienisches Umfeld genau kennt und sich im Lauf der Zeit zu einem Berater in allen Bereichen des Lebens entwickelt. Er wird nicht aus Gründen der Sparsamkeit erst dann konsultiert, wenn bereits eine ernsthafte Krankheit vorliegt. So eröffnen sich ihm gute Möglichkeiten für Gesundheitserziehung und Vorsorge.
Der Nachteil aus ärztlicher Sicht besteht in der im Vergleich zu einer Einzelleistungsvergütung geringeren Entlohnung und aus Patientensicht in der festen Bindung an einen einzelnen Arzt, der im Zug der zunehmenden Spezialisierung nicht mehr genügend fachliche Kompetenz besitzt, um eine umfassende Versorgung zu gewährleisten. Neben der Aufsplitterung der Medizin in verschiedene Fachbereiche entzieht vor allem die Einführung der Krankenversicherungspflicht (→ 15. 6. 1883/S. 319) und des Kassenarztwesens dem Hausarzt die Existenzgrundlage.

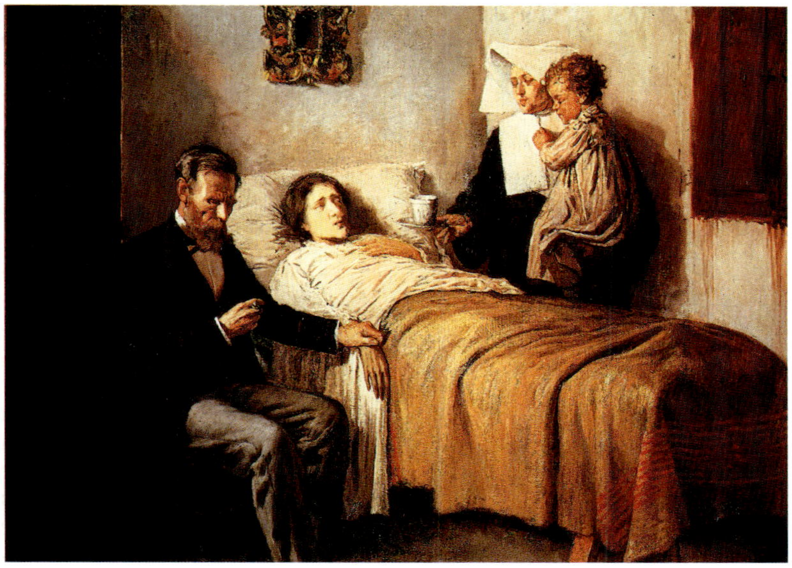

Der Hausarzt in einer Darstellung Pablo Picassos: »Wissenschaft und Nächstenliebe« lautet der Titel des Gemäldes von 1897 (Museo Picasso, Barcelona).

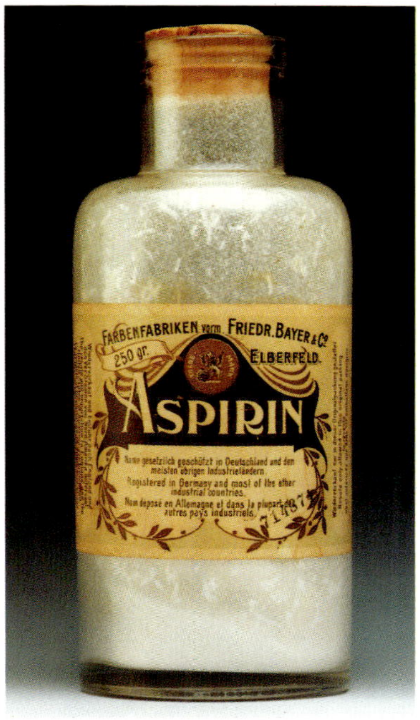

»Aspirin«-Flasche aus dem Jahr 1900; bevor es das Mittel als Tablette gibt, wird es in Pulverform verkauft.

Neues Rheumamittel weltweit verkauft

1899. Die Farbenfabriken Friedrich Bayer et comp. in Elberfeld (Wuppertal) bringen die Acetylsalicylsäure als das Rheumamittel »Aspirin« auf den Markt.
Salicylsäure ist ein Stoff, der natürlicherweise in der Rinde der Weide (lat. Salix) vorkommt. Der Nutzen der Weidenrinde ist zwar schon seit der Antike bekannt. Größere Bedeutung erlangte das Mittel aber erst seit 1875/76, als mehrere Ärzte in Deutschland und Großbritannien über Erfolge in der Behandlung des rheumatischen Fiebers und des chronischen Gelenkrheumatismus berichteten. Jedoch schränkten erhebliche Nebenwirkungen die Anwendbarkeit ein.
Unter Nebenwirkungen litt auch der Vater des Chemikers Felix Hofmann. Daher bat er seinen Sohn, der bei der Firma Bayer beschäftigt war, ihm ein bekömmlicheres Präparat zu beschaffen. Hofmann untersuchte die verschiedenen Verbindungen der Salicylsäure, die schon lange zuvor aus anderen Gründen synthetisiert worden sind, und stieß auf die Acetylsalicylsäure. Versuche erwiesen den Vorzug dieses Präparates, das sich durch gute Verträglichkeit auszeichnet. Weltweit erlangt »Aspirin« rasch eine beherrschende Rolle als Schmerz- und Rheumamittel.

Medizinstudium für deutsche Frauen

20. April 1899. Im Deutschen Reich werden endlich Frauen zum medizinischen und pharmazeutischen Staatsexamen zugelassen.
Mit dieser Regelung wird in Deutschland nachgeholt, was in anderen Ländern schon selbstverständlich ist. 1848 wurde bereits ein eigenes Medical College für Frauen in Philadelphia (US-Bundesstaat Pennsylvania) gegründet. 1849 promovierte die erste Ärztin in New York. In den 70er Jahren wurden Frauen in Großbritannien, Schweden, den Niederlanden, Rußland und der Schweiz zu Medizinstudium, ärztlicher Approbation und Promotion zugelassen.
In Deutschland argumentieren die Männer mit einer angeblich größeren Schamhaftigkeit der Frauen als Hindernis für eine ordentliche Ausbildung. Dem halten die Frauen entgegen, daß weibliche Krankenpfleger in Kriegslazaretten »oft viel standhaftere Nerven bewiesen . . . Zweifellos erfordert das systematische Zergliedern des toten Körpers . . . eine nicht geringe Selbstüberwindung, aber die Erfahrung hat gelehrt, daß die Frauen die dazu nötige Willenskraft in vollem Umfang besitzen.«

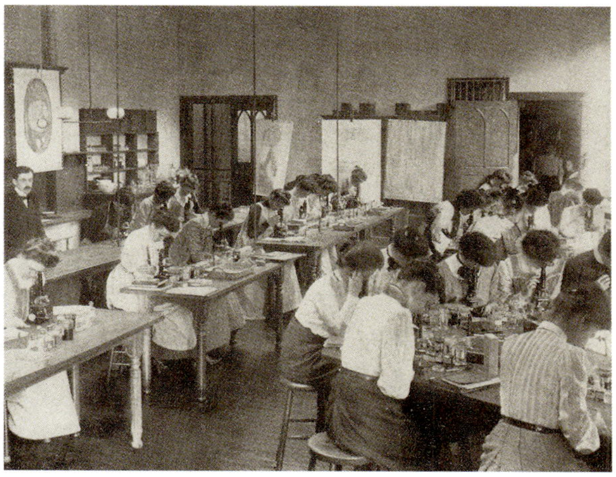

In den USA bereits Alltag: Medizinstudentinnen beim histologischen Unterricht im Mikroskopiersaal

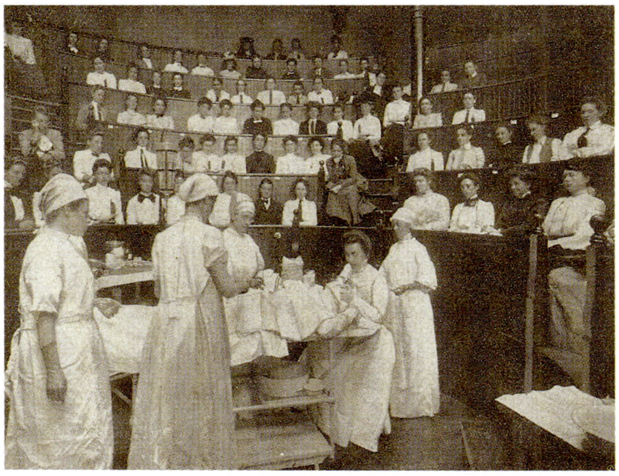

Demonstration vor Publikum: Ärztinnen operieren in einer von Frauen geleiteten US-amerikanischen Klinik.

Aufstieg und Krise der modernen Medizin

1900–1945

Zu Beginn des 20. Jahrhunderts befand sich die Medizin in den Augen der zeitgenössischen Ärzte auf einem unaufhaltsamen Siegeszug. Auf dem Boden einer naturwissenschaftlichen Grundlage, wie sie durch die Zellularpathologie von Rudolf Virchow gelegt worden war, schien es nur eine Frage der Zeit zu sein, wann Krankheiten nicht nur in breitem Maße erkennbar, sondern auch therapierbar sein würden.

Grundlagenforschung eröffnete ungeahnte Möglichkeiten

Es ist sicher kein Zufall, daß im Jahr 1906 drei Begriffe in die Medizin eingeführt wurden, die diese für die kommenden Jahre wesentlich mitbestimmen sollten. Es sind dies die Begriffe »Hormon«, »Allergie« und »Genetik«. Im gleichen Jahr wurde die sog. Wassermann-Reaktion als Serumreaktion bei Syphilis beschrieben, mit deren Hilfe Antikörper im Blut nachgewiesen werden können. Mit ihr wurde der Grundtyp der Komplementbindungsreaktion geschaffen, die bis heute zur Identifizierung von Antikörpern bzw. Antigenen benutzt wird. Die Forschung im Umfeld der Immunologie führte auch zur Entdeckung und Beschreibung der Blutgruppen durch Karl Landsteiner (1868–1943), die von da an eine gefahrlose Blutübertragung von Mensch zu Mensch ermöglichten.

Schon zu Beginn des Jahrhunderts wurden die Hormone Adrenalin und Sekretin beschrieben, aber erst die Entdeckung des Insulins 1921 führte auch zu therapeutischen Konsequenzen: Eine bis dahin nicht behandelbare Krankheit, über deren Vererbungsmodus man nichts wußte, der Diabetes mellitus, konnte nun durch eine Substitutionstherapie behandelt werden. Die Entdeckung der Sexualhormone führte vor allem in der Gynäkologie nicht nur zu therapeutischen Konsequenzen, sondern letztlich auch durch die Einführung der sog. Antibabypille (1960 in den USA) zum ersten sicheren Kontrazeptionsmittel.

Neben den Hormonen wurden in dieser Zeit auch die Vitamine entdeckt. Durch ihren Einsatz ist eine Verhinderung und Behandlung von Mangelkrankheiten möglich. Insgesamt fällt auf, daß die klinische Anwendung häufig vor der exakten chemischen Isolierung möglich war.

Röntgenologie und Endoskopie: Sichtbarmachen des Unsichtbaren

Schon in seiner Publikation von 1895 gab Wilhelm Conrad Röntgen (1845 bis 1923) einen Hinweis auf die medizinische Anwendung der von ihm entdeckten X-Strahlen. Er konnte jedoch nicht ahnen, in welch atemberaubendem Tempo die Röntgenstrahlen in die Medizin eingeführt werden sollten. Zu Beginn des 20. Jahrhunderts gab es bereits Hunderte von medizinischen Röntgeninstituten, Tausende von Veröffentlichungen und die ersten medizinischen Zeitschriften für Röntgenologie kamen heraus, die Röntgengesellschaften wurden gegründet. Mit der Anwendung der von Röntgen entdeckten Strahlen traten jedoch auch die ersten Röntgenschäden auf. Unbekümmert griffen die Röntgenologen der frühen Jahre mit ungeschützten Händen immer und immer wieder in den Strahlengang, Karzinome waren die Folge, an denen viele der Pioniere qualvoll zu Tode kamen.

Während zunächst das Skelett und seine Veränderungen beurteilt werden konnten, wurden nach und nach auch andere Organe den Röntgenstrahlen zugänglich. Mit der Kontrastfüllung des Magen-Darm-Trakts wurde es möglich, neue Aussagen über die Physiologie und Pathologie des Magens und Darms zu machen. Durch Kontrastmittel wurden auch die Bronchien, die Gallenwege und die abführenden Harnwege sichtbar gemacht. Die Einführung der Tomographie ermöglichte es später, auch in der Tiefe liegende Weichteile, ohne Zugabe von Kontrastmitteln, mit scharfen Konturen darzustellen.

Die auf dem Prinzip des Lichtleiters beruhenden Instrumente zur Besichtigung von Körperinnenhöhlen gewannen eine immer größere Bedeutung. Basierend auf dem von Maximilian Nitze geschaffenen Zystoskop, wurden nun Geräte zur Besichtigung des Mageninneren, der Bronchien und des Enddarmes geschaffen. Bereits zu Beginn des 20. Jahrhunderts wurde die Laparoskopie (Untersuchung der Bauchhöhle), damals noch Kölioskopie genannt, erstmals beschrieben, ebenso die Anwendungsmöglichkeit des Endoskops zur Besichtigung von Gelenkhöhlen.

Mit Hilfe des Elektrokardiogramms gelang es, die Herzaktionen genauer zu verstehen, Herztöne und Erregungsablauf einer standardisierten Kurve zuzuordnen. Abweichungen von dieser Kurve, dem EKG, konnten nun als pathologisch erkannt werden, diagnostische Rückschlüsse wurden möglich. Neben dem Elektrokardiogramm wurde in den 20er Jahren die Ableitung der elektrischen Hirnpotentiale als EEG möglich. Elektrokardiogramm und die ebenfalls zu Beginn des Jahrhunderts vervollkommnete Messung des Blutdrucks gehörten bald zur diagnostischen Routine, während die Erfindung des Elektronenmikroskops im Jahr 1931, welches das Auflösungsvermögen optischer Mikroskope bei weitem übertrifft, vor allen Dingen für die medizinische Forschung Bedeutung gewann.

Sieg über bislang tödliche Krankheiten

Durch die aseptischen Operationsverfahren sowie eine verbesserte Narkosetechnik gelang es der Chirurgie bereits in der zweiten Hälfte des 19. Jahrhunderts, komplizierte Operationen im Bauchraum vorzunehmen. Der Thoraxraum aber öffnete sich den Chirurgen erst, nachdem es gelungen war, die Atemfunktion der Lunge auch bei geöffnetem Thorax aufrechtzuerhalten. Dazu wurden erste Versuche bereits von Ferdinand Sauerbruch (1875–1951) zu Beginn des Jahrhunderts durchgeführt; die von ihm konstruierte Unterdruckkammer wurde jedoch schon bald durch eine Überdruckbeatmung der Lunge abgelöst. Nun wurden operative Eingriffe an der Lunge möglich, so die Tuberkulosechirurgie und schließlich Operationen an herznahen Gefäßen.

Wenn auch erste moderne Hirnoperationen schon im letzten Jahrzehnt des 19. Jahrhunderts durchgeführt worden waren, so entwickelte sich die Neurochirurgie doch erst auf dem Boden der wachsenden physiologischen Kenntnisse insbesondere auf den Gebieten der Gefäß- und Neurophysiologie zu Beginn des 20. Jahrhunderts. Die Einführung der Pneumenzephalographie (röntgenographische Untersuchung des Schädels nach Füllung der Hirnkammern mit Luft) und der Hirnangiographie (röntgenographische Darstellung von Blutgefäßen mit Hilfe injizierter Kontrastmittel) führte hier zu bemerkenswerten Ergebnissen.

Durch die beiden Weltkriege wurde vor allen Dingen die prothetische Chirurgie herausgefordert. Am aufsehenerregendsten auf diesem Gebiet war die im Jahr 1916 von dem Chirurgen Ferdinand Sauerbruch konstruierte willkürlich bewegliche künstliche Hand, die über verbliebene Muskelstränge des Armes in ihrer Greiffunktion gesteuert wird.

Auf dem Gebiet der inneren Medizin dominierte in der ersten Hälfte des 20. Jahrhunderts vor allen Dingen die Bekämpfung der Infektionskrankheiten. Mit der Serumtherapie wurde im letzten Jahrzehnt des 19. Jahrhunderts zum ersten Mal eine wirksame antibakterielle Behandlungsmöglichkeit entdeckt. Bald zeigte sich jedoch, daß eine solche Serumtherapie nur bei einzelnen Krankheiten, so bei der Diphtherie und beim Tetanus in Frage kam. Daneben wurde die Entwicklung einer aktiven Impfung vorangetrieben, die ab 1913 als Diphtherieimpfung möglich wurde. Ausgehend von seiner Seitenkettentheorie, die das Phänomen der Immunisierung des Körpers erklären sollte, war seit Beginn des Jahrhunderts Paul Ehrlich (1854–1915) auf der Suche nach der »magischen Kugel«, einem chemischen Stoff, der in der Lage sein sollte, ähnlich wie die körpereigenen Substanzen eingedrungene Krankheitserreger oder deren Toxine zu binden und unschädlich zu machen. Während Versuche mit Farbstoffen wenig Erfolg zeigten, erwies sich das arsenhaltige Präparat mit der Versuchsnummer 606 als wirksam gegen den Erreger der Syphilis. 1910 kam das Arzneimittel als »Salvarsan« in den Handel. Damit war zum ersten Mal die Möglichkeit einer »Therapia magna sterilisans« gegeben.

Zwanzig Jahre später entdeckte der schottische Arzt Alexander Fleming (1881–1955) die bakterienvernichtende Wirkung von Penicillium notatum, eines Schimmelpilzes. Obwohl er diese aufsehenerregende Entdeckung publizierte, wurde sie von der wissenschaftlichen Welt nicht zur Kenntnis genommen. Wenige Jahre später führte der deutsche Chemiker Gerhard Domagk (1895–1964) ein Chemotherapeutikum in die Therapie ein, das die Vermehrung der Bakterien im Körper verhindern kann: Das Prontosil aus der Gruppe der Sulfonamide. Erst unter dem Eindruck des Zweiten Weltkrieges wurde die Arbeit von Fleming wieder aufgegriffen und die Produktion des Penicillins ernsthaft in Angriff genommen, das zunächst nur für die alliierten Streitkräfte, später auch für Beschäftigte in der Rüstungsindustrie zur Verfügung stand. Nach Kontinentaleuropa gelangte das Penicillin erst nach dem Ende des Krieges.
Die kausale Therapie der Infektionskrankheiten, die mit dem »Salvarsan« begonnen hatte, wurde durch die Sulfonamide und das Penicillin in vollem Umfang möglich. Innerhalb weniger Jahre vollzog sich ein grundlegender Wandel: Krankheiten, die bisher als schwer heilbar, ja als unheilbar galten, wurden mit einem Mal der Therapie zugänglich. Während noch zum Ende des 19. Jahrhunderts mehr als die Hälfte aller Todesfälle durch Infektionskrankheiten bedingt waren, sank diese Zahl bis zur Mitte des 20. Jahrhunderts auf weniger als 5%.

Psychoanalyse als neuer Schlüssel zur Wirklichkeit

Das wichtigste der neuen psychotherapeutischen Konzepte war die durch Sigmund Freud (1856–1939) begründete Psychoanalyse, die zunächst eine Methode ist, um unbewußte bzw. unterbewußte Vorgänge im menschlichen Seelenleben aufzuhellen und Neurosen zu heilen. Doch bald schon sprengte die Psychoanalyse diesen Rahmen, sie diente als Instrumentarium der Literatur-, Kultur- sowie Kunstwissenschaft und beeinflußte Pädagogik, Ethik, Religionswissenschaft und Philosophie. Sie schien ein neuer Schlüssel zur Interpretation der Wirklichkeit zu sein.
Voraussetzungen für Freuds Konzept der Psychoanalyse waren u. a. seine Studien auf dem Gebiet der Hypnose und Hysterie während der Jahre 1895 bis 1900. Frühe Forschungen betrieb er auch zur Anatomie und Physiologie des Nervensystems (1894/95).
Schüler Freuds entwickelten zum Teil in bewußter Abkehr von ihrem Meister andere Konzepte der Psychotherapie, so Alfred Adler (1870–1937) die Individualpsychologie, Carl Gustav Jung (1875–1961) die analytische Psychologie und Wilhelm Reich (1897–1957) die Orgontheorie.

Soziale Faktoren als Krankheitsursache

Neben der naturwissenschaftlich geprägten Organmedizin und den psychotherapeutischen Konzepten gab es in verstärktem Maß Ansätze, eine soziale Medizin zu begründen. Dies gelang vor dem Ersten Weltkrieg besonders in Wien im Bereich der Krankenkassen. Soziale Medizin sollte die gesellschaftlichen Faktoren bei der Entstehung von Krankheiten nicht nur benennen, sondern durch entsprechendes Handeln ihren negativen Einfluß auf die einzelnen Individuen auch verhindern. Neben der sozialen Medizin entstand die Sozialhygiene, die sich als Teilgebiet der Hygiene mit den Wechselbeziehungen des Menschen und seiner sozialen Umwelt befaßt. In verstärktem Maße schloß sie sich jedoch auch rassenhygienischen und eugenischen Forderungen an.
Die Sozialhygiene versteht sich in Ergänzung der wissenschaftlichen Hygiene als der Zweig, der präventiv die sozialen Fragen aufgreift, die zu Krankheit und Invalidität führen können. Es handelt sich um eine normative Wissenschaft, die kulturelle, psychologische, nationalökonomische und politische Aspekte mit einbezieht. Die Rassenhygiene legt im Gegensatz zur Sozialhygiene das Schwergewicht ihrer Bemühungen auf die Erhaltung der Rasse im Sinne einer quantitativen (= Vermehrung) und qualitativen Rassenhygiene (= Verbesserung). Die Eugenik, begründet von Francis Galton, stellt die Mittel einer »Höherzüchtung« in Form von aktiver und passiver Eugenik zur Verfügung.
Auch die soziale Gynäkologie, die in den 20er Jahren in Berlin begründet wurde, kann ihre Nähe zur Rassenhygiene und Eugenik nicht verleugnen. Dennoch gilt das von ihr mitinitiierte »Deutsche Institut für Frauenkunde«, das vom Hauptverband der deutschen Krankenkassen gegründet wurde, als ein Meilenstein auf diesem Gebiet. In den Kontext einer sozialen Medizin der 20er Jahre gehören auch die Beschäftigung mit Suchtproblemen – so mit dem Alkoholismus und Morphinismus –, die Errichtung von Ehe- und Sexualberatungsstellen sowie die Ausbildung eines differenzierten kommunalen Gesundheitssystems.

»Euthanasie« und Menschenversuche: Medizin im Nationalsozialismus

Im Bereich der Rassenhygiene und der Eugenik kam es in der Weimarer Zeit zu einer intensiven Diskussion über die Möglichkeiten einer Sterilisation von Erbkranken, aber auch über die Vernichtung sogenannten lebensunwerten Lebens. Bereits 1920 wurde die Schrift »Die Freigabe der Vernichtung lebensunwerten Lebens« von Karl Binding und Alfred Hoche publiziert. Diese Diskussion, die über politische Grenzen hinaus in allen Parteien geführt wurde und die sich selber als wissenschaftlich und fortschrittlich empfand, förderte die Akzeptanz der ersten Maßnahmen der nationalsozialistischen Regierung auf dem Gebiet der Rassenhygiene. Bereits 1933 wurde das »Gesetz zur Verhütung erbkranken Nachwuchses« erlassen, das die Zwangssterilisation von Erbkranken vorsah. 1935 wurde es durch das »Gesetz zum Schutze des deutschen Blutes und der deutschen Ehre« ergänzt. Bereits um diese Zeit hatte Adolf Hitler geäußert, daß er im Fall eines Krieges auch die Euthanasiefrage aufgreifen und zur Lösung bringen werde. Der im Oktober 1939 von Hitler geschriebene Euthanasiebefehl hatte eine furchtbare Konsequenz: Im Rahmen der sogenannten Kindereuthanasie wurden mindestens 5000 Kinder ermordet. Der anschließenden Aktion »T4« fielen von 1940 bis 1941 mindestens 70 000 Menschen zum Opfer. Weitere 30 000 waren zur Ermordung vorgesehen, als die Massenmorde nach Protesten vor allem von kirchlicher Seite offiziell eingestellt wurden. Nach dem Ende der Aktion »T4« am 24. August 1941 wurde die Euthanasie jedoch dezentral, aber unter Lenkung der Euthanasiezentrale, fortgesetzt.
All diese Aktionen von der Kindereuthanasie bis zur sog. wilden Euthanasie und der Ermordung sog. lebensunwerter KZ-Häftlinge sind als Teil einer auf dem Boden sozialdarwinistisch-rassenhygienischer Vorstellungen entstandenen Idee von der »Ausmerze lebensunwerten und artfremden Lebens« zu sehen. Nicht von ungefähr griff man bei der »Endlösung der Judenfrage« auf die bewährten Kräfte von »T4« zurück. Die Aktion »T4« stand so nicht isoliert, sie diente auch der Erprobung der Massenvernichtungsmechanismen des NS-Regimes.
Eine eigene Medizin entwickelte der Nationalsozialismus nicht, Versuche einer »neuen deutschen Heilkunde« scheiterten kläglich. Deutlich zu erkennen ist jedoch eine Abkehr von der Individualethik hin zur Gruppenethik: Nicht mehr um den einzelnen sollte es dem Arzt gehen, sondern um das große Ganze, um das Volk, um die Rasse. Ziel aller Therapie sollte der leistungswillige und leistungsfähige Volksgenosse sein. Im Zuge einer Medizin ohne Menschlichkeit kam es vor allem in den Konzentrationslagern zu unzähligen Humanexperimenten an Gefangenen. Dabei handelte es sich um Unterdruck- und Unterkühlungsversuche, Impfstoffexperimente, Kampfstofferprobung und Zwillingsexperimente. Als die exponiertesten Täter im Nürnberger Ärzteprozeß von 1947 vor Gericht standen, zeigte sich, daß eine Verurteilung aufgrund allgemeingültiger ärztlicher Normen nicht möglich war. Der vielzitierte hippokratische Eid erwies sich in diesem Zusammenhang als ein untaugliches Instrument.

Rolf Winau

1900

Sigmund Freuds Hauptwerk »Die Traumdeutung« erscheint, mit der er die Psychoanalyse begründet. → S. 342

Die Botaniker Carl Correns, Erich Tschermak Edler von Seysenegg und Hugo de Vries entdecken die in Vergessenheit geratenen Vererbungsgesetze von Gregor Mendel neu und erkennen ihre Bedeutung für die Humangenetik. → S. 344

Der Arzt Georg Groddeck eröffnet in Baden-Baden ein kleines Privatsanatorium, das in den folgenden Jahren starken Zulauf von prominenten Patienten aus dem In- und Ausland hat. → S. 345

Der deutsche Chirurg August Bier führt die Lumbalanästhesie (Betäubung bzw. Leitungsunterbrechung der Rückenmarksnerven im Bereich der Lendenwirbelsäule) durch Kokaininjektion in die chirurgische Praxis ein (erste Mitteilung darüber bereits 1899).

Im Deutschen Reich gibt es 27 374 Ärzte, d. h. einen Arzt auf etwas mehr als 2000 Einwohner (→ 13. 9. 1900/S. 344).

Das erste »Verzeichnis der deutschen Trinkerheilanstalten« erscheint. Es umfaßt 27 Einrichtungen, davon sind 17 evangelisch (Innere Mission), drei katholisch, und drei weitere gehören zu humanitären Vereinen.

Die Ursache des Gelbfiebers wird durch Selbstversuche einer US-amerikanischen Militärkommission aufgeklärt. Danach erscheint die Mücke Stegomya fasciata als Überträgerin. Noch 1931 unternehmen Forscher im Rockefeller Institute in New York Selbstversuche, wobei es zu sechs Gelbfieberinfektionen kommt.

Die belgischen Bakteriologen Jules Bordet und Octave Gengou demonstrieren die Antikörper. Sie entwickeln die serologische Standardmethode der Komplementbindungsreaktion zum Nachweis spezieller Antikörper bzw. Antigene, ein Meilenstein in der Entwicklung der Immunologie (→ S. 351).

Der Hamburger Internist Hugo Schottmüller entdeckt den Erreger des Paratyphus (Salmonella paratyphii).

18. 2. Das »Comité für Krebsforschung« wird unter dem Vorsitz des Berliner Internisten Ernst von Leyden in Berlin gebildet.

13. 9. Auf einer Versammlung von ca. 20 Ärzten in Leipzig wird der »Verband der Ärzte Deutschlands zur Wahrung ihrer wirtschaftlichen Interessen« (»Leipziger Verband«) gegründet, der spätere »Hartmannbund«. → S. 344

Der Beginn des Freudschen Jahrhunderts

1900. »Die Traumdeutung« erscheint, ein Hauptwerk des Wiener Nervenarztes Sigmund Freud (1856–1939), mit dem dieser seine Lehre der »Psychoanalyse« begründet. Erste Exemplare sind bereits im Oktober 1899 fertiggestellt. Freud wählt jedoch selbstbewußt das Erscheinungsdatum 1900; er ist sich sicher, daß er ein Jahrhundertwerk geschaffen hat.

In der »Traumdeutung« stellt Freud vor allem die Resultate seiner Selbstanalyse dar, der er sich – seit dem Sommer 1895 in verstärktem Maß – unterzogen hat. Dabei setzt er an seinen eigenen Träumen an, so etwa dem »Traum von Irmas Injektion« vom 23. auf den 24. Juli 1895, an dem er beispielhaft demonstrieren will, »daß der Traum wirklich einen Sinn hat und keineswegs der Ausdruck einer zerbröckelten Hirntätigkeit ist«. Der Traum sei nämlich »ein vollgültiges psychisches Phänomen, und zwar eine [verkleidete] Wunscherfüllung«. Als Selbstanalytiker versucht Freud, durch seine psychische Arbeit die objektiv vorgestellten Hindernisse auf den Assoziationsbahnen seines »psychischen Apparates« (»Widerstände«) zu überspringen, um den im »Unbewußten« verborgenen Sinn des Traumes, seine verschlüsselte Botschaft (»latente Traumgedanken«) zu enträtseln. Als »kritiklose Selbstbeobachtung« begreift Freud einen schwer faßbaren (quasi hypnotischen) Schwebezustand beim sog. freien Assoziieren, das die ursprüngliche Bedeutung der Traumelemente enthüllen soll. »Die meisten meiner Patienten bringen es nach der ersten Unterweisung zustande; ich selbst kann es sehr vollkommen, wenn ich mich dabei durch Niederschreiben meiner Einfälle unterstütze. Der Betrag an psychischer Energie, um den man so die kritische Tätigkeit herabsetzt und mit welchem man die Intensität der Selbstbeobachtung erhöhen kann, schwankt je nach Thema, welches von der Aufmerksamkeit fixiert werden soll.« Diese Selbstbeobachtung wird allerdings vom »Widerstand« blokkiert: »Es wird so eine Frage des Kräfteverhältnisses, ob man mit seinem intellektuellen Interesse, seiner Fähigkeit zur Selbstüberwindung, seinen psychologischen Kenntnissen und seiner Übung . . . den inneren Widerständen den Herrn zeigen kann.«

Schritt für Schritt entwickelt Sigmund Freud in der »Traumdeutung« die seiner Lehre eigentümliche Logik. Am Ende definiert er die grundlegenden Begriffe der frühen Psychoanalyse – ein Ausdruck, den er erstmals 1896 benutzte – und deren »Metapsychologie«: »Regression«, »Primär- und Sekundärvorgang«, »infantiler Wunsch«, »Ödipus-(Hamlet-)Komplex« und das »Unbewußte« als psychische Realität. Freud macht bei sich selbst die Probe aufs Exempel und steht damit in der Tradition des ärztlichen Selbstversuchs, der gerade im 19. Jahrhundert größte Popularität besitzt. Er knüpft außerdem an seine Selbstversuche mit Kokain an.

Im Zentrum der Psychoanalyse steht die Neurosenlehre; Freuds Inbegriff der Krankheit ist die »Neurose«. Diese Bezeichnung ist so allgemein und umfassend wie Friedrich Nietzsches Begriff der »modernen Krankheit« oder George Miller Beards Begriff der »Neurasthenie« bzw. »Nervosität« gegen Ende des 19. Jahrhunderts (→ 1875/S. 313). »Neurose« bedeutet nach Freud das Leiden des modernen Menschen an seiner individuellen Lebensentwicklung (Ontogenese) unter kulturell auferlegten Zwängen, in der sich zugleich die Entwicklung der Menschheit insgesamt (Phylogenese) niederschlägt.

Unbewußtes aufdecken

Chronik Stichwort

Die **Psychoanalyse** befaßt sich mit der Aufdeckung unbewußter psychischer Prozesse mit Hilfe freier Assoziationen und psychoanalytischer Deutungen. Ohne bewußte Auswahl erzählt der Patient in der Psychotherapie von seinen Wünschen, Träumen und Erinnerungen, wobei der Therapeut mit »gleichschwebender Aufmerksamkeit« zuhören und schrittweise die unbewußten Wünsche erhellen soll.

In seinen »Vorlesungen zur Einführung in die Psychoanalyse« (1917) differenziert Sigmund Freud die verschiedenen Formen unbewußter Prozesse:

1. Die »Fehlleistungen« wie Vergessen, Versprechen, Vergreifen etc. erscheinen als Symptome einer »Psychopathologie des Alltagslebens«; sie sind Ausdruck eines psychischen Konflikts, ohne eine manifeste Krankheit anzuzeigen.

2. Der Traum läßt sich, ohne daß die betreffende Person im Wachzustand manifest krank sein müßte, als ein psychopathologisches Symptom im Schlafzustand deuten, als Neurose ohne äußeren Ausdruck.

3. Die Neurose als offensichtliche Krankheit ist auf denselben psychischen Mechanismus zurückzuführen wie die Fehlleistungen und der Traum. Es handelt sich um die Unterdrückung infantiler (libidinöser bzw. sexueller) Triebregungen, die mit einer Verdrängung entsprechender lebensgeschichtlicher Ereignisse (Traumen) einhergeht. In der analytischen Kur soll der Patient seine verdrängten neurotischen Konflikte auf die Person des Analytikers übertragen und sich dadurch von ihnen befreien.

4. Die Kultur- und Religionskritik, bereits um die Jahrhundertwende angelegt, wird jedoch erst später (→ 1923/S. 409) ausgeführt.

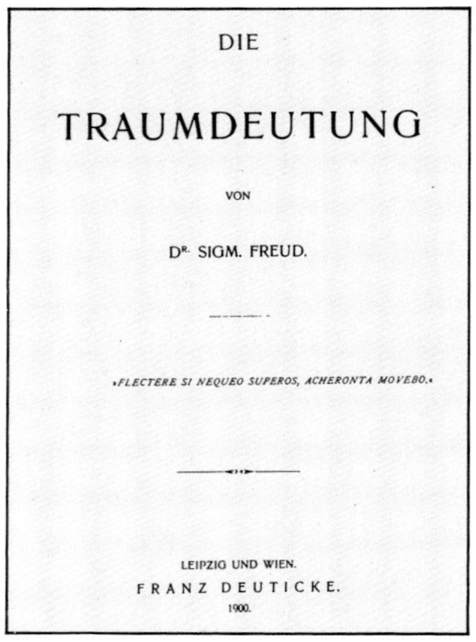
DIE

TRAUMDEUTUNG

VON

Dr. SIGM. FREUD.

»FLECTERE SI NEQUEO SUPEROS, ACHERONTA MOVEBO.«

LEIPZIG UND WIEN.
FRANZ DEUTICKE.
1900.

Titelblatt der ersten Ausgabe von Freuds Hauptwerk »Die Traumdeutung«, bewußt auf 1900 datiert

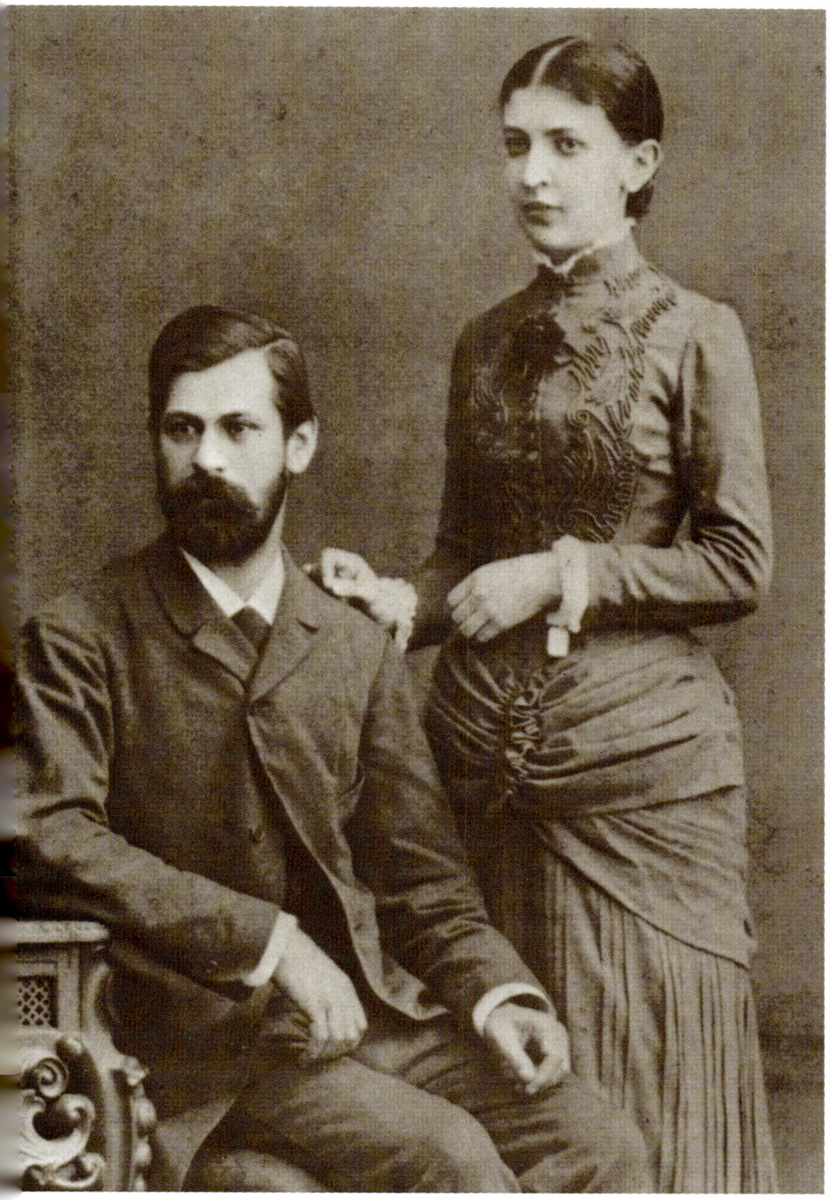

Sigmund Freud mit seiner Verlobten und späteren Frau Martha Bernays 1885

Selbstanalyse als Grundlage der Theorie

Sigmund Freud schreibt über seine Herkunft: »Ich bin am 6. Mai 1856 zu Freiberg in Mähren geboren, einem kleinen Städtchen der heutigen Tschechoslowakei. Meine Eltern waren Juden, auch ich bin Jude geblieben . . . Als Kind von vier Jahren kam ich nach Wien . . .«, wo Freud bis zu seiner Emigration 1938 (→ S. 451) bleibt.
Er nahm 1873 das Medizinstudium auf, forschte ab 1877 im Physiologischen Labor von Ernst Wilhelm von Brücke über das tierische Nervensystem und promovierte 1881. Ein Jahr später verlobte er sich mit Martha Bernays, die er 1886 heiratete und mit der er sechs Kinder hat. Als jüngstes wurde im Jahr 1895 Anna geboren, die spätere namhafte Analytikerin.
Ab 1882 war Freud als Arzt im Allgemeinen Krankenhaus in Wien tätig, führte 1884 seine Kokain-Forschungen durch und eröffnete – nach einem Studienaufenthalt bei Jean Martin Charcot (→ 1872/S. 307) in Paris – 1885/86 eine nervenärztliche Praxis in Wien. Er beschäftigte sich zunehmend mit dem »Hypnotismus«, angeregt durch den mit ihm befreundeten Arzt Josef Breuer (1842 bis 1925), mit dem er 1895 die »Studien über Hysterie« veröffentlichte. Freuds Freundschaft mit Wilhelm Fließ (→ 1897/S. 336), dem »Alter ego« während seiner Selbstanalyse, zerbricht mit der Etablierung der Psychoanalyse und der »Psychologischen Mittwoch-Vereinigung« (1902; → 18. 12. 1912/S. 379).

Verknüpfung zweier Ansätze

Chronik Hintergrund

In Freuds Psychoanalyse, wie sie um die Jahrhundertwende als eigenständiges Konzept hervortritt, spiegeln sich alle wichtigen Strömungen der wissenschaftlichen Medizin im 19. Jahrhundert wider: Insbesondere die romantische Naturphilosophie (→ 1808/S. 256) mit ihrem Begriff des »Unbewußten« (Carl Gustav Carus) und ihrer Wertschätzung des Traumes und seiner »Hieroglyphensprache« (Gotthilf Heinrich von Schubert), die Neurophysiologie mit ihrem Reflexmodell, die Neurologie mit ihrer Theorie der »funktionellen Rückbildung« bei einer Störung des Nervenapparates, die philosophische Vorstellung des Leib-Seele-Verhältnisses als »Psychophysik« (Gustav Theodor Fechner), die »Hysterie« als psychosomatisches Problem, die Evolutionslehre von Charles Darwin als biologisches Entwicklungsgesetz, die Lehre von der »Neurasthenie« (→ 1875/S.313)und der damit verbundenen Gesellschafts- bzw. Zivilisationskritik, Hypnose und Suggestion als therapeutische Techniken, die Angst vor der Verführbarkeit und Irrationalität der »Massenseele« (→ 1895/S. 338) etc.
Entscheidend für die Entstehung der Psychoanalyse ist die Verknüpfung zweier aktueller Forschungsansätze: Zum einen die neurophysiologische Forschung, die von den objektiv darstellbaren Nervenstrukturen ausgeht, um davon physiologische Funktionen abzuleiten; zum anderen die Hypnoseforschung im Rahmen der Psychotherapie, die von der subjektiven Wahrnehmung und Mitteilung ausgeht, um so zu einer therapeutischen Veränderung von Seelenstörungen zu gelangen. Freud ist ein hervorragend geschulter Vertreter der naturwissenschaftlichen Medizin, der sich vor seiner psychologischen Wende mit umfassenden Darstellungen neurologischer Krankheitsbilder (u. a. der infantilen Zerebralparese; → 1843/S. 279) einen Namen gemacht hat.
Am Begriff der »Übertragung« läßt sich aufzeigen, wie stark Freud in der wissenschaftlichen Metaphorik seiner Zeit verwurzelt ist. So spricht die Schule Charcots von einem »transfer« (franz. Übertragung) der Hysterie mit einem Magneten. Die Übertragung einer physikalisch gedachten Heilkraft im Sinne des Mesmerismus (→ 28. 7. 1774/S. 226) wird durch den Hypnotismus psychologisch als heilsame »Suggestion« begriffen. Hierbei überträgt (»suggeriert«) der Arzt seine (Wort-)Vorstellungen auf den Kranken (→ 1884/S. 326). Freuds neuer Ansatz besteht nun darin, daß sich die Richtung der Übertragung umkehrt: Das innerpsychische Erleben des Patienten (Analysanden) soll aus seinem Unbewußten freigesetzt werden, indem es auf den Arzt (Analytiker) übertragen, d. h. projiziert wird.

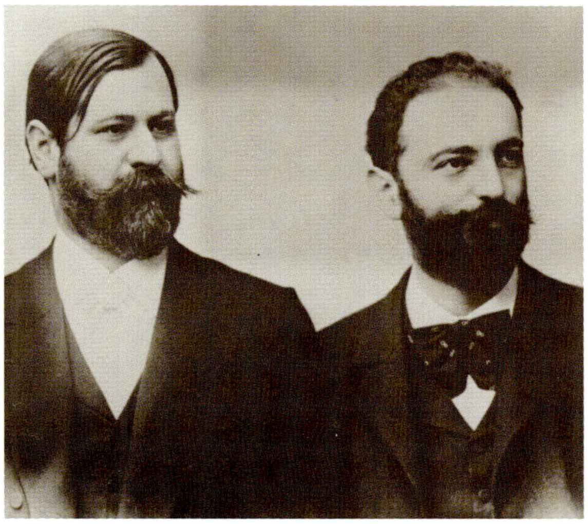

Der österreichische Nervenarzt Sigmund Freud (1856 bis 1939; l.) mit dem Berliner HNO-Arzt Wilhelm Fließ (1858 bis 1928) um 1890; die beiden sind in dieser Zeit enge Freunde und stehen in regem Briefaustausch.

Botaniker forschen auf Mendels Spuren

1900. Unabhängig voneinander entdecken der Deutsche Carl Erich Correns, der Niederländer Hugo de Vries und der Österreicher Erich Tschermak Edler von Seysenegg die in Vergessenheit geratenen Vererbungsregeln von Gregor Mendel. Der österreichische Augustinermönch Mendel hatte seine grundlegenden Regeln der Vererbung bereits → 1865 (S. 298) vorgestellt. Er war auf Unverständnis und Desinteresse gestoßen. Auch sein Aufsatz »Versuche über Pflanzenhybriden«, der immerhin 1866 vom Naturforschenden Verein Brünn veröffentlicht wurde, fand keine weitere Beachtung. Mendel wurde 1868 Prior seines Klosters in Brünn. Zwar schrieb er noch 1869 einen Aufsatz »Über einige aus künstlicher Befruchtung gewonnene Hieracium-Bastarde«, konzentrierte sich dann aber ganz auf sein Amt. Er starb 1884.

Einem erstaunlichen Zufall ist es zu verdanken, daß nun – fast zur selben Zeit, aber völlig unabhängig voneinander – gleich drei Wissenschaftler Mendels Arbeiten über die Vererbungsgesetze wiederfinden. Die Ergebnisse der Zellforschung haben dafür den Boden bereitet. Schon 1899 stieß Correns, außerordentlicher Botanikprofessor in Tübingen, auf die Mendelschen Gesetze. 1900 veröffentlicht er in den »Berichten der Deutschen Botanischen Gesellschaft« den Aufsatz »G. Mendels Regel über das Verhalten der Nachkommenschaft der Rassenbastarde«. Correns widmet sich in der Folgezeit ganz diesem Thema und gilt als einer der Begründer der experimentellen Vererbungsforschung.

In Wien habilitiert sich 1900 Correns' 29jähriger Kollege Erich Tschermak. Ihn bringen Bastardisierungsversuche an Erbsen auf Mendels Spur. Wie Correns weist auch Tschermak auf Mendel als Urheber der Vererbungsgesetze hin. Mehr noch: Er betreibt als erster die Wiederveröffentlichung der Mendel-Aufsätze. Sie erscheinen 1901 in »Ostwalds Klassikern«. Tschermak nutzt die Mendelschen Regeln später gezielt für die Zucht von Kulturpflanzen.

Der niederländische Botaniker Hugo de Vries, seit 1897 Professor in Würzburg, stößt bei Studien an Nachtkerzengewächsen im März 1900 auf Mendels Arbeitsergebnisse. Neben dieser Entdeckung liefert er ein Jahr später mit seiner »Mutationstheorie« (2 Bände, 1901 bis 1903) einen wesentlichen Beitrag zur Entwicklung der Vererbungslehre. 1903 stellt der US-Amerikaner Walter S. Sutton die Theorie auf, daß paarweise auftretende Chromosomen Träger des Erbmaterials sind. Ab 1907 liefert der US-amerikanische Biologe Thomas H. Morgan durch seine Arbeit mit der Taufliege Drosophila den Beweis dafür (→ 1919/S. 397).

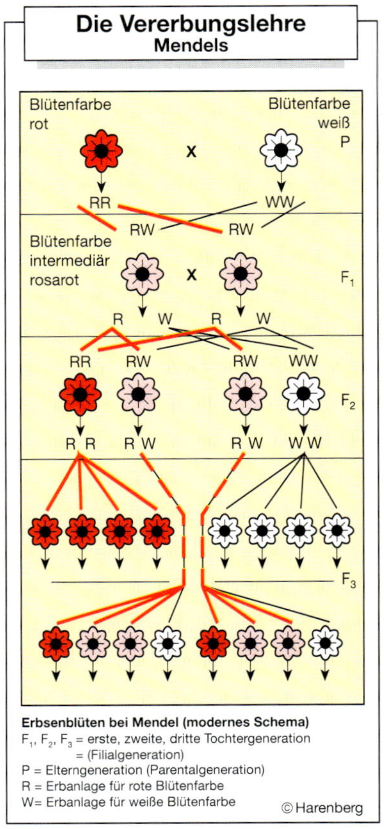

Erbsenblüten bei Mendel (modernes Schema)
F_1, F_2, F_3 = erste, zweite, dritte Tochtergeneration = (Filialgeneration)
P = Elterngeneration (Parentalgeneration)
R = Erbanlage für rote Blütenfarbe
W= Erbanlage für weiße Blütenfarbe

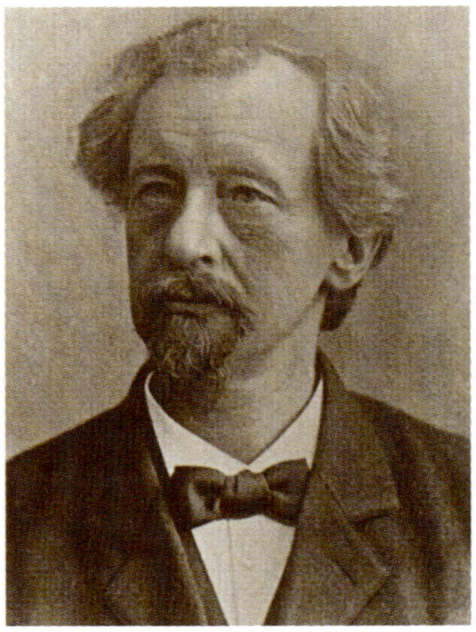

Der niederländische Botaniker Hugo de Vries lehrt 1900 in Würzburg.

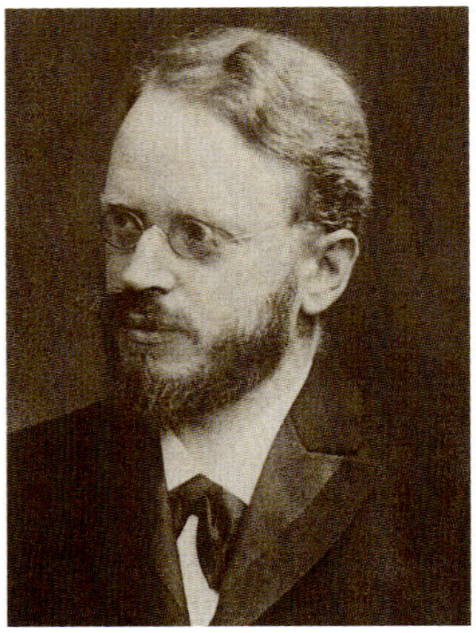

Der Botaniker Carl Erich Correns bestätigt Mendel (Foto 1919).

Hartmann gründet »Kampfbund« gegen die Kassen

13. September 1900. Der Arzt Hermann Hartmann ruft in Leipzig den »Verband der Ärzte Deutschlands zur Wahrung ihrer wirtschaftlichen Interessen«, den späteren »Hartmannbund«, ins Leben. Gegen die Machtstellung der Krankenkassen soll der neue Verband die Position der Kassenärzte verbessern und die freie Arztwahl durchsetzen. Außerdem soll er durch die Einrichtung von Wohlfahrtskassen für die wirtschaftliche Absicherung seiner Mitglieder Sorge tragen. Deren Zahl wächst schnell: 1904 sind bereits 57% der Ärzte im Hartmannbund organisiert, im Jahr 1911 gar 77%.

Der Interessenkonflikt zwischen Ärzten und Krankenkassen wird seit der Einführung der Sozialversicherungsgesetze (→ 15. 6. 1833/ S. 319) durch die Politik der Krankenkassen und den Anstieg der Ärztezahl zunehmend verschärft. Die Kassen dürfen die Ärzte für die Behandlung ihrer Mitglieder auswählen. Sie schließen Einzelverträge, die meist ein jährliches Honorar nach der Zahl der Kassenmitglieder in einem bestimmten Distrikt vorsehen. Aus Kostengründen halten die Krankenkassen die Zahl der Kassenärzte niedrig. Viele, besonders jüngere Ärzte, haben deshalb keine Chance, Kassenarzt zu werden. Und obwohl sich mehr Menschen dank der Krankenversicherung eine Behandlung beim Arzt leisten können, sinkt der Durchschnittsverdienst der Ärzte. Denn deren Zahl hat überproportional zugenommen: 1885 gab es 15 764 niedergelassene Ärzte im Deutschen Reich, 1900 sind es 27 374. Auf jeden Arzt kommen statt 2972 Einwohner (1885) nur noch 2058 (1900).

1913 kann der Hartmannbund wesentliche Forderungen durchsetzen: Die Kassenzulassung wird geöffnet, die Arztwahl relativ frei.

Ein Lobbyist der Ärzteschaft

Der Kaufmannssohn Hermann Hartmann wurde am 17. April 1863 in Eilenburg bei Leipzig geboren. Nach dem Studium der Medizin in Halle, Berlin und Würzburg arbeitete Hartmann als Assistent an den Würzburger Kliniken. 1890 ließ er sich als praktischer Arzt in Leipzig nieder und heiratete. Seine Erfahrungen als Kassenarzt veranlassen ihn 1900 zur Gründung des »Hartmannbundes«. Fortan widmet sich Hartmann bis zu seinem Tod am 20. Januar 1923 der Aufgabe, dem Verband der Ärzte nicht nur bei den Krankenkassen, sondern auch bei den Politikern Anerkennung zu verschaffen.

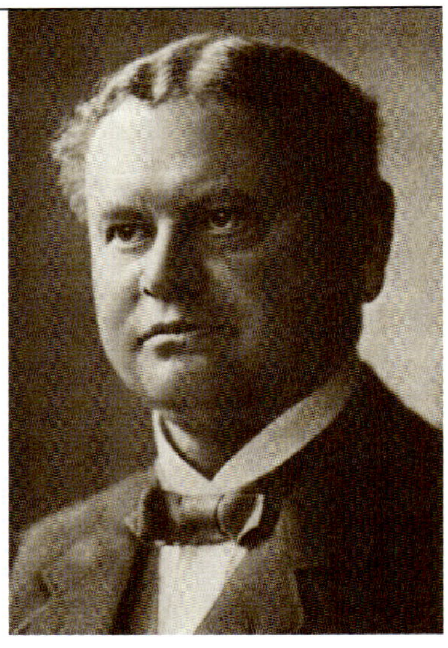

Psychosomatische Klinikbehandlung

1900. Der deutsche Arzt Georg Groddeck (1866–1934) eröffnet in Baden-Baden mit finanzieller Hilfe seiner Schwester Lina ein kleines Privatsanatorium mit 15 Betten. Hier entwickelt er – ausgehend von der Lehre Ernst Schweningers – seinen individuellen Behandlungsstil, der neben Naturheilverfahren in späterer Zeit zunehmend suggestive bzw. psychoanalytische Momente integriert.

Schweninger (1850–1924) war 1880 im Alter von 30 Jahren Leibarzt von Reichskanzler Otto von Bismarck geworden. Das machte ihn bald zum prominenten Modearzt der besseren Gesellschaft. An der Medizinischen Fakultät der Berliner Universität blieb er jedoch ein Außenseiter. Schweninger forderte eine auf den einzelnen Kranken zugeschnittene, naturheilkundlich orientierte Behandlung.

Im Jahr 1889 promovierte der 23jährige Groddeck bei seinem Lehrer und Vorbild Schweninger. Bevor er 1891 für fünf Jahre Militärarzt wurde, war Groddeck ein Jahr lang Schweningers Assistent an der Charité. Nach der Militärzeit leitete er das Berliner Sanatorium seines Lehrers. Im Jahr 1897 übernahm er die Kuranwendungen in Schweningers Sanatorium in Baden-Baden.

Groddeck ist so erfolgreich, daß er nun seine eigene Heilstätte eröffnen kann. Durch die Arbeit mit Schweninger ist Groddeck mit einer prominenten, internationalen Klientel bekannt geworden, die seine Heilstätte in Baden-Baden frequentiert. Dennoch hält Groddeck sein Sanatorium bis zu seinem Tod 1934 im überschaubaren Rahmen. Er behandelt seine Patienten selbst und betreut sie intensiv während des gesamten Aufenthalts. Er leistet es sich sogar, die Honorare »nach dem Vermögen« seiner Kranken festzulegen.

Die Schweningerkuren – Massagen, Bäder, Diäten – bleiben wesentlicher Bestandteil von Groddecks psychosomatischer Behandlung. Nach dem Studium der Werke Sigmund Freuds nimmt Groddeck als »wilder Analytiker« zwar psychoanalytische Motive in seine Praxis auf, suggestive und hypnotische Elemente bleiben bei ihm jedoch ausschlaggebend.

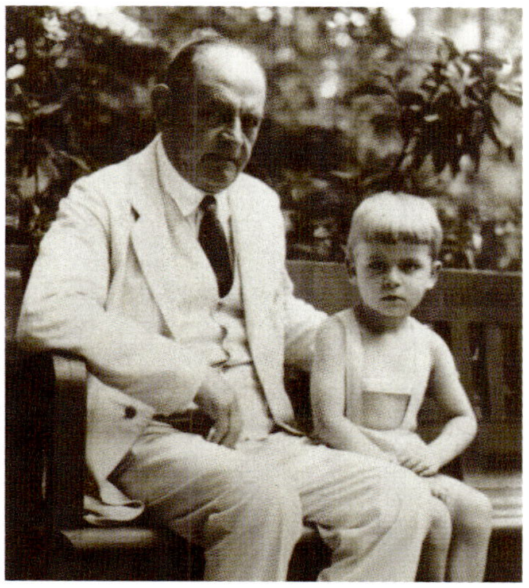

Georg Groddeck verbindet Naturheilverfahren mit psychoanalytischen Elementen.

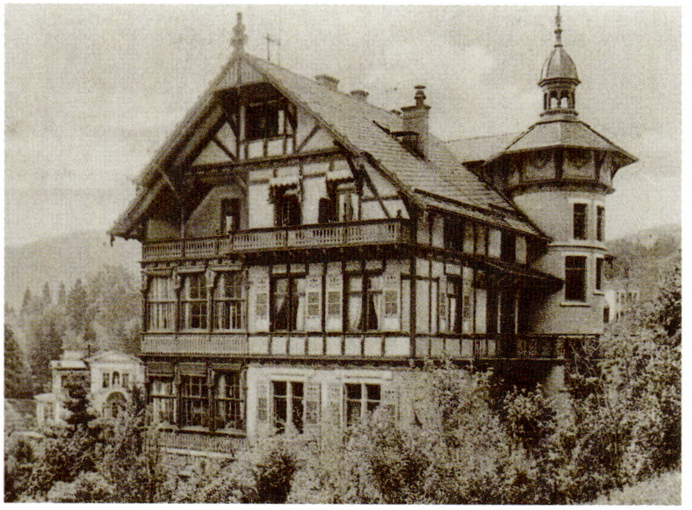

Das Sanatorium von Georg Groddeck in Baden-Baden, das heute äußerlich wenig verändert als Gästehaus geführt wird

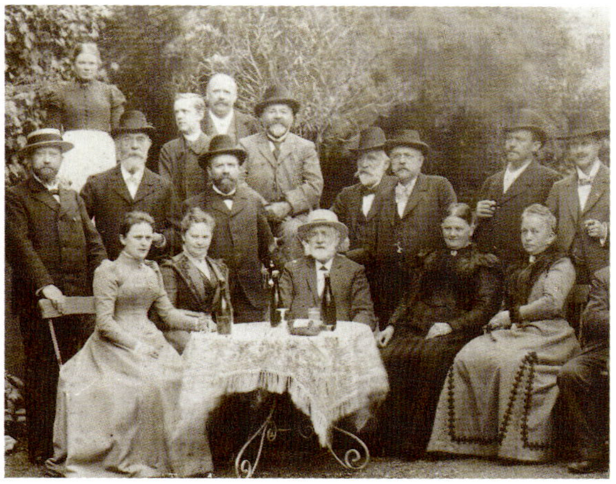

In Bad Wildungen 1899; neben der Heilbehandlung spielt das gesellschaftliche Leben eine große Rolle.

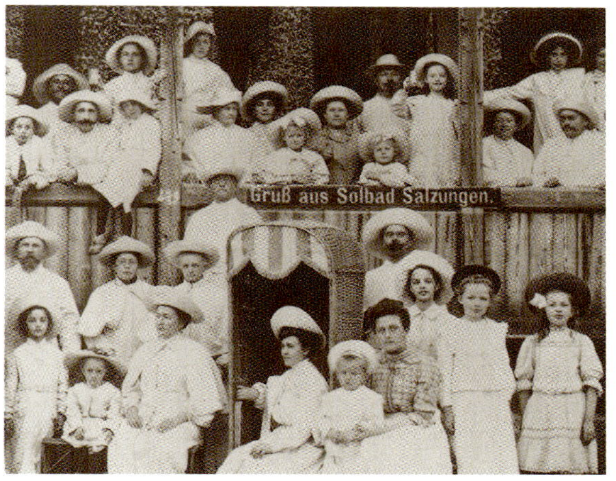

Kurgäste in den Gradierwerken in Bad Salzungen um 1905; die Luft wird zum Einatmen mit Salz angereichert.

Sanatorien als Pfeiler des Kurwesens

Chronik Stichwort

Als **Sanatorien** werden Heilstätten, Kur- und Genesungsheime bezeichnet. Der Begriff, abgeleitet von lateinisch »sanare« = heilen, ist eine Wortschöpfung des 19. Jahrhunderts. Die so bezeichneten Einrichtungen für Kranke befinden sich zumeist in privater Trägerschaft.

Die Sanatorien widmen sich der Heilung bestimmter Krankheiten oder Krankheitsgruppen vorwiegend durch sog. hygienisch-diätetische Behandlungsmethoden. In Kuren von mehreren Wochen oder Monaten Dauer soll der natürliche Heilungsprozeß unterstützt und der Patient zu einer angemesseneren Lebensweise geführt werden. Gegen Ende des 19. Jahrhunderts haben besonders Lungenheilstätten (für Tuberkulosekranke) eine große Verbreitung gefunden. Im Jahr 1900 gibt es in Deutschland 32 Privatsanatorien für Lungenkranke. Die 1895 initiierte Bewegung zur Errichtung von »Volksheilstätten« im Deutschen Reich kann 1905 bereits rund 100 Lungenheilstätten für Erwachsene und Kinder vorweisen (→ 1903/S. 354).

Unter der Bezeichnung Sanatorien firmieren auch viele der privaten Einrichtungen für Geisteskranke im Deutschen Reich. 1900 existieren in diesem Bereich 168 private Anstalten mit 18 674 Betten gegenüber 162 öffentlichen mit 68 776 Betten. Für die privaten Irrenanstalten gelten hinsichtlich Errichtung und Betrieb besonders strenge Vorschriften der deutschen Gewerbeordnung.

Neben einer wachsenden Zahl von speziellen öffentlichen und privaten Heilstätten für Alkoholiker, Herzkranke, Morphinisten u.a. finden sich besonders in Kurorten verschiedenste Privatsanatorien, in denen vorwiegend betuchtere Kranke und Erholungsbedürftige ihr Heil suchen.

Die Zahl der Menschen, die sich eine Kur in einem der renommierten Kurorte genehmigen, wächst mit dem Wohlstand und einem sich entwickelnden Gesundheitsbewußtsein kontinuierlich an. So verzeichnen die deutschen Quellenkurorte im Jahr 1903 rund 567 000 Kurgäste. Die Zahl steigt 1904 auf 618 000 und 1905 auf 670 000 Besucher an.

1901

In der Statistik über die häufigsten Todesursachen in der deutschen Bevölkerung stehen Erkrankungen der Atmungsorgane (einschl. Keuchhusten), Tuberkulose und akute (infektiöse) Erkrankungen des Magen-Darm-Traktes an der Spitze.

Der japanische Chemiker Jokichi Takamine, der in den USA ein Privatlaboratorium betreibt, entdeckt das humorale Prinzip der Nebenniere. Er nennt das Hormon »Adrenalin«. Seine Entdeckung ist unabhängig von den Forschungen des US-amerikanischen Biochemikers Thomas Bell Aldrich, der im selben Jahr ebenfalls Adrenalin isoliert.

Der deutsche Pathologe Felix Marchand, ab 1900 in Leipzig Ordinarius, beschreibt in einer Monographie wissenschaftlich den »Prozeß der Wundheilung«. Ähnlich wie in seinem Artikel »Die Entzündung« (1911) handelt Marchand eindrucksvoll ein wichtiges Kapitel der Allgemeinen Pathologie ab.

Die Reisverarbeitung wird in Japan kontrolliert, um die Beriberi-Krankheit, eine Vitaminmangelkrankheit, zu bekämpfen. Sie entsteht, wenn geschälter oder polierter Reis ohne anderweitigen Nahrungsausgleich gegessen wird.

An der Berliner Charité wird die Universitätsanstalt für Wasserheilverfahren als erste deutsche Einrichtung dieser Art gegründet.

Der französische Physiker Pierre Curie bestätigt seinem Kollegen Antoine Henri Becquerel, daß Radium die Haut verbrennen kann. Radium wird nun therapeutisch gegen Lupus (tuberkulöse Hauterkrankung) und Krebs eingesetzt.

10. 4. Der 30. Deutsche Chirurgenkongreß beginnt in Berlin. Eines der Hauptthemen ist die Ursache des Krebses. Der Heidelberger Chirurg Vincenz Czerny hält den Krebs für eine ansteckende Krankheit.

14. 11. Der Wiener Arzt Karl Landsteiner veröffentlicht in der Wiener klinischen Wochenschrift einen Artikel über seine Entdeckung von drei Blutgruppen. → S. 346

Dezember. Der Erreger der Afrikanischen Trypanosomiasis (»Schlafkrankheit«), das Trypanosoma gambiense, wird von dem britischen Tropenarzt Joseph Everett Dutton entdeckt. → S. 347

10. 12. In Stockholm werden zum ersten Mal die Nobelpreise verliehen. Die Auszeichnung für Physik geht an Wilhelm Conrad Röntgen, die für Medizin an den Serologen Emil von Behring. → S. 347

Landsteiner entdeckt drei Blutgruppen

14. November 1901. Der Wiener Arzt Karl Landsteiner (1868–1943), derzeit Assistent am pathologisch-anatomischen Institut unter der Leitung von Anton Weichselbaum, veröffentlicht in der Wiener klinischen Wochenschrift seinen Artikel »Ueber Agglutinationserscheinungen normalen menschlichen Blutes«, in dem er die Entdeckung von drei Blutgruppen bekanntgibt. Bereits 1900 hat er vermutet, »dass öfters Blutserum von normalen Menschen rothe Blutkörperchen anderer gesunder Individuen zu verklumpen im Stande ist«.

Um dieses Phänomen aufzuklären, führt Landsteiner eine Reihe von Versuchen durch. Er nimmt von fünf Mitarbeitern des Laboratoriums und sich selbst Blutproben ab, trennt jeweils das Serum, wäscht die roten Blutkörperchen und gibt sie in eine Kochsalzlösung. Er testet dann jedes Serum im Hinblick auf die verschiedenen Blutkörperchen und trägt die Ergebnisse in einer Tabelle ein. Er erhält drei verschiedene Blutgruppen. Bei einer Wiederholung des Experiments mit dem Blut von fünf Patientinnen aus der Geburtshilfe erhält er dasselbe Ergebnis. Insgesamt prüft Landsteiner das Blut von 22 Personen. Er stellt drei verschiedene Arten von roten Blutkörperchen und zwei verschiedene Arten von Iso-Agglutininen (Blutgruppenantikörpern) fest. Die erste Blutgruppe (A) enthält rote Blutkörperchen mit Antigen-A und Anti-B-Iso-Agglutinin. Die zweite (Blutgruppe B) enthält rote Blutkörperchen mit Antigen-B und Anti-A-Iso-Agglutinin. Die dritte (Blutgruppe 0) enthält weder Antigen-A noch Antigen-B, jedoch sowohl Anti-A- als auch Anti-B-Iso-Agglutinine. In keinem Fall agglutiniert (verklumpt) das Blutserum eines Individuums die eigenen roten Blutkörperchen, die eigenen Antikörper sind nur gegen fremde Antigene (rote Blutkörperchen) wirksam (sog. Landsteinersche Regel). Auf Anregung von Landsteiner entdecken Alfredo von Castello und Adriano Sturli 1902 eine vierte (die seltenste) Blutgruppe (AB), bei der die Iso-Agglutinine fehlen.

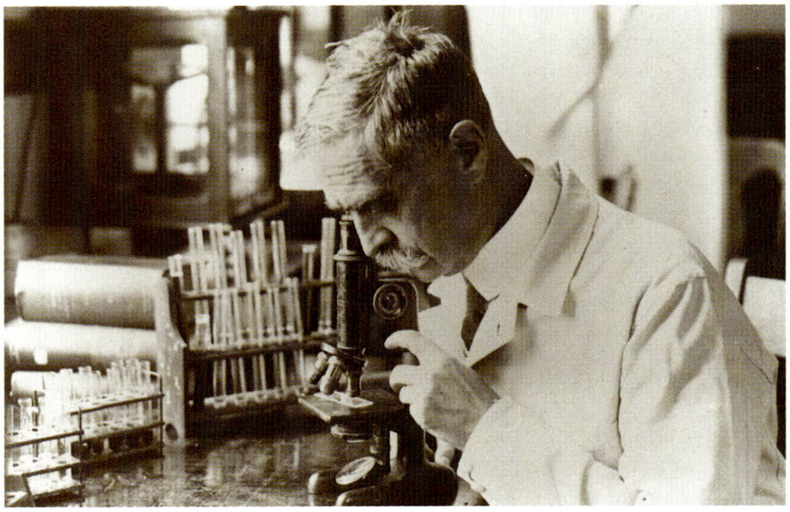

Karl Landsteiner, zunächst in Wien, später in New York tätig, erhält 1930 für seine Entdeckung des Blutgruppen-Systems den Nobelpreis.

Bluttransfusion ist noch immer riskant

Chronik Stichwort

Bereits der deutsche Physiologe Leonard Landois (1837–1902) beschrieb in Greifswald die »Auflösung der rothen Blutzellen« (1874), die Hämolyse, im Kreislauf des Empfängers als Ursache für die gefürchteten Zwischenfälle bei der **Bluttransfusion**. Entsprechende Experimente brachten keine Erklärung des Phänomens, da man die Hämolyse als Ausdruck einer Grundkrankheit des betreffenden Menschen ansah. Sie kann erst mit Entdeckung der AB-Null-Blutgruppen durch Karl Landsteiner als physiologischer Vorgang begriffen werden. Wegen fehlender technischer Möglichkeiten setzt sich die Bluttransfusion aber erst im Ersten Weltkrieg durch. Gleichwohl kommt es trotz Berücksichtigung der AB-Null-Blutgruppen immer wieder zu schweren und z. T. tödlichen Zwischenfällen, obwohl weitere Blutgruppensysteme (MN- und P-Blutgruppensystem; Landsteiner und Philip Levine 1927/28) aufgeschlüsselt werden. Erst mit der Aufklärung des Rhesus-Systems (durch Landsteiner und Alexander Solomon Wiener; → 1940/ S. 458) ist die entscheidende Hürde genommen.

Das AB-Null-Blutgruppensystem

Blutgruppe	Genotyp (im Erbgut fixiert)	Häufigkeit in Deutschland etwa	Antigene der roten Blutkörperchen	Antikörper im Blutserum
A	AA oder A0	44%	A	Anti B (= β)
B	BB oder B0	12%	B	Anti A (= α)
AB	AB	6%	A und B	keine
0	00	38%	weder A noch B	α und β

Unverträgliche Blutgruppen führen beim Zusammentreffen (z.B. Transfusion) zur Agglutination (Verklumpung) von roten Blutkörperchen. So enthält z.B. das Blutserum der Blutgruppe B Antikörper gegen die roten Blutkörperchen der Gruppe A, die es beim Zusammentreffen agglutiniert. Gegen die eigenen roten Blutkörperchen enthält das Blutserum keine Antikörper (»Landsteinersche Regel«): die Voraussetzung für eine erfolgreiche Bluttransfusion.

Trypanosomen erregen Schlafkrankheit

Dezember 1901. Der britische Tropenmediziner Joseph Everett Dutton (1874–1905) von der Tropenmedizinschule in Liverpool entdeckt auf einer Expedition in Gambia eine neue Art von Trypanosomen (von griech. trypanon = Spindelbohrer; soma = Körper; Einzeller mit spindelförmigem Zellkern) im Blut eines kranken Europäers.

Bis dahin waren Trypanosomen nur im Tierblut gefunden worden. 1902 beschreibt Dutton diesen Einzeller genauer und bezeichnet ihn als »Trypanosoma gambiense«, ohne ihn jedoch mit der Schlafkrankheit in Beziehung zu bringen. Kurze Zeit später weist der italienische Bakteriologe Aldo Castellani (1877 bis 1971) Trypanosomen im Blut und in der Cerebrospinalflüssigkeit (Hirn-Rückenmarksflüssigkeit) von Schlafkranken in Uganda nach. Immer noch werden Trypanosomen zu dieser Zeit als harmlose Blutparasiten angesehen, die nur wenige Symptome verursachen. 1903 erkennt der aus Australien stammende britische Tropenarzt David Bruce (1855–1931) das Trypanosoma gambiense als Erreger der Schlafkrankheit, der durch die Tsetsefliege von Mensch zu Mensch übertragen wird (→ 1721/S. 211).

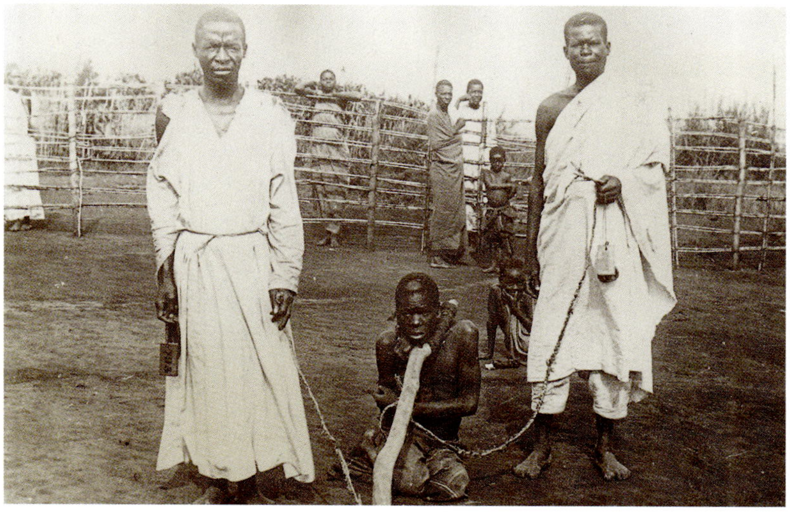

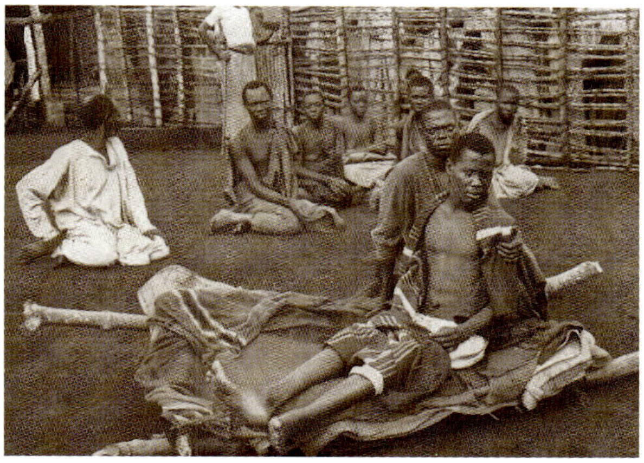

△ Zwangsvorführung eines Schlafkranken in einem Lager

◁ Schlafkranke in einem Lager am Viktoriasee; das Arzneimittel »Bayer 205« wird u. a. aufgrund von Menschenversuchen in deutschen Lagern entwickelt.

Krankheitsbild:

Schlafsucht und Aggressivität

Die Schlafkrankheit oder Afrikanische Trypanosomiasis wird von parasitären Einzellern (Trypanosoma gambiense bzw. rhodesiense) erregt und kommt nur im tropischen Afrika vor. Sie wird durch die Tsetsefliege von infizierten Menschen (bzw. Großtieren) auf gesunde übertragen. An der Einstichstelle bildet sich nach einer Inkubationszeit von zwei bis vier Wochen ein furunkelartiger Primäraffekt, im Sekundärstadium dringt der Erreger in Blut- und Lymphbahnen ein und erzeugt Fieber, Milz- und Lymphknotenschwellung. Im Tertiärstadium befinden sich die Erreger im Zentralnervensystem und erzeugen die typischen Symptome: Hirnhautentzündung, psychische (z. T. aggressive) Veränderungen, Schlafsucht und Schlaflosigkeit. Unbehandelt führt die Krankheit nach Monaten (T. rhodesiense) bzw. Jahren (T. gambiense) zum Tod, in den Frühstadien ist eine Therapie möglich.

Die ersten Nobelpreise gehen an Behring und Röntgen

10. Dezember 1901. Bei der ersten Nobelpreisvergabe in Stockholm werden zwei deutsche Wissenschaftler ausgezeichnet, deren Arbeiten für den medizinischen Fortschritt bahnbrechend sind: Emil Behring (er wird 1901 in den erblichen Adelsstand erhoben) und Wilhelm Conrad Röntgen.

Der Hygieniker und Serologe Behring von der Universität Marburg erhält den ersten Nobelpreis »für Physiologie oder Medizin« für »seine Arbeiten über Serumtherapie und besonders für deren Anwendung gegen Diphtherie, wodurch er auf dem Gebiet der medizinischen Wissenschaft bahnbrechend gewirkt und den Ärzten eine segensreiche Waffe im Kampf gegen Krankheit und Tod gegeben hat«, heißt es in der Begründung des Nobel-Komitees (→ 4. 12. 1890/S. 333). Daß gerade Behring aus einer langen Liste hochkarätiger Kandidaten als erster Medizin-Nobelpreisträger ausgewählt wird, ist nur logisch: Bakteriologie und Serologie liefern um die Jahrhundertwende die aufregendsten Entdeckungen. Sechs der ersten zehn Nobelpreisträger arbeiten in diesen Bereichen.

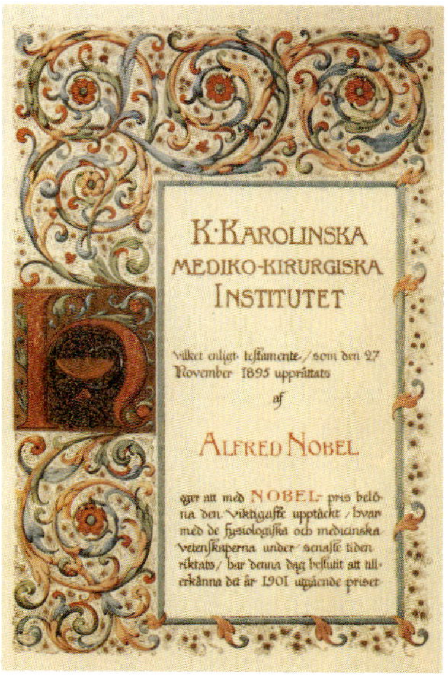

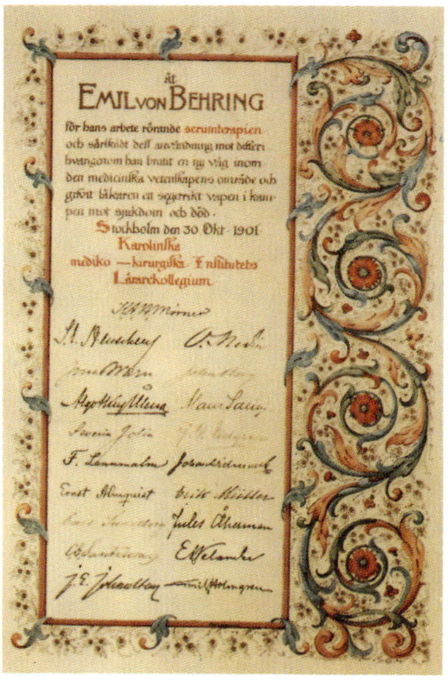

Emil von Behring ist der erste Nobelpreisträger im Bereich Medizin oder Physiologie. Der Deutsche wird für seine Forschungen in der Serumtherapie geehrt.

Mit dem ersten Nobelpreis für Physik wird quasi auch ein zweiter Nobelpreis für Medizin an den Münchener Professor Röntgen verliehen: Die von ihm 1895 entdeckten X-Strahlen oder Röntgenstrahlen (→ 8. 11. 1895/S. 334) finden vorrangig in der medizinischen Diagnose und Therapie Anwendung und haben sich hier innerhalb weniger Jahre bereits weltweit durchgesetzt.

In seinem Testament hatte der schwedische Chemiker und Unternehmer Alfred Nobel 1895, ein Jahr vor seinem Tod, verfügt, daß das Karolinische medizinisch-chirurgische Institut in Stockholm alljährlich den Nobelpreis für »Physiologie oder Medizin« vergeben soll. Diese Aufteilung hat zwei Gründe: Nobel selbst war sehr an der Physiologie interessiert, zudem galt ihm die experimentelle Physiologie als eigentliche wissenschaftliche Basis der Medizin.

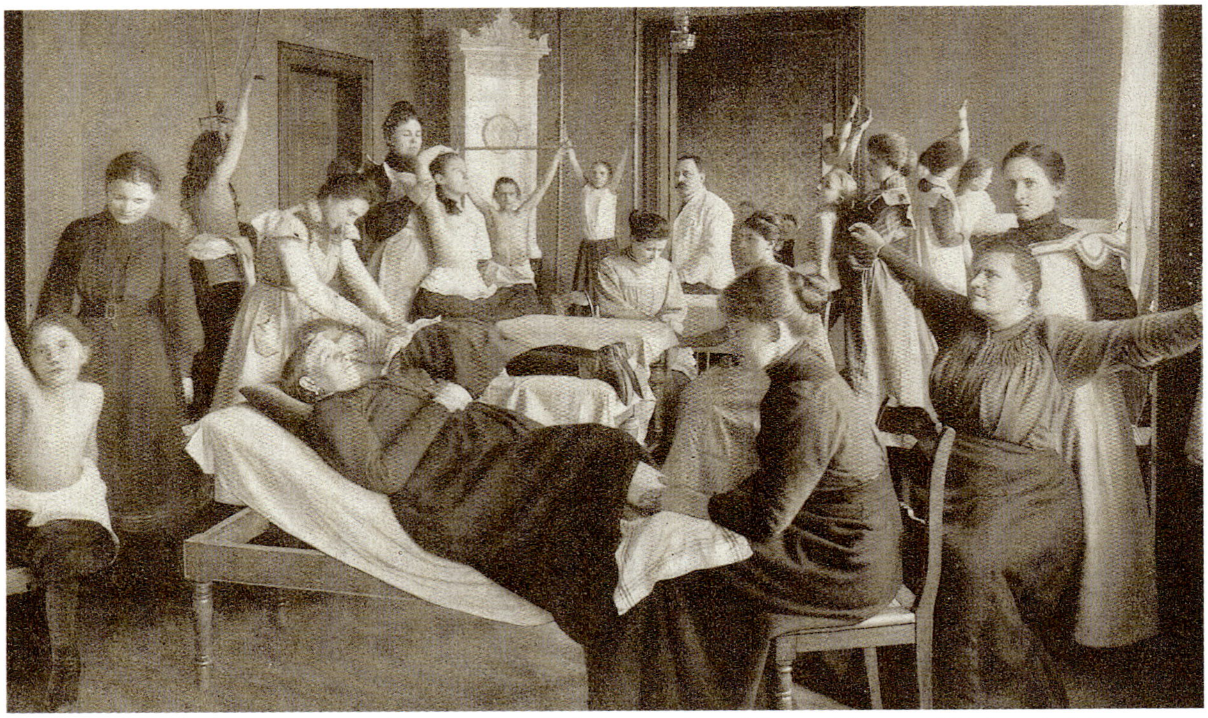

Die erste staatliche Lehranstalt für Heilgymnastik in Kiel; Gymnastik und Sport erleben um 1900 einen Aufschwung

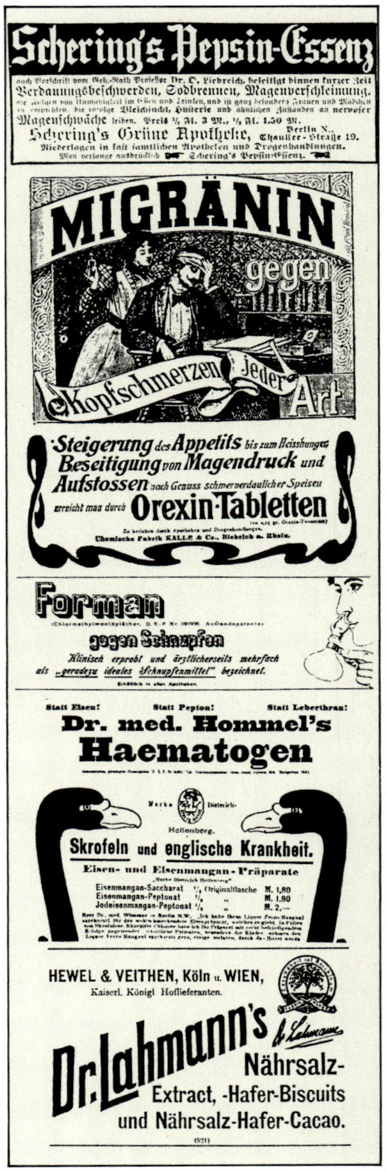

Markenwerbung für Arzneimittel
In der Presse finden sich immer häufiger Kleinanzeigen, die für bestimmte Arzneimittel werben, die von den verschiedenen Herstellern, insbesondere der pharmazeutischen Industrie, angeboten werden. Dabei sind vor allem bestimmte Originalpräparate mit gesetzlich geschütztem Markennamen für den Arzneimittelmarkt wichtig. Beispielhaft ist hier die bereits 1853 hergestellte Acetylsalicylsäure, deren therapeutische Wirkung zunächst unerkannt blieb und die erst → 1899 (S. 339) unter dem Markennamen »Aspirin« als Fieber- und Schmerzmittel auf den Markt gebracht wurde. Es gehört bis heute zu den erfolgreichsten Arzneimitteln in der Pharmaziegeschichte. Erst zu Beginn des 20. Jahrhunderts werden – und dies nur sehr zögernd – patentierte Arzneimittel in das »Arzneibuch für das Deutsche Reich« (4. Ausgabe 1901; 5. Ausgabe 1911 als »Deutsches Arzneibuch«) aufgenommen.

Heilgymnastik unterstützt Gesundung

Um die Jahrhundertwende gehen die sportliche, pädagogische und orthopädische Gymnastik Hand in Hand. Die Heilgymnastik wird in einem Handbuchartikel als »Gesamtbegriff methodischer Bewegungen« definiert, »die der Arzt am passiven Kranken oder der Kranke allein, oder aber Arzt und Kranker gemeinsam ausführen«.

Zur aktiven Bewegung gehören Gehen, Laufen, Rudern, Schwimmen etc. Es handelt sich hier um »Sportbewegungen«, die in ihrer Wirkung gesteigert werden können (z. B. Bergsteigen, gegen den Strom schwimmen). Besondere gymnastische Übungen im Sitzen, Stehen oder Liegen sollen gezielt einzelne Körperbewegungen trainieren.

Heilgymnastik an Zanderschen Apparaten (Chromolithographie um 1900); diese Geräte dienen im frühen 20. Jahrhundert zu heilgymnastischen Übungen; sie trainieren mehr oder weniger alle Muskeln des Bewegungsapparates, einschließlich der Bauchmuskeln. Der schwedische Arzt Jonas Gustav Wilhelm Zander (1835 bis 1920) entwickelte auch einzelne Schwungapparate sowie mit Elektromotoren getriebene Geräte und orthopädische Redressurapparate. Demgegenüber sind jedoch die »aktiven«, der Widerstandsgymnastik gewidmeten Hilfsmittel bedeutsamer, die an die Geräte in heutigen Fitneß-Studios erinnern. Anfang des 20. Jahrhunderts werden in fast allen größeren Städten, insbesondere im Deutschen Reich, sog. Zander-Institute gegründet.

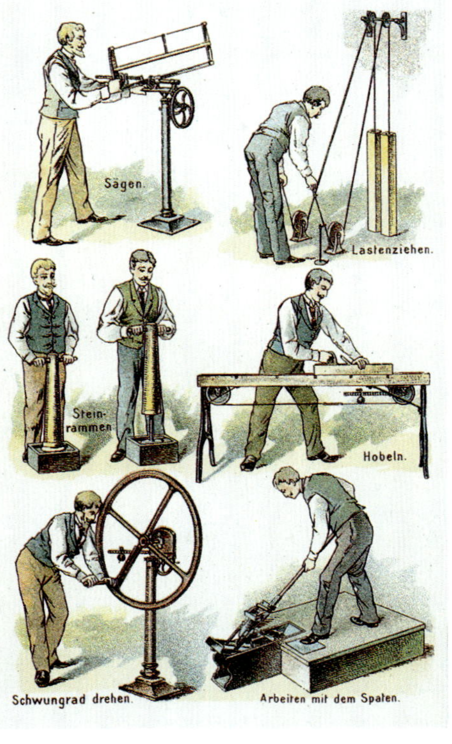

Passive Bewegungen werden vom Arzt bzw. Heilgymnastiker am passiven Körper des Kranken vorgenommen und sollen insbesondere die Beweglichkeit der Gelenke (z.B. nach Zerrungen oder Frakturen) wiederherstellen. Die vollständige Entspannung der Muskulatur des Kranken ist hierbei besonders wichtig. Bestimmte »Selbstbewegungsapparate«, die nach dem Prinzip des Pendels konstruiert sind, können die Behandlung der Gelenksteife unterstützen.

Duplizierte Bewegungen sind solche, die von Patient und Arzt gemeinsam ausgeführt werden und bei denen ein Partner die Bewegung des anderen wohldosiert zu erschweren versucht (»Widerstandsbewegungen«). Dieser Ansatz geht auf die »schwedische Heilgymnastik« von Pehr Henrik Ling (1776–1839) zurück, der als Begründer der modernen Krankengymnastik gilt. Die an speziellen Apparaten praktizierte »Widerstandsgymnastik« des ausgehenden 19. Jahrhunderts erinnert an das heutige »Bodybuilding«. Aus Schulturnen, Sportbewegung, Tanz- und Gymnastik gehen zu Beginn des 20. Jahrhunderts spezielle Institute, wie z.B. das von Hedwig Kallmeyer 1909 in Berlin gegründete »Institut für Körper- und Ausdruckskultur«, hervor.

1902

Die britischen Biologen William Bateson und E. R. Saunders erkennen erstmals beim Menschen eine Krankheit als rezessives Erbleiden: Die Alkaptonurie (Ausscheiden von Alkapton im Harn). Sie führt zu vielfältigen Symptomen, wie Gelenkentzündung mit gichtartigen Schmerzen, Nierensteinbildung und Arteriosklerose.

Der Pariser Physiologe Charles Richet prägt den Begriff »Anaphylaxie« zur Bezeichnung einer akuten allergischen Allgemeinreaktion. → S. 350

Der deutsche Physiologe Max Rubner begründet die Gesetze des Energieverbrauches im menschlichen Körper. Neben bakteriologischen und hygienischen Untersuchungen veröffentlicht er eine Reihe von grundlegenden Arbeiten über den Wärmehaushalt und insbesondere zur Ernährungs- und Arbeitsphysiologie.

Dem Privatdozenten für Chirurgie Emerich Ullmann gelingt in Wien die erste technisch erfolgreiche Nierentransplantation im Tierexperiment.

Der Wiener Psychiater Richard von Krafft-Ebing widmet der »Psychosis menstrualis« eine eigene klinisch-forensische Studie. Die Menstruation wird darin als krankhafter Zustand begriffen, der kriminelle Handlungen provozieren könne: »Das menstruierende Weib hat Anspruch auf die Milde des Strafrichters.«

Der schweizerische Arzt Maximilian Bircher-Benner gründet sein Zürcher Sanatorium. → S. 352

1. 1. In Charlottenburg bei Berlin wird ein auf Initiative von Lebensreformern gegründetes »Licht-Luft-Sport-Institut« eröffnet. → S. 352

16. 1. Die beiden britischen Physiologen William Maddock Bayliss und Ernest Henry Starling entdecken im Zwölffingerdarm das Sekretin als eine Substanz, die durch (Magen-)Säure von der Darmschleimhaut freigesetzt wird und über das Blut die Sekretion der Bauchspeicheldrüse anregt. → S. 349

Oktober 1902. Der Wiener Nervenarzt Sigmund Freud gründet einen ersten Arbeitskreis, der sich mit Fragen der Psychoanalyse befaßt, die sog. Psychologische Mittwoch-Gesellschaft (→ 1900/S. 342).

1902/1903. Der Berliner Chemieprofessor Emil Fischer und der Medizinprofessor Joseph von Mering aus Halle testen die schlaferzeugende Wirkung von Diäthylbarbitursäure. 1903 kommt das Schlafmittel unter dem Namen »Veronal« auf den Markt. → S. 352

Funktion der Hormone wird entdeckt

16. Januar 1902. Die beiden Londoner Physiologen William Maddock Bayliss (1860–1924) und Ernest Henry Starling (1866–1927) führen ihr erstes Experiment an einem anästhesierten Hund durch, um zu zeigen, daß die Sekretion der Bauchspeicheldrüse – durch Säure im Zwölffingerdarm provoziert – von einer Substanz aus der Darmschleimhaut gesteuert wird.

Durch eine Unterbrechung der Nervenversorgung des entsprechenden Darmabschnittes erkennen die Forscher, daß es sich nicht um einen Nervenreflex handelt. Sie stellen daraufhin einen Extrakt aus der betreffenden Schleimhaut des Versuchshundes her und injizieren ihn in dessen Blutbahn: Die Sekretion der Bauchspeicheldrüse wird dadurch heftig angeregt. Somit müsse es sich um einen »chemischen Reflex« handeln, der von einer Substanz ausgelöst werde, die sie als »Sekretin« bezeichnen.

Damit ist ein Prinzip der biologischen Steuerung entdeckt, das parallel zu dem des Nervensystems funktioniert und auf einer chemischen Kontrolle der Lebensfunktionen beruht, während die Reflexvorgänge im Nervensystem bereits seit René Descartes (→ 1637/S. 176) grundsätzlich erkannt sind.

Bisher nahmen die Physiologen an, daß die Sekretion von Drüsen durch spezielle Nerven angeregt wird, wie Carl Ludwig dies 1851 für die Unterkieferspeicheldrüse nachgewiesen hat. Der russische Physiologe Iwan P. Pawlow (→ 1903/ S. 353) zeigte schon früher, daß eine Säure die Pankreassekretion anregt. Aber erst Bayliss und Starling können jene Steuersubstanzen nachweisen, die Starling 1905 erstmals als »Hormone« bezeichnet.

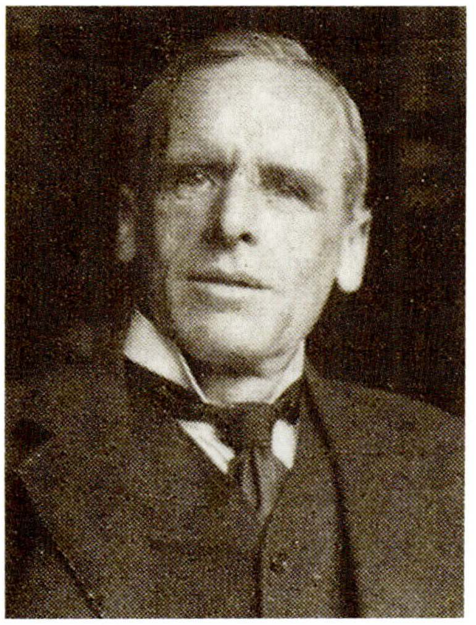

Der britische Physiologe Ernest Henry Starling (1866–1927)

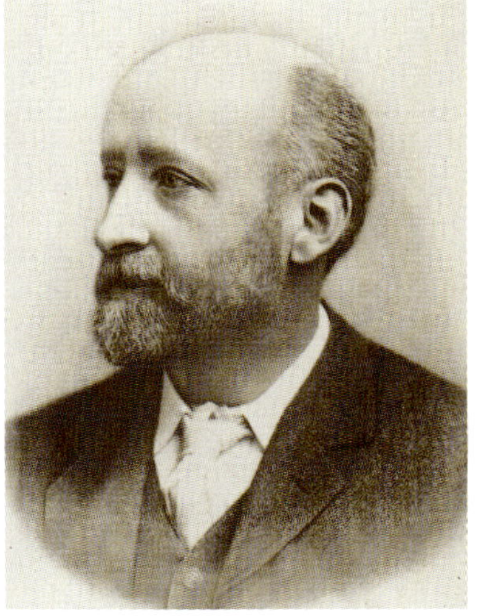

Der britische Physiologe William Maddock Bayliss (1860–1924)

Chemische Signalstoffe steuern Organe

Chronik Stichwort

Mit der Entdeckung des »Sekretins« und des Mechanismus der Pankreassekretion durch Bayliss und Starling ist die physiologische Bedeutung der **»Hormone«** (von griech. hormao = antreiben) – 1905 als Zentralbegriff von Starling in die Medizin eingeführt – im Organismus nachgewiesen. Es handelt sich um chemische Signalstoffe (engl. messengers), die, in bestimmten Geweben gebildet, in die Blut- oder Lymphbahn abgegeben werden und bestimmte Organreaktionen hervorrufen. Ihre Absonderung geschieht unter Kontrolle von Rückkoppelungseffekten bzw. Regelkreissystemen, die erst im Lauf des 20. Jahrhunderts Schritt für Schritt im Rahmen der »Endokrinologie« (von griech. endo = innen; krino = abscheiden) aufgeklärt werden.

Bereits vor Starling und Bayliss war die »innere Sekretion« ein Thema der Forschung. Die Lehre der inneren Sekretion begann mit Claude Bernards (1813–1878) Studien zur Glykogenfunktion der Leber (1848/1858) und Thomas Addisons (1793–1860) Bericht über die Auswirkungen der »Krankheit der Nebennierenkapseln« (→ 1855/S. 290).

Wichtige Impulse für die Endokrinologie gaben klinische Beobachtungen bestimmter Krankheitsbilder. So beschrieb der Freiburger Medizinstudent Felix Fränkel (1869) in seiner Doktorarbeit erstmals das Phäochromocytom (Ursache ist ein Nebennierentumor) und seine Auswirkungen auf das Kreislaufsystem. Die Erforschung der Schilddrüsenfunktion, insbesondere die tierexperimentellen Beobachtungen bei vollständiger Entfernung der Schilddrüse, wie sie von Jacques Louis Reverdin (1882) und Theodor Kocher (1883) in Bern gemacht wurden, sind für die Entstehungsgeschichte der Endokrinologie besonders bedeutsam. Das »Myxödem« als schwere Symptomatik der Schilddrüsenunterfunktion (→ S. 314) wurde erstmals von dem britischen Arzt George R. Murray (1865–1911) durch die subkutane Injektion eines frischen Schilddrüsenextrakts vom Schaf mit guten Erfolgen behandelt (1891). Wenig später machte Charles-Édouard Brown-Séquard (1817–1894) mit Hodenextraktinjektionen weltweit von sich reden (→ 1. 6. 1889/S. 323).

Ein wirklicher Durchbruch gelang der Endokrinologie und Hormonforschung jedoch erst, als einer der führenden britischen Physiologen, Edward Albert Schaefer (auch: Sharpey-Schafer; 1850–1935), sich der experimentellen Aufklärung der inneren Sekretion widmete. In seiner programmatischen Rede »On internal secretion« (Über innere Sekretion) verkündete er 1895 jene Forschungsmaximen, die seine Schüler Bayliss und Starling zum Erfolg führen.

Anaphylaktischer Schock: Hunde reagieren allergisch

1902. Der französische Physiologe Charles Richet (1850–1935) prägt den Begriff »Anaphylaxie« in einem Artikel, den er zusammen mit seinem Freund, dem Zoologen Paul Portier (1866–1962) veröffentlicht: »De l'action anaphylactique de certains venins« (Über die anaphylaktische Wirkung bestimmter Giftstoffe). Das neue Kunstwort »Anaphylaxie« (von griech. ana = hinauf; phylax = Wächter; von Portier und Richet philologisch unkorrekt für Schutzlosigkeit gewählt) markiert den Beginn der wissenschaftlichen Erforschung der Allergie, der sog. Allergologie.
Ausgangspunkt der Entdeckung der Anaphylaxie war die Einladung Richets und Portiers durch den Fürsten Albert I. von Monaco (1848–1922), eines begeisterten Ozeanographen, eine Expeditionsfahrt mit seiner Yacht »Princesse Alice II« auf dem Atlantik zu unternehmen. Dabei sollten die toxischen Eigenschaften von bestimmten Quallenarten (Physalien) erforscht werden. An Bord des Schiffes befanden sich Hunde, Kaninchen und Enten, denen ab dem 5. Juli 1901 Quallenextrakte eingespritzt wurden. Für die Versuche stand ein Bordlaboratorium zur Verfügung. Unter den Giften befand sich u. a. ein von Richet »Hypnotoxin« (von griech. hypnos = Schlaf; toxon = Pfeilgift) genannter Stoff, der eine Nesselsucht (Urtikaria) auslöst und Schläfrigkeit und Temperaturabfall zur Folge hat. Nach ihrer Rückkehr im September 1901 setzten Richet und Portier ihre Versuche in Paris fort, um den Giftstoff zu isolieren. Sie setzten dabei eine tödlich wirkende Dosis der verschiedenen Fraktionen von Quallensubstanz ein, wobei einige Versuchshunde überlebten. Sie wurden aus Kostengründen bei späteren Versuchen wiederverwendet.
Am Hund »Neptun« trat die »Anaphylaxie« zum ersten Mal in Erscheinung. Das Tier erhielt am 14. und 17. Januar eine geringe Dosis eines Quallengiftes, ohne manifest zu erkranken. Am 10. Februar wurde ihm bei bestem Befinden die gleiche Dosis injiziert. Es kam daraufhin zu einem dramatischen Zwischenfall: »Einige Sekunden nach Beendigung der Injektion wurde es [das Tier] sehr krank, die Atmung gequält und keuchend. Er [der Hund] konnte sich kaum halten, legte sich zur Seite, bekam Diarrhöe und blutiges Erbrechen. Die Sensibilität war verschwunden, und er starb innerhalb von 25 Minuten.« Die Obduktion ergab Schleimhautquellungen des Magen-Darm-Traktes, Schleimhautblutungen und Blutungen in das Bauchfell. Wegen dieser Blutergüsse nannte Richet das angenommene Gift »Kongestin«. Er vermutete zunächst eine zufällige, atypische Reaktion, da er eher eine gewisse Immunität bei wiederholter Giftgabe erwartet hatte. Portier kontrollierte das Ergebnis durch Versuche an anderen Hunden und bestätigte die »anaphylaktische Reaktion«.
Der Begriff der Anaphylaxie findet rasch Eingang in die medizinische Fachsprache. Ursprünglich meint er nur die tierexperimentell ausgelöste Überempfindlichkeit, die von der angeborenen Überempfindlichkeit beim Menschen, die ab 1906 als »Allergie« bezeichnet wird, verschieden sei. Während man zunächst noch davon ausgeht, daß Anaphylaxie nur durch mehrfache Injektion auszulösen sei, beschreibt der Pariser Kinderarzt Victor Hutinel (1849–1933) 1908 in einem Artikel, daß auch Nahrungsstoffe (z. B. Milch) eine entsprechende Reaktion (»alimentäre Anaphylaxie«) hervorrufen können.
Bereits ab 1906 erkennt man die immunologische Ähnlichkeit der tierexperimentellen Anaphylaxie mit bestimmten klinischen Krankheitsbildern. So sieht Alfred Wolff-Eisner (1877–1948) eine Verbindung zum Heufieber; Artur Biedl (1869 bis 1933) und Rudolf Kraus (1868–1932) erkennen 1910 – neben anderen Forschern – die Ähnlichkeit mit dem Asthma bronchiale. Die Anaphylaxie wird in der Folgezeit zunehmend als eine akute, rasch verlaufende Form der Allergie angesehen und tendenziell mit dieser gleichgesetzt. Richet erhält für seine Arbeit 1913 den Nobelpreis.
Unmittelbare Voraussetzungen der Anaphylaxielehre waren die experimentell gewonnenen Erkenntnis-

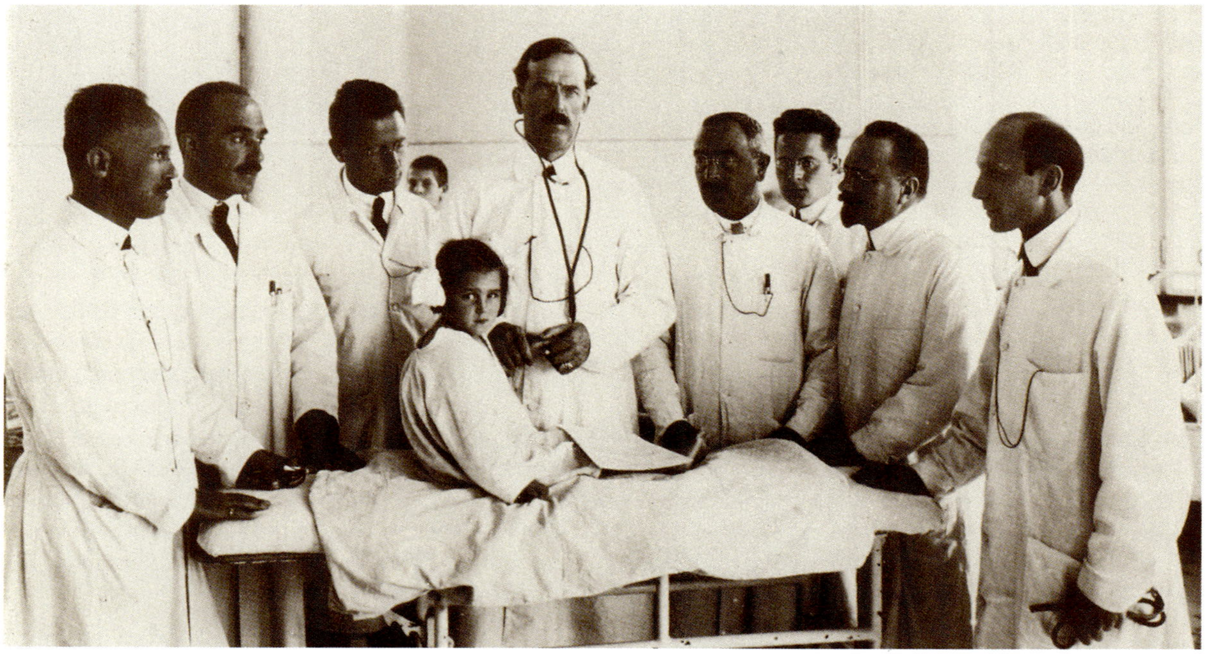

△ *Der österreichische Pädiater Clemens Pirquet (M.; 1874–1929) entdeckt die nach ihm benannte Tuberkulin-Reaktion. Er ist ein Wegbereiter der Serumtherapie und Immunologie und prägt im Jahr 1906 den zentralen Begriff der Allergie. »Er war eine eigentümliche Synthese von Künstler und Gelehrtem«, schreibt sein Schüler Richard Wagner über Pirquet.*

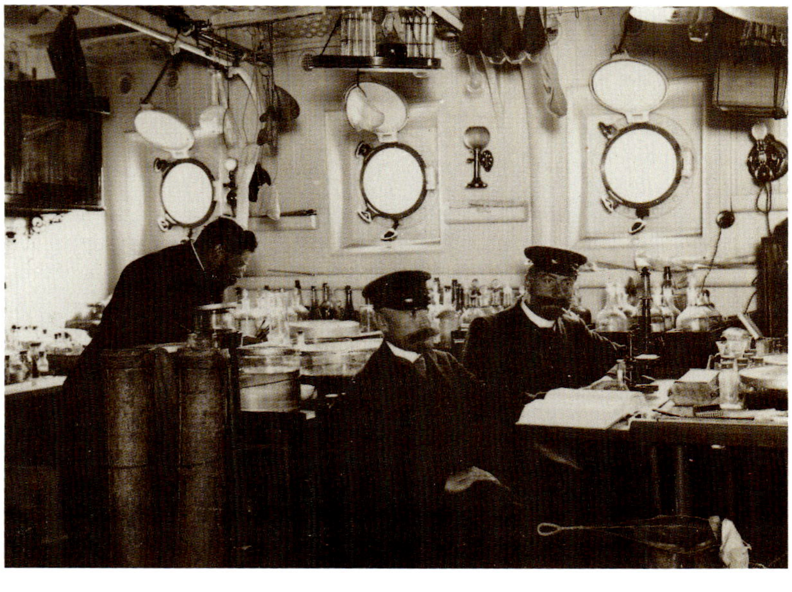

▷ *Eines der Laboratorien auf der Yacht »Princesse Alice II«; v. l. der Maler Louis Tinayre sowie die französischen Physiologen Paul Portier und Jules Richard; diese Yacht benutzt Fürst Albert I. von Monaco für seine Forschungsreisen 1898 und 1910, an denen namhafte Gelehrte teilnahmen.*

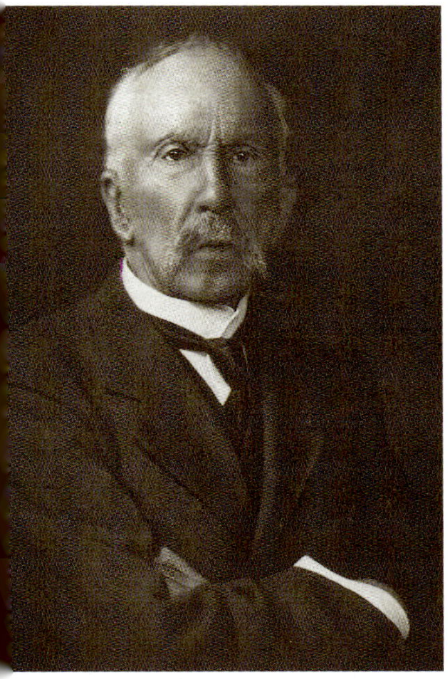

Der französische Physiologe Charles Richet (1850–1935)

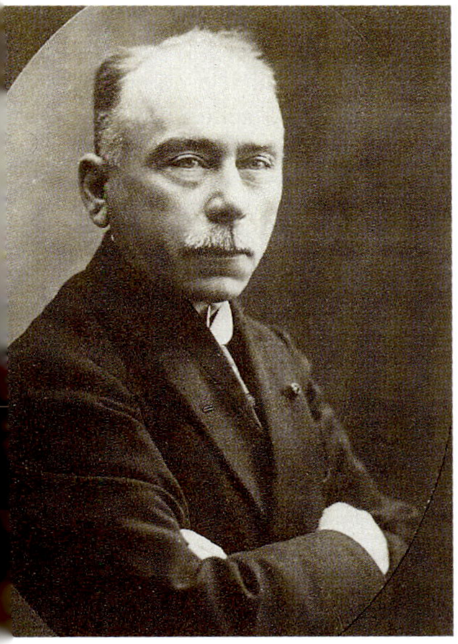

Der französische Bakteriologe Jules Bordet (1870–1961)

se der Bakteriologie und Immunologie ab den 1890er Jahren. Hierbei spielte der deutsche Begriff der »Überempfindlichkeit« eine wichtige Rolle. So benutzte Emil Behring 1893 erstmals diesen Ausdruck zur Kennzeichnung jener »paradoxen« Reaktion, die später Richet mit dem Namen »Anaphylaxie« belegt. Analoge Vorgänge der Überempfindlichkeit sind seit der Antike – z. T. unter der Bezeichnung »Idiosynkrasie« oder auch »Antipathie« – immer wieder als Erfahrungstatsachen geschildert worden. So spricht schon Dioskurides im 1. Jahrhundert n. Chr. von der »Idiosynkrasie« gegen bestimmte Speisen und Getränke.

Krankheitsbild:

Abwehrreaktion gegen körperfremde Stoffe

Der Begriff Allergie (von griech. allos = anders, fremd; ergon = Arbeit) wird 1906 von dem Wiener Kinderarzt Clemens Pirquet (1874–1929) in die medizinische Fachsprache eingeführt. Als Sammelbegriff umfaßt er alle Erscheinungen, die aufgrund einer Sensibilisierung durch ein »Allergen« auf einer krankhaft übersteigerten Immunreaktion beruhen. In der Pionierzeit der Allergieforschung konkurrieren verschiedene Theorien zur Erklärung der Ursache miteinander.

Eine Gruppe von Forschern, zu denen der französische Physiologe Charles Richet gehört, meint, daß ein toxisch (giftig) wirkender Stoff auf chemischem Weg eine allergische Reaktion auslöse. Eine andere Gruppe, wie z. B. der Heidelberger Serologe Hans Sachs und der Baseler Pathologe Robert Doerr, sehen als Ursache eine physikalische Veränderung im Serum und Gewebe an (»kolloidale Verschiebung«).

Der Pariser Bakteriologe Alexandre Besredka kann durch ins Gehirn verabreichte Impfungen die Anaphylaxie hervorrufen und bezieht die allergischen Erscheinungen auf die Reizung bestimmter Gehirnzellen.

Andere Forscher, wie der US-amerikanische Biochemiker Victor Clarence Vaughan, erblicken in den Spaltprodukten bestimmter Eiweißkörper, die durch eine Sensibilisierung entstehen, die Krankheitsursache.

Ab dem Jahr 1913 setzt sich schließlich die Histamintheorie des britischen Physiologen Henry Hallett Dale (1875–1968) durch: Bei der allergischen Reaktion wird das Gewebshormon Histamin freigesetzt oder gebildet, das die Symptomatik hervorbringt. Nach heutiger Erkenntnis werden alle biologisch aktiven Substanzen, deren Freisetzung allergische Erscheinungen hervorrufen, als »H-Substanzen« (Histamin, Heparin, 5-Hydroxytryptamin = Serotonin) zusammengefaßt.

Voraussetzung für ein Verständnis allergischer Vorgänge ist u. a. die Komplementbindungsreaktion, die der Brüsseler Bakteriologe und Pionier der Immunologie Jules Vincent Bordet (1870–1961) zusammen mit Octave Gengou (1875–1957) 1901 entwickelte, womit Antigene bzw. Antikörper nachgewiesen werden können: Die Allergie gehört zur immunologischen (Abwehr-)Reaktion des Organismus. Jede fremde Substanz, die mit ihm in Berührung kommt, ruft als Antigen (Allergen) die Produktion entsprechender Antikörper hervor. Treffen nun bei einem neuerlichen Kontakt Antigen und Antikörper zusammen, so werden – im Fall einer Allergie – biologisch aktive Substanzen freigesetzt, die oben genannten »H-Substanzen«, die Muskelkontraktionen, Schwellungen des Bindegewebes, Entzündungen der Schleimhäute, Husten, Niesen, Schnupfen, Hautausschläge oder andere Reaktionen hervorrufen. Die häufigste Form der Allergie ist die »Nesselsucht« (Urtikaria), bei der es insbesondere durch Gabe von Fremdeiweiß in einer Sofortreaktion zu einem Hautausschlag kommt, der mit Fieber und Schüttelfrost und sogar Schocksymptomen einhergehen kann. Es entstehen juckende Quaddeln (»Urtica«, lat. = Brennessel), seltener Bläschen oder Hautblutungen. Weitere Allergieformen sind der »Heuschnupfen« (Pollen-Allergie) und das allergische Bronchialasthma (z. B. als Reaktion auf Hausstaub). Allergien gegen alle möglichen Haustiere, insbesondere gegen Katzen, sowie gegen pflanzliche und tierische Substanzen in den Nahrungsmitteln sind ebenfalls bekannt. Für die ärztliche Praxis besonders relevant sind die Arzneimittelallergien (z. B. gegen Penicillin).

Die Allergie ist eine individuell höchst unterschiedliche Reaktionsform auf bestimmte – potentiell alle möglichen – Substanzen aus der Umwelt.

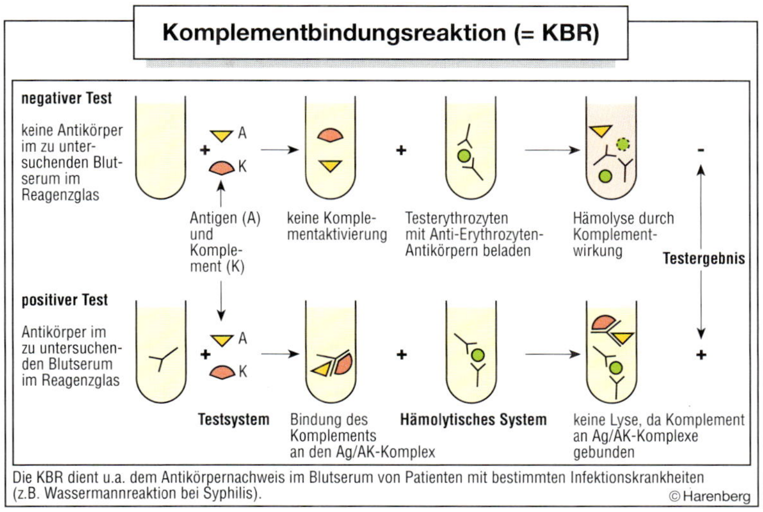

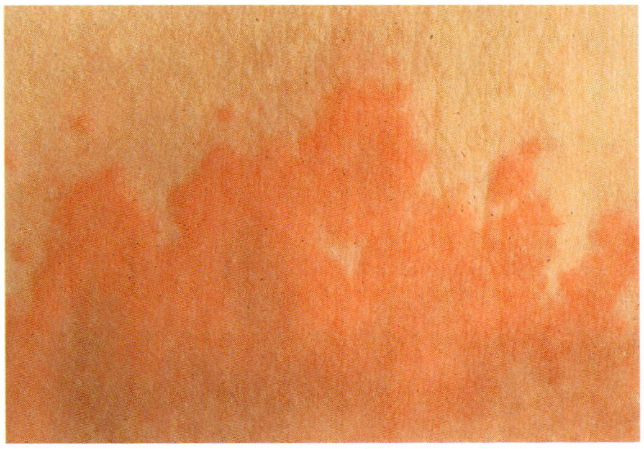

◁ Allergischer Hautausschlag: Es kommt zu juckenden Quaddeln oder zu Knötchen (Papeln), z. T. mit Bläschenbildung. Die allergische Reaktion geschieht auf äußere oder innere (körpereigene) Reize.

»Von Früchtespeisen und Rohgemüsen«

1902. Der schweizerische Arzt Maximilian Bircher-Benner (1867 bis 1939) errichtet an der Keltenstraße in Zürich sein Sanatorium »Lebendige Kraft«, das 1904 eröffnet wird und bis zum Ersten Weltkrieg kontinuierlich ausgebaut wird. Bircher-Benner gründete bereits 1897 eine kleine Privatklinik an der Zürcher Asylstraße, in der er Patienten stationär mit physikalisch-diätetischen Methoden, mit Hilfe einer »Rohdiät« behandelt. Ein starker Zustrom von Kranken aus aller Welt bewegte ihn zum Aufbau eines größeren Sanatoriums.

Maximilian Bircher-Benner (1867–1939); 1891 übernahm er eine Stadtpraxis in Zürich und gründete 1897 dort eine Privatklinik zur Anwendung physikalisch-diätetischer Heilmethoden. Er wird durch seine »Heilnahrung« der pflanzlichen Rohkost, die mindestens die Hälfte der täglichen Nahrung ausmachen soll, bekannt.

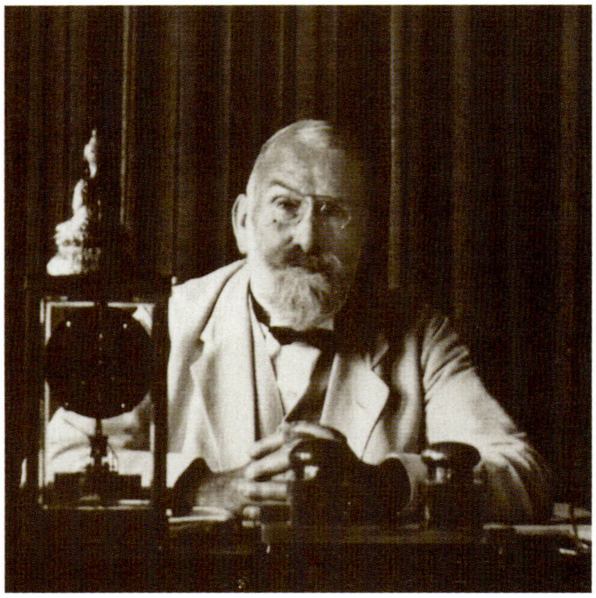

Bircher-Benner, der als junger Arzt mit den Hauptströmungen der zeitgenössischen Naturheilkunde in Berührung kam und in Wien Hydrotherapie bei Wilhelm Winternitz und in Dresden Diätetik bei Johann Heinrich Lahmann studiert hat, konzentriert seine Diät ganz auf pflanzliche Rohkost, denn der Mensch sei von Natur aus ein »Fruchtesser«. Die unbearbeitete pflanzliche Rohkost enthalte Lichtquanten, mit deren Freisetzung die Lebenskraft gewonnen werde. Sie sei die »Heilnahrung par excellence«. Er bezieht ihre (klinisch durchaus nachweisbare) Wirksamkeit auf sog. Sonnenlichtwerte. Dies widerspricht zwar theoretisch den Erkenntnissen über Vitamine und Ballaststoffe zu Beginn des 20. Jahrhunderts, steht aber in praktischer Hinsicht mit ihnen im Einklang. Bircher-Benner wirbt in seinen »Wendepunktbüchern«, die in hohen Auflagen erscheinen, für seine »Neue Ernährungslehre« (1924), die »Früchtespeisen und Rohgemüse« (1924) sowie die »Revolution der Ernährung« (1931).

Lebensreformer sorgen sich um Städter

1. Januar 1902. In Charlottenburg (bei Berlin) wird in der Nähe des Kurfürstendamms ein »Licht-Luft-Sport-Institut« eröffnet. Seine Entstehung geht auf die Initiative von Lebensreformern zurück, die mit dem »Licht-Luft-Sport« insbesondere den von »Neurasthenie« (→ 1875/S. 313) bedrohten Großstädtern die Möglichkeit bieten wollen, sich auf natürliche Weise im Sinne einer Volksgesundheitspflege körperlich zu ertüchtigen.

In der zweiten Hälfte des 19. Jahrhunderts kam es in der Naturheilbewegung zu verschiedenen weltanschaulichen Reformentwürfen. Eine wichtige Rolle spielt hierbei der »Vegetarianismus«, wie ihn der evangelische Pfarrer Eduard Baltzer (1814–1887) aus Nordhausen als »Weg zum socialen Heil« predigte. In seinen beiden 1867 erschienenen Büchern »Die natürliche Lebensweise« und »Die Reform der Volkswirtschaft« legte er seine Prinzipien dar. Die natürliche Lebensweise müsse vegetarisch sein, da es zum einen unsittlich sei, Tiere aus menschlichem Eigennutz zu töten, zum anderen der Mensch von Natur aus ein »Fruchtesser« oder Vegetarier sei. Der Fleischgenuß fördere nur sein (verwerfliches) Tierleben. Die vegetarische Lebensweise mache auch Großgrundbesitz und Kapitalismus überflüssig. Die hygienisch-medizinische Reform impliziert für Baltzer eine politische Lebensreform, die er mit seinem 1867 gegründeten »Verein für natürliche Heilweise« propagiert.

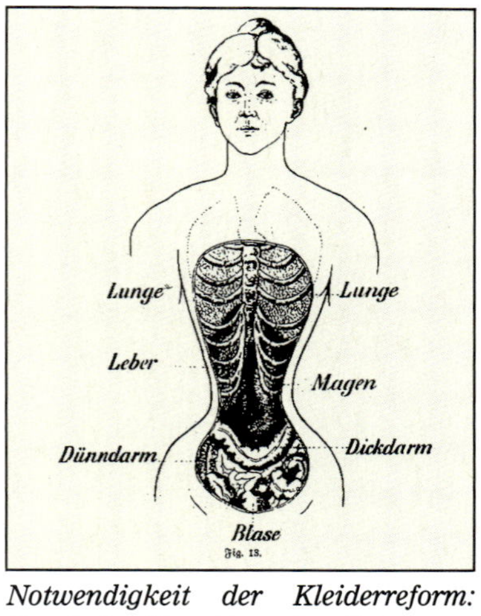

Notwendigkeit der Kleiderreform: Durch das Korsett werden die inneren Organe – wie in der Zeichnung dargestellt – zusammengepreßt.

Die Elemente der Lebensreformbewegung um 1900 sind vielfältig; die Licht-Luft-Sport-Bewegung ist nur eine Strömung unter anderen. Daneben gibt es die Gartenstadt- und vegetarische Siedlungsbewegung, die Nacktkulturbewegung (»Freikörperkultur«, Kleiderreform), Bestrebungen für eine Ehe- und Wohnungsreform, die Tierschutzbewegung, den Antialkoholismus und schließlich auch die völkische Bewegung mit ihrer rassistischen Blutideologie.

Die Körperkultur nimmt bei den Lebensreformern einen hohen Stellenwert ein. Neben der Nacktkultur soll vor allem die Kleidungsreform das Ideal des von Natur aus schönen Körpers hervorkehren. Das »Ursprüngliche, Unverdorbene«, das vor allem den Frauen durch bestimmte Modediktate ausgetrieben wurde, gilt als schön. So werden Reformkleider entworfen, die aus reiner Wolle, Baumwolle oder Bauernleinen bestehen sollten.

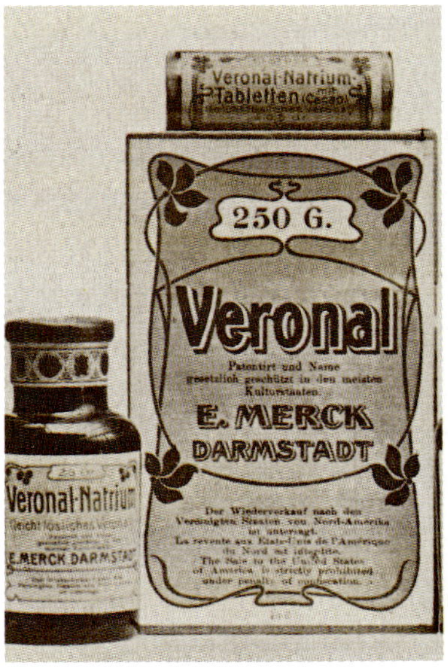

»Veronal« der Firma Merck in Darmstadt (aus einer Preisliste von 1912)

Merck und Bayer vermarkten »Veronal«

1902/1903. Der Chemieprofessor Emil Fischer (1852–1919) aus Berlin und der Medizinprofessor Joseph von Mering (1849–1908) aus Halle entdecken die schlaferzeugende Wirkung von Diäthylbarbitursäure (Acidum diaethylbarbituricum). In Hundeversuchen zeigen sie, daß es sich um ein sehr wirksames und lange vorhaltendes Schlafmittel handelt. Die Hunde schlafen 20 bis 31,5 Stunden lang, bzw. sind solange schläfrig, womit schon eine wichtige Nebenwirkung (»hangover« d. h. unerwünschte Nachwirkung) deutlich wird.

Nach den tierexperimentellen Studien setzt Fischer das Schlafmittel im Winter 1902/03 an der psychiatrischen Klinik in Jena bei 83 Patienten ein. Die Wirkung ist nach einer halben bis einer Stunde spürbar. Bei 60 Patienten wirkt das Mittel sehr gut, bei sieben Personen treten allerdings einen Tag später verschiedene Symptome, wie z. B. Übelkeit, Erbrechen und Benommenheit, auf.

Angeblich geben Fischer und Mering auf einer Kongreßreise nach Verona ihrem Mittel den Namen »Veronal«. Unter diesem Warenzeichen wird es von den Firmen Merck/Darmstadt und Bayer/Leverkusen 1903 in den Handel gebracht. Weitere Derivate der Barbitursäure werden entwickelt – wie z. B. das um 1912 von dem Chemiker Philipp Heinrich Hörlein entwickelte »Luminal« (Phenobarbital).

1903

Auf einem Medizinerkongreß in Madrid stellt der russische Physiologe Iwan P. Pawlow seine Forschungen zum bedingten Reflex vor. → S. 353

Der schweizerische Arzt Auguste Rollier eröffnet seine Klinik in Leysin, in der die »Heliotherapie« (Sonnenlicht-Liegekur) gegen die Knochen- und Gelenktuberkulose eingesetzt wird. → S. 354

Dem deutschen Chirurgen E. Höpfner gelingt im Tierexperiment die Reimplantation eines Oberschenkels bei einem Hund. Er bedient sich dabei einer Nahttechnik, die sein französischer Kollege Alexis Carrel ein Jahr zuvor eingeführt hatte. → S. 354

Die französischen Ärzte Georges Fernand Widal, André Lemierre und Louis-Émile Javal zeigen, daß bei Patienten mit Nephritis (Nierenentzündung) eine Kochsalzeinnahme Ödeme hervorruft. Als Therapie schlagen sie die Einschränkung der Kochsalz-Zufuhr vor.

Mit dem Buch »Shop Management« des US-amerikanischen Ingenieurs Frederick Winslow Taylor wird der »Taylorismus« in Amerika bekannt, der Versuch, die Arbeitsproduktivität durch arbeitsphysiologische Leistungsmessungen und organisatorische Maßnahmen zu steigern. → S. 355

Der US-amerikanische Biologe und Mediziner Walter S. Sutton und der Würzburger Biologe Theodor Boveri machen die Mendelschen Gesetze mit der »Chromosomentheorie« verständlich, d. h. sie erkennen, daß die Chromosomen Träger der Erbanlagen sind (Sutton-Boveri-Hypothese).

Der niederländische Mediziner Willem Einthoven kann mit Hilfe seines Saitengalvanometers Aktionsströme vom menschlichen Herzen ableiten (→ 1907/S. 367).

Der russische Zoologe und Bakteriologe Ilja I. Metschnikow infiziert Menschenaffen mit Syphilis, um die Immunreaktion gegen diese Infektionskrankheiten zu studieren. Metschnikow, der ab 1888 28 Jahre lang am Institut Pasteur in Paris arbeitet, erhält 1908 den Nobelpreis.

Ein britisches Tropeninstitut wird in Karthum (Sudan) eingerichtet. In den Jahren um die Jahrhundertwende institutionalisiert sich die wissenschaftliche Tropenmedizin weltweit (→ 1908/S. 370).

11. 1. In Berlin wird die »Berufsorganisation der Krankenpflegerinnen Deutschlands« unter dem Vorsitz von Agnes Karll gegründet. → S. 355

Pawlow findet »Grundlage des Lernens«

1903. Der russische Physiologe Iwan P. Pawlow (1849–1936) stellt auf dem 14. Medizinerkongreß in Madrid seine Forschungen zum bedingten Reflex erstmals einer größeren Öffentlichkeit vor.

Mit seinem Buch »Die Arbeit der Verdauungsdrüsen« erregte Pawlow im Jahr 1897 in der Fachwelt großes Aufsehen. Zwischen 1886 und 1903 hat er alle wesentlichen physiologischen Vorgänge bei der Verdauung geklärt. Dafür erhält er im Jahr 1904 den Nobelpreis für Physiologie oder Medizin.

Bei seinen zahlreichen Tierversuchen zur Verdauung war Pawlow schon mehrfach auf das Phänomen der »psychischen Sekretion« gestoßen. 1890 beschrieb er, daß Hunde schon Magensaft absonderten, wenn sie das Futter nur gesehen hatten. 1901 begann Pawlow mit der systematischen Untersuchung der Speichelsekretion bei Hunden. Er gelangte dabei zur Unterscheidung von unbedingten und bedingten Reflexen: Werden die Speicheldrüsen des Versuchstiers zur Sekretion angeregt, indem Nahrung die entsprechenden Rezeptoren im Mund direkt reizt, handelt es sich um den gewöhnlichen, angeborenen, immer gleich ablaufenden »unbedingten« Reflex. Allerdings kann die Speichelsekretion auch aus der Entfernung, durch die Wiederholung einer bestimmten äußeren Reizkombination ausgelöst werden, die mit dem unbedingten Reflex gekoppelt wird. Diesen Vorgang bezeichnet Pawlow als »bedingten« Reflex.

Davon ausgehend sieht Pawlow die Grundlage des Verhaltens – auch beim Menschen – in einer endlosen Reihe von bedingten Reflexen und schafft damit die Grundlagen einer mechanistisch orientierten Psychologie – speziell des Behaviorismus (→ 1938/S. 452).

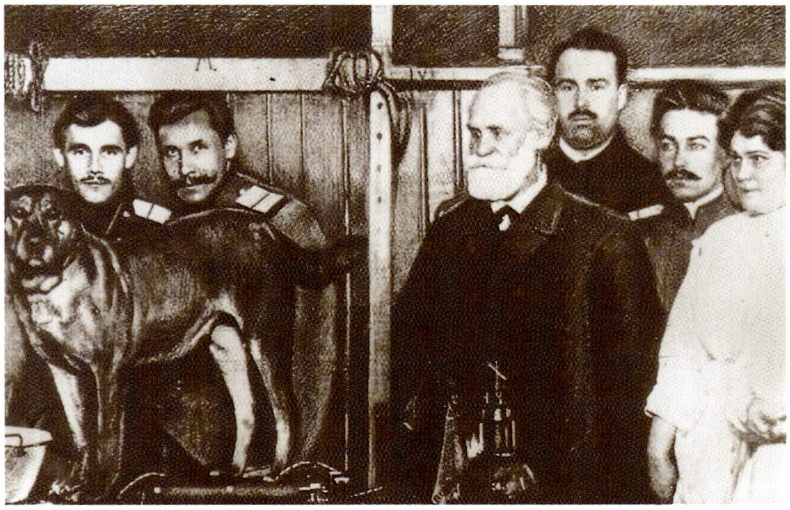

Der russische Physiologe Iwan P. Pawlow (3. v. l.; 1849–1936); hier mit Mitarbeitern und Versuchshund in seinem Labor in St. Petersburg 1911

Sein Hauptinteresse gilt der Physiologie der Verdauung

Chronik Zur Person

Als ältestes von zehn Kindern eines Geistlichen wurde Iwan P. Pawlow am 14. September 1849 in Rjasan, 200 km südöstlich von Moskau, geboren. Der 21jährige verließ 1870 das Priesterseminar von Rjasan, um in St. Petersburg Tierphysiologie, Chemie und später zusätzlich Medizin zu studieren. 1881 heiratete Pawlow die Pädagogikstudentin Serafima Wassiljewna Kartschewskaja. Kurz darauf legte er seine Doktorarbeit »Über die zentrifugalen Nerven des Herzens« vor. Nach einem zweijährigen Studienaufenthalt (1884–1886) in Deutschland, u. a. bei dem Physiologen Carl Ludwig in Leipzig, wurde Pawlow 1891 mit der Einrichtung einer Abteilung für Physiologie am Institut für experimentelle Medizin in St. Petersburg betraut. Hier intensiviert er seine Versuche zur Physiologie der Verdauung, die ihm 1904 den Nobelpreis für Physiologie oder Medizin eintragen. Großzügig unterstützt von der sowjetischen Führung kann Pawlow nach der Oktoberrevolution 1917 seine Experimente fortführen und sogar ausweiten. Hochgeehrt stirbt er am 27. Februar 1936 in Leningrad.

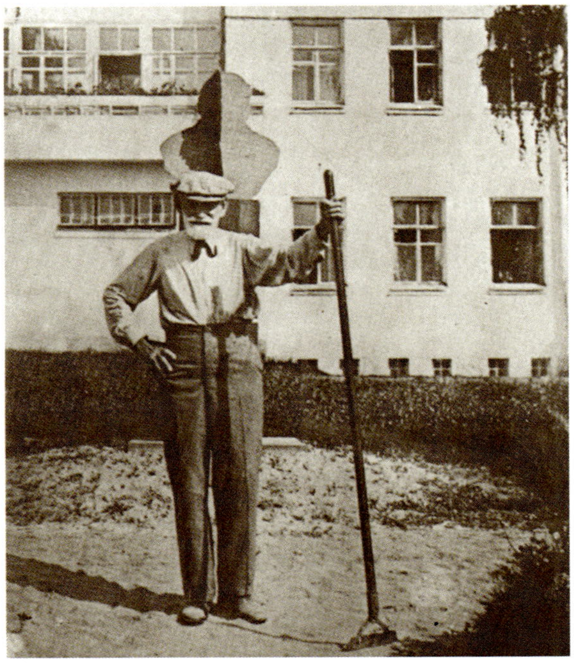

Iwan Petrowitsch Pawlow vor dem Institut für experimentelle Medizin in St. Petersburg; von 1895 bis 1924 ist er als Professor für Physiologie an der militärärztlichen Akademie tätig. Er leitet die psychischen Phänomene aus seiner Reflexphysiologie ab und spielt deshalb eine wichtige Rolle in der »materialistischen« Ideologie der sowjetischen Philosophie.

Neue Nahttechnik für Gefäßchirurgie

1903. Der deutsche Chirurg E. Höpfner nimmt die Reimplantation eines Oberschenkels bei einem Hund vor. Mit Hilfe einer von Alexis Carrel entwickelten Nahttechnik kann er die Blutgefäße erfolgreich wieder miteinander verbinden.

Bereits ein Jahr zuvor hatte der französische Chirurg Alexis Carrel (1873–1944) einen epochemachenden Artikel über seine neue Technik der Gefäßnaht veröffentlicht. Er beschrieb die End-zu-End- bzw. End-zu-Seit-Naht (Anastomosennaht; »Carrelsche Naht«) als eine bestimmte mehrfache Nahttechnik, die der Medizin neue Möglichkeiten in der Herz- und Gefäßchirurgie sowie der Organtransplantation eröffnete: »Während der letzten Monate im Jahre 1901 begann ich mit den Experimenten zur operativen Verbindung von Gefäßen mit dem Ziel, bestimmte Organe zu transplantieren. Die Transplantation besteht aus dem Herausnehmen beispielsweise einer Drüse, der Schilddrüse oder der Niere, ihrer Entfernung mitsamt der Arterie und Vene, um sodann diese Gefäße an einem anderen Ort ans Kreislaufsystem anzuschließen.«

Unter Beachtung einer strengen Asepsis, mit Hilfe sehr feiner Nadeln und einer Methode, die eine Dehnung der Blutgefäße während des Nähens erlaubt, war es erstmals in der Chirurgiegeschichte möglich, zuverlässig bei den Gefäßen End-zu-End- oder End-zu-Seit-Anastomosen herzustellen, ohne daß es zu Verengungen, Thrombosen, Blutungen oder Infektionen kommt. Beispielhaft schilderte Carrel ein Tierexperiment: »Bei einem Hund wird eine Niere entfernt und in die Halsregion versetzt. Die Nierenarterie und -vene werden mit der Karotis [Hauptschlagader] und der äußeren Jugularvene [Halsvene] verbunden.«

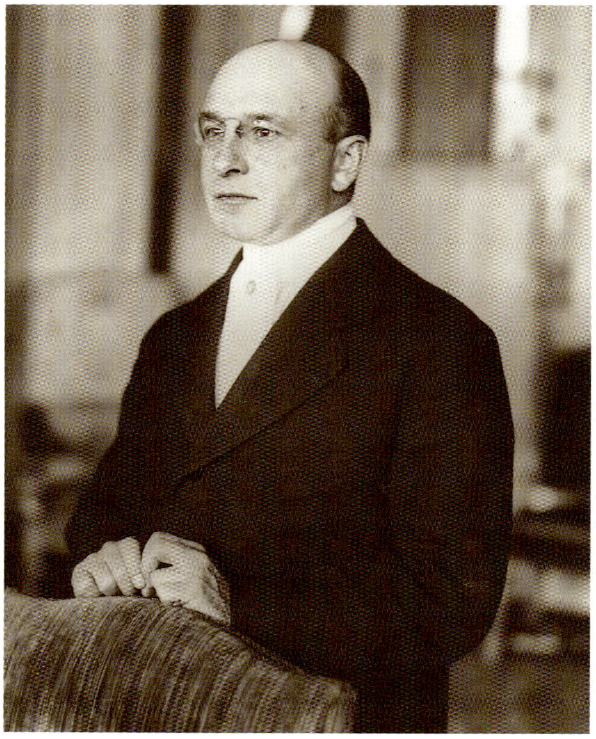

Alexis Carrel (1873–1944), Wegbereiter der Herz- und Gefäßchirurgie; er war zunächst Chirurg in Lyon und geht dann 1906 nach New York ans Rockefeller Institute. Ab 1908 nimmt er Organtransplantationen von einem Tier auf das andere vor. Er erhält 1912 den Nobelpreis. In seinen letzten Lebensjahren beschäftigt sich Carrel – seit 1938 wieder in Paris – mit philosophischen bzw. religiösen Überlegungen.

Große Erfolge mit Transplantationen

Chronik Zur Person

Alexis Carrel wurde 1873 in Sainte-Foy-lès-Lyon (bei Lyon) geboren. 1890 begann er mit dem Medizinstudium in Lyon und promovierte dort 1900. Ab 1894 interessierte er sich besonders für die Gefäßchirurgie. Mit einer spezifischen Nahttechnik konnte Carrel 1902 erstmals erfolgreich Gefäße miteinander verbinden. Als seine Universitätskarriere in Lyon blockiert wird, geht er 1904 in die USA und tritt 1906 als Mitarbeiter in das Rockefeller Institute for Medical Research in New York ein. Hier führt er seine zukunftweisenden Studien zur Gewebekultur und Organtransplantation durch. 1912 erhält er den Nobelpreis. Um 1930 versucht Carrel Organe mit Nährflüssigkeit künstlich am Leben zu erhalten. 1938 kehrt er nach Paris zurück. Sein Tod am 5. November 1944 bewahrt ihn möglicherweise vor einer Verurteilung wegen Kollaboration mit der deutschen Besatzungsmacht.

Lungensanatorien in der Schweiz werden berühmt

1903. Der schweizerische Arzt Auguste Rollier (1874–1954) eröffnet in Leysin sein berühmtes Sanatorium zur Behandlung der Tuberkulose. Insbesondere die Lymphknoten- und Knochentuberkulose, aber auch andere chirurgisch relevante Formen der Tuberkulose (z. B. am Kehlkopf) sollen durch alpines Sonnenlicht bzw. Bestrahlung mit UV-Licht (Finsen-Licht; → 1896/ S. 336) behandelt werden.

Dabei greift Rollier bei der von ihm propagierten »Heliotherapie« (von griech. helios = Sonne) auf das traditionelle Sonnenbaden zurück, das seit der Antike – insbesondere bei den Römern – als Behandlungsform bei chronischen Krankheiten bekannt ist. Freilich galt die Heliotherapie bei Lungentuberkulose zunächst als schädlich. Sie findet jedoch unter bestimmten Voraussetzungen (z. B. darf der Patient keine stark erhöhte Temperatur haben) Eingang in die Sanatoriumsbehandlung – ein unspezifisches Hilfsmittel in einer Zeit ohne wirksame Medikamente.

Seit Ende des 19. Jahrhunderts werden immer mehr Sanatorien, vor allem Lungenheilstätten, gegründet (→ 1900/S. 345). Vorläufer ist das erste Sanatorium in Görbersdorf (Riesengebirge), das Hermann Brehmer 1859 mit der Zielsetzung der »Luftkur« gegründet hat. Sein Assistent Peter Dettweiler eröffnete 1867 in Falkenstein (Taunus) ein Sanatorium in 400 m Höhe, in dem er die »Liegekur« einführte. Anfang der 1880er Jahre wurden besondere Einrichtungen für die Freiluftliegekur geschaffen, u.a. Terrassen und Liegehallen. Die Liegekur konnte nun unabhängig von Jahreszeit und Witterung durchgeführt werden.

Auf Initiative des 1849 aus Baden geflohenen Freiheitskämpfers und Arztes Alexander Spengler (1827 bis 1901) wurden ab 1865 Tuberkulosekranke in Davos behandelt, das sich zu einem bedeutenden Lungenkurort entwickelt. Den Nimbus dieses Ortes schildert Thomas Mann in seinem Roman »Der Zauberberg« (1924).

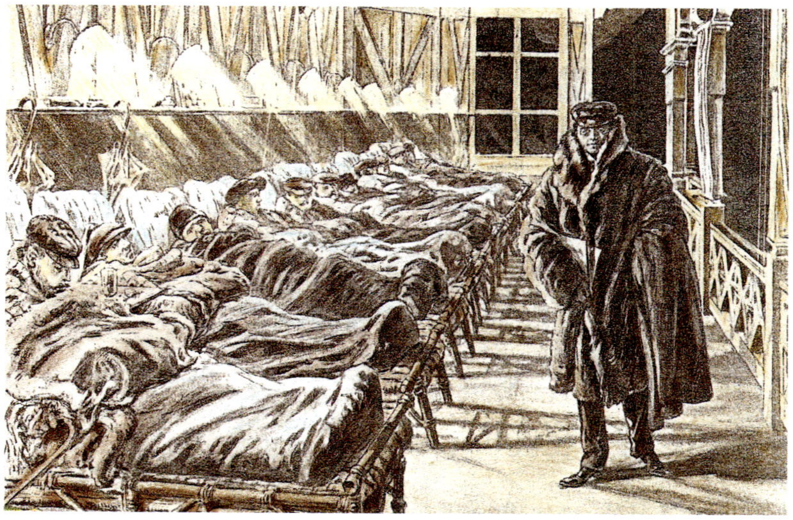

Patienten während der Liegekur in Leysin; bei Temperaturen, die den Arzt zum Pelz greifen lassen, bleiben die Kurenden oft Tag und Nacht draußen.

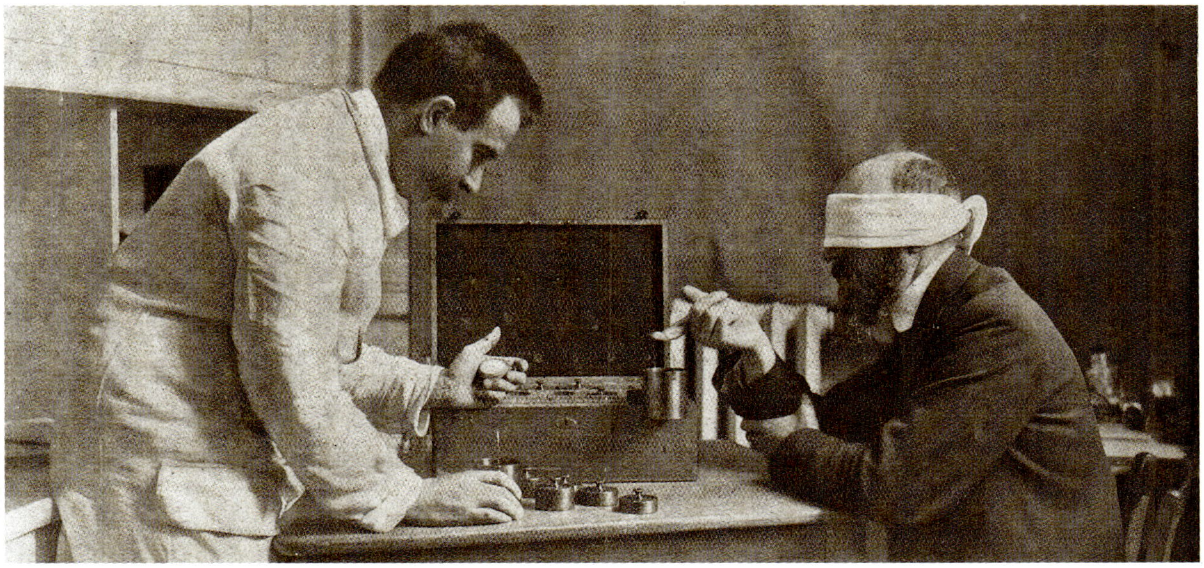

Prüfung der Empfindlichkeit der Fingermuskeln bei einem Stenotypisten: Eine arbeitsphysiologische Methode zur Erhöhung der Leistungsfähigkeit

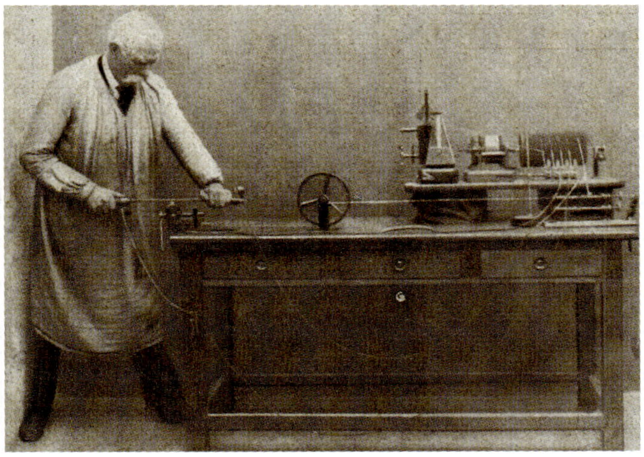

Apparat zur Registrierung der Arbeitsleistung beim Feilen

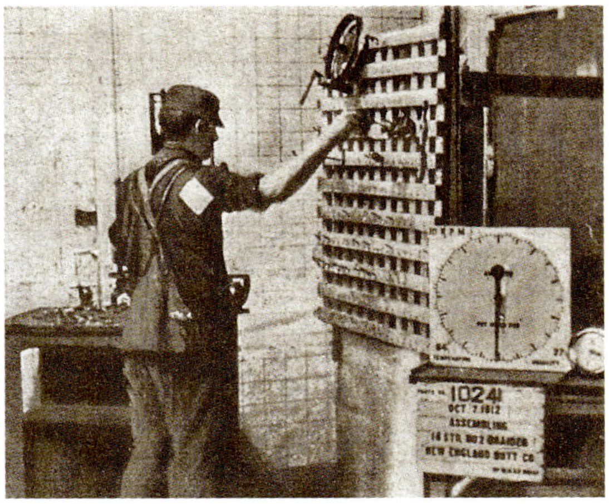

Schlosserarbeiten werden kinematographisch festgehalten.

Taylor erforscht die Arbeitsabläufe

1903. Der US-amerikanische Ingenieur und Betriebswissenschaftler Frederick Winslow Taylor (1856 bis 1915) veröffentlicht sein Werk »Shop management« (»Die Betriebsleitung, insbesondere der Werkstätten«, 1909), in dem er seine Grundsätze der »wissenschaftlichen Betriebsführung« darlegt. Ziel ist die Rationalisierung des Produktionsprozesses.

Taylor führt eine Reihe von Experimenten und Untersuchungen zum Produktionsprozeß durch. Mit Hilfe einer optimalen Organisation des Arbeitsablaufs will er überflüssige Bewegungen und versteckte Pausen eliminieren. Dieses später als Taylorismus bezeichnete System findet in den ersten Jahrzehnten des 20. Jahrhunderts weltweit Beachtung, obwohl es von Kritikern als inhumanes Ausbeutungsmittel abgelehnt wird.

Ein spektakuläres Beispiel für die Effektivität der »wissenschaftlichen Betriebsführung« liefert 1911 Taylors Schüler, der Ingenieur Frank B. Gilbreth. Er unternimmt ein Experiment mit Ziegelmaurern: Durch Vorauswahl der Ziegelsteine durch eine billige Arbeitskraft und durch eine veränderte Konsistenz des Mörtels erreicht er, daß die »taylorisierten« Arbeiter 350 Steine pro Mann und Stunde mauern anstatt nur 120, die ungeschulte Kräfte schaffen.

Zahlreiche physiologische Untersuchungsmethoden bzw. Meßapparaturen, die auch in der medizinischen Forschung eine Rolle spielen, finden im Taylorismus ihre Anwendung. So werden Instrumente zur Bestimmung der Reaktionszeit und der Muskelkraft sowie der Hautsensibilität eingesetzt. Diese arbeits- bzw. leistungsphysiologischen Forschungen gehen später als Grundlage in die sog. Arbeitsmedizin ein, eine Fachrichtung, die sich auf dem Internationalen Kongreß für Unfallmedizin und Berufskrankheiten im Jahr 1929 in Lyon etabliert.

Neben der Arbeitsphysiologie stehen von Anfang an auch Fragen der Arbeitspsychologie im Vordergrund, insbesondere das Problem der Motivation des Arbeiters, nachdem festgestellt wurde, daß die »Arbeitsfreude« der Beschäftigten Einfluß auf die Qualität der Arbeit und den Krankenstand hat. So schreibt der Wegbereiter der deutschen Arbeitsphysiologie, Edgar Atzler 1927: »Härter denn je tobt der wirtschaftliche Konkurrenzkampf, alles ist auf Steigerung des Arbeitsertrages eingestellt! . . . Galt bisher in der Fabrik nur die Stimme des Wirtschaftlers und Ingenieurs, so leiht man jetzt auch dem Psychologen und Physiologen willig sein Ohr.«

Krankenschwestern wollen mehr Rechte

11. Januar 1903. Eine erste Ortsgruppe der »Berufsorganisation der Krankenpflegerinnen Deutschlands« (heute: »Agnes-Karll-Verband«) wird unter dem Vorsitz der Krankenschwester Agnes Karll in Berlin gegründet: »Für die Pflegerinnen, die sich zur Krankenpflege berufen fühlen, aber nicht einem Orden oder Mutterhaus beitreten wollen.« Im ganzen Reichsgebiet bilden sich weitere Ortsgruppen, so daß die Organisation etwa 4000 Mitglieder hat, als sie sich 1904 in Berlin dem »Weltbund der Krankenpflegerinnen« anschließt. Die freiberuflichen Schwestern organisieren sich, um ihre bislang sozial ungesicherte Existenz mit sehr harten Arbeitsbedingungen durch tarifliche Vereinbarungen u. a. zur Vorsorge für Krankheit und Alter zu verbessern.

Reaktion auf neues Frauenbild

Die Gutsbesitzertochter Agnes Karll – geboren 1868 – hätte gerne Medizin studiert, was jedoch in Deutschland, im Gegensatz zur Schweiz, noch nicht möglich war. Erst am → 20. April 1899 (S. 339) setzte der Deutsche Reichstag gegen den Widerstand des Deutschen Ärztetages die Zulassung von Frauen zum medizinischen Staatsexamen durch. Agnes Karll erlernte statt dessen im Clementinenhaus in Hannover die Krankenpflege und ging nach drei Jahren als Privatpflegerin nach Berlin, wo sie von 1891 bis 1901 als alleinstehende Schwester mit außerordentlichen sozialen Schwierigkeiten zu kämpfen hatte. Sie bildete mit vier anderen Pflegerinnen eine Wohngemeinschaft, die »Berliner Schwestern«, die Statuten zur tariflichen Regelung der Privatpflege erarbeiteten. Karll lernte die Organisationen der Frauenbewegung ebenso kennen wie die internationale Situation der Krankenpflege. Sie kam zu der Überzeugung, daß die veränderten Lebensbedingungen zu Beginn des 20. Jahrhunderts und das zukünftige Frauenbild den Beruf der selbständigen Krankenschwester erfordern. Mit 30 Kolleginnen gründet sie 1903 die »Berufsorganisation der Krankenpflegerinnen Deutschlands«. Agnes Karll stirbt 1927.

1904

Der deutsche Internist Josef Arneth führt das Blutbild als Bestandteil der Diagnostik ein. → S. 357

Der französische Gynäkologe François Victor Foveau de Courmelles behandelt gutartige Geschwülste (Myome) der Gebärmutter mit Röntgenstrahlen (→ S. 358).

Der deutsche Arzt Cäsar Philip entwickelt einen Streifenverband, dessen Mitte von Pflastermasse befreit und luftdurchlässig ist. Dieses Verbandmaterial kommt unter der Bezeichnung »Philipbinde« in den Handel. → S. 357

Dem Biochemiker Friedrich Stolz gelingt es, Derivate des 1901 von dem japanischen Chemiker Jokichi Takamine isolierten Hormons Adrenalin zu synthetisieren und die Strukturformel zu ermitteln.

Die Deutsche Physiologische Gesellschaft wird in Leipzig gegründet, ein nationaler Zusammenschluß der Physiologen.

Der US-amerikanische Professor für physiologische Chemie Russell Henry Chittenden, der von 1882 bis 1922 an der Yale University in New Haven (US-Bundesstaat Connecticut) lehrt, erforscht die minimale notwendige Nahrungszufuhr beim Menschen (u. a. die »low protein diet«). 1904 erscheint sein bedeutendes Werk »Physiological economy in nutritixon« (Physiologische Sparsamkeit in der Ernährung). Chittenden begründet das erste Laboratorium für physiologische Chemie in den USA.

Der deutsche Chemiker und Pharmakologe Gustav Giemsa, ab 1900 Leiter der Chemischen Abteilung des Instituts für Schiffs- und Tropenhygiene in Hamburg, entwickelt eine neue Färbemethode, um bestimmte Protozoen (Plasmodien und Spirochäten), die den Menschen als Parasiten bedrohen, anzufärben (»Giemsa-Färbung«).

Der französische Pharmazeut und Chemotherapeut Ernest Fourneau teilt in einem Artikel die Einführung eines neuen Lokalanästhetikums (Stovain) mit.

6. 6. Ferdinand Sauerbruch demonstriert auf dem 33. Kongreß der Deutschen Gesellschaft für Chirurgie in Berlin das von ihm entwickelte Druckdifferenzverfahren bei Lungenoperationen. Durch die Unterdruckkammer wird ein Kollaps der Lunge verhindert. → S. 356

Juli. Der erste ordentliche Kongreß des »Weltbundes der Krankenpflegerinnen« (International Council of Nurses, ICN) findet in Berlin statt. Es treffen sich 95 Schwestern aus neun Staaten (→ 11. 1. 1903/S. 355).

Sauerbruch ermöglicht Thorax-Chirurgie

6. Juni 1904. Der 28jährige Ferdinand Sauerbruch (1875–1951) führt auf dem 33. Kongreß der Deutschen Gesellschaft für Chirurgie in Berlin das von ihm entwickelte Druckdifferenzverfahren vor und liefert damit die Grundlagen für die Chirurgie im Brustraum.

Der Brustkorb und seine Organe waren für die Chirurgen bislang eine Tabuzone, weil bei der Öffnung der Brustwand der sog. Pneumothorax, die »Luftbrust«, entsteht: Die Lunge wird nicht mehr durch den gewöhnlich im Brustraum herrschenden Unterdruck an der inneren Brustwand festgehalten, sondern fällt bei nachströmender Außenluft in sich zusammen. Der Betroffene kann nur noch ungenügend Atemluft aufnehmen, akute Lebensgefahr tritt ein.

Der Chef der Chirurgischen Universitätsklinik in Breslau, Johann von Mikulicz-Radecki (1850–1905), setzte Sauerbruch, den er zum 1. Oktober 1903 als Volontärarzt eingestellt hatte, auf dieses Problem an. Der zielstrebige Jungmediziner kam schnell zu dem Ergebnis, daß der lebensnotwendige Unterdruck zwischen Lunge und Brustwand des Menschen auf jeden Fall – auch während einer Operation – erhalten werden muß. Dies ist möglich, so Sauerbruchs Überlegung, wenn der Luftdruck der Umgebung dem Druck im Brustkorb angepaßt, der Brustkorb quasi künstlich vergrößert wird.

Für erste Tierexperimente konstruierte Sauerbruch eine gläserne Unterdruckkammer. Sie hatte drei mit Gummimanschetten abgesicherte Öffnungen: Zwei für die Arme des Operateurs und eine für den Hals eines Versuchstiers, dessen Kopf außerhalb der Unterdruckkammer bleiben und Luft gewöhnlichen Drucks atmen sollte. In den folgenden Wochen führte Sauerbruch 78 erfolgreiche Operationen an Tieren durch.

Noch 1904 veranlaßt Mikulicz-Radecki in Breslau den Bau einer großen Unterdruck-Operationskammer. Die erste Patientin stirbt »aus unbekannten Gründen« während der Operation. Aber bis 1905 führen Mikulicz-Radecki und Sauerbruch 16 weitere, erfolgreiche Operationen durch: Zwei im Mittelfellraum, acht an der Lunge, eine am Herzen, fünf an der Speiseröhre.

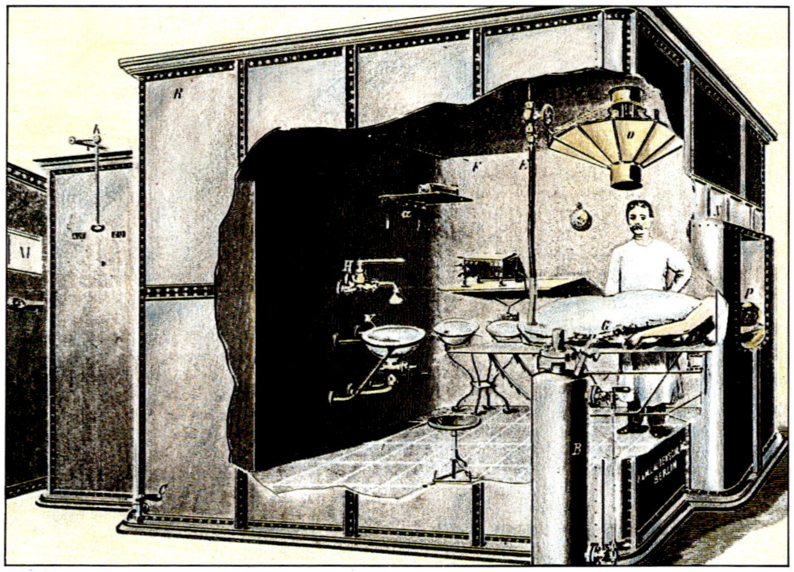

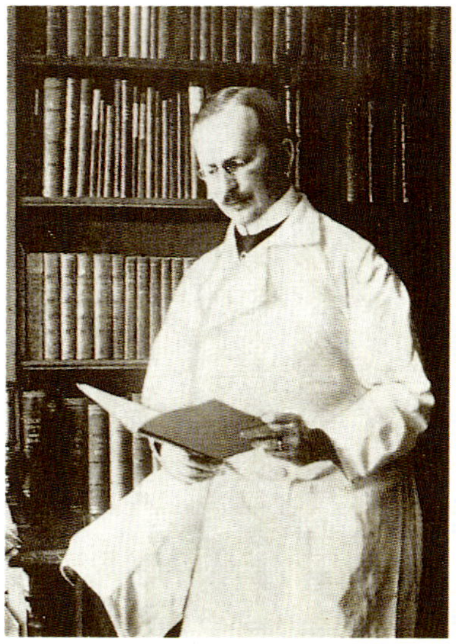

△ Diese Abbildung einer OP-Unterdruckkammer nach Sauerbruch verdeutlicht das Prinzip der Brustkorb-Operationen nach dem Druckdifferenzverfahren: Während der Kopf des Patienten außerhalb der Kammer Luft gewöhnlichen Drucks einatmet, ist sein übriger Körper dem regulierbaren Unterdruck in der Operationskammer ausgesetzt (moderne Kolorierung).

◁ Der deutsche Chirurg Ferdinand Sauerbruch ist in der ersten Hälfte des 20. Jahrhunderts die herausragende Gestalt der Chirurgie in Deutschland. Seine Domäne ist die Thorax- bzw. Lungenchirurgie, insbesondere zur operativen Behandlung der Lungentuberkulose.

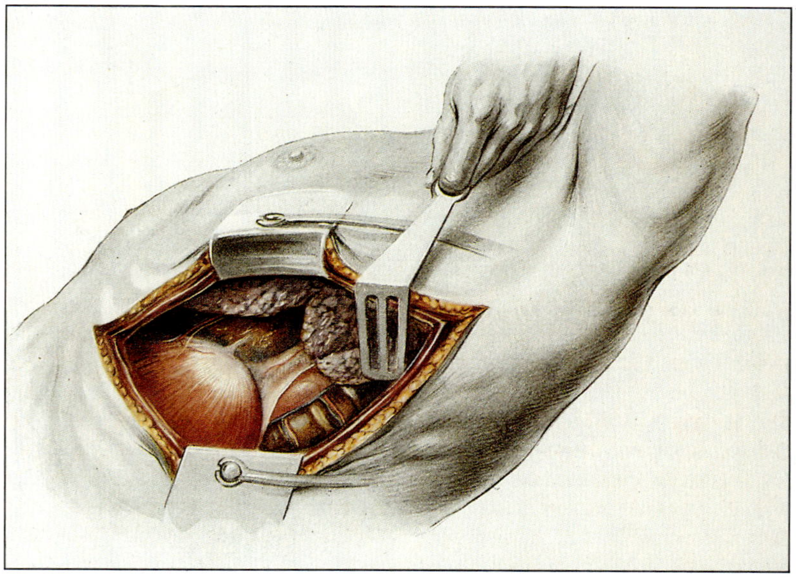

Breite Eröffnung der Brusthöhle durch Interkostalschnitt (Schnitt zwischen den Rippen); Abbildung aus Sauerbruchs Standardwerk »Die Chirurgie der Brustorgane«, 1. Band, das 1928 in dritter Auflage in Berlin erscheint

Arneth führt Blutbild in medizinische Diagnostik ein

1904. Der deutsche Internist Josef Arneth (1873–1955) veröffentlicht sein Buch »Die neutrophilen weissen Blutkörperchen bei Infektions-Krankheiten«. Darin unterteilt er die neutrophilen Leukozyten (weiße Blutkörperchen) nach der Gestalt ihres Kernes in verschiedene Gruppen und beschreibt das vermehrte Erscheinen jugendlicher Vorformen der neutrophilen Granulozyten (große weiße Blutkörperchen) in der Blutbahn des Körpers. Diese »Linksverschiebung« der weißen Blutkörperchen (»Leukozytose«) ist typisch für die Reaktion auf einen akuten Infekt oder andere schwere Störungen.

Das Arnethsche Leukozytenschema ist für die Diagnostik in der inneren Medizin, v. a. der Hämatologie (Lehre vom Blut), bedeutsam. So kommt es bei Erkrankungen des blutbildenden Systems, vor allem bei Leukämie (Blutkrebs), zu einer pathologischen Linksverschiebung. Arneth, der sich 1904 in Würzburg für innere Medizin habilitiert, wird 1907 ordentlicher Honorarprofessor für medizinische Propädeutik in Münster und Leiter der dortigen Inneren Klinik. Er vollbringt auf dem Gebiet der Hämatologie grundlegende Leistungen und führt das »Arnethsche Blutbild« in die Diagnostik ein. 1907 erscheint seine Studie über die Blutarmut: »Diagnose und Therapie der Anämien«, 1920 bis 1926 sein vierbändiges Werk »Die qualitative Blutlehre«.

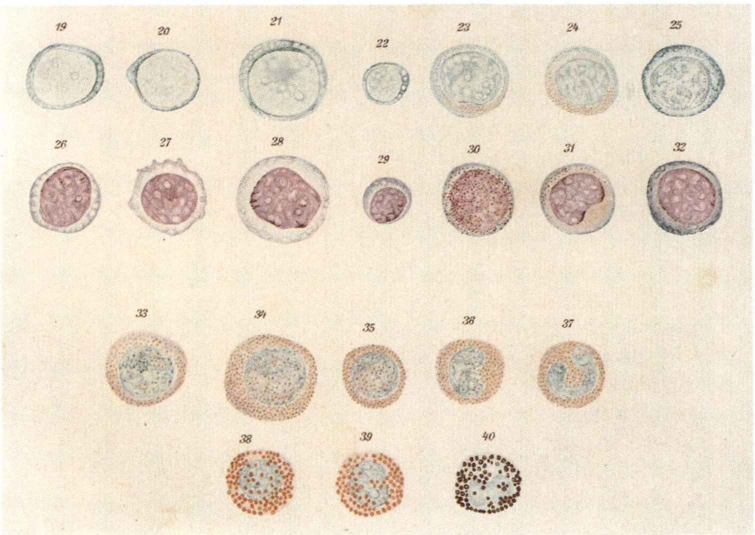

Pathologische Blutzellen (aus einem Lehrbuch für Diagnostik, 1913)

Medizinische Praxis:

Blutanalyse schon bald Routinesache

Die qualitative Analyse des »Blutbildes« unter dem Mikroskop wurde mit der von Paul Ehrlich (1854–1915) eingeführten Methode der Triacidfärbung (1877) möglich. Kurz nach der Jahrhundertwende erlebt die Hämatologie (Blutlehre) – u. a. durch Josef Arneth, Arthur Pappenheim (1870–1916), den Herausgeber der ersten hämatologischen Fachzeitschrift (»Folia haematologica«, ab 1904), und Otto Nägeli (1871–1938) – einen Aufschwung.

Neben der Zählung der Blutzellen, der Bestimmung des Anteils fester Bestandteile (Hämatokrit) und der Bestimmung des Blutfarbstoffs (Hämoglobinometrie), die methodisch bereits im 19. Jahrhundert entwickelt wurden, hält die »Blutkörperchen-Senkungsreaktion« (kurz: Blutsenkung, BKS) ab den 1920er Jahren Einzug in die Routinediagnostik. Als erster erwähnt Alf Vilhelm Westergren (1891–1968) diese heute noch praktizierte Methode.

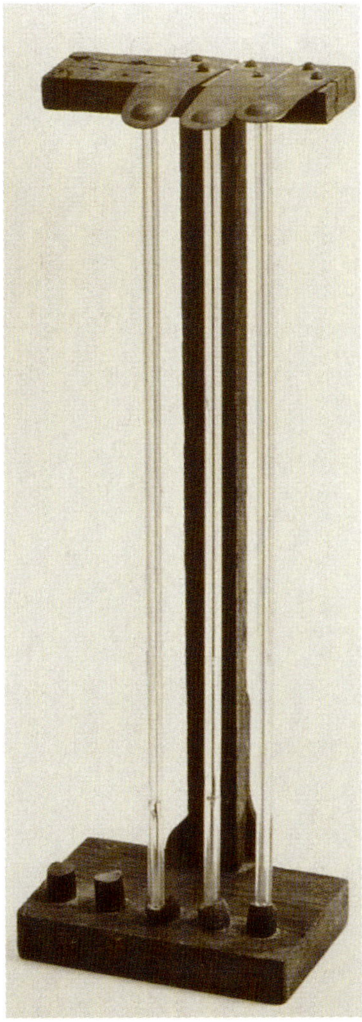

Von Westergren konstruiertes Gerät für die Blutsenkung

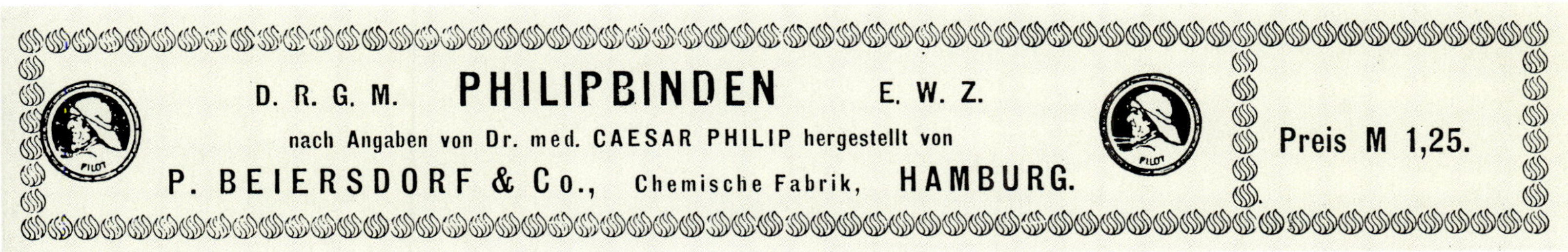

Packungsaufkleber der von der Firma Beiersdorf in Hamburg auf den Markt gebrachten »Philipbinden«; der luftdurchlässige Streifenverband dient in erster Linie zur Behandlung von Unterschenkelgeschwüren (1905).

»Leukoplast« und »Constriktionsbinde«: Neues Verbandmaterial und elastische Binden

1904. *Der deutsche Arzt Cäsar Philip beschreibt in seinem Artikel »Über Heftpflasterverbände bei Ulcus cruris« (Unterschenkelgeschwür), der in der Münchener medizinischen Wochenschrift erscheint, einen neuartigen Streifenverband, der in der Mitte von Pflastermasse freigehalten und durchlässig ist. Dieses Verbandmaterial gelangt durch die in Hamburg ansässige Firma P. Beiersdorf & Co. unter der Bezeichnung »Philipbinde« in den Handel. Daneben vertreibt das Hamburger Chemieunternehmen auch andere Heftpflaster, vor allem das bis heute bekannte »Leukoplast«. Hierzu gehört auch die »Constriktionsbinde«, die als elastische Pflasterbinde angeboten wird.*

Im Sanitätsbereich sowie zur Behandlung von Krampfaderleiden ist die »Klebrobinde« um 1910 in Gebrauch. Ihre Entwicklung geht auf die Versuche von Ferdinand Heuss während des Deutsch-Französischen Krieges 1870/71 zurück. Es handelt sich um eine elastische Krepprollbinde (ohne Kautschuk), die auf einer Seite mit Blei und harzigen Säuren bestrichen ist.

In den letzten Jahrzehnten des 19. Jahrhunderts kam es auch bei den chirurgischen Verbandmaterialien zu Neuerungen. Nach Einführung der antiseptischen Wundbehandlung durch den Glasgower Chirurgieprofessor Joseph Lister → 1867 (S. 302) setzte sich die Baumwolle in Form der antiseptischen Verbandwatte gegenüber der Leinwand (Scharpie) als Verbandmittel durch, insbesondere durch das Wirken des Tübinger Chirurgen Viktor von Bruns (1812–1883). Die Entwicklung der Verbandmaterialien wird v. a. durch die Erfordernisse der Feldchirurgie, u. a. im Ersten Weltkrieg, vorangetrieben.

1905

Der deutsche Zoologe Fritz Schaudinn entdeckt in Zusammenarbeit mit seinem Kollegen Erich Hoffmann den Syphiliserreger. Er nennt ihn zunächst »Spirochaeta pallida«, später »Treponema pallidum« (→ 1906/S. 360).

Der deutsche Lungenchirurg Ludolf Brauer legt den ersten Pneumothorax (»Gasbrust« = Einleitung von Luft in die Pleurahöhle) an. Mit dieser »Lungenkollapstherapie« (→ 6. 6. 1904/S. 356) soll die Heilung der Lungentuberkulose gefördert werden.

Der russische Militärarzt Nikolai Sergejewitsch Korotkow ergänzt die Blutdruckmessung des italienischen Internisten Scipione Riva-Rocci (→ 1896/S. 336) zur heute üblichen Methode, wobei Öffnung und Schluß der Armaterie durch Abhören mit dem Stethoskop bestimmt werden.

Der deutsche Internist Friedrich von Müller schlägt für degenerative Nierenleiden den Begriff »Nephrose« vor. Davon abgegrenzt werden die entzündliche Glomerulonephritis (Nierenentzündung, die die Glomeruli = Gefäßknäuel ergreift) und die ischämische Gefäß-Nephrosklerose (Nierenschrumpfung; nach Franz Volhard und Theodor Fahr).

Dem New Yorker Chirurgen Robert Abbe gelingt die erste strahlentherapeutische Heilung einer Patientin mit einem histologisch gesicherten Zervixkarzinom (Gebärmutterhalskrebs). → S. 358

Der Pariser Professor für Geburtshilfe Pierre-Constant Budin leitet den I. Internationalen Kongreß für Säuglingsschutz. Budin richtete vor der Jahrhundertwende bereits Mütterberatungsstellen ein, um die Säuglingssterblichkeit zu verringern. Nach seinem Vorbild entstehen 1905 die ersten beiden Mütterberatungsstellen in Deutschland (in München und Berlin), im Jahr 1910 gibt es bereits fast 200 solcher Stellen.

Die Pazifistin und Frauenrechtlerin Helene Stöcker gründet im Deutschen Reich den »Bund für Mutterschutz und Sexualreform«. 1921 gründet sie die »Internationale der Kriegsdienstgegner«.

16. 4. Der Chemiker Alfred Einhorn erhält ein Patent für das Procainhydrochlorid, das unter dem Namen »Novocain« in den Handel kommt. Es dient als Ersatzsubstanz für Kokain als Lokalanästhetikum. → S. 359

22. 6. In Berlin wird die »Gesellschaft für Rassenhygiene« von Alfred Ploetz gegründet. → S. 359

Gebärmutterkrebs mit Radium bestrahlt

1905. Der New Yorker Chirurg Robert Abbe (1851–1928) meldet die erste erfolgreiche Behandlung einer Patientin mit Hilfe der Radiumtherapie. Durch eine Kontaktbestrahlung ist es ihm gelungen, ein histologisch gesichertes Zervixkarzinom (Gebärmutterhalskrebs) zu heilen. Von einer weiteren Heilung berichtet Abbe im Jahr 1913. Er verwendet beide Male 70 mg Radium. Diese Krebstherapie ohne Operation, nur mit »Strahlen«, wirkt auf die zeitgenössischen Beobachter sensationell.

Die Strahlentherapie mit Radium wird in der Folgezeit vor allen Dingen in der Krebsbekämpfung eingesetzt. Nach Abbe experimentieren auch Ärzte in Frankreich und Schweden mit dieser Methode. Ab 1912 beginnt man in Deutschland, Erfahrungen auf dem Gebiet der Radiumtherapie zu sammeln. Die anfänglichen Hoffnungen werden jedoch enttäuscht, Dauerheilungen sind selten. Deswegen wird die Radiumtherapie mit der Röntgenbestrahlung, die in tiefere Schichten eindringen kann, kombiniert oder ganz von ihr abgelöst.

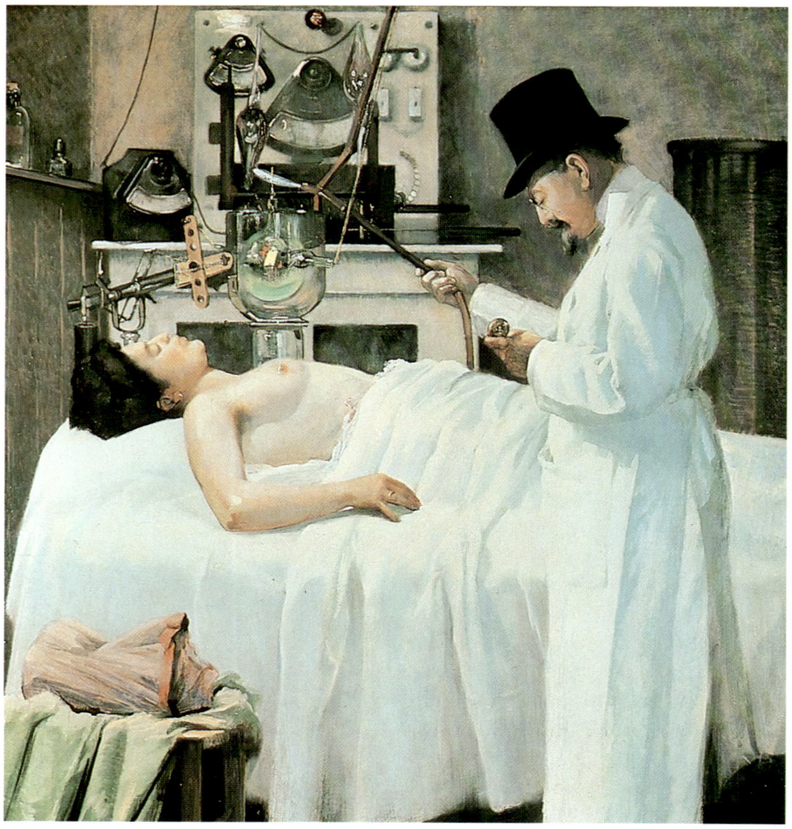

»Erster Krebsbehandlungsversuch des Dr. Chicotot« (Selbstbildnis des französischen Arztes, der sich bei einer Röntgenbestrahlung darstellt, 1908)

Medizinische Praxis:

Strahlentherapie gegen Geschwülste

Die Strahlentherapie wendet ionisierende Strahlen zu Heilzwekken an. Hierzu gehören vor allem die Röntgenstrahlen, die Strahlen radioaktiver Substanzen (Isotopentherapie) sowie die durch besondere Teilchenbeschleuniger (z. B. Betatron) ermöglichte Elektronentherapie, die (versuchte) Behandlung mit »Protonenstrahlen«. Im weiteren Sinne kann man unter Strahlentherapie auch die Anwendung von elektromagnetischen Schwingungen mit Strahlungseigenschaften verstehen, die eine geringere Frequenz als Röntgenstrahlen besitzen, wie elektrische Wellen (z. B. Kurzwellentherapie), Wärmestrahlen (Infrarottherapie), Sonnenlicht (Heliotherapie; → 1903/S. 354) und UV-Strahlen (UV-Therapie).

Die beiden klinischen Fachgebiete, die sich mit der Strahlentherapie im engeren Sinne befassen, sind die Radiologie (Strahlenheilkunde; früher »Röntgenologie«) und die Nuklearmedizin.

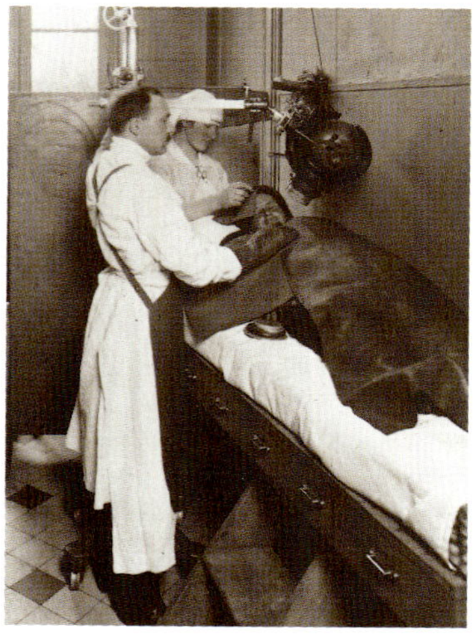

Behandlung mit Radium

Zu Beginn des 20. Jahrhunderts erlebt die Strahlentherapie durch Radium (»Radiumtherapie«) ihre Blütezeit. Die Radiumpräparate werden seinerzeit zur lokalen Therapie im Bereich der Dermatologie, Gynäkologie und Chirurgie eingesetzt. Sie eignen sich besonders zur Einführung in Körperhöhlen (Mund, Nase, Rachen, Kehlkopf, Speiseröhre, Magen, Vagina, Uterus etc.) sowie zur Einbringung in Tumorgewebe. Die Radiumtherapie wird – abgesehen von bestimmten Hauterkrankungen – vor allem gegen bösartige Geschwülste eingesetzt. Die Radium-Emanationstherapie in Form von Inhalationen, Trink-, Bade- und Spritzenkuren mit natürlichem oder künstlich hergestelltem radiumhaltigem Wasser ist als Heilmittel gegen chronische degenerative und entzündliche Erkrankungen (u. a. Rheuma) anfänglich in großer Mode. Die Euphorie über die Heilkraft der Strahlen weicht jedoch bald der Ernüchterung angesichts der Strahlenschäden (→ 1949/S. 486).

Novocain – Ersatz für Kokain gefunden

16. April 1905. Alfred Einhorn (1857–1917), Chemieprofessor an der Technischen Hochschule in München, erhält ein Patent für die von ihm entwickelte Ersatzsubstanz für Kokain: Das Procainhydrochlorid, das unter dem Markennamen »Novocain« von der Firma Hoechst in den Handel gebracht wird.

Es gehört zu einer Reihe von synthetischen Anästhetika, die um die Jahrhundertwende wegen der starken Suchtgefährdung durch Kokain (→ 14. 9. 1884/S. 324) entwickelt werden, wie z. B. das »Beta-Eucin« (um 1897 bei Schering/Berlin entwickelt), das »Stovain« (1907 von Poulenc frères/Paris in den Handel gebracht) und das »Alypin« (1905 von Fritz Hoffmann erfunden und ab 1907 von Bayer/Leverkusen vermarktet).

Der Leipziger Chirurg Heinrich Braun (1862–1934) führt das »Novocain« 1905 in den Operationssaal ein. Er spritzt es zusammen mit Adrenalin (»Suprarenin«) zur örtlichen Betäubung subkutan (unter die Haut). Die gefäßkontrahierende Wirkung von Suprarenin verhindert, daß das Novocain mit der Durchblutung vom gewünschten Ort der Einspritzung fortgeschwemmt wird. Damit ist eine sehr intensive und längere Zeit anhaltende Betäubung insbesondere der peripheren Nervenendigungen möglich, was vor allem für kleinere chirurgische Eingriffe sowie die Zahnheilkunde von großer praktischer Bedeutung ist. Ebenfalls 1905 veröffentlicht Braun sein Lehrbuch zur Lokalanästhesie.

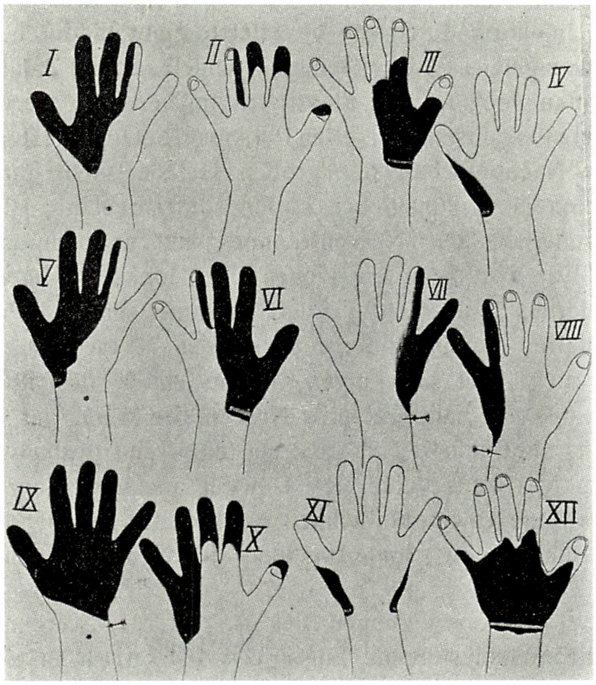

Lokalanästhetische Versuche von Heinrich Braun im Jahr 1902: Die schwarzen Stellen markieren den Ausfall der Hautempfindlichkeit, nachdem entsprechende Injektionen (Kokainlösung mit Suprarenin) in den Nervus medianus über dem Handgelenk injiziert wurden. (Heinrich Braun: »Die Lokalanästhesie, ihre wissenschaftlichen Grundlagen und praktische Anwendung«, 1905).

Lokalanästhesie immer vielfältiger

Chronik Stichwort

Nach der Entdeckung der lokalanästhetischen Eigenschaft des Kokain durch Carl Koller (→ 14. 9. 1884/S. 324) beschrieb der US-Amerikaner William Stewart Halsted (1852–1922) seine Methode der Leitungsanästhesie (1885), bei der das Betäubungsmittel in unmittelbarer Nähe der ins Operationsgebiet ziehenden Nervenstränge eingespritzt wird. Daran anknüpfend entwickelte der deutsche Kliniker Carl Ludwig Schleich (1859–1922) die Infiltrationsanästhesie (1892) ins Körpergewebe. Der US-Amerikaner James Leonard Corning (1855–1923) gab bereits 1886 viele zukünftige Anwendungsformen der **Lokalanästhesie** mit Kokain an, wie Gewebsinfiltration oder Rückenmarksanästhesie. Er bemerkte, daß bei Blutleere (z. B. durch Gliederabschnürung) die Betäubungswirkung stärker ausfällt.

»Gesellschaft für Rassenhygiene« in Berlin gegründet

22. Juni 1905. Der Mediziner und Privatgelehrte Alfred Ploetz (1860 bis 1940) gründet zusammen mit dem Ethnologen Richard Thurnwald (1869–1954) in Berlin die »Gesellschaft für Rassenhygiene«. Deren Zielsetzung ist es, die »Rassenhygiene« als wissenschaftliches Fach zu institutionalisieren. Ploetz setzte bereits 1895 den Begriff der »Rassenhygiene« an Stelle des v. a. in den angelsächsischen Ländern verwandten Terminus »Eugenik«. Es gelte, die gesunde »Vitalrasse« zu erhalten und durch Selektionsmaßnahmen im Sinne der »natürlichen Auslese« (→ S. 306) das »Rassenwohl« zu fördern.

1907 siedelt Ploetz nach München über und gründet dort eine weitere Ortsgruppe der »Gesellschaft für Rassenhygiene«, deren Vorsitzender der Hygiene-Professor Max von Gruber wird. Weitere Verbände entstehen 1910 in Freiburg unter der Leitung der später berühmten Eugeniker Eugen Fischer und Fritz Lenz sowie in Stuttgart. In diesem Jahr wird auch die Satzung der »Deutschen Gesellschaft für Rassenhygiene« verabschiedet, nachdem die Mitgliederzahl 1909 innerhalb eines Jahres von 200 auf rund 500 angestiegen ist.

1908 bildet sich in Großbritannien unter dem Vorsitz von Francis Galton (→ 1883/S. 327) die »Eugenics Education Society«, zu der die Berliner Gesellschaft Kontakte knüpft.

Das rassenhygienische Programm wird von vielen Ärzten akzeptiert und schließlich im Nationalsozialismus mit brutaler Konsequenz realisiert (→ 1. 1. 1934/S. 439).

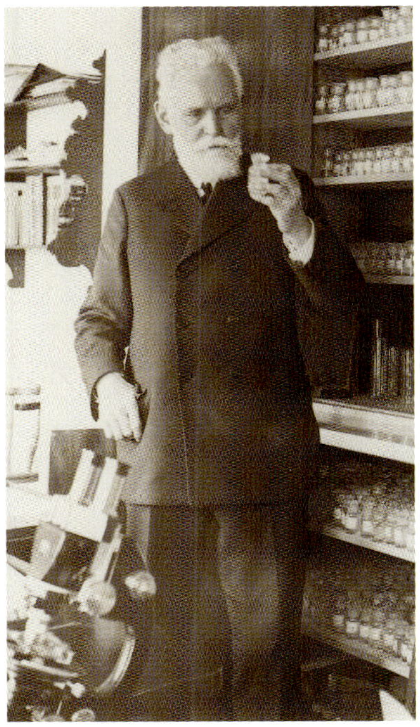

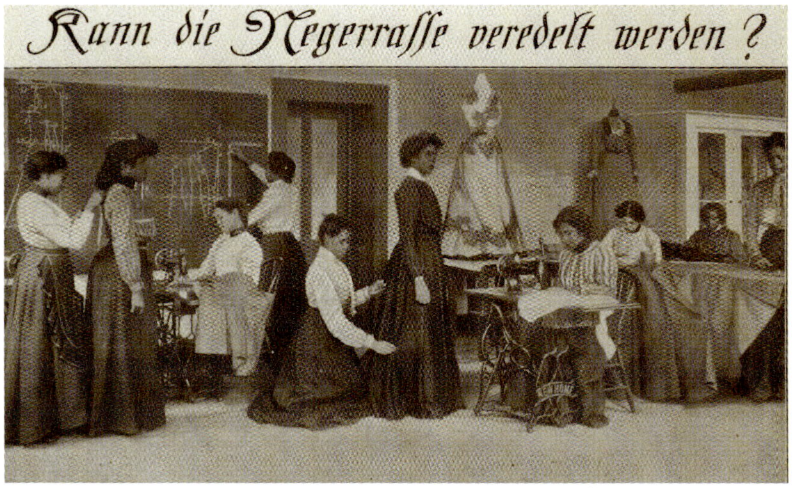

»Kann die Negerrasse veredelt werden?« Unter dieser Überschrift stellt die »Berliner Illustrirte Zeitung« 1907 das »Tuskegee-Institut« im US-Staat Alabama vor, in dem Schwarze in die »hohe Schule der Zivilisation« gehen.

◁ Der deutsche Arzt Alfred Ploetz – hier 1931 in seinem Mikroskopierzimmer – gründet 1905 die (ab 1910 Deutsche) Gesellschaft für Rassenhygiene.

1906

In der »Deutschen Medizinischen Wochenschrift« veröffentlichen der Bakteriologe August von Wassermann, der Dermatologe Albert Neisser und dessen Schüler Carl Bruck ihre epochemachende Methode, Syphilis aus dem Blutserum zu diagnostizieren, die »Wassermann-Reaktion«. → S. 360

Der britische Physiologe Charles Scott Sherrington begründet mit seiner grundlegenden Arbeit über die Reflexe des Nervensystems die moderne Neurophysiologie. → S. 361

Der Marburger Pathologe Ludwig Aschoff und sein japanischer Mitarbeiter Sunao Tawara erkennen die Funktion des Vorhof-Knotens als sekundäres Reizbildungszentrum des Herzens. → S. 364

In den USA wird das erste Gesetz zur Qualitätsüberwachung von Nahrungs- und Arzneimitteln verabschiedet. → S. 365

Die in Breslau wirkenden Kinderärzte Adalbert Czerny und Arthur Keller veröffentlichen eine wegweisende Studie über Ernährungsstörungen des Kindes. → S. 365

Der deutsche Internist Albert Fraenkel führt die intravenöse Strophanthinbehandlung bei Herzschwäche ein. → S. 365

In Großbritannien wird mit dem »Workmen's Compensation Act« die Haftpflicht des Arbeitgebers für jeden Arbeitsunfall eingeführt.

Das Rudolf-Virchow-Krankenhaus in Berlin wird nach mehrjähriger Bauzeit eröffnet. Es ist das erste Behandlungszentrum, das bei seiner Eröffnung bereits eine Röntgenabteilung besitzt. Es wird als eines der letzten Krankenhäuser in Deutschland im Pavillonsystem errichtet. Alle 21 Gebäude haben je zwei Krankensäle zu ebener Erde und sind eingeschossig – aus Furcht vor krankmachenden Ausdünstungen (→ S. 278).

März. In Leipzig wird unter der Leitung von Karl Sudhoff das erste medizinhistorische Institut der Welt eröffnet. → S. 363

3. 3. Albert Hoffa, ein Pionier der modernen Orthopädie, fordert »Krüppelheime« für körperbehinderte Kinder in Deutschland. → S. 366

1. 4. Die Regierung des Deutschen Reiches ordnet eine fortlaufende, umfassende Statistik der Straßenunfälle an. Im ersten Berichtsjahr (vom 1. 10. 1906 bis zum 30. 9. 1907) werden 4864 Unfälle gezählt, bei denen 145 Personen getötet und 2419 verletzt werden.

25. 9. Das Heidelberger »Institut für experimentelle Krebsforschung« wird eingeweiht. → S. 362

Syphiliserreger wird nachgewiesen

1906. Der Berliner Bakteriologe August von Wassermann (1866 bis 1925) findet gemeinsam mit dem Hautarzt Albert Neisser (1855–1916) und dessen Schüler Carl Bruck eine Methode, mit der eine bestehende Syphilisinfektion aus dem Blutserum nachgewiesen werden kann. 1905 haben Fritz Schaudinn und Erich Hoffmann den Erreger der Syphilis entdeckt.

Weil er nur mit Schwierigkeiten sichtbar zu machen ist, entzog sich der Syphiliserreger lange Zeit den forschenden Blicken der Bakteriologen. Damit war Syphilis eine der letzten Infektionskrankheiten, deren Verursacher noch unentdeckt geblieben waren.

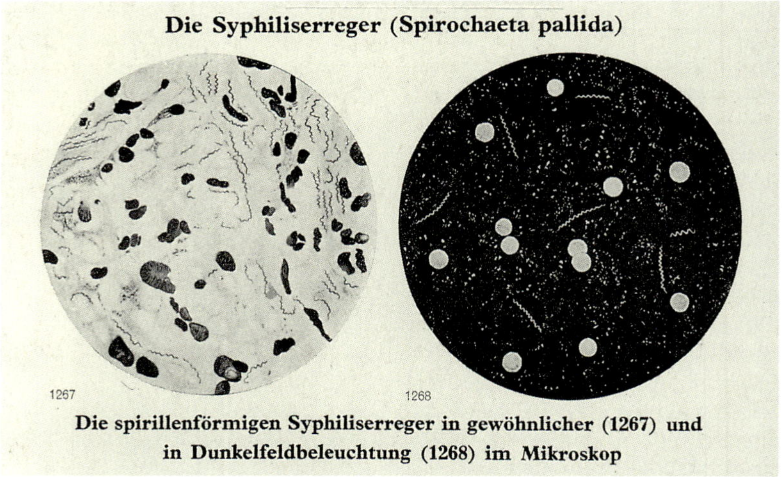

Der Syphiliserreger (Spirochaeta pallida; derzeit auch als »Spirillum« bezeichnet) im Mikroskop; links normale Beleuchtung, rechts im Dunkelfeld

Infektionskrankheiten im Vergleich

Krankheit	*1877–1879*	*1895–1897*
Diphtherie/Krupp	12 517	61 018
Scharlach	4 388	13 517
Syphilis	67 750	74 092
Tripper	23 344	53 587
Tuberkulose	50 511	112 462
Typhus	51 122	34 326

Zugang der Krankheitsfälle in allgemeinen deutschen Krankenhäusern

Anfang 1905 beauftragte der Präsident des Kaiserlichen Gesundheitsamtes in Berlin, Karl Julius Köhler, den Leiter des Protozoenlabors, Fritz Schaudinn, mit der Überprüfung einer angeblichen Entdeckung von Syphiliserregern. Dazu unternahm Schaudinn gemeinsam mit Erich Hoffmann von der Charité eine Reihe von Experimenten. Am 3. März 1905 fanden sie erstmals Spirochaeta pallida (auch: Treponema pallidum), den Erreger der Syphilis. Die Fachwelt reagierte zunächst skeptisch. Zahlreiche Nachuntersuchungen bestätigten aber die Richtigkeit von Schaudinns Ergebnissen.

Es folgte eine fieberhafte Suche nach Mitteln zur Syphilis-Diagnose und -Therapie. Einen sensationellen Erfolg kann nun Wassermann melden: Der Leiter der Abteilung für experimentelle Therapie und Serumforschung am Königlichen Institut für Infektionskrankheiten in Berlin veröffentlicht in der »Deutschen Medizinischen Wochenschrift« eine Methode, mit der Syphilis weitgehend zweifelsfrei diagnostiziert werden kann.

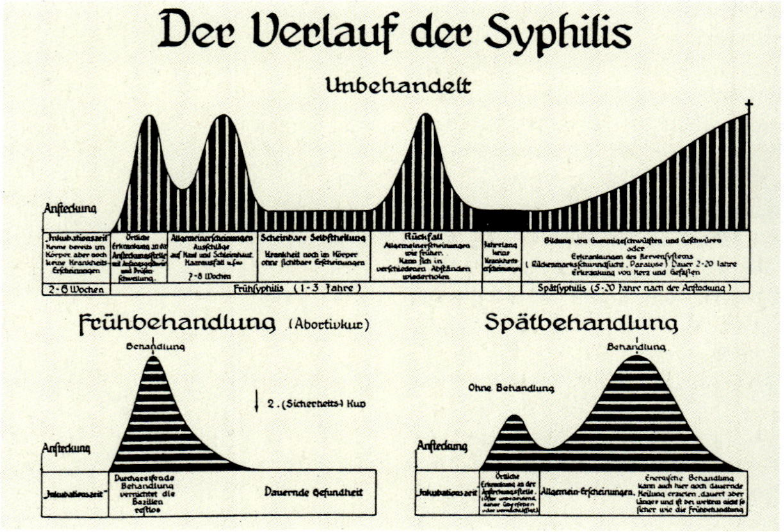

Die Verlaufskurve der Syphilis (zeitgen. Grafik); bei Frühbehandlung ist mit Heilung zu rechnen, die unbehandelte Syphilis führt zu schwersten Spätschäden.

Gemeinsam mit Albert Neisser, dem Entdecker des Tripper-Erregers Gonokokkus (1870), und dessen Schüler Carl Bruck ist Wassermann auf die Idee gekommen, die Komplementbindungsreaktion (→ S. 351) für den Syphilisnachweis einzusetzen. Das Blutserum Erkrankter wird dabei mit vorbereitetem Tierblut vermischt. Sind Antikörper im Blut des Patienten vorhanden, so zeigt sich eine typische Reaktion, die mit großer Sicherheit auf eine Syphiliserkrankung verweist. So kann die Krankheit bereits im Primärstadium ab der fünften bis sechsten Woche nach der Infektion festgestellt werden.

Da das Primärstadium sehr unauffällig verlaufen kann und die Syphilis auch im fortgeschrittenen Stadium – vor allem durch die Latenzzeiten – häufig nur schwierig nachzuweisen ist, kommt der Diagnose mittels serologischer Reaktion entscheidende Bedeutung zu. Bei der Therapie erweist sich die Wassermannsche Reaktion als Instrument, um den Stand der Erkrankung zu kontrollieren.

Zur Behandlung der Syphilis diente von alters her das Quecksilber – zuerst in Form von Schmierkuren, später als Einspritzung. Diese Syphilis-Therapie, die erhebliche Nebenwirkungen wie Nieren- und Nervenschädigungen hat, erhält 1910 (→ 3. 3. 1910/S. 374) Konkurrenz durch das von Paul Ehrlich und Sahatschiro Hata entwickelte »Salvarsan«. Das Mittel ist wesentlich wirkungsvoller als Quecksilber und wird erst in den 40er Jahren durch Penicillin verdrängt.

Ursprung der »Lustseuche«

Chronik Rückblick

In seiner Arbeit »Der Ursprung der Syphilis« (1901) stellt der Berliner Dermatologe und Sexualwissenschaftler Iwan Bloch (1872–1922) fest, daß die Geschlechtskrankheit Syphilis um 1493/94 von der Mannschaft des Amerika-Entdeckers Christoph Kolumbus nach Europa eingeschleppt worden sei. Eine frühere Erklärung geht noch weiter; Syphilis sei ursprünglich eine Krankheit der Lamas gewesen. Indianer hätten durch Geschlechtsverkehr mit den Tieren die Krankheit unter den Menschen verbreitet. Keine der beiden Hypothesen konnte bislang bewiesen werden. So bleibt der Ursprung der Syphilis weiterhin ungewiß (→ S. 140).

400 Jahre hat es gedauert, bis die »Lustseuche« bakteriologisch identifiziert war. Syphilis, Tripper und weicher Schanker wurden zunächst nicht eindeutig voneinander unterschieden. Noch 1767 glaubte der schottische Chirurg John Hunter (1728–1793) den Beweis für die Identität von Syphilis und Tripper gefunden zu haben. Er infizierte sich in einem Selbstversuch mit Tripper-Erregern und gleichzeitig – ohne es zu ahnen – mit Syphilis. Erst 1838 wies der Franzose Philippe Ricord die Eigenständigkeit von Tripper und Syphilis nach und stellte die Dreistadientheorie für den Verlauf der Syphilis auf. Léon Bassereau unterschied 1852 den weichen vom harten (syphilitischen) Schanker.

Mit Albert Neissers Entdeckung des Tripper-Erregers 1870 begann das eigentliche wissenschaftliche Studium der Geschlechtskrankheiten. Ilja I. Metschnikow übertrug 1903 die Syphilis vom Menschen auf den Affen. Er schuf damit die Grundlage für die Erforschung der Krankheit im Tierexperiment – eine wichtige Voraussetzung für die Erfolge von Fritz Schaudinn und August von Wassermann (s. l.).

Die hirnorganischen Spätfolgen der Syphilis betreffen um 1900 rund ein Drittel der Insassen psychiatrischer Anstalten.

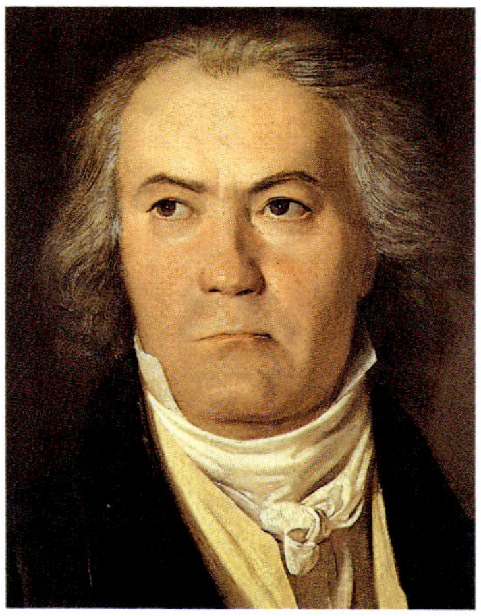

Syphilitiker: Ludwig van Beethoven (Ferdinand Georg Waldmüller, 1823)

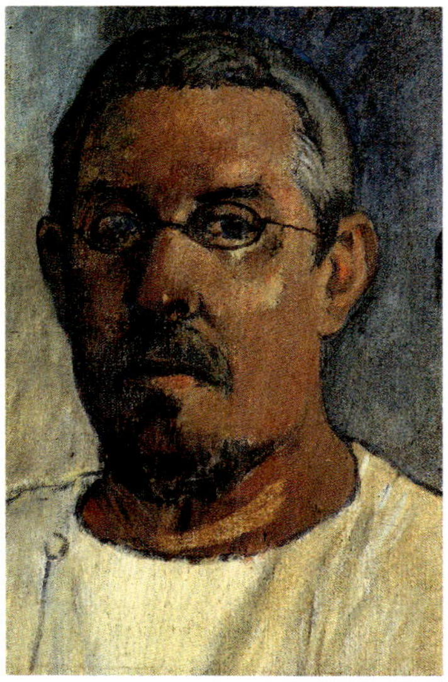

Syphilitiker: Paul Gauguin (letztes Selbstbildnis, 1903)

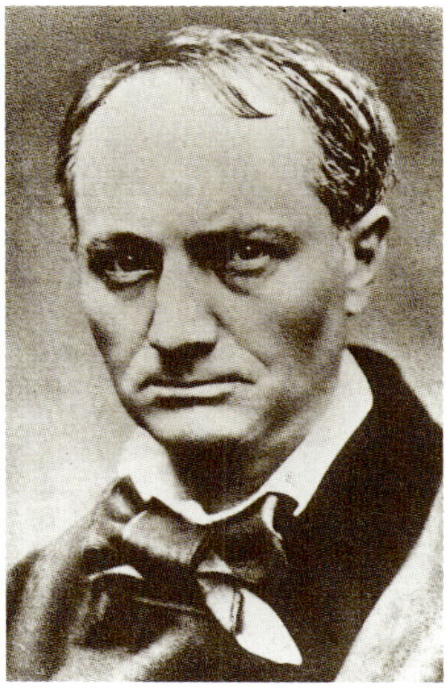

Syphilitiker: Charles Baudelaire (Porträtaufnahme von Nadar)

Forschungen über Nerven

1906. Der britische Physiologe Charles Scott Sherrington (1857 bis 1952) begründet mit seinem Buch »The Integrative Action of the Nervous System« (Die integrative Leistung des Nervensystems) die moderne Neurophysiologie.

Es enthält u. a. Sherringtons tierexperimentelle Studien über Reizung und Ausschaltung bestimmter Areale der Hirnrinde. Er kann zeigen, daß die feineren Bewegungen der Finger eine größere Fläche der Repräsentanz auf der Hirnrinde einnehmen als die gröberen Bewegungen der rumpfnahen Gelenke. Entsprechend verläuft die Besserung der Symptomatik nach einer Verletzung vom rumpfnahen zum rumpffernen Teil der Glieder, was dem Verlauf einer Hemiplegie (motorische Lähmung einer Körperseite) beim Menschen (z. B. nach einem Schlaganfall) entspricht.

Sherrington beginnt mit seinen Forschungen über die motorische und sensorische Segmentation des Rückenmarks in den 1890er Jahren als Professor am Londoner Brown Institute, einer tierklinischen Forschungseinrichtung. So analysierte er 1892 systematisch alle vorderen (motorischen) Rückenmarkswurzeln, um die genaue Innervation der jeweiligen Muskeln zu bestimmen. 1894 grenzte er die Hautareale voneinander ab, die von jeweils einer dorsalen (hinten gelegenen, sensorischen) Rückenmarkswurzel abhängen. Durch die Unterbrechung der vorderen bzw. hinteren Rückenmarkswurzeln kann Sherrington zeigen, daß die zu den Muskeln ziehenden Nerven sowohl einen motorischen als auch einen sensorischen Anteil haben. 1898 beschrieb er die »Enthirnungsstarre«, die spastische Streckhaltung am dezerebrierten Affen. Als Professor in Liverpool (ab 1895) und später in Oxford (ab 1913) erforscht er vor allem die Reflextätigkeit. Später faßt er mit Edward George Tandy Liddell (1895–1981) die Forschungsergebnisse zum Muskeldehnungsreflex zusammen: »Reflexes in response to stretch (myotatic reflexes)« (Reflexe auf Dehnung; 1924), die für Neurophysiologie wie Neuropathologie gleichermaßen wichtig sind. Zusammen mit seinem britischen Kollegen Edgar Douglas Adrian erhält Sherrington 1932 den Nobelpreis. Die bedeutendste neuroanatomische Leistung für das 20. Jahrhundert vollbringt der spanische Histologe Santiago Ramón y Cajal (1852–1934), der ab 1892 die Neuronentheorie (Lehre von der Verschaltung der Nervenzellen) entwickelt und 1906 zusammen mit Camillo Golgi (1844–1926) den Nobelpreis erhält.

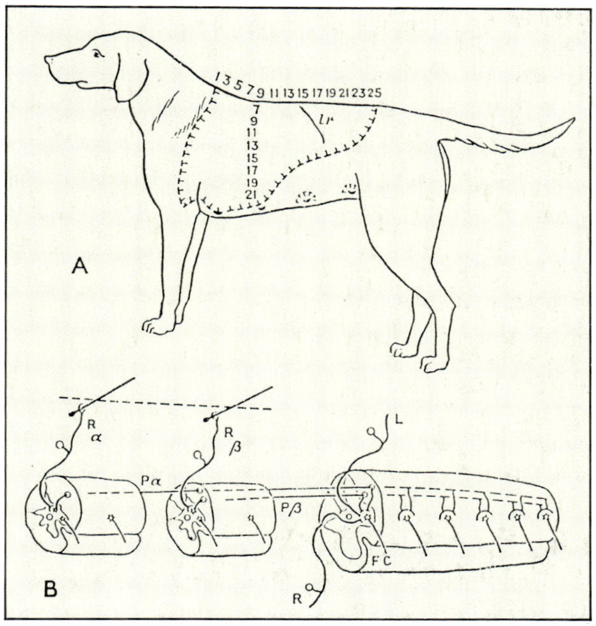

Vom Hautareal des Versuchshundes kann ein Kratzreflex am Hinterbein ausgelöst werden (aus Sherringtons Buch).

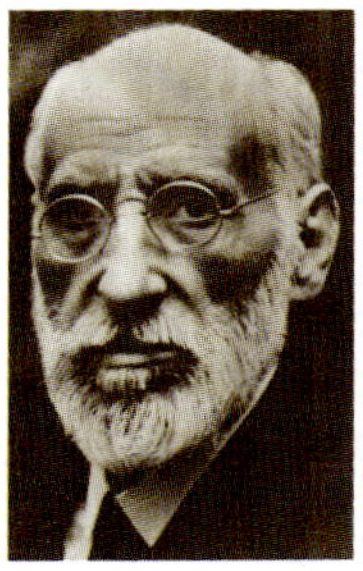

Santiago Ramón y Cajal (1852–1934) erhält für seine neuroanatomischen Forschungen 1906 den Nobelpreis.

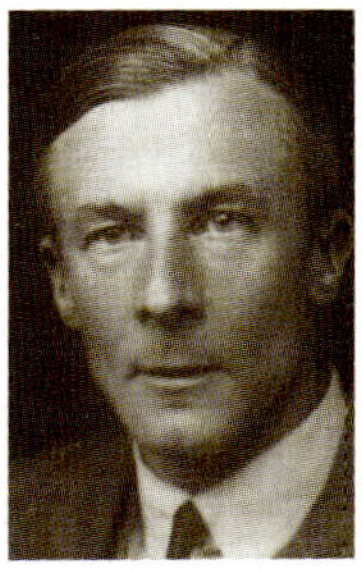

Edgar Douglas Adrian (1889–1977) knüpft an Ramoń y Cajals Arbeiten über die Neurone an (Nobelpreis 1932).

Krebsforschungsinstitut Heidelberg wird eröffnet

25. September 1906. In Heidelberg wird das »Institut für experimentelle Krebsforschung« in Gegenwart von Großherzog Ludwig und Großherzogin Luise von Baden sowie zahlreichen diplomatischen Vertretern und Wissenschaftlern aus dem In- und Ausland eingeweiht. Damit verbunden ist die Eröffnung der ersten Internationalen Konferenz für Krebsforschung, die am 26. und 27. September im Institut von Paul Ehrlich in Frankfurt am Main fortgesetzt wird.

Der Initiator des Projektes ist der Heidelberger Chirurg Vincenz Czerny (1842–1916), der jahrelang für die Kombination einer Heil- und Pflegeanstalt für Krebskranke mit einem Forschungsinstitut gekämpft hat. 1906 zieht sich Czerny vom Chirurgischen Lehrstuhl zurück, um sich ausschließlich der Leitung des neuen Krebsforschungsinstitutes zu widmen.

Dieses besteht aus einer biologisch-chemischen und einer histo-parasitologischen Abteilung, jeweils ausgestattet mit vier Planstellen für einen selbständigen Direktor, einen Assistenten, einen Tierpfleger und einen Institutsdiener. Die Ställe für die Versuchstiere werden gemeinsam unterhalten. Vincenz Czerny strebt »die enge Verbindung der Arbeit am Krankenbett mit der wissenschaftlichen Forschung« an.

Heidelberg besitzt damit das bedeutendste Krebsinstitut, das in Deutschland nach der Jahrhundertwende entsteht. Zuvor wurde bereits am 8. Juni 1903 auf Initiative Ernst von Leydens (1832 bis 1910) an der Berliner Charité eine Abteilung für Krebsforschung eröffnet. Sie besteht zunächst aus zwei Krankenbaracken für je zehn männliche und zehn weibliche Krebskranke sowie einer Laboratoriumsbaracke.

Ende 1912 wird auf Initiative des Ärztlichen Direktors des Allgemeinen Krankenhauses Eppendorf, Ludolf Brauer, das »Hamburger Forschungsinstitut für Krebs und Tuberkulose e. V.« gegründet, das in zwei Pavillons untergebracht ist.

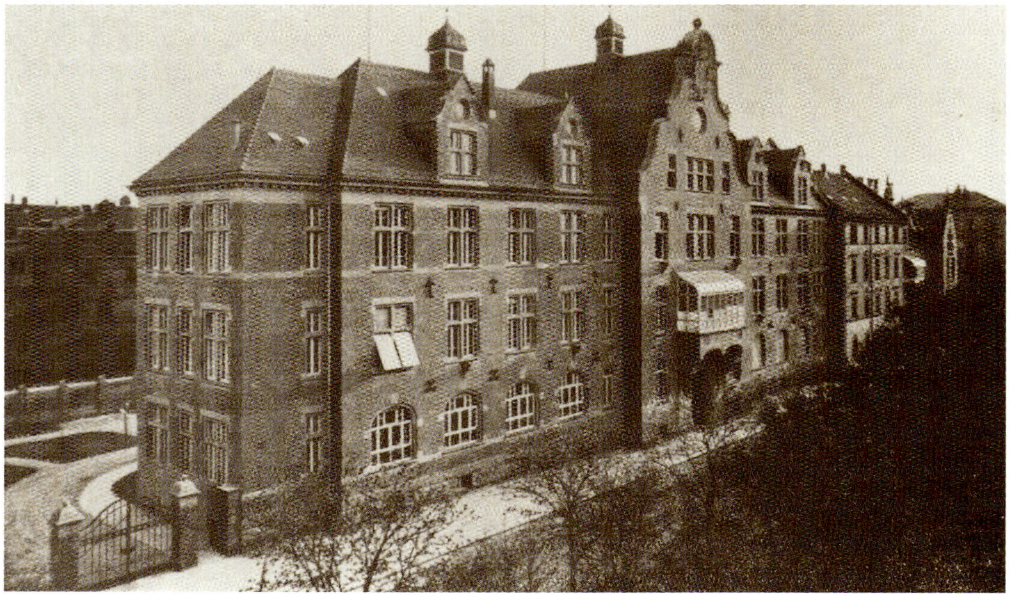

Das Heidelberger Institut für experimentelle Krebsforschung, das von dem Chirurgen Vincenz Czerny 1906 gegründet wird; hier Ansicht der Nordseite (aus einer Publikation von Czerny aus dem Jahr 1912). Dieses Institut kann als ein Vorläufer des Deutschen Krebsforschungszentrums gelten, das am → 28. Januar 1964 (S. 524) gegründet wird.

»Hoffnung bei den verzweifelten Kranken aufrechterhalten«

Chronik Zitat

Zur feierlichen Eröffnung des »Instituts für experimentelle Krebsforschung« in Heidelberg am 25. September 1906 schreibt dessen Leiter, der Chirurg Vincenz Czerny, in einem Artikel:

»Das Heidelberger Institut für Krebsforschung ist auf der reellen Grundlage der bis jetzt am besten erprobten chirurgischen Behandlungsmethode aufgebaut . . . Wir wollen aber die Klinik in Verbindung bringen mit einem Institut für experimentelle Pathologie, die die Aufgabe hat, den Krebs an Tieren zu studieren und die Erfahrungen, die im Laboratorium gereift sind, auf die menschliche Heilwissenschaft zu übertragen. Das Institut besteht demzufolge aus einem modernen Krankenhaus – dem Samariterhaus –, das eine Abteilung des akademischen Krankenhauses bildet, und einer wissenschaftlichen Abteilung, die wieder in einen biologisch-chemischen und einen anatomisch-parasitologischen Teil zerfällt . . . Unter dem Personal der Forschungsanstalt sind Baden, Bayern, Hessen, Preußen, Österreich, Schweden und Nordamerika vertreten als Ausdruck der Tatsache, daß das Institut allen Nationen zugute kommen soll.« Nachdem das »Samariterhaus« regen Zulauf von Kranken zu verzeichnen hat, ist die anfangs von Kritikern prophezeite »Scheu vor der Krebsklinik« überwunden.

Vincenz Czerny schildert 1912 seine Auffassung über die Belegung von Krebskliniken:

»Ich glaube, daß man in einem Krebsinstitut nicht allein unheilbare Carcinome und Sarkome aufnehmen soll, sondern daß auch zweifelhafte Fälle, gutartige Tumoren, aber namentlich noch heilbare Anfangsformen des Krebses hineingehören, damit die Anstalt nicht zu ausschließlich den Charakter einer Siechenanstalt aufgeprägt erhält und damit durch die geheilten Fälle der Mut und die Hoffnung der Pflegebefohlenen und die Arbeitsfreudigkeit des Pflegepersonals aufrechterhalten wird. Denn es darf nicht vergessen werden, wie deprimierend und lähmend auf die Ärzte und Krankenpfleger ein Saal voll sterbender Todeskandidaten einwirkt. Ärzte und Pflegerinnen müssen selbst Hoffnung haben, um Optimisten bleiben zu können und auch die Hoffnung bei den verzweifelten Kranken aufrechtzuerhalten.«

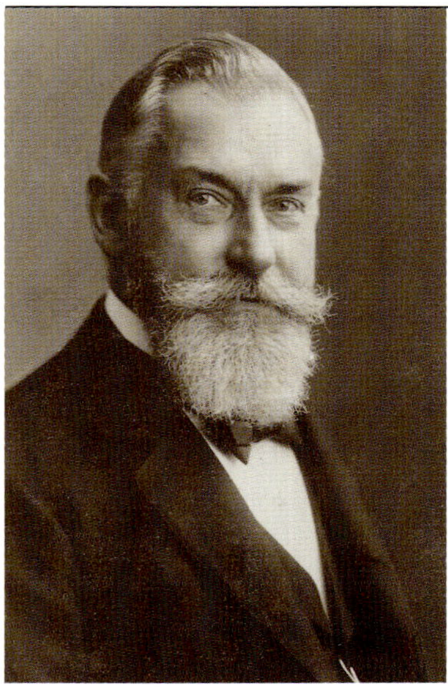

Pionier moderner Krebsforschung
Vincenz Czerny wurde am 19. November 1842 in Trautenau (Böhmen) geboren. Er studierte in Prag und Wien Medizin, wo er 1866 promovierte. 1868 wurde er Assistent bei Theodor Billroth (→ 29. 1. 1881/S. 318). Unmittelbar nach der Habilitation in Wien 1871 wurde er als Ordinarius für Chirurgie nach Freiburg im Breisgau, und 1877 nach Heidelberg berufen. Er hat eine Reihe von Operationsmethoden, insbesondere auf dem Gebiet der Bauchchirurgie und der plastischen Chirurgie, verbessert bzw. neu eingeführt. Czerny gehört zu den Pionieren der modernen Krebsforschung. Am 3. Oktober 1916 stirbt er an Leukämie (Foto von 1901).

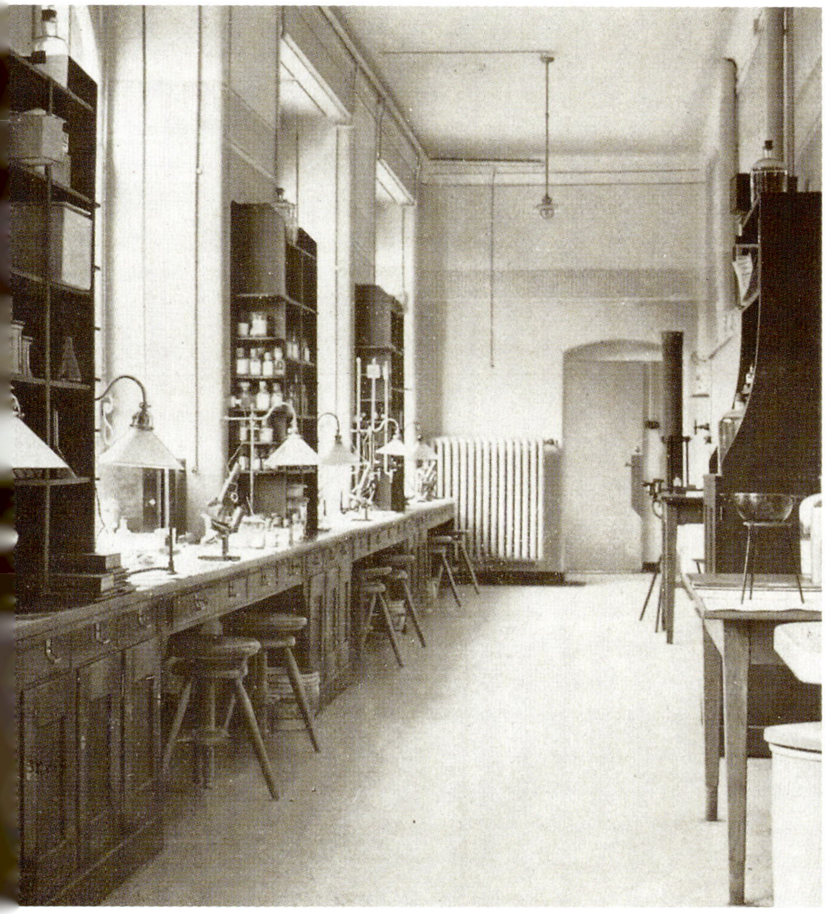

Das klinische Labor des »Samariterhauses« für Krebskranke in Heidelberg präsentiert sich auf dem neuesten Stand der Diagnostik.

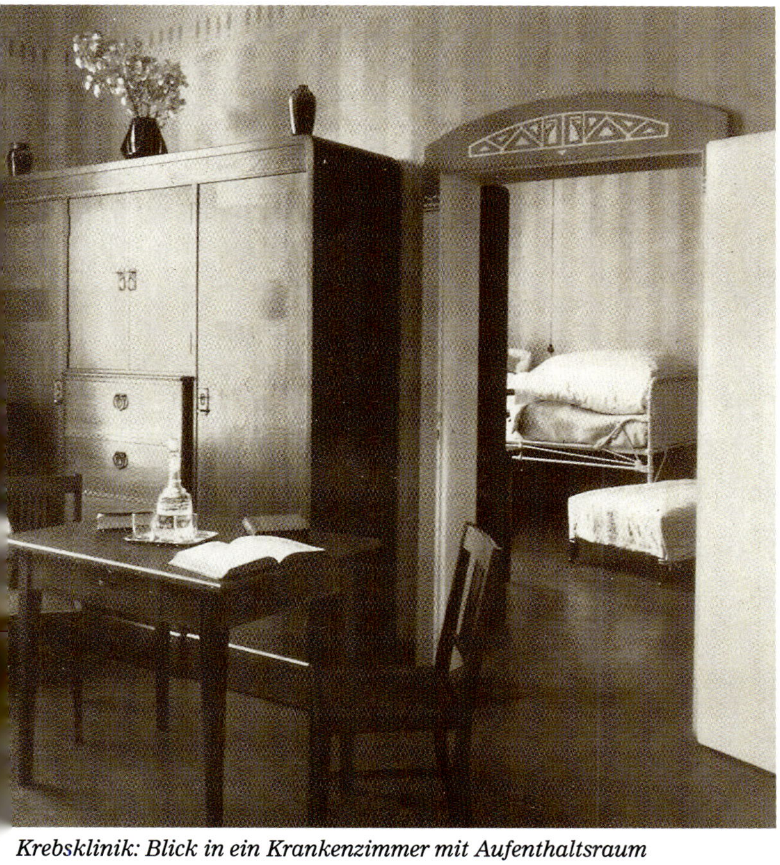

Krebsklinik: Blick in ein Krankenzimmer mit Aufenthaltsraum

Medizingeschichte als Fach

März 1906. Karl Sudhoff (1853 bis 1938), der kurz zuvor berufene Professor für Geschichte der Medizin, bezieht im ersten Stock des mathematisch-mineralogischen Instituts in Leipzig sieben Räume mit insgesamt 160 m^2 Grundfläche: Das erste medizinhistorische Institut der Welt wird eröffnet. Die Medizingeschichte als Universitätsfach im Rahmen der Medizinischen Fakultät ist damit in Deutschland etabliert.

Voraussetzung für die Leipziger Gründung ist der Nachlaß des Wiener Medizinhistorikers Theodor Puschmann (1844 bis 1899), der in Leipzig Privatdozent für Medizingeschichte war. Die »Puschmann-Stiftung zur Förderung wissenschaftlicher Arbeiten auf dem Gebiete der Geschichte der Medizin« ermöglichte die Berufung von Karl Sudhoff.

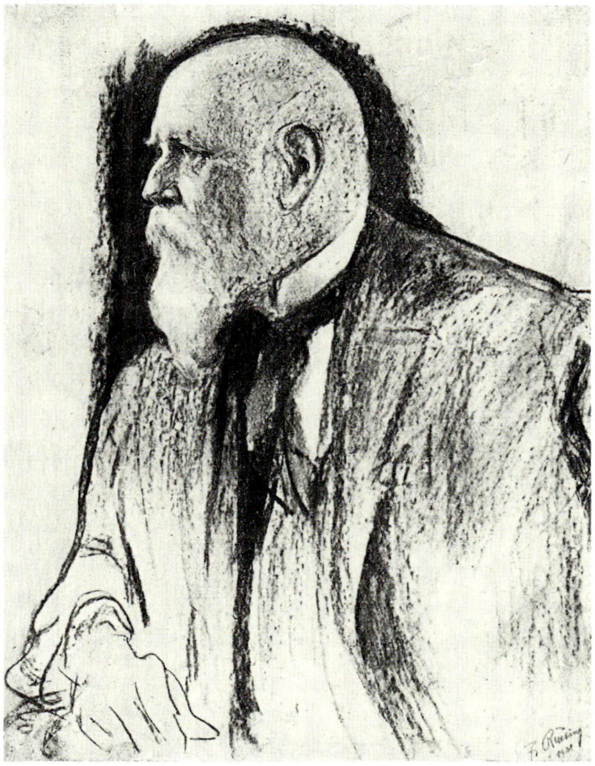

Der deutsche Medizinhistoriker Karl Sudhoff gründet 1905 das erste Institut für Geschichte der Medizin in der Welt.

Sudhoff, am 26. November 1853 in Frankfurt am Main geboren, promovierte 1875 in Erlangen und war als praktischer Arzt an verschiedenen Orten, u.a. von 1883 bis 1905 in Hochdahl bei Düsseldorf tätig. Bevor Sudhoff 1905 nach Leipzig ging, hat er sich als Paracelsus-Forscher einen Namen gemacht. In Leipzig baut Sudhoff eine bedeutende Fachbibliothek auf und begründet eine Sammlung. Er publiziert ungefähr 900 Arbeiten, darunter die 14bändige Standardausgabe der medizinischen und naturphilosophischen Werke des Paracelsus, die heute noch im Gebrauch ist.

Leipzig wird in den folgenden Jahren zu einem Zentrum der deutschen und internationalen Medizin- und Wissenschaftsgeschichte. Namhafte Medizinhistoriker, wie Henry E. Sigerist (1891–1957), der 1925 die Nachfolge von Sudhoff antritt und 1932 als Nachfolger von William Henry Welch den Lehrstuhl für Medizingeschichte an der John Hopkins University in Baltimore (Maryland) in die USA geht, wirken in Leipzig.

1901 – fünf Jahre vor der Eröffnung des Leipziger Institutes – wurde die »Deutsche Gesellschaft für Geschichte der Medizin und der Naturwissenschaften« in Hamburg gegründet. Sie ging zurück auf die Initiative Karl Sudhoffs, der erster Vorsitzender wurde, sowie des Berliner Medizinhistorikers Julius Leopold Pagel und des Baseler Professors für physikalische Chemie und Chemiehistorikers Georg W. A. Kahlbaum. Diese älteste medizin- und wissenschaftshistorische Vereinigung im deutschsprachigen Raum existiert heute unter dem Namen »Deutsche Gesellschaft für Geschichte der Medizin, Naturwissenschaft und Technik e. V.« mit mehr als 700 Mitgliedern.

Im September 1907 erscheint das erste Heft des von Karl Sudhoff herausgegebenen »Archivs für Geschichte der Medizin« (ab 1929 »Sudhoffs Archiv . . .«), das bis heute als medizinhistorische Fachzeitschrift besteht.

Der Reizleitung des Herzens auf der Spur

1906. Der deutsche Pathologe Ludwig Aschoff (1866–1942) und sein japanischer Mitarbeiter Sunao Tawara (1873–1952) erkennen im Vorhof-Knoten (Atrioventrikularknoten) das (sekundäre) Reizbildungszentrum des Herzens. Tawara beschreibt in seiner Monographie 1906 exakt das »Reizleitungssystem des Säugethierherzens«. Damit ist die physiologische Bedeutung von bestimmten bereits früher bemerkten spezifischen Fasern und Knoten aufgeklärt.

Ein Jahr später beschreiben die beiden Briten Arthur Keith (1866 bis 1955) und Martin William Flack (1882–1931) den Sinusknoten (Keith-Flack-Knoten), ein kommaförmiges Gebilde von spezifischem Herzmuskelgewebe zwischen der Mündung der oberen Hohlvene ins Herz und dem rechten Herzohr, von dem aus unter dem Epikard (Teil des Herzbeutels) Fasern nach unten ziehen. Hierbei handelt es sich um das primäre Zentrum der Reizbildung, das für den Eigenrhythmus der Herzaktion verantwortlich ist – als ein vom übrigen Nervensystem unabhängiger (physiologischer) Schrittmacher.

Bereits 1839 erwähnte der tschechische Physiologe und Anatom Johannes Evangelista Ritter von Purkinje (1787–1867) besondere Fasern an den Innenwänden des Schafherzens, die sog. Purkinje-Fasern, die erst jetzt, nach der Jahrhundertwende, als Teile des Reizleitungssystems identifiziert werden. 1893 machte der Leipziger Internist Wilhelm His (1863–1934) ein besonderes Muskelbündel aus, das von den Vorhöfen zu den Herzkammern zieht (»His-Bündel«).

Im Jahr 1913 beschreibt der Brite Albert F. S. Kent (1863–1958) ein zusätzliches Muskelbündel der Erregungsleitung, das im frühen Embryonalstadium des Menschen physiologisch ist (»bundle of Kent«) und eine unmittelbare Erregung der Herzkammern vom Sinusknoten her ermöglicht.

Damit ist im ersten Jahrzehnt des 20. Jahrhunderts das Erregungsleitungssystem des Herzens, dessen Aktion sich im Elektrokardiogramm widerspiegelt, grundsätzlich morphologisch, d. h. vom Aufbau her, aufgeklärt: Ein besonderes Muskelsystem des Herzens, das nervöse Funktionen übernimmt, ist für die Erregungsbildung und -ausbreitung verantwortlich. Die Erregung geht vom Sinusknoten aus, verläuft über die Vorhöfe, erfährt im AV-Knoten (»Aschoff-Tawara-Knoten«) eine Verzögerung und wird dann über das »His-Bündel« und den linken und rechten »Tawara-Schenkel« sowie die »Purkinje-Fasern« in die Kammermuskulatur weitergeleitet.

Das Verhältnis des Pathologen Ludwig Aschoff zu seinem Kollegen Sunao Tawara ist beispielhaft für die Zusammenarbeit der Deutschen und Japaner auf medizinischem Gebiet. Aschoff habilitierte sich 1894 für pathologische Anatomie in Göttingen und folgte 1903 einem Ruf auf den entsprechenden Lehrstuhl in Marburg. 1906 übernimmt er den Lehrstuhl in Freiburg im Breisgau. Tawara, der an der Kaiserlichen Universität in Tokio 1901 seinen medizinischen Doktortitel erwarb, ging von 1903 bis 1906 zum Studium der Pathologie und pathologischen Anatomie zu Aschoff nach Marburg. Hier entstanden in Kooperation mit Aschoff die Arbeiten zur Anatomie und Pathologie des Herzens, die Tawaras Namen weltbekannt machen. Nach seiner Rückkehr nach Japan 1906 wird Tawara zum Professor für Pathologie in Fukuoka ernannt. Im selben Jahr erscheint sein zusammen mit Aschoff in deutscher Sprache verfaßtes Buch »Die heutige Lehre von den pathologisch-anatomischen Grundlagen der Herzschwäche«.

Tawara ist nur einer von zahlreichen japanischen Medizinern, die ihre Forschungsarbeiten in Deutschland fortsetzen (s. r.).

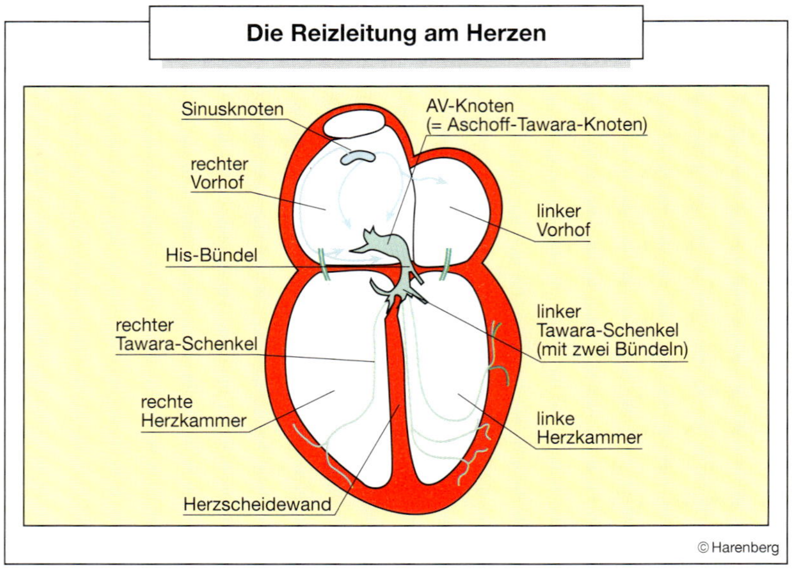

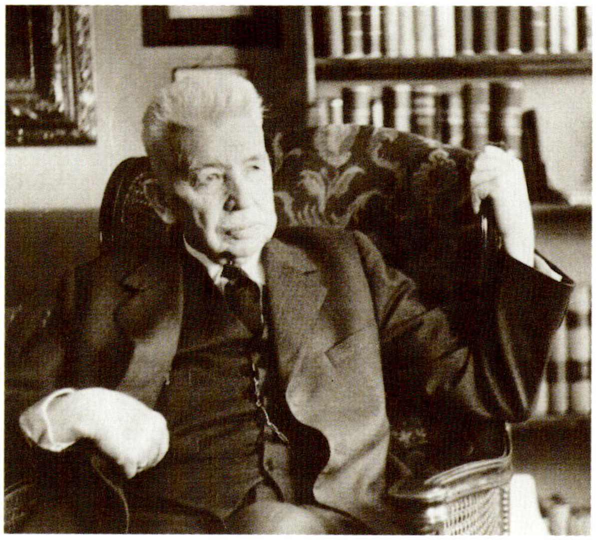

◁ *Der deutsche Pathologe Ludwig Aschoff (1866 bis 1942), der von 1906 an in Freiburg im Breisgau lehrt; zu seinen wichtigsten Leistungen gehört die Beschreibung des Reizleitungssystems im Herzen (Aschoff-Tawara-Knoten) und seine Studien zur immunologischen Abwehr (Foto vom Mai 1940).*

Japaner studieren in Deutschland

Chronik Rückblick

Nach der ersten Begegnung Japans mit der europäischen Medizin durch portugiesische Missionsärzte im 16. Jahrhundert waren es – vom 17. bis weit ins 19. Jahrhundert hinein – vor allem die Mediziner der Niederländischen Ostindischen Kompagnie, welche die westliche Medizin in Japan einführten. Unter ihnen befanden sich auch zahlreiche Deutsche, wie Engelbert Kaempfer (1651–1716) und der Arzt und Gelehrte Philipp Franz von Siebold (1736–1866).

Nach dem Sturz der Tokugawa-Dynastie und der Aufhebung der Isolierung Japans 1867/68 kam es zu einer Neuorientierung auch in der Medizin. 1869 schlugen die Rektoren der Universität in Tokio vor, den medizinischen Unterricht nach deutschem Vorbild zu gestalten. Nach Beendigung des Deutsch-Französischen Krieges trafen die beiden preußischen Militärärzte Leopold Müller und Theodor Eduard Hoffmann, die späteren Leibärzte des Tenno, am 23. August 1871 in Jokohama ein. Eine Reihe von Kollegen folgten ihnen. So erhielt z.B. der Chirurg Emil August Wilhelm Schultze (1840–1924) 1874 einen Ruf als Professor für Chirurgie und der Internist Erwin Otto Eduard Baelz (1849–1913) 1875 einen Ruf auf den Lehrstuhl für innere Medizin in Tokio.

Die deutsche Studien- und Prüfungsordnung wurde weitgehend übernommen, an der Medizinschule der Universität Tokio wird zunehmend in deutscher Sprache unterrichtet. Um die Jahrhundertwende geht eine ganze Generation junger japanischer Ärzte, die nach deutschem System in Japan ausgebildet worden sind, zur Fortbildung ins Deutsche Reich. Schibasaburo Kitasato (1856–1931), ein Schüler von Erwin Otto Eduard Baelz, der 1885 zu Robert Koch nach Berlin ging (→ 4. 12. 1890/S. 333), machte damit den Anfang.

Hilfe bei Herzschwäche

1906. Der deutsche Arzt Albert Fraenkel (1848–1916), der in Badenweiler zuerst als Land- und dann als Badearzt tätig ist, führt die intravenöse Strophanthintherapie für Herzkranke ein. Die ersten Versuche hierzu unternahm er an der Straßburger Medizinischen Klinik im Winter 1905/06.

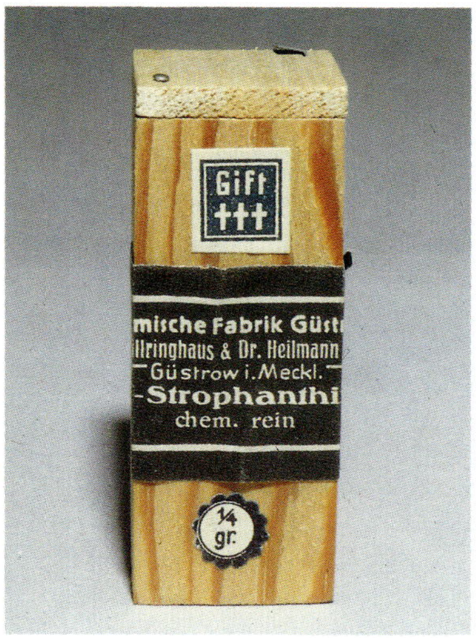

Strophanthin zur Herzstärkung in zeitgenössischer Verpackung

Vorausgegangen sind pharmakologische Studien zu bestimmten Arzneiwirkungen, mit denen Fraenkel im Winter 1893/94 in Heidelberg begann. So verglich er die Wirkung von Codein und Morphin auf das Atemzentrum beim Kaninchen und beschäftigte sich besonders intensiv mit der Dosierung von Digitalisblättern und den daraus gewonnenen Präparaten. Fraenkels Buch über die »Strophanthintherapie« erscheint 1933 und hat Auswirkungen bis in die Gegenwart. Obwohl die Behandlung mit Digitalis (Fingerhut) heute in Tablettenform sehr genau dosiert werden kann und die »Strophanthinkur« à la Fraenkel damit als überholt erscheint, haben bis in die jüngste Zeit immer wieder Ärzte diese »Spritzenkur« durchgeführt.
Fraenkel ist international als Arztpersönlichkeit berühmt, insbesondere durch seinen Einsatz für die Einrichtung eines Tuberkulose-Krankenhauses und eines Sanatoriums (Speyererhof) im Heidelberger Raum, von deren Leitung er als Jude 1933 suspendiert wird.

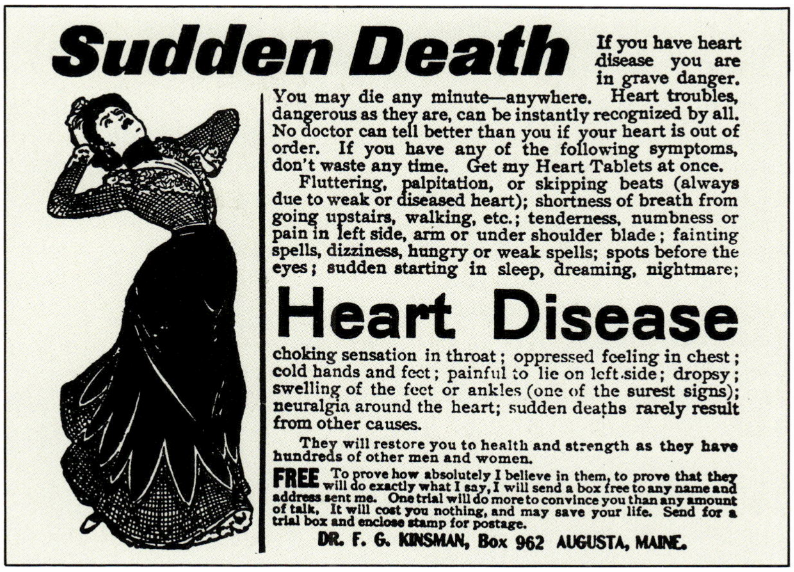

Beispiel einer ungehemmten Arzneimittelwerbung für Herztabletten in den Vereinigten Staaten

Erstes Arzneimittelgesetz in den USA

1906. *Der US-amerikanische Kongreß in Washington verabschiedet das erste Gesetz zur Qualitätssicherung von Nahrungs- und Arzneimitteln: Den »Pure Food and Drug Act«. Damit reagiert die US-Regierung auf z. T. haarsträubende Bedingungen in den Konservenfabriken, deren Produkte nicht selten gesundheitsschädigend sind. Die Food and Drug Administration (FDA) hat die Einhaltung des Gesetzes zu überwachen. Auch zahlreiche werbewirksam angepriesene (All-)Heilmittel sind der Gesundheit eher abträglich. Zunächst werden durch das neue Gesetz nun alle Nahrungs- oder Arzneimittel verboten, die ohne Kenntlichmachung Alkohol, Morphin, Heroin, Kokain (Coca-Cola;* *→ S. 323**) oder Derivate dieser Substanzen enthalten.*

Neue Grundregeln für die Ernährung im Säuglingsalter

1906. Die beiden Breslauer Pädiater Adalbert Czerny (1863–1941) und Arthur Keller (1868–1934) veröffentlichen ihr Handbuch »Des Kindes Ernährung, Ernährungsstörungen und Ernährungstherapie«. Darin werden neue Begriffe geprägt und neue Krankheitseinteilungen vorgenommen.
Czerny schafft – gegenüber der bisherigen Auffassung von einer gestörten Tätigkeit des Magens und des Darmes – den umfassenden Begriff der »Ernährungsstörung«, womit er den Zusammenhang von Ernährung und Krankheit im Säuglingsalter hervorhebt. Er unterteilt diese in drei Gruppen: Die Ernährungsstörungen ex alimentatione (ernährungsbedingt), ex infectione (infektbedingt) und ex constitutione (konstitutionsbedingt).
Der Begriff des »Nährschadens« wird neu in die Kinderheilkunde eingeführt. Er ist definiert als eine Beeinträchtigung durch einseitige, bakteriell nicht zersetzte Nahrung. Im Anschluß an diese Lehre finden die klinischen Bilder des Milch- und Mehlnährschadens rasch Beachtung. Da sie relativ einfach (durch eine abwechslungsreichere Kost) zu vermeiden sind, geht ihre Häufigkeit schnell zurück. Das Czerny-Kellersche Handbuch verändert die Ernährungslehre in der Kinderheilkunde grundlegend. So treten die bisher gebräuchlichen Begriffe der Gastritis (Magenschleimhautentzündung) und der Enteritis (Dünndarmentzündung) zugunsten des »Nährschadens« in den Hintergrund.
Czerny ist Ordinarius in Breslau, ab 1910 in Straßburg und, als Nachfolger von Otto Heubner, dem Pionier der Kinderheilkunde, von 1913 bis 1935 in Berlin.
Neben anderen Autoren setzt sich insbesondere der Berliner Pädiater Heinrich Finkelstein (1865–1942) mit den Ernährungsstörungen auseinander. So teilt er in seinem Lehrbuch der Säuglingskrankheiten (1912) die Ernährungsstörungen bei künstlicher Ernährung in zwei große Gruppen ein: Die »Schädigung durch Toleranzüberschreitung« und die »Ernährungsstörungen durch Nährstoffmangel«.

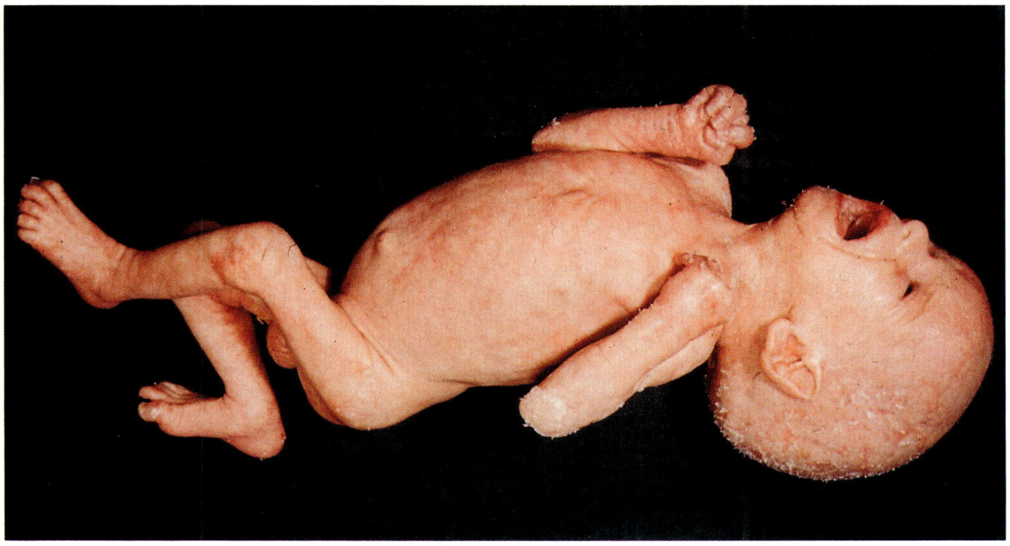

Bild eines dystrophen (entwicklungsgestörten) Säuglings mit Opisthotonus (extreme Körperbeugung nach rückwärts aufgrund der Kontraktion überwiegend der Streckmuskulatur), als Folge einer Mißbildung oder eines Geburtstraumas. Deutlich sind die Folgen der Mangelernährung zu erkennen.

». . . dem Krüppel eine geeignete Erziehung geben«

3. März 1906. Albert Hoffa (1859 bis 1907), ein Pionier der Orthopädie in Deutschland, fordert in einem Artikel in der Zeitschrift »Die Woche« eine Verbesserung der Körperbehindertenfürsorge. Er stellt fest, daß es im Deutschen Reich mindestens 70 000 körperlich behinderte Kinder im schulpflichtigen Alter gebe. Der Arbeitsmarkt könne aber nur »kräftige, vollwertige Menschen« gebrauchen. Der »unvermögende Krüppel« erleide damit zwangsläufig das Schicksal der Armut bzw. des Bettlerdaseins: »Vor diesem Los müssen wir unsere Krüppelkinder bewahren. Das einzige Mittel hierzu ist: Dem Krüppel eine geeignete, seinem Leiden angepaßte Erziehung zu geben. Dies ist aber nur möglich in einem speziell für diesen Zweck errichteten Krüppelheim . . .«

Hoffa habilitierte sich 1886 in Würzburg für Chirurgie und richtete hier 1889 eine »chirurgisch-orthopädische Privatheilanstalt« ein, die zu einem international bekannten Zentrum für die orthopädische Chirurgie wurde. 1895 wurde Hoffa zum außerplanmäßigen Professor für chirurgische Orthopädie ernannt. Seine Klinik befand sich auf dem neuesten Stand der wissenschaftlichen Medizin. So erhielt sie z. B. den ersten elektrischen Personenaufzug Würzburgs und wurde als eines der ersten Gebäude der Stadt mittels eines Generators im Garten mit elektrischem Licht versorgt. Unmittelbar nach der Entdeckung der X-Strahlen durch Wilhelm Conrad Röntgen richtete Hoffa 1896 eine eigene Röntgenabteilung ein. Vorbildcharakter hatte auch die Architektur der Klinik, wie Hoffa sie auch in seinem »Lehrbuch der Orthopädie« (1891) beschrieb: Verwaltungsräume, Untersuchungsräume, die Krankenabteilung nach Geschlechtern getrennt, Operationssaal, Turnsaal, orthopädische Werkstätten, Wirtschafts- und Küchenräume, Wohnungen für Ärzte und Personal.

Bereits 1892 gründete Hoffa die erste orthopädische Fachzeitschrift: Die »Zeitschrift für orthopädische Chirurgie«. 1901 rief er die »Deutsche Orthopädische Gesellschaft« ins Leben, 1902 ging er – als Nachfolger des gerade verstorbenen Julius Wolff (1836–1902) – als Leiter der chirurgisch-orthopädischen Universitätspoliklinik nach Berlin. Hier tritt er mit seiner Erkenntnis, daß die Orthopädie vor allem eine soziale und gesellschaftspolitische Aufgabe darstelle, verstärkt an die Öffentlichkeit. Auf seine Initiative hin werden u. a. das Kindererholungsheim Groß-Lichterfelde sowie 1906 die Berlin-Brandenburgische Krüppelheil- und Erziehungsanstalt eingerichtet. Im März 1906 eröffnet Hoffa das Deutsche Humboldt-Sanatorium in Orotawa (Teneriffa/Kanarische Inseln).

Bei der Behandlung kombiniert Hoffa in einzigartiger Weise vielfältige operative und konservative Methoden. Bekannt geworden ist v. a. seine Operationsmethode der angeborenen Hüftluxation, die erstmals keinen verstümmelnden Charakter hat. Als »Hoffasche Krankheit« wird heute die 1904 von Hoffa beschriebene Fibrose (Vermehrung des Bindegewebes) des (Hoffaschen) Fettkörpers im Kniegelenk bezeichnet.

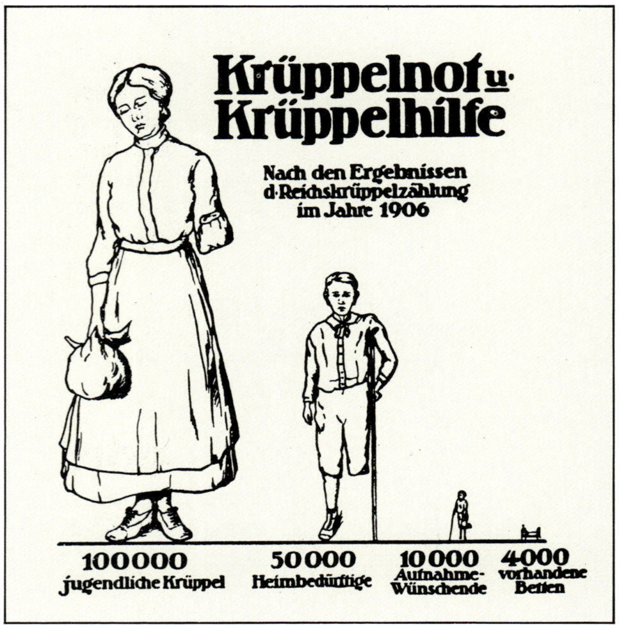
Krüppelnot u. Krüppelhilfe
Nach den Ergebnissen d. Reichskrüppelzählung im Jahre 1906
100000 jugendliche Krüppel
50000 Heimbedürftige
10000 Aufnahme-Wünschende
4000 vorhandene Betten

1906 initiiert der Berliner Orthopäde Konrad Biesalski eine »Reichskrüppelzählung«. Sein »Entkrüppelungsplan« soll Behinderte zur »wirtschaftlichen Selbständigkeit« führen. Er ist damit ein Wegbereiter der modernen Rehabilitation (Abb.: »Zeitschrift für Krüppelfürsorge« 5/1912).

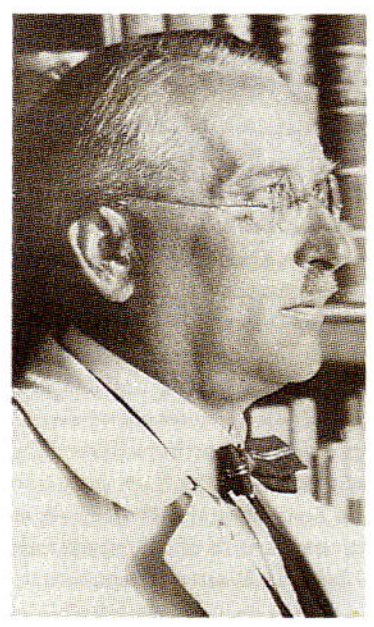

Konrad Biesalski (1868 bis 1930); Berliner Orthopäde und Pionier der »(Kriegs-)Krüppelfürsorge«, die nach dem Ersten Weltkrieg das Ziel der Wiedereingliederung verfolgt.

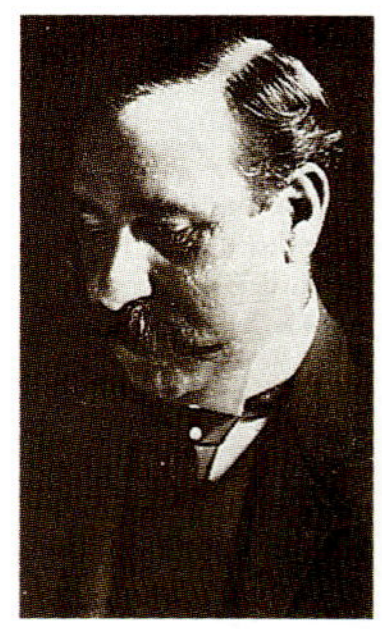

Albert Hoffa (1859 bis 1907); Wegbereiter der orthopädischen Chirurgie und eines modernen Anstaltsbetriebes, wirkt zunächst in Würzburg und ab 1902 an der Universitätsklinik in Berlin.

Behindertenheime sollen Elend eindämmen

Chronik Hintergrund

Institutionen der »Krüppelfürsorge« sind gegen Ende des 19. Jahrhunderts einerseits die orthopädischen Kliniken, in denen vor allem bestimmte Störungen des Knochenbaus (insbesondere Skoliose = seitliche Verkrümmung der Wirbelsäule und Klumpfuß) behandelt werden, andererseits die sog. Krüppelheime, die sich vorwiegend der Erziehung und Berufsausbildung widmen.

Ab den 1880er Jahren wurden entsprechende Einrichtungen geschaffen, wie etwa die 1889 in Münster gegründete private Hüfferstiftung. Hier sollte vor allem Armen geholfen werden, die von einem Krüppelleiden betroffen sind. Neben privaten Stiftungen sind auch die Kirchen aktiv. 1899 wurde der »Verband der Deutschen Evangelischen Anstalten für Körperbehinderte« gegründet und 1904 die entsprechende katholische »Josefsgesellschaft«.

Auf Veranlassung des Berliner Orthopäden Konrad Biesalski findet 1906 eine »Krüppelzählung« im Deutschen Reich statt. Sie ergibt eine Anzahl von ungefähr 100 000 »Krüppelkindern« unter 15 Jahren. Während eine Heilung dieser Kinder früher unmöglich erschien, kommt es nun, mit dem Aufblühen der orthopädischen Chirurgie, zu dem Versuch der »Entkrüppelung«.

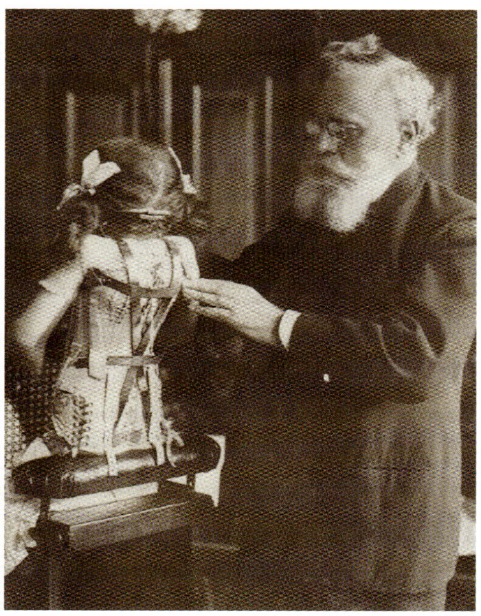

Der Laienorthopäde Friedrich von Hessing (1838–1918) gibt dem orthopädischen Apparatebau entscheidende Impulse. Hier demonstriert er ein Korsett an einer jungen Patientin. Hessing war ursprünglich Orgelbauer und gründete 1886 in Augsburg eine orthopädische Anstalt, die später nach Göggingen verlegt wird. Seine Schienenhülsenapparate und Korsette sind bis Ende des 19. Jahrhunderts unübertroffen. Sie dienen den Schülern von Albert Hoffa als Vorbild und werden von ihnen weiterentwickelt.

1907

Der niederländische Physiologe Willem Einthoven nutzt sein 1903 entwickeltes Saitengalvanometer zur Registrierung des Herzschalls. → S. 367

Die italienische Ärztin Maria Montessori errichtet in Rom die »Casa dei Bambini«, ein Haus für drei- bis sechsjährige Kinder aus der Arbeiterschicht. → S. 368

Der Bonner Chirurg August Bier wird an die Universität Berlin berufen. Als Nachfolger von Ernst von Bergmann (→ 1886/S. 325) übernimmt er dort den Lehrstuhl für Chirurgie. → S. 368

Oktober. Auf Initiative von George Northcroft wird die »British Society for the Study of Orthodontia« gegründet, eine erste kieferorthopädische Gesellschaft. → S. 368

Der deutsche, in Prag lehrende Philosoph Christian von Ehrenfels propagiert als einer der ersten die künstliche Insemination (Befruchtung) als Mittel der positiven Auslese gegen die »konstitutive Verderblichkeit der Monogamie«.

Der an der Kieler Universitätsfrauenklinik tätige Ernst Gräfenberg untersucht im Auftrag seines Chefs, des Gynäkologen Johann Pfannenstiel, 300 psychiatrische Patientinnen gynäkologisch. Er stellt fest, daß diese Frauen nicht häufiger als die Durchschnittsbevölkerung an gynäkologischen Erkrankungen oder Veränderungen leiden. Daß die »Frauenkrankheiten« in besonderer Weise Seelenstörungen hervorrufen, erweist sich somit als Vorurteil.

Der Breslauer Gynäkologe Ludwig Fraenkel berichtet über Abortauslösung durch Röntgenbestrahlung. In dieser Zeit werden Röntgenstrahlen insbesondere gegen gutartige Geschwülste der Gebärmutter (Myome) und die von ihnen ausgelösten Blutungen (Menorrhagien) eingesetzt.

Neue Verfahren zur Tuberkulosediagnostik ermöglichen es, eine bestehende oder vergangene tuberkulöse Infektion nachzuweisen. So benutzen der französische Bakteriologe Albert Calmette (→ 1924/S. 411) und sein deutscher Kollege Alfred Wolff-Eisner Tuberkulin (→ 4. 10. 1890/S. 332) als Testsubstanz. Der österreichische Kinderarzt Clemens Pirquet führt den Hauttest mit Tuberkulin ein.

Der US-amerikanische Histologe Ross Granville Harrison beobachtet in einer Gewebekultur, wie die Nervenfaser aus der Nervenzelle wächst.

Der Göttinger Chemiker Adolf Windaus und sein Kollege Karl Vogt stellen das gefäßerweiternde Gewebehormon Histamin synthetisch her.

Herzaktionen elektrisch aufgezeichnet

1907. Der niederländische Physiologe Willem Einthoven (1860–1927) veröffentlicht seinen Artikel über »Die Registrierung der menschlichen Herztöne mittels des Saitengalvanometers« und begründet damit eine neue Methode der Aufzeichnung von Herztönen und Herzgeräuschen: Die Phonokardiographie. Das Herzschallbild entspricht einer Weiterentwicklung der Auskultation (Abhorchen) mit dem Stethoskop.

Die bedeutendere Erfindung bzw. Entdeckung machte Einthoven jedoch bereits früher: Mit dem Kapillarelektrometer zeichnete er auf einer fotografischen Platte, die sich 25 mm pro Sekunde fortbewegte, erstmals ein sog. Elektrokardiogramm auf. In seinem Artikel »Über die Form des menschlichen Electrocardiogramms« (veröffentlicht in »Pflügers Archiv« 1895) berichtete er von seiner Registrierung der Herzaktion: »Es ist uns nach Aufwand von vieler Mühe und Arbeit gelungen, durch eine besondere Vorrichtung die mechanischen Erschütterungen der Kapillarröhre, welche unsere früheren Experimente so sehr erschwerten, ganz zu beseitigen. Unsere Photogramme zeigen keine Spur von Erschütterungen . . .« Einthoven konnte vier Spitzen im Kurvenbild ausmachen, die er mit A, B, C und D bezeichnete. Da die Quecksilbersäule durch Trägheit die Kurve entstellt, mußte er ihren tatsächlichen Verlauf mathematisch konstruieren. Die Spitzen der so konstruierten Potentialschwankungen belegte er mit den Buchstaben P, Q, R, S und T, wie sie auch heute noch in Gebrauch sind.

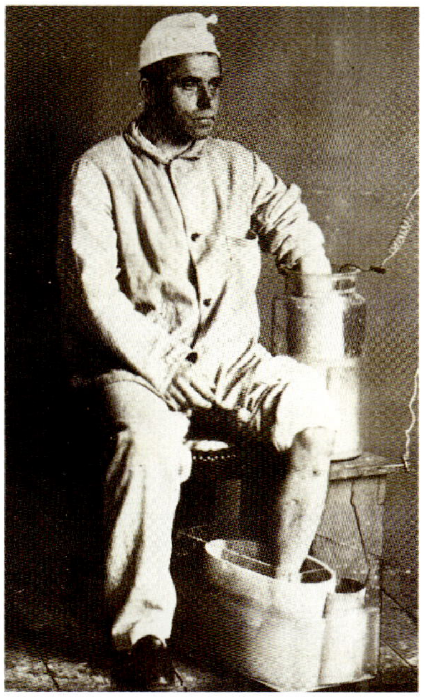

EKG-Ableitung nach Einthoven (1912) vom Krankenzimmer ins Labor

Mit der Verbesserung des Saitengalvanometers (1901) konnte Einthoven schließlich jenes Meßinstrument schaffen, mit dem die moderne Elektrokardiographie entwickelt wird. Ab 1903 erforschte der Niederländer systematisch die elektrische Herzaktion am Menschen, aber auch in Tierversuchen. Er führt die Extremitätenableitung ein: Am rechten und linken Arm und am linken Bein werden jeweils zwei differente Elektroden angelegt (»Einthovensches Dreieck«). Anhand von mehr als 5000 Elektrokardiogrammen beschreibt Einthoven 1908 den Niederschlag der Erregungsausbreitung im Herzen (→ 1906/S. 364).

EKG: Das Bild der Herzstromkurve

Chronik Stichwort

Unter **Elektrokardiogramm** (EKG) versteht man die Herzstromkurve, die mit einem speziellen Gerät (Elektrokardiograph) aufgezeichnet wird. Die Ableitung erfolgt mit Hilfe von Elektroden von der Körperoberfläche. Man unterscheidet die bipolare (zweipolige) Standardableitung nach Einthoven (»Einthovensches Dreieck«) sowie die Brustwandableitung, insbesondere die unipolare (einpolige) »Wilsonsche Ableitung«, die der US-amerikanische Kardiologe Frank Norman Wilson (1890 bis 1952) 1934 beschreibt (→ 1929/S. 424). Zusätzlich gibt es heute noch weiterentwickelte EKG-Ableitungsmethoden, wobei z. T. Elektroden direkt ins Herz oder in die Speiseröhre eingebracht werden (u. a. das Vektorkardiogramm, 1936; das His-Bündel-Elektrogramm, HBE 1969; und das Langzeit-EKG).

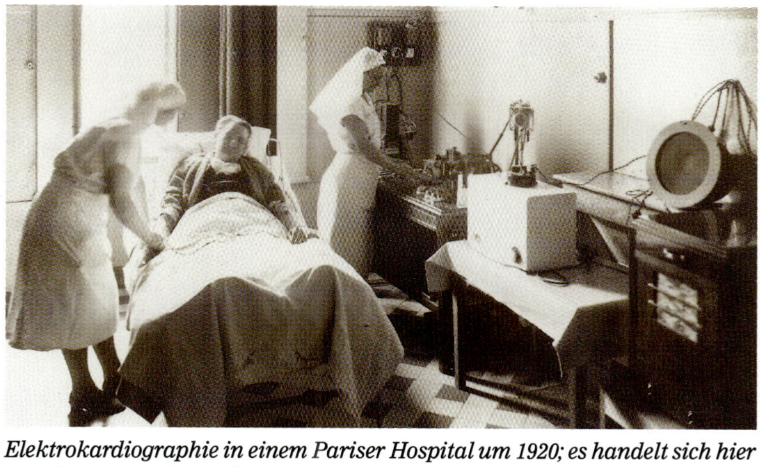

Elektrokardiographie in einem Pariser Hospital um 1920; es handelt sich hier um eine Extremitätenableitung, wie sie Einthoven als Standard einführte.

Das EKG gehört zu den wichtigsten diagnostischen Methoden der modernen Medizin. So ist es bei der Diagnostik von Herzrhythmusstörungen und koronaren Herzerkrankungen (v. a. »Herzinfarkt«) unentbehrlich.

Als erster hat 1895 der Londoner Physiologe Augustus Désiré Waller (1856–1922) mit Elektroden Aktionsströme des Herzens von der Körperoberfläche ableiten können, ohne jedoch ihre Verlaufsform zu erfassen. Wilhelm Einthoven gelang der Durchbruch zur Elektrokardiographie mit seinem speziellen Saitengalvanometer (s. o.). Doch es dauert noch viele Jahre, bis das EKG von den Klinikern als diagnostische Standardmethode akzeptiert wird.

»Schulmediziner« pro Homöopathie

1907. Der Bonner Ordinarius für Chirurgie August Bier (1861–1949) folgt einem Ruf nach Berlin.
Er ist durch die Einführung der Lumbalanästhesie (örtliche Betäubung ins Rückenmark) mit Kokain (1899) sowie durch die »Hyperämie als Heilmittel« (1903) bekannt geworden. Hierbei handelt es sich um die künstliche Erzeugung einer Blutfülle (= Hyperämie) in einem bestimmten Körperteil zu therapeutischen Zwecken, etwa mit der gläsernen »Bierschen Saugglocke«. Biers Eintreten für Naturheilverfahren bleibt umstritten. Vor allem sein späterer Artikel: »Wie sollen wir uns zu der Homöopathie stellen?« (1925), in dem er für Samuel Hahnemann (→ 1810/S. 258) Partei ergreift, wird von der »Schulmedizin« als Skandal empfunden. Bier rät seinen Kollegen: »Verständigen wir uns mit den wissenschaftlich denkenden Homöopathen, ertragen wir die ehrlichen Fanatiker unter ihnen, so wird es der Homöopathie am besten gelingen, ihre üble Gefolgschaft abzuschütteln.«

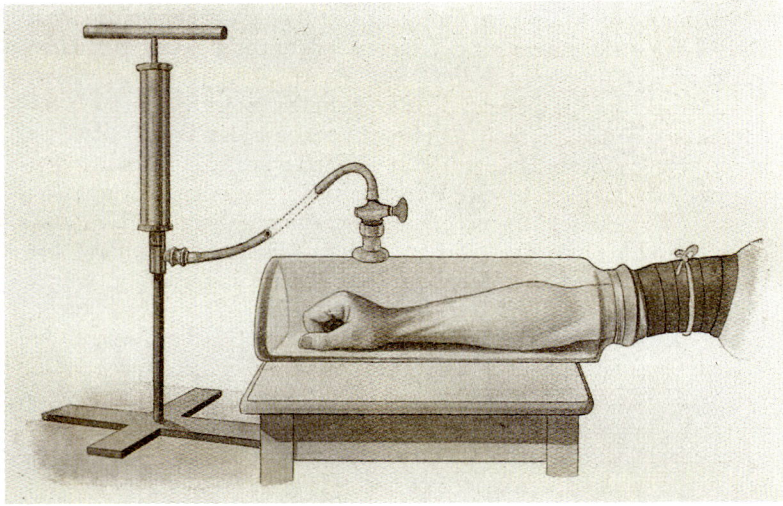

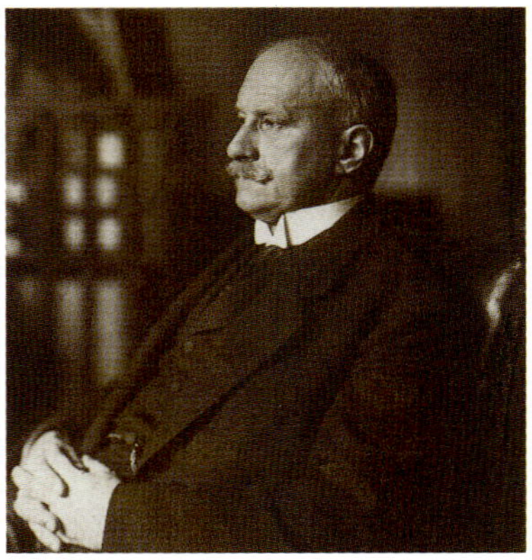

△ Hyperämie: Das Prinzip ist, die Durchblutung einer Extremität mit Hilfe einer Saugglocke zur Erzeugung von Unterdruck zu steigern (aus Biers »Hyperämie als Heilmittel« von 1905).

◁ August Bier (1861–1949) in fortgeschrittenem Alter; als anerkannter Chirurg tritt er für die Naturheilkunde ein. Als Naturliebhaber baut er auf seinem Landgut Sauen bei Fürstenwalde ab 1913 einen ausgedehnten Wald nach »allgemeinen philosophischen und biologischen Regeln« auf.

Kieferorthopädie etabliert sich

Oktober 1907. Die »British Society for the Study of Orthodontia« (später: ». . . of Orthodontics«; von griech. orthos = gerade; lat. dens = Zahn; Kieferorthopädie) schließt sich in London zusammen. Weitere Gründungen von Orthodontischen Gesellschaften in europäischen Ländern folgen. So hat die »Deutsche Gesellschaft für Orthodontie« im Mai 1908 in Köln ihre erste Versammlung. Ab 1. Januar 1907 erscheint als erste europäische Fachpublikation die »Zeitschrift für Zahnärztliche Orthopädie«.
Damit tritt die Kieferorthopädie als Spezialdisziplin der Zahnheilkunde in Erscheinung. Sie versucht, mit Hilfe spezieller Apparaturen Fehlstellungen der Zähne zu korrigieren. Bahnbrechend war die Klassifikation der Bißanomalien durch den US-Amerikaner Edward Hartley Angle (1855–1930) Ende des 19. Jahrhunderts sowie dessen Gründung der »American Society of Orthodontia« 1901. Angles Schule beeinflußt die Europäer besonders stark nach der Jahrhundertwende.

Montessori: Medizin und Pädagogik gehen zusammen

1907. Die italienische Ärztin und Pädagogin Maria Montessori (1870 bis 1952) errichtet in San Lorenzo, einem Elendsviertel Roms, die »Casa dei Bambini», ein Haus für drei- bis sechsjährige Kinder aus der Arbeiterschicht. Hier verfolgt sie ein pädagogisches Konzept, das auf die Förderung der Selbsttätigkeit des Kindes ausgerichtet ist.
Die »Montessori-Methode« beruht auf einer freizügigen Behandlung der Kinder in einer besonders präparierten Umgebung unter Aufsicht einer speziell ausgebildeten Lehrkraft. Deren Aufgabe besteht darin, die spontanen geistigen und physischen Energien der Kinder in kreative Bahnen zu lenken.
Montessori hat an der Universität Rom studiert. 1896 erhielt sie als erste Frau in Italien den medizinischen Doktortitel. Sie wurde Dozentin für Anthropologie und arbeitete besonders intensiv mit der psychiatrischen Klinik zusammen. Hier kam sie mit entwicklungsgestörten Kindern in Berührung und gelangte allmählich zu der Überzeugung, daß diese sehr viel lernfähiger seien, als allgemein angenommen wird. Deshalb gab sie ihren Universitätsposten und ihre ärztliche Praxis auf, um die »orthophrenische Schule« für schwachsinnige und behinderte Kinder zu leiten. Ihre theoretische Grundlage ist das Werk des französischen Psychiaters Édouard Séguin (1812 bis 1880), eines Schülers von Jean Marc Gaspard Itard und Jean Etienne Dominique Esquirol (1772 bis 1840), der als erster einen praktischen Erfolg bei der Behandlung von »Idioten« aufweisen konnte.
Nach Gründung des »Kinderhauses« in Rom werden u. a. in Paris, London, Berlin und San Francisco Schulen mit Montessori-Übungsprogrammen eingerichtet. 1934 werden ihre Schulen in Italien geschlossen, Montessori geht nach Barcelona und emigriert nach Ausbruch des Spanischen Bürgerkrieges 1936 in die Niederlande. Später ist sie in Indien interniert. 1947 kehrt sie nach Italien zurück.

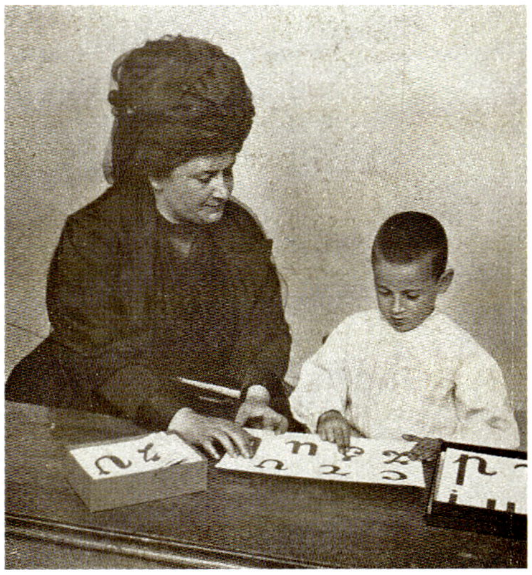

Maria Montessori bei einer Übung mit Buchstaben aus Sandpapier um 1909

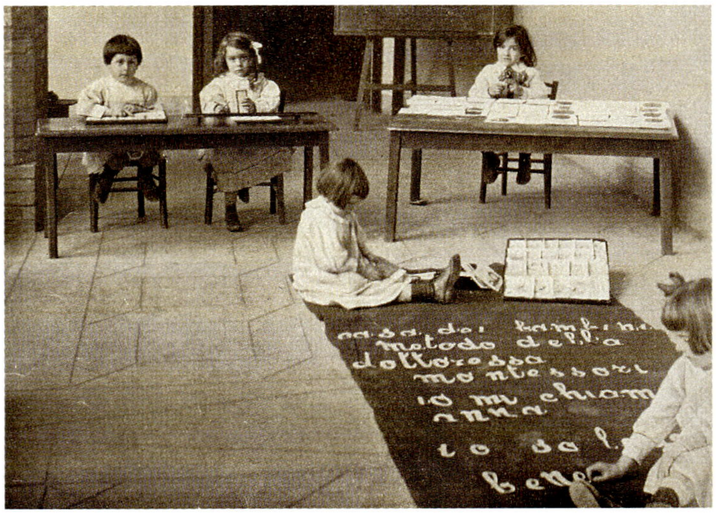

Spielerisches Lernen steht im Vordergrund: Kinder bilden Wörter mit beweglichen Buchstaben im Montessori-Kinderheim in Rom

1908

Um 1908. Immer mehr Ärzte – vor allem auf dem Land – steigen vom Pferdefuhrwerk auf das Automobil um. Besonders der sog. Doktorwagen der Firma Opel erfreut sich großer Beliebtheit. → S. 371

In der deutschen Kolonie Südwestafrika (Namibia) werden alle »Mischehen« zwischen Weißen und Schwarzen verboten bzw. für nichtig erklärt. Es geht dabei, gemäß den Vorstellungen des Freiburger Anatomen und späteren Rassenhygienikers Eugen Fischer, um die Verhinderung einer »Entartung«. → S. 371

Richard von Zeynek, Ordinarius für medizinische Chemie an der Deutschen Fakultät in Prag, begründet die Diathermiebehandlung, eine Tiefenerwärmung des Körpers durch Hochfrequenzströme. → S. 369

Als eines der Schlußlichter in Europa öffnet Preußen als letztes deutsches Land seine Universitäten für Medizinstudentinnen (→ 20. 4. 1899/S. 339).

Der Wiener Frauenarzt Friedrich Schauta, ab 1891 Lehrstuhlinhaber in Wien, veröffentlicht seine berühmte Monographie über die Entfernung der Gebärmutter (vaginale Hysterektomie) bei Krebs des Gebärmutterhalses. Er verfaßte bereits zuvor wichtige Schriften zur operativen Gynäkologie.

Der aus Österreich stammende Urologe Leo Buerger, ab 1905 als Professor für urologische Chirurgie in New York tätig, beschreibt die Thromboangiitis obliterans, eine arterielle Verschlußkrankheit auf der Grundlage einer Entzündung der Gefäßinnenwand. Diese Durchblutungsstörung führt zu einer Gangrän (»Brand«) der betreffenden Gliedmaßen (Beine).

18. 2. Bernhard Dernburg, erster Staatssekretär im Reichskolonialamt, fordert im Reichstag eine bessere medizinische Versorgung der Kolonialbevölkerung. → S. 370

Mai 1908. In Köln wird die Deutsche Gesellschaft für Orthodontie (Kieferorthopädie) gegründet (→ Oktober 1907/S. 368).

7. 9. Die erste Institution, die sich ausschließlich mit der Knochen- und Gelenktuberkulose befaßt, wird in Großbritannien gegründet: Das »Cripple's Home and Hospital« in Alton mit der Zweigstelle »Hayling Island« (Hampshire) an der See. Es wird von Henry Gauvain geleitet.

1. 11. In Hannover gründet sich der »Deutsche Lärmschutzverband (Antilärmverein)«. Ziel ist eine Bekämpfung »aller Formen von Lärm im öffentlichen wie privatwirtschaftlichen Leben«. → S. 371

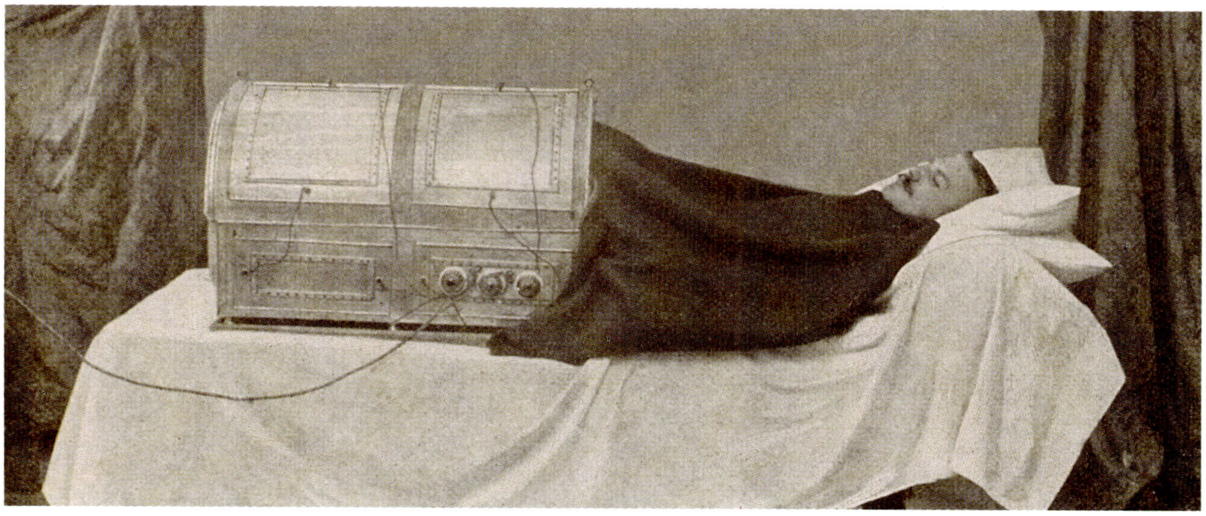

»Elektrische Maschine« für den Unterkörper: Die Diathermie ist eine Sonderform der Elektrotherapie nach 1900.

Heilung durch Erwärmung des Gewebes

1908. Der Ordinarius für medizinische Chemie an der Deutschen Fakultät in Prag, Richard von Zeynek (1869–1945), begründet die Diathermiebehandlung, die er als »Thermopenetration« bezeichnet. Er beobachtet als erster die Wärmewirkung von Hochfrequenzströmen, die Widerstandswärme im Körper erzeugen und auf diesem Weg zu therapeutischen Zwecken eingesetzt werden können. Unabhängig von Zeynek entwickelt der deutsche Elektrotherapeut Karl Franz Nagelschmidt (1875–1952) ein entsprechendes Verfahren, das er in einem Artikel in der »Münchner medizinischen Wochenschrift« 1909 »Diathermie« (auch »Transthermie« bzw. »Thermopenetration«) nennt. Wie Zeynek geht auch er von der Konstruktion des ersten, von dem New Yorker Physiker Nikola Tesla (1856–1943) im Jahr 1891 entwickelten Hochfrequenztransformators sowie den Theorien des deutschen Physikochemikers Walther Nernst (1864–1941) aus.

Bereits 1892 prüfte der französische Physiologe Jacques Arsène Arsonval (1851–1940) die medizinische Anwendung von Teslas Erfindung; seine »Arsonvalisation« wirkt jedoch nur oberflächlich und ist ein vorzügliches Hautreizmittel: Bei verhältnismäßig niedriger Spannung wirken relativ starke Ströme von mehreren Ampère. Doch erst Zeynek und Nagelschmidt können eine Tiefenwirkung der elektrisch erzeugten Wärme im Gewebe erreichen, wobei die »elektrischen Maschinen« den zu behandelnden Körperteilen angepaßt sind.

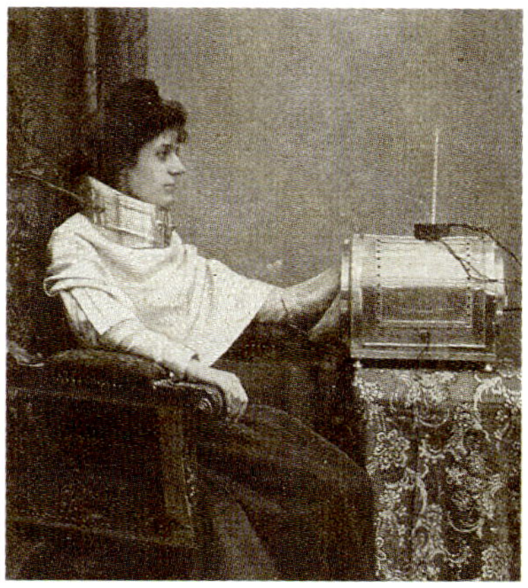

Hand und Nacken werden mit Hochfrequenzströmen erwärmt.

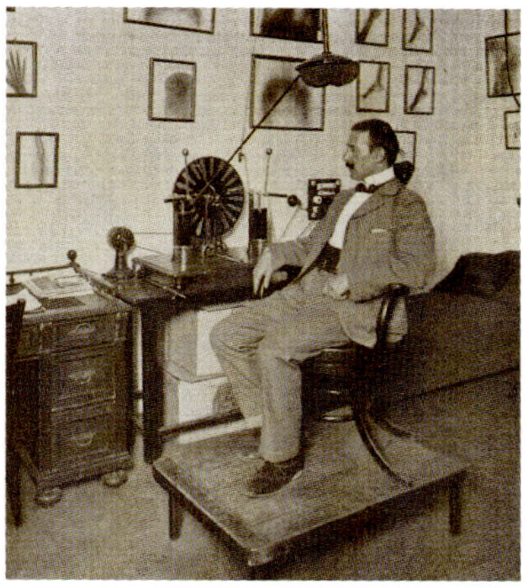

Mit Hilfe der »Influenzmaschine« wirkt Strom auf den Körper ein.

Medizinische Praxis:

Hochfrequente Schwingung

Es handelt sich bei der Diathermie um die Tiefenerwärmung des Körpers durch hochfrequente elektromagnetische Schwingungen, die sich am jeweiligen Ort energetisch umsetzen (Joulesche Wärme), ohne elektrische Reizwirkungen auf die Nerven bzw. Muskeln auszuüben. Der Heileffekt beruht auf einer verbesserten arteriellen Durchblutung als Folge der Erwärmung.

Man unterscheidet bei dieser »Hochfrequenztherapie« je nach Frequenzbereich die Langwellendiathermie (Wellenlängen 100 bis 1000 m) und die Kurzwellendiathermie (Wellenlängen 1–10 m).

Während die Langwellendiathermie bereits kurz nach der Jahrhundertwende entwickelt wurde, wird die Kurzwellentherapie erst mit der Schaffung leistungsstarker Sender möglich. Der deutsche Internist Erwin Schliephake (1894–1945) führt diese Methode um 1930 in die Medizin ein. Im Zusammenhang mit der Entwicklung des Radars im Zweiten Weltkrieg ergibt sich später auch die Möglichkeit der Ultra-Hochfrequenztherapie (Wellenlängen von 10 bis 100 cm) sowie der Mikrowellentherapie (1–10 cm).

Indikationen für die Diathermiebehandlung sind (insbesondere entzündliche) Erkrankungen der Muskeln, Nerven und Gelenke, sowie (entzündliche) Exsudate (flüssige Absonderungen).

Tropenmedizin im Dienste »kolonialer Rassenhygiene«

18. Februar 1908. Der erste Staatssekretär im Reichskolonialamt, Bernhard Dernburg (1865–1937), erklärt vor der Budgetkommission des Deutschen Reichstags in Berlin die Notwendigkeit einer verbesserten Versorgung der Kolonialbevölkerung durch die wissenschaftliche Tropenmedizin.

»Die Gesundheitspflege liegt sehr im argen. Es gibt sehr wenig alte Neger. Die Sterblichkeitsziffer der Neger steht noch nicht fest, ist aber zweifellos größer als die der Weißen. Wir haben verschiedene Seuchenherde, Pest und Lepra, alle Sorten von Magenkrankheiten, von Darmkrankheiten; wir haben große Syphilissterblichkeit, wir haben viel Malaria, die Schlafkrankheit. Kurzum, die Anzahl der Krankheiten, von denen diese Neger verfolgt werden, ist Legion.«

Dernburg, der ein »organisiertes Studium der Tropenkrankheiten« fordert, peilt eine neue Ausrichtung der deutschen Tropenmedizin an. Sie soll in Zukunft nicht mehr nur die Repräsentanten der deutschen Kolonialmacht betreuen sowie militärärztliche Aufgaben wahrnehmen, sondern auch die einheimische Bevölkerung unter ihr Regiment nehmen, um so insbesondere den ökonomischen Wert der Kolonien gegenüber den Besitzungen der anderen Kolonialmächte zu steigern. Die Medizin ist hier – gerade im Verbund mit Missionsgesellschaften – ein wichtiger Motor der kulturellen Eingliederung der Ureinwohner im Sinne der Kolonialmacht. Denn – so Dernburg – werde der »Neger von seinen körperlichen Gebrechen befreit und gewinne er Vertrauen«, so werde sein »Geist Einflüssen höherer Natur geöffnet«.

Mit diesem Ziel kann Dernburg sich allerdings politisch nicht durchsetzen: Die Ärztezahlen in den deutschen Kolonien in Afrika und im südwestlichen Pazifik steigen kaum. Zwischen 1884 und 1914 werden insgesamt 510 deutsche Ärzte in die Kolonien entsandt.

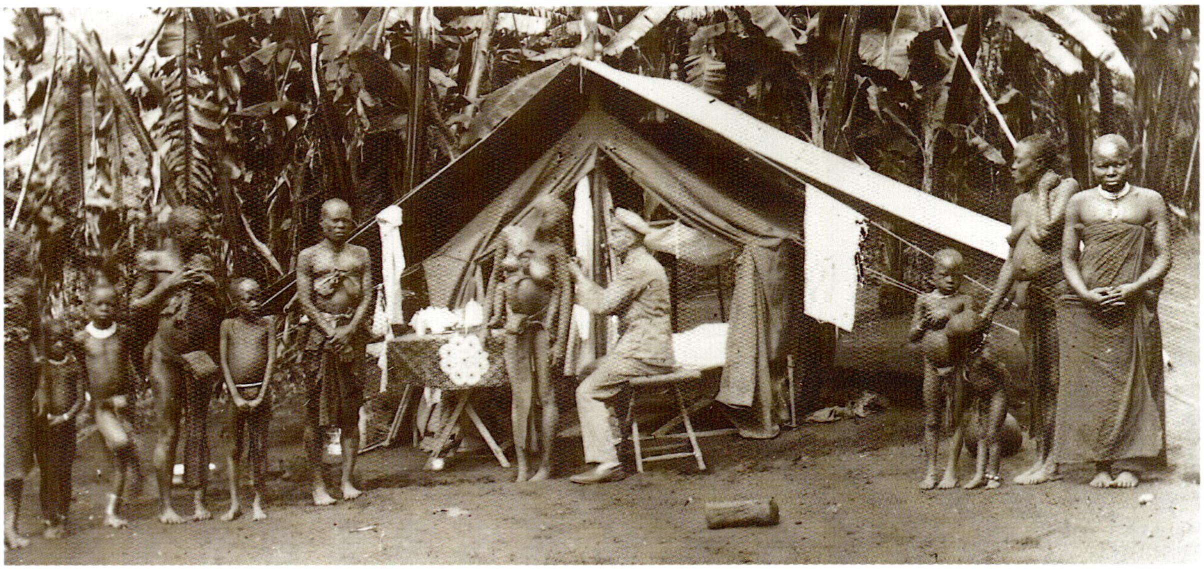

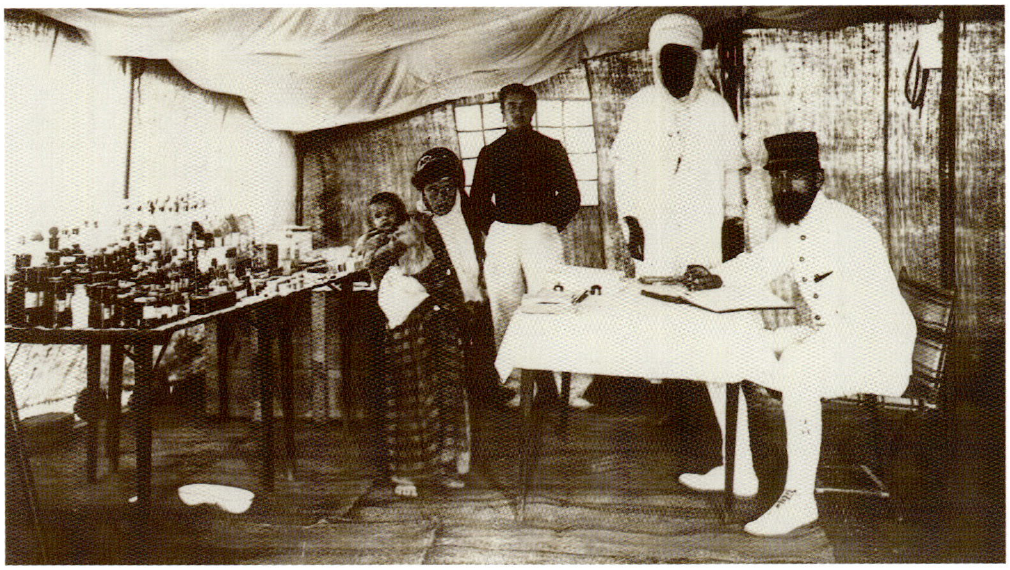

△ *Pockenimpfung von Afrikanern durch einen Sanitätsfeldwebel der deutschen Kolonialtruppen (vor 1918); die Bakteriologie ermöglicht die Bekämpfung von Infektionskrankheiten*

◁ *Sprechstunde eines französischen Militärarztes zur Zeit der kolonialen Expansion Frankreichs in Marokko*

Infektionskrankheiten aufgeklärt

Erst mit der Entwicklung der Bakteriologie während der letzten drei Jahrzehnte des 19. Jahrhunderts konnten auch die in den Tropen gehäuft auftretenden Infektionskrankheiten aufgeklärt und teilweise erfolgreich bekämpft werden. So bedeuteten die Entdeckung der Malaria-Parasiten im Blut durch Charles Louis Alphonse Laveran (→ 6. 11. 1880/S. 322) sowie die Aufklärung ihrer Übertragung durch die Anopheles-Stechmücke durch den britischen Tropenhygieniker Ronald Ross 1897 Meilensteine der Tropenmedizin. Die Übertragung des Gelbfiebers durch Stechmücken (vor allem Aedes aegypti) konnte der US-Amerikaner Walter Reed mit einer Forschergruppe in Havanna (Kuba) im Jahr 1900 nachweisen, woraufhin sein Landsmann William Crawford Gorgas 1901 mit einer Ausrottungskampagne gegen die Stechmücken das Gelbfieber in Havanna innerhalb von drei Monaten zum Verschwinden bringen konnte. Diese Methode ist später für den Bau des Panamakanals von entscheidender Bedeutung. Innerhalb weniger Jahre wurden die Rolle der Tsetsefliege für die Übertragung der Schlafkrankheit (→ Dezember 1901/S. 347), der Sandfliege für Kala-Azar (Hindi: schwarze Krankheit; »Dum-Dum-Fieber«), der Zecke für das Rückfallfieber, des Rattenflohs für die Pest und der Kleiderlaus für das Fleckfieber aufgeklärt.

Mit den Fortschritten in der Erforschung der Tropenkrankheiten konnten nun auch ihre Behandlung, Prävention und Kontrolle auf einer wissenschaftlichen Grundlage entwickelt werden. Zur selben Zeit wurden Forschungseinrichtungen und Ausbildungszentren für Tropenmedizin eingerichtet, zuerst in London und Liverpool (1899), in den darauffolgenden Jahren in den anderen europäischen Ländern mit Kolonialbesitz. So wurde am Neujahrstag 1901 in Hamburg das erste tropenmedizinische Institut im Deutschen Reich gegründet, das weitestgehend von der Hansestadt finanziert wird (→ 1897/S. 337). Bis 1903 wurden in acht mehrwöchigen Kursen über 100 Ärzte für ihre spätere Tätigkeit in den Tropen ausgebildet.

Im ideologischen Bereich ist die Tropenmedizin den kolonialpolitischen Forderungen nach der Wirtschaftlichkeit des Überseebesitzes untergeordnet. Im kaiserlichen Deutschen Reich soll sie durch ihr ärztliches Instrumentarium und ihre sanitäre Pädagogik (Gesundheitserziehung) »koloniale Menschenökonomie« und »koloniale Rassenhygiene« betreiben.

Verein kämpft gegen Lärmbelästigung

1. November 1908. In Hannover wird der »Deutsche Lärmschutzverband (Deutscher Antilärmverein)« mit dem Ziel gegründet, »alle Formen von entbehrlichem Lärm und unnötigem Geräusch im öffentlichen wie privatwirtschaftlichen Leben . . . zu bekämpfen«.

Die Hauptsorge gilt der »nervösen Degeneration« des »Kulturmenschen«, der unter den verschiedensten Lärmbelästigungen zu leiden habe: »Unter dem Verkehrslärm der Eisen- und Straßenbahnen, der Omni- und Autobusse, unter dem Lärm industrieller Anlagen inmitten dicht bewohnter Häuserblocks, unter dem seelenmarternden Geschrei unsrer Haustiere, unter rohem Peitschenknallen und Türenschlagen, . . . unter der ungedämmten Flut des Musiklärms, der Grammophone und Klaviere, der Bier- und Kaffeehauskonzerte, unter den Widerwärtigkeiten der ›Reklame‹ und des ›Sichöffentlichausschreiens‹, unter dem unheimlich wachsenden Automobilverkehr der Städte . . .«

Eine »Schonung der Nerven« ist nach Ansicht der Vereinsmitglieder dringend erforderlich. Die Angst vor der Degeneration, der kulturell bedingten Nervenschwäche (Neurasthenie; → 1875/S. 313) ist das Hauptmotiv, in allen möglichen Geräuschen nur das nervenzerrüttende Prinzip zu sehen.

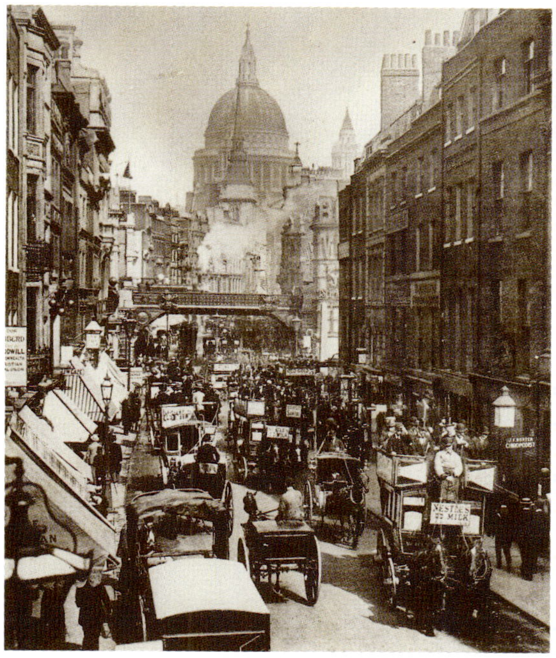

◁ Dichter Straßenverkehr in der Londoner Fleet Street, dem Zentrum der britischen Presse (Foto von 1906); im Hintergrund ist die Kuppel der St.-Paul's-Kathedrale von Christopher Wren zu erkennen.

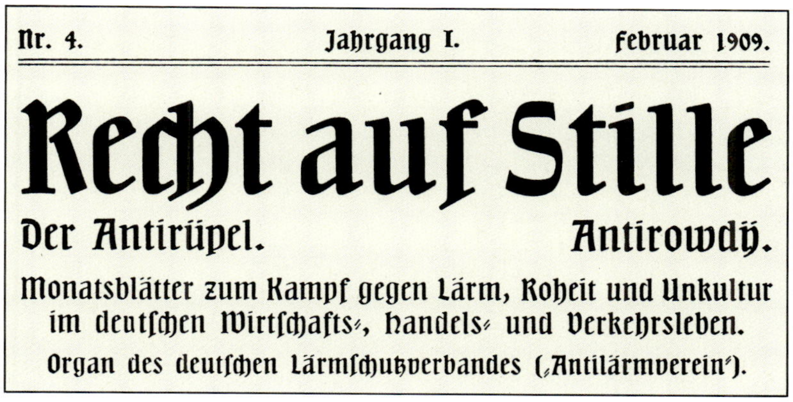

Nr. 4. Jahrgang I. Februar 1909.

Recht auf Stille

Der Antirüpel. Antirowdy.

Monatsblätter zum Kampf gegen Lärm, Roheit und Unkultur im deutschen Wirtschafts-, Handels- und Verkehrsleben.

Organ des deutschen Lärmschutzverbandes („Antilärmverein").

▽ Die Zeitschrift des Deutschen Antilärmvereins (Nr. 4 vom Februar 1909) wird von Theodor Lessing herausgegeben. Der Antilärmverein kämpft für polizeiliche und hygienische Vorschriften »zum Schutze der Nerven«.

Rassenhygieniker gegen »Bastards«

1908. In der deutschen Kolonie Südwestafrika (Namibia) werden alle Mischehen zwischen Weißen und Schwarzen verboten bzw. für nichtig erklärt. Die Grundlage hierfür ist die von der Rassenhygiene behauptete »Minderwertigkeit« der Schwarzen und die gefürchtete rassische »Entartung« im Falle einer »Bastardisierung«. Als Beispiel gelten die »Rehobother Bastards«, ein kleines Afrikaans sprechendes Volk aus Mischlingen von Hottentottenfrauen mit Europäern um Rehoboth, einem kleinen Distrikthauptort im mittleren Südwestafrika.

Der Anatom, Anthropologe und wissenschaftliche Wortführer der Rassenhygiene in Deutschland, Eugen Fischer, erforscht hier erstmals die Vererbung von Rassemerkmalen am Menschen gemäß den Mendelschen Gesetzmäßigkeiten (→ 1865/S. 298). Zusammen mit den Rassenhygienikern Fritz Lenz und Erwin Baur veröffentlicht er 1913 die Studie: »Die Rehobother Bastards und das Bastardisierungsproblem beim Menschen«. Die als »Anthropologie« bezeichnete Wissenschaft versucht, mit exakten Meßdaten und statistischen Vergleichen das »Herüberragen einer vorgeschichtlichen Rasse in geschichtliche Zeiten« nachzuweisen, so der Freiburger Philosoph Ludwig Schemann 1931.

Pferdewechsel: Ärzte fahren nun im »Doktorwagen« vor

Um 1908. Viele Landärzte fahren inzwischen im Opel 4/8 PS, dem sog. Doktorwagen, zu ihren Patienten. Die Höchstgeschwindigkeit beträgt 50 bis 55 km/h; der Wagen, ein Zweisitzer mit hinterem Klappsitz, besitzt ein Halbverdeck aus Segeltuch und eine Handhupe.

Rentabilitätsrechnungen belegen, daß ein kleines Automobil billiger zu betreiben sei als ein zweispänniges Fuhrwerk mit Kutscher- und Futterkosten, Stallmiete etc. Außerdem sei das Automobil rascher als der Pferdewagen und auch ungefährlicher, da seine Masse geringer sei. Auch die Unfallstatistik scheint für das Automobil zu sprechen: In Deutschland werden in den Jahren 1906/1907 nur 196 Zusammenstöße zwischen Kraftfahrzeugen registriert, während 1336

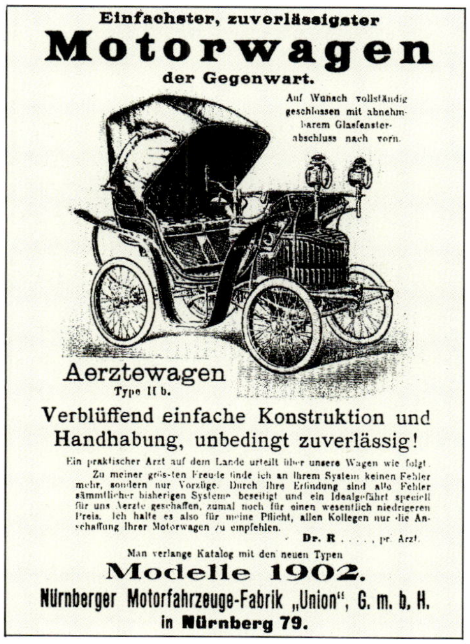

Ein »Aerztewagen« der Nürnberger Motorfahrzeuge-Fabrik »Union« zu Anfang des 20. Jahrhunderts, der vor allem den praktischen Ärzten auf dem Lande angepriesen wird; die Motorisierung des Arztes gilt um die Jahrhundertwende – ähnlich wie das Telefon – als technischer Fortschritt für den Berufsstand. Die Rolle des Kutschers übernimmt nun der Chauffeur, da in der Anfangszeit die Bedienung des Gefährts noch recht schwierig ist. So erfordert das Ankurbeln des Motors Geschicklichkeit und erhebliche Kraft. Gegenüber Fahrrad und Pferdekutsche als Transportmittel wird das Automobil in der Folgezeit immer attraktiver.

Karambolagen mit Reitern, Pferde- oder Handwagen verzeichnet sind.

Bereits 1899 fanden sich erste Erörterungen über den Nutzen des Automobils für Ärzte in britischen und französischen Medizin-Zeitschriften. Das »Journal of the American Medical Association« brachte 1906 eine Spezialnummer zum Thema »Automobiles for Physician's Use« (Automobile für den Gebrauch des Arztes) heraus. Die Vor- und Nachteile der verschiedenen Antriebsarten (Benzin, Elektrizität und Dampf) werden diskutiert. Ein US-amerikanischer Arzt berichtet von dem Nutzen seines elektrischen Automobils, von dem er Strom für Röntgenaufnahmen in Häusern ohne elektrisches Licht abzapft. Allmählich setzt sich die »Benzinkutsche« durch.

1909

Der britische Genetiker und Biochemiker Archibald Edward Garrod entwickelt seine Theorie der angeborenen Stoffwechselfehler, nach der z. B. Albinismus oder Alkaptonurie als Folgen erbbedingter Enzymblocks zu verstehen sind. → S. 372

In Deutschland wird das zahnärztliche Studium reformiert. Die medizinische Allgemeinbildung erhält einen höheren Stellenwert als bisher. → S. 373

Der dänische Botaniker Wilhelm Ludvig Johannsen führt die Begriffe Gen, Genotyp und Phänotyp ein: »Erblichkeit ist also Anwesenheit gleicher Gene bei Nachkommen und Vorfahren.«

Analog zum Leipziger Verband der Ärzte (Hartmann-Bund), wird ein »Wirtschaftlicher Verband Deutscher Zahnärzte e. V.« gegründet (→ 1909/S. 373).

Die deutschen Ärzte und Immunologen Karl Landsteiner und Erwin Popper übertragen den Erreger der spinalen Kinderlähmung, den Polio-Virus, auf Affen und können dadurch den Virus als Erreger dieser Krankheit nachweisen.

Der US-amerikanische Bakteriologe Frederick Fuller Russel führt systematische Impfversuche gegen Typhus in der US-Army durch. Er kann die Wirksamkeit solcher Schutzimpfungen nachweisen. Im Ersten Weltkrieg verdankt die US-Army seiner Vorarbeit, daß sie vom Typhus weitgehend verschont bleibt.

Der US-amerikanische Pathologe David Marine, der sich vor allem mit der Funktion endokriner Drüsen (Drüsen mit innerer Sekretion) auseinandersetzt, beginnt mit seinen Studien über die Auswirkung von Jodgaben auf die Schilddrüse und die Möglichkeit einer Therapie des Kropfes auf diesem Wege (→ um 1920/S. 402).

Der deutsche Nervenarzt und Hirnforscher Korbinian Brodman veröffentlicht sein Standardwerk der Hirnforschung: »Vergleichende Lokalisationslehre der Großhirnrinde in ihren Prinzipien dargestellt auf Grund des Zellenbaues«. Er begründet damit die vergleichende Zytoarchitektonik, die sich mit der Anordnung und mit dem Aufbau der Nervenzellen im Bereich der Großhirnrinde beschäftigt.

Der französische Arzt und Mikrobiologe Charles Jules Henri Nicolle erbringt anhand von Experimenten den Nachweis, daß Flecktyphus von Läusen übertragen wird.

Der Frankfurter Internist Carl von Noorden empfiehlt kochsalzarme Diät bei Hypertonie (Bluthochdruck).

Stoffwechselerkrankungen sind erblich

1909. Der britische Genetiker Archibald Edward Garrod (1857–1936) veröffentlicht seine Schrift über die vererbten Stoffwechselkrankheiten: »Inborn errors of metabolism« (Angeborene Fehler des Stoffwechsels). Er faßt hier seine früheren Studien zusammen und greift insbesondere auf seine Vorlesungen am Royal College of Physicians in London zurück, die 1908 in der Zeitschrift »Lancet« veröffentlicht wurden.

Garrod möchte die Ursache bestimmter Stoffwechselkrankheiten, allen voran die der Alkaptonurie, aufklären. Das Fehlen eines Enzyms, ein Defekt, der vererbt wird, führt zu dieser Krankheit. Für Garrod ist klar, daß ein Mendelscher Faktor (später als »Gen« aufgeklärt) für die Produktion des jeweiligen Enzyms verantwortlich ist.

Kurz nach der Wiederentdeckung der Mendelschen Gesetze (→ 1900/S. 344) verfaßte Garrod eine Reihe von Artikeln über Stoffwechselstörungen, die durch eine Urinuntersuchung festgestellt werden können. Dabei interessierte ihn vor allem jene Gruppe von Störungen, die offensichtlich angeboren sind und sich von Geburt an bemerkbar machen. Garrod bezeichnete sie auch als »metabolische Abweichungen« oder »chemische Analogien zu strukturellen Defekten«. Eine dieser Abweichungen ist der Albinismus, der bereits äußerlich ins Auge springt, während die anderen vor allem durch den Urin entdeckt werden können. Dem Albino mangele es offenbar an der Kraft der hierfür zuständigen Zellen, Melanin, also dunklen Farbstoff, zu bilden. Es fehle hier ebenso wie bei einigen anderen angeborenen Störungen an einem intrazellulären Enzym.

Beispielhaft ist für Garrod die Alkaptonurie, eine Störung, bei der sich der Urin an der Luft rötlich, bräunlich oder schwärzlich verfärbt, weil beim Abbau der Aminosäure Phenylalanin die Homogentisinsäure wegen Fehlens eines Enzyms (der Homogentisinoxygenase) nicht weiter abgebaut werden kann und zu Alkapton oxidiert. In seiner grundlegenden Arbeit über das Vorkommen der Alkaptonurie (»The incidence of alcaptonuria«, 1902) zeigte Garrod, daß es sich hierbei nicht um eine Symptomatik mit bakterieller Ursache handelt, wie bisher vermutet, sondern um einen anderen Verlauf des Stoffwechsels. »Daß die Alkaptonurie eine vererbte Stoffwechselstörung ist, haben die Statistiken zur Genüge bewiesen.« Bei einem eingehenden Studium von vier Familien, das Garrod ab 1899 durchführte, bemerkte er, daß die gesunden und scheinbar normalen Eltern von Alkaptonurie-Kindern häufig blutsverwandt sind. Gleichwohl könne die Krankheit auch bei diesen für Generationen latent bleiben. Analoge Stoffwechselstörungen zu Alkaptonurie und Albinismus findet Garrod in der Cystinurie und Pentosurie (Auftreten von Cystin bzw. Pentosen im Harn).

Garrod ist ein Pionier der biochemischen Genetik. Mit ihm beginnt die Ein-Gen-ein-Enzym-Theorie (= Ein-Gen-ein-Protein-Hypothese), wonach ein Gen jeweils ein Enzym codiert. Doch lange Zeit bleibt Garrod ohne Einfluß; in den Standardwerken der Genetik aus den 1920er und 1930er Jahren wird er kaum erwähnt. So sind es andere, wie etwa die US-Amerikaner George Wells Beadle und Edward Lawrie Tatum, die später die biochemische Genetik voranbringen.

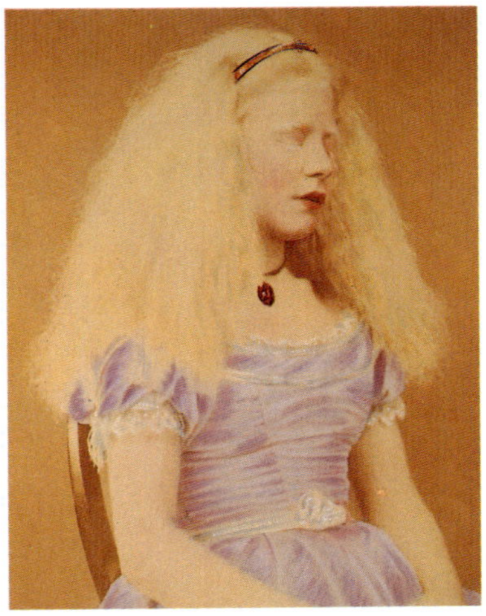

Mädchen mit Albinismus (koloriertes Foto aus dem Jahr 1869)

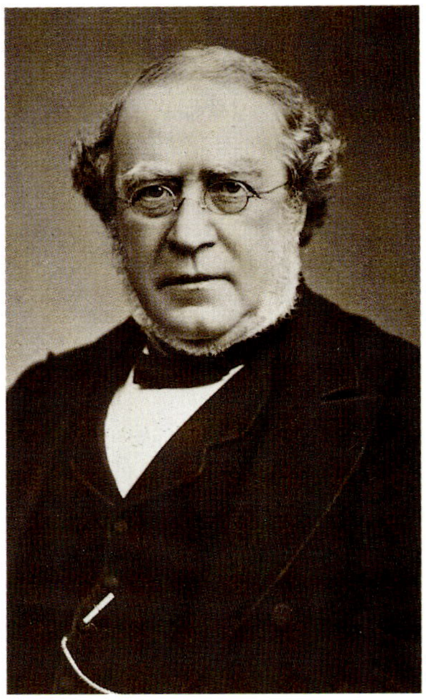

▷ Archibald Edward Garrod (1857 bis 1936), britischer Biochemiker

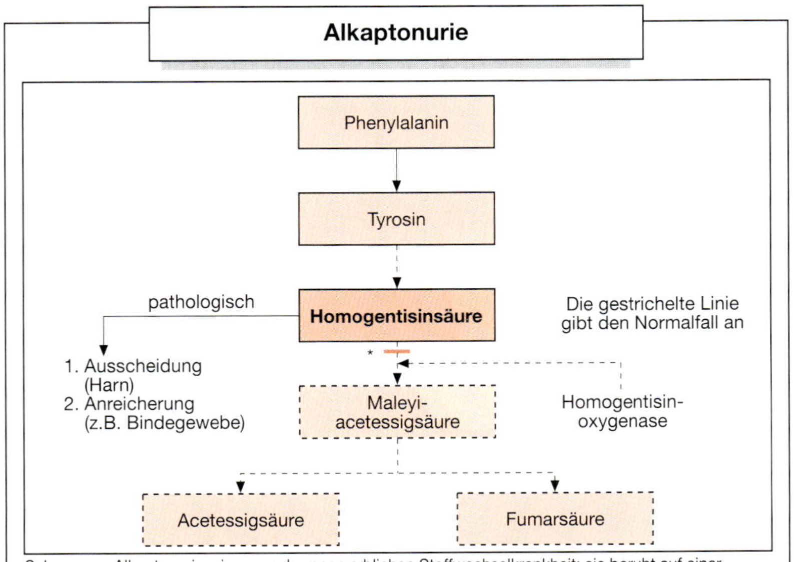

Schema zur Alkaptonurie, einer angeborenen erblichen Stoffwechselkrankheit; sie beruht auf einer Enzymopathie, d.h. das Enzym Homogentisinoxygenase fehlt. Die Aminosäuren (Eiweißbausteine) Phenylalanin und Tyrosin können wegen des Enzymmangels in der Leber nicht vollständig abgebaut werden. Der Stoffwechselprozeß ist blockiert (*). Homogentisinsäure wird darauf im Harn als Alkapton ausgeschieden bzw. im Organismus (z.B. Bindegewebe) abgelagert und verursacht dort eine Reihe krankhafter Veränderungen.

Doktortitel nun auch für Zahnärzte

1909. Eine neue Studienordnung für die Studierenden der Zahnheilkunde im Deutschen Reich wird erlassen. Ähnlich wie beim Medizinstudium werden Vorprüfung (Physikum) und Abschlußprüfung (Staatsexamen) voneinander getrennt. Das Abitur ist die Voraussetzung für das Studium. Die Studenten schreiben sich nun in der Medizinischen Fakultät ein und nicht mehr wie zuvor als »Immaturi« (d. h. »Unreife«, ohne Abitur) an der Philosophischen Fakultät.
Das Studium dauert mindestens sieben Semester, davon drei vorklinische und vier klinische. Die medizinische Allgemeinbildung wird unterstrichen: Zu den Prüfungsfächern treten nun u. a. die innere Medizin, die Pharmakologie, Hygiene und Chirurgie hinzu. Hier setzen heftige Auseinandersetzungen in der Zahnärzteschaft ein: Den einen, die der US-amerikanischen Perspektive den Vorzug geben, ist der Unterricht zu theorielastig; den anderen, welche die Bedeutung der Stomatologie (Lehre von den Erkrankungen der Mundhöhle) unterstreichen, erscheint der Studienplan zu wenig allgemeinmedizinisch. Die Dozenten der Zahnheilkunde gehören der Medizinischen Fakultät an. Ab 1890 entstehen erste zahnärztliche Institute an deutschen Universitäten, allerdings mit ziemlich geringen Studentenzahlen. Die Versorgung der Landbevölkerung ist gleichwohl durch die Dentisten gesichert.
Auch nach der Studienreform von 1909 bleibt die Einführung des Doktortitels für Zahnärzte zunächst umstritten. Die Universität Zürich führt 1914 den offiziellen Titel des »Dr. med. dent.« (d. h. Doctor medicinae dentium) ein, nach dem Ersten Weltkrieg folgen die deutschen Länder mit der Anerkennung des Promotionsrechtes am 7. September 1919.
1909 gibt es im Deutschen Reich etwa 3000 akademisch ausgebildete Zahnärzte, gegenüber 4500 Praktikern ohne Studium (Dentisten). Ab den 1920er Jahren müssen sich die Dentisten einer staatlichen Prüfung unterziehen. Erst Mitte des 20. Jahrhunderts (1949 in der DDR, 1952 in der Bundesrepublik) wird der einheitliche Berufsstand der Zahnärzte geschaffen.

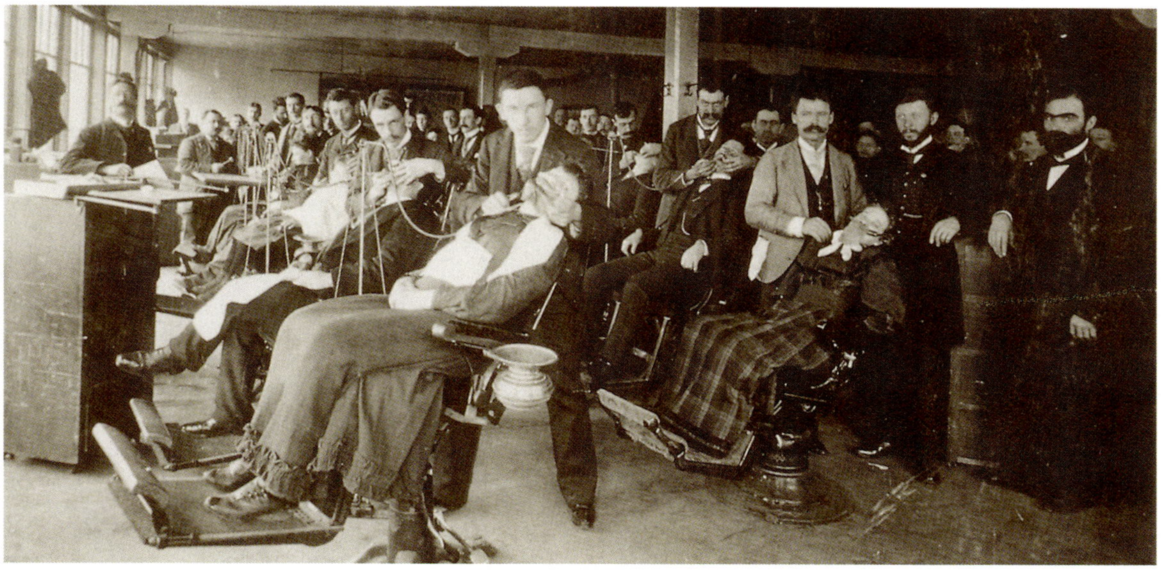

Zahnklinik (dental clinic) der University of Illinois (Chicago), die in der Zahnheilkunde um 1900 führend ist

»Zahnkünstler« von Akademikern verdrängt

Chronik Hintergrund

Um die Jahrhundertwende ist die praktische Zahnheilkunde vom Dualismus zweier Berufsgruppen geprägt: Den handwerklich geprägten Zahntechnikern (Dentisten) einerseits und den akademisch ausgebildeten Zahnärzten andererseits. Mit dem preußischen Gesetz über die Kurierfreiheit von 1869 wurde nicht nur den Heilpraktikern die Berufsausübung erlaubt, sondern auch den nicht approbierten »Zahnkünstlern«, wie sie sich selber bezeichnen. (Der Verein Deutscher Zahnkünstler wurde 1880 gegründet.) Diese werden aus Kostengründen vor allem von den ärmeren Schichten in den Städten und der Landbevölkerung bevorzugt.
Im Bereich der chirurgischen Polikliniken entstanden zunächst Privatschulen für Zahnärzte, die z. T. durch den Staat gefördert werden und erst zu Beginn des 20. Jahrhunderts in die Medizinischen Fakultäten integriert werden.
Die Zahnheilkunde profitiert von den allgemeinen medizinischen Neuerungen (z. B. Röntgen) und speziellen Materialien und Techniken, die z. T. – auch von Dentisten – aus den USA importiert werden. Vor allem die Möglichkeiten der Lokalanästhesie – z. B. durch »Novocain« – erleichtern die sonst schmerzhaften Eingriffe der Zahnärzte.

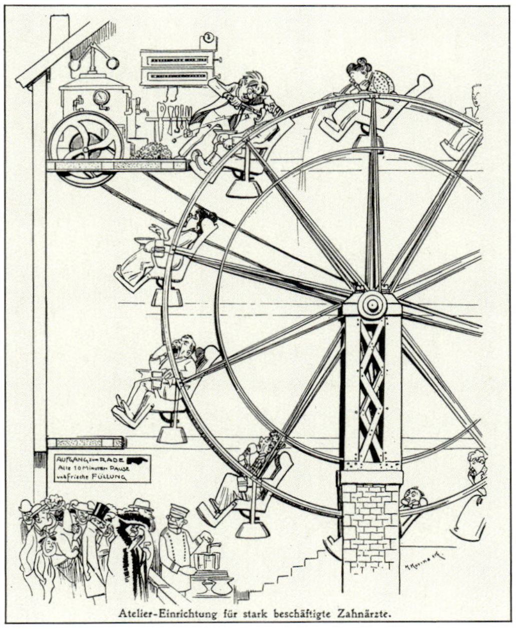

Atelier-Einrichtung für stark beschäftigte Zahnärzte.

◁ Die Karikatur aus den »Lustigen Blättern« nimmt die überlastete Zahnärzteschaft und ihre immer aufwendiger werdende technische Ausrüstung aufs Korn (1903). Für den einzelnen Patienten und seine Beschwerden bleibt kaum Zeit.

▽ Eine der ersten praktizierenden Zahnärztinnen ihrer Zeit ist die US-Amerikanerin Dr. Olga Lentz. Das Foto von 1910 zeigt sie beim Zahnziehen in ihrer Praxis in Minneapolis-St. Paul.

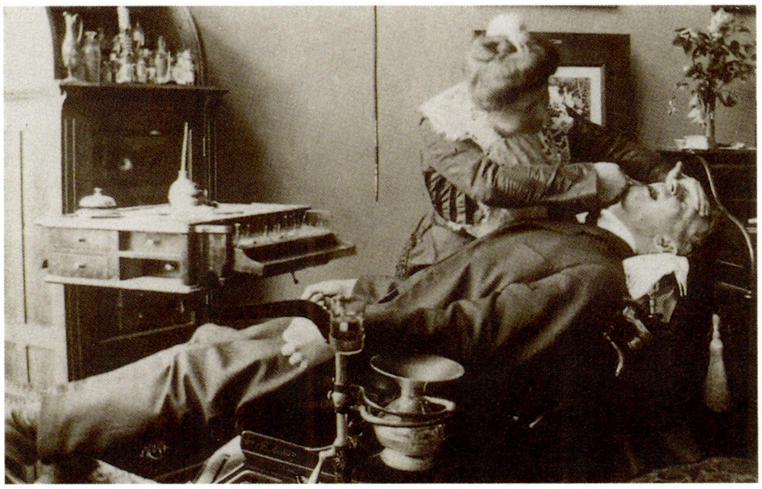

1910

Der US-amerikanische Mediziner Abraham Flexner kommt in einer vielbeachteten Studie zu dem Schluß, daß die Ausbildungssituation für die nordamerikanischen Ärzte miserabel ist. → S. 376

Friedrich von Bodelschwingh übernimmt nach dem Tod seines Vaters die Leitung der Heil- und Pflegeanstalt in Bethel (Bielefeld). → S. 376

Der Dresdner Internist Georg Kelling und sein Stockholmer Kollege Hans Christian Jacobaeus führen die ersten Bauchspiegelungen (Laparoskopien) beim Menschen durch.

Der Wiener Röntgenologe Martin Haudek beschreibt den auf ein Magengeschwür hinweisenden Krater nach Kontrastmittelfüllung im Röntgenbild.

Der Londoner Arzt William Hunter trägt die Theorie der Herdinfektion vor, des von einem weitgehend abgekapselten, erregerhaltigen Krankheitsherd (z. B. vereiterte Zahnwurzel) ausgehenden Krankheitsgeschehens. Diese Theorie bewegt viele Patienten zu Zahnextraktionen.

Den britischen Tropenmedizinern Harold Benjamin Fantham und John William Watson Stephens gelingt es, Trypanosoma rhodesiense, den Erreger der ostafrikanischen Schlafkrankheit, zu isolieren (→ 1912/13/S. 381).

Die in Quebec (Kanada) geborene Mary Adelaide Nutting organisiert am Teachers' College (Columbia University, New York) die ersten Lehrveranstaltungen zur Krankenpflege im öffentlichen Gesundheitswesen. Nutting erhielt 1907 die erste Professur für Krankenpflege in der Welt. Während des Ersten Weltkrieges koordiniert sie die Krankenpflegedienste der US-Army.

Der US-amerikanische Pathologe Simon Flexner von der John Hopkins University in Baltimore (Maryland) kann im Tierexperiment mit Affen sowohl die aktive Immunisierung als auch die passive Serumprophylaxe gegen Poliomyelitis (Entzündung der grauen Rückenmarksubstanz) erzielen. Im Blut infizierter Affen weist er Antikörper gegen das Polio-Virus nach (→ 1954/S. 502).

3. 3. Erste Erfolge bei der Syphilisbekämpfung mit »Salvarsan« werden bekannt. Das Mittel wurde von dem Serologen Paul Ehrlich und seinem japanischen Mitarbeiter Sahatschiro Hata entwickelt. → S. 374

Oktober. In der Mandschurei bricht die Pest aus. Sie breitet sich in den folgenden Monaten rasch aus. → S. 376

Mit »Salvarsan« gegen die Syphilis

3. März 1910. Professor Konrad Alt, der Leiter der Landesheil- und Pflegeanstalt in Uchtspringe (Sachsen), berichtet in der Medizinischen Gesellschaft zu Magdeburg zum ersten Mal über den Erfolg eines neuen Heilmittels gegen die Syphilis, das Präparat »606« (»Salvarsan«), das ihm der Frankfurter Serologe Paul Ehrlich zur klinischen Erprobung übergeben hat.

Auf der Suche nach wirksamen Arsenpräparaten, die eine möglichst geringe Giftwirkung haben (durch Synthetisierung des Arsenrests des Arsenophenylglycins = Präparat »418«) stellte ein Chemiker der Firma Hoechst im Auftrag Paul Ehrlichs im Sommer 1909 das Dioxydiamidoarsenobenzol (»606«) her. Der japanische Bakteriologe Sahatschiro Hata (1873–1938), ein Schüler von Schibasaburo Kitasato (→ 4. 12. 1890/S. 333) und Mitarbeiter von Ehrlich, erprobte das neue Präparat zunächst gegen Rückfallfieber bei Tieren und dann erstmals am 9. Juni 1909 an einem Kaninchen, dessen Hornhaut mit Syphilis infiziert wurde. Die Ergebnisse der daran anschließenden Versuchsreihen veröffentlichen Ehrlich und Hata 1910 gemeinsam in der Schrift: »Die experimentelle Chemotherapie der Spirillosen (Syphilis, Rückfallfieber, Hühnerspirillose, Frambiöse)«.

Im September 1909 schrieb Ehrlich an Alt: »Herr Dr. Hata, der bei mir arbeitet, hat neuerdings ein Präparat geprüft, das auf Recurrens-Spirillen [Erreger des epidemischen Rückfallfiebers] weit energischer wirkt als Arsenolglycin. Man ist damit in der Lage, mit Hilfe einer einzigen Injektion Ratten und Mäusen, die mit Recurrens infiziert waren, der Heilung zuzuführen, was mit keinem einzigen unserer vielen Präparate möglich ist.« Nachdem zwei Oberärzte Alts das Medikament durch Injektionen am eigenen Körper getestet haben, injiziert Alt die alkalisch gelöste Substanz »606« in Dosen von 0,3 g den ersten Kranken. Insgesamt behandelt er damit 23 Kranke, zumeist Paralytiker, also Patienten mit Lähmungen, die an den Spätfolgen der Syphilis leiden und einen hohen Prozentsatz der Anstaltsinsassen ausmachen. Er ist vom Erfolg begeistert. Auch andere Ärzte, denen Ehrlich sein neues Präparat zugänglich gemacht hat, berichten von verblüffenden Resultaten bei der Syphilisbehandlung.

Die Erfolgsmeldungen rufen ein außerordentliches Echo in Ärzte- wie Laienkreisen hervor. Sie erscheinen häufig früher in der Tagespresse als in medizinischen Journalen. Die Forderung nach der Freigabe des Mittels wird allenthalben erhoben, Im Sommer 1910 nimmt die Firma Hoechst am Main die Großproduktion auf. Nach Erprobung von »606« an 20 000 bis 30 000 Kranken erscheint das Heilmittel Mitte Dezember 1910 unter dem Namen »Salvarsan« (von lat. salvo = heilen und Arsen).

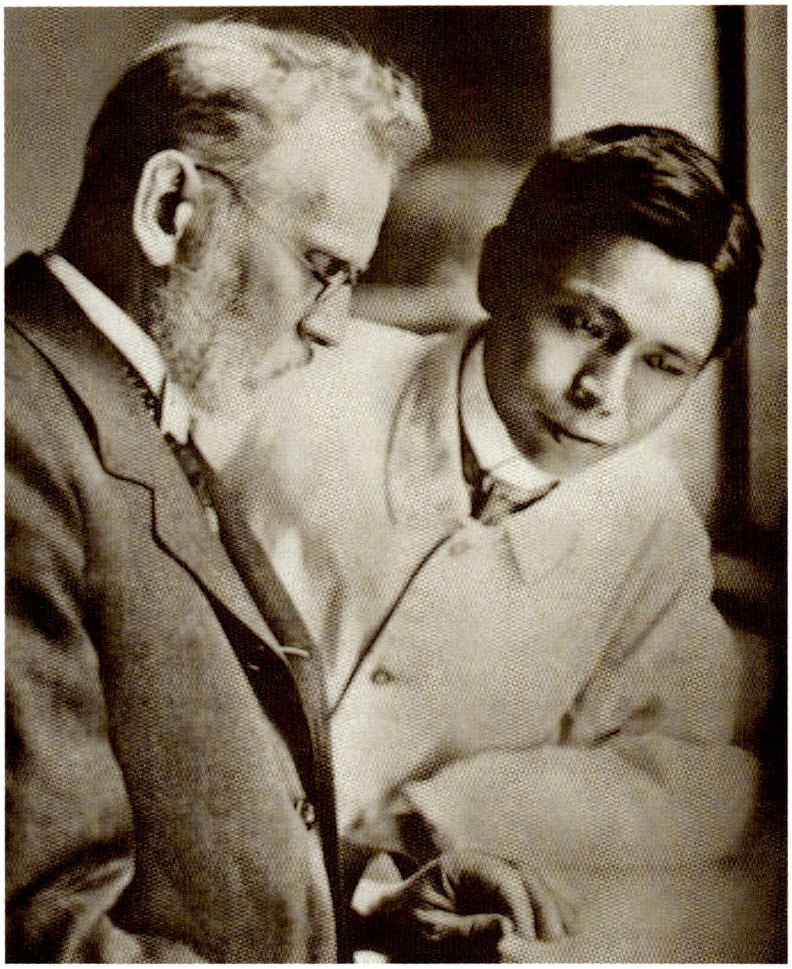

△ Paul Ehrlich (l.) entwickelt mit seinem Mitarbeiter Sahatschiro Hata (r.) 1909 das erste wirksame Chemotherapeutikum, das »Salvarsan« (»Ehrlich-Hata 606«). Ehrlichs Ziel einer umfassenden antibakteriellen »Therapia magna sterilisans« kann erst Jahrzehnte später erreicht werden.

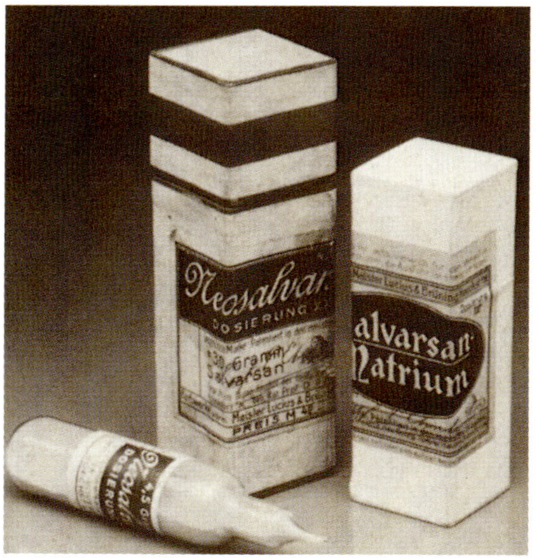

◁ »Salvarsan«; unter dem Namen »Neosalvarsan« kommt das Heilmittel später in verbesserter Form in den Handel.

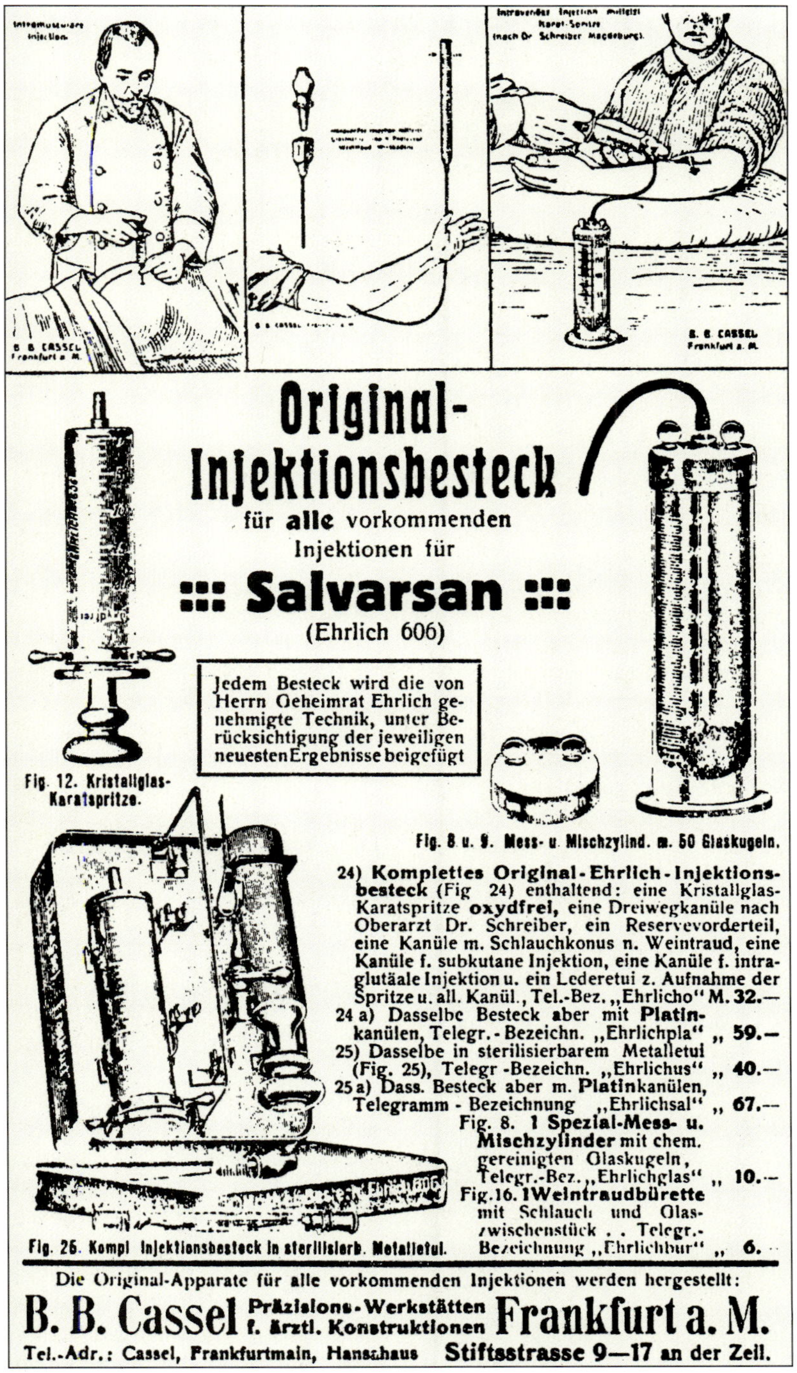

Operationsbesteck zur Salvarsantherapie nach Ehrlich; dem Forscher wird wegen des hohen Preises von »Salvarsan« Gewinnsucht vorgeworfen.

Spätstadien sind kaum noch zu beeinflussen

»Salvarsan«, das erste wirksame Chemotherapeutikum, wird von der Firma Hoechst im Dezember 1910 in den Handel gebracht. Zwischenfälle, die z.T. auf verunreinigte Lösungsmittel zurückgehen und Nebenwirkungen mit verschiedenen Vergiftungssymptomen (u. a. Kopfschmerz, Erbrechen, Durchfall, scharlachartiger Hautausschlag, Nesselsucht und Gelbsucht) machen die »Salvarsan«-Therapie zu einer umstrittenen Heilmethode. Es stellt sich bald heraus, daß Spätstadien der Syphilis mit »Salvarsan« kaum beeinflußt werden können. Bei frischer Infektion dagegen steht die Wirksamkeit außer Frage. Das von Ehrlich 1912 eingeführte »Neosalvarsan« (Präparat 914) hat zwar geringere Nebenwirkungen, ist aber zugleich auch weniger wirksam. Die intramuskulären Injektionen können sehr schmerzhaft sein.

Die heutige Therapie mit Antibiotika kann die Syphilis wesentlich effektiver ausschalten.

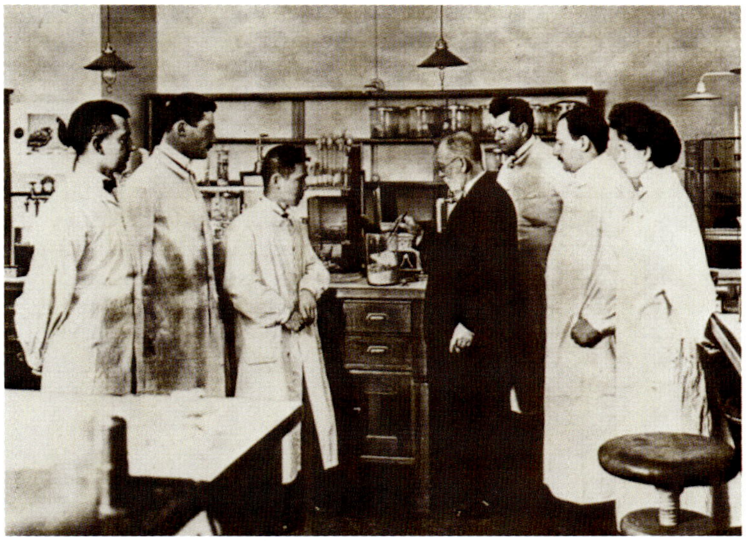

Paul Ehrlich (4. v. l.) mit seinen Mitarbeitern im Laboratorium des »Georg-Speyer-Hauses für Chemotherapie« in Frankfurt am Main

Medizinische Praxis:

Mit Zauberkugeln schießen

Die historischen Wurzeln der Chemotherapie gehen auf die Iatrochemie der frühen Neuzeit zurück (→ S. 139). Bereits damals wurde der grundlegende Ansatz entwickelt, mit (alchemistisch hergestellten) chemischen Substanzen den ursächlichen Kern der Krankheit zu treffen.

Ehrlichs Seitenkettentheorie

Doch erst mit der Entwicklung der modernen Bakteriologie rückte eine effektive Chemotherapie in den Bereich des Möglichen. Seine »chemotherapeutischen Trypanosomen-Studien« (1907) führten Ehrlich zu der Entdeckung, daß Farbstoffe (hier »Trypanrot«) Mikroorganismen nicht nur anfärben, sondern auch abtöten können. Damit ist die Grundidee der Chemotherapie geboren, mit »Zauberkugeln« (so Ehrlich) gezielt auf Krankheitserreger zu schießen. Nach Entwicklung und Erprobung einer Reihe von Arsenverbindungen gelingt der große Wurf: Das »Salvarsan«. Theoretische Voraussetzung ist Ehrlichs »Seitenkettentheorie« (später spricht er von »Rezeptoren«), welche die immunologische Reaktion von Toxin (Gift) und Antitoxin (Antikörper) erklärt: Entsprechend sind nun chemische Heilmittel gesucht, die sich mit einer besonderen »haptophoren Gruppe« an die »Seitenkette« (Rezeptorengruppe) der Erreger anheften, nicht jedoch an die von Körperzellen, und somit gezielt die Erreger ausschalten, nach dem »Prinzip der selektiven Toxizität«.

Zellenwachstum hemmen

Bei den Chemotherapeutika handelt es sich um synthetische Wirksubstanzen, die pathogene (krankheitserregende) Mikroorganismen oder Zellen von bösartigen Geschwülsten entweder in ihrem Wachstum hemmen oder abtöten. Das klassische antisyphilitische Mittel »Salvarsan« ist heute überholt, statt dessen werden u. a. Sulfonamide, Tuberkulostatika und Antibiotika eingesetzt. Die Chemotherapie ist nicht zuletzt eine wichtige Säule der Krebsbehandlung. Die »Zytostatika« greifen in die Zellteilungsvorgänge ein und verzögern oder unterbrechen die Vermehrung der Krebszellen.

Die Chemotherapie gehört zu den großen Errungenschaften der naturwissenschaftlichen Medizin im 20. Jahrhundert. Die meisten bakteriellen und parasitären Infektionskrankheiten können heute mit wirksamen Medikamenten bekämpft werden. Gegen Virusinfektionen ist die Chemotherapie machtlos.

Bereits Paul Ehrlich hat jedoch die »Arzneifestigkeit«, die Resistenzbildung der Krankheitserreger, bemerkt.

Pest und Cholera: Seuchen wüten in China und Rußland

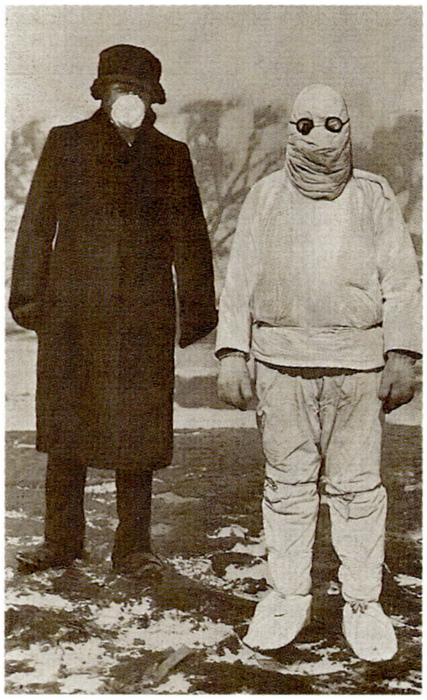

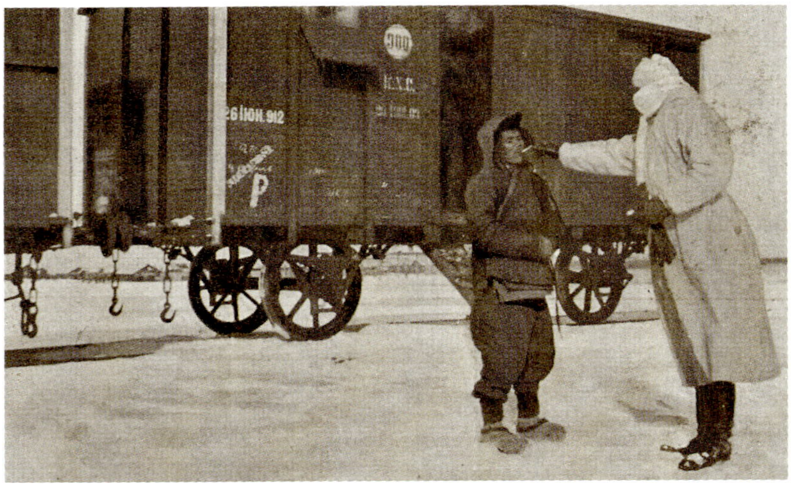

Ein Arzt im Schutzanzug mißt bei einem chinesischen Pestverdächtigen die Temperatur. Im Hintergrund steht ein Quarantäne-Waggon.

◁ Szene aus China: Ein Arzt in weißem Schutzanzug und Kapuze mit einem Sanitätshelfer, der sich durch eine Atemmaske vor Ansteckung schützt

Oktober 1910. In der Mandschurei bricht die Pest aus, vorwiegend in Form der Lungenpest (»Schwarzer Tod«). Bis Ende Oktober sterben allein in der Stadt Manschuria 70 Menschen an der Seuche, die sich in den folgenden Monaten rasch ausbreitet. Bis Januar 1911 steigt die registrierte Zahl der Todesopfer auf über 3200 an, die Dunkelziffer liegt erheblich höher.

Die Seuche grassiert vor allem entlang der Niederlassungen der Mandschurischen Eisenbahn, wo sich die chinesische Bevölkerung auf engstem Raum zusammendrängt. Es kommt zu einer Fluchtbewegung der in Bahn- und Bergbau tätigen chinesischen Arbeiter in ihre Heimatprovinzen Shantung und Chili. Die deutschen Behörden des Pachtgebietes Kiautschou erlassen in dessen Hauptstadt Tsingtau am 26. Januar 1911 scharfe Abwehrmaßnahmen gegen die Pest, um »mit allen Mitteln ein vollständiges Fernhalten der Seuche« von der Hafenstadt Tsingtau zu erreichen, da »jeder Fußbreit der Schutzgebietsgrenze an der See- wie an der Landseite« zur »Eingangspforte« für die Pest werden könne. Das Schutzgebiet wird mit militärischen Mitteln zu Lande und zu Wasser abgeriegelt. Tsingtau bleibt daraufhin gänzlich von der Pest verschont. In der Mandschurei dagegen sterben bis zum Erlöschen der Epidemie Ende April 1911 mehr als 40 000 Menschen, in der Provinz Shantung ca. 3000.

Zur gleichen Zeit wütet in Asien außerdem die Cholera. Im Jahr 1908 gab es über 400 000 Choleratote in Indien und mehr als 30 000 in China. 1910 wird besonders Südrußland von schweren Cholera-Sommerepidemien heimgesucht. Insgesamt fordert die Seuche zu Beginn des Jahrhunderts mehr als 100 000 Todesopfer.

Generationswechsel in der Anstalt Bethel

1910. Friedrich von Bodelschwingh (1877–1946) übernimmt nach dem Tod seines Vaters, des gleichnamigen evangelischen Theologen (1831–1910), die Leitung der »Evangelischen Heil- und Pflegeanstalt für Epileptische des Rheinlands und Westfalens« in Bethel.

In dem Dorf bei Bielefeld leben und arbeiten die Kranken in Gruppen zusammen, wobei jeder einzelne im Sinne einer »Arbeitstherapie« und gemäß der ihm verbliebenen Fähigkeiten produktiv für die gesamte Einrichtung eingesetzt wird. Daneben baute Bodelschwingh Senior auch noch andere Anstalten auf, so die »Westfälische Diakonissenanstalt« (1869; seit 1876 »Sarepta«), die »Westfälische Diakonenanstalt Nazareth« (1877) sowie verschiedene Kolonien, um dem Elend der Arbeits- und Obdachlosen zu begegnen. Bodelschwinghs Einrichtungen gehören zu den wichtigsten Hilfswerken der Inneren Mission. Während des »Dritten Reichs« beschützt die Anstalt ihre Kranken vor der »Euthanasie« (→ April 1940/S. 456).

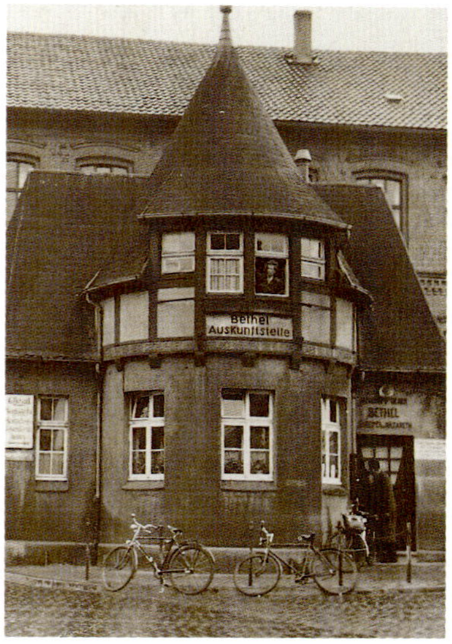

Auskunftsstelle der Bodelschwinghschen Anstalten »Bethel«, die sich in der Nähe von Bielefeld in zwei Tälern zwischen Ausläufern des Teutoburger Waldes ausbreitet

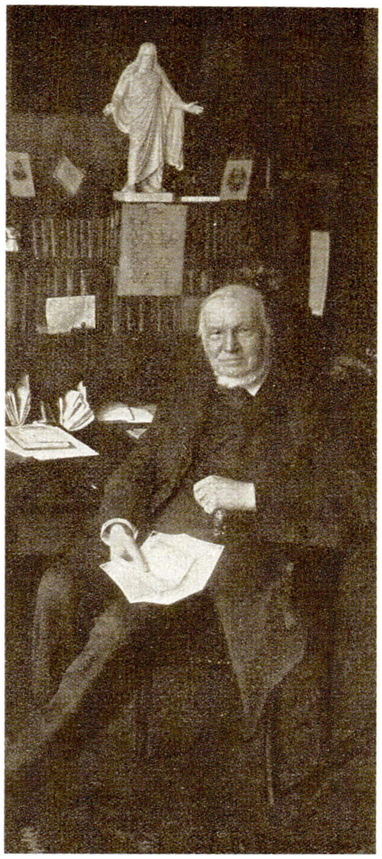

▷ Pastor Friedrich von Bodelschwingh (1831–1910), 1872 bis 1910 Leiter der evangelischen Kranken-, Heil- und Fürsorgeanstalten »Bethel«, in seinem Arbeitszimmer

Medizinschulen in den USA »miserabel«

1910. Der US-amerikanische Mediziner Abraham Flexner (1866–1959), der als Experte für die ärztliche Ausbildung an der Carnegie Foundation for Advancement of Teaching in New York tätig ist, legt seinen Bericht über die »Medizinische Ausbildung in den USA und Kanada« vor. Er kommt zu dem Schluß, daß die Ausbildungssituation, verglichen mit europäischen Verhältnissen, miserabel sei und kritisiert mangelnde Standards, die geringen Geldmittel und inkompetente Lehrkörper an vielen Schulen.

Der Effekt des »Flexner Reports« ist eindrucksvoll. Innerhalb der folgenden zehn Jahre schließen 46 von insgesamt 131 Medizinschulen bzw. werden von leistungsstärkeren Institutionen übernommen. Die Eingangsvoraussetzungen (mindestens zwei Jahre College-Ausbildung), der Standard der naturwissenschaftlichen und klinischen Lehre, die Anbindung an Universitäten und die solide Finanzierung der Schulen werden vorgeschrieben (→ S. 246).

1911

Der deutsche Internist Alfred Erich Frank prägt den Begriff der »essentiellen Hypertonie« für den Bluthochdruck ohne erkennbare organische Ursachen. → S. 378

Die deutschen Frauenärzte Albert Döderlein aus München und Bernhard Krönig aus Freiburg (Breisgau) nehmen erstmals im deutschen Sprachgebiet Kontaktbestrahlungen mit Mesothorium beim Gebärmutterhalskrebs vor.

Der US-amerikanische Ingenieur und Betriebswirtschaftler Frederick Winslow Taylor erregt weltweites Aufsehen mit seinem Buch »The Principles of Scientific Management« (Die Prinzipien eines wissenschaftlichen Managements). Der Taylorismus setzt sich in der amerikanischen Industrie, etwa bei der Fließbandarbeit, durch (→ 1903/S. 355).

Der »British National Insurance Act« führt in Großbritannien die obligatorische Versicherung gegen Krankheit und Arbeitslosigkeit ein.

Der Wiener Arzt Alfred Adler tritt aus der Wiener Psychoanalytischen Vereinigung aus. Er ist damit der erste Schüler Sigmund Freuds, der vom Begründer der Psychoanalyse »abfällt« (→ 18. 12. 1912/S. 379).

Der US-amerikanische Bakteriologe und Pathologe Francis Peyton Rous kann nachweisen, daß Sarkome (bösartige Tumore des Bindegewebes [Mesenchym]) von Hühnern auf gesunde Hühner durch Injektion eines zellfreien Filtrates des ursprünglichen Tumors übertragen werden können. Damit ist der Nachweis erbracht, daß das »Rous-Sarkom« durch ein bestimmtes Virus (Rous-Sarkom-Virus, RSV) hervorgerufen wird.

22. 1. In der chinesischen Millionenstadt Hankow (Wuhan) brechen während einer Pestepidemie Unruhen aus. An der Lungenpest, die sich seit Anfang Dezember 1910 von der Mandschurei und Mongolei aus verbreitet, sterben 40 000 Menschen (→ Oktober 1910/S. 376).

30. 5. Der Deutsche Reichstag verabschiedet die Reichsversicherungsordnung (RVO). Sie faßt das gesamte Arbeitsversicherungsrecht zusammen. Als spezielle Teile derselben treten 1913 das Gesetz über die Unfallversicherung und 1914 dasjenige über die Krankenversicherung in Kraft. Erstmals wird hier die Behandlung der Zahn-, Mund- und Kieferkrankheiten den approbierten Zahnärzten zugewiesen (→ 1909/S. 373).

Mai-Oktober. In Dresden findet die erste Internationale Hygiene-Ausstellung statt. → S. 377

Erste Internationale Hygiene-Ausstellung

Mai–Oktober 1911. Der deutsche Unternehmer Karl August Lingner (1861–1916), der insbesondere das von ihm hergestellte Mundwasser »Odol« erfolgreich vermarktet, organisiert in Dresden die erste Internationale Hygiene-Ausstellung. In mehr als 50 Hallen besichtigen über fünfeinhalb Millionen Besucher die dargebotenen Exponate. Die Zielsetzung ist einerseits eine Art hygienischer Volksbelehrung, die jedermann – ungeachtet sozialökonomischer Barrieren – zur persönlichen Gesundheitspflege anhalten will, andererseits die historische Darstellung der Hygiene und ihrer Entwicklung in den verschiedenen Kulturkreisen.

Viele Länder, darunter Brasilien, China, Frankreich, Rußland und Ungarn, sind mit einer eigenen Ausstellungshalle vertreten. Ein zentraler Bereich der Schau ist die Abteilung »Der Mensch«, die in einem eigenen Pavillon am Haupteingang untergebracht ist. Lingner hat eine Reihe führender Mediziner als Mitarbeiter und Berater verpflichtet, so die Bakteriologen Emil von Behring und Paul Ehrlich, die Kinderärzte Adalbert Czerny und Otto Heubner, den Psychiater Oswald Bumke und den Medizinhistoriker Karl Sudhoff. Die Reichsregierung, der Bundesstaat Sachsen, die Stadt Dresden, zahlreiche Firmen und öffentliche Körperschaften beteiligen sich an der Finanzierung.

Das Menschenbild, wie es in der Dresdner Hygiene-Ausstellung präsentiert wird, entspricht dem Fortschrittsglauben der zeitgenössischen Medizin und Technik. Karl August Lingner formuliert in der Gedenkschrift: »Zunächst ist der Menschenleib das größte technische Meisterwerk, das wir kennen und dessen Betrachtung das Herz jedes Technikers entzücken muß . . . Es ist eine Maschine, konstruiert aus einem Material, das die wunderbare Eigenschaft hat, die Teile, die in ihrer Leistung stark in Anspruch genommen werden, oder die sich durch die geforderte Leistung als zu schwach erweisen, selbsttätig zu verstärken, Risse, Brüche, überhaupt Beschädigungen aller Art aus eigener Kraft zu reparieren, eine Maschine, die ihre Bewegungsmechanismen selbsttätig schmiert und gleich das Schmiermittel aus sich selbst heraus produziert.«

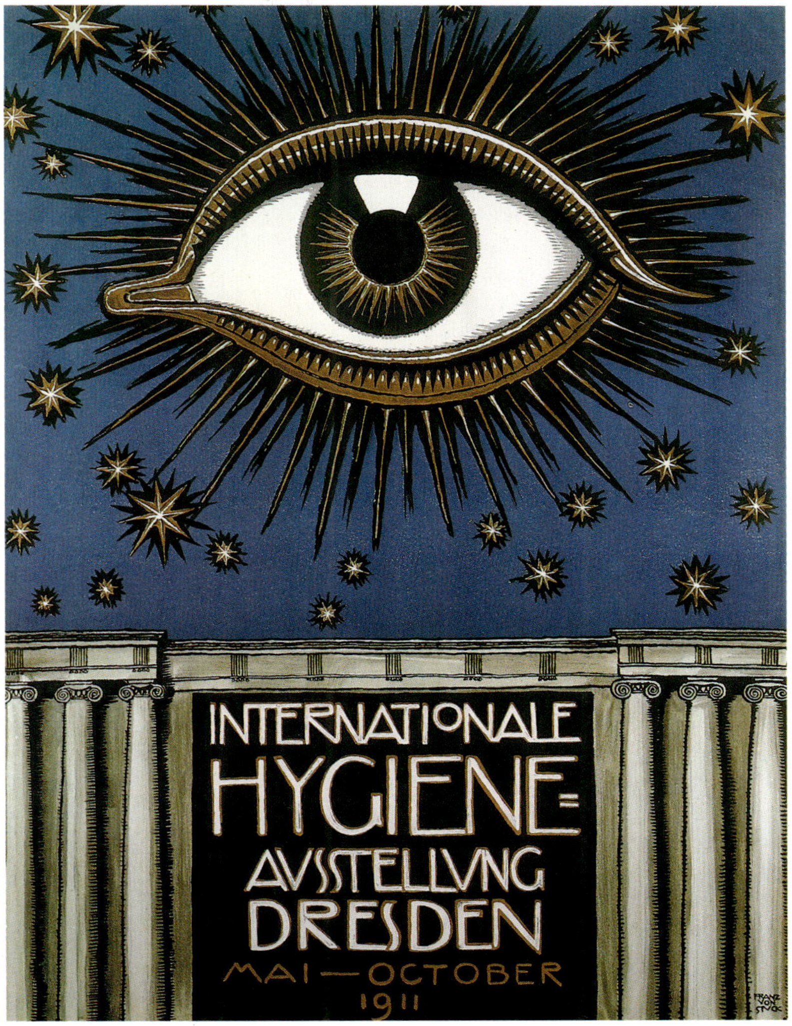

Plakat zur Internationalen Hygiene-Ausstellung in Dresden, die Millionen von Besuchern anlockt und die Volksmassen gesundheitlich aufklären soll

Die Hygiene-Ausstellung gibt den Impuls für die Errichtung des 1930 eröffneten Deutschen Hygiene-Museums in Dresden, zu dessen Hauptattraktionen der »gläserne (d. h. durchsichtige) Mensch« gehört (→ 16. 5. 1930/S. 428).

Der Promotor der Hygiene-Ausstellung, Karl August Lingner, wurde als Sohn eines Kaufmanns in Magdeburg geboren. Nach einer kaufmännischen Lehre und einem abgebrochenen Musikstudium in Paris gründete er schließlich 1892 das Dresdener chemische Laboratorium Lingner. Die Herstellung des Mundwassers »Odol« macht ihn zu einem der erfolgreichsten Unternehmer Dresdens. Daneben produziert er die Schnupfenwatte »Forman«, die flüssige Haarwaschseife »Pixavon« und andere kosmetische Artikel. 1909 entstanden unter Lingners Mitwirkung die Sächsischen Serumwerke AG, die Heilseren, Impfstoffe und anderweitige pharmazeutische Produkte herstellen. Unter dem Eindruck der bakteriologischen Erkenntnisse entwickelt Lingner sein Konzept der hygienischen Volksbelehrung. Er initiierte eine Reihe sozialhygienischer Einrichtungen in Dresden, so die Kinderpoliklinik und das Säuglingsheim (1897), die Desinfektionsanstalt Sachsen sowie die Zentralstelle für Zahnhygiene (1902). Bereits 1903 organisierte er die Sonderausstellung »Volkskrankheiten und ihre Bekämpfung« im Rahmen der Städteausstellung in Dresden.

Kritisch ist gegen Lingners Ansatz einzuwenden, daß er den Zusammenhang zwischen der sozialen Lage der Menschen und ihrer Gesundheit gänzlich ausblendet und ihre möglichen Eigeninitiativen nur wenig fördert.

Bluthochdruck ohne erkennbare organische Störungen

1911. Der deutsche Internist Alfred Erich Frank (1884–1957) prägt den bis heute gültigen Begriff der »essentiellen Hypertonie«. Damit will er von dem durch eine Nierenkrankheit hervorgerufenen Bluthochdruck eine Form der Hypertonie abgrenzen, die keine erkennbare Ursache hat.

Frank, derzeit Assistenzarzt in Wiesbaden, lehnt die Überproduktion von Adrenalin und Renin, blutdrucksteigernde Substanzen, die bereits bekannt sind, als Ursache der »essentiellen Hypertonie« ab.

Nierenkrankheiten als Ursache?

Bereits der britische Kliniker Richard Bright (1789–1858) beschrieb in seiner klassischen Darstellung der Nierenkrankheiten (1827–31), daß bei manchen Nierenkranken ein hypertrophiertes (vergrößertes) Herz gefunden wird und schloß daraus – fälschlicherweise – auf einen erhöhten Gefäßwiderstand im Nierenkreislauf. Auch der deutsche Kliniker Ludwig Traube (1818–1876) gab 1856 eine Verengung der Nierenstrombahn als Ursache der Hypertrophie des Herzens an. 1871 beschrieb Traube dann erstmals Fälle von sog. idiopathischer Herzhypertrophie (als Folge des Bluthochdrucks), bei der sich keine Veränderungen an den Nierengefäßen oder anderen Organen nachweisen ließen. Hierbei dürfte es sich um Fälle von »essentieller Hypertonie« (nach Frank) gehandelt haben. Um die Jahrhundertwende, nach Einführung der unblutigen Blutdruckmessung durch Scipione Riva-Rocci (→ 1896/S. 336) hielt man an der Auffassung fest, die Blutdrucksteigerung sei Folge sklerotisch eingeengter Arterien, wobei man insbesondere im Rückgriff auf Bright (»Brightsche Krankheit«) den krankhaft veränderten Nierengefäßen eine entscheidende Rolle zusprach.

Doch entgegen dieser Auffassung setzt sich allmählich die Erkenntnis durch, daß die Arteriosklerose (Arterienverkalkung) nicht Ursache, sondern Folge des Bluthochdrucks sei. Darauf wies u. a. der französische Kliniker Henri Huchard (1844–1910) bereits in einem Artikel von 1887 hin. Die Hypertonie als rein funktionelles Krankheitsbild wurde erstmalig 1905 durch den Wiener Kliniker Jakob Pal (1863–1936) in seinem Buch »Gefässkrisen« beschrieben. Obwohl außer Alfred Erich Frank also eine Reihe weiterer Autoren die »genuine«, »primäre« bzw. »essentielle« Hypertonie annehmen, halten die meisten Kliniker jedoch weiterhin an der These fest, der Hochdruck werde von Nierenkrankheiten verursacht.

»Blasser« und »roter« Hochdruck

Die entscheidende Wende hin zu einer Differentialdiagnose der Hypertonie tritt 1923 ein. Der damals in Halle tätige, einflußreiche Internist Franz Volhard (1872–1950) hält 1923 auf dem Wiener Internistenkongreß ein Referat, in dem er die essentielle Hypertonie als »roten Hochdruck« der nierenbedingten sekundären Hypertonie als »blassem Hochdruck« gegenüberstellt. Letzterer sei »humoral bewirkt und renal bedingt«, d. h. er werde durch Stoffe aus der Niere verursacht, die zu einer Gefäßverengung führen. »Bei dem blassen Hochdruck besteht eine allgemeine Gefäßkontraktion, bei dem roten nicht; bei dem blassen erscheinen die peripheren Schlagadern eng, bei dem roten weit; bei dem blassen sind die sichtbaren Arterien des Augenhintergrundes verengt, bei dem roten nicht. Bei dem blassen sehen die Nieren blaß aus, bei dem roten rot usw.«

Stadien des Bluthochdrucks[1]

Stadium	Blutdruck in Ruhe	Blutdruck Belastung	diastol. Wert (mm Hg.)	Herz	Nieren	Zentralnervensystem (ZNS)	allgemeine Beschwerden
I	normal	erhöht	< 100	ohne Befund	ohne Befund	ohne Befund	Kopfschmerz, Schwindel, Müdigkeit, Schlafstörungen
II	meist erhöht	erhöht	100–115	Linksherzhypertrophie Zunahme der Muskulatur der linken Herzkammer	geringe Proteinurie Eiweißkörper im Harn	kurze reversible Ausfälle	wie I, ferner Atembeschwerden bei Belastung, Angina pectoris (»Herzbräune«)
III	erhöht		115–130	latente oder manifeste Insuffizienz	geringe Funktionseinschränkung	Schlaganfälle mit mäßigen Dauerschäden	wie II, ferner Symptome der Organdekompensation
IV	erhöht		> 130	manifeste Insuffizienz	Insuffizienz	Schwere Schlaganfälle mit Dauerschäden	wie III, mit Überwiegen der Nierensymptomatik (Urämie = »Harnvergiftung«; evtl. Tod)

1) nach H. Losse

Krankheitsbild:

Hypertonie führt zu Gefäßveränderungen

Ca. 90% aller Hochdruckkranken leiden an einer essentiellen Hypertonie, d. h. die Ursache ihres Leidens ist nicht (nachweisbar) durch organische Störungen bedingt. Unter den sekundären oder symptomatischen Formen ist die renale Hypertonie am häufigsten, die entweder renovaskulär, d. h. durch eine Verengung der Nierenarterie verursacht ist oder aber parenchymal, d. h. durch eine Nierenkrankheit. Weitere Formen der sekundären Hypertonie sind durch Arteriosklerose (»Altershochdruck«), endokrine Störungen mit übermäßiger Hormonbildung und durch Erkrankungen des Herzens und großer Gefäße in Herznähe bedingt.

Der Bluthochdruck kann im Anfangsstadium ohne subjektive Beschwerden verlaufen, sein chronischer Verlauf führt jedoch nach und nach – neben Symptomen wie Kopfschmerz, Müdigkeit und Leistungsminderung – zu schweren Schädigungen verschiedener Organe (Herz, Gefäße, Nieren, Netzhaut). Die Hypertonie gilt als Risikofaktor für arteriosklerotische Gefäßveränderungen und entsprechende Folgekrankheiten, wie insbesondere die Apoplexie (»Schlaganfall«).

Die dauerhafte Senkung des Blutdrucks verbessert den Krankheitszustand und wirkt lebensverlängernd. Heute stehen eine Reihe wirksamer Medikamente zur Blutdrucksenkung (sog. Antihypertensiva bzw. -hypertonica) zur Verfügung.

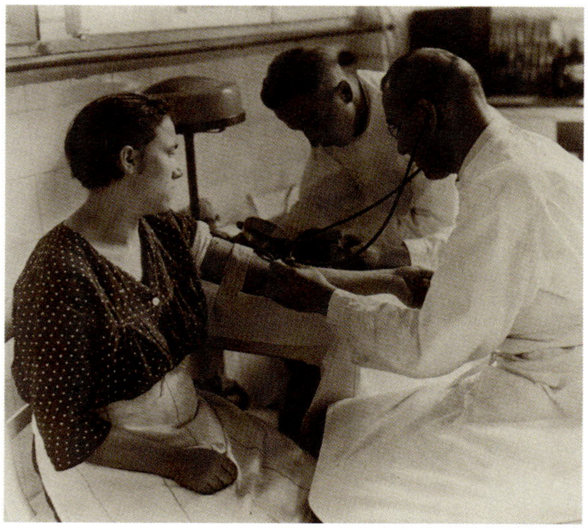

Die Messung des Blutdrucks mit dem Sphygmomanometer, während eines Hebammenkurses an der Berliner Charité um 1930; dieses Verfahren nach Riva-Rocci (→ 1896/S. 336) unter Zuhilfenahme des Stethoskops ist bis heute eine diagnostische Standardmethode geblieben.

1912

Der Münsteraner Chirurg Conrad Ramstedt entwickelt eine spezielle Operationsmethode zur Behebung der Pylorusstenose (krampfartige Verengung des Magenausgangs im frühen Säuglingsalter). Er durchtrennt den Magenschließmuskel bei gleichzeitiger Schonung der Schleimhaut. → S. 380

Der Chicagoer Internist James B. Herrick legt in einem Artikel dar, daß der plötzliche Verschluß der arteriellen Herzkranzgefäße nicht in jedem Fall zum Tod führen muß. → S. 380

Der Berliner Hals-Nasen-Ohren-Arzt Hermann Gutzmann veröffentlicht die zweite Auflage seines Werkes »Sprachheilkunde«. Gutzmann setzt sich insbesondere für die Förderung von Stotterern ein. → S. 381

In Oberhof (Thüringen) findet der erste Kongreß von Sportärzten statt. In den folgenden Jahren etabliert sich die Sportmedizin als eigenständige wissenschaftliche Disziplin. → S. 381

Der Reichsgesundheitsrat empfiehlt »Grundsätze für die Ordnung des Rettungs- und Krankenbeförderungswesens«. Hierbei geht es vor allem um den Verletzten- und Krankentransport, für den DRK, Gemeinden, freiwillige Feuerwehr und Privatunternehmen zuständig sind (→ um 1913/S. 384).

Der Biologe Eugen Steinach berichtet von erfolgreich durchgeführten Verpflanzungen weiblicher Keimdrüsen in männliche Tiere, deren sekundäre Geschlechtsmerkmale sich daraufhin verändern.

Im Kampf gegen die Tsetsefliege, den Überträger der Schlafkrankheit, lassen die deutschen Kolonialbehörden in Afrika riesige Sumpfwälder abholzen, um damit die Brutstätten der Fliege auszutrocknen. Besonders betroffen sind die Gebiete des Kongo sowie des Victoria- und Tanganjika-Sees (→ 1912/13/S. 381).

Der französische Pathologe und Kinderarzt Victor Hutinel begründet den Internationalen Pädiatrischen Verband.

Mai 1912. An der Berliner Charité wird ein Radium-Institut für biologisch-therapeutische Forschungen eingeweiht. Hauptziel ist die Krebsbekämpfung. Radium und Mesothorium, die bei der Strahlentherapie des Krebses eingesetzt werden, sind bereits im darauffolgenden Jahr umstritten. Die Krebsgefahr durch Röntgenstrahlen wird bereits seit 1902 diskutiert.

18. 12. In einem Brief an Sigmund Freud setzt sich der schweizerische Psychiater Carl Gustav Jung von dem Wiener Begründer der Psychoanalyse ab. → S. 379

Adler und Jung brechen mit Freud

18. Dezember 1912. In einem Brief setzt sich der schweizerische Psychiater Carl Gustav Jung (1875 bis 1961) von Sigmund Freud (1856 bis 1939) ab, zu dem er seit 1907 engen Kontakt hatte. Er war einer der wichtigsten Anhänger des Wiener Begründers der Psychoanalyse und wurde häufig als Freuds »Kronprinz« tituliert.

Jung, seit 1900 bei Eugen Bleuler an der Zürcher Heilanstalt »Burghölzli« tätig (→ 1865/S. 304), kritisiert in seinem Brief Freuds »Technik«, seine Schüler wie Patienten zu behandeln und sie damit herabzusetzen: »Sie weisen rund um sich herum allen Symptomhandlungen nach, damit setzen Sie die ganze Umgebung auf das Niveau des Sohnes und der Tochter herunter, die mit Erröten die Existenz fehlerhafter Tendenzen zugeben. Unterdessen bleiben Sie immer schön oben als Vater. Vor absoluter Untertänigkeit kommt keiner dazu, den Propheten am Barte zu zupfen …« Damit trennt sich Jung von Freud und begründet in der Folgezeit eine eigene Richtung der Tiefenpsychologie, die er »analytische« und später »komplexe Psychologie« nennt. Jung lehnt Freuds Sexualtheorie als allgemeine Grundlage der Neurosenlehre und der Kulturtheorie ab bzw. erweitert den Libidobegriff zu dem der psychischen Energie. Neben dem persönlichen Unbewußten erkennt Jung ein »kollektives Unbewußtes« an, das überindividuell von Archetypen geprägt wird, die kulturübergreifende Bedeutung haben und historische Prozesse überdauern. Der therapeutische Prozeß soll auf dem Wege der »Individuation« zur Erkenntnis des »Selbst« führen.

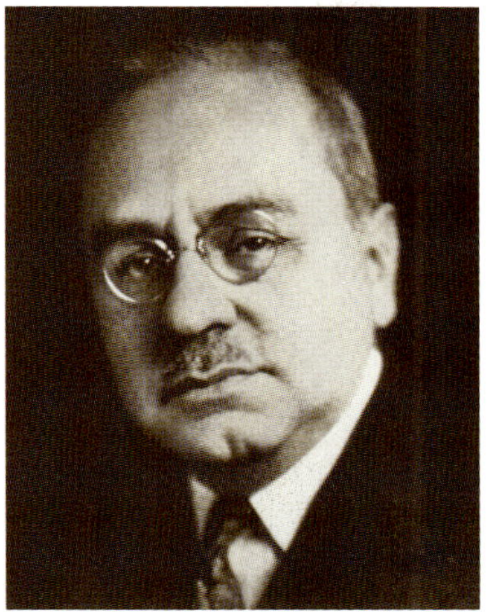

Geht seine eigenen Wege: Der Österreicher Alfred Adler (1870–1937), Begründer der »Individualpsychologie«

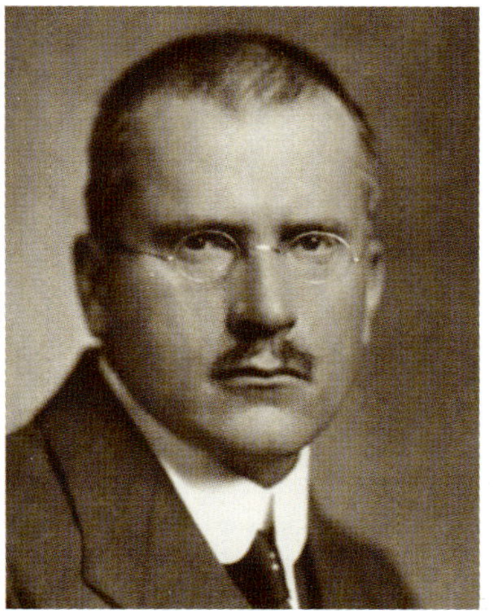

Abtrünnig: Der Schweizer Carl Gustav Jung, Begründer der »analytischen« oder »komplexen« Psychologie

Der österreichische Arzt Alfred Adler (1870–1937), der 1902 als einer der ersten zur »Psychologischen Mittwoch-Gesellschaft« von Freud stieß, trat im Juni 1911 ebenfalls aus der Wiener Psychoanalytischen Vereinigung aus. Er sieht im Sexualtrieb nicht den ursächlichen Motor für die Entstehung der Neurosen. In Anlehnung an Friedrich Nietzsches »Wille zur Macht« erblickt Adler im »kindlichen Minderwertigkeitsgefühl« den Kern aller Seelenstörungen, aus dem heraus der einzelne unbewußt einen »Lebensplan« entwirft, der vom Machtstreben diktiert wird. Der Mensch versuche, seine Minderwertigkeit mit aller Raffinesse zu kompensieren bzw. zu überkompensieren. Adlers »Individualpsychologie« will das »Gemeinschaftsgefühl« auch pädagogisch gegenüber dem neurotischen Machtstreben stärken.

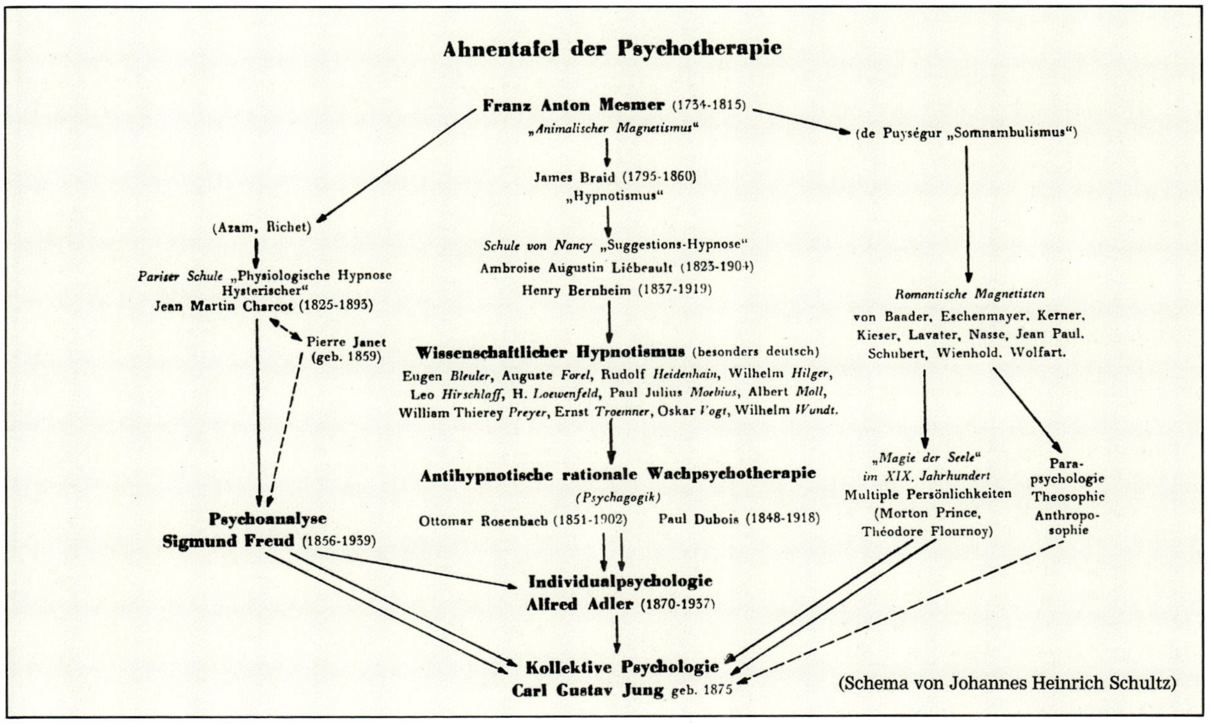

(Schema von Johannes Heinrich Schultz)

Neue Forschungen zum Herzinfarkt

1912. Der Chicagoer Internist James B. Herrick (1861–1954) gibt eine Darstellung der Koronarthrombose. In seinem Artikel »Klinische Zeichen eines plötzlichen Koronararterienverschlusses« zeigt er, daß der plötzliche Verschluß der arteriellen Herzkranzgefäße nicht notwendigerweise zum Tode führen muß.

Herrick hebt ausdrücklich die Publikationen früherer Autoren hervor, die sich mit dem Krankheitsbild auseinandergesetzt haben. Er präsentiert neben Krankenbeobachtungen und pathologischen Befunden auch experimentelle Untersuchungsergebnisse und hebt die Bedeutung des Kollateralkreislaufes (Umgehungskreislauf) am Herzen hervor. Er kann anhand konkreter Krankheitsverläufe aufzeigen, daß in einzelnen Fällen der plötzliche Verschluß mit einem schweren Angina-pectoris-Anfall beginnt und sich daran relativ lang andauernde schmerzlose Intervalle anschließen können und daß sich schwere Oberbauchbeschwerden entwickeln können, die leicht zur falschen Diagnose einer Magenverstimmung führen.

Herrick unterscheidet vier Gruppen der Krankheit:

▷ 1. Plötzlicher Herztod, offenbar unmittelbar mit dem Koronarverschluß
▷ 2. Tod innerhalb von Minuten nach schwerem Angina-pectoris-Anfall und schwerem Schock
▷ 3. Nicht-tödlicher Verlauf bei relativ milder Symptomatik bei Verschluß kleiner Koronaräste
▷ 4. Schwere Symptomatik, die innerhalb von Tagen normalerweise zum Tode führt.

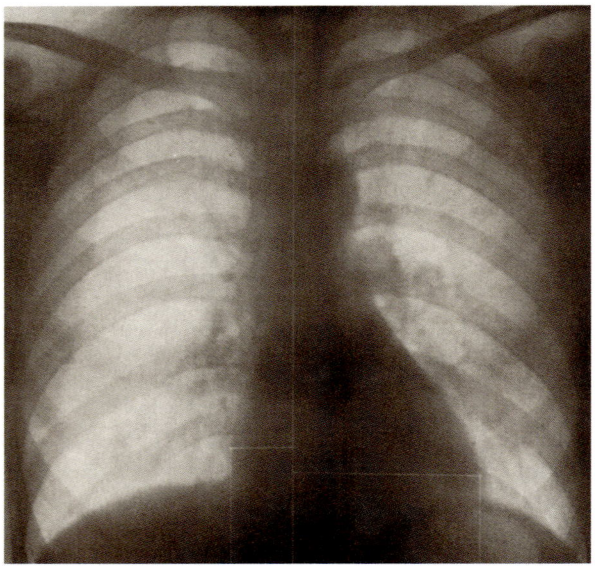

Die Einführung der Röntgentechnik ist auch für die Herzdiagnostik von großer Bedeutung: Aus der Herzform kann auf bestimmte Erkrankungen geschlossen werden. So verweist eine Herzerweiterung u. a. auf einen Herzklappenfehler oder auch auf eine Herzinsuffizienz als Folge eines Myokardinfarkts.

Bereits vor Herrick haben die beiden russischen Kliniker Wassili P. Obratschow (1849–1920) und Nikolai D. Straschesko (1876–1952) aus Kiew in ihrem deutschsprachigen Artikel »Zur Kenntnis der Thrombose der Koronararterien des Herzens« (1910) erstmals die Symptomatik des Herzinfarktes durch Koronarverschluß vollständig beschrieben und durch Obduktion pathologisch bestätigt. Zur klassischen Symptomatik des Herzinfarktes gehören u. a. der drückende Schmerz hinter dem Brustbein (Angina pectoris), Atembeschwerden sowie manchmal Schmerz und Druck im Oberbauch. Herrick findet zunächst kaum Beachtung. Erst Jahre später kann er unter Einbeziehung des Elektrokardiogramms (EKG) der koronaren Herzkrankheit (insbesondere dem Myokardinfarkt) als einem eigenen Krankheitsbild in der Fachwelt Anerkennung verschaffen. 1918/19 weist James B. Herrick mit Unterstützung seines Assistenten Fred M. Smith (1888 bis 1946) spezifische Veränderungen im EKG beim Koronarverschluß nach.

Krankheitsbild:

Unterversorgung mit Sauerstoff

Die koronare Herzkrankheit oder Herzerkrankung (KHK bzw. KHE) ist ein Sammelbegriff für Krankheitsbilder, die mit einer Erkrankung der Koronararterien (Herzkranzgefäße; von lat. corona = Kranz) einhergehen. Die Krankheitsursache ist zumeist die arteriosklerotische Veränderung der Gefäßwände (Koronarsklerose), die eine Verengung des Gefäßvolumens zur Folge hat und bis zu einem vollständigen Gefäßverschluß führen kann, mit der Folge eines Untergangs des Herzmuskelgewebes (»Herzinfarkt«). Alle Symptome der KHE sind auf eine Koronarinsuffizienz zurückzuführen, d. h. auf das Mißverhältnis zwischen Sauerstoffangebot und -bedarf im betroffenen Bezirk der Herzmuskulatur (Myokard).

Klinisch tritt die KHE in verschiedenen Formen auf:

▷ Stenokardische Beschwerden, die von einem Engegefühl bis hin zum Angina-pectoris-Anfall reichen
▷ Herzrhythmusstörungen,
▷ Myokardinfarkt bzw. Herz(muskel)infarkt
▷ Plötzlicher Herztod (»Herzschlag«), zumeist infolge von Kammerflimmern.

Säuglinge mit Pylorusstenose durch Operation gerettet

1912. Der Münsteraner Chirurg Conrad Ramstedt (1867–1963) gibt eine neue Operationsmethode an, mit der er Säuglinge retten kann, die an spastisch-hypertropher Pylorusstenose (krampfartige Verengung des Magenausgangs) leiden.

Bis dahin ist diese Störung mit einer Sterblichkeitsrate von 50 bis 75% behaftet. Ramstedt durchtrennt den Magenschließmuskel schleimhautschonend (»Ramstedtsche Operation«) und kann mit diesem Eingriff die Sterblichkeit drastisch senken.

Der Leipziger Chirurg Ernst Heller (1877–1964) entwickelt eine entsprechende Operationsmethode für die Verengung des Mageneingangs (Kardiospasmus).

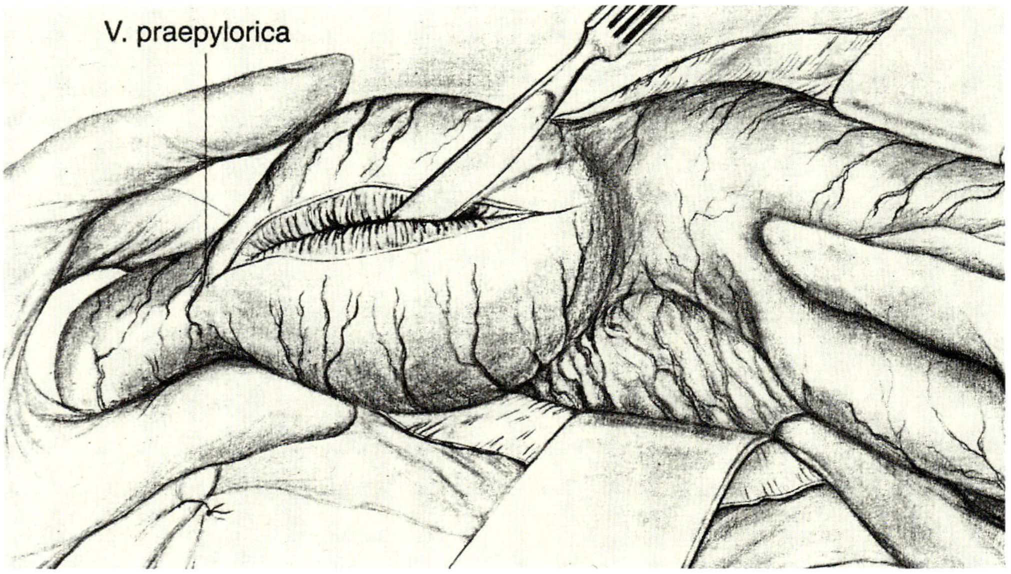

Operationsmethode gegen die spastisch-hypertrophische Pylorusstenose, die den Magenausgang bei Neugeborenen einengt oder verlegt; die Längsspalten der verdickten Muskulatur werden in diesem Bereich der gefäßfreien Zone mit dem Skalpell gespalten, ein lebensrettender Eingriff für das betroffene Kind.

Die Sprachheilkunde etabliert sich

1912. Der Berliner Hals-Nasen-Ohren-Arzt Hermann Gutzmann (1865–1922) veröffentlicht bereits die zweite Auflage seines umfassenden Werkes »Sprachheilkunde« (auch Phoniatrie genannt).
Gutzmann befaßt sich insbesondere mit der Problematik des Stotterns und Stammelns. Früher habe man die Stotterer für dumm gehalten: »Das ist grundfalsch, im Gegenteil findet man gerade unter den stotternden Kindern häufig außerordentlich begabte.« 1891 eröffnete Gutzmann in Zehlendorf (Berlin) eine »Poliklinik für Sprachkranke« und eine »Heilanstalt für Sprachleidende«. Auf seine Initiative hin richtete die HNO-Klinik der Charité 1908 das »Universitäts-Ambulatorium für Sprachstörungen« ein. Gutzmann hat als erster die Stimm- und Sprachheilkunde als eine interdisziplinäre wissenschaftliche Aufgabe im Rahmen der Hals-Nasen-Ohren-Heilkunde propagiert und bereits 1890 eine Fachzeitschrift gegründet.

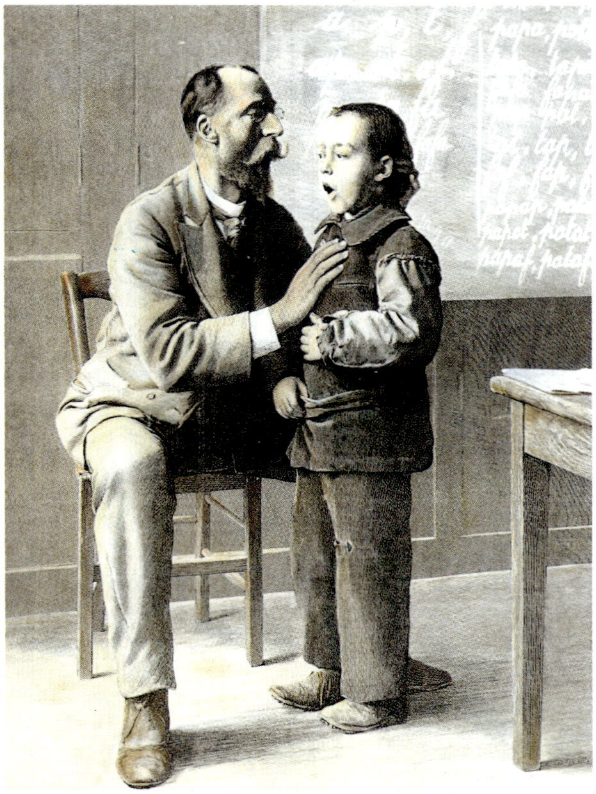

Stimmübung mit einem taubstummen Kind in einer Pariser Taubstummenschule; die Förderung der Taubstummen beginnt in der Neuzeit, insbesondere seit der Französischen Revolution. Gegen Ende des 19. Jahrhunderts wurde ihre Schulung auch im Rahmen der sog. Krüppelfürsorge gefördert; so war der Vater von Hermann Gutzmann, Albert (1837 bis 1910), ab 1875 als Lehrer an einer neu errichteten Taubstummenschule tätig.

Schlafkrankheit auch durch Tsetsefliege

1912/1913. Im Auftrag des Reichsamtes des Inneren unternimmt der deutsche Bakteriologe Friedrich-Karl Kleine (1861–1950) zusammen mit seinem Mitarbeiter Max Reinhold Taute eine Forschungsexpedition nach Britisch-Zentralafrika (Malawi) und Portugiesisch-Ostafrika (Moçambique).
Sie liefern den experimentellen Nachweis, daß die Schlafkrankheit auch durch die gewöhnliche Tsetsefliege (Glossina morsitans) übertragen werden kann. Durch Selbstversuche, Menschenversuche an 123 Schwarzen sowie in Tierversuchen kann Taute demonstrieren, daß afrikanisches Hochwild nicht Reservoir des Erregers der Schlafkrankheit (Trypanosoma rhodesiense) beim Menschen ist, wie britische Forscher annahmen, sondern nur einen für den Menschen nicht pathogenen Erreger (Trypanosoma brucei) der »Tsetse-Krankheit« bei Tieren beherbergt (→ Dezember 1901/S. 347).

Medizin untersucht Wirkung sportlicher Betätigung

1912. Der erste Kongreß von Sportärzten findet in Oberhof (Thüringen) statt. Dabei wird der erste Sportärztebund der Welt gegründet: Das »Deutsche Reichskomitee für die wissenschaftliche Erforschung des Sportes und der Leibesübungen«. Den Anstoß hierzu hat die Internationale Hygiene-Ausstellung in Dresden gegeben, bei der auch ein sportmedizinisches Laboratorium präsentiert wurde (→ Mai bis Oktober 1911/S.377).
Wesentlich für die wissenschaftliche Entwicklung der Sportmedizin ist die Ergometrie, die Messung der Arbeitsleistung von Muskeln. Das erste Ergometer (Drehkurbel) wurde 1883 von dem hessischen Arzt Speck entwickelt. Der Berliner Physiologe Nathan Zuntz konstruierte das erste Laufband. Das Fahrrad-Ergometer, wie es im Prinzip heute noch in Betrieb ist, erscheint um die Jahrhundertwende. In dieser Zeit erlebt das (Zwei-)Radfahren einen ersten Höhepunkt. Durch die Lebensreformbewegung (→ 1. 1. 1902/S. 352) wird es zum Gesundheits- und Kulturfaktor aufgewertet. Vor allem Zuntz erforscht die arbeitsphysiologischen Bedingungen des Radfahrens (Atmung, Puls, Kraftverbrauch etc.). Die Fahrrad-Ergometrie nimmt eine zentrale Stellung in der sportmedizinischen Forschung ein.
Ebenfalls 1912 wird das erste wissenschaftliche Institut für Sportmedizin in Charlottenburg (Berlin) eingerichtet, und 1913 nimmt im Berliner Grunewaldstadion ein hauptamtlicher »Sportarzt« seine Arbeit auf. Nach dem Ersten Weltkrieg schreitet die Institutionalisierung der Sportmedizin in Deutschland weiter voran: 1920 wird in Berlin die erste Sporthochschule als »Deutsche Hochschule für Leibesübungen« gegründet, die eng mit der Berliner Medizinischen Fakultät verbunden ist. Erster Rektor ist der Chirurg August Bier (→ 1907/S. 368). Auf einem weiteren Sportärztekongreß 1924 wird der »Deutsche Ärztebund zur Förderung der Leibesübungen« gegründet, der die weltweit erste Zeitschrift für Sportmedizin herausgibt und jährlich Kongresse zu diesem Thema veranstaltet. 1928 schließlich richten die Universitäten Hamburg und Leipzig Dozenturen für Sportmedizin ein. Das Fachgebiet ist damit in der akademischen Landschaft etabliert.

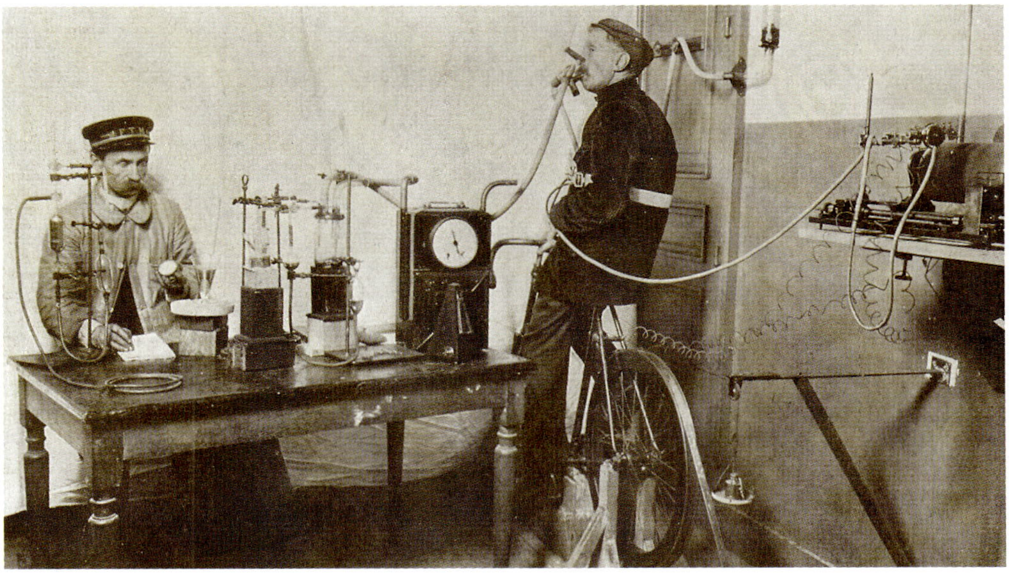

Leistungsphysiologische Untersuchungen auf einem Fahrrad-Ergometer: Die Mengen des eingeatmeten Sauerstoffs und des ausgeatmeten Kohlendioxids werden hier gemessen. Die Leistungsphysiologie konzentriert sich zunächst auf Atmung und Kreislauf, sie ist für Arbeits- und Sportmedizin grundlegend.

1913

Um 1913. Im Bereich des Krankentransports kommen zunehmend eigens für diesen Zweck umgebaute Automobile zum Einsatz. → S. 384

Der aus Polen stammende Biochemiker Casimir Funk prägt den Begriff »Vitamin« für organische Verbindungen, die für die Aufrechterhaltung der Lebensvorgänge im Organismus unentbehrlich sind. → S. 383

In Deutschland kommt ein neuartiges Desinfektionsmittel unter dem Namen »Sagrotan« auf den Markt. → S. 384

Der deutsche Kolonialmediziner Eugen Fischer, der seine Forschungen 1908 begonnen hat, erbringt bei der »Rehobother Bastardbevölkerung« in Südafrika den Nachweis, daß Rassenmerkmale gemäß den Mendelschen Gesetzen vererbt werden (→ 1908/S. 371).

Der Münchner Kliniker und Biochemiker Friedrich von Müller trennt die degenerativen Gelenkerkrankungen als Arthrosen von den entzündlichen Arthritiden, was besonders für die Rheumatologie von Bedeutung ist (→ 1927/S. 415).

Das grundlegende Werk des Behaviorismus erscheint: »Psychology as the behaviorist views it« von John Broadus Watson, einem US-amerikanischen Psychologen. Die angewandte Psychologie faßt in der Folgezeit in den USA – vor Europa – Fuß (→ S. 452).

Der Heidelberger Psychiater Karl Jaspers verfaßt die »Allgemeine Psychopathologie«, mit dem er eine neue Richtung in die Psychiatrie einführt: Die Psychopathologie (→ S. 393).

Der Österreicher Rudolf Steiner begründet die Anthroposophische Gesellschaft, die sich auch mit der Medizin auseinandersetzt (→ 21. 3. 1920/S. 401).

Die erste künstliche Niere (»artificial kidney«) wird von dem US-amerikanischen Kliniker und Pharmakologen John Jacob Abel und Mitarbeitern an der John Hopkins Medical School in Baltimore (Maryland) gebaut.

21. 2. In Berlin konstituiert sich die »Ärztliche Gesellschaft für Sexualwissenschaft und Eugenik«. → S. 382

21. 3. Der evangelische Arzt und Theologe Albert Schweitzer verläßt das Elsaß, um das Tropenhospital Lambaréné in Äquatorialafrika (Gabun) zu gründen. → S. 383

13. 11. In China wird die Leichensektion legalisiert. Die erste legale Sektion findet in Anwesenheit von Ärzten, Richtern, Rechtsanwälten und Regierungsbeamten statt.

Sexualwissenschaftler organisieren sich

21. Februar 1913. In Berlin wird die »Ärztliche Gesellschaft für Sexualwissenschaft und Eugenik« (von griech. eu = gut; genos = Geburt, Abstammung) von einigen Ärzten gegründet, darunter den Sexualforschern Iwan Bloch und Magnus Hirschfeld. Das Publikationsorgan dieser ersten sexualwissenschaftlichen Vereinigung ist die von Bloch und Albert Eulenburg herausgegebene »Zeitschrift für Sexualwissenschaft«, die bis 1932 besteht und zuletzt von Max Marcuse herausgegeben wird.

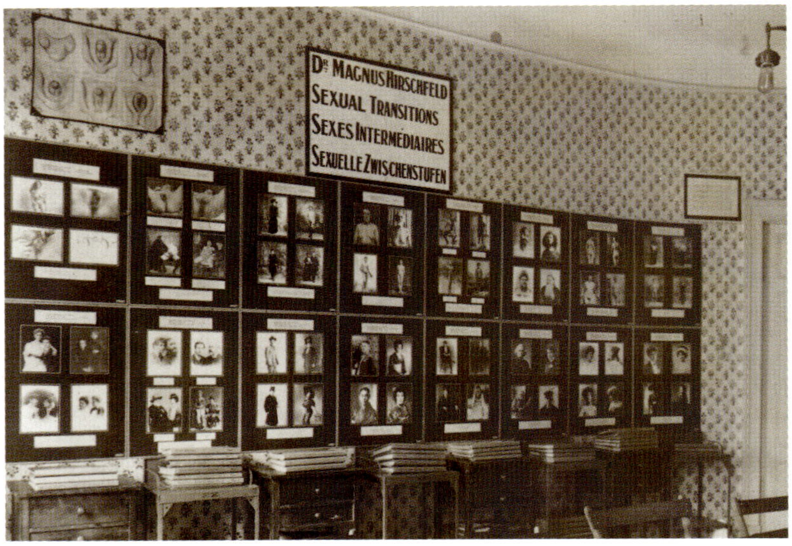

1919 gründet Hirschfeld in Berlin das Institut für Sexualwissenschaft (Anschauungsmaterial zu Hirschfelds Theorie der sexuellen Zwischenstufen, um 1930).

Die Gesellschaft zählt bei ihrer Gründung 15, nach einem Jahr bereits über 100 Mitglieder. Zu ihnen gehört auch Wilhelm Fließ (1858 bis 1928), der frühere Intimfreund Sigmund Freuds (1856–1939).

Am 16. November 1913 wird unter dem Vorsitz des Volkswirtschaftlers Julius Wolf die konkurrierende »Internationale Gesellschaft für Sexualforschung« gegründet, die vor allem die gesellschaftlichen Aspekte des Sexuallebens thematisieren will. Sie entwickelt sich unter Führung des Berliner Nervenarztes Albert Moll zu einer international beachteten Gruppierung.

Die publizistischen Aktivitäten der Sexualforscher der ersten Generation sind bedeutend. Magnus Hirschfeld verfaßt ein bis heute beispielloses Standardwerk: »Die Homosexualität des Mannes und des Weibes« (1914). Iwan Blochs zweibändiges Hauptwerk »Die Prostitution« (1912 und 1925) ist bis heute – insbesondere was die historische Aufarbeitung angeht – unübertroffen. Für Bloch steht die Prostitution im Brennpunkt der Sexualwissenschaft. An ihr können seiner Meinung nach alle wichtigen Aspekte der Sexualität studiert werden. Albert Moll, der bereits 1897 die kindliche Sexualität herausgestellt hat (»Untersuchungen über die Libido sexualis«), veröffentlichte 1911 das erste »Handbuch der Sexualwissenschaft«. Ein Meilenstein ist auch das 1923 von Max Marcuse herausgegebene »Handwörterbuch der Sexualwissenschaft«. Einige Sexualwissenschaftler nutzen das neue Medium Film, um ihre sozialreformerischen Ideen zu verbreiten. So ist Bloch wissenschaftlicher Berater bei einem Film über die Syphilis: »Es werde Licht« (1916 bis 1918).

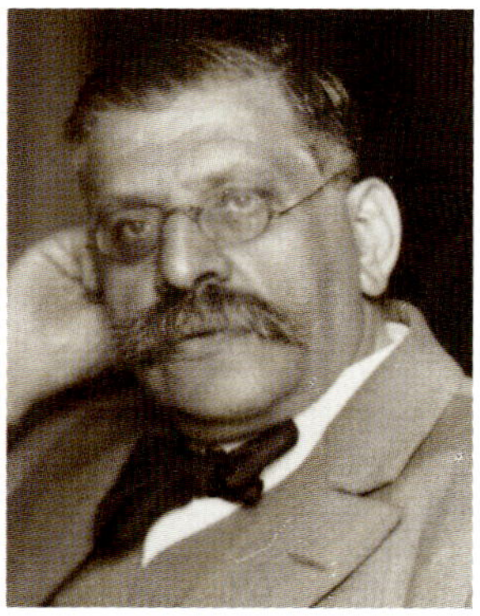

Magnus Hirschfeld (1868 bis 1935) *ließ sich 1910 als Arzt in Berlin nieder. Er spezialisierte sich auf »Sexualstörungen« und beschäftigt sich v. a. mit den Problemen Homosexueller. Seit 1897 gibt er das »Jahrbuch für sexuelle Zwischenstufen« heraus und gründet 1918/19 das erste »Institut für Sexualwissenschaft« in Berlin, das 1933 von den Nationalsozialisten verwüstet wird.*

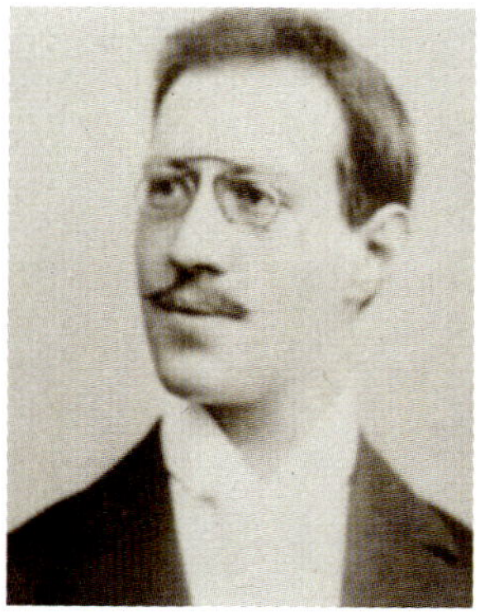

Iwan Bloch (1872–1922) *ist Spezialarzt für Dermatologie in Berlin. Er betätigt sich vor allem auf dem Gebiet der Geschlechtskrankheiten, der Sexualwissenschaft (diesen Begriff prägte er 1906) und der Medizin- und Kulturgeschichte. Bloch gilt als das geistige Oberhaupt der Sexualwissenschaft. U.a. veröffentlichte er 1912 eine grundlegende Schrift über »Die Prostitution«.*

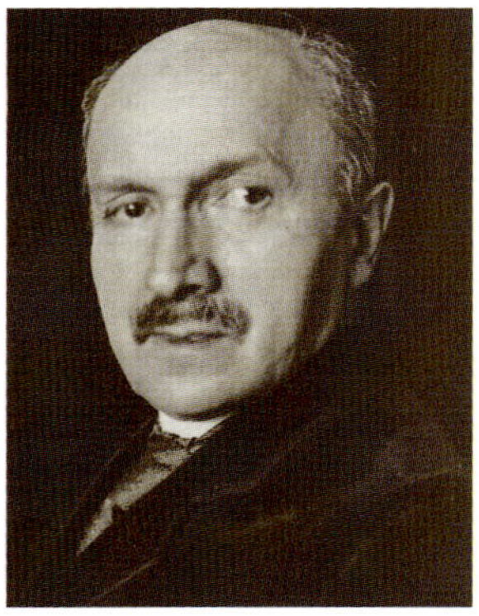

Albert Moll (1862–1939) *ließ sich 1887 als Nervenarzt in Berlin nieder. Neben den sexualwissenschaftlichen Arbeiten – u. a. »Handbuch der Sexualwissenschaft« – fanden seine grundlegenden Beiträge zur Psychotherapie Beachtung, vor allem sein Buch »Der Hypnotismus« (1889), das in zahlreichen Auflagen erschien. Außerdem setzt er sich mit Okkultismus auseinander.*

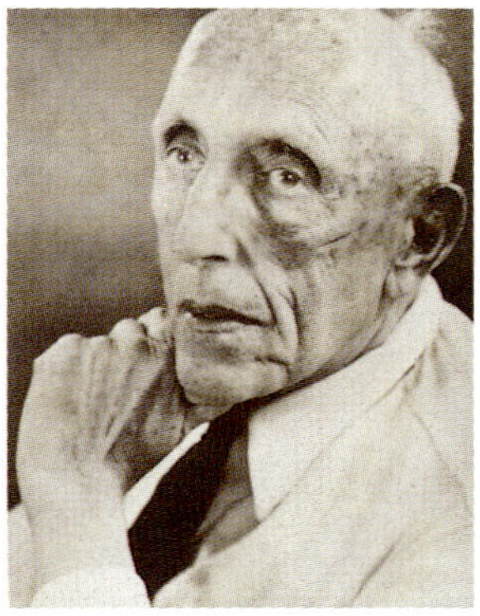

Max Marcuse (1877–1963) *absolvierte eine dermatologische Facharztausbildung und ließ sich als Arzt für Geschlechtskrankheiten und Sexualstörungen in Berlin nieder. Mit Helene Stöcker gehörte er 1905 zu den Gründern des »Bundes für Mutterschutz«. Von 1919 bis 1932 gibt er die von Bloch und Albert Eulenburg 1914 gegründete »Zeitschrift für Sexualwissenschaft« heraus.*

Kampf gegen Tabus

Chronik Hintergrund

Der von Iwan Bloch geprägte Begriff der »Sexualwissenschaft« stößt vor dem Ersten Weltkrieg noch auf starke Vorbehalte. Die Sexualität ist immer noch weitgehend tabuisiert und wird im allgemeinen unter dem Vorzeichen der krankhaften Entartung (»Degeneration«) gesehen, wie dies in erster Linie der in Graz und Wien tätige Psychiater Richard Freiherr von Krafft-Ebing (1840–1902) in seiner klassischen Schrift »Psychopathia sexualis« (1886) dargelegt hat. Hier werden die verschiedenen Formen des Geschlechtslebens vor allem in der Perspektive der »geschlechtlichen Verirrungen« (»Perversionen«) abgehandelt. Sexualforscher wie Bloch und Hirschfeld (einschließlich Sigmund Freud) kritisieren diesen Ansatz. Sie betonen die anthropologische Bedeutung der Sexualität, die in der allgemeinen Triebstruktur des Menschen begründet sei.

So gilt ihnen die Homosexualität eben nicht als Krankheit bzw. Perversion, sondern als eine wertneutral einzuschätzende, besondere Ausformung des Geschlechtslebens. Insbesondere Magnus Hirschfeld kämpft gegen die seiner Meinung nach inhumane und irrationale Diskriminierung von Homosexuellen und gründete 1897 ein entsprechendes »wissenschaftlich-humanitäres Komitee«, das Homosexuellen auch individuelle Hilfe bietet. Hirschfeld will mit seinem »Jahrbuch der sexuellen Zwischenstufen« die Öffentlichkeit insbesondere über Fragen der Homosexualität aufklären. Er setzt sich vehement für eine Sexualreform ein und wirkt in einer Reihe von Stummfilmen zu diesem Thema mit, vor allem in dem Film »Anders als die anderen« (1919), der für eine Änderung der Gesetze gegen die Homosexualität plädiert (§ 175 RStGB).

Die Sexualwissenschaft gilt ebenso wie die Psychoanalyse als eine eher dubiose Angelegenheit und stößt auf vielfache Vorbehalte, nicht zuletzt antisemitisch begründete, da ihre Protagonisten zumeist Juden sind.

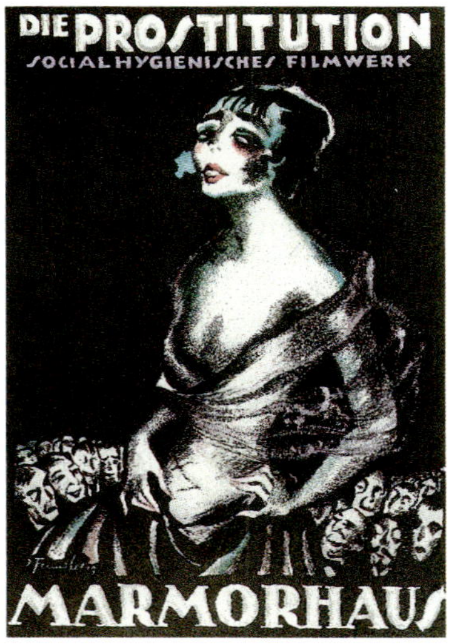

Werbeplakat, das für einen Aufklärungsfilm wirbt (Berlin 1919)

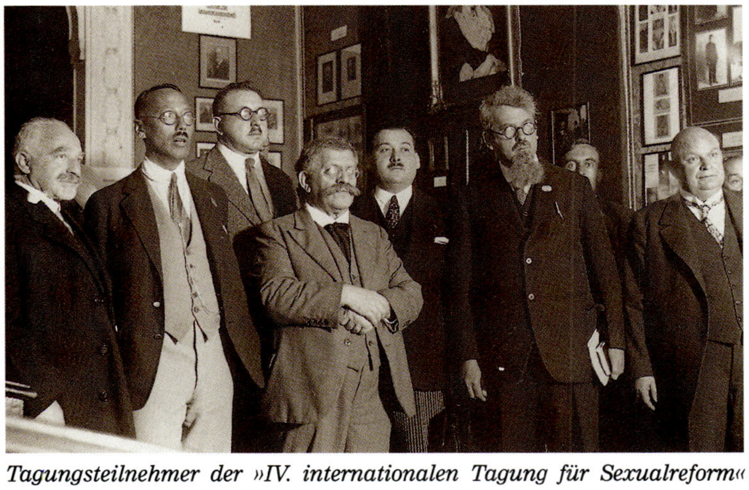

Tagungsteilnehmer der »IV. internationalen Tagung für Sexualreform« 1930 in Wien; v. l.: Paul Krische, Pierre Vachet, Norman Haire, Magnus Hirschfeld, J. Leunbach, Josef K. Friedjung, Kommerzialrat Assinger

Schweitzer in Lambaréné

21. März 1913. Der evangelische Theologe, Organist und Arzt Albert Schweitzer (1875–1965) verläßt zusammen mit seiner Frau Helene, geb. Breslau, seinen Heimatort Günsbach im Elsaß, um nach Äquatorialafrika (Gabun) zu reisen. Dort gründet er in Lambaréné am Ogowe-Fluß, 300 km von der Küste entfernt, ein Hospital für die Einheimischen.

In seinem 1920 beendeten Buch »Zwischen Wasser und Urwald« schildert Schweitzer seine Tätigkeit als Missionsarzt. Über seine erste Zeit in Lambaréné schreibt er: »In den neun Monaten meiner Wirksamkeit habe ich an die zweitausend verschiedene Patienten zu sehen bekommen. Dabei konnte ich feststellen, daß die meisten europäischen Krankheiten hier vertreten sind. Aber Krebs und Blinddarmentzündung habe ich noch nicht gesehen. Sie sollen unter den Negern Äquatorialafrikas nicht anzutreffen sein. Die Erkältungen spielen hier eine große Rolle. An den Sonntagen zu Beginn der trokkenen Jahreszeit war in der Kirche . . . ein Geschnäuze und Gehuste wie in Europa bei einem Silvestergottesdienst. Sehr viele Kinder sterben an verschleppter Pleuritis (Entzündung des Brustfells).«

Seine erste größere Operation – ein eingeklemmter Leistenbruch – am 15. August 1913 schildert Schweitzer folgendermaßen: »In aller Eile wurden die Instrumente . . . zusammengesucht . . . Meine Frau übernahm die Narkose; ein Missionar fungierte als Assistent. Es ging alles über Erwarten gut. Mich aber hatte die Zuversicht, mit der der Neger sich auf den Operationstisch legte, ganz erschüttert.« Schweitzer erhält für sein Lebenswerk 1952 den Friedens-Nobelpreis. 1965 stirbt er in Lambaréné.

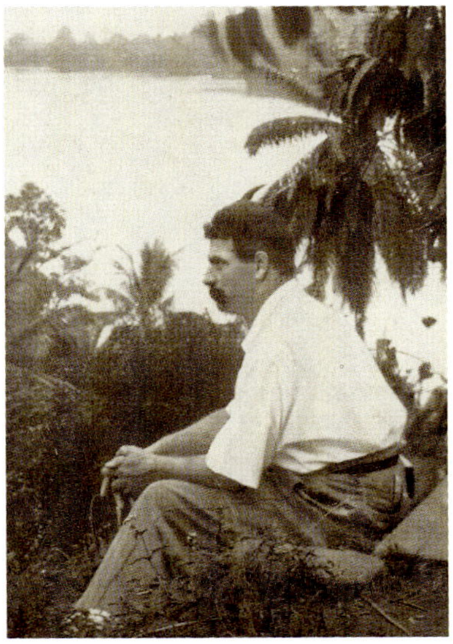

Albert Schweitzer am Ogowe-Strom bei Lambaréné (Äquatorialafrika)

Vitamine werden entdeckt

1913. Der aus Polen stammende und seit 1910 am Londoner Lister Institute tätige Biochemiker Casimir Funk (1884–1967) prägt im Zusammenhang mit seinen Untersuchungen über die Beriberi-Krankheit den Begriff »Vitamin«.

Durch eine Diät mit geschältem Reis entsteht die Mangelkrankheit Beriberi, die auch an Hühnern und Tauben zu beobachten ist. Mit Extrakten von Reiskleie kann Funk im Versuch die Tauben heilen. Er kann eine Substanz (genauer: eine Gruppe von Substanzen) abtrennen, deren Einnahme offenbar für die Verhinderung der Krankheit maßgeblich ist. Er nennt sie »Vitamin B« (in Unterscheidung zu einem »Wachstumsfaktor A«).

Damit ist der bis heute gültige Begriff »Vitamin« (von lat. vita = Leben und Amin) in die Medizin eingeführt. Er bezeichnet organische Verbindungen, von denen bereits Spuren Mangelkrankheiten heilen können.

Vitamine

Name	Buchstabe	biologisch aktive Form
Fettlösliche Vitamine		
Retinol, Retinal Retinsäure	A	Retinol, Retinal Retinsäure z.T.
Calciferol	D	1.25-Dihydroxycholecalciferol
Tocopherol	E	Tocochinon (?)
Wasserlösliche Vitamine		
Ascorbinsäure	C	Ascorbinsäure
Thiamin	B_1	Thiaminpyrophosphat
Riboflavin	B_2	FMN, FAD
Niacin		NAD, NADP
Pyridoxin	B_6	Pyridoxalphosphat
Pantothensäure		Coenzym A
Biotin		Carboxybiotin
Folsäure		Tetrahydrofolsäure
Cobalamin	B_{12}	5-Desoxy-Adenosyl-Cobalamin

»Sagrotan« – ein Desinfektionsmittel erobert die Welt

1913. Die Hamburger Firma Schülke & Mayr bringt ein neuartiges Desinfektionsmittel auf den Markt, das »Sagrotan« (von lat. SAnus = gesund und GROeThuysen = Arnold Groethuysen, Geschäftsführer der Firma). Es handelt sich um ein chloriertes Phenol, das in jahrelanger Forschungsarbeit von den Chemikern der Firma entwickelt worden ist. Wegweisend war die Habilitationsschrift des Chemikers Laubenheimer »Das Phenol und seine Derivate« (1909), die neue Anregungen zur Herstellung von Desinfizientien enthielt.
Nach dem Ersten Weltkrieg wird »Sagrotan« in der ganzen Welt bekannt. Das Mittel vereinigt in sich eine Reihe von vorzüglichen Eigenschaften: Es desinfiziert sicher, reinigt die Hautoberfläche und Wunden, desodoriert, ist ungiftig und reizlos. Im Gegensatz zu »Lysol« (Kresolseife), das vor allem in der Seuchenbekämpfung und -prophylaxe eingesetzt wird, gilt »Sagrotan« als Mittel der hygienischen Fein-Desinfektion, d.h. für die Desinfektion der Hände, Haut und Schleimhaut. In den 1920er und 1930er Jahren wird es vor allem in der Körperpflege der Frau sowie in der Frauenheilkunde eingesetzt.

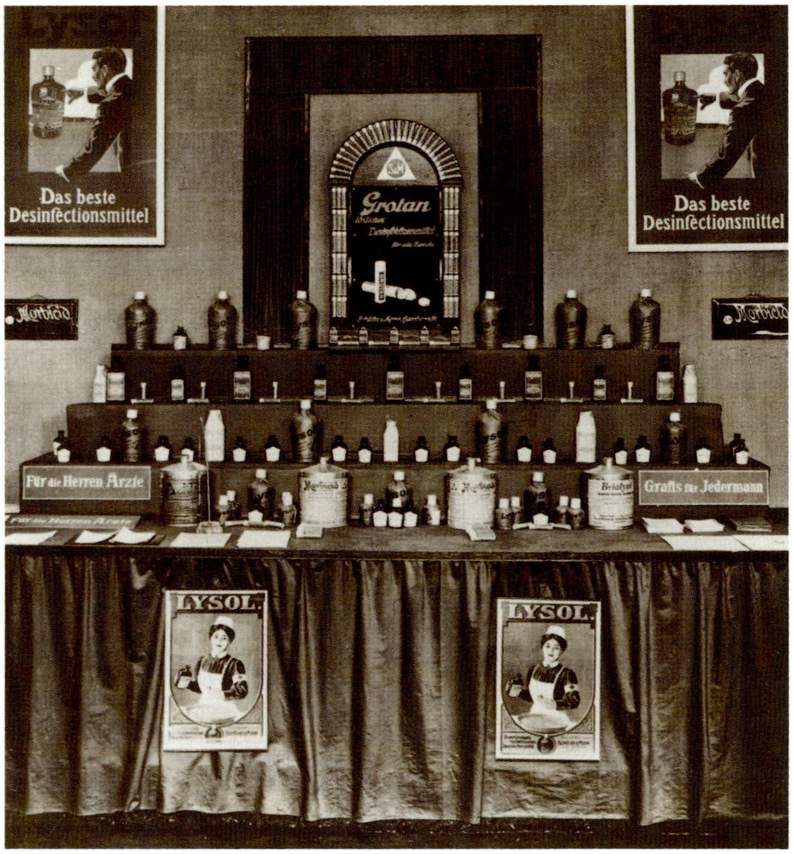

Ausstellungsstand der Firma Schülke & Mayr; »Sagrotan« kommt 1913 auf den Markt – nach Patentstreitigkeiten mit einer schweizerischen Firma.

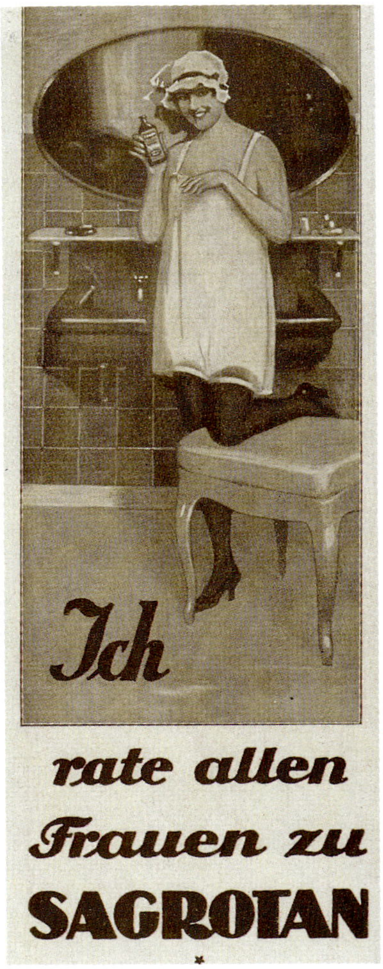

▷ Werbeplakat für »Sagrotan«, das v. a. bei der Körperpflege eingesetzt wird

Krankentransport mit Eisenbahn, Auto und Schiff

Um 1913. Der Krankentransport paßt sich den neuesten technischen Entwicklungen auf dem Fahrzeugmarkt an. Es werden nun nicht mehr nur Pferdegespanne für die rasche Beförderung eingesetzt, sondern auch Automobile, die für diesen Zweck eigens umgebaut werden. Freilich erobern die Kraftwagen das Krankentransportwesen erst nach dem Ersten Weltkrieg vollständig.
Die wichtigsten Impulse für den Ausbau des Krankentransports kommen von der Militärmedizin. Der Massenanfall von Kriegsverwundeten macht eine rasche und planmäßige Beförderung notwendig. Bereits im Deutsch-Französischen Krieg 1870/71 kam es erstmals in größerem Umfang zum Einsatz von Lazarettzügen, die auch Verbands- und Operationswagen mitführten. Während des Ersten Weltkrieges werden dann zusätzlich Lazarettschiffe zum Krankentransport eingesetzt, gegen Kriegsende auch Flugzeuge.

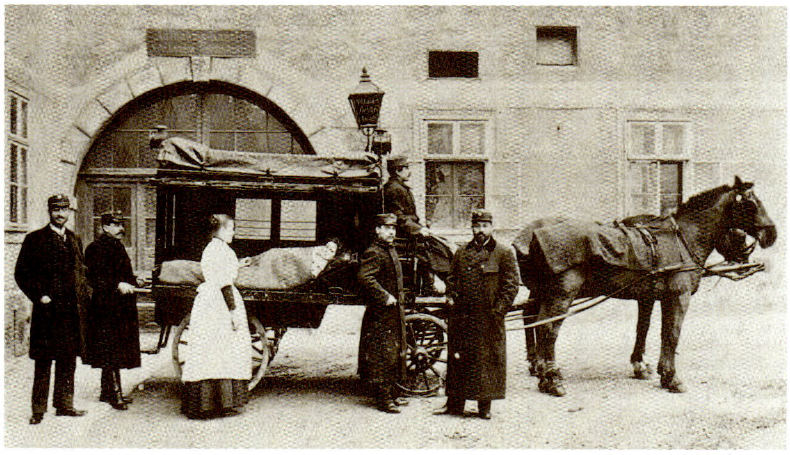

Die Wiener Freiwillige Rettungsgesellschaft, die 1876 gegründet wurde, liefert einen Patienten vor dem Allgemeinen Krankenhaus ab (um 1910).

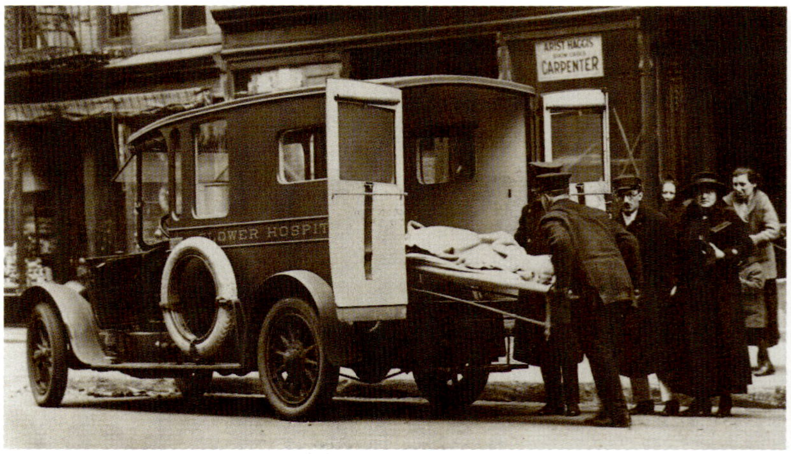

Der Automobil-Ambulanzwagen des Flower Hospitals in New York City (1905); in den USA ist die Motorisierung bereits weiter fortgeschritten als in Europa.

1914

Der Pariser Neurologe Joseph Jules Déjerine vollendet sein Werk »Semiologie der Erkrankungen des Nervensystems«, eine Zusammenfassung des gesamten neurologischen Wissens seiner Zeit. → S. 386

Der US-amerikanische Bakteriologe Joseph Goldberger zeigt, daß die Krankheit Pellagra eine Folge von Mangelernährung ist. → S. 386

Adolph Jaiser veröffentlicht sein Buch »Farbenphotographie in der Medizin«. → S. 387

Der deutsche Sexualforscher Magnus Hirschfeld veröffentlicht seine grundlegende Studie zum Problem der Homosexualität, die er als eine Art »drittes Geschlecht« nicht primär unter dem Gesichtspunkt der Krankheit bzw. Perversion sehen will: »Die Homosexualität des Mannes und des Weibes« (→ S. 383).

Der österreichische Psychiater Alfred Adler gibt die »Internationale Zeitschrift für Individualpsychologie« heraus, mit der er seine Richtung von der Psychoanalyse Sigmund Freuds abgrenzt (→ 18. 12. 1912/S. 379).

Der argentinische Chirurg Luis Agote und die New Yorker Chirurgen Albert Hustin und Richard Lewisohn teilen unabhängig voneinander mit, daß durch Zusatz von Natriumzitrat das Blut ungerinnbar gemacht werden könne. Damit wird die entscheidende Voraussetzung zur Blutkonservierung geschaffen und die indirekte Blutübertragung ermöglicht. Agote überträgt als erster Zitratblut.

Dem US-amerikanischen Chemiker Edward C. Kendall gelingt zum ersten Mal die Herstellung des Schilddrüsenhormons Thyroxin.

In Marburg werden die Behring-Werke gegründet, wo schon bald Diphtherie- und Tetanus-Seren in großen Mengen produziert werden (→ 15. 10. 1915/S. 389).

Der Berliner Frauenarzt Max Hirsch weist in einer Veröffentlichung auf die Gefährdung der Erbanlagen (»Keimschädigung«) durch Röntgenstrahlen hin: »Die Röntgenstrahlen sind ein Keimgift.«

Einige Monate vor Ausbruch des Ersten Weltkrieges berichtet der belgische Chirurg Octave Laurent der französischen Akademie der Wissenschaften, daß auch der Luftdruck alleine – ohne Einwirkung eines Geschosses – töten könne.

14. 10. In einem »Aufruf an die Kulturwelt« rechtfertigen 93 Persönlichkeiten des kulturellen Lebens in Deutschland – unter ihnen berühmte Ärzte und Naturwissenschaftler – die Kriegserklärungen des Deutschen Reiches. → S. 385

Ärzte im Dienst der Kriegspropaganda

14. Oktober 1914. Insgesamt 93 Persönlichkeiten des kulturellen Lebens veröffentlichen einen »Aufruf an die Kulturwelt«, in dem die Kriegserklärungen des Deutschen Reiches als einzig möglicher Ausweg gerechtfertigt werden. Zu den Unterzeichnern gehören auch sieben berühmte Ärzte: Emil von Behring, Paul Ehrlich, Albert Neisser, Albert Plehn, Max Rubner, Wilhelm von Waldeyer-Hartz und August von Wassermann. Der Aufruf verleugnet die Verletzung der Neutralität Belgiens von deutscher Seite und verteidigt den Militarismus: »Es ist nicht wahr, daß der Kampf gegen unseren sogenannten Militarismus kein Kampf gegen unsere Kultur ist, wie unsere Feinde heuchlerisch vorgeben. Ohne den deutschen Militarismus wäre die deutsche Kultur längst vom Erdboden vertilgt.«

So stellen die führenden deutschen Mediziner ihr Ansehen in den Dienst der Kriegspropaganda. Zwei der wichtigsten medizinischen Fachzeitschriften machen sich bis zum Kriegsende zu deren Sprachrohr: In der ersten Nummer der »Deutschen medizinischen Wochenschrift« nach Kriegsausbruch schreibt deren Herausgeber, Professor Julius Schwalbe: »Nach 43 segensreichen Friedensjahren wird Deutschland gezwungen, sein Schwert zu ziehen und gegen Feinde ringsum sich zu wehren . . . Tiefe Sorge muß jeden Deutschen um die Zukunft seines großen, schönen, heißgeliebten Vaterlandes erfüllen. Aber voll Hoffnung blicken wir auf unser Heer und seine Führer, voll Zuversicht auf die Schwächen unserer Gegner.«

Die »Münchner Medizinische Wochenschrift« ruft die akademische Jugend auf: »Kommilitonen! Der heilige Krieg bricht an. Gott segne die Waffen, Gott segne den Kampf, Gott gebe den Sieg!«

Die internationalen Verbindungen der Ärzte und Wissenschaftler werden dem Nationalismus geopfert, nur wenige Ärzte kämpfen gegen die Kriegseuphorie an – auf verlorenem Posten.

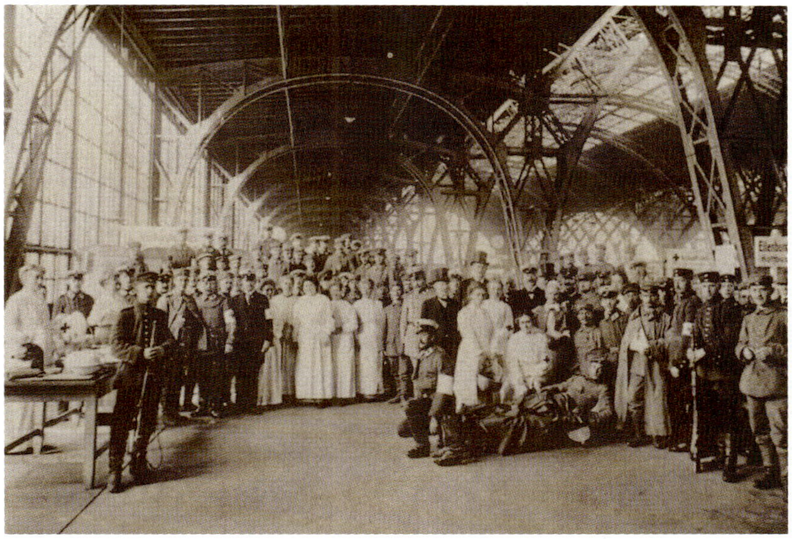

Kriegsverwundete werden auf dem Leipziger Hauptbahnhof versorgt (1914). Das Gros der Ärzteschaft (»getreu dem humanen Beruf«) unterstützt den Krieg.

Die schwache Stimme eines Pazifisten

Chronik Dokument

Der Berliner Physiologe Georg Friedrich Nicolai (1874–1964) gehört zu den wenigen Ärzten, die sich als Pazifisten offen gegen den Krieg aussprechen. Zusammen mit dem Physiker Albert Einstein (1879–1955) und dem Erziehungswissenschaftler Friedrich Wilhelm Foerster (1869–1966) verfaßt Nicolai einen »Aufruf an die Europäer«, der sich für die kulturelle Gemeinschaft der europäischen Völker und gegen den Krieg ausspricht. Für die Zukunft wünscht sich Nicolai ein geeintes Europa:

»Denn der heute tobende Kampf wird kaum Sieger, sondern wahrscheinlich nur Besiegte zurücklassen. Darum scheint es nicht nur gut, sondern bitter nötig, daß gebildete Männer aller Staaten ihren Einfluß dahin aufbieten, daß – wie auch der heute noch ungewisse Ausgang des Krieges sein mag – die Bedingungen des Friedens nicht die Quelle künftiger Kriege werden, daß vielmehr die Tatsache, daß durch diesen Krieg alle europäischen Verhältnisse in einen gleichsam labilen und plastischen Zustand geraten sind, dazu benutzt werde, um aus Europa eine organische Einheit zu schaffen.«

Rückblickend schreibt Georg Friedrich Nicolai in seinem Buch »Warum ich aus Deutschland ging« (1918) über die Kriegszeit und seine Tätigkeit als Mediziner:

»Ich bin Arzt und hatte daher das einzige Glück, bei Ausbruch des Krieges nicht umlernen zu müssen; . . . wir Ärzte aber fahren ganz einfach fort, Kranke zu heilen und zerbrochene Leiber zusammenzuflicken, uns ist auch nach geltendem Kriegsrecht der Feind kein Feind, sondern nur ein Objekt unserer Berufsarbeit. Für den Arzt existiert kein Krieg, braucht wenigstens kein Krieg zu existieren.«

Aber auch der Pazifist Georg Friedrich Nicolai ist dem (Sozial-)Darwinismus seiner Zeit verhaftet, wenn er in seinem zweibändigen Werk »Die Biologie des Krieges« (1919) geradezu zynisch über die Behinderten schreibt:

»Der Krieg schützt die Blinden, die Taubstummen, die Idioten, die Buckligen, die Skrofulösen, die Blödsinnigen, die Impotenten, die Paralytiker, die Epileptiker, die Zwerge, die Mißgeburten.

All dieser Rückstand und Abhub der menschlichen Rasse kann ruhig sein, denn gegen ihn pfeifen keine Kugeln, und während die jungen, tapferen, starken Männer auf dem Schlachtfeld vermodern, kann er friedlich zu Hause sitzen und seine Geschwüre pflegen . . .

Der Krieg bildet also für sie geradezu eine Lebensversicherung, denn diese körperliche und geistige ›Krüppelgarde‹, die sich im freien Konkurrenzkampf des Friedens gegen ihre tüchtigen Mitbewerber kaum behaupten könnte, bekommt nun die fettesten Stellen und wird hoch bezahlt.«

Neurologie und »Sprache des Herzens«

1914. Der Pariser Neurologe Joseph Jules Déjerine (1849–1917) vollendet sein Buch »Semiologie der Erkrankungen des Nervensystems«, ein Standardwerk, in welchem er die gesamten neurologischen Erkenntnisse seiner Zeit, die er selbst wesentlich erweitert hat, zusammenfassend darstellt.

Als besonders wichtig gelten Déjerines neuroanatomische und -pathologische Arbeiten über den Thalamus (Sehhügel) und das striäre System, über die Degenerationserscheinungen nach Hirnrindenverletzungen, den Verlauf der Pyramidenbahn, die Lokalisation der Wortblindheit und des motorischen Sprachzentrums (auf ihn geht der Begriff der »motorischen Aphasie« zurück), die Stereoagnosie (Unfähigkeit, Gegenstände mit Hilfe des Tastsinns zu erkennen), die syphilitische Paraplegie (doppelseitige Lähmung), die Pathologie der Rückenmarkswurzeln und die Muskelkrankheiten.

Außerdem entwickelt Déjerine eindrucksvolle Ansätze einer Psychotherapie: »Die Rolle, welche die Emotionen in der Pathologie der Neurologie spielen, ist groß! Ich muß sagen, daß sie fast bis in die letzten Jahre verkannt wurde. Es scheint fast so, als würde man bei der organizistischen Mentalität dieser Zeitepoche eine gewisse Scham haben, sich die pathogene Tätigkeit von Erscheinungen vorzustellen, die anders sind als objektive Feststellungen, die uns das Mikroskop, die Chemie und Experimente zu treffen gestatten.«

Emotionale Ursachen sind für Déjerine auf psychischem Gebiet das, was die mechanischen auf physischem Gebiet sind. Die genaue Erforschung der Persönlichkeit des Patienten gehört deshalb für Déjerine mit zur Krankenuntersuchung. Der Arzt muß dem Patienten Vertrauen und Sicherheit vermitteln, sich der »Sprache des Herzens« zu bedienen.

Klosterähnliche Isolierung, befreiende Beichte und moralische Wiederaufrichtung spielen eine Hauptrolle bei Déjerines Therapie, deren Erfolge sich rascher und sicherer einstellen als bei den Psychoanalytikern. Z. B. soll seine Behandlung der Anorexia nervosa (Pubertätsmagersucht) niemals erfolglos geblieben sein.

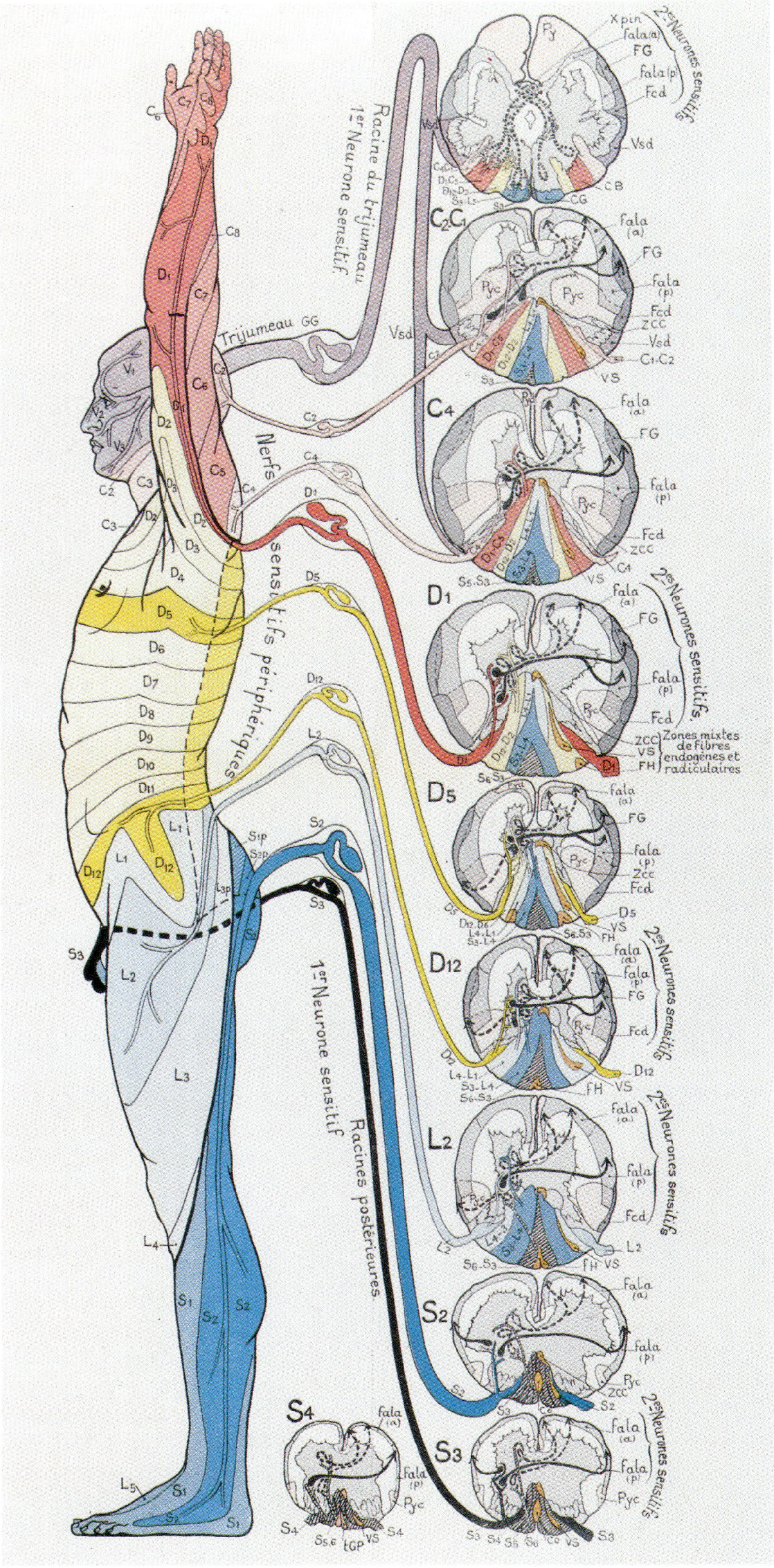

Anatomisches Schema aus der »Semiologie des Nervensystems« von Jules Joseph Déjerine (Paris 1914); dargestellt ist die segmentale sensible Nervenversorgung der Haut- und Rückenmarksnerven. Bereits Déjerines früheres Werk »Anatomie der Nervenzentren« (1895–1901) zeichnet sich durch hervorragende Illustrationen durch technisch perfekte Schnitte aus. Mehrere Krankheitsbezeichnungen sind mit Déjerines Namen verknüpft. Ferner befaßt er sich mit den funktionellen Erkrankungen des Nervensystems. Er prägt u. a. den Ausdruck »funktionell« (im Gegensatz zu »organisch«).

Pellagra: Keine Ansteckungsgefahr

1914. Der US-amerikanische Bakteriologe Joseph Goldberger (1874 bis 1929) zeigt, daß Pellagra eine Folge von Mangelernährung ist.

Die Pellagra breitet sich etwa seit 1900 in den USA aus und fordert Zehntausende von Todesopfern. Die Krankheit ist durch unerträglich brennende Hautrötungen mit Bläschen und Pusteln sowie pergamentartige Schrumpfung und Runzelbildung der Haut gekennzeichnet. Dazu kommen Magen- und Darmsymptome, sowie Lähmungen, Krämpfe, heftige Neuralgien, die die Menschen bis zum Selbstmord treiben, und schließlich Schwachsinn. Die Krankheit kommt nur in Gegenden vor, wo Mais das Hauptnahrungsmittel ist. Die meisten Experten glaubten bislang an eine infektiöse Ursache. 1914 beauftragt der Public Health Service Goldberger, einen erfahrenen Bakteriologen, mit der Untersuchung. Goldberger zeigt, daß z. B. Fleischzusätze zur Nahrung die Krankheit heilen. An Strafgefangenen, die sich für einen Versuch zur Verfügung gestellt haben, ruft er dagegen mit einer kalorisch ausreichenden, aber eiweißarmen Maisdiät die Krankheit hervor. Goldberger injiziert nun sich selbst Ausscheidungen der Kranken und bleibt gesund. Damit ist bewiesen, daß Pellagra eine Mangelkrankheit ist.

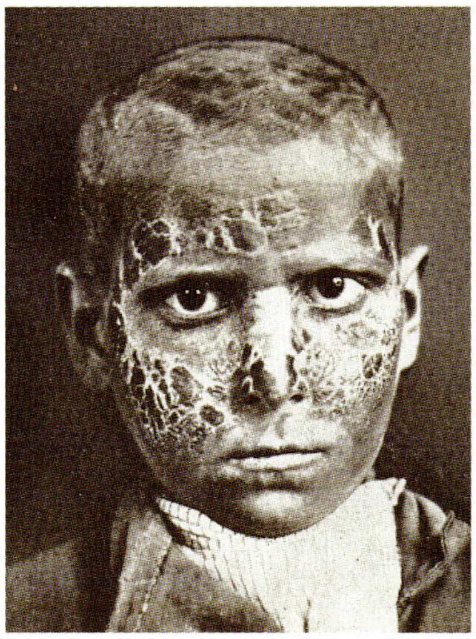

Hautveränderungen bei Pellagra, der »Krankheit der drei D«: Diarrhoe, Dermatitis und Dementia

Conrad Elvehjem identifiziert zwei Jahrzehnte später den fehlenden Stoff als Nikotinsäure.

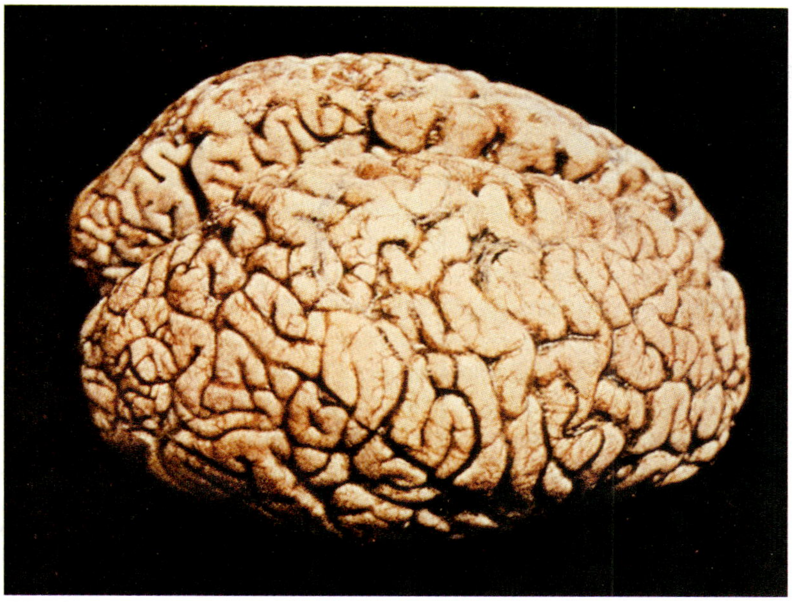

Eine der ersten Farbfotografien des Gehirns (aus Adolph Jaiser, 1914)

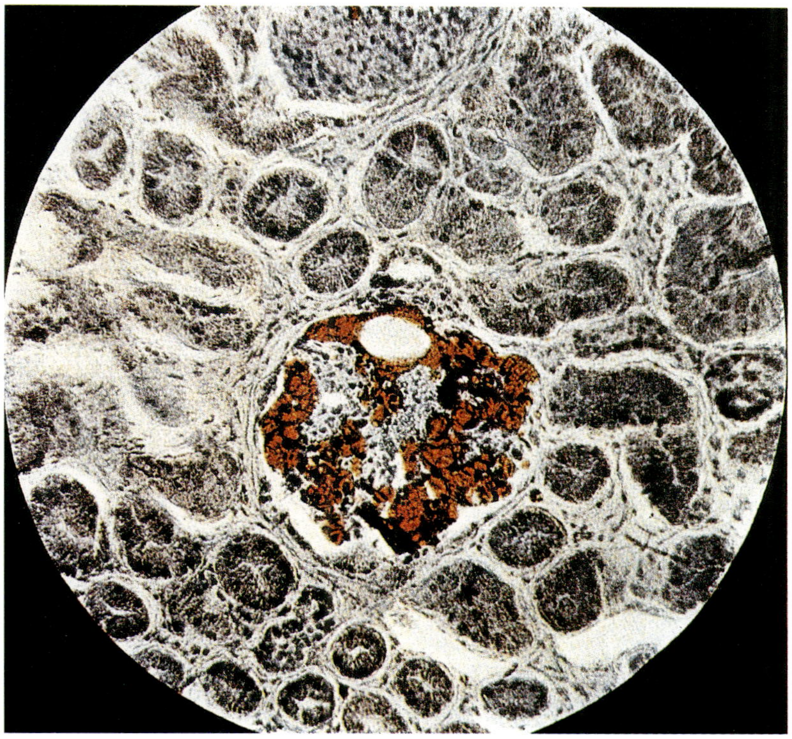

Querschnitt eines Nervs: Auch diese Illustration aus Adolph Jaisers Buch von 1914 gehört zu den ältesten medizinischen Farbfotografien.

Medizinische Farbfotos

1914. In dem Buch »Farbenphotographie in der Medizin« von Adolph Jaiser finden sich die ersten Reproduktionen von Farbfotografien medizinischer Gegenstände. Es handelt sich u.a. um makroskopische wie mikroskopische Bilder zur menschlichen Anatomie. Auch das Standardwerk des französischen Neurologen Joseph Jules Déjerine über die Symptomatologie der Krankheiten des Nervensystems (→ 1914/S. 386) ist reichhaltig mit fotografischen Dokumenten des Forschers ausgestattet. Ein weiteres Beispiel ist der Band 246 von »Virchows Archiv« aus dem Jahre 1923 (Festschrift zum 70. Geburtstag des Pathologen Eugen Fraenkel), in dem Urin- und Serumproben in Reagenzgläsern farbig abgedruckt werden. Damit können pathologische Befunde, insbesondere Harnproben, objektiv dokumentiert werden.

Die Farbfotografie in der medizinischen Literatur wird in den 1920er Jahren immer beliebter. So veröffentlicht der Internist Ferdinand Hoff im Jahr 1928 Urin- und Serumproben in Meßzylindern, um den zeitlichen Verlauf eines Anfalls von Kältehämoglobinurie (roter Blutfarbstoff im Urin nach Zerstörung roter Blutkörperchen durch Kälteantikörper) zu demonstrieren (»Über paroxysmale Kältehämoglobinurie«, Deutsches Archiv für klinische Medizin 160).

In der Medizin ist die Farbfotografie vor allem für die Bakteriologie und Histologie (Lehre von den Körpergeweben) wichtig, wo mikroskopische Präparate, die speziell gefärbt sind, nun realitätsnah wiedergegeben werden können.

Fotografische Technik begeistert Mediziner von Anfang an

Chronik Rückblick

Nach der Entwicklung des ersten fotografischen Verfahrens durch Joseph Nicéphore Niepce und Jacques Daguerre (»Daguerreotypie«) 1839 versuchte der französische Mediziner Alfred Donné (1801 bis 1878), mikroskopische Bilder mit der neuen Technik festzuhalten. Im Jahr 1845 gab er einen mikroskopischen Atlas mit Daguerreotypien heraus. Allerdings konnten diese Abbildungen nicht vervielfältigt werden.

Erst mit der Entwicklung des nassen Kollodiumverfahrens nach Frederick Scott Archer 1851 nahm die Mikrofotografie ihren Aufschwung. 1863 erschien bereits das erste Lehrbuch der Mikrofotografie des Erlanger Anatomen Joseph von Gerlach (1820–1896) in Leipzig, das v.a. für die bakteriologische und mikrobiologische Forschung bedeutsam wurde.

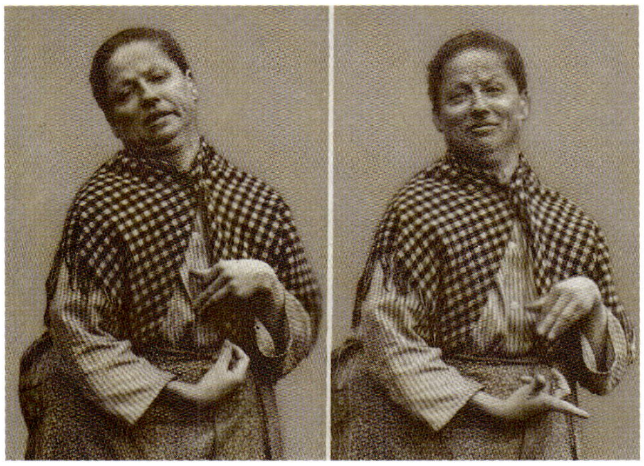

44jährige Frau mit Athetosis, einer Erkrankung mit unwillkürlichen Bewegungen (aus Curschmann)

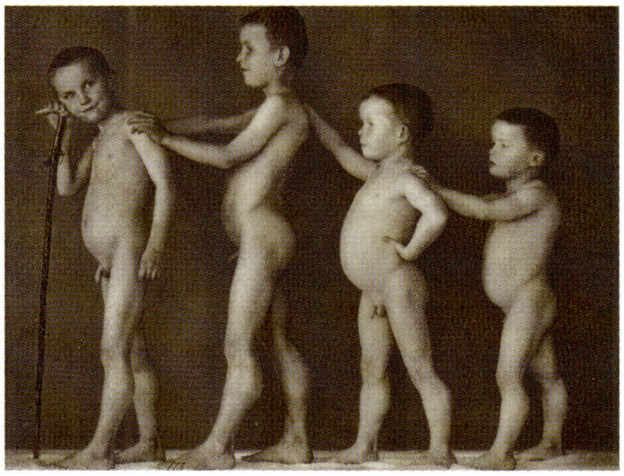

Geschwister mit progressiver Muskeldystrophie (Fotografie aus Heinrich Curschmanns Buch von 1894)

Mit der Heliogravüre (1868) und der Rasterung (1880) gelang es, Fotografien in Druckwerken zu reproduzieren. Einen Durchbruch erzielte der Internist Heinrich Curschmann, dessen Werk »Klinische Abbildungen« (1894) 57 Schwarzweißtafeln enthält.

1915

In den USA wird das Konzept der zahnärztlichen »Units« (apparative Behandlungseinheit) entworfen. Bohrmaschine, Luft- und Wasserzufuhr sowie der Abfluß werden in einem Gerät zusammengefaßt. → S. 389

Christian Kjelland, ein Frauenarzt aus Oslo, konstruiert eine neuartige Geburtszange mit Gleitschloß und mit Löffeln ohne Beckenkrümmung (»Kjelland-Zange«, »Hohe Zange«) und erleichtert damit Geburten bei komplizierter Kindslage.

Der aus Dänemark stammende Hamburger Pathologe Morris Simmonds beschreibt eine Form des Zwergwuchses, die auf einer Fehlfunktion der Hirnanhangdrüse (Hypophyse) beruht.

Die Japaner Katsusaburo Yamagiwa und Koichi Ichikawa können nach jahrelangen Tierexperimenten durch Teerpinselungen der Haut Krebswucherungen erzeugen.

Der US-amerikanische Chirurg Alexis Carrel behandelt Kriegsverletzungen erfolgreich mit der antiseptischen Dakin-Lösung, um Wundinfektionen zu verhindern.

Der US-amerikanische orthopädische Chirurg Fred Houdlett Albee veröffentlicht ein Werk über die chirurgische Knochentransplantation »Bonegraft surgery«. Albee ist der erste, der lebende Knochentransplantate zur inneren Schienung verwendet. Dabei setzt er spezielle Schneidegeräte und Sägen ein, um die Transplantate perfekt einzupassen. Er kann damit u. a Knochenstücke aus dem Schienbein in die von der Tuberkulose zerstörten Wirbelkörper (bei der sog. Pottschen Krankheit) einsetzen.

Aus einer statistischen Erhebung in New York ergibt sich, daß die Säuglingssterblichkeit von 27 Todesfällen pro 1000 Lebendgeborene im Jahr 1885 auf 9,4 pro 1000 Lebendgeborene im Jahr 1915 zurückgegangen ist. Dies ist u. a. ein Erfolg der gezielten Mütterberatung und Säuglingsfürsorge.

Geschützte Werkstätten zur Rehabilitation Tuberkulöser werden in New York eingerichtet. Das Interesse an der traditionellen Liegekur (»fresh air cure«) geht allgemein zurück.

22. 4. Beim Angriff auf Ypern (Belgien) setzen deutsche Truppen erstmals Giftgas ein. → S. 388

15. 10. Die deutsche Heeresleitung gibt einen Befehl aus, wonach alle verwundeten Soldaten gegen Tetanus (Wundstarrkrampf) geimpft werden müssen. Daraufhin gehen die Tetanuserkrankungen fast vollständig zurück. → S. 389

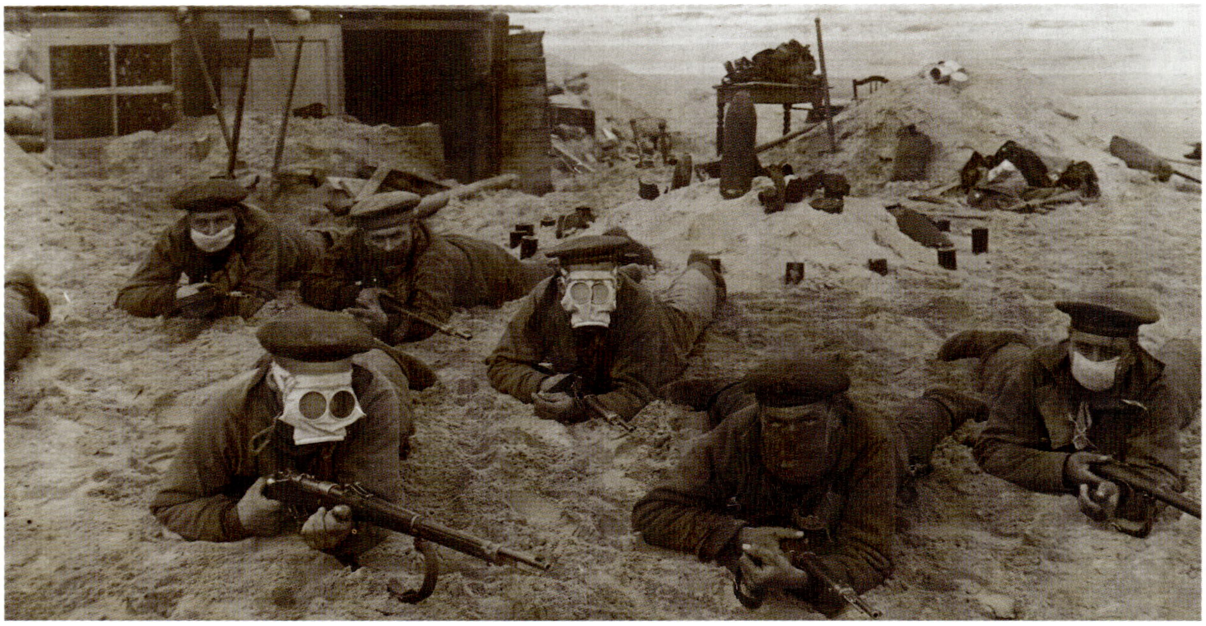

Matrosen an der flandrischen Küste haben sich zum Schutz vor einem Gasangriff mit Gasmasken versehen (1916).

Deutsche setzen erstmals Giftgas ein

22. April 1915. Beim Angriff auf Ypern (Belgien) setzen deutsche Truppen erstmals Giftgas ein. Auf die Proteste des Auslands entgegnet die »Münchner Medizinische Wochenschrift« – nachweislich falsch und ganz im Sinne der Kriegspropaganda –, nicht das Deutsche Reich, sondern Großbritannien habe den Gaskrieg begonnen.

Vor allem Phosgen ($COCl_2$) kommt als Kampfgas (»Grünkreuz«) zum Einsatz, ein farbloses, nach faulem Heu riechendes Gas. Nach einer mehrstündigen Latenzphase führt es zum toxischen Lungenödem (mit Abhusten von bräunlichem Schaum) und oft zum Tod. Wird die Vergiftung überlebt, so ist die Heilungsprognose relativ gut. Außer Phosgen wird u. a. auch Chlorpikrin (Cl_3CnO_2) eingesetzt, eine giftige Flüssigkeit, deren Dämpfe Augen und Atemwege reizen und die auch zur Schädlingsbekämpfung benutzt wird.

Während des Ersten Weltkrieges werden in deutschen, britischen und US-amerikanischen Laboratorien umfangreiche Versuche mit Kampfstoffen durchgeführt, auf die im Zweiten Weltkrieg wieder zurückgegriffen wird. Im abschließenden Sanitätsbericht über das deutsche Heer wird festgestellt, daß 2,9% bis 3% aller Todesfälle während des gesamten Krieges durch Gaseinwirkung verursacht worden sind. Für die Ärzte stellt diese Kampfart offenbar kein besonderes ethisches Problem dar, kritische Stimmen aus ihrem Lager sind dazu kaum zu hören. Der Protest des Berliner Physiologen Georg Friedrich Nicolai (→ S. 385) wird unterdrückt, er muß nach Dänemark fliehen. In Ludolf von Krehls »Handbuch der ärztlichen Erfahrungen im Weltkriege« wird hauptsächlich herausgestellt, wie schwierig es für die Ärzte sei, die leichteren Vergiftungsfälle »von den ›Mitläufern‹ zu unterscheiden, die nur befürchteten, giftiges Gas eingeatmet zu haben, oder nur die Gelegenheit benutzen wollten, um das Schlachtfeld zu verlassen«.

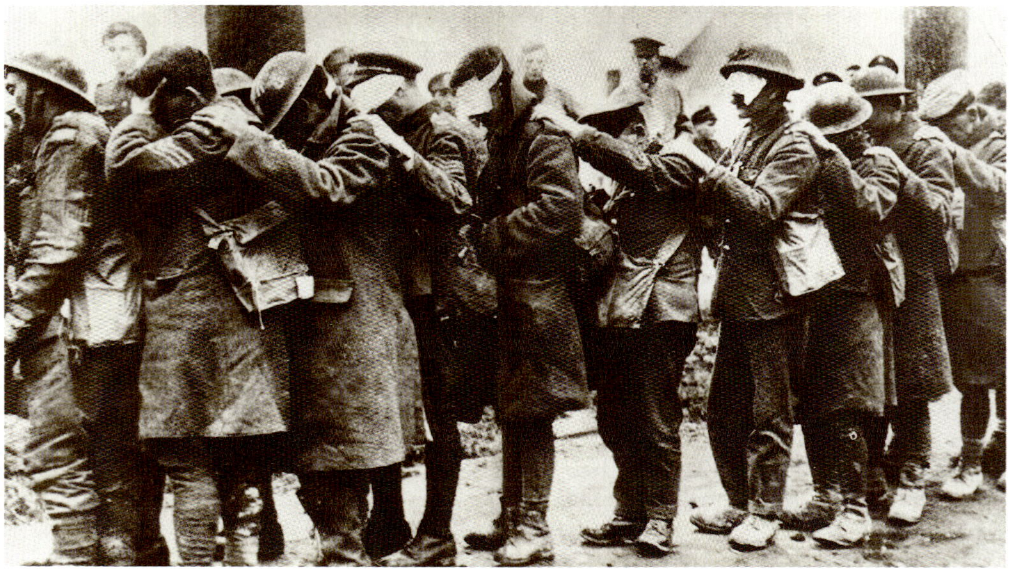

Giftgaseinsatz in Belgien, die giftigen Dämpfe können zu Erblindung führen. Von seiten der deutschen Ärzte kommt kaum Protest: Keiner der Mediziner im Deutschen Reichstag befürwortet die Verurteilung des Giftgases, die der USPD-Abgeordnete Eduard Bernstein am 22. März 1918 beantragt.

Schutzimpfungen verhindern Seuchen an der Front

15. Oktober 1915. Auf Befehl der deutschen Heeresleitung soll jedem Verwundeten eine prophylaktische Injektion mit Tetanus-Antitoxinserum (Dosis 20 A. E.) verabreicht werden. Seitdem erkrankt kaum ein geimpfter Soldat mehr an Wundstarrkrampf. Während auf dem westlichen Kriegsschauplatz von August bis September 1914 bei ca. 430 000 Verwundungen 1656 Tetanuserkrankungen auftraten (3,8‰), sind es in den letzten beiden Kriegsjahren nach strikter Durchführung der Serumprophylaxe nur noch 0,4‰.
Ab Herbst 1915 erhöhen die Behring-Werke die Serumproduktion erheblich. Es handelt sich hierbei um eine passive Immunisierung, deren Schutzwirkung nur relativ kurze Zeit (etwa drei Wochen) anhält und die dann wiederholt werden muß. Monatlich stehen ab Ende 1915 etwa 100 000 Schutzdosen zur Verfügung. Die Tetanus-Prophylaxe mit dem Antitoxinserum, wie es von Emil von Behring (1854 bis 1917) entwickelt worden ist, war schon lange vor Kriegsausbruch bekannt. Doch erst im Weltkrieg kommt es zu einem beeindruckenden »Großversuch«, der den Wundstarrkrampf praktisch zum Verschwinden bringt.

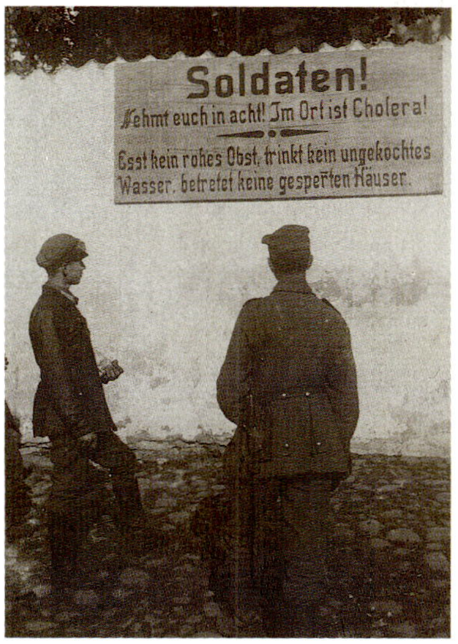
Soldaten!
Nehmt euch in acht! Im Ort ist Cholera!
Esst kein rohes Obst, trinkt kein ungekochtes Wasser, betretet keine gesperrten Häuser

Aufklärung soll die Ausbreitung der Seuchen an der Front eindämmen.

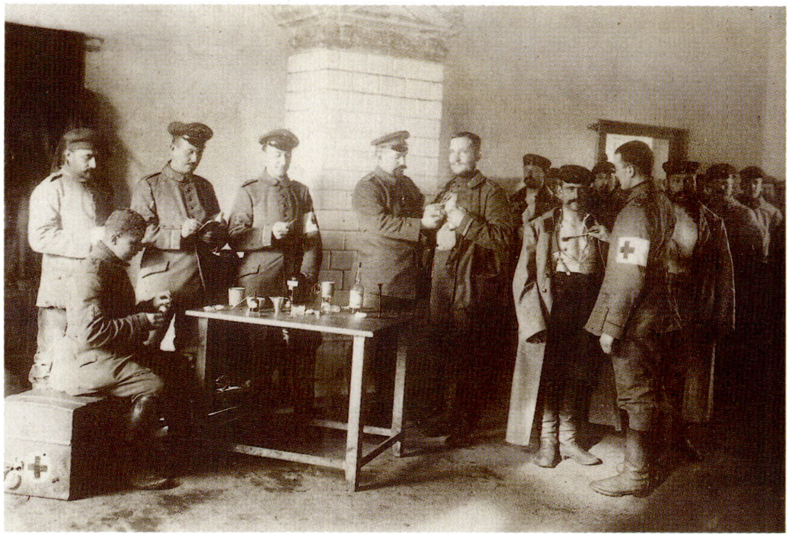

Deutsche Soldaten werden während des Ersten Weltkriegs gegen Cholera geimpft; hier im zu Rußland gehörenden Teil Polens im Frühjahr 1915.

Verglichen mit der Typhusepidemie an der Ostfront und der verheerenden Influenza-Epidemie (spanische Grippe) nach Kriegsende sind die sanitären Verhältnisse, insbesondere im Hinblick auf die Seuchengefahr, an der Westfront unter Kontrolle. Hier dominieren die Beschwernisse des Grabenkrieges: Kälte, Feuchtigkeit, Schmutz, fehlende Waschmöglichkeiten und Ungeziefer. So werden Entlausungsaktionen zu einer wichtigen hygienischen Maßnahme, um Fleckfieber, das durch Kleiderläuse übertragen wird, zu bekämpfen. Besondere Einrichtungen zum Baden und zur Dampfdesinfektion sind erforderlich. So kann vermutlich auch Typhus von der Westfront weitgehend ferngehalten werden. Allerdings ziehen die deutschen Truppen zunächst ungeimpft ins Feld, wodurch sich die Typhusfälle in den ersten Monaten im Westen mehren (August 1914: 14 Erkrankungen, Oktober 1914: 4335 Erkrankungen). Vom Oktober 1914 an werden die an der Front stehenden Soldaten durchgeimpft, die Krankheitszahlen sinken danach deutlich. Auch Paratyphus, Pocken, Diphtherie und Durchfallerkrankungen können durch entsprechende Schutzimpfungen in Schach gehalten werden. Besondere gesundheitspolizeiliche Maßnahmen werden gegen die Geschlechtskrankheiten ergriffen.

US-Firmen bauen neue Bohrmaschinen für Zahnärzte

1915. Die US-amerikanische Firma für Zahntechnik, S. S. White, entwirft eine elektrische Bohrmaschine, bei der in einem einzigen Gerät auch Luft- und Wasserzufuhr sowie Abfluß zusammengefaßt sind. Diese Gerätekonstellation, die sog. Unit (Einheit), bleibt bis in die 1960er Jahre aktuell. Die Firma Ritter produziert ab 1917 in den Vereinigten Staaten die »Ritter Unit«, bei der Bohrmaschine, Wasserspülung, Luftgebläse, Beleuchtungsquellen und Kauter (Brenneisen zum Ausbrennen von Gewebeteilen) zusammengefaßt sind.
Nach Einführung der patentierten Fußtretbohrmaschine durch den US-amerikanischen Zahnarzt James Beall Morrison (→ 7. 2. 1871/S. 316) setzte sich die elektrische Bohrmaschine nur sehr langsam durch. Zunächst handelte es sich um Schwachstromgeräte, die mit Batterie oder Akkumulatoren betrieben wurden. Die Erlanger Firma Reiniger, Gebbert und Schall (1925 vom Elektrokonzern Siemens übernommen) stellte 1892 nach der Konstruktion von Erwin Moritz Reiniger mit Starkstrom betriebene Bohrmaschinen her. Motor und Bohrer waren mit einer biegsamen Welle verbunden. Erst ab den 1950er Jahren lösen die luftgetriebene Turbine bzw. der Mikromotor die klassische Bohrmaschine ab.

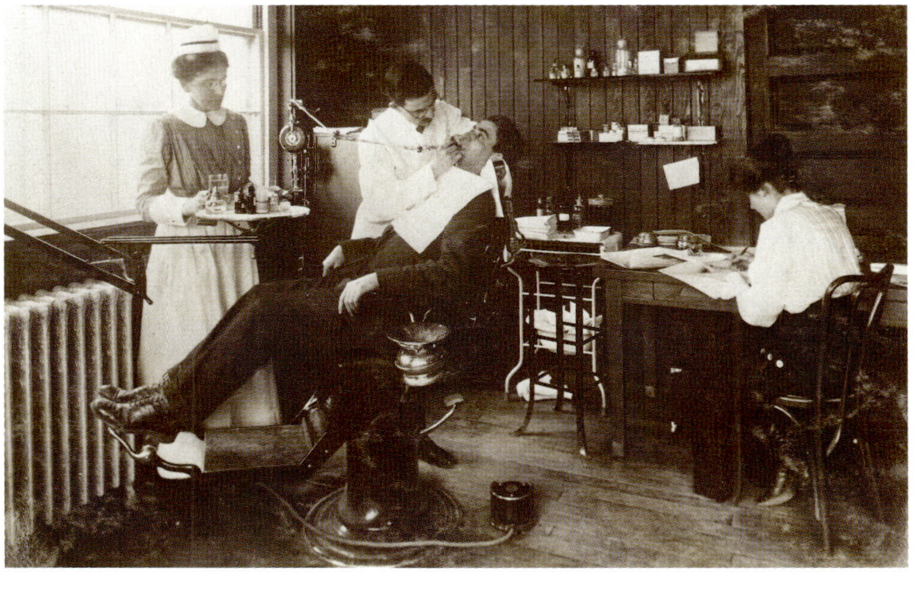

Ein Dentist in einer US-amerikanischen Kleinstadt bei der Arbeit; er wird von einer Helferin in der Tracht einer Krankenschwester und einer Sekretärin unterstützt. Zahnarztstuhl und Bohrmaschine sind zeitgemäß (Foto um 1905). Nach der Einführung verschiedener elektrischer Zahnbohrmaschinen um die Jahrhundertwende erfolgt die nächste bedeutende Verbesserung Mitte des 20. Jahrhunderts mit der Entwicklung von Mikromotoren. Die Maschinen ermöglichen ein immer präziseres und schnelleres Arbeiten.

1916

Um 1916. Die veränderten militärischen Bedingungen an der Front, insbesondere der Übergang vom Bewegungskrieg zum Stellungskrieg, stellen neue Anforderungen an die Kriegsmedizin. So müssen z. B. die Sanitätseinrichtungen zunehmend in der Nähe der Hauptkampfplätze konzentriert werden. → S. 390

1916. Der deutsche Chirurg Ferdinand Sauerbruch konstruiert eine neuartige Unterarmprothese, den sog. Sauerbruch-Arm. → S. 390

Der französische Chirurg René Leriche begründet die Operationsmethode der Sympathektomie zur Schmerzausschaltung: Er behebt Schmerzzustände durch eine Durchtrennung von Sympathicus-Nerven. → S. 391

Jay McLean, ein Schüler des US-amerikanischen Physiologen William Henry Howell, entdeckt die blutgerinnungshemmende Substanz Heparin. → S. 391

Der Tübinger Arzt Paul Linser führt die Sklerosierungsbehandlung zur Varizenverödung ein: Die Behandlung der Krampfadern mit intravenösen Sublimatinjektionen.

Der japanische Forscher Kensuke Mitsuda entdeckt eine immunologische Reaktion, mit der die Lepra-Diagnostik einen großen Fortschritt macht (Lepromin- oder Mitsuda-Reaktion).

Der Hamburger Tropenhygieniker Heinrich Werner, seit 1914 Chefarzt der »Schutztruppe« von Kamerun, beschreibt das »Fünftagefieber« (Wolhynisches Fieber, Febris quintana). Es handelt sich um eine epidemische Rickettsiose, die von Kleider- oder Kopfläusen übertragen wird. Werner schildert diese Infektionskrankheit in einer Reihe von Arbeiten umfassend. Er unternimmt zahlreiche Experimente (Übertragungsversuche), z. T. auch am eigenen Körper.

Der britische Neuroanatom und -physiologe Walter Holbrock Gaskell faßt seine jahrzehntelangen Studien zum vegetativen Nervensystem zusammen und veröffentlicht sein Buch über das »unwillkürliche« Nervensystem (»The involuntary nervous system«). Gaskell legte die histologischen Grundlagen für die moderne Erforschung des vegetativen Nervensystems.

1916–1917. Sigmund Freud hält im Wintersemester 1916/17 seine letzten Vorlesungen an der Universität in Wien. Sie werden unter dem Titel »Vorlesungen zur Einführung in die Psychoanalyse« veröffentlicht und fassen das gesamte Lehrgebäude zusammen (→ 1900/S. 342).

Sauerbruch entwickelt Handprothese

1916. Der aus Wuppertal stammende Chirurg Ferdinand Sauerbruch (1875–1951) entwickelt künstliche Gliedmaßen, u.a. den »Sauerbruch-Arm«, den er in dem Buch »Die willkürlich bewegbare künstliche Hand« 1923 vorstellt.

Seit 1915 widmet sich Sauerbruch, nach ersten Fronterlebnissen bedrückt durch das »wenig befriedigende Gefühl für einen Chirurgen, jungen Leuten Beine und Arme abschneiden zu müssen«, grundlegenden experimentellen Untersuchungen zur Konstruktion einer künstlichen Hand. An Versuchstieren zeigt er die Möglichkeit auf, die vorhandenen Muskeln und Sehnen nach einer Amputation plastisch zu Kraftquellen für die Bedienung eines differenziert zu gebrauchenden Greifmechanismus umzuarbeiten. Nach eingehenden anatomischen Studien entwickelt er neue chirurgische Methoden zur Formung eines funktionsgerechten Armstumpfes und vermittelt den Technikern wesentliche Hinweise für die richtige Konstruktion und Anpassung der Prothese. An der Universitätsklinik Greifswald demonstriert Sauerbruch an einem oberarmamputierten Soldaten die praktische Umsetzbarkeit.

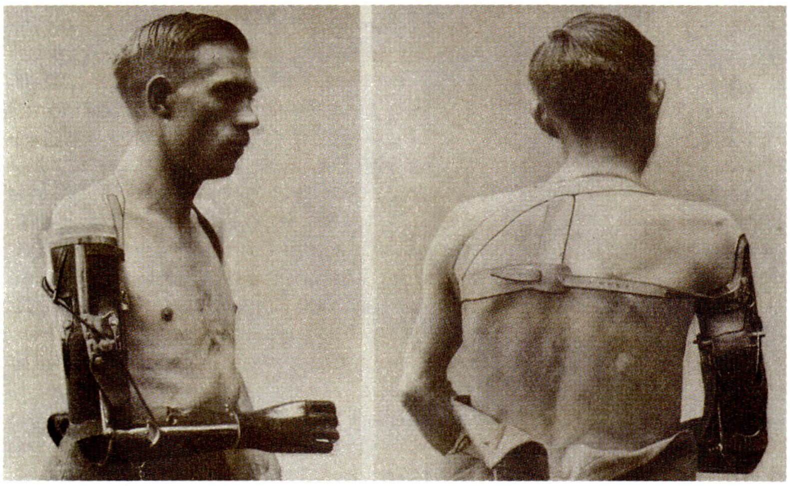

Ein Oberarmamputierter mit Prothese (»Gebrauchsarm«) aus dem Buch »Die willkürlich bewegbare künstliche Hand« von Ferdinand Sauerbruch (1923)

Das erste berühmte Beispiel für eine künstliche Hand war die eiserne Hand Götz von Berlichingens aus dem Jahr 1504. Die hauptsächliche Leistung der lebenden Hand, das aktive Greifen und Fassen, wurde von den primitiven Modellen aber nicht erreicht. 1811 konstruierte der Zahnarzt Pierre Ballif in Berlin die erste mit Hilfe von Schulter und Rumpf willkürlich bewegliche Hand. Ein grundlegender Fortschritt gelingt später durch die Ausnutzung der noch vorhandenen Kraft des Armstumpfes.

Neue Anforderungen an Kriegsmedizin

Um 1916. Gewandelte militärische Bedingungen führen zu tiefgreifenden Veränderungen der Kriegsmedizin. Insbesondere der Übergang vom Bewegungskrieg zum Stellungskrieg erzwingt nie gekannte Konzentrationen von Sanitätseinrichtungen in der Nähe der Hauptkampfplätze. Immer mehr motorisierte Ambulanzen kommen zum Einsatz. Eisenbahnen und selbst Flugzeuge werden zum Verwundetentransport eingesetzt (→ um 1913/S. 384).

Dank Fortschritten in der Militärhygiene, insbesondere durch vorbeugende Impfungen, verlieren z. B. Pocken und Typhus an Schrekken, Graben- und Fleckfieber gewinnen dafür an Bedeutung (→ 15. 10. 1915/S. 389). Die Doktrin von der Sterilität der Schußwunden, die eine konservative Behandlung rechtfertigte, erweist sich infolge der neuen Waffentechniken als Irrtum. Kein Antiseptikum erfüllt die Erwartungen. Die Chirurgen gehen dazu über, zerstörtes Gewebe möglichst vollständig auszuschneiden, um Infektionen vorzubeugen.

Chefarzt bei der Visite in einem der Kriegslazarette; das Foto wurde im November des ersten Kriegsjahres aufgenommen. Das Gros der deutschen Ärzteschaft äußert sich kriegsbegeistert und läßt sich bereitwillig für Propagandazwecke einspannen. Der Anteil der Kampfverletzungen überwiegt nun bei weitem die Krankheiten. Ähnlich wie später im Zweiten Weltkrieg werden die Kriegsverwundeten hauptsächlich von jungen Ärzten versorgt, die hier ihre ersten Erfahrungen sammeln.

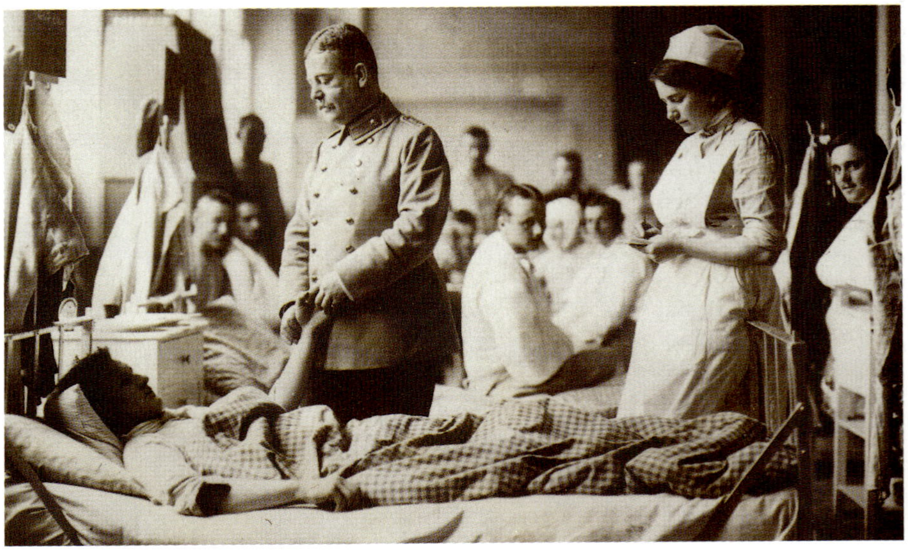

Neue Form der Schmerzbehandlung

1916. Der französische Chirurg René Leriche (1879–1955) berichtet von einer neuen Methode der operativen Schmerzbehandlung, der periarteriellen Sympathektomie.
Manche schwere Schmerzzustände betrachtet Leriche als eine Entzündung von Sympathicus-Nerven, die an den Arterien entlanglaufen, und sucht sie mittels Durchtrennung dieser Nerven zu beheben. Ab 1917 ist er bestrebt, schmerzhafte Gefäßverengungen ebenfalls durch Ausschaltung der sympathischen Nerven zu heilen. Die Methode wird später ausgeweitet auf die Entfernung ganzer Nervenganglien (Nervenknoten), z. B. zur Ausschaltung von Krebsschmerzen oder auch zur Behandlung des Bluthochdrucks.
Ab 1925 ersetzt Leriche die Operation teilweise durch Novocain-Injektionen in die Ganglien und Procain-Infiltrationen von Nerven. Die Beobachtung von überraschenden Fernwirkungen veranlaßt den Düsseldorfer Arzt Ferdinand Huneke zur Entwicklung der nach ihm benannten Neuraltherapie.

Medizinstudent entdeckt Heparin

1916. Der US-amerikanische Medizinstudent Jay McLean (1890–1957) von der John Hopkins University in Baltimore (Maryland) entdeckt die blutgerinnungshemmende Substanz Heparin. McLean ist Schüler des Physiologen William Henry Howell (1860–1945).
McLean untersucht thromboplastisch aktive (blutgerinnungsfördernde) Substanzen aus verschiedenen Organen. Bei der Reinigung von aus der Leber gewonnenen Phosphatiden stellt er unerwartet einen stark hemmenden Einfluß auf die Blutgerinnung fest.
Howell gibt der neuen Substanz 1918 den Namen Heparin und beschreibt sie als ein Anti-Prothrombin. Sie übertrifft deutlich die Wirkung des 1884 von John Berry Haycraft in den Köpfen von Blutegeln entdeckten Hirudins. 1922 bis 1926 entwickelt Howell eine Methode zur Reindarstellung kleiner Mengen des Heparins, die für Forschungszwecke genügen. Therapeutisch nutzbare Mengen liefert erst ein 1933 gefundenes Verfahren.

1917

In Marburg wird die bis heute in Deutschland führende Blindenstudien-Anstalt eröffnet. → S. 391

Der Professor für Psychiatrie Emil Kraepelin gründet in München die »Deutsche Forschungsanstalt für Psychiatrie« (heute ein Max-Planck-Institut). → S. 392

Der Wiener Psychiater Julius Wagner von Jauregg entwickelt die Infektionstherapie zur Behandlung von Psychosen. → S. 393

Der französische Chirurg Jacques Louis Reverdin erzielt beachtliche Erfolge bei der Hauttransplantation, die insbesondere in der Versorgung von Kriegsverwundeten eine Rolle spielt.

In Belgien therapiert der Chirurg Charles Willems Gelenkverletzungen, indem er das verletzte Gelenk frühzeitig bewegen läßt, statt es langfristig ruhigzustellen.

Der britische Chirurg Henry McIlree Gray und sein französischer Kollege René Lemaître führen das Prinzip der mechanischen Wundränderausschneidung zur Infektionsvermeidung in die Unfallchirurgie ein. Sie sammeln entsprechende Erfahrungen bei Kriegsverwundeten.

Die Niederländische Psychoanalytische Gesellschaft mit Sitz in Den Haag wird gegründet (→ 18. 12. 1912/S. 379).

Die Ergebnisse der medizinhistorischen Forschungen insbesondere in den USA werden von nun an in dem Jahrbuch »Annals of Medical History« laufend veröffentlicht, das in New York erscheint.

Constantin Alexander von Economo, ein österreichischer Neurologe, beschreibt die Enzephalitis lethargica sive (lat. = oder) epidemica, die epidemische europäische Schlafkrankheit (»Economo-Krankheit«).

Der Wiener Internist Julius Bauer verfaßt eine Studie über die Veranlagung zu inneren Krankheiten: »Konstitutionelle Disposition zu inneren Krankheiten«.

Der Tübinger Gynäkologe und Geburtshelfer August Mayer veröffentlicht sein Werk »Die Unfallerkrankungen in der Geburtshilfe und Gynäkologie«.

Anfang 1917. Durch Zugabe von Natriumzitrat zu Blut kann die Blutgerinnung verhindert werden. Diese Methode, welche die Bluttransfusion wesentlich verbessert, wird erstmals im Jahre 1914 angewendet.

1917–1923. In den USA wird die Effektivität der öffentlichen Tuberkulosebekämpfung demonstriert. Der abschließende Bericht erscheint 1924.

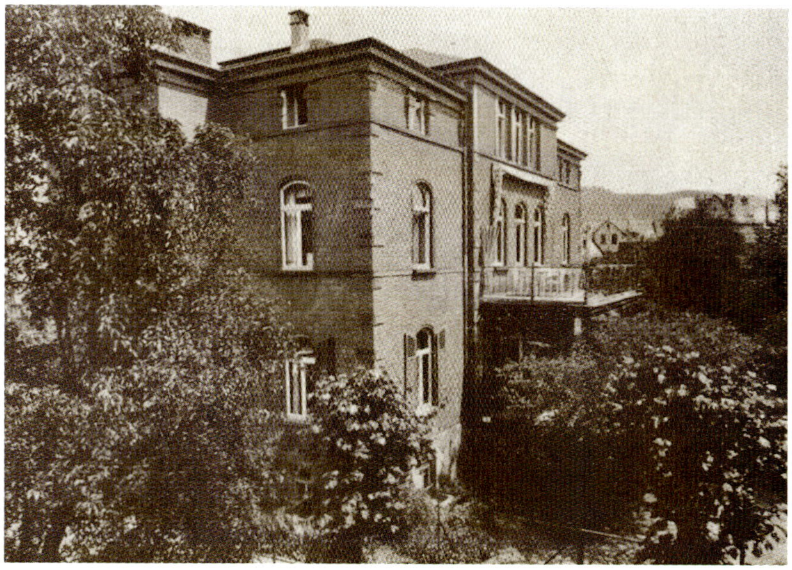

Erstes Gebäude der Marburger Blindenstudien-Anstalt; der erste ärztliche Direktor ist der Ophthalmologe Alfred Bielschowsky (1871–1940).

Blindenfürsorge verbessert

1917. Unter dem Namen »Hochschulbücherei, Studienanstalt und Beratungsstelle für blinde Studierende« wird die Marburger Blindenstudien-Anstalt, die ein Jahr zuvor gegründet worden ist, erweitert. Sie umfaßt eine Hochschulabteilung, ein Realgymnasium, verschiedene Zweige einer Berufsfachschule sowie Kurse für die Wiedereingliederung spät Erblindeter.
Die Studienanstalt geht auf den ebenfalls in Marburg gegründeten »Verein der blinden Geistesarbeiter Deutschlands e. V.« zurück, dessen Mitglieder sowohl Kriegsblinde als auch blinde Zivilpersonen sind. Das entsprechende Publikationsorgan heißt »Marburger Beiträge zum Blindenbildungswesen«. Später werden auch selbständige Verbände für die verschiedenen Berufsgruppen gegründet, so etwa für blinde Handwerker (»Deutsche Blindenarbeit e. V.«).
Die erste Blindenschule wurde – entsprechend den pädagogischen Idealen der Aufklärung – von dem französischen Staatsbeamten Valentin Haüy (1745–1822) 1786 in Paris eingerichtet. Er entwickelte noch vor Louis Braille (1809–1852), dem Erfinder der Blinden-Punktschrift, eine Schrift für Blinde mit erhabenen Buchstaben. Auf seine Veranlassung wurde in Berlin 1806 die erste Blindenschule in Preußen gegründet, nach deren Vorbild in allen preußischen Provinzen und deutschen Ländern Blindenanstalten eingerichtet wurden.

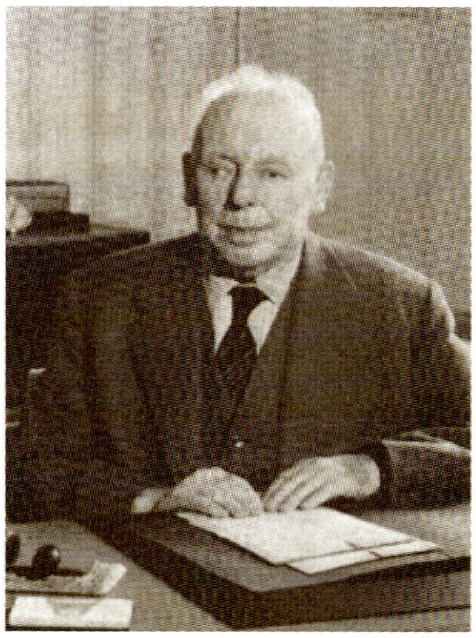

Carl Strehl, der 1907 bei einem Unfall erblindete, leitet viele Jahre lang die Marburger Studienanstalt.

In der Zeit des Ersten Weltkriegs wird die Blindenbildung und -fürsorge vor allem durch das Problem der Kriegsblinden verstärkt. Sie sollen durch geeignete medizinische und pädagogische Maßnahmen möglichst wieder berufstauglich gemacht werden. Waren zuvor die klassischen Blindenberufe ausschließlich handwerklich orientiert (z. B. Besenbinder), so rücken nun Bürotätigkeiten wie Maschineschreiben und Telefonvermittlung in den Vordergrund. Der Aufbruch des Blindenbildungswesens, das auf berufliche und gesellschaftliche Integration ausgerichtet ist, gehört mit zur ersten Rehabilitationsbewegung im 20. Jahrhundert.

Konzepte wissenschaftlicher Psychiatrie ausgearbeitet

1917. Der Professor für Psychiatrie Emil Kraepelin (1865–1926) gründet in München die »Deutsche Forschungsanstalt für Psychiatrie«, die später von der Kaiser-Wilhelm-Gesellschaft übernommen wird (heute ein Max-Planck-Institut). Er richtet damit eines der bedeutendsten Zentren zur Erforschung von Geisteskrankheiten ein, das er bis zu seinem Tode leitet.

Die grundlegenden Konzepte wissenschaftlicher Psychiatrie entstehen im frühen 20. Jahrhundert. Der seit 1903 in München wirkende Kraepelin schafft eine systematische Ordnung der vielfältigen psychischen Krankheitserscheinungen, die sich grundsätzlich bis heute international durchgesetzt hat. Dabei begründet er die sog. psychiatrische Vererbungstheorie, d. h. die Lehre von der Vererbung geistiger Störungen unter dem Einfluß der Degenerationslehre mit einer klinischen Verlaufsbeobachtung, wie sie vor allem der Görlitzer Psychiater Karl Ludwig Kahlbaum (1828–1899) entwickelt hat. Emil Kraepelin teilt die endogenen Psychosen (also diejenigen psychischen Störungen ohne erkennbare äußere bzw. organische Ursachen) in die »Dementia praecox« (1898; später: Schizophrenie) und das sog. manisch-depressive Irresein (1896; später: Zyklothymie) ein.

Der Zürcher Professor für Psychiatrie Eugen Bleuler (1857–1939) prägt für Kraepelins Ausdruck »Dementia praecox« den Begriff der »Schizophrenie« (Spaltungsirresein). In seiner Schrift »Dementia praecox oder die Gruppe der Schizophrenien« (1911) gibt er eine bis heute international gültige Beschreibung dieser psychiatrischen Krankheitsgruppe. Es handelt sich um die theoretisch wie vor allem praktisch bedeutendste endogene Psychose. Die Bezeichnung Schizophrenie wählt Bleuler deshalb, weil die Spaltung der psychischen Grundleistungen (im Denken, Fühlen und Handeln) charakteristisch für diese Seelenstörung ist. Bleuler, der Lehrer Carl Gustav Jungs (→ 18. 12. 1912/S. 379), unterstützt als einer der ersten Psychiater im deutschsprachigen Raum die Psychoanalyse Sigmund Freuds.

Ein eigenständiges psychiatrisches Konzept legt der Arzt, Psychologe und Philosoph Karl Jaspers (1883 bis 1969) mit seinem 1913 publizierten Hauptwerk »Allgemeine Psychopathologie« vor. Er unterscheidet »Verstehen« und »Erklären« und verbindet damit die geisteswissenschaftliche mit der naturwissenschaftlich-medizinischen Methodik. Jaspers verbündet sich mit der Phänomenologie und Existenzphilosophie und grenzt sich kritisch von der Psychoanalyse ab, deren Dogmatismus er ablehnt.

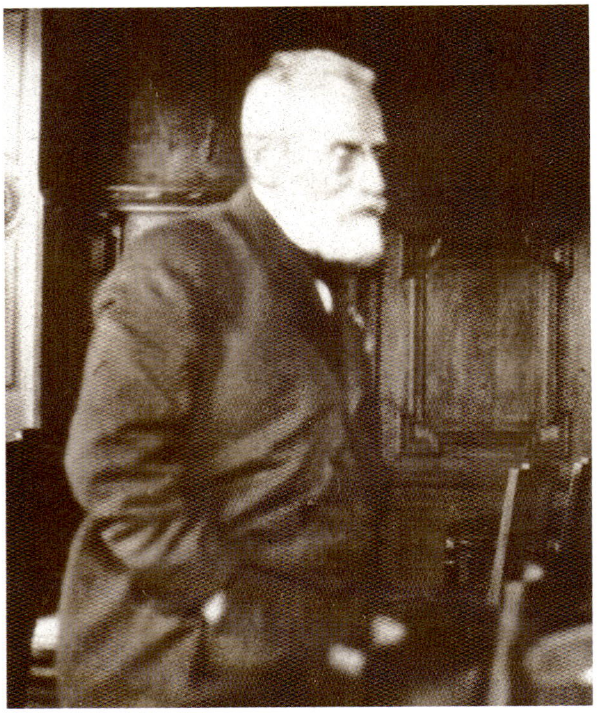

Der Zürcher Psychiater Eugen Bleuler (1857–1939)

Bleuler beschreibt Schizophrenie

Bleuler prägt den Begriff der »Schizophrenie« (auch »Bleulersche Krankheit« genannt). Als »Bleulersches Psychosyndrom« wird das hirnorganische Syndrom bezeichnet, das vor allem mit Merkschwäche und Desorientiertheit verbunden ist. Es wird bei Alkoholikern als Korsakow-Syndrom bezeichnet.

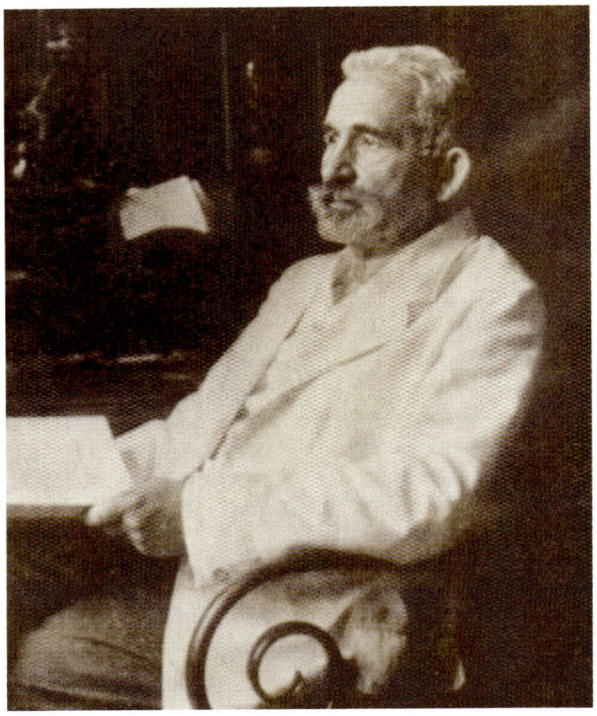

Der Münchener Psychiater Emil Kraepelin (1865–1926)

Kraepelin klassifiziert Krankheiten

Kraepelin entwickelt vor allem die nach ihm benannte Klassifikation psychischer Krankheiten. Das »präsenile Irresein« wird auch als »Kraepelinsche Krankheit« bezeichnet. Er erprobt im Bereich des Anstaltswesens eine organisatorische Verbesserung im Umgang mit den Patienten u. a. durch die sog. freie Behandlung.

»Denkwürdigkeiten eines Nervenkranken«

Chronik Zitat

Der Senatspräsident am Oberlandesgericht Dresden, Daniel Paul Schreber (1842–1911), Sohn des berühmten Arztes und Erziehers Daniel Gottlieb Schreber (1808 bis 1861), wurde von 1894 bis 1902 wegen einer »Dementia paranoides« (Schizophrenie) in der psychiatrischen Anstalt Sonnenstein bei Pirna behandelt. Kurz nach seiner Entlassung veröffentlichte er 1903 seine autobiographischen Erlebnisse in Buchform: »Denkwürdigkeiten eines Nervenkranken«. Dieser »Fall Schreber« wurde populär durch Sigmund Freuds Analyse von 1911, die Schrebers Wahn als Abwehr unbewußter homosexueller Phantasien deutete. Eindrucksvoll sind u. a. Schrebers »Strahlen«-Wahrnehmungen«, die an Mesmerismus erinnern:

»... soviel steht nun einmal unzweifelhaft für mich fest, daß Gott durch Vermittelung der Sonne mit mir spricht und ebenso durch Vermittelung derselben schafft oder wundert. Die Gesamtmasse der göttlichen Nerven oder Strahlen könnte man als eine nur auf einzelne Punkte des Himmelsraumes verstreute oder – selbstverständlich noch weit entfernter, als die äußersten mit unseren schärfsten Fernröhren noch wahrnehmbaren Himmelskörper – den ganzen Raum erfüllend vorstellen.«

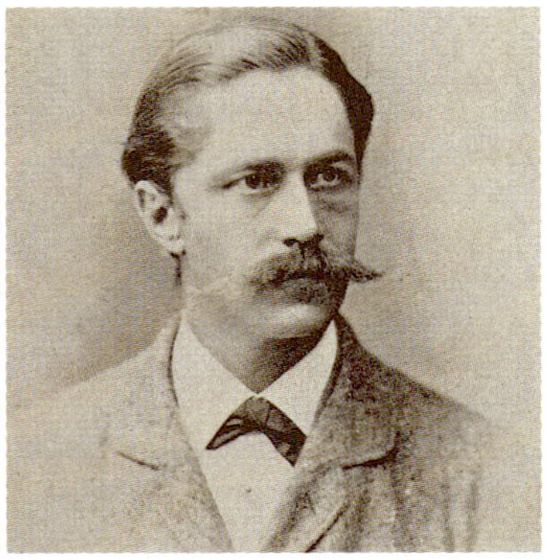

Daniel Paul Schreber berichtete 1903 von seinen Wahnerlebnissen.

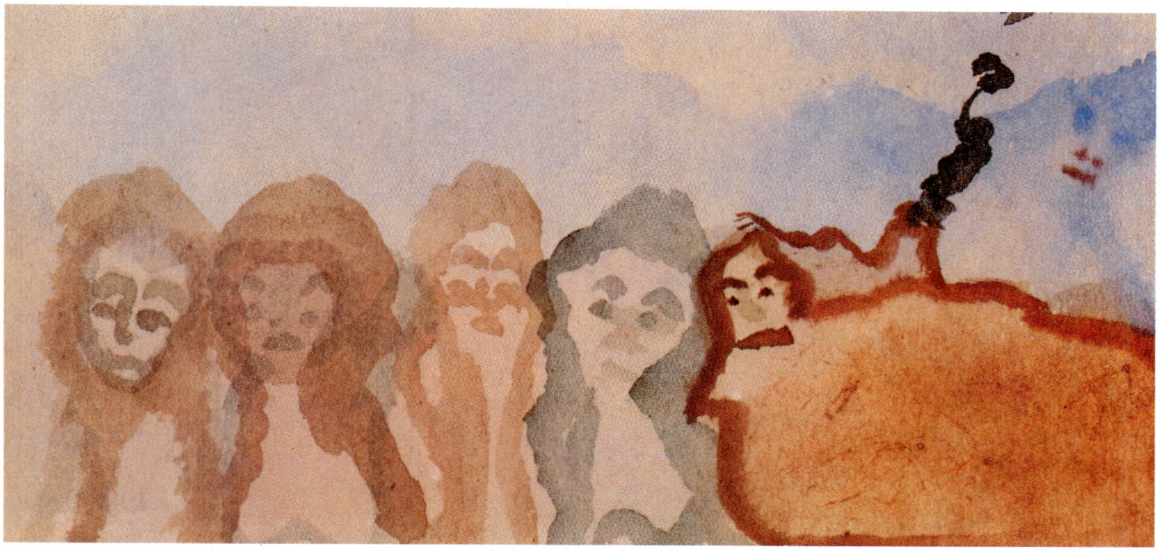

Arbeit einer schizophrenen Patientin aus der Anstalt Eberswalde (zwischen 1890 und 1920)

Krankheitsbild:

»Schizophrenie« oder »Spaltungsirresein«

Die Schizophrenie (von griech. schizo = spalten; phren = Zwerchfell als Sitz der Seele), das »Spaltungsirresein«, wird als Krankheitsbezeichnung von Eugen Bleuler 1911 in die Medizin eingeführt. Die Symptomatik ist geprägt von charakteristischen Denkstörungen, die sich als Zerfahrenheit, Begriffszerfall, Begriffsverschiebungen, Wortneuschöpfungen usw. äußern. Das Denken in Symbolen ist stark ausgeprägt. Hinzu kommen häufig Wahnideen, insbesondere Beziehungs- und Verfolgungswahn sowie Halluzinationen, wobei akustische Eindrücke (Stimmenhören) im Vordergrund stehen. Typisch sind auch Wahrnehmungen, von außen verfolgt und gepeinigt zu werden, insbesondere durch eine mehr oder weniger geheime Bestrahlung. Gemütsverstimmungen und Angstzustände können zusätzlich auftreten.

Nach Bleuler sind Grundsymptome und akzessorische Symptome voneinander zu unterscheiden. Erstere sind für die Schizophrenie typisch, letztere sind auch bei anderen Krankheiten zu beobachten. Grundsymptome betreffen die »vier großen As« der Schizophrenie: Die Assoziationsstörungen, die Affektstörungen, den Autismus und die Ambivalenz.

Eine weitere Einteilung der Symptomatik, die jedoch mit der obigen nicht identisch ist, nimmt insbesondere der Heidelberger Psychiater Kurt Schneider (1887 bis 1967), neben Karl Jaspers (1883–1869) ein Vertreter der phänomenologischen Ausrichtung der Psychiatrie, mit den »Symptomen 1. Ranges« und den »Symptomen 2. Ranges« vor.

Als klinische Hauptformen werden seit Kraepelin unterschieden:

▷ Die **Hebephrenie** (Ewald Hekker, Karl Ludwig Kahlbaum) als jugendliche Verlaufsform der Krankheit, die mit der Pubertät allmählich einsetzt

▷ Die **Katatonie** (Kahlbaum), bei der die Störung der Willkürmotorik im Vordergrund der Symptomatik steht, insbesondere die Erstarrung (Stupor)

▷ Die **paranoide Schizophrenie**, die häufigste aller Schizophrenieformen, die durch Wahnvorstellungen und Halluzinationen bei Erhaltung der Intelligenz gekennzeichnet ist

▷ Die **Schizophrenia** (oder **Dementia) simplex**, eine eher symptomarme Form der Hebephrenie, bei der es zu einer sog. sang- und klanglosen Versandung kommt.

Weite Verbreitung – unbekannte Ursache

Die Schizophrenie ist eine verbreitete Krankheit. Jährlich gibt es 150 Neuerkrankungen auf 100 000 Einwohner, 1% der Bevölkerung muß damit rechnen, wegen dieser Krankheit in einem Krankenhaus behandelt zu werden. Offenbar ist in den verschiedenen Epochen und Kulturkreisen der Anteil von Menschen mit schizophrener Symptomatik konstant, ungeachtet des unterschiedlichen Umganges mit den Kranken und der unterschiedlichen Wertung ihrer Störung. Die Ursachen der Krankheit sind bis heute unbekannt.

Die Schizophrenie ist als endogene Psychose (Geisteskrankheit ohne erkennbare äußere bzw. organische Ursache) zu unterscheiden von symptomatischen Schizophrenieformen, etwa als Folge eines hirnorganischen Prozesses. Genetische, biochemische, psychodynamische und soziale Faktoren werden heute als Ursache der (endogenen oder genuinen) Schizophrenie diskutiert. Bei der Behandlung der Schizophrenie stehen die Psychopharmaka im Vordergrund. Die Schocktherapie (Elektroschock, Insulinschock) wird weiterhin angewandt, die hirnchirurgischen Methoden sind dagegen aufgegeben worden. Heute werden vor allem Pharmakotherapie, Soziotherapie und Psychotherapie nach Möglichkeit miteinander kombiniert, z. B. im Rahmen sog. Familieninterventionsprogramme.

Malariatherapie in der Psychiatrie

1917. Der Wiener Ordinarius für Psychiatrie und Neurologie Julius Ritter Wagner von Jauregg (auch: Wagner-Jauregg; 1857–1940) führt die Malariatherapie in die Behandlung der progressiven Paralyse ein. Zitratblut von Malariakranken wird intramuskulär oder intravenös injiziert. Durch die so erzeugten Fieberschübe kann die progressive Paralyse, ein Krankheitsbild der Syphilis im Spätstadium mit schweren psychischen und neurologischen Symptomen, in ihrem Verlauf gemildert werden. Syphilitiker machen bis zu einem Drittel der Insassen von psychiatrischen Anstalten aus. Eine kausale und effiziente Therapie wird erst mit Penicillin möglich. Mit Wagner-Jaureggs Fiebertherapie gelingt der Therapeutik ein Durchbruch in der Behandlung dieser hirnorganischen Krankheit, die unbehandelt zum Tod führt.

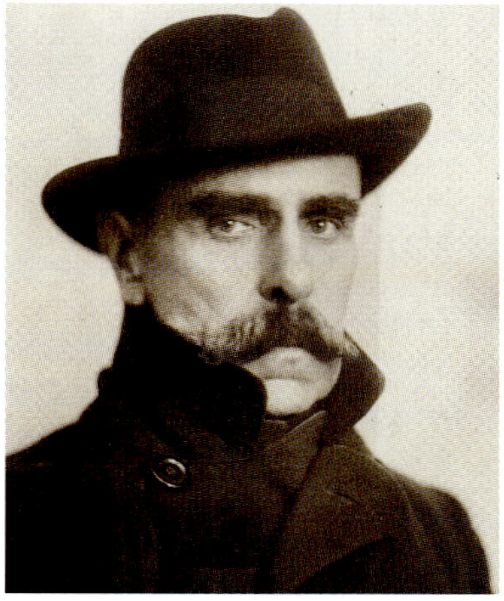

Der Psychiater Wagner-Jauregg
Der Österreicher Julius Ritter Wagner von Jauregg (zumeist Wagner-Jauregg) wurde nach seiner Assistenzeit in der Wiener Pathologie (1876–1882) und Psychiatrischen Klinik (1883–1889) sowie einer Habilitation für Neurologie und Psychiatrie 1889 außerordentlicher Professor in Graz und 1893 Ordinarius (bis zu seiner Emeritierung 1928) in Wien. Er befaßte sich zunächst mit den Erkrankungen der Hirnnerven, erkannte den Zusammenhang von Kretinismus und Schilddrüsenfunktion und publizierte bereits 1887 eine erste Arbeit über die therapeutische Wirkung fieberhafter Erkrankungen auf Psychosen, ein Ansatz, der ihm mit seinen 1917 begonnenen Malariaimpfungen bei Paralytikern Weltruhm einbringt.

1918

Im Deutschen Reich sterben innerhalb des letzten Kriegsjahres annähernd 300 000 Menschen infolge von Unterernährung. → S. 394

Der russische Neuropsychologe Wladimir M. Bechterew gründet das Institut für Hirnforschung in Petrograd (St. Petersburg). → S. 396

Der Bremer Frauenarzt Friedrich Kirstein veröffentlicht eine erste Kostenaufstellung für die »Schnellsterilisierung« durch Röntgenmenolyse (»Strahlenkastration« der Frau). Die Unkosten betragen pro Eingriff 49,70 Mark. Diese Methode wird auch heute noch zur Ausschaltung der Hormonproduktion der weiblichen Keimdrüsen eingesetzt.

Erstmals können Blutkonserven von dem Briten I. H. Robertson transfundiert werden, nachdem die New Yorker Ärzte Francis Peyton Rous und J. R. Turner vom Rockefeller Institute Blut vier Wochen lang aufbewahren konnten – gemischt mit einer Zitrat-Dextrose-Mischung und bei kühler Lagerung.

Der Faktor in Nahrungsmitteln, der Skorbut heilt, wird von dem Londoner Biochemiker Jack Cecil Drummond Vitamin C (Ascorbinsäure) genannt (→ S. 219).

Der US-amerikanische Neurochirurg Walter Edward Dandy führt die Luftenzephalographie bei der röntgenologischen Untersuchung von Gehirnen ein. Dabei wird Hirnflüssigkeit durch Luft ausgetauscht.

Die Tuberkulosesterblichkeit beträgt bei Kriegsende 230 pro 100 000 Einwohner, verglichen mit 142 zu Beginn des Ersten Weltkrieges (→ S. 395).

Der britische Physiologe Ernest Henry Starling formuliert das nach ihm benannte »Herzgesetz«. Dieses erklärt den Zusammenhang zwischen der Druck-Volumen-Arbeit des Herzens und seiner enddiastolischen Kammerfüllung (am Ende der Erschlaffungsphase). Mit Hilfe der sog. Starlingschen Kurve kann die Arbeitskapazität des Herzens beurteilt werden.

In New York wird unter Leitung des US-amerikanischen Arztes Gilman Thompson eine Klinik für die Wiedereingliederung von Kriegsversehrten und Opfern von Arbeitsunfällen eingerichtet, eine Vorläuferinstitution der Rehabilitation von Körperbehinderten.

Juli. Eine Epidemie der spanischen Grippe erreicht das Deutsche Reich. An der Krankheit sterben weltweit etwa 20 Mio. Menschen. → S. 396

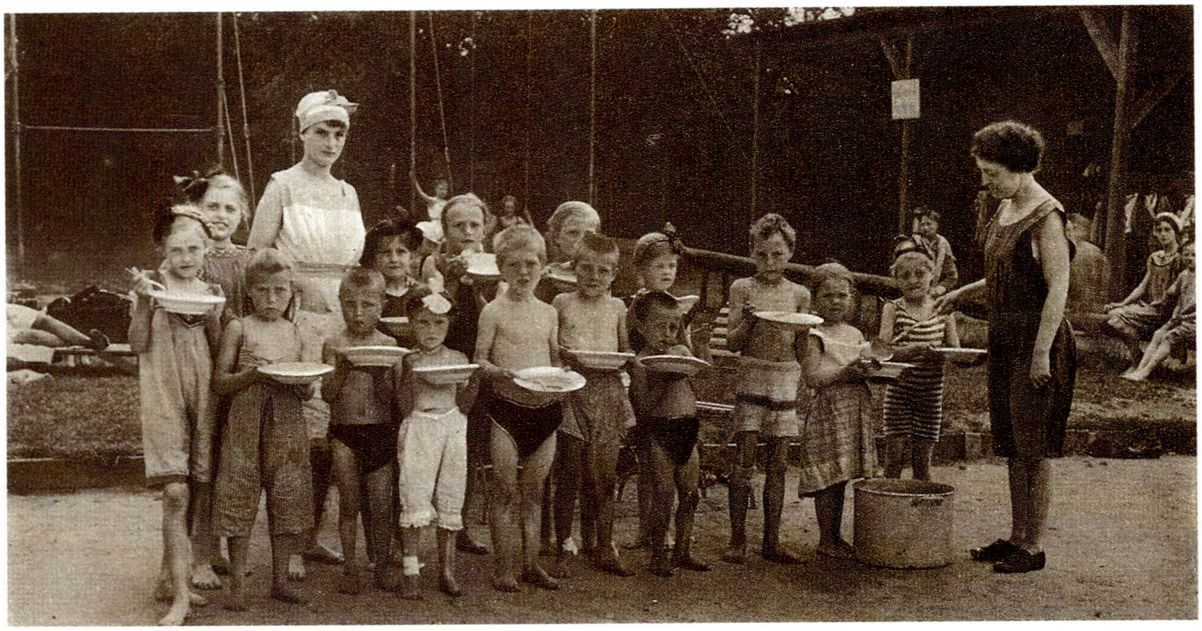

Öffentliche Suppenausteilungen, wie hier in Frankfurt-Sachsenhausen, sollen vor allem den Kindern ihr Los erleichtern.

Weltkrieg: Zivilbevölkerung verhungert

1918. Gegen Ende des Krieges sind die schweren Gesundheitsschäden der Zivilbevölkerung, die vor allem durch die schlechte Ernährungslage bedingt sind, unübersehbar. Bei mittelschwerer Arbeit kann 1918 im Durchschnitt nur noch die Hälfte des tatsächlichen Kalorienbedarfs durch Lebensmittelrationen und zusätzlichen Schwarzmarkthandel gedeckt werden.

Namhafte Ärzte, die in ihrer überwältigenden Mehrheit den Krieg von Anfang an befürworteten, übernehmen die Aufgabe, die Bevölkerung in Tageszeitungen und nichtwissenschaftlichen Zeitschriften über die Ernährungsprobleme »aufzuklären«. So wurde bereits 1915, unter dem Eindruck der britischen Seeblockade, die Umstellung der Ernährung auf weniger Fett und Fleisch propagiert. Der Internist Gustav von Bergmann schrieb am 15. Januar 1915, es sei »die Pflicht der Hausärzte, Propaganda für eine vernünftige Sparsamkeit zu machen und eingewurzelte Vorurteile zu zerstreuen«.

Die ersten ärztlichen Berichte über Mangelerscheinungen und zunehmende Krankheitshäufigkeit infolge der Unterernährung tauchten erst Mitte 1917 auf, obwohl es bereits im Winter 1916/17 zu Hungerunruhen gekommen war. Alle Rationierungen von Lebensmitteln, bei deren Vergabe an Bedürftige durch Ausstellen eines Bezugsscheines auch Ärzte mitwirken, können jedoch Hunger und Elend nicht eindämmen. So starben von 1915 bis 1918 ca. 760 000 Menschen im Deutschen Reich an den Folgen der Hungerblockade der Entente-Mächte, die bis zur Unterzeichnung des Friedensvertrages am 28. Juni 1919 in Versailles aufrechterhalten wird und auch nach Kriegsende noch Zehntausende von Todesopfern fordert.

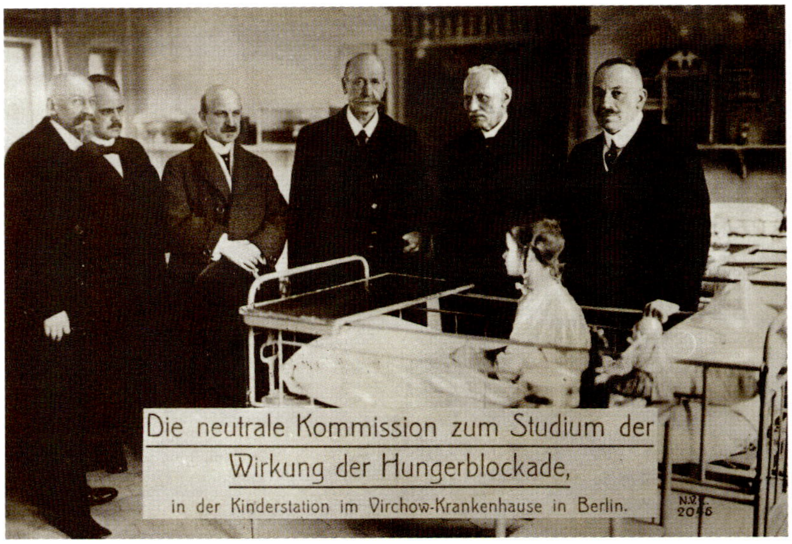

Eine Ärztekommission auf einer Kinderstation im Berliner Rudolf-Virchow-Krankenhaus; sie soll die Auswirkungen der Hungerblockade studieren.

Im Vordergrund der Erkrankungen steht in Deutschland ebenso wie in den anderen betroffenen europäischen Ländern die Zunahme der Tuberkulose. Vor allem Kinder sind die Leidtragenden. Insgesamt hat sich die Zahl der Tuberkulosekranken im Deutschen Reich bei Kriegsende gegenüber dem Vorkriegsjahr verdreifacht. Die stetige Abnahme der Todesfälle bei Tuberkulose seit Entdeckung des Tuberkelbazillus durch Robert Koch (→ 24. 3. 1882/S. 320) wird durch die Hungersnot im Ersten Weltkrieg – ebenso wie durch die wirtschaftliche Not 1923 – jäh unterbrochen. Während 1914 etwa 14 Todesfälle an Tuberkulose auf 10 000 Lebende gezählt wurden, sind es 1918 23 Todesfälle (1923: 17). Die Tuberkulosefürsorge hat deshalb nach dem Ersten Weltkrieg einen hohen Stellenwert in der Gesundheitspolitik und Sozialhygiene.

Krankheitsbild:

Tuberkulose – Krankheit als Folge der Mangelernährung

Die Tuberkulose (von lat. tuberculum = kleiner Höcker, Knötchen; Abk. Tb, Tbc, Tbk) ist eine schubweise verlaufende Infektionskrankheit, die durch den Tuberkulosebazillus (Mycobacterium tuberculosis) hervorgerufen wird. Die Übertragung erfolgt vor allem durch die Einatmung infektiöser Tröpfchen oder Staubpartikel, kann aber auch durch den Mund oder Hautwunden geschehen.

Je nach Sitz des primären Infektionsherdes unterscheidet man die Lungentuberkulose von anderen Formen der Krankheit (extrapulmonale Tb). Insbesondere ist hier die Darmtuberkulose zu nennen, die durch das Trinken infizierter Kuhmilch oder durch das Schlucken von Schleim bei bereits bestehender Lungentuberkulose hervorgerufen werden kann.

Vor allem als Folge der Lungentuberkulose können auch Teile des Skelettes (Knochen-Tb) oder des urogenitalen Organsystems (z. B. Nieren- oder Hoden-Tb) von der Infektion befallen werden.

Eine historisch bekannte Sonderform ist die Skrofulose (von lat. scrofula = Ferkel; Halsdrüsenschwellung), die vor allem bei tuberkulösen Kindern auftritt und die Lymphdrüsen im Gesichts- und Halsbereich mit sichtbaren Veränderungen betrifft (»Facies scrofulosa«; → 1254/S. 100).

Nach der klassischen Einteilung des Münchener Internisten Karl Ernst Ranke (1870–1926) von 1917 unterscheidet man drei Stadien im Verlauf der Krankheit:

▷ **Primärkomplex:** Krankheitsherd an der Infektionsstelle (zumeist in der Lunge) und Miterkrankung der umliegenden Lymphknoten (zumeist am Lungenhilus); Frühsymptome wie Husten, Nachtschweiß und Gewichtsverlust sind oft von einem nur schwachen Krankheitsgefühl begleitet

▷ **Generalisation** der Tuberkulose durch Streuung der Erreger auf dem Blutwege (»hämatogene Aussaat«); es kommt häufig zur tuberkulösen Meningitis (Hirnhautentzündung) und zur offenen Lungentuberkulose

▷ **Isolierte Organtuberkulose** mit intrakanalikulärer Ausbreitung (innerhalb des Kanalsystems eines Organs), insbesondere Niere und Lunge betreffend, mit relativer Immunität gegen eine Neuinfektion.

In jedem Stadium ist sowohl eine Heilung als auch eine Verschlechterung möglich. Diagnostik und Therapie sind heute sehr effizient. Die Tuberkulose ist eine Krankheit der Mangelernährung sowie der schlechten hygienischen Verhältnisse. In den 1980er Jahren ist z. B. in den Slum-Vierteln US-amerikanischer Großstädte ein starkes Ansteigen der Zahl der Erkrankungen zu verzeichnen. Die Tuberkulose ist eine meldepflichtige Krankheit, wobei Verdachts- und Todesfälle gesondert registriert werden. Keine andere Infektionskrankheit hat weltweit gesundheits- und sozialpolitisch bis heute eine vergleichbar intensive Beachtung gefunden wie die Tuberkulose.

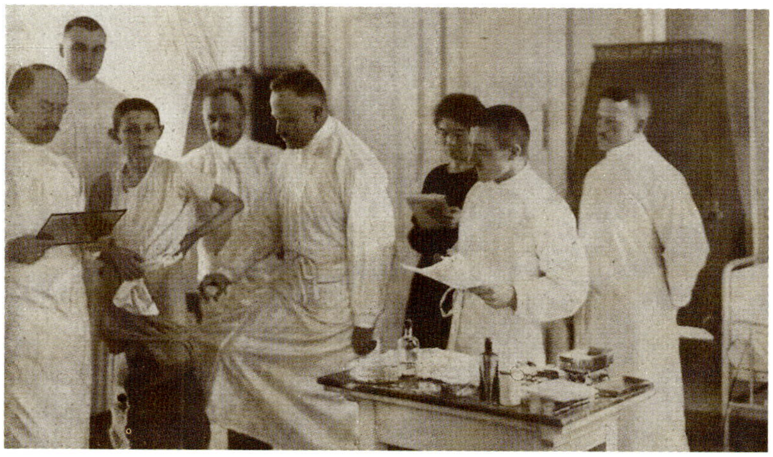

Der Berliner Tuberkuloseforscher Friedrich Franz Friedmann (5. v. l.)

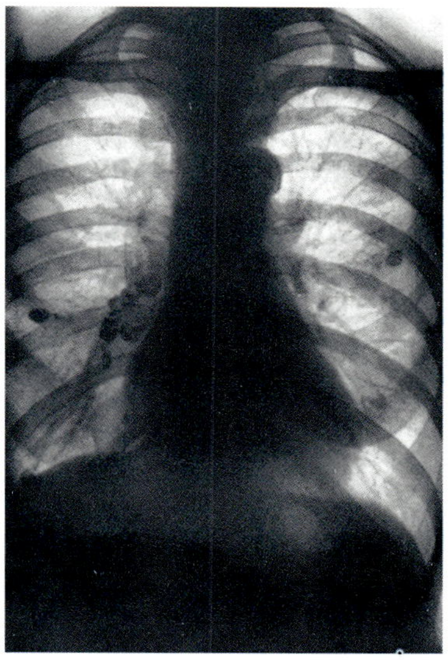

Fallbeispiel einer Lungentuberkulose im Röntgenbild: Die dunklen Flecke kennzeichnen die verkalkten Lymphdrüsen, insbesondere an der rechten Lungenpforte (l. im Bild). Auf der linken Lunge in Höhe der vierten vorderen Rippe ein ausgeheilter Herd (aus dem Buch »Chirurgie der Brustorgane« von Ferdinand Sauerbruch, 3. Aufl. 1928).

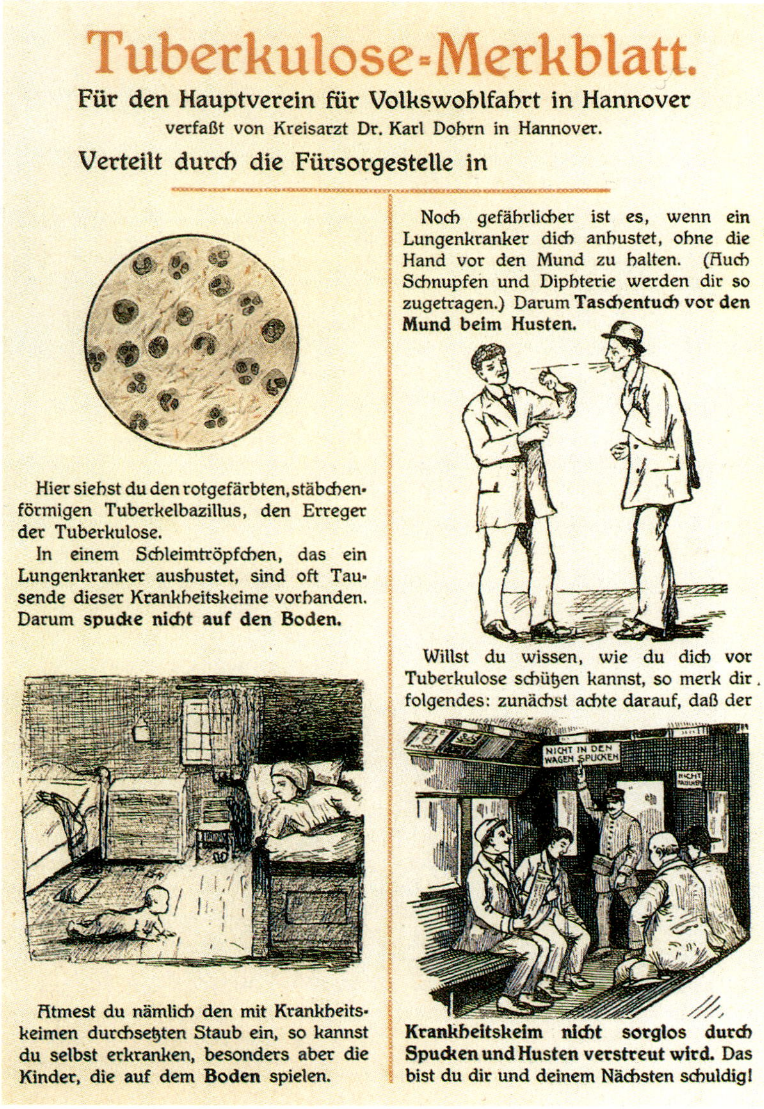

▷ Tuberkulosefürsorge im frühen 20. Jahrhundert; vor allem Ärzte in den Großstädten gründen Wohlfahrtsvereine, die sich den Volkskrankheiten und ihrer sozialen Problematik widmen. Aufklärung und Prophylaxe sollen insbesondere die Infektionskrankheiten bekämpfen, in erster Linie die Tuberkulose.

Spanische Grippe wütet in ganz Europa

Juli 1918. Im Zuge einer verheerenden weltweiten Epidemie erreicht die spanische Grippe auch das Deutsche Reich.

In den verschiedenen Ländern werden 15 bis 50% der Bevölkerung erfaßt. Man vermutet später, daß der Erreger, ein Influenza-Virus, eine Mutation durchgemacht hat, da die Symptomatik schwerer ist und die Sterblichkeit wesentlich höher als bei vorausgegangenen Grippewellen: Etwa 1% der Erkrankten fällt ihr zum Opfer. Vor allem Erwachsene zwischen 20 und 45 Jahren sind betroffen. Auf 20 Mio. schätzt man die Zahl der Grippetoten insgesamt. Sie ist damit höher als die Zahl der Gefallenen im ganzen Ersten Weltkrieg.

Die Ärzte sind denn auch vollkommen hilflos. Wie in früheren Jahrhunderten versuchen die Menschen, sich durch das Tragen von Masken zu schützen. Die Behörden werden handlungsunfähig. Öffentliche Einrichtungen wie Kirchen, Schulen und Theater bleiben geschlossen. Unbeerdigt liegen Leichen in verlassenen Wohnungen. Sogar die Kampfhandlungen an der Front geraten ins Stocken.

Gesteigert werden die Schrecken der Bevölkerung dadurch, daß zur gleichen Zeit Epidemien von Kinderlähmung und australischer Enzephalitis (infektiöse Gehirnentzündung) ausbrechen.

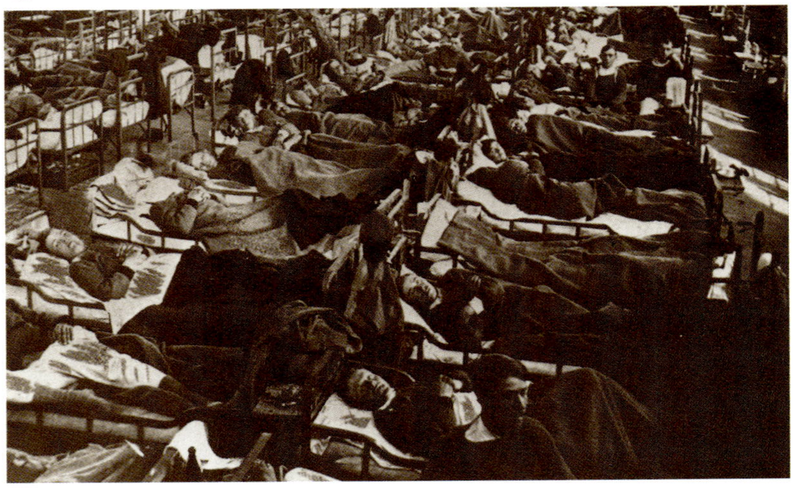

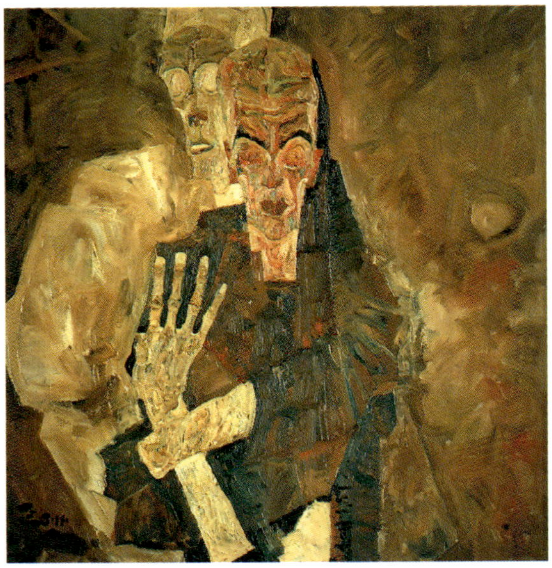

△ An spanischer Grippe erkrankte Soldaten eines schwedischen Artillerieregimentes

◁ »Tod und Mann« (Der Selbstseher II), Ölgemälde von Egon Schiele (1911), der am 31. Oktober 1918 in Wien der Grippe erliegt; die Krankheit dauert bei dieser Epidemie im allgemeinen nur wenige Tage. Zu den häufigsten Todesursachen gehört die damit verbundene Lungenentzündung.

Krankheitsbild:

Wandlungsfähige Erscheinungsform

Die Grippe (= Influenza) ist eine seit Jahrhunderten periodisch immer wieder auftretende Krankheit.

Das Erscheinungsbild ist nicht gleichförmig, weil – wie man heute weiß – die Eigenschaften des Erregers und ebenso die Immunitätslage der Bevölkerung sich wandeln. Frühe Beschreibungen lassen sich daher nicht immer sicher identifizieren, z. B. ist möglicherweise der »Englische Schweiß« (→ Mai 1529/S. 143) eine Grippeepidemie gewesen. Der Name »Influenza« geht auf die mittelalterliche Vorstellung zurück, daß ein Einfluß (influs) der Sterne die Ursache sei.

Die »spanische« Grippe von 1918 beginnt plötzlich mit hohem Fieber, wobei Kopf- und Gliederschmerzen, Frostgefühl und Husten im Vordergrund der Symptome stehen. Sie dauert nur wenige Tage. Oft folgen aber Schwäche, Ermüdung und Depressionen. Charakteristisch ist die Häufung von schweren Komplikationen, besonders von Lungenentzündungen mit Blauverfärbung des Gesichts und Erkrankungen des Zentralnervensystems.

Petrograd wird zu einem Zentrum der Psychoneurologie

1918. Der russische Neuropsychologe und Psychiater Wladimir M. Bechterew (1857–1927) ruft in Petrograd (St. Petersburg) das Institut für Gehirnforschung ins Leben. Die Forschungsanstalt trägt heute seinen Namen.

Ausgangspunkt war das von Bechterew 1903 gegründete »Psychoneurologische Institut«, das er mit Privatmitteln errichtete und das vor allem den wissenschaftlichen Unterricht verbessern sowie der »allseitigen Erforschung der Persönlichkeit, ihrer Erziehung und Hygiene der geistigen Sphäre und auch zum Studium der Prophylaxe und Heilung von Nerven- und Geisteskrankheiten« dienen sollte. Dieses Institut, das Bechterew mit großem Erfolg im Rahmen einer ausgedehnten Privatklinik für Nerven- und Geisteskrankheiten leitete, wurde zu einem der bedeutendsten internationalen Zentren der Psychiatrie, Neurologie und medizinischen Psychologie. In den Jahren vor der Oktoberrevolution wurde es zu einer Art Privathochschule ausgebaut. Es erhält später die Anerkennung als staatliche Akademie und wird mit der Petrograder Universität verschmolzen.

Bechterews überragende Leistung auf organisatorischem und publizistischem Gebiet stützt sich auf eine gründliche Ausbildung bei internationalen Kapazitäten der Neurowissenschaften (u.a. bei Paul Flechsig, Wilhelm Wundt, Jean Martin Charcot). Seine neuroanatomischen und -physiologischen Studien, die Beschäftigung mit der Reflexlehre und nicht zuletzt seine Beiträge zur Hypnose und (Sozial-)Psychologie, die relativ rasch in die deutsche und französische Sprache übersetzt werden, machen Wladimir M. Bechterew zu einem Klassiker der Medizin.

Wladimir Bechterew (1857–1927)

Bechterew promovierte 1881 in St. Petersburg zum Dr. med., habilitierte sich im selben Jahr in Neurologie und Psychiatrie und wurde nach einer Studienreise 1884 durch Deutschland und Frankreich 1885 als Professor an die Universität Kasan berufen. 1893 kehrte er nach St. Petersburg zurück. Sein Lebenswerk ist mit der Errichtung des Psychoneurologischen Instituts (1903) verbunden, das für Lehre und Forschung der Neurowissenschaften internationale Geltung erlangt. »Die kollektive Reflexologie« (1921) dokumentiert Bechterews Kompetenz als Sozialpsychologe.

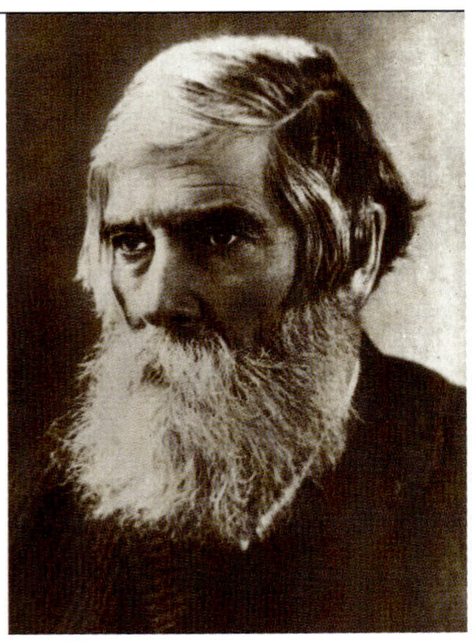

1919

1919. Der US-amerikanische Biologe Thomas Morgan faßt die auf der Chromosomenforschung beruhende Genetik in seinem Buch zusammen, das 1921 in deutscher Sprache erscheint: »Die stofflichen Grundlagen der Vererbung«. → S. 397

Die Reichsregierung in Berlin erläßt eine Verordnung über die soziale Fürsorge für Kriegsbeschädigte. → S. 398

Der britische Frauenarzt Grantly Dick Read propagiert seine Methode der »natürlichen Geburt«. → S. 400

Die erste Blutbank wird im Rockefeller Institute in New York eingerichtet. → S. 400

Der deutsche Chirurg Erich Lexer führt in seinem Buch »Die freien Transplantationen« die bis heute gültigen Voraussetzungen für die Einheilung freier Transplantate an. Er verweist als erster auf die Abstoßung genetisch verschiedener (allogenetischer = homologer) Hauttransplantate beim Menschen (Ausnahme sind eineiige Zwillinge) und macht bereits Immunitätsreaktionen dafür verantwortlich.

Kurt Huldschinsky verwendet die künstliche Höhensonne zur Behandlung von Rachitis (→ 1939/S. 455).

Das von Magnus Hirschfeld gegründete Institut für Sexualwissenschaft (Magnus-Hirschfeld-Stiftung) wird in Berlin eröffnet (→ 21. 2. 1913/S. 382).

In Moskau öffnet das Metschnikow-Institut für Infektionskrankheiten. Es erinnert an den berühmten russisch-ukrainischen Zoologen und Bakteriologen Ilja I. Metschnikow, der lange Jahre am Pariser Institut Pasteur arbeitete und 1916 in Paris starb.

Der Freud-Schüler Karl Abraham gründet das Psychoanalytische Institut in Berlin, das erste seiner Art in Deutschland.

Die John Hopkins University in Baltimore (US-Bundesstaat Maryland) erhält eine Schule für Hygiene und öffentliche Gesundheit (School for Hygiene and Public Health).

Die britischen Physiologen Henry Hallett Dale und Patrick Playfair Laidlaw erzielen im Tierexperiment einen Histaminschock. Sie zeigen auf, daß dessen biochemischer Mechanismus dem des traumatischen und chirurgischen Schocks ähnlich ist.

Ab 1919. Die Schulabschlußuntersuchung wird obligatorisch in Deutschland. Sie ergibt z. B. im Jahre 1922 in Frankfurt am Main, daß 31% der Schulabgänger gesundheitlich geschädigt sind und davon 4,5% an den Lungen.

Die stoffliche Grundlage der Vererbung

1919. Der US-amerikanische Biologe Thomas H. Morgan (1866–1945) faßt in seinem Buch »Die stofflichen Grundlagen der Vererbung« die Ergebnisse der bisherigen Chromosomenforschung zusammen.

Seit 1907 untersuchen Morgan und seine Mitarbeiter die Riesenchromosomen der Taufliegenart Drosophila melanogaster und verbinden damit Züchtungsexperimente. Systematisch studieren sie die Feinstruktur der Chromosomen und vergleichen sie mit den bei Mischlingen in Erscheinung tretenden Merkmalen. So versuchen sie, die Lage der Gene auf den Chromosomen zu erschließen. Denn die Forschungen zeigen, daß es mehr Merkmalspaare als Chromosomen gibt und demzufolge die Chromosomen nicht die letzten Elemente der Vererbung darstellen. U. a. beobachten sie die Kopplung von »Genen« und erkennen die Überkreuzung von Chromosomen während der Reifeteilung mit Abbruch und Austausch von Chromosomenstükken als Quelle neuer Kombinationen bei der Nachkommenschaft. Es bestätigt sich die Vorstellung vom Gen als einem sehr kleinen Teil des Chromosomenfadens.

1926 ist Morgan in der Lage, eine »Gentheorie« zu formulieren, welche eine streng mathematische Betrachtung von Vererbungsphänomenen erlaubt.

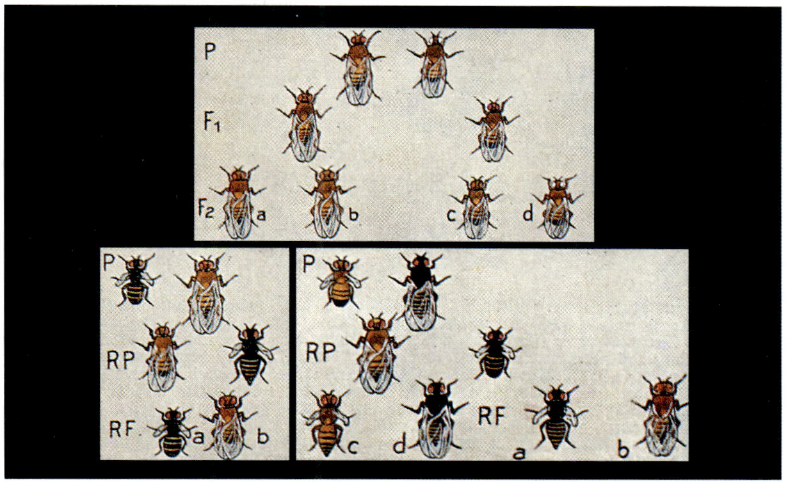

△ *Die geschlechtsgebundene Vererbung, demonstriert an der Taufliege (oben). Auch die Koppelung von Erbmerkmalen (schwarze Körperfarbe, Stummelflügligkeit) läßt sich an der Taufliege demonstrieren (unten l.). Beim Faktorenaustausch tauschen Chromosomen Teile gegeneinander aus (unten r.).*

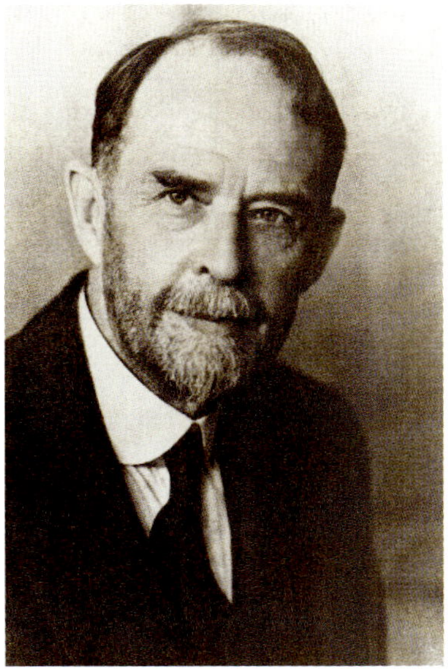

◁ *Thomas Hunt Morgan (1866–1945) befaßt sich vor allem mit genetischen Untersuchungen zur chromosonalen Geschlechtsbestimmung. 1910 beschrieb er die geschlechtsgebundene Vererbung bei der Drosophila (»Sex-linked inheritance in Drosophila«), ein Meilenstein der Geschichte der Genetik. 1933 erhält Morgan den Nobelpreis (Porträtaufnahme von 1919).*

Von den Chromosomen zu den Genen

Chronik Stichwort

Als Beginn der **Genetik** gilt die Wiederentdeckung der Mendelschen Vererbungsregeln im Jahr → 1900 (S. 344), die zusammen mit den neueren Erkenntnissen der mikroskopisch-anatomischen Zellforschung zur Begründung einer eigenen experimentellen Forschungsdisziplin führt.

1902 beobachtete der US-amerikanische Biologe Thomas Harrison Montgomery, daß bestimmte Chromosomen im Ei- und im Spermakern die gleiche Gestalt besitzen. Und der deutsche Zoologieprofessor Theodor Boveri in München stellte an befruchteten Seeigeleiern fest, daß eine Beziehung zwischen Chromosomenabweichungen und Gestaltabweichungen besteht. Im selben Jahr noch äußerte der US-amerikanische Zoologe Walter Stanborough Sutton Vermutungen über den qualitativen Zusammenhang zwischen den paarweise auftretenden gleichen Chromosomen und den Merkmalen der Organismen sowie ihrer Spaltung im Erbgang. Etwa gleichzeitig legte der niederländische Botaniker Hugo de Vries nach langjährigen Züchtungsforschungen von 1901 bis 1903 die Grundlagen für die Mutationstheorie (Neuentstehung zusätzlicher elementarer Eigenschaften durch Bildung und Aktivierung einer neuen inneren Anlage). Der deutsche Botanikprofessor Carl Erich Correns bestätigte im Jahr 1904 die Vorstellung von einem sprunghaften Auftreten einer sofort erblichen neuen Eigenschaft.

1909 führte der dänische Botanikprofessor Wilhelm Johannsen den Begriff »Gen« für den materiellen Vererbungsträger ein und unterschied dabei den »Phänotyp«, die individuelle Erscheinungsform, die vom Zusammenspiel zwischen geerbter Anlage und Umwelteinflüssen abhängt, vom »Genotyp« (Veranlagungstyp). Dieser Ansatz wurde von der Forschergruppe um Thomas H. Morgan in den nächsten Jahren weiter verfolgt und ausgebaut.

Hilfe für Kriegsbeschädigte

1919. Die gesundheitlichen Folgen des Krieges, insbesondere die große Zahl der kriegsversehrten Soldaten, stellen für den Staat eine große sozialpolitische Herausforderung dar. Vor allem mit dem Elend der »Kriegskrüppel« muß die Reichsregierung sich auseinandersetzen.
Die Reichsregierung in Berlin erläßt eine Verordnung über die soziale Fürsorge für Kriegsbeschädigte, um der akuten Not zu begegnen. Damit ist auch der Weg für das erste Gesetz zur medizinischen Betreuung und sozialen Wiedereingliederung von Schwerbeschädigten bzw. Schwerbehinderten geebnet. Sowohl die Kriegsbeschädigtenfürsorge als auch die Krüppelfürsorge erhalten politische Rückendeckung vor allem durch Orthopäden wie z. B. Konrad Biesalski (→ 3. 3. 1906/S. 366).
Damit rückt die Orthopädie in den Blickpunkt der Sozialpolitik, was eine Loslösung des Faches von der Chirurgie und seine selbständige Organisation zur Folge hat. So fordert die »Deutsche Orthopädische Gesellschaft« (als »Deutsche Gesellschaft für orthopädische Chirurgie« 1901/02 gegründet): Die Orthopädie solle eigenes Prüfungsfach werden, eigene Lehrstühle und Kliniken erhalten usw. Außerdem soll die prothetische Versorgung verbessert werden.
Die Gesetze und Verordnungen zur sozialen Wiedereingliederung der Körperbehinderten, insbesondere der Kriegsversehrten nach dem Ersten Weltkrieg, stellen den Beginn der modernen Rehabilitation dar, wie sie nach dem Zweiten Weltkrieg als integriertes medizinisches, pädagogisches und soziales Konzept entwickelt wird. Der Begriff »Rehabilitation« tauchte gegen Ende des Ersten Weltkriegs erstmals in den USA im Zusammenhang mit staatlichen Maßnahmen auf, die der beruflichen Wiedereingliederung und Prothesenversorgung von Körperbehinderten dienten. 1920 wird dort das Gesetz über berufliche Rehabilitation (Vocational Rehabilitation Act) verabschiedet und in Deutschland das preußische Krüppelfürsorgegesetz erlassen, das die berufliche Ausbildung körperbehinderter Jugendlicher anstrebt, Erwachsene allerdings zunächst noch von dieser Maßnahme ausschließt.

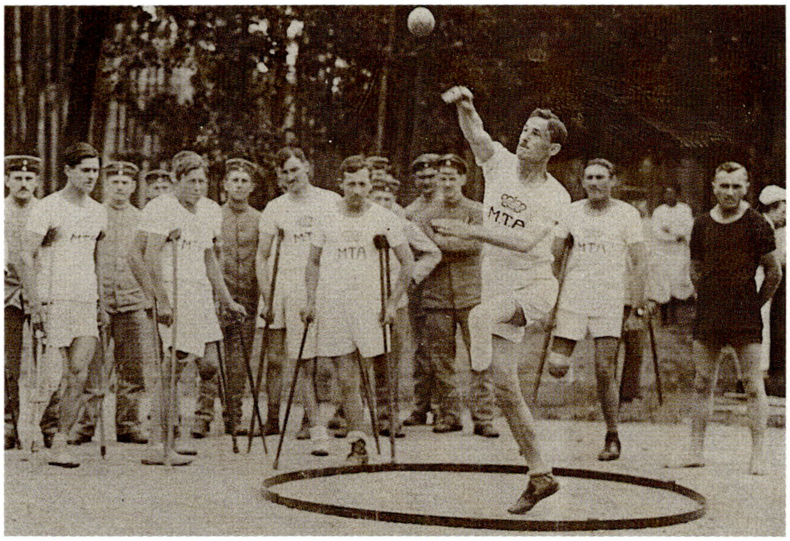

Kriegsverwundete bzw. -versehrte (v. a. Beinamputierte) bei sportlichen Übungen und Wettkämpfen im Reservelazarett zu Görden (1918)

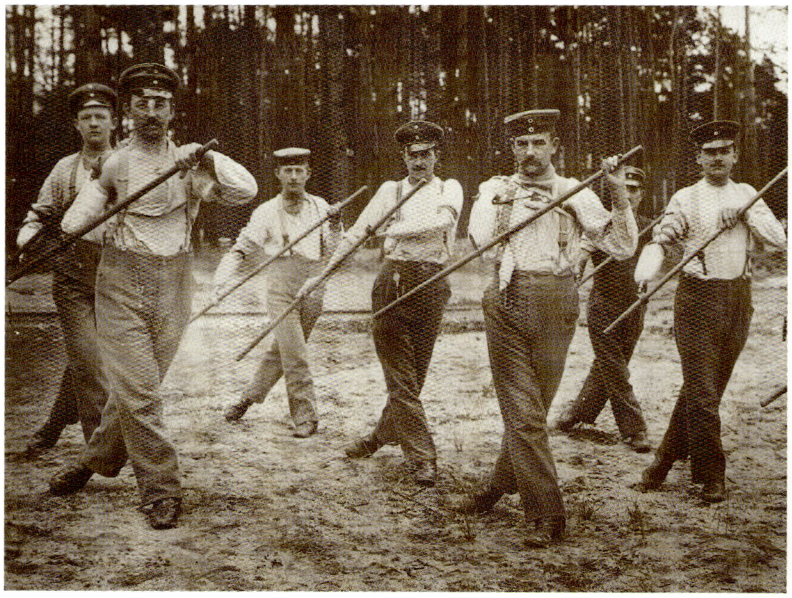

Armamputierte bei Körperübungen in einem Lazarett; die Männer sollen zur Rückkehr ins Zivilleben ertüchtigt werden – erste Ansätze der Rehabilitation.

Fürsorge wird ausgedehnt

Chronik Hintergrund

Die rechtlichen Grundlagen für die »Krüppelfürsorge« und die berufliche Eingliederung bzw. Wiedereingliederung Schwerbeschädigter (Rehabilitation), wie sie nach dem Ersten Weltkrieg vom Gesetzgeber in Deutschland geschaffen werden, haben sich in mehreren Schritten entwickelt.
Am Anfang standen die Bemühungen um körperbehinderte Kinder, etwa durch die Einrichtung einer »Handwerksschule für krüppelhafte Kinder« 1832 in Nürnberg. 1846 forderte der Freiburger Jurist und Politiker Franz Joseph Ritter von Buß die Ausdehnung der »Krüppelfürsorge« auch auf Erwachsene. Weder die Sozialgesetze von 1884 noch die von 1911 (»Reichsversicherungsordnung«) zielten jedoch auf eine soziale und berufliche Wiedereingliederung ab. Private Initiativen und vor allem Wohlfahrtsverbände nahmen sich der Behindertenfürsorge an. Konrad Biesalskis »Entkrüppelungsplan« (→ 3. 3. 1906/S. 366) mit der Zielsetzung, die Behinderten wieder zu wirtschaftlicher Selbständigkeit zu führen, hat wesentlich zum preußischen Krüppelfürsorgegesetz beigetragen, das am 6. Mai 1920 in Kraft tritt. Bereits am 12. Januar 1920 wurde das Gesetz über die Beschäftigung Schwerbeschädigter wirksam. Am 13. Februar 1924 kommt es zu einer Fürsorgepflichtverordnung und schließlich am 16. Juli 1927 zum Gesetz über Arbeitsvermittlung und Arbeitslosenversicherung.
Bei der Entwicklung der modernen Rehabilitation übernehmen die Kriegsversehrten eine Vorreiterrolle. Geisteskranke und psychisch Gestörte dagegen finden in der Sozialpolitik zunächst kaum Beachtung.

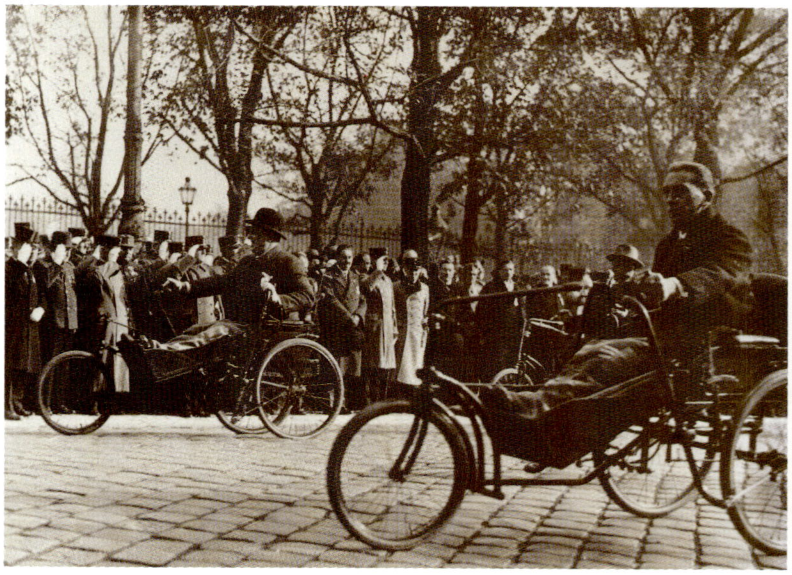

Kriegsopfer bei einer Parade auf der Ringstraße in Wien

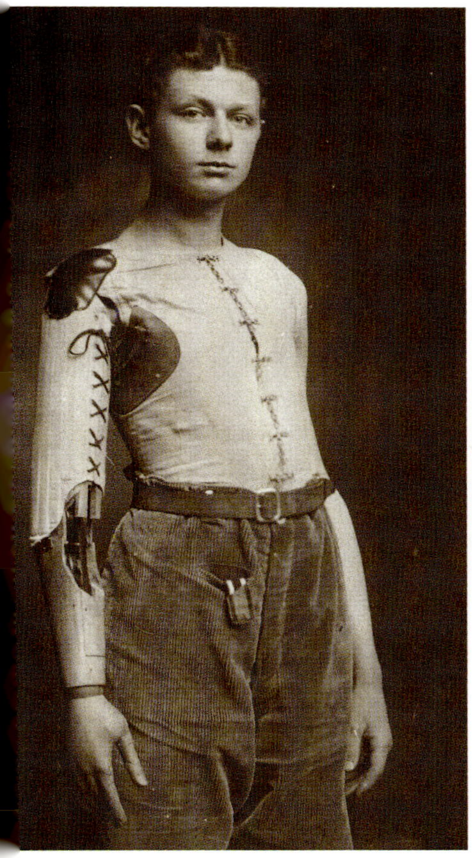

Künstlicher Arm für einen Kriegsverletzten

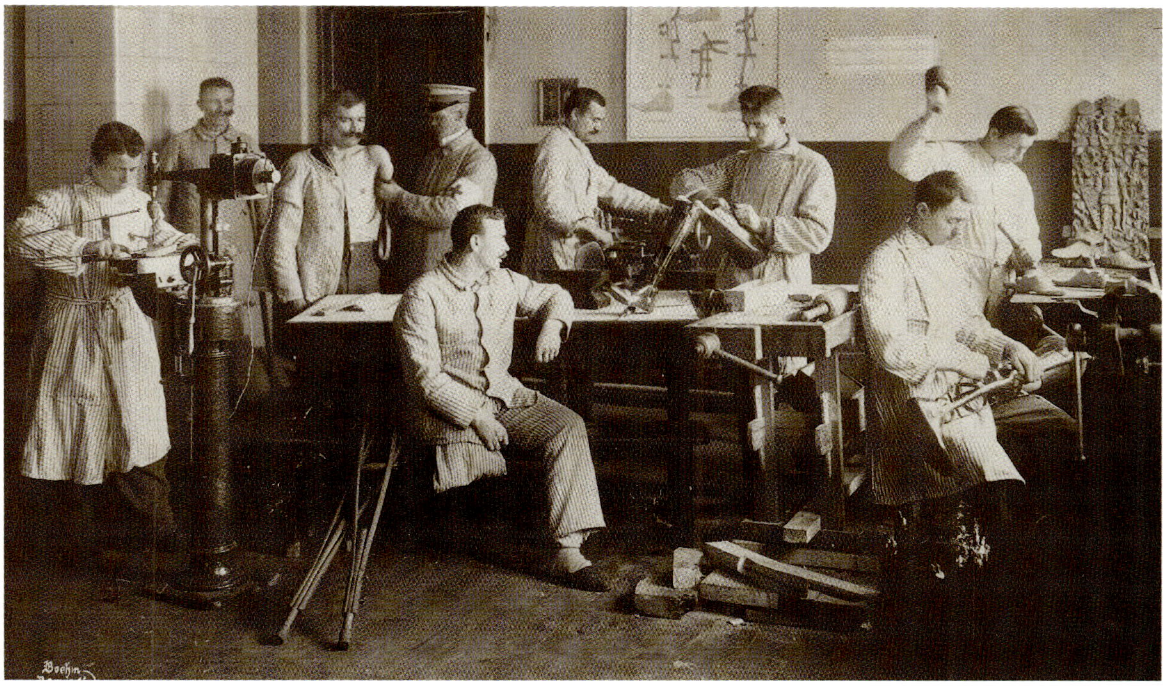

△ In den orthopädisch-mechanischen Werkstätten der Lazarette werden für die Kriegsversehrten Hilfsmittel wie Prothesen zur Wiedereingliederung in den Beruf hergestellt (1916).

▷ Ein ehemaliger Maurer absolviert während des Ersten Weltkriegs in einem Lazarett einen Korbflechtkurs zur Umschulung in einen neuen Beruf.

▽ Praktische Kriegsbeschädigtenfürsorge im Deutschen Reich: In dieser Zigarrenfabrik arbeiten ausschließlich Kriegsversehrte. Die hohe Zahl der Körperbehinderten infolge des Weltkriegs rückt das Problem der Rehabilitation in den Vordergrund der Sozialpolitik, während die »Krüppelfürsorge« zuvor kaum Beachtung fand.

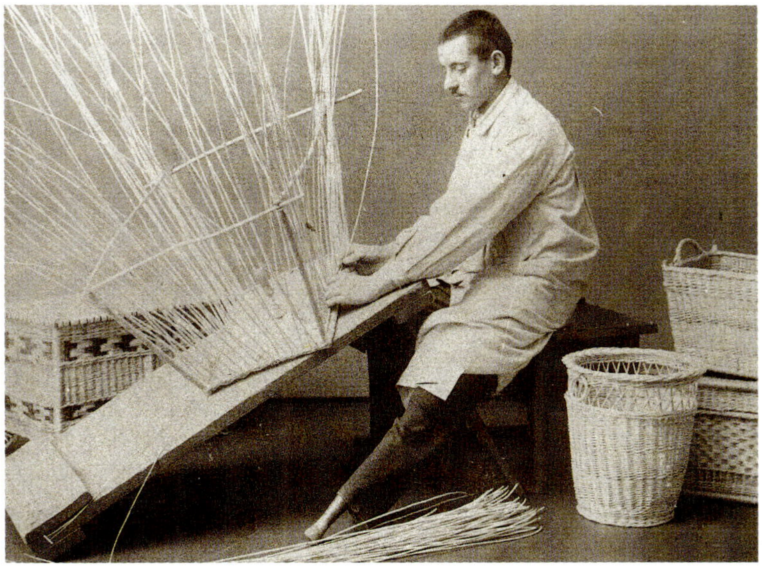

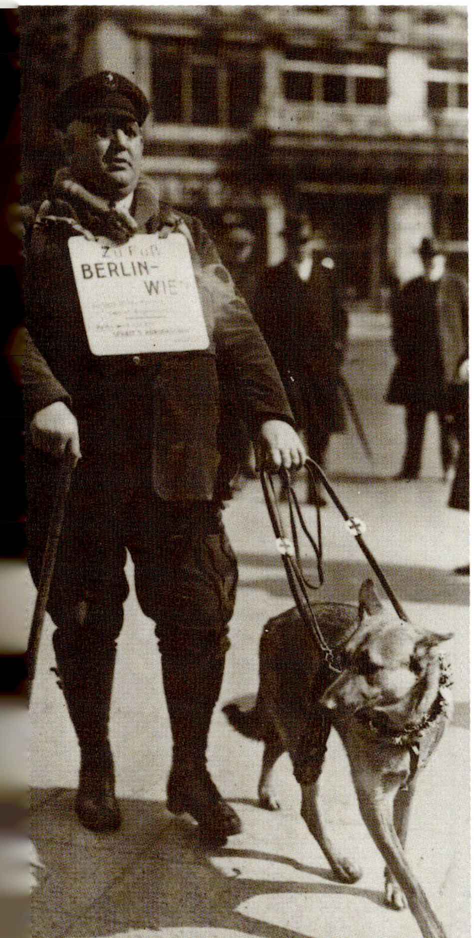

Blinder marschiert von Berlin nach Wien.

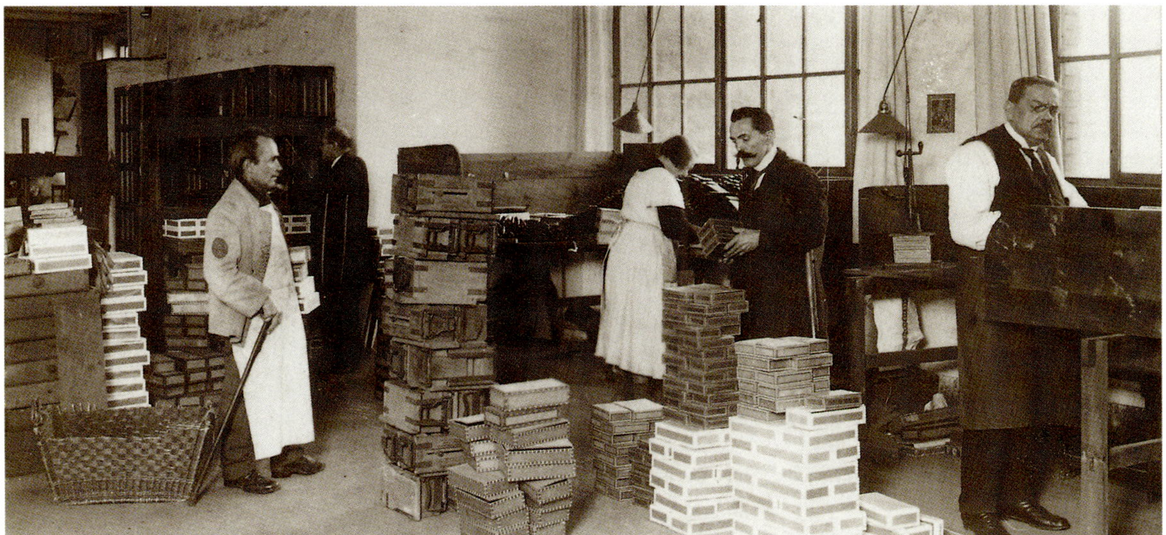

Read: Entspanntes Gebären ohne Angst

1919. Der britische Frauenarzt Grantly Dick Read (1890–1959) gibt seine Methode bekannt, durch psychisches Training während der Schwangerschaft den Geburtsschmerz auszuschalten. Darüber hinaus sollen die Gebärenden den Geburtsvorgang als eine bewußtseinserweiternde und befriedigende Erfahrung erleben.

Die Geburt wird somit nicht unter pathologischen Gesichtspunkten – letztlich als eine Krankheit – bewertet, sondern als eine physiologische Funktion des weiblichen Organismus, die normalerweise ohne Beschwerden ablaufen sollte.

Das Konzept der »natürlichen Geburt«, wie es Read in seinen Publikationen vertritt (sein 1933 erscheinendes Buch heißt z. B. »Natural Childbirth«), hat in der Schwangerenbetreuung und Geburtshilfe bis heute einen hohen Stellenwert. Reads Methode geht davon aus, daß Schmerzen durch Muskelverspannungen ausgelöst werden, die wiederum Ausdruck der Angst seien. Die Aufklärung der Mutter über den Geburtsvorgang soll die Angst vermindern, durch Entspannungstechniken soll die Muskelspannung reduziert werden.

Nach dem Zweiten Weltkrieg erlangt die »Read Method« v. a. in Großbritannien und den USA eine gewisse Popularität.

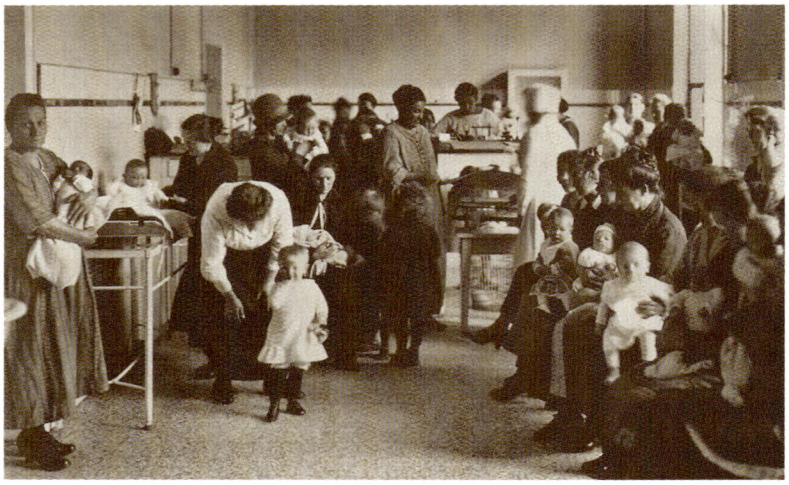

△ *Betreuung auch nach der Geburt: Mütterberatungsstelle in Ludwigshafen 1921*

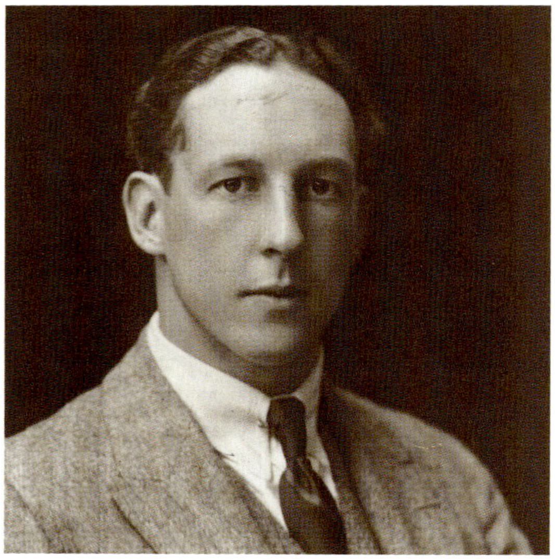

◁ *Grantly Dick Read (1890–1959); der britische Frauenarzt und Geburtshelfer entwickelt das Konzept der schmerzlosen und angstfreien Geburt. Maßnahmen der Schmerzbekämpfung durch die Anästhesie schließt er jedoch nicht generell aus, auch wenn er die natürliche Geburt propagiert.*

Bemühungen um schmerzlose Geburt

Chronik Hintergrund

Die Versuche von Frauenärzten, die Geburt mit psychologischen Mitteln schmerzlos zu machen, gehen auf das 19. Jahrhundert zurück. Eine besondere Rolle spielen dabei der »tierische Magnetismus« (→ S. 227) und in seiner Nachfolge die ärztliche Hypnose (→ S. 326). Die Geburt unter Hypnose galt als Alternative zur Geburt unter Narkose. Man spricht dabei auch von »Pseudochloroformierung« und »Hypnonarkose«. Während die Hypnose sich anfänglich nur auf den Geburtsvorgang selbst bezog, wurde um die Jahrhundertwende die suggestive Behandlung der Schwangeren als Geburtsvorbereitung mit einbezogen. Besonders der Heidelberger Geburtshelfer sowie Gynäkologe Karljohann von Oettingen beschäftigt sich mit der Geburt in der Hypnose. 1921 beschreibt er 19 Fälle, von denen 14 erfolgreich verlaufen seien. Die hypnotische Geburtsvorbereitung ist für ihn dann abgeschlossen, wenn die Frau gegen Nadelstiche unempfindlich geworden ist.

»Blutbanken« entstehen

1919. Am Rockefeller Institute in New York wird ein erstes Blutdepot eingerichtet. In Großbritannien wurde bereits 1917 der erste Versuch gestartet, eine solche zentrale Lagerung von Blutkonserven vorzunehmen. Damit sind die ersten Schritte zur Einrichtung von »Blutbanken« getan.

Voraussetzung hierfür ist die Entwicklung einer Methode, mit der Blut ungerinnbar gemacht werden kann. Bereits 1891 entdeckte der österreichische Chemiker Ernst Freund, daß der Zusatz von Natriumzitrat die Blutgerinnung verhindert. Diese Methode fand jedoch bis 1914 keine Beachtung. Erst durch die Studien des Belgiers Albert Hustin, des Argentiniers Luis Agote, der als erster Zitratblut beim Menschen transfundierte und in Buenos Aires die erste Blutspenderorganisation mit etwa 200 freiwilligen Spendern initiierte, sowie des US-Amerikaners Richard Lewisohn fand die Methode Eingang in die Praxis der Bluttransfusion.

Die Zitratblutkonserven sind vier bis sieben Tage haltbar. Die Alliierten wendeten sie im Ersten Weltkrieg bei verwundeten Soldaten an. Auf deutscher Seite dagegen wurde noch die direkte Gefäßvereinigung zwischen Verwundeten und Spendern vorgenommen. Eine Verbesserung der Lagerungsfähigkeit wurde 1916 durch Zusatz von Dextrose zum Zitratblut erreicht.

Richtungweisend für Europa werden die 1926/27 in Leningrad (St. Petersburg) und Moskau gegründeten ersten selbständigen Transfusionsdienste. Die erste überregional wichtige große Blutbank wird 1936 in Rom eingerichtet.

Hygiene in den Schulen

11. August 1919. Mit der neuen Reichsverfassung werden auch allgemeine Bestimmungen für die Schulhygiene angestrebt, die früher landesgesetzlich geregelt war. So tagt im Juni 1920 in Berlin eine Konferenz zur Vorbereitung eines Reichsschulgesetzes, die u. a. auch Leitsätze für die »hygienische Erziehung«, die »körperliche Erziehung« und das »Schularztwesen« aufstellt. Einleitend heißt es darin: »Die hygienische Erziehung der Schüler ist notwendig zur Verbesserung der gesundheitlichen Lebensbedingungen und als Voraussetzung der gesundheitsmäßigen Lebensführung der Schüler selbst. Sie ist die Grundlage der Verbreitung hygienischer Lehren im Volk, der Bekämpfung der Volkskrankheiten und der Hebung der Volkskraft. Die hygienische Erziehung der Schüler ist daher an allen Schulen und auf allen Stufen durchzuführen.«

Die Einführung der regelmäßigen schulärztlichen Untersuchungen und ihre gesundheitspolitisch alarmierenden Ergebnisse haben die Einrichtung bzw. den Ausbau einer medizinisch-pädagogischen Schulkinderfürsorge mit Walderholungsstätten, Ferienheimen, Solbädern und Seehospizen zur Folge. Obligatorisch wird in Deutschland die Schulabschlußuntersuchung im Hinblick auf die zukünftige Berufstätigkeit. In Stuttgart ergibt die entsprechende Untersuchung 1923, daß 16,4% der Knaben und 30,8% der Mädchen für den gewählten Beruf ungeeignet sind. In den 1920er Jahren kommt es auch zu einem Ausbau des schulzahnärztlichen Dienstes (→ 1927/S. 418).

1920

Um 1920. Als Kropfprophylaxe wird dem Kochsalz in der Schweiz zum ersten Mal Jodkali beigemengt, mit dem Erfolg eines eindrucksvollen Rückganges der Kropferkrankungen vor allem bei Jugendlichen. → S. 402

1920. Das berühmte Buch des nach seiner Emeritierung in Freiburg lebenden Juristen Karl Binding und des Freiburger Psychiaters Alfred Hoche erscheint, das für die Vernichtung von »Ballastexistenzen« eintritt: »Die Freigabe der Vernichtung lebensunwerten Lebens«. → S. 402

Der Volkskommissar für Gesundheitswesen in der Sowjetunion, Nikolai Senatschenko, erlaubt die kostenlose Abtreibung in den sowjetischen Krankenhäusern.

In Frankreich bricht die Pest aus, insbesondere in Marseille und Paris. Bis 1923 gibt es in Paris 100 bis 150 Pestfälle.

21. 3. Rudolf Steiner, der Begründer der Anthroposophie, eröffnet seinen ersten Therapiekurs für Ärzte und Medizinstudenten in Dornach (Schweiz). → S. 401

20.–23. 4. Auf dem deutschen Kongreß für innere Medizin in Dresden wird die Tuberkulosebekämpfung als thematischer Schwerpunkt diskutiert. Ein spezifisches Heilmittel steht nicht zur Verfügung (→ S. 395).

20.–25. 9. Die Deutsche Pharmakologische Gesellschaft wird anläßlich der 86. Versammlung der Gesellschaft Deutscher Naturforscher und Ärzte in Bad Nauheim gegründet. Außerdem wird die »Ödemkrankheit« erörtert. Seit dem Weltkrieg haben die Ärzte häufig mit Hungerödemen zu tun, die auf starke Unterernährung zurückgehen und oft den Tod zur Folge haben (→ 1918/S. 394).

Die US-amerikanische Tuberkulosevereinigung (National Tuberculosis Association) veröffentlicht erstmals ihre Regeln der Röntgendiagnostik, der »Diagnostic Standards«. Im selben Jahr wird die International Union against Tuberculosis gegründet.

Der US-amerikanische Gynäkologe Isador Clinton Rubin gibt eine Methode an, womit die durch eine Tubenverklebung verursachte Sterilität der Frau diagnostiziert und behoben werden kann: Er bläst Sauerstoff auf natürlichem Weg in die Gebärmutter und kann dann – im Normalfall – die Entstehung eines künstlichen Pneumoperitoneums (Luft in der Bauchhöhle) beobachten. Verklebte Tuben können auf diese Weise wieder durchgängig gemacht werden.

Anfänge der anthroposophischen Medizin

21. März 1920. Rudolf Steiner (1861 bis 1925) beginnt in Dornach bei Basel mit dem ersten medizinischen Kurs für Ärzte und Studenten auf anthroposophischer Grundlage.

Im Vordergrund von Steiners Medizinkonzept steht gemäß der anthroposophischen Menschenkunde das Verhältnis von »Physischem« und »Ätherischem«. Das Sonnenhafte des »Ätherleibes«, der als Seelensubstanz in den irdischen Leib eingetaucht ist, erklärt das Zusammenspiel von Physisch-Lebendigem und Seelisch-Geistigem als Kern des menschlichen Lebensprozesses. Dabei vertritt Steiner eine seelische Dreigliederung, die der traditionellen Einteilung in Körper (vegetative Seele), Seele im engeren Sinne (animalische Seele) und Geist (intellektuelle Seele) entspricht. Der Mensch steht substantiell in Wechselwirkung mit dem Makrokosmos, insbesondere den Gestirnen und Metallen.

Besondere Berücksichtigung findet die zeitlich-biographische Entwicklung des einzelnen Kranken, es geht um dessen gesamtheitliche Betrachtung und Behandlung. Steiner will somit eine Erweiterung der Medizin durch die Geisteswissenschaft, eine Erneuerung der antiken »Mysterienmedizin«: »Denn im Grunde genommen, was die alten Götter, wenn sie in den Mysterien heraufgestiegen sind, den Menschen gelehrt haben, das waren die Geheimnisse von Saturn, Sonne, Mond.« Für Steiner ist die rhythmische Ordnung der gesamten Natur von entscheidender Bedeutung auch für die Heilkunde: »Rhythmisch wächst an der Pflanze ein Blatt nach dem anderen; rhythmisch sind die Blumenblätter angeordnet . . . Rhythmisch tritt das Fieber ein bei einer Krankheit, flutet wieder ab; rhythmisch ist das ganze Leben.«

Nach drei Ärztekursen bildet Steiner an Weihnachten 1924 mit einem Kreis von Anhängern die Medizinische Sektion der »Freien Hochschule für Geisteswissenschaft« (Goetheanum) in Dornach. Die anthroposophische Medizin, die ihr besonderes Augenmerk auf Behindertenpädagogik, Psychosomatik und Onkologie sowie die Pflanzenheilkunde richtet, wird heute in – privat betriebenen – Kliniken praktiziert (→ 11. 11. 1969/S. 540).

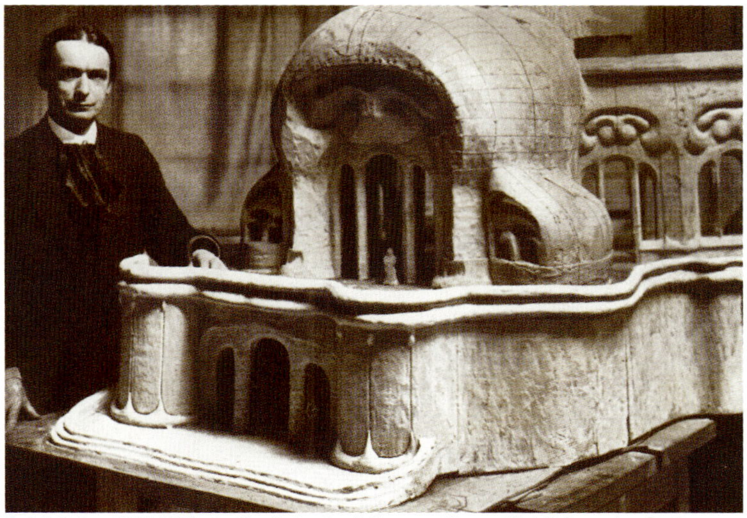

Rudolf Steiner (1861–1925), der Begründer der Anthroposophie, am Modell des ersten Goetheanums

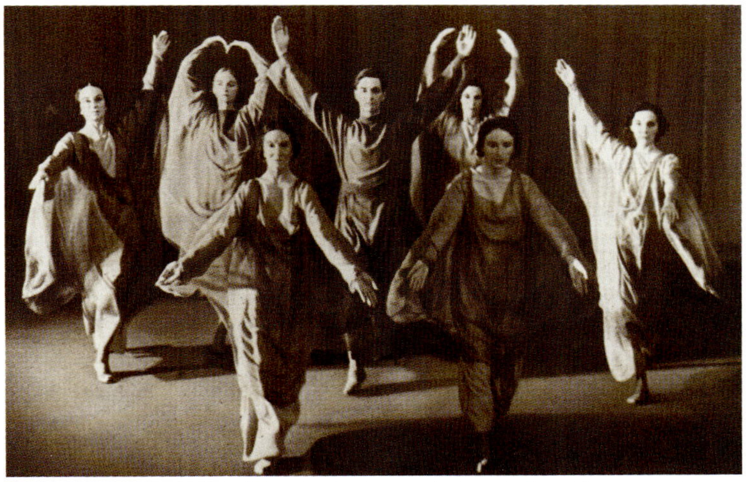

Eine Eurhythmie-Gruppe auf der Bühne des Goetheanums in Dornach (Schweiz)

Erbe der abendländischen Geistesgeschichte

Chronik Zur Person

Rudolf Steiner (1861–1925) leitete nach einem Studium der Mathematik und Naturwissenschaften ab 1902 die deutsche Sektion der »Theosophischen Gesellschaft« in Berlin. Nach und nach entwikkelte er seine eigene erkenntnistheoretisch und methodisch begründete Wissenschaft der »Anthroposophie«; der Begriff wurde erstmals von dem Arzt und romantischen Naturphilosophen Ignaz Paul Vitalis Troxler (1780 bis 1866) verwandt. Steiner, der 1913 die »Anthroposophische Gesellschaft« gründete, versteht sich als Erbe der abendländischen Geistesgeschichte, wobei er sich neben der antiken Philosophie vor allem auf den Deutschen Idealismus und Goethes Naturauffassung und Metamorphosenlehre stützt. Steiner greift darüber hinaus auf Motive des Neuplatonismus und der Alchemie – insbesondere des Paracelsismus – sowie auf die romantische Naturphilosophie zurück. Steiners 1923 gegründete »Hochschule für Geisteswissenschaften« (Goetheanum) in Dornach bei Basel fördert in verschiedenen Sektionen die Pädagogik (Waldorfschulen), Heilpädagogik, Landwirtschaft (biologisch-dynamische Wirtschaftsweise), Bewegungskunst (»Eurhythmie«) und andere künstlerische Bereiche. Die Medizin folgt denselben Prinzipien. Sie zielt vor allem auf eine Stärkung der Selbstheilungskräfte und die ganzheitliche Entfaltung der Individualität, des »Ich«.

Lästiger Ballast: »Lebensunwertes Leben«

1920. Bei Felix Meiner in Leipzig erscheint die von dem früheren Leipziger Straf- und Staatsrechtler Karl Binding und dem Freiburger Psychiater Alfred Hoche verfaßte Schrift »Die Freigabe der Vernichtung lebensunwerten Lebens. Ihr Maß und ihre Form«.

Ausgangspunkt der Überlegungen Bindings und Hoches ist die Feststellung, daß gesellschaftlich leistungsfähige Menschen zugunsten von »Ballastexistenzen«, wie sie in »Idioteninstituten« gepflegt würden, geopfert würden: »Es ist eine peinliche Vorstellung, daß ganze Generationen von Pflegern neben diesen leeren Menschenhülsen dahinaltern, von denen nicht wenige 70 Jahre und älter werden«, schreibt Hoche. Er ist überzeugt, »daß die Beseitigung der geistig völlig Toten kein Verbrechen, keine unmoralische Handlung, keine gefühlsmäßige Roheit, sondern einen erlaubten nützlichen Akt darstellt«. Die sog. geistig Toten werden in zwei Gruppen eingeteilt: »In diejenigen Fälle, bei denen der geistige Tod im späteren Verlaufe des Lebens nach vorausgehenden Zeiten geistiger Vollwertigkeit oder wenigstens Durchschnittlichkeit erworben wird« und »in diejenigen, die auf Grund angeborener oder in frühester Kindheit einsetzender Gehirnveränderungen entstehen.« Vor allem die »Vollidioten« werden ins Visier genommen, »deren Existenz am schwersten auf der Allgemeinheit lastet«.

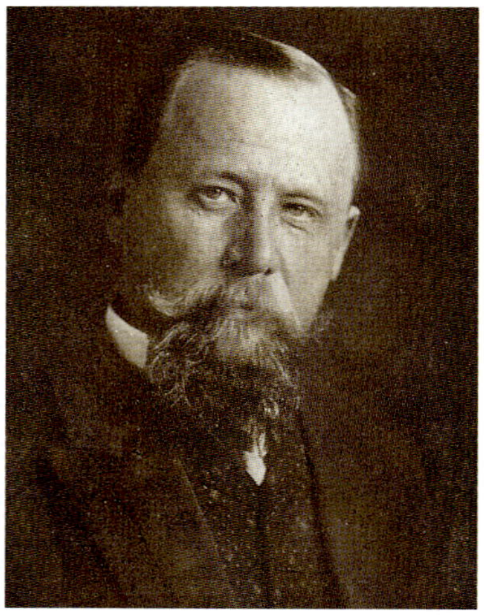

Alfred Hoche (1865–1943), Psychiater und Neuropathologe in Freiburg

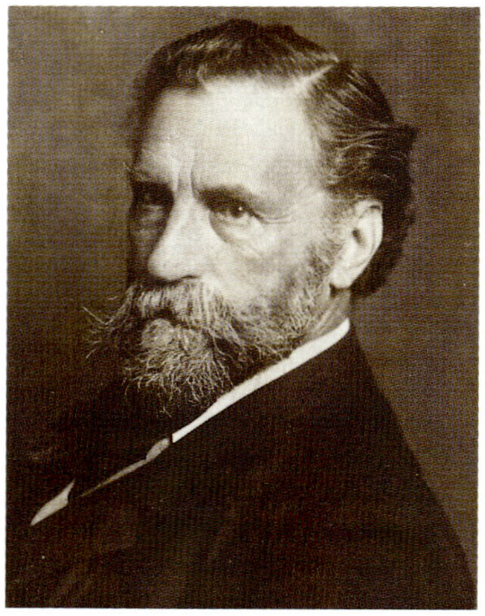

Karl Binding (1841–1920) begründet die »Euthanasie« juristisch.

Die »Vernichtung« dieser Existenzen sei geboten. Wie ein menschlicher Organismus seine schädlichen Teile abstoße, so solle auch der »staatliche Organismus . . . im Interesse der Wohlfahrt des ganzen« vorgehen. Damit wird die »Euthanasie« der Nationalsozialisten ideologisch vorbereitet (→ April 1940/S. 456).

Jodiertes Kochsalz gegen Kropfbildung

Um 1920. Gegen die Kropfbildung aus Jodmangel wird in der Schweiz dem Kochsalz erstmals Jodkali zugesetzt. Insbesondere wird die Schuljugend in endemischen Kropfgebieten behandelt, die vor allem in den Alpenländern wegen des Jodmangels in der Nahrung vorkommen.

Um die Kröpfe der Kinder zu behandeln und die gesunden Kinder vor einer Kropfentstehung zu schützen, wurden bereits im Sommer 1919 an sieben Schulen Versuche aufgenommen, bei denen 15 Monate lang wöchentlich eine Jodtablette (aus organisch gebundenem Jod: Jodostarin) verabreicht wurde. Die Kröpfe der Schulkinder gingen daraufhin drastisch zurück. Bei etwa 1000 Kindern, die in diesem Zeitraum Tabletten zu 4 bis 5 mg Jod einnahmen, wurden keine Schädigungen beobachtet.

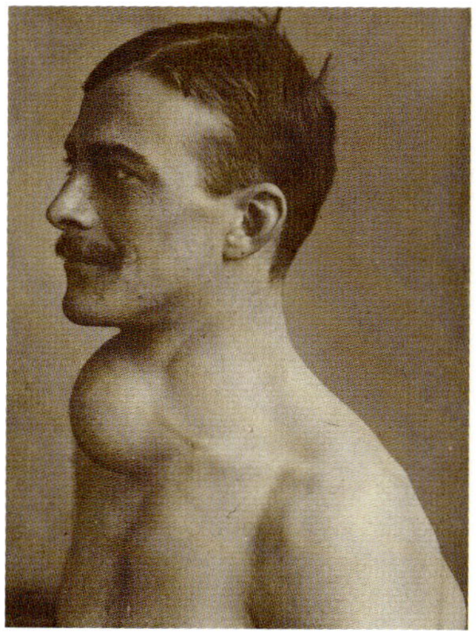

Ein Kropfkranker (Foto aus dem Buch »Klinische Abbildungen« von Heinrich Curschmann; 1894)

Doch die offizielle Einführung der Kropfprophylaxe geht in der Schweiz nur langsam voran und hat gegen viele Widerstände – auch von seiten der Ärzte, die Nebenwirkungen befürchten – anzukämpfen. Als erster Kanton führt Appenzell Anfang 1922 jodiertes Salz ein. Eine Volksinitiative veranlaßt die Kantonsregierung, den Verkauf von jodiertem Salz zu erlauben, freilich unter der Bedingung, daß auch jodfreies Salz angeboten wird. Im Jahr 1923 wird auch in Österreich jodiertes Salz zur Prophylaxe eingeführt (→ S. 314).

Euthanasie – ein zwielichtiger Begriff

Chronik Stichwort

Der Begriff der **Euthanasie** (griech. schöner bzw. guter Tod) tauchte bereits in der Antike auf. In der ersten Hälfte des 19. Jahrhunderts wurde er eingehender diskutiert und bezeichnete die Erleichterung des Sterbens durch den Arzt. So formulierte Johann Christian Reil den therapeutischen Grundsatz seiner Euthanasielehre (1816 postum erschienen): »Man sorge dafür, daß der Mensch am natürlichen Tod sterbe, der sanft ist.«

Hier bedeutete Euthanasie (ärztliche) Sterbehilfe, wozu eine sorgfältige Pflege, geduldige Zuwendung zum Sterbenden und ein vorsichtiger Umgang mit Medikamenten und sonstigen ärztlichen Maßnahmen gehören. Eine Lebensverkürzung wurde strikt abgelehnt. Während also die »passive Sterbehilfe« geboten erschien, wurde die »aktive« abgelehnt.

Am Ende des 19. Jahrhunderts wurde die Euthanasie unter dem Einfluß von sozialdarwinistischen Ideen als Tötung schwerstgeschädigten Lebens diskutiert. Adolf Jost stellte 1895 in seinem Buch »Das Recht auf den Tod« die Frage: »Giebt es Fälle, in welchen der Tod eines Individuums sowohl für dieses selbst als auch für die menschliche Gesellschaft überhaupt wünschenswerth ist?« Damit war die Frage nach dem Wert des Lebens gestellt, insbesondere nach dessen Wert für den Staat. Dieser hatte dann auch »im Interesse des betreffenden Individuums« mitzuentscheiden, wenn dieses im Falle der geistigen Umnachtung oder der angeborenen Mißbildung sich selber nicht mehr äußern konnte. Dem Staat wurde ausdrücklich das Recht auf Tötung zugebilligt.

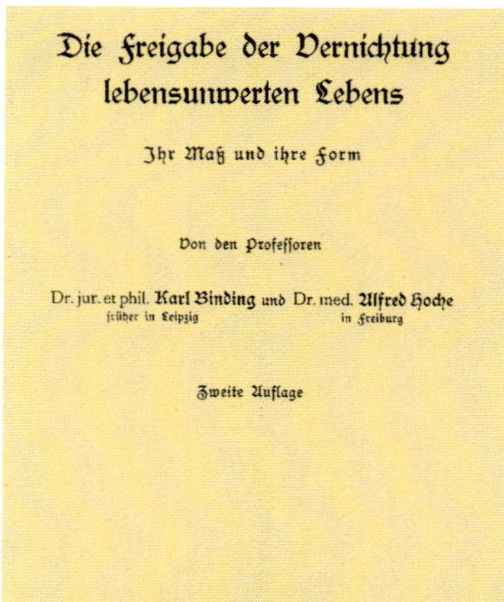
Die Freigabe der Vernichtung
lebensunwerten Lebens
Ihr Maß und ihre Form
Von den Professoren
Dr. jur. et phil. Karl Binding und Dr. med. Alfred Hoche
früher in Leipzig in Freiburg
Zweite Auflage
Verlag von Felix Meiner in Leipzig
1922

Die zweite Auflage der Schrift des Juristen Karl Binding und des Psychiaters Alfred Hoche (1922)

Der Begriff des »lebensunwerten Lebens«, wie ihn Hoche und Binding 1920 einführen, leitet unter dem Einfluß des Sozialdarwinismus und der verschärften ökonomischen und kulturellen Krise nach dem Ersten Weltkrieg eine intensive und folgenschwere Debatte über die »Euthanasie« ein, jener Tötung durch Ärzte aus angeblich humanen und fortschrittlichen Motiven.

1921

Die französischen Kliniker Jean Athanase Sicard und Jacques Forestier führen die Kontrastmitteldarstellung in die Röntgendiagnostik ein. → S. 403

Drei Kanadiern, dem Arzt Frederick Grant Banting, dem Physiologen Charles Herbert Best und dem Biochemiker James Bertram Collip gelingt die Herstellung des Insulins. → S. 404

Der Tübinger Psychiater Ernst Kretschmer veröffentlicht seine Konstitutionstypologie »Körperbau und Charakter«. → S. 405

Der Berliner Zahnarzt Oskar Weski prägt für den »Zahnhalteapparat« den Begriff »Paradentium«, der später – ab 1952 – in »Parodontium« umbenannt wird.

Der Stockholmer Internist Alf Vilhelm Westergren führt die heute weltweit standardisierte Messung der Blutsenkungsgeschwindigkeit (BSG) ein.

Der New Yorker Biochemiker Donald Dexter van Slyke und seine Schule definieren das Konzept der »Clearance«, nämlich die virtuelle Menge Blut, welche die Niere pro Minute von einer bestimmten Substanz klären kann.

Der deutsche Pathologe Ludwig Aschoff veröffentlicht in der »Wiener medizinischen Wochenschrift« seinen Artikel »Über die natürlichen Heilungsvorgänge bei der Lungenphthise« (Lungenschwindsucht). Darin weist er auch auf die Bedeutung der Reinfektion bei der Lungentuberkulose hin.

Der US-amerikanische Kinderarzt Alfred Fabian Hess, ab 1915 Ordinarius für klinische Kinderheilkunde am University and Bellevue Hospital Medical College in New York, behandelt die Rachitis durch Sonnenlichteinstrahlung. Er empfiehlt auch die Bestrahlung der Nahrungsmittel (insbesondere Öle) mit UV-Licht und begründet somit eine Art indirekter Strahlentherapie.

April. Der Begründer der Anthroposophie, Rudolf Steiner, hält die ersten Vorlesungen über heilende »Eurhythmie« vor Ärzten. Als musische Bewegungsübung erlangt sie in der (Heil-)Pädagogik Bedeutung (→ 21. 3. 1920/S. 401).

Ab 1921. Paul Wilhelm Simon übernimmt als erster Spezialist für »Orthodontie« (Kieferorthopädie) in Deutschland die Leitung der kieferorthopädischen Abteilung des Zahnärztlichen Universitätsinstituts in Berlin.

1921–1931. Der Innsbrucker Physiologe Ludwig Haberlandt entwickelt theoretisch und tierexperimentell die Grundlage der Empfängnisverhütung durch Hormongaben (hormonale Kontrazeption; → 18. 8. 1960/S. 514).

Kontrastmittel verbessern Röntgenbild

1921. Der französische Kliniker und Pathologe Jean Athanase Sicard (1872–1929) gibt zusammen mit seinem Kollegen Jacques Forestier eine röntgenologische Methode zur Darstellung des Wirbelkanals an: Zufällig bemerkten sie bei einem Patienten, dem zur Schmerzbekämpfung eine Injektion mit Periodol in den Rückenmarkskanal (peridural) verabreicht wurde, daß damit der Rückenmarkskanal im Röntgenbild sichtbar wurde. Dabei traten keinerlei pathologische Reaktionen auf, insbesondere kam es nicht zu einer Reizung der Rückenmarkshäute.

Bis in die 1940er Jahre wird das Lipiodol (aus jodiertem Mohnöl hergestellt) weltweit als Kontrastmittel bei Myelographien (Röntgendarstellungen des Rückenmarkskanals) eingesetzt. Sicard und Forestier können auch erstmals die pathologischen Veränderungen der Bronchien, insbesondere deren Ausweitungen (Bronchiektasen) darstellen, indem sie Lipiodol in die Luftröhre einführen. Ihre erste Arbeit zur Bronchographie erscheint 1922: »Méthode générale d'exploration radiologique par l'huile iodée« (Allgemeine Methode der Röntgenuntersuchung mit jodiertem Öl).

Die Röntgendiagnostik erlebt in den 1920er Jahren durch die Einführung der Kontrastmitteldarstellung bzw. der Luftfüllung einen großen Aufschwung. Nun werden innere Organe, Hohlräume und Gefäße im Röntgenbild sichtbar. So wird u. a. die Darstellung des Nierenbeckens durch intravenöse Injektion eines Kontrastmittels möglich. Auch die Gallenblase und die ableitenden Gallenwege können im Röntgenbild dargestellt werden: 1924 führen die US-Chirurgen Evarts Ambrose Graham (1883 bis 1957) und Warren Henry Cole mit Hilfe von Phenolphthalein, dem sie ein Halogen beimischen, die klassische Methode der Cholezystographie in die Medizin ein.

Von der Möglichkeit der Röntgendarstellung der Hirnhöhlen durch Luftfüllung (Luftenzephalographie; Ventrikulographie) profitieren Neurochirurgie und Neurologie. Der Chirurg Walter Edward Dandy (1886–1946) von der John Hopkins University in Baltimore begründete diese Methode 1918/19.

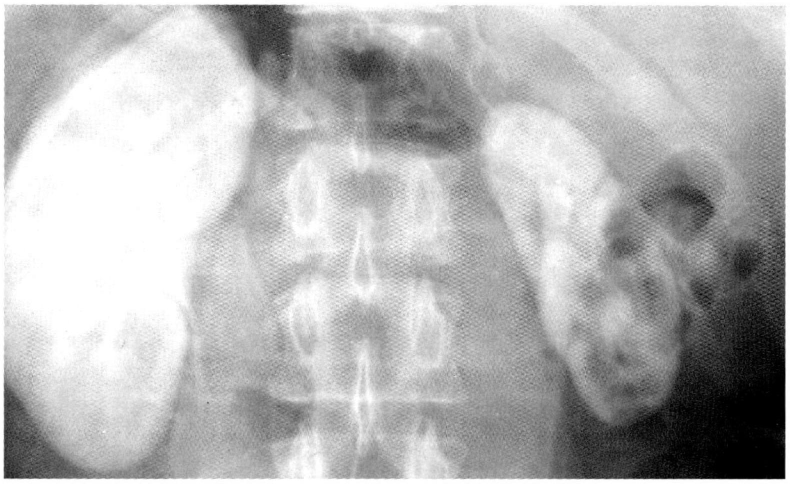

△ Die Nierenregion mit Kontrastmitteln im Röntgenbild; r. im Bild eine geschrumpfte Niere; die Ausscheidungsurographie (durch intravenöse Gabe eines Kontrastmittels) wird im Jahr 1929 eingeführt.

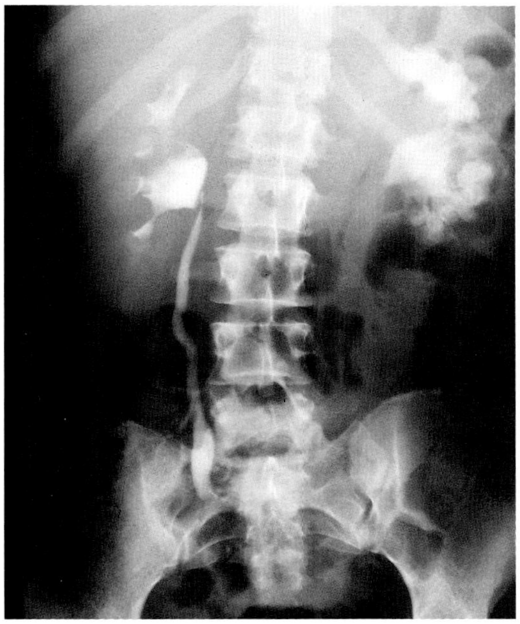

◁ Die röntgenologische Darstellung zeigt r. im Bild den normalen Abfluß aus dem Nierenbecken; l. ein erweitertes Kelchsystem; die Diagnostik und Behandlung der Nierenerkrankungen nimmt in den 1920er Jahren einen Aufschwung.

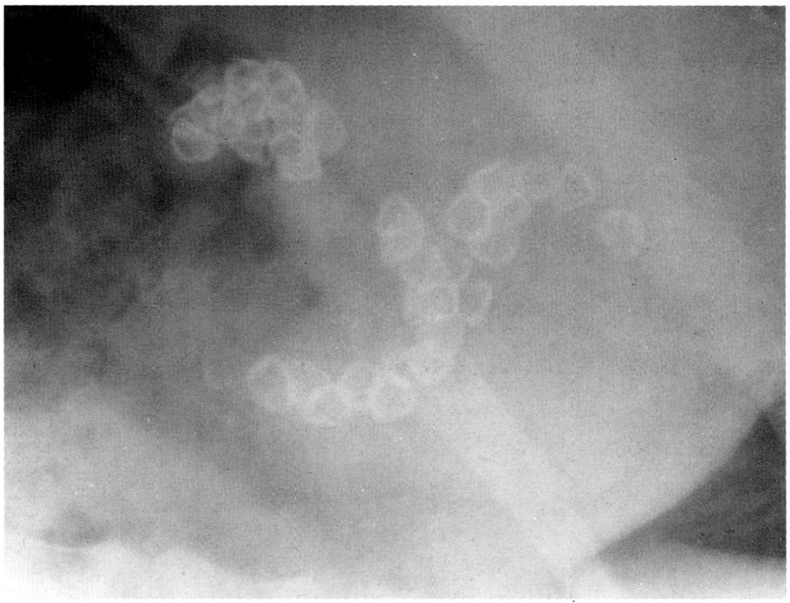

Gallensteine im Lebergallengang; die Röntgenkontrastdarstellung von Gallenblase und -gängen wird ebenfalls in den 1920er Jahren entwickelt.

Insulin isoliert: Diabetiker können endlich aufatmen

1921. Dem kanadischen Physiologen Frederick Grant Banting (1891 bis 1941) und dem Medizinstudenten Charles Herbert Best (1899 bis 1978) gelingt in Toronto die Isolierung von klinisch verwertbarem Insulin. Damit beginnt eine neue Ära der Diabetestherapie.

Im Anschluß an die Pankreasexstirpationsexperimente (Entfernung der Bauchspeicheldrüse) von Oskar Minkowski und Joseph Freiherr von Mering (1889) setzte sich bald die Auffassung durch, daß der Mangel an einem inneren Sekret der Langerhans-Inseln der Bauchspeicheldrüse ursächlich für den Diabetes sei. Die Hinweise waren deutlich. Z. B. beseitigte die Transplantation von Pankreasstückchen unter die Haut den künstlich erzeugten Diabetes bei Versuchstieren. Und bei Schwund der exokrinen (nach außen sezernierenden) Anteile des Organs nach Unterbindung der Ausführungsgänge blieben die Inseln erhalten und bewahrten vor Diabetes.

Mehrere Forscher bemühten sich um die Gewinnung und Entdekkung des antidiabetischen Hormons, für welches 1909 der Belgier Jean de Meyer bereits den Namen »Insulin« prägte. Insbesondere der Berliner Internist Georg Ludwig Zülzer isolierte ab 1903 ein wirksames Präparat. Wegen nicht beherrschbarer allergisch-toxischer Reaktionen und Überdosierungen, die mangels geeigneter Blutzuckermeßmethoden nicht erkennbar waren, mußte er aber 1909 seine Arbeiten einstellen. Fast bis zur Entdeckung des Insulins gelangt 1921 der rumänische Wissenschaftler Faulesco. Ungenügende Reinigung des Stoffes erlaubte jedoch keine Bestätigung im Menschenversuch.

Im Juli 1921 stellt der Direktor des Physiologischen Instituts in Toronto, John James Richard Macleod (1876–1935), dem jungen Arzt Frederick Grant Banting für die Urlaubszeit ein Laboratorium, zehn Versuchshunde und als Helfer den 21jährigen Medizinstudenten Charles Herbert Best zur Verfügung. Banting will das Insulin isolieren.

Anfangs gewinnt er den Extrakt wie üblich mittels Kochsalzlösung aus zerkleinerten Langerhans-Inseln, die nach Atrophie (Schwund) des exokrinen Pankreas übriggeblieben sind. Der Extrakt wird diabetischen Hunden intravenös injiziert, während Best kontinuierlich Messungen der Blutzuckerwerte vornimmt. Das ist durch neue Meßmethoden möglich geworden, bei denen nicht mehr für jede Bestimmung 25 ml, sondern nur noch 0,2 ml Blut benötigt werden.

Die beiden kanadischen Forscher suchen nun nach einfacheren Verfahren der Hormongewinnung. Sie beschaffen sich aus dem Schlachthof Bauchspeicheldrüsen von vier Monate alten Kalbsfeten und finden heraus, daß sich die aktive Substanz noch besser mit Aceton und angesäuertem Alkohol extrahieren läßt. Die entscheidenden Experimente finden zwischen dem 7. und 14. August 1921 statt.

Nach den beeindruckenden Anfangserfolgen läßt Macleod alle anderen wissenschaftlichen Arbeiten am Institut abbrechen und setzt sein gesamtes Team für die Isolierung, Reinigung und Nachprüfung des Insulins ein. Vor allem der Chemiker James Bertram Collip trägt wesentlich zur Gewinnung von reinem Insulin in größeren Mengen und zur Standardisierung bei. Diese wird als besonders wichtig erkannt, weil bei Überdosierung schwere Krämpfe durch Unterzukkerung auftreten. Eine Einheit wird definiert als »ein Drittel der Menge, die den Blutzucker eines 2 kg schweren Kaninchens, das 24 Std. gefastet hat, vom normalen Wert von 116 mg% bis zum Krampfwert von 45 mg% über eine Zeit von 5 Std. senken kann«.

Am 11. Januar 1922 werden die Forschungen gekrönt durch den ersten Versuch an einem Patienten. Nachdem Banting und Best die Verträglichkeit im Selbstversuch getestet haben, behandeln sie erfolgreich einen 14jährigen, der in hoffnungslosem Zustand ins Krankenhaus eingeliefert wurde.

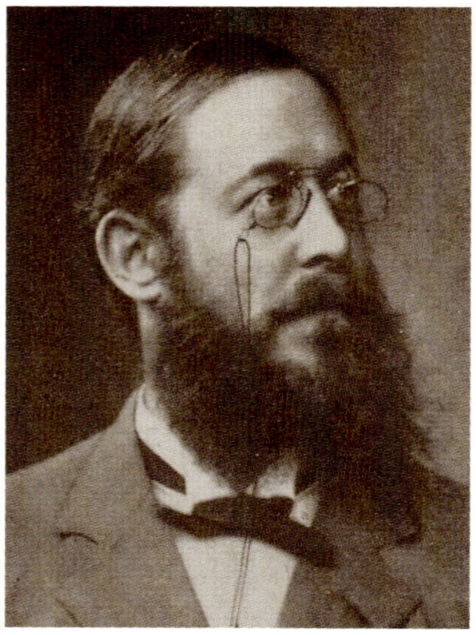

Der deutsche Pharmakologe und Internist Joseph von Mering (1849–1908)

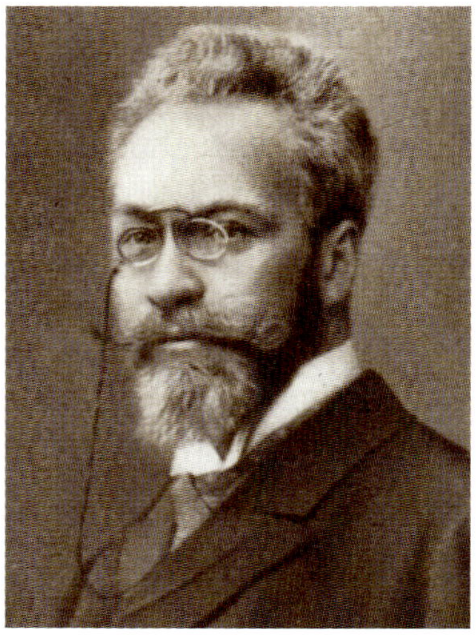

Der deutsche Internist Oskar Minkowski (1858–1931)

Krankheitsbild:

»Nie hören die Kranken auf, Harn zu lassen«

Die Bezeichnung »Diabetes« (griech. = Harnuhr, Siphon) weist auf das augenfälligste Symptom der Krankheit hin, das häufige Wasserlassen. Die klassische Beschreibung des Leidens stammt von Aretaios von Kappadokien aus dem 2. Jahrhundert.

»Eine wunderbare Krankheit ist der Diabetes ... Fleisch und Bein schmilzt in Urin zusammen ... Nie hören die Kranken auf, Harn zu lassen, sondern wie aus geöffneten Schleusen rinnt er unaufhörlich. Über der Entstehung und weiteren Entwicklung der Krankheit geht eine geraume Zeit hin: ist sie aber erst vollkommen ausgebildet, so befindet sich auch der Mensch nahe am Ende seiner Tage: denn die Abzehrung nimmt rasch überhand: und nach einem elenden, schmerzvollen Leben erfolgt schleunig der Tod.«

Die mittelalterlichen arabischen Ärzte Rhazes und Avicenna nannten – wie auch schon die alten Inder – ein weiteres wichtiges Symptom, den Honig-Urin. Avicenna kannte auch die Häufung von Furunkulose, Gangrän (Geschwür), Schwindsucht und Impotenz bei Diabetikern.

1674 wies der englische Anatom Thomas Willis bereits auf diätetische Fehler als Krankheitsursache hin. Der Brite Matthew Dobson zeigte 1776, daß der süße Geschmack durch Zucker bedingt ist. 1794 führte der deutsche Internist Johann Peter Frank das Adjektiv »mellitus« (honigartig) zur Unterscheidung vom Diabetes »insipidus« (geschmacklos) ein. Eine Hefe-Gärungsprobe erlaubt seit 1780 den Verzicht auf die Geschmacksprüfung. Bald entwickelten Karl August Trommer (1841), Johann Florian Heller (1844) und Hermann von Fehling (1850) die klassischen chemischen Zuckerproben.

Mit John Rollos Empfehlung einer kohlenhydratreduzierten Ernährung (1797/98) begann die Hinwendung zur diätetischen Therapie. Aufsehen erregte, daß in der Hungerzeit während der Belagerung von Paris 1871 der Diabetes verschwand.

Erste Klarheit in die zahlreichen Theorien über die Ursachen der Zuckerkrankheit brachten 1889 Oskar Minkowski und Joseph von Mering. An Hunden, denen die Bauchspeicheldrüse vollständig entfernt wurde, entdeckten sie durch Zufall die Symptome des Diabetes und konnten Zucker im Urin nachweisen. Von nun an konzentrierte sich die Forschung ganz auf die bis dahin vernachlässigte Bauchspeicheldrüse, speziell auf die 1869 von Paul Langerhans entdeckten Inselzellen, von denen 1893 Edouard Laguesse als erster vermutete, daß sie ein endokrines Sekret liefern.

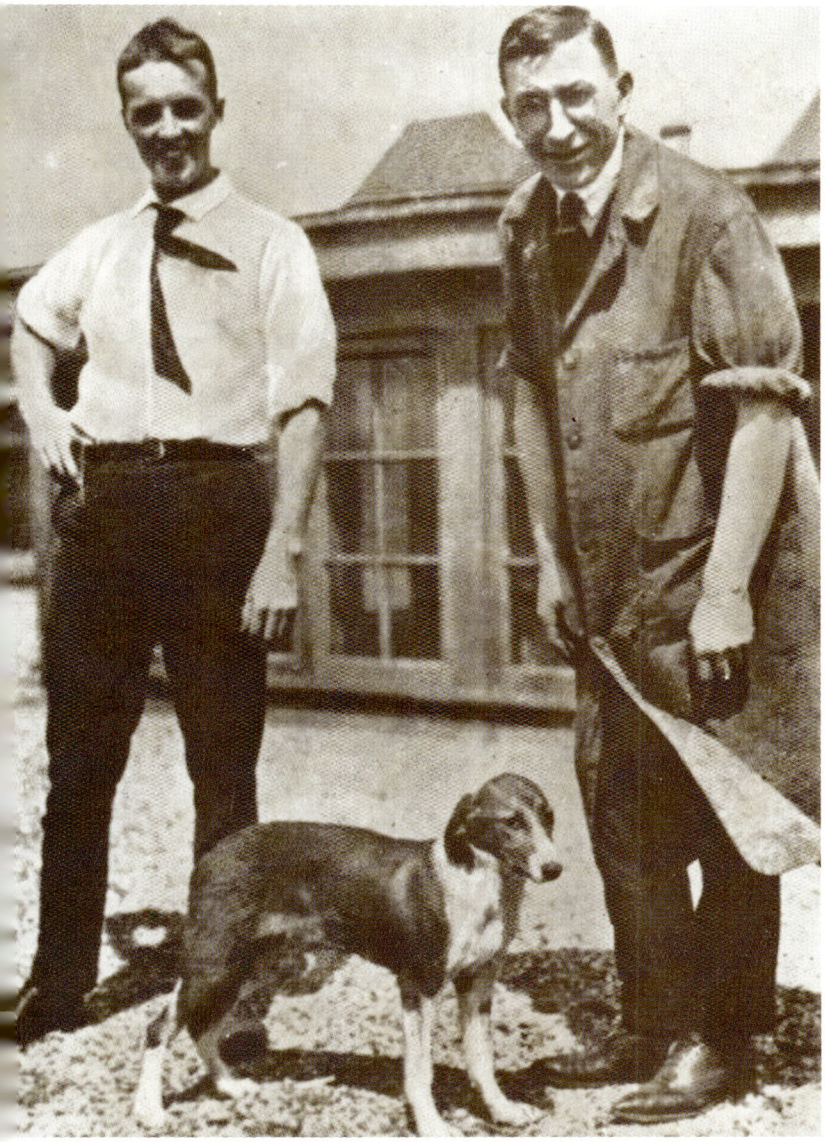

Charles Herbert Best (l.) und Frederick Grant Banting auf dem Dach der medizinischen Abteilung der Universität Toronto mit einem Versuchshund

Körperbau und Charakter

1921. Das Hauptwerk des Tübinger Psychiaters Ernst Kretschmer (1888–1964) erscheint: »Körperbau und Charakter«. Kretschmer entwirft hier eine Konstitutionstypologie, die von drei Normaltypen ausgeht, die sich jeweils sowohl in ihrem Körperbau ähneln als auch gemeinsame charakterliche Merkmale aufweisen. Dabei geht Kretschmer von durchschnittlichen Körpermaßen des erwachsenen Mannes aus, da der weibliche Körperbau »besonders in Gesichtsbildung, Muskel- und Fettentwicklung weniger prägnant« sei.

Aus seinen klinischen Beobachtungen leitet Kretschmer ab, daß sich die drei Haupttypen (leptosomer, athletischer und pyknischer Typ) ganz unterschiedlich auf den schizophrenen und manisch-depressiven Formenkreis der Geisteskrankheiten verteilen. »Auch im gesunden Leben finden wir diese drei Typen allenthalben wieder, sie enthalten an sich nichts Krankhaftes, sondern bezeichnen bestimmte normalbiologische Anlagen, von denen nur ein ganz kleiner Bruchteil eine pathologische Gipfelung, sei es auf psychiatrischem Gebiet, sei es in bestimmten inneren Krankheiten erreicht.«

Kretschmer betont, daß zwischen den Typen wegen der »Mischformen« keine scharfe Grenze gezogen werden könne und daß die Zuordnung zu psychiatrischen Krankheitsgruppen nur statistischer Art sei.

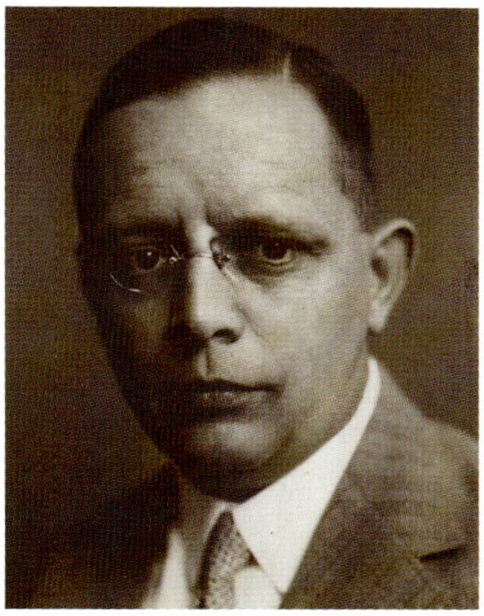

Kretschmer (1888–1964) erforscht als Psychiater die menschliche Konstitution ausgehend vom Körperbau.

Frederick G. Banting und Charles H. Best

Chronik Zur Person

Der kanadische Physiologe Frederick Grant Banting wurde am 14. November 1891 in Alliston (Ontario) geboren. Er wollte ursprünglich Orthopäde werden. Die Entdeckung des Insulins ergibt sich durch die Anregung von John James Richard Macleod. Für die Isolierung des Hormons erhält Banting zusammen mit Macleod, der lediglich das Laboratorium zur Verfügung stellt, 1923 den Nobelpreis für Medizin oder Physiologie. Im selben Jahr wird Banting als Professor an die Universität Toronto berufen. Sieben Jahre später wird er Direktor des dort eigens für ihn eingerichteten Banting-Instituts. Am 21. Februar 1941 kommt der Forscher als Militärarzt bei einem Flugzeugabsturz über Musgrave Harbour (Neufundland) ums Leben.

Charles Herbert Best kam am 27. Februar 1899 in West Pembroke (Maine) zur Welt. Nach der Entdeckung des Insulins – er wird bei der Nobelpreisverleihung allerdings übergangen – arbeitet Best erfolgreich an der Nutzanwendung des Hormons weiter, entdeckt 1930 ein das Histamin abbauendes Enzym und forscht über die Muskelphysiologie. 1929 erhält er eine Professur an der Universität von Toronto. Best stirbt dort am 31. März 1978.

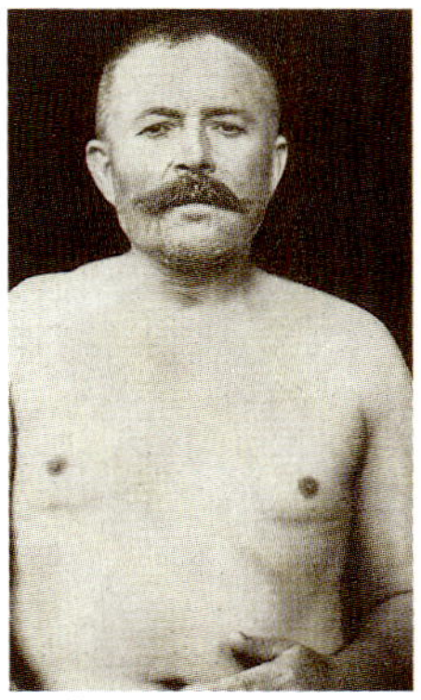

Pykniker

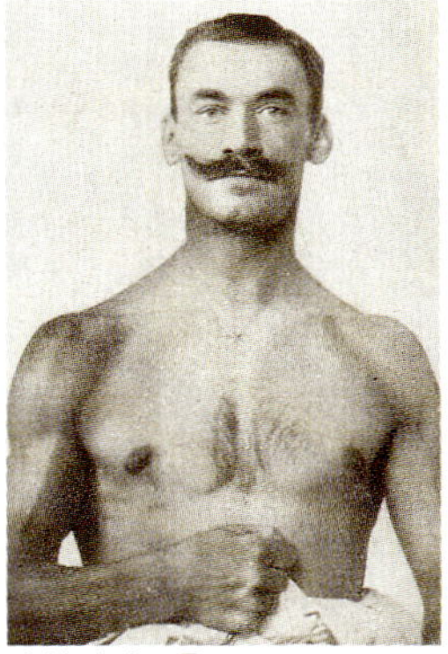

Athletischer Typus

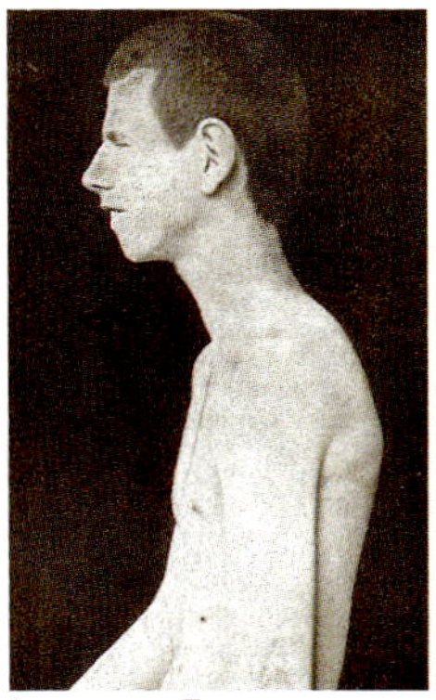

Leptosomer Typus

Eine Affinität zu psychischen Krankheiten

Chronik Stichwort

Nach der **Konstitutionslehre** von Ernst Kretschmer können im wesentlichen drei Körperbautypen voneinander unterschieden werden, die eine biologisch determinierte Beziehung zu jeweils einer bestimmten psychischen Krankheitsform aufweisen.

Der Pykniker (von griech. pyknos = dichtgedrängt, fest) hat einen breitwüchsigen und gedrungenen Körperbau mit einer Tendenz zum Fettansatz. Dieser Typus hat nach Kretschmer ein »zyklothymes« Temperament und weist Beziehungen zum manisch-depressiven Krankheitsbild auf.

Der Leptosome (von griech. leptos = dünn; soma = Körper) ist schmal und neigt zur »Schizothymie« (Introvertiertheit mit Nähe zur Schizophrenie).

Der »athletische« Typ ist breitschultrig sowie muskulös und besitzt eine besondere Affinität zur Epilepsie.

1922

Der deutsche Psychiater Hans Prinzhorn veröffentlicht ein Buch zur »Bildnerei der Geisteskranken«, das die künstlerischen Potenzen der Geisteskranken hervorhebt. → S. 407

Die französischen Ärzte Jean Athanase Sicard und Jacques Forestier können mit Lipiodol (einer Jodverbindung), das in den Bronchialbaum eingebracht wird, abnorme Ausbuchtungen in den Bronchien röntgenologisch darstellen (→1921/S. 403).

Das Vitamin E (= Tokopherol) wird von den US-amerikanischen Biochemikern Herbert McLean, Evans und Katharine Scott Bishop entdeckt. Das Vitamin wirkt u.a. gegen Sterilität beim Mann und sorgt bei der Frau für einen normalen Schwangerschaftsverlauf.

Der deutsche Biochemiker Otto Heinrich Warburg nimmt seine Studien zum Stoffwechsel der Krebszellen auf. → S. 406

Der britische Bakteriologe Alexander Fleming entdeckt das Lysozym, ein Enzym, das in der Lage ist, bestimmte Bakterien rasch aufzulösen.

Eine in Kapstadt (Südafrika) Ende 1921 gestartete Expedition durch Rhodesien (Simbabwe) nach Zentralafrika testet im Auftrag der deutschen Farbwerke Bayer in einem Feldversuch das chemotherapeutische Präparat »Bayer 205« (Germanin, Suramin). Das Mittel soll die Schlafkrankheit bekämpfen.

Der britische Gynäkologe William Blair Bell führt die Therapie mit Blei in die Krebsbehandlung ein. Neben seinen Krebsstudien ist er auch mit endokrinologischen Arbeiten, insbesondere über die Hypophyse (Hirnanhangdrüse) hervorgetreten.

11. 1. Léonard Thompson verabreicht im Toronto General Hospital dem ersten Patienten, einem 14jährigen Knaben, Insulin (→ 1921/S. 404).

29. 7. Der in Frankfurt tätige Chirurg Otto Goetze, ab 1929 Ordinarius in Erlangen, publiziert in der »Klinischen Wochenschrift« eine Methode zur (einseitigen) Stillegung des Zwerchfells, um somit eine Ausheilung der Lungentuberkulose zu fördern: »Die radikale Phrenicotomie als selbständiger therapeutischer Eingriff bei einseitiger Lungenphthise«. Dabei wird der betreffende Nerv, der zum Zwerchfell zieht (Nervus phrenicus), operativ (im Halsbereich) unterbrochen (Phrenikotomie).

7. 9. In Berlin wird die »Deutsche Gesellschaft für Gewerbehygiene« gegründet, die sich u.a. mit Fragen der Arbeitsmedizin befaßt. → S. 407

Stoffwechsel von Tumoren erforscht

1922. Der Arzt und Biochemiker Otto Heinrich Warburg (1883–1970), seit 1918 Professor am Kaiser-Wilhelm-Institut für Biologie in Berlin-Dahlem (ab 1931 Leiter des dortigen Kaiser-Wilhelm-Instituts für Zellphysiologie), beginnt mit seinen Forschungen über den Stoffwechsel von Krebszellen.

Warburg bemerkt, daß diese aus Glucose erstaunlich viel Milchsäure produzieren (»Glykolyse«). Dies trifft sowohl in vitro (im Reagenzglas) als auch in vivo (im lebenden Organismus) zu und gilt für aerobe wie für anaerobe Stoffwechselprozesse (mit bzw. ohne Sauerstoffverbrauch) in unterschiedlichem Ausmaß je nach betreffender Krebsart.

Im normalen Gewebe eines tierischen Organismus dagegen wird niemals in vergleichbarem Umfang unter aerobischen Bedingungen Milchsäure aus Glucose produziert. Krebszellen unterscheiden sich demnach von Nicht-Krebszellen durch ihr Unvermögen, die Glykolyse in Gegenwart von Sauerstoff zu unterdrücken. In den Krebszellen ist die Kontrolle der Gärung durch die Atmung gestört.

Erst im Laufe der nächsten Jahre und Jahrzehnte kann dieser Mechanismus, der auf der Aktivität von Enzymen beruht, vollständig aufgeklärt werden.

Im Rückblick schreibt Warburg hierzu 1967: »In wenigen Worten zusammengefaßt ist die letzte Ursache des Krebses der Ersatz der Sauerstoffatmung der Körperzellen durch eine Gärung. Alle normalen Körperzellen decken ihren Energiebedarf aus der Sauerstoffatmung, die Krebszellen alleine können ihren Energiebedarf aus einer Gärung decken . . . Vom Standpunkt der Physik und Chemie des Lebens betrachtet ist dieser Unterschied zwischen normalen Körperzellen und Krebszellen so groß, daß man ihn sich größer nicht vorstellen kann. Der Sauerstoff . . . ist in den Krebszellen entthront und ersetzt durch die energieliefernde Reaktion der niedersten Lebewesen, durch eine Gärung« (→ 10. 12. 1931/ S. 430).

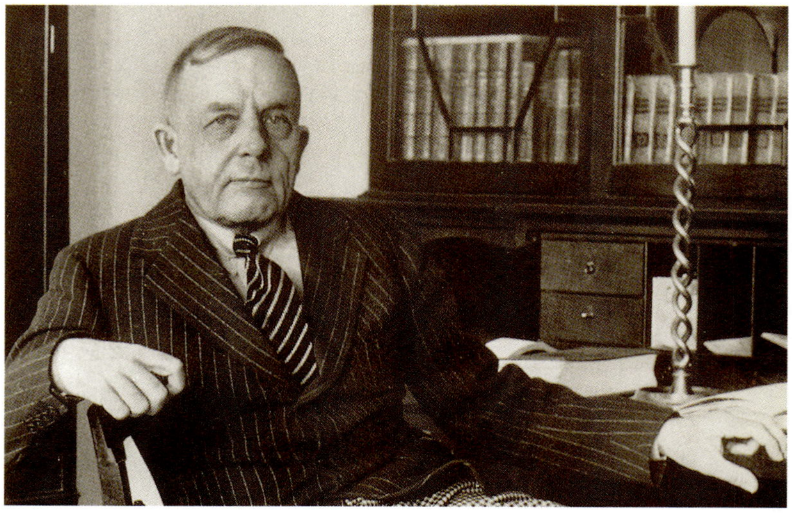

Otto Heinrich Warburg im Jahr 1931, als er den Nobelpreis erhält; Warburg erforscht den Zellstoffwechsel und insbesondere die Zellatmung.

Biochemiker erkunden die Zellphysiologie

Chronik Hintergrund

Die biochemische Grundlagenforschung in den 1920er Jahren, vor allem der Beitrag Otto Heinrich Warburgs, kann die Stoffwechselvorgänge in den Zellen ein Stück weit aufklären. So stellt die Entdeckung des Atmungsfermentes, die Warburg 1924 mitteilt, einen Meilenstein der medizinischen Zellforschung dar. 1926 entdeckt er bei Studien mit Kohlenmonoxyd, welches die Zellatmung unterdrückt, daß das Atmungsferment (Eisenoxygenase) Bestandteil des Hämins (in den roten Blutkörperchen) ist.

Warburgs bedeutendster Schüler ist Hans Adolf Krebs (1900–1981), von 1926 bis 1930 sein Assistent. 1933 von der Universität Freiburg aus rassistischen Gründen relegiert, kann Krebs nach Großbritannien emigrieren. Seine größte Leistung ist 1937 die Formulierung einer Reaktionskette für den gemeinsamen aeroben Endabbau der Zwischenprodukte des Kohlenhydrat-, Protein- und Fettstoffwechsels (»Krebszyklus«, »Zitronensäurezyklus« oder »Tricarbonzyklus«).

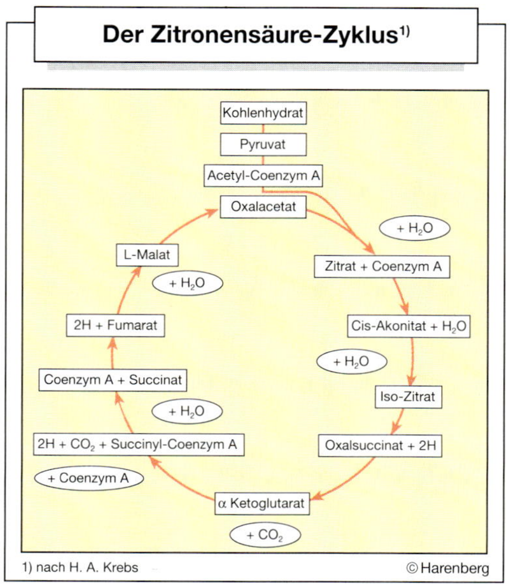

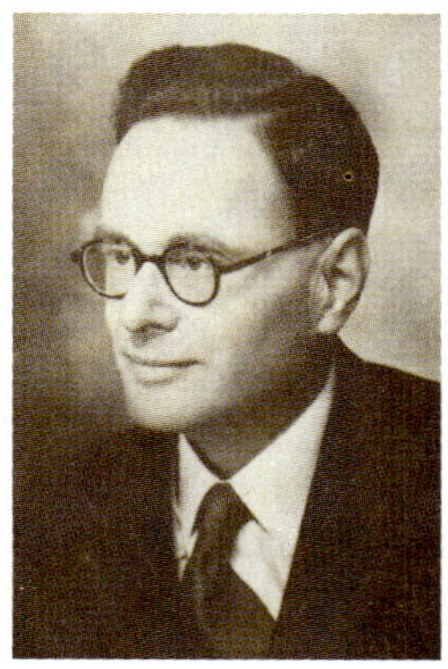

Hans Adolf Krebs muß 1933 als rassisch Verfolgter die Universität Freiburg verlassen. Seine Entlassungsurkunde trägt die Unterschrift Martin Heideggers.

Aufschwung der Gewerbehygiene

7. September 1922. Die »Deutsche Gesellschaft für Gewerbehygiene« wird in Berlin mit einem medizinischen und einem technischen Ausschuß gegründet.

Beruflich bedingte Gesundheitsstörungen (Berufskrankheiten) sowie das Gebiet der Arbeitshygiene werden in der Folgezeit zum Gegenstand internationaler wissenschaftlicher Fachtagungen. Es entsteht eine Zusammenarbeit zwischen staatlichen Gewerbeärzten und Fabrikärzten der chemischen Großindustrie sowie interessierten Klinikern und Pharmakologen.

Auf einer internationalen Konferenz in Lyon 1929 wird der übergreifende Begriff der »Arbeitsmedizin« eingeführt, der die Physiologie, Pathologie und Hygiene der menschlichen Arbeit sowie die Begutachtung der Berufskrankheiten und Versicherungsfragen umfaßt.

Gewerbehygiene bzw. Arbeitsmedizin entstehen erst im Zusammenhang mit den entwickelten kapitalistischen Arbeitsverhältnissen im 20. Jahrhundert. So fand auf Initiative der Arbeiterschaft 1905 in Hagen eine Konferenz über die Giftgefahren in gewerblichen Betrieben statt; 1908 wurden auf einer »Fabrikarbeiterkonferenz« in Magdeburg die Gefährdungen der Arbeiter in der chemischen Industrie dargestellt. Internationale Impulse gaben die 1906 in Mailand gegründete »Ständige Internationale Kommission für Arbeitshygiene« und die → Mai bis Oktober 1911 (S. 377) in Dresden veranstaltete I. Internationale Hygiene-Ausstellung.

Die Institutionalisierung des neuen Fachgebietes begann mit der Gründung des Kaiser-Wilhelm-Instituts für Arbeitsphysiologie 1914 in Berlin unter Max Rubner (1854–1932), das nach dem Ersten Weltkrieg nach Dortmund übersiedelt. 1921 begründete der Hygieniker Franz Koelsch (1876–1970) in München ein »Institut für Arbeitsmedizin«, und 1924 eröffnet in Berlin-Lichtenberge eine »Klinik für Berufskrankheiten« (ab 1933 als »Universitätsinstitut für Berufskrankheiten« in Berlin-Neukölln). Mit der Verordnung vom 12. Mai 1925 über die Ausdehnung der Unfallversicherung auf gewerbliche Berufskrankheiten wird die Gewerbehygiene aufgewertet.

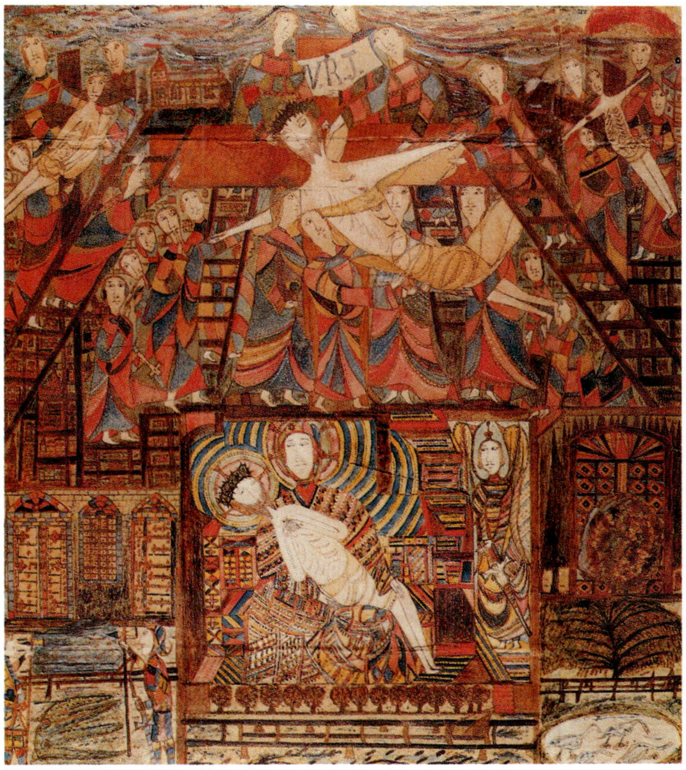

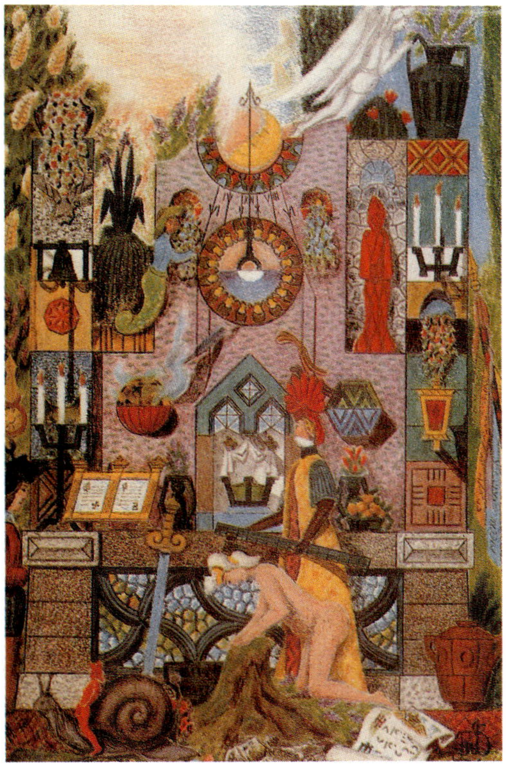

Abbildungen aus der »Bildnerei der Geisteskranken«; l. »Kreuzabnahme und Pieta«, r. »Naturaltar«

Die »Bildnerei der Geisteskranken«

1922. Hans Prinzhorn (1886–1933), der als Assistenzarzt an der Heidelberger Psychiatrischen Universitätsklinik tätig ist, veröffentlicht das für Psychopathologie wie Kunstgeschichte gleichermaßen epochemachende Werk »Bildnerei der Geisteskranken«. Darin stellt er eine Auswahl von Bildern psychiatrischer Patienten vor, die diese in Anstalten bzw. Kliniken spontan und ohne spezielle Aufforderung oder Anleitung geschaffen haben. Prinzhorns Buch ist Ergebnis einer jahrelangen Sammeltätigkeit. Die Diagnose für die Patienten lautet zumeist »Schizophrenie« oder »Psychopathie«.

Prinzhorn interpretiert die Bilder als kreative Schöpfungen sowie Ausdruck des Seelenlebens der Geisteskranken und versteht sie als Kunstwerke, die in mancher Hinsicht eine Verwandtschaft mit archaischen und modernen Kunstströmungen aufweisen. Die einzigartige, international bekannte »Prinzhorn-Sammlung«, die mehr als 5000 Einzelstücke enthält (Malereien, Zeichnungen und Plastiken, entstanden zwischen 1890 und 1920), befindet sich heute in der Universitätsklinik Heidelberg.

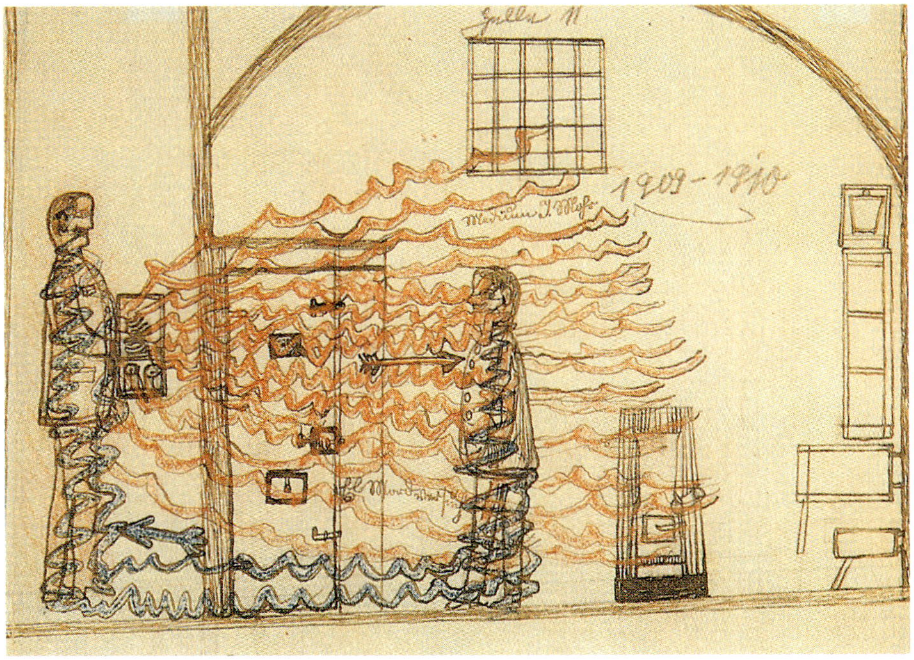

Strahlenempfindung eines Geisteskranken: Zeichnung aus der »Prinzhorn-Sammlung« von dem Patienten Jakob Mohr (Diagnose »Psychopathie«); der Kranke (r.) fühlt sich in seiner Zelle durch »starke elektrische Wellen« und einen »fortwährenden automatischen Fernhypnotismus« von der Person (Arzt?) außerhalb seiner Zelle bedroht. Die sinnlich wahrgenommene Wechselwirkung zwischen beiden ist sehr eindrucksvoll ins Bild gesetzt. Rot sind die auf ihn eindringenden Wellen gezeichnet, blau die von ihn ausgehenden (rücklaufenden?) Wellen, die auf die Person außerhalb der Zelle gerichtet sind.

1923

Der Wiener Nervenarzt und Begründer der Psychoanalyse Sigmund Freud veröffentlicht seine Schrift »Das Ich und das Es«. → S. 409

In der Berliner Charité wird ein Institut für medizinische Kinematographie eröffnet, das die Universitäten mit medizinischen Lehrfilmen versorgen soll. Durch elektrisch gesteuerte Kameras über dem Operationstisch können Groß- und Nahaufnahmen unter aseptischen Bedingungen gemacht werden. → S. 408

In Großbritannien stellt der Staat den Landärzten für die Krankenversorgung Autos zur Verfügung. Krankenschwestern werden zu Chauffeurinnen ausgebildet. → S. 408

Das Reichsarbeitsministerium erläßt eine Notverordnung, um das angespannte Verhältnis zwischen Ärzteorganisationen und Krankenkassenverbänden zu regeln. In einer Krankenhilfeverordnung wird den Ärzten auferlegt, die wirtschaftlichen Verhältnisse der Krankenkassen zu berücksichtigen. Unwirtschaftlich arbeitende Ärzte können von der Kassentätigkeit ausgeschlossen werden. Die Kassenärzte treten daraufhin zwischen November 1923 und Januar 1924 in einen Generalstreik.

Adolf Hitler liest während seiner Festungshaft in Landsberg die 2. Auflage des Buches »Menschliche Erblichkeitslehre und Rassenhygiene«, das von dem Berliner Botaniker und Genetiker Erwin Baur, dem Freiburger Anatomen und Anthropologen Eugen Fischer und dem Münchner Hygieniker Fritz Lenz verfaßt worden ist. Hitler arbeitet die Rassenidee in sein Buch »Mein Kampf« ein.

Der deutsche (später in die USA emigrierte) Chirurg Rudolf Schindler veröffentlicht das Grundlagenwerk »Lehrbuch und Atlas der Gastroskopie« (→ 1932/S. 432).

Der Karlsbader Internist Oscar Adler und sein Basler Kollege Wilhelm Löffler empfehlen die »Tuberkulose-Depistage« (»Durchleuchtung«) in Röntgenreihenuntersuchungen.

17. 7. Das Institut für Krebsforschung an der Berliner Charité erhält eine neue Abteilung für experimentelle Zellforschung.

Ab 1923. Die Würzburger Chirurgische Universitätsklinik führt unter Max Kappis in großem Umfang prophylaktische Verbandkompressionen bei Beinleiden durch und erzielt damit sehr gute Ergebnisse.

1923/1924. Der deutsche Biochemiker Otto Heinrich Warburg entdeckt den anaeroben Stoffwechsel (d. h. ohne Verbrauch von Sauerstoff) der Krebszellen (→ 1922/S. 406).

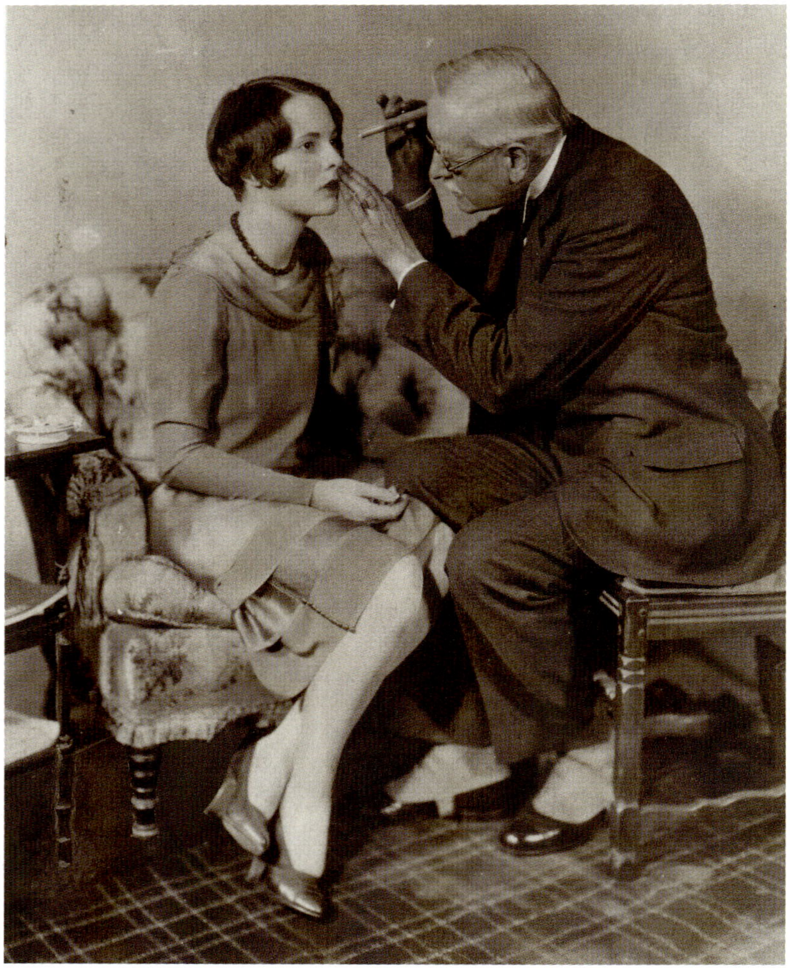

Britische Landärzte in hohem Ansehen

1923. In Großbritannien erhalten die Landärzte von seiten des Staats Automobile gestellt, damit sie ihre Patienten besuchen können. Mit Unterstützung des Staates werden außerdem Krankenschwestern zu Fahrerinnen ausgebildet, die den Arzt begleiten und bei Operationen unterstützen.

Gerade in der Zwischenkriegszeit steht der praktische Arzt (engl. general practitioner) – insbesondere auf dem Land – in Großbritannien in hohem Ansehen. Er hat vor allem in Schottland relativ leicht Zugang zu den Lehrkrankenhäusern der Medical Schools und kann vielfach mit einer Teilzeitarbeit am Krankenhaus eine akademische Karriere einschlagen und den Titel eines »Professors« erwerben.

In Deutschland entsteht mit der Entwicklung des Facharztwesens («Bremer Richtlinien« zur Facharztanerkennung von 1924) den praktischen Ärzten, die in der Regel als Kassenärzte tätig sind, eine zunehmende Konkurrenz.

◁ Ein britischer Allgemeinpraktiker testet die Pupillenreaktion einer jungen Dame (Foto um 1920).

Medizinische Filme für den Unterricht

1923. An der Berliner Charité wird das Institut für medizinische Kinematographie eröffnet. Über dem Operationstisch befindet sich eine Kamera, die elektrisch gesteuert wird und Operationen filmt sowie Großaufnahmen herstellt. Die Lichtquellen werfen ihr Licht vom Nebenraum über Spiegel auf den Operationstisch. Damit soll verhindert werden, daß von den Lampen Kohlenstaub freigesetzt wird, der eine Operation unter aseptischen Verhältnissen verhindern würde.

Erste kurze Lehrfilme mit medizinisch relevanten Einzelszenen (Gehen des Patienten, sichtbare Körpersymptome etc.) entstehen seit 1891. Bis 1915 läßt jedoch die Technik nur eine Spielsequenz von maximal vier Minuten zu. Entscheidende Schritte werden mit der Entwicklung des 16-mm-Films 1923, der Einführung des Tonfilms 1927 und des Farbfilms 1935 gemacht. Der medizinische Film beschäftigt sich v. a. mit der chirurgischen Operationstechnik. In den 1930er Jahren steht bereits umfangreiches Filmmaterial zur Verfügung.

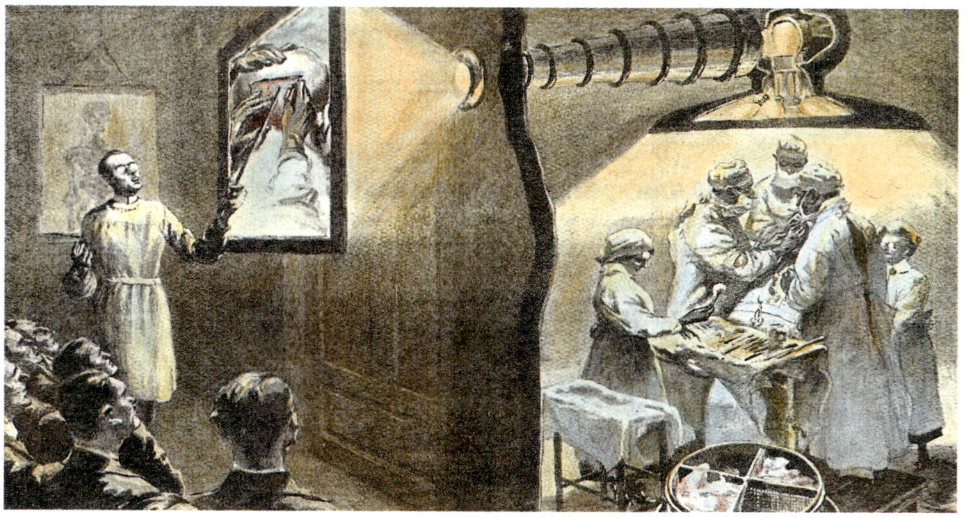

Neben dem medizinischen Lehrfilm werden auch andere didaktische Hilfsmittel für den Unterricht entwickelt. Hier wird eine Operation am Hinterhaupt zur Demonstration vor Medizinstudenten mit Periskop und Lichtschirm in einen Nebenraum übertragen. Die Apparatur wurde von dem US-Amerikaner Herbert A. Silver aus Cincinnati erfunden.

»Das Ich und das Es« – neue Wendung der Psychoanalyse

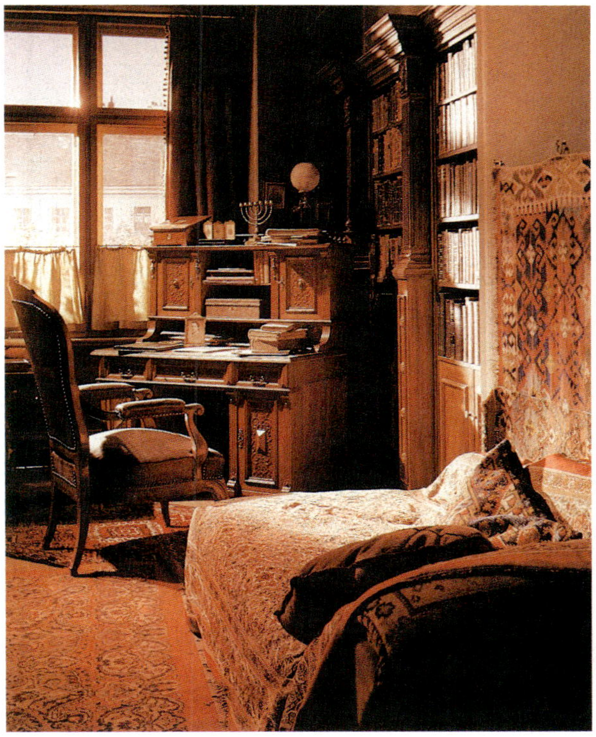

Die berühmte »Couch«: Der Analysand liegt, während Freud hinter dem Kopfende sitzt und dem Patienten zuhört.

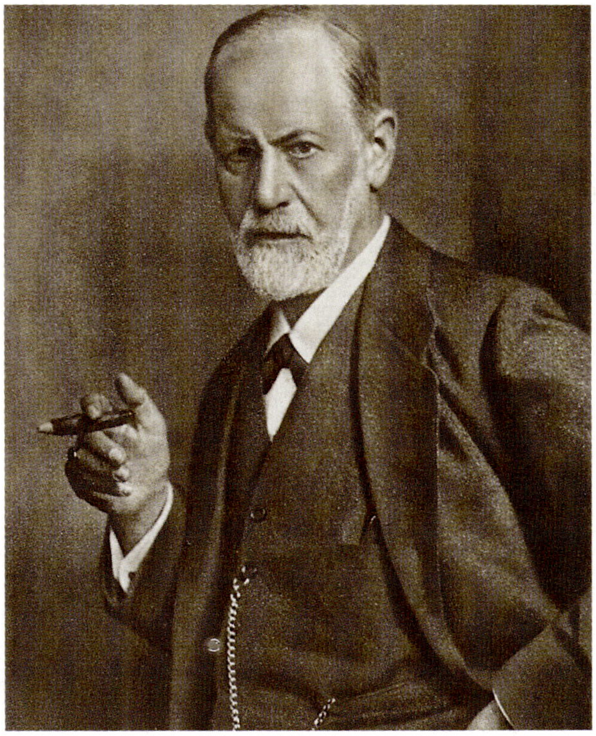

Der Wiener Nervenarzt Sigmund Freud, der Begründer der Psychoanalyse, ist ein leidenschaftlicher Zigarrenraucher.

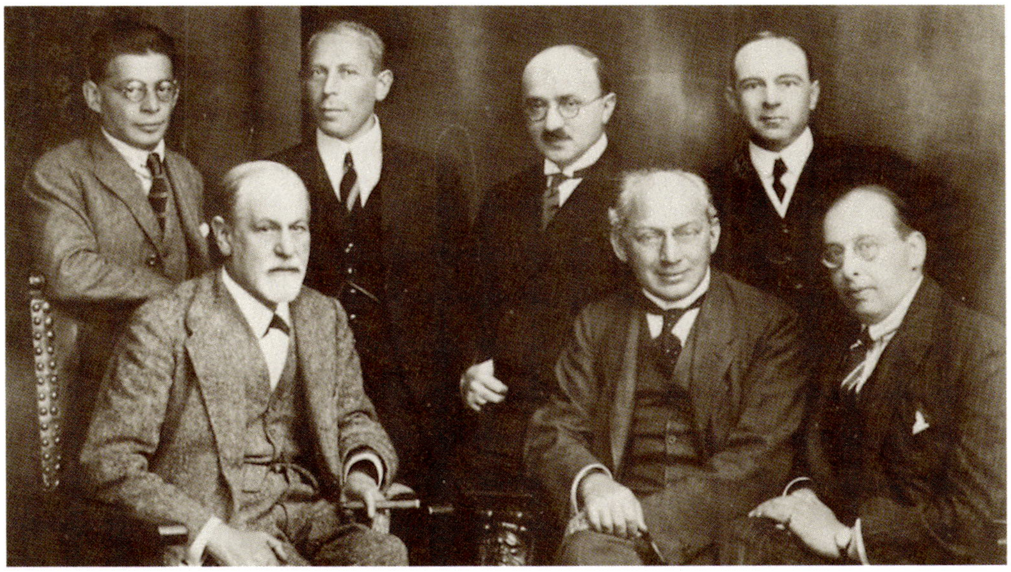

Das »Komitee«, der innere Kreis der Anhänger von Sigmund Freud, v. l.: Otto Rank, Sigmund Freud, Karl Abraham, Max Eitingon, Sándor Ferenczi, Ernest Jones und Hanns Sachs (Foto von 1922); das Komitee war 1912 gegründet worden, eine Reaktion auf die mit den verschiedenen Sezessionen verbundenen Krisen.

1923. Der Wiener Nervenarzt Sigmund Freud (1856–1939) veröffentlicht seine programmatische Schrift »Das Ich und das Es«. Hierin verändert er seine Modellvorstellung vom »psychischen Apparat«, wie er ihn im Schlußkapitel der »Traumdeutung« (→ 1900/S. 342) ausführlich dargestellt hat. Der dort entworfene »psychische Apparat« ist aus drei Systemen oder »Instanzen« aufgebaut: »Unbewußt« (Ubw), »Vorbewußt« (Vbw) und »Bewußt«. Zwischen dem System Ubw und Vbw nimmt Freud eine »Zensur« an, die den unbewußten Inhalten und Vorgängen (Primärprozessen) nicht erlaubt, ohne vorherige Umwandlung im Sinne einer »Kompromißbildung« ins Vorbewußte zu gelangen. Die vorbewußten Regungen und Inhalte sind zwar nicht aktuell bewußt, jedoch ohne weitere Umwandlungen dem Bewußtsein zugänglich. Diese Theorie wird auch als »erste Topik« Freuds bezeichnet. Er argumentiert hier aus der Perspektive des Unbewußten, das er auch als eine kreative seelische Macht anerkennt, die sich z. B. in der »schöpferischen Traumarbeit« manifestiert und die er gewissermaßen bewundert.

Die »zweite Topik« von 1923 unterscheidet die Instanzen »Ich«, »Es« und »Über-Ich«. Durch die Erkenntnis unbewußter Abwehrmechanismen im Dienste der Gesamtpersönlichkeit rückt nun das »Ich« ins Zentrum des Interesses: »Wir haben im ›Ich‹ selbst etwas gefunden, was auch unbewußt ist, sich gerade so benimmt wie das Verdrängte, das heißt starke Wirkungen äußert, ohne selbst bewußt zu werden, und zu dessen Bewußtmachung es einer besonderen Arbeit bedarf.« Somit ist das »Ich« ebenso wenig mit dem System »Wahrnehmen-Bewußtsein« identisch, wie das »Es« (diesen Begriff hat Freud von dem Psychosomatiker Georg Groddeck übernommen) mit dem des »Unbewußten«. Das »Es« ist Reservoir der Triebe, der angeborenen wie der verdrängten, die mit »Ich« und »Über-Ich« in Konflikt treten, welche sich ihrerseits entwicklungsgeschichtlich aus ihm heraus differenziert haben. Das »Über-Ich« ist die Instanz des Gewissens, die vor allem durch Verinnerlichung elterlicher Gebote und Verbote entsteht und Triebverzicht fordert. Das »Ich« als Vermittlungsinstanz ist für Freud von allen drei Seiten bedroht: »Von der Außenwelt her, von der Libido des ›Es‹ und von der Strenge des ›Über-Ichs‹ . . . Als Grenzwesen will das ›Ich‹ zwischen der Welt und dem ›Es‹ vermitteln, das ›Es‹ der Welt gefügig machen und die Welt mittels seiner Muskelaktionen dem Es-Wunsch gerecht machen.« Freuds Zielsetzung der psychoanalytischen Therapie ist dementsprechend auf eine »Ich-Stärkung« ausgerichtet. Der Neurotiker soll autonom werden und sich von den psychischen Zwängen, unter denen sein »Ich« leidet, befreien.

Auch in der Trieblehre macht Freud in den 1920er Jahren eine Wendung. Während er zuvor vom Dualismus von Sexualtrieb und Ich- oder Selbsterhaltungstrieben (Hunger und Liebe) ausgegangen ist, führt er 1920 (nach dem Tod seiner Tochter Sophie) in seiner Schrift »Jenseits des Lustprinzips« den »Todestrieb« ein, den er dem »Eros« gegenüberstellt. Der Todestrieb äußert sich als destruktiver »Wiederholungszwang«, der unabhängig vom Lustprinzip wirkt. Er ist eine dem Leben innewohnende Tendenz zum »Anorganischen«. Bemerkenswert ist, daß Freud dies zu einer Zeit formuliert, in der er vom Gaumenkrebs befallen wird, mit dem er bis zu seinem Tod kämpft. In den 1920er Jahren ist das Lehrgebäude der Freudschen Psychoanalyse vollendet.

1924

Die beiden französischen Bakteriologen Albert Calmette und Camille Guérin stellen einen wirksamen Impfstoff gegen Tuberkulose vor. → S. 411

Die Berliner Firma Gödecke bringt die »Rollkur« zur Behandlung der Magenschleimhautentzündung auf den Markt, anfangs unter dem Namen »Targesin«. → S. 411

Aus dem 1913 gegründeten »Sozialdemokratischen Ärzteverein« geht der »Verein Sozialistischer Ärzte« (VSÄ) hervor, der insgesamt etwa 1500 Mitglieder umfaßt. → S. 410

Im Schweizer Kanton Zürich entscheiden sich bei einer Volksabstimmung ca. 62 000 Personen für die Beibehaltung der Vivisektion (operativer Eingriff am lebenden Tier zu Forschungszwekken), 27 000 stimmen dagegen.

Eine rätselhafte Krankheit befällt die Bevölkerung an der Ostseeküste, zunächst am Frischen Haff. Die Symptome sind Myoglobin- und Methämoglobinurie (Ausscheidung von Eiweißkörpern aus Blut und Muskulatur im Urin) sowie Funktionsstörungen der Muskulatur. Diese sog. Haffkrankheit ist wahrscheinlich Folge einer Nahrungsmittelvergiftung durch Fische, die mit Harzen und Arsenverbindungen vergiftet sind, welche aus dem Abwasser von Industriebetrieben stammen.

Der deutsche Chirurg Karl Heinrich Bauer begründet die Mutationstheorie, um die Entstehung von Krebsgeschwülsten zu erklären. Demnach ändert eine Körperzelle ihr Erbmaterial aufgrund äußerer Einflüsse und entartet zu einer Krebszelle (→ 28. 1. 1964/S. 524).

23. 3. In Berlin-Moabit wird das Werner-Siemens-Institut für Röntgenforschung eröffnet. Finanziell wird es getragen von der Stadt Berlin und bestimmten Firmen, insbesondere der Siemens & Halske AG.

8. 6.–15. 6. In Frankfurt am Main findet der erste Kongreß des »Verbands der Heilkundigen Deutschlands« statt. Diskutiert wird vor allem die Aus- und Fortbildung der nicht ärztlich approbierten Naturheilkundigen. Eine Art Approbation als »Volksarzt« und die Zulassung zur Kassenpraxis wird angestrebt. Die meisten Teilnehmer sind Homöopathen.

Sommer 1924. Der Gießener Internist Georg Haas führt mit Erfolg die erste »Blutwäsche« am Menschen durch. → S. 410

31. 12. Der deutsche Hirnforscher Oskar Vogt erhält den Auftrag, das Gehirn des am 21. Januar 1924 verstorbenen Gründers der Sowjetunion, Wladimir Iljitsch Lenin, zu sezieren. → S. 411

Die erste Blutwäsche am Menschen

Sommer 1924. Der Internist Georg Haas (1886–1971) führt in Gießen mit einer »künstlichen Niere« die erste »Blutwäsche« (Hämodialyse) am Menschen durch.

Mit ersten Tierversuchen zur »Blutwäsche« begann Haas kurz nach Kriegsausbruch 1914. Im Gießener Lazarett sah er viele Fälle von Urämie (Harnvergiftung). Haas suchte daraufhin nach einem Mittel gegen die Selbstvergiftung des Organismus, einem Verfahren, das den mit Schlackenstoffen überhäuften Stoffwechsel des Nierenkranken entlasten kann. Für die Dialyse bediente er sich der 1914 von Fritz Pregl, einem österreichischen medizinischen Chemiker, empfohlenen Kollodiumröhren. Hirudin, ein 1884 von dem britischen Physiologen John Berry Haycraft in Blutegeln entdeckter Wirkstoff, sollte die Gerinnung des Blutes außerhalb des Körpers verhindern. Die verfügbaren Hirudinpräparate erwiesen sich jedoch als giftig, so daß sich eine Dialyse am Menschen vorerst verbot. Schwierigkeiten bei der Beschaffung der Substanz erzwangen schließlich einen Abbruch der Versuche.

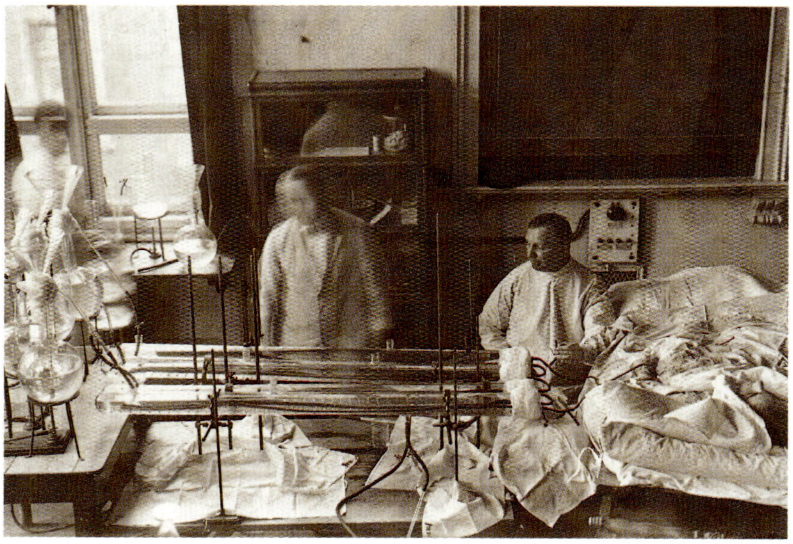

Hämodialyse im Hörsaal der Medizinischen Klinik in Gießen (1926): Haas am Bett des urämischen Patienten, vorne die von ihm entwickelte Apparatur

1923 erfuhr Haas von einem gereinigten, nebenwirkungsfreien Hirudin. Er nahm seine Versuche wieder auf und entwickelte einen größeren Dialyseapparat. Es entstand ein »Kabinensystem« mit acht hintereinandergeschalteten Glasröhren von 1,60 m Länge.

Im Sommer 1924 verwendet Haas das Gerät erstmals für 15 Minuten bei einem Kranken. Die erste Hämodialyse ist bereits erfolgreich und frei von Komplikationen. 1925 bis 1928 setzt Haas zehnmal die lebensrettende Dialyse ein. Die Dauer der Blutwäsche wird ausgedehnt, eine Pumpe zwischen Arterie und Dialysegerät eingefügt. Haas führt auch schon die fraktionierte Dialyse als schonendste Maßnahme ein. Eine weitere Verbesserung des Verfahrens gelingt 1927 mit dem Ersatz des Hirudins durch das verträglichere und in größeren Mengen zur Verfügung stehende Heparin (→ 4. 4. 1943/S. 468).

Ärzte solidarisch mit den Arbeitern

1924. Der »Verein Sozialistischer Ärzte« (VSÄ) wird in Berlin gegründet. Er geht aus dem im Jahr 1913 gebildeten »Sozialdemokratischen Ärzteverein« hervor und umfaßt ca. 1500 Mitglieder, davon etwa 300 allein in Berlin.

Die Spaltung der Arbeiterpartei spiegelt sich in dieser Vereinsgründung wider. Der kleinere Teil des früheren »Sozialdemokratischen Ärztevereins« bildet als Unterorganisation der SPD die »Arbeitsgemeinschaft sozialdemokratischer Ärzte«, die jedoch keine größere Bedeutung erlangt. Die Gesamtärzteschaft, insbesondere die Standesorganisationen, lehnen den VSÄ als prokommunistisch ab.

Ziel des VSÄ ist die Unterstützung der Arbeiterschaft in gesundheits- und sozialpolitischen Fragen. Er verficht die Sozialisierung des Gesundheitswesens und beteiligt sich an Kampagnen, Aktionen und Einrichtungen im Rahmen der Arbeiterbewegung in der Weimarer Republik. So werden Beratungsstellen und Ambulatorien eingerichtet, die (politisch motivierte) Sexualaufklärung propagiert (u. a. »Sexpol«-Bewegung auf Initiative Wilhelm Reichs) und die Abschaffung des § 218 gefordert.

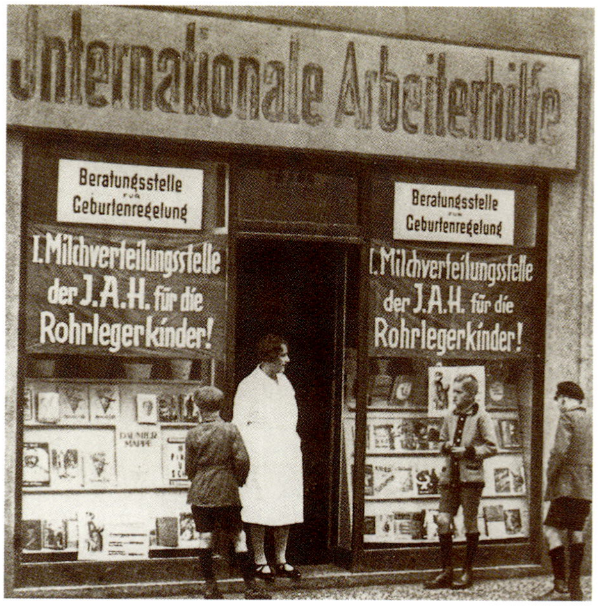
Internationale Arbeiterhilfe
Beratungsstelle für Geburtenregelung
Beratungsstelle für Geburtenregelung
I. Milchverteilungsstelle der J.A.H. für die Rohrlegerkinder!
I. Milchverteilungsstelle der J.A.H. für die Rohrlegerkinder!

Beratungsstelle der Internationalen Arbeiterhilfe in Berlin um 1930; von ärztlicher Seite kämpft der »Verein Sozialistischer Ärzte« gegen die schlechte Gesundheitsversorgung der ärmeren Bevölkerung und eine forcierte Aufrüstung auf Kosten der sozialen Hilfe. Hier kommt das Bild vom Arzt als »Anwalt der Armen« (Virchow) zum Tragen.

»BCG« – Impfstoff gegen Tuberkulose ist entwickelt

1924. Die beiden französischen Bakteriologen Albert Calmette (1863–1933) und Camille Guérin (1872–1961) stellen einen wirksamen Impfstoff gegen Tuberkulose vor: Den virulenzgeschwächten Tuberkulose-Bazillus »Bacille Calmette Guérin« (BCG). Dieser Impfstoff wird von nun an als Tuberkuloseprophylaxe eingesetzt.

Die Vorarbeiten der beiden Forscher reichen zurück bis ins Jahr 1906, als sie mit der Züchtung von abgeschwächten Tuberkulose-Bazillen auf speziellen Nährböden begannen (→ 24. 3. 1882/S. 320). Zahlreiche Tierversuche überzeugten sie von der Möglichkeit, einen geeigneten Impfstoff zu finden. Die erste Anwendung beim Menschen fand 1921 statt. Ein Neugeborenes, dessen Mutter an Tuberkulose verstarb, erhielt eine Gabe des Impfstoffes über den Mund zugeführt. Das Kind blieb gesund.

Nach der kostenlosen Verteilung des Impfstoffes 1924 an Ärzte und Hebammen durch Calmette werden bis Ende 1925 bereits 1317 Säuglinge behandelt, von den 586 in Kontakt mit Tuberkulosekranken gekommen sind. Nur zehn Kinder sterben innerhalb der ersten sechs Lebensmonate.

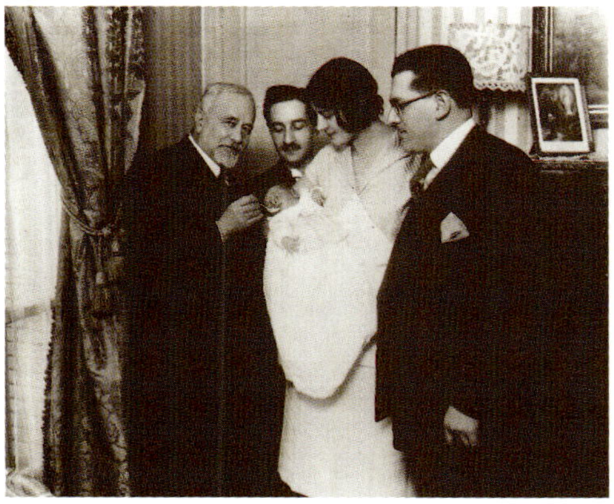

Der französische Bakteriologe Albert Calmette (l.)

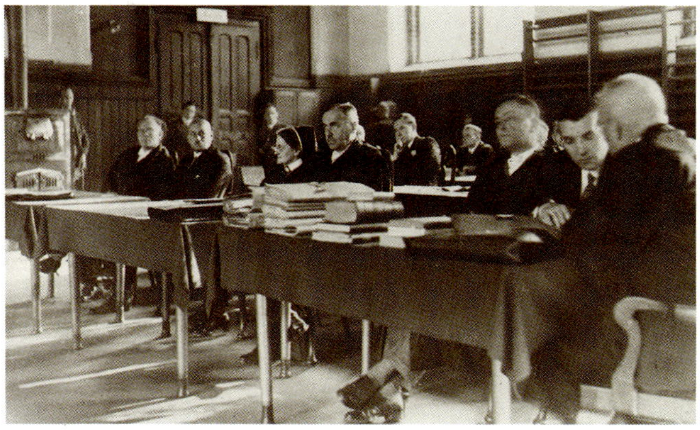

Lübecker Impfzwischenfall: Prozeßbeginn am 12. Oktober 1931

Lübecker Impfzwischenfall endet tragisch

Chronik Hintergrund

Der US-amerikanische Bakteriologe Strashimis Alburtus Petroff (1882–1948) warnt davor, daß die abgeschwächten Tuberkulose-Erreger des BCG-Impfstoffes ihre Virulenz wiedergewinnen könnten. In der Tat mangelt es an umfassenden statistischen Untersuchungen über BCG.

1930 ereignet sich in Lübeck ein schwerer Zwischenfall. 250 Kinder schlucken den BCG-Impfstoff, der offenbar mit einem virulenten Bazillenstamm vermischt war. Etwa ein Viertel der Kinder stirbt, über die Hälfte erleidet eine klinische Tuberkulose, und fast ein Fünftel entwickelt eine Tuberkulin-Allergie. Es wird nun von Gegnern der BCG-Impfung behauptet, daß sich im Impfstoff virulente Mutanten des Erregers herausgebildet hätten, was von Calmette und Guérin entschieden zurückgewiesen wird. Eine Untersuchungskommission stellt fest, daß eine virulente Kultur von Tuberkulose-Bazillen mit einem Stamm abgeschwächter Erreger irrtümlicherweise vertauscht wurde. Beide waren im selben Laboratorium gehalten worden. Der Institutsleiter wird zu einer Gefängnisstrafe verurteilt. Das Vertrauen in die Impfmethode geht daraufhin für lange Zeit verloren.

Deutscher Forscher seziert Lenins Gehirn

31. Dezember 1924. Der Direktor des Kaiser-Wilhelm-Instituts in Berlin, Oskar Vogt (1870–1959), erhält den Auftrag der sowjetischen Regierung, das Gehirn Wladimir Iljitsch Lenins in Moskau zu untersuchen. Der Gründer der Sowjetunion ist am 21. Januar 1924 an den Folgen einer Hirnarteriosklerose gestorben. Zugleich wird Vogt angeboten, ein Staatsinstitut für Hirnforschung in Moskau aufzubauen, das 1928 gegründet wird.

Vogt zerlegt zwischen 1925 und 1927 Lenins Gehirn in lückenlose Hirnschnittserien und beginnt anschließend mit seinen histologischen Untersuchungen. Seit vielen Jahren versucht der Hirnforscher bereits, das neuropsychische Geschehen kausal zu erklären. So soll die »seelische Besonderheit einseitig begabter oder unterbegabter Menschen« mit der architektonischen Gestalt der jeweiligen Gehirne zusammenhängen. In der individuellen Rindenarchitektonik drükke sich das Seelenleben aus. So diagnostiziert Vogt bei Lenins Gehirn (in der Lamina III) »größte Pyramidenzellen in einer sonst von mir nie beobachteten Zahl«. Vogt bezeichnet Lenin deshalb als einen »Assoziationsathleten«.

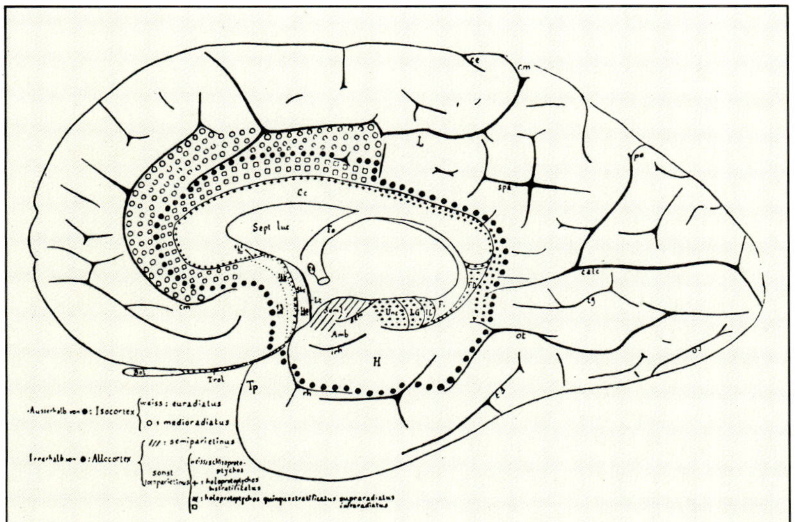

Die Gliederung der Hirnrinde des Menschen in Allocortex (phylogenetisch alte) und Isocortex (phylogenetisch junge Anteile); von Oskar Vogt 1919

Gödecke – »Rollkur« für Magenkranke

1924. Die Berliner Firma Gödecke & Co. bringt mit dem Mittel »Targesin« eine »Rollkur« zur Behandlung der Magenschleimhautentzündung (Gastritis) bzw. des Magengeschwüres (Ulcus ventriculi) auf den Markt. Nach Einnahme des Mittels dreht sich der liegende Patient langsam um seine Körperachse. Er »rollt« von der Seitenlage in die Bauchlage, in die andere Seitenlage und dann auf den Rücken. Dadurch soll die adstringierende Flüssigkeit die Magenschleimhaut von allen Seiten erreichen.

»Targesin« (Argentum albuminoacetylotannatu) ist ein 6%iges Silberpräparat, das in Form von Lactosegranulat, einer Silber-Eiweißverbindung, produziert wird. Sie wird in Wasser verdünnt und wirkt auf Wunden und Schleimhäute entzündungshemmend und austrocknend. Die »Rollkur« wird heute kaum mehr angewandt.

1925

Der Zürcher Radiologe Hans Schinz verneint in einem Artikel den Zusammenhang zwischen »sexuell abnormer« Triebhaftigkeit und einer übermäßigen Aktivität der Keimdrüsen. → S. 412

Der deutsche Dermatologe Karl Linser führt die Verödung von Krampfadern mit Kochsalzinjektionen in die Praxis ein. → S. 413

Politische Verbände fordern die Abschaffung des § 218. Mehrere tausend Frauen werden in Deutschland pro Jahr wegen Abtreibungen verurteilt. Tausende sterben an den Eingriffen von Kurpfuschern. Dennoch lehnen die ärztlichen Standesorganisationen die soziale Indikation des Schwangerschaftsabbruchs ab.

Der Berliner Arzt Paul Plaut stellt fest, daß 80 bis 90% der Unfälle auf der Straße oder in der Arbeitswelt psychologische Ursachen haben. Persönliche Faktoren würden meist zur entscheidenden Unfallursache.

Der deutsche Gynäkologe Hans Hinselmann führt die Kolposkopie, die Untersuchung der Scheidenschleimhaut und des Gebärmuttermundes mit einem vergrößernden optischen Gerät, ein und fördert damit die Früherkennung bösartiger Veränderungen des Gebärmuttermundes (Portio uteri).

Die Psychoanalytikerin Helene Deutsch publiziert in Wien die »Psychoanalyse der weiblichen Sexualfunktionen«, die sich eng an die psychoanalytische Triebiehre anlehnt.

Frederic Parker und Robert Nason Nye züchten Herpes simplex- und Pockenviren in Gewebekulturen, die aus Kaninchenhoden hergestellt werden. Dies ist eine wichtige Voraussetzung, um die Eigenschaften der Viren, insbesondere im Hinblick auf die serologische Diagnostik und Impftherapie zu erforschen.

Der Tübinger Ordinarius für Gynäkologie August Mayer schreibt umfassend über die »psychogenen Störungen der weiblichen Sexualfunktionen«. Auf dem Gynäkologen-Kongreß in Wien spricht er – gegen die »Uterusingenieure« polemisierend – über den Fluor als psychosomatisches Symptom (Scheidenausfluß aus psychischer Ursache) und löst eine heftige Diskussion bei Tagungsteilnehmern aus.

12. 5. Erstmals wird in Deutschland der Strahlenschutz staatlich geregelt. In einer Verordnung (RGBl. I, S. 69) werden die durch Röntgenstrahlen und radioaktive Stoffe verursachten Krankheiten als Berufskrankheiten anerkannt. → S. 412

Erste Regelungen zum Strahlenschutz

12. Mai 1925. Im Deutschen Reich kommt es erstmals zu einer Regelung der durch ionisierende Strahlen verursachten Schäden. In einer staatlichen Verordnung (RGBl. I, S. 69) werden die durch Röntgenstrahlen und radioaktive Stoffe (insbesondere durch Radium) hervorgerufenen Leiden – Verbrennungen und Krebs – als Berufskrankheiten anerkannt. Freilich bleibt die medizinische Anwendung von Röntgenstrahlen ungeregelt. Die ärztlichen Berufs- und Standesorganisationen sowie die Deutsche Röntgengesellschaft stellen daraufhin ihrerseits Sicherheitsvorschriften auf, die allerdings nicht verbindlich sind. Auch die erste Röntgenschutzverordnung vom 7. Februar 1941 betrifft nur die Schädigungen durch Röntgenstrahlen und radioaktive Stoffe in nicht-medizinischen Betrieben. Der Rostocker Chirurg Johann Lehmann empfiehlt in einer Anleitung zur Röntgentechnik von 1925 ein »Schutzhaus«: »Wenn auch die neueren Untersuchungsgeräte in ihren mit dickem Bleigummi armierten Röhrenhauben einen gewissen Strahlenschutz bieten, sollte doch der Bedienungsraum . . . mit . . . Blei ringsum . . . geschützt sein.«

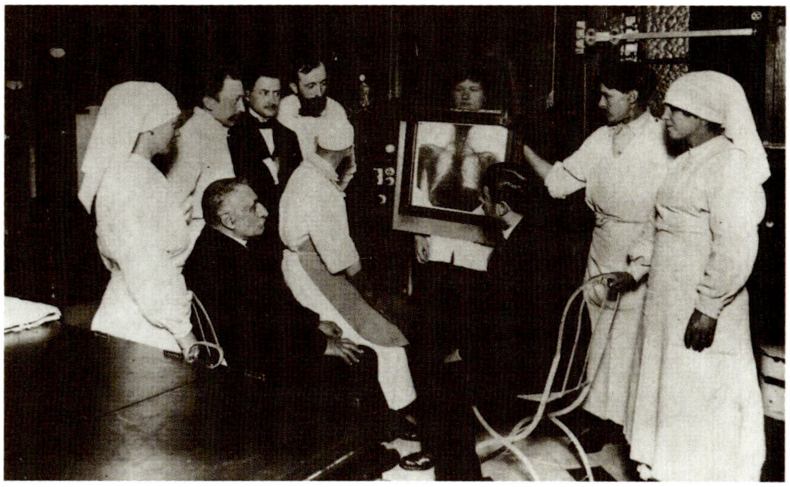

△ Röntgendurchleuchtung am stehenden Patienten (um 1920)

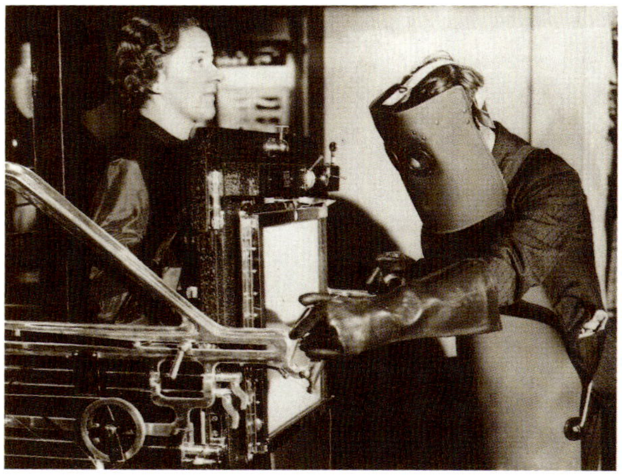

◁ Eines der ältesten Röntgengeräte wird bei einer Ausstellung in London 1934 vorgeführt. Der Radiologe trägt die Schutzkleidung, wie sie zu Beginn des 20. Jahrhunderts üblich war.

Kastration gegen »Hypersexualismus«

1925. Der Zürcher Radiologe Hans Schinz veröffentlicht zusammen mit B. Slotopolsky in »Virchows Archiv« den Artikel »Histologische Hodenbefunde bei Sexualverbrechern«. Darin setzen sich die beiden Autoren mit der Frage auseinander, inwiefern bei Sexualverbrechern und »sexuell Abnormen« die Triebhaftigkeit durch eine übermäßige Aktivität der Keimdrüsen verursacht werde und somit durch Kastration beseitigt werden könne. Die Autoren kommen zu dem Schluß, daß in der Struktur der Keimdrüsen von Sexualverbrechern keinerlei Anomalien auffindbar seien. Der Fehler sitze nicht in den Hoden, sondern im »Gehirn«. Die »Psyche« sei der entscheidende »Determinationsfaktor« der »Libido sexualis«: »Bei Sexualverbrechern ist es . . . das ›schwache Gehirn‹ dieser Leute, das einer normalen Keimdrüseninkretion nicht gewachsen ist.«

Die in dieser Zeit übliche »Triebbefreiung« und »Triebentlastung« durch Kastration gilt als Heilmethode der Wahl bei »Hypersexualismus«, »homosexueller schwerer Psychopathie«, »debiler sexueller Perversion« etc. Obwohl die Kastration von Männern überwiegt, werden auch Frauen (z. B. wegen »Hystero-Epilepsie«) kastriert.

Entmannungsrituale in allen Kulturen

Chronik Stichwort

Die **Kastration** (von lat. castrare = verschneiden, entmannen) ist ein Sammelbegriff für verschiedenartige Eingriffe am Geschlechtsapparat des Menschen. Im engeren Sinne versteht man darunter die Entfernung bzw. Zerstörung (z. B. durch Röntgenkastration) der Hoden beim Mann. Solche Personen werden als »Halbverschnittene« bezeichnet. Bei den vollkommen kastrierten Männern ist auch das männliche Glied entfernt.

Bei der Frau bedeutet die Kastration entweder die Entfernung (bzw. Zerstörung) der Eierstöcke oder der Eierstöcke mitsamt der Gebärmutter. Im weiteren Sinne wird auch der operative Eingriff zur Ausschaltung der Fortpflanzungsfähigkeit (Unterbrechung der Samen- bzw. der Eileiter) als »Kastration« bezeichnet. Der medizinisch korrekte Terminus hierfür wäre jedoch »Sterilisierung«. Die Kastration spielte in der Religions- und Kulturgeschichte (z. B. Eunuchen, Kastratensänger etc.) eine bedeutende Rolle.

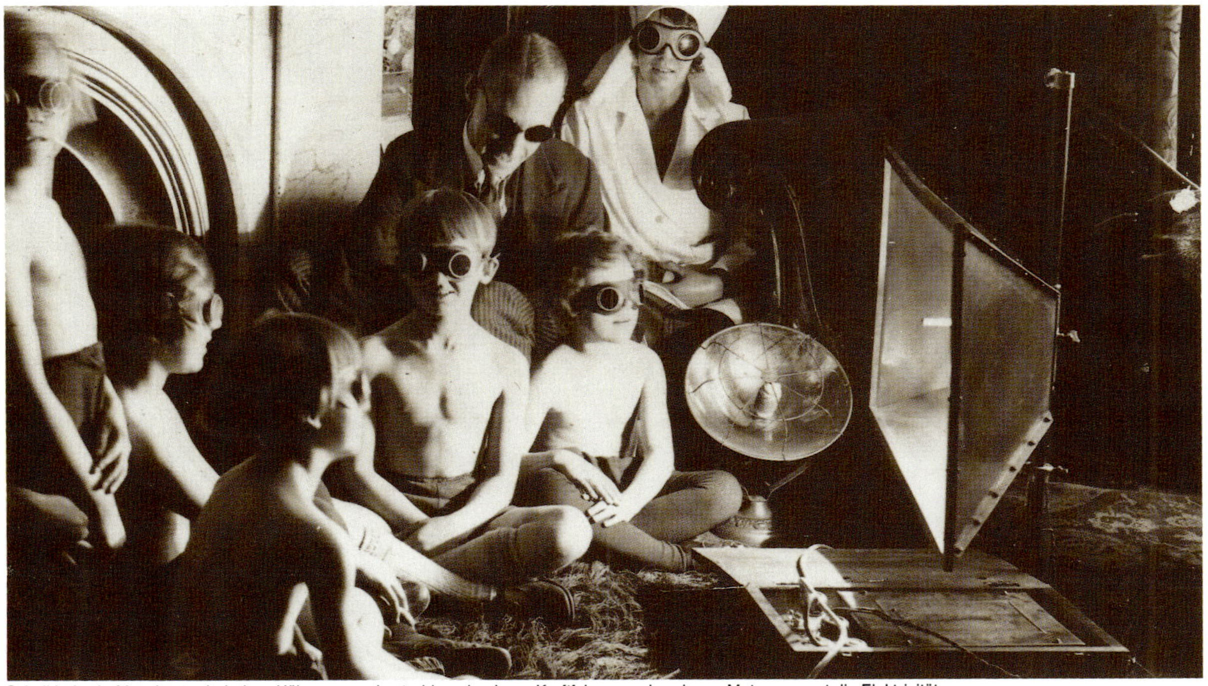

Schulkinder in Manchester bei einer Höhensonnenbestrahlung in einem Kraftfahrzeug; der eigene Motor erzeugt die Elektrizität.

Bestrahlung mit der »Höhensonne« soll tuberkulösen Kindern helfen

1925. *Nach Einführung der UV-Bestrahlung durch den dänischen Mediziner Niels Ryberg Finsen (→ 1896/S. 336) werden besondere Lampen (z. B. Quarzlampe, »Uviollampe« der Firma Schott, Jena) zur therapeutischen Ganzkörperbestrahlung entwickelt.*

Die Lichtquelle hat etwa 0,5 bis 1 m vom Patienten entfernt zu sein. Die Augen müssen durch Brillen mit dunklen Gläsern, die auch seitlich schützen, abgeschirmt oder mit einem Tuch sorgfältig abgedeckt werden. Diese sog. künstliche Höhensonne soll in einem gut belüfteten Zimmer untergebracht sein, damit die sich bildende Ozonluft möglichst wenig eingeatmet werden muß.

Vor allem rachitische und tuberkulöse Kinder bzw. solche, die vor diesen Erkrankungen geschützt werden sollen, werden der »Höhensonne« ausgesetzt. Insbesondere bei Hauterkrankungen wie Ekzemen oder Naevus pigmentosus ist sie indiziert. Die erste Bestrahlung soll fünf bis zehn Minuten dauern, jede weitere zehn bis 25 Minuten. Die Anwendungen sind jeden dritten bis fünften Tag zu wiederholen, bis zu insgesamt zehn bis 20 Sitzungen.

Krampfadern durch Injektionen verödet

1925. Der deutsche Dermatologe Karl Linser (1896–1976) führt die Behandlung der Krampfadern (Varizen) mit »intravarikösen Kochsalzinjektionen« in die Praxis ein. Die Verödung soll möglichst in einer Klinik durchgeführt werden, um stärkere Venenentzündungen (Phlebitiden) mit der Gefahr von Embolien zu vermeiden. Daneben gibt es auch Verfechter der ambulanten Behandlung, wie z. B. der ungarische Hautarzt Gabor Nobl (1864–1938), der die Dermatologische Abteilung der Wiener Allgemeinen Poliklinik leitet.

Bereits im Jahr 1904 begann der Stettiner Hautarzt P. Scharff mit der ambulanten Verödung von Krampfadern mit Sublimat. Der entscheidende Wegbereiter der Sklerosierung (Verödung) der Krampfadern durch Injektionen war jedoch der Tübinger Dermatologe Paul Linser (1871 bis 1963), der Lehrer von Karl Linser, dessen grundlegender Artikel »Ueber die konservative Behandlung der Varicen« im Jahr 1916 erschien. Er behandelt seine Patienten zum großen Teil ambulant, zieht jedoch dann die stationäre Aufnahme vor, »wenn wegen sehr zahlreicher grosser Varicen und Reiseschwierigkeit die rein ambulante Behandlung weniger zweckmäßig ist«.

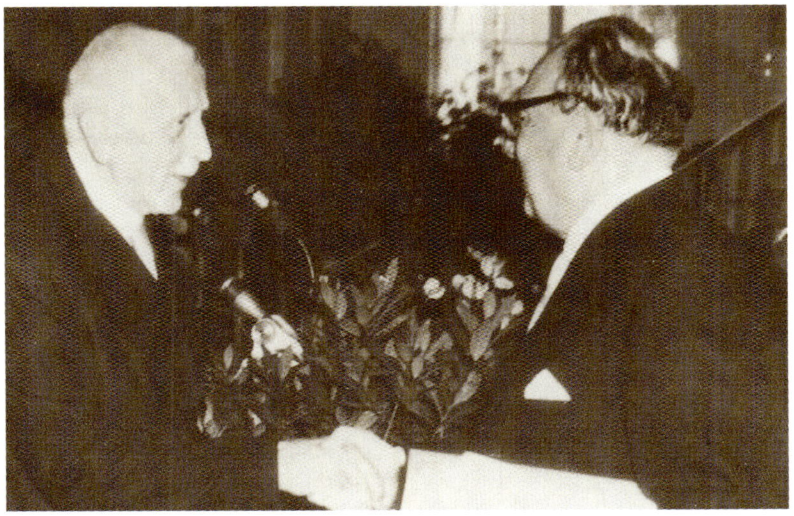

Der Dermatologe Paul Linser (l.) gratuliert seinem Schüler und Namensvetter Karl Linser zur neuen Universitätshautklinik an der Berliner Charité.

»Das Examen macht nicht den Arzt«

Chronik Zitat

1925. Der Danziger Chirurg und Gynäkologe Erwin Liek (1878–1935), ein Verteidiger der Naturheilkunde, der für eine Zusammenarbeit mit der Schulmedizin eintritt, er verfaßt sein Buch »Der Arzt und seine Sendung«, das 1926 erscheint und große Popularität erreicht. Liek gehört neben anderen bekannten Ärzten seiner Zeit, wie Bernhard Aschner, Eugen Bircher und der Medizinhistoriker Henry E. Sigerist zu dem Kreis um die 1928 gegründete Zeitschrift »Hippokrates«. Erwin Liek setzt sich in seinem Buch mit der Überschätzung reinen Fachwissens auseinander:

»Das Staatsexamen, darüber müssen wir uns einmal klar sein, macht wohl den Mediziner, niemals aber den Arzt. Zum Arzt wird man geboren oder man ist es nie. Gütige Götter legen ihm Gaben in die Wiege, die nur geschenkt, niemals aber erworben werden können. Was unsern Blick trübt, nicht nur auf dem Gebiet der Heilkunde, ist die maßlose Überschätzung des formalen Wissens, die Nichtachtung oder gar Verachtung geistiger und seelischer Einflüsse seitens der exakten Forscher. Sehen wir uns doch einmal um in der Geschichte. Wir werden viele große Ärzte finden, die nicht ein Semester Medizin studiert haben. Man lese einmal, gerade als gereifter Mann, die Evangelien. War nicht Christus ein Arzt ganz hohen Grades, ein Psychotherapeut, neben dem unsere aufgeblähten Analytiker ganz, ganz winzig erscheinen. Und wodurch wirkte Christus? Genau noch wie heute jeder wahre Arzt, durch die bezwingende Menschlichkeit. ›Stehe auf und wandle!‹ ... Glaubt man im Ernst, daß [Émile] Coué [1857–1926, beschäftigte sich mit Autosuggestion] ein Schwindler war, daß er nicht unzähligen Kranken, bei denen die Schulmedizin versagte, Hilfe gebracht hat? Hatten nicht Laien wie Prießnitz [→ 1886/S. 268] und Hessing eine ganz vortreffliche ärztliche Beobachtungsgabe, wußten sie nicht ihre Gedanken in helfende Tat umzusetzen? Und Hand aufs Herz – wir sind ja unter uns –, steckt nicht in jedem von uns staatlich approbiertem Arzte ein gut Teil Kurpfuscher?«

1926

An der Tierärztlichen Hochschule in Berlin wird der erste Lehrstuhl für Parasitologie im Deutschen Reich eingerichtet. → S. 414

Die Morphinsucht erreicht ihren Höhepunkt nach dem Ersten Weltkrieg. Sie ist – im Gegensatz zur Opiumsucht – seit der Jahrhundertwende ständig angestiegen.

Der kalifornische Wissenschaftler Philip Edward Smith zeigt, daß die operative Entfernung der Hirnanhangdrüse eine Atrophie (Schwund) der Nebennieren erzeugt, was der kalifornische Arzt Herbert Mclean Evans durch Gabe von Hypophysenextrakt verhindern kann (→1930/S. 429).

Der Schweizer Chemiker Theodor von Fellenberg kann den Kreislauf des Jods in der Natur aufklären, den Jodgehalt vieler Nahrungsmittel bestimmen, die Beziehungen zwischen dem Auftreten des endemischen Kropfes und dem Jodgehalt der Umwelt sowie die Frage der Kochsalzjodierung abklären. Er schafft die Grundlage für die Kropfprophylaxe, zunächst in der Schweiz, dann in der ganzen Welt (→ um 1920/S. 402).

Die erste rheumatologische Abteilung wird unter der Leitung des US-amerikanischen Klinikers und späteren Nobelpreisträgers Philip Shoewalter Hench in der Mayo-Klinik in Rochester (US-Bundesstaat Minnesota) eingerichtet.

Die beiden an der Harvard Medical School (Boston/US-Bundesstaat Massachusetts) tätigen Internisten George Richards Minot und William Parry Murphy führen die diätetische Behandlung der perniziösen Anämie mit roher Leber in die klinische Praxis ein. Diese Form der Blutarmut beruht zumeist auf einem Vitamin-B-12- bzw. Folsäuremangel, der durch entsprechende Nahrungszufuhr ausgeglichen werden kann.

18. – 24. 4. In Berlin und mehr als 1000 anderen Orten im Deutschen Reich findet eine Reichsgesundheitswoche statt. Diskussionsschwerpunkte sind Tuberkulose und Geschlechtskrankheiten. → S. 414

23. 4. Der Wiener Oberste Gerichtshof entscheidet, daß das Fehlen einer erbbiologischen Untersuchung in einem Vaterschaftsprozeß ein Verfahrensmangel sei. → S. 414

1. 12. An der Northwestern University Medical School in Chicago (US-Bundesstaat Illinois) wird die erste Venenklinik gegründet. Zwei Jahre später eröffnet das Massachusetts General Hospital (Boston) eine weitere Spezialklinik für Beinleiden.

Blutprobe als Beweismittel

23. April 1926. Der Wiener Oberste Gerichtshof entscheidet, daß in einem Vaterschaftsprozeß das Fehlen einer erbbiologischen Untersuchung ein Verfahrensmangel sei. Anthropologische Gutachten spielen in Vaterschaftsprozessen eine immer größere Rolle. Noch bis in jüngste Zeit war das einzige Kriterium die Schwangerschaftsdauer: Wenn der angegebene Erzeuger zur Zeit der errechneten Empfängnis mit der Mutter Geschlechtsverkehr hatte, wurde er als »Zahlvater« für den Unterhalt des Kindes verpflichtet, auch wenn keine Ähnlichkeit mit dem Kind bestand.

Das erste anthropologisch-erbbiologische Ähnlichkeitsgutachten, das sich der heutigen Methode des Vergleichs normaler Merkmale bedient, wurde 1924 in München von dem Anthropologen Walter Scheidt durchgeführt. Als besonders wertvolles Beweismittel in Unterhaltsprozessen erkennen die Gerichte die Blutprobe an. Am 13. April 1927 fällt das Landgericht Berlin ein vielbeachtetes Urteil: »Die Vaterschaft aus der im Oktober 1924 erfolgten Beiwohnung kann aber auf Grund des Ergänzungsgutachtens . . . nicht angenommen werden, weil es den Umständen nach offenbar unmöglich ist, daß die Klägerin [das betreffende Kind] aus dieser

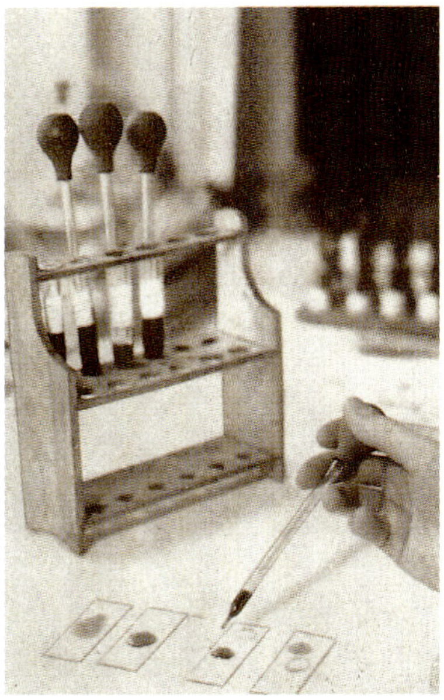

Blutuntersuchung zur Bestimmung der Vaterschaft

Beiwohnung empfangen ist. Die Klägerin besitzt die vererbbare Blutgruppe B, die sich nach der Blutuntersuchung weder bei der Mutter noch bei dem Beklagten vorfindet. Der Vater der Klägerin muß nach dem Gutachten, dessen Ergebnis sich auf zahlreiche in allen Kulturnationen vorgenommene Untersuchungen stützt . . ., zur Blutgruppe B gehören und diese auf die Klägerin vererbt haben.«

Gesundheitswoche im Deutschen Reich

18.–24. April 1926. In ganz Deutschland wird eine Reichsgesundheitswoche durchgeführt.

Ein Berichterstatter schreibt: »Gesundheit ist Lebensfreude, Gesundheit ist Kraft – das ist das Leitmotiv, das jetzt aus allen Lautsprechern und Kopfhörern schallt, von allen Anschlagsäulen spricht, von den Theaterbühnen tönt, in unzähligen Vortragssälen verkündet, in allen Schulstuben gelehrt wird. Die Erkenntnis dieser Wahrheit und ihr Verständnis soll auf das eindringlichste allen Volkskreisen eingehämmert werden«.

Die Großveranstaltung, die von ihren Kritikern als »sinnlose Betriebsamkeit« charakterisiert wird, findet auf Anregung der Krankenkassenverbände statt. Unterstützt wird sie vom Reichsminister des Inneren, der einen Kampf gegen die »gesundheitliche Inflation« anstrebt. Die Organisation leitet der Reichsausschuß für hygienische Volksbelehrung. Die Befürworter sehen das Ziel weniger in einer Wissensvermittlung als in einer Wandlung der im Volk herrschenden Auffassung vom Recht auf Gesundheit hin zur »Vorstellung von der Pflicht jedes Einzelnen zur Erhaltung der Gesundheit für sich und die Nachkommen«.

Erster Lehrstuhl für Parasitologie

1926. An der Tierärztlichen Hochschule Berlin wird als erste Einrichtung dieser Art im Deutschen Reich ein Lehrstuhl für Parasitologie eingerichtet.

Nach dem Ersten Weltkrieg wird die Haustierhaltung in Deutschland intensiviert. Damit einhergehend nimmt der Parasitenbefall zu und führt zu beträchtlichen wirtschaftlichen Verlusten in der Landwirtschaft. Vor allem Hühner und Rinder sterben in großer Zahl. Angesichts dieser Situation setzt sich bei der preußischen Regierung die Einsicht durch, daß für die Erarbeitung von Bekämpfungsmaßnahmen ein Fachinstitut erforderlich sei.

Als an der Tierärztlichen Hochschule Berlin durch Emeritierung Stellen frei werden, wird das poliklinische Ordinariat der medizinischen Klinik in ein Ordinariat für Parasitenkunde und veterinärmedizinische Zoologie umgewandelt und mit dem Anatomen Wilhelm Nöller (1890–1964) besetzt. Am 1. November 1926 nimmt das neue Institut seine Arbeit auf.

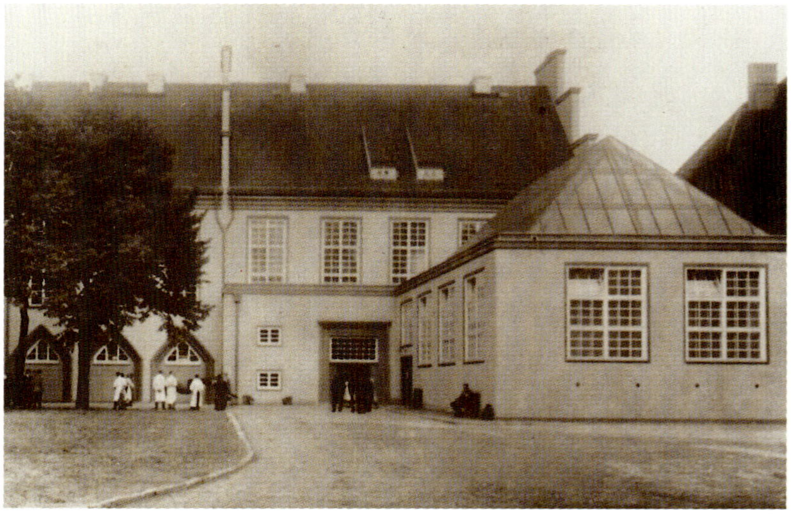

Gebäude der Tierärztlichen Hochschule in der Berliner Philippstraße; hier wird der erste Lehrstuhl für Parasitologie im Deutschen Reich eingerichtet.

1927

Die »Deutsche Gesellschaft für Rheumabekämpfung« wird in Berlin gegründet, im selben Jahr konstituiert sich auch in Antwerpen (Belgien) eine Rheuma-Liga. → S. 415

Der preußische Minister für Volkswohlfahrt erläßt Richtlinien, die den Tätigkeitsbereich der Schulärzte regeln. → S. 418

Der US-amerikanische Biologe Hermann Joseph Muller kann (mit Hilfe der CIB-Methode) nachweisen, daß Röntgenstrahlen bei der Drosophila-Fliege, dem klassischen Versuchstier in der Vererbungsforschung, Veränderungen im genetischen Code (Mutationen) erzeugen. Er erhält für seine Forschungen 1946 den Nobelpreis.

Der Göttinger Biochemiker Adolf Windaus und der US-amerikanische Arzt Alfred Fabian Hess finden durch UV-Bestrahlung von Ergosterin das Vitamin D.

Der britische Chemiker Charles Robert Harington synthetisiert das Schilddrüsenhormon Thyroxin.

Der deutsche Erbbiologe Otmar Freiherr von Verschuer beginnt mit seinen Schülern den systematischen Ausbau der Zwillingsforschung als Methode der Humangenetik. Er hat dabei die praktische Anwendung auf akute Probleme der (erb-)biologischen Medizin im Auge.

Die auf Hormonnachweis beruhende Schwangerschaftsreaktion von Selmar Aschheim und Bernhard Zondek wird eingeführt.

In den USA wird ein Komitee zur Begutachtung und Einstufung der Krankenpflegeschulen eingesetzt. Ziel ist die Anhebung des Ausbildungsniveaus. In den darauffolgenden Jahren sind alle Krankenpflegeschulen bestrebt, eigene Lehrbuchsammlungen bzw. Fachbibliotheken anzulegen.

Die beiden US-amerikanischen Hämatologen Karl Landsteiner und Philip Levine entdecken neue Blutgruppensysteme, die Agglutinogene M und N (→ 14. 11. 1901/S. 346).

24.–30. 4. Auf dem 2. Allgemeinen Ärztlichen Kongreß für Psychotherapie in Bad Nauheim stellt der deutsche Nervenarzt Johannes Heinrich Schultz das »autogene Training« vor. → S. 415

September. Die Kaiser-Wilhelm-Gesellschaft gründet ein Institut für Anthropologie, menschliche Erblehre und Eugenik in Berlin und ernennt Eugen Fischer zum Direktor. → S. 416

1. 10. In Deutschland tritt das Reichsgesetz zur Bekämpfung der Geschlechtskrankheiten in Kraft. → S. 417

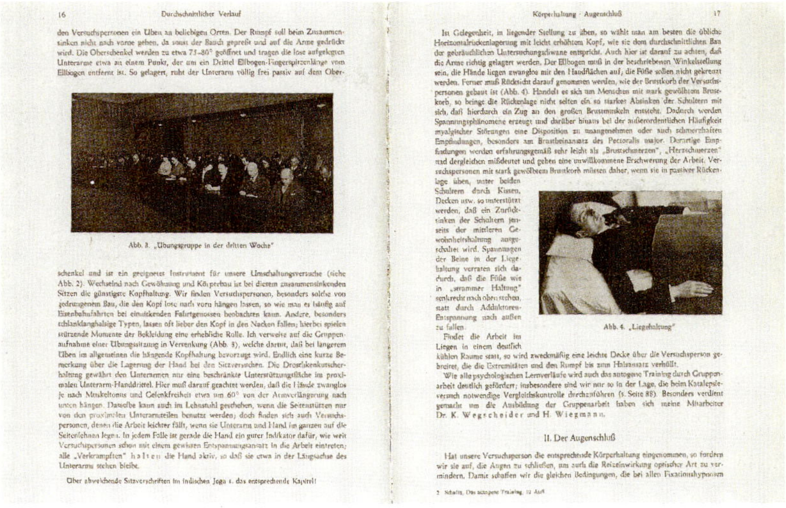

Doppelseite aus dem Grundlagenwerk von Johannes Heinrich Schultz über »Das Autogene Training«, das zumeist in Gruppen gelehrt wird

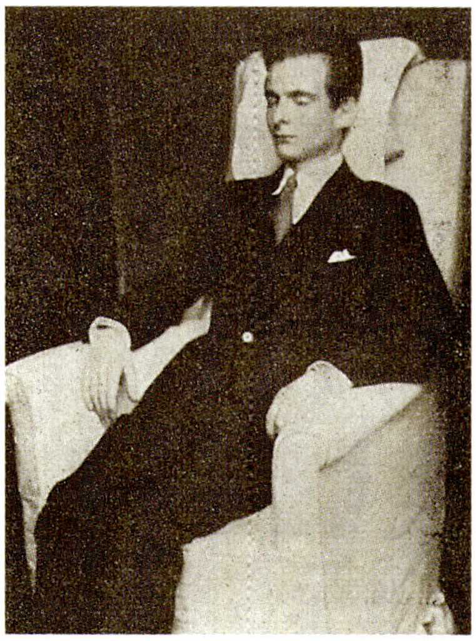

»Passive Sitzhaltung« zur Konzentration auf den eigenen Körper

Entspannung durch »autogenes Training«

24.–30. April 1927. Auf dem 2. Allgemeinen Ärztlichen Kongreß für Psychotherapie in Bad Nauheim stellt der Berliner Nervenarzt und Psychotherapeut Johannes Heinrich Schultz (1884–1970) sein neues Verfahren des »rationalisierten autosuggestiven Trainings (autogene Organübungen)« vor. Ab 1928 bezeichnet er diese Methode als »autogenes Training« (AT).

Die »konzentrative Selbstentspannung« nach Schultz wird in spezieller Körperhaltung (»Droschkenkutscherhaltung«) durchgeführt. Sie läuft stufenweise nach standardisierten »Vorsatzformeln« ab, die spezifische »Umschaltungsgefühle« (Schwere, Wärme, Herzruhigstellung, Atemrhythmus, Stirnkühle) provozieren sollen.

Die Übungen werden zumeist unter Anleitung eines Psychotherapeuten in der Gruppe vermittelt, mit dem Ziel, die einzelnen Teilnehmer zur Selbstanwendung des Verfahrens hinzuführen. Die relativ einfach zu erlernende Methode eignet sich u. a. zur Entspannung, zur Linderung nervöser Störungen, zur Schmerzbekämpfung sowie zur psychischen Unterstützung von Heilungsprozessen.

Das autogene Training steht in der Tradition des Hypnotismus und der suggestiven Psychotherapie des 19. Jahrhunderts. So erkannte der britische Arzt James Braid bereits 1843, daß die Konzentration auf eine Vorstellung automatisch die Körperfunktionen beeinflußt (→ S. 326). Heute ist das AT im westlichen Kulturkreis die am häufigsten praktizierte Methode der Psychotherapie.

Bekämpfung der Volkskrankheit Rheuma

1927. In Berlin wird die »Deutsche Gesellschaft für Rheumabekämpfung« gegründet. Rheumatische Beschwerden gelten als Volkskrankheit, die aufgrund ihres chronischen Verlaufs und ihrer weiten Verbreitung eine große medizinische, sozialpolitische und ökonomische Herausforderung darstellt.

In den 1920er Jahren kommt es auch in anderen Ländern zur Gründung nationaler Vereinigungen zur Bekämpfung rheumatischer Erkrankungen. So wurde in den Niederlanden bereits 1926 ein Verein zur Rheumabekämpfung gegründet. 1928 schließen sich die nationalen Gesellschaften zu einer Internationalen Rheumaliga (Ligue internationale contre le rhumatisme) mit Sitz in Paris zusammen. In der Folgezeit werden wissenschaftliche Kongresse abgehalten und Fortbildungskurse in besonderen Rheumaforschungsinstituten durchgeführt, so z. B. der erste Ärztekurs des Rheuma-Forschungsinstitutes am Landesbad der Rheinprovinz in Aachen vom 18. bis 20. Oktober 1928.

Die Gefährlichkeit des rheumatischen Fiebers wird durch statistische Untersuchungen in dieser Zeit belegt. So zeigt sich z. B., daß ein Viertel aller Krankenhausbetten in New York in jedem Frühjahr mit Kranken belegt ist, die an rheumatischem Fieber leiden. Im Vordergrund steht allerdings weniger die akute Lebensgefahr als vielmehr die schwerwiegenden Folgeschäden. Der britische Pädiater Bernhard Schlesinger (1896–1984) kann 1930 erstmals den Zusammenhang zwischen einer Halsentzündung durch eine Infektion mit hämolytischen Streptokokken und dem akuten Rheumatismus beim Kinde aufzeigen. Gefürchtet werden vor allem die Herzkomplikationen (insbesondere Herzklappenfehler) und die Chorea minor (»Veitstanz«), ein Krampfleiden, das durch rheumatische Veränderungen im Gehirn verursacht wird.

Die nicht akut entzündlichen rheumatischen Gelenkleiden (primärchronische Polyarthritis = pcP; rheumatoide Arthritis) führen zu schwerwiegenden Behinderungen im Bewegungsapparat. Diese systemische Erkrankung des Bindegewebes (vor allem im Gelenkbereich) wird nach heutiger Erkenntnis wahrscheinlich durch (Auto-)Immunvorgänge hervorgerufen. Erst ab 1949 wird mit Einführung der Hormonpräparate Cortison und ACTH durch den US-amerikanischen Internisten Philip Showalter Hench eine wirkungsvolle Therapie der pcP möglich.

Rassenhygiene gibt sich wissenschaftlich

September 1927. Anläßlich des V. Internationalen Kongresses für Vererbungsforschung (Eugenik), der ersten internationalen wissenschaftlichen Tagung nach dem Weltkrieg in Deutschland, wird das Kaiser-Wilhelm-Institut für Anthropologie, menschliche Erblehre und Eugenik in Berlin eröffnet.

Es handelt sich um eine Einrichtung für theoretische eugenische Forschung unter dem Dach der im Jahr 1911 gegründeten Kaiser-Wilhelm-Gesellschaft (ab 1948: Max-Planck-Gesellschaft), die außeruniversitäre Forschungseinrichtungen mit Hilfe des Staates und der Wirtschaft aufbaut.

Zum Direktor wird der Freiburger Anatom und Anthropologe Eugen Fischer (1874–1967) ernannt. Für diesen bedeutet das Fach Anthropologie die Wissenschaft vom Zusammenhang zwischen Vererbung und Umwelt. Die Rassenbiologie ist Teil der allgemeinen Biologie. Die Vererbungslehre soll die normalen und pathologischen Erbgänge in der Bevölkerung erforschen. Fischer betont die Wissenschaftlichkeit seines Faches: »Die reine Anthropologie trifft keine Werturteile.« Die Institutionalisierung der Rassenhygiene unter der Schirmherrschaft der wissenschaftlich angesehenen Kaiser-Wilhelm-Gesellschaft läßt die Erb- und Rassenbiologie über politische Zweifel erhaben erscheinen. Sie findet auch Unterstützung bei sozialdemokratisch orientierten »Sozialhygienikern«, so etwa bei ihrem Wegbereiter Alfred Grotjahn (1869–1931).

Das Kaiser-Wilhelm-Institut in Berlin umfaßt drei Abteilungen: Die »Anthropologie« unter Leitung von Eugen Fischer, die »menschliche Erblehre« (Otmar von Verschuer) und die »Eugenik« (Hermann Mukkermann).

Eine weitere Einrichtung der Kaiser-Wilhelm-Gesellschaft betrifft die genetisch-psychiatrische Forschung. Die »Abteilung für psychiatrische Erblichkeitsforschung« im Rahmen der »Deutschen Forschungsanstalt für Psychiatrie« in München (ab 1928) unter der Leitung des aus der Schweiz stammenden Psychiaters Ernst Rüdin ist ebenfalls eugenisch ausgerichtet, wobei die Zwillingsforschung und später die Kriminalbiologie eine wichtige Rolle spielen.

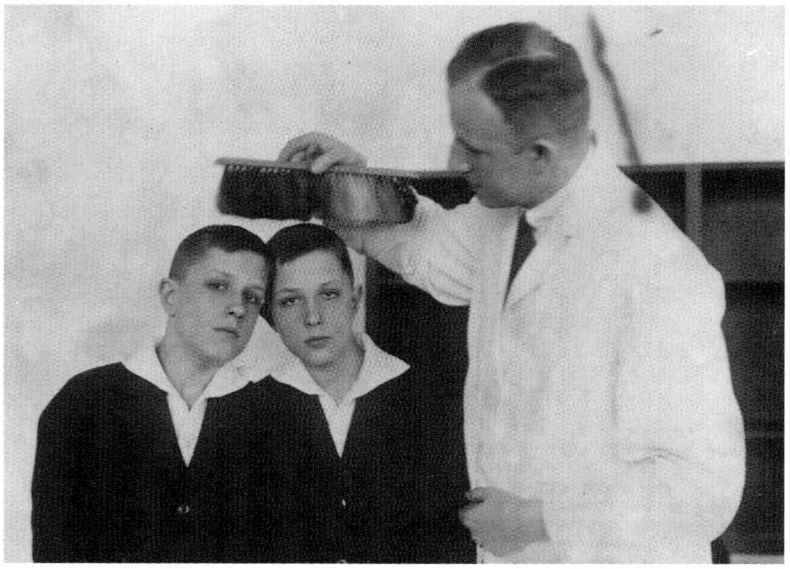

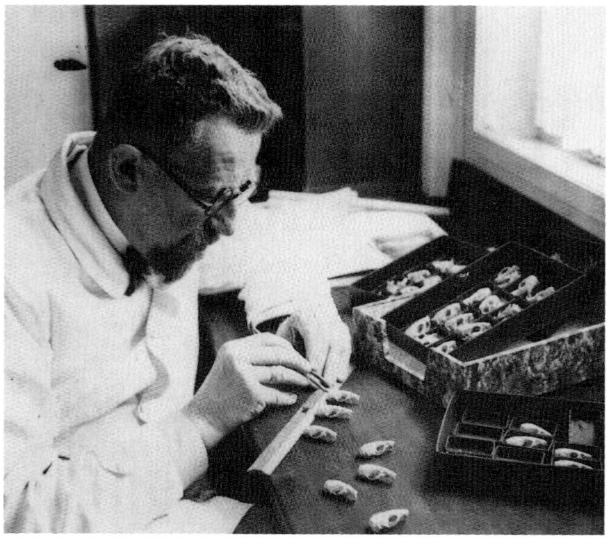

△ Otmar von Verschuer vergleicht die Haarfarbe von Zwillingen.

◁ Der Anthropologe (Rassenbiologe) Eugen Fischer (1874 bis 1967) bei Untersuchungen von Rattenschädeln im Dahlemer Anthropologischen Institut der Kaiser-Wilhelm-Gesellschaft.

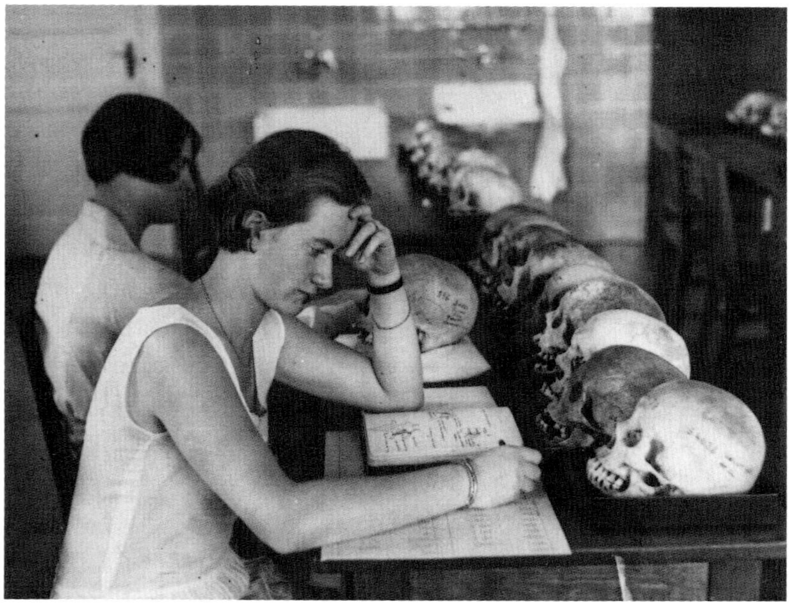

Im Institut für Anthropologie am Berliner Kaiser-Wilhelm-Institut werden für die rassenbiologische Forschung Schädel aus aller Welt gesammelt.

Konzepte der Medizin:

»Ungleichheit der Menschenrassen«

Der Begriff »Eugenik« wurde → 1883 (S. 327) von dem Briten Francis Galton, einem Vetter von Charles Darwin, geprägt. Auf der Grundlage der biologischen Gesetzmäßigkeiten des Darwinismus (»Struggle for life«, »Survival of the fittest«) propagierte er zwei Zielsetzungen: Die »Geburtenrate der Ungeeigneten« sei möglichst zu senken und die »Verbesserung der Rasse durch Förderung der Produktivität der Geeigneten« sei voranzutreiben. Damit ist die Doppelstrategie der Eugenik bzw. Rassenhygiene vorgegeben: Ausschaltung der unerwünschten Erbanlagen durch Geburtenkontrolle, Sterilisation etc. einerseits, Förderung der biologisch (rassisch) als wertvoll erachteten Erbanlagen durch familien- und sozialpolitische Maßnahmen wie frühe Heirat, gesunde Aufzucht der Kinder etc. andererseits.

Im deutschen Sprachraum setzt sich der Begriff »Rassenhygiene« durch, der von Alfred Ploetz (1860–1940) 1895 geprägt wurde (→ 22. 6. 1905/S. 359). Der Sozialdarwinismus, eine wichtige Wurzel der Rassenhygiene, erhielt insbesondere durch den Franzosen Joseph Arthur Comte de Gobineau Auftrieb, dessen »Essai sur l'inégalité des races humaines« (Versuch über die Ungleichheit der menschlichen Rassen; 1853 bis 1855) auch in Deutschland um die Jahrhundertwende rezipiert wurde, vorwiegend von dem Münchner Rassenhygieniker Wilhelm Schallmeyer (1857–1919), dessen berühmte Schrift »Vererbung und Auslese im Lebenslauf der Völker« 1903 erschienen ist.

Die Rassenhygiene in der Weimarer Zeit etabliert sich einerseits als wissenschaftliche Fachdisziplin, zugleich wird sie zunehmend im Sinne einer sozialreformerischen Bewegung popularisiert bzw. politisiert, wie etwa im 1925 gegründeten »Deutschen Bund für Volksaufartung und Erbkunde« (→ 1. 1. 1934/S. 439).

Goldene Zwanziger: Syphilis, Tuberkulose, Drogensucht

1. Oktober 1927. Das Reichsgesetz zur Bekämpfung der Geschlechtskrankheiten tritt in Kraft.

Dabei geht es insbesondere um gesundheitliche und sozialfürsorgerische Maßnahmen bezüglich der von der Sittenpolizei erfaßten Personen. Die Prostituierten sollen in »Sonder-Untersuchungsstellen« gesundheitlich betreut werden. Hauptanliegen ist die Zurückdrängung der Geschlechtskrankheiten, vor allem der Syphilis, die als Volkskrankheit grassiert. Die Verhütung neuer Ansteckungen, die ärztlich durchgeführte Behandlung der Erkrankung, Aufhebung der Kasernierung und der Schutz der Jugendlichen werden neu geregelt. Aufgrund dieser Verbesserung der »Geschlechtskrankenfürsorge« suchen viele Prostituierte, die wegen früherer Strafbestimmungen ihrem Gewerbe heimlich nachgingen, die Untersuchungsstellen freiwillig auf.

Die sozialökonomischen und politischen Umwälzungen nach dem Ersten Weltkrieg bringen eine Reihe großer sozialmedizinischer bzw. sozialhygienischer Herausforderungen mit sich. Neben den infektiösen Volkskrankheiten (Tuberkulose, Geschlechtskrankheiten) wird vor allem der Alkoholismus als soziales Problem angesehen, der erbbiologische Schäden verursache und enge Verbindungen zur Psychopathie aufweise. So heißt es in einem Kompendium der Sozialhygiene von 1929, »daß von den Trunksüchtigen etwa ein Drittel nicht mit Trunksucht, sondern mit Geistes- und Nervenkrankheiten in der Aszendenz belastet sind«. Die »Trinkerfürsorge« (z.T. als »Psychopathenfürsorge«) soll den biologischen, moralischen und ökonomischen Schäden des Alkoholismus entgegenwirken (→ 1968/S. 539).

Die großstädtischen bürgerlichen Kreise pflegen den Drogenkonsum. Kokainismus, Heroinismus und Morphinismus greifen in Nordamerika und Europa um sich. Besonders Kokain, dessen Genuß man in heimlichen Zusammenkünften zelebriert, wird zur Modedroge einer avantgardistischen Subkultur in den Metropolen. »Koks« (französ. und italien. »coco«; amerikanisch »snow«) wird übrigens zu jener Zeit bereits zum »Doping« von Rennpferden eingesetzt.

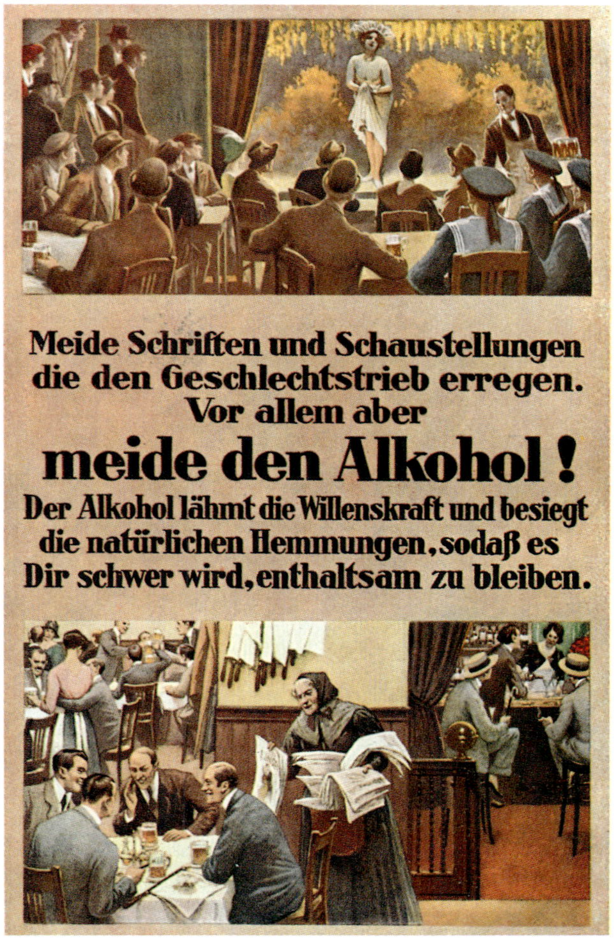

Warnung vor den enthemmenden Wirkungen des Alkohols, insbesondere vor sexuellen Ausschweifungen (Plakat)

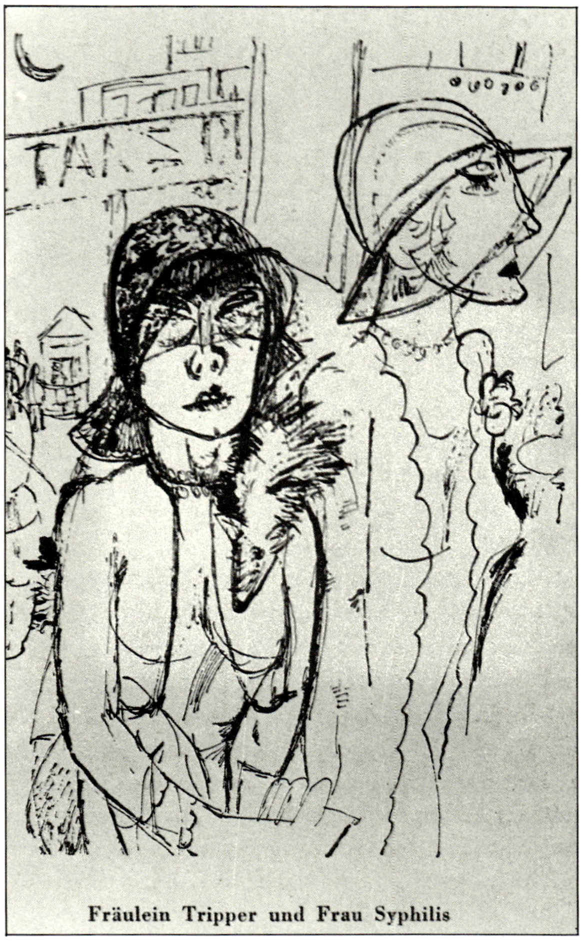

Geschlechtskrankheiten in der Karikatur: »Fräulein Tripper und Frau Syphilis« (von Jeanne Mammen)

»Zahllose bunte Kugeln in allen Farben«

Chronik Zitat

Der Privatdozent Kurt Beringer experimentiert an der Psychiatrischen Universitätsklinik in Heidelberg mit Meskalin. Versuchspersonen sind Ärzte und Medizinstudenten, denen das Rauschgift gespritzt wird und die dann ihr Erleben protokollieren.

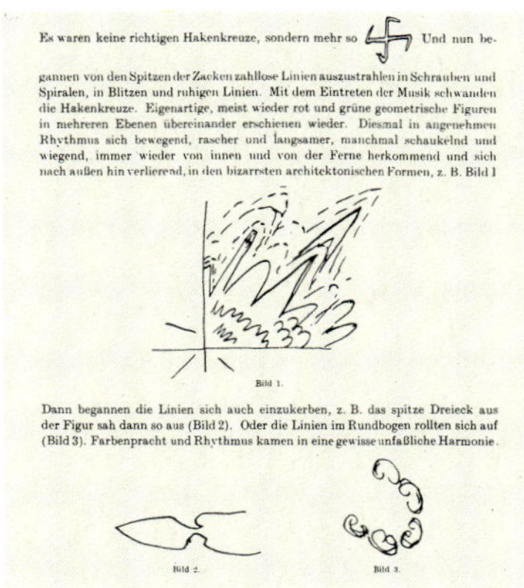

Es waren keine richtigen Hakenkreuze, sondern mehr so [Zeichnung] Und nun begannen von den Spitzen der Zacken zahllose Linien auszustrahlen in Schrauben und Spiralen, in Blitzen und ruhigen Linien. Mit dem Eintreten der Musik schwanden die Hakenkreuze. Eigenartige, meist wieder rot und grüne geometrische Figuren in mehreren Ebenen übereinander erschienen wieder. Diesmal in angenehmen Rhythmus sich bewegend, rascher und langsamer, manchmal schaukelnd und wiegend, immer wieder von innen und von der Ferne herkommend und sich nach außen hin verlierend, in den bizarrsten architektonischen Formen, z. B. Bild 1

Bild 1.

Dann begannen die Linien sich auch einzukerben, z. B. das spitze Dreieck aus der Figur sah dann so aus (Bild 2). Oder die Linien im Rundbogen rollten sich auf (Bild 3). Farbenpracht und Rhythmus kamen in eine gewisse unfaßliche Harmonie.

Bild 2.

Bild 3.

Von einer Testperson nach dem Meskalinrausch skizzierte Gefühle

Die von Beringer 1927 veröffentlichte Monographie »Der Meskalinrausch« enthält u. a. die Schilderung einer Ärztin:

»Nachdem ich gegen 3/4 10 Uhr die erste Spritze Meskalin bekommen hatte, ging ich in die Poliklinik. Hier wurde gerade ein sehr interessanter Fall exploriert: die Schizophrenie eines Studenten der katholischen Theologie. Sehr bald merkte ich, daß ich öfters den Faden bei der Exploration verloren hatte . . . Immer deutlicher nahm ich an der gegenüberliegenden Wand einen hellen Lichtstrahl in bestimmten Umrissen wahr, der wie Rauhreif glitzerte. Was war daran Realität, was Illusion? . . . Gegen 1/2 11 Uhr bekam ich die zweite Spritze Meskalin. Zu dieser Zeit stellte ich schon eine allgemeine Unsicherheit fest. Bei geschlossenen Augen sah ich nichts, bei Druck auf die geschlossenen Augen erblickte ich zuerst einen Gang mit sehr tiefer Perspektive, in dem im nächsten Moment zahllose bunte Kugeln in allen Farben aufleuchteten, der Gang verschwand. Nun sah ich in dem kreisförmig scharf abgegrenzten, stets gleichbleibenden Gesichtsfeld sehr schöne Mosaike und Muster in leuchtenden Farben mit scharfen deutlichen Konturen . . .«

Meskalin, das als traditionelles Rauschmittel aus Peyote, einer mexikanischen Kakteenart gewonnen wird, wurde erstmals von dem deutschen Pharmakologen Arthur Heffter (1859–1925) 1897 isoliert und erprobt.

Richtlinien legen Aufgabenbereich der Schulärzte fest

1927. Der preußische Minister für Volkswohlfahrt erläßt Richtlinien für die Tätigkeit der Schulärzte.

Die Schulärzte spielen seit ihrer Einführung um die Jahrhundertwende eine zentrale Rolle bei den Bemühungen um die Schulhygiene. Ursprünglich wollte man ihnen weiterreichende Kompetenzen einräumen, bis hin zur Kontrolle der Lehrpläne. Zumindest sollten sie den hygienischen Unterricht erteilen. Schnell aber erkannte man, daß ihnen in der Regel das notwendige pädagogische Geschick fehlt.

Die preußischen Richtlinien von 1927 legen die schulärztlichen Aufgaben fest, wozu in erster Linie die gesundheitliche Überwachung der Schüler, des Schulbetriebes und der Leibesübungen gehört.

Schulanfänger müssen vor Schulantritt auf ihre Schulfähigkeit untersucht und eventuell zurückgestellt werden. In Zweifelsfällen hat der zuständige Arzt Gesundheitsbogen für Schüler, die überwacht und regelmäßig nachuntersucht werden müssen, auszustellen. Jährlich sind Durchmusterungen der Schüler in allen Klassen vorzunehmen. Eine schulärztliche Sprechstunde dient der Beratung von Lehrern, Eltern und Schülern in der Gesundheitspflege. Bei Behandlungsbedürftigkeit empfiehlt der Schularzt den Eltern die Hinzuziehung eines Arztes.

Bei Krankheiten der Sinnesorgane soll der Schularzt Kontakt zu Fachärzten aufnehmen. Außerdem soll er die Bestrebungen der Tuberkulosefürsorge, Krüppelfürsorge und Geschlechtskrankenfürsorge unterstützen. Zur Pflicht machen die Richtlinien eine jährliche Berichterstattung und Auskunftserteilung an die vorgesetzte Behörde. Die Schulärzte sind nicht dem Schulleiter untergeordnet.

Ein wesentlicher Impuls für die Bemühungen um eine Verbesserung der gesundheitlichen Situation der Jugendlichen im Deutschen Reich ging auch von der vom → 18. bis 24. April 1926 (S. 414) veranstalteten Reichsgesundheitswoche aus, die das Thema »Schule und Volksgesundheit« in den Mittelpunkt stellte. Die Diskussion ist allerdings ideologisch belastet: Kritisiert werden übermäßige Detailkenntnisse zur Hygiene und das Fehlen rassenhygienischer Gesichtspunkte.

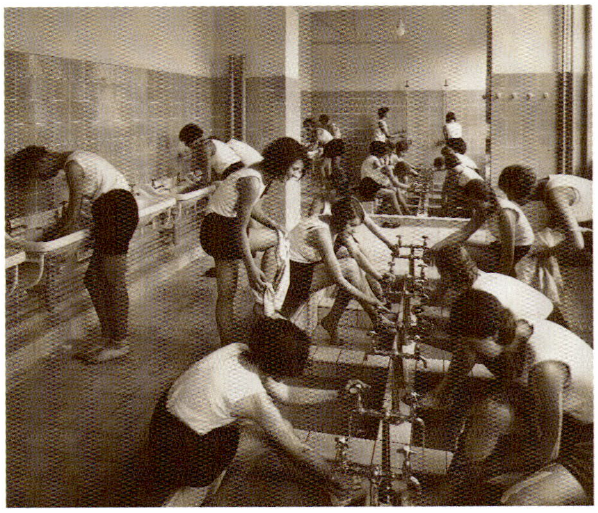

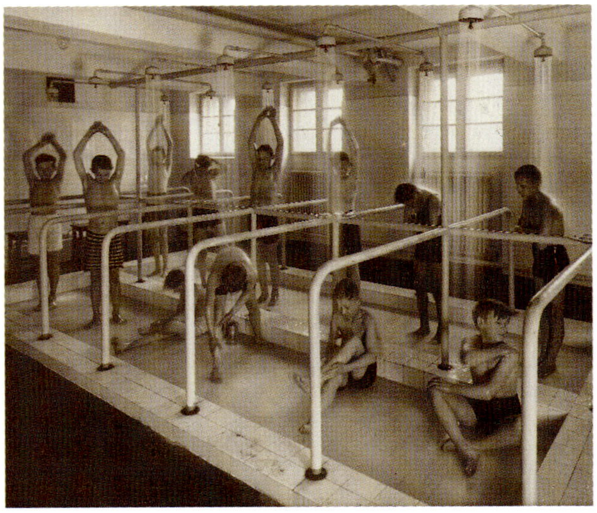

Die hygienische Erziehung in den deutschen Schulen beschränkt sich nicht auf die Vermittlung allgemeiner Richtlinien, sondern wird auch allmählich in vorbildlichen neuen Wasch- und Duschräumen in die Tat umgesetzt.

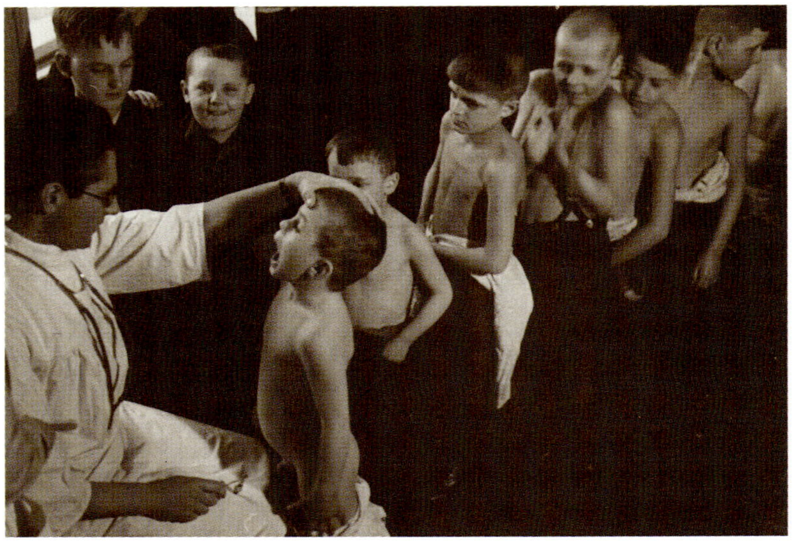

Reihenuntersuchung von Schulkindern im großen Kinderhaus der Stadt Berlin (1930); solche Durchmusterungen sollen in den Schulen in jährlichem Abstand erfolgen. Ein Hauptaugenmerk richten die Schulärzte, von denen besondere kinderärztliche und hygienische Qualifikationen wie auch ein Wissen um die Physiologie der Leibesübungen erwartet werden, auf die Erkennung von Sinnesbeeinträchtigungen wie Schwerhörigkeit, Schwachsichtigkeit und auf Schäden des Bewegungsapparates sowie auf die Diagnose von Infektionskrankheiten wie Tuberkulose, Tripper oder Syphilis. Bis 1930 wird in fast allen Schulen die Hygiene außerdem Unterrichtsfach.

»Hygienische Erziehung ist notwendig«

Chronik Stichwort

Unter den Folgen des Ersten Weltkrieges leidet besonders auffällig die Gesundheit der Jugendlichen. Man beklagt, daß Verwahrlosung, eine Zunahme der Geschlechtskrankheiten, Wohnungsnot und Nahrungsmangel überall verbreitet seien. 1920 waren in den Großstädten 40% der Schulkinder stark unterernährt. Als Gegenmaßnahme wurden Schulspeisungen eingeführt, die tägliche Turnstunde wurde zumindest diskutiert.

Im Jahr 1920 nahm sich die Reichsschulkonferenz des Themas an und forderte mit Nachdruck eine verstärkte **hygienische Erziehung** der Schüler, da diese nur so an der Grundlage der nationalen Erneuerung mitwirken könnten: »Die hygienische Erziehung der Schüler ist notwendig zur Verbesserung der gesundheitlichen Lebensbedingungen und als Voraussetzung der gesundheitsmäßigen Lebensführung der Schüler selbst.«

Bis 1930 gelingt es fast überall, einen Unterricht in Gesundheitslehre durchzusetzen. 1929 erläßt der Reichsminister für Wissenschaft, Kunst und Volksbildung »Richtlinien für die gesundheitliche Belehrung und Erziehung der Schüler«. Der Lehrstoff umfaßt demnach u. a.: Körperliche Arbeit und ihre Hygiene; Leibesübungen und ihre Bedeutung für die Gesundheit; Erste Hilfe bei Unfällen; Hygiene der Ernährung; Alkohol- und Tabakmißbrauch und dessen Bekämpfung; Hygiene der geistigen Arbeit; Reinlichkeit, Baden und Abhärtung; Pockenschutzimpfung; Schmarotzer und Desinfektion.

Für die Mädchen im letzten Schuljahr wird ein besonderer Lehrgang in der Pflege und Ernährung des Säuglings und Kleinkindes gefordert.

1928

Der Königsfelder Arzt August Heisler veröffentlicht sein Buch »Dennoch Landarzt!«, in dem er u.a. seine Erfahrungen mit Naturheilverfahren schildert. → S. 422

Der Berliner Gynäkologe Ernst Gräfenberg berichtet zum ersten Mal über Ergebnisse der Empfängnisverhütung mit dem von ihm entwickelten Intrauterin-Pessar, dem Gräfenberg-Ring. 1939 muß Gräfenberg Deutschland verlassen, da er Jude ist (→ S. 426).

Der aus Griechenland stammende New Yorker Arzt George N. Papanicolaou gibt als neue Methode zur Diagnose des Uteruskrebses die mikroskopische Untersuchung der Scheidenabsonderungen an. → S. 422

Die Zeitschrift »Hippokrates« wird als »Organ für Einheitsbestrebungen in der Medizin« gegründet, als Forum für diejenigen Ärzte, die der »Schulmedizin« kritisch gegenüberstehen.

Der ungarische Biochemiker Albert von Szent-Györgyi von Nagyrapolt isoliert die Ascorbinsäure, das Vitamin C.

Der US-amerikanische Biologe Thomas H. Morgan und seine Schüler weisen bei der Taufliege nach, daß man Erbmerkmale auf den Chromosomen lokalisieren kann: Gene sind dort wie auf einer Perlenschnur aufgereiht (→ 1919/S. 397).

Nach einer Gesundheitsstatistik rangiert die Tuberkulose als Todesursache an siebter Stelle in den USA. Im Alter zwischen 15 und 40 Jahren steht diese Infektionskrankheit allerdings an erster Stelle.

Der US-amerikanische Internist Russell Sturgis Rowland erkennt den Zusammenhang von Xanthomatose (von griech. xanthos = gelb; fettfarben; knotige Geschwülste an Haut, Schleimhaut und Sehnenscheiden) und dem Hand-Schüller-Christian-Syndrom. Hierbei handelt es sich um eine fortschreitende entzündliche Retikuloendotheliose (Wucherungen) des Kindesalters mit Cholesterinspeicherung im retikulären (= netzförmigen) Bindegewebe.

Die Krankenkassen richten Beratungsstellen und Ambulanzen ein, die eng mit den Sozialfürsorgestellen zusammenarbeiten. Diese Einrichtungen stoßen bei der Ärzteschaft auf Widerstand, da sie als Konkurrenz empfunden werden.

11. 3. Ferdinand Sauerbruch wechselt von München an die Berliner Charité. → S. 419

September. Der britische Bakteriologe Alexander Fleming beobachtet erstmals die bakterienauflösende Wirkung von Penicillin. → S. 420

Sauerbruch geht an die Berliner Charité

11. März 1928. Der Münchener Ordinarius für Chirurgie Ferdinand Sauerbruch (1875–1951) nimmt einen Ruf an die Berliner Charité an. In einer Abschiedsvorlesung vor mehr als 1000 Zuhörern thematisiert er die Tuberkulosebekämpfung, zu der er als Thoraxchirurg entscheidend beigetragen hat, und sagt u. a.: »Die Bekämpfung der Tuberkulose als Volkskrankheit gipfelt in der gewaltigen Aufgabe, Entstehung und Verbreitung der Seuche zu verhindern.«

Als Direktor der Chirurgischen Klinik der Charité tritt Sauerbruch die Nachfolge des verstorbenen Otto Hildebrand (1858–1927) an, der den Lehrstuhl seit 1904 innehatte. Gleichzeitig wird ihm von Fakultät und Regierung auch der Lehrstuhl der Chirurgischen Klinik in der Ziegelstraße nach Emeritierung des derzeitigen Inhabers August Bier (1861–1949) zugesichert.

Sauerbruch schildert seinen Abschied von München folgendermaßen: »In München hatte ich mich eingelebt. München lag nahe der Schweiz, nahe den Lungensanatorien ... Berlin aber war die Reichshauptstadt. Der Lehrstuhl in Berlin war in Deutschland die erste Stelle, an die man gelangen konnte. Ich fuhr also nach Berlin, um zu verhandeln. Mein erster Weg führte mich zu Bier. Der empfing mich herzlich und redete mir zu. Ich war unentschlossen und schließlich erbat ich mir vom Kultusministerium eine Probezeit. Für ein halbes Jahr wollte ich meine Zeit zwischen München und Berlin teilen ... Dieses halbe Jahr verlangte viel von mir ab. Am Montag, Dienstag und Mittwoch jeder Woche las und operierte ich in Berlin. Donnerstags, freitags und sonnabends in München. Die Nächte zwischen München und Berlin verbrachte ich im Schlafwagen. Weihnachten 1927 lief ich auf Skiern in Davos, um mir die Sache zu überlegen ...«

Bevor Sauerbruch in Berlin den Gipfel seiner Karriere erreicht und zu Weltruhm gelangt, trat er durch eine Reihe von chirurgischen Pionierleistungen hervor. Ab 1904 befaßte er sich – damals noch Assistent an der Chirurgischen Universitätsklinik Breslau – auf Anregung seines Chefs Johann von Mikulizc-Radecki – mit der Problematik, wie bei der Operation von Brustorganen ein Pneumothorax (»Gasbrust«, Lungenkollaps durch Eindringen von Luft in die Pleurahöhle zwischen Rippen und Brustfell) zu vermeiden sei. Er entwikkelte seine Unterdruckmethode, die Operationen in der »pneumatischen Kammer« erlaubt, in der die für die Lungenfüllung notwendige Luftdruckdifferenz gewährleistet wird (→ 6. 6. 1904/S. 356). Sauerbruch wurde im Laufe der nächsten beiden Jahrzehnte zum Bahnbrecher der Thoraxchirurgie, die er in seinem zweibändigen Werk »Die Chirurgie der Brustorgane« (1920 bis 1925) darstellte. Insbesondere entwickelte er als Ordinarius in Zürich (1910–1918) und in München (1918–1927) spezielle Operationsverfahren zur Behandlung der Lungentuberkulose. Bei Kriegsausbruch 1914 wurde Sauerbruch von den Schweizer Behörden für Aufgaben im deutschen Heeressanitätswesen beurlaubt, kehrte jedoch nach einigen Monaten wieder nach Zürich zurück und betreute gleichzeitig Kriegsversehrte im Lazarett in Singen (Hohentwiel). 1916 entwickelte er die »willkürlich bewegbare künstliche Hand« (»Sauerbruch-Hand«; → 1916/S. 390).

1931 gelingt es Sauerbruch in Berlin als erstem, ein Herzaneurysma (Ausbuchtung der Herzwand nach einem Infarkt) zu beseitigen. Seine erfolgreichen Operationen verschiedener Brustorgane (Speiseröhre, Lungenlappen, Herzbeutel, Bauchspeicheldrüse, Hirntumoren usw.) machen ihn weltberühmt. Der Gipfel seiner Popularität fällt zusammen mit der Glanzzeit der Berliner Charité als führendem Universitätsklinikum Deutschlands. Bestimmte Aspekte von Sauerbruchs Persönlichkeit (Führungsstil, Fehler während der letzten Lebensjahre aufgrund einer fortschreitenden Arteriosklerose) sind bis heute umstritten.

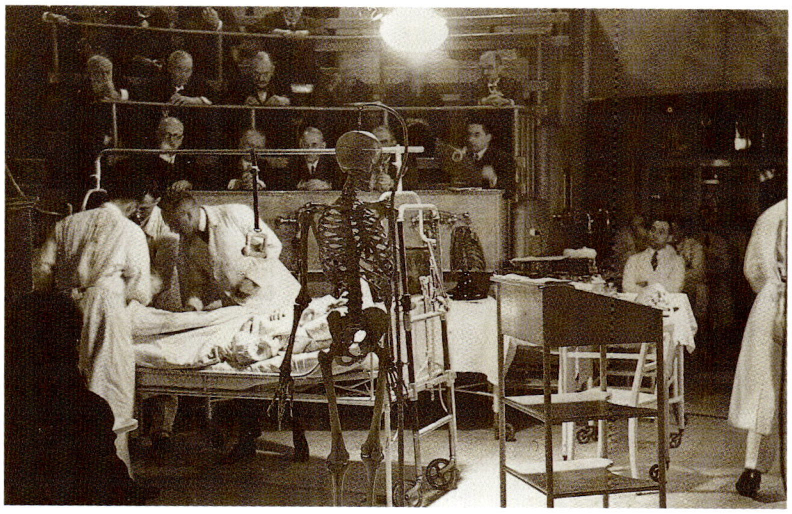

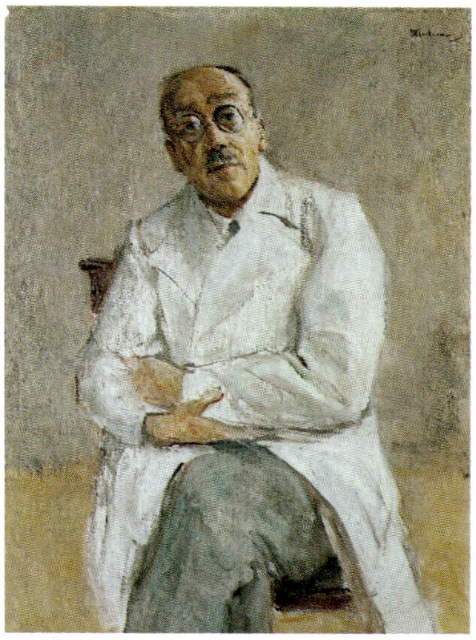

△ Der Chirurg Ernst Ferdinand Sauerbruch bei einer Vorlesung für Ärzte im Hörsaal der Berliner Charité; Foto von Erich Salomon (1930)

◁ »Prof. Ferdinand Sauerbruch«; Gemälde von Max Liebermann (1847 bis 1935) aus dem Jahr 1932; der 85jährige deutsche impressionistische Maler hält in diesem Werk seinen Arzt im Alter von 57 Jahren fest, auf dem Höhepunkt seiner Laufbahn (Kunsthalle Hamburg). Der 1875 geborene Sauerbruch gilt als der genialste deutsche Chirurg der ersten Hälfte des 20. Jahrhunderts. Er ist ein Meister der Improvisation und ein geschickter und schneller Operateur.

Die Entdeckung: Penicillin hemmt Bakterienwachstum

September 1928. Der britische Bakteriologe Alexander Fleming (1881 bis 1955) entdeckt bei seiner Laboratoriumsarbeit die Wirkung des später sogenannten Penicillins.
Fleming züchtet im Impflabor des St. Mary's Hospital in London Staphylokokkenstämme. Da bemerkt er, daß eine fremde Kolonie auf einer der Zuchtschalen angegangen ist. Der Erreger ist offensichtlich ein Schimmelpilz, der wahrscheinlich von einer Spore abstammt, die sich aus der Luft auf den Nährboden abgesetzt hat. In der Umgebung der Schimmelpilz-Kolonie erscheinen die Staphylokokken-Kolonien durchsichtig, so, als ob sie aufgelöst würden. Erstmals beobachtet Alexander Fleming damit die lytische (auflösende) Kraft des Penicillins, wie er es später nennt, gegenüber Mikroorganismen. Bei weiteren Versuchen kann er auch die Wachstumshemmung der Staphylokokken-Kolonien studieren, die der Schimmelpilz bewirkt. Beide Wirkungen, die Bakteriolyse wie die Bakteriostase, führt Fleming auf eine Substanz zurück: Den Schimmel. Versuche bestätigen, daß der Schimmel, den er zu isolieren hat, eine bakteriolytische Substanz produziert, die Staphylokokken angreift.
Am 7. März 1929 benutzt Fleming zum ersten Mal den Namen »Penicillin«. Wie die Eintragungen in seinem Notizbuch zeigen, spricht er vorher von »Schimmelsaft« (mould juice), »Schimmelfiltrat« (mould filtrate) oder »Schimmelflüssigkeit« (mould fluid). Penicillin werden schließlich jene antimikrobiellen Substanzen genannt, die als Stoffwechselprodukte des Penicillium (lat. = kleiner Schwanz, Penis; »Pinselschimmel«) notatum oder Penicillium chrysogenum auftreten. Am 10. Mai 1929 reicht Fleming seinen ersten Bericht über das Penicillin beim »British Journal of Experimental Pathology« ein, der im Juni 1929 erscheint: »On the antibacterial action of cultures of a penicillium, with special reference to their use in the isolation of B. influenzae« (Über die antibakterielle Wirkung von Penicillium-Kulturen . . .).
Offensichtlich ist sich Fleming über die mögliche Bedeutung seiner Entdeckung für die Behandlung bakterieller Infektionen im klaren: »Penicillin erscheint im Hinblick auf empfängliche Mikroben einige Vorteile gegenüber den herkömmlichen chemischen Antiseptika aufzuweisen . . . Experimente in Verbindung mit seinem Wert bei der Behandlung von pyogenen Infektionen werden vorangetrieben . . . Zusätzlich zu seiner möglichen Anwendung bei der Behandlung von bakteriellen Infektionen ist Penicillin sicherlich für den Bakteriologen nützlich wegen seiner Hemmungswirkung auf unerwünschte Mikroben in bakteriellen Kulturen.« Fleming faßt in seiner ersten Veröffentlichung die wesentlichen Punkte seiner Forschung zusammen. Er hebt u. a. hervor, daß Penicillin besonders gegen eitererzeugende Bakterien (pyogene Kokken) und gegen Diphtherie-Bazillen wirksam sei. Viele Bakterien seien ziemlich unempfindlich gegen Penicillin, wie z. B. die Gruppe der Influenzabazillen, weswegen es bei der Isolierung solcher Mikroben hilfreich sei. Er vermutet, »daß es sich möglicherweise um ein effizientes Antiseptikum handelt, das auf Areale aufgetragen bzw. in sie injiziert werden kann, die mit Penicillin-empfindlichen Mikroben infiziert sind«.

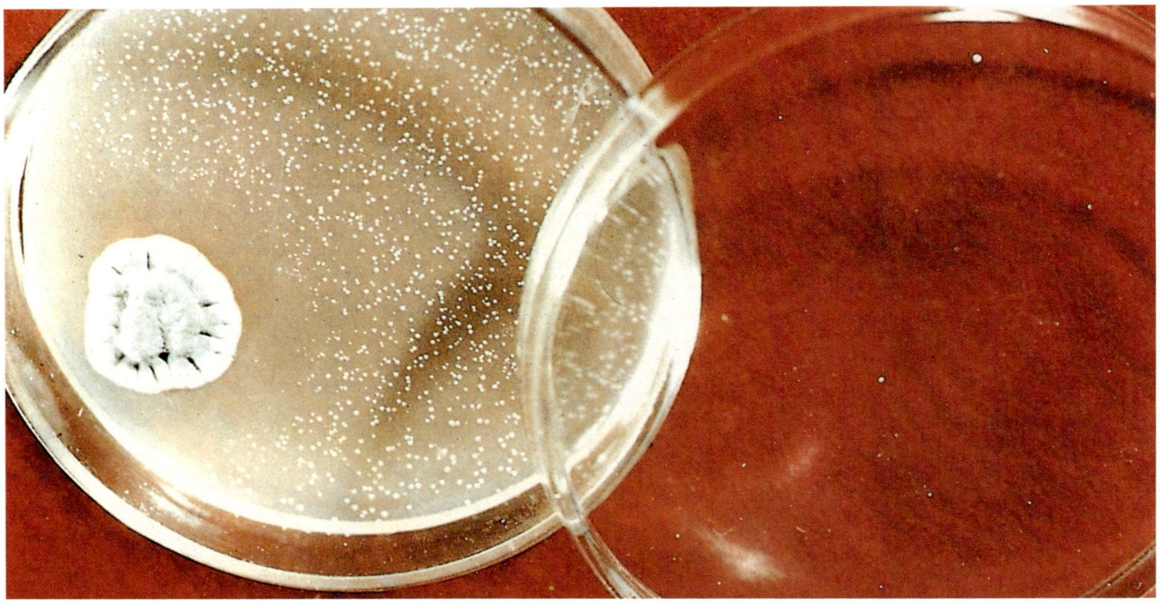

Kolonien von Staphylococcus aureus und Penicillium chrysogenum: Der Pilz hemmt das Bakterienwachstum.

Fleming – Pionier der Penicillin-Forschung

Chronik Zur Person

Sir (ab 1944) Alexander Fleming wurde am 6. August 1881 in Lochfield Darvel (Schottland) als Sohn eines Bauern in zweiter Ehe geboren. Sein Vater starb, als Alexander sieben Jahre alt war. Im Alter von 13 Jahren folgte er einem Stiefbruder und seinem Bruder John, die beide Mediziner waren, nach London.
Als er mit 20 Jahren eine kleine Erbschaft machte, entschloß er sich zum Medizinstudium. Es gelang ihm 1901, durch eine Aufnahmeprüfung an der St. Mary's Hospital Medical School in Paddington (London) einen Studienplatz zu erwerben. Mit dem St. Mary's Hospital bleibt Fleming zeitlebens beruflich verbunden. Er erhielt bereits als Student eine Reihe von Auszeichnungen und Preisen, absolvierte 1906 sein Abschlußexamen und wurde 1909 als Fellow des Royal College of Surgeons of England aufgenommen. Freilich wurde Fleming kaum chirurgisch tätig. Nach seinem Studienabschluß 1906 wurde er Schüler von Sir Almroth Wright, der am St. Mary's Hospital ein Impflaboratorium leitete. 1921 wurde Fleming stellvertretender Direktor der Abteilung, die 1933 im Institute of Pathology and Research aufgeht. 1946, nach Wrights Rückzug, übernimmt Fleming die Leitung des Instituts, das 1948 in »Wright-Fleming-Institute« umbenannt wird. 1928 erhält er den Lehrstuhl für Bakteriologie an der University of London, den er bis zu seiner Emeritierung 1948 innehat. Am 11. März 1955 stirbt Fleming an einem Herzinfarkt in seinem Haus in Chelsea (London). Die Beerdigungsfeier findet in der St. Paul's Cathedral statt.
1915 hatte Fleming Sarah Marion McElroy, eine irische Bauerntochter, geheiratet. Robert, das einzige, 1924 geborene Kind, wird ebenfalls Arzt. Nach dem Tode seiner Frau 1949 heiratet Fleming seine griechische Kollegin Amalia Coutsouris-Voureka.
Fleming, der 1945 zusammen mit den beiden anderen Pionieren der Penicillin-Forschung, Howard Walter Florey und Ernst Boris Chain, den Nobelpreis erhält, zeichnet sich durch große Bescheidenheit aus. Seine bahnbrechenden Leistungen – vor der Entdeckung des Penicillins (1928) die Erforschung der körpereigenen Infektabwehr durch »Lysozyme« (1922) – finden erst viele Jahre später Anerkennung.

Es gelingt Fleming und seinen Mitarbeitern nicht, Penicillin zu isolieren. Ein Grund mag darin liegen, daß im Labor nur Ärzte und keine Chemiker und Biochemiker arbeiten. So wird als erstes wirksames antibakterielles Medikament das »Prontosil« von dem Wuppertaler Chemiker Gerhard Domagk entwickelt (→ 1935/S. 442), das die Firma Bayer auf den Markt bringt. Erst 1940 gelingt es Ernst Boris Chain, Howard Walter Florey und ihren Mitarbeitern, das Penicillin in gereinigter und konzentrierter Form zu erzeugen. Alexander Flemings Traum geht damit in Erfüllung (→ 27. 1. 1941/S. 462).

Mindestens ebenso grundlegend für die wissenschaftliche Medizin, wenngleich weniger spektakulär, ist Flemings Erforschung der Lysozyme, die seiner Penicillin-Entdeckung vorangeht und diese letztlich erst ermöglicht. 1921 beobachtete Fleming in einer Kulturschale mit Erregern, daß Nasenschleim die gelbliche Kolonie auflöst. Den Schleim hatte er hinzugefügt, als er einmal Schnupfen hatte. Die bakteriolytische Substanz nennt er »Lysozym« (engl. lysozyme; ein Enzym). Zusammen mit seinem Mitarbeiter V. D. Allison entdeckte Fleming nun Lysozym im Blutserum, in der Tränenflüssigkeit, im Speichel und in der Milch. Die Forscher waren fasziniert, wie z. B. eine einzige Träne in wenigen Sekunden die kleinen Lebewesen zersetzt. Allison schrieb später: »Während der nächsten fünf Wochen bildeten seine [Flemings] und meine Tränen das hauptsächliche Beobachtungsmittel. Welche Mengen Zitronen haben wir kaufen müssen, um so viele Tränen zu vergießen. Wir schnitten ein Stück Zitronenschale ab, preßten sie in unsere Augen und blickten dabei in den Mikroskopspiegel . . . Von jedem Besucher und jeder Besucherin des Laboratoriums wurde nun ein Beitrag in Gestalt von Tränen gefordert.«

Dabei wurden offenbar nicht-pathogene Luftkeime eher aufgelöst als pathogene. Der erste Artikel erschien 1922. Wie beim Penicillin wurde Flemings Lysozym-Forschung zunächst kaum beachtet.

Fleming verkörpert den Typ des intuitiven Laborforschers, dessen Ausstattung und Forschungsstrategie nicht hinreichen, um in notwendiger Menge therapeutisch verwertbares Penicillin herzustellen.

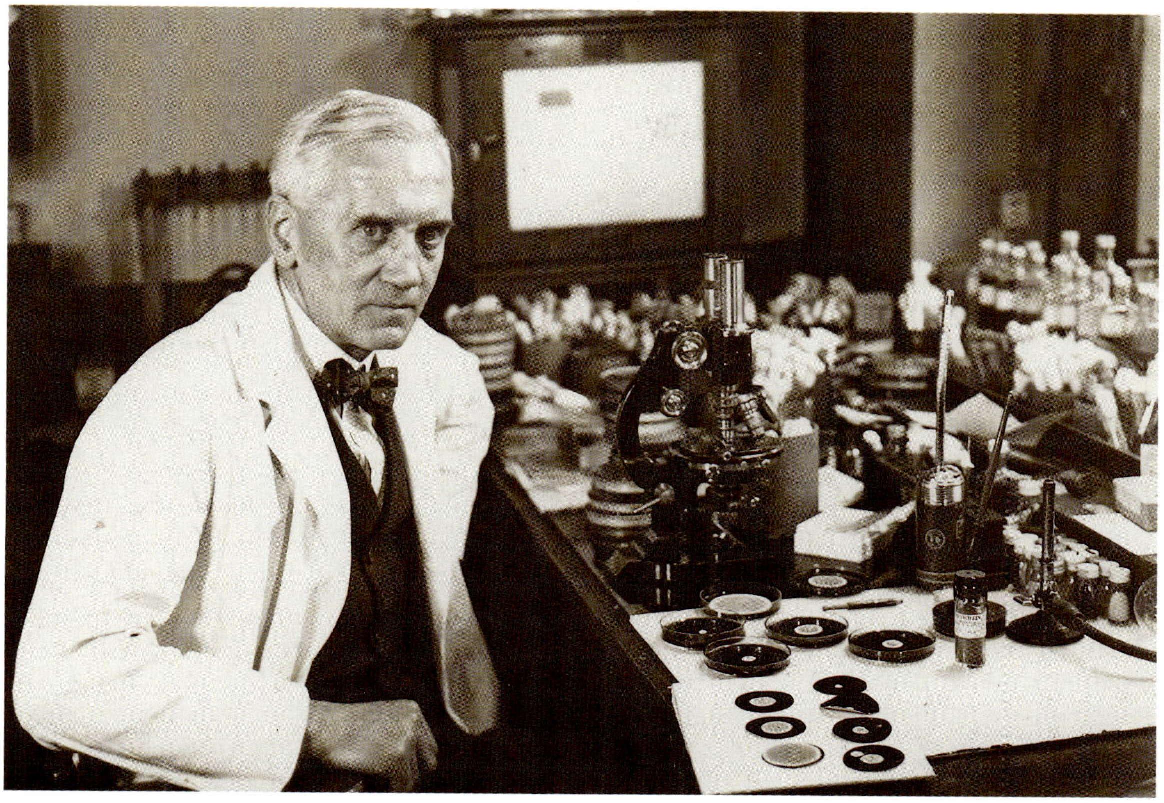

△ *Der Entdecker des Penicillin, Alexander Fleming (1881–1955) in seinem Londoner Laboratorium 1943 – 15 Jahre nach seiner epochemachenden Entdeckung*

Ein langer Weg zum Medikament

Chronik Hintergrund

Erste Beobachtungen antibiotischer Reaktionen machte der französische Mikrobiologe Louis Pasteur, als er 1877 mit verschiedenen Bakterien experimentierte, deren Wachstum er auf einer Nährlösung (Bouillon) studierte. Als er – ausnahmsweise einmal – eine einzige Schale mit Nährlösung für drei Bakterienarten (darunter den Bacillus anthracis = Milzbrandbazillus) verwendete, beobachtete er, daß die Bakterien entgegen seiner Erwartung nicht nebeneinander gediehen. Er formulierte daraufhin als erster den Grundsatz der Antibiose, der später erkannten Wirkungsweise der »Antibiotika«, ohne sie erklären zu können: »Leben verhindert Leben«.

1896 beobachtete ein Medizinstudent in Lyon, Ernest Augustin Duchesne, das Wachstum von bestimmten Bakterien und Schimmelpilzen (Penicillium glaucum) und stellte einen gewissen »Antagonismus« zwischen Mikroorganismen fest, die er auf die Produktion toxisch wirkender Substanzen zurückführte. Auch andere Forscher beobachteten gelegentlich antibiotische Effekte des Schimmelpilzes.

Erst mit Alexander Flemings Entdeckung des »Penicillins« 1928 ist der Weg gebahnt, um das erste und wirksamste Antibiotikum zu entwickeln. Während Fleming noch mehr den Typ des intuitiven Laborforschers verkörpert, gelingt es dem Forscherteam von Howard Walter Florey und Ernst Boris Chain ein Jahrzehnt später, die Voraussetzungen für die pharmazeutische Großproduktion zu schaffen.

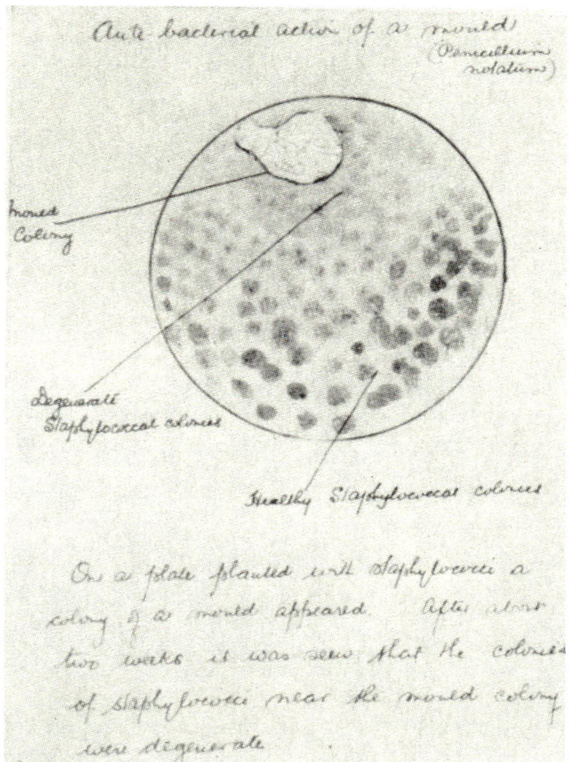

◁ *Handschriftliche Notizen von Fleming zu seinen Beobachtungen über die Wirkung des Schimmelpilzes (Penicillium notatum) auf Staphylokokken; erst im Zweiten Weltkrieg wird die Produktion von Penicillin vorangetrieben.*

Scheidenabstrich zur Krebsfrühdiagnose

1928. Der aus Griechenland stammende und seit 1913 in New York tätige Gynäkologe George N. Papanicolaou (1883–1962) gibt eine neue Methode der Krebsdiagnose bzw. -vorsorge bei der Frau an: Durch einen Scheidenabstrich kann er Zellmaterial gewinnen und anschließend zytologisch untersuchen. Zellen, die von einem Krebs des Gebärmutterhalses (Zervixkarzinom) stammen, können dabei auch in einem Frühstadium der Geschwulst entdeckt werden.

Die methodischen Voraussetzungen hierfür schafften ab 1917 Papanicolaous zytologische Untersuchungen des Scheidenabstrichs bei Tieren (Meerschweinchen) in Abhängigkeit vom Menstruationszyklus, die er ab 1920 auch bei Frauen anstellte. Besonders wichtig ist die (insgesamt 21 Jahre lange) Verlaufsbeobachtung bei einer gesunden Frau (»special case«), nämlich seiner Ehefrau.

Daneben untersuchte er auch den Scheidenabstrich kranker Frauen am New Yorker »Women's Hospital«. »Die erste Beobachtung von Krebszellen im Abstrich des Gebärmutterhalses war eine der aufregendsten Erfahrungen in meiner wissenschaftlichen Karriere«, bemerkt Papanicolaou. Er trägt das Ergebnis seiner Untersuchungen unter dem Titel »New Cancer Diagnosis« (neue Krebsdiagnose) auf der dritten Race Betterment Conference in Battle Creek (US-Bundesstaat Michigan) im Januar 1928 vor. Die Konferenz ist jedoch nicht das richtige Forum für Papanicolaou. Auch der fehlerhafte Abdruck seines Beitrages führt dazu, daß die medizinische Fachwelt kaum Notiz von der neuen Diagnose nimmt und Papanicolaou dieses Betätigungsfeld entmutigt wieder verläßt. Erst zehn Jahre später wird er von Kollegen aufgefordert, seine Forschungen wieder aufzunehmen. 1941 veröffentlicht er schließlich zusammen mit Herbert Frederick Traut im »American Journal of Obstetrics and Gynaecology« den klassischen Artikel über den diagnostischen Wert des Scheidenabstrichs beim Uteruskarzinom. Seine Methode hat damit den internationalen Durchbruch geschafft und gehört bis heute zum Standardinventar der Krebsvorsorge.

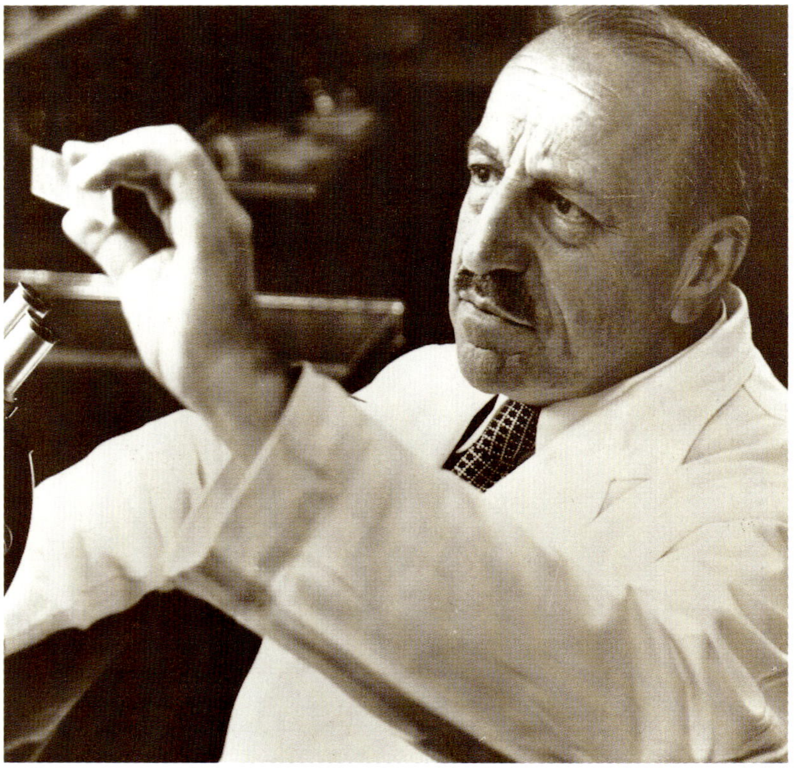

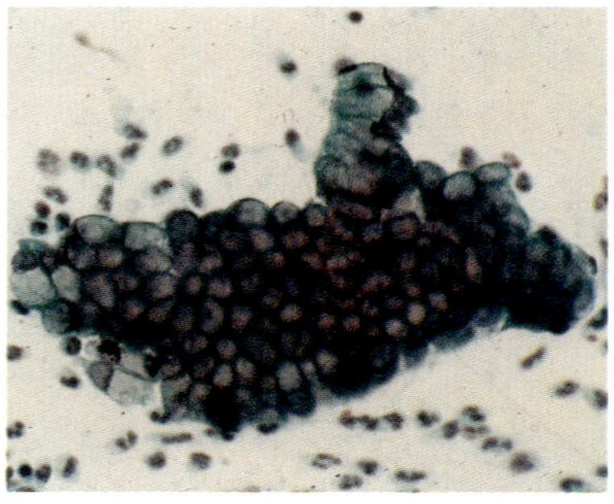

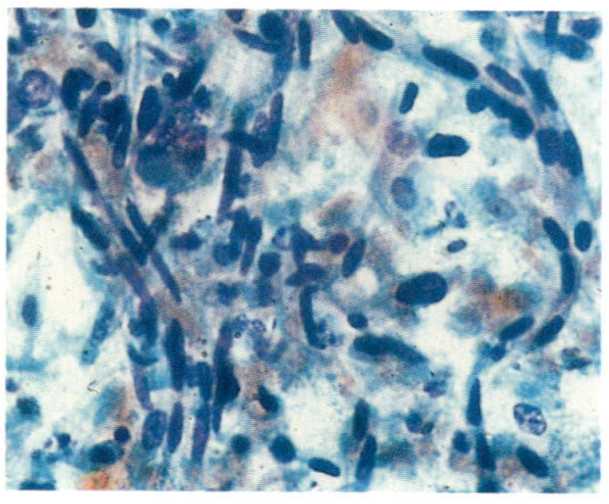

△ *Der Anatom und Pathologe George Nicholas Papanicolaou (1883–1962) prüft hier an der New Yorker Cornell University Medical School einen Vaginalabstrich (»Papanicolaou-Abstrich«). Er ist ein Pionier der Zytodiagnostik, die vor allem für die Früherkennung des Krebses große Bedeutung erlangt (Foto vom 13. Mai 1958). Wissenschaftliche Anerkennung findet er dafür jedoch erst 1941.*

◁ *Oben: Normale Zellen eines Zervikalabstriches (aus dem Gebärmutterhals), die nach der Methode von Papanicolaou angefärbt und zytodiagnostisch beurteilt werden; unten: Abnorme Zellen eines Zervikalabstriches, die möglicherweise auf ein invasives Karzinom hinweisen; der Schweregrad des jeweiligen Befundes wird heute in die verschiedenen Stadien (I–V) nach Papanicolaou eingeteilt.*

Unabhängig von Papanicolaou entwickelte der in Wien geborene rumänische Pathologe Aurel Babeş (1886–1962) in Bukarest in Zusammenarbeit mit dem rumänischen Gynäkologen Constantin Daniel (1876–1973) bereits 1927 eine zytologische Krebsdiagnose durch Scheidenabstrich, worüber sie vor der Bukarester Gesellschaft für Gynäkologie berichteten. Die beiden Forscher betonten, daß diese Diagnosemethode für das gerade entstehende Karzinom nützlich sein könne. Ähnlich wie Papanicolaou finden sie wenig Beachtung bei ihren Kollegen, die nach wie vor die direkte Gewebeentnahme (Biopsie) oder die Kolposkopie (Scheidenspiegelung) vorziehen, die der Hamburger Frauenarzt Hans Hinselmann (1881–1959) im Jahr 1925 mit seinem speziellen »Kolposkop« (mit einer Lupe) entwickelt hat.

Sexualzone in der Nase behandelt

Chronik Zeitzeuge

1928. Der Königsfelder Arzt August Heisler veröffentlicht sein Buch »Dennoch Landarzt!«. Heisler, der eine Vorliebe für die Naturheilverfahren einschließlich der Homöopathie hat, schildert seine praktischen Erfahrungen als Landarzt und Leiter eines Sanatoriums im Hochschwarzwald. Er behandelt u. a. Menstruationsstörungen und Onanie durch Reizung der »Fließschen Reflexpunkte« in der Nasenschleimhaut (→ 1897/S. 336):

». . . bei Onanie hat die Behandlung der Sexualzone in der Nase mit dem Thermokauter oft prompte Wirkung. Bei einem Fall, wo ein geistig sehr hochstehender Mensch darunter litt, daß er an seine Triebe und die Onanie ausgeliefert war, hatte die Nasenbehandlung nach Fließ in Berlin sofortigen Erfolg.«

Ein weiterer Fall: »Ein Bauernmädchen, das nach einer unglücklichen Liebe in schwere Verstimmung geriet, wollte ins Kloster gehen . . . Sie mußte schließlich in eine Irrenanstalt gebracht werden und verblieb dort ganze fünf Jahre. Ich sah die Kranke erstmals, als sie versuchsweise auf 14 Tage aus der Anstalt beurlaubt wurde . . . Ich nahm sie einige Tage in unser kleines Krankenhaus auf, aber die Verstimmung und die Schlaflosigkeit waren nicht zu bessern. Da schoß mir plötzlich die mir ja aus den Erfolgen bei den Periodenblutungen zur erlebten Wahrheit gewordene Beziehung von Nase und Uterus, d. h. Sexualsphäre, durch den Kopf. Ich schloß also: Da wohl Störungen in der Sexualsphäre – gestörte Liebesbeziehung – Verdrängungen bei einer gläubigen Katholikin an dem Ausbruch der heutigen Erkrankung schuldig waren, da andererseits aber zwischen Nase und Sexualsphäre so enge Beziehungen bestehen, sollte es da eventuell nicht möglich sein, von der Nase aus die Depression zu beeinflussen? Die Kranke wurde daraufhin etwa acht Tage lang einmal täglich von mir mit Zitronensaft in der Nase behandelt. Nach Ablauf von acht Tagen war sie ein vollkommen verändertes Menschenkind.«

1929

Der österreichische Gynäkologe Hermann Knaus ermittelt – unabhängig von seinem japanischen Kollegen Kiusako Ogino – in physiologischen Experimenten die optimale Zeit für eine Empfängnis. → S. 426

Die US-amerikanischen Biochemiker Maurice H. Friedmann und Maxwell E. Lapham entwickeln eine Labormethode zur frühzeitigen Erkennung der Schwangerschaft. → S. 426

Der Freiburger Neurophysiologe Johannes (»Hans«) Berger macht seine »Erste Mitteilung« über das Elektroenzephalogramm (EEG) am Menschen. → S. 424

Philip Dinker, ein US-amerikanischer Ingenieur, erfindet die sog. eiserne Lunge zur künstlichen Beatmung. → S. 425

Das Vitamin K wird entdeckt, das für die Blutgerinnung wichtig ist (antihämorrhagische Wirkung).

Die britischen Physiologen Henry Hallett Dale und Harold Ward Dudley demonstrieren den chemischen Übertragungsvorgang eines Nervenimpulses.

Die Isolierung von Östrogen aus dem Harn schwangerer Frauen gelingt verschiedenen Arbeitsgruppen in den USA (um den Biochemiker Edward Adelbert Doisy), in Deutschland (um den Biochemiker Adolf Butenandt in Danzig) und in den Niederlanden (um den Amsterdamer Pharmakologen Ernst Laqueur).

Dem portugiesischen Arzt Reynaldo Dos Santos aus Lissabon gelingt erstmals die Kontrastdarstellung der Bauchaorta und der abführenden Becken- und Beinarterien durch Direktpunktion der intrarenalen (innerhalb der Niere gelegenen) Aorta (translumbale Aortographie). Dies ist ein Meilenstein in der Entwicklung der Gefäßchirurgie.

Die US-amerikanischen Chirurgen Vilray Papin Blair und James Barret Brown entwickeln die Technik der Spalthauttransplantation, eine wesentliche Neuerung auf diesem Gebiet. Hierbei wird ein freies Hauttransplantat aus der Epidermis (= Oberhaut) und der obersten Koriumschicht (Corium = Lederhaut) gewonnen.

5. 11. Der 25jährige deutsche Assistenzarzt Werner Forßmann veröffentlicht in der »Klinischen Wochenschrift« einen Artikel über »Die Sondierung des rechten Herzens«. → S. 423

1929. Der US-amerikanische Kardiologe Frank Norman Wilson entwickelt die nach ihm benannten Brustwandableitungen für die Schreibung der Herzstromkurve (EKG). → S. 424

Erster Herzkatheter im Selbstversuch

5. November 1929. In der »Klinischen Wochenschrift« erscheint eine zweieinhalb Seiten lange Mitteilung über »Die Sondierung des rechten Herzens«. Autor ist Werner Forßmann (1904–1979), ein junger Assistenzarzt aus Eberswalde bei Berlin. Er berichtet darin von seinem Selbstversuch mit einem dünnen Gummischlauch, den er sich durch die Armvene von der Ellenbeuge aus bis zur rechten Herzkammer vorschiebt, ohne besondere Schmerzen zu bekommen.

Forßmanns Kollegen haben zuvor entsprechende Versuche am Menschen abgelehnt, da sie ihnen zu gefährlich erschienen. Forßmann ist jedoch von deren Harmlosigkeit überzeugt. Er schiebt bei seinem Versuch einen gut geölten Blasenkatheter über eine Venae sectio in der linken Ellenbeuge gegen das Herz vor. Nachdem er ihn 30 cm tief eingeführt hat, geht er vom Operationssaal zur Röntgenabteilung und verfolgt auf dem Durchleuchtungsschirm mit Hilfe eines Spiegels, wie der 65 cm lange Katheter bis zum rechten Vorhof vordringt. Ein Röntgenbild hält diese Situation fest.

Forßmann, der seit dem 1. Oktober eine Assistentenstelle bei dem Chirurgen Ferdinand Sauerbruch an der Berliner Charité innehat, wird von diesem nach Erscheinen des Artikels mit den Worten vor die Tür gesetzt: »Damit kann man ja in der Chirurgie überhaupt nichts anfangen . . . Mit solchen Kunststücken habilitiert man sich in einem Zirkus und nicht an einer anständigen deutschen Klinik!«

1931 berichtet Forßmann von seinen Kontrastdarstellungen der Herzhöhlen durch Einführung eines Katheters im Tierversuch. Als Kontrastmittel benutzt er Jod-Natrium und später Uroselectan. Sein Artikel »Über Kontrastdarstellung der Höhlen des lebenden rechten Herzens und der Lungenschlagader« erscheint in der »Münchner Medizinischen Wochenschrift«. Doch erst zehn Jahre später sind die technischen Voraussetzungen soweit verbessert, daß diese diagnostische Methode in der klinischen Praxis eingesetzt werden kann. Ausschlaggebend sind dafür die Arbeiten der US-Amerikaner André Frédéric Cournand und Dickinson Woodruff Richards.

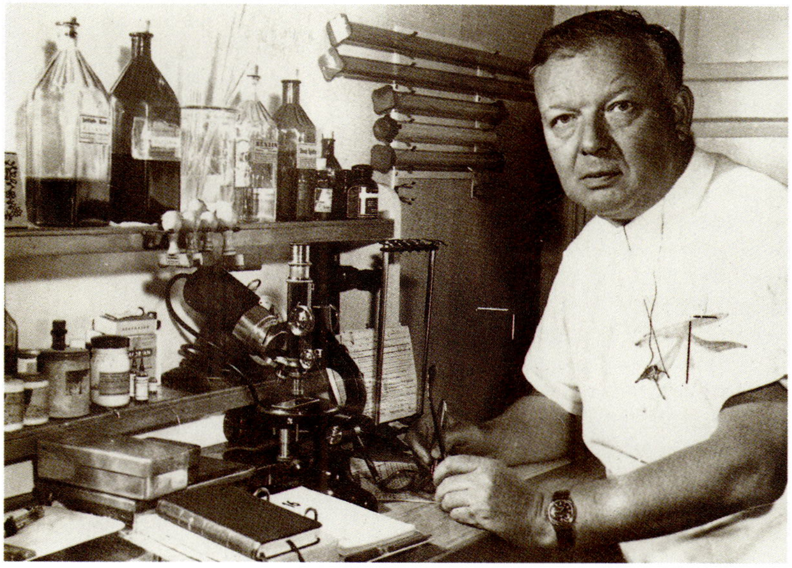

Werner Forßmann 1956 in Bad Kreuznach, in dem Jahr, als er für seine wissenschaftliche Pionierleistung den Nobelpreis erhält

Mut mit Nobelpreis belohnt

Chronik Zur Person

Werner Forßmann wurde am 29. August 1904 als Sohn eines Versicherungsangestellten in Berlin geboren. Nach seinem Abitur am Askanischen Gymnasium in Berlin 1922 begann er an der dortigen Universität mit dem Medizinstudium. Nach dem Staatsexamen 1929 geht er ans Auguste-Viktoria-Heim nach Eberswalde bei Berlin, um eine chirurgische Ausbildung zu absolvieren. Dort führt er als erster eine Herzkatheterisierung am Menschen im Selbstversuch durch.

Er arbeitet in der Folgezeit kurz an der Berliner Charité und geht dann als Assistent ans Städtische Krankenhaus in Mainz (1932), wo er mit einer urologischen Facharztausbildung beginnt. 1933 wechselt er ans Berliner Rudolf-Virchow-Krankenhaus zur Urologischen Fachabteilung unter der Leitung von Karl Heusch, geht als Oberarzt 1935 nach Dresden und kehrt im Jahr 1938 nach Berlin ans Rudolf-Virchow-Krankenhaus zurück.

Zu Beginn des Zweiten Weltkriegs wird er als Sanitätsoffizier und Chirurg eingezogen. Nach einer kurzen US-amerikanischen Kriegsgefangenschaft läßt Forßmann sich 1946 als Landarzt im Schwarzwald nieder und übernimmt 1950 die Leitung der Urologischen Abteilung der Diakonie-Anstalten in Bad Kreuznach. 1956 erhält er überraschend den Nobelpreis für Medizin. 1958 bis 1970 ist er Chefarzt der Chirurgischen Abteilung am Evangelischen Krankenhaus in Düsseldorf. Mit seiner Frau Elsbet hat er sechs Kinder. Forßmann stirbt am 1. Juni 1979 in Schopfheim.

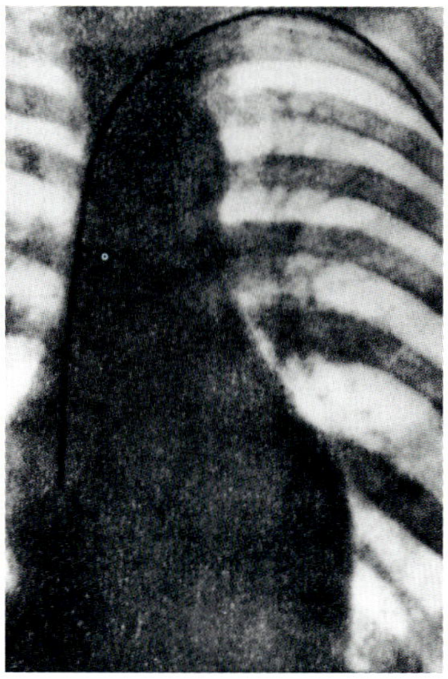

Das Röntgenbild dokumentiert Werner Forßmanns Selbstversuch der Herzkatheterisierung 1929.

Herz- und Hirnaktionen werden elektrisch aufgezeichnet

1929. Der US-amerikanische Kardiologe Frank Norman Wilson (1890–1952) verbessert die Methode des Elektrokardiogramms (EKG), indem er die unipolaren Brustwandableitungen einführt.

Bis 1940 entwickelt er mit seiner Arbeitsgruppe in Ann Arbor (US-Bundesstaat Michigan) die heute allgemein übliche Ableitungstechnik. Diese setzt sich jedoch nur zögernd durch. Sie steht in Konkurrenz mit zahlreichen anderen Ableitungssystemen, wie z. B. mit der 1938 veröffentlichten Methode des Hamburger Kardiologen Wolfgang Nehb zur Standardisierung der bipolaren EKG-Ableitung im »kleinen Herzdreieck«, die sich als besonders geeignet für die Darstellung von Vorder- und Hinterwandinfarkten erweist. Die entscheidende Verbesserung ist sicherlich Wilson zuzuschreiben, mit dessen Methode nun nicht mehr nur – wie bei der Extremitätenableitung nach Willem Einthoven (→ 1907/S. 367) – die Rhythmusstörungen erfaßt werden können, sondern auch die räumliche Lage und die Ausdehnung eines Herzinfarkts genauer bestimmt werden können.

Wilson gelingen wichtige diagnostische Entdeckungen mit dem EKG: Die Bestimmung des Rechtsschenkelblocks und die Leitungsblockade der Erregung im rechten Tawara-Schenkel (→ 1906/S. 364), die zu einer Erregungsstörung der rechten Herzkammer führt und v. a. bei der koronaren Herzkrankheit vorkommt.

Ebenfalls 1929 publiziert der Jenaer Psychiater und Neurologe Johannes (»Hans«) Berger (1873–1941) seine Forschungen über die elektrische Aktivität des Gehirns: »Über das Elektroenkephalogramm des Menschen«. Es ist die erste Beschreibung des EEG, bei dem die Hirnaktivitäten von der intakten Schädeloberfläche abgeleitet werden. Berger teilt die Wellen in verschiedene Typen ein; zunächst beschreibt er die alpha- und beta-Wellen. Das Hirnstrombild ist abhängig von Alter und Bewußtseinszustand (Schlaf, Wachen) und zeigt charakteristische Veränderungen bei Hirnerkrankungen. Als eine der wichtigsten Standardmethoden der Neurologie, v. a. in der Epileptologie, setzt sich das EEG erst viele Jahre später durch.

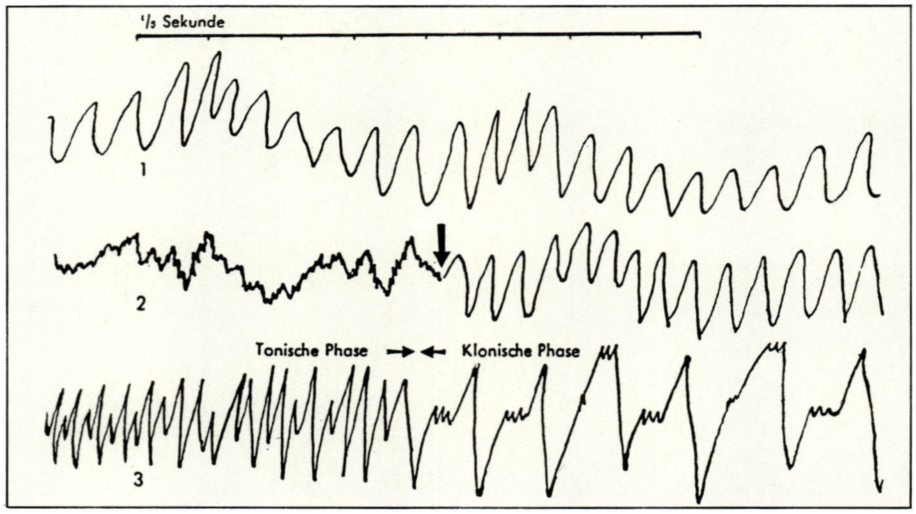

Hirnstromkurve bei geistiger Ruhe (1), beim Lösen einer Rechenaufgabe (2) und nachfolgendem Ausruhen (ab Pfeil) und während eines Krampfes (z. B. Epilepsie, 3). Die EEG-Diagnostik gewinnt vor allem in der Neurologie Bedeutung. Das von bestimmten Punkten an der Schädeldecke abgeleitete Kurvenbild ist abhängig von Alter und Bewußtseinszustand sowie pathologischen Hirnveränderungen (z. B. Krampfpotentiale bei epileptischem Anfall).

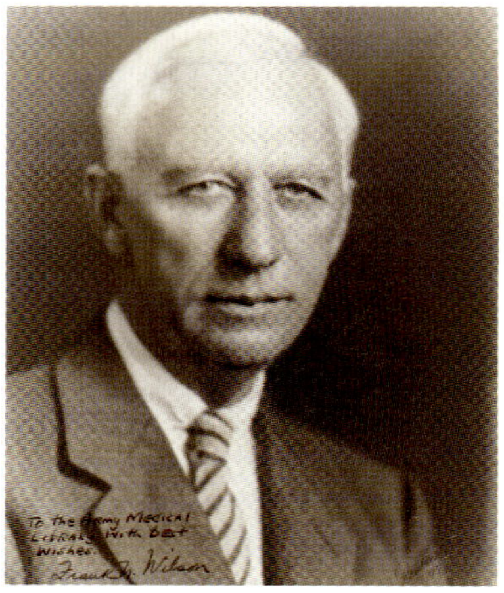

Der US-amerikanische Kardiologe Frank Norman Wilson (1890–1952), der u. a. 1929 die Brustwandableitungen beim EKG einführt

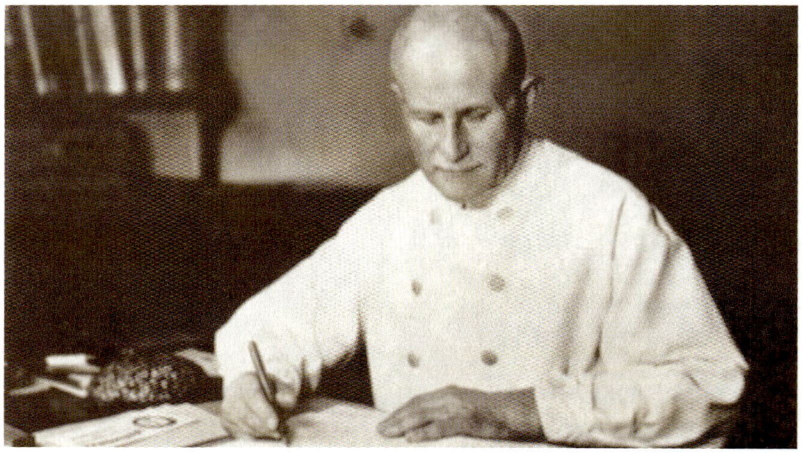

Der deutsche Psychiater und Neurologe Hans Berger (1873–1941), der in Jena das Elektroenzephalogramm (EEG; »Hirnstrombild«) entwickelt; er war Schüler des schweizerischen Psychiaters Otto Binswanger (1852–1929), der ab 1882 als Professor in Jena wirkte (Fotografie von Alfred Bischof).

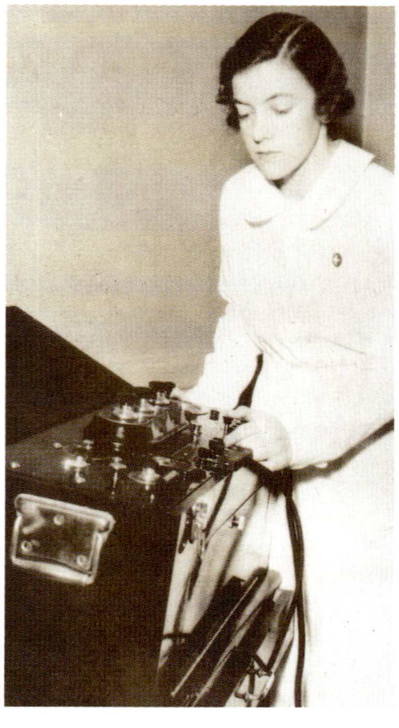

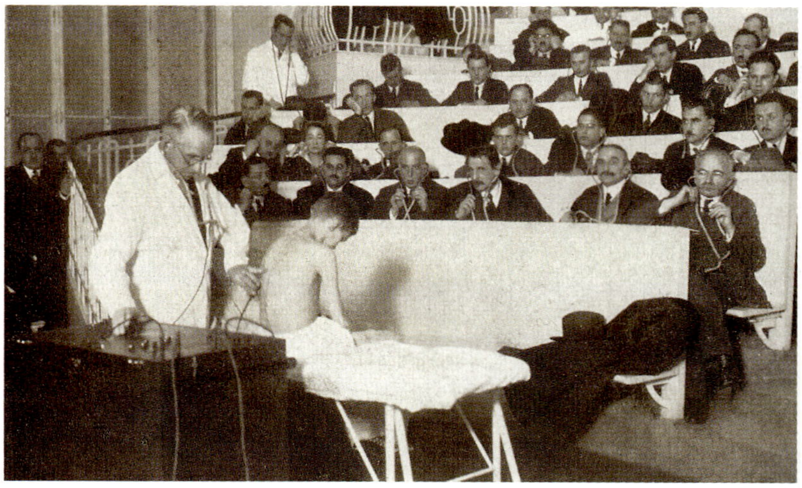

Der Wiener Kliniker Karel Frederik Wenckebach (1864–1940) überträgt die Auskultation des Herzens und der Lunge auf telephonischem Wege auf die Hörer seiner Vorlesung. Das »Stetophon« verstärkt die Töne 27 000fach (1926).

◁ Ein Elektrokardiograph, der schwächste Herzerregungen aufspüren kann, mit einer Physiotherapeutin vom Peralta Hospital in Berkeley (1934); die Maschine wurde erstmals tierexperimentell bei Schafen getestet.

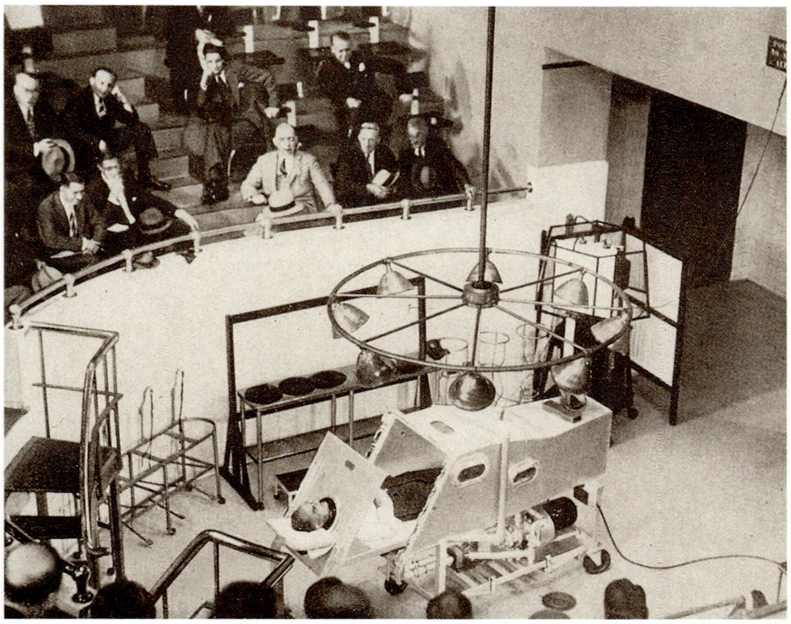

Die klassische »eiserne Lunge« um 1930: In der Kammer wird der Luftdruck erhöht und vermindert, so daß die Brust Atembewegungen macht.

»Eiserne Lunge« erfunden

1929. Der US-amerikanische Ingenieur Philip Dinker aus Boston (Massachusetts) veröffentlicht seine Erfindung der »eisernen Lunge« zur künstlichen Beatmung von Patienten, deren Atemmuskulatur gelähmt ist (»Dinker respirator«, »Tankrespirator«). Der Apparat besteht aus einer Metallkammer, die in periodischem Wechsel Über- und Unterdruck erzeugt. Der Körper der zu beatmenden Person liegt in dem tankförmigen Apparat, der Kopf befindet sich außerhalb von ihm und ist mit einer Halsmanschette luftdicht abgeschlossen. Die Lungen werden somit durch die passiv bewegte Brustwand beatmet. Die wichtigste Anwendung der »eisernen Lunge« ist die relativ selten vorkommende Form der nach dem Zweiten Weltkrieg epidemisch auftretenden Polio (→ 1954/S. 502; 1962/S. 520), bei der die Interkostalmuskeln und das Zwerchfell gelähmt sind. Die moderne Technik macht die monströs erscheinende »eiserne Lunge« überflüssig.

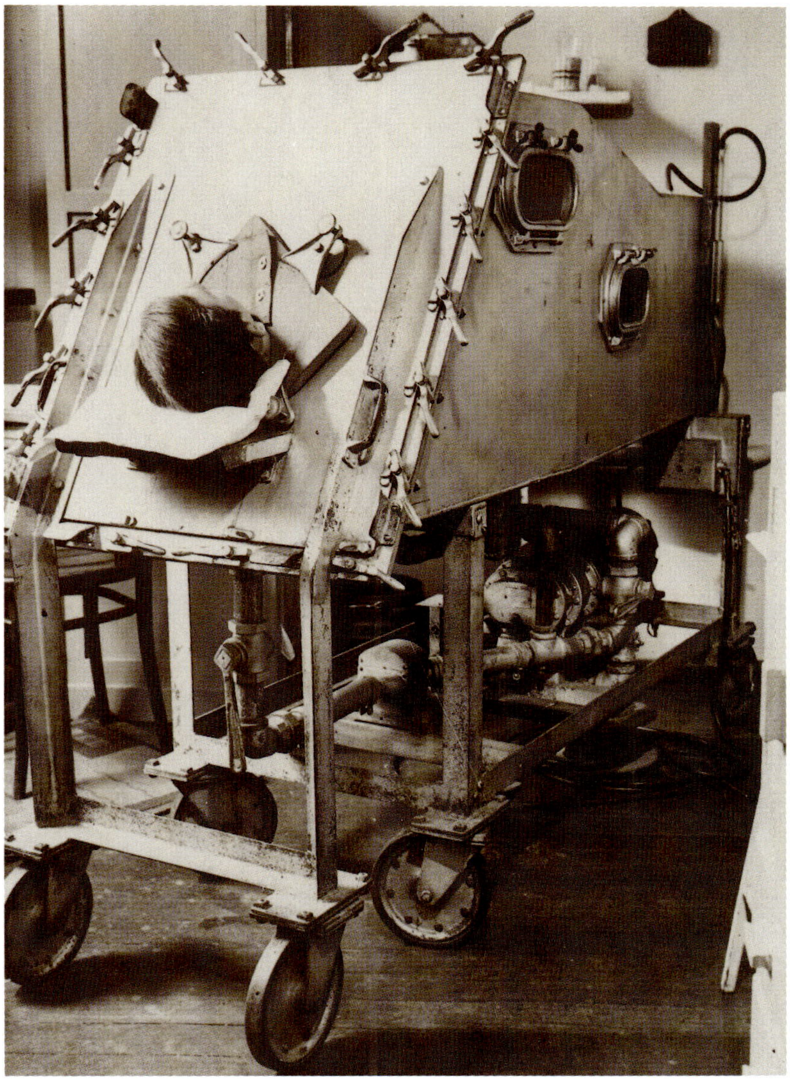

Ein Junge wird durch die »eiserne Lunge« im Londoner Guy's Hospital künstlich beatmet. Diese lebensrettende Maßnahme wurde notwendig, nachdem die spontane Atmung während einer schweren Krankheit aussetzte. Der aufwendige Apparat kostete 300 Pfund (Aufnahme vom 23. Februar 1938).

Die Technik bringt Fortschritte in Forschung und Klinik

Chronik Zeitzeuge

Die alle Fachgebiete revolutionierenden technischen Neuerungen fesseln Mediziner wie Laien gleichermaßen. So berichtet der Münchner Psychiater Kurt Kolle (1898–1975) fasziniert über seine Lehrzeit bei dem Neurologen und Psychiater Johannes (»Hans«) Berger in Jena, dem Begründer der Elektroenzephalographie. Berger schuf die technischen Voraussetzungen für die Fortschritte in der Hirndiagnostik und -therapie (s. l.):

»Oft nahm Hans Berger . . . ein vor ihm liegendes Gehirnmodell zur Hand, um nochmals zu überprüfen, ob er vor dem kritischen Auge des Operateurs wohl würde bestehen können. Der Chirurg in Jena war damals N. Guleke – selbst ein Vorkämpfer der modernen Hirnchirurgie –, der in der Regel auch alle Gehirnoperationen an seiner Klinik selbst ausführte. Oft genug gab es dann bei der Operation, der Berger wenn irgend möglich beiwohnte, böse Überraschungen, die erst die Obduktion aufklärte . . .

In meinen Lehrjahren in Jena begann Berger unermüdlich seinen Plan zu verwirklichen, auch vom Gehirn – analog dem Elektrokardiogramm – Aktionsströme abzuleiten. Seine ersten Versuche machte Berger an Kranken, bei denen eine sogenannte Palliativ-Trepanation vorgenommen worden war. Die feinen Elektroden wurden in die Weichteile eingeführt, die sich über der Knochenlücke befanden.

Erst nach jahrelangen Versuchen ging Berger dazu über, seine Technik zu verbessern und die Hirnströme auch vom uneröffneten Schädel völlig unblutig abzuleiten. Die ersten Untersuchungen, die in diese Richtung zielten, führte Berger an einem gesunden Studenten und an seinem Sohne Klaus durch. Die erste Publikation, die Berger im Jahre 1929 (fünf Jahre vorher hatte er bereits den ersten Treffer gemacht!) vorlegte, enthielt gegen Ende der Arbeit den schlichten . . . Satz: ›Ich glaube also in der Tat, das Elektro-Encephalogramm des Menschen gefunden und hier zum ersten Male veröffentlicht zu haben.‹ . . .

Das Bild des berühmten Berger wäre unvollständig ohne Hinweis auf seine Wirkung als Psychiater. Die eigentliche Psychiatrie lag ihm nicht. Die seelisch gestörten oder nur aus dem Gleichgewicht gebrachten Menschen waren nicht Lieblingskinder von Berger, sie konnten es nicht sein. War es am Ende ein Schutzdamm, den er vor sich selbst errichtet hatte? Wir wissen es nicht.

Seine letzte Schrift ›Psyche‹ . . . befaßt sich . . . mit der Frage der Gedankenübertragung; Berger hielt dieses Phänomen für eine erwiesene Tatsache, deren physische Grundlage – eine Art ›Wellenbewegung‹ – man nur erforschen müsse.«

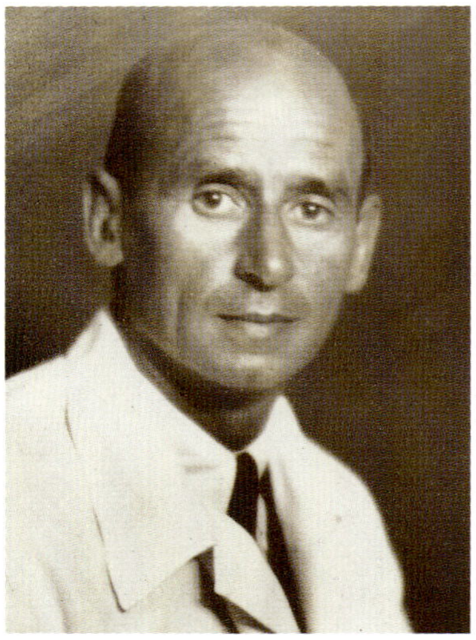

Der österreichische Gynäkologe Hermann Knaus (1892–1970)

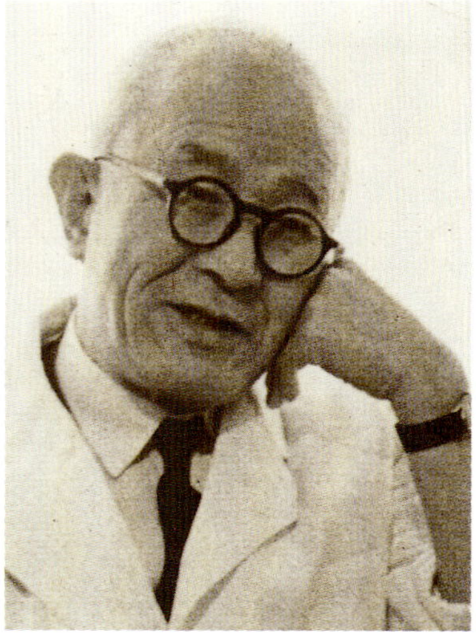

Der japanische Gynäkologe Kiusako Ogino (1882–1975)

Fruchtbare Tage errechnet

1929. Der österreichische Gynäkologe Hermann Knaus (1892–1970) ermittelt – unabhängig von dem japanischen Gynäkologen Kiusako Ogino (1882–1975), der zu ähnlichen Ergebnissen kommt – in physiologischen Experimenten die optimale Zeit für eine Empfängnis. Er gibt damit eine rechnerische Methode der Zeitwahl für die Empfängnisverhütung an.

Voraussetzung dieser Methode ist die einjährige Messung der Basaltemperatur (d. i. die morgens nach dem Aufwachen fünf Minuten lang gemessene Körpertemperatur), um den Ovulationstermin (Datum des Eisprungs) zu bestimmen. Die Erhöhung der Basaltemperatur beginnt in der Regel am 15. Tag. Bei der Methode nach Knaus (»Knaus-Ogino«) werden nun vom kürzesten Zyklus 15–2 Tage abgezogen, um den ersten Tag der möglichen Fruchtbarkeit zu bestimmen, und 15 + 2 Tage vom längsten Zyklus abgezogen, um den letzten Tag der Fruchtbarkeit zu erhalten.

Schwankt z. B. der Zyklus zwischen 25 und 30 Tagen, so errechnen sich daraus die »fruchtbaren Tage« zwischen dem 8. und 17. Tag des Zyklus, in denen durch geschlechtliche Abstinenz eine Empfängnisverhütung ermöglicht wird.

Die Methode nach Knaus-Ogino, die von der katholischen Kirche als Methode der »natürlichen Empfängnisverhütung« anerkannt wird, ist mit einer hohen Fehlerquote (aus biologischen wie verhaltensmäßigen Gründen) behaftet.

Schwangerschaftstests

1929. Die US-amerikanischen Biochemiker Maurice H. Friedmann (geb. 1903) und Maxwell E. Lapham (1899–1983) entwickeln eine Labormethode, um Frühschwangerschaften zu diagnostizieren.

Für jeden Versuch wird ein geschlechtsreifes weibliches Kaninchen verwandt, dem innerhalb von zwei Tagen der Morgenharn der zu untersuchenden Frau intravenös injiziert wird. Anschließend wird das Kaninchen getötet bzw. seine Bauchhöhle eröffnet, um die Eierstöcke zu inspizieren. Follikelblutungen oder Gelbkörper, die bei Berührung bluten, weisen auf eine Schwangerschaft hin.

Eine entsprechende Schwangerschaftsreaktion haben die beiden deutsch-jüdischen Frauenärzte Selmar Aschheim (1878–1965) und Bernhard Zondek (1891–1966) bereits 1927 angegeben. Die Aschheim-Zondek-Reaktion (AZR) wird an drei bis vier Wochen alten weißen weiblichen Mäusen durchgeführt. Der Morgenharn der Untersuchungsperson wird in mehreren Portionen eingespritzt und die Tiere fünf Tage nach der ersten Injektion getötet. Eine überstürzte Follikelreifung mit Blutpunkten des Eierstocks zeigt eine Schwangerschaft an. Der Test fällt ab dem 14. Tage in 99% der Fälle positiv aus.

Empfängnisverhütung immer noch umstritten

Chronik Hintergrund

In den 1920er und 1930er Jahren gehen die Meinungen darüber auseinander, inwiefern die Empfängnisverhütung als ärztliche Aufgabe zu betrachten sei. Die ärztlichen Standesorganisationen neigen eher zur Ablehnung der Kontrazeption, wobei sich z. T. moralische Motive mit biologischen, nationalistischen und bevölkerungspolitischen Argumenten verbinden. So steht in der allgemeinen ärztlichen Standesordnung – schon vor Beginn des »Dritten Reiches« – der Satz: »Der Arzt muß alles unterlassen, was die Volkszahl und die Volkskraft herabzusetzen geeignet ist.« Zugleich bemühen sich Wissenschaftler und praktizierende Ärzte aus sozialhygienischen Gründen um sichere Methoden der Empfängnisverhütung.

Hormonale Kontrazeption

Die Entdeckung der endokrinen Funktion der Ovarien (Eierstökke), die hormonale Steuerung des Menstruationszyklus bzw. der Schwangerschaft sowie Nachweis und Isolierung der Sexualhormone im ersten Drittel des 20. Jahrhunderts geben der Idee einer hormonalen Kontrazeption Auftrieb. So entwickelt der Innsbrucker Physiologe Ludwig Haberlandt (1885–1932) aufgrund von theoretischen Überlegungen und Tierexperimenten zwischen 1921 und 1931 dieses Konzept. Er erkennt die gesellschaftliche Bedeutung der hormonalen Kontrazeption; seine Vorstellungen bleiben jedoch ohne Resonanz. Die »Antibabypille« wird erst später entwikkelt (→ 18. 8. 1960/S. 514).

Mechanische Kontrazeption

Die wichtigsten Mittel einer mechanischen Empfängnisverhütung sind Pessare und Kondome. Es gibt eine Reihe verschiedener Modelle von Pessaren, die entweder in die Scheide (Zervixkappe, Okklusivpessar) oder den Uterus eingelegt werden, um den Gebärmutterhals zu verschließen oder die Einnistung des Eis zu verhindern. Der Berliner Gynäkologe Ernst Gräfenberg (1881–1957) entwickelte 1928 das erste »Intrauterinpessar«, den sog. »Gräfenberg-Ring« aus Silberdraht (später Seide oder Nylon). Auch Gräfenberg stößt auf Abneigung. Als Jude muß er 1939 emigrieren.

Die erste Beschreibung eines Kondoms findet sich bei dem italienischen Anatomen Gabriele Fallopio 1564, wo es allerdings nicht zur Empfängnisverhütung, sondern zum Schutz vor der Syphilis empfohlen wird. Effektive Kondome können jedoch erst nach der Erfindung der Vulkanisation des Kautschuks in den 1840er Jahren hergestellt werden. Kondome sind in den 1920er Jahren in den USA nach dem Coitus interruptus nach einer Statistik die am zweithäufigsten angewandte Methode der Kontrazeption. Neben Pessaren und Kondomen werden in dieser Zeit auch die Vaginaldusche nach dem Geschlechtsverkehr sowie die Einführung spermatizider Gelees und Zäpfchen in die Vagina angewandt.

Abstinenz und Zurückhaltung

Neben der »natürlichen Empfängnisverhütung« (Knaus-Ogino), die auf einer zeitlich befristeten Abstinenz beruht, gibt es auch Techniken des Geschlechtsverkehrs, die den Samenerguß in die Scheide verhindern sollen. Beim Coitus interruptus zieht der Mann sein Glied (kurz) vor der Ejakulation zurück, beim Coitus obstructus wird der Samenerguß durch Zusammendrücken der Harnröhre mit Daumen und Mittelfinger verhindert (retrograde Ejakulation in die Harnblase). Beide Techniken werden wohl seit dem Altertum praktiziert. Onan vollzieht z. B. in der Beschreibung des Alten Testaments keine »Onanie«, sondern einen Coitus interruptus. Besondere Bedeutung erlangt jedoch der Coitus reservatus, der lang andauernde Geschlechtsverkehr ohne Ejakulation, wie er im 19. Jahrhundert u. a. von John Humphrey Noyes (1811–1866) als »male continence« für die Oneida Community (→ 1848/S. 282) vorgeschrieben und von der US-amerikanischen Ärztin Alice B. Stockham als »Karezza« (ital. carezza = Liebkosung) propagiert wurde.

Sterilisation und Kastration (→ 1925/S. 412) sind als dauerhafte Unfruchtbarmachung von Mann oder Frau Extremformen der Empfängnisverhütung.

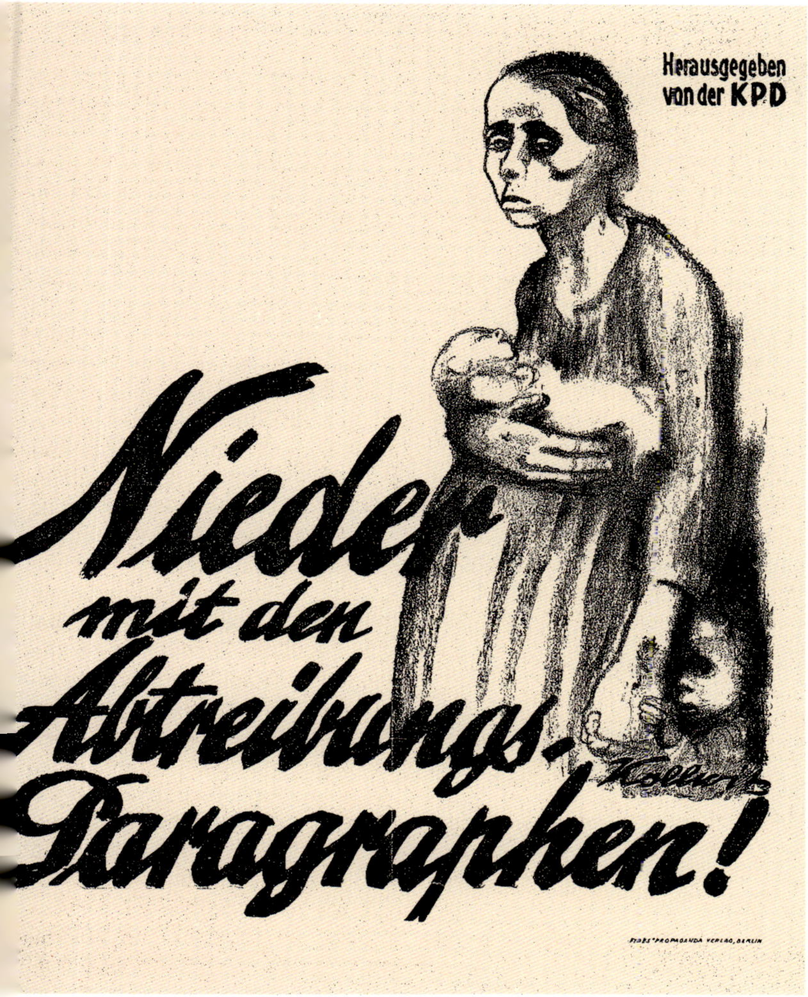

Ein Plakat der KPD von Käthe Kollwitz (1867–1945) zur Abschaffung des Abtreibungsparagraphen 218; der Kampf gegen den § 218 wird in der Weimarer Republik erbittert von seiten der Arbeiterbewegung geführt. SPD, USPD und KPD legen immer wieder Anträge zur Abtreibungsreform vor.

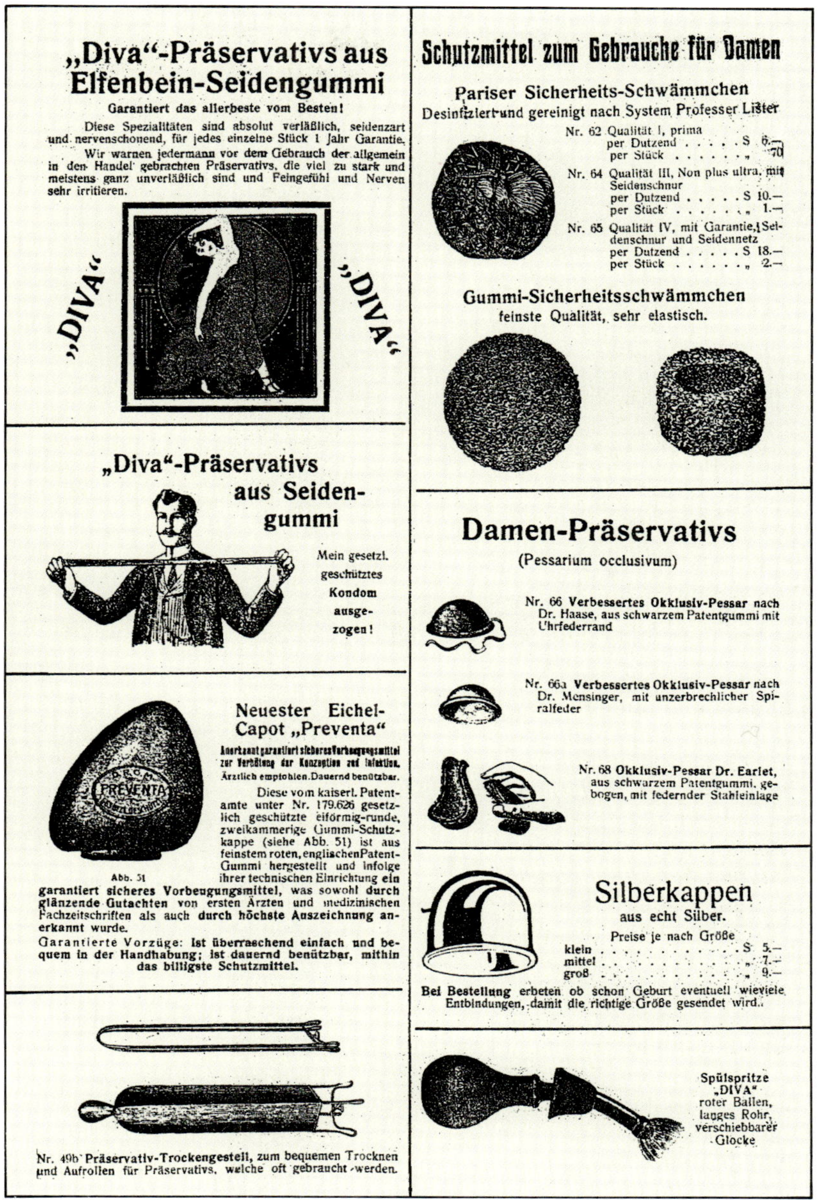

▷ Reklame für Verhütungsmittel in Zeitschriften, Katalogen und Prospekten um 1930: Vom »Diva«-Präservativ (»nervenschonend«) bis zur Spülspritze

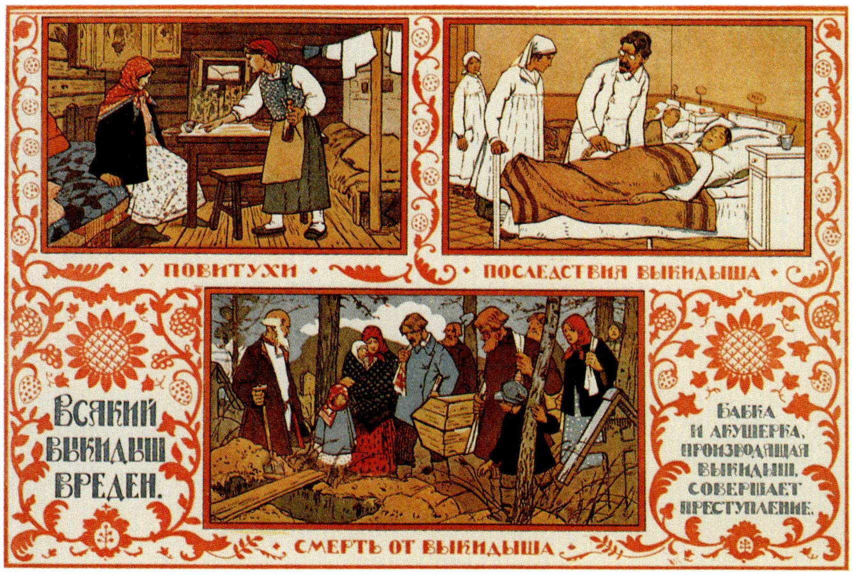

»Die Abtreibung durch die weise Frau gefährdet dein Leben«; Aufklärungsplakat der Sowjetregierung gegen die heimliche Abtreibung durch Kurpfuscher

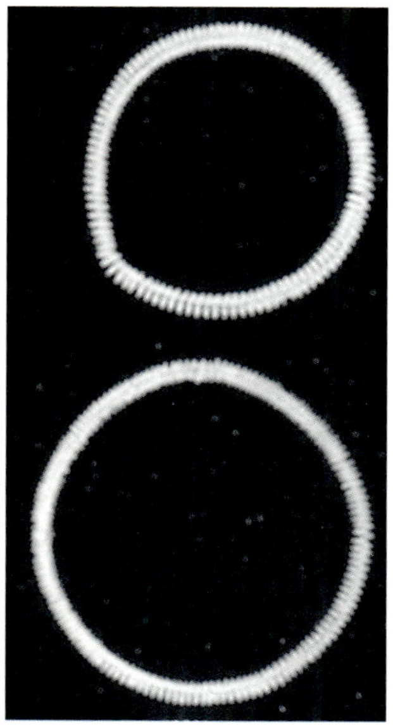

Der Gräfenberg-Ring ist das erste Intrauterinpessar.

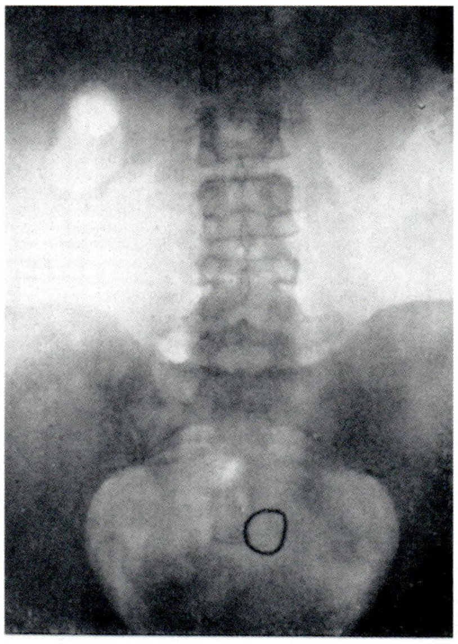

Der aus Silberdraht bestehende Gräfenberg-Ring ist im Röntgenbild sichtbar.

1930

Der argentinische Physiologe Bernardo Alberto Houssay kann einen Diabetes, der durch eine Funktionsstörung der Bauchspeicheldrüse hervorgerufen wurde, durch die Entfernung der Hypophyse (Hirnanhangdrüse) bessern. Mit dem US-amerikanischen Chirurgen Harvey Cushing studiert er die Rolle der Hypophyse im Zukkerstoffwechsel. → S. 429

Dem Virologen Max Theiler, einem geborenen Schweizer, der in Südafrika und in den USA forscht, gelingt die Serumschutzimpfung gegen das Gelbfieber, eine Virusinfektion (Nobelpreis 1951).

Der dänische Arzt Ejnar Oluf Sörensen Sylvest beschreibt als erster die Bornholmer Krankheit (Myositis epidemica), eine gutartige Sommer-Herbst-Krankheit, die durch Viren hervorgerufen wird und insbesondere als »Muskelkaterkrankheit« auftritt.

Der Chirurg Gustav Maurer gibt eine verbesserte Operationsmethode bekannt, mit der Verwachsungen des Lungenfells von der Brustwand gelöst werden können, die sog. Ausschälungsthorakokaustik.

Die Zentralstelle des US-amerikanischen Roten Kreuzes in Washington registriert etwa 54 000 ausgebildete Pflegekräfte in den USA.

Der Heidelberger Internist und Neurologe Viktor von Weizsäcker, ein Wegbereiter der psychosomatischen Medizin in Deutschland, veröffentlicht sein Buch »Soziale Krankheit und soziale Gesundung«, in dem er die Bedeutung der psychosozialen Perspektive für die klinische Medizin herausstellt (→ 1940/S. 459).

16. 1. Im Bakteriologischen Institut in Berlin-Charlottenburg treffen sich Fachärzte, um über die Papageienkrankheit (Ornithose) zu diskutieren. In den letzten Wochen sind im Deutschen Reich, in Frankreich und in den USA mehrere Menschen an dieser Krankheit gestorben.

16. 5. In Dresden wird das Deutsche Hygiene-Museum eröffnet, das die »hygienische Volksbelehrung« bezweckt. → S. 428

August. Die Stadt Frankfurt am Main verleiht den Goethe-Preis an Sigmund Freud, die höchste Auszeichnung, die der Begründer der Psychoanalyse je erhält (→ 1923/S. 409).

1930–1932. Der britische Bakteriologe Alexander Fleming behandelt erste Patienten, die an verschiedenen bakteriellen Entzündungen im Gesichtsbereich leiden, mit Schimmelsaft und erzielt Heilerfolge (→ September 1928/S. 420).

Museum zur hygienischen Volksbelehrung

16. Mai 1930. In Dresden wird das Deutsche Hygiene-Museum feierlich eröffnet, u.a. mit einer Ansprache des Reichstagspräsidenten Paul Löbe. Initiator war der Fabrikant (»Odol«-Hersteller) Karl Lingner (1861–1916), auf dessen Betreiben im → Mai bis Oktober 1911 (S. 377) auch die Internationale Hygiene-Ausstellung in Dresden zustande kam. Mit Hilfe von Zuschüssen des Reiches, des Landes Sachsen und der Stadt Dresden konnte 1928 schließlich der Grundstein für den Museumsneubau gelegt werden.

Zielsetzung des Hygiene-Museums ist die »hygienische Volksbelehrung« oder »Volksbildung«; die Ausstellungen sollen eine »Hochschule für jedermann« sein. In der Festschrift zur Eröffnung heißt es u. a.: »Die Objekte des Museums sind so aufgestellt und erläutert, daß sie von jedem Laien ohne Vorbildung verstanden werden können. Durch die Angliederung der Hygiene-Akademie an das Museum, die einen integrierenden Bestandteil desselben bildet, ist der Wunsch Lingners, wissenschaftliche Vorträge und Demonstrationen für Fachleute zu organisieren, gesichert, und auch für populäre Vorträge, für die Heranbildung der Massen wird gesorgt werden.«

Freilich ist dieser Ansatz im Sinne des staatlichen Interesses an einer »Pflicht zur Gesundheit« ausgerichtet. Das Museum verzichtet auf ein eigenständiges Konzept der Gesundheitserziehung und zieht sich auf die Vermittlung vorgegebener Wissensinhalte der Medizin und Biologie zurück. Präsentiert werden sieben Themenbereiche:

▷ Der Mensch – mit der Hauptattraktion des »gläsernen Menschen« (s. r.)
▷ Vererbung und Eugenik
▷ Die Frau als Gattin und Mutter
▷ Ernährungslehre
▷ Gesundheit und Krankheit
▷ Hygienische Volksbelehrung
▷ Gesundheitspflege.

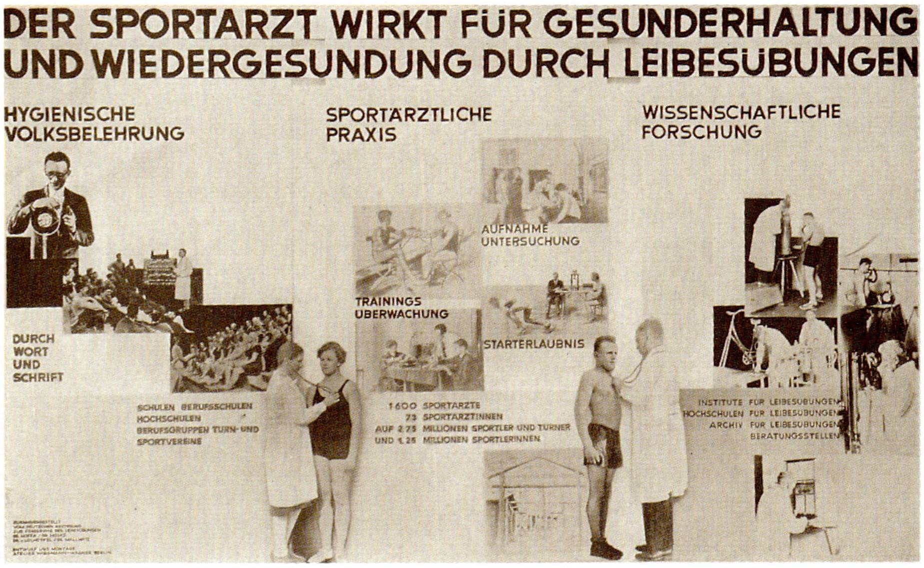

Ein Plakat verdeutlicht die drei Säulen der Sportmedizin: Die »hygienische Volksbelehrung«, die sportärztliche Praxis und die Forschung. Dem Sportmediziner wird eine wichtige Rolle in der Gesundheitsaufklärung und -erziehung zugemessen. An diese Rolle kann einige Jahre später der Nationalsozialismus anknüpfen mit seiner Ideologie des gesunden und leistungsfähigen Volksgenossen. Dabei wird der Breitensport an Schulen und Universitäten besonders gefördert.

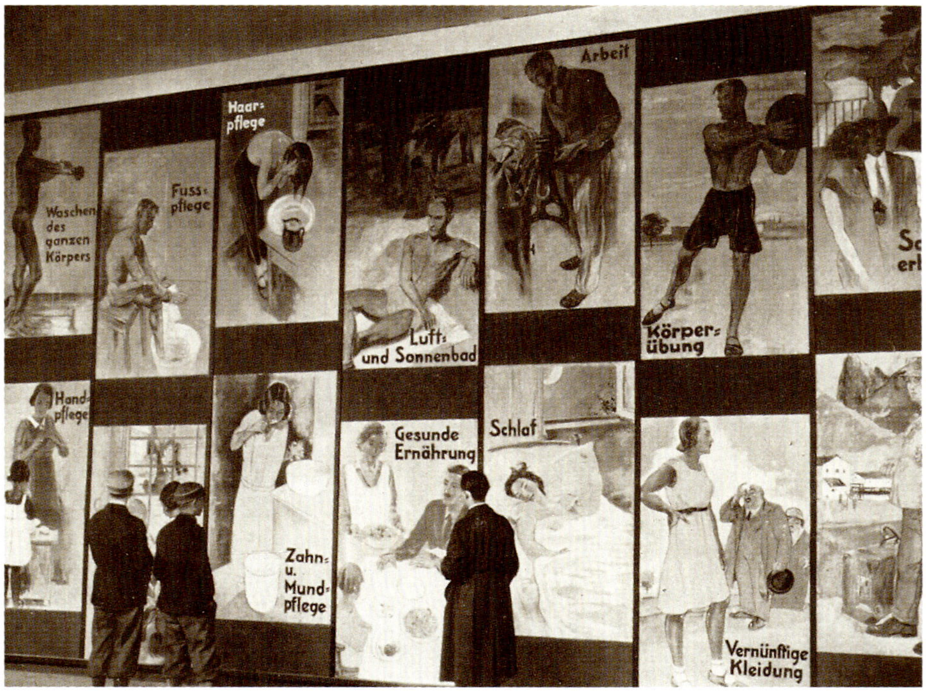

Eine Bilderreihe über gesunde Lebensführung im Hygiene-Museum in Dresden; die alten Regeln der Diätetik werden hier zeitgemäß dargeboten und propagiert. Neben gesunder Ernährung, ausreichenden Aufenthalten an der frischen Luft sowie genügend Schlaf und sportlicher Betätigung soll auch eine bequeme und luftige Kleidung zum allgemeinen körperlichen Wohlbefinden beitragen. Alles Künstliche und Einengende wird dagegen abgelehnt. Diese Art der belehrenden Gesundheitsaufklärung vernachlässigt politische Motivationen und emanzipatorische Interessen.

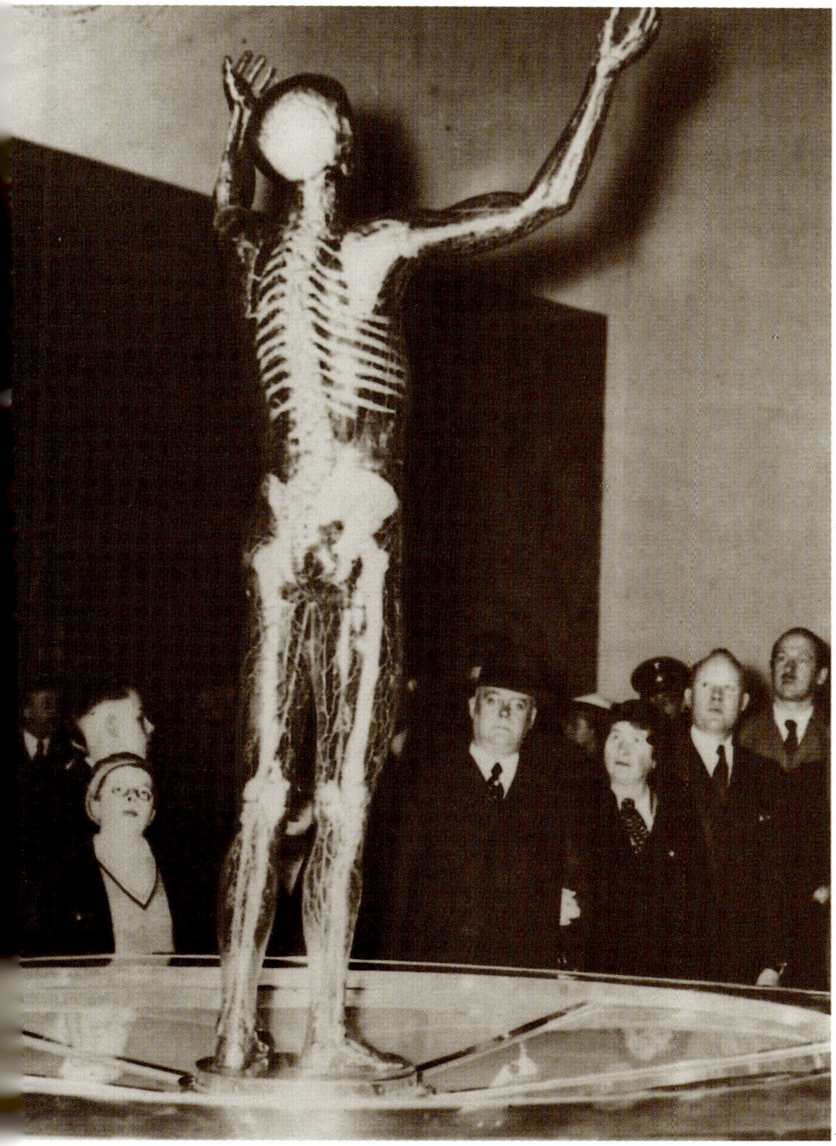

Besucher im Deutschen Hygiene-Museum Dresden bestaunen den »gläsernen Menschen«, die Hauptattraktion der Ausstellung.

Funktionen der Hypophyse

1930. Der argentinische Physiologe Bernardo Alberto Houssay (1887 bis 1971) demonstriert zusammen mit seinem Kollegen Alfredo Biasotti (geb. 1903) im Tierexperiment, daß der Vorderlappen der Hypophyse (Hirnanhangsdrüse) für den Zuckerstoffwechsel von entscheidender Bedeutung ist. Sie entfernen bei einem Hund, dessen Pankreas (Bauchspeicheldrüse) zuvor entfernt worden ist und der deswegen an Diabetes leidet, auch die Hypophyse. Der künstlich erzeugte Diabetes kann dadurch fast zum Verschwinden gebracht werden. Der Artikel über diese Entdeckung (»La diabetes pancréatica de los perros hipofisoprivos«) erscheint zunächst (1930) in einer argentinischen Fachzeitschrift, 1931 in der US-amerikanischen Zeitschrift »Endocrinology«. Für diese Arbeit erhält Houssay 1947 den Nobelpreis. Das betreffende, Diabetes erzeugende Hormon »Somatotropin« (STH) bzw. »Wachstumshormon« (human growth hormone = HGH) wird erst → 1945 (S. 479) durch den US-amerikanischen Biochemiker Herbert Evans und seinen Mitarbeiter Choh Hao Li chemisch isoliert.

Die zentrale Bedeutung der Hypophyse als Drüse der inneren Sekretion wird insbesondere in den 1920er Jahren herausgearbeitet. So zeigen die US-Amerikaner Herbert M. Evans und Philip E. Smith im Tierexperiment, daß die Entfernung der Hypophyse zur Atrophie der Nebennieren führt bzw. eine Einspritzung von Hypophysenextrakten diese verhindern kann. Harvey Cushing beschreibt ein Krankheitsbild (Cushing-Syndrom), das durch eine Geschwulst des Hypophysenvorderlappens (basophiles Adenom) ausgelöst wird. Durch verstärkte Ausschüttung des adrenocorticoiden Hormons (ACTH) kommt es zu einer vermehrten Produktion von Hormonen der Nebennierenrinde.

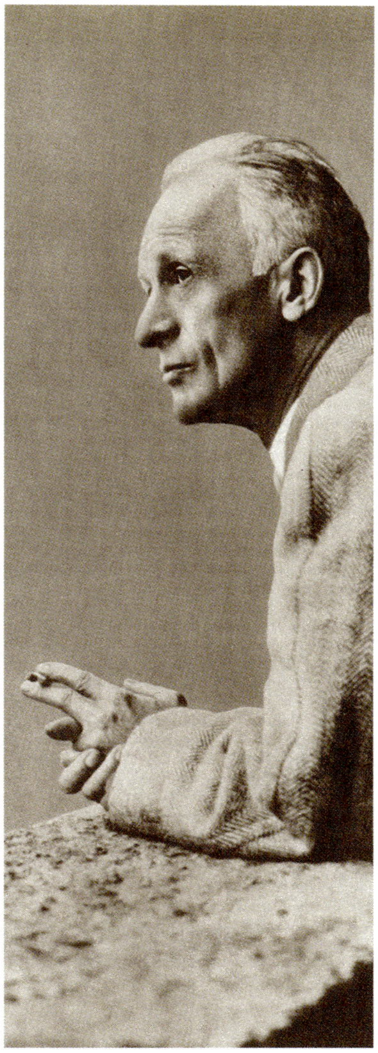

Der Endokrinologe Harvey Cushing (1869–1939) wird v. a. durch die Beschreibung des Cushing-Syndroms, das durch eine Geschwulst des Hypophysenvorderlappens verursacht wird, bekannt (Foto um 1929).

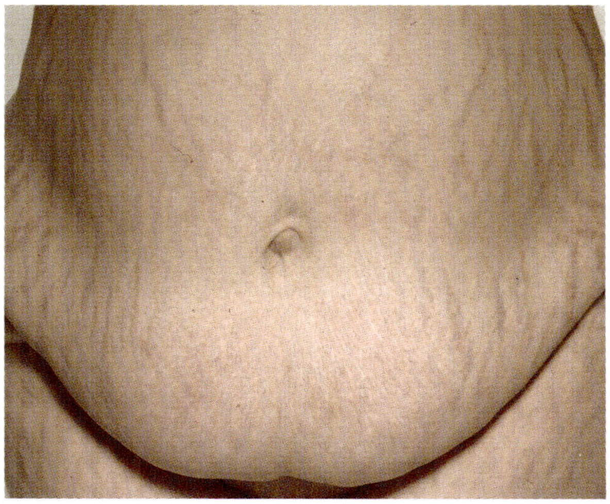

Cushing-Syndrom u. a. mit Stammfettsucht, Hautstreifen, Vollmondgesicht und Bluthochdruck; die Bezeichnung wird 1943 von Fuller Albright eingeführt.

»Gläserner Mensch« lockt Zuschauer an

Chronik Stichwort

Der **»gläserne Mensch«** ist von Anfang an eine der Hauptattraktionen des Deutschen Hygiene-Museums in Dresden, das auf das 1911 von dem Industriellen Karl Lingner eingerichtete Institut für Volksgesundheitspflege in Dresden zurückgeht.

Die Körperoberfläche des Modells besteht aus durchsichtiger Kunststoffhaut. Zu sehen sind neben dem Skelett die Organe und Gefäße nach Entfernung der Haut, des Fett- und Bindegewebes sowie der Muskeln. Dadurch erhält der Betrachter einen Einblick in die Gefäßversorgung der einzelnen inneren Organe.

In einem Prospekt des Museums aus dem Jahre 1960 heißt es zur Geschichte dieses Modells: »Der erste Gläserne Mensch war ein Mann. Er erhielt bis zur Zerstörung des Hauses durch angloamerikanische Luftangriffe am 13./14. Februar 1945 noch vier weitere Brüder, die auf ausgedehnten Reisen bis nach Japan und den Vereinigten Staaten immer wieder größte Anerkennung fanden. Auch eine Gläserne Frau ist damals gebaut worden. Sie wurde jedoch ... von der damals dem Deutschen Hygiene-Museum angeschlossenen ›Aktiengesellschaft für Lehrbedarf‹ als ›Mannequin‹ an eine amerikanische Miederwarenfabrik verkauft.«

1931

Das Reichsministerium des Innern leitet den Landesregierungen »Richtlinien für neuartige Heilbehandlungen auch für die Vornahme wissenschaftlicher Versuche am Menschen« zu. → S. 431

Der Berliner Physiker Ernst Ruska entwickelt das Elektronenmikroskop. → S. 430

Auf Betreiben des Breslauer Gynäkologen Ludwig Fraenkel, dem Entdecker der endokrinen Funktion des Corpus luteum (»Gelbkörper« im Eierstock), wird von der Deutschen Gesellschaft für Gynäkologie die Einrichtung von Ehe- und Sexualberatungsstellen anerkannt. Diese werden 1933 von den Nationalsozialisten wieder geschlossen, Fraenkel wird 1934 als Jude amtsenthoben und emigriert nach Südamerika.

Der deutsche Chirurg Rudolph Nissen führt erstmals eine Pneumonektomie (operative Entfernung eines Lungenflügels) durch (→ 5. 4. 1933/S. 436).

Der deutsche Chirurg Erich Lexer berichtet in seinem Buch »Die gesamte Wiederherstellungschirurgie« über erfolgreiche Arthroplastiken des Hüftgelenks mit Zwischenlagerung von körpereigenem Gewebe. Lexers Werk wird als der letzte bedeutende Beitrag zur plastischen Chirurgie im deutschsprachigen Raum gewertet, deren Schwerpunkt sich danach in den angelsächsischen Raum verlagert.

Die von dem US-amerikanischen Soziologen Elton Mayo und Mitarbeitern in den Hawthorne-Werken der Western Electric Co. (USA) durchgeführten Experimente (»Hawthorne-Untersuchung«) geben wichtige Aufschlüsse über die Leistungspsychologie moderner Fabrikarbeiter. Mayo und seine Kollegen ziehen aus diesen psychologischen Experimenten den Schluß, daß informelle Gruppenprozesse das Leistungsniveau bestimmen. Die Ergebnisse sind für die gruppenpsychologischen Aspekte der Arbeitsmedizin von Bedeutung (→ 1903/S. 355).

Die zweibändige Monographie »Clinical Chemistry« der US-amerikanischen Biochemiker Donald Dexter van Slyke und William Harold Petersen erscheint und leitet die Herausbildung der »klinischen Chemie« als selbständiges Fach ein.

31. 7. Im Anschluß an den Ärztetag in Köln wird eine Verminderung der Arzthonorare um bis zu 30% vereinbart. Damit soll den sinkenden Einkommen Rechnung getragen werden.

17. 10. Im Streit zwischen deutschen Ärzten und Krankenkassen wird eine vorläufige Einigung erzwungen. U. a. wird die freie Arztwahl vereinbart.

Ruska entwickelt Elektronenmikroskop

1931. Der Physiker Ernst Ruska (1906–1988) entwickelt in Berlin das Elektronenmikroskop.

Durch die Wellennatur des Lichtes sind der Lichtmikroskopie Grenzen gesetzt. Seitdem der Jenaer Physiker Ernst Abbe dies 1876 erkannt hatte, bemühte man sich, das Licht durch Strahlen von kürzerer Wellenlänge zu ersetzen, um die Auflösung zu erhöhen. 1924 entdeckte der französische Physiker Louis de Broglie die Wellennatur der Elektronenstrahlen, und 1926 begründete der Jenaer Physikprofessor Hans Busch die Elektronenoptik: Eine kurze magnetische Spule wirkt auf Elektronen wie eine Linse.

Eine 1928 an der Technischen Hochschule Berlin gebildete Arbeitsgruppe zur Weiterentwicklung der Kathodenstrahloszillographen, zu der auch Ruska gehörte, wurde zum Ausgangspunkt für die Entwicklung eines Elektronenmikroskopes. 1932 meldet Ruska das Gerät zum Patent an. Im Jahr 1938 ist bereits eine 30 000fache Vergrößerung möglich.

Medizinische und biologische Forscher erkennen rasch die Möglichkeiten des neuen Gerätes zur Darstellung von Membranen, Fasern, Protoplasmastrukturen, Chromosomen usw. 1937 veröffentlicht Ladislaus Laszlo Marton in Brüssel die ersten elektronenoptischen Bilder von Zellen und Bakterien.

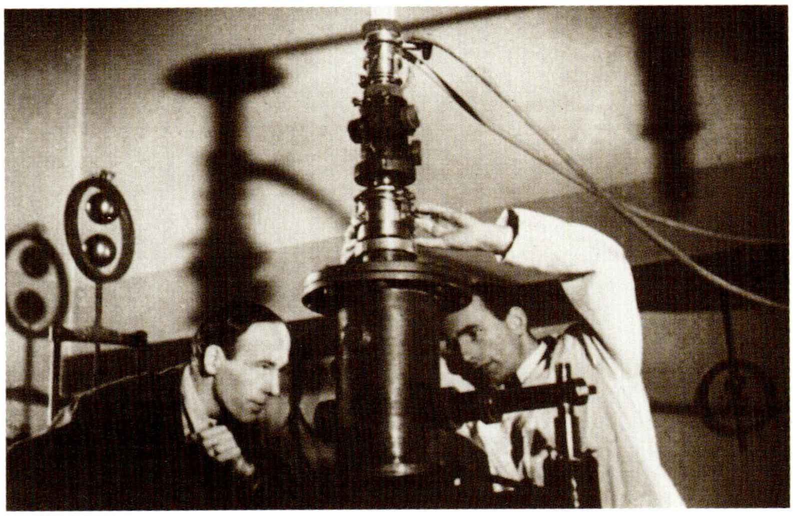

△ Das erste Elektronenmikroskop von 1931 mit den Erfindern Ernst Ruska und Max Knoll (l.) in Berlin (Foto vom 8. Februar 1944)

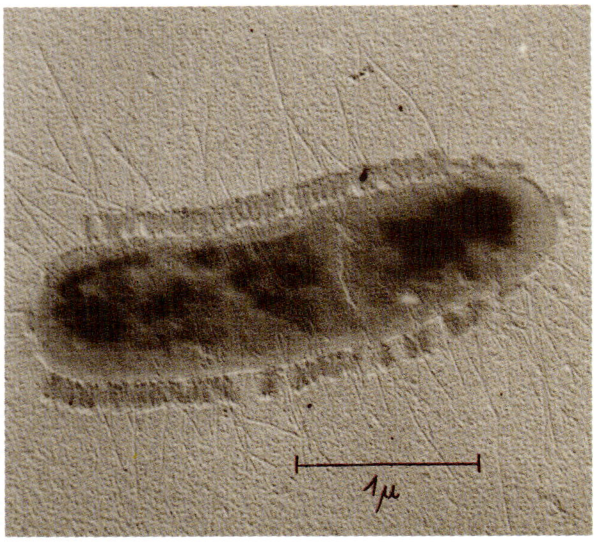

◁ Ein Coli-Bakterium mit Bakteriophagen (Viren, die auf Kosten der Bakterienzelle vegetieren) in einer elektronenmikroskopischen Vergrößerung

Otto Warburg mit dem Nobelpreis geehrt

Chronik Dokument

10. Dezember 1931. Für seine Arbeiten zur Zellatmung erhält der Biochemiker Otto Warburg, seit 1931 Direktor des Berliner Kaiser-Wilhelm-Instituts, den Nobelpreis für Physiologie oder Medizin (→ 1922/S. 406). In der Begründung des Nobelpreiskomitees heißt es:

»Die Entdeckung, die heute mit dem Nobelpreis für Physiologie oder Medizin ausgezeichnet wird, betrifft die intrazelluläre Verbrennung ... Durch diesen Prozeß wird die Energie ... den Zellen ... zur Verfügung gestellt ...

Da die Verbrennung von Nährstoffen außerhalb des Körpers ... nur bei hohen Temperaturen stattfindet, muß man annehmen, daß bei der Verbrennung in der lebenden Zelle etwas geschieht, das eine Veränderung entweder des ziemlich reaktionsträgen Luft-Sauerstoffs oder des Nährstoffs oder vielleicht beider Faktoren herbeiführt, so daß sie miteinander reagieren können.

Warburg war sich der unüberwindlichen Schwierigkeiten voll bewußt, die es bedeutete, zum jetzigen Zeitpunkt den eigentlichen Mechanismus ... zu klären ... Es war nicht möglich, die wirksame Substanz, den Katalysator oder das respiratorische Ferment, wie Warburg es nannte, mit Hilfe der üblichen chemischen Methoden zu isolieren, weil diese Substanz weniger als ein Millionstel des Gewichts der Zelle ausmacht ... Also mußten, wie in der modernen Atomforschung, indirekte Methoden angewandt werden ... Die quantitativ gemessenen Veränderungen im Verbrennungsprozeß unter unterschiedlichen Bedingungen warfen Licht auf die Natur des Atmungsferments ... Die Übereinstimmung zwischen dem Einfluß von Licht auf Kohlenmonoxid-gehemmte zelluläre Verbrennung einerseits und auf CO-Verbindungen bestimmter Pigmente, die nahe verwandt mit dem Blutfarbstoff sind, andererseits, führte mit Hilfe einer detaillierten mathematischen Analyse zu dem Schluß, daß es sich bei dem Atmungsferment um ein rotes, eisenhaltiges Ferment handelt, das eng verwandt mit unserem Blutfarbstoff ist.«

Die Zulässigkeit von Menschenversuchen klar definiert

1931. Das Reichsministerium des Innern leitet aufgrund von Vorschlägen des Reichsgesundheitsrates den einzelnen Landesregierungen »Richtlinien für neuartige Heilbehandlung und für die Vornahme wissenschaftlicher Versuche am Menschen« zu. Hierbei wird zwischen einer »neuartigen Heilbehandlung« (Heilversuch) und »wissenschaftlichen Versuchen« (Humanexperiment) unterschieden. Für die wissenschaftlichen Versuche zu Forschungszwecken gelten ebenso wie für die Heilversuche grundsätzliche Einschränkungen bzw. Voraussetzungen, u.a.:

»Die Vornahme eines Versuchs ist bei fehlender Einwilligung unter allen Umständen unzulässig.

Jeder Versuch am Menschen ist zu verwerfen, der durch den Versuch am Tier ersetzt werden kann. Ein Versuch am Menschen darf erst vorgenommen werden, wenn zuvor alle Unterlagen beschafft worden sind, die zu seiner Klärung und Sicherung mit den der medizinischen Wissenschaft zur Verfügung stehenden biologischen Methoden des Laboratoriumsversuches und des Tierexperiments gewonnen werden können. Unter diesen Voraussetzungen verbietet sich jedes grund- und planlose Experimentieren am Menschen von selbst.

Versuche an Kindern oder jugendlichen Personen unter 18 Jahren sind unstatthaft, wenn sie das Kind oder den Jugendlichen auch nur im geringsten gefährden ...

Schon im akademischen Unterricht soll bei jeder geeigneten Gelegenheit auf die besonderen Pflichten hingewiesen werden, die dem Arzte bei Vornahme einer neuen Heilbehandlung oder eines wissenschaftlichen Versuches sowie auch bei der Veröffentlichung ihrer Ergebnisse obliegen.«

Mit dem Siegeszug der naturwissenschaftlichen Medizin gegen Ende des 19. Jahrhunderts nimmt auch die Notwendigkeit einer Ausdehnung von Tier- und Menschenversuchen in der wissenschaftlichen Medizin zu. Vor allem nach dem Tuberkulose-Impfzwischenfall in Lübeck (→ S. 411) wird der Menschenversuch als dringendes ethisches Problem vom Reichsgesundheitsrat intensiv diskutiert und mit den genannten »Richtlinien« eingeschränkt.

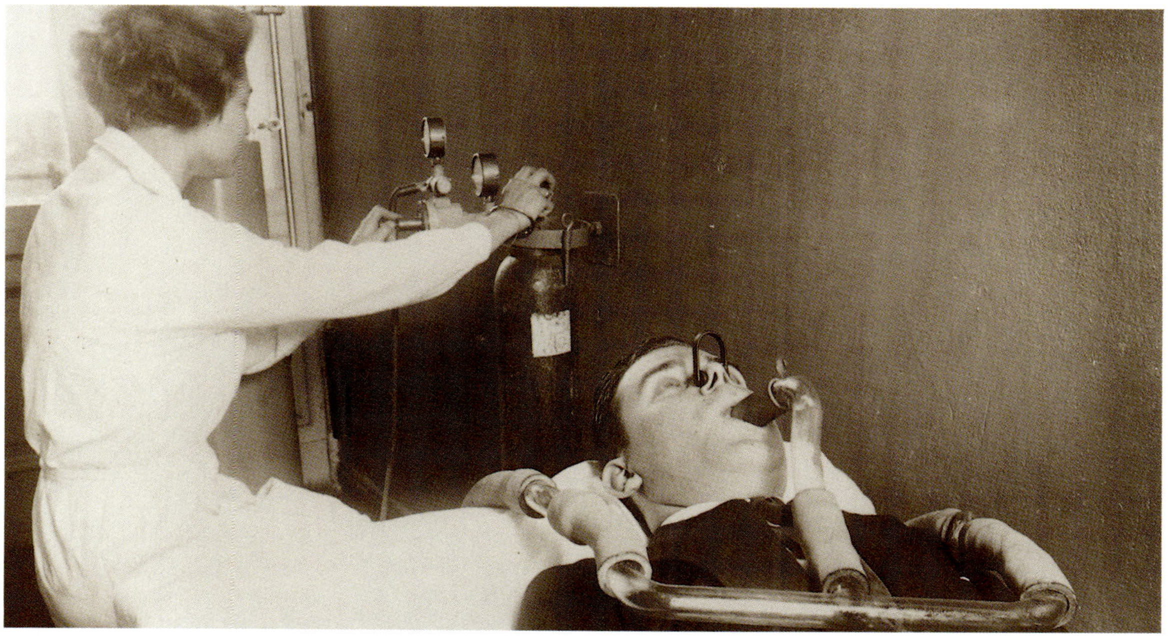

Neue Wege der Stoffwechseluntersuchung; im Humanexperiment werden neue Therapiemethoden erprobt.

Menschenversuche schon seit der Antike

Chronik Rückblick

Medizinische Versuche am Menschen sind seit der Antike bekannt. So ließ mancher Herrscher Gifte und Gegengifte an Verbrechern ausprobieren. Bis zum 18. Jahrhundert dienten solche Menschenexperimente aber kaum der Gewinnung neuer therapeutischer Erfahrungen.

Kontrollierte pharmakologische Versuche wurden erst in der Neuzeit gefordert und im Laufe des 18. Jahrhunderts realisiert. 1747 führte der schottische Schiffsarzt James Lind das erste bekannte kontrollierte, therapeutische Experiment durch, als er versuchte, die richtige Therapie für den Skorbut zu finden (→ 1747/S. 219).

Der nächste bedeutende Schritt waren Anton von Stoercks Untersuchungen über die Wirkung des Schierlings (1761). Er ging von einer genauen Beschreibung der Pflanze aus, sichtete die Literatur, ging zu Tierversuchen über, wagte schließlich den Selbstversuch und dann in noch unkritischer Weise die klinische Erprobung.

Der Tübinger Medizinprofessor Johann Friedrich Gmelin (1776) und der Braunschweiger Anatomie-Professor Georg Friedrich Hildebrandt (1786) betonten bereits deutlich die Vorzüge des Menschenversuchs, vor allem des Selbstversuches, gegenüber dem Tierexperiment, dessen Ergebnisse nicht ohne weiteres übertragbar seien. Hildebrandt legte allerdings fest, daß ein Mittel erst dann einem Kranken gegeben werden dürfe, wenn die Unschädlichkeit sicher erwiesen sei und wenn begründete Aussicht bestehe, daß es dem Patienten helfe. Nur um des Experimentierens willen dürfe ein Mittel nicht gegeben werden. Anwendung von List und Gewalt lehnte er ab. Er wünschte sich allerdings zum Tode verurteilte Verbrecher für seine Versuche.

Bei den sich im 19. Jahrhundert rasch häufenden Menschenversuchen bemühten sich die Experimentatoren eher um methodische Fortschritte. Z. B. wurde angestrebt, reine, unverfälschte Einzelsubstanzen zu prüfen, um die Wirkungen klar zuordnen zu können, die eindeutig auf das Medikament zurückzuführen seien. Vor Selbsttäuschungen des Patienten und des Behandlers wurde gewarnt.

In der zweiten Hälfte des 19. Jahrhunderts wurden die wesentlichen Anforderungen an Menschenversuche ausformuliert: 1. genügend große Anzahl von Versuchspersonen; 2. möglichst identische Krankheitszustände; 3. Vergleich mehrerer Untersuchungsreihen; 4. Kontrollgruppen; 5. statistische Auswertung; 6. kritische Beurteilung der Ergebnisse. Der Pharmakologe Hugo Schulz verlangte außerdem die Ausschaltung suggestiver Beeinflussungen, indem man die gesunden Versuchspersonen im unklaren über die zu erwartenden Wirkungen läßt. Dieser einfache Blindversuch wurde aber erst 1930 durch den Internisten Paul Martini auch in die klinische Forschung eingeführt.

Schulz betonte übrigens als erster die notwendige Freiwilligkeit der Versuchspersonen. Breiter diskutiert wurde dieses Thema aber erst, als der Dermatologe Albert Neisser 1892 bei Impfversuchen an acht jungen Prostituierten eine Syphilis erzeugte und die Presse sich des Skandals annahm. Am 29. Dezember 1900 erließ das zuständige Ministerium eine Anweisung, die Versuche an Minderjährigen verbot und die Einwilligung des Patienten forderte.

1932

Der Reichsarbeitsminister erläßt eine neue Verordnung zum Kassenarztrecht, in der das zahlenmäßige Verhältnis von Arzt und Versicherten festgelegt wird (1:600). → S. 433

Der New Yorker Arzt Burrill Bernard Crohn beschreibt zusammen mit seinen Kollegen Leon Ginzburg und Gordon D. Oppenheimer die Ileitis regionalis oder Enteritis regionalis (Crohn-Ginzburg-Oppenheimer-Krankheit), eine chronisch verlaufende Entzündung im unteren Abschnitt des Dünndarms. Sie wird heute als »psychosomatische« Krankheit eingeschätzt. → S. 433

Der Münchener Arzt Rudolf Schindler führt das flexible Gastroskop (Magenspiegel) ein. → S. 432

Der australische Schauspieler F. Matthias Alexander veröffentlicht sein Buch »The Use of the Self«, in dem er seine in den 30er Jahren sehr populäre »Alexander-Technik« beschreibt, die als Methode der Körpertherapie heute noch praktiziert wird. → S. 433

1. 4. Aufgrund der anhaltenden Wirtschaftskrise wird aus finanziellen Gründen die Schließung der 1. Chirurgischen Klinik der Berliner Charité beschlossen, die seit 1907 von dem Chirurgen August Bier (→ 1907/S. 368) geleitet wird.

2. 7. Ein Ausschuß des preußischen Landesgesundheitsamtes berät und befürwortet ein Sterilisationsgesetz unter dem Motto »Die Eugenik im Dienste der Volkswohlfahrt«. Das Gesetz soll die »freiwillige« Sterilisation ermöglichen (→ 1. 1. 1934/S. 439).

September. Sigmund Freud versucht in einem kurzen Briefwechsel mit Albert Einstein die Frage zu beantworten: »Warum Krieg?« Freuds Antwort ist relativ pessimistisch: Im Menschen lebe ein leicht weckbares Bedürfnis zu hassen und zu vernichten, und gerade die sog. Intelligenz unterliege den »verhängnisvollen Massensuggestionen am leichtesten«.

21. 10. Der Chefarzt der 1. Wiener Medizinischen Universitätsklinik, Wilhelm Perges, berichtet in einer medizinischen Fachzeitschrift über die fotografische Anwendung der »Magensonde«: Durch einen dünnen Gummischlauch mit einer Kamera am Ende können Fotografien von der Magenschleimhaut gemacht werden (→ 1932/S. 432).

10. 12. Die britischen Physiologen Charles Scott Sherrington und Edgar Douglas Adrian erhalten in Stockholm den Nobelpreis für ihre Erkenntnisse über die Funktion der Neuronen (→ 1906/S. 361).

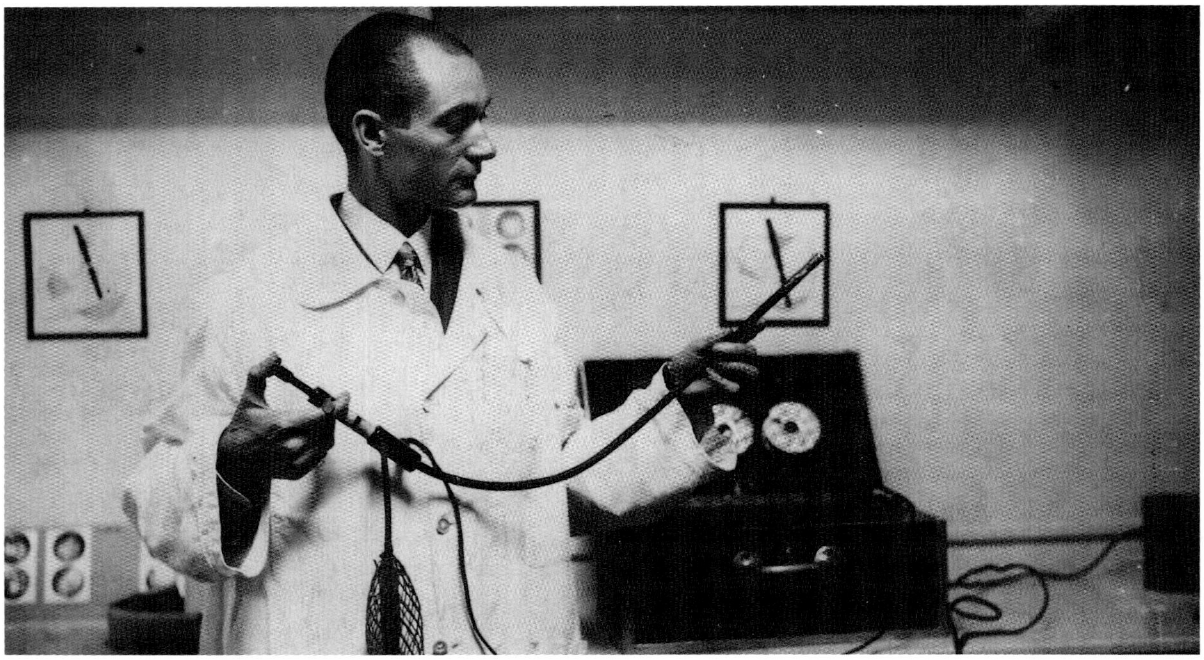

Arzt mit Gastrokamera um 1932: An der Spitze eines halbflexiblen Gummischlauches befindet sich eine Kamera.

Verbesserter Einblick in den Magen

1932. Der Münchner Arzt Rudolf Schindler (1888–1968) entwickelt »ein völlig ungefährliches, flexibles Gastroskop«. Dieser Magenspiegel ist in seinem Oberteil starr, das Unterteil ist flexibel und mit einer Reihe von Linsen mit kurzer Brennweite ausgestattet, die auch bei Beugung das optische Bild weitergeben. Das Gastroskop wird von dem Berliner Instrumentenmacher Georg Wolf (1873–1938) hergestellt, der sich seit 1928 mit dem Bau flexibler Gastroskope befaßt hat. Das Wolf-Schindlersche Gastroskop findet eine rasche und sehr weitreichende Verbreitung – vor allem in den USA – und ist noch bis zu Beginn der 1950er Jahre in Gebrauch. Schindler emigriert nach der »Machtergreifung« der Nationalsozialisten aus politischen Gründen in die USA.

1923 veröffentlichte Schindler das erste klassische Werk der Gastroskopie: »Lehrbuch und Atlas der Gastroskopie«, wobei er hier noch ein starres Gerät einsetzte, wie es seit dem ersten Versuch der Magenspiegelung von Adolf Kußmaul entwickelt worden ist.

Schindler bildet zahlreiche Schüler im Gastroskopieren aus, die die Morphologie und Pathologie des Magens intensiv erforschen. Die Gastroskopie wird zu einer der wichtigsten Untersuchungsmethoden der Wissenschaft von den Magen- und Darmkrankheiten.

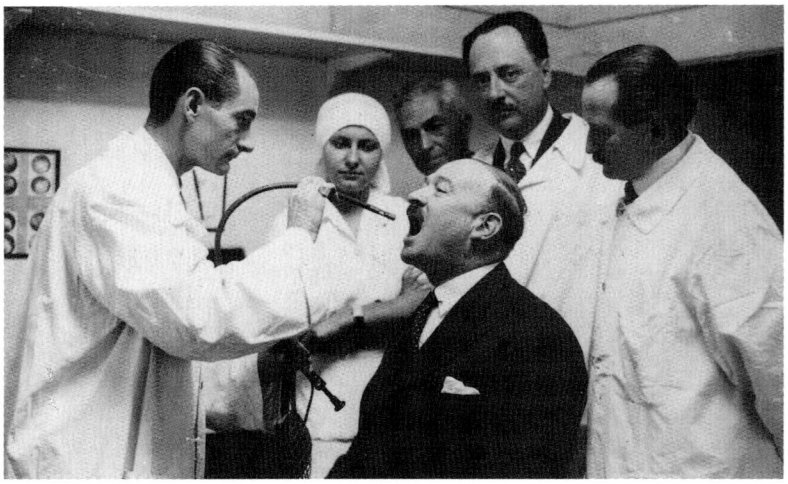

△ Die Gastrokamera wird in den Mund eingeführt. Das Gastroskop ist analog konstruiert: Im Inneren des Schlauches befindet sich ein System von Prismengläsern, die das Bild weitergeben, am Ende ist ein Lämpchen angebracht. Der Arzt kann damit die Magenschleimhaut genau inspizieren.

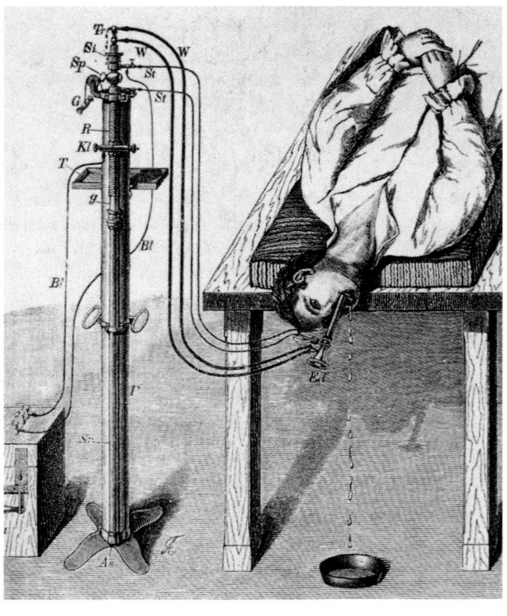

◁ Die Anwendung des Gastroskops nach dem Wiener Chirurgen Johann von Mikulicz-Radecki, 1881 beschrieben; hier handelt es sich um ein 65 cm langes starres Rohr mit 14 mm Durchmesser.

Eine chronische Darmentzündung

1932. Der New Yorker Arzt Burrill Bernard Crohn (1884–1983) veröffentlicht zusammen mit Leon Ginzburg und Gordon D. Oppenheimer im »Journal of the American medical Association« (JAMA) den Artikel über ein neues Krankheitsbild: »Regional ileitis. A pathologic and clinical entity«. Darin werden 14 Krankheitsfälle der sog. Ileitis regionalis vorgestellt, von denen die Autoren das neue Krankheitsbild ableiten, das auch als »Enteritis regionalis« oder Crohn-(Ginzburg-Oppenheimer-)Krankheit bezeichnet wird. Die Autoren vermuten, daß dem Leiden ein infektiöser Keim zugrunde liegt.
Es handelt sich um eine Entzündung der unteren Dünndarmsegmente, die zumeist schubweise und chronisch verläuft und vor allem bei jüngeren Erwachsenen auftritt. Die Entzündung beginnt mit einer Lymphstauung und einer entsprechenden Schädigung der Darmwand durch Bildung von Geschwüren und Fisteln. Es kommt zum Untergang von Darmgewebe und zur Narbenbildung. Die Crohnsche Krankheit ist gekennzeichnet durch Schmerzen im Unterbauch, die vor allem beim Stuhlgang stärker werden. Weitere Symptome sind Durchfälle und Blut im Stuhl (Melaena), Blutarmut sowie – im akuten Stadium – Fieber.
Von Anfang an wird diese Krankheit auch chirurgisch behandelt. Bereits 1932 berichten Ginzburg und Oppenheimer von den ersten Rückfällen nach Operation. Bis heute ist umstritten, zu welchem Zeitpunkt und in welchem Umfang der Darm entfernt werden soll.

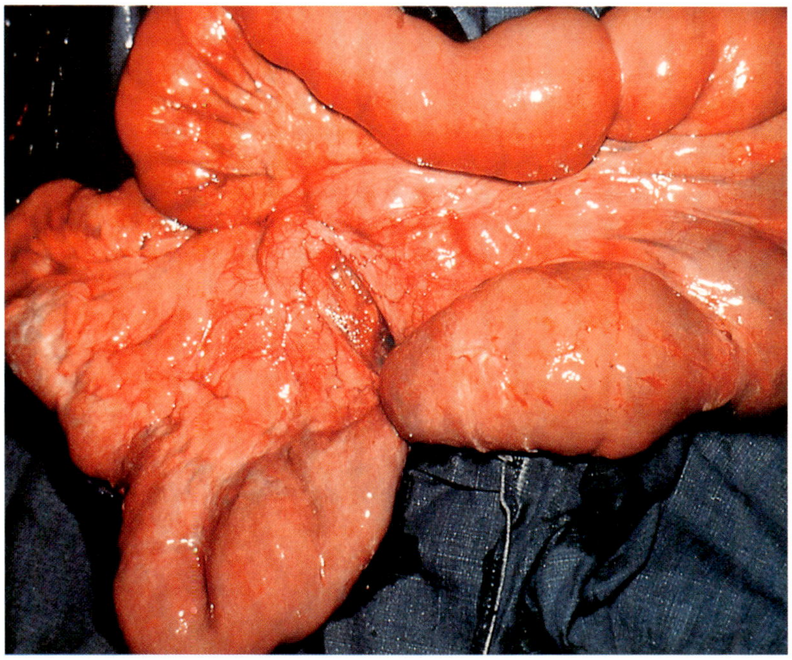

Makroskopisches Präparat der Dünndarmschleimhaut bei Morbus Crohn (Enteritis regionalis); diese schubweise verlaufende chronische Entzündung der unteren Abschnitte des Ileums (»Krummdarm«) mit Geschwüren, Vernarbungen und Schrumpfung greift häufig auf den Dickdarm über.

Alexander-Technik als Körpertherapie

1932. Der australische Schauspieler F. Matthias Alexander (1869 bis 1955) veröffentlicht sein Hauptwerk: »The Use of the Self«. Darin legt er seine Technik des »richtigen Körpergebrauchs« dar, die er zunächst aus eigener Erfahrung und Übung entwickelte und seit 1894 an Schüler vermittelt.
Unbewußte schlechte Gewohnheiten können nach Alexander zu Fehlhaltungen des Körpers führen. Wichtig für Atmen und Sprechen ist seiner Meinung nach die Haltung von Kopf und Nacken im Verhältnis zum Rumpf. Die Alexander-Technik soll eine neue Körperbalance erzielen, insbesondere durch den »aufrechten Gang« und das Körpergleichgewicht im Sitzen.
Das harmonische Körpergleichgewicht soll die Körperfunktionen optimieren. Sportler, Politiker, vor allem aber Schauspieler, Sänger und Musiker stützen sich heute noch auf die Prinzipien der Alexander-Technik, die bereits in den 1930er Jahren von prominenten Persönlichkeiten (wie George Bernard Shaw und Aldous Huxley) begeistert aufgenommen wurden.

Selbstverwaltung der Kassenärzte gesetzlich geregelt

1932. Der Reichsarbeitsminister erläßt eine neue Verordnung zum Kassenarztrecht. Die seit 1929 anhaltende wirtschaftliche Krise trifft auch die Ärzte und führt zu einem Verteilungskampf zwischen ihnen und den Krankenkassen.
Durch die Neuregelung wird die Quote von 1350 Versicherten, die einem Arzt zugeordnet waren, auf 600 gesenkt. Die Kassenpatienten erhalten das Recht auf freie Arztwahl. Die Vergütung erfolgt pauschal nach der Anzahl der Patienten (Kopfpauschale). Schließlich wird die Selbstverwaltung der Kassenärzte gesetzlich eingeführt: Der einzelne Arzt wird in seinen ökonomischen Interessen gegenüber der Krankenkasse von seiner jeweils örtlich zuständigen »Kassenärztlichen Vereinigung« vertreten. Diese Verbände handeln nun mit den Krankenkassen die jeweiligen Verträge aus und verteilen auch die Gesamtvergütung der Kassen an die einzelnen Ärzte. Mit den vier Partnern Versicherter – Kasse – Kassenärztliche Vereinigung – Arzt entsteht die für das Deutsche Reich (und später die Bundesrepublik) typische Struktur des Gesundheitswesens.
In dieser Zeit der Krise wird der Zusammenhang von sozialer Lage und Gesundheitszustand offensichtlich. Die Geburtenziffer sinkt, Maßnahmen der Sozialhygiene und Gesundheitsfürsorge versiegen. Die Rassenhygiene bekommt gegenüber der Sozialhygiene Auftrieb im Denken der Ärzte. Zunehmend verdrängen konservative (deutschnationale) Standespolitiker in den Spitzengremien der Ärzteschaft die liberalen Kräfte.

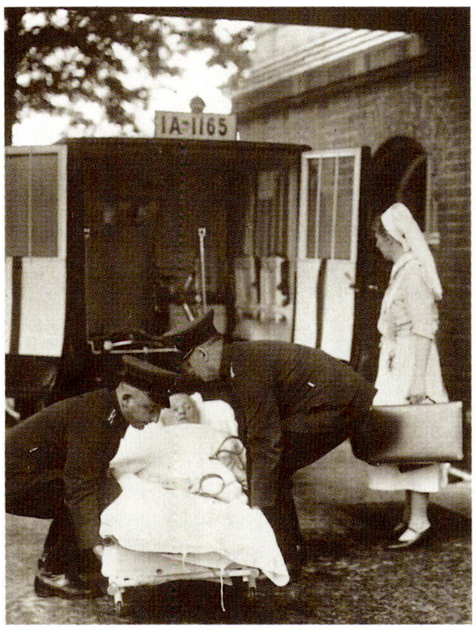

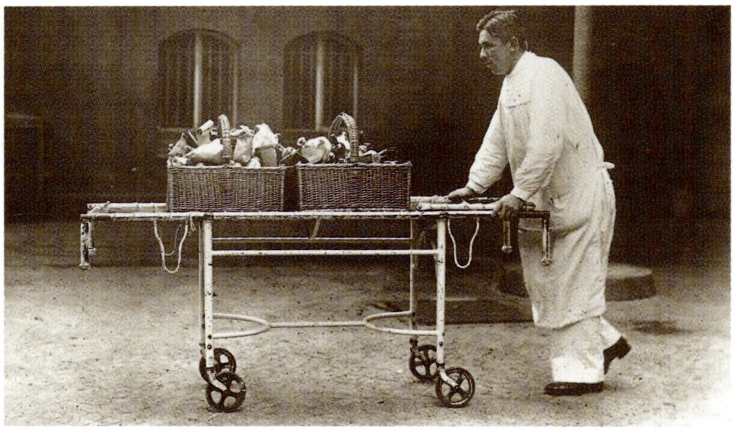

Die Wirtschaftsnot im Deutschen Reich zwingt u. a. auch zur Schließung des Berliner Hindenburg-Krankenhauses, wo gerade Medikamente abtransportiert werden (Foto von 1932).

◁ Bei der Schließung des Hindenburg-Krankenhauses in Berlin müssen die Kranken mit den Schwestern in andere Anstalten übersiedeln.

1933

Die Gründung der »Kassenärztlichen Vereinigung Deutschlands« stärkt die Ärzte gegenüber den Krankenkassen, die von den Nationalsozialisten als »sozialistisch« bekämpft werden. Zum gleichen Zeitpunkt entsteht die »Kassenzahnärztliche Vereinigung Deutschlands« und sieben Jahre später die »Kassendentistische Vereinigung Deutschlands«. → S. 437

Der Londoner Physiologe Henry Hallett Dale unterteilt das autonome (= vegetative) Nervensystem in einen cholinergen und einen adrenergen Anteil, der den Namen »Parasympathikus« bzw. »Sympathikus« erhält. → S. 436

Der deutsche Pharmakologe Hellmut Weese führt die Narkose mit Hexobarbital (»Evipan«) ein. → S. 437

Die sexualwissenschaftlichen Institute in Deutschland werden von den Nationalsozialisten geschlossen (→ 21. 2. 1913/ S. 382). Homosexuelle Menschen werden in Konzentrations- und Arbeitslagern interniert und ermordet.

Den Schweizer Forschern Tadeusz Reichstein, Andreas Grüssner und Rupert V. Oppenauer gelingt es etwa gleichzeitig, Vitamin C synthetisch herzustellen. In diesem Jahr gibt es erstmals eine wissenschaftliche Untersuchung über den Vitamin-C-Gehalt von verschiedenen Obst- und Gemüsearten.

30. 1. Nach der Ernennung Adolf Hitlers zum Reichskanzler sind zahlreiche deutsche Ärzte, die dem neuen Regime kritisch gegenüberstehen, von Verfolgungsmaßnahmen betroffen. → S. 434

5. 4. Der US-amerikanische Chirurg Evarts Ambrose Graham führt die erste erfolgreiche Entfernung eines Lungenflügels in einer einzigen Sitzung durch. → S. 436

22. 4. Durch eine Verordnung des Reichsarbeitsministers Franz Seldte wird die Tätigkeit von »Kassenärzten nichtarischer Abstammung« beendet, ebenso von solchen, die sich »kommunistisch« betätigt haben (→ 30. 1./S. 434).

14. 7. Das deutsche »Gesetz zur Verhütung erbkranken Nachwuchses« wird verkündet. Es ermöglicht die zwangsweise Sterilisierung bei »angeborenem Schwachsinn, Schizophrenie, zirkulärem Irresein, erblicher Fallsucht . . . und schwerem Alkoholismus« (→ 1. 1. 1934/S. 439).

1. 8. In Halle beginnt ein erster rassenhygienischer Lehrgang, der dann obligatorisch für die medizinische Ausbildung im Deutschen Reich wird.

Die »Machtergreifung« in der Ärzteschaft

30. Januar 1933. Die Verfolgungsmaßnahmen, die die Nationalsozialisten nach der Ernennung Adolf Hitlers zum Reichskanzler gegen ihre politischen Gegner, v. a. die Kommunisten richten, betreffen auch zahlreiche Ärzte.

Angehörige der Kommunistischen Partei, Mitglieder des »Vereins sozialistischer Ärzte« (→ 1924/S. 410), die z. T. der SPD angehören, bekannte Kritiker des neuen Regimes werden – noch vor der Ausschaltung jüdischer Ärzte (→ 30. 9. 1938/ S. 451) – ohne gesetzliche Grundlage aus ihren staatlichen Ämtern entlassen. Initiatoren dieser Willkürmaßnahmen, die etwa 10 000 Ärzte und Dentisten betreffen, sind zumeist Gauobmänner des Nationalsozialistischen deutschen Ärztebundes (NSDÄB), die zu »Staatskommissaren für das Gesundheitswesen« ernannt werden.

Mit der »Machtergreifung« Adolf Hitlers, der »nationalen Revolution«, ist die große Stunde des NSDÄB gekommen. Ihm werden die Führung der Ärzteschaft und die Aufgabe übertragen, einer nationalsozialistischen Gesundheitspolitik den Weg zu ebnen. Die Gleichschaltung der Ärzteschaft betrifft drei Gebiete: Die staatlichen Medizinalbehörden, die Ständeorganisationen und die Ärztekammern. Gerhard Wagner, der 1. Vorsitzende des NSDÄB, strebt die Gleichschaltung der ärztlichen Spitzenverbände, des Deutschen Ärztevereinsbundes und des Verbandes der Ärzte Deutschlands (Hartmannbund), unter seiner kommissarischen Leitung an. Der gemeinsame Vorsitzende dieser beiden Verbände, Alfons Stauder, veröffentlicht im »Deutschen Ärzteblatt« vom 30. März 1933 ein Grußtelegramm an den »Herrn Reichskanzler Adolf Hitler«:

»Die ärztlichen Spitzenverbände Deutschlands, Ärztevereinsbund und Verband der Ärzte Deutschlands, begrüßen freudigst den entschlossenen Willen der Reichsregierung der nationalen Erhebung, eine wahre Volksgemeinschaft aller Stände, Berufe und Klassen aufzubauen und stellen sich freudigst in den Dienst dieser großen vaterländischen Aufgabe mit dem Gelöbnis treuster Pflichterfüllung als Diener der Volksgesundheit. Geheimrat Dr. Stauder, Nürnberg.«

Wagner erklärt in derselben Ausgabe des »Deutschen Ärzteblattes« gegenüber den Mitgliedern des NSDÄB: »Voraussetzung für die Neuordnung des Ärztestandes ist aber die Gleichschaltung seiner Leitung im Geist und Willen mit der erwachten Nation. Deshalb habe ich die Tätigkeit als Kommissar heute übernommen und bitte alle deutschen Ärzte um treue Mitarbeit zum Wohl unseres Volkes und unseres Vaterlandes. Etwaigen Neugründungen, die ich im Interesse der Ärzteschaft für schädlich halte, werde ich entgegentreten.«

Nach der Gleichschaltung der Spitzenverbände werden auf Initiative von Wagner – und unter seiner Leitung – auch die selbständigen ärztlichen Körperschaften, die Landes- und Provinzialverbände, Kommissaren unterstellt, »zum Zwecke einheitlicher Gleichschaltung und reibungsloser Durchführung der kommenden autoritären Umgestaltung der ärztlichen Organisationen«. Zumeist ernennt Wagner NSDÄB-Führer zu seinen Beauftragten, zum Teil aber auch örtliche Gauobmänner. Bis Ende Mai 1933 ist jeder der 21 Landes- bzw. Provinzialverbände einem Kommissar unterstellt. Zum Teil werden die alten Vorstandsmitglieder mit Gewalt aus ihren Ämtern verdrängt, wie z. B. in Berlin, wo die SA während einer Vorstandssitzung des »Groß-Berliner Ärztebundes« am 27. März das Ärztehaus besetzt, um unter Druck und nach der Regie des späteren Reichsgesundheitsführers Leonardo Conti eine nationalsozialistische Leitung durchzusetzen.

In den meisten Fällen jedoch übernehmen die Nationalsozialisten die Macht in den Verbänden schrittweise, wie in Württemberg, wo ab dem 30. April 1933 Eugen Stähle die »autoritative und alleinige Verantwortung für den Verband« innehat.

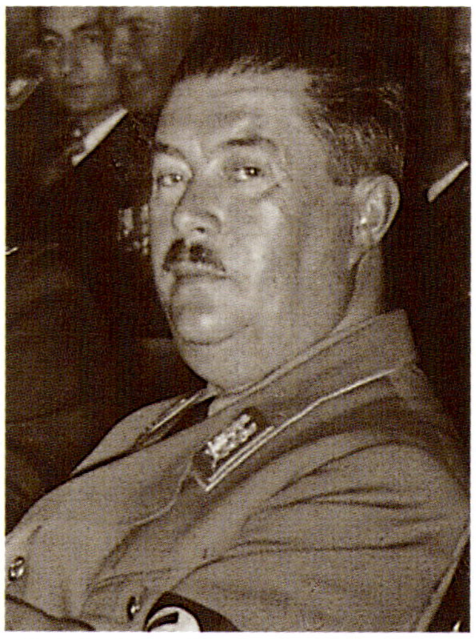

»Reichsärzteführer« Wagner
Gerhard Wagner (1888–1939) wurde als Sohn eines Gymnasialprofessors in Neu-Heiduck (Oberschlesien) geboren. Er legte 1912 sein medizinisches Staatsexamen in München ab. Im Ersten Weltkrieg war er Soldat und Feldhilfsarzt, 1918 bis 1920 Assistenzarzt an der Münchner Frauenklinik. 1921 bis 1923 gehörte er zum »Freikorps Epp« und ließ sich anschließend als Arzt in Bayern bzw. München nieder. 1929 wurde der spätere »Reichsärzteführer« Mitglied der NSDAP. Er ist Mitbegründer des Nationalsozialistischen deutschen Ärztebundes (NSDÄB), dessen Führer er 1932 wurde. 1939 stirbt Gerhard Wagner an einem Karzinom in München.

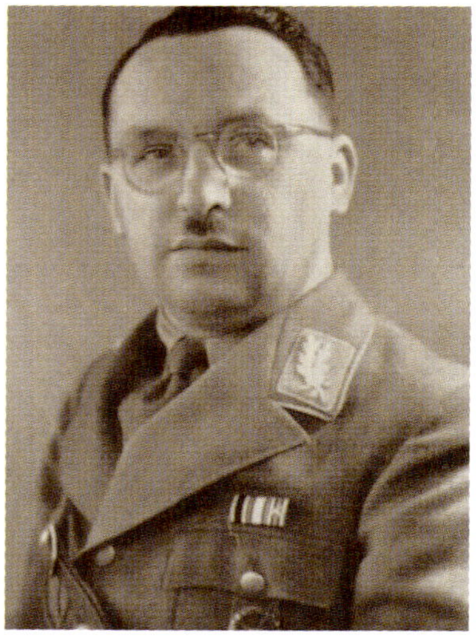

Apotheker unter NS-Führung
Nach der »Machtergreifung« durch die Nationalsozialisten wird der Apothekenbesitzer Albert Schmierer (1899–1974) vom »Kommissar für den Deutschen Apotheker-Verein«, Karl Heber, zum Kommissar für die Gaue Baden und Württemberg eingesetzt. Darüber hinaus wird er von staatlicher Seite zum Kommissar des Landes Württemberg und für die »Württembergische Apothekerkammer« ernannt. Zugleich ist Schmierer Führer einer SA-Standarte und Mitglied im NS-Ärztebund, bevor er 1934 zum »Reichsapothekerführer« (bis 1945) aufsteigt. Die Gleichschaltung der Apotheker im Sinne des NS-Regimes ist 1935 vollendet.

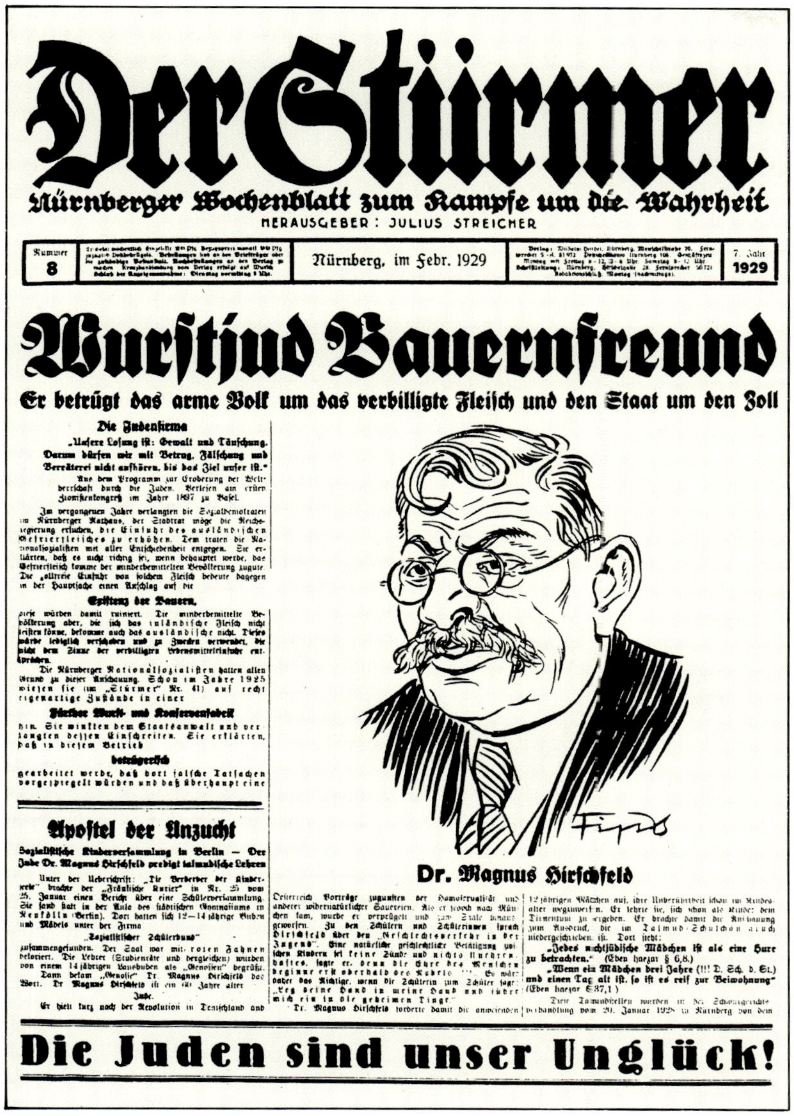
Der Stürmer

Nürnberger Wochenblatt zum Kampfe um die Wahrheit

HERAUSGEBER: JULIUS STREICHER

Nummer 8 | Nürnberg, im Febr. 1929 | 7. Jahr 1929

Wurstjud Bauernfreund

Er betrügt das arme Volk um das verbilligte Fleisch und den Staat um den Zoll

Die Judenfirma

„Unsere Losung ist: Gewalt und Täuschung. Darum dürfen wir mit Betrug, Fälschung und Verräterei nicht aufhören, bis das Ziel unser ist.“

Aus dem Programm zur Eroberung der Weltherrschaft durch die Juden. Verlesen am ersten Zionistenkongreß im Jahre 1897 zu Basel.

Im vergangenen Jahre verlangten die Sozialdemokraten im Nürnberger Rathaus, der Stadtrat möge die Reichsregierung ersuchen, die Einfuhr des ausländischen Gefrierfleisches zu erhöhen. Dem traten die Nationalsozialisten mit aller Entschiedenheit entgegen. Sie erklärten, daß es nicht richtig sei, wenn behauptet werde, das Gefrierfleisch komme der minderbemittelten Bevölkerung zugute. Die „zollfreie Einfuhr von solchem Fleisch bedeute dagegen in der Hauptsache einen Anschlag auf die

Existenz der Bauern.

Diese würden damit ruiniert. Die minderbemittelte Bevölkerung aber, die sich das inländische Fleisch nicht leisten könne, bekomme auch das ausländische nicht. Dieses würde lediglich verschoben und zu Zwecken verwendet, die nicht dem Sinne der verbilligten Lebensmitteleinfuhr entsprächen.

Die Nürnberger Nationalsozialisten hatten allen Grund zu dieser Anschauung. Schon im Jahre 1925 wiesen sie (im „Stürmer“ Nr. 41) auf recht eigenartige Zustände in einer

Fürther Wurst- und Konservenfabrik

hin. Sie winkten dem Staatsanwalt und verlangten dessen Einschreiten. Sie erklärten, daß in diesem Betrieb

betrügerisch

gearbeitet werde, daß dort falsche Tatsachen vorgespiegelt würden und daß überhaupt eine

Apostel der Unzucht

Sozialistische Kinderversammlung in Berlin – Der Jude Dr. Magnus Hirschfeld predigt talmudische Lehren

Unter der Ueberschrift: „Die Verderber der Kinderseele“ brachte der „Fränkische Kurier“ in Nr. 25 vom 25. Januar einen Bericht über eine Schülerversammlung. Sie fand statt in der Aula des städtischen Gymnasiums in Neukölln (Berlin). Dort hatten sich 12–14jährige Buben und Mädels unter der Firma

„Sozialistischer Schülerbund“

zusammengefunden. Der Saal war mit roten Fahnen dekoriert. Die Lehrer (Studienräte und dergleichen) wurden von einem 14jährigen Lausebuben als „Genossen“ begrüßt. Dann bekam „Genosse“ Dr. Magnus Hirschfeld das Wort. Dr. Magnus Hirschfeld ist ein 60 Jahre alter

Jude.

Er hielt kurz nach der Revolution in Deutschland und Oesterreich Vorträge zugunsten der Homosexualität und anderer widernatürlicher Sauereien. Als er jedoch nach München kam, wurde er verprügelt und zum Saale hinausgeworfen. Zu den Schülern und Schülerinnen sprach Hirschfeld über den „Geschlechtsverkehr in der Jugend“. Eine natürliche geschlechtliche Betätigung von Kindern sei keine Sünde und nichts Unehrenhaftes, sagte er, denn die Ehre des Menschen beginne erst oberhalb des Nabels (!!!). Es wäre daher das Richtige, wenn die Schülerin zum Schüler sage: „Leg deine Hand in meine Hand und führe mich ein in die geheimen Dinge.“

Dr. Magnus Hirschfeld forderte damit die anwesenden 12jährigen Mädchen auf, ihre Unberührtheit schon im Kindesalter wegzuwerfen. Er lehrte sie, sich schon als Kinder dem Dirnentum zu ergeben. Er brachte damit die Anschauung zum Ausdruck, die im Talmud-Schulchan aruch niedergeschrieben ist. Dort steht:

„Jedes nichtjüdische Mädchen ist als eine Hure zu betrachten.“ (Eben haezar § 6,8.)

„Wenn ein Mädchen drei Jahre (!!! D. Sch. d. St.) **und einen Tag alt ist, so ist es reif zur Beiwohnung“** (Eben haezar § 37,1)

Diese Talmudstellen wurden in der Schwurgerichtsverhandlung vom 20. Januar 1928 in Nürnberg von dem

Die Juden sind unser Unglück!

Das nationalsozialistische Hetzblatt »Der Stürmer« von Julius Streicher prangerte den renommierten Sexualwissenschaftler Magnus Hirschfeld schon vor der »Machtergreifung« Hitlers als »Apostel der Unzucht« an (Februar 1929).

Daneben kommt es auch zu mancher Selbstgleichschaltung, indem der betreffende Kommissar im Vorstand ohne Protest akzeptiert wird. Die Ärztekammern werden innerhalb eines Jahres aufgelöst. Ziel ist – über die Einführung einer »Reichsärzteordnung« (sie tritt am 1. April 1936 in Kraft) – die Einrichtung einer Reichsärztekammer, die 1936 gegründet wird. Bis auf weiteres wird die Geschäftsführung der Ärztekammern durch Beauftragte der Staatskommissare für das Gesundheitswesen übernommen. Die Strategie der NSDÄB-Aktivisten ist es, die Gleichschaltung möglichst rasch und lückenlos voranzutreiben und die Gesundheitspolitik auf Länderebene in der Hand des NSDÄB zusammenzufassen.

Parallel zur Gleichschaltung der Ärzteverbände geht der Ausbau des NSDÄB voran. 1934/35 ist er in allen 32 Reichsgauen der NSDAP vertreten. Er erhält nach der »Machtergreifung« starken Zulauf. Hat die nationalsozialistische Ärzteorganisation am 30. Januar 1933 erst 2786 Mitglieder, so steigt diese Zahl bis Oktober auf ca. 11 000. 1935 zählt der NSDÄB 14 500, 1938 30 000 und 1942 46 000 Mitglieder. Ärzte, die bereits vor dem 1. Mai 1933 NSDAP-Mitglieder waren, werden verpflichtet, dem NSDÄB beizutreten. Deren Zahl läßt sich jedoch nicht exakt ermitteln, da nicht eindeutig feststeht, ob jeder Parteigenosse auch Mitglied des NSDÄB wird. So sind bei einer Gesamtzahl von rund 60 000 Ärzten im Jahr 1938 etwa 50% Mitglieder des NSDÄB und mindestens 40% in der NSDAP. Im Mai 1933 erklärt Wagner die erste Phase der »Revolution« im Gesundheitswesen für beendet (→ 3. 7. 1934/S. 438).

»Pflege des Volkskörpers«

Chronik Hintergrund

Die Affinität zwischen den Rassenhygienikern als einer wissenschaftlichen Interessengruppe und den Nationalsozialisten als einer politischen Bewegung offenbart sich schon Jahre vor der »Machtergreifung«. Der Rassenhygieniker Fritz Lenz betonte bereits 1931 die »Wesensverwandtschaft« beider Strömungen und ist bestrebt, »die nationalsozialistische Bewegung für . . . rassenhygienische Reformen zu gewinnen«. Hitler sei »der erste Politiker von wirklich großem Einfluß, der die Rassenhygiene als eine zentrale Aufgabe aller Politik erkannt hat und der sich tatkräftig dafür einsetzen will«. Eine solche Lobpreisung des Nationalsozialismus ist durchaus typisch für wissenschaftlich tätige und etablierte Ärzte wie Lenz, der nach dem Zweiten Weltkrieg ein Ordinariat (1952; emeritiert 1955) in Göttingen erhält. Viele versprechen sich von den neuen Machthabern eine Aufwertung ihrer Position und verbesserte Forschungs- und Arbeitsbedingungen. Dabei sehen sie sich durchweg als Erben einer ehrwürdigen Wissenschaftstradition, die vor allem im (Sozial-)Darwinismus des ausgehenden 19. Jahrhunderts verwurzelt ist (→ 1874/S. 306).

So kommt es zu einer Allianz zwischen Rassenhygienikern und Nationalsozialisten, deren Gesundheitspolitik im Kern von der Erb- und Rassenbiologie bestimmt wird. Die Ärzte haben im Dienst und Auftrag von Staat und Partei die Rolle der »Rassenpfleger« zu spielen. Das erste große Betätigungsfeld schafft das »Gesetz zur Verhütung erbkranken Nachwuchses« mit Einführung der Zwangssterilisation, das bereits am 14. Juli 1933 verabschiedet wird (→ 1. 1. 1934/S. 439). Der Direktor des Frankfurter Universitätsinstituts für Erbbiologie und Rassenhygiene, Otmar von Verschuer (Ordinarius in Münster nach dem Krieg), kann in seiner »Erbpathologie« von 1937 befriedigt verkünden, daß Erbbiologie und Rassenhygiene »in den normalen Studienplan der Medizinstudierenden aufgenommen und Prüfungsfach im medizinischen Staatsexamen geworden« seien. Für ihn ist der »Erbarzt im völkischen Staat« von zentraler Bedeutung. Denn die neue Aufgabe der Staatsmedizin sei »Pflege des Volkskörpers durch Bewahrung und Förderung des gesunden Erbgutes, durch Ausschaltung des krankhaften Erbgutes.«

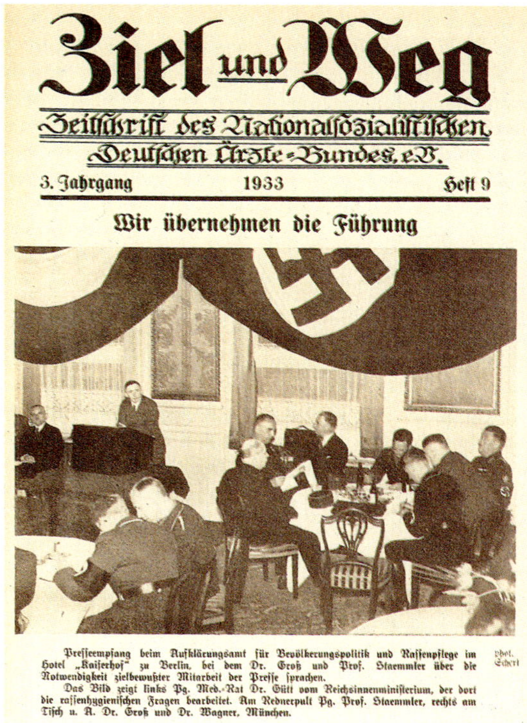
Ziel und Weg

Zeitschrift des Nationalsozialistischen Deutschen Ärzte-Bundes e.V.

3. Jahrgang | 1933 | Heft 9

Wir übernehmen die Führung

Presseempfang beim Aufklärungsamt für Bevölkerungspolitik und Rassenpflege im Hotel „Kaiserhof“ zu Berlin, bei dem Dr. Groß und Prof. Staemmler über die Notwendigkeit zielbewußter Mitarbeit der Presse sprachen.

Das Bild zeigt links Pg. Med.-Rat Dr. Gütt vom Reichsinnenministerium, der dort die rassenhygienischen Fragen bearbeitet. Am Rednerpult Pg. Prof. Staemmler, rechts am Tisch u. A. Dr. Groß und Dr. Wagner, München.

phot. Scherl

»Ziel und Weg« (3. Jahrgang 1933, Heft 9); am Rednerpult Martin Staemmler, NS-Rassenhygieniker

Die Propaganda prangert die finanzielle Belastung durch die Versorgung der Erbkranken und »unheilbar Kranken« an, die als »Ballastexistenzen« gelten.

Funktionen des vegetativen Systems

1933. Der britische Neurophysiologe und Neuropharmakologe Henry Hallett Dale (1875–1968) führt die Begriffe »cholinerg« und »adrenerg« in die medizinische Terminologie ein. Sie beziehen sich auf jene Nerven, die an ihren Endigungen Acetylcholin oder einen adrenalin-ähnlichen Stoff (später als Noradrenalin identifiziert) absondern. Damit sind zwei unterschiedlich wirksame Prinzipien des autonomen (vegetativen) Nervensystems biochemisch aufgeklärt. Das Acetylcholin ist der Überträgerstoff (Transmitter) gegenüber dem Erfolgsorgan (postganglionäre Faser) im parasympathischen Bereich des vegetativen Nervensystems (cholinerges System), das Noradrenalin Überträgerstoff im sympathischen Bereich.

Dale: Forscher und Wissenschaftspolitiker

Chronik Zur Person

Henry Hallett Dale (1875–1968) arbeitete während seines Studiums in Cambridge u.a. bei dem Neurophysiologen John Newport Langley (1852–1925). 1900 trieb er während seines klinischen Studiums in London bei dem (Herz-)Physiologen Ernest Henry Starling (1866–1927) am University College physiologische Studien. 1906 wurde Dale als Pharmakologe Leiter der Wellcome Physiological Research Laboratories in London. Von 1914 bis 1942 ist er dort in leitender Position am National Institute for Medical Research tätig, später nimmt der Neurophysiologe wissenschaftspolitische Funktionen wahr.

1936 erhalten Dale und sein Freund, der Grazer Pharmakologe Otto Loewi (1873–1961), die sich 1902 in Starlings Labor kennengelernt hatten, den Nobelpreis für ihre Leistung bei der Erforschung der Überträgerstoffe im vegetativen Nervensystem. Loewi, der 1921 die chemische Übertragung der Nervenimpulse (zunächst bei den Herznerven) entdeckt hat, kann schließlich nachweisen, daß es sich bei der parasympathischen Substanz (»Vagusstoff«) um Acetylcholin handelt. Loewi muß beim Einmarsch der Nationalsozialisten 1938 in Österreich emigrieren. Über Brüssel und Oxford gelangt er 1940 nach New York, wo er eine Professur für Pharmakologie erhält und 1946 US-amerikanischer Staatsbürger wird.

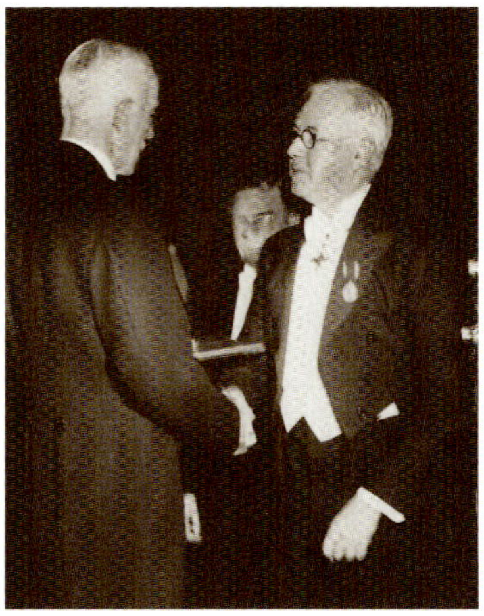

Dale (r.) und Otto Loewi (M.) erhalten 1936 aus der Hand von König Gustav V. Adolf den Nobelpreis.

Das vegetative Nervensystem ist insofern Gegenspieler des peripheren und zentralen Nervensystems (ZNS), als es die unbewußten (vom Willen weitgehend unabhängigen) inneren Lebensvorgänge im Sinne des Fließgleichgewichts des Organismus (»Homöostase«) regelt sowie für eine lebensnotwendige physiologische Anpassung an die Umweltbedingungen sorgt (Streßmodell; → 1950/S. 489). Sympathikus und Parasympathikus wirken an den einzelnen Organen antagonistisch, d. h. sie lösen gegensätzliche Funktionen aus. So bewirkt der Sympathikus am Auge eine Pupillenerweiterung, der Parasympathikus eine Pupillenverengung.

Der deutsche Arzt Berthold Wichmann führt 1934 den Terminus der »vegetativen Dystonie« in die Medizin ein. Dieser Sammelbegriff bezeichnet die durch unterschiedliche Faktoren bedingten Störungen von Körperfunktionen als Folge einer Fehlregulation des vegetativen Nervensystems bzw. seiner übergeordneten Steuerungszentren im Zwischenhirn. So kommt es – oft in raschem Wechsel – zur Übererregbarkeit in einem Systemteil. Sympathikotonie (Überwiegen des Sympathikus gegenüber dem Parasympathikus) erzeugt z. B. eine Weitstellung der Pupille (Mydriasis), Herzjagen (Tachykardie), verstärktes Schwitzen und eine verminderte Magen-Darm-Peristaltik. Solche Störungen im vegetativen Nervensystem können zu Organfunktionsstörungen (z. B. »nervöser Magen«) und schließlich zur Organkrankheit (z. B. Magengeschwür) führen. »Vegetative Dystonie« gilt auch heute noch als Verlegenheitsdiagnose bei unklaren psychosomatischen Beschwerden.

Vegetatives Nervensystem

Erfolgsorgan	Funktion des Sympathikus	Funktion des Parasympathikus
Auge	Pupillenerweiterung, Kontraktion des Ziliarmuskels für Nahsicht	Pupillenverengung
Tränendrüse	geringer oder kein Effekt	Sekretion
Speicheldrüsen	dicke, visköse Sekretion	reichliche, wäßrige Sekretion
Herz	Zunahme von Schlagfrequenz u. Schlagstärke, Erweiterung der Koronargefäße, Verkürzung der Überleitungszeit	Schlagverlangsamung, Kontraktion der Koronargefäße, Verlängerung der Überleitungszeit
Lunge	Bronchiendilatation, Hemmung der Sekretion	Bronchienkonstriktion, Stimulation der Sekretion
Verdauungstrakt	Peristaltikhemmung, Vasokonstriktion	Stimulation von Peristaltik u. Sekretion
Leber bzw. Gallenblase	Freisetzen von Glucose	Ausstoßen von Galle
Nebennierenmark	Sekretion von Adrenalin	keine Verbindung
Niere	Vasokonstriktion u. Hemmung der Urinbildung	kein Effekt (?)
Blase	Harnverhaltung	Harnentleerung
Genitale	Ejakulation	Penis- u. Klitoriserektion
Schweißdrüsen	Sekretion	keine Verbindung
periphere Blutgefäße	Konstriktion	außer Dilatation im Genitalbereich keine Verbindung
Skelettmuskelgefäße	Konstriktion	Dilatation

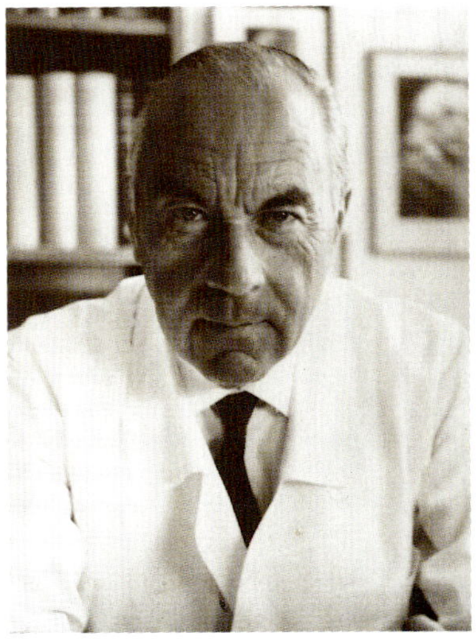

Rudolf Nissen, ein Sauerbruch-Schüler, unternahm 1931 die erste Pneumonektomie in zwei Operationen.

Lungenchirurgie macht Fortschritte

5. April 1933. Der US-amerikanische Chirurg Evarts Ambrose Graham (1883–1957) führt die erste erfolgreiche Pneumonektomie (Entfernung eines Lungenflügels) wegen Lungenkrebs in einer Sitzung durch. Der Patient ist selbst Arzt und überlebt seinen Operateur.

Graham unterbindet den Lungenhilus (»Lungenstiel« mit Bronchien und Gefäßen) als ganzes und fixiert ihn mit Nähten. Durch eine plastische Operation vermindert er in einem weiteren Schritt die Größe der verbliebenen Brusthöhle.

Im selben Jahr kommt es zu weiteren erfolgreichen großen Lungenoperationen, die den von Ferdinand Sauerbruch eröffneten Weg der Thoraxchirurgie (→ 6. 6. 1904/S. 356) fortsetzen. So führt auch der US-amerikanische Chirurg Howard Lilienthal (1886–1946) eine totale Pneumonektomie bei einem tuberkulösen Patienten mit Lungensarkom (bösartige Geschwulst) durch. Der erste Operateur, der die operative Entfernung eines vollständigen Lungenflügels wagte, war der als Oberarzt von Sauerbruch in Berlin arbeitende deutsch-jüdische Chirurg Rudolf Nissen (1896–1981). 1931 entfernte er mit Erfolg die linke Lunge eines Patienten mit Bronchiektasen in zwei Sitzungen im Abstand von 14 Tagen. Nissen lehrt ab 1933 als Chirurg in Istanbul und ab 1939 in den USA. 1951 erhält er einen Ruf nach Basel und wird zum international verehrten Repräsentanten der Chirurgie.

»Evipan« – intravenöse Kurznarkose mit Hexobarbital

1933. Der deutsche Pharmakologe Hellmut Weese (1897–1954) führt »Evipan«, »ein neuartiges Einschlafmittel«, in die Medizin ein. Es handelt sich um das kurzwirkende intravenöse Anästhetikum Hexobarbital. Die Wirkung tritt sehr rasch nach der Injektion ein.
Noch im selben Jahr berichtet Weese über ein verbessertes Präparat, das »Evipan-Natrium«. Dieses Mittel ist ideal für kleinere chirurgische Eingriffe von kurzer Dauer. Bis 1941 werden schätzungsweise mehr als 4 Mio. Patienten unter einer »Evipan«-Narkose operiert.
Der deutsche Chirurg Hans Killian (1892–1982), der selbst ein hervorragender Kenner der Anästhesie und ihrer Geschichte ist und mit Weese zusammen das umfassende Lehr- und Handbuch »Die Narkose« (1954) verfaßt, schreibt: »Trotz anfänglicher großer Schwierigkeiten während der Einführungsperiode, wie sie sich bei jedem Narkotikum, das dem Kliniker übergeben wird, wiederholen, kam es zu einem überwältigenden Erfolg des Evipan. Mit diesem Evipan-Natrium als Schrittmacher verbreitete sich die intravenöse Narkose in der ganzen zivilisierten Welt in einem Sturmlauf ohnegleichen. Das gesamte Narkosewesen wurde umgestaltet. Die Schrecken der Narkose verschwanden, die Furcht der Patienten verging immer mehr. Die intravenöse Narkose wurde der größte Segen, und Hellmut Weese erwarb sich mit seinem Evipan-Natrium unsterblichen Ruhm.«

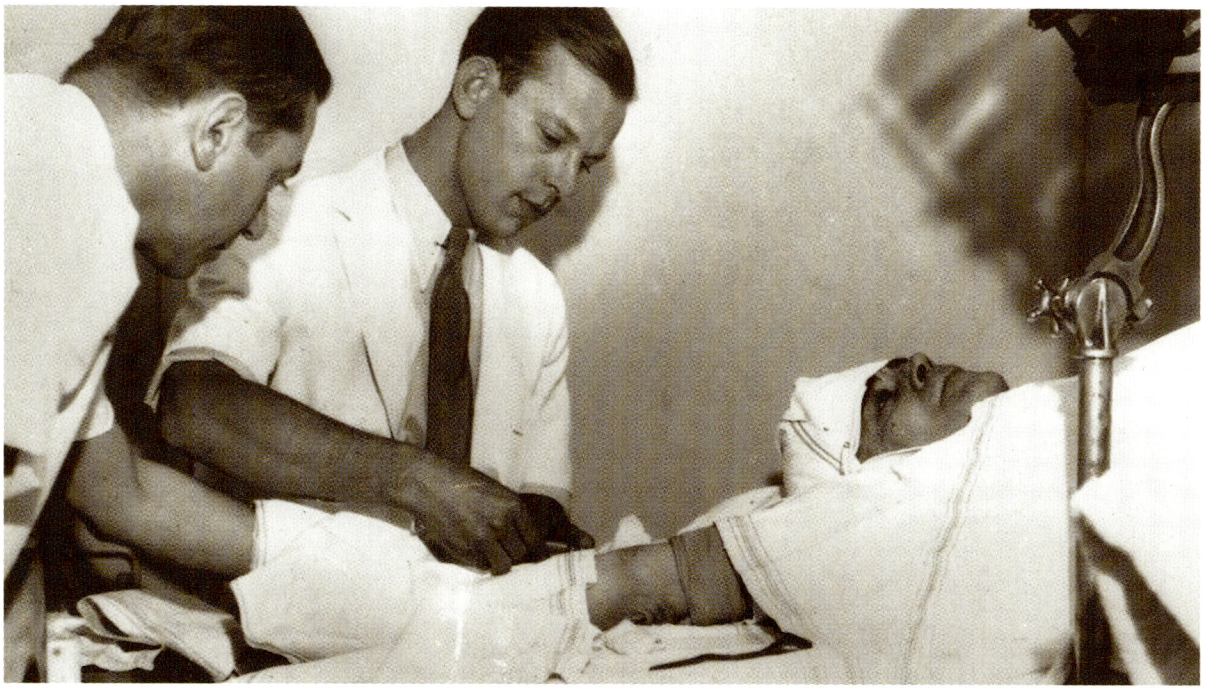

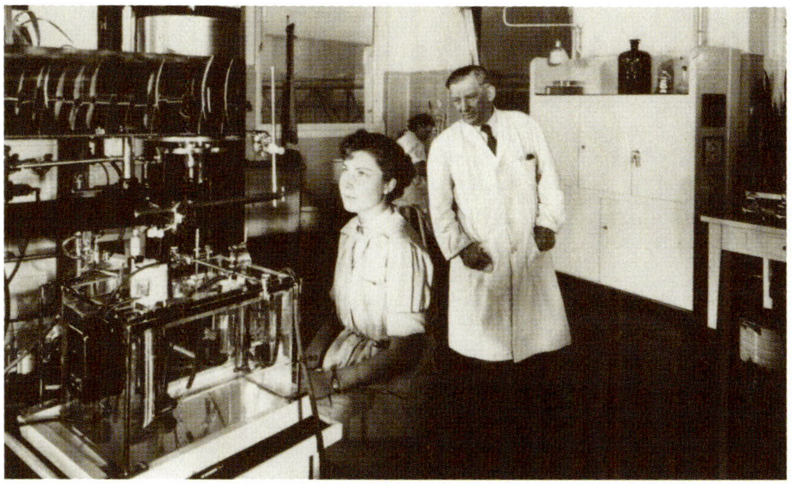

△ März 1934: Zwei US-amerikanische Ärzte am Mount Sinai Hospital (New York) testen »Evipan« für die Kurznarkose. Nach seiner Einführung 1933 durch den Deutschen Hellmut Weese findet es weltweit Verbreitung.

◁ Der deutsche Pharmakologe Hellmut Weese (1897–1954) mit einer Mitarbeiterin im Hauptlaboratorium des Pharmakologischen Institutes der Firma Bayer in Wuppertal-Elberfeld, das er seit 1929 leitet (Foto von Anfang der 50er Jahre); mit der Einführung des »Evipans« und des »Evipan-Natriums« wird er zum Bahnbrecher der intravenösen Kurznarkose.

»Kassenärztliche Vereinigung Deutschlands« gegründet

1933. Mit Gründung der »Kassenärztlichen Vereinigung Deutschlands« gewinnen die Ärzte nach der »Machtergreifung« Adolf Hitlers erheblich an Einfluß. Kasseneigene Einrichtungen der medizinischen Versorgung müssen aufgelöst werden. Sie werden von der Ärzteschaft als Konkurrenzunternehmen eingestuft.
In der Weimarer Republik kam es zu einer zunehmenden wirtschaftlichen Abhängigkeit der Ärzte von den Krankenkassen, was schließlich zu regionalen und zentralen Ärztestreiks – vor allem in den Krisenjahren 1923/1924 – führte. Daraufhin bauten die Kassen, die eng mit der Arbeiterbewegung verbunden waren, eigene Versorgungseinrichtungen, wie z.B. Ambulatorien, auf. Anfang der 1930er Jahre griff die Reichsregierung angesichts der Wirtschaftskrise mit gesetzlichen Regelungen in die Spannungen zwischen Krankenkassen und Ärzteschaft ein (→ 1932/S. 433). Die Kassenleistungen wurden beschränkt, die Eigenbeteiligung der Sozialversicherten an den Behandlungskosten vorgeschrieben. Für die Kassenärzte wurden regionale »Kassenärztliche Vereinigungen« als Selbstverwaltungsorgane eingeführt. Während die Kassen gegen die sozialen Belastungen ihrer Versicherten angingen, versuchten die Ärzte, eine verstärkte Zulassung zur kassenärztlichen Versorgung bei freier Arztwahl und verbessertem Einkommen zu erkämpfen. Die nationalsozialistische Propaganda gegen die »sozialistischen« Kassen kam dem Interesse der Ärzte entgegen und erklärt z. T., warum die Ärzte zu einem hohen Prozentsatz mit dem Nationalsozialismus sympathisieren.
Die 1936 erfolgende Gründung der Reichsärztekammer festigt den Einfluß der Ärzte weiter. Das Bestreben der Mediziner nach einer solchen Einrichtung stammt aus der Zeit vor dem Nationalsozialismus. Bereits 1932 wurden vom Ärztetag die Grundlagen für eine zentrale öffentlich-rechtliche Berufsvertretung verkündet.
1936 werden die Organisationen der deutschen Ärzteschaft (Ärztekammern und ärztliche Bezirksvereine, der Deutsche Ärztevereinsbund sowie der Verband der Ärzte Deutschlands [Hartmannbund]) aufgelöst. Das gesamte Vermögen des Hartmannbundes wird der Reichsführung der Kassenärztlichen Vereinigung Deutschlands übertragen. Die Ärzte werden nicht nur zur Durchsetzung der Rassenideologie benötigt, sondern auch zur Vorbereitung auf den Krieg.

1934

Der US-amerikanische Chirurg William Jason Mixter weist die ursächliche Bedeutung des Bandscheibenvorfalls für das Ischiassyndrom röntgenologisch nach. → S. 440

Der US-Amerikaner William Howard Hay veröffentlicht sein Buch »Gesund durch Ernährung« und begründet damit die Hay-Diät, die in Großbritannien und den USA in den 1930er Jahren sehr populär wird. → S. 441

Der bulgarische Zahnchirurg Hans Abel aus Sofia entwickelt die Technik des Porzellan-Zahnersatzes mit Wipla-Kieferschraube. → S. 441

Der deutsche Pathologe Gerhard Domagk studiert die gezielte Wirkung von »Prontosil« auf Streptokokken. Im darauffolgenden Jahr führt er die Sulfonamidtherapie in die Medizin ein (→ 1935/S. 442).

Der US-amerikanische Physiologe Harry Goldblatt kann im Tierexperiment durch Abklemmen der Nierenarterien (Minderdurchblutung der Nieren) chronischen Bluthochdruck erzeugen (»Goldblatt-Mechanismus«).

Ivar Asbjorn Følling entdeckt die Phenylketonurie, eine Störung des Stoffwechsels, als Begleiterscheinung von kindlichem Schwachsinn. → S. 440

Der deutsche Biochemiker Adolf Butenandt kann das Gelbkörperhormon Progesteron in kristallisierter Form isolieren, das die Schwangerschaft aufrecht erhält und die Frau befristet unfruchtbar macht (→ 1935/S. 443). Dies ist ein wichtiger Schritt auf dem Weg zur Entwicklung der »Antibabypille« (→ 18. 8. 1960/S. 514).

1. 1. Im Deutschen Reich tritt das »Gesetz zur Verhütung erbkranken Nachwuchses« in Kraft, das eine Zwangssterilisation bei als »Erbkrankheiten« eingestuften Behinderungen bzw. unerwünschten sozialen Verhaltensweisen vorsieht. → S. 439

3. 7. Das »Gesetz zur Vereinheitlichung des Gesundheitswesens« schaltet dieses im Sinne der Nationalsozialisten gleich. Staatliche Gesundheitsämter mit einem Amtsarzt an der Spitze werden gegründet, die gesundheitspolizeiliche Aufgaben übernehmen: Erb- und Rassenpflege, Mütter- und Kinderberatung, Krankenfürsorge etc. → S. 438

1934/35. Das neue Hôpital Beaujon im Pariser Vorort Clichy wird fertiggestellt. Es handelt sich um ein zwölfstöckiges Hochhaus mit 1000 Betten, das nach US-amerikanischem Vorbild errichtet wurde. → S. 441

Gesundheitswesen wird gleichgeschaltet

3. Juli 1934. Durch das »Gesetz zur Vereinheitlichung des Gesundheitswesens« werden die staatlichen und kommunalen Einrichtungen im öffentlichen Gesundheitswesen des Deutschen Reichs gleichgeschaltet. Hauptinitiator des Gesetzes ist Arthur Gütt (1891 bis 1949), ab März 1934 Ministerialdirektor im Innenministerium.

Auf einer Pressekonferenz am 4. Juli 1934 erläutert Gütt die Zielsetzung: »Neben den bisherigen Aufgaben gilt es, Erb- und Rassenpflege in den Gesundheitsämtern zu treiben. Alle Parteiorganisationen, die NSDAP selbst, die SA, die SS, die NS-Volkswohlfahrt, die NS-Frauenschaft, aber auch das Rote Kreuz und die karitativen Verbände sowie die gesamte Ärzteschaft sind in großem Umfang bemüht, neben Staat und Gemeinden sich auf dem Gebiet des öffentlichen Gesundheitswesens zu betätigen.

Diese wertvolle Mitarbeit kann nur dann von Erfolg sein, wenn sie von der Reichsregierung einheitlich geführt und gelenkt wird. Die Reichsregierung ist daher verpflichtet, den Unterbau des Gesundheitswesens einer durchgreifenden Neuorganisation zu unterziehen, um, ohne die Arbeit der einzelnen Verbände irgendwie einzuengen, Zentralen zu schaffen, in denen schließlich die Fäden des öffentlichen Gesundheitsdienstes zusammenlaufen . . .«

Ziel des Gesetzes ist es, die Staatshoheit über das öffentliche Gesundheitswesen durchzusetzen, um vor allem auf den Gebieten des »Gesundheitsschutzes«, der »Gesundheitspflege« und der »Erb- und Rassenpflege« effektiv durchgreifen zu können. Ein flächendeckendes Netz von Gesundheitsämtern mit Amtsärzten als einheitlichen staatlichen Medizinalbeamten soll diese Aufgaben erfüllen. Somit werden die traditionellen Gesundheitsleistungen des Staates – nämlich die Medizinal- und Sanitätsaufsicht sowie die Leistungen der kommunalen Gesundheitsfürsorge – mit der nationalsozialistischen Erb- und Rassenpflege vereinigt, wobei letztere zur vorherrschenden Leitlinie wird.

Die Erb- und Rassengesetze übertragen dem neustrukturierten öffentlichen Gesundheitsdienst entscheidende Befugnisse zur Durchführung der entsprechenden Maßnahmen. Zu den Instrumenten nationalsozialistischer Gesundheitspolitik zählen das »Sterilisationsgesetz« (→ 1. 1. 1934/S. 439), das »Erbgesundheitsgesetz« und das »Blutschutzgesetz«. So seien nach Gütt den Gesundheitsämtern »neue große Aufgaben übertragen worden, die das Ziel einer erblichen und rassischen Volksgesundheit anstreben«.

Gegen die von Gütt bezweckte Verstaatlichung opponieren die Vertreter der NS-Ärzteorganisationen, die das Gesundheitswesen unter die Führung der Partei stellen wollen. Wortführer ist hier der Mitbegründer des Nationalsozialistischen deutschen Ärztebundes und (seit 1933) »Reichsärzteführer« Gerhard Wagner, ein enger Vertrauter von Führer-Stellvertreter Rudolf Heß und dessen Arzt (→ 30. 1. 1933/S. 434). So entsteht ein »Hauptamt für Volksgesundheit« in der Reichsleitung der NSDAP in Berlin, dem die einzelnen »Ämter für Volksgesundheit der NSDAP« untergeordnet sind. 1936/37 sind, nach Angaben von Wagner auf einer Parteitagsrede 1938, 620 solcher Ämter mit rund 30 000 Ärzten in Betrieb, die ihren Dienst ehrenamtlich verrichten. Die Leiter der einzelnen »Gauämter« sind u. a. auch für die Gesundheitsaufsicht der Hitlerjugend (HJ) und des Bundes Deutscher Mädel (BDM) zuständig. Der Dualismus von staatlichen und parteieigenen Institutionen des Gesundheitswesens, der sich vor allem in der Auseinandersetzung zwischen Gütt und Wagner zu Anfang des »Dritten Reiches« zeigt, wird durch das »Gesetz zur Vereinheitlichung des Gesundheitswesens« nicht aufgelöst.

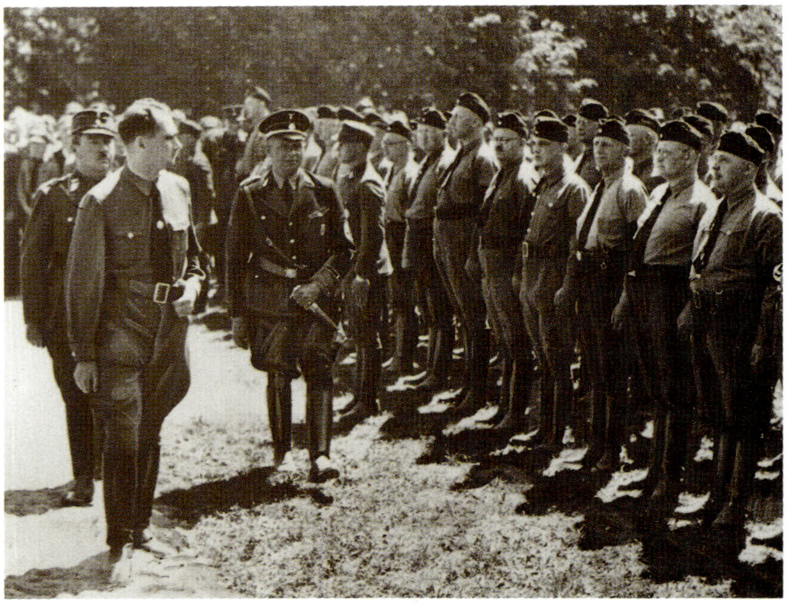

△ Der Stellvertreter des Führers, Rudolf Heß, eröffnet die Führerschule der Reichsärzteschaft in Alt-Rehse am 2. Juni 1935; die Ärzte stehen stramm.

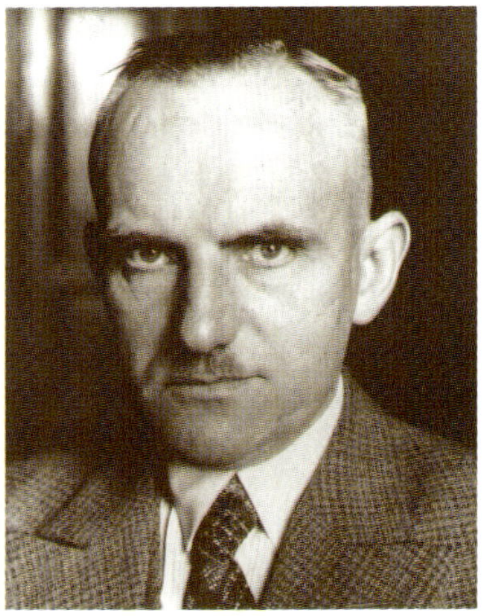

◁ Dr. med. Arthur Julius Gütt (1891 bis 1949); der Sohn eines westpreußischen Landwirtes promovierte 1919 in Königsberg, wurde 1924 Gründer der (verbotenen) Deutschvölkischen Freiheitsbewegung und Mitbegründer des NS-Frontkämpferbundes. Im August 1933 wurde er Ministerialrat und im März 1934 Ministerialdirektor im Reichsministerium des Inneren. Ab 1933 macht er Karriere als SS-Führer, wird jedoch 1938 kaltgestellt.

Erb- und Rassenbiologie begründet Zwangssterilisation

1. Januar 1934. Das »Gesetz zur Verhütung erbkranken Nachwuchses« tritt in Kraft. Es war von der deutschen Reichsregierung in Berlin am 14. Juli 1933 beschlossen worden. Die entscheidende Neuerung gegenüber den vorbereitenden Gesetzesentwürfen in der Weimarer Republik ist, daß die Sterilisation auch zwangsweise, gegen den Willen des »Unfruchtbarzumachenden«, ermöglicht wird (»Zwangssterilisation«).

Erbkrank im Sinne des Gesetzes ist, wer an angeborenem Schwachsinn, Schizophrenie, zirkulärem (manisch-depressivem) Irresein, an erblicher Fallsucht, erblichem Veitstanz (Chorea Huntington), erblicher Blindheit, erblicher Taubheit, schwerer erblicher körperlicher Mißbildung oder an schwerem Alkoholismus leidet. Der maßgebliche Ministerialdirektor im Reichsministerium des Inneren, Arthur Gütt, sah urspünglich in seinem Entwurf auch die Zwangssterilisation bei »Verbrecheranlagen« vor, was jedoch wieder gestrichen wurde, »um die rein medizinische Grundlage des Gesetzes nicht zu verlassen und die erbkranken Personen mit gemeinen Verbrechern damit nicht auf eine Stufe zu stellen«. Das spätere »Gesetz gegen gefährliche Gewohnheitsverbrecher«, das am 24. November 1933 erlassen wurde, sieht freilich auch die Entmannung von Sittlichkeitsverbrechern vor.

Widerstand, der die nationalsozialistischen Machthaber zu einer Änderung hätte veranlassen können, wird kaum laut. Der katholischen Kirche wird als Alternative zur Sterilisation eine Dauerunterbringung der betreffenden Personen in einer geschlossenen Anstalt zugestanden. Der »Ständige Ausschuß für eugenetische Fragen« der Inneren Mission der evangelischen Kirche billigt das Sterilisationsgesetz ausdrücklich, an dessen Mitgestaltung im Sinne einer Verschärfung des Gesetzentwurfes des preußischen Landesgesundheitsamtes von 1932 sie mitgewirkt hat. Freilich gehen dem »Ständigen Ausschuß« einzelne Bestimmungen zu weit, so sollte nach seiner Ansicht die Sterilisation bei erblicher Blindheit, Taubheit und schwerer körperlicher Mißbildung nur freiwillig geschehen.

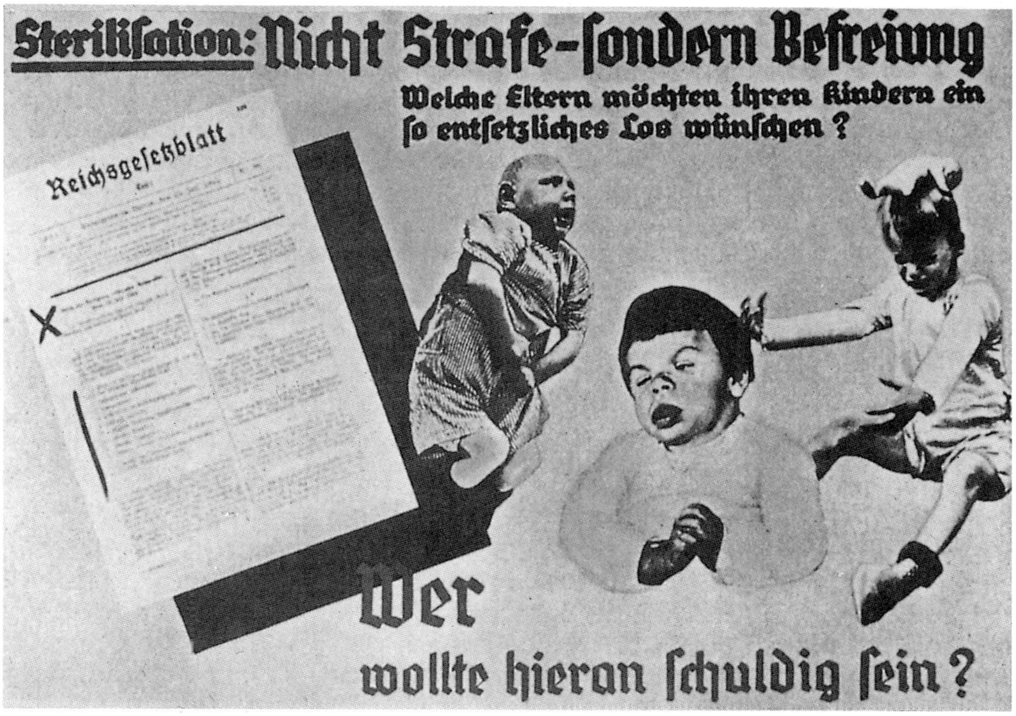

Nationalsozialistische Propaganda für das »Sterilisationsgesetz« (aus »Volk und Rasse«; 1936); herausgestellt werden vor allem zwei Punkte: Die allgemeine Bedrohung durch eine Zunahme der Erbkrankheiten und die »Sünde« erbkranker Eltern, die ihren Kindern ihre Minderwertigkeit weitervererben. Diese Propaganda legt die »Euthanasie« nahe.

Ab 1934 entstehen bei den Amtsgerichten »Erbgesundheits-« bzw. »Erbgesundheitsobergerichte«, vor denen sich die Betroffenen zu verantworten haben. Jedermann kann Anzeige bei Verdacht einer Erbkrankheit erstatten, auch ist »der oder diejenige antragsberechtigt, die unfruchtbar gemacht werden sollten«. Vor allem sind Amtsärzte und ärztliche Anstaltsleiter (einschließlich die der Gefängnisse und Konzentrationslager) aufgerufen, solche Anträge zu stellen. Für »Widerspenstige« ist eine Art »Beugehaft« vorgesehen; sie können in geschlossenen Anstalten zu einer ausführlichen Untersuchung untergebracht werden. Die Verfahren vor dem Erbgesundheitsgericht entpuppen sich sehr bald als Strafverfahren. Ärztliche Gutachten und ärztliche Beisitzer spielen hier eine entscheidende Rolle. Bis 1936 können die zur Sterilisation Vorgeführten noch Gegengutachter benennen, bis »Reichsärzteführer« Gerhard Wagner dies untersagt. Bei Beschwerden hat dann nur noch ein Obergutachter Stellung zu nehmen, der von Gericht und Gesundheitsbehörde gebilligt wird. Für keines der vom Sterilisationsgesetz betroffenen Krankheitsbilder ist wissenschaftlich eindeutig der Erbgang nachgewiesen. Dem Gutdünken und der Willkür der Gutachter sind damit Tür und Tor geöffnet. Vor allem mit der Ausdehnung des Begriffes »erbkrank« auch auf schweren Alkoholismus rückt die soziale Indikation zur Sterilisation ganz unverhohlen in den Vordergrund. Tendenziell können nun Personen ausgegrenzt werden, die aus biologischen, sozialen und politischen Gründen als »Volksschädlinge« erscheinen.

Hauptleidtragende sind die »Arbeitsscheuen«, »Asozialen«, »Minderwertigen« und »Psychopathen« in Anstalten und in der sozialen Unterschicht. Zwischen 1934 und 1944 werden im Deutschen Reich vermutlich 300 000 bis 400 000 Menschen sterilisiert.

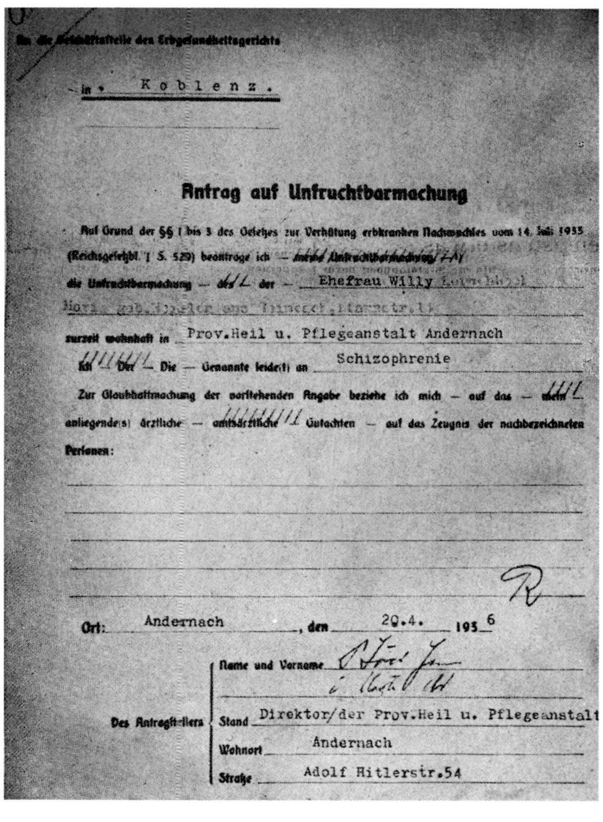

An die Geschäftsstelle des Erbgesundheitsgerichts

in Koblenz.

Antrag auf Unfruchtbarmachung

Auf Grund der §§ 1 bis 3 des Gesetzes zur Verhütung erbkranken Nachwuchses vom 14. Juli 1933 (Reichsgesetzbl. I S. 529) beantrage ich die Unfruchtbarmachung der Ehefrau Willy

zurzeit wohnhaft in Prov.Heil u. Pflegeanstalt Andernach

Die Genannte leidet an Schizophrenie

Zur Glaubhaftmachung der vorstehenden Angabe beziehe ich mich — auf das — anliegende ärztliche — amtsärztliche Gutachten — auf das Zeugnis der nachbezeichneten Personen:

Ort: Andernach, den 20.4. 1936

Des Antragstellers Name und Vorname

Stand Direktor/der Prov.Heil u. Pflegeanstalt

Wohnort Andernach

Straße Adolf Hitlerstr.54

Formular für den Antrag auf »Unfruchtbarmachung« (Zwangssterilisation), ausgefüllt vom Direktor einer Heil- und Pflegeanstalt; vor allem Anstaltsleiter sind neben den Amtsärzten aufgerufen, in Verdachtsfällen Anzeige zu erstatten. »Schizophrenie« ist ein wichtiges Krankheitsbild, das vom Sterilisationsgesetz betroffen ist. Sie gilt (wissenschaftlich nicht eindeutig nachweisbar) als »Erbkrankheit«.

Ischias-Schmerzen durch Bandscheiben

1934. Der US-amerikanische Chirurg William Jason Mixter (1880 bis 1958), der an der Harvard Medical School in Boston (Massachusetts) lehrt, kann mit seinem Mitarbeiter Joseph Seaton Barr (1901–1963) die ursächliche Bedeutung des Bandscheibenvorfalls (Diskushernie) für das Ischiassyndrom im Röntgenbild demonstrieren.
Zwar bemerkte schon 1929 der Dresdner Pathologe Christian G. Schmorl (1861–1932) das Vordringen von (später sog. Schmorlschen) »Knorpelknötchen« in den Rückenmarkskanal, ohne jedoch ihre Beziehung zum Ischias zu erkennen. Mixter dagegen beschreibt den charakteristischen ziehenden Schmerz, die wiederholten Anfälle des Übels, den heftigen Schmerz beim Heben des gestreckten Beines in Rückenlage (positives »Lasègue-Zeichen«), Abwesenheit oder Verminderung des Achillessehnenreflexes sowie die Verengung des Zwischenwirbelraumes im Röntgenbild. In jedem Falle empfiehlt Mixter eine Lumbalpunktion, wenn sich die Ischiasbeschwerden nicht durch konservative Behandlung bessern. Die sichere Diagnose sei jedoch nur röntgenologisch

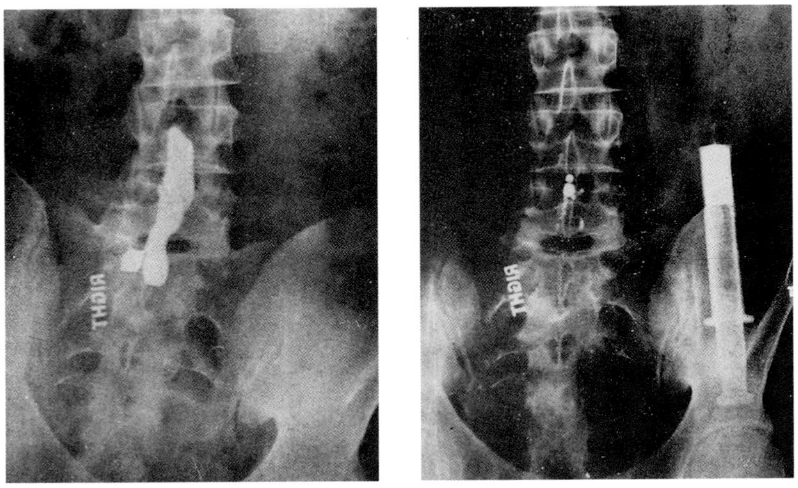

Röntgenbild mit Kontrastmittel Lipiodol; l. Bandscheibenvorfall (r. Ausbuchtung des Flecks); r. ist das Lipiodol in die Spritze zurückgezogen.

nach Einspritzung von Lipiodol in die Kreuzbeingegend des Rückenmarkskanals möglich. Ab 1936 entfernt er Wirbelbögen (vollständig oder teilweise) zur Entlastung der komprimierten Nerven (Laminektomie). 1937 berichtet Mixter von 58 solcher Operationen, wobei das sofortige Nachlassen des Schmerzes überraschend gewesen sei. Davon könnten 32 Patienten als geheilt und 14 als gebessert gelten. Damit ist nicht nur erstmals das Krankheitsbild des Bandscheibenvorfalls beschrieben, sondern zugleich auch der Weg für seine operative Behandlung eröffnet. Heute kommt die Entfernung des Nucleus pulposus (Gallertkern der Bandscheibe) in schweren Fällen (beispielsweise beim Kaudasyndrom) in Betracht, wenn konservative Verfahren – u. a. Streckverfahren, Medikamente, Lokalanästhesie, Chiropraktik (→ 1874/S. 313) – wirkungslos bleiben.

Krankheitsbild:

Bandscheiben drücken Nerven zusammen

Die Ursache des Bandscheibenvorfalls (Nucleus pulposus-Prolaps, Diskushernie) ist das Vortreten des Bandscheibenkerns (lat. nucleus pulposus) durch den Bandscheibenfaserring im Zwischenwirbelbereich.
Dieser drückt dann die vom Rükkenmark abgehenden Nervenwurzeln (in sehr seltenen Fällen auch das Rückenmark selbst – z. B. Kaudasyndrom) zusammen. Durch eine solche Kompression der betreffenden Nerven im Lendenwirbelbereich kommt es zum sog. Ischiassyndrom, dessen Symptome durch Reizung des Ischiasnerven erzeugt werden. Die Höhe des Bandscheibenvorfalls bestimmt die zumeist einseitigen Symptome und neurologischen Befunde. Wird z. B. die fünfte Nervenwurzel im Lendenwirbelbereich betroffen, so strahlen die intensiven Schmerzen über die Außenseite des Ober- und Unterschenkels über den Fußrücken bis zur Großzehe aus. Zumeist setzt die Symptomatik nach einer alltäglichen Bewegung plötzlich wie beim »Hexenschuß« (Lumbago) ein. Der Ischiasschmerz ist jedoch zusätzlich von neurologischen Zeichen (z. B. »Lasègue-Phänomen«; Sensibilitätsausfälle oder Kribbelgefühl) begleitet. Zudem kommt es zu schmerzbedingten Fehlhaltungen der Wirbelsäule und zur Bewegungsunfähigkeit.

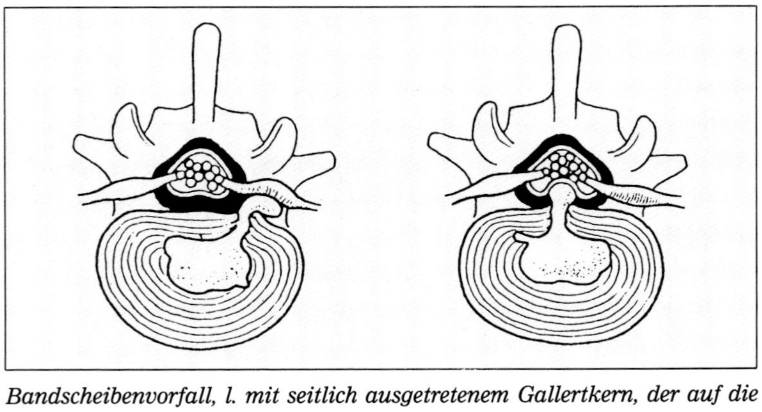

Bandscheibenvorfall, l. mit seitlich ausgetretenem Gallertkern, der auf die Nervenwurzel drückt; r. ein in der Mitte ausgetretener Vorfall

Aufklärung der Phenylketonurie

1934. Der norwegische Arzt und Biochemiker Ivar Asbjorn Følling (1888–1973) entdeckt eine Stoffwechselstörung als Ursache für eine Form des Schwachsinns.
Eine Norwegerin beobachtet bei ihrem Kind eine Verzögerung der Entwicklung. Das Mädchen beginnt erst mit zwei Jahren zu laufen und lernt nicht mehr als ein paar Wörter. Auffällig ist auch ein sehr unangenehmer Geruch trotz häufigen Badens. Drei Jahre später wird ein Junge geboren, der anfangs ganz normal ist, aber dann innerhalb weniger Monate das Interesse an seiner Umgebung verliert. Er lernt weder laufen noch sprechen. Von ihm geht derselbe Gestank nach Mäusekot aus wie von seiner Schwester.
Die konsultierten Ärzte wissen keine Hilfe. Der Vater, ein Zahnarzt, ist Asthmatiker und leidet zunehmend unter dem Gestank. Ein Kollege rät ihm daraufhin, sich an den Arzt und Biochemiker Følling von der Universität Oslo zu wenden.
Følling untersucht den Urin der Kinder, schließt zunächst eine Infektion aus und beginnt dann, nach der den Gestank verursachenden Substanz zu forschen. Als er Eisenchloridlösung in den Urin gießt, erscheint überraschend eine grüne Farbe. Innerhalb weniger Wochen gelingt es Følling, die unbekannte Substanz aus dem Urin der Kinder zu isolieren und zu identifizieren: Es handelt sich um Phenylbrenztraubensäure.
Følling vermutet, daß es sich bei der Krankheit der Kinder um eine Störung des Stoffwechsels der Aminosäure Phenylalanin handelt, und daß diese Stoffwechselstörung gleichzeitig Ursache des Schwachsinns ist. Daraufhin führt er eine Reihenuntersuchung mit der Eisenchloridprobe in einem großen Säuglingsheim und in einer Schule für Behinderte durch. Auf Anhieb findet er acht weitere Fälle.
Ivar Asbjorn Føllings Veröffentlichungen regen viele Forscher zu weiteren Untersuchungen an. Nach und nach kann in den folgenden Jahren die Stoffwechselstörung in allen Einzelheiten aufgeklärt werden. Außerdem wird eine phenylalaninarme Diät entwickelt, die ein normales Gedeihen der betroffenen Kinder sichert.

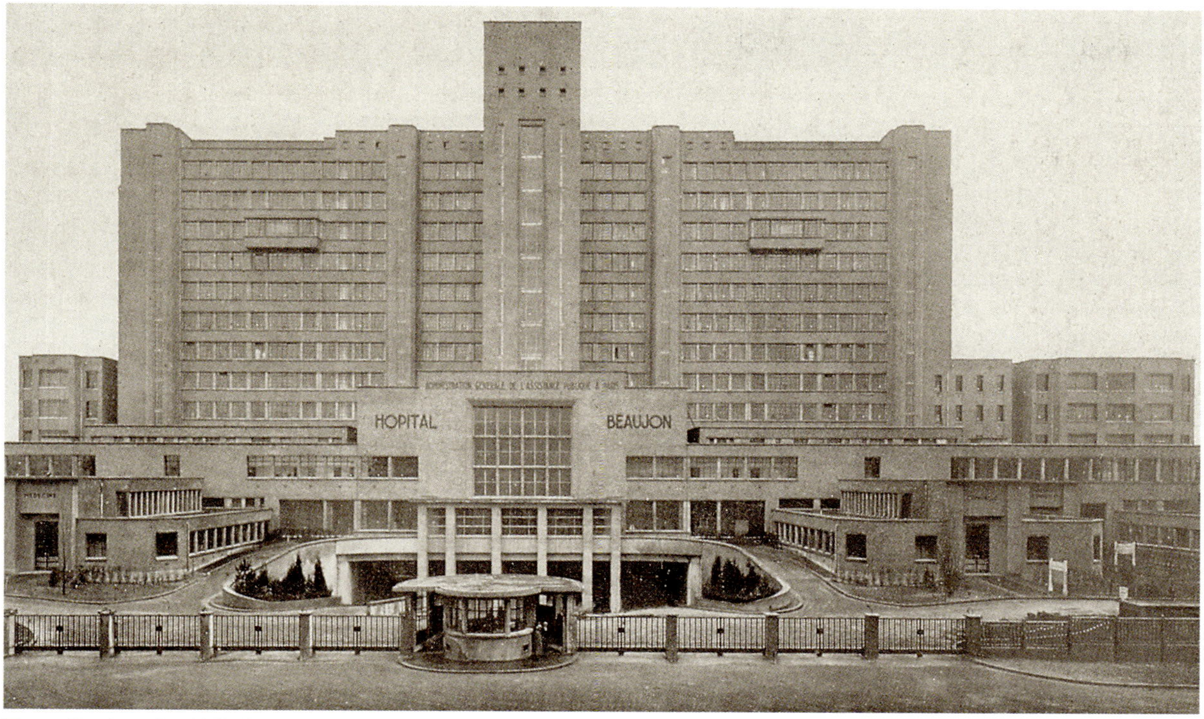

Erstes Pariser Großklinikum: Das neue Hôpital Beaujon in Clichy, einem Vorort der französischen Hauptstadt

Die Großkrankenhäuser etablieren sich

1934/35. Das neue Hôpital Beaujon im Pariser Vorort Clichy wird nach US-amerikanischem Vorbild als Hochhaus mit zwölf Etagen und 1000 Betten fertiggestellt.
Die Fortschritte der Medizin, insbesondere die modernen aseptischen Operationssäle, die verstärkte Labormedizin, die zentrale Bedeutung der Röntgendiagnostik sowie die notwendiger werdende Kooperation der Spezialfächer untereinander führen zum Konzept der Großkrankenhäuser. Auch ökonomische Motive (kürzere Transportwege, Einsparung von Energie etc.) sowie die verbesserten Möglichkeiten, Hochhäuser zu bauen, sprechen für die Zusammenlegung von medizinischen, technischen und Verwaltungseinrichtungen unter einem Dach. Die USA, wo seit den 1920er Jahren Großkrankenhäuser errichtet werden, in denen die medizinisch-wissenschaftliche Effizienz maßgeblich ist, übernehmen die Vorreiterrolle. Wegweisend waren hier die beiden Brüder William James (1861–1939) und Charles Horace Mayo (1865–1939), die eine neuartige Privatklinik in Rochester (US-Bundesstaat Minnesota) sowie 1915 die Mayo-Foundation for Medical Education and Research gegründet haben (→ 1. 10. 1889/ S. 331). Die Mayo-Klinik wird v. a. als Diagnoseklinik berühmt.

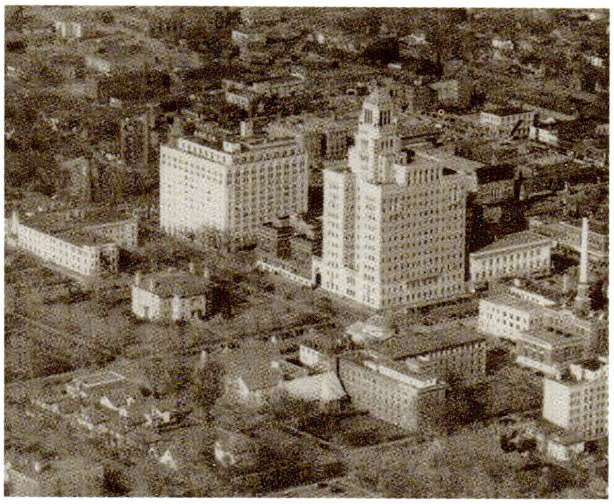

◁ *Die Mayo-Klinik in Rochester (USA), eine der berühmtesten Großkliniken, dient als Vorbild für ähnliche Einrichtungen.*

▽ *St. Mary's Hospital, die ursprüngliche Wirkungsstätte der Mayos, mit chirurgischen und internistischen Abteilungen*

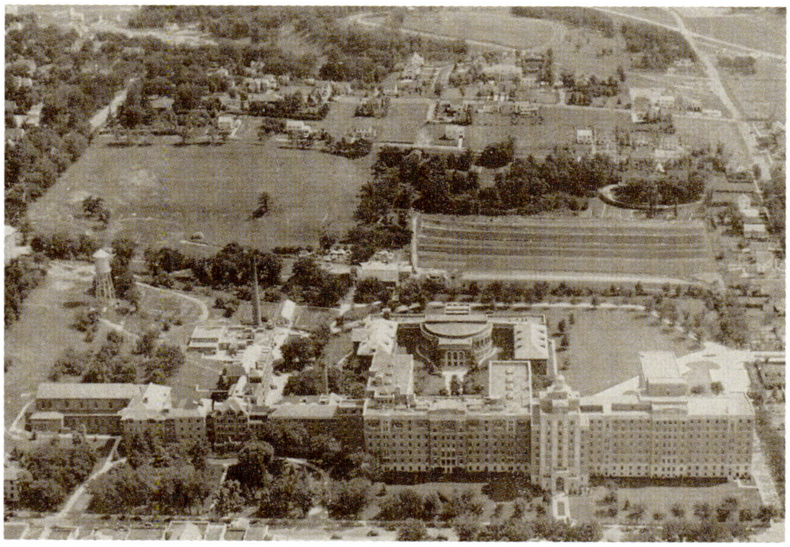

Porzellan-Zähne in Kiefer geschraubt

1934. Eine neue Methode der Zahnimplantation wird entwickelt: Mit einer Schraube aus einer Nickel-Eisen-Legierung (Wipla), wie sie der bulgarische Zahnchirurg Hans Abel angibt, gelingt es, den Porzellan-Zahnersatz im Kiefer zu fixieren. Ziel ist es, die Stabilität des Kunstzahnes, die Knocheneinheilung und die dauerhafte Verankerung zu verbessern.
Die Versuche, verlorene Zähne durch künstliche oder natürliche Zähne zu ersetzen (Implantation bzw. Transplantation), reichen bis in die Antike zurück. Erst im 19. Jahrhundert jedoch erweitern sich die technischen Möglichkeiten. Aufgrund der schlechten Ergebnisse beim Einpflanzen von natürlichen Zähnen und der Gefahr der Krankheitsübertragung – vor allem von Tuberkulose und Syphilis – konzentrierten sich die Zahnärzte schon bald auf das Implantieren von künstlichen Zähnen. In den 1890er Jahren wurden Zähne aus vulkanisiertem Kautschuk, Porzellan, Elfenbein und Gold eingesetzt. Metallhülsen, Drähte und Schrauben sollten die Zahnwurzeln imitieren und das Implantat fixieren.

Hay-Diät: Gesund durch Trennkost

1934. Das Buch »Health via Food« (Gesund durch Ernährung) des US-Amerikaners William Howard Hay (1866–1940) erscheint in zwölfter Auflage (seit 1929). Die darin beschriebene »Hay-Diät« wird in den 1930er Jahren in Großbritannien und den USA sehr populär.
Grundlegend seien demnach die »chemischen Verdauungsgesetze«, wonach Eiweiß saure Verdauungssäfte und Kohlenhydrate basische brauchten. Hay teilt die Nahrungsmittel in »basenüberschüssige« (z. B. Obst, Milch, Sahne) und »säureüberschüssige« (z. B. Käse, Fleisch, Getreideprodukte) ein. Die gesunde Ernährung bestehe zu 80% aus basischen und 20% aus sauren Produkten. Keinesfalls sollten kohlenhydratreiche und eiweißreiche Nahrungsmittel gleichzeitig gegessen werden, da die Kohlenhydrate dann unverdaut blieben. Diese »Trennkost« ist aus wissenschaftlicher Sicht kaum haltbar.

1935

Auf einer internationalen Fachtagung in London zur Standardisierung der Geschlechtshormone wird der Name des Schwangerschaftshormons »Progesteron« geprägt. → S. 443

Der deutsche Pathologe und Bakteriologe Gerhard Domagk, Leiter des bakteriologischen Forschungsinstituts der I. G. Farbenindustrie in Wuppertal-Elberfeld führt die Sulfonamide (»Prontosil«) in die Therapie bakterieller Infektionen ein, ein Meilenstein in der Entwicklung der Chemotherapie. → S. 442

In den USA gründen zwei ehemalige Alkoholiker die Selbsthilfegruppe »Anonyme Alkoholiker« (»Alcoholics Anonymous«). → S. 445

Der US-amerikanische Chemiker Wendell Meredith Stanley gibt die Isolation eines kristallisierten Proteins mit den Eigenschaften des Tabakmosaik-Virus bekannt. → S. 444

Der portugiesische Neurologe António Caetano de Abreu Freire Egas Moniz begründet in Lissabon die »Leukotomie«, ein Verfahren der Psychochirurgie, bei dem die Bahnen zwischen Thalamus und Stirnhirn operativ durchtrennt werden, eine Methode, die heute überholt ist. → S. 444

Die US-amerikanischen Endokrinologen Philip Shoewalter Hench und Edward Calvin Kendall von der Mayo-Klinik in Rochester (Minnesota) isolieren aus der Nebennierenrinde das »Compound E« (d. i. Cortison).

Der US-amerikanische Arzt Joseph Berkson bringt in der Mayo-Klinik in Rochester (Minnesota) die Krankenblattdaten auf maschinenlesbare Lochkarten und entwickelt damit erste Diagnoseschlüssel.

25. 5. Die Gründung der »Reichsarbeitsgemeinschaft für eine Neue Deutsche Heilkunde« wird bekanntgegeben. Leiter wird der deutsche Internist Karl Kötschau, ein bedeutender Wortführer der »Naturheilkunde« und »Ganzheitsmedizin«. → S. 445

15. 9. Auf dem Nürnberger Parteitag der NSDAP wird das »Gesetz zum Schutze des deutschen Blutes und der deutschen Ehre« (Blutschutzgesetz) verkündet. Hier wird aus rassenbiologischer Ideologie u.a. »arischen« Reichsbürgern die Eheschließung mit Juden und »jüdischen Mischlingen« verboten.

Dezember. Der Reichsführer SS Heinrich Himmler gründet den Verein »Lebensborn«, der Geburt und Aufzucht »rassisch hochwertiger« Kinder fördern soll. → S. 445

»Prontosil« gegen Infektionskrankheiten

1935. Der deutsche Pathologe und Bakteriologe Gerhard Domagk (1895–1964) veröffentlicht in der »Deutschen medizinischen Wochenschrift« seinen Artikel: »Ein Beitrag zur Chemotherapie der bakteriellen Infektionen«, worin er »Prontosil«, das erste therapeutisch getestete Sulfonamid, in die Medizin einführt.

Domagk ist Leiter eines bakteriologischen Forschungsinstituts der I. G. Farbenindustrie in Wuppertal-Elberfeld. Er sucht schon seit seiner Habilitation 1924 nach Möglichkeiten, die natürliche Abwehrkraft zu steigern und die pathogenen Bakterien zu schädigen. 1932 synthetisierten seine beiden Kollegen Fritz Mietzsch (1896–1958) und Josef Klarer (1898–1953) Sulfonamidverbindungen. Sie griffen dabei auf Paul Ehrlichs Versuche zurück, mit Hilfe von Farbsubstanzen Bakterien abzutöten (→ 3. 3. 1910/ S. 374). Domagk erhielt von ihnen das »Prontosil rubrum« zur therapeutischen Erprobung. Er führte seine ersten Versuche an weißen Mäusen durch, die mit Streptokokken infiziert sind. Der Erfolg war frappierend: Behandelte Mäuse zeigten 48 Stunden nach der Infektion im Gegensatz zu den (verendeten) Kontrolltieren weder Kokken noch geschädigte Zellen.

Da »Prontosil« zudem gut verträglich ist, testete Domagk es auch am Menschen. Eine der ersten Patienten war seine eigene Tochter, der er mit dem Sulfonamid die Amputation eines infizierten Armes ersparte. Doch erst 1935, nach gründlichen Testserien, veröffentlicht Domagk seine Ergebnisse. Eine französische Forschergruppe um Jacques Tréfouël entdeckt, daß nur ein Teil des roten Azofarbstoffmoleküls für die bakteriostatische Wirkung verantwortlich ist, nämlich das Sulfanilamid. So kommt das farblose »Prontosil album« (»Prontalbin«) auf den Markt, jene Substanz, die bereits 1908 der Wiener Chemiker Paul Gelmo (1879 bis 1961) hergestellt hatte, ohne ihren therapeutischen Wert zu erkennen. Durch Variationen der molekularen Verbindung werden später zahlreiche Wirkstoffe entwickelt. Herausragende Bedeutung erhält das auf Domagks Initiative hin 1949 in die Therapie eingeführte »Conteben« gegen Tuberkulose.

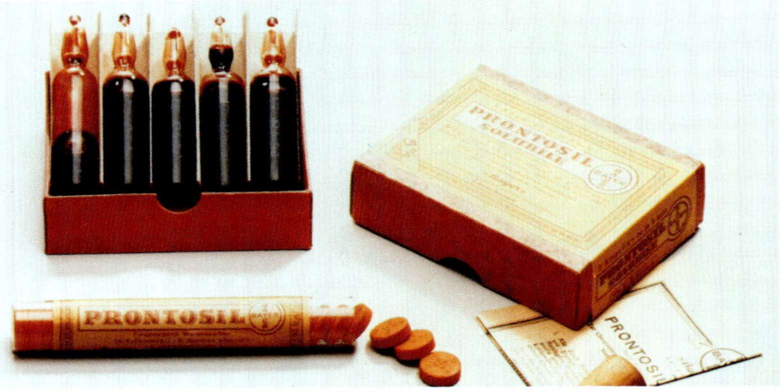

Die Firma Bayer bringt »Prontosil« flüssig in Ampullen oder in Tablettenform auf den Markt. 1939 erhält der deutsche Bakteriologe und Pathologe Gerhard Domagk den Nobelpreis »für die Entdeckung der therapeutischen Wirkung von Prontosil bei verschiedenen Infektionskrankheiten«.

Nobelpreis und andere Ehren für Domagk

Chronik Zur Person

Gerhard Domagk wurde am 30. Oktober 1895 als Sohn eines Lehrers in Lagow (Brandenburg) geboren. Sein 1914 begonnenes Medizinstudium unterbrach er, um als Kriegsfreiwilliger Dienst zu tun. 1921 legt er in Kiel sein Staatsexamen ab. 1922 wurde er Assistent in Greifswald unter Walter Gross (1878–1933). Er habilitierte sich 1924 mit einer tierexperimentellen Arbeit über die Vernichtung von Infektionserregern durch das retikuläre Bindegewebe (retikuloendotheliales System = RES). 1925 folgte Domagk seinem Lehrer Gross nach Münster. Dem dortigen Pathologischen Institut gehört er zeitlebens an, zunächst als Assistent, ab 1927 als Professor. 1927 übernahm er die Leitung des neuerrichteten Instituts für experimentelle Pathologie und Bakteriologie der I. G. Farbenindustrie in Wuppertal-Elberfeld. Hier gelingt Domagk die Entwicklung der Sulfonamidtherapie. Neben dem Nobelpreis (1939) erhält Domagk hochrangige Ehrungen in großer Zahl. Er stirbt am 24. April 1964 in Burgberg.

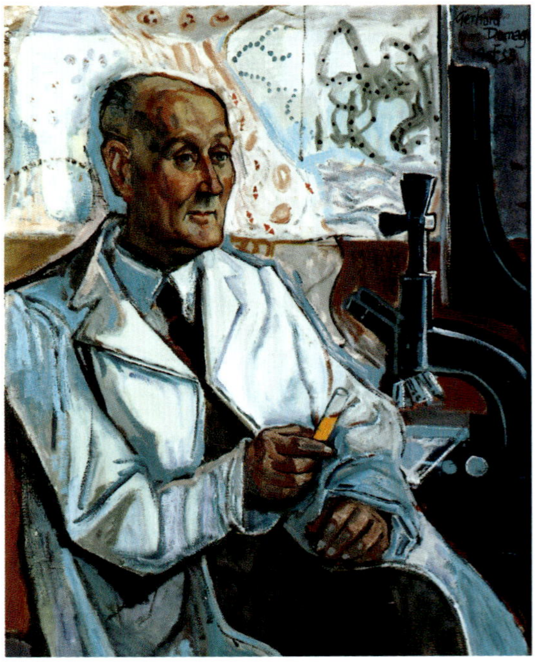

Der deutsche Pathologe Gerhard Domagk mit seinem wichtigsten Arbeitsgerät, dem Mikroskop (Gemälde von Otto Dix); 1939 kann Domagk den ihm verliehenen Nobelpreis nicht entgegennehmen, da das NS-Regime allen Deutschen die Annahme dieses Preises verboten hat. Nach dem Zweiten Weltkrieg wendet sich Domagk der Tuberkulosetherapie sowie der Chemotherapie des Krebses zu.

Schwangerschaftshormon Progesteron synthetisiert

1935. Auf einer internationalen Fachtagung in London zur Standardisierung der Geschlechtshormone wird der Name des Schwangerschaftshormons »Progesteron« geprägt. Die US-amerikanischen Biochemiker Willard M. Allen und George Corner schlagen die Bezeichnung »Progestin« vor, ihr deutscher Kollege Adolf Butenandt »Luteosteron«; man einigt sich darauf, beide Vorschläge zu »Progesteron« zusammenzufügen.

Die Bedeutung des Gelbkörpers (Corpus luteum) im Eierstock ist seit 1903 bekannt, als der Gynäkologe Ludwig Fraenkel nachwies, daß er zur Einbettung des befruchteten Eies erforderlich ist.

1934 gelang es vier verschiedenen Forschergruppen gleichzeitig und unabhängig voneinander, das Progesteron zu isolieren: Willard M. Allen (USA); Oscar Paul Wintersteiner, Adolf Butenandt und Ulrich Westphal (drei Deutsche); Max Hartmann und Albert Wettstein (Schweiz); Karl H. Slotta und Mitarbeiter (Deutschland).

Noch 1934 klärten E. Fernholz und Butenandt die Struktur des Moleküls auf und konnten es aus Stigmasterin halbsynthetisch herstellen. Ein wichtiger Schritt zur Synthese ist auch die Butenandt gelungene Umwandlung des 1929/30 entdeckten Pregnandiols (Stoffwechselprodukt des Gelbkörperhormons) zu Progesteron. Grundlage der industriellen Produktion wird das 1938 von Wilhelm Dirscherl und F. Hanusch entwickelte Verfahren zur Synthese aus Cholesterol. Die chemische Synthese ist deshalb von so großer Bedeutung, weil zur Gewinnung aus tierischem Gewebe ungeheure Mengen Rohmaterial erforderlich sind. So benötigte Butenandt für seine erste Isolation von nur wenigen Milligramm der Substanz die Gelbkörper von 50 000 Schweinen.

Ein ähnlich wichtiger Schritt bei einem anderen Steroidhormon erfolgte ebenfalls 1934. Der schweizerische Chemiker Leopold Ruzicka synthetisierte aus dem Cholesterol das männliche Geschlechtshormon Androsteron, das Butenandt 1931 in kristalliner Form aus 25 000 l männlichen Harns isoliert hat. Für diese Leistungen erhalten Butenandt und Ruzicka im Jahr 1939 den Nobelpreis für Chemie.

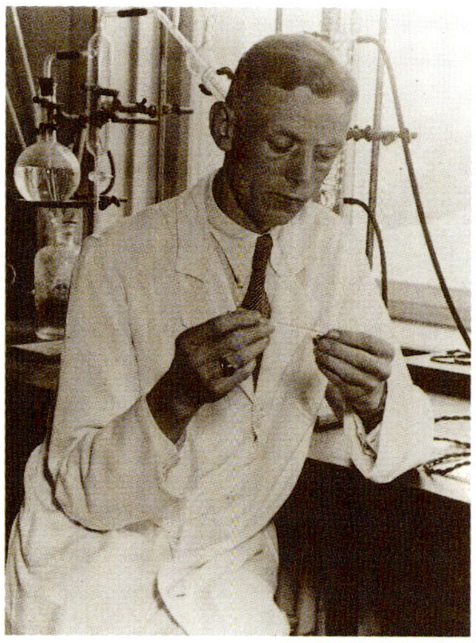

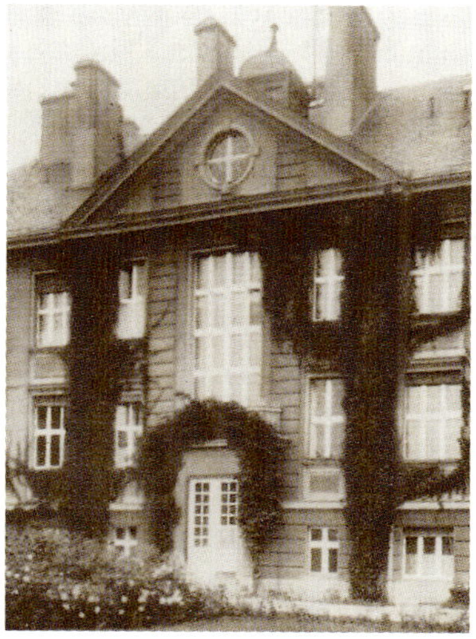

◁◁ Adolf (Friedrich Johann) Butenandt, geboren am 24. März 1903 in Lehe (Bremerhaven), ist Verfasser mehrerer grundlegender Arbeiten über Geschlechtshormone. Butenandt war Schüler von Adolf Windaus und ist von 1933 bis 1936 Chemie-Professor in Danzig. 1936 übernimmt er die Leitung des Kaiser-Wilhelm-Instituts für Biochemie in Berlin und ist von 1960 bis 1971 Präsident der Max-Planck-Gesellschaft.

◁ Gebäude des Kaiser-Wilhelm-Instituts für Biochemie in Berlin (Foto 1935); während des Zweiten Weltkriegs wird das Institut nach Tübingen verlegt, 1956 nach München.

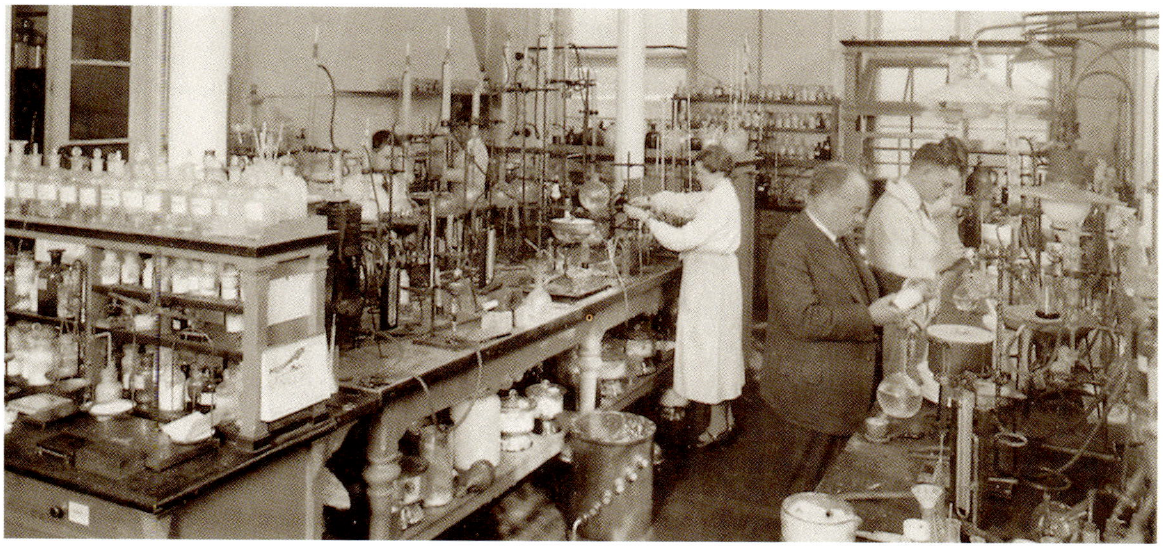

Das Bayer-Laboratorium (Universität München) mit Heinrich Wieland (M.) und seiner Mitarbeiterin Elisabeth Dane

Medizinische Fortschritte im Laboratorium verbessern Therapeutik

Chronik Hintergrund

In den 20er und 30er Jahren gelingen in den chemischen Großlaboratorien für die medizinische Diagnostik und Therapeutik entscheidende Entdeckungen und Entwicklungen. Von den deutschen Forschern sind es vor allem Heinrich Wieland (1877 bis 1957), Professor für Chemie an der Münchner Universität, und sein Göttinger Kollege Adolf Windaus, die einen entscheidenden Beitrag zur medizinischen Grundlagenforschung leisten.

So wurde Wielands Analyse der Gallensäure und verwandter Substanzen zum Ausgangspunkt der chemischen Erforschung der Sexualhormone, wie sie insbesondere durch Adolf Butenandt in den 30er Jahren vorangetrieben wird. Seine Arbeiten auf diesem Gebiet begann Wieland 1912 als Privatdozent der Münchner Universität, er führt sie 20 Jahre lang zusammen mit seinen Mitarbeitern weiter: Ab 1917 an der Technischen Universität München und ab 1921 an der Universität Freiburg, bis er 1925 zum Leiter des Bayer-Laboratoriums an der Universität München ernannt wird – eine Position, die er bis zu seiner Emeritierung 1950 innehat. Wielands Aufklärung der Struktur der Gallensäure ebnete überdies den Weg zur Entdekkung des Nebennierenrindenhormons Cortison, das durch den US-Amerikaner Philip Shoewalter Hench 1949 in die Therapie der rheumatoiden Arthritis eingeführt wird.

Der Göttinger Chemieprofessor Adolf Windaus (1876–1959), Direktor des dortigen Allgemeinen Chemischen Instituts, zeigte die chemische Verwandtschaft des Cholesterins mit den Gallensäuren und ihre Bedeutung für die Vitaminaktivität auf. In Zusammenarbeit mit Wieland gelingt es, das Vitamin-D-haltige Präparat »Vigantol« zu entwickeln, das eine wirksame Rachitisprophylaxe bei Kindern ermöglicht. Wieland erhielt 1927 und Windaus 1928 den Nobelpreis für Chemie.

Moniz entwickelt die Leukotomie

1935. Der Portugiese Moniz nimmt chirurgische Eingriffe am Gehirn vor, um bestimmte psychische Störungen zu beheben.
António Caetano de Abreu Freire Egas Moniz (1874–1955), früher Parlamentsabgeordneter, Botschafter und Außenminister, ist Professor für Physiologie in Lissabon. Er ist als Erfinder der zerebralen Angiographie (röntgenologische Darstellung der Gefäße des Gehirns unter Anwendung von Kontrastmitteln) bekannt. Den größten Ruhm aber bringt ihm die zweifelhafte Erfindung der Leukotomie, die 1949 mit dem Nobelpreis bedacht wird.
Moniz geht von den Kenntnissen über die Lokalisation psychischer Funktionen im Gehirn aus. So führen Schußverletzungen und Hirntumoroperationen immer wieder zu typischen Persönlichkeitsveränderungen, wenn der Stirnlappen des Gehirns zerstört wird. Besonders intellektuelle Funktionen wie Urteilskraft, soziale Anpassungsfähigkeit und Steuerung der Emotionen sind berührt. Das führt Moniz zu der Idee, krankhafte psychische Zustände könnten gemildert werden, wenn man die Verbindung zwischen den Stirnlappen und dem übrigen Gehirn trennt. Er entwickelt die operative Methode der Leukotomie, so genannt, weil die Schnitte durch die weiße Substanz des Gehirns verlaufen.
Moniz beobachtet günstige Einflüsse bei Krankheiten mit starken emotionalen Spannungen, bei Depressionen, die von starker Angst begleitet sind, bei manchen Neurosen, bestimmten Formen von Verfolgungswahn und Schizophrenien, die durch heftige Aggressivität auffallen. Manche Kranke werden nach der Operation wieder arbeitsfähig. Andere werden für die Pflege bequemer, sie können auf die »ruhigen« Abteilungen verlegt werden. Oft wird die Leukotomie aber auch bei psychisch normalen Patienten mit heftigen Schmerzen ausgeführt. Sie empfinden den Schmerz anschließend zwar noch, stehen ihm aber nun völlig gleichgültig gegenüber.

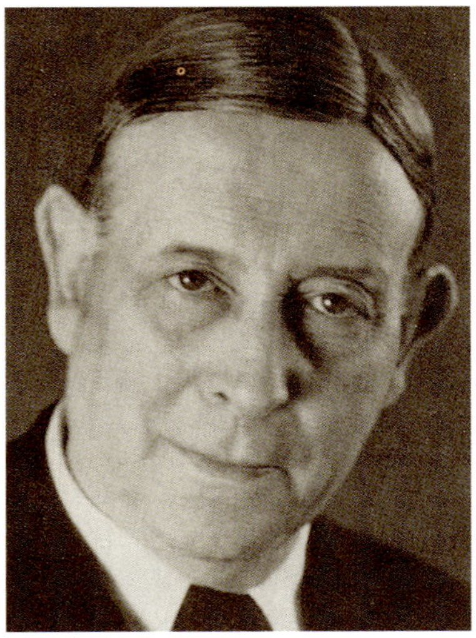

António Caetano de Abreu Freire Egas Moniz, Professor für Physiologie in Lissabon und Politiker

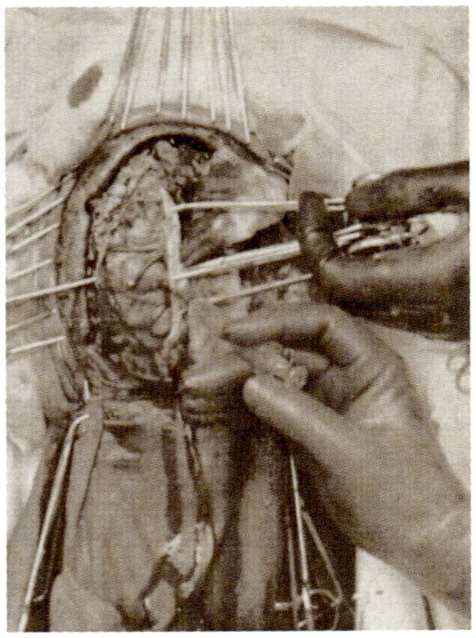

Hirnoperation: Die Dura mater wird zurückgezogen und das Gehirn zur Operation freigelegt.

Hirnchirurgie und Psyche

Chronik Rückblick

Erste Spuren einer chirurgischen Behandlung psychischer bzw. neurologischer Störungen findet man in den prähistorischen Trepanationen (Schädelöffnungen; → um 6000/S. 14). Auf wissenschaftlicher Grundlage begann die Psychochirurgie 1890 mit Gottlieb Burckhardt, der bei unruhigen Geisteskranken anstrebte, »dieses emotiv-impulsive Element aus ihrem Gehirnmechanismus wegzunehmen«. Voraussetzungen für diese Überlegungen waren die Studien von Eduard Hitzig und Gustav Theodor Fritsch zur Lokalisation von Hirnfunktionen (→ 1870/S. 305) und die Fortschritte der Antiseptik bzw. Aseptik. Burckhardts Operationen wurden kaum beachtet. Erst Moniz erregt großes Aufsehen mit seinen Veröffentlichungen zur Leukotomie. Bis zum Jahr 1955 werden allein aus den USA 50 000 Operationen gemeldet. Heute ist diese Methode fast völlig aufgegeben.

Suche nach »außer Kontrolle geratenen Genen«

1935. Der US-amerikanische Biochemiker Wendell Meredith Stanley (1904–1971) gibt die Isolation eines kristallinen Proteins mit den Eigenschaften des Tabakmosaik-Virus bekannt. Diese Entdeckung leitet den Beginn der Virologie als einer eigenständigen Disziplin ein.
Die Virustheorie ist wesentlich älter. Bereits zu Beginn der bakteriologischen Ära fiel dem Oldenburger Adolf Mayer bei der Untersuchung der Tabakmosaik-Krankheit 1855 auf, daß lichtmikroskopisch unsichtbare Krankheitserreger existieren, welche die feinsten Bakterienfilter passieren. Der Niederländer Martinus Willem Beijerinck zeigte 1898, daß es sich nicht um ein Toxin handeln kann, weil sich das infektiöse Agens in infiziertem Gewebe vermehrt. Eine Vermehrung ohne lebendes Gewebe gelang dagegen nicht. Beijerinck nannte die Substanz »Contagium vivum fluidum«, womit angedeutet war, daß es sich um einen löslichen molekularen Stoff handelt.
Die Bedeutung der Theorie wurde nicht erkannt. Die gelehrte Welt vermochte sich nicht von der Vorstellung winzig kleiner Bakterien zu trennen, obwohl z. B. Mrowka 1912 nachwies, daß sich das Virus der Hühnerpest in jeder Hinsicht wie ein Globulin (Eiweißkörper) verhält. Der nächste Schritt war die 1915 von dem Londoner Bakteriologen Frederik William Twort veröffentlichte Entdeckung, daß es Bakteriophagen gibt, Viren, welche Bakterien befallen und zu deren Auflösung führen. 1921 deutete der US-Genetiker Hermann Joseph Muller erstmals auf eine mögliche Analogie zwischen Viren und Genen hin, und im folgenden Jahr betonte Beijerinck, daß die Größe von Bakteriophagen offensichtlich der eines Proteinmoleküls entspricht. Duggar und Armstrong vermuteten, daß die Ursache der Tabakmosaik-Krankheit ein »Produkt der Wirtszelle ist ... ein Teilchen des Chromatins ... ein Gen vielleicht ... das sich der Koordination entzogen hat und sich selbst zu reproduzieren vermag«.
1935 schließlich gelingt Stanley die »Isolation eines kristallinen Proteins«. Genaue Nachprüfungen von F. C. Bawden und N. W. Pirie ergeben andere Resultate. Diese Forscher identifizieren das Virus als Ribonukleinsäure, eine Einschätzung, die Stanley in den folgenden Jahren übernimmt. 1946 erhält Stanley den Chemie-Nobelpreis.

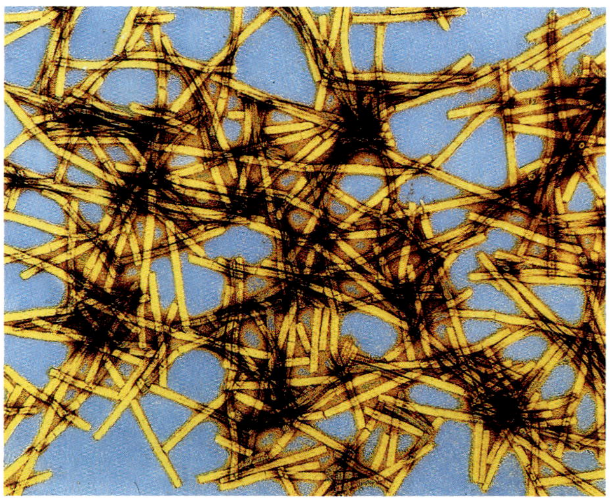

Stäbchenförmige Tabakmosaik-Viren (TMV); im Inneren befinden sich schraubenförmig angeordnete Eiweißmoleküle, welche die Ribonukleinsäure (RNS) beherbergen. Das Virus wird durch Blattläuse übertragen und erregt die Mosaik- bzw. Blattfleckenkrankheit.

»Neue Deutsche Heilkunde« scheitert

25. Mai 1935. Der »Reichsärzteführer« Gerhard Wagner (1888–1939) verkündet in Nürnberg die Gründung der »Reichsarbeitsgemeinschaft für eine Neue Deutsche Heilkunde«. Die Leitung dieses Gremiums übernimmt der Jenaer Lehrstuhlinhaber Karl Kötschau. Gründungsmitglieder sind:

- ▷ Die »Deutsche allgemeine ärztliche Gesellschaft für Psychotherapie«
- ▷ Die »Deutsche Gesellschaft für Bäder- und Klimaheilkunde«
- ▷ Der »Deutsche Zentralverein homöopathischer Ärzte«
- ▷ Der »Kneippärztebund«
- ▷ Der »Reichsverband der Naturärzte«
- ▷ Der »Verband der Ärzte für physikalische und diätetische Behandlung«
- ▷ Der »Reichsverband Deutscher Privatkrankenanstalten«
- ▷ Der »Verband für biologische dynamische Heilweise«.

Gleichzeitig werden in Nürnberg auf der ersten Reichstagung der »Deutschen Volksheilbewegung« die (Laien-)Naturheilbünde mit sechs bis zehn Millionen Anhängern zur »Reichsarbeitsgemeinschaft der Verbände für naturgemäße Lebens- und Heilweise« zusammengefaßt. Das Projekt der »Neuen Deutschen Heilkunde« (Anfang 1937 aufgelöst) scheitert jedoch – nicht zuletzt am Widerstand der »Schulmedizin«.

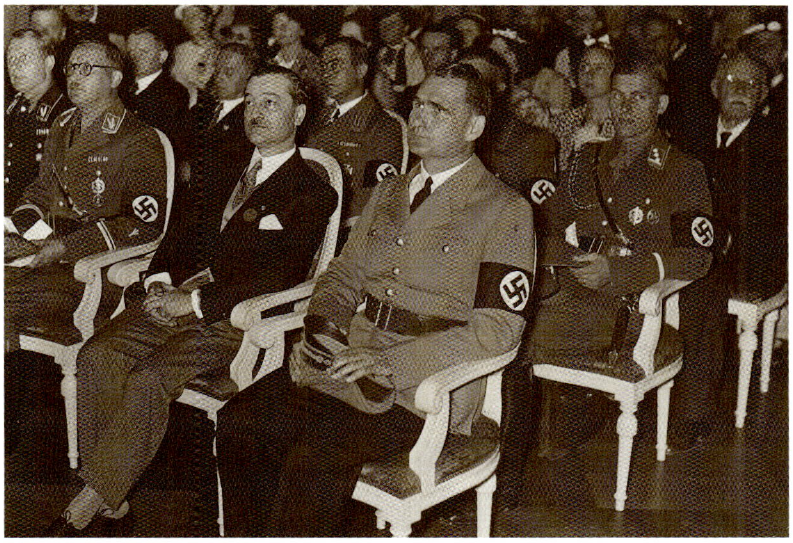

△ Der 12. Internationale Homöopathische Kongreß der Liga Homöopathica internationalis findet unter der Schirmherrschaft von Führerstellvertreter Rudolf Heß (1. R. r.) in der alten Aula der Universität Berlin statt. Heß ist ein Förderer der Naturheilkunde.

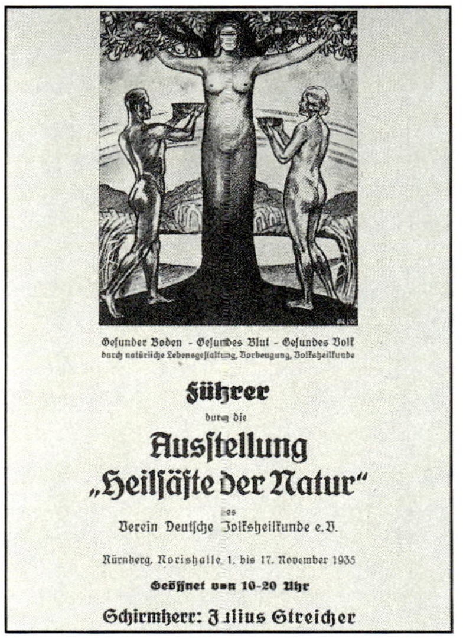

◁ Führer durch die Ausstellung »Heilsäfte der Natur« des Vereins Deutsche Volksheilkunde im November 1935 in Nürnberg, unter dem Motto »gesunder Boden – gesundes Blut – gesundes Volk«; das nationalsozialistisch fundierte Reformkonzept der »Neuen Deutschen Heilkunde« scheitert; die naturwissenschaftliche und rassenbiologisch begründete »Schulmedizin« behält die Oberhand.

»Lebensborn«: Geheime SS-Zuchtanstalt

Dezember 1935. Der Reichsführer SS Heinrich Himmler gründet den Verein »Lebensborn« im Rahmen der SS, um im Sinne der nationalsozialistischen Rassen- und Bevölkerungspolitik die Geburt und Aufzucht »rassisch hochwertiger« Kinder, insbesondere von unverheirateten Müttern, in entsprechenden Heimen zu fördern. Die Neugeborenen werden mit der sog. Namensgebung – in Anlehnung an die christliche Taufe – in die »SS-Sippengemeinschaft« aufgenommen.

Der »Lebensborn« mit seiner Verwaltungszentrale in München arbeitet geheim. Bis kurz vor Kriegsende unterhält der Verein über das Reichsgebiet verstreut acht Entbindungs- und vier Kinderheime. Etwa 7000 bis 8000 Kinder, davon mehr als die Hälfte unehelich, werden in den Heimen geboren. Aus dem besetzten Osten werden dem Lebensborn auch »rassisch hochwertige« »fremdvölkische Kinder« z. T. gewaltsam zugeführt.

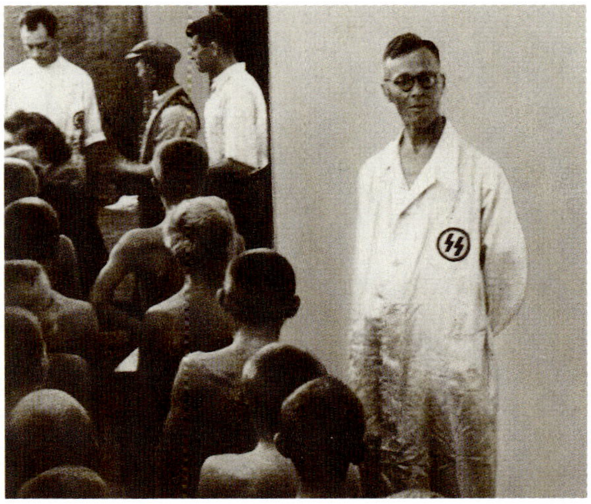

SS-Ärzte untersuchen polnische Kinder im Oktober 1942; auf diesem Wege werden »rassisch einwandfrei nordische Kinder« aus den von Deutschland besetzten Ostgebieten für die geheime SS-Einrichtung »Lebensborn« ausgewählt und dann zwangsweise von ihren Eltern getrennt.

Selbsthilfegruppen für Alkoholiker

1935. Bill W., ein New Yorker Makler, und Bob S., ein ehemaliger Chirurg aus Ohio, die beide eine »Karriere« als Alkoholiker hinter sich haben, gründen die Selbsthilfegruppe »Alcoholics Anonymous« (Anonyme Alkoholiker = AA). Beide galten nach zahlreichen Klinikaufenthalten als hoffnungslose Fälle. Als sie 1934 erstmals in einen intensiven Gedankenaustausch eintraten, bemerkten sie, daß ihr Trinkwunsch abnahm und sie eine neue Stabilität gewannen.

Die AA veröffentlichen 1939 ihr »Zwölf-Schritte-Programm«, das u. a. auch auf Anregungen des schweizerischen Psychiaters Carl Gustav Jung zurückgeht. Die ersten fünf Schritte lauten:

- ▷ Wir gaben zu, daß wir dem Alkohol gegenüber machtlos sind und unser Leben nicht mehr meistern konnten
- ▷ Wir kamen zu dem Glauben, daß eine Macht, größer als wir selbst, uns unsere geistige Gesundheit wiedergeben kann
- ▷ Wir faßten den Entschluß, unseren Willen und unser Leben der Sorge Gottes – wie wir ihn verstanden – anzuvertrauen
- ▷ Wir machten eine gründliche und furchtlose Inventur in unserem Inneren
- ▷ Wir gaben Gott, uns selbst und einem anderen Menschen unverhüllt unsere Fehler zu.

Ab 1939 verbreitet sich die Bewegung der AA rasch weltweit. Entscheidender Ansatzpunkt ist, daß sich der Alkoholiker in seiner Schwäche annimmt und sein Trinkbedürfnis nicht verdrängt, sondern sich an die Gruppe der AA bzw. einzelne Mitglieder wendet, um seine Situation mit ihnen offen zu besprechen. Selbstbeobachtung und Selbsterfahrung spielen bei der Kommunikation in der Gruppe eine zentrale Rolle. Die einzelnen Mitglieder reden sich mit Vornamen an und bleiben anonym. Berufliche Stellung, Konfession und Nationalität zählen nicht, ebensowenig gibt es einen unüberwindbaren Gegensatz zwischen Therapeuten und Patienten: Therapierte können zu Therapeuten werden.

Die erste deutsche AA-Gruppe wird 1953 in München gegründet, 30 Jahre später existieren in der Bundesrepublik ca. 1600 Gruppen.

1936

Die neue deutsche Prüfungsordnung für Ärzte führt die »Rassenhygiene« als Prüfungsfach ein. → S. 448

Der schwedische Biochemiker Johan Erik Jorpes identifiziert die Struktur des Heparin, einer im menschlichen Körper gebildeten Substanz, welche die Blutgerinnung hemmt. → S. 447

Der Schweizer Kinderarzt Guido Fanconi beschreibt erstmals ausführlich die Mukoviszidose. → S. 447

Das Streßmodell wird in die Medizin eingeführt. Der aus Österreich stammende Hans Selye kommt durch Tierexperimente an der biologischen Abteilung der McGill University in Montreal (Kanada) zu dem Schluß, daß unterschiedliche Krankheitsursachen zu einer stets gleichförmigen Krankheitsreaktion des Körpers führen. Wie er in seinem Artikel in der Londoner Fachzeitschrift »Nature« darlegt, bedeutet Streß ein »allgemeines Adaptationssyndrom« (→ 1950/S. 489).

In Paris findet der erste Internationale Kongreß für Krankenhausbibliotheken statt. Es geht um ein verbessertes Leseangebot für Patienten im Sinne der »Bibliotherapie«.

Das erste Modell eines Phasenkontrast-Mikroskops wird auf Anregung des niederländischen Physikers Frits Zernike fertiggestellt. Zernike erhält für seine Entwicklung, die eine Beobachtung farbloser, durchsichtiger Mikroorganismen in lebendem Zustand ermöglicht, 1953 den Nobelpreis.

6. 2. In einem Erlaß fordert Reichsinnenminister Wilhelm Frick die Heil- und Pflegeanstalten auf, eine »erbbiologische Bestandsaufnahme« durchzuführen (→ 1. 1. 1934/S. 439).

1. 4. Die von Führer und Reichskanzler Adolf Hitler erlassene »Reichsärzteordnung« vollendet die (Selbst-)Gleichschaltung der Ärzteschaft im nationalsozialistischen Deutschland: Die Reichsärztekammer, der alle praktizierenden Ärzte angehören müssen, wird gegründet. 45% aller Ärzte sind Mitglied der NSDAP. Auch in der SA und der SS sind die Ärzte stärker als die meisten anderen Akademikergruppen vertreten (→ 3. 7. 1934/S. 438).

27.–31. 7. Zum Auftakt der Olympischen Sommerspiele in Berlin findet der II. Internationale Sportärztekongreß statt. → S. 446

3. 10. Die freien Schwesternverbände im Deutschen Reich schließen sich zum »Reichsbund der freien Schwestern und Pflegerinnen« zusammen. → S. 448

Olympia wertet NS-Sportmedizin auf

27.–31. Juli 1936. Zum Auftakt der Olympischen Sommerspiele findet in Berlin der II. Internationale Sportärztekongreß mit über 1000 Wissenschaftlern aus aller Welt statt. Tagungsort ist der Plenarsaal des Reichstages (in der Kroll-Oper am Königsplatz). In sechs Sitzungen werden folgende Gebiete behandelt: 1. Stoffwechsel und Kreislauf; 2. Kreislauf und Atmung; 3. Stoffwechsel, Training, Hygiene; 4. Psychologie und Sport, Luftfahrtmedizin, Sportarztwesen; 5. Traumatologie, Kranken- und Heilgymnastik, Biometrie; 6. biologische und soziale Fragen.

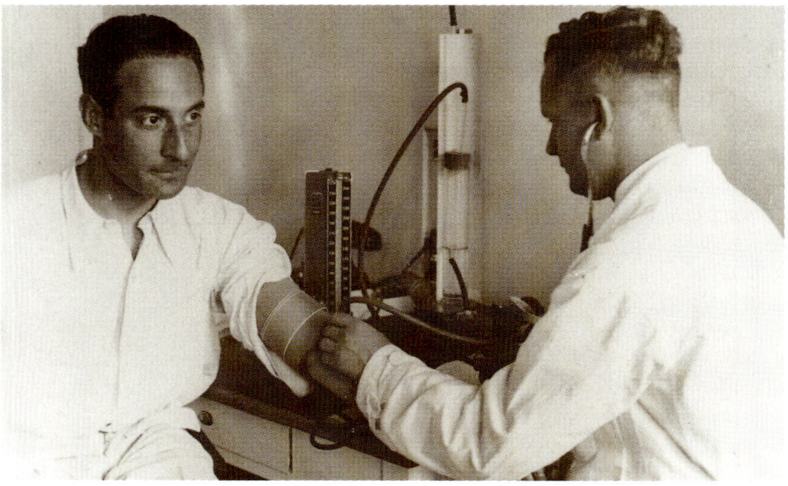

Olympische Spiele im nationalsozialistischen Deutschland: Im Hindenburghaus (olympisches Dorf) wird ein portugiesischer Sportler untersucht.

Mit den Olympischen Spielen in Berlin wird auch in der Sportmedizin die nationalsozialistische Ideologie aufgewertet. Dieser geht es nicht in erster Linie um die Spitzenleistungen von Berufssportlern, sondern um die »Volkstümlichkeit der Leibesübungen« und die »Verbreitung des Sports in allen Volksschichten«. So schreibt Albert Hirn in seinem Buch »Ursprung und Wesen des Sports« (1936): ». . . nicht nur die Forderung nach Volkstümlichkeit der Leibesübungen hat uns Jahn vererbt, sondern auch das Gefühl, als Deutscher zu Leibesübungen verpflichtet zu sein . . . Mögen auch unsere Leibesübungen unter dem Gewicht solcher Verantwortung beschwerter und schwerfälliger sein als die englischen, sie sind dafür um so tiefer auch begründet.«

Die NS-Organisation »Kraft durch Freude« ist Ausdruck dieser »deutschen« Ausprägung des Sportgedankens. Die international im Mittelpunkt stehenden sportphysiologischen Fragestellungen haben sich der nationalsozialistischen Volkstümelei ein- bzw. unterzuordnen. Vordergründig soll der Berliner Sportärztekongreß zwar der »Erhaltung und Steigerung der Gesundheit und Leistungsfähigkeit der Völker« dienen. In Wirklichkeit ist die deutsche Sportmedizin schon längst ein Instrument der NS-Gesundheitsführung.

Sportärzte zwischen Medizin und Politik

Chronik Hintergrund

Schon vor Beginn des »Dritten Reiches« fand die Sportmedizin sowohl national als auch international Beachtung. 1924 wurde von Arthur von Mallwitz der Deutsche Ärztebund zur Förderung der Leibesübungen gegründet, 1928 kam es zur Gründung der Internationalen Sportärztlichen Vereinigung (Fédération Internationale de Médecine Sportive) im schweizerischen St. Moritz.

Eine wichtige Aufgabe der Sportärzte ist nach dem Ersten Weltkrieg der Versehrtensport (Behindertensport). Mallwitz entwickelt eine funktionelle Therapie für Schwerkriegsbeschädigte, insbesondere für Beinamputierte.

Wie für alle Zweige der Medizin wird auch für die Sportmedizin im Nationalsozialismus die Erb- und Rassenbiologie zur entscheidenden Grundlage. Durch den Sport soll eine »Rassenaufartung« möglich sein: »Nach der Erblehre setzt sich der Sport . . . wie jeder andere Umwelteinfluß mit den Anlagen auseinander«, heißt es in einem offiziellen Lehrbuch des Deutschen Sportärztebundes. Das »sittliche Gebot« laute: »Dient und nützet durch Sport der deutschen Rasse.«

Die Sportärzte haben im »Dritten Reich« neben der biologischen Rassenverbesserung durch Leibesübungen vor allen Dingen auch die Steigerung der Leistungskraft in Beruf und Alltagsleben sowie die »völkische« Verbreitung des Sports (im Gegensatz zum »Sport der herrschenden Schicht in England«) anzustreben. Die sportärztlichen Aktivitäten erreichen ihren höchsten Wirkungsgrad im Olympiajahr 1936, wo Kongresse abgehalten und zahlreiche Schriften veröffentlicht werden. Dabei spielen neben der rassenbiologischen Perspektive die Leistungs- und Ernährungsphysiologie eine zentrale Rolle. So wird z. B. die »Sportarztuntersuchung« von Professor Friedrich Lorenz vom Staatlichen Gesundheitsamt in Hamburg, der zugleich sportärztlicher Referent der SA-Gruppe Hannover ist, zum verbindlichen Standard. Lorenz leitet seit 1926 regelmäßig Sportarztkurse, u. a. auch – nach eigener Aussage – um »Staat und Partei, voran die SA, auf dem Wege der Volkserziehung zu unterstützen«.

Die Reichsarbeitsgemeinschaft für Volksernährung veröffentlicht in Zusammenarbeit mit den offiziellen Sportärzten ein Merkblatt zur Ernährung. Der vegetarischen Ernährung werden hier Sympathien entgegengebracht, da sie »außer in der Kampfzeit die Ausdauer des Sportlers« günstig beeinflussen könne.

Heparin hemmt Gerinnung

1936. Der schwedische Biochemiker Johan Erik Jorpes (1894–1973) identifiziert die Struktur des Heparins, einer im menschlichen Körper gebildeten Substanz, welche die Blutgerinnung hemmt. Er erkennt sie als einen Mukoitinschwefelester, der in den (Ehrlichschen) Mastzellen gebildet wird. Jorpes entwickelt daraufhin ein injizierbares Heparin für die Therapie und Prophylaxe. Ebenfalls 1936 berichtet der schwedische Arzt Per Johannes Hedenius (geb. 1906) über »eine neue Methode der Bluttransfusion« mit Heparin.

Der US-amerikanische Forscher Jay McLean (1890–1957) untersuchte → 1916 (S. 391) die thromboplastisch aktive (d. h. gerinnungsfördernde) Kephalinfraktion (Glycerinphosphatide, die zu Phospholipiden zählen) aus verschiedenen Organen. Bei der Reinigung dieser in kochendem Alkohol unlöslichen Phosphatide bemerkte er eine Substanz, die einen stark hemmenden Einfluß auf die Blutgerinnung ausübte. McLeans Chef, William Henry Howell (1860–1945), Inhaber des Lehrstuhls für Physiologie an der John Hopkins University in Baltimore (US-Bundesstaat Maryland), entdeckte 1918 die Funktion der neu aufgefundenen Substanz. Es handle sich um ein Anti-Prothrombin (gegen den Gerinnungsfaktor II gerichtete Substanz), die zudem im Blutplasma die Bildung eines Antithrombins (gegen Blutgerinnung gerichtete Substanz) aus einer chemischen Vorstufe (Pro-Antithrombin) auslösen könne. Howell und sein Kollege Luther Emmet Holt (1855–1924) nannten die neue Substanz, die McLean kurz zuvor aus der Hundeleber extrahiert hatte, »Heparin« (griech. hepar = Leber). Dieser vom eigenen Körper produzierte Stoff erwies sich als sehr viel wirksamer hinsichtlich der Hemmung der Blutgerinnung als das bereits im 19. Jahrhundert entdeckte Hirudin (Haycraft 1884) aus den Speicheldrüsen der Blutegel.

In den 1930er Jahren wird die US-amerikanische Forschung auf diesem Gebiet führend. In der Diagnostik der Blutgerinnungsstörungen wird der von Armand James Quick (1894–1978) 1935 eingeführte »Quick-Test« (Bestimmung der Prothrombinzeit = Gerinnungszeit) zur meistverwandten Labormethode.

Mukoviszidose beschrieben

1936. Der schweizerische Pädiater Guido Fanconi (1892–1979), Direktor des Zürcher Kinderspitals, beschreibt (zusammen mit E. Uehlinger und C. Knauer) in der »Wiener medizinischen Wochenschrift« »Das Coeliakiesyndrom bei angeborener zystischer Pankreasfibromatose«. Damit ist erstmals das wichtige Krankheitsbild der Kinderheilkunde dargestellt, das heute allgemein als »Mukoviszidose« (nach dem Hauptsymptom, der Eindickung des Schleimes) bezeichnet wird. Dieses »sehr häufige Leiden« sei erst »nach der gewaltigen Abnahme der Säuglingssterblichkeit, d. h. nach der Ausschaltung vieler ähnlicher exogener Leiden, in seiner Bedeutung als genetische Krankheit erkannt worden«, schreibt Fanconi. Es handelt sich nach heutiger Erkenntnis um eine (autosomal-rezessive) erbliche Störung der Drüsenfunktion mit fortschreitender Gewebsveränderung. Eine lebensverlängernde Therapie u. a. durch spezielle Diät und Infektbekämpfung ist möglich. Fanconis Name ist mit einer Reihe weiterer erblicher Störungen verknüpft (»Fanconi-Anämie«, verschiedene »Fanconi-Syndrome«).

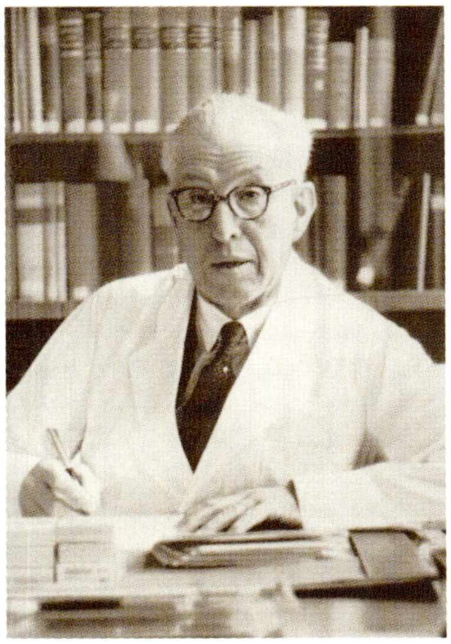

Der schweizerische Pädiater Guido Fanconi (1892–1979); ab 1929 Ordinarius an der Universität Zürich

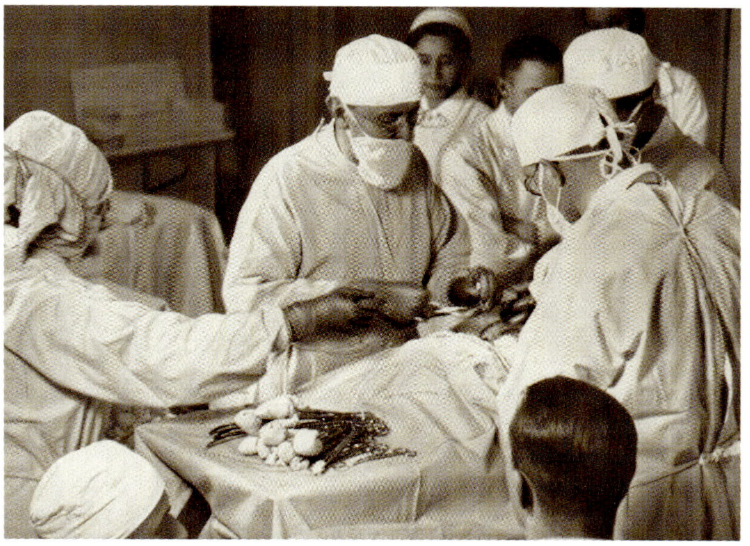

Gynäkologie im »Dritten Reich«: Vorbereitung zu einem Kaiserschnitt (Szene an der Universitätsfrauenklinik in Frankfurt am Main; 1933)

»Scham der Professoren«

Chronik Zeitzeuge

1936. Die aus Altersgründen fällige Emeritierung von Walter Stoeckel (1871–1961), eines der prominentesten Frauenärzte in Deutschland, wird auf allerhöchsten Wink verschoben. Stoeckel berichtet in seiner Autobiographie »Erinnerungen eines Frauenarztes« eingehend über seine Erlebnisse während des »Dritten Reiches« als Chef der Berliner Universitätsfrauenklinik. Er betreut zahlreiche Frauen von Männern des öffentlichen Lebens, u. a. auch Magda Goebbels, die Ehefrau des Reichspropagandaministers:

»Frau Goebbels war damals gerade wieder Mutter geworden und hatte den ersehnten Sohn geboren. Ihrem Mann, der sie besuchte, erzählte sie bedauernd, daß ich emeritiert worden sei. Dr. Goebbels lachte: ›Das könnte dem Geheimrat so passen!‹ Mittags, beim Essen, erfuhr es durch ihn der ›Führer‹. Nachmittags rief Staatssekretär Lammers in meiner Sprechstunde an und übermittelte mir die Grüße und Glückwünsche Hitlers zu meinem Geburtstag und dessen ausdrückliche Bitte, ich möchte noch drei Jahre im Amt bleiben. Kaum hatte ich den Hörer aufgelegt, da meldete sich das Kultusministerium. Herr Rust ließ mir mitteilen, er habe ›beschlossen‹, meine Dienstzeit um drei Jahre zu verlängern. Ich ließ dem Minister ausrichten, daß ich mich über die Schnelligkeit freute, mit der er sich dem mir bereits bekannten Wunsch des ›Führers‹ angeschlossen hätte . . . Der Tag meiner ›Nicht-Emeritierung‹ wurde festlich begangen, Heinke [Stoeckels Tochter] weckte mich mit zwei Brahmsliedern, die sie vor der Schlafzimmertür sang.« Stoeckel spricht im Hinblick auf die Ausschaltung jüdischer Kollegen von einer »tiefen Scham«, »daß wir deutschen Universitäts-Professoren insgesamt versagt haben, als es darum ging, in schwerer Zeit Solidarität zu zeigen – eine Solidarität der Herzen. Selbstverständlich konnten wir uns gegen den braunen Terror nicht auflehnen, aber es hätte in der Öffentlichkeit manche falsche Behauptung richtiggestellt werden können, beispielsweise jene, in der ›Systemzeit‹ [Weimarer Republik] sei die deutsche Ärzteschaft ›völlig‹ von Juden beherrscht worden . . .«

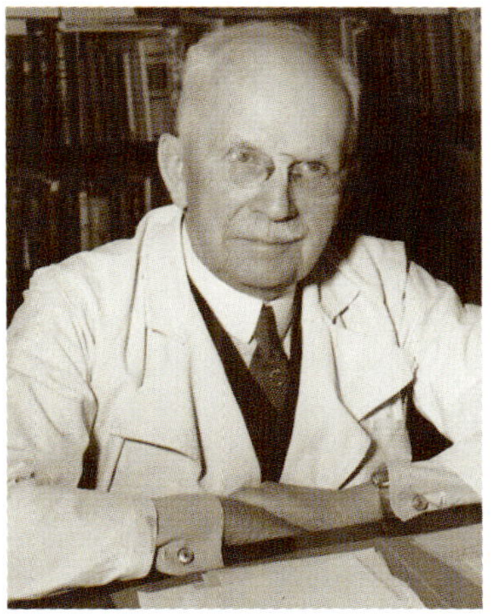

Der Gynäkologe Walter Stoeckel (1871–1961) im Alter von 80 Jahren

»Rassenhygiene« wird Prüfungsfach

1936. Die neue Prüfungsordnung für Ärzte im nationalsozialistischen Deutschen Reich führt das Fach »Rassenhygiene« als neues Prüfungsfach ein.

Das Regime bemüht sich um rasche Umsetzung der von vielen Seiten gewünschten Institutionalisierung des neues Faches, die der Hygieniker Fritz Lenz bereits 1923 gefordert hat. Aber noch 1934 muß der Reichsminister des Inneren, Wilhelm Frick, feststellen: »Nach dem heutigen Stande verfügen wir in Deutschland nur über wenige Personen, die nach ihrer wissenschaftlichen Vorbildung und ihrer weltanschaulichen Einstellung gleichmäßig geeignet für einen derartigen Lehrstuhl sind.«

Die Rassenhygiene wird nicht als ein Spezialfach neben anderen betrachtet, sondern als wichtigste Grundlage der zukünftigen Medizin: »Die Rassenhygiene ist nicht eine Erweiterung hygienischer Betrachtungen über das Individuum hinaus ... Sie ist vielmehr eine völlig neue Betrachtungsweise, die ... im Bereich der Gesamtmedizin, darüber hinaus aber im Bereich des ganzen öffentlichen Lebens, der sozialen, der wirtschaftlichen, der rechtlichen Lebensbedingungen die Auslesevorgänge im streng biologischen Sinne untersucht bzw. in ihrem praktischen Teil lenken will.« Ziel ist dabei die Heranbildung des »Erbarztes«, der als neuer Arzttypus den alten Individualarzt ablösen soll.

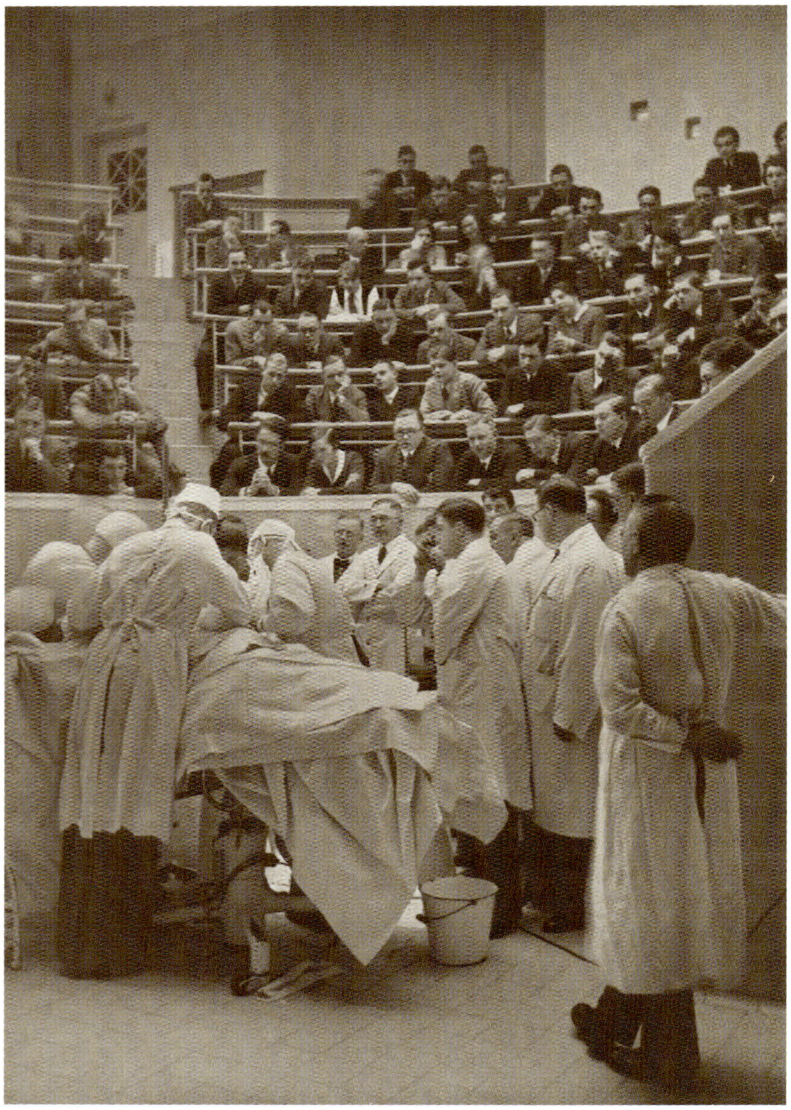

Operation im Hörsaal der Uni-Klinik in Frankfurt (1933); die Belastungen der Medizinstudenten werden nach der »Machtergreifung« immer größer.

Krankenpflege unter dem Hakenkreuz

3. Oktober 1936. Der »Reichsbund der freien Schwestern und Pflegerinnen« wird unter Leitung der Generaloberin Rancke gegründet; in ihm sind alle freien Schwesternverbände zusammengeschlossen. Sie tragen eine blaue Tracht (»Blaue Schwestern«) in Abgrenzung zur Kleidung der NS-Schwestern (»Braune Schwestern«).

Im »Fachausschuß für Schwesternwesen« sind fünf große Verbände vertreten: NS-Schwesternschaft, »Reichsbund«, die Schwesternschaft des Deutschen Roten Kreuzes, die Diakoniegemeinschaft und der Caritasverband. Trotz Unterstützung durch die nationalsozialistischen Machthaber gelingt es nicht, die NS-Schwesternschaft zur zahlenmäßig stärksten Gruppe zu machen. So sind noch 1939 »nur« 9,2% der Krankenpflegerinnen dort organisiert. 1942 schließt sich jedoch der »Reichsbund freier Schwestern und Pflegerinnen« mit der NS-Schwesternschaft zum »NS-Reichsbund deutscher Schwestern« (NSRDS) zusammen.

Die Heroisierung des Schwesternberufs »im Dienste der Volksgemeinschaft« wertet die Tätigkeit der Krankenschwestern enorm auf; die Vereinheitlichung und Straffung der einzelnen Verbände kommt standespolitischen Interessen entgegen. So erscheint die Krankenpflege unter NS-Vorzeichen vielen Schwestern als eine Aufwertung ihrer Tätigkeit.

Medizinstudium in der NS-Zeit ideologisch überfrachtet

Chronik Hintergrund

Seit der »Machtergreifung« durch die Nationalsozialisten unterliegt das Medizinstudium einem raschen und teilweise sehr widersprüchlichen Wandlungsprozeß.

Ziel der Neuerungen ist eine Verkürzung des Medizinstudiums bei gleichzeitiger Verstärkung des Praxisbezuges. Die Pflichtstundenzahl wird verringert, die vorklinische Ausbildung um ein Semester vermindert, und 1939 entfällt sogar das praktische Jahr. Dafür wird ein halbjähriges Krankenpflegepraktikum Voraussetzung für die Zulassung zum Studium. Klassische Studieninhalte wie z. B. Pathophysiologie und topographische Anatomie werden aus dem Prüfungskatalog gestrichen. Außerdem verschlechtert sich die Ausbildungsqualität, weil ein großer Teil bewährter Hochschullehrer zur Emigration gezwungen und durch Parteikarrieristen ersetzt wird (→ 30. 9. 1938/ S. 451). Die eingesparte Studienzeit wird durch die Einführung neuer Pflichtfächer, wie z.B. »Rassenhygiene«, und die Ausweitung von Stoffgebieten mit wehrmedizinischer Bedeutung, z. B. Luftfahrtmedizin und Kampfgaskunde, mehr als ausgefüllt. Die Pflichtstundenzahl in den Fächern »menschliche Erblehre« und »Rassenhygiene« verdoppeln sich zum Ende des Krieges hin sogar noch einmal.

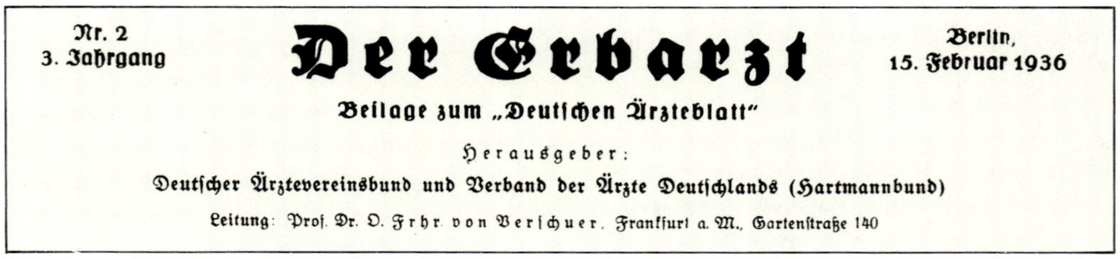

Nr. 2
3. Jahrgang

Der Erbarzt

Berlin,
15. Februar 1936

Beilage zum „Deutschen Ärzteblatt"

Herausgeber:

Deutscher Ärztevereinsbund und Verband der Ärzte Deutschlands (Hartmannbund)

Leitung: Prof. Dr. O. Frhr. von Verschuer, Frankfurt a. M., Gartenstraße 140

Durch solche Beilagen werden alle Ärzte mit den Grundsätzen der »Rassenhygiene« bekannt gemacht.

1937

Ab 1937. Fast alle Privatversicherungen erstatten nun die Rechnungen von Heilpraktikern, sofern sie im »Heilpraktikerbund Deutschlands. Reichsverband e. V.« organisiert sind.

1937. Der britische Endokrinologe Frank George Young kann im Tierversuch durch Injektionen in die Hirnanhangdrüse Diabetes auslösen. Er hat damit den »metahypophysären Diabetes« entdeckt.

Die erste »Blutbank« in einem Krankenhaus wird am Cook County Hospital in Chicago (US-Bundesstaat Illinois) eingerichtet.

J. Pereira Caldas und andere portugiesische Röntgenologen stellen erstmals die Brustaorta durch Kontrastmittelinjektion gegen den Blutstrom dar, ein Meilenstein der Aortographie.

Die italienischen Ärzte Lucio Bini und Ugo Cerletti führen die Elektroschockbehandlung in die Psychiatrie ein. Behandelt werden damit insbesondere »Psychotiker«. → S. 450

Die Schweizer Biochemiker Daniel Bovet und Anne-Marie Staub beschreiben erstmals Struktur und Aktion eines Antihistaminikums (éthers phénoliques). Damit ist der Weg für antiallergisch wirkende Substanzen gebahnt. Der französische Physiologe und Kliniker Bernard W. Halpern stellt mit dem »Antergan« 1942 das erste therapeutisch brauchbare Antihistaminikum her.

Die US-amerikanischen Pädiater Hermann Vollmer und Esther W. Goldberger schlagen einen »tuberculin patch test« für die Kinderheilkunde vor. Diese Methode ist als Tuberkulinpflaster-Probe auch heute noch in Gebrauch.

Der britische Biochemiker Harry Nicholls Holmes und seine Kollegin Ruth Elizabeth Corbet können reines Vitamin A in Kristallform gewinnen.

Der französische Chirurg René Leriche veröffentlicht ein grundlegendes Werk zur chirurgischen Behandlung von Schmerzzuständen (»La chirurgie de la douleur«).

Anfang 1937. Die Reichsarbeitsgemeinschaft für eine »Neue Deutsche Heilkunde« wird wieder aufgelöst (→ 25.5.1935/S. 445).

Frühjahr 1937. Die illegale Sterilisation aller farbigen deutschen Kinder wird beschlossen und nach deren Begutachtung durch den Rassenhygieniker Eugen Fischer sowie dessen Assistenten Wolfgang Abel und Heinrich Schade durchgeführt.

18. 8. In München tagt der Reichsarbeitstag für Gesundheitsführung des Deutschen Volkes. → S. 449

Ziel: »Fanatisches Gesundseinwollen«

18. August 1937. Robert Ley, der Leiter der Deutschen Arbeitsfront, erklärt auf der Haupttagung des Reichsarbeitskreises für Gesundheitsführung des Deutschen Volkes in München: »Wenn es uns nicht gelingt, den 70jährigen noch leistungs- und arbeitsfähig zu erhalten, dann sollten wir unsere Arbeit aufgeben . . .«

Instrument einer 1937 fast vollständigen Gesundheitserfassung im Deutschen Reich ist das sog. Gesundheitsstammbuch, das punktuell bereits 1935 eingeführt wurde. Ziel ist die Entlarvung »arbeitsunwilliger Volksgenossen« und die Steigerung des »Gesundheitwillens«. Angestrebt wird eine »Leistungssteigerung zu erbbiologisch und rassisch erreichbaren Höchstformen«, wie es der Stellvertreter des Reichsärzteführers, Friedrich Bartels, bereits 1933 im »Deutschen Ärzteblatt« proklamierte. Dabei spielt die betriebliche Gesundheitsführung eine wichtige Rolle, für die das Hauptamt für Volksgesundheit und das Deutsche Arbeitsfront-Amt für Volksgesundheit verantwortlich sind. Die beiden Ämter sollen eine umfassende Leistungsbilanz des deutschen Volkes erstellen. In direkter Anlehnung an die militärische Musterung werden Millionen »schaffender Volksgenossen« in Deutschland durchuntersucht.

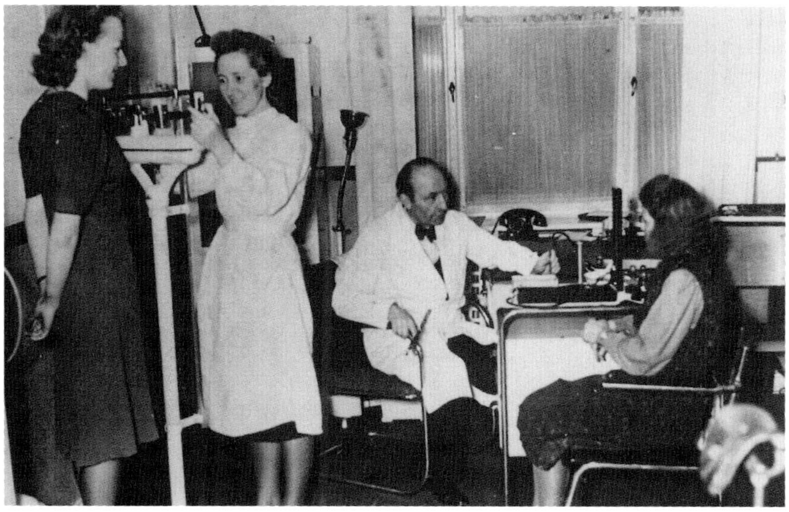

△ *Gesundheitsfürsorge im Betrieb; ein Bild der NS-Propaganda zum 30. Januar 1944 (Tag der »Machtergreifung«) mit der Legende: »Laufend wird der Gesundheitszustand der Frauen in Großbetrieben überprüft, um beizeiten auftretende Berufsschädigungen beheben zu können.«*

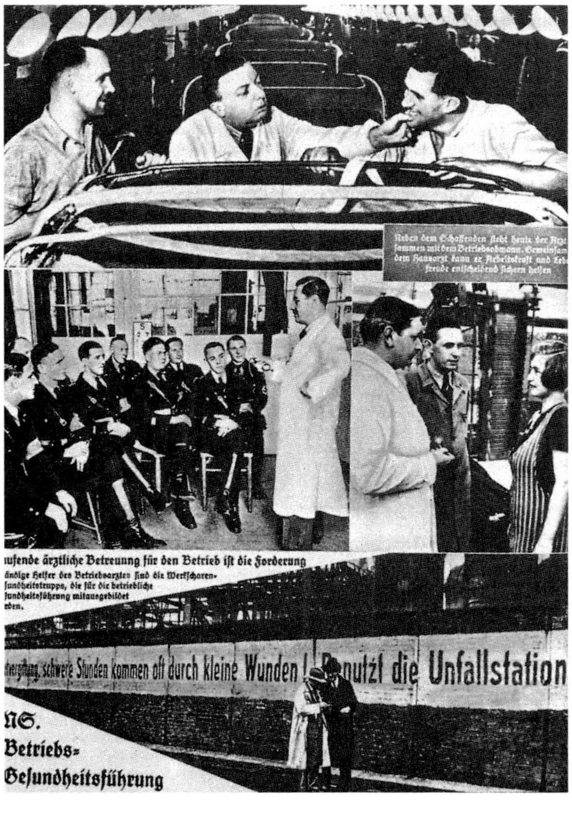
ufende ärztliche Betreuung für den Betrieb ist die Forderung
ändige Helfer des Betriebsarztes sind die Werkscharen-
sundheitstrupps, die für die betriebliche
sundheitsführung mitausgebildet
rden.
schwere Stunden kommen oft durch kleine Wunden!
nutzt die Unfallstation
NS.
Betriebs-
Gesundheitsführung

◁ *Die nationalsozialistische Betriebsgesundheitsführung, wie sie im »Schulungsbrief Gesundes Volk« des Reichsorganisationsleiters der NSDAP propagandistisch dargestellt wird (1939)*

Das reguläre Gesundheitsstammbuch enthält eine »Sippentafel« (eine erb- und rassenbiologisch erweiterte »Ahnentafel«), welche bis zu den Ur- bzw. Ururgroßeltern zurückreicht, sowie drei Gesundheitsbogen. Ziel ist eine totale Erb- und Leistungs-Kartei des deutschen Volkes. Die technischen Voraussetzungen (Lochkarten, Hollerithmaschinen zur Auswertung) stehen dem Hauptamt für Volksgesundheit zur Verfügung.

Um möglichst viele Arbeitskräfte in die Rüstungsindustrie zu lenken und dem ab 1937 deutlich werdenden Arbeitskräftemangel entgegenzuwirken, sollen alle Arbeitskraftreserven ausgeschöpft werden. Die Propaganda für eine Verlängerung der Lebensarbeitszeit und gegen die Früh-Invalidität (»Rentenneurose«) sowie der Appell an die Ärzte, die Arbeiterschaft »zum fanatischen Gesund- und Starkseinwollen zu erziehen«, dienen dieser Zielsetzung. So beschäftigt sich auch das Arbeitswissenschaftliche Institut der Deutschen Arbeitsfront insbesondere mit der Bedeutung des Leistungswillens und der Erhaltung der Leistungsfähigkeit bis ins hohe Alter. In diesem Zusammenhang meint Werner Bockhacker, Leiter des Amtes für Volksgesundheit der Deutschen Arbeitsfront ab 1939: »Im strengen Sinne biologisch und deswegen ein erstrebenswertes Ziel für die Gesundheitsführung ist aber erst der Zustand, wenn der Zeitpunkt des allmählichen Kräfteschwundes kurz vor dem Eintritt des psychologischen Todes liegt und der endgültige Kräfteverfall mit ihm zusammenfällt.« Demgegenüber tritt der Schutz des Arbeiters vor einer überhöhten Leistungsanforderung zurück. Der »Betriebsausgleichssport« in »unzugänglichem Gelände« wird ausgebaut, um Leistung und Unterordnung sowohl bei der Produktion als auch auf dem Schlachtfeld zu trainieren, denn – so Ärzteführer Friedrich Bartels – »Franzosen und Russen bauen für uns im Kriegsfall ja keine Aschenbahnen«.

Elektroschock als Heilkrampfbehandlung

1937. Die beiden italienischen Ärzte Ugo Cerletti (1877–1963) und Lucio Bini (1908–1964) führen die Elektrokrampftherapie als neue Behandlungsmethode ein. Sie wenden den »Elektroschock« (»L'elettroshock«) in therapeutischer Absicht zum ersten Mal bei einem Geisteskranken an.

Mit der Auslösung von künstlich provozierten epileptischen Anfällen soll die schizophrene Symptomatik durchbrochen werden. Bei der Standardtechnik wird ein Wechselstrom für einige Zehntelsekunden durch zwei Elektroden geschickt, die auf den Schläfen aufsitzen. Nach einigen Sekunden setzt ein allgemeiner tonisch-klonischer Krampf mit Atemstillstand ein. Erhebliche Nebenwirkungen bzw. Komplikationen können dabei auftreten: Frakturen, Schulter- und Kieferluxationen (-verrenkungen), Schocksyndrom etc.

Grundlage der »Elektrokrampftherapie« ist die Annahme eines Antagonismus zwischen Schizophrenie und Epilepsie. Der ungarische Psychiater Ladislaus Joseph Meduna (1896–1965) führte auf dieser theoretischen Grundlage bereits 1934 »Campher- und Cardiazolkrämpfe« in die psychiatrische Therapeutik ein. Die rasche intravenöse Injektion von Cardiazol löst nach ca. 30 sec. einen generalisierten epileptischen Anfall aus.

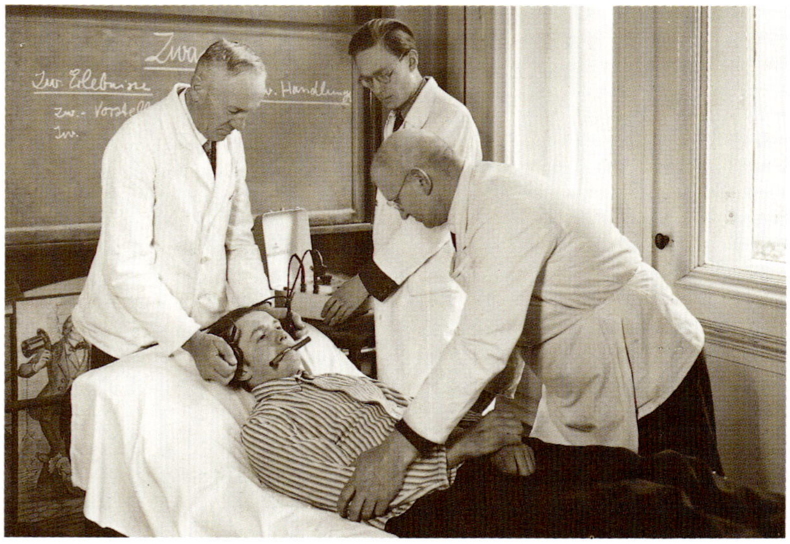

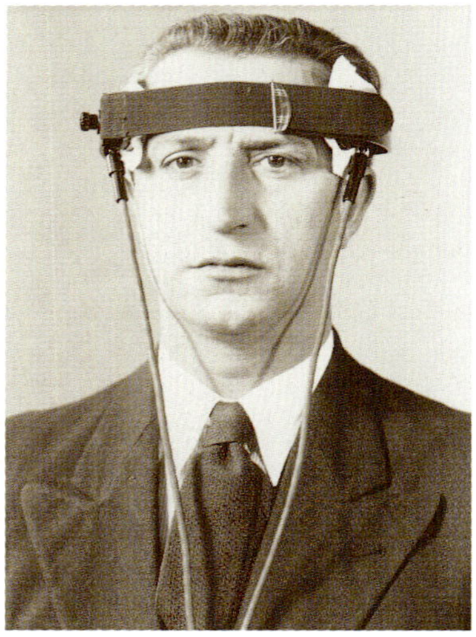

△ *Elektroschockbehandlung in einer psychiatrischen Klinik um 1940; der Therapeut setzt die beiden Elektroden zur elektrischen Durchflutung des Gehirns auf die Schläfen. Zum Schutz vor Zungenbiß, Zahnverletzungen etc. beim »Heilkrampf« beißt der Patient auf einen Stab.*

◁ *Die Kopfelektroden werden hier mit einem Stirnband an den Schläfen fixiert (Aufnahme von 1940). In den 1940er Jahren löst der »Elektroschock« weitgehend den »Cardiazolschock« als Behandlungsmethode ab, die eine psychotische Symptomatik plötzlich durchbrechen soll, aber mit Nebenwirkungen verbunden sein kann.*

Medizinische Praxis:

Schocktherapie heftig umstritten

Die Krampfbehandlung psychisch Kranker durch künstlich ausgelöste epileptische Anfälle wird medikamentös (»Cardiazolschock«) oder elektrisch (»Elektroschock«) vorgenommen. Hauptindikation ist die (katatone) Schizophrenie. Vor Einführung der Pharmakotherapie in den 1950er Jahre wird sie bei fast allen Krankheitsbildern der Psychiatrie eingesetzt, danach verdrängen die Psychopharmaka z. T. die Schocktherapie. Heute wird sie u. a. bei schweren Depressionen, Stupor (Erstarrung), Katatonie (Krampfzustände mit Wahnideen) sowie akuten psychotischen Erregungszuständen angewandt.

Eine besondere Form der Schocktherapie stellt die 1934 von dem österreichischen Psychiater Manfred Joshua Sakel (1900–1957) eingeführte »Insulinkomatherapie« dar, wobei das Koma mit einer elektrischen Hirndurchflutung kombiniert werden kann. Eine allgemein anerkannte Erklärung für die Wirkung der Schocktherapie existiert nicht. Ihre Anwendung ist seit den 1970er Jahren stark umstritten.

UdSSR: Gesundheitspolitik nach dem Fünfjahresplan

1937. Das Gesundheitswesen in der Sowjetunion ist zentralisiert und – als erstes in der Welt – gänzlich verstaatlicht. Die medizinische Betreuung ist kostenlos und allen zugänglich. Dafür besteht eine Pflicht zur Gesundheit, d. h. zur Erhaltung der Leistungsfähigkeit. Hervorstechendes Merkmal ist die zentrale Planung und Kontrolle aller Aktivitäten des sowjetischen Gesundheitswesens im Rahmen des jeweiligen Fünfjahresplans.

Die Arbeits- und Leistungsideologie, insbesondere die Betonung der Prophylaxe, und die staatlichen Maßnahmen zur Ertüchtigung der werktätigen Bevölkerung in der stalinistischen Sowjetunion sind mit den entsprechenden Maßnahmen im Nationalsozialismus vergleichbar, freilich ohne die in Deutschland vorherrschende Erb- und Rassenbiologie. Das sowjetische Gesundheitswesen wirkt auf manche westliche Beobachter in dieser Zeit sogar fortschrittlich, wie z. B. der (deutsch-)amerikanische Medizinhistoriker Henry Ernest Sigerist (1891–1957) in seinem Reisebericht (1937) darlegt.

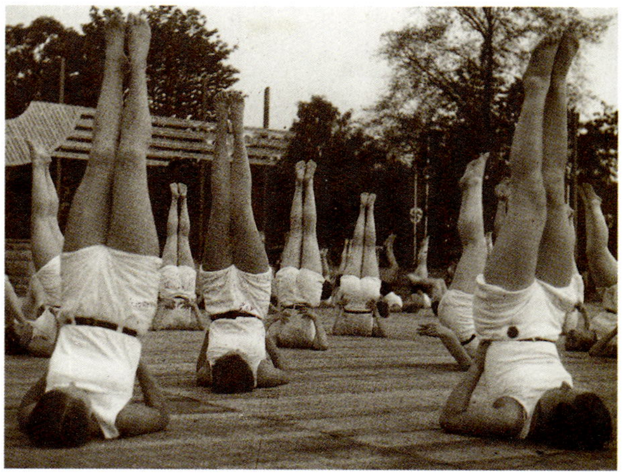

Eine Gruppe vom Bund Deutscher Mädchen (BDM) bei einer Gymnastikvorführung im Sinne der NS-Propaganda

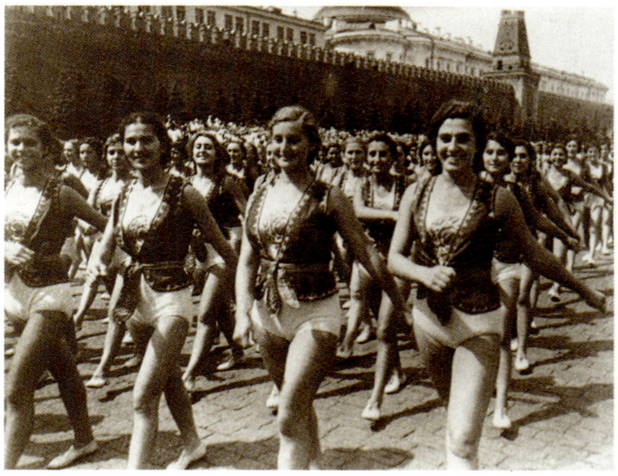

Sportparade 1940 in Moskau: Körperliche Leistungsfähigkeit hat in der UdSSR einen hohen Stellenwert.

1938

Der US-amerikanische Psychologe Burrhus Frederic Skinner begründet eine auf dem Behaviorismus basierende Psychologie, aus der die Verhaltenstherapie hervorgeht. → S. 452

Die Funktion der Schilddrüse wird durch die Radiojoddiagnostik von Saul Hertz und seinen Mitarbeitern genauer bestimmbar.

Die ersten elektronenmikroskopischen Bilder werden von den deutschen Physikern Bodo von Borries und Ernst Ruska in Berlin angefertigt (→ 1931/S. 430). Ultravisible Viren können zum ersten Mal als Makromoleküle nachgewiesen werden, so z. B. das Virus der Mosaikkrankheit des Tabaks (→ 1935/S. 444).

Der britische Biochemiker Edward Charles Dodds stellt das erste synthetische Östrogen her, das Stilboestrol, das für die Hormontherapie bedeutsam wird.

Die britischen Biochemiker Ernst Boris Chain und Howard Walter Florey können die therapeutische Wirkung von Penicillin gegen Streptokokken und andere Bakterien in vivo nachweisen. 1945 erhalten sie zusammen mit Alexander Fleming (→ September 1928/S. 420) den Nobelpreis.

Juni. Der Wiener Begründer der Psychoanalyse, Sigmund Freud, muß als Jude nach dem Einmarsch der Nationalsozialisten in Österreich über Paris nach London emigrieren. → S. 451

26. 8. Ein offener Ductus Botalli (Verbindung zwischen Lungenarterie und Aorta, beim Fetus physiologisch) wird erstmals von dem US-amerikanischen Chirurgen Robert Edward Gross in Boston (Massachusetts) erfolgreich operiert.

30. 9. Mit der »Vierten Verordnung zum Reichsbürgergesetz« vom 25. Juli 1938 wird den letzten noch tätigen jüdischen Ärzten im Deutschen Reich die Bestallung entzogen. → S. 451

21. 12. Im Deutschen Reich wird ein Hebammengesetz erlassen, das die Pflicht zur Hinzuziehung einer Hebamme bei allen Entbindungen vorschreibt. Das Gesetz wird nach harten Verhandlungen zwischen Vertretern der Deutschen Gesellschaft für Gynäkologie und dem Reichsgesundheitsführer Leonardo Conti im Januar 1940 zurückgenommen. → S. 452

1938–1942. Der Zusammenhang zwischen Fluor im Trinkwasser und Karies wird untersucht. Der US-amerikanische Zahnarzt Henry Trendley Dean stellt in Zusammenarbeit mit seinen in Fluorgebieten ansässigen Kollegen entsprechende Statistiken auf; der positive Effekt von Fluor ist nachweisbar.

Die letzten jüdischen Ärzte vertrieben

30. September 1938. Die NS-Regierung entzieht den im »Altreich« noch tätigen 3152 jüdischen Ärzten die Bestallung. Von ihnen dürfen 709 bis auf Widerruf weiterarbeiten, jedoch nicht als »Ärzte«, sondern lediglich als »Krankenbehandler« jüdischer Patienten. Damit sind von den ca. 8000 bis 9000 jüdischen Ärztinnen und Ärzten, die noch Anfang 1933 in Deutschland tätig waren (Gesamtzahl der Ärzte: 52 500), innerhalb von fünf Jahren 90% aus ihrem Beruf verdrängt worden. Die zurückbleibenden »Krankenbehandler« werden, wenn sie nicht emigrieren können, in die Konzentrations- und Vernichtungslager deportiert.

Der erste Schritt zur Ausschaltung der jüdischen Ärzte erfolgte in Eigenregie der deutschen Ärzteschaft, nachdem der Nationalsozialistische Deutsche Ärztebund (NSDÄB) und die ärztlichen Spitzenverbände die »Gleichschaltung« und damit zugleich die »Entfernung von Juden und Marxisten« aus ihren standespolitischen Ämtern am 24. März 1933 (→ 30. 1. 1933/S. 434) beschlossen hatten. Mit dem »Gesetz zur Wiederherstellung des Berufsbeamtentums« vom 7. April 1933 wurden alle Beamten »nichtarischer Abstammung« aus ihren Ämtern entfernt. Durch eine Verordnung des Reichsarbeitsministeriums vom 22. April 1933 wurde grundsätzlich auch die Tätigkeit von Kassenärzten »nichtarischer Abstammung« (sowie von »Kommunisten«) für beendet erklärt. Bereits nach einem Jahr waren 2000 jüdische Ärzte arbeitslos; 1933/34 verließen 1700 Betroffene Deutschland, weitere Emigrationswellen folgten bis 1939.

Zahlreiche und z. T. weltbekannte Hochschullehrer, Wissenschaftler und Ärzte verloren ihre berufliche Stellung, darunter u. a. der Psychiater Gustav Aschaffenburg, der Gynäkologe Ludwig Fraenkel, der Hygieniker Max Neisser, der Neurologe Kurt Goldstein, die sozialistische Stadtärztin von Neukölln Käte Frankenthal sowie – nach dem Einmarsch in Österreich und der Tschechoslowakei 1938 – der Grazer Pharmakologe Otto Loewi (Nobelpreisträger) und fast die gesamte Wiener Gruppe der Psychoanalytiker einschließlich Sigmund und Anna Freud.

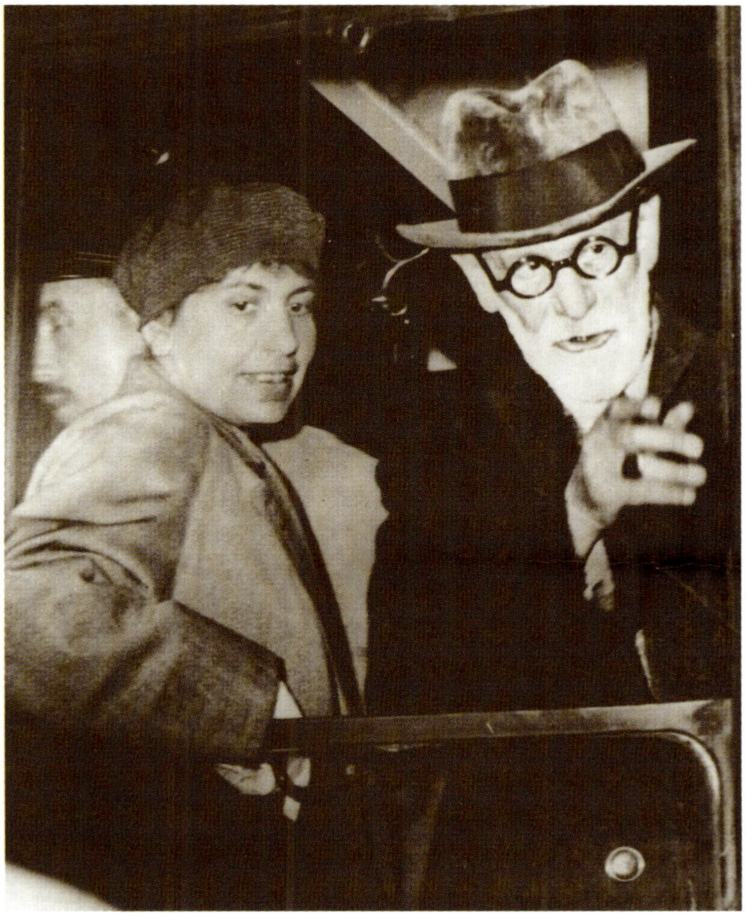

Freud und seine Tochter Anna auf dem Weg nach London, hier in Paris

»Triumphgefühl vermengt sich mit Trauer«

Chronik Zitat

Juni 1938. Der 82jährige jüdische Begründer der Psychoanalyse Sigmund Freud (1856–1939), an seinem fortgeschrittenen Gaumenkrebs nach zahlreichen Operationen schwer leidend, emigriert mit seiner Tochter Anna Freud (1895 bis 1982) über Paris nach London. In seinem ersten Brief von seinem Londoner Domizil schreibt er am 6. Juni 1938 an den Psychoanalytiker Max Eitingon, einen aus Rußland stammenden vermögenden Arzt in Jerusalem und schildert Etappen seiner Flucht aus Österreich:

»Die lästige Revision in Kehl wurde uns durch ein Wunder erspart. Nach der Rheinbrücke waren wir frei! Der Empfang in Paris – Gare de l'Est – war herzlich, etwas lärmend mit Journalisten und Photographen ... Das Triumphgefühl der Befreiung vermengt sich zu stark mit der Trauer, denn man hat das Gefängnis [gemeint ist seine Heimatstadt Wien], aus dem man entlassen wurde, immer noch sehr geliebt.«

In einem Brief vom 8. Juni 1938 an Marie Bonaparte, eine in Paris lebende einflußreiche Anhängerin, die seine Ausreise wesentlich befördert hat, schreibt Freud:

»Der Empfang in Victoria Station und dann von den Zeitungen dieser ersten zwei Tage war liebenswürdig, ja enthusiastisch. Wir schwimmen in Blumen. Interessant die Zuschriften: nur drei Autographensammler, 1 Malerin, die mich porträtieren will, wenn ich ausgeruht bin, auch nur 1 rührende Konsultation einer Tochter, für ihre als unheilbar verurteilte Mutter ...

Sonst die Begrüßungen durch die meisten Mitglieder der englischen Gruppe, einige gelehrte und andere jüdische Gesellschaften ...

Endlich, und das ist das für England besondere, reichliche Zuschriften von fremden Leuten, die nur sagen wollen, wie sehr sie sich freuen, daß wir in England angekommen, daß wir jetzt in Sicherheit und Frieden sind. Wirklich, als ob unsere Sache auch ihre Sache wäre.«

»Starke Mütter und gesunde Kinder«

21. Dezember 1938. Im Deutschen Reich wird ein Hebammengesetz erlassen, das u.a. die Hinzuziehung einer Hebamme bei allen Entbindungen vorschreibt. Damit bricht eine heftige Kontroverse 'zwischen den Standesorganisationen der Hebammen (u.a. »Reichsfachschaft Deutscher Hebammen«; ab September 1939 »Reichshebammenschaft«) und der Deutschen Gesellschaft für Gynäkologie aus. Diese plädiert für die klinische Entbindung, während die nationalsozialistische Ideologie die Hausgeburt favorisiert. Bereits in einem Runderlaß des preußischen Ministeriums des Inneren vom 6. September 1934 wurde betont, »daß durch die Hausentbindung das Zusammengehörigkeitsgefühl der Familie gestärkt wird. Die Förderung des Familiengedankens entspricht der nationalsozialistischen Weltanschauung, während die Werbung für die grundsätzliche Verlegung möglichst aller Entbindungen an Anstalten früher vielfach einer familienfeindlichen Anschauung entsprach.«

Vor allem das Hilfswerk »Mutter und Kind« führt einen Propagandafeldzug für die Hausgeburt durch, da diese familienfreundlicher, mit geringerer Müttersterblichkeit behaftet und zudem billiger zu sein scheint als die Anstaltsentbindung. Damit erhält der Hebammenstand eine starke Aufwertung. Die Befugnisse der Hebammen bei der Schwangeren-, Säuglings- und Kleinkinderfürsorge werden über das Hebammengesetz hinaus durch Erlasse erweitert.

Die Zurückdrängung der Klinikentbindung und die Aufwertung der Hebamme wird von den Frauenärzten sowohl aus standespolitischen als auch medizinischen Gründen abgelehnt. Die Deutsche Gesellschaft für Gynäkologie legt Ende 1939 eine »Denkschrift« vor, in der sie die NS-Propaganda gegen die (angeblich gefährliche) Klinikentbindung zurückweist: »Die Öffentlichkeit ist durch sachgemäße Aufklärung in der Tagespresse zu unterrichten, daß einer Entbindung in gut geleiteten und eingerichteten Entbindungsanstalten keine Gefahren anhaften ...« Unter dem Druck der Frauenärzte werden die Angriffe gegen die klinische Geburtshilfe zurückgenommen, der einzelnen Frau wird die Entscheidung überlassen, wo sie entbinden will.

Unterstützung über die gesetzlichen Vorschriften hinaus soll das im Rahmen der »Nationalsozialistischen Volkswohlfahrt« (NSV) im Sommer 1934 gegründete Hilfswerk »Mutter und Kind« gewähren. Dabei bildet die Schwangerenfürsorge einen Schwerpunkt. Sie soll insbesondere auch ledige Mütter unterstützen und sie – falls nötig – in Einrichtungen der »geschlossenen Fürsorge«, wie z. B. Schwangeren- und Mütterheimen, aufnehmen. Das Hilfswerk gewährt Ernährungsbeihilfen und Lebensmittelpakete während der Schwangerschaft und leiht Wäsche für Mutter und Kind aus. Für den Sonderfall von »rassisch hochwertigem« Nachwuchs ist der SS-Verein »Lebensborn« zuständig (→ Dezember 1935/S. 445). Der Staat versucht mit diesen Maßnahmen vor allem, Abtreibungen zu verhindern, die im allgemeinen als Schwächung des Volkes gebrandmarkt werden. Zugleich wird allerdings die Abtreibung aus erbbiologischer Indikation gefördert und weitgehend durch die »Richtlinien für Schwangerschaftsunterbrechung und Unfruchtbarmachung ...« der Reichsärztekammer reglementiert.

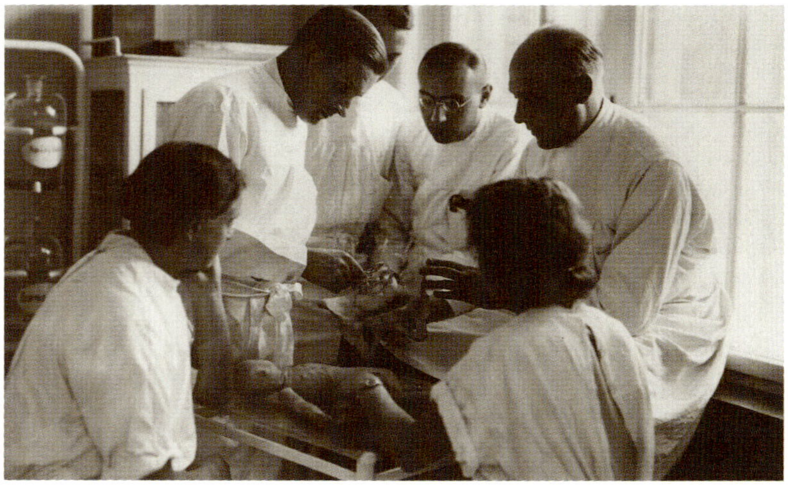

△ *Medizinstudenten und -studentinnen erhalten an der Berliner Universitätsfrauenklinik Unterricht in Geburtshilfe am Modell (»Phantomkurs«). Die Konkurrenz zwischen Ärzten und Hebammen spitzt sich in dieser Zeit in der Gesundheitspolitik zu (Foto von 1936).*

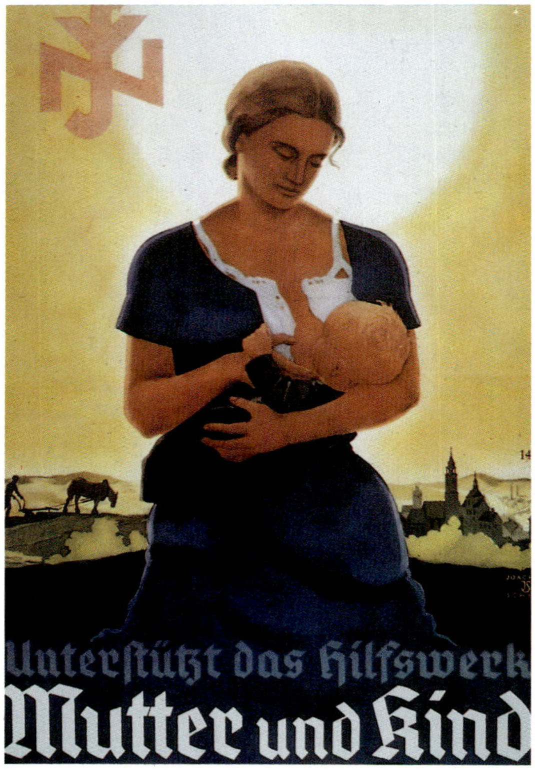

◁ *Zu den Hauptaufgaben des nationalsozialistischen Hilfswerkes »Mutter und Kind« gehört die Müttererholungsfürsorge. U.a. werden Schwangere (bis zum fünften Monat) und durch die Geburt geschwächte Mütter in Erholungsheime verschickt (Plakat von Joachim Schich).*

Behaviorismus: Reiz und Reaktion

1938. Der US-amerikanische Psychologe Burrhus Frederic Skinner (1904–1990) begründet eine auf dem »Behaviorismus« (John Broadus Watson, 1913) aufbauende Psychologie, die am Reiz-Reaktions-Modell (stimulus-response) der Reflexlehre ansetzt (Pawlow; → 1903/S. 353) und nur das objektiv beobachtbare und meßbare Verhalten zur Grundlage ihrer Wertung macht. Die Anpassung an die Umwelt (Lerntheorie) spielt eine zentrale Rolle, auf (tiefen-)psychologische Deutungen wird verzichtet.

Verhalten erlernen oder verlernen

Der Begriff der »Verhaltenstherapie«, u.a. von Skinner im Jahr 1953 geprägt, bezeichnet psychotherapeutische Verfahrensweisen, die in der Lerntheorie des Behaviorismus begründet sind.

Im Unterschied zur traditionellen Psychotherapie in Form von Hypnose bzw. Suggestivtherapie und Psychoanalyse bzw. Tiefenpsychologie, setzt die Verhaltenstherapie nicht am innerpsychischen Erleben an, sondern an dem objektiv beobachtbaren Verhalten des Patienten. Therapeutisches Ziel ist eine Verhaltensänderung durch »Verlernen« oder »Erlernen« bestimmter Verhaltensweisen. Dabei werden Regeln angewandt, die aus der experimentellen Lernpsychologie abgeleitet sind, wie z. B. »systematische Desensibilisierung«, »operantes Konditionieren«, »Imitationslernen« etc.

Verhaltenstherapie wird bei neurotischen und psychotischen Störungen eingesetzt, vor allem auch bei psychosomatischen Erkrankungen und Suchtkrankheiten (u. a. Übergewicht, Alkoholismus).

Insbesondere der in Berlin geborene und 1934 nach London emigrierte Psychologe Hans Jürgen Eysenck (geb. 1916), ein fundamentaler Kritiker der Freudschen Psychoanalyse, der er die Wissenschaftlichkeit abspricht, trägt in den 1960er Jahren zur Verbreitung der Verhaltenstherapie bei, die ab den 1980er Jahren in der klinischen Praxis an Boden gewinnt. Heute gilt die Verhaltenstherapie neben psychoanalytisch orientierten Verfahren als gleichwertige Säule der Psychotherapie.

1939

Auf Vorschlag des Direktors der Berliner Universitätskinderklinik, Georg Bessau, wird in Deutschland jeder Säugling durch die Gabe von Vitamin D_2 gegen Rachitis geschützt. → S. 455

Der Freiburger Nervenarzt Richard Jung führt die Polygraphie in die Neurophysiologie ein. Es handelt sich um einen Apparat zur mehrfachen Registrierung von Tätigkeit und Funktionen des animalen und vegetativen Nervensystems. → S. 453

Der Chemiker Otto Eisleb stellt »Dolantin«, das erste vollsynthetische Analgetikum (schmerzstillendes Mittel) her, das von Otto Schaumann in die Therapie eingeführt wird. Beide arbeiten im Pharmakologischen Labor der Farbwerke Hoechst. → S. 455

Der österreichische Psychoanalytiker und frühere Anhänger Sigmund Freuds, Wilhelm Reich, »entdeckt« im Osloer Exil die »Orgonenergie«. → S. 453

Der US-amerikanische Chirurg Earl Calvin Padgett entwickelt das erste Hautschneidegerät (Dermatom) zur Entnahme von Spalthauttransplantaten mit hoher Präzision und minimalem Fehlerrisiko.

Die dänischen Ärzte Poul Iversen und Kaj Roholm führen die ersten Leberbiopsien durch, wobei Lebergewebe für die Diagnostik aus dem lebenden Organismus durch Punktion gewonnen wird. → S. 455

Der US-amerikanische Internist Joseph G. Hamilton mißt die Radiojodaufnahme der Schilddrüse beim Menschen mit einem Geiger-Zähler. Es handelt sich um die erste äußere Messung an der Schilddrüse.

Das Reichsgesundheitsamt erlaubt synthetisches Speisefett für die Ernährung. Es handelt sich um das erste synthetische Nahrungsmittel in der Welt.

17. 2. Das »Gesetz über die berufsmäßige Ausübung der Heilkunde ohne Bestallung (Heilpraktikergesetz)« wird verkündet und tritt einen Tag später in Kraft. → S. 454

31. 8. Die 6. Durchführungsverordnung zum Sterilisationsgesetz beendet weitgehend die nach dem Gesetz vorgesehenen Zwangssterilisierungen (→ 1. 1. 1934/S. 439).

1. 9. Adolf Hitler leitet die »Euthanasie« von psychiatrischen Patienten mit einem auf den Tag des Kriegsbeginns datierten Befehl ein (→ April 1940/ S. 456).

Mit Kriegsbeginn tritt die »Ärztliche Anweisung zur Beurteilung der Kriegsbrauchbarkeit« in Kraft. → S. 454

Polygraphie – die Simultanaufzeichnung

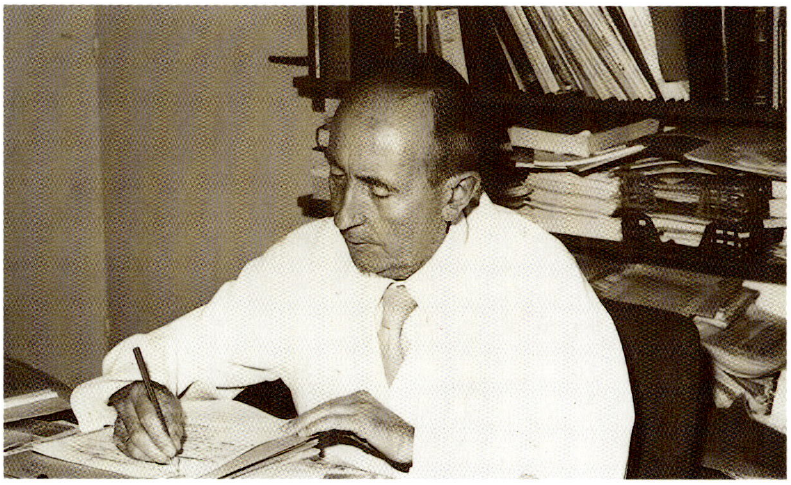

Der Freiburger Neurophysiologe Richard Jung (1912–1986) um 1970; er führt die Polygraphie als Aufzeichnungsmethode in die neurophysiologische Forschung ein. Sie wird vor allem in der Schlafforschung bedeutsam.

1939. Der deutsche Neurophysiologe Richard Jung (1912–1986) führt die Methode der Polygraphie in die Forschung ein: Er beschreibt einen »Apparat zur mehrfachen Registrierung von Tätigkeit und Funktionen des animalen und vegetativen Nervensystems (Elektroenzephalographie, Elektrokardiographie, Muskelaktionsströme, Augenbewegungen, galvanischer Hautreflex, Plethysmogramm, Liquordruck und Atmung)«. Diese Mehrfachregistrierung von physiologischen Parametern wird zunächst in der Schlafforschung bedeutsam, da auf diese Weise Schlaftiefe und -periodik systematisch erfaßt werden können.

Erste Versuche der Polygraphie beschränkten sich auf physikalisch meßbare Größen wie Puls, Herzspitzenstoß etc., die gleichzeitig aufgezeichnet wurden. So beschrieb der schottische Physiologe James Mackenzie (1853–1925) in seinem klassischen Werk über den Puls (»The study of the pulse«; 1902) einen Apparat, mit dem Arterien- und Venenpuls gleichzeitig aufgezeichnet wurden.

Die Polygraphie entwickelt sich durch Einbeziehung von Elektroenzephalogramm, Elektrokardiogramm und auch Elektromyogramm (Aufzeichnung der Hirnaktionsströme, der Herzaktionsströme bzw. der Aktionspotentiale der Muskulatur) ab den 1940er Jahren in verschiedenen Variationen zu einer wichtigen Methodik der Grundlagenforschung und der klinischen Diagnostik, vor allem auf den Gebieten der Kardiologie, Neurologie und Psychiatrie. Polygraphische Ableitungen gehören heute zum Inventar der Intensivmedizin, so z. B. bei der Überwachung gefährdeter Neugeborener. Die elektrophysiologische Polygraphie erlangt mit der Erforschung des Traumschlafes durch die US-Amerikaner Eugene Aserinsky und Nathaniel Kleitman (→ 1953/S. 498) Bedeutung.

Zwischen allen Stühlen: Wilhelm Reich

1939. In seinem Exil in Oslo (später USA) glaubt der aus Wien kommende Arzt und Psychotherapeut Wilhelm Reich (1897–1957), eine »Orgonstrahlung« bei bestimmten »Bionkulturen« entdeckt zu haben. »Bione« sind nach Reich Energiebläschen, die den Übergang zwischen einer anorganischen und organischen Substanz darstellen und ständig in der Natur entstehen. Wenn sie mit »Orgonenergie« (kosmische Lebensenergie, »Bioenergie« im Organismus) aufgeladen werden, können sie sich zu Lebewesen (Einzeller, Bakterien) weiterentwickeln. Diese Energie kann angeblich sowohl sichtbar in Erscheinung treten als auch mit Thermometer bzw. Müller-Geiger-Zähler gemessen werden.

Reich ist historisch gesehen ein Anhänger der Lehre von der »Urzeugung« und der (Mesmerschen) »Fluidumtheorie« (→ 28. 7. 1774/ S. 226), ohne selbst allerdings darauf Bezug zu nehmen.

Die »Orgontherapie« kann entweder physikalisch mit dem »Orgon-Akkumulator« (ab 1941 gegen Krebs eingesetzt) oder aber psychotherapeutisch mit dem Ziel »orgastischer Potenz« inszeniert werden. Wilhelm Reich ist wegen seiner Orgontheorie bis heute umstritten. Als Kritiker totalitärer Systeme, Befürworter der »sexuellen Revolution« und Wegbereiter der modernen Körpertherapie ist er jedoch bedeutsam (→ S. 537).

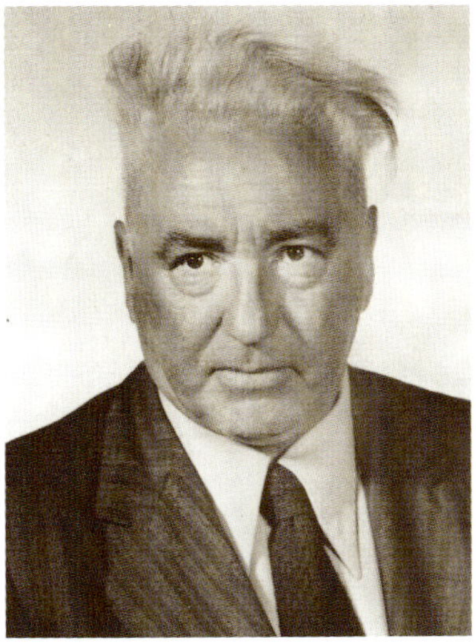

Wilhelm Reich, am Ende seines Lebens wegen seiner biokosmischen Spekulationen im Abseits (Foto von 1952)

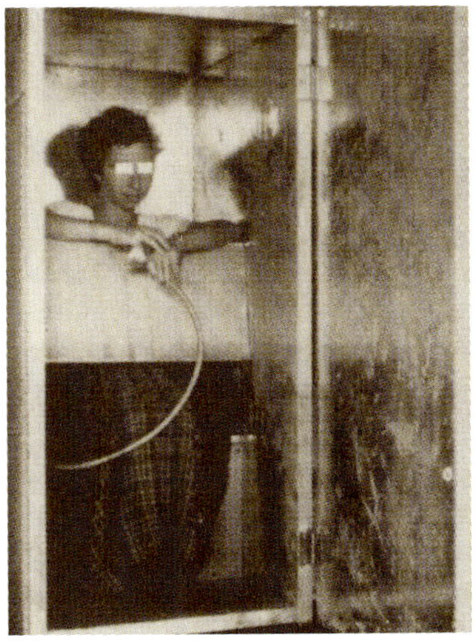

Der »Orgon-Akkumulator«; der Schlauch soll Orgonenergie direkt auf die Patientin lenken.

Ärzte entscheiden über »Tauglichkeit«

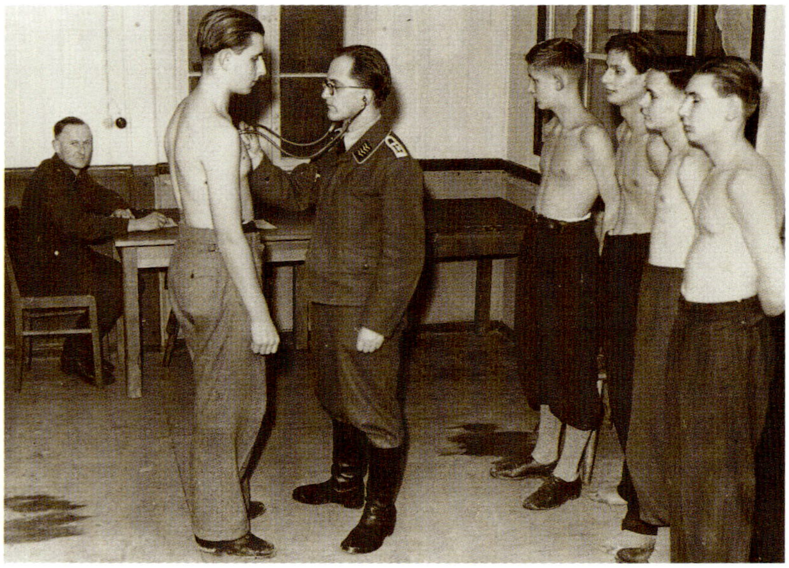

Vor ihrem Einsatz als Luftwaffenhelfer werden Schüler untersucht (1943).

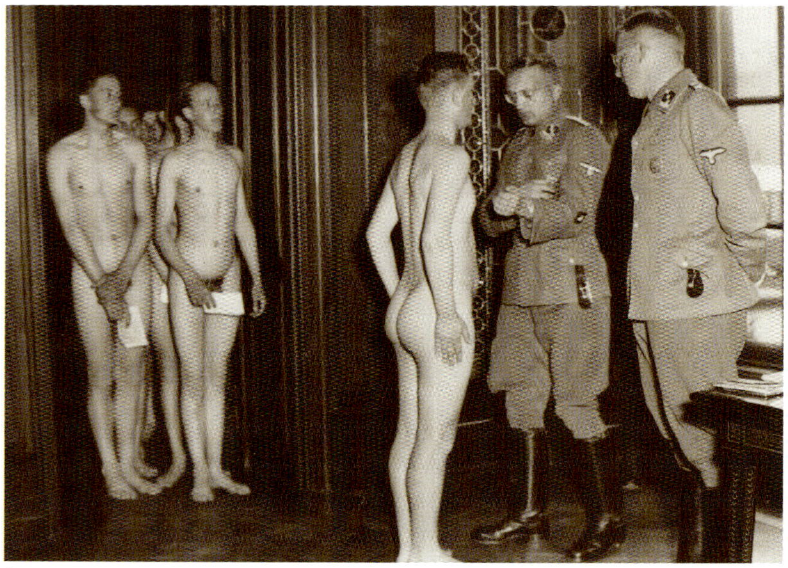

Österreichische Freiwillige für die SS-Verfügungstruppe werden im Wiener Palais Rothschild von SS-Ärzten gemustert (Foto vom Herbst 1938).

1. September 1939. Mit Kriegsbeginn tritt an die Stelle der Bestimmungen über die ärztliche Beurteilung gemäß der Musterungsordnung die »Ärztliche Anweisung zur Beurteilung der Kriegsbrauchbarkeit«. Denn im Gegensatz zu den ärztlichen Untersuchungen in Friedenszeiten muß der Arzt nun über die Kriegsbrauchbarkeit (Tauglichkeit) des Wehrpflichtigen entscheiden. Sie wird u. a. nach folgenden Kategorien eingeordnet:

- ▷ **»kv«** = kriegsverwendungsfähig: Der Wehrpflichtige ist kriegstauglich
- ▷ **»gv«** = garnisonsverwendungsfähig: Der Betreffende kann in einer Kaserne Dienst tun
- ▷ **»gvH«** = garnisonsverwendungsfähig Heimat
- ▷ **»gvF«** = garnisonsverwendungsfähig Feld
- ▷ **»av«** = arbeitsverwendungsfähig: Der Wehrpflichtige ist verwendbar bei Stäben, Truppenteilen und Dienststellen in der Heimat, er kann auch als Ausbilder und im Wachdienst eingesetzt werden
- ▷ **»zeitlich untauglich«**: Wegen einer vorübergehenden Krankheit ist der Betreffende zur Zeit nicht im Wehrdienst verwendungsfähig und wird deshalb zeitlich befristet zurückgestellt
- ▷ **»wu«** = wehruntauglich: Der Betreffende ist zu keinem Dienst in der Wehrmacht verwendbar.

Der Musterungsarzt hat zugleich mit seiner Beurteilung des Tauglichkeitsgrades der Wehrpflichtigen die Wehrmachtteile und Waffengattungen anzugeben, für die sie jeweils besonders geeignet erscheinen bzw. bei denen eine Einstellung nicht in Frage kommt.

Die allgemeine Wehrpflicht wurde 1935 eingeführt. An verschiedenen Orten wurden Röntgenreihenuntersuchungen der Rekruten zum Ausschluß der Lungentuberkulose vorgenommen. Technische, ökonomische und personelle Probleme bildeten jedoch starke Hindernisse für effiziente Massenuntersuchungen. 1938 war jedoch die technische Ausstattung für den Masseneinsatz der Leuchtschirmfotografie (Firma Siemens-Reiniger) bereit. Der Röntgenologe und SS-Standartenführer Hans Holfelder, Leiter des Röntgeninstituts der Frankfurter Universität, führte im Rahmen des Reichsparteitags 1938 die ersten Röntgenreihenuntersuchungen in großer Anzahl durch. Ab 1943 wird bei der Musterung die Schirmbildfotografie erstmals in allen Wehrkreisen vorgenommen, ohne daß jedoch alle Wehrpflichtigen damit erfaßt werden könnten.

Die Untersuchung der Flugdiensttauglichkeit bei der Pilotenauswahl in der Luftwaffe erfordert eine besonders eingehende Untersuchung einschließlich einer psychologischen Beurteilung der soldatischen Einsatzbereitschaft, wie sie in den »Richtlinien für die Psychologischen Prüfstellen der Wehrmacht« (1937) niedergelegt ist.

Die Rekruten werden gemäß Ernst Kretschmers Typologie (»Körperbau und Charakter«; → 1921/S. 405) klassifiziert, wobei sich der »athletische« Typ nach offizieller Meinung wegen seiner Zuverlässigkeit, Gleichmäßigkeit und Treue besonders zum Soldaten eigne. Untauglich sind Erbkranke, Sterilisierte, Homosexuelle, Psychopathen und Alkoholiker. Somit wird die Musterung auch zu einem erb- und rassenbiologischen Filter. Wer diesen passiert hat, ist in der Wehrmacht vor politischem Zugriff relativ geschützt, da die Zugehörigkeit zur Armee den Eintritt in die NSDAP überflüssig macht. Manche Kritiker des Regimes »flüchten« daher in diese Institution.

Naturheilkunde gegen Schulmedizin

17. Februar 1939. Das »Gesetz über die berufsmäßige Ausübung der Heilkunde ohne Bestallung (Heilpraktikergesetz)« resultiert aus einer sechsjährigen Auseinandersetzung zwischen NS-Behörden, Ärzteschaft und Heilpraktikerorganisationen.

Während die NSDAP, insbesondere der Stellvertreter des Führers, Rudolf Heß, von Anfang an für die Tätigkeit von Heilpraktikern eintrat, weil sie sich davon eine Förderung der Naturheilkunde versprach, verlangte der Nationalsozialistische Deutsche Ärztebund (NSDÄB) unter dem »Reichsärzteführer« Gerhard Wagner im Interesse der approbierten Ärzte die Aufhebung der »Kurierfreiheit« für nichtapprobierte Heilpersonen (Heilpraktiker). Bereits ab 1933 protestierten Medizinstudenten, Professoren und praktizierende Ärzte gegen Pläne der NS-Verwaltung, neben der rechtlichen Zulassung der Heilpraktiker auch noch deren Ausbildung zu fördern. Um dem Wunsch der Nationalsozialisten nach einer Stärkung der Naturheilkunde entgegenzukommen, sollten mehr »volksmedizinische Methoden« bzw. Naturheilverfahren als bisher in den Universitätsunterricht aufgenommen werden. Die Reichsärzteführung versicherte 1938, »das Bedürfnis des Volkes nach naturgemäßer biologischer Behandlung [könne] in wenigen Jahren durch die Ärzte selbst befriedigt werden«. Dementsprechend führt die Ärztliche Bestallungsordnung vom 17. Juli 1939 Heilkräuterexkursionen sowie eine Pflichtvorlesung über naturgemäße Heilmethoden ein.

Mit dem Heilpraktikergesetz kann sich die Ärzteschaft insofern gegen die unliebsame Konkurrenz durchsetzen, als durch das darin ausgesprochene Ausbildungsverbot der Stand der Heilpraktiker langsam »aussterben« soll und durch Zulassungsverfahren die Zahl der Heilpraktiker kontrollierbar wird. Gleichwohl erhalten die zugelassenen Heilpraktiker einen gesicherten Status, ihre Leistungen werden von einigen Krankenkassen erstattet. Sie sind Pflichtmitglieder der »Deutschen Heilpraktikerschaft e. V.« unter dem Vorsitz des Magnetopathen Ernst Kees.

Vitamin D schützt Kinder vor Rachitis

1939. Auf Vorschlag des Berliner Kinderarztes Georg Bessau, Direktor der Berliner Universitätskinderklinik und Poliklinik, wird in Deutschland jeder Säugling durch die Gabe von Vitamin D_2 gegen Rachitis geschützt. Das sog. Vigantol löst andere Formen der Rachitisprophylaxe ab, insbesondere das Verabreichen von Lebertran und ultraviolett bestrahlter Milch. Das Reichsinnenministerium empfiehlt in einem Erlaß vom 30. November 1942 nach erfolgreicher Erprobung des »Vigantol« die Verabreichung von zehn Tropfen täglich.

Das Vitamin D (Calciferol; Sammelbegriff für die verschiedenen Substanzen der Vitamin-D-Gruppe) ist der maßgebliche »antirachitische Faktor«, der den Einbau des Kalziums in den Knochen fördert. Es handelt sich dabei um fettlösliche Sterinderivate, insbesondere Vitamin D_2 und D_3 (Ergo- bzw. Cholecalciferol).

1919 entdeckte der Berliner Biochemiker Kurt Huldschinsky (1851 bis 1935), daß die Rachitis von Kindern durch »künstliche Höhensonne« geheilt werden kann. Er konnte dies anhand von Röntgenbild-Serien nachweisen. In den 1920er Jahren konnte der US-Amerikaner Alfred Fabian Hess (1875–1933) durch UV-Bestrahlung bestimmter Nahrungsbestandteile (Ergosterin), die in Pflanzen und Hefe vorkommen, ein antirachitisches Produkt erzielen, dessen Wirkung im Tierexperiment eindeutig nachweisbar ist. Ähnlich kann Cholesterin, ein dem Ergosterin verwandter Stoff, aktiviert werden. 1936 klärte der deutsche Chemiker Adolf Windaus (1876–1959) aus bestrahltem Ergosterin die Struktur des kristallinen antirachitischen Faktors auf: Das »Vitamin D_2«. Im selben Jahr wurde aus Fischleberöl durch entsprechende Bestrahlung auch das »Vitamin D_3« isoliert.

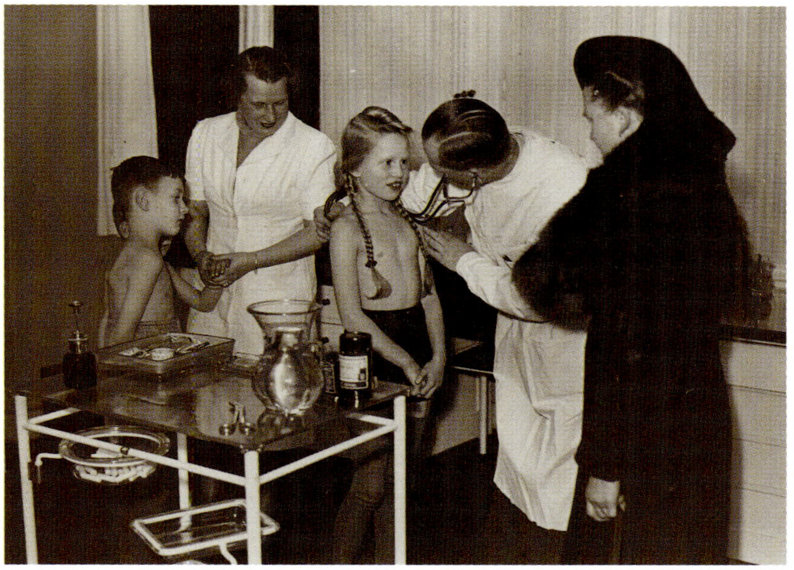

Betriebsärztliche Beratungsstellen untersuchen die Kinder der Mitarbeiter.

Krankheitsbild:

»Englische Krankheit« grassiert in den Elendsvierteln der Städte

Die Rachitis wird durch Vitamin-D-Mangel hervorgerufen, der zu einer Störung des Kalzium-Phosphat-Stoffwechsels führt und somit bei Heranwachsenden Knochenaufbaustörungen (»Knochenerweichung«) mit typischen Skelettveränderungen verursacht. Besonders betroffen sind Säuglinge und Kleinkinder, die nur in seltenen Fällen sterben, jedoch dauerhafte Schäden davontragen. Der Engländer Francis Glisson beschrieb erstmals → 1650 (S. 182) umfassend das Krankheitsbild der seither so genannten »Englischen Krankheit«.

Der Vitamin-D-Mangel kann durch unzureichende Ernährung, durch ungenügende Exposition der Haut gegenüber UV-Licht oder beides verursacht werden.

In gemäßigten Breiten war Rachitis unter den Kindern der Unterschicht sehr verbreitet, vor allem bei der Bevölkerung der Großstädte. Im 19. Jahrhundert nahm die Krankheit in den Industriezentren Europas und der USA epidemischen Charakter an. Im frühen 20. Jahrhundert waren schätzungsweise die Hälfte bis drei Viertel der Einwohner bestimmter Großstädte von der Rachitis betroffen. Der Zusammenhang von sozialen, umweltbedingten und geographischen Faktoren ist offensichtlich. Staatliche Fürsorgeprogramme konnten jedoch erst ab den 1920er Jahren erfolgreich arbeiten, nachdem – insbesondere auf der Grundlage der Forschungen von Edward Mellanby (1884–1955) – mit der Verabreichung von Fischlebertran eine ursächliche Therapie möglich wurde.

Die verkrüppelnde Rachitis ist heute vor allem dank der staatlich organisierten Vitamin-D-Prophylaxe aus den entwickelten Industrieländern verschwunden, tritt jedoch bei fehlenden Hilfsprogrammen in den Slums der Industriezonen der Entwicklungsländer als Gefahr für die Kinder wieder auf.

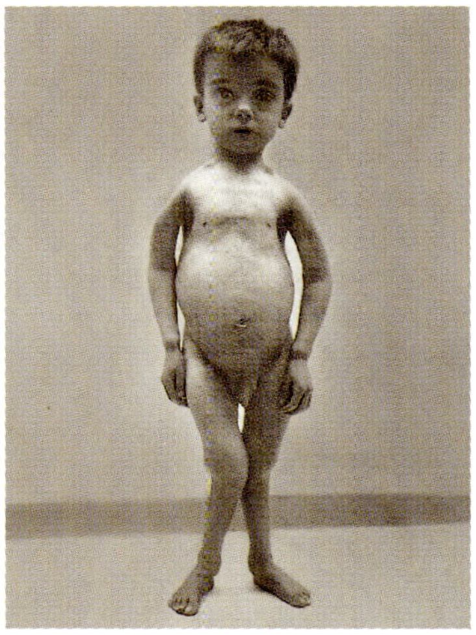

Rachitisches Kind; aus einer Publikation des britischen Forschers Edward Mellanby (1921)

Vollsynthetisches Schmerzmittel

1939. Bei den Farbwerken Hoechst entwickelt der Chemiker Otto Eisleb »Dolantin« (= Pethidin), das erste vollsynthetische Schmerzmittel. Es handelt sich um ein Ersatzmittel für Morphin, das neben einer morphinähnlichen auch eine spasmolytische (krampflösende) Wirkung zeigt. Otto Schaumann, der Leiter des Pharmakologischen Labors der Farbwerke Hoechst, führt dieses neue Schmerzmittel in die Therapie ein. Beide Forscher stellen ihr »neuartiges Spasmolytikum und Analgetikum« in einem gemeinsamen Artikel in der »Deutschen medizinischen Wochenschrift« der Öffentlicheit vor.

»Dolantin« spielt bis heute in der Schmerztherapie eine wichtige Rolle. Es kann in verschiedener Form angewandt werden (peroral, parenteral und rektal) und unterliegt den Bestimmungen des Betäubungsmittelgesetzes. Das Medikament steht in einer Reihe mit anderen prominenten Schmerzmitteln, welche die Firma Hoechst auf den Markt gebracht hat, so z. B. »Antipyrin« (1884), »Pyramidon« (1894) und »Novalgin« (1922).

Saugbiopsie zur Leberdiagnostik

1939. Die dänischen Ärzte Poul Iverson und Kaj Roholm führen die ersten Leberbiopsien durch und eröffnen damit eine neue Ära in der Leberdiagnostik.

Ihre Methode der »Aspirationsbiopsie« (Saugbiopsie) gewinnt Lebergewebe durch eine 18 cm lange Hohlnadel mit einem Durchmesser von 2 mm. Dieses Instrument wird an einer bestimmten Stelle nach einer Lokalanästhesie der Haut durch den Brustkorb in die Leber gestoßen. Nach Zurückziehen eines Fülldrahtes (Mandrin) wird mit einer Spritze Lebergewebe durch die Nadel angesaugt. Damit können feine Gewebszylinder entnommen und dann histologisch untersucht werden.

Die Saugbiopsie ist für die Differentialdiagnostik der Lebererkrankungen, u. a. die Leberzirrhose, unverzichtbar. Sie wird mit entsprechendem Instrumentarium auch bei anderen Organen (z. B. Magen-Darm-Schleimhaut) angewandt.

1940

Die US-amerikanischen Hämatologen Karl Landsteiner und Alexander Solomon Wiener geben die Entdeckung des Rhesus-Faktors bekannt. → S. 458

Der deutsche Chirurg Gerhard Küntscher stellt ein neues operatives Verfahren der Knochenbruchbehandlung vor, die Markraumschienung mittels eines »Küntscher-Nagels«. → S. 458

Das Hauptwerk des Heidelberger Ordinarius für Neurologie, Viktor von Weizsäcker, erscheint: »Der Gestaltkreis«, ein für die psychosomatische Medizin grundlegendes Werk. → S. 459

Der US-amerikanische Urologe Charles B. Huggins erkennt die Möglichkeit wirksamer Behandlung von Prostatakrebs mit weiblichen Geschlechtshormonen. Für diese Entdeckung erhält er 1966 den Nobelpreis.

E. Lenrow gibt eine bibliotherapeutische Literaturliste heraus, mit einer Zuordnung der Texte zu spezifischen Situationen, Ereignissen und emotionalen Bedürfnissen. Nach diesem Modell werden in den folgenden Jahren zahlreiche weitere Arbeiten zur Bibliotherapie, welche die Heilkraft des Lesens nutzen will, veröffentlicht.

Die »Richtlinien für die Einrichtung des Blutspendewesens im Deutschen Reich« werden erlassen, um Blutkonserven für das Sanitätswesen an der Front zu mobilisieren.

Der deutsche Pathologe und Biochemiker Gerhard Domagk erkennt die Wirksamkeit der Sulfothiazole gegen Tuberkelbazillen im Versuch außerhalb des Organismus (in vitro = im Reagenzglas).

Der italienische Biochemiker Vittorio Erspamer entdeckt das Gewebshormon Serotonin, das als Neurotransmitter auf die Darm- und Gefäßmuskulatur wirkt.

Der US-amerikanische Pathophysiologe Eli Kennerly Marshall führt das Sulfanylguanidin als Chemotherapeutikum in die Behandlung von Darminfektionen ein.

Anfang Januar. Im Zuchthaus Brandenburg/Havel wird die Tötung von Geisteskranken durch Gas (Kohlenmonoxyd) erprobt. Bis September 1941 werden in Grafeneck, Brandenburg, Bernburg, Hartheim, Sonnenstein und Hadamar mehr als 70 000 Geisteskranke getötet (→ April 1940/S. 456).

April. Die Verwaltung des nationalsozialistischen »Euthanasieprogramms« erhält eine Organisationszentrale in der Berliner Tiergartenstraße 4. Die Organisation nennt sich danach inoffiziell »T4«. → S. 456

»Euthanasie« – Massenmord an Kranken

April 1940. Nachdem in speziellen »Tötungsanstalten« bereits monatelang Vergasungen stattgefunden haben, erhält die Verwaltung des nationalsozialistischen »Euthanasieprogramms« eine Organisationszentrale in der Berliner Tiergartenstraße 4. Die Organisation nennt sich nun inoffiziell »T4«, die Tötungen werden als »Aktion T4« bezeichnet. Unter der Aufsicht der Kanzlei des Führers sind vier Dienststellen zusammengefaßt:

- ▷ Die »Reichsarbeitsgemeinschaft Heil- und Pflegeanstalten« ist für die Erfassung der Patienten zuständig. Sie verschickt Fragebogen (»Meldebogen« mit »Merkblatt«), sammelt die eingehenden Unterlagen, veranlaßt die Begutachtung und regelt die Angelegenheiten nach der Ermordung der Kranken
- ▷ Die Transporte der Opfer, die z. T. erst über verschiedene Zwischenstationen in die jeweiligen Tötungsanstalten verlegt werden, übernimmt die »Gemeinnützige Krankentransport GmbH (GEKRAT)«, eine Scheinfirma (eingetragen im Handelsregister, mit Steuerfreiheit). Die Opfer werden entweder mit der Reichsbahn oder mit Postbussen befördert, deren Fenster mit Farbe bestrichen oder mit Gardinen verhängt werden. Später werden die berüchtigten Busse aus Gründen des Luftschutzes grau gestrichen (»Graue Busse«)
- ▷ Die »Gemeinnützige Stiftung für Anstaltspflege« ist als juristische Person für die wirtschaftlichen Belange zuständig, insbesondere für die Besoldung der etwa 300 bis 400 Angestellten, die aus »ehrbaren Verhältnissen« stammen müssen und bei Dienstantritt über das Ziel ihrer Tätigkeit informiert werden
- ▷ Die finanziellen Angelegenheiten werden über die »Zentralverrechnungsstelle Heil- und Pflegeanstalten« abgewickelt.

Bereits im September und Oktober 1939 wurden mehr als 1000 Kranke im besetzten Polen ermordet. Am 9. Oktober 1939 wurden im Deutschen Reich die Meldebogen zur Erfassung der Patienten verschickt, die von Gutachtern beurteilt und einem Obergutachter vorgelegt werden. Wenn dieser auf Tötung entscheidet, wird die GEKRAT mit dem weiteren Verfahren beauftragt. Zunächst gibt es 1940 vier Tötungsanstalten, in denen die Eingelieferten in »Duschräumen« vergast werden: Grafeneck (Württemberg), Brandenburg/Havel, Hartheim (bei Linz) und Sonnenstein (bei Pirna). Ende 1940 treten an die Stelle von Grafeneck und Brandenburg Hadamar (bei Limburg) und Bernburg/Saale. Als am 24. August 1941 die »Aktion T4« nach außen hin von Adolf Hitler beendet wird, sind mindestens 70 000 Menschen ermordet worden, 30 000 begutachtete Bogen über potentielle Opfer liegen bereit. Der »wilden Euthanasie« in verschiedenen Sonderaktionen, wie vor allem die Tötung jüdischer Kranker in den Konzentrationslagern (Aktion 14f13), fallen weitere 20 000 Menschen zum Opfer.

Das nationalsozialistische »Euthanasieprogramm« basiert auf einem persönlichen Befehl Hitlers, der nachträglich auf den 1. September 1939, den Tag des Kriegsbeginnes, zurückdatiert wurde und aus einem einzigen Satz besteht. Er dient während des gesamten Krieges als »rechtliche« Grundlage der Tötungsmaßnahmen. Hitler lehnt alle Wünsche nach einer gesetzlichen Regelung, wie sie eine Strafrechtskommission zwischen August 1939 und Januar 1941 vorschlägt, definitiv ab. Bereits Jahre zuvor hatte Hitler im Gespräch gegenüber dem Reichsärzteführer angekündigt, daß er im Falle eines Krieges die »Euthanasie« durchführen wolle.

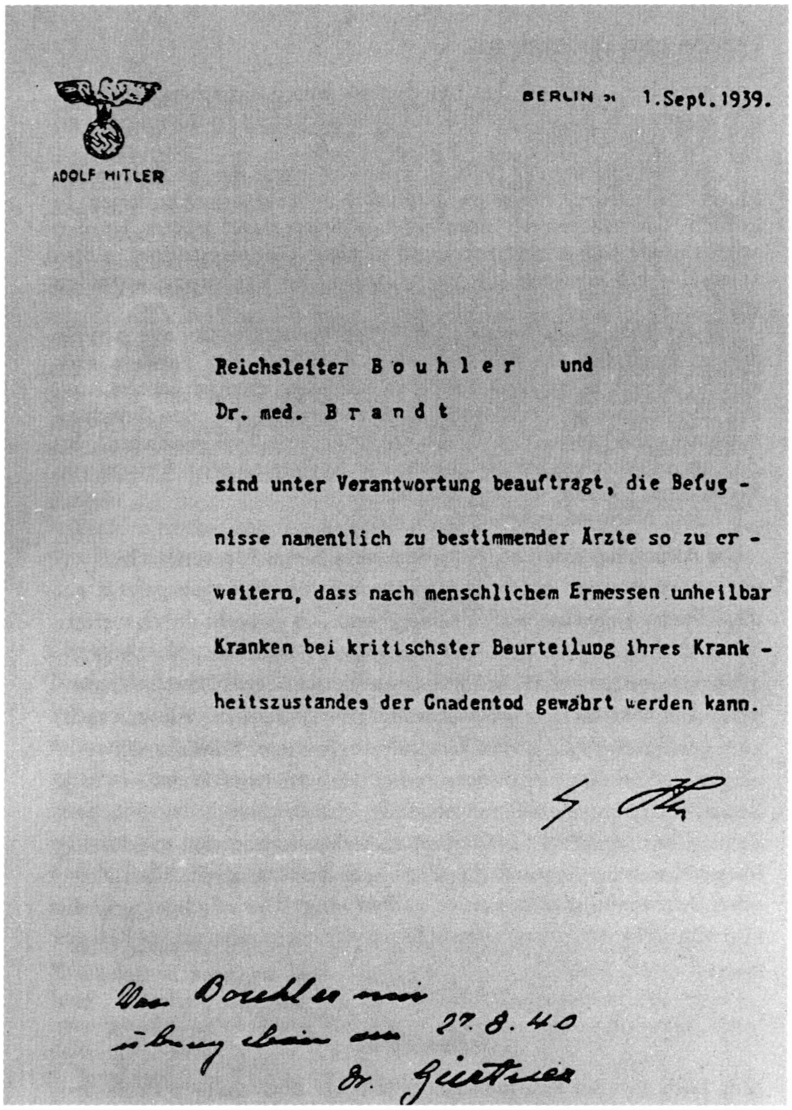

ADOLF HITLER

BERLIN, 1. Sept. 1939.

Reichsleiter B o u h l e r und

Dr. med. B r a n d t

sind unter Verantwortung beauftragt, die Befug - nisse namentlich zu bestimmender Ärzte so zu er - weitern, dass nach menschlichem Ermessen unheilbar Kranken bei kritischster Beurteilung ihres Krank - heitszustandes der Gnadentod gewährt werden kann.

Von Bouhler mir übergeben am 27. 8. 40 Dr. Gürtner

Von Hitler unterzeichneter Befehl, »unheilbar Kranken« den »Gnadentod« zu gewähren; die Ermordung von insgesamt mindestens 70 000 Anstaltsinsassen ist die »Vorübung« für die Massenvernichtung des »Holocaust«.

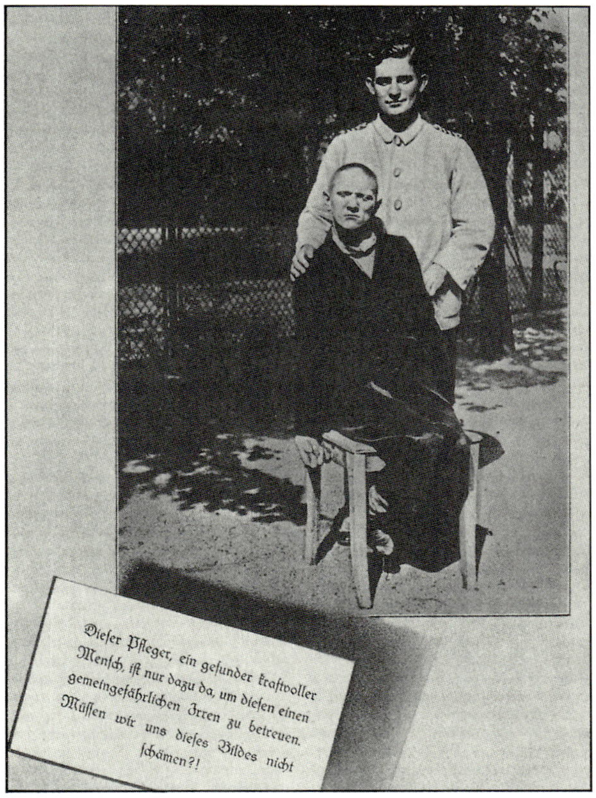

Propagandistische Abwertung eines »gemeingefährlichen Irren« als sog. Ballastexistenz für den Volkskörper; so wird die »Euthanasie« nahegelegt (aus »Neues Volk«, 1934).

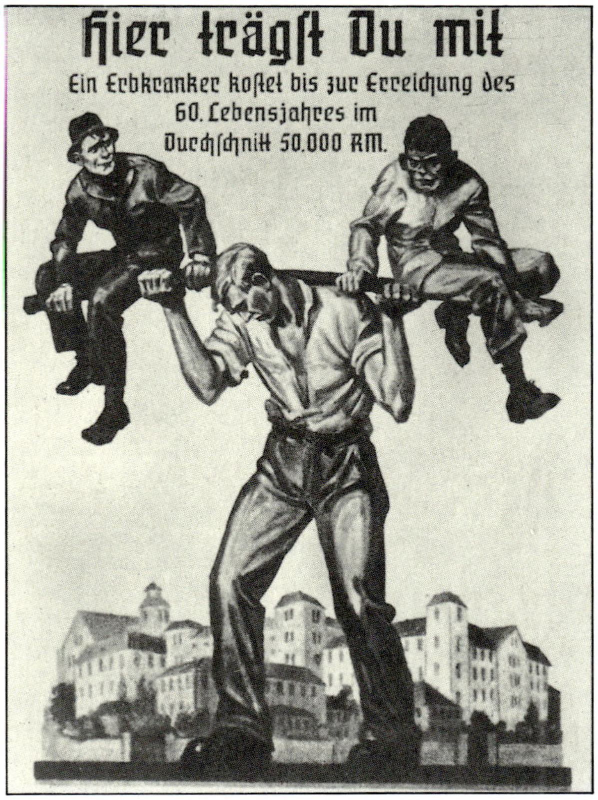

Der gesunde Volksgenosse unter der Last von Erbkranken, die als Un- bzw. Untermenschen karikiert werden; Propaganda zur »Ausmerze« (aus »Volk und Rasse«, 1936)

Mutige Proteste gebieten Einhalt

In vielen Pflegeanstalten kommt es zum passiven Widerstand gegen die Euthanasie-Aktion, die sich – obwohl »geheime Reichssache« – nicht verheimlichen läßt. So weigert sich z.B. Friedrich von Bodelschwingh, Leiter der Anstalt Bethel (→ 1910/S. 376), die Meldebogen auszufüllen. Einzelne Funktionsträger der beiden Kirchen protestieren bei den ministeriellen Stellen in Berlin. Erst die öffentliche Kritik des Münsteraner Bischofs Clemens August Graf von Galen veranlaßt die NS-Führung zu einer offiziellen Beendigung der »Aktion T4«. In seiner Predigt vom 3. August 1941 in der Lambertikirche sagt er u.a.: »Wenn einmal zugegeben wird, daß Menschen das Recht haben, ›unproduktive‹ Mitmenschen zu töten – wenn es zunächst auch nur arme, wehrlose Geisteskranke trifft –, dann ist grundsätzlich der Mord an allen unproduktiven Menschen ... freigegeben.« Die Nationalsozialisten wagen nicht, Hand an Galen zu legen.

»Kinderfachabteilungen« zur Tötung behinderter Kinder

Chronik Hintergrund

Im Frühjahr 1939 wurde in der Kanzlei des »Führers« der »Reichsausschuß zur wissenschaftlichen Erfassung erb- und anlagebedingter schwerer Leiden« eingerichtet. Dahinter verbirgt sich die Organisation zur Tötung behinderter Kinder. Maßgeblich beteiligt ist der Direktor der Leipziger Kinderklinik, Werner Catel (1894–1981), einer der drei Gutachter, die – ohne die betreffenden Kinder überhaupt zu sehen – über Leben und Tod entscheiden.
Bis zum Kriegsende werden etwa 30 »Kinderfachabteilungen« eingerichtet, in denen die Kinder zumeist durch eine Überdosis von Medikamenten – zur Vortäuschung eines natürlichen Todes – ermordet werden. Die Verlegung der Kinder erfolgt vielfach ohne Wissen der Eltern bzw. unter dem Vorwand besserer Therapiemöglichkeiten. Die meisten Kinder sterben jedoch im Rahmen der »Aktion T4« in den Gaskammern der Tötungsanstalten.

Die Opfer der Kindereuthanasie werden z.T. wissenschaftlich ausgeschlachtet. So arbeitet die psychiatrische Forschungsabteilung Heidelberg-Wiesloch mit der »Kinderfachabteilung« Eichberg zusammen. Ausgewählte »Fälle« werden nach Eichberg verlegt, damit anschließend die Gehirne von dort bezogen werden können. So heißt es in einem Brief des Dr. Julius Deussen vom 23. August 1944: »Vereinbarungsgemäß überweisen wir Ihnen heute die 4 schwachsinnigen Kinder ... Leider kam durch unerwartete Schwierigkeiten kein größerer Transport zusammen ... In sämtlichen 4 Fällen handelt es sich um Imbezillität bzw. Idiotie.«
Die Empörung der Angehörigen dokumentiert der Brief der Großmutter eines in Eichberg getöteten Kindes. Sie schreibt am 6. Oktober 1943 an die »Oberin im Barackenbau«: »Sie Oberin, sollen dafür gestraft werden an Ihrer Gesundheit, u. auf Ihrem Totenbett sollen Sie heimgesucht werden, der himmlische Richter soll Sie richten, ich werde es ihm empfehlen mit aufgehobenen Händen – denn eine Seele schreit zu Gott dem Allmächtigen! Sie können darüber lachen! Laß sie spotten, laß sie lachen, Gott mein Heil! wird in Eichberg Sie zuschanden machen!«

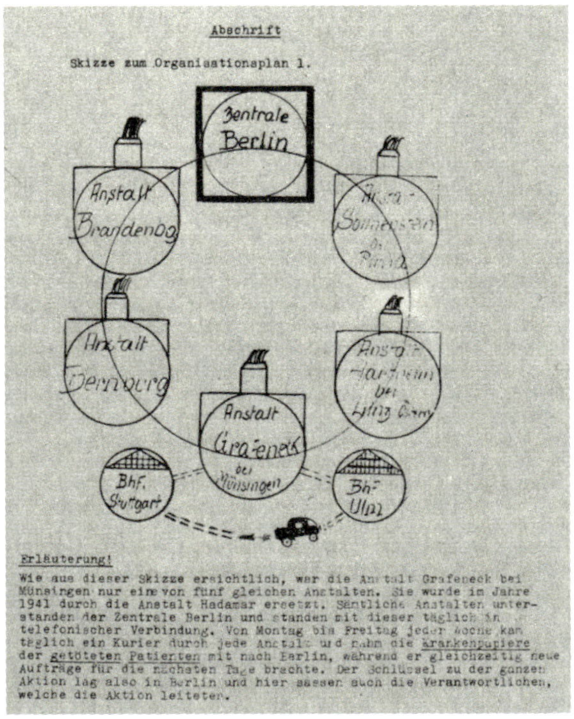
Abschrift

Skizze zum Organisationsplan 1.

Erläuterung!

Wie aus dieser Skizze ersichtlich, war die Anstalt Grafeneck bei Münsingen nur eine von fünf gleichen Anstalten. Sie wurde im Jahre 1941 durch die Anstalt Hadamar ersetzt. Sämtliche Anstalten unterstanden der Zentrale Berlin und standen mit dieser täglich in telefonischer Verbindung. Von Montag bis Freitag jeder Woche kam täglich ein Kurier durch jede Anstalt und nahm die Krankenpapiere der getöteten Patienten mit nach Berlin, während er gleichzeitig neue Aufträge für die nächsten Tage brachte. Der Schlüssel zu der ganzen Aktion lag also in Berlin und hier sassen auch die Verantwortlichen, welche die Aktion leiteten.

Skizze eines Kuriers (Tobie Sch.) über seine Tätigkeit und die Organisation T4; in der Legende heißt es: »Von Montag bis Freitag jeder Woche kam täglich ein Kurier durch jede Anstalt und nahm die Krankenpapiere der getöteten Patienten mit nach Berlin, während er gleichzeitig neue Aufträge für die nächsten Tage brachte. Der Schlüssel zu der ganzen Aktion lag also in Berlin ...«

Rhesus-Blutgruppensystem entdeckt

1940. Der österreichisch-US-amerikanische Hämatologe Karl Landsteiner (1868–1943) und sein US-amerikanischer Kollege Alexander Solomon Wiener entdecken das Rhesus-Blutgruppensystem.
Die Behandlung mit Bluttransfusionen nahm seit der Erforschung des AB0-Blutgruppensystems von Landsteiner (→ 14. 11. 1901/S. 346) einen großen Aufschwung. Die bis dahin unerklärlichen Zwischenfälle bei der Blutübertragung von Mensch zu Mensch wurden nun weitgehend vermeidbar.
Aber trotz Berücksichtigung der AB0-Blutgruppen kommt es immer wieder zu Unverträglichkeiten, z. T. mit tödlichem Ausgang. 1927 und 1928 fanden Landsteiner und Philip Levine zwar mit den Faktoren M und N sowie P zwei weitere Blutgruppensysteme. In der klinischen Praxis jedoch erwiesen sich diese als bedeutungslos.
1940 immunisieren Landsteiner und Wiener Kaninchen mit dem Blut von Rhesusaffen. Die hergestellten Antikörper agglutinieren (verkleben) die roten Blutkörperchen der Rhesusaffen, darüber hinaus aber auch die von Menschen. Das Antigen, das die Forscher bei 85% der Bevölkerung nachweisen können, wird nach den Rhesusaffen als »Rh-Antigen« bezeichnet. Durch diese Entdeckung gewinnt eine Beobachtung von Philip Levine und Rufus E. Stetson aus dem Jahr 1939 an Bedeutung. Die beiden US-amerikanischen Forscher beschrieben einen Fall, bei welchem die Mutter eines totgeborenen Kindes nach einer Blutübertragung vom Ehemann einen Zerfall der roten Blutkörperchen aufwies. Sie mußte also gegen ein Antigen des Fetus immunisiert worden sein, das dieser vom Vater geerbt hatte. Bald wird klar, daß eine für die Bluttransfusion wesentliche Blutgruppe entdeckt ist.
1941 stellt Philip Levine fest, daß ein Zusammenhang zwischen dem Rh-System und dem Morbus haemolyticus neonatorum besteht: Bei Rh-positiven Feten kann es zu einem beschleunigten Abbau roter Blutkörperchen kommen, wenn die Rh-negative Mutter z. B. in einer vorausgegangenen Schwangerschaft gegen diese Blutgruppe immunisiert wurde.

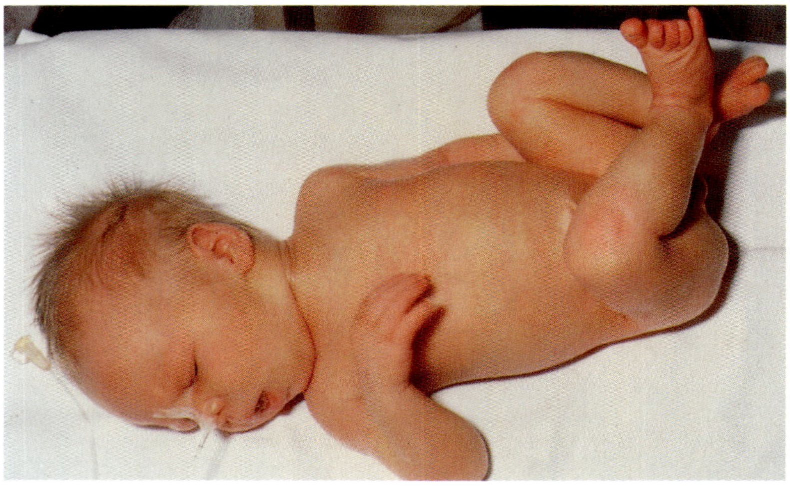

Neugeborenes mit »Gelbsucht«; bei einer Blutunverträglichkeit zwischen Mutter und Kind (insbesondere Rhesus-Inkompatibilität) kommt es zu einer schweren Neugeborenengelbsucht (Morbus haemolyticus neonatorum).

Lebenswichtig für Blutübertragungen

Chronik Stichwort

Der **Rhesus-Faktor** ist nach den AB0-Blutgruppen hinsichtlich der Blutübertragungen das wichtigste Merkmal der Erythrozyten (rote Blutkörperchen). Im Unterschied zu den AB0-Unverträglichkeiten kommt es bei ungenügender Übereinstimmung beim Empfänger nicht zu einer sofortigen Blutauflösung in den Gefäßen. Die Reaktion folgt erst mit zwei bis vier Stunden Verspätung.
Schon bald stellt sich heraus, daß der von Landsteiner und Wiener entdeckte Faktor (heute: LW-System) nicht mit dem von Levine und Stetson beschriebenen identisch ist. Man behält aber den Namen »Rhesus-Faktor« bei. Ferner entdeckt man, daß sich hinter dem Faktor ein kompliziertes System verbirgt. Die genetische Grundlage der Hauptfaktoren C, c, D, d, E und e wird Mitte der 40er Jahre von Ronald A. Fisher beschrieben. Heute sind insgesamt 42 verschiedene Antigene bekannt.

Küntscher-Verfahren: Knochenbrüche werden genagelt

1940. Der deutsche Chirurg Gerhard Küntscher (1900–1972), Privatdozent an der Kieler Universität, stellt auf dem Deutschen Chirurgenkongreß in Köln (64. Tagung) ein neues operatives Verfahren der Knochenbruchbehandlung vor. Küntscher empfiehlt bei Frakturen von langen Röhrenknochen (vor allem Oberschenkelknochen) die sog. Marknagelung.
Mittels eines passenden »Küntscher-Nagels« können entsprechende Knochenbrüche innerlich, d. h. von der Knochenmarkhöhle, geschient werden, was heute als Markraumschienung bezeichnet wird. Bei dieser Methode kann bei gut reponierbaren Brüchen der Nagel von einer frakturfernen Stelle des Knochens aus, die durch einen entsprechenden Schnitt freigelegt wird, eingetrieben werden (»geschlossene Marknagelung«).
Zunächst stößt Küntscher auf sehr starke Ablehnung. So spricht der Wiener Chirurg Lorenz Böhler (1885–1973) anfänglich noch von »einem Unglück, das über die Menschheit hereingebrochen sei«. Doch trotz aller Anfeindungen setzt sich das immer weiter verbesserte Verfahren durch und eröffnet eine neue Ära der operativen Knochenbruchbehandlung, die in die moderne Osteosynthese einmündet (→ 1958/S. 510).

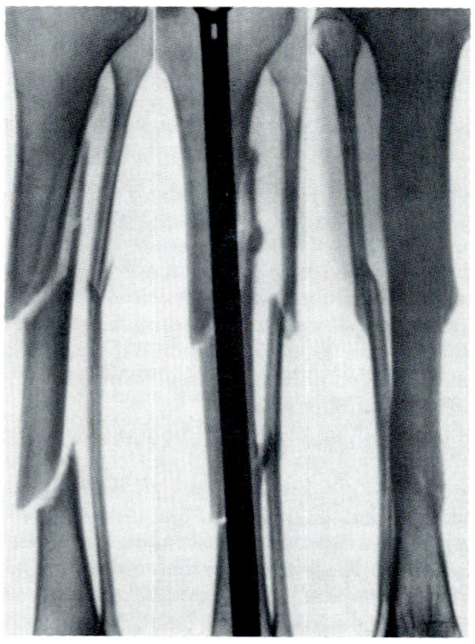

Bruch des Unterschenkels, von Küntscher mit Marknagel behandelt

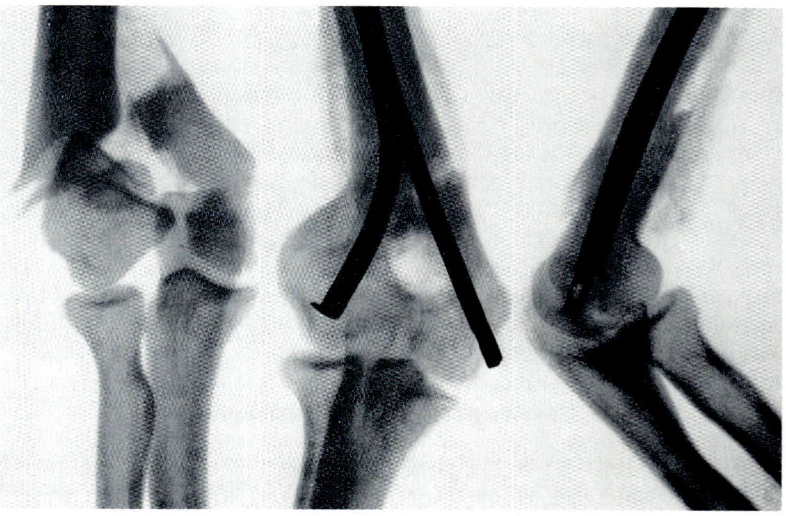

Ellbogentrümmerbruch, mit geschlossener Nagelung (»Spreiznagelung«) versorgt; l. vor dem Eingriff, Mitte nach acht Wochen von vorn und r. seitlich

»Einführung des Subjekts« in die Medizin gefordert

1940. Das Hauptwerk des Heidelberger Ordinarius für Neurologie, Viktor von Weizsäcker (1886 bis 1957), erscheint: »Der Gestaltkreis. Theorie der Einheit von Wahrnehmen und Bewegen«. Hierin versucht Weizsäcker, mit Hilfe physiologischer Experimente und der (Selbst-)Beobachtung von Körperfunktionen die Wechselwirkung von Leib und Seele näher zur bestimmen. Entscheidend ist dabei die Subjektivität des Forschers: »Um Lebendes zu erforschen, muß man sich am Leben beteiligen. Man kann zwar den Versuch machen, Lebendes aus nicht Lebendem abzuleiten, aber dieses Unternehmen ist bisher mißlungen . . .« Weizsäcker konzentriert sich im »Gestaltkreis« auf die Verschränkung von Wahrnehmen und Bewegen im »biologischen Akt«: »Im Worte Wahrnehmen ist ursprünglich doch das Moment aktiven Handelns schon enthalten, nämlich das Nehmen, Wahrnehmen ist eben auch in unserer Auffassung eine Selbst-Tätigkeit.« Gleichwohl bleibe dieser innige Zusammenhang unbewußt. Weizsäcker spricht hier von der »gegenseitigen Verborgenheit« der biologischen Akte. Dieses zunächst physiologisch angelegte Modell von Wahrnehmen und Bewegen, mit dem zugleich über die Subjekt-Objekt-Trennung und die klassische Reflexlehre hinausgegangen werden soll, bezeichnet Weizsäcker als »Gestaltkreis«. Dieses Konzept des »Gestaltkreises« (es ist eher ein archetypisches, also urbildliches Symbol) wendet Weizsäcker auf verschiedenartige Konstellationen an, wie das Verhältnis von Organismus und Umwelt, Arzt und Patient, Forscher und Gegenstand, Natur und Geist. Er will also keine spezielle Psychosomatik (nach dem Vorbild der Krankheitslehre der von ihm kritisierten naturwissenschaftlichen Medizin) begründen, sondern vielmehr eine umfassende »medizinische Anthropologie«, letztlich eine medizinische Neubegründung der Philosophie, wie er sie in seinem letzten Werk, der »Pathosophie« (1956), darlegt.

Viktor von Weizsäckers Forderung einer »Einführung des Subjekts in die Pathologie bzw. Medizin« ist für die Allgemeinmedizin bis heute aktuell geblieben.

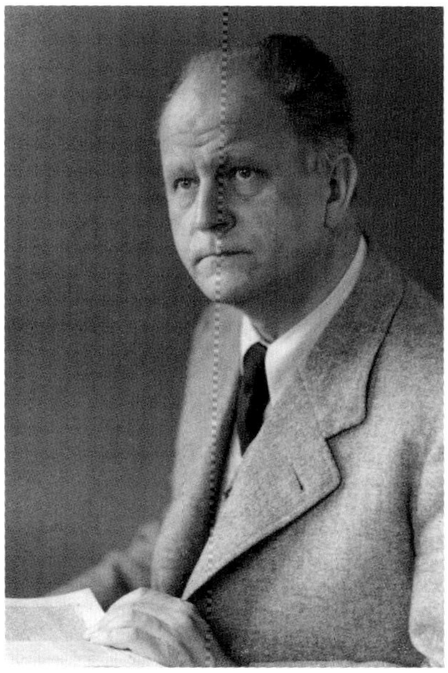

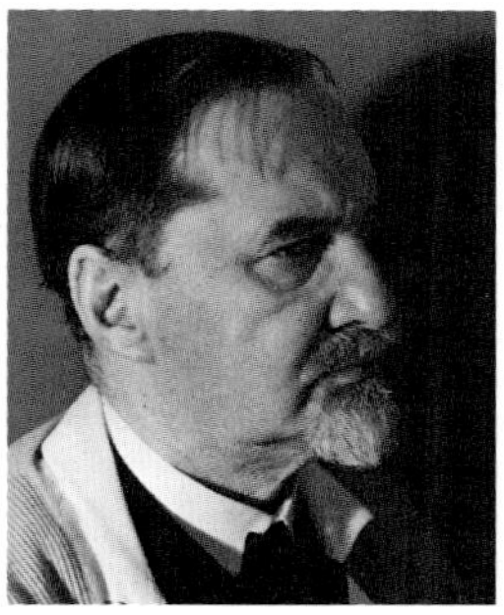

Ludolf von Krehl (1861 bis 1937), Internist und Neurologe in Heidelberg, betont die Persönlichkeit des Kranken.

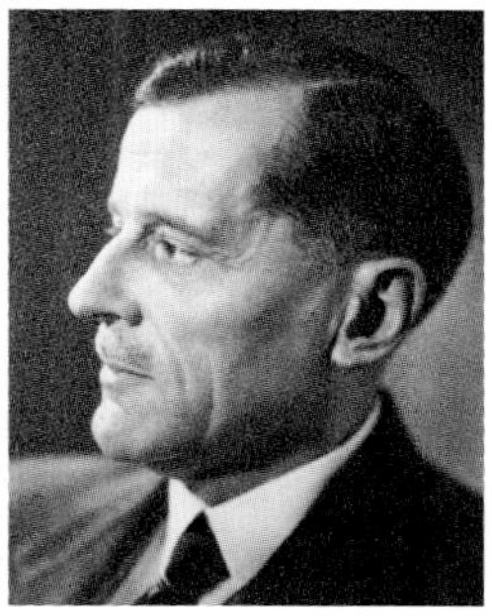

Richard Siebeck (1883 bis 1965), Internist und Theologe in Heidelberg, führt die »Biographik« in die Medizin ein.

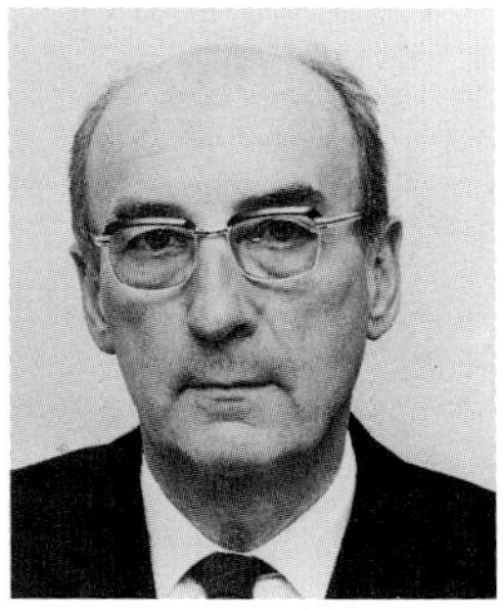

Alexander Mitscherlich (1908–1982) begründet 1948 in Heidelberg die erste deutsche psychosomatische Universitätsklinik.

◁ Viktor von Weizsäcker (1886–1957), Begründer der »anthropologischen Medizin« und Wegbereiter der Psychosomatik in Deutschland; er nimmt mit seinem Werk beträchtlichen Einfluß auf die Diskussion über das Arzt-Patienten-Verhältnis und das Menschenbild in der Medizin in Deutschland.

Heidelberger Schule der Psychosomatik

Chronik Stichwort

Die **»Heidelberger Schule«** der psychosomatischen Medizin entsteht auf der klinischen Grundlage von Neurologie und innerer Medizin. Entscheidender Neuansatz ist die »Einführung des Subjekts« (Viktor von Weizsäcker) in die Medizin, die ganzheitliche Betrachtung von Krankheit und Gesundung sowie der Versuch, naturwissenschaftliche, psychologische und soziale Gesichtspunkte gleichermaßen zu berücksichtigen. Drei Persönlichkeiten prägen die »Heidelberger Schule«: Ludolf von Krehl, Richard Siebeck und Viktor von Weizsäcker.

Ludolf von Krehl (1861–1937), ein gebürtiger Leipziger, 1907 auf den Lehrstuhl für innere Medizin an die Universität Heidelberg berufen, gilt als Begründer der »Heidelberger Schule«. Als Internist und Neurologe war er auch an psychologischen und geisteswissenschaftlichen Aspekten der Krankheitslehre interessiert. Dabei ging er von der psychophysischen »Einheit der Persönlichkeit« aus, von der Einmaligkeit einer individuellen Erkrankung: »Krankheiten als solche gibt es nicht, wir kennen nur kranke Menschen«, lautet eine von Ludolf von Krehls Grundannahmen.

Richard Siebeck (1883–1965), der Nachfolger Krehls, ist Internist und zugleich promovierter Theologe. Er führt die »Biographik« in die klinische Praxis ein, bei der es um die »Geschichtlichkeit« des Kranken geht. Richard Siebeck versucht damit, das Krankenschicksal des einzelnen zu erfassen. Seine Gedanken publiziert er in seinem Buch »Medizin und Bewegung« (1954).

Viktor von Weizsäcker (1886 bis 1957) prägt die »Heidelberger Schule« sicherlich am stärksten, wobei sein Name wesentlich mit dem Fach »Psychosomatische Medizin« (allerdings nur in Deutschland) verknüpft ist. Seine wissenschaftliche Laufbahn begann er bei dem namhaften Freiburger (Sinnes-)Physiologen Johannes von Kries (1853–1928), wechselte dann 1910 als Assistent an die Heidelberger Klinik. Er habilitierte sich 1917 für innere Medizin und wurde 1930 Ordinarius für Neurologie. Er wandte sich der Psychoanalyse Sigmund Freuds zu, um diese auch für Organstörungen und -krankheiten nutzbar zu machen, wie er in seinem Artikel »Körpergeschehen und Neurose«, der 1933 in der »Internationalen Zeitschrift für Psychoanalyse« abgedruckt wurde, deutlich machte. Freud schrieb hierzu anerkennend in seinem Brief vom 16. Oktober 1932: »Dem Internisten können wir für die Erweiterung unserer Einsicht dankbar sein.« Nach seiner leitenden Tätigkeit am Neurologischen Forschungsinstitut in Breslau und dem dortigen Lazarett für Hirnverletzte (1941 bis 1945) kehrt Viktor von Weizsäcker nach Heidelberg zurück und wird dort 1946 Ordinarius für Allgemeine klinische Medizin.

Alexander Mitscherlich (1908 bis 1982), der später als Autor erfolgreiche Psychoanalytiker, ist Weizsäckers bedeutendster Schüler. 1941 promoviert er bei ihm und gründet 1948 in Heidelberg die erste psychosomatische Klinik an einer deutschen Universität.

Die »Heidelberger Schule« beschreitet einen Sonderweg in der Geschichte der psychosomatischen Medizin. Aufbauend auf »organmedizinischen« Grundlagenfächern (Neurologie, innere Medizin) und in relativer Unabhängigkeit von der (»orthodoxen«) Psychoanalyse, orientiert sie sich an philosophischen Fragestellungen der Anthropologie und Phänomenologie. Ihr Einfluß auf die Nachkriegsgeneration von medizin- und sozialkritischen Ärzten und Wissenschaftlern war bzw. ist beträchtlich.

1941

Philip Levine gelingt die Aufklärung der Neugeborenengelbsucht (Morbus haemolyticus neonatorum; fetale Erythroblastose), die bei der Blutgruppenunverträglichkeit zwischen Mutter und Kind (Rhesus-Inkompatibilität) auftritt (→ 1940/S. 458).

Der australische Arzt Norman McAlister Gregg beobachtet, daß Kinder, deren Mütter in den ersten Schwangerschaftsmonaten an Röteln erkrankt sind, gehäuft mit Linsenstar (und weiteren Mißbildungen) geboren werden. → S. 463

Aus faulem Süßklee isoliert der US-Amerikaner Mark Arnold Stahmann Dicumarol, einen Wirkstoff zur Hemmung der Blutgerinnung.

Nach einem Erlaß des Reichsarbeitsministers Franz Seldte haben die Mitglieder der gesetzlichen Krankenkassen im Deutschen Reich Anspruch auf Krankenhauspflege bis zu 26 Wochen. Die Kassen können die Leistungsdauer auf 52 Wochen verlängern. Diese Regelung bleibt bis 1973 bestehen.

Die US-amerikanischen Biochemiker George Wells Beadle und Edward Lawrie Tatum erforschen am Hefepilz Neurospora die Steuerung der chemischen Zellfunktionen durch die Gene, was schließlich im Jahre 1945 zur Hypothese »ein Gen – ein Enzym« führt. Die Forscher erhalten für ihre Arbeit 1958 zusammen mit Joshua Lederberg den Medizin-Nobelpreis.

27. 1. Eine Gruppe von britischen Biochemikern, darunter Ernst B. Chain und Howard W. Florey, ermöglicht die Einführung des Penicillin in die Therapie. → S. 462

7. 2. Die erste Röntgenverordnung zum Schutz gegen Schädigungen durch Röntgenstrahlen und radioaktive Stoffe im Deutschen Reich regelt die Schutzmaßnahmen vor diesen Strahlen im nicht-medizinischen Bereich (→ 12. 5. 1925/S. 412).

22. 3. Der Londoner Professor für innere Medizin, Eric Bywaters, beschreibt systematisch das »Crush-Syndrom« mit Myoglobinurie (Rotfärbung des Harns) und Nierenversagen. → S. 463

3. 8. Clemens August von Galen predigt in Münster gegen die Ermordung der Geisteskranken. Das Plädoyer Galens bildet den Höhepunkt des von den beiden Kirchen und vielen Menschen getragenen Protestes gegen die »Euthanasie« (→ S. 457).

September. Unter den Soldaten der deutschen Armee, die im Juni 1941 in die Sowjetunion einmarschiert sind, breiten sich kriegsbedingte Infektionskrankheiten aus. → S. 460

Medizinische Versorgung an der Front

September 1941. Mit dem Andauern des Krieges in der Sowjetunion, der am 22. Juni 1941 begann, wird die medizinische Versorgung der deutschen Truppen immer schwieriger.

In einem »Truppenkrankennachweis« vom Südabschnitt der Ostfront für die Zeit vom 21. bis 30. September 1941 während des Angriffs auf die Landenge zur Krim heißt es: »Die Versorgung der Verwundeten war wiederum sehr erschwert durch das Fehlen einer gut funktionierenden Verbindung zwischen Truppenverbandplatz und Wagenhalteplatz . . . Als beste Lösung hat sich der Einsatz von Gefangenen ergeben. Unter Aufsicht und Führung nur einiger schneidiger Leute und entsprechendem Einsatz an Gefangenen und Krankentragen ist es möglich, den größten Teil der Verwundeten durch das feindliche Feuer vom Truppenverbandplatz zum Wagenplatz zurückzubringen . . . Infolge der andauernden Erkältungen während des Einsatzes haben sich in den letzten Tagen mehrere Fälle von akuter Nephritis [Nierenentzündung] gezeigt. Die rheumatischen Erkrankungen haben ebenfalls zugenommen . . .«

Rheumatismus, Bronchitis, Magen-Darmerkrankungen und Fleckfieber treten gehäuft auf. Besonders wichtig für die Prophylaxe sind deshalb Schutzimpfungen gegen Fleckfieber, Tetanus und Gasbrand. Gegen Virusinfektionen wie Hepatitis und Gelbfieber kann allerdings nicht geimpft werden.

Im Mittelpunkt der ärztlichen Aktivitäten an der Front steht jedoch die chirurgische Versorgung der Verwundeten. Auf der Tagesordnung der Kriegschirurgen stehen vor allem Amputationen sowie die Behandlung von Schußbrüchen der Gliedmaßen und die Versorgung von Weichteilverletzungen.

Trotz der z.T. schrecklichen Szenen an der Front sehen viele, vor allem junge und unerfahrene Ärzte, das Schlachtfeld als Übungsstätte an. So schreibt ein Arzt über seine »Kriegserfahrungen in einem Feldlazarett« 1941 in der »Münchener medizinischen Wochenschrift«: »Noch ist der Krieg im Gange, noch sammeln wir Ärzte dauernd Erfahrungen an dem riesigen Schulungsmaterial, das uns der Krieg bietet.«

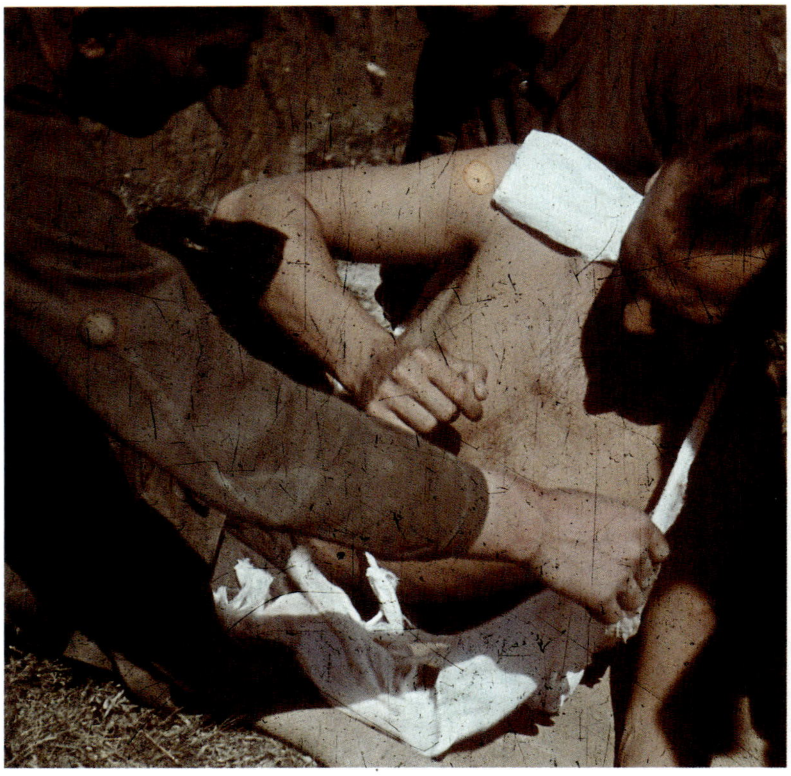

Ein verwundeter deutscher Infanterist wird notdürftig versorgt (Ostfront im Sommer 1941). Die »Richtlinien zur Versorgung Verwundeter« geben den Behandlern Anweisungen. Ob eine Wundrandexzision und eine primäre Wundnaht vorgenommen werden oder die Wunde offen bleiben soll, ist umstritten.

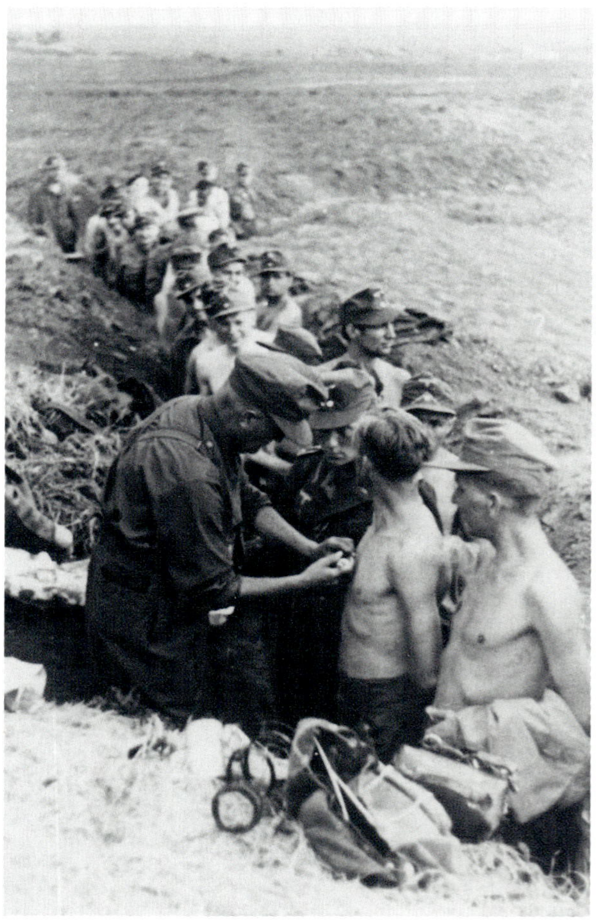

Impfung von Soldaten im Süden der Ostfront; Schutzimpfungen gegen Fleckfieber, Typhus, Tetanus, Gasbrand und andere Krankheiten spielen insbesondere während des Afrikafeldzuges 1941 bis 1943 eine wichtige Rolle. Gegen das von Läusen übertragene Fleckfieber, eine schwere fieberhafte Allgemeininfektion, werden an der Front Entlausungskampagnen unternommen. Die Soldaten müssen sich »Heißdampfentlausungen« und anderen unangenehmen Prozeduren unterziehen.

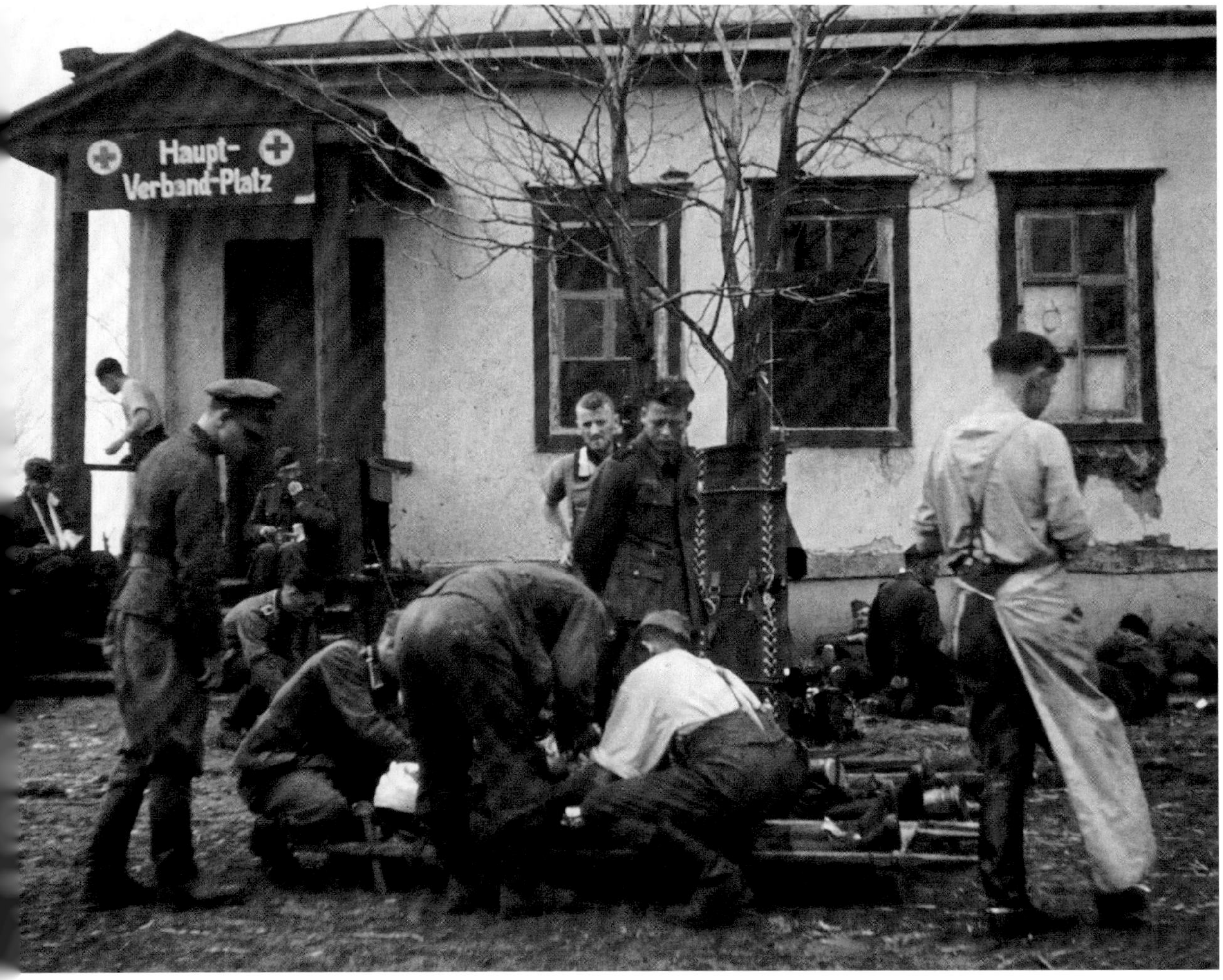

Versorgung von Kriegsverletzten auf dem Hauptverbandplatz, Ostfront im Sommer 1942; nach einer Verfügung im deutschen Heeresverordnungsblatt sollen die Ärzte die schwerverwundeten Soldaten schon vor der medizinischen Behandlung fragen, ob sie im Todesfall kirchlich beerdigt werden wollen.

»Das Gräberfeld gegenüber wuchs«

Chronik Zeitzeuge

Der Arzt Peter Bamm (eigtl. Curt Emmerich) schildert in seinem Buch »Die unsichtbare Flagge« (1953) u. a. die Situation in einem Kriegslazarett 1941/42:

»Der medizinische Unsinn lag darin, daß schwerer Verwundete, die wir operierten, tagelang im Beschuß liegen mußten. Der Verwundete, froh, kein Held mehr zu sein, verfügt über keine moralischen Reserven. Man muß sich vorstellen, was es heißt, unbeweglich und hilflos auf einem Strohsack zu liegen und von einer Minute zur anderen auf die nächste Artilleriesalve zu warten. Kaum aus der Narkose erwacht . . . fielen uns die Patienten immer wieder in den Kollaps zurück . . . Der Schreck führt zu einer Ausschüttung von Adrenalin . . . Das unterbricht immer wieder die Rückkehr zu normalen Kreislaufverhältnissen. Wir verloren eine nicht geringe Zahl von Patienten, die zu retten gewesen wären. Das Gräberfeld im Friedhof gegenüber der Schule wuchs mit erschreckender Schnelligkeit.«

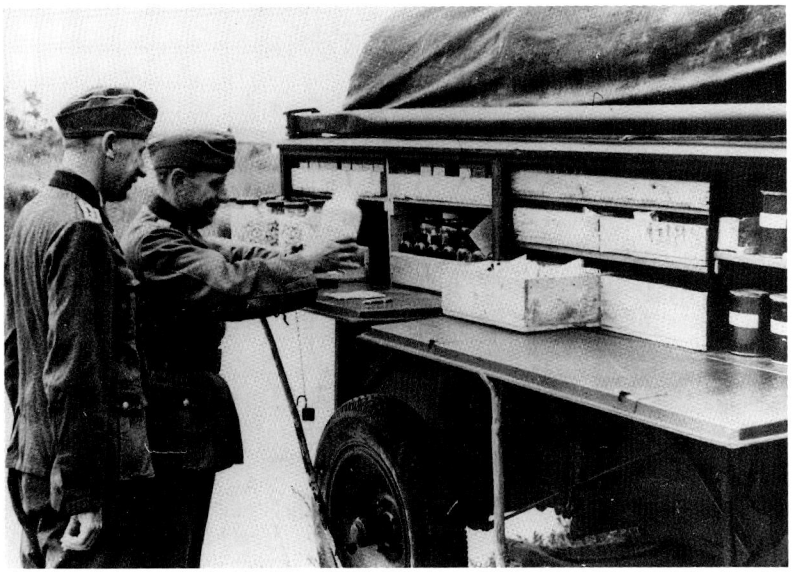

Um Medikamente jederzeit griffbereit zu haben, hat sich dieser deutsche Feldapotheker einer Infanteriedivision 1942 einen Stahlfeldwagen aus dem Troß zu einer »fliegenden Apotheke« umgebaut. Die Bestände des Sanitätsdienstes werden in einem militärisch gesicherten »Armeesanitätspark« deponiert. Von hier aus werden sie mit Fahrzeugen an die Front gebracht. Arznei- und Verbandsstoffe, die von den Deutschen während der Kämpfe im Ausland aus fremden, z. B. italienischen Beständen bezogen werden, gelangen – so sehen es die Vorschriften vor – nicht ohne vorherige Prüfung an die Front.

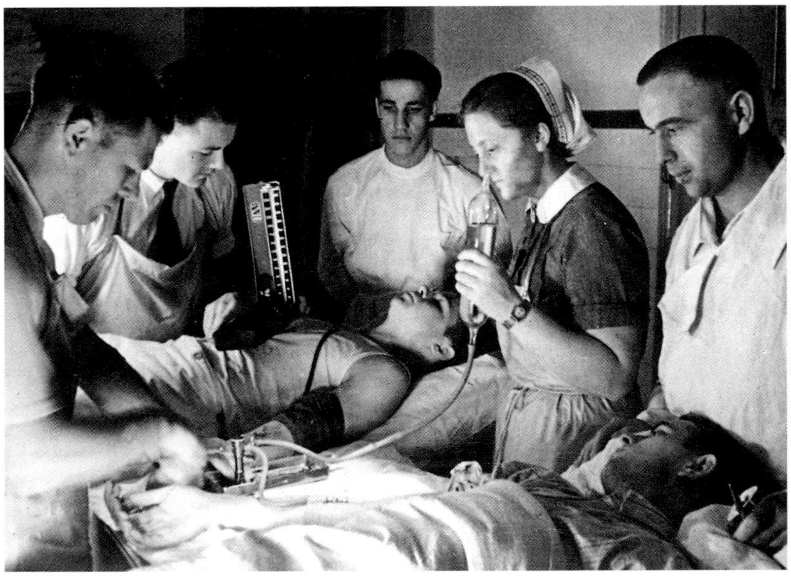

Bluttransfusion in einem deutschen Marinelazarett an der Kanalküste bei Hardinghen 1940; die Zahl der Marinelazarette hat nach Kriegsbeginn stark zugenommen. Standen 1939 für verletzte Soldaten nur sieben dieser Anstalten mit insgesamt ca. 1000 Betten bereit, so sind es 1941 bereits 45 Lazarette mit rund 14 000 Betten. 1943 gibt es auf deutscher Seite 50 Marinelazarette, die u.a. an den von deutschen Truppen besetzten Küsten Belgiens, der Niederlande und Frankreichs eingerichtet sind. Außerdem verfügt die deutsche Kriegsmarine über mehrere Kurlazarette, einen Sanitätszug und einen Lazarettzug.

Penicillin wird therapeutisch eingesetzt

27. Januar 1941. Die britischen Bakteriologen im Oxforder Arbeitskreis um Howard W. Florey (1898–1968) und Ernst B. Chain (1906 bis 1979) veranlassen die erste Anwendung von Penicillin beim Menschen: Charles Fletcher injiziert einem Patienten der Radcliff Infirmary eine Dosis von 100 mg einer Substanz, die bislang bei Mäusen angewandt wurde. Es treten keine Komplikationen auf.

Der Versuch wird durchgeführt, um eine mögliche Toxizität des Präparats festzustellen; der geimpfte Patient hatte keinerlei Infekt. Dem Test schließt sich im Februar 1941 in Oxford die erste klinische Erprobung an sechs Patienten an – 13 Jahre nach der Entdeckung des Antibiotikums durch Alexander Fleming (→ September 1928/S. 420). Die Kranken leiden an Staphylokokken- und Streptokokkeninfektionen, die weder mit Sulfonamiden noch chirurgisch unter Kontrolle zu bringen waren.

Die Oxforder Arbeitsgruppe gibt aufgrund ihrer Forschungen die genaueren Voraussetzungen zur Produktion größerer Mengen von Penicillin (Penicillium notatum) an. Zusätzlich teilt sie ihre ersten Beobachtungen zur Aufnahme und Ausscheidung des Heilmittels bei Kaninchen, Katze und beim Menschen mit und weist nach, daß Penicillin bei allen drei Spezies in hoher Konzentration mit dem Urin ausgeschieden wird. Die Ergebnisse zeigen, daß es bei Injektion ins Gewebe nur gering toxisch wirkt und bei intravenöser Injektion keine toxischen Reaktionen folgen.

Damit beginnt die Penicillin-Ära in der praktischen Medizin. In den Vereinigten Staaten gelingt auf der Grundlage der Oxforder Forschungsergebnisse der Durchbruch zur Massenproduktion.

Howard W. Florey betont 1944 in einem Artikel, daß die Penicillin-Forschung nur aufgrund einer engen Kooperation erfolgreich war: »Eine wichtige Lektion, welche die Durchsicht der Arbeiten über Antibiotika gelehrt haben sollte, ist die, daß wirklicher und anhaltender Fortschritt sowie Verständnis der Dinge nur durch Zusammenarbeit von Wissenschaftlern mit verschiedenen Ansichten und vielseitiger experimenteller Ausbildung erreicht werden kann.«

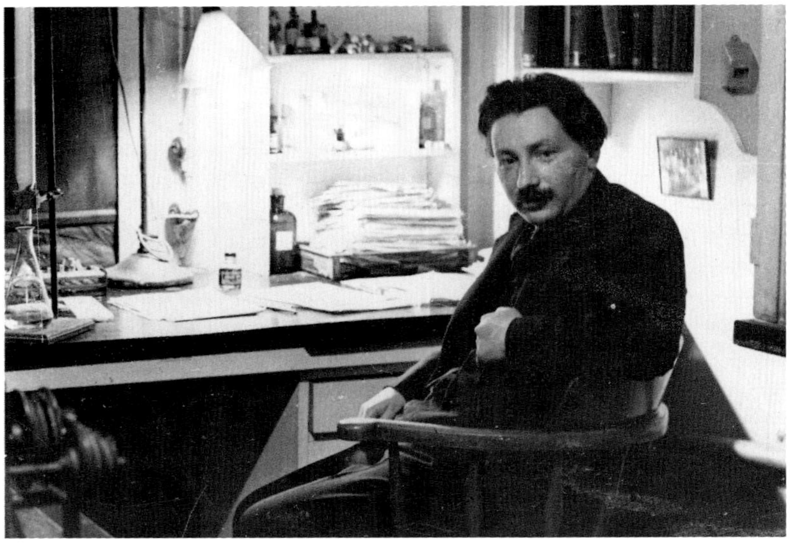

△ Der 1933 aus Deutschland emigrierte Oxforder Pathologe Ernst B. Chain (1906–1979), der maßgeblich an der Penicillin-Gewinnung beteiligt war (Aufnahme vom Oktober 1944)

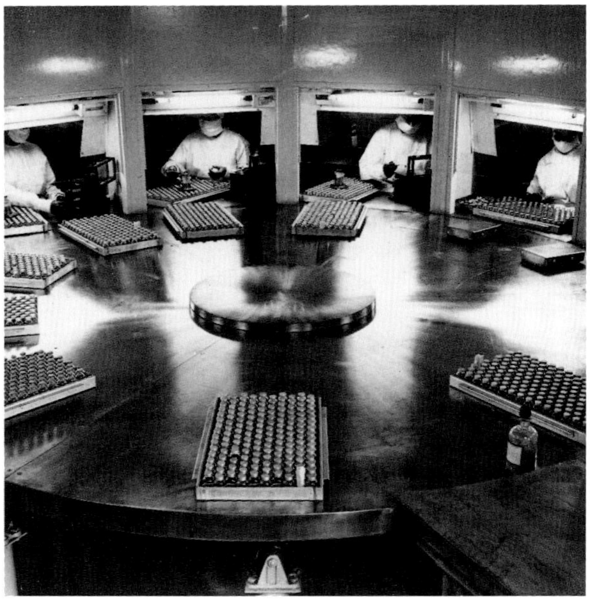

▷ Massenproduktion von Penicillin bei der Firma Charles Pfizer (USA); die Fläschchen enthalten das Medikament.

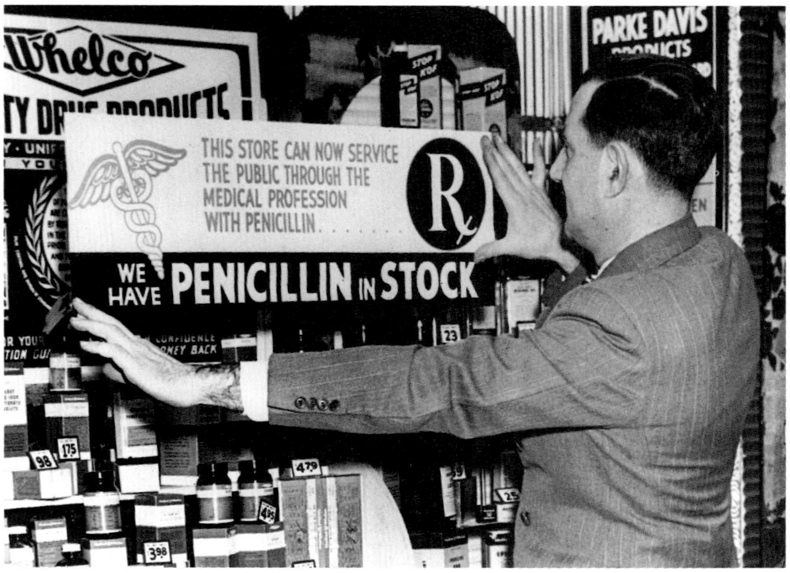

Dieser Geschäftsführer eines New Yorker Drugstore befestigt ein Plakat, das die Abgabe von Penicillin auf Rezept ankündigt (Foto vom 16. März 1945).

Auf dem Weg zur Massenproduktion

Chronik Rückblick

Alexander Fleming stellte im → September 1928 (S. 420) erstmals die antibiotische Wirkung des Penicillins fest, was zunächst wenig Beachtung fand. Zwischen 1930 und 1932 behandelte er einige Patienten erfolgreich mit Schimmelpilzsaft, dann kamen jedoch die Forschungen ins Stocken, da die Herstellung des Wirkstoffes in größeren Mengen Schwierigkeiten bereitete.

Erst 1938 begannen Howard W. Florey und Ernst B. Chain mit der Erforschung des Penicillins als eines mikrobiellen Antagonisten, der in der Natur vorkommt. Mit Ausbruch des Zweiten Weltkrieges erhielt das Penicillin plötzlich eine neue Bedeutung als mögliches Heilmittel bei kriegsbedingten Infektionen. Die Oxforder Arbeitsgruppe konnte 1940 neue Methoden der Penicillin-Produktion entwickeln; 1941 laufen die klinischen Versuche mit dem Medikament an.

Im Juni 1941 reisen Florey und Norman George Heatley in die USA, um in Peoria/Illinois für das US-Landwirtschaftsministerium die pharmazeutische Produktion mitzuentwickeln. Die Industrie beginnt, sich für das Penicillin zu interessieren. Vor allem wegen des Zweiten Weltkrieges erscheint Penicillin potentiell als ein wichtiges Arzneimittel für die Zukunft. Drei große Pharma-Unternehmen schließen sich im Herbst 1941 zur Penicillin-Herstellung zusammen (Merck & Company, E. R. Squibb & Sons, Charles Pfizer & Company). Nach dem Eintritt der USA in den Weltkrieg im Dezember 1941 wird die Massenproduktion forciert. So können z. B. aufgrund einer Erlaubnis des US-Justizministeriums die Informationen unter den beteiligten Firmen ungehindert ausgetauscht werden. Das Penicillin geht zunächst ausschließlich an die Streitkräfte und wird erst gegen Kriegsende auch für Zivilisten in den USA verfügbar.

»Crush-Syndrom« bei Verschütteten nach Luftangriffen

22. März 1941. Die erste Beschreibung des »Crush-Syndroms«, das auch als Quetschungs-, Verschüttungs- oder Muskelzerfallssyndrom bezeichnet wird, erscheint in einem Artikel der Fachzeitschrift »British medical Journal«. Die Autoren sind die beiden Ärzte Eric Bywaters und Desmond Beall.

Eine Ärztegruppe an der British Postgraduate Medical School in London unter Leitung des Internisten Bywaters beobachtet unter den Opfern der deutschen Luftangriffe auf London (»German Blitz«) einen akuten, lebensbedrohlichen Zustand, der durch schwere Quetschungen und Verletzungen (engl. crush injuries), z. B. infolge einer Verschüttung nach einem Bombenangriff, verursacht ist. Zu einer großen Zahl von Verletzten und Verschütteten war es in London erstmals nach dem deutschen Luftangriff im September 1940 gekommen. Die Ärztegruppe, die sich bereits zuvor zur Erforschung des Schocks konstituiert hatte, veranlaßte daraufhin drei Maßnahmen:

- ▷ Die Opfer sollen möglichst gleichmäßig auf die Krankenhäuser verteilt werden
- ▷ Es besteht die Verpflichtung, ergänzend zur chirurgischen Behandlung wegen der Folgen des Schocks einen Internisten hinzuzuziehen.
- ▷ Die diagnostische und labormedizinische Abklärung ist sorgfältig durchzuführen.

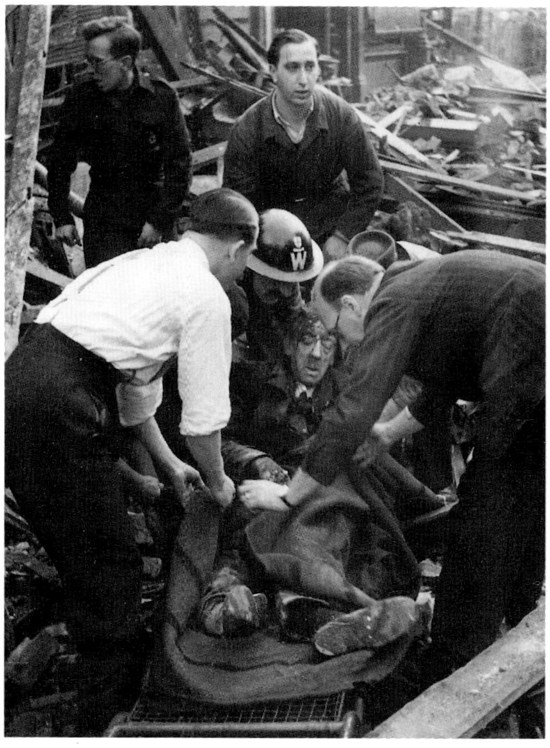

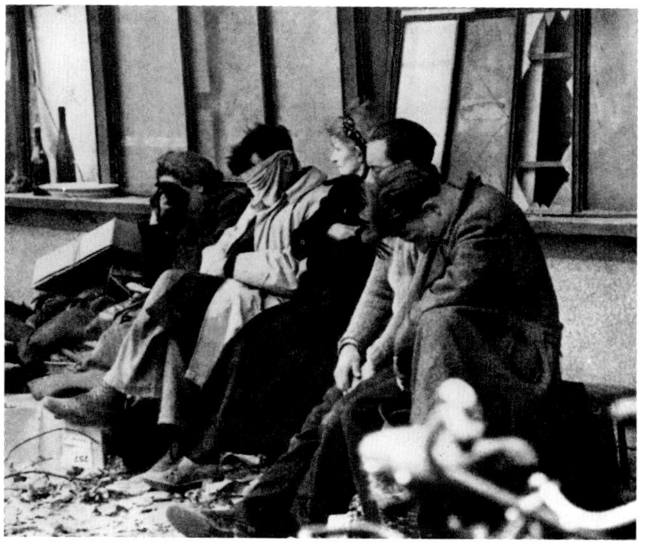

Die alliierten Luftangriffe in den letzten Kriegsjahren mit den ausgedehnten Bombardierungen v. a. der Großstädte zermürben die Bevölkerung; hier nach einem Angriff auf Essen 1944/45.

◁ Bergung eines Verschütteten nach einem der zahlreichen deutschen Luftangriffe auf London im Jahr 1940; Verschüttungen sind eine typische Ursache des »Crush-Syndroms«.

Das neue Krankheitsbild ist charakterisiert durch Muskelnekrosen (Absterben von Muskelgewebe), Ausscheidung eines pigmenthaltigen Urins und terminales Nierenversagen (»Crush-Niere«), das durch Ausgüsse der Nierentubuli mit Pigment (Myoglobin) verursacht wird. Bei Wiedereinsetzen der Harnsekretion ist der Harn dunkel verfärbt, mit dunkelbraunen oder schwarzen Zylindern versetzt. Oft ist es kombiniert mit Leberparenchymnekrosen. Es kommt zu bretthalten entzündlichen Schwellungen der gequetschten Muskeln und Schocksymptomen.

Bereits im Ersten Weltkrieg wurde bei Kriegsverletzungen, insbesondere Verschüttungen durch Minenangriff, ein Abbau des Muskelfarbstoffs (fischfleischartige Muskeln) beobachtet, so etwa 1916 durch den deutschen Chirurgen Ludwig Frankenthal (1885–1944). Ähnliches beobachtete der Münchner Pathologe Maximilian Borst (1869–1946) bei Kriegsverletzten im Jahr 1917. Die Schock-Symptomatik wurde früher als Folge freigesetzter Zerfallsprodukte interpretiert. Heute erscheint das Crush-Syndrom als Resultat des Nierenversagens (Schädigung der Nierenkanälchen durch Sauerstoffmangel.) Dasselbe Bild tritt nach schweren Verbrennungen, nach Elektrounfall und bei ausgedehnten Muskelnekrosen auf.

Röteln in der Schwangerschaft führen zu Mißbildungen

1941. Der australische Arzt Norman McAlister Gregg (1892–1966) beschreibt erstmals den Zusammenhang zwischen Röteln während der Schwangerschaft und Mißbildungen beim Neugeborenen. In seinem Artikel »Congenital cataract following German measles in the mother« (Angeborener Katarakt infolge von Röteln bei der Mutter) schildert er das Auftreten des angeborenen grauen Stars (Katarakt), nachdem die Mutter in der Frühschwangerschaft Röteln hatte.

Wie Charles S. Swan, ein Kollege Greggs, 1943 zusammen mit anderen Autoren herausstellt, tragen Kinder durch eine Rötelninfektion während des ersten oder zweiten Schwangerschaftsmonats immer Mißbildungen bzw. Schäden davon. Zu diesen gehören Blindheit (durch Glaukom, d. h. grüner Star infolge erhöhten Augeninnendrucks), Schielen, Taubheit, Zahndefekte, Herzkrankheiten, geistige Retardierung. Die Entwicklungsstörungen der Leibesfrucht sind abhängig vom Zeitpunkt der Infektion während der Frühschwangerschaft. Seit dem Jahr 1969 gibt es eine Impfung gegen Röteln.

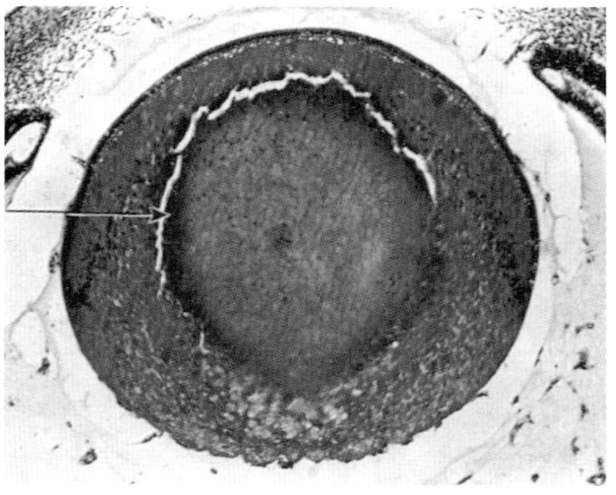

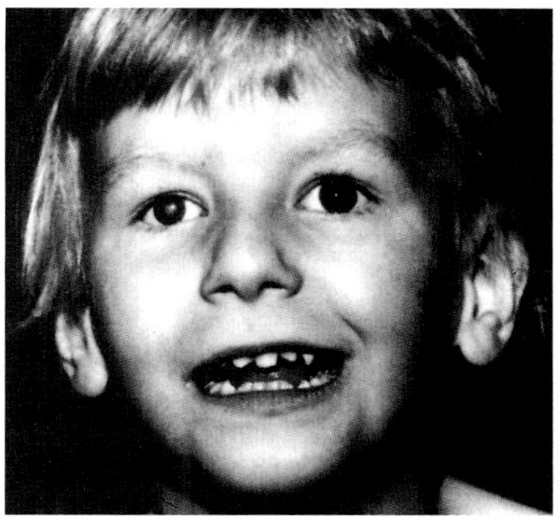

Gregg-Syndrom: Links Längsschnitt durch zerstörten embryonalen Linsenkern (Pfeil), Ursache des typischen Katarakts; rechts betroffenes Kind mit Mikrophthalmie und Katarakt (im Bild linkes Auge), Foto von 1959

1942

Curare, ein die Muskeln erschlaffendes Mittel (Muskelrelaxans), wird von den US-amerikanischen Ärzten Harold Randall Griffith und G. Enid Johnson in die klinische Behandlung eingeführt. → S. 467

Der US-amerikanische Arzt Harry Fitch Klinefelter beschreibt zusammen mit E. C. Reifenstein und Fuller Albright ein Krankheitsbild, bei dem der sexuelle Infantilismus bei Männern als wichtigstes Symptom im Vordergrund steht: Das sog. Klinefelter Syndrom. → S. 467

Die Schutzimpfung gegen Keuchhusten wird vom britischen Medical Research Council zunächst getestet und in den 1950er Jahren allmählich eingeführt.

Der Beveridge-Report zum britischen Gesundheitswesen erscheint. Es handelt sich um eine Denkschrift des britischen Nationalökonomen William Henry Beveridge, der damit den staatlich organisierten späteren National Health Service vorwegnimmt, ein sozialisiertes Gesundheitswesen.

In den USA werden alle Soldaten gegen Fleckfieber geimpft, so daß die US-Armee während des Krieges fast gänzlich von der Seuche verschont bleibt.

Der österreichische Neurologe K. T. Dussik setzt das 1921 von dem deutschen Physiker Alexander Behm entwickelte Echolot-Verfahren zur Ausmessung der Hirnkammern ein – im Vorgriff auf die in den 1950er Jahren entwickelte Ultraschalldiagnostik.

6. 1.–1. 2. Im Konzentrationslager Buchenwald werden erste Menschenversuche zu Fleckfieber durchgeführt. → S. 464

Juni/Juli. In der Widerstandsorganisation »Weiße Rose« arbeitende Medizin-Studenten verteilen in München antinazistische Flugblätter. → S. 467

8. 9. Im Reichsgesundheitsblatt wird die Verordnung der Tuberkulosehilfe bekanntgegeben. Demnach muß fast jeder an Tuberkulose Erkrankte solange vom Staat unterstützt werden, bis seine Krankheit auskuriert ist und er wieder für sich selbst und seine Angehörigen sorgen kann. Dies geschieht im Sinne einer planwirtschaftlichen Tuberkulosebekämpfung zur Erhaltung eines gesunden »Volkskörpers«.

Dezember. Die Forschungsabteilung des Heidelberger Psychiatrieprofessors Carl Schneider in Wiesloch nimmt ihren Betrieb auf. »Idioten und Epileptiker« sollen hier psycho-physiologisch und nach ihrer Ermordung (»Euthanasie«) auch gehirnanatomisch untersucht werden.

Brutale Menschenversuche in den KZ

6. Januar–1. Februar 1942. In der »Abteilung für Fleckfieber- und Virusforschung« am Konzentrationslager Buchenwald wird die erste der sog. Fleckfieber-Impfstoff-Versuchsreihen durchgeführt. Vier Gruppen von 30 bis 35 Häftlingen werden mit verschieden hergestellten Impfstoffen geimpft und – zusammen mit zehn nichtgeimpften Häftlingen – am 3. März 1942 mit dem Fleckfiebervirus infiziert. Im Abschlußbericht vom 19. April werden fünf Todesfälle, darunter drei unter den Nichtgeimpften, vermerkt. Von den 1942 bis 1944 durchgeführten Fleckfieberversuchen an insgesamt 450 Häftlingen sterben 158 an den Folgen des Eingriffs.

Ein wichtiges Motiv für diese Menschenversuche ist das seit Herbst 1941 gehäufte Auftreten von Fleckfiebererkrankungen bei Wehrmachtsangehörigen in den besetzten Regionen der Sowjetunion sowie in den Kriegsgefangenenlagern. Da der gebräuchliche Impfstoff (»Weigl-Impfstoff«), wie er in den wehrmachtseigenen Fleckfieber- und Virusinstituten in Krakau und Lemberg hergestellt wird, nicht ausreicht, sollen neue Impfstoffe und Heilseren am Menschen geprüft werden.

Das »Forschungsinstitut« im KZ Buchenwald, das der SS-Hauptsturmführer und Lagerarzt Erwin Ding-Schuler (1912–1947) leitet, soll auch die dort inhaftierten ausländischen Wissenschaftler zur Mitarbeit heranziehen, so die Professoren Ludwig Fleck (Universität Lemberg) und Balachowsky (Pasteur-Institut Paris).

Die Fleckfieberversuche sind nur ein Beispiel für den menschenverachtenden Umgang der KZ-Ärzte mit den Lagerinsassen. Ab Februar 1942 unternimmt der Stabsarzt der Luftwaffe und SS-Untersturmführer Sigmund Rascher (1909–1945) mit Genehmigung des Reichsführers SS Heinrich Himmler an Häftlingen des Konzentrationslagers Dachau Höhenflugversuche. Es geht um die militärmedizinische Fragestellung, wie der menschliche Organismus bei plötzlichem Druck- und Sauerstoffabfall in einem Flugzeug in 12 000 m Höhe reagiert. In einer Unterdruckkammer werden etwa 200 Häftlinge zwangsweise entsprechend getestet, 70 bis 80 von ihnen sterben unmittelbar an den Folgen des Versuchs. Führende Vertreter der Luftfahrtmedizin lehnen jedoch nach einer teilnehmenden Beobachtung in Dachau die Fortführung der Experimente ab.

Ab 15. August 1942 führt Rascher – ebenfalls mit militärmedizinischer Zielsetzung – Untersuchungen zur langandauernden Unterkühlung durch. In einer Versuchsreihe müssen die Versuchspersonen bis zu drei Stunden in einem mit Eiswasser gefüllten Behälter verbleiben, in einer anderen sich viele Stunden lang nackt im Freien bei Temperaturen um den Gefrierpunkt aufhalten. Anschließend wird auch die »Erwärmung unterkühlter Menschen durch animalische Wärme« mit Hilfe nackter Lagerinsassinnen getestet. Schätzungsweise ein Drittel der insgesamt 300 Versuchspersonen stirbt.

Vom Juli 1942 bis etwa September 1943 werden im KZ Ravensbrück Sulfonamidversuche an mutwillig verletzten Lagerhäftlingen durchgeführt. Karl Gebhardt (1897–1947), Himmlers Leibarzt, und Herta Oberheuser werden wegen dieser barbarischen Experimente im Nürnberger Ärzteprozeß am → 20. August 1947 (S. 483) verurteilt.

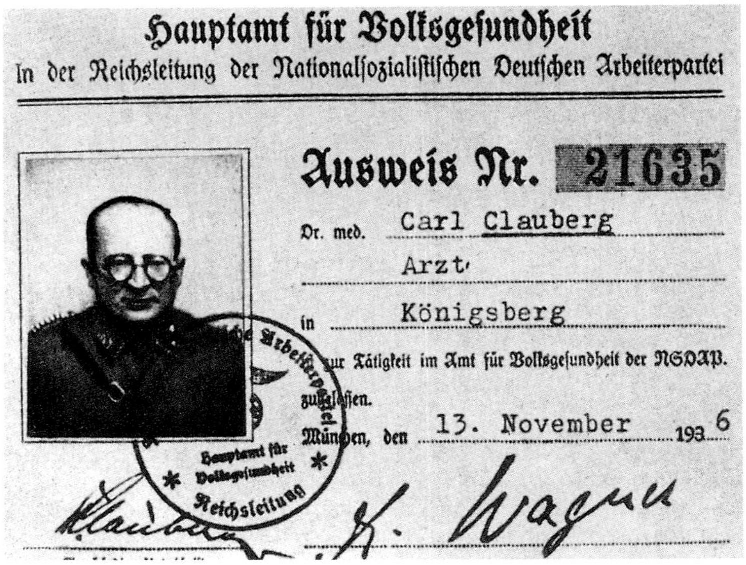
Hauptamt für Volksgesundheit
in der Reichsleitung der Nationalsozialistischen Deutschen Arbeiterpartei

Ausweis Nr. 21635

Dr. med. Carl Clauberg
Arzt
in Königsberg
zur Tätigkeit im Amt für Volksgesundheit der NSDAP. zugelassen.
München, den 13. November 1936

Carl Clauberg, der 1930 den »Clauberg-Test« (Bestimmung der Gestagene) entwickelte, unternimmt in Auschwitz verbrecherische Sterilisationen.

Zynismus: Ärzte werden zu Verbrechern

Chronik Hintergrund

Rassenbiologischer Wahn, naturwissenschaftliche Experimentierwut und die Erfordernisse der totalen Kriegführung machen Ärzte und Wissenschaftler, die sich – insbesondere im Rahmen der SS – in den Dienst des Nationalsozialismus stellen, zu Verbrechern. Ein Beispiel für diese »Medizin ohne Menschlichkeit« (Alexander Mitscherlich/Fred Mielke) ist der Professor für Gynäkologie und SS-Brigadeführer Carl Clauberg (1898–1957), ein Pionier der Endokrinologie. In einem »Reichsforschungsinstitut für Fortpflanzungsbiologie« im KZ Auschwitz erprobt Clauberg möglichst einfache (und verdeckt einsetzbare) Methoden der »Sterilisierung ohne Operation«, u. a. durch das Einspritzen von Formalinlösungen in den Uterus. Angestrebt wird die rassistische Massensterilisation von »Fremdvölkischen«, v. a. Jüdinnen.

Am erschreckendsten ist der Fall des SS-Arztes Josef Mengele (1911–1979), eines Schülers des berühmten Rassenbiologen Otmar von Verschuer (1896–1969), der ab Mai 1943 verantwortlicher Arzt im Frauenlager des KZ Auschwitz ist. Er unternimmt u. a. Infektionsversuche mit Typhusbakterien an eineiigen Zwillingen aus jüdischen sowie Roma- und Sinti-Familien.

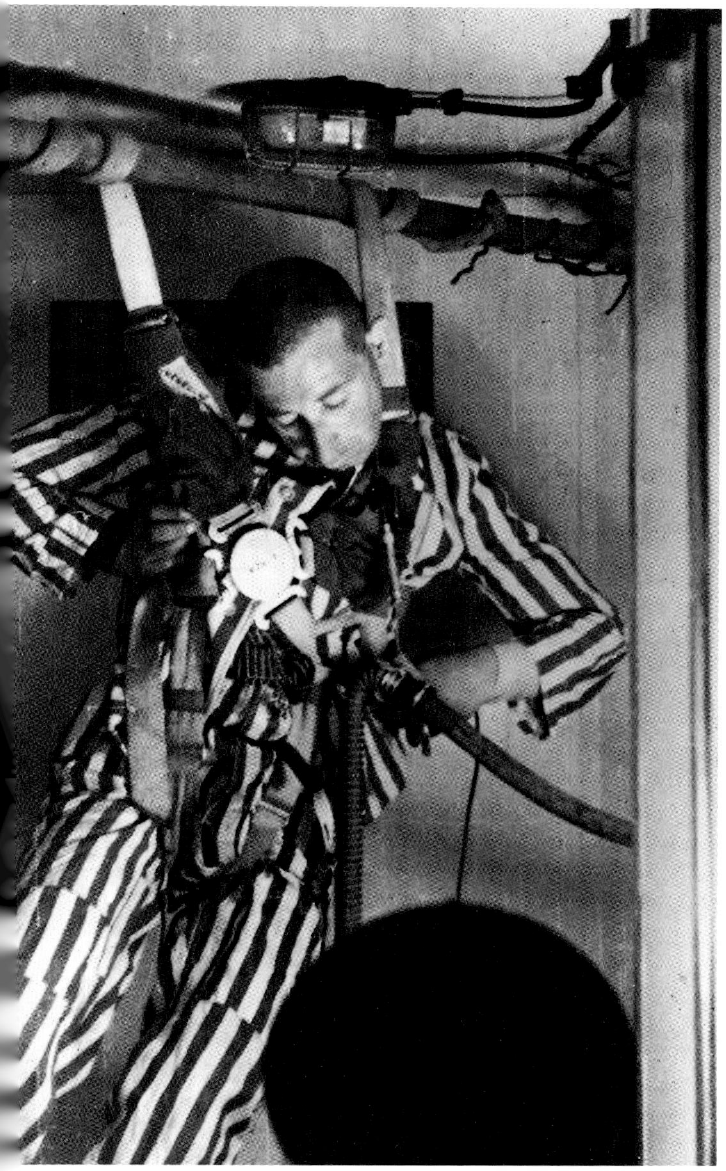

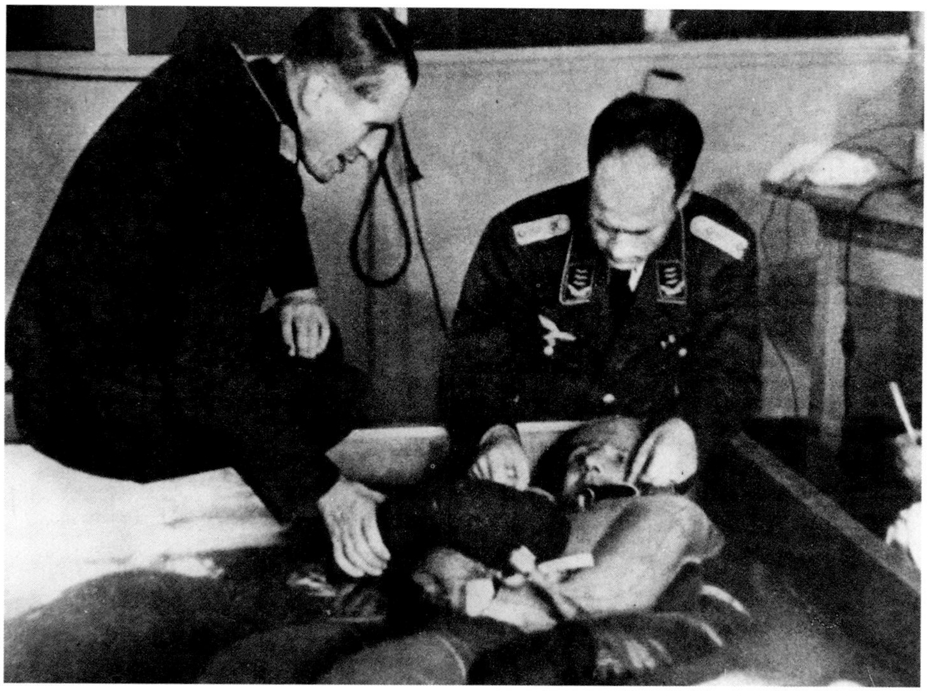

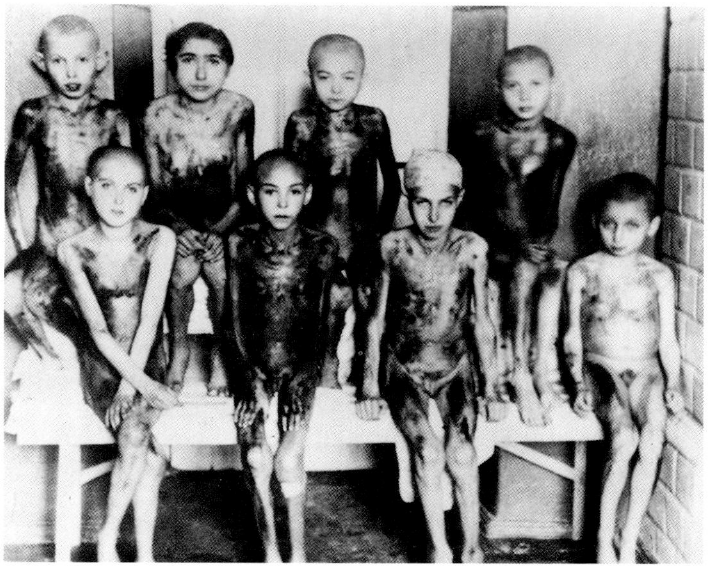

△ Der Stabsarzt der Luftwaffe Sigmund Rascher (l.) mit einem Assistenten und einem Häftling im Konzentrationslager Dachau; Rascher leitet Unterdruck- und Unterkühlungsversuche.

◁ Halbverhungerte Kinder mit Brandwunden am ganzen Körper nach unmenschlichen medizinischen Versuchen im KZ Auschwitz

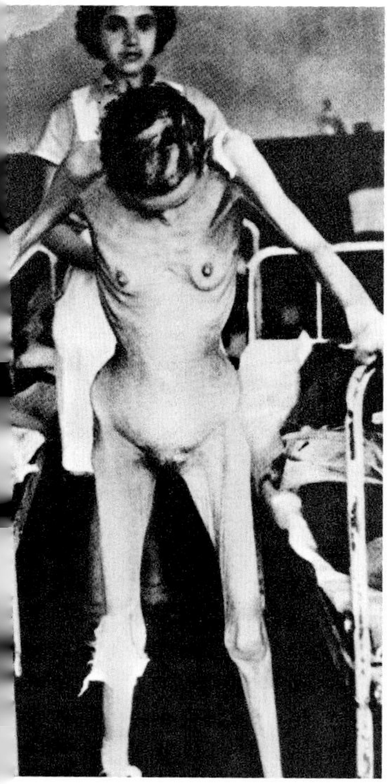

△ Menschenversuch im Konzentrationslager Dachau: Dieser Häftling wurde in einer Unterdruckkammer ermordet. Druckversuche werden vor allem im Rahmen der Luftfahrtmedizin unternommen.

◁ Die 30jährige Margit Schwarz aus Budapest, Opfer eines medizinischen Experiments zur Erforschung von Hungersymptomen; brutaler Menschenversuch im Konzentrationslager

▷ Das Gehirn eines Opfers, das nach einem Unterdruckversuch durch Strangulation unter Wasser getötet wurde; in den Blutgefäßen sind Luftblasen (perlschnurartige Luftembolien) als Folgen des Menschenversuchs sichtbar. Das Negativ dieser Fotografie wurde in Sigmund Raschers Haus gefunden.

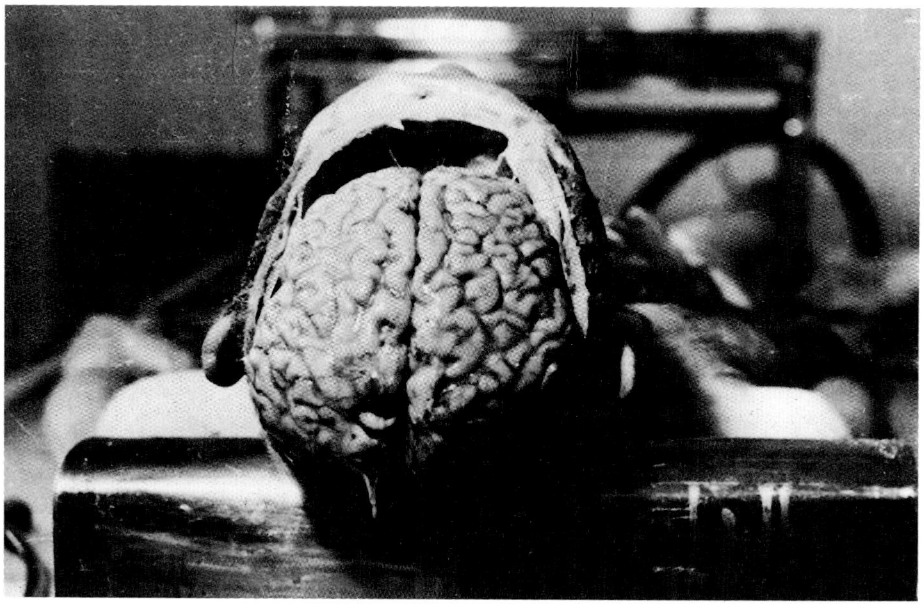

»Lebendfrisches Material von einem Juden entnommen«

Chronik Zitat

Die Menschenversuche an Häftlingen in Konzentrationslagern gehören – neben der »Euthanasie« (→ April 1940/S. 456) – zu den brutalsten Verbrechen, die Ärzte im Dienste des Nationalsozialismus begangen haben.
Die Motive reichen von perversem Forschungstrieb über eindeutigen Sadismus bis zu dem Wunsch nach bewußter Ausschaltung der »Untermenschen«; dies alles im Rahmen einer bürokratisch organisierten Vernichtungsmaschinerie. Nach Schätzungen sollen »nur« 350 von ca. 90 000 Ärzten in Deutschland Medizinverbrechen begangen haben; mindestens 300 von ihnen sollen an Menschenversuchen beteiligt gewesen sein. Im Nürnberger Ärzteprozeß (→ 20. 8. 1947/S. 483) werden von 20 angeklagten Ärzten zwölf wegen verbrecherischer Menschenversuche verurteilt.

Das Tagebuch des Münsteraner Anatomieprofessors Johannes Paul Kremer (1883–1967; 1947 in Polen zum Tode verurteilt, freigelassen aus Altersgründen, in der Bundesrepublik nochmals zu zehn Jahren Gefängnis verurteilt), der als SS-Arzt vom 30. August bis zum 18. November 1942 im KZ Auschwitz tätig ist, gibt einen Einblick in das Geschehen:

»20. Septb. 1942.
Heute Sonntagnachmittag von 3 bis 6 Uhr Konzert der Häftlingskapelle in herrlichem Sonnenschein angehört: Kapellmeister Dirigent der Warschauer Staatsoper. 80 Musiker, Mittags gab es Schweinebraten, abends gebackene Schleie . . .
3. Okt. 1942.
Heute lebendfrisches Material von menschlicher Leber und Milz sowie vom Pankreas fixiert, dazu in absolutem Alkohol fixierte Läuse von Fleckfieberkranken. In Auschwitz liegen ganze Strassenzüge an Typhus darnieder. Habe mir deshalb heute früh die erste Serumspritze gegen Abdominaltyphus verabfolgen lassen . . .
16. Okt. 1942.
Heute Mittag das 2. Paket mit 300,– RM Wert an Frau Wizemann zum Aufheben abgeschickt.
Seife, Seifenflocken, Nähmittel.
Im Lager einen syndaktylen [mit Verwachsungen der Zehen bzw. Finger] Juden photographieren lassen (Vater und Onkel dasselbe Leiden).
17. Okt. 1942.
Bei einem Strafvollzug und 11 Exekutionen zugegen. Lebendfrisches Material von Leber, Milz und Pankreas nach Pilocarpininjektionen entnommen. Mit Wirths nach Nicolai gefahren; vorher eröffnete er mir, dass ich länger bleiben müsse.
18. Okt. 1942.
Bei naßkaltem Wetter heute Sonntagmorgen bei der elften Sonderaktion (Holländer) zugegen. Gräßliche Scenen mit drei Frauen, die ums nackte Leben flehen.
31. Okt. 1942.
Seit etwa 14 Tagen wunderschönes Herbstwetter, welches tagaus tagein im Garten des Hauses der Waffen-SS zu Sonnenbädern Veranlassung gibt. Selbst die klaren Nächte sind verhältnismässig mild. Weil Thilo und Meyer auf Heimaturlaub, bin ich mit den Funktionen des Truppenarztes betraut . . .
8. November 1942.
Heute Nacht bei 2 Sonderaktionen teilgenommen, bei regnerischem und trübem Herbstwetter (12. und 13.). Vormittags Hschaf. [Hauptscharführer] Kitt, einen aus Essen stammenden Schüler von mir, im Revier begrüßt. Nachmittags noch eine Sonderaktion, als die 14., die ich bisher mitgemacht habe. Abends gemütliches Zusammensein im Führerheim, von dem nunmehrigen Hstuf. [Hauptsturmführer] Wirths eingeladen. Es gab bulgarischen Rotwein und kroatischen Zwetschenschnaps . . .
13. November 1942.
Lebendfrisches Material (Leber, Milz und Pankreas) von einem vorher photographierten stark atrophischen jüdischen Häftling von 18 Jahren entnommen: Fixiert wie stets, Leber und Milz in Carnoy sowie Pankreas in Zenker (Häftl. No. 68030).«

Lagerkommandant des Konzentrations- und Vernichtungslagers Auschwitz ist zu Kremers Zeit Rudolf Höß (1900–1947; in Polen zum Tode verurteilt und hingerichtet). Er listet die »nichtärztliche Tätigkeit der SS-Ärzte im K.L.-Auschwitz«, die sie neben ihren »gewöhnlichen, üblichen ärztlichen Aufgaben« ausführen, in acht Punkten auf (Auszug):

»**1.** Bei ankommenden Judentransporten hatten sie die arbeitsfähigen männlichen sowie weiblichen Juden nach den vom RASS gegebenen Richtlinien auszusuchen.
2. Bei dem Vernichtungsvorgang an den Gaskammern hatten sie anwesend zu sein, um die vorgeschriebene Anwendung des Giftgases Cyklon B durch die Desinfektoren SDG's zu überwachen. Weiter hatten sie sich nach Öffnung der Gaskammern zu überzeugen, daß die Vernichtung vollständig war.
3. Die Zahnärzte hatten sich durch fortgesetzte Stichproben davon zu überzeugen, daß die Häftlingsärzte der Sonderkommandos bei allen Vergasten die Goldzähne auszogen und in die bereitstehenden, gesicherten Behältnisse warfen.
Weiter hatten sie die Einschmelzung des Zahngoldes und die sichere Aufbewahrung des Goldes bis zur Ablieferung zu überwachen . . .«

Jüdische Skelettsammlung zu »Forschungszwecken«

Chronik Zitat

Alexander Mitscherlich dokumentiert als Leiter der »Deutschen Ärztekommission« den Nürnberger Ärzteprozeß (→ 20. 8. 1947/S. 483; »Medizin ohne Menschlichkeit«, zusammen mit Fred Mielke; zuerst 1947 unter dem Titel »Das Diktat der Menschenverachtung« erschienen). Folgender Fall ist dieser Dokumentation entnommen: Der Ordinarius für Anatomie an der Reichsuniversität Straßburg, August Hirt (1898 bis 1954) möchte eine »jüdische Skelettsammlung« anlegen. In einem für Reichsführer SS Heinrich Himmler bestimmten Bericht vom 9. Februar 1942 heißt es:

»Betr.: Sicherstellung der Schädel von jüdisch-bolschewistischen Kommissaren zu wissenschaftlichen Forschungen in der Reichsuniversität Straßburg.
Nahezu von allen Rassen und Völkern sind umfangreiche Schädelsammlungen vorhanden. Nur von den Juden stehen der Wissenschaft so wenig Schädel zur Verfügung, daß ihre Bearbeitung keine gesicherten Ergebnisse zuläßt. Der Krieg im Osten bietet uns jetzt Gelegenheit, diesem Mangel abzuhelfen. In den jüdisch-bolschewistischen Kommissaren, die ein widerliches, aber charakteristisches Untermenschentum verkörpern, haben wir die Möglichkeit, ein greifbares wissenschaftliches Dokument zu erwerben, indem wir ihre Schädel sichern . . .
Der zur Sicherstellung des Materials Beauftragte (ein der Wehrmacht oder sogar der Feldpolizei angehörender Jungarzt oder Medizinstudent, zugerüstet mit einem PKW nebst Fahrer) hat eine vorher festgelegte Reihe photographischer Aufnahmen und anthropologischer Messungen zu machen und, soweit möglich, Herkunft, Geburtsdatum und andere Personalangaben festzustellen. Nach dem danach herbeigeführten Tode des Juden, dessen Kopf nicht verletzt werden darf, trennt er den Kopf vom Rumpf und sendet ihn in eine Konservierungsflüssigkeit gebettet in eigens zu diesem Zwecke geschaffenen und gut verschließbaren Blechbehältern zum Bestimmungsort.«
Im KZ Auschwitz werden zunächst 115 Personen ausgesucht, »davon 79 Juden, 2 Polen, 4 Innerasiaten und 30 Jüdinnen«. Zu Beginn des August 1943 werden 80 Personen ins KZ Stutthof (östlich von Danzig) überführt und dort in der Gaskammer ermordet. Die Leichen werden danach nach Straßburg gebracht.

Der Augenzeuge Henry Henrypierres, der am Anatomischen Institut tätig ist, berichtet später:

»Nachdem die Leichen konserviert waren, wurden sie in die Behälter gelegt. Sie blieben dort ein ganzes Jahr, ohne daß sie jemand angerührt hat. Im Monat September 1944 machten die Alliierten einen Vormarsch auf Belfort, und in diesem Augenblick befahl Herr Professor Hirt Herrn Bong und Herrn Meier, diese Leichen . . . verbrennen zu lassen.«

Studenten und Ärzte im Widerstand

Juni/Juli 1942. Die »Weiße Rose«, eine Münchner Widerstandsgruppe gegen das NS-Regime, richtet sich mit vier nacheinander verteilten Flugblättern in einer Auflage von mehreren hundert Exemplaren an die Öffentlichkeit.

Zum Kern der »Weißen Rose« München gehören die Medizinstudenten Hans Scholl (1918–1943), Alexander Schmorell (1917–1943), Christoph Probst (1919–1943), Willi Graf (1918–1943) sowie die Philosophie- und Biologiestudentin Sophie Scholl (1921–1943) und der Professor für Psychologie und Philosophie Kurt Huber (1893–1943). Die »Weiße Rose« stellt die Flugblätter auf eigenem Gerät her und verteilt sie nach dem Zufallsprinzip. Erst als Hans und Sophie Scholl im Februar 1943 Flugblätter in den Lichthof der Münchner Universität werfen, werden sie denunziert und von der Gestapo verhaftet. Am 22. Februar werden sie zusammen mit Probst hingerichet. Auch Schmorell, Graf und Huber werden zum Tode verurteilt.

Der Einfluß der »Weißen Rose« reicht bis nach Saarbrücken, Freiburg, Stuttgart und Berlin. Die »Weiße Rose« Hamburg entsteht aus eigenständiger Initiative, hier sind eine Reihe von Medizinstudenten und Ärzten aktiv, darunter der Hamburger Pädiater Rudolf Degkwitz (1889–1973), der wegen seiner Opposition gegen die »Euthanasie« im Februar des Jahres 1944 zu einer siebenjährigen Zuchthausstrafe verurteilt wird.

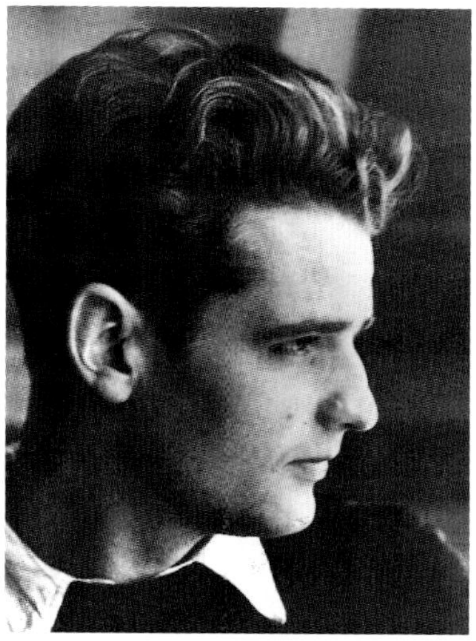

Stud. med. Hans Scholl (1918–1943), hingerichtet am 22. Februar 1943

Auch in anderen Widerstandsgruppen arbeiten Ärzte: So z. B. in der Berliner »Roten Kapelle«, eine der bedeutendsten Widerstandsgruppen, die in ihrer Zeitschrift »Die innere Front« (bis Sommer 1942) zum Sturz der NS-Herrschaft aufruft. Hier sind die praktische Ärztin Elfriede Paul (1900–1981), der Zahnarzt Hans-Helmut Himpel (1907–1943) sowie der Nervenarzt und Psychotherapeut John Rittmeister (1898–1943) zu nennen, der 1943, wie Himpel, in Berlin-Plötzensee enthauptet wird.

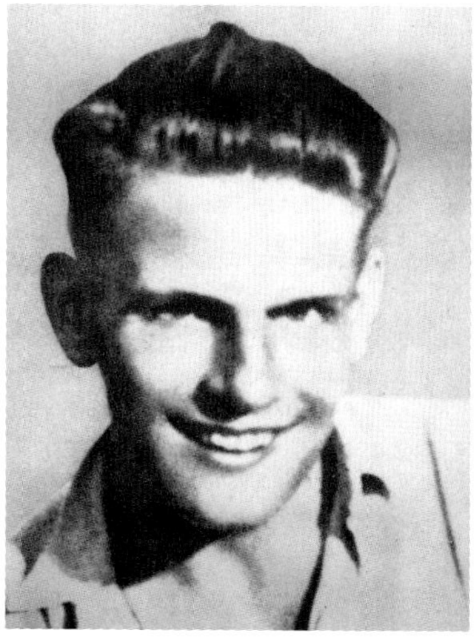

Stud. med. Christoph Probst (1919 bis 1943), hingerichtet am 22. 2. 1943

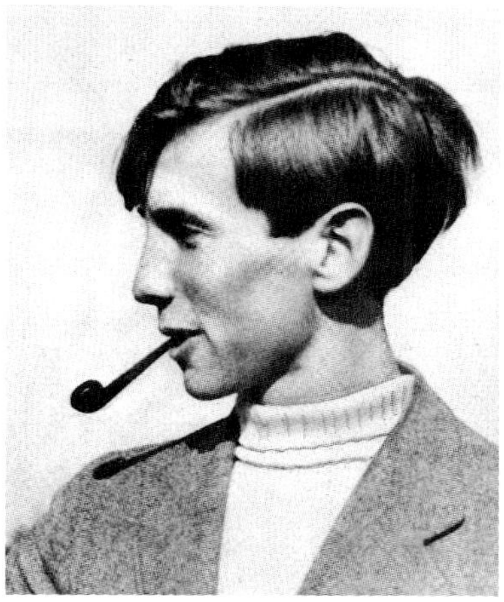

Stud. med. Alexander Schmorell (1917–1943), 1943 ermordet

»Eingeschüchterte deutsche Ärzte«

Chronik Dokument

Im März 1942 erscheint in Berlin das Flugblatt »An die deutsche Ärzteschaft«, das mit »Antifaschistische Aktion Deutschlands, Ärztesektion« unterzeichnet ist. Es stammt von der Widerstandsgruppe um Herbert Baum, die vorwiegend aus jüngeren jüdischen Arbeitern und Angestellten besteht – eine der wenigen jüdischen Widerstandsorganisationen. Ob und wie viele Ärzte an dieser Gruppe beteiligt sind, ist nicht bekannt. Oppositionelle Ärztegruppierungen, wie z. B. der »Verein sozialistischer Ärzte« wurden 1933 zerschlagen (→ 30. 1. 1933/S. 434):

»Das Volk steht vor dem Zusammenbruch! Arzt sein, das bedeutet eine soziale Verpflichtung. Können wir dieser Verpflichtung noch nachkommen? Nein! 50 000 von den nationalsozialistischen Strafgesetzen eingeschüchterte deutsche Ärzte sehen untätig zu, wie an der Gesundheit des deutschen Volkes durch drakonische Maßnahmen des Kassenwesens, durch katastrophale Zustände in der Krankenpflege, durch Heilmittelverknappung Raubbau getrieben wird.

Kollegen, wollt Ihr mitschuldig sein an der bevorstehenden Katastrophe, die über uns hereinbrechen muß, wenn wir Adolf Hitler in seinem aussichtslosen Krieg zur Befriedigung seiner verbrecherischen Machtgelüste weiter unterstützen würden? Hitlers Sturz ist Deutschlands Rettung!«

»Klinefelter-Syndrom« wird beschrieben

1942. Der US-amerikanische Arzt Harry Fitch Klinefelter veröffentlicht zusammen mit E. C. Reifenstein und Fuller Albright in der US-Fachzeitschrift »Journal of Clinical Endocrinology« einen Artikel, in dem ein Syndrom, das durch eine Störung der Geschlechtsmerkmale bei männlichen Personen charakterisiert ist, vorgestellt wird.

Typische Zeichen sind die Entwicklung sekundärer weiblicher Geschlechtsmerkmale wie Gynäkomastie (Vergrößerung der Brust), breites Becken und eine weibliche Geschlechtsbehaarung. Die Hoden bleiben klein, die männlichen Geschlechtshormone (Androgene) werden nur vermindert produziert. Vor der Pubertät weisen bestimmte Merkmale bei Jungen auf das Klinefelter-Syndrom hin. Ursache der Störung ist eine Chromosomenaberration: Das männliche Geschlechtschromosom (XY) trägt zusätzlich ein weibliches Chromosom (XXY; daneben auch XXXY oder XXXXY), was zur Entwicklungsstörung in den Hoden und (durch einen entsprechenden Hormonmangel) zur gestörten Ausprägung der männlichen Geschlechtsmerkmale führt. Damit liegt der Zustand eines hypergonadotropen Hypogonadismus vor, d.h. eine hormonale Unterfunktion der Keimdrüsen (= Gonaden) bei gesteigerter Produktion von Gonadotropin im Vorderlappen der Hirnanhangdrüse, welches als Hormon das Wachstum der Keimdrüsen anregt und steuert.

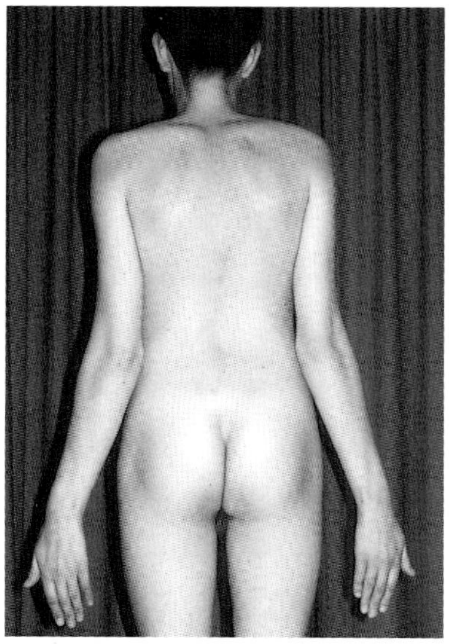

Das Klinefelter-Syndrom betrifft nur männliche Personen.

Curare: Pfeilgift für die Anästhesie

1942. Die beiden US-Amerikaner Harold Randall Griffith und G. Enid Johnson führen Curare in die allgemeine Anästhesie ein.

Curare, ursprünglich eine Sammelbezeichnung für verschiedene Pfeilgifte südamerikanischer Indianer, wirkt lähmend (erschlaffend) auf die Muskulatur. Curare wurde vorwiegend für die Jagd verwendet. Da es kaum über den Magen-Darm-Trakt aufgenommen wird, kann das damit erlegte Wild gefahrlos verzehrt werden.

Die (peripher) muskelrelaxierende Wirkung des Curare trägt dazu bei, das Risiko einer Narkose zu verringern, da somit niedrigere Konzentrationen von Narkotika zur Schmerzausschaltung genügen.

1943

Der US-amerikanische Psychiater Leo Kanner beschreibt erstmals das Krankheitsbild des »frühkindlichen Autismus«. → S. 469

Die NS-Führung mobilisiert unter dem Eindruck der sich abzeichnenden Niederlage an der Ostfront alle erdenklichen Reserven des zivilen Gesundheitswesens für das Sanitätswesen an der Front. → S. 472

Der Spielfilm »Paracelsus« des österreichischen Regisseurs Georg Wilhelm Pabst zeigt den berühmten schwäbischen Arzt als Urbild des »deutschen Volksarztes« im Sinne der NS-Ideologie. → S. 472

Der Chicagoer Chirurg Lester Reynold Dragstedt führt die erste operative Durchtrennung des Vagus-Nerven (»Vagotomie«) bei einem Patienten mit Magengeschwür durch. → S. 469

Der britische Biologe Peter Brian Medawar beweist durch tierexperimentelle Untersuchungen, daß die Abstoßung von Transplantaten durch die jedem tierischen Organismus innewohnende Immunabwehr bedingt ist.

Die Radiojodtherapie wird bei der Überfunktion der Schilddrüse (Hyperthyreose) eingeführt; bei Schilddrüsenkrebs (Struma maligna) wird sie erstmals 1944 von Joseph G. Hamilton und Mitarbeitern angewandt.

2. 2. Mit der Kapitulation der Nordgruppe der 6. deutschen Armee endet die Schlacht um Stalingrad (Wolgograd). Fast zwei Drittel der Soldaten sind erfroren, verhungert oder an Erschöpfung gestorben. → S. 470

Frühjahr. In einer schweizerischen Chemie-Fachzeitschrift erscheint ein Artikel der beiden Chemiker Albert Hofmann und Arthur Stoll über die Synthese von Lysergsäure-Diäthylamid (LSD). → S. 469

4. 4. Der niederländische Arzt Willem Johan Kolff führt in den Niederlanden Versuche der Hämodialyse (»Blutwäsche«) durch. → S. 468

30. 5. Josef Mengele, ehemaliger Assistent von Otmar Freiherr von Verschuer in Frankfurt am Main, wird Arzt im Konzentrations- und Vernichtungslager Auschwitz. Seine erste Tätigkeit besteht darin, mehrere hundert typhusverdächtige Roma und Sinti in die Gaskammer zu schicken (→ S. 464).

7. 6. Der Königsberger Gynäkologe Professor Carl Clauberg schreibt an Reichsführer SS Heinrich Himmler, daß seine im Konzentrationslager Auschwitz ausgearbeitete Methode der Massensterilisierung »so gut wie fertig ist« (→ S. 464).

Kolffs Erfolg mit »künstlicher Niere«

4. April 1943. Der niederländische Arzt Willem Johan Kolff (geb. 1911) kann in seiner von den Deutschen besetzten Heimat mit einem selbstkonstruierten Apparat die 29jährige Patientin Jann Schrivner am Leben erhalten, die sich im Endstadium einer Urämie (»Harnvergiftung«) befindet.

Ihr Harnstoffspiegel beträgt 16,9 g pro Liter Blut (normal sind 0,20 bis 0,45 g). Nach drei Sitzungen der Blutreinigung sinkt der Harnstoffspiegel auf unter 1 g. Dies bedeutet einen unerwartet großen Erfolg. Kolff wiederholt die Prozedur dreimal, bis er keinen venösen Zugang mehr bei der Patientin schaffen kann, um sie an den Apparat anzuschließen. Sie stirbt am 16. April. 1944 veröffentlicht Kolff zusammen mit anderen Autoren den Einsatz der »künstlichen Niere« in einer skandinavischen Fachzeitschrift unter dem Titel: »The artificial kidney: dialyser with great area« (Die künstliche Niere: Dialysator mit großer Oberfläche). Das Zeitalter der Nierendialyse bricht an.

Die »künstliche Niere« (Hämodialysator) entfernt Stoffwechselschlacken oder schädliche Stoffe aus dem Blut durch eine semipermeable (halbdurchlässige) Membran hindurch, wobei kleine Teilchen durch die Membran diffundieren und somit aus dem Blut entfernt werden. Nach der Passage durch den Dialysator wird das gereinigte Blut in den Kreislauf zurückgeleitet. Diese »extrakorporale Hämodialyse« wird heute in großem Umfang zu Hause (Heimdialyse) oder in speziellen Einrichtungen (Dialysestationen) durchgeführt (→ 17. 6. 1950/S. 490).

Die »künstliche Niere« gehört zu den ersten Versuchen, künstliche Organe für den kranken Menschen zu schaffen. Kolffs Apparat hat Vorläufer. Nachdem der schottische Chemiker Thomas Graham (1805 bis 1869) bereits 1861 seine Methode zur Trennung von (Körper)-Flüssigkeiten durch Dialyse beschrieb, erprobten die US-amerikanischen Physiologen John Jacob Abel (1857 bis 1938), Leonard George Rowntree (1883–1959) und Benjamin Bernard Turner die »künstliche Niere« 1914 im Tierexperiment. Die erste Anwendung am Menschen unternahm der Gießener Arzt Georg Haas (→ Sommer 1924/S. 410).

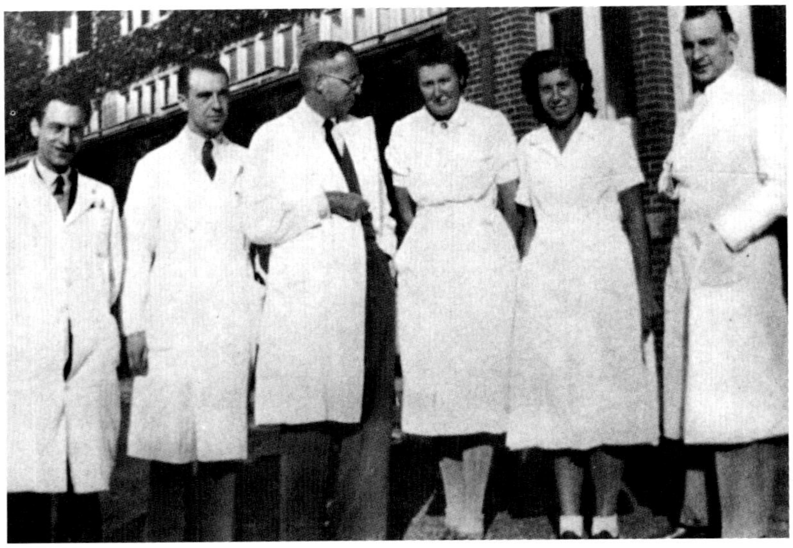

△ *Der niederländische Pionier der künstlichen Niere, Willem Johan Kolff (M.) mit seinem Team, drei Assistenzärzten und zwei Schwestern*

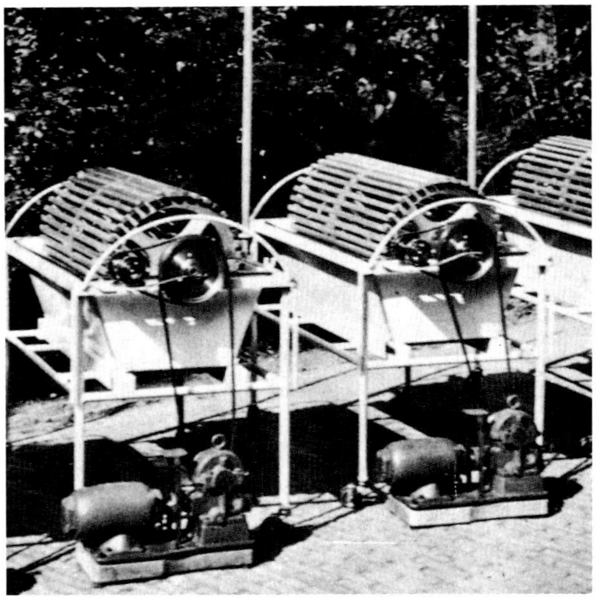

◁ *Modelle der ersten künstlichen Niere, die unter der Regie von Willem Johan Kolff gebaut wurden; sie stehen am Anfang der raschen Entwicklung der Nierendialyse nach 1945.*

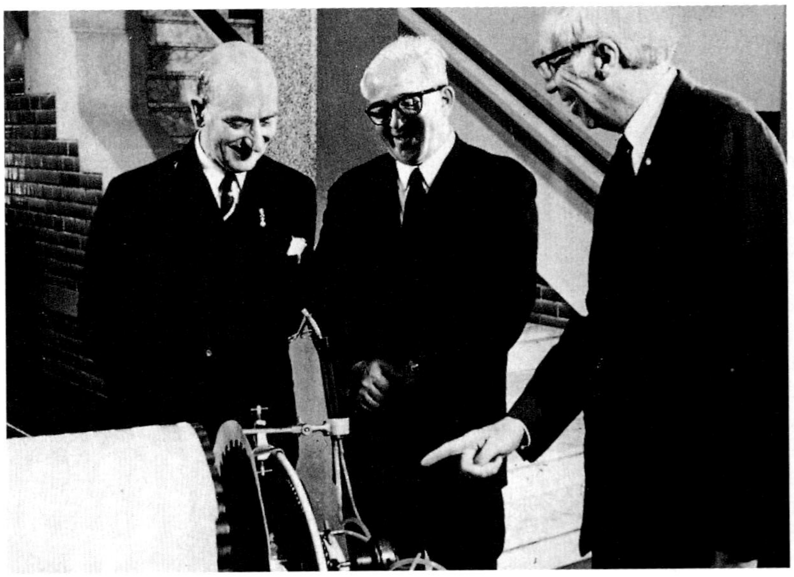

Kolff (r.) mit den technischen Erfindern der künstlichen Niere, H. T. J. Berk (M.) und van Dyk (l.); sie publizierten gemeinsam über ihre Erfindung.

Kinder ohne Beziehung zur Umwelt

1943. Der US-amerikanische Psychiater Leo Kanner beschreibt erstmals das Krankheitsbild des »frühkindlichen Autismus« (Kanner-Syndrom; Autismus von griech. autos = selbst). Der Begriff Autismus wurde im Jahr 1911 von dem Schweizer Eugen Bleuler in die Psychiatrie eingeführt.

Das Kanner-Syndrom ist eine angeborene bzw. bereits im Säuglingsalter zu beobachtende Kontaktstörung: Bei Zuwendung fehlt die Reaktion des Kindes, der körperliche Kontakt wird abgewehrt, der Blick ist in die Ferne gerichtet, der Blickkontakt fehlt, das Spielverhalten zeigt zwanghafte Züge, die Sprachentwicklung ist gestört (bei erhaltenem Sprachverständnis). Das autistische Kind ist relativ schmerzunempfindlich und spricht zwanghaft gehörte Wörter und Sätze nach (Echolalie).

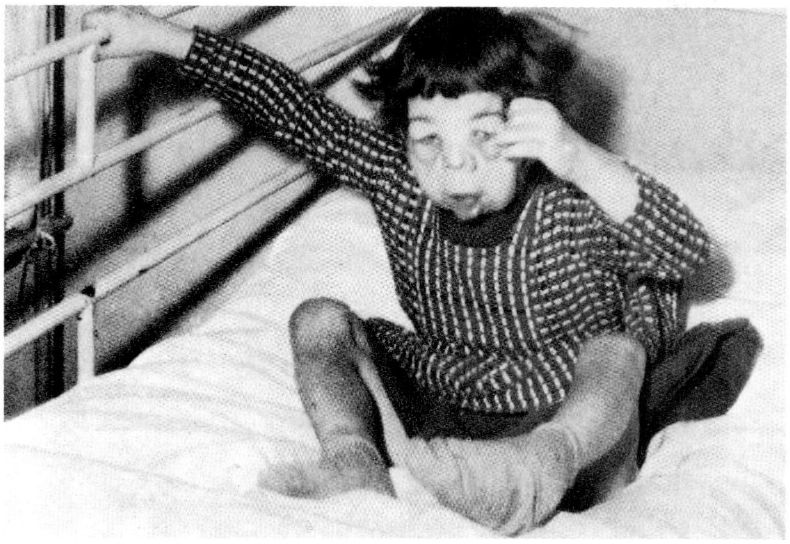

Ein autistisches Mädchen im Alter von 8,5 Jahren; die Ursache der Krankheit ist nicht geklärt, sie beruht vermutlich auf einer Hirnfunktionsstörung.

Das Kanner-Syndrom ist bereits vor dem 30. Lebensmonat diagnostizierbar, wobei die Entwicklung des Kindes, insbesondere die seiner Emotionalität, zurückbleibt. Die Diagnose läßt sich durch das Auftreten dreier typischer Symptome (Symptomtrias) stellen:

▷ Extreme Abschottung gegenüber der Außenwelt

▷ Zwanghaftes Festhalten an Gewohnheitshandlungen

▷ Auffälligkeiten des Sprechens.

Im weiteren Verlauf des frühkindlichen Autismus verändern sich die Symptome teilweise: Die Kinder werden geräuschempfindlich, können Angstanfälle haben und vermeiden immer mehr das Berühren von Objekten und Personen. Bis heute ist die Ursache dieser Krankheit nicht eindeutig geklärt. Wahrscheinlich ist eine Hirnfunktionsstörung anzunehmen, eine rein psychische Verursachung des Autismus ist nicht nachweisbar.

1944 beschreibt auch der österreichische Kinderarzt Hans Asperger – unabhängig von Kanner – den »kindlichen (oder infantilen) Autismus« (auch als autistische Psychopathie bezeichnet). Die Symptome zeigen sich hier – im Unterschied zum Kanner-Syndrom – erst bei Schulkindern und Jugendlichen und treten überwiegend bei Knaben auf. Ein weiterer Unterschied zwischen beiden Formen des Autismus besteht darin, daß die Kinder mit Asperger-Syndrom in der Regel eine intakte, z. T. auch hohe Intelligenz besitzen und diese für abwegige Leistungen einsetzen, so z. B. Auswendiglernen von Fahrplänen und Telefonbuchseiten. Auch hier ist die Ursache wissenschaftlich ungeklärt. Die Wirksamkeit eines Erbfaktors scheint evident.

Die Therapie der beiden Formen des kindlichen Autismus ist sehr langwierig und stößt an Grenzen. Zum Aufbau zwischenmenschlicher Kontakte werden verhaltenstherapeutische und psychoanalytische Methoden angewandt.

Der Vagusnerv wird durchtrennt

1943. Der US-amerikanische Chirurg Lester Reynold Dragstedt (1893 bis 1975) durchtrennt in zwei Fällen den Nervus vagus oberhalb des Zwerchfells, um damit ein Zwölffingerdarmgeschwür zu heilen. Die erhöhte Erregbarkeit des Nervus vagus (Vagotonie) führt zu einem Überwiegen des parasympathischen Systems im autonomen (vegetativen) Nervensystem (→ 1933/ S. 436). Dadurch kommt es u. a. zu einer vermehrten Produktion von Magensäure mit der Gefahr einer Geschwürbildung. Die operative Ausschaltung des Nervus vagus soll dem entgegenwirken.

Bis 1947 führt Dragstedt über 200 solcher Operationen durch. Dabei wählt er später den abdominalen Zugang, um zugleich unterstützende Operationen am Magenausgang vorzunehmen (Pyloroplastik). So kann er fehlendem Tonus und mangelhafter Peristaltik nach der Operation entgegenwirken. Die Sterblichkeit bei dieser Operationsmethode ist zwar gering, die postoperativen Komplikationen (insbesondere Durchfälle) sind aber erheblich. Die Methode ist umstritten und wird heute nur noch in Ausnahmefällen durchgeführt.

1960 führt der deutsche Chirurg Fritz Holle (geb. 1914) die »selektive proximale Vagotomie« als eine Neuerung in die Klinik ein, wobei nur bestimmte Äste des Vagus, die zum Magen ziehen (Rami gastrici) durchtrennt werden.

LSD: Der Rausch aus dem Chemie-Labor

Frühjahr 1943. In einer schweizerischen Chemie-Fachzeitschrift berichten der Chemiker Albert Hofmann (geb. 1906) und sein Kollege Arthur Stoll (1887–1971) über die Synthese von Lysergsäure-Diäthylamid, kurz LSD genannt.

Hergestellt hatten die beiden Schweizer die Droge erstmals 1938 im Labor der Baseler Firma Sandoz. Hofmann beschreibt, wie er während der Labortätigkeit plötzlich starke Kopfschmerzen verspürte und Sinnestäuschungen bemerkte. Daraufhin führte er einen Selbstversuch mit LSD durch. Nach 40 Minuten stellten sich starke Störungen ein: »Ich hatte größte Mühe, klar zu sprechen, und mein Gesichtsfeld schwankte und war verzerrt wie ein Bild in einem verkrümmten Spiegel.«

Der LSD-Rausch spielt später als eine sog. bewußtseinserweiternde Selbsterfahrung eine Rolle.

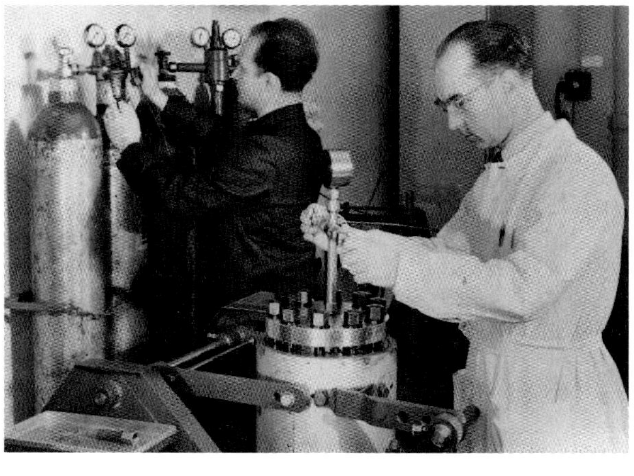

Der Biochemiker Albert Hofmann (r.), der 1943 die psychedelische Wirkung des LSD entdeckte; hier bei der Herstellung der ersten größeren Mengen von Dihydro-ergotamin und Hydergin für die klinische Arzneimittelprüfung (1945)

»Daseinsanalyse« nach Binswanger

1943. Der schweizerische Psychiater Ludwig Binswanger (1881 bis 1966), Direktor der Privatnervenklinik in Kreuzlingen am Bodensee, verwendet erstmals den Begriff »Daseinsanalyse«, um seine eigene psychotherapeutische Ausrichtung und psychiatrische Anthropologie zu kennzeichnen. Er bezieht sich zwar einerseits auf die Psychoanalyse Sigmund Freuds, andererseits auf die philosophische Tradition der Phänomenologie, insbesondere aber auf die Ontologie von Martin Heidegger, grenzt sich jedoch von beiden Ansätzen ab. Psychische Störungen erscheinen als Formen »mißglückten Daseins«.

Stalingrad – Ärzte machtlos

2. Februar 1943. Der letzte Widerstand deutscher Soldaten im Kessel von Stalingrad (heute: Wolgograd) endet. Die sechste Armee der deutschen Wehrmacht ist aufgerieben und kapituliert. Von 225 000 Mann sind 100 000 gestorben, 90 000 Mann (zumeist krank bzw. verwundet) überleben und geraten in Kriegsgefangenschaft, nur 35 000 konnten über den Luftweg aus dem Kessel entkommen.

Soldaten sinken entkräftet um

Anfang Dezember 1942 betrugen die Verpflegungssätze der eingeschlossenen Armee nur knapp die Hälfte dessen, was ein normal Arbeitender an Kalorien benötigt. Bereits nach kurzer Zeit traten Furunkulose und Durchfallerkrankungen gehäuft auf, die Soldaten wurden apathisch. Ab Mitte Dezember mehrten sich die Todesfälle aus Erschöpfung. Kranke Soldaten, die zu Fuß zum Hauptverbandplatz geschickt wurden, starben auf der Straße; ausgehungerte Soldaten zeigten Hungerödeme, welche die behandelnden Ärzte bis dahin noch nie zu sehen bekommen hatten.

Ein Beispiel mag die Grausamkeit der Situation erläutern: Ein Soldat vom motorisierten Grenadierregiment 29 starb in der Nacht zum 16. Dezember 1942 an Entkräftung. Im betreffenden Bericht heißt es: »Soldat X war als Horchposten eingesetzt. Plötzlich warf er mit Handgranaten um sich, schoß nach allen Richtungen und rief seinen Kameraden zu, sie sollten doch schießen, die Russen kämen. Nur mit vieler Mühe gelang es zweien, an sein Loch heranzurobben und ihn zu entwaffnen. Nachdem sie ihm längere Zeit beschwichtigend zugeredet hatten, beruhigte er sich und sagte, er wolle weiter Horchposten machen, als man ihm anbot ihn abzulösen. Er setzte sich ruhig in sein Loch, kippte langsam nach vorn über und verstarb.«

»Viele schliefen ein und erfroren«

Nach der Kapitulation marschieren die ausgemergelten Soldaten durch den Schnee zu den Kriegsgefangenenlagern, ohne Verpflegung und medizinische Versorgung. Ein solcher Marsch vom 2. auf den 3. Februar 1943 von Stalingrad in ein 60 km entferntes Lager wird folgendermaßen geschildert: »Während des Marsches herrschte bittere Kälte, und nachts setzte ein Schneesturm ein. Verpflegung gab es auf dem Marschweg nicht. Zudem wurde auch keine Möglichkeit gefunden, sich . . . einmal zu erwärmen. Wohl wurden kleine Ruhepausen eingelegt, in denen aber das Hinsetzen eine Gefahr (oder Erlösung) bedeutete, denn viele schliefen im Schnee ein und erfroren. Die meisten von den wegen Erschöpfung zurückgebliebenen Soldaten wurden erschossen. Immer wieder wurde die Ruhe der Nacht durch Schüsse aufgepeitscht.«

Auch in den Lagern erfrieren die Menschen. So heißt es in einem Bericht der 71. Infanteriedivision über die Situation in einem Gefangenenlager: »[Stalingrad] fand in Krasno Armeisk seine makabre Fortsetzung. Da lagen die Toten viele Meter hoch geschichtet, weil sie die hartgefrorene Erde nicht aufnehmen konnte.«

Im Laufe des Krieges kommt es an der Ostfront auf beiden Seiten zu Mißhandlungen, Verstümmelungen und Liquidationen von unzähligen Kriegsgefangenen.

Fleckfieber, Typhus, Hepatitis

In den Lagern herrschen katastrophale hygienische Zustände. Seuchen, insbesondere Fleckfieber und Ruhr, brechen aus. So sterben im Lager Betekowa von Februar bis März 1943 nach russischen Angaben ca. 38 000 Mann. Vor allem aber ist neben den Soldaten der Roten Armee auch die russische Zivilbevölkerung – abgesehen von den Kriegsverwüstungen und direkten Massakern durch die deutschen Besatzer – von Seuchen heimgesucht. Der sowjetrussische Sanitätsdienst bekämpft insbesondere Fleckfieberherde unter der Bevölkerung der befreiten Gebiete.

Das Fleckfieber, das vor allem im Winter grassiert und durch die extreme Verlausung der kämpfenden Truppe verursacht wird, kann während des Krieges nie ganz unter Kontrolle gebracht werden. Die Sterblichkeit beträgt bis zu 30%. Die Soldaten werden aber auch von anderen Seuchen massenweise erfaßt, u. a. von Typhus, Hepatitis und Diphtherie.

Zu Beginn des Jahres 1943 sind in der deutschen Wehrmacht 25 000 Ärzte in der Armee, 10 000 in der Luftwaffe, 3000 in der Waffen-SS und 1000 in der Marine tätig.

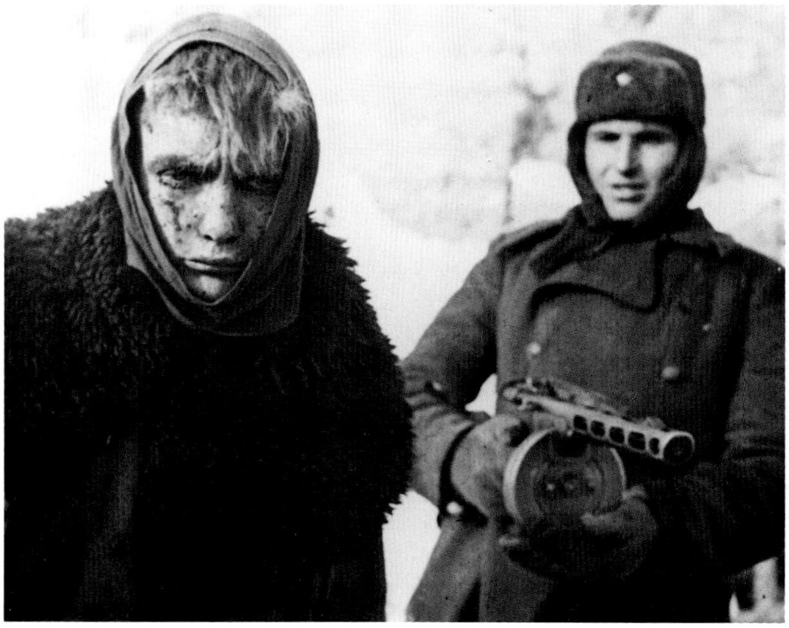

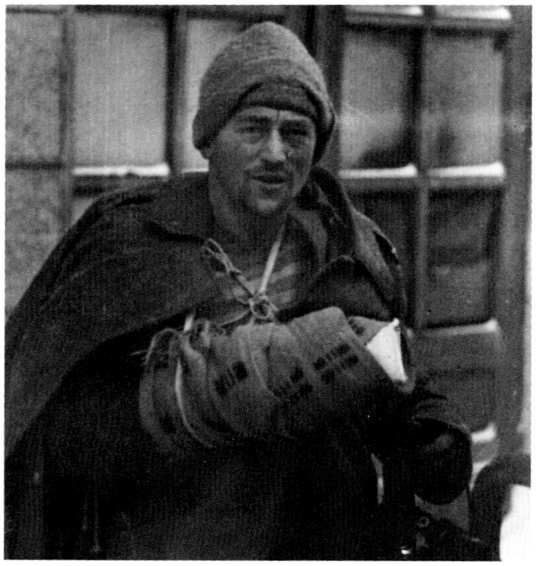

△ Die Schlacht um Stalingrad ist beendet: Nach der Kapitulation der deutschen Truppen am 31. Januar und 2. Februar 1943 gehen rd. 90 000 Überlebende in sowjetische Kriegsgefangenschaft; hier ein junger deutscher Soldat, von den Strapazen des Krieges und des Klimas gezeichnet.

◁ Ein verwundeter Soldat der deutschen Wehrmacht auf dem Bahnhof von Minsk (Weißrußland) im Februar 1942

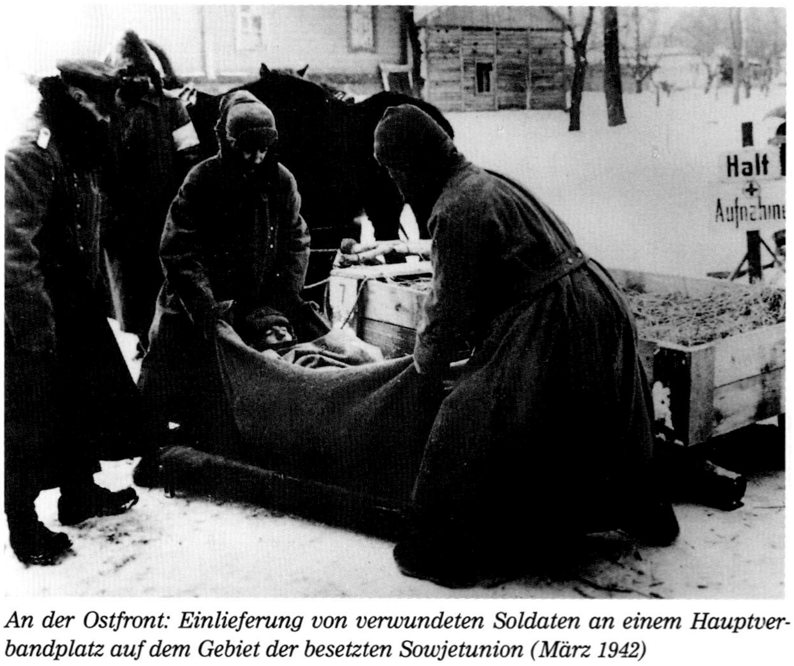

An der Ostfront: Einlieferung von verwundeten Soldaten an einem Hauptverbandplatz auf dem Gebiet der besetzten Sowjetunion (März 1942)

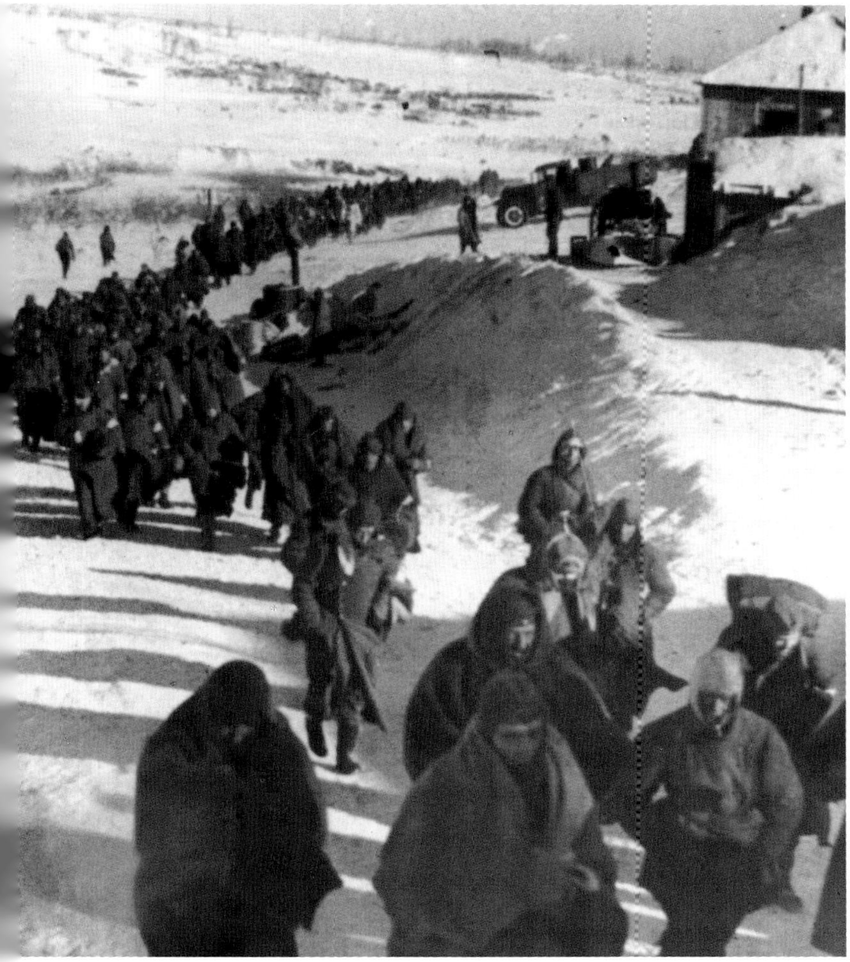

Nach dem Ende der Schlacht um Stalingrad: Eine Kolonne deutscher Kriegsgefangener befindet sich auf dem Marsch in ein sowjetisches Gefangenenlager (Februar 1943). Entkräftung und Kälte raffen viele Soldaten dahin.

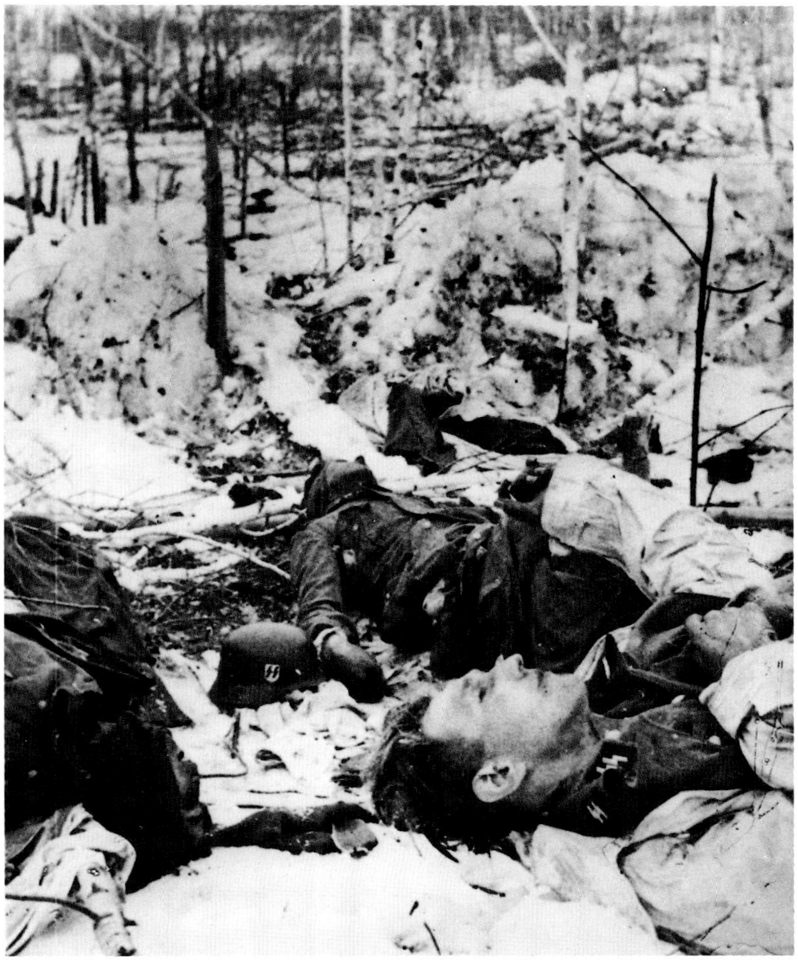

Leichen von Angehörigen eines SS-Regiments, das zur Verstärkung der deutschen Truppen an die Ostfront geschickt wurde; bereits in der ersten Kampfhandlung wurde das Regiment vollständig aufgerieben (Foto um 1943).

»Das Gefühl der Überlegenheit schmolz langsam dahin«

Chronik Zitat

Der Arzt (und spätere Schriftsteller) Peter Bamm (1897–1975) berichtet in seinen autobiographischen Kriegserinnerungen »Die unsichtbare Flagge« (1952) über den »Alltag einer Sanitätskompanie« auf dem Rückzug der deutschen Wehrmacht an der Ostfront (Heeresgruppe Süd) in Woronzowka, südöstlich der Landenge von Perekop (Auszüge):

»Zunächst gab es den Hauptverbandplatz mit zwanzig Betten für Schwerverletzte, dazu eine Ortskrankenstube mit vierzig Liegestellen für Leichtverletzte und Leichtkranke. Dann gab es zwei Zahnstationen, vier Entlausungsanstalten, verbunden mit Vergiftungsanlagen für den Gaskrieg, eine Sanitätsmaterialausgabestelle für die Truppe, eine Beobachtungsstation für Nervenkranke und Selbstverstümmelungen, einen Leichtkrankenzug.

Wir mußten Sanitätspersonal für vier Wagenhalteplätze des Krankenkraftwagenzuges stellen, der die Verwundeten von vorne zu uns brachte. Außerdem waren wir die Ersatzeinheit für die Sanitätsdienstgrade der fechtenden Truppe. Die Sanitätsdienstgrade der Truppe hatten eine noch höhere Verlustquote als die Infanterie. Die Bergung von Verwundeten ging ja immer im Rahmen von Kampfhandlungen vor sich. Wenn einer unserer alten Sanitätsgefreiten zur Truppe abkommandiert wurde, konnten wir fast sicher damit rechnen, daß er im Verlauf einiger Wochen als Verwundeter wieder zu uns kam. Die Männer haben das gelassen auf sich genommen. Zu all diesen Aufgaben kam die truppenärztliche Betreuung der Veterinärkompanie, der Werkstattkompanie, des Panzerzuges und eines georgischen Pionierbataillons. Einer unserer Ärzte war Abschnittsarzt für etwa dreitausend Zivilisten, die in unserem Bereich wohnten. Bei der Kompanie hieß er der Kassenarzt.

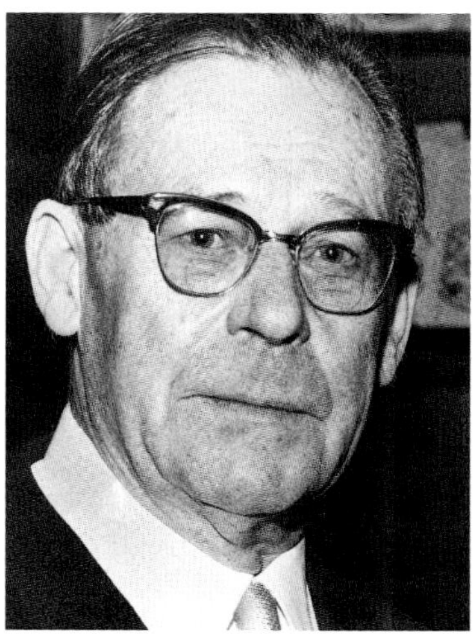

Der Schriftsteller und Arzt Peter Bamm 1972 im Alter von 75 Jahren, Autor von »Die unsichtbare Flagge«

Ein anderer war als Kampfkommandant für die örtlichen Verteidigungsmaßnahmen verantwortlich . . . Im Hinterland beschaffte der Futtermeister zusätzlich Rauhfutter für unsere Tiere. Die Tätigkeit der Kompanie erstreckte sich über einen Bereich von dreißig Kilometern . . .

Die Entfernungen zwischen der Front und der Grenze des eigenen Landes waren zusammengeschrumpft. Die Sicherheit, die dem Gefühl entsprungen war, daß die riesige eroberte Landmasse eine unerschöpfliche strategische Reserve sei, war geschwunden. Das Gefühl der Überlegenheit, das der Soldat sich so lange bewahrt hatte, schmolz langsam dahin. Die Flut war umgeschlagen. Das alles bedeutete eine Veränderung der psychologischen Situation der Soldaten im Osten.«

Medizin mobilisiert letzte Reserven für totalen Krieg

1943. Unter dem Eindruck der sich abzeichnenden Niederlage an der Ostfront (→ 2. 2. 1943/S. 470) und den damit verbundenen katastrophalen Versorgungsengpässen im Sanitätswesen mobilisiert die nationalsozialistische Führung alle erdenklichen Reserven für den »totalen Krieg«. Das zivile Gesundheitswesen wird stärker als bisher in das Kampfgeschehen einbezogen, um die Verluste an der Front auszugleichen und die Moral der kämpfenden Truppe zu stärken.
Bereits am 28. Juli 1942 war die Neuregelung des Gesundheitswesens durch einen Erlaß Adolf Hitlers öffentlich verkündet worden. Karl Brandt soll das militärische und zivile Gesundheitswesen unter einem Dach leiten. (Im August 1944 erhebt Hitler Brandts Dienststelle sogar zu einer »Obersten Reichsbehörde«.) Durch die verstärkte Einberufung von Ärzten bricht 1943 die straff organisierte nationalsozialistische Gesundheitsführung zusammen. Die relativ wenigen und z.T. überalterten Ärzte sind an der »Heimatfront« mit der üblichen Krankenversorgung überfordert. Die Sorge um den eigenen Berufsstand wird von den Machthabern beschwichtigt, eine »freizügige Niederlassungsfreiheit« wird auch für die Zukunft versprochen.

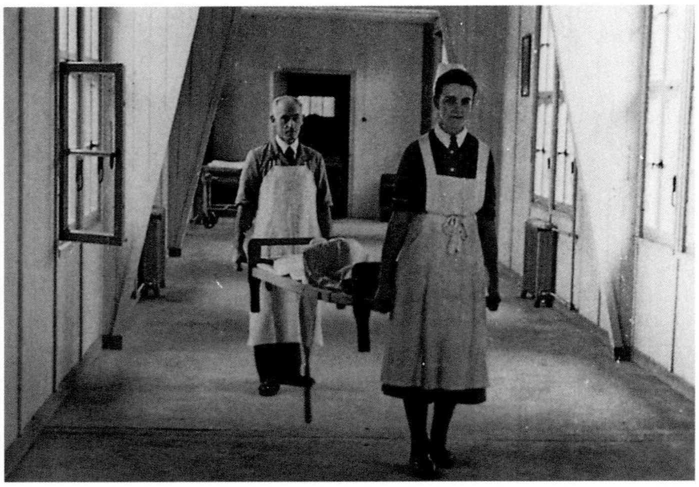

Gegen Kriegsende entstehen im Rahmen der »Aktion Brandt« sog. Krankenhaus-Sonderanlagen als Barackenbauten. Gedeckte Gänge verbinden den Operationstrakt mit den einzelnen Krankenstationen.

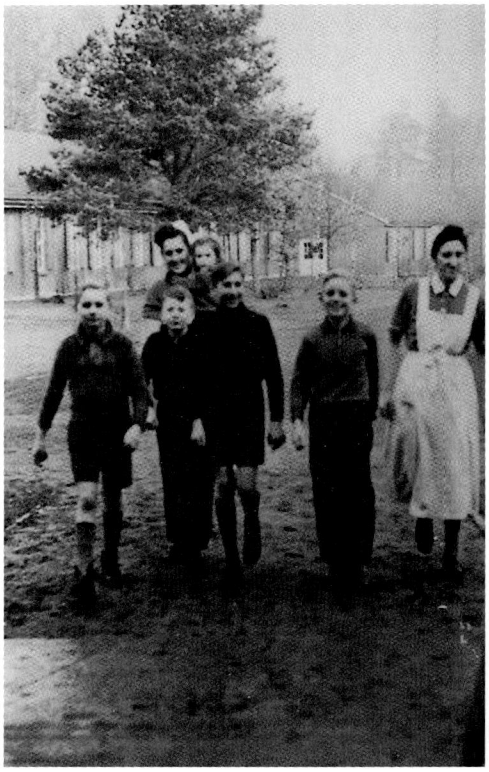

Grünflächen trennen die einzelnen Krankenstationen voneinander. Die »Krankenhaus-Sonderanlagen« werden unter Aufsicht von Minister Albert Speer errichtet (Foto von 1944).

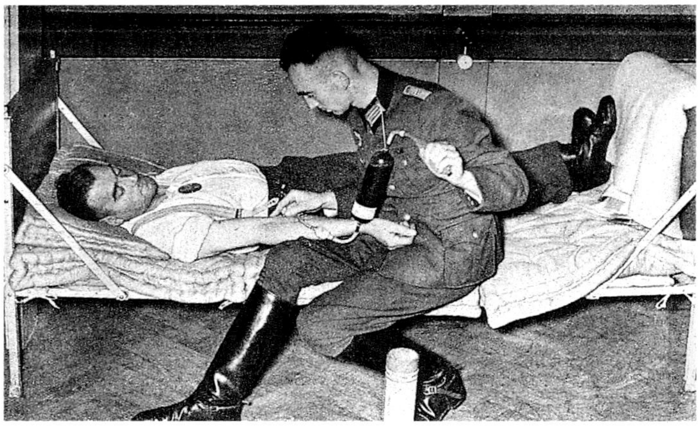

◁ Blutspende für verwundete Soldaten an der Front; überall im Deutschen Reich wird zur Unterstützung aufgerufen. Die Bluttransfusion spielt bei der Behandlung eine große Rolle.

Paracelsus: »Prototyp des deutschen Volksarztes«

1943. Der deutsche Spielfilm »Paracelsus« kommt in die Kinos. Regie führte der Österreicher Georg Wilhelm Pabst, die Titelrolle spielt Werner Krauss.
Der berühmte Arzt der Lutherzeit (→ Frühjahr 1527/S. 137) eignet sich hervorragend zur propagandistischen Vereinnahmung durch die Nationalsozialisten. Paracelsus offenbarte in seinem umfangreichen Werk charakteristische Züge, die ihn scheinbar zum »Urbild des deutschen Arzttums« machen. So attackierte er u. a. die »schelmig Juden«, die »als ein unnüz volk die arznei gebrauchen«. Außerdem forderte er eine Neubegründung der Medizin »im Lichte der Natur« und in der Perspektive einer Volksheilkunde, die z.B. die bodenständigen Heilpflanzen nutzt. Überdies kritisierte er die »falschen« Lehren »fremdländischer« Heilkonzepte.

So wird Paracelsus zur Symbolfigur des »neuen Arzttums«, das in der ärztlichen Standespresse ebenso hochgehalten wird wie bei den Außenseitern der »Neuen Deutschen Heilkunde« (→ 25. 5. 1935/ S. 447). Die historische Vereinnahmung des Paracelsus in der NS-Zeit führt zu schwülstigem Kitsch (z.B. in Theaterstücken), der bis heute seine Bedeutung für die Wissenschaftsgeschichte verdunkelt.

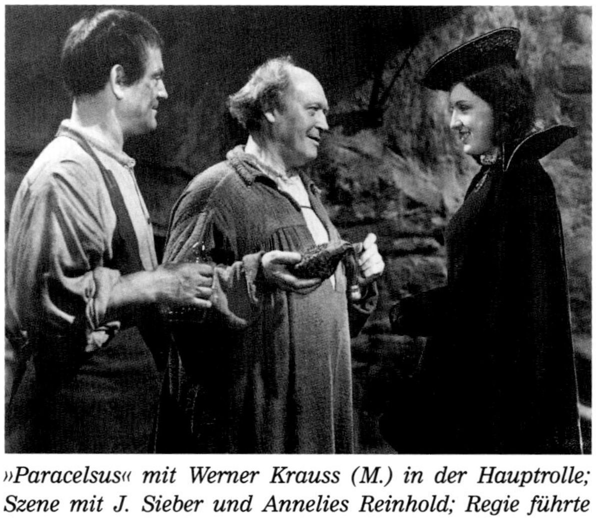

»Paracelsus« mit Werner Krauss (M.) in der Hauptrolle; Szene mit J. Sieber und Annelies Reinhold; Regie führte Georg Wilhelm Pabst, das Buch stammt von Kurt Heuser.

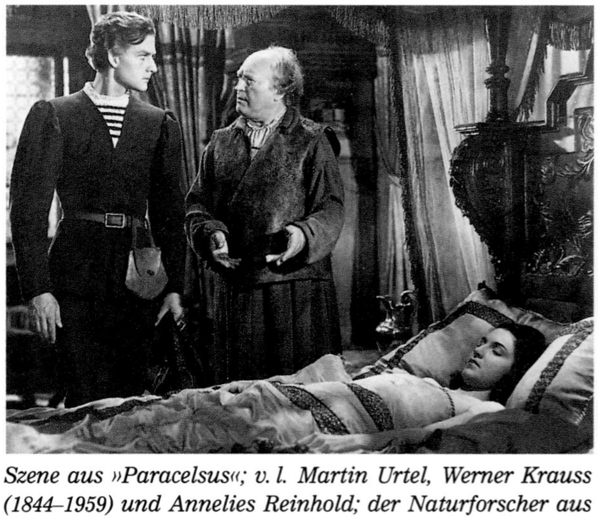

Szene aus »Paracelsus«; v. l. Martin Urtel, Werner Krauss (1844–1959) und Annelies Reinhold; der Naturforscher aus der Renaissance wird zum Kronzeugen der NS-Ideologie.

1944

Der deutsche Kardiologe Arthur Weber führt seine grundlegenden Studien zur Registrierung des Herzschalls durch. → S. 473

Dem US-amerikanischen Chemiker Robert Burns Woodward gelingt die Totalsynthese des Anti-Malariamittels Chinin. Dieses ist jedoch inzwischen durch bessere synthetische Arzneimittel ersetzt worden.

Die schwedische Chirurgin Clarence Crafoord führt erstmals eine Resektion bei einem Fall von Aortenisthmusstenose durch (operative Entfernung einer angeborenen Verengung der »Aortenenge«).

Der schwedische Internist Jan Waldenström beschreibt die Makroglobulinämie. Bei dieser Krankheit (Morbus Waldenström) kommt es zu einer Vermehrung von Makroglobulinen (Eiweißkörpern) im Blutserum, als Ausdruck einer systemischen Erkrankung im Knochenmark, bei der es zur Wucherung von weißen Blutkörperchen kommt. Heute rechnet man diese Störung zum lymphoplasmazytoiden Lymphom.

Der argentinische Physiologe Bernardo Alberto Houssay zeigt im Tierexperiment, daß der Hypophysenvorderlappen (Hirnanhangdrüse) für den Zuckerstoffwechsel von entscheidender Bedeutung ist.

Der US-amerikanische Biologe und Paläontologe George Gaylord Simpson veröffentlicht sein grundlegendes Werk zur Evolutionsbiologie: »Tempo and modus in evolution« (Zeitmaße und Ablaufformen der Evolution). Die deutsche Fassung erscheint 1951.

Der schwedische Arzt Anders Johan Grönwall veröffentlicht seine Untersuchungen über das Verhalten des Dextran bei der Infusion. Damit führt er diese Substanz als ein Ersatzmittel (»Plasmaexpander«) für Blutplasma in die Therapie ein.

Januar. Der aus Rußland in die USA eingewanderte Bakteriologe Selman Abraham Waksman begründet die antibiotische Therapie der Tuberkulose mit »Streptomycin«. → S. 474

Mai. Die »4. Tagung Ost der Beratenden Fachärzte« im SS-Lazarett Hohenlychen befaßt sich mit der Möglichkeit der Verkürzung von Lazarettaufenthalten von Soldaten. → S. 474

29. 11. Unter Mitarbeit der US-amerikanischen Kardiologin Helen Taussig kann Alfred Blalock, Chefchirurg am John Hopkins Hospital in Baltimore (Maryland), erstmals erfolgreich eine Anastomosen-Operation bei der 18 Monate alten Eileen Savon durchführen, die an einer angeborenen Herzmißbildung leidet. → S. 473

»Blaue Babies« mit Erfolg operiert

29. November 1944. Der US-amerikanische Herzchirurg Alfred Blalock (1899–1964) führt am John Hopkins Hospital in Baltimore (Maryland) die erste erfolgreiche Operation bei einem Kind mit angeborenem Herzfehler durch.

Es handelt sich um einen Fall von Fallotscher Tetralogie. Diese ist gekennzeichnet durch Verengung der Lungenarterie, Defekt der Herzscheidewand, Vergrößerung der rechten Herzkammer und Rechtsverlagerung der Hauptschlagader. Das Blut fließt größtenteils im Kurzschluß an der Lunge vorbei und wird nicht ausreichend mit Sauerstoff gesättigt. Die Kinder leiden an schwerer Atemnot und sehen blau aus.

Die Anregung für die Operation stammt von Helen Taussig (1898 bis 1986), Ärztin an der Kinderherzklinik am John Hopkins Hospital. Sie erkannte, daß bei den »blauen Babies« hauptsächlich das Ausmaß der Lungendurchblutung die Schwere des Krankheitsbildes bestimmt und kam auf die Idee, daß man eine künstliche Verbindung zwischen den Arterien des großen Kreislaufes und den Lungenarterien schaffen müßte, um den Blutfluß durch die Lunge zu steigern.

Blalock griff diese Anregung auf. Er bestätigte in Tierversuchen, daß mit der vorgeschlagenen Methode die Lungendurchblutung gesteigert werden kann. Am 29. November 1944 wagt er dann die erste Operation an einem 18 Monate alten Mädchen mit Fallotscher Tetralogie, das sich in einem sehr kritischen Zustand befindet. Er verbindet die linke Schlüsselbeinarterie mit der linken Lungenarterie. Die Operation führt – allerdings nur vorübergehend – zu einer deutlichen Linderung der Symptome.

Blalock verfeinert die sog. Blalock-Taussig-Anastomose, und bereits im dritten Versuch gelingt bei einem sechsjährigen Jungen eine anhaltende und geradezu unglaubliche Besserung. Im Mai 1945 veröffentlichen Blalock und Taussig ihre Arbeit »Die chirurgische Behandlung von Mißbildungen des Herzens«.

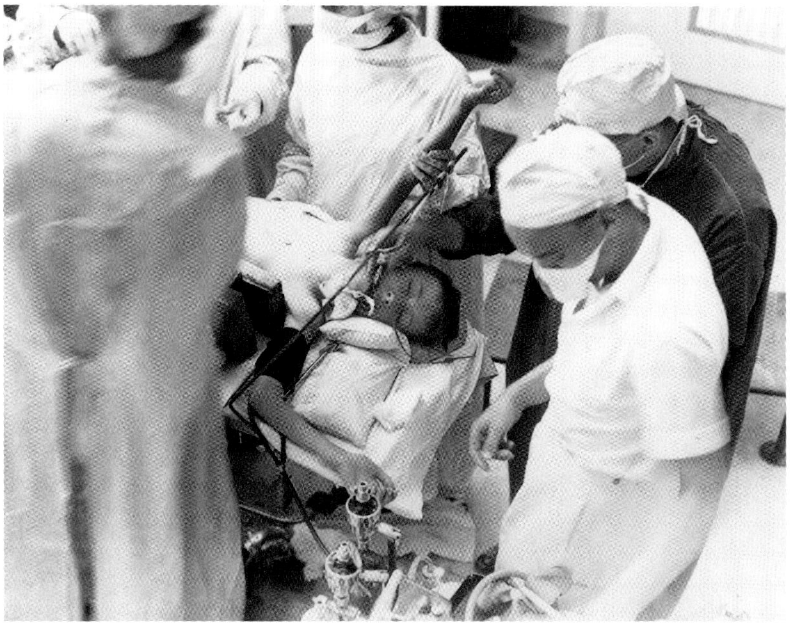

Der Herzchirurg Alfred Blalock (1899–1964) in London bei der Operation eines britischen Jungen, der an einem angeborenen Herzfehler leidet (Foto von 1947)

Bessere Diagnose mit Herzschallmessung

1944. Der Gießener Professor für Balneologie, Arthur Weber (1879 bis 1975), faßt die Forschungen zur Herzschallmessung in einem Lehrbuch mit dem Titel »Herzschallregistrierung« zusammen und verhilft dieser diagnostischen Methode zum Durchbruch.

Erste Versuche gegen Ende des 19. Jahrhunderts, die bei der Auskultation des Herzens hörbaren Schwingungen zu verstärken und mit Meßgeräten graphisch darzustellen, um eine sicherere Beurteilung zu erreichen, scheiterten an fehlenden technischen Voraussetzungen. Die erste brauchbare mechanisch-optische Methode veröffentlichte 1904 Webers Lehrer, der Gießener Physiologe Otto Frank.

Der entscheidende Durchbruch wurde durch Überführung der mechanischen Schwingungen in elektrische Spannungsschwankungen und deren Verstärkung erreicht. Der erste deutsche Apparat, der alle hörbaren Schwingungen registrierte, wurde 1927 von Ferdinand Trendelenburg gebaut. Weber verbessert die Apparatur und verwendet sie systematisch bei der Diagnose von Herzfehlern.

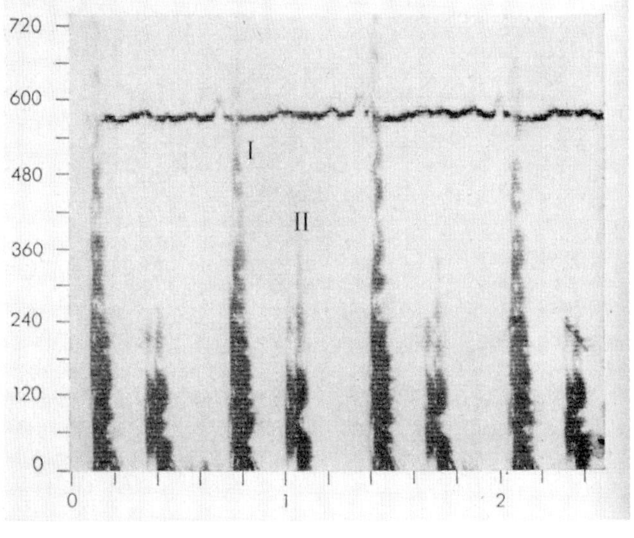

Herzschallbild (Phonokardiogramm) eines Kranken mit Herzfehler, wodurch die rechte Herzkammer mehr Blut pumpen muß als die linke; die Leerung der rechten Herzkammer ist verzögert und der zweite Herzton (II) gespalten.

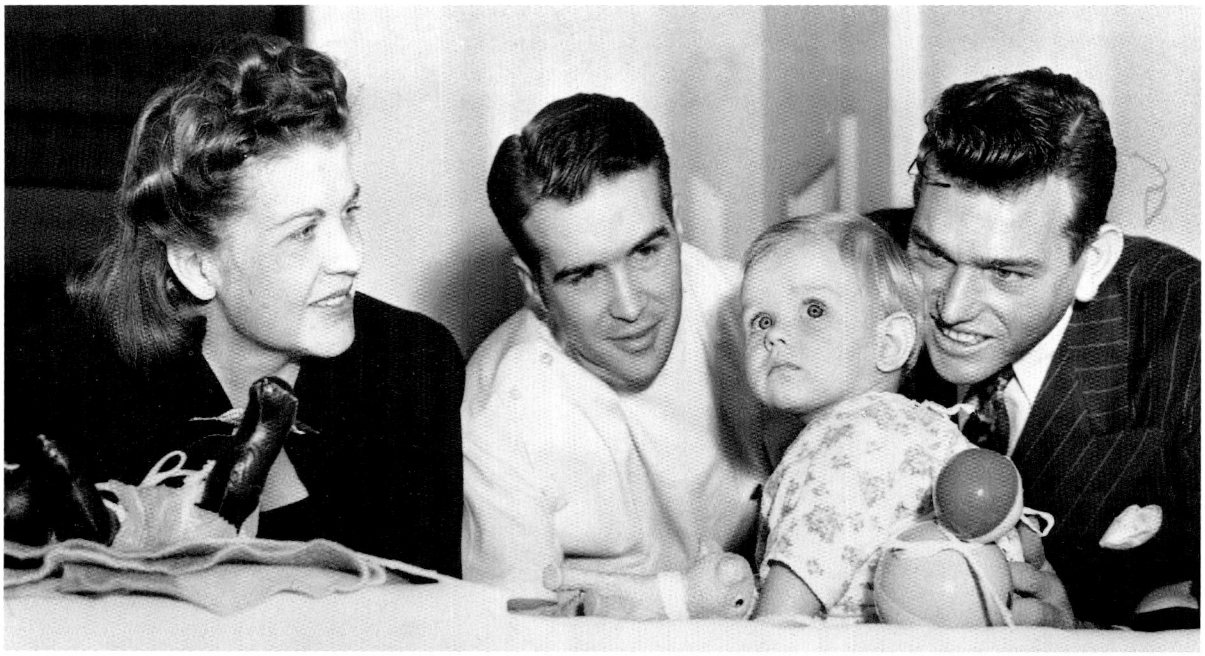

Dieses Kind wurde durch »Streptomycin« von der Miliartuberkulose geheilt (i. d. M. der Arzt George Cobley).

Ein Antibiotikum gegen die Tuberkulose

Januar 1944. Der US-amerikanische Mikrobiologe Selman Abraham Waksman (1888–1973), der 1910 aus der Ukraine in die USA emigrierte, isoliert an der Rutgers University (USA) ein neues Antibiotikum, das »Streptomycin«.

Waksman führt 1945, ausgehend von den bisherigen Bezeichnungen »Antibiose« und »antibiotisch«, den Begriff »Antibiotikum« (engl. antibiotic) in die medizinische Fachsprache ein. Er schlägt vor, diesen Terminus dann anzuwenden, wenn »eine chemische Substanz mikrobiellen Ursprungs, die antibiotische Wirkung entfaltet«, beschrieben werden soll.

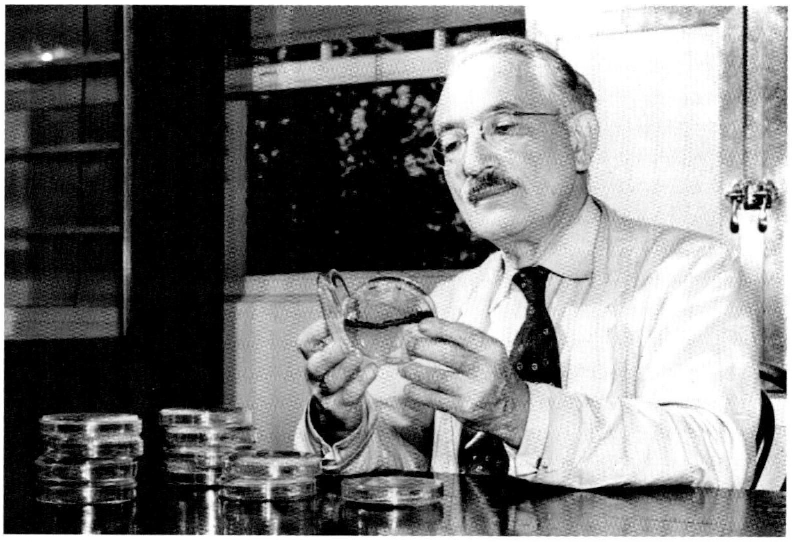

Selman Abraham Waksman entwickelt 1943/44 das »Streptomycin«. Daneben isolierte er eine Reihe anderer Antibiotika. 1952 erhält er den Nobelpreis.

Die beiden Forscher Horton C. Hinshaw (geb. 1902) und William H. Feldman (1892–1974) von der Mayo-Klinik in Rochester (US-Bundesstaat Minnesota) erproben »Streptomycin« im Tierexperiment (Meerschweinchen) und stellen eine gute Verträglichkeit fest. Einen außerordentlichen Effekt besitzt es gegen den Tuberkulose-Erreger beim Menschen (Mycobacterium tuberculosis). Ihr vorläufiger Forschungsbericht erscheint 1945 in den »Proceedings« der Mayo-Klinik. Damit ist erstmals ein wirksames Medikament (Antibiotikum bzw. Chemotherapeutikum) gegen die Tuberkulose gefunden, wogegen Penicillin machtlos ist.

»Streptomycin« wird nun auf Initiative der American Thoracic Society in großem Maßstab in den USA getestet, unter Einbeziehung und mit Unterstützung militärischer Institutionen. 1947 scheint es erwiesen, daß »Streptomycin« insbesondere bei der Miliartuberkulose und der tuberkulösen Meningitis wirksam ist. Zugleich wird deutlich, daß es Stämme des Tuberkelbazillus gibt, die gegen das Antibiotikum resistent sind und bei denen eine Langzeitbehandlung wirkungslos bleibt.

Der schwedische Kliniker Jörgen Lehmann vom Stahlgrenska-Krankenhaus in Göteborg führt 1946 die Paraaminosalicylsäure (PAS) in die Behandlung der Lungentuberkulose ein. 1950 erscheint schließlich der einschlägige Bericht des British Medical Council, wonach die gemeinsame Applikation von PAS und »Streptomycin« die Gefahr der Entwicklung resistenter Erregerstämme deutlich reduziert. Damit ist der Weg für eine effektive chemotherapeutische Kombinationsbehandlung aller Tuberkuloseformen geebnet, die in den 1950er Jahren durch Einbeziehung von »Isoniazid« (eingeführt von Edward H. Robitzek u. a. 1952) vollendet wird (→ 24. 3. 1882/S. 320; 4. 12. 1890/S. 332).

Krankenbataillone – die letzten Reserven

Mai 1944. Die »4. Tagung Ost der Beratenden Fachärzte« im SS-Lazarett Hohenlychen befaßt sich mit der Möglichkeit der Verkürzung von Lazarettaufenthalten von Soldaten, um u. a. Magen- und Ohrenkranke in sog. Magen- bzw. Ohrenbataillonen im Heer wieder einzusetzen. Die Mobilisierung kranker und z. T. verwundeter Soldaten war bereits im Vorjahr geplant worden. Besondere, durch die Kriegsanforderung reduzierte Tauglichkeitskriterien ermöglichen es, die betreffenden Kranken den Spezialeinheiten zuzuteilen.

Die Steigerung der Leistungsfähigkeit durch angepaßten Arbeitseinsatz, wie er auch im betriebsärztlichen Bereich bereits propagiert wurde, ist die Zielsetzung. Wie der damalige Breslauer Wehrkreisersatzarzt Walter im April 1943 formulierte, stellen die magenkranken Soldaten eine Belastung für den Sanitätsdienst und die Truppe selbst dar, »der sie mit ihren dauernden Beschwerden und ihrer Unfähigkeit, irgend etwas zu leisten oder leisten zu wollen, zur Last fallen«. Ein entsprechendes »Magenbataillon« bringe dagegen folgende Vorteile: Hier könne der Kranke von einem Facharzt auch im Dienst beobachtet und beurteilt werden; die Krankmeldungen würden abnehmen, wenn klar sei, daß die Kranken dann in ein spezielles Bataillon überwiesen würden; die Leistungsfähigkeit des einzelnen könne bis zu einem Höchstmaß gesteigert werden.

Die Überlegungen zielen darauf ab, Krankenbataillone könnten durch ihren geschlossenen Einsatz im Hinterland andere Truppeneinheiten für den Fronteinsatz freimachen. Im Mai 1943 erfolgte die erste Verfügung zur Aufstellung von »Magenbataillonen«, später werden auch »Ohrenbataillone« gebildet.

Die Ärzte stehen vor dem diagnostischen Problem, eingebildete Krankheit, psychosomatische Störung (Kriegsneurose), bewußte Simulation bis hin zur Selbstschädigung und Selbstverstümmelung zu unterscheiden. Durch die Erfassung der Kranken und Strafen (bis hin zur Todesstrafe bei Selbstverstümmelung) soll jegliche vermeintliche »Drückebergerei« ausgeschlossen werden.

Fortschritt und Grenzen der aktuellen Medizin

1945 bis heute

Für die Jahrzehnte nach dem Zweiten Weltkrieg ist eine übersichtliche und gerechte Darstellung der vielfältigen Entwicklungen innerhalb der Medizin kaum mehr möglich. Angesichts der gegenwärtigen Situation werden diese auch kritischer zu bedenken sein als alles bisher Dagewesene. Nicht von ungefähr steht die Medizin im Mittelpunkt eines gesellschaftlichen Interesses, das ihr Handeln nicht mehr nur von ihren Möglichkeiten, sondern zunehmend auch von ihren Grenzen her bemißt.

Daneben entwickeln sich zum derzeit größten, auch die Medizin langfristig herausfordernden Problem der Menschheit die globalen Bedrohungen, die sich aus der ungleichen Verteilung der Lebensgüter zwischen dem reichen Norden und dem extrem armen Süden sowie den Schäden an der Umwelt durch eine inzwischen gigantisch angewachsene Technologie ergeben. Nach dem Ende eines die Weltpolitik bestimmenden Ost-West-Gegensatzes zwischen kapitalistischen und sozialistischen Staaten verstärkt sich ein Nord-Süd-Gefälle zwischen Wohlstand und Armut, dessen Bewältigung vorläufig noch in weiter Ferne steht.

Entwicklungen seit Ende des Zweiten Weltkriegs

Als Tendenzen in der Medizin seit der Mitte des Jahrhunderts lassen sich beispielhaft herausarbeiten:

▷ Eine Internationalisierung der Forschungssituation mit einer nach wie vor deutlichen methodischen Dominanz der Naturwissenschaften: Die durch den Zweiten Weltkrieg von der immer stürmischer gewordenen internationalen Entwicklung abgeschnittenen Nationen mußten danach drängen, nicht nur aufzuholen, sondern in gleichem Maße kreativ werden zu können. Die viel unbefangener und mit großzügigen Geldmitteln operierenden Vereinigten Staaten wurden für Forscher aus dem westlichen Deutschland und den meisten übrigen Staaten lange Zeit zum Vorbild; der Rücktransfer in die eigenen traditionellen Wissenschaftsstrukturen geriet jedoch vielfach auch zum Problem. Inzwischen ist das Englische zur führenden Wissenschaftssprache geworden; die internationale Verständigung über Begriffe und Inhalte geschieht mittels abgestimmter Klassifikationssysteme wie die International Classification of Diseases bzw. Injuries and Causes for Death (ICD). Da immer neue Forschernationen hinzukommen, sind die Ergebnisse quantitativ nur noch schwer aufeinander abzustimmen.

▷ Eine Vervielfachung der medizinischen Disziplinen und Berufe: Das Problem der Spezialisierung und der gleichzeitigen Integration des spezialisierten Wissens ist eines der schwierigsten in der gegenwärtigen Medizin. Die Quantität und die Art der Entfaltung der wissenschaftlichen Erkenntnisse teilt viele zu umfangreich gewordene Gebiete entweder in eigenständige neue Disziplinen auf oder führt innerhalb des Gebietes zu Subspezialisierungen, die eine interdisziplinäre Zusammenarbeit verlangen. Für den Patienten ergibt sich daraus, daß er kaum mehr von einem einzelnen Arzt behandelt wird, sondern daß die Verteilung des Wissens dazu zwingt, ihn mehreren Spezialisten zuzuführen. Die Frage des Patienten, wer dann eigentlich »sein« Arzt sei, wird im »Medizinsystem« immer schwieriger zu beantworten.
Der 95. Deutsche Ärztetag beschloß 1992 für 41 medizinische Fachgebiete und 19 Schwerpunktbereiche die Möglichkeit zu einer spezialisierten Weiterbildung und das Recht zur Führung einer Facharztbezeichnung. Hinzu treten 22 mögliche Zusatzbezeichnungen, so daß inzwischen 82 medizinische Spezialberufe existieren.

▷ Eine Verlagerung vieler diagnostischer und therapeutischer Maßnahmen in den Bereich der Technologie: Der eigentliche Fortschritt der Medizin der letzten Jahrzehnte liegt weniger im gedanklichen als vielmehr im technischen, im apparativen Bereich. Nicht die Krankheitskonzepte ändern sich, sondern die Möglichkeiten in der Durchdringung des Details. Dies führt zu ungeahnten Erfolgen und Möglichkeiten, auf die nicht mehr verzichtet werden kann, die jedoch wiederum zwei Problemfelder eröffnen: Die wachsende Abhängigkeit in Diagnose und Therapie von der immer komplizierter werdenden Technik sowie die immer weniger bezahlbaren Kosten der notwendigen Ausstattung medizinischer Institutionen. Diese Tendenzen, die durch viele andere medizinische, soziale und politische Trends zu ergänzen wären, manifestieren sich in veränderten Handlungsmöglichkeiten, von denen nur stichwortartig an einige besonders sensible Bereiche erinnert sei.

Neue Einstellung zur Nachkommenschaft und zum Alter

Im Hinblick auf den Lebensbeginn führt die vielleicht dramatischste Fortentwicklung, die inzwischen so genannte Reproduktionsmedizin, zu neuem Wissen über die Zeugung und ihre Verhütung, über Schwangerschafts- und Geburtsrisiko und zu bisher nicht gekannten Möglichkeiten der vorgeburtlichen Diagnostik und Therapie. Einfach zu handhabende Methoden der Empfängnisverhütung, Techniken der Befruchtung außerhalb des Organismus, weiterführende Erkenntnisse im genetischen Bereich beginnen die Einstellung des Menschen zu seiner Nachkommenschaft zu verändern: Die Möglichkeit, sich für oder gegen beginnendes Leben bereits vor der Geburt zu entscheiden, fördert die Tendenz, ungewolltes, beschädigtes oder behindertes Leben gesellschaftlich nicht mehr zu akzeptieren. Darüber hinaus werden Grundfragen der kulturellen Menschheitsentwicklung auf neue Weise aktualisiert: Wann das menschliche Leben beginnt, ob es grundsätzlich von der Empfängnis an schützenswert sei, oder ob es – in zeitlich abgestufter Bewertung – nur dann sinnvoll sei, wenn es sich selbst und der Gemeinschaft Nutzen bringe.

Lebenskrisen, wie Krankwerden, chronisches Kranksein, Behinderung, Unheilbarkeit und vor allem das Altern, gewinnen neue, in ihrer Bewältigung zunehmend problematische Dimensionen. Die Lebenserwartung der Menschen verdoppelte sich im 20. Jahrhundert durch die Fortschritte der Medizin, die damit verbundene langjährige Multimorbidität alter Menschen, also das gleichzeitige Bestehen mehrerer Krankheiten bei einem Patienten, eröffnet nicht nur neue medizinische, sondern auch gesellschaftliche Herausforderungen. Skeptiker sprechen von einer »Fortschrittsfalle«, da die immer erfolgreichere Medizin eine immer kränkere und teurere Altersgesellschaft produziert. In einigen Ländern, wie z. B. in Großbritannien und den USA, stellt man aus Kostengründen Überlegungen an, ob alten Menschen noch die vollen medizinischen Leistungen gewährt werden können. Tatsache ist, daß die Notwendigkeit einer Versorgungsgerechtigkeit, d. h. einer Verteilungsgerechtigkeit im Hinblick auf die zur Verfügung stehenden Mittel, weltweit zu Kosten-Nutzen-Überlegungen zwingt, die von einer Krise zeugen. Es wird nicht zu verhindern sein, daß in Zukunft nicht mehr alle medizinischen Möglichkeiten allen Kranken zur Verfügung stehen. Bei dem globalen Gefälle zwischen einer armen und einer reichen Medizin ist dies – trotz aller Bemühungen beispielsweise der Weltgesundheitsorganisation WHO – schon längst nicht mehr der Fall.

Im Bereich des Lebensendes erfordern neue Übereinkünfte über die Todesfeststellung (Hirntod) sowie wachsende Möglichkeiten der Organtransplantation eine veränderte Einstellung zum sterbenden und zum toten Menschen. Einerseits gehören Intensivstationen und Transplantationseinheiten zu den apparate-, kosten- und personalintensivsten Kernbereichen der Therapie, auf der anderen Seite haben die technischen Möglichkeiten zur Wiederbelebung und Lebensverlängerung zu intensiven gesellschaftlichen Überlegungen über einen Interventionsverzicht und Behandlungsabbruch bei Sterbenden geführt. Diskussionen über einen würdigen Sterbebeistand (Euthanasie im eigentlichen Sinne) und Forderungen an den Arzt, bei der Beendigung eines Lebens aktiv tätig zu werden (Mitleidstötung) polarisieren gegenwärtig die Situation.

Diese Beispiele demonstrieren, daß die Medizin an diesem Jahrhundertende wieder einmal aufgerufen ist, ihr Handeln und Verhalten grundsätzlich neu zu überdenken. Der Internist Felix Anschütz spricht von erreichten und nicht erreichten Zielen in der Medizin und führt als Beispiele für unbestreitbare medizinische Erfolge den erheblichen Anstieg der Lebenserwartung an, die drastische Abnahme der Sterblichkeit bei vielen klassischen Infektionskrankheiten wie Tuberkulose, Masern, Keuchhusten, Diphtherie und Kinderlähmung, sowie das Verschwinden der Pocken als Folge der Impf-Prophylaxe. Außerdem erwähnt er die Erweiterung der operativen Möglichkeiten insbesondere bei der Organtransplantation, die Verbesserung der medikamentösen Behandlung durch hochwirksame Pharmaka, die Entwicklung der Rehabilitationsmedizin sowie schließlich die Entwicklung, Anwendung und wachsende Akzeptanz psychologisch-psychosomatischer Behandlungsverfahren.

Aids und Alzheimer: Hilflosigkeit gegenüber neuen Krankheiten

Zu den nicht erreichten Zielen gehören vor allem die noch nicht gelungene Aktivierung der Menschen zur eigenständigen Verbesserung ihrer Lebensqualität, d. h. eine tiefgreifende Veränderung vieler Lebensgewohnheiten angesichts zunehmender Risikofaktoren, die Entwicklung von Nebenwirkungen und Überempfindlichkeiten bei immer mehr Medikamenten, die trotz höchster Anstrengungen der Forschung noch nicht gelöste, wenngleich diagnostisch und therapeutisch verbesserte Situation des Krebsproblems, schließlich die aus vielen, sowohl operativen wie medikamentösen Behandlungsweisen erwachsenden Defektzustände. Hinzuzufügen wäre die noch bestehende therapeutische Hilflosigkeit gegenüber neuen bzw. immer häufiger diagnostizierten Krankheiten, von denen zwei gegenwärtig bedrohlichen Charakter annehmen: Die erworbene, 1981 erstmals in den USA beschriebene Immunschwäche Aids, die mit einer hohen Sterblichkeit und schwierigen, weil mit Sexualität verbundenen Präventionswegen belastet ist, sowie die nach dem deutschen Neurologen Alois Alzheimer (1864–1915) benannte Alzheimer-Krankheit, eine vorläufig noch unaufhaltsam fortschreitende Atrophie der Großhirnrinde mit zunehmender Verblödung bei älteren Menschen.

Wissensanhäufung statt Praxisbezug im Medizinstudium

Erhebliche Diskussionen konzentrierten sich in den vergangenen Jahrzehnten um Konzept und Struktur der medizinischen Ausbildung. Die offenbar ungebrochene Attraktivität des Arztberufes führte in der ganzen Welt zu einer drastischen Zunahme der Studentenzahlen. In der Bundesrepublik Deutschland wurde die aus der Zeit des Nationalsozialismus stammende Bestallungsordnung im Jahr 1970 von der gegenwärtig noch gültigen, inzwischen siebenmal novellierten Approbationsordnung für Ärzte abgelöst. Sie soll dem realen Wissenszuwachs, dem Auseinanderdriften der Disziplinen in der Spezialisierung und den unaufhörlich steigenden Studentenzahlen Rechnung tragen. Außerdem soll sie die politische Forderung der Europäischen Gemeinschaft erfüllen, möglichst vergleichbare Ausbildungsstrukturen in den europäischen Ländern zu ermöglichen (sechs Jahre oder 5500 Stunden theoretischen und praktischen Unterrichts). Dahinter stehen langjährige, sehr problematische Entwicklungen in der Hochschulgesetzgebung (Empfehlungen des Wissenschaftsrates), die den Medizinischen Fakultäten zunehmend die Autonomie über die Zulassung und die Prüfung der Studenten genommen und an zentrale Institutionen gegeben haben. Als Schwachstellen dieser Ausbildungsreform haben sich erwiesen: Das Weiterbestehen der Trennung in vorklinische und klinische Fächer, die Addition neuer Disziplinen statt der Integration von Wissen, das Diktat von Gegenstandskatalogen mit ihrem Zwang zu mechanischem Lern- und Lehrverhalten, die drastische Reduzierung der mündlich-praktischen Prüfung am Krankenbett sowie die Verkürzung des Studiums auf Kosten der Möglichkeit, in dieser Zeit bereits praktische Anschauung und Erfahrung zu erwerben.

Wissenschaftlicher Fortschritt wirft neue ethische Fragen auf

Debatten über die Pflicht zur sachlichen, sittlichen und rechtlichen Rechtfertigung des Handelns und Verhaltens in der Medizin gewinnen seit den 50er Jahren zunehmendes Gewicht. Sie gründen in einer seit dem hippokratischen Eid andauernden, lange Zeit vornehmlich medizininternen Diskussion und betreffen Normen für ehrenhaftes professionelles Verhalten (Berufsethik) und für eine kompetente und menschenwürdige, an den Interessen des Patienten ausgerichtete medizinische und pflegerische Praxis (klinische Ethik). Die Notwendigkeit, sich verstärkt mit ethischen Problemen in der Medizin zu befassen, ergibt sich aus den inzwischen erreichten technischen Möglichkeiten, der damit verbundenen, in Grenzbereiche vorstoßenden Forschung, dem Wertepluralismus und der kulturellen Vielfalt einer offenen Gesellschaft sowie aus einer zu Kritik bzw. »Unbehagen an der Medizin« führenden Verunsicherung der Patienten, mit dem Vorwurf der Undurchschaubarkeit und Entpersönlichung des »Medizinbetriebes«.

Die Auseinandersetzungen in diesem Bereich wurden zunächst von der philosophischen und theologischen Ethik in Gang gesetzt. Sie formulierten grundlegende Themen (Lebensbeginn, Geburtenregelung, Schwangerschaftsabbruch, Sterbebeistand, Lebensverlängerung, Organtransplantation etc.) neu und stellten theoretische Prinzipien (Autonomie des Patienten, Nicht-Schaden, Nützen, Gerechtigkeit, Wahrhaftigkeit) für die Diskussion bereit. In anderen Ländern schneller und in einer offeneren Auseinandersetzung als in Deutschland bildeten sich einflußreiche Zentren, von denen nach wie vor wichtige Impulse ausgehen (Kennedy-Center of Ethics, Washington; Hastings-Center, New York; Institute of Medical Ethics, London). Inzwischen hat die Problemstellung den klinischen Bereich erreicht und wird im praktischen Handeln relevant.

Noch ist nicht konsensfähig, was mit Ethik im Umgang mit kranken Menschen gemeint ist und wie man die Heilberufe darauf vorbereiten soll. Die Spannweite reicht von Vorstellungen einer normgebenden, regulativen Funktion ethischer Aussagen über die Forderung nach Erarbeitung eines professionellen Standardverhaltens bis zum Versuch, zwischen Begründung und Durchsetzung besseren Handelns zu unterscheiden. Auseinandersetzungen zwischen einer verpflichtenden Sollensethik (Deontologie), einer dem individuellen Einzelgeschehen angepaßten Situationsethik und Erwägungen über die zu treffenden Entscheidungen im Hinblick auf ihre Nützlichkeit für alle (Utilitarismus) sind in vollem Gange, aber für die konkrete Situation noch nicht immer hilfreich. Für den praktischen Bereich (klinische Ethik) muß davon ausgegangen werden, daß ethische Fragen immer dort aufbrechen, wo Normen des Wissens, der Sitte und des Rechtes zur Konfliktbewältigung nicht mehr ausreichen und dennoch gehandelt werden muß.

Aus der Entwicklung der Medizin in der zweiten Hälfte des 20. Jahrhunderts ist bis jetzt vorrangig dreierlei zu fordern:

- ▷ Wissenschaftlich steht die Medizin vor einer gigantischen Anhäufung von Befunden, die nach einer neuen, dem Menschenbild unserer Zeit adäquaten Ordnung und Verarbeitung verlangen. Dafür werden die Naturwissenschaften in der Medizin durch eine Verstärkung ihrer geisteswissenschaftlichen, insbesondere philosophischen, historischen, ethischen und rechtlichen Elemente zu erweitern sein.
- ▷ Ökonomisch haben Medizin und Gesundheitswesen eine Grenze erreicht, die zu neuen, sehr problematischen Überlegungen über eine gerechte Verteilung ihrer Möglichkeiten und Mittel zwingt.
- ▷ Politisch teilt die Medizin mit anderen Lebens- und Produktionsbereichen das globale Ungleichgewicht zwischen Arm und Reich. Sie wird angesichts nach wie vor wachsender Not, Hunger, Krankheit und Sterblichkeit in vielen Ländern der Welt insbesondere ihre präventiven Anstrengungen vervielfachen müssen.

Eduard Seidler

1945

Nach Schätzungen sind während des Zweiten Weltkrieges insgesamt etwa 55 Mio. Menschen getötet und etwa 35 Mio. verwundet worden (→ S. 479).

Die medizinische Versorgung der Bevölkerung in Deutschland liegt bei Kriegsende weitgehend danieder. → S. 478

Die US-amerikanischen Wissenschaftler Cho Hao Li, Herbert McLean Evans und Miriam E. Simpson isolieren in Berkeley (Kalifornien) das Wachstumshormon aus der Hypophyse von Schafen. → S. 479

Rudolph Albert Peters und seine Mitarbeiter entwickeln in Großbritannien das Dimercaprol (BAL, British antilewisite) als Gegengift gegen arsenhaltige Kampfgase.

Die Trinkwasserfluoridierung zur Bekämpfung des Kariesbefalls der Bevölkerung wird an einigen Orten in den USA eingeführt. Nach siebenjähriger Laufzeit ist die Karies bei vier bis 16 Jahre alten Kindern. um bis zu 66% zurückgegangen (→ 1952/S. 495).

Der britische Pathologe Robin Royston Coombs entwickelt den Antiglobulin-Test zum Nachweis von Antikörpern, die gegen menschliche Erythrozyten (rote Blutkörperchen) gerichtet sind, den sog. Coombs-Test.

In New York wird die erste »Augenbank« eingerichtet. Dort wird die Hornhaut von Verstorbenen für Transplantationszwecke in Kühlschränken aufbewahrt (→ S. 488).

Mai. Mit Einmarsch der sowjetischen Streitkräfte in Deutschland werden bei Kriegsende 15 Mio. Maschinenlochkarten mit Krankengeschichten zerstört, die im Zentralarchiv für Wehrmedizin gesammelt worden sind. Während des Weltkrieges war hier erstmals in großem Maßstab eine medizinische Dokumentation aufgebaut worden.

6. 8. Die erste Atombombe wird über der japanischen Stadt Hiroschima von einem US-amerikanischen Bomberpiloten abgeworfen. Drei Tage später wird auch die japanische Hafenstadt Nagasaki bombardiert. → S. 477

November. Die britische Militärregierung ordnet in ihrer deutschen Besatzungszone eine allgemeine prophylaktische Verteilung von Vitamin-D-Präparaten durch den öffentlichen Gesundheitsdienst an (→ 1939/ S. 455).

Ab 1945. Die Tuberkulose wird mit Hilfe des »Streptomycins« erfolgreich bekämpft. Die Sterblichkeit sinkt innerhalb weniger Jahre drastisch, z. B. in Frankreich zwischen 1946 und 1953 um mehr als 50% (→ Januar 1944/S. 474).

Atombomben löschen Menschenleben aus

6. August 1945. Um 8.15 Uhr wird die erste US-amerikanische Atombombe über der japanischen Großstadt Hiroschima abgeworfen. Von den 400 000 Einwohnern werden etwa 260 000 getötet, daneben gibt es über 160 000 Verletzte und Vermißte. Ende 1947 hat die Stadt nur noch 137 000 Einwohner. Rund 80% der bebauten Fläche der Stadt Hiroschima werden zerstört.

Am 9. August 1945 wird Nagasaki als zweite japanische Stadt von einer US-amerikanischen Atombombe getroffen. Sie ist mit einer Sprengkraft von 20 kt TNT noch stärker als die Hiroschimabombe (14 kt TNT), richtet jedoch weniger Schäden als diese an, da etwas mehr als die Hälfte der Gebäude durch Hügel geschützt ist. Nach Schätzungen gibt es 39 000 Tote und etwa gleich viele Verletzte.

Die ungeheure Energie, die bei der Explosion auf kleinstem Raum frei wird, bewirkt eine tödliche und alles zerstörende Druck- und Hitzewelle, die bis zu einer Entfernung von 3 km noch zu Verbrennungen führt und zu hohen tödlichen Strahlendosen im Umkreis von 1 km. Nach den Bombenabwürfen auf Hiroschima und Nagasaki werden die Symptome der Strahlenkrankheit erstmals in aller Deutlichkeit sichtbar. Bei der großen Zahl von Strahlenkranken ist eine Therapie unmittelbar nicht möglich. Die Langzeitschäden, insbesondere die drastisch erhöhte Rate von Leukämiekranken, sind bedrückend.

1947 wird eine offizielle Behörde (Atomic Bomb Casualty Commission) zur Erforschung der medizinischen und biologischen Folgen radioaktiver Strahlen auf den Menschen eingerichtet. In fünf öffentlichen Krankenhäusern einschließlich des »Atombombenkrankenhauses« und 40 Privatkliniken erhalten die Atombombenopfer unentgeltliche Behandlung.

Weniger kraß und in der Öffentlichkeit nicht so bekannt sind die Strahlenschäden nach Atombombentests (radioaktiver Fall-out) oder Strahlenunfällen in Kernkraftwerken. Extrem toxisches Plutonium (Isotope) wird erstmals bei einem Atombombentest in New Mexico (16. 7. 1945) freigesetzt.

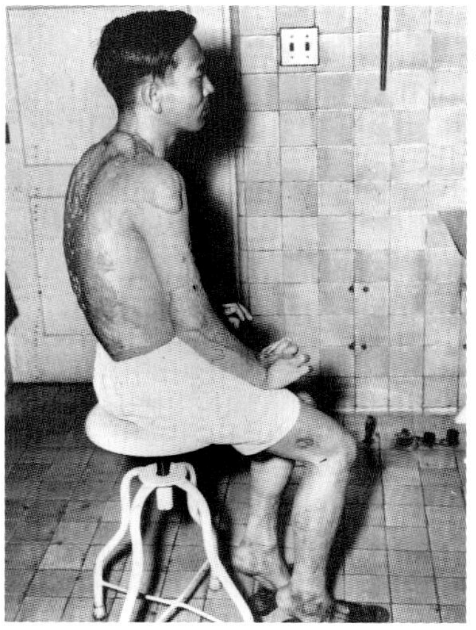

Schwere Narben bei einem Opfer der Atombombenexplosion von Hiroschima nach über zwei Jahren

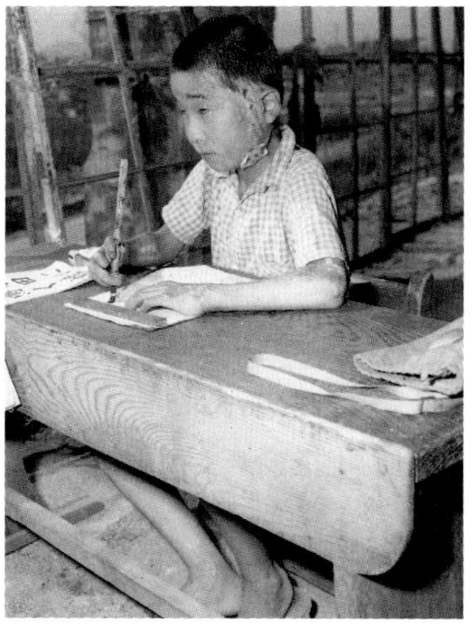

Schulkind in Hiroschima mit schweren Verbrennungsnarben; die Aufnahme entstand im Juli 1946.

Krankheitsbild:

Ein sofortiger oder schleichender Tod

Als Strahlenkrankheit bzw. Strahlensyndrom wird der Symptomenkomplex bezeichnet, der nach intensiver Körperbestrahlung mit ionisierenden Strahlen auftritt. Die leichteste Form ist der »Strahlenkater«, z. B. als allgemein-toxische Reaktion auf eine strahlentherapeutische Behandlung. Das akute Strahlensyndrom tritt bei Ganzkörperbestrahlung infolge eines Strahlenunfalls (z. B. in einem Kernkraftwerk) oder eines Kernwaffeneinsatzes auf.

In Abhängigkeit von der jeweiligen Dosis läßt sich die Strahlenwirkung in drei Stadien einteilen. Bei hohen Dosen (mehr als 10 Gy = 10 Joule/kg; Gy = Gray; physikalische Dosis radioaktiver Strahlung) tritt der Tod infolge des zentralnervösen Syndroms (einem Wechsel zwischen völliger Apathie und heftigen Konvulsionen) wenige Stunden nach der Explosion ein. Bei mittleren Dosen (mehr als 5 Gy) sterben die meisten Betroffenen infolge schwerer Schädigungen des Dünndarmepithels nach zwei bis drei Wochen (Resorptionsstörungen, Elektrolyt- und Wasserverluste, schwere Diarrhoe, Übertritt von Darmbakterien in den Organismus, Infektionen, Fieber, lokale Blutungen). Bei mäßigen Dosen (mehr als 1 Gy) wird aufgrund einer Schädigung der Stammzellen im Knochenmark die Blutbildung gestört, die durch einen schnellen Abfall der Lymphozyten, Granulozyten und Thrombozyten im kreisenden Blut, gefolgt von einer späteren Abnahme der Erythrozyten gekennzeichnet ist. Durch Antibiotika-Therapie und Blutersatz kann mitunter geholfen werden. Auch hier muß nach vier Wochen mit Todesfällen gerechnet werden.

Mit statistischer Wahrscheinlichkeit treten auch bei kleineren Dosen körperliche Spätschäden auf. So machen sich noch ca. 50 Jahre nach Hiroschima und Nagasaki Leukämie, Entstehung von soliden Tumoren und Trübungen der Augenlinse bemerkbar. Genetische (dominante) Mutationen konnten bisher nicht beobachtet werden, jedoch wird angenommen, daß die Summe nicht tödlicher rezessiver (verdeckter) Mutanten im Genpool der Bevölkerung angestiegen ist.

Volksgesundheit am Ende des Krieges völlig ruiniert

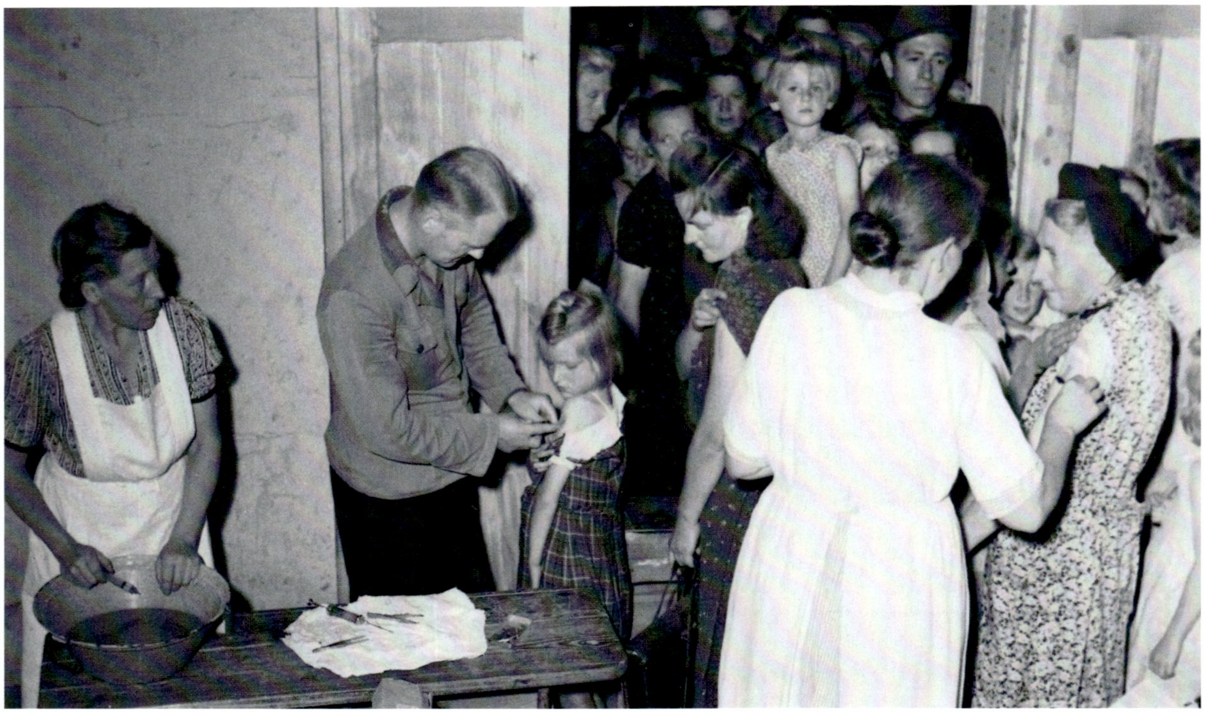

Wie hier im Dorf Golßen (Oderbruch) sollen Massenimpfungen die Verbreitung von Pocken verhindern.

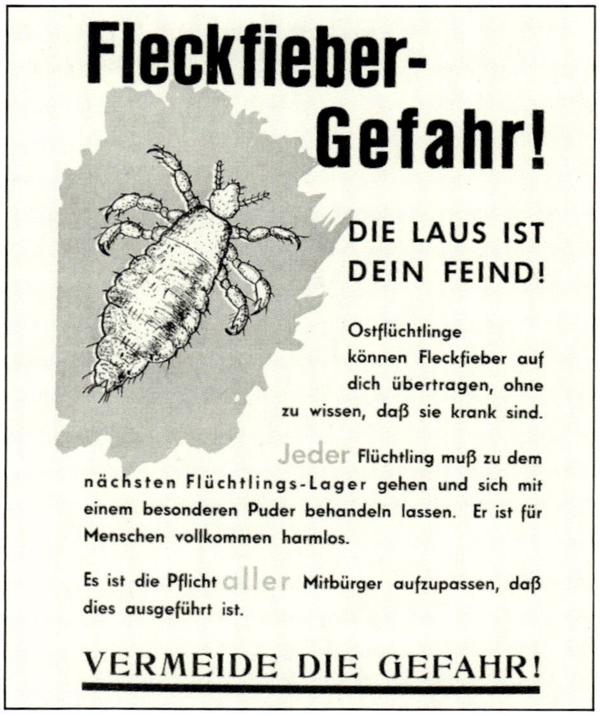
Fleckfieber-
Gefahr!
DIE LAUS IST
DEIN FEIND!
Ostflüchtlinge
können Fleckfieber auf
dich übertragen, ohne
zu wissen, daß sie krank sind.
Jeder Flüchtling muß zu dem
nächsten Flüchtlings-Lager gehen und sich mit
einem besonderen Puder behandeln lassen. Er ist für
Menschen vollkommen harmlos.
Es ist die Pflicht aller Mitbürger aufzupassen, daß
dies ausgeführt ist.
VERMEIDE DIE GEFAHR!

Warnung vor Läusen als Krankheitsüberträger; besonders Ostflüchtlinge werden angesprochen (Plakat, 1946).

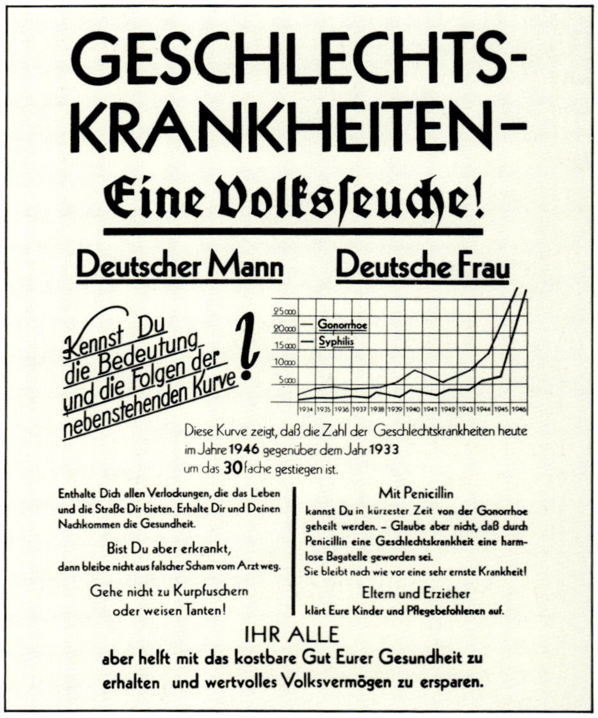
GESCHLECHTS-
KRANKHEITEN–
Eine Volksseuche!
Deutscher Mann
Deutsche Frau
Kennst Du die Bedeutung und die Folgen der nebenstehenden Kurve?
Gonorrhoe
Syphilis
Diese Kurve zeigt, daß die Zahl der Geschlechtskrankheiten heute
im Jahre 1946 gegenüber dem Jahr 1933
um das 30fache gestiegen ist.
Enthalte Dich allen Verlockungen, die das Leben und die Straße Dir bieten. Erhalte Dir und Deinen Nachkommen die Gesundheit.
Bist Du aber erkrankt,
dann bleibe nicht aus falscher Scham vom Arzt weg.
Gehe nicht zu Kurpfuschern
oder weisen Tanten!
Mit Penicillin
kannst Du in kürzester Zeit von der Gonorrhoe geheilt werden. – Glaube aber nicht, daß durch Penicillin eine Geschlechtskrankheit eine harmlose Bagatelle geworden sei.
Sie bleibt nach wie vor eine sehr ernste Krankheit!
Eltern und Erzieher
klärt Eure Kinder und Pflegebefohlenen auf.
IHR ALLE
aber helft mit das kostbare Gut Eurer Gesundheit zu
erhalten und wertvolles Volksvermögen zu ersparen.

Warnung vor Geschlechtskrankheiten; das Medikament Penicillin ist in dieser Zeit in Deutschland kaum verfügbar.

1945. Die medizinische Versorgung der Bevölkerung in Deutschland, vor allem der Kinder, liegt bei Kriegsende weitgehend danieder.
Die z. T. katastrophalen Lebens- und Wohnverhältnisse in den zerbombten Städten, mangelhafte Energieversorgung und schlechte hygienische Verhältnisse sowie Hunger und Unterernährung machen die Bevölkerung anfällig für Infektionskrankheiten, ähnlich wie auch nach dem Ersten Weltkrieg. Grippe und Lungenentzündung fordern ihre Opfer. Ein großes Problem stellt der rasante Anstieg der Tuberkulose dar, die zur schlimmsten Volkskrankheit wird, zu »Europas Mörder Nr. 1«, wie die »New York Times« 1947 schreibt. Vor allem Kinder sind von der Tuberkulose betroffen (→ 1946/S. 480).
Die Auswirkungen des Krieges auf die Gesundheit der Kinder faßt ein Medizinalrat in der »Deutschen Medizinischen Rundschau« (Dezember 1947) zusammen: »Der Ernährungszustand ist seit 1946 immer schlechter geworden, trotz Schulkinderspeisung. Es handelt sich nicht mehr um einfache Unterernährung, sondern um Hungerfolgen und Schäden, die dauernd zu werden drohen . . . Die Sterbezahl der Kinder (bezüglich Tuberkulose) ist auf das Doppelte gestiegen.«
In den Kriegsgefangenenlagern der Alliierten breiten sich wegen der äußerst schlechten Unterbringung und mangelhafter hygienischer Verhältnisse Seuchen aus. Vor allem die Ruhr fordert zahlreiche Todesopfer.
Die allenfalls notdürftige Ausrüstung der überfüllten Krankenhäuser sowie der Mangel an Medikamenten und Verbandmaterialien führen zu gravierenden Engpässen. Insbesondere Penicillin, das nur in den USA hergestellt werden kann, ist höchstens auf dem Schwarzmarkt erhältlich. Der Zunahme der Geschlechtskrankheiten, in erster Linie Syphilis, wird mit energischen Gegenmaßnahmen zur Verminderung der Infektionsgefahr begegnet. Dem raschen Anstieg der Erkrankungsfälle bis Ende 1946 folgt denn auch ein deutlicher Abfall. So sind z. B. 1946 nach einem Bericht der Düsseldorfer Ortskrankenkasse von 100 weiblichen Mitgliedern 0,36 von Geschlechtskrankheiten betroffen, 1947 sind es nur noch 0,12. Auf einer Arbeitstagung der Hautärzte in der sowjetischen Besatzungszone 1947 wird eine regelrechte Verseuchung der Bevölkerung beklagt. Bis zum 40. Lebensjahr überwiege die Zahl der geschlechtskranken Frauen die der Männer um ein Vielfaches. Ursache ist in erster Linie die Verbreitung der Geschlechtskrankheiten durch die Besatzungssoldaten.
Die psychischen Störungen und Schäden infolge des Krieges sind in ihrer Bedeutung und in ihrem Umfang schwer abzuschätzen. So registrieren die Ärzte z. B. häufig eine »Kriegsimpotenz« von ehemaligen Soldaten. Nicht selten ist auch die seelische Beziehung zur Ehefrau oder Geliebten unwiderruflich gestört. So sind die über rein (organ)- medizinisch objektivierbare Schäden hinausgehenden geistigen, seelischen und psychosomatischen Deformationen als Folgen des Krieges unermeßlich.

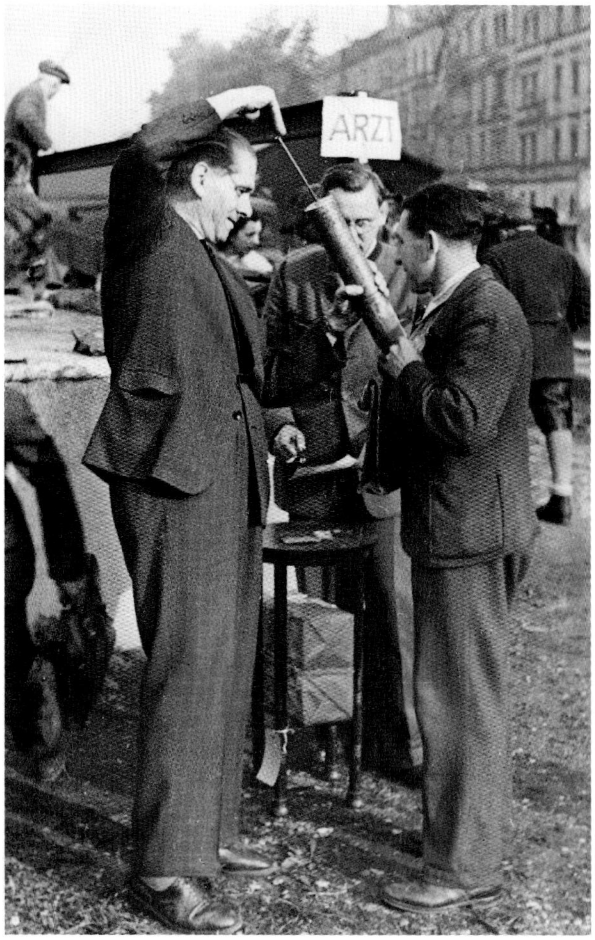

Entlausungsaktion an einem Straßenstand unter ärztlicher Aufsicht im Rahmen der Rückführung norddeutscher Evakuierter (Foto: München 1947)

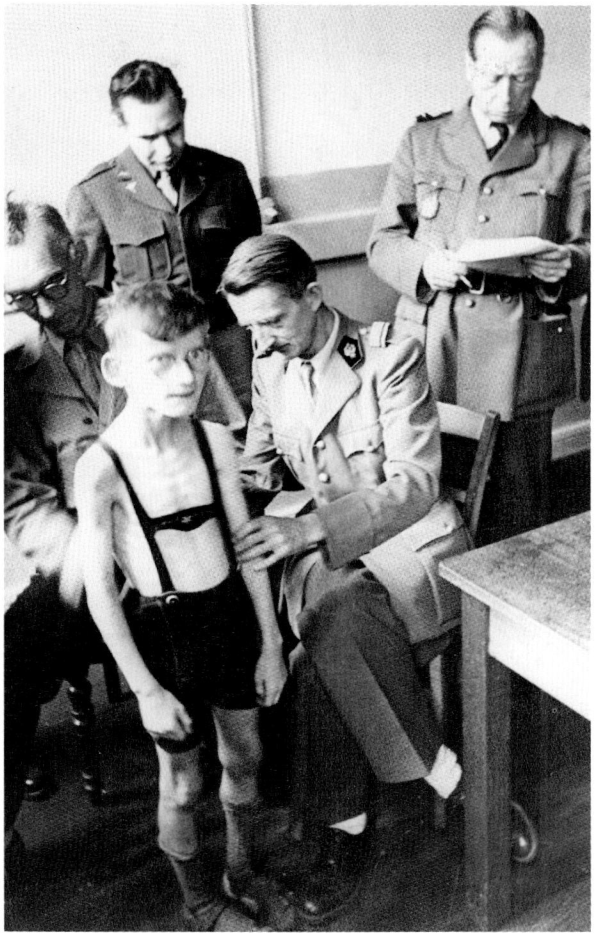

Eine alliierte Kommission der drei Westmächte untersucht den miserablen Gesundheitszustand Hamburger Schulkinder (Foto vom 15. August 1946).

Traurige Bilanz: 55 Millionen Todesopfer

Chronik Fazit

Die globalen Zahlenabgaben über Tote, Vermißte, Verwundete und Kriegsbeschädigte beruhen auf Schätzungen. Ingesamt hat der Zweite Weltkrieg etwa 55 Mio. Todesopfer gefordert, davon etwa 25 Mio. Zivilisten.

Menschenverluste 1939–1945
(Schätzungen in Mio.; Auswahl)

Land	Soldaten	Zivilisten	gesamt
UdSSR	13,6	7,0	20,6
Polen	0,3	5,7	6,0
Deutsches Reich	4,7	0,5	5,2
Japan	1,2	0,6	1,8
Jugoslawien	0,4	1,2	1,6
Frankreich	0,3	0,5	0,8
Rumänien	0,4	–	0,4
Großbritannien	0,3	0,1	0,4
Italien	0,3	–	0,3
USA	0,2	–	0,2
Niederlande	0,0	0,2	0,2
Griechenland	0,0	0,1	0,1

Von den in der deutschen Wehrmacht tätigen 2170 aktiven Sanitätsoffizieren (1. 9. 1939–1. 6. 1944) und 20 126 Sanitätsoffizieren der Reserve fielen oder starben an Kriegsverwundungen 1777. Die Zahl der zusätzlich gefallenen Hilfs- und Unterärzte sowie der im Frontdienst eingesetzten Medizinstudenten ist unbekannt.
Schätzungsweise wurden im Laufe des Krieges 30 bis 40 Mio. kriegsbedingte Verletzte und Erkrankte behandelt. Etwa 10% der Verwundeten sind vermutlich gestorben, 20% wurden mit bleibender Gesundheitsschädigung entlassen, und 70% kamen ohne bleibende Schäden davon. Etwa 2 Mio. Menschen (ehemalige Soldaten und Zivilisten) sind dauerhaft kriegsbeschädigt.
Mehr als 100 000 Behinderte und Kranke wurden durch »Euthanasie«-Maßnahmen zumeist in Gaskammern ermordet. Sie sind indirekt insofern Kriegsopfer, als ihre Ausschaltung auf Hitlers Befehl (→ April 1940/S. 456) Entlastung für die Kriegsmaschinerie bringen sollte. Der daran anschließende Holocaust, die Vernichtung von etwa 6 Mio. Menschen in Europa aus rassenpolitischem Wahn, geschah während des Krieges vor allem auf besetztem Territorium, vorwiegend in Polen und der Sowjetunion.
Hunderttausende der Flüchtlinge, die in der letzten Kriegsphase vor der Roten Armee nach Westen fliehen, kamen ums Leben. Die Austreibung bzw. Aussiedlung der verbliebenen deutschen Bevölkerung östlich der Oder-Neiße-Linie sowie aus der Tschechoslowakei und Ungarn ist von Racheaktionen begleitet.

US-Forscher finden Wachstumshormon

1945. Der US-amerikanische Anatom und Biochemiker Herbert MacLean Evans (1882–1971) und sein Schüler und Mitarbeiter Cho Hao Li (geb. 1913) veröffentlichen – zusammen mit Miriam Elisabeth Simpson – ihre Forschungsergebnisse bezüglich der Isolation des Wachstumshormons aus dem Vorderlappen der Hirnanhangsdrüse. Sie können das Hormon in kristalliner Form herstellen.
Das Wachstumshormon (Somatotropin, somatotropes Hormon = STH; engl. human growth hormone = HDH) ist für das normale Längenwachstum erforderlich. Es fördert ferner bestimmte Stoffwechselprozesse (Proteinsynthese, Lipolyse) und begünstigt in bestimmten Fällen die Entstehung des Diabetes und das Wachstum von Tumoren. Wird zuwenig von diesem Hormon produziert, so führt dies zu einem »hypophysären Zwergwuchs«. Eine Überproduktion führt zu Riesenwuchs (Gigantismus) bzw. bei abgeschlossenem Längenwachstum zu einer Vergrößerung von Körperenden wie Nase, Ohren, Kinn, Händen und Füßen (Akromegalie; von griech. akron = äußerstes Ende; megas = groß). Ursache der Hormonüberproduktion ist zumeist ein Tumor im Bereich des Hypophysenvorderlappens (eosinophiles Adenom), der durch Raumverdrängung zusätzliche Symptome beim Sehapparat hervorrufen kann (bitemporale Hemianopsie = Halbseitenblindheit auf beiden Schläfenseiten und Stauungspapille).
Evans ist einer der herausragendsten Forscher seiner Zeit. An der University of California (Berkeley) ist er seit 1915 Anatomieprofessor (bis 1953) und seit 1930 Direktor des Institutes für experimentelle Biologie (bis 1953). 1922 entdeckte Evans das Vitamin E und war u.a. an der Isolation des luteinisierenden Hormons (LH), das im Hypophysenvorderlappen gebildet wird und bei der geschlechtsreifen Frau die Ovulation auslöst, beteiligt (1940). Von großer Bedeutung ist auch die Isolation des adrenocorticotropen Hormons (ACTH) aus dem Hypophysenvorderlappen des Schafes, das der Forschungsgruppe 1943 gelang. Trotz dieser Arbeiten erhält Evans keinen Nobelpreis.

1946

Allmählich offenbaren sich die schwerwiegenden Persönlichkeitsstörungen, unter denen zahlreiche ehemalige Häftlinge der nationalsozialistischen Konzentrations- und Vernichtungslager leiden. → S. 481

Der portugiesische Chirurg Jean Cid Dos Santos entfernt mit dem verschließenden Blutpfropf (Thrombus) die sklerotisch veränderte Innenhaut einer Arterie. Diese »Thrombendarteriektomie« (TEA) wird einmal an der Oberschenkelarterie (A. femoralis) und einmal an der Arterie der Achselhöhle (A. axillaris) ausgeführt. → S. 482

Die US-amerikanischen Virologen John Franklin Enders und Joseph Stokes entwickeln einen Impfstoff gegen den Mumps-Virus. → S. 482

Der schwedische Physiologe Ulf Svante von Euler-Chelpin isoliert aus den sympathischen Nervenfasern des Säugetiers das Noradrenalin als Trägersubstanz (»Transmitter«). 1970 erhält er den Nobelpreis für die Aufklärung der Erregungsübertragung in Nervensynapsen.

Die katastrophale Versorgungslage in Deutschland begünstigt einen Anstieg der Tuberkuloseerkrankungen. → S. 480

Ab Frühjahr. Das in Nordrhein-Westfalen zur Verfügung stehende Penicillin darf fast ein Jahr lang nur zur Behandlung der Gonorrhoe benutzt werden. Ähnlich restriktiv verhalten sich die Besatzungsbehörden bei der Verteilung von Insulin.

Frühsommer. Die Lebensmittelversorgung der Bevölkerung im besetzten Deutschland erreicht ihren Tiefpunkt. Erstmals wird von Todesfällen durch Verhungern berichtet.

10. 7. Rudolf Degkwitz, der Direktor der Hamburger Universitätskinderklinik, berichtet auf der 5. Sitzung des Zonenbeirats in Hamburg, daß bei der deutschen Bevölkerung allgemein Untergewicht festzustellen sei. Dadurch erhöhe sich die Anfälligkeit für Tuberkulose (→ 1946/ S. 480).

Ab August. In der britischen Besatzungszone läuft die Entnazifizierung an. Im August und September werden zahlreiche Ärzte und Apotheker benannt, die zur Kategorie »zwangsläufige Entfernung wird empfohlen« gehören.

4. 11. Die »Akademie für Staatsmedizin Düsseldorf« wird eröffnet. Sie kann als Fortsetzung der 1933/1934 aufgelösten »sozialhygienischen Akademie« aufgefaßt werden. Hier werden Ärzte für alle Zweige der öffentlichen Gesundheit und Verwaltung ausgebildet.

Tuberkulose wieder Volkskrankheit Nr. 1

1946. Eines der größten Gesundheitsprobleme der Nachkriegszeit in Deutschland stellt der rasante Anstieg der Tuberkulose dar. Offenbar sind hier die Kriegsfolgen noch verheerender als nach dem Ersten Weltkrieg, wo die höchste Sterblichkeitsrate im letzten Kriegsjahr (1918) lag. Nach dem Zweiten Weltkrieg sind die Verhältnisse um vieles ungünstiger: Die Wohnstätten sind großenteils zerstört, durch den Zustrom von Millionen von Flüchtlingen wird der Wohnraum zusätzlich verknappt. Die Abnahme der Todesfälle nach 1946 täuscht einen Rückgang der Krankheit vor. Tatsächlich aber seien, wie es in dem Tuberkulose-Jahrbuch 1950/51 heißt, »infolge der Wirren des Krieges und des Zusammenbruchs viele Anbrüchige vorzeitig abgestorben . . ., bei ihnen hat der Tod sozusagen seine Hypothek vorzeitig eingelöst«.

Gegenüber der Vorkriegszeit steigt die Zahl der monatlichen Sterbefälle z. B. in Berlin Ende 1945 um das Dreieinhalbfache an (d. h. 255 Sterbefälle pro 100 000 Einwohner statt 70 im Jahr 1938). Die Tuberkulosesterblichkeit ist bei den Männern deutlich höher als bei Frauen, was z. T. mit einer »geringeren biologischen Wertigkeit der Männer« erklärt werden soll. Auffällig ist der besondere Verlauf der Krankheit bei Rußlandheimkehrern. Hier handelt es sich um Männer zumeist im mittleren Alter, die unter Anzeichen von Rippenfell- und Lungenentzündung und mit der Diagnose »Tuberkulose« nach Deutschland entlassen werden. Bei günstiger Ernährung und Pflege bessert sich zwar ihr Allgemeinzustand, die Tuberkulose dagegen verschlechtert sich paradoxerweise, was auf eine Stoffwechselstörung nach chronischer Mangelernährung zurückgeführt wird.

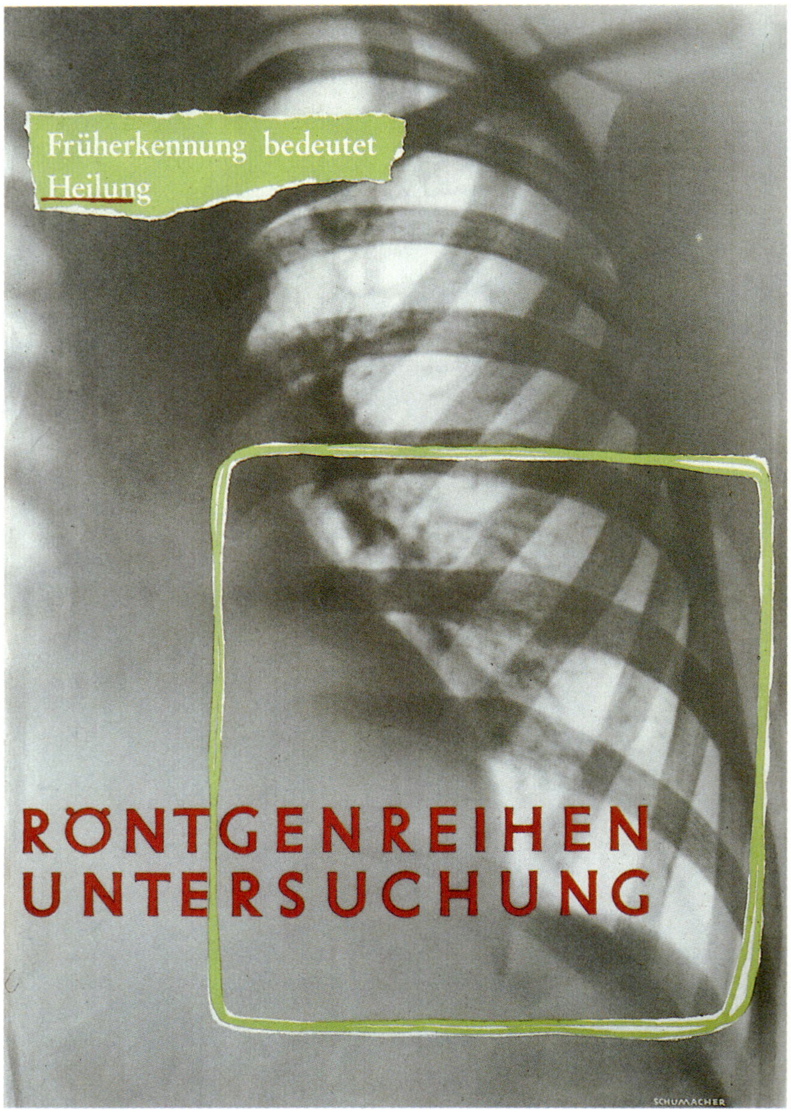

Werbeplakat für die Röntgenreihenuntersuchung im Rahmen der Tuberkulosebekämpfung; besonders gefährdete Personengruppen wie Lehrer, Ärzte, Personal von Krippen, müssen sich z. T. jährlich einer Kontrolle unterziehen.

Aufgrund der schlechten hygienischen Verhältnisse und der Unterernährung verändert sich der Krankheitsablauf. Vor allem die Formen der Tuberkulose, die nicht die Lunge betreffen, nehmen zu, so die Drüsen- und die Hauttuberkulose, die Durchseuchung des Körpers (Miliartuberkulose) sowie Nekrosen (Absterben von Gewebe).

Von den schlechten Lebensverhältnissen sind vor allem Kinder betroffen. Gegen Kriegsende vervielfachen sich die Zahlen tuberkulosekranker Säuglinge und Kleinkinder, wobei Schwere und Schnelligkeit des Krankheitsverlaufs im Verhältnis zu früheren Zeiten zugenommen haben.

Die »New York Times« charakterisiert diese Situation im April 1947 so: »Zum ersten Mal seit einem Jahrhundert ist die Tuberkulose jetzt Europas Mörder Nr. 1. Sie hat die ihr gesetzten Schranken durchbrochen und ist zu einer tödlichen Bedrohung für die Gesamtbevölkerung geworden. Die Ansteckungsquellen haben sich vervielfacht . . . Höchste Gefahr ist im Anzug, energische Hilfe geboten.« Die Tuberkulosesterblichkeit steigt auch in anderen vom Krieg unmittelbar betroffenen Ländern. In den USA dagegen sinkt sie weiterhin kontinuierlich, da für die Zivilbevölkerung keine größeren Störungen der Lebensverhältnisse eintreten.

Die im nationalsozialistischen Gesundheitswesen relativ straff organisierte Tuberkulosefürsorge, die auch in der Endphase des Krieges noch weitgehend funktionierte, bricht nach Kriegsende zusammen und wird in den vier Besatzungszonen neu organisiert. In der US-amerikanischen Zone werden nach Angaben der US-Militärregierung in Deutschland wöchentlich etwa 500 neue Erkrankungen gemeldet. Für die 1949 gegründete Bundesrepublik wird 1949 das »Deutsche Zentralkomitee zur Bekämpfung der Tuberkulose« als gemeinsamer Dachverband gegründet.

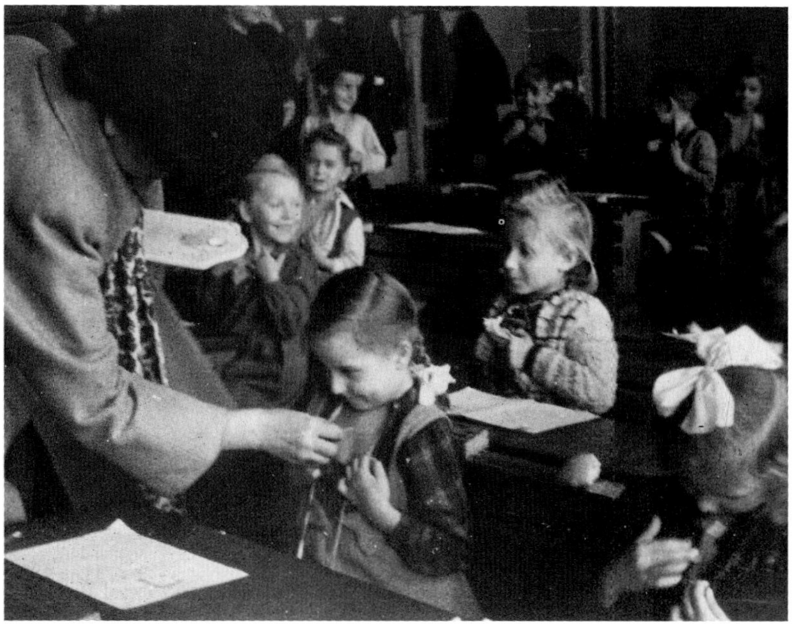

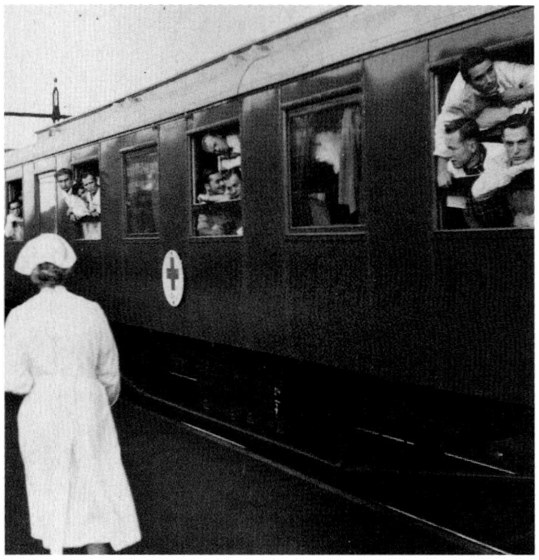

△ *Bevor die Tbc-Schutzimpfung durch das Schwedische Rote Kreuz vorgenommen wird, macht eine Fürsorgeschwester die Tuberkulinprobe. Die Tuberkulosebekämpfung steht in den Nachkriegsjahren im Vordergrund der Gesundheitspolitik.*

◁ *Auf dem Weg in ein schwedisches Sanatorium: 135 Tuberkulosekranke aus Italien und Österreich erreichen in einem Sonderzug ihre erste Station in Schweden.*

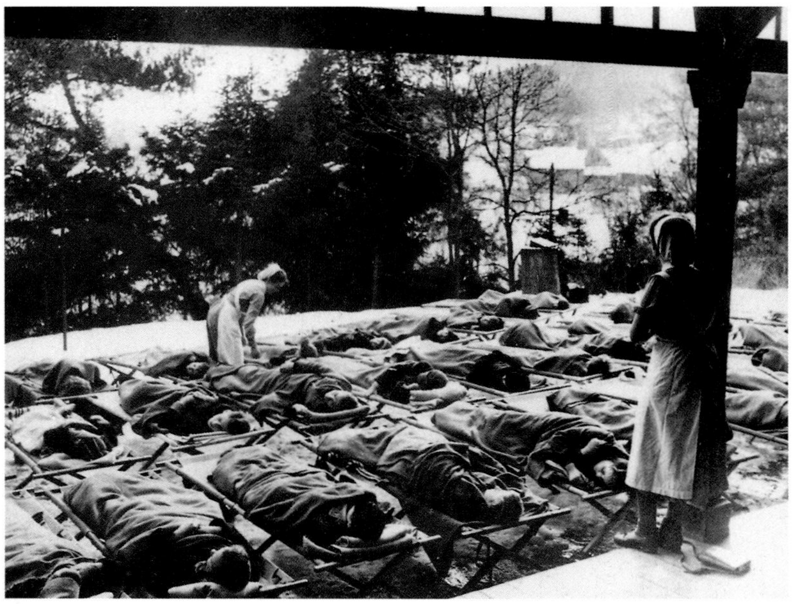

Tuberkulosekranke Kinder in einem Sanatorium im Taunus bei einer Liegekur im Freien; die Einrichtung betreut etwa 200 Personen, vom Kleinkind bis zu 20jährigen. Der Krankenhausmangel verschärft die Situation nach dem Krieg.

KZ-Syndrom der Häftlinge

1946. Nach der Befreiung der Häftlinge aus den nationalsozialistischen Konzentrations- und Vernichtungslagern ist neben den schweren körperlichen Schäden ein »erlebnisbedingter Persönlichkeitswandel« festzustellen. Die Extrembedingungen in den Konzentrationslagern (permanente Todesangst, Mißhandlungen aller Art, Isolierung, äußerste Entwürdigung und Entrechtung) verursachen bei den Opfern des NS-Terrors psychische bzw. neurovegetative Störungen (die im Einzelfall auch bei Patienten mit vergleichbarer Traumatisierung vorkommen können).

Das »KZ-Syndrom« besteht u.a. aus folgenden Beschwerden, die im individuellen Fall in verschiedener Kombination auftreten können: Chronische Angstzustände, Alpträume, Depression, Kopfschmerz, Gedächtnis- und Konzentrationsstörungen, Nervosität, Schwindel- und Gleichgewichtsstörungen, Müdigkeit, Schlafstörungen, periodische Schweißausbrüche,periodischer Durchfall oder Verstopfung.Vor allem zwei Störungsformen erscheinen aus psychiatrischer Sicht für die Opfer des faschistischen Regimes charakteristisch: Zum einen die chronisch reaktive Depression, die nach dem New Yorker Psychiater H. Strauss als »Entwurzelungsdepression« bezeichnet wird (Reaktion auf Totalverlust); zum anderen Anpassungs- und Entwicklungsstörungen bei Jugendlichen, die große Schwierigkeiten haben, im sozialen Leben Fuß zu fassen.

Die Spätfolgen sind noch nach Jahrzehnten festzustellen. Strauss spricht hier von einem »Vernichtungslagersyndrom«, bei dem neben Angstzuständen auch Trauerreaktionen, Schuldgefühle aufgrund des Überlebens und Sexualstörungen vorkommen.

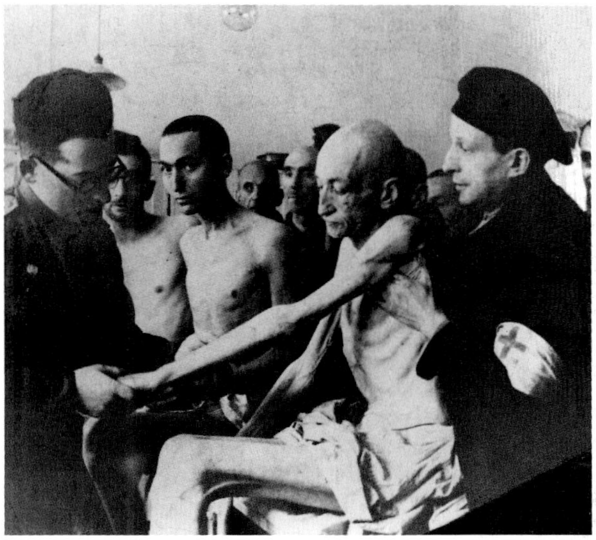

Für das ganze Leben gezeichnet: Häftlinge des ehemaligen Konzentrationslagers Auschwitz nach der Befreiung durch sowjetische Soldaten am 27. Januar 1945

Große Probleme schafft die psychiatrische Begutachtung von Überlebenden der Konzentrationslager im Rahmen von Entschädigungsverfahren bzw. -prozessen nach dem Bundesentschädigungsgesetz. Gerade der Nachweis, daß aktuelle Störungen tatsächlich auf die vor langer Zeit erlittenen Traumen durch den Nazi-Terror zurückgehen, ist oft nicht in der erwünschten Eindeutigkeit zu führen. So gehören die betreffenden Fachgutachten zu den größten Herausforderungen eines forensischen Psychiaters. Einen Eindruck mag ein Auszug aus einem psychiatrischen Obergutachten für ein Landgericht über den 1923 in einer polnischen Bezirksstadt geborenen Schneider M. B. vermitteln, der von Juli 1943 bis Mai 1945 im Vernichtungslager Auschwitz inhaftiert war:

»Schon bald nach der Befreiung traten bei Herrn B. angstvolle Träume mit Wiederholungen von Lagerszenen auf. Mit Abklingen des ersten Erschöpfungszustandes verstärkte sich die Angstsymptomatik. Etwa von 1946/47 an leidet er an plötzlich eintretenden Stuhlentleerungen, die stets durch Angstzustände oder Aufregungen ausgelöst werden . . . Darüber hinaus klagt Herr B. weiterhin über Schlafstörungen, Angst- und Alpträume, aus denen er schweißgebadet und erschöpft erwacht . . . Eine Verschlimmerung der Beschwerden . . . stellte sich 1953 . . . ein.«

Pfropf kann aus verstopfter Arterie entfernt werden

1946. Jean Cid Dos Santos (gest. 1970), Sohn des berühmten portugiesischen Wegbereiters der Arteriographie, Reynaldo Dos Santos (1880–1970), kann mit einer speziellen Methode thrombotische Verschlüsse von Arterien, die bereits längere Zeit bestehen, beseitigen. Er entfernt mit dem verschließenden Thrombus (»Blutpfropf«) zugleich die atheromatös (von griech. athere = Weizenbrei, d. h. arteriosklerotisch) veränderte Innenhaut (Intima) der betreffenden Arterie.

1947 stellt Dos Santos vor der chirurgischen Akademie in Paris die beiden ersten erfolgreichen Eingriffe mit seiner »Thrombendarteriektomie« (TEA) vor, die er an der Oberschenkelarterie (A. femoralis) bzw. der Achselarterie (A. axillaris) ausgeführt hat. Damit ist die fragwürdige operative Entfernung des Sympathikus (Sympathektomie) zur Weitstellung der Arterien bei Durchblutungsstörungen überholt, wie sie 1933 der französische Chirurg René Leriche (1879–1955) als lumbale Sympathektomie (Unterbrechung des Sympathikusgrenzstranges) eingeführt hatte.

Die neue Operationstechnik von Dos Santos jun. wird von vielen Gefäßchirurgen in Europa und in den USA begeistert übernommen. Der Weg für die operative Überbrückung eines verschlossenen Arterienabschnittes ist geebnet (→ Mai 1967/S. 534).

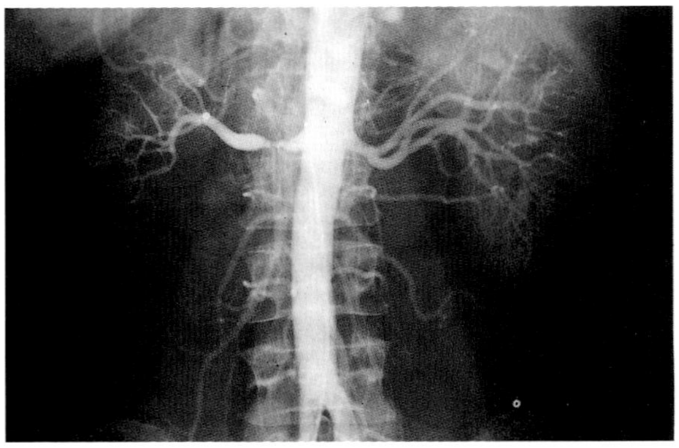

Aortographie: Stenose der rechten Nierenarterie (Mitte l.)

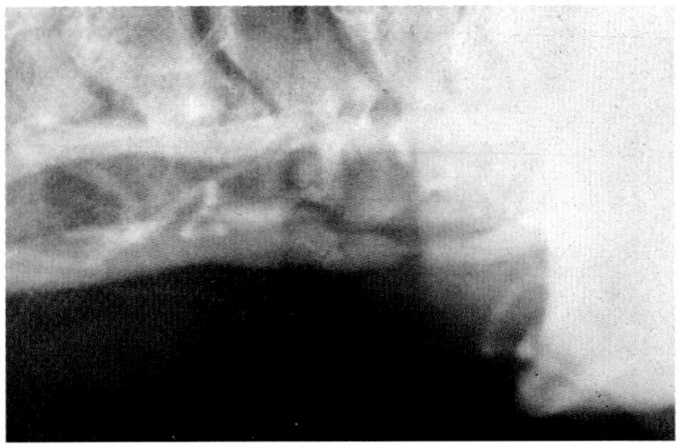

Verschluß der rechten Arteria carotis communis

Fachgebiet:

Angiologie, Angiographie, Gefäßchirurgie

Die Angiologie (von griech. aggeion = Gefäß; logos = Wort, Wissenschaft) als medizinisches Teilgebiet umfaßt Anatomie, Physiologie und Pathologie von Blut- und Lymphgefäßen sowie Diagnostik und Therapeutik ihrer Krankheiten. Die moderne, klinisch relevante Angiologie beginnt mit der Angiographie (von griech. grapho = schreiben), der radiologischen (röntgenologischen) Darstellung von Blutgefäßen. Die erste röntgenographische Darstellung der Arterien und Venen am lebenden Menschen konnten die beiden jungen Ärzte Joseph Berberich (1897 bis 1974) und Samson Raphael Hirsch (1890–1960) 1923 am Pathologischen Institut der Frankfurter Universität durch Injektion eines Kontrastmittels (Strontiumbromid) gewinnen. In den folgenden Jahren wurde die Methodik der Angiographie – insbesondere im Bereich der Herz- und Gehirngefäße – verfeinert und durch fotografische sowie kinematografische Techniken verbessert. So konnte der Bonner Radiologe Robert Janker (1894 bis 1964) im Jahr 1931 erstmals die Herzaktion beim Tier (Kardioangiogramm) im Film zeigen.

Die Darstellung der Bauchaorta und der abführenden Becken- und Beinarterien durch direkte Punktion, wie sie dem portugiesischen Chirurgen und Urologen Reynaldo Dos Santos 1929 gelang, stellt einen Meilenstein der Gefäßchirurgie dar. Denn aufgrund der diagnostizierten Engpässe können die Gefäßchirurgen nun gezielt eingreifen. Durch die Fülle technischer Neuerungen nach 1945 (bildgebende Verfahren, Mikrochirurgie, Methoden der Katheterisierung) hat sich das Aufgabenfeld der Gefäßchirurgie enorm vergrößert. Institutionell ist sie häufig an die Herzchirurgie gekoppelt.

Impfung gegen Mumps-Virus in den USA entwickelt

1946. Der US-amerikanische Virologe John Franklin Enders (1897 bis 1985) kann mit seiner Arbeitsgruppe, insbesondere durch die Mitarbeit von Joseph Stokes (1896 bis 1972), nach jahrelanger Vorarbeit eine Schutzimpfung gegen Mumps entwickeln. Mit einem Impfstoff aus (mit Formalin) abgetöteten Viren gelingt die Immunisierung von freiwilligen Versuchspersonen.

Enders und Stokes stellten bereits 1939 einen Hauttest zur Diagnose von Mumps her. Die intrakutane Injektion einer erhitzten Lösung aus der Speicheldrüse eines infizierten Affen ergab bei Personen, die früher an Mumps erkrankt waren, eine positive Reaktion. Die Hälfte der Personen, bei denen klinisch kein Mumps aufgetreten war, reagierten ebenfalls positiv. Damit war der Nachweis geführt, daß sehr viele Menschen eine Immunität gegen Mumps erlangen, ohne manifest zu erkranken.

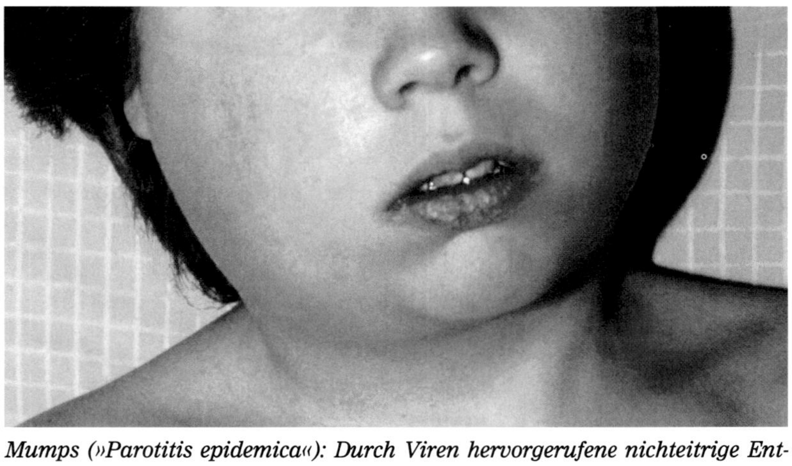

Mumps (»Parotitis epidemica«): Durch Viren hervorgerufene nichteitrige Entzündung u. a. der Ohrspeicheldrüse (Parotis) mit typischer Schwellung

Zunächst stellen Stokes und Enders auch ihren Impfstoff aus formalinisierter Speicheldrüsen-Lösung von infizierten Affen her. Schließlich züchten Thomas Weller und John Enders das Mumps-Virus 1948 in einer Gewebekultur aus Hühnerembryo und erhalten später – durch wiederholte Passage des Virus durch Hühnerembryonen – einen abgeschwächten (Lebend-)Impfstoff. (Für ihre Kultivierung des Polio-Virus im Jahr 1949 erhalten sie zusammen mit Frederick Chapman Robbins 1954 den Nobelpreis.)

In den 1950er Jahren werden in zahlreichen Ländern hauptsächlich bei jungen Männern Impfungen gegen Mumps vorgenommen, um der Hodenentzündung (mit nachfolgender Sterilität) vorzubeugen.

1947

Der ungarische Physiker Georg von Békésy entwickelt in Stockholm ein neues Audiometer zur Hörprüfung. → S. 484

Die American Academy of General Practice (AAGP) wird gegründet. Ab 1950 werden erste Weiterbildungsprogramme organisiert, und die erste Zeitschrift für Allgemeinmedizin (»General Practitioner«) erscheint. Damit beansprucht die Allgemeinmedizin akademischen Rang (→ 1971/S. 547).

Der US-amerikanische Pharmakologe John Ehrlich und Mitarbeiter entdecken und isolieren Chloramphenicol, ein wichtiges Antibiotikum gegen lebensbedrohende Infektionen (Sepsis), wie etwa bei Typhus und anderen Stäbchenbakterien.

Der Pharmazeut Albert Hofmann und der Biochemiker Arthur Stoll erforschen in Basel die psychotomimetische Wirkung von Lysergsäurediäthylamid (LSD), dem bekannten halluzinogenen Rauschmittel (→ Frühjahr 1943/S. 469).

Juni. Die Vertreter der Ärztekammern der drei Westzonen stellen anläßlich einer Tagung in Bad Nauheim in einer Resolution fest, daß die Tuberkulose besonders bei Kindern und Jugendlichen zugenommen hat und einen schwereren Verlauf zeigt. Die stark reduzierte Fettzuteilung bedeute, so sagt der Bonner Internist Paul Martini in einer Rede, die »Verurteilung zur Lungen-Tuberkulose« (→ 1946/S. 480).

12./13. 6. In Marburg treffen sich Ärzte und Studenten zu einer »Ersten Interzonalen Medizinertagung«. Aus dieser Versammlung geht 1948 der »Marburger Bund« hervor, die bis heute wichtigste Interessenvertretung für angestellte Ärzte in der Bundesrepublik. → S. 484

Juli. Der Ernährungsrat der deutschen Ärzteschaft verfaßt in Brüggen eine Denkschrift über die sozialmedizinischen Folgen der andauernden mangelhaften Lebensmittelversorgung der Bevölkerung: Die Lethargie der Deutschen habe »biologische, in der Ernährung wurzelnde Ursachen«.

20. 8. Zum Abschluß des Nürnberger Ärzteprozesses werden die Urteile verkündet. Wegen »Verbrechens gegen die Menschlichkeit« werden sieben NS-Ärzte zum Tode verurteilt. neun zu Haftstrafen, und weitere sieben werden freigesprochen. → S. 483

Der »Nürnberger Kodex« (Nuremberg Code) schränkt die Zulässigkeit von Menschenversuchen ein. Es handelt sich um die Stellungnahme des US-amerikanischen Militärgerichtshofes im Nürnberger Ärzteprozeß (→ 20. 8. 1947/S. 483).

Die Urteile im Nürnberger Ärzteprozeß

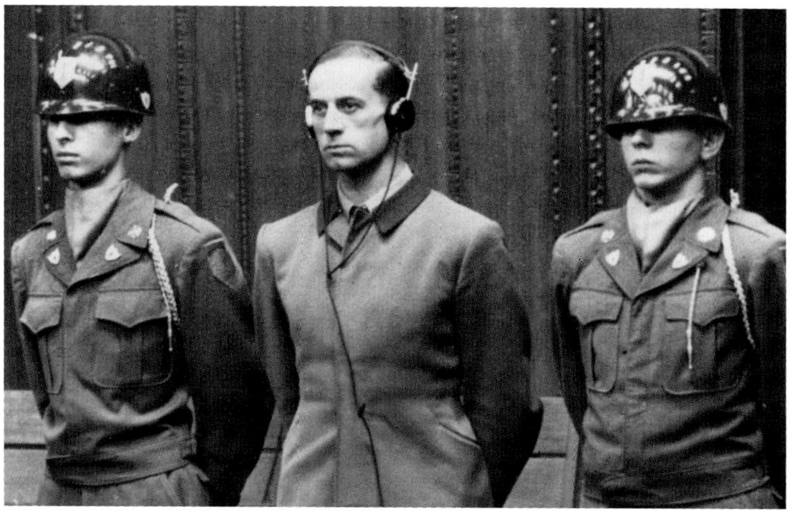

△ *Der zum Tod verurteilte Karl Brandt (1904–1947) während der Urteilsverkündung im Nürnberger Ärzteprozeß; er war u. a. Hitlers Leibarzt und Hauptverantwortlicher für die medizinischen Verbrechen an KZ-Häftlingen.*

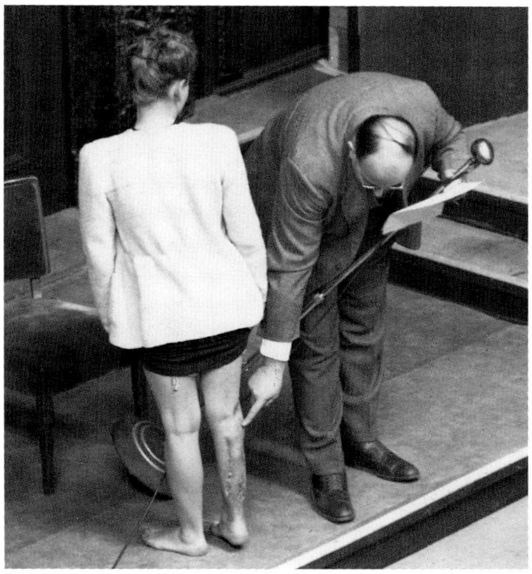

◁ *Eine von vier polnischen Zeuginnen, an denen im Konzentrationslager Menschenversuche vorgenommen wurden, zeigt ihre schweren Narben: Folgen von Gasbrand- und Sulfonamidversuchen.*

20. August 1947. Der I. Amerikanische Militärgerichtshof verkündet die Urteile zum Abschluß des Nürnberger Ärzteprozesses, der 1946 begann. Von den 23 Angeklagten – darunter Vertreter der Nazi-Führungsorgane, Verantwortliche der »Euthanasie«-Aktion, Leiter des Sanitätsdienstes der SS und der Wehrmacht – werden sieben zum Tod verurteilt, neun zu Haftstrafen und sieben freigesprochen.

»Des Kriegsverbrechens, des Verbrechens gegen die Menschlichkeit und der Mitgliedschaft in einer durch das Urteil des Internationalen Militärgerichtshofes für verbrecherisch erklärten Organisation wurden schuldig gesprochen:

Unter Verurteilung zum Tode durch den Strang:

▷ Viktor Brack, Oberdienstleiter der Kanzlei des Führers, SS-Oberführer

▷ Karl Brandt, Prof. Dr. med., Reichskommissar für das Sanitäts- und Gesundheitswesen, Begleitarzt Hitlers, Generalleutnant der Waffen-SS

▷ Rudolf Brandt, Dr. jur., persönlicher Referent des Reichsführers SS, Leiter des Minister-Büros im Reichsinnenministerium, SS-Standartenführer

▷ Karl Gebhardt, Prof. Dr. med., Chefarzt der Heilanstalt Hohenlychen, Oberster Kliniker beim Reichsarzt SS, Leibarzt Himmlers, Präsident des Deutschen Roten Kreuzes

▷ Waldemar Hoven, Dr. med., Lagerarzt im KZ Buchenwald, SS-Hauptsturmführer

▷ Joachim Mrugowsky, Prof. Dr. med., Chef des Hygiene-Institutes der Waffen-SS, Oberster Hygieniker, SS-Oberführer

▷ Wolfram Sievers, General-Sekretär der Gesellschaft Ahnenerbe (Forschungs- und Lehrgemeinschaft der SS), Direktor des Institutes für wissenschaftliche Zweckforschung, SS-Standartenführer.«

Die Zahl der Angeklagten in Nürnberg wäre erheblich größer gewesen, wenn nicht viele Schuldige geflohen wären bzw. Selbstmord begangen hätten. In seinem Urteil faßt das Gericht allgemeingültige Kriterien für »zulässige medizinische Versuche« zusammen, die einer »künftigen internationalen Vereinbarung als Diskussionsgrundlage dienen sollen«. Dieser »Nürnberger Kodex« (Nuremberg Code) ist für die internationale Debatte über medizinische Ethik in der Nachkriegszeit und die Formulierung weiterer Gelöbnisse (→ 1948/S. 485) von grundlegender Bedeutung. Der entscheidende Grundsatz lautet: »Die freiwillige Zustimmung der Versuchsperson ist unbedingt erforderlich.«

In der von Alexander Mitscherlich und Fred Mielke im Auftrag der Arbeitsgemeinschaft der Westdeutschen Ärztekammern herausgegebenen Dokumentation des Nürnberger Ärzteprozesses, »Medizin ohne Menschlichkeit«, werden die verbrecherischen Menschenversuche sowie Massentötung und Massensterilisation in ärztlichem Auftrag aufgrund der Prozeßakten im einzelnen dargestellt.

Eine Reihe von verbrecherischen Experimenten an KZ-Häftlingen wurden im Nürnberger Ärzteprozeß verhandelt, u. a. die Fleckfieber-Impfstoff-Versuche in den Konzentrationslagern Buchenwald und Natzweiler (Struthof). 1942 bis 1944 wurden im KZ Buchenwald auf Initiative des »Obersten Hygienikers« der SS, Joachim Mrugowsky, in der »Abteilung für Fleckfieber- und Virusforschung« unter Leitung des Lagerarztes und SS-Hauptsturmführers Erwin Ding-Schuler Wirksamkeitsprüfungen mit Impfstoffen und Heilseren vorgenommen (→ 6. 1.–1. 2. 1942/S. 464). 158 der 450 Versuchspersonen starben daran.

In einer »Entschließung der Westdeutschen Ärztekammern« nach der Urteilsverkündung im Nürnberger Ärzteprozeß heißt es, die deutsche Ärzteschaft habe »entsetzt Kenntnis genommen« von den Vorfällen.

Ein neues Meßgerät für Schwerhörige

1947. Der ungarische Physiker Georg von Békésy (1899–1972) entwikkelt als Gast des Karolinischen Instituts in Stockholm den neuen Typ eines Audiometers (von lat. audire = hören).
Dieses Gerät zur Hörprüfung wird vom Patienten selbst bedient: Er steuert den Tonpegel selbst, im Gegensatz zu den herkömmlichen Hörschwellenmessungen. Der Patient drückt auf eine Taste, sobald er den Ton hört und läßt diese los, sobald er den Ton nicht mehr hören kann. Bei der Hörprüfung tastet sich die Testperson entlang ihrer Reizschwelle in immer höhere Frequenzbereiche der Schallwellen vor. Gleichzeitig werden auf einer Registriertrommel mit Testformular die Unterschiedsschwellen automatisch aufgezeichnet (Audiogramm), womit die verschiedenen Arten der Schwerhörigkeit diagnostiziert werden können.
Békésy, Professor für Experimentalphysik hat Ungarn 1946 verlassen und emigriert über Stockholm 1947 in die USA (Harvard-Universität). Er entdeckte (als Telefonspezialist) in den 1930er Jahren den physikalischen Mechanismus des Hörens im Innenohr (Cochlea, »Gehörgangschnecke«). Seine Modelle der menschlichen Schnecke stellen gleichermaßen einen gundlegenden Beitrag zur Sinnesphysiologie und Ohrenheilkunde dar.

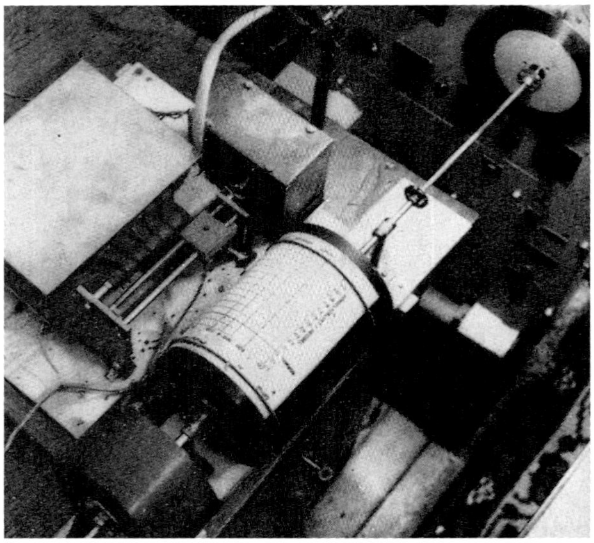

Békésys Audiometer für die elektroakustische Hörprüfung, mit Taste für die Probanden (r.) und der Trommel für die Aufzeichnung des Audiogramms (M.); die Audiometrie dient zur Differentialdiagnostik von Hörstörungen, insbesondere zur Feststellung einer Innenohrschwerhörigkeit, z. B. nach einem Hörsturz.

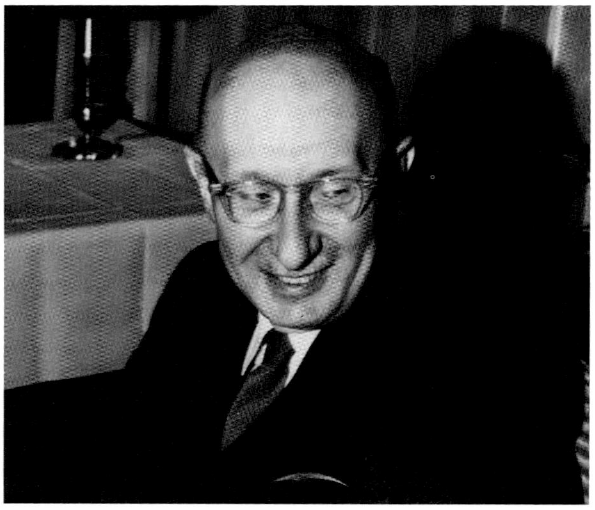

Georg von Békésy wurde 1899 als Sohn eines Diplomaten in Budapest geboren. 1939 bis 1946 war er als Mitarbeiter der Postdirektion in Budapest zugleich Professor für Experimentalphysik. 1946 verließ er seine Heimat. Ab 1947 arbeitet er in den USA an der Harvard-Universität.

Krankheitsbild:

Ursachen der Schwerhörigkeit

Bei der Schwerhörigkeit, die vom Ohr direkt ausgeht (und nicht vom nervösen Apparat), sind grundsätzlich die Schallleitungs- und die Schallempfindungsschwerhörigkeit zu unterscheiden. Im ersten Fall ist der Schalleitungsapparat gestört, insbesondere im Bereich des Mittelohres, weswegen hierbei auch von »Mittelohrschwerhörigkeit« gesprochen wird. Die Knochenleitung ist intakt, während die Luftleitung herabgesetzt ist.
Bei der Schallempfindungsschwerhörigkeit ist das Innenohrlabyrinth, genauer das »Schneckenlabyrinth« mit der Gehörgangschnecke, betroffen; deshalb wird diese auch als »Innenohrschwerhörigkeit« oder »cochleare Schwerhörigkeit« bezeichnet. Bei der Störung der Schallempfindung in der Cochlea können alle Frequenzen betroffen sein, bei der Altersschwerhörigkeit sind es v.a. mittlere und höhere Töne.
Die Audiometrie als diagnostisch ausgereifte Methode der Hörprüfung kann die verschiedenen Formen der Schwerhörigkeit im Einzelfall objektiv differenzieren.

»Marburger Bund«: Krankenhausärzte organisieren sich

12./13. Juni 1947. Auf Initiative des Marburger Assistenzarztes Rolf Schlögell und des Frankfurter Medizinstudenten Wolfgang Bechthold, Vorsitzender der medizinischen Fachschaften der drei deutschen Westzonen, treffen sich Ärzte und Studenten zu einer »Ersten Interzonalen Medizinertagung« in Marburg. Aus dieser Veranstaltung entwickelt sich der im Mai 1948 gegründete »Marburger Bund« der angestellten Ärzte.
Aus 17 von insgesamt 19 Universitätsstädten kommen Vertreter zusammen. Auch Delegierte aus der sowjetischen Besatzungszone (aus Jena und Leipzig) nehmen teil – allerdings bleibt es bei diesem einen Mal. Hauptproblem ist die unbezahlte Arbeit von Jungärzten, die ohne soziale Absicherung eine große Arbeitsleistung vollbringen. »Von einem Taschengeld kann man nicht leben!« ruft der Hauptredner Ulrich Kanzow aus. In einer Resolution faßt der Ärztenachwuchs seine Vorstellungen und Forderungen zusammen:
»Trotz unserer Notlage versichern wir, das ärztliche Berufsethos unter allen Umständen hochzuhalten und die Freiheit des ärztlichen Berufes zu wahren. – Das Arzttum ist überparteilich und gewissensgebunden. Wir rücken ab von den Handlungen der in Nürnberg angeklagten Ärzte und bekennen uns zu den Ideen der Münchener Studentenrevolte! Von diesem Geist beseelt, wenden wir uns an die Länderregierungen: Laßt den medizinischen Nachwuchs nicht in der Not ersticken! Wir ersuchen und warnen: Die moralische und soziale Not ist groß; durch Ausbeutung unserer Arbeitskraft in den weitaus meisten Krankenanstalten und die Unmöglichkeit der soliden Weiterbildung wächst sie von Stunde zu Stunde.«
Die Marburger Resolution enthält darüber hinaus die konkrete Forderung nach angemessener Besoldung und macht detaillierte Angaben u.a. über das Zahlenverhältnis von Ärzten und Patienten in den Krankenhäusern.
Auf einer »Zweiten Interzonentagung« am 11. und 12. Oktober 1947 in Frankfurt am Main werden die organisatorischen Grundlagen der Vereinigung näher bestimmt und das einheitliche berufspolitische Vorgehen abgesprochen. Die angestellten Ärzte organisieren sich innerhalb ihrer jeweiligen Landesärztekammern zu »Landesarbeitsgemeinschaften« mit der Zusatzbezeichnung »Marburger Gemeinschaft«. Bei Bayrischzell wird im Mai 1948 schließlich der berufspolitische (tariffähige) Kampfverband »Marburger Bund (Vereinigung angestellter Ärzte)« mit Sitz in Frankfurt am Main gegründet. Schon bald kooperiert der »Marburger Bund« in sozial- und tarifpolitischen Fragen mit den Gewerkschaften (DAG; ÖTV). Zugleich strebt er, ab 1950 gemeinsam mit der Arbeitsgemeinschaft Westdeutscher Ärztekammern, eine Zulassung aller Ärzte zur kassenärztlichen Praxis (»Niederlassungsfreiheit«) an. Der »Marburger Bund« ist die für angestellte Ärzte wichtigste Interessenvertretung.

1948

In Genf wird der Weltärztebund (World Medical Association) gegründet. Die deutsche Bundesärztekammer wird erst 1950 aufgenommen. → S. 485

Der dänische Arzt Olaf Martensen-Larsen setzt erstmals das Präparat Disulfiram (»Antabus«) in der Alkoholentziehungskur ein.

Der sowjetische Botaniker und Agrarbiologe Trofim D. Lyssenko vertritt seine dialektisch-materialistischen Dogmen der »Vererbung erworbener Eigenschaften«. Er lehnt die Chromosomentheorie der Vererbung und das Gen ab.

Die internistisch-röntgenologische Arbeitsgruppe in Bonn nimmt die erste Herzkatheter-Untersuchung und Röntgendarstellung der großen Herzgefäße und Herzinnenräume bei einem Kind in Deutschland vor.

Die angeborene Verengung der Lungenarterie im Bereich der Herzklappen (valvuläre Pulmonalstenose) wird von dem britischen Chirurgen Russell Claude Baron Brock von Wimbledon am Londoner Guy's Hospital erfolgreich operiert.

Der »Kinsey-Report« über das sexuelle Verhalten des Mannes berichtet auf der Grundlage der Befragung von rund 20 000 US-Bürgern über das Sexualverhalten der Amerikaner. Diese Studie wirkt sich auch auf die psychosomatische und medizinsoziologische Forschung aus.

Die Abtreibung wird in Japan erlaubt; andere bevölkerungsreiche Staaten folgen: Die UdSSR 1955, die VR China 1957, Indien 1971. In den 1970er Jahren ist der Schwangerschaftsabbruch in 27 Ländern mit 58% der Weltbevölkerung legalisiert.

7. 4. Die Weltgesundheitsorganisation (WHO) der Vereinten Nationen wird mit Sitz in Genf gegründet. → S. 485

5. 7. In Großbritannien tritt der »National Health Service Act 1946« in Kraft. Er ist wesentlich von dem britischen Nationalökonomen William Henry Beveridge vorbereitet worden (»Beveridge-Plan«). Damit wird das Gesundheitswesen in Großbritannien verstaatlicht. → S. 485

21. 9. Philip Shoewalter Hench, Arzt an der Mayo-Klinik in Rochester (US-Bundesstaat Minnesota), spritzt einer Patientin mit rheumatischer Gelenkentzündung (Arthritis) erstmals Kortison (»Compound E«).

Ab Dezember. Krankenversicherte und deren Angehörige haben in Deutschland einen rechtlichen Anspruch auf Bereitstellung von »Streptomycin«, wenn andere Heilmittel gegen die Tuberkulose fehlen (→ Januar 1944/S. 474).

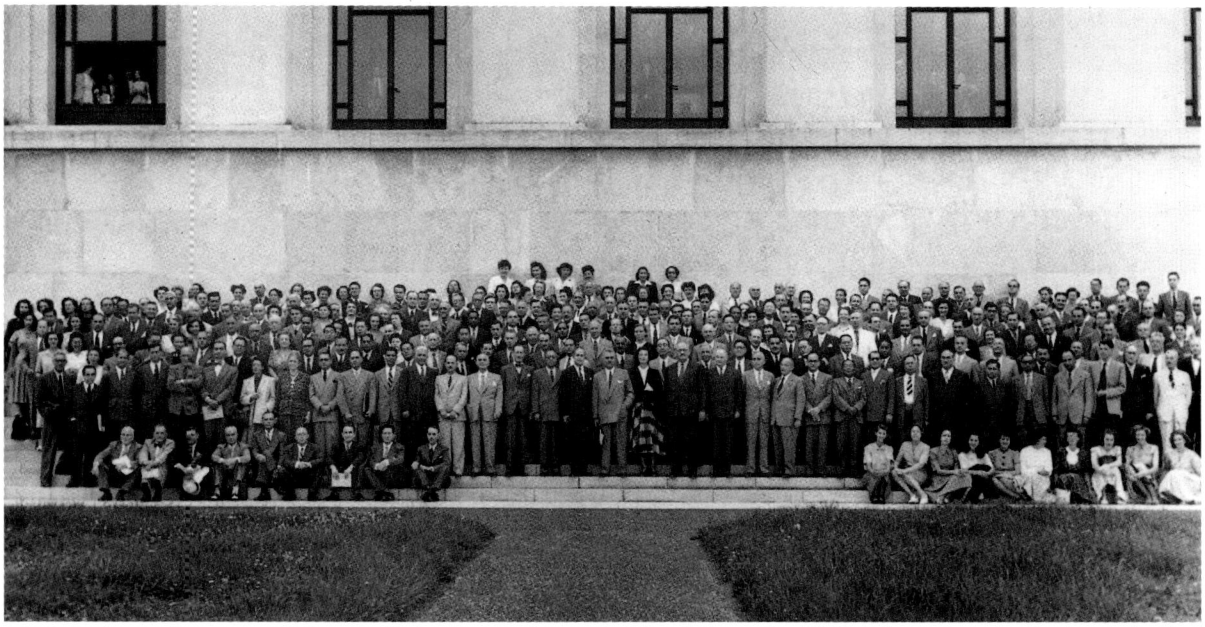

Die Delegierten der ersten Weltgesundheitsversammlung mit Mitarbeitern des WHO-Sekretariats im Juni 1948 in Genf

Weltgesundheitsorganisation gegründet

7. April 1948. Die Weltgesundheitsorganisation (World Health Organisation = WHO) der Vereinten Nationen (UNO) wird mit Sitz in Genf gegründet. Auf Initiative des Wirtschafts- und Sozialrates der UNO erarbeitete die Internationale Gesundheitskonferenz im Juli 1946 die Satzung der WHO. Im Juni 1948 tagt die erste Weltgesundheitsversammlung in Genf und stellt Leitlinien für die zukünftige Arbeit auf. Damit wird ein fast hundertjähriges Bemühen um eine internationale Kooperation zur Verbesserung der Gesundheitsbedingungen auf eine neue Grundlage gestellt. Vorläufer sind die Gesundheitsorganisation des Völkerbundes, die 1923 eingerichtet wurde, sowie das 1907 in Paris gegründete Internationale Gesundheitsamt. Verschiedene internationale Aufgaben werden nun von der WHO übernommen, insbesondere die Seuchenbekämpfung, Quarantänemaßnahmen und die Standardisierung von Arzneimitteln. Die WHO definiert Gesundheit als »Zustand vollständigen körperlichen, geistigen und sozialen Wohlbefindens und nicht nur das Freisein von Krankheit und Gebrechen«.

Die WHO ist heute die wichtigste Hilfsorganisation in den »Entwicklungsländern«. Sie unterstützt den Aufbau von staatlichen Gesundheitsdiensten und speziellen Gesundheitsprogrammen zur Bekämpfung von Volkskrankheiten und zur Verbesserung der hygienischen Verhältnisse.

National Health Service

5. Juli 1948. Das Gesetz zur Verstaatlichung (»Sozialisierung«) des Gesundheitswesens in Großbritannien, der »National Health Service Act 1946« tritt in Kraft.

Das Gesetz ist wesentlich von den Vorschlägen des britischen Ökonomen William Henry Beveridge (1879–1963) geprägt, der seit 1941 eine leitende Funktion im britischen Arbeitsministerium innehat. Im Juni 1941 wurde er Vorsitzender des »Inter-Departmental Committee on Social Insurance and Allied Services«, dessen Bericht (»Beveridge-Plan«) im Dezember 1942 dem Parlament übergeben wurde. Kernpunkt dieses Planes ist die allgemeine staatliche Pflichtversicherung, die allen Bürgern Schutz, insbesondere im Krankheitsfall gewährt. Erst die neu gewählte Labourregierung übertrug 1946 die Empfehlungen in ein Gesetz.

Damit besteht erstmals in der westlichen Welt ein sozialisierter Gesundheitsdienst. Alle Dienstleistungen können von der gesamten Bevölkerung unentgeltlich in Anspruch genommen werden, einschließlich der medikamentösen Versorgung, der zahnärztlichen Betreuung, der Schwangerenvorsorge und Geburtshilfe, des schulärztlichen Dienstes und eines Pflegedienstes für die Hauspflege.

Die Standesorganisation der Ärzte (British Medical Association) verhielt sich im Vorfeld relativ kooperationswillig. Nach Verhandlungen mit den zuständigen Behörden, die z.B. die freie Arztwahl sichern sollten, kam es zu einer Einigung und zu einer Mitarbeit fast aller Ärzte.

Weltärztebund noch ohne die Deutschen

1948. In Genf wird der Weltärztebund (World Medical Association) zunächst ohne die Deutschen gegründet. Eine der ersten Aktivitäten ist – auf dem Hintergrund der ärztlichen Verstrickungen im Nationalsozialismus (→ 20. 8. 1947/ S. 483) – die Formulierung des »Genfer Gelöbnisses«. Besondere Bedeutung hat der Satz: »Ich werde es nicht zulassen, daß religiöse, nationale, rassische, Partei- oder Klassengesichtspunkte zwischen meine Pflicht und meinen Patienten treten.« Ab 1950 bildet diese »Deklaration von Genf« in geringfügiger Änderung die Präambel der »Berufsordnung für die deutschen Ärzte«, deren Bundesärztekammer zu diesem Zeitpunkt in den Weltärztebund aufgenommen wird.

1949

Ein Patient mit Schilddrüsenkarzinom wird von dem deutschen Nuklearmediziner Cuno Winkler im Luisenhospital in Aachen mit Radiojod behandelt. → S. 486

Der kolumbianische Augenarzt José Ignacio Barraquer Moner beschreibt eine neue Technik der Hornhautübertragung, die »penetrierende Keratoplastik«. → S. 488

Nach dem Krieg entwickeln die Kieler Hautärzte Albin Proppe und Gustav Wagner für die Hautklinik in Hannover-Linden den ersten lochkartengerechten Krankenblattkopf. Damit nimmt eine neue Entwicklung der medizinischen Dokumentation in Europa ihren Anfang.

Der US-amerikanische Chemiker Linus Carl Pauling beschreibt als erster die molekularbiologische Grundlage der Sichelzellenanämie: Eine Variante der Hämoglobinstruktur. Dadurch nehmen die roten Blutkörperchen Sichelform an. Durch Sauerstoffmangel kommt es zu schwerwiegenden Störungen, insbesondere zu Verstopfungen dünnerer Blutgefäße (Infarzierungen) mit entsprechenden Symptomen.

Der US-amerikanische Biochemiker Clarence George Bergström und der schwedische Physiologe Ulf Svante von Euler-Chelpin erkennen das Noradrenalin als Überträgerstoff der Nervenimpulse (Neurotransmitter) des Sympathikus.

Der US-amerikanische Mikrobiologe Selman Abraham Waksman und sein aus Frankreich stammender Kollege Hubert Arthur Lechevalier entwickeln aus »Streptomycin«das »Neomycin«, ein Antibiotikum, das nur lokal oder oral genommen wird.

Der kanadische Anatom Murray Lewellyn Barr entdeckt zusammen mit seinem Kollegen Ewart George Bertram das »Geschlechtschromatin«, ein typisches Körperchen im Zellkern, das bei weiblich determinierten Zellen u. a. in Mund-, Nasen- und Vaginalschleimhaut nachweisbar ist (Barr-Körper).

Der US-amerikanische Mikrobiologe Robert Armstrong Nelson und der Serologe Manfred Martin Mayer entwickeln den Immobilisationstest: Antikörper, die durch eine syphilitische Infektion produziert werden, immobilisieren Syphiliserreger (Treponema pallidum). Dieser Nelson-Immobilisationstest dient der Diagnostik der latenten und der Spätsyphilis.

13. 4. Die ersten Ergebnisse der Kortison-Behandlung werden in der Mayo-Klinik in Rochester (Minnesota) bei der wöchentlichen wissenschaftlichen Konferenz mitgeteilt.

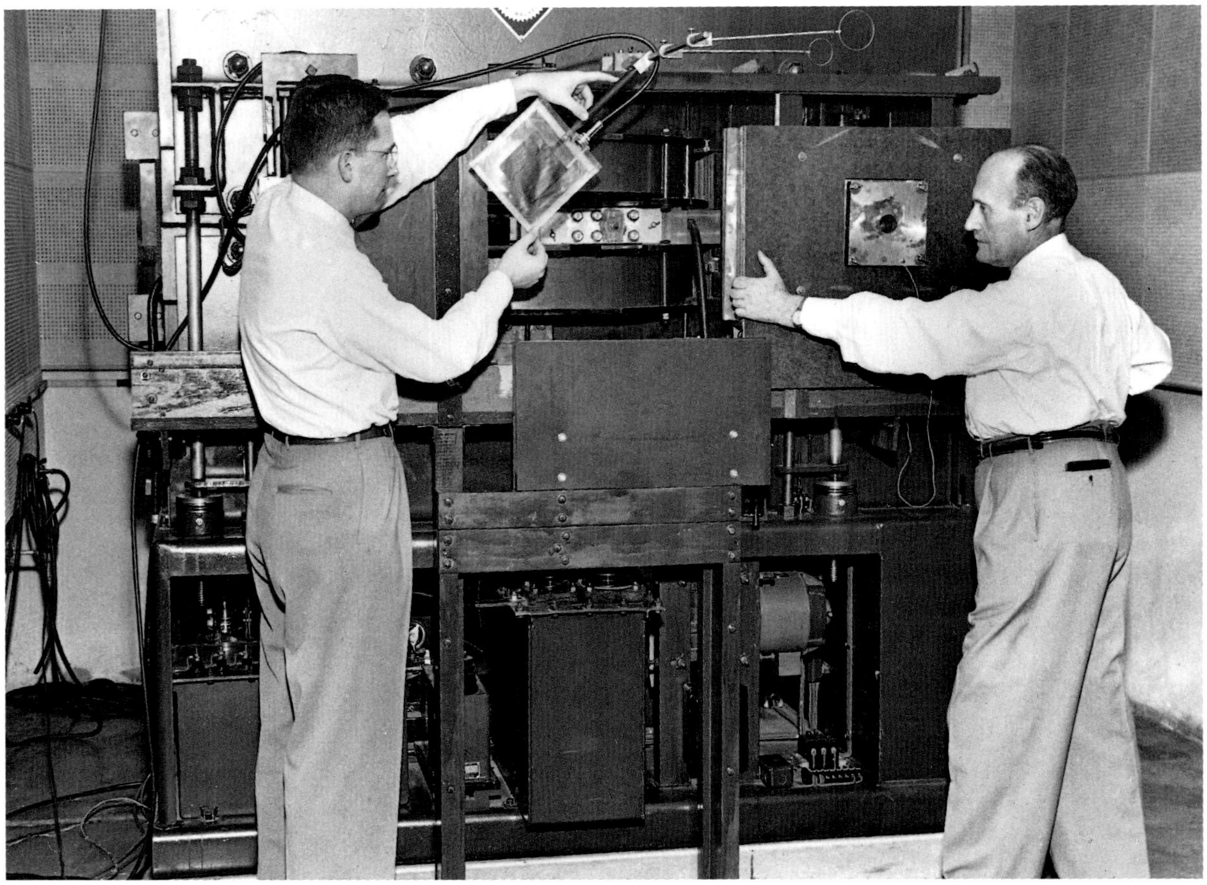

Das »Betatron« als neue Waffe der Krebsbehandlung; zwei US-amerikanische Ärzte vor einem Gerät in Chicago (1949)

Neue Techniken in der Tumorbehandlung

1949. Als einer der ersten europäischen Ärzte behandelt der deutsche Nuklearmediziner Cuno Winkler in Aachen einen an einem Schilddrüsenkarzinom leidenden Patienten mit Radiojod. Er berichtet über diesen Fall im Frühjahr 1950 auf dem Kongreß der Deutschen Gesellschaft für Innere Medizin in Wiesbaden. Bereits im Jahr 1942 war von US-amerikanischen Forschern die Speicherung radioaktiven Jods in einer Metastase eines Schilddrüsenkarzinoms beobachtet worden.

Die »Isotopentherapie«, die Therapie mit künstlich radioaktiven Substanzen, wird in Deutschland um 1950 in die Tumorbehandlung eingeführt. Es handelt sich um eine besondere Form der Strahlentherapie, die an eine Trägersubstanz gebunden ist und in die Blutbahn injiziert wird. Sie reichert sich im Tumorgewebe an und schont somit weitgehend – im Gegensatz zur Röntgen- oder Radiumtherapie – das gesunde Gewebe. Das Radiojod (J 131) ist gleichermaßen für die Schilddrüsendiagnostik von Bedeutung.

Chemotherapie in den Anfängen

Eine weitere Neuerung der Krebstherapie, die auf den beiden Säulen Chirurgie und Strahlentherapie beruht (»Stahl und Strahl«), ist die Entwicklung der Chemotherapie, die freilich um 1950 noch in den Kinderschuhen steckt. Dabei geht es um Gifte bzw. Hemmstoffe für die Krebszellen, wobei (bis heute) das große Problem auftaucht, daß auch die normalen Körperzellen geschädigt werden. In den 1950er Jahren werden »Zytostatika« (Stoffe, die das Zellwachstum hemmen) und »Antimetaboliten« (stoffwechselhemmende synthetische Substanzen) entwickelt, die vor allem bei der Leukämie therapeutisch eingesetzt werden. So berichtet der US-amerikanische Arzt Sidney Farber 1948 über die zeitweilige Besserung eines an akuter Leukämie erkrankten Kindes durch Gabe von »Aminopterin« (Folsäureantagonist; → 1953/S. 499).

Ausweitung der Strahlentherapie

Die Einführung spezieller Verfahren in der Strahlentherapie weckt neue Hoffnungen auf eine effektive Behandlung von Tumoren. So führt die Entwicklung des »Betatron« (Elektronenbeschleuniger) zur »Elektronentherapie«, die Anwendung von radioaktivem Cobalt (^{57}Co, ^{58}Co) mit bestimmten Geräten (»Cobaltbombe«) bzw. in geeigneter Form zur Ausweitung der Strahlentherapie.

Hormontherapie vorangetrieben

Die Hormonbehandlung vor allem beim Mamma- und Prostatakarzinom wird ebenfalls vorangetrieben. So zeigen sich beim fortgeschrittenen Mammakarzinom (Brustkrebs), das durch Östrogene beschleunigt wird, (vorübergehende) Tumorverkleinerungen durch Gabe von antiöstrogen wirkenden Hormonen. Der Heidelberger Chirurg Karl Heinrich Bauer (1890–1978) führt erstmals 1948 bei einem Hypophysentumor die Elektrokoagulation durch, d. h. die elektrochirurgische Ausschaltung dieses Zentralorgans des endokrinen Systems. Diese Methode wird 1952 erstmals in Heidelberg auch bei der Behandlung eines Mammakarzinoms durchgeführt und 1955 durch die Implantation von radioaktivem Gold in die Hypophyse abgelöst.

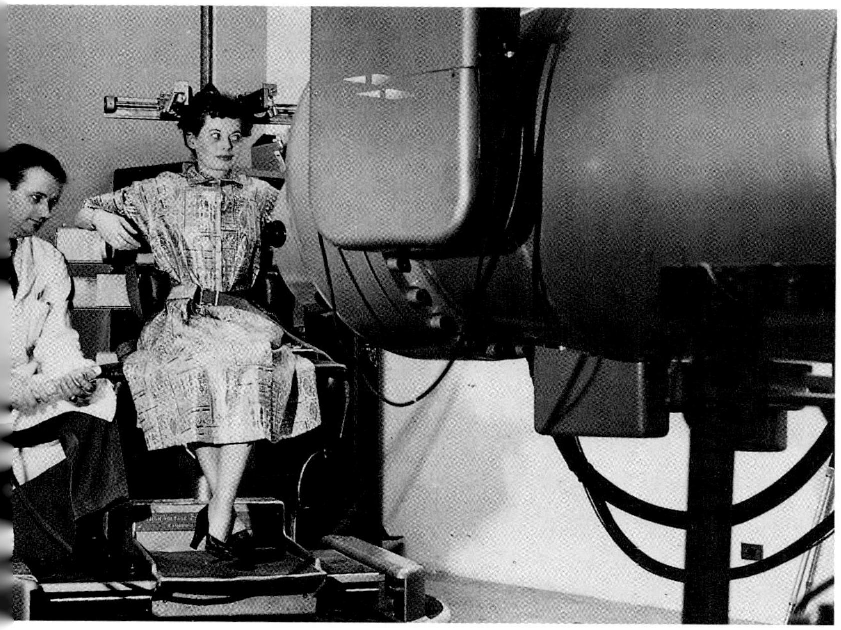

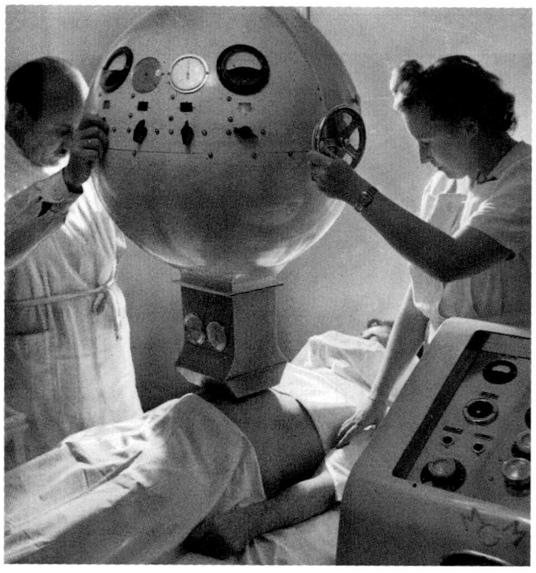

△ *Krebsforschung und Elektronentherapie in einem US-amerikanischen Krankenhaus*

◁ *Der »Atomator«, ein Bestrahlungsgerät aus Deutschland, erfunden von dem Münchener Arzt Max Bindig und dem Elektrophysiker Gert Nickel im Jahr 1950; durch Energiestöße dringen Elektronenstrahlen, die sich in einem Gas- und Ionengemisch befinden, in die kranken Zellen ein und bringen diese zum Absterben.*

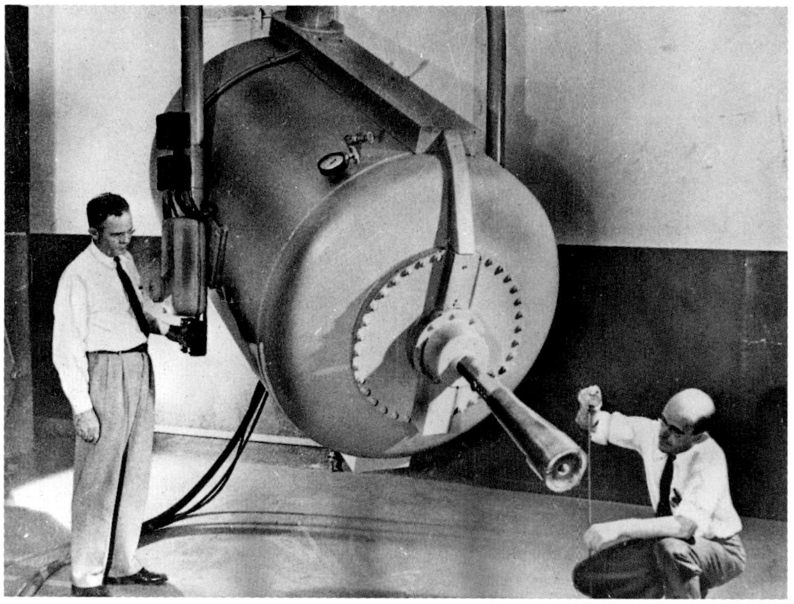

Ein Zwei-Millionen-Volt-Röntgenstrahlenapparat wurde von den General Electric-Versuchslaboratorien für eine New Yorker Klinik entwickelt.

Medizinische Praxis:

»Bürgerkrieg im Körper«

Um 1950 ist für das Konzept der Krebsbekämpfung die biologische Erklärung der Krebsgeschwulst als Folge der Entartung einzelner Zellen (Krebszellen) grundlegend. Diese geraten außer Kontrolle, vermehren sich schrankenlos und vernichten dabei den Organismus schrittweise. Als Ursachen werden genetische Faktoren, infektiöse Krebserreger (insbesondere Viren), chemische Giftstoffe sowie physikalische Einwirkungen aus künstlichen (z. B. Röntgenstrahlen) oder natürlichen Quellen (z.B. Sonnenlicht) diskutiert. Allgemein wird der Krebs als Folge einer Mutation von Körperzellen angesehen. Alle schädigenden Stoffe bzw. Einwirkungen, die die Erbanlagen in den Keimzellen verändern, können danach auch Krebs durch Mutation der Körperzellen im Bereich der wachstumsregulierenden Erbstrukturen hervorrufen.

Von dieser zellbiologisch fundierten Krebstheorie leiten sich die einzelnen Methoden der Krebstherapie um 1950 ab, die im Kern bis heute praktische Anwendung finden. Die schulmedizinischen Aspekte der Krebskrankheit beleuchtet der Heidelberger Chirurg und Krebsforscher Karl Heinrich Bauer (1890–1978) in seinem umfassenden und bilanzierenden Lehrbuch, das 1949 erscheint: »Das Krebsproblem. Einführung in die Allgemeine Geschwulstlehre für Studierende, Ärzte und Naturwissenschaftler«. Als Ansätze der Krebsdiagnostik stehen demnach zur Verfügung: Die allgemeine klinische Diagnostik, die Endoskopie (Betrachtung von Körperhöhlen), die Röntgendiagnostik, die operativ-diagnostischen Methoden mit histologischen (= Gewebs-) Untersuchungen und die biochemische (Labor-)Diagnostik.

Die traditionellen Säulen der Krebstherapie im 20. Jahrhundert sind operative Krebsbehandlung und Strahlentherapie (»Stahl und Strahl«). Da Krebs als örtliche (zellulär) bedingte und von da aus fortschreitende Geschwulst definiert wird, erscheint die »Ausrottung der Krebsgeschwulst die einzige Chance und zugleich das oberste Gebot« der Krebsbehandlung, wie Karl Heinrich Bauer formuliert. Sein Leitsatz lautet: »Nach dem heutigen Stand der Dinge gibt es eine Krebsheilung – bis auf ganz wenige Ausnahmefälle – nur durch Radikaloperation oder durch strahlentherapeutische Krebsvernichtung, selbstverständlich auch durch vernünftige Kombination beider.« Die Radikaloperation soll als chirurgisches Ideal die Krebsgeschwulst »mit der Wurzel« (lat. radix) »allseits im Gesunden entfernen und den Körper wieder krebsfrei machen« (Bauer). Demgegenüber erscheinen um 1950 chemo- und hormontherapeutische Methoden von eher marginaler Bedeutung, immunologische Methoden stehen noch nicht zur Verfügung.

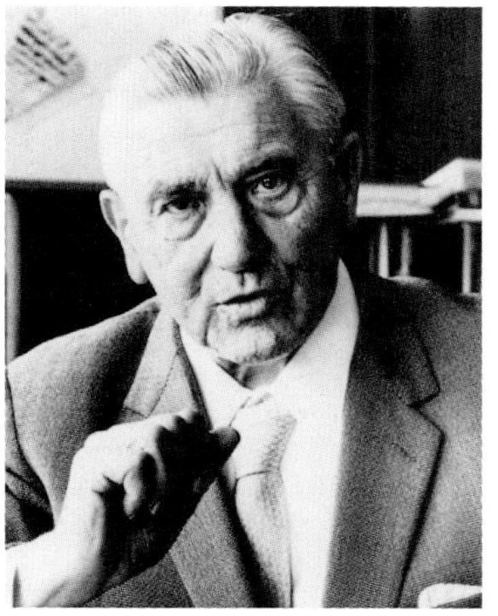

Karl Heinrich Bauer (1890–1978), der Hauptinitiator des im Jahr 1964 gegründeten Deutschen Krebsforschungszentrums in Heidelberg

Die Darstellungen zur Krebstheorie und -therapie arbeiten in den 50er Jahren vorwiegend mit den auch zuvor üblichen militärisch-biologistischen Bildern (z. B. Krebs als »Bürgerkrieg im menschlichen Körper«). Ab den 1970er Jahren nimmt die Medizin wichtige Ergänzungen vor, die mit der Entwicklung der Onkologie zusammenhängen, v. a. auf dem Gebiet der Immunologie und Psycho-Onkologie (→ S. 524).

Keratoplastik – Methode der Hornhautübertragung

1949. Der in der kolumbianischen Hauptstadt Bogotá praktizierende Augenarzt José Ignacio Barraquer Moner beschreibt seine neue Technik der Hornhautübertragung in ganzer Dicke (penetrierende Keratoplastik), wobei das Transplantat mit winzigen voneinander abgesetzten Stichen fixiert wird. Die Originalarbeit Barraquers erscheint in einer Fachzeitschrift in spanischer Sprache.

Wichtige Voraussetzungen dieser Operation sind die medikamentöse Ruhigstellung des Patienten (Prämedikation), notfalls eine Verschiebung der Operation bzw. eine Allgemeinanästhesie, die Einhaltung aseptischer Vorsichtsmaßnahmen und spezielle Operationsinstrumente und -techniken. Je dicker das Transplantat, desto besser ist die Korrektur der Sehschärfe möglich. Barraquer Moner betont die Bedeutung des direkten Einnähens des Transplantates, wobei der Abstand zwischen den einzelnen Stichen zwischen 1,5 mm und 3 mm liegen soll.

Barraquer Moner stammt aus einer bedeutenden »Augenarztdynastie«. Sein Großvater ist José Antonio Barraquer Rovirolta (1852–1924), der 1911 an der Universität Barcelona zum Professor für Augenheilkunde ernannt wurde. Sein Sohn Ignacio Barraquer y Barraquer (1884–1965) entwickelte 1917 ein neues Instrument für die Kataraktoperation, die Linsenausziehung durch Ansaugen (Phakoeresis). Er unternahm weltweite Reisen, um seine Technik zu demonstrieren und gründete 1941 in Barcelona das Barraquer-Institut, eine international führende Augenklinik, die von seinem Sohn Joaquín übernommen wird, während ein anderer Sohn, José Ignacio, ein Institut in Bogotá einrichtete.

Die operativen Versuche, die undurchsichtige oder trübe Hornhaut durch gesunde zu ersetzen, gehen bis ins 18. Jahrhundert zurück. Doch erst gegen Ende des 19. Jahrhunderts konnte der deutsche Ophthalmologe Eugen von Hippel (1867–1905) einen begrenzten Erfolg verbuchen, als er die Hornhaut eines Kaninchens als eine Lamelle auf die Hornhaut eines Mädchens übertrug. Befriedigende Ergebnisse zeichnen sich erst im Lauf des 20. Jahrhunderts ab.

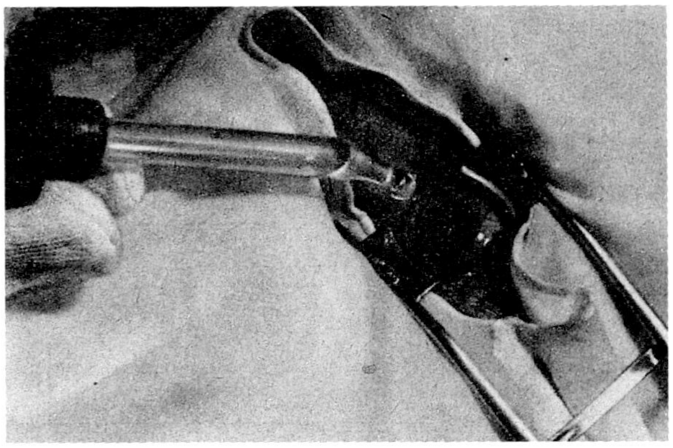

Hornhautübertragung: Eine Stahlklammer hält das erblindete Auge fest, es wird mit Kokaintropfen betäubt.

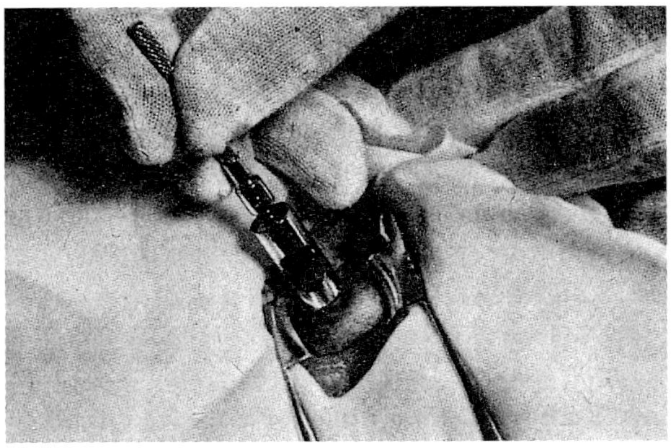

Die kranke Hornhaut wird mit einem Trepaniermesser herausgelöst, es kommt auf Millimeter-Bruchteile an.

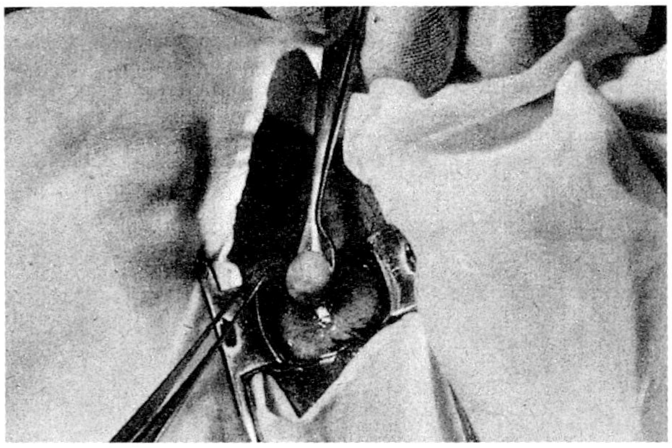

Die Linse liegt frei. Mit einem Löffelchen wird die Hornhaut aus einem gespendeten Auge übertragen.

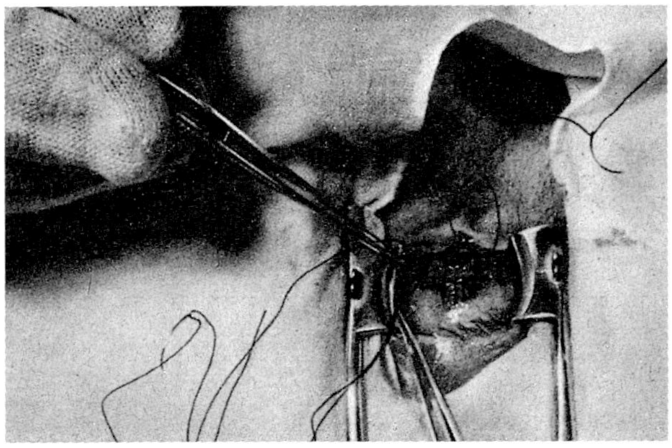

Die Verbindung des neuen Hornhautstückchens mit dem Auge des Patienten schließt die Operation ab.

Eine gemeinnützige Anstalt – die erste »Augenbank« in den USA

Chronik Stichwort

1906 führte der österreichische Augenarzt Eduard Konrad Zirm (1863–1944) die erste wirklich erfolgreiche Hornhauttransplantation mit einer menschlichen Hornhaut durch (eine sog. totale **Keratoplastik**). Aufgrund der für die Chirurgie wichtigen Fortschritte der Medizin (Asepsis, Anästhesie, verbessertes Instrumentarium) erlebt auch die operative Augenheilkunde – insbesondere die Hornhauttransplantation – einen Aufschwung.

Um die Augenchirurgen von zufälligem Material von lebenden Spendern (z. B. Entfernung des Augapfels wegen einer Krankheit) unabhängig zu machen, führte bereits 1937 der sowjetische Augenarzt und Pionier der Hornhautübertragung Wladimir P. Filatow (1875–1956) in seinem Spezialinstitut in Odessa die Nutzung von Kadaveraugen ein. Die erste »Augenbank« wurde 1945 in New York als gemeinnützige Anstalt eingerichtet. In Zusammenarbeit mit einer großen Anzahl von Kliniken werden dort nach strengen medizinischen und juristischen Auflagen Spenderaugen Verstorbener gesammelt und für Transplantationen aufbewahrt.

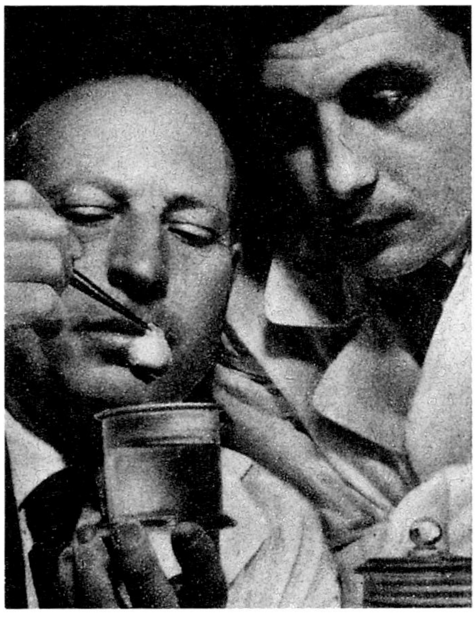

Der Augenchirurg entnimmt das konservierte Auge, dessen Hornhaut übertragen werden soll, kurz vor der Operation einem Glas mit Blutplasma. 20 Tage lang kann ein Auge, wenn es innerhalb von sechs Stunden nach dem Tod des Spenders entnommen und im Eisschrank aufbewahrt wird, zur Hornhautübertragung benutzt werden. Danach erlischt die Lebensfähigkeit des konservierten Auges. Nach einer Hornhauttransplantation bleibt das operierte Auge vier Wochen lang fest verbunden, bevor der ehemals Blinde den ersten Blick in die Welt tun kann.

1950

Der österreichisch-kanadische Biochemiker Hans Selye veröffentlicht die Ergebnisse seiner langjährigen Streßforschung. → S. 489

Die beiden französischen Knochenchirurgen, die Brüder Jean und Robert Louis Judet, berichten über eine pilzförmige Stielprothese aus Plexiglas, die sie am Oberschenkelhals eines Patienten eingepflanzt haben. Dies führt zu einem Aufschwung in der Behandlung der Hüftgelenksarthrosen. → S. 490

Der US-amerikanische Arzt George Widmer Thorn von der John Hopkins University in Baltimore (US-Bundesstaat Maryland) spritzt erstmals Hydrokortison in ein entzündetes Kniegelenk.

Der aus Ungarn stammende US-amerikanische Arzt und Psychosomatiker Franz Alexander veröffentlicht sein für die moderne psychosomatische Medizin grundlegendes Werk: »Psychosomatic medicine, its principles and applications« (Psychosomatische Medizin, Grundlagen und Anwendungsgebiete; 1951). Darin grenzt Alexander nach seiner Auffassung typische psychosomatische Störungen von den übrigen (inneren) Krankheiten ab, wie z. B. Magengeschwür und Asthma.

Der kanadische Neurochirurg Wilder Graves Penfield entwikkelt eine Methode der chirurgischen Epilepsiebehandlung. Er trägt bestimmte Areale der Hirnrinde ab, um medikamentös unbehandelbare Fokalepilepsien, die von einem Brennpunkt ausgehen, zu bessern.

US-amerikanische Zahnärzte bohren erstmals mit Wasserkühlung durch aufsteckbare Schläuche.

Die aus Deutschland stammende US-amerikanische Psychoanalytikerin Karen Horney veröffentlicht ihr Buch »Neurosis and human growth« (Der neurotische Mensch in unserer Zeit; 1951). Indem sie die sozialen und kulturellen Einflüsse auf das Seelenleben besonders hervorhebt, weicht sie von der »orthodoxen« Psychoanalyse Sigmund Freuds ab. Horney gilt als eine Hauptvertreterin der besonders in den Vereinigten Staaten verbreiteten »Neopsychoanalyse«.

17. 6. Der US-amerikanische Chirurg Richard H. Lawler transplantiert der 49jährigen Patientin Ruth Tucker eine fremde Niere. Sie überlebt diese Transplantation als erster Mensch. → S. 490.

11.–14. 9. Die erste Tagung der Nuklearmediziner in der Bundesrepublik Deutschland findet in Karlsruhe statt.

»Streß« – ein psychosomatisches Modell

1950. Der österreichisch-kanadische Biochemiker und Physiologe Hans Selye (1907–1982) faßt in seiner Studie über die Physiologie und Pathologie der Streßeinwirkung (»The physiology and pathology of exposure to stress«) Ansichten und Ergebnisse seiner langjährigen Streßforschung zusammen und begründet ausführlich seine Idee, wonach Lebewesen gegenüber allen schädigenden Einflüssen mit einer gleichförmigen Folge physiologischer Reaktionen antworten, dem »general adaptation syndrome« (GAS; dt. allgemeines Anpassungssyndrom, AAS).

Den Begriff »Streß« führte Selye bereits 1936 mit seinem wegweisenden Artikel über das »Streß-Syndrom« in der in London herausgegebenen Zeitschrift »Nature« in Medizin und Biologie ein, während er als Stipendiat der Rockefeller Foundation an der John Hopkins University in Baltimore (US-Bundesstaat Maryland) forschte. Hier wurde er von dem bedeutenden Physiologen Walter B. Cannon (1871–1945) beeinflußt, der 1926 den klassischen Begriff der Homöostase in die Physiologie einführte, mit dem die Selbstregulation des Organismus durch humorale Regelmechanismen – also durch die Körperflüssigkeiten – im Sinne eines dynamischen Fließgleichgewichtes bezeichnet wird. (Cannon gab in seinem Werk »The wisdom of the body« von 1932 eine zusammenfassende Darstellung der biologischen Selbstregulation.)

Daneben wurde Selye auch von dem französischen Physiologen Claude Bernard (1813–1878; → 1865/S. 298) beeinflußt, der mit seinem Begriff des »inneren Milieus« (milieu intérieur) das Fließgleichgewicht im Organismus bezeichnete. Vor allem aber waren die endokrinologischen Erkenntnisse seines Prager Lehrers Artur Biedl (1869 bis 1933) für Hans Selye von Bedeutung. Biedl erkannte bereits im Jahr 1910 die lebensnotwendige Funktion der inneren Sekretion (vor allem der Nebennierenrinde).

Selye definiert das »general adaptation syndrome« (GAS) als »physiologischen Mechanismus, der sich gegen die Schädigung als solche wehrt«. Es handelt sich also um ein gleichförmig ablaufendes Reaktionsmuster und ist unabhängig von dem spezifisch schädigenden Faktor (Stressor). Selye unterscheidet drei Stufen des GAS:

▷ 1. Die »Alarmreaktion« mit (passiven) Schocksymptomen; durch die Reizeinwirkung eines »Stressors« (Infektion, Gift, Verletzung, Emotion) werden über das Zwischenhirn-Hypophysensystem »adaptive Hormone« und insbesondere Nebennierenrindenhormone (Kortikoide) ausgeschüttet

▷ 2. Das »Stadium der Resistenz« oder die Gegenschockphase; durch die Hormonausschüttung kommt es zum Abwehrstadium mit voller Adaptation

▷ 3. Im »Stadium der Erschöpfung« bricht infolge eines unerträglichen Stresses die Adaptation zusammen, was zum Tod führen kann (»Streßtod«).

Die Streßtheorie von Selye gewinnt eine zentrale Bedeutung für die psychosomatische Medizin, die Arbeits- und Sozialmedizin sowie psychophysiologische und immunologische Grundlagenforschung. Darüber hinaus geht der Begriff mit sozialkritischer Konnotation in die Alltagssprache ein.

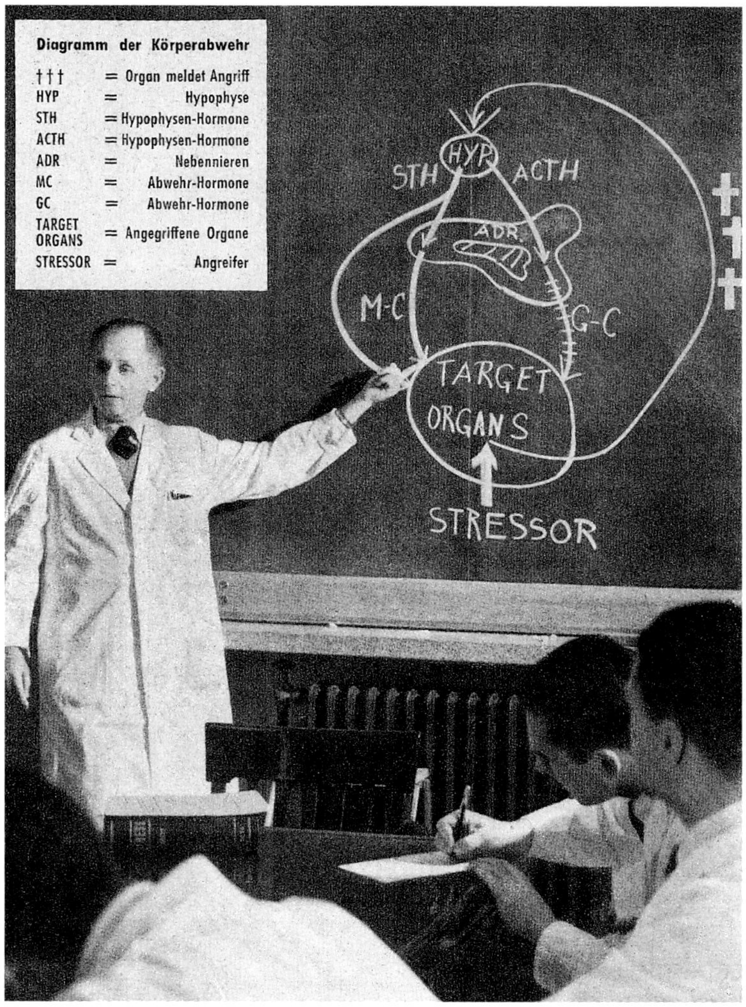

Hans Selye demonstriert sein Streßmodell der hormonalen Körperabwehr.

Hans Selye: Studium in Prag, Paris und Rom

Chronik Zur Person

Hans Selye wurde 1907 in Wien geboren. Er studierte in Prag, Paris und Rom Medizin, schloß 1929 sein Studium in Prag ab und erhielt dort 1931 ein Diplom in Chemie. Er arbeitete u. a. bei Artur Biedl. In Montreal (Kanada) wurde er 1945 Direktor des Institutes für Experimentelle Medizin und Chirurgie.

Erste erfolgreiche Nierentransplantation

17. Juni 1950. Der US-amerikanische Chirurg Richard H. Lawler und seine Mitarbeiter führen in Chicago die erste erfolgreiche Nierentransplantation durch.
Eine polyzystische Niere (Organ mit vielen Zysten) wird entfernt und durch eine Spenderniere ersetzt. Zehn Wochen später kann Lawler von einem gut funktionierenden Organ berichten. Damit kommt eine lange Reihe von Transplantationsversuchen endlich zu einem erfolgreichen Abschluß.
Die ersten Experimente zur Nierenverpflanzung unternahm der gebürtige Ungar Emerich Ullmann. Vor der Wiener Chirurgengesellschaft konnte er am 27. Juni 1902 sogar eine funktionierende, in die Halsgegend einer Ziege transplantierte Hundeniere demonstrieren. Er selbst verzichtete auf eine Fortführung der Experimente. Offensichtlich durch ihn wurde der französische Gefäßchirurg und spätere Nobelpreisträger Alexis Carrel zu ähnlichen Studien angeregt. 1908 konnte er einen Hund vorweisen, der bereits 17 Monate mit einer verpflanzten Niere lebte.
Im Jahr 1906 versuchte der Franzose Mathieu Jaboulay, Organe von Schweinen und Ziegen an die Armgefäße von Nierenkranken anzuschließen, ohne aber eine Urinabsonderung zu beobachten. Ebenso mißlangen die Übertragungen von Affennieren durch Ernst Unger 1910 und B. Schonstadt 1913 in Berlin.
Zwar bereiteten die Transplantationen schon bald keine operationstechnischen Schwierigkeiten mehr, aber die Abstoßungsreaktionen blieben ein Problem.
Der nächste Schritt war die Verpflanzung menschlicher Nieren, erstmals 1936 erfolglos von S. Voronoy im Falle einer schweren Vergiftung ausprobiert. Eine von Ernest Landsteiner und Charles Hufnagel (USA) 1945 auf den Oberarm eines Patienten mit akutem Nierenversagen übertragene Leichenniere funktionierte nicht und mußte wieder entfernt werden.

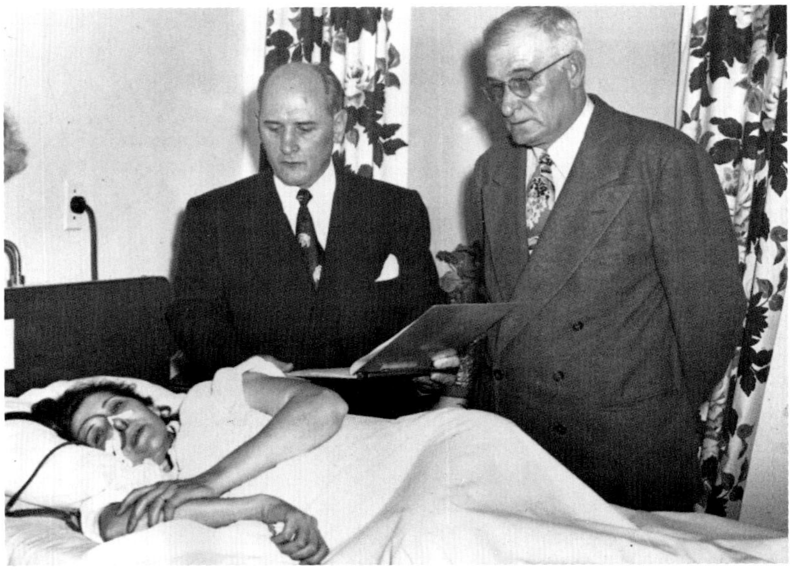

Richard Lawler (l.) am Bett der 49jährigen Ruth Tucker, der Patientin, der erstmals erfolgreich eine Niere übertragen wurde (r. Ehemann Howard Tucker)

Organismus stößt fremdes Gewebe ab

Chronik Hintergrund

Die erste erfolgreiche Nierentransplantation erweckt große Hoffnungen und gibt Anlaß zu einer ganzen Reihe weiterer Nierenübertragungen. Die Ergebnisse sind jedoch insgesamt ernüchternd. Zwar zeigt sich, daß ein fremdes Organ wohl in der Lage ist, innerhalb weniger Tage den gestörten biochemischen und klinischen Zustand eines Patienten mit Harnvergiftung zu normalisieren. Die Abstoßungsreaktionen bleiben jedoch noch für viele Jahre ein weitgehend unlösbares Problem.
1954 trägt eine gelungene Transplantation bei einem Paar von eineiigen Zwillingen zur Klärung bei. Die Praxis bestätigt, was die Grundlagenforscher bereits herausgearbeitet haben: Solange keine Unterdrückung des Immunsystems möglich ist, können Transplantationen nur in seltenen Spezialfällen Erfolg versprechen, wenn z. B. Spender und Empfänger eng verwandt sind.

Künstliche Hüftgelenke lösen die Versteifung ab

1950. Die beiden französischen Knochenchirurgen, die Brüder Jean (geb. 1905) und Robert Louis Judet (geb. 1909) berichten in einem Artikel über eine pilzförmige Stielprothese, die sie erfolgreich im Schenkelhals implantieren konnten. Mit dieser sog. Stiel-Endoprothese kann ein künstliches Hüftgelenk hergestellt werden. Die anfänglich guten Erfolge führen zu einem vermehrten Einsatz dieser operativen Behandlung der chronisch-degenerativen Erkrankung des Hüftgelenks (Koxarthrose).
Bis zu diesem Zeitpunkt gilt bei einer solchen Erkrankung die Hüftgelenkversteifung (Arthrodese) als Operationsverfahren der Wahl. Diese Methode, insbesondere bei angeborener Hüftluxation (Verrenkung des Hüftkopfes, Verlagerung aus der Hüftpfanne) angewandt, wurde in Europa und den USA um die Jahrhundertwende entwickelt. Der Aufschwung der Arthrodese begann mit der (transartikulären) Nagelung des Gelenkes in den 1930er Jahren und endet schließlich mit der Verschraubung mit Platten (Druckosteosynthese) in den 1960er Jahren.

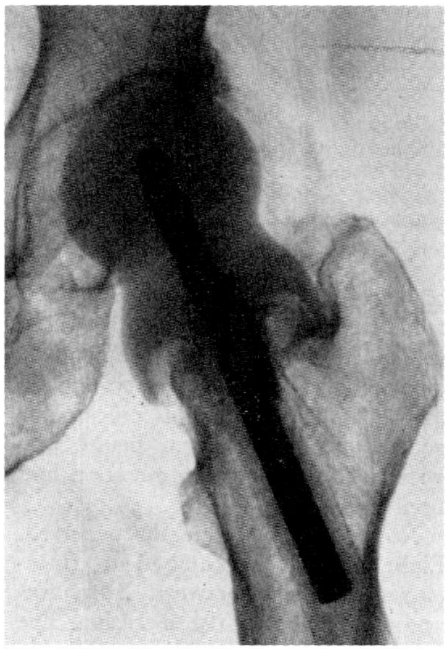

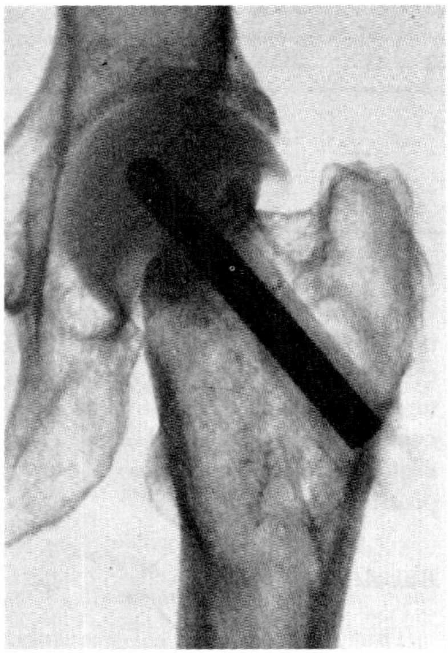

Die Oberschenkelkopf-Prothese (Hüftkopfprothese) aus Acryl von Judet (l.); rechts Judets Prothese mit Schenkelhalsstreckung (Anfang der 50er Jahre)

Gegenüber der Gelenkversteifung bedeutet die Endoprothese der Gebrüder Judet eine attraktive Alternative, die als Halbgelenk den Schenkelkopf ersetzt. Freilich ist ein Einsatz bei einer Schenkelhalsfraktur nicht möglich. Die deutschen Chirurgen Max Lange und Moritz Hans Rettig entwickeln 1952 ein Modell aus Plexiglas mit einem Stahlstift, der sich für diese Fälle eignet.
Die Suche nach Verbesserungen wird jedoch bald notwendig, da die Judet-Prothesen wie auch andere Modelle langfristig Probleme bereiten. Vor allem die Instabilität des Implantats und die Härte des künstlichen Gelenkkopfes im (natürlichen) Gelenklager, führen zu Beschwerden. Einen wichtigen Fortschritt bedeutet 1961 die neue Operationstechnik von John Charnley (1911–1982), der u. a. das Implantat mit einem Kunststoff einzementiert.

1951

Um 1951. Der Heidelberger Orthopäde Häfner entwickelt eine pneumatische Kunsthand. → S. 493

1951. Die Deutsche Gesellschaft für Mund-, Kiefer- und Gesichtschirurgie wird als wissenschaftliche Vereinigung in Deutschland, Österreich und der Schweiz gegründet. → S. 492

Die Szintigraphie, die bildliche Darstellung der Verteilung einer zuvor aufgenommenen radioaktiven Substanz im Organismus, wird von den US-Amerikanern Benedict Cassen und L. Curtis eingeführt. → S. 491

Der Düsseldorfer Internist Hubert Siegen veröffentlicht sein Buch »Theorie und Praxis der Neuraltherapie mit Impletol«. → S. 492

Der australische Neurophysiologe John Carew Eccles entdeckt den elektro-physiologischen Mechanismus der postsynaptischen Hemmung der Reizleitung. Der auf dem Zellfortsatz der motorischen Nervenzelle (Motoneuron) ankommende Impuls verursacht Erregung oder Hemmung, weil die Nervenfaserendigungen mit erregenden oder hemmenden chemischen Mechanismen (durch Ionenpumpe) auf der Zellmembran verknüpft sind. Damit ist die elektrische Erregungsübertragung zwischen den Nervenzellen (an den Synapsen) aufgeklärt. Für diese Leistung erhält Eccles zusammen mit den britischen Physiologen Alan Lloyd Hodgkin und Andrew Fielding Huxley 1963 den Nobelpreis.

Der US-amerikanische Biochemiker und Pharmakologe Robert Burns Woodward synthetisiert vollständig das Nebennierenrindenhormon Kortison. Dieses wird als Medikament immer wichtiger.

Die Weltgesundheitsorganisation (WHO) beginnt mit der Publikation des »Internationalen Arzneibuches« (Pharmacopoea internationales). Es handelt sich um die Herausgabe einer Sammlung von Qualitätsnormen für Arzneimittel, welche direkt von der WHO berufene Experten erstellen.

Der aus Rumänien stammende und an der Universität Chicago (US-Bundesstaat Illinois) lehrende Religionswissenschaftler und Kulturhistoriker Mircea Eliade veröffentlicht in Paris sein Buch »Le chamanisme et les techniques arachaïques de l'extase« (Schamanismus und archaische Extasetechnik; 1957). Eliade arbeitet insbesondere die religiösen Implikationen der Medizin und Naturwissenschaften in ihrer Entstehungsgeschichte heraus. Sein Werk hat für die Medizingeschichte große Bedeutung.

Szintigraphie der Schilddrüse entwickelt

1951. Die US-Amerikaner Benedict Cassen (geb. 1902), L. Curtis, C. W. Reed und R. L. Libby führen mit ihrem Artikel »Instrumentation for I-131 use in medical studies« (Die technische Ausrüstung für den Einsatz von Jod-131 bei medizinischen Untersuchungen) die Szintigraphie in die Diagnostik ein. Insbesondere die Szintigraphie der Schilddrüse mit Radiojod (Jod-131) wird nun möglich.

Damit kann die Funktion der Schilddrüse räumlich dargestellt und z. B. von einer regionalen Jodspeicherung auf die entsprechende Funktionsstörung des Organs in umgrenzten, übermäßig hormonproduzierenden Knoten (Geschwülsten) rückgeschlossen werden (»heiße Knoten«).

Die ersten »Scanner« (Szintigraphiegeräte zur punktförmigen Aufnahme von Meßdaten) werden Anfang der 1950er Jahre aus den USA importiert und teilweise auch von Nuklearmedizinern selbst gebaut.

Bald kommen auch andere Szintigraphiepräparate (Radioisotope) auf den Markt, mit denen andere Organe z. B. Lungen dargestellt werden können. Hirn- und Knochenszintigraphie werden zum Nachweis von Tumoren wichtig.

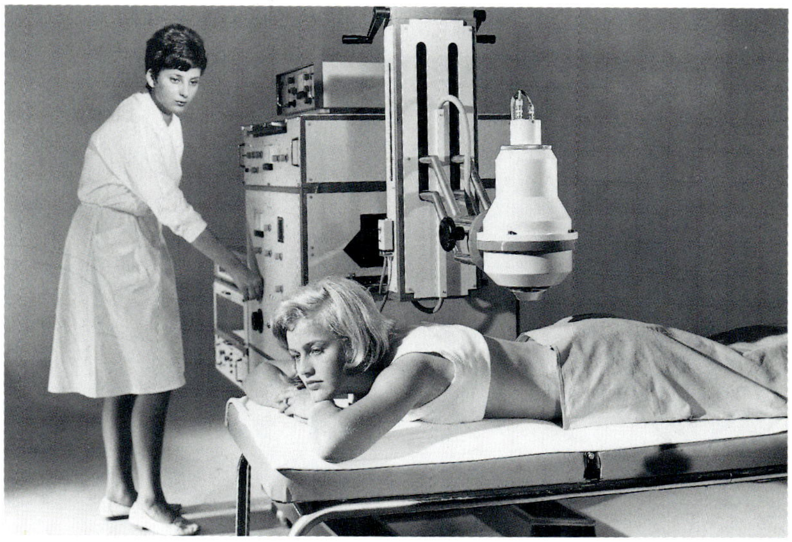

△ *Scanner zur Szintigraphie, einem wichtigen diagnostischen Verfahren, das ab den 1950er Jahren klinisch eingesetzt wird (»Scintimat« der Firma Siemens)*

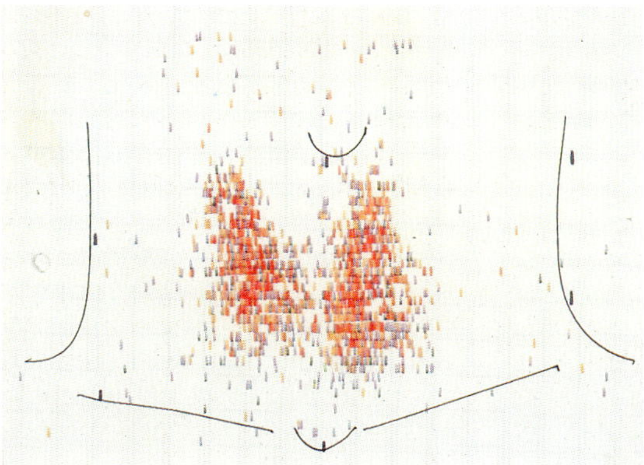

◁ *Szintigramm eines Struma (Kropf) aufgrund einer Schilddrüsenüberfunktion; nach Suppressionstherapie*

Fachgebiet:

Nuklearmedizin: Diagnose und Therapie mit Hilfe radioaktiver Stoffe

Die Nuklearmedizin verwendet zu diagnostischen und therapeutischen Zwecken radioaktive Substanzen, die direkt in den Körper eingebracht werden. Es handelt sich hierbei um Radioisotope, wie z. B. das (vor allem früher eingesetzte) Jod-131 (künstliches radioaktives Isotop des Jods) oder um radioaktiv markierte biologische Trägerstoffe, Pharmaka etc.

Mit diesen radioaktiven Substanzen werden Körperorgane bzw. -regionen und deren krankhafte Veränderungen hinsichtlich ihrer Lage und Funktion untersucht (Funktions- und Lokalisationsdiagnostik). Dabei wird die Verteilung des in einer Körperregion gespeicherten Radioisotops durch Messung der austretenden Gammastrahlung an der Körperoberfläche mit dem »Scanner« (Szintillationskamera) aufgezeichnet (Szintigraphie). Ein weiterer diagnostischer Ansatz bestimmt die Aktivität von Ausscheidungen (z. B. im Harn). Bei der »In-vitro-Diagnostik« wird die Radioaktivität in entnommenen Blut- oder Gewebeproben bestimmt. Die nuklearmedizinischen Diagnosemethoden sind im allgemeinen mit einer relativ niedrigen Strahlenbelastung verbunden und gehören heute zum Standardprogramm eines Großklinikums.

In der Strahlentherapie (Radiotherapie) werden ebenfalls Radioisotopen eingesetzt. Sie sollen sich jeweils gewebespezifisch im Tumor anreichern und zu seiner Reduktion bzw. Einschmelzung beitragen. So wird das Jod-131 zur Strahlentherapie des Schilddrüsenkarzinoms eingesetzt.

Die Nuklearmedizin arbeitet heute mit Radioisotopen des Technetium. Das Pertechnetat z. B. wird für die Hirn-, Magen-, Schilddrüsen- und Speicheldrüsenszintigraphie verwandt, als Eisenkomplex dient es der Nierenszintigraphie und als Schwefelkolloid für die Leber-, Milz- und Knochenmarkszintigraphie.

Die Emissions-Computer-Tomographie (ECT) erlaubt die szintigraphische Schichtaufnahme eines Organs durch zwei rotierende Szintillationskameras. Dabei werden entweder die Gammastrahlen, d. h. Photonen (single photon emission computed tomography = SPECT), oder die Positronenstrahlen (Positronen-Emissions-Tomographie = PET) erfaßt. Diese Verfahren eignen sich u. a. zur Darstellung von Durchblutung und Stoffwechselvorgängen im Gehirn (→ 1973/S. 551).

Neuraltherapie zur Schmerzbekämpfung

1951. Der Düsseldorfer Internist Hubert Siegen veröffentlicht sein Lehrbuch »Theorie und Praxis der Neuraltherapie mit Impletol«. Es handelt sich hierbei um ein Verfahren der Schmerztherapie, das auf der Einspritzung lokalanästhetischer Mittel beruht.

Bereits 1928 berichteten die Brüder Ferdinand und Walter Huneke, zwei Düsseldorfer Ärzte, über »Unbekannte Fernwirkungen der Lokalanästhesie«. 1940 entdeckte Ferdinand Huneke das »Sekundenphänomen«: Als er einer Patientin Procain-Injektionen in den Unterschenkel in der Nähe einer Osteomyelitis-Narbe verabreichte, verschwand plötzlich der Schmerz an der Schulter der Gegenseite. Damit schien Huneke eine Methode gefunden zu haben, um »Fernstörungen« zu therapieren.

Die Neuraltherapie nach Huneke verwendet ausschließlich Lokalanästhetika und steht in der Tradition der »Infiltrations-« bzw. »Heilanästhesie«. Das Verfahren beansprucht, im Sinne einer Segmenttherapie zu wirken. Demnach sind bestimmte Hautareale (»Headsche Zonen«) durch Nervenbahnen mit bestimmten inneren Organen verbunden. Ihre Überempfindlichkeit läßt auf eine entsprechende organische Störung schließen, durch ihre gezielte Behandlung (neben intrakutaner, also in die Haut verabreichter Injektion auch Akupunktur, Reflexzonenmassage usw.) können diese inneren Störungen über einen Reflexmechanismus beeinflußt werden. Zum anderen geht die Neuraltherapie von »Herden« oder »Störstellen« im Körper aus, von Orten einer chronischen Entzündung (Zähne, Mandeln, Nasennebenhöhlen, Narben), die verschiedenartige »Fernstörungen« in anderen Körperbereichen verursachen. Während die Anhänger Hunekes ein äußerst breites Feld der Anwendung vertreten, wird die Neuraltherapie von den »Schulmedizinern« v. a. bei rheumatischen Beschwerden und bestimmten Schmerzzuständen eingesetzt.

Die Ausschaltung des »Herdes« soll über eine reflektorische »Fernwirkung« kuriert werden. Hierzu werden Lokalanästhetika z. T. mit tiefer Stichtechnik injiziert. Soll eine Störung bzw. Krankheit, die sich über eine empfindliche Hautstelle anzeigt, therapiert werden, wird das Betäubungsmittel subkutan (ins Unterhautzellgewebe) gespritzt.

In der allgemeinärztlichen Praxis ist die (eingeschränkte) Neuraltherapie als Methode der Schmerzbekämpfung anerkannt.

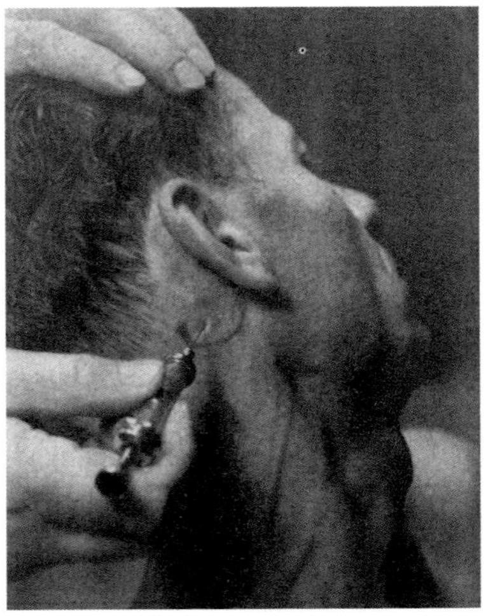

Neuraltherapie mit Impletol nach dem Internisten Hubert Siegen (1951)

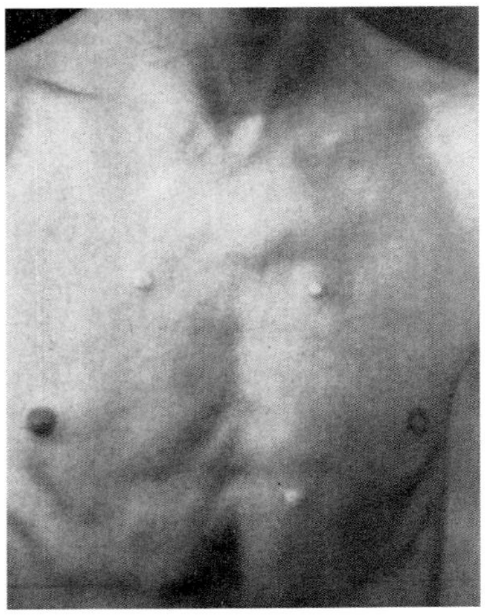

Neuraltherapie: Quaddelsetzung mit Impletol beiderseits des Brustbeins

Praxis-Erfahrung als Richtschnur

Chronik Stichwort

»Erfahrungsheilkunde« bezeichnet heute, weit über den Begriff »Erfahrungsheillehre« des niederrheinischen Arztes und Paracelsus-Anhängers Johann Gottfried Rademacher (1772–1850) hinausgehend, verschiedene Heilmethoden, bei denen die ärztliche Erfahrung zur Richtschnur der Heilpraxis erklärt wird. Die Erklärungsmodelle der naturwissenschaftlichen Medizin werden hierbei nur bedingt anerkannt und z. T. durch andere (»alternative«) Theorien ersetzt. Die Definition der »Erfahrungsheilkunde« ist unscharf, sie überlappt sich mit den »Naturheilverfahren«, der »Ganzheitsmedizin«, der »psychosomatischen Medizin« (im weiteren Sinne), der »biologischen Medizin« und der »Alternativmedizin« bzw. wird synonym gesetzt. So werden häufig ganz unterschiedliche Therapieansätze zur Erfahrungsheilkunde gezählt, wie z. B. die Neuraltherapie, die Akupunktur, die Chiropraktik, die Homöopathie und Sonderformen der Psycho- bzw. Körpertherapie.

Kiefer- und Gesichtschirurgie wird eigenes Fach

1951. Die Deutsche Gesellschaft für Mund-, Kiefer- und Gesichtschirurgie wird als wissenschaftliche Vereinigung in den deutschsprachigen Ländern (zunächst einschließlich der DDR) von den entsprechenden Fachärzten gegründet.

Bereits 1950 schlossen sich die Fachärzte für Zahn-, Mund- und Kiefernkrankheiten in der Bundesrepublik in einem Berufsverband zusammen. Die Weiterbildungsordnung zum Facharzt sieht u. a. die Behandlung von Fehlbildungen, Erkrankungen, Verletzungen und Funktionsstörungen im betreffenden Kopfbereich vor. Eine Doppelapprobation als Arzt und Zahnarzt sowie eine vierjährige Weiterbildungszeit sind Voraussetzungen für den Facharzttitel.

Vor allem entstellende Verletzungen im Kiefer- und Gesichtsbereich (z. B. durch Unfälle) sind ein wichtiges Arbeitsfeld des Fachgebietes. Die plastische Wiederherstellung des Gesichtes ist oft eine entscheidende Voraussetzung für die Rehabilitation. Daneben ist die Mund-, Kiefer- und Gesichtschirurgie bei der Krebsbehandlung und der operativen Korrektur von Lippen-Kiefer-Gaumenspalten wichtig.

1970 wird die internationale »European Association for Maxillo-Facial Surgery« (E.A.M.F.S.; Europäische Vereinigung für Kiefer- und Gesichtschirurgie) gegründet.

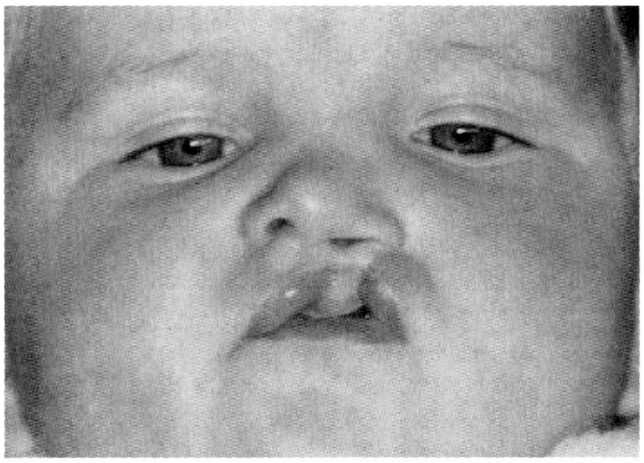

Linksseitige Lippen-Kiefer-Gaumenspalte, eine angeborene Hemmungsmißbildung, bei einem Säugling

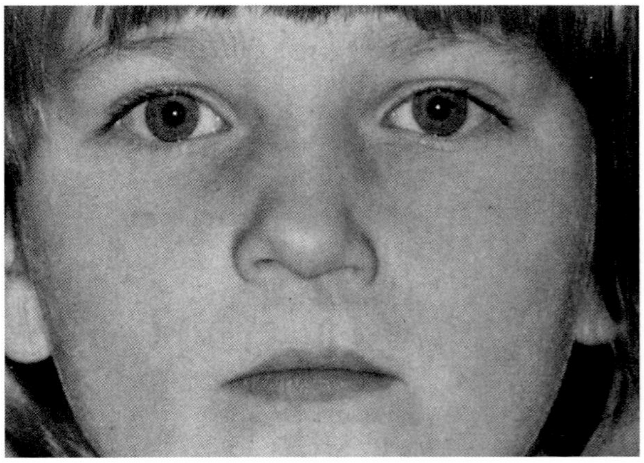

Fünf Jahre nach dem operativen Verschluß dieser Spaltbildung, der eine ungehinderte Entwicklung ermöglicht

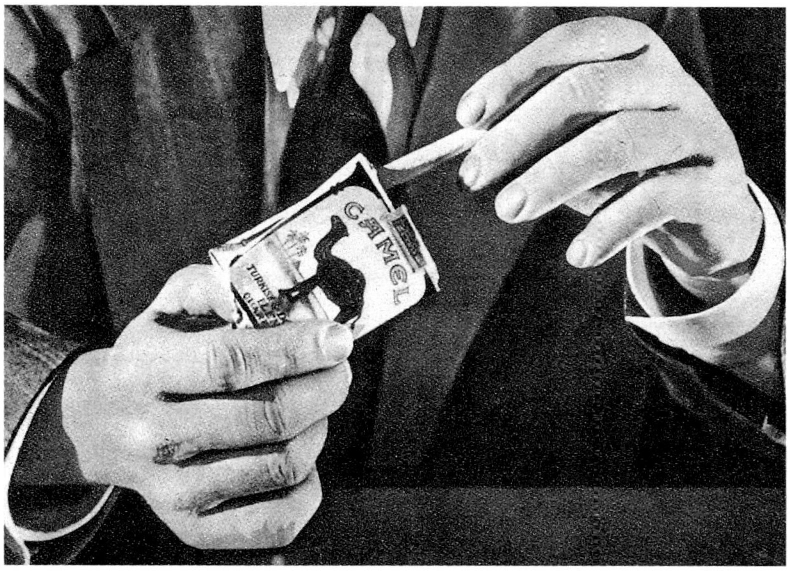

Demonstration einer Handprothese aus Kunststoff, die insbesondere für Kriegsversehrte bedeutsam wird; die Details sind so naturgetreu wie möglich.

Handprothese verbessert

Um 1951. Die Heidelberger Orthopäden Marquardt und Häfner entwickeln den sog. Heidelberger pneumatischen Kunstarm. Als externe Kraftquelle dient komprimiertes Kohlendioxid. Kolben bzw. Bälge bewirken Handöffnung und -schluß. Die Konstruktion arbeitet relativ geräuschvoll und mit langsamen Gelenkbewegungen. Für eine breite Anwendung kommt sie nicht in Frage. Ein verbessertes Modell erweist sich jedoch als nützlich bei beiderseits hoch armamputierten Erwachsenen.

Nach dem Zweiten Weltkrieg kam es in Orthopädie und Unfallchirurgie zu einem durchgreifenden Wandel bei der Amputationstechnik und der prothetischen Versorgung. Durch die Fortschritte der Chirurgie, die Antibiotika-Therapie und eine verstärkte Unfallverhütung am Arbeitsplatz gehen die Amputationen zahlenmäßig zurück. Zugleich versuchen die Chirurgen, möglichst gewebeschonend und unter Einbeziehung plastischer Verfahren ein möglichst gutes Ergebnis zu erzielen. Frühere »Kunsthände« bzw. Armprothesen (Sauerbruch-Prothese; → 1916/S. 390), bei denen durch Anschluß von Sehnen eines Amputationsstumpfes eine unmittelbare Kraftübertragung auf mechanische Kunstglieder ermöglicht wurde, werden durch bessere Modelle ersetzt.

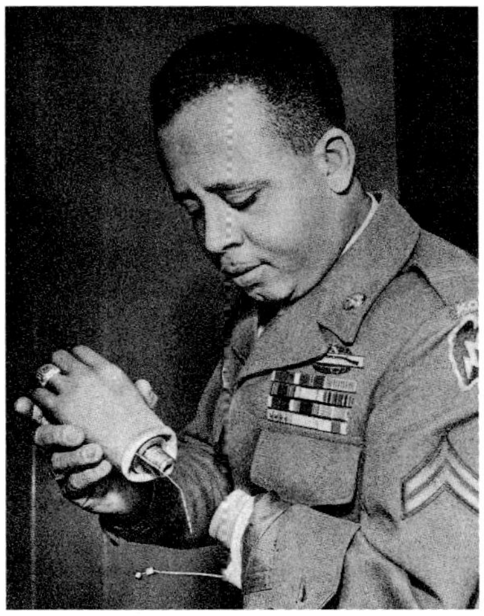

Die Hand wird mit Schraubverschluß auf einen künstlichen Arm aufgesetzt.

1949 wurde in der Bundesrepublik eine elektromotorisch bewegte Kunsthand (von Heinz Laumer und Harald Danklefsen aus Erlangen) patentiert. Weitere mit Elektromotor betriebene Prothesen werden in den 50er Jahren entwikkelt, die jedoch für die allgemeine prothetische Versorgung kaum Bedeutung erlangen (»Vaduzer Hand«; »IBM-Elektroarm« etc.).

Eine wichtige Entwicklung wird mit der myoelektrischen Steuerung eingeleitet. Die gezielte Kontraktion der Stumpfmuskulatur steuert die Elektrohand. Der britische Forscher Battey beschreibt 1955 erstmals ein voll funktionsfähiges bioelektronisches (myoelektrisches) Steuersystem für Unterarmprothesen. Damit bricht eine neue Ära an, in der auch die direkte nervöse Steuerung und sensorische Rückkopplung angestrebt wird.

Die »ärztliche Tagesnot«

Chronik Dokument

15. September 1951. In den »Ärztlichen Mitteilungen«, die gemeinsam von der Arbeitsgemeinschaft der Westdeutschen Ärztekammern und der Arbeitsgemeinschaft der Landesstellen der Kassenärztlichen Vereinigungen herausgegeben werden, erscheint unter der Überschrift »Ärztetag und ärztliche Tagesnot« ein Beitrag über die schweren ökonomischen und berufspolitischen Probleme, mit denen die Ärzte in Nachkriegsdeutschland zu ringen haben.

Die ärztlichen Standesorganisationen, insbesondere der »Hartmannbund« (→ 13. 9. 1900/S. 344), der »Marburger Bund« (→ 12./13. 6. 1947/S. 484), die Ärztekammern und die Kassenärztlichen Vereinigungen kämpfen für eine Verbesserung der miserablen Lage ihrer Mitglieder.

Am 12. September 1951 spricht der berufspolitische Ausschuß des Deutschen Ärztetages bei Bundeskanzler Konrad Adenauer vor, um ihm »die rechtliche und materielle Not der Deutschen Ärzteschaft dringend« vorzustellen. In den »Ärztlichen Mitteilungen« heißt es drei Tage später:

»Unsere ärztliche Tagesnot ist eine nackte Geldnot. Diese nackte Geldnot besteht auch da, wo der Arzt, insbesondere der Kassenarzt in seiner Beschäftigung ausgelastet, vielleicht sogar überlastet ist. Zwischen ärztlicher Arbeit und ärztlicher Entlohnung ist ein grausames Mißverhältnis entstanden. Der Behandlungsbedarf der Versicherten stieg an, verdoppelte sich; die kassenärztliche Arbeit vermehrte sich entsprechend, die kassenärztliche Entlohnung blieb prinzipiell fixiert seit nunmehr 20 Jahren. Was an Honorarerhöhungen zugestanden wurde, ist durch die Minderung des Geldwertes mehr als aufgefangen. Mehr Arbeit für weniger Geldwert, das ist die Situation des Kassenarztes und damit die Situation der überwiegenden Zahl der Ärzte. Genauso geht es den jüngeren Ärzten und Jungärzten in den Krankenhäusern. Geldnot ist die ärztliche Tagesnot . . .

Mit der ganzen Ärzteschaft steht das Präsidium des Deutschen Ärztetages vor zwei wichtigen Problemen: Die Ärzte sollen nicht nur Kranke behandeln, sie sollen auch Hüter der Volksgesundheit sein – sicher nicht allein, aber gewiß allein sachverständig und deswegen an erster Stelle, sie haben damit eine öffentliche Aufgabe und eine Verantwortung gegenüber der Gesamtheit. Dem ärztlichen Urteil in Fragen des Gesundheitswesens und der Gesundheitspolitik muß die zukommende Wertung gesichert werden und der Ärzteschaft maßgebliche Geltung . . .

Es wäre aber eine allzu kurzsichtige Beurteilung der Situation wie auch unserer Aufgaben, wollte man unter dem Druck gegenwärtiger Sorgen, unter dem Druck der ärztlichen Tagesnot die Bemühungen um die Gestaltung der Zukunft vergessen . . .

Wir beobachten, daß die Frage der Gesundheitsfürsorge und Gesundheitsvorsorge – ursprünglich aus ärztlichem Gedanken concipiert – von nicht ärztlichen Kreisen – man darf beinahe sagen – usurpiert worden ist. Wir glauben uns zu der Befürchtung berechtigt, daß nichtärztliche Kreise an die Gestaltung des Gebietes herangehen, um allenfalls Ärzte als Erfüllungsgehilfen mitwirken zu lassen. Wir halten es für eine dringliche und wichtige Aufgabe, dieser Entwicklung rechtzeitig und öffentlich zu begegnen. Man wird mit der ärztlichen Tagesnot fertig werden können, wenn man sorgt, daß zukünftige Fehlentwicklung nicht neue Nöte bringt.

Vorbeugen, so sagt ärztliche Erfahrung, ist wichtiger als heilen. Was bei der Sorge um unsere Patienten gilt, das gilt auch bei der Sorge um unseren Beruf.«

Der »Marburger Bund« legt am 5. Oktober 1951 in Karlsruhe Verfassungsbeschwerde gegen die Zulassungsbeschränkungen für Kassenärzte ein (→ 18. 8. 1955/S. 504). In einem juristischen Gutachten wird die hoffnungslose Berufssituation der jungen Ärzte beklagt: »Die Niederlassungsfreiheit hat der junge Arzt. Er kann Privatpatienten behandeln und heilen. Aber es kommen keine oder nur wenige!«

1952

Um 1952. Zur Behandlung des grauen Stars (Katarakt) werden nach Entfernung der getrübten Linse Kunststofflinsen im Auge implantiert. → S. 495

Das Modell eines Operationsmikroskopes wird von der Firma Carl Zeiss in Oberkochen (Baden-Württemberg) entwickelt. → S. 496

1952. Der US-amerikanische Herzchirurg Forest Dewey Dodrill beschreibt eine Herz-Lungen-Maschine, mit der das Herz während einer Operation vollständig vom Blutkreislauf abgekoppelt werden kann. → S. 495

Nach sieben Jahren wird in den USA ein groß angelegter Versuch der Trinkwasser-Fluoridierung abgeschlossen. Der Kariesbefall bei Kindern ist deutlich zurückgegangen. → S. 495

Die Psychopharmakotherapie nimmt durch den Einsatz des Phenothiazin-Derivats »Chlorpromazin« in der Psychiatrie ihren Aufschwung. Das Medikament soll bei Psychosen mildernd wirken. → S. 494

Der bundesdeutsche Röntgenologe Wolfgang Horst führt das »Radiojod-Zweiphasenstudium« ein, ein in der Schilddrüsendiagnostik lange angewandtes Verfahren (→ 1951/S. 491).

Der japanische Bakteriologe Hata Toju und Mitarbeiter von der Kitasato Universität (Tokio) entdecken das Leukomycin, ein Antibiotikum, das besonders gegen Penicillin-resistente Staphylokokken wirksam ist.

Erstmals kann ein Enzymdefekt bei einem menschlichen Erbleiden nachgewiesen werden. Das aus Prag stammende US-amerikanische Biochemiker-Ehepaar Gerty T. und Carl F. Cori (Nobelpreisträger 1947) stellt fest, daß bei einer bestimmten Stoffwechselkrankheit (Gierkesche hepato-renale Glykogenose) ein Enzymmangel in der Leber vorliegt: Die Glukose-6-Phosphatase fehlt in den Leberzellen.

Die chemische Zusammensetzung von »Reserpin« wird ermittelt. Diese Substanz wird von dem US-amerikanischen Internisten R. W. Wilkins (Boston University/USA) in die Therapie des Bluthochdrucks eingeführt. Die US-amerikanischen Psychiater E. Weber und N. S. Kline wenden »Reserpin« 1954 bei Psychosen an (→ S. 494).

27. 2. Der Deutsche Bundestag verabschiedet das Gesetz über die Einrichtung des Bundesgesundheitsamts. → S. 496

Dezember. Für weltweites Aufsehen sorgt eine operative Geschlechtsumwandlung, die zwei dänische Ärzte bei einem männlichen Transvestiten vorgenommen haben. → S. 496

Zeitalter der Psychopharmaka beginnt

1952. Die französischen Psychiater Jean Delay (1907–1957) und Pierre G. Deniker (geb. 1917) setzen bei psychotischen Patienten »Chlorpromazin« ein. Dieses Mittel gehört zur Gruppe der antihistaminisch wirkenden Phenothiazinen. Die beiden Ärzte kommen zu dem Ergebnis, daß »Chlorpromazin« nach mehrtägiger bis mehrwöchiger Anwendung spezifisch die psychiatrische Symptomatik der schizophrenen und manischen Psychose nachhaltig positiv verändert. Die Wirkung des Medikaments geht über einen allgemein sedierenden (beruhigenden) Effekt hinaus. Es dämpft aggressives Verhalten, psychotisches Wahndenken und schizophrene Ich-Störungen.

Der US-amerikanische Psychiater N. S. Kline weist im selben Jahr auf eine ähnliche Wirkung hin, die das blutdrucksenkende Rauwolfia-Präparat »Reserpin« ausübt. Dieses verursacht jedoch, wie sich später herausstellt, häufig Depressionen und wird heute in der Psychiatrie kaum mehr verwendet.

Für diese »antipsychotisch« wirkenden Arzneimittel werden zunächst verschiedene Bezeichnungen vorgeschlagen. Delay prägt 1955 den Begriff »Neuroleptika« (von griech. neuron = Nerv; lepsis = Ergreifung, Erfassung). Manchmal wird auch von »major tranquilizers« gesprochen, um sie von den beruhigenden und angstlösenden Benzodiazepin-Präparaten (»Anxiolytica«), den in den 60er Jahren entwickelten »minor tranquilizers«, zu unterscheiden, die keine tiefergehende Wirkung auf die schizophrene Symptomatik haben.

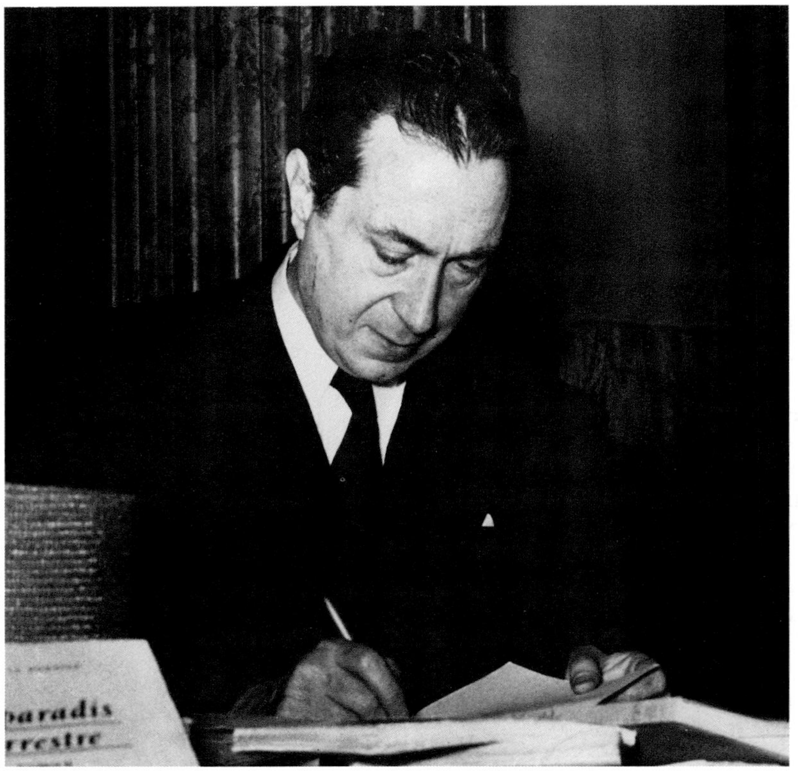

Der französische Psychiater Jean Delay (1907–1957), der das Neuroleptikum »Chlorpromazin« in die Psychotherapie einführt und 1952 darüber berichtet

»Beruhigungspillen«: Der Entspannung folgt allzu oft die Sucht

Chronik Hintergrund

Die Entwicklung von Neuroleptika, Tranquilizern und Antidepressiva in den 1950er Jahren führt zu einem Aufschwung der Psychopharmakotherapie (»Pharmakopsychiatrie«). Neuroleptika aus verschiedenen Gruppen, wie die Phenothiazine (z. B. »Chlorpromazin«), Butyrophenone (z. B. »Haloperidol«) oder Rauwolfia-Alkaloide (z.B. »Reserpin«) dämpfen zwar psychotische Symptome und wirken insofern »antipsychotisch«, sind jedoch mit erheblichen Nebenwirkungen verbunden. Im Vordergrund stehen extrapyramidale Bewegungsstörungen. So kommt es insbesondere zu Beginn der Medikation zu unwillkürlichen Bewegungen im Kopf- und Halsbereich (dyskinetisch-hypertones Syndrom). Nach langdauernder Medikation kann es zu stereotyp ablaufenden Bewegungsstörungen kommen, die nicht mehr verschwinden.

Die ab den 1950er Jahren entwickelten (vor allem »trizyklischen«) Antidepressiva, wie z. B. Imipramin (»Tofranil«), sind vor allem mit vegetativen Begleitsymptomen belastet, wie z. B. Sehstörungen, Kreislaufschwäche, Fingerzittern (Tremor) und Schweißausbrüchen. Die Tranquilizer im engeren Sinne (engl. »minor tranquilizer«) erleben mit der Einführung der Benzodiazepin-Derivate Anfang der 1960er Jahre, insbesondere Chlordiazepoxid (»Librium«; 1960) und Diazepam (»Valium«; 1963) ihre »Blütezeit«. Sie haben eine entspannende und angstlösende Wirkung, die Schwelle der Abhängigkeit und der Medikamentensucht ist gerade hier ziemlich niedrig. Die Entziehung kann dann schwere Angstanfälle auslösen.

Die unbezweifelbaren Verdienste der Psychopharmaka sind also mit erheblichen Nebenwirkungen belastet. Ihre breite Anwendung gibt Ende der 1960er Jahre Anlaß zu einer umfassenden Kritik an der psychiatrischen Behandlung in den Anstalten (»Antipsychiatrie«). Auch die massenweise ärztliche Verordnung der Tranquilizer (quasi als »Beruhigungspillen«) in der Allgemeinpraxis gerät wegen der Abhängigkeits- bzw. Suchtgefahr ins Kreuzfeuer der Kritik. Während die Psychopharmaka in den 1950er Jahren zunächst zu Recht als großer Fortschritt der Medizin erscheinen, werden in den darauffolgenden Jahrzehnten zunehmend ihre Gefahren diskutiert.

Erfolge der Herzchirurgie durch Herz-Lungen-Maschine

1952. Der US-amerikanische Herzchirurg Forest Dewey Dodrill (geb. 1902) aus Detroit (Michigan) beschreibt den ersten funktionsfähigen Apparat, mit dem das Herz vollständig vom Blutkreislauf abgekoppelt werden kann.
Er operiert damit erfolgreich die Stenose (Verengung) der Mitralklappe (am linken Herzen), während mit Hilfe seines Apparates das (arterielle) Blut über den linksseitigen Bypass gepumpt wird. Der Lungenkreislauf (durchs rechte Herz) bleibt dabei intakt und bewerkstelligt die normale Sauerstoffbeladung des venösen Blutes.
Im selben Jahr versucht der US-amerikanische Herzchirurg John Heysham Gibbon (1903–1973) vom Jefferson Medical College in Philadelphia (Pennsylvania) mit seiner Herz-Lungen-Maschine, bei mehreren Kleinkindern mit Herzfehlern einen zeitweiligen vollständigen Bypass (d.h. einen extrakorporalen Kreislauf) herzustellen, um am offenen Herzen zu operieren. Die ersten Operationen schlagen fehl. Am 6. Mai 1953 gelingt Gibbon schließlich ein triumphaler Erfolg. Er operiert ein 18jähriges Mädchen mit Vorhofseptumdefekt (angeborener Defekt in der Vorhofscheidewand). Die Patientin ist 45 Minuten lang an Gibbons Herz-Lungen-Maschine angeschlossen, die sie 26 Minuten lang vollständig versorgt, während das Loch in der Herzwand geschlossen wird.
Mitte der 1950er Jahre nimmt die Herzchirurgie das Problem des Herzklappenersatzes in Angriff. So transplantiert der US-amerikanische Herzchirurg Gordon D. W. Murray (1894–1976) 1956 erstmals erfolgreich eine Aortenklappe. Ein Meilenstein ist die Herzklappenprothese (»Starr-Edwards«) des Herzchirurgen Albert Starr (geb. 1926) aus Portland (US-Bundesstaat Maine) und des Elektroingenieurs M. Lowell Edwards – ein Kugelventil, das erstmals im September 1960 erfolgreich eine Mitralklappe ersetzt.

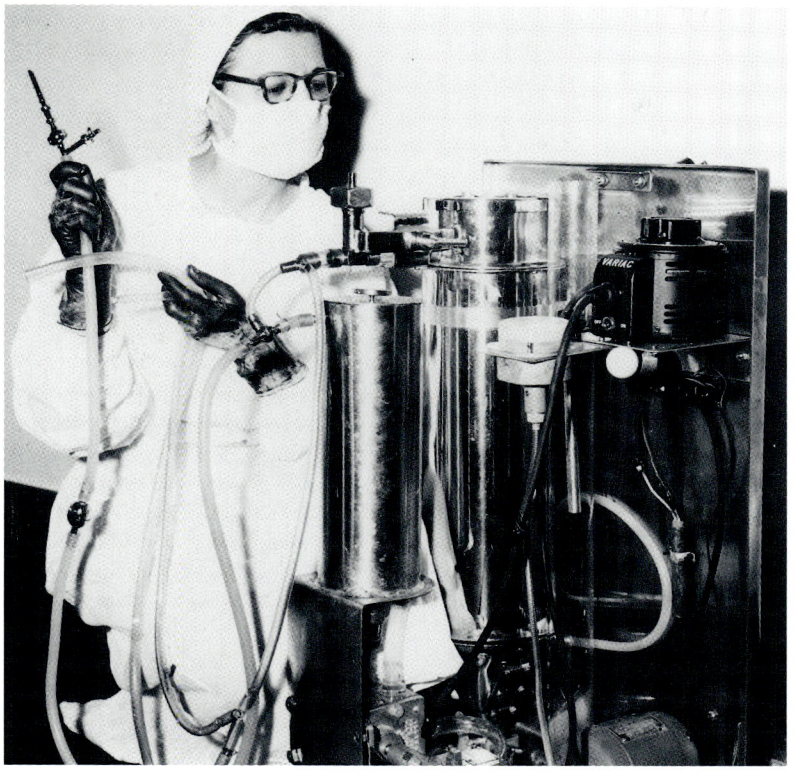

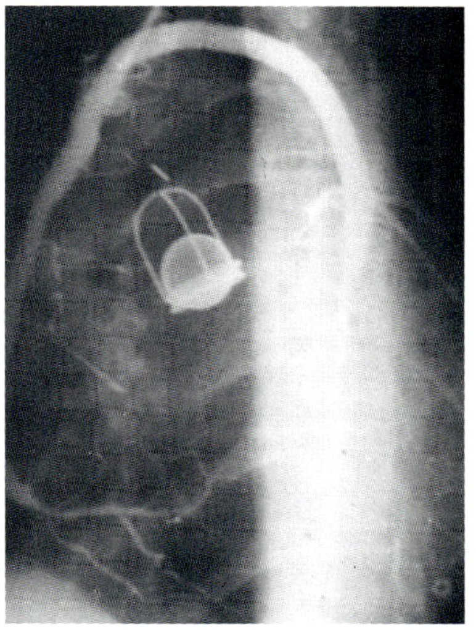

Eine künstliche Herzklappe mit Kunststoffkugel im Metallkäfig (Herzklappenprothese nach Starr-Edwards) im Röntgenbild

◁ Experimente 1950: Eine Schwester des Hahnemann Medical College in Philadelphia demonstriert die neue Herz-Lungen-Maschine.

Kunststofflinse im Auge

Um 1952. Erste Kunststofflinsen werden zur Behandlung des grauen Stars (Katarakt) nach Entfernung der getrübten Linse im Auge implantiert (»Intraokularlinsenimplantation«).
Ausgangspunkt dafür waren die Forschungen des britischen Augenarztes Nicholas Harold Lloyd Ridley (geb. 1906). Dieser beobachtete bei einem Jagdflieger, in dessen Auge Plexiglassplitter eingedrungen waren, daß diese reizlos vertragen wurden und keine Entzündung hervorriefen. Ridley entwickelte daraufhin Intraokularlinsen aus dem Kunststoff Polymethylacrylat (= Plexiglas) über die er 1951 die Fachwelt unterrichtete. Freilich führten die zuerst implantierten Linsen zu Komplikationen. Die Augenärzte bemühen sich nun um Verbesserungen des Materials, der Form und der Halterung. Hier erzielt der niederländische Augenarzt Cornelius B. Binkhorst Ende der 1950er Jahre gute Erfolge mit seiner neuen Methode einer irisgestützten Ersatzlinse (»Binkhorst lense«). Heute gibt es Linsenträger, die das Kunststoffimplantat bereits 30 Jahre lang ohne Schwierigkeiten vertragen.

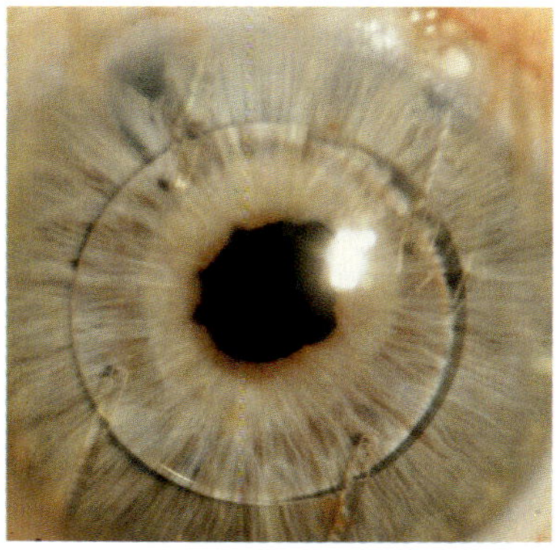

Kunststofflinse zur Verpflanzung ins Auge bei grauem Star (»Leiske Intraocular Lense Implant«)

Mit Fluor gegen Zahnkaries

1952. Ein großangelegter Versuch der Fluoridierung des Trinkwassers in den USA wird nach sieben Jahren Laufzeit abgeschlossen. Sein wichtigstes Ergebnis ist, daß der Kariesbefall bei Kindern zwischen 4 und 16 Jahren bis zu 66% zurückgegangen ist.
Der US-amerikanische Zahnarzt Henry Trendley Dean (1893–1962) initiierte diesen Versuch. Bereits zwischen 1938 und 1942 führte er epidemiologische Studien in Fluorgebieten durch. Die statistische Auswertung ergab einen Zusammenhang zwischen dem Fluoridgehalt des Trinkwassers und der Häufigkeit von Karies. Fluorzuführung schien den Kariesbefall zu vermindern. Nachdem tierexperimentelle Forschungen des Zahnarztes Gerald J. Cox aus Pittsburgh (US-Bundesstaat Pennsylvania) bereits 1939 den prophylaktischen Einfluß der Fluoride ergeben hatten, war der Weg für die Anreicherung des Trinkwassers mit Fluorverbindungen geebnet. Einer der ersten Testorte 1945 war Grand Rapids (Michigan).
Während in den USA dieser Weg der Kariesprophylaxe in den folgenden Jahrzehnten erfolgreich eingeschlagen wird, ist in Europa allgemein eine zögernde bis skeptische Einstellung zu verzeichnen, obwohl auch hier die Befunde ähnlich eindeutig wie in den USA sind. Durch verschiedene wissenschaftliche Studien ist seit den 1940er Jahren erwiesen, daß die lokale Applikation von fluoridhaltigen Zahnpasten sowie die Einnahme von Fluoridtabletten ebenfalls kariesverhindernd ist. Bei übermäßiger, langdauernder Zufuhr von Fluoriden (mehr als 2 mg pro Tag) entstehen bei der Zahnentwicklung allerdings typische Schmelzbildungsfehler (Dentalfluorose).

Neue Operationen unter dem Mikroskop

Um 1952. Die Entwicklung neuer Operationsmikroskope, u. a. durch die Firma Zeiss, ermöglicht verfeinerte Operationstechniken auf verschiedenen Gebieten der Chirurgie. Als erste führen die Augenärzte die Mikrochirurgie in ihre Praxis ein. So nähte bereits 1950 der kolumbianische Ophthalmologe José Ignacio Barraquer Moner (→ 1949/S. 488) die Hornhaut unter dem Mikroskop. Die neue Operationstechnik wird besonders in der Gefäßchirurgie wichtig, wo auch sehr kleine Gefäße miteinander verbunden werden müssen. In den 1950er und 1960er Jahren werden zahlreiche gefäßchirurgische Tierexperimente vorgenommen. So gelingen selbst bei Ratten Nieren- und Herztransplantationen. In den 1960er Jahren schließlich können mit Hilfe der Mikrochirurgie beim Menschen abgetrennte Gliedmaßen wieder replantiert werden, was in Einzelfällen bei Unterarm, Hand und Fingern gelingt. In Schanghai (Ost-China) entsteht ein weltberühmtes Zentrum für Mikrochirurgie.
Die Mikrochirurgie hat heute eine entscheidende Bedeutung bei Transplantationen mit Nerven- bzw. Gefäßanastomosen (operative Verbindung von Arterien und Venen), in der Neurochirurgie, Urologie, Gynäkologie, in der Hals-Nasen-Ohren- und Augenheilkunde.

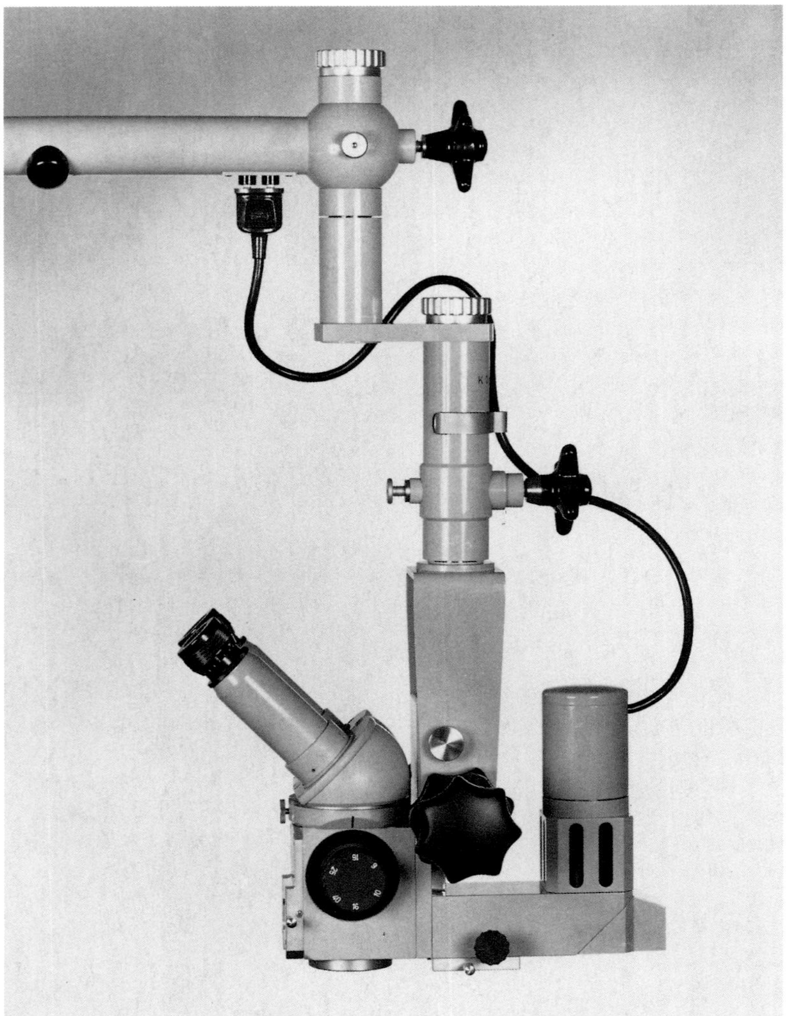

Operationsmikroskop der Firma Zeiss in Oberkochen (Anfang der 50er Jahre)

Ärzte ermöglichen Geschlechtswandel

Dezember 1952. Zwei Dänen, der Endokrinologe Christian Hamburger und der Psychiater Georg D. Stürup, die bei einem männlichen Transvestiten auf dessen dringenden Wunsch hin eine Geschlechtsumwandlung vornahmen, erregen weltweit Aufsehen.
Die Behandlung des zu Beginn 24 Jahre alten George Jörgenson, eines US-amerikanischen Fotografen dänischer Abstammung, erstreckt sich vom August 1950 bis Dezember 1952. Zunächst wird er unter psychiatrischer Aufsicht mit Östrogen behandelt (»hormonelle Kastration«), sodann nehmen die Ärzte im September 1951 mit Erlaubnis des dänischen Justizministeriums eine physische Kastration (Entfernung der Hoden) vor. Etwa ein Jahr später wird – wiederum auf dringenden Wunsch – der Penis amputiert, und es werden mit einer plastischen Operation aus dem Hodensack Schamlippen gebildet. Die US-amerikanische Botschafterin erlaubt die Aushändigung eines neuen Ausweises, der auf »Christine Jörgenson« ausgestellt ist. 1954 wird operativ eine Vagina angelegt. Nach Bekanntwerden des Falles erhalten Hamburger und Stürup Briefe von 465 Männern und Frauen aus aller Welt, die eine Geschlechtsumwandlung wünschen.

Oberbehörde für das öffentliche Gesundheitswesen

27. Februar 1952. Das Gesetz über die Einrichtung des »Bundesgesundheitsamtes« wird verabschiedet. Damit wird eine selbständige Oberbehörde für die Bundesrepublik Deutschland in Berlin (West) errichtet, die dem Bundesminister für Gesundheitswesen untersteht.
Diese Behörde übernimmt zentrale Aufgaben für die öffentliche Gesundheit. Sie ist u. a. zuständig für Forschungen auf dem Gebiet der Gesundheitsfürsorge, für medizinstatistische (epidemiologische) Erhebungen und vor allem für die hygienische Überwachung im Lebensmittelwesen sowie für die Umwelthygiene, insbesondere Boden-, Wasser- und Lufthygiene.
Im Bundesgesundheitsamt wird eine eigene Abteilung für Rauschgiftbekämpfung eingerichtet (Bundes-Opiumstelle). Diese Aufgabe war bereits in der Weimarer Republik dem damaligen Reichsgesundheitsamt auf der Grundlage des Opiumgesetzes (vom 10. 12. 1929) zugeordnet.
Das Bundesgesundheitsamt berät den Bundesminister für Jugend, Familie und Gesundheit. Es hat wichtige Kontrollfunktionen inne, insbesondere bei der Zulassung von Arzneimitteln. (Auf der Ebene der Bundesländer sind die obersten Gesundheitsbehörden zumeist den Innenministerien zugeordnet.)
Neben dem Bundesgesundheitsamt hat der »Bundesgesundheitsrat« mit höchstens 80 Mitgliedern eine wichtige Funktion. Seine Einrichtung wurde von der Bundesregierung am 12. September 1950 beschlossen, er konstituiert sich am 27. April 1953 in Bonn. Er soll die Bundesregierung »bei der Vorbereitung der Gesundheitsgesetzgebung« beraten. Ständige Ausschüsse, u. a. für Seuchenbekämpfung und Hygiene, Lebensmittelüberwachung und Veterinärwesen, werden eingerichtet.

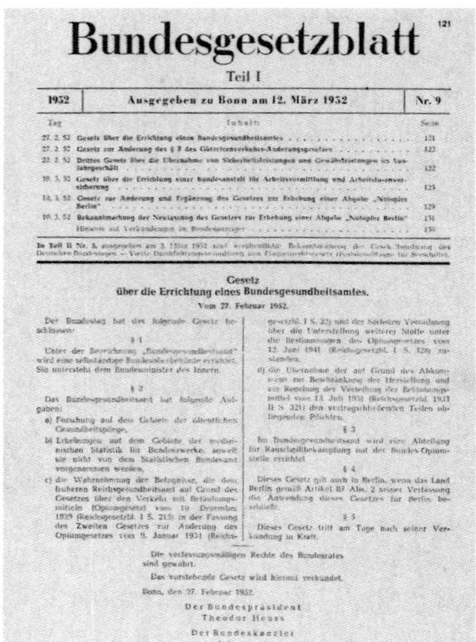

Bundesgesetzblatt 121
Teil I

1952	Ausgegeben zu Bonn am 12. März 1952	Nr. 9

Tag	Inhalt	Seite
27. 2. 52	Gesetz über die Errichtung eines Bundesgesundheitsamtes	121
27. 2. 52	Gesetz zur Änderung des § 7 des Güterfernverkehrs-Änderungsgesetzes	122
27. 2. 52	Drittes Gesetz über die Übernahme von Sicherheitsleistungen und Gewährleistungen im Auslandsgeschäft	122
10. 3. 52	Gesetz über die Errichtung einer Bundesanstalt für Arbeitsvermittlung und Arbeitslosenversicherung	123
10. 3. 52	Gesetz zur Änderung und Ergänzung des Gesetzes zur Erhebung einer Abgabe „Notopfer Berlin"	129
10. 3. 52	Bekanntmachung der Neufassung des Gesetzes zur Erhebung einer Abgabe „Notopfer Berlin"	131
	Hinweis auf Verkündungen im Bundesanzeiger	136

Gesetz
über die Errichtung eines Bundesgesundheitsamtes.
Vom 27. Februar 1952.

Der Bundestag hat das folgende Gesetz beschlossen:

§ 1

Unter der Bezeichnung „Bundesgesundheitsamt" wird eine selbständige Bundesoberbehörde errichtet. Sie untersteht dem Bundesminister des Innern.

§ 2

Das Bundesgesundheitsamt hat folgende Aufgaben:

a) Forschung auf dem Gebiete der öffentlichen Gesundheitspflege,

b) Erhebungen auf dem Gebiete der medizinischen Statistik für Bundeszwecke, soweit sie nicht von dem Statistischen Bundesamt vorgenommen werden,

c) die Wahrnehmung der Befugnisse, die dem früheren Reichsgesundheitsamt auf Grund des Gesetzes über den Verkehr mit Betäubungsmitteln (Opiumgesetz) vom 10. Dezember 1929 (Reichsgesetzbl. I S. 215) in der Fassung des Zweiten Gesetzes zur Änderung des Opiumgesetzes vom 9. Januar 1934 (Reichsgesetzbl. I S. 22) und der Sechsten Verordnung über die Unterstellung weiterer Stoffe unter die Bestimmungen des Opiumgesetzes vom 12. Juni 1941 (Reichsgesetzbl. I S. 328) zustanden,

d) die Übernahme der auf Grund des Abkommens zur Beschränkung der Herstellung und zur Regelung der Verteilung der Betäubungsmittel vom 13. Juli 1931 (Reichsgesetzbl. 1933 II S. 321) den vertragschließenden Teilen obliegenden Pflichten.

§ 3

Im Bundesgesundheitsamt wird eine Abteilung für Rauschgiftbekämpfung mit der Bundes-Opiumstelle errichtet.

§ 4

Dieses Gesetz gilt auch in Berlin, wenn das Land Berlin gemäß Artikel 87 Abs. 2 seiner Verfassung die Anwendung dieses Gesetzes für Berlin beschließt.

§ 5

Dieses Gesetz tritt am Tage nach seiner Verkündung in Kraft.

Die verfassungsmäßigen Rechte des Bundesrates sind gewahrt.

Das vorstehende Gesetz wird hiermit verkündet.

Bonn, den 27. Februar 1952.

Der Bundespräsident
Theodor Heuss
Der Bundeskanzler

Veröffentlichung des neuen Gesetzes

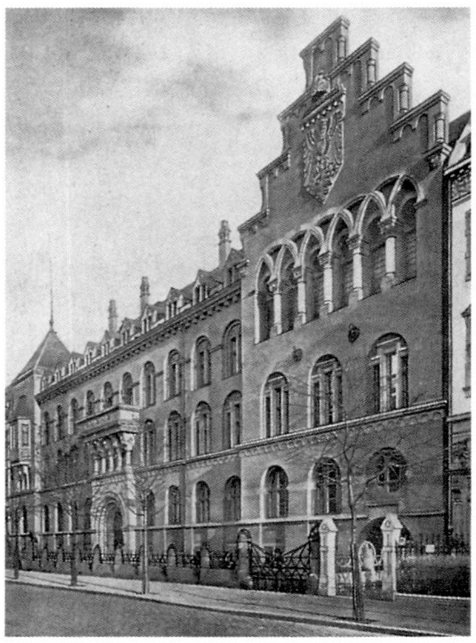

Reichsgesundheitsamt in Berlin

1953

Der US-amerikanische Physiologe Nathaniel Kleitman entdeckt im Schlaflabor den REM-Schlaf (von engl. rapid eye movements = schnelle Augenbewegungen). → S. 498

In den USA werden erstmals klinisch wirksame Substanzen bei der Chemotherapie bestimmter Krebsarten eingesetzt. → S. 499

Die niederländischen Forscher J. H. van de Kramer, H. A. Weijers und W. K. Dicke erkennen die Ursachen der Zöliakie, einer chronischen Verdauungsstörung. → S. 498

Die Schweizer Pathologen Otto Spühler und Hans U. Zollinger beschreiben erstmals die Nierenschädigung durch Einnahme bestimmter Schmerzmittel. → S. 500

Die ersten reinen Rauwolfia-Präparate gegen den Bluthochdruck (u. a. Reserpin) kommen auf den Markt. → S. 499

Der Röntgenologe Walter Frommhold und die Pharmakologin Hedwig Langecker führen in Berlin die röntgenologische Darstellung der Gallengänge durch Kontrastmittel (intravenöse Cholangiographie) ein.

Das Bonner Institut für experimentelle Ophthalmologie wird als erstes seiner Art in Deutschland von Hans Karl Müller eingerichtet, dem Direktor der Bonner Universitätsaugenklinik. Es ist das zweite in Europa nach dem Londoner »Institute of Ophthalmology«.

Der britische Biochemiker Frederick Sanger und seine Mitarbeiter klären den molekularen Aufbau des Insulins vollständig auf. 1958 erhält er den Nobelpreis für Chemie.

März. Der US-amerikanische Biochemiker James Dewey Watson und der britische Genetiker Francis Harry Compton Crick entwerfen das Modell des zweisträngig spiralisierten DNS-Moleküls (Doppelhelix; Watson-Crick-Modell). Sie schaffen damit die Grundlage für die Genetik und die moderne Gentechnologie. → S. 497

7. 10. Der US-amerikanische Chirurg Eugene Muron Bricker berichtet von einem erfolgreichen Ersatz der Harnblase durch einen Abschnitt des Dünndarms. → S. 500

16. 11. In Hannover wird der Deutsche Kinderschutzbund gegründet. → S. 500

26. 12. Die erste Nierentransplantation von einem lebenden Spender wird in Paris unter Leitung des französischen Chirurgen Jean Hamburger durchgeführt. Der 16jährige Marius Renard erhält eine Niere seiner Mutter. Diese wird jedoch abgestoßen, Marius stirbt am 27. Januar 1954.

DNS: Träger der genetischen Information

März 1953. Der britische Molekularbiologe und Biochemiker Francis Harry Compton Crick (geb. 1916) und sein US-amerikanischer Kollege James Dewey Watson (geb. 1928) formulieren am Cavendish-Laboratorium in Cambridge (Großbritannien) gemeinsam ihre Hypothese von der »DNA-Doppelhelix«, der molekularen Struktur der Chromosomen. Sie erkennen, daß die Desoxyribonukleinsäure (DNS; engl. DNA), ein hochmolekulares Polynukleotid, Träger der genetischen Information ist, und können den chemischen Mechanismus erklären, womit die Zelle ihre biologische Eigenschaft bei der Zellteilung exakt weitergeben kann.

In seinem Nobelpreisvortrag am 10. Dezember 1962 sagt James Dewey Watson rückblickend: »Erstes Anliegen der Biologie war das Wissen um die Replikation der Gene und den Weg, auf welchem diese die Proteinsynthese dirigieren . . . Das bedeutete, daß man die Struktur der Gene aufklären mußte. Damals schien dieses Ziel für die daran interessierten Genetiker außer Reichweite zu sein . . .«

Die »Watson-Crick-Spirale«, das Modell der Doppelhelix (von griech. helix = Schraube, Spirale), ist der entscheidende Durchbruch zur Entschlüsselung des genetischen Codes.

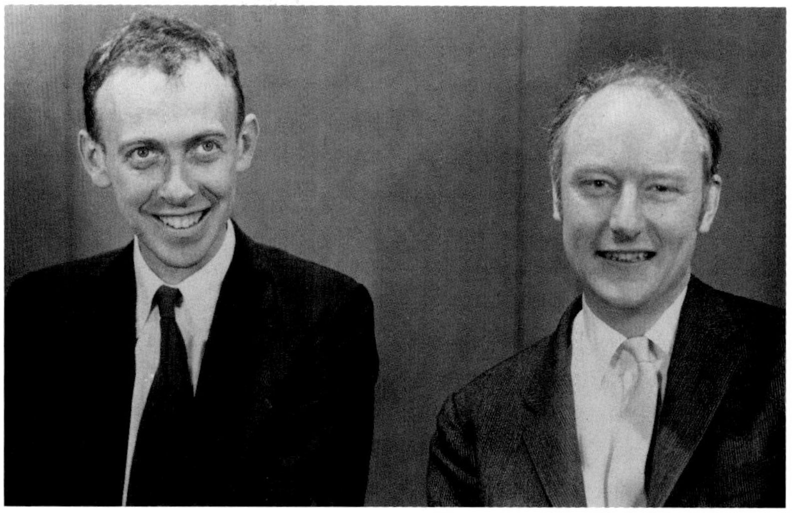

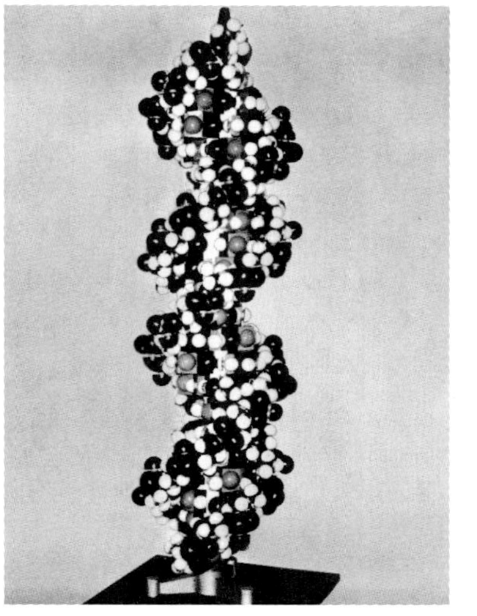

△ James Dewey Watson (l., geb. 1928) und Francis Harry Compton Crick (r., geb. 1916) im Jahr 1959; die Entdecker der DNS-Doppelhelix (Watson-Crick-Spirale) sind als Professoren für Chemie bzw. Biologie an der Harvard University in Boston (US-Bundesstaat Massachusetts) tätig. 1962 erhalten sie zusammen mit Maurice H. F. Wilkins den Nobelpreis für Physiologie oder Medizin.

◁ Modell der DNS-Doppelhelix: Die Desoxyribonukleinsäure (DNS oder DNA) ist ein Polynukleotid, dessen Grundbausteine aus Nukleinbasen bestehen. Die DNS ist der Träger der Erbinformationen der Zellen.

Fachgebiet:

Humangenetik – Krankheitsursachen werden aufgedeckt

Humangenetik, die den Menschen betreffende Erb- oder Vererbungslehre, ist die Wissenschaft von der Übertragung von Erbmerkmalen, insbesondere im Hinblick auf (Erb-)Krankheiten. Die Geschichte der Humangenetik beginnt um die Jahrhundertwende mit der Wiederentdekkung der Mendelschen Gesetze und dem Nachweis, daß diese auch auf den Menschen zutreffen (→ 1900/S. 344; 1919/S. 397). Dem einfachen Mendelschen Erbgang folgen die »klassischen« Erbkrankheiten, z.B. die Hämophilie. Vor dem Hintergrund der nationalsozialistischen »Erb- und Rassenbiologie« werden manche moderne Entwicklungen der Humangenetik hierzulande mit besonderer Sensibilität auf ihre ethischen Implikationen hin befragt. Der Begriff »Humangenetik« wird erst zu Beginn der 1950er Jahre im Zusammenhang mit der Einrichtung von Lehrstühlen und Instituten in Deutschland eingeführt.

Die entscheidende Wende der Humangenetik zur Molekularbiologie und Biochemie geschieht in den 1950er Jahren mit der Entdeckung des »Gens« als grundlegende Funktionseinheit der Erbinformation (»genetischer Code«) und den Fortschritten der Chromosomenanalyse. Etwa 0,6% aller Neugeborenen leiden an Mißbildungen bzw. schweren Störungen, die durch Chromosomenanomalien verursacht sind, wie z. B. die Trisomie 21 (Down-Syndrom; → 1959/S. 513).

Die Humangenetik hat eine praktische Bedeutung bei Vaterschaftsgutachten, in der Eheberatung und Familienplanung (Prognose der Krankheitswahrscheinlichkeit der Kinder bei erbkranken Eltern), in der vorgeburtlichen Diagnostik (Chromosomenanalyse nach Punktion der Fruchthöhle zur Gewinnung von Fruchtwasser) und im Bereich der klinischen Krankheitslehre bei der Erforschung genetischer Krankheitsfaktoren. Die rasanten Fortschritte in den letzten Jahrzehnten konfrontieren die Humangenetik mit kaum lösbaren ethischen Grundproblemen (→ 1. 1. 1991/S. 597).

Schnelle Augenbewegungen beim Traum

1953. Der US-amerikanische Physiologe Nathaniel Kleitman von der Universität Chicago (Illinois) entdeckt zusammen mit seinen Schülern Eugene Aserinsky und William Dement im Schlaflabor den REM-Schlaf (von engl. rapid eye movements = schnelle Augenbewegungen). In einem gemeinsamen Artikel publizieren Kleitman und Aserinsky in der Fachzeitschrift »Science« ihre für die moderne Schlaf- und Traumforschung bahnbrechende Entdeckung.

Bis zu diesem Zeitpunkt galt die allgemeine Auffassung, daß im Vergleich zum Wach-EEG (Elektroenzephalogramm = Hirnstromkurve) die Muster des Schlaf-EEG gleichförmig herabgesetzt seien, d. h. eine geringere elektrische Spannung und kleinere Frequenz hätten. Aserinsky bemerkte als erster in Kleitmans Labor, daß während des Schlafes regelmäßig Phasen auftreten, bei denen die EEG-Muster aktiviert sind, d. h. eine nahe am Wachzustand liegende geringe Schlaftiefe (Stadium I) anzeigen. Eugene Aserinsky, der zunächst die Augenbewegungen von Kindern im Labor registrieren wollte, um von ihnen Rückschlüsse auf die Schlaftiefe zu gewinnen, stellte nun fest, daß die Phasen erhöhter Aktivität im Schlaf-EEG mit Salven von schnellen Augenbewegungen (rapid eye movements) sowie erhöhter Puls- und Atemfrequenz einhergehen.

So können nun die mit dem EEG registrierten Schlafstadien (I–IV) in zwei Gruppen aufgeteilt werden: In die Stadien ohne Augenbewegungen (Non-REM-Schlaf = NREM-Schlaf, Stadien II–IV) und in den REM-Schlaf (Stadium I). Kleitman stellt daraufhin die Hypothese auf, daß der physiologischen Aktivierung während des Schlafes eine Traumaktivität entspreche. Durch eine Versuchsserie kann der Beweis hierfür erbracht werden. Die Versuchspersonen werden im NREM-Schlaf und im REM-Schlaf geweckt und gefragt, ob bzw. wovon sie geträumt haben. Die Korrelation von REM-Schlaf und Träumen ist nachweisbar. So können die Forscher in bestimmten Fällen eine Beziehung zwischen der Richtung der Augenbewegungen und dem Trauminhalt herstellen. Nach starker REM-Aktivität erzählt die (geweckte) Versuchsperson häufiger von einer aktiven Rolle im Traum als nach einer Periode geringer REM-Aktivität. Die Traumphasen gehören zu einem physiologischen (gesunden) Schlaf. Der US-amerikanische Psychiater William Dement kann erstmals 1960 nachweisen, daß der gezielte Entzug des REM-Schlafes durch Wecken der Versuchspersonen bei Eintritt in diese Traumschlafphase zu Halluzinationen und psychotischen Wahnvorstellungen führt. Aber auch der allgemeine Schlafentzug ruft die schwersten Störungen insbesondere der Stoffwechselvorgänge hervor.

Die Entdeckung des REM-Schlafes gehört zu den bedeutsamsten Entwicklungen der Psychophysiologie, die insbesondere die medizinische Psychologie und Anthropologie grundlegend beeinflußt.

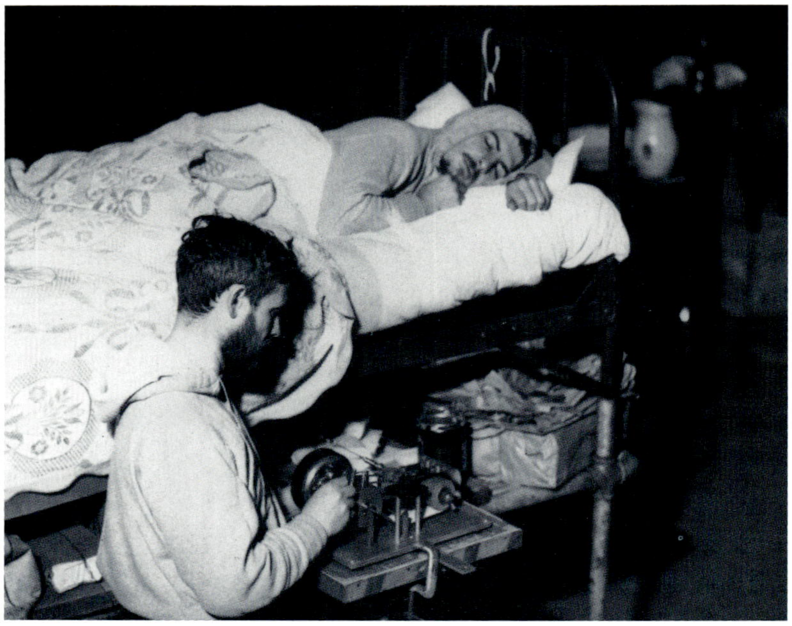

Der Schlaf-Wach-Rhythmus wird von dem Schlafforscher Kleitman (l.) in einem Höhlenexperiment an einem Kollegen studiert (1938).

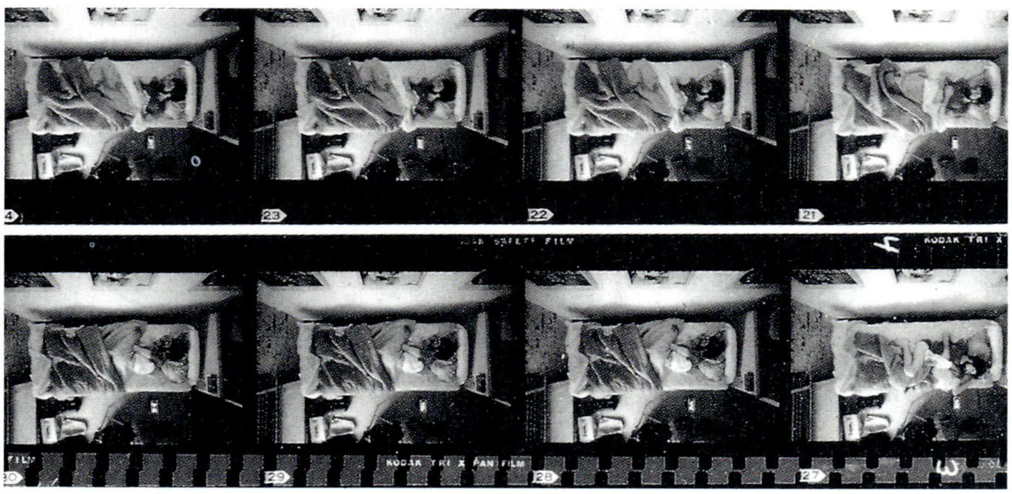

Die erste Laboruntersuchung, in der die Zeitrafferfotografie mit den üblichen EEG-Ableitungen kombiniert wird, findet 1977 am Massachusetts Mental Health Center statt. Die Fotos wurden in einem Abstand von 15 Minuten aufgenommen. Ruhige Phasen zeigen Tiefschlaf an.

Zöliakie durch Diät beherrschbar

1953. Die niederländischen Forscher J. H. van de Kramer, H. A. Weijers und W. K. Dicke erkennen die Ursachen der Zöliakie (von griech. koilia = Bauchhöhle), einer chronischen Verdauungsstörung, die sich zumeist bereits im Kleinkindesalter bemerkbar macht.

Dabei erkrankt der obere Abschnitt des Dünndarms. Die Schleimhaut flacht infolge einer Atrophie (Verkleinerung) der Dünndarmzotten ab, und es kommt zur mangelhaften Aufnahme der Nahrungsbestandteile (Malabsorption). Diese Störung wird durch eine Überempfindlichkeit gegen Gliadin (= Gluten) hervorgerufen, eines Eiweißbestandteils des Weizens und anderer Getreidearten. Die Folge sind Gewichtsabnahme, allgemeine Dystrophie (typisch sind aufgetriebener Bauch und schwächer ausgebildete Extremitäten), übelriechender, fetthaltiger Stuhl, schlaffe Muskulatur und Erbrechen.

Nach Aufklärung der Krankheitsursache kann eine konsequente Therapie die Symptomatik verhindern. Das Prinzip ist hierbei eine gliadinfreie Diät. Dies bedeutet den Verzicht auf Nahrungsmittel, welche Getreidemehl enthalten. In der akuten Phase bei Säuglingen oder Kleinkindern ist die Diät mit Bananenmilch angezeigt. Da bei den Patienten eine lebenslange Gliadinüberempfindlichkeit besteht, muß die Diät auch lebenslang eingehalten werden.

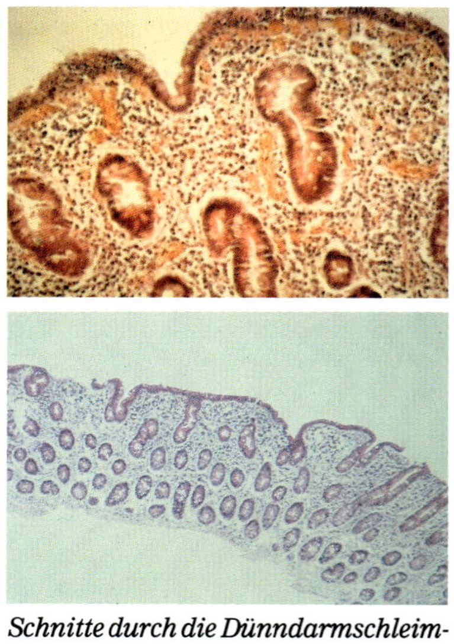

Schnitte durch die Dünndarmschleimhaut bei Zöliakie; die Zotten atrophieren im unbehandelten Zustand (o.).

Die Chemotherapie des »Blutkrebses« wird entwickelt

1953. Erstmals werden wirksame synthetische Substanzen bei der Chemotherapie bestimmter Krebserkrankungen beim Menschen eingesetzt. Gegen die akute und die chronische myeloische Leukämie setzt der US-Amerikaner Joseph Holland Burchenal erstmals das 6-Mercaptopurin (Handelsname »Purinethol«) ein. Diese Substanz wurde ein Jahr zuvor von der US-amerikanischen Biochemikerin Gertrude B. Elion synthetisiert. Sie wirkt als Antimetabolit, d. h. sie hemmt den Zellstoffwechsel insbesondere der Krebszellen und wirkt somit zytostatisch, d. h. sie hemmt das Zellwachstum.

Weitere Zytostatika, vorwiegend gegen die verschiedenen Krebserkrankungen des Blutes, werden in dieser Zeit entwickelt. So führen die britischen Onkologen Alexander Haddow und Geoffry Millward Timmis 1953 das Busulfan (»Myleran«) als Zytostatikum gegen die chronische myeloische Leukämie ein. Diese Substanz hemmt durch »Alkylierung« die Zellteilung und wirkt zugleich immunsuppressiv, d.h. sie dämpft die Immunabwehr – ähnlich wie das ab 1955 gegen die chronische lymphatische Leukämie eingesetzte Chlorambucil (»Leukeran«). 1958 schließlich wird das Cyclophosphamid (»Endoxan«), ein Derivat des Kampfgases Stickstoff-Lost, als Chemotherapeutikum gegen verschiedene Krebsarten eingeführt. Die stark toxischen Nebenwirkungen setzen der Chemotherapie jedoch anfänglich deutliche Grenzen (→ 1949/S. 486).

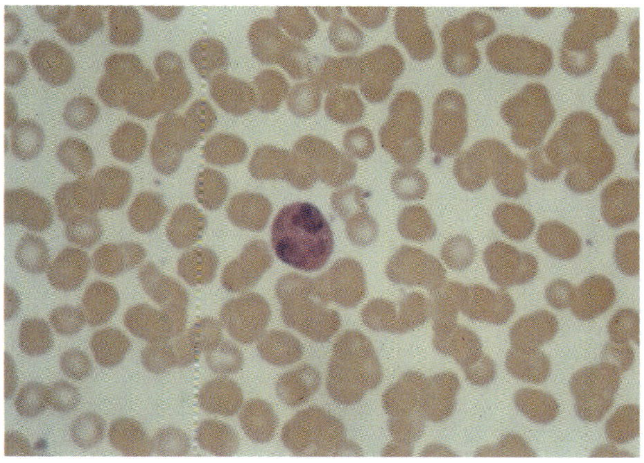

Normales Blut bei 40facher Vergrößerung; der Blutausstrich ermöglicht eine Beurteilung der prozentualen Verteilung von Leukozyten, Erythrozyten und pathologischen Zellformen.

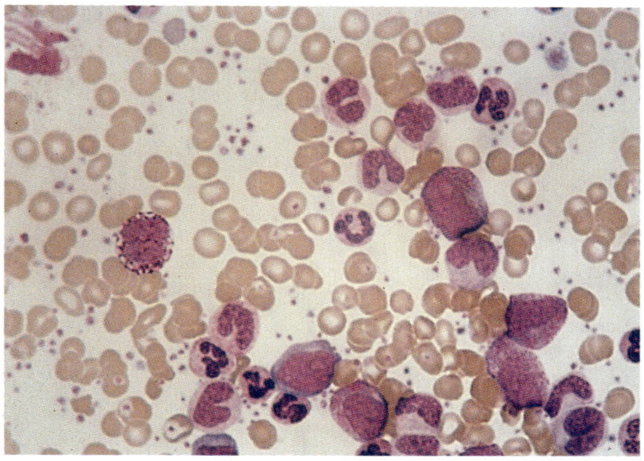

Blutbild bei chronisch myeloischer Leukämie; unreife Leukozyten treten vermehrt auf; die Erythrozyten sind farbstoffarm, als Zeichen der Anämie.

Krankheitsbild:

Bösartige Erkrankung von Knochenmark, Milz und Lymphknoten

Der Begriff Leukämie wurde von dem Pathologen Rudolf Virchow 1845 geprägt und bedeutet »Weißblütigkeit«. Er umfaßt eine Reihe von bösartigen Erkrankungen (»Blutkrebs«) der Leukozyten (weiße Blutkörperchen), die mit dem Ersatz des blutbildenden Knochenmarks durch maligne Zellen und mit der Vergrößerung von Milz, Leber und Lymphdrüsen einhergehen können. Durch die Verdrängung der normalen Blutbildung kommt es zu einer Granulozytopenie (Verminderung der normalen weißen Blutkörperchen) mit Schwächung der Infektabwehr, zu einer Thrombozytopenie (Verminderung der Blutplättchen) mit erhöhter Blutungsneigung und zu einer Erythrozytopenie (Verminderung der roten Blutkörperchen) mit Anämie (Blutarmut).

Nach dem Ausgangspunkt der malignen Entartung unterscheidet man einerseits myeloische, lymphatische und retikuläre Leukämien, die von unterschiedlichen Reifungsstörungen weißer Blutzellen ausgehen. Andererseits werden zusätzlich akute und chronische Formen voneinander abgegrenzt, die sich in Verlauf und Prognose stark voneinander unterscheiden. Die akute myeloische Leukämie (AML) und die akute lymphatische Leukämie (ALL) können innerhalb von Tagen unbehandelt durch Infektion oder Blutung zum Tod führen. Die chronische myeloische Leukämie (CML) kann nach einer chronischen Phase von durchschnittlich vier Jahren in eine den akuten Leukämien vergleichbare Blastenkrise übergehen, während der es zu einer exzessiven Vermehrung der malignen Zellen kommt. Die beste Prognose hat die chronische lymphatische Leukämie, die häufig bis zu zehn Jahren und länger keiner Behandlung bedarf. Die akuten Leukämien sind selten (jährlich etwa drei Erkrankungen pro 100 000 Erwachsene).

Blutdrucksenkende Mittel aus einer alten Heilpflanze

1953. Die ersten reinen Rauwolfia-Präparate kommen auf den Arzneimittelmarkt. Sie ermöglichen durch ihren Angriff am sympathischen Nervensystem eine Senkung des essentiellen Bluthochdrucks, außerdem wirken sie erregungsdämpfend und spielen (in begrenztem Umfang) auch als Psychopharmaka eine Rolle.

Die schlangenähnlich gebogenen Wurzeln der Rauwolfia-Pflanze (nach Leonhard Rauwolf; um 1540–1596) wurden bereits in der altindischen Medizin u. a. gegen Schlangen- und Skorpionbisse, gegen Durchfall sowie gegen Geisteskrankheiten und Epilepsie verwandt. In den 1930er Jahren verwiesen indische Forscher auf ihre blutdrucksenkende Wirkung. So berichtete der indische Pharmakologe Ram Nath Chopra (1882–1973), zusammen mit J. C. Gupta und B. Mukherjee, bereits 1933 über die sedierende (beruhigende) und blutdrucksenkende Wirkung eines Alkaloids, das er von Rauwolfia serpentina isoliert hatte (Reserpin). Diese Forschungen blieben freilich im Westen lange Zeit ohne Beachtung. Schließlich können die Schweizer Forscher Jakob M. Müller, Emil Schlittler (geb. 1906) und Hugo J. Bein (geb. 1919) das Alkaloid Reserpin, den »sedativen Wirkstoff« aus Rauwolfia serpentina isolieren. Das Interesse der praktizierenden Ärzte an der neuen Substanz wächst rasch. Vor allem bei Herzkreislauf- und psychischen Erkrankungen finden die Rauwolfia-Präparate weltweite Verbreitung.

Neben dem Reserpin werden in den darauffolgenden Jahren weitere Alkaloide isoliert. Das Rescinnamin hat nur geringe sedierende Eigenschaften und eignet sich deshalb vor allem für die Hochdruckbehandlung. Weitere Alkaloide sind Raupin, Yohimbin und Deserpidin. Eine besondere Bedeutung kommt dem Raubasin zu, das therapeutisch gegen arterielle und zerebrale Durchblutungsstörungen eingesetzt wird. Erste positive Behandlungsergebnisse werden 1957 veröffentlicht. Unter dem Markennamen »Lamuran« findet Raubasin ab den 1960er Jahren eine breite klinische Anwendung, insbesondere als Mittel zur Förderung der Hirndurchblutung in der Geriatrie (Altersheilkunde).

Die Rauwolfia-Alkaloide sind ein Musterbeispiel für die pharmakologisch nachweisbare Wirksamkeit traditioneller Heilpflanzen.

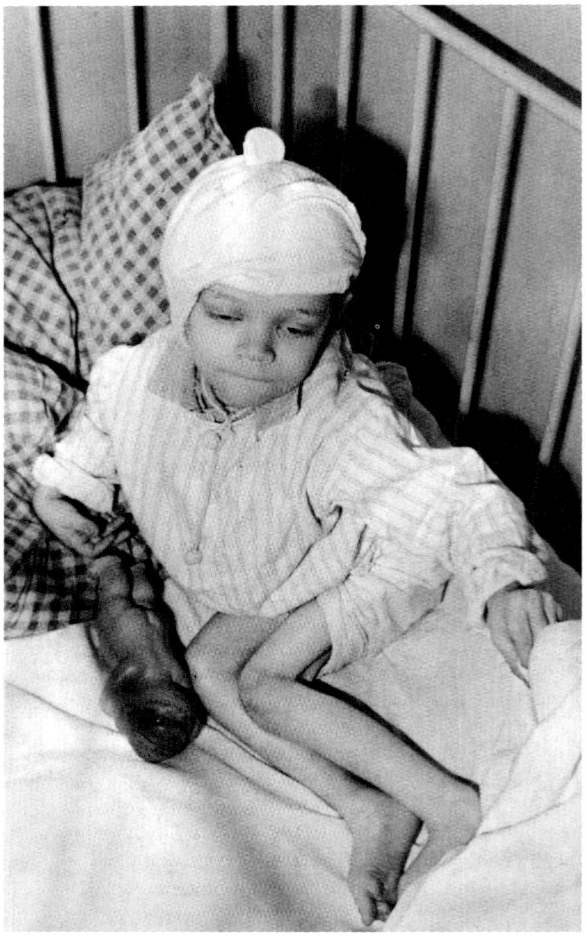

Dieses achtjährige Mädchen aus einem Dorf bei Bad Segeberg wurde acht Jahre lang gefangengehalten.

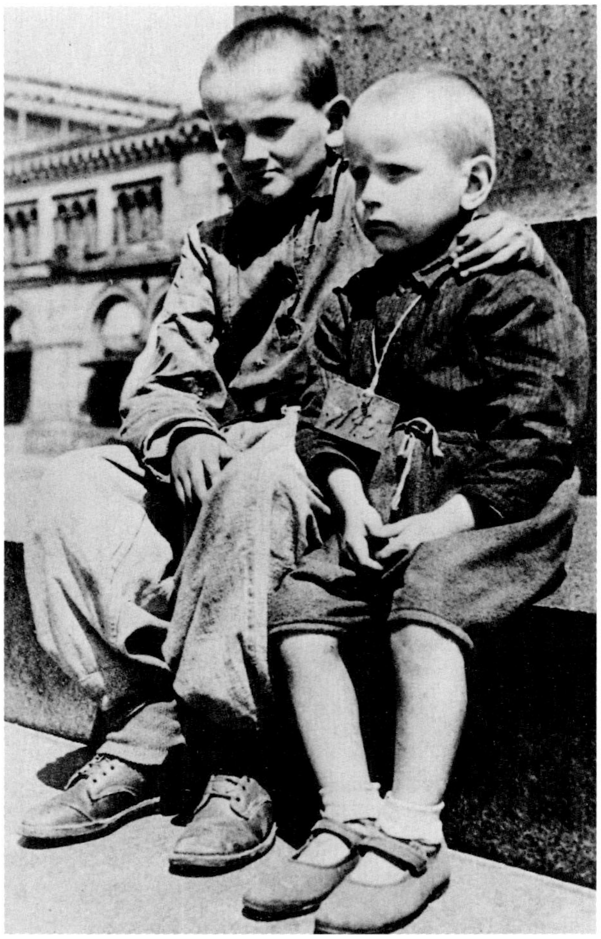

Kriegswaisen gehören neben mißhandelten Kindern zu den Schützlingen des Deutschen Kinderschutzbunds.

Kinderschutzbund als Anwalt des Kindes

16. November 1953. Der Deutsche Kinderschutzbund (DKSB; Sitz in Hannover) wird auf Initiative des Kinderarztes Fritz Lejeune gegründet, der bis zum Jahr 1964 auch als erster Präsident fungiert. Gemäß seiner Satzung will der Bund hauptsächlich die Gefahren bekämpfen, »die für Kinder entstehen a) aus dem Mißbrauch der elterlichen Gewalt zu übermäßiger Züchtigung sowie körperlicher und seelischer Mißhandlung; b) aus Vernachlässigung in Pflege, Aufsicht und Erziehung sowie sittlicher Verwahrlosung«.

Der DKSB geht auf Vorläufer des Kinderschutzes im 19. Jahrhundert zurück. Bereits Anfang des 19. Jahrhunderts entstanden in Deutschland verstreut lokale »Kinderrettungsvereine«. Wegweisend war vor allem der im Jahr 1898 in Berlin gegründete »Verein zum Schutze der Kinder vor Ausnutzung und Mißhandlung«. In der Folgezeit wurden in einer Reihe von deutschen Städten Kinderschutzvereine gegründet, die sich 1910 zum »Deutschen Kinderschutzverband« zusammenschlossen, der nach der Gleichschaltung durch die Nationalsozialisten 1940 jedoch aufgelöst wurde.

Der Kampf gegen körperliche Mißhandlung und sexuellen Mißbrauch hat beim DKSB von Anfang an einen hohen Stellenwert. Gerade in der Nachkriegszeit ist auch das soziale und psychische Elend vieler Kinder groß, die oft schutzlos den Gefahren der Mißhandlung und des Mißbrauchs ausgesetzt sind. Der DKSB setzt auf die Bestrafung bzw. Sicherheitsverwahrung der Täter, die in dieser Zeit vorwiegend als Psychopathen und Triebtäter eingeschätzt werden. Darüber hinaus wendet sich der Verband gegen die sittliche Verwahrlosung der Kinder und nimmt auch zu allgemeinpolitischen Fragen Stellung. So warnt er z. B. im Jahr 1956 vor den Gefahren der Genschädigung durch Atombombenversuche.

Der DKSB ist in drei Ebenen gegliedert: Ortsverbände, Landesverbände und Bundesverband, die jeweils für sich selbständige eingetragene Vereine sind. Ihre theoretische Ausrichtung und praktische Arbeit ist vielschichtig. Neben philanthropischen und karitativen Tendenzen gibt es auch ausgesprochen sozialpolitische bzw. sozialreformerische Ansätze. 1965 sind in ca. 100 Ortsverbänden etwa 10 000 Mitglieder organisiert. 1982 haben sich diese Zahlen etwa verdreifacht.

Der DKSB tritt mehrfach mit publikumswirksamen Appellen an die Öffentlichkeit. Bemerkenswert ist die 1975 proklamierte »deutsche Charta des Kindes«, in der die »kinderfeindliche Gesellschaft« angeprangert wird. Darin heißt es u. a.: »Gewalt als Erziehungsmaßnahme ist abzulehnen, Mißhandlung mit allen gesetzlichen Möglichkeiten zu bekämpfen. Die Wahrnehmung der Erziehung unterliegt in erster Linie den Eltern . . . Jedes Kind hat das Recht auf einen Kindergartenplatz.«

Ersatzblase aus einem Darmabschnitt

7. Oktober 1953. Der US-amerikanische Chirurg Eugene Muron Bricker (geb. 1908) von der Washington University Medical School schildert den erfolgreichen Ersatz der Harnblase durch einen Abschnitt des Dünndarms (Ileum-Conduit) bei einem Blasenkarzinom. Die beiden Harnleiter wurden in den Dünndarm eingepflanzt. Diese »Dünndarmblase« wird nun bei der Operation des fortgeschrittenen Blasenkarzinoms zunehmend hergestellt. Freilich ist die Operationsmethode, die neben dem Pionier Bricker noch von einer Reihe anderer Chirurgen, u. a. in der Bundesrepublik, durchgeführt wird, mit erheblichen postoperativen Komplikationen belastet (u. a. Harnwegsinfekt, Reflux = Rückfluß, Ureterstenose = Einengung des Harnleiters).

Neben dieser Form der Ersatzblase gibt es auch die »Dickdarmblase« mit Hilfe eines ausgeschalteten Dickdarmabschnittes. Als erster demonstrierte der US-amerikanische Physiologe Robert C. Coffey (1869–1933) 1926 die Möglichkeit der Ersatzblase im Tierexperiment.

Nierenschäden durch Medikamente

1953. Der Pathologe Hans U. Zollinger und der Internist Otto Spühler von der Universität Zürich beschreiben erstmals das Krankheitsbild der »chronisch-interstitiellen Nephritis«. Anhand von 44 eigenen Beobachtungen schildern sie die nicht eitrige Entzündung des Niereninterstitiums (Bindegewebe), die eine Schrumpfung der Nieren zur Folge hat. Erst bei starker Schrumpfung kommt es zum Bluthochdruck. Vor allem der Mechanismus der Säureausscheidung ist stark gestört, die Konzentrationsfähigkeit der Niere stark eingeschränkt. Im fortgeschrittenen Stadium kommt es zur Azotämie mit stickstoffhaltigen Stoffwechselprodukten im Blut und Urämie (Harnvergiftung). Als Krankheitsursache kommen Medikamente in Frage wie Sulfonamide und Antibiotika, vor allem aber die langfristige Einnahme von Fieber- und Schmerzmitteln wie u. a. Phenacetin (sog. Phenacetinniere).

1954

Der US-amerikanische Virologe Jonas E. Salk entwickelt aus dem mit Formol abgetöteten Poliomyelitis-Virus den ersten Impfstoff gegen Kinderlähmung. → S. 502

Das Nebennierenrindenhormon Aldosteron wird in seiner Zusammensetzung von dem Londoner Biochemiker Samuel Leonard Simpson und anderen Forschern aufgeklärt.

Der französische Kardiologe Pierre Soulié entwickelt die Methode der intrakardialen Phonokardiographie. Hierbei wird über einen Herzkatheter direkt von einer Herzkammer ein Herzschallbild abgeleitet.

Der US-amerikanische Mikrobiologe John Franklin Enders und sein Kollege, der Pädiater Thomas Chalmers Peebles, entwickeln einen Impfstoff gegen die Röteln. Die Schutzimpfung ist vor allem wichtig zur Prophylaxe der Rötelnembryopathie (→ 1941/S. 463).

Durch einen Erlaß des Gesundheitsministeriums der Volksrepublik China in Peking wird die traditionelle chinesische Medizin als wichtige Säule des Gesundheitswesens neben der westlichen Medizin aufgewertet (→ um 1955/S. 505).

Der US-amerikanische Biochemiker Thomas Huckle Weller kann die Viren, die Herpes zoster (»Gürtelrose«) und Windpocken hervorrufen, kultivieren. Im Jahr zuvor gelang ihm die Isolation des Virus in vitro.

Dem US-amerikanischen Biochemiker Vincent du Vigneaud gelingt die Synthese des Oxytocins, eines in der Hirnanhangsdrüse gebildeten Hormons, das die Kontraktion der Gebärmuttermuskulatur bewirkt. Es wird in der Geburtshilfe zur Geburtseinleitung oder zur Wehenverstärkung eingesetzt.

Februar. Der Schweizer Arzt Paul Niehans behandelt den schwerkranken Papst Pius XII. mit der von ihm entwickelten »Frischzellentherapie«. → S. 503

1. 3. Die Atombombenexplosion bei einem Versuch in der Nähe des Bikini-Atolls (US-Treuhandgebiet im Pazifik) gefährdet die Besatzung des japanischen Fischerbootes »Dragon heureux«.

26. 3. Der US-amerikanische Chirurg Clarence Walton Lillehei operiert erstmals am offenen Herzen eines Menschen. → S. 501

10. 4. Das Nationale Krebsinstitut der USA gibt Zahlen über die Häufigkeit von Krebserkrankungen heraus. Diese Publikation stößt auf starke Resonanz in der Öffentlichkeit und gibt den bereits bestehenden Antiraucherkampagnen neuen Auftrieb. → S. 501

Neue Methoden der offenen Herzchirurgie

26. März 1954. Der US-amerikanische Chirurg Clarence Walton Lillehei (geb. 1918) von der University of Minnesota operiert mit seinem Kollegen Richard Varco erstmals am offenen Herzen eines Menschen mit der »Cross-circulation«-Methode. Dabei wird unter Umgehung des Patientenherzens das Blut eines Spenders, der direkt über Schläuche mit dem Blutkreislauf des Empfängers verbunden ist, ständig durch den Empfängerkreislauf gepumpt.

Der erste Patient ist ein einjähriger Junge mit schwerem Herzfehler (u. a. mit großem Ventrikelseptumdefekt = Defekt in der Kammerscheidewand). Ständiger Blutspender während der Operation ist der Kindsvater. Obwohl der Eingriff zufriedenstellend verläuft, verstirbt der Patient elf Tage später an einer Pneumonie. Am 31. August 1954 gelingt den Operateuren bei einem elfjährigen Jungen mit Fallotscher Tetralogie (Herzfehlerkombination mit Blausucht) mit Hilfe der »cross-circulation« erstmals in der Geschichte der Herzchirurgie eine vollständige Korrektur der Fehlbildungen.

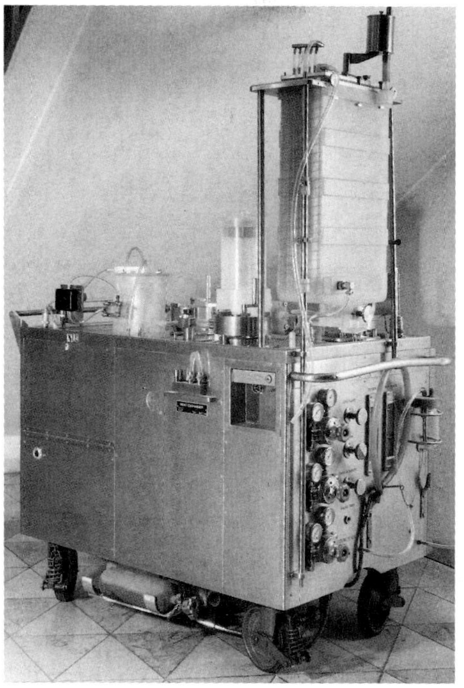

Eine Herz-Lungen-Maschine (Modell Mayo-Gibbon) aus der Pionierzeit der Herzchirurgie; das dritte Exemplar dieses Typs befindet sich seit 1958 im Besitz der Chirurgischen Universitätsklinik Düsseldorf. Bevor dieses Gerät später ins Deutsche Medizinhistorische Museum Ingolstadt überführt wird, können insgesamt 649 Herzoperationen mit seiner Hilfe durchgeführt werden. Gegenüber der von dem US-amerikanischen Chirurgen Clarence Walton Lillehei in Minnesota angewandten Methode der »Cross-circulation« zur Aufrechterhaltung des Blutkreislaufs während einer Herzoperation bzw. der Absenkung der Körpertemperatur setzt sich die Herz-Lungen-Maschine schließlich durch.

Eine andere Methode, die auch für die Herzchirurgie bedeutsam wird, ist die Unterkühlung (Hypothermie), d. h. die Absenkung der Körpertemperatur zur Verminderung des Sauerstoffverbrauchs, was eine kurze Unterbrechung der Blutzufuhr zu den Organen erlaubt. Mit Hilfe einer Blutstromkühlung operiert der Londoner Herzchirurg Donald Ross 1954 am offenen Herzen. Allerdings setzt sich die Herz-Lungen-Maschine (→ 1952/S. 495) gegenüber diesen Methoden durch.

US-Kampagne gegen den Raucherkrebs

10. April 1954. Das Nationale Krebsinstitut der USA gibt epidemiologische Zahlen bekannt, die auf starke Resonanz in der Öffentlichkeit stoßen: 711 000 US-Amerikaner leiden an einer Krebskrankheit, 444 000 von ihnen müssen in einem Krankenhaus behandelt werden. Solche Zahlen und die Resultate epidemiologischer und tierexperimenteller Forschungen üben in den nächsten Jahren einen entscheidenden Einfluß auf die Gesundheitspolitiker aus. Im Vordergrund steht dabei der erwiesene Zusammenhang von Rauchen und der Häufigkeit des Bronchialkarzinoms.

Ernest Ludwig Wynder (geb. 1922) und Evarts Ambrose Graham (1883–1957) von der Washington University School of Medicine wiesen bereits 1950 in einer kontrollierten Fallstudie auf diesen Zusammenhang hin (»Tobacco smoking as a possible etiologic factor in bronchiogenic carcinoma«; Rauchen als mögliche Ursache des Bronchialkarzinoms). Anhand von 684 Fällen von Bronchialkarzinom kamen sie zu dem Schluß, daß exzessives und langdauerndes Rauchen, vor allem Zigarettenrauchen, ein wichtiger Faktor für die Entstehung des Lungenkrebses ist. So bekommen Nichtraucher sehr selten diese Krankheit. Aufgrund solcher Befunde werden in den USA immer wieder Antiraucherkampagnen durchgeführt.

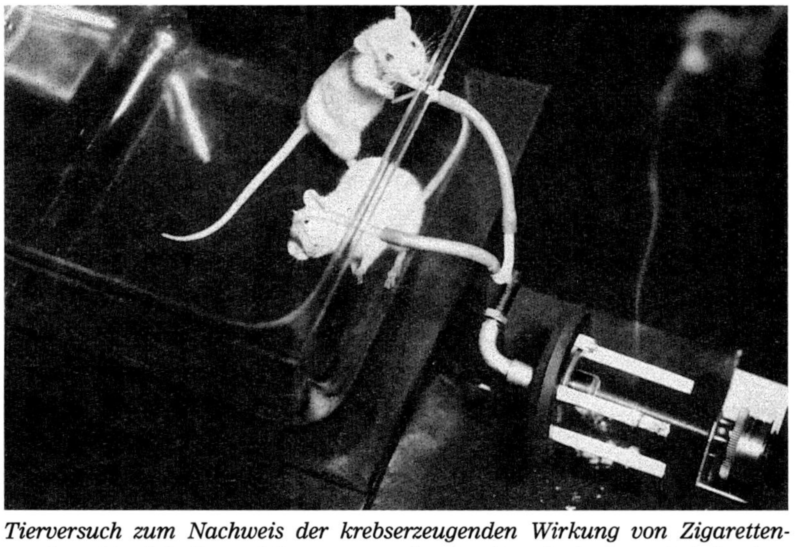

Tierversuch zum Nachweis der krebserzeugenden Wirkung von Zigarettenrauchen; hier inhalieren Mäuse entsprechenden Rauch. Auch statistische Auswertungen erhärten den Verdacht: Rauchen ist gesundheitsschädlich.

Salk erringt ersten Sieg über spinale Kinderlähmung

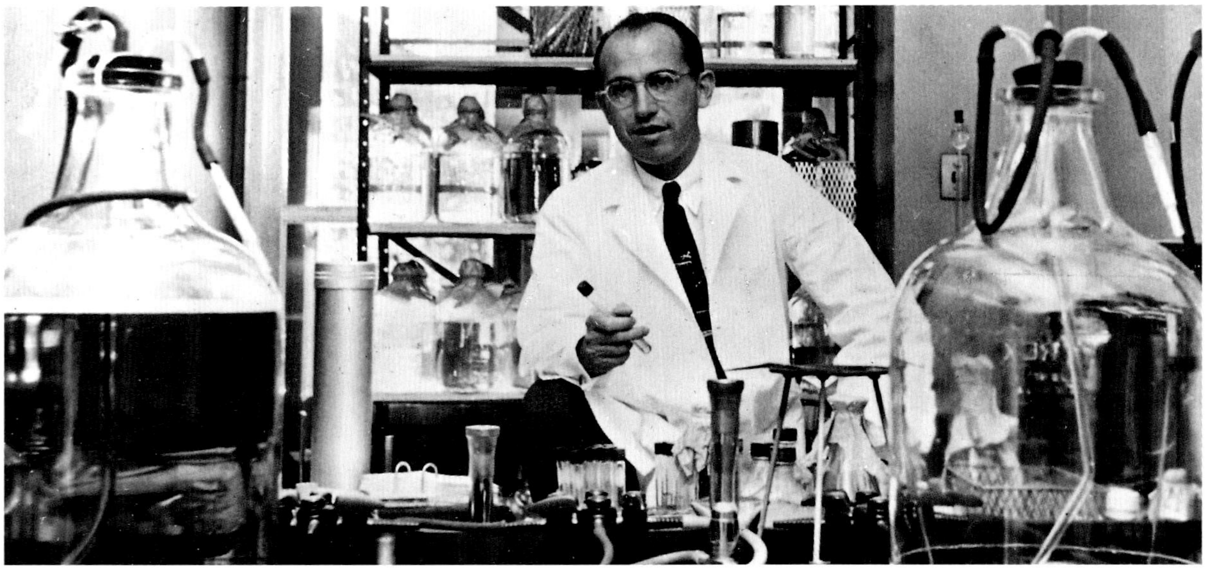

Der Polio-Forscher Jonas E. Salk 1955 in seinem Laboratorium an der Universität von Pittsburgh

1954. Die US-amerikanische Nationalstiftung »National Foundation for Infantile Paralysis« startet in den USA einen Massenversuch, um den von Jonas E. Salk (geb. 1914) an der University of Pittsburgh entwickelten Impfstoff gegen die spinale Kinderlähmung (Poliomyelitis, Polio) zu testen.

650 000 Kinder nehmen an dem Experiment teil. 200 000 von ihnen bilden eine Kontrollgruppe, die statt des Impfstoffes nur ein Plazebo erhält. Das Versuchsergebnis fällt überzeugend aus: Das Vorkommen der Polio sinkt bei der geimpften Population auf ein Viertel der Erkrankungsfälle, welche bei der nicht-geimpften Kontrollgruppe registriert werden.

Die »National Foundation«, die 1938 von US-Präsident Franklin Delano Roosevelt (selber ein Opfer der Polio) zur Bekämpfung der oftmals tödlich verlaufenden und hochinfektiösen Kinderlähmung gegründet wurde, unterstützt Salk seit 1947 mit Forschungsgeldern bei seiner Suche nach einem wirkungsvollen Impfstoff gegen Polio. 1949 gelang es den US-Amerikanern Thomas H. Weller, Frederick Robbins und John F. Enders, den Poliovirus in verschiedenen Geweben zu kultivieren. Diese Entdekkung, die den Wissenschaftlern 1954 den Nobelpreis einbringt, machte Salk bei seinen Experimenten weitgehend von Tierversuchen unabhängig und beschleunigte seine Forschung. Salk tötete die Polioviren mit Formalin ab und stellte aus ihnen einen Impfstoff (sog. Totimpfstoff) her, der gegen die Typen I bis III der Polioviren wirkt.

Bei der Erprobung von Salks Vakzine kommt es jedoch zu Komplikationen. Presseberichte über Affen, die nach einem Impfversuch starben, lösen öffentliche Diskussionen aus. Erst als ein Kollege des Forschers, der Bakteriologe Thomas Francis, am 12. April 1955 als Ergebnis der Tests bekannt gibt, daß die Immunisierung durch den Impfstoff zu 90% erfolgreich ist, erfährt Salk nationale Anerkennung. Doch schon im Mai 1955 gerät die Methode wieder in die Kritik: Sechs Kinder sind nach der Impfung gestorben. Das Impfprogramm wird für zwei Wochen gestoppt, bis sich herausstellt, daß die nicht vorschriftsmäßige Herstellung des Impfstoffs in einem bestimmten Laboratorium Ursache des Unglücks ist. Es dauert eine Weile, bis das Vertrauen der Bevölkerung in die Impfung wieder hergestellt ist. Doch innerhalb von drei Jahren läßt sich die Hälfte der US-Amerikaner unter 40 Jahren nach Salks Methode impfen. Die Verbreitung der Krankheit geht daraufhin um 86% zurück.

Endgültig besiegt wird die Kinderlähmung mit der von Albert B. Sabin entwickelten Schluckimpfung (→ 1962/S. 520). Durch eine systematische Impfung der Bevölkerung, die von intensiven Aufklärungs- und Werbekampagnen unterstützt wird, kann die in den 50er Jahren so gefürchtete Kinderlähmung in den hochentwickelten Ländern ausgerottet werden. Bei ausreichender Impfung rechnen die Wissenschaftler heute mit weniger als einem Erkrankungsfall pro 1 Mio. Einwohner pro Jahr.

Krankheitsbild:

Poliomyelitis befällt ihre Opfer im Sommer und Herbst

Den Begriff »Poliomyelitis anterior acuta« (von griech. polios = grau; myelos = [Rücken-]Mark) prägte 1873 der Internist Adolf Kußmaul (→ 1874/S. 315).

Die spinale Kinderlähmung (von lat. spinae = Rückgrat) ist – im Gegensatz zur zerebralen (→ S. 279) Kinderlähmung – eine Viruserkrankung. Der Virus der hochinfektiösen, meldepflichtigen Krankheit wird durch Tröpfchen- und Schmierinfektion (Fäkalien) übertragen. Kinderlähmung befällt vor allem Klein- und Schulkinder, aber auch Erwachsene. Die Inkubationszeit der hauptsächlich im Sommer und Herbst auftretenden Krankheit beträgt zwischen einigen Tagen und drei Wochen.

Polio beginnt zumeist mit grippeähnlichen Symptomen (Fieber, Katarrh, Gliederschmerzen etc.). Nach einer kurzfristigen Besserung kann es nach einigen Tagen jedoch erneut zu einem Fieberanstieg mit Muskelschwäche, Zittern und den Zeichen des (abakteriellen) Meningismus (Hirnhautentzündung) kommen. In wenigen Fällen (bis zu 1%) schließen sich schlaffe Lähmungen (»Morgenlähmung«) an, die vor allem die unteren Extremitäten betreffen. Aber auch die Zwerchfell- und Zwischenrippenmuskulatur, das Atemzentrum im verlängerten Rückenmark oder die Hirnnerven können befallen werden. Bei Störungen des Zwerchfells und des Atemzentrums besteht akute Lebensgefahr: Der Kranke muß künstlich beatmet werden (vor Entwicklung der modernen Intensivmedizin in den 60er Jahren mit der »eisernen Lunge«).

In seltenen Fällen endet Polio heute tödlich, zumeist heilt die Krankheit innerhalb von einem halben bis einem Jahr aus. Oftmals hinterläßt sie jedoch dauerhafte Schäden. Dystrophe Muskeln (Muskelschwund), eingeschränktes Knochenwachstum der betroffenen Glieder und schlaffe Lähmungen bleiben zurück. Zur Therapie werden heute u. a. Elektro- und Hydrotherapie sowie mediko-mechanische Maßnahmen eingesetzt.

Paläopathologische Funde sowie antike Texte und Bilddarstellungen lassen vermuten, daß die Kinderlähmung schon lange existiert. Das Krankheitsbild der Polio wurde jedoch erst 1838 von dem Cannstatter Orthopäden Jacob von Heine beschrieben (→ 1838/S. 275). Die Infektiosität entdeckte der Schwede Oskar Medin 1890. 1909 gelang Karl Landsteiner die Identifizierung des Virus.

Niehans kuriert den Papst

Februar 1954. Der Schweizer Arzt Paul Niehans (1882–1971) behandelt den schwerkranken Papst Pius XII. in Rom mit der von ihm entwickelten »Frischzellentherapie«.

Im Lauf des Jahres bewirken die Zellinjektionen des Schweizers offenbar eine Genesung des Papstes. Niehans wird – als Nachfolger des verstorbenen Penicillin-Entdeckers Alexander Fleming (→ September 1928/S. 420) – zum Mitglied der »Päpstlichen Akademie der Wissenschaften« ernannt und macht werbewirksame Schlagzeilen in der gesamten Weltpresse.

Die Behandlungsmethode von Paul Niehans, bei der dem Patienten Frischzellen aus dem Gewebe junger Tiere (oder Feten) injiziert werden, basiert auf der Annahme, daß der Empfängerorganismus mit der Injektion »revitalisiert« wird.

Diese Zellulartherapie steht in der uralten Tradition der »Organotherapie«, die Heilmittel aus tierischen Organextrakten einsetzt. Sie erhält nach der Erkenntnis der »inneren Sekretion« der hormonproduzierenden Drüsen (Claude Bernard; → 1865/S. 298) eine naturwissenschaftliche Erklärung. Zahlreiche Experimente, wie der Selbstversuch von Charles-Edouard Brown-Séquard 1889 mit einem Extrakt aus Meerschweinchenhoden, zeigen verblüffende Erfolge (→ 1. 6. 1889/S. 323). Niehans dehnt diesen Therapieansatz ohne umfangreiche naturwissenschaftliche Grundlagenforschung auf das gesamte Krankheitsspektrum aus.

Im März 1954 gründen anerkannte Vertreter der Universitätsmedizin die »Forschungsgemeinschaft für Zellulartherapie«. Sie soll das Verfahren systematisch erforschen und klinisch erproben. Entgegen der äußerst breiten Anwendung auch bei schweren Erkrankungen, wie sie Niehans ursprünglich vertritt, zeigt sich nun eine wesentlich geringere Wirkungsbreite.

Neben der Behandlung mit Frischzellen gibt es außerdem Fertigarzneimittel mit »Trockenzellen« (konservierte Frischzellen), die als effektivere und vor allem preisgünstigere Methode der Zellulartherapie gelten. 1955 stößt sie noch auf strikte Ablehnung bei den ärztlichen Standesorganisationen, in der Folgezeit schwächt sich der Widerstand ab. Die Trockenzelltherapie wird zumindest »beihilfefähig«. 1987 verbietet das Bundesgesundheitsamt u. a. auf Betreiben der Tierschutzverbände und aufgrund von bekannt gewordenen Nebenwirkungen und Risiken die Trockenzelltherapie (→ 6. 8. 1987/S. 588). Die ursprüngliche Frischzellentherapie, die nicht dem Arzneimittelgesetz unterliegt, bleibt unangetastet.

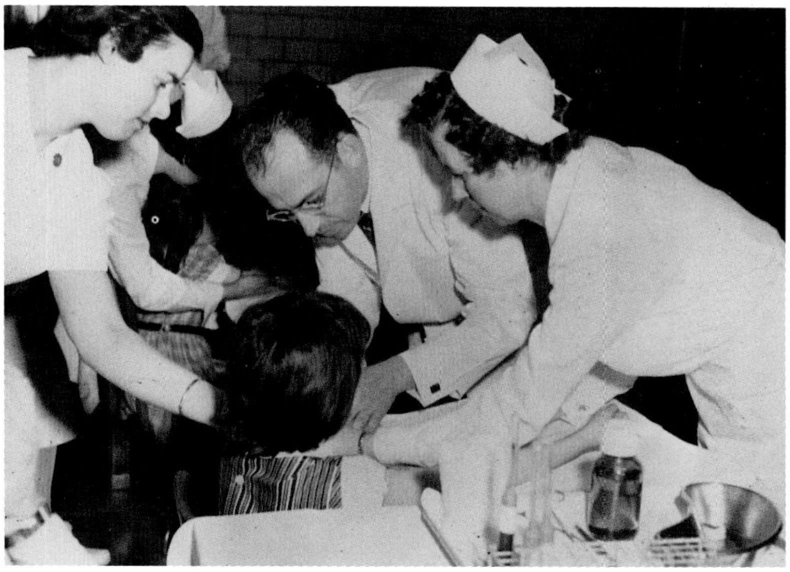

Während der landesweiten Kampagne gegen Kinderlähmung in den USA 1954: Der Bakteriologe Jonas E. Salk impft Kinder in einer Pittsburgher Schule.

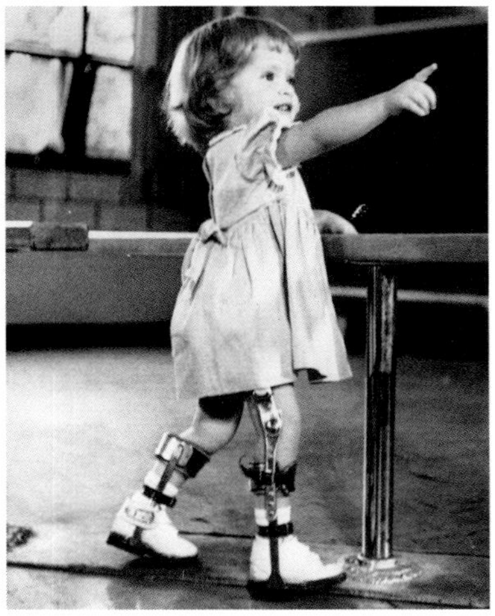

Ein Stützapparat ermöglicht einem poliokranken Mädchen das Laufen.

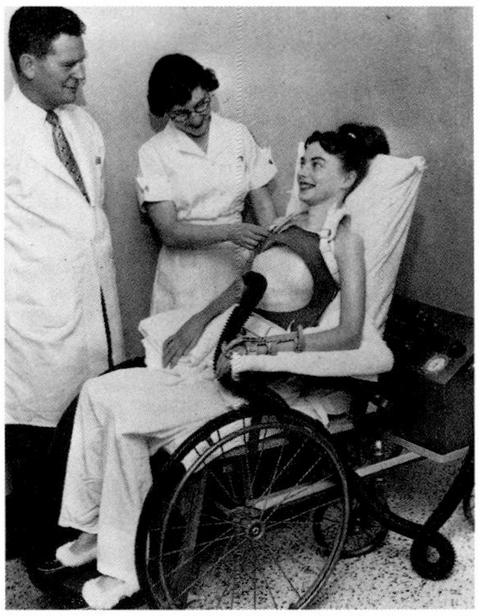

Polio-Patientin in einem Rollstuhl mit mobilem Beatmungsgerät

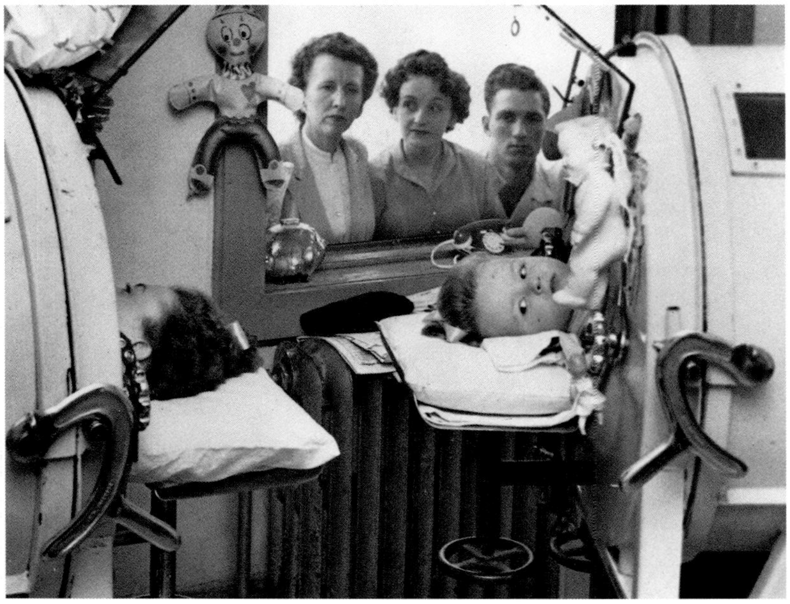

Schicksal vieler an Kinderlähmung schwer Erkrankter: Die »eiserne Lunge«; in der Metallkammer wird der Körper durch rhythmisch erzeugten Über- und Unterdruck künstlich beatmet (Memphis Isolation Hospital, 1952).

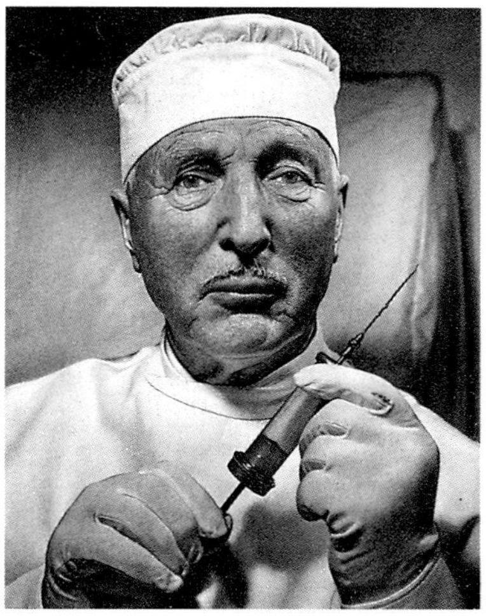

Paul Niehans (1882–1971), Begründer der »Frischzellentherapie«

Frischzellen sind kein Allheilmittel

Chronik Stichwort

»Die Zellular-Therapie ist eine den ganzen Organismus erfassende biologische Heilmethode, die dem menschlichen Zellenstaat mit seinen Trillionen Zellen diejenigen therapeutisch wirksamen Zellelemente aus frischen, embryonalen oder jugendlichen Geweben zuführt, die er zu seiner Revitalisation benötigt.« Mit diesem Satz umreißt Paul Niehans die von ihm um 1930 entwickelte Behandlungsmethode der **»Frischzellentherapie«**.

Hauptindikationen dieser umstrittenen Technik, bei der dem menschlichen Organismus die Frischzellen tierischer Organe injiziert werden, sind chronisch-degenerative Krankheiten (außerhalb des Nervensystems), insbesondere die Arteriosklerose sowie Krankheiten, die auf Hormonstörungen zurückgehen.

1955

Um 1955. Deutsche Chirurgen entwickeln neue Methoden zur Rekonstruktion der Speiseröhre. → S. 505

Die internationale Presse bringt zahlreiche Berichte über Menschen, die ein extrem hohes Alter erreicht haben. Die meisten von ihnen leben in der UdSSR. → S. 505

In der Volksrepublik China beginnt man auf Anordnung des Zentralkomitees der Kommunistischen Partei mit der systematischen Edition der Literatur zur traditionellen chinesischen Medizin. → S. 505

1955. Mit seinen Forschungen zum Stoffwechsel von Ephedrin und Amphetamin im Organismus leistet der US-amerikanische Neurobiologe Julius Axelrod einen wichtigen Beitrag zur Aufklärung des Mechanismus der Übertragung von Nervenimpulsen an den Nervenenden. → S. 505

Dem US-amerikanischen Chemiker Robert Burns Woodward gelingt die Totalsynthese von Reserpin, einem Rauwolfia-Alkaloid (→ 1953/S. 499).

Die beiden US-amerikanischen Biochemiker Frederick Leland Schaffer und Carlton Everett Schwerdt von der University of California in Los Angeles kristallisieren erstmals Viruspartikel (Poliovirus).

Der Fall William Cooles erregt die Gemüter in den USA: Der Bluterkranke 31jährige stirbt nach einer 42 Stunden andauernden Blutung, nachdem ihm 232 pints Vollblut und 168 pints Plasma infundiert wurden (1 pint = 0,473 l). Es handelt sich um die größte Blutmenge, die je einem Menschen übertragen wurde.

15. 4. Die US-Atomenergiebehörde (Atomic Energy Commission) berichtet dem Kongreß, daß sorgfältige Untersuchungen keine Hinweise auf genetische Folgen der Atomtests in Nevada ergeben hätten (→ 12. 4. 1957/S. 507).

9. 6. Die American Medical Association, die Standesvertretung der US-amerikanischen Ärzte, verbietet ihren Mitgliedern, an Osteopathischen Schulen zu lehren, die der unwissenschaftlichen Alternativmedizin zugerechnet werden (→ 1874/S. 313).

18. 8. Den bundesdeutschen Kassenärzten wird das Monopol der ambulanten ärztlichen Versorgung gesetzlich zugestanden. → S. 504

13./14. 9. In Los Angeles (US-Bundesstaat Kalifornien) wird Smogalarm gegeben. Besonders ältere und kranke Menschen erleiden schwere Störungen des Kreislaufs und der Atemwege. → S. 505

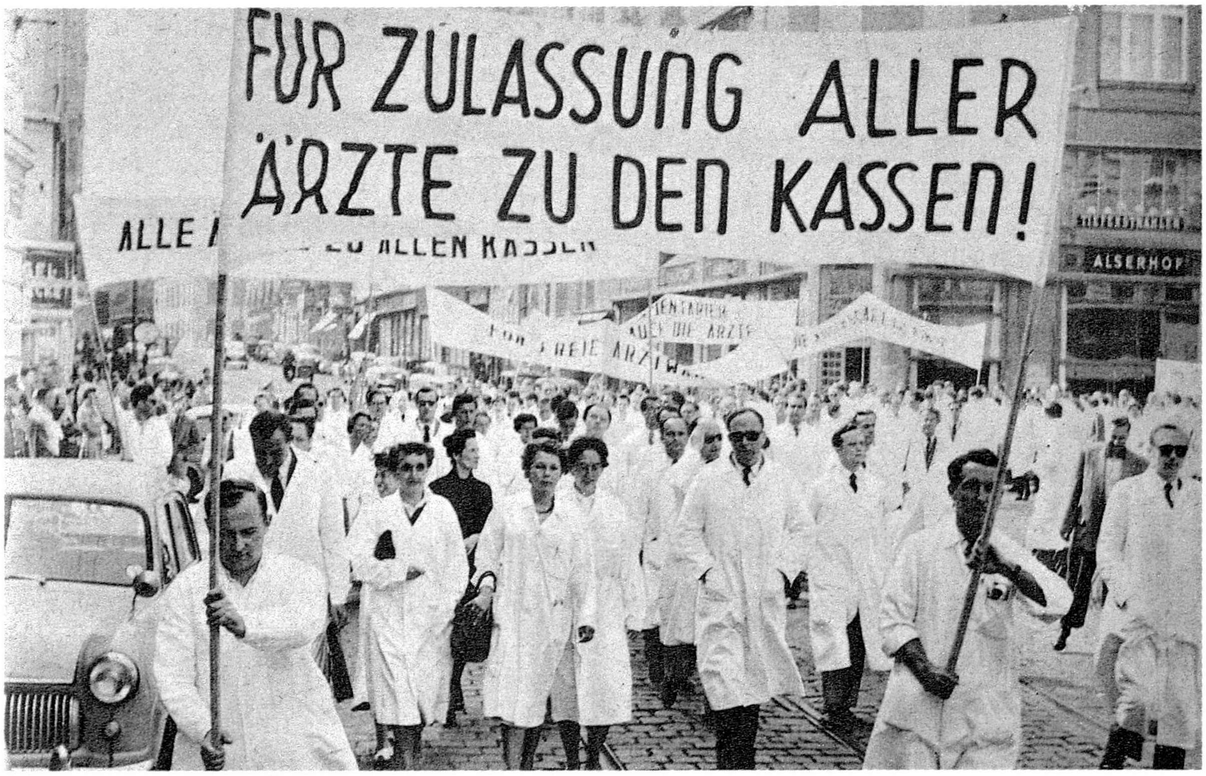

Auch die österreichischen Ärzte demonstrieren, wie hier in Wien 1955, gegen die Krankenkassenordnung.

»Kassenarztrecht« gesetzlich geregelt

18. August 1955. Das »Gesetz über Kassenarztrecht« tritt in Kraft. Damit erzielen die ärztlichen Standesorganisationen einen ersten Erfolg bei ihrem Kampf um die freie Zulassung zur Kassenarztpraxis.

Im April und Mai desselben Jahres hatte die »Schutzgemeinschaft deutscher Ärzte« (Arbeitsgemeinschaft des Verbandes der angestellten Ärzte – Marburger Bund und des Verbandes der niedergelassenen Nicht-Kassenärzte Deutschlands e.V. NKV) an die Bundestagsabgeordneten appelliert, die Verhältniszahl Kassenarzt/Versicherte auf 1:450 zu senken. Den Ärzten solle die Möglichkeit gegeben werden, »ihre menschliche Arbeitskraft auch den Versicherten der gesetzlichen Krankenkassen zur Verfügung zu stellen«.

Das neue Gesetz bedeutet eine Verbesserung der beruflichen Lage der Kassenärzte, denen die ambulante Versorgung der Bevölkerung übertragen wird. Der Gesetzgeber senkt die Verhältniszahl auf 1:500. Leitende Krankenhausärzte können an der kassenärztlichen Versorgung beteiligt werden. Eine wichtige Rolle – v. a. für niedergelassene Nicht-Kassenärzte – spielt die Forderung nach »freier Arztwahl«, die der 58. Deutsche Ärztetag in Baden-Baden am 30. September 1955 aufstellt.

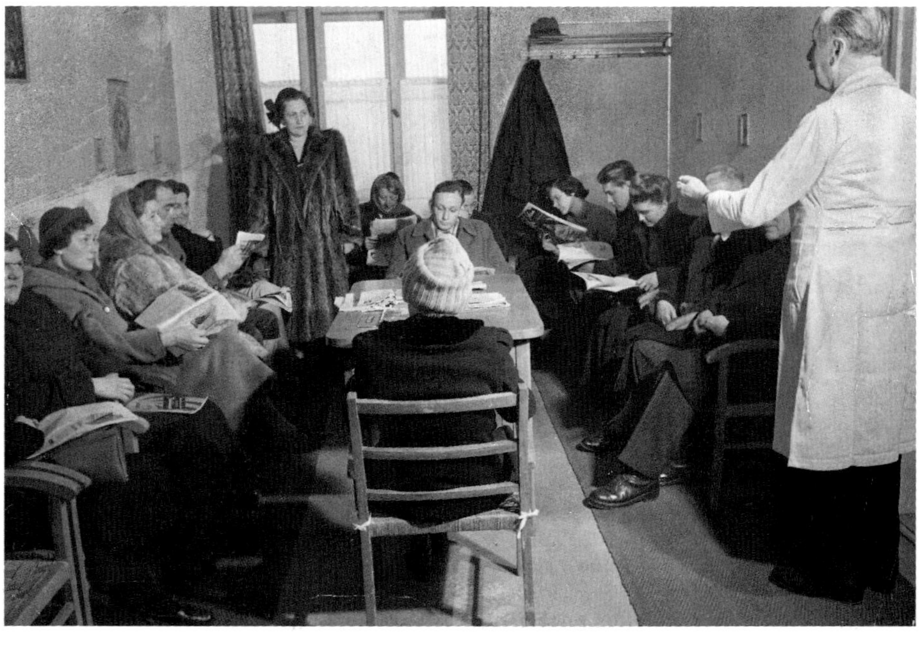

Wartezimmer eines deutschen Arztes um 1951; das neue »Gesetz über Kassenarztrecht – GKR« gesteht den Kassenärzten in der Bundesrepublik das Monopol der ambulanten ärztlichen Versorgung zu. Dies ist ein erster Erfolg der ärztlichen Standesorganisationen und bedeutet eine Verbesserung der Lage der Kassenärzte. Auch die Patienten profitieren von der Neuregelung, da der Gesetzgeber die Verhältniszahl Kassenarzt/Versicherte auf 1:500 senkt. Außerdem können leitende Krankenhausärzte an der kassenärztlichen Versorgung beteiligt werden.

Neurotransmitter werden entdeckt

1955. Der US-amerikanische Neurobiologe Julius Axelrod (geb. 1912) vom National Heart Institute in Bethesda (Maryland), seit 1955 Leiter der Pharmakologischen Abteilung am Laboratorium für Klinische Medizin des National Institute for Medicine and Health, liefert einen wichtigen Beitrag zur Aufklärung des Mechanismus der Übertragung von Nervenimpulsen an den Nervenenden (Synapsen). Ausgehend von Ulf Svante von Euler-Chelpins Identifzierung des Noradrenalins als Neurotransmitter (Überträgerstoff) für den Nervus Sympathicus studiert Axelrod die Substanz Ephedrin und ihren Stoffwechsel im Organismus. Es handelt sich um das Alkaloid einer Heilpflanze. Daneben setzt sich Axelrod u. a. mit Metamphetamin und Amphetamin auseinander. Er entdeckt in den Mikrosomen der Leberzellen von Kaninchen ein Enzym, das Amphetamin und ein anderes, das Ephedrin abbaut. Im Zusammenhang mit den Forschungen des britischen Biochemikers Bernard Katz (geb. 1911) über die Abgabe einer Neurotransmittersubstanz ist der biochemische Mechanismus der Impulsübertragung an den Nervenenden damit aufgeklärt: Das Acetylcholin (»Vaguswirkstoff«) löst an den cholinergen Synapsen (des Parasympathikus und der präganglionären Sympathikusfasern) eine (bioelektrische) Reaktion aus (→ 1969/S. 542).

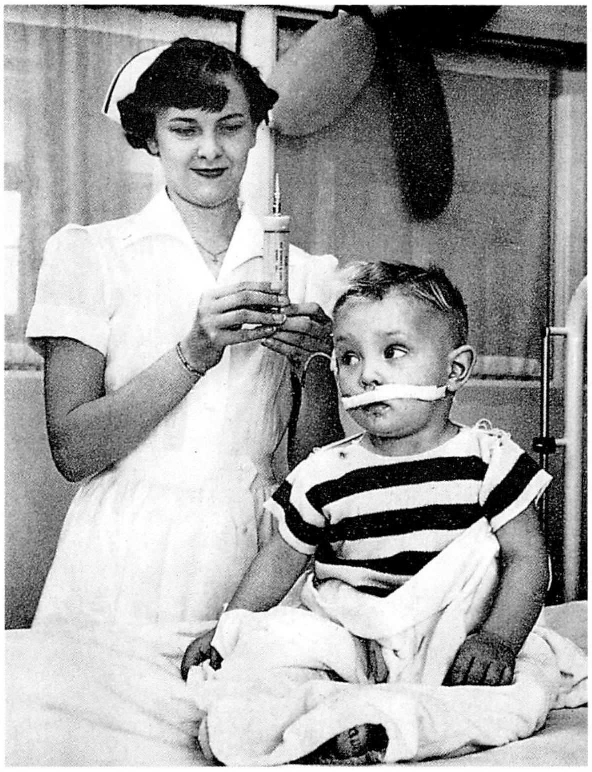

Ein zweijähriger Junge mit verätzter Speiseröhre vor der Operation

Speiseröhre wird rekonstruiert

Um 1955. *Die Chirurgie entwickelt neue Methoden einer Rekonstruktion der Speiseröhre. Sie kann bei Kleinkindern, deren Speiseröhre infolge des Trinkens einer giftigen Flüssigkeit verätzt wurde, wirksam wiederhergestellt werden. Die beiden Chirurgen I. Hollmann und Waldemar C. Hecker transplantieren als Ersatzplastik ein Dickdarmstück (»gestielter Kolonpatch«). Auch der deutsche Chirurg Rudolf Nissen (1896–1981) befaßt sich mit den Möglichkeiten der Wiederherstellung der verätzten Speiseröhre. Endoskopische Kontrollen und eine baldige Bougierung (Erweiterung; von franz. bougie = Wachskerze) gegen Strikturen (Verengungen durch Narbenbildung) können in leichteren Fällen genügen. Bei langstreckigen Verengungen jedoch ist die Rekonstruktion angezeigt.*

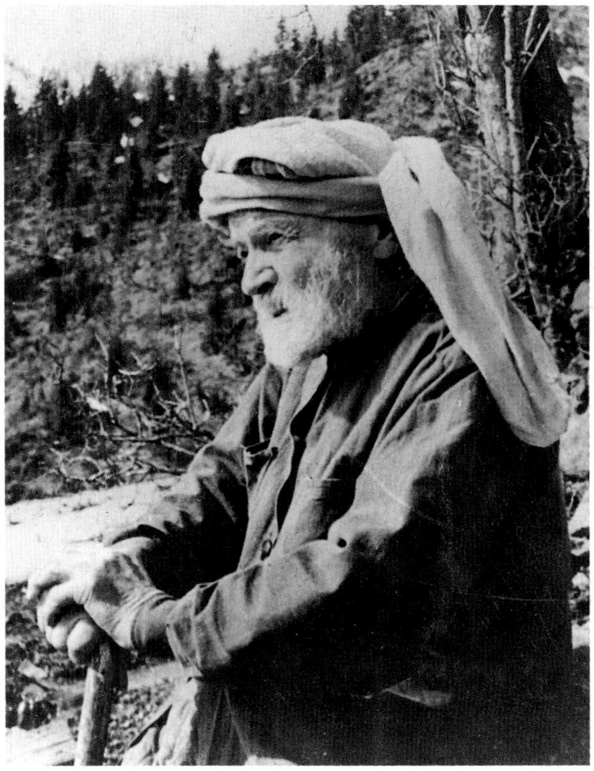

Der angeblich 112jährige Sowjetbürger Redschew Kamadadse 1958

Geheimnis der Langlebigkeit

Um 1955. *In der Presse erscheinen zahlreiche Berichte über Menschen, die sehr alt geworden sind, insbesondere auf dem Staatsgebiet der Sowjetunion. Derzeit sollen dort nach offiziellen Verlautbarungen sowjetischer Behörden ungefähr 30 000 Personen älter als 100 Jahre sein. Berühmte Fälle sind u. a. Ilija C. Titow (1800–1949) und Wasilij S. Tischkin (1826–1951). Ende des Jahres 1956 druckt die sowjetische Post zu Ehren des angeblich ältesten Sowjetbürgers Mahmud Aiwasow (angeblich 148 Jahre alt), eines Bauern aus Aserbeidschan, eine Sonderbriefmarke, auf der ein rüstiger Greis mit weißem Vollbart und Orden am Revers zu sehen ist. Rückblickend erweisen sich jedoch die meisten Altersangaben über 100 Jahre als Folge mangelhafter Registrierung der jeweiligen Geburtsdaten.*

Smogalarm in Großstädten

13./14. September 1955. In Los Angeles wird Smogalarm gegeben und an die Autofahrer appelliert, unnötiges Fahren zu vermeiden. Das Problem der Luftverschmutzung in Industrieregionen, verstärkt von ungünstigen Witterungsverhältnissen (Inversionswetterlage, d. h. kein Austausch mit den oberen Luftschichten), kann zu einem akuten Gesundheitsrisiko für vorgeschädigte Menschen werden. In den 1950er Jahren werden mehrere gefährliche Smogsituationen registriert.
So lag im Dezember 1952 Südengland, insbesondere London, unter einer dichten Nebeldecke. Am dritten und vierten Tag wurden zahlreiche Bewohner dieser Region plötzlich krank. Ältere Menschen erlitten schwere Störungen des Herzkreislaufs und der Atemwege, schätzungsweise 3500 bis 4000 Personen starben an Bronchitis, Bronchopneumonie und Herzversagen. Zu einem ähnlichen, weniger schweren Zwischenfall kommt es in London 1956, wo neben den kleinen Kindern vor allem alte Menschen von Atemwegs- und Herzerkrankungen betroffen sind. In anderen Großstädten kommt es aufgrund von Smog zu vermehrtem Auftreten akuter Asthmaanfälle, wie z. B. in New Orleans oder zu starken Augenreizungen, wie in Los Angeles.

Wiederkehr der Tradition

Um 1955. In der Volksrepublik China wird auf Anordnung des Zentralkomitees der Kommunistischen Partei unter Vorsitz von Mao Tse-tung mit der Neuherausgabe der Schriften der traditionellen chinesischen Medizin begonnen. Es handelt sich z. T. um Werke, die jahrhundertelang nicht mehr gedruckt worden sind. Damit kommt es zu einer wissenschaftlichen Aufwertung der traditionellen Heilkunde, die gleichberechtigt neben die westliche Medizin treten soll.
Der Niedergang der chinesischen Medizin ab Mitte des 19. Jahrhunderts setzte sich auch unter dem Kuomintang-Regime fort, das die traditionelle Heilkunde 1929 sogar verbieten wollte. Auch unter den Marxisten wurde sie zumeist als Relikt des Aberglaubens vergangener Zeiten angesehen. Nach dem Sieg der Kommunisten 1949 kam es jedoch – unter maßgeblichem Einfluß Mao Tse-tungs – zu einer Renaissance. Auf der ersten nationalen Gesundheitskonferenz 1950 forderte Mao die Zusammenarbeit von Medizinern bzw. »Gesundarbeitern«, die in traditioneller und in westlicher Medizin ausgebildet wurden. Am 18. November 1959 beschließt das Zentralkomitee, daß die traditionelle Medizin in allen Institutionen und auf allen Ebenen gleichberechtigt neben der westlichen stehen soll.

1956

Der Hamburger Internist Arthur Jores veröffentlicht sein vielbeachtetes Buch »Der Mensch und seine Krankheit. Grundlagen einer anthropologischen Medizin«. → S. 506

Die französischen Internisten Charles Debray und E. P. Housset stellen die ersten endoskopischen Fotografien her. → S. 506

Die Fluothane (mehrfach halogenierter Kohlenwasserstoff) werden eingeführt. Sie bedeuten einen großen Fortschritt auf dem Gebiet der Inhalationsnarkose.

Der aus der UdSSR stammende US-amerikanische Physiker Wladimir Kosma Zworykin verbreitet seine Ideen zur Verwendung des Computers in der Medizin und im Krankenhaus. Es handelt sich um die erste Stufe eines »Krankenhausinformationssystems« (KIS).

Der Internist James V. Neel und der Genetiker William J. Schull untersuchen in den USA die genetischen Auswirkungen von Atombombenexplosionen. An Kindern von Eltern, die den Strahlen ausgesetzt waren, läßt sich demnach keine Zunahme von Mutationen nachweisen (→ 12. 4. 1957/S. 507).

Der Deutsche Bundestag verabschiedet das Gesetz über die Krankenversicherung der Rentner. Diejenigen Rentner gelten nun als pflichtversicherte Mitglieder, die in den letzten fünf Jahren ihres Erwerbslebens mindestens zwölf Monate Beiträge an eine gesetzliche Krankenkasse geleistet haben.

Der US-amerikanische Biologe Joe Hin Tjio veröffentlicht auf dem 1. Internationalen Kongreß für Humangenetik in Kopenhagen das Ergebnis seiner gemeinsamen Forschungsarbeit mit Albert Levan, wonach der Mensch 46 Chromosomen hat.

Das Thalidomid wird als Beruhigungs- und Schlafmittel eingeführt. Die dadurch erzeugten Mißbildungen (Thalidomid-Embryopathien) führen zur weltweiten Überprüfung der Arzneimittelnebenwirkungen (→ 27. 11. 1961/S. 518).

Der US-amerikanische Psychotherapeut Alexander Lowen, ein Schüler von Wilhelm Reich (→ 1939/S. 453), gründet das »Institut für Bioenergetische Analyse«. Dies bedeutet einen Meilenstein in der Geschichte der (psychosomatisch-psychotherapeutisch orientierten) »Körpertherapien«.

11. 4. Der Verteidigungsausschuß des Deutschen Bundestages entscheidet sich, Ärzten (nach Beschluß vom 10. 7. 1957 auch Zahnärzten, Apothekern und Tierärzten) in der Bundeswehr den Status von Sanitätsoffizieren zu geben.

Innenansichten des Körpers fotografiert

1956. Die französischen Ärzte Charles Debray und E. P. Housset fotografieren mit einer Spezialausrüstung (mit kleinem Blitzlicht) endoskopische Einblicke ins Körperinnere mit erheblich verbesserter Technik (→ 1932/S. 432).

In den 1950er Jahren werden die endoskopischen Instrumente mit Hilfe der flexiblen Glasfiber-Technik entscheidend verbessert. So gelingt dem südafrikanischen Arzt Basil Hirschowitz (geb. 1925) 1957 erstmals die klinische Anwendung des Glasfibergastroskops (zur Spiegelung des Magens), das insofern für die Endoskopie ideal ist, da gebündelte Glasfasern sowohl biegsam als auch lichtleitend sind. Solche Glasfiberendoskope bewähren sich u. a. in den 1960er Jahren für die Darmspiegelung (Rektoskopie), wobei im Laufe der 1960er und 1970er Jahre immer höher gelegene Dickdarmabschnitte eingesehen werden können.

Die endoskopischen Fotografien spielen eine wichtige Rolle für die wissenschaftliche Dokumentation von Krankheitsbefunden und die ärztliche Fortbildung.

In den 1980er Jahren eröffnet sich für die Endoskopie ein neues Betätigungsfeld: die chirurgische Endoskopie (z. T. mit Lasertechnik).

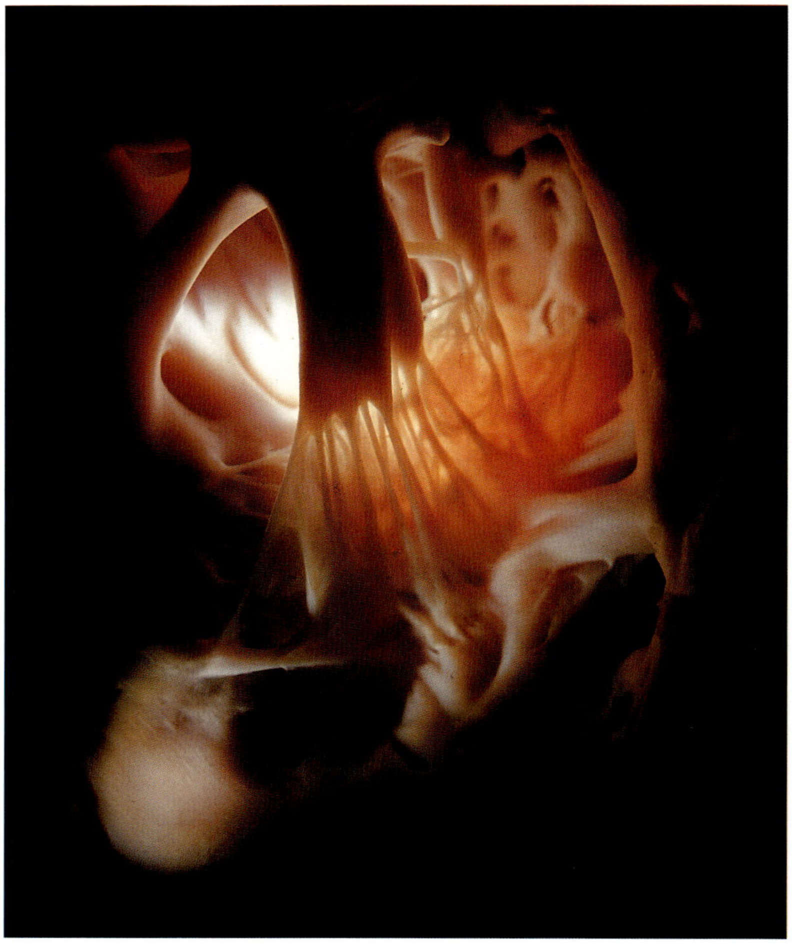

Endoskopische Aufnahme aus dem Herzinneren: Die Trikuspidalklappe zwischen Herzvorhof und -kammer (r.) besteht aus drei Segelklappen.

Krankheitsbegriff unterliegt Zeitwandel

Chronik Zitat

1956. In Stuttgart erscheint das Buch des Hamburger Internisten Arthur Jores »Der Mensch und seine Krankheit. Grundlagen einer anthropologischen Medizin«. Jores (geb. 1901) setzt sich mit den für den medizinischen Krankheitsbegriff grundsätzlichen Problemen der Anthropologie und der Psychosomatik auseinander. Dabei bezieht er sich vor allem auf die »medizinische Anthropologie« Viktor von Weizsäckers und seiner Schule (→ 1940/S. 459).

Jores beeinflußt mit seinen Ideen insbesondere die jungen Ärzte der Nachkriegsgeneration, die auf der Suche nach einer neuen geistigen Orientierung sind. In seinem weithin beachteten Buch schreibt Jores:

»Eine nicht zu verkennende Schwierigkeit [der Medizin] liegt darin, daß Krankheit und Gesundheit zweifellos keine scharf umschriebenen Zustände sind, sondern fließend ineinander übergehen, und weiter darin, daß krank und gesund Begriffe sind, die einem gewissen Zeitwandel unterliegen . . . Die Schwierigkeit in der Definition der Krankheit steht in Widerspruch zu dem kranken Menschen selbst, der immer genau weiß, ob er krank ist oder nicht. Auch das Krankheitserlebnis und Krankheitsgefühl des neurotisch gestörten Menschen ist äußerst intensiv. Wenn er das Sprechzimmer des Arztes betritt, so zweifelt er nicht daran, krank zu sein. Um so größer ist seine Enttäuschung, wenn der Arzt ihm achselzuckend erklärt, er könne nichts finden und sein Leiden sei ›nur nervös‹. Das führt dann solche Menschen häufig zum Kurpfuscher, der ja meist mit kühnen Feststellungen von gestörten Organfunktionen nicht spart. Aber auch das Umgekehrte ist möglich. Gelegentlich einer Untersuchung für eine Lebensversicherung wird ein Organbefund, z. B. ein Klappenfehler des Herzens, festgestellt, von dem der Mensch selbst nichts wußte. Ist ein solcher Mensch nun krank oder gesund? Er selbst wird wohl kaum zögern, sich als gesund zu bezeichnen.

Wir kommen also zu dem Schluß, daß die naturwissenschaftliche Medizin nicht in der Lage ist, eine wirkliche Definition dessen zu geben, was Krankheit ist. Die gestörte Organfunktion ist eine Teilwahrheit, aber nicht die ganze Wahrheit.«

1957

Eine chinesische Forschergruppe um Fei Fan T'ang isoliert den Erreger der »Ägyptischen Körnerkrankheit« (Conjunctivitis granulosa trachomatosa). → S. 508

Die beiden britischen Virologen Alick Isaacs und Jean Lindemann entdecken ein körpereigenes Protein, das die Vermehrung von Viren hemmt. Sie nennen diese Substanz »Interferon« → S. 508

Der US-amerikanische Biochemiker Leonard T. Skeggs von der School of Medicine der Western Reserve University in Cleveland (US-Bundesstaat Ohio) führt mit seinem Continuous-Flow-System (Autoanalyzer) die Automation in die Labormedizin ein. → S. 507

Der Londoner Arzt und Psychoanalytiker Michael Balint veröffentlicht sein Hauptwerk »Der Arzt, sein Patient und die Krankheit«, eine grundlegende Arbeit für die Bemühungen um eine patientenzentrierte Medizin. → S. 508

Der »Initialtest« mit radioaktivem Jod-132 wird in die Schilddrüsendiagnostik eingeführt. Damit kann die Strahlenbelastung der Schilddrüse im Vergleich zu früheren Verfahren drastisch gesenkt werden (→ 1951/S. 491).

Die US-amerikanischen Pharmakologen George Ungar, L. Friedman und S. L. Shapiro führen die Biguanide in die Therapie des Diabetes ein. Es handelt sich um synthetische Verbindungen mit blutzuckersenkender Wirkung, die in Tablettenform geschluckt werden.

16. 2. Das erste Klinomobil in der Bundesrepublik wird von der Chirurgischen Universitätsklinik Heidelberg eingesetzt. Der als Operationssaal konzipierte Bus erweist sich aber mit zunehmender Verkehrsdichte als zuwenig beweglich. Deshalb geht man später zum »Rendezvous-System« über: Notarztwagen und Ambulanzwagen treffen sich am Unfallort.

12. 4. 18 namhafte deutsche Atomforscher warnen in ihrer »Göttinger Erklärung« vor einer Verharmlosung der taktischen Atomwaffen. → S. 507

26.–28. 4. Auf der 23. Tagung der Deutschen Gesellschaft für Kreislaufforschung in Bad Nauheim wird erstmals auf einer Tagung über angeborene Herzfehler, ein Thema der Kinderkardiologie, verhandelt.

17. 6. Der Hämatologe Viktor Schilling (DDR) schickt seinen Entwurf eines Aufrufs (»An die Hämatologen der Welt«) an westdeutsche Kollegen, in dem vor den Gefahren eines Atomkrieges gewarnt wird (→ 12. 4./S. 507).

Analyseautomat für die Labormedizin

1957. Der US-amerikanische Physiologe Leonard T. Skeggs konzipiert ein automatisches Analysegerät für die Labormedizin, den sog. Autoanalyzer, der von der Firma Technicon Instruments Corporation, Chauncey, New York, hergestellt wird. Damit eröffnet sich ein grundsätzlich neues Feld der biochemischen Analyse.

Es handelt sich dabei um eine »kontinuierliche Durchflußanalyse« (engl. continuous-flow-system) vermittels eines Schlauchsystems, durch das kontinuierlich ein Strom von Reagenzien fließt, in den die zu untersuchenden Proben eingegeben werden. Sowohl dem Strom von Reagenzien als auch dem der Proben wird Luft zugegeben, so daß die beiden Ströme durch dicht aufeinanderfolgende Luftblasen im Schlauch unterbrochen sind und unerwünschte Strömungsprofile verhindert werden. Der Strom mit den Reagenzproben wird weiterverarbeitet und schließlich einem Meßinstrument, z. B. einem Photometer, zugeführt, dessen Meßergebnisse über einen Rechner erfaßt und von einem Schreiber ausgedruckt werden.

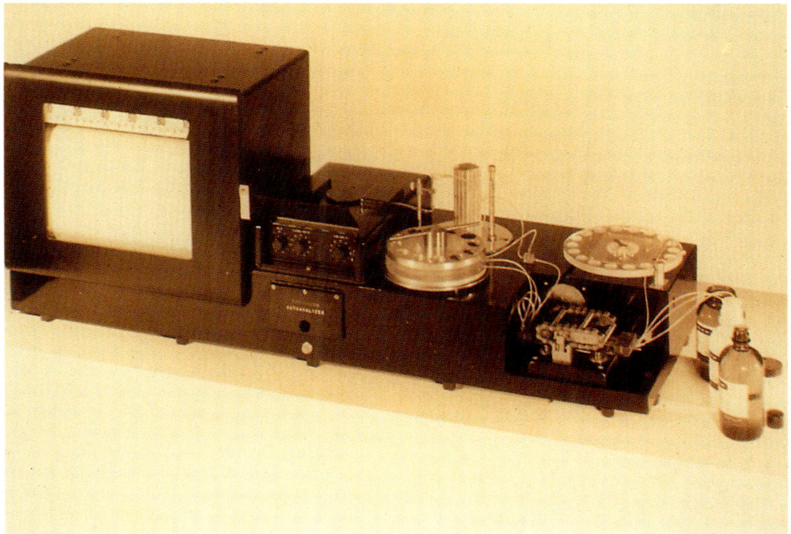

Der »Autoanalyzer« Technicon, 1957; dieser Analyseautomat besteht aus Probenteller, Pumpe, Dialysierbad, Heizbad, Photometer und Schreiber.

Damit steht der Labormedizin erstmals ein automatisches Verfahren zur Verfügung. Freilich erweist es sich als nachteilig, daß stets das volle Untersuchungsprogramm absolviert wird, ob dies ärztlich angefordert wird oder nicht. So liefert z. B. der »Technicon Autoanalyzer SMA-12/60« zwölf Parameter des Blutserums (Na^+, K^+, Cl^-, CO_2, T. P., Alb., Ca^{++}, Alk. Phosph., T. Bili., B.U.N., Glu. und S.G.O.T.). Dieses »indiskriminierte« (d. h. starre) Verfahren ist sowohl unökonomisch als auch in ethischer Hinsicht problematisch, wenn dabei pathologische Werte aufgezeichnet werden, nach denen gar nicht gefragt wurde.

Immerhin ist der Autoanalyzer bis Ende der 1970er Jahre in zahlreichen medizinischen Labors in Betrieb. Heute werden eine Reihe von verschiedenen, hochentwickelten Analyseautomaten eingesetzt, die elektronisch so programmiert werden können, daß sie gezielt nur die angeforderten Untersuchungen durchführen.

Atombombentests bedrohen Gesundheit

12. April 1957. 18 namhafte deutsche Atomforscher, darunter die Nobelpreisträger Max von Laue, Werner Heisenberg, Otto Hahn und Max Born, warnen in ihrer »Göttinger Erklärung« vor einer Verharmlosung der taktischen Atomwaffen. Diese Erklärung erzeugt eine starke Resonanz im In- und Ausland und initiiert weitere Aufrufe und Aufklärungskampagnen, insbesondere auch der Ärzteschaft. Unter Leitung des Röntgenologen Paul Eckel wird auf Beschluß des 60. Deutschen Ärztetages im Sommer 1957 eine »Atomkommission« tätig. Eckel berichtet auf dem 61. Ärztetag im Juni 1958 in Garmisch-Partenkirchen über die biologischen Folgen der Strahlenwirkung. Daraufhin fordert der Deutsche Ärztetag die Ächtung aller Massenvernichtungswaffen und einen Verzicht auf weitere Atom- und Wasserstoffbombenversuche.

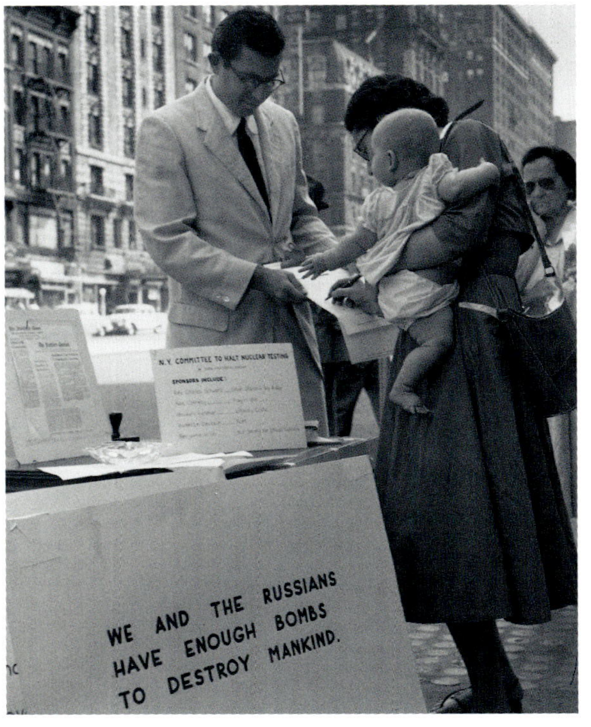
N. Y. COMMITTEE TO HALT NUCLEAR TESTING
WE AND THE RUSSIANS HAVE ENOUGH BOMBS TO DESTROY MANKIND.

6. August 1957, Protest gegen Atombombenversuche in New York: Eine Mutter mit einem sechs Monate alten Baby unterzeichnet eine Petition, die ein Ende der gefährlichen Tests fordert. Sobald die Demonstrationen spektakulärer werden, kennen die Behörden kein Pardon: Ebenfalls im August werden zehn Männer und eine Frau bei einer friedlichen Demonstration auf dem Versuchsgelände bei Mercury festgenommen.

Trachom kann zur Erblindung führen

1957. Der Erreger der sog. Ägyptischen Körnerkrankheit (Conjunctivitis granulosa trachomatosa = Trachom oder Trachoma; von griech. trachys = rauh) wird von einer chinesischen Forschergruppe um Fei Fan T'ang isoliert. Der Artikel über diese Entdeckung der Ursache des Trachoms erscheint im »Chinese medical Journal« (Studien über die Entstehungsweise des Trachoms unter besonderer Berücksichtigung der Isolierung des Virus in Hühner-Embryo). Es handelt sich um Chlamydia trachomatis, Mikroorganismen, die in ihrer Größenordnung zwischen Bakterien und Viren stehen.

Sie befallen Bindehaut und Hornhaut und bilden dort in den Epithelzellen typische »Einschlußkörperchen«, die bereits 1907 von dem Berliner Röntgenologen Ludwig von Halberstädter (1876–1949) und dem Hamburger Bakteriologen Stanislaus von Prowazek (1875 bis 1915) mikroskopisch dargestellt wurden. Die Entzündung der Bindehaut führt zur typischen Hypertrophie (Trachoma papillare), die Entzündung der Hornhaut geht einher mit charakteristischer Gefäßeinsprossung (»Pannus trachomatosus«), was u. U. in Verbindung mit einer narbigen Abheilung zur Erblindung führen kann.

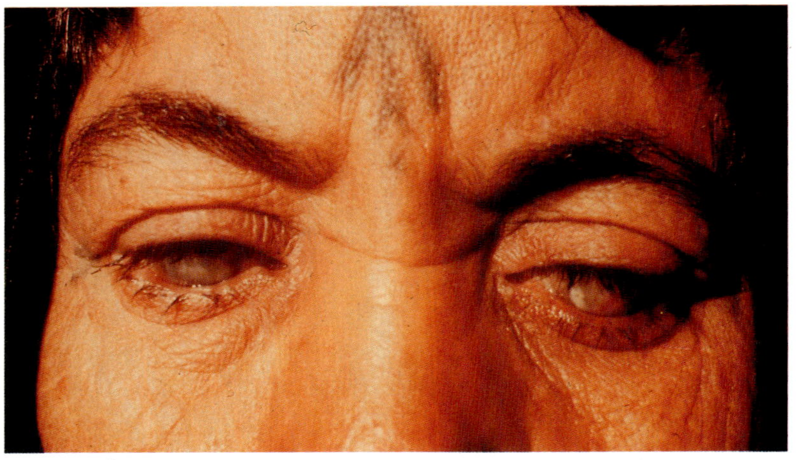

Trachom (Ägyptische Körnerkrankheit) im Stadium II; Pannusbildung der Hornhaut: Gefäße sprossen ins Bindegewebe ein, es kommt zur typischen Entzündung mit Narbenbildung. Die ansteckende Krankheit führt oft zu Erblindung.

Das Trachom, seit der Antike als Augenkrankheit exakt beschrieben, gehört zu den verbreitetsten Infektionskrankheiten des Menschen. Gegenwärtig sind vor allem arabische Länder in Afrika (insbesondere Ägypten) und Asien betroffen sowie Indien, Vietnam und China. Die Krankheit tritt aber auch sporadisch in Italien und Osteuropa auf sowie in den USA und Lateinamerika.

Mit Einführung der Sulfonamide und der Antibiotika kann das Trachom wirksam behandelt werden. Die Prophylaxe, die im Rahmen von Hilfsprogrammen der Weltgesundheitsorganisation propagiert wird, kann die Krankheit in den 1960er Jahren allmählich zurückdrängen. Entscheidend sind hier die individuellen hygienischen Vorsichtsmaßnahmen, die jeweilige Gesundheitsgesetzgebung, die spezifische chemotherapeutische bzw. antibiotische Prophylaxe (Augentropfen) und die Impfung. Durch relativ einfache Maßnahmen der medizinischen Administration kann das Schicksal der Erblindung in den Endemiegebieten weitgehend verhindert werden.

Hemmstoffe gegen Viren entdeckt

1957. Die beiden britischen Virologen Alick Isaacs (1921–1967) und Jean Lindemann (geb. 1924) vom National Institute for Medical Research in London entdecken ein Protein, das durch die Interaktion zwischen Viren und Zellen hervorgebracht wird und die Vermehrung der Viren hemmt. Sie nennen diesen Vorgang »virus interference« und die Substanz »Interferon«. Erstmals konnte dieser Vorgang einer körpereigenen Abwehr gegen Virusinfektionen beim Influenza-Virus in einer Kultur von Hühnerembryozellen beobachtet werden.

Weitere Studien zeigen, daß die Erscheinung von Interferon eine allgemeine Reaktion von tierischem Gewebe auf eine Virusinfektion darstellt. Die Interferone wirken streng artspezifisch. Deshalb konzentriert sich die Forschung auf die menschlichen Interferone, die heute mit Hilfe der Gentechnologie hergestellt werden.

Inzwischen können die Interferone gegen eine Reihe von Viruserkrankungen und verschiedene Tumoren bzw. Systemerkrankungen therapeutisch eingesetzt werden. Seit 1978 ist beispielsweise eine erfolgreiche Behandlung gegen den Befall der Hornhaut mit Herpes-simplex-Viren möglich.

Balint-Gruppen fördern patientenzentrierte Medizin

1957. Der Londoner Arzt und Psychoanalytiker Michael Balint (1896–1970) veröffentlicht sein Hauptwerk: »Der Arzt, sein Patient und die Krankheit«. Darin berichtet dieser bedeutendste Schüler des ungarischen Psychoanalytikers Sándor Ferenczi, der 1939 zusammen mit seiner Frau Alice Balint von Budapest nach England emigrierte, anhand von zahlreichen Fallbeispielen über seine Gruppenarbeit mit praktischen Ärzten. Balints zusammenfassender Bericht geht auf ein jahrelang durchgeführtes Forschungsseminar an der Londoner (psychoanalytisch orientierten) Tavistock-Klinik zurück, das er zugleich als psychologische Ausbildung des praktischen Arztes begreift. Balint schreibt in der »Einführung« seines Buches:

»Der Stoff für unsere Diskussion ergab sich fast ausschließlich aus den jüngsten Erfahrungen mit seinen Patienten, die der jeweils berichtende Arzt beibrachte. Durch die Kontinuität der Seminare konnten wir die Entwicklung mancher Probleme über zwei oder drei Jahre hinweg verfolgen . . . Unser Hauptziel war die möglichst gründliche Untersuchung der ständig wechselnden Arzt-Patienten-Beziehung, d. h. das Studium der Pharmakologie der Droge ›Arzt‹ . . . Von Anfang an war es unsere Absicht, daß mit dem Fallbericht jeweils auch ein möglichst umfassender Bericht über die eigenen affektiven Reaktionen des Arztes auf den betreffenden Patienten oder sogar sein affektives Mitbeteiligtsein an dessen Problemen gegeben wurde. Eine freimütige Darstellung dieses affektiven Aspekts der Arzt-Patienten-Beziehung kann nur erzielt werden, wenn die Diskussionsatmosphäre es dem Arzt ermöglicht, spontan zu sprechen.«

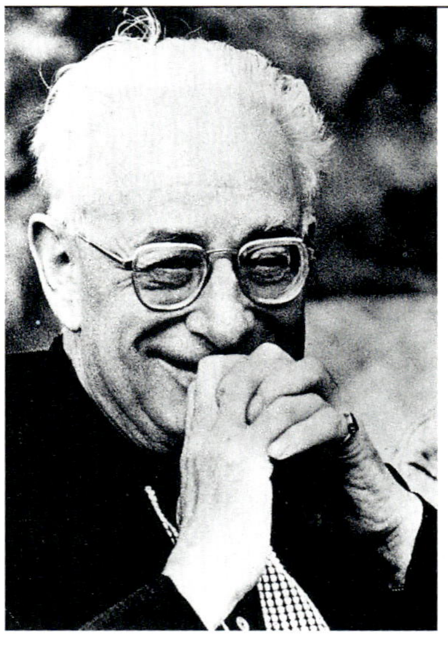

Psychoanalytiker Michael Balint

Michael Balint wurde am 3. Dezember 1896 in Budapest geboren. Nach seinem Medizinstudium studierte er bei Sándor Ferenczi Psychoanalyse. Nach einem Biochemiestudium in Berlin kehrte Balint nach Ungarn zurück, wo er 1935 Direktor des Psychoanalytischen Instituts in Budapest wurde. 1939 emigrierte Balint nach Großbritannien. Balint beschäftigt sich mit der Bedeutung der »primären« Liebe zwischen Mutter und Kind, die er als prägend für die psychische Entwicklung ansieht, entwickelt die »Fokaltherapie« und die Balint-Gruppen. Er stirbt am 31. Dezember 1970 in London.

Diese »Balint-Gruppen-Arbeit« zur Sensibilisierung der Ärzte bezüglich ihrer Interaktion mit den Patienten wird zu einem Vorbild für die psychologische Schulung in Gesundheits- und Sozialberufen.

1958

Der britische Orthopäde John Charnley kombiniert als erster eine Moore-Prothese mit einer Gelenkpfanne aus Teflon und befestigt diese mit Polymethylmethacrylat als Knochenzement in der Hüftgelenkpfanne. Ab 1963 wird Teflon durch Polyäthylen ersetzt (→ 1950/S. 490).

Der französische Hämatologe Jean Dausset entdeckt das für die Immunabwehr des Organismus wichtige HLA-System (Human-Leukozyten-Allo-Antigene). Damit ist die Voraussetzung für die Immunsuppression geschaffen, die bei der Nierentransplantation entscheidend ist. Dausset erhält 1980 den Nobelpreis. → S. 511

Die »Arbeitsgemeinschaft für Osteosynthese-Fragen« (AO) wird von einer schweizerischen Chirurgengruppe gegründet. → S. 510

Die »American Medical Association« empfiehlt die Hypnose-Ausbildung von Medizinstudenten. → S. 512

Der britische Gynäkologe Ian Donald kann mit Hilfe der Ultraschalltechnik Abbildungen vom Kind im Mutterleib anfertigen. → S. 510

Ab 1958. Mit der Aufwertung der traditionellen chinesischen Medizin wird in der Volksrepublik China die Akupunktur verstärkt eingesetzt (→ 1958/S. 512).

Bifokale Kontaktlinsen, die verschiedene Brennweiten haben, werden aus Kunststoffmaterial hergestellt. Sie ermöglichen das Nah- und Fernsehen in einem. → S. 510

10. 3. 1039 Ärzte haben die »Hamburger Erklärung« gegen den Atomkrieg und die Ausrüstung der Bundeswehr mit Atomwaffen unterschrieben.

11. 6. Das Bundesverfassungsgericht in Karlsruhe bestätigt die Niederlassungsfreiheit der Apotheker. → S. 511

30. 6. Der Kölner Soziologe René König und die Medizinerin Margret Tönnesmann initiieren einen Gesprächskreis über Medizin und Soziologie. → S. 511

Oktober. In Paris werden erstmals Opfer eines Strahlenunfalls mit Hilfe einer Knochenmarktransplantation erfolgreich behandelt. → S. 512

8. 10. Einem 40jährigen Patienten wird in Stockholm der erste vollständig implantierbare Herzschrittmacher eingesetzt. → S. 509

Dezember. In der Arbeitsstelle für experimentelle Kreislaufchirurgie in Berlin (Ost) transplantiert der sowjetische Physiologe Wladimir P. Demichow Kopf und Vorderteil eines Hundes auf den Körper eines Artgenossen (→ S. 511).

Herzschrittmacher erstmals implantiert

8. Oktober 1958. Der schwedische Herzchirurg Åke Senning (geb. 1915) implantiert in Zusammenarbeit mit Rune Elmquist im Karolinska Sjukhuset in Stockholm einem Elektroingenieur einen Schrittmacher. Der 40jährige leidet an einer Reizleitungsstörung des Herzens, einem atrioventrikulären (AV-)Block, der durch die Operation eines Defekts der Herzkammerscheidewand entstand.

Damit erhält der erste Patient einen vollständig implantierbaren Herzschrittmacher. Die Elektroden werden operativ an die Herzmuskulatur herangeführt und (epimyokardial) implantiert. Zur Aufladung der Akkumulatoren muß allerdings eine Verbindung nach außen bleiben.

Die Laufzeit dieser ersten Aggregate (mit Siliziumtransistoren und Nickel-Cadmium-Batterie) beträgt nur 15 bis 20 Minuten; sie sind nur zur vorübergehenden Stützung des Herzens brauchbar. Ein Oszillator sendet in regelmäßiger Folge (bei einer Frequenz von 72 Schlägen pro Minute) Impulse an das Herz. Dieser später als »festfrequent« oder »asynchron« bezeichnete Schrittmacher kann nicht auf die wieder einsetzende Eigenaktivität des Herzens reagieren. Aufgrund der technischen Probleme kommt es zunächst zu einer skeptischen Einschätzung der Möglichkeit einer dauernden Elektrostimulation des Herzens. Auf der 39. Tagung der »American Association for Thoracic Surgery« im April 1959 meint Senning, daß der von ihm erstmals eingeschlagene Weg wenig erfolgversprechend für die langfristige Behandlung eines AV-Blocks sei.

Doch in den darauffolgenden Jahren kommt es zu technischen Verbesserungen. So können 1962 D. A. Nathan und S. Center den ersten vorhofsynchronen Schrittmacher (= VAT) implantieren, bei dem die elektrischen Potentiale des Vorhofs Impulse des Schrittmachers auslösen.

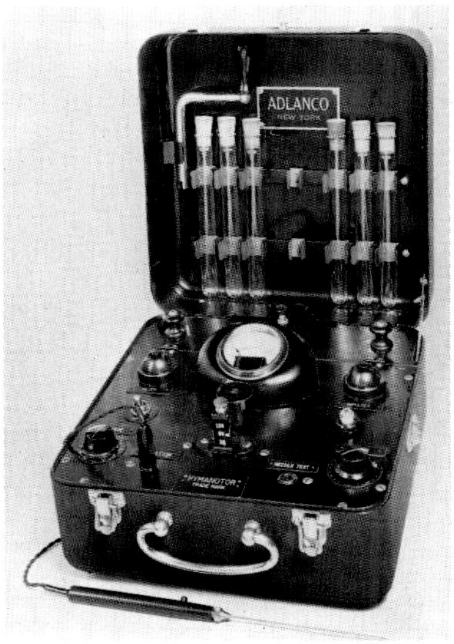

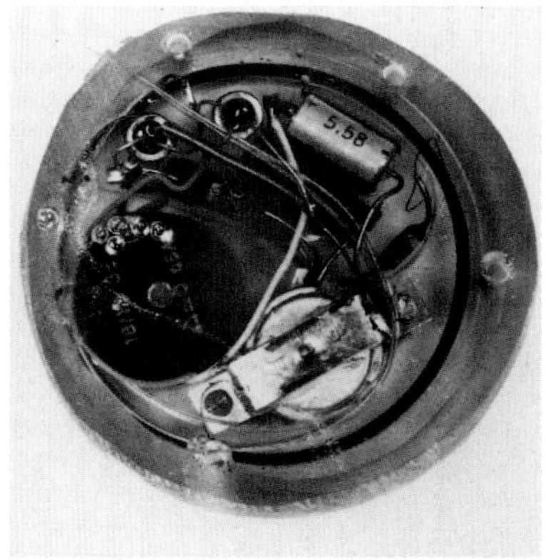

Erster batteriebetriebener Herzschrittmacher, der 1958 implantiert wird

◁ Reizstromgerät zur Wiederbelebung bei Herzstillstand (USA 1932)

Die elektrische Reizung des Herzens

Chronik Rückblick

Die Entwicklung des Herzschrittmachers wurzelt in der Geschichte der Elektrotherapie. Bereits kurz nach Entdeckung der Elektrizität in der Mitte des 18. Jahrhunderts wurden vereinzelt spektakuläre Elektroschocks zur Wiederbelebung durchgeführt, die jedoch keine dosierbare Wirkung hatten. Die direkte elektrische Reizung des Herzens wurde von Luigi Galvani (→ 6. 11. 1780/ S. 234) Ende des 18. Jahrhunderts tierexperimentell erprobt und später von anderen Naturforschern an menschlichen Leichen (z. T. von Guillotinierten) demonstriert. Die Kontraktion von Vorhöfen und Herzkammern aufgrund elektrischer Reizung war eindeutig nachweisbar.

In der zweiten Hälfte des 19. Jahrhunderts kam es zu einem Aufschwung der (neurologisch orientierten) Elektrotherapie und v. a. der Herzstimulation. Der französische Elektrotherapeut Guillaume Duchenne de Boulogne (→ 1855/S. 291) stimulierte die Herzgegend einer diphtheriekranken 21jährigen Patientin, die an komplizierten Tachyarrhythmien litt, mit der »elektrischen Hand«. Er erreichte damit vorübergehend eine Verminderung der Herzfrequenz und einen regelmäßigen Puls.

Dank einer Patientin, deren Herz nach einem Eingriff am Brustkorb offen unter einer Hautschicht lag, konnte der deutsche Elektrotherapeut Hugo von Ziemssen (1829–1902) 1882 erstmals am lebenden Menschen demonstrieren, daß elektrische Impulse die Aktion der Herzkammern steuern.

Der New Yorker Arzt Albert Hyman erprobte 1927 seinen »artificial pacemaker«, ein Gerät zur Wiederbelebung mit Handbetrieb. Doch erst nach der Anwendung des externen Schrittmachers des US-amerikanischen Kardiologen Paul M. Zoll (1956) und des ersten internen Schrittmachers (s. l.) nimmt die technische Entwicklung dieser Geräte und ihre Anwendung einen rasanten Aufschwung.

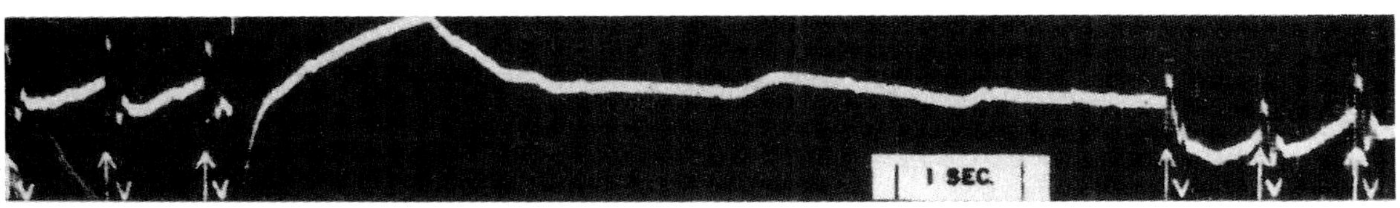

EKG der ersten Wiederbelebung durch äußerliche Elektrostimulation durch den US-Kardiologen Paul Maurice Zoll; reguläre Kammerantwort (V) auf elektrischen Impuls (Pfeil), Herzstillstand bei Unterbrechung des Impulsgebers

Ultraschalldiagnostik bildet Kind im Mutterleib ab

1958. Der britische Gynäkologe Ian Donald (1910–1987) aus Glasgow berichtet in der britischen Fachzeitschrift »Lancet« von seiner diagnostischen Methode, mit Hilfe der Ultraschalltechnik Abbildungen vom Kind im Mutterleib anzufertigen (»Investigation of abdominal masses by pulsed ultrasound«).
1957 baute die Firma Kelvin-Hughes auf Anregung von Donald ein Ultraschallgerät, mit dem zweidimensionale Bilder hergestellt werden können. Mit dieser Methode der Schwangerschaftsdiagnostik wird ein wichtiger Anwendungsbereich des Ultraschalls erschlossen. So kann 1964 der schwedische Frauenarzt Bertil Sundén (geb. 1923) in Lund nach langjährigen Forschungen die Ultraschalldiagnostik für geburtshilfliche und gynäkologische Untersuchungen weiterentwickeln.

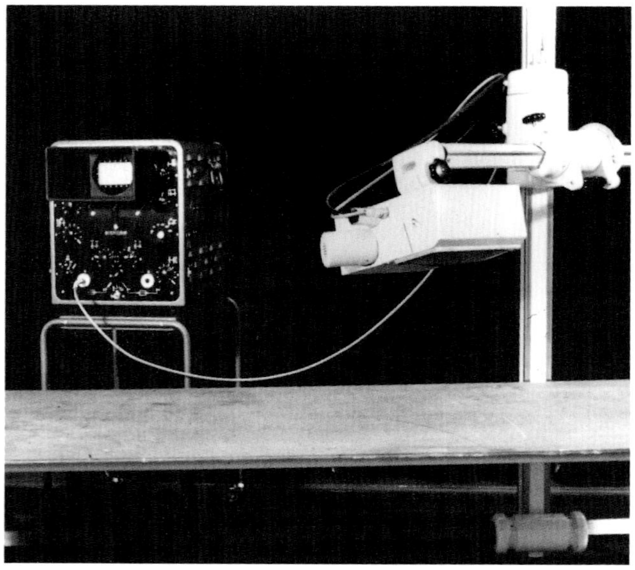

Ein Ultraschallbildgerät der Firma Siemens aus dem Jahr 1962; die Ultraschalldiagnostik (Sonographie) hat sich in den letzten drei Jahrzehnten rasant entwickelt.

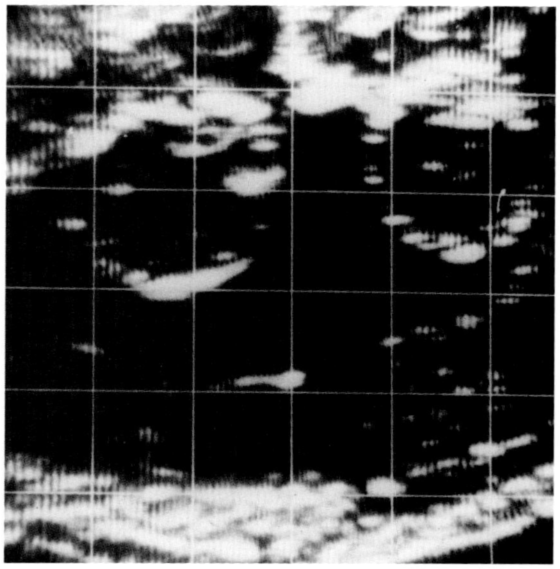

Ultraschalldiagnostik in der Geburtshilfe: Hier die Darstellung eines Feten in der Gebärmutter von der Seite, l. Schädel, r. Steiß, oben Plazenta

Die Ultraschalltechnik, die sich in den 1920er Jahren aus dem Echolotverfahren (mit hörbaren Schallwellen) entwickelte, fand in den 1940er Jahren Eingang in die medizinische Forschung. Doch erst ein Jahrzehnt später kommt es zum erfolgreichen Einsatz dieser Methode. In den USA ist vor allem die Forschergruppe um Douglas Hamilton Howry (geb. 1920) in Denver aktiv: Howry konnte erstmals 1952 mit Hilfe des Ultraschalls Weichteile des menschlichen Körpers im Schnittbild (Tomogramm) sichtbar machen. Ein weiteres Forschungszentrum ist die Universität Lund (Schweden), wo Inge Edler (geb. 1911) und Hellmuth Hertz (geb. 1920) Versuche unternehmen, um im Hinblick auf mögliche Herzoperationen mit Hilfe des Ultraschalls Herzklappenfehler (Mitralstenose) zu diagnostizieren. Sie setzen ein Gerät der Firma Siemens-Reiniger (Erlangen) ein, das ursprünglich zu Zwecken der Materialprüfung gebaut wurde. Mit diesem Apparat konnte der schwedische Neurochirurg Lars Leksell (1907–1986) 1953 bei einer Hirnblutung nach einem Unfall erstmals eine Verschiebung der senkrechten Mittelebene zwischen den Hirnhälften mit Ultraschall diagnostizieren.
Die technische Entwicklung in den folgenden Jahrzehnten macht die Ultraschalldiagnostik (Sonographie) zu einem wichtigen Untersuchungsverfahren. Diese nichtinvasive Technik ist anders als Verfahren wie z. B. die Röntgentechnik, unschädlich und wird ohne Belastung für den Patienten angewandt. Die in den 1970er Jahren entwickelte Ultraschall-Doppler-Technik kann die Strömungsgeschwindigkeit des Blutes in (größeren) Gefäßen, wie z. B. der Halsschlagader messen, und damit mögliche Engpässe z. B. durch Arteriosklerose anzeigen.

Knochenbrüche werden verschraubt

1958. Eine Gruppe von schweizerischen Chirurgen um Martin Allgöwer (geb. 1917), Hans Willenegger (geb. 1910) und Maurice Edmond Müller (geb. 1918) gründet die »Arbeitsgemeinschaft für Osteosynthese-Fragen (AO)«.
Osteosynthese heißt die Knochenbruchbehandlung, bei der die Fragmente (unter Druck – »Druckosteosynthese«) in ihrer normalen Position fest miteinander verschraubt, genagelt oder durch Platten miteinander verbunden werden. Solche stabilen Verbindungen erlauben eine sofortige Übung bzw. Belastung der betreffenden Gliedmaßen. Das von der schweizerischen AO-Gruppe eingerichtete Institut für experimentelle Chirurgie in Davos macht die Osteosynthese weltweit bekannt. 1972 wird die »AO-International« gegründet.

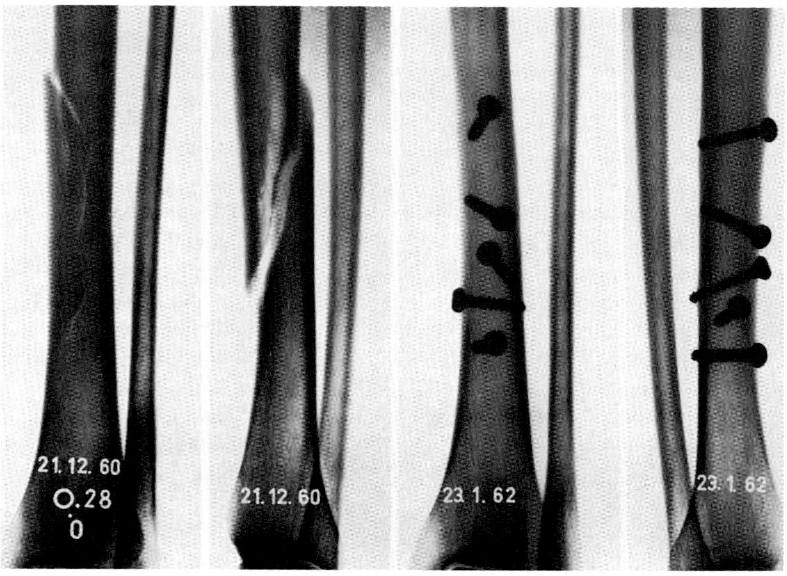

Heilung einer Tibiaschaftfraktur (Schienbein) durch Anwendung der Druckosteosynthese; Situation vor der Verschraubung (am 21. 12. 60; l.) und dreizehn Monate später (am 23. 1. 62), ohne sichtbare Kallusbildung

Kontaktlinsen weiter verbessert

Ab 1958. Aus weichem hydrophilem Kunststoffmaterial werden Kontaktlinsen hergestellt, die verschiedene Brennweiten haben (bifokale oder multifokale Kontaktlinsen). Damit wird u. a. – wie bei entsprechenden Bifokal-Brillengläsern – das Fern- und Nahsehen in einem ermöglicht.
Erste Versuche mit Glas-Kontaktlinsen wurden in den 1880er Jahren gemacht; die Firma Carl Zeiss Jena stellte 1912 geschliffene »Haftgläser« her. Doch erst die Kunststofflinsen aus Polymethylmethacrylat (PMMA) führen in den 1950er Jahren zum Erfolg.
1955 testete der Ophthalmologe M. Dreifus erstmals die aus dem Kunststoff HEMA (Hydroxyläthylmethacrylat) hergestellten verträglicheren Weichlinsen.

System der Immunabwehr wird entdeckt

1958. Der französische Hämatologe Jean Dausset (geb. 1916), Direktor des Pariser »Centre national de transfusion sanguin«, entdeckt erstmals ein Histokompatibilitätsantigen (HLA-Antigen) an der Oberfläche von weißen Blutkörperchen. Sein Artikel »Iso-leuco-anticorps« in der in Basel erscheinenden Fachzeitschrift »Acta haematologica« bedeutet einen Meilenstein in der Erforschung des für die Immunabwehr maßgeblichen Regulationssystems und eröffnet Möglichkeiten zur Unterdrückung der Körperabwehr.

Dausset beobachtete in der Klinik, daß einige Patienten, die mehrmals Transfusionen mit kompatiblem Blut ihrer eigenen Blutgruppe erhielten, einen Schock entwickelten. Er stellte fest, daß das Blutplasma eines Patienten, der einen Schock erlitten hatte, weiße Blutkörperchen des Spenders im Reagenzglas agglutinierte (verklumpt). Das von Dausset entdeckte sog. HLA-System (von engl. human lymphocyte antigen) ist für die Abstoßung genetisch fremder Transplantate verantwortlich. Der Erfolg der Transplantationsmedizin hängt einerseits von der Möglichkeit ab, ein genetisch dem HLA-System des Empfängers möglichst verwandtes Spenderorgan zu finden und andererseits davon, dieses System erfolgreich zu unterdrücken, um so eine Abwehrreaktion beim Empfänger zu verhindern.

Die Feststellung der Gewebeverträglichkeit spielt ab den 1960er Jahren für die Organtransplantation eine immer wichtigere Rolle. Um die Transplantationsantigene, die dem Empfänger unbekannt sind und gegen die er eine Abwehrreaktion produziert, zu prüfen, werden die Leukozytenantigene von Empfänger und potentiellen Spendern gegeneinander getestet.

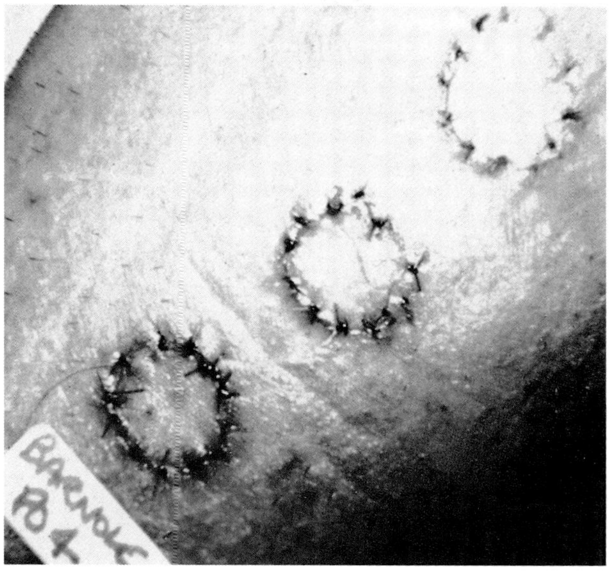

Hauttransplantate auf dem Arm einer freiwilligen Versuchsperson; die beiden oberen Transplantate sind gewebeverträglich, das untere wird abgestoßen. Durch die Forschungen des Franzosen Jean Dausset wird das körpereigene Immunabwehrsystem erstmals wahrgenommen.

Grenzen der Medizin: Transplantationen als ethisches Problem

Chronik Hintergrund

Als in den 1950er Jahren die Nierenübertragung allmählich Fortschritte macht – bis 1964 werden weltweit ca. 250 Transplantationen ausgeführt – löst das Thema Organverpflanzung medizin-ethische Diskussionen aus. Es erscheint zwingend notwendig, über die Würde und persönliche Integrität von Spender und Empfänger nachzudenken. So wird im allgemeinen die (abstrakte) Möglichkeit einer Transplantation des Kopfes bzw. Gehirns als Horrorvision abgelehnt.

Ethisch problematisch erscheint die Entnahme von paarigen Organen (wie z.B. die Niere) bei lebenden Spendern (Lebendspende), u.a. bei ein- oder zweieiigen Zwillingen, bei Verwandten oder anderweitigen freiwilligen Spendern, wie sie in der Anfangszeit der Nierentransplantation üblich war. Denn hier verstößt die Medizin gegen das ethische Prinzip »primum non nocere« (vor allem nicht schaden). Bei Organen Verstorbener (»Kadavertransplantat«), die »lebensfrisch« entnommen werden müssen, stellt sich häufig die Frage der (mutmaßlichen) Einwilligung des Betroffenen sowie der Todeszeitbestimmung (»Hirntod«). Die notwendige scharfe Grenzziehung zwischen Leben und Tod ist bis heute problematisch (→ 1966/S. 531).

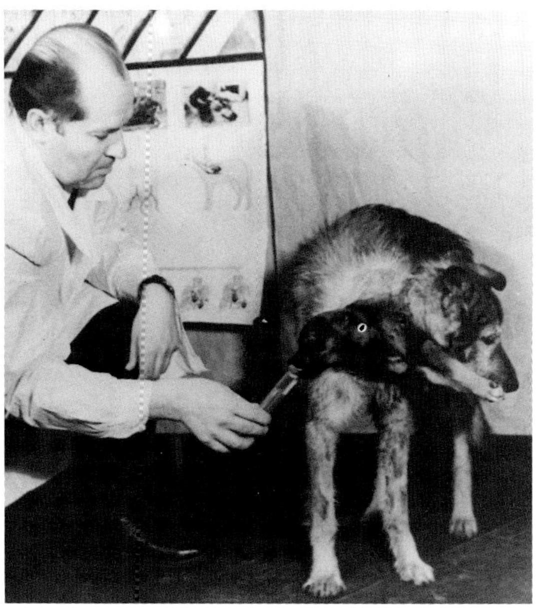

Die Ära der modernen Transplantationsmedizin beginnt in den 1950er Jahren mit den Nierenübertragungen. Voraussetzung für diesen neuen Weg waren jahrzehntelange tierexperimentelle Forschungen. Als fragwürdige Grenzüberschreitung wird die Transplantation eines Hundekopfes durch den sowjetischen Forscher Wladimir P. Demichow im Dezember 1958 angesehen.

Anfänge der Medizinsoziologie

30. Juni 1958. Der Kölner Soziologe René König (1906–1992) und seine Kollegin Margret Tönnesmann, eine promovierte Medizinerin, initiieren einen Gesprächskreis über Medizin und Soziologie. Dies markiert den Beginn einer neuen Disziplin, die später als Medizinsoziologie im Rahmen der Medizinischen Fakultäten etabliert wird.

Eine erste Bestandsaufnahme des neuen interdisziplinären Forschungsgebietes leistet der von König und Tönnesmann im selben Jahr herausgegebene Sammelband »Probleme der Medizin-Soziologie«.

Wichtige Impulse erhält die neue Disziplin durch den derzeit in Gießen lehrenden Internisten und Psychosomatiker Thure von Uexküll (geb. 1908), der »die soziale Wirklichkeit als Krankheitsfaktor« thematisiert. Sein Schüler Manfred Pflanz eröffnet im Jahr 1962 mit seinem Buch »Sozialer Wandel und Krankheit« inhaltliche und methodische Perspektiven für das neue Forschungsgebiet, die sich im wesentlichen auf die Tradition der sog. Sozialmedizin beziehen.

Freiheit der Niederlassung

11. Juni 1958. Mit einem Urteil des Karlsruher Bundesverfassungsgerichts wird die Niederlassungsfreiheit der Apotheker in der Bundesrepublik garantiert.

Voraussetzung für die Niederlassung ist der Nachweis der vorgeschriebenen Ausbildung zum Apotheker sowie geeigneter Räumlichkeiten und Einrichtungen.

Die Niederlassungsfreiheit war nur für kurze Zeit zu Beginn des 19. Jahrhunderts in den deutschen Gebieten unter französischer Herrschaft eingeführt worden. Erst seit dem Zweiten Weltkrieg gilt sie allgemein in der Bundesrepublik, während in der DDR die Apotheken verstaatlicht wurden.

Das »Gesetz über das Apothekenwesen« von 1960 berücksichtigt den Grundsatzentscheid des Bundesverfassungsgerichts in Karlsruhe. Zwischen 1958 und 1990 nimmt daraufhin die Zahl der Apotheken um das Zweieinhalbfache zu (von 7000 auf 18 000 im Gebiet der alten Bundesländer).

Hypnose und Akupunktur in der Schulmedizin

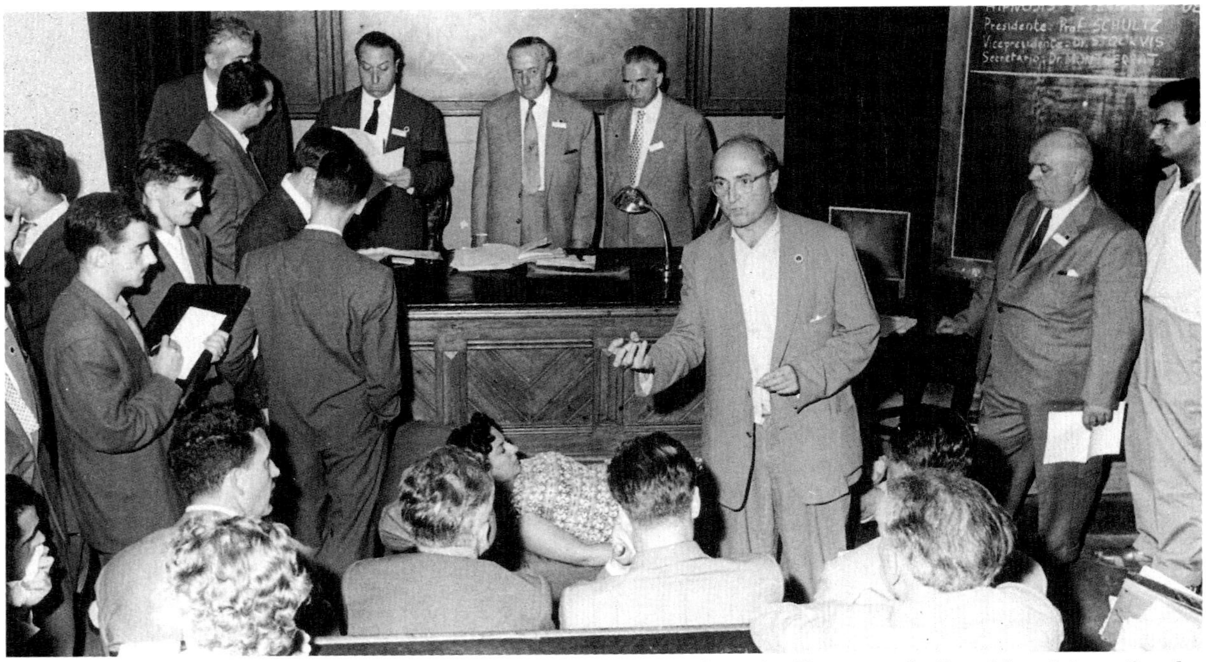

Der US-amerikanische Hypnosearzt Miller (vorn, mit Brille) demonstriert seine Hypnosetechnik auf dem Internationalen Psychotherapie-Kongreß 1958 in Barcelona (I. H. Schultz hinten M. und die Hypnoseärzte Bick jun. und sen. [1 u. 2. v. r.]).

1958. Die Vereinigung der US-amerikanischen Ärzte, die »American Medical Association« (AMA), würdigt die ärztliche Hypnose als ein wichtiges therapeutisches Verfahren u. a. bei neurotischen Störungen. Sie empfiehlt, alle Medizinstudenten über die Anwendung dieser Methode zu unterrichten. Allerdings folgen nur wenige der medizinischen Ausbildungsstätten dieser Anregung.

1979 legt die »International Society of Hypnosis« in ihrem »Code of Ethics« fest, daß die Hypnose im Rahmen einer Hypnotherapie nur dann zulässig ist, wenn sie in einen medizinischen Therapieplan eingebettet ist und in Verbindung mit anderen schulmedizinischen Verfahren eingesetzt wird.

Ähnlich wie in den USA wurde bereits 1955 von einer Kommission der »British Medical Association« (BMA) die Anwendung der Hypnose bei neurotischen Störungen und Schmerzzuständen empfohlen und eine angemessene Ausbildung von Ärzten und Medizinstudenten gefordert. Hypnotische Verfahren, durch Schauhypnose und Scharlatanerie mit Vorurteilen belastet, sind heute – vielfach unter anderen Bezeichnungen – wichtige Elemente der anerkannten Psychotherapie und Schmerzbekämpfung.

Auch die Akupunktur ist eine wirksame Methode der Schmerzverringerung bzw. Betäubung. 1958 beginnt in China – begünstigt durch die politische Aufwertung der traditionellen chinesischen Medizin – die Anwendung der Akupunktur in der Chirurgie. Zunächst werden damit Schmerzen nach der Operation gemildert. Schon bald ersetzt die Akupunktur in manchen Krankenhäusern die herkömmliche (medikamentöse) Anästhesie, etwa bei der Entfernung der Mandeln oder des Blinddarms. Gleichwohl kann die sog. Akupunktur-Analgesie nicht allgemein, d. h. bei jedem Patienten, die notwendige Wirkung entfalten. In den 50er Jahren findet die Akupunktur zunächst nur vereinzelt Eingang in die ärztliche Praxis in der Bundesrepublik, um schließlich nach Aufnahme diplomatischer Beziehungen Chinas mit dem Westen Anfang der 70er Jahre eine ideelle Aufwertung durch die Schulmedizin zu erfahren – allerdings ohne allzu große praktische Konsequenzen (→ 1974/S. 554).

Transplantation von Knochenmark nach Strahlenunfall

Oktober 1958. Eine französische Forschergruppe um den Onkologen Georges Mathé (geb. 1922), Leiter eines Spezialinstituts für immunologische Krebsforschung in Paris, kann erstmals Opfer eines Strahlenunfalls mit einer Knochenmarktransplantation erfolgreich behandeln.

Die sechs Verunglückten sind Angehörige eines Kernforschungsinstitutes in der Nähe von Belgrad, darunter eine Frau, die eilends nach Paris geflogen werden. Ein Mann stirbt sofort am Strahlensyndrom. Die anderen zeigen ein zunehmend sich verschlechterndes Blutbild: Die Strahlung hat das blutbildende Knochenmark zerstört. Fünf Spendern, darunter auch Léon Schwarzenberg, dem Assistenten von Mathé, wird Knochenmark aus dem Brust- bzw. Darmbein entnommen. Die Knochenmarkzellen werden den Strahlenkranken intravenös verabreicht. Sehr schnell zeigt sich, daß die Transplantate im Wirtsorganismus Blut bilden. Nach vier Wochen haben sich die Reste des eigenen Knochenmarks so weit erholt, daß sie die Blutbildung wieder aufnehmen können. Die Frau bringt sechs Jahre später ein normales Kind zur Welt, die vier Männer jedoch bleiben steril.

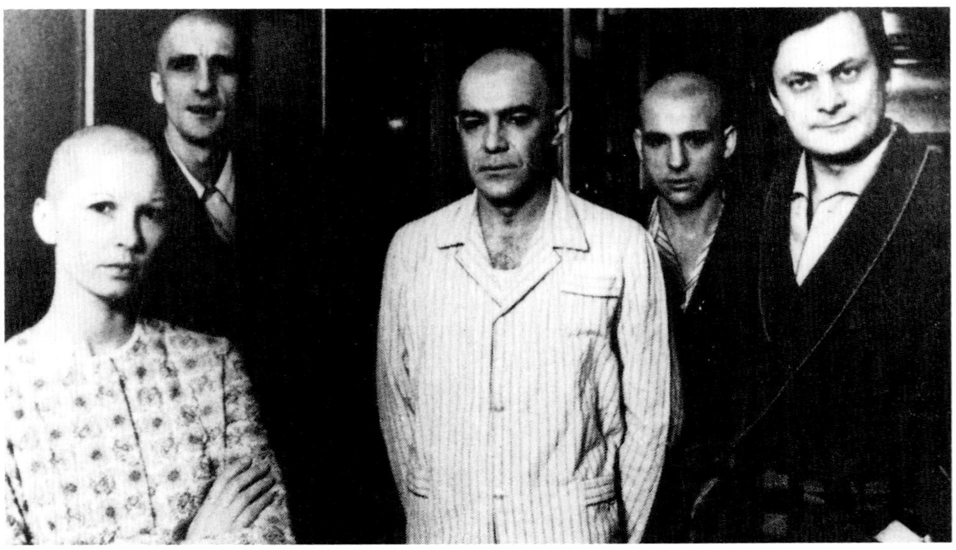

Fünf Strahlenkranke aus Jugoslawien – Opfer eines Unfalls – können mit einer Knochenmarktransplantation von Pariser Spezialisten um Georges Mathé gerettet werden. Die Knochenmarktransplantation ist wegen der Problematik der Immunsuppression ein hochspezialisiertes Verfahren, das auch heute nur unter hervorragenden klinischen Bedingungen im Einzelfall zum Erfolg führt.

1959

Jerôme Lejeune, M. Gautier und R. Turpin aus Frankreich, stellen bei dem sog. Mongolismus fest, daß das Chromosom 21 dreifach statt doppelt vorhanden ist. → S. 513

Erstmals werden Nieren nach einer Röntgen-Ganzkörperbestrahlung des Empfängers zur Schwächung seiner Immunabwehr erfolgreich transplantiert. Im Januar führt der Bostoner Chirurg John Putnam Merrill, im Juni der Pariser Nephrologe Jean H. Hamburger je eine Transplantation durch.

Den US-amerikanischen Biochemikern Solomon Berson und Rosalyn Sussman Yalow gelingt die erste quantitative Bestimmung von Insulin auf radioimmunologischer Basis. Sie schaffen die Grundlagen des Radioimmunoessay (RIA) zur Bestimmung kleinster Substanzmengen im Organismus, wie z. B. Antigene, Hormone oder Arzneimittel. Yalow erhält 1977 den Nobelpreis.

Der Verteidigungsausschuß des Deutschen Bundestages in Bonn beschließt die Schaffung von 106 neuen Planstellen für Regierungs-Medizinalräte als Musterungsärzte. Diese Maßnahme steht im Zusammenhang mit dem Aufbau der Bundeswehr.

Nach einer EMNID-Umfrage über die Lärmbelästigung der Bundesbürger fühlen sich 40% der Befragten lärmgestört. Die Lärmbelästigung durch den Straßenverkehr übertrifft die durch Düsenjäger.

Der Ordinarius für Pharmakologie und Toxikologie W. Petkow aus Sofia (Bulgarien) stellt tierexperimentell die positiven Wirkungen der »Wunderdroge« Ginseng fest. Die Ginseng-Wurzel, in der chinesischen Medizin schon lange als Heilmittel eingesetzt und 1610 von den Niederländern nach Europa eingeführt, wirkt u. a. gegen Herzinsuffizienz und Diabetes. Der Klykosidgehalt der Wurzel soll für die Heilwirkungen verantwortlich sein.

Wie der Münchner Kinderarzt Theodor Hellbrügge nachweist, ist die physiologische Leistungsbereitschaft von Schulkindern von der Tagesperiodik des autonomen Nervensystems abhängig. Die Leistungsbereitschaft ist vormittags und am späten Nachmittag am höchsten und sackt um die Mittagszeit auf ein Minimum ab.

29. 3. Der US-amerikanische Chemiker Linus Pauling gibt bekannt, daß der radioaktive Fallout aufgrund der Atombombentests fünfmal so stark sei wie ursprünglich geschätzt. Er warnt vor zahlreichen Mißbildungen und Leukämiefällen.

Mißbildung durch Chromosomenstörung

1959. Die französischen Forscher Jerôme Lejeune (geb. 1926), M. Gautier und R. Turpin können durch Chromosomenanalyse die Ursache des »Mongolismus« (Down-Syndrom) aufklären. Es handelt sich um ein überzähliges Chromosom 21, das in den Körperzellen nicht doppelt, sondern dreifach vorhanden ist (Trisomie 21; von griech. tris = drei und soma = Körper).

Die Forscher veröffentlichen ihre Entdeckung in den Mitteilungen der Pariser Akademie der Wissenschaften unter dem Titel »Étude des chromosomes somatique de neuf enfants mongoliens«. Die Aufklärung des Down-Syndroms erlangt für die praktische Medizin – vor allem für die pränatale Diagnostik – große Bedeutung.

Erst kurz zuvor, im Jahr 1956, konnten die beiden Humangenetiker Joe Hin Tjio (geb. 1905) und Albert Levan die normale (diploide) Chromosomenzahl in der menschlichen Körperzelle nachweisen. Mit Hilfe spezieller Darstellungstechniken zählten sie in 261 Fällen 46 Chromosomen unter dem Mikroskop, die aufgrund ihrer Gestalt paarweise angeordnet und mit Ziffern (1 bis 22) bzw. Buchstaben bei den Geschlechtschromosomen (X bzw. Y) gekennzeichnet werden (»Karyogramm«).

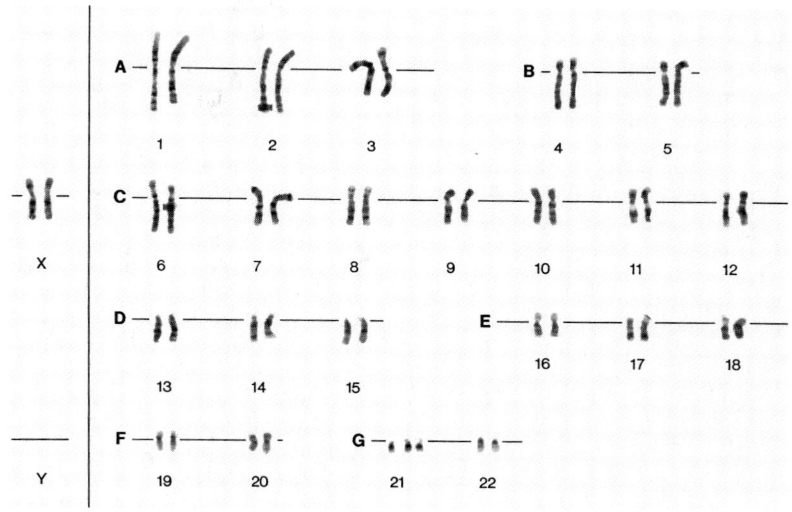

△ *Karyogramm der Trisomie 21: Das Chromosom Nr. 21 ist dreifach angelegt, d. h. dieses Chromosom ist im Zellkern des betreffenden Individuums überzählig (numerische Chromosomenabberation); die Häufigkeit beträgt ca. 1‰.*

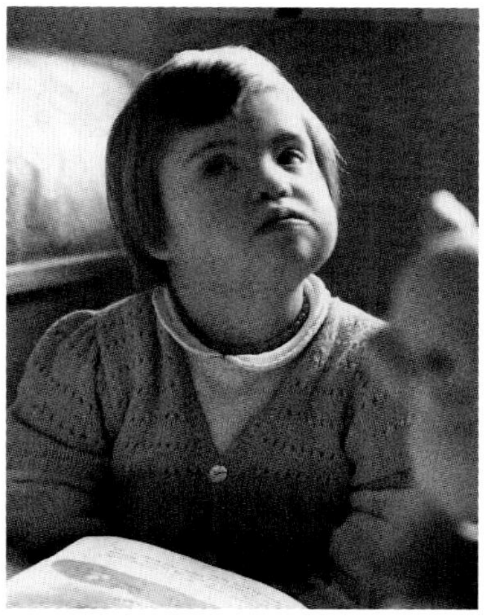

◁ *Ein Kind mit Down-Syndrom; im typischen Fall ist u. a. der Schädel zu kurz, verkleinert, die Lidachsen verlaufen schräg von innen unten nach oben außen, mit Lidfalte (Epikanthus), die Augen können verschiedene Erkrankungen und Anomalien aufweisen, der Hals ist kurz, das Unterhautzellgewebe schwammig.*

Krankheitsbild:

Down-Syndrom ist keine erbliche Krankheit

Das sog. Down-Syndrom ist gekennzeichnet durch ein besonderes Aussehen der betroffenen Menschen, eine Reihe von Fehlbildungen und eine geistige Behinderung von unterschiedlichem Schweregrad. Der Londoner Arzt John Langdon H. Down (1828–1896) gab 1866 eine »ethnische« (eigentlich rassische) Einteilung von »Idioten« anhand ihrer typischen Gesichtszüge an: Er unterschied eine mongolische, äthiopische, kaukasische und indianische Gruppe. Obwohl diese Klassifikation aufgegeben wurde, blieb die Bezeichnung »Mongolismus« für dieses Krankheitsbild bestehen.

Typisch sind der kurze Schädel, die kleine Sattelnase, die schräg nach oben und außen verlaufenden Lidachsen (»Schlitzaugen«), der offene Mund mit vorgestreckter Zunge. Die Augen können von verschiedenen Krankheiten betroffen sein. Minderwuchs, schwerer, tapsiger Gang und schlaffe Muskulatur sind kennzeichnend. Die sog. Vierfingerfurche (= »Affenfurche«; durchgehende Hohlhandlinie) ein oder beidseitig erscheint als typisches Merkmal, kommt jedoch auch als »Normvariante« bei etwa 5% der Menschen vor. Bei 60 bis 70% der Betroffenen bestehen angeborene Herzfehler (Septumdefekte, Truncus atrioventricularis). Durch eine verbesserte Versorgung wird die Sterblichkeit in jungem Lebensalter erheblich gesenkt.

Das Risiko, ein solchermaßen behindertes Kind zu bekommen, steigt mit zunehmendem Gebäralter. Bei Müttern bis 40 Jahre liegt die Wahrscheinlichkeit bis zu 1%, bei Müttern über 45 Jahre bei bis zu 4% und mehr. Insgesamt rechnet man heute etwa ein Neugeborenes mit Down-Syndrom auf 700 Geburten.

Das Down-Syndrom entsteht meist spontan bei der Reifungsteilung (mit geringem Wiederholungsrisiko bei einem weiteren Kind) und ist insofern keine Erbkrankheit (was z. B. die Erbbiologie im Nationalsozialismus suggerierte). Allerdings gibt es eine familiäre Translokations-Trisomie 21, die u. U. an die Nachkommen vererbt werden kann.

1960

Um 1960. Der Röntgenbildverstärker für die Röntgendurchleuchtung und Schirmbildfotografie wird allgemein in die Radiologie eingeführt.

Joe Kamiya aus San Francisco entwickelt die Biofeedback-Techniken. Dadurch können funktionelle Organstörungen und Spannungszustände, wie z. B. funktionelle Herzbeschwerden günstig beeinflußt werden.

1960. Tranquilizer werden zur Behandlung der schweren Geistesstörung bei Alkoholismus (Delirium tremens) eingeführt. 1960 kommt Chlordiazepoxid (»Librium«) auf den Markt.

Die erste selbständige Abteilung für experimentelle Chirurgie in der Bundesrepublik wird in Köln unter der Leitung des Physiologen Hans-Jürgen Bretschneider mit dem Schwerpunkt Kardiologie eingerichtet.

In den USA veröffentlicht die »American Heart Association« einen Bericht über den Zusammenhang von Nikotinmißbrauch und Herzinfarkt. → S. 516

Der US-amerikanische Nephrologe B. H. Scribner führt die Langzeithämodialyse ein. → S. 515

Aus den USA kommen erste Nachrichten über den Staphylokokkenhospitalismus. Es handelt sich dabei um epidemieartig auftretende Infektionskrankheiten in Hospitälern. → S. 516

23. 3. Nach einem Urteil des Bundesverfassungsgerichts in Karlsruhe müssen künftig alle Ärzte zur kassenärztlichen Behandlung zugelassen werden. Bisher galt, daß nur so viele Mediziner eine Kassenpraxis errichten konnten, daß auf 500 Versicherte ein Arzt kam.

28. 4. In Frankfurt am Main wird das Institut für Psychoanalyse und psychosomatische Medizin (ab 1964 Sigmund-Freud-Institut) eröffnet. Direktor wird der Heidelberger Medizinprofessor Alexander Mitscherlich.

24. 6. Die erste Strahlenschutzverordnung (Schutz vor Schäden durch Strahlen radioaktiver Stoffe) wird in der Bundesrepublik erlassen.

18. 8. Unter dem Namen »Enovid« bringt die Firma Searle & Co. ein neues empfängnisverhütendes Mittel in den USA auf den Markt. → S. 514

26. 9. Die Deutsche Gesellschaft für Parasitologie wird in Hannover gegründet. Leiter ist Karl Enigk, der Direktor des dortigen Instituts für Parasitologie an der Tierärztlichen Hochschule. → S. 516

Geburtenregelung mit »Antibabypille«

18. August 1960. Die US-amerikanische Food and Drug Administration (FDA) läßt als hormonelles Verhütungsmittel eine Kombination von »Norethynodrel« (ein synthetisches Gestagen) und »Mestranol« (einem Östrogen) unter dem Handelsnamen »Enovid« zu. Damit kommt nach jahrzehntelanger endokrinologischer Forschung – der österreichische Physiologe Ludwig Haberlandt (1885–1932) berichtete 1921 von der hormonellen Ovulationshemmung – die erste »Antibabypille« auf den Markt.

Entscheidenden Anteil an ihrer Entwicklung hatte der US-amerikanische Biologe Gregory Goodwin Pincus (1903–1967), der sog. Vater der Pille. 1953 konnte Pincus (zusammen mit Chang Min Chueh) bei Kaninchen erstmals durch die Gabe von Progesteron den praktischen Nutzen eines oralen Verhütungsmittels demonstrieren. Er testete die kontrazeptive Wirkung des Gelbkörperhormons Progesteron in Zusammenarbeit mit einer Spezialklinik (Fertility Clinic of the Free Hospital for Women; Brooklyn) an weiblichen Freiwilligen. Doch erst das 1956 synthetisierte Hormon Norethynodrel ergab befriedigende Resultate.

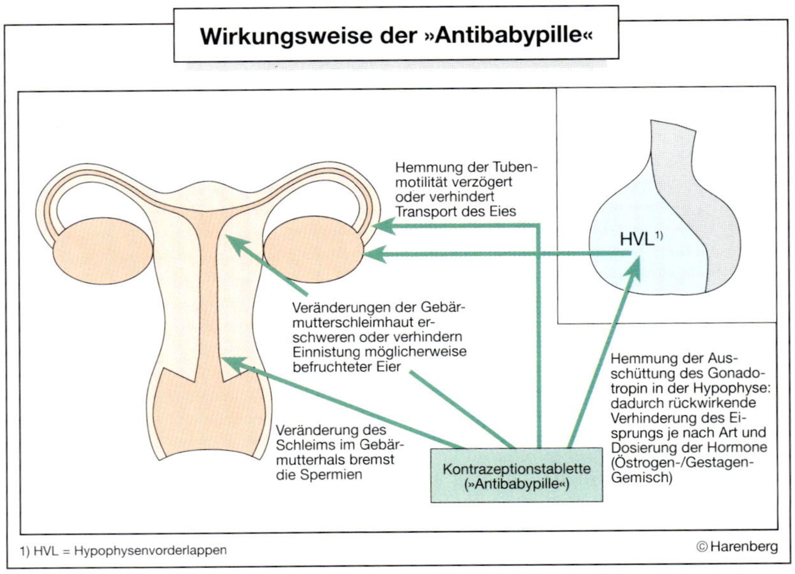

△ *Die hormonelle Empfängnisverhütung mit der »Pille« geschieht mit Östrogen-Gestagen-Präparaten, welche die Ovulation hemmen und/oder die Gebärmutterschleimhaut sowie den Zervixschleim verändern.*

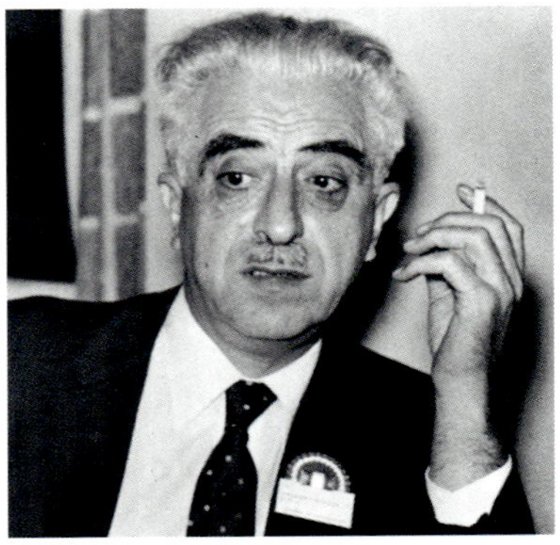

◁ *Der US-amerikanische Biologieprofessor Gregory Pincus (1903–1967), der die »Antibabypille« entwickelte; hier während einer Pressekonferenz in Kopenhagen (1960), auf der er seine Forschungsergebnisse mitteilt*

Ablehnung des Papstes kann die Verbreitung nicht verhindern

Chronik Hintergrund

Mit Einführung der »Antibabypille« als einem relativ zuverlässigen Mittel der Empfängnisverhütung im Jahr 1960 in den USA setzt weltweit ein Boom der hormonellen Ovulationshemmung ein, wobei China aus bevölkerungspolitischen Motiven die Rolle eines Vorreiters übernimmt. In der Bundesrepublik wird die Antibabypille 1962 eingeführt.

Wegen der hohen Hormondosierung (10 mg synthetische Progesteron- und 150 mcg synthetische Östrogenpräparate nach Pincus) ist die Antibabypille vor allem zu Beginn ihres Verkaufs mit Nebenwirkungen behaftet. Als 1970 epidemiologische Studien aus Großbritannien und Skandinavien eine Beziehung zwischen dem Östrogenanteil in der Antibabypille und dem Auftreten von Thrombosen (und nachfolgender Embolie) nahelegen, wird der Östrogenanteil in den Pillen reduziert. Hormonarme Ovulationshemmer werden heute im allgemeinen als medizinisch unbedenklich eingestuft.

Die Möglichkeit einer relativ sicheren Empfängnisverhütung, die gerade auch den Frauen ein größeres Maß an Selbstbestimmung erlaubt, führt in den 1960er und 1970er Jahren – in Verbindung mit einer Liberalisierung des Sexualverhaltens – zu einer umfassenden Debatte über die ethische Bewertung verschiedener Methoden der Empfängnisverhütung. Während aus vorherrschender medizinischer Sicht die hormonale Ovulationshemmung (abgesehen von der absoluten Enthaltsamkeit und der Sterilität) die sicherste Verhütungsmethode darstellt, wird sie von der katholischen Kirche bis heute verworfen. Sie erlaubt als einzige Verhütungsmethode die »natürliche Familienplanung« (u. a. nach der Methode von Knaus und Ogino; → 1929/S. 426).

Die hormonale Ovulationshemmung ist hierzulande die am häufigsten angewandte Verhütungsmethode. So nehmen nach einer Umfrage Ende 1985 in der Bundesrepublik 37,1% der Frauen die »Pille«. In den 1980er Jahren kommt es zu einer distanzierteren Haltung gegenüber der hormonalen Verhütung. Zum einen erscheint nun die »Pille« vielen Frauen als ein unbiologischer Eingriff in ihren Hormonhaushalt, zum anderen erweist sich nun das Kondom nicht nur als sicherer Schutz vor einer unerwünschten Schwangerschaft, sondern auch vor Infektionen, insbesondere Aids (→ 5. 6. 1981/S. 570).

Dialyseverfahren gibt Nierenkranken neue Hoffnung

1960. Der US-amerikanische Spezialist für die künstliche Niere B. H. Scribner beschreibt – zusammen mit D. Dillard und Wayne E. Quinton – eine neue Methode der Hämodialyse, der Blutreinigung bei Nierenfunktionsstörungen. Durch bleibende Verbindungsschläuche aus Kunststoff (Teflon-Silastic), die zwischen Armarterie und -vene verlaufen, sog. arteriovenöse Shunts, wird die Betreuung der Patienten, die langfristig auf die künstliche Niere angewiesen sind, erheblich erleichtert.

Beim »Scribner-Shunt« wird im unteren Bereich des Unterarms die Arteria radialis mit der Vena cephalica antebrachii über einen Schlauch verbunden, worüber die Hämodialyse durchgeführt werden kann. Bei dem später entwickelten »Cimino-Shunt« wird die anastomisierte (arterialisierte) Unterarmvene direkt bei Bedarf für die Hämodialyse punktiert.

Damit ist es ab 1960 zum ersten Mal möglich, Patienten mit terminaler Niereninsuffizienz über viele Jahre hin am Leben zu erhalten und ihnen teilweise sogar ein »normales« Leben zu ermöglichen.

In den 1960er Jahren werden Dialysestationen an größeren Kliniken eingerichtet, in welchen die Patienten mit terminaler Niereninsuffizienz sich zwei- bis dreimal pro Woche dem mehrstündigen Verfahren der »Blutwäsche« unterziehen müssen. Dies bedeutet eine lebenslange Abhängigkeit von der medizinischen Einrichtung und stellt ein zeitaufwendiges und belastendes Verfahren für den Patienten dar, abgesehen von den erheblichen Kosten.

Die in den 1970er Jahren entwickelte »Heimdialyse« soll die Unabhängigkeit des Patienten fördern. Mit einer raumsparend konzipierten künstlichen Niere (»Heimniere«) kann der Kranke nach einer Einweisung in die Behandlungstechnik die Hämodialyse selbst vornehmen bzw. durch eine Hilfsperson durchführen lassen.

Der Apparat (»Hämodialysator«) besteht aus Pumpen, Wärmeregulatoren und dem eigentlichen Dialysator, durch dessen Membransystem das mit Heparin ungerinnbar gemachte Blut des Patienten fließt und dabei (durch Diffusionsvorgänge) mit einer entsprechenden Dialysierflüssigkeit gereinigt (»entschlackt«) wird. Harnpflichtige Substanzen und überschüssige Elektrolyte werden entzogen, Glucose und fehlende Elektrolyte eventuell zugesetzt.

Neben dieser extrakorporalen Dialyse ist auch die intrakorporale Dialyse – unter Nutzung der körpereigenen Organe – möglich. Dazu gehört die sog. Peritonealdialyse (Peritonaeum = Bauchfell), bei der über einen Katheter Dialysierflüssigkeit (in Portionen von 1 bis 2 l) in die Bauchhöhle geleitet und dann wieder abgelassen wird. Die Gefäßwände bilden dann die (physiologischen) Trennmembranen. Das Konzept der kontinuierlichen ambulanten Peritonealdialyse (CAPD) wird in der zweiten Hälfte der 1970er Jahre in die Kliniken eingeführt. Es wird dort eingesetzt, wo aus ökonomischen Gründen die Möglichkeiten der Hämodialyse begrenzt sind (z. B. in Großbritannien) sowie bei speziellen Patientengruppen, bei denen diese Methode der extrakorporalen Hämodialyse überlegen ist.

In den 1960er Jahren rückt die Nierentransplantation immer stärker als Alternative zur Hämodialyse in den Mittelpunkt des Interesses. Nicht nur die rein medizinischen und ökonomischen Probleme der Hämodialyse in all ihren technischen und organisatorischen Variationen belasten die therapeutische Bilanz, sondern auch die psychosozialen Schwierigkeiten, denen der einzelne Nierenkranke bis zu seinem Lebensende ausgesetzt ist. Mit den ersten erfolgreichen Nierentransplantationen im Jahr 1950 (→ 17. 6. 1950/S. 490) und den Fortschritten der Immunologie in den 1960er und 1970er Jahren gilt die Organübertragung als Alternative für viele Kranke. Rechtliche und ethische Hindernisse beschränken jedoch die Zahl der zur Verfügung stehenden Spenderorgane (→ S. 511).

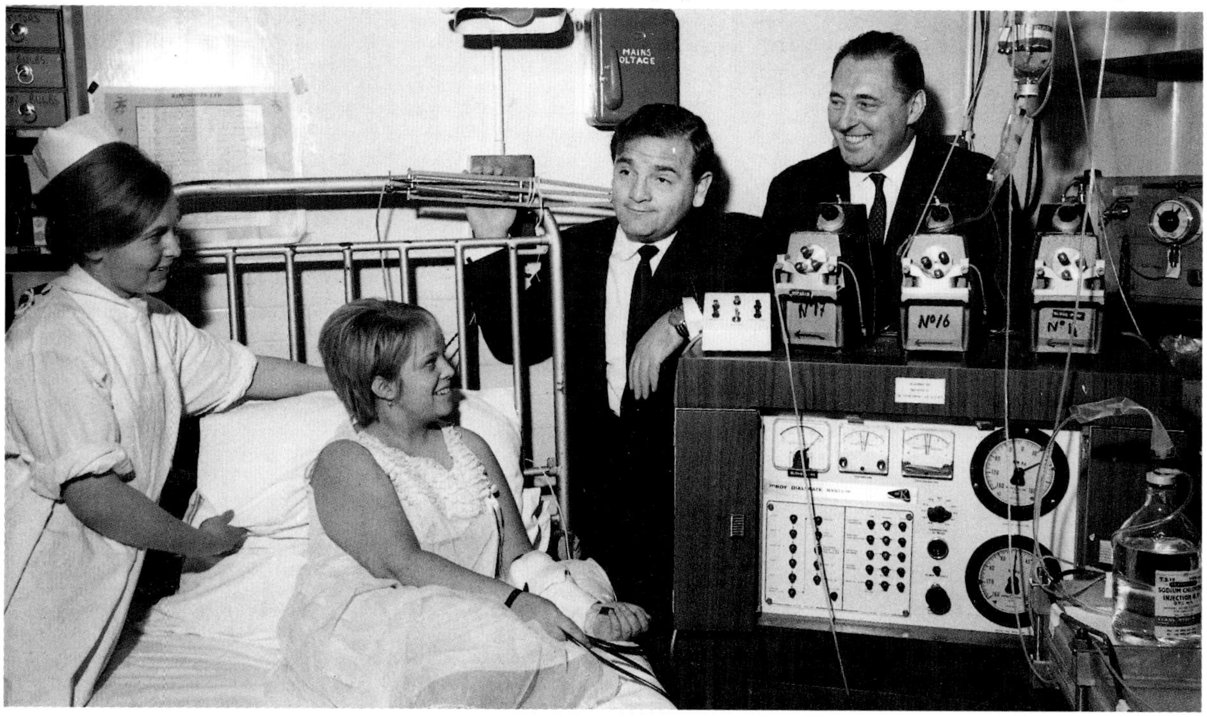

△ Die 18jährige Cheryl Post wird an eine künstliche Niere im Royal Free Hospital in Hampstead (London) angeschlossen. Die Krankenhausangestellte leidet an chronischer Niereninsuffizienz und verdankt der Maschine ihr Leben. Die betroffenen Patienten müssen etwa 28 Stunden pro Woche an die Maschine angeschlossen werden (Foto vom 23. November 1965).

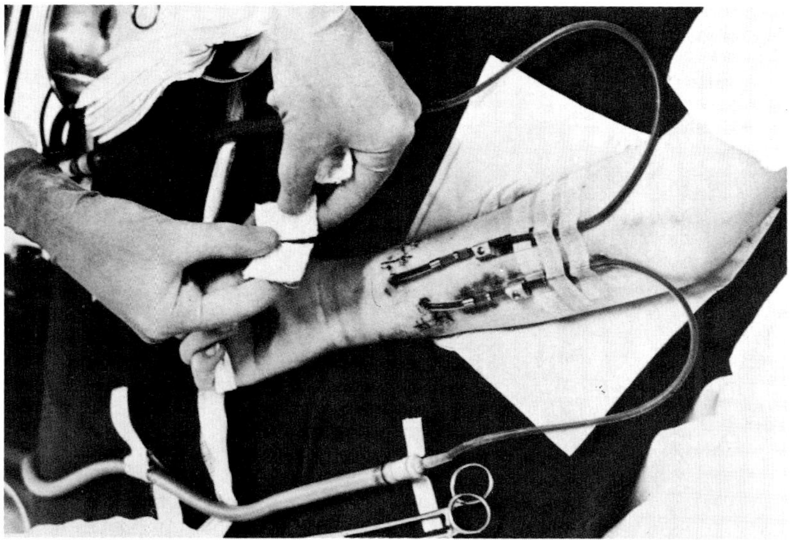

◁ Der Anschluß der künstlichen Niere am Unterarm; der Scribner-Shunt überbrückt mit einem Kunststoffschlauch Unterarmarterie und -vene. Die freien Schlauchenden dieses Dauer-Shunts können nach Bedarf ohne großen Aufwand an einen Hämodialysator angeschlossen werden.

Der Kampf gegen die »Risikofaktoren« des Herzinfarkts

1960. Die »American Heart Association« veröffentlicht einen Bericht (im Rahmen der sog. Framingham-Studie) über den Zusammenhang zwischen Zigarettenrauchen und Herzinfarkt. Damit rückt die Problematik der koronaren Herzerkrankung (KHE; engl. coronary heart disease = CHD) im Hinblick auf die verursachenden Risikofaktoren ins Rampenlicht des öffentlichen Interesses.
Der Nikotinmißbrauch, insbesondere durch Zigarettenrauchen, erscheint durch seine Förderung einer vorzeitigen Gefäßverkalkung (Arteriosklerose) als ein ursächlicher Faktor der KHE, was den traditionellen Antiraucherkampagnen in den USA (bis heute) Auftrieb gibt (→ 10. 4. 1954/S. 501).
Die epidemiologische Erforschung der Risikofaktoren, die zur KHE führen, begann bereits 1948 mit einer prospektiven Studie in der kleinen Industrie- und Handelsstadt Framingham in der Nähe von Boston. Mit Unterstützung des »National Heart Institute« in Washington und des »National Advisory Heart Council« in Boston wurden bis 1952 mehr als 5000 Einwohner im Alter von 29 bis 62 Jahren auf freiwilliger Basis untersucht. Alle zwei Jahre wurden Nachuntersuchungen durchgeführt.
Nach zehn Jahren ergibt die Zwischenbilanz der Framingham-Studie, daß jeder 10. Mann und jede 25. Frau von der KHE betroffen sind. Die statistische Auswertung der Daten zeigt, daß Männer mit Hochschulbildung häufiger erkranken als ohne, was zum Begriff der »Managerkrankheit« führt. Drei Faktoren erscheinen für die KHE besonders bedeutsam: Zigarettenrauchen, erhöhter Cholesterinspiegel im Blut und erhöhter Blutdruck. Das Zigarettenrauchen zeigt – unabhängig von anderen Risikofaktoren – eine Auswirkung auf alle Formen der KHE, einschließlich des plötzlichen Herztodes. Dieser trifft z. B. Kettenraucher fünfmal häufiger als Nichtraucher.
Nach den Untersuchungen in Framingham werden vor allem in den USA zahlreiche epidemiologische Großstudien (Multicenterstudien) durchgeführt. Das öffentliche Interesse daran ist groß, insbesondere nachdem 1955 US-Präsident Dwight D. Eisenhower selber einen Herzinfarkt erlitt. Mitte der 1960er Jahre werden erste sog. Interventionsstudien gestartet, welche die Effektivität der Prävention belegen sollen. Erst Ende der 1980er Jahre werden Zweifel an ihrer Interpretation der statistischen Werte laut, insbesondere was die cholesterinarme Kost als Möglichkeit der Prophylaxe anbelangt.

Schmerzlokalisation
bei Angina-pectoris-Anfall

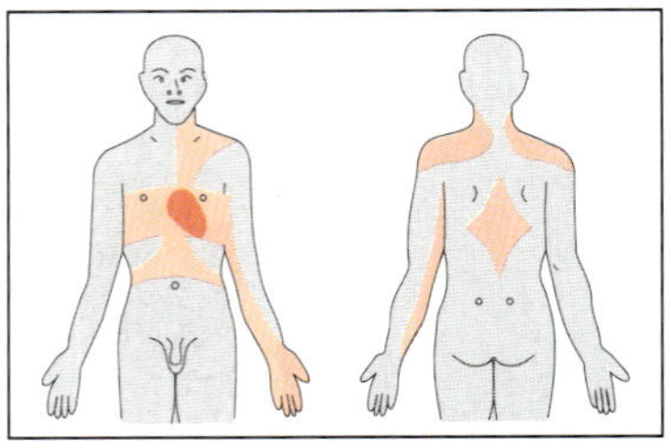

Typische Schmerzzonen bei einem Angina-pectoris-Anfall (evtl. mit gleichzeitigem Herzinfarkt): Das Enge-, Druck- und Schmerzgefühl strahlt in einem hohen Prozentsatz der Fälle in herzfernere Körperregionen aus und kann dort andere Erkrankungen vortäuschen (z.B. Magenkolik).

© Harenberg

Koronare Herzerkrankung (KHE)
Die KHE ist Ausdruck einer Erkrankung der Herzkranzarterien (Koronararterien), die sich als stenokardische Beschwerden (Angina pectoris), Herzrhythmusstörungen, Myokardinfarkt (»Herzinfarkt«) und plötzlicher Herztod (Folge eines Kammerflimmerns) äußern kann. Die Minderversorgung der Herzmuskulatur mit Sauerstoff durch eine pathologische Verengung der Koronararterien (»Koronarinsuffizienz«) führt u. a. zu Engegefühlen über der Brust und zu Angina-pectoris-Anfällen.

Risikofaktoren für Arteriosklerose

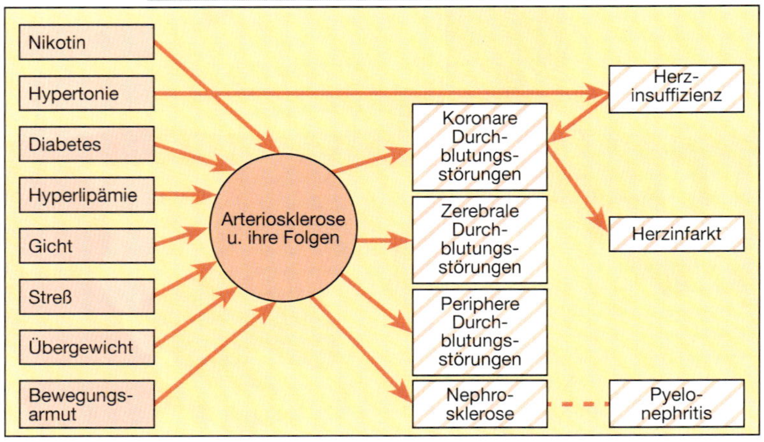

© Harenberg

Parasitologie etabliert sich

26. September 1960. Der deutsche Parasitologe Karl Enigk (geb. 1906) von der Tierärztlichen Hochschule in Hannover gründet am dortigen Institut für Parasitologie mit einigen Fachkollegen die Deutsche Gesellschaft für Parasitologie. Sie macht es sich zunächst zur Aufgabe, auf den dringenden Bedarf für dieses Fachgebiet an den Naturwissenschaftlichen und Medizinischen Fakultäten hinzuweisen.
Schwerpunkt der Aktivitäten ist der Ausbau der angewandten Parasitologie, insbesondere im Bereich der Lehre von den Wurmerkrankungen (Helminthologie). Dabei können die durch Parasitosen verursachten Verluste in den Haustierbeständen wesentlich vermindert werden. Die Übertragung von Parasitosen der Haustiere auf den Menschen spielen in der Humanmedizin eine wichtige Rolle, so z.B. der Hundebandwurm (Echinococcus granulosus).
Die wissenschaftliche Parasitologie entstand etwa ab 1860, als erkannt wurde, daß Parasiten schwere Krankheiten verursachen können (z.B. die Trichinose). Die Erfahrungen westlicher Ärzte und Naturforscher mit den Tropenkrankheiten führten zu wichtigen Erkenntnissen, wie z. B. die Entdeckung des Erregers der Schlafkrankheit.
Die Intensivierung der Haustierhaltung nach dem Ersten Weltkrieg führte zu einem verstärkten Parasitenbefall. Dies war ein Motiv, 1926 einen Lehrstuhl für Parasitologie an der Tierärztlichen Hochschule Berlin einzurichten. Doch erst nach 1960 wird das Fachgebiet im Bereich der Medizinischen Fakultäten ausgebaut.

Infektionen im Hospital

1960. In den USA treten epidemieartige Krankenhausinfektionen durch Staphylokokken auf, die häufig zu tödlichen Fällen von Sepsis führen. Diese neue und überraschend auftretende Form des »Hospitalismus« ist Folge einer unkritischen Anwendung von Antibiotika (vor allem Penicillin), die oft prophylaktisch verabreicht werden und die hygienischen Prinzipien der Anti- und Asepsis in den Hintergrund treten lassen.
Die Forderungen nach einer Einschränkung des Antibiotikaverbrauchs, um die ungewollte Züchtung resistenter Keime zu vermeiden, und einer verstärkten Krankenhaushygiene werden laut, bevor dieser Hospitalismus ab 1963 auch in Europa verstärkt auftritt. Bereits ab 1951 zeichnete sich eine zunehmende Resistenz der Staphylokokken gegen Antibiotika ab. Die Entwicklung immer neuer Breitspektrum-Antibiotika kann jedoch die Probleme nicht lösen.
Ins Krankenhaus neu aufgenommene Patienten sind mit dessen »Hauskeimen« und der Gefahr der sog. Kreuzinfektion konfrontiert. Schwachstellen der Hygiene sind u. a. die Narkosegeräte und die Operationssäle. 1964 beobachten die Mikrobiologen und Krankenhaushygieniker einen gefährlichen Wechsel der Erreger: Die grampositiven Keime (z.B. Staphylokokken) nehmen ab, die gramnegativen (z.B. Klebsiellen, Proteus), welche Endotoxine bilden und damit zum septischen Schock führen können, nehmen zu. Als wirksame Gegenstrategie wird in den 1970er Jahren eine strikte Hygienedisziplin in Krankenhäusern eingeführt.

1961

Das erste Modell einer künstlichen Herzklappe wird von den US-amerikanischen Chirurgen Albert Starr und Lowell Edwards entwickelt und als Prothese bei Patienten mit Herzklappenfehler eingesetzt.

Der in London forschende Immunologe Jacques F. A. P. Miller veröffentlicht einen Artikel in der britischen Fachzeitschrift »Lancet«, in dem er die Thymusdrüse als Steuerungselement des Immunsystems beschreibt. → S. 517

Der US-amerikanische Forscher J. Gordon Barrow aus Atlanta zeigt in einem Experiment mit Affen, daß ein niedriger Fettanteil in der Nahrung mit einer niedrigeren Rate von Herzanfällen einhergeht, während ein hoher Fettanteil die Rate erhöht.

13. 1. Wie die Nachrichtenagentur AP berichtet, konnte eine Arbeitsgruppe um den italienischen Arzt Daniele Petrucci mehrfach die Befruchtung einer menschlichen Eizelle im Reagenzglas erzielen und einen Embryo 29 Tage lang am Leben erhalten. Dabei sollte das Verhalten der Chromosomen bei der Geschlechtsdetermination studiert werden. Der Vatikan verurteilt die Experimente als »unmenschlich« (→ 26. 7. 1978/ S. 562).

7. 4. Erstmals wird nachgewiesen, daß Tumoren im Menschen durch eine Virusinfektion hervorgerufen werden können. Forscher vom Roswell Park Memorial Institute in Buffalo berichten von ihrem Versuch mit fünf Freiwilligen, die sich bereits im Endstadium einer Krebserkrankung befanden.

16. 5. Das pharmazeutische Unternehmen Charles Pfizer aus New York gibt die Entwicklung eines synthetischen Antibiotikums bekannt, das gegen viele Bakterien wirkt, das »Terramycin«.

27. 5. Wissenschaftler einer US-amerikanischen Nuklearfirma berichten im »Journal of the American Medical Association«, daß eine niedrige radioaktive Strahlung harmlos sei und die Lebenserwartung sogar erhöhen könne.

31. 7. Der frühere Chefarzt der Ringberg-Krebsklinik in Rottach-Egern, Josef Issels, wird wegen fahrlässiger Tötung in drei Fällen verurteilt. 1964 wird er im Revisionsverfahren freigesprochen. → S. 517

27. 11. Die Herstellerfirma von »Contergan«, die Firma Grünenthal in Stolberg, zieht dieses Medikament und alle thalidomidhaltigen Präparate aus dem Handel, als der Verdacht aufkommt, Contergan verursache Mißbildungen bei Kindern. → S. 518

Thymusdrüse steuert das Immunsystem

1961. Der am Londoner Royal Cancer Hospital forschende australische Immunologe Jacques F. A. P. Miller (geb. 1931) kann durch Experimente an Mäusen beweisen, daß der Thymus (von griech. thymos = Seele, Gemüt; lat. thymus = Bries) eine zentrale Rolle bei der Entwicklung der Immunabwehr spielt (»immunological response«). Millers Artikel »Immunological function of the thymus« erscheint in der britischen Fachzeitschrift »Lancet«. Weitere Forschungen belegen, daß der Thymus eine für das Immunsystem wichtige (u. a. lymphoepitheliale) Drüse darstellt. Sie liegt hinter dem Brustbein im Mediastinum (Mittelfellraum) und wurde in der Antike als Sitz des Gemüts bzw. Lebensmutes angesehen.

Es stellt sich heraus, daß alle Lymphozyten, die generell als »immunkompetente Zellen« eine wichtige Rolle in der Immunabwehr spielen und in den Körpergeweben zirkulieren, von Stammzellen im Knochenmark abstammen. Etwa die Hälfte dieser Lymphozyten passiert auf ihrem Weg ins Gewebe den Thymus. Diese »thymusabhängigen Lymphozyten« (T-Lymphozyten) können:

▷ Andere Zellen (z. B. Krebszellen) abtöten

▷ Körperfremde Zellen (z. B. eines Transplantates) zerstören

▷ Immunreaktionen (der B-Lymphozyten) unterdrücken (»Suppressorlymphozyten«), diesen aber auch bei der Antikörperbildung helfen (»Helferzellen«).

Als »Memoryzellen« (Gedächtniszellen) können T-Lymphozyten Informationen über bestimmte Antigene speichern und bei einem erneuten Kontakt die Neubildung von sog. Killer-Lymphozyten anregen.

Die andere Hälfte der aus den Stammzellen im Knochenmark hervorgehenden Lymphozyten wird vor allem vom lymphatischen Gewebe des Darmtraktes in ihrer Funktion bestimmt. Sie werden dann als sog. B-Lymphozyten bezeichnet, d. h. vom »Bursa-Äquivalent« abhängige Lymphozyten. Als Bursa-Äquivalent werden die der Bursa Fabricii der Vögel (Kloakentasche) gleichbedeutenden Orte des Magendarmtraktes benannt. Die B-Lymphozyten sondern Antikörper ab.

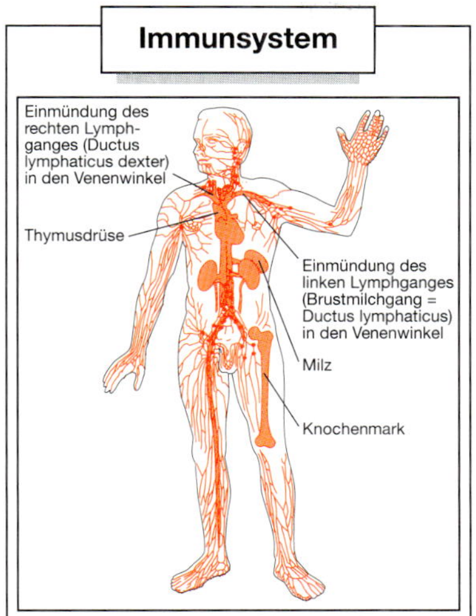

Lymphozyten und die von ihnen freigesetzten Antikörper kommen in fast allen Geweben des menschlichen Körpers vor, sind jedoch besonders konzentriert im Netzwerk der lymphatischen Gefäße mit seinen Lymphknoten (rote Striche und Knoten), im Knochenmark der langen Röhrenknochen (hier nur einer dargestellt), im Thymus und in der Milz. Die Lymphozyten werden im Knochenmark gebildet, sie vermehren sich im Thymus, der Milz und den Lymphknoten. Die Lymphgefäße sammeln die betreffenden Zellen und Antikörper und geben sie beidseitig über den Venenwinkel (Vena brachiocephylica) ihn die Blutbahn zurück.

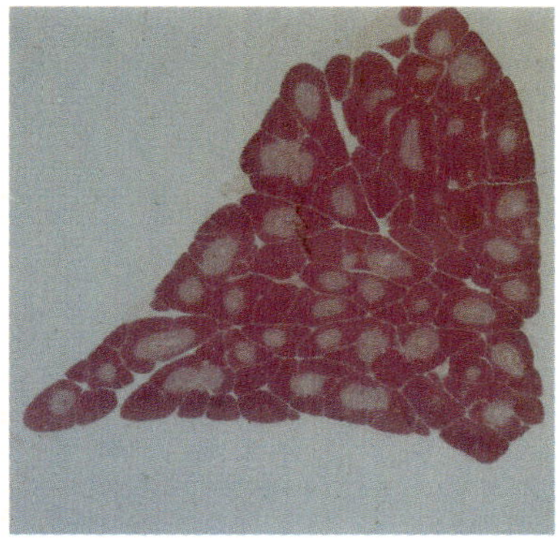

Thymusgewebe einer Katze; dieses Drüsenorgan ist für das immunologische Abwehrsystem des Körpers von zentraler Bedeutung.

◁ Das körpereigene Immunsystem basiert auf Lymphozyten, die in bestimmten Organen bzw. Geweben (z. B. Thymus, Knochenmark und Milz) besonders häufig auftreten.

Alternative Krebsbehandlung umstritten

31. Juli 1961. Der deutsche Krebsspezialist Josef Issels (geb. 1907) wird wegen »fahrlässiger Tötung« in drei Fällen vom Münchner Landgericht zu einem Jahr Gefängnis verurteilt. Beim Revisionsverfahren, das am 12. Dezember 1964 endet, wird Issels freigesprochen.

Der Münchner Staatsanwalt Leo Parsch wirft Issels vor, er habe die Behandlung seiner Patienten »mit seinen internen, den klassischen Krebsbekämpfungsmethoden der Operation und Bestrahlung nicht gleichwertigen Maßnahmen übernommen . . ., den Zeitpunkt für die Vornahme einer erfolgversprechenden Operation versäumt und dadurch die Patienten, die an den Folgen ihrer in der Ringberg-Klinik nicht sachgemäß behandelten Krebskrankheit starben, in ihrem Leben erheblich verkürzt«.

Issels, Sohn eines Weißwarenhändlers aus Mönchengladbach, war dort vor und nach dem Zweiten Weltkrieg als praktischer Arzt tätig. Als Belegarzt am katholischen Krankenhaus in Mönchengladbach befaßte er sich intensiv mit krebskranken Patienten im Endstadium. Mit Hilfe der Stiftung eines niederländischen Reeders gründete Issels Anfang der 1950er Jahre die Ringberg-Klinik am Tegernsee, in der er »unheilbare« Krebskranke psychisch aufrichtete und sie mit einem breiten Spektrum von »naturgemäßen« Heilverfahren behandelte. Issels experimentierte mit Herdsanierungen (Therapie von »Herdinfektionen«), biologischer Diät, verschiedenen Gewebeextrakten und »AV-Tropfen« (homöopathisch verdünntes Patientenblut).

Heute ist die Einbeziehung von Methoden der Naturheilkunde in die Krebsbehandlung als Ergänzung der Schulmedizin eher akzeptiert.

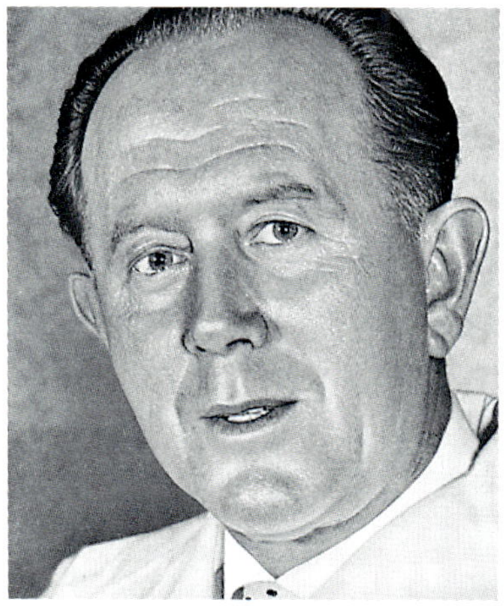

Die Krebsbehandlungsmethoden von Issels und der gegen ihn angestrengte Prozeß erregen die Öffentlichkeit.

Schlafmittel »Contergan« erzeugt schwere Mißbildung

27. November 1961. Nachdem öffentlich darüber diskutiert wird, daß das Schlafmittel »Contergan« wahrscheinlich Mißbildungen verursache, zieht die Firma Chemie Grünenthal in Stolberg (bei Aachen) – noch vor den behördlichen Anordnungen – das von ihr produzierte thalidomidhaltige Arzneimittel vom Markt zurück.

Am 18. November 1961 hat der Kinderarzt Widukind Lenz (geb. 1919) im Rahmen der Jahreshauptversammlung der rheinisch-westfälischen Kinderärzte in Düsseldorf zum ersten Mal öffentlich den Verdacht geäußert, daß die Einnahme von Thalidomid (»Contergan«) mit dem plötzlichen Anstieg der Zahl mißgebildeter Neugeborener zusammenhängen könne. Bereits zuvor war von mehreren Ärzten vermutet worden, daß die erhöhte Mißbildungsrate von äußeren Faktoren abhänge.

Kurze Zeit später melden sich mehrere hundert Mütter, die Kinder mit schweren Mißbildungen zur Welt brachten. Den Säuglingen fehlen Arme, Beine, Zwischenglieder oder Ohren. Die intensive Befragung der Mütter bestätigt den Verdacht, daß »Contergan«, das bis dahin als hervorragend wirkendes und nicht mit Nebenwirkungen belastetes Beruhigungs- und Schlafmittel gilt und deshalb gerne von Schwangeren eingenommen wird, schwere Mißbildungen, vor allem der Gliedmaßen, an den Kindern im Mutterleib hervorruft.

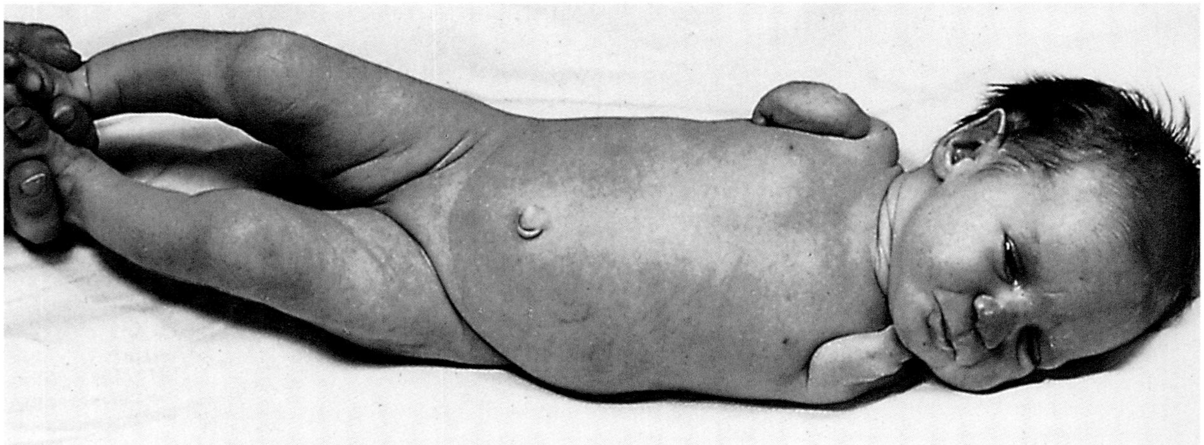

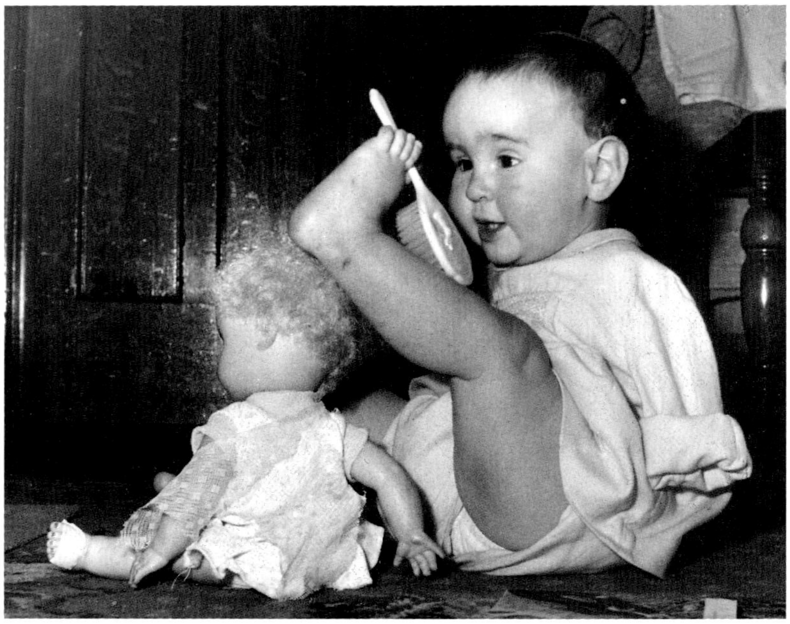

△ Neugeborenes mit Armmißbildungen aufgrund der Einnahme von »Contergan« durch seine Mutter während der Frühschwangerschaft; die Form der Thalidomid-Embryopathie hängt vom Zeitpunkt der Medikation ab: So kommt es zu den Armmißbildungen bei »Contergan«-Einnahme am 40. bis 44. Tag nach der letzten Menstruationsblutung. Seit der »Contergan«-Katastrophe rückt die Problematik der Arzneimitteleinnahme während der Schwangerschaft ins Zentrum der Forschung.

◁ Ein thalidomidgeschädigtes Kind mit fehlenden Armen spielt mit seiner Puppe; es handelt sich um einen kleinen Jungen aus Newport (Isle of Wight; England), der hier am 19. November 1962, an seinem ersten Geburtstag aufgenommen wurde.

Die Substanz »K 17«, die weder in den Tierversuchen noch in den klinischen Arzneimittelprüfungen bedenkliche Nebenwirkungen erkennen ließ, wurde im Mai 1954 als Patent angemeldet und unter der Kurzbezeichnung »thalidomide« bei der Weltgesundheitsorganisation WHO registriert. Unter dem Handelsnamen »Contergan« kam sie am 1. Oktober 1957 auf den Markt. In den Jahren 1955/56 waren 300 Patienten in einer Versuchsserie mit »Contergan« behandelt worden, ohne daß Nebenwirkungen beobachtet worden wären.

Zwischen Oktober 1957 und November 1961 nahmen ca. 5 Mio. Menschen das Medikament in etwa 300 Mio. Tagesdosen (à 100 mg) ein. Im Januar 1961 wurden ca. 20 Mio. Tagesdosen verkauft, etwa 70 000 Bundesbürger verwandten das Mittel regelmäßig. Bei der Firma gingen nur etwa 500 Meldungen über (geringfügige) Nebenwirkungen ein. Anfang 1961 erschienen Berichte über nervöse Kribbelgefühle in den Extremitäten (sensible Polyneuritis) nach längerer Thalidomid-Einnahme. Die Firma nahm dies zum Anlaß, »Contergan« unter Rezeptpflicht stellen zu lassen. Eine solche Verschreibungspflicht wurde auch vom Bundesgesundheitsamt und der Arzneimittelkommission der Ärzte empfohlen. Gleichwohl galt »Contergan« noch bis zum Herbst 1961 als hervorragendes Schlafmittel, das den Barbituraten vorzuziehen sei.

Im Dezember 1961 werden bei der Staatsanwaltschaft des Landgerichts Aachen die ersten Strafanzeigen gegen den Hersteller gestellt. Als Folge der »Contergan«-Katastrophe werden bei den Gesundheitsbehörden der Bundesländer insgesamt 2625 Kinder mit einem »Dysmelie-Syndrom« (von griech. dys = miß . . . und melos = Glied) registriert. Doch auch in anderen Ländern, in denen thalidomidhaltige Präparate vertrieben bzw. in Lizenz hergestellt wurden, sind zahlreiche Opfer zu beklagen. So kommt es z. B. in Großbritannien zu einem Prozeß gegen den Lizenzhersteller Destillers Ltd., in dem 62 Klagen auf Schadenersatz verhandelt werden.

Am 27. Mai 1968 beginnt der epochemachende »Contergan«-Prozeß nach langjährigen Ermittlungen vor der Großen Strafkammer des Landgerichts Aachen. Sieben leitende Angestellte der Firma Chemie Grünenthal sind wegen fahrlässiger Tötung und Vergehen gegen Vorschriften des Arzneimittelrechts angeklagt. Das Gericht hält – entgegen der Argumentation der Verteidigung – Thalidomid allgemein für geeignet, körperliche Mißbildungen am Fetus hervorzurufen. Ein Urteil wird jedoch nicht gefällt: Das Gericht beschließt am 18. Dezember 1970, den Prozeß im öffentlichen Interesse einzustellen. Es kommt zu einem außergerichtlichen Vergleich, bei dem die beklagte Firma sich zur Zahlung einer Entschädigung an die Opfer verpflichtet.

Nach heutiger Erkenntnis verursacht das Medikament »Contergan« beim Embryo während der Frühschwangerschaft – abhängig vom Zeitpunkt der Einnahme – vor allem Armmißbildungen (40. bis 44. Tag) und Beinmißbildungen (43. bis 46. Tag). Die häufigste Mißbildung bei der sog. Thalidomit-Embryopathie ist die Phokomelie (»Robbengliedrigkeit«).

Die »Contergan«-Katastrophe und das Arzneimittelrecht

Chronik Hintergrund

Im Zusammenhang mit der Affäre um »Contergan« kommt es in der Bundesrepublik zu einer Verschärfung des Arzneimittelgesetzes, das erst kurz vor Bekanntwerden der Mißbildungen, am 16. Mai 1961, verabschiedet wurde.

Vor 1961 gab es in der Bundesrepublik keine gesetzliche Regelung für den Verkehr mit Arzneimitteln. Nur die Arzneimittel, die in einer Apotheke hergestellt wurden, unterlagen einer Kontrolle; für die industrielle Produktion existierten keine Vorschriften. Eine Neubegründung des Arzneimittelrechts war nach dem Zweiten Weltkrieg v. a. deshalb notwendig, weil sich die Arzneimittelherstellung fast gänzlich von der Apotheke auf die pharmazeutische Industrie verlagert hatte. So werden mit dem »Gesetz über den Verkehr mit Arzneimitteln« (Arzneimittelgesetz, AMG) vom 16. Mai 1961 erstmals einheitlich die persönlichen und betrieblichen Voraussetzungen der Arzneimittelherstellung festgelegt. Medikamente dürfen nur mit behördlicher Genehmigung produziert werden, sie unterliegen zu Überwachungszwecken einer Registrierungspflicht. Ein Nachweis der Wirksamkeit und Notwendigkeit eines Medikaments ist jedoch nicht vorgeschrieben.

Die »Contergan«-Katastrophe von 1961 macht eine Neufassung des Arzneimittelrechtes (auch in anderen Ländern) notwendig und führt zum »Gesetz zur Neuregelung des Arzneimittelrechts« vom → 24. August 1976 (S. 559), das zum 1. Januar 1978 in Kraft tritt. Damit wird vor allem das bisherige bloße Registrierverfahren durch ein Zulassungsverfahren abgelöst, das den Nachweis der therapeutischen Wirksamkeit, der pharmakologischen bzw. toxikologischen Unbedenklichkeit und der pharmazeutischen Qualität zur Voraussetzung hat. Damit soll die deutsche Rechtslage an die internationalen Standards angeglichen werden. Vor allem wird jedoch die Haftung der pharmazeutischen Industrie für Arzneimittelschäden gesetzlich geregelt.

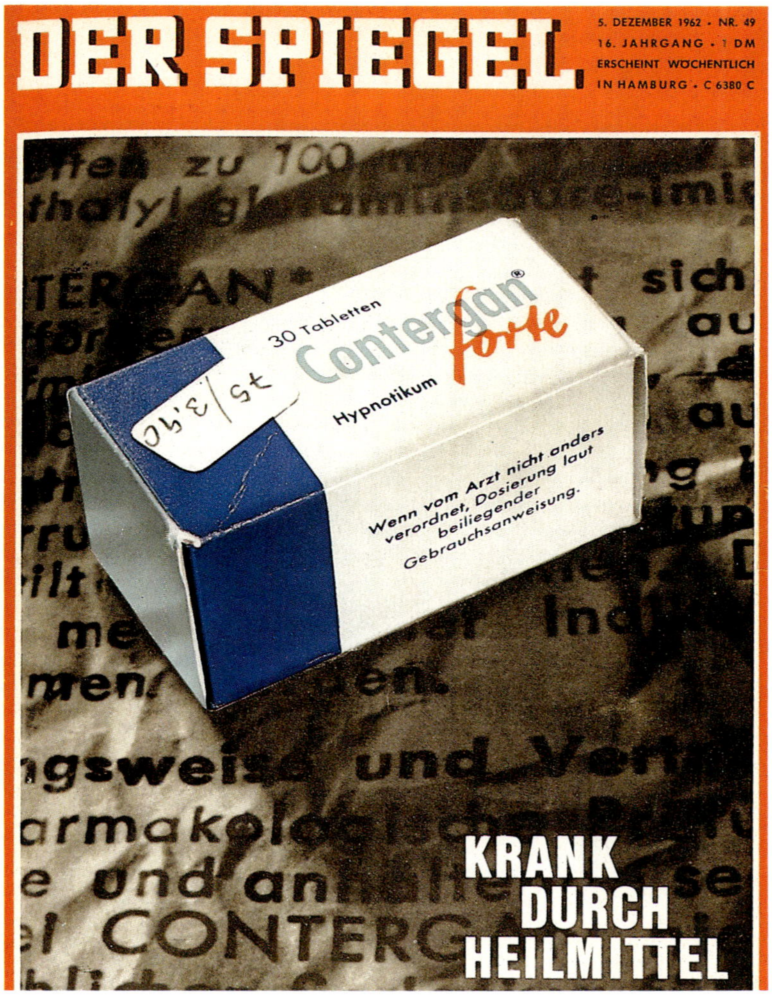

Titelbild des Nachrichtenmagazins »Der Spiegel« vom 5. Dezember 1962

Test von Arzneien im Tierversuch

Voraussetzung für die Zulassung eines Medikaments durch das Bundesgesundheitsamt ist ab 1978 die ausreichende klinische Prüfung, die in mehreren Phasen abläuft. Dieser gehen Tierversuche voraus, in denen die pharmakodynamischen Eigenschaften des potentiellen Medikaments im einzelnen getestet werden. Diese Experimente sollen die Risiken vor einer ersten Anwendung des zu prüfenden Präparates am Menschen weitgehend minimieren.

Die traditionelle Kontroverse zwischen der tierexperimentellen Medizin und den Tierversuchsgegnern entspinnt sich immer wieder an der Frage, inwieweit die Ergebnisse aus Tierversuchen auf den Menschen übertragbar seien. Eine verallgemeinernde Antwort ist nicht möglich. In der Tat werden manche Wirkungen bzw. Nebenwirkungen von Arzneimitteln erst bei ihrer Anwendung am Menschen gefunden. Gleichwohl werden nach einer Studie der britischen Zulassungsbehörde aus dem Jahr 1978 bei allen gravierenden Nebenwirkungen beim Menschen diese auch im Tierversuch beobachtet.

Nach Tierexperiment klinische Prüfung der Medikamente am Menschen

Bis zum Beschluß des Aachener Landgerichtes zur Einstellung des »Contergan«-Prozesses am 18. Dezember 1970 gibt es keine gerichtliche Entscheidung in der Bundesrepublik über die Sorgfaltspflichten des Arzneimittelherstellers gegenüber Ärzten und Patienten. Nun wird erstmals gefordert, daß ein Arzneimittel vor seiner Vermarktung eingehend pharmakologisch (tierexperimentell) und klinisch (am Menschen) geprüft werden müsse. Dieser Forderung trägt die Neufassung des Arzneimittelgesetzes, die 1978 in Kraft tritt, Rechnung.

Verschiedene Phasen der Prüfung sind systematisch zu durchlaufen, ehe der therapeutische Wert (»Wirksamkeit«) und die tolerierbaren Risiken (»Unbedenklichkeit«) eines Medikaments festgestellt sind. In der ersten Phase der klinischen Prüfung wird an einer kleinen Gruppe von gesunden Probanden (etwa 10 bis 50) zumeist in speziellen Forschungseinrichtungen das potentielle Medikament getestet. Nach dem Gesetz muß im allgemeinen ein angemessenes Verhältnis zwischen dem Risiko für die Versuchsperson und dem Nutzen für die Medizin bestehen. Die Versuchsperson ist über alle wesentlichen Umstände des Versuchs (auch bei Blind- und Doppelblindstudien), insbesondere die Risiken, aufzuklären. Sie hat schriftlich ihre Einwilligung zu geben, die sie jederzeit widerrufen kann.

In der zweiten Phase wird das potentielle Arzneimittel beim Kranken angewandt. Es handelt sich hier also nicht mehr nur um »Humanexperimente«, sondern um »Heilversuche«, die nach (kumulierten) Einzelfallstudien an größeren Patientengruppen in klinischen Forschungseinrichtungen durchgeführt werden. Grundsätzlich gelten hier dieselben ethischen und juristischen Regeln, wie beim Humanexperiment an gesunden Versuchspersonen.

Die klinische Arzneimittelprüfung wird schließlich in einer dritten Phase nach der gleichen Versuchsanordnung multi-zentrisch (an vielen Orten) fortgesetzt, bevor eine behördliche Zulassung erfolgen kann.

Seit Ende der 1970er Jahre nehmen »Ethikkommissionen« verschiedener Ausrichtung (Medizinische Fakultäten, Pharmaindustrie) regulär zu Projekten der Arzneimittelforschung Stellung.

1962

Die erste ordentliche Professur für Medizinische Dokumentation und Statistik wird in Mainz eingerichtet und ab Januar 1963 mit dem Professor für Medizinische Statistik, Siegfried Koller, besetzt. → S. 520

Der US-amerikanische Virologe Albert Sabin entwickelt einen Lebendimpfstoff gegen Kinderlähmung, der durch die Schluckimpfung große epidemiologische Bedeutung erhält. → S. 520

In der Bundesrepublik wird die Antibabypille als Verhütungsmittel eingeführt (→ 18. 8. 1960/ S. 514).

12. 3. Die britischen Ministerien für Gesundheit und Erziehung starten eine Aufklärungskampagne, um die Öffentlichkeit vor der Gefahr des Zigarettenrauchens zu warnen.

Der US-amerikanische Strahlentherapeut John Mallams von der Baylor University berichtet, daß Wasserstoffperoxid, das in Arterien injiziert wird, welche einen Tumor mit Blut versorgen, die Therapie lokaler Krebsgeschwülste mit Röntgenstrahlen effektiver macht.

13. 3. Der Direktor des US-amerikanischen Krebsforschungszentrums »Sloan-Kettering Cancer Center« teilt mit, daß ungefähr ein Drittel aller neuen Krebserkrankungen, die während eines Jahres diagnostiziert werden, durch bestehende Behandlungsmethoden geheilt werden. 15 Jahre zuvor wäre dies erst bei einem Viertel der Fälle möglich gewesen.

28. 4. Der Gesundheits- und Arbeitsminister der Republik Niger berichtet, daß mehr als 10 000 Personen von einer Epidemie spinaler Meningitis (Entzündung der Rückenmarkshäute) betroffen wurden und mindestens 1000 von ihnen bereits verstorben sind.

14. 5. Die US-amerikanische Vereinigung für Familienplanung (Planned Parenthood Federation) teilt mit, daß zum gegenwärtigen Zeitpunkt mehr als eine Million Frauen in den USA, Puerto Rico, Großbritannien und Südafrika die Antibabypille einnehmen (→ 18. 8. 1960/S. 514).

16. 9. Die Weltgesundheitsorganisation WHO gibt bekannt, daß die Todesfälle durch Pokken weltweit von 358 456 im Jahr 1950 auf 59 950 im Jahr 1960 zurückgegangen sind, ein ermutigendes Zeichen für die internationalen Impfprogramme (→ 1963/S. 522).

10. 11. In Liège findet ein aufsehenerregender Prozeß wegen Kindstötung statt. Eine belgische Familie tötet ihr mißgebildetes »Contergan«-Kind. Die Angeklagten werden freigesprochen (→ 27. 11. 1961/S. 517).

Polio-Schluckimpfung führt zum Erfolg

1962. Der von dem US-amerikanischen Virologen Albert Bruce Sabin (geb. 1906) entwickelte Lebendimpfstoff gegen die Polioviren, der als Schluckimpfung gegen die gefürchtete (spinale) Kinderlähmung relativ einfach zu verabreichen ist, wird in der Bundesrepublik eingeführt (in der DDR und West-Berlin bereits im Jahr 1960).

Nach einer Entwicklungszeit von etwa neun Jahren – Sabin begann mit seinen Forschungen 1953 – und weltweiten großangelegten Tests steht nun ein trivalenter Lebendimpfstoff zur Verfügung, der gegen alle drei Poliovirustypen (I, II und III) wirksam ist.

Dieser Impfstoff kommt 1962 auch in anderen europäischen Ländern, wie z.B. in Großbritannien, auf den Markt. Wie in der Bundesrepublik wechseln auch hier die örtlichen Gesundheitsbehörden und die Allgemeinärzte zunehmend von der Injektion mit Totimpfstoff (nach Jonas Edward Salk → 1954/S. 502) zur Schluckimpfung über.

Impfkomplikationen sind sehr selten (Schwankungsbreite von einem Fall von impfbedingter Polio auf ein bis zwei Millionen Geimpfte). Schädigungen des Embryos nach einer Schluckimpfung während der Frühschwangerschaft sind nicht nachweisbar, weshalb auch die Schwangerschaft keine Kontraindikation für die Schluckimpfung darstellt. Da 90% der Infektionen klinisch nicht in Erscheinung treten, erwerben manche Menschen eine Immunität, ohne geimpft worden zu sein.

Innerhalb weniger Jahre nach Einführung der Schluckimpfung geht in den Industrieländern die Zahl der Krankheitsfälle drastisch zurück, so etwa von 37 854 (1951–55) auf 570 (1961–65). In der Bundesrepublik (ohne Berlin) sinkt die Anzahl innerhalb eines Jahres von 4667 (1961) auf 291 (1962).

Die Polio-Schluckimpfung wird in der Bundesrepublik öffentlich empfohlen. Sie wird heute laut Impfplan in drei Gängen verabreicht, im vierten, sechsten und 18. Lebensmonat. Nach dieser Grundimmunisierung sind Auffrischimpfungen im Abstand von acht bis zehn Jahren angezeigt. Kontraindikationen für die Schluckimpfung sind Störungen bzw. Krankheiten des Immunsystems, des Zentralnervensystems, fieberhafte sowie Durchfallerkrankungen.

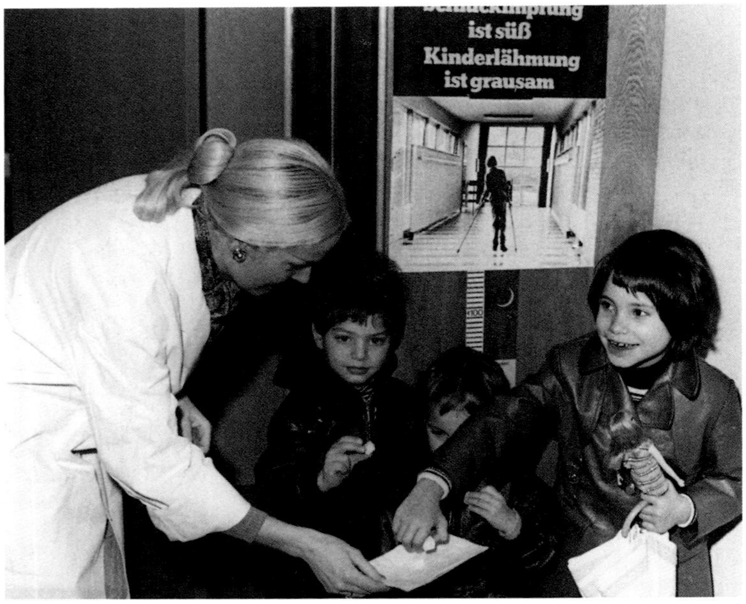

Kinder nehmen Impfstoff gegen Polio auf Zuckerstückchen ein (1971).

»Gesundheitliche Aufklärung« notwendig

Chronik Stichwort

Die Kampagne für die Schluckimpfung zeigt die Bedeutung der **gesundheitlichen Aufklärung** für die Durchführung medizinischer Maßnahmen. Eine wissenschaftliche Voraussetzung hierfür ist die medizinstatistische Dokumentation zum aktuellen Gesundheitswesen, wie sie erstmals 1963 vom Statistischen Bundesamt vorgelegt wird. Die Bundeszentrale für gesundheitliche Aufklärung wird 1967 in Köln eingerichtet.

Statistiker sollen den Kliniken helfen

1962. An der Medizinischen Fakultät der Johannes-Gutenberg-Universität in Mainz wird der erste Lehrstuhl für Medizinische Dokumentation und Statistik eingerichtet. Als Ordinarius wird der Mathematiker und Mediziner Siegfried Koller (geb. 1908) berufen. Er war während des Zweiten Weltkriegs als Mitarbeiter am Zentralarchiv für Wehrmedizin am Aufbau der in Europa ersten mechanisierten Dokumentation von ca. 15 Mio. Krankengeschichten beteiligt.

Die Notwendigkeit des neuen Fachgebietes stellte der Wissenschaftsrat – unter maßgeblicher Beteiligung des Bonner Internisten Paul Martini – 1960 heraus: »Die Medizinische Statistik, einschließlich zugehöriger Dokumentation, ist für die medizinische Forschung unentbehrlich, bisher jedoch in den Medizinischen Fakultäten fast nicht vertreten. Jede Fakultät sollte daher einen Lehrstuhl erhalten, dessen Hauptaufgabe in der Unterstützung der Kliniken liegt; er könnte aber auch für die Medizinische Statistik in den theoretischen Fächern zuständig sein.«

Ende der 1970er Jahre existieren bereits an fast allen bundesdeutschen Universitäten entsprechende medizinstatistische Institute. Ihre Hauptaufgaben sind die Hilfe bei der Verwaltung und Archivierung von Krankenblättern, die Mitarbeit bei der Dokumentation und statistischen Auswertung klinischer Forschungsprojekte und der akademische Unterricht.

1963

Die Single-Photonen-Emissions-Computer-Tomographie (SPECT), ein bildgebendes Verfahren der Schichtaufnahme mit Gammastrahlen, wird von dem Frankfurter Zellforscher Willi Kuhl eingeführt.

Beim Bundesministerium der Verteidigung wird in Bonn der »Wissenschaftliche Beirat für das Sanitäts- und Gesundheitswesen« gegründet, um die wissenschaftliche Bearbeitung wehrmedizinischer Fragen zu verbessern.

Der Berliner Chirurg und Urologe Wilhelm Brosig führt die erste klinische Nierentransplantation in Deutschland durch (→ 17. 6. 1950/S. 490).

Die deutschen Internisten Hans Erhard Bock und Rudolf Groß (Tübingen) wenden das synthetische Cyclophosphamid »Endoxan« als Chemotherapeutikum bei Krebskranken (insbesondere bei Leukämie-Kranken) an, das zwar wirksam, aber mit schweren Nebenwirkungen behaftet ist.

An der Gießener Universität wird der Studiengang Hauswirtschafts- und Ernährungswissenschaften eingerichtet. → S. 521

Das Statistische Bundesamt in Wiesbaden unternimmt erstmals den Versuch, Beziehungen zwischen medizinstatistischen und demographischen Daten im Rahmen ihrer Jahrbücher zu dokumentieren.

Indien versucht, mit einem landesweiten Impfprogramm die Zahl der Pockenerkrankungen zu vermindern. Nach offizieller Mitteilung hat eine Pockenepidemie im Staate Uttar Pradesh mehr als 600 Todesopfer gefordert. → S. 522

2. 1. Wang Tsun-po, einem 27jährigen Maschinenarbeiter aus Schanghai, wird bei einem Unfall die rechte Hand abgetrennt. In siebeneinhalbstündiger Operation wird die Hand wieder angenäht. Es kommt zur völligen Wiederherstellung.

28. 3. Als erste medizinische Fachgesellschaft in einem US-Bundesstaat erklärt die »California Medical Association« Zigarettenrauchen zu einem Gesundheitsrisiko.

27. 10. Erstmals gelingt es dem US-amerikanischen Herzchirurgen Michael De Bakey von der Baylor University Medical School, die Pumpleistung eines menschlichen Herzens durch Implantation eines Apparates zu unterstützen. Wie De Bakey mitteilt, kann der schwerst herzgeschädigte Patient vier Tage mit Hilfe der Apparatur überleben. Zielsetzung ist die Entwicklung eines vollständigen Kunstherzens.

Studienfach Ernährungswissenschaft

1963. Der Studiengang der Hauswirtschafts- und Ernährungswissenschaften wird auf die Empfehlungen des Wissenschaftsrates hin an der Justus-Liebig-Universität Gießen eingerichtet.

Dieser Vorschlag trägt der wissenschaftlichen Tradition Gießens Rechnung, wo bereits Institute und Lehrstühle für Pflanzenernährung, Tierernährung und tierärztliche Nahrungsmittelkunde sowie für menschliche Ernährungslehre bestehen. Letztere wird an dem 1957 gegründeten ersten »Institut für Ernährungswissenschaft« an der Medizinischen Fakultät gelehrt; erster Lehrstuhlinhaber ist Hans-Dietrich Cremer (geb. 1910).

Der neu eingerichtete achtsemestrige Diplom-Studiengang wird an der Landwirtschaftlichen Fakultät unter Beteiligung der Medizinischen, der Philosophisch-Naturwissenschaftlichen und der Veterinärmedizinischen Fakultät durchgeführt. Hier sollen Spezialisten ausgebildet werden, die dringend als Fachberater in staatlichen und privatwirtschaftlichen Institutionen benötigt werden. Ein wichtiges Berufsfeld für Ernährungswissenschaftler ist auch die Planung der Nahrungsversorgung durch Großküchen, z. B. in Industriebetrieben und Krankenhäusern sowie die wissenschaftliche Beratung bei der industriellen Nahrungsmittelverarbeitung (z. B. Konservierung).

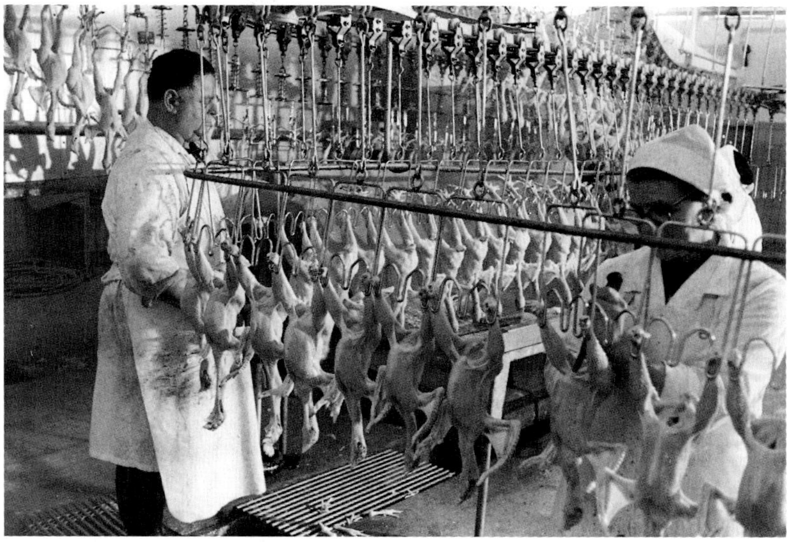

Eine Geflügel-Großschlachterei mit einer Stundenleistung von 2000 bis 2300 Tieren; in der Lebensmittelindustrie sind Ernährungswissenschaftler gefragt.

Die ernährungswissenschaftliche Forschung hat wegen der neuen technologischen Entwicklungen in der Nahrungsmittelherstellung seit den 1960er Jahren zunehmend an Bedeutung gewonnen. So diskutiert die Deutsche Gesellschaft für Ernährung auf ihrem Symposion am 14. und 15. März 1963 an der Technischen Hochschule in Karlsruhe bereits die »Probleme der Ernährung durch Gefrierkost« und fordert eine großzügige Unterstützung der Erforschung noch ungelöster Probleme der Herstellung und Verwendung von Tiefgefrierkost.

Richtige Ernährung dient der Vorbeugung und Gesundheitserhaltung

Chronik Hintergrund

Die gesunderhaltende Ernährung im Alltagsleben und die Heilnahrung (Diät) im Krankheitsfall sind wichtige Themen in der gesamten Medizingeschichte.

Während die Ernährungslehre im 19. Jahrhundert noch weitgehend von der traditionellen Diätetik im Fahrwasser der Humoralpathologie geprägt war und gegen Ende des Jahrhunderts von der Naturheilbewegung im Sinne bestimmter ideologischer Grundsätze definiert wurde, eröffnete die naturwissenschaftliche Medizin neue Perspektiven.

So wird z. B. im Hinblick auf den Bluthochdruck, der als ein entscheidender Risikofaktor für verschiedene Krankheitsbilder gilt, die Einhaltung einer kochsalzeingeschränkten Kost als Basistherapie für unbedingt notwendig erachtet. Um der Arteriosklerose als einem Risikofaktor insbesondere für den Herzinfarkt vorzubeugen, sollen cholesterinhaltige Speisen und Nahrungsmittel mit hohem Fettanteil gemieden werden, wie z. B. Vollmilchprodukte, Eier oder Schokolade. Durch die Aufdeckung der Ursachen bestimmter Vitaminmangelkrankheiten (z. B. Beriberi → 1953/S. 498) oder genetisch bedingter Stoffwechselstörungen (z. B. Phenylketonurie; → 1934/S. 440) konnte jeweils eine spezifische Diät entwickelt werden, welche die Krankheitsbilder völlig verhindern kann.

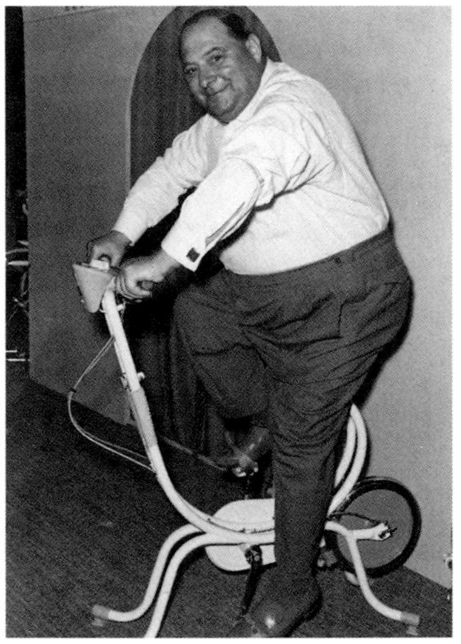

Ein übergewichtiger Mann auf einem Fahrradergometer; Übergewicht gilt als Risikofaktor.

Viele Experten machen die modernen Ernährungsgewohnheiten (z. B. hoher Fettverbrauch, zu wenige Ballaststoffe) für zahlreiche »Volkskrankheiten« (von Krebs bis Rheuma) verantwortlich und knüpfen somit an die Degenerationshypothese der Jahrhundertwende an. Das Ideal einer rundum gesunden Ernährung wird dabei gern den »glücklichen« Naturvölkern der Vergangenheit zugesprochen.

Kampf gegen die Pocken in Indien wird intensiviert

1963. Die indische Regierung in Neu-Delhi fördert ein landesweites Programm zur Pockenbekämpfung. Nach etwa einem Jahr Laufzeit wird festgestellt, daß die tatsächliche Anzahl der durchgeimpften Bevölkerung geringer als erwartet ist, da viele soziale Randgruppen nicht erfaßt werden.

Die UdSSR stellte 450 Mio. Dosen des gefrorenen Impfstoffes bereit. Obwohl damit zwischen 1962 und 1965 annähernd 324 der insgesamt 473 Mio. Einwohner Indiens gegen Pocken geimpft werden, kommt es 1965 und 1966 trotzdem noch zu mehr als 65 000 Pockenerkrankungen. Ungeachtet der enormen Anstrengungen entfallen damit 1967 etwa zwei Drittel der weltweit registrierten Pockenfälle auf Indien.

Henry Gelfand, ein Berater des Nationalinstitutes für Infektionskrankheiten in Neu-Delhi, findet die Mängel des Programms heraus: Trotz der riesigen Anzahl der Impfungen werden große Bevölkerungsgruppen in sozialen Nischen nicht erfaßt. Hierzu zählen u. a. die Kinder unter fünf Jahren und Slumbewohner, umherziehende Pilger, Bettler, Saisonarbeiter und fliegende Händler. Schulkinder dagegen werden immer wieder geimpft. Durch die Anwendung von Impfstoff, der in der Hitze unwirksam geworden ist, wird das Programm zusätzlich gefährdet.

Indien ist – neben anderen asiatischen und afrikanischen Ländern – traditionell besonders schwer von Pockenepidemien betroffen. Bereits im 19. Jahrhundert begannen die britischen Kolonialbehörden mit Impfkampagnen. Seit 1895 wurden jährlich mehr als 8 Mio. Menschen in Britisch-Indien geimpft, 1944 waren es 60 Mio. (bei einer Einwohnerzahl von 435 Mio.). So fiel die Mortalitätsrate zwischen 1870 und 1930 von 2000 Pockentoten auf weniger als 500 pro einer Million Einwohner. Dennoch brechen immer wieder in Intervallen von fünf bis acht Jahren Pockenepidemien aus, in denen Hunderttausende Inder sterben. Bis zum Jahr 1975 bleibt das Land der primäre Infektionsherd der Pocken.

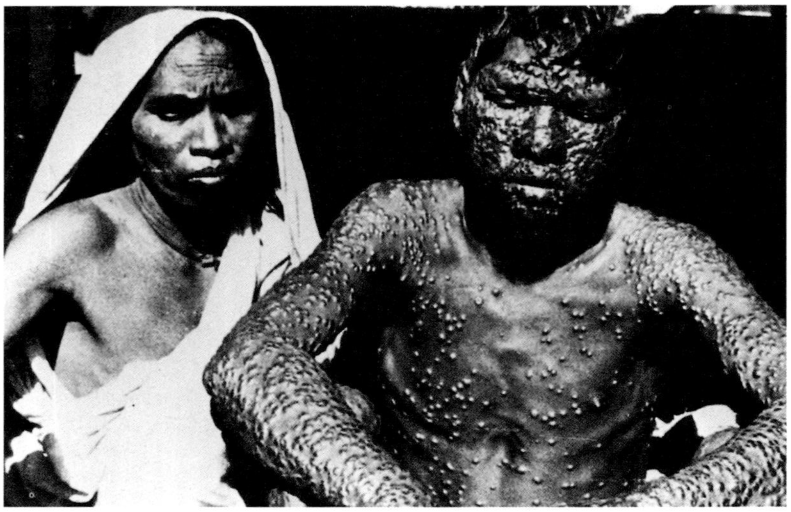

Trotz umfangreicher Impfaktionen der WHO kommt es immer wieder zu vereinzelten Pockenfällen: Pockenkranker Inder mit seiner Mutter 1975.

1970 beschließen Indien und die Weltgesundheitsorganisation WHO ein Impfprogramm zur Ausrottung der Pocken. Der bisherige gefriergetrocknete Impfstoff wird durch einen Flüssigimpfstoff ersetzt. Mit Hilfe einer koordinierten Strategie der Überwachung, epidemiologischen Erforschung von Pockenausbrüchen und gezielter Interventionen können die Pocken allmählich zurückgedrängt werden. Mehr als 60 000 Personen sind zeitweilig an flächendeckenden Aktionen zum Aufspüren möglicher Pockenherde beteiligt. Der letzte Pockenfall in Indien wird am 24. Mai 1975 offiziell registriert.

In den 1960er Jahren ist die Übertragung der Pocken aus endemisch belasteten Ländern, vor allem aus Indien, Pakistan und afrikanischen Ländern nach Europa eine reale Gefahr, weshalb die Pockenschutzimpfung vorgeschrieben ist. Die letzte Einschleppung wird 1973 in Großbritannien registriert.

WHO erforscht Gesundheitsprobleme in der dritten Welt

Chronik Hintergrund

Die Weltgesundheitsorganisation (WHO) entwickelte 1958 ein Konzept für die weltweite Erforschung medizinischer Probleme (»WHO Medical Research Programme«). Internationale Kooperation und der Austausch von Forschungsgruppen sollen zur Verbesserung der öffentlichen Gesundheit vor allem in den Ländern der dritten Welt beitragen.

Die Bekämpfung der Infektionskrankheiten in den Entwicklungsländern – Pocken, Malaria, Cholera, Lepra, Gelbfieber, Trachom (→ 1957/S. 508) – spielt dabei eine herausragende Rolle. Das Programm zur Ausrottung der Malaria wurde z. B. um 1960 intensiviert. Eine Abteilung für die parasitologische Chemotherapie des National Institute of Health (NIH) der USA wurde Ende 1961 zum Koordinationszentrum der WHO für Malaria ernannt und ein entsprechendes Regionalzentrum in Neu-Delhi eingerichtet. In afrikanischen und südasiatischen Ländern wurden spezielle immunologische Testserien zur Malariadiagnostik mit Unterstützung der WHO durchgeführt. In einem Rechenschaftsbericht der WHO (1958–1963) sind 61 Projekte allein zur Bekämpfung der Malaria aufgeführt, darunter zur Chemotherapie 17 Projekte in zwölf Ländern. Ein weiterer Schwerpunkt ist die Erforschung der Unter- und Fehlernährung (Malnutrition) und ihrer Folgen. Zu Beginn der 60er Jahre wird u. a. in Indien die Eiweißmangelernährung und die damit zusammenhängende Anämie untersucht.

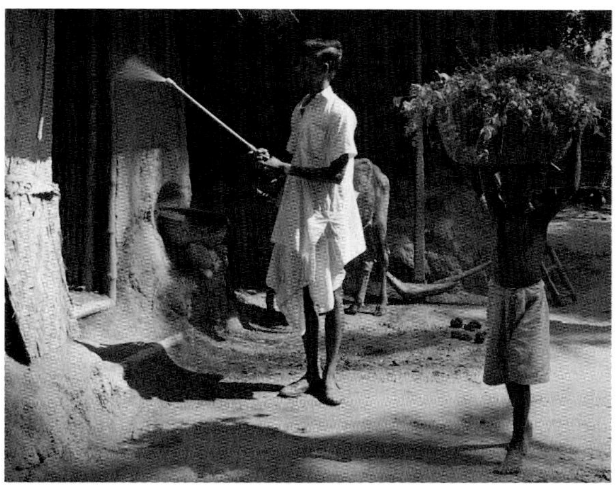

Kampf gegen die Malaria: Chemische Mittel gegen Mükken als Überträger der Krankheit (1951)

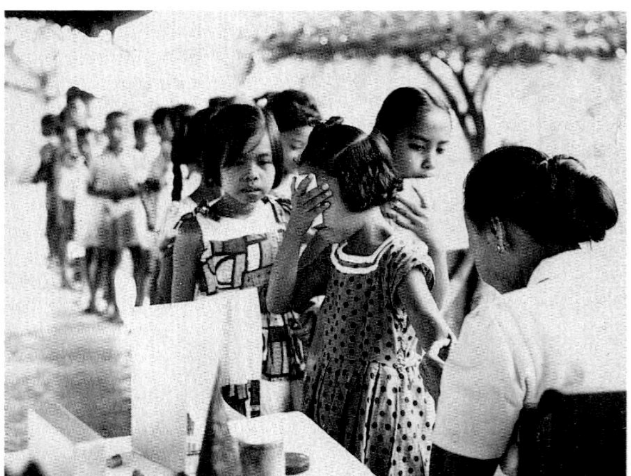

Tuberkulintest an indonesischen Schulkindern; ein UNICEF-Programm zur Tuberkulosebekämpfung 1961

1964

Der Zusammenhang zwischen Rauchen und Lungenkrebs wird in den USA statistisch nachgewiesen (Studie der »Surgeon general of the U.S.«).

Der US-amerikanische Virologe Baruch Samuel Blumberg entdeckt einen Erreger der infektiösen Leberentzündung, den Hepatitis-B-Virus (HBV), durch Nachweis des »Australia-Antigens« bei einem australischen Ureinwohner. Blumberg erhält 1976 den Nobelpreis. → S. 523

Der britische Chirurg Norman Cecil Tanner entwickelt das Maschentransplantat (Meshgraft), eine wichtige Technik zur Hautübertragung. → S. 526

Erstmals wird in den USA bei hochgradiger Kälte (–180 °C) operiert. Diese Kryochirurgie erweist sich als schmerzlose und blutungsfreie Technik. → S. 523

In den USA kommt ein Pflaster auf den Markt, das in besonderen Fällen das Nähen von Wunden überflüssig macht (»Steristrip«). → S. 526

In Helsinki verabschiedet der Weltärztebund (WMA) Prinzipien für die Durchführung von Humanversuchen, die sog. Deklaration von Helsinki. → S. 526

3. 1. Die Sendung »Gesundheitsmagazin Praxis« wird erstmals im Zweiten Deutschen Fernsehen ausgestrahlt. → S. 527

13. 1. Die US-amerikanische »Federal Trade Commission« fordert, daß Zigarettenschachteln mit einem Hinweis auf die möglichen Gesundheitsgefahren durch Zigarettenrauchen versehen werden sollen. Nach Vorstellung der Behörde soll die Zigarettenwerbung eingeschränkt werden. Am 6. Februar gibt die American Medical Association bekannt, daß sie 10 Mio. US-Dollar angenommen hat, die ihr von sechs Unternehmen der Tabakindustrie angeboten wurden, um die Beziehung von Rauchen und Gesundheit zu erforschen.

18. 1. Die US-amerikanische Biochemikerin Muriel Roger vom Rockefeller Institute kann erstmals ein einzelnes Gen in Gastzellen implantieren, die daraufhin entsprechend der Erbinformation des betreffenden Gens verändert arbeiten. Damit ist erstmals eine Gentransplantation gelungen.

28. 1. Das Deutsche Krebsforschungszentrum wird in Heidelberg eröffnet. → S. 524

5. 3. Das US-amerikanische National Institute of Health (NIH) gibt die erfolgreiche Erprobung eines Phenothiazinderivats zur Behandlung von akuter Schizophrenie bekannt.

Mit hochgradiger Kälte besser operieren

1964. Die beiden US-amerikanischen Urologen M. J. Gonder und W. A. Soanes entfernen Prostata-Adenome (»Blasenhalskropf«), die beim Mann in der zweiten Lebenshälfte häufig auftretende Wucherung der Vorsteherdrüse, mit Hilfe der Kryochirurgie, d. h. mit der operativen Anwendung hochgradiger Kälte. Diese »Kryoresektion«, die auch beim Prostatakarzinom durchgeführt werden kann, hat den Vorteil, daß die Blutungsgefahr an diesem blutgefäßreichen Organ stark vermindert wird.

Die »Kälteverätzung«, die Mitte der 1970er Jahre auch von deutschen Chirurgen durchgeführt wird, ist u. a. auch in der Neurochirurgie von Bedeutung, z. B. zur operativen Ausschaltung des Thalamus (»Sehhügel«) im Gehirn zur Bekämpfung des Parkinsonismus. Kryochirurgische Verfahren haben auch ihren Platz in der Dermatologie, insbesondere bei der Warzenbehandlung und der Abtragung von Blutgeschwulsten (Angiomen) und Hautgeschwulsten (Naevi) sowie der Behandlung von Gefäßerweiterungen im Bereich der Haut (Teleangiektasien). Auch in der Hals-Nasen-Ohren-Heilkunde wird die Kryochirurgie angewendet, z.B. zur Mandelentfernung (Tonsillektomie), sowie in bestimmten Grenzfällen der Krebschirurgie.

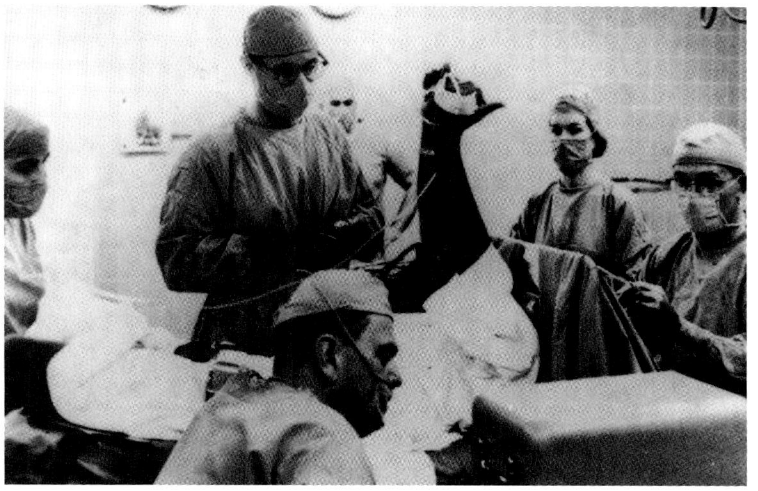

Operation am Gehirn mit Hilfe der Kryochirurgie

Weitgehend schmerzfrei und ohne Blutung

Chronik Stichwort

Die **Kryochirurgie** (von griech. kryos = Frost) ist ein Verfahren, das ein zu operierendes Gewebe gezielt durch Anwendung hochgradiger Kälte zerstört. Die »Kryode« in verschiedener Ausführung (Kanüle, Sonde, Skalpell) liefert die Kälte mittels flüssigen Stickstoffs oder flüssigen Kohlendioxids, das durch Verdampfen eine Kälte von –190 bzw. –160 °C erzeugt. Damit kann weitgehend schmerzlos und vor allem ohne Gefahr einer Blutung operiert werden, da durch eine Koagulationsnekrose (Eiweißgerinnung) die Blutgefäße verschlossen werden.

Die in den 1960er Jahren entwickelte Methode der Kryochirurgie wird heute in einer Reihe von klinischen Fächern anstelle traditioneller operativer Verfahren angewandt, insbesondere in der Augenheilkunde, der Urologie und der Gynäkologie.

Erreger der Serumhepatitis aufgespürt

1964. Der US-amerikanische Virologe Baruch Samuel Blumberg (geb. 1925) beschreibt das »Australia-Antigen«, das erstmals bei einem australischen Ureinwohner nachgewiesene Hepatitisvirus-B-surface-Antigen (= HBs-AG; Hepatitis-B-Oberflächen-AG). Der Bericht über diese Entdeckung eines Erregers der infektiösen (virusbedingten) Leberentzündung erscheint 1965 im »Journal of the American Medical Association«. Für seine Leistung erhält Blumberg 1976 den Nobelpreis für Medizin.

Das Hepatitis-B-Oberflächen-Antigen löst spezifische Immunreaktionen aus und ist im Serum nachweisbar, was für die Differentialdiagnostik wichtig ist. Das Hepatitis-B-Virus (HBV) ist ein hochinfektiöser DNS-Virus, der vornehmlich parenteral (auf dem Blutweg) übertragen wird und die »Serumhepatitis« verursacht. Sie gilt als eine Berufskrankheit der Ärzte und des Pflegepersonals, die sich u. a. leicht durch kleine Verletzungen an Spritzenkanülen infizieren.

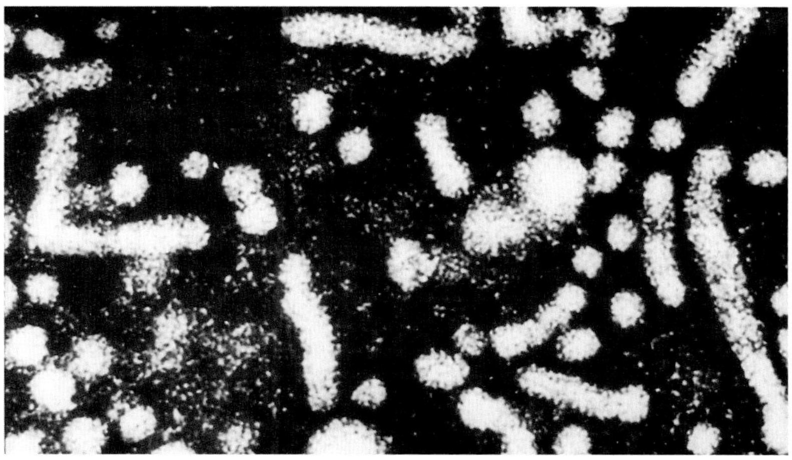

Hepatitis-B-Antigen: Es handelt sich um aus Proteinen bestehende Virushüllen, die im Blutserum als sphärische oder zylindrische Partikel mit einem Durchmesser von ca. 22 nm nachweisbar sind (elektronenmikroskopische Aufnahme).

Das Deutsche Krebsforschungszentrum wird gegründet

28. Januar 1964. Auf Beschluß der Landesregierung von Baden-Württemberg wird das Deutsche Krebsforschungszentrum (DKFZ) als »Stiftung des öffentlichen Rechts des Landes Baden-Württemberg« mit Sitz in Heidelberg eingerichtet. Nach jahrelangen finanziellen, organisatorischen und wissenschaftlichen Planungen erfolgt am 20. Februar 1964 der »erste Spatenstich«. Nach acht Monaten Bauzeit werden die fünf Gebäude der »Betriebsstufe I« an der Berliner Straße am 31. Oktober in Anwesenheit führender Persönlichkeiten aus Politik, Wirtschaft und Wissenschaft eingeweiht. Der Hauptinitiator des Forschungszentrums, Karl Heinrich Bauer (1890–1978), wird bis Ende 1965 kommissarisch mit den Aufgaben eines Vorsitzenden des Direktoriums betraut.

Nach der Stiftungssatzung vom 1. Dezember 1965 hat das DKFZ die Aufgabe, »die Krebskrankheiten, ihr Wesen, ihre Verhütung und ihre Bekämpfung zu erforschen«. Dazu soll die Grundlagenforschung dienen, die interdisziplinäre Zusammenarbeit mit naturwissenschaftlichen Instituten und Forschungseinrichtungen sowie den Kliniken und Instituten der Medizinischen Fakultät und die Ausstattung mit modernsten Großgeräten.

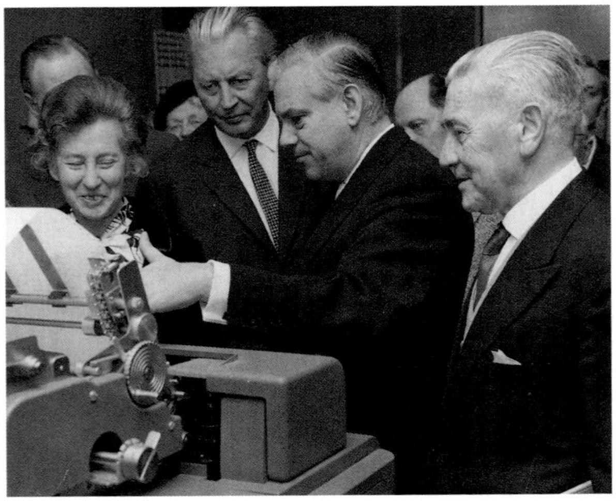

Eröffnung des Deutschen Krebsforschungszentrums; v. l.: E. Schwarzhaupt, K. G. Kiesinger, W. Wagner, K. H. Bauer

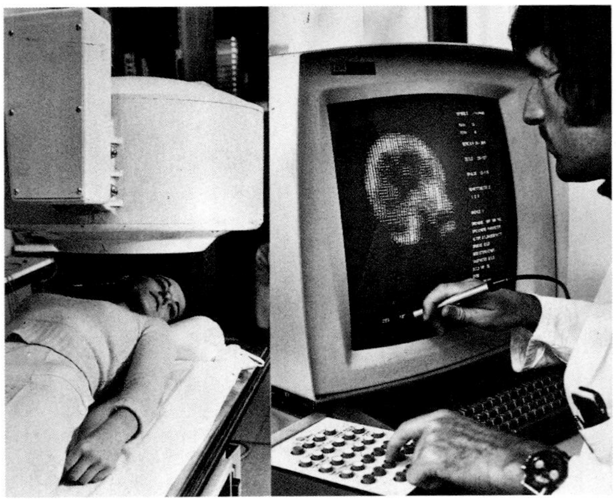

Hirnszintigraphie am Krebsforschungsinstitut in Heidelberg zum Ausschluß eines Tumors (um 1972)

Die Leitung des Zentrums erfolgt über drei Stiftungsorgane: Das Direktorium, den Verwaltungsrat und das Kuratorium, dessen Mitglieder vom baden-württembergischen Kultusminister bestellt werden. In den ersten Betriebsjahren werden die Aufgaben des Zentrums von sieben Instituten (in Klammern die Namen der ersten Direktoren) wahrgenommen:

▷ Institut für experimentelle Pathologie (Heinrich Wrba)
▷ Institut für Biochemie (Erich Hecker)
▷ Institut für experimentelle Geschwulsterzeugung und -behandlung (Dietrich Schmähl; ab 1969 Institut für Toxikologie und Chemotherapie)
▷ Institut für experimentelle Krebsforschung (Hans Lettré; ab 1972 Institut für Zellforschung)
▷ Institut für Nuklearmedizin (Kurt Ernst Scheer)
▷ Institut für Virusforschung (Klaus Munk)
▷ Institut für Dokumentation, Information und Statistik (Wolfgang Wagner).

Einrichtungen, wie z.B. Bibliothek, Fotoabteilung und Tierlabor werden gemeinsam benutzt. Durch großzügige Anschaffung führt die Bibliothek bereits nach einem Jahr 130 Fachzeitschriften, das Tierlabor ist mit rund 16 000 Versuchstieren bestückt.

Das DKFZ knüpft damit an frühere Ansätze der Krebsforschung in Deutschland an, nicht zuletzt an das von Vincenz Czerny 1906 gegründete Institut für experimentelle Krebsforschung (→ 25. 9. 1906/ S. 362). Nach dem Ende des Zweiten Weltkriegs kam zunächst auch die Krebsforschung im geteilten Deutschland zum Erliegen. In Berlin-Buch (DDR) wurden jedoch relativ bald in den Gebäuden des ehemaligen Kaiser-Wilhelm-Instituts für Hirnforschung sog. Institute für Medizin und Biologie eröffnet, darunter auch das Institut für experimentelle Krebsforschung, das sich 1965 mit der Robert-Rössle-Klinik zum Institut für Krebsforschung zusammenschließt (ab 1972 Zentralinstitut für Krebsforschung). In der Bundesrepublik beteiligten sich in den 1950er Jahren vor allem die Max-Planck-Gesellschaft (MPG) und die Deutsche Forschungsgemeinschaft (DFG) an der Diskussion über die Institutionalisierung der Krebsforschung. Am 22. Februar 1957 beschloß der Senat der DFG, eine »Kommission für Krebsforschung« zu bilden, in die u. a. der Heidelberger Chirurg Karl Heinrich Bauer berufen wurde. Dieser setzte sich schließlich mit seiner Argumentation für Heidelberg als dem Sitz des geplanten Krebsforschungszentrums (gegenüber Bonn) durch.

Fachgebiet:

Onkologie, die Lehre von der Krebsforschung und -bekämpfung

Die Onkologie (von griech. onkos = Masse, Schwellung) ist die medizinische Geschwulstlehre. Als Fach ist sie der inneren oder der experimentellen Medizin (Krebsforschung im engeren Sinn) zugeordnet. Eine Vielzahl von klinischen und experimentellen Methoden kommen bei der Onkologie zum Einsatz: Insbesondere immunologische (z. B. zur Erforschung der Tumorantigene) und virologische Verfahren (»Krebsviren«). Zur Prüfung potentiell krebserzeugender bzw. krebsbekämpfender Substanzen sind in großem Umfang tierexperimentelle Forschungen notwendig.

Die Onkologie entwickelte sich im 20. Jahrhundert zu einem wichtigen klinischen Fachgebiet. Wesentliche Anstöße erhielt sie von hämatologischen Krankheitsbildern, insbesondere den Leukämien und den Möglichkeiten ihrer medikamentösen Behandlung. Die Ausdifferenzierung klinischer Fächer in weitere Spezialgebiete, wie sie ab den 70er Jahren zu verzeichnen ist, betrifft auch die Onkologie. So besitzen Kinderkliniken z. T. kinderonkologische Abteilungen, in denen v. a. leukämiekranke Kinder nach bestimmten Therapieplänen chemotherapeutisch (systemische Zytostatikatherapie) behandelt werden, wobei seit den 60er Jahren die Heilungschancen stark gestiegen sind.

Das Krebsproblem wird durch (weltweite) statistische Studien in den 60er Jahren in seinem ganzen Ausmaß erkannt. Krebs erscheint als zweithäufigste Todesursache nach den Erkrankungen des Herzkreislaufsystems. Die naturwissenschaftlich bzw. internistisch ausgerichtete Onkologie wird seitdem von einer psychosomatisch-biographisch orientierten Forschung begleitet, die als »Psycho-Onkologie« eine wissenschaftliche Brücke zu komplementären (bzw. »alternativen«) Verfahren der Krebsbehandlung schlägt. Diese können unter bestimmten Voraussetzungen hilfreich sein. So werden etwa seit den 70er Jahren auch psychologische Therapiemethoden eingesetzt, wie z. B. die »Visualisierungstechnik« (bildhafte Vorstellungen mit therapeutischer Zielsetzung) des US-amerikanischen Onkologen Carl O. Simonton.

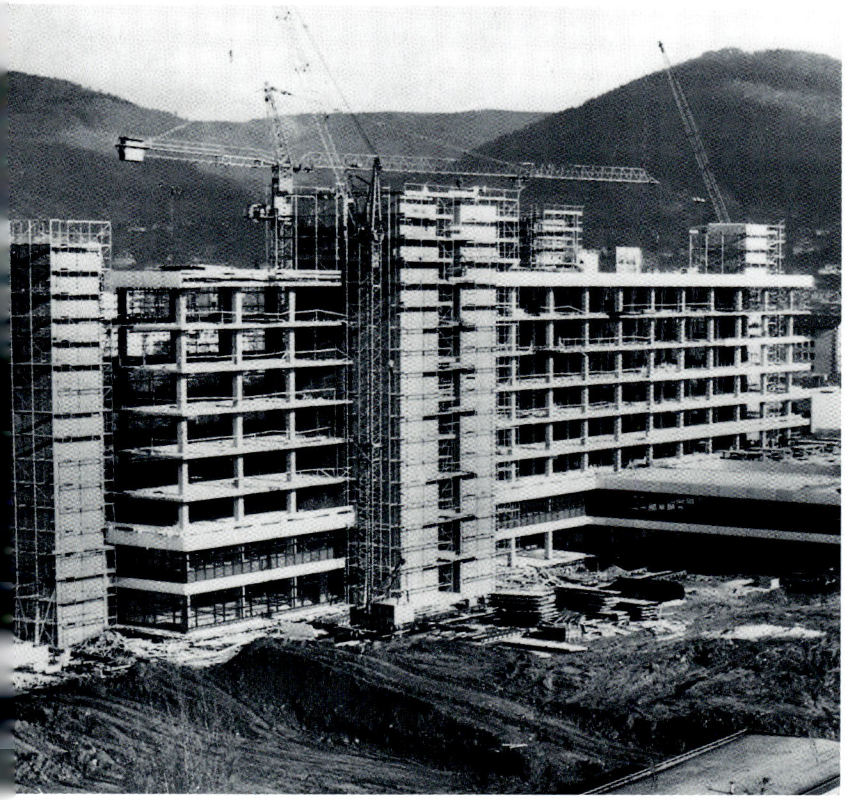

Das Deutsche Krebsforschungszentrum in Heidelberg in der Anfangszeit: Bau an der Betriebsstufe II Anfang der 70er Jahre; 1971 wird auf Antrag des Landes Baden-Württemberg der Bund mit 90% der Kosten am DKFZ beteiligt; am 25. September 1972 wird die Betriebsendstufe eingeweiht.

Karl Heinrich Bauer, der Initiator des DKFZ in Heidelberg, wurde 1890 in Schwarzdorf (Oberfranken) geboren. 1933 erhielt er einen Ruf als außerordentlicher Professor für Chirurgie nach Breslau, 1943 wurde er als Nachfolger des Chirurgen Martin Kirschner (1879–1942) auf den Heidelberger Lehrstuhl für Chirurgie berufen. Nach dem Krieg war er erster Rektor der neu eröffneten Universität. Bauer trat durch zahlreiche Publikationen zu erbbiologischen und chirurgischen Fragen hervor. Sein Hauptwerk, »Das Krebsproblem« (→ 1949/ S. 486), krönt er mit der Einrichtung des DKFZ, an dessen Ausbau er an leitender Stelle (ab 1967 als »Stiftungsbevollmächtigter«) beteiligt ist. Nach langer Krankheit stirbt Bauer 1978 in Heidelberg.

Der weitere Ausbau des DKFZ in den letzten beiden Jahrzehnten macht es zu einer der bedeutendsten Großforschungseinrichtungen der Bundesrepublik. Im Jahr seines 25jährigen Bestehens (1989) erreicht der Haushalt des DKFZ ca. 150 Mio. DM. Es zeichnet sich durch eine große Zahl von Forschungsaktivitäten aus (1988 wurden 188 Forschungsprojekte aus den Haushaltsmitteln finanziert).

Krebs-Sterblichkeit

Todesfälle durch Krebs insgesamt

Land	Geschlecht	Jahr 1952	Jahr 1962[1)]
Bundesrep. Deutschland	männl.	42 782	61 143
	weibl.	46 703	62 228
	insges.	89 485	123 371
England und Wales	männl.	45 429	54 735
	weibl.	42 213	46 873
	insges.	87 642	101 608
Frankreich	männl.	37 685	48 531
	weibl.	38 747	42 601
	insges.	76 432	91 132
Italien	männl.	–	42 189
	weibl.	–	35 592
	insges.	–	77 781
Schweden	männl.	5 557	7 615
	weibl.	5 928	6 819
	insges.	11 485	14 434
Vereinigte Staaten von Amerika	männl.	105 790	150 009
	weibl.	99 245	128 553
	insges.	205 035	278 562

davon durch Lungenkrebs

Land	Geschlecht	Jahr 1952	Jahr 1962[1)]
Bundesrep. Deutschland	männl.	6 296	14 254
	weibl.	1 356	2 428
	insges.	7 652	16 682
England und Wales	männl.	11 981	20 278
	weibl.	2 237	3 501
	insges.	14 218	23 779
Frankreich	männl.	3 386	6 579
	weibl.	1 142	1 363
	insges.	4 528	7 932
Italien	männl.	–	6 971
	weibl.	–	1 391
	insges.	–	8 362
Schweden	männl.	394	883
	weibl.	204	247
	insges.	598	1 130
Vereinigte Staaten von Amerika	männl.	16 618	35 312
	weibl.	3 493	6 064
	insges.	20 111	41 376

1) für Frankreich Stand: 1961

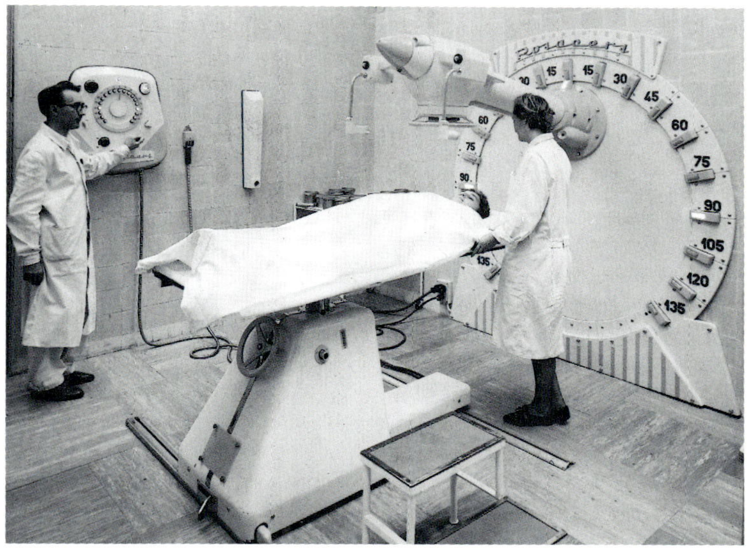

Für viele Krebspatienten bietet die Bestrahlung eine Heilungschance. Das Foto zeigt ein Kobalt-Bestrahlungsgerät in einer Budapester Klinik.

Krebs im eigenen Leib – Umgang mit dem Tod

Chronik Zitat

Mit der Psychologisierung der Krebskrankheit ab den 1970er Jahren geht auch eine Änderung des Selbstverständnisses der Kranken einher; die beiden folgenden Zitate zeigen eine unterschiedliche Interpretation der Krankheit durch Betroffene.

Der Gießener Psychotherapeut Peter Möhring gibt folgendes Fallbeispiel aus einer gynäkologisch-onkologischen Abteilung, das er im Rahmen eines Projektes »Familientherapie mit Krebskranken« aufzeichnet und 1988 publiziert:

»Frau H., 65 Jahre alt, ist zur Bestrahlung eines Korpuskarzinoms überwiesen worden. Sie kennt ihre Diagnose. Sie wird begleitet von ihrem Ehemann, einem netten älteren Herrn. Der Therapeut erklärt seine Absicht, über die Krankheit und darüber, wie die Patientin und ihre Familie damit umgehen, zu sprechen. Die Frau sieht den Therapeuten offen an und sagt: ›Also sprechen wir.‹ Es stellt sich heraus, daß der Frau 1950 und 1960 je eine Brust amputiert wurde, jedesmal wegen eines Karzinoms. Jetzt hat sie Angst vor der Bestrahlung, weil sie fürchtet, es könne weh tun. Die Patientin deutet an, daß sie schon so viel mitgemacht hätte durch ihre Krankheiten, wie auch durch ihre Flucht aus der DDR nach dem Krieg. Sie meint, ihr Glaube hätte viel dazu beigetragen, daß sie die bisherigen Erkrankungen so gut überstanden hätte. Sie habe ihr Schicksal immer in Gottes Hand gelegt. Wenn er gewollt hätte, daß sie gegangen wäre, dann wäre sie schon gegangen und auch diesmal werde es wieder so sein. Diese Haltung klingt keineswegs sentimental . . . Der Ehemann kümmert sich sehr liebevoll um seine Frau, er besucht sie jeden Tag.«

Während in den 60er Jahren psychosomatische Betrachtungen zum Krebsproblem kaum Aufmerksamkeit erregen, werden in den 70er Jahren psychologische Interpretationen (im Gefolge von Psychoanalyse und Gesellschaftskritik) öffentlich diskutiert.

Ein Beispiel hierfür ist Fritz Zorns »Mars« (1977), die autobiographische Abrechnung eines Zürcher Gymnasiallehrers, der im Alter von 32 Jahren an Krebs stirbt:

»Obwohl ich noch nicht wußte, daß ich Krebs hatte, stellte ich intuitiv bereits die richtige Diagnose, denn ich betrachtete den Tumor als ›verschluckte Tränen‹. Das bedeutete etwa soviel, wie wenn alle Tränen, die ich in meinem Leben nicht geweint hatte und nicht hatte weinen wollen, sich in meinem Hals angesammelt und diesen Tumor gebildet hätten, weil ihre wahre Bestimmung, nämlich geweint zu werden, sich nicht hatte erfüllen können . . . Das ganze angestaute Leid, das ich jahrelang in mich hineingefressen hatte, ließ sich auf einmal nicht mehr in meinem Inneren komprimieren; es explodierte aufgrund seines Überdrucks und zerstörte bei dieser Explosion den Körper.«

Eine neue Technik der Hautverpflanzung

1964. Der britische Chirurg Norman Cecil Tanner entwickelt eine neue Technik der Hauttransplantation, das sog. Maschentransplantat (engl. Meshgraft). Die elastische Spalthaut (Oberhaut mit oberster Lederhautschicht) wird maschenartig mit einem walzenförmigen Apparat aufgeschnitten. Nach dem Auseinanderziehen des Hautstükkes ist eine mehrfache Vergrößerung des Transplantates erreicht, womit auch große Wundflächen bedeckt werden können. Die Zwischenräume wachsen von selbst zu. Auf diese Weise können die Heilungsaussichten auch bei großflächigen Verletzungen der Haut entscheidend verbessert werden.

Bereits vor dem Zweiten Weltkrieg stand in den USA ein erstes Dermatom (Hautschneidegerät) zur Verfügung, mit dem Spalthauttransplantate entnommen werden konnten – eine Erfindung des Arztes Earl C. Padgett aus Denver und des Ingenieurs George J. Hood. Doch erst mit dem elektrischen Dermatom, das der Mediziner Harry M. Brown (1914–1948) aus Indiana und der Ingenieur Milford Barron gegen Ende des Zweiten Weltkrieges entwickelten, konnte die Spalthaut mit höchster Präzision und schnell in großen Mengen relativ einfach entnommen werden.

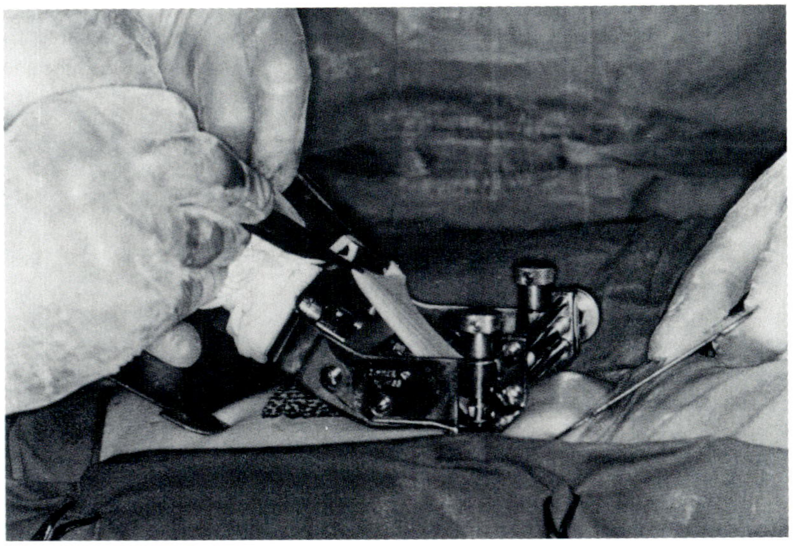

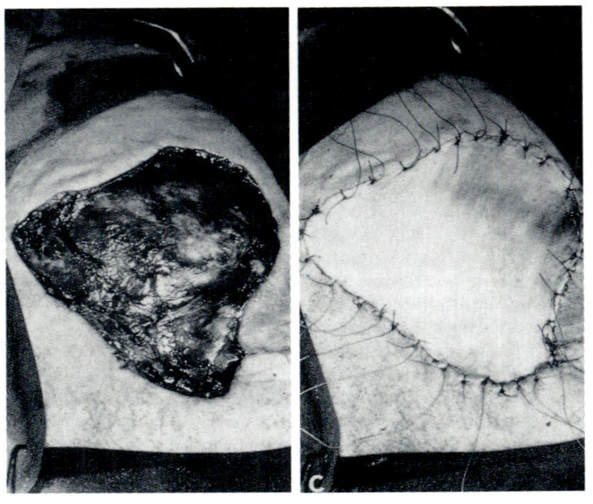

△ Elektrodermatom nach Brown: Ein Spalthautlappen wird entnommen; die Entnahmestelle wird mit Metallplatten gespannt.

◁ Transplantation eines Spalthautlappens: Zustand der kranken Stelle nach Ausschneidung (l.); ein Spalthautlappen vom Oberschenkel wird zur Deckung an der rechten Schläfe eingenäht (r.).

Klammerpflaster ersetzt Wundnaht

1964. Die US-amerikanische Firma 3 M bringt den »Steristrip« auf den Markt – ein Pflaster, das die Wundränder in günstigen Fällen so zusammenhält, daß eine Wundnaht vermieden werden kann. Ein solches spezielles Adhäsivpflaster (»Heftpflaster«) empfiehlt sich vor allen Dingen bei sauberen Wunden mit glatten Wundrändern und nur geringer Tiefe.

Erste Adhäsivpflaster wurden nach der Galvanisierung des Kautschuks von Sealhorn und Johnson 1870 als sog. amerikanische selbsthaftende Pflaster hergestellt. Diese trockneten jedoch schnell aus und wurden unansehnlich. Zudem mußten sie vor der Anwendung zumeist angewärmt werden. Dem Hamburger Apotheker Paul C. Beiersdorf (1836–1896) gelang es in Zusammenarbeit mit dem Dermatologen Paul Gerson Unna (1850 bis 1929), das »amerikanische« Heftpflaster zu verbessern (»Guttaplaste«, 1882). Mit Einführung des »Leukoplast« der Firma Beiersdorf (1901) wurde der Funktionswechsel des Pflasters offensichtlich: War es zuvor primär Träger einer pharmakologischen Wirksubstanz, dient es nun als Klebeverband in der Wundversorgung, der insbesondere nach dem Zweiten Weltkrieg in der »kleinen Chirurgie« und bei der alltäglichen Selbstbehandlung eine große Rolle spielt (→ 1904/S. 357).

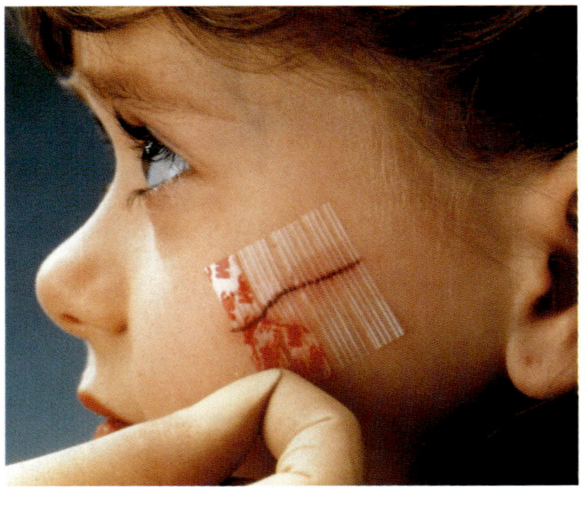

Die »Steristrip Primaclear Folie« der Firma 3 M; dieses Pflaster eignet sich für die primäre Wundversorgung (ohne Wundnaht) bei kleineren Eingriffen. Die Klebstärke und Anschmiegsamkeit der Folie garantieren eine exakte Adaptation der Wundränder ohne Nachdehnen. Damit ist auch ein ästhetisch befriedigender Wundverschluß möglich.

Deklaration zu Menschenversuchen

1964. Auf seiner 18. Generalversammlung in der finnischen Hauptstadt Helsinki verabschiedet der Weltärztebund (World Medical Association; WMA) eine »Empfehlung für Ärzte, die in der biomedizinischen Forschung am Menschen tätig sind«. Mit dieser sog. Deklaration von Helsinki kommt endlich jene internationale Erklärung zur medizinischen Forschung am Menschen (Menschenversuch, Humanexperiment) zustande, die bereits der Nürnberger Kodex von 1947 forderte (→ 20. 8. 1947/S. 483).

Die Deklaration wird von der 29. Generalversammlung des Weltärztebundes 1975 in Tokio revidiert und wird heute zumeist in der letzteren Fassung als »Helsinki-Tokio-Deklaration zur biomedizinischen Forschung« zitiert.

Zwei Kategorien von Menschenversuchen werden in der Erklärung voneinander unterschieden: Zum einen »klinische Versuche« »in Verbindung mit ärztlicher Versorgung«, zum anderen »nichttherapeutische biomedizinische Forschung am Menschen« mit »rein wissenschaftlicher Anwendung«. Hier sind die Prinzipien für das Humanexperiment festgelegt. Insbesondere soll bei Menschenversuchen »das Interesse der Wissenschaft und der Gesellschaft niemals Vorrang vor den Erwägungen haben, die das Wohlbefinden der Versuchsperson betreffen«.

Entsprechende »Richtlinien für Forschungsuntersuchungen am Menschen«, die sich ausdrücklich an die Deklaration von Helsinki anlehnen, verabschiedet u. a. die Schweizerische Akademie der Wissenschaften 1970 (Neufassung 1981). Auch verschiedene Regelungen für die Arzneimittelprüfung greifen auf die Deklaration des Weltärztebundes zurück.

Neben der Helsinki-Tokio-Deklaration verabschiedet der Weltärztebund weitere Erklärungen, die der Entwicklung der medizinischen Ethik in den letzten Jahrzehnten maßgebliche Impulse geben, u. a. 1968 die »Deklaration von Helsinki über den Hirntod« (→ 1966/S. 531), 1970 die »Deklaration von Oslo zum therapeutischen Schwangerschaftsabbruch« und 1975 die »Deklaration von Tokio betreffend Folterungen und Grausamkeit«.

Zwischen Aufklärung und Sensation: Medizin in Medien

3. Januar 1964. Im Zweiten Deutschen Fernsehen (ZDF) wird erstmals das »Gesundheitsmagazin Praxis« ausgestrahlt, das dem Fernsehzuschauer wichtige Themen aus der medizinischen Welt nahebringen soll.

Es wird seither monatlich mindestens einmal unter der Leitung des Medizinjournalisten Hans Mohl ausgestrahlt. Es ist die erfolgreichste Medizinserie im bundesdeutschen Fernsehen und erreicht eine Sehbeteiligung von bis zu 45%.

Auch das Massenmedium Rundfunk bemüht sich um medizinische Aufklärung. So werden im Rahmen des »Funk-Kollegs«, das der Hessische Rundfunk erstmals 1966 »zum Verständnis der modernen Gesellschaft« in Zusammenarbeit mit der Frankfurter Universität ausstrahlt, in den 70er Jahren auch Medizinthemen behandelt, die insbesondere für Sozialberufe mit Medizinbezug von Bedeutung sind.

Neben dieser wissenschaftlichen Aufklärung finden in zahlreichen Hörfunkprogrammen sog. Sprechstunden statt. Hier kann der Hörer zu einer bestimmten Zeit anrufen und seine Probleme schildern. Zumeist handelt es sich dabei aber weniger um medizinische als psychologische Fragen.

In den populären Massenzeitschriften, wie z. B. in der »Hör Zu«, einer auf die deutsche Familie ausgerichteten Runkfunk- und Fernsehzeitschrift, werden neben den menschlich-allzu-menschlichen Problemen (»Fragen Sie Frau Brigitte«) auch Gesundheitsfragen, mit denen sich die Leser an die Zeitschrift wenden, aus ärztlicher Sicht beantwortet. Dabei steht allerdings oft der Unterhaltungs- bzw. Sensationswert im Vordergrund.

Ein besonderes Augenmerk richten die Medien auf neue Erkenntnisse bei der Behandlung von Krebskrankheiten, die zu einer »Volksseuche« geworden sind. Immer wieder werden die Hoffnungen von Erkrankten und ihren Angehörigen durch Sensationsmeldungen von angeblichen neuen Heilmethoden angefacht. Daneben gibt es bereits in den 1960er Jahren medizinkritische Darstellungen, die sich um die Aufklärung der Patienten bemühen und sich gegen die Selbstherrlichkeit mancher sog. Schulmediziner wenden.

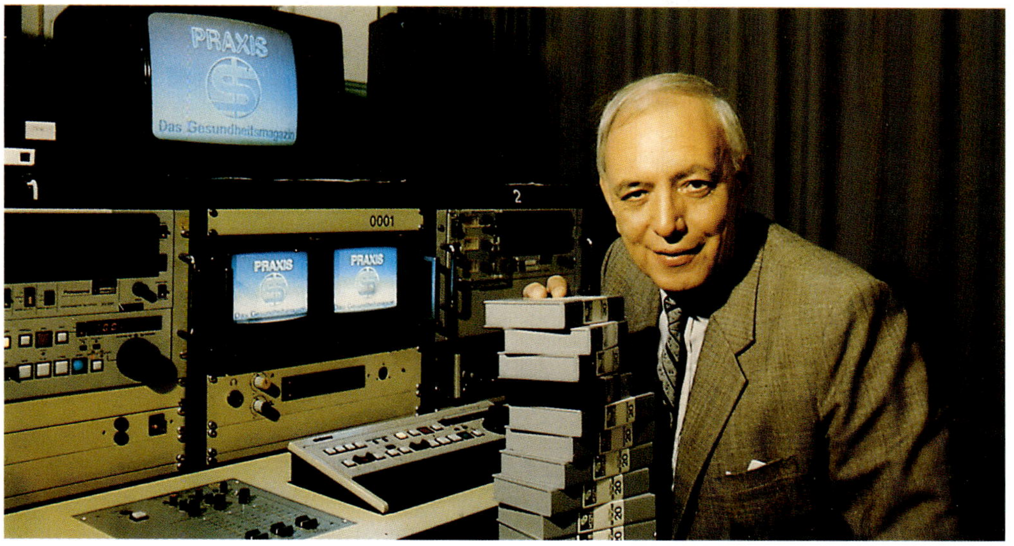

Der Fernsehmoderator Hans Mohl (geb. 1928) im Studio des Zweiten Deutschen Fernsehens mit Kassetten der von ihm moderierten Serie »Gesundheitsmagazin Praxis«; es handelt sich um die bislang erfolgreichste Sendereihe zu Gesundheitsfragen im deutschsprachigen Fernsehen.

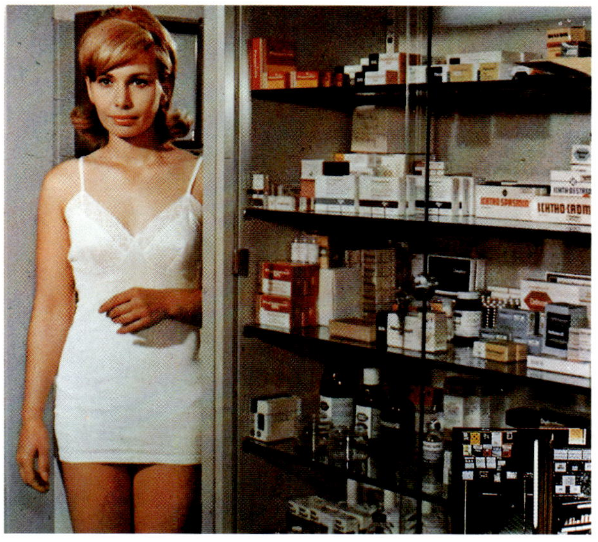

Auch die Bundeszentrale für gesundheitliche Aufklärung in Köln nutzt die Massenmedien: »Helga« mit Ruth Gassmann, ein sexualkundlicher Lehrfilm von 1967

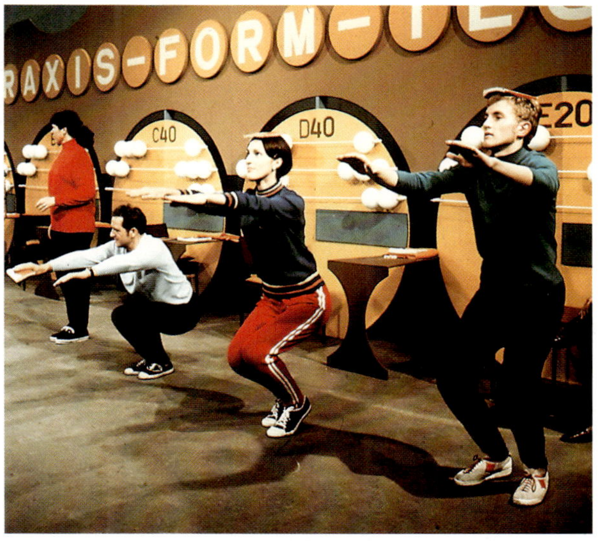

Szene aus der Fernsehserie »Gesundheitsmagazin Praxis«; Studiogäste bei Gymnastikübungen sollen die Zuschauer zu mehr körperlicher Ertüchtigung im Alltag animieren.

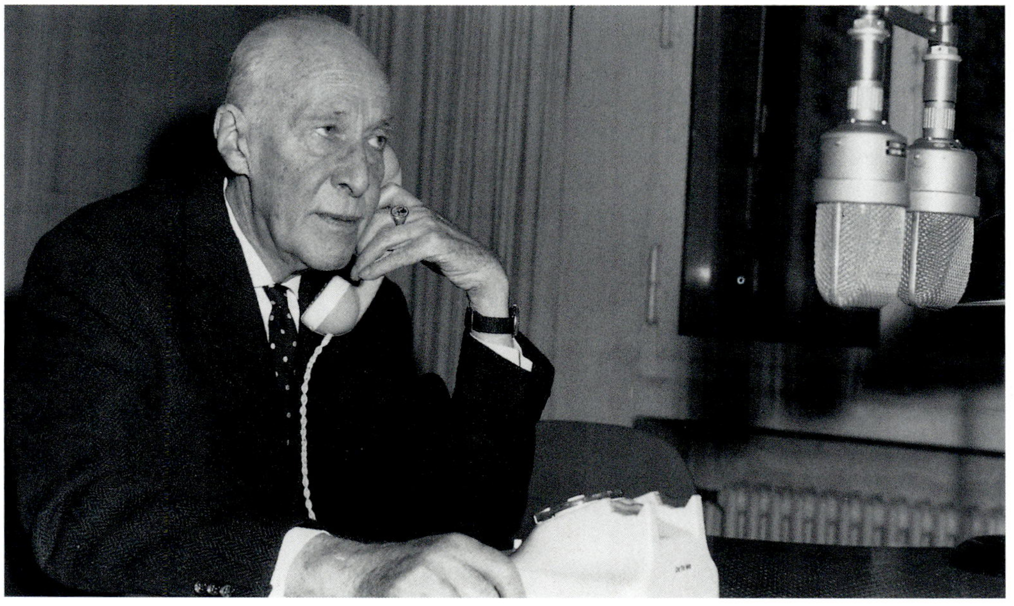

Lebenshilfe im Radio: Von 1954 bis 1971 moderiert Walther von Hollander (1892 bis 1973) im Norddeutschen Rundfunk die Sendung »Was wollen Sie wissen«. Hollander beantwortet in fast 20 Jahren rd. 10 000 Telefonanrufe von Hörern zu Fragen der Gesundheit, Pubertät, Liebe, Sexualität, Angst, Kummer oder Arbeit.

1965

Um 1965. Die US-amerikanischen Biochemiker Rodney P. Porter und Gerald M. Edelman klären die Struktur der an der Immunabwehr beteiligten Antikörper auf. → S. 529

Seit 1965. Die Isotopen-Meßmethoden zur Bestimmung der Blutmenge in verschiedenen Hirnregionen geben neue Einblicke in die lokale Tätigkeit der Hirnrinde (z. B. bei Denkvorgängen). Die neuronale Aktivierung der Hirnrinde führt erst sekundär zu vermehrter Hirndurchblutung.

1965. Der US-amerikanische Internist Herbert N. Hultengreen beschreibt den bis dahin unbekannten Zusammenhang zwischen Analgetika- und insbesondere Phenacetingebrauch und dem Entstehen des Urothel-Karzinoms. Hiermit gelingt der erste sichere Nachweis zwischen der Einnahme von Medikamenten und Krebsentstehung.

Sog. elektronische Krankenschwestern werden in den USA und Westeuropa zur Überwachung der Patienten auf Intensivstationen eingesetzt. → S. 529

Das »freiwillige soziale Jahr« für Mädchen in der Bundesrepublik enthält im Unterrichtsplan auch einen Kurs für den Dienst im Bereich der Krankenpflege.

Ab 1. 1. Die »Aktion gegen den Unfall«, eine Initiative des Hauptverbandes der gewerblichen Berufsgenossenschaften in der Bundesrepublik, der Landesregierungen und einer Reihe von anderen Organisationen findet sechs Monate lang in den vier norddeutschen Bundesländern statt.

30. 4. Die US-amerikanische Illustrierte »Life« veröffentlicht Fotos, die der schwedische Fotograf Lennart Nilsson von Feten im Mutterleib aufgenommen hat. → S. 528

Mai. Mit seinem Buch »Einführung in die Sozialpsychiatrie« will der österreichische Psychiater Hans Strotzka auf die Defizite im sozialpsychiatrischen Bereich in der Bundesrepublik und in Österreich aufmerksam machen. → S. 529

16. 6. Der US-Senat in Washington billigt ein Gesetz, das Warnungen vor Gesundheitsschäden durch Nikotin auf Zigarettenschachteln vorschreibt.

21. 9. In der Bundesrepublik tritt das Krankenpflegegesetz in Kraft, das die Ausbildung von Pflegern und Schwestern regeln soll. → S. 530

17. 11. Die Herstellerfirmen der »Antibabypille« erklären sich bereit, beim Verkauf auf mögliche Gesundheitsrisiken hinzuweisen (→ 18. 8. 1960/S. 514).

Erste Fotos vom Fetus im Mutterleib

30. April 1965. Die US-amerikanische Illustrierte »Life« publiziert erste Fotografien von Feten im Mutterleib (Fetus oder Fötus = Leibesfrucht nach der Embryonalperiode, ab drittem Schwangerschaftsmonat). Diese »Fetoskopie« wird im Rahmen der pränatalen Diagnostik (→ 1983/S. 577) entwickelt.

Ein dünnes Endoskop (Fetoskop) wird durch die Bauchdecke der Schwangeren hindurch (unter Ultraschall-Sichtkontrolle) in die Fruchtblase eingeführt und erlaubt somit eine direkte Betrachtung des Fetus. Auf diesem Wege können Mißbildungen festgestellt und zugleich durch Punktion Blut aus der Plazenta und am Nabelschnuransatz entnommen werden. Die Fetalblutanalyse läßt u. a. Rückschlüsse auf mögliche Gerinnungsstörungen zu.

Da die Fetoskopie zwar für die Mutter kaum ein Risiko darstellt, aber für den Feten nicht ungefährlich ist, wird diese Methode zugunsten der Sonographie (Ultraschall) aufgegeben, die technisch weiterentwickelt wird (→ 1958/S. 510).

Von der Fetoskopie zu unterscheiden ist die Amniozentese, bei der durch Punktion der Fruchtblase ohne Endoskopie Fruchtwasser für die pränatale Diagnostik gewonnen wird (→ 1983/S. 577).

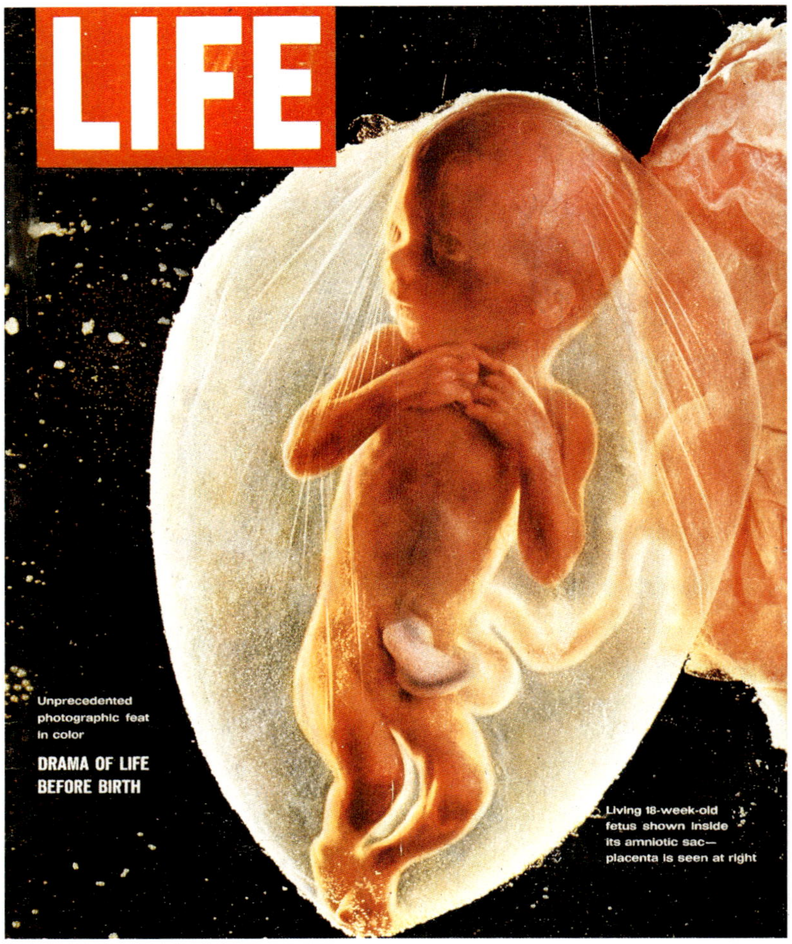

Erste Fotografie eines menschlichen Fetus, die in den Medien präsentiert wird (»Life«, Ausgabe vom 30. 4. 1965; fotografiert von Lennart Nilsson); solche Bilder geben Anlaß zu Diskussionen über das vorgeburtliche Leben.

Grenzen kindlicher Wahrnehmung vor der Geburt sind ungeklärt

Chronik Hintergrund

Die fotografischen Aufnahmen von werdenden Kindern im Uterus wecken das Interesse an der Erforschung des vorgeburtlichen Lebens. Dabei erhält die traditionelle Frage nach der Beseelung der Leibesfrucht neue Aktualität. Als (fiktive) Beseelungstermine gelten seit dem Hochmittelalter der 40. Tag für den männlichen und der 80. Tag für den weiblichen Fetus. Bis zu diesem Zeitpunkt (bzw. dem der ersten Kindsbewegungen) schien eine Art Fristenlösung bei der Abtreibung bis in die Neuzeit hinein nicht ausdrücklich verpönt. Die Fotografien bzw. Filmaufnahmen über die Bewegungen der Feten werden bis heute vor allem von Abtreibungsgegnern als überzeugender Beweis für menschliches Leben vor der Geburt angesehen, das wie nach der Geburt prinzipiell nicht angetastet oder gar ausgelöscht werden dürfe (→ 5. 6. 1974/S. 553).

Bereits seit den 1930er Jahren befaßte sich die »pränatale Psychologie« (heutige Bezeichnung) mit der Frage, inwieweit neben den rein somatischen Einflüssen auch psychische und psychosomatische Eindrücke auf die Leibesfrucht einwirken und hier bleibende Spuren hinterlassen. Manche Studien sehen den Zusammenhang zwischen schweren seelischen Störungen der Mutter und entsprechenden körperlichen Fehlbildungen bzw. (in späteren Stadien der Entwicklung des Fetus) psychosomatischen und psychischen Erkrankungen im späteren Leben des Kindes als erwiesen an, wenngleich auch nicht in der radikalen Form der »Imaginationslehre« der Renaissance (→ 1635/S. 178).

Die Stimme der Mutter und die Wahrnehmung ihres Pulsschlages scheint manchen Forschern für die gesunde Entwicklung des Kindes grundlegend zu sein. Intrauterine Erschütterungen (»Traumen«) sollen aus den neurotischen Symptomen und (Angst-)Träumen Erwachsener rekonstruiert oder durch »Hypnoanalyse« (Altersrückführung in Hypnose) direkt wiedererlebt werden können. Eine klare Grenzziehung zwischen Spekulation (Illusion) und gesicherter wissenschaftlicher Erkenntnis ist auf dem Gebiet der pränatalen Psychologie (bislang) nicht möglich.

Struktur der Antikörper wird aufgeklärt

Um 1965. Die Molekularstruktur der von Emil von Behring und Schibasaburo Kitasato 1890 (→ 4. 12. 1890/S. 333) entdeckten Antikörper wird aufgeklärt. Die grundlegenden Studien stammen von dem US-amerikanischen Immunologen Gerald M. Edelman (geb. 1929) und seinem britischen Kollegen Rodney R. Porter (1917–1985), die für ihre Leistung 1972 gemeinsam den Nobelpreis für Medizin erhalten.

Edelman ging 1957 an das Rockefeller Institute for Medical Research in New York, wo er 1960 mit einer Doktorarbeit über die Struktur des Gamma-Immunglobulins promovierte. In kontinuierlicher Forschung kann er mit seiner Gruppe bis 1969 die vollständige Aminosäurensequenz dieses für die Immunabwehr zentralen Proteinkörpers und seine Zusammensetzung aus Untereinheiten aufklären. Im selben Jahr erscheint Gerald M. Edelmans abschließender Bericht (zusammen mit fünf Koautoren verfaßt) über die Bindungsstruktur eines vollständigen Gamma-Immunglobulin-Moleküls.

Porter, der von 1960 bis 1967 Professor für Immunologie an der St. Mary's Hospital Medical School der Universität London ist (ab 1967 Leiter des Medical Research Council in Oxford), entwirft ein »Y-Modell« aus zwei Kettenpaaren und kann damit die Struktur des Immunglobulins und seine Wirkung bei der Immunabwehr erklären. Das Y-förmige Molekül des Antikörpers besitzt am Ende der beiden Arme eine Bindungsstelle, welche entsprechende »Epitope« an den Antigenmolekülen erkennt und diese somit binden kann. Porter führte bereits in den 50er Jahren eine Fraktionierung (Trennung) der Gammaglobuline von Kaninchen mit Hilfe der Chromatographie durch, eine Methode, die er 1955 in einer vorläufigen Mitteilung vorstellte. In einem Essay von 1967 faßt Porter das Wissen über den molekularen Aufbau von Antikörpern zusammen, wonach das Gamma-Immunglobulin aus vier Polypeptidketten besteht: »Diese bauen sich wie in allen Proteinen aus Strängen von Aminosäuren auf . . . Die vier Ketten sind so miteinander gepaart, daß das Molekül zwei identische Hälften umfaßt, die jeweils aus einer langen (schweren) und einer kurzen (leichten) Kette bestehen.«

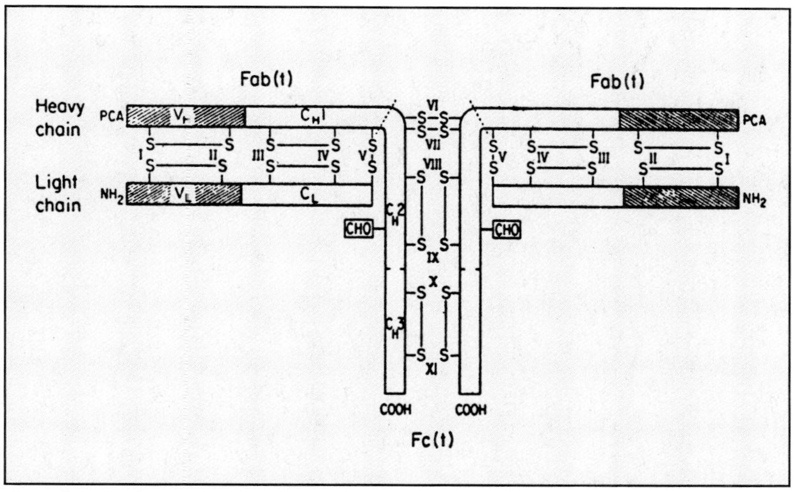

Anordnung der Ketten und Disulfid-Brücken im Gamma-G1-Immunglobulin-Molekül, einem Plasmaprotein, das als Antikörper der körpereigenen Abwehr dient (aus der Arbeit von Edelman und Mitarbeitern; 1969)

Patienten elektronisch überwacht

1965. In modernen Spezialkliniken der USA und Westeuropas werden Apparaturen zur elektronischen Überwachung bestimmter Patienten eingesetzt, die anfangs z. T. auch als »elektronische Krankenschwestern« bezeichnet werden.

Durch eine Fernsehanlage kann der Patient beobachtet werden, besondere Geräte registrieren Pulsfrequenz, Blutdruck, Temperatur und Herztätigkeit. Dies bedeutet einen Fortschritt in der lückenlosen Überwachung der Kranken auf Intensivstationen, insbesondere von Herzinfarktpatienten.

Die Geräte, die zunächst nur versuchsweise eingeführt werden und die Arbeit der Ärzte und Krankenschwestern unterstützen und ergänzen, werden zunehmend für die Einrichtung von Intensivstationen unentbehrlich. Hier werden akute Notfälle oder Patienten in kritischen Phasen schwerer chronischer Krankheiten betreut. Eine exakte Dauerüberwachung (Monitoring) mit entsprechenden Warnsystemen (mit optisch-akustischen Signalen) gewährleistet eine Kontrolle der Vitalfunktionen Atmung und Kreislauf.

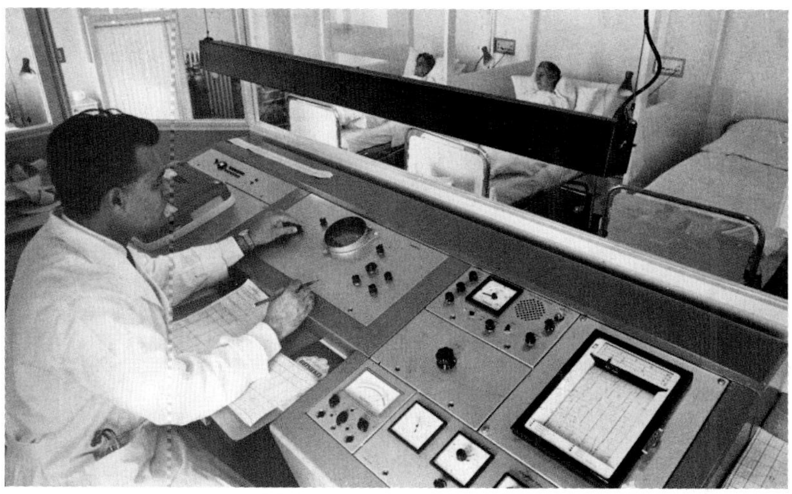

Wachstation zur Kontrolle Frischoperierter mit einer Beobachtungsbühne, von der aus das Pflegepersonal die Patienten im Blickfeld hat (Essen, 1965)

Soziale Dimension der Psychiatrie

Mai 1965. Der Wiener Psychiater und Psychotherapeut Hans Strotzka veröffentlicht das Buch »Einführung in die Sozialpsychiatrie«. Er will damit auf ein Defizit in Deutschland und Österreich aufmerksam machen, wo noch fast alles fehle, »was als Voraussetzung für eine sinnvolle Arbeit in dieser wichtigen Sparte notwendig wäre. Solche Voraussetzungen wären Lehrstühle der Sozialpsychiatrie und Forschungsstätten, wie sie etwa in den Universitäten von Yale, Columbia, Cornell, Harvard und California, in London und Edinburgh, in Paris, Amsterdam, Aarhus, Stockholm seit langem bestehen . . . vor allem fehlt eine entsprechende Berücksichtigung dieser Aspekte in der Ausbildung des Arztes und der anderen Gesundheits- und Sozialberufe.«

Sozialpsychiatrie ist nach der Definition von Strotzka »die Wissenschaft, die die Bedeutung der Sozialfaktoren für die seelische Gesundheit und Krankheit des einzelnen als auch ganzer Gruppen erforscht«. In der Nachkriegszeit entwickeln sich verschiedene Forschungsrichtungen:

▷ Die epidemiologische Forschung über die Häufigkeit und sozialen Bedingungen psychischer Störungen

▷ Die gruppendynamische Richtung, die für die praktische Rehabilitation psychisch Kranker wichtig ist

▷ Die Mental-Health- bzw. Psychohygienebewegung, die Programme zur Prophylaxe von Geisteskrankheiten und zur Reform psychiatrischer Fürsorge (»Community care«, Gemeindepsychiatrie) entwickelt.

Strotzka ist ein Pionier der Sozialpsychiatrie im deutschsprachigen Raum, der sich insbesondere mit der psychischen Situation von Flüchtlingen auseinandersetzt. So leitete er 1956 bis 1958 die Arbeitsgruppe für ungarische Flüchtlinge der Österreichischen Gesellschaft für Psychohygiene und war von 1959 bis 1960 Berater des Hochkommissars der UNO für Flüchtlinge in Genf (Rehabilitation geschädigter Lagerflüchtlinge). Von 1971 bis 1988 ist Hans Strotzka Inhaber des Lehrstuhls für Psychotherapie an der Wiener Universität.

Pflegegesetz soll Beruf aufwerten

21. September 1965. Das Krankenpflegegesetz tritt in der Bundesrepublik in Kraft. Es soll die Berufsausübung gesetzlich schützen und die Zugangsvoraussetzungen zur Ausbildung definieren. Erstmals werden alle krankenpflegerischen Berufe in einem Gesetz zusammengefaßt und damit die bislang besonderen Pflegeberufe (z. B. »Geisteskrankenpflege«) integriert.

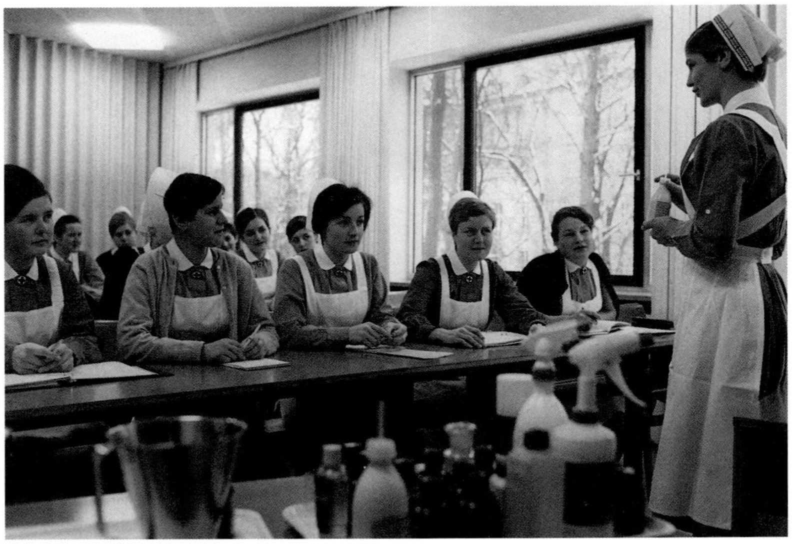

Krankenschwesternausbildung in der Bundesrepublik; der Weltbund der Krankenschwestern fordert 1965 eine Verbesserung der Ausbildung weltweit.

Das Gesetz legt jedoch nicht die Ausübung der Krankenpflege fest, sondern beschränkt sich auf die Regelung der berechtigten Führung bestimmter Berufsbezeichnungen in der Krankenpflege. Es unterscheidet grundsätzlich die Krankenpflege im engeren Sinn (»Krankenschwester«, »Krankenpfleger«, »Kinderkrankenschwester«) von der Krankenpflegehilfe (»Krankenpflegerhelfer/in«). Die Führung dieser Berufsbezeichnungen hängt von dem Absolvieren der entsprechenden Ausbildung und einer staatlichen Prüfung ab.

Als Vorbildung für die Aufnahme in die Krankenpflegeschule empfiehlt die Deutsche Krankenhausgesellschaft Abitur, »mittlere Reife« oder einen Volksschulabschluß mit erfolgreichem Besuch einer dreijährigen Pflegevorschule. Die theoretische und praktische Ausbildung in der Krankenpflege dauert drei Jahre, wobei der theoretische Unterricht durch Ärzte und (Lehr-)Schwestern alle für die Krankenpflege wichtigen Fächer umfaßt, einschließlich z. B. Anatomie, Physiologie und Strahlenkunde (1050 bis 1500 Stunden; zusätzlich 400 bis 600 Stunden theoretischer Unterricht im Krankenhaus). Die praktische Ausbildung umfaßt die Pflegetätigkeit auf den Stationen in grundlegenden Fachabteilungen mit insgesamt 88 bis 120 Wochen Dienst. Die Prüfung wird vor einem staatlichen Prüfungsausschuß abgelegt, der bei der Kranken- bzw. Kinderkrankenpflegeschule eingerichtet wird.

Auch die einjährige Ausbildung in der Krankenpflegehilfe (»Pflegehelferin«) ist mit einer staatlichen Prüfung abzuschließen.

Der Pflegenotstand, Dauerproblem der deutschen Krankenhäuser

Chronik Hintergrund

Ein wichtiges Motiv zur Aufwertung der Krankenpflege im allgemeinen und des Schwesternberufes im besonderen durch das Krankenpflegegesetz von 1957 und seine Novellierung von 1965 ist der spürbare Mangel an Pflegekräften in den Krankenanstalten der Bundesrepublik. Die gesetzliche Verschärfung der Anforderungen soll das betreffende Berufsfeld attraktiver machen und insbesondere zu geregelter Arbeitszeit und Gehaltsaufbesserung führen. Daneben werden – analog der Anwerbung von »Gastarbeitern« in den unter Arbeitskräftemangel leidenden Industriebetrieben (»Wirtschaftswunder«) – auch ausländische »Pflegegastarbeiterinnen« zu einer Tätigkeit in der Bundesrepublik animiert, insbesondere auch christliche Ordensschwestern. Das Krankenpflegegesetz schließt keineswegs nicht examinierte Pflegepersonen von der Tätigkeit aus, sondern regelt lediglich die Berufsbezeichnung. Den Volksschülerinnen (später Hauptschule) wird weiterhin der Zugang zum Pflegeberuf offengehalten und die Berufsbezeichnung der »Pflegehelferin« nach einer staatlichen Prüfung zuerkannt.

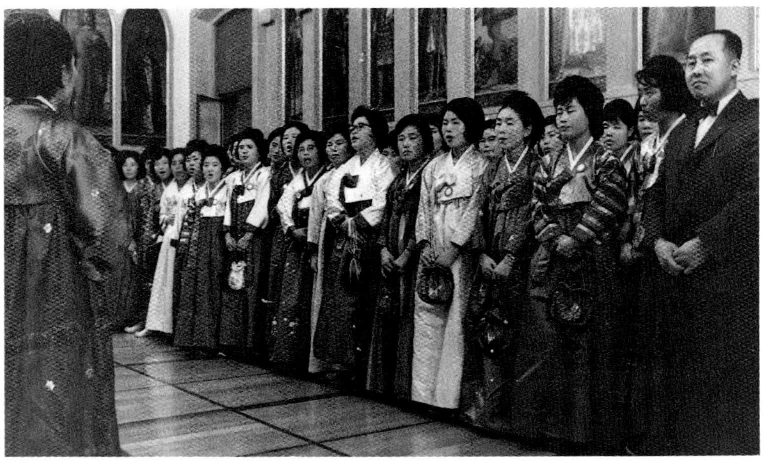

Krankenschwestern aus Korea beim Empfang der Stadt Frankfurt am Main am 31. Januar 1966; sie sollen den Pflegekräftemangel ausgleichen.

1966

Der Heidelberger Medizinstatistiker Herbert Immich publiziert nach langjähriger Vorarbeit den »klinischen Diagnoseschlüssel«. Er wird im deutschsprachigen Raum zum meistbenutzten Hilfsmittel zur numerischen Erfassung von Krankheiten.

Der Frauenarzt und Psychotherapeut Hans Molinski wird in Düsseldorf Leiter einer psychosomatischen Abteilung an der Universitätsfrauenklinik, die erste ihrer Art in Deutschland.

Die Abteilung für Kinderchirurgie an der Chirurgischen Universitätsklinik in Heidelberg wird eingerichtet. Leiter wird Professor Waldemar Hecker.
→ S. 531

Zur klinischen Feststellung des Todes führt die französische Akademie der Medizin den Hirntod statt des Herzstillstands als Kriterium ein.
→ S. 531

Im Jahr 1966 sterben in den USA nach der vom National Safety Council am 9. Februar 1967 veröffentlichten Statistik 52 000 Menschen bei Verkehrsunfällen, eine neue Rekordzahl.

Seit 1966. Das sog. Frankfurter System des organisierten Rettungsdienstes wird mit drei Notarztwagen praktiziert. Der Notfallort im Stadtbereich wird im Durchschnitt innerhalb von sieben Minuten nach Eingang der Notfallmeldung erreicht.

29. 1. Bei der Osteosynthese wird die »dynamische Kompressionsplatte« (DCP), auch Spanngleitlochplatte genannt, erstmals von dem schweizerischen Chirurgen Martin Allgöwer in Chur bei der Operation von Knochenbrüchen eingesetzt (→ 1958/S. 510).

10. 5. Der US-Bundesstaat Massachusetts zieht das 87 Jahre alte Verbot der Verbreitung von empfängnisverhütenden Mitteln und Informationsmaterialien zur Geburtenkontrolle zurück.

26. 6. Die US-Amerikaner Maurice Hilleman und Eugene Buynak geben in West Point (Pennsylvania) die Entwicklung eines Lebendimpfstoffes gegen die Mumpsviren bekannt.

16. 8. Der US-amerikanische Herzchirurg Michael De Bakey (Houston) setzt bei der 37jährigen Esperanta de Valle Vasquez vorübergehend einen künstlichen linken Herzventrikel (»bypass pump«) ein, der zwei Tage später wieder entfernt wird. Am 6. September kann die Patientin geheilt nach Mexiko zurückkehren.

18. 10. Die Deutsche Gesellschaft für Medizinische Dokumentation und Statistik (GMD) wird in Stuttgart gegründet.

Kinderchirurgie wird selbständiges Fach

1966. An der Chirurgischen Universitätsklinik in Heidelberg wird auf Initiative des Lehrstuhlinhabers für Chirurgie Fritz Linder (geb. 1912) eine selbständige Abteilung für Kinderchirurgie mit einer außerplanmäßigen Professur eingerichtet, auf die der Kinderchirurg Waldemar Hecker (geb. 1922) berufen wird.

Er übernimmt 1969 an der Universität München den ersten Lehrstuhl für Kinderchirurgie in Deutschland im Dr.-von-Haunerschen Kinderspital. Damit ist die Kinderchirurgie als selbständiges Fach im Rahmen der Medizinischen Fakultät etabliert.

1973 richtet die Universität Heidelberg einen weiteren Lehrstuhl für Kinderchirurgie ein, Ordinarius wird Roland Daum (geb. 1929). Weitere Lehrstühle im Rahmen chirurgischer Universitätskliniken folgen u. a. in Düsseldorf, Mainz, Berlin-Steglitz, Homburg, Erlangen.

Chirurgische, pädiatrische und pflegerische Gesichtspunkte begründen die Notwendigkeit einer besonderen Chirurgie für Kinder, insbesondere die operative Behandlung von Mißbildungen, Organstörungen und Verletzungen von Säuglingen und Kleinkindern.

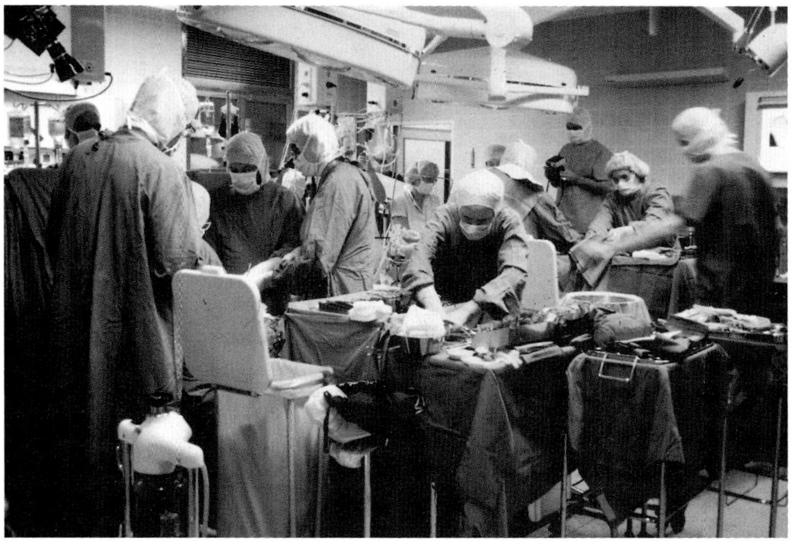

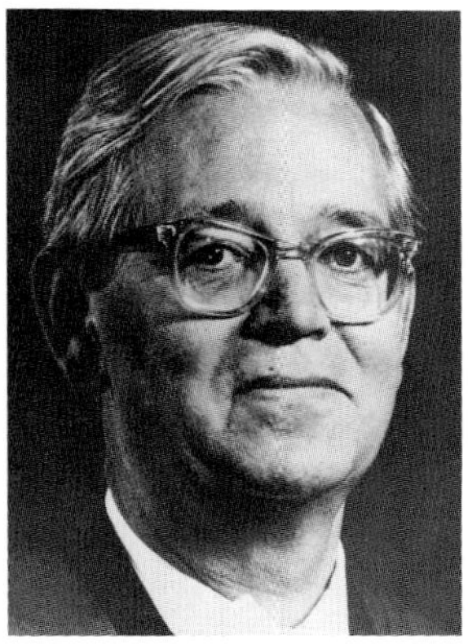

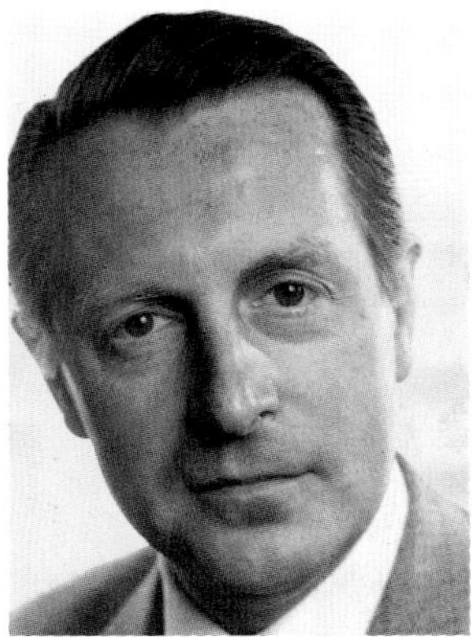

△ Operationssaal des Dr.-von-Haunerschen-Kinderspitals

◁◁ Fritz Linder gibt der Chirurgie wichtige Impulse (Foto 1970).

◁ Waldemar Hecker, Lehrstuhlinhaber für Kinderchirurgie

Los der Kinder im Krankenhaus

Chronik Hintergrund

In den 60er Jahren erscheinen Kinderbücher zur Gesundheitserziehung, die auch über die Situation des Kindes im Hospital aufklären und damit Ängste vor einem Krankenhausaufenthalt vermindern wollen. So erschien u. a. 1961 das aus dem Schwedischen übersetzte Bilderbuch »Das fröhliche Krankenzimmer«.

Doch erst Anfang der 70er Jahre werden zu dieser Thematik – im Zusammenhang mit dem neu entstandenen Interesse an psychologischen und sozialen Fragen der Kindheit – in der Öffentlichkeit Verbesserungen zur Situation von Kindern vorgeschlagen und schließlich vom Verein »Kind im Krankenhaus« in Aktionen umgesetzt. Gerd Biermann, der als einer der ersten Kinderärzte in Deutschland die kindgemäße Unterbringung im Krankenhaus verlangte, veröffentlicht 1972 (zusammen mit Renate Biermann) das Kinderbuch »Gabi geht ins Krankenhaus«.

Der »Hirntod« soll den Todeszeitpunkt neu definieren

1966. Die französische Akademie der Medizin setzt als eine der ersten medizinischen Fachgruppen zur klinischen Definition des Todeseintritts den irreversiblen Ausfall der Hirnaktivität an die Stelle des Herzstillstandes. In der Bundesrepublik legt der wissenschaftliche Beirat der Bundesärztekammer 1982 verbindliche »Entscheidungshilfen zur Feststellung des Hirntodes« vor.

Der Begriff des »Hirntodes« ist für die Frage entscheidend, bis zu welchem Zeitpunkt eine intensivmedizinische Behandlung angezeigt ist und ab wann ihr Abbruch ethisch vertretbar bzw. geboten erscheint. Außerdem ist er für die Organtransplantation von zentraler Bedeutung, da er den Zeitpunkt der Entnahme eines (»lebensfrischen«) Organs beim (klinisch d. h. hirntoten) Spender definiert (→ S. 511).

Bei einer Unterbrechung der Sauerstoffzufuhr zum Gehirn durch Ersticken oder Herzkreislauf-Stillstand kommt es zu einem schrittweisen Ausfall der Hirnfunktionen. Außerdem tritt – abhängig von der Körpertemperatur – nach drei bis zehn Minuten neben einer Bewußtlosigkeit (Koma) ein irreversibler Atemstillstand ein. Mit Hilfe der künstlichen Beatmung können jedoch Herz und Kreislauf sowie andere Organfunktionen stunden- oder tagelang aufrechterhalten werden. Dennoch hat in medizinischer, juristischer und ethischer Hinsicht der betreffende Mensch als Leichnam zu gelten, da mit dem unwiderruflichen »Hirntod« seine Individualität nicht mehr existiert.

Der Begriff des Hirntodes ist identisch mit dem des »Coma dépassé«, womit die beiden französischen Autoren P. Mollaret und M. Goulon 1959 erstmals den Hirntod klinisch beschrieben. Seither wurden immer wieder von medizinischen Gesellschaften entsprechende Kriterien angegeben. So gibt ein »Ad Hoc Committee of the Harvard Medical School« unter Federführung von Henry K. Beecher 1968 neben der absoluten Bewußtlosigkeit und Unerregbarkeit, der Bewegungslosigkeit und des Atemstillstands, der absoluten Reflexlosigkeit (Hirnstammreflexe erloschen) auch das Kriterium einer Nullinie im EEG an, die auch 24 Stunden später keine Veränderung aufweist.

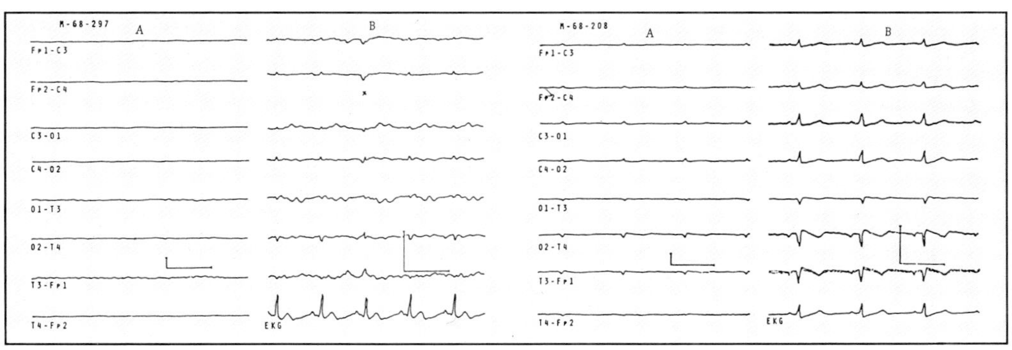

Zur EEG-Diagnostik (A) des Hirntodes, mit EKG (B): Pseudoisoelektrisches EEG (l.), das eine »Null-Linie« (d. h. Hirntod) vortäuscht; das echte isoelektrische EEG (r.) zeigt den Hirntod an.

1967

Die Methadon-Erhaltungstherapie wird zunächst in den USA zur Bekämpfung der Heroinsucht entwickelt (→ 1. 3. 1988/ S. 590).

Das College of General Practitioners (Ausbildungsinstitut für Allgemeinpraktiker) in London nimmt den Unterrichtsbetrieb auf. Damit wird die Allgemeinmedizin, wie sie herkömmlich der praktische Arzt betreibt, in Großbritannien als medizinische Disziplin aufgewertet (→ 1971/S. 547).

5. 1. Erstmals wird in New York eine Kohlendioxid-Düse benutzt, um arteriosklerotisch verengte Koronararterien während einer Herzoperation zu reinigen.

7. 2. Der US-amerikanische Immunologe Thomas Marchioro berichtet, daß Antilymphozytenserum, das von Pferden gewonnen wird, die Abstoßungsreaktion bei Nierentransplantationen wesentlich unterdrückt.

5. 3. Nach den Mitteilungen des Bellevue Hospitals in New York werden zunehmend LSD-Konsumenten in die Psychiatrie eingeliefert. → S. 534

15. 3. In der medizinischen Fachzeitschrift »British Medical Journal« veröffentlichen zwei Neurologen einen Artikel, worin sie einen Zusammenhang zwischen der oralen Kontrazeption (»Antibabypille«) und dem Auftreten eines Schlaganfalles als erwiesen ansehen.

Mai. Die erste aortokoronare Bypass-Operation (AKB) wird durch den argentinischen Chirurgen René G. Favaloro in Ohio durchgeführt. Sie wird zur häufigsten Herzoperation. → S. 534

6. 7. Die nigerianische Armee beginnt mit der militärischen Intervention in der abgefallenen Ostregion Biafra. Das Internationale Komitee vom Roten Kreuz liefert Hilfsgüter an die hungernde Bevölkerung Biafras. → S. 535

9. 10. Der kubanische Arzt und Politiker Ernesto »Che« Guevara Serna wird als Guerillakämpfer in Bolivien erschossen. Er war auf dem Gebiet der Politik der bekannteste Arzt im 20. Jahrhundert.

25. 11. Die neu gegründete Deutsche Gesellschaft für Perinatale Medizin hält ihre erste wissenschaftliche Sitzung in Berlin unter Leitung ihres Begründers und ersten Vorsitzenden Erich Saling ab. → S. 534

3. 12. Der südafrikanische Chirurg Christiaan N. Barnard führt die erste Herztransplantation am Menschen im Groote-Schuur-Krankenhaus in Kapstadt durch. → S. 532

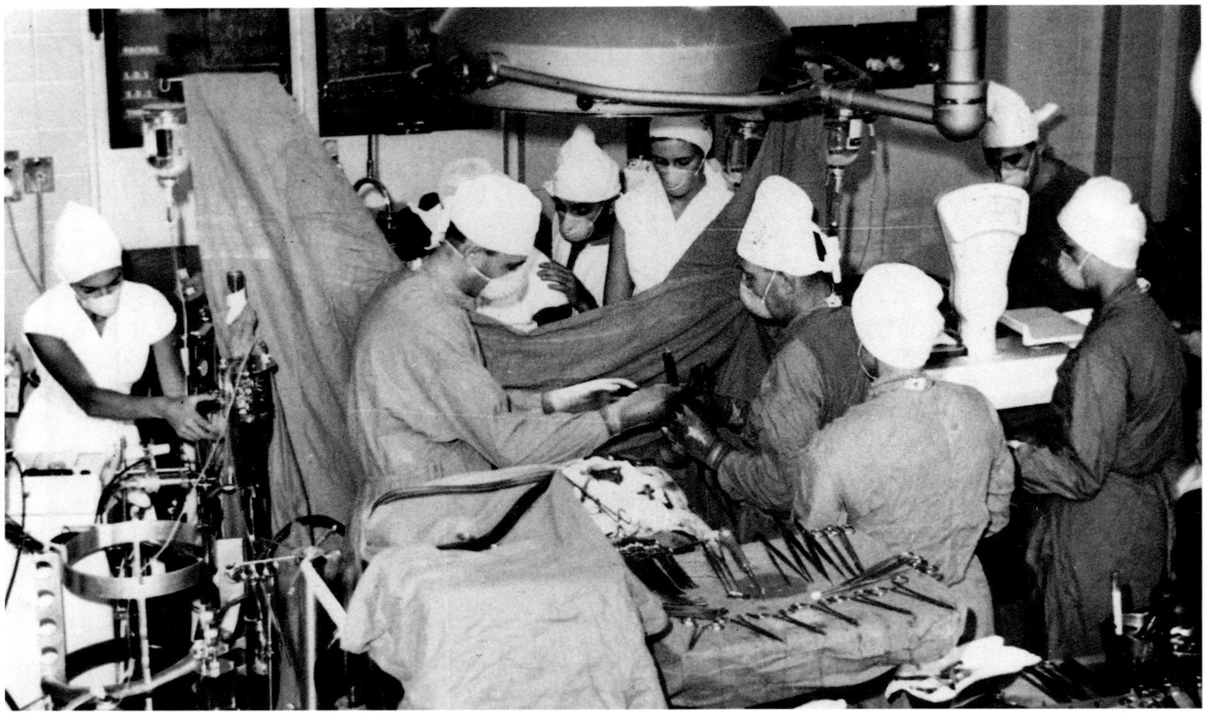

Das Operationsteam des Herzchirurgen Christiaan Barnard in Kapstadt (Südafrika) bei der Arbeit

Erste Herztransplantation beim Menschen

3. Dezember 1967. Am Groote-Schuur-Krankenhaus in Kapstadt (Südafrika) transplantiert der Chirurg Christiaan Neethling Barnard (geb. 1922) erstmals ein Herz von Mensch zu Mensch. Es wurde Denise Darvall, dem Opfer eines Verkehrsunfalls, entnommen und dem 54jährigen Lebensmittelhändler Louis Washkansky eingesetzt. Die Operation glückt, der Patient stirbt jedoch 18 Tage später an einer nicht beherrschbaren Infektion.

Barnard, der über Nacht weltberühmt wird, wurde am 8. November 1922 in Beaufort West als Sohn eines burischen Predigers der Heilsarmee geboren, studierte in Kapstadt Medizin und ging mit einem Stipendium nach Minneapolis zu dem berühmten Herzchirurgen Clarence Walton Lillehei (geb. 1918), der die kontrollierte »cross circulation« in die Herzchirurgie einführte (→ 26. 3. 1954/S. 501). Mit 40 Jahren wurde Barnard Professor für Thoraxchirurgie am Groote-Schuur-Krankenhaus. Bei einem zweiten Aufenthalt in den USA lernte er in Richmond (Virginia) den Transplantationschirurgen Richard Lower kennen, der bereits seit 1959 zusammen mit seinem Kollegen Norman E. Shumway an den Problemen der Herztransplantation arbeitet. 1967 sind die US-amerikanischen Forscherteams für die erste Herztransplantation vorbereitet und stehen, wie Shumway im November schreibt, »an der Schwelle zur ersten Herztransplantation von Mensch zu Mensch«. Barnard kommt jedoch den US-Amerikanern zuvor.

Bereits drei Tage nach Barnards Pioniertat, am 6. Dezember 1967, transplantiert der New Yorker Chirurg Adrian Kantrowitz vom Maimonides Hospital Brooklyn einem neugeborenen Mädchen ein Herz; das Kind stirbt sechs Stunden nach der Operation. Am 2. Januar 1968 führt Barnard an dem todkranken Zahnarzt Philip Blaiberg seine zweite Herztransplantation durch; das Organ wird dem schwarzen Spinnereiarbeiter Clive Haupt entnommen. Blaiberg lebt nach dem Eingriff länger als 19 Monate.

1968 kommt es weltweit zu einem Boom der Herzverpflanzungen. Die Einjahresüberlebensrate liegt nur bei etwa 20% (→ 18. 6. 1969/S. 541).

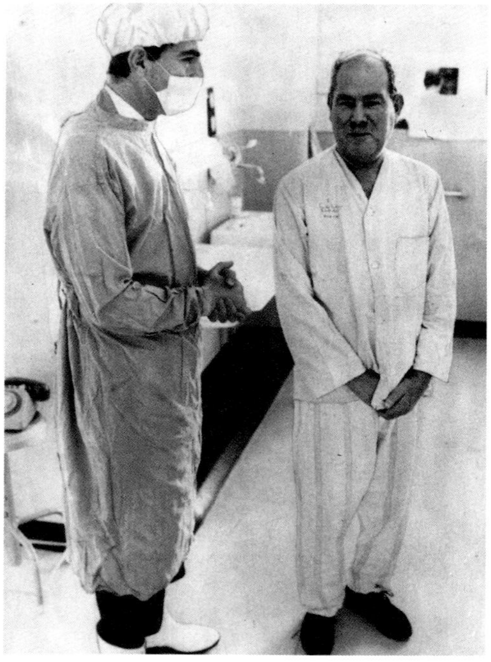

Der Zahnarzt Philip Blaiberg (r.) neben Christiaan Barnard am 14. Februar 1968 im Groote-Schuur-Krankenhaus in Kapstadt; der zweite Mensch mit einem transplantierten Herzen läßt sich hier zum ersten Mal seit seiner Herzoperation fotografieren. Zugleich erklärt der erfolgreiche Herzchirurg vor Pressevertretern, daß der Zustand des einzigen lebenden Menschen mit einem fremden Herzen so zufriedenstellend sei, daß der Patient Blaiberg innerhalb von zwei Wochen aus dem Krankenhaus entlassen werden könne. Barnard eröffnete 1967 einen sensationsheischenden Wettlauf der Transplantationsteams.

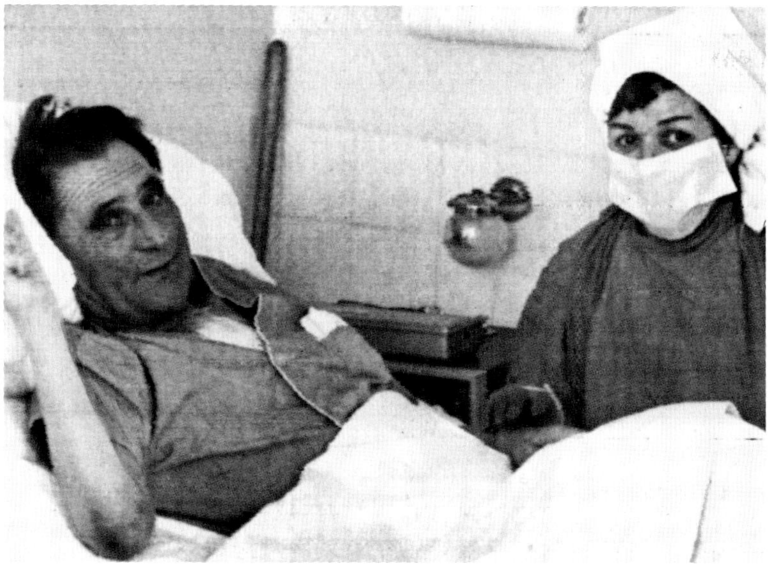

Louis Washkansky mit seiner Frau im Krankenhaus; der Lebensmittelhändler stirbt 18 Tage nach der Operation am 21. Dezember 1967 an einer Infektion.

Nach fünf Stunden ist die Operation beendet

Chronik Protokoll

Den Ablauf der ersten Herztransplantation am Menschen, schildert Robert B. Richardson in seinem 1969 erschienenen Buch zur Geschichte der Herzchirurgie »The Surgeon's Heart« folgendermaßen:

»Als in der Nacht vom 2. auf den 3. Dezember 1967 ein 24jähriges Mädchen mit schweren Kopfverletzungen sterbend eingeliefert wurde, war Washkansky bereit. Er war ein 54jähriger Diabetiker, der 1959, 1960 und 1965 Herzanfälle erlitten hatte, die sein Herz irreparabel zerstörten. Er litt nun an einem unbehandelbaren Herzfehler und stimmte voller Hoffnung der in Aussicht gestellten Herztransplantation zu.

Das Mädchen hatte eine mit Washkansky kompatible Blutgruppe und ein ähnliches Leukozytenantigen-Muster . . .

In den frühen Morgenstunden des 3. Dezember wurde Washkansky zum OP gebracht und anästhesiert . . . Inzwischen war das Mädchen in einen benachbarten OP gebracht worden, nachdem ein Neurochirurg bestätigt hatte, daß ihre Gehirnverletzungen unbehandelbar waren. Nachdem sie für tot erklärt worden war, schloß man sie an eine Herzlungenmaschine an und kühlte sie auf 26 °C ab. Dann klemmte man ihre Aorta ab, so daß nur ihr Herz gekühlt wurde. Dies wurde so lange fortgesetzt, bis dessen Temperatur auf 16 °C gefallen war. Innerhalb von zwei Minuten wurde es entfernt, in eine Schale mit physiologischer Kochsalzlösung von 10 °C gelegt und zum anderen OP gebracht, wo es nach einer Zwischenzeit von nur vier Minuten wiederum von Blut durchströmt wurde.

Inzwischen befand sich Washkansky an einer Lillehei-DeWall-Herzlungenmaschine; die extrakorporale Abkühlung begann, und als seine Temperatur (mittlere Speiseröhre) 30 °C erreichte, wurde das Herz herausgeschnitten. Gemäß der Operationsmethode von Shumway spaltete Barnard das Vorhofseptum so dicht wie möglich an den Herzkammern und beließ Vorhofmanschetten um die eintretenden Venen. Er brachte das Spenderherz in Form und nähte es in seinem neuen Sitz ein. Zunächst fügte er den linken Vorhof, dann den rechten und die Pulmonalarterien zusammen. Jetzt wurde die Durchflutung des Spenderherzens beendet und die Aorta angeschlossen. Die Wiedererwärmung begann. Als die Temperatur (mittlere Speiseröhre) 36 °C erreichte, stellte der erste Elektroschock eines Defibrillators eine gute Kammerkontraktion in einer Frequenz von 120 Schlägen pro Minute her. Die Wiederaufwärmung wurde daraufhin nach 15 Minuten fortgesetzt . . .

Das Spenderherz hatte um 3.01 Uhr den OP erreicht, um 6.13 Uhr war die Operation beendet.«

Das Herz, ein mit Gefühlen besetztes Organ

Chronik Hintergrund

Die erste Herztransplantation von Mensch zu Mensch wirft neben medizinischen und medizintechnischen Problemen grundsätzliche Fragen der Psychologie und Ethik auf. Abgesehen vom Gehirn wurde kein anderes Organ im Verlauf der Medizingeschichte so stark beachtet wie das Herz.

Als Zentralorgan wurde ihm schon immer eine besondere z. T. magische Bedeutung für Leib und Seele zugeschrieben, wie sie heute noch in bestimmten Metaphern und Sprichwörtern zum Ausdruck kommt. So zögerten trotz tierexperimenteller Vorstudien zahlreiche Chirurgen zunächst, eine Transplantation am Menschen vorzunehmen, da sie den Widerstand der Gesellschaft fürchteten. Der US-amerikanische Herzchirurg Norman E. Shumway (geb. 1923) schrieb vor der ersten Verpflanzung: »Viele gefühlsmäßige Probleme sind mit dem Herzen verbunden. Aber die Öffentlichkeit befindet sich auf dem Weg zu einer liberaleren Haltung . . .«

Der Euphorie der ersten Transplantationen im Jahr 1968 folgt die Ernüchterung wegen der immunologischen Abstoßungsreaktion. Nur wenige Patienten überleben den Eingriff länger als ein Jahr. Hinzu kommen ethische Bedenken wegen der Todeszeitbestimmung beim Spender (→ 1966/ S. 531), die gerade in der Anfangszeit Pflegepersonen und Operateure in Gewissenskonflikte versetzt. So schreckte der US-amerikanische Chirurg James Daniel Hardy (geb. 1918) am 23. Januar 1964 davor zurück, die Beatmung eines möglichen Spenders zu beenden und implantierte seinem Patienten statt dessen – erfolglos – ein Schimpansenherz.

Erst in den 80er Jahren wird die Herztransplantation – mit Fünfjahresüberlebensraten von 50 bis 70% – zur relativ akzeptierten Routineoperation. Künstliche Herzen als langfristiger Organersatz sind bis heute nicht entwickelt.

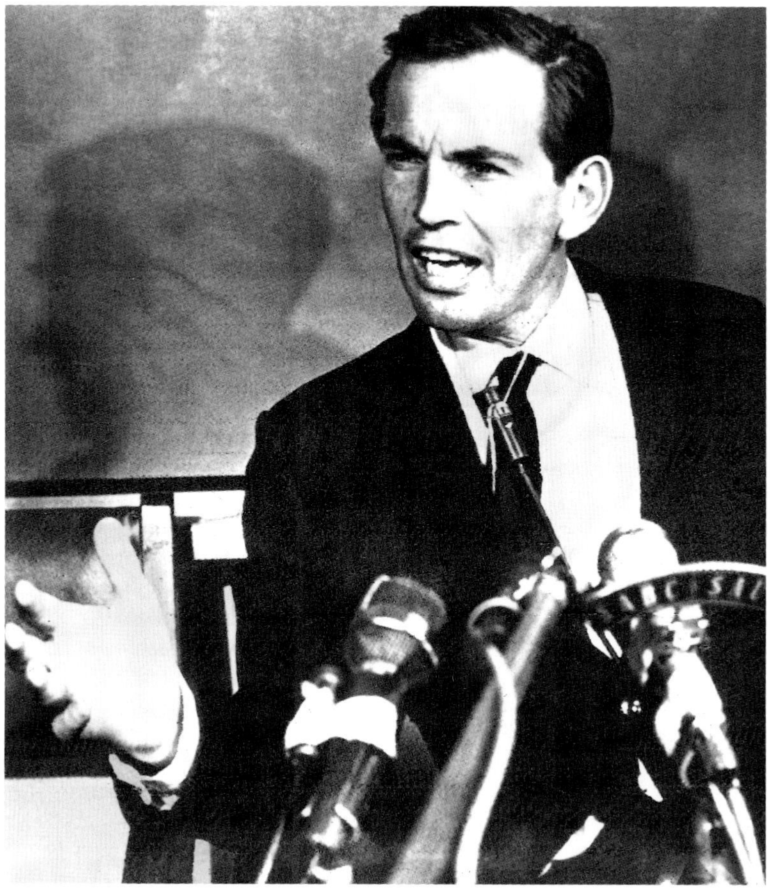

Nach seiner zweiten Herztransplantation gibt der südafrikanische Herzchirurg Christiaan N. Barnard am 4. Januar 1968 eine Pressekonferenz.

Venen ersetzen Herzkranzgefäße

Mai 1967. Der argentinische Herzchirurg René G. Favaloro führt an der Cleveland Clinic in Ohio (USA) bei einer 51jährigen Patientin, die einen Verschluß der rechten Koronararterie erlitten hat, erstmals eine sog. aortokoronare Bypass-Operation (AKB) durch.
Er implantiert ein Venenstück, mit dem der unterbrochene Kreislauf überbrückt wird (Überbrückungsanastomose). Favaloro entnimmt der Patientin ein Stück aus der Beinvene (Vena saphena) und verbindet damit die betreffenden Arterienabschnitte. Dieser Eingriff am Herzen erfolgt bei normaler Körpertemperatur und mit Hilfe des extrakorporalen Kreislaufs (Herz-Lungen-Maschine).
Die AKB wird in der Folgezeit zur häufigsten Herzoperation: In den USA steigt die Zahl der Eingriffe pro Jahr von 1971 bis 1981 von 24 000 auf 160 000. In der Bundesrepublik machen 1981 solche Bypass-Operationen etwa die Hälfte aller Eingriffe am offenen Herzen aus (genau: 5899 zu 13 628), Mitte der 80er Jahre werden jährlich ca. 10 000 AKB vorgenommen.
Die Popularität der AKB gründet sich auf die Erfolge bei der ansonsten kaum behandelbaren chronischen Angina pectoris. Bestimmte Patientengruppen, so sagten (zunächst) statistische Studien, können sogar eine Verlängerung ihrer Lebenserwartung erzielen. Dem widersprechen später andere Untersuchungen, z. B. die »coronary artery surgery study« (CASS-Studie) von Bethesda, Maryland (USA) im Jahr 1983, wonach die Bypass-Chirurgie gegenüber der konservativen Behandlung der koronaren Herzkrankheit langfristig keine besseren Resultate erbringen kann. Heute wird deshalb vielfach die weniger aufwendige direkte Auflösung eines frischen Koronararterienverschlusses mit Hilfe eines Katheters (selektive intrakoronare Thrombolyse) der AKB vorgezogen (→ 1980/S. 569).

Bypass-Operation

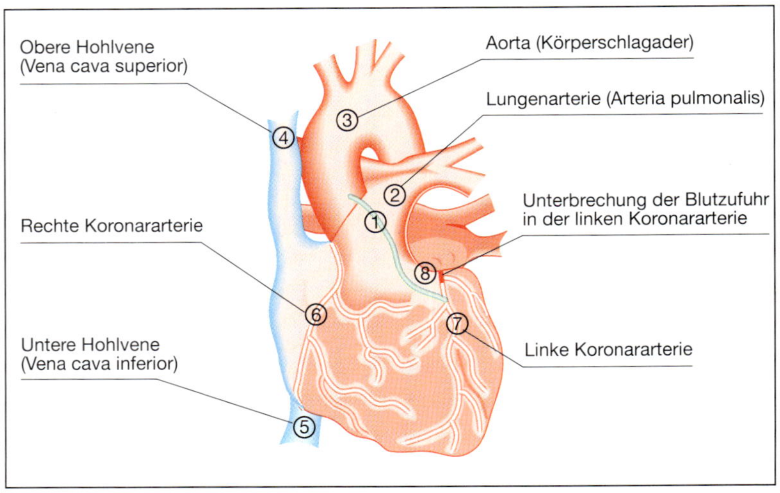

Das Prinzip der Bypass-Operation besteht darin, das verlegte Herzkranzgefäß von der Aorta her zu überbrücken: Ein gesunder Abschnitt aus der Vena saphena (Beinvene) des Patienten (1) wird mit einem Ende in die Aorta (3) eingenäht, das andere Ende wird mit der blockierten Koronararterie (7) unterhalb der Blockade (8) verbunden.

© Harenberg

LSD – Modedroge der Hippiebewegung

5. März 1967. Wie der US-amerikanische Arzt Donald Louria vom Bellevue Hospital in New York City mitteilt, wurden während der vergangenen 18 Monate mehr als 130 LSD-Konsumenten als psychiatrische Patienten eingeliefert. Die gesundheitlichen Schäden infolge LSD-Mißbrauchs werden zunehmend diskutiert. So berichtet Maimon Cohen von der New York State University School of Medicine (Buffalo) im März 1967, daß es Anzeichen dafür gebe, daß LSD die Keimzellen schädige.
Das LSD (Lysergsäure-Diäthylamid), ein synthetisch gewonnenes Alkaloid (→ Frühjahr 1943/S. 469), erzeugt als Rauschdroge neben vegetativen und motorischen Sensationen bzw. Störungen insbesondere Halluzinationen mit visionärem bzw. mystischem Erleben. Die traumartige »psychedelische Bewußtseinserweiterung« erscheint den Angehörigen der Hippiebewegung der 60er Jahre in USA und Europa besonders attraktiv.
Es ist umstritten, inwieweit die sog. LSD-Psychose als eine Art experimentelle Schizophrenie psychotherapeutisch eingesetzt werden kann, wie dies einige Psychiater versuchten.

Spezialisten für »Risikogeburten« und »Risikokinder«

25. November 1967. Die 1967 gegründete Deutsche Gesellschaft für Perinatale Medizin hält in Berlin ihre erste wissenschaftliche Sitzung ab. Ihr Gründer und erster Vorsitzender, Erich Saling, umreißt in seiner Begrüßungsansprache die Notwendigkeit der Perinatologie (von griech. peri = um . . . herum; lat. natus = Geburt): »Die Perinatalperiode ist der gefährlichste Zeitabschnitt im menschlichen Leben. Sie umfaßt beim ausgetragenen Kind rund dreizehn Wochen . . . Bei kritischer Betrachtung muß man feststellen, daß die Fürsorge um das Kind in der Perinatalperiode, wie sie heute praktiziert wird, immer noch zu den rückständigsten Gebieten in der medizinischen Versorgung zählt.«
Zielsetzung der zwischen Geburtshilfe und Kinderheilkunde angesiedelten Perinatalmedizin bzw. Neonatologie ist die Senkung der Neugeborenensterblichkeit sowie der Zahl der Geburtsschäden, wie sie insbesondere bei sog. Risikogeburten (Risikoschwangerschaften) bzw. Risikokindern (z. B. bei Querlage bzw. bei Früh- und Mehrlingsgeburten) auftreten. Heute ist die Bundesrepublik flächendeckend mit Perinatalzentren versorgt.

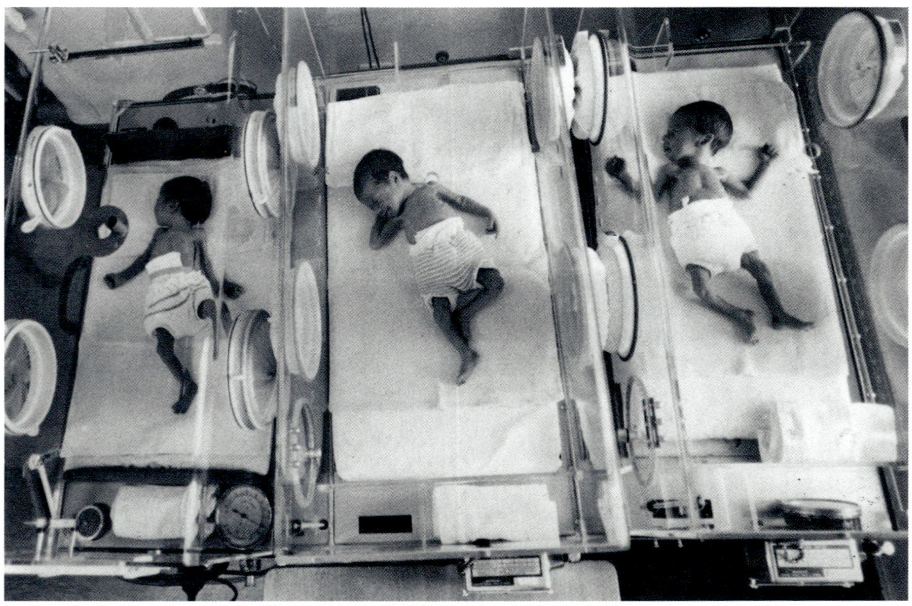

Frühgeborene Drillinge im Inkubator (»Brutkasten«) im Krankenhaus von Affoltern, einem Vorort von Zürich (1966); die Kinder einer 25jährigen Frau aus Berlin wurden mehr als zwei Monate vor dem normalen Geburtstermin geboren. Die Perinatalmedizin bzw. Neonatologie wird in den 60er Jahren ausgebaut, um gefährdete Kinder, insbesondere Frühgeborene (»Frühchen«) adäquat betreuen zu können und damit die Neugeborenensterblichkeit zu senken. Die Gefahr von Dauerschäden bei »Frühchen« ist erheblich.

Rotes Kreuz hilft Hungernden in Biafra

6. Juli 1967. Mit dem Einmarsch Nigerias in die separatistische Ostregion beginnt ein Bürgerkrieg, der 1970 mit der Kapitulation Biafras endet. Zahlreiche Hilfsorganisationen versuchen, die Leiden der Zivilbevölkerung zu lindern.

Das Internationale Komitee vom Roten Kreuz (IKRK) errichtet drei Luftbrücken, um Lebensmittel und Medikamente nach Biafra zu bringen. Die Provinz, die sich am 30. Mai 1967 von Nigeria unabhängig erklärt hat, ist von jeder Versorgung abgeschnitten. Bis zu 100 t Hilfsgüter täglich werden in ein Gebiet von der Größe Hessens gebracht, in dem sich der größte Teil der Biafraner zusammendrängt. Die Versorgung, die häufig durch nigerianische Angriffe unterbrochen wird, reicht jedoch nicht aus: 6000 Menschen verhungern schätzungsweise pro Tag. Ein Großteil der 14 Mio. Einwohner in dem eingeschlossenen Gebiet leidet an einer chronischen Mangelernährung (Malnutrition).

Auch das Deutsche Rote Kreuz (DRK) ist an den Hilfsaktionen beteiligt. Die erste Einsatzgruppe fliegt im August 1967 nach Biafra und besteht aus 29 Männern, die nach Ablauf von drei bis vier Monaten Einsatz abgelöst werden.

Bis 1970 beteiligen sich 33 kirchliche Hilfswerke aus 21 Ländern neben dem IKRK an der Luftbrücke für Biafra. In mehr als 8000 Flügen werden rund 80 000 t Nahrungsmittel und Medikamente bis 1970 nach Biafra gebracht. Bei den Versorgungs- und Rettungsflügen kommen 27 Piloten ums Leben, 16 Maschinen verunglücken.

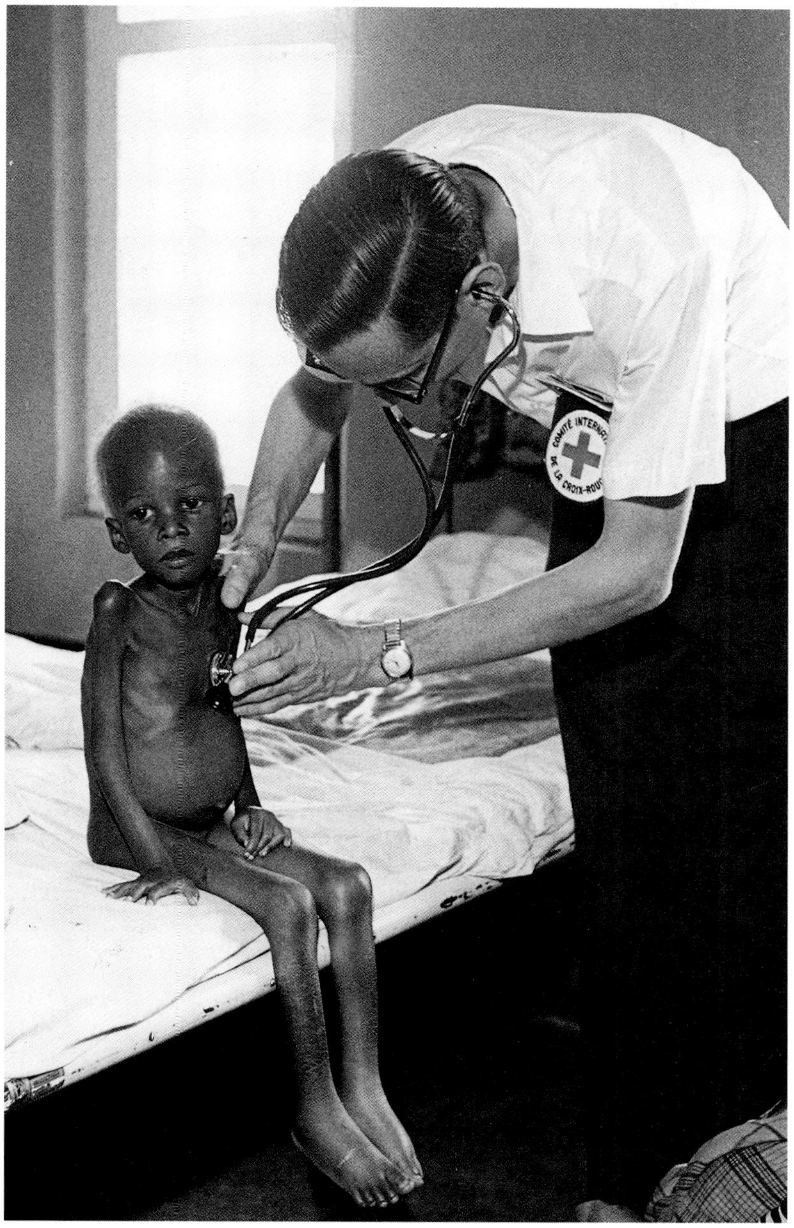

Ein Arzt des Internationalen Komitees vom Roten Kreuz (IKRK) untersucht ein vom Hunger schwer gezeichnetes Kind in Biafra (1967).

Die Hilfsaktion organisiert die Verteilung von Lebensmitteln und die medizinische Hilfe. Insbesondere Milchpulver, Reis, Bohnen, Stockfisch, Salz sowie eine Mischung aus Weizen, Mais und Sojabohnen sollen den Hunger lindern. Die Not trifft die Menschen je nach Region in unterschiedlicher Härte. So ist in manchen Distrikten die Bevölkerung ausreichend versorgt, während im Busch lebende Flüchtlinge schwersten Hunger leiden. Bei der Lebensmittelverteilung kommt es häufig zu gewaltsamen Auseinandersetzungen.

In den medizinischen Einsatzgruppen des DRK arbeiten drei Ärzte in verschiedenen Stützpunkten, wo insgesamt ca. 1200 Patienten täglich ambulant versorgt und Hunderte von Impfungen durchgeführt werden. In Schulen und Kirchen entstehen provisorische Lager, in denen ständig Hunderte von Flüchtlingen leben und deren Belegschaft an den Tagen der Lebensmittelverteilung auf mehrere tausend anwachsen kann.

Doch letztlich können alle Hilfsaktionen den bürgerkriegsbedingten Völkermord in Biafra nicht verhindern, zumal die Vereinten Nationen den Bürgerkrieg zu einer inneren Angelegenheit Biafras erklären und nicht eingreifen wollen. Nach Schätzungen norwegischer Wissenschaftler verlieren rund 2 Mio. Menschen bis 1970 in Biafra das Leben, davon sterben 1,5 Mio. an Unterernährung.

In seiner Neujahrsbotschaft sagt der Präsident des IKRK, Samuel A. Gonard, am 1. Januar 1968 im Hinblick auf Biafra u. a.: »Das tragische Geschehen in diesem Teil Afrikas hat . . . derartige Ausmaße angenommen, daß die Kräfte des Roten Kreuzes bald nicht mehr ausreichen. Das Problem stellt sich auf Weltebene. Nur durch die rasche Vereinigung aller verfügbaren Kräfte . . . wird es gelingen, diese Millionen Notleidender . . . endgültig dem Hungertod zu entreißen.«

Krankheitsbild:

Mangelernährung oder Malnutrition

Das Krankheitsbild der Malnutrition (von lat. malus = schlecht; nutrio = ernähren) ist Folge einer chronischen Fehl- bzw. Mangelernährung, so daß es zu einer negativen Energiebilanz kommt. Als Ursachen sind zu unterscheiden:

- ▷ Mangelhafte Zufuhr von Nahrungsstoffen (sog. Exokarenz; insbesondere durch Hunger bzw. Unterernährung)
- ▷ Gestörte Verdauungsfunktion (Enterokarenz; z.B. Magenschleimhautentzündung oder Malabsorption, → 1953/ S. 498)
- ▷ Hormonal bedingte Verwertungsstörung (Endokarenz; z. B. bei einer Überfunktion der Schilddrüse).

Im engeren Sinne bedeutet Malnutrition eine zwar ausreichende Nahrungszufuhr, die jedoch zu einseitig ist, wichtige Nahrungsbestandteile nicht enthält und der z. B. Eiweiß, Vitamine oder Spurenelemente fehlen. Eine solche Fehlernährung führt zu spezifischen Mangelkrankheiten, z. B. zu Vitaminmangelkrankheiten, Eisenmangelanämie oder Hungerdystrophie.

Bei einer chronischen Unterernährung wird zum Ausgleich der negativen Energiebilanz Körpersubstanz (u.a. Fett- und Muskelgewebe) eingeschmolzen. Insbesondere die kindliche Entwicklung wird dadurch schwer betroffen und bei chronischer Unterernährung dauerhaft geschädigt. In der dritten Welt steht der Mangel an Eiweiß und Energie im Vordergrund (»Protein-Energie-Malnutrition«): Hungerödeme, Lebervergrößerung und Aszites (»Hungerbauch«) sind hierfür typische Zeichen. Im Weltmaßstab ist die Folge dieser Malnutrition die häufigste Todesursache im Kindesalter.

Der fortschreitende Prozeß der Auszehrung geht einher mit einer abgeschwächten Immunabwehr, so daß die Betroffenen leicht Infektionskrankheiten zum Opfer fallen.

1968

Die US-amerikanischen Virologen Clarence J. Gibbs und Daniel Carleton Gajdusek stellen Slow-Virus-Infektionen beim Menschen sicher fest. Sie können u. a. die Jakob-Creutzfeldtsche Krankheit übertragen, eine chronische Viruskrankheit des Nervensystems. Gajdusek erhält 1976 zusammen mit Baruch Samuel Blumberg den Medizin-Nobelpreis. → S. 539

Das Bundessozialgericht (BSG) erkennt den Alkoholismus als Krankheit an. Infolgedessen wird die Zahl der Therapieplätze in Krankenhäusern erhöht. → S. 539

Der Freiburger Physiologe Albrecht Fleckenstein und seine Mitarbeiter beschreiben die Wirkung der Kalzium-Antagonisten, die den Blutdruck senken und die Durchblutung der Herzkranzgefäße verbessern. → S. 539

Der von der Weltgesundheitsorganisation WHO aufgestellte Diagnoseschlüssel ICD wird in der Bundesrepublik verbindlich. → S. 539

In München gründet der Kinderarzt Theodor Hellbrügge die »Aktion Sonnenschein« zur Förderung behinderter Kinder. → S. 539

2. 1. Als zweiter Mensch erhält der 58jährige Zahnarzt Philip Blaiberg im Groote-Schuur-Krankenhaus in Kapstadt ein fremdes Herz (→ 3. 12. 1967/ S. 532).

16. 3. Bei einem Massaker US-amerikanischer Soldaten in dem vietnamesischen Dorf My Lai sterben 507 Einwohner. Der Name My Lai wird zum Synonym für die Grausamkeit des Vietnamkriegs, dem zahllose Menschen zum Opfer fallen. → S. 538

11. 4. In Berlin wird Rudi Dutschke, einer der Wortführer der außerparlamentarischen Opposition (APO), bei einem Attentat lebensgefährlich verletzt. Die Studentenbewegung in der Bundesrepublik gibt durch ihre Kritik an der Arztausbildung, dem Gesundheitswesen und v. a. der psychiatrischen Behandlung der Medizin Impulse für eine Reform. → S. 536

27. 5. Der »Contergan«-Prozeß wird eröffnet. Die Erste Große Strafkammer des Landgerichts Aachen beginnt, gegen sieben angeklagte Mitarbeiter der Firma Chemie Grünenthal in Stolberg wegen Thalidomid-Schäden zu verhandeln. 1970 wird der Prozeß eingestellt (→ 27. 11. 1961/S. 518).

9. 10. Das Klinikum Berlin-Steglitz wird nach neunjähriger Bauzeit eingeweiht. Es ist das modernste medizinische Forschungs- und Behandlungszentrum Europas.

Studentenrevolte gibt Medizin Anstöße

11. April 1968. Rudi Dutschke (1940–1979), Symbolfigur der deutschen Studentenbewegung, wird durch das Attentat eines Rechtsextremisten schwer verletzt. Die Auseinandersetzungen um die politischen Ziele der außerparlamentarischen Opposition (APO), die die konservative Presse für den Anschlag mitverantwortlich macht, erreichen damit einen Höhepunkt.

Sowohl bei den Ursachen als auch bei den Folgen der Studentenbewegung spielen medizinische Themenkreise eine bedeutende Rolle. Das Spektrum reicht von der Kritik an der unzulänglichen Versorgung der Patienten in den psychiatrischen Anstalten (»Antipsychiatrie«) über die Bedeutung psychischer und sozialer Faktoren für die Krankheitsentstehung (»Entfremdete Lohnarbeit macht krank«) bis hin zum Protest gegen die Massenvernichtung von Menschen im Vietnamkrieg (→ 16. 3. 1968/S. 538).

Mit der Forderung nach einer praxisnahen Ausbildung geben die Studenten wesentliche Impulse für inhaltliche und institutionelle Erweiterungen der Universitätsmedizin. Neue Fachgebiete werden eingerichtet bzw. ausgebaut, wie z. B. die medizinische Psychologie, die psychosomatische Medizin, Medizinsoziologie und Sozialmedizin.

Neben den Forderungen nach einer qualifizierteren Universitätsausbildung verfolgt die außerparlamentarische Opposition weitergehende Ziele zur Umgestaltung der Gesellschaft in der Bundesrepublik:

- ▷ Notwendig sei zunächst die Auseinandersetzung mit dem Nationalsozialismus und dem vermuteten Fortwirken sog. faschistoider Tendenzen
- ▷ In Ablehnung der autoritären Erziehung und repressiven Sexualmoral sei eine »Emanzipation« des Individuums von gesellschaftlich vorgegebenen Zwängen anzustreben
- ▷ Unter Berufung auf die Tradition der wissenschaftlichen Aufklärung, insbesondere auf die offiziell weithin verpönten Leitfiguren Karl Marx und Sigmund Freud, sei eine »Bewußtseinsveränderung« zu erzielen.

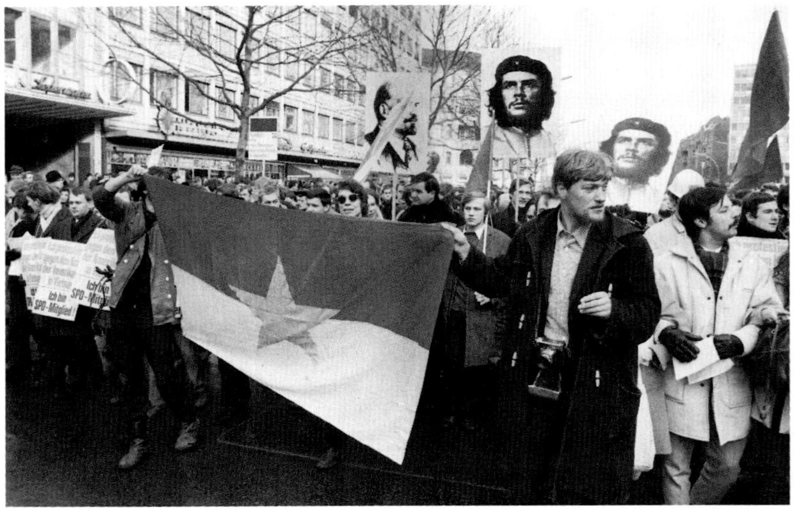

Bei der Vietnam-Demonstration in Berlin am 18. Februar 1968 protestieren rund 8000 Studenten u. a. mit Che-Guevara-Postern gegen den Krieg.

Der Arzt: Helfer des Kranken oder »Sachwalter allgemeiner Interessen«

Chronik Hintergrund

Der Konflikt zwischen individuellen und gesellschaftlichen Interessen, zwischen persönlichem Bedürfnis (»Selbstverwirklichung«) und wirtschaftlicher Notwendigkeit (»Sachzwänge«) wird Ende der 60er Jahre auch im medizinischen Bereich diskutiert.

In dem grundlegenden Sammelband »Der Kranke in der modernen Gesellschaft« (1967) werden bereits wichtige Aspekte medizinsoziologischer und psychosozialer Krankheitsforschung abgehandelt. Besondere Bedeutung erlangt die von dem Heidelberger Physiologen Hans Schaefer (geb. 1906) initiierte Diskussion über die Sozialmedizin. In dem 1971 von dem Heidelberger Medizinhistoriker Heinrich Schipperges (geb. 1918) herausgegebenen Sammelband »Ausbildung zum Arzt von morgen« weist Schaefer auf den grundlegenden ärztlichen Rollenkonflikt hin:

»Wenn . . . Krankheit die Folge sozialer Konflikte sein kann, so bedeutet das für den Arzt einen analogen Konflikt: Heilung als Wiederherstellung der Arbeitskraft würde ohne eine Behebung der sozialen Spannungen den Patienten noch stärker belasten, ja sie würde fast unmöglich werden. Die Rolle des Arztes als Helfer fällt mit der eines Sachwalters der allgemeinen Interessen nicht mehr zusammen.

Es besteht in der Soziologie der Medizin kein Zweifel daran, daß dieser Rollenkonflikt des Arztes immer häufiger auftritt. Er muß zum Zusammenbruch der ärztlichen Rolle führen, wenn diese Entwicklung anhält.

Derzeit wird der Konflikt bevorzugt auf die oberflächlichste aller möglichen Arten gelöst: Durch die gesellschaftliche Lüge, indem der Arzt auf der einen Seite immer weniger der Sachwalter der Probleme seiner Patienten wird, vor ihnen vielmehr die Augen verschließt und verschließen muß, das soziale Leiden aber physiologisch-pathologisch interpretiert und damit die Gesellschaft nicht vor den Folgen des Mißbrauchs der Versicherung schützt. Der Arzt hat sich auf diese Weise eine Scheinrolle in der Scheinwelt eines Krankheitsbegriffs, der aus dem vorigen Jahrhundert stammt, erobert, mit Scheinerfolgen einer Heilung, die in allzu vielen Fällen weder die soziale Lage bessert, noch die Leiden behebt, noch die organischen Defekte zulänglich behandelt. Niemand weiß, wie in dieser Scheinwelt die Fakten aussehen.«

Begeisterung für psychoanalytische Gesellschaftskritik

1968. Neben dem Marxismus dient die von Sigmund Freud entwickelte Psychoanalyse als ideologische Basis für die sozialreformerischen bzw. »revolutionären« Impulse der Studentenbewegung in den Vereinigten Staaten und Westeuropa.

So entspinnt sich unter den Intellektuellen eine intensive Diskussion über die »richtige« Interpretation des Werkes von Karl Marx auf der einen und desjenigen von Sigmund Freud auf der anderen Seite. Zahlreiche Versuche werden im akademischen Bereich unternommen, die Vorstellungen und Ziele von Marx und Freud zur Synthese zu bringen, um die jeweiligen Defizite eines kollektivistischen Sozialismus bzw. eines »bürgerlichen« Individualismus auszugleichen und zu einer emanzipatorischen Bewußtseins- und Gesellschaftsveränderung zu kommen.

Die Verschränkung von Marxismus und Psychoanalyse, wie sie im Westen in vielen Gebieten der von der Studentenbewegung veränderten wissenschaftspolitischen Landschaft tonangebend wird, steht in der Tradition der geistigen Auseinandersetzung mit dem Nationalsozialismus und dem Stalinismus. In der Bundesrepublik haben aus philosophischer Sicht Jürgen Habermas (geb. 1929) mit seinem Buch »Erkenntnis und Interesse« (1968) und von ärztlicher (psychosomatischer) Seite Alexander Mitscherlich (zusammen mit Margarete Mitscherlich-Nielsen) mit dem Buch »Die Unfähigkeit zu trauern« (1967) die Aufmerksamkeit für Sigmund Freuds Psychoanalyse geweckt.

Dabei spielt die medizinische Metaphorik von der »kranken« bzw. »krankmachenden Gesellschaft«, deren politische Instanzen die Triebbedürfnisse der Menschen anscheinend unterdrücken und sie somit in ihrer Lebendigkeit behindern, eine wichtige Rolle. Diese aus dem 19. Jahrhundert stammende Theorie (vgl. z. B. Konzept der »Neurasthenie«; → 1875/S. 313) ist grundlegend für die psychosomatische Medizin. So erscheint die »Krankheit als Konflikt«, wie Alexander Mitscherlich in seiner gleichnamigen psychosomatischen Studie von 1966/67 darlegt, oder – nach dem Heidelberger Internisten Heinrich Huebschmann – als eine Art »Körperstreik«.

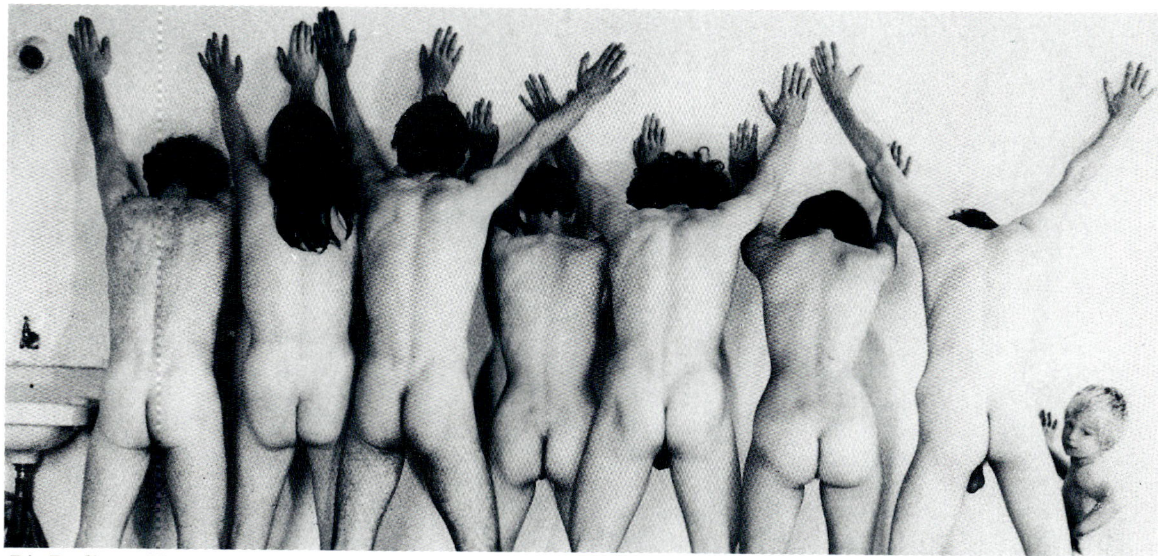

Die Berliner »Kommune I« experimentiert mit neuen Formen des Zusammenlebens (Foto vom Sommer 1967).

Die revolutionäre »Funktion des Orgasmus«

Chronik Hintergrund

Im Zusammenhang mit dem Interesse an der Psychoanalyse, insbesondere ihrer Trieb- bzw. Sexualtheorie und dem allgemeinen Bedürfnis nach einer »befreiten« Sexualität kommt es in der Studentenbewegung zu einer Neubelebung der »Sexpol«-Idee. Diese wurde u. a. von dem Wiener Arzt und Psychoanalytiker Wilhelm Reich (→ 1939/S. 453) mit sozialrevolutionärer Zielsetzung in der Weimarer Zeit propagiert.

In der 1926 erschienenen Schrift »Die Funktion des Orgasmus«, die er damals seinem Lehrer Sigmund Freud (noch) »in tiefer Verehrung« widmete, reduziert Reich die Problematik von psychosomatischer Gesundheit und Krankheit auf den biologischen Reflexvorgang des Orgasmus (»Orgasmusreflex«), dem angeblichen Schlüssel zur »sexuellen Revolution«. Der gestörte Orgasmus sei Ausdruck einer (krankmachenden) »Panzerung« des Organismus, einer Hemmung der biologischen »Pulsation«. Reichs Programm bietet scheinbar eine rationale Legitimation für neuartige Lebensexperimente (z. B. in der »Kommune«).

Der Kapitalismus wird in dieser Perspektive vielfach nicht nur für die unterdrückte Sexualität und die daraus entstehenden Krankheiten verantwortlich gemacht, sondern darüber hinaus als Krankheit schlechthin gebrandmarkt. Ein extremes Beispiel für die Konsequenzen dieser Einstellung gibt das 1970 in Heidelberg gegründete »Sozialistische Patientenkollektiv« (SPK). So heißt es in einer Schrift von 1972: »Der Produktionsprozeß und die Krankheit im kapitalistischen Verwertungsprozeß (KVP) bedingen sich dialektisch, d. h. Krankheit ist gleichzeitig Voraussetzung und Resultat des KVP. Der KVP hat das Krüppeldasein des Arbeiters zur Voraussetzung; seine Aufrechterhaltung impliziert die Reproduktion des Arbeiters als Sozialkrüppel. Konsumtion der Arbeitskraft im Produktionsprozeß heißt deshalb Produktion von Krankheit.«

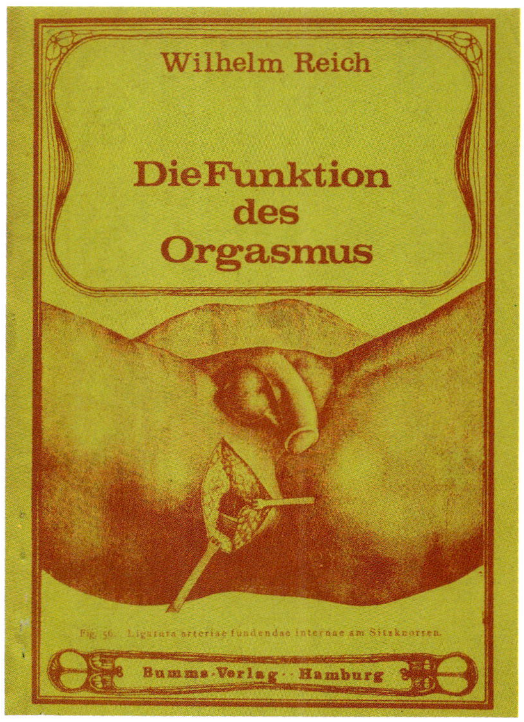

Raubdruck einer 1926 erstmals publizierten Schrift des Wiener Arztes und Psychoanalytikers Wilhelm Reich, die nun im Hamburger »Bumms-Verlag« erscheint; Raubdrucke marxistischer und psychoanalytischer Schriften einschließlich derjenigen von Sigmund Freud haben vor allem an den bundesdeutschen Universitäten Hochkonjunktur. Sie dienen als Grundlage unzähliger Theoriedebatten über die Befreiung von gesellschaftlichen Zwängen, die häufig zum Selbstzweck ohne praktische Konsequenzen werden.

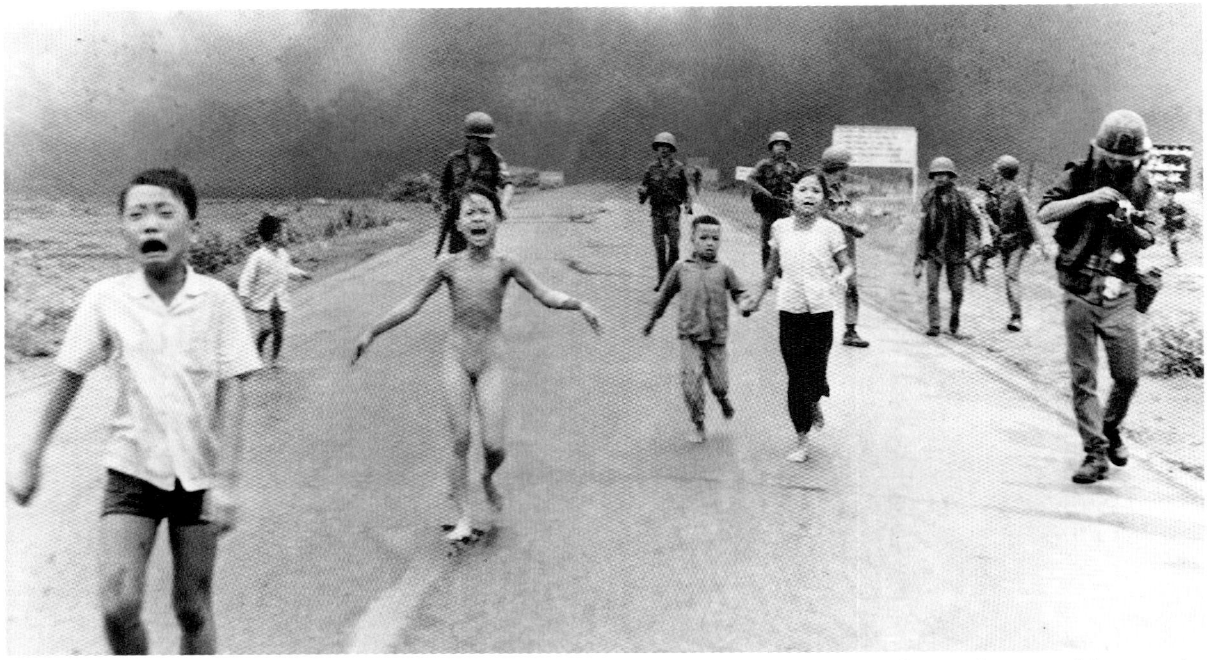

Vietnamesische Kinder flüchten aus ihrem Dorf, das von der US-Luftwaffe mit Napalm-Bomben attackiert wurde.

Vietnamkrieg: Bomben, Feuer und Gift

16. März 1968. Das Massaker, das US-amerikanische Infanteristen an der Bevölkerung des südvietnamesischen Dorfes My Lai verüben, wird zum Symbol für die Brutalität des Vietnamkriegs.

Die Auseinandersetzungen zwischen dem kommunistischen Nordvietnam und dem Süden, die 1946 begonnen haben, erreichen durch das starke Engagement der US-Streitkräfte (Ende 1968 sind 543 000 Mann in Südvietnam stationiert) und die Tet-Offensive der kommunistischen Truppen 1968 einen blutigen Höhepunkt. Terroristische Anschläge und Massaker auf beiden Seiten treffen vor allem die Zivilbevölkerung.

Die US-amerikanischen Streitkräfte versuchen, den Angriffen der Kommunisten durch den Einsatz neuartiger Waffen zu begegnen. Zum Einsatz kommen bei Flächenbombardements in Nordvietnam u. a. spezielle Splitterbomben (sog. Kugel- oder Ananasbomben), die über dichtbesiedelten Gebieten abgeworfen werden. Die unregelmäßige Gestalt der Geschoßsplitter (»Rauhgeschosse«) führt zu ausgedehnten schlimmsten Gewebszerstörungen (u. a. zu traumatischen Amputationen) bei den davon getroffenen Menschen.

Zusätzlich wirft die US-Luftwaffe entweder in Kombination oder abwechselnd mit den Splitterbomben spezielle Brandbomben (sog. Napalm-Bomben) ab. Aufgrund des nicht löschbaren, sich fein verteilenden und überall haftenden Stoffes, der Verbrennungstemperaturen von über 2000 °C erreicht, können bereits kleinste Spritzer auf der Haut bis auf die Knochen reichende Gewebszerstörungen verursachen. Ausgedehntere Napalm-Brandwunden führen zu schweren Folgeschäden: Verstümmelungen, Wundheilungsstörungen, Narbenkontrakturen und Geschwürbildungen sowie eine Zunahme der Zahl von Krebserkrankungen.

Beim Versuch der radikalen Ausschaltung des kommunistischen Vietcong (»search-and-destroy«) werden die strategischen Flächenbombardierungen (»free strike zones«) auch in Südvietnam intensiviert. Um größere Areale des Dschungels, in dessen Schutz die Guerillatruppe operiert, zu entlauben bzw. Ernten zu vernichten, werden in größtem Umfang chemische Giftstoffe abgeworfen (ca. 5,2 Mio. Acres Wald und ca. 550 000 Acres Ackerland werden allein im Jahr 1970 zerstört).

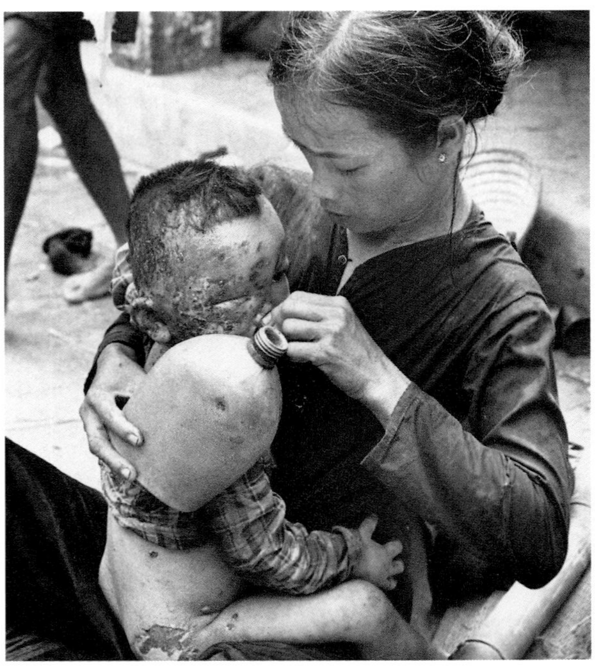
Ein von Napalm-Brandbomben getroffenes Kind in Cam Che, Südvietnam; die Mutter versucht, dem Kind Wasser einzuflößen (Foto von 1966). Das Elend von vielen Vietnamesen ist auch nach Kriegsende 1975 nicht behoben. Nach der bedingungslosen Kapitulation Südvietnams versuchen viele Südvietnamesen, sich über das Meer abzusetzen (»boat people«).

Ein deutscher Arzt berichtet

Chronik Zeitzeuge

Der deutsche Arzt und Psychiater Erich Wulff (geb. 1926) war von 1961 bis 1967 am Hospital der Universität Hué (Südvietnam) tätig. Unter dem Pseudonym Georg W. Alsheimer berichet er in seinem Buch »Vietnamesische Lehrjahre« über die politischen Hintergründe und Greuel des Vietnamkrieges. Auf Vortragsreisen durch die Bundesrepublik stößt er während der Studentenbewegung – insbesondere bei den Medizinern – auf großes Interesse. U. a. schildert er Folterungen von Menschen, die als Sympathisanten der Vietcong verdächtigt wurden:

»Im Laufe der letzten Jahre waren während der großen Pest- und Choleraepidemien viele kranke Gefangene ins Hospital geschafft worden, wahrscheinlich weil die Gefängnisbeamten vor den Seuchen Angst bekommen hatten. Die meisten dieser Menschen befanden sich in einem katastrophalen Ernährungszustand; viele hatten Hunger-Ödeme, Beri Beri, Tuberkulose ... Etwa 50 solcher Gefangener bekam ich in meiner Eigenschaft als neuropsychiatrischer Konsiliararzt der Infektionsabteilung zu sehen, die meisten von ihnen während der zwei letzten Jahre. Alte Männer waren dabei und 18jährige Mädchen. Sie waren zumeist schon ein bis zwei Jahre im Gefängnis. Man hatte sie bei ›search and destroy operations‹ als eine Art Geisel mitgenommen und in Verhörzentren einer Mischung von mittelalterlicher Tortur und ultramodernen Foltermethoden unterzogen. Elektroden wurden an Hoden und Brustwarzen angeschlossen und dann der Stromkreis geschlossen . . . Einer jungen Frau hatte ein Mann der ›Police Field Force‹ eine Coca-Cola-Flasche in die Scheide gestoßen. Da die meisten der Opfer nichts von den Verstecken der ›Viet Kong‹ wußten, ließen sich auch keine militärisch wichtigen Aussagen aus ihnen herauspressen.« Die Zivilbevölkerung wird in beiden Teilen Vietnams vor allem gesundheitlich äußerst schwer in Mitleidenschaft gezogen. Das Engagement der USA löst eine Protestwelle in der westlichen Welt aus, an der auch Ärzte – wie »Alsheimer« – beteiligt sind.

Alkoholismus wird als Suchtkrankheit anerkannt

1968. Das Bundessozialgericht erkennt den Alkoholismus in einem Urteil als Krankheit an. Damit wird der Ausbau der stationären Behandlung unterstützt. Die daran anknüpfende »Suchtvereinbarung« der Träger des Sozialversicherungswesens deklariert die stationäre Behandlung von Alkoholikern als Rehabilitationsmaßnahme, für die in erster Linie die Rentenversicherungsträger aufzukommen haben.

Die Fachabteilungen bzw. -krankenhäuser für Suchtkranke, die ab den 60er Jahren vermehrt aufgebaut werden – Ende 1985 gibt es insgesamt etwa 250 stationäre Einrichtungen in der Bundesrepublik – haben in den »Trinkerheilstätten« ihre Vorläufer, die um 1900 gegründet, jedoch fast alle privat betrieben wurden.

Der Alkoholismus hat, wie von medizinischer wie sozialpolitischer Seite immer wieder eingehend dargelegt wird, vor allem in den fortgeschrittenen Industrieländern, in denen das Leistungsdenken groß geschrieben wird, gravierende körperliche und psychosoziale Konsequenzen für den einzelnen. Bei Anlegen strenger Maßstäbe ergeben die epidemiologischen Studien übereinstimmend (bezogen auf die 1970er Jahre), daß 2 bis 3% der bundesdeutschen Bevölkerung als Alkoholiker bezeichnet werden müssen. Der Prozentsatz der Frauen, der kurz nach dem Zweiten Weltkrieg auf etwa ein Zehntel der Gesamtzahl geschätzt wurde, liegt Anfang der 90er Jahre bei etwa einem Viertel bis einem Drittel.

Die somatischen und psychischen Folgeschäden des chronischen Alkoholmißbrauchs sind vielfältig und reichen von schweren Organschäden (z. B. der Leberzirrhose) bis hin zu verschiedenen Formen der Alkoholpsychose (z. B. Delirium, Korsakow-Syndrom), die zu einer Minderung bzw. einem Verfall der physischen und psychischen Leistungsfähigkeit und zu alkoholbedingten Persönlichkeitsveränderungen führen.

Die Alkoholiker machen in den Kliniken einen erheblichen Anteil der stationär zu behandelnden Patienten aus. In psychiatrischen Krankenhäusern sind heute schätzungsweise 30% der männlichen Patienten Alkoholiker, auf internistischen Stationen rechnet man mit 11 bis 14% und auf chirurgischen Abteilungen mit 7% Alkoholikern.

Bei der Therapie des Alkoholismus unterscheidet man heute vier verschiedene Phasen: Die Kontaktphase zur Vorbereitung der Kur, Entgiftungsphase, Entwöhnungsphase und Nachsorge- und Rehabilitationsphase. Insbesondere bei der Entwöhnungsphase ist in vielen Fällen die mehrmonatige stationäre Behandlung in einer Fachklinik unverzichtbar. Trotzdem werden langfristig gesehen mehr als die Hälfte der behandelten Alkoholiker rückfällig.

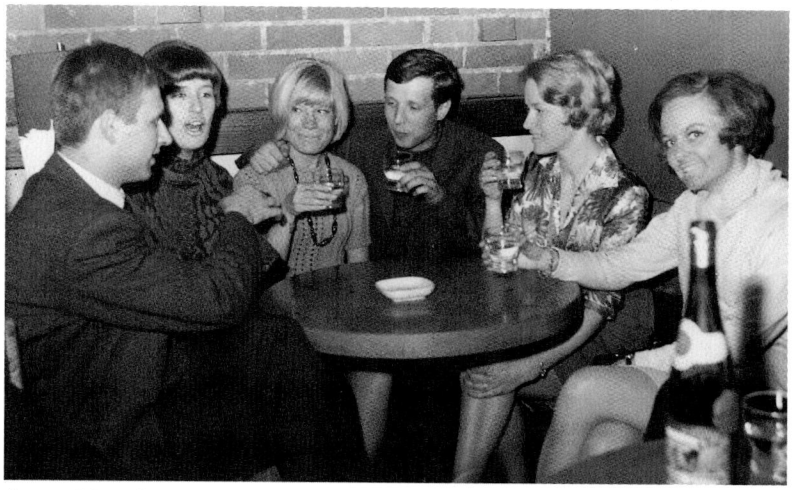

Junge Menschen beim Umtrunk in einem Weinlokal; das Alkoholtrinken in geselliger Runde mit bestimmten sozialen Ritualen unterscheidet sich vom Alkoholmißbrauch (Trunksucht), häufig eine Folge der Einsamkeit.

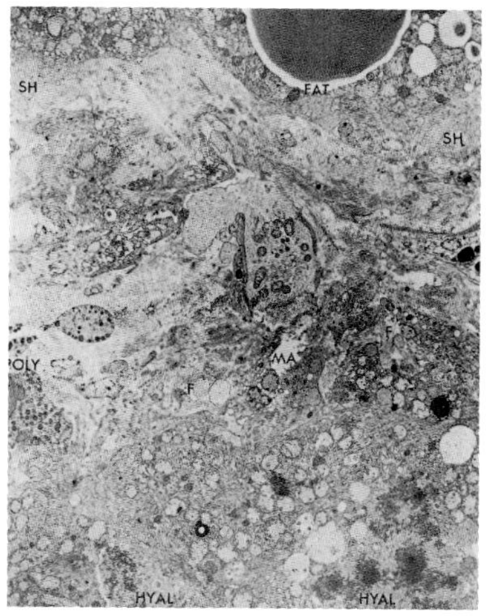

Akute alkoholische Hepatitis: Elektronenmikroskopisches Bild eines Leberläppchens (Lobulus)

Kannibalismus überträgt Virus

1968. Der US-amerikanische Virologe Daniel Carleton Gajdusek (geb. 1923) kann durch Übertragungsversuche am Menschenaffen bestimmte degenerative Erkrankungen des Zentralnervensystems (Jakob-Creutzfeld-Syndrom; Kuru-Kuru) als Slow-Virus-Infektionen (mit bis zu Jahren dauernder Inkubationszeit) aufklären.

1957 beschrieb er als erster das Krankheitsbild von Kuru-Kuru (von papuan. = zittern), die sog. Lach- oder Schüttelkrankheit. Es handelt sich um eine bei den Ureinwohnern Westguineas (früher) vorkommende Krankheit, die zu degenerativen Schäden im Nervensystem führt und verschiedene neurologische Symptome produziert. Sie wurde durch Kannibalismus übertragen und kommt seit dessen Verschwinden nicht mehr vor.

Neue Heilmittel für krankes Herz

1968. Der Freiburger Physiologe Albrecht Fleckenstein (geb. 1917) entdeckt ein neues Wirkprinzip bestimmter Arzneien, den Kalzium-Antagonismus (Blockade des Kalzium-Einstroms in die Muskelzelle).

Die als sog. Kalzium-Antagonisten wirkenden Pharmaka erweitern nicht nur die Herzkranzarterien, sondern setzen auch die Kontraktionskraft der Herzmuskulatur und damit deren Sauerstoffverbrauch herab und sind deshalb bei der Behandlung der koronaren Herzerkrankung, des arteriellen Bluthochdrucks, der verschiedenen Herzrhythmusstörungen sowie der Herzinsuffizienz besonders wirksam. Zahlreiche Kalzium-Antagonisten kommen in den 70er Jahren auf den Markt, u.a. Iproveratril (Knoll), Prenylamin (Albert Roussel) und Adalat (Bayer).

Internationaler Diagnoseschlüssel

1968. Das Statistische Bundesamt in Wiesbaden veröffentlicht den von der Weltgesundheitsorganisation WHO (→ 7. 4. 1948/S. 485) aufgestellten fünfstelligen Diagnoseschlüssel, die »International Classification of Diseases, Injuries and Causes of Death« (ICD).

Diese Klassifikation, die vor allem für medizinstatistische Erhebungen und internationale Vergleiche unentbehrlich ist, wird für die Bundesrepublik als verbindlich erklärt. Daneben gibt es für bestimmte Zwecke eigenständige Diagnoselisten, wie z. B. die auf die Allgemeinpraxis zugeschnittene »Verdener Diagnoseliste« (1973).

Die ICD wird in der Folgezeit ständig revidiert. Eine besondere Fassung für die klinische Medizin in den USA, die 1979 in Kraft tritt, wird als ICD-9-CM bezeichnet.

Die »Aktion Sonnenschein«

1968. Der Münchner Kinderarzt Theodor Hellbrügge (geb. 1919) gründet in München die »Aktion Sonnenschein« als gemeinnützigen Verein, der die frühzeitige Erkennung und Behandlung von Behinderungen beim Kind fördern will.

Sowohl das zuständige bayerische Ministerium für Unterricht und Kultur als auch die Medizinische Fakultät der Universität München lehnten zuvor die Integration eines solchen Zentrums für behinderte Kinder in die Hochschule ab. Mit Hilfe der »Stiftung für das behinderte Kind« nimmt die »Aktion Sonnenschein« ihre Arbeit in einem Miethaus auf, bis schließlich die Krankenkassen die Leistungen erstatten. Gegenwärtig (1992) ist die »Aktion Sonnenschein« einer von vier Trägern des »Kinderzentrums München«.

1969

Das Deutsche Institut für Medizinische Dokumentation und Information (DIMDI) wird in Köln eingerichtet.

Das Universitätsklinikum Heidelberg erhält ein klinisches Zentrum zur Erforschung des Herzinfarkts. Im selben Jahr ergibt eine schweizerische Studie, daß Rauchen und Übergewicht zu den bedeutendsten Risikofaktoren für Arteriosklerose und Herzinfarkt gehören.

Die sog. Familienmedizin (family practice) wird als 20. Fachgebiet in den USA anerkannt. Damit wird die Tätigkeit des Hausarztes aufgewertet.

In New York wird die Association for Poetry Therapy (APT) gegründet, die »Newsletters« herausgibt und jährlich – ab 1972 – Symposien abhält. Es handelt sich um eine besondere Richtung der Kunsttherapie, bei der Gedichteschreiben im Mittelpunkt steht.

Bernard Katz, britischer Neurophysiologe deutscher Herkunft, beschreibt die sog. Neurotransmitter, Überträgerstoffe im Nervensystem. → S. 542

13. 2. Die erste Herztransplantation in Deutschland wird von den Chirurgen Fritz Sebening und Werner Klinner mit dem herzchirurgischen Team von Rudolf Zenker in München durchgeführt. Der Patient überlebt die Operation aber nur 27 Stunden (→ 18. 6. 1969/S. 541).

Der erste Lehrstuhl für Kinderchirurgie in Deutschland wird an der Universität München eingerichtet und mit Waldemar Hecker besetzt (→ 1966/S. 531).

Nach einer Studie der Weltgesundheitsorganisation WHO werden jährlich etwa 2,9 Mio. Selbsttötungen versucht, wovon 365 000 gelingen.

4. 4. In Houston (Texas) erhält erstmals ein Mensch vorübergehend ein künstliches Herz eingepflanzt. Das Kunstherz wurde von dem Chirurgen Denton Arthur Cooley und dem Mediziner Domingo Liotta entwickelt. Der Patient stirbt jedoch vier Tage später. → S. 541

18. 6. Der Chirurg Alfred Gütgemann führt in Bonn die erste Lebertransplantation in Deutschland durch. Bis 1971 werden sechs Leberübertragungen in Bonn durchgeführt – ohne Langzeiterfolge. → S. 541

25. 6. Durch das Arbeitsförderungsgesetz (AFG) wird die Arbeitslosenversicherung in der Bundesrepublik neu geregelt. Das AFG ermöglicht außerdem eine besondere Förderung Behinderter. → S. 542

11. 11. In Herdecke bei Witten eröffnet eine Gruppe anthroposophisch orientierter Mediziner ein Krankenhaus. → S. 540

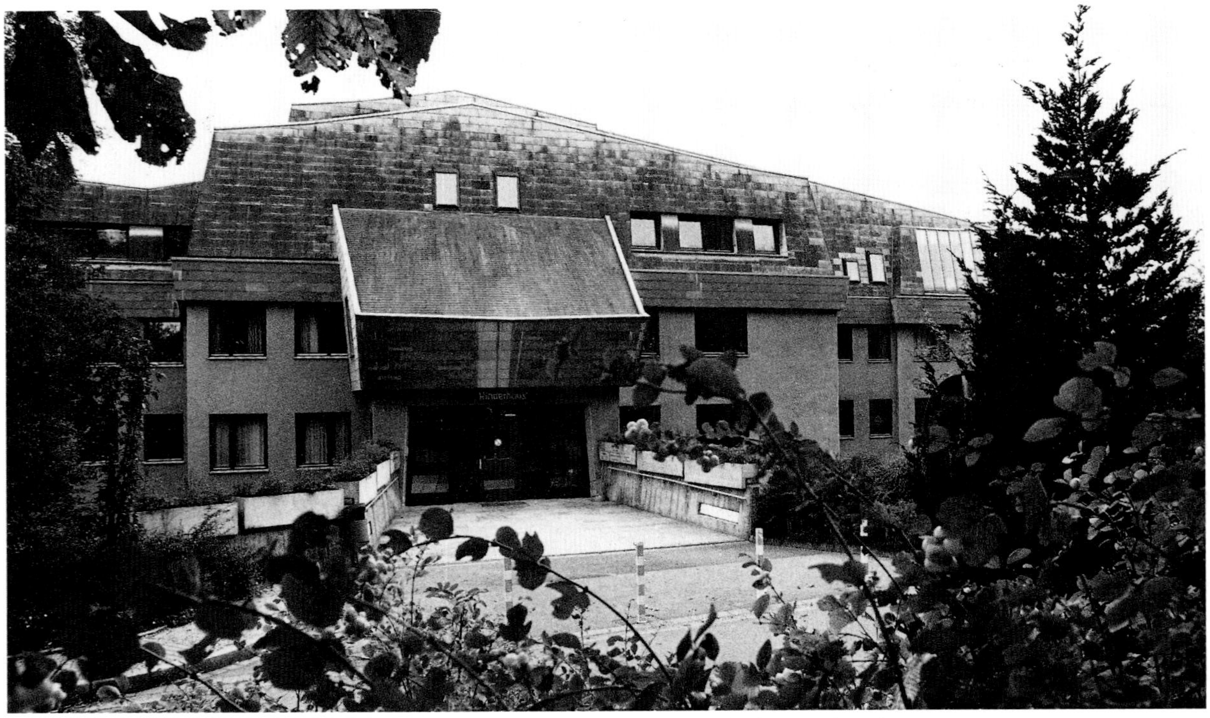

Das anthroposophisch geleitete Krankenhaus Herdecke: Ansicht des Kinderhauses (1988)

Anthroposophische Klinik in Herdecke

11. November 1969. In Herdecke bei Witten wird das Gemeinnützige Gemeinschaftskrankenhaus Herdecke eröffnet. Träger ist der 1960 gegründete »Gemeinnützige Verein zur Entwicklung von Gemeinschaftskrankenhäusern«, eine Vereinigung anthroposophisch orientierter Mediziner: Sie knüpfen an die Tradition Rudolf Steiners an, der ab 1920 speziell für Mediziner Kurse und Vorträge abhielt (→ 21. 3. 1920/S. 401). Bei der Eröffnung der Klinik stehen zunächst 192 Normal- und 11 Säuglingsbetten zur Verfügung. Neben den modernen Methoden der naturwissenschaftlichen Medizin soll das Gemeinschaftskrankenhaus durch eine »Erweiterung der Heilkunst nach geisteswissenschaftlichen Erkenntnissen« (Steiner) grundsätzlich den Zusammenhang von Mensch und Natur in den Mittelpunkt des medizinischen Denkens und Handelns rücken. Durch Einbeziehung der verschiedenen Naturheilmittel und der schöpferischen seelischen und geistigen Kräfte der Patienten in den Behandlungsprozeß (z. B. in der künstlerischen Therapie) soll der individuelle Kranke gestärkt und sein Leiden gelindert werden.

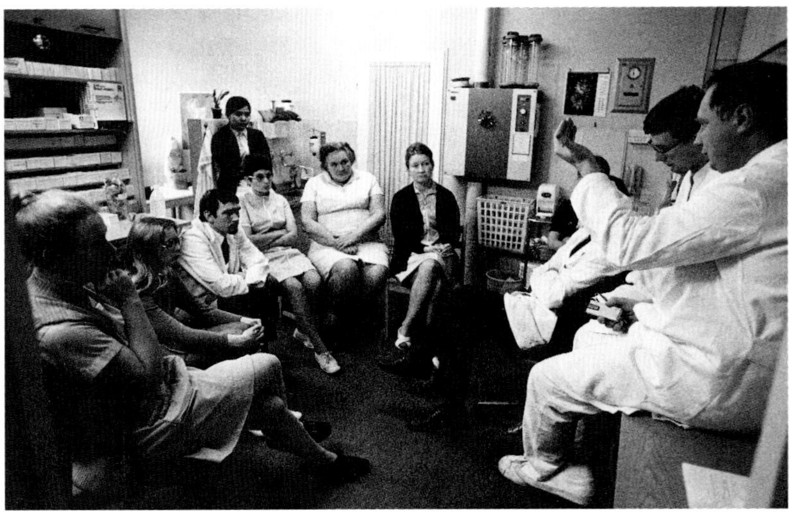

Arbeitsbesprechung im Gemeinschaftskrankenhaus Herdecke 1971; mit Konrad Schily (3. v. l.), der im Jahr 1982 zu den Gründern der Privatuniversität gehört

Heute beherbergt das Krankenhaus in Herdecke neben den üblichen klinischen und diagnostischen Abteilungen sowie einem Ausbildungsinstitut für Krankenpflege u. a. eine spezielle Abteilung für Reittherapie (heilpädagogisches Reiten). Darüber hinaus werden Heileurhythmie (Bewegungslehre), Mal-, Musik- und Plastiziertherapie angeboten, die für den anthroposophischen Behandlungsansatz besonders bedeutsam sind.

Ab den 70er Jahren erlebt die anthroposophische Medizin in der Bundesrepublik Deutschland einen Aufschwung. In den 80er Jahren arbeiten ca. 100 heilpädagogische und sozialtherapeutische Einrichtungen; in neun anthroposophisch geführten Kliniken bzw. Abteilungen werden ca. 350 000 Patienten pro Jahr behandelt.

Schon bald nach Gründung des Gemeinschaftskrankenhauses Herdecke bemüht sich der Trägerverein, um eine Anerkennung der Einrichtung als Hochschule, um Medizinstudenten offiziell ausbilden zu können. 1982 wird die Privatuniversität Herdecke gegründet, ein Jahr später beginnt der Studienbetrieb im Fach Medizin. Herdecke gilt als Modell für einen patientenorientierten Unterricht der Studenten.

Die stürmische Entwicklung der Organtransplantation

18. Juni 1969. Der Bonner Chirurg Alfred Gütgemann (1907–1984) führt an der Chirurgischen Klinik der Universität zum ersten Mal in Deutschland eine Lebertransplantation durch. Der Patient, der an einem riesigen Leberkrebs litt, überlebt den Eingriff ein Jahr.

Bis 1971 nimmt Gütgemann sechs weitere Leberverpflanzungen in Bonn vor, anschließend verlagert sich der Schwerpunkt dieses Verfahrens nach Hannover zu Rudolf Pichlmayr (geb. 1932).

Lebertransplantation

Von der Öffentlichkeit weniger beachtet, wurden bereits in den Jahren 1963 bis 1967 – also vor der ersten Herzverpflanzung – neun Mal Lebern von einem Menschen auf den anderen übertragen. Ein Pionier auf diesem Gebiet war der US-Chirurg Thomas Earl Starzl (geb. 1926) in Denver, dessen Team 1963 erstmals an drei Patienten Lebertransplantationen durchführte, wobei der erste Patient während der Operation, der zweite nach siebeneinhalb und der dritte nach 22 Tagen verstarb. Bis 1970 werden insgesamt 109 Lebertransplantationen vorgenommen.

Herztransplantation

Nach der ersten Herzverpflanzung am → 3. Dezember 1967 (S. 532), die als Weltsensation gefeiert wurde, konzentriert sich das öffentliche Interesse auf diese Operationen. Hauptsächlich werden die Eingriffe in den USA vorgenommen. Bis Anfang 1970 werden insgesamt bei 153 Patienten Herzen transplantiert, von denen Anfang 1970 nur noch 21 leben. Die erste Herzverpflanzung in Deutschland führen am 13. Februar 1969 die Chirurgen Fritz Sebening (geb. 1930) und Werner Klinner an der Münchner Universitätsklinik aus, die von dem Sauerbruch-Schüler Rudolf Zenker (1903–1984) geleitet wird. Der 36jährige Patient stirbt jedoch 27 Stunden nach der Operation.

Lungentransplantation

Dieser Eingriff gilt als »ultima ratio« bei nicht mehr kompensierbaren Lungenerkrankungen, insbesondere beim Bronchialkarzinom. Die erste Lunge wurde am 11. Juni 1963 von dem US-amerikanischen Chirurgen James Daniel Hardy in Jackson (Mississippi) auf einen todkranken Patienten übertragen, der den Eingriff 18 Tage überlebte.

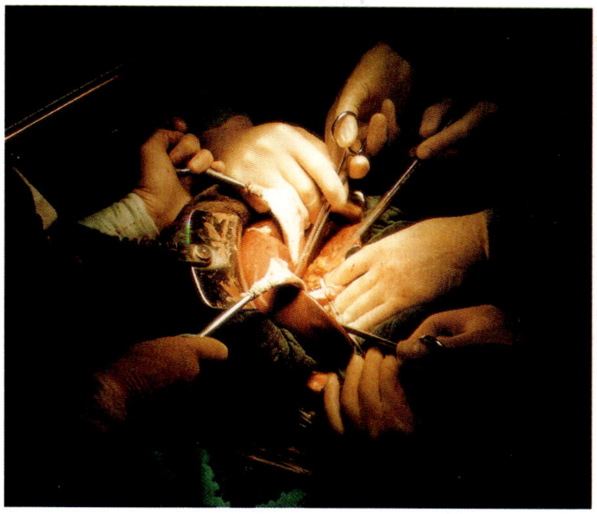

Operationsbild während einer Lebertransplantation; sie ist eine ebenso große Herausforderung für die Medizin wie die Herzverpflanzung, da auch die Leber lebensnotwendig ist.

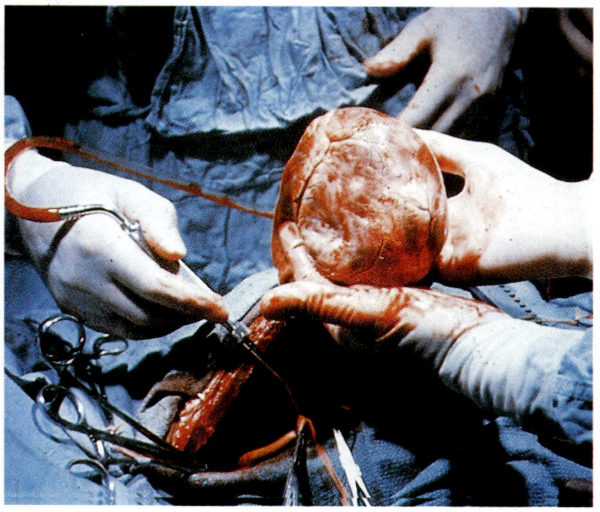

Herztransplantation: Der Herzchirurg Denton Cooley vom St. Luke's Hospital in Houston/Texas entnimmt das nicht mehr funktionsfähige Herz aus dem Brustkorb (1968).

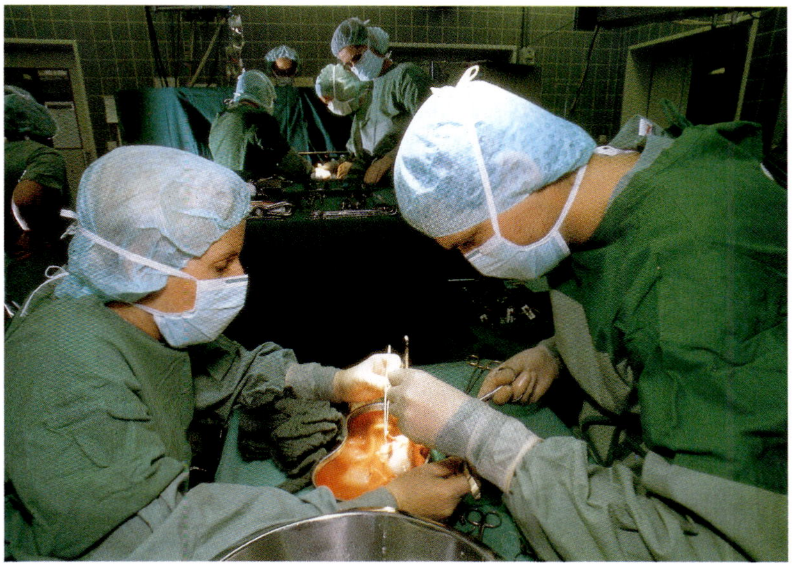

Nierentransplantation: Eine Niere wird vorbereitet; im Hintergrund findet eine Lebertransplantation statt; aus der Medizinischen Hochschule Hannover, die ein wichtiges Zentrum für Transplantationschirurgie unterhält.

Bis 1970 werden 24 Lungenverpflanzungen ohne den erwünschten Erfolg vorgenommen. Auch vereinzelte Versuche einer kombinierten Transplantation von Herz und Lungen schlugen fehl.

Nierentransplantation

Die Übertragung der Niere wurde in den 1950er Jahren in die klinische Chirurgie eingeführt (→ 17. 6. 1950/S. 490). Sie entwickelte sich zum erfolgreichsten Gebiet der Organtransplantation mit relativ guten Langzeitresultaten. Ihre medizinische wie ökonomische Notwendigkeit (sie ist kostengünstiger als die Dialyse) ist um 1970 allgemein akzeptiert.

Zu hohe Erwartungen

Die Transplantationsversuche werden in den 70er Jahren auf weitere Organe bzw. Gewebe, wie Knochenmark und Bauchspeicheldrüse, Kehlkopf und Stimmbänder, ausgedehnt. Doch abgesehen von der Verpflanzung der Niere sowie der Hornhaut und der Gehörknöchelchen werden die Hoffnungen enttäuscht. Presseberichte (u. a. im Februar 1969), wonach die Leichen frisch Verstorbener systematisch zu Transplantationszwecken »ausgeschlachtet« werden, werfen bis heute aktuelle ethische und rechtliche Fragen auf (→ Dezember 1989/S. 592).

Experimente mit künstlichen Herzen

4. April 1969. Der US-amerikanische Herz- und Gefäßchirurg Denton Arthur Cooley (geb. 1920) implantiert in Houston (Texas) erstmals ein vollständiges künstliches Herz bei einem Menschen.

Der Empfänger der Prothese, Haskell Karp, befindet sich im Finalstadium einer Linksherzinsuffizienz. Da kein geeignetes Spenderherz zur Verfügung steht, entschließt sich Cooley zur vorübergehenden Implantation der 340 Gramm schweren elektrischen Pumpe, die von Domingo Liotta und Charles Bell konstruiert wurde. 64 Stunden lebt der Patient mit dem Kunstherz, dann erhält er das Organ einer Frau. Er stirbt jedoch am 8. April an einer Pneumonie.

Aus ethischer Sicht erscheint diese Implantation eines Kunstherzens problematisch, da Cooley den Eingriff ohne jede Genehmigung zuständiger Kommissionen vornahm und der Patient selbst auf einer Operation seines Herzens (Aneurysmektomie) bestanden hatte. Cooley verteidigt sich mit dem Argument, daß er wegen eines Versagens des Restherzens zur Implantation gezwungen gewesen sei.

Bei einer Reihe weiterer Versuche mit künstlichen Herzen bleibt in den 70er und 80er Jahren der langfristige Behandlungserfolg jedoch aus: Das perfekt funktionierende Kunstherz ist bis heute ein Wunschtraum der Herzchirurgie.

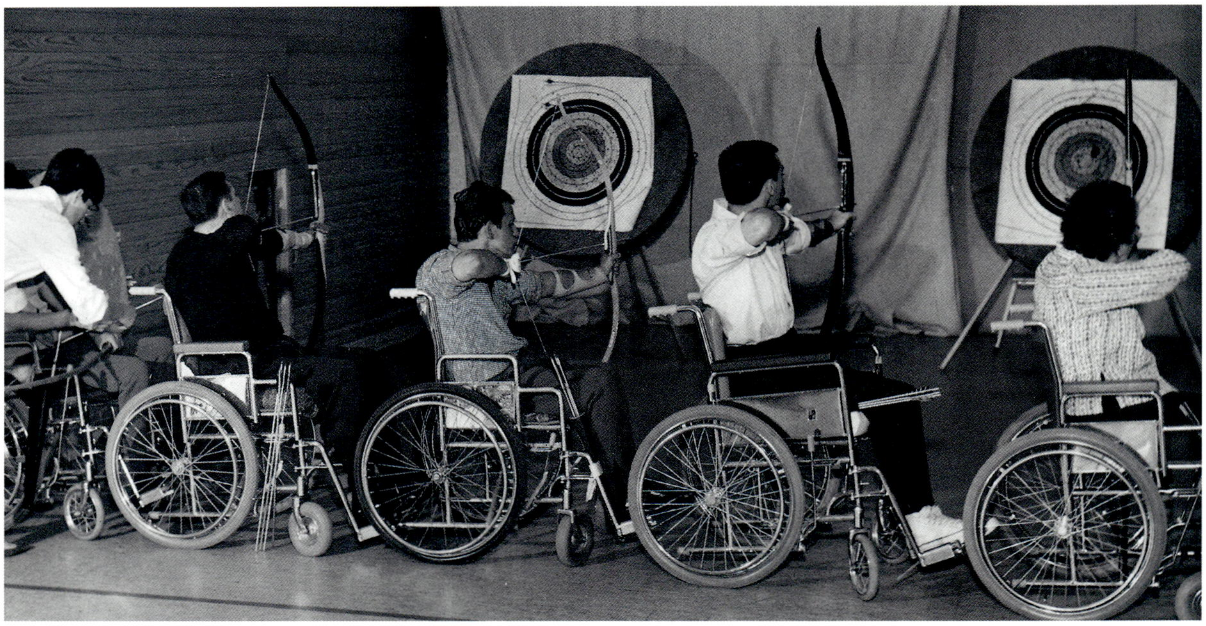

Bogenschießen-Training im »Rehabilitations-Zentrum für Querschnittverletzte« in Heidelberg

Aufschwung der Rehabilitationsmedizin

25. Juni 1969. Mit dem Arbeitsförderungsgesetz (AFG) erhält die berufliche Rehabilitation in der Bundesrepublik neuen Auftrieb: Die Bundesanstalt für Arbeit in Nürnberg wird neben den Rentenversicherungen zum entscheidenden Kostenträger der beruflichen Förderung von Behinderten.

Zur Umschulung bzw. Ausbildung behinderter Erwachsener und Jugendlicher werden seit Ende der 60er Jahre Berufsförderungswerke eingerichtet, welche eine Ausbildung in mehr als 30 Berufen anbieten und so die Reintegration in das Erwerbsleben ermöglichen.

Ein Expertenkomitee der Weltgesundheitsorganisation (WHO) definiert 1969 die Rehabilitation behinderter Menschen als »den gleichzeitigen und koordinierten Gebrauch von medizinischen, sozialen, schulischen und beruflichen Maßnahmen, um den einzelnen zum höchstmöglichen Maß funktioneller Fähigkeit zu trainieren oder wieder zu trainieren«. Seither wird die Rehabilitationsmedizin immer stärker ausgebaut. Neben der Präventivmedizin (»Vorbeugen«) und der kurativen Medizin (»Heilen«) gilt die Rehabilitation als dritte Säule der Gesundheitsversorgung.

Seit 1. Mai 1974 gilt in der Bundesrepublik das Schwerbehindertengesetz, wonach Arbeitgeber mit mehr als 15 Arbeitnehmern 6% ihrer Arbeitsplätze mit Schwerbehinderten zu besetzen haben.

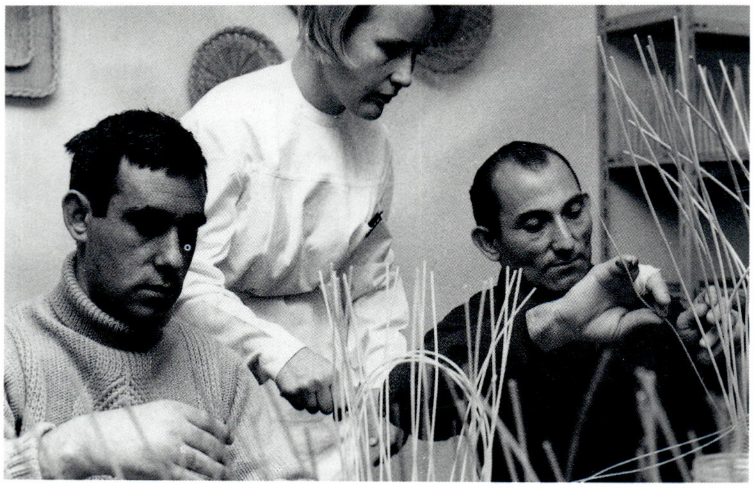

Beschäftigungstherapie zur Rehabilitation von Handverletzten

Probleme der beruflichen Wiedereingliederung

Chronik Hintergrund

Vorläufer der Rehabilitation war die »Krüppelfürsorge«, wie sie vor allem von karitativen Organisationen um die Jahrhundertwende betrieben wurde. Durch die große Anzahl von Kriegsversehrten nach den beiden Weltkriegen erhielt der Rehabilitationsgedanke entscheidende Impulse. Die Behinderten sollten in die Lage versetzt werden, wieder aktiv am gesellschaftlichen und vor allem beruflichen Leben teilzuhaben, um so von der finanziellen Unterstützung des Staates unabhängig zu werden. Die Rehabilitation erhielt in der Nachkriegszeit durch den starken Arbeitskräftemangel in der Bundesrepublik zusätzlich Auftrieb. Heute sind unter veränderten Bedingungen auf dem Arbeitsmarkt Beschäftigungsprobleme für Behinderte entstanden, die durch eine entsprechende Gesetzgebung (Schwerbehindertengesetz in der Form vom 1. Mai 1974) kaum aufgefangen werden können. Gerade die berufliche Wiedereingliederung wird durch ökonomische Krisen in Frage gestellt.

Neurotransmitter übertragen Reize

1969. Der britische Neurophysiologe Bernard Katz (geb. 1911) beschreibt in seinem Artikel »The release of neural transmitter substances« die Freisetzung von Überträgerstoffen im Nervensystem. Kenntnisse über Transmitteraktionen bei den nervösen Verschaltungen im Gehirn sind für die moderne Hirnforschung (z.B. im Hinblick auf die Alzheimersche und Parkinsonsche Krankheit) grundlegend.

Diese »Neurotransmitter« bewirken die Fortleitung einer Erregung zwischen zwei Nervenzellen (Neuronen) über die jeweiligen Kontaktstellen (Synapsen) hinweg. Sie sind in kleinen Bläschen (Vesikeln) präsynaptisch gespeichert, werden durch einen elektrischen Nervenimpuls (mittels einer Erhöhung der Durchlässigkeit der Zellmembran) freigesetzt und überqueren den synaptischen Spalt, die Kontaktstelle zwischen den Nervenzellen. An der postsynaptischen Zellmembran verbinden sie sich mit besonderen Rezeptoren und verursachen durch Veränderung der Membraneigenschaft eine elektrische Nervenaktion.

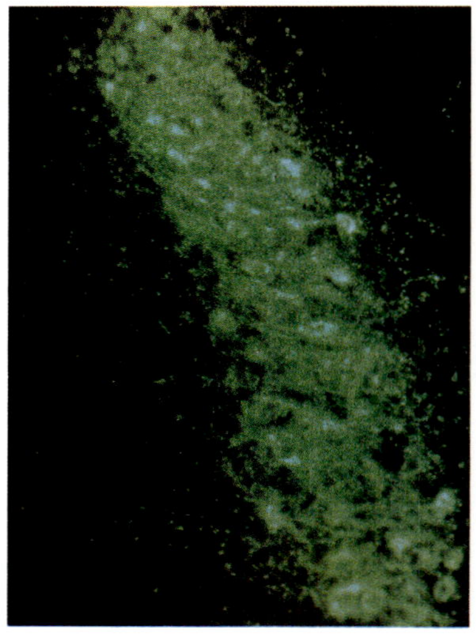

Rattengehirn: Nervenzellen, die Noradrenalin enthalten, leuchten im ultravioletten Licht grün auf.

Es gibt je nach Neuronensystem unterschiedliche Transmittersubstanzen, vor allem biogene Amine (Acetylcholin und Noradrenalin), Dopamin, gamma-Aminobuttersäure (GABA) und Serotonin.

Katz, Ulf Svante von Euler-Chelpin und Julius Axelrod (→ 1955/S. 505) erhalten 1970 den Nobelpreis.

1970

Der US-amerikanische Psychiater Zbigniew Jerzy Lipowski formuliert eine Theorie des »coping process«, der Bewältigung von Krankheit durch den Patienten. → S. 545

Der Begriff der sog. Rettungskette wird von der Unfallmedizin postuliert. → S. 544

Die dem Endorphinsystem im Zentralnervensystem zugehörigen Opiatrezeptoren werden zuerst von Avram Goldstein (Stanford University) entdeckt. Sie sind entscheidend für die körpereigene Schmerzdämpfung (→ 1975/S. 558).

Die US-amerikanischen Virologen Howard Martin Temin und David Baltimore finden unabhängig voneinander, daß RNA-Tumor-Viren genetische Informationen an die DNA durch das Enzym »reverse transcriptase« weitergeben. Damit wird die Erbinformation der Wirtszelle geändert und eventuell Krebs verursacht.

In der Bundesrepublik schließen sich 13 Großforschungseinrichtungen zur AGF zusammen, der Arbeitsgemeinschaft der Großforschungseinrichtungen. → S. 545

Eine neue Viruserkrankung, die erstmals 1969 in Lassa (nordöstliches Nigeria) bemerkt wurde, wird untersucht. Der US-Amerikaner John D. Frame und seine Arbeitsgruppe beschreiben das Krankheitsbild. Wegen der Gefährlichkeit des Virus geben die Forscher die weitere Untersuchung auf.

1. 1. Das Gesetz über die Lohnfortzahlung im Krankheitsfall tritt in der Bundesrepublik in Kraft. Damit sind die Arbeiter den Angestellten gleichgestellt. → S. 543

15. 3. Der Präsident des Deutschen Sportbundes (DSB), Willi Daume, eröffnet in Berlin die DSB-Aktion »Trimm Dich durch Sport«. → S. 543

10. 5. Ein Italiener wird in Rom nach mehr als 1000 relativ erfolgreichen Operationen, die er in einem italienischen Krankenhaus als angeblicher Arzt durchgeführt hat, wegen gesetzeswidriger Berufsausübung zu neun Monaten Gefängnisstrafe verurteilt.

19. 6. Die sowjetische Raumkapsel »Sojus 9« landet nach einem Dauerflugrekord von fast 18 Tagen, bei dem u. a. die Bedingungen der Schwerelosigkeit getestet werden sollten, wieder auf der Erde. → S. 546

28. 10. In der Bundesrepublik tritt eine neue Approbationsordnung in Kraft. → S. 543

18. 12. Der »Contergan«-Prozeß in Aachen wird am 283. Verhandlungstag eingestellt (→ 27. 11. 1961/S. 518).

Medizinstudium soll praxisnäher werden

28. Oktober 1970. Die neue Approbationsordnung für Ärzte (AppOÄ) tritt in der Bundesrepublik in Kraft. Sie löst den Begriff der »Bestallung« ab, der in der Prüfungsvorschrift für Ärzte vom 25. März 1936 eingeführt wurde. »Approbation« bezeichnet nun wieder einheitlich die Erlaubnis zur Ausübung eines Heilberufes, der ein Hochschulstudium voraussetzt.

Die Neuerungen der AppOÄ betreffen die Unterrichtsform, den Fächerkanon und die Prüfungsordnung. Dem praxisbezogenen Unterricht in kleinen Gruppen am Krankenbett (»bedside teaching«) nach angelsächsischem Vorbild soll Vorrang eingeräumt werden. Neue Disziplinen werden in den Fächerkatalog aufgenommen: Medizinische Psychologie, medizinische Soziologie, Biomathematik, Ökologie, Allgemeinmedizin, Strahlenschutz, Psychosomatik und Psychotherapie.

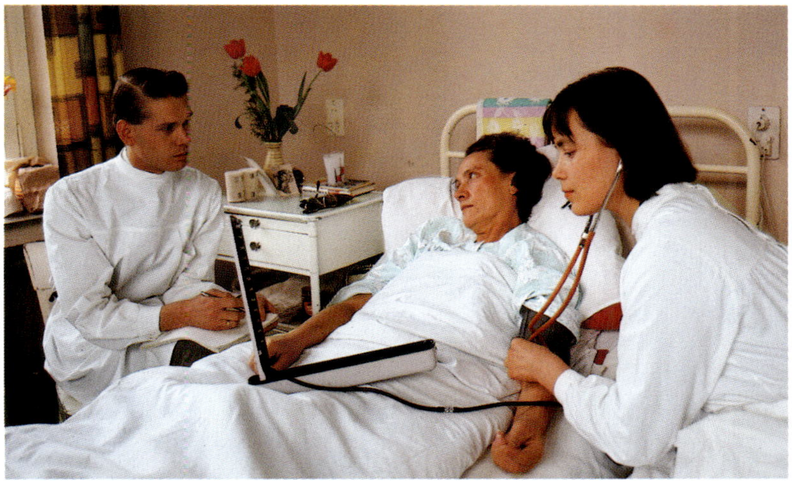

Medizinstudenten am Krankenbett; trotz aller Reformbemühungen kann sich das systematische »bedside teaching« in der BRD nicht durchsetzen.

Die einschneidendste Neuerung gegenüber der Bestallungsordnung von 1936 betrifft das Prüfungssystem. Die ärztliche Vorprüfung (Physikum) wird nach zwei Jahren Regelstudienzeit abgelegt, die ärztliche Prüfung (Staatsexamen) in drei Abschnitten während des vierjährigen klinischen Studiums. Die mündlichen Abschlußprüfungen werden von schriftlichen im Antwort-Wahl-Verfahren (»multiple choice«) abgelöst, die bundesweit zum gleichen Zeitpunkt unter der Aufsicht der zuständigen Landesprüfungsämter erfolgen. Zuständig für die »Gegenstandskataloge« und Prüfungsunterlagen ist das Institut für Medizinische und Pharmazeutische Prüfungsfragen in Mainz.

Die lehrenden Professoren sind bei diesem Prüfungsverfahren nicht mehr beteiligt – das entscheidende Handicap der AppOÄ, die mit einer Verschlechterung der Studienbedingungen einhergeht. Angeblich soll so eine gerechte, einheitliche und objektivierbare Beurteilung der Prüfungsleistungen gewährleistet werden, was anfänglich auch von Studenten (in ihrer Kritik an der »Willkür der Ordinarien«) gefordert worden war.

Gegen Bewegungsarmut

15. März 1970. Der Deutsche Sportbund (DSB), die Dachorganisation des Sports in der Bundesrepublik mit mehr als 7 Mio. Mitgliedern, eröffnet in Berlin eine Aktion gegen den Bewegungsmangel der Bevölkerung. Die sog. Trimm-Aktion (»Trimm Dich durch Sport«) hat Vorbilder in den Niederlanden und Skandinavien. Sie wird u.a. auch von Lebensversicherungen und Krankenkassen unterstützt. Zahlreiche »Trimmpfade« durch Wald- und Parklandschaften mit Anweisungen für Körperübungen werden angelegt. 1971 werden auch in Österreich und in der Schweiz ähnliche Aktionen durchgeführt.

Die »Trimm-Dich«-Welle wird in den 80er Jahren durch die »Jogging«-Mode abgelöst. Der wichtigste Trainingseffekt bei diesen Sportarten betrifft den Herzkreislauf und die Atmung.

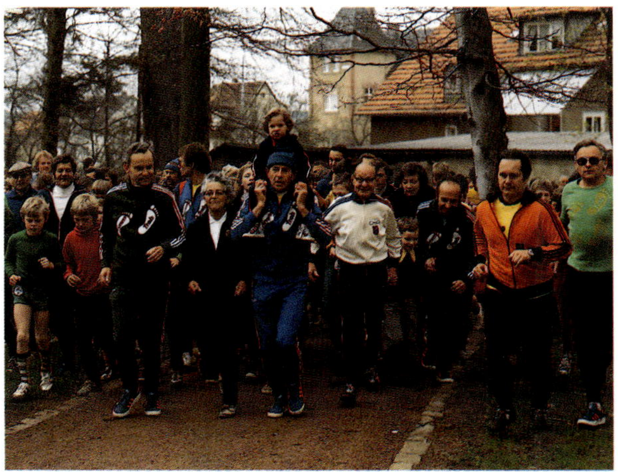

Teilnehmer bei einem Volkslauf in Arolsen; der frühere Marathonläufer Emil Zatopek (mit Mütze) ist dabei.

Lohnfortzahlung auch für Arbeiter

1. Januar 1970. Das Gesetz über die Fortzahlung des Arbeitsentgelts im Krankheitsfall, das sog. Lohnfortzahlungsgesetz (LFG), tritt in Kraft. Damit werden die rund 11 Mio. Arbeiter in der Bundesrepublik den Angestellten gleichgestellt und erhalten in den ersten sechs Wochen einer krankheitsbedingten Arbeitsunfähigkeit weiterhin ihren Bruttolohn vom Arbeitgeber ausgezahlt. Damit werden die Krankenkassen, die bislang den Arbeitern Bezüge in Höhe des Nettolohns auszahlten, entlastet.

Die Feststellung der Arbeitsunfähigkeit durch den Arzt (in 70% der Fälle durch den Allgemein- bzw. praktischen Arzt) spielt sozialpolitisch und ökonomisch eine Schlüsselrolle. Dabei gehen die Meinungen über die medizinische Notwendigkeit einer großen Zahl von »Krankschreibungen« auseinander, v. a. von Arbeitgeberseite wird ein »Krankfeiern« unterstellt.

Notfalldienst und Rettungswesen vervollständigt

1970. Der Begriff der »Rettungskette« wird von den Fachleuten in die Diskussion eingeführt. Er spielt für die Verbesserung des Rettungswesens, bei dem es auf das optimale Ineinandergreifen jedes einzelnen Versorgungsgliedes ankommt, eine zentrale Rolle. Im einzelnen geht es um das Zusammenspiel von fünf Elementen:

- ▷ Lebensrettende Sofortmaßnahmen am Unfallort
- ▷ Unfallmeldung
- ▷ Fachgerechte Versorgung im Sinne der Ersten Hilfe, eventuell durch den Notarzt
- ▷ Fachgerechter Kranken- bzw. Verletztentransport
- ▷ Endgültige Versorgung des Patienten in der geeigneten Klinik.

Hubschrauber-Rettungsnetz

In einer vom Allgemeinen Deutschen Auto-Club (ADAC) initiierten und finanzierten Pilotstudie werden ab 1972 in München Rettungshubschrauber (RTH) eingesetzt, um in lebensbedrohlichen Situationen innerhalb kürzester Zeit ärztliche Hilfe und rasche Transportmöglichkeiten zu gewährleisten. In den 80er Jahren ist das Hubschrauber-Rettungsnetz flächendeckend ausgebaut. An den einzelnen Standorten ergibt sich für den jeweiligen Rettungshubschrauber ein Einsatzradius von etwa 50 km, in dem jeder Unfallort innerhalb von zehn Minuten angeflogen werden kann.

Notarztwagen-Rettungssystem

Dieses System wurde 1957 von dem Kölner Unfallchirurgen E. Friedhoff in Zusammenarbeit mit der Berufsfeuerwehr in Köln eingeführt. In je einer linksrheinisch und rechtsrheinisch gelegenen Feuerwache wurde ein Rettungswagen (RTW) mit Sanitätern und einem Arzt der Chirurgischen Universitätsklinik stationiert.

Seit ca. 1970 bildet sich für dichtbesiedelte Regionen mit gut ausgebauten Straßen und zahlreichen Krankenhäusern ein neues Konzept heraus: Die Einsätze werden zentral gesteuert (Einsatzleitstelle) und dezentral von Notarztwagen (NAW) ausgeführt, die an verkehrstechnisch günstig gelegenen Krankenhäusern stationiert sind und den Unfallort schnell erreichen können. So sind z. B. im »Frankfurter System des organisierten Rettungsdienstes« seit 1966 drei NAW im Einsatz, die nach einer statistischen Auswertung in den 80er Jahren jeden Unfallort im Stadtbereich innerhalb von sieben Minuten nach Eingang der Notfallmeldung erreichen können.

»Rendezvous-System«

Vorläufer des Notarztwagen-Rettungssystems war der Versuch, mit einem als fahrbarer Operationssaal konstruierten Bus direkt zum Unfallort zu kommen.

Ein solches »Klinomobil« kam erstmals am 16. Februar 1957 an der Chirurgischen Universitätsklinik Heidelberg zum Einsatz.

Bei zunehmender Verkehrsdichte erwies sich jedoch dieses Fahrzeug als zu sperrig, so daß die ärztliche Erstversorgung am Unfallort mit anschließendem Transport als »Rendezvous-System« eingeführt wurde. Hierbei steuern die Rettungssanitäter von ihren dezentral und verkehrstechnisch günstig gelegenen Standorten den Notfallort an und treffen sich dort (Rendezvous) mit dem gleichzeitig alarmierten Notarzt, der von seinem jeweiligen Krankenhaus mit dem »Notarzt-Einsatzfahrzeug« (NEF) zum Notfallort eilt. Dieses System wird v. a. in großflächigen ländlichen Bereichen praktiziert.

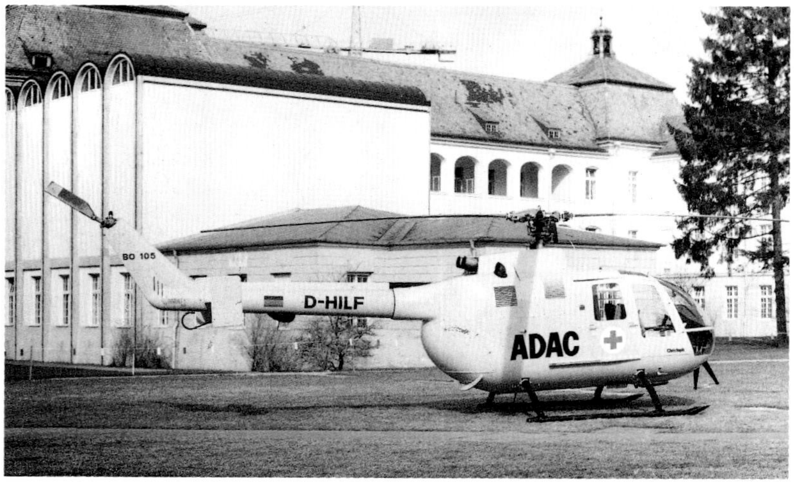

Rettungshubschrauber (RTH) vor dem Harlachinger Krankenhaus in München; in den 80er Jahren ist die Bundesrepublik flächendeckend mit RTH versorgt.

Notrufsystem

Technische Voraussetzung eines effektiven Notfall- und Rettungswesens ist die Notfallmeldung, die durch das in der Bundesrepublik überall eingeführte einheitliche Notrufsystem (»110« für Polizei und Unfall) sowie durch Notrufsäulen an den Autobahnen und Bundesstraßen erleichtert wird. Der Notruf gelangt zu der »zentralen Rettungsleitstelle«, von der die Rettungseinsätze angeordnet und überwacht werden. Seit 1985 ist das Territorium der Bundesrepublik flächendeckend mit insgesamt 234 Rettungsleitstellen sowie einer entsprechenden Anzahl von Rettungswachen versorgt.

Verkehrsunfallforschung

Mit zunehmender Verkehrsdichte steigt auch die Zahl der Unfälle im Straßenverkehr. Das Statistische Bundesamt in Wiesbaden ermittelte seit 1954 eine stetige Zunahme der Unfälle mit Todesopfern, die 1970 mit 19 193 Verkehrstoten (15% mehr als 1969) ihren Gipfelpunkt erreicht. Verschiedene Maßnahmen zur Erhöhung der Verkehrssicherheit sowie der Ausbau des Rettungswesens einschließlich der Unfallheilkunde und Intensivmedizin lassen die Zahlen in den darauffolgenden Jahren kontinuierlich sinken. (1984 z. B. werden 1,8 Mio. Verkehrsunfälle mit ca. 350 000 Verletzten und ca. 9300 Getöteten registriert.) Die Verkehrsunfallforschung mit ihren statistischen Analysen ist auch für eine Verbesserung des bundesdeutschen Rettungswesens unverzichtbar.

Der schonende Transport eines Schwerverletzten ohne Umbettung wird hier demonstriert. Die Sanitäter legen den Patienten bei Einlieferung ins Krankenhaus mit der steifen Gleitmatratze, auf die er am Unfallort gebettet wurde, auf den Transporttisch (hier das Modell ATT 3 der Firma Siemens); die ärztliche Erstversorgung des Verletzten kann beginnen (Foto aus dem Jahr 1969).

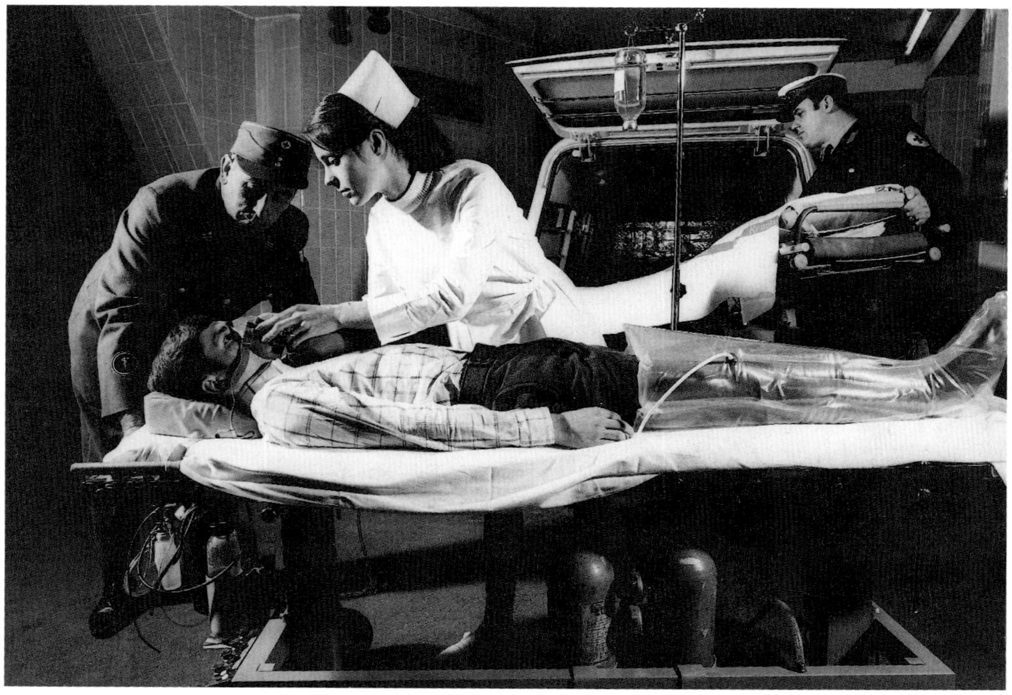

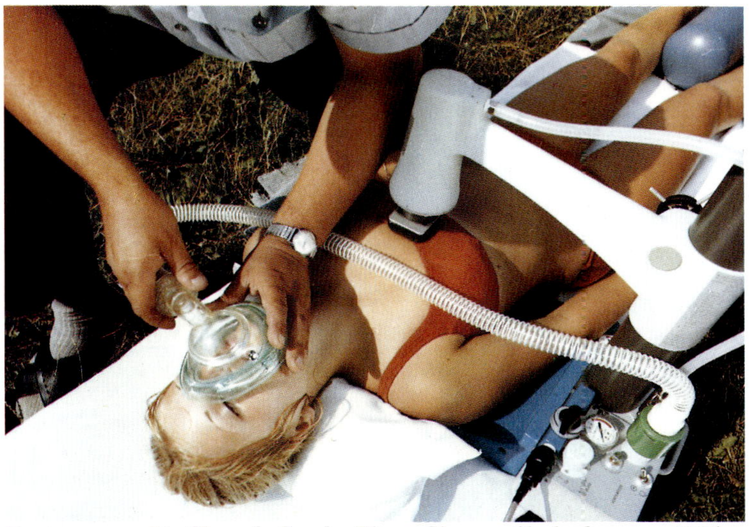

Beatmungsgerät »Sirepuls O_2« der Firma Siemens (Aufnahme von 1970)

Erste Hilfe – Herz der »Rettungskette«

Chronik Stichwort

Der drastische Anstieg der Zahl der Verkehrstoten in der Bundesrepublik führt Anfang der 70er Jahre zum verstärkten Ausbau des Rettungswesens.

Kernstück der Notfallversorgung ist die **Erste Hilfe,** die sofortige, vorläufige Hilfeleistung durch ausgebildete Laien. Die Reihenfolge der dringendsten Maßnahmen ist in der ABC-Regel festgehalten: Atemwege freimachen – Beatmung – Cirkulation (Blutkreislauf) wiederherstellen.

Die Idee der Ersten Hilfe hat eine lange Vorgeschichte: Schon bei antiken Autoren wie Hippokrates und Plinius und auch in der späteren islamischen Medizin (z. B. bei Avicenna) finden sich Hinweise auf Methoden der Wiederbelebung. Im Mittelalter formierten sich vor allem im Rahmen religiöser Gemeinschaften Gruppen, die sich speziell die Hilfe für Verletzte und Kranke zum Ziel gesetzt hatten (z. B. der Johanniterorden, → 1530/S. 141). Im 18. Jahrhundert, dem Zeitalter der Aufklärung, entstanden freiwillige, von der Obrigkeit unterstützte Zusammenschlüsse von Bürgern zur Rettung verunglückter Menschen, so 1767 in Amsterdam und 1769 in Hamburg. 1877 wurde in London die St. John Ambulance Association gegründet, die auf den Johanniterorden zurückgeht und sich zum Ziel gesetzt hatte, möglichst viele Laien in Erster Hilfe theoretisch und praktisch auszubilden sowie die entsprechenden Methoden zu standardisieren. An dieser Vereinigung orientiert, initiierte der Kieler Chirurg Johann Friedrich August von Esmarch 1881 die Samariterschulen, aus denen 1895 der Deutsche Samariterbund (seit 1945: Arbeitersamariterbund; ASB) hervorging. Ebenfalls 1881 wurde von Jaromir Mundy mit Unterstützung des Chirurgen Theodor Billroth die Wiener freiwillige Rettungsgesellschaft gegründet. 1864 entstand das Rote Kreuz (→ 22. 8. 1864/S. 296). Heute ist es neben dem ASB sowie dem Johanniter- und dem Malteserorden der wichtigste Träger des Rettungswesens in der Bundesrepublik.

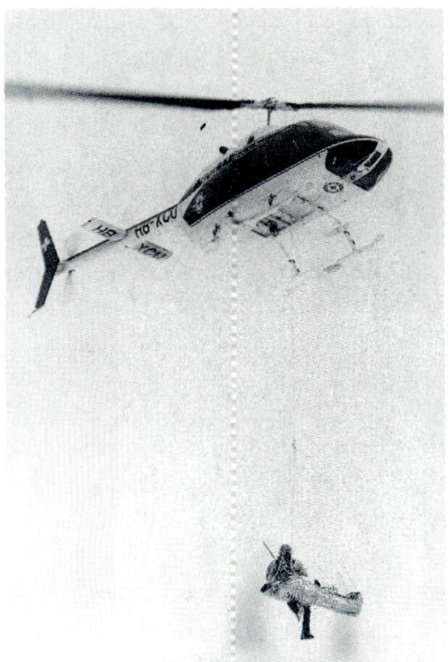

Übung der schweizerischen Rettungsflugwacht (SRFW) 1971

Der Umgang mit Krankheit

1970. Der US-amerikanische Psychiater Zbigniew Jerzy Lipowski formuliert eine Theorie des »coping«, in der er die verschiedenen Dimensionen des Umgangs mit Krankheit aus der Perspektive des Kranken zusammenfaßt. Der englische Begriff »to cope with« bedeutet bewältigen, auf eine Herausforderung oder Belastung angemessen reagieren.

Lipowski faßt »coping« als einen Prozeß auf, in dessen Verlauf unterschiedliche Erlebnis- und Verhaltensweisen in den Vordergrund treten können. Er unterscheidet zwei Aspekte, den »coping«-Stil und die »coping«-Strategie. Mit dem ersten Begriff ist ein Gefüge relativ konstanter psychischer Reaktionen und Verhaltensmuster gemeint, die sich der einzelne im Lauf seines Lebens angeeignet hat, um mit Belastungen fertigzuwerden. Beispiele für solche Grundmuster sind die Verleugnung oder die direkte Auseinandersetzung.

Dagegen ist die »coping«-Strategie auf eine spezifische Krankheitssituation bezogen und außer durch den »coping«-Stil auch durch situative Variablen (u.a. Art und Dauer der Krankheit, Situation des Kranken in seinem sozialen Umfeld) geprägt. Entsprechend gibt es eine Vielzahl von Bewältigungsstrategien, die sich jedoch nach Lipowski ordnen lassen durch die jeweilige Grundeinstellung, die der Kranke gegenüber seiner Erkrankung hat. Krankheit kann danach z. B. als Herausforderung, als Strafe, als Schwäche, als Rückzugsmöglichkeit, als strategisches Mittel oder auch als Voraussetzung zu persönlicher Reifung gesehen werden. Die Art des »coping« hat praktische Bedeutung sowohl für den Patienten als auch den Arzt: Wer z. B. in der Krankheit eine Herausforderung sieht, wird zu ihrer Bewältigung motiviert sein, mit dem Arzt kooperieren und auch einen chronischen Verlauf leichter akzeptieren können. Der Arzt kann deshalb durch richtige Einschätzung der »coping«-Strategie des Kranken die Therapie effizienter gestalten.

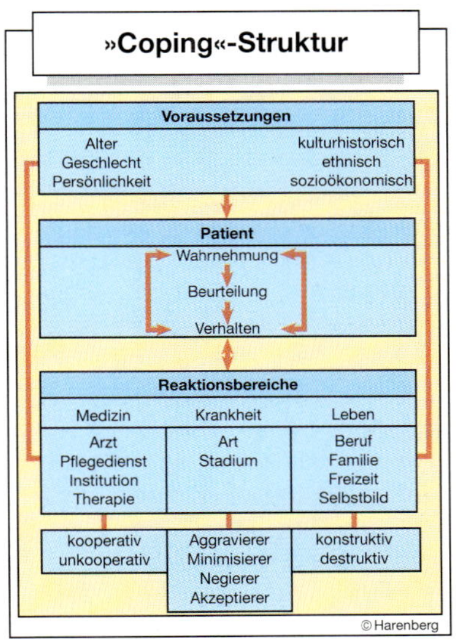

AGF koordiniert Forschung

1970. 13 Großforschungseinrichtungen in der Bundesrepublik schließen sich zur Arbeitsgemeinschaft der Großforschungseinrichtungen (AGF) zusammen. Als Wissenschaftsorganisation fördert die AGF den Erfahrungs- und Informationsaustausch, sorgt für die Koordination der Forschungsarbeiten und vertritt die Belange der Großforschung nach außen.

Die Mitglieder der AGF betreiben sowohl biologisch-medizinische als auch naturwissenschaftlich-technische Forschung und Entwicklung, die eine interdisziplinäre Zusammenarbeit erfordern. In den Einrichtungen der AGF sind mehr als 20 000 Mitarbeiter tätig, davon etwa die Hälfte Wissenschaftler und Techniker. Drei der Mitgliedseinrichtungen widmen sich vorwiegend der medizinischen Forschung: So hat das Deutsche Krebsforschungszentrum in Heidelberg (→ 28. 1. 1964/S. 524) seine Arbeitsschwerpunkte auf den Gebieten Tumorbiologie, -diagnostik und -therapie. In der Münchener Gesellschaft für Strahlen- und Umweltforschung existieren Arbeitsgruppen z.B. zu den Themen Strahlenexposition und -ökologie sowie zu Aids. Das Max-Delbrück-Centrum für Molekulare Medizin in Berlin schließlich (seit 1991 zur AGF gehörig) beschäftigt sich mit Zellphysiologie, Neurobiologie und Herzkreislauferkrankungen. Die AGF arbeitet eng mit anderen Forschungseinrichtungen sowie mit Industrieunternehmen zusammen.

Auch Raumfahrer brauchen die Medizin

19. Juni. Nach einem Dauerflugrekord von fast 18 Tagen landet das sowjetische Raumschiff »Sojus 9« in der Nähe von Karaganda (Kasachstan). Auf dem Programm der beiden Kosmonauten stand u.a. die Frage, wie sich die Schwerelosigkeit auf Dauer auf den Menschen auswirkt. Fünf Tage nach Beendigung des Raumflugs zeigen sich bei den Astronauten Symptome der Instabilität im Bereich des Herzkreislaufsystems.

Die »Raumkrankheit« ist eine Auswirkung lang anhaltender Schwerelosigkeit, der die Raumfahrer ausgesetzt sind. Es kommt zu einer Irritation des Gleichgewichtssinnes (Kinetose) – u. a. durch die Umverteilung der Körperflüssigkeiten –, was Störungen bei anderen Organsystemen hervorrufen kann.

Die Raumfahrtmedizin ist mit der medizinischen Problematik der Schwerelosigkeit, dem Einfluß von kosmischer Strahlung (Weltraumradiobiologie) und vor allem mit den Aufgaben der Lebenserhaltung unter den Bedingungen des Raumfluges (Atmosphäre, Temperatur, Feuchtigkeit, Ernährung, Hygiene im Innenraum) sowie den damit verbundenen psychologischen Belastungen der Raumfahrer konfrontiert. Besonders wichtig sind die telemetrischen Überwachungssysteme mit kleinen Funkgeräten (wie sie später in die klinische Praxis eingeführt werden), mit denen die physiologischen Daten auf der Erde registriert und gespeichert werden können. So werden u.a. das EKG, Oberflächenvibrationen des Brustkorbes, die Atemfrequenz, die Fortleitung der Pulswellen an verschiedenen Körperstellen, Stimmstruktur und Sprachklang sowie die visuelle Beobachtung durch Fernsehkameras aufgezeichnet und ausgewertet.

Für die Auswahl und das Training der Raumfahrer kommt der medizinischen und psychologischen Begutachtung und Überwachung besondere Bedeutung zu. Insbesondere richtet sich das Augenmerk auf die Organe, die von der Schwerelosigkeit in erster Linie betroffen sind: Der Vestibularapparat (Gleichgewichtssinn) und das Herzkreislaufsystem.

Die Raumfahrtmedizin trat erstmals mit der (tierexperimentellen) Raumfahrt der Hündin »Laika« mit dem sowjetischen »Sputnik II« im Jahr 1957 ins Rampenlicht der Öffentlichkeit. Als erster Arzt beteiligte sich am 12. Oktober 1964 Boris B. Jegorow (geb. 1937) aus der UdSSR an einem Raumflug.

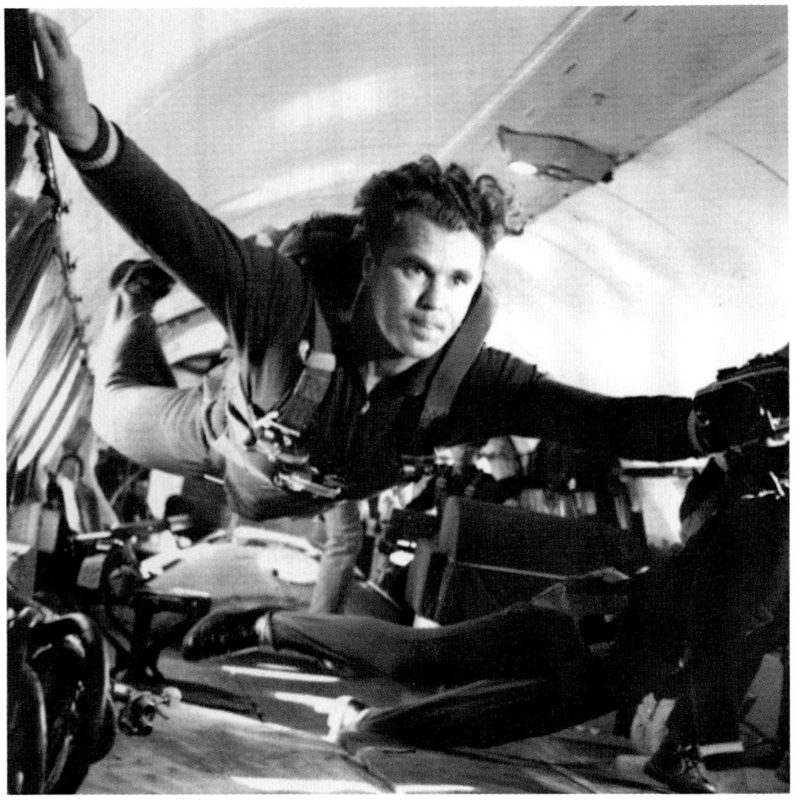

Kosmonauten trainieren den Umgang mit Schwerelosigkeit. Bei Aufenthalt in der Schwerelosigkeit kann es zu Störungen des Gleichgewichtssinns kommen.

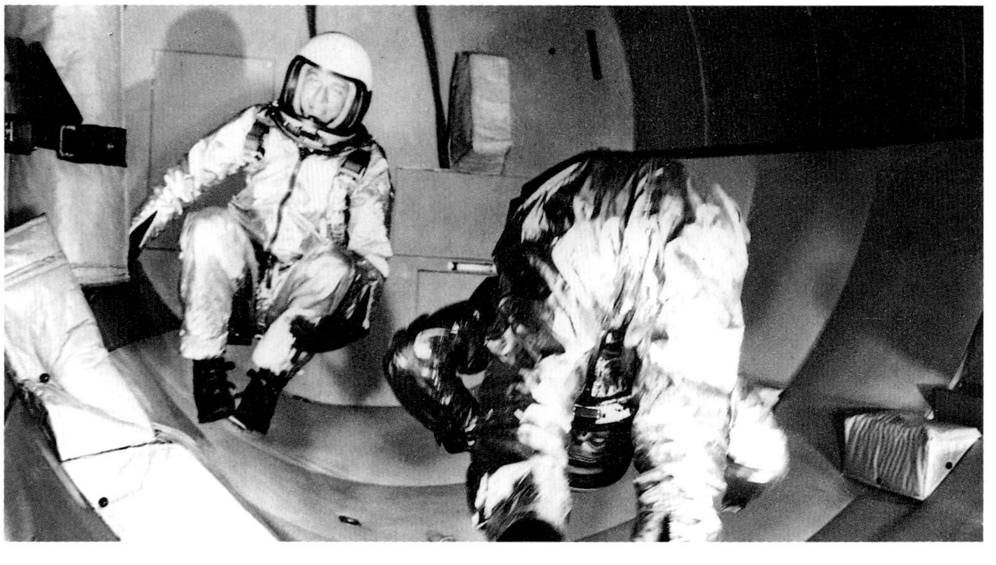

US-amerikanische Astronauten in Druckanzügen trainieren ihre Bewegungen bei Schwerelosigkeit im Rahmen des Raumfahrtprojektes »Mercury«. Sie befinden sich gerade während eines Fluges in einer Transportmaschine (Typ C-131) des Wright Air Development Centre in Dayton (Ohio). Die Aufnahme stammt vom 13. Juli 1959.

Neue Disziplinen der Medizin

Chronik Übersicht

Die neue Approbationsordnung fördert die Institutionalisierung einiger neuer Fächer (→ 28. 10. 1970/S. 543).

Um 1970 kommt es so in der Bundesrepublik zu einer wesentlichen Erweiterung des offiziellen medizinischen Fächerkanons. Gegenüber 16 anerkannten Gebieten 1958 werden nun 20 Gebiete (z. T. mit zusätzlichen Teilgebieten) ausgewiesen. Neu hinzugekommen sind die »Allgemeinmedizin«, die »Kinder- und Jugendpsychiatrie«, die »Pharmakologie« und die »Pathologie«.

In dieser Entwicklung spiegeln sich die technischen, ökologischen und psychosozialen Fragestellungen wider, mit denen sowohl Medizin als auch Gesundheitswesen in der Zeit des gesellschaftlichen Umbruchs seit Ende der 60er Jahre konfrontiert sind. Im Rahmen der technologischen Entwicklung mit ihren z. T. negativen Folgen gewinnen Teilbereiche wie die Katastrophenmedizin, die Unfallchirurgie, die Intensivmedizin und die Flugmedizin an Bedeutung. Sie werden an Hochschulen, z.T. auch im militärischen Bereich institutionalisiert.

In sozial- und gesundheitspolitischer Hinsicht erhalten die Allgemeinmedizin (→ 1971/S. 547), Kinder- und Jugendpsychiatrie, die Arbeitsmedizin und die medizinische Psychologie größeres Gewicht.

Beispielhaft ist die Entwicklung der »Sozialmedizin«, die am intensivsten die gesellschaftlichen Einflüsse auf Gesundheit und Krankheit reflektiert. Nach einer Definition des wissenschaftlichen Beirats des Bundesministeriums für Arbeit und Sozialordnung von 1967 ist die Sozialmedizin »ein eigenständiges Fachgebiet der Medizin«, welches »das Phänomen Krankheit insbesondere dort untersucht, wo die klinisch-kurative, individuell vorgehende Medizin ... nach versagt«.

1971

Der »Arzt für Allgemeinmedizin« wird in der Bundesrepublik als Berufsbezeichnung eingeführt, die nach einem bestimmten Weiterbildungsgang erteilt wird. → S. 547

Die »Pille für den Morgen danach« hat sich bei einem Test mit etwa 1000 US-amerikanischen Frauen als absolut zuverlässig zur Geburtenregelung erwiesen.

Der US-amerikanische Epidemiologe Milton Alter von der University of Minnesota belegt in einer epidemiologischen Studie bei Zuwanderern nach Hawaii, daß die Multiple Sklerose (MS) möglicherweise durch ein »slow virus« hervorgerufen wird. Die MS-Rate bei Zuwanderern, insbesondere vom Norden der USA, liegt viel höher als bei auf Hawaii Geborenen aller Rassen.

Der US-amerikanische Kinderarzt Noel Preston bekämpft die in den USA verbreitete Beschneidung männlicher Neugeborener. Die Operation könne beträchtliche Komplikationen verursachen, der statistische Beweis einer dadurch erzielten Krebsprophylaxe sei nicht zu erbringen.

Januar. Der Arbeitsgruppe um den aus China stammenden Biochemiker Choh Hao Li vom University of California Medical Center in San Francisco gelingt es, erstmals das menschliche Wachstumshormon Somatotropin künstlich herzustellen.

12. 1. Das Landwirtschaftsministerium in Bonn verbietet ab dem 17. Mai den Gebrauch des Insektizides DDT (Dichlordiphenyltrichloräthan) wegen krebserzeugender Eigenschaften.

1. 7. Maßnahmen zur Früherkennung von Krankheiten (»Vorsorgeuntersuchungen«) und – ab 1973 – die zeitlich unbegrenzte Gewährung von Krankenhauspflege werden zu Pflichtleistungen der bundesdeutschen Krankenkassen erklärt.

September. Gegen ihre Arbeitsüberlastung und für Lohnerhöhungen streiken im Marburger Bund organisierte Krankenhausärzte. → S. 547

7. 9. Die spanischen Gesundheitsbehörden in Madrid bestätigen, daß in den Regionen von Barcelona und Valencia Cholera ausgebrochen ist. Nach einer Meldung der Weltgesundheitsorganisation WHO vom 22. September sind seit Jahresbeginn weltweit 129 868 Personen an der Cholera erkrankt und davon 19 987 gestorben. Vor allem Ostpakistan und Indien sowie der Tschad und Uganda werden von Cholera-Epidemien heimgesucht.

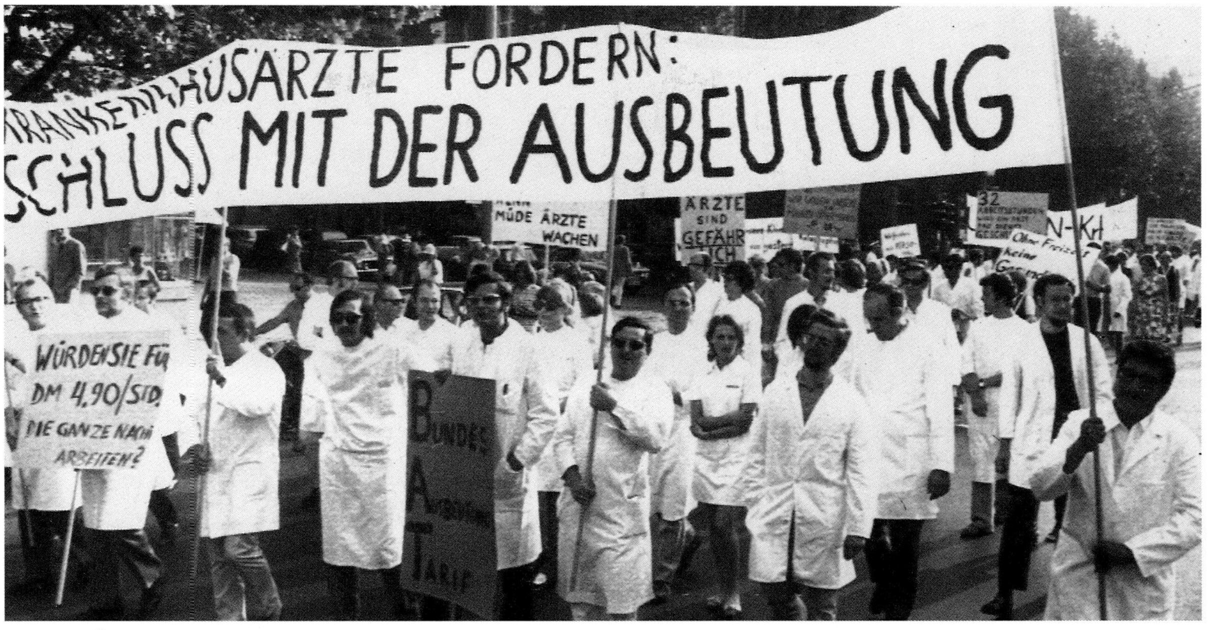
KRANKENHAUSÄRZTE FORDERN:
SCHLUSS MIT DER AUSBEUTUNG
MÜDE ÄRZTE WACHEN
ÄRZTE SIND GEFÄHR
WÜRDEN SIE FÜR DM 4,90/STD. DIE GANZE NACHT ARBEITEN?
BUNDES A TARIF

Berliner Ärzte demonstrieren in der Innenstadt. Sie fordern u. a. eine 100%ige Bezahlung des Bereitschaftsdienstes.

Krankenhausärzte fordern Geld und Zeit

September 1971. Die Streik- und Protestaktionen der im Marburger Bund organisierten angestellten und beamteten Krankenhausärzte in der Bundesrepublik erreichen ihren Höhepunkt. Die Mediziner wollen in erster Linie eine Reduzierung ihrer starken Belastung durch Überstunden durchsetzen. Die Krankenhausärzte sehen die Patientenversorgung gefährdet und sich selbst durch eine schlechte Bezahlung ausgebeutet.

Die Presse zeigt Verständnis für das Anliegen der Ärzte. So schreibt die »Berliner Morgenpost«: »Man darf unseren Klinikärzten glauben, daß sie physisch überfordert sind. Zudem würde sich über die Vergütung dieses Dienstes jeder Facharbeiter nur amüsieren.« In der »Welt« ist zu lesen: »Die Bezahlung dafür ist laut Bundestarif nur als Witz zu bezeichnen, sie beläuft sich auf drei bis sechs Mark die Stunde.« Der »stern« formuliert auf der Titelseite: »Schlafen Sie nicht ein Herr Doktor – Wenn Patienten wüßten, wie Ärzte im Krankenhaus überfordert würden, dann hätten sie Angst, sich auf den Operationstisch zu legen.«

Die tarifpolitischen Auseinandersetzungen begannen bereits im März 1971, als von Arbeitgeberseite bezüglich anstehender Verhandlungen über den Bundesangestelltentarif (BAT) hinhaltend taktiert wurde. Erstmals kam es im Sommer in Berlin, Hessen und Baden-Württemberg zu wilden Streiks der Krankenhausärzte im öffentlichen Dienst. An einer großen Demonstration in Berlin (West) nahmen mehr als 800 Ärzte im weißen Kittel teil (um sich bewußt von den Demonstrationen der Studentenbewegung abzuheben). Nach einer Urabstimmung für Streik werden Mitte September flächendeckend Kampfmaßnahmen durchgeführt.

Die Tarifverhandlungen haben schließlich Anfang 1972 ein befriedigendes Ergebnis für die Krankenhausärzte: Zusätzliche Dienstzeiten werden reduziert, und die Vergütung wird leistungsbezogen angehoben. Insbesondere die Überstunden werden finanziell nach bestimmten Sätzen abgegolten.

Hausarzt – Facharzt für Allgemeinmedizin

1971. Die Bezeichnung »Arzt für Allgemeinmedizin« bzw. »Allgemeinarzt« (teilweise auch »Facharzt für Allgemeinmedizin«) wird in der Bundesrepublik offiziell eingeführt. Sie setzt gemäß der Weiterbildungsordnung von 1971 nach dem Studium eine vierjährige Weiterbildung des betreffenden Arztes voraus, die u. a. eineinhalb Jahre innere Medizin (davon mindestens ein Jahr im Stationsdienst), ein Jahr Chirurgie (davon mindestens sechs Monate im Stationsdienst) und sechs Monate in der Allgemeinpraxis umfaßt.

Der Beruf des »praktischen Arztes« (Hausarzt) wird aufgewertet, um dem zahlenmäßigen Rückgang und der damit drohenden Unterversorgung in vorwiegend ländlichen Bezirken entgegenzuwirken.

Langjährig tätige praktische Ärzte dürfen ohne weiteres die neue Bezeichnung übernehmen. Außerdem ist es auch weiterhin möglich, sich als »Arzt« oder »praktischer Arzt« unmittelbar nach der Approbation in eigener Praxis niederzulassen, wobei freilich für die Kassenzulassung eine 18monatige Vorbereitungszeit vorgeschrieben ist.

Der Allgemeinarzt nimmt im Gesundheitswesen zentrale Funktionen wahr: Die ärztliche Basisversorgung, die (langzeitige) haus- und familienärztliche Betreuung, die Integration und Koordination von Hilfen im Interesse des Patienten sowie die Gesundheitsberatung und -erziehung.

Erste Lehrstühle für Allgemeinmedizin wurden in Europa in den 60er Jahren eingerichtet (u. a. 1964 ein Lehrstuhl für medizinische Praxis in der DDR). Bis heute jedoch wird das Fach in Forschung und Lehre weitgehend vernachlässigt.

1972

Der Wiener Frauenarzt Alfred Kratochwil perfektioniert die Ultraschalldiagnostik als Untersuchungsmethode in der Frauenheilkunde und Geburtshilfe (→ 1958/S. 510).

Nach elfjähriger Gemeinschaftsarbeit zweier biochemischer Arbeitskreise um Robert Burns Woodward (Harvard) und Albert Eschenmoser (Zürich) werden die Versuche der Vitamin-B12-Totalsynthese erfolgreich abgeschlossen. Damit ist der bisher komplizierteste mikromolekulare Naturstoff im Labor herstellbar.

Die »AO-International« wird als internationale Arbeitsgruppe für Osteosynthese von schweizerischen, deutschen, österreichischen und italienischen Vereinigungen auf dem Gebiet der Knochenchirurgie gegründet (→ 1958/S. 510).

Der US-amerikanische Gynäkologe W. Karman verbessert die Aspirations-(Absaug-)Methode des Schwangerschaftsabbruchs, die 1958 von chinesischen Ärzten entwickelt wurde.

In den USA verbessern G. F. Andreasen und P. R. Braidy die Apparaturen zur Behandlung von Kieferanomalien. → S. 548

Der US-Chemiker Paul Christian Lauterbur publiziert seine Idee von einer Aufzeichnung der Kernspinresonanz-Signale und leistet damit die entscheidende Vorarbeit für die Entwicklung der Kernspintomographie (→ 1982/S. 574).

Der britische Elektroingenieur Godfrey N. Hounsfield entwickelt ein neues Röntgenverfahren, die Computertomographie (CT; → 1973/S. 551).

25. 6. Die Serie der umstrittenen Atombombenversuche durch Frankreich auf dem Mururoa-Atoll (Südpazifik) beginnt. Die Außenminister Australiens, Neuseelands und der USA legen offiziellen Protest ein.

29. 6. Das Krankenhausfinanzierungsgesetz (KHG) zur Kostendämpfung im Gesundheitswesen wird von der Bundesregierung in Bonn beschlossen. → S. 549

18. 10. In Bad Krozingen wird das Rehabilitationszentrum für Herz- und Kreislaufkranke eröffnet. → S. 549

20. 10. Die Ministerpräsidenten der Bundesländer unterzeichnen in Stuttgart einen Staatsvertrag über die bundeseinheitliche Regelung des Hochschulzugangs (»Numerus clausus«). Das Verfahren soll erstmals im Sommersemester 1973 angewendet werden. → S. 548

Dezember. In den USA wird bekannt, daß amphetaminhaltige Appetitzügler süchtig machen können. → S. 549

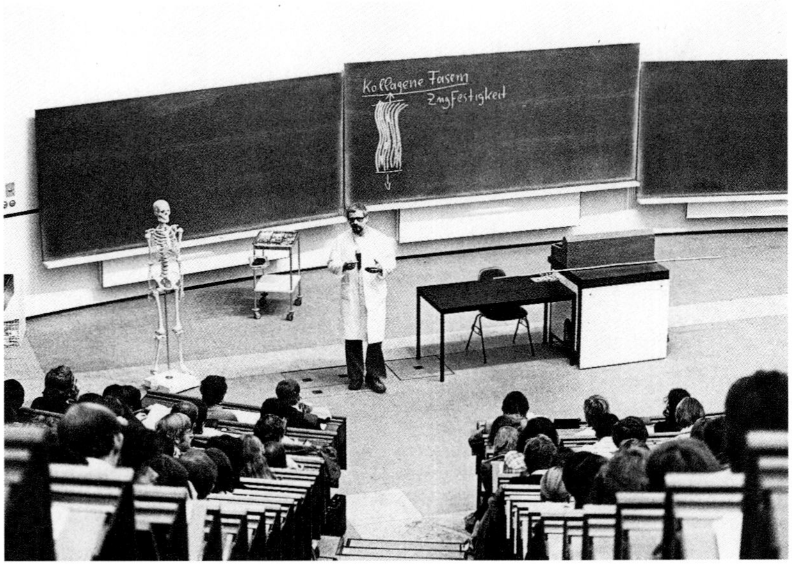

Anatomievorlesung an der Bochumer Ruhr-Universität im November 1978; trotz Numerus clausus (ab 1972) sind die Medizinvorlesungen häufig überfüllt.

Studienplätze werden rar

20. Oktober 1972. Die Bundesländer schließen einen Staatsvertrag über die bundeseinheitliche Regelung des Hochschulzugangs, der am 1. Mai 1973 in Kraft tritt. Demnach wird in Dortmund eine Zentralstelle zur Vergabe der Studienplätze (ZVS) eingerichtet.

Das Mißverhältnis von Studienplätzen und Bewerbern v. a. in den medizinischen Fächern (Human-, Zahn- und Veterinärmedizin) sowie in der Pharmazie, Chemie, Architektur und Psychologie hat die Einführung des »Numerus clausus« (lat., geschlossene Zahl) zur Folge. Kriterium für den Zugang zur Hochschule ist zukünftig in erster Linie die Abiturnote.

Bis zum Inkrafttreten des Staatsvertrages liegt die Zulassung bzw. Ablehnung von Studienbewerbern in der rechtlichen Verantwortung der einzelnen Ausbildungsstätten. Ab diesem Zeitpunkt werden die Zulassungsverfahren zentral geregelt und die Bewerber auf die vorhandenen Studienplätze verteilt.

Medizinstudium immer begehrter

Chronik Rückblick

Der Numerus clausus für das Medizinstudium wird in der Bundesrepublik notwendig, weil die Zahl der Bewerber die der zur Verfügung stehenden Studienplätze bei weitem übersteigt. In der Schweiz, Österreich und der DDR kann eine solche Regelung durch unterschiedliche andere Steuerungsmechanismen vermieden werden; de facto besteht der Numerus clausus – dezentral – auch in den USA.

Zahl der Medizinstudenten*

Jahr	Allgemeinmedizin insg.	Allgemeinmedizin weibl.	Zahnmedizin insg.	Zahnmedizin weibl.
1951/52	10 242	2710	2432	544
1961/62	21 802	7424	2711	845
1971/72	36 684	8352	6320	1065

* *Bundesrepublik jeweils im Wintersemester*

Auch die Zahl der Ärzte und Medizinalassistenten nimmt zu: Von 1606 im Jahr 1960 auf 3753 im Jahr 1968. Während die Zahl der Studienanfänger pro Jahr 1966 4415 betrug, werden 1990 ca. 11 000 Studenten zugelassen (DDR: 1725), wobei 2,5 Bewerber auf einen freien Studienplatz kommen (gegenüber 6,5 Bewerbern 1977).

Geräte zur Zahnregulierung verbessert

1972. Die US-amerikanischen Kieferorthopäden G. F. Andreasen und P. R. Braidy verwenden erstmals bei festsitzenden kieferorthopädischen Apparaturen Materialien mit »Memory-Effekt«, die sich der jeweiligen Zahngestalt anpassen.

So werden in den 70er Jahren neben den Nickel-Titan-Memory-Legierungen weitere Metallverbindungen eingeführt, wovon sich vor allem Drähte auf der Basis von Chrom-Kobalt- und Titan-Molybdän-Legierungen durchsetzen.

Auch die Befestigungselemente für die orthodontischen Bögen, die sog. Brackets (»Klammern«) werden weiterentwickelt. Ihre Form wird in der Weise an die jeweilige Zahngestalt angepaßt, daß ein großer Teil der Biegungen, die der Kieferorthopäde zuvor in den Draht einbringen mußte, entfällt. Auf der Grundlage dieser Brackets und der weitgehenden Verwendung gerader Bögen entwickelt sich die sog. »straight wire«-Technik (mit geradem Draht; nach dem US-amerikanischen Kieferorthopäden L. F. Andrews), die heute im Bereich der festsitzenden Behandlungsgeräte die dominierende Stellung einnimmt. Auf der anderen Seite führt die differenzierte Analyse der kieferorthopädischen Kraftsysteme zu Behandlungsmethoden mit Elementen, bei denen für bestimmte Aufgaben sog. Teilbögen eingesetzt werden, die eine gezieltere Steuerung bestimmter Zahnbewegungen gestatten. Diese Technik wurde u. a. von den US-amerikanischen Kieferorthopäden R. M. Ricketts und C. J. Burstone entwickelt.

Bereits vor dem Zweiten Weltkrieg verdrängten in Europa herausnehmbare Platten zur Kieferregulierung weitgehend die festsitzenden Apparaturen, die in den USA vorherrschten und weiter verbessert wurden (→ Oktober 1907/ S. 368). Diese unterschiedliche Entwicklung fand mit der Übernahme der festsitzenden Geräte durch die Europäer ein Ende. Während in den USA heute nach wie vor die herausnehmbaren Apparaturen nur eine untergeordnete Rolle spielen, sind beide Techniken in Europa innerhalb eines Behandlungskonzeptes integriert.

Die Kieferorthopädie ist aus gesundheitspolitischen und ästhetischen Gründen in den letzten Jahrzehnten zu einem zentralen Fachgebiet der Zahnheilkunde geworden, das sich durch einen hohen technologischen Standard auszeichnet.

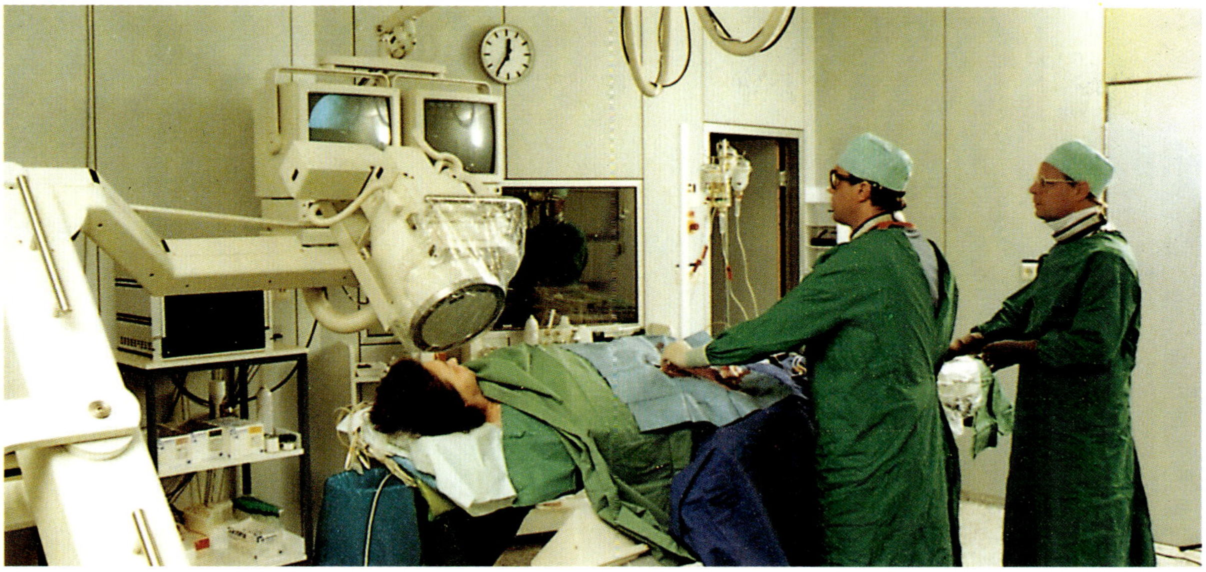

Aufdehnung von verengten Herzkranzgefäßen mit spezieller Kathetertechnik (perkutane transhuminale Koronarangioplastie = PTCA) am Rehabilitations-Zentrum für Herz- und Kreislaufkranke in Bad Krozingen

Rehabilitation für Herz und Kreislauf

18. Oktober 1972. Das Benedikt-Kreutz-Rehabilitationszentrum für Herz- und Kreislaufkranke (RHZ) wird in Bad Krozingen eröffnet, ein Modell für entsprechende Einrichtungen in dieser Zeit.

Zunächst steht in dem Krankenhaus die internistische Kardiologie im Vordergrund. Wichtigstes diagnostisches Verfahren ist die röntgenologische Kontrastdarstellung der Herzkranzgefäße (Koronarangiographie), die in vielen Fällen über das therapeutische Vorgehen entscheidet. In den beiden folgenden Jahrzehnten entwickelt sich das RHZ mit jährlich ca. 3000 Koronarangiographien zu der führenden Institution auf diesem Gebiet in Deutschland.

In einer weiteren Ausbauphase wird 1978 eine herzchirurgische Abteilung eingerichtet, in der ca. 800 bis 900 Patienten jährlich operiert werden, wobei Herzklappenoperationen etwa ein Drittel aller Eingriffe ausmachen. Ab 1986 werden auch Herztransplantationen ausgeführt (z.B. acht im Jahr 1989). Besonderes Gewicht legt das Zentrum auf die Rehabilitationsberatung, die psychologische Betreuung sowie die Berufstherapie einschließlich berufsfördernder Maßnahmen. Die Überwachung und Steuerung der notwendigen Arzneimitteltherapie übernimmt die Abteilung für klinische Pharmakologie. Wurden in der Anfangszeit 160 Patienten von 120 Mitarbeitern versorgt, waren es 1990 250 Patienten und mehr als 500 Mitarbeiter.

Absicherung der Krankenhäuser

29. Juni 1972. Das Krankenhausfinanzierungsgesetz (KHG) zur Kostendämpfung wird als Bundesgesetz erlassen. Es soll u. a. die Krankenpflegesätze regeln und die wirtschaftliche Sicherung der Krankenhäuser durch die öffentliche Hand gewährleisten.

Im Rahmen von Krankenhausbedarfsplänen der einzelnen Bundesländer können Investitionskosten z. B. für den Neubau von Kliniken durch die öffentliche Hand übernommen werden. Der Bund gewährt den für die Förderung der Krankenhäuser zuständigen Ländern Finanzhilfe.

Das KHG enthält auch die grundlegenden Bestimmungen für die Festlegung der Krankenhauspflegesätze. Die für alle Bürger nach einheitlichen Prinzipien zu fixierenden Pflegesätze werden daraufhin in der Pflegesatzverordnung vom 25. April 1973 näher geregelt.

Die Krankenhausfinanzierung stellt bis in die Gegenwart das schwierigste Problem angesichts der Kostenexplosion im Gesundheitswesen dar. Für die stationäre Versorgung werden 1988 von der gesetzlichen Krankenversicherung 32% aller Ausgaben (ca. 40 Mrd. DM) aufgewendet, von denen zwei Drittel auf Personalkosten entfallen (→ 25. 11. 1988/S. 589).

Spezialdiäten und Fastenkuren werden zur Modewelle

Dezember 1972. Nachdem bekannt wurde, daß amphetaminhaltige Appetitzügler, die in großem Umfang als Schlankheitsmittel (»Diätpillen«) eingenommen werden, süchtig machen, kündigt die US-amerikanische »Food and Drug Administration« (FDA) Maßnahmen zur Einschränkung des Gebrauchs solcher Drogen an. In der Bundesrepublik werden diese Appetitzügler zur selben Zeit rezeptpflichtig. Amphetamin als »Weckamin« (Prototyp Pervitin) unterliegt in der Bundesrepublik dem Betäubungsmittelgesetz.

Die »Freßwelle« nach dem Zweiten Weltkrieg wird nach 1970 von einer »Schlankheitswelle« abgelöst. Verschiedene Methoden, um zum »Idealgewicht« zu gelangen, ziehen das allgemeine Interesse auf sich, insbesondere Fastenkuren wie Nulldiät, Obstfasten, Molkefasten etc. Daneben spielt die »Vollwertkost« (Vollwert-Ordnungsnahrung) eine wichtige Rolle. Als besonders wertvoll erscheinen u.a. Frischobst, Frischgemüse und Vollgetreidekörner.

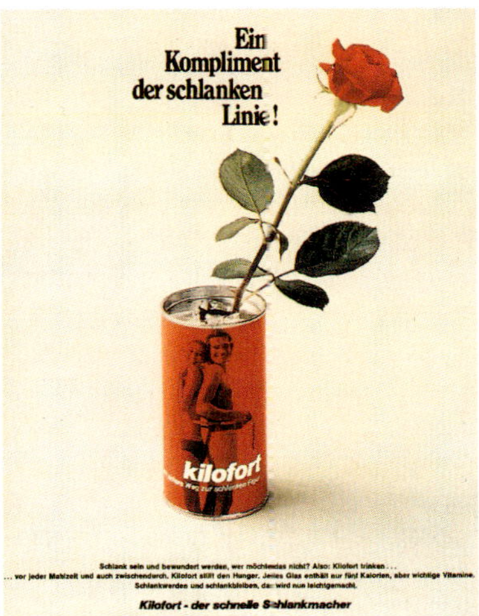

Die »schlanke Linie« wird zu einem allseits beliebten Slogan.

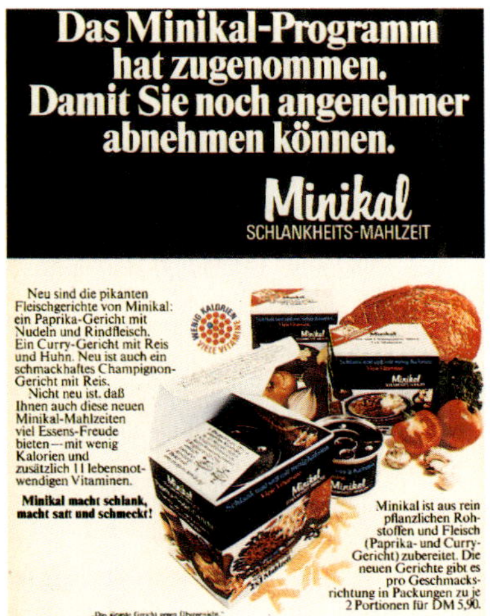

Der Kampf gegen die fettmachenden Kalorien wird zum Programm.

Formel für das »Normalgewicht«

Berechnungen des Normalgewichts und des Energiebedarfs, die heute z. T. insofern als überholt gelten, als sie die Variationsbreite individueller Unterschiede nicht berücksichtigen, spielen bei den Diätplänen eine normative Rolle:

▷ Kalkulation des Normalgewichtes (Broca-Formel):
Körpergröße in Zentimeter minus 100 = Kilogramm-Normalgewicht

▷ Kalkulation des Arbeitszeit-Energiebedarfs:
Leichte Arbeit/Stunde ca. 60 Kilokalorien,
mittelschwere Arbeit/Stunde ca. 120 Kilokalorien,
schwere Arbeit/Stunde ca. 180 Kilokalorien,
schwerste Arbeit/Stunde über 200 Kilokalorien.

1973

Die British Medical Association verlangt vergeblich von der Regierung in London, die Patientenbehandlung durch sog. Heiler in den Krankenhäusern zu unterbinden. 1980 sind schätzungsweise etwa 20 000 »Heiler« in Großbritannien tätig. → S. 552

Die American Hospital Association veröffentlicht in den USA eine »Bill of Rights«, in der die Rechte des Patienten und die Pflichten des Arztes definiert werden. → S. 550

Die Computertomographie, ein Röntgenverfahren zur Erzeugung von Körperquerschnittsbildern, wird in Großbritannien der Öffentlichkeit vorgestellt. → S. 551

Mit dem Buch »Narzißmus« von Heinz Kohut deutet sich eine Wende in der Psychoanalyse an. → S. 552

Am Beth Israel Hospital in Newark und am National Heart and Lung Institute in Bethesda implantieren Ärzte bei neun Patienten einen nuklear betriebenen Herzschrittmacher.

Februar. Eine Pockenepidemie in Bangladesch fordert mehr als 1000 Todesopfer.

1. 3. Die medizinische Anwendung von Röntgenstrahlen wird in der Bundesrepublik durch die Röntgenverordnung (RöV) geregelt. Heftige Kritik an der Notwendigkeit der Bestimmung kommt aus Ärztekreisen. → S. 551

24. 4. Der US-amerikanische Virologe Albert Sabin teilt in Washington mit, daß gewöhnliche Herpesviren bei neun verschiedenen Krebsarten als ursächliche Faktoren anzusehen seien.

28. 5. An Bord des Raumschiffes »Skylab 1« beginnen die Astronauten Charles Conrad, Joseph Kerwin und Paul Weitz mit ihren medizinischen Experimenten, mit denen die Lebensfähigkeit des Menschen im Weltraum untersucht werden soll.

28. 8. Die Weltgesundheitsorganisation (WHO) erklärt die westliche Hemisphäre zum pockenfreien Gebiet.

11. 10. Die Forschungsgruppe um Judson J. Van Wyk an der University of North Carolina gibt bekannt, daß sie eine das Wachstumshormon (Somatotropin) stimulierende Substanz, das Somatomedine, isoliert hat. Diese im Blutplasma vorkommenden Polypeptide fördern das Wachstum.

10. 12. In Stockholm erhält der österreichische Verhaltensforscher Konrad Lorenz zusammen mit seinem Landsmann Karl von Frisch und dem Niederländer Nikolaas Tinbergen den Nobelpreis für Medizin. → S. 551

Der Arzt ist zur Aufklärung verpflichtet

1973. In der »Bill of Rights« der American Hospital Association werden die fundamentalen Rechte des Krankenhauspatienten definiert. Die Bedeutung der Aufklärung wird auch in vielen Deklarationen des Weltärztebunds betont.

Die umfassende Information des Patienten über therapeutische Absichten gehört zu den Aufgaben des Arztes. Sie geht aus der Anerkennung des Patienten als selbstverantwortlicher Person hervor und ist Ausdruck einer veränderten Sicht der Arzt-Patient-Beziehung, die den Patienten als Subjekt, als mündigen Partner versteht. Grundlage der Pflicht zur Aufklärung ist die Überzeugung, daß der Arzt keine medizinische Behandlung ohne die freie Zustimmung des Patienten durchführen darf. Diese kann von dem Patienten aber nur gegeben werden, wenn er vom Arzt die dazu notwendige Information als Entscheidungshilfe bekommen hat. Empirische Untersuchungen haben gezeigt, daß die Aufklärung die Eigenverantwortlichkeit und die Mitarbeit des Patienten bei der darauffolgenden Behandlung fördert.

Die Aufklärungspflicht des Arztes umfaßt wesentliche Punkte von Behandlung und Behandlungsmethoden, Folgen und Risiken sowie Diagnose. Kommen mehrere Behandlungsmethoden in Betracht, muß der Patient über die Alternativen unterrichtet werden. Der Umfang der Aufklärungspflicht steht in einem umgekehrten Verhältnis

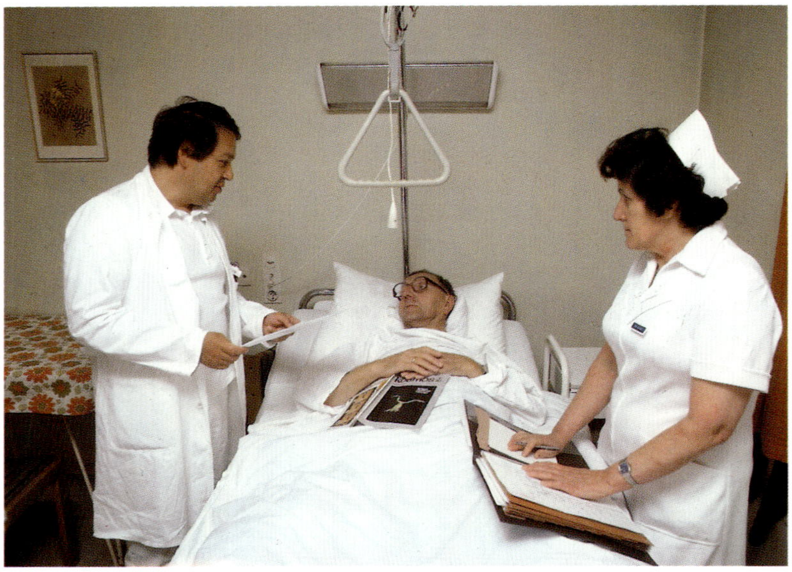

Ärztliche Visite: In den 70er Jahren werden die Rechte des Krankenhauspatienten unter medizin-ethischen Gesichtspunkten neu diskutiert.

zu dem Dringlichkeitsgrad des Eingriffs: Je leichter eine Behandlungsmaßnahme aufschiebbar ist und je weniger sie für die Erhaltung und Wiederherstellung der Gesundheit geboten scheint, desto weiter reicht sie. In Notsituationen entsteht häufig ein Zwang zum Handeln ohne Aufklärung und ausdrückliche Zustimmung, dies soll jedoch später nach Möglichkeit nachgeholt werden.

Die Aufklärungspflicht gilt um so stärker, wenn die Behandlung experimentellen Charakter hat.

Die Information soll so gegeben werden, daß der Patient sie verstehen kann, am besten im Rahmen eines ausführlichen Gesprächs, das durch eine standardisierte Aufklärung mittels behandlungsspezifischer Merkblätter nicht ersetzt werden sollte.

Eine Grenze der Aufklärungspflicht kann sich aus der psychischen Belastbarkeit des Patienten ergeben. Besonders bei Mitteilungen über die Diagnose einer unheilbaren Krankheit kann eine Konfrontation mit der Wahrheit seelische Probleme hervorrufen, die schwerer wiegen als eine Beeinträchtigung des Selbstbestimmungsrechts. In solchen Situationen soll die Information auf eine einfühlsame, die gesamte Situation des Patienten einbeziehende Weise vermittelt werden.

Die »Bill of Rights« – Rechte des Patienten im Krankenhaus

Chronik Dokument

Die »Bill of Rights« der American Hospital Association geht von dem Grundsatz aus, daß eine persönliche Beziehung zwischen Patient und Arzt einen unabdingbaren Bestandteil des Behandlungsprozesses darstellt (Auszüge):

»1. Der Patient hat das Recht auf sorgfältige und respektvolle Versorgung.

2. Der Patient hat das Recht, von seinem Arzt vollkommene Information über Diagnose, Behandlung und Prognose zu erhalten . . . [so daß er] sie gut versteht.

3. Der Patient hat das Recht, von seinem Arzt vor Beginn irgendeiner Maßnahme oder Behandlung so informiert zu werden, daß er sie hinreichend beurteilen und ihr zustimmen kann.

4. Der Patient hat das Recht, eine Behandlung abzulehnen, soweit das gesetzlich zulässig ist, und über die medizinischen Folgen seiner Handlungsweise unterrichtet zu werden.

5. Der Patient hat das Recht auf Berücksichtigung seiner Privatsphäre, soweit es seine eigene ärztliche Versorgung betrifft.

6. Der Patient kann erwarten, daß alle Mitteilungen und Aufzeichnungen, die seine Gesundheit betreffen, vertraulich behandelt werden.

8. Der Patient hat das Recht, über das Verhältnis seines Krankenhauses zu anderen Anstalten unterrichtet zu werden, die für seine eigene Fürsorge in Betracht kommen.

9. Der Patient hat das Recht, darüber unterrichtet zu werden, wenn sich das Krankenhaus an experimentellen Behandlungsmethoden beteiligt, soweit es seine eigene Fürsorge und Behandlung betrifft.

10. Der Patient kann erwarten, daß seine Versorgung so lange fortgesetzt wird, wie es gesundheitlich angezeigt ist.«

Genauere Röntgenbilder durch Computer

1973. Der britische Elektroingenieur Godfrey N. Hounsfield (geb. 1919) stellt in seinem Artikel »Computerized transverse axial scanning (tomography)« eine neuartige Methode der Röntgendiagnostik vor: Die Computertomographie (CT oder CAT von engl. computerized axial tomography). Damit können Körperquerschnittbilder hergestellt werden.

Die abzubildende Körperschicht wird durch Rotation der Röntgenröhre um den Patienten in zahlreichen (in einer Ebene liegenden) Projektionsrichtungen durchstrahlt. Die durch das Körpergewebe abgeschwächte Strahlung wird durch Detektoren registriert. Damit können – im Unterschied zu den üblichen Röntgenbildern – sehr kleine Kontraste aufgelöst werden. CT-Bilder können auf Monitoren (in Schwarzweiß oder Farbe) wiedergegeben, fotografisch fixiert sowie elektronisch, auf Magnetplatten oder -bändern, für eine spätere Auswertung gespeichert werden.

Das CT-Verfahren wird vor allem für die Diagnose krankhafter Veränderungen des Knochens im Schädel- und Thoraxbereich sowie in der Oberbauchdiagnostik eingesetzt. Neben den Schnittbildern können auch dreidimensionale Ansichten aus dem Körperinneren hergestellt werden, u. a. auch dreidimensionale Modelle von Knochenteilen zur Operationsplanung. Für die Strahlentherapie ist die CT zur Lokalisation des Tumors und bei der Aufstellung von Bestrahlungsplänen nützlich. Die Strahlenbelastung ist durch die Rotationsbestrahlung bei der CT größer als bei den meisten anderen Röntgenuntersuchungen.

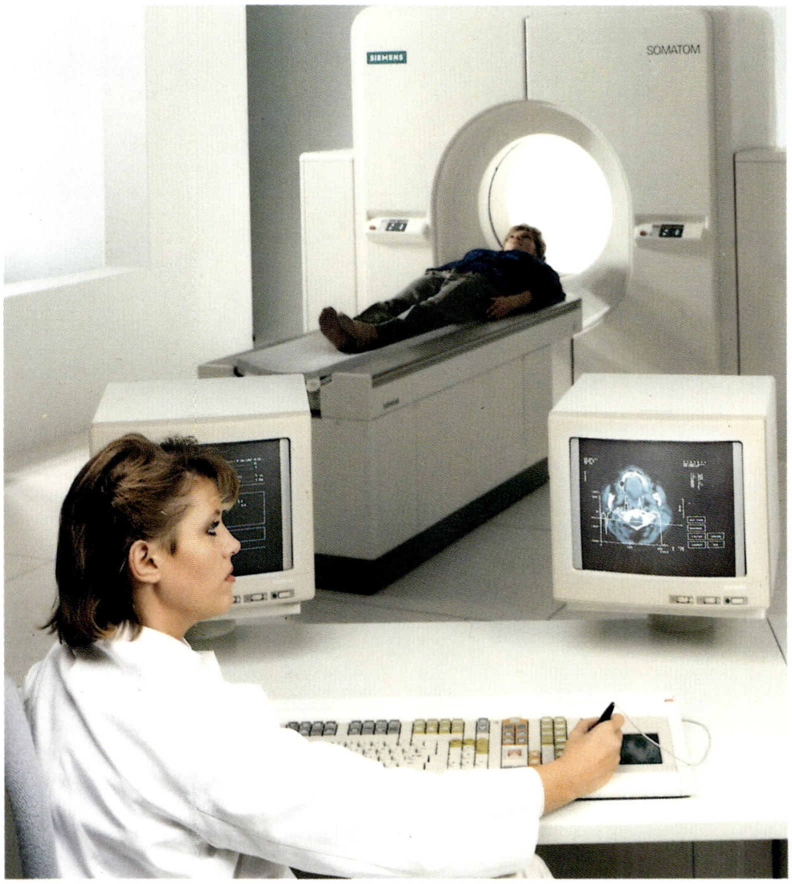

Computertomographie (CT; CAT) mit Geräten von Siemens; hier Darstellung der Schädelbasis, die auf dem Monitor zu sehen ist. Diese Bilder können sofort fotografisch registriert und elektronisch gespeichert werden.

Analoge Verfahren sind die Emissionscomputertomographie (ECT), die organspezifische Szintigraphie mit Gammastrahlern (SPECT = single photon emission computed tomography) oder Positronenstrahlern (PET = positron emission computed tomography; → 1978/S. 565).

Besserer Schutz vor Röntgenstrahlen

1. März 1973. Auf der Grundlage des Atomgesetzes wird in der Bundesrepublik die »Verordnung über den Schutz vor Schäden durch Röntgenstrahlen (Röntgenverordnung)« erlassen. Darin sind Vorschriften für die Zulassung von Röntgeneinrichtungen, Strahlenschutzvorschriften sowie Regelungen für die ärztliche Überwachung der Schutzbestimmungen enthalten. Mit der »Röntgenverordnung« (RöV) werden zum ersten Mal Schutzmaßnahmen bei der medizinischen Anwendung von Röntgenstrahlen verbindlich geregelt. Sie löst die »Erste Strahlenschutzverordnung « vom 24. März 1964 ab.

Auf der Grundlage des Atomgesetzes in der Fassung von 1976 wird am 13. Oktober 1976 eine neue »Strahlenschutzverordung« erlassen, die durch die »Richtlinie Strahlenschutz in der Medizin« ergänzt wird und seither wiederum novelliert wurde.

Die Geschichte des Atom- und Strahlenschutzrechtes in Deutschland beginnt mit der Verordnung vom 12. Mai 1925, in der die (berufsbedingt) durch Röntgenstrahlen und radioaktive Stoffe verursachten Krankheiten als Berufskrankheiten anerkannt wurden. Die Deutsche Röntgengesellschaft sowie ärztliche Standesorganisationen stellten Sicherheitsvorschriften auf, die jedoch nicht gesetzlich vorgeschrieben waren und für die Anwender deshalb auch keine Verbindlichkeit besaßen.

Lorenz erforscht tierisches und menschliches Verhalten

10. Dezember 1973. Der in Wien geborene Verhaltensforscher Konrad Lorenz (1903–1989), ein Sohn des Wiener Orthopäden Adolf Lorenz, erhält in Stockholm den Nobelpreis für Medizin oder Physiologie (zusammen mit Karl von Frisch und Nikolaas Tinbergen). Im selben Jahr wird er zum Leiter der Abteilung Tiersoziologie am Institut für vergleichende Verhaltensforschung in Wien ernannt.

Lorenz, der 1940 Professor für Humanpsychologie in Königsberg (Kaliningrad) und 1950 Leiter des Max-Planck-Instituts für Verhaltensphysiologie in Buldern (seit 1955 in Seewiesen) wurde, gilt als Begründer der vergleichenden Verhaltensforschung (Ethologie), die mit empirischen Methoden die stammesgeschichtliche Determinierung von Verhaltensmustern bzw. ihrer Anpassung analysiert.

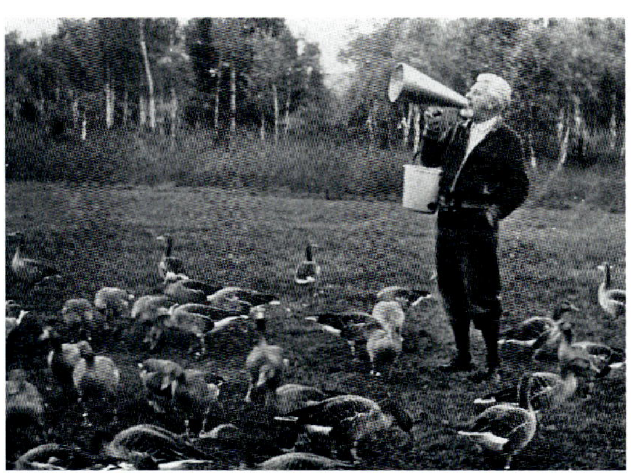

Konrad Lorenz mit Graugänsen, dem bevorzugten Objekt seiner verhaltensbiologischen Forschung, die vor allem auf die genetisch fixierte »frühkindliche« Prägung ausgerichtet ist. Eine entsprechend geprägte Graugans folgt z. B. zeitlebens automatisch einem Menschen und nicht den Artgenossen.

Lorenz definierte den für die Verhaltensforschung zentralen Begriff der »Prägung«. Graugänse und mehrere Entenarten z.B. können in einer bestimmten Entwicklungsphase (»sensible Periode«) auf bestimmte Auslöser für ein Verhalten, z.B. für das Hinter-der-Mutter-Herlaufen, fixiert werden. Diese Prägung auf das Muttertier kann auch durch Ersatzobjekte wie den Menschen geschehen.

Die Ethologie wirft interessante Schlaglichter auf menschliche Verhaltensweisen, insbesondere im Bereich der Aggressions- und Sexualforschung und damit verknüpfte psychiatrische Fragestellungen.

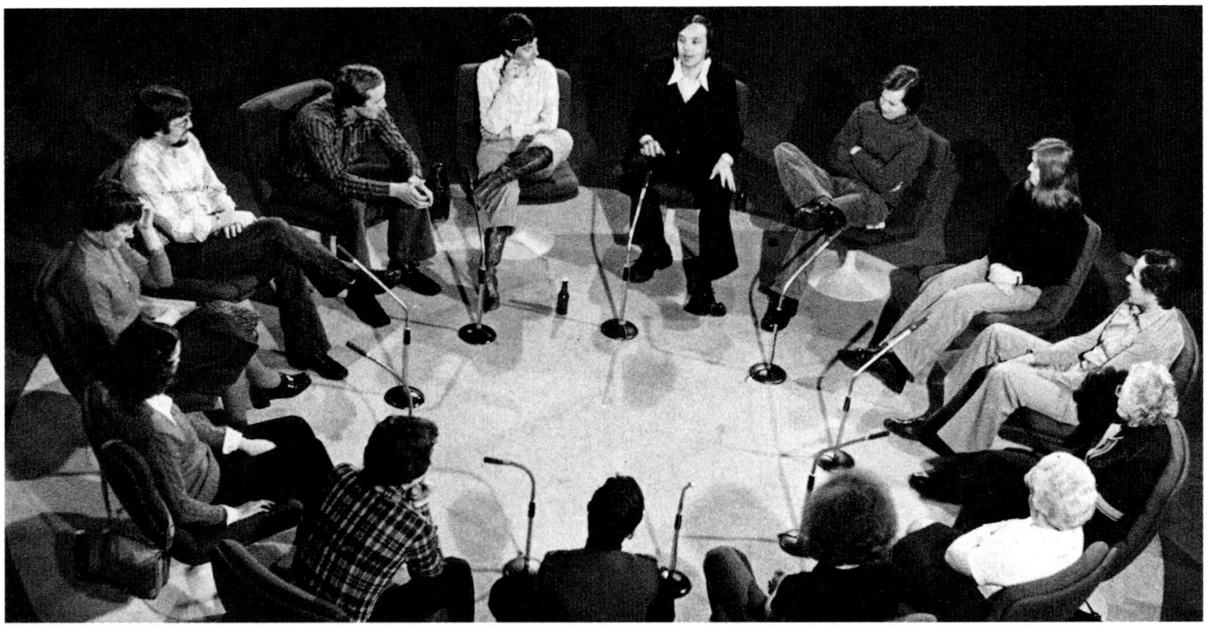

Eine psychotherapeutische Gruppensitzung (1978); vor allem sog. Selbsterfahrungsgruppen sind beliebt.

Narzißmus als soziales Phänomen

1973. Mit seinem neuen Buch »Narzißmus« greift der US-amerikanische Psychoanalytiker Heinz Kohut in die Diskussion um den Wert der »Selbstliebe« in der Psychologie ein.

Der Begriff des Narzißmus bezieht sich auf die mythologische Gestalt des Narziß, der sich in sein Spiegelbild verliebte. Sigmund Freud sah im Narzißmus eine besondere Ausprägungsform der Libido. Er postulierte den »primären Narzißmus« als ursprünglichen Zustand der Libidoverteilung in der frühesten Kindheit. Im weiteren Verlauf der psychischen Entwicklung richtet sich die Libido teilweise auf äußere »Objekte« (z. B. Personen), im Zustand des »sekundären Narzißmus« wendet sie sich jedoch zurück aufs Subjekt.

Nach Kohut können auch äußere Personen oder einzelne ihrer Aspekte narzißtisch besetzt, d. h., unbewußt als Teil des eigenen Selbst erlebt werden. Narzißmus ist, so Kohut, nicht notwendigerweise eine krankhafte Erscheinungsform der Libido, sondern als »transformierter Narzißmus« auch eine Grundbedingung für die Entwicklung als eigenständige Persönlichkeit und außerdem die Wurzel für soziale Fähigkeiten wie Empathie (Einfühlungsvermögen) und Verinnerlichung von Werten. Traumatisierende Umstände oder auch eine reizarme, einsame Umgebung in der frühkindlichen Entwicklung begünstigen allerdings den »unmodifizierten« Narzißmus: Hier richtet sich die narzißtische Libido auf ein archaisches, grandioses Selbst, das äußere Objekte nicht als solche, sondern als Ersatz für fehlende Segmente der eigenen psychischen Struktur sucht.

Kohuts Überlegungen finden große Resonanz durch das öffentliche Bedürfnis, gesellschaftliche Phänomene wie die Zunahme des Suchtmittelkonsums, den Zulauf zu neuen Subkulturen und Sekten sowie den Anstieg der Suizidrate zu erklären. Diese Erscheinungen wären danach ein Ausdruck mangelnder psychischer Reifung sowie der ungehemmten Artikulation von infantilen Phantasien.

Wachsender Bedarf an Lebenshilfen

Chronik Hintergrund

Seit Ende der 60er Jahre läßt sich eine rasche Ausweitung des »Psychomarkts« beobachten.

Neben den bisher dominierenden Schulen der Tiefenpsychologie sowie der Verhaltenstherapie reicht das Spektrum der Methoden nun von fernöstlichen Meditationsformen über Aromatherapie und Biofeedback bis hin zum sog. Urschrei. In Aussicht gestellt werden Selbstverwirklichung, Ganzheitlichkeit oder Einheit mit dem Kosmos. Damit scheinen Antworten auf Defizite der gegenwärtigen Gesellschaft geboten zu werden, z. B. neue Sinngebung oder eine stabile persönliche Identität.

Kritiker vertreten jedoch die Auffassung, daß die Existenz zerstörerischer Prozesse in der Natur und die Aggressivität und Triebhaftigkeit des Menschen häufig bei solchen Behandlungsmethoden ausgeblendet werden, um kurzfristigen Bedürfnissen der Therapiesuchenden entgegenzukommen.

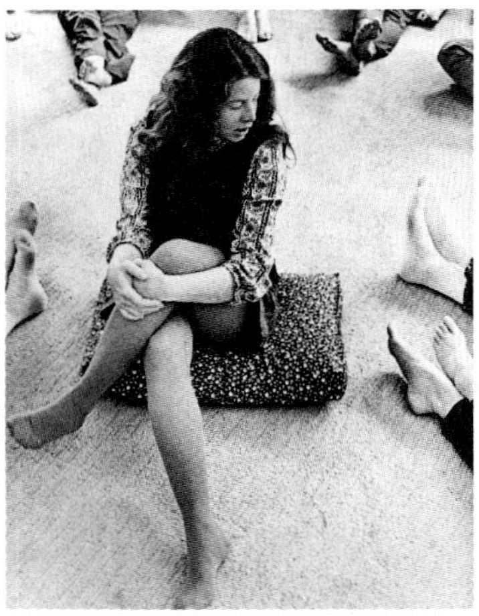

Viele Menschen suchen in Therapiegruppen Geborgenheit.

Heilung durch geistige Kräfte

1973. Entgegen einer Forderung der britischen Ärztevereinigung British Medical Association weigert sich die Regierung des Königreichs, die Tätigkeit von Geistheilern in britischen Krankenhäusern einzuschränken. In Großbritannien praktizieren 1980 etwa 20 000 Geistheiler, und auch in der Bundesrepublik existiert eine Vereinigung für Geistheilung mit ca. 6000 Anhängern (1988).

Die Geistheilung ist ein schwer abgrenzbarer Bereich therapeutischer Verfahren außerhalb der Schulmedizin. Wichtig für die Heilung ist ein religiöses Moment, ein gemeinsamer Glaube des Kranken und des Heilers. Oft besteht die Annahme, daß eine (manchmal als göttlich bezeichnete) Kraft übertragen wird. Unterschieden werden können die Gebetsheilung, die Ritualheilung (z. B. während Wallfahrten), die Glaubensheilung (durch »geistige Neuorientierung«, z. B. bei der Christian Science) und die Geisterheilung, wobei die Heilwirkung auf die Hilfe verstorbener Ärzte oder Heiler zurückgeführt wird. Ein Repräsentant des letzten Typs ist der Brite Harry Edwards, der die Association of Spiritual Healers begründete.

Außer in Großbritannien spielen Geistheiler auch in Lateinamerika, in der Sowjetunion und auf den Philippinen eine bedeutende Rolle. So werden in Brasilien die Erfolge des Landarbeiters Ze Arigo diskutiert, der angibt, unter Anleitung eines verstorbenen deutschstämmigen Arztes zu arbeiten. Von Arigo wird berichtet, daß er mehrere tausend Operationen mit einem unsterilen Taschenmesser erfolgreich durchgeführt habe. In der Sowjetunion wird die aus dem Kaukasus stammende Dschuna Dawitaschwili wegen ihrer Heilerfolge nicht nur von ihren z. T. prominenten Klienten (wie Leonid Breschnew), sondern auch von vielen Wissenschaftlern respektiert. Ob die teilweise spektakulären Heilerfolge auf Spontanremissionen (der Patient wäre auch ohne Behandlung gesund geworden) oder auf Autosuggestion des Patienten (Placebo-Effekt) zurückzuführen sind, ist auch am Ende des 20. Jahrhunderts unter den Wissenschaftlern umstritten.

1974

Der erste Lehrstuhl für gynäkologische Radiologie wird an der Universitätsfrauenklinik in Göttingen eingerichtet, um der Bedeutung der Radiologie für Diagnostik und Therapie von Frauenkrankheiten Rechnung zu tragen.

Der französische Arzt Frederick Leboyer veröffentlicht das Buch »Geburt ohne Gewalt«, in dem er für eine »sanfte Geburt« eintritt, die den Geburtsschock des Neugeborenen mildern soll. → S. 554

Im deutschen Fernsehen zeigt Manfred Köhnlechner Behandlungsmethoden mit Hilfe der Akupunktur. Diese entwickelt sich zur Modetherapie der 70er Jahre. → S. 554

Die erste Schule für Gestalttherapie, eine körpernahe Form der Psychotherapie (»Körpertherapie«) wird von Ischa Bloomberg in London eingerichtet. Begründer ist der aus Deutschland stammende Psychoanalytiker Fritz S. Perls.

13. 1. Das »Deutsche Herzzentrum München« nimmt mit einer für Europa neuen Behandlungskonzeption die ersten Patienten auf, um insbesondere die Herzchirurgie zu fördern.

28. 1. Eine Fünfjahresstudie des National Cancer Institute (USA) auf Hawaii belegt, daß offenbar ein Zusammenhang zwischen Dickdarmkrebs und dem Verzehr von großen Fleischmengen besteht.

16. 3. Die US-Gesundheitsbehörde in Washington gibt die Abtreibungsdroge Prostaglandin, die »Pille danach«, als Arzneimittel frei.

8. 5. Die wissenschaftliche Programmatik der Psycho(patho)metrie wird anläßlich des Internationalen Kongresses über Psychopathologie in Bratislava (ČSSR) vorgestellt. Seelische Störungen sollen objektiv, insbesondere testpsychologisch, gemessen werden.

Juni. Im ersten Halbjahr 1974 sollen 10 000 bis 30 000 Menschen in Indien an Pocken gestorben sein. Es handelt sich hier um eine der schlimmsten Pockenepidemien in der Geschichte.

5. 6. Mit absoluter Mehrheit verabschiedet der Deutsche Bundestag in Bonn ein Gesetz zur Reform des § 218, das den Schwangerschaftsabbruch innerhalb der ersten zwölf Wochen nach der Empfängnis legalisiert. → S. 553

6. 9. Die Pariser Medizinische Fakultät stellt fest, daß Haschisch-Raucher nach zwei Jahren Zellschäden erleiden und bei ihnen die Gefahr, an Krebs zu erkranken, steigt.

Streit um die Liberalisierung des § 218

5. Juni 1974. Der Deutsche Bundestag in Bonn verabschiedet mit absoluter Mehrheit ein Reformgesetz zum § 218, das den Schwangerschaftsabbruch innerhalb der ersten zwölf Wochen legalisiert, unter der Voraussetzung, daß sich die Schwangere vor dem Eingriff einer Beratung durch den Arzt unterzieht (Fristenlösung).

Mit der Rücknahme der Strafandrohung will die sozialliberale Koalition die Zahl der illegalen Abtreibungen vermindern. Experten schätzen, daß etwa 80 000 bis 300 000 illegale Abtreibungen pro Jahr vorgenommen werden.

1975 wird jedoch die Fristenlösung vom Bundesverfassungsgericht in Karlsruhe, das die Länder Bayern und Baden-Württemberg angerufen haben, für verfassungswidrig erklärt. 1976 verabschiedet der Deutsche Bundestag mit den Stimmen der sozialliberalen Koalition daraufhin eine erweiterte Indikationsregelung. Danach ist Abtreibung grundsätzlich strafbar und wird mit Gefängnis bis zu drei Jahren oder mit einer Geldstrafe bedroht, jedoch ist ein Abbruch bis zur zwölften Schwangerschaftswoche beim Vorliegen folgender Indikationen zulässig:

▷ Bei zu erwartender schwerer Schädigung des Kindes (eugenische Indikation)

▷ Bei Gefahr für das Leben der Frau (medizinische Indikation)

▷ Nach einer Vergewaltigung (ethische Indikation)

▷ Bei einer unabwendbaren schweren Notlage der Frau (soziale Indikation).

Das neue Gesetz überträgt den Ärzten und Ärztinnen, die den Abbruch durchführen, im strafrechtlichen Sinn die Verantwortung für die Rechtmäßigkeit des Eingriffs. Die Indikationslösung stößt sowohl bei CDU/CSU als auch bei der katholischen Kirche auf Kritik, da sie den Schutz des ungeborenen Lebens nicht hinreichend gewährleiste. Auf der anderen Seite halten zahlreiche Frauengruppen die Liberalisierung des § 218 für unzureichend (→ 26. 6. 1992/S. 598).

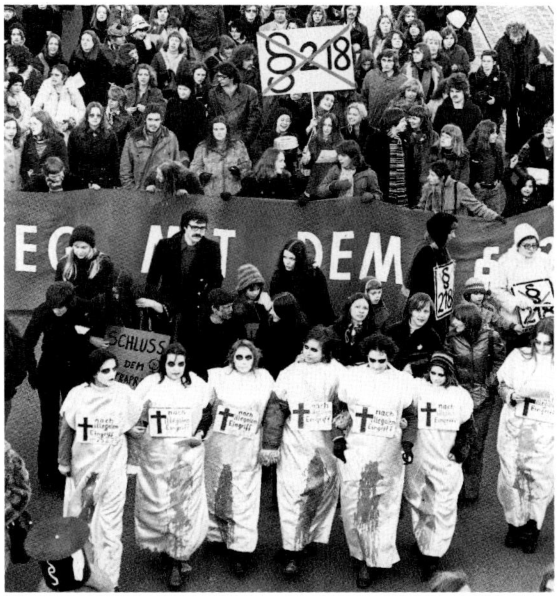

Eine Demonstration gegen den §218 am 25. Februar 1977; die maskierten Frauen mit den Kreuzen im Vordergrund protestieren gegen die lebensgefährlichen illegalen Eingriffe, zu denen insbesondere ärmere Frauen Zuflucht nehmen müssen. Finanziell besser gestellte Frauen können ins liberalere Ausland fahren, z. B. nach Großbritannien oder in die Niederlande, um einen Abbruch vornehmen zu lassen.

Selbstbestimmungsrecht der Frau bleibt weltweit ein Wunschtraum

Chronik Hintergrund

Unsichere Abtreibungsmethoden gehören zu den Hauptursachen für Müttersterblichkeit u. a. in den Entwicklungsländern: Nach Schätzungen der Weltgesundheitsorganisation WHO werden zwischen 7 und 50% der Todesfälle von Schwangeren dadurch verursacht. Dies bedeutet, daß jährlich weltweit rund eine Million Frauen an den Folgen einer ungewollten Schwangerschaft sterben. Auf der südlichen Erdhalbkugel sind Abtreibungen unter riskanten Bedingungen sowie Komplikationen während einer Schwangerschaft sogar die häufigsten Todesursachen junger Frauen. Bereits 1968 erklärte die UNO die freie Entscheidung der Frau über ihre Schwangerschaft zum Menschenrecht.

Studien belegen die schwierige Situation von Frauen, die selbst über ihre Schwangerschaft bestimmen wollen:

▷ In Teilen Afrikas und Asiens werden Frauen von ihren Männern mißhandelt, ermordet oder verlassen, wenn sie kinderlos bleiben

▷ In Mexiko tun 60% der Frauen, die sich um die vom Staat unterstützten Verhütungsmittel bemühen, dies ohne Wissen ihrer Männer, weil diese immer noch an das weitverbreitete Vorurteil glauben, diese verminderten ihre Männlichkeit

▷ In den USA sind die Hälfte aller Schwangerschaften ungewollt

▷ In der Sowjetunion haben Frauen wegen der selten gebrauchten Verhütungsmittel in ihrem Leben durchschnittlich sieben bis zehn Schwangerschaftsabbrüche

▷ In Brasilien werden Frauen gezwungen, Verhütungsmittel zu nehmen, die woanders wegen ihrer Gesundheitsgefährdung längst verboten sind, weil die Regierung die Familiengrößen verkleinern will

▷ In Rumänien haben die im Jahr 1966 eingeführten restriktiven Abtreibungsgesetze eine erhöhte Müttersterblichkeit zur Folge.

Ökonomische, soziale und kulturelle Hindernisse gegenüber der Anwendung von Familienplanungs- und Verhütungsmethoden existieren in fast allen Ländern der Welt. Die beschränkte Auswahl an Verhütungsmethoden und der mangelnde Zugang zu sicheren Abtreibungsdiensten sind für jede Frau ein Grund zur Sorge, unabhängig von ihrem Einkommen oder ihrer nationalen Herkunft.

Französischer Arzt fordert »Geburt ohne Gewalt«

1974. In seinem Buch »Geburt ohne Gewalt« propagiert der französische Arzt Frederick Leboyer die »sanfte Geburt«, ein Verfahren, das den Übergang des Neugeborenen aus dem Mutterleib in die Außenwelt erleichtern will. Leboyer geht davon aus, daß die ersten Augenblicke in der Eltern-Kind-Beziehung Einfluß auf die seelische Entwicklung des Kindes haben.

Beide Elternteile werden durch Schulungskurse auf die Geburt vorbereitet. Während der Geburt kann die Mutter liegen, hocken oder stehen. Dem Neugeborenen unangenehme Außenreize wie grelles Licht und Lärm sollen vermieden werden; das Kind wird der Mutter sofort nach der Geburt auf den Bauch gelegt, damit sich Mutter und Kind aneinander gewöhnen. Außerdem wird empfohlen, das Baby in warmem Wasser vorsichtig zu baden.

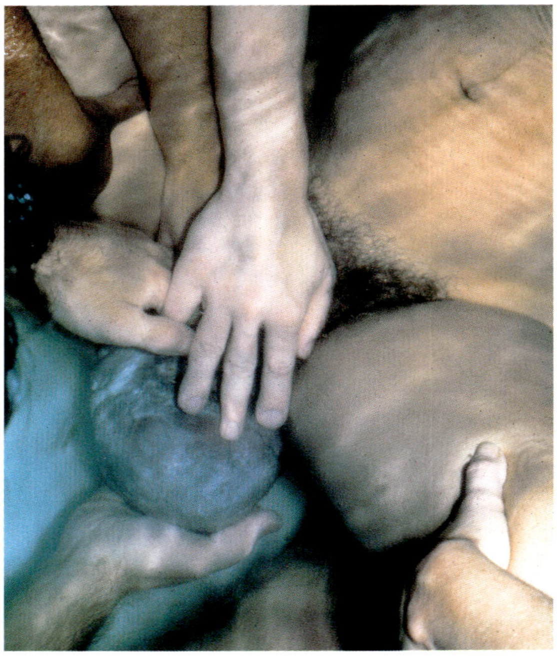

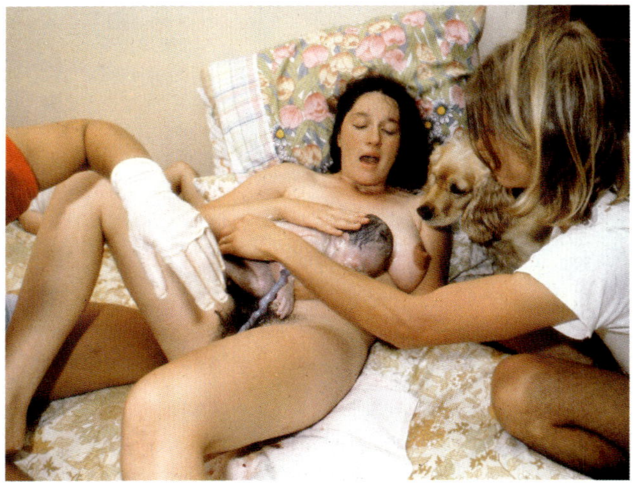

Durch die Hausgeburt sollen bessere Bedingungen für eine entspannte Entbindung geschaffen werden.

◁ Durch die Unterwassergeburt soll dem Neugeborenen ein sanfter Übergang von der Umgebung des mütterlichen Fruchtwassers in die Außenwelt geboten werden.

Leboyer plädiert auch für die Hausgeburt, wenn keine Komplikationen zu erwarten sind, weil Mutter und Kind in häuslicher Umgebung bessere Bedingungen für eine entspannte Entbindung vorfinden. Die Hausgeburt hat sich vor allem in den Niederlanden durchgesetzt (ca. ein Drittel der Entbindungen), wobei die Anzahl der Todesfälle bei den Neugeborenen niedriger als bei Krankenhausentbindungen ist. In der Bundesrepublik wird das Konzept der »sanften Geburt« nur zögerlich aufgenommen, hingegen breitet sich in den Krankenhäusern das Rooming-in seit 1976 stark aus. Der US-amerikanische Arzt Moloney setzte sich schon 1942 für das Zusammenbleiben von Mutter und Kind während des klinischen Wochenbettes ein. Auch das Stillen nach den Bedürfnissen des Säuglings und den Möglichkeiten der Mutter wird propagiert. Das Klinikpersonal unterstützt die Eltern durch Informationen.

Das Rooming-in wirkt sich durchweg positiv aus: Die Mutter-Kind-Beziehung ist intensiver wie auch die Familienbindung, da der Vater die Möglichkeit hat, das Kind mitzuversorgen. Das Stillen ist wesentlich erleichtert, Hospitalepidemien sind geringer. Erstgebärende Frauen gewinnen, durch das Klinikpersonal unterstützt, eine größere Sicherheit im Umgang mit dem Säugling.

Akupunktur aus China zur Therapie von Schmerzen

1974. In einer Fernsehshow demonstriert der Heilpraktiker Manfred Köhnlechner seine Akupunkturtherapie. Kurz darauf melden sich 3000 Anrufer beim Fernsehen, die sich für diese Behandlungsmethode interessieren.

Die Akupunktur, ein Verfahren aus der traditionellen chinesischen Medizin, wird in der Bundesrepublik von Ärzten und Heilpraktikern zunehmend angewandt. In der deutschen Presse wurde man auf diese Methode zu Beginn der 70er Jahre aufmerksam im Zusammenhang mit Berichten über »Akupunkturnarkose« bei Operationen.

Die Akupunktur als Teil der traditionellen chinesischen Medizin ist vor Jahrtausenden entstanden – neben der Kräuterheilkunde, Massagen (Akupressur), Moxibustion (Abbrennen von Kräutern in der Nähe von Akupunkten) und meditativen Bewegungsübungen (z. B. Qi Gong; → 2. Jh. v. Chr./S. 44). Sie beruht auf der Annahme, daß durch das Einsetzen von Nadeln an bestimmten Punkten, die auf Meridianen liegen (jeder Meridian soll mit einem Organ-Funktionskreis in Beziehung stehen), der in den Organen gestaute Energiefluß (Qi) normalisiert wird und Leere und Überfülle wieder ausgeglichen werden. Akupunktur klassifiziert die Beschwerden nach phänomenologischen Kriterien, d. h. sie wendet der subjektiven Schilderung des Patienten das Hauptaugenmerk zu.

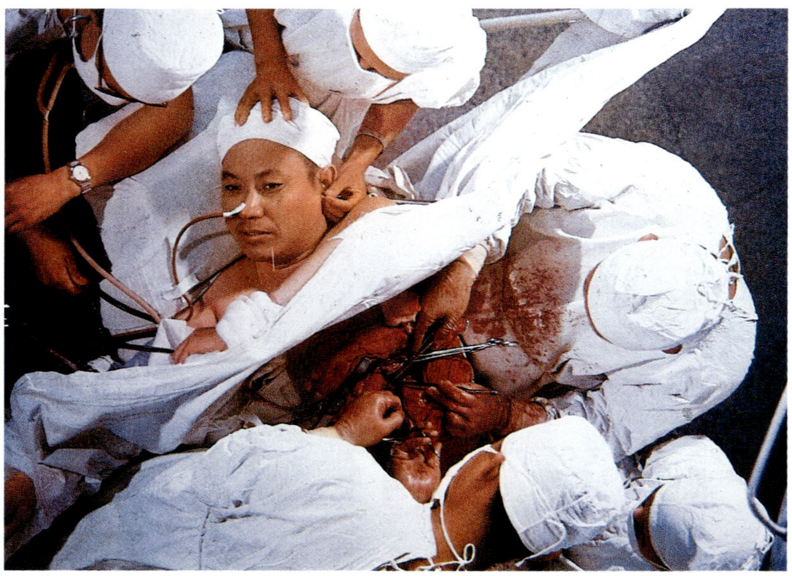

Anästhesie durch Akupunktur bei einer Magenoperation in Peking; Nadeln in der linken Ohrmuschel und im linken Oberarm erzeugen die Betäubung.

In der westlichen Medizin wird Akupunktur hauptsächlich bei der Schmerzbehandlung angewandt: Migräne, Kopfschmerzen, Schmerzen des Rückens und Bewegungsapparates sowie Erkrankungen des rheumatischen Formenkreises, Neuralgien, Gesichtsschmerzen und vegetative Störungen werden behandelt. Hinzu kommen funktionelle Störungen der Atmung und der Verdauung.

Vor dem Einsatz der Akupunktur ist eine klinische Abklärung der Beschwerden erforderlich, da die Besserung von Projektionsschmerzen eines Krankheitsbildes eine Diagnose erschweren kann.

1975

Ab 1975. Der Blutstrom in den Halsgefäßen wird durch die »Dopplersonographie«, eine Sonderform der Ultraschalldiagnostik, direkt gemessen. Damit können pathologische Verengungen genau bestimmt werden.

1975. Das Krankenhausinformationssystem (KIS) wird von dem deutschen Medizinstatistiker Gerd Griesser in Kiel eingerichtet. Es soll einen effektiveren Betrieb von Krankenhäusern ermöglichen.

In Marburg wird die erste genetische Poliklinik der Bundesrepublik eröffnet. Jährlich können hier etwa 750 Patienten und Ratsuchende behandelt bzw. genetisch beraten werden.

Der aus Österreich stammende und in Mexiko arbeitende katholische Theologe und Kulturkritiker Ivan Illich veröffentlicht mit seinem Buch »Medical Nemesis« (dt. »Medizin als Epidemie«) eine fundamentale Kritik an der modernen (Apparate-)Medizin.

John Hughes und seine Arbeitsgruppe entdecken die körpereigenen schmerzstillenden Enkephaline. → S. 558

Die Deklaration von Tokio definiert die Zulässigkeit des Menschenversuchs in der medizinischen Forschung (→ 1964/S. 526).

Der argentinische Immunologe César Milstein und sein deutscher Kollege Georges J. F. Köhler hybridisieren und klonieren (Hybridomtechnik), um monoklonale Antikörper zu gewinnen. → S. 555

Die Bundesregierung in Bonn veröffentlicht die »Psychiatrie-Enquete«, die Kritik an der Behandlung der Patienten u. a. in den psychiatrischen Abteilungen der Landeskrankenhäuser übt. → S. 558

1. 4. Das Bundesgesundheitsministerium gibt bekannt, daß mehr als die Hälfte der Bundesbürger zuviel Cholesterin im Blut hat. Cholesterin gilt als Risikofaktor für Herzkreislauferkrankungen. → S. 555

1. 5. Das Schwerbehindertengesetz (SchwbG) wird in der Bundesrepublik zur Sicherung der Eingliederung von Schwerbehinderten in Arbeit, Beruf und Gesellschaft verabschiedet (→ 25. 6. 1969/S. 542).

27. 9. Die Eltern einer 21jährigen US-Amerikanerin rufen ein Gericht an, um die Abschaltung von lebenserhaltenden Geräten bei ihrer Tochter zu erreichen. → S. 556

13. 11. Die Welt wird von der Weltgesundheitsorganisation WHO für »pockenfrei« erklärt. 1977 findet sich jedoch noch ein Pockenherd mit 2000 Erkrankten in Somalia (→ 1963/S. 522).

Zuviel Cholesterin erhöht Infarktrisiko

1. April 1975. Nach den Erkenntnissen des Bundesgesundheitsministeriums in Bonn hat etwa die Hälfte der Bundesbürger einen erhöhten Cholesterinspiegel im Blut und läuft damit Gefahr, einen Herzinfarkt zu erleiden.

Cholesterin ist neben den Triglyceriden der am häufigsten vorkommende Fettstoff im menschlichen Organismus. Ein erhöhter Cholesterinspiegel kann genetisch oder durch eine Reihe von Krankheiten (z. B. Zuckerkrankheit, Schilddrüsen- und Nierenerkrankungen) bedingt sein. Häufigste Ursachen sind allerdings die heutigen Ernährungs- und Genußgewohnheiten mit üppiger, sehr fettreicher Nahrung und hohem Alkoholkonsum.

Die Bedeutung des Cholesterins für das Auftreten von Herzgefäßverengung und -infarkt wurde zunächst bei der Beobachtung von Familien mit angeborenen Fettstoffwechselstörungen deutlich. Mitglieder dieser Familien erlitten oft schon in jungen Jahren Herzinfarkte. Eine umfassende US-amerikanische Langzeitstudie über das Auftreten von Herzinfarkten zeigte, daß die Höhe des Serum-Cholesterinspiegels eine prognostische Bedeutung für die Häufigkeit von Erkrankungen der Herzkranzgefäße vor allem im jüngeren Lebensalter hat. Langfristige Beobachtungen haben auch gezeigt, daß der Serum-Cholesteringehalt durch Veränderung der Ernährungsgewohnheiten gesenkt werden kann.

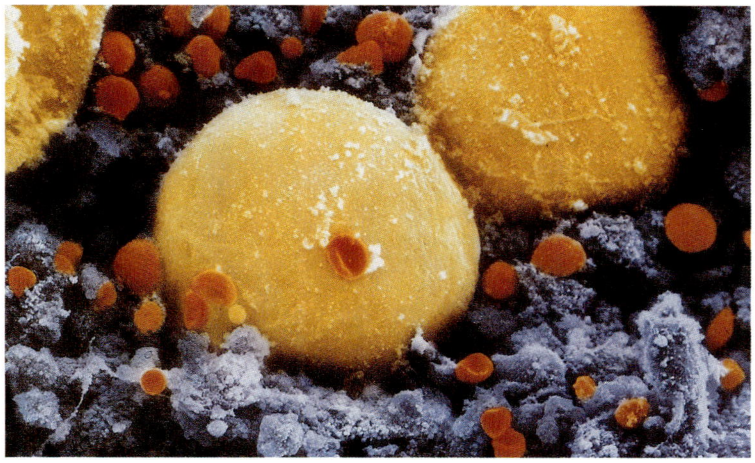

Fetttröpfchen an der Innenwand eines Herzkranzgefäßes (Vergr. 1:1000)

Risikofaktoren begünstigen Krankheiten

Chronik Stichwort

Lebensumstände, Verhaltensweisen oder auch körperliche Störungen, die mit einem erhöhten Erkrankungsrisiko für Herz oder Kreislauf verknüpft sind, werden als **Risikofaktoren** bezeichnet. Diese Erkrankungen stehen heute unter den Todesursachen mit über 50% an erster Stelle (gegenüber ca. 25% Mitte der 20er Jahre).

Durch die Epidemiologie, die sich mit der Verteilung von Krankheiten in der Gesamtbevölkerung beschäftigt, werden Kenntnisse von Risikofaktoren gewonnen. Risikofaktoren können in falscher Ernährung, Mißbrauch von Genußmitteln oder Medikamenten, in falscher Lebensführung oder in überindividuell verursachten Umweltschäden bestehen. Krankheiten wie Fettsucht, Bluthochdruck oder Gicht gehören ebenfalls zu den Risikofaktoren.

Die einzelnen Faktoren haben eine unterschiedliche Bedeutung. So haben z. B. eine Erhöhung des Serum-Cholesterins im Blut oder die Zigarettenrauchinhalation für Gefäßveränderungen im Gehirn erheblich geringere Konsequenzen als für die sog. periphere arterielle Verschlußkrankheit (»Raucherbein«).

Künstliche Herstellung von Antikörpern

1975. Dem deutschen Immunologen Georges J. F. Köhler (geb. 1946) und seinem argentinischen Kollegen César Milstein (geb. 1927) gelingt die Entwicklung einer Technik zur Herstellung einer beliebigen Menge von Antikörpern gegen ein vorgegebenes Antigen.

Das Prinzip der Technik besteht darin, daß die beiden entscheidenden genetischen Programme durch Fusion zweier Zellen in einer Zelle zusammengebracht werden: Das eine Programm muß die Fähigkeit codieren, einen bestimmten Antikörper zu produzieren, während das andere gewährleistet, daß die gleiche Zelle sich unendlich weiter teilt und Antikörper ausscheidet. Dies erlaubt die Herstellung von Impfstoffen mit großer Reinheit zur passiven Immunisierung. In der Krebstherapie ermöglichen spezifische Antikörper den selektiven Angriff von Tumoren.

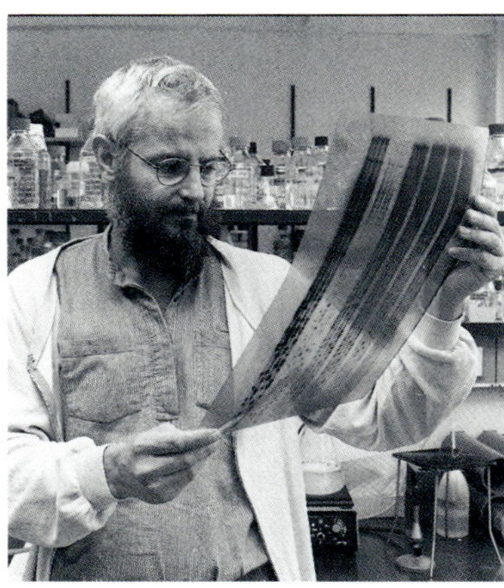

Köhler produziert Antikörper

Georges J. F. Köhler (Abb.) wurde am 7. April 1946 in München geboren. Er studierte Biologie in Freiburg und Basel. Von 1974 bis 1976 arbeitet Köhler am Labor für Molekularbiologie des British Medical Research Council in Cambridge. Hier entwickelte er zusammen mit César Milstein (geb. 1927) eine Methode zur Produktion von monoklonalen Antikörpern. Zusammen mit dem Dänen Niels K. Jerne (geb. 1911) und mit Milstein erhält Köhler hierfür den Nobelpreis 1984.

Fortschritt der Medizin bringt Sterbehilfe ins Gespräch

27. September 1975. Die Eltern der 21jährigen US-Amerikanerin Karen A. Quinlan, die seit fünf Monaten im Koma liegt, versuchen vergeblich, einen Abbruch der künstlichen Beatmung zu erreichen. Der Fall löst weltweit eine Diskussion über das »Recht auf Sterben« aus.

Karen A. Quinlan liegt seit einem zweimaligen Atemstillstand infolge eines Unfalls unwiderruflich im Koma. In dieser Situation klagen die Eltern auf Behandlungsabbruch gegen die Klinik, die sich der allgemeinen Rechts- und Wertauffassung anschließt, daß aktives Beenden von Leben unzulässig sei. Schließlich revidiert der Oberste Gerichtshof des US-Bundesstaates New Jersey im März 1976 das Urteil der ersten Instanz, erklärt den Behandlungsabbruch für zulässig, macht ihn aber davon abhängig, daß die klinikinterne Ethikkommission die medizinischen Befunde und die Indikation zum Abbruch überprüft und bestätigt.

Ethikkommission akzeptiert

Mit diesem Entscheid wird die Ethikkommission als ein Instrument zur Lösung wichtiger Entscheidungskonflikte anerkannt. Es handelt sich um eine interdisziplinär zusammengesetzte Kommission (Ärzte, Vertreter von Pflege und Verwaltung, Juristen, Seelsorger, Philosophen, Patienten und je nach Problemlage noch andere Betroffene), die im anglo-amerikanischen und im deutschsprachigen Raum seit den 70er Jahren an vielen Kliniken bei schwierigen Entscheidungen tätig wird.

Diskussion um Sterbehilfe

Der Fall Quinlan zeigt, daß mit dem Einsatz modernster Technik in der Intensivmedizin neue ethische Probleme bei der Behandlung todkranker Patienten entstehen. Es gibt keine eindeutigen Lösungen bei der Frage, ob und welche lebenserhaltenden bzw. -verlängernden Maßnahmen bei welchen Patienten zum Einsatz kommen sollen. Allgemein wird die Zulässigkeit einer sog. passiven Sterbehilfe (Sterbebeistand, Behandlungsabbruch und Verzicht auf lebensverlängernde Maßnahmen) bei als sicher angenommener Erfolglosigkeit einer weiteren Behandlung bejaht. Es besteht allerdings das Problem der unsicheren Prognose, insbesondere im Falle jüngerer Patienten. Das Sterben soll erträglich gemacht werden (z. B. durch emotionale Unterstützung, Schmerztherapie); Maßnahmen, die das Sterben unnötig verlängern, sollen unterbleiben.

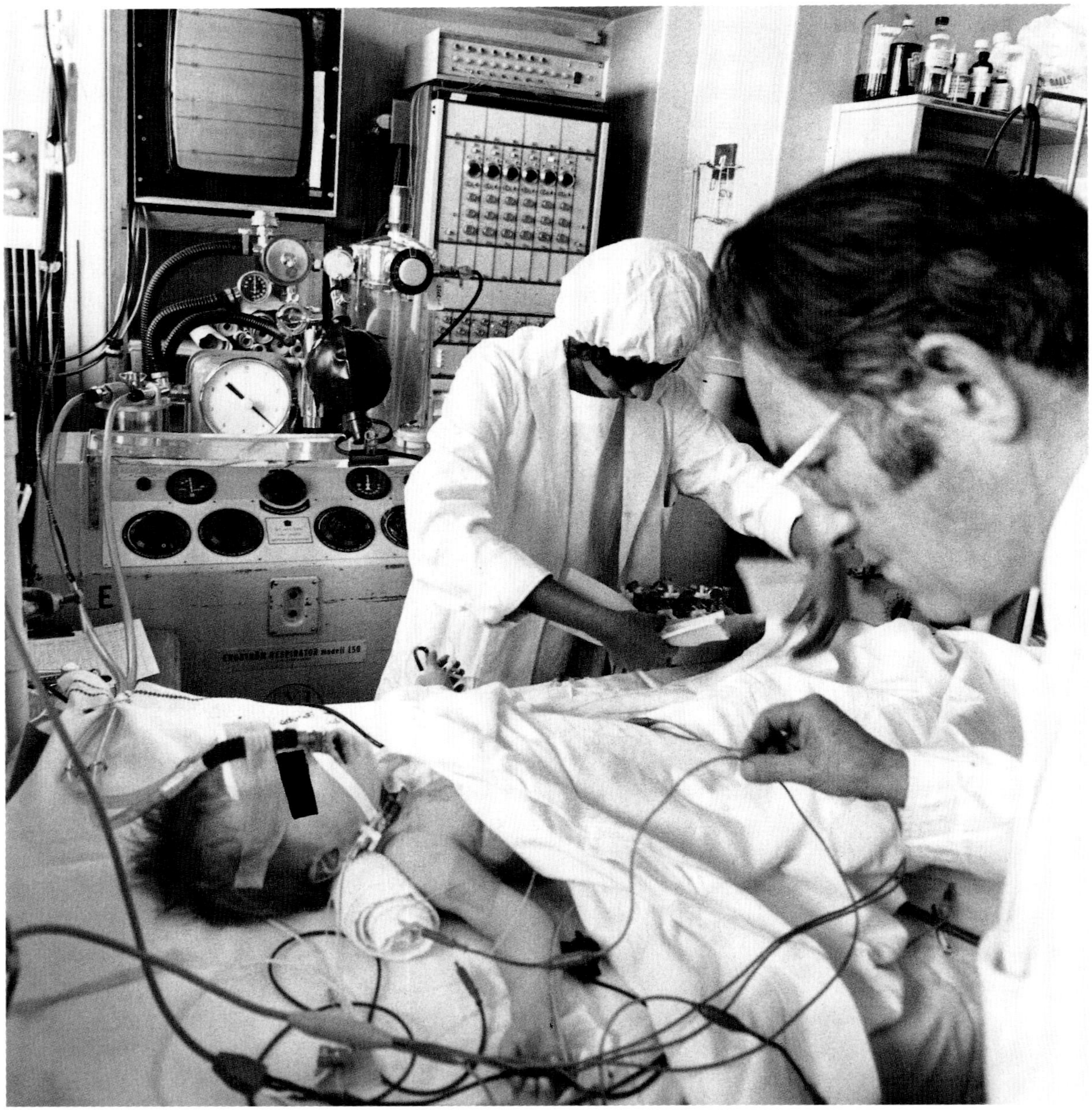

Auf der Intensivstation der Londoner Kinderklinik in der Great Ormond Street; die Intensivmedizin gerät mit ihren technischen Möglichkeiten der Lebensverlängerung zunehmend in den Blickpunkt von Kritikern der »Apparatemedizin«.

Hingegen werden Handlungen, die geeignet sind, Leben eindeutig zu beenden (»aktive Sterbehilfe«), allgemein nicht gebilligt. Damit soll verhindert werden, daß Macht in Extremsituationen mißbräuchlich eingesetzt wird – weder für eine qualvolle Lebensverlängerung, noch für ein Töten aus Mitleid.

Kritik an »Apparatemedizin«

Kritiker wie z. B. der US-amerikanische Sozialreformer Ivan Illich (geb. 1926) betonen, daß eine primär naturwissenschaftlich orientierte Medizin die psychische und soziale Dimension von Gesundheit und Krankheit aus dem Auge verliere und neben unbestrittenen Erfolgen auch beträchtliche schädliche Auswirkungen habe (Gefahren invasiver und medikamentöser Behandlungen). Mit der Entwicklung von Intensivstationen rückten Sachzwänge, ausgehend von Überlebensmaschinen, in den Vordergrund. Häufig gerieten dabei die Patienten als Subjekte aus dem Blickfeld.

Seit dem Beginn der Diskussion über die Sterbehilfe (→ 7. 5. 1984/ S. 580) mehren sich jedoch die Ansätze, das Wohl des Kranken in den Mittelpunkt der Behandlung zu stellen. Immer häufiger sind Ärzte bereit, ihre Patienten in hoffnungslosen Fällen in Ruhe sterben zu lassen, ohne sie vorher sämtlichen zur Verfügung stehenden »invasiven« Maßnahmen zu unterziehen. Eine Verbesserung der Bedingungen für Sterbende setzt allerdings eine umfassendere Ausbildung der Mediziner und des Pflegepersonals voraus. Aber auch die gesellschaftlichen Rahmenbedingungen müssen humanisiert und Krankheit, Tod und Sterben in das Menschenbild integriert werden.

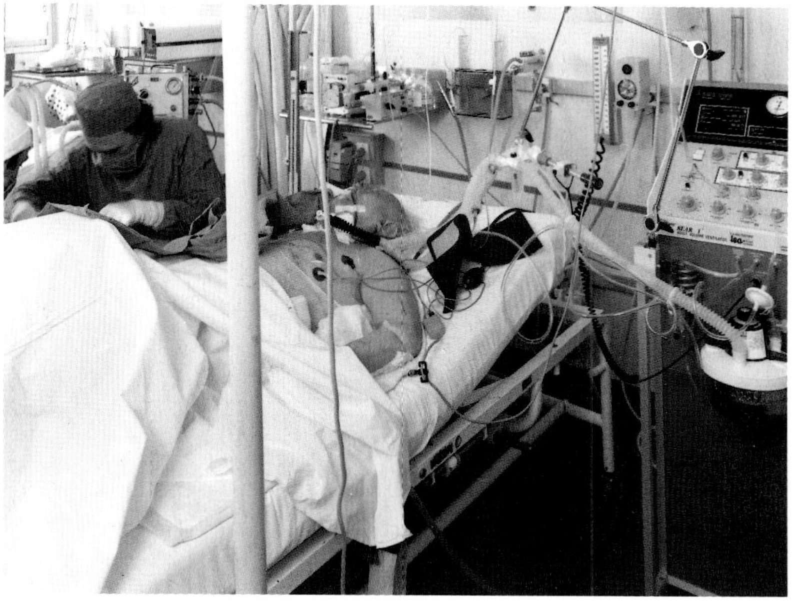

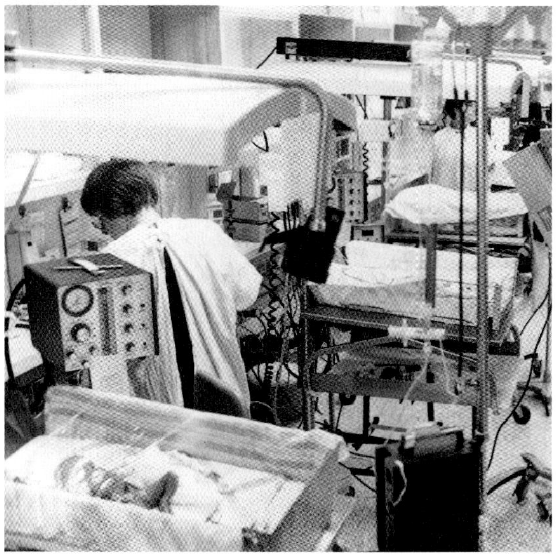

△ *Reanimationsraum in einer Pariser Klinik; in zunehmendem Maß wird die Lebensverlängerung um jeden Preis in Frage gestellt.*

◁ *Die Intensivmedizin mit ihren technischen Möglichkeiten zur Erhaltung und Überwachung der Vitalfunktionen erweist sich u. a. in der Neonatologie als hilfreich: In der Intensivstation des Kinderhospitals von San Diego (USA) werden Vierlinge versorgt.*

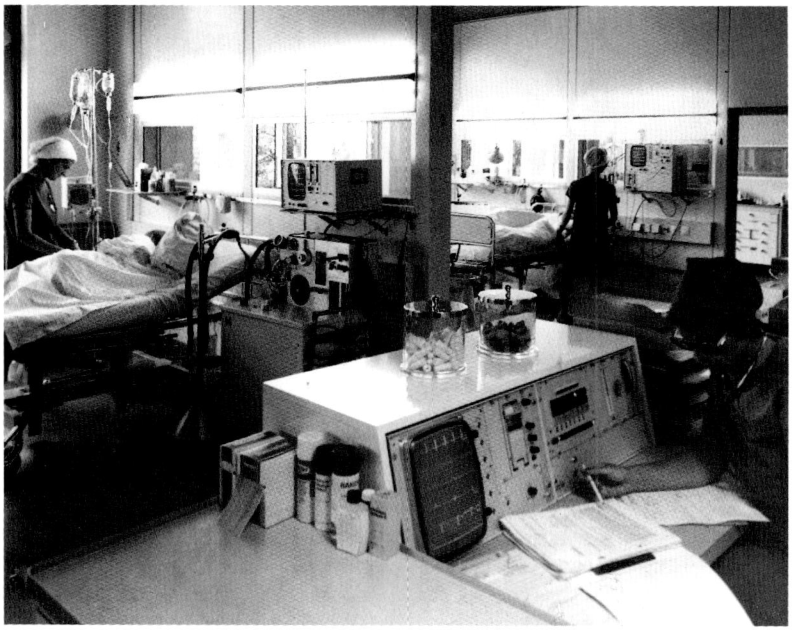

Intensivstation einer westdeutschen Klinik zu Anfang der 1980er Jahre; die Intensivmedizin wird in dieser Zeit sowohl für die operativen als auch die nichtoperativen Fachgebiete immer wichtiger.

Fachgebiet:

Intensive Krankenbetreuung

Die Intensivmedizin erfordert die Zusammenarbeit verschiedener Spezialisten auf einer Intensivstation, um lebensbedrohlich Erkrankten eine Überlebenschance zu geben. Die Intensiv(pflege)station ist eine Betteneinheit innerhalb einer Klinik, in der schwerstkranke Patienten überwacht, diagnostiziert, therapiert und gepflegt werden.

Es kann sich hierbei um akute Notsituationen (z. B. Opfer von Verkehrsunfällen, schweren Vergiftungen etc.) oder kritische Erkrankungsphasen (z. B. Myokardinfarkt, Wundstarrkrampf) handeln. Hauptaufgabe ist die Wiederherstellung bzw. Erhaltung der Vitalfunktionen (Atmung und Blutkreislauf) bei gleichzeitiger Berücksichtigung des Grundleidens.

Eine entscheidende Aufgabe ist die exakte Dauerüberwachung des Schwerstkranken mit Hilfe moderner apparativer Ausstattung, das »Monitoring« (von lat. monitor = Mahner). Hierbei werden die vitalen Funktionen durch ein optisch-akustisches Signalsystem überwacht, insbesondere Pulsfrequenz sowie Blutdruck, EKG, Beatmungsdruck (bei künstlicher Beatmung) und Temperatur (Dauerthermometer als Thermoelement).

Geschichte der Intensivmedizin

Bereits in den 1930er Jahren führten die deutschen Chirurgen Ferdinand Sauerbruch und Martin Kirschner an ihren Kliniken in Berlin bzw. Heidelberg besondere Räume für die Behandlung Frischoperierter ein. Die Polio-Epidemien zwischen 1947 und 1952 zwangen zur Einrichtung von Beatmungsstationen zur Behandlung der Atemgelähmten (»eiserne Lunge«; → 1929/S. 425). In den 1950er Jahren wurden in den chirurgischen Kliniken sog. Wachstationen eingerichtet, auf denen die Frischoperierten vor allem von den Anästhesisten betreut wurden.

Erst mit der wirksamen Schockbehandlung, der verbesserten Blutkonservierung (nach Entdeckung des Rhesusfaktors; → 1940/S. 458), einer neuen Technik der künstlichen Beatmung (»endotracheale Beatmung«) sowie den Fortschritten der Nierendialyse (→ 1960/S. 515) in der Nachkriegszeit waren wichtige technische Voraussetzungen der Intensivmedizin geschaffen.

Bis Mitte der 1960er Jahre wurden an Universitätskliniken und größeren Versorgungskrankenhäusern »Koronar- und Beatmungsstationen« eingerichtet. Der Aufbau von Intensivstationen, der – von den chirurgischen Kliniken ausgehend – mehr oder weniger für alle klinischen Fächer notwendig wurde (→ 1965/S. 529), wird heute vor allem von der Anästhesiologie in Zusammenarbeit mit den einzelnen Spezialisten organisiert.

Organisationsformen

Man unterscheidet heute bei der Intensivmedizin die Intensivüberwachung von der Intensivbehandlung und grenzt davon den Aspekt ab, der den rein pflegerischen Bereich betrifft:

▷ Beispiele für die Intensivüberwachung sind der »Aufwachraum« (der Patient verbleibt dort einige Stunden nach der Operation) und die Frischoperiertenstation (»Wachstation«; der Patient verbleibt dort für einige Tage)

▷ Die Intensivbehandlung geschieht auf der »Intensivstation«. Hier überwiegt das Element der Therapie gegenüber dem der Überwachung. Insofern ist eine weitaus umfangreichere personelle und apparative Ausstattung als bei den Intensivüberwachungseinheiten notwendig.

In einigen Schwerpunktkrankenhäusern gibt es spezielle Intensivstationen, u. a. pädiatrische, kardiologische und geburtshilfliche (»Intensivkreißsaal«), sowie entsprechende Einrichtungen in Entgiftungszentralen, Dialyse- und Verbrennungszentren (Spezialabteilungen für Verbrennungskranke).

Die Intensivmedizin als Inbegriff der »Apparatemedizin« fordert immer wieder zur Kritik und zur Frage nach den Grenzen medizinischen Handelns heraus.

Interdisziplinärer Kampf gegen Schmerz

1975. Mit der Identifizierung der Enkephaline und Entdeckung der Endorphine (um 1970) eröffnen sich neue Möglichkeiten der Schmerztherapie. Gleichzeitig wurde durch die Forschung zunehmend erkannt, daß Schmerz nicht einfach eine Folge körperlicher Störungen, sondern ein eigenständiges Problem darstellt. Vor allem chronischer Schmerz beeinflußt alle Bereiche des Lebens.

Die Schmerzwahrnehmung wird außer durch körperliche Faktoren auch durch psychische und soziale Variablen beeinflußt. Eine angemessene Behandlung ist daher nur bei Berücksichtigung der Kenntnisse verschiedener Disziplinen möglich. Mit diesem Gedanken wurde 1961 in Seattle/USA die erste »Pain Clinic« gegründet. Das erste Schmerzzentrum in Deutschland entstand zehn Jahre später in Mainz. In beiden Einrichtungen arbeiten neben Anästhesisten, Neurologen, Neurochirurgen, Orthopäden und Internisten auch Klinische Psychologen, Sozialarbeiter, Krankengymnasten, Beschäftigungstherapeuten und Pflegepersonal.

Das Spektrum der zur Verfügung stehenden Behandlungsverfahren ist sehr umfangreich. Zunächst ist hier die Medikamentengabe zu nennen: Schmerzmittel bis hin zu Opiaten können allein oder in Kombination mit beruhigenden oder angstlösenden Präparaten als Tabletten, Injektionen oder Infusionen (auch durch Dauerkatheter in den Rückenmarkskanal) verabreicht werden. Außerdem existieren verschiedene Methoden, um die Schmerzleitung zu unterbrechen: Hierzu zählen die Regionalanästhesie (vorübergehende Ausschaltung von peripheren Nervenbahnen oder vegetativen Ganglien durch chemische oder thermische Reize) sowie neurochirurgische Eingriffe im Bereich der peripheren Nerven, des Rückenmarks oder des Gehirns. Durch Bestrahlung kann die Masse eines schmerzauslösenden Tumors reduziert werden. Außerdem kann die körpereigene Schmerzabwehr aktiviert werden, z. B. durch Akupunktur oder elektrische Nervenstimulation. Von großer Bedeutung sind schließlich psychotherapeutische Verfahren, die das Schmerzerleben und seine Verarbeitung beeinflussen können (→ 1990/S. 594).

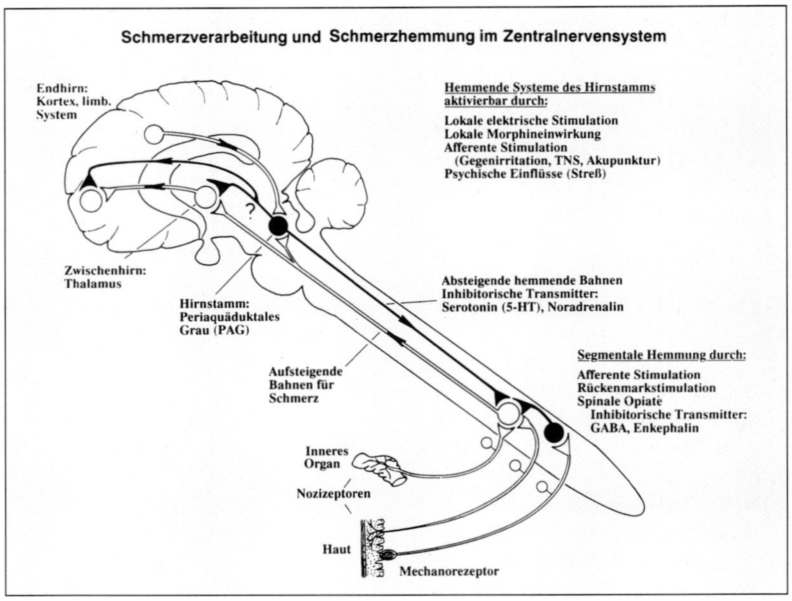

Grafische Darstellung der Schmerzverarbeitung im ZNS

Körpereigene Schmerzstiller

Chronik Stichwort

Die Arbeitsgruppe um John Hughes an der Universität Edinburgh identifiziert 1975 die Enkephaline (griech. enkephalon, Gehirn).

Dies sind körpereigene Substanzen mit opiatähnlicher schmerzstillender Wirkung, die zusammen mit weiteren später entdeckten Substanzen unter dem Oberbegriff **Endorphine** (griech. endogen, innen entstanden, und Morphin) zusammengefaßt werden.

Die Entdeckung der Endorphine stellt einen wichtigen Schritt bei der Aufklärung der Schmerzempfindung dar. So könnte beim Placebo-Effekt (nach Gabe von Scheinmedikamenten ohne pharmakologische Wirksamkeit) sowie bei der Suggestion und anderen psychotherapeutischen Methoden die Ausschüttung dieser körpereigenen Stoffe das biochemisch faßbare Endglied einer längeren Kette von Wirkfaktoren sein. Auch für das Verständnis der organischen Grundlage von Suchtphänomenen sind die Endorphine von zentraler Bedeutung.

Psychiatrische Krankenhäuser als Verwahranstalten

1975. Die psychiatrische Versorgung in der Bundesrepublik wird von Experten als »dringend verbesserungswürdig« beurteilt. Dies geht aus der von der Bundesregierung in Bonn veranlaßten »Psychiatrie-Enquete« hervor.

Danach bestehen beträchtliche Lücken im Bereich der ambulanten Dienste (Beratungsstellen, niedergelassene Psychiater) sowie im komplementären Bereich (Tagesstätten, beschützende Wohnangebote). Auch bei den psychiatrischen Großkrankenhäusern, auf die sich die Versorgung bisher weitgehend stützt, wurden schwere Unzulänglichkeiten festgestellt: Personalmangel und Organisationsstruktur der Kliniken fördern die Entstehung des Hospitalismus (Folgeschäden durch unnötig langen Klinikaufenthalt).

Hintergrund der Kritik ist der zunehmende Einfluß der sog. Antipsychiatrie, einer Bewegung von Psychiatern und Sozialwissenschaftlern, die auf die krankmachenden Auswirkungen inhumaner sozialer Verhältnisse in der Gesamtgesellschaft und in psychiatrischen Institutionen hinweist.

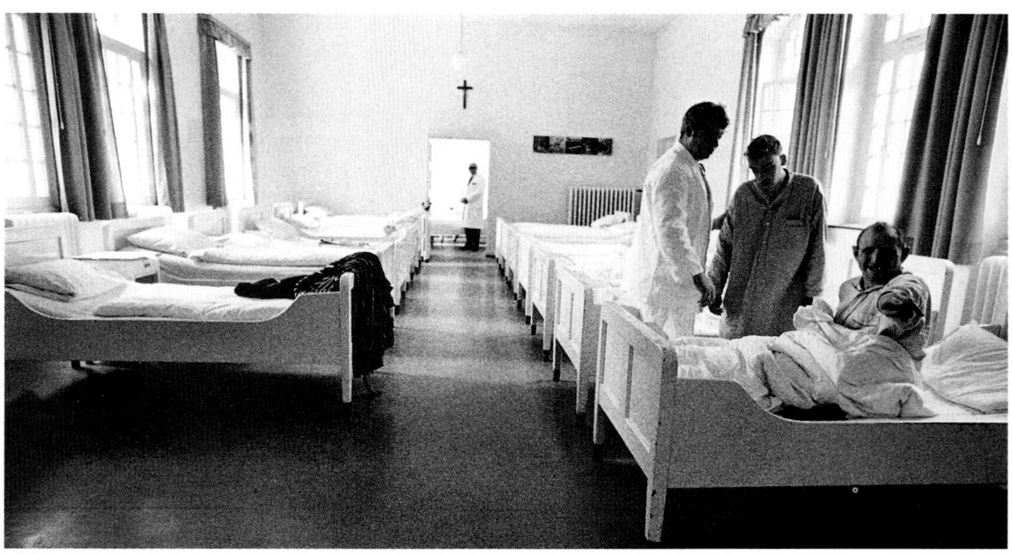

Schlafsaal im Westfälischen Landeskrankenhaus Warstein im Sauerland, 1971; die Kritik an der psychiatrischen Betreuung der Geisteskranken wird immer heftiger vorgetragen. Vor allem wird die mangelhafte medizinische Versorgung sowie die soziale Ausgrenzung der Insassen bemängelt.

1976

Die deutschen Kieferchirurgen Franz Härle und Jürgen Düker führen zur lagestabilen Knochenbruchbehandlung von Mittelgesichtsfrakturen Miniplatten ein.

Der »Club of Mainz« wird unter der Führung des Mainzer Anästhesiologen Rudolf Frey gegründet, um die Katastrophenmedizin zu fördern. → S. 559

Mit seinem Buch »Auf Messers Schneide« löst der deutsche Chirurg Julius Hackethal eine heftige Diskussion über ärztliche Kunstfehler aus. → S. 560

Der US-amerikanische Herzchirurg Norman E. Shumway erzielt in Palo Alto weltweit die größten Erfolge bei Herztransplantationen: Bis Ende 1976 verpflanzt er mehr als 300 Herzen, von denen jedes fünfte noch nach fünf Jahren funktionstüchtig ist.

Der Gießener Anästhesist Horst-Ferdinand Herget publiziert kontrollierte Untersuchungen zur Wirksamkeit der Akupunktur in der Schmerztherapie. In zahlreichen Veröffentlichungen hat er den therapeutischen Wert der Akupunktur dargelegt.

Die Prämien der Haftpflichtversicherungen für praktizierende Ärzte in den USA erreichen in diesem Jahr eine Rekordhöhe. Einige Chirurgen bezahlen Jahresprämien bis zu 30 000 US-Dollar. Dies führt rückwirkend zur Verteuerung ärztlicher Leistungen.

22. 2. Die US-amerikanische Energiebehörde bestätigt, daß die US-Regierung zwischen 1945 und 1947 Menschenversuche mit Plutonium-Injektionen veranlaßt hat, um die Wirkung radioaktiver Strahlung auf die Hersteller von Atombomben zu erforschen.

10. 7. In Seveso, 30 km nördlich von Mailand, wird in dem Chemiewerk ICMESA (eine Tochtergesellschaft von Hoffmann-La Roche) nach einem Betriebsunfall das Gift Dioxin in großen Mengen freigesetzt. → S. 559

24. 8. In der Bundesrepublik wird ein Gesetz zur Verschärfung des Arzneimittelrechts verabschiedet. Es regelt u. a. die Prüfung von neuen Medikamenten. → S. 559

26. 8. Das US-amerikanische Gesundheitsamt gibt bekannt, daß in Philadelphia 29 Menschen an einer bislang unbekannten Krankheit gestorben sind. Die Erreger der »Legionärskrankheit« werden erst 1978 gefunden. → S. 560

1. 10. In den USA beginnt ein landesweites Impfprogramm, nachdem im Frühjahr unter Rekruten in New Jersey eine gefährliche Grippe-Epidemie ausgebrochen war. → S. 560

Seveso wird zum Synonym

10. Juli 1976. In Seveso, 30 km nördlich von Mailand, wird im Chemiewerk ICMESA, einer Tochterfirma des schweizerischen Chemiekonzerns Hoffmann-La Roche, hochgiftiges TCDD (Dioxin) freigesetzt. Der Giftgasunfall hat katastrophale Folgen: Ein Gebiet von mehr als 320 ha, in dem 5000 Menschen leben, wird verseucht.

Ursache der Katastrophe ist die Explosion eines Kessels, in dem Trichlorphenol hergestellt wird. Eine unkontrollierte Reaktionsbeschleunigung erzeugt durch die starke Temperatur- und Druckerhöhung die hochgiftige Substanz Dioxin (Tetrachlordibenzo-p-dioxid, TCDD), die in einer Rauchwolke freigesetzt wird. Die Giftwolke, die sich bis zum nördlichen Stadtrand von Mailand ausbreitet, schwebt tagelang über der Gemeinde Seveso. Das Ausmaß der Katastrophe wird auch noch fünf Tage nach dem Störfall vertuscht, als ein Massensterben unter Tieren einsetzt und Hautreaktionen bei Kindern gemeldet werden.

Erst am 26. Juli werden erste Evakuierungsmaßnahmen eingeleitet, nach zwei Monaten sind etwa 700 Personen umgesiedelt.

Die gesundheitlichen Schäden der Einwohner von Seveso sind verheerend. Rund 500 Menschen erleiden Hautverätzungen, ca. 200 von ihnen weisen eine starke Chlorakne (lichtempfindlicher Hautausschlag, schwer therapierbare Entzündungen der Hautdrüsen und Haarwurzeln) auf. Die Dioxinvergiftung erzeugt langfristig auch Leberschäden und Störungen des Zentralnervensystems. In den Wochen nach dem Giftgasunfall lassen zahlreiche Schwangere eine Abtreibung vornehmen, weil sie Mißbildungen ihrer Kinder befürchten.

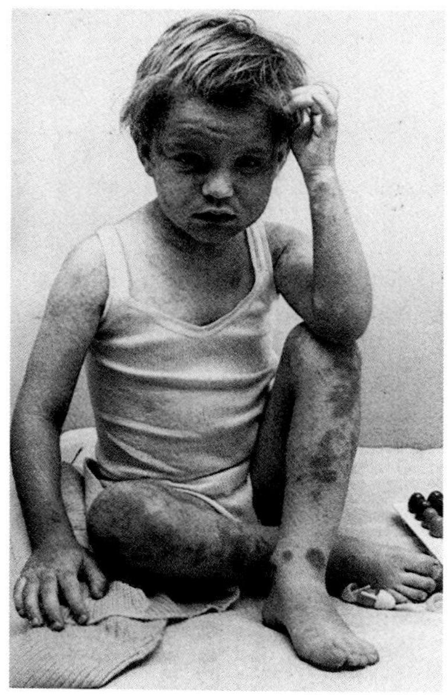

Ein vierjähriges Mädchen aus Seveso mit Hautverätzungen, ein Opfer der italienischen Giftgaskatastrophe

Arzneimittelgesetz wird verschärft

24. August 1976. Das Gesetz zur Neuordnung des Arzneimittelrechts (AMG) enthält bundeseinheitliche Regelungen für Hersteller, Kontrollbehörden, Ärzte und Apotheker in Fortentwicklung des Arzneimittelgesetzes aus dem Jahr 1961 (→ S. 519). Es tritt am 1. Januar 1978 in Kraft.

Das neue Gesetz soll insbesondere Lehren aus der »Contergan«-Affäre ziehen (→ 27. 11. 1961/S. 518) und den Schutz vor schädlichen Medikamenten verbessern sowie eine angemessene Entschädigung im Schadensfall gewährleisten. In einem umfangreichen Prüfungsverfahren sollen Qualität, Wirksamkeit und Unbedenklichkeit der Arzneimittel nachgewiesen werden. Dabei kommt der klinischen Arzneimittelprüfung (Humanexperiment und Heilversuch), die ethische und juristische Probleme aufwirft, eine zentrale Bedeutung zu.

Fertigarzneimittel werden vom Bundesgesundheitsamt (BGA) in Berlin, Sera und Impfstoffe vom Paul-Ehrlich-Institut in Frankfurt am Main nach einem entsprechenden Verfahren zugelassen.

Das AMG von 1976 ist auch durch die Entwicklung der Europäischen Gemeinschaft beeinflußt, die eine schärfere staatliche Kontrolle von Arzneimitteln vorgibt.

Medizin gegen Katastrophen gewappnet

1976. Der Mainzer Anästhesiologe Rudolf Frey gründet zusammen mit Fachleuten für Wiederbelebungsmaßnahmen den »Club of Mainz«, um den Aufbau der Katastrophenmedizin in der Bundesrepublik zu fördern. Die entsprechende Fachzeitschrift »Desaster Medicine« wird vom Internationalen Roten Kreuz mit herausgegeben.

Durch entsprechende Gesetzesinitiativen versuchen auch die einzelnen Bundesländer, sich besser gegen den Katastrophenunfall zu rüsten. Im Katastrophenschutzgesetz des Landes Nordrhein-Westfalen vom 20. Dezember 1977 wird die Katastrophe definiert als »eine durch Naturereignis, Unglücksfall, Explosion oder ähnliches Ereignis verursachte so erhebliche Störung oder unmittelbare Gefährdung der öffentlichen Sicherheit und Ordnung, die nur durch Einsatz der für den Katastrophenschutz bereitgehaltenen Einheiten und Einrichtungen von der Katastrophenschutzbehörde beseitigt werden kann«. Überschwemmungen und Erdbeben machen 80% der Naturkatastrophen aus.

Die Katastrophenschutzbehörden auf der Ebene der Kommunen, Regierungspräsidien und Innenministerien stellen Alarm- und Einsatzpläne auf, wobei speziell die Krankenhäuser einbezogen sind. Die örtlichen Hilfs- und Rettungsorganisationen, wie z. B. Arbeitersamariterbund, Deutsches Rotes Kreuz, Malteser-Hilfsdienst, Johanniter-Unfallhilfe, und die Deutsche Lebensrettungs-Gesellschaft (DLRG) sind auch im Katastrophenschutz aktiv und in die entsprechenden Einsatzpläne einbezogen.

Gesellschaftskritiker erblicken im Aufbau der Katastrophenmedizin in den 1970er Jahren eine mögliche Vorbereitung auf einen Krieg. Die ethische Diskussion konzentriert sich dabei auf den Zwang zur Selektion bei einem Massenanfall von Verletzten. Bei dieser »Triage« (von franz. = Aussondern) bestimmt der Arzt, in welcher Reihenfolge die Patienten unter Berücksichtigung der Schwere ihres Traumas und ihrer Überlebenschancen behandelt bzw. abtransportiert werden.

Im Unterschied zur Katastrophenmedizin, die bei einer großen Anzahl von Verletzten auf eine großräumige Laienhilfe und rasche Improvisation angewiesen ist, beschäftigt sich die Notfallmedizin um ärztlich geleitete, planmäßig durchgeführte Hilfsaktionen im Einzelfall.

Die »Legionärskrankheit« gibt Rätsel auf

26. August 1976. Nach Angaben des US-Gesundheitsamtes sind in Philadelphia 29 Menschen an der bislang unbekannten »Legionärskrankheit« gestorben.
Insgesamt werden 181 US-Bürger von der rätselhaften lebensbedrohlichen Lungeninfektion (atypische Pneumonie) befallen. Alle Erkrankten hatten entweder ein Treffen der Kriegsveteranen (American Legion state convention) in Philadelphia besucht, das vom 21. bis 24. Juli stattfand, oder aber das Stratford Hotel, in dem das Treffen veranstaltet wurde, in dieser Zeit betreten. Offensichtlich wurde der Krankheitserreger über die Klimaanlage des Gebäudes verteilt.
Nach Bekanntwerden der Epidemie beginnen die Gesundheitsbehörden unter der Regie des Center for Disease Control in Atlanta mit der Erforschung der Krankheitsursache. Im Januar 1978 identifizieren Charles C. Shepard und Joseph E. McDade vom Center for Disease Control ein Stäbchenbakterium (Legionella pneumophila) als Erreger. Einige Epidemien von atypischer Pneumonie, die in der Vergangenheit registriert wurden (z.B. am St. Elizabeth's Hospital in Washington 1965 mit acht Toten) und die z. T. auch außerhalb der USA auftraten, können nun auf den Erreger der Legionärskrankheit zurückgeführt werden.

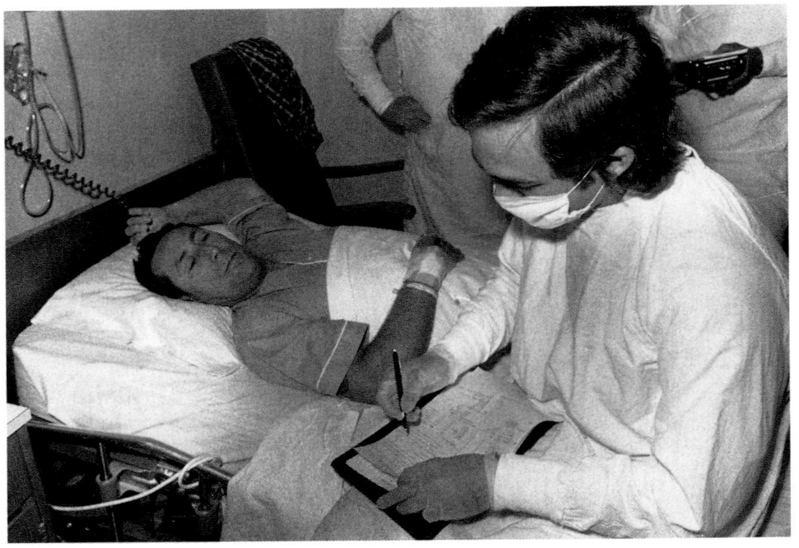

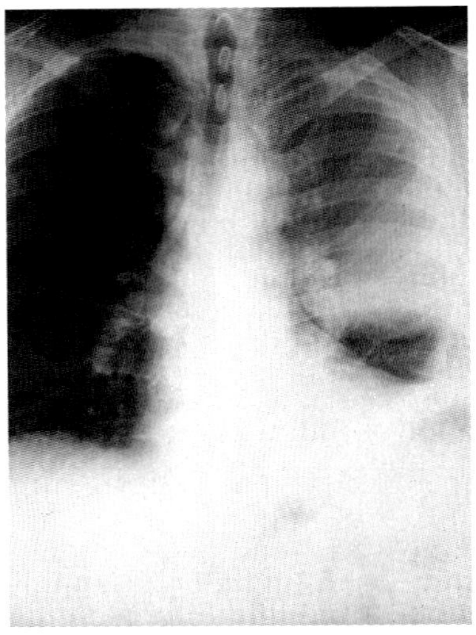

△ Stephen Thacker vom Center of Disease Control in Washington interviewt den 47jährigen Thomas A. Payne aus Chambersburg, ein Opfer der bislang unbekannten Infektionskrankheit. Payne gehört zur Vereinigung der Kriegsveteranen, die sich in Philadelphia trafen.

◁ Akute Legionellose im Thorax-Röntgenbild; die »Legionärskrankheit« wird durch ein Bakterium (Legionella pneumophila) hervorgerufen und führt zu einer atypischen Lungenentzündung; hier als Verschattung in der linken Lunge (r. im Bild) sichtbar. Die Krankheit kann lebensbedrohliche Formen annehmen.

Grippealarm in den USA ausgelöst

1. Oktober 1976. In den USA beginnt ein Impfprogramm gegen Grippe, nachdem unter US-amerikanischen Rekruten in Fort Dix (New Jersey) im Februar eine Grippe-Epidemie ausgebrochen war. Als Erreger wurde das Schweine-Influenza-Virus identifiziert, derselbe Stamm, den man als Verursacher der Grippepandemie von 1918/19 vermutet, welche mehr als eine halbe Million Todesopfer allein in den USA forderte.
Im März ordnete der US-amerikanische Präsident Gerald R. Ford daraufhin eine nationale Impfkampagne an. Für ca. 100 Mio. US-Dollar kaufte der Staat 200 Mio. Impfdosen von vier pharmazeutischen Unternehmen. Jeder Bürger sollte planmäßig geimpft werden.
Allerdings kam es in den darauffolgenden Monaten zu Schwierigkeiten bei der Herstellung von geeigneten Impfseren, die auch Kindern ohne Gefahr verabreicht werden können. Nach längerer öffentlicher Debatte und einer staatlichen Garantie, für Kunstfehler finanziell aufzukommen, beginnt das Impfprogramm am 1. Oktober. Es wird jedoch bereits im Dezember 1976 gestoppt, nachdem Studien einen möglichen Zusammenhang zwischen der Impfung und der Entwicklung einer schweren neurologischen Störung aufzeigen.

Ärztliche Kunstfehler im Brennpunkt der Diskussion

1976. Der deutsche Chirurg Julius Hackethal (geb. 1921) löst mit seinem Buch »Auf Messers Schneide«, in dem er über aktuelle Kunstfehler seiner Kollegen berichtet, eine lebhafte Kontroverse aus. Während die Ärzteschaft gegen Hackethals Darstellung protestiert, stößt seine Kritik an den Ärzten in weiten Kreisen der Öffentlichkeit auf Sympathie. Die Problematik des »Kunstfehlers« – heute zumeist als »Behandlungsfehler« bezeichnet – findet durch diese Debatte verstärkt Eingang in die medizinethische und -rechtliche Diskussion.
Strafrechtlich erfüllt der Behandlungsfehler den Tatbestand der fahrlässigen Körperverletzung oder Tötung (§§ 230, 222 StGB). Neben dem Behandlungsfehler muß auch der Nachweis über den Kausalzusammenhang mit dem entstandenen Gesundheitsschaden nachgewiesen werden, wobei der Patient grundsätzlich die Beweislast hat. Dies ist nur bei wenigen Streitfällen möglich, so daß die Mehrzahl der Verfahren mit einer Einstellung oder einem Freispruch endet. Schlichtungsstellen bzw. Gutachterkommissionen bei allen Ärztekammern, die mit Ärzten und Juristen besetzt sind, sollen in einem für den Patienten kostenlosen Verfahren klären, ob ein Behandlungsfehler im jeweiligen Fall vorliegt. Damit sollen Prozesse vermieden werden. Ab den 1970er Jahren steigt dennoch in der Bundesrepublik – anders als in Österreich und der Schweiz – die Zahl der Arzthaftungsprozesse (und ebenso die Prämien für die Arzthaftpflicht). Die wachsende Bereitschaft der Patienten, auf Schadenersatz zu klagen, hat verschiedene Ursachen. Ein wichtiger Faktor ist sicherlich die zunehmende »Verrechtlichung« des Arzt-Patienten-Verhältnisses.

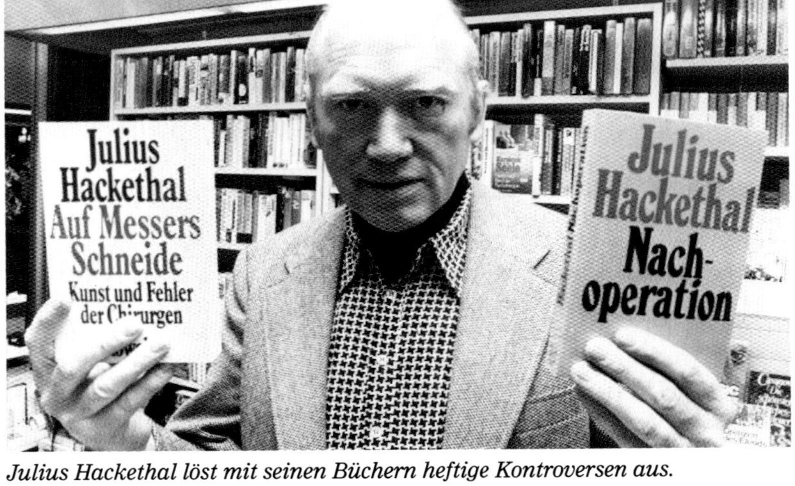

Julius Hackethal löst mit seinen Büchern heftige Kontroversen aus.

1977

Die Enkephaline, Neuropeptide mit schmerzstillenden Eigenschaften, scheinen auch die Lernfähigkeit zu erhöhen. Der US-amerikanische Endokrinologe Abba J. Kastin aus New Orleans und seine Arbeitsgruppe können dies durch Injektion von Met-Enkephalin (Methionin) in die Bauchhöhle hungriger Ratten demonstrieren. Verglichen mit einer Kontrollgruppe lernen diese Ratten schneller, den Weg zum Futter durch ein Labyrinth zu finden. Die Erprobung beim Menschen (um ihre Lernfähigkeit zu erhöhen), erscheint wegen der Suchtgefahr problematisch.

Die Debatte über das Krebsheilmittel »Laetrile« (Vitamin B 17; Wirkstoff Amygdalin) schlägt in den USA hohe Wellen. Das Medikament, aus einem Extrakt von Aprikosenkernen gewonnen, wird von der Food and Drug Administration nicht zugelassen, da seine Wirksamkeit nicht nachgewiesen werden könne. Tausende von Krebskranken umgehen den unterbundenen Handel und schmuggeln das Mittel ein, insbesondere aus Mexiko. Ein eindeutiger Heileffekt läßt sich nicht nachweisen, obgleich viele der schätzungsweise 50 000 Kranken, die Laetrile eingenommen haben, u.a. in öffentlichen Hearings eine Heilwirkung bezeugen.

9. 3. Die US-amerikanische Food and Drug Administration (FDA) schlägt ein Verbot des Saccharins als Süßstoff und Nahrungsmittelzusatz vor. Kanadische Studien haben kürzlich erwiesen, daß die Gabe von hohen Dosen Saccharin bei Laboratoriumstieren zur Entwicklung eines Blasenkrebses geführt haben. Diabetiker, Diätanhänger und Getränkehersteller protestieren heftig gegen das geplante Verbot, dieses wird – bis nach der Durchführung weiterer Forschungen – vertagt.

Oktober. In Somalia wird der letzte Fall einer Pockenerkrankung entdeckt. Danach ist das freilebende Pockenvirus nach Meinung der WHO-Experten ausgerottet. In verschiedenen Labors wird es jedoch bis heute noch zu Forschungszwecken gehalten.

Dezember. In den USA werden Verfahren bekannt, durch die mit Hilfe der Gentechnologie massenhaft Hormone produziert werden können. → S. 561

31. 12. Dank der Hämodialyse durch die »künstliche Niere« leben in Europa 39 735 Nierenkranke. Davon haben 5953 ihren Apparat zu Hause, die übrigen müssen regelmäßig zu den Dialysestationen gehen (→ 1960/S. 515).

Hormonproduktion durch Gentechnik

Dezember 1977. Die Gentechnologie in den USA macht auf dem Gebiet der Neukombination von Genen große Fortschritte, insbesondere beim Einschleusen von Genen der menschlichen Hormonproduktion in Bakterien. Dieses Verfahren ermöglicht die massenweise Herstellung von Hormonen, die für eine medikamentöse Behandlung von Bedeutung sind.

So geben der Biochemiker Herbert W. Boyer und seine Mitarbeiter von der University of California (San Francisco) bekannt, daß sie in Coli-Bakterien (Escherichia coli) ein Gen eingeschleust haben, das die Produktion des Hormons Somatostatin steuert. Somatostatin, das vor allem der Behandlung der Akromegalie, einer Wachstumsstörung, dient, wird bislang aus dem Hypothalamus von Rinderhirnen gewonnen und ist sehr kostspielig. Boyer gründet bereits im darauffolgenden Jahr eine entsprechende Produktionsstätte in San Francisco, um das Hormon Somatostatin auf gentechnischem Weg preiswerter herzustellen.

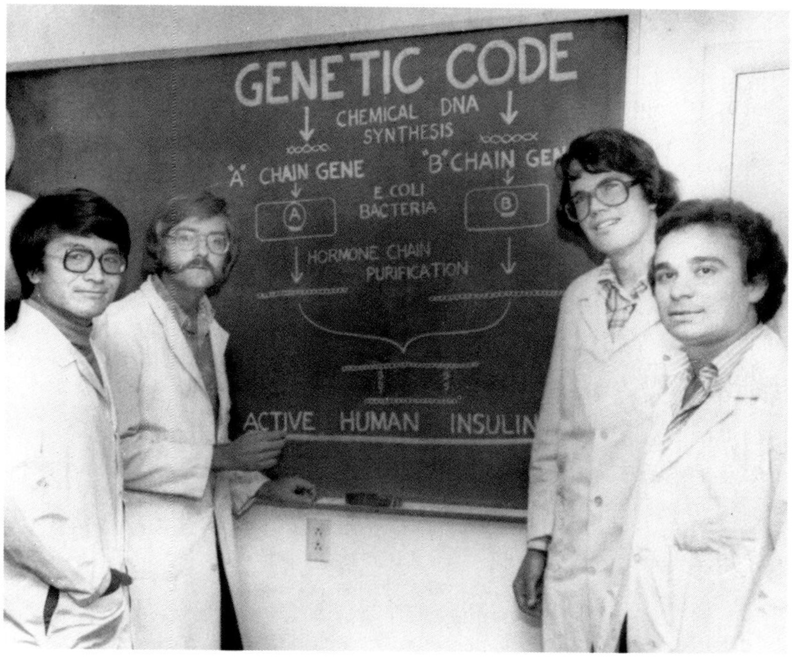

Die Forschergruppe vom City of Hope National Medical Center bei Los Angeles, der es als erster gelungen ist, Humaninsulin gentechnisch herzustellen (v. l.): Keiichi Itakura, Arthur D. Riggs, David V. Goeddel und Roberto Crea

Eine Forschergruppe am City of Hope National Medical Center in der Nähe von Los Angeles gibt 1978 bekannt, daß es ihr mit Hilfe der Gentechnik gelungen sei, im Labor durch genetisch veränderte Bakterien Humaninsulin zu produzieren. Die Forscher synthetisieren auf chemischem Weg Gene für die beiden Bestandteile des Insulins und schleusen diese in das Bakterium ein. Kurz zuvor gab ein Biologe der Harvard University die erfolgreiche Produktion von Ratteninsulin durch gentechnisch veränderte Bakterien bekannt.

Diese neue Methode der Hormonproduktion eröffnet die Möglichkeit, den Bedarf an Insulin für Millionen von Diabetikern kostengünstig zu decken. Bislang wird das Hormon in einem relativ teuren Verfahren aus der Bauchspeicheldrüse von Rindern und Schweinen gewonnen. Abgesehen von den ökonomischen Problemen entwikkeln manche Diabetiker Allergien gegen das tierische Hormon, das sich geringfügig vom menschlichen unterscheidet (→ 1982/S. 575).

Eingriff in die Erbmasse – Chancen und Gefahren der Gentechnologie

Chronik Hintergrund

Mit den Fortschritten der Gentechnologie in den 70er Jahren wachsen auch die Befürchtungen von Wissenschaftlern und Laien, daß diese mißbräuchlich angewendet wird.

Vorteile wie die Herstellung neuer Genkombinationen (DNA-Rekombinanten-Forschung) mit dem Ziel der (bakteriellen) Hormonproduktion sowie der »Gentherapie« (Ersetzung eines defekten Gens bei einer Erbkrankheit) werden vor allem von medizinischer Seite hervorgehoben. Demgegenüber bestehen Ängste, z. B. vor unbeabsichtigt erzeugten Krankheitserregern, die nach ihrer Freisetzung schreckliche Epidemien erzeugen könnten. Auch Visionen von neu geschaffenen Lebewesen, z. B. einer Kreuzung von Tier und Mensch, und mögliche Manipulationen an menschlichen Genen lösen große Besorgnis aus. Auch die Forscher selbst äußern Bedenken wegen der unabsehbaren Konsequenzen der Gentechnik. Auf der Konferenz von Asilomar (Kalifornien) trafen sich 1975 namhafte Wissenschaftler aus Ost und West, um aus eigener Initiative eine Begrenzung ihrer Forschungen zu vereinbaren. Sie fordern, Sicherheitsvorkehrungen (»biologische Schranken«) gegenüber der Gefahr einer Ausbreitung rekombinanter DNA aufzurichten, was ein Moratorium der laufenden DNA-Rekombinanten-Forschung bedeuten würde. Freilich gehen die 1976 von dem US-amerikanischen National Institutes of Health (NIH) veröffentlichten Richtlinien in ihren Schutzbestimmungen nicht so weit. Im Frühjar 1977 fassen die NIH den Beschluß, für gentechnische Versuche in der höchsten Risikogruppe ein als sicher geltendes ehemaliges Armeelabor (für biologische Kriegführung) in Fort Detrick (Madison) zur Verfügung zu stellen.

In der Bundesrepublik Deutschland wird seit den 80er Jahren eine intensive Diskussion über die ethische Problematik der Gentechnik geführt, die sich auch in der Gesetzgebung niederschlägt (→ 1. 1. 1991/S. 597).

1978

Die Positronen-Emissions-Tomographie (PET) wird als neues bildgebendes Verfahren zur Diagnose entwickelt. → S. 565

Der Radio-Allergen-Sorbent-Test (RAST) verbessert die Möglichkeiten zur Diagnose von allergischen Reaktionen. → S. 563

In den USA und Europa gewinnt das Konzept der sog. Ganzheitsmedizin immer mehr Anhänger. → S. 564

In Essen wird das Westdeutsche Tumorzentrum (WTZ) gegründet. → S. 564

Der Düsseldorfer Umwelthygieniker Friedrich Pott weist den Zusammenhang zwischen der Asbestfaser und der Krebsentstehung nach. Die 1924 erstmals als Krankheitsbild in Abgrenzung zur Tuberkulose und Silikose definierte Asbestose ist eine seit 1936 entschädigungspflichtige Berufskrankheit, die vermehrt zum Lungenkrebs führt.

Die US-Amerikaner evakuieren die Bewohner des früher durch Wasserstoffbombentests belasteten Bikini-Atolls, als Caesium 137 in der Nahrungskette entdeckt wird. (1968 waren die Bewohner zurückgekehrt, nachdem die Strahlenwerte nach den Wasserstoffbombentests für unbedenklich erklärt worden waren.)

Anfang 1978. Die Aids-Epidemie nimmt ihren Anfang in den USA. Zunächst handelt es sich um unbekannte Einzelfälle u.a. in den Südstaaten der USA, die erst im Rückblick nach der planmäßigen Registrierung der Seuche ab 1982 als Aids-Fälle identifiziert werden. So wird auch in Köln ein eindeutiger Fall aus dem Jahr 1976 bekannt (→ 5. 6. 1981/S. 570).

30. 4. Nach einer Mitteilung der »New York Times« leidet 1% aller US-amerikanischen Teenager an der Magersucht (Anorexia nervosa). → S. 565

11. 7. Bei einer Tankerexplosion nahe Tarragona (Spanien) erleiden zahlreiche Urlauber auf einem Campingplatz schwere Verbrennungen. → S. 564

26. 7. In Oldham (Großbritannien) wird das erste »Retortenbaby« der Welt geboren. Es handelt sich um eine In-vitro-Fertilisation (IVF). → S. 562

8. 11. Einem schwedischen Arzt in Lund ist es erstmals (bei zweieiigen Zwillingen) gelungen, einen erbkranken Zwilling im Mutterleib durch einen Stich ins Herz abzutöten, ohne den anderen zu schädigen. Diese Methode der »Mehrlingsreduktion« ist heute in der Reproduktionsmedizin durchaus verbreitet, da die Fertilitätsbehandlung gehäuft zu Mehrlingsschwangerschaften führt.

Erstes »Retortenbaby« wird geboren

26. Juli 1978. In Oldham, 30 km nördlich von London, wird Louise Brown geboren. Sie ist das erste durch die sog. In-vitro-Fertilisation (künstliche Befruchtung im Reagenzglas) gezeugte Baby.

Die Mutter des Mädchens konnte auf herkömmlichem Weg kein Kind bekommen, da ihre Eileiter undurchlässig sind. Bei der künstlichen Befruchtung gingen Patrick Steptoe und Robert Edwards folgendermaßen vor:

▷ Durch einen Einschnitt in der Bauchdecke wurde eine biegsame Optik (Laparoskop) eingeführt. Unter direkter Sicht wurden die durch Hormongaben gereiften Eier aus dem Eierstock entnommen

▷ In einer Nährlösung wurde ein reifes Ei mit dem männlichen Samen zusammengebracht

▷ Sobald ein Ei befruchtet war, ließ man es in einer zweiten Schale mit Nährlösung einige Tage reifen. Das befruchtete Ei begann in dieser Phase bereits mit der Zellteilung

▷ Die befruchtete Keimzelle wurde zwei Tage später in die Gebärmutter eingebracht, deren Schleimhautwände (gleichfalls durch Hormongaben) empfängnisbereit gemacht wurden. Von diesem Zeitpunkt an verlief die Schwangerschaft normal.

Die künstliche Befruchtung soll ungewollt kinderlosen Paaren helfen, wobei die Risiken und Belastungen für die Frau nicht unerheblich sind (häufigere Fehl-, Mehrlings- und Frühgeburten als bei natürlichen Schwangerschaften, wiederholte Hormonbehandlungen, Narkosen und Bauchpunktionen, usw.). Dabei kann weltweit nur jede zehnte behandelte Frau damit rechnen, ein lebendes Kind zu gebären.

Die künstliche Befruchtung wirft zahlreiche ethische Probleme auf: Es bestehen u. a. Bedenken gegen technisch mögliche Genmanipulationen bei Feten und Embryonen. Ein Mißbrauch der Embryonen zu Forschungszwecken wird in der Bundesrepublik durch das Embryonenschutzgesetz (→ 1. 1. 1991/S. 597) verboten. Es untersagt u. a. die Manipulation der menschlichen Keimbahnzellen, die Erzeugung genetisch identischer Menschen (Klonen) sowie in der Regel die Geschlechtswahl.

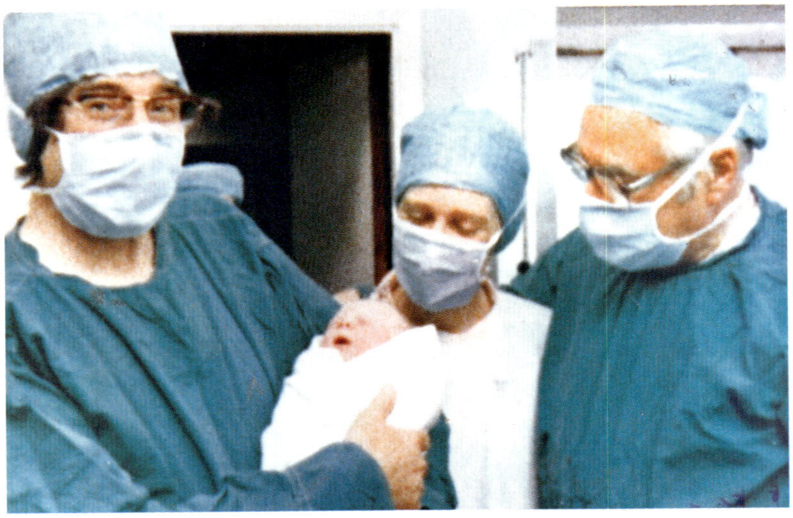

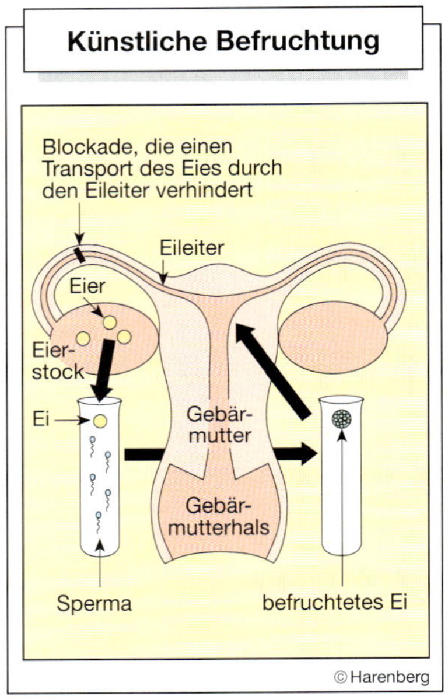

Das erste »Retortenbaby« der Welt, Louise Brown, bei einer Fernsehaufnahme kurz nach der Geburt am 26. Juli 1978 im Oldham General Hospital, Großbritannien; die In-vitro-Fertilisation (IVF) führt hier erstmals zum Erfolg. Das im Reagenzglas befruchtete Ei wird im frühembryonalen Zellverband in die Gebärmutter übertragen (Embryotransfer, ET). Diese neue Methode der Reproduktionsmedizin wird in der Folgezeit weltweit verbreitet. Allerdings führt sie zu einer Reihe von ethischen und juristischen Problemen, angefangen von der Problematik der Samenspende, über die der »Leihmutter« sowie der Forschung mit Embryonen bis hin zur Mehrlingsreduktion (gezielte Tötung überzähliger angegangener Embryonen in der Gebärmutter).

Wunschkinder durch künstliche Befruchtung

Chronik Stichwort

Künstliche Befruchtung wird beim Menschen bei ungewollter Kinderlosigkeit vorgenommen. Je nach Indikation (bei der Frau: tubare, immunologische Sterilität, Wucherungen in der Gebärmutter; beim Mann: andrologische Sterilität, bei beiden: idiopathische Sterilität, d. h. unklare Ursache) werden folgende Verfahren angewandt:

▷ Die In-vitro-Fertilisation und der Embryonentransfer: Eizellen werden im Reagenzglas befruchtet und etwa zwei Tage nach der Eizellgewinnung in den Uterus zurückgesetzt

▷ Der intratubare Gametentransfer (GIFT): Die Befruchtung und die frühe Embryonalentwicklung erfolgen in der Umgebung des Eileiters. Wie bei der IVF wird eine Eizelle entnommen und unter Zuführung von Spermien in den Eileiter eingespült

▷ Die intrauterine Insemination (Besamung): Männlicher Samen wird mit einer Kanüle direkt in die Gebärmutter eingebracht. Es gibt die homologe Insemination (Samen vom Partner der Frau) und die heterologe Insemination (Samen von einem oder mehreren anonymen Spendern).

RAST – eine neue Methode zur Allergiediagnostik

1978. Der in den 1960er Jahren in Schweden entwickelte Radio-Allergen-Sorbent-Test (RAST) steht nun als standardmäßige Diagnostik-Methode für Allergien zur Verfügung. Bei Patienten mit allergischen Erkrankungen kann zu diagnostischen Zwecken eine Bestimmung derjenigen Substanz, welche die überschießende körpereigene Abwehrreaktion auslöst oder vermittelt, notwendig werden. Es handelt sich bei diesem Stoff um das Immunglobulin E (IgE), eine Klasse von Antikörpern, die von speziellen Abwehrzellen (B-Lymphozyten) produziert wird und die sich gezielt an die allergieauslösenden Stoffe (Allergene), z. B. Pollen, bindet. Die zur spezifischen Antikörper-Messung notwendigen Techniken wurden im Lauf der 70er Jahre entwickelt und schließlich durch den RAST optimiert.

Die Messung erfolgt, indem das IgE zunächst angereichert und dann durch Markierung mit einer radioaktiven Substanz sichtbar gemacht wird. Die Anreicherung erfolgt durch Auftragen des Patientenserums auf eine Testplatte, die mit dem Allergen beschichtet ist. Während der allergenspezifische Antikörper sich an die beschichtete Platte bindet, wird das übrige Serum durch einen Waschvorgang abgespült. Im nächsten Schritt wird ein radioaktiv-markierter Anti-IgE-Antikörper zugegeben, der sich wiederum an das allergenspezifische IgE bindet. Nach erneutem Auswaschen von unspezifisch angelagerten Eiweißen wird die auf der Testplatte vorhandene Radioaktivität gemessen.

Die Methode erlaubt eine quantitative Bestimmung der im Serum zirkulierenden allergenspezifischen IgE-Antikörper und damit eine Aussage über das Ausmaß der Neigung eines Patienten zu allergischen Reaktionen. Außer zu diagnostischen Zwecken kann das Verfahren auch zur Kontrolle des Therapieverlaufs bei einer Hyposensibilisierung eingesetzt werden: Dabei wird die Immunantwort des Körpers durch Gabe von ansteigenden Allergendosen moduliert, und es kommt zu einer langsamen Verringerung des IgE-Spiegels im Serum, zumeist begleitet von einer verringerten Anfälligkeit für die allergische Symptomatik.

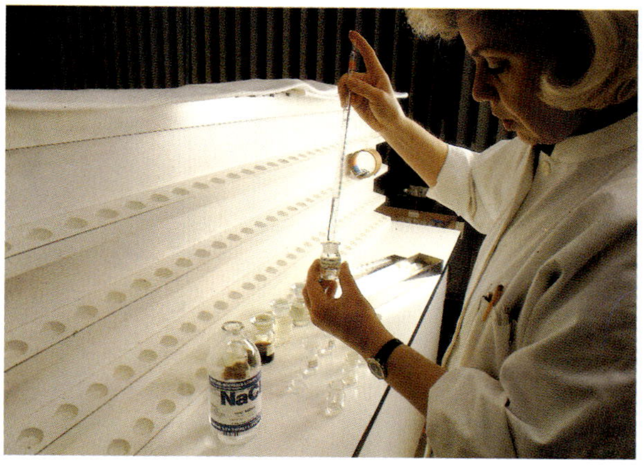

Allergiediagnostik: Vorbereitung der Substanzen für den Intrakutantest; hierbei wird eine als Allergen verdächtige Substanz in geringer Menge in die Haut eingebracht.

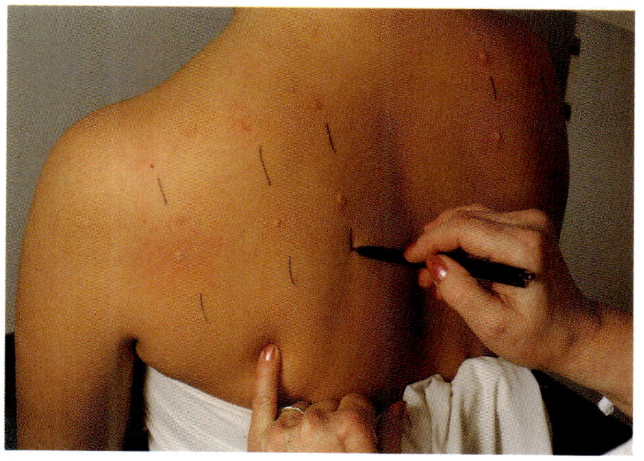

Der Intrakutantest zur Feststellung der allergieauslösenden Substanz nach Verabreichung der Testproben in die Haut; diese zeigt je nach Probe verschiedene Reaktionen.

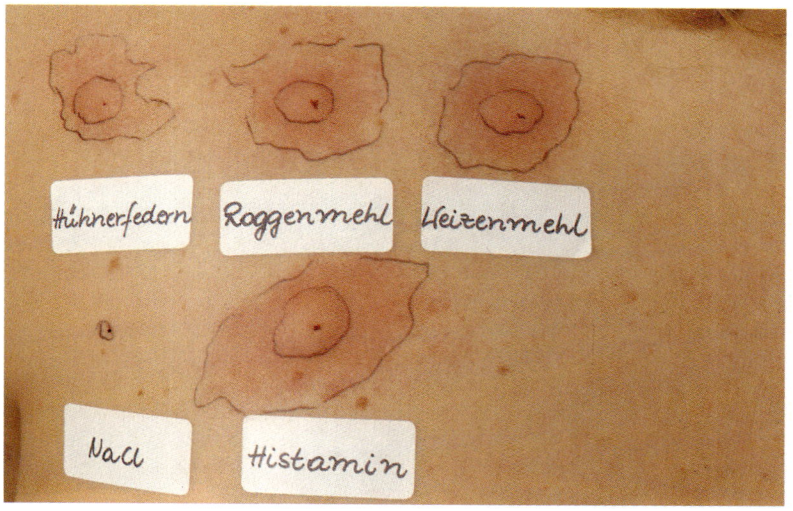

Reaktionen nach 20 Minuten; hier wurde auf Hühnerfedern, Roggenmehl, Weizenmehl und Histamin getestet. Der Test ist u. a. bei Asthma, Heuschnupfen und Medikamentenunverträglichkeit brauchbar. Ein mittleres Universitätsinstitut kann Hunderte von Analysen pro Tag vornehmen. Die Allergene (allergieauslösende Stoffe) vernetzen spezifische Eiweißmoleküle (IgE), die nach einer bereits vorangegangenen Allergen-Exposition auf Mastzellen (Vorratszellen der Körperabwehr) gebunden sind. Diese Vernetzung führt zur Öffnung der Zellen und damit zur Ausschüttung von Histamin, welches die allergische Frühreaktion verursacht.

Krankheitsbild:

Allergie, eine Überempfindlichkeit des Organismus gegen Fremdes

Allergie bezeichnet eine Überempfindlichkeitsreaktion des Organismus auf körperfremde Substanzen, die Allergene (→ 1902/S. 350). Der Begriff, 1906 von dem Wiener Kinderarzt Clemens Pirquet geprägt, ist aus dem Griechischen abgeleitet und bedeutet »veränderte Art der Reaktion«. Pirquet hatte beobachtet, daß manche Personen beim zweiten oder dritten Kontakt mit einem Allergen sehr heftige Gewebereaktionen in Form von Hautveränderungen, Heuschnupfen oder Bronchialasthma zeigten.

Die allergische Reaktion entsteht durch das Zusammenspiel von mehreren Zelltypen des Körperabwehrsystems, wobei ein Eiweißstoff, der Antikörper Immunglobulin E (IgE), die zentrale Rolle eines Informationsübermittlers und Auslösers spielt: Beim ersten Auftauchen des Allergens produzieren B-Lymphozyten, unterstützt von T-Helferzellen, Eiweiße vom Typ IgE, die an ihrem variablen Ende maßgeschneiderte Kontaktstellen für das Allergen besitzen. Die IgE-Moleküle binden sich an Mastzellen (Vorratszellen für Stoffe der Körperabwehr) und werden beim nächsten Kontakt mit dem Allergen durch dieses so miteinander vernetzt, daß sie eine Öffnung der Zellen und die Ausschüttung von körpereigenen Substanzen wie Histamin hervorrufen, die Abwehr- (und auch Entzündungs)reaktionen vermitteln. Histamin verursacht durch eine erhöhte Gefäßdurchlässigkeit Flüssigkeitsansammlungen im Gewebe, außerdem eine Stimulation der Sekretproduktion und eine Verengung der Bronchien.

Allergien entstehen im Zusammenwirken von genetischer Disposition und umweltbedingten Auslösefaktoren. Bei erhöhter Allergiebereitschaft kann ein akuter allergischer Schub durch eine Reihe von Umweltfaktoren in Gang gesetzt werden: Neben den verursachenden Allergenen, z. B. Pollen, erhöhen Luftschadstoffe wie Stickoxide, Zigarettenrauch und Rußpartikel die Durchlässigkeit der Schleimhäute und wirken teilweise auch als Stimulus für eine verstärkte IgE-Bildung.

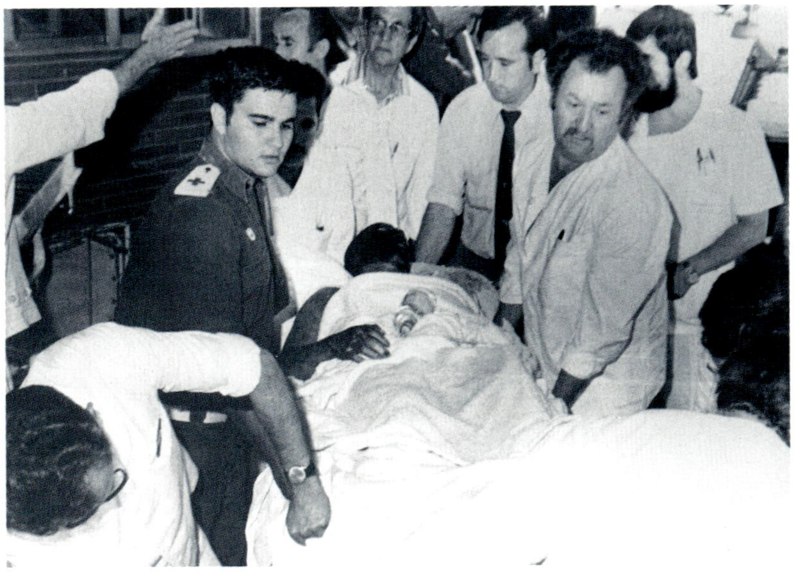

Opfer der Verbrennungskatastrophe auf dem Campingplatz Los Alfaques in der Nähe von Tarragona werden ins Krankenhaus transportiert.

Campingplatzkatastrophe

11. Juli 1978. Gegen 14.35 Uhr prallt ein Tanklastwagen mit flüssigem Propylengas gegen die Betonmauer des Campingplatzes Los Alfaques in der Nähe von Tarragona (Spanien). Eine riesige Gaswolke explodiert. Insgesamt erleiden 250 Urlauber auf dem Zeltplatz schwere Verbrennungen, 102 Menschen sterben an Ort und Stelle. Die Schwerverletzten auf dem nördlichen Teil des Campingplatzes (58 Personen) kommen in das 190 km entfernte Francisco-Franco-Hospital in Barcelona, die Schwerverletzten des südlichen Abschnittes (82 Patienten) in das 165 km entfernte LaFe-Hospital in Valencia. Die Patienten der ersten Gruppe erhalten während des Transports eine Schockbehandlung mit Infusionstherapie. Nur 7% sterben während der ersten vier Tage gegenüber den Patienten der zweiten Gruppe ohne Infusionstherapie, von denen im gleichen Zeitraum 55% sterben. Dies zeigt die große Bedeutung der notfallmedizinischen Erstversorgung von Verbrennungskrankheiten.

Der ganze Mensch ist krank

1978. In den USA und Europa gewinnt die Bewegung für ganzheitliche Medizin (Holistic Health Movement) immer mehr an Popularität. Der Begriff Holistic Medicine bezeichnet eine große Vielfalt unterschiedlicher innovativer und traditioneller »alternativer« Gesundheitspraktiken, die von der Naturheilkunde (Kräuter, Ernährung, Massage) über fernöstliche Elemente (Akupunktur, Meditation, Yoga), religiöse und esoterische Ansätze (Geistheilung, Handauflegen, Kristallheilen) bis hin zu psychotherapeutischen Verfahren (Körperpsychotherapie, Biofeedback) reichen. Die Bewegung umfaßt verschiedene Strömungen: Die einen wollen das Gesundheitswesen grundlegend verbessern durch eine umfassendere Behandlung in den Bereichen Diagnostik, Beratung, Prävention und durch die Einführung von sanften Methoden ohne Nebenwirkungen. Sie sehen in der Ganzheitsmedizin eine wichtige Ergänzung der Schulmedizin, der sie vorwerfen, sich einseitig an den körperlichen Prozessen zu orientieren, und befürworten eine wissenschaftliche Überprüfung der alternativen Verfahren. Für andere sind Lebensstil, Selbsthilfe und alternative Angebote die bedeutsamsten Aspekte der Ganzheitsmedizin. Vier Grundprinzipien bilden die gemeinsame Basis:

- ▷ Ganzheitlichkeit: Der Mensch existiert zugleich auf einer physischen, psychischen, sozialen und spirituellen Ebene. Alle Ebenen müssen bei der Behandlung einer Krankheit berücksichtigt werden
- ▷ Einzigartigkeit: Die Therapie soll individuell auf die Bedürfnisse des kranken Menschen abgestimmt sein
- ▷ Der Patient trägt die Mitverantwortung für seine Gesundheit
- ▷ Es wird eine Selbstheilungskraft (Naturheilkraft) des Organismus angenommen, die mit Hilfe »sanfter«, »natürlicher« Verfahren gefördert werden soll. Krankheit wird meist als »sinnvolle« biographische Krise und Herausforderung begriffen.

Wichtige Kritikpunkte an der holistischen Gesundheitsbewegung sind, daß sie Gesundheit zu stark »psychologisiere«, den Lebensstil des einzelnen zu sehr als krankmachenden Faktor in den Vordergrund rücke und dazu neige, politisch-ökonomische Bedingungen (z. B. Arbeitslosigkeit, Armut) auszublenden. Obwohl sich sicherlich auch manche unseriöse Geschäftemacher auf dem Gebiet betätigen, gibt die Ganzheitsmedizin jedoch wichtige Impulse für eine umfassendere Behandlung und eine Verbesserung der Beziehung zwischen Arzt und Patienten.

Westdeutsches Tumorzentrum in Essen gegründet

1978. Das Westdeutsche Tumorzentrum (WTZ) in Essen wird als Modelleinrichtung gegründet. Basis hierfür sind die Innere und die Poliklinik (Tumorforschung) am Universitätsklinikum Essen, die 1963 als erste Spezialinstitute für die internistische Behandlung von Krebserkrankungen in Deutschland von Carl Gottfried Schmidt errichtet wurden. Die Gesellschaft zur Bekämpfung der Krebskrankheiten e. V. (GBK) des Landes Nordrhein-Westfalen unter der Leitung von Wilhelm Flaskamp unterstützte ihn damals.

Das Tumorzentrum entspricht in Aufgaben und Struktur dem US-amerikanischen »Comprehensive Cancer Center« (CCC) und stellt einen Zusammenschluß von Ärzten und anderen Wissenschaftlern dar, die an der Früherkennung bösartiger Erkrankungen, der Therapie und Nachsorge von Tumorkranken im ärztlichen Bereich und in der dafür notwendigen Forschung mitwirken. Das WTZ Essen hat folgende Ziele:

- ▷ Optimale multidisziplinäre Krebsdiagnostik und -therapie mit onkologischen Intensivbehandlungskonzepten inklusive Knochenmarktransplantation
- ▷ Interdisziplinäre Schmerztherapie
- ▷ Soziale und psychologische Betreuung
- ▷ Dokumentation der Behandlung und der Nachsorge
- ▷ Interne und externe Beratung und Ausbildung sowie Planung und Durchführung von klinischen Forschungsprogrammen.

Seit 1978 wurden über 60 000 Patienten im WTZ behandelt.

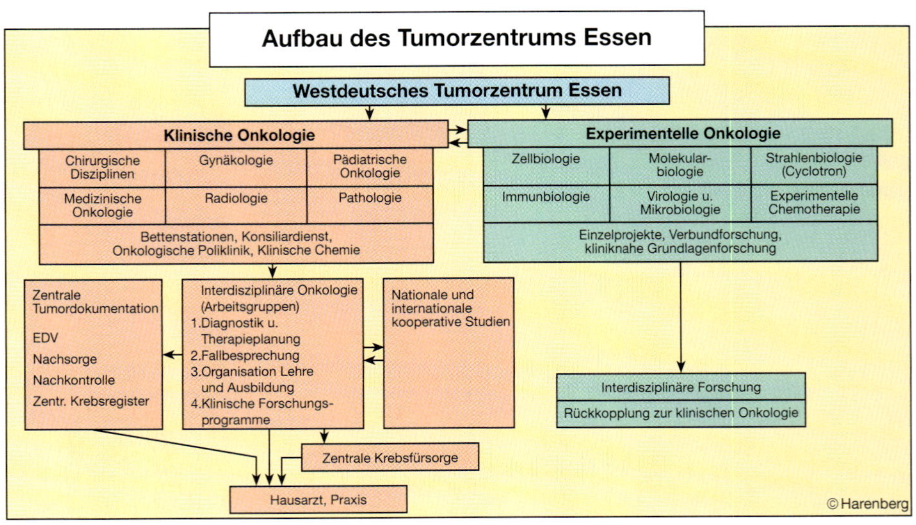

Magersucht – Angst vor der Sexualität?

30. April 1978. Die »New York Times« berichtet, daß 1% aller Teenager in den USA unter Magersucht (Anorexia nervosa) leiden.

Diese Krankheit führt als Ausdruck eines seelischen Konflikts zu einem extremen Gewichtsverlust. 95% der Betroffenen sind Frauen, meistens aus der Altersgruppe der 15- bis 20jährigen. Charakteristisch ist die Vorstellung der Patientin, sie sei zu dick und müsse deshalb jede Nahrungsaufnahme vermeiden. In der Folge kommt es zu Störungen des Eßverhaltens: Phasen ohne Nahrungsaufnahme wechseln oft mit »Freßanfällen« (Bulimie), in denen große Mengen Lebensmittel verschlungen werden. Weiter kommt es zu bewußt ausgelöstem Erbrechen sowie zu häufig exzessivem Gebrauch von Abführmitteln. Dies führt zu Untergewicht, Ausbleiben der Regelblutung und zunehmenden Stoffwechselstörungen. Gleichzeitig verleugnen die Patientinnen häufig die Krankheitszeichen und verteidigen ihren ausgemergelten Zustand als normal. Die körperlichen Beeinträchtigungen stehen in Kontrast zu einer motorischen Überaktivität: So betreiben viele der Magersüchtigen intensiv Sport. Auch in Schule oder Ausbildung sind die Patientinnen in der Regel sehr leistungsorientiert.

In Westeuropa ist die Magersucht ebenso häufig wie in Nordamerika, nach stetiger Zunahme der diagnostizierten Fälle in den letzten Jahrzehnten. Dagegen zeigen wissenschaftliche Untersuchungen z. B. in südeuropäischen Ländern (Griechenland) und insbesondere in nicht-westlichen Gesellschaften (z. B. Japan) eine sehr viel geringere Verbreitung. Für die Entstehung der Magersucht scheinen daher neben individualpsychologischen auch soziokulturelle Faktoren von Bedeutung zu sein. So können die Ideale von Körperkontrolle, Schlankheit und Leistungsfähigkeit, die in den westlichen Gesellschaften herrschen, die Krankheitsentwicklung begünstigen.

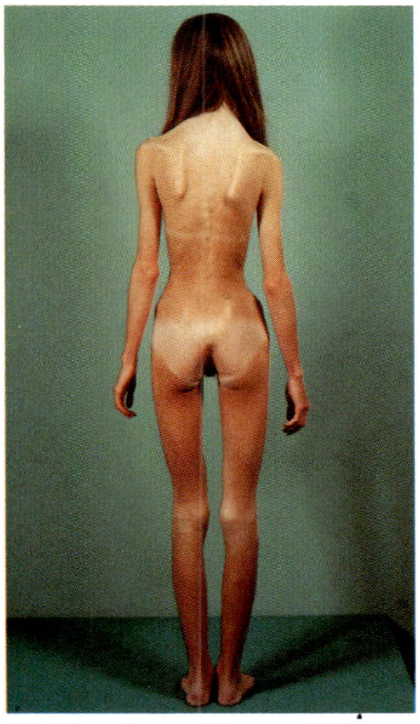

Mädchen, das an Magersucht (Anorexia nervosa) leidet; 95% der Betroffenen sind weiblich.

Das Auftreten der Magersucht in der Spätpubertät gibt einen weiteren Hinweis auf mögliche Entstehungsfaktoren: Die Aufgabe dieses Lebensabschnitts besteht darin, sich aus der Rolle des kindlichen Mädchens zu lösen und sich eine Identität als erwachsene Frau anzueignen. Psychoanalytische Erklärungsmodelle verstehen die Erkrankung deshalb als Versuch, die Übernahme der weiblichen Identität und speziell der weiblichen Sexualität abzuwehren. Eine besondere Bereitschaft zu einer solchen Abwehr der Erwachsenenrolle besteht wohl in Familienkonstellationen, wo die Mutter einerseits als sehr dominierend, mit hohen Leistungsanforderungen an sich und die Tochter, andererseits als unklar in ihrer Emotionalität erlebt wird, wechselnd zwischen Überfürsorglichkeit und Gefühlsabschottung. Integrierende Erklärungsversuche weisen darauf hin, daß ein zwiespältiges Verhältnis zur weiblichen Sexualität kennzeichnend ist für die gegenwärtige Situation der westlichen Gesellschaften.

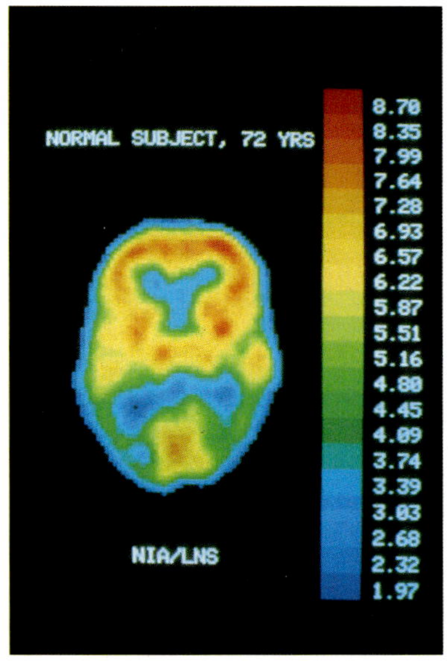

Positronen-Emissions-Tomogramm des Gehirns eines 72jährigen

Stoffwechselbilder dreidimensional

1978. Mit der Entwicklung der Positronen-Emissions-Tomographie (PET) gelingt die dreidimensionale Abbildung von Stoffwechselvorgängen. Die neue Methode nutzt spezifische Eigenschaften von Positronen, den positiv geladenen »Antiteilchen« von Elektronen, welche beim radioaktiven Zerfall von künstlich hergestellten neutronenarmen Atomen entstehen. Zur Ausstattung eines PET gehören drei Komponenten: Ein Zyklotron zur Herstellung der Radionuklide, ein radiochemisches Labor zum Einbau der Nuklide in körperverträgliche Trägersubstanzen, sowie der Tomograph, ein System aus Detektoren, Rechner und Bildschirm. Mit Hilfe der PET-Nuklide (z. B. Kohlenstoff-15) werden zunächst diejenigen Substanzen synthetisiert, deren Stoffwechsel abgebildet werden soll (z. B. Glucose). Diese Stoffe werden entweder in eine Vene des Patienten injiziert oder als Gas eingeatmet. Abhängig von den Eigenschaften der markierten Substanz kommt es zur Verteilung im Körper. Bei der Untersuchung wird der Patient in eine Röhre gelegt, die aus einer Vielzahl von Detektoren besteht. Diese registrieren die beim Zerfall der Radionuklide entstehende Gammastrahlung. Mit Hilfe des Rechners werden aus aufeinandergeschichteten Projektionen der Aktivitätsverteilung Schnittbilder rekonstruiert.

Sterilisation gegen Bevölkerungszuwachs

1978. Das Massensterilisationsprogramm der indischen Regierung unter Premierministerin Indira Gandhi stößt auf Ablehnung. Gegenüber 1976 und 1977 sinkt die Zahl der Eingriffe um 90%.

Die Verbesserung der hygienischen Verhältnisse und die Eindämmung von Infektionskrankheiten führten seit 1950 zu einem massiven Bevölkerungszuwachs in vielen Ländern (z. B. in China von 582 Mio. im Jahr 1953 auf 1,32 Mrd. 1982; in Indien jährlicher Zuwachs um ca. 15 Mio., bei 684 Mio. Einwohnern 1982). Die Folge sind Überbevölkerung in den Städten und Ernährungsprobleme.

Viele Regierungen sehen sich zu eingreifenden bevölkerungspolitischen Maßnahmen gezwungen (z. B. Ein-Kind-Politik in China).

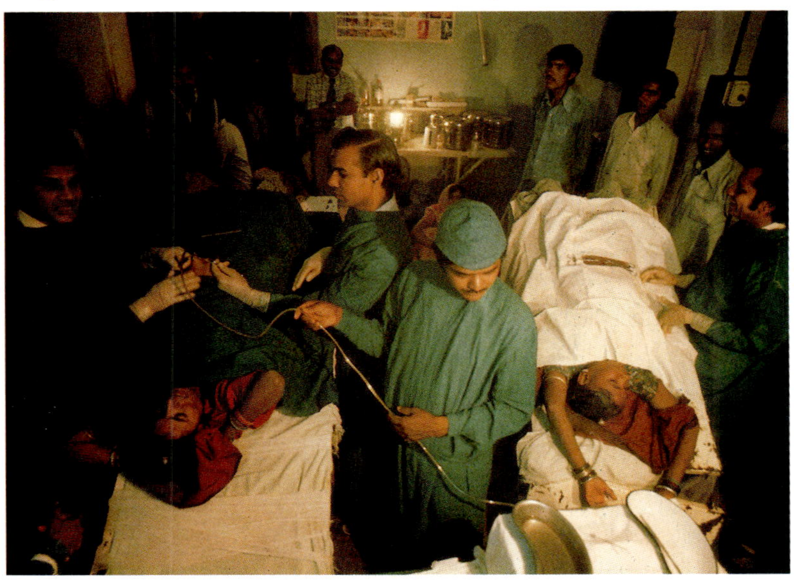

Massensterilisation in Indien; Blick in den Operationsraum, wo sich zwei Frauen auf den Behandlungstischen befinden, auch die Ehemänner sind dabei.

1979

In einer US-amerikanischen Fachzeitschrift wird ein neues Vitaminpräparat gegen Akne vorgestellt. → S. 567

Das Deutsche Krebsforschungsinstitut in Heidelberg veröffentlicht einen »Krebsatlas«. → S. 566

Offizielle Statistiken in der Bundesrepublik belegen die große Bedeutung des Alkoholeinflusses als Ursache bei Verkehrsunfällen. → S. 566

Tropenkrankheiten werden durch Fernreisen vermehrt nach Europa eingeschleppt. → S. 566

16. 1. Die American Heart Association teilt mit, daß Zigarettenrauchen während der Schwangerschaft eine größere Wahrscheinlichkeit von Schädigungen des Feten oder Neugeborenen bis hin zum Tod mit sich bringt.

21. 3. Der Vorstand der Bundesärztekammer (BÄK) verabschiedet in Köln »Richtlinien für die Sterbehilfe«. Diese stimmen im wesentlichen mit den betreffenden Regelungen der Schweizer Akademie der medizinischen Wissenschaften von 1976 überein. Darin heißt es u.a., daß der Arzt bei einem Sterbenden nicht verpflichtet sei, »alle der Lebensverlängerung dienenden therapeutischen Möglichkeiten einzusetzen« (→ 7. 5. 1984/S. 580).

28. 3. Der bis dahin schlimmste Unfall in einem Atomreaktor ereignet sich in der Anlage »Three Mile Island« in der Nähe von Harrisburg (Pennsylvania). Schwangere Frauen und Kleinkinder im Umkreis von 5 Meilen um den Reaktor werden evakuiert, Tausende von Einwohnern fliehen. Die Diskussion über die Gesundheitsschäden, insbesondere das gehäufte Auftreten von Leukämie, als Folge erhöhter Radioaktivität erreicht einen Höhepunkt.

15. 4. Die US-amerikanischen Sexualwissenschaftler William Masters, ein Gynäkologe, und Virginia Johnson, eine Psychologin, teilen mit, sie könnten mit einer bestimmten sexualtherapeutischen Methode die Homosexualität rückgängig machen. → S. 567

5. 5. Nierensteine können, wie in München mitgeteilt wird, durch Stoßwellen mit einer Apparatur der Firma Dornier im Tierexperiment (Hunde) zertrümmert werden. Damit ist ein wesentlicher Schritt auf dem Wege zur Lithotripsie gemacht (→ Februar 1980/S. 568).

5. 6. Nach einem Bericht der »Münchner Medizinischen Wochenschrift« leben derzeit etwa eine Million Alkoholkranke in der Bundesrepublik und ca. 40 000 Opiatsüchtige (→ S. 572).

Atlas zur Krebsverbreitung

1979. Das Institut für Dokumentation, Information und Statistik des Deutschen Krebsforschungszentrums in Heidelberg veröffentlicht einen Krebsatlas der Bundesrepublik, der Aufschluß über die regionale Verteilung der Sterblichkeitsraten für 24 Krebsformen bei Männern und Frauen gibt.

Es zeigen sich z. T. ausgeprägte geographische Unterschiede in der Häufigkeit der Krebsformen. Dies bestätigt die Annahme, daß Umweltfaktoren einen erheblichen Einfluß auf Krebs haben. Die Autoren verstehen unter Umwelt:

▷ Die natürliche Umwelt (Boden, Wasser, Luft)
▷ Soziale Umwelt (Beruf, Familienstand, Sozialstatus)
▷ Persönliche Umwelt (individueller Lebensstil, wie z. B. Ernährung, Rauchen, Alkohol- und Drogenkonsum).

Die graphischen Darstellungen beschränken sich auf die Mortalität (Verhältnis der Zahl der Todesfälle zur Zahl der Gesamtbevölkerung in einem bestimmten Zeitraum), wodurch Krebsformen mit hoher Mortalität überrepräsentiert sind. Gleichzeitig führen gebietsweise verbreitete unterschiedliche therapeutische Ansätze zu Verzerrungen. Trotz dieser Fehlerquellen können regionale Vergleiche Hinweise auf mögliche Risikofaktoren geben. Ein realistischeres Bild ergäbe die Berücksichtigung der Neuerkrankungen an Krebs (»Inzidenzrate«) aus Krebsregistern, die jedoch nur in einzelnen Regionen existieren. Gegen eine flächendeckende Erfassung aller Krebsneuerkrankungen wenden sich sowohl Vertreter der Ärzteschaft als auch des Datenschutzes.

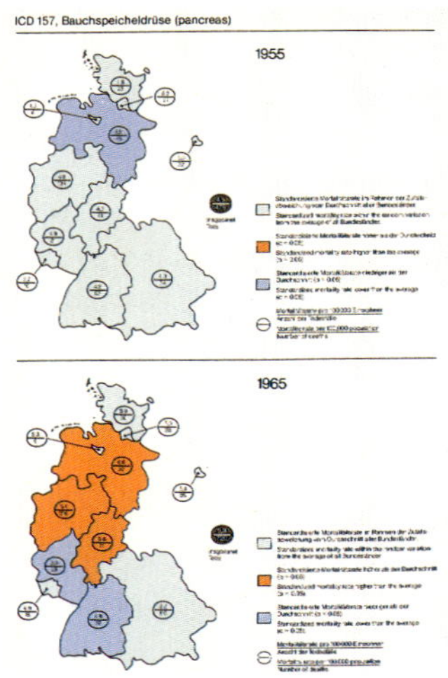

Aus dem »Krebsatlas der Bundesrepublik Deutschland« für die Jahre 1955 bis 1975, der 1979 publiziert wird

Unfallursachen Alkohol und Arzneien

1979. Statistiken zeigen, daß in der Bundesrepublik ca. 10% der Verkehrsunfälle mit Personenschäden und ca. 13 bis 16% der Unfälle mit Todesfolge durch Fahren unter Alkoholeinfluß verursacht werden.

Dies berücksichtigt jedoch nur die Unfallverursacher, bei denen tatsächlich Alkohol im Blut festgestellt wurde. Die rechtsmedizinische Literatur geht von realistischeren Schätzungen aus: Man rechnet mit einer Alkoholeinwirkung bei 45% der Unfälle mit Getöteten und bei 30% der Unfälle mit Personenschäden.

Eine weitere wichtige Unfallursache ist die Einnahme von Medikamenten. Zahlreiche Untersuchungen von Kraftfahrern ergaben, daß etwa 20 bis 22% wegen bestehender Störungen im gesundheitlichen Wohlbefinden vor Fahrtantritt Arzneimittel eingenommen hatten. Am häufigsten waren Analgetika, Herzkreislauf-Präparate und Psychopharmaka vertreten, die sich besonders bei Einahme über längere Zeit oder auch in Kombination mit Alkohol (dadurch kommt es zu einer alkoholverstärkenden Wirkung) negativ auf die Verkehrssicherheit auswirken.

Fernreisende bringen Krankheiten mit

1979. Die Ausweitung des Reiseverkehrs in subtropische und tropische Regionen hat in den letzten zwei Jahrzehnten zu einer raschen Zunahme von importierten Krankheiten in der Bundesrepublik geführt. Dazu zählen nicht nur die Tropenkrankheiten (z. B. Malaria, Gelbfieber), sondern auch weltweit verbreitete, aber in den Tropen gehäuft auftretende Erkrankungen (z. B. Typhus, Kinderlähmung, Hepatitis, Ruhr, Parasitosen).

Besonders gefährdet sind Reisende bei kurzfristig geplanten Tropenaufenthalten von relativ wenigen Tagen ohne adäquate Vorbereitung und Akklimatisierungsmöglichkeiten. So ist der rapide Anstieg der Rate eingeschleppter Malariafälle vor allem bei Kurzurlaubern zu beobachten: 1969 wurden in der Bundesrepublik 60 Fälle, zehn Jahre später bereits 528 Fälle diagnostiziert, davon 40% in Form der lebensbedrohlichen Malaria tropica.

Eine Weiterverbreitung ist für die meisten dieser Krankheiten in Mittel- und Nordeuropa wegen der fehlenden Krankheitsüberträger und der anderen Ernährungs- und Lebensbedingungen nicht zu befürchten. Dies gilt jedoch nur eingeschränkt für Infektionen, die, wie z.B. Durchfallerkrankungen, durch Lebensmittel übertragen werden.

Schwierigkeiten bei der Diagnose von Tropenkrankheiten können im klinischen Alltag entstehen: Die Malaria z. B. kann sich mit sehr unterschiedlicher Symptomatik präsentieren.

Malariarisiko für Touristen nach Ost- und Westafrika im Jahr 1977

Bereich/Land	Fluggäste	Malariafälle	Risiko
Ostafrika			
Kenia	51 336	76	1 : 675
Tansania	3 072	6	1 : 512
insgesamt	54 408	82	1 : 640
Westafrika			
Senegal	13 926	2	1 : 6 932
Sierra Leone	353	3	1 : 117
Liberia	1 580	2	1 : 790
Elfenbeinküste	3 240	4	1 : 810
Ghana	7 739	16	1 : 483
Togo	1 023	4	1 : 255
Nigeria	26 919	15	1 : 1 794
Kamerun	1 150	5	1 : 230
insgesamt	55 930	51	1 : 999

hohes Risiko (rot unterlegt: Sierra Leone, Togo, Kamerun)

Sexualtherapie von Johnson und Masters

15. April 1979. Die US-amerikanischen Sexualwissenschaftler William Masters (geb. 1915) und Virginia Johnson (geb. 1925) teilen mit, sie könnten mit einer sexualtherapeutischen Methode die Homosexualität rückgängig machen.
Masters und Johnson hatten in den 60er Jahren Einzelheiten des menschlichen Sexualverhaltens untersucht (die Phasen der Erregung, die genauen physiologischen Erscheinungen). Ihr erstes Buch »Human Sexual Response« von 1966 wirkte wie eine wissenschaftliche und gesellschaftliche Sensation. Auf der Grundlage ihrer Ergebnisse entwickelten sie eine neue Form der Behandlung von sexuellen Funktionsstörungen. Dazu gehören in der Regel primär psychisch bedingte Hemmungen oder Blockierungen der sexuellen Reaktion wie das Fehlen körperlicher Erregung, Orgasmusprobleme, Vaginismus. Man schätzt, daß in den Vereinigten Staaten in mehr als der Hälfte aller Ehen zumindest ein Partner an sexuellen Funktionsstörungen leidet.

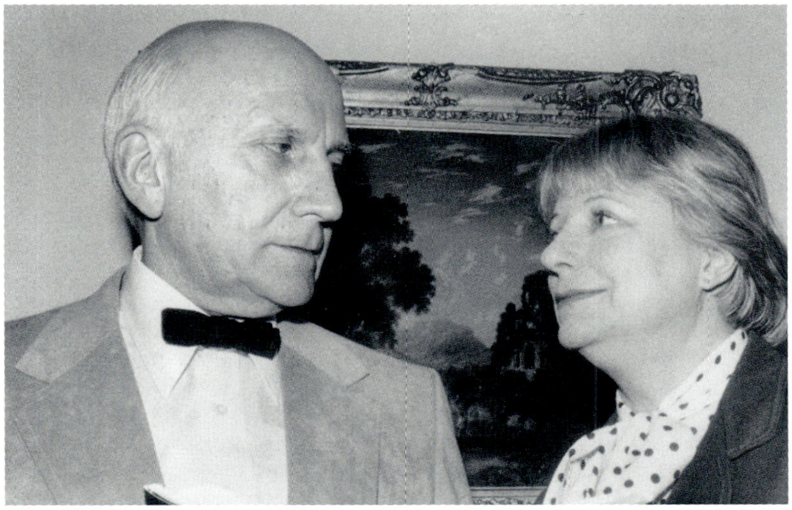

William Masters und Virginia Johnson veröffentlichen 1979 »Homosexuality in Perspective«; sie erforschen seit den 60er Jahren das Sexualverhalten.

Masters und Johnson, die betonen, nicht gestörte sexuelle Funktionen, sondern gestörte Beziehungen zu behandeln, therapieren ihre Patienten paarweise in einer zweiwöchigen Intensivbehandlung durch ein Therapeutenpaar.
Die von Masters und Johnson entwickelten Übungen werden in der Praxis häufig mit anderen psychotherapeutischen Verfahren kombiniert (verhaltenstherapeutische und tiefenpsychologische Ansätze, Hypnose, u. a.). Das wichtigste Lernziel der Sexualtherapie ist der Aufbau eines sexuellen Selbstbewußtseins, die Verringerung des Erwartungsdrucks aber auch die Verbesserung und Intensivierung der Kommunikation zwischen den Sexualpartnern.
Aus dem Masters-und-Johnson-Institut in St. Louis (Missouri) liegen die wohl umfassendsten Studien zur Erfolgskontrolle von Sexualtherapie vor: Bei insgesamt 1872 zwischen 1959 und 1977 behandelten heterosexuellen Frauen und Männern wird von ca. 80% ein eindeutiger Therapieerfolg berichtet.

Fachgebiet:

Sexualmedizin: Diagnose und Therapie sexueller Störungen

Die Sexualmedizin ist ein zentraler Teilbereich der Sexualwissenschaft, einer Disziplin, die aus dem empirischen Wissen und den Theorien einer Vielzahl von weiteren Wissenschaften (v. a. Psychologie, Anthropologie und Geschichte) gespeist wird.
Gegenstand der Sexualwissenschaft ist die Erforschung der menschlichen Sexualität im weitesten Sinne, während sich die Sexualmedizin mit den physiologischen und pathologischen Aspekten des Sexualverhaltens sowie der Therapie sexueller Störungen befaßt.
Für die Entstehung der Sexualwissenschaft um die Jahrhundertwende war die Psychiatrie von zentraler Bedeutung: Nachdem Sexualität bis ins 19. Jahrhundert vorwiegend unter dem Aspekt von Moral und Ethik in der Öffentlichkeit thematisiert worden war, kam es mit der Publikation von Richard von Krafft-Ebings »Psychopathia sexualis« im Jahr 1886 zu einer Diskussion über Sexualität als Ausdruck gestörten Seelenlebens, in der Folge auch zur Thematisierung der normalen Sexualentwicklung. In dieser Zeit entstand ebenfalls Sigmund Freuds psychoanalytische Theorie von der Sexualität als zentralem Motiv menschlichen Erlebens. 1919 gründete Magnus Hirschfeld das Berliner Institut für Sexualwissenschaft, ein Zentrum für Forschung, Lehre und Therapie. Die Beratungsstelle des Instituts bot Hilfe an bei sexuellen Störungen, Fragen der Empfängnisverhütung und ungewollter Schwangerschaft. Auch im übrigen Deutschland entstanden Sexualberatungsstellen.
Nach dem Zweiten Weltkrieg kam es, ausgehend von den USA, nur langsam zu einer Rückbesinnung auf die Bedeutung der Sexualwissenschaft. Der Schwerpunkt des Interesses lag nun vor allem auf quantifizierenden Arbeitsmethoden, die Therapie war an lerntheoretische Modelle angelehnt. Die soziale und historische Dimension von Sexualität trat demgegenüber in den Hintergrund. Studiert wurden u. a. der sexuelle Erregungsablauf und das Sexualverhalten unterschiedlicher Bevölkerungsgruppen. Unter Mitwirkung von Sexualwissenschaftlern wurde 1973 in der Bundesrepublik Deutschland das Sexualstrafrecht reformiert: Danach ist nicht mehr die allgemeine Sittlichkeit, sondern die sexuelle Selbstbestimmung das zu schützende Rechtsgut.

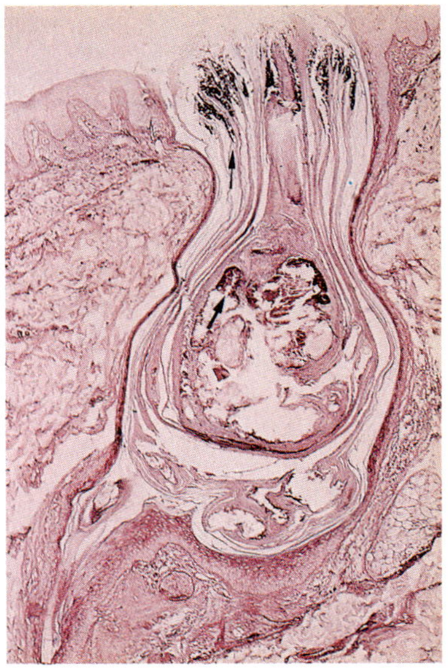

Histologischer Schnitt durch einen alten Mitesser (Comedo); Ausgangspunkt der Akne vulgaris

Vitamin A hilft gegen die Akne

1979. In der US-amerikanischen Fachzeitschrift »New England Journal of Medicine« wird ein Vitamin-A-Präparat als wirksames Mittel gegen Akne vorgestellt.
Die Akne vulgaris ist eine chronische Hautkrankheit des Pubertätsalters, die zu entzündlichen Knötchen und Pusteln vor allem im Gesicht führt. Die Betroffenen, die sich häufig in einer Lebensphase mit erhöhter Selbstunsicherheit befinden, leiden oft erheblich unter den Hautveränderungen.
Die herkömmliche Therapie besteht in der örtlichen Anwendung von entfettenden und hautabschilfernden Medikamenten sowie der Einahme von Antibiotika und eventuell von Hormonpräparaten. Die Behandlung ist jedoch sehr umständlich, die Erfolge dabei nur vorübergehend und die Nebenwirkungen bei einem Teil der Patienten erheblich.
Das in den USA neu entwickelte Medikament zeigt dagegen in einer ersten klinischen Studie bei über 90% der im Durchschnitt schon zehn Jahre vorbehandelten Akne-Patienten eine vollständige Rückbildung der Hautveränderungen. Der Behandlungserfolg hält auch nach Absetzen des Medikaments über eine Dauer bis zu 20 Monaten an. Das neue Mittel enthält einen synthetisch hergestellten Wirkstoff, der chemisch ein Abkömmling des Vitamin A ist.

1980

Das von dem Tübinger Oralchirurgen Willi Schulte, Direktor der Abteilung für zahnärztliche Chirurgie und Parodontologie, entwickelte neue Verfahren der Implantation künstlicher Zähne wird immer häufiger angewandt. → S. 568

Aufgrund einer US-amerikanischen Studie zur Behandlung von Brustkrebs wird das Ausmaß der Radikaloperation reduziert. → S. 569

Der Pionier der »interventionellen« Kardiologie, der in Zürich tätige Kardiologe Andreas Grüntzig, geht an die Emory University in Atlanta (USA). → S. 569

Die Bundesregierung in Bonn legt den Entwurf für ein »Gesundheitssicherstellungsgesetz« vor, durch das die Organisation des Gesundheitswesens im Kriegsfall geregelt werden soll. Es kommt zu einer Protestwelle wegen der »Triage«, der Einteilung der Verletzten nach der Schwere ihrer Verletzungen, und der »Katastrophenmedizin«, die z.T. als verdeckte Kriegsvorbereitung gedeutet werden.

17. 1. Charles Weismann und seine Mitarbeiter vom Institut für Molekularbiologie in Zürich geben bekannt, daß sie mit Hilfe der Gentechnologie künstlich menschliches Interferon herstellen. Damit ist der Weg für klinische Heilversuche mit Interferon gebahnt, insbesondere bei Viruserkrankungen und metastasierenden Tumoren.

Februar. An der Münchener Universitätsklinik wird die Zertrümmerung von Nierensteinen mit Hilfe von Stoßwellen klinisch erprobt. → S. 568

9. 2. In Nürnberg wird das erste »Institut für Gerontologie« an der Universität Erlangen-Nürnberg in der Bundesrepublik eingeweiht. Direktor wird der Internist Dieter Platt (→ S. 576).

Mai. Ein junger Mann mit einer Reihe von merkwürdigen Symptomen sucht das Mount Sinai Medical Center in New York auf. Es handelt sich (rückblickend) um die erste klinisch dokumentierte Aids-Erkrankung (→ 5. 6. 1981/S. 570).

Juli. Die im »Dritten Reich« Zwangssterilisierten erhalten in Zukunft eine Entschädigung. Auf formlosen Antrag hin wird den Opfern ein einmaliger Betrag von 5000 DM ausgezahlt.

11. 7. Die Deutsche Gesellschaft für Parasitologie teilt in Bonn mit, daß 12 bis 20% der Haushunde von der Spulwurmgattung Toxocara canis befallen seien. Die Larven des Wurmes können vor allem bei Kindern schwerste Erkrankungen der Leber, der Lunge und anderer Organe (z. B. Augen) auslösen.

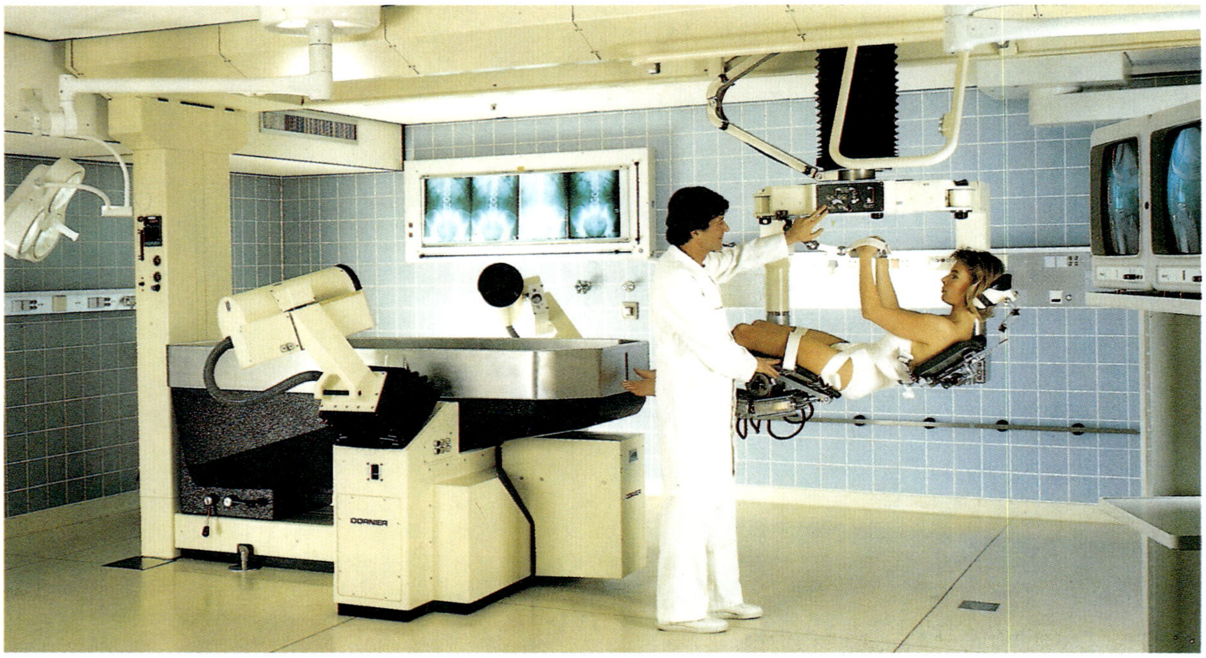

Erstes Gerät zur nicht-invasiven Zerkleinerung von Nierensteinen durch Stoßwellen: Der »Nierenlithotripter«

Nierensteine mit Stoßwellen zerstört

Februar 1980. An der Münchener Universitätsklinik wird erstmals die Zertrümmerung von Nierensteinen mit Hilfe von Stoßwellen klinisch erprobt. Dieser »Nierenlithotripter« erzeugt Stoßwellen, die von außen in den Körper eingeleitet werden und einen so hohen Druck auf den Nierenstein ausüben, daß er in kleine (etwa sandkorngroße) Teile zerfällt. Während der 30- bis 40minütigen Behandlungsdauer werden 500 bis 1500 Stoßwellen gezielt (mittels Röntgendurchleuchtung) auf den in einer Wasserwanne fixierten Patienten abgegeben. Die Erfolgsquote ist hoch, sie beträgt um 90%.

Diese Behandlungsmethode der »extrakorporalen Stoßwellenlithotripsie« (ESWL; von griech. lithos = Stein; tripsis = Reiben) ist Ergebnis einer intensiven Forschungsarbeit, die von den Münchner Urologen Egbert Schmiedt, Ferdinand Eisenberger und Christian Chaussy ab 1972 initiiert wurde. Die tierexperimentelle Grundlagenforschung in Zusammenarbeit mit der Firma Dornier und mit Unterstützung des Bundesforschungsministeriums führte zum Erfolg.

Nach der ersten Anwendung der ESWL am Menschen 1980 werden bis April 1982 ca. 200 Nierensteinkranke mit dieser Methode erfolgreich, d. h. ohne Schädigung der Organe, behandelt. Bis Mitte 1984 werden weitere Geräte an sechs Kliniken in der Bundesrepublik in Betrieb genommen. Auch in anderen Ländern – u. a. in den USA – werden Lithotripter-Zentren an Kliniken eingerichtet. Da 2 bis 3% der Gesamtbevölkerung an Nierensteinen leiden, ist die neue Methode eine wichtige Alternative zur Nierensteinoperation.

Eine neue Methode der Zahnimplantation

1980. Das 1975 von dem Tübinger Oralchirurgen Willi Schulte entwickelte Verfahren, um (künstliche) Zähne unmittelbar nach dem Verlust der eigenen zu implantieren, findet zunehmende Verbreitung.

Diese »Tübinger Sofortimplantate« (Frialit-Implantate) bestehen aus chemisch reiner Aluminiumoxidkeramik und sind in Form eines Stufenzylinders gearbeitet. Damit wird die Oberfläche vergrößert, in die kleinen Einbuchtungen kann das Knochengewebe regenerieren und so zur Verankerung beitragen. Wie sowohl tierexperimentell als auch beim Menschen gezeigt werden konnte, lagert sich der Knochen bindegewebsfrei an.

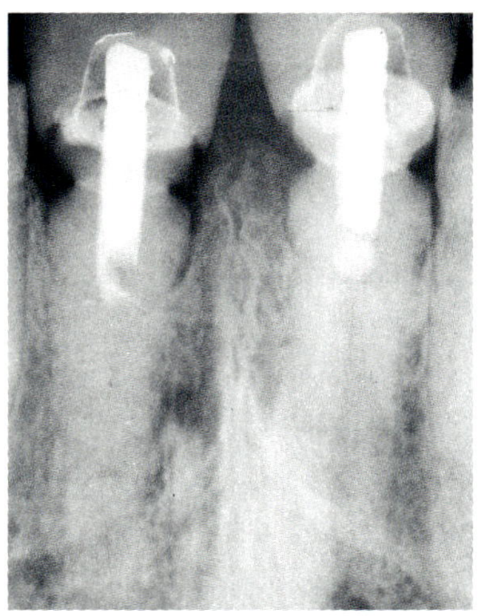

Röntgenaufnahme eines Tübinger Sofortimplantats (Frialat-Implantat)

Wichtig ist die sorgfältige Vertiefung und Erweiterung der Alveolen (»Zahnfächer«) mit speziellen Fräsern, bevor die Keramikwurzel eingesetzt wird. Nach etwa drei bis sechs Monaten wird die Keramikkrone aufgesetzt. Bei etwa 450 Tübinger Implantaten zeigt sich eine Erfolgsquote von ca. 90%. Die Indikation für das Tübinger Sofortimplantat (zum Ersatz der Zähne eins bis fünf im Ober- und Unterkiefer) ist dann gegeben, wenn andere Verfahren der Zahnerhaltung versagen, vor allem bei Zahnverlust durch äußere Einwirkung und bei einer Entzündung (Vereiterung) des Halteapparates an der Wurzelspitze.

Brustkrebs: Neue Ansätze der Behandlung

1980. Als Ergebnis des »National Surgical Adjuvant Breast Cancer Project« (NSABP), einer US-amerikanischen Studie zur Behandlung des Brustkrebses (Mammakarzinom), wird die bisherige Auffassung über die Ausbreitung dieser Krebserkrankung grundsätzlich revidiert. Dies hat eine Reduzierung der Zahl der radikalen Brustoperationen zur Folge.

Entsprechend der lokalistischen Theorie von Rudolf Virchow (1860), wonach die Lymphknoten Barrieren gegen die Ausbreitung der Tumorzellen darstellen und bei Befall radikal auszuräumen seien, gilt die radikale Mastektomie (mit großräumiger Entfernung der Lymphknoten) bis in die 1970er Jahre hinein als die geeignete Therapie. Der US-amerikanische Onkologe Bernard Fisher kann jedoch mit der NSABP-Studie nachweisen, daß das Ausmaß der Operation bei nicht tastbaren axillären Lymphknoten keinen Einfluß auf das Überleben hat. Histologisch befallene Lymphknoten, die nicht operiert werden, verringern also die Heilungsaussichten nicht. Nach dieser Auffassung ist das Karzinom eine systemische Erkrankung, wobei die Tumorzellen frühzeitig ungeordnet im Körper ausgestreut werden. Die radikale Entfernung der Brustdrüse wird deshalb eingeschränkt und mit einer Chemotherapie kombiniert, wodurch die Heilungsrate (Fünfjahresüberlebensrate) von 40 auf 60% angehoben wird.

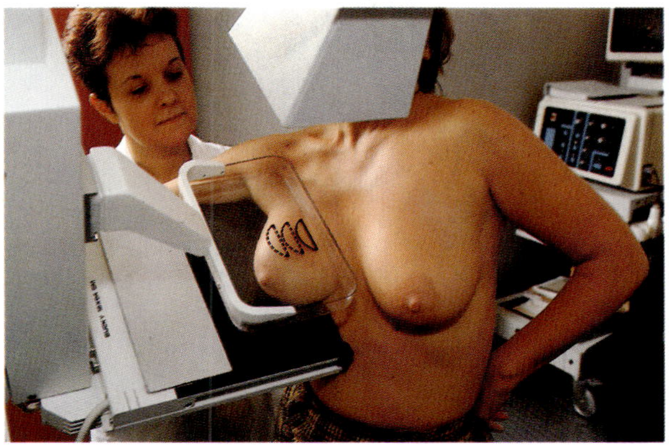

◁ *Durchführung einer Mammographie: Die von Krebs befallene weibliche Brust wird geröntgt; diese Kontrastdarstellung gehört zu den wichtigsten diagnostischen Methoden zur (Früh-)Erkennung des Mammakarzinoms.*

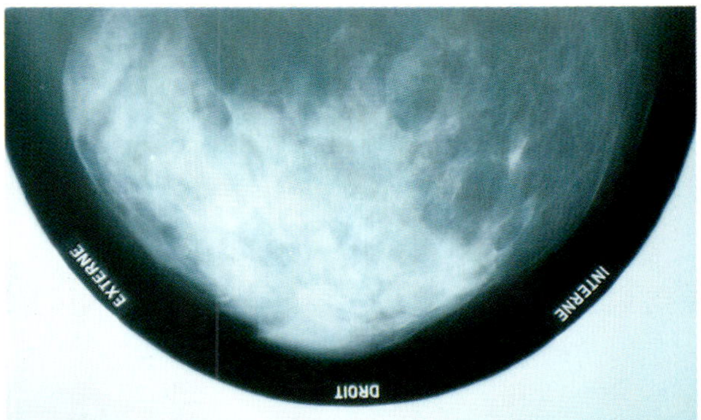

◁ *Das Röntgenbild zeigt eine zystische Mastopathie, d. h. eine gutartige nichtentzündliche Erkrankung der Brustdrüse mit Ausweitung der Drüsenlichtungen bzw. Vermehrung des Bindegewebes.*

Bevor das Mammakarzinom als ein Tumor von 1 bis 2 cm Durchmesser klinisch nachweisbar ist, entwickelt es sich vermutlich in einem langjährigen Zeitraum. Eine chirurgische Therapie kann in diesem Stadium bei fehlender Lymphknotenmetastasierung Patientinnen in ca. 80% der Fälle heilen. Deshalb kommt der Frühdiagnostik große Bedeutung zu. Hier hat sich die röntgenologische Kontrastdarstellung der weiblichen Brust (Mammographie) als wichtigste Methode durchgesetzt, die durch eine Darstellung der Milchgänge (Galaktographie) und der Blutgefäße (Mammovaskulographie) ergänzt werden kann. Die um 1980 aufkommende Thermographie registriert die Wärmestrahlung, die von der Körperoberfläche – bei einem Tumor oder einer Entzündung verstärkt – austritt. Sie ist jedoch ungenau.

Krankheitsbild:

Vorsorge bei Mammakarzinom

Jährlich kommt es in der Bundesrepublik bei 98 von 100 000 Frauen zu Brustkrebs, wobei das Altersmaximum bei etwa 70 Jahren liegt. Die Häufigkeit der Erkrankung nimmt in Westeuropa und den USA zu. Als wichtigste Vorsorgemaßnahme ist die Selbstuntersuchung durch regelmäßiges Abtasten der Brüste anzusehen, wobei jeder tastbare Knoten durch einen Arzt abgeklärt werden sollte. Darüber hinaus sind regelmäßige jährliche Kontrolluntersuchungen einschließlich röntgenologischer Untersuchung durch Mammographie ab dem 40sten Lebensjahr angezeigt.

Die Prognose des Brustkrebses ist in erster Linie vom Ausbreitungsstadium bei Diagnose abhängig, das durch die TLM-Klassifizierung nach der Größe des Primärtumors in der Brust (T = Tumor), dem Befall von Lymphknoten (L = Lymphknoten) und der Metastasierung (M = Metastasen) beschrieben wird. Im Frühstadium ohne Lymphknotenbefall ist eine brusterhaltende Operation mit nachfolgender Bestrahlung möglich. Bei Nachweis von Lymphknotenmetastasen sollte in der Regel eine Brustamputation erfolgen.

Verengte Herzkranzgefäße mit Katheter erweitert

1980. Der Pionier der »interventionellen« (eingreifenden) Kardiologie (bzw. Radiologie), der an der Medizinischen Poliklinik in Zürich tätige Andreas Grüntzig (1939–1985), wechselt zur Emory Universität in Atlanta (USA) über. Dort nimmt der in Dresden geborene Grüntzig mit seinem Team bis zu seinem Unfalltod 1985 mehr als 4000 Koronarangiographien mit Gefäßerweiterungen vor.

Grüntzig führte die für die Kardiologie revolutionäre Technik der »perkutanen transluminalen Koronarangioplastie« (PTCA) im September 1977 in die klinische Praxis ein. »Die Methode besteht aus einem in Lokalanästhesie über die Femoralarterie [Oberschenkelschlagader] eingeführten Kathetersystem. Ein vorgeformter Führungskatheter wird in das Ostium [Mündung] der Koronararterie eingeführt, und über diesen Katheter wird ein Dilatationskatheter [zur Erweiterung der Blutgefäße] in die Äste der Arterie vorgebracht«, schreibt Grüntzig. Dieses Prinzip der Gefäßerweiterung durch einen dehnbaren Ballonkatheter (Vorläufer ist der Dilatationskatheter des US-amerikanischen Radiologen Charles Dotter von 1964) wird neben der Anwendung bei Koronarstenosen (Verengungen) auch bei Stenosen der Lungengefäße, der Aortenisthmusstenose und sogar bei Verengungen der Herzklappen eingesetzt. Die Ballondilatation wird Ende der 80er Jahre in anderen Fachgebieten zur Dehnung von Gefäßen und Hohlorganen (z. B. Harnröhre) aufgegriffen.

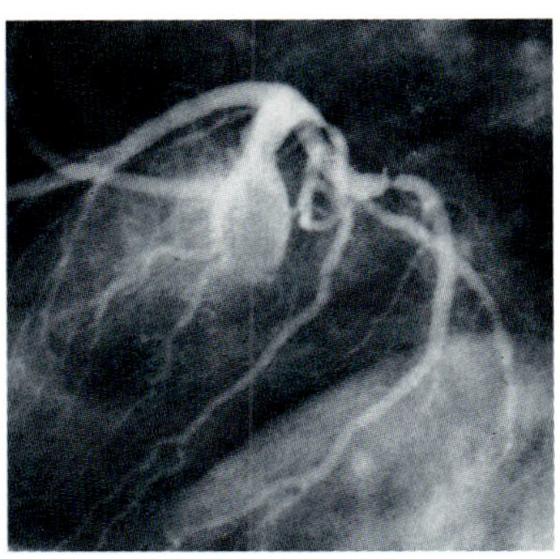

Koronarangiographie: Hochgradige Stenose der linken Koronararterie

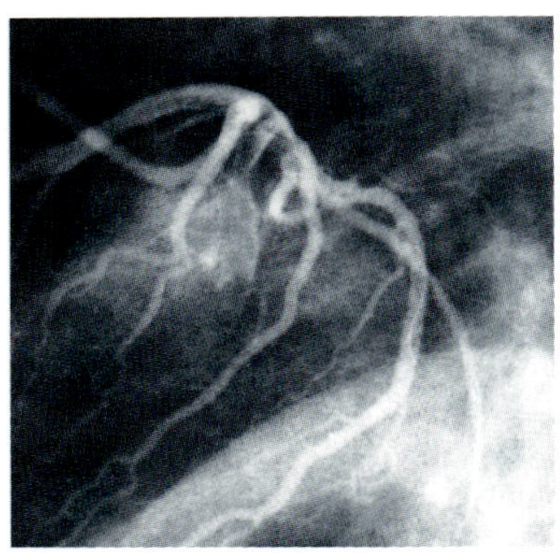

Nach Ballondilatation gute Aufweitung der 95%igen Stenose

1981

Vier großangelegte klinische Studien in den USA, die vom National Cancer Institute veranlaßt wurden, ergeben, daß das als Krebsheilmittel gepriesene Laetrile keinerlei nachweisbare Heilwirkung besitzt.

April. Die britische medizinische Fachzeitschrift »Lancet« publiziert einen Artikel des sowjetischen Psychiaters Anatoli Koryagin, der als Berater einer »Arbeitsgruppe zur Erforschung des Mißbrauchs der Psychiatrie in der Sowjetunion zu politischen Zwecken« tätig war. Er untersuchte geistig völlig gesunde Personen, die aus politischen Gründen in psychiatrische Anstalten eingewiesen worden waren: 70% mit der Diagnose »Psychopathie« und 30% mit der Diagnose »Schizophrenie«. Zur Zeit der Publikation seines Artikels muß sich Koryagin vor Gericht wegen antisowjetischer Agitation verantworten.

7. 5. Der Münchener Herzchirurg Fritz Sebening führt die erste erfolgreiche Herztransplantation in der Bundesrepublik durch.

5. 6. Die US-amerikanischen Centers for Disease Control schildern in ihrem Wochenbericht die ersten Fälle der später als Aids bezeichneten Immunschwäche. → S. 570

24. 6. Im Stifterverband für die Deutsche Wissenschaft wird vom Bundespräsidenten Karl Carstens und seiner Frau Veronica, einer Ärztin, die »Stiftung zur Förderung der Erfahrungsheilkunde« (ab 1989 »Karl und Veronica Carstens-Stiftung«) eingerichtet. Ein Schwerpunkt ist die Homöopathie-Forschung (→ Juni 1988/S. 591).

Juli. Die US-amerikanische Gesundheitsbehörde National Institute of Health (NIH) gibt die erfolgreiche Entwicklung eines Impfstoffes gegen das Hepatitis-B-Virus bekannt. In klinischen Versuchen mit mehr als 1000 Testpersonen konnte nachgewiesen werden, daß das Vorkommen von Hepatitis B zwei Jahre nach der Impfung um 92% gesenkt wird.

7. 7. In Boston kommt ein Kind ohne Wasserkopf zur Welt, das als 24 Wochen alter Embryo wegen dieser befürchteten Störung operiert worden war.

20. 9. Der »Erste Medizinische Kongreß zur Verhinderung eines Atomkrieges« findet in Hamburg statt. Zunächst reagiert die ärztliche Standesvertretung ablehnend darauf. So ist z.B. im Deutschen Ärzteblatt von der »Propaganda ideologischer Fremdenlegionäre« die Rede (→ 10. 12. 1985/S. 583).

30. 9.–4. 10. In Hamburg findet der »Gesundheitstag« statt, veranstaltet von dem »Gesundheitsladen« Berlin. → S. 573

Aids – eine Krankheit wird entdeckt

5. Juni 1981. In den USA werden die ersten Fälle der später als Aids bezeichneten erworbenen Immunschwäche offiziell bekannt. Die US-amerikanische Zentralbehörde für die gesundheitliche Überwachung (Centers for Disease Control, CDC) in Atlanta berichtet von den ersten fünf Fällen einer ungewöhnlichen Lungenentzündung, der Pneumocystis carinii-Pneumonie (PCP), die sonst nur bei Patienten im Endstadium schwerer Erkrankungen oder mit angeborenem schwerem Immunmangel beobachtet wurde.

Vom Frühjahr 1979 bis März 1981 wurden in drei New Yorker Krankenhäusern mindestens acht Fälle einer besonders aggressiven Form von Kaposi-Sarkom diagnostiziert (vier Patienten waren zu diesem Zeitpunkt bereits verstorben). Der Krankheitsverlauf paßte nicht in das übliche Bild einer chronischen, relativ gutartigen Hautgeschwulst, die vorwiegend Männer orientalischer und schwarzafrikanischer Herkunft jenseits des 50. Lebensjahres betrifft. In New York dagegen waren junge weiße Homosexuelle erkrankt.

In San Francisco wurde im April 1981 die erste Diagnose eines Kaposi-Sarkoms bei einem Patienten mit PCP gestellt. Die von dem behandelnden Arzt John Gullet an die Gesundheitsbehörde CDC gerichtete Meldung blieb zunächst unbeachtet. Im Lauf des Jahres registriert der Dermatologe Marc Conant weitere Fälle von Kaposi-Sarkom bei Homosexuellen in San Francisco. Der Arzt M. S. Gottlieb (Los Angeles) veröffentlicht zusammen mit mehreren Kollegen einen vorläufigen Bericht über vier junge homosexuelle Männer mit einer PCP, bei denen zuvor kein Immundefekt bekannt war.

Im November 1981 zählen die US-amerikanischen Gesundheitsbehörden bereits 159 Fälle, zu Beginn 1982 mehr als 200. Ausgehend von homosexuellen Zirkeln in New York, Los Angeles und San Francisco breitet sich die Seuche in 15 Staaten aus. Epidemiologische Studien können die Ansteckungswege im einzelnen rekonstruieren.

Ende 1981 werden in New York auch erste Fälle von tödlicher PCP bei Heterosexuellen bekannt, darunter erstmals bei einer Frau. Diese Personen sind alle heroinabhängig (»Fixer«). Zum ersten Mal wird von ärztlicher Seite vermutet, daß sich der Erreger der rätselhaften Krankheit analog dem Hepatitis-B-Virus verhalte, der auf dem Blutweg (verunreinigte Injektionsnadeln, Geschlechtsverkehr) übertragen werden kann.

Zu diesem Zeitpunkt hat die neue Krankheit noch immer keine wissenschaftliche Bezeichnung. Zeitungen sprechen von »gay cancer« (Schwulenkrebs), »gay pneumonia« (Schwulenpneumonie), »gay plague« (Schwulenpest). In der wissenschaftlichen Literatur ist analog zunächst von GRID (»gay reladed immunodeficieny disease«) die Rede, bis schließlich im Herbst 1982 der neutrale Begriff Aids geprägt wird (zunächst A.I.D.S., »acquired immuno-deficiency disease syndrome«, »erworbene Immuninsuffizienz«). Diese Bezeichnung setzt sich ab 1983 in der Wissenschaft durch (→ 22. 6. 1992/S. 600).

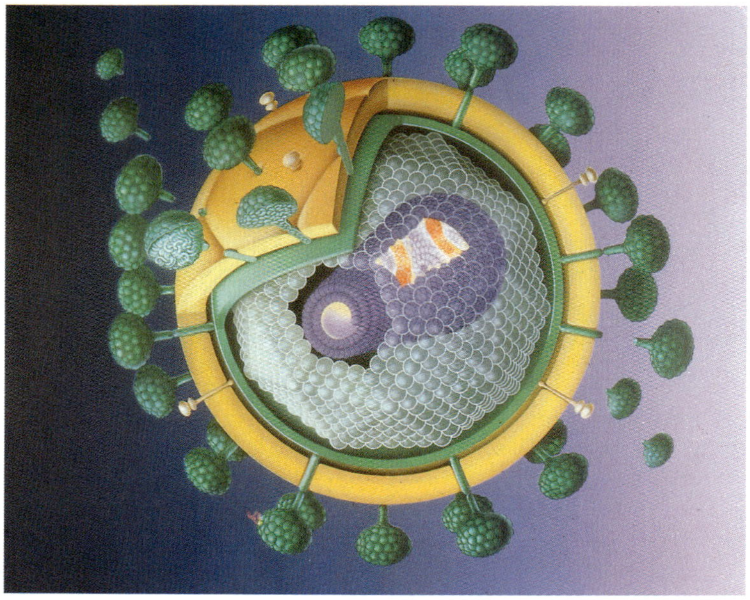

Virusmodell des 1983 entdeckten Aids-Erregers HIV

Die Anfänge der Seuche liegen im Dunkeln

Chronik Rückblick

Beginn und Ursprung der Aids-Epidemie liegen im Dunkeln und geben Anlaß zu zahlreichen Hypothesen. So sind die verschiedentlich vorgebrachten Vermutungen, daß Aids bereits in der Antike, in der Renaissance (eingeschleppt von Christoph Kolumbus aus Lateinamerika), oder im 19. Jahrhundert (Erstbeschreibung eines Hautsarkoms durch den Wiener Arzt Moriz Kaposi 1872) als Seuche aufgetreten sei, nicht beweisbar. Es ist wahrscheinlicher, daß die Seuche – ableitbar aus gehäuftem Auftreten des Kaposi-Sarkoms in Belgisch-Kongo (heute Zaïre) Mitte des 20. Jahrhunderts – ihren Ursprung in Zentralafrika hat, und von dort mit infizierten Gastarbeitern über Haiti nach Mittel- und Nordamerika sowie Europa eingeschleppt wurde.

Der früheste Fund einer seropositiven Blutprobe in Südafrika läßt sich auf 1959 zurückdatieren. Aids-artige Fälle wurden bereits in den frühen 60er Jahren in Südafrika bei Wanderarbeitern aus Zentralafrika beobachtet. Klinisch dokumentierte Einzelfälle, welche eine Aids-Erkrankung vermuten lassen, reichen in Europa bis 1959 zurück, als ein britischer Seemann mit Aids-Symptomen trotz intensiver Behandlung starb. 1976 wurde in Köln ein ziemlich eindeutiger Fall beschrieben. In den Vereinigten Staaten kann der Beginn der neuartigen Epidemie durch rückblickende Studien bis 1978 zurückverfolgt werden.

Schutzmaßnahmen gegen Aids-Infektion

Der drastische Anstieg der Zahl der an Aids Erkrankten v. a. in den USA und Westeuropa entfacht die Diskussion über Chancen zur Bekämpfung der Seuche, Möglichkeiten der Vorbeugung und über die sozialen Folgen der Krankheit.
Zunächst erscheint es so, als ob die als »Schwulenpest« diffamierte Krankheit auf gesellschaftliche Randgruppen beschränkt sei. Mit der sozialen Ächtung der Aids-Befallenen ist das traditionelle Vorurteil verknüpft, wonach Krankheit als Strafe für ein sündhaftes Leben zu gelten habe, für das der einzelne letztlich selbst verantwortlich sei. Diese moralische Bewertung der Krankheit weisen sowohl Homosexuelle als auch zahlreiche kritische Intellektuelle, Wissenschaftler und Sozialpolitiker entschieden zurück. Nachdem jedoch aufgrund der Krankheitszahlen immer deutlicher wird, daß Aids nicht auf Randgruppen beschränkt ist, sondern jede Person von der Infektion bedroht ist, entbrennt Mitte der 80er Jahre in den USA und Europa eine heftige Debatte über die richtige Strategie der Aids-Bekämpfung.

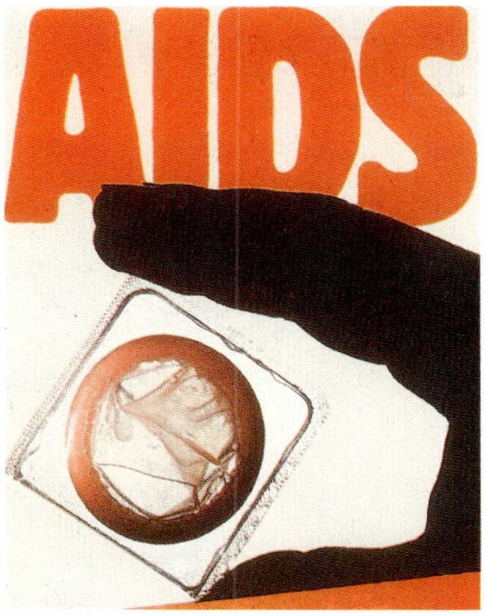

»Liebe ist schön. Mit Sicherheit«: Ein vom hessischen Sozialminister herausgegebener Aufkleber wirbt für die Verwendung von Kondomen.

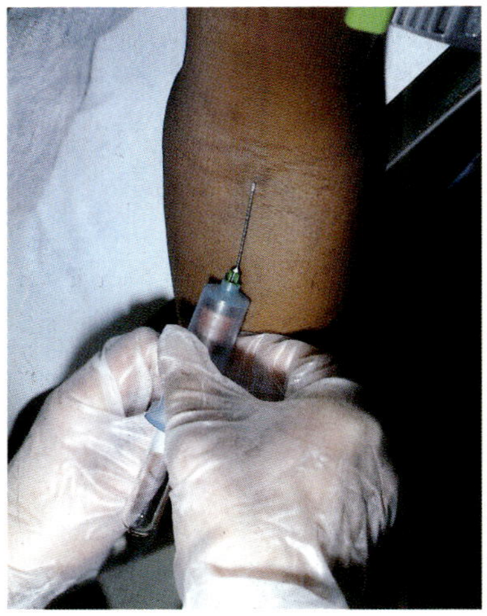

Stipendiaten aus der »dritten Welt« müssen sich bei ihrer Einreise einem Aids-Test unterziehen; hier im Hamburger Tropeninstitut.

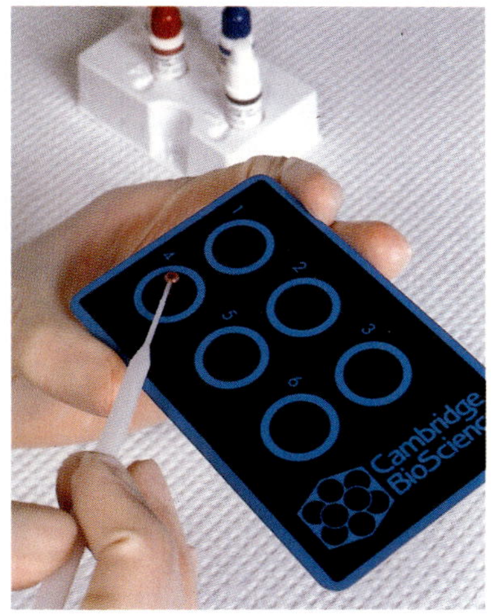

Aids-Test: Der Antikörpernachweis ist frühestens vier bis zwölf Wochen nach der jeweiligen Infektion mit dem HIV-Virus möglich.

Panikmache auf der einen und Verharmlosung auf der anderen Seite führen zu unfruchtbaren Vorschlägen. Während die einen die Totalerfassung der Aids-Infizierten durch Zwangstests verlangen und Isolierungsmaßnahmen vorsehen, bestehen die anderen auf einer anonymen Durchführung der Tests und beschäftigen sich sogar mit der Frage, ob ein Krankenhauspatient, dessen Blut auch auf den Aids-Virus HIV getestet wurde, über ein positives Resultat überhaupt aufgeklärt werden dürfe.
Zwar wird 1983 mit dem HIV (Human Immunedeficiency Virus) der Erreger der Krankheit entdeckt (s. u.), ein Mittel zur Heilung ist jedoch noch ebensowenig gefunden wie ein Impfstoff gegen Aids. Die Abwehrmaßnahmen konzentrieren sich deshalb auf breit angelegte hygienische Aufklärungskampagnen, die sich insbesondere auf die Sexualpraktiken beziehen (»safer sex« mit Kondom). Angesichts der international weiter ansteigenden Zahl der Aids-Erkrankungen und einer unvorhersehbaren Entwicklung (z. B. veränderte Virulenz der Erreger) bleibt die Frage ungeklärt, ob ein grundsätzlicher Schutz gegen diese Infektion überhaupt erzielt werden kann (→ 22. 6. 1992/S. 600).

Krankheitsbild:

Die erworbene Immunschwäche Aids ist derzeit unheilbar

Aids (franz./span. SIDA; russ. SPID) ist eine durch das HIV (Human Immunedeficiency Virus) verursachte Infektionskrankheit. Es wird von den Virologen Luc Montagnier (Frankreich) und Robert Gallo (USA) 1983 als Ursache der Aids-Erkrankung nachgewiesen. Die Viren in den Körperflüssigkeiten des Infizierten (Blut, Sperma, Tränen, Speichel) werden durch direkten Kontakt (Geschlechtsverkehr, infizierte Blutkonserven, Eindringen durch verletzte Haut- oder Schleimhautstellen) übertragen.
Die verschiedenen »HIV-assoziierten Erkrankungen« können in vier Gruppen eingeteilt werden:

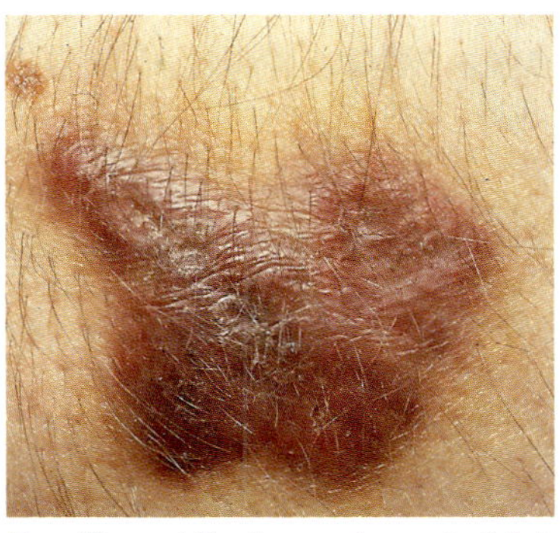

Das Kaposi-Sarkom, eine rot-violette, bösartige Hautgeschwulst

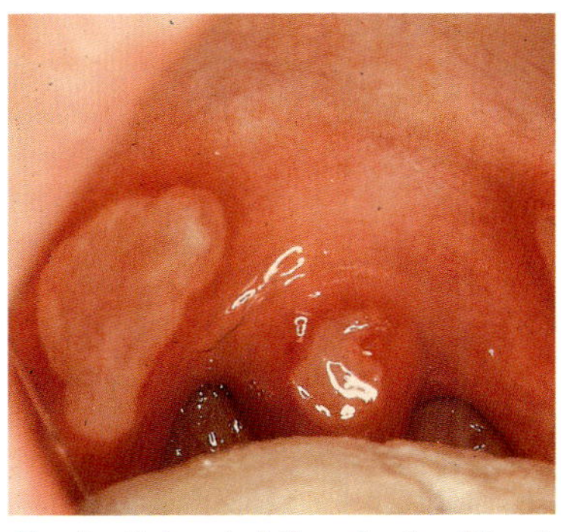

Geschwürige Aphthen in der Mundschleimhaut, als Folge von Aids

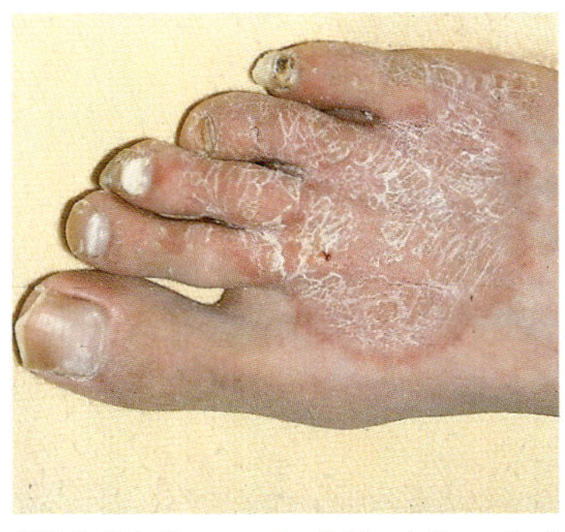

Pilzinfektionen sind Begleiterscheinungen der Immunschwäche.

- ▷ Akute Infektion: Zwei bis drei Wochen nach der Infektion kommt es in 5 bis 10% der Fälle zu grippeähnlichen Symptomen mit Kopf- und Gliederschmerzen, Übelkeit usw. Anschließend folgt eine komplikationslose Gesundungsphase, der Antikörpernachweis ist frühestens vier bis zwölf Wochen nach der Infektion möglich und kann später wieder negativ werden
- ▷ Asymptomatische Infektion: Bei den meisten HIV-Infizierten kann das Virus serologisch nachgewiesen werden, ohne daß klinische Beschwerden auftreten. Es können zehn Jahre (und wahrscheinlich mehr) vergehen, ehe schließlich ein Teil der Infizierten manifest an Aids erkrankt
- ▷ Generalisierte Lymphadenopathie: Bei etwa 40% der manifest an Aids Erkrankten treten zuvor Lymphknotenschwellungen an verschiedenen Körperstellen auf, die mehrere Monate ohne anderweitige Ursache anhalten
- ▷ Manifestes Immunmangelsyndrom = Aids: Im Endstadium der Krankheit kommen die klinischen Komplikationen des Immunmangels zum Ausdruck, u. a. Allgemeinsymptome, Malignome (Kaposi-Sarkom) sowie neurologische und psychiatrische Störungen.

Crack – neue Droge aus den USA erhöht Suchtgefahren

1981. In den USA kommt mit dem Crack eine neue Droge auf den Markt, deren Konsum in stärkerem Maße als das Ausgangsprodukt Kokain süchtig macht.

Crack wird aus Kokainhydrochlorid durch Erhitzen mit Wasser und Sodabikarbonat hergestellt. Die nach dem Abkühlen entstehenden grauweißen Klümpchen werden geraucht, wobei der Rausch schneller einsetzt und intensiver wirkt als beim Schnupfen von Kokain. Wie Kokain führt auch Crack zur Stimmungsaufhellung und Leistungssteigerung, in hohen Dosierungen wirkt es allerdings dämpfend.

Da mit einer kleineren Dosis als beim Kokain eine höhere Wirkung erreicht werden kann, ist die Einzeldosis zunächst billiger. Die Wirkungsdauer ist allerdings kürzer als beim Kokain, so daß, um einen länger anhaltenden Effekt zu erzielen, die Häufigkeit des Konsums gesteigert werden muß. Außerdem kann, ebenfalls anders als beim Kokain, neben der psychischen auch eine körperliche Abhängigkeit mit Toleranzentwicklung (Notwendigkeit der Dosissteigerung für gleiche Wirkung) und Entzugserscheinungen auftreten.

Traditionell wird Kokain in der oberen Mittelschicht, vor allem von Akademikern und Künstlern geraucht. Es handelt sich vorwiegend um einen kontrollierten Gelegenheitskonsum, der nicht zu der untergeordneten Stellung des Fixers gegenüber dem Dealer führt wie etwa beim Heroinkonsum. Dagegen spricht Crack durch sein Wirkungsprofil einen anderen Konsumentenkreis an: Einerseits weniger wohlhabende Neulinge in der Drogenszene, andererseits Polytoxikomane (vielfach Abhängige), die sich bei drohender Entzugssymptomatik auf der Suche nach einem rasch wirkenden Stoff befinden. Durch die bald notwendige Dosissteigerung geraten die Konsumenten oft in den Sog der Beschaffungskriminalität, mit den entsprechenden Folgen des sozialen Abstiegs und der körperlichen Verwahrlosung. So konzentriert sich der Markt für Crack in den USA auf die Großstadt-Ghettos. Wegen der großen Gewinnspannen ist die Konkurrenz unter den Anbietern groß, was zu gewalttätigen »Geschäftsmethoden« führt.

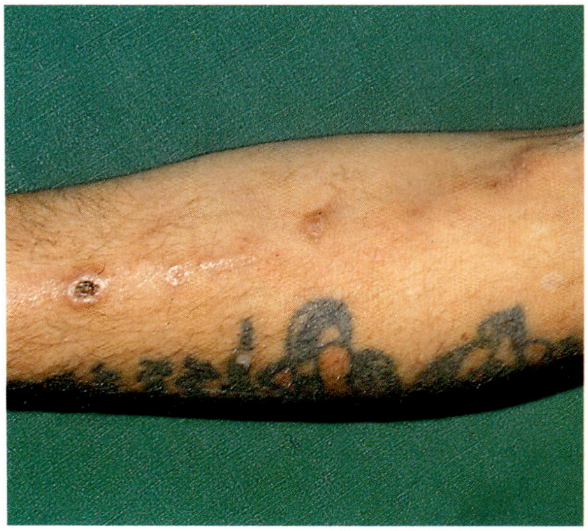

Infizierte Einstichstellen entstehen bei der Benutzung von verschmutzten Injektionsnadeln.

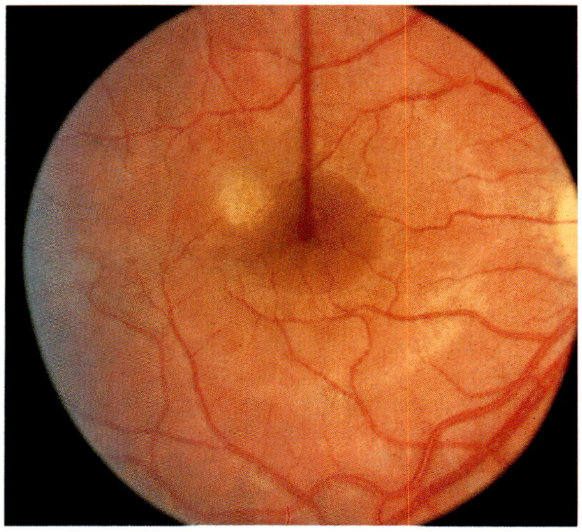

Bei chronischem Konsum von Heroin entstehen u. a. typische Schädigungen der Netzhaut.

Krankheitsbild:

Sucht – Flucht aus psychischer Belastung

Sucht oder Abhängigkeit ist ein psychisches Phänomen, das gekennzeichnet ist durch erstens den unwiderstehlichen Drang zu einem bestimmten Verhalten (z. B. Suchtmittelkonsum), zweitens den Wunsch, das Realitätserleben zu verändern, drittens Entzugserscheinungen und viertens eine Tendenz zur Dosissteigerung.

Traditionell wurde Sucht als stoffgebundenes Verhalten (Alkoholismus, Drogenabhängigkeit) angesehen, zunehmend geraten aber auch süchtige Verhaltensweisen wie Spielsucht oder Arbeitssucht (»workoholic«) in den Brennpunkt des Interesses.

Eine Einteilung der Suchtmittel kann nach unterschiedlichen Kriterien erfolgen:

- ▷ Die gesellschaftliche Bewertung führt zu einer Unterteilung in legale (Alkohol, Nikotin) und illegale Drogen (z. B. Cannabis, Kokain, Heroin)
- ▷ Eine andere Art der Differenzierung bezieht sich auf die Art der Erlebnisveränderung: Dabei werden stimulierende Substanzen (z. B. Kokain, Amphetamine) von solchen mit sedierender Wirkung (Tranquilizer, Alkohol, Morphine) unterschieden; eine weitere Gruppe stellen diejenigen Substanzen dar, die nicht nur Erlebnisintensität, sondern auch Erlebnisinhalte verändern können, die Halluzinogene (Cannabis, LSD, Alkohol).

Von der unmittelbaren Suchtwirkung müssen unerwünschte psychische und körperliche Folgeerscheinungen abgegrenzt werden: Je nach individueller Disposition, Ausmaß und Dauer des Suchtmittelkonsums sowie Art der Droge kann bis hin zu schweren, irreversiblen Krankheiten oder Tod ein weites Spektrum von Störungen auftreten. Zu den wichtigsten Folgen z. B. des Alkoholismus gehören Bluthochdruck, Leber- und Herzkrankheiten, Gicht und oft tödlich verlaufende Entzündungen der Bauchspeicheldrüse sowie diverse Störungen des Nervensystems bis hin zu chronischen Psychosen. Psychosoziale Folgen der Abhängigkeit sind Einengung der Interessen, zunehmende Gleichgültigkeit gegenüber der Umwelt, Selbstunsicherheit durch Affektschwankungen und Störungen des Erinnerungsvermögens, Konflikte im sozialen Umfeld, beruflicher Abstieg oder Arbeitslosigkeit.

Die Entstehungsbedingungen des Suchtproblems sind komplex: Neben einer immer wieder diskutierten, aber nicht bewiesenen genetischen Disposition spielen soziale und psychische Faktoren eine erhebliche Rolle. Psychodynamisch wird Sucht als Folge einer nicht ausreichend geglückten Reifung der Trieb- und Persönlichkeitsstruktur verstanden, verbunden mit einer Tendenz zur Rückwendung auf frühkindliche (orale) Entwicklungsstadien. Mit der Abhängigkeit von dem befriedigenden Objekt (Suchtmittel) kommt es zu weitgehender Unfähigkeit, entsprechende orale Bedürfnisse aufzuschieben.

Zu den gesellschaftlichen Entstehungsbedingungen zählen neben einer zunehmenden Auflösung herkömmlicher Sozialstrukturen mit der Folge der Vereinzelung der Verlust von verbindlichen sinngebenden Wertsystemen und außerdem die durch Massenmedien erzeugte oder verstärkte Erwartung, jegliches Mißbefinden manipulieren und beseitigen zu können. Zudem wächst das Angebot an Suchtmitteln rasch an, da durch die Illegalität die Bedingungen für exzessive Gewinnspannen gegeben sind.

Die Behandlung der Sucht wird heute überwiegend stationär in speziellen Fachkliniken durchgeführt. Sie gliedert sich in die körperliche Entgiftung und die psycho- und soziotherapeutisch ausgerichtete Entwöhnung.

Knoblauchzehen täglich zur Prophylaxe

25. Oktober 1981. Das St. George's Hospital in London gibt Untersuchungen bekannt, wonach Knoblauch vorbeugend gegen Arteriosklerose wirkt.

In der Bundesrepublik besitzt Knoblauch, eine der ältesten bekannten Heilpflanzen, in der Selbstmedikation einen besonders hohen Stellenwert; Knoblauchdragees und -säfte gehören zu den umsatzstärksten Präparaten. In der Laienwerbung wird Knoblauch in erster Linie zur Vorbeugung gegen Altersbeschwerden und Arterienverkalkung angepriesen, eine Wirkung, die durch die Londoner Untersuchungen bestätigt wird. Weitere Indikationen sind u. a. Herz- und Kreislaufbeschwerden, Erhöhung der Widerstandskraft gegen Infektionen, die Behandlung von Blähungen und Verdauungsbeschwerden. In klinischen Versuchen wurde nachgewiesen, daß Knoblauch tatsächlich wirkt: Er regt die Sekretion von Magen- und Darmsaft an, wirkt antibakteriell und allgemein tonisierend, besonders im fortgeschrittenen Alter. Seine Inhaltsstoffe beugen Thrombosen vor. Pharmakologen betonen, daß die industriell hergestellten Knoblauchpräparate je nach Produkt nur 1 bis ca. 10% der mittleren Einzeldosis enthalten, deshalb empfehlen sie die Einnahme von frischem Knoblauch.

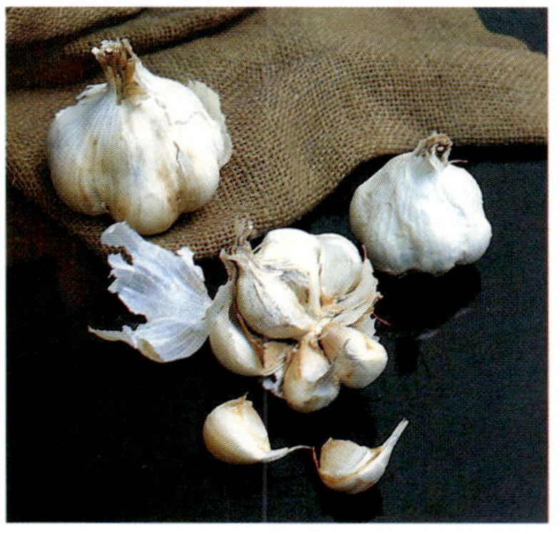

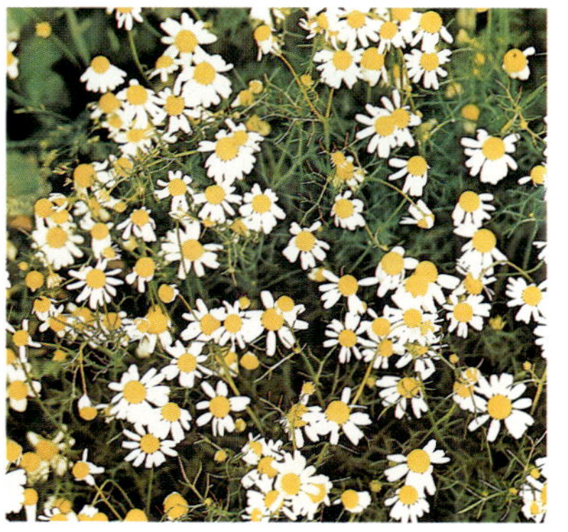

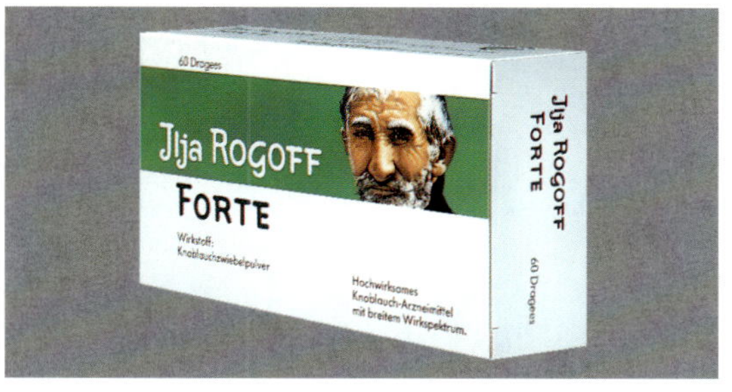

◁ △ *Knoblauch mindert Altersbeschwerden und Arterienverkalkung*

△ *Kamille, eine der ältesten Heilpflanzen*

◁ *Dragees verhindern den als unangenehm empfundenen Geruch.*

Naturheilmittel (in der Fachsprache als »Phytopharmaka« – rein pflanzliche Heilmittel – bezeichnet) erfreuen sich aufgrund der ökologischen Bewegung sowie schlechter Erfahrungen mit herkömmlichen Arzneimitteln seit den 80er Jahren immer größerer Beliebtheit. Ratgeber und Rezepte für natürliche Heilmethoden und Hausmittel erreichen hohe Auflagen auf dem Buchmarkt.

Der Einsatz pflanzlicher Heilmittel kann vor allem im Bereich harmloser Erkrankungen sinnvoller sein als jener von chemisch hergestellten Medikamenten. Aus Pflanzen oder Pflanzenteilen werden auf der Grundlage von seit langem erprobtem Erfahrungswissen Tees, Tinkturen und andere Zubereitungen hergestellt und bei bestimmten Krankheitsbereichen mit Erfolg eingesetzt. Die Annahme, daß Naturheilmittel keine Nebenwirkungen hätten, ist allerdings falsch.

Selbsthilfe mit »Hausmitteln«

Chronik Stichwort

Seit Beginn der 80er Jahre steigt die Anzahl der Bundesbürger, die bei kleineren Beschwerden ohne Krankenschein und Arzt auskommen **(Selbstmedikation)**.

Bei Kopfschmerzen und Erscheinungen wie Schlaflosigkeit, Nervosität, Verstopfung und Magenverstimmung greifen bis zu 80% der Bevölkerung zuerst zu Hausmitteln oder holen sich Rat beim Apotheker. Rund 1,5 Mrd. DM werden jährlich für die »Selbstbehandlung mit rezeptfreien Präparaten« ausgegeben.

Nach vorliegenden Studien dürfte etwa ein Drittel der Bevölkerung regelmäßig zu »Selbsthilfe durch Medikamente« greifen. Andere individuelle Selbsthilfeaktivitäten sind wenig untersucht, wie Fiebermessen, Diät, der Gebrauch von Tees, Einreibungen, Wickel und Umschläge, Bäder und Inhalationen. Trotz einer zunehmend kritischeren Einstellung eines Teils der Bevölkerung gegenüber Arzneimitteln wird insgesamt zu häufig und zu leichtfertig zu Medikamenten gegriffen.

Gesundheitstag zeigt Spektrum der Alternativmedizin

30. September–4. Oktober 1981. In Hamburg findet mit 12 000 Teilnehmern (Ärzte und Medizinstudenten, Angehörige der Pflegeberufe, Sozialarbeiter, Psychologen, auch interessierte Laien und Patienten) der Gesundheitstag statt.

Es handelt sich dabei um die zweite Großveranstaltung dieser Art (nach dem Westberliner Gesundheitstag von 1980), auf der die gesamte Variationsbreite der sog. alternativen Medizin präsentiert wird. Organisiert wird der Gesundheitstag von dem 1978 gegründeten Berliner Gesundheitsladen, dem größten der 25 (1983) in der Bundesrepublik existierenden Vereine von medizinischen Fachleuten und interessierten Laien, die Veränderungen und Alternativen im Gesundheitswesen durchsetzen wollen. Der Berliner Gesundheitsladen steht in enger Verbindung mit der Selbsthilfebewegung (Rheuma-, Allergie-, Krebsgruppen, u.a.) und ist darüber hinaus allgemeinpolitisch orientiert, wie z. B. die Berliner Ärzte gegen Atomenergie.

In 556 Veranstaltungen, die das Programmbuch vorstellt, wird ein umfassendes Spektrum medizinischer, psychologischer und sozialer Fragen behandelt. Die Themen reichen von feministischer Psychotherapie, Homosexualität, Alternativmedizin und »Krüppelbewegung« bis hin zu Problemen wie Pharmaskandale, Krieg und Tod.

Die Tatsache, daß nur ein kleiner Teil der Beiträge von den Betroffenen, den Patienten selbst, beigesteuert wird, gilt als Schwachpunkt der Veranstaltung.

Durch die Betonung Selbständigkeit des Kranken in seiner körperlich-seelischen Einheit trägt die alternative Gesundheitsbewegung dazu bei, daß viele Patienten kritischer gegenüber professionellen Empfehlungen, Diagnosen und Therapien werden.

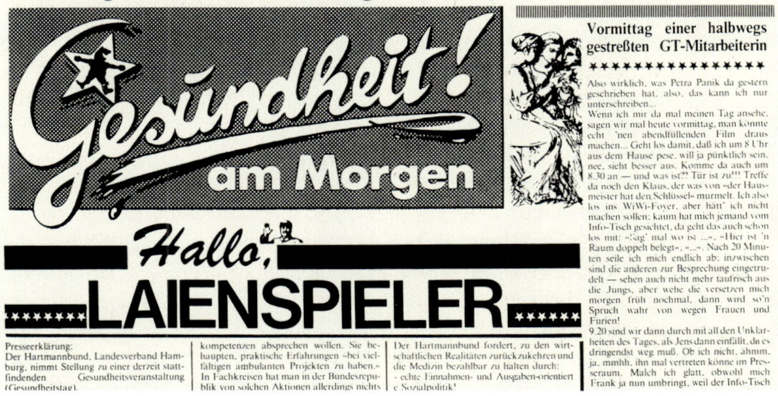

Mitteilungsblatt des Gesundheitstages Hamburg 2.Okt. 1981*50Pfg. Nr. 3

Gesundheit! am Morgen

Vormittag einer halbwegs gestreßten GT-Mitarbeiterin

Also wirklich, was Petra Panik da gestern geschrieben hat, also, das kann ich nur unterschreiben...
Wenn ich mir da mal meinen Tag ansehe, sagen wir mal heute vormittag, man könnte echt 'nen abendfüllenden Film draus machen... Geht los damit, daß ich um 8 Uhr aus dem Hause pese, will ja pünktlich sein, nee, sieht besser aus. Komme da auch um 8.30 an — und was ist?? Tür ist zu!!! Treffe da noch den Klaus, der was von »der Hausmeister hat den Schlüssel« murmelt. Ich also los ins WiWi-Foyer, aber hätt' ich nicht machen sollen; kaum hat mich jemand vom Info-Tisch gesichtet, da geht das auch schon los mit: »Sag' mal wo ist ...«, »Hier ist 'n Raum doppelt belegt«, »...«. Nach 20 Minuten seile ich mich endlich ab; inzwischen sind die anderen zur Besprechung eingetrudelt — sehen auch nicht mehr taufrisch aus die Jungs, aber wehe die versetzen mich morgen früh nochmal, dann wird so'n Spruch wahr von wegen Frauen und Furien!
9.20 sind wir dann durch mit all den Unklarheiten des Tages, als Jens dann einfällt, da es dringendst weg muß. Ob ich nicht, ähmm, ja, mmhh, ihn mal vertreten könne im Presseraum. Malch ich glatt, obwohl mich Frank ja nun umbringt, weil der Info-Tisch

Hallo, LAIENSPIELER

Presseerklärung:
Der Hartmannbund, Landesverband Hamburg, nimmt Stellung zu einer derzeit stattfindenden Gesundheitsveranstaltung (Gesundheitstag).

kompetenzen absprechen wollen. Sie behaupten, praktische Erfahrungen »bei vielfältigen ambulanten Projekten zu haben.« In Fachkreisen hat man in der Bundesrepublik von solchen Aktionen allerdings nichts

Der Hartmannbund fordert, zu den wirtschaftlichen Realitäten zurückzukehren und die Medizin bezahlbar zu halten durch:
- echte Einnahmen- und Ausgaben-orientierte Sozialpolitik!

Der Gesundheitstag in Hamburg im Jahr 1981 faßt die »alternativen« Ansätze der Medizin zusammen (Mitteilungsblatt während der Veranstaltung).

1982

Das neue bildgebende Verfahren der Kernspintomographie eröffnet eine neue Dimension in der radiologischen Diagnostik. → S. 574

Die Gentechnologie greift zum ersten Mal in das Erbgut eines Tieres ein, die »transgene Maus« entsteht. → S. 575

Das Ciclosporin wird zur Unterdrückung der Abwehrreaktion bei der Nierentransplantation eingeführt. → S. 576

Der traditionsreiche Streit um die gesundheitlichen Gefahren der Amalgamfüllungen von Zähnen bricht erneut auf. → S. 576

Wie der US-Mediziner David A. McCarron zusammen mit Kollegen von der Oregon Health Sciences University in Portland aufgrund einer klinischen Diätstudie mitteilt, trägt eine ungenügende Kalziumzufuhr zur Entwicklung eines Bluthochdrucks bei, der ein Risikofaktor u.a. für Schlaganfall und Herzinfarkt darstellt. Da Kochsalzdiäten zur Therapie des Bluthochdrucks z.T. ebenfalls zu wenig Kalzium enthalten, können sie die Situation des Patienten unbeabsichtigt verschlechtern.

In der Geriatrie wird die richtige medizinische Betreuung von pflegebedürftigen Alten thematisiert. → S. 576

Herbst. Der Begriff Aids (Acquired immunodeficiency syndrome) wird geboren; alle betreffenden Krankheitserscheinungen werden von jetzt an mit diesem Begriff zusammengefaßt (→ 5. 6. 1981/S. 570).

Oktober. Die US-amerikanische Gesundheitsbehörde Food and Drug Administration (FDA) erteilt der pharmazeutischen Firma Eli Lilly & Co. die Genehmigung, ein von Bakterien erzeugtes menschliches Insulin auf den Markt zu bringen. Das »Humulin« ist das erste gentechnisch hergestellte Arzneimittel der Welt auf dem Markt (→ Dezember 1977/S. 561).

2. 12. Als erster Patient erhält der 61jährige Zahnarzt Barney Clark, der an einer schweren Kardiomyopathie leidet, ein künstliches Herz auf Dauer implantiert. Der US-amerikanische Herzchirurg William C. DeVries vom University of Utah Medical Center setzt ihm das von Robert K. Jarvik entwickelte künstliche Herz aus Plastik und Aluminium (»Jarvik-7«) ein. Jarvik, ein Bio-Ingenieur, ist ein Schüler von Willem Kollf, dem Erfinder der künstlichen Niere, der an der Universität von Utah eine Abteilung für künstliche Organe leitet. Der Patient stirbt nach 112 Tagen am 23. März 1983 und lebt somit länger als erwartet.

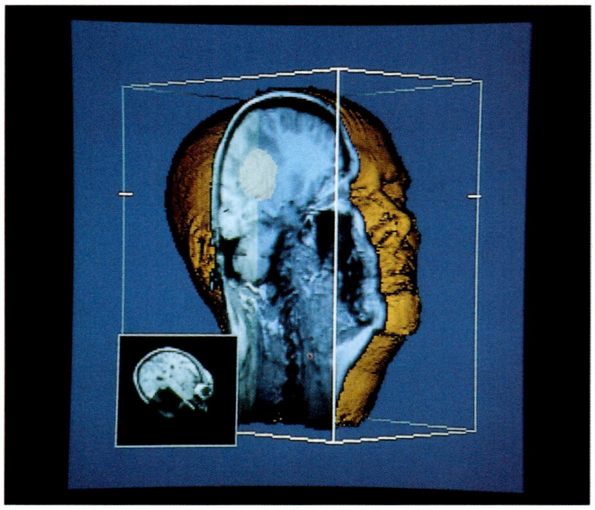

Mit Hilfe von Kernspintomogrammen wurde diese dreidimensionale Darstellung eines Hirntumors gewonnen.

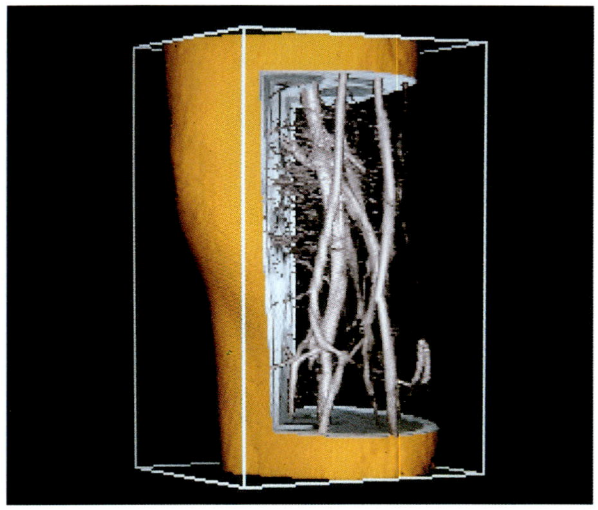

Das Verfahren der Kernspin- oder Magnetresonanztomographie ermöglicht u. a. präzise Gefäßdarstellungen.

Kernspintomographie zur Diagnose

1982. Ein neues bildgebendes Diagnoseverfahren, die Kernspin(resonanz)- oder Magnetresonanztomographie (MRT oder NMR für nuclear magnetic resonance) liefert erste klinisch relevante Bilder. Die neue Methode beruht auf dem physikalisch verwertbaren Prinzip der Kernspinresonanz, das erstmals der US-Chemiker Paul Christian Lauterbur (geb. 1929) 1972 beschrieb. Der Vorteil der MRT liegt darin, daß ohne Röntgenstrahlen und andere den Patienten möglicherweise belastende Risiken wie z. B. Kontrastmittelinjektionen Schnittbilder aus allen Körperregionen in jeder Schnittebene mit einem scharfen Weichteilkontrast gewonnen werden können. Auch Funktionsuntersuchungen wie z. B. Blutflußmessungen sind möglich.

Krankhafte Veränderungen des Gehirns, der Wirbelsäule und des Rückenmarks, der Halsweichteile, des Brustraums mit dem Herzen, des Beckens, der Knochen und Weichteile einschließlich der Gelenke sind aufgrund des hochauflösenden bildgebenden Verfahrens z. T. früher zu erkennen und genauer zu lokalisieren als durch andere Methoden. Insoweit können auch durch den gezielten Einsatz der MRT eine Stufendiagnostik vermieden und Unklarheiten über das therapeutische Vorgehen frühzeitiger als bisher beseitigt werden.

Die MRT ersetzt zunehmend andere Diagnoseverfahren (z. B. die Computertomographie, Myelographie, Angiographie und Arthroskopie) bzw. ergänzt sie mit zusätzlichen Informationen.

Die Weiterentwicklung der MRT-Geräte führt in den 80er Jahren zu einer Ausweitung des Untersuchungsspektrums. Die Interpretation der Schnittbilder erfordert dabei eine hohe fachärztliche Qualifikation. Von wenigen Ausnahmen abgesehen (z. B. Schädel-Hirnverletzungen, Verletzungen der Wirbelsäule, Verdacht auf Hirninfarkt, Knochenerkrankungen des Schädels und der Wirbelkörper) entwickelt sich die MRT, ggf. nach Röntgennativaufnahmen (ohne Kontrastmittel) und Knochenszintigramm, zur primären Methode bei der Abklärung von Erkrankungen des Zentralnervensystems. Dies gilt im Unterschied zur bisherigen Praxis auch für die Gelenkdiagnostik und die Diagnostik des weiblichen und männlichen Beckens sowie für Skelett- und Weichteiluntersuchungen nach einem unklaren radiologischen Befund.

Die hohen Anschaffungskosten der Apparaturen – sie liegen Mitte der 80er Jahre bei 5 Mio. DM pro Gerät – schränken einen umfassenden Einsatz der MRT allerdings ein.

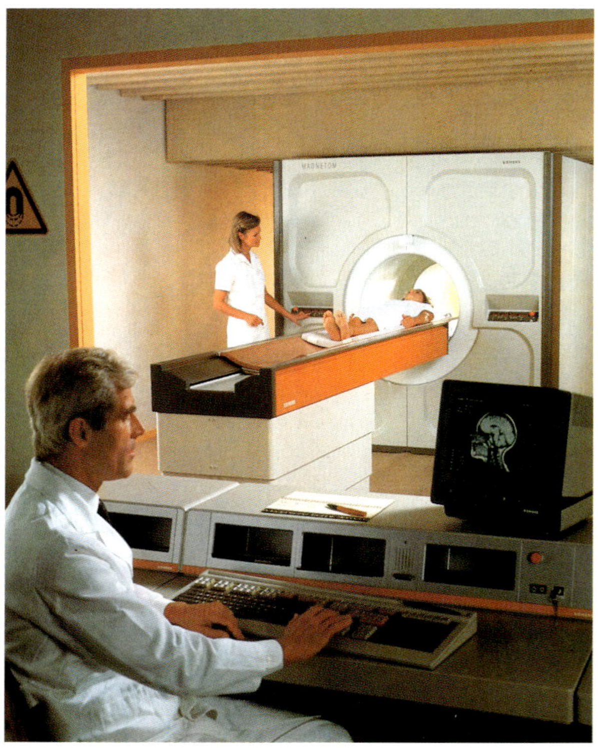

Ein Kernspintomograph in Funktion; Einstellung zu einer Schädeluntersuchung (»Magnetom« der Firma Siemens); durch starke Magnetfelder ändert sich der Gesamtdrehimpuls bestimmter Atomkerne (Kernspin), deren »Resonanz« gemessen wird. Dieses Verfahren löst die Röntgendarstellung heute zunehmend ab; insbesondere können auch Weichteilgewebe mit scharfem Kontrast abgebildet werden.

Gentechniker manipulieren Gesetze der Natur

1982. Erstmals verpflanzen US-amerikanische Gentechniker (u. a. Richard D. Palmiter und Ronald M. Evans) bei Säugetieren ein vollständiges Fremd-Gen. Damit werden bestimmte vererbbare Eigenschaften eines Lebewesens auf ein anderes übertragen.

Zunächst isoliert das Team ein Ratten-Gen, das die Erbinformation für die Synthese eines bestimmten Wachstumshormons enthält. Dieses sog. Struktur-Gen wird für die Versuchszwecke im Labor durch »Klonen« vervielfacht. Das Ratten-Gen wird mit einer Art biochemischer Kupplung, die dem genetischen Material von Mäusen entnommen wurde, kombiniert. Damit soll das Ratten-Gen in den Text der Mäuseerbinformation »eingeklinkt« werden; nur so kann es dort seine hormonbildende Funktion erfüllen. In einem letzten Schritt spritzen die Forscher das kombinierte Ratten-Mäuse-Gen in insgesamt 170 befruchtete Mäuse-Eizellen, die anschließend in die Eileiter von sechs Mäuse-Weibchen eingebracht werden. Die Muttertiere bringen 21 Junge zur Welt, darunter sechs Riesenmäuse, die rascher heranwachsen und im Vergleich mit ihren Geschwistern rund 50% größer werden.

Inzwischen arbeiten zahlreiche Firmen an der industriellen Nutzung der Gentechnologie. So ist es möglich, mit Hilfe der Gentransplantation schnell wachsende Riesenrinder zu züchten, die sowohl mehr Fleisch als auch mehr Milch liefern. Es besteht allerdings u. a. die Gefahr, daß bei Einführung eines Hormongens beim Rind die hohe Leistungssteigerung auf Kosten der Gesamtphysiologie und Gesundheit des Tieres geht, die ohnehin durch die modernen Verfahren der Tierhaltung angeschlagen ist (reizarme Umwelt, Bewegungsarmut). Züchter und Bauern fürchten zudem eine größere Abhängigkeit von der chemischen Industrie; kritische Wissenschaftler protestieren gegen die »Monopolisierung des gemeinsamen Erbes der Menschheit«. Natürliche Selektionsvorgänge könnten so unwirksam gemacht und biologische Gleichgewichte gestört werden.

Für die Medizin sind transgene Tiere derzeit besonders im Bereich der Grundlagenforschung von Bedeutung. Da sie in jeder ihrer Zellen ein fremdes Gen enthalten, läßt sich bestimmen, warum einige Gene nur in bestimmten Zelltypen »angeschaltet« werden und warum und wo diese wichtige Steuerung in pathologischen Situationen versagt. 1988 wird das erste Patent auf Labormäuse vergeben, die durch Genmanipulation auf eine erhöhte Krebsanfälligkeit programmiert wurden (was sie als Testtiere in der Krebsforschung besser geeignet macht; → 1. 1. 1991/S. 597).

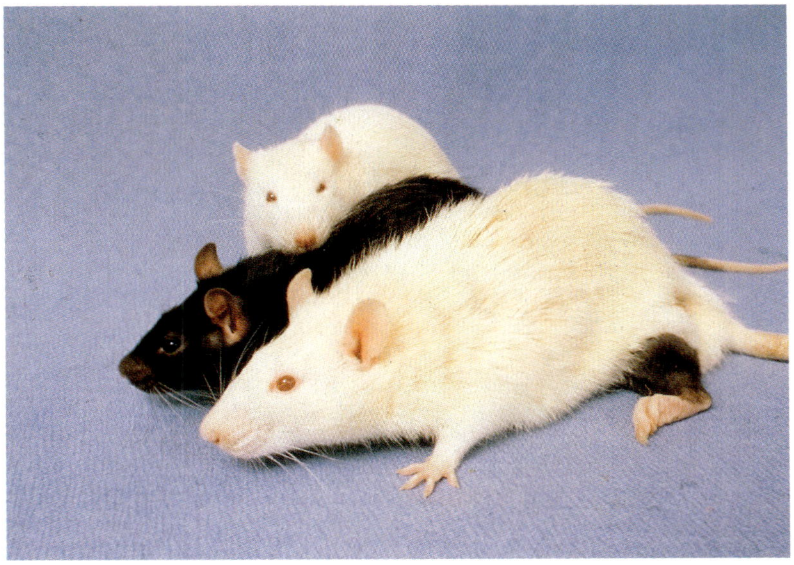

Transgene Riesenmäuse neben einer normalen Maus; bei einigen transgenen Mäusen ist der Wachstumshormonspiegel 800mal höher als normal.

Ethische Probleme entstehen beim Eingriff in menschliches und tierisches Erbmaterial

Chronik Hintergrund

Gentherapeutische Eingriffe in die menschliche Keimbahn werden allgemein abgelehnt und z. T. strafrechtlich verfolgt (in der Bundesrepublik Deutschland durch das Embryonenschutzgesetz; → 1. 1. 1991/S. 597).

Bei einer Keimbahn-Gentherapie werden auch solche Zellen behandelt, die die genetische Information an die nachfolgende Generation weitergeben, mit allen möglichen etwaigen Nebenwirkungen.

Folgende grundsätzliche Argumente werden gegen die Keimbahn-Gentherapie angeführt: Sie läßt sich ethisch nicht rechtfertigen, genausowenig wie das Klonieren (Erzeugung zeitversetzter eineiiger Zwillinge), die Chimärenzüchtung (Mischung aus Mensch und Tier) und die Interspeziesforschung mit Menschen. Wenn an der befruchteten Eizelle ein gentechnologischer Eingriff erfolgt – auch bei einer medizinischen Zielsetzung (z. B. bei der Behandlung von Erbkrankheiten) – dann wird nicht eine existierende Person geheilt, sondern in ihre Identität eingegriffen. Ein derartiger Eingriff hätte irreversible Auswirkungen auf künftige Generationen. Gestützt auf ein Abwägen der Vor- und Nachteile werden folgende pragmatische Argumente angeführt:

- ▷ Die Keimbahn-Gentherapie ist mit unvertretbaren Risiken für die Betroffenen und die nachfolgenden Generationen verbunden
- ▷ Sie setzt zerstörende Experimente mit menschlichen Embryonen voraus, die vor ihrer Vernichtung über viele Wochen invitro kultiviert werden müßten
- ▷ Sie leistet dem Mißbrauch der Technik zur Menschenzüchtung Vorschub: Ist die genetische Korrektur in der Keimbahn erstmal gesellschaftlich etabliert, sind die Übergänge zur »Verbesserung« oder Züchtung von Menschen fließend.

Vielen Menschen erscheint die Grenzziehung zwischen akzeptierten menschlichen Eingriffen an Pflanzen, Tieren und Mikroorganismen einerseits und unzulässigen Manipulationen am menschlichen Erbgut andererseits völlig willkürlich. Viele sehen aber auch eine neue Qualität der Naturforschung, die in der künstlichen Schaffung neuartiger, womöglich aus guten Gründen in der evolutionären Natur nicht aufgetretener Lebewesen offenbar wird.

Am 14. Mai 1990 findet in Köln eine Demonstration gegen den ersten Freilandversuch mit sog. springenden Genen in der Bundesrepublik statt. Die Proteste beziehen sich auf die Gefahren, die von manipulierten Genen ausgehen und v. a. auf die Forschung mit menschlichen Genen.

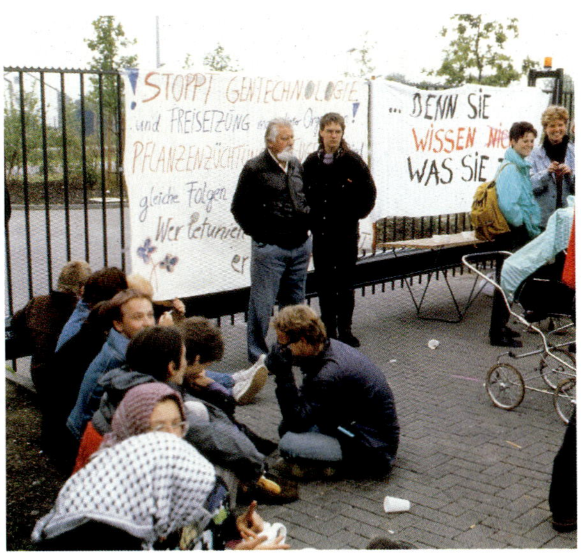

Mittel gegen die Abstoßungsreaktion

1982. Das Ciclosporin, ein zyklisches Peptid aus elf Aminosäuren, erweist sich als hervorragendes Mittel, um das Immunsystem zeitweise auszuschalten und bei Nieren- und anderen Organtransplantationen die immunologische Abstoßungsreaktion wirksamer als bisher zu verhindern. Dies geht aus einer europäischen multizentrischen Studie hervor.

In dieser Untersuchung wird nachgewiesen, daß die Funktionsrate bei Nierenverpflanzungen ein Jahr nach dem Eingriff von 54% auf 76% ansteigt. Das Ciclosporin wird auch bei Knochenmark- und Lebertransplantationen mit hervorragendem Erfolg eingesetzt. Mit diesem Medikament werden bis Ende 1982 weltweit etwa 2000 Nieren-, 1500 Knochenmark- und 250 Lebertransplantationen durchgeführt.

Vor dem Ciclosporin wurden immunsuppressive Medikamente eingesetzt, die nicht nur die immunkompetenten Lymphozyten ausschalteten, sondern das gesamte Immunsystem in Mitleidenschaft zogen. So wur le zwar die Abstoßung des Transplantats verhindert, zugleich aber auch die Abwehr gegenüber Krankheitserregern (Bakterien, Viren) stark herabgesetzt. Dies führte zu einer erhöhten Infektanfälligkeit der Patienten und einer gesteigerten Tumorhäufigkeit gegenüber der Normalbevölkerung.

Ciclosporin, ab 1978 klinisch erprobt, ist das erste Mittel, das eine spezifische, reversible und dosisabhängige Immunsuppression (im Hinblick auf die T-Lymphozyten) erzeugt, ohne das gesamte Zellsystem zu schädigen. Die Nebenwirkungen (Nieren- und Leberschädigungen, neurologische Symptome, Zahnfleischwucherungen) bei einer Überdosierung können durch eine sorgfältige Kontrolle der Einnahme vermieden werden.

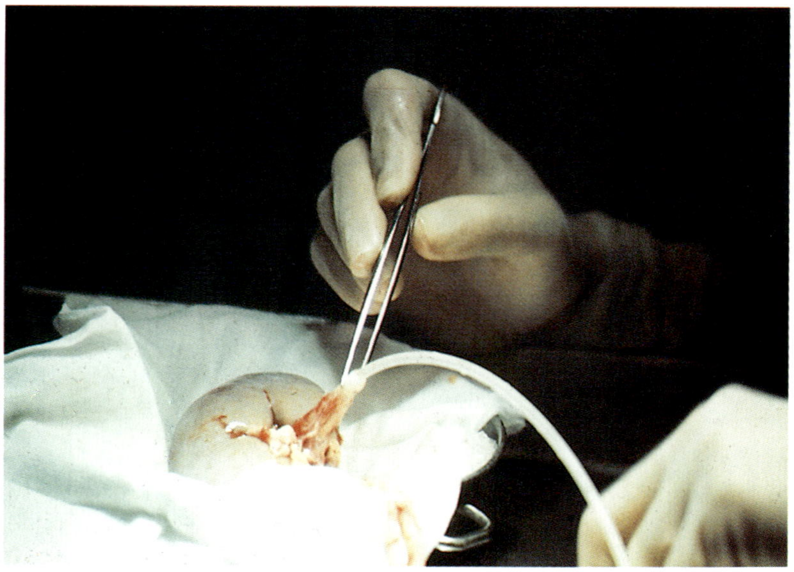

Die Spenderniere wird bis zur Einpflanzung mit Kühlflüssigkeit durchspült; der Einsatz von Ciclosporin verbessert die Transplantationsergebnisse erheblich.

Der endlose Streit um das Amalgam

1982. In den Medien findet eine breite Diskussion über die Gefährlichkeit von Zahnfüllungen mit Amalgam statt (von arab. amal algama = Akt der körperlichen Vereinigung, alchemistischer Ausdruck für Quecksilberlegierung). Amalgam soll angeblich die Patienten krankmachen und die Umwelt vergiften. Den Amalgamfüllungen werden die Symptome chronischer Quecksilbervergiftungen angelastet, von Schwindel und Erbrechen bis hin zu dauerhaften Nervenschädigungen. Außerdem würden die Zahnärzte die Abwässer stärker mit Quecksilber belasten, als die Industrie.

Nach Überzeugung der Zahnmedizin und der meisten Zahnärzte macht Amalgam nicht krank. Es erscheint nach wie vor als ideales und kostengünstiges Füllmaterial. Der Streit um das Amalgam reicht bis zu seiner weltweiten Verbreitung Anfang des 20. Jahrhunderts zurück. Aus technischen und finanziellen Gründen wird es im allgemeinen vor anderen Zahnfüllmaterialien (Gold, Kunststoff) bevorzugt.

Medizin wendet sich der Versorgung alter Menschen zu

1982. Der US-amerikanische Geriater Thomas Sabin stellt fest, daß viele alte Menschen bei richtiger medizinischer Betreuung nicht zu Pflegefällen werden müssen.

Er entwickelt grundlegende Verhaltensregeln für den Arzt, bei denen u.a. eine ausreichende Flüssigkeitszufuhr zur Aufrechterhaltung der physiologischen Organfunktionen (z. B. Niere) eine besondere Rolle spielt.

Die »Altersheilkunde« (Geriatrie) wird in den letzten Jahrzehnten angesichts des zunehmenden Anteils alter Menschen in unserer Gesellschaft und den veränderten Familienstrukturen (Kleinfamilie, Single-Haushalt) immer wichtiger.

Mit dem Ausbau der Rehabilitationsmedizin in den 1970er Jahren wird auch die gesellschaftliche Integration alter Menschen intensiver diskutiert. Seniorenbeiräte bzw. -vertretungen in der Kommunalverwaltung bzw. der Heimbeirat in Alten- und Pflegeheimen sollen alte Menschen aktivieren und ihre Interessen vertreten.

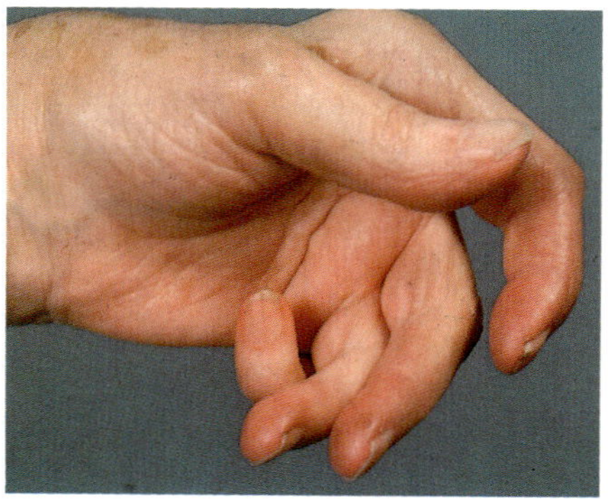

Rheumatoide Arthritis; hier Befall der Fingergelenke

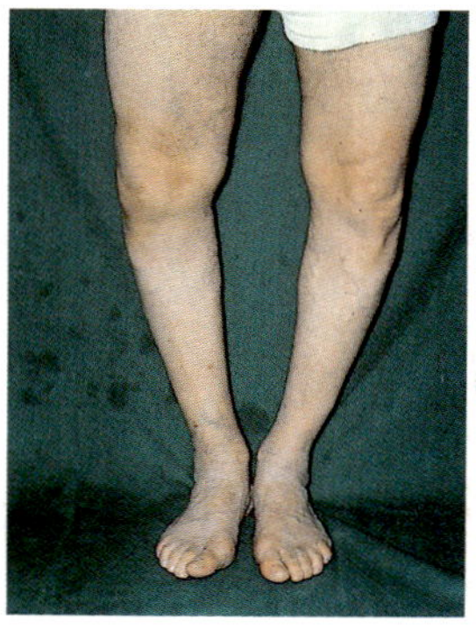

Osteoporose; hier O-Beine als Folge

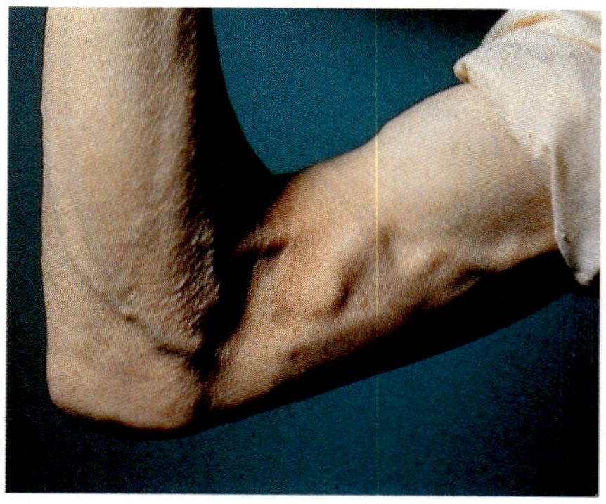

Arteriosklerose bei einem alternden Menschen

Fachgebiet:

Geriatrie – Erforschung der menschlichen Alterungsprozesse

Der Begriff Geriatrie (von griech. geron = Greis; iatros = Arzt) wurde von der 1914 erschienenen Abhandlung »Geriatrics« des US-amerikanischen Arztes Ignatz Leo Nascher (1863–1944) geprägt. Die Altersheilkunde geht von der Erforschung der Alterungsprozesse (Gerontologie) aus und berücksichtigt die physiologischen und pathologischen Vorgänge des Altwerdens. Durch die hormonelle Umstellung verlangsamt sich der Zellersatz, und die unelastischen Stützgewebe nehmen zu. Es kommt zu einem Abbau der Knochensubstanz, zu Verkalkungen, Degenerationsherden usw. an verschiedenen Körperstellen. Dadurch entstehen Schwachstellen für verschiedene Krankheiten, die im Alter vermehrt auftreten (arteriosklerotische Veränderungen, Tumoren, Gehirnabbau usw.). Die geistigen und seelischen Veränderungen spielen vor allem in der Gerontopsychiatrie (Alterspsychiatrie) eine große Rolle, so z. B. beim »Altersschwachsinn«.

1983

Die Chorionzottenbiopsie wird in die pränatale Diagnostik eingeführt. Damit kann schon ab der achten Schwangerschaftswoche mit der genetischen Diagnostik begonnen werden. → S. 577

Das Großklinikum Aachen wird nach zwölfjähriger Bauzeit weitgehend fertiggestellt. → S. 578

Die elektronische Sehbrille des Belgiers Claude Veraart kann Schwachsichtigen in begrenztem Umfang helfen. → S. 579

In San Francisco erleidet eine 27jährige Schwangere im fünften Monat einen Schlaganfall. Die Hirnaktivitäten fallen bald aus (Hirntod), die Körperfunktionen werden künstlich aufrecht erhalten. Nach 64 Tagen entscheiden sich die Ärzte zur Entbindung. Der Fall wirft schwerwiegende ethische Probleme auf (analog dem »Erlanger Baby«; → 8. 10. 1992/S. 599).

Verschiedene Forschergruppen, insbesondere die beiden Gruppen um Robert Weinberg vom Massachusetts Institute of Technology und um Mariano Barbacid vom National Cancer Institute, können die Rolle der »Onkogene«, die unter bestimmten Voraussetzungen die Krebsentstehung auslösen, aufklären. Solche Gene sind in normalen Zellen vorhanden, sie können aber auch durch ein Virus eingeführt worden sein.

Vor allem US-amerikanische Hirnforscher versuchen mit modernen Verfahren, die Schizophrenie als organische und biochemische Störung im Gehirn zu begreifen. Die Bestrebungen, etwa mit der Positronenemissionstomographie (PET) oder der Computertomographie (CT) die Schizophrenie zu lokalisieren, haben jedoch bis heute zu keinen eindeutigen Ergebnissen geführt.

März. Hirnorganische Forschungen von Mahlon DeLong in Baltimore zur Alzheimerschen Krankheit bringen neue Erkenntnisse. → S. 577

April. Ein neuer Impfstoff gegen Lepra, der am National Institute for Medical Research in London entwickelt wurde, wird in Norwegen getestet. Angesichts von ca. 12 Mio. Leprakranken, v. a. in der dritten Welt, ist die Lepraforschung nach wie vor bedeutend.

10.–14. 5. Auf dem 86. Deutschen Ärztetag in Kassel steht die sog. Ärzteschwemme im Mittelpunkt der Verhandlung. → S. 579

17. 11. Der US-amerikanische Forscher James F. Gusella in Boston kann erstmals die Kartierung eines Krankheitsgens beim Menschen, und zwar bei der Chorea Huntington, durchführen. → S. 578

Krankheitsdiagnose schon im Mutterleib

1983. Ein neues Verfahren der pränatalen (vorgeburtlichen) Diagnostik wird in Großbritannien und den USA erstmals erfolgreich erprobt, die sog. Chorion(zotten)-biopsie. Hierbei können bereits zwischen der achten und zehnten Woche der Schwangerschaft fetale (kindliche) Zellen aus der Zottenhaut (= chorion; griech. Haut, Leder) entnommen werden.

Im Gegensatz zur Chorionbiopsie ist die bislang praktizierte Amniozentese, die Punktion der Fruchtblase zur Gewinnung von Fruchtwasser für die pränatale Diagnostik, erst zwischen der 16. und 18. Schwangerschaftswoche möglich. Sie führt nur dann zu einem Ergebnis, wenn sich fetale Zellen im Fruchtwasser befinden. Diese müssen dann mindestens zwei Wochen im Labor kultiviert werden, während die Resultate der Chorionbiopsie bereits nach einigen Stunden zur Verfügung stehen.

Die genetische Untersuchung der kindlichen Zellen kann vor allem Chromosomenanomalien (z. B. Trisomie 21; → 1959/S. 513) erfassen, die Fruchtwasserdiagnostik darüber hinaus u. a. eine Reihe von genetisch bedingten Stoffwechselstörungen. Durch Punktion fetaler Gefäße kann auch das kindliche Blut analysiert werden.

Damit ist der Weg zur fetalen Therapie frei. So wird ein Verfahren entwickelt, um im Falle einer Rhesus-Unverträglichkeit eine intrauterine Bluttransfusion z. B. über die Nabelschnur des Feten vorzunehmen. Als unverzichtbare Orientierungshilfe dient bei diesen Eingriffen die Sonographie (Ultraschall).

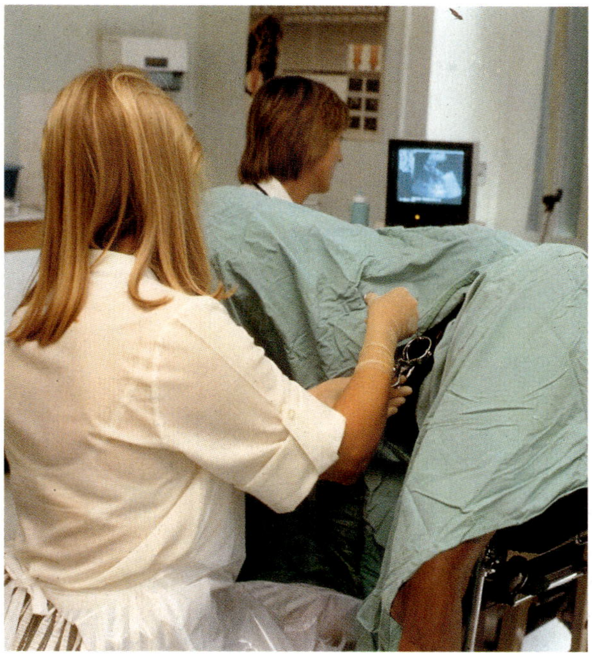

Pränatale Diagnostik: Hier wird gerade eine Chorionzottenbiopsie unter Sichtkontrolle mit Hilfe von Ultraschall durchgeführt. Mit dieser Methode können im Gegensatz zu den bisher praktizierten Verfahren bereits zwischen der achten und zehnten Schwangerschaftswoche kindliche Zellen aus der Zottenhaut zur Analyse entnommen werden.

Alzheimersche Krankheit – ein Hirndefekt

März 1983. Der US-amerikanische Hirnforscher Mahlon DeLong von der John Hopkins School of Medicine in Baltimore stellt die These auf, daß die Alzheimersche Krankheit Folge einer genau identifizierbaren Störung der Nervenstruktur im Gehirn sei.

DeLong berichtet von dem Hirnbefund eines 74jährigen Mannes, der vor seinem Tod 14 Jahre lang an der Alzheimerschen Krankheit litt. In einem kleinen Bereich des Vorderhirns (Nucleus basalis) entdeckte DeLong einen auffälligen und örtlich begrenzten Untergang von Nervenzellen. Ähnliche Befunde ergaben sich bei der Autopsie von fünf weiteren Alzheimer-Patienten. In den betreffenden Verdichtungen des Hirngewebes (»burned-out plaques«) fanden sich Abbauprodukte eines besonderen Neurotransmitters (→ 1969/S. 542), nämlich Acetylcholin. Es ist bereits bekannt, daß die Alzheimersche Krankheit mit einem Mangel von zwei Enzymen einhergeht, die für die Acetylproduktion notwendig sind. Damit sei, so behauptet DeLong, zum ersten Mal eine Sonderform der Demenz als Ergebnis einer Störung in einer genau identifizierbaren Nervenstruktur aufgeklärt. Durch die Positronen-Emissions-Tomographie (PET) kann relativ früh eine Stoffwechselverminderung in den entsprechenden Hirnregionen sichtbar gemacht werden.

Das von dem deutschen Neurologen Alois Alzheimer 1907 beschriebene Krankheitsbild zeichnet sich durch einen schleichenden unaufhaltsamen Verblödungsprozeß mit Persönlichkeitsverfall aus.

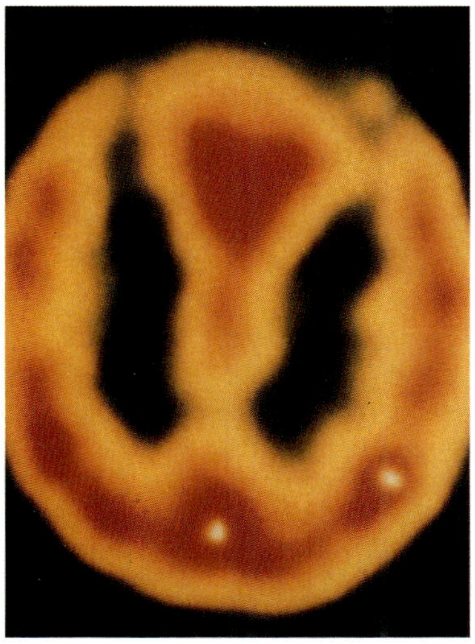

Tomographisches Bild eines gesunden Gehirns (PET Scan)

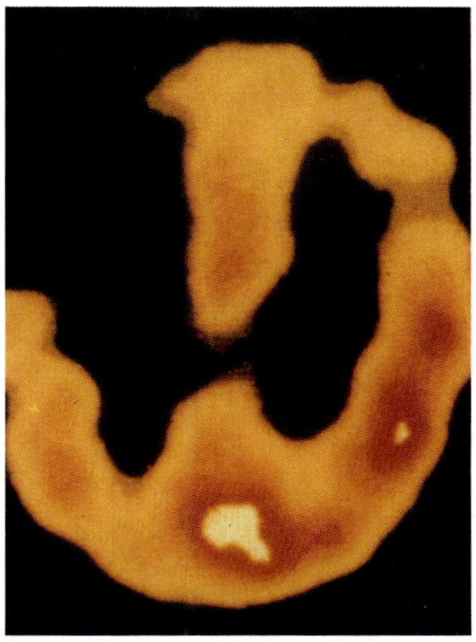

Tomographisches Bild eines Gehirns bei Alzheimer-Krankheit

Aachen: Großklinikum und Hochschule

1983. Nach zwölfjähriger Bauzeit werden die klinischen Anstalten der Rheinisch-Westfälischen Hochschule in Aachen fertiggestellt. Hier sind ein Großkrankenhaus mit 14 Spezialkliniken und eine vollständige Medizinische Fakultät zusammengefaßt. 1985 wird die Klinik offiziell eröffnet.

Auf den Krankenhausbereich mit etwa 1500 Betten entfallen 56% (34 500 m^2) der gesamten Nettonutzfläche, gegenüber 33% für Forschung und Lehre und 11% für die Verwaltung und Versorgung. Mit dem Bau des Aachener Großkrankenhauses betritt die Krankenhausarchitektur bzw. der Hochschulbau Neuland. Bei keinem anderen Projekt wird eine Einzelbaumaßnahme mit einer so großen Nutzfläche und einem so hohen Grad der Verdichtung durchgeführt. Ein besonderes Belüftungssystem sorgt für die Vollklimatisierung des Hauses. Die äußerlich kompakte Baustruktur wird durch gärtnerisch gestaltete Innenhöfe und Terrassen für Patienten, Personal, Studenten und Besucher aufgelockert. Von der Eingangshalle mit Cafeteria und kleinen Läden sowie dem Auskunftsbüro und der Patientenanmeldung führen Aufzüge in die jeweiligen Untersuchungs-, Pflege- und Behandlungsräume.

Die Hoffnungen, durch die kompakte Bauweise Personal einzusparen und die ärztliche Ausbildung zu intensivieren, gehen nicht in Erfüllung. Im Gegenteil, das Gebäude wird wegen Planungsfehlern und der immensen Baukosten kritisiert und wegen seiner Größe als inhuman empfunden.

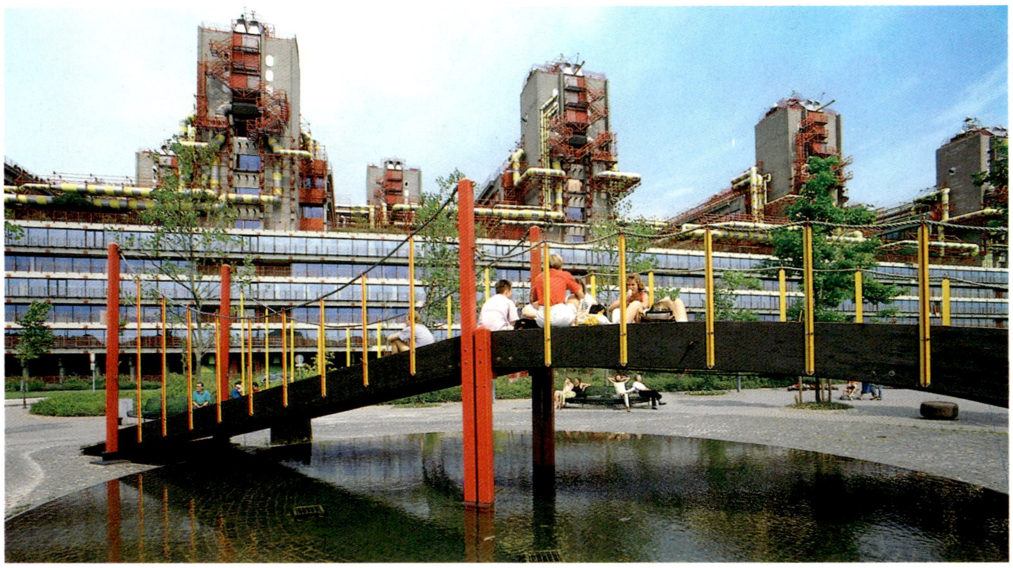

Großklinikum Aachen; die Fertigstellung verzögerte sich um sieben Jahre, die Baukosten belaufen sich (1983) auf rund 2,4 Mrd. DM; ursprünglich waren nur 500 Mio. DM vorgesehen. Um die Finanzlücke zu schließen, werden u.a. von anderen Universitäten Nordrhein-Westfalens Mittel abgezogen.

Großkliniken als umfassende Servicezentren für den Kranken

Chronik Hintergrund

Ab den 60er Jahren werden im Zusammenhang mit dem Ausbau der Hochschulen Großkrankenhäuser im Bereich der Medizinischen Fakultäten errichtet. Als erstes Universitäts-Großkrankenhaus nach dem Zweiten Weltkrieg in der Bundesrepublik, das nach dem Motto »Alles unter einem Dach« geplant und errichtet worden ist, wurde das Klinikum Berlin-Steglitz für die FU Berlin im März 1969 eröffnet. Als nächstes folgte die Medizinische Hochschule Hannover, deren Zentralklinikum ab 1970 in Betrieb genommen wurde. Das Klinikum Großhadern der Universität München wurde 1974 eröffnet, die Neubauphase des Münsteraner Großklinikums wurde 1980 abgeschlossen. Auch an zahlreichen anderen Orten entstehen Großkrankenhäuser.

Die Motive für den Bau großer Krankenhäuser (mit entsprechend hoher Bettenzahl), sind vielfältig. Man hofft, die oft beklagte Zersplitterung der Medizin in die Spezialgebiete durch die räumliche Nähe zu stoppen, durch die verbesserte Arbeitsteilung Personal einzusparen und insbesondere die Bau- und Betriebskosten vermindern zu können. Gerade aber der Anstieg der Baukosten um einen zumeist mehrfachen Betrag der ursprünglich geplanten Summe führt zu den größten Problemen. So kostet z.B. das 1984 in Betrieb genommene Marburger Klinikum (650 Betten) schätzungsweise 700 Mio. DM, gegenüber den ursprünglich geplanten 180 Mio. DM. Der Bestechungsskandal beim Bau des Wiener Allgemeinen Krankenhauses (1980) bringt den Bau von Großkrankenhäusern zusätzlich in Mißkredit.

Nach modernen Zielvorstellungen soll das Großkrankenhaus keine vergrößerte Einzelklinik, ein »Krankenhauspalast« sein, sondern ein Komplex mit einem dreidimensionalen Wege- und Raumnetz, bei dem die Idee einer ungehinderten »Kommunikation« im Vordergrund steht. Hinzu kommen wachsende Zweifel an der Notwendigkeit, Kliniken (im 19. Jahrhundert in damaliger Stadtrandlage erbaut) aus den Stadtzentren an die Peripherie zu verlegen. Statt dessen werden häufiger wieder zentral gelegene Einrichtungen ausgebaut.

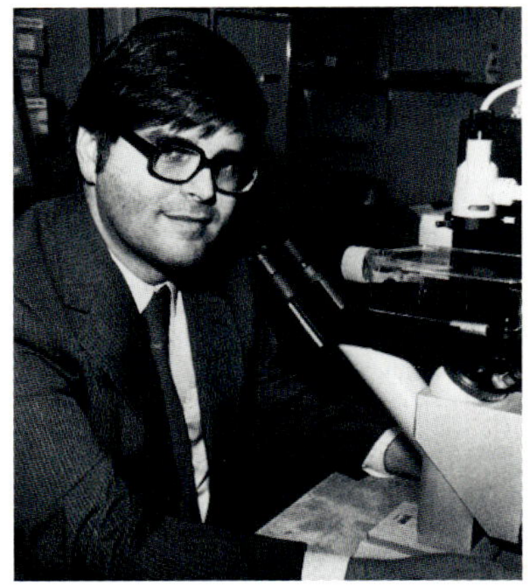

James F. Gusella aus Boston, dem der Nachweis des Gens für die Erbkrankheit Chorea Huntington gelingt

Genomanalyse der Erbkrankheiten

17. November 1983. Eine Forschergruppe unter Leitung des US-amerikanischen Genetikers James F. Gusella von der Harvard Medical School in Boston beschreibt in der Fachzeitschrift »Nature« den Genort für die erbliche Hirnkrankheit Chorea Huntington auf dem kurzen Arm von Chromosom 4.

Es handelt sich um eine dominanterbliche Krankheit (»Erbchorea«), die zwischen dem 30. und 50. Lebensjahr in Erscheinung tritt und durch einen Hirnabbau schwere Bewegungsstörungen (u. a. typische Schraubbewegungen, Athetose) und psychiatrische Symptome erzeugt (u.a. Affekthemmung, fortschreitender geistiger Verfall).

Während bisher für möglicherweise Betroffene nach genetischen Gesetzmäßigkeiten nur eine Erkrankungswahrscheinlichkeit berechnet werden konnte, ist nun mit Hilfe der Gentechnik (abgesehen von Testfehlern) möglich, eine exakte Voraussage zu machen.

Die Lokalisierung des Gens, welches die Chorea Huntington hervorruft, ist ein Meilenstein in der Erforschung von Erbanlagen bzw. -krankheiten. So werden die Erbanlagen für Diabetes, Krebs und Psychosen untersucht. Die Zielsetzung einer vollständigen Entschlüsselung der menschlichen Erbanlage (Genomanalyse) und der Erstellung eines entsprechenden Verzeichnisses der Genorte (Genkartierung) wirft schwerwiegende ethische Probleme auf. Sie weckt Ängste vor einer zukünftigen Eugenik, welche die Geburt behinderter Menschen gezielt ausschalten will.

Die »Bienenbrille« kann extrem Schwachsichtigen helfen

1983. Der Belgier Claude Veraart von der Katholischen Universität in Löwen entwickelt eine elektronische »Brille« für Blinde. Dieses Gerät strahlt über Kopfhörer Ultraschallwellen aus, die von Hindernissen reflektiert und vom Blinden erkannt werden.

Eine tatsächliche Sehhilfe konstruierte der New Yorker Augenarzt William Feinbloom. Er baute für extrem schwachsichtige Patienten, deren Behinderung angeboren (z. B. Albinismus) oder erworben (z. B. Unfälle) war, eine Art Teleskop-Brille. Durch eingesetzte Miniatur-Ferngläser konnte eine Fernsicht unter starker Vergrößerung erzielt werden. Allerdings war bei diesem Modell das Sehfeld so sehr eingeschränkt, daß der Träger zu seiner Orientierung dauernd den Kopf hin und her bewegen mußte. 1981 schließlich gelang Feinbloom eine Verbesserung der Sehhilfe. Vorbild ist das Insektenauge, das aus Tausenden von Einzellinsen besteht, die durch unterschiedliche Ausrichtung der optischen Achse viele Einzelbilder liefern. Entsprechend ist nun die »Bienenbrille« mit Linsensystemen ausgestattet, deren optische Achse so auf die Pupille ausgerichtet sind, daß sie zusammen ein relativ normales Bild ergeben.

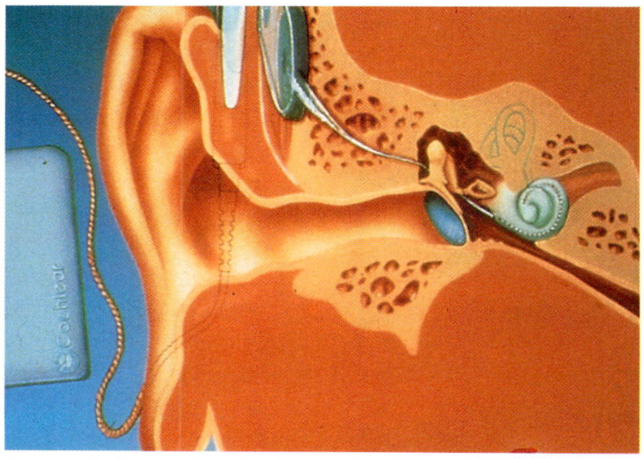

Das »Cochlear Implant« ermöglicht tauben Menschen durch elektrische Reizung des Hörnervs das Hören.

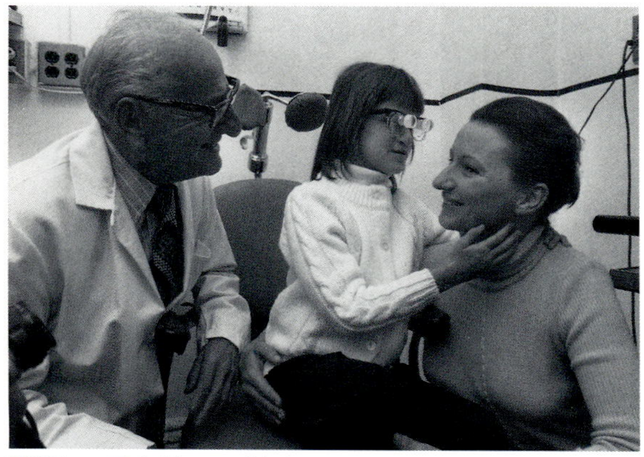

William Feinbloom (l.) in New York mit einer kleinen Patientin, die eine von ihm entwickelte Sehhilfe trägt.

Elektronische Prothesen für die Sinneswahrnehmung entwickelt

Chronik Hintergrund

In den 80er Jahren werden mit den Fortschritten der elektronischen Datenverarbeitung und der Mikrochirurgie elektronische Seh- und Hörhilfen entwickelt, die auch in der klinischen Praxis z. T. erfolgreich erprobt werden. Hierbei geht es nicht mehr wie bei Brille und Hörgerät um eine Korrektur bzw. Verstärkung der Sinnesreize, bevor sie auf das Sinnesorgan auftreffen, sondern um den (zumindest teilweisen) Ersatz (d. h. Prothese) des geschädigten Sinnesorgans selbst.

Als Beispiel sei hier das »Cochlear Implant« genannt, das der US-amerikanische Ohrenarzt William House am Ohrforschungsinstitut in Los Angeles in den 70er Jahren entwickelte. Es handelt sich um eine elektronische Prothese für (beidseitig) Innenohrertaubte, deren (nervale) Hörbahn intakt ist. Dabei wird operativ eine Elektrode in die Gehörgangsschnecke (= Cochlea) eingepflanzt und somit die Übertragung elektrischer Reize auf die Hörhärchen des Hörnervs ermöglicht. Die gesamte Apparatur besteht aus äußerem Aufnahmegerät (Sprachprozessor), einem Mikrophon am Ohr und einem ins Knochenbett des Ohres eingepflanzten Empfänger, von dem über die implantierte Elektrode der Hörnerv gereizt wird. Taube können somit wieder Geräusche wahrnehmen. Seither verbesserte Techniken ermöglichen teilweise sogar ein eingeschränktes Sprachverständnis.

Standesorganisationen warnen vor »Ärzteschwemme«

10.–14. Mai 1983. Auf dem 86. Deutschen Ärztetag in Kassel steht die hohe Zahl der jungen Ärzte im Mittelpunkt der Verhandlungen. Freilich wird in diesem Zusammenhang der vulgär klingende Ausdruck »Ärzteschwemme« weitgehend vermieden, statt dessen ist euphemistisch von einer »Nachwuchswelle« die Rede.

In einem Resümee des Ärztetages im »Deutschen Ärzteblatt« vom 27. Mai 1983 wird festgehalten: »Die Nachwuchszahlen haben schon in den letzten Jahren erheblich zugenommen. In diesem Jahr üben 150 000 Ärzte ihren Beruf aus. Vor zehn Jahren hatte es erst rund 110 000 berufstätige Ärzte gegeben. Die Arztzahlen werden rapide steigen. In diesem Jahr ist mit 9000 frisch approbierten Ärzten zu rechnen (1980 waren es erst 7000), im nächsten mit 10 000, im übernächsten mit 11 000 usw. usw. Nicht alle jungen Ärzte werden mit einem Weiterbildungsplatz rechnen können. Viele werden überhaupt nicht mit einer befriedigenden ärztlichen Berufstätigkeit rechnen dürfen, und manche werden ... nie den Arztberuf ausüben können.«

Zur Abwendung der Misere werden vor allem die Einführung einer »Pflichtweiterbildung« als Voraussetzung der Niederlassung (zweijährige Weiterbildung zum Allgemeinarzt) diskutiert sowie eine Veränderung der Kapazitätsverordnung (maßgeblich soll die klinische Ausbildungskapazität für den Kleingruppenunterricht sein), um die Zahl der Studienanfänger zu senken. Zu einer deutlichen Verminderung der Anzahl von Medizinstudenten kommt es in den 80er Jahren nicht, zumal die Gesamtzahl der Studenten wächst.

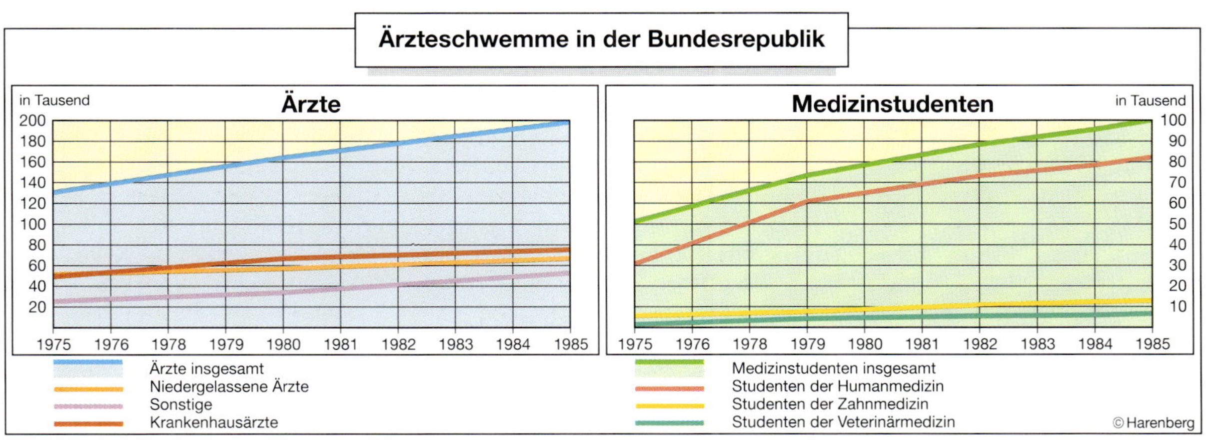

1984

Die Blutdruckselbstmessung bei Patienten mit einem Bluthochdruck (Hypertoniker) wird propagiert. Zumeist werden oszillometrische Geräte eingesetzt.

Das Prevention Research Center in den USA gibt erste Ergebnisse einer Studie über das Gesundheitsverhalten der US-Amerikaner bekannt.

Der erste mit Mitteln der Gentechnologie hergestellte Impfstoff für den Menschen wird in den USA entwickelt. Er wirkt gegen das Hepatitis-B-Virus.

In der Bundesrepublik werden Schulen geschlossen, deren Bausubstanz Dämmstoffe mit Formaldehyd enthält, das in Verdacht steht, krebserregend zu sein.

Eine multizentrische Studie in den USA stellt überraschenderweise fest, daß vasektomierte Männer (sterilisiert durch Unterbrechung des Samenstranges) tatsächlich gesünder sind als Männer ohne diesen Eingriff. So sei bei ihnen die Krebshäufigkeit signifikant niedriger.

10. 4. Das Mädchen Zoe wird in Melbourne als erstes »Tiefkühlbaby« der Welt geboren. → S. 580

Mai Der Bundesminister für Justiz und der für Forschung und Technologie setzen eine Arbeitsgruppe ein, die Empfehlungen für die gesetzlichen Grundlagen der Durchführung von In-Vitro-Fertilisation und Gentechnologie erarbeiten soll. Der Bericht der sog. Benda-Kommission erscheint im November 1985.

7. 5. Die Staatsanwaltschaft Traunstein ermittelt gegen den Chirurgen Julius Hackethal, der einer krebskranken Frau mit Zyankali Beihilfe zum Selbstmord leistete, wegen Verdachts auf Totschlag. → S. 580

2./3. 6. In Essen findet eine Konferenz der Initiative gegen Pseudokrupp statt. → S. 581

13. 7. Die Deutsche Gesellschaft für Sexualberatung und Familienplanung e. V. »Pro familia« wird von Bundesminister Heiner Geißler scharf angegriffen, da sie den Entschluß der Frauen zum Schwangerschaftsabbruch angeblich fördere entgegen der Intention des § 218 (→ 26. 6. 1992/S. 598).

6.–14. 8. In Mexico-City findet die zweite Bevölkerungskonferenz der UNO statt. Die »Bevölkerungsexplosion« und die Familienplanung stehen auf dem Programm.

26. 10. Die Transplantation eines Pavianherzens auf einen Säugling (»Baby Fae«) durch Leonard Bailey in Kalifornien ist ethisch heftig umstritten. → S. 580

Debatte um menschenwürdiges Sterben

7. Mai 1984. Die Staatsanwaltschaft Traunstein ermittelt gegen den Mediziner Julius Hackethal (geb. 1921) wegen des Verdachts auf Totschlag, weil er einer krebskranken Patientin am 18. April mit Zyankali zum Selbstmord verhalf. Hackethal hatte sein letztes Gespräch mit der Frau von einem Filmteam aufzeichnen lassen. Sequenzen aus dem Film werden im Fernsehen gezeigt.

Mit dieser öffentlichen Aktion beabsichtigt Hackethal, die in der Bundesrepublik strafbare »Tötung auf Verlangen« (auch Mitleidstötung genannt) zu legalisieren. Das Verfahren gegen Hackethal wird eingestellt, da das Gericht die Ansicht übernimmt, das Verfügungsrecht über das eigene Leben ergebe sich aus dem Selbstbestimmungsrecht des Patienten.

Hackethal und die 1980 gegründete Deutsche Gesellschaft für Humanes Sterben (DGHS) bewegen sich in der Grauzone zwischen (strafbarer) Tötung auf Verlangen und (nicht strafbarer) Beihilfe zum Suizid. Organisationen wie die DGHS fordern anstelle des § 216 StGB, der alle aktiven Maßnahmen zur Verkürzung des Lebens eines unheilbaren Kranken verbietet, ein Heilbehandlungsgesetz, das allein dem Patienten die Verantwortung für eine Behandlung oder deren Unterlassung überläßt. Neben dem »Töten auf Verlangen« wird gefordert:

▷ Sterbebeistand: Ärztliche, pflegerische und seelsorgerische Maßnahmen, die dem Sterbenden die physischen und psychischen Nöte des natürlichen Sterbens erleichtern. Als unbeabsichtigte Folge des Beistands kann das Sterben im Sinne einer sog. passiven Sterbehilfe verkürzt werden

▷ Unterlassung bzw. Abbruch lebensverlängernder Maßnahmen bei Patienten mit infauster (zum Tode führender) Prognose: Aus klinischer Erfahrung und aus theoretischer Argumentation wird die Zulässigkeit einer passiven Sterbehilfe bejaht.

Ein Gegengewicht zu den raschen Lösungen, die die meisten »Euthanasiegesellschaften« bieten (Suizidfibel, Zyankali), bildet die Hospizbewegung, die in den 60er Jahren in Großbritannien entstand. Ihr Ziel ist es, zu verhindern, daß Menschen überhaupt in die Situation kommen, aus Verzweiflung um Sterbehilfe zu bitten.

Sterbeforscherin Kübler-Ross
Durch zahlreiche Interviews mit Sterbenden gelangte die US-amerikanisch-schweizerische Psychiaterin Elisabeth Kübler-Ross (geb. 1926; Abb.) zur Annahme eines idealtypischen Verlaufs des Sterbens. Sie unterscheidet fünf Phasen: 1. Nichtwahrhabenwollen (Leugnung), 2. Zorn (Auflehnung), 3. Verhandeln (gib mir noch ein wenig Zeit), 4. Depression (Erkennen der Ausweglosigkeit), 5. Akzeptieren des Lebensendes (Zustimmung). Viele Sterbende benötigen bei dem Durchleben dieser Phasen die liebevolle Unterstützung ihrer Umwelt und Familienangehörigen.

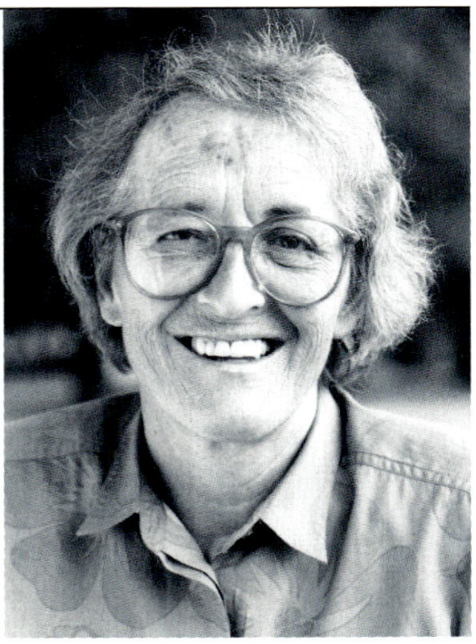

Säugling erhält Pavianherz

26. Oktober 1984. Mit Abscheu und Bewunderung reagiert die Öffentlichkeit auf die Meldung von einer Herztransplantation von Affe auf Baby: Der Chirurg Leonard Bailey von der kalifornischen Lome-Linda-Klinik pflanzt einem 14 Tage alten Mädchen das Herz eines 8 Monate alten Pavians ein. Das Kind stirbt 21 Tage später an den Folgen der Abstoßungsreaktion.

Besonders kritisiert wird Bailey als bekannt wird, daß ein passendes menschliches Säuglingsherz verfügbar gewesen wäre. Die »Xenotransplantation« (griech. xenos = fremd) wird von Ärzteschaft und Tierschützern als ethisch äußerst bedenklich beurteilt. Dieser Eingriff rührt an Tabus, die Theologen, Philosophen und Ärzte bis heute um das Zentralorgan des Menschen geschaffen haben. Wenn ein Affenherz in einem menschlichen Körper schlage, sei dies »die Grenze, die uns die Natur gesetzt hat«. Erst dreimal empfingen Menschen ein Affenherz; alle drei Patienten starben kurz darauf.

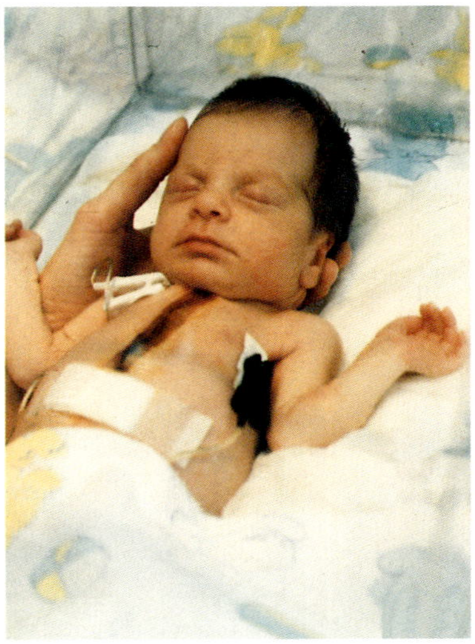

Der Säugling »Baby Fae« mit dem transplantierten Pavianherzen

»Tiefkühl-Baby« aus Australien

10. April 1984. Die Geburt des ersten Babys der Welt, das aus einem tiefgefrorenen Embryo stammt, wird in der australischen Stadt Melbourne bekanntgegeben.

Der durch extrakorporale Befruchtung erzeugte Embryo wurde zwei Monate lang in flüssigem Stickstoff bei –196 °C aufbewahrt, bevor er nach dem »Auftauen« in den Mutterleib verpflanzt wurde. Diese Maßnahme sollte die Einnistungschance des Embryos in der Gebärmutter vergrößern.

Nach einer Umfrage von 1985 sind weltweit etwa 600 menschliche Embryonen konserviert. Ein Großteil von ihnen hat keine Chance, ihrer Mutter eingesetzt zu werden. Dies wirft zahlreiche ethische Fragen auf, vor allem zum Lebensschutz »überzähliger« Embryonen und zur Möglichkeit der Forschung an ihnen (→ 1. 1. 1991/S. 597).

Schadstoffe aus der Umwelt gefährden die Gesundheit

2./3. Juni 1984. In Essen treffen sich zum ersten Mal bundesweit die Pseudokrupp-Initiativen. Rund 250 Eltern aus 50 Städten fordern vom Gesetzgeber Maßnahmen zur Verbesserung der Luftqualität. Pseudokrupp (Krupp von schott. kropan = schreien) ist eine Kehlkopfentzündung mit Schleimhautschwellung, die zu einem bellenden Husten (»Schafhusten«) führt. Sie befällt vor allem Kleinkinder und soll insbesondere durch starke Luftverschmutzung (Schwefeldioxid) ausgelöst werden, was jedoch wissenschaftlich umstritten ist.

In den 80er Jahren erreicht in der Bundesrepublik die Diskussion über umweltbedingte Gesundheitsschäden einen Höhepunkt. In erster Linie erscheinen chemische Substanzen, wie z. B. Rückstände von Pflanzenschutzmitteln (Insektizide) in Nahrung und Trinkwasser sowie Giftstoffe von Mülldeponien oder deren Freisetzung durch Industriebetriebe als gefährliche Bedrohung für die Umwelt.

Von Bodenverunreinigungen, z. B. »Altlasten«, sind ganze Siedlungen betroffen, die auf früheren Müllkippen oder Industrieanlagen errichtet wurden, wie der 1984 bekannt werdende Fall von Barsbüttel in der Nähe von Hamburg, wo 150 Eigenheimbesitzer mit ihren Familien durch Schadstoffe und Faulgase im Boden gefährdet sind.

Ein weiterer Umweltskandal ereignet sich Ende 1984 in Hamburg, wo in den Industrievierteln zwischen Veddel und Billbrook sowie den angrenzenden Wohngebieten Spitzenwerte bis zu 918 mg Arsen pro kg Erde gemessen werden – das überschreitet den Grenzwert 50mal. Das Arsen stammt von den Emissionen der Norddeutschen Affinerie, Europas größter Kupferhütte.

Dioxin, das durch die Giftkatastrophe von Seveso (→ 10. 7. 1976/ S. 559) zu traurigem Ruhm gelangte, belastet an zahlreichen Industriestandorten Abwasser und Abluft. So muß zum 31. Dezember 1984 ein Zweigwerk des Pharmakonzerns Boehringer in Hamburg schließen, da es den Ausstoß von Dioxin nicht unterbinden kann.

Die schätzungsweise rund 50 000 Giftmüllkippen in der Bundesrepublik drohen zusätzlich als »chemische Zeitbomben« Grundwasser und Boden zu verseuchen.

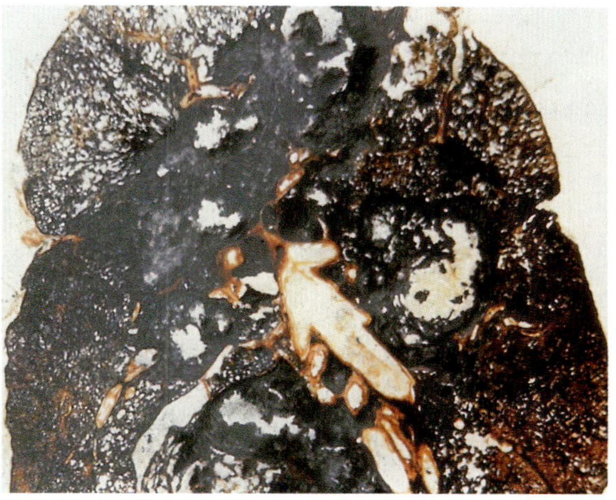

Staublunge (Pneumokoniose) eines Bergmanns

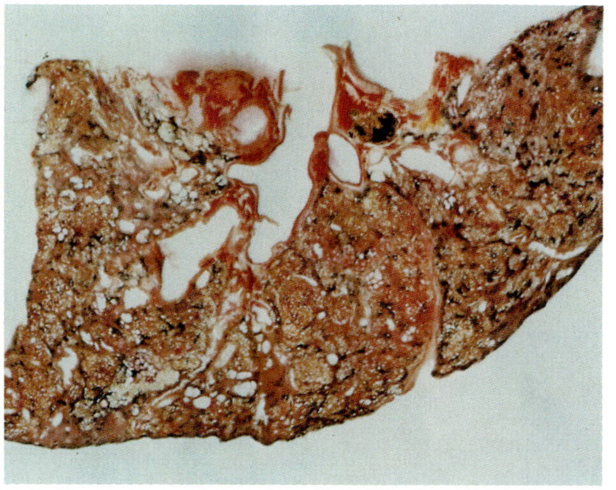

Asbestose (Bergflachslunge) der Lungen mit Fibrose

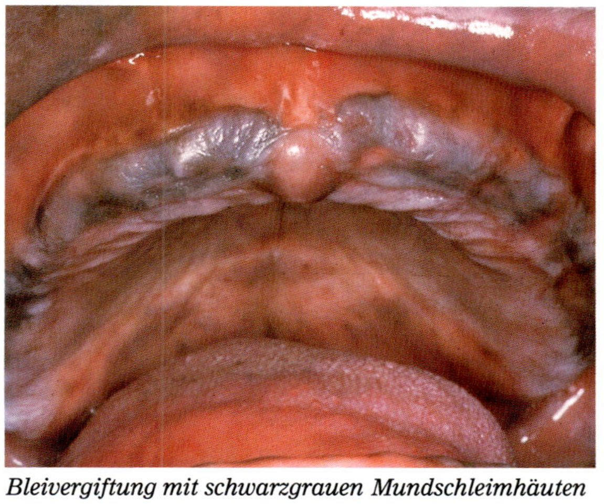

Bleivergiftung mit schwarzgrauen Mundschleimhäuten

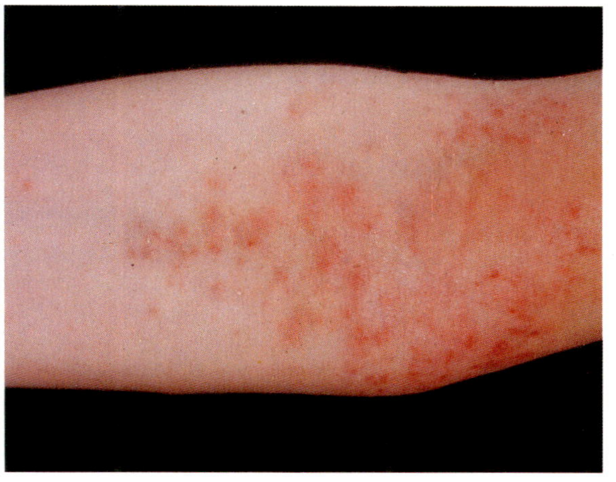

Ekzem aufgrund einer Allergie in der Armbeuge

Umweltmedizin beschäftigt sich mit Krankheiten durch Umweltgifte

Chronik Hintergrund

In den 80er Jahren rückt die Umwelt als Ursache für Gesundheitsschäden immer stärker in den Blickpunkt der Medizin. Die Umweltverschmutzung, häufig auch als »Umweltvergiftung« bezeichnet, die von der Industriegesellschaft verursacht wird, scheint nun auch den Menschen (abgesehen von Tieren und Pflanzen) zu betreffen. So kommt es zu der in Wissenschaft und Alltagsleben verbreiteten Einsicht, daß der Mensch mit der von ihm bewerkstelligten Zerstörung der Natur auch sich selbst – als ein Teil der Natur – zugrunde richtet.

Die sog. Umweltmedizin (auch medizinische Environtologie genannt) setzt sich mit den Krankheiten auseinander, die direkt oder indirekt von den schädlichen Einwirkungen aus der Umwelt herrühren. Es handelt sich hier um einen interdisziplinären Ansatz, bei dem u. a. Hygiene, Pathologie, Toxikologie und Immunologie zusammenarbeiten.

Die weit verbreitete Verwendung von Asbest im Baustoff (Asbestzement) und die damit verbundene Durchsetzung der Atemluft mit Feinstaub in den betreffenden Gebäuden führt zur Schließung zahlreicher (vor allem öffentlicher Gebäude) und zu kostspieligen Sanierungen. Der eingeatmete Asbeststaub führt nämlich auf Dauer zur Lungenfibrose und als Spätfolge häufig zum »Asbestkrebs«.

Verschiedene chemische Substanzen können auf der Haut zu allergischen Reaktionen (z. B. »Waschmittelallergie«) führen und schließlich zu einem »Kontaktekzem«, wovon vor allem Arbeiter bestimmter Industriezweige betroffen werden.

Kadmium kommt physiologisch als Spurenelement im menschlichen Körper vor. In chemischen Verbindungen, wie sie von den Giftmülldeponien an die Umwelt abgegeben werden, ist Kadmium bei entsprechend hoher Anreicherung giftig und schädigt u. a. Lungen und Nieren. Auch die chronische Bleivergiftung vor allem durch verbleites Benzin wird als eine Umweltkrankheit stärker beachtet.

Potentiell stehen zahllose chemische Substanzen im Verdacht, unter bestimmten Bedingungen Krankheiten bzw. Krebs zu erzeugen, wobei der eindeutige Nachweis häufig schwierig zu führen ist (wie z. B. beim Formaldehyd in Baumaterialien).

1985

Die Deutschsprachige medizinische Gesellschaft für Paraplegie wird zur genaueren Erforschung und Behandlung der Querschnittslähmung gegründet. → S. 582

Technetium (Tc, radioaktives, nur künstlich herstellbares Schwermetallelement) als markierbares Radiopharmakon wird in die Hirndiagnostik eingeführt.

Die 31jährige US-Amerikanerin Karen Ann Quinlan stirbt nach zehnjährigem Koma. Nachdem sie 1975 künstlich beatmet werden mußte ohne Aussicht auf Besserung, klagten ihre Eltern vor Gericht auf ihr Recht zu sterben. Der New Jersey Supreme Court gab dieser Klage 1976 statt. Doch nach Beendigung der künstlichen Beatmung blieb sie weiterhin am Leben (→ 27. 9. 1975/S. 556).

Die Folgen von Aids und die Abwehr der Seuche werden in der Bundesrepublik heftig diskutiert, so die »Safer-Sex-Kampagne« und die Überlegungen der bayerischen Landesregierung zu einer Isolierung der Kranken (→ S. 571).

Der britische Humangenetiker Alec J. Jeffreys entwickelt eine genetische Methode, mit der Blut- und Spermaspuren identifiziert werden können (»genetischer Fingerabdruck«).

Der Intrauterinpessar (IUP) zur Empfängnisverhütung führt vermehrt zur Unfruchtbarkeit durch Zerstörung der Eileiter. Zu diesem Ergebnis kommt eine Studie an der University of Washington.

Mai. Der 88. Deutsche Ärztetag in Travemünde beschließt »Richtlinien zur Durchführung von In-Vitro-Fertilisation (IVF) und Embryotransfer (ET) als Behandlungsmethode der menschlichen Sterilität« als Anlage zur Berufsordnung für Ärzte. Im Oktober 1985 wird diese Vorlage von der Bundesärztekammer beraten und beschlossen.

18./19. 6. Aus Anlaß des zehnjährigen Bestehens des Beratenden Ausschusses für die Ärztliche Ausbildung findet ein Symposion statt.

21. 6. Eine internationale Expertengruppe identifiziert in Embu (Brasilien) die Überreste des ehemaligen KZ-Arztes Josef Mengele. → S. 583

7. 11. Das Infertility Center of New York (ICNY) versendet unaufgefordert eine Werbebroschüre an die Frauenärzte in deutschen Kliniken mit einem Angebot von »Leihmüttern«.

10. 12. Die Internationale Ärztevereinigung zur Verhinderung eines Atomkrieges (IPPNW) erhält in Oslo den Friedensnobelpreis. → S. 583

Paraplegie soll besser erforscht werden

1985. Experten aus der orthopädischen und plastischen Chirurgie, aus Neurologie, Neurochirurgie und Urologie gründen in Heidelberg die Deutschsprachige medizinische Gesellschaft für Paraplegie, um die Folgen der Querschnittslähmung zu erforschen und Therapieverfahren zu entwickeln.

Die Paraplegie ist ein Krankheitsbild, das durch eine Schädigung der motorischen Nervenfasern im Rückenmark – meistens durch angeborene Fehlbildungen oder Unfallfolgen, aber z. B. auch bei Multipler Sklerose – verursacht wird. Symptome sind eine schlaffe Lähmung beider Beine (bei Läsion im Bereich des Halsmarks auch von Teilen oder der gesamten Armmuskulatur), der Ausfall der Berührungs-, Temperatur- und Schmerzempfindung in den betroffenen Gebieten sowie Störungen der Blasen-, Enddarm- und Sexualfunktionen. Neben der Beeinträchtigung durch die unmittelbaren Lähmungsfolgen bestehen die zentralen Probleme der Betroffenen in der Kontrolle der Urin- und Stuhlentleerung sowie der Vorbeugung und Behandlung von Harnwegsinfekten und Hautgeschwüren, die durch Minderdurchblutung und Bagatellverletzungen in der Folge des Gefühlsverlusts entstehen.

In der Bundesrepublik kommt es jährlich bei mehr als 1500 Menschen zu Unfällen mit entsprechenden Folgen, wobei mehr als 90% der Betroffenen zeitlebens an den Rollstuhl gefesselt bleiben. Schon früh wurde erkannt, daß die Wiedereingliederung in Familie und Beruf die Zusammenarbeit von Vertretern verschiedenster medizinischer Fächer sowie im Idealfall eine psychotherapeutische und sozialpädagogische Unterstützung erfordert. Die Vorbereitung auf ein Leben mit langfristigen Behinderungen findet heute in speziellen Rehabilitationszentren statt.

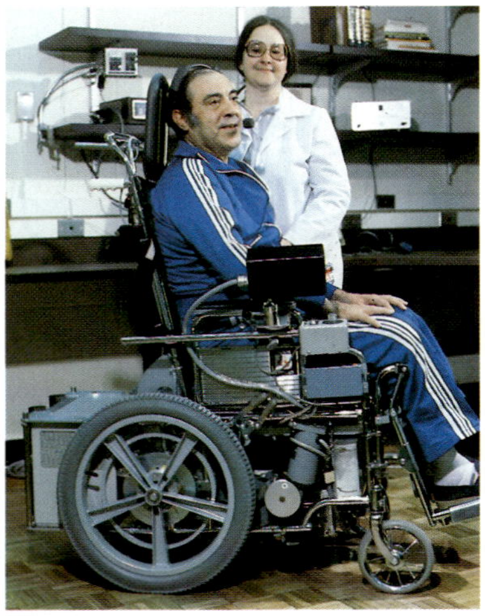

Dieser computergesteuerte Rollstuhl reagiert auf Sprache.

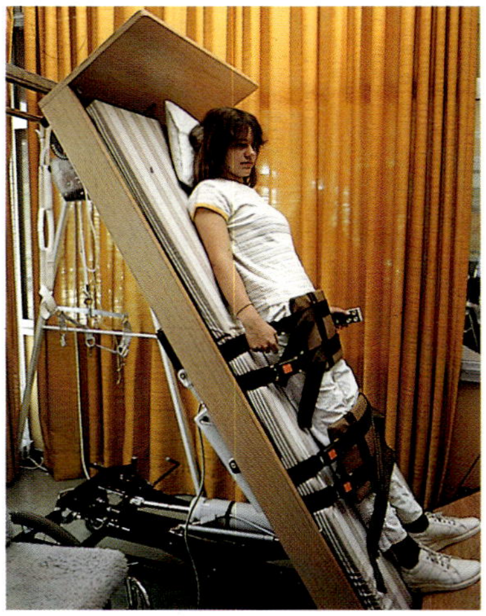

Senkrechtes Bett zur Verbesserung des Kreislaufs

Selbsthilfegruppen stärken die Patienten

Chronik Stichwort

Seit den 70er Jahren werden **Selbsthilfegruppen** von Betroffenen immer populärer.

Bei vielen Gruppen steht das Prinzip der unentgeltlichen gegenseitigen Hilfe und gleichberechtigten Zusammenarbeit im Vordergrund. Daneben finden sich alle Übergangsformen von Selbsthilfegruppen, die ohne Experten arbeiten (z. B. Anonyme Alkoholiker, feministische Gesundheitsselbsthilfegruppen), bis zu Organisationen, die vor allem professionelle Hilfe anbieten. Es existieren zahlreiche Zusammenschlüsse, wie die der Morbus-Crohn-Patienten, der Rheumakranken, der Parkinson-Patienten, Krebsleidenden, Alkoholabhängigen. Außerdem haben sich Gruppen von Angehörigen chronisch Kranker sowie Selbsthilfegruppen von Menschen, die in helfenden Berufen tätig sind (vor allem Krankenschwestern und Sozialarbeiter), gebildet.

Empirische Befunde belegen die Wirksamkeit von Selbsthilfegruppen. Es kommt neben einer Besserung somatischer und psychischer Symptome zu einer erhöhten Kontakt- und Beziehungsfähigkeit und größerer Lebenszufriedenheit. Die Gruppenerfahrung nimmt dem einzelnen das Gefühl der Isoliertheit, hilft beim Aufbau eines neuen Selbstbewußtseins oder einer neuen Lebensperspektive – gerade auch bei Personen mit psychosomatischen Erkrankungen sowie Drogen- und Alkoholabhängigen, denen mit herkömmlichen somatischen und psychotherapeutischen Behandlungen nur im begrentem Umfang geholfen werden konnte. Studien belegen auch, daß entgegen der Befürchtung vieler Experten Teilnehmer von Selbsthilfegruppen häufiger als Kranke ohne Selbsthilfeerfahrung professionelle Angebote in Anspruch nehmen und auf eine gute Kooperation mit Ärzten, Psychologen und Sozialarbeitern großen Wert legen. 40 bis 70% der Selbsthilfe-Initiativen arbeiten regelmäßig mit einem oder mehreren Fachleuten zusammen. Dabei besteht allerdings die Gefahr der Vereinnahmung von Selbsthilfegruppen durch Experten bzw. öffentliche Institutionen für gruppenfremde Ziele (z. B. Einsparungen im Bereich der öffentlichen psychosozialen Versorgung durch Förderung der Selbsthilfe), besonders wenn sie sich zu zentralisierten überregionalen Organisationen entwickeln. Andererseits gibt die Selbsthilfebewegung durch ihre Forderungen und Vorschläge Impulse für sozialpolitische Veränderungen, wie eine Öffnung der Medizin für den psychosozialen Bereich, eine stärkere Betonung der Prävention oder eine gemeindenahe Psychiatrie.

Gerichtsmediziner identifizieren Mengele

21. Juni 1985. Brasilianische, US-amerikanische und bundesdeutsche Wissenschaftler stellen nach zweiwöchiger Untersuchung fest, daß es sich bei den am 6. Juni in Embu bei São Paulo (Brasilien) exhumierten Skeletteilen um die Überreste des ehemaligen KZ-Arztes Josef Mengele handelt, nach dem seit Kriegsende weltweit gefahndet wurde. Mengele, der als Lagerarzt des Konzentrationslagers Auschwitz-Birkenau Menschenversuche an Häftlingen (→ S. 464) unternahm, wird u. a. die Ermordung von 2000 Menschen zur Last gelegt. Er konnte sich bei Kriegsende nach Südamerika absetzen und kam wahrscheinlich am 7. Februar 1979 bei einem Badeunfall ums Leben.

Dem an der Universität Kiel tätigen Gerichtsmediziner Richard P. Helmer gelingt es mit Hilfe einer speziellen Methode der plastischen Gesichtsrekonstruktion, den Schädel Mengeles eindeutig zu identifizieren. Hierbei handelt es sich um eine Video-Bildmischtechnik, die einen exakten Vergleich zwischen den morphologischen Einzelheiten eines Schädels und einer Gesichtsfotografie ermöglicht. Diese Methode wurde erstmals 1976 von Helmer und seinem Kollegen Oskar Grüner beschrieben.

Auch alle anderen Skelettbefunde einschließlich eines genetischen Vergleichs mit Mengeles lebendem Sohn belegen Mengeles Tod.

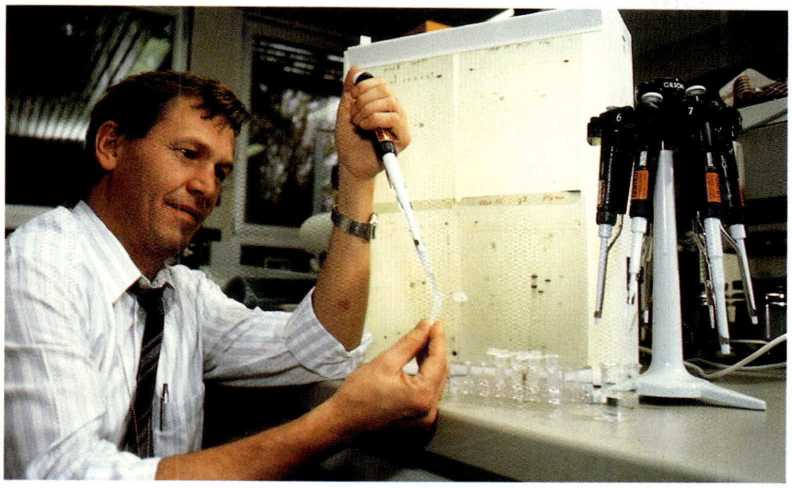

»Genetischer Fingerabdruck«, die gentechnische Identifizierung von Spurenmaterial ist seit 1985 möglich; hier im Labor des Bundeskriminalamtes Wiesbaden

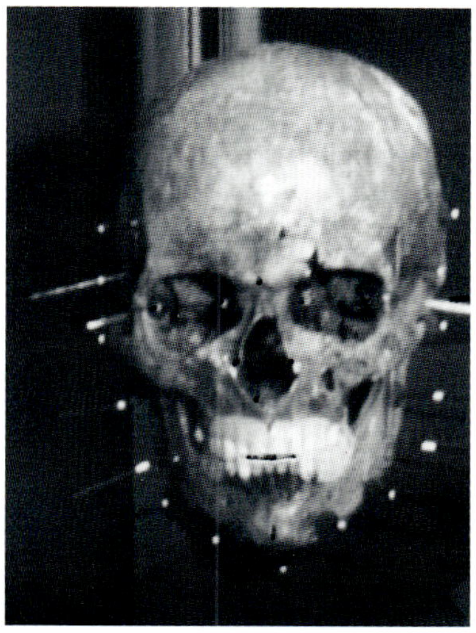

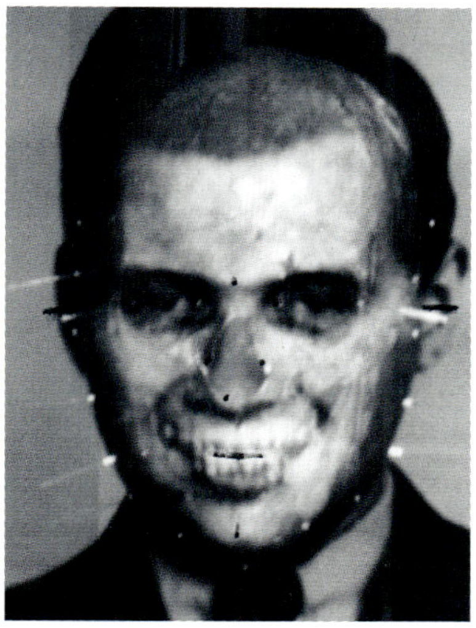

Mengeles Schädel wird mit Hilfe der Video-Bildmischtechnik identifiziert: Auf den Schädel (l.) wird ein Porträtfoto Josef Mengeles projiziert (r.).

Fachgebiet:

Rechtsmedizin zur Verbrechensaufklärung

Die Rechtsmedizin (älterer Ausdruck: Gerichtsmedizin) entwickelte sich aus der früheren Kriminalmedizin, die sich mit den medizinischen Aspekten des Verbrechens befaßte. Als wissenschaftliches Fachgebiet etablierte sich die Rechtsmedizin erst um die Jahrhundertwende und bezog immer mehr Teildisziplinen und spezielle Methoden, von der Pathologie und Histologie über die Toxikologie und Labormedizin bis hin zur juristisch relevanten Gutachtertätigkeit, in ihren Fachbereich mit ein.

Nach wie vor steht die forensische Traumatologie (Körperverletzung, Tötung) im Vordergrund der Rechtsmedizin. Immer bedeutender wurde in den letzten Jahrzehnten die Verkehrsmedizin, insbesondere die Untersuchung des Zusammenhangs von Alkohol und Verkehrssicherheit, die Alkoholnachweismethoden und die Berechnung der getrunkenen Alkoholmenge. Eine klassische Aufgabe der Rechtsmedizin ist das Abstammungs-(Vaterschafts-)Gutachten, wo vor allem die Analyse der Blutgruppensysteme mit immunologischen Testverfahren praktiziert wird.

Die forensische Toxikologie setzt die unterschiedlichen Giftnachweismethoden ein. Bereits im 19. Jahrhundert konnte aus Haaren und Fingernägeln der Opfer die Arsenvergiftung chemisch nachgewiesen werden (→ 1836/S. 275). Die forensische Thanatologie befaßt sich u.a. mit der Feststellung des Todeszeitpunktes, der (richterlich angeordneten) Sektion sowie der Identifizierung unbekannter Toter (z. B. durch die Video-Bildmischtechnik; s. o.). Bei Fragen der strafrechtlichen Verantwortlichkeit ist die (forensische) Psychiatrie zuständig.

Friedensnobelpreis für 135 000 Ärzte

10. Dezember 1985. Mit dem Friedensnobelpreis 1985 wird in Oslo die Internationale Ärztevereinigung zur Verhinderung eines Atomkrieges (International Physicians for the Prevention of Nuclear War, IPPNW) ausgezeichnet. Das Nobelpreis-Komitee begründet die Preisverleihung damit, daß die Ärztegruppe der Menschheit einen großen Dienst erwiesen habe, indem sie auf die katastrophalen Folgen eines Atomkrieges aufmerksam gemacht und den bevorstehenden Rüstungskontrollverhandlungen zwischen den USA und der Sowjetunion neue Perspektiven gegeben habe. Der Mitbegründer der IPPNW, der US-Amerikaner Bernard Lown, erklärt auf einer Pressekonferenz: »Uns wäre das Verbot aller Atombombenversuche mehr wert als das Geld.«

Der IPPNW gehören rund 135 000 Mediziner in 41 Ländern, darunter 60 000 in der Sowjetunion und 28 000 in den USA an. Ihr Hauptanliegen ist die Aufklärung über das wahre Gesicht eines möglichen Atomkrieges, dessen Opfern die moderne Medizin nicht helfen könne. Die IPPNW wurde im Westen des öfteren verdächtigt, sich von der offiziellen sowjetischen Politik als Propagandainstrument mißbrauchen zu lassen. So gingen die deutschen Standesorganisationen zunächst auf Distanz zur deutschen Sektion der IPPNW.

Die IPPNW wurde 1980 von dem 1921 in Litauen geborenen und 1935 in die USA emigrierten Bernard Lown und dem 1929 in Gorki geborenen Russen Jewgenji I. Tschasow, zwei anerkannten Kardiologen, gegründet. Lown hatte bereits 1961 zusammen mit anderen Ärzten die Vereinigung »Physicians for Social Responsibility« ins Leben gerufen, die 1962 Beiträge über die medizinischen Folgen eines hypothetischen Atombombenangriffs auf Boston veröffentlichte. In den 60er Jahren trafen sich Lown und Tschasow in der Sowjetunion zu einem gemeinsamen Forschungsprojekt und schlossen Freundschaft. Tschasow, seit 1962 in der KPdSU (seit 1982 ZK-Mitglied), gehört zu den führenden Funktionären des Gesundheitswesens. Gemeinsam mit Lown nimmt er den Nobelpreis in Oslo entgegen.

1986

In Zusammenhang mit dem wachsenden Ozonloch und dem »Bräunungskult« warnen Mediziner vor dem Anstieg der Zahl von Hautkrebserkrankungen. → S. 586

Gegen den »plötzlichen Kindstod« (sudden infant death syndrome, SIDS) kommen verschiedene Überwachungsapparate auf den Markt. → S. 585

In den USA erlaubt die Aufsichtsbehörde für Lebens- und Arzneimittel (Food and Drug Administration) den therapeutischen Einsatz von monoklonalen Antikörpern. → S. 585

Auf einer Tagung der deutschen mykologischen Gesellschaft wird auf die Zunahme von inneren Pilzerkrankungen (Mykosen) hingewiesen. → S. 586

20. 1. Die WHO teilt mit, daß der Tabakkonsum jährlich mindestens eine Million Tote fordert und 90% der Fälle von Lungenkrebs verursacht.

22. 2. In Trier wird die Gesellschaft für Silva- und Planta-Medizin (Wald- und Pflanzenmedizin) gegründet. Die interdisziplinäre Organisation soll neue Erkenntnisse über das Waldsterben analysieren.

7. 3. Die erste Kunstherz-Operation der BRD nimmt der Chirurg Emil Bücherl im Berliner Westend-Krankenhaus vor. Der 39jährige Patient stirbt vier Tage später (→ 4. 4. 1969/S. 541).

19. 3. Eine Arbeitsgruppe um den Erlanger Internisten Ludwig Demling setzt Laserstrahlen mit einem Endoskop gegen Gallensteine ein. → S. 584

11. 4. Nach Richtlinien der Bundesärztekammer dürfen in der Retorte gezeugte Embryonen nur unter genau definierten Voraussetzungen zur Forschung verwendet werden.

26. 4. Nach dem bislang schwersten Nuklearunfall im Kraftwerk Tschernobyl (Ukraine) sind mehrere tausend Menschen von den Folgen der Strahlung betroffen (→ 6. 8. 1945/S. 477).

8. 5. Der Deutsche Zentralverband Homöopathischer Ärzte fordert auf seiner Jahrestagung in Karlsruhe die volle Integration der Homöopathie in die Universitätsmedizin. Obwohl rund 5000 deutsche Ärzte die Homöopathie einsetzen, gibt es keinen Lehrstuhl.

10. 9. Das Ethik-Komitee der US-amerikanischen Gesellschaft für Reproduktionsmedizin veröffentlicht Richtlinien zur künstlichen Befruchtung (→ 26. 7. 1978/S. 562).

Herbst. Industrie und Tierschutzverbände gründen eine Stiftung zur Förderung von Methoden zur Ergänzung und zum Ersatz des Tierversuchs. → S. 585

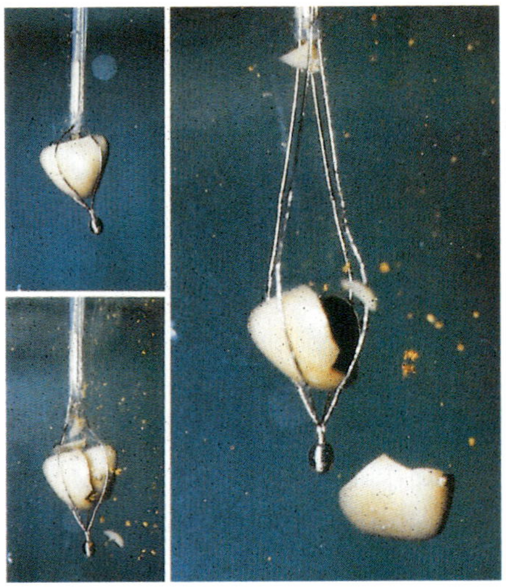

Zerstörung von Gallensteinen durch Laserstrahlen im In-vitro-Experiment

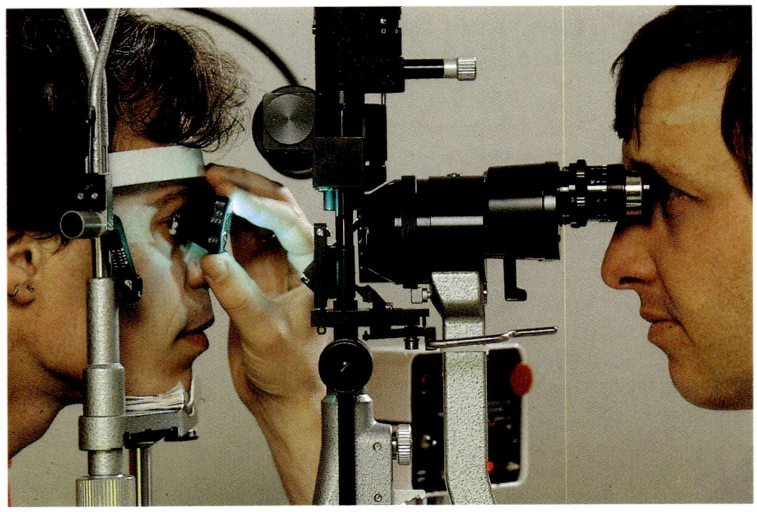

Der Einsatz von Laserstrahlen in der Augenheilkunde: Behandlung einer Netzhautablösung im Klinikum Aachen mit der Methode der Laserfusion

Operationen mit gebündeltem Licht

19. März 1986. An der Universitätsklinik Erlangen gelingt einer Arbeitsgruppe um den Internisten Ludwig Demling (geb. 1921) die Zerstörung von Gallensteinen mit Hilfe von Laserstrahlen. Der starke und dicht gebündelte Lichtstrahl des Lasers gelangt durch ein Endoskop bis zur Gallenblase des Patienten, ohne das umliegende Gewebe dabei anzugreifen.

Der Laser, Synonym für »light amplification by stimulated emission of radiation«, findet bis 1992 Eingang in praktisch alle Bereiche der Medizin. 1958 wurde die Technik erstmals von Arthur L. Schawlow und Charles H. Townes vorgestellt. 1962 gelang erstmals der Einsatz von Laserstrahlen-Technik in der Dermatologie.

Nachdem mit diesen ersten Lasersystemen zunächst nur oberflächliche Körperstrukturen direkt erreicht werden konnten, erlebte der Laser seinen breiten Einsatz mit der Entwicklung flexibler Lichtleiterfasern ab 1972. Mit ihrer Hilfe kann das energiereiche Licht auch in Hohlorgane und verschiedene Körperhöhlen geleitet werden.

Abhängig von der Antriebsenergie sind heute verschiedene Laser-Systeme zur Fusion, Koagulation (Gerinnung) oder Vaporisation (Blutstillung) bzw. Ablation (Abtragung) von Geweben im Einsatz. Die Laserfusion spielt vor allem bei sehr empfindlichen Organen zur Vermeidung herkömmlicher Nähte eine Rolle, so z. B. im Bereich der Tuben (Eileiter) zur operativen Wiederherstellung der Fruchtbarkeit. Bereits 1952 behandelte der Bonner Ophthalmologe Gerhard Meyer-Schwickerath (geb. 1920) Netzhautablösungen mit gebündeltem Lichtstrahl (Lichtkoagulation). Mit Hilfe thermischer Lasersysteme lassen sich endoskopisch u. a. Blutungen von Magengeschwüren stillen. Auch die Chirurgie macht sich diese Technik bei Eingriffen an sehr blutreichen Organen, z. B. bei der Leberresektion, zunutze.

Bei vielen Eingriffen kommen Laser zum Einsatz, die sowohl das Gewebe abtragen als auch die Blutung stillen. Beispiel dafür sind tumorchirurgische Operationen im Bereich der Gynäkologie, Urologie, sowie der Allgemein- und Thoraxchirurgie. Auf der Basis der sog. Fotoablation lassen sich arteriosklerotische Veränderungen bis hin zu feinsten Koronararterien abtragen, und durch Ablagerungen eingeengte Gefäße lassen sich wieder durchgängig machen.

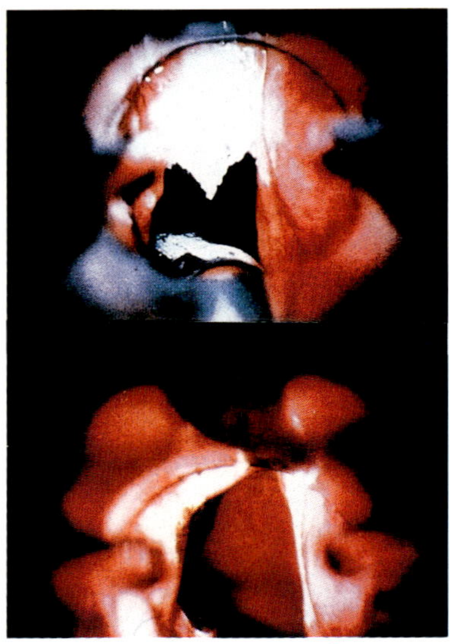

△ Endoskopische Entfernung eines Stimmband-Tumors mit Hilfe von Laserstrahlen: Vor (oben) und nach (unten) der Behandlung; auch in der Neurochirurgie, der Dermatologie und der Hals-Nasen-Ohren-Heilkunde werden Laserstrahlen vor allem bei der Entfernung von Tumoren zunehmend eingesetzt.

In der Medizin eingesetzte Laserstrahlen

Laserart	Anwendungsbereich	Funktion
Kohlendioxid	Tumorbehandlung Chirurgie	Verdampft Tumore Zieht genaue Schnitte
Helium	Rheumabehandlung	Erwärmt das Gewebe
Argon	Netzhautoperationen am Auge Krebsbehandlung	Verschweißt abgelöste Netzhaut mit darunterliegenden Gewebeschichten; verödet blutende Netzhautgefäße Zerstört Krebszellen, die vorher mit einem Farbstoff markiert werden; löst chemische Reaktion aus, die Sauerstoff freisetzt; Sauerstoff greift die farblich markierten Zellen an und zerstört sie (sog. Photodynamische Lasertherapie, PDT)
Excimer	Behandlung von Kurzsichtigkeit Gefäßweitung	Korrigiert Verkrümmung der Hornhaut, indem er Teile davon abschält Wandelt stauende Substanz in Gas um, ohne umliegendes Gewebe zu zerstören
Neodym-YAG	Tumorbehandlung Rückenmarksbehandlung	Zerstört Tumore oder behindert sie in ihrem Wachstum; entfernt Fisteln des Rückenmarks
Erbium-YAG	Zahnmedizin	Trägt kariöse Veränderungen am Zahn ab; bereitet Zahnlöcher für Füllungen vor; entfernt Füllungen

Kein effektiver Schutz vor »Krippentod«

1986. Immer mehr Modelle von Überwachungsapparaten für Säuglinge kommen auf den Markt. Sie sollen die Babys vor dem »plötzlichen Kindstod« schützen.

Bei einer längeren Atempause bzw. -stillstand des Kindes wird z. B. über eine Spezialmatratze ein Wecksignal ausgelöst, das zum Weiteratmen aufreizen soll. Diese Überwachungsmethode ist jedoch unzuverlässig und versagt bei der Verlegung der Luftwege, z. B. durch erbrochene Nahrung.

Der »plötzliche Kindstod« (engl. sudden infant death syndrome = SIDS; lat. mors subita infantum; »Krippentod«) ist in der Bundesrepublik Deutschland die häufigste Todesursache im ersten Lebensjahr nach der Neugeborenenperiode, die 28 Tage umfaßt. Insgesamt sterben 1991 in den alten Bundesländern 1000 bis 2000 Kinder jährlich an »plötzlichem Kindstod«, d. h. ein bis zwei Kinder pro 1000 Lebendgeborene.

SIDS wird als plötzlicher Tod eines Säuglings definiert, dessen Ursache auch nach gründlichen Untersuchungen nicht geklärt werden kann. Hinter dem Phänomen SIDS kann sich eine unerkannte Krankheit verbergen, wie z. B. Infekte, angeborene Herzfehler, Immunschwäche etc. Statistisch sind Frühgeborene, Säuglinge mit anderweitigen Risikofaktoren (»Risikokinder«) sowie Kinder, bei denen bereits ein Geschwisterkind an SIDS gestorben ist, um ein Vielfaches häufiger betroffen. Die Kinder werden zumeist nach einer längeren Schlafperiode tot aufgefunden. Die Häufung der Todesfälle löst in der Öffentlichkeit große Unruhe aus in einer Zeit, in der die tödlichen Infektionskrankheiten und Ernährungsstörungen praktisch keine Rolle mehr bei der Säuglingssterblichkeit spielen. Viele Eltern wünschen eine Monitorüberwachung ihres Kindes aus Angst vor SIDS. Eine effektive Überwachung nach den Regeln der Intensivmedizin setzt jedoch eine technische Schulung, insbesondere ein Training in der Reanimationstechnik (z.B. künstliche Beatmung) voraus.

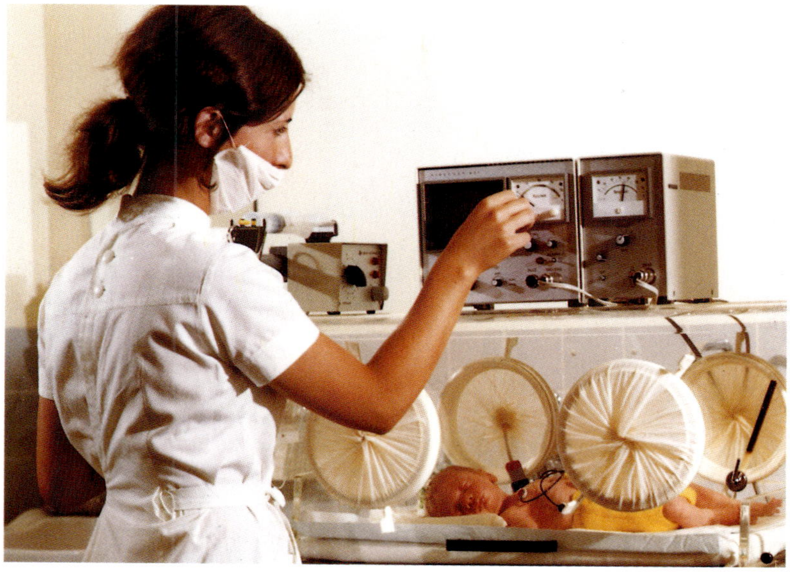

Überwachung eines Säuglings mit einem sog. Baby-Protektor; das an den Inkubator angeschlossene Gerät soll vor dem »Krippentod« schützen.

Es ist bis heute nicht erwiesen, daß die aufwendige Überwachung zu Hause tatsächlich die Häufigkeit von SIDS senken kann.

Studien zum SIDS belegen, daß die in den 70er Jahren modische Bauchlage der Säuglinge, wie sie insbesondere von Kinderärzten empfohlen wurde – im Vergleich zur Rückenlage –, die Häufigkeit von SIDS signifikant ansteigen läßt. So sollen sich in den Niederlanden im Zusammenhang mit der Propagierung der Bauchlage die SIDS-Todesfälle verdoppelt haben. Heute raten Experten, die Bauchlage als Schlafposition im ersten Lebensjahr zu vermeiden.

Antikörper greifen Tumorzellen an

1986. Die ersten monoklonalen Antikörper werden von der staatlichen Aufsichtsbehörde für Lebens- und Arzneimittel in den USA (Food and Drug Administration) für die therapeutische Anwendung zugelassen. Diese können u.a. zum Nachweis und zur Zerstörung von Tumorzellen eingesetzt werden.

Als hochspezifische molekulare Sonden können sie Tumorantigene erkennen. Werden diese Antikörper mit geeigneten Molekülen gekoppelt, so können sie Tumoren in sehr frühen Stadien aufspüren und deren Masse reduzieren. Erste Erfolge mit dieser Methode gelingen seit 1985 den Wissenschaftlern am National Institute of Health (NIH) in den Vereinigten Staaten.

Große Bedeutung für die biomedizinische Grundlagenforschung haben auch die sog. Marker. Es handelt sich dabei um molekulare Zellkomponenten oder von Zellen freigesetzte Moleküle, die für bestimmte Zellformen oder deren Merkmalsänderung (z. B. Entartung) spezifisch sind.

Einen besonderen Stellenwert haben die sog. Tumormarker (z.B. Tumorantigene, Enzyme, Hormone, morphologische Marker). Ihr Neuauftreten oder ihre erhöhte Konzentration in bestimmten Körperflüssigkeiten – vor allem im Blutserum – ermöglicht Rückschlüsse auf das Vorhandensein oder auch über den Verlauf von (bösartigen) Tumoren.

Alternativen zum Tierversuch in den Forschungslabors

Herbst 1986. Industrie und Tierschutzverbände gründen in der Bundesrepublik eine gemeinsame Stiftung zur Förderung von Ersatz- und Ergänzungsmethoden zum wissenschaftlichen Tierversuch.

Die Stiftung soll dazu beitragen, die Zahl der von Pharmaindustrie und medizinischer Forschung unternommenen Experimente an lebenden Tieren zu reduzieren.

Gleichzeitig richtet der Deutsche Tierschutzbund in seiner »Akademie für Tierschutz« in Neubiberg bei München eine umfassende Literaturdatenbank über Alternativmethoden zum Tierversuch ein. Ende 1987 erscheint die erste Dokumentation, die sog. Gelbe Liste.

Eines der neuen alternativen Verfahren, für deren Entwicklung in den 1980er Jahren zahlreiche nationale und internationale Preise ausgeschrieben sind, ist die Anlage von Zellkulturen. Unter dem Motto »Kulturen statt Kreaturen« wird die Reaktion einzelner Zellen auf bestimmte Substanzen getestet. Dieses und andere bio- und gentechnische Verfahren können jedoch nach Ansicht der wissenschaftlichen (Universitäts-)Medizin und der pharmazeutischen Industrie Tierversuche bei der Entwicklung und Überprüfung von Arzneimitteln nicht ersetzen.

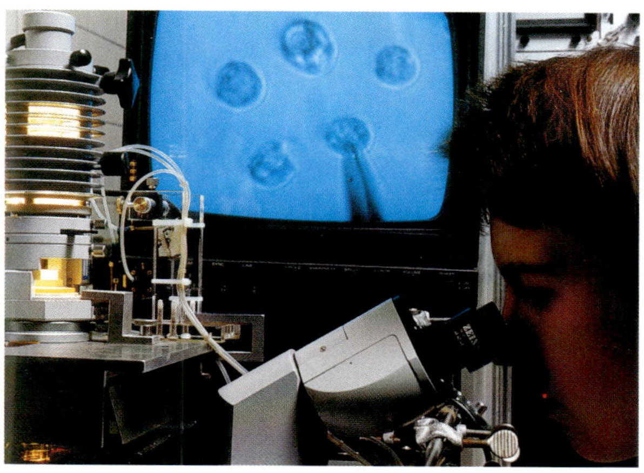

Neue Wege in der Forschung: Zu den modernsten Methoden, die dazu beitragen, die Anzahl der Versuchstiere in der Forschung zu senken, gehört die Beobachtung der Wirkung von Substanzen an der lebenden Zelle (hier an Herzmuskelzellen).

Aufgrund der anhaltenden Proteste in der deutschen Bevölkerung tritt am 1. Januar 1987 ein verschärftes Bundes-Tierschutzgesetz in Kraft, das u.a. die wissenschaftliche Begründung von Tierversuchen und die Errichtung einer Datenbank für Tierversuche fordert.

Pilzerkrankungen auf dem Vormarsch

1986. Dermatologen weisen darauf hin, daß eine therapieresistente Pilzerkrankung der Mundschleimhaut (Mundcandidose) als Vorläufer einer Aids-Erkrankung in Frage kommt. Die immer häufiger zu beobachtenden Pilzkrankheiten (Mykosen, von griech. mykes = Pilz), stellen eine neue Herausforderung für die Medizin dar.
Insbesondere die Zahl schwerer Organmykosen, die bei einer Infektabwehrschwäche im Gefolge bestimmter Grundkrankheiten (z. B. Aids) sowie bei bestimmten Therapie- und Intensivversorgungsmaßnahmen (z. B. chemotherapeutische Krebsbehandlung; Immunsuppression bei Organtransplantation) auftreten, nimmt zu.
Bisher befaßte sich die medizinische Mykologie vornehmlich mit pilzbedingten Haut- und Schleimhauterkrankungen und war damit eine Domäne der Dermatologie. In den letzten Jahrzehnten jedoch werden die von »opportunistischen« Pilzen hervorgerufenen Organmykosen bei Patienten mit geschwächter Abwehrkraft immer bedrohlicher. Solche Abwehrschwäche war früher selten, da Menschen mit schweren Grundkrankheiten diesen in der Regel rasch erlagen. Mit dem therapeutischen Fortschritt kann jedoch eine steigende Zahl von Patienten von schweren Erkrankungen geheilt oder diese können zumindest dauerhaft kompensiert werden, ohne daß die eigentliche Risikosituation ganz beseitigt wäre. So sieht sich die Medizin mit einer wachsenden Zahl von Patienten konfrontiert, die in hohem Maße durch Infektionen mit Erregern geringer Virulenz (sog. »Opportunisten«) gefährdet sind, die normalerweise im Organismus auftreten, ohne Krankheiten zu verursachen.
Während bakterielle opportunistische Infektionen in der Regel chemotherapeutisch erfolgreich zu behandeln sind, liegen die Möglichkeiten für eine wirksame Therapie der eher chronischen Mykosen durch Antimykotika ungünstiger.

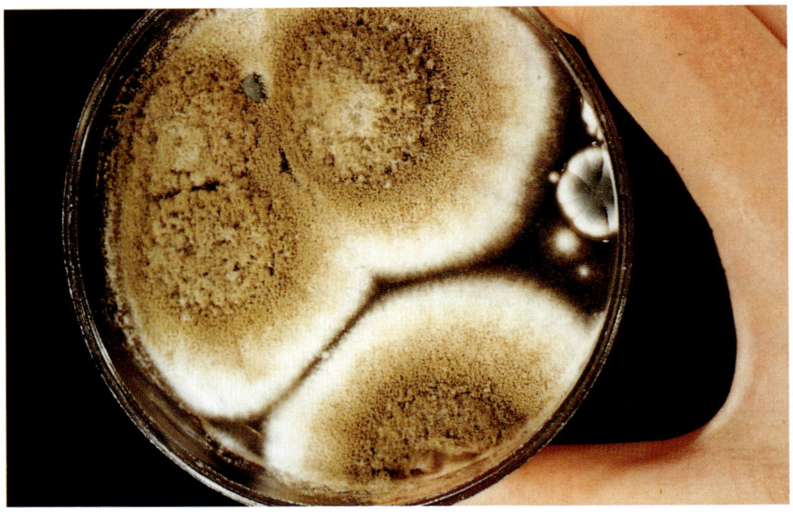

Pilzwachstum in Kultur: Kolonien von Aspergillus fumigatus, dem häufigsten Erreger der Aspergillose, einer Schimmelpilzinfektion

Fachgebiet:

Erforschung der Pilzkrankheiten

Die medizinische Mykologie ist die Lehre von den Krankheiten des menschlichen Organismus, die durch Pilze hervorgerufen werden (Mykosen). Sie können örtlich begrenzt sein oder als »systemische« Mykosen äußere Organe wie Verdauungs- und Atmungsorgane befallen und über den Blutweg als »tiefe Mykosen« zu den Organen im Körperinneren vordringen (Niere, Leber, Gehirn). Im Vordergrund der heutigen Mykologie stehen die »opportunistischen« Pilze, die normalerweise im Körper vorkommen und nur bei Immunschwäche vorwiegend chronische Mykosen verursachen. Die in Mitteleuropa am häufigsten vorkommenden Mykosen dieses Typs sind u. a. die Candidose und die Aspergillose. In den letzten Jahren wurden die diagnostischen und therapeutischen Möglichkeiten verbessert und die Notwendigkeit einer frühzeitigen Bekämpfung des Pilzbefalls klar erkannt.

Zunahme des Hautkrebses durch Sonneneinstrahlung

1986. Die Entfernung einer Krebsgeschwulst von der Nase des US-Präsidenten Ronald Reagan lenkt nicht nur in den USA die Öffentlichkeit auf die Problematik des Hautkrebses. Hierbei handelte es sich um ein Basalzellkarzinom, die häufigste Hautkrebsart mit den besten Heilungsaussichten (über 95%). Was jedoch die medizinische Fachwelt besonders bedenklich stimmt, ist der signifikante Anstieg des äußerst bösartigen Melanoms. Nach einer Schätzung der American Cancer Society gab es in den USA 1985 mit 22 000 Fällen von Melanomerkrankungen 25% mehr als ein Jahr zuvor. Verschiedene Studien ergaben, daß die Bestrahlung der Haut mit UV-Strahlen, z. B. beim Sonnenbaden, ein entscheidender Faktor für die Entstehung des Hautkrebses ist.
So kann chronische Sonneneinstrahlung zu präkanzerösen Veränderungen der Melanozyten in der Haut führen (UV-Karzinogenese). Insbesondere hellhäutige Menschen entwickeln unter starkem UV-Einfluß vermehrt maligne (bösartige) Melanome. Die australische Bevölkerung z. B., die sich vor allem aus den Nachfahren englischer und irischer Einwanderer zusammensetzt, ist von der Krankheit wesentlich stärker betroffen als die Bundesbürger (28 Fälle pro 100 000 Einwohner 1975 gegenüber 4,6 pro 100 000 in der BRD 1970). Dagegen entwickelt die dunkelhäutige Urbevölkerung Australiens praktisch keine malignen Melanome. Auch in den Vereinigten Staaten und in Norwegen konnte eine Zunahme des Melanoms in Abhängigkeit von der Intensität der UV-Strahlung aufgezeigt werden.
Diese epidemiologischen Funde führen zu einer breiten Debatte über die Hautschäden (neben Krebs auch beschleunigter Alterungsprozeß) als Folge übertriebenen Sonnenbadens sowie des sich vergrößernden »Ozonlochs«.

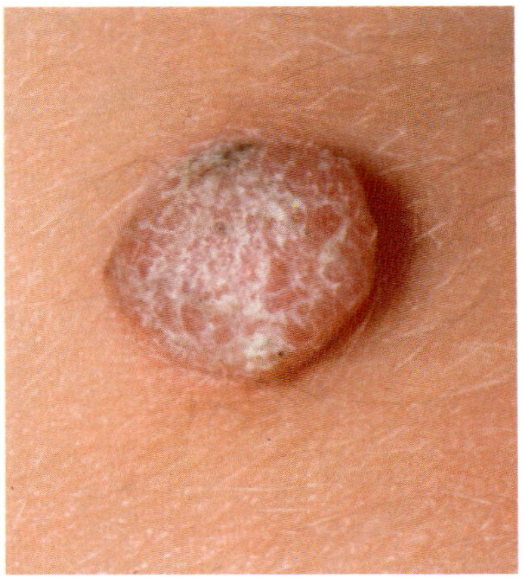

Juveniles Melanom: Gutartige Hautgeschwulst vor allem bei Kleinkindern

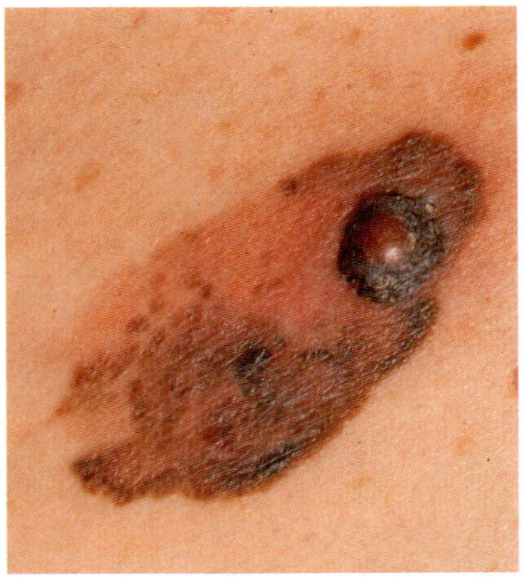

Malignes Melanom: Bösartigste Hautgeschwulst, nach der Pubertät

Das maligne Melanom

Maligne Melanome sind äußerst bösartige Geschwulste der Haut, weniger wegen ihrer örtlichen Aggressivität, als vielmehr wegen ihrer frühzeitigen Metastasenbildung auf dem Blut- bzw. Lymphwege, die zum Tod führt. Die Melanome gehen von den kanzerösen pigmentbildenden Zellen (Melanozyten) aus. Maligne Melanome betreffen vorwiegend Weiße. Der Zusammenhang zwischen Sonnenbestrahlung und Erkrankung ist nicht so eindeutig geklärt wie bei den harmloseren Arten von Hautkrebs.

1987

Zidovudin wird als erstes Virostatikum gegen Aids von der US-amerikanischen Gesundheitsbehörde (FDA) zugelassen (Firmenname »Retrovir«). Es muß alle vier Stunden eingenommen werden und kostet pro Person jährlich bis zu 10 000 US-Dollar. Es kann die Krankheit nicht heilen, den Verlauf jedoch günstig beeinflussen (→ 22. 6. 1992/S. 600).

Der israelische Forscher M. B. Bornstein vom Weizmann-Institut (Jerusalem) berichtet von einem neuen Medikament gegen die Multiple Sklerose. → S. 587

Die Arbeitsgruppe von Ignacio Madrazo Navarro in Mexiko-City verbessert durch die Implantation von körpereigenem Nebennierenmark in das Gehirn von Parkinson-Kranken deren Zustand. → S. 587

Eine Studie des US-amerikanischen Gallup-Instituts kommt zu dem Ergebnis, daß rund 8 Mio. US-Amerikaner im Grenzbereich zwischen Leben und Tod visionäre Erlebnisse hatten (»near death experience«). → S. 588

US-amerikanischen und europäischen Forschungsgruppen gelingt die Identifizierung eines Gens, das die für die Alzheimersche Krankheit typische Veränderung des Gehirngewebes verursacht. Das betreffende Amyloid produzierende Gen sitzt auf Chromosom 21.

25. 1. Das Bundesministerium für Wissenschaft und Forschung in Bonn richtet einen Arbeitsschwerpunkt »Allergische Erkrankungen« mit einer Ausstattung von 30 Mio. DM und einer Laufzeit von fünf Jahren ein, um Allergien erforschen zu lassen.

10. 4. In der Mainzer Universitätsklinik stirbt die Leichtathletin Birgit Dressel an den Folgen des Dopings. → S. 588

6. 8. Das Bundesgesundheitsamt in Berlin (West) verbietet injizierbare Fertigarzneimittel aus konservierten Frischzellen. → S. 588

5. 9. Sieben Monate alte siamesische Zwillinge aus Ulm, zwei am Kopf zusammengewachsene Jungen mit getrenntem Gehirn und einer gemeinsamen Kopfvene, werden in einer 22stündigen Operation von einem Chirurgenteam des Johns Hopkins Hospital in Baltimore erfolgreich getrennt.

Oktober. 25 000 neue Syphilisfälle werden in den USA in den ersten neun Monaten dieses Jahres gemeldet, 35% mehr als ein Jahr zuvor. Möglicherweise ist dies eine Folge der Beschaffungsprostitution von Drogenabhängigen.

Arznei gegen Multiple Sklerose im Test

1987. Der israelische Forscher M. B. Bornstein aus Jerusalem stellt »Cop 1« vor, ein neues Medikament gegen Multiple Sklerose.

Die bisherigen Behandlungsmethoden der Multiplen Sklerose basieren auf der Annahme, daß es sich bei diesem Krankheitsbild um eine gestörte Reaktion des Körperabwehrsystems auf körpereigenes Gewebe handelt. Die entsprechenden Therapieformen zielen auf Unterdrückung der allgemeinen Körperabwehr durch entzündungshemmende oder zytostatische Medikamente, sind jedoch mit ausgeprägten Nebenwirkungen, z. B. in Form von erhöhter Infektanfälligkeit und irreversiblen Organschädigungen verbunden.

Ein Schritt in eine neue Richtung gelang mit der Synthetisierung der Substanz »Cop 1« am israelischen Weizmann-Institut: In der ersten klinischen Studie mit dieser Substanz zeigte sich bei einer Behandlung von 25 Patienten über einen Zeitraum von zwei Jahren, daß im Frühstadium der Erkrankung die Rückfallhäufigkeit und die Zunahme der neurologischen Symptomatik deutlich geringer war als für eine Vergleichsgruppe.

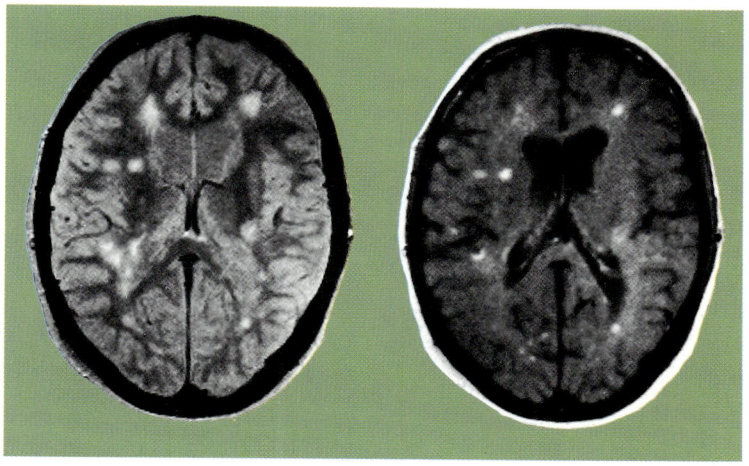

MR-Tomographie des Gehirns bei Multipler Sklerose (l. protonengewichtet)

Krankheitsbild:

Veränderungen am Hirngewebe lösen MS aus

Die Multiple Sklerose (MS) gehört in Mitteleuropa zu den häufigsten neurologischen Erkrankungen: 1987 kommen etwa fünf bis sieben Kranke auf 10 000 Einwohner. Die typischen Hirngewebsveränderungen (zunächst Entzündung, dann Narbenbildung) können an verschiedenen Stellen des zentralen Nervensystems auftreten. Als Symptome zeigen sich z. B. Sehstörungen, Beeinträchtigungen des Körpergefühls oder der Koordinationsfähigkeit. Kennzeichnend ist das Zusammentreffen von häufig wechselnder Symptomkonstellation und einem Verlauf in Schüben, mit einer zwischenzeitlichen Rückbildung der Symptomatik.

Operative Therapie für Parkinson-Kranke

1987. Der Arbeitsgruppe um Ignacio Madrazo Navarro in Mexiko-City gelingt der Nachweis, daß durch Einpflanzung von körpereigenem Nebennierenmark in einen Seitenventrikel des Gehirns und damit in unmittelbare Nachbarschaft der Basalganglien eine Verringerung der Symptomatik bei Parkinson-Patienten erzielt werden kann.

Die von James Parkinson → 1817 (S. 262) beschriebene Schüttellähmung gehört neben der Multiplen Sklerose (s. o.) zu den häufigsten neurologischen Krankheitsbildern (1987 in der Bundesrepublik 200 000 Erkrankte). Entscheidende Fortschritte sowohl im Verständnis der Krankheitsursache als auch bei der Behandlung ergaben sich erst, als 1960 bei Parkinson-Patienten der Verlust des Nervenübertragungsstoffes Dopamin in bestimmten Bereichen des Hirnstamms, den Basalganglien, gefunden wurde. Darauf aufbauend wurden verschiedene Strategien der medikamentösen Therapie entwickelt, die jedoch nur zu einem vorübergehenden Stillstand führen und relativ häufig mit erheblichen Nebenwirkungen verbunden sind.

Bei der neuen Behandlungsmethode beruht die Wirkung vermutlich darauf, daß das verpflanzte Gewebe Dopamin oder einen Wachstumsfaktor freisetzt.

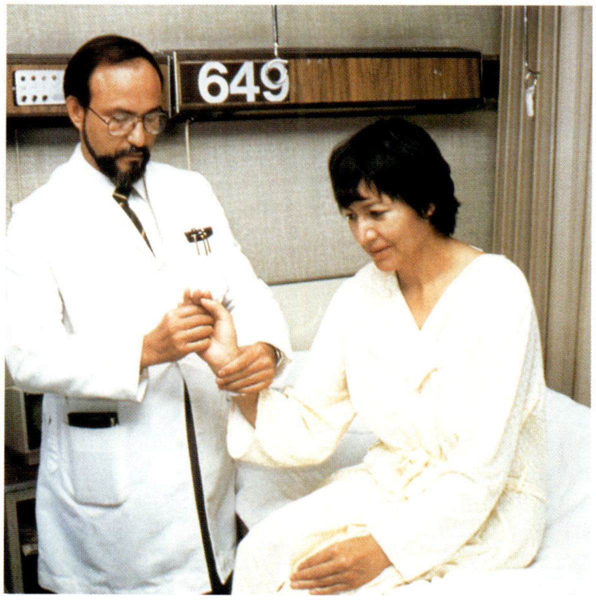

Bei einer neuen Therapie der Parkinsonschen Krankheit wird Dopaminproduzierendes Nebennierengewebe des Patienten in dessen Gehirn transplantiert. Damit vermindert sich die Gefahr der immunologischen Abstoßung. Ignacio Madrazo (l.) untersucht hier in Mexico-City eine Patientin, die für diesen Eingriff vorgesehen ist.

Visionäre Erfahrungen in Todesnähe

1987. Eine Studie des US-amerikanischen Gallup-Instituts belegt, daß rund 8 Mio. US-Amerikaner im Grenzbereich zwischen Leben und Tod großartige visionäre Erlebnisse gehabt hatten (»near death experience«). Die Beschäftigung mit der Erfahrung der Todesnähe wird zu einem Thema für Medizin, Psychologie und Esoterik.

Zu einem Bestseller wird das Buch »Leben nach dem Tod« des US-Psychiaters Raymond A. Moody, der 150 Berichte von Personen, die sich in Todesnähe befanden, sammelte und untersuchte. Häufig hört der Beinahe-Tote, wie der Arzt ihn für tot erklärt. Gleichzeitig hat er das Gefühl, durch einen dunklen Tunnel zu gleiten und den eigenen Körper zu verlassen. Schließlich begegnet er einem »Wesen aus Licht«, das als liebevoll und warmherzig beschrieben wird und ihn veranlaßt, sein Leben zu bilanzieren. In Sekundenschnelle laufen die wichtigsten Ereignisse vor dem geistigen Auge ab. Dabei empfinden die Betroffenen ein überwältigendes Gefühl der Ruhe.

Der US-amerikanische Psychologe Ronald K. Siegel teilt die Schilderungen der Beinahe-Toten ein:

▷ 1. »Einfache Visionen« wie etwa das Licht-Tunnel-Syndrom, das er damit begründet, daß das Gehirn auf extreme Ausnahmezustände mit einem regelrechten Nervengewitter reagiert, das dem Sehzentrum eine starke Lichtreizung vorgaukelt

▷ 2. »Komplexe Visionen« wie Traumbegegnungen mit toten Verwandten oder die Loslösung vom eigenen Körper; dabei schaltet das Nervensystem bei starker Streßbelastung einfach Teile des Gehirns ab. Gleichzeitig produziert das Gehirn, dem jetzt Außenreize fehlen, unablässig Bilder aus der Vergangenheit und der Zukunft.

Deshalb, so Siegel, seien sich die Totenbettvisionen so ähnlich. Zusätzlich werden Endorphine ausgeschüttet, die die schmerzleitenden Nervenfasern blockieren.

Eine andere Erklärung bietet die Archetypenlehre des schweizerischen Psychiaters Carl Gustav Jung, die davon ausgeht, daß bei Senkung des Bewußtseinsniveaus urtümliche Bilder aus dem kollektiven Unbewußten hervortreten.

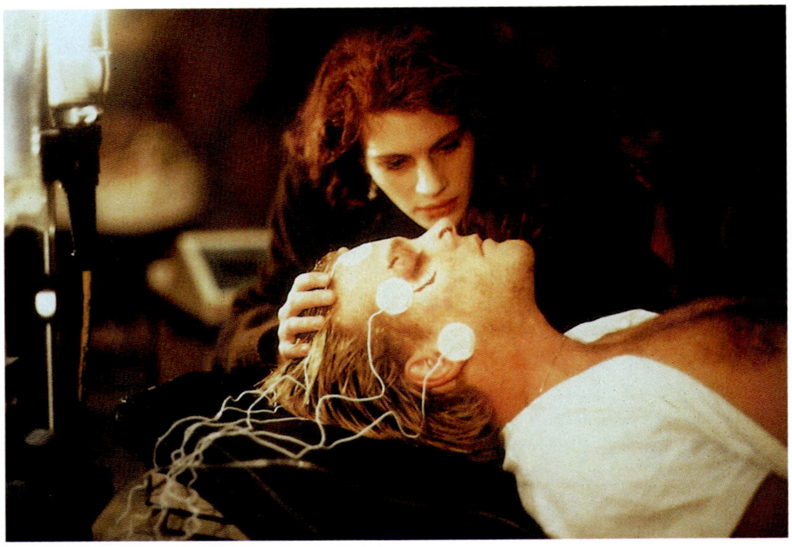

Aus dem Film »Flatliners«: Ein Medizinstudent (Kiefer Sutherland) mit seiner Freundin (Julia Roberts) stoppt den Herzschlag, um Todesnähe zu erfahren.

Zelltherapie wegen Risiken verboten

6. August 1987. Das Bundesgesundheitsamt (BGA) in Berlin (West) verbietet wegen »schwerwiegender unerwünschter Wirkungen« (u. a. Todesfälle) den Vertrieb injizierbarer Fertigarzneimittel aus kompletten getrockneten Tierzellen.

Die Therapie mit frischen Tierzellen (→ Februar 1954/S. 503), die sofort nach der Gewinnung dem Patienten eingespritzt werden, bleibt weiterhin erlaubt. Zwar erklärt das BGA, daß auch von diesen Frischzellen die gleichen gesundheitlichen Gefahren ausgehen, jedoch handelt es sich hier um keine Fertigarzneimittel, die vom BGA zugelassen sein müssen.

Gegen das Verfahren bestehen Bedenken sowohl von medizinischer Seite (Gefahr von allergischen Reaktionen auf das Fremdeiweiß bis hin zum tödlichen Schock, Autoimmunkrankheiten, Übertragung von Krankheitserregern) als auch von seiten der Tierschützer: In eigenen Tierherden gehaltene trächtige Mutterschafe werden geschlachtet, Gewebe der Feten und Muttertiere wird als Injektionsmittel präpariert.

Das Verfahren war um 1930 von dem schweizerischen Chirurgen Paul Niehans zur allgemeinen Revitalisierung begründet worden.

Doping im Kreuzfeuer nach dem Tod von Birgit Dressel

10. April 1987. In der Mainzer Universitätsklinik stirbt die 26jährige Leichtathletin Birgit Dressel an den Folgen eines Allergieschocks – hervorgerufen durch die jahrelange Einnahme von mindestens 100 unterschiedlichen Medikamenten. Der Tod der Siebenkämpferin löst in der Öffentlichkeit heftige Diskussionen über Doping aus.

Auf der langen Liste von Medikamenten, die Dressel eingenommen hatte, finden sich zwischen Vitaminpräparaten und zahlreichen anderen Arzneien auch Anabolika wie »Megagrisevit« oder »Stromba«, die nur schwerkranken Patienten verschrieben werden und auf der Liste der im Sport verbotenen Substanzen stehen. Welches Medikament letztendlich den Allergieschock Birgit Dressels auslöste, bleibt ungeklärt, fest steht nur, daß die von ihrem Arzt als »immer gesünder« beschriebene Frau schwer krank war. Zu den zahlreichen durch den Sport hervorgerufenen Schädigungen des Bewegungsapparates kam eine ausgeprägte Schwäche des Immunsystems, die wahrscheinlich durch Frischzellenkuren und Medikamentenmißbrauch hervorgerufen wurde.

Die unerlaubte Leistungssteigerung im Sport durch Medikamente ist zwar kein neues Phänomen, in den 80er Jahren jedoch häufen sich die Dopingfälle. Nicht einmal der Fall Birgit Dressel vermag Abschreckung genug zu sein.

Das Problem ist jedoch weder durch strengere Kontrollen noch durch den Unmut der Öffentlichkeit in den Griff zu bekommen, weiterhin riskieren Sportler Gesundheit und Leben mit muskelfördernden Anabolika, die, so der deutsche Sportfunktionär Willi Daume, »für Mastvieh in vielen Ländern der Welt verboten« sind. Die Sportmedizin läuft vor allem im Bereich des Hochleistungssports Gefahr, der Leistung schlechthin verpflichtet zu sein.

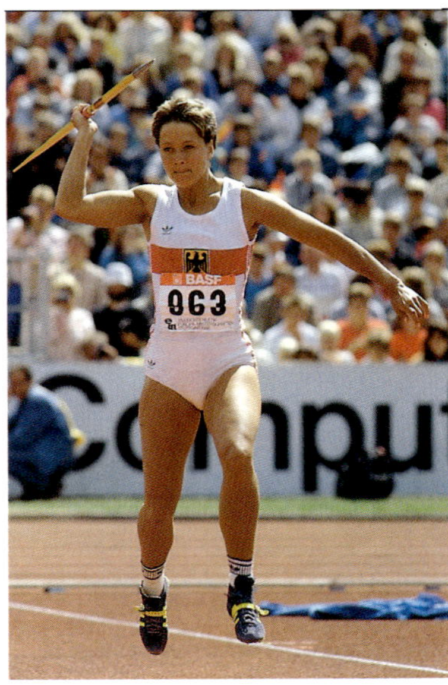

Mehr Leistung durch Chemie

Doping (von engl. dope = Narkotikum) ist die Anwendung von Substanzen, die als unerlaubte Mittel in laufend fortgeschriebenen Listen eingetragen sind. Durch Kontrollen soll gewährleistet werden, daß die Sportler keine verbotenen Medikamente einnehmen. Bei Zuwiderhandlungen sind empfindliche Strafen vorgesehen. Eine neue Dimension des Dopingproblems entstand durch konditionierende Substanzen wie Hormone oder hormonartig wirkende Präparate, die nicht nur dem Aufputschen im Wettkampf dienen, sondern den Aufbau der Leistungsfähigkeit in den Trainingsphasen fördern (Abb.: Birgit Dressel 1986).

1988

Die US-amerikanischen Centers of Desease Control legen die Resultate eines vierjährigen Projektes über die psychologischen Folgen des Vietnamkrieges für die Kriegsveteranen vor. Die Studie umfaßt 15 000 Personen. Bei ihnen sind allgemeine Angstzustände, depressive Verstimmungen und Drogenprobleme erheblich häufiger als bei vergleichbaren Gruppen, die nicht am Krieg teilnahmen.

In den USA werden erste Knochenmarktransplantationen bei Leukämiekranken durchgeführt, wobei mögliche Spender mit Hilfe eines Computerarchivs ermittelt wurden. → S. 590

Eine psychiatrische Studie in Neuseeland belegt, daß der sexuelle Mißbrauch von Kindern zu schweren seelischen Störungen, insbesondere zur Depression, führen kann. → S. 590

27. 1. Im »New England Journal of Medicine« wird eine Studie veröffentlicht, wonach die regelmäßige Einnahme von Acetylsalicylsäure (»Aspirin«) vor Herzinfarkt schützt.

1. 3. In Nordrhein-Westfalen beginnt ein Modellversuch mit Methadon, das kostenlos als Ersatzdroge an Heroinabhängige ausgegeben wird. → S. 590

12. 4. Im US-amerikanischen Patent and Trademark Office in Washington wird ein Patent für eine »transgene« (d.h. gentechnische veränderte) Maus an die Harvard University vergeben. Damit wird erstmals ein höherentwickeltes Lebewesen einer technischen Erfindung gleichgestellt.

Juni. Der französische Immunbiologe Jacques Benveniste publiziert eine Studie, mit der er die Wirksamkeit homöopathischer Heilmittel beweisen will. → S. 591

8. 8. In Nordrhein-Westfalen kommt es nach der Entdeckung von verseuchtem Kalbfleisch zu einem »Hormonskandal«: 14 000 Kälber werden beschlagnahmt.

28. 10. In Frankreich wird das Antigestagen RU 486 als »Abtreibungspille« zugelassen. → S. 590

4. 11. Nach einem Grundsatzurteil des Bundesgerichtshofes (BGH) kann sich ein Aids-Infizierter strafbar machen, wenn er beim Sexualverkehr kein Kondom benutzt. Der BGH bestätigt damit grundsätzlich das Urteil gegen einen US-Amerikaner, der in erster Instanz zu zwei Jahren Haft ohne Bewährung verurteilt worden war.

25. 11. Mit den Stimmen der Bundestagsfraktionen von CDU/CSU und FDP wird in Bonn das Gesetz zur Gesundheitsreform verabschiedet. → S. 589

Gesundheitsreform bleibt umstritten

25. November 1988. Mit den Stimmen von CDU/CSU und FDP wird das Gesetz zur Gesundheitsreform vom Bundestag in Bonn verabschiedet. Die Opposition kritisiert das Gesetz, das am 1. Januar 1989 in Kraft tritt, als unsozial.

Eine grundlegende Reform war aufgrund der Kostenexplosion im Gesundheitswesen notwendig geworden. Zu den Kernstücken des Gesetzes zählt die Einführung von Festpreisen für vergleichbare Arzneimittel. Die Bonner Regierung verspricht sich davon mittelfristig eine Senkung der Medikamentenpreise. Die Ursachen für die Kostenexplosion sind vielfältig, im Vordergrund stehen:

- ▷ Die Struktur des deutschen Arzneimittelmarktes
- ▷ Das Prinzip der Honorierung von Einzelleistungen, das den Ärzten die Möglichkeit bietet, die Höhe des eigenen Einkommens in gewissen Grenzen selbst zu bestimmen und eine Tendenz zur »Apparatemedizin« begünstigt
- ▷ Die Zunahme der »allgemeinen Morbidität« u. a. durch die gestiegene Lebenserwartung der Bevölkerung. Bei den stationären Behandlungen im Krankenhaus verursachen 10% der Versicherten 99,6% der Ausgaben – der größte Teil dieser Aufwendungen fällt in den letzten zwei Lebensjahren der Kranken an
- ▷ Das wachsende Angebot neuer diagnostischer, therapeutischer und prophylaktischer Verfahren, medizintechnischer Apparaturen, Pharmazeutika sowie Heil- und Hilfsmittel.

SPD, Grüne und die Gewerkschaften kritisieren, daß die Gesundheitsreform vor allem zu Lasten der Versicherten gehe. Durch die Erhöhung der sog. Selbstbeteiligung, die 1988 bereits 5,6 Mrd. DM beträgt, um weitere 8 Mrd. DM (bei Zahnersatz, Arzneimitteln, Heil- und Hilfsmitteln, Fahrtkosten) werden Kleinverdiener und Rentner benachteiligt. Tiefgreifende Reformen im Sinne einer öffentlichen Regulierung der Angebotsseite würden nicht durchgeführt.

1992 wird die Gesundheitsreform für gescheitert erklärt: 1991 erhöhten sich die Ausgaben der Kassen um 12,7% auf 158,9 Mrd. DM (→ 4. 10. 1992/S. 598).

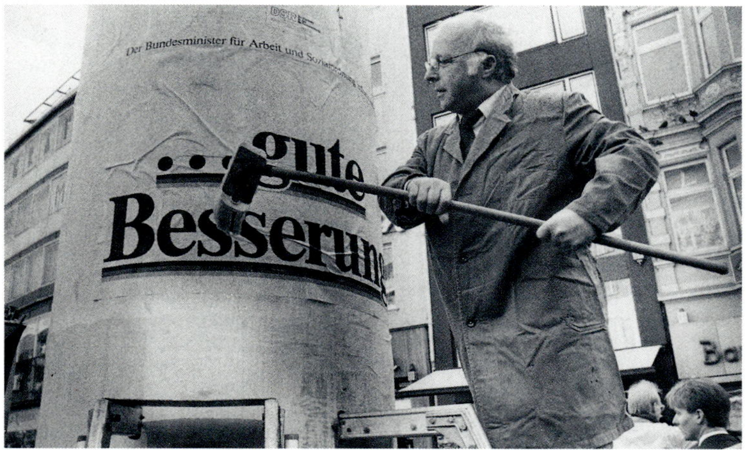

Für seine Gesundheitsreform wirbt Bundesgesundheitsminister Norbert Blüm auf dem Bonner Marktplatz eigenhändig mit einem Plakat.

Kostenexplosion in der Krankenpflege

Chronik Hintergrund

Von 1970 bis 1987 sind vor allem die Kosten in den Krankenhäusern gestiegen (von 6 Mrd. DM auf 39,2 Mrd.). Die Ausgaben für ärztliche Behandlung, für Arzneimittel und für Krankengeld stiegen um das Vierfache, die Kosten für Zahnbehandlungen um mehr als das Fünffache.

Der größte Teil davon wird durch die Krankenkassen finanziert. Die Höchstbeiträge zu den Gesetzlichen Krankenversicherungen stiegen zwischen 1970 und 1988 fast um das Sechsfache. Die Gesundheitsausgaben pro Bürger (durchschnittlich 4116 DM pro Jahr) sind fünfmal so hoch wie die für Bildung.

Ausgaben der gesetzlichen Krankenversicherung 1970–1991

Jahr	Ausgaben (Mrd. DM)	% des Bruttoeinkommens[1]
1970	23,8	8,2
1972	34,6	8,4
1974	49,2	9,5
1976	63,6	11,3
1978	71,5	11,4
1980	86,0	11,4
1981	92,2	11,8
1982	92,7	12,0
1983	95,9	11,8
1984	103,6	11,4
1985	108,6	11,8
1986	113,8	12,2
1987	124,8	12,6
1988	125,5	12,9
1989	123,3	12,5
1990[2]	133,8	–
1991[2]	158,9	–

1) Durchschnitt 2) Westdeutschland
Quelle: Bundesarbeitsministerium © Harenberg

Die Gesundheitsreform

Bereich	Geplante Einsparungen (Mio. DM jährlich)[1]
Weniger Zuschüsse für Zahnersatz und Kieferorthopädie	2 590
Festbeträge für Arznei- und Hilfsmittel	2 060
Höhere Zuzahlungen in Krankenhäusern, Struktureffekte	1 840
Festbeträge für Brillen, Kontaktlinsen, Hörgeräte	975
Sterbegeld gemindert und nur für Altmitglieder	910
Weniger Zuschüsse für Fahrten zum Arzt	580
Kein Geld mehr für Bagatellhilfsmittel	580
Keine neue Brille bei unveränderter Sehfähigkeit	200
Weniger Zuschüsse für offene Badekuren	165
Zuzahlung bei Hilfsmitteln	100
Höhere Rezeptgebühr (übergangsweise)	100
Sonstige Einsparungen	2 240

1) insgesamt 12,34 Mrd. DM © Harenberg

Psychische Krankheit durch Mißbrauch

1988. Eine in Neuseeland durchgeführte Studie zeigt, daß sexueller Mißbrauch von Kindern zu schweren seelischen Störungen führen kann, die oft erst im Erwachsenenalter manifest werden.

Von den untersuchten 2000 Frauen aus der Durchschnittsbevölkerung hatten diejenigen, die in der Kindheit mißbraucht worden waren, zu etwa 20% im Erwachsenenalter psychiatrische Erkrankungen, zumeist in Form depressiver Symptomatik, entwickelt (im Gegensatz zu ca. 6% der Frauen ohne entsprechende Vorgeschichte). Die Psychiater, die die Studie durchgeführt haben, vermuten, daß dieser Aspekt der Entstehung psychiatrischer Erkrankungen eine aus der psychiatrischen Epidemiologie lange bekannte Tatsache erklären könnte: Daß nämlich depressive Störungen und Angstzustände bei Frauen deutlich häufiger als bei Männern festgestellt werden.

Die psychischen Folgen des sexuellen Mißbrauchs bis hin zu psychosomatischen Beschwerden, Veränderungen des Sozialverhaltens und schweren psychiatrischen Erkrankungen sind bis in die 80er Jahre sowohl in der Psychiatrie der Erwachsenen als auch in der Kinder- und Jugendpsychiatrie kaum berücksichtigt worden.

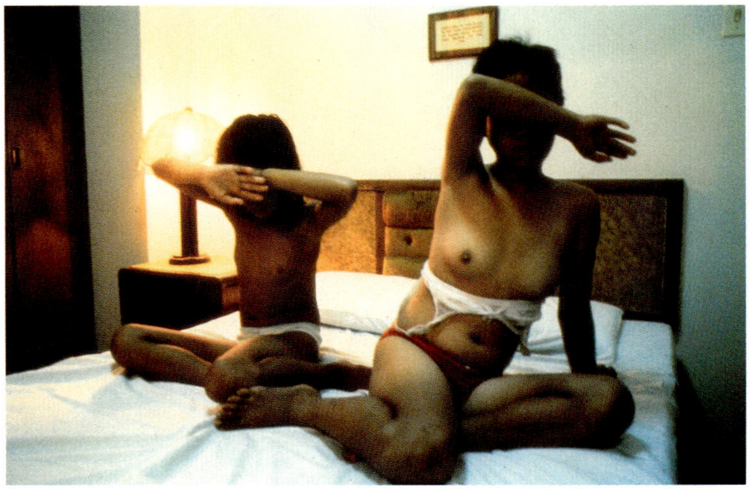

Kinderprostitution in Manila (Philippinen)

Hohe Dunkelziffer bei Kindesmißhandlung

Chronik Hintergrund

1989 werden in der Bundesrepublik 11 851 Fälle von sexuellem Mißbrauch von Kindern polizeilich registriert, wobei die Dunkelziffer das Acht- bis 15fache beträgt. 75% der Kinder sind Mädchen, die Hälfte von ihnen im Alter zwischen drei und zehn Jahren. Die Täter gehören zumeist zum Familien- oder Bekanntenkreis des Opfers. 80% der Kinder sind abgesehen von evtl. körperlichen Verletzungen durch die Mißhandlung emotional verstört und geängstigt bis hin zur Suizidgefahr.

Zu dem sexuellen Mißbrauch von Kindern gehören auch die Produktion und das Betrachten von Kinder-Pornographie (Filme, Zeitschriften) und nicht zuletzt die Kinderprostitution: Man schätzt, daß dies weltweit etwa 10 Mio. Kinder betrifft.

Knochenmarkspender zentral registriert

1988. Im »Journal of the American Medical Association« wird berichtet, daß die erste computergesteuerte Vermittlung zwischen Spender und Empfänger für eine Knochmarktransplantation erfolgreich abgeschlossen wurde. Die Patientin, ein sechsjähriges Mädchen mit Leukämie, ist ein Jahr nach der Transplantation symptomfrei.

Die Knochenmarktransplantation ist eine seit 1975 mit wachsendem Erfolg praktizierte Möglichkeit, um Patienten mit bisher unheilbaren Erkrankungen des blutbildenden Systems oder der Körperabwehr zu behandeln. Eine manchmal tödlich endende Komplikation bei diesem Verfahren besteht in der Abstoßung des fremden Knochenmarks durch das Immunsystem des Empfängers. Mit einer Wahrscheinlichkeit von 1:20 000 finden sich jedoch in der Durchschnittsbevölkerung Individuen, deren Zellen nur eine schwache oder gar keine Abwehrreaktion provozieren. Um die Vermittlung von potentiellen Knochenmarkspendern zu erleichtern, wird seit 1986 in den USA das »National Bone Marrow Donor Registry« aufgebaut. Dieses Archiv speichert und vermittelt die genetischen Daten von möglichen Spendern.

Methadon als Ersatzdroge

1. März 1988. In Nordrhein-Westfalen beginnt ein Modellversuch mit der kostenlosen, ärztlich kontrollierten Vergabe der Ersatzdroge Methadon an 75 Heroinabhängige.

Seit Anfang der 70er Jahre wächst sowohl die Zahl der Opiatabhängigen (1990 schätzungsweise 100 000) als auch der Drogentoten: So starben 1981 360 Heroinsüchtige, während 1991 schon vor Jahresende die Zahl von 2000 Drogentoten überschritten wird. Bisherige Strategien zur Behandlung Heroinabhängiger betrachten Abstinenz nicht als Ziel, sondern als Voraussetzung einer längerfristigen Therapie. Diese Schwelle ist allerdings für viele Abhängige zu hoch, so daß die üblichen Programme für sie nicht in Frage kommen. Um den quälenden Entzugserscheinungen zu entgehen, konzentriert sich das Leben von langjährigen Opiatsüchtigen häufig auf die Jagd nach dem Suchtstoff. Die hohen Geldbeträge für die Drogen können oft nur noch durch kriminelle Akte oder Prostitution aufgebracht werden. So verlieren viele Heroinabhängige ihr soziales Umfeld (Arbeitsplatz, familiäre Bindungen).

Durch die therapeutische Gabe von Methadon kann das Auftreten von Entzugserscheinungen verhindert werden. Damit wird zwar nicht die Abhängigkeit beseitigt, wohl aber gewinnt der Patient neuen Handlungsspielraum, z. B. die Möglichkeit zur Distanzierung von der Drogenszene und der damit verbundenen Kriminalität sowie zur Aufnahme von Berufstätigkeit und sinnvoller Freizeitgestaltung. Außerdem wird durch die Verabreichung von Methadon in Tablettenform das Infektionsrisiko für Hepatitis oder Aids verringert.

»Abtreibungspille« erlaubt

28. Oktober 1988. In Frankreich wird das Antigestagen RU 486 zugelassen. Mit dem Medikament, das allerdings nur in speziellen Abtreibungskliniken erhältlich ist, können Frauen einen Schwangerschaftsabbruch vornehmen.

RU 486 blockiert das körpereigene Schwangerschaftshormon Progesteron, so daß sich die befruchtete Eizelle von der Gebärmutterschleimhaut löst. Zusammen mit RU 486 müssen Prostaglandine eingenommen werden, ein Wehenmittel, das auf die Gebärmuttermuskulatur wirkt und die Abstoßung des Embryos unterstützt. Die Einnahme beider Hormone muß bis zum 42. Tag nach der Befruchtung erfolgen und löst in 96% der Anwendungen innerhalb von 48 Stunden eine Fehlgeburt aus.

Nach Protesten von Abtreibungsgegnern wird RU 486 vorübergehend vom Markt genommen, doch nach 1988 wieder zugelassen. Bis 1992 werden in französischen Spezialkliniken unter strenger Kontrolle etwa 100 000 Schwangerschaftsabbrüche vorgenommen.

In der Bundesrepublik ist die »Abtreibungspille« heftig umstritten. Ihr Hersteller, die Hoechst-Gruppe, will die Zulassung erst beantragen, wenn die Neuregelung zum § 218 endgültig verabschiedet ist (→ 26. 6. 1992/S. 598). Abtreibungsgegner (vor allem aus den Reihen der Kirche und der CDU/CSU) fordern das Verbot von RU 486, da sie eine Zunahme der Abbrüche befürchten. Befürworter (u. a. die Gesundheitsminister und Frauenministerinnen der Länder) setzen sich für eine Zulassung des Hormons ein, da sie diese chemische Abtreibungsmethode für die verträglichste halten.

Wirksamkeit der Homöopathie scheinbar erwiesen

Juni 1988. Das angesehene britische Wissenschaftsmagazin »Nature« veröffentlicht das Ergebnis einer Studie des Immunbiologen Jacques Benveniste von der Universität Paris-Süd, mit der angeblich der objektive Nachweis für die Wirksamkeit homöopathischer Arzneimittel erbracht wird.

Die Versuche von Benvenistes Labor werden von italienischen, kanadischen und israelischen Biologen wiederholt. Als Fazit formuliert »Nature«: »Antikörper rufen eine biologische Reaktion [bei weißen Blutzellen] selbst dann hervor, wenn sie in einer wäßrigen Lösung derart verdünnt sind, daß kaum eine Chance besteht, daß sich in jeder Probe auch nur ein einziges Molekül befindet.« Das naturwissenschaftliche Weltbild der Medizin scheint erschüttert. Doch drei Wochen später kommt eine dreiköpfige Untersuchungskommission mit dem Trickkünstler James Randi aus Florida, dem Herausgeber von »Nature«, John Maddox, und dem Betrugsspezialisten Walter Stewart zu dem Schluß, daß Benveniste und seine Mitarbeiter ihre Ergebnisse nicht abgesichert hätten und sie offenbar einer Selbsttäuschung erlegen seien. Damit scheitert die vermeintliche wissenschaftliche Revolution.

Ungeachtet der fehlenden wissenschaftlichen Anerkennung ihrer Grundlagen wird die Homöopathie inzwischen jedoch als Prüfungsgegenstand in der ärztlichen Approbationsordnung aufgeführt und von zahlreichen Ärzten praktiziert.

Die Naturheilverfahren werden in den 1980er Jahren von der sog. Schulmedizin zunehmend als ergänzende Therapieformen beachtet. So wird z. B. bei der Krebsbehandlung die zusätzliche Gabe von Mistelextrakten akzeptiert. Forschungsaktivitäten auf dem Gebiet der Naturheilverfahren werden u. a. von der »Karl und Veronika Carstens-Stiftung« (1981 im Stifterverband für die Deutsche Wissenschaft errichtet) und in den 1990er Jahren auch von staatlicher Seite (z. B. vom Bundesminister für Wissenschaft und Forschung) gefördert. Daneben gibt es religiöse und magische bzw. esoterische Praktiken, von denen sich die unkonventionellen medizinischen Richtungen distanzieren.

Konzepte und Praktiken von in Westeuropa verbreiteten Verfahren der »Alternativmedizin« (Auswahl)

Verfahren	Prinzip	Anwendung
Naturheilkunde: Balneo- und Klimatotherapie, biologische Methoden	Regulation gestörter Grundfunktionen (Atmung, Wärmeregulation, Schlaf-Wachrhythmus, Ausscheidung); Ordnungstherapie: Beachtung biologischer Rhythmen, Wechsel von Schlafen und Wachen, von Ruhe und Arbeit, Bewegung, Ernährung (in Anlehnung an die antike Diätetik), Reiztherapie (Aus- und Ableitungsverfahren),Symbioselenkung (Wiederherstellung des Gleichgewichts zwichen Organismus und Bakterienflora)	Störung (aber Ansprechbarkeit) körpereigener Regulationssysteme: funktionelle und psychosomatische Beschwerden, Trainingsmangel und Streßfolge-Zustände, Medizin des Alltags, keine Notfallmedizin; als Basistherapie, bei der Gesundheitsvorsorge
Naturheilkunde im engeren Sinn: Behandlung mit Licht, Luft, Wärme, Erde, Wasser	Heilreize durch in der Natur vorkommende organische und anorganische Stoffe zur Förderung physiologischer Abläufe; z.B. durch lokale Abkühlung oder Überwärme: Die Temperaturreize führen zur Anregung der Durchblutung.	Wasser: Kneipptherapie, Überwärmungs- und Dampfbäder, Sauna, Packungen; Wärme- und Kältezufuhr; Sonnen- und Lichttherapie; Kataplasmen (Breiumschläge mit Lehm, Moor, Fango)
Therapie über das Nervensystem, einschließlich Herdregulation: Akupunktur, Reflexzonenmassage	Reflexbeziehungen zwischen Organen, Muskulatur, Bindegewebe und Hautarealen, die von identischen Nervenwurzeln versorgt werden. Von der Körperoberfläche her soll über im Segment liegende Reflexbahnen das entsprechende innen liegende Organ oder Gewebe behandelt werden.	Beschwerden des Bewegungsapparates, chronische Erkrankungen, vegetative Störung, Infekte, innere Erkrankungen
Segmenttherapie: Neuraltherapie nach Huneke u.a.	Diagnostik und Therapie durch Injektion von Lokalanästhetika, Annahme eines regulierenden Einflusses auf Organe über entsprechende Nervenbahnen durch Ausschaltung eines Störfeldes	Kopfschmerzen, Infekte, Steinkoliken, Verstauchungen, Zerrungen, Störfeldexploration bei chronischen Erkrankungen
Diätformen, Ernährungslehren, Heilfasten: Bircher-Benner, Waerland, Trennkost, makrobiotische Kost u.a.	Aufnahme hochwertiger Naturkost, innere Reinigung durch Diät, Pflege der Ausscheidungsorgane, Ordnung der Ausleitung	Zur Prophylaxe, bei Übergewicht, Diabetes, Hypertonie, Magen- und Darmerkrankungen. Verbot von Schweinefleisch und Industriezucker, Bevorzugung naturbelassener, ballaststoffreicher Nahrungsmittel
Phytotherapie (Pflanzenheilkunde)	Heilpflanzen als Drogen zur inneren und äußeren Anwendung (Pflanzensäfte, Teegemische); Mono- und Mischpräparate	Entsprechend dosiert anwendbar bei fast allen Erkrankungen bzw. Störungen
Homöopathie (Hoch- und Niedrigpotenzen)	Arzneimittel-Therapie auf der Basis pflanzlicher, tierischer und mineralischer Stoffe, nach dem »Simile-Prinzip« werden solche Substanzen in starker Verdünnung (»Potenzierung«) verabreicht, die in geringerer Verdünnung die zu behandelnden Krankheiten hervorrufen würden	Die individuellen Symptome entscheiden über die Therapie (Konstitution, Modalitäten). »Biologische Grenze«: der Körper des Patienten muß noch auf den durch die homöopathische Arznei gesetzten Reiz reagieren können
Anthroposophische Medizin	Anwendung der von Rudolf Steiner begründeten Anthroposophie auf die Medizin, besondere Bedeutung des Geistigen	Verschiedene Anwendungsgebiete, u.a. Krebstherapie (Mistel), Eurhythmie
Physikalische Therapie: Massage, Bewegungstherapie, Hydro- und Elektrotherapie u.a.	Bewegungstraining, Förderung der Blutzirkulation durch physikalische Faktoren; als Elemente der Balneotherapie (s.o.)	Rheumatische Erkrankungen, Muskelverspannungen, Muskelschmerz, Durchblutungsstörungen
Manualtherapie: Chirotherapie/Chiropraktik	Manuelle Wiederherstellung des reversibel gestörten Bewegungsapparates; primär an der Wirbelsäule ansetzend	Störungen des Bewegungsapparates, Haltungsfehler, orthopädische Krankheiten
Akupunktur	Ausgleich des Chi (»Vitalkraft«) durch Nadelung bestimmter Punkte, die auf den Energielinien, den sog. Meridianen liegen, auf denen das Chi durch den Körper fließt	Beschwerden des Bewegungsapparates, Kopfschmerzen, vegetative Störungen, innere Erkrankungen
Kundalini-Yoga	Yoga-System mit dem Ziel, eine im Menschen latent vorhandene, geheime Kraft zu wecken. Dies erfolgt über die Stufen der 7 Chakras (Kraftzentren), die man durch asketische Übungen und Meditation realisieren und aktivieren kann	körperliche und psychische Vitalisierung, Entspannung bei Streßzuständen, Gesundheitsvorsorge
Europäische Volksmedizin: Spruchheilen, Hausmittel u.a.	Magische Heilpraktiken, traditionelle Therapiemethoden, (»antike Säftelehre«), Teil einer medizinischen Laienkultur	Heiler sind oft auf bestimmte Symptome spezialisiert (z.B. Brandwunden, Warzen); Kräutertee, Schwitzkuren usw.
Geistheilung: Gebetsheilung, Exorzismus, Geisterheilung, psychische Chirurgie	Heilung durch den Glauben (an göttliche Kraft) mittels Gebeten, Handauflegen, Wallfahrten, Operationen am »Energiekörper« z.T. mit Entnahme von (angeblichen?) Gewebsstücken, Materialisationen	Kein Schwerpunkt, angeblich können alle Krankheiten mit religiösen bzw. magischen Mitteln behandelt werden; Domäne religiöser Sekten
Esoterische Heilverfahren, Reinkarnationstherapie	Annahme, daß Krankheiten durch frühere Leben bedingt sein können. Durch Rückkehr in die Vergangenheit soll die Botschaft der Krankheit verstanden werden, evtl. abgespaltene Teile der Persönlichkeit integriert werden	Kein Schwerpunkt, es können alle Krankheiten, die angeblich durch Ereignisse in einem früheren Leben verursacht wurden, behandelt werden
Medizinische Radiästhesie (Radionik), Pendeln, Mesmerismus (Magnetopathie)	Vermutung eines besonderen Reaktionsvermögens mancher Menschen in bezug auf Strahlungen (biokosmische Kraftfelder, »Fluidum«, Erdstrahlen), ferner Diagnostik mittels Personen und Geräten, die pathogene Strahlen aufspüren sollen	Kein Schwerpunkt, angeblich können alle Krankheiten beeinflußt werden
Psychotherapeutische Ansätze: Meditation, Exerzitien, Körpertherapie, Hypnose u.a.	Radikalisierte Methoden aus der westlichen Psychotherapie-Tradition; häufig Gruppentherapie in speziellen Zentren; oft mit religiösen bzw. magischen Implikationen; fließende Übergänge zur etablierten Psychotherapie	Psychosoziale Störungen; chronische Krankheiten, Schmerzzustände und Behinderungen, Neurosen, subjektive Lebens- und Sinnkrisen
Selbsthilfegruppen/Laienmedizin: Frauengesundheitsgruppen, »Anonyme Alkoholiker«, Krebspatienten u.a.	Lernen aus gemeinsamen Erfahrungen mit einer Behinderung, Krankheit oder Sucht, unentgeltliche Hilfestellung; Eigenaktivität steht im Mittelpunkt	Chronische Krankheiten und Behinderungen, Rehabilitation und Prävention; teilweise Entlastung und Ersatz traditioneller sozialer Netzwerke (Familie, Nachbarschaftsgemeinschaften)

1989

Der Erzbischof von New York, Kardinal John O'Connor, erteilt zwei Priestern seiner Erzdiözese die Genehmigung zur Teufelsaustreibung.

Knoblauchpulver in Dragee-Form (»Sapec«-Dragees) soll – tierexperimentell nachgewiesen – Plasmalipide (Blutfette) senken und die Lipideinlagerung vermindern können. Bei Kaninchen wurden durch cholesterinreiche Nahrung und Elektroreizung der Aorta arteriosklerotische Veränderungen erzeugt. Eine Versuchsgruppe erhielt Knoblauchpulver. Am Ende einer vierwöchigen Versuchsperiode wurde in dieser Gruppe weniger Atherombildung (Arteriosklerose) registriert. »Sapec« soll auch die periphere Durchblutung fördern.

1. 1. In der Bundesrepublik tritt das Gesetz zur Gesundheitsreform in Kraft (→ 25. 11. 1988/ S. 589).

7. 4. Durch die Verhaftung von drei Hilfspflegerinnen und einer Krankenschwester wird eine Mordserie am Lainzer Krankenhaus in Wien bekannt. Dieser Vorfall lenkt die Aufmerksamkeit auf den Pflegenotstand in Krankenhäusern und Altenpflegeheimen. → S. 592

5. 5. Das Memminger Landgericht verurteilt einen Frauenarzt wegen Verstoßes gegen § 218 zu zweieinhalb Jahren Gefängnisstrafe. In die Strafe einbezogen ist eine einjährige Freiheitsstrafe wegen Steuerhinterziehung. Das Urteil löst in weiten Teilen der Bevölkerung Empörung aus. 1991 kommt es zu einer teilweise erfolgreichen Revisionsverhandlung vor dem Bundesgerichtshof.

7. 8. Die »Mehrlingsreduktion« wird als Problem der medizinischen Ethik diskutiert. Die »Zentralkommission der Bundesärztekammer zur Wahrung ethischer Grundsätze in der Reproduktionsmedizin, Forschung an menschlichen Embryonen und Gentherapie« gibt eine Stellungnahme zur problematischen Alternative bei der Mehrlingsschwangerschaft ab, »entweder durch eine zu frühe Geburt alle Kinder zu verlieren oder durch die gezielte Tötung wenigstens einzelne zu retten«.

August. Aids-Forscher geben bekannt, daß das Medikament Zidovudin, welches von der US-amerikanischen Gesundheitsbehörde FDA nur für Erwachsene mit einem positiven Befund zugelassen wurde, die Entwicklung des Krankheitsbildes verzögern könnte, wenn es im Frühstadium gegeben werde.

Dezember. Eine US-Amerikanerin erhält als erster Mensch Herz, Leber und Niere transplantiert. → S. 592

Pflegenotstand in Krankenhäusern

7. April 1989. Drei Stationsgehilfinnen des Lainzer Krankenhauses in Wien werden wegen dringenden Mordverdachts verhaftet. Zusammen mit einer weiteren Arbeitskollegin gestehen die zwischen 26 und 49 Jahre alten Frauen, in 42 Fällen alte bzw. schwerkranke Patienten getötet zu haben. Die 30jährige Hauptangeklagte gibt zu, ab 1983 insgesamt 39 Patienten umgebracht zu haben. Der verantwortliche Chefarzt wird vom Dienst suspendiert. Ihm wird vorgeworfen, er habe notwendige Nachforschungen unterlassen, als ein Jahr zuvor bereits ein ungeklärter Todesfall überprüft worden sei. Am 29. März 1991 werden zwei der Angeklagten zu lebenslänglicher Haft, die beiden anderen zu 20 bzw. 12 Jahren Freiheitsentzug verurteilt.

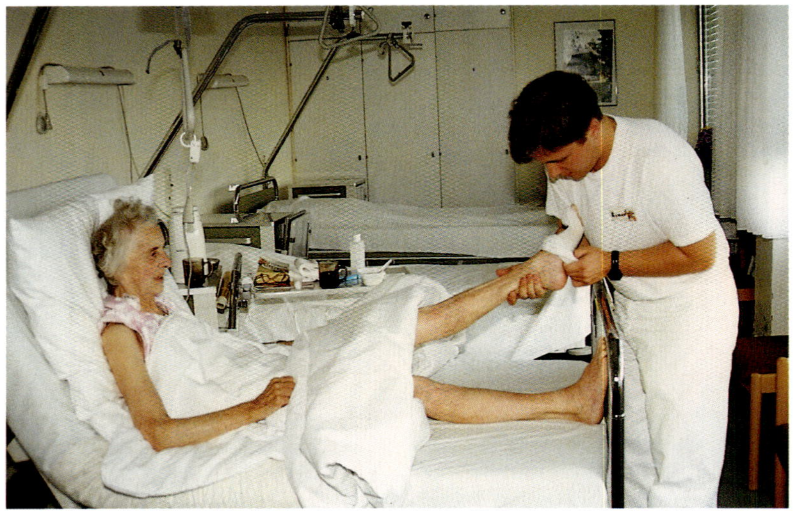

Pflegehelfer in einem Rüsselsheimer Krankenhaus – die Personalknappheit in Hospitälern, Pflege- und Altenheimen führt zu einer Verschlechterung der Situation der Patienten und einer enormen Belastung der Pflegekräfte.

Die Tötungen wurden durch Injektionen einer Überdosis von Rohypnol, Dominal forte, Valium und Insulin vorgenommen. Einige Patienten wurden bei der Mundpflege erstickt: Bei heruntergedrückter Zunge wurde den Bewußtlosen zwangsweise Wasser eingeflößt, das dann eingeatmet wurde und zum Tod führte. Beim Prozeß im März 1991 sagt die Hauptangeklagte aus, daß sie diese Mordmethode schon einmal früher bei einer anderen Schwester beobachtet habe.

Die Täterinnen galten bis zu ihrer Verhaftung als unauffällige und zuverlässige Arbeitskräfte.

Das Verbrechen löst in der Öffentlichkeit Entsetzen aus. Patienten des Lainzer Krankenhauses weigern sich zunächst, weitere Injektionen zu empfangen.

Für manche Kritiker des bestehenden Gesundheitssystems sind die Mordfälle ein Symptom für die desolate Situation in den Kliniken, Pflege- und Altenheimen. Der akute Pflegenotstand führe dazu, daß entgegen den gesetzlichen Bestimmungen Stationsgehilfinnen statt ausgebildeter Krankenschwestern Haupt- und Nachtdienste verrichten und Injektionen verabreichen müssen. Die Ärzte überließen es oft notgedrungen dem nichtausgebildeten Pflegepersonal, selbständig medizinisch zu handeln. Gefordert wird eine Entlastung des physisch überbeanspruchten Personals und psychologische Hilfestellung bei der häufig deprimierenden Pflege schwerstkranker Patienten.

Lukrativer Handel mit Spenderorganen

Dezember 1989. In den USA erhält eine Patientin als erster Mensch gleichzeitig Herz, Leber und Niere transplantiert. Die Zahl der Organverpflanzungen expandiert weltweit, zugleich rücken jedoch ökonomische, juristische und ethische Fragen in den Vordergrund.

So gibt es in der Bundesrepublik ca. 23 000 schwer Nierenkranke, die auf eine Hämodialyse (»Blutwäsche«) angewiesen sind. Mindestens der Hälfte von ihnen könnte durch eine Nierentransplantation dauerhaft geholfen werden. Es fehlt jedoch – nicht zuletzt mangels eindeutiger Gesetzgebung – an Spendernieren. Darüber hinaus werden gegen Ärzte, Dialysevereine und Geräteindustrie häufig Vorwürfe erhoben, daß sie aus kommerziellen Gründen darauf bedacht seien, die Zahl der Dialysepatienten hoch zu halten.

Der Engpaß bei Spendernieren, der zu einer durchschnittlichen Wartezeit der Patienten von drei Jahren

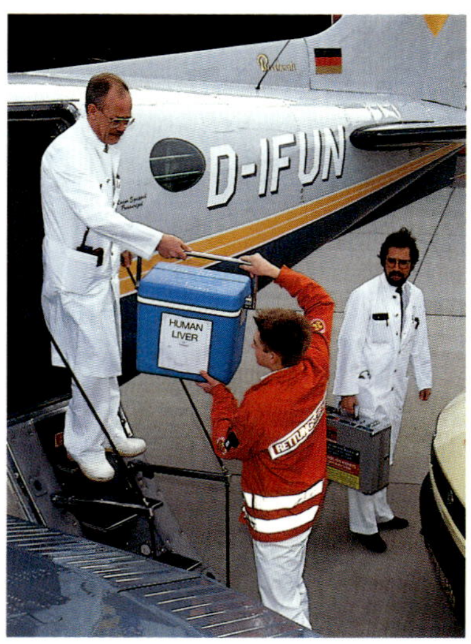

Bei der Transplantation ist der schnelle Transport der Organe wichtig.

führt, hat einen lukrativen Organhandel zur Folge: So werden z. B. Nierentransplantationen in indischen Kliniken für zahlungskräftige Europäer angeboten, und »Organmakler« fahnden per Annonce nach Lebendspendern. Vor allem in Indien, Südamerika und Afrika werden Menschen in finanzieller Notlage zur Hergabe einer gesunden Niere veranlaßt, die in den westlichen Industrieländern gewinnbringend verkauft wird.

Die Problematik der »Leichenfledderei« und des »Ersatzteillagers Mensch« sowie die Definition des »Hirntodes« wecken in der öffentlichen Diskussion Unbehagen an der Ausdehnung der Organtransplantation. Etwa 97% der Spendernieren stammen von Hirntoten (zumeist Verkehrsopfer) und 3% von Lebendspendern – zumeist engen Angehörigen des Empfängers.

1990

Die beiden US-amerikanischen Forscher Thomas Cremer und Peter Lichter entwickeln das »Chromosome painting« zum Nachweis von Chromosomenstörungen.

Nach einer Studie des Bundesgesundheitsamtes in Berlin hat in der Bundesrepublik die subjektive Schmerztoleranz stark abgenommen. → S. 594

Zwei Embryonen werden erstmals außerhalb des Mutterleibs von US-amerikanischen Chirurgen operiert, davon einer in der 24. Schwangerschaftswoche.

In den USA tritt ein Gesetz in Kraft (»Fetal Law«), wonach es u.a. erlaubt ist, an menschlichen Embryonen bis 14 Tage nach der Befruchtung zu forschen und mißgebildete Feten bis zur Geburt abzutreiben.

4. 1. Nach einer erfolgreichen Herzoperation im Mutterleib kommt in London ein Junge zur Welt. → S. 594

Februar. Die Euthanasie schwer hirngeschädigter Neugeborener wird an den Londoner Krankenhäusern St. Mary und St. Thomas offen diskutiert. Ärzte und Schwestern entscheiden im Einvernehmen mit den Eltern, wann bei solchen Kindern die künstliche Beatmung eingestellt wird.

April. Eine Gen-Diagnose von Embryonen scheint bei der künstlichen Befruchtung noch vor dem Einsetzen in die Gebärmutter möglich. In London und New York ist es Forschern gelungen, im Frühstadium menschlicher Embryonen ein bis zwei Zellen zu Diagnosezwecken zu entfernen, ohne daß die Entwicklungsfähigkeit der Keime dadurch beeinträchtigt worden wäre.

Juni. Nach dem Suizid einer 54jährigen US-Amerikanerin mit einer »Selbstmordmaschine« setzt in den USA eine heftige Diskussion über die Sterbehilfe ein. → S. 594

16. 6. Eine Forschergruppe an der University of Utah (USA), die von dem Genetiker David F. Barker und dem Biochemiker Curt L. Atkin geleitet wird, isoliert das defekte Gen, das für das »Alport-Syndrom« verantwortlich ist.

Juli. Die US-Gesundheitsbehörde NIH erlaubt Versuche der Gentherapie am Menschen. Sie wird bei Melanomkranken angewandt und am 14. September bei einem vierjährigen Mädchen mit einer angeborenen Immunschwäche aufgrund einer seltenen Enzymopathie.

3. 10. Mit der Vereinigung der beiden deutschen Staaten kommt es zu einer tiefgreifenden Umwälzung im Gesundheitswesen der DDR. → S. 593

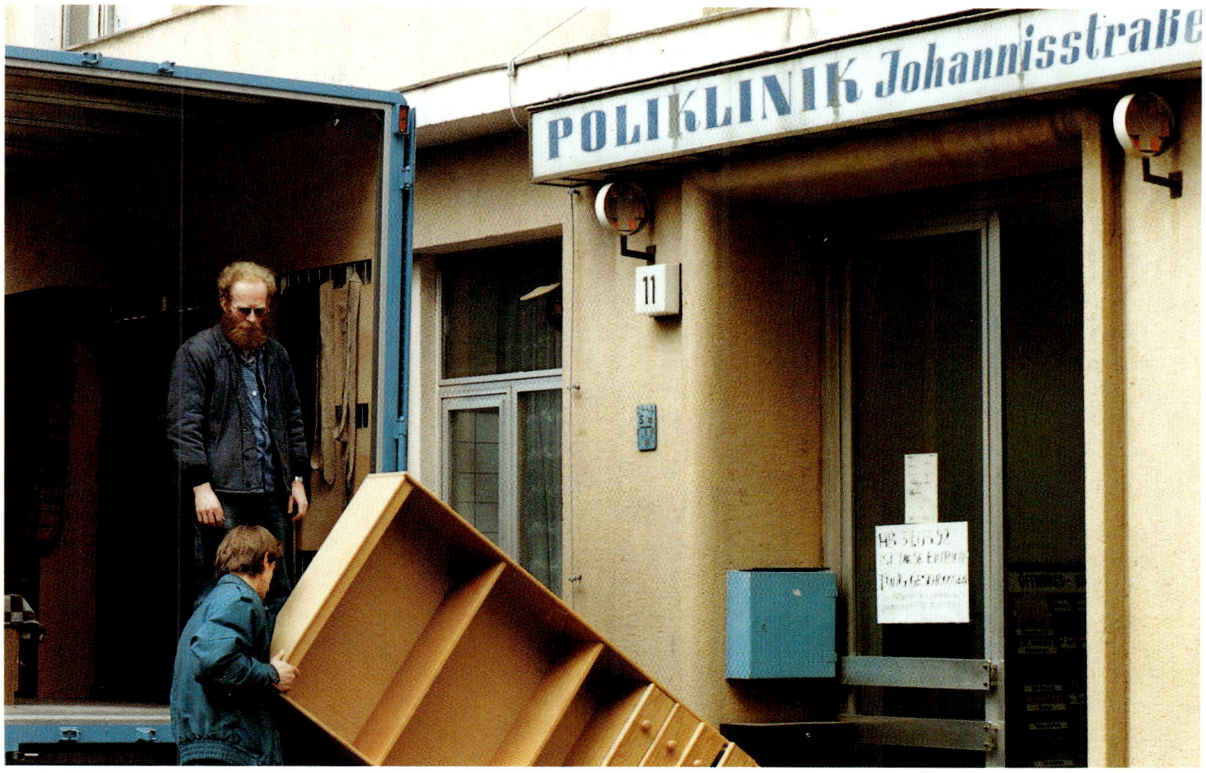

Auch die Berliner Poliklinik in der Johannisstraße hat keine Überlebenschance; sie wird im März 1992 geräumt.

DDR-Gesundheitswesen »abgewickelt«

3. Oktober 1990. Mit dem Beitritt der DDR zur BRD erhält das gesamte Gesundheitswesen der ehemaligen DDR einschließlich der ärztlichen Ausbildung und Berufsausübung eine vollkommen neue Grundlage. Das komplexe westdeutsche System soll auf der Basis der »sozialen Marktwirtschaft« das sozialistisch begründete Gesundheitswesen möglichst rasch ablösen. Dies bedeutet in allen Bereichen des Gesundheitswesen, insbesondere aber für die Ärzteschaft, einen radikalen Bruch mit dem alten System.

Gelenkte Ausbildung in der DDR

Kennzeichnend für die ärztliche Ausbildung an den sechs Universitäten Berlin, Leipzig, Rostock, Halle, Greifswald und Jena und den drei Medizinischen Akademien Dresden, Erfurt und Magdeburg war die Festlegung der Studienplätze nach staatlichen Planungsvorgaben. Die Zahl der Bewerber lag dabei nur um ein Drittel höher als die zur Verfügung stehenden Plätze. Rund 1800 Studenten der Medizin, 500 der Stomatologie (Mundheilkunde) und 150 der Pharmazie wurden in den vergangenen Jahren immatrikuliert.

Auf die Auswahl der Abiturienten übten die SED-Leitungen nach ideologischen Maximen Einfluß aus (mindestens die Hälfte der Studenten sollten Arbeiterkinder sein), was insbesondere in Arztfamilien auf große Erbitterung stieß und häufig ein Motiv für die Flucht in die Bundesrepublik darstellte.

An das sechsjährige Medizin- und fünfjährige Zahnmedizinstudium schloß sich eine stark reglementierte vier- bis fünfjährige Weiterbildungszeit der »Ausbildungsassistenten« zum Facharzt bzw. Fachzahnarzt an, die unter Aufsicht eines »Mentors« stand.

Ambulatorien und Polikliniken

Im Mittelpunkt der Gesundheitsversorgung stand die ambulante Betreuung der Patienten nach dem Vorbild des sowjetischen Gesundheitswesens. So gab es 1989 – bei insgesamt 41 600 Ärzten und einer Arztdichte von 400 Einwohnern je Arzt – 615 Polikliniken, 1030 Ambulatorien, 1600 staatliche Arztpraxen, 900 staatliche Zahnarztpraxen, 200 Arztsanitätsstellen und nur 390 Ärzte (und 450 Zahnärzte) in eigener Praxis.

Die Polikliniken übernahmen für die Versicherten eines Wohngebietes die ambulante medizinische Betreuung. Sie verfügten meist über mehr als fünf Fachabteilungen und hatten etwa 20 bis 30 Ärzte und 100 bis 200 sonstige Mitarbeiter. Im Unterschied hierzu waren die Ambulatorien kleinere Einrichtungen mit etwa fünf bis zehn Ärzten der wichtigsten klinischen Fächer. Alle Mediziner in diesen Institutionen waren mit einem festen Gehalt und praktisch unkündbar angestellt. Etwa 60% der Ärzte in der DDR arbeiteten in den Polikliniken und 20% in den Ambulatorien.

Auflösung statt Sanierung

Mit der ökonomischen Dauerkrise in der DDR gerieten auch die Institutionen des Gesundheitswesens zunehmend unter Druck. Fehlende bzw. veraltete technische Ausrüstung, schwere bauliche Mängel der Kliniken (das Durchschnittsalter der Krankenhäuser liegt bei 60 Jahren), fehlende Leistungsbereitschaft der Ärzte wegen mangelnder Anreize lassen nach der Einheit eine marktwirtschaftliche Erneuerung nach westlichem Vorbild überfällig erscheinen. Die Auflösung der Polikliniken und der Zwang zur Niederlassung überfordern jedoch viele Ärzte (auch in finanzieller Hinsicht). Kritiker bedauern zudem die radikale Umwandlung, weil sie zum Verlust sinnvoller medizinischer Einrichtungen, wie sie z. B. Polikliniken sein können, führt.

Herzoperation am ungeborenen Kind

4. Januar 1990. In London kommt ein Junge zur Welt, der bereits im Mutterleib erfolgreich am Herzen operiert wurde.
Ein Ärzteteam am Londoner St. Guy's Hospital unter Leitung von Lindsay Allan, der Direktorin der Abteilung für perinatale Kardiologie, öffnete während der 31. und der 33. Schwangerschaftswoche eine defekte Herzklappe mit Hilfe eines Ballonkatheters. Dieses Instrument wurde durch eine Hohlsonde geschoben, die direkt durch die Bauchdecke der Mutter und die Gebärmutter zum Herzen des Fetus führte. Durch Auffüllen des Ballonkatheters wurde die verschlossene Herzklappe gesprengt.
Wenige Stunden nach der Geburt des Jungen wird eine weitere Operation notwendig. Obwohl das Kind mit dem Tod ringt und sein Überleben fraglich erscheint, erblicken die verantwortlichen Ärzte in ihrer neuen Methode einen Fortschritt. Denn Ungeborene mit demselben Herzfehler sind ohne Operation nicht lebensfähig. Die 41jährige Mutter des Kindes stimmte den Eingriffen zu, um ihrem Sohn eine Überlebenschance zu sichern.
Dieser erste Fall einer pränatalen Operation ist nur durch die enorme technische Entwicklung der Neugeborenen-Intensivmedizin (Neonatologie) denkbar, die neben mißgebildeten und kranken Neugeborenen vor allem Frühgeburten betreut. Jedes zweite »Frühchen« mit einem Geburtsgewicht von nur 750 g kann heute am Leben erhalten werden. Gerade die Erfolge der Reproduktionsmedizin führen jedoch vermehrt zu »Risikoschwangerschaften« und Frühgeburten. Diese »Fortschritte« haben allerdings ihren Preis: Das Risiko einer dauerhaften schweren Behinderung des Kindes (z. B. durch Hirnblutungen und fehlerhaftes Sauerstoffangebot im Brutkasten) ist erheblich. Die ethische Frage wird dabei immer drängender, inwieweit der Reproduktionsmedizin Grenzen zu ziehen sind.

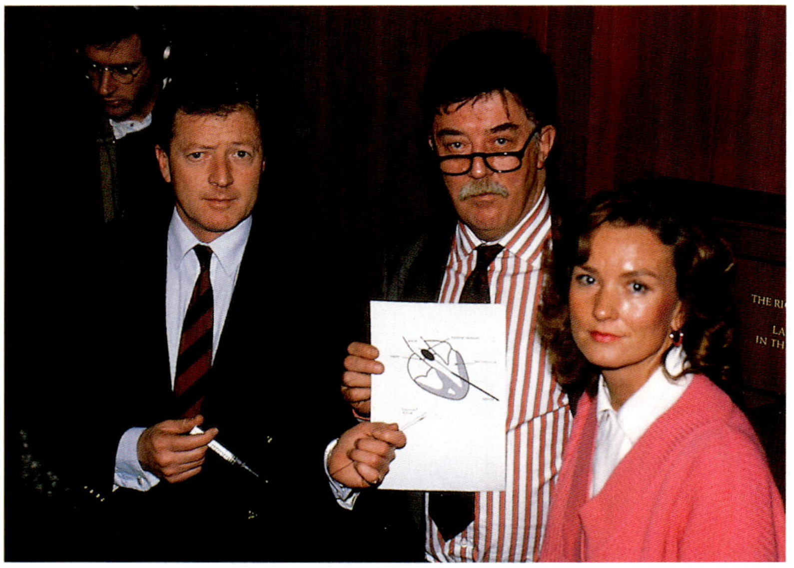

Die Pioniere der vorgeburtlichen Herzoperation bei einer Pressekonferenz (31. 10. 1990): Michael Tynan, Darryl Mexwell und Lindsay Allan (v. l.)

Beihilfe zum Selbstmord durch den Arzt

Juni 1990. In den USA bricht eine heftige Kontroverse über die Frage aus, ob Ärzten die Beihilfe zum Selbstmord auf Wunsch von schwer oder unheilbar Erkrankten erlaubt sei. Janet Adkins aus Ohio (Oregon), eine 54jährige Frau mit Alzheimerscher Krankheit, reist zu dem nicht mehr berufstätigen Arzt Jack Kevorkian nach Royal Oak (Michigan), um sich als erste Person mit Hilfe seiner »Selbstmordmaschine« (suicide machine) das Leben zu nehmen. Auf Knopfdruck der Kranken wird eine Infusion tödlich wirkender Mittel ausgelöst. Vier Tage nach dem Suizid wird Kevorkian die weitere Anwendung seiner Methode richterlich untersagt, zu einer Anklage kommt es jedoch nicht, da im US-Staat Michigan kein einschlägiges Gesetz vorliegt, das Beihilfe zum Selbstmord unter Strafe stellt (Ende 1992 wird in Michigan ein Gesetz vorbereitet, das bis zu vier Jahre Freiheitsstrafe vorsieht). Die ärztliche Beihilfe zum Selbstmord Schwerstkranker wird in Deutschland als »aktive Sterbehilfe« von den ärztlichen Standesorganisationen ethisch verurteilt. Die »passive Sterbehilfe« dagegen, die den Sterbeprozeß nicht künstlich verlängert, scheint gerade im Bereich der Intensivmedizin häufig geboten, um die Würde des Menschen zu wahren (→ 7. 5. 1984/S. 580).
Die Vorstellung vom »Freitod« als einem Menschenrecht, wie Jean Améry sie 1972 vertrat, sprengt medizinisches Denken.

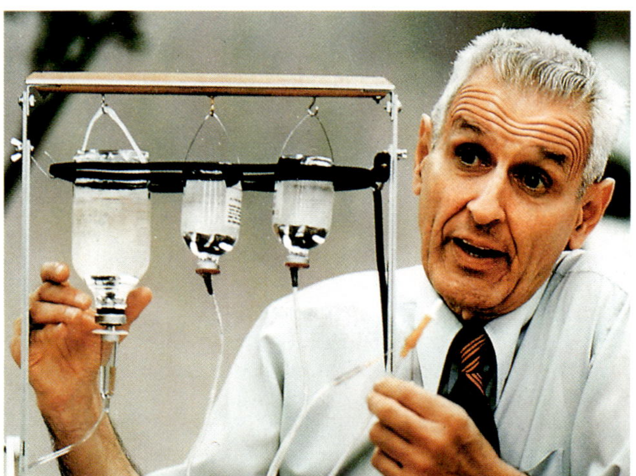

Jack Kevorkian erfand 1989 diese Infusionvorrichtung zum Selbstmord, die erstmals im Juni 1990 angewandt wird. Damit wird die Kontroverse über die Zulässigkeit der Beihilfe zum Selbstmord neu entfacht.

Sind Deutsche besonders wehleidig?

1990. Der Leiter des Instituts für Epidemiologie am Bundesgesundheitsamt in Berlin, Hans Hoffmeister, stellt seine Forschungsergebnisse zum subjektiven Schmerzempfinden der Bevölkerung vor.
Bei Befragungen und medizinischen Untersuchungen wurden seit 1985 in mehreren Studien die Daten von Tausenden von Bürgern gesammelt und statistisch ausgewertet. Die Forschungen ergeben, daß sich das subjektive Wohlbefinden der Deutschen in den letzten Jahren stark verschlechtert hat. So ist das Schmerzempfinden der Westdeutschen 1987 und 1988 im Vergleich zum Zeitraum zwischen 1984 und 1986 stark angestiegen, ohne daß dieser Zunahme objektivierbare Befunde entsprechen. So geben z. B. jetzt 7,2% der männlichen Befragten an, sie seien »stark reizbar«, gegenüber 4,5% im Jahr 1985. Wie aus vergleichbaren Studien hervorgeht, bezeichnen nur 8% der Deutschen ihren Gesundheitszustand als »sehr gut«, gegenüber 36% der US-Amerikaner. Als eine der möglichen Ursachen für diese Ergebnisse sieht Hoffmeister den »ausufernden ökologischen Zukunftspessimismus«.
Wie auf einer internationalen Fachkonferenz der Arbeitsgemeinschaft Ethnomedizin zum Thema »Schmerz – interdisziplinäre Perspektiven« im Mai 1988 in Heidelberg erörtert wurde, ist die Empfindung für den Schmerz und die Möglicheit seiner Bewältigung im transkulturellen Vergleich außerordentlich verschieden. So können religions- und kulturgeschichtlich bestimmte Techniken der Selbstkontrolle und Meditation das Fühlen von akuten und chronischen Schmerzen stark verändern.
In der Bundesrepublik wie in anderen Industrieländern, die medizinisch relativ gut versorgt sind, gibt es in den letzten Jahren eine wachsende Zahl von schwer behandelbaren sog. chronischen Schmerzpatienten. Dies wird u. a. mit der Vernachlässigung nicht-organisch bedingter Schmerzursachen sowie den modernen Möglichkeiten der Schmerzausschaltung erklärt, welche das Schmerzenertragen sinnlos erscheinen lassen. So erlebt die Schmerztherapie derzeit einen beachtlichen Aufschwung.

1991

Durch die Einfügung menschlicher Gene in die Embryonen von Kühen, Ziegen und Schafen können bei den gentechnisch manipulierten Tieren für den Menschen lebenswichtige Enzyme in der Milch gewonnen werden (→ S. 597).

Die Lasermedizin wird zunehmend auch als neue Methode in der Krebsbehandlung eingesetzt (als PDT: photodynamische Therapie). Hierbei erhalten Patienten lichtsensibilisierende Substanzen, die sich im Tumorgewebe anreichern, was daraufhin durch Laserstrahlen zerstört wird. Mit dieser Methode wurden bisher u.a. 3000 Patienten mit Plattenepithelkarzinomen der Mundhöhle weltweit erfolgreich behandelt.

Mehrere Studien aus den USA belegen, daß Frauen bei schweren Erkrankungen häufig weniger intensiv behandelt werden als Männer. So werden nur halb so viele Frauen mit einem Herzkatheter untersucht wie Männer. Eine Studie kommt zum Ergebnis, daß Patientinnen blutdrucksenkende Mittel erhalten, die nur an Männern getestet wurden und bei Frauen aufgrund hormoneller und physiologischer Unterschiede unwirksam sind.

Anfang 1991. In Hamburg wird das erste medizinische Zentrum (»Medical Center«) in der Bundesrepublik eingerichtet. Ein privater Betreiber stellt den praktizierenden Fachärzten medizinische Geräte zur gemeinsamen Nutzung zur Verfügung, wofür diese einen Teil ihres Honorars abführen.

1. 1. In der Bundesrepublik tritt das Embryonenschutzgesetz vom Dezember 1990 in Kraft. → S. 597

9. 2. Wegen einer Cholera-Epidemie ruft die peruanische Regierung in Lima den Notstand aus. → S. 595

Mai. Der Prioritätsstreit über die Entdeckung des Aids-Virus ist beendet. Robert Gallo von den National Institutes of Health zieht seinen Anspruch zurück. So gilt Luc Montagnier vom Pariser Institut Pasteur als alleiniger Entdecker.

Sommer. Behindertenverbände verhindern das Wittgenstein-Symposion, das alljährlich in Kirchberg (Österreich) stattfindet, aus Protest gegen die Einladung des australischen Philosophen Charles Singer. → S. 596

August. Die einstige Renommierklinik der DDR, die Berliner Charité, gerät in Zusammenhang mit Organspenden ins Zwielicht. → S. 596

19. 9. In den Ötztaler Alpen wird der ca. 5000 Jahre alte Gletschermann (»Ötzi«) gefunden. → S. 596

Seuchen der Armut auf dem Vormarsch

9. Februar 1991. Die peruanische Regierung in Lima verhängt den Notstand, nachdem innerhalb von zwei Wochen 5500 Menschen an Cholera erkrankt sind.

Der ersten Cholera-Epidemie in Lateinamerika seit fast 100 Jahren fallen in der Region um Lima zunächst 100 Menschen zum Opfer. Mitte Februar sind in Peru über 22 000 Menschen erkrankt. Als wichtigste Ursachen gelten verunreinigtes Trinkwasser und die schlechten hygienischen Lebensverhältnisse. Ein Drittel der peruanischen Bevölkerung lebt unterhalb des Existenzminimums. Lediglich die Hälfte der 44 Mio. Peruaner wird mit sauberem Trinkwasser versorgt. 90% der Abwässer versickern auf der Straße oder fließen ungeklärt ins Meer.

Die Cholera breitet sich Anfang März nach Ecuador und Kolumbien aus und greift dann im April auch in Peru weiter um sich. Später tritt die Seuche auch in den mittelamerikanischen Ländern auf: Im August und September in Mexiko und im November in Nicaragua. Aus Afrika und Indonesien wurden bereits schon vor einigen Jahren Cholerafälle gemeldet.

Die Therapie der Cholera besteht darin, den enormen Flüssigkeitsverlust durch Erbrechen und Durchfall auszugleichen. Durch entsprechende Infusionen bzw. Trinken einer Salzwasserlösung mit Zuckerzusatz kann die Krankheit beherrscht werden.

Der Weltgesundheitsorganisation (WHO) wurden ab 1983 jährlich aus 30 bis 35 – zumeist armen – Ländern bis zu 64 000 Fälle von Cholera gemeldet. 1991 beträgt die Zahl weltweit 600 000. Das Konzept der WHO »Gesundheit für alle im Jahr 2000«, 1977 in der Euphorie erfolgreicher Seuchenbekämpfungsprogramme (Ausrottung der Pocken) entwickelt, erweist sich gegenwärtig als gescheitert. Abgesehen von Aids sind vor allem in den Entwicklungsländern die traditionellen Infektionskrankheiten als Folge des Massenelends wieder auf dem Vormarsch:

- ▷ Dies gilt insbesondere für die Tuberkulose, an der Anfang der 90er Jahre mehr Menschen leiden als 100 Jahren zuvor. Auch in den Slums der Großstädte westlicher Industrieländer greift die Tuberkulose seit einigen Jahren um sich
- ▷ In mehr als 90 Ländern wütet die Malaria, an der jährlich zwischen 100 und 200 Mio. Menschen erkranken, und ca. 1 bis 2 Mio. sterben, 75% von ihnen sind Kinder unter fünf Jahren
- ▷ An Durchfallerkrankungen verschiedener Ursache (u. a. Salmonellosen) leiden jährlich etwa 1,4 Mrd. Menschen. 3,2 Mio. Kleinkinder sterben daran
- ▷ An sexuell übertragbaren Infektionskrankheiten erkranken – abgesehen von Aids – schätzungsweise mehr als 200 Mio. Menschen. 3,5 Mio. Fälle von Syphilis wurden 1991 gemeldet, nur ein Bruchteil des tatsächlichen Vorkommens
- ▷ Alle klassischen Tropenkrankheiten sind heute verbreitet. So werden vom Dengue-Fieber (Viruskrankheit) jährlich 30 bis 60 Mio. Menschen befallen. Etwa 3 Mio. Leprakranke sind weltweit registriert.

Hungerkatastrophen, Kriege, Armut und Massenelend verschlechtern die Gesundheitssituation v. a. in den sog. Entwicklungsländern und führen u. a. zu einer Erhöhung der Kindersterblichkeit.

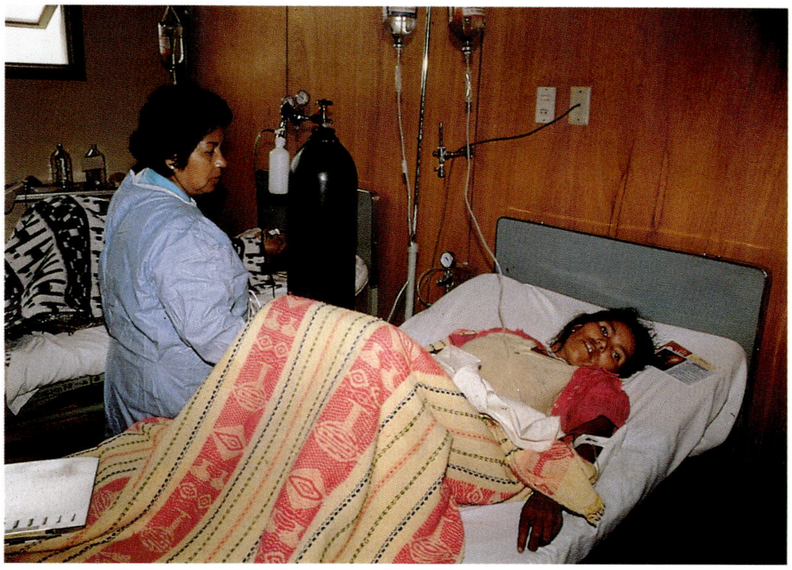

△ Ein Opfer der Cholera in Peru wird mit einer Infusion behandelt. Durch diese relativ einfache Therapie zum Ausgleich des Flüssigkeitsverlustes kann die Cholera wirksam bekämpft und innerhalb von wenigen Tagen überwunden werden.

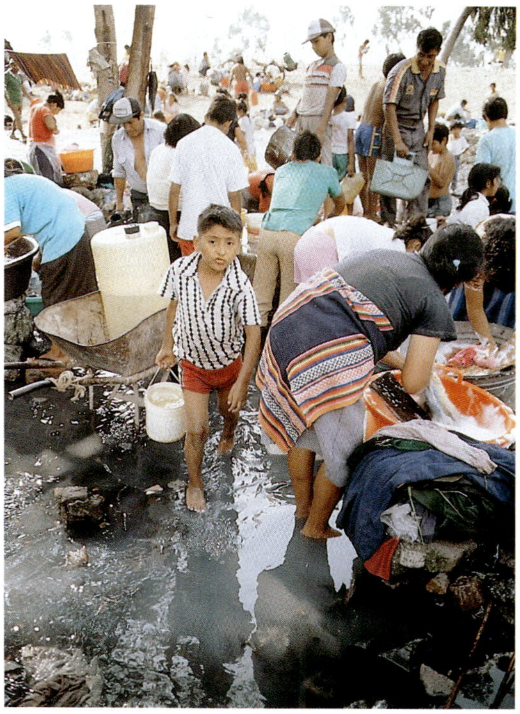

◁ In einem Armenviertel der peruanischen Hauptstadt Lima während der Cholera-Epidemie im Februar 1991: Die Versorgung mit reinem Trinkwasser spielt, wie bereits seit dem 19. Jahrhundert bekannt, bei der Seuchenbekämpfung eine große Rolle (→ August-November 1892/S. 332).

Medizin der früheren DDR im Zwielicht

August 1991. In der deutschen Presse kommt es zu aufsehenerregenden Berichten über medizinisches Fehlverhalten an der renommiertesten Klinik der ehemaligen DDR, der Berliner Charité.

Der Dekan der Medizinischen Fakultät der Humboldt-Universität, Harald Mau, bestätigt, daß es 1988 an der Charité zu »Unregelmäßigkeiten« bei Organspenden gekommen sei. Schwerkranke Patienten seien als potentielle Spender aus der Provinz zur Charité überführt worden, was erst nach ihrem Tod zulässig gewesen wäre. Der Vorwurf, daß noch lebenden Patienten Organe entnommen worden seien, wird zurückgewiesen.

Außerdem wird behauptet, an der Charité seien dubiose Menschenversuche vorgenommen worden. So seien u. a. am Institut für Klinische Pharmakologie verbotene Doping-Versuche durchgeführt worden. Die westliche Pharmaindustrie habe zudem mit unzulässigen Arzneimittelprüfungen Kranke als Versuchskaninchen mißbraucht, ein Vorwurf, den eine Untersuchungskommission entkräften kann. Es soll auch zur Ertränkung von Frühgeborenen in der Charité gekommen sein.

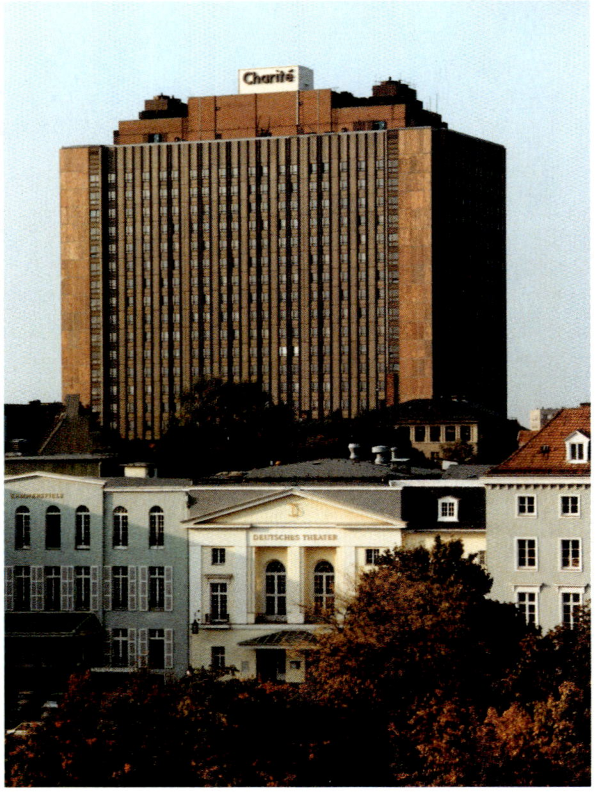

Das Hochhaus der Berliner Charité wurde Ende der 1970er Jahre mit 25 Operationssälen und 1000 Betten errichtet. Die Charité mit ihren rund 5500 Mitarbeitern wurde zum Inbegriff der DDR-Medizin. Die Charité wurde 1710 als Garnisonslazarett vor allem für Pestkranke gegründet. Auf Befehl Friedrich Wilhelm III. wurde sie 1810 das Klinikum der Friedrich-Wilhelm- (heute Humboldt-)Universität.

Am nachhaltigsten wird das Ansehen der renommierten Klinik jedoch durch die Verflechtungen mit der »Stasi« beschädigt. 60 Mitarbeiter aus dem technischen Bereich und etwa 10% der rund 200 Hochschullehrer, die als »Informelle Mitarbeiter« für das Ministerium für Staatssicherheit tätig waren, werden fristlos entlassen.

»Gefühlsstau« – ein DDR-Psychogramm

Chronik Zitat

Der Psychotherapeut Hans-Joachim Maaz (geb. 1943) aus Halle analysiert die Seelenlage seiner Landsleute u. a. in seinem Buch »Der Gefühlsstau, ein Psychogramm der DDR« (1990). Er sieht den Vereinigungsprozeß auch als psychotherapeutisches Problem:

»Ein Volk mit einem jahrzehntelang aufgestauten, berechtigten Aggressionspotential ist wie eine Zeitbombe, jederzeit kann sie in die Luft gehen. Die beschwörenden, abwiegelnden und disziplinierenden Formeln waren also notwendig, um die Lunte nicht zum Züngeln zu bringen ... Der Appell war erfolgreich, mit welchem Erfolg? Jetzt tobt sich das vorhandene Aggressionspotential ... im Fremdenhaß und in der Jagd auf Ausländer aus, es zeigt sich im erstarkenden Extremismus und Nationalismus, in der steigenden Kriminalität und in den anwachsenden Verkehrsdelikten, im Auto-Kauf-Rausch mit stillschweigender allgemeiner Geschwindigkeitserhöhung auf unseren Straßen, im ›frühkapitalistischen‹ Handelsgebaren.«

Gletschermumie »Ötzi« gibt Rätsel auf

19. September 1991. Touristen entdecken am Similaun (Tiroler Ötztal) in 3200 m Höhe eine mumifizierte Leiche – 92 m weit auf italienischem Staatsgebiet, was später zu Streitigkeiten führt. Die etwa 5000 Jahre alte Mumie ist eine archäologische Sensation, weil Haut, Muskeln und Organe des 1,58 m großen, kräftigen Mannes hervorragend erhalten sind.

Der Tote wird am Gerichtsmedizinischen Institut in Innsbruck untersucht. Nach Meinung der Experten war »Ötzi« wahrscheinlich ein Hirte, der bei seiner Wanderung über die Ötztaler Alpen eine Art »Reiseapotheke« mit sich führte. So wird ein Birkenbaumpilz bei ihm gefunden, dem eine blutstillende und heilende Wirkung zugeschrieben wird. Manche Fachleute erblicken in dem Gletschermann sogar einen Medizinmann.

Der Tote ist 1,58 m groß, seine Zähne sind stark abgenutzt, jedoch ohne Kariesbefall. Offensichtlich war er von Ungeziefer geplagt, da in seiner Kleidung Hirschlausfliegen nisteten. Außerdem diagnostizieren die Mediziner einen schlecht verheilten Knochenbruch. Völlig rätselhaft ist das Motiv der Bergwanderung, auf der »Ötzi« vermutlich von einem Wetterumschwung überrascht wurde.

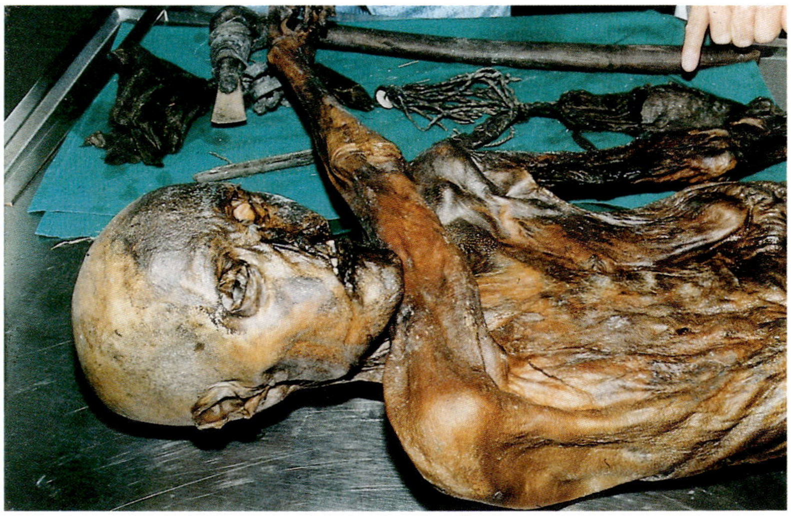

Die etwa 5000 Jahre alte Mumie, die in den Ötztaler Alpen gefunden wird; zu ihrer Erforschung soll ein eigenes Institut errichtet werden.

Euthanasie-Debatte lebt wieder auf

Sommer 1991. Aus Protest gegen die Einladung des australischen Philosophen Charles Singer (geb. 1946) drohen Behindertenverbände, das alljährlich stattfindende Wittgenstein-Symposion in Kirchberg (Österreich) zu sprengen. Die Organisatoren der Veranstaltung sagen daraufhin die Tagung ab.

Singer wurde vor allem als Befürworter einer Tötung schwerstbehinderter Neugeborener bekannt. So meint er: »Sofern der Tod eines geschädigten Säuglings zur Geburt eines anderen Kindes mit besserer Aussicht auf ein glückliches Leben führt, dann ist die Gesamtsumme des Glücks größer, wenn der behinderte Säugling getötet wird.« Seine Gegner werfen ihm vor, daß er tendenziell eine eugenische Ausschaltung von behinderten Menschen propagiere, die mit der »Euthanasie« während des Nationalsozialismus' vergleichbar sei.

Erfolge bei der Genforschung

1. Januar 1991. Das Gesetz zum Schutz von Embryonen (ESchG) vom 13. Dezember 1990 tritt in Kraft. Es regelt u. a. die Anwendung von Fortpflanzungstechniken, die Verwendung menschlicher Embryonen (z. B. für Gentechnologie), das Klonen sowie die Chimären- und Hybridbildung.

Die molekularbiologische Forschung kann inzwischen eine Reihe von Krankheiten genetisch aufklären. So scheint die Alzheimersche Krankheit, die häufigste Form des Altersschwachsinns, z. T. von einem Gendefekt auf Chromosom 21 verursacht zu werden. Die Forschung wendet sich zunehmend der Genetik psychischer Erkrankungen (insbesondere Schizophrenie und Demenz) zu, ohne daß ein molekulargenetischer Nachweis bislang gelungen wäre.

Die Mukoviszidose, eine chronisch verlaufende Erbkrankheit, kann von zwei Forschergruppen aus den USA und Kanada molekularbiologisch aufgeklärt werden. Auch andere, Erbkrankheiten verursachende Gene können jetzt identifiziert werden, so z. B. beim Charcot-Marie-Tooth-Syndrom, einer degenerativen Nervenkrankheit mit Muskeldystrophie. Der Molekulargenetiker Pragna I. Patel und seine Arbeitsgruppe von der University of Pittsburgh können dabei einen bislang unbekannten Typus einer genetischen Störung studieren: Auf dem kurzen Arm des Chromosoms Nr. 17 erscheint eine Gensequenz doppelt, welche die typische Muskellähmung der Füße und Unterschenkel hervorruft.

Im August 1991 entdecken die beiden US-amerikanischen Forschergruppen um Bert Vogelstein von der John Hopkins University in Baltimore und um Ray White von der University of Utah einen wichtigen genetischen Indikator für die Auslösung eines Dickdarmkrebses. Sie können das Gen identifizieren, welches die familiären (dominant-erblichen) Dickdarmpolypen hervorruft, die zu einer bösartigen Entartung neigen.

Auch der essentielle Bluthochdruck scheint, worauf Experimente mit Ratten hinweisen, in der Erbsubstanz verankert zu sein, ohne daß bisher die betreffenden Gene bestimmt werden können.

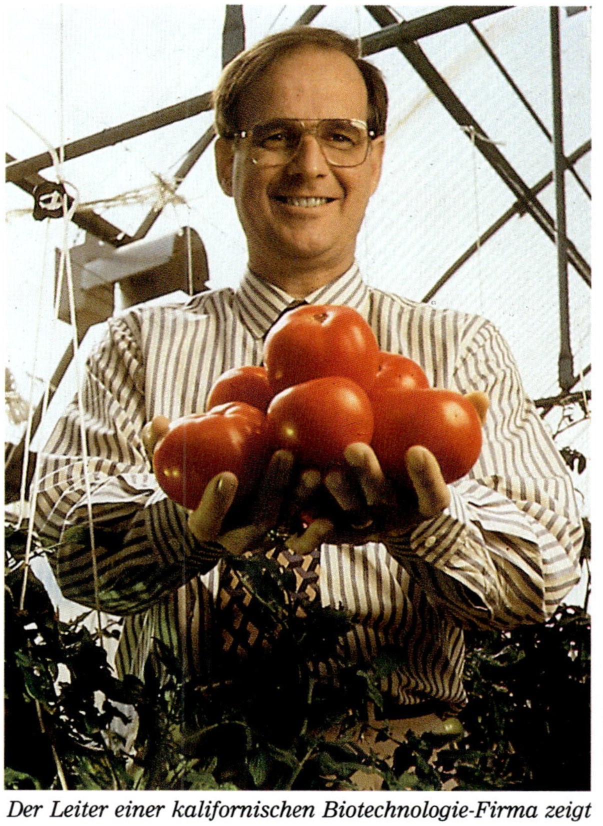

Der Leiter einer kalifornischen Biotechnologie-Firma zeigt gentechnisch bearbeitete Tomaten (1991).

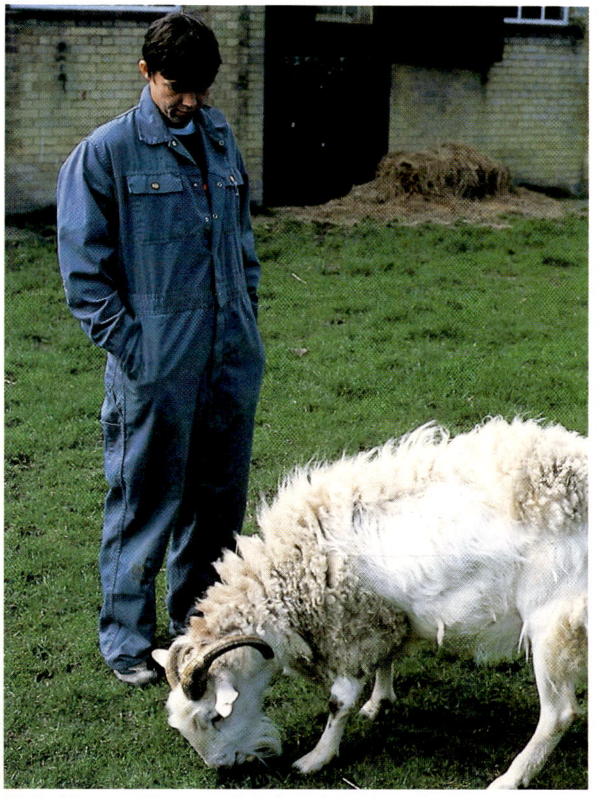

Hybride aus Ziege und Schaf (»Schiege«); die Erzeugung eines Mischwesens aus Mensch und Affe wird abgelehnt.

Durch den Fortschritt der Gentechnologie wird die Erzeugung von »transgenen« Tieren mit medizinischer Zielsetzung möglich. So erklären Forscher der Firma DNX Corporation in Princeton (New Jersey) im Juni 1991, daß sie drei Schweine hervorgebracht hätten, die menschliches Hämoglobin (Blutfarbstoff des roten Blutkörperchens) produzieren. Damit könnte in Zukunft, wie die Experten hoffen, der Blutersatz in Notfällen radikal vereinfacht werden, da das Hämoglobin viele Monate bei Raumtemperaturen gelagert und jedem Patienten ohne Rücksicht auf die jeweilige Blutgruppe gegeben werden kann. Die »Gentherapie« steht noch ganz am Anfang. 1991 werden zahlreiche Experimente am Menschen unternommen, wobei entweder fehlerhafte Erbinformationen durch intakte ausgetauscht bzw. fremde Gene zur Bekämpfung der Krebszellen übertragen werden.

Monogene Krankheiten sollen bis zum Jahr 2000 entschlüsselt sein

Chronik Stichwort

Als **Gen** wird jener Teil der Erbinformation bezeichnet, der die Ausbildung eines bestimmten Merkmals bewirkt. Das Gen stellt einen linearen Abschnitt auf der Desoxyribonukleinsäure (DNA) dar und ist als Informationsträger für die Eiweißbiosynthese zuständig. Die Zahl der Gene, die das Erbgut des Menschen ausmachen (»Genom«), wird auf 50 000 bis 100 000 geschätzt, wovon (bis Ende Juli 1991) 2114 identifiziert sind. Jedes Gen besteht wiederum aus einigen Basenpaaren, von denen es vier verschiedene gibt, welche in ihrer Anordnung die Erbinformation – vergleichbar mit den Buchstaben einer Schrift – enthalten.

Genomanalyse
Mit Unterstützung der US-amerikanischen Regierung soll innerhalb der nächsten 10 bis 15 Jahre im Rahmen eines vernetzten Genomprojektes (3 Mrd. US-Dollar sind investiert) das Erbgut des Menschen vollständig entschlüsselt werden, eine gigantische Aufgabe angesichts der Tatsache, daß von den bisher bekannten rund 5000 monogenen Erbkrankheiten »nur« etwa 20 durch direkte Genanalysen nachgewiesen wurden. Bei zunehmender systematischer Genkartierung wird jedoch auch die Zahl der direkt nachweisbaren Erbkrankheiten rasch wachsen.

Gentechnik (Gentechnologie)
In den 1980er Jahren konnten erstmals einzelne Gene isoliert und ihre Information (Anordnung der Basenpaare) ermittelt werden. Diese Information kann bei ihrer Vermehrung durch Austausch einzelner Bausteine verändert werden. Die Gene können dann in pflanzliche, tierische und menschliche Zellen (hier als »Gentherapie«) eingebracht werden. Insbesondere die Veränderung der Keimzellen bei Pflanzen und Tieren wirft ökologische und ethische Fragen auf. Außerdem stehen die Genanalyse bei Ungeborenen wegen der u. U. damit verbundenen Abtreibung und die in der Bundesrepublik Deutschland (noch) verbotene gentechnische Veränderung menschlicher Embryonen gegenwärtig im Zentrum der öffentlichen Auseinandersetzung.

1992

Nach einer Mitteilung des US-amerikanischen Public Health Service nahm die Zahl der Tuberkulose-Infizierten in den USA von 1988 bis 1992 um 18% zu. Weltweit sterben daran ca. 3 Mio. Menschen jährlich.

Frühjahr. In der Bundesrepublik entbrennt eine heftige Diskussion über Gesundheitsschäden durch elektromagnetische Strahlung (»Elektrosmog«).

US-amerikanische Forscher entdecken die rudimentäre Anlage eines magnetischen Orientierungssinnes im Gehirn des Menschen, der auch bei bestimmten Tieren (z.B. Pinguinen, Lachsen) vorkommt und in früheren Stufen der Menschheitsentwicklung möglicherweise eine Rolle gespielt hat.

20.–23. 5. Auf dem 21. Symposium der Chirurgischen Arbeitsgemeinschaft für Endoskopie (CAE) in Göttingen werden neue Methoden der Operation mit Hilfe des Endoskops vorgestellt. → S. 599

22. 6. Vier französische Ärzte, hohe Beamte im staatlichen Gesundheitswesen, werden angeklagt, weil sie die Verwendung Aids-verseuchter Blutkonserven nicht verhindert haben. → S. 600

26. 6. Der Deutsche Bundestag in Bonn verabschiedet eine Neuregelung des § 218. → S. 598

28. 6. Einem 35jährigen Patienten, dessen Leber durch Hepatitis B zerstört ist, wird in der Universitätsklinik Pittsburgh (US-Bundesstaat Pennsylvania) als erstem Menschen eine Pavianleber eingesetzt. Er stirbt 71 Tage später an den Folgen einer Infektion.

30. 6. Die Regierungskoalition von CDU/CSU und FDP einigt sich in Bonn auf die Einführung einer Pflegeversicherung zum 1. Januar 1996. → S. 599

Herbst. In Schweden wird wegen einer Finanzkrise auf Beschluß der beiden großen Volksparteien der Sozialetat drastisch gekürzt. So werden an den beiden Tagen, die der Arbeitsunfähigkeit folgen, nur 75% des Lohnes gezahlt.

4. 10. Vertreter der Regierungsparteien CDU, CSU und FDP sowie der oppositionellen SPD einigen sich in Lahnstein auf eine umfassende Reform des Gesundheitswesens in der Bundesrepublik. → S. 598

8. 10. Nach der Feststellung des Hirntods wird der Körper einer 18jährigen, im vierten Monat Schwangeren auf der Intensivstation der Erlanger Universitätsklinik weiter versorgt, um das Kind zu retten. → S. 599

Dezember. Behinderte in der Bundesrepublik fühlen sich zunehmend bedroht.

Streit um die Gesundheitsreform

4. Oktober 1992. Vertreter der Regierungsparteien CDU, CSU und FDP sowie der oppositionellen SPD einigen sich in Lahnstein auf eine umfassende Reform des Gesundheitswesens, da die Kosten ungeachtet der am → 25. November 1988 (S. 589) beschlossenen Sparmaßnahmen weiter steigen.

Durch das am 1. Januar 1993 in Kraft tretende »Gesundheitsstrukturgesetz« (GSG) sollen rund 11 Mrd. DM im Jahr gespart werden. Dabei sollen die Krankenversicherten mit 2,84 Mrd. DM und die Leistungserbringer (Ärzte, Kliniken, Pharmaindustrie) mit 8,165 Mrd. DM beteiligt werden.

Die Patienten werden mit höheren Zuzahlungen bei Arzneimitteln und Krankenhausaufenthalten belastet, die kieferorthopädische Behandlung Erwachsener und aufwendige Zahnprothesen müssen vollständig selbst bezahlt werden.

Die Leistungen der Ärzte werden nach Fallpauschalen vergütet und die Arzthonorare an die allgemeine Lohnkostensteigerung gekoppelt. Die Zahl der Kassenärzte wird durch verschiedene Regelungen beschränkt: So wird ab 1999 die Niederlassungszahl nach Bedarf festgesetzt, die Kassenzulassung endet mit dem 65. Lebensjahr.

Bei der Krankenhausbehandlung lösen Sonderentgelte und Fallpauschalen schrittweise die Tagessätze ab. Die allgemeine Preissenkung bei Arzneimitteln betrifft Pharmaindustrie und Apotheken. Eine »Positivliste« begrenzt das Spektrum der erstattungsfähigen Medikamente. Zudem legt ein Höchstbetrag die ärztlich verordneten Medikamente insgesamt fest (für 1993: 24,4 Mrd. DM), Überschreitungen müssen von der Kassenärztlichen Bundesvereinigung bzw. der Pharmaindustrie ausgeglichen werden.

Die von Bundesgesundheitsminister Horst Seehofer (CSU), seit 18. Mai im Amt, initiierten Sparmaßnahmen lösen einen Sturm der Entrüstung in erster Linie bei den betroffenen Ärzten und Apothekern aus. Mit Protestkundgebungen, zeitweiligen Praxisschließungen und der Drohung, die Kassenzulassung zurückzugeben, versuchen die Ärzte vergebens, den Kompromißbeschluß von Lahnstein zu verhindern.

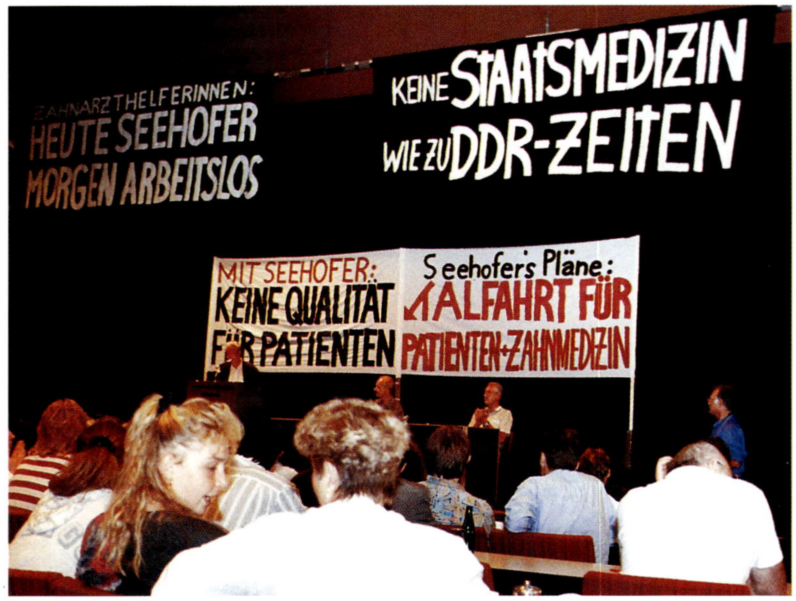

Nach dem Bekanntwerden der Reformvorhaben des Bundesgesundheitsministeriums in Bonn demonstrieren Ärzte und Zahnärzte gegen die Sparpläne.

Kein Ende der Abtreibungskontroverse

26. Juni 1992. Der Deutsche Bundestag verabschiedet in Bonn eine Neuregelung des § 218 StGB (→ 5. 6. 1974/S. 553). Für die »Fristenlösung«, welche einen Abbruch bis zur zwölften Schwangerschaftswoche nach vorhergehender Beratung erlaubt, stimmen 356 von insgesamt 662 Abgeordneten.

Damit ist eine einheitliche Regelung des Abtreibungsparagraphen erzielt. Sie löst in Ostdeutschland die reine Fristenlösung und in Westdeutschland das Indikationsmodell ab, das die Abtreibung nach einer bestimmten Indikation (medizinische, eugenische, kriminologische, soziale) zuläßt. Nach dem im Bundestag verabschiedeten fraktionsübergreifenden SPD/FDP-Entwurf ist der Schwangerschaftsabbruch innerhalb von zwölf Wochen straffrei, wenn die Frau sich einer Beratung unterzogen hat. Das Land Bayern und 247 Abgeordnete der CDU und CSU können am 29. Juli über eine einstweilige Verfügung des Bundesverfassungsgerichtes (BVG) in Karlsruhe das Inkrafttreten der Neuregelung des § 218 verhindern. 1993 entscheidet das BVG, daß große Teile des Gesetzes verfassungswidrig sind.

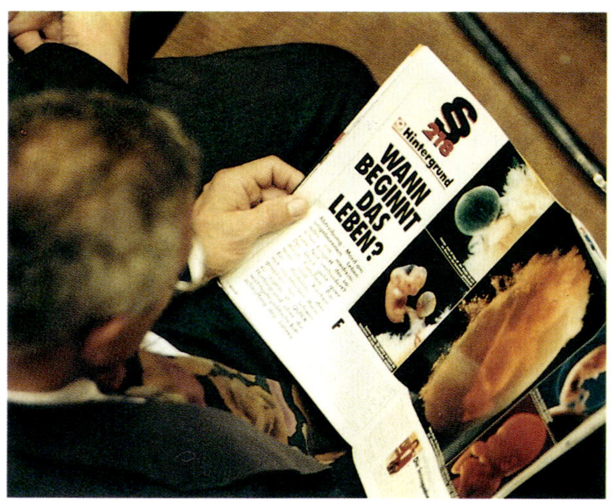

Mit Hochglanzbroschüren werden die Auseinandersetzungen um die erneute Reform des §218 geführt. Eine Neuregelung war nach der deutschen Einheit 1990 notwendig geworden, da in der Bundesrepublik und der DDR unterschiedliche Regelungen gelten.

»Minimal invasive Chirurgie«: Operation mit Endoskop

20.–23. Mai 1992. Auf dem 21. Symposium der Chirurgischen Arbeitsgemeinschaft für Endoskopie (CAE) in Göttingen wird der neueste Stand des endoskopischen Operierens vorgestellt.

Diese »minimal invasive Chirurgie« ermöglicht z. B., ohne Aufschneiden der Bauchdecke bestimmte Organe zu operieren. Durch einige kleine Öffnungen werden das Sehrohr mit einer Videokamera sowie die winzigen Instrumente in den Körper eingeführt. Auf einem Bildschirm überblickt der Arzt das Operationsfeld und kann so unter ständiger Sichtkontrolle u. a. Eierstöcke, Blinddarm und Gallenblase operieren. Ohne jeden äußeren Schnitt können bestimmte Eingriffe am Kehlkopf, an der Speiseröhre, der Harnblase und dem Darm durchgeführt werden. Standardmäßig werden inzwischen an einigen Kliniken Gallensteine bzw. die gesamte Gallenblase endoskopisch entfernt.

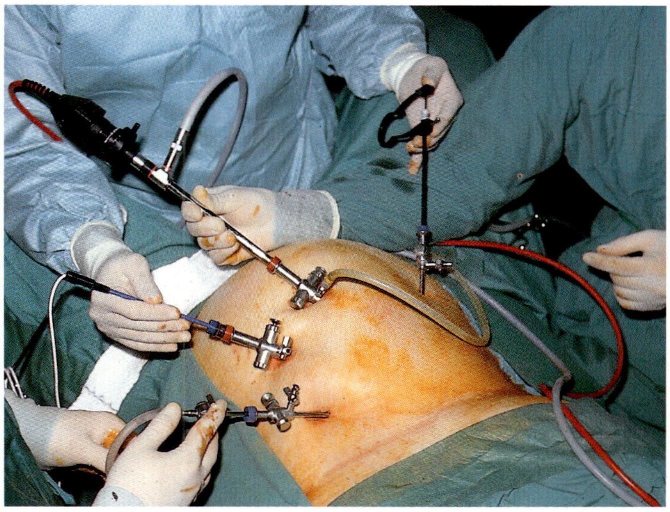

Entfernung einer Gallenblase mit Hilfe der minimal invasiven Chirurgie; durch Trokare (Kanülen) werden die Instrumente eingeführt (Operationsszene aus dem Spital Aarberg, Schweiz).

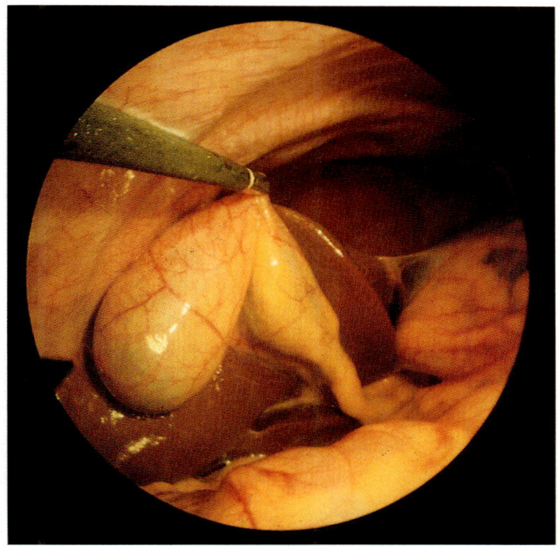

Laparaskopische Sicht auf die angehobene Gallenblase, die ohne Bauchschnitt durch die neue »Schlüsselloch-Chirurgie« entfernt werden kann.

Diese »Schlüsselloch-Chirurgie«, wie sie gelegentlich auch genannt wird, setzt jedoch Können und Übung des Operateurs voraus. Das größte Risiko dieser Art des Eingriffs ist die Verletzung anderer Organe. Inwieweit sich diese schonende Methode auch auf große Operationen, wie z. B. die Entfernung von Lungenflügeln oder Leistenbrüchen anwenden läßt, wird derzeit experimentell erprobt. Über die zukünftige Bedeutung der minimal invasiven Chirurgie gehen die Meinungen der Experten auseinander. Unstrittig ist, daß die endoskopischen Operationen weniger schmerzhaft sind und den Aufenthalt im Krankenhaus erheblich verkürzen. Schätzungen gehen davon aus, daß sie bis zum Jahr 2000 über die Hälfte aller Bauchoperationen ausmachen werden.

Pflegeversicherung nötig

30. Juni 1992. Die Bonner Regierungskoalition aus CDU, CSU und FDP einigt sich auf die Einführung einer Pflegeversicherung zum 1. Januar 1996 als fünften Zweig der Sozialversicherung neben Renten-, Arbeitslosen-, Unfall- und Krankenversicherung. Pflegebedürftigkeit im Alter und bei Krankheit soll finanziell abgesichert werden. Angesichts steigender Lebenserwartung und sinkender Geburtenrate in der Bundesrepublik wie in anderen hochindustrialisierten Ländern ist der Bedarf an Pflegeeinrichtungen nicht mehr in der bisherigen Form finanzierbar.

Derzeit leben etwa 450 000 Pflegebedürftige in der Bundesrepublik in Heimen. Da die meisten Renten finanziell nicht ausreichen – die stationäre Pflege kostet zwischen 3000 und 5000 DM pro Monat –, sind rund 70% der Betroffenen auf Sozialhilfe angewiesen. Unzureichende finanzielle Ausstattung der Alten- und Pflegeheime sowie ein Mangel an Personal führen allgemein zu einem Pflegenotstand.

Die geplante Pflegeversicherung soll durch Abführen von 1,7% des

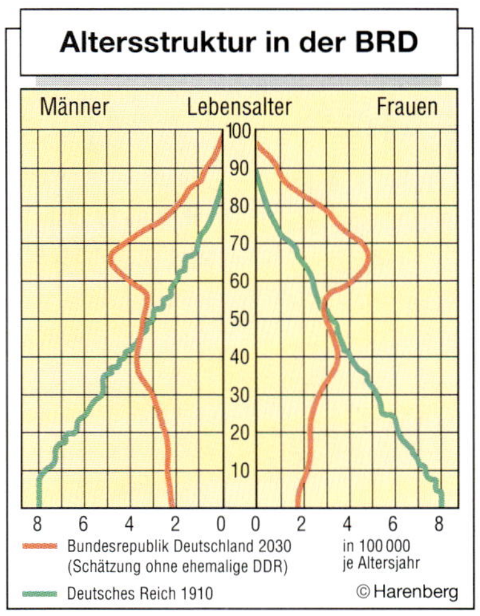

Bruttoeinkommens jeweils zur Hälfte von Arbeitnehmern und Arbeitgebern getragen werden, wobei die Finanzierung der Versicherung (z. B. durch Einführung eines Karenztages im Krankheitsfall) umstritten ist. Bei den auf insgesamt 25 Mrd. DM geschätzten Ausgaben jährlich soll der häuslichen Pflege etwa die Hälfte zukommen, 9,7 Mrd. DM sollen für die stationäre Betreuung und 3 Mrd. DM für die Pflegenden aufgewendet werden.

»Ihr Ärzte seid pervers!«

8. Oktober 1992. Die Ärzte an der Universitätsklinik Erlangen stellen den Hirntod einer 18jährigen Frau fest, die drei Tage zuvor verunglückt war. Sie ist im vierten Monat schwanger, und der Fetus blieb unverletzt. Daraufhin wird der Körper (die »Leiche«) der Mutter am Leben erhalten, um das Kind zu retten. Sowohl in der Öffentlichkeit als auch in Fachkreisen entzündet sich eine hitzige Debatte über das »Erlanger Baby«: Die Vorwürfe gegen die Ärzte, sie mißbrauchten den Körper der (hirn)toten Mutter als »Gebärmaschine«, gipfeln in der »Bild«-Schlagzeile: »Ihr Ärzte seid pervers!«

Die Direktion der Chirurgischen Universitätsklinik Erlangen stellt fest, daß nach dem Grundsatz der Verhältnismäßigkeit die »Benutzung« des Körpers der Verstorbenen zugunsten der Rettung des Kindes zumutbar sei. Der Erlanger Rechtsmediziner Bernhard Wuermeling, Mitglied der entscheidenden Ethikkommission, hält das Lebensrecht des Ungeborenen für wichtiger als die Pietät gegenüber einer toten Frau. Befürworter des Experiments gehen von dem mutmaßlichen Willen der Frau aus, ihr Kind am Leben zu erhalten – so auch die Ansicht der katholischen Theologin Uta Ranke-Heinemann. Die überaus zahlreichen Gegner, vor allem von feministischer Seite, lehnen dagegen diesen »Menschenversuch« als einen Mißbrauch des Frauenkörpers ab. Andere Kritiker fragen nach möglichen ungünstigen psychischen Folgen für das Kind.

Auch von ärztlicher Seite wird Kritik an der Erlanger Entscheidung geübt. Vereinzelt fordern Ärzte, wie z. B. Helmut Becker, Mitglied der Ethikkommission der Ärztekammer Berlin, daß nicht alles am Menschen ausprobiert werden dürfe, was durch die Hochleistungsmedizin machbar sei. So sei es medizinisch und ethisch geboten gewesen, den Fetus zusammen mit der Mutter sterben zu lassen. Mit der Totgeburt des »Erlanger Babys« am 16. November 1992 geht das Experiment zu Ende. Vermutlich war es von vornherein aus rein medizinischen Gründen zum Scheitern verurteilt.

Aids – noch ist die weltweite Bedrohung nicht gebannt

22. Juni 1992. In Paris beginnt der spektakuläre Prozeß um Aids-verseuchtes Blutplasma. Etwa 1250 Bluterkranke (Hämophile) wurden durch Anwendung entsprechender Gerinnungspräparate infiziert. Inzwischen sind 256 gestorben, darunter viele Kinder.

Angeklagt sind vier Ärzte, hohe Beamte des staatlichen französischen Gesundheitswesens. Ihnen wird vorgeworfen, die Verwendung der verseuchten Blutkonserven im Jahr 1985 nicht unterbunden zu haben, obwohl sie sich über das Ansteckungsrisiko im klaren waren. Die nicht durch Erhitzung sterilisierten Präparate wurden auf Anweisung des damaligen Direktors des Zentrums für Bluttransfusionswesen »bis zur Erschöpfung der Lagerbestände« verabreicht, um einen – so die Anklageschrift – finanziellen Schaden von umgerechnet knapp 6 Mio. DM abzuwenden. In der Bundesrepublik sind die Hälfte aller Bluter Aids-infiziert, insgesamt mehr als 2000 Männer, ohne daß es bislang zu einem Prozeß gekommen wäre.

Aids überrollt Schwarzafrika

Seit den 1980er Jahren breitet sich die neue Seuche aus, die inzwischen weltweit zu einem bedrückenden Gesundheitsproblem geworden ist (→ 5. 6. 1981/S. 570). Besonders schwer ist Schwarzafrika betroffen, wo mehr als 1% der Bevölkerung zwischen 15 und 49 Jahren mit dem Virus (HIV) infiziert ist. So sind z. B. in Uganda zwischen 10 und 20% der Erwachsenen HIV-positiv, mehr als ein Viertel der getesteten Schwangeren ist infiziert. Neben den schlechten hygienischen Verhältnissen begünstigen kulturelle Eigenheiten und das traditionelle Sexualverhalten die Ausbreitung der Seuche. Im Gegensatz zu Europa und Nordamerika, wo bislang vor allem die Risikogruppen betroffen sind, erfaßt Aids in Afrika die gesamte Bevölkerung. Besonders gravierend ist die fatale Wechselwirkung zwischen Aids und anderen Infektionskrankheiten, etwa Malaria und Tuberkulose, die bei HIV-positiven Menschen häufiger zum Ausbruch kommen.

Die Virologen unter den Aids-Experten wagen derzeit keine eindeutigen Prognose über den weiteren Verlauf der Ausbreitung von Aids.

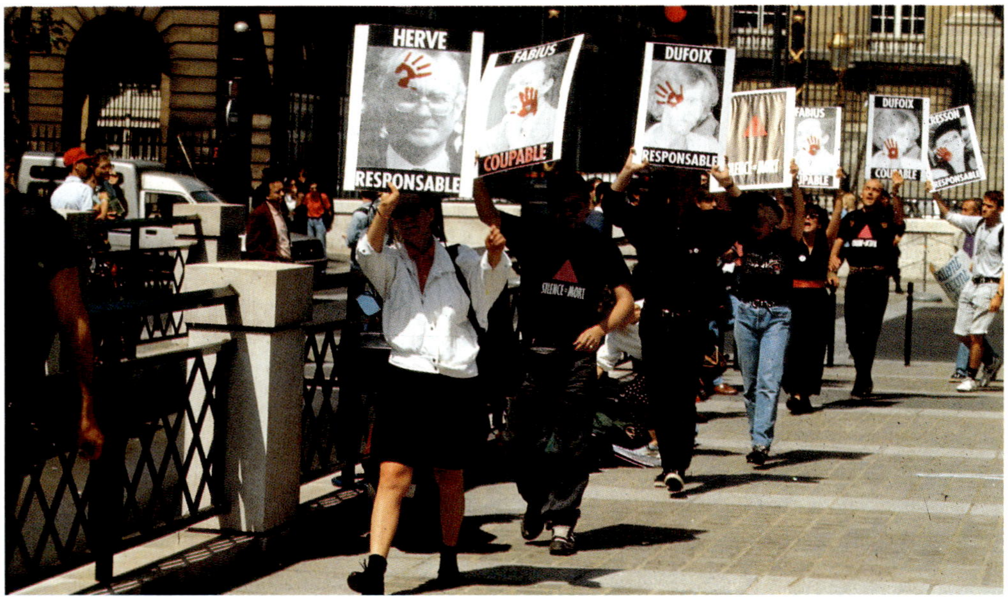

Demonstration gegen die Verantwortlichen für die Verwendung von Aids-verseuchten Blutkonserven; auch der frühere französische Ministerpräsident Laurent Fabius ist in den Skandal verwickelt. Empörung löst die Entscheidung des Gerichts aus, daß die Beteiligten wegen Verjährung nicht verurteilt werden können.

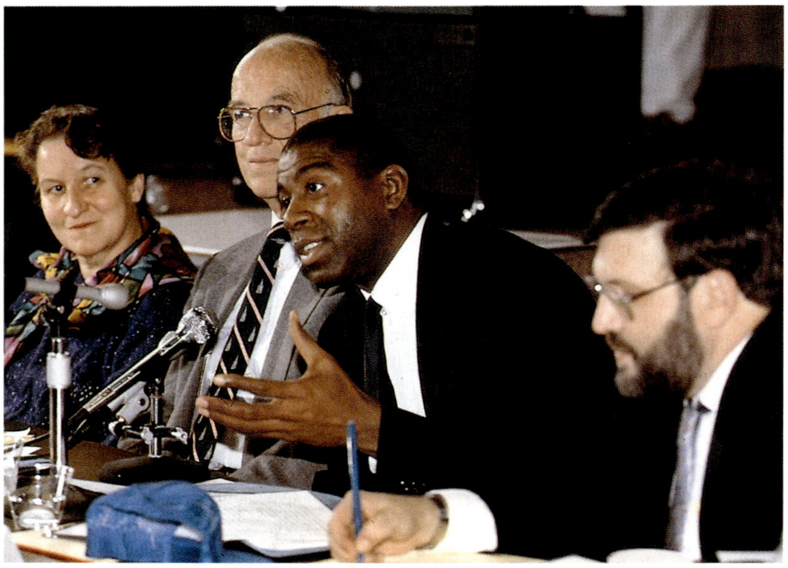

Der schwarze US-amerikanische Basketballspieler Earvin »Magic« Johnson (M.), der 1991 seine Aids-Infizierung öffentlich bekanntgab, wird von US-Präsident George Bush in die Nationale Aids-Kommission berufen. Johnsons Bekenntnis zu seiner Krankheit erregt in den USA großes Aufsehen, da es deutlich macht, daß nicht nur sog. Risikogruppen wie Drogenabhängige und Homosexuelle betroffen sind. Die Sorglosigkeit heterosexueller Amerikaner hatte in den Jahren zuvor zum Anstieg der Zahl der Infektionen in dieser Gruppe um 100% geführt. In den USA sterben pro Tag über 100 Menschen an Aids. Fachleute rechnen mit 40 Mio. Aids-Infizierten weltweit bis zum Jahr 2000, falls kein Heilmittel gefunden wird.

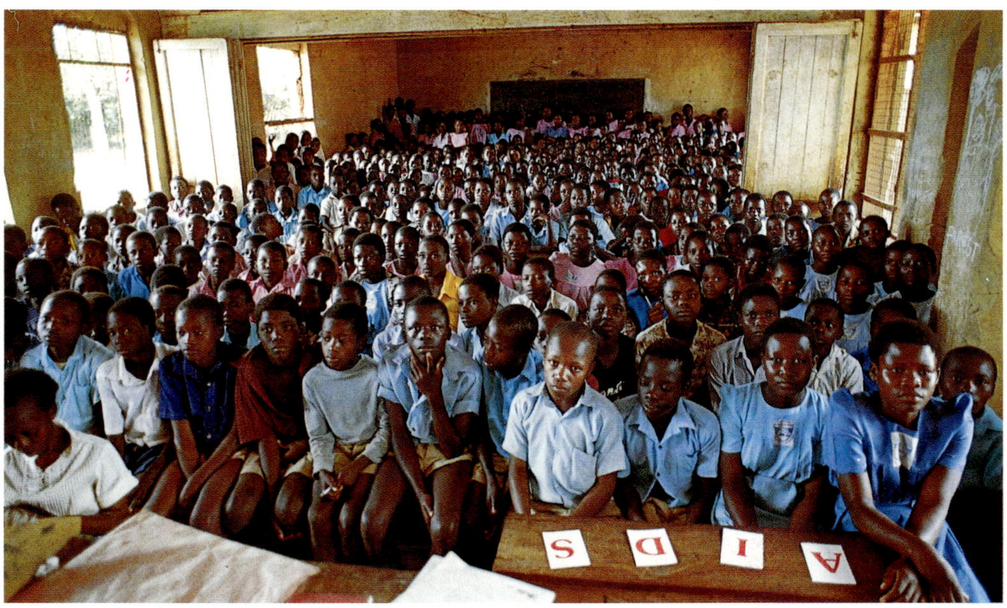

Die Weltgesundheitsorganisation WHO legt insbesondere für Schwarzafrika umfangreiche Aufklärungs- und Gesundheitsprogramme auf, um auf die Gefahren durch Aids aufmerksam zu machen. In Schulen werden Gesundheitslehrer eingesetzt, die mit Kindern über Aids und Vorbeugungsmaßnahmen sprechen.

Nobelpreisträger für Medizin oder Physiologie

Seit dem 10. Dezember 1901 werden in der Regel jährlich am Jahrestag des Todes von Alfred Nobel die Nobelpreise verliehen, die auf eine Stiftung des schwedischen Chemikers und Industriellen zurückgehen. Die Preisträger für Medizin oder Physiologie werden vom Karolinska Medikokirurgiska Institutet in Stockholm ausgewählt.

1901	Emil von Behring (1854–1917), deutscher Bakteriologe	»für seine Arbeiten über Serumtherapie und besonders für deren Anwendung gegen Diphtherie, mit denen er der medizinischen Wissenschaft neue Wege erschloß und dem Arzt eine erfolgreiche Waffe im Kampf gegen Krankheit und Tod gegeben hat«
1902	Ronald Ross (1857–1932), britischer Bakteriologe	»für seine Arbeiten über Malaria, durch die er nachwies, wie die Krankheit in den Organismus gelangt, und damit den Grundstein legte für eine erfolgreiche Erforschung dieser Krankheit und ihrer Behandlungsmethoden«
1903	Niels Ryberg Finsen (1860–1904), dänischer Mediziner	»in Anerkennung seines Beitrags zur Behandlung von Krankheiten, insbesondere von Lupus vulgaris, mittels konzentrierter Lichtstrahlen, durch die er der medizinischen Wissenschaft einen neuen Weg erschloß«
1904	Iwan Petrowitsch Pawlow (1849–1936), russisch-sowjetischer Physiologe	»in Anerkennung seiner Arbeit über die Physiologie der Verdauung, die das Wissen über wesentliche Aspekte dieses Bereiches verbessert und erweitert hat«
1905	Robert Koch (1843–1910), deutscher Bakteriologe	»für seine Untersuchungen und Entdekkungen auf dem Gebiet der Tuberkulose«
1906	Camillo Golgi (1844–1926), italienischer Histologe; Santiago Ramón y Cajal (1852–1934), spanischer Histologe	»in Anerkennung ihrer Arbeiten über die Struktur des Nervensystems«
1907	Charles Louis Alphonse Laveran (1845–1922), französischer Bakteriologe	»in Anerkennung seiner Arbeiten über die Bedeutung der Protozoen als Krankheitserreger«
1908	Ilja Iljitsch Metschnikow (1845–1916), russischer Biologe; Paul Ehrlich (1854–1915), deutscher Mediziner	»als Anerkennung ihrer Arbeiten über die Immunität«
1909	Emil Theodor Kocher (1841–1917), schweizerischer Chirurg	»für seine Arbeiten über Physiologie, Pathologie und Chirurgie der Schilddrüse«
1910	Albrecht Kossel (1853–1927), deutscher Biochemiker	»in Anerkennung des Beitrages, den seine Arbeiten über Eiweißstoffe einschließlich der Nukleine für unsere Kenntnis der Chemie der Zelle geleistet haben«
1911	Allvar Gullstrand (1862–1930), schwedischer Augenarzt	»für seine Arbeiten über die Dioptrik des Auges«
1912	Alexis Carrel (1873–1944), französischer Chirurg und Physiologe	»als Anerkennung seiner Arbeiten über die Gefäßnaht sowie über Gefäß- und Organtransplantationen«
1913	Charles Robert Richet (1850–1935), französischer Physiologe	»für seine Arbeiten über Anaphylaxie«
1914	Robert Bárány (1876–1936), österreichischer Mediziner ungarischer Abstammung	»für seine Arbeiten über Physiologie und Pathologie des Vestibularapparates«
1915–1918	wurde kein Medizin-Nobelpreis verliehen	
1919	(verliehen 1920) Jules Bordet (1870 bis 1961), belgischer Mediziner und Mikrobiologe	»als Anerkennung seiner Arbeiten über die Immunität«
1920	August Krogh (1874–1949), dänischer Physiologe	»für die Entdeckung des kapillarmotorischen Regulationsmechanismus«
1921	wurde kein Medizin-Nobelpreis verliehen	
1922	Archibald Vivian Hill (1886–1977), britischer Physiologe	»für seine Entdeckungen auf dem Gebiet der Wärmeerzeugnis der Muskeln«
	Otto Fritz Meyerhof (1884–1951), deutscher Biochemiker	»für seine Entdeckungen des Verhältnisses zwischen Sauerstoffverbrauch und Milchsäureproduktion im Muskel«
1923	Frederick Grant Banting (1891–1941), kanadischer Mediziner; John James Richard Macleod (1876–1935), kanadischer Physiologe	»für die Entdeckung des Insulins«
1924	Willem Einthoven (1860–1927), niederländischer Mediziner	»für seine Entdeckung des Mechanismus des Elektrokardiogramms«
1925	wurde kein Medizin-Nobelpreis verliehen	
1926	(verliehen 1927) Johannes Fibiger (1867–1928), dänischer Pathologe	»für seine Entdeckung des Spiroptera-karzinoms«
1927	Julius Wagner von Jauregg (1857–1940), österreichischer Psychiater	»für die Entdeckung der therapeutischen Bedeutung der Malariaimpfung bei der Behandlung von progressiver Paralyse«
1928	Charles Jules Henri Nicolle (1866–1936), französischer Internist und Bakteriologe	»für seine Arbeiten über Flecktyphus«
1929	Christiaan Eijkman (1858–1930), niederländischer Hygieniker	»für seine Entdeckung des antineuritischen Vitamins«
	Frederick Gowland Hopkins (1861–1947), britischer Biochemiker	»für die Entdeckung der wachstumsfördernden Vitamine«
1930	Karl Landsteiner (1868–1943), österreichisch-US-amerikanischer Chemiker und Mediziner	»für die Entdeckung der Blutgruppen des Menschen«
1931	Otto Heinrich Warburg (1883–1970), deutscher Biochemiker	»für die Entdeckung der Natur und der Funktion des Atmungsferments«
1932	Charles Scott Sherrington (1857–1952), britischer Physiologe; Edgar Douglas Adrian (1889–1977), britischer Physiologe	»für ihre Entdeckungen auf dem Gebiet der Funktionen der Neuronen«
1933	Thomas Hunt Morgan (1866–1945), US-amerikanischer Genetiker	»für seine Entdeckungen über die Bedeutung der Chromosomen als Träger der Vererbung«
1934	George Hoyt Whipple (1878–1976), US-amerikanischer Pathologe; George R. Minot (1885–1950), US-amerikanischer Mediziner; William P. Murphy (1892–1987), US-amerikanischer Mediziner	»für ihre Lebertherapie gegen Anämie«
1935	Hans Spemann (1869–1941), deutscher Zoologe	»für die Entdeckung des Organisator-Effekts im embryonalen Entwicklungsstadium«
1936	Henry Hallett Dale (1875–1968), britischer Physiologe und Pharmakologe; Otto Loewi (1873–1961), deutsch-US-amerikanischer Physiologe und Pharmakologe	»für ihre Entdeckungen bei der chemischen Übertragung der Nervenimpulse«
1937	Albert Szent-Györgyi von Nagyrapolt (1893–1986), US-amerikanischer Biochemiker ungarischer Herkunft	»für seine Entdeckungen auf dem Gebiet der biologischen Verbrennungsprozesse, besonders in Beziehung auf das Vitamin C und die Katalyse der Fumarsäure«
1938	(verliehen 1939) Cornelius Heymans (1892–1968), belgischer Physiologe	»für die Entdeckung der Rolle des Sinus- und Aortenmechanismus bei der Atemregulierung«
1939	Gerhard Domagk (1895–1964), deutscher Pathologe und Bakteriologe	»für die Entdeckung der antibakteriellen Wirkung des Prontosil«
1940–1942	wurde kein Medizin-Nobelpreis verliehen	

1943	(verliehen 1944) Henrik Dam (1895–1976), dänischer Biochemiker	»für die Entdeckung des Vitamins K«
	Edward Albert Doisy (1893–1986), US-amerikanischer Biochemiker	»für seine Entdeckung der chemischen Natur des Vitamins K«
1944	Joseph Erlanger (1874–1965), US-amerikanischer Neurophysiologe; Herbert Spencer Gasser (1888–1963), US-amerikanischer Physiologe	»für ihre Entdeckung über die hochdifferenzierten Funktionen der einzelnen Nervenfasern«
1945	Alexander Fleming (1881–1955), britischer Bakteriologe; Ernst Boris Chain (1906–1979), britischer Chemiker; Howard Walter Florey (1898–1968), australischer Pathologe	»für die Entdeckung des Penicillins und seiner Heilwirkung bei verschiedenen Infektionskrankheiten«
1946	Hermann Joseph Muller (1890–1967), US-amerikanischer Biologe	»für die Entdeckung, daß Mutationen mit Hilfe von Röntgenstrahlen hervorgerufen werden können«
1947	Carl Ferdinand Cori (1896–1984) Gerty Theresa Cori (1896–1971), deutsch-US-amerikanische Mediziner und Biochemiker	»für ihre Entdeckung des Verlaufs des katalytischen Glykogen-Stoffwechsels«
	Bernardo Alberto Houssay (1887–1971), argentinischer Physiologe	»für seine Entdeckung der Bedeutung der Hormone des Hypophysenvorderlappens für den Zuckerstoffwechsel«
1948	Paul Hermann Müller (1899–1965), schweizerischer Chemiker	»für die Entdeckung der starken Wirkung von DDT als Kontaktgift gegen mehrere Arthropoden«
1949	Walter Rudolf Hess (1881–1973), schweizerischer Neurophysiologe;	»für die Entdeckung der funktionalen Organisation des Zwischenhirns für die Koordination der Tätigkeit von inneren Organen«;
	António Caetano de Abreu Freire Egas Moniz (1874–1955), portugiesischer Neurologe	»für die Entdeckung des therapeutischen Wertes der präfrontalen Leukotomie bei gewissen Psychosen«
1950	Edward Calvin Kendall (1886–1972), US-amerikanischer Biochemiker; Tadeusz Reichstein (* 1897), schweizerischer Chemiker Philip Shoewalter Hench (1896–1965), US-amerikanischer Arzt	»für ihre Entdeckungen bei den Hormonen der Nebennierenrinde, ihrer Struktur und ihrer biologischen Wirkungen«
1951	Max Theiler (1899–1972), US-amerikanischer Biologe	»für die Erforschung des Gelbfiebers und seiner Bekämpfung«
1952	Selman Abraham Waksman (1888 bis 1973), US-amerikanischer Biochemiker russischer Herkunft	»für die Entdeckung des Streptomycins, des ersten Antibiotikums gegen die Tuberkulose«
1953	Hans Adolf Krebs (1900–1981), britischer Biochemiker deutscher Herkunft	»für seine Entdeckung des Zitronensäurezyklus«
	Fritz Albert Lipmann (1899–1986), US-amerikanischer Biochemiker deutscher Herkunft	»für seine Entdeckung des Koenzyms A und dessen Bedeutung für den Zwischenstoffwechsel«
1954	John Franklin Enders (1897–1985), US-amerikanischer Virusforscher; Thomas H. Weller (* 1915), US-amerikanischer Bakteriologe; Frederick Chapman Robbins (* 1916), US-amerikanischer Mediziner	»für ihre Entdeckung der Fähigkeit des Poliomyelitis-Virus, in Kulturen verschiedener Gewebstypen zu wachsen«
1955	Hugo Theorell (1903–1982), schwedischer Biochemiker	»für seine Entdeckungen über Natur und Wirkungsweise der Oxidationsenzyme«
1956	André Frédéric Cournand (1895–1988), französisch-US-amerikanischer Mediziner; Werner Forßmann (1904–1979), deutscher Chirurg und Urologe; Dickinson Richards Jr. (1895–1973), US-amerikanischer Mediziner	»für ihre Entdeckungen zur Herzkatheterisierung und zu den pathologischen Veränderungen im Kreislaufsystem«
1957	Daniel Bovet (* 1907), italienischer Pharmakologe schweizerischer Herkunft	»für seine Entdeckungen über synthetische Verbindungen, die gewisse Substanzen im Körper wirksam werden lassen, und besonders deren Wirkung auf das Gefäßsystem und die Skelettmuskulatur«
1958	George Wells Beadle (1903–1989), US-amerikanischer Biologe; Edward Lawrie Tatum (1909–1975), US-amerikanischer Biochemiker und Genetiker	»für ihre Entdeckung, daß die Gene wirksam werden, indem sie bestimmte chemische Vorgänge regulieren«
	Joshua Lederberg (* 1925), US-amerikanischer Mikrobiologe	»für seine Entdeckungen über genetische Neukombinationen und die Organisation des genetischen Materials bei Bakterien«
1959	Severo Ochoa (* 1905), US-amerikanischer Biochemiker spanischer Herkunft; Arthur Kornberg (* 1918), US-amerikanischer Biochemiker	»für ihre Entdeckungen des Mechanismus in der biologischen Synthese der Ribonukleinsäure und der Desoxyribonukleinsäure«
1960	Frank MacFarlane Burnet (1899–1985), australischer Mediziner; Peter Brian Medawar (1915–1987), britischer Biologe	»für die Entdeckung der erworbenen immunologischen Toleranz«
1961	Georg von Békésy (1899–1972), US-amerikanischer Biophysiker ungarischer Herkunft	»für seine Entdeckung im physikalischen Mechanismus der Erregungen in der Schnecke des Ohres«
1962	Francis Harry Compton Crick (* 1916), britischer Biochemiker; James Dewey Watson (* 1928), US-amerikanischer Biochemiker; Maurice Hugh Frederick Wilkins (* 1916), britischer Biophysiker	»für ihre Entdeckung über die Molekularstruktur der Nukleinsäuren und ihre Bedeutung für die Informationsübertragung in lebender Substanz«
1963	John Carew Eccles (* 1903), australischer Physiologe; Alan Lloyd Hodgkin (* 1914), britischer Physiologe; Andrew Fielding Huxley (* 1917), britischer Physiologe	»für ihre Entdeckung über den Ionen-Mechanismus, der sich bei der Erregung und Hemmung in den peripheren und zentralen Bereichen der Nervenzellmembran abspielt«
1964	Konrad Bloch (* 1912), US-amerikanischer Biochemiker deutscher Herkunft; Feodor Lynen (1911–1979), deutscher Biochemiker	»für ihre Entdeckung über den Mechanismus und die Regulation des Stoffwechsels von Cholesterin und Fettsäuren«
1965	François Jacob (1920–1984), französischer Genetiker und Physiologe; André Lwoff (* 1902), französischer Mikrobiologe; Jacques Monod (1910–1976), französischer Biochemiker	»für ihre Entdeckung auf dem Gebiet der genetischen Kontrolle der Synthese von Enzymen und Viren«
1966	Francis Peyton Rous (1879–1970), US-amerikanischer Pathologe	»für seine Entdeckungen auf dem Gebiet der tumorerzeugenden Viren«
	Charles Brenton Huggins (* 1901), US-amerikanischer Arzt kanadischer Herkunft	»für seine Entdeckung zur Hormonbehandlung von Prostatakrebs«
1967	Ragnar Granit (* 1900), finnisch-schwedischer Neurophysiologe; Haldan Keffer Hartline (1903–1983), US-amerikanischer Physiologe; George Wald (* 1906), US-amerikanischer Biochemiker	»für ihre Entdeckungen auf dem Gebiet der primären physiologischen und chemischen Sehvorgänge im Auge«
1968	Robert W. Holley (* 1922), US-amerikanischer Biochemiker; Har Gobind Khorana (* 1922), US-amerikanischer Biochemiker indischer Herkunft; Marshall W. Nirenberg (* 1927), US-amerikanischer Biochemiker	»für ihre Interpretation des genetischen Codes und dessen Funktion bei Protein-Synthesen«

1969	Max Delbrück (1906–1981), US-amerikanischer Biophysiker und Biologe deutscher Herkunft; Alfred D. Hershey (* 1908), US-amerikanischer Molekularbiologe; Salvador E. Luria (1912–1991), US-amerikanischer Mikrobiologe italienischer Herkunft	»für ihre Entdeckungen betreffend den Vermehrungsmechanismus und die genetische Struktur von Viren«
1970	Bernard Katz (* 1911), britischer Biophysiker deutscher Herkunft; Ulf Svante von Euler-Chelpin (1905 bis 1983), schwedischer Physiologe; Julius Axelrod (* 1912), US-amerikanischer Neurochemiker	»für ihre Entdeckungen der Signalsubstanzen in den Kontaktorganen der Nervenzellen und der Mechanismen für ihre Lagerung, Freisetzung und Inaktivierung«
1971	Earl W. Sutherland Jr. (1915–1974), US-amerikanischer Physiologe	»für seine Entdeckungen über die Wirkungsmechanismen von Hormonen«
1972	Gerald M. Edelman (* 1929), US-amerikanischer Biochemiker; Rodney R. Porter (1917–1985), britischer Biochemiker	»für ihre Entdeckungen betreffend der chemischen Struktur der Antikörper«
1973	Karl von Frisch (1886–1982), österreichischer Zoologe; Konrad Lorenz (1903–1989), österreichischer Verhaltensforscher; Nikolaas Tinbergen (1907–1988), niederländischer Zoologe	»für ihre Entdeckungen zur Organisation und Auslösung von individuellen und sozialen Verhaltensmustern«
1974	Albert Claude (1899–1983), belgischer Mediziner; Christian de Duve (* 1917), belgischer Biochemiker; George E. Palade (* 1912), US-amerikanischer Biochemiker russischer Herkunft	»für ihre Entdeckungen zur strukturellen und funktionellen Organisation der Zelle«
1975	David Baltimore (* 1938), US-amerikanischer Mikrobiologe; Renato Dulbecco (* 1914), US-amerikanischer Biologe italienischer Herkunft; Howard Martin Temin (* 1934), US-amerikanischer Biologe	»für ihre Entdeckungen auf dem Gebiet der Wechselwirkungen zwischen Tumorviren und dem genetischen Material der Zelle«
1976	Baruch S. Blumberg (* 1925), US-amerikanischer Mediziner; Daniel Carleton Gajdusek (* 1923), US-amerikanischer Kinderarzt und Virologe	»für ihre Entdeckungen von neuen Mechanismen bei der Entstehung und Verbreitung von Infektionskrankheiten«
1977	Roger Guillemin (* 1924), US-amerikanischer Biochemiker französischer Herkunft; Andrew Schally (* 1926), US-amerikanischer Biochemiker	»für ihre Entdeckung über die Produktion von Peptidhormonen im Gehirn«
	Rosalyn Yalow (* 1921), US-amerikanische Physikerin und Nuklearmedizinerin	»für die Entwicklung radioimmunologischer Methoden der Bestimmung von Peptidhormonen«
1978	Werner Arber (* 1929), schweizerischer Mikrobiologe; Daniel Nathans (* 1928), US-amerikanischer Mikrobiologe; Hamilton O. Smith (* 1931), US-amerikanischer Mikrobiologe	»für ihre Entdeckung der Restriktionsenzyme und der Anwendung dieser Enzyme in der Molekulargenetik«
1979	Allan M. Cormack (* 1924), US-amerikanischer Physiker südafrikanischer Herkunft; Godfrey N. Hounsfield (* 1919), britischer Elektroingenieur	»für ihre Entwicklung der Computertomographie«
1980	Baruj Benacerraf (* 1920), US-amerikanischer Mediziner venezolanischer Herkunft; Jean Dausset (* 1916), französischer Hämatologe; George D. Snell (* 1903), US-amerikanischer Genetiker	»für ihre Entdeckungen genetisch bestimmter zellulärer Oberflächenstrukturen, von denen immunologische Reaktionen gesteuert werden«
1981	Roger W. Sperry (* 1913), US-amerikanischer Neurologe und Psychobiologe	»für seine Entdeckungen über die funktionelle Spezialisierung der Gehirnhemisphären«
	David H. Hubel (* 1926), US-amerikanischer Neurobiologe; Torsten N. Wiesel (* 1924), schwedischer Neurobiologe	»für ihre Entdeckungen über Informationsverarbeitung im Sehwahrnehmungszentrum«
1982	Sune K. Bergström (* 1916), schwedischer Biochemiker; Bengt I. Samuelsson (* 1934), schwedischer Biochemiker; John R. Vane (* 1927), britischer Pharmakologe	»für ihre bahnbrechenden Arbeiten über Prostaglandine und naher verwandter biologisch aktiver Substanzen«
1983	Barbara McClintock (* 1902), US-amerikanische Botanikerin	»für ihre Entdeckungen der beweglichen Strukturen in der Erbmasse«
1984	Nils K. Jerne (* 1911), dänischer Immunologe	»für seine Theorien über den spezifischen Aufbau und die Steuerung des Immunsystems«
	Georges J. F. Köhler (* 1946), deutscher Immunologe; César Milstein (* 1927), argentinischer Immunologe	»für die Entdeckung des Prinzips der Produktion von monoklonalen Antikörpern«
1985	Michael F. Brown (* 1941), US-amerikanischer Genetiker; Joseph L. Goldstein (* 1940), US-amerikanischer Mediziner und Molekulargenetiker	»für ihre Entdeckung betreffend die Bestimmung des Cholesterin-Umsatzes«
1986	Rita Levi-Montalcini (* 1909), italienisch-US-amerikanische Biologin; Stanley Cohen (* 1922), US-amerikanischer Biochemiker	»für ihre Entdeckung des Nervenwachstumsfaktors«
1987	Susumu Tonegawa (* 1939), japanischer Molekularbiologe	»für seine Entdeckung der genetischen Grundlage für das Entstehen des Variationsreichtums der Antikörper«
1988	James Whyte Black (* 1924), britischer Pharmakologe; Gertrude B. Elion (* 1918), US-amerikanische Pharmakologin und Biochemikerin; George R. Hitchings (* 1905), US-amerikanischer Pharmakologe und Biochemiker	»für ihre Entdeckung der wichtigen Prinzipien für die Arzneimittelbehandlung«
1989	Michael J. Bishop (* 1936), US-amerikanischer Mikrobiologe und Krebsforscher; Harold E. Varmus (* 1939), US-amerikanischer Mediziner und Krebsforscher	»für ihre Entdeckung des zellularen Ursprungs der tetroviralen Onkogene«
1990	Joseph E. Murray (* 1919), US-amerikanischer Chirurg; Edward Donall Thomas (* 1920), US-amerikanischer Hämatologe	»für ihre Entdeckungen zur Organ- und Zelltransplantation als klinische Behandlungsmethode«
1991	Bert Sakmann (* 1942), deutscher Zellphysiologe; Erwin Neher (* 1944), deutscher Physiker und Zellphysiologe	»für ihre Entdeckung der Existenz und Funktion zellulärer Ionenkanäle«
1992	Edmond H. Fischer (* 1920), US-amerikanischer Biochemiker; Edwin G. Krebs (* 1918), US-amerikanischer Biochemiker	»für die Entdeckung der Mechanismen, die Stoffwechselvorgänge im menschlichen Körper steuern«

Persönlichkeiten der Medizingeschichte

Die folgende Auswahl umfaßt Ärzte und Naturforscher, Heilkundige und Naturwissenschaftler, Theoretiker und Praktiker, die in der Medizingeschichte besonders hervorgetreten sind. Von den Nobelpreisträgern sind nur jene genannt, die über ihre Fachgrenzen hinaus bekannt wurden (Nobelpreisträger ab S. 602). Diese Auswahl beansprucht keine Vollständigkeit, ebensowenig soll sie eine Bewertung darstellen.

Abulcasis (Abû l-Qâsim Chalaf ibn al-Åbbâs az-Zahrâwi)
spanisch-arabischer Arzt
* um 939, Zahra bei Córdoba
† um 1010, Córdoba
Als Leibarzt des Kalifen in Córdoba tätig, beschäftigte sich Abulcasis vor allem mit der Chirurgie. Auf der Grundlage der Schriften des Paulos von Ägina und des Oreibasios von Pergamon verfaßte er das Werk »At-Tasrif« (Die Verordnung), dessen letzter Teil eine systematische Abhandlung über die Chirurgie darstellt. Bemerkenswert sind vor allem die Abbildungen chirurgischer Instrumente. In mehrere Sprachen übersetzt, hatte das Werk bis ins 15. Jahrhundert nachhaltigen Einfluß auf berühmte Chirurgenschulen des Abendlandes (→ S. 78).

Thomas Addison
britischer Mediziner
* April 1793, Long Benton bei Newcastle upon Tyne
† 29. 6. 1860, Brighton
Thomas Addison gilt als einer der wichtigsten Vertreter der Londoner klinischen Schule. Als Arzt und Lehrer am Guy's Hospital in London war er mehr ein erfolgreicher Diagnostiker als ein Praktiker. Anhand genauer Beobachtungen an Patienten verfaßte er Arbeiten über Lungenentzündung, Tuberkulose und perniziöse Anämie. Im Jahr 1849 beschrieb er den Symptomkomplex der primären, chronischen Nebennierenrindeninsuffizienz – eine nach ihm benannte Krankheit (»Morbus Addison«), die u. a. durch eine bräunliche Pigmentierung der Haut gekennzeichnet ist (daher auch als »Bronzekrankheit« bezeichnet; → S. 290).

Alfred Adler
österreichischer Arzt und Psychologe
* 7. 2. 1870, Penzing (Wien)
† 28. 5. 1937, Aberdeen
1911 entwickelte Alfred Adler – ursprünglich ein Anhänger Sigmund Freuds – auf der Grundlage der Psychoanalyse seine »Individualpsychologie«. Den Hauptantrieb des menschlichen Handelns sah Adler im Gegensatz zu Freud nicht im Geschlechtstrieb, sondern im Streben nach Macht und Geltung sowie der Entfaltung des Gemeinschaftsgefühls. 1927 erschien mit »Menschenkenntnis« eines seiner Hauptwerke. Adler gründete 1914 das wichtigste Publikationsorgan seiner Lehre, die Internationale Zeitschrift für Individualpsychologie (→ S. 379).

Aetios von Amida
griechischer Arzt
* um 500, Amida
† um 570
Aetios von Amida, einer kleinen mesopotamischen Stadt am Oberlauf des Tigris, wurde in Alexandria zum Arzt ausgebildet. Er ging nach Konstantinopel, wo er am Hof des byzantinischen Kaisers Justinian als Heiler und Helfer wirkte. Aetios faßte zahlreiche Schriften der antiken Medizin zu dem 16 Bücher umfassenden Werk »Tetrabibloi« zusammen. Dabei orientierte er sich vor allem an früheren Kompilatoren wie Galen und Oreibasios von Pergamon. Als eigene Leistung gilt seine Beschreibung der Diphtherie (→ S. 61).

Alexander von Tralleis
byzantinischer Arzt
* 525, Tralleis (Kleinasien)
† um 605
Nach seiner Ausbildung in Alexandria praktizierte Alexander von Tralleis lange Zeit in Rom. Sein Hauptwerk »Biblia iatrica« verfaßte er später in Konstantinopel. Dieses zwölf Bücher umfassende Lehrbuch der Pathologie und Therapie behandelt innere Krankheiten auf der Grundlage der hippokratisch-galenischen Medizin. Im Gegensatz zu anderen byzantinischen Kompilationen (= Zusammenstellung von Textausschnitten verschiedener Schriften) enthält Alexanders Werk auch eigene Erfahrungen. Besonders beeindruckend ist sein Kapitel zur Behandlung von Wurmerkrankungen. Frühe Übersetzungen ins Lateinische förderten die breite Rezeption von Alexanders Lehrtexten bis ins 17. Jahrhundert (→ S. 61).

Nicholas Andry
französischer Mediziner
* 1658
† 1742
Zunächst studierte Nicholas Andry zwei Jahre Theologie, dann wechselte er zur Medizin. 1693 erlangte er in Reims die Doktorwürde und wurde vier Jahre später Mitglied der Pariser Medizinischen Fakultät. In seinem 1741 erschienenen Werk »L'Orthopédie ou l'art de corriger des diformités« beschreibt er die verschiedenen Korrekturbehandlungen von Mißbildungen des Skeletts und des Bewegungsapparates vor allem bei Kindern. Obwohl sich auch Ärzte vor ihm mit körperlichen Verformungen und Mißbildungen befaßt haben, wird Nicholas Andry allgemein das Verdienst zugesprochen, den Begriff der Orthopädie geprägt und das entsprechende Fachgebiet begründet zu haben (→ S. 217).

Arnaldus von Villanova
katalanischer Arzt, Alchemiker und Theologe
* 1225, Valencia (?)
† 1311 auf See zw. Neapel und Genua
Nach dem Studium der Theologie, Medizin und Chemie in Barcelona und Montpellier war Arnaldus von Villanova u. a. als Leibarzt dreier Päpste, darunter Bonifatius VIII., tätig. Als Berater kirchlicher und weltlicher Würdenträger machte er auch politisch Karriere. Seine alchimistischen Forschungen bedeuteten einen Fortschritt für die Iatrochemie. Neben zahlreichen wissenschaftlichen Traktaten verfaßte Arnaldus die medizinischen Werke »Breviarium practicae« und »Parabolae medicationis«, die auf der klassischen antiken und arabischen Heilkunst gründen, aber auch eigene Kritikpunkte enthalten. Bemerkenswert ist dabei die Einbeziehung psychischer Faktoren bei der Krankheitsentstehung (→ S. 102).

Joseph Leopold von Auenbrugger, Edler von Auenbrugg (seit 1784)
österreichischer Arzt
* 19. 11. 1722, Graz
† 18. 5. 1809, Wien
Auenbrugger, ein Schüler Gerhard van Swietens, arbeitete im Anschluß an sein Studium in Wien als Assistenzarzt am Spanischen Hospital, dessen Leitung er 1762 übernahm. Hier führte er – durch seine große Musikalität sensibilisiert – Forschungen über die Phänomene der Schalldämmung des Brustkorbs durch. 1761 erschien die Schrift »Inventum novum«, in der Auenbrugger die Perkussion zur Diagnose von Erkrankungen der Brusthöhle beschreibt. Diese Entdeckung erhielt jedoch erst nach der Übersetzung ins Französische durch Jean Nicolas Corvisart 1808 allgemeine Anerkennung (→ S. 225).

Avicenna (Abû Åli ibn Sînâ)
arabischer Arzt und Philosoph
* Aug./Sept. 980, Afschana/Buchara
† Juni 1037, Hamadan
Neben seiner Bedeutung als Vertreter der aristotelischen Philosophie führte Avicenna die arabische Medizin mit seinem (überwiegend theoretischen) Hauptwerk »Canon medicinae« zu ihrem Höhepunkt. Nahezu alle Bereiche der Medizin werden darin abgedeckt, wobei sich Avicenna hauptsächlich auf die Lehren von Dioskurides und Galen stützte, aber auch Eigenes beisteuerte. Insbesondere durch seine vollendete Form und Systematik erhielt das Werk große Anerkennung und blieb an den meisten Universitäten teilweise bis ins 17. Jahrhundert hinein wesentlicher Bestandteil des Lehrplans (→ S. 82).

Joseph Babinski
französischer Neurologe
* 17. 11. 1857, Paris
† 29. 1. 1932, Paris
Joseph Babinski wurde nach einem erfolgreichen Medizinstudium Assistent seines Lehrers Jean Martin Charcot an der Salpêtrière in Paris. In seinen Forschungsarbeiten beschäftigte er sich vor allem mit Reflexen, Pathophysiologie des Kleinhirns, Rückenmarksschwindsucht und Hysterie. Verschiedene Begriffe der Neurologie tragen noch heute seinen Namen: Der »Babinski-Reflex« z. B. bezeichnet das Aufwärtsbiegen der großen Zehe bei Bestreichen der Fußsohle, das im Zusammenhang mit bestimmten Nervenleiden auftritt.

Frederick Grant Banting
kanadischer Physiologe
* 14. 11. 1891, Alliston
† 21. 2. 1941, Musgrave Harbour
Frederick Grant Banting wollte ursprünglich Orthopäde werden, seine wissenschaftliche Karriere ergab sich eher zufällig. Im Sommer 1921 stellte ihm John James Richard Macleod, der Direktor des Physiologischen Institutes in Toronto, ein Laboratorium sowie Versuchstiere zur Verfügung. Hier gelang Banting schließlich in Zusammenarbeit mit dem Medizinstudenten Charles Herbert Best die Isolierung des antidiabetischen Hormons Insulin. Für diese Entdeckung erhielten er und Macleod 1923 den Nobelpreis. Banting kam 1941 bei einem Flugzeugabsturz ums Leben (→ S. 404).

Christiaan N. Barnard
südafrikanischer Chirurg
* 8. 11. 1922, Beaufort West
Nach einem Medizinstudium in Kapstadt absolvierte Christiaan N. Barnard an der Universität von Minnesota 1953 bis 1955 eine chirurgische Ausbildung. Hier führte er auch seine erste Herzoperation durch. Von 1958 bis 1984 arbeitete er als Chirurg am Groote-Schuur-Krankenhaus in Kapstadt, wo ihm am 3. Dezember 1967 die erste erfolgreiche Herztransplantation von Mensch zu Mensch gelang. Die Organtransplantation und damit die Kriterien des Hirntods des Organspenders rückten schlagartig ins Zentrum medizinethischer Diskussionen (→ S. 532).

Karl Heinrich Bauer
deutscher Chirurg
* 26. 9. 1890, Schwärzdorf
† 7. 7. 1978, Heidelberg
Karl Heinrich Bauer widmete sich früh dem Gebiet der Krebsforschung; 1928 trat er mit seiner Schrift »Mutationstheorie der Geschwulstentstehung« hervor. Er war Direktor der Chirurgischen Kliniken in Breslau und Heidelberg und gehörte 1964 zu den Gründern des »Deutschen Krebsforschungszentrums« an der Universität Heidelberg, dessen Leitung er übernahm (→ S. 524).

Wladimir M. Bechterew
russischer Psychiater und Neurologe
* 1. 2. 1857, Sorali
† 24. 12. 1927, Moskau
Nach seiner Habilitation in Neurologie und Psychiatrie im Jahr 1881 reiste Bechterew nach Leipzig und Paris, um bei Paul Flechsig und Jean Martin Charcot zu arbeiten. Zurück in Rußland schuf er 1886 in Kasan das erste russische experimentalpsychologische Labor und 1903 das Psychoneurologische Institut in Petersburg. Schwerpunkte seiner Forschung waren die Anatomie und Physiologie des Gehirns sowie die Reflexologie. Besonders intensiv erforschte er u. a. die nach ihm benannte »Bechterewsche Krankheit« (= chronisch entzündlicher Wirbelsäulenrheumatismus; → S. 396).

Emil von Behring
deutscher Bakteriologe
* 15. 3. 1854, Hansdorf (Westpreußen)
† 31. 3. 1917, Marburg (Lahn)
Behring studierte an der Medizinischen Militärakademie in Berlin und ging 1888 an das dortige Hygiene-Institut, wo er mehrere Jahre Assistent von Robert Koch war und später auch dessen Nachfolger wurde. 1890 entdeckte er in Zusammenarbeit mit Kitasato das Tetanus- und Diphtherieantitoxin und begründete mit der Entwicklung des Heilserums gegen Diphtherie die moderne Serumtherapie. Für diese Entdeckung erhielt er 1901 den ersten Medizin-Nobelpreis (→ S. 333).

Hans Berger
deutscher Psychiater und Neurologe
* 21. 5. 1873, Neuses bei Coburg
† 1. 6. 1941, Jena
Berger studierte Medizin in Jena und wurde dort 1900 Assistent von Otto Binswanger an der Psychiatrischen Klinik, deren Leitung er 1919 übernahm. Seine Forschungen galten dem Ziel, die organischen Grundlagen für die psychischen Aktivitäten des Menschen zu entdecken. 1924 gelang ihm das erste Elektroenzephalogramm (EEG; grafische Aufzeichnung des Verlaufs der Hirnaktionsströme). Der hohe Wert dieser Erfindung wurde jedoch erst nach Bergers Freitod erkannt; seit Ende des Zweiten Weltkrieges stellt das EEG ein gängiges diagnostisches Verfahren dar (→ S. 424).

Claude Bernard
französischer Physiologe
* 12. 7. 1813, Saint-Julien (Dép. Rhône)
† 10. 2. 1878, Paris
Bernard zählt zu den bedeutendsten Physiologen, die experimentell forschten. Er war langjähriger Mitarbeiter von François Magendie und wurde 1855 dessen Nachfolger am Collège de France. Seine Untersuchungen betrafen den Verdauungsprozeß, im besonderen die Funktion der Bauchspeicheldrüse und das vasomotorische System. Sein größtes Verdienst ist die Entdeckung der Zuckerbildung in der Leber. Außerdem förderte er die Entwicklung der experimentellenPharmakologieund Toxikologie. 1865 erschien sein grundlegendes Werk »Introduction à l'étude de la médicine expérimentale«. Bernard erhielt zahllose Ehrungen und wurde 1869 zum Präsidenten der Pariser Académie des sciences gewählt (→ S. 298).

Charles Herbert Best
kanadischer Physiologe US-amerikanischer Herkunft
* 27. 2. 1899, West Pembroke (Maine)
† 31. 3. 1978, Toronto
Bereits während seines Medizinstudiums arbeitete Best zusammen mit Frederick Grant Banting an einer Versuchsreihe mit dem Ziel, aus der tierischen Bauchspeicheldrüse ein Heilmittel gegen die Zuckerkrankheit zu entwickeln. So hatte er maßgeblichen Anteil an der Entdeckung des Insulins, für die Banting und John James Richard Macleod 1923 den Medizin-Nobelpreis erhielten. Seit 1929 war Best Professor in Toronto und leitete von 1941 bis 1967 das »Banting-Best Department of Medical Research« (→ S. 404).

Marie François Xavier Bichat
französischer Arzt und Anatom
* 14. 11. 1771, Thoirette (Jura)
† 22. 7. 1802, Paris
Bichat gilt als Begründer der modernen Histologie. Er erkannte die unterschiedlichen Gewebe, von denen er über 20 verschiedene identifizieren konnte, als Ort des Krankheitsgeschehens. In seinem Hauptwerk »Anatomie descriptive« beschreibt er ausführlich die »vitalen« und »physikalischen« Eigenschaften der einzelnen Gewebeklassen sowie deren Funktionen. Bichat legte mit seinen Arbeiten die Grundlage zum Verständnis der Systemerkrankungen, indem er zeigen konnte, daß gleiche Gewebe auch in verschiedenen Organen gleichartig erkranken und damit gleiche Symptome hervorrufen. Von seinen unermüdlichen Forschungen erschöpft, starb er 30jährig (→ S. 254).

August Bier
deutscher Chirurg
* 24. 11. 1861, Helsen (Kreis Waldeck)
* 12. 3. 1949, Sauen bei Beeskow (Mark)
August Bier studierte in Kiel Medizin und war danach Professor in Greifswald und Bonn. 1907 erhielt er einen Ruf nach Berlin als Nachfolger Ernst von Bergmanns. Bis zu seiner Emeritierung im Jahre 1932 wirkte er an der Berliner Charité. Die Amputationschirurgie verdankt ihm zahlreiche Verbesserungen; außerdem führte er die Lumbalanästhesie mit Kokain ein und empfahl bei Entzündungen eine Form der künstlichen Hyperämie (Blutstauung), die nach ihm als »Biersche Stauung« bezeichnet wird (→ S. 368).

Theodor Billroth
österreichischer Chirurg deutscher Herkunft
* 26. 4. 1829, Bergen auf Rügen
† 6. 2. 1894, Abbazia (Opatija)
Bekannt wurde Theodor Billroth durch seine am 29. Januar 1881 in Wien erstmals durchgeführte erfolgreiche Magenresektion. Er war ein genialer Chirurg, der neue Operationsmethoden entwickelte und bekannte vervollkommnete, so z. B. die Kehlkopfexstirpation, die Kropfoperation und die vaginale Entfernung des Uterus. Noch heute trägt die von ihm entwickelte Magenresektionstechnik seinen Namen. Darüber hinaus lieferte Theodor Billroth auch Beiträge zur Entwicklung der Blutgefäße und zur pathologischen Histologie (→ S. 318).

Johann Friedrich Blumenbach
deutscher Mediziner und Naturforscher
* 11. 5. 1752, Gotha
† 22. 1. 1840, Göttingen
Johann Friedrich Blumenbach studierte in Jena und Göttingen Medizin; ab 1778 arbeitete er als Professor der Medizin an der Göttinger Universität. Blumenbach war einer der bedeutendsten Naturforscher seiner Zeit und gilt als Begründer der neuzeitlichen Anthropologie. Es besaß eine umfangreiche Sammlung menschlicher Schädel, deren Untersuchung ihn zu grundlegenden Ergebnissen führte. Zu seinen bemerkenswerten Veröffentlichungen zählen das »Handbuch der Naturgeschichte« (1779), die »Geschichte und Beschreibung der Knochen des menschlichen Körpers« (1786) und das »Handbuch der vergleichenden Anatomie« (1805).

Hermannus Boerhaave
niederländischer Arzt
* 31. 12. 1668, Voorhout bei Leiden
† 23. 9. 1738, Leiden
1709 wurde Hermannus Boerhaave Professor für Medizin und Botanik an der Universität Leiden. In seinen Schriften »Institutiones medicae« (1708) und »Aphorismi« (1709) versuchte er, die verschiedenen medizinischen Richtungen (Iatrochemie, Iatrophysik und Vitalismus) zu einer Synthese – dem Hippokratismus – zu bringen. Boerhaave gilt in der Geschichte der Medizin als erfolgreicher Lehrer und Begründer des modernen klinischen Unterrichts. Sein vorbildlicher Umgang mit den Patienten und sein didaktisches Geschick zogen Studenten aus allen Ländern an (→ S. 203).

Giovanni Alfonso Borelli
italienischer Physiologe und Naturforscher
* 28. 1. 1608, Castelnuovo (bei Neapel)
† Dezember 1679, Rom
In Neapel absolvierte Borelli eine medizinische Ausbildung, bevor er nach Rom ging und von dort einem Ruf als Professor für Mathematik nach Messina folgte. Aufgrund politischer Verfolgungen mußte er nach Rom fliehen und wurde schließlich Leibarzt der schwedischen Königin Christine, die ihm ermöglichte, sein Werk »De motu animalium« zu veröffentlichen. Borelli versuchte, Atmung, Ernährung und die Körperbewegungen und Muskelfunktionen rein mechanisch zu erklären. Den Blutkreislauf z. B. betrachtete er als hydraulisches System (→ S. 195).

John Brown
britischer Mediziner
* Ende 1735, Buncle/Schottland
† 17. 10. 1788, London
Brown studierte zunächst Theologie, bevor er zur Medizin überwechselte. Mit 44 Jahren erhielt er die Doktorwürde. In dem 1780 erschienenen Werk »Elementa medicinae« entwickelte Brown seine Lebens- und Krankheitslehre, die den Reiz als lebensbestimmende Kraft definiert: Ein Übermaß an Reiz verursacht sthenische, ein Mangel an Reiz asthenische Krankheiten. Trotz zahlreicher Mängel fand Browns Konzept (sog. Brownianismus) vor allem in Mitteleuropa großen Anklang (→ S. 228).

Charles Édouard Brown-Séquard
französischer Neurophysiologe
* 8. 4. 1817, Port Louis (auf Mauritius)
† 2. 4. 1894, Sceaux (bei Paris)
Seine medizinische Ausbildung absolvierte Brown-Séquard in Paris, wo er 1848 den Doktortitel erhielt. Danach war er in mehreren Städten der USA, Großbritanniens und Frankreichs als Professor tätig. 1878 wurde er zum Nachfolger von Claude Bernard auf den Lehrstuhl für experimentelle Medizin am Collège de France berufen. Sein bevorzugtes Gebiet war die Neurophysiologie: Hier konnte er die Kreuzung der sensiblen Nerven im Rückenmark nachweisen. Der bei halbseitiger Querdurchtrennung des Rückenmarks entstehende Symptomkomplex heißt nach ihm »Brown-Séquard-Halbseitenlähmung«. Außerdem gilt der französische Mediziner als einer der Wegbereiter der Endokrinologie und der Organotherapie (→ S. 322).

Alexis Carrel
französischer Chirurg
* 28. 6. 1873, Sainte-Foy-lès-Lyon
† 5. 11. 1944, Paris
Vier Jahre nach seiner Promotion wanderte Carrel 1904 in die USA aus. 1906 wurde er an das Rockefeller Institute for Medical Research in New York berufen. Carrels Forschungsgebiet war die experimentelle Chirurgie: Hier spezialisierte er sich auf die Transplantation von Geweben und Organen, was bis dahin fast unbekannt war. Er vervollkommnete die Gefäßnaht-Technik (»Carrelsche Naht«) und führte die Kältekonservierung von Gefäßtransplantaten ein. 1908 entwickelte er Methoden zur Verpflanzung ganzer Organe. Für seine Leistungen erhielt er 1912 den Nobelpreis für Medizin (→ S. 354).

Carl Gustav Carus
deutscher Arzt, Naturforscher, Philosoph und Maler
* 3. 1. 1789, Leipzig
† 28. 7. 1869, Dresden
Carl Gustav Carus entstammte einer kunst- und wissenschaftliebenden Familie. In seiner Geburtsstadt Leipzig studierte er Chemie, Physik, Botanik und Medizin. Danach wirkte er in verschiedenen Städten als Professor für Gynäkologie und Physiologie. 1814 folgte er einem Ruf nach Dresden. Seine Spezialgebiete waren neben Frauenheilkunde Anatomie und Psychiatrie. Als prominenter Vertreter der romantischen Naturphilosophie prägte er lange vor Sigmund Freud den Schlüsselbegriff des »Unterbewußten« (1846) und befaßte sich mit psychologischen und anthropologischen Fragen. Im öffentlichen Gesundheitswesen setzte er sich erfolgreich für Reformen ein und wurde daraufhin zum Geheimen Medizinalrat ernannt (→ S. 257).

Aulus Cornelius Celsus
römischer Enzyklopädist
* um 25 v. Chr.
† um 50 n. Chr.
In seinem umfangreichen Nachschlagewerk »Artes« stellt Celsus das Wissen seiner Zeit in den Bereichen Landwirtschaft, Medizin, Rhetorik und Kriegskunst zusammen. In den acht Kapiteln über die Medizin (»De re medica«) beweist er ein reiches Heilwissen auf den Gebieten innere Medizin, Chirurgie, Geburtshilfe, Dermatologie und Psychologie. Bemerkenswert ist auch die wohl erste Beschreibung eines »Starstiches«. Die Enzyklopädie des Aulus Cornelius Celsus blieb während des Altertums nahezu unbeachtet; erst im 15. Jahrhundert wurde ihre Bedeutung erkannt (→ S. 51).

Jean Martin Charcot
französischer Neurologe
* 29. 11. 1825, Paris
† 16. 8. 1893, Lac de Settons (Nièvre)
In seiner Dissertation beschrieb Charcot 1853 den chronischen Gelenkrheumatismus so treffend, daß diese Krankheit nach ihm bezeichnet wurde. 1872 wurde er Professor für pathologische Anatomie an der Universität Paris, und zehn Jahre später erhielt er einen Lehrstuhl für Nervenleiden an der Salpêtrière. Auf der Grundlage seiner Forschungsarbeit lieferte Charcot eindrucksvolle Beschreibungen unzähliger Krankheitsbilder und ihrer pathologischen Grundlagen. Die Medizin verdankt ihm außerdem die erstmalige Symptombeschreibung der Multiplen Sklerose. Überdies gelangen ihm Untersuchungen über Hysterie, die von größter Bedeutung für die Psychiatrie wurden (→ S. 307).

Guy de Chauliac
französischer Chirurg
* Ende des 13. Jh., Chauliac (Auvergne)
† 1367/70 Avignon

Von der Kirche unterstützt, studierte Guy de Chauliac in Paris, Bologna und Montpellier Medizin. Während der Pestepidemie 1348 in Paris bewies er sein ärztliches Können. Danach arbeitete er in Avignon als Leibarzt der Päpste Klemens VI., Innozenz VI. und Urban V. Sein 1364 vollendetes Hauptwerk »Chirurgia magna« blieb jahrhundertelang eines der beliebtesten Chirurgiebücher. Guy de Chauliac war ein strenger Vertreter der Viersäftelehre (Humoralpathologie) und favorisierte Aderlaß sowie Abführmittel zur inneren Reinigung (→ S. 114).

Constantinus Africanus
italienischer Medizinschriftsteller arabischer Herkunft
* 1018, Karthago
† 1087, Monte Cassino
Bevor er sich 1065 in Salerno niederließ, war Constantinus Africanus als Arzneimittelhändler viel im Mittelmeerraum umhergereist. Im Jahr 1067 trat er zum christlichen Glauben über und verbrachte den Rest seines Lebens als Benediktinermönch auf dem Monte Cassino. Er gilt als erster Übersetzer, der die Schriften der griechisch-arabischen Medizin ins Lateinische übertrug und sie damit dem Abendland zugänglich machte. Neben den Werken bedeutender arabischer Ärzte bearbeitete er vor allem auch Schriften von Hippokrates und Galen. Sein Werk »Pantechne« wurde zum wichtigsten Buch der Schule von Salerno (→ S. 85).

Francis Harry Compton Crick
britischer Biochemiker
* 8. 6. 1916, Northampton
Cricks Forschungsgebiete sind die Molekularbiologie und die Genetik. Gemeinsam mit seinem Kollegen James Dewey Watson entwickelte er 1953 ein Modell für die räumliche Struktur der DNS-Moleküle (sog. Watson-Crick-Modell). Dadurch konnte geklärt werden, daß Mutationen auf der molekularen Ebene der DNS (»Desoxyribonukleinsäure« = Träger der genetischen Information) auf Änderungen in der Reihenfolge der Nukleotide (Grundbausteine der Nukleinsäure) zurückzuführen sind. Crick, Watson und Maurice Hugh Frederick Wilkins erhielten 1962 für ihre Entdeckungen den Medizin-Nobelpreis (→ S. 497).

Marie Curie geb. Sklodowska
französische Chemikerin und Physikerin polnischer Herkunft
* 7. 11. 1867, Warschau
† 4. 7. 1934, Sancellemoz
Da Frauen der Zugang zu den polnischen Hochschulen versagt war, folgte Marie Curie 1891 ihrer Schwester nach Paris, um an der Sorbonne zu studieren. Hier lernte sie ihren späteren Mann Pierre Curie kennen. Fasziniert von der Entdeckung des Urans 1896 durch Antoine Henri Becquerel erforschten die beiden die Radioaktivität und erhielten 1903 für ihre Leistungen gemeinsam mit Becquerel den Nobelpreis für Physik. Bei ihren weiteren Forschungen gelang dem Ehepaar Curie die Entdeckung zweier neuer chemischer Elemente: Polonium und Radium. Marie Curie erforschte die physikalischen, chemischen und biologischen Eigenschaften der radioaktiven Strahlen und begründete damit die Radiochemie und den medizinischen Einsatz von Röntgenstrahlen. Nach dem Tod ihres Mannes im Jahr 1906 übernahm sie dessen sämtliche Funktionen an der Pariser Universität. 1911 wurde ihr der Nobelpreis für Chemie zugesprochen. Marie Curie starb 1934 an einer perniziösen Anämie aufgrund fortwährender Radiumeinwirkung.

Pierre Curie
französischer Physiker
* 15. 5. 1859, Paris
† 19. 4. 1906, Paris
Pierre Curie studierte an der Pariser Sorbonne, wo er später Professor für Physik wurde. Seine Untersuchungen bezogen sich zunächst auf Piezoelektrizität, Kristallographie und Magnetismus. Dabei entdeckte er die Temperaturabhängigkeit des Magnetismus. Ab 1895 erforschte er gemeinsam mit seiner Frau die medizinischen Wirkungen der Radioaktivität, wofür die Eheleute Curie und Antoine Henri Becquerel 1903 den Physik-Nobelpreis erhielten. Pierre Curie wies bereits in seiner Nobelpreisrede auf die möglichen Gefahren der Radioaktivität für die Menschheit hin. 1906 starb er an den Folgen eines Verkehrsunfalls.

Harvey Cushing
US-amerikanischer Neurochirurg
* 8. 4. 1869, Cleveland (Ohio)
† 7. 10. 1939, New Haven (Connecticut)
Cushing entstammte einer alten Ärztefamilie; er studierte zunächst in Yale und beendete sein Studium an der Harvard University. Bis 1912 war er an der John Hopkins University in Baltimore tätig und widmete sich intensiv dem von ihm begründeten Fachgebiet der Neurochirurgie. Mit Hilfe der von ihm entwickelten Techniken konnte die Sterblichkeit bei Hirnoperationen erheblich gesenkt werden. Das von Cushing erforschte Kleinhirnbrückenwinkelsyndrom wurde nach ihm benannt (»Cushing-Syndrom«). »Morbus Cushing« bezeichnet eine durch Überproduktion von Nebennierenrindenhormon verursachte Krankheit (→ S. 429).

Vincenz Czerny
deutscher Chirurg
* 19. 11. 1842, Trautenau bei Königgrätz
† 3. 10. 1916, Heidelberg
Im Anschluß an sein Medizinstudium in Prag und Wien arbeitete Vincenz Czerny nacheinander als Assistent von Ferdinand Hebra, Johann von Oppholzer und Theodor Billroth. Nach seiner Habilitation 1871 wurde er als Ordinarius für Chirurgie nach Freiburg berufen. 1877 ging er nach Heidelberg, wo er später das Institut für experimentelle Krebsforschung leitete. Die Chirurgie verdankt Czerny einige bahnbrechende Neuerungen; er verbesserte zahlreiche Operationstechniken und erfand neue Verfahren, vor allem im Bereich der Krebschirurgie (→ S. 362).

René Descartes
französischer Philosoph, Mathematiker und Naturwissenschaftler
* 31. 3. 1596, La Haye-Descartes
† 11. 2. 1650, Stockholm
Descartes führte den strikten Dualismus von Leib (»res extensa«) und Seele (»res cogitans«) in die Medizin ein. Animiert von den Ergebnissen seiner philosophischen und naturwissenschaftlichen Studien, entwickelte der Franzose eigene Ideen über die Natur der physikalisch-mechanischen Abläufe im menschlichen Körper. Seine besondere Bedeutung für die Entwicklung der Physiologie besteht darin, daß er alle körperlichen Vorgänge mittels mechanischer Gesetze erklärte. Er verglich den Menschen mit einem beseelten Automaten. Als einziges Bewegungsprinzip existiert im Organismus »Wärme«, die von entscheidender Bedeutung für den Blutkreislauf ist, der wiederum als elementar für den Erhalt der Lebensfähigkeit angesehen wird. Eine Sonderstellung in diesem Schema nimmt die Zirbeldrüse ein. Für Descartes war sie zugleich der Sitz der Seele, der Vorstellung und der Empfindung, wobei er letztere als Reaktion des Gehirns auf die Auslösung einer mechanischen Bewegung an den peripheren Nervenenden definierte. Descartes' Schrift »De homine« (Über den Menschen) wurde 1662 postum veröffentlicht (→ S. 176).

Pedanios Dioskurides
griechischer Arzt und Botaniker des 1. Jahrhunderts n. Chr., aus Anazarbos (Kilikien)
Aufgrund seines Berufes als Militärarzt weitgereist, konnte Dioskurides sich umfangreiche Kenntnisse über zahlreiche Pflanzen aneignen. Dieses Wissen verarbeitete er in einer fünfbändigen Arzneimittellehre, der »Materia medica«. Sein Werk nennt alle damals bekannten natürlichen Heilmittel samt ihren Charakteristika und ihrer Heilwirkung. Bis in die Neuzeit blieb die Arzneimittellehre des Dioskurides das maßgebliche Handbuch der abendländischen Medizin und das meistverwendete Lehrbuch an den Universitäten (→ S. 48).

Gerhard Domagk
deutscher Pathologe und Bakteriologe
* 30. 10. 1895, Lagow (Brandenburg)
† 24. 4. 1964, Burgberg (Schwarzwald)
Mit der Entwicklung des ersten Sulfonamids, des sog. Prontosil, vermochte Gerhard Domagk die Chemotherapie zu revolutionieren. Als ihm 1939 für seine Entdeckung der Nobelpreis für Medizin oder Physiologie zuerkannt wurde, mußte er diese Auszeichnung jedoch auf Druck der nationalsozialistischen Regierung ablehnen. Domagk studierte an der Universität Kiel und arbeitete später in Greifswald als Privatdozent und in Münster als Professor für Pathologie. 1927 wurde er Direktor des Forschungslabors für experimentelle Pathologie und Bakteriologie der I. G. Farben in Wuppertal. Auch in den Bereichen der Tuberkulose- und Krebsbehandlung konnte Domagk Arzneimittel entwickeln (→ S. 442).

Emil Du Bois-Reymond
deutscher Physiologe
* 7. 11. 1818, Berlin
† 26. 12. 1896, Berlin
Beeindruckt von den Arbeiten des italienischen Elektrophysikers Carlo Matteucci, widmete Emil Du Bois-Reymond sein Leben der Elektrophysiologie. Er entwickelte exakte Methoden und hochempfindliche Instrumente zur Erforschung und Darstellung der bioelektrischen Vorgänge im menschlichen Organismus. Nach dem Studium der Naturwissenschaften und der Philosophie war er Schüler von Johannes Müller und wurde 1858 dessen Nachfolger auf dem Lehrstuhl für Physiologie an der Universität Berlin. Du Bois-Reymond schuf mit seinem Werk »Untersuchungen über die tierische Elektrizität« (1848/60) die wissenschaftlichen Grundlagen der modernen Elektrophysiologie.

Paul Ehrlich
deutscher Serologe und Pharmakologe
* 14. 3. 1854, Strehlen (Schlesien)
† 20. 8. 1915, Bad Homburg v. d. H.
Paul Ehrlich gilt als Schöpfer der modernen Chemotherapie. Im Anschluß an sein Studium ging er als Assistent und später Oberarzt an die Berliner Charité. Zunächst beschäftigte er sich mit der Hämatologie (Wissenschaft vom Blut), bevor er sich auf die Erforschung der Immunität spezialisierte, d. h. der angeborenen oder erworbenen Unempfänglichkeit des Organismus gegen Erreger von Infektionskrankheiten und ihre Gifte. Es gelang ihm, den Körper gegen gewisse Pflanzengifte zu immunisieren, was durch die Bildung von Antitoxinen geschieht. Die Entwicklung des Heilmittels »Salvarsan« gegen Syphilis, das Ehrlich 1910 zusammen mit dem Japaner Sahatschiro Hata herstellen konnte, brachte ihm internationale Anerkennung. 1908 wurde er mit dem russischen Biologen Ilja I. Metschnikow mit dem Nobelpreis für Medizin ausgezeichnet (→ S. 374).

Willem Einthoven
niederländischer Physiologe
* 21. 5. 1860, Semarang (Java)
† 29. 9. 1927, Leiden
Durch die Entwicklung standardisierter Aufzeichnungsmethoden der bei der Herztätigkeit entstehenden elektrischen Vorgänge und die Konstruktion eines Saitengalvanometers wurde Willem Einthoven zum Schöpfer des Elektrokardiogramms (EKG). In Niederländisch-Indien geboren, wuchs er nach dem frühen Tod seines Vaters in den Niederlanden auf und absolvierte hier seine Schul- und Universitätsausbildung. Nach Erlangung der Doktorwürde ging Einthoven 1885 als Professor für Physiologie und Histologie an die Universität Leiden. Neben der Entwicklung des EKG widmete er sich der Aufnahme und Auswertung der menschlichen Herztöne. Die bipolaren Extremitätenableitungen beim EKG werden auch »Einthoven-Ableitungen« genannt. 1924 wurde Einthoven für seine Leistungen mit dem Medizin-Nobelpreis ausgezeichnet (→ S. 367).

Erasistratos von Julis auf Keos
griechischer Arzt
* um 300 v. Chr., Julis auf Keos
† um 240 v. Chr., Kleinasien
Erasistratos war neben Herophilos von Chalkedon einer der Hauptvertreter der alexandrinischen Schule der Medizin. Er gilt als früher Begründer einer experimentellen Physiologie. Gemäß der antiken Pneumalehre ging er davon aus, daß die Gefäße u. a. Pneuma transportieren und daß Krankheiten sich zumeist auf ein gestörtes Gleichge-

wicht von Nahrungszufuhr und Nahrungsverbrauch zurückführen lassen. Diäten und Schröpfungen gehörten daher zu seinen bevorzugten Therapien. Erasistratos erkannte bereits das Herz als Ausgangspunkt aller Flüssigkeits- und Pneumabewegungen im menschlichen Organismus. Seine physiologische Lehre fand in der Antike eine große Anhängerschaft.

Jean Étienne Dominique Esquirol
französischer Psychiater
* 3. 2. 1772, Toulouse
† 12. 12. 1840, Paris
Die Wirren der Französischen Revolution führten dazu, daß Esquirol – der ursprünglich Priester werden wollte – zum Medizinstudium überwechselte. Nach einigen Jahren als Armeearzt und weiteren Studien schloß Esquirol in Paris Bekanntschaft mit Philippe Pinel, der sein Interesse für die Psychiatrie wecken konnte. Bereits um 1800 gründete Esquirol die erste private Klinik für Geisteskranke. Nach seiner international Aufsehen erregenden Dissertation bekleidete er verschiedene hohe Ämter und wurde schließlich Pinels Nachfolger an der Salpêtrière. Sowohl in seinen Schriften als auch in seiner praktischen Arbeit setzte er sich unermüdlich für eine Irrenpflege nach aufgeklärt-liberalen Prinzipien ein.

Hieronymus Fabricius ab Aquapendente (Girolamo Fabrizzi)
italienischer Anatom, Physiologe und Chirurg
* 15. 3. 1537, Aquapendente
† 21. 4. 1619, Padua
Als bedeutendem Mediziner des 16. Jahrhunderts verdanken wir Fabricius zahlreiche Entdeckungen und Untersuchungsmethoden auf den Gebieten der Anatomie und Embryologie. Bereits während seines Studiums assistierte er seinem Professor Gabriele Fallopio bei chirurgischen Eingriffen und wurde nach dem Tod seines Lehrers auf dessen Lehrstuhl an die Universität von Padua berufen. Seine Vorlesungen vermochten Studenten aus dem In- und Ausland anzuziehen. Fabricius ab Aquapendente versuchte als erster, die Funktion der Venenklappen zu deuten und legte damit den Grundstein für die bahnbrechende Entdeckung des großen Blutkreislaufs durch einen seiner Schüler, den englischen Physiologen William Harvey (→ S. 161).

Wilhelm Fabricius Hildanus
(Wilhelm Fabry von Hilden)
deutscher Chirurg
* 25. 6. 1560, Hilden
† 14. 2. 1634, Bern
Aus ärmlichen Verhältnissen stammend, blieb Fabricius Hildanus die Möglichkeit einer akademischen Ausbildung verschlossen. Nach einer Lehre bei einem Chirurgen in Neuß wurde er selbst zu einem der bedeutendsten Chirurgen seiner Zeit. Er praktizierte in Genf, Hilden, Köln, Lausanne und Bern, wo er schließlich bis zu seinem Tod blieb. Das Verdienst des Fabricius Hildanus liegt in der Entwicklung und Verbesserung zahlreicher Operationsmethoden und chirurgischer Instrumente. Bei Amputationen setzte er sich dafür ein, den betreffenden Körperteil im gesunden und nicht im kranken Bereich abzutrennen. Seine medizinischen Schriften behandeln vor allem chirurgische Probleme bei Kriegsverletzungen wie Schußwunden oder Verbrennungen (→ S. 164).

Guido Fanconi
schweizerischer Pädiater
* 1. 1. 1892, Poschiavo (Graubünden)
† 10. 10. 1979, Zürich
Nach seiner Ausbildung in Lausanne, München, Bern und Zürich arbeitete Fanconi zunächst im Kinderspital Zürich, bis er 1922 nach Halle ging, um sich biochemischen Forschungen zu widmen, die er später in die klinische Arbeit einfließen ließ. Drei Jahre nach seiner Habilitation wurde er 1929 zum Direktor der Kinderklinik Zürich ernannt. Guido Fanconi entdeckte die Vitamin-D-resistente Rachitis und beschrieb die konstitutionelle Anämie (»Fanconi-Anämie«). Darüber hinaus gelang ihm die Erstbeschreibung der Mukoviszidose, der zystischen Fibrose sowie die Beschreibung der Insuffizienz des proximalen Nierentubulus. Fanconi erhielt mehrfach die Ehrendoktorwürde und war Ehrenmitglied zahlreicher pädiatrischer Gesellschaften (→ S. 447).

Pierre Fauchard
französischer Chirurg und Zahnheilkundiger
* 1680, Brittany
† 1761, Paris
Pierre Fauchard gilt als Begründer der modernen Zahnheilkunde im 18. Jahrhundert. Er ging bei einem Chirurgen der Königlichen Kriegsmarine in die Lehre und verschrieb sich dann der Zahnmedizin. Nach Aufenthalten in Angers, Nantes und Tours wurde er 1719 in Paris ansässig. Mit seinem zweibändigen Handbuch »Le chirurgien dentiste ou traité des dents« (1728) förderte er die Loslösung der Zahnheilkunde von der allgemeinen Chirurgie. Das insgesamt 62 Kapitel umfassende Werk beginnt mit einer Anatomie der Zähne, gibt Ratschläge zu ihrer Erhaltung und Pflege, enthält Behandlungsmaßnahmen zur Regulierung von Zahnstellungsanomalien und Anweisungen zur Herstellung von Zahnersatz. Fauchard hatte mit seinem Werk starken Einfluß auf die Fachwelt; eine deutsche Übersetzung erschien bereits 1733 (→ S. 210).

Jean Fernel
französischer Arzt und Naturforscher
* 1497 o. 1506, Clermont
† 13. 3. 1558, Paris
Nach dem Studium der Fächer Philosophie, Sprachwissenschaften, Mathematik und Astronomie in Paris wandte sich Jean Fernel der Medizin zu. 1534 wurde er zum Professor der Anatomie ernannt. Sein hervorragender Ruf als Mediziner brachte ihm die Stelle des Leibarztes von König Heinrich II. ein. Zunächst ein Anhänger der überlieferten Medizin in der Nachfolge Galens, stellte er den bestehenden Lehrmeinungen bald seine eigenen Erkenntnisse und Erfahrungen gegenüber, die er in seinem grundlegenden Werk »Medicina« (1554) niederschrieb. Der Arzt und Naturforscher reformierte mit seinen Schriften die Medizin des beginnenden 16. Jahrhunderts (→ S. 144).

Niels Ryberg Finsen
dänischer Arzt und Physiologe
* 15. 12. 1860, Tórshavn (Färöer)
† 24. 9. 1904, Kopenhagen
Als Begründer der modernen Lichttherapie erhielt Finsen 1903 den Medizin-Nobelpreis. Schon während seiner Studienzeit in Kopenhagen beschäftigte sich Finsen mit der Frage nach der Wirkung von Lichtstrahlen auf den Organismus. Im Lauf seiner Untersuchungen entdeckte er den therapeutischen Nutzen des Lichtes bei der Behandlung der Hauttuberkulose (Lupus vulgaris). Selbst chronisch krank, erforschte er intensiv die Effekte konzentrierter Sonnenstrahlen und konstruierte mit Hilfe einer Kohlenbogenlampe eine Apparatur, die einen hohen Anteil an ultraviolettem Licht ausstrahlt. Damit gelangen ihm hervorragende Resultate bei der Bestrahlungstherapie des Lupus vulgaris (→ S. 336).

Alexander Fleming
britischer Bakteriologe
* 6. 8. 1881, Lochfield Darvel
† 11. 3. 1955, London
Alexander Fleming begann seine Ausbildung in Schottland und setzte sein Medizinstudium an der Londoner Universität fort. Seine Erfahrungen als Militärarzt im Ersten Weltkrieg führten dazu, daß er sich der Erforschung antibakterieller Substanzen und ihres Einflusses auf tierische Gewebe widmete, mit dem Ziel, Eiterbakterien bekämpfen zu können. Während einer Versuchsreihe mit Staphylokokken wurde eine der angelegten Kulturen durch den Schimmelpilz Penicillium verunreinigt. Durch diesen Zufall entdeckte Fleming 1928 das Penicillin als erstes Antibiotikum. Bis zur erfolgreichen Anwendung des Penicillins waren jedoch noch umfangreiche Forschungen erforderlich. 1945 erhielten Fleming, Ernst Boris Chain und Howard Walter Florey für ihre Leistungen den Nobelpreis für Medizin (→ S. 420).

Auguste Forel
schweizerischer Psychiater
* 1. 9. 1848, La Gracieuse bei Morges
† 27. 7. 1931, Yvorne
Bevor sich Forel 1877 für Psychiatrie habilitierte, war er als Assistenzarzt an der Kreisirrenanstalt in München tätig. 1879 wurde er als Direktor der psychiatrischen Klinik Burghölzli in der Nähe von Zürich berufen. Hier blieb er knapp 20 Jahre, bevor er alle Ämter niederlegte und als Privatgelehrter zunächst in Chigny, dann in Yvorne arbeitete. Als anerkannte Autorität auf diesem Gebiet hielt Forel Vorlesungen über Hypnotismus und wurde zum Mitbegründer der »Zeitschrift für Hypnotismus«, aus der später das »Journal für Psychologie und Neurologie« hervorging. Im Bereich der Gehirnanatomie konnte Forel sich Verdienste erwerben, indem er den Ursprung des Hörnervs im Gehirn entdecken konnte. Besonders engagiert widmete er sich den Problemen und Folgen des Alkoholismus und gründete die erste Alkoholikerheilstätte in der Schweiz (→ S. 304).

Werner Forßmann
deutscher Chirurg und Urologe
* 29. 8. 1904, Berlin
† 1. 6. 1979, Schopfheim
Werner Forßmann erachtete die zu seiner Zeit gebräuchlichen Methoden der Herzuntersuchung besonders für den Bereich der Herzchirurgie als unzureichend. Sein spektakulärer Selbstversuch von 1929, sich einen dünnen Gummischlauch von der Ellenbeuge bis ins Herz vorzuschieben, wurde von der Fachwelt jahrelang mißachtet. Erst als die US-Amerikaner André Frédéric Cournand und Dickinson W. Richards in den 50er Jahren den Herzkatheterismus weiterentwickelten, erinnerte man sich an Forßmanns Versuch. Gemeinsam mit Cournand und Richards erhielt der Deutsche 1956 den Medizin-Nobelpreis. Forßmann studierte in Berlin und war danach in Eberswalde und an der Berliner Charité tätig. Sein weiterer Weg führte ihn nach Mainz, Dresden und Düsseldorf, wo er schließlich als Chefarzt auf dem Gebiet der Urologie wirkte (→ S. 423).

Girolamo Fracastoro
italienischer Arzt und Naturforscher
* um 1478, Verona
† 8. 8. 1553, Incaffi (= Affi, Provinz Verona)
Fracastoro war bei seinen Zeitgenossen nicht nur als Arzt, sondern auch als Naturwissenschaftler und Dichter berühmt. Im Anschluß an das Studium der Literatur, Mathematik, Astronomie, Philosophie und Medizin lehrte er in Padua das Fach Logik. In seinen wissenschaftlichen Abhandlungen beschäftigte Fracastoro sich mit Infektionskrankheiten und deren Übertragung. In dem Gedicht »Syphilis sive morbi gallici libri tres« (1521) werden die Symptome und Behandlungsmethoden der seit Fracastoro als »Syphilis« bezeichneten Geschlechtskrankheit vor ihrem mythologischen Hintergrund geschildert (→ S. 140).

Johann Peter Frank
deutscher Arzt und Sozialmediziner
* 19. 3. 1745, Rodalben bei Pirmasens
† 24. 4. 1821, Wien
Auf das Studium der Philosophie und Medizin in Metz, Heidelberg und Straßburg folgten einige Jahre unsteten Wanderlebens, bis Johann Peter Frank 1784 Professor in Göttingen wurde. Später wechselte er nach Pavia und Wien. 1805 wurde er zum Leibarzt des russischen Kaisers Alexander I. nach Petersburg berufen, kehrte aber drei Jahre später nach Wien zurück, wo er das Fach Pathologische Anatomie an der Universität einführte. Sein mehrbändiges »System einer vollständigen medizinischen Polizei« (1779–1827) gilt als eines der bedeutendsten und umfassendsten Werke zur öffentlichen Gesundheitspflege (→ S. 235).

Sigmund Freud
österreichischer Nervenarzt, Begründer der Psychoanalyse
* 6. 5. 1856, Freiberg (heute Příbor)
† 23. 9. 1939, London
Sigmund Freud beschäftigte sich schon während seines Medizinstudiums in Wien mit der Histologie des Nervensystems. 1885 habilitierte er sich in Neuropathologie. Freud entwickelte in Zusammenarbeit mit Josef Breuer die »kathartische Methode«, betonte die tiefgreifende Bedeutung sexueller Erlebnisse und begründete die Psycho-

analyse mit der Lehre vom Unbewußten, der Verdrängungstheorie und der Lehre von Widerstand und Übertragung. Als zentralen Trieb des Menschen nahm Freud den Sexualtrieb (Libido) an. Zu seinen einflußreichsten Werken gehören »Die Traumdeutung« (1900), »Das Ich und das Es« (1923) und »Das Unbehagen in der Kultur« (1929). In der Therapie ging Freud um 1900 mehr und mehr von hypnotisch-suggestiven Methoden ab und entwickelte die Technik der freien Assoziation bei der Selbstanalyse und der analytischen Behandlung von Neurotikern. 1938 mußte Freud wegen seiner jüdischen Herkunft aus Österreich emigrieren und ging über Paris nach London. Seine Lehre beeinflußte u. a. Kunst, Literatur und Philosophie (→ S. 342).

Leonhart Fuchs
deutscher Arzt und Botaniker
* 17. 1. 1501, Wemding
† 10. 5. 1566, Tübingen
Der Lutheraner Leonhart Fuchs ging 1524 als praktischer Arzt nach München, wurde 1526 Professor der Medizin in Ingolstadt und zwei Jahre später Leibarzt des Markgrafen Georg von Brandenburg. Ab 1535 lehrte und forschte er an der Universität Tübingen. Fuchs zählte zu den bedeutendsten humanistischen Medizinern und gilt als einer der Väter der wissenschaftlichen Botanik. Als Kämpfer gegen die Lehre Avicennas und Verfechter des Neogalenismus beteiligte er sich an der wissenschaftlichen Diskussion seiner Zeit. Sein »New Kreuterbuch« (1543) beschäftigt sich mit dem Aussehen und der Geschichte der Pflanzen und zeigt deren Bedeutung für die Medizin auf (→ S. 148).

Galen (Claudius Galenus)
römischer Arzt griechischer Herkunft
* um 129, Pergamon (Kleinasien)
† um 199, Rom
Galen studierte zunächst Philosophie – vor allem die Schriften des griechischen Philosophen Aristoteles – und ab 146 auch Medizin. Als Arzt war er zunächst in seiner Heimatstadt Pergamon tätig, später ließ er sich in Rom nieder. Galen faßte das gesamte Wissen der antiken Heilkunde in einem einheitlichen und lückenlosen System zusammen und stellte damit ein medizinisches Lehrgebäude auf, das vom Mittelalter bis in die Neuzeit fast absolute Autorität besaß. Dabei kombinierte er die antike Viersäftelehre (Humoralpathologie) mit einer besonderen Pneumatheorie. In den Schriften »Opera omnia« sind u. a. auch Ergebnisse anatomischer Untersuchungen enthalten, die Galen selbst an Tieren durchgeführt hat (→ S. 54).

Franz Joseph Gall
deutscher Arzt und Gehirnanatom
* 9. 3. 1758, Tiefenbronn (Enzkreis)
† 22. 8. 1828, Montrouge (Hauts-de-Seine)
Gall ging mit 18 Jahren nach Straßburg, um dort Medizin zu studieren. 1785 promovierte er in Wien und ließ sich dort als praktischer Arzt nieder. 1796 begann er in Wien mit Privatvorlesungen über seine Schädellehre, bei der er von der äußeren Schädelform auf bestimmte Charaktereigenschaften schloß. Trotz des Verbots durch den römisch-deutschen Kaiser (1801) wurde die Gallsche Schädellehre (»Kranioskopie«, später »Phrenologie«) u. a. wegen Galls Auslandsreisen sehr verbreitet und erfuhr neben Angriffen auch Anerkennung (z. B. durch Christoph Wilhelm Hufeland). Galls spekulative Lokalisationsversuche auf der Hirnrinde wurden wegweisend für die moderne Hirnforschung (→ S. 252).

Francis Glisson
englischer Mediziner
* um 1597, Bristol
† 16. 10. 1677, London
Der Anatom und Physiologe Francis Glisson absolvierte seine Studien in Cambridge, wo er 1636 bis zu seinem Lebensende als Professor tätig war. Angeregt durch William Harveys Entdekkung des Blutkreislaufs führte er umfangreiche Forschungen über die Leber durch. Die Kapsel an der Eintrittsstelle der Gefäße in die Leber trägt seinen Namen (»Glisson-Kapsel«). Mit seiner Lehre von der Irritabilität und Sensibilität der belebten Faser kann Glisson als früher Vorgänger der Hallerschen Physiologie bezeichnet werden. Bemerkenswert ist darüber hinaus seine 1650 veröffentlichte Abhandlung über die Rachitis (→ S. 182).

Camillo Golgi
italienischer Histologe
* 7. 7. 1844, Corteno
† 21. 1. 1926, Pavia
Golgis Leistungen liegen auf dem Gebiet der Neurohistologie. Im Anschluß an sein Studium und einige Jahre Praxis erhielt er in Pavia eine Professur für Histologie und allgemeine Pathologie. Golgi entwickelte eine neue Methode zur Anfärbung von Nervengewebe mit Silbernitrat, durch die eine getrennte Beobachtung einzelner Strukturen ermöglicht wurde. Mit Hilfe dieser »Golgi-Färbung« gelang es ihm, wichtige Erkenntnisse über den Aufbau des Zentralnervensystems zu gewinnen. Zu seinen schärfsten Kritikern zählte der Spanier Santiago Ramón y Cajal, der später auf Golgis Lehre aufbaute und dessen Methoden verbessern konnte. 1906 erhielten die beiden Forscher gemeinsam den Nobelpreis für Medizin oder Physiologie.

Reinier de Graaf
niederländischer Anatom
* 30. 7. 1641, Schoonhoven
† 17. 8. 1673, Delft
Der schon mit 32 Jahren verstorbene Reinier de Graaf begann seine Studien in Utrecht und Leiden, ging dann nach Paris und erhielt 1665 in Angers den Doktortitel der Medizin. Seine wissenschaftlichen Arbeiten betrafen vor allem die menschlichen Fortpflanzungsorgane. Er beschrieb Aufbau und Funktion der Eierstöcke sowie die Veränderungen im Verlauf eines Zyklus. Hervorzuheben sind die ausgezeichneten Abbildungen, mit denen der Anatom seine Entdeckungen darstellte.

Wilhelm Griesinger
deutscher Psychiater und Neuropathologe
* 29. 7. 1817, Stuttgart
† 26. 10. 1868, Berlin
Griesinger studierte ab 1834 in Tübingen Medizin, später bei Johann Lucas Schönlein in Zürich und schloß das Studium mit einer Dissertation über die Diphtherie ab. Verschiedene Anstellungen führten ihn nach Winnenthal, Kiel und Kairo. 1864 wurde er Leiter der psychiatrischen Abteilung der Berliner Charité. Wilhelm Griesinger gilt als bedeutender Reformer der Psychiatrie. Er gründete die interdisziplinäre Medizinisch-Psychologische Gesellschaft und gab ab 1868 das »Archiv für Psychiatrie und Nervenkrankheiten« heraus. Außerdem führte er die pathologische Anatomie in die klinische Psychiatrie ein und wurde ein Verfechter des »No-restraint-systems« zur freizügigeren Behandlung der psychiatrischen Patienten (→ S. 304).

Samuel Hahnemann
deutscher Arzt und Begründer der Homöopathie
* 10. 4. 1755, Meißen
† 2. 7. 1843, Paris
Hahnemann beendete 1779 sein Medizinstudium in Erlangen mit einer Arbeit über die Ursache und Behandlung von krampfartigen Affektionen. Im Lauf der folgenden Jahre kritisierte er immer wieder scharf die üblichen Brech- und Abführkuren der Ärzte und insbesondere den Aderlaß und die Verabreichung von Arzneigemischen. Die Übersetzung einer englischen »Materia medica« veranlaßte ihn zu Selbstversuchen mit Arzneien und führte 1796 zu der ersten homöopathischen Schrift, in der Hahnemann die Grundprinzipien der Homöopathie vorstellte. Sein Hauptwerk zur Homöopathie, »Organon der rationellen Heilkunde«, erschien im Jahr 1810. Bis zu seinem Lebensende arbeitete er an der Vervollkommnung dieses neuen Therapieverfahrens, bei dem Ähnliches mit Ähnlichem (similia similibus) geheilt werden soll (→ S. 258).

Albrecht von Haller
schweizerischer Arzt, Naturforscher und Dichter
* 16. 10. 1708, Bern
† 12. 12. 1777, Bern
Im Anschluß an sein Medizinexamen und Studienaufenthalten im Ausland machte Albrecht von Haller eine Alpenreise, die ihn zu der bedeutenden Gedichtsammlung »Versuch schweizerischer Gedichte« (1732) inspirierte. 1736 wurde Haller zum Professor für Anatomie, Chirurgie und Botanik an die neugegründete Universität Göttingen berufen. Neben seinen anatomischen Untersuchungen vor allem über das Gefäßsystem und die Harn- und Geschlechtsorgane widmete er sich intensiv der Physiologie. In seinen 1752 veröffentlichten Untersuchungen über die Wirkungen verschiedener Reize auf organisches Gewebe prägte er die Begriffe »Sensibilität« und »Irritabilität«, die er als Grundeigenschaften von Nerven und Muskeln definierte. Mit den Werken »Primae lineae physiologicae (1747) und »Elementa physiologiae corporis humani« (1757) förderte Haller die experimentelle Methode in der Physiologie (→ S. 212).

William Harvey
englischer Arzt, Anatom und Physiologe
* 1. 4. 1578, Folkestone (Kent)
† 3. 6. 1657, Hampstead (Camden)
Mit der Entdeckung des Blutkreislaufs konnte William Harvey die Medizin seiner Zeit revolutionieren. Nach seinem Studium der Künste und Medizin in Cambridge und Padua eröffnete Harvey in London eine Praxis. 1607 wurde er Mitglied des Royal College of Physicians und 1615 Professor für Anatomie und Physiologie. Aufgrund jahrelanger Berechnungen des Blutflusses durch das Herz und zahlreicher physiologischer Experimente entdeckte er den großen Blutkreislauf. Seine Erkenntnisse veröffentlichte er 1628 in der Schrift »Exercitatio anatomica de motu cordis et sanguinis in animalibus«. Auch auf dem Gebiet der Embryologie konnte Harvey Wesentliches zur Forschung beitragen. In seinem Werk »Exercitationes de generatione animalium« (1651) vertrat er die Ansicht, daß sich alle Lebewesen aus Eiern entwikkeln (→ S. 173).

Lorenz Heister
deutscher Anatom und Chirurg
* 19. 9. 1683, Frankfurt am Main
† 15. 4. 1758, Bornum
Lorenz Heister begründete die wissenschaftliche Chirurgie in Deutschland. Die Medizin verdankt ihm keine bedeutenden Entdeckungen; sein Verdienst liegt darin, das gesamte chirurgische Wissen seiner Zeit gesammelt und allgemein zugänglich gemacht zu haben. Heister studierte in Gießen, Amsterdam und Leiden, arbeitete danach als Militärarzt in der niederländischen Armee und wurde im Jahr 1711 als Professor für Anatomie und Chirurgie nach Altdorf berufen. Ab 1719 lehrte er in Helmstedt Anatomie und ab 1740 praktische Medizin. Heisters Lehrbuch »Chirurgie« (1718) mit hervorragenden Illustrationen wurde mehrfach aufgelegt und in zahlreiche Sprachen übersetzt (→ S. 208).

Hermann von Helmholtz
deutscher Physiker und Physiologe
* 31. 8. 1821, Potsdam
† 8. 9. 1894, Charlottenburg (Berlin)
Nach seinem Medizinstudium in Berlin und anschließender Promotion wurde Helmholtz Chirurg an der Berliner Charité. Später ging er nach Potsdam, Königsberg und Bonn. 1871 kehrte er als Professor für Physik nach Berlin zurück. Helmholtz erkannte in der Ganglienzelle den Ursprung der Nervenfaser und ermittelte die Reizleitungsgeschwindigkeit der Nerven. Seine größten Leistungen liegen auf den Gebieten Optik und Akustik. Revolutionierend war 1851 seine Erfindung des Augenspiegels zur Netzhautuntersuchung und Erkundung des Augenhintergrundes. Mit diesem Instrument konnte der Augenarzt Albrecht von Graefe neue Heilmöglichkeiten bestimmter Augenkrankheiten erschließen. 1882 wurde Helmholtz für seine Verdienste geadelt (→ S. 291).

Johan Baptist van Helmont
flämischer Arzt und Naturforscher
* 12. 1. 1579, Brüssel
† 30. 12. 1644, Vilvoorde bei Brüssel
Als ein Hauptvertreter der Iatrochemie führte Helmont die paracelsische Naturphilosophie fort. Wie Paracelsus hatte er das Ziel, die antike Säftelehre zu widerlegen und den chemischen

Stoffwechsel als den für lebende Organsimen wesentlichen Vorgang zur Geltung zu bringen. Er erwarb sich Verdienste durch die Erforschung von Heilquellen, insbesondere durch den Nachweis der Kohlensäure und der festen Alkalien darin, und prägte den Begriff »Gas« (von griech. chaos). Als erster beschrieb er das Asthma als Kontraktion der kleinen Bronchien. Helmont studierte Philosophie, Alchemie und Medizin. Nach ausgedehnten Reisen praktizierte er ab 1605 in der Nähe von Brüssel. 1634 wurde er für ein Jahr inhaftiert, nachdem ihn die Inquisition angeklagt hatte, die Heilkraft der Religion geleugnet zu haben (→ S. 180).

Philip Showalter Hench
US-amerikanischer Arzt
* 28. 2. 1896, Pittsburgh
† 31. 3. 1965, Ocho Rios (Jamaika)
Nach seiner medizinischen Ausbildung beschäftigte sich Philip S. Hench mit der Arthritis. So wies er 1929 in seinen Untersuchungen auf die uneinheitliche Verlaufsform des Krankheitsbildes hin. Als sein Freund Edward Calvin Kendall das Kortison entdeckte, war es Hench, der es in die klinische Medizin bei rheumatischen Beschwerden einführte. Die positiven Resultate einer 20jährigen Studie verhalfen dem neuen Wirkstoff dann zum weltweiten Durchbruch. Schnell zeigte sich allerdings, daß Kortison u. a. aufgrund seiner Nebenwirkungen nur eingeschränkt als »Wunderwaffe« bezeichnet werden konnte. Philip S. Hench erhielt 1950 zusammen mit Kendall und Tadeusz Reichstein den Nobelpreis für Medizin.

Jakob Henle
deutscher Anatom
* 19. 7. 1809, Fürth
† 13. 5. 1885, Göttingen
Jakob Henle studierte in Bonn und Heidelberg und folgte 1833 seinem Lehrer Johannes Müller an die Berliner Universität. Aufgrund seiner ehemaligen Mitgliedschaft in der Deutschen Burschenschaft wurde er als Staatsfeind verurteilt, und man verweigerte ihm zunächst die Zulassung zur Habilitation. Auf Fürsprache Alexander von Humboldts wieder in Freiheit, wurde Henle 1840 als Professor für Anatomie nach Zürich berufen. Vier Jahre später ging er nach Göttingen. Die Fachgebiete dieses bedeutenden Forschers waren Anatomie und Pathologie. Henle entdeckte u. a. das Zylinderepithel des Darmes, das Endothel der Blutgefäße, die nach ihm benannte innere Wurzelscheide des Haares sowie die Umbiegung der Nierenkanälchen (»Henle-Schleife«). Mit seinem 1840 veröffentlichten Artikel »Von den Miasmen und Contagien«, in dem er die Ansicht äußerte, alle Erreger von Infektionskrankheiten besäßen eine belebte Natur, kann Jakob Henle heute als einer der Vorläufer der modernen Bakteriologie bezeichnet werden (→ S. 283).

Herophilos
griechischer Arzt
* um 335 v. Chr., Chalkedon (Istanbul)
† unbekannt
Herophilos von Chalkedon gilt neben Erasistratos von Keos als Begründer der berühmten Medizinschule von Alexandria. Nach seiner Ausbildung bei Praxagoras von Kos und Chrysippos von Knidos wurde er als Leibarzt an den alexandrinischen Königshof gerufen. Herophilos soll als erster menschliche Leichen zu Untersuchungszwecken seziert und möglicherweise auch Vivisektionen an verurteilten Verbrechern vorgenommen haben. Er beschrieb das Auge sowie das Gehirn mit seinen einzelnen Partien, Ventrikeln und Blutgefäßen und erkannte den Zusammenhang von Gehirn, Rükkenmark und Nerven. Ferner unterschied Herophilos erstmals zwischen Arterien und Venen.

Hildegard von Bingen
deutsche Heilkundige und Mystikerin, Heilige
* 1098
† 17. 9. 1179, Kloster Rupertsberg bei Bingen
Hildegard von Bingen, das zehnte Kind eines Burggrafen, war von Geburt an kränklich. Als Fünfjährige entwickelte sie seherische Fähigkeiten. Ab 1141 schrieb sie ihre Visionen in lateinischer Sprache auf bzw. ließ sie aufschreiben. Mit acht Jahren trat sie in das Benediktinerkloster Disibodenberg ein, wo sie von der Äbtissin Jutta von Sponheim in Wissenschaft, Künsten und Sprachen unterrichtet wurde. Nach dem Tod der Äbtissin wurde Hildegard ihre Nachfolgerin. Die zwischen 1150 und 1158 verfaßte Schriftensammlung mit dem Titel »Physika« stellt ein wertvolles Denkmal der Naturwissenschaft und Heilkunde des 12. Jahrhunderts dar. Hildegard von Bingen beschrieb in diesem Werk die Heilkräfte zahlreicher Pflanzen, Mineralien und Tiere (→ S. 92).

Hippokrates
griechischer Arzt
* um 460 v. Chr., Kos
† um 370/80 v. Chr., Larissa
Hippokrates wurde in Athen ausgebildet. Danach begab er sich auf Wanderschaft durch Thessalien, Kleinasien und Ägypten, um seinen Beruf als Arzt auszuüben und neue Erfahrungen zu sammeln. Der Begründer der griechischen Medizin praktizierte und forderte eine ärztliche Kunst, die auf unbefangener Beobachtung und Erfahrung basiert. Als Vertreter der Viersäftelehre definierte Hippokrates Krankheit als Ausdruck eines Ungleichgewichts der Körpersäfte. Schon zu Lebzeiten galt er als idealer Arzt, der von zahlreichen bedeutenden Herrschern konsultiert wurde. Unter seinem Namen wurde eine Reihe von medizinischen Schriften (»Corpus Hippocraticum«) gesammelt, wobei allerdings zweifelhaft ist, welche Werke davon auf Hippokrates selbst zurückgehen. Bis ins 19. Jahrhundert hinein blieb die hippokratische Medizin wirksam. Der fälschlicherweise Hippokrates zugeschriebene Eid, der dem Arzt gewisse ethische Prinzipien bei der Behandlung auferlegt, wurde zum Vorbild einer Vielzahl moderner Arztgelöbnisse (→ S. 36).

Wilhelm His
schweizerischer Internist
* 19. 12. 1863, Basel
† 10. 11. 1934, Riehen bei Basel
Wilhelm His, Sohn des gleichnamigen Anatomen, wurde 1889 in Leipzig zum Doktor der Medizin promoviert und arbeitete danach als Assistent an der dortigen Medizinischen Klinik. Nach erfolgreicher Habilitation lehrte er in Dresden, Basel, Göttingen und Berlin. His verfaßte zahlreiche Schriften zur inneren Medizin, vor allem aber über Herz- und Stoffwechselkrankheiten. 1893 beschrieb er das nach ihm benannte Bündel im Reizleitungssystem des Herzens (»His-Bündel«). Der von Speiseröhre und Magenblase gebildete Winkel trägt ebenfalls seinen Namen. His veröffentlichte auch Schriften zur Medizingeschichte.

Friedrich Hoffmann
deutscher Arzt und Chemiker
* 19. 2. 1660, Halle
† 12. 11. 1742, Halle
Bereits mit 33 Jahren wurde Friedrich Hoffmann zum ersten Professor der Medizin an die neugegründete Universität Halle berufen, wo er neben Anatomie, Chirurgie und praktischer Medizin auch die Fächer Physik und Chemie lehrte. Er galt als hervorragender Arzt und war Leibarzt der preußischen Könige Friedrich I. und Friedrich Wilhelm I. Als einer der großen Systematiker des 18. Jahrhunderts schuf Hoffmann ein mechanisch-dogmatisches Lehrgebäude, in dem er den Menschen als eine hydraulische Maschine darstellte, die durch ein aus dem Äther stammendes Nervenfluidum gesteuert wird. Dieses wird mit der Atmung aufgenommen und kreist im Körper. Auf dem Gebiet der Arzneimittelherstellung war Hoffmann ebenfalls erfolgreich (z. B. »Hoffmannstropfen«, »Hoffmanns Magenelixier«; → S. 198).

Christoph Wilhelm von Hufeland
deutscher Arzt
* 12. 8. 1762, Bad Langensalza
† 25. 8. 1836, Berlin
Nach seinem Medizinstudium in Jena und Göttingen übernahm Hufeland die väterliche Praxis, wo u. a. Wieland, Goethe und Herder zu seinen Patienten zählten. 1800 erhielt er den Ruf an die Berliner Charité als königlicher Leibarzt und zehn Jahre später als Professor für spezielle Pathologie und Therapie an die Universität Berlin. Sein Gesamtwerk umfaßt über 400 Schriften, wodurch er zu den bedeutendsten Schriftstellern der Medizingeschichte zählt. Sein bekanntestes Werk, »Makrobiotik oder die Kunst, das menschliche Leben zu verlängern«, erschien 1796. Als Praktiker bediente sich Hufeland aller ihm nützlich erscheinenden Methoden, ohne einem bestimmten System anzuhängen. Er trat jedoch als vehementer Gegner des Mesmerismus auf (→ S. 243).

John Hunter
schottischer Anatom und Chirurg
* 1728, Long Calderwood, East Kilbridge
† 1793, London
John Hunter ging 1748 nach London, um seinen Bruder William, einen angesehenen Anatomen und Chirurgen, bei dessen Forschungen zu unterstützen. Hunter wurde in mehreren Londoner Krankenhäusern ausgebildet; 1756 erhielt er einen Ruf an das St. George's Hospital. Nach einer dreijährigen Tätigkeit als Kriegschirurg baute er sich in London eine Praxis auf. Hunters großes Verdienst liegt darin, der Chirurgie eine auf Anatomie und Physiologie aufbauende Grundlage gegeben zu haben. Mit seiner Abhandlung »Treatise on the Natural History of the Human Teeth« (1771) förderte er die wissenschaftliche Zahnmedizin. Hunter hinterließ eine wertvolle Sammlung von rund 14 000 anatomischen und anatomisch-pathologischen Präparaten, die von dem Royal College of Surgeons erworben wurde und noch heute im sog. Huntermuseum in London zu besichtigen ist (→ S. 230).

Isidor von Sevilla
spanischer Bischof und Kirchengelehrter, Heiliger
* um 560, Cartagena
† 4. 4. 636, Sevilla
Isidor von Sevilla schuf mit seinem bis in die Neuzeit wirkenden Opus »Etymologiae« eine 20bändige Enzyklopädie aller Künste und Wissenschaften. Die Medizin wird darin als »zweite Philosophie« definiert. Im Verständnis des Mittelalters erscheinen Krankheit (= Unterlassen, mangelhafter Zustand) und Gesundheit (= kreativer Lebensprozeß) als zwei entgegengesetzte Lebensweisen. Dementsprechend preist Isidor die Diätetik als Kunst, die Gesundheit zu erhalten. Seine Lebensregeln beschreiben ein Verhalten, das dem Wohl des Menschen förderlich bzw. abträglich ist (→ S. 70).

John Hughlings Jackson
britischer Nerven- und Augenarzt
* 4. 4. 1834, Green Hammerton (Yorkshire)
† 7. 10. 1911, London
John Hughlings Jackson erhielt seine medizinische Ausbildung in York und London, wo er zunächst eine Assistentenstelle erhielt und dann als Arzt arbeitete. Am National Hospital for Nervous Diseases erforschte Jackson die Zusammenhänge zwischen Augen- und Gehirnerkrankungen. Seine Schriften befassen sich u. a. mit Untersuchungen epileptischer und syphilitischer Schädigungen des Nervensystems sowie Sehstörungen infolge von Gehirnerkrankungen. Die »Jackson-Epilepsie« bezeichnet ein Krampfleiden, das durch Tumoren, Verletzungen oder Gefäßprozesse in einem umschriebenen Bereich der Hirnrinde ausgelöst wird (»Rindenepilepsie«).

Karl Jaspers
deutscher Philosoph, Psychiater und Psychologe
* 23. 2. 1883, Oldenburg
† 26. 2. 1969, Basel
Nach dem Medizinstudium in Heidelberg, München, Berlin und Göttingen arbeitete Karl Jaspers als wissenschaftlicher Assistent von Franz Nissl an der psychiatrischen Klinik in Heidelberg. 1913 habilitierte er sich in Philosophie, ab 1916 wurde er zudem Professor für Psychologie. Von 1937 bis 1945 erhielt er von den Nationalsozialisten Lehrverbot. 1948 wurde der Philosoph und Psychiater an die Universität Basel berufen. Karl Jaspers schuf eine geisteswissenschaftlich orientierte »Psychopathologie« als neue Grundlegung der Psychiatrie. In dem Werk »Idee des Arztes« (1953/58) setzte sich Jaspers mit der tieferen Begründung der ärztlichen Tätigkeit auseinander.

Edward Jenner
britischer Arzt
* 17. 5. 1749, Berkeley (Gloucestershire)
† 26. 1. 1823, Berkley
Die Medizingeschichte verzeichnet Edward Jenner als den Begründer der (Kuh-)Pockenschutzimpfung (Vakzination). Im Anschluß an seine Ausbildung zum Chirurgen ging Jenner nach London, wo er in engem Kontakt zu John Hunter stand. 1773 ließ er sich als Landarzt in Gloucestershire nieder. Hier konnte er anhand von Versuchen die Richtigkeit der landläufigen Meinung beweisen, daß an Kuhpocken Erkrankte gegen Pocken immun seien. Jenner veröffentlichte seine Entdekkung 1798 in der Schrift »An inquiry into the causes and effects of the vaccinae«. Zunächst wurde seine Arbeit abgelehnt, bald jedoch von der Fachwelt begeistert gefeiert, so daß Jenner den Erfolg seiner Entdeckung noch zu Lebzeiten erfahren konnte. 1803 wurde das Jenner-Institut, eine Impfanstalt für Arme, eröffnet (→ S. 244).

Johannitius (Hunain ibn Ishâq)
arabischer Arzt und Übersetzer
* 808
† 873
Johannitius absolvierte seine ersten medizinischen Studien in Bagdad. Auf seinen Reisen durch Griechenland konnte er sein Fachwissen vertiefen und sich umfangreiche Sprachkenntnisse aneignen. Nach seiner Rückkehr wurde Johannitius Leibarzt des Kalifen in Bagdad und übertrug in dessen Auftrag griechische Schriften ins Arabische. Vermutlich durch Verleumdung verlor er später aber die Gunst des Herrschers und starb kurze Zeit darauf in der Kerkerhaft. Der Nachwelt hinterließ Johannitius Übersetzungen zahlreicher antiker Medizinschriftsteller, darunter Hippokrates, Galen und Paulos von Ägina. Ein eigenständiges Werk gibt Aufschluß über die damalige arabische Medizin (→ S. 75).

Carl Gustav Jung
schweizerischer Psychoanalytiker
* 26. 7. 1875, Kesswil (Kt. Thurgau)
† 6. 6. 1961, Küsnacht
Neben Sigmund Freuds Psychoanalyse und Alfred Adlers Individualpsychologie ist Carl Gustav Jungs analytische Psychologie die dritte Schulrichtung der Tiefenpsychologie im ersten Drittel des 20. Jahrhunderts. Für Jung, der nach seinem Medizinstudium ab 1900 an der Psychiatrischen Klinik in Zürich tätig war und zwischenzeitlich auch das Amt des Präsidenten der Internationalen Psychoanalytischen Gesellschaft bekleidete, ist das »kollektiv Unbewußte« ebenso entscheidend für den jeweiligen Individuationsprozeß wie das »persönliche Unbewußte«. In der Typenlehre differenziert der ehemalige Freud-Anhänger den extravertierten vom introvertierten Typen. Ein weiteres Verdienst von Jung war die tiefenpsychologische Deutung der Alchemie und ihrer Symbolik (→ S. 379).

Justinus Kerner
deutscher Arzt und Dichter
* 18. 9. 1786, Ludwigsburg
* 21. 2. 1862, Weinsberg (Landkreis Heilbronn)
Von eigenen mesmeristischen Erfahrungen motiviert, brach Justinus Kerner 1804 seine kaufmännische Ausbildung ab und begann in Tübingen mit dem Medizinstudium. 1807 erschienen seine ersten lyrischen Werke. Nach der Promotion und anschließenden Reisen durch den deutschsprachigen Raum, auf denen er Kontakte zu anderen Künstlern der Romantik knüpfte, ließ Kerner sich schließlich 1819 als praktischer Arzt in Weinsberg nieder. Durch sein karitatives sowie medizinisches Engagement erhielt die Praxis schnell aus allen sozialen Schichten Zulauf. Der unter Depressionen und Erblindungsangst leidende Kerner veröffentlichte zahlreiche psychologisch-psychiatrische Schriften mit okkultistischen bzw. mesmeristischen Grundtendenzen. So erforschte er den Magnetismus als Behandlungsform bei »somnambulen« Kranken. 1829 veröffentlichte Kerner »Die Seherin von Prevorst«, die zweibändige Krankengeschichte einer somnambulen, vermutlich schizophrenen Patientin (→ S. 270).

Sebastian Kneipp
deutscher katholischer Geistlicher und Naturheilkundiger
* 17. 5. 1821, Stefansried bei Ottobeuren
† 17. 6. 1897, Bad Wörishofen
Der Erneuerer der Wasserheilkunde (Kaltwasserkur) litt seit seiner frühesten Jugend an Schwindsucht. Als sich die Krankheit gegen Abschluß seines Theologiestudiums verschlimmerte, fiel ihm eine vergessene Schrift von Johann Sigmund Hahn über die Vorteile der Kaltwasseranwendung bei »fast allen Unpäßlichkeiten« in die Hände. Er unterzog sich der angeratenen Behandlung und konnte sich tatsächlich kurieren. Die von Kneipp autodidaktisch weiterentwickelte Therapieform der individuellen Hydro- und Thermoanwendungen fand überregionalen Anklang, und die Pfarrei Wörishofen entwickelte sich zu einem Weltkurort. Noch heute gilt die Kneipp-Kur als Heilmethode bei Erschöpfungszuständen und Rheumatismus (→ S. 330).

Robert Koch
deutscher Bakteriologe
* 11. 12. 1843, Clausthal-Zellerfeld
* 27. 5. 1910, Baden-Baden
Robert Koch gilt – neben Louis Pasteur – als Begründer der modernen Bakteriologie. Nach erfolgreicher Promotion 1866 ging er nach Berlin und wurde 1872 zum Kreisphysikus von Bomst in Wollstein ernannt, wo er seine bahnbrechenden Forschungen begann. 1876 konnte er erstmals einen Mikroorganismus als Erreger einer Infektionskrankheit (Milzbrand bei Schafen) nachweisen. Sechs Jahre später entdeckte Koch den nach ihm benannten Tuberkelbazillus, 1883 nach einer Indienexpedition den Kommabazillus als Erreger der Cholera. Das während seiner Zeit als Professor für Hygiene in Berlin (ab 1885) entwickelte Tuberkulin erwies sich zwar nicht als Heilmittel, wohl aber als hilfreiches Diagnostikum. Weitere Expeditionen führten ihn in Zusammenarbeit mit seinen Schülern zur Beschreibung der Überträger der Pest, der Malaria, der Schlafkrankheit und des Rückfallfiebers. 1905 wurde Robert Koch für seine Forschungen mit dem Nobelpreis ausgezeichnet (→ S. 321).

Emil Theodor Kocher
schweizerischer Chirurg
* 25. 8. 1841, Bern
† 27. 7. 1917, Bern
Theodor Kocher studierte in seiner Heimatstadt und wurde dort 1872 nach zwei Auslandsaufenthalten zum Ordinarius für Chirurgie ernannt. Trotz mehrerer Berufungen an verschiedene Universitäten blieb er Bern treu, wirkte im dortigen Inselspital und begründete eine große Chirurgenschule. Kocher war ein vielseitiger und weithin hoch angesehener Chirurg, vor allem durch seine Studien über die Ursachen und Folgen der Kropferkrankung, die er 1878 der wissenschaftlichen Fachwelt vorstellte. 1909 wurde der innovative Chirurg für seine Schilddrüsenforschungen mit dem Nobelpreis ausgezeichnet. Nach ihm benannt sind u. a. die »Kocher-Klemme«, eine besondere Form der Operationsklemme, sowie die »Kocher-Naht« (= provisorische Steppnaht; zirkuläre Darmnaht; → S. 314).

Emil Kraepelin
deutscher Psychiater
* 15. 2. 1865, Neustrelitz
† 7. 10. 1926, München
Kraepelin begann sein Medizinstudium in Leipzig bereits in der Absicht, Psychiater zu werden. Nachdem er sich 1882 habilitiert hatte, wurde er 1886 als Professor für Psychiatrie nach Dorpat, später nach Heidelberg und 1904 nach München berufen. 1917 gründete er die Deutsche Forschungsanstalt für Psychiatrie. Nachdem er sich zunächst mit experimentell-psychologischen Arbeiten beschäftigt hatte, wandte er sich bald ganz der klinischen Psychiatrie zu, durch die die Münchener Klinik Weltruf erlangte. Kraepelin baute systematisch die Lehre vom manisch-depressiven Irresein, der Dementia praecox und der Paranoia aus. Seine Klassifikation psychischer Krankheiten wurde trotz biologistischer Einseitigkeit richtungweisend für die Psychiatrie des 20. Jahrhunderts. Nach ihm benannt sind das »Kraepelin-Syndrom« (= Emotions- oder Schreckneurose) und die »Kraepelin-Krankheit« (= Praeseniles Irresein; → S. 392).

Hans Adolf Krebs
britischer Biochemiker deutscher Herkunft
* 25. 8. 1900, Hildesheim
† 22. 11. 1981, Oxford
Hans Adolf Krebs studierte in Göttingen, Freiburg, München und Berlin die Fächer Medizin, Biologie und Chemie. Ab 1926 war er als Assistent der biologischen Abteilung am Kaiser-Wilhelm-Institut in Berlin tätig. Aufgrund der NS-Rassenpolitik verlor er 1933 seine Anstellung als Privatdozent für innere Medizin an der Universität Freiburg; er emigrierte daraufhin nach Großbritannien. Nach Lehraufträgen in Cambridge und Sheffield war er bis zur Emeritierung im Jahr 1967 in Whitley Professor für Biochemie und Fellow des Trinity College of Oxford. Im Mittelpunkt seiner biochemischen Arbeiten stand der Zellstoffwechsel. Durch die Ergebnisse der Forschungen über die Umwandlung der Nahrungsstoffe in Energie innerhalb einer Körperzelle, den sog. Krebszyklus (= Zitronensäurezyklus), wurde er zum Mitbegründer der modernen Biochemie. Neben zahlreichen anderen Auszeichnungen erhielt Krebs 1953 für seine Verdienste den Nobelpreis für Medizin (→ S. 406).

Adolf Kußmaul
deutscher Arzt
* 22. 2. 1822, Graben (Landkreis Karlsruhe)
† 28. 5. 1902, Heidelberg
Adolf Kußmaul studierte in Heidelberg, Wien und Prag Medizin und war zunächst als Militärarzt tätig. Aus gesundheitlichen Gründen mußte er dann später seine Praxis als Internist aufgeben. Er holte die Promotion nach und wurde 1855 habilitiert. Als Professor und Klinikdirektor war Kußmaul zunächst in Heidelberg tätig; es folgten dann Berufungen nach Erlangen, Freiburg im Breisgau und schließlich Straßburg. 1888 kehrt er nach Heidelberg zurück. Kußmaul beschrieb sowohl die Periarteriitis nodosa als auch die akute Osteomyelitis. Neben seinen Forschungen zur Quecksilbervergiftung führte er außerdem die Magenpumpe zu therapeutischen und diagnostischen Zwecken in die Medizin ein und entdeckte die nach ihm benannte große Atmung im diabetischen Koma (→ S. 315).

Théophile René Hycinthe Laennec
französischer Arzt
* 17. 2. 1781, Quimper (Bretagne)
† 13. 8. 1826, Kerlouan (Finistère)
Laennec studierte in Nantes Medizin, diente dann in einem Militärhospital sowie als Feldarzt und ging 1800 an die École de Médicine in Paris, wo er 1804 promoviert wurde. Bald darauf begann er mit Vorlesungen in pathologischer Anatomie. 1822 wurde er Lehrer am Collège de France; ein Jahr später folgte er einem Ruf als Professor für innere Medizin an die Charité. Berühmt wurde Laennec durch eine Erfindung, die für die praktische Medizin einen enormen Fortschritt bedeutete: Mittels des von ihm entwickelten Stethoskops zur Auskultation wurde eine differenzierte Diagnose von Herz- und Lungenkrankheiten möglich. Ferner veröffentlichte Laennec bemerkenswerte Untersuchungsberichte zur Tuberkulose, Peritonitis und zu Aneurysmen (→ S. 261).

Julien Offroy de La Mettrie
französischer Mediziner und Philosoph
* 25. 12. 1709, Saint-Malo
† 11. 11. 1751, Berlin
Julien Offroy de La Mettrie hatte vor seiner medizinischen Ausbildung zunächst Theologie studiert. Als Militärarzt im Österreichischen Erbfolgekrieg entwickelte er erste medizinisch-philosophische Theorien. Wegen seiner polemisch geäußerten Kritik an der Ärzteschaft und seiner Religionsfeindlichkeit wurde er jedoch bald entlassen. In Leiden veröffentlichte La Mettrie 1748 anonym sein bekanntestes Werk: »L'homme machine« (Der Mensch, eine Maschine). Wegen der hier vertretenen materialistischen sowie atheistischen Geisteshaltung sah sich der französische Mediziner schon nach kurzer Zeit gezwungen, die Niederlande zu verlassen und die Stelle eines Vorlesers am Hof des Preußenkönigs Friedrich II. anzunehmen (→ S. 218).

Karl Landsteiner
österreichisch-US-amerikanischer Pathologe und Serologe
* 14. 6. 1868, Wien
† 26. 6. 1943, New York
In seiner Geburtsstadt Wien arbeitete Karl Landsteiner im Anschluß an seine medizinische Ausbildung am dortigen Hygieneinstitut und ab 1897 im Institut für pathologische Anatomie. 1901 veröffentlichte er seine wegweisenden Untersuchungen über die Blutgruppen als entscheidende Voraussetzung für die Entwicklung gefahrloser Bluttransfusionen. In weiteren Forschungen konnte er die Verbreitung der spinalen Kinderlähmung durch einen Virus nachweisen. Seit 1922 war er am Rockefeller Institute for Medical Research tätig. In diese Zeit fällt auch die Entdeckung des Rhesus-Faktors. 1930 erhielt er für seine Arbeiten über die Blutgruppen den Nobelpreis (→ S. 346).

Charles Louis Alphonse Laveran
französischer Bakteriologe
* 18. 6. 1845, Paris
† 28. 5. 1922, Paris
Laveran promovierte 1867 in Straßburg und war von 1878 bis 1896 im Militärdienst tätig. Danach gehörte er dem Institut Pasteur in Paris an. Bei Untersuchungen von Malariakranken beobachtete Laveran 1880 in deren Blut einzellige Mikroorganismen der Gruppe Protozoen (Urtierchen). Das regelmäßige Vorhandensein dieser als Plasmodien bezeichneten Einzeller in verschiedenen Entwicklungsformen im Patientenblut, ihr Verschwinden nach der Behandlung mit Chinin und ihr Fehlen bei Gesunden führten ihn zu dem Schluß, daß diese Plasmodien die unmittelbare Ursache der Malaria-Erkrankung sein müßten. Neben der Malaria beschäftigte sich Laveran intensiv mit der afrikanischen Schlafkrankheit. 1907 erhielt der französische Bakteriologe für seine Verdienste den Medizin-Nobelpreis (→ S. 322).

Antonie van Leeuwenhoek
niederländischer Naturforscher
* 24. 10. 1632, Delft
26. 8. 1723, Delft (Beerdigung)
Als erster nutzte der Tuchhändler Antonie van Leeuwenhoek verbesserte Mikroskope mit selbstgeschliffenen Linsen erfolgreich für wissenschaftliche Untersuchungen. Der Autodidakt trug damit zum Aufstieg der Mikroskopie bei. Er entdeckte verschiedene Mikroorganismen, die roten Blutkörperchen und quergestreifte Muskelfasern. Die von seinem Schüler Johann Ham beobachteten Spermatozoen hielt er im Gegensatz zu den »Ovulisten« für die eigentlichen Träger des vorgeformten Embryos (animalkulistische Theorie). Seine Forschungsergebnisse faßte er u. a. in dem Werk »Arcana naturae« (1696) zusammen (→ S. 192).

Joseph Lister, Baron Lister of Lyme Regis
britischer Chirurg
* 5. 4. 1827, Uptonhouse (Essex)
† 10. 2. 1912, Walmer (Kent)
Lister entstammte einer Quäkerfamilie; er studierte Medizin in London, wo er sich durch eine Veröffentlichung über das achromatische Mikroskop einen Namen machte. 1852 wurde er Bachelor of Medicine. Danach hielt er in Edinburgh Vorlesungen in Chirurgie, bis er 1860 als Professor nach Glasgow berufen wurde. Neun Jahre später kehrte er nach Edinburgh zurück und ging 1877 nach London. Lister vertrat die Ansicht, daß Eiter in Wunden nicht – wie man damals annahm – Folge einer Quetschung der Weichteile sei, sondern (gestützt auf die Experimente Louis Pasteurs) durch Mikroorganismen hervorgerufen werde. Lister entwickelte daraufhin einen Okklusionsverband, bei dem die Wunden unter Luftabschluß und mit Karbolspray antiseptisch gehalten wurden. Diese »Listersche Wundbehandlung« fand bald Eingang in alle Hospitäler und führte zu einem starken Rückgang der Zahl der Wundinfektionen. Für seine Leistungen erhielt Lister zahlreiche Ehrungen, u. a. die Erhebung in den Adelsstand (→ S. 302).

Carl Ludwig
deutscher Physiologe
* 29. 12. 1816, Witzenhausen
† 24. 4. 1895, Leipzig
Carl Ludwigs Ziel war die Entwicklung einer naturwissenschaftlich determinierten Physiologie als Leitlinie zur Erforschung der körperlichen Funktionen. Nach seiner medizinischen Ausbildung in Marburg übernahm er dort auch seinen ersten Lehrauftrag als Professor für vergleichende Anatomie. Hier gelang ihm 1846 durch die Entwicklung des Kymographen erstmals die Aufzeichnung physiologischer Vorgänge. Während seiner Tätigkeit an der Züricher Universität beschäftigte Ludwig sich vorwiegend mit Forschungen zur Gefäßinnervation und Sekretion. Sein richtungweisendes Werk »Lehrbuch der Physiologie des Menschen« (2 Bde.) erschien zwischen 1852 und 1856. Nach einem Lehrauftrag in Wien gründete er in Leipzig als Professor für Physiologie die »Neue Physiologische Anstalt«.

François Magendie
französischer Physiologe
* 6. 10. 1783, Bordeaux
† 7. 10. 1855, Sanois bei Paris
Der Sohn eines Wundarztes gilt als Mitbegründer der modernen experimentellen Medizin. Zur Hauptforschungsmethode entwickelte sich dabei das Tierexperiment, dessen überzeugter Anhänger François Magendie war. Nach dem Studium der Medizin in Paris mit anschließender Ernennung zum Prosektor der dortigen medizinischen Fakultät widmete er sich der experimentellen Physiologie. Daneben beschäftigte sich Magendie auch mit Fragen der Anatomie, Pathologie und Arzneimittellehre. Seine Untersuchungen sind grundlegend und betreffen Herz, Kreislauf sowie Aspekte der Nervenphysiologie; hier wies er auf die Bedeutung des Kleinhirns als zentrales Gleichgewichtsorgan hin. 1836 erhielt François Magendie eine Professur für Physiologie und allgemeine Pathologie am Collège de France und wurde gleichzeitig Vizepräsident der Académie des sciences. In seinen letzten Lebensjahren befaßte sich Magendie mit Stoffwechseluntersuchungen, die ihn zum Initiator der Ernährungswissenschaften machten (→ S. 269).

Moses Maimonides
jüdischer Philosoph, Gelehrter und Arzt
* 30. 3. 1135, Córdoba
† 13. 12. 1204, Al Fustat (Kairo)
Maimonides wurde von seinem Vater, einem angesehenen Richter, im jüdischen Gesetz sowie in griechisch-arabischer und jüdischer Wissenschaft unterrichtet. Die arabische Sprache, Mathematik, Astronomie und Arzneikunde lernte er u. a. bei Averroes. Aufgrund religiöser Verfolgung verließ Maimonides Spanien und ging nach Ägypten, wo er als Hofarzt des Sohnes von Saladin und 1172 Vorsteher der jüdischen Gemeinde Ägyptens wurde. Er schrieb mehrere Abhandlungen über Gifte, Asthma und Hämorrhoiden, eine Gesundheitslehre und einen Kommentar zu den Aphorismen des Hippokrates. Sein medizinisches Hauptwerk sind die »Medizinischen Aphorismen«, in denen Abhandlungen zur Anatomie, Physiologie, Pathologie sowie zur allgemeinen und speziellen Therapie enthalten sind. Maimonides nennt mehrfach Hippokrates und Galen als Autoritäten, geht aber oft über deren Theorien hinaus und beweist Eigenständigkeit.

Marcello Malpighi
italienischer Anatom
* 10. 3. 1628, Crevalcore bei Bologna
† 29. 11. 1694, Rom
Marcello Malpighi wurde in seiner Geburtsstadt zum Mediziner ausgebildet. Er war danach Professor der Medizin in Pisa, Bologna, Messina und ab 1691 schließlich Leibarzt des Papstes in Rom. Die mikroskopische Anatomie verdankt ihm bahnbrechende Leistungen. Durch die Entdeckung des Kapillarnetzes in der Lunge 1661 und der Blutkörperchen lieferte Malpighi den Schlußstein für William Harveys Lehre vom Kreislaufsystem. Darüber hinaus veröffentlichte er grundlegende Beschreibungen über den Aufbau von Lunge, Milz, Nieren, Gehirn, Nerven, Drüsen, Netzhaut und Tastorganen. Später folgten Beiträge zur Entwicklungsgeschichte und zur mikroskopischen Anatomie der Pflanzen. Nach dem italienischen Forscher benannt sind u. a. die »Malpighi-Körperchen« (Milzfollikel; Nierenkörperchen) und die »Malpighi-Schicht« (Keimschicht der Haut; → S. 186).

Franz Anton Mesmer
deutscher Arzt, Begründer des Mesmerismus
* 23. 5. 1734, Iznang/Bodensee
† 5. 3. 1815, Meersburg
Mesmer studierte zunächst Philosophie und Theologie, bevor er 1759 nach Wien ging, um dort bei Gerhard van Swieten und Anton de Haen Medizin zu studieren. Nach der Promotion 1766 eröffnete er eine Praxis und entwickelte ab 1774 die Lehre vom »thierischen Magnetismus«. Mesmer kombinierte in seinem Konzept naturphilosophische, physikalische und (neuro-)physiologische Vorstellungen. Seine therapeutischen Versuche mit Elektrizität führten ihn 1775 zu der Meinung, daß Menschen auch ohne Apparaturen »magnetisiert« werden können: Durch sog. Striche mit der Hand, durch Blicke und möglicherweise auch durch Gedanken. Aus heutiger Sicht bediente sich Mesmer hypnotischer bzw. suggestiver Techniken, weshalb der »Mesmerismus« als ein Vorstadium der modernen Tiefenpsychologie und Psychotherapie gilt (→ S. 226).

Ilja I. Metschnikow
russischer Biologe
* 15. 5. 1845, Iwanowka
† 15. 7. 1916, Paris
Mit der Entdeckung der sog. Phagozyten oder Freßzellen und ihrer Fähigkeit, unbelebte oder belebte Fremdkörper aufzunehmen und zu verdauen, konnte Metschnikow die bestehenden Theorien von Immunität und Infektion revolutionieren. Für seine bahnbrechenden Forschungen erhielt er 1908 zusammen mit Paul Ehrlich den Nobelpreis für Medizin. Nach dem Studium in Gießen, Göttingen und München habilitierte sich Metschnikow 1867 in Odessa für Zoologie und wurde hier drei Jahre später Professor. 1882 verließ er aus politischen Gründen Rußland, ging nach Messina, Wien und schließlich Paris, wo er ab 1888 am Pasteur-Institut vorwiegend über Cholera, Tuberkulose und Syphilis arbeitete. In späteren Jahren beschäftigte sich Metschnikow mit dem Problem des Alterns, das er als einen chronischen Vergiftungsprozeß ansah.

Alexander Mitscherlich
deutscher Psychosomatiker, Psychoanalytiker und Sozialpsychologe
* 20. 9. 1908, München
† 26. 6. 1982, Frankfurt am Main
Wegen antinazistischer Widerstandsarbeit verfolgt, verließ Alexander Mitscherlich 1935 Deutschland und begann in Zürich sein Medizinstudium. 1937 bei einer illegalen Reise nach Deutschland dort festgehalten, schloß er zwei Jahre später die medizinische Ausbildung zum Neurologen in Heidelberg ab, wo er im Jahr 1948 die erste deutsche psychosomatische Fachklinik gründete. Besonders eng verbunden ist mit Alexander Mitscherlichs Namen die Gründung und Leitung des Sigmund-Freud-Instituts in Frankfurt am Main. Mitscherlich erschloß mit seinen psychosomatischen Forschungen neue Wege zu einem umfassenderen Krankheitsverständnis. Seinen sozialpolitischen Studien zu Fragen der Zeit lagen psychoanalytische Theorieansätze als Erklärungsmuster zugrunde. Zu seinen bekanntesten Veröffentlichungen gehören u. a. »Medizin ohne Menschlichkeit« (1960) über die Zeit des Nationalsozialismus, »Die Unwirtlichkeit unserer Städte« (1965) sowie »Die Unfähigkeit zu trauern. Grundlagen kollektiven Verhaltens« (1967; → S. 459).

Henri de Mondeville
französischer Anatom und Chirurg
* um 1260, Emondeville/Cherbourg
† um 1320, Paris
Nach Studien in Italien und Frankreich begann Henri de Mondeville 1304, Anatomievorlesungen an der Universität von Montpellier zu halten. Aus Mangel an Leichen führte er seinen Unterricht anhand von Bildtafeln durch. Später wurde er Leibarzt am Hof des französischen Königs Philipp der Schöne. Mondevilles Verdienste liegen vor allem auf dem Gebiet der Chirurgie. Er entwickelte die eiterlose Wundbehandlung

weiter und wies neue Wege in der Blutstillung, der Fremdkörperentfernung und der Verbandstechnik. Mondeville verfaßte mehrere medizinische Schriften und ein Arzneibuch (→ S. 105).

Giovanni Battista Morgagni
italienischer Arzt und Anatom
* 25. 2. 1682, Forli
† 6. 12. 1771, Padua
Der zu seiner Zeit noch vorherrschenden galenischen Humoralpathologie setzte Morgagni eine anatomisch fundierte Solidarpathologie entgegen. Dabei führte er Krankheiten auf die morphologische Veränderung einzelner Organe zurück. Morgagni studierte ab 1698 in Bologna Medizin, v. a. bei dem Anatomen Antonio Maria Valsalva, dessen Assistent er bald wurde. 1711 wurde er Professor für Medizin in Bologna, vier Jahre später in Padua. Morgagni entdeckte eine Vielzahl anatomischer Details des menschlichen Körpers, z. B. die nach ihm benannten Morgagni-Taschen im Kehlkopf. Neben seinem 1761 veröffentlichten Werk »De sedibus et causis morborum per anatomen indagatis libri quinque« sind auch seine an Fachkollegen gerichteten Briefe von großer Bedeutung. Hier beschreibt Morgagni zahlreiche Krankheitsfälle mit eingehender Darstellung der aufgetretenen Symptome und der Sektionsbefunde (→ S. 224).

Thomas Hunt Morgan
US-amerikanischer Zoologe und Genetiker
* 25. 9. 1866, Lexington
† 4. 12. 1945, Pasadena
Die Geschichte der genetischen Diagnostik beginnt im engeren Sinne erst mit der Etablierung der wissenschaftlichen Chromosomenforschung durch Thomas Hunt Morgan. Seit 1910 beschäftigte er sich anhand seiner Drosophila-Forschungen mit den wiederentdeckten Vererbungsregeln Gregor Mendels und konnte so einen differenzierten und präzisen Genbegriff unter Einbeziehung von Kopplungs- und Austauschphänomenen in die Wissenschaft einführen. Auf dieser Basis wurden die Gene als Träger der elterlichen Erbinformation identifiziert. Zudem gelang ihm ihre Lokalisation auf den Chromosomen so exakt, daß Chromosomkarten erstellt werden konnten. Ein Rätsel blieb zunächst aber die Genveränderung. Es konnte erst 1953 durch die Beschreibung der Desoxyribonukleinsäure (DNS) gelöst werden (→ S. 397).

William Thomas Green Morton
US-amerikanischer Zahnarzt
* 9. 8. 1819, Charlton
† 15. 7. 1868, New York
William Thomas Green Morton ist als Entdecker der Äthernarkose in die Geschichte der Medizin eingegangen. Er praktizierte zunächst in Baltimore, eröffnete dann aber in Boston eine Zahnarztpraxis. Hier lernte er den Chemiker Charles T. Jackson kennen, mit dem er zunächst gemeinsam die Möglichkeiten untersuchte, welche sich aus der Verwendung von Schwefeläther als Betäubungsmittel ergeben. 1846 konnte Morton dann erstmals erfolgreich einen Backenzahn unter Äthernarkose entfernen. Noch in demselben Jahr bewährte sich diese Methode auch bei einem chirurgischen Eingriff. Infolge eines langen Streites mit Jackson um die Urheberrechte an dem Narkoseverfahren starb Morton 1868 verarmt in den New Yorker Slums (→ S. 276).

Johannes Müller
deutscher Anatom und Physiologe
* 14. 7. 1801, Koblenz
† 28. 4. 1858, Berlin
Johannes Müller ging nach Bonn mit dem Vorhaben, Theologie zu studieren. Bald jedoch wandte er sich der Medizin zu; für eine Arbeit über die Atmung des Fetus bekam er den medizinischen Fakultätspreis. Nach der Promotion 1822 wechselte er nach Berlin, wo er sich hauptsächlich mit Anatomie beschäftigte und im Anschluß an seine Promotion 1824 eine Professur für Anatomie und Physiologie erhielt. Müller hielt Vorlesungen in vergleichender Anatomie, Physiologie, Entwicklungsgeschichte und pathologischer Anatomie. Auf all diesen Gebieten war er ein bahnbrechender Forscher, was seine über 200 wissenschaftlichen Abhandlungen bezeugen. Zu seinen bedeutendsten Leistungen zählen u. a. die Untersuchungen über die Physiologie des Auges und der Drüsen sowie seine histologischen Erkenntnisse über die Struktur der Knochen und des Knorpelgewebes. Als seine später berühmt gewordenen Schüler sind u. a. Theodor Schwann, Jakob Henle und Rudolf Virchow zu nennen (→ S. 266).

Lorenz Oken
deutscher Naturforscher und Philosoph
* 1. 8. 1779, Bohlsbach
† 11. 8. 1851, Zürich
Lorenz Oken (eigtl. Ockenfuß) studierte Medizin in Freiburg, Göttingen und Würzburg. 1805 habilitierte er sich in Göttingen; zwei Jahre später erhielt er in Jena eine Professur. Seine Forschungsgebiete waren die Pflanzen- und Tierphysiologie, vergleichende Anatomie, Naturgeschichte und Zoologie. Okens journalistische Tätigkeit begann 1817 mit der Herausgabe der enzyklopädischen Zeitschrift »Isis«, 1822 begründete er die Gesellschaft Deutscher Naturforscher und Ärzte. Nach Lehraufträgen in München und Erlangen ließ er sich im Jahr 1832 schließlich in Zürich nieder. Oken gilt als der Begründer der Entwicklungsgeschichte in Deutschland. Dabei ging er von der Theorie aus, daß der Organismus aus Bläschen bestünde. Zudem legte er den Grundstein für die spekulative vergleichende Genetik (→ S. 257).

Oreibasios
griechischer Arzt und Kompilator
* um 325, Pergamon
† um 400
Oreibasios von Pergamon gilt als wichtigster Kompilator der frühen byzantinischen Medizin. Erste medizinische Kenntnisse erwarb er in seinem Geburtsort Pergamon; die weitere Ausbildung führte ihn dann nach Alexandria in die Nähe des Philosophen und Arztes Zenon von Kypros. Dieser vermittelte ihm wohl auch die Anstellung als Leibarzt am Hof des byzantinischen Kaisers Julian Apostata. Bis zu seinem Tod befaßte sich Oreibasios mit der Ausübung seiner Praxis und der Schriftstellerei, welcher u. a. die Überlieferung der Schriften Galens zu verdanken ist. Sein Hauptwerk sind die 70 Bücher umfassenden »Medizinischen Sammlungen« (Iatrikai synagogai). Eine lehrbuchartige Zusammenfassung hieraus bildet die »Synopsis«. Als drittes bedeutendes Werk ist die »Euporista« zu nennen, ein für Laien geschriebenes Rezeptbuch leicht erhältlicher Heilmittel.

William Osler
kanadischer Internist
* 12. 7. 1849, Bond Head
† 29. 12. 1919, Oxford
William Osler sollte Theologe werden, er entschied sich aber für das Studium der Medizin. Nach dem Abschluß an der Medical School in Montreal ging er nach Europa, um sich beruflich fortzubilden. Die erste Professur erhielt er 1875 in Montreal. Nach einem Lehrauftrag in Baltimore wechselte Osler später nach Oxford. Seinen Ruhm als einer der bedeutendsten kanadischen Mediziner des 19. Jahrhunderts verdankte er vor allem der Verknüpfung der klinischen Medizin mit der Laboratoriumsarbeit und seiner Persönlichkeit als Arzt, Lehrer und Mensch. Darüber hinaus sind auch die von ihm durchgeführten veterinär- und medizinhistorischen Forschungen von großer wissenschaftlicher Bedeutung.

Philippus Aureolus Theophrastus Paracelsus (eigtl. Theophrastus Bombastus von Hohenheim)
deutscher Arzt und Naturphilosoph
* 11. 11. 1493, Einsiedeln
† 24. 9. 1541, Salzburg
Paracelsus wurde durch seinen Vater, den Arzt Wilhelm von Hohenheim, in Medizin, Chemie und Metallurgie unterrichtet. Später studierte er in Ferrara und wurde früh zu einem leidenschaftlichen Gegner der Humoralpathologie des Galenismus. Nach seiner Promotion um 1515 begab sich der junge Arzt auf Wanderschaft, die – nur durch wenige längere Aufenthalte in Basel und Salzburg unterbrochen – sein ganzes Leben lang dauerte und ihn durch ganz Mitteleuropa führte. Auf diesen Reisen sammelte er Beobachtungen und Erfahrungen, die in über 500 ihm zugeschriebenen Schriften publiziert wurden. Nach Paracelsus' Auffassung werden Gesundheit und Krankheit von chemischen Vorgängen beeinflußt, deren Urheber der »Archeus« als »innerer Alchemist« (Quelle des Stoffwechsels) sei. In der Therapie zählten für Paracelsus Wissen und Erfahrung (→ S. 137).

Ambroise Paré
französischer Chirurg
* um 1510, Bourg-Hersent bei Laval
† 20. 12. 1590, Paris
Ambroise Paré wird als Vater der französischen Chirurgie bezeichnet. Ohne Medizinstudium wurde er schon mit 22 Jahren Hilfschirurg am Pariser Hospital Hôtel-Dieu. Aufgrund seiner Fähigkeiten wurde er Leibarzt mehrerer französischer Könige. Paré vollbrachte Pioniertaten auf den unterschiedlichsten Gebieten der Chirurgie: Als Feldchirurg erkannte er z. B., daß Schußwunden nicht als von Schießpulver vergiftet betrachtet werden dürfen und dementsprechend eine schonende Wundversorgung stattfinden kann. 1552 führte er – statt der schmerzhaften Blutstillung mittels Glüheisen – die in Vergessenheit geratene Gefäßunterbindung ein. Neben der Entwicklung neuer Operationstechniken und orthopädischer Hilfsmittel bildeten die Geburtshilfe sowie die operative Gynäkologie weitere Schwerpunkte seiner Arbeit (→ S. 147).

Louis Pasteur
französischer Chemiker und Mikrobiologe
* 27. 12. 1822, Dole
† 28. 9. 1895, Villeneuve-l'Etang bei Paris
Louis Pasteurs naturwissenschaftliche Begabung zeigte sich schon während seines Studiums. Zwei Jahre nach seiner Promotion in Physik und Chemie ging Pasteur 1849 als Professor nach Straßburg. Es folgten Lehraufträge in Lille und Paris. 1888 wurde Pasteur Direktor des für ihn eingerichteten Institutes Pasteur in Paris. Für die Medizin waren zwei seiner Forschungsobjekte von revolutionärer Bedeutung. So konnte Pasteur nachweisen, daß selbst Mikroben nicht aus unbelebter Materie entstehen, sondern stets von außen in vorher keimfreie Stoffe gelangen. Hieraus leitete er die Grundlagen der Theorie der Infektionskrankheiten ab und wurde damit zum Wegbereiter der Antisepsis. Als zweites machte ihn die Entwicklung der Schutzimpfungen u. a. gegen Tollwut und Milzbrand weltberühmt. Pasteurs Werk eröffnete das Zeitalter der Bakteriologie (→ S. 301).

Iwan P. Pawlow
russisch-sowjetischer Physiologe
* 14. 9. 1849, Rjasan
† 27. 2. 1936, Leningrad
Pawlow beendete im Jahr 1884 sein Studium der Medizin und Physiologie an der Universität von St. Petersburg mit der Habilitation. 1891 wurde er Direktor der Physiologischen Abteilung im Institut für Experimentalforschung; sechs Jahre später erfolgte seine Berufung auf den Lehrstuhl für Physiologie. Zunächst galt sein Hauptinteresse der Physiologie des Kreislaufs. Dann beschäftigte er sich intensiv mit den Leistungen des Verdauungstraktes, wofür ihm 1904 der Nobelpreis verliehen wurde. 1903 stellte er seine Forschungen zu den »bedingten Reflexen«, in deren Ausbildung (Konditionierung) er das Prinzip jeder seelischen Tätigkeit sah, der Öffentlichkeit vor. Bekannt geworden ist in diesem Zusammenhang vor allem Pawlows Hundeexperiment. Die Konditionierung wurde zu einer Grundlage der mechanistischen Psychologie, vor allem des Behavorismus in den Vereinigten Staaten. In seinen letzten Lebensjahren widmete Pawlow sich der Erforschung der Großhirnrinde (→ S. 353).

Thomas Percival
britischer Arzt und Epidemiologe
* 29. 9. 1740, Warrington
† 30. 8. 1804, Manchester
Thomas Percival absolvierte sein Medizinstudium in Edinburgh, London und Leiden, wo er im Jahr 1765 promoviert wurde. Im selben Jahr wurde er Mitglied der Royal Society; 1767 ließ er sich

in Manchester nieder. Percival verfaßte zahlreiche bedeutende Schriften zur Medizin, aber auch zur Physik, Chemie und Statistik. Besonders nachhaltige Wirkung erreichte sein Werk zur ärztlichen Ethik »Medical ethics« (1803). Thomas Percival ging es hier nicht um philosophische Erörterungen, sondern um konkrete Richtlinien für das ärztliche Handeln. So erklärte er beispielsweise die Versorgung der Bevölkerung mit Spitälern und Polikliniken zu einer der Pflichten der Ärzteschaft. Außerdem erkannte Percival psychische Krankheiten als ein neues medizinisches Forschungsgebiet, das von den Ärzten besonders intensive Beobachtung erfordere.

Max von Pettenkofer
deutscher Hygieniker
* 3. 12. 1818, Lichtenheim bei Neuburg a. d. Donau
† 10. 2. 1901, München
Max von Pettenkofer versuchte sich auf den unterschiedlichsten Berufsfeldern, ehe er nach Abschluß seiner Ausbildung zum Arzt und Apotheker als Begründer der deutschen Hygieneforschung in die Geschichte einging. Seit 1847 Professor für medizinische Chemie in München, vertrat Pettenkofer bei der Bekämpfung der in Westeuropa auftretenden Choleraepidemien (z. B. in Hamburg 1892) die Ansicht, daß nicht allein die Bazillen die Erreger seien, sondern daß für das Ausbrechen der Seuche auch die hygienischen Lebensverhältnisse eine entscheidende Bedeutung hätten. Pettenkofer, ab 1865 erster deutscher Professor für Hygiene, gründete das Archiv für Hygiene und initiierte die Einrichtung des Hygienischen Instituts in München, das im Jahr 1879 eröffnet wurde (→ S. 299).

Philippe Pinel
französischer Arzt und Psychiater
* 20. 4. 1745, Saint-André (Tarn)
† 26. 10. 1826, Paris
Pinel wuchs als Sohn eines armen Dorfarztes auf und sollte Theologe werden. Im Alter von 30 Jahren entschied er sich jedoch für die Medizin. Er studierte in Toulouse, Montpellier und Paris, wobei er sich mit Unterrichtsstunden und Übersetzungen den Lebensunterhalt verdiente. 1785 begann er – nachdem einer seiner Freunde wahnsinnig geworden war – mit dem Studium der Geisteskranken und war daraufhin als Irrenarzt in Paris, u. a. in Bicêtre und in der Salpêtrière tätig. Das große Verdienst Pinels war es, die Geisteskranken – beeinflußt von den Ideen der Aufklärung und der Französischen Revolution – »von den Ketten befreit« und sie einer ärztlichen Behandlung zugeführt zu haben. Im Bereich der inneren Medizin setzte Pinel sich verstärkt für die Anwendung analytischer Methoden ein, da er die Medizin als Teil der Naturwissenschaften betrachtete (→ S. 241).

Felix Platter
schweizerischer Arzt
* Ende Oktober 1536, Basel
† 28. 6. 1614, Basel
Felix Platter wurde nach seinem Medizinstudium in Montpellier im Alter von 35 Jahren zum Stadtarzt von Basel ernannt. Diese Anstellung hatte er bis zu seinem Tod inne. Der Schweizer gilt als einer der ersten, der Geisteskrankheiten als wirkliche Krankheiten betrachtete und für eine humane Behandlungsmethode eintrat. Darüber hinaus sind seine schriftlichen Arbeiten von Bedeutung. Neben einem reich illustrierten Werk zur Anatomie (1583) gab Platter das dreibändige Handbuch »Praxis medica« heraus, in dem erstmals eine systematische Einordnung der Krankheiten nach ihren Symptomen erfolgte. In seinem Todesjahr wurde dann die letzte große Arbeit mit dem Titel »Observationes medicae« veröffentlicht. Hierbei handelt es sich um eine Sammlung von Krankheitsprotokollen. Im Jahr 1588 richtete Platter in Basel eines der ersten anatomischen Theater ein.

Vinzenz Prießnitz
deutscher Naturheilkundiger
* 4. 10. 1799, Gräfenberg (Jeseník Lazné)
† 28. 11. 1851, Gräfenberg
Der in Schlesien geborene Vinzenz Prießnitz gilt als der Begründer der empirischen Hydrotherapie. Die Erfolge der Wasserkur, welche er durch eingehende Selbstversuche entwickelte, fanden schnell überregional Anklang. Seine Anwendungen bestanden aus Ganz- bzw. Teilwaschungen, Bädern, Umschlägen sowie feuchten Einpakkungen. 1829 der Kurpfuscherei angeklagt, konnte sich Prießnitz nicht zuletzt dadurch rehabilitieren, daß mehrere Ärzte derartige Heilbehandlungen befürworteten und sie mit Erfolg auch schon anderenorts eingesetzt wurden. Noch heute sind die Prießnitz-Umschläge sowie die gleichnamigen Wikkel ein feststehender Begriff in der Medizin (→ S. 268).

Johannes Evangelista Ritter von Purkinje
tschechischer Physiologe
* 17. 12. 1787, Libochovice
† 28. 7. 1869, Prag
Bevor Purkinje sein Medizinstudium aufnahm, trat er dem Piaristenorden bei, den er allerdings vor dem Gelübde wieder verließ. Seine akademische Laufbahn begann Purkinje 1823 mit einer Professur für Anatomie und Physiologie in Breslau. Später wechselte er an die Prager Universität. Seine wissenschaftlichen Leistungen waren bahnbrechend; er gilt als ein Begründer der wissenschaftlichen Histologie und der Zelltheorie. Daneben untersuchte Purkinje die Knochenstruktur, Zahnbildung, Herz- sowie Uterusmuskulatur und setzte sich auch mit neurologischen Fragestellungen und der Daktyloskopie auseinander.

Heinrich Irenäus Quincke
deutscher Internist
* 26. 8. 1842, Frankfurt an der Oder
† 19. 5. 1922, Frankfurt am Main
Die Entwicklung und Anwendung der Lumbalpunktion mit allen ihren diagnostischen und therapeutischen Möglichkeiten für die Liquorforschung verdankt die Medizin Heinrich Irenäus Quincke. Nach seinem Studium und einer Assistenzzeit in Wien und Berlin, erhielt Quincke 1873 einen Lehrstuhl für innere Medizin an der Wiener Universität. 1878 folgte dann der Wechsel nach Kiel, wo er zugleich auch das Direktorat der angegliederten Universitätsklinik übernahm und bis zur Emeritierung 1908 blieb. Quinckes wissenschaftliche Untersuchungen der Lungenkrankheiten ließen ihn zum Begründer der Lungenchirurgie werden. Der Kapillarpuls (»Quincke-Zeichen«) und das allergische lokale Hautödem tragen seinen Namen.

Bernardino Ramazzini
italienischer Mediziner
* 5. 11. 1633, Carpi bei Modena
† 5. 11. 1714, Padua
Ramazzini schloß sein Medizinstudium 1659 in Parma erfolgreich mit der Promotion ab. Nach Aufenthalten in Rom, Canino und Carpi ging er 1671 nach Modena, wo er elf Jahre später eine Professur für therapeutische Medizin erhielt. Ramazzini widmete sich epidemiologisch-meteorologischen Studien und verfaßte hervorragende Schriften zur Epidemiologie, die ihn in kurzer Zeit berühmt machten. Mit seinem 1700 in Modena veröffentlichten Werk »De morbis artificum diatriba« begründete er das Gebiet der Arbeitsmedizin. Diese Veröffentlichung über die Gewerbeerkrankungen der Künstler und Handwerker bildete die Grundlage aller späteren Schriften zu diesem Thema. Als Wegbereiter einer sozialen Medizin zeichnete Bernardino Ramazzini sich in seinem Schaffen vor allem als Ursachenforscher und Prophylaktiker aus (→ S. 204).

Santiago Ramón y Cajal
spanischer Histologe
* 1. 5. 1852, Petilla de Aragón
† 17. 10. 1934, Madrid
Das vorrangige Interesse Ramón y Cajals galt den Fachgebieten Anatomie und Histologie. Nach seinem Studium in Zaragoza und verschiedenen Assistenzstellen erhielt der spanische Forscher Lehraufträge in Zaragoza, Valencia, Barcelona und Madrid. Aufbauend auf den grundlegenden Arbeiten Camillo Golgis gelangen ihm auf dem Gebiet der Anatomie des Nervensystems bahnbrechende Entdeckungen, für die er 1906 mit dem Nobelpreis ausgezeichnet wurde. Darüber hinaus erhielt er für seine wissenschaftlichen Leistungen mehrere andere internationale Preise und Auszeichnungen. Seine Neuronentheorie, die das gesamte Nervensystem als ein Netzwerk aus abgrenzbaren Zellen definiert, machte Santiago Ramón y Cajal zum Entdekker der Feinstrukturen des Gehirns und zum Begründer einer neuen Histologenschule.

Johann Christian Reil
deutscher Internist und Hirnforscher
* 28. 2. 1759, Rhaude bei Leer
† 22. 11. 1813, Halle/Saale
Mit der 1796 veröffentlichten Schrift »Von der Lebenskraft« zeichnete sich Johann Christian Reil als einer der wichtigsten Vertreter des Vitalismus in Deutschland aus. Die »Lebenskraft« definiert sich als Nervenkraft, die über das Nervensystem im Organismus verteilt wird und dessen Lebensfunktionen steuert. Die übermäßige Ansammlung bzw. die Verarmung von Lebenskraft in einem Organ führt zu Störung und Krankheit. Als bahnbrechend gelten Reils hirnanatomische Studien, die auf rein morphologischer Grundlage beruhen. Reil studierte an den Universitäten Göttingen und Halle, wo er 1779 promoviert wurde. 1787 wurde er ordentlicher Professor der Medizin und Klinikdirektor in Halle; 1810 erhielt er den Lehrstuhl für klinische Medizin in Berlin.

Robert Remak
deutscher Neurophysiologe
* 1815
† 1865
Robert Remak studierte in Berlin unter Johannes Müller und verfaßte 1838 seine Dissertation über den mikroskopischen Bau des Nervensystems. Er arbeitete vier Jahre als Assistent von Johann Lucas Schönlein, bevor er sich 1847 als erster jüdischer Arzt in Preußen habilitieren konnte. 1859 erhielt er eine außerordentliche Professur an der Berliner Universität. Die zellularphysiologische und zellularpathologische Forschung verdankt Remak wichtige Ergebnisse.

Rhazes (Abu Bakr Muhammad ibn Zakarîyâ'ar-Râzî)
arabischer Arzt und Philosoph
* 28. 8. 865, Raj (Persien)
† 27. 10. 925, Raj
Rhazes interessierte sich schon als Kind für Musik, Sprachen und Wissenschaften, befaßte sich aber erst im Alter von 30 Jahren in Bagdad mit medizinischen Studien. Danach leitete er ein Krankenhaus in Raj und wurde durch seine Leistungen so bekannt, daß ihn der Kalif von Bagdad an seinen Hof holte und ihn zum Direktor des dortigen Krankenhauses ernannte. Umfassendes Wissen, diagnostisches Talent und eine besondere Sicherheit als Therapeut zeichnen ihn aus. Rhazes hinterließ ein umfangreiches literarisches Werk, von dem aber nur Bruchstücke erhalten sind. Das bekannteste Werk, »Liber continens«, ist eine Sammlung seiner Schriften, die nach seinem Tod zusammengestellt wurde. Wenngleich Rhazes sich auf Aristoteles und Galen als Autoritäten berief, leistete er so viel Eigenständiges, daß er zu Recht als bedeutendster Arzt des islamischen Mittelalters gilt (→ S. 74).

Charles Robert Richet
französischer Physiologe
* 26. 8. 1850, Paris
† 4. 12. 1935, Paris
Der Begründer der Allergologie setzte sich schon seit seiner medizinischen Ausbildung intensiv mit physiologischen Fragestellungen auseinander. 1887 zum Professor an der Pariser Universität ernannt – den Lehrstuhl hatte er bis zur Emeritierung 1927 inne – betrafen seine Forschungsarbeiten zunächst Aspekte der Muskel- sowie Nervenphysiologie, die Atmung und die Sensibilität. Hieraus entwickelte Richet schließlich seine Erkenntnisse über die Serumtherapie, welche im Gegensatz zur Schutzimpfung als aktive Immunisierung sofortigen Schutz ermöglicht. Mit der Entdeckung und Erklärung der Anaphylaxie gelang Richet 1902 der entscheidende Durchbruch in der Allergieforschung. 1913 wurde ihm aufgrund dieser Arbeit der Nobelpreis für Medizin verliehen (→ S. 350).

Karl Freiherr von Rokitansky
österreichischer Pathologe
* 19. 2. 1804, Königgrätz (Böhmen)
† 23. 7. 1878, Wien
Nicht zuletzt durch die Einrichtung einer zentralen, aber arbeitsteilig organisierten Pathologie unter der Leitung von Karl von Rokitansky wurde Wien in der Mitte des 19. Jahrhunderts wieder zum Zentrum der Krankenhausmedizin. Rokitansky begann mit seinen umfangreichen pathologischen Studien, nachdem er nach der Ausbildung und einer Assistenzzeit die Stelle eines Prosektors am Wiener Allgemeinen Krankenhaus übernommen hatte. 1844 wurde er Professor für pathologische Anatomie in Wien. Er definierte u. a. einige Krebsarten neu, untersuchte Gewebewucherungen und erkannte die Ursache der Hirnhypertrophie. Seine Forschungsergebnisse veröffentlichte er in dem »Handbuch der pathologischen Anatomie« (3 Bde., 1842–1846). Aufgrund der erstmaligen Unterteilung nach anatomischen Gesichtspunkten wurde dieses Werk zur Grundlage der modernen speziellen Pathologie. Sein späterer Versuch, die allgemeine Pathologie in eine humoralpathologische Form (Krasenlehre) zu bringen, erwies sich allerdings als wissenschaftlich nicht haltbar (→ S. 281).

Wilhelm Conrad Röntgen
deutscher Physiker
* 27. 3. 1845, Lennep (=Remscheid)
† 10. 2. 1923, München
Röntgen wurde 1869 in Zürich promoviert; seine Habilitation in Physik erfolgte 1874 in Straßburg. Ein Jahr danach wurde er Professor an der landwirtschaftlichen Akademie in Hohenheim und ging später nach Straßburg, Gießen, Würzburg und München. Röntgen untersuchte u. a. den Kerr-Effekt, die Wärmeabsorption des Wasserdampfes und die physikalischen Eigenschaften von Kristallen. 1885 gelang ihm der Nachweis der elektromagnetischen Wirkung der dielektrischen Polarisation (»Röntgen-Strom«). Im Jahr 1895 machte er dann die für die medizinische Diagnostik revolutionierende Entdekkung der sog. X-Strahlen, die nach ihm Röntgenstrahlen genannt wurden. Hierfür erhielt Röntgen 1901 als erster den Nobelpreis für Physik. Die Ergebnisse seiner Entdeckung veröffentlichte er im Jahr 1896 in seiner berühmten Schrift »Ueber eine neue Art von Strahlen« (→ S. 334).

Ronald Ross
britischer Bakteriologe
* 13. 5. 1857, Almora (Indien)
† 16. 9. 1932, Putney (=London)
Ronald Ross legte mit seinen Untersuchungen über die Malaria den Grundstein für eine erfolgreiche Erforschung und Behandlung dieser Krankheit. Ross schloß sein Medizinstudium 1881 in London mit der Promotion ab. 1894 gelang es ihm, den Lebensablauf verschiedener Stechmückenarten aufzuklären. Dabei bewies er, daß die Malaria durch den Stich der weiblichen Anopheles-Mücke übertragen wird und in ihrem Auftreten an das Verbreitungsgebiet des Insekts gebunden ist. Die Malaria-Erreger sind Sporentierchen (Plasmodien), die beim Stich der Fiebermücke aus deren Speichel in die Blutbahn des Menschen gelangen. Im Jahr 1902 erhielt Ross für seine Leistungen den Nobelpreis; neun Jahre später wurde er in Anerkennung seiner Verdienste geadelt.

Santorio Santorio
italienischer Arzt und Physiologe
* 29. 3. 1561, Cap d'Istria (Koper/ Kroatien)
† 22. 2. 1636, Venedig
Die Anfänge der Iatrophysik gehen auf den Galilei-Schüler Santorio Santorio zurück. Nach seiner Studienzeit und einem 14jährigen Auslandsaufenthalt wurde er 1611 als Professor für theoretische Medizin an die Universität von Padua berufen. Diese Stellung gab er 1624 auf, um sich fortan in Venedig mit Versuchsreihen zu beschäftigen. Ziel der Untersuchungen war, physiologische Werte des menschlichen Organismus mit eigens hierfür entwickelten Instrumenten zu messen, zu analysieren und zu erklären. Santorio konstruierte u. a. das Pulsilogium und ermöglichte eine exakte Messung der Körpertemperatur durch die Entwicklung eines Fieberthermometers. In der Schrift »De statica medicina« beschrieb Santorio die Resultate seiner umfangreichen Forschungen. Bis heute genießt der italienische Arzt und Physiologe wissenschaftliche Wertschätzung für die Einführung quantitativer Methoden in die biologische Experimentalwissenschaft (→ S. 169).

Ferdinand Sauerbruch
deutscher Chirurg
* 3. 7. 1875, Barmen (=Wuppertal)
† 2. 7. 1951, Berlin
Ferdinand Sauerbruch studierte in Marburg, Jena und Leipzig Medizin, wo er 1902 promoviert wurde. Während der anschließenden Assistenzzeit in Breslau entwickelte er eine Unterdruckkammer, mit der er erstmals Operationen am offenen Thorax durchführen konnte. Drei Jahre nach seiner Habilitation wurde er 1908 außerordentlicher Professor in Marburg. 1911 erhielt er einen Lehrstuhl in Zürich, später in München und 1927 den Ruf an die Berliner Charité. Sauerbruch war der führende deutsche Chirurg in der ersten Hälfte des 20. Jahrhunderts. Neben der Thoraxchirurgie entwickelte er u. a. bewegliche Armprothesen und die nach ihm benannte Umkipp-Plastik bei Femuramputationen. Zuletzt beschäftigte er sich mit Diätmaßnahmen für Tuberkulosekranke (→ S. 419).

Johann Lucas Schönlein
deutscher Internist
* 30. 11. 1793, Bamberg
† 23. 1. 1864, Bamberg
Schönlein wurde als Sohn eines Seilers geboren und ging 1811 nach Landshut, um an der dortigen Universität Naturwissenschaften zu studieren. Später wechselte er zur Medizin, ging dann nach Würzburg, wo er 1816 promoviert wurde und im Jahr darauf seine Habilitation einreichte. Unter seiner Leitung gewann das Würzburger Juliushospital große Anerkennung in Deutschland, vor allem durch seinen klinischen Unterricht am Krankenbett. Schönlein wandte sich gegen die damals vorherrschende naturphilosophische Richtung in der Medizin und gründete die sog. naturhistorische Schule, in der physikalische und chemische Untersuchungsmethoden, wie Auskultation, Perkussion, das Mikroskop u. a. eingesetzt wurden. Um 1830 prägte Schönlein den zusammenfassenden Begriff Tuberkulose. 1833 verlor er aus politischen Gründen seine Stellung und ging nach einem mehrjährigen Aufenthalt in Zürich 1840 nach Berlin, wo er Leibarzt des preußischen Königs wurde.

Gotthilf Heinrich von Schubert
deutscher Arzt, Naturforscher und Philosoph
* 26. 4. 1780, Hohenstein
† 1. 7. 1860, Laufzorn/Landkreis München
Im Anschluß an sein Studium in Leipzig und Jena war Schubert an verschiedenen Orten als Arzt und später als Lehrer tätig. 1818 übernahm er eine Professur für Naturgeschichte an der Universität Erlangen; 1827 wechselte er nach München. Seine Interessen waren stark vom Mesmerismus und seiner Psychologie sowie von der romantisch bewegten Naturforschung geprägt. In seinen Veröffentlichungen wies Schubert sich als religiöser Romantiker aus, der auf magische und okkulte Traditionen zurückgreift. Seine »Ansichten von der Nachtseite der Naturwissenschaften« (1808) erreichten als programmatischer Überblick über die Naturforschung seiner Zeit große Popularität. Die Schrift »Die Symbolik des Traumes« (1814) wurde mehrfach aufgelegt und noch von Sigmund Freud positiv gewürdigt (→ S. 256).

Theodor Schwann
deutscher Anatom und Physiologe
* 7. 12. 1810, Neuss
† 14. 1. 1882, Köln
Der Begründer der allgemeinen Zelltheorie war nach der medizinischen Ausbildung zunächst Assistent am Anatomischen Museum Berlin. Während dieser Zeit verfaßte Theodor Schwann seine Arbeit über das Pepsin als wichtigstes Enzym des Magensaftes. Es folgte ein Lehrauftrag an der Universität von Löwen, 1848 erhielt er eine Professur für Physiologie und vergleichende Anatomie in Lüttich. Bereits im Jahr 1838 hatte der Botaniker Mathias Jakob Schleiden den Nachweis erbracht, daß die Zelle als Bauelement aller Pflanzen anzusehen ist. Aber erst durch Schwann wurde die physiologische Übereinstimmung von Tier- und Pflanzenzelle entdeckt. Diese Theorie eines einheitlichen Gestaltungs- bzw. Entwicklungsprinzips aller Lebewesen löste die bis dahin gültige Vorstellung einer sog. Lebenskraft als Ursprung alles Lebendigen endgültig ab (→ S. 275).

Albert Schweitzer
elsässischer evangelischer Theologe, Arzt und Organist
* 14. 1. 1875, Kaysersberg bei Colmar
† 4. 9. 1965, Lambaréné (Gabun)
Bevor Albert Schweitzer sich 1905 entschloß, Medizin zu studieren und als Missionsarzt in Afrika tätig zu werden, beschäftigte er sich mit theologisch-philosophischen und musikalischen Fragen. Beeinflußt von Schopenhauer und Nietzsche, entwickelte er später eigene, ethisch-moralische Grundsätze, die die Lebenserhaltung und -förderung zum allgemein gültigen Prinzip menschlichen Handels erheben. 1913 gründete er in Lambaréné das weltberühmte Urwaldhospital, das durch Vortragsreisen, Orgelkonzerte, schriftstellerische Arbeiten und Spendengelder finanziert wurde. 1917 in Europa interniert, konnte der wegen seiner Methodik heute nicht ganz Unumstrittene erst 1924 nach Äquatorialafrika zurückkehren; drei Jahre danach erfolgte der Bau eines neuen, größeren Hospitals. Schweitzers Wirken wurde durch die Verleihung des Goethepreises, des Friedenspreises des Deutschen Buchhandels und des Friedensnobelpreises im Jahr 1954 gewürdigt (→ S. 383).

Ignaz Philipp Semmelweis
ungarischer Geburtshelfer
* 1. 7. 1818, Ofen (= Budapest)
† 13. 8. 1865, Döbling (= Wien)
Während seiner Assistenzzeit an der geburtshilflichen Klinik in Wien gelang Semmelweis 1847 die Aufklärung der Übertragung des Kindbettfiebers sowie die Entwicklung von Schutzmaßnahmen. Er entdeckte, daß das Kindbettfieber bis auf einige Fälle von Autoinfektion durch die Übertragung von zersetztem, organischem Gewebe durch den Arzt oder die Hebamme ausgelöst wird. Zur Prophylaxe forderte er die Desinfektion (v. a. der Hände) mit Chlorlösung. Seine Forschungsergebnisse wurden jahrelang stark angefeindet. Semmelweis erkrankte schließlich an einer endogenen Psychose und starb kurz darauf in der Irrenanstalt Döbling an einer Wundinfektion. Seine Ideen wurden zwar durch Ferdinand von Hebra und Joseph Skoda verbreitet, endgültig aber erst durch Joseph Lister bestätigt und durchgesetzt (→ S. 278).

Friedrich Wilhelm Adam Sertürner
deutscher Apotheker
* 19. 6. 1783, Neuhaus bei Paderborn
† 20. 2. 1841, Hameln
1804 konnte Sertürner aus Opium die schmerzstillende Substanz isolieren, die er nach dem griechischen Gott der Träume Morphium nannte. Sertürner begründete damit die Alkaloidchemie. Für diesen und ähnliche in Pflanzen enthaltene Wirkstoffe führte er 1820 die Bezeichnung »Alkaloide« (= basische Stickstoffverbindungen) ein. 1817 erkannte ihm die philosophische Fakultät der Universität Jena das Ehrendoktorat zu. Mit der Entdeckung des Morphiums (Morphin), für das Sertürner 1831 den französischen Prix Montyon erhielt, begann das Zeitalter der Anästhesie (→ S. 254).

Charles Scott Sherrington
britischer Physiologe
* 27. 11. 1857, London
† 4. 3. 1952, Eastbourne
Nach seinem Studium in Cambridge lehrte Sherrington an mehreren Londoner Medizinschulen Anatomie und Physiologie. Zwischen 1895 und 1913 war er als Professor in Liverpool tätig, bevor er einem Ruf nach Oxford folgte. Sherringtons Hauptforschungsgebiet war die Nervenphysiologie. Hier beschäftigte er sich vor allem mit Reflexologie und der Hemmung von Muskelkontraktionen durch Großhirnreizung. Das nach ihm benannte »Sherrington-Gesetz« behauptet, daß jeder Hautbe-

zirk von zwei bis drei Rückenmarksegmenten innerviert wird und sich daher die Innervationsbezirke der sensiblen Nerven teilweise überlappen. 1920 wurde Sherrington zum Präsidenten der Royal Society of Physicians gewählt, und 1932 erhielt er gemeinsam mit Edgar Douglas Adrian den Nobelpreis für Medizin (→ S. 361).

Justine Siegemundin
deutsche Hebamme
* 1648, Rohnstock (Schlesien)
† 1705, Berlin
Die Geburtshelferin Justine Siegemundin, Tochter eines lutherischen Landpfarrers und seit 1683 Amtshebamme in Liegnitz, wurde im Jahr 1688 vom Großen Kurfürsten Friedrich Wilhelm als »Chur-Brandenburgische Hof-Wehemutter« nach Berlin gerufen. 1690 erschien das von ihr verfaßte Hebammenlehrbuch »Ein höchstnöthiger Unterricht von schweren und unrechtstehenden Geburten«, in dem sie ihre Erfahrungen niederschrieb. Sie schilderte die weiblichen Organe, gynäkologische Operationen, Gebärstuhl und Geburtsbett, vor allem aber den »gedoppelten Handgriff«, um das Kind bei Querlage in der Gebärmutter zu wenden (→ S. 199).

James Young Simpson
britischer Geburtshelfer und Chirurg
* 7. 6. 1811, Bathgate bei Edinburgh
† 6. 5. 1870, Edinburgh
Als Sohn eines Bäckers vermochte Simpson nur mit Hilfe eines Stipendiums und der finanziellen Unterstützung seines Bruders in Edinburgh Medizin zu studieren. 1840 erhielt Simpson den Lehrstuhl für Geburtshilfe an der Universität von Edinburgh. Als einer der ersten europäischen Chirurgen wandte er Äther in der Geburtshilfe an, ging aber im Jahr 1847 dazu über, Chloroform als seiner Meinung nach geeigneteres Narkotikum einzusetzen. Seine Veröffentlichungen über den Einsatz von Chloroform wurden von verschiedenen Seiten stark angefeindet. Simpson entwickelte außerdem eine spezielle Geburtszange sowie eine Uterussonde und verbesserte die Methode des Kaiserschnitts.

Samuel Thomas von Sömmering
deutscher Arzt, Anatom und Naturforscher
* 25. 1. 1755, Thorn
† 2. 3. 1830, Frankfurt am Main
Mit seiner 1778 veröffentlichten Dissertation über vergleichende Anatomie des Gehirns konnte sich Sömmering rasch in der Fachwelt einen Namen machen. Nach Professuren für Anatomie, Chirurgie und Physiologie in Kassel und Mainz ließ er sich in Frankfurt am Main als praktizierender Arzt nieder. 1802 folgte er einem Ruf nach München und wurde dort zum Mitglied der Akademie der Wissenschaften ernannt. Sömmering publizierte zahlreiche, zum Teil hervorragend illustrierte Werke zur (Neuro-)Anatomie. Die Entdeckung des Gelben Flecks im Auge ist ihm zu verdanken. Neben seinen Verdiensten auf medizinischem Gebiet wurde Samuel Thomas von Sömmering u. a. durch die Konstruktion eines elektrochemischen Telegrafen im Jahr 1809 bekannt (→ S. 248).

Soranos von Ephesos
griechischer Arzt und Gynäkologe
* 98
† 138
Soranos von Ephesos erhielt seine medizinische Ausbildung in Alexandria und war später als Frauenarzt und Geburtshelfer in Rom tätig. Bemerkenswert waren seine Verdienste auf dem Gebiet der praktischen Gynäkologie. Er benutzte bereits einen Scheidenspiegel zur Untersuchung und empfahl bei der Geburt die Benutzung eines bequemen Gebärstuhls. Mit seinem bis ins Mittelalter grundlegenden Werk »De arte obstetrica morbisque mulierum« schuf er eine der besten Darstellungen der Frauenheilkunde in der Antike. Soranos von Ephesos machte u. a. Vorschläge zur Behebung komplizierter Kindslagen, beschrieb Frauenkrankheiten und ihre Behandlung und gab Ratschläge zur Verhütung. Mit seiner Krankheitsauffassung erwies er sich als ein Vertreter der Medizinschule der Methodiker (→ S. 56).

Georg Ernst Stahl
deutscher Arzt und Chemiker
* 21. 10. 1660, Ansbach
† 14. 5. 1734, Berlin
Nach dem Medizinstudium in Jena wurde Stahl 1687 zum Hofmedikus des Herzogs Johann Ernst II. von Sachsen-Weimar ernannt und bekam 1694 die zweite Professur an der neugegründeten Universität Halle. Stahl gilt als einer der bedeutenden Systematiker neben Hermannus Boerhaave und Friedrich Hoffmann; die Pathologie verdankt ihm zahlreiche neue Erkenntnisse. Als Begründer des sog. Animismus (von lat. anima = Seele) sah er die körperliche Einheit des Organismus in der Seele repräsentiert. Das Leben beruht nach Stahl ausschließlich auf einer bestimmten Zusammensetzung der Körperteile, wobei die »Anima« den Organismus vor dem Zerfall schützt. Als Basis für die meisten Erkrankungen nahm er die Blutfülle (Plethora) an, zu deren Ausgleich die Seele sich der Blutung bedient (→ S. 198).

Nicolaus Steno (Niels Stensen)
dänischer Anatom, Theologe und Naturforscher
* 11. 1. 1638, Kopenhagen
† 5. 12. 1686, Schwerin
Vor allem die Muskelphysiologie verdankt Steno bedeutende Erkenntnisse. Der dänische Anatom befaßte sich in erster Linie mit myologischen Problemen. 1664 erschien seine berühmt gewordene Arbeit, in der er das Herz erstmalig als runden Muskel beschrieb und Kontraktion als geometrische Faserumordnung definierte. Auf dem Gebiet der Hirnphysiologie erwies er sich als Skeptiker, der besonders die Zirbeltheorie von René Descartes anzweifelte. Nach der Studienzeit in Kopenhagen und Amsterdam wurde Steno 1661 in Leiden promoviert. 1672 wurde er Anatomieprofessor in Kopenhagen. Ab 1674 widmete er sich der Theologie und wurde ein Jahr später zum Priester geweiht (→ S. 179).

Karl Sudhoff
deutscher Medizinhistoriker
* 26. 11. 1853, Frankfurt am Main
† 8. 10. 1938, Salzwedel
Karl Sudhoff schloß sein Medizinstudium in Erlangen und Tübingen 1875 mit der Promotion in Erlangen ab. In den folgenden Jahren beschäftigte er sich in Berlin mit Forschungen über Paracelsus, dessen medizinische Werke er ab 1922 herausgab. Ab 1878 wirkte er im Frankfurter Raum als Arzt, bevor er sich 1883 in der Nähe von Düsseldorf niederließ. Im Jahr 1905 folgte er dem Ruf als außerordentlicher Professor des neugegründeten Lehrstuhls für Geschichte der Medizin an die Universität Leipzig. Karl Sudhoff gilt als Begründer der wissenschaftlichen Medizingeschichtsschreibung und des akademischen Fachs »Geschichte der Medizin«. Er war Herausgeber des »Archivs für Geschichte der Medizin« (erschienen ab 1907), heute »Sudhoffs Archiv . . .« (→ S. 363).

Jan Swammerdam
niederländischer Naturforscher
* 12. 2. 1637, Amsterdam
† 15. 2. 1680, Amsterdam
Jan Swammerdam studierte Medizin in Amsterdam und Leiden, wo er im Anschluß an einen zweijährigen Aufenthalt in Frankreich 1667 promoviert wurde. Mit Hilfe selbstgefertigter optischer Instrumente konnte er beim Frosch die roten Blutkörperchen entdecken. Neben seinem Hauptinteresse für zoologische Histologie machte er sich auch auf dem Gebiet der Anatomie verdient. Er nahm Wachsinjektionen vor, um in Präparaten die Gefäße darstellen zu können. Bedeutung in der Gerichtsmedizin erhielt die von ihm eingeführte »Lungenschwimmprobe«: Er erkannte, daß die Lunge von Neugeborenen nur schwimmt, wenn diese bereits geatmet haben. Das physikotheologische Werk »Biblia naturae« (1737/38) enthält u. a. auch Swammerdams mikroskopische Untersuchungsergebnisse (→ S. 189).

Gerhard van Swieten
österreichischer Arzt und Medizinreformer
* 7. 5. 1700, Leiden
† 18. 6. 1772, Schönbrunn bei Wien
Als einer der bedeutendsten Schüler von Hermannus Boerhaave gilt Gerhard van Swieten, der Gründer der Wiener Schule. Er studierte in Löwen und Leiden; 1725 wurde er promoviert, die Habilitation folgte elf Jahre später. 1745 wurde er von der österreichischen Erzherzogin Maria Theresia als Leibarzt nach Wien gerufen. Hier reorganisierte er das österreichische Medizinalwesen im Sinne eines aufgeklärten Absolutismus. Gerhard van Swieten schuf Waisenhäuser und sozialmedizinische Institutionen und errichtete chemische sowie physikalische Laboratorien, so daß sich Wien unter seinem Einfluß binnen weniger Jahre zu einem medizinischen Zentrum entwickelte. Zur Verbesserung des Unterrichtswesens holte er so bekannte Mediziner wie Anton de Haen und Maximilian Stoll an die Wiener Universität (→ S. 218).

Thomas Sydenham
englischer Arzt
* 10. 9. 1624, Wynford Eagle
† 29. 12. 1689, London
Nach dem Medizinstudium in Oxford und Montpellier begann Sydenham 1663 in Westminster zu praktizieren und erwarb sich durch seine Erfolge hohes Ansehen. Sydenham gilt als das Musterbeispiel eines vorurteilsfreien und genauen Beobachters. Er trat als Feind der vorherrschenden medizinischen Systeme und Theorien seiner Zeit auf und verließ sich erklärtermaßen auf seine Erfahrung, wobei die Kenntnis der speziellen Krankheitsbilder für ihn grundlegend war. Selbst seit jungen Jahren an Gicht leidend, lieferte er eine klassische Beschreibung dieser Krankheit. In seiner Krankheitsauffassung lehnte er sich eng an Hippokrates an. Er suchte die Krankheit in den Säften und richtete sein Augenmerk auf den Krankheitsprozeß (→ S. 196).

Franciscus Sylvius (François Deleboe)
niederländischer Arzt, Anatom und Physiologe
* 15. 3. 1614, Hanau am Main
† 14. 11. 1672, Leiden
Als einer der wichtigsten Vertreter der Iatrochemie ging Franciscus Sylvius davon aus, daß die chemischen Vorgänge im Körper für Krankheit und Gesundheit verantwortlich seien. Damit stand er in der Nachfolge des Paracelsus. Im Vordergrund seines medizinischen Systems standen Anatomie, Physiologie und vor allem die Chemie. Er entwickelte zahlreiche neue chemische Medikamente. Sylvius studierte an verschiedenen deutschen und niederländischen Universitäten; seine Promotion erfolgte in Basel. Im Anschluß an eine Tätigkeit als praktischer Arzt in Amsterdam hielt Franciscus Sylvius ab 1658 medizinische Vorlesungen an der Universität Leiden.

Andreas Vesal
flämischer Arzt und Anatom
* Silvesternacht 1514/15, Brüssel
† um 15. 10. 1564, Sakinthos
Vesal studierte Sprachen und Wissenschaften in Löwen und ging 1533 zum Studium der Medizin nach Paris. Bald schon führte er dort für seine Lehrer die Sektionen durch. 1537 wurde er in Pavia promoviert und lehrte dort als Professor für Chirurgie. Nachdem Vesal mehrere anatomische Werke des Galen herausgegeben hatte und zu der Erkenntnis gekommen war, daß dieser darin nicht Menschen, sondern Affen beschrieben hatte, veröffentlichte er 1543 ein vollkommen neues anatomisches Werk, »De humani corporis fabrica libri septem«, das den Anfangspunkt der modernen Anatomie des Menschen bildet. Ein von Vesal präpariertes Skelett, das erste anatomische Präparat diesseits der Alpen, ist noch heute in Basel zu besichtigen. Später war Vesal Leibarzt des römisch-deutschen Kaisers Karl V. (→ S. 145).

Rudolf Virchow
deutscher Pathologe und Sozialpolitiker
* 13. 10. 1821, Schivelbein (Pommern)
† 5. 9. 1902, Berlin
Virchow studierte von 1839 bis 1843 in Berlin Medizin. Bald nach seiner Promotion wurde er Leiter der Prosektur an der Charité und habilitierte sich 1847. In diesem Jahr gründete er auch – zusammen mit Benno Reinhardt – das »Archiv für Pathologische Anatomie und Physiologie und für Klinische Medizin«, von dem bis zu seinem Lebens-

ende 170 Bände erschienen. Virchow wurde Professor in Würzburg und ab 1856 in Berlin. Zwei Jahre später erschien sein Hauptwerk, die «Cellularpathologie in ihrer Begründung auf physiologische und pathologische Gewebelehre«. Seine Theorie besagt, daß nicht der ganze Körper, sondern immer nur einzelne Zellen oder Zellgruppen erkranken und demzufolge auch die Therapie darauf ausgerichtet sein muß. 1862 wurde Virchow als Abgeordneter der liberalen Deutschen Fortschrittspartei Mitglied des preußischen Landtags, 1880 bis 1893 vertrat er als Reichstagsabgeordneter seine liberale Politik in Berlin (→ S. 289).

Julius Ritter Wagner von Jauregg
österreichischer Psychiater
* 7. 3. 1857, Wels
† 27. 9. 1940, Wien
Nach seinem Studium und einer Assistenz am Lehrstuhl für Pathologie habilitierte sich Julius Wagner von Jauregg 1885 in Wien für Neurologie und Psychiatrie. Vier Jahre später trat er eine Professur in Graz an. 1893 wurde er Ordinarius in Wien bis zu seiner Emeritierung 1928. Sein Forschungsschwerpunkt war der Kretinismus (ein auf Beeinträchtigung oder völliges Versagen der Schilddrüsenfunktion beruhender angeborener Schwachsinn), den er mit Schilddrüsenextrakten zu bekämpfen versuchte. Im Zusammenhang mit Studien zum Kropf entwickelte er eine Behandlungsmethode durch Verabreichung von Jod. 1887 begann Wagner von Jauregg mit Forschungen über den Einfluß fieberhafter Erkrankungen auf den Verlauf von Psychosen und nahm 1917 die erste Malaria-Impfung bei der Behandlung der progressiven Paralyse vor. Für diese Arbeit erhielt Wagner von Jauregg 1927 den Nobelpreis für Medizin (→ S. 393).

Otto Heinrich Warburg
deutscher Biochemiker
* 8. 10. 1883, Freiburg im Breisgau
† 1. 8. 1970, Berlin
Sein Studium absolvierte Otto Heinrich Warburg in Freiburg, Berlin und Heidelberg. Ab 1931 war er Direktor des Kaiser-Wilhelm-Instituts in Berlin-Dahlem bzw. (ab 1953) des Max-Planck-Instituts für Zellphysiologie. Mit seinen Forschungen konnte er das Eisen als integrierenden Bestandteil des Atmungsferments nachweisen und wichtige Fragen der Fotosynthese klären. Für die Entdeckung der Natur und Wirkungsweise des Atmungsferments wurde Warburg 1931 mit dem Nobelpreis für Medizin ausgezeichnet. Seine ausschließlich auf den Sauerstofftransport und -verbrauch der Zellen gerichteten Untersuchungen führten zu einer Krebstheorie, in deren Mittelpunkt die Umwandlung der Energiegewinnung von der Atmung zur Gärung steht. Diese Theorie konnte sich jedoch in der Fachwelt nicht durchsetzen (→ S. 406).

James Dewey Watson
US-amerikanischer Biochemiker
* 6. 4. 1928, Chicago
Die wissenschaftliche Ausbildung erhielt James D. Watson in Chicago, Indiana und Kopenhagen. 1950 verfaßte er seine Promotionsschrift über Bakteriophagen. In den folgenden Jahren wirkte er an der Universität von Cambridge, am California Institute of Technology und an der Harvard University. Im Mittelpunkt seiner Forschungen stand die Biochemie der DNS. Für ihre entscheidenden Erkenntnisse auf dem Gebiet der Molekulargenetik erhielten Watson und die britischen Forscher Francis Henry Compton Crick und Maurice Hugh Frederick Wilkins 1962 den Nobelpreis für Medizin. Das Verdienst der drei Wissenschaftler liegt darin, den Mechanismus der völlig identischen Reproduktion des Genmoleküls aufgeklärt zu haben. 1953 gelang die Darstellung der räumlichen Struktur der DNS-Moleküle (»Watson-Crick-Modell«, »Doppelhelix«; → S. 497).

Viktor Freiherr von Weizsäcker
deutscher Internist und Neurologe
* 21. 4. 1886, Stuttgart
† 9. 1. 1957, Heidelberg
Weizsäcker studierte in Tübingen, Freiburg, Berlin und Heidelberg, wo er sich 1917 für innere Medizin habilitierte und 1930 Professor für Neurologie wurde. Nach einer Professur in Breslau kehrte Weizsäcker 1946 nach Heidelberg zurück. Zunächst forschte er auf den Gebieten der Physiologie und Pathologie des Herzens sowie der Neurophysiologie und -pathologie. Später wandte sich Weizsäcker der Neurosenlehre zu und begründete die ganzheitliche anthropologische Medizin. Auf der Psychoanalyse und Tiefenpsychologie fußend, war er lange Zeit Wortführer der psychosomatischen Medizin. Er entwickelte die Idee des Gestaltkreises (1940) und lehrte, Krankheitssymptome als Ausdruck des Wesens und der Lebensgeschichte des einzelnen Menschen aufzufassen und ihren Sinn zu verstehen (→ S. 459).

Thomas Willis
englischer Arzt und Physiologe
* 21. 1. 1621, Great Bedwin (Wiltshire)
† 11. 11. 1675, London
Thomas Willis studierte und lehrte in Oxford, ab 1666 hielt er Vorlesungen in London. Seine Forschungen auf dem Gebiet der experimentellen Gehirnphysiologie führten 1664 zu der Erstbeschreibung des »Circulus arteriosus cerebri (Willisii)«, des nach ihm benannten Schlagaderkranzes an der Hirnbasis. Er glaubte, im Mittelhirn den Instinkt und im Kleinhirn Herzaktion und Atmung lokalisieren zu können. Als empirischer Iatrochemiker war er von den paracelsischen Spekulationen bereits weit entfernt. Seiner Krankheitslehre lag die Theorie einer Fermentation der Körpersäfte zugrunde. So definierte er beispielsweise Fieber als eine Fehlmischung des Blutes infolge gestörter Fermentation (→ S. 190).

William Withering
britischer Mediziner und Botaniker
* 28. 3. 1741, Wellington (Salop)
† 6. 10. 1799, Birmingham
Als Sohn eines Arztes studierte William Withering zunächst unter der Leitung seines Vaters, bevor er nach Edinburgh ging und dort 1766 sein Medizinstudium mit der Promotion abschloß. Daraufhin war er als praktischer Arzt in Stafford und Birmingham tätig. Er entdeckte das rhombisch-bipyramidale Mineral Ba CO_3, das nach ihm »Witherit« benannt wurde. 1785 erschien seine Schrift »An account of the foxglove and some of its medical uses«, deren deutsche Übersetzung bereits ein Jahr später vorlag. Withering schilderte hier erstmalig die medizinische Wirkung des Roten Fingerhuts (»Digitalis purpurea«), den er erfolgreich gegen Wassersucht und Asthma cardiale (Herzasthma) einsetzte. Auch heute werden Herzkrankheiten, besonders die Herzinsuffizienz, mit Digitalispräparaten behandelt, die Kraft, Grad und Schnelligkeit der Herzkontraktion zu steigern vermögen.

Dokumente zur Ethik in der Medizin

Die medizinische Ethik – im angloamerikanischen Sprachraum zumeist als »bioethics« bezeichnet – hat in den letzten Jahrzehnten als Fachgebiet und Problemfeld der Medizin zunehmend Konturen angenommen. Das traditionelle Selbstverständnis der Ärzte, ihre standeskundlich begründete Pflichtenlehre (Deontologie), reichte offenbar nach dem Zweiten Weltkrieg nicht mehr aus. Verschiedene Gründe spielen hierfür eine Rolle: Die von Ärzten begangenen Verbrechen im Nationalsozialismus machten eine Auseinandersetzung mit der jüngsten Vergangenheit notwendig; technische Neuerungen führten zum grundsätzlichen Konflikt zwischen instrumenteller Machbarkeit und der Wahrung der Menschenwürde; die biotechnologische Revolution, insbesondere durch die Gentechnik, wirft Fragen nach den Grenzen zulässigen Forschens und Behandelns auf. Ethische Fragestellungen im Alltag der Ärzte und Wissenschaftler sind Reflexe auf die Herausforderungen des immer rascher verlaufenden Umbruchs in Medizin und Gesundheitswesen. Der wichtigste Bezugspunkt in der Medizingeschichte ist der hippokratische Eid (»Eid des Hippokrates«; → S. 37). In seiner Tradition steht der »Nürnberger Kodex« nach dem Zweiten Weltkrieg, an seinen Charakter knüpft dann der Weltärztebund 1948 mit dem »Genfer Gelöbnis« an. Damit beginnt die Zeitgeschichte der medizinischen Ethik. Seither versuchen zahlreiche ethische Richtlinien und rechtliche Vorgaben, einer Medizin Hilfestellung zu geben, die sich angesichts technischer, ökonomischer und ökologischer Herausforderungen mehr denn je auf ihren Auftrag als Heilkunde und auf die Grenzen ihres Könnens und Dürfens zu besinnen hat.

1947
Nürnberger Kodex
(Stellungnahme des Nürnberger Gerichtshofes im Ärzteprozeß von 1947 über zulässige medizinische Versuche)

Am 20. August verkündete der I. Amerikanische Militärgerichtshof seinen Urteilsspruch zum Abschluß des Nürnberger Ärzteprozesses. Von den 23 Angeklagten, darunter Verantwortliche der »Euthanasie«-Aktion, wurden sieben zum Tode verurteilt, neun zu Haftstrafen, sieben wurden freigesprochen. In seinem Urteil faßte das Gericht die Kriterien für »zulässige medizinische Versuche« zusammen, den »Nürnberger Kodex«. Dieser ist der Ausgangspunkt der medizinischen Ethik in der Nachkriegszeit.

»Zulässige medizinische Versuche.
Die Überzahl des vorliegenden Beweismaterials belegt, daß gewisse medizinische Experimente an Menschen, wenn sie innerhalb ziemlich klar festgelegter Grenzen bleiben, der ärztlichen Ethik entsprechen. Die Befürworter der Menschenversuche begründen ihre Ansicht damit, daß solche Versuche für das Wohl der Menschheit Ergebnisse erzielen, welche durch andere Methoden oder Studien nicht zu erlangen sind. Sie stimmen alle jedoch darin überein, daß gewisse Grundprinzipien befolgt werden müsen, um mit moralischen, ethischen und juristischen Grundregeln im Einklang zu stehen.

1. Die freiwillige Zustimmung der Versuchsperson ist unbedingt erforderlich. Das heißt, daß der Betreffende die gesetzmäßige Fähigkeit haben muß, seine Einwilligung zu geben; in der Lage sein muß, eine freie Entscheidung zu treffen, unbeeinflußt durch Gewalt, Betrug, List, Druck, Vortäuschung oder irgendeine andere Form der Beeinflussung oder des Zwanges; und genügend Kenntnis von und Einsicht in die Bestandteile des betreffenden Gebietes haben muß, um eine verständnisvolle und aufgeklärte Entscheidung treffen zu können. Diese letzte Bedingung macht es notwendig, daß der Versuchsperson vor der Annahme ihrer bejahenden Entscheidung das Wesen, die Länge und der Zweck des Versuchs klargemacht werden; sowie die Methode und die Mittel, welche angewandt werden sollen, alle Unannehmlichkeiten und Gefahren, welche mit Fug zu erwarten sind, und die Folgen für ihre Gesundheit oder ihre Person, welche sich aus der Teilnahme ergeben mögen.
Die Pflicht und die Verantwortlichkeit, den Wert der Zustimmung festzustellen, obliegt jedem, der den Versuch anordnet, leitet oder ihn durchführt. Dies sind persönliche Pflichten und persönliche Verantwortungen, welche nicht ungestraft auf andere übertragen werden können.

2. Der Versuch muß derart sein, daß fruchtbare Ergebnisse für das Wohl der Gesellschaft zu erwarten sind, welche nicht durch andere Forschungsmittel oder Methoden zu erlangen sind, und welche ihrem Wesen nach nicht willkürlich und unnötig sind.

3. Der Versuch ist so zu planen und auf den Ergebnissen von Tierversuchen und einer Kenntnis des Wesens der Krankheit oder des sonstigen Problems aufzubauen, daß die vermutlichen Ergebnisse die Ausführungen des Versuchs rechtfertigen werden.

4. Der Versuch ist so durchzuführen, daß alle unnötigen körperlichen und geistigen Leiden und Verletzungen vermieden werden.

5. Kein Versuch darf durchgeführt werden, wenn a priori ein Grund besteht für die Annahme, daß der Tod oder ein dauernder, körperlicher Schaden eintreten wird, mit der Ausnahme vielleicht jener Versuche, bei welchen Versuchsleiter gleichzeitig als Versuchspersonen dienen.

6. Das Gefahrenmoment darf niemals die Grenzen überschreiten, welche sich aus der humanitären Bedeutung des zu lösenden Problems ergeben.

7. Angemessene Vorbereitungen sind zu machen und ausreichende Vorkehrungen zu treffen, um die Versuchsperson gegen selbst die geringste Möglichkeit der Verletzung, der bleibenden gesundheitlichen Schädigung oder des Todes zu schützen.

8. Der Versuch darf nur von wissenschaftlich geschultem Personal durchgeführt werden. Die größte Geschicklichkeit und die größte Vorsicht müssen in allen Stufen des Versuches von denjenigen angewandt werden, die den Versuch leiten oder durchführen.

9. Während des Versuchs muß der Versuchsperson freigestellt bleiben, den Versuch zu beenden, wenn sie körperlich oder geistig den Punkt erreicht hat, an dem ihr eine Fortsetzung unmöglich erscheint.

10. Im Verlauf des Versuches muß der Versuchsleiter jederzeit bereit bleiben, den Versuch einzustellen, wenn er bei Anwendung des von ihm geforderten guten Glaubens, besonderer Geschicklichkeit und Sorgfalt des Urteils Grund hat anzunehmen, daß eine Fortsetzung des Versuches eine Verletzung, eine bleibende gesundheitliche Schädigung oder den Tod der Versuchsperson herbeiführen könnte.«

1948
Genfer Ärztegelöbnis

In Genf formulierte der Weltärztebund das »Genfer Gelöbnis«. Diese »Deklaratiom von Genf« gilt als moderne Fassung des hippokratischen Eides und bildet ab 1950 – in geringfügiger Änderung – die Präambel der »Berufsordnung für die deutschen Ärzte«.

»Im Zeitpunkt meines Eintritts in den ärztlichen Beruf verpflichte ich mich feierlich, mein Leben dem Dienste der Menschheit zu weihen. Ich werde meinen Lehrern die schuldige Achtung und Dankbarkeit wahren. Ich werde meinen Beruf gewissenhaft und würdig ausüben. Die Gesundheit meines Patienten wird meine erste Sorge sein. Ich werde das Geheimnis dessen, der sich mir anvertraut, wahren. Mit allen mir zur Verfügung stehenden Mitteln werde ich die Ehre und die stolzen Überlieferungen des Ärzteberufes aufrechterhalten. Meine Kollegen sollen meine Brüder sein.
Ich werde es nicht zulassen, daß sich religiöse, nationale, rassische Partei- oder Klassen-Gesichtspunkte zwischen meine Pflicht und meine Patienten drängen. Ich werde das menschliche Leben von der Empfängnis an bedingungslos achten. Selbst Drohungen werden mich nicht dazu bringen, meine ärztlichen Kenntnisse entgegen den Pflichten der Menschen anzuwenden.
Ich gelobe dies feierlich, frei und auf meine Ehre.«

1957
Richtlinien für den Fall bewaffneter Auseinandersetzungen
(revidierte Fassung der 35. Generalversammlung des Weltärztebundes in Venedig 1983)

Der Weltärztebund verabschiedete auf der 11. Generalversammlung in Istanbul (Türkei) »Richtlinien für den Fall bewaffneter Auseinandersetzungen«. Darin wird der Grundsatz unterstrichen, daß sich die ärztliche Ethik in Kriegszeiten nicht von derjenigen im Frieden unterscheiden darf. Jede Einschränkung der medizinischen Ethik im Fall bewaffneter Auseinandersetzungen wird strikt abgelehnt.

»1. Ärztliche Ethik in Zeiten bewaffneter Auseinandersetzungen unterscheidet sich nicht von der ärztlichen Ethik im Frieden, wie sie im internationalen Code der medizinischen Ethik des Weltärztebundes niedergelegt ist. Die grundlegende Verpflichtung des Arztes ist sein beruflicher Einsatz; in Ausübung seiner beruflichen Pflichten ist der oberste Führer des Arztes sein Gewissen.

2. Die vorrangige Aufgabe des Ärztestandes ist die Erhaltung von Gesundheit und die Rettung von Leben. Es wird daher als unethisch angesehen, wenn Ärzte
a) Ratschläge erteilen oder prophylaktische, diagnostische oder therapeutische Verfahren anwenden, die im Interesse des Patienten nicht zu rechtfertigen sind,
b) ohne therapeutische Rechtfertigung die physische oder psychische Kraft eines Menschen schwächen,
c) wissenschaftliche Erkenntnisse einsetzen, um die Gesundheit zu gefährden oder Leben zu zerstören.

3. Versuche am Menschen unterliegen in Zeiten bewaffneter Auseinandersetzungen denselben Grundsätzen wie im Frieden; sie an Personen auszuführen, die ihrer Freiheit beraubt sind, insbesondere an zivilen oder militärischen Gefangenen sowie an der Bevölkerung besetzter Länder, ist streng untersagt.

4. In Notfällen muß der Arzt immer die erforderliche Hilfe leisten ohne Ansehen von Geschlecht, Rasse, Nationalität, Religion, politischer Parteizugehörigkeit oder irgendeines anderen ähnlichen Gesichtspunkts. Solche ärztliche Hilfe muß so lange fortgeführt werden, wie sie notwendig ist.

5. Der Arzt muß die ärztliche Schweigepflicht bei der Ausübung seines Berufes wahren.

6. Vorteile und Erleichterungen, die dem Arzt gewährt werden, dürfen ausschließlich nur für berufliche Zwecke in Anspruch genommen werden.

Richtlinien für die Behandlung von Kranken und Verwundeten, besonders im Kriegsfall

A. 1. Jedem, der Hilfe benötigt, ob Angehöriger der Streitkräfte oder Zivilist, muß diese unter allen Umständen unverzüglich zuteil werden ohne Ansehen von Geschlecht, Rasse, Nationalität, Religion, politischer Parteizugehörigkeit oder irgendeines anderen ähnlichen Gesichtspunkts.

2. Jegliche Maßnahme, die der Gesundheit eines Menschen, seiner physischen oder psychischen Integrität schadet, ist untersagt, wenn sie nicht therapeutisch zu rechtfertigen ist.

B. 1. In Notsituationen wird von Ärzten und beigeordnetem, medizinischem Personal verlangt, daß sie sich unmittelbar nach besten Kräften einsetzen. Es darf kein Unterschied zwischen Patienten gemacht werden außer solchen Unterschieden, die von medizinischer Dringlichkeit gerechtfertigt sind.

2. Den Ärzten und dem Hilfspersonal muß der nötige Schutz bewilligt werden, damit sie ihren Beruf ungehindert ausüben können. Bei der Erfüllung ihrer Aufgaben ist ihnen die notwendige Unterstützung zu gewähren. Wenn ihre Hilfe benötigt wird, ist ihnen freies Geleit zu geben. Völlige berufliche Unabhängigkeit sollte ihnen zugebilligt werden.

3. Die Erfüllung ärztlicher Verpflichtung und Verantwortung sollte unter keinen Umständen als Vergehen angesehen werden. Der Arzt darf nie wegen Wahrung der ärztlichen Schweigepflicht angeklagt werden.

4. Bei der Erfüllung ihrer beruflichen Pflichten sind Ärzte und Hilfspersonal kenntlich an einem besonderen Abzeichen, das aus einem roten Äskulapstab auf weißem Feld besteht. Die Verwendung dieses Emblems ist durch besondere Bestimmungen geregelt.«

1964
Deklaration von Helsinki
Empfehlung für Ärzte, die in der biomedizinischen Forschung am Menschen tätig sind (revidierte Fassung der 29. Generalversammlung des Weltärztebundes in Tokio 1975)

Der Weltärztebund verabschiedete in seiner »Deklaration von Helsinki« eine bereits 1947 im Nürnberger Kodex geforderte internationale Vereinbarung zur medizinischen Forschung, insbesondere zum klinischen Versuch am Menschen. Grundsätzlich wird der medizinische Versuch in Verbindung mit der ärztlichen Versorgung (Heilversuch) vom nichttherapeutischen, rein wissenschaftlichen Versuch unterschieden. Dabei darf das wissenschaftliche und gesellschaftliche Interesse niemals Vorrang vor dem Wohlbefinden der Versuchsperson haben.

»Vorwort

Aufgabe des Arztes ist die Erhaltung der Gesundheit des Menschen. Der Erfüllung dieser Aufgabe dient er mit seinem Wissen und Gewissen.

Die Genfer Deklaration des Weltärztebundes verpflichtet den Arzt mit den Worten: ›Die Gesundheit meines Patienten soll mein vornehmstes Anliegen sein‹, und der internationale Kodex für ärztliche Ethik legt fest: ›Jegliche Handlung oder Beratung, die geeignet erscheinen, die physische oder psychische Widerstandskraft eines Menschen zu schwächen, dürfen nur in seinem Interesse zur Anwendung gelangen.‹

Ziel der biomedizinischen Forschung am Menschen muß es sein, diagnostische, therapeutische und prophylaktische Verfahren sowie das Verständnis für die Ätiologie und Pathogenese der Krankheit zu verbessern. In der medizinischen Praxis sind diagnostische, therapeutische oder prophylaktische Verfahren mit Risiken verbunden; dies gilt um so mehr für die biomedizinische Forschung am Menschen.

Medizinischer Fortschritt beruht auf Forschung, die sich letztlich auch auf Versuche am Menschen stützen muß.

Bei der biomedizinischen Forschung am Menschen muß grundsätzlich unterschieden werden zwischen Versuchen, die im wesentlichen im Interesse des Patienten liegen, und solchen, die mit rein wissenschaftlichem Ziel ohne unmittelbaren diagnostischen oder therapeutischen Wert für die Versuchsperson sind.

Besondere Vorsicht muß bei der Durchführung von Versuchen walten, die die Umwelt in Mitleidenschaft ziehen können. Auf das Wohl der Versuchstiere muß Rücksicht genommen werden.

Da es notwendig ist, die Ergebnisse von Laborversuchen auch auf den Menschen anzuwenden, um die wissenschaftliche Kenntnis zu fördern und der leidenden Menschheit zu helfen, hat der Weltärztebund die folgende Empfehlung als eine Leitlinie für jeden Arzt erarbeitet, der in der biomedizinischen Forschung am Menschen tätig ist. Sie sollte in der Zukunft überprüft werden.

Es muß betont werden, daß diese Empfehlung nur als Leitlinie für die Ärzte auf der ganzen Welt gedacht ist; kein Arzt ist von der straf-, zivil- und berufsrechtlichen Verantwortlichkeit nach den Gesetzen seines Landes befreit.

1. Allgemeine Grundsätze

1.1. Biomedizinische Forschung am Menschen muß den allgemein anerkannten wissenschaftlichen Grundsätzen entsprechen; sie sollte auf ausreichenden Laboratoriums- und Tierversuchen sowie einer umfassenden Kenntnis der wissenschaftlichen Literatur aufbauen.

1.2. Die Planung und Durchführung eines jeden Versuches am Menschen sollte eindeutig in einem Versuchsprotokoll niedergelegt werden; dieses sollte einem besonders berufenen, unabhängigen Ausschuß zur Beratung, Stellungnahme und Orientierung zugeleitet werden.

1.3. Biomedizinische Forschung am Menschen sollte nur von wissenschaftlich qualifizierten Personen und unter Aufsicht eines klinisch erfahrenen Arztes durchgeführt werden. Die Verantwortung trägt stets ein Arzt und nie die Versuchsperson selbst, auch dann nicht, wenn sie ihr Einverständnis gegeben hat.

1.4. Biomedizinische Forschung am Menschen ist nur zulässig, wenn die Bedeutung des Versuchsziels in einem angemessenen Verhältnis zum Risiko für die Versuchsperson steht.

1.5. Jedem biomedizinischen Forschungsvorhaben am Menschen sollte eine sorgfältige Abschätzung der voraussehbaren Risiken im Vergleich zu dem voraussichtlichen Nutzen für die Versuchsperson oder andere vorauszusehen. Die Sorge um die Belange der Versuchsperson muß stets ausschlaggebend sein im Vergleich zu den Interessen der Wissenschaft und der Gesellschaft.

1.6. Das Recht der Versuchsperson auf Wahrung ihrer Unversehrtheit muß stets geachtet werden. Es sollte alles getan werden, um die Privatsphäre der Versuchsperson zu wahren: Die Wirkung für die körperliche und geistige Unversehrtheit sowie die Persönlichkeit der Versuchsperson sollte so gering wie möglich gehalten werden.

1.7. Der Arzt sollte es unterlassen, bei Versuchen am Menschen tätig zu werden, wenn er nicht überzeugt ist, daß das mit dem Versuch verbundene Wagnis für vorhersagbar gehalten wird. Der Arzt sollte jeden Versuch abbrechen, sobald sich herausstellt, daß das Wagnis den möglichen Nutzen übersteigt.

1.8. Der Arzt ist bei der Veröffentlichung der Versuchsergebnisse verpflichtet, die Befunde genau wiederzugeben. Berichte über Versuche, die nicht in Übereinstimmung mit den in dieser Deklaration niedergelegten Grundsätzen durchgeführt wurden, sollten nicht zur Veröffentlichung angenommen werden.

1.9. Bei jedem Versuch am Menschen muß jede Versuchsperson ausreichend über Absicht, Durchführung, erwarteten Nutzen und Risiken des Versuchs sowie über möglicherweise damit verbundene Störungen des Wohlbefindens unterrichtet werden. Die Versuchsperson sollte darauf hingewiesen werden, daß es ihr freisteht, die Teilnahme am Versuch zu verweigern, und daß sie jederzeit eine einmal gegebene Zusage widerrufen kann. Nach dieser Aufklärung sollte der Arzt die freiwillige Zustimmung der Versuchsperson einholen; die Erklärung sollte vorzugsweise schriftlich abgegeben werden.

1.10. Ist die Versuchsperson vom Arzt abhängig oder erfolgte die Zustimmung zu einem Versuch möglicherweise unter Druck, so soll der Arzt beim Einholen der Einwilligung nach Aufklärung besondere Vorsicht walten lassen. In einem solchen Fall sollte die Einwilligung durch einen Arzt eingeholt werden, der mit dem Versuch nicht befaßt ist und der außerhalb eines etwaigen Abhängigkeitsverhältnisses steht.

1.11. Ist die Versuchsperson nicht voll geschäftsfähig, sollte die Einwilligung nach Aufklärung vom gesetzlichen Vertreter entsprechend nationalem Recht eingeholt werden. Die Einwilligung des mit der Verantwortung betrauten Verwandten ersetzt die der Versuchsperson, wenn diese infolge körperlicher oder geistiger Behinderung nicht wirksam zustimmen kann oder minderjährig ist.

1.12. Das Versuchsprotokoll sollte stets die ethischen Überlegungen im Zusammenhang mit der Durchführung des Versuchs darlegen und aufzeigen, daß die Grundsätze dieser Deklaration eingehalten sind.

2. Medizinische Forschung in Verbindung mit ärztlicher Versorgung (Klinische Versuche)

2.1. Bei der Behandlung eines Kranken muß der Arzt die Freiheit haben, neue diagnostische und therapeutische Maßnahmen anzuwenden, wenn sie nach seinem Urteil die Hoffnung bieten, das Leben des Patienten zu retten, seine Gesundheit wiederherzustellen oder seine Leiden zu lindern.

2.2. Die mit der Anwendung eines neuen Verfahrens verbundenen möglichen Vorteile, Risiken und Störungen des Befindens sollten gegen Vorzüge der bisher bestehenden diagnostischen und therapeutischen Methoden abgewogen werden.

2.3. Bei jedem medizinischen Versuch sollten alle Patienten – einschließlich derer einer eventuell vorhandenen Kontrollgruppe – die beste erprobte diagnostische und therapeutische Behandlung erhalten.

2.4. Die Weigerung eines Patienten, an einem Versuch teilzunehmen, darf niemals die Beziehung zwischen Arzt und Patient beeinträchtigen.

2.5. Wenn der Arzt es für unentbehrlich hält, auf die Einwilligung nach Aufklärung zu verzichten, sollten die besonderen Gründe für dieses Vorgehen in dem für den unabhängigen Ausschuß bestimmten Versuchsprotokoll festgelegt werden.

2.6. Der Arzt kann medizinische Forschung mit dem Ziel der Gewinnung neuer wissenschaftlicher Erkenntnisse mit der ärztlichen Betreuung nur so weit verbinden, als diese medizinische Forschung durch ihren möglichen diagnostischen oder therapeutischen Wert für den Patienten gerechtfertigt ist.

3. Nicht-therapeutische biomedizinische Forschung am Menschen

3.1. In der rein wissenschaftlichen Anwendung der medizinischen Forschung am Menschen ist es die Pflicht des Arztes, das Leben und die Gesundheit der Person zu beschützen, an welcher biomedizinische Forschung durchgeführt wird.

3.2. Die Versuchspersonen sollten Freiwillige sein, entweder gesunde Personen oder Patienten, für die die Versuchsabsicht nicht mit ihrer Krankheit in Zusammenhang steht.

3.3. Der ärztliche Forscher oder das Forschungsteam sollten den Versuch abbrechen, wenn dies nach seinem oder ihrem Urteil im Falle der Fortführung dem Menschen schaden könnte.

3.4. Bei Versuchen am Menschen sollte das Interesse der Wissenschaft und Gesellschaft niemals Vorrang vor den Erwägungen haben, die das Wohlbefinden der Versuchsperson betreffen.«

1968
Deklaration von Sydney – Erklärung über den Tod

Der Weltärztebund verabschiedete auf seiner 22. Generalversammlung die sog. Deklaration von Sydney. Sie wurde auf der 35. Generalversammlung in Venedig 1983 revidiert (vorliegender Text). Hierbei geht es um die klinische Feststellung des Todeseintrittes (Hirntod) und die ethische bzw. juristische Rechtfertigung entsprechender Maßnahmen. In den 1960er Jahren erforderten die Fortschritte in der Intensivmedizin sowie bei der Organtransplantation eindeutige Kriterien über den Todeseintritt, um gegebenenfalls lebenserhaltende Maßnahmen abbrechen bzw. Organe entnehmen zu können.

»Vor dem Gesetz liegt die Verantwortung für die Bestimmung des Todeszeitpunktes in den meisten Ländern in der Hand des Arztes, und das sollte auch so bleiben. Im allgemeinen kann ein Arzt ohne Inanspruchnahme anderer Hilfe entscheiden, wann ein Mensch tot ist, indem er die klassischen Kriterien beachtet, die jedem Arzt bekannt sind.

Zwei neuzeitliche Verfahren in der Medizin lassen es jedoch notwendig werden, die Frage des Eintritts des Todes weiter zu studieren:

1. Die Möglichkeit, mit Hilfe künstlicher Beatmung die Zirkulation sauerstoffhaltigen Blutes in einem Körper aufrechtzuerhalten, der irreversibel geschädigt sein kann und

2. die Entnahme von Organen, wie beispielsweise Herz und Nieren, von einem Verstorbenen für Transplantationen.

Das Problem liegt darin, daß der Tod ein fortschreitender Prozeß ist, weil das Zellengewebe unterschiedlich auf den Entzug von Sauerstoff reagiert. Das klinische Interesse zielt aber nicht darauf, einzelne Zellen lebensfähig zu erhalten; es geht vielmehr um das Schicksal eines Menschen. Hier spielt nicht der Zeitpunkt des Todes der verschiedenen Zellen und Organe eine so wichtige Rolle, sondern vielmehr die Gewißheit, daß der Todesprozeß unwiderruflich und daß auch mit allen technischen Mitteln keine Wiederbelebung mehr möglich ist.

Es ist unerläßlich, das unwiderrufliche Aufhören aller Funktionen des gesamten Gehirns, einschließlich des Hirnstamms festzustellen. Die Todesbestimmung fußt auf der klinischen Beurteilung, ergänzt – falls notwendig – durch verschiedene Diagnosehilfen. Bei dem heutigen Stand der medizinischen Wissenschaft kann die Frage der Todesbestimmung aber weder durch ein technisches Kriterium allein zufriedenstellend beantwortet werden, noch kann ein technisches Verfahren die umfassende Beurteilung durch einen Arzt oder durch ein Team von Ärzten ersetzen.

Wenn die Verpflanzung eines Organs beabsichtigt ist, sollte die Feststellung des Todes von zwei oder mehr Ärzten getroffen werden, und die Ärzte, die diese Todesfeststellung treffen, sollten keinesfalls unmittelbar mit der Durchführung der Transplantation selbst zu tun haben.

Die Möglichkeit, den Zeitpunkt des Todes eines Menschen festzustellen, gibt uns ethisch die Erlaubnis, Wiederbelebungsversuche einzustellen und – in Ländern, wo es gesetzlich gestattet ist – Organe von Leichen zu entnehmen, vorausgesetzt, daß die bestehenden gesetzlichen Erfordernisse der Einwilligung berücksichtigt sind.«

1968
Deklaration der allgemeinen und besonderen Rechte der geistig Behinderten

Die International League of Societies for the Mentally Handicapped legte in einer Deklaration die »allgemeinen und besonderen Rechte der geistig Behinderten« fest. In revidierter und ergänzter Fassung wurde sie 1971 unter dem Titel »Declaration on the Rights of Mentally Retarded Persons« von der Generalversammlung der Vereinten Nationen angenommen. Diese Erklärung ist im Zusammenhang mit der Kritik an den psychiatrischen Institutionen um 1970 zu sehen, die in den westlichen Industrieländern vorgebracht wurde. Die allgemeinen Grundsätze der Rehabilitation behinderter Menschen setzen die Maßstäbe für die Forderungen.

»Artikel 1: Der geistig Behinderte hat dieselben Grundrechte wie andere Bürger desselben Landes und desselben Alters.
Artikel 2: Der geistig Behinderte hat ein Recht auf angemessene medizinische Versorgung, physische Wiederherstellung und auf Erziehung, Training, Ausbildung und Anleitung in einer Weise, die ihn in die Lage versetzt, seine Fähigkeit und Begabung in größtmöglichem Ausmaß zu entfalten, ungeachtet dessen, wie schwer der Grad seiner Behinderung ist. Keinem geistig Behinderten sollten solche Leistungen vorenthalten werden aus Gründen der damit verbundenen Kosten.
Artikel 3: Der geistig Behinderte hat ein Recht auf wirtschaftliche Sicherheit und angemessenen Lebensstandard. Er hat ein Recht auf produktive Arbeit oder auf eine andere sinnvolle Beschäftigung.
Artikel 4: Der geistig Behinderte hat ein Recht, bei seiner eigenen Familie oder bei seinen Pflegeeltern zu wohnen, ebenso ein Recht, in jeder Hinsicht am Gemeinschaftsleben teilzunehmen und angemessene Freizeitaktivitäten angeboten zu bekommen. Wenn Versorgung in einer Institution notwendig wird, sollte sie in der Umgebung und unter Umständen vorgenommen werden, die dem normalen Leben so nahe wie möglich kommen.
Artikel 5: Der geistig Behinderte hat das Recht auf einen qualifizierten Vormund, wenn dies erforderlich ist, um sein persönliches Wohlergehen und seine Interessen zu schützen. Niemand, der dem geistig Behinderten unmittelbare Dienste leistet, sollte auch als sein Vormund tätig sein.
Artikel 6: Der geistig Behinderte hat ein Recht, vor Ausbeutung, Mißbrauch und erniedrigender Behandlung geschützt zu werden. Wenn er vor Gericht steht, hat er ein Recht auf eine faire Verhandlung mit voller Berücksichtigung seiner Verantwortungsfähigkeit.
Artikel 7: Einige geistig Behinderte könnten wegen des Schweregrades ihrer Behinderung nicht in der Lage sein, all ihre Rechte für sich selbst in einer sinnvollen Weise wahrzunehmen. Für andere geistig Behinderte ist die Abwandlung einiger oder all dieser Rechte angezeigt. Das Verfahren, das für die Abwandlung oder das Absprechen von Rechten gewählt wird, muß angemessene Sicherheitsklauseln gegenüber jeder Form von Mißbrauch enthalten, es muß auf der Bewertung der sozialen Leistungsfähigkeit des geistig Behinderten durch Fachleute basieren, es muß periodisch überprüft werden und dem Recht unterstellt sein, an höhere Instanzen zu appellieren.«

1968
Ethische Richtlinien zur Organtransplantation

Der US-amerikanische Ärztebund (Judical Council of the AMA) verkündete ethische Richtlinien zur Organtransplantation, um den möglichen Mißbrauch zu verhindern. Um 1970 brach die große Ära der Organtransplantation an. Die ethischen, juristischen und ökonomischen Probleme haben sich seither eher verschärft.

»1. Bei allen beruflichen Beziehungen zwischen Arzt und Patient muß die Gesundheit des Patienten das Hauptanliegen des Arztes sein. Er schuldet dem Patienten seine höchste Loyalität. Diese Sorge und Treue müssen bei allen medizinischen Maßnahmen erhalten bleiben, einschließlich solcher, welche die Transplantation eines Organs von einer Person auf eine andere mit sich bringt, wobei sowohl Spender als auch Empfänger Patienten sind. Daher muß darauf geachtet werden, daß die Rechte des Spenders sowie des Empfängers gewahrt bleiben. Kein Arzt darf die Verantwortung für eine Organtransplantation auf sich nehmen, wenn nicht die Rechte des Spenders sowie des Empfängers in gleicher Weise geschützt sind.
2. Ein voraussichtliches Organtransplantat rechtfertigt nicht die Lockerung der üblichen Regeln medizinischer Fürsorge. Der Arzt sollte den Patienten, der ein voraussichtlicher Organspender sein mag, genauso betreuen wie solche, die wegen einer ähnlichen Verletzung oder Krankheit behandelt werden.
3. Soll ein lebenswichtiges Einzelorgan tranplantiert werden, so muß der Tod des Spenders von mindestens einem anderen Arzt außer von dem des Empfängerpatienten festgestellt worden sein. Der Arzt hat durch sein klinisches Urteil den Zeitpunkt des Todes festzulegen. Ein sich an ethische Grundsätze haltender Mediziner ist verpflichtet, für die Feststellung alle verfügbaren, allgemein anerkannten wissenschaftlichen Untersuchungen heranzuziehen.
4. Eine ausführliche Diskussion mit Spender und Empfänger oder deren Verwandten oder Vertretern über den vorgeschlagenen Eingriff ist vorgeschrieben. Der Arzt soll bei der Besprechung über den Eingriff objektiv sein, indem er über bekannte Risiken und mögliche Komplikationen sowie zur Verfügung stehende Alternativen Aufschluß gibt. Die Ärzte sollten nicht zu Erwartungen ermutigen, die die Umstände nicht rechtfertigen. Das Interesse des Arztes an der Förderung wissenschaftlicher Erkenntnisse ist immer der primären Rücksicht auf die Patienten unterzuordnen.
5. Organtransplantationen sollen nur durchgeführt werden
a) von Ärzten, die über medizinisches Spezialwissen und technische Kompetenz verfügen, die sie sich durch besondere Ausbildung sowie Erfahrung und Praxis im Tierexperiment angeeignet haben;
b) in Kliniken, deren Einrichtungen die Gesundheit und das Wohlbefinden aller an der Maßnahme beteiligten Parteien hinreichend schützen.
6. Die Transplantation eines Körperorgans ist erst nach sorgfältiger Auswertung aller verfügbaren Heilmethoden und deren Wirksamkeit vorzunehmen.
7. Die Medizin anerkennt die Bedeutung von Organtransplantaten für die Öffentlichkeit und gesteht dieser ein Anrecht auf korrekte Information zu. In der Regel sollte zuerst der Ärzteschaft ein wissenschaftlicher Bericht des Verfahrens zur Einsicht und Auswertung zugehen. Wenn aufgrund dramatischer Aussichten auf medizinischen Fortschritt der übliche Informationsweg nicht beschritten werden kann, so sollte ein ordnungsgemäß autorisierter Mediziner den Kommunikationsmedien objektive, den Tatsachen entsprechende sowie diskrete öffentliche Meldung machen, der so bald wie möglich ausführliche wissenschaftliche Berichte für die Fachwelt zu folgen hätten.«

1970
Deklaration von Oslo

Auf der 24. Generalversammlung verabschiedete der Weltärztebund die »Deklaration von Oslo«, in der u. a. Grundsätze formuliert werden, wonach ein Schwangerschaftsabbruch als therapeutische Maßnahme durchzuführen ist. Diese Richtlinien sind jedoch nur dann bindend für eine Mitgliedsorganisation, wenn diese selbst der Deklaration zugestimmt hat. Angesichts der höchst unterschiedlichen gesetzlichen Regelungen in der Welt versucht die Deklaration ein gemeinsames ärztliches Verhalten gegenüber dem Schwangerschaftsabbruch zu dokumentieren.

»1. Der oberste moralische Grundsatz, der dem Arzt auferlegt ist, ist die Achtung des menschlichen Lebens, so wie er in einem Satz des Genfer Gelöbnisses ausgedrückt ist: ›Ich will die höchste Achtung vor dem menschlichen Leben vom Zeitpunkt der Empfängnis an bewahren.‹
2. Umstände, welche die Lebensinteressen einer Mutter in Konflikt bringen mit denen ihres ungeborenen Kindes, schaffen ein Dilemma, und es erhebt sich die Frage, ob die Schwangerschaft mit Vorbedacht unterbrochen werden sollte oder nicht.
3. Unterschiedliche Antworten zu dieser Situation resultieren aus der Verschiedenheit der Haltung zum Leben des ungeborenen Kindes. Dies ist eine Frage der Überzeugung und des Gewissens des einzelnen, die respektiert werden müssen.
4. Es ist nicht die Aufgabe der Ärzteschaft, die Haltungen und Maßstäbe eines einzelnen Staates oder einer Gemeinschaft in dieser Frage festzulegen, aber es ist unsere Pflicht, für zweierlei einzutreten: den Schutz unserer Patientinnen zu gewährleisten und die Rechte des Arztes innerhalb der Gesellschaft zu sichern.
5. Deshalb, wo das Gesetz die Schwangerschaftsunterbrechung aus therapeutischen Gründen erlaubt oder eine Gesetzgebung in diesem Sinne beabsichtigt ist und dies nicht der Haltung der nationalen ärztlichen Standesorganisationen widerspricht, und wo der Gesetzgeber Orientierung an der Ärzteschaft wünscht oder akzeptieren will, seien folgende Grundsätze empfohlen:
a) Eine Schwangerschaftsunterbrechung sollte nur als therapeutische Maßnahme durchgeführt werden.
b) Die Entscheidung, eine Schwangerschaft zu unterbrechen, sollte in der Regel von mindestens zwei Ärzten, ausgewählt nach ihrer beruflichen Befähigung, schriftlich gebilligt werden.
c) Die Behandlung sollte von einem Arzt durchgeführt werden, dem dies – bei Billigung des Obengenannten – von einem entsprechenden Gremium gestattet wird.
6. Wenn ein Arzt der Meinung ist, daß ihm seine Überzeugungen nicht erlauben, zu einer Schwangerschaftsunterbrechung zu raten oder eine solche durchzuführen, möge er zurücktreten, jedoch die Fortdauer der (ärztlichen) Obhut durch einen qualifizierten Kollegen sicherstellen.
7. Diese Stellungnahme ist, obwohl sie von der Generalversammlung des Weltärztebundes bekräftigt worden ist, nicht als bindend für eine der Mitgliedsorganisationen zu betrachten, sofern sie nicht von dieser Mitgliedsorganisation selbst angenommen worden ist.«

1970
Richtlinien für Forschungsuntersuchungen am Menschen

Die Schweizerische Akademie der medizinischen Wissenschaften erließ 1970 Richtlinien für Forschungsuntersuchungen am Menschen (Fassung von 1981). Dabei müssen die medizinischen und ethischen Aspekte der geplanten Forschungen entsprechenden Ethikkommissionen zur Beratung vorgelegt werden. In den 1970er Jahren wurden auf verschiedenen Ebenen Ethikkommissionen gebildet: Kommissionen der Medizinischen Fakultäten sind für die Forschung zuständig, klinische Kommissionen haben in Grenzfällen Entscheidungen über die Behandlung zu treffen, und die Kommissionen der Ärztekammern befassen sich mit standespolitischen Problemen.

»1. Zielsetzung
Bei allen wissenschaftlichen Forschungsuntersuchungen am Menschen muß grundsätzlich unterschieden werden zwischen solchen, die eine direkte Bedeutung für Diagnose, Therapie und Prophylaxe bei der zu untersuchenden Person haben, und solchen, die der allgemeinen medizinischen Forschung dienen.

2. Gemeinsame Bestimmungen
2.1. Die Grundsätze ärztlicher Ethik, die für das Handeln des Arztes bestehen, haben ebenfalls Geltung für die Forschungsuntersuchungen am Menschen. Die Suche nach neuen Therapien ist dann eine zwingende Aufgabe, wenn die Gesundheit nicht mit vorbeugenden Maßnahmen bewahrt werden kann oder wenn die Behandlung einer Krankheit zu wenig wirkungsvoll bleibt. Jede Forschung, welche die menschliche Gesundheit zu verbessern sucht, setzt eine Ethik voraus, welche auf die Bewahrung der Gesundheit zielt.
2.2. Forschungsuntersuchungen am Menschen dürfen nur von wissenschaftlich qualifizierten Personen in ausreichend ausgerüsteten Institutionen und unter der Verantwortung eines Arztes ausgeführt werden.
2.3. Forschungsuntersuchungen am Menschen müssen sich auf Labor- oder Tierversuche oder andere, wissenschaftlich bewährte Methoden und Erkenntnisse stützen können.
2.4. Forschungsuntersuchungen am Menschen dürfen nur dann durchgeführt werden, wenn die Wichtigkeit des Zwecks in ärztlich vertretbarem Verhältnis zu den einzugehenden Risiken steht.

2.5. Jeder Forschungsuntersuchung am Menschen muß eine sorgfältige Abschätzung der damit verbundenen Gefahren im Vergleich zu dem zu erwartenden Nutzen für die zu untersuchende Person bzw. für die Allgemeinheit vorangehen. Dabei sind auch mögliche Änderungen der Persönlichkeitsstruktur und der Urteilsfähigkeit miteinzubeziehen.
2.6. Der Leiter des Forschungsprojektes hat dafür zu sorgen, daß vor Beginn der Untersuchungen, die nicht vorwiegend im Interesse der zu untersuchenden Person veranlaßt werden, ein angemessener Versicherungsschutz für den Fall einer nachweislich auf die Untersuchungen zurückgeführten Schädigung besteht, ungeachtet einer Haftpflicht der handelnden Person.
2.7. Die medizinischen und ethischen Aspekte einer geplanten Forschungsuntersuchung sind Konsultativgremien zu unterbreiten. Die Ergebnisse der angemeldeten Untersuchungen sind einer solchen medizinisch-ethischen Kommission zu melden. Die Zusammensetzung dieser Konsultativgremien der Krankenhäuser und Institute wird je nach Art der Institutionen selbständig festgelegt. Dabei sollen stets die Pflegepersonen angehört werden.
2.8. Die Zustimmungserklärung der zu untersuchenden Person bzw. ihres gesetzlichen Vertreters ist im Sinne der nachstehenden Paragraphen eine wesentliche Voraussetzung und darf nicht unter Anwendung von Zwang eingeholt werden. Eine freiwillig gegebene, rechtsgültige Zustimmung nach vorheriger Aufklärung vermindert im übrigen die berufliche, zivilrechtliche oder strafrechtliche Verantwortung des Untersuchungsleiters nicht.
2.9. Der Leiter des Forschungsprojekts muß sich vergewissern, daß die hierbei beteiligten Mitarbeiter, insbesondere das Pflegepersonal, über Ziel und Durchführung des Projektes richtig aufgeklärt werden.
2.10. Forschungsuntersuchungen am Menschen müssen protokolliert werden. Die Protokolle sind unabhängig von der Krankengeschichte zu führen und aufzubewahren. Auch in der Krankengeschichte muß die Forschungsuntersuchung vermerkt werden.

3. Forschungsuntersuchungen im Interesse der zu untersuchenden Person
3.1. Bei der Behandlung des Kranken muß dem Arzt die Anwendung einer neuen therapeutischen Maßnahme freistehen, wenn sie geeignet sein könnte, das Leben des Patienten zu retten, seine Gesundheit wiederherzustellen oder seine Leiden zu lindern. In dem Maße, in dem dies möglich und der psychischen Verfassung des Patienten angemessen ist, muß der Arzt ihn aufklären und seine freie Zustimmung einholen. Ist der Patient urteilsunfähig, so wird seine Zustimmung durch die seines gesetzlichen Vertreters ersetzt.
3.2. Der Arzt kann mit dem Ziel, neue medizinische Erkenntnisse zu erlangen, die Forschungsuntersuchung mit der Behandlung nur in dem Umfang verbinden, als es der diagnostische, therapeutische oder prophylaktische Wert für den Patienten rechtfertigt und daraus kein erhebliches Risiko resultiert.

4. Andere Forschungsuntersuchungen
4.1. Auch bei diesen Forschungsuntersuchungen am Menschen bleibt es Aufgabe des Arztes, Leben und Gesundheit der zu untersuchenden Person zu schützen.
4.2. a) Der Arzt muß die zu untersuchende Person, wenn sie urteilsfähig ist, über Art und Sinn der Forschungsuntersuchung sowie die damit für Leben und Gesundheit verbundenen allfälligen Gefahren aufklären.
b) Forschungsuntersuchungen am Menschen dürfen nur vorgenommen werden, nachdem sich die zu untersuchende Person aufgrund der vorausgegangenen Aufklärung freiwillig einverstanden erklärt hat.
c) Die zu untersuchende Person muß sich in einem solchen geistigen, körperlichen und rechtlichen Zustand befinden, daß sie in der Lage ist, in vollem Umfang ihre freie Entscheidung zu treffen.
4.3. Forschungsuntersuchungen an handlungsunfähigen Personen sind nur mit Zustimmung des gesetzlichen Vertreters und nur dann zulässig, wenn sie aus medizinischen Gründen nicht an handlungsfähigen Personen durchgeführt werden können. Ist die handlungsunfähige Person urteilsfähig, so bedarf es auch ihrer Zustimmung. Nichttherapeutische Forschungsuntersuchungen an urteilsunfähigen Personen sind unzulässig, wenn sie die Gefahr einer Beeinträchtigung bedingen.
4.4. Die Zustimmungserklärung wird mündlich oder schriftlich abgegeben und soll in einem Protokoll festgehalten werden. Die moralische Verantwortung für eine nichttherapeutische Forschungsuntersuchung am Menschen trägt jedoch immer der leitende Wissenschaftler und niemals die zu untersuchende Person, obgleich sie aus freien Stücken zugestimmt hat.
4.5. a) Der Untersuchungsleiter muß das Recht jedes Menschen auf geistige und körperliche Unversehrtheit respektieren; besondere Bedeutung kommt dieser Frage dann zu, wenn die in die Untersuchung einbezogene Person in einem Abhängigkeitsverhältnis zu dem Leiter der Untersuchung steht.
b) Der zu untersuchenden Person oder ihrem gesetzlichen Vertreter muß es jederzeit freistehen, die Forschungsuntersuchung abbrechen zu lassen. Der Untersuchungsleiter und seine Mitarbeiter sind ihrerseits verpflichtet, die Forschungsuntersuchung abzubrechen, wenn der zu untersuchenden Person eine erhebliche oder irreversible Schädigung droht.
4.6. Bei vorhersehbarem Risiko erheblicher oder irreversibler Schädigung oder des Todes ist eine Forschungsuntersuchung nicht erlaubt.«

1973
Bill of rights für Krankenhauspatienten in den USA

Die American Hospital Association erließ eine »Bill of Rights« für Krankenhauspatienten in den USA. Der Kranke soll als mündiger Patient (d. h. Partner) behandelt werden. Insbesondere die Aufklärungspflicht des Arztes wird gefordert. Grundlegend ist das Konzept des »informed consent« (informierte Zustimmung), das vom Selbstbestimmungsrecht des Patienten ausgeht. Die »Bill of Rights« entspricht auch der Entwicklung in der Bundesrepublik.

»1. Der Patient hat das Recht auf sorgfältige und respektvolle Versorgung.
2. Der Patient hat das Recht, von seinem Arzt vollkommene Information über Diagnose, Behandlung und Prognose zu erhalten, und zwar in einer Form, von der zu erwarten ist, daß der Patient sie gut versteht.
3. Der Patient hat das Recht, von seinem Arzt vor Beginn irgendeiner Maßnahme oder Behandlung so informiert zu werden, daß er sie hinreichend beurteilen und ihr zustimmen kann.
4. Der Patient hat das Recht, eine Behandlung abzulehnen, soweit das gesetzlich zulässig ist, und über die medizinischen Folgen seiner Handlungsweise unterrichtet zu werden.
5. Der Patient hat das Recht auf Berücksichtigung seiner Privatsphäre, soweit es seine eigene ärztliche Versorgung betrifft.
6. Der Patient kann erwarten, daß alle Mitteilungen und Aufzeichnungen, die seine Gesundheit betreffen, vertraulich behandelt werden.
7. Das Krankenhaus muß sachgemäß auf die Wünsche und Hilfeleistungen des Patienten reagieren, soweit es dazu in der Lage ist.
8. Der Patient hat das Recht, über das Verhältnis seines Krankenhauses zu anderen Anstalten unterrichtet zu werden, die für seine eigene Fürsorge in Betracht kommen.
9. Der Patient hat das Recht, darüber unterrichtet zu werden, wenn sich das Krankenhaus an experimentellen Behandlungsmethoden beteiligt, soweit es seine eigene Fürsorge und Behandlung betrifft.
10. Der Patient kann erwarten, daß seine Versorgung so lange fortgesetzt wird, wie es gesundheitlich angezeigt ist.
11. Der Patient hat das Recht, die Rechnung des Krankenhauses zu prüfen und eine Erklärung für Punkte zu verlangen, die ihm nicht klar sind.
12. Der Patient hat das Recht zu erfahren, welche Krankenhausregeln und -bestimmungen für sein Verhältnis als Patient in Betracht kommen.«

1975
Deklaration von Tokio

Der Weltärztebund empfahl in seiner Deklaration von Tokio, im Bereich von Humanexperiment und Heilversuch Ethikkommissionen einzuschalten. Zusätzlich verabschiedete der Weltärztebund in Tokio Richtlinien für Ärzte im Hinblick auf Folter, Grausamkeiten und andere die Menschenwürde verletzende Handlungen. Hierbei haben Ärzte sich grundsätzlich zu verweigern. Auch im Friedensfall sind Ärzte u. U. zu Zwangsmaßnahmen verpflichtet bzw. können hierzu aufgefordert werden, wie z. B. bei der Zwangseinweisung psychiatischer Patienten oder der Zwangsernährung von Gefangenen. Eine die Menschenwürde verletzende Gewaltanwendung wird generell abgelehnt.

»Präambel
Es ist die vornehmste Pflicht des Arztes, seinen Beruf im Dienst der Menschlichkeit auszuüben, die körperliche und geistige Gesundheit ohne Ansehen der Person zu erhalten und wiederherzustellen und die Leiden und das Leid der Patienten zu lindern. Die höchste Achtung vor dem menschlichen Leben muß auch unter Bedrohung aufrechterhalten werden. Ärztliches Wissen darf niemals unter Verletzung der Gesetze der Menschlichkeit Anwendung finden.

Deklaration
Für den Zweck dieser Deklaration bedeutet Folter die vorsätzliche, systematische oder mutwillige Auferlegung von physischen oder psychischen Leiden durch eine oder mehrere Personen, entweder aus eigenem Antrieb oder auf Anordnung, um eine andere Person zur Preisgabe von Informationen oder zur Ablegung eines Geständnisses zu zwingen, oder aus welchen anderen Gründen auch immer.
1. Der Arzt soll die Anwendung von Folter, Grausamkeiten oder anderen unmenschlichen oder die Würde verletzenden Handlungen weder dulden noch gutheißen oder sich gar an ihnen beteiligen, was auch immer das Vorgehen sei, dessen das Opfer solcher Mißhandlungen verdächtigt, beschuldigt oder überführt wird, und was auch immer seine Anschauungen und Motive seien. Dies gilt für alle Situationen, einschließlich bewaffneter Konflikte und ziviler Aufstände.
2. Der Arzt soll weder Räumlichkeiten noch Instrumente und Geräte noch Substanzen noch sein Wissen zur Verfügung stellen, um die Durchführung der Folter oder anderer Grausamkeiten oder unmenschlicher und entwürdigender Behandlung zu ermöglichen oder die Widerstandsfähigkeit des Opfers gegen solche Mißhandlungen zu schwächen.
3. Der Arzt darf keiner Aktion beiwohnen, bei der Folterungen oder andere Grausamkeiten, unmenschliche oder die Würde verletzende Handlungen verübt oder angedroht werden.
4. Der Arzt muß bei der Entscheidung über die Versorgung einer Person, für die er die medizinische Verantwortung trägt, über völlige klinische Unabhängigkeit verfügen. Der Arzt soll unter allen Umständen die Verpflichtung haben, die Notlage seiner Mitmenschen zu erleichtern. Diesem höheren Ziel darf kein anderer Beweggrund – sei er persönlicher, gesellschaftlicher oder politischer Natur – untergeordnet werden.
5. Wenn ein Gefangener die Nahrungsaufnahme verweigert, der Arzt ihn aber für fähig hält, sich ein unbeeinflußtes und vernünftiges Urteil über die Folgen einer freiwilligen Nahrungsverweigerung zu bilden, so soll er nicht künstlich ernährt werden. Die Entscheidung über die Urteilsfähigkeit des Gefangenen in dieser Hinsicht sollte von mindestens einem weiteren unabhängigen Arzt bestätigt werden. Der Gefangene soll durch den Arzt über die Folgen der Nahrungsverweigerung belehrt werden.
6. Der Weltärztebund wird dem betreffenden Arzt und seiner Familie angesichts von Drohungen oder Benachteiligungen, die aus der Ablehnung der Mithilfe bei Folterungen oder anderen grausamen, unmenschlichen oder die Würde verletzenden Handlungen resultieren, seine Unterstützung gewähren. Er appelliert an die Internationale Gemeinschaft, die nationalen Standesorganisationen und die gesamte Ärzteschaft, dies ebenfalls zu tun.«

1975
Stellungnahme der Konferenz von Asilomar

Wissenschaftler aus Ost und West, die sich mit der Genforschung bzw. Gentechnik befassen, trafen sich 1975 auf der Konferenz von Asilomar (Kalifornien). Sie stellten für ihr Fachgebiet fest, daß es Risiken in bestimmter Abstufung gibt, die das Leben auf der Welt bedrohen. Deshalb wollten sie eine Begrenzung der Forschungen durchsetzen.

»... Vernünftige Prinzipien im Umgang mit diesen möglichen Risiken sind,
1. daß Forschungsbeschränkung zu einem wesentlichen Bestandteil in der Versuchsgestaltung wird und
2. daß die Wirksamkeit der Forschungsbeschränkung dem eingeschätzten Risiko so genau wie möglich entsprechen sollte.
Welcher Abstufung der Risiken man auch immer zustimmen wird, ihr sollte folglich eine entsprechende Abstufung der Forschungsbeschränkung zugemessen werden. Die Risiken einzuschätzen wird eine schwierige und anfangs intuitive Aufgabe sein, die aber in dem Maße erleichtert wird, wie wir zusätzliches Wissen erlangen. In jedem Stadium werden wir dem möglichen Risiko eine Forschungsbeschränkung von angemessener Höhe zuordnen müssen. Experimente, die Arbeitsvorgänge in großem Maßstab erfordern, würden risikoreicher erscheinen als entsprechende Experimente in kleinerem Maßstab und darum striktere Maßnahmen der Forschungsbeschränkung verlangen. Der Gebrauch von Klonträgern oder Vektoren (Plasmiden, Phagen) und Wirtbakterien mit eingeschränkter Fähigkeit, sich außerhalb des Labors zu vermehren, würde die mögliche Gefahr des jeweiligen Experiments vermindern. So können die Wege, auf denen potentielle Risiken für das Lebendige und verschiedene Ebenen der Forschungsbeschränkung einander zugeordnet werden, von Zeit zu Zeit verschieden sein, insbesondere wenn die Technologie der Forschungsbeschränkung verbessert wird. Die Mittel, Risiken abzuschätzen und mit entsprechenden Ebenen der Forschungsbeschränkung auszubalancieren, müssen von Zeit zu Zeit überprüft werden. Durch formelle und informelle Informationskanäle innerhalb und zwischen den Staaten der Welt würde hoffentlich der Weg stimmig werden, auf dem mögliche Gefahren für das Lebendige und die Ebenen der Forschungsbeschränkung einander zugeordnet werden.
Beschränkung von Versuchen mit möglicherweise gefährlichen Stoffen kann auf verschiedenen Wegen erreicht werden. Der bedeutendste Beitrag, die Ausbreitung der rekombinierten DNA zu begrenzen, ist der Einsatz biologischer Schranken. Es gibt zwei Arten von Schranken:
1. anspruchsvolle Wirtbakterien, die unfähig sind, in natürlicher Umwelt zu überleben, und
2. nichtübertragbare und ebenso anspruchsvolle Vektoren (Plasmide, Bakteriophagen oder andere Viren), die nur in bestimmten Wirten wachsen können.
Physikalische Beschränkung, z. B. durch den Gebrauch geeigneter Schutzhauben oder, wo möglich, durch Labors mit beschränktem Zutritt oder Unterdruck, bringt einen zusätzlichen Sicherheitsfaktor. Besonders wichtig ist die strikte Einhaltung korrekter mikrobiologischer Arbeitsweise, die weitgehend das Entweichen von Organismen aus der experimentellen Situation begrenzen und dadurch die Sicherheit des Vorgehens vergrößern kann. Folglich sind Ausbildung und Einübung aller Mitarbeiter, die an den Experimenten beteiligt sind, wesentlich für die Effektivität aller Maßnahmen zur Gefahreneindämmung. In der Praxis werden diese verschiedenen Einschränkungsmaßnahmen einander ergänzen. Nachgewiesene wesentliche Verbesserungen in der Fähigkeit, das Wachstum bakterieller Wirte und Vektoren einzugrenzen, könnten Änderungen der entsprechenden physikalischen Einschränkungsmaßnahmen zulassen.
Strenge physikalische Abgrenzung und genaues Einhalten der Laborvorschriften können die Möglichkeit einer Ausbreitung potentiell gefährlicher Substanzen vermindern, aber nicht aufheben. Forscher, die sich für zusätzliche Sicherheit auf den Einsatz ›entwaffneter (disarmed)‹ Wirtbakterien und Vektoren verlassen, müssen deshalb die Wirksamkeit dieser Substanzen einer exakten Prüfung unterziehen, bevor sie deren Brauchbarkeit als biologische Schranken annehmen ...«

1977
Erklärung von Hawaii

Der Weltverband für Psychiatrie beschloß auf seinem 6. Weltkongreß in Hawaii eine für die Psychiatrie in aller Welt verbindliche Erklärung gegen die »Möglichkeiten des Mißbrauchs psychiatrischer Kenntnisse und Fertigkeiten im Gegensatz zu den Prinzipien der Humanität«. Damit reagierte er insbesondere auf den Mißbrauch der Psychiatrie in totalitären Staaten.

»1. Aufgabe der Psychiatrie ist die Pflege der seelischen Gesundheit, die Förderung der persönlichen Entwicklung des Menschen mit dem Ziel der Selbstverantwortung und der Selbstbestimmung in Freiheit.
Der Psychiater soll in Übereinstimmung mit den anerkannten Prinzipien seiner Wissenschaft und der ärztlichen Ethik nach bestem Wissen und Können den Interessen seiner Patienten dienen. Das allgemeine Wohl und eine gerechte Verteilung der für die Gesundheitspflege insgesamt verfügbaren Mittel soll er dabei stets angemessen berücksichtigen.
Zur Erfüllung dieser Aufgaben bedarf es intensiver und kontinuierlicher Forschung in allen Bereichen der Psychiatrie, der konsequenten Aus-, Weiter- und Fortbildung aller an der psychiatrischen Versorgung beteiligten Berufsgruppen und schließlich einer gezielten Öffentlichkeitsarbeit.
2. Jedem Patienten ist die Therapie mit den für ihn größten Erfolgsaussichten anzubieten. Die Behandlung ist mit Sorgfalt und unter Beachtung der Würde des Menschen sowie des Grundrechtes der Selbstbestimmung, auch über das eigene Leben und die Gesundheit, durchzuführen. Der Psychiater ist für therapeutische Maßnahmen seiner Mitarbeiter verantwortlich. Er hat deshalb für eine angemessene Supervision und für eine qualifizierte Ausbildung Sorge zu tragen. Wann immer erforderlich, oder auch auf den ausdrücklichen Wunsch des Patienten, sollte der Psychiater den Rat oder die Unterstützung eines erfahrenen Kollegen suchen.
3. Die therapeutische Beziehung zwischen dem Patienten und seinem Psychiater beruht auf einer beidseitig verpflichtenden Vereinbarung, die Zutrauen und Vertraulichkeit, Offenheit und Zusammenarbeit sowie gemeinsame Verantwortlichkeit erfordert. Sofern eine solche Vereinbarung mit Schwerkranken – oder auch mit Minderjährigen – nicht möglich ist, sollte sie mit einer Person, die das Vertrauen des Patienten und die rechtliche Befugnis zu seiner Interessenvertretung besitzt, getroffen werden.
Das Verhältnis des Psychiaters zu einem Patienten, der – wie in der forensischen Psychiatrie – nicht zum Zweck der Behandlung zu ihm kommt, muß in seiner Eigenart rechtlich geregelt sein und dem Betroffenen hinreichend erklärt werden.
4. Der Psychiater hat den Patienten über seinen Gesundheitszustand, über die beabsichtigten diagnostischen und therapeutischen Maßnahmen, einschließlich möglicher Alternativen, sowie über die Prognose aufzuklären. Die Aufklärung soll in einer der seelischen Verfassung des Patienten angemessenen Form erfolgen und ihm die Möglichkeit der Wahl zwischen geeigneten und verfügbaren Behandlungsmethoden geben.
5. Gegen den erklärten Willen oder ohne die Zustimmung des Patienten sind keine ärztlichen Maßnahmen durchzuführen; es sei denn, der Patient verfügt nicht – infolge seiner psychischen Erkrankung oder Behinderung – über die erforderliche Freiheit der Willensentschließung, er vermag nicht zu erkennen, was in seinem wohlverstandenen eigenen Interesse erforderlich ist, oder aber er befindet sich in einem Zustand erheblicher Selbst- oder Gemeingefährlichkeit.
In diesen Fällen muß die Möglichkeit der Zwangsunterbringung und -behandlung bestehen. Zwangsmaßnahmen sind stets nur im wohlverstandenen Interesse des Patienten und immer nur so lange wie unbedingt erforderlich anzuwenden. Der Psychiater soll sich um Aufklärung und Einverständnis von Vertrauenspersonen des Patienten wie auch um dessen nachträgliche Zustimmung bemühen.
6. Sobald die genannten Voraussetzungen für eine Zwangsbehandlung nicht mehr gegeben sind, ist der Patient zu entlassen, wenn er nicht mit der Fortführung der Behandlung auf freiwilliger Basis einverstanden ist.
Die Anordnung einer Zwangsunterbringung oder Zwangsbehandlung sowie die Regelung ihrer Durchführung muß durch ein dafür zuständiges, unabhängiges und neutrales Gremium (Gericht) erfolgen.
Jeder Patient muß über die Existenz dieses Gremiums informiert sein, über sein Recht der Anrufung, persönlich oder durch einen Vertreter, ohne Einschaltung des Krankenhauspersonals oder sonstiger Personen.
7. Der Psychiater darf sein berufliches Wissen und Können niemals zur Mißhandlung von Einzelpersonen oder Gruppen benutzen. Er sollte stets darauf bedacht sein, daß persönliche Wünsche, Gefühle oder Vorurteile sein ärztliches Handeln in keiner Weise beeinflussen.
Der Psychiater darf sich nicht an einer Zwangsbehandlung beteiligen, die nicht aufgrund des Krankheitszustandes erforderlich ist. Wenn vom Patienten oder von dritter Seite Maßnahmen verlangt werden, die gegen wissenschaftliche oder ethische Grundsätze verstoßen, muß der Psychiater seine Mitwirkung verweigern. Wenn aus irgendwelchen Gründen entweder die Wünsche eines Patienten oder seine wohlverstandenen Interessen nicht entsprechend berücksichtigt werden können, so muß er darüber informiert werden.
8. Was auch immer der Patient dem Psychiater mitteilt und anvertraut, was während der Untersuchung oder Behandlung aufgezeichnet wird, muß vertraulich bleiben. Es sei denn, der Patient entbindet den Psychiater von seiner Pflicht zur Verschwiegenheit, oder ein höheres Interesse, sei es der Allgemeinheit oder des Patienten, verlangt die Offenbarung des Geheimnisses. In diesen Fällen ist der Patient unverzüglich über den erforderlichen Bruch der Schweigepflicht zu informieren.
9. Die Vermehrung und die Verbreitung psychiatrischen Wissens und Könnens verlangt die Beteiligung der Patienten. Zur Vorstellung eines Patienten im Unterricht oder zur Veröffentlichung einer Krankengeschichte bedarf es, wenn möglich, seines Einverständnisses. Alle zweckmäßigen Vorkehrungen sind zu treffen, um die Anonymität zu wahren und das persönliche Ansehen des Patienten zu schützen.
Im Rahmen klinischer, insbesondere therapeutischer Forschungsprojekte ist jedem Patienten die bestmögliche Behandlung zu bieten. Seine Teilnahme muß freiwillig sein. Er hat Anspruch auf volle Information über Ziele, Verfahrensweisen, Risiken und Unbequemlichkeiten. Stets muß ein vernünftiges Verhältnis zwischen den kalkulierbaren Risiken oder Belästigungen für den Patienten und dem mutmaßlichen Nutzen der Untersuchung bestehen.
Bei Kindern oder anderen einwilligungsunfähigen Patienten bedarf es der Zustimmung des gesetzlichen Vertreters oder einer rechtlich befugten Vertrauensperson.
10. Jedem Patienten oder Probanden steht es jederzeit frei, ohne Angabe von Gründen die Fortführung jeder Form der freiwilligen Behandlung oder die weitere Beteiligung an einem Lehr- oder Forschungsprogramm abzulehnen. Eine Verweigerung der Behandlung oder der Teilnahme an einem Lehr- oder Forschungsprogramm darf den Psychiater niemals in seinen Bemühungen, dem Patienten oder Probanden zu helfen, beeinflussen.
Der Psychiater sollte jedes therapeutische, jedes Lehr- oder Forschungsprogramm, das sich im Widerspruch zu den Prinzipien dieser Erklärung entwickelt, abbrechen.«

1979
Richtlinien für die Sterbehilfe

Der Vorstand der Bundesärztekammer verabschiedete in Übereinstimmung mit den Richtlinien der Schweizerischen Akademie der medizinischen Wissenschaften von 1976 »Richtlinien für die Sterbehilfe«. Der Arzt ist grundsätzlich verpflichtet, das Leben zu erhalten und Leiden zu lindern, nicht jedoch beim Sterbenden »alle der Lebensverlängerung dienenden therapeutischen Möglichkeiten einzusetzen«. Auf dem Hintergrund der »Euthanasie« im Nationalsozialismus erschien es notwendig, eine aktive Sterbehilfe oder eine Beihilfe zum Selbstmord als eine nichtärztliche Handlung zu denunzieren. Zugleich erscheint es unethisch, den Sterbeprozeß um jeden Preis mit apparativen Hilfsmitteln zu verlängern.

»1. Einleitung
Zu den Pflichten des Arztes, das Leben zu erhalten, die Gesundheit zu schützen und wiederherzustellen sowie Leiden zu lindern, gehört auch, dem Sterbenden bis zu seinem Tode zu helfen. Die Hilfe besteht in Behandlung, Beistand und Pflege.

2. Behandlung
2.1. Bei der Behandlung ist nach angemessener Aufklärung der Wille des urteilsfähigen Patienten zu respektieren, auch wenn er sich nicht mit der von dem Arzt für geboten angesehenen Therapie deckt.
2.2. Beim bewußtlosen oder sonst urteilsunfähigen Patienten sind die im wohlverstandenen Interesse des Kranken medizinisch erforderlichen Behandlungsmaßnahmen unter dem Gesichtspunkt einer Geschäftsführung ohne Auftrag durchzuführen. Hinweise auf den mutmaßlichen Willen des Patienten müssen angehört werden; rechtlich aber liegt die letzte Entscheidung beim Arzt, es sei denn, daß nach den Vorschriften des Bürgerlichen Gesetzbuches ein Pfleger zu bestellen und dessen Einwilligung einzuholen ist. Ist der Patient unmündig oder entmündigt, so darf die Behandlung nicht gegen den Willen der Eltern oder des Vormundes eingeschränkt oder abgebrochen werden.
2.3. Bestehen bei einem dem Tode nahen Kranken oder Verletzten Aussichten auf Besserung, setzt der Arzt diejenigen Behandlungsmaßnahmen ein, die der möglichen Heilung und Linderung des Leidens dienen.
2.4. Beim Sterbenden, einem dem Tode nahe Erkrankten oder Verletzten,
– bei dem das Grundleiden mit infauster Prognose einen irreversiblen Verlauf genommen hat und
– der kein bewußtes und umweltbezogenes Leben mit eigener Persönlichkeitsgestaltung wird führen können, lindert der Arzt die Beschwerden. Er ist aber nicht verpflichtet, alle der Lebensverlängerung dienenden therapeutischen Möglichkeiten einzusetzen.
3. Beistand
Der Arzt steht einem dem Tode nahen Kranken, Verletzten oder sterbenden Patienten, mit dem ein Kontakt möglich ist, auch menschlich bei.
4. Pflege
Der dem Tode nahe Kranke, Verletzte oder der sterbende Patient haben einen Anspruch auf die ihren Umständen entsprechende und in der gegebenen Situation mögliche Pflege. Der Sterbende hat einen Anspruch auf eine menschenwürdige Unterbringung und Betreuung.«

1980
Stellungnahme zum Drogenmißbrauch

Die Weltgesundheitsorganisation (WHO) beschloß auf ihrer 33. Vollversammlung eine Stellungnahme zum Drogenmißbrauch. Dabei ging es um einen »internationalen Pakt zur Drogenkontrolle« zwischen den Mitgliedstaaten. Insbesondere die Information über die gesundheitsschädlichen Auswirkungen des Drogenmißbrauchs sollten gefördert werden.

»Die 33. Vollversammlung der WHO
1. bekräftigt, daß der Drogenmißbrauch eine ernste Gefahr von ständig wachsendem Ausmaß für die Gesundheit sowohl in Entwicklungsländern als auch in Industriestaaten darstellt;
2. fordert ihre Mitgliedstaaten auf, dem Auftreten des Drogenmißbrauchs in ihren eigenen Gesellschaften, ihren Regionen und in der ganzen Welt mehr Aufmerksamkeit zu widmen; besondere Beachtung sollen sie der zersetzenden Wirkung schenken, die der Drogenmißbrauch auf Leben und Berufsaussichten junger Menschen hat, weiterhin dem negativen Einfluß auf das soziale und ökonomische Wohlergehen, den wachsenden Schwierigkeiten bei der Durchsetzung des Rechts und den Maßnahmen, mit denen die Verbreitung des gesetzwidrigen Drogennachschubs in ihren Staaten eingeschränkt werden soll;
3. ermutigt die Mitgliedstaaten, wenn sie ihre nationalen Pläne mit dem Ziel der Gesundheit für alle bis zum Jahr 2000 und ihre Zwei-Jahres-Programme der Zusammenarbeit mit der WHO entwickeln, ernsthaft die Einbeziehung von Teilplänen zu erwägen, die wirksam den Anstieg des Drogenmißbrauchs in Angriff nehmen;
4. bittet die Mitgliedstaaten, freiwillige Beiträge zur Unterstützung der Kontrolle auf dem Gebiet des Drogenmißbrauchs zu leisten, die von der WHO und anderen internationalen Gremien unternommen wird, besonders von Fonds der Vereinten Nationen zur Kontrolle des Drogenmißbrauchs;
5. fordert die Mitgliedstaaten auf, die das noch nicht getan haben, sobald als möglich dem internationalen Pakt zur Drogenkontrolle beizutreten;
6. empfiehlt, daß die WHO darin fortfährt, die Auswirkung von Basisgesundheitsdiensten auf die Verringerung örtlicher Abhängigkeit von Opium als Allheilmittel festzustellen, besonders bei den Ländern, die Opium produzieren;
7. fordert den Generaldirektor auf:
(1) durch Veröffentlichung und andere Mittel die Sammlung, Verarbeitung und Verbreitung von Informationen zu fördern, in denen die schädlichen Auswirkungen des Drogenmißbrauchs auf Gesundheit und sozialen Fortschritt dargelegt werden;
(2) mit den Mitgliedstaaten bei der Integration der Kontrolle des Drogenmißbrauchs in ihre Programme für die Basisgesundheitsdienste und die nationalen Pläne zur Gesundheit für alle bis zum Jahr 2000 zusammenzuarbeiten;
(3) Auf- und Ausbau nationaler und internationaler Programme zu fördern, in denen Einschätzung, Auflistung, Kontrolle und angemessener Gebrauch narkotischer und psychotroper Substanzen, einschließlich Substanzen pflanzlichen Ursprungs, vorgenommen werden; solche Programme sollen unterstützt werden durch die Erarbeitung angemessener Richtlinien in Beratung mit der Abteilung der Vereinten Nationen für narkotische Arzneimittel, mit dem internationalen Kontrollausschuß für Narkotika und mit anderen zuständigen Gremien der Vereinten Nationen;
(4) weitere Mittel aus multilateralen Quellen, seien es Quellen innerhalb oder außerhalb von Regierungen, zu erschließen, um damit neue Projekte und Programme der WHO zur Kontrolle des Drogenmißbrauchs zu unterstützen;
(5) Aktivitäten weiterzuentwickeln, die sich mit der Prävention und Kontrolle von Gesundheitsproblemen auf der Ebene menschlichen Verhaltens befassen, sowie diejenigen, die mit dem Drogenmißbrauch verbunden sind;
(6) die Fähigkeit der WHO aufrechtzuerhalten, dieses drängende Gesundheitsproblem zu bewältigen;
(7) die Koordination von WHO-Programmen zu narkotischen und psychotropen Substanzen, von Programmen zu Taktik und Vorgehen gegenüber dem Drogenproblem und von anderen verwandten Programmen zu verstärken; ebenso soll die Zusammenarbeit mit interessierten Organisationen intensiviert werden, die außerhalb von Regierungen bestehen;
(8) die Vollversammlung der WHO zu gegebener Zeit über den Fortschritt in der Verwirklichung der Bestimmungen zu berichten, die in dieser Resolution aufgestellt worden sind.«

1981
Medizinisch-ethische Richtlinien für die artifizielle Insemination

Die Schweizerische Akademie der medizinischen Wissenschaften gab 1981 medizinisch-ethische Richtlinien für die künstliche Befruchtung an. Darin werden Samenspende, Auswahl des Spendersamens sowie der Eingriff selbst in die Verantwortung des Arztes gestellt. Die Fortschritte der Reproduktionsmedizin führten in den 70er Jahren zu Spezialverfahren der künstlichen Befruchtung (Insemination), die zur »extrakorporalen Befruchtung« zählen: Die In-vitro-Fertilisation (IVF) und der Embryotransfer (ET).

»1. Die künstliche Insemination mit dem Samen eines anonymen Spenders, auf die sich die folgenden Empfehlungen im Anschluß an die Resolution des Europarates vom 29. 12. 1978 beziehen, darf nur unter der Verantwortung des Arztes, der den Eingriff ausführt, vorgenommen werden. Der Arzt soll sich nicht nur von medizinischen Überlegungen leiten lassen, sondern sich nach Möglichkeit vergewissern, daß das Wohlergehen des künftigen Kindes umfassend gewährleistet ist.
2. Spendersamen darf nur mit schriftlicher Zustimmung des Spenders zur artifiziellen Insemination gebraucht werden. Eine artifizielle Insemination darf nur durchgeführt werden, wenn das schriftliche Einverständnis der empfangenden Frau und, wenn sie verheiratet ist, ihres Ehemannes oder, bei dauernder Partnerschaft, des Partners vorliegt.
3. Ein Arzt oder eine medizinische Institution, die menschliches Sperma zum Zwecke von artifizieller Insemination erhalten, haben vor deren Durchführung die notwendigen Nachforschungen und Untersuchungen beim Spender anzustellen, um die Übertragung erblicher Krankheiten an den Empfänger und ansteckende Krankheiten oder sonstige Gefährdung von Mutter und künftigem Kind zu vermeiden. Nötigenfalls stehen die humangenetischen Institute der medizinischen Fakultäten zur Verfügung. Der Samen des gleichen Spenders soll am selben Ort nicht vielfach verwendet werden (zur Vermeidung von Blutsverwandtschaften usw.).
4. Der Arzt, unter dessen Verantwortung eine artifizielle Insemination durchgeführt wird, hat im Rahmen des Möglichen einen Samenspender zu wählen, dessen Kind als dasjenige des das Kind wünschenden Paares angesehen werden könnte.
5. Der Arzt und das Personal der medizinischen Institution, welche Samen entgegennehmen, und der Arzt, welcher eine artifizielle Insemination ausführt, haben über die Identität des Spenders und der empfangenden Frau sowie über die artifizielle Insemination als solche Verschwiegenheit zu bewahren. Die Frau darf also nicht den Spender und der Spender darf nicht die Frau und ihren Gatten kennen oder mit ihnen bekannt sein. Der Arzt nimmt keine artifizielle Insemination vor, wenn die Wahrung der Verschwiegenheit als unwahrscheinlich erscheint.
6. Der Samen soll unentgeltlich gespendet werden. Immerhin können zeitliche Beanspruchung, Verdienstausfall, Reisespesen und andere Auslagen in unmittelbarem Zusammenhang mit der Samenspende dem Spender ersetzt werden. Wer als Privatperson oder als öffentliche oder private Organisation Samen zur artifiziellen Insemination zur Verfügung stellt, soll das ohne Erwerbsabsicht tun.«

1982
Grundsätze ärztlicher Ethik im Zusammenhang mit der Rolle von medizinischem Personal, insbesondere von Ärzten, beim Schutz von Strafgefangenen und Inhaftierten vor Folter und anderer grausamer, unmenschlicher oder erniedrigender Behandlung oder Strafe

Auf der Generalversammlung der Vereinten Nationen wurde am 18. Dezember 1982 eine Resolution angenommen, in der dem medizinischen Personal jede Mitwirkung an Straf- oder Foltermaßnahmen untersagt wird. Abgesehen von der Situation in totalitären Staaten, wo Ärzte häufig zur Mitwirkung an Folterungen gezwungen werden, kann auch in demokratisch verfaßten Staaten die Beteiligung von Ärzten beim Vollzug der Todesstrafe (z. B. in den USA Verabreichung einer tödlichen Injektion) und bei der Durchführung von Zwangsuntersuchungen, Zwangsbehandlung und Zwangsisolierung zum ethischen Konflikt führen (in der BRD insbesondere beim Umgang mit inhaftierten Terroristen).

»Grundsatz 1
Medizinisches Personal, insbesondere Ärzte, dem die medizinische Betreuung von Strafgefangenen oder Häftlingen obliegt, ist verpflichtet, deren körperliche und geistige Gesundheit zu schützen und ihnen im Krankheitsfall eine Behandlung von der gleichen Qualität und nach den gleichen Maßstäben zukommen zu lassen wie Personen, die sich nicht in Haft oder Gewahrsam befinden.
Grundsatz 2
Die aktive und passive Mitwirkung von medizinischen Personal, insbesondere von Ärzten, an Handlungen, die eine Teilnahme an der Folter oder einer anderen grausamen, unmenschlichen oder erniedrigenden Behandlung oder Strafe, eine Mittäterschaft, eine Anstiftung oder einen Versuch dazu darstellen, ist ein grober Verstoß gegen die ärztliche Ethik sowie ein Vergehen nach den geltenden internationalen Instrumenten.
Grundsatz 3
Es verstößt gegen die ärztliche Ethik, wenn medizinisches Personal, insbesondere Ärzte, sich mit Gefangenen oder Häftlingen in einer Weise beruflich befassen, die nicht einzig und allein den Zweck hat, ihre körperliche und geistige Gesundheit zu beurteilen, zu schützen oder zu verbessern.
Grundsatz 4
Es verstößt gegen die ärztliche Ethik, wenn medizinisches Personal, insbesondere Ärzte,
a) ihr Wissen und Können in einer Weise zur Unterstützung des Verhörs von Gefangenen und Häftlingen verwenden, die der körperlichen oder geistigen Gesundheit bzw. dem körperlichen oder geistigen Zustand dieser Gefangenen oder Häftlingen abträglich

sein kann und die nicht den diesbezüglichen internationalen Instrumenten entspricht;
b) bestätigen oder an einer Bestätigung darüber mitwirken, daß Strafgefangene oder Häftlinge für irgendeine Form der Behandlung oder Strafe tauglich seien, die ihrer körperlichen oder geistigen Gesundheit abträglich sein kann und nicht den diesbezüglichen internationalen Instrumenten entspricht, bzw. wenn dieses Personal in irgendeiner Weise an einer solchen Behandlung oder Bestrafung mitwirkt, die nicht im Einklang mit den diesbezüglichen internationalen Instrumenten steht.
Grundsatz 5
Die Mitwirkung von medizinischem Personal, insbesondere von Ärzten, an irgendwelchen Maßnahmen zur Einschränkung der Bewegungsfreiheit von Strafgefangenen oder Häftlingen verstößt gegen die ärztliche Ethik, es sei denn, daß diese Maßnahmen von rein medizinischen Kriterien geleitet und für den Schutz der körperlichen oder geistigen Gesundheit oder Sicherheit des Gefangenen oder des Häftlings selbst, seiner Mitgefangenen oder Mithäftlinge bzw. seiner Wärter notwendig sind und seine körperliche oder geistige Gesundheit nicht gefährden.«

1982
Entscheidungshilfen zur Feststellung des Hirntodes

Der wissenschaftliche Beirat der Deutschen Bundesärztekammer legte 1982 seine »Entscheidungshilfen zur Feststellung des Hirntodes« vor. Hierbei geht es um die eindeutige Todesfeststellung mit Hilfe der klinischen Technik. Dies ist besonders bedeutsam für die Problematik des Behandlungsabbruchs und der Organtransplantation. Die »Harvard criteria« von 1968 definierten erstmals die Kriterien des »Hirntodes«.

»Der Hirntod ist der vollständige und irreversible Zusammenbruch der Gesamtfunktion des Gehirns bei noch aufrechterhaltener Kreislauffunktion im übrigen Körper. Dabei handelt es sich ausnahmslos um Patienten, die wegen Fehlens der Spontanatmung kontrolliert beatmet werden müssen.
Der Hirntod ist der Tod des Menschen. Der Tod kann daher – außer nach Aufhören von Atmung und Herzschlag – auch dann festgestellt werden, wenn das Vorliegen der nachfolgend aufgeführten Kriterien des Hirntodes in klinischer Symptomatologie, während angemessener Beobachtungszeit und gegebenenfalls mit apparativer Zusatzdiagnostik nachgewiesen ist. Dabei dienen folgende Feststellungen und Untersuchungsbefunde als Entscheidugshilfen:

1. Voraussetzungen
1.1. Vorliegen einer akuten schweren primären oder sekundären Hirnschädigung.
1.2. Ausschluß von Intoxikation, neuromuskulärer Blockade, primärer Unterkühlung, Kreislaufschock, endokrinem oder metabolischem Koma als mögliche Ursache oder wesentliche Mitursache des Ausfalls der Hirnfunktion im Untersuchungszeitraum.

2. Maßgebliche Symptome des Ausfalls der Hirnfunktion
Hirntod wird durch den irreversiblen Verlust der Großhirn- und der Hirnstammfunktion gekennzeichnet:
2.1. Bewußtlosigkeit (Koma);
2.2. Ausfall der Spontanatmung;
2.3. Lichtstarre beider wenigstens mittel-, meistens maximal weiten Pupillen, wobei keine Wirkung eines Mydriatikums vorliegen darf;
2.4. Fehlen des okulo-zephalen Reflexes;
2.5. Fehlen des Kornealreflexes;
2.6. Fehlen von Reaktionen auf Schmerzreize im Trigeminusbereich;
2.7. Fehlen des Pharyngeal-/Trachealreflexes.
Das Vorliegen aller dieser Befunde muß übereinstimmend von zwei Untersuchern festgestellt werden.

3. Ergänzende Untersuchungen
3.1. Wird bei Vorliegen dieser Symptome 2.1. bis 2.7. und der Voraussetzungen 1.1. und 1.2. zusätzlich eine EEG-Untersuchung nach den technischen Richtlinien der Deutschen EEG-Gesellschaft durchgeführt und ergibt sich während einer kontinuierlichen Registrierung über mindestens 30 Minuten eine hirnelektrische Stille (Null-Linien-EEG), so kann – außer bei Säuglingen und Kleinkindern – der Hirntod ohne weitere Beobachtungszeit festgestellt werden. Bei Säuglingen und Kleinkindern bis zum zweiten Lebensjahr muß wegen der physiologischen Unreife des Gehirns die EEG-Registrierung nach 24 Stunden wiederholt werden, bevor der Hirntod festgestellt werden kann.
3.2. Wurde bei einer zur Klärung der Art der Hirnschädigung durchgeführten beidseitigen Angiographie bei einem ausreichenden Systemblutdruck ein zerebraler Zirkulationsstillstand nachgewiesen, so kann – wenn die Symptome 2.1. bis 2.7. vorliegen – ebenfalls der Hirntod ohne weitere Beobachtungszeit festgestellt werden.

4. Zeitdauer der Beobachtung
Wenn auf das EEG verzichtet werden muß und wenn auch kein angiographischer Befund vorliegt, müssen die unter 2. aufgeführten Ausfallssymptome
– bei Erwachsenen und bei älteren Kindern
– nach primärer Hirnschädigung während mindestens 12 Stunden
– nach sekundärer Hirnschädigung während 3 Tagen

mehrmals übereinstimmend nachgewiesen werden, bis der Hirntod festgestellt werden kann.
– Bei Säuglingen und Kindern bis zum zweiten Lebensjahr soll in allen Fällen mit primärer Hirnschädigung die Beobachtungszeit 24 Stunden betragen.

Nachdem die Kriterien des Hirntodes gem. 2. mit 3. oder 4. von zwei Untersuchern vollständig dokumentiert worden sind, ist damit der Tod festgestellt.

1984
Medizinisch-ethische Richtlinien für die In-vitro-Fertilisation und den Embryotransfer

Die Schweizerische Akademie der medizinischen Wissenschaften gab 1984 medizinisch-ethische Richtlinien für die »In-vitro-Fertilisation« und den »Embryotransfer« zur Behandlung der menschlichen Unfruchtbarkeit an. Die neueste Entwicklung dieser Techniken in der Reproduktionsmedizin wirft neben ethischen auch rein medizinische Probleme auf, u. a. die Frage der »Mehrlingsreduktion« und der sog. Risikogeburten.

»1. Unter In-vitro-Fertilisation (IVF) versteht man die in einem Kulturgefäß herbeigeführte Verschmelzung einer instrumentell entnommenen Eizelle mit einer Samenzelle. Die vaginale Einführung der sich entwickelnden Frucht in die Gebärmutterhöhle wird als Embryotransfer (ET) bezeichnet. Mit IVF und ET kann man sonst gesunden Paaren zu eigenen Nachkommen verhelfen, wenn eine natürliche Zeugung, zum Beispiel wegen verschlossener oder fehlender Eileiter, nicht möglich ist. IVF und ET sind wissenschaftlich und ethisch vertretbar, wenn
– andere Behandlungsmethoden versagt haben oder aussichtslos sind,
– reelle Erfolgschancen bestehen und nach Möglichkeit Risiken, die das Wohlergehen von Mutter und Kind beeinträchtigen können, ausgeschlossen worden sind, und
– die nachfolgenden Empfehlungen eingehalten werden.

2. IVF und ET sollen unter Leitung eines hierfür verantwortlichen Arztes und nur in Kliniken praktiziert werden, welche die von der Schweizerischen Akademie der Medizinischen Wissenschaften (SAMW) erarbeiteten Anforderungen zur Vornahme von IVF und ET erfüllen und sich den einschlägigen Richtlinien unterziehen. Der verantwortliche Arzt wird aufgefordert, sein Team bei der von der SAMW eingesetzten Kommission zu registrieren und dieser jährlich über alle durchgeführten Behandlungsversuche mit IVF und ET, über die erzielten Schwangerschaften und über deren Ergebnis zu berichten.
3. ET soll nur bei verheirateten Frauen praktiziert werden. Ehepaare ohne eigene Nachkommen sind nach Möglichkeit zu bevorzugen. Auf Ammenmütter (Leihmütter) ist zu verzichten.
4. Zur IVF sollen freiwillig gespendete Keimzellen einer Drittperson nur dann verwendet werden, wenn ein Partner keine zeugungsfähigen Gameten bilden kann.
5. Vom Transfer von in vitro gezeugten ehefremden Embryonen ist abzusehen und eine Übertragung von Embryonen von Frau zu Frau zu unterlassen.
6. Weder vor noch nach der IVF und dem ET dürfen am Erbgut der Keimzellen und der Embryonen Manipulationen vorgenommen werden.
7. Die betroffenen Ehepaare müssen über alle vorgesehenen Eingriffe sowie ihre Risiken, Erfolgschancen und Kosten informiert werden. Sämtliche Maßnahmen an Eltern und Keimzellen dürfen nur mit dem ausdrücklichen Einverständnis der betroffenen Personen erfolgen. Der zuständige Arzt sorgt dafür, daß Spender von Keimzellen und deren Empfänger voneinander keine Kenntnis erhalten.
8. Für die Kliniken, die IVF und ET vornehmen, gelten die praktischen Richtlinien, in denen die erwähnten Anforderungen unter Berücksichtigung der Forschungsbedürfnisse umschrieben sind.«

1985
Richtlinien zur Forschung an frühen menschlichen Embryonen

Der 88. Deutsche Ärztetag beschloß am 15. Mai 1985 »Richtlinien zur Durchführung von In-vitro-Fertilisation (IVF) und Embryotransfer (ET) als Behandlungsmethode der menschlichen Sterilität«. Als besonderes Problem erscheint die Verwendung »überzähliger« Embryonen. Im Herbst 1985 gab der wissenschaftliche Beirat der Bundesärztekammer »Richtlinien zur Forschung an frühen menschlichen Embryonen« bekannt. Die systematische biotechnische Verwertung von Embryonen bzw. Feten (ab 85. Tag) macht Schutzbestimmungen nötig.

»1. Definitionen
Unter Forschung an menschlichen Embryonen werden in diesem Zusammenhang wissenschaftliche Untersuchungen im frühesten, der Vereinigung von Ei- und Samenzelle unmittelbar folgenden Entwicklungsstadium verstanden. Im Hinblick auf die ethische Beurteilung lassen sich solche Untersuchungen nach den Zielen und den angewandten Maßnahmen unterscheiden:
1.1. Unterscheidung nach dem Ziel der Untersuchungen.
1. 1. 1. Untersuchungen können direkt dem klinischen Fortschritt dienen, zum Beispiel der Verbesserung der Lebensbedingungen von zu implantierenden Embryonen, der Verbesserung der Effizienz und Qualität von IVF/ET oder der Entwicklung einer Präimplantationsdiagnostik (anwendungsorientierte diagnostische und therapeutische Forschung).
1. 1. 2. Untersuchungen können aber auch dem Gewinn wissenschaftlicher Erkenntnisse dienen und so die Grundlagen und Voraussetzungen für das ärztliche Handeln in Diagnostik, Therapie und Prophylaxe verbessern (Grundlagenforschung).
1.2. Unterscheidung nach den angewandten Maßnahmen.
1. 2. 1. Untersuchungen an Embryonen können derart angelegt sein, daß der Erkenntnisgewinn mit Maßnahmen erzielt wird, die das Leben des Embryos nach Möglichkeit erhalten.
1. 2. 2. Untersuchungen können aber auch derart angelegt sein, daß der Erkenntnisgewinn mit Maßnahmen erzielt wird, bei denen das Leben des Embryos nicht erhalten wird.

2. Ethische Beurteilung
2.1. Es gibt wissenschaftliche Fragestellungen, die allein durch Untersuchungen von menschlichen Embryonen erfolgreich bearbeitet werden können. Nach unserem gegenwärtigen Wissensstand können derartige Untersuchungen vor allem auf folgenden Gebieten medizinischen Fortschritt und damit einen Nutzen für die Allgemeinheit bringen.
2. 1. 1. Entwicklung und Verbesserung von Methoden zur Behandlung der Infertilität, insbesondere zur Verbesserung der Erfolgsrate der IVF/ET,
2. 1. 2. Erkennung und Verhütung anlagebedingter und erworbener Krankheiten oder Fehlbildungen,
2. 1. 3. Aufklärung der Mechanismen der Konzeption und ihrer Störungen.
2.2. Untersuchungen, die der Verbesserung der Lebensbedingungen des jeweiligen Embryos und gleichzeitig dem Gewinn wissenschaftlicher Erkenntnis dienen, sind ärztlich vertretbar, wenn Nutzen und Risiken sorgfältig gegeneinander abgewogen sind.
2.3. Bestimmte Forschungen werden im allgemeinen Konsens für ethisch nicht vertretbar gehalten (siehe 3). Daraus darf nicht gefolgert werden, daß Forschungen, die außerhalb dieses Bereiches liegen, allgemein als ethisch vertretbar gelten.
Vielmehr besteht in zahlreichen Fragen ein ethischer Dissens. Darum wird es unterschiedliche Gewissensentscheidungen geben. Diese können aber bei der Prüfung der ethischen Vertretbarkeit von Forschungen nur in dem

Umfang respektiert werden, als ein ausreichender Konsens zwischen dem wissenschaftlichen Interesse einerseits und der gesellschaftlichen Wertanschauung über die Schutzwürdigkeit des menschlichen Lebens in seiner frühesten Phase andererseits besteht.
2.4. Niemand darf gezwungen werden, an Forschungen mit lebenden menschlichen Embryonen teilzunehmen.
2.5. Wegen ihrer besonderen ethischen Problematik bedürfen Forschungen auf diesem Gebiet einer institutionalisierten Kontrolle, die auch die wissenschaftlichen und rechtlichen Aspekte einschließt (siehe 4). Bei Verstößen müssen Sanktionen möglich sein.

3. Begrenzung der Forschung
3.1. Forschungen an menschlichen Embryonen sind unzulässig, wenn sie
3. 1. 1. am Tiermodell verwirklicht werden können beziehungsweise wenn die Möglichkeiten des Tierversuches nicht ausgeschöpft sind,
3. 1. 2. nicht einen unmittelbaren oder mittelbaren klinischen Nutzen im Sinne eines prophylaktischen, diagnostischen oder therapeutischen Fortschrittes zum Ziele haben,
3. 1. 3. nicht einem hohen wissenschaftlichen und methodischen Standard entsprechen.
3.2. Grundsätzlich dürfen menschliche Embryonen nicht mit dem Ziel der Verwendung zu Forschungszwecken erzeugt werden. Dies gilt auch im Rahmen der Sterilitätsbehandlung mit IVF/ET. Die Erzeugung von Embryonen aus Keimzellen Verstorbener ist unzulässig.
3.3. Menschliche Embryonen dürfen zu Forschungszwecken
3. 3. 1. nur mit der nach vollständiger Aufklärung eingeholten Einwilligung der genetischen Eltern verwendet werden,
3. 3. 2. nicht über einen Entwicklungszustand hinaus in vitro kultiviert werden, der nach dem 14. Tag nach Befruchtung in vivo entspricht,
3. 3. 3. nur für eine mit dem zuständigen Kontrollgremium abgestimmte Zeit kryokonserviert werden,
3. 3. 4. nicht routinemäßig oder serienmäßig in Prüfverfahren verwendet werden.
3. 4. Künstliche Mehrlingsbildung (Klonierung), Vereinigung von mehreren Embryonen oder Teilen davon (Chimärenbildung) sowie Erzeugung von Mischwesen aus Mensch und Tier (Interspezies-Hybridisierung) sind unzulässig.
3.5. Ärzte dürfen menschliche Keimzellen oder menschliche Embryonen nicht weitergeben, ohne daß die Einhaltung dieser Richtlinien gewährleistet ist.

4. Kontrolle der Forschung
4.1. Forschungen an menschlichen Embryonen müssen einem besonderen Kontrollverfahren unterzogen werden.
4.2. Jeder Wissenschaftler, der ein solches Vorhaben durchführen will, hat den Antrag mit einem ausführlichen Versuchsprotokoll seiner örtlichen oder regionalen Ethikkommission (Fakultätskommission oder Kommission der Landesärztekammer) vorzulegen. Gleichzeitig hat er diese Unterlagen der zentralen Kommission nach 4.3. vorzulegen. Zu gegebener Zeit hat der Antragsteller das Votum der örtlichen oder regionalen Ethikkommission und einen Abschlußbericht über seine Forschungen der zentralen Kommission vorzulegen.
4.3. Die zentrale Kommission ist als ständiger Ausschuß bei der Bundesärztekammer einzurichten. Diesem Ausschuß sollen neben Vertretern des Wissenschaftlichen Beirates angehören je ein Vertreter
- der Deutschen Forschungsgemeinschaft,
- der Max-Planck-Gesellschaft,
- der zuständigen Medizinisch-Wissenschaftlichen Fachgesellschaften,
- des Arbeitskreises Medizinischer Ethikkommissionen,
- des Vorstandes der Bundesärztekammer, außerdem
- der Rechtswissenschaften, der ethischen Wissenschaften sowie je ein vom Bundesrat und Bundestag zu benennender Vertreter des öffentlichen Lebens.

4.4. Die Kommission soll
4. 4. 1. über die Einhaltung dieser Richtlinien wachen,
4. 4. 2. die örtlichen und regionalen Ethikkommissionen bei der Begutachtung beraten und damit auf eine Vereinheitlichung der Begutachtungspraxis hinwirken,
4. 4. 3. die internationale Entwicklung beobachten,
4. 4. 4. die örtlichen Ethikkommissionen, die Förderorganisationen und die Landesärztekammern über die Entwicklung der Forschung an menschlichen Embryonen und über die Arbeit der Kommission unterrichten,
4. 4. 5. den Parlamenten und Regierungen jährlich Arbeits- und Erfahrungsberichte vorlegen und sie, wenn gewünscht, in allen die Forschung mit menschlichen Embryonen betreffenden Fragen beraten.
4.5. Die einschlägigen Fachgesellschaften, Förderorganisationen und die Herausgeber von Fachliteratur sind über Art und Funktion des Kontrollverfahrens zu unterrichten. Sie sollen sich das Votum der Ethikkommission vom Antragsteller vorlegen lassen und dieses bei ihren Entscheidungen über Förderung oder Publikation berücksichtigen.«

1986
Medizinische Ethikkommissionen

Auf seiner 4. Jahresversammlung beschloß der Arbeitskreis medizinischer Ethikkommissionen am 19. November 1986 in Düsseldorf Verfahrensgrundsätze für deren Tätigkeit (Fassung von 1988). Die Mitglieder der jeweiligen Kommission werden vom Vorstand der zuständigen Ärztekammer berufen, Kommissionen der Medizinischen Fakultäten richten sich nach lokalen Gegebenheiten. Offizielle Kommissionen der Ärztekammern werden seit 1978 eingerichtet.

»§ 1 Die Ethik-Kommission arbeitet auf der Grundlage der revidierten Deklaration von Helsinki des Weltärztebundes. Sie ist Bestandteil dieser Grundsätze. Die Kommission gewährt dem Arzt Hilfe durch Beratung und Beurteilung ethischer und ggf. rechtlicher Aspekte medizinischer Forschung am Menschen, unbeschadet der Verantwortung des Arztes für das Forschungsvorhaben und seine Durchführung ...
Die Kommission und ihre Mitglieder sind bei der Wahrnehmung ihrer Aufgaben unabhängig und an Weisungen nicht gebunden.
§ 2 Die Ethik-Kommission besteht aus mindestens fünf Mitgliedern, davon mindestens vier Ärzten und einem Juristen. Zwei Ärzte sollen erfahrene Kliniker, ein Arzt sollte auf dem Gebiet der theoretischen Medizin besonders erfahren sein, möglichst soll auch ein Rechtsmediziner mitwirken. Die Kommission kann, soweit erforderlich, Sachverständige beratend hinzuziehen ...
§ 3 Die Kommission wird auf Antrag tätig. Der Antrag kann geändert oder zurückgenommen werden.
Antragsberechtigt ist der Arzt als Projektleiter des medizinischen Forschungsvorhabens am Menschen. Der Antrag soll, wenn das Projekt dem institutionären Bereich der Universität zugehört, der Ethik-Kommission bei der jeweiligen medizinischen Fakultät, im übrigen der Ehtik-Kommission der jeweiligen Ärztekammer, der der Projektleiter als Kammerangehöriger angehört, vorgelegt werden ...
§ 4 Sitzungen der Ethik-Kommission sind nicht öffentlich. Die Mitglieder der Kommission sind zur Vertraulichkeit und Verschwiegenheit verpflichtet. Dasselbe gilt für beratend hinzugezogene Sachverständige.
Die Kommission beschließt im mündlichen oder schriftlichen Verfahren. In der Regel ist das Verfahren mündlich; das ist stets der Fall, wenn ein Mitglied der Kommission es verlangt.
Mitglieder der Kommission, die an dem Forschungsvorhaben mitwirken, sind von der Beschlußfassung ausgeschlossen. Die Kommission kann vom Antragsteller ergänzende Unterlagen, Angaben oder Begründungen verlangen. Bedenken sind dem Antragsteller mitzuteilen. Er erhält Gelegenheit zur Stellungnahme.
Die Kommission kann im Benehmen mit dem Antragsteller Fachgutachten einholen. Gutachter, die beratend hinzugezogen werden, sind wie die Kommissionsmitglieder zur Vertraulichkeit und Verschwiegenheit verpflichtet.
Über jede Sitzung ist eine Niederschrift mit dem wesentlichen Ergebnis der Verhandlungen anzufertigen.
Änderungen des Forschungsvorhabens vor oder während der Durchführung sind der Kommission bekanntzugeben.
§ 5 Die Kommission soll über den zu treffenden Beschluß einen Konsens anstreben. Wird ein solcher nicht erreicht, beschließt die Kommission mit der Mehrheit der Mitglieder. Stimmenthaltung gilt als Ablehnung.
Der Beschluß ist dem Antragsteller schriftlich bekanntzugeben. Der Beschluß kann mit Auflagen versehen werden. Ablehnende Beschlüsse, Auflagen und Empfehlungen zur Modifikation sind schriftlich zu begründen.
Ein Mitglied der Kommission kann seine abweichende Meinung in einem Sondervotum niederlegen, das dem Beschluß anzufügen ist ...«

1990
Gesetz zum Schutz von Embryonen (ESchG)

Am 13. Dezember 1990 wurde das Gesetz zum Schutz von Embryonen (ESchG) verabschiedet, das zum 1. Januar 1991 in Kraft trat (Auszüge). Damit soll die mißbräuchliche Verwendung menschlicher Embryonen zu Forschungs- bzw. Therapiezwecken verhindert werden. Bereits 1992 wurde von Wissenschaft und pharmazeutischer Industrie eine Revision dieses Gesetzes gefordert, das nach deren Ansicht die Forschung zu sehr behindere und ein Abwandern gentechnologischer Industrie ins Ausland herbeiführe.

»§ 1 Mißbräuchliche Anwendung von Fortpflanzungstechniken
(1) Mit Freiheitsstrafe bis zu drei Jahren oder mit Geldstrafe wird bestraft, wer
1. auf eine Frau eine fremde unbefruchtete Eizelle überträgt,
2. es unternimmt, eine Eizelle zu einem anderen Zweck künstlich zu befruchten, als eine Schwangerschaft der Frau herbeizuführen, von der die Eizelle stammt,
3. es unternimmt, innerhalb eines Zyklus mehr als drei Embryonen auf eine Frau zu übertragen,
4. es unternimmt, durch intratubaren Gametentransfer innerhalb eines Zyklus mehr als drei Eizellen zu befruchten,
5. es unternimmt, mehr Eizellen einer Frau zu befruchten, als ihr innerhalb eines Zyklus übertragen werden sollen,
6. einer Frau einen Embryo vor Abschluß seiner Einnistung in der Gebärmutter entnimmt, um diesen auf eine andere Frau zu übertragen oder ihn für einen nicht seiner Erhaltung dienenden Zweck zu verwenden, oder
7. es unternimmt, bei einer Frau, welche bereit ist, ihr Kind nach der Geburt Dritten auf Dauer zu überlassen (Ersatzmutter), eine künstliche Befruchtung durchzuführen oder auf sie einen menschlichen Embryo zu übertragen ...

§ 2 Mißbräuchliche Verwendung menschlicher Embryonen
(1) Wer einen extrakorporal erzeugten oder einer Frau vor Abschluß seiner Einnistung in der Gebärmutter entnommenen menschlichen Embryo veräußert oder zu einem nicht seiner Erhaltung dienenden Zweck abgibt, erwirbt oder verwendet, wird mit Freiheitsstrafe bis zu drei Jahren oder mit Geldstrafe bestraft.
(2) Ebenso wird bestraft, wer zu einem anderen Zweck als der Herbeiführung einer Schwangerschaft bewirkt, daß sich ein menschlicher Embryo extrakorporal weiterentwickelt.
(3) Der Versuch ist strafbar ...

§ 6 Klonen
(1) Wer künstlich bewirkt, daß ein menschlicher Embryo mit der gleichen Erbinformation wie ein anderer Embryo, ein Fötus, ein Mensch oder ein Verstorbener entsteht, wird mit Freiheitsstrafe bis zu fünf Jahren oder mit Geldstrafe bestraft.
(2) Ebenso wird bestraft, wer einen in Absatz 1 bezeichneten Embryo auf eine Frau überträgt ...

§ 7 Chimären- und Hybridbildung
(1) Wer es unternimmt,
1. Embryonen mit unterschiedlichen Erbinformationen unter Verwendung mindestens eines menschlichen Embryos zu einem Zellverband zu vereinigen,
2. mit einem menschlichen Embryo eine Zelle zu verbinden, die eine andere Erbinformation als die Zellen des Embryos enthält und sich mit diesem weiter zu differenzieren vermag, oder
3. durch Befruchtung einer menschlichen Eizelle mit dem Samen eines Tieres oder durch Befruchtung einer tierischen Eizelle mit dem Samen eines Menschen einen differenzierungsfähigen Embryo zu erzeugen,
wird mit Freiheitsstrafe bis zu fünf Jahren oder mit Geldstrafe bestraft ...«

Personenregister

Das Personenregister enthält alle in diesem Buch genannten Personen, auch mythologische Gestalten. Die Jahreszahlen hinter den Personennamen geben – soweit bekannt – die Lebensdaten an. Die Herrscherinnen und Herrscher sowie die Angehörigen regierender Häuser sind alphabetisch nach den von ihnen regierten Ländern aufgeführt. Kursive Seitenzahlen verweisen auf Abbildungen.

A

B

C

D

M

U

V

W

Y

Z

Sachregister

Das Sachregister ist nach Oberbegriffen gegliedert. Innerhalb dieser Oberbegriffe führen Suchwörter zu den in den einzelnen Artikeln behandelten Ereignissen und Themen. Kursive Seitenzahlen verweisen auf ausführliche Informationen zu einem Stichwort. Kalendariumseinträge sind nicht in das Register aufgenommen.

Die Stichwörter sind folgenden Oberbegriffen zugeordnet:

A

D

E

F

G

R

S

Die Autorinnen und Autoren

Herausgeber und Autor des Hauptteils:

Schott, Heinz, geboren 1946, Dr. med. und Dr. phil., Professor für Geschichte der Medizin an der Universität Bonn, Direktor des Medizinhistorischen Instituts in Bonn. Veröffentlichungen u. a. zur Geschichte der Psychiatrie und Psychotherapie mit dem Schwerpunkt Sigmund Freud sowie zur Medizin zwischen Aufklärung und Romantik mit dem Schwerpunkt Franz Anton Mesmer, aktuelle Forschungsprojekte zur Naturphilosophie des Paracelsus und zu den historischen Wurzeln »alternativer« (traditioneller) Heilweisen.

Co-Autorinnen und Co-Autoren des Hauptteils:

Müller, Ingo Wilhelm, geboren 1954, Dr. med., Habilitation 1989 in Bochum. Hochschuldozent für Geschichte der Medizin an der Justus-Liebig-Universität Gießen. Veröffentlichungen u. a. zur Geschichte der Blutegeltherapie, zur Rezeption der antiken Medizin und zur praktischen Medizin der frühen Neuzeit.

Roelcke, Volker, geboren 1958, Dr. med., M. Phil. (= Master of Philosophy), Facharzt für Psychiatrie. Studium der Medizin, Ethnologie, Alten Geschichte und Philosophie. Wissenschaftlicher Angestellter am Medizinhistorischen Institut der Universität Bonn. Forschungsschwerpunkte sind u. a. die Geschichte der Psychiatrie und Psychotherapie im 19. und 20. Jahrhundert sowie Ethnomedizin und historische Medizinsoziologie.

Wolf-Braun, Barbara, geboren 1954, Dr. phil., wissenschaftliche Mitarbeiterin am Medizinhistorischen Institut der Universität Bonn. Forschungsschwerpunkte und Veröffentlichungen zu den Themen Hypnose im 20. Jahrhundert, Geschichte der Psychotherapie, medizinische Psychologie und Psychosomatik sowie Geschichte der Alternativmedizin.

Fachliche Beratung:

Schadewaldt, Hans, geboren 1923, Dr. med., emeritierter Professor und ehemaliger Direktor des Instituts für Geschichte der Medizin der Universität Düsseldorf. Präsident der Rheinisch-Westfälischen Akademie der Wissenschaften. Veröffentlichungen u. a. zu Fragen der Ethik in der Medizin sowie zur Geschichte der Allergie- und Immunitätsforschung, außerdem Publikationen zu Fragen des Verhältnisses von Kunst und Medizin.

Autorinnen und Autoren der Übersichtsartikel, zugleich Berater für die jeweilige Epoche:

Bleker, Johanna, geboren 1940, Dr. med., Professorin für Geschichte der Medizin an der Freien Universität Berlin. Veröffentlichungen u. a. zur Naturhistorischen Schule, zur Geschichte der klinischen Medizin und zur Medizin im Nationalsozialismus.

Boschung, Urs, geboren 1946, Dr. med., Professor für Geschichte der Medizin an der Universität Bern, Direktor des Medizinhistorischen Instituts in Bern. Veröffentlichungen zur Technik- und Wissenschaftsgeschichte der Medizin besonders des 18. Jahrhunderts.

Eckart, Wolfgang Uwe, geboren 1952, Dr. med., Professor und Direktor des Instituts für Geschichte der Medizin der Ruprecht-Karls-Universität Heidelberg. Veröffentlichungen u. a. zur Medizin im Deutschen Kaiserreich, zur Geschichte der Kolonial- und Tropenmedizin, zur neueren Sanitätsgeschichte sowie zur ärztlichen Verhaltenslehre in der frühen Neuzeit.

Engelhardt, Dietrich von, geboren 1941, Dr. phil., Professor für Geschichte der Medizin und Allgemeine Wissenschaftsgeschichte an der Universität Lübeck, Direktor des Instituts für Medizin- und Wissenschaftsgeschichte in Lübeck. Veröffentlichungen u. a. zu Fragen der Ethik und Philosophie in der Geschichte der Medizin sowie zur Medizin der Romantik. Ein weiterer Forschungsschwerpunkt ist der Themenkomplex des historischen Bewußtseins in den Naturwissenschaften.

Hau, Friedrun R., geboren 1941, Dr. phil., Professorin für Geschichte der Medizin am Medizinhistorischen Institut der Universität Bonn. Veröffentlichungen zur Medizin des Mittelalters und des Transfers medizinischen Wissens von der Antike über den Orient ins Abendland, weitere Forschungsschwerpunkte sind die Ethik und Ausbildung des Arztes und die Beziehung zwischen Islam und Medizin.

Maul, Stefan M., geboren 1958, Dr. phil., Hochschulassistent am Altorientalischen Seminar der Freien Universität Berlin.

Müller, Ingo Wilhelm, Dr. med. (s. oben)

Müller-Jahncke, Wolf-Dieter, geboren 1944, Dr. rer. nat., Professor für Geschichte der Pharmazie an der Universität Heidelberg, Kurator des Deutschen Apotheken-Museums. Veröffentlichungen u. a. zur Theorie und Praxis in der Heilkunde der frühen Neuzeit sowie zur Naturwissenschafts- und Pharmaziegeschichte.

Schubert, Charlotte, geboren 1955, Dr. phil., Professorin für Geschichte der Medizin an der Universität Bonn. Veröffentlichungen u. a. zur Medizingeschichte der Antike und zur Wissenschaftsgeschichte. Weitere Forschungsschwerpunkte betreffen das Verhältnis von Wissenschaft und Politik in der Antike sowie die Ethik in der Antike.

Schultz, Michael, geboren 1945, Dr. phil. nat. und Dr. med., Prosektor des Zentrums Anatomie der Universität Göttingen.

Seidler, Eduard, geboren 1929, Dr. med., Facharzt für Kinderkrankheiten, Professor für Geschichte der Medizin an der Universität Freiburg, Direktor des Instituts für Geschichte der Medizin sowie Leiter der Forschungsstelle Ethik und Recht in der Medizin in Freiburg. Veröffentlichungen u. a. zur historischen Kinderforschung, zur Sozialgeschichte der Medizin im 18./19. Jahrhundert, zur Medizin im Nationalsozialismus sowie zur Ethik in der Medizin.

Westendorf, Wolfhart, geboren 1924, Dr. phil., emeritierter Professor und ehemaliger Direktor des Ägyptologischen Seminars der Universität Göttingen. Veröffentlichungen zur Sprach-, Religions- und Medizingeschichte des antiken Ägyptens.

Winau, Rolf, geboren 1937, Dr. med. und Dr. phil., Professor für Geschichte der Medizin an der Freien Universität Berlin. Veröffentlichungen u. a. zur Medizin im Nationalsozialismus, zu Fragen der Ethik und Philosophie in der Medizin sowie zur Geschichte der Medizin in Berlin.

Literaturhinweise

I. Allgemeine Nachschlagewerke und Gesamtdarstellungen

Ackerknecht, Erwin H.: Geschichte der Medizin, Stuttgart 1977

Bratescu, Gheorghe: Dictionar Cronologic de Medicina si Farmacie, Bukarest 1975

Current work in the history of medicine. An international bibliography, Nr. 1 ff., London 1954 ff.

Diepgen, Paul: Geschichte der Medizin. Die historische Entwicklung der Heilkunde und des ärztlichen Lebens, Bd. 1–3, Berlin 1949–1955

Eckart, Wolfgang: Geschichte der Medizin, Berlin u. a. 1990

Fischer, I. (Hg.): Biographisches Lexikon der hervorragenden Ärzte der letzten 50 Jahre, Bd. 1–2, München und Berlin 1962

Garrison, Fielding H.: An Introduction to the History of Medicine with medical chronology, Philadelphia u. a. 1929

Gillispie, Charles Coulston (Hg.): Dictionary of scientific biography, Vol. 1–15, New York 1970–1978

Goerke, Heinz: Arzt und Heilkunde. Vom Asklepiospriester zum Klinikarzt. 3000 Jahre Medizin, München 1984

Hirsch, A. (Hg.): Biographisches Lexikon der hervorragenden Ärzte aller Zeiten und Völker. Bearbeitet von W. Haberling, Bd. 1–5 nebst Supplement, München und Berlin 1962

Hoffmann-Axthelm, Walter: Die Geschichte der Zahnheilkunde, Berlin 1985

Jetter, Dieter: Geschichte der Medizin. Einführung in die Entwicklung der Heilkunde aller Länder und Zeiten, Stuttgart und New York 1992

Lyons, Albert S. u. a.: Die Geschichte der Medizin im Spiegel der Kunst. Mit Beiträgen von Juan Bosch u. a., Köln 1980

McGrew, Roderick E.: Encyclopedia of Medical History, London u. a. 1975

Meyer-Steineg, Theodor u. a.: Illustrierte Geschichte der Medizin, Stuttgart 1965

Morton's Medical Bibliography. An Annotated Check-List of Texts Illustrating the History of Medicine, Aldershot 1991

Rothschuh, Karl Eduard: Konzepte der Medizin in Vergangenheit und Gegenwart, Stuttgart 1978

Schelenz, Hermann: Geschichte der Pharmazie, Berlin 1904

Schneider, Wolfgang: Geschichte der pharmazeutischen Chemie, Weinheim/Bergstr. 1972

Seidler, Eduard: Geschichte der Medizin und der Krankenpflege, 6. Auflage der Geschichte der Pflege des kranken Menschen, Stuttgart 1993

Sournia, Jean Charles u. a.: Illustrierte Geschichte der Medizin, Bd. 1–9, Salzburg 1980–1984

Wellcome Institute for the History of Medicine and Related Sciences: Subject catalogue of the history of medicine and related sciences, Vol. 1–13, München 1980

II. Ur- und Frühgeschichte

Bennike, Pia: Palaeopathology of Danish skeletons, Kopenhagen 1985

Childe, Vere Gordon: Prehistoric migrations in Europe, Osterhout N. B. 1969

Schultz, Michael: Archäologische Skelettfunde als Spiegel der Lebensbedingungen früher Viehzüchter und Nomaden der Ukraine. In: Katalog des Archäologischen Landesmuseums zur Ausstellung »Gold der Steppe – Archäologie der Ukraine«, Schleswig 1991

Schultz, Michael: Erkrankungen des Kindesalters bei der frühbronzezeitlichen Population von Hainburg/Niederösterreich. In: Mitteilungen Anthroposophische Gesellschaft, 118./119. Jg., Wien 1990

Schultz, Michael: Methoden der Licht- und Elektronenmikroskopie. In: Knussmann, Rainer (Hg.): Anthropologie. Handbuch der vergleichenden Biologie des Menschen, Bd. 1, Stuttgart 1988

Schultz, Michael: Paläopathologische Diagnostik. In: Knussmann, Rainer (Hg.): Anthropologie. Handbuch der vergleichenden Biologie des Menschen, Bd. 1, Stuttgart 1988

Schultz, Michael: Umwelt und Krankheit des vor- und frühgeschichtlichen Menschen. In: Wendt, Herbert u. a. (Hg.): Kindlers Enzyklopädie, Bd. 2, Zürich 1982

Schultz, Michael: Zur Morbidität der neolithischen Populationen. Ein Beitrag zur Paläopathologie. In: Homo, 40. Jg., Göttingen 1990

Urban, Otto u. a.: Die latènezeitlichen Gräberfelder von Katzelsdorf und Guntramsdorf, Niederösterreich. In: Archaeologica Austriaca, 69. Jg., Wien 1985

III. Archaische Hochkulturen

Biggs, Robert D.: Medicine in Ancient Mesopotamia. History of Science 8, 1969

Biggs, Robert D.: Medizin A. In Mesopotamien. In: Edzard, Dietz O. (Hg.): Reallexikon der Assyriologie, Bd. 7, Berlin und New York 1987–1990

Breasted, James Henry: The Edwin Smith Surgical Papyrus in Facsimile and Hieroglyphic Transliteration with Translation and Commentary, 2. Bd., Chicago 1930

Burde, Cornelia: Hethitische medizinische Texte. Studien zu den Bogazköy-Texten, Heft 19, Wiesbaden 1974

Civil, Miguel: Préscriptions médicales sumériennes. In: Revue d'assyriologie et d'archéologie orientale, 54. Jg., Paris 1960

Conteneau, Georges: La médecine en Assyrie et en Babylonie, Paris 1938

Durand, Jean-Marie: Maladies et médecins. In: Archives épistolaires de Mari, Bd. 1/I., Paris 1988

Ebbell, Bendix: The Papyrus Ebers. The Greatest Egyptian Medical Document, Kopenhagen 1937

Finkel, Irving L.: Adad-apla-iddina, Esagil-kin-apli and the Series SA.GIG. In: Leichty, E. u. a. (Hg.): A Scientific Humanist. Studies in Memory of Abraham Sachs, Philadelphia 1988

Germer, Renate: Mumien. Zeugen des Pharaonenreiches, Zürich und München 1991

Germer, Renate: Untersuchungen über Arzneimittelpflanzen im Alten Ägypten, Dissertation, Hamburg 1979

Ghalioungui, Paul u. el Dawakhly, Zeinab: Health and Healing in Ancient Egypt, Kairo 1965

Ghalioungui, Paul: Magic and Medical Science in Ancient Egypt, London 1963

Ghalioungui, Paul: The Physicians of Pharaonic Egypt, Sonderschrift 10 des Deutschen Archäologischen Instituts Kairo, Mainz 1983

Goltz, Dietlinde: Studien zur altorientalischen und griechischen Heilkunde. Therapie – Arzneibereitung – Rezeptstruktur. Sudhoffs Archiv, Beiheft 16, Wiesbaden 1974

Grapow, Hermann u. a.: Grundriß der Medizin der Alten Ägypter, Berlin 1954–1973

Bd. 1: Grapow, Hermann: Anatomie und Physiologie, Berlin 1954

Bd. 2: Grapow, Hermann: Von den medizinischen Texten, Berlin 1955

Bd. 3: Grapow, Hermann: Kranker, Krankheit, Arzt, Berlin 1956

Bd. 4/I. u. II.: Deines, Hildegard von, Westendorf, Wolfhart u. a.: Übersetzung der medizinischen Texte/Erläuterungen, Berlin 1958

Bd. 5: Grapow, Hermann: Die medizinischen Texte in hieroglyphischer Umschreibung, Berlin 1958

Bd. 6: Deines, Hildegard von u. Grapow, Hermann: Wörterbuch der ägyptischen Drogennamen, Berlin 1959

Bd. 7/I. u. II.: Deines, Hildegard von u. Westendorf, Wolfhart: Wörterbuch der medizinischen Texte, Berlin 1961 u. 1962

Bd. 8: Westendorf, Wolfhart: Grammatik der medizinischen Texte, Berlin 1962

Bd. 9: Deines, Hildegard von, Grapow, Hermann u. Westendorf, Wolfhart: Ergänzungen (Drogenquanten, Sachgruppen, Nachträge, Bibliographie, Generalregister), Berlin 1973

Harris, James E. u. Wente, Edward F.: An X-Ray Atlas of the Royal Mummies, Chicago und London 1980

Helck, Wolfgang, Otto, Eberhard u. Westendorf, Wolfhart: Lexikon der Ägyptologie, 7 Bd., Wiesbaden 1975–1992

Herrero, Paul: Thérapeutique mésopotamienne. Edition Recherche sur les Civilisation, Mémoire No. 46, Paris 1984

Jonckheere, Frans: Les Médecins de l'Égypte Pharaonique. Essai de prosopographie, Brüssel 1958

Köcher, Franz: Die babylonisch-assyrische Medizin in Texten und Untersuchungen, Bd. 1–6, Berlin 1963–1980
Labat, René: Traité akkadien de diagnostics et pronostics médicaux, Leiden 1951
Leca, Ange-Pierre: La médecine égyptienne au temps des pharaons, Paris 1971
Lefebvre, Gustave: Essai sur la médecine égyptienne de l'époque pharaonique, Paris 1956
Meissner, Bruno: Babylonien und Assyrien, Bd. 2, Heidelberg 1925
Oppenheim, A. Leo: Mesopotamian Medicine. Bulletin of the History of Medicine, Vol. 36, 1962
Reiner, Erica: Medicine in Ancient Mesopotamia. Journal of the International College of Surgeons 41
Reymond, Eve-Anne E.: A Medical Book from Crocodilopolis, Wien 1976
Ritter, Edith: Magical Expert (= ASIPU) and Physician (= ASÛ). Notes on two complementary professions in Babylonian medicine. In: Studies in Honor of Benno Landsberger. Assyriological Studies, 16. Jg., 1965
Soden, Wolfram von: Der Chirurg im Akkadischen. In: Wiener Zeitschrift für die Kunde des Morgenlandes, Bd. 55, Wien 1959
Steuer, Robert O. u. Saunders, J. B. de C. M.: Ancient Egyptian and Cnidian Medicine. The Relationship of their Aetiological Concepts of Disease, Berkeley und Los Angeles 1959
Stol, Marten: Old Babylonian Ophthalmology. In: Lebeau, M. u. Talon, Ph. (Hg.): Reflets des deux fleuves. Volume de mélange offerts à André Finet. Akkadica Supplementum VI., Löwen 1989
Thompson, Reginald C.: Assyrian Prescriptions for Deseases of the Ears. In: Journal of the Royal Asiatic Society of Great Britain and Ireland, 1931
Till, Walter C.: Die Arzneikunde der Kopten, Berlin 1951
Westendorf, Wolfhart: Erwachen der Heilkunst. Die Medizin im Alten Ägypten, Zürich 1992
Westendorf, Wolfhart: Papyrus Edwin Smith. Ein medizinisches Lehrbuch aus dem Alten Ägypten, Bern und Stuttgart 1966

IV. Griechisch-römische Antike

Deichgräber, Karl: Der hippokratische Eid, Stuttgart 1969
Edelstein E. J. u. a.: A Collection and Interpretation of the Testimonies, 2 Bde., 1945
Edelstein, Ludwig: Ancient Medicine. Selected Papers, Baltimore 1967
Edelstein, Ludwig: The Hippocratic Oath: Text, Translation and Interpretation. Bull. Hist. Med., Suppl. 1, 1953
Flashar, Hellmut (Hg.): Antike Medizin, Darmstadt 1971
Galen: Problems and Prospects. A collection of papers submitted at the 1979 Cambridge Conference, ed. V, Nutton, 1981
Krug, Antje: Heilkunst und Heilkult, München 1984
Kudlien, Fridolf: Der Beginn des medizinischen Denkens bei den Griechen, Zürich u. a. 1967
Müri, Walter (Hg.): Der Arzt im Altertum, Zürich u. a. 1962
Philipps, Ed. D.: Greek Medicine, 1973
Schubert, Charlotte: Die Macht des Volkes und die Ohnmacht des Denkens. Studien zu Mentalität und Wissenschaft im 5. Jh., Historia Einzelschriften, Stuttgart 1993
Schumacher, Joseph: Antike Medizin. Die naturphilosophischen Grundlagen in der griechischen Antike, Berlin 1963
Smith, Wesley D.: The Hippocratic Tradition, London 1979
Temkin, Owsei: Galenism. Rise and Decline of a medical Philosophy, Ithaca 1973

V. Medizin und christliche Tradition

Baader, Gerhard von u. Keil, Gundolf (Hg.): Medizin im mittelalterlichen Abendland, Darmstadt 1982
Baader, Gerhard von: Die Schule von Salerno. In: Medizinhistorisches Journal, 13. Jg., Stuttgart 1978
Bachmann, Margot: Die Nachwirkungen des hippokratischen Eides. Ein Beitrag zur Geschichte der ärztlichen Ethik, Würzburg 1952
Dulieu, Louis: La médecine à Montpellier. T. 1: Le moyen âge, Avignon 1975
Grundmann, Herbert: Vom Ursprung der Universität im Mittelalter, Berlin 1957
Gurlt, E.: Geschichte der Chirurgie und ihrer Ausübung, Bd. 1–3, Stuttgart 1898
Hein, Wolfgang-Hagen u. Sappert, Kurt: Die Medizinalordnung Friedrichs II., Eutin 1957
Hirschberg, Julius: Geschichte der Augenheilkunde, Leipzig 1908
Ibn Butlân: Das Ärztebankett, Stuttgart 1984
Jacob, Georg: Der Einfluß des Morgenlandes auf das Abendland vornehmlich während des Mittelalters, Osnabrück 1973
Jetter, Dieter: Grundzüge der Hospitalgeschichte, Darmstadt 1973
Kreiser, Klaus u. a. (Hg.): Lexikon der islamischen Welt, Stuttgart 1974
Meyerhof, Max: Von Alexandrien nach Bagdad. Ein Beitrag zur Geschichte des philosophischen und medizinischen Unterrichts bei den Arabern. In: Sitzungsberichte der Preuss. Akad. d. wiss. Phil.-hist. Kl., Berlin 1930
O'Leary, De Lacy: How Greek science passed to the Arabs, London 1948
Schipperges, Heinrich: Arabische Medizin im lateinischen Mittelalter, Berlin u. a. 1976
Schipperges, Heinrich: Assimilation der arabischen Medizin durch das lateinische Mittelalter, Wiesbaden 1974
Schipperges, Heinrich: Der Garten der Gesundheit. Medizin im Mittelalter, München 1990
Strohmaier, Gotthard: Denker im Reich der Kalifen, Leipzig u. a. 1979
Ullmann, Manfred: Islamic Medicine, Edinburgh 1978

VI. Die Renaissance

Fernel, Jean: Universa medicina, Paris 1567
Foreest, Pieter van: Observationum et curationum medicinalium libri 32, Leiden 1584–1606
Fuchs, Leonhart: New Kreüterbuch, Basel 1543 (Nachdruck Darmstadt 1989)
Müller, Ingo. W.: Humoralmedizin. Physiologische, pathologische und therapeutische Grundlagen der galenistischen Medizin, Heidelberg 1993
Müller, Ingo W.: Iatromechanische Theorie und ärztliche Praxis im Vergleich zur galenistischen Medizin, Stuttgart 1991
O'Malley, C. D.: Andreas Vesalius of Brussels 1514–1564, Berkeley/Los Angeles 1965
Pagel, Walter: Paracelsus – An Introduction to Philosophical Medicine in the Era of the Renaissance, 2. Aufl., Basel 1982
Paré, Ambroise: Oeuvres, Paris 1585 (Nachdruck Lyon o. J.)
Siraisi, Nancy G.: Avicenna in Renaissance Italy, Princeton 1987
Sudhoff, Karl u. Matthiessen, Wilhelm (Hg.): Paracelsus Sämtliche Werke, München 1922–1933
Vesal, Andreas: De humani corporis fabrica, Basel 1543 (Nachdruck Brüssel 1964)
Wear, A. (Hg.): The medical renaissance of the sixteenth century, Cambridge 1985
Webster, Charles (Hg.): Health, medicine and mortality in the sixteenth century, Cambridge 1979
Weyer, Johannes: De praestigiis daemonum, Frankfurt 1568

VII. Medizin, Pharmazie und Chemie im 17. Jahrhundert

Ganzenmüller, Wilhelm: Die Alchemie im Mittelalter, Paderborn 1938 (Nachdruck Hildesheim 1967)
Goldammer, Kurt: Der göttliche Magier und die Magierin Natur, Kosmosophie Bd. 5, Stuttgart 1991
Goltz, D.: Naturmystik und Naturwissenschaft in der Medizin um 1600, Sudhoffs Archiv 60, 1976
Müller-Jahncke, Wolf-Dieter: Astrologisch-magische Theorie und Praxis in der Heilkunde der frühen Neuzeit, Sudhoffs Archiv, Beiheft 25, Wiesbaden 1985
Müller-Jahncke, Wolf-Dieter. Ordnung durch »Signatur«. Analogiedenken und Arzneischatz im 16. und 17. Jahrhundert. In: Deutsche Apotheker Zeitung 124, 1984
Müller-Jahncke, Wolf-Dieter: Die Pflanzenabbildung in Renaissance und Frühbarock – Ein Überblick. In: Pharmazeutische Zeitung 129, 1984
Pagel, Walter: The smiling spleen. Paracelsism in storm and stress, Basel 1984
Schneider, Wolfgang: Geschichte der pharmazeutischen Chemie, Weinheim 1972
Sudhoff, Karl: Paracelsus. Ein deutsches Lebensbild aus den Tagen der Renaissance, Leipzig 1936
Telle, Joachim (Hg.): Pharmazie und der gemeine Mann. Hausarznei und Apotheke in der frühen Neuzeit, 2. Aufl., Weinheim/New York 1988

VIII. Zeitalter der Aufklärung

Ackerknecht, Erwin H.: Medizin und Aufklärung. In: Schweizerische Medizinische Wochenschrift, 89. Jg., Basel 1959
Boschung, Urs: Medizinstudium im Zeitalter der Aufklärung. In: Schweizer Rundschau für Medizin (Praxis), 72. Jg., Bern u. a. 1983
Diepgen, Paul: Geschichte der Medizin, 2/I Bd, Berlin 1951
Ducheneau, François: La Physiologie des Lumières – Empirisme, Modèles et Théories, Den Haag u. a. 1982
Fischer, Georg: Chirurgie vor 100 Jahren. Historische Studie, Leipzig 1876
Hartmann, Fritz u. a.: Directiones ad rem Medicam pertinentes. Ein Manuskript G. W. Leibnizens aus dem Jahre 1671/72 über die Medizin. In: Studia Leibnitiana, 8. Jg., Wiesbaden und Stuttgart 1976
Kant, Immanuel: Was ist Aufklärung. Aufsätze zur Geschichte und Philosophie, hg. von J. Zehbe, Göttingen 1967
King, Lester I.: The Philosophy of Medicine. The Early Eighteenth Century, Cambridge u. a. 1978
Klebs, Arnold C.: Die Variolation im achtzehnten Jahrhundert. Ein historischer Beitrag zur Immunitätsforschung, Gießen 1914
Lesky, Erna (Hg.): J. P. Frank, Akademische Rede vom Volkselend als der Mutter der Krankheiten, Leipzig 1960
Lesky, Erna u. a.: Gerhard van Swieten und seine Zeit, Wien u. a. 1973
Lesky, Erna: Medizin im Zeitalter der Aufklärung. In: Lessing und die Zeit der Aufklärung. Vorträge gehalten auf der Joachim-Jungius-Gesellschaft der Wissenschaften Hamburg am 10. und 11. Oktober 1967, Göttingen 1968
Lindeboom, Gerrit A.: Herman Boerhaave. The Man and his Work, London 1968
Mann, Gunter: Medizin der Aufklärung: Begriff und Abgrenzung. In: Medizinhistorisches Journal, 1. Jg., Stuttgart 1966
Monti, Maria Teresa: Congettura ed esperienza nella fisiologia di Haller. La riforma dell'anatomia animata e il sistema della generazione, Mailand 1990
Osterhausen, Johann Karl: Ueber medicinische Aufklärung, Zürich 1798
Roe, Shirley A.: Matter, Life and Generation. 18th Century Embryology and the Haller-Wolf-Debate, Cambridge 1981
Roger, Jacques: Les sciences de la vie dans la pensée française du XVIIIe siècle, Paris 1971
Toellner, Richard: Albrecht von Haller. Über die Einheit im Denken des letzten Universalgelehrten, Wiesbaden 1971
Toellner, Richard: Medizin in der Mitte des 18. Jahrhunderts. In: Vierhaus, Rudolf (Hg.): Wissenschaften im Zeitalter der Aufklärung, Göttingen 1985

IX. Die Anfänge der klinischen Medizin

Bleker, Johanna: Die naturhistorische Schule 1825–1845, Stuttgart 1981
Engelhardt, Dietrich von: Der metaphysische Krankheitsbegriff des Deutschen Idealismus. Schellings und Hegels naturphilosophische Grundlegung. In: Seidler, Eduard (Hg.): Medizinische Anthropologie, Berlin 1984
Eulner, Hans H.: Die Entwicklung der medizinischen Spezialfächer an den Universitäten des deutschen Sprachgebietes, Stuttgart 1970
Hirschfeld, E.: Romantische Medizin. Zu einer zukünftigen Geschichte der naturphilosophischen Ära. In: Kyklos, 3. Jg., Leipzig 1939
Leibbrand, Werner: Die spekulative Medizin der Romantik, Hamburg 1956
Oldenburg, Dieter: Romantische Naturphilosophie und Arzneimittellehre, Dissertation, Braunschweig 1979
Pagel, Walter: The speculative basis of modern pathology. Jahn, Virchow and the philosophy of pathology. In: Bulletin of the History of Medicine, 19. Jg., Baltimore 1945
Risse, Guenter B.: »Philosophical« medicine in nineteenth-century Germany: An episode in the relations between philosophy and medicine. In: Journal of Medicine and Philosophy, 1. Jg., Chicago 1976
Rothschuh, Karl Eduard: Naturphilosophische Konzepte der Medizin aus der Zeit der deutschen Romantik. In: Brinkmann, Richard (Hg.): Romantik in Deutschland, Stuttgart 1978
Schipperges, Heinrich: Moderne Medizin im Spiegel der Geschichte, Stuttgart 1970
Schmidt, P.: Gesundheit und Krankheit in der romantischen Medizin und Erzählkunst. In: Jahrbuch des Freien Deutschen Hochstifts, Tübingen 1966
Schott, Heinz (Hg.): Franz Anton Mesmer und die Geschichte des Mesmerismus, Stuttgart 1985
Seemen, H. v.: Zur Kenntnis der Medizinhistorie in der deutschen Romantik, Leipzig 1926
Sohni, Hans: Die Medizin der Frühromantik, Dissertation, Freiburg/Br. 1973
Temkin, Owsei: Concepts of ontogeny and history in Germany around 1800. In: Bulletin of the History of Medicine, 24. Jg., Baltimore 1950

X. Die Medizin und die Naturwissenschaften

Ackerknecht, Erwin H.: Rudolf Virchow. Arzt, Politiker, Anthropologe, Stuttgart 1957
Albisetti, James C.: The Fight for Female Physicians in Imperial Germany. In: Central European History, 15. Jg., Atlanta 1982
Billroth, Theodor: Ueber das Lehren und Lernen der medizinischen Wissenschaften an den Universitäten Deutscher Nation. Eine kulturhistorische Studie, Wien 1876
Coleman, William u. Holmes, Frederic (Hg.): The Investigative Enterprise: Experimental Physiology in Nineteenth-Century Medicine, Berkeley u. a. 1988
Evans, Richard J.: Tod in Hamburg. Stadt, Gesellschaft und Politik in den Cholera-Jahren 1830–1910, Reinbek bei Hamburg 1990
Frerichs, Theodor: Klinik der Leberkrankheiten, Braunschweig 1858
Frevert, Ute: Krankheit als politisches Problem 1770–1870. Soziale Unterschichten in Preußen zwischen medizinischer Polizei und staatlicher Sozialversicherung, Göttingen 1984
Goeckenjahn, Gerd: Kurieren und Staat machen. Gesundheit und Medizin in der bürgerlichen Welt, Frankfurt am Main 1985
Helmholtz, Hermann von: Das Denken in der Medizin, Berlin 1877
Huerkamp, Claudia: Der Aufstieg der Ärzte im 19. Jahrhundert. Vom gelehrten Stand zum professionellen Experten: Das Beispiel Preußens, Göttingen 1985
Karger-Decker, Bernt: Besiegter Schmerz. Geschichte der Narkose und Lokalanästhesie, Leipzig 1984
Koch, Robert: Die Ätiologie der Tuberkulose. In: Mitteilungen aus dem kaiserlichen Gesundheitsamte, 2. Jg., Berlin 1884
Mann, Gunter (Hg.): Biologismus im 19. Jahrhundert, Stuttgart 1973
Naunyn, Bernhard: Die Entwicklung der inneren Medizin mit Hygiene und Bakteriologie im 19. Jahrhundert, Jena 1900
Röntgen, Wilhelm Conrad: Ueber eine neue Art von Strahlen. Sitzungsberichte der physikalisch-medizinischen Gesellschaft, Würzburg 1885 und 1886
Spree, Reinhard: Soziale Ungleichheit vor Krankheit und Tod. Zur Sozialgeschichte des Gesundheitsbereichs im Deutschen Kaiserreich, Göttingen 1981
Virchow, Rudolf: Die Cellularpathologie in ihrer Begründung auf physiologische und pathologische Gewebelehre, Berlin 1858
Weindling, Paul: Health, race and German politics between national unification and Nazism, 1870–1945, Cambridge u. a. 1989

XI. Die moderne Medizin

Bleker, Johanna u. Jachertz, Norbert (Hg.): Medizin im Dritten Reich, Köln 1993

Bruwer, André: Classic descriptions in diagnostic Roentgenology, Springfield 1964
Ehrlich, Paul: Abhandlungen über Salvarsan, Bd. 1–4, München 1911–1914
Fleming, Alexander: Penicillin und seine praktische Anwendung, Kempen 1950
Freud, Sigmund: Psychoanalyse. Ausgewählte Schriften zur Neurosenlehre, zur Persönlichkeitspsychologie, zur Kulturtheorie, Leipzig 1910
Grotjahn, Alfred: Soziale Pathologie, Berlin 1912
Koch, Robert: Gesammelte Werke, Bd. 1–2, Leipzig 1912
Koelbing, Huldrych: Die ärztliche Therapie, Darmstadt 1985
Kudlien, Fridolf: Ärzte im Nationalsozialismus, Köln 1985
Labisch, Alfons: Homo Hygienicus, Frankfurt am Main u. a. 1992
Sauerbruch, Ferdinand: Die Technik der Thoraxchirurgie, Berlin 1911
Sauerbruch, Ferdinand: Die willkürlich bewegliche künstliche Hand, Berlin 1916
Winau, Rolf: Medizin in Berlin, Berlin u. a. 1987
Winau, Rolf: Medizin und Technik, Enzyklopädie der Technik Bd. 4, Düsseldorf 1992

XII. Die Grenzen der Schulmedizin
Amelung, Eberhard (Hg.): Ethisches Denken in der Medizin, Berlin u. a. 1992
Andersen, Hanfried H. u. a.: Konkurrenz und Kollegialität: Ärzte im Wettbewerb, Berlin 1990
Anschütz, Felix: Ärztliches Handeln. Grundlagen, Möglichkeiten, Grenzen, Widersprüche, Darmstadt 1988
Beauchamp, Tom L. u. a.: Principles of biomedical ethics, New York u. a. 1979
Büchner, Franz: Der Mensch in der Sicht moderner Medizin, Freiburg/Br. u. a. 1985
Curran, William J., Dyck, Arthur J. u. Reiser, Stanley Joel (Hg.): Ethics in Medicine. Historical Perspektives and Contemporary Concerns, London u. a. 1977
Duncan, A. S., Dunstan, G. R. u. Welbourn, R. B.: Dictionary of Medical Ethics, new revised edition, New York 1981
Engelhardt, H. Tristram: The Foundations of Bioethics, New York 1986
Eser, Albin u. a. (Hg.): Lexikon Medizin, Ethik, Recht, Freiburg/Br. u. a. 1989
Eser, Albin (Hg.): Recht und Medizin, hg. unter Mitarbeit von Alfred Künschner, Wege der Forschung 650, Darmstadt 1990
Illhardt, Franz Josef: Medizinische Ethik. Ein Arbeitsbuch. Unter Mitarbeit von Hans-Georg Koch, Berlin u. a. 1985
Laufs, Adolf: Arztrecht, München 1988
Leist, Anton (Hg.): Um Leben und Tod. Moralische Probleme bei Abtreibung, künstlicher Befruchtung, Euthanasie und Selbstmord, Frankfurt am Main 1990
Lutterotti, Markus von: Menschenwürdiges Sterben, Freiburg/Br. u. a. 1985
Pöldinger, Walter u. a. (Hg.): Ethik in der Psychiatrie, Berlin u. a. 1991
Reich, Warren (Hg.): Encyclopedia of Bioethics, 4 Bde, New York 1978–1982
Rothschuh, Karl Eduard: Prinzipien der Medizin, München u. a. 1965
Sass, Hans-Martin (Hg.): Genomanalyse und Gentherapie. Ethische Herausforderungen in der Humanmedizin, Berlin u. a. 1991
Sass, Hans-Martin (Hg.): Medizin und Ethik, Stuttgart 1989
Schipperges, Heinrich: Der Arzt von morgen. Von der Heiltechnik zur Heilkunde, Berlin 1982
Schroeder-Kurth, Traute M. u. a. (Hg.): Das manipulierte Schicksal. Künstliche Befruchtung, Embryotransfer und pränatale Diagnostik, Frankfurt am Main u. a. 1988
Sieverding, Monika: Psychologische Barrieren in der beruflichen Entwicklung von Frauen. Das Beispiel der Medizinerinnen, Stuttgart 1990
Vorstand der Bundesärztekammer u. a. (Hg.): Weissbuch. Anfang und Ende menschlichen Lebens – Medizinischer Fortschritt und ärztliche Ethik, Köln 1988
Walters, Leroy u. a. (Hg.): Bibliography of Bioethics, Bd. 1–6, Detroit, New York 1973–1979, Bd. 7ff, New York 1980ff

Quellenverzeichnis

© für die folgenden Textbeiträge:
Seite 247: Universitetsforlaget/Scandinavian University Press, Stockholm (aus Øivind Larsen: »Schiff und Seuche [1795–1799]«, Oslo 1968)
Seite 298: Johann Ambrosius Barth Verlag, Leipzig (aus Claude Bernard: »Einführung in das Studium der experimentellen Medizin. Sudhoffs Klassiker der Medizin und Naturwissenschaften Band 35«, 1961)
Seite 342: S. Fischer Verlag GmbH, Frankfurt am Main (aus Sigmund Freud: »Selbstdarstellung« in: »Gesammelte Werke XIV«, © 1948 Imago Publishing Co., Ltd., London)
Seite 383: C. H. Beck'sche Verlagsbuchhandlung, München (aus Albert Schweitzer: »Zwischen Wasser und Urwald«, 1949)
Seite 385: Prof. Dr. Heinz-Peter Schmiedebach, Berlin (aus Johanna Bleker u. a.: »Medizin und Krieg«, Frankfurt am Main 1987)
Seite 405: Springer Verlag, Berlin (aus Ernst Kretschmer: »Körperbau und Charakter«, 20. Auflage 1951)
Seite 406: Wissenschaftliche Verlagsgesellschaft mbH, Stuttgart (aus Hans Krebs: »Otto Warburg. Zellphysiologe, Biochemiker, Mediziner 1883–1970«, 1979)
Seite 413: Springer Verlag, Berlin; Rechtsinhaber JF Lehmanns Verlag (aus Erwin Liek: »Der Arzt und seine Sendung. Gedanken eines Ketzers«, München 1926)
Seite 417: Springer Verlag, Berlin (aus Kurt Beringer: »Der Meskalinrausch«, 1969)
Seite 422: Hippokrates Verlag, Stuttgart (aus August Heisler: »Dennoch Landarzt. Erfahrungen und Betrachtungen aus der Praxis«, 6. Auflage 1984)
Seite 425: Georg Thieme Verlag, Stuttgart (aus Kurt Kolle: »Große Nervenärzte Band I.«, 2. Auflage 1970)
Seite 439: PERIMED-spitta Medizinische Verlagsgesellschaft mbH, Nürnberg (Zitat von Hans Killian; zit. nach Hans Schadewaldt: »Hellmut Weese. Gedächtnisvorlesung« in »Anästhesiologie und Medizin«, Heft 12, 1978)
Seite 447: Kindler Verlag GmbH, München (aus Walter Stoeckel: »Erinnerungen eines Frauenarztes«, 1966)
Seite 451: Suhrkamp Verlag, Frankfurt am Main (aus Max Schur: »Sigmund Freud. Leben und Sterben«, 1973)
Seite 461, 471: Kösel-Verlag GmbH & Co., München (aus Peter Bamm: »Die unsichtbare Flagge«, 1952)
Seite 466: Fischer Taschenbuch Verlag, Frankfurt am Main (aus Alexander Mitscherlich/Fred Mielke: »Medizin ohne Menschlichkeit«, 1978)
Seite 466: Pahl Rugenstein Verlag Nachfolger GmbH, Bonn (aus B. Bromberger/H. Mausbach/K.-D. Thomann: »Medizin, Faschismus und Widerstand«, Köln 1985)
Seite 506: Klett-Cotta, Stuttgart (aus Arthur Jores: »Der Mensch und seine Krankheiten. Grundlagen einer anthropologischen Medizin«, 4., völlig neu überarbeitete Auflage 1970)
Seite 508: Klett-Cotta, Stuttgart (aus Michael Balint: »Der Arzt, der Patient und die Krankheit«, aus dem Engl. von Käte Hügel, 7. Auflage 1988)
Seite 525: Kindler Verlag GmbH, München (aus Fritz Zorn: »Mars«, 1977)
Seite 525: Springer Verlag, Berlin (aus Peter Möhring: »Mit Krebs leben«, 1988)
Seite 536: Georg Thieme Verlag, Stuttgart (aus Heinrich Schipperges [Hg.]: »Ausbildung zum Arzt von morgen«, 1971)
Seite 538: Suhrkamp Verlag, Frankfurt am Main (aus Georg W. Alsheimer: »Vietnamesische Lehrjahre«, 1968)
Seite 550, 620: (»Bill of rights für Krankenhauspatienten in den USA«) Dr. D. Steinkopff Verlag, Darmstadt (aus W. Schweisheimer: »Zeitschrift für Gerontologie«, Band 6, Heft 5, 1973)
Seite 596: Argon Verlag GmbH, Berlin (aus Hans-Joachim Maaz: »Der Gefühlsstau«, 1990)
Seite 617: (»Richtlinien für den Fall bewaffneter Auseinandersetzungen«; deutsche Übersetzung) Springer Verlag, Berlin (aus F. J. Illhardt: »Medizinische Ethik. Ein Arbeitsbuch«, 1985)
Seite 617f: (»Deklaration von Helsinki«) Weltärztebund, Ferney-Voltaire, Frankreich; Übersetzung durch den Auslandsdienst der Bundesärztekammer Köln-Lindenthal
Seite 619: (»Deklaration der allgemeinen und besonderen Rechte der geistig Behinderten«; deutsche Übersetzung) Springer Verlag, Berlin (aus F. J. Illhardt: »Medizinische Ethik. Ein Arbeitsbuch«, 1985)
Seite 619: (»Ethische Richtlinien zur Organtransplantation«) Zit. nach J. von Troschke u. a. Hg.: Ärztliche Entscheidungskonflikte, Ferdinand Enke Verlag, Stuttgart 1983
Seite 620f: (»Stellungnahme der Konferenz von Asilomar«; deutsche Übersetzung) Springer Verlag, Berlin (aus F. J. Illhardt: »Medizinische Ethik. Ein Arbeitsbuch«, 1985)
Seite 622: (»Stellungnahme zum Drogenmißbrauch«; deutsche Übersetzung) Springer Verlag, Berlin (aus F. J. Illhardt: »Medizinische Ethik. Ein Arbeitsbuch«, 1985)

© für die folgenden Abbildungen:
Académie Nationale des Sciences, Paris/F (1)
Academy of Medicine, New York/USA (2)
Ägyptisches Museum, Kairo/ET (1)
Agence France Press, Paris/F (1)
Akademische Druck- und Verlagsanstalt, Graz/A (20)
Alinari, Florenz/I (1)
AME Archiv (1)
Amsterdams Historisch Museum/NL (1)
Erich Andres, Hamburg (2)
Arborio Mella (1)
Archäologisches Museum, Epidauros/GR (1)
Archäologisches Nationalmuseum, Athen/GR (3)
Archiv Dr. Karkosch, Gilching (1)
Archiv für Kunst und Geschichte, Berlin (97)
Archiv Gerstenberg, Wietze (5)
Archiv zur Geschichte der Max-Planck-Gesellschaften, Berlin (2)
Archives de l'Assistance Publique, Paris/F (2)
Archives et Bibliothèque de la Ville de Strasbourg/F (1)
Archives Hospitalières/Blow up, Dijon/F (1)
Archives Photo, Paris/F (1)
Associated Press, Frankfurt a.M. (1)
Wolfgang Baier, Braunau/A (1)
Paul Baker, Northwestern University, Evanston/USA (1)
BASF AG, Ludwigshafen (1)
Lothar Baur, Heidelberg (3)
Bavaria Bildagentur, München (1)
Bayer AG, Leverkusen (8)
Bayerische Staatsbibliothek, München (1)
Behringwerke AG, Marburg (3)
Beiersdorf AG, Hamburg (1)
Benediktinerabtei Eibingen (1)
Benedikt Kreutz Rehabilitationszentrum, Bad Krozingen (1)
Bernhard-Nocht-Institut für Tropenmedizin, Hamburg (1)
Bernisches Historisches Museum, Bern/CH (1)
The Bettmann Archive, New York/USA (46)
Bezirksärztekammer Nordwürttemberg, Stuttgart (1)
Biblioteca d'Arte Beato Angelico, Rom/I (2)
Biblioteca Apostolica Vaticana, Rom/I (2)
Biblioteca Escorial, Madrid/E (1)
Biblioteca Medicea Laurenziana, Florenz/I (5)
Biblioteca Nazionale Centrale, Florenz/I (2)
Biblioteca Universitaria di Bologna/I (3)
Bibliothèque de l'Ancien Faculté de Médecine, Paris/F (22)
Bibliothèque de l'Arsenal, Paris/F (1)
Bibliothèque de l'Ecole Nationale Vétérinaire, Paris/F (3)
Bibliothèque de l'Hôpital St. Jacques, Paris/F (1)
Bibliothèque de l'Ordre National, Paris/(1)
Bibliothèque des Arts Décoratifs, Paris/F (5)
Bibliothèque et Archives de l'Alliance Israélite Universelle, Paris/F (1)
Bibliothèque Municipale de Poitiers/F (1)
Bibliothèque Nationale, Paris/F (23)
Bibliothèque Royale, Brüssel/B (2)
Bildarchiv Roche, Basel/CH (2)
Biomedical Library, University of California, Los Angeles/USA (3)
Bircher-Benner Verlag, Bad Homburg (1)
Robert Bloch, München (1)
Bodleian Library, Oxford/GB (2)
Boehringer Ingelheim (1)
Prof. D. Bonjour-Kocher, Basel/CH (1)
Daniela-Maria Brandt, Vogtsburg-Oberrotweil (1)
Uwe H. Breker, Köln (1)
The British Library, London/GB (3)
The British Museum, London/GB (6)
British Optical Association, London/GB (1)
Bundesarchiv, Berlin (28)
Bundesgesundheitsamt, Berlin (1)
Campbell Studios, New York/USA (2)
CEAM Archive (1)
Jean-Loup Charmet, Paris/F (33)
Chiesa di San Martino, Florenz/I (1)
Ciba-Geigy AG, Basel/CH (1)
Chochlear AG, Großburgwedel (1)
Dr. O. Clifton (1)
Coron Verlag, Zürich/CH (1)
Culver Pictures, New York/USA (1)
John Decopoulos, Athen/GR (1)
Deutsche Akademie der Naturforscher Leopoldina, Halle a. d. Saale (1)
Deutsche Blindenstudienanstalt, Marburg (2)
Deutsche Presse-Agentur, Frankfurt a.M. (23)
Deutsche Verlags-Anstalt, Stuttgart (1)
Deutscher Ärzte Verlag, Köln (3)
Deutsches Archäologisches Institut, Athen/GR (1)
Deutsches Archäologisches Institut, Rom/I (1)
Deutsches Historisches Museum, Berlin (1)
Deutsches Historisches Museum/Gronefeld-Archiv, Berlin (1)
Deutsches Medizinhistorisches Museum, Ingolstadt (2)
Deutsches Orthopädisches Geschichts- und Forschungs-Museum, Würzburg (2)
Deutsches Röntgen-Museum, Remscheid (2)
Deutsches Rotes Kreuz, Bonn (4)
Dornier Medizintechnik, Germering (1)
Edition Leipzig (1)
Dr. med. Ch. Ell, Erlangen (1)
e. t. archive, London/GB (1)
Facultad de Medicina, Valencia/E (2)
Focus, Hamburg (3)
Das Fotoarchiv, Essen (4)
Das Fotoarchiv/Black Star (4)
Das Fotoarchiv/Henning Christoph (3)
Das Fotoarchiv/Anne Koch (2)
Das Fotoarchiv/Thomas Mayer (1)
Das Fotoarchiv/Sackermann (1)
Das Fotoarchiv/Thomas Stephan (3)
Fotogram, Paris/F (1)
Germanisches Nationalmuseum, Nürnberg (2)
Giraudon, Paris/F (3)
Giraudon/Bridgeman (1)
Giraudon/Lauros (2)
Giraudon/Musée Carnavalet (1)
La Goelette, Paris/F (1)
Grand Conseil, République et Canton Genève/CH (1)
Graphische Sammlung Albertina, Wien/A (2)
Graphische Sammlung der Museen der Stadt Regensburg (1)
Dr. W. Haas, Erlensee (1)
Harenberg Kommunikation, Dortmund (228)
Hartmannbund, Bonn (1)
Hauptstaatsarchiv Stuttgart (1)
Heiligen-Geist-Hospital, Lübeck (1)
Heimatmuseum der Stadt Bingen (2)
Heimatverband der Karlsbader, Wiesbaden (1)
Brigitte Hellgoth, Haan (3)
Prof. Dr. Richard P. Helmer, Remagen (2)

Quellenverzeichnis

Herder Verlag/Helmuth Nils Loose, Freiburg i. B. (1)
Herzog August Bibliothek, Wolfenbüttel (3)
Markus Hilbich, Berlin (3)
Hirzel Verlag, Leipzig (1)
Historia-Photo, Hamburg (7)
Historial Society of Minnesota/USA (1)
Historisches Museum der Stadt Wien/A (1)
Hoechst AG, Frankfurt a.M. (3)
Alice Holz, Jerusalem/IL (1)
Homöopathische Bibliothek, Hamburg (2)
Hôpital de Lyon/F (1)
Houghton Library, Harvard University, Cambridge/USA (1)
Hans Huber Verlag, Bern/CH (1)
Hulton Deutsch, London/GB (1)
Indian Museum, Calcutta/IND (1)
Institut für Geschichte der Medizin, Prof. Dr. Hans Schadewaldt, Düsseldorf (26)
Institut für Geschichte der Medizin der Universität Wien/A (13)
Institut für Humangenetik der Universität Bonn, Prof Dr. G. Schwanitz, Bonn (1)
Institut für Hygiene und Mikrobiologie der Universität Würzburg, Prof. Dr. Seelinger, Würzburg (1)
Institut Océanographique, Monaco/MC (1)
Institut Pasteur, Paris/F (2)
Interfoto, München (10)
The International Historical Press Photo Collection, Bildarkiv SVT, Stockholm/S (27)
Willibald Irmer, Bonn (1)
Josse-Lalance, Paris/F (2)
Kantonsspital, Universitätskliniken, Dr. L. Kappos, Basel/CH (1)
Keystone Pressedienst, Hamburg (19)
Dr. Ch. Klaiber, Aarberg/CH (2)
Klinikum der Albert-Ludwigs-Universität, Freiburg i. B. (1)
Kreuz Verlag/Ken Ross, New York/USA (1)
Krewel-Werke, Köln (1)
Margit Krysta, Dortmund (1)
Prof. Dr. Kugler, Gauting (1)
Kulturgeschichtliches Bildarchiv Claus & Liselotte Hansmann, München (16)
Kunsthistorisches Museum, Innsbruck/A (1)
Kunstmuseum Brünn (1)
LAIF, Köln (1)
Landesbibliothek, Stuttgart (1)
Laser-Medizin-Zentrum, Berlin (1)
Marianne Leffer, Heidelberg, aus dem Besitz von Cora Penselin, Bonn (1)
Look/Aldo Aquadro, München (1)
Ludwig-Maximilians-Universität, München (2)
Mary Evans Picture Library, London/GB (1)
MAS, Barcelona/E (1)
Paolo Marton, Treviso/I (1)
Max von Pettenkofer-Institut, München (1)
Medicinhistoriska Museet, Stockholm/S (1)
Medicinsk-historisk Museum, Kopenhagen/DK (1)
Medizinhistorisches Institut der Universität Bonn, Prof Dr. Dr. Heinz Schott (127); Prof. Dr. Friedrun R. Hau (1)
Medizinhistorisches Institut und Museum der Universität Zürich/CH (3)
Medizinische Klinik, Innere Medizin, Kardiologie und Pulmologie, Universität Bonn (2)
Medizinische Sammlung am Karl-Sudhoff-Institut, Leipzig (1)
Merck Firmenarchiv, Darmstadt (4)
Metropolitan Museum of Art, New York/USA (1)
Miles Diagnostics Division, New York/USA (1)
Musée Carnavalet, Paris/F (3)
Musée Condé, Chantilly/F (2)
Musée d'Ecole Dentaire, Paris/F (2)
Musée de l'Homme, Paris/F (1)
Musée d'Histoire de la Médecine, Paris/F (1)
Musée des Antiquités Nationales, St.-Germain-en-Laye/F (1)
Musée du Conservatoire National des Arts et Métiers, Paris/F (1)
Musée du Louvre, Paris/F (6)
Musei Palazzo Farnese, Piacenza/I (1)
Musei Vaticani, Rom/I (1)
Museo Archeologico Nazionale, Neapel/I (2)
Museo de Bellas Artes, Valencia/E (1)
Museo Nacional del Prado, Madrid/E (2)
Museum Boerhaave, Leiden/NL (1)
Museum of Art, Philadelphia PA/USA (1)
Museum of the City of New York/USA (1)
National Galleries of Scotland, Edinburgh/GB (1)
National Library of Medicine, Bethesda/USA (7)
National Medical Slide Bank, London/GB (30)
National Palace Museum, Taiwan/RC (1)
National Gallery, London/GB (1)
Nattermann, A. & Cie. GmbH, Köln (1)
Niedersächsische Staats- und Universitätsbibliothek, Göttingen (5)
Dr. hc. Lennhart Nilsson, Stockholm/S (2)
Norddeutscher Rundfunk, Hamburg (1)
Österreichische Galerie, Wien/A (1)
Österreichische Nationalbibliothek, Wien/A (8)
Okapia-Bildarchiv, Frankfurt a. M. (2)
Orell Füssli Verlag, Zürich/CH (1)
Orlogsmuseet, Kopenhagen/DK (1)
Palais de la Découverte, Paris/F (1)
Pfälzer Felsenland-Bick-Krankenhaus, Dr. Bick, Dahn (3)
Photo X (1)
Pierpont Morgan Library, New York/USA (1)
Prof. Dr. Luban Plozza, Locarno/CH (1)
Popperfoto, London/GB (3)
J. J. G. Prick, Nijmegen/NL (1)
Putti Collection, Rizzoli Institute, Bologna/I (1)
Reichsarchiv Kopenhagen/DK (1)
Städtisches Reiß-Museum, Mannheim (1)
Rex Features, London/GB (1)
Rheinisches Landesmuseum, Bonn (1)
Rheinisch-Westfälische Technische Hochschule, Aachen (3); Forschungsprojekt Mohenjo-Daro (1)
Rijksmuseum, Amsterdam/NL (3)
Ursula Röhnert, Berlin (1)
Roger-Viollet, Paris/F (9)
Royal College of Physicians, London/GB (5)
Royal National Orthopaedic Hospital, London/GB (1)
Saalburgmuseum, Bad Homburg (1)
Salk Institute, Drs. Bloom, Jones und Mc Ginty, California/USA (1)
Sammlung Goerke, München (4)
Sammlung Dieter Jetter, Rheinbach (2)
Sandoz International AG, Basel/CH (1)
Scala, Florenz/I (3)
Schering AG, Berlin (1)
Dr. Jutta Schneider, Heidelberg (1)
Schülke und Mayr, Norderstedt (2)
Prof. Dr. W. Schulte, Tübingen (1)
Dr. Dr. Michael Schultz, Göttingen (8)
Schwer Verlag/Bildarchiv Thomae, Stuttgart (11)
Scottish National Portrait Gallery, Edinburgh/GB (1)
The Scriptorium, Beverly Hills/USA (1)
Seeliger/Stern, Hamburg (1)
Semmelweis-Orvostörténeti Múzeum, Budapest/H (1)
Service Photographique de la Réunion des Musées Nationaux, Paris/F (4)
Siemens AG, Erlangen (12)
Sigmund Freud Copyrights Ltd., London (3)
Sipa Press/A.B.C., Paris/F (1)
Sipa Press/AP-HP (1)
Sipa Press/Chesnot-Stevens (1)
Sipa Press/Gerry Gropp (1)
Sipa Press/Robert Trippett (1)
Sipa Press/S.N.S. (1)
Sipa Press/Yovera (2)
Sportpressefoto Horstmüller, Düsseldorf (1)
Springer Verlag, Berlin (6)
Staatliche Ermitage, St. Petersburg (1)
Staatliche Graphische Sammlung, München (3)
Staatsarchiv Basel-Stadt, Ratsbücher A 1 »Rotes Buch« fol. 257, Basel/CH (1)
Staatsbibliothek Göttingen (1)
Staatsbibliothek München (1)
Staatsgalerie Stuttgart/Schiller-Nationalmuseum (1)
Stadtarchiv Baden-Baden (2)
Stadtarchiv Frankfurt a. M. (1)
Stadtarchiv Heidelberg (2)
Stadtarchiv Peine (1)
Stadtarchiv Weimar (1)
Stadtarchiv Wiesbaden (1)
Stadtbibliothek Perugia/I (1)
Stadtmuseum Siegburg (2)
Statens Kunstmuseet, Stockholm/S (1)
Franz Steiner Verlag, Wiesbaden (1); Walter Brednow: Dietrich Georg Kieser. Sein Leben und Werk, 1970 (Sudhoffs Archiv, Beiheft 12) (1)
Stiftsbibliothek St. Gallen/CH (3)
Studio X/Gamma, Paris/F (5)
Studio X/Vioujard, Limours/F (2)
Süddeutscher Verlag/Bilderdienst, München (66)
Sygma/Sergio Dorantes, Paris/F (1)
Arslan Terzioğlu, Berlin (1)
Thieme Verlag, Stuttgart (5)
Thurgauische Kantonsbibliothek, Frauenfeld/CH (1)
Tiroler Landesmuseum/Ferdinandeum, Innsbruck/A (1)
Uni-Dia-Verlag, Grosshesselohe (1)
Università degli Studi di Padua/I (1)
Universitätsbibliothek Heidelberg (2)
Universitätsbibliothek Leipzig (2)
Universitätsbibliothek Münster (1)
Universitätsbibliothek Tübingen (1)
Universitätsbibliothek Wien/A (1)
University Library, Cambridge/USA (1)
University Library, Glasgow/GB (1)
The University Museum Archives, Pennsylvania/USA (1)
University of Michigan, Dr. James Harris/USA (1)
Manuel Usandizaga, Historia de la ostetricia y ginecologia en España/E (1)
Verkehrsverein der Insel Reichenau (2)
Gunther Vogel, Mainz (2)
Manfred Vollmer, Essen (1)
Walters Art Gallery, Baltimore/USA (1)
The Wellcome Trust, London/GB (24)
Westfälisches Landesmuseum, Münster (4)
Dr. Drs. h.c. Hans-Rudolf Wiedemann, Kiel (2)
Hilke Wiegers, Bingen-Büdesheim (2)
Windsor Castle/The Royal Library, London/GB (1)
World Health Organisation, Genf/CH (3)
Zahn-Haus Wilhelm Bulk, Bielefeld (1)
Carl Zeiss, Oberkochen (3)
Zentralbibliothek Zürich/CH (1)
Zentralbibliothek Zürich und Faksimile Verlag Luzern/CH (1)
Zentrum für ophthalmologische Dokumente der Medizinischen Fakultät Paris/F (2)
Zentralbild Fotoagentur, Berlin (2)
Prof. Dr. Manfred Zimmermann, Heidelberg (1)
Zweites Deutsches Fernsehen, Mainz (2)

© für die Reproduktion von Kunstwerken:
Otto Dix: »Gerhard Domagk«, 1953, Otto Dix Stiftung, Schaffhausen 1993
Käthe Kollwitz: »Nieder mit dem Abtreibungparagraphen«, 1924, VG Bild-Kunst, Bonn 1993
Max Liebermann: »Prof. Ferdinand Sauerbruch«, 1932, Dr. Marianne Feilchenfeldt, Zürich 1993
Jeanne Mammen: »Fräulein Tripper und Frau Syphilis«, o. J., VG Bild-Kunst, Bonn 1993
Pablo Picasso: Ciencia y Caridad, 1897, VG Bild-Kunst, Bonn 1993

© für Karten und Grafiken:
Harenberg Kommunikation, Dortmund (36)

Trotz größter Sorgfalt konnten die Urheber nicht in allen Fällen ermittelt werden. Es wird gegebenenfalls um Mitteilung gebeten.